U0236160

Huang Jiasi Surgery

黄家驷外科学

Huang Jiasi Surgery

第8版

上　册

名誉主编　吴阶平　裘法祖
主　　编　吴孟超　吴在德
副 主 编　陈孝平　刘允怡　沈　锋

分编负责人

外科基础	吴在德　吴肇汉　杨　镇
麻　　醉	罗爱伦　杨拔贤
神经外科	周良辅　杨树源
胸心外科	高尚志　胡盛寿　吴清玉
普通外科	吴孟超　陈孝平　沈　锋
泌尿外科	郭应禄　杨　勇
骨　　科	戴尅戎　安　洪
血管外科	汪忠镐　王玉琦
整复外科	李青峰　俞光岩
战伤外科	王正国　蒋建新

人民卫生出版社

·北　京·

图书在版编目（CIP）数据

黄家驷外科学 / 吴孟超，吴在德主编．—8 版．—北京：人民卫生出版社，2020.12（2024.1 重印）

ISBN 978-7-117-30167-1

Ⅰ. ①黄… Ⅱ. ①吴…②吴… Ⅲ. ①外科学 Ⅳ. ①R6

中国版本图书馆 CIP 数据核字（2020）第 106462 号

黄家驷外科学

Huang Jiasi Waikexue

（上、中、下册）

第 8 版

主　　编：吴孟超　吴在德
出版发行：人民卫生出版社（中继线 010-59780011）
地　　址：北京市朝阳区潘家园南里 19 号
邮　　编：100021
E - mail：pmph @ pmph.com
购书热线：010-59787592　010-59787584　010-65264830
印　　刷：人卫印务（北京）有限公司
经　　销：新华书店
开　　本：889 × 1194　1/16　　**总印张：**202　　**总插页：**88
总 字 数：6108 千字
版　　次：1960 年 5 月第 1 版　　2020 年 12 月第 8 版
印　　次：2024 年 1 月第 2 次印刷
标准书号：ISBN 978-7-117-30167-1
定价（上、中、下册）：698.00 元
打击盗版举报电话：010-59787491　E-mail：WQ @ pmph.com
质量问题联系电话：010-59787234　E-mail：zhiliang @ pmph.com

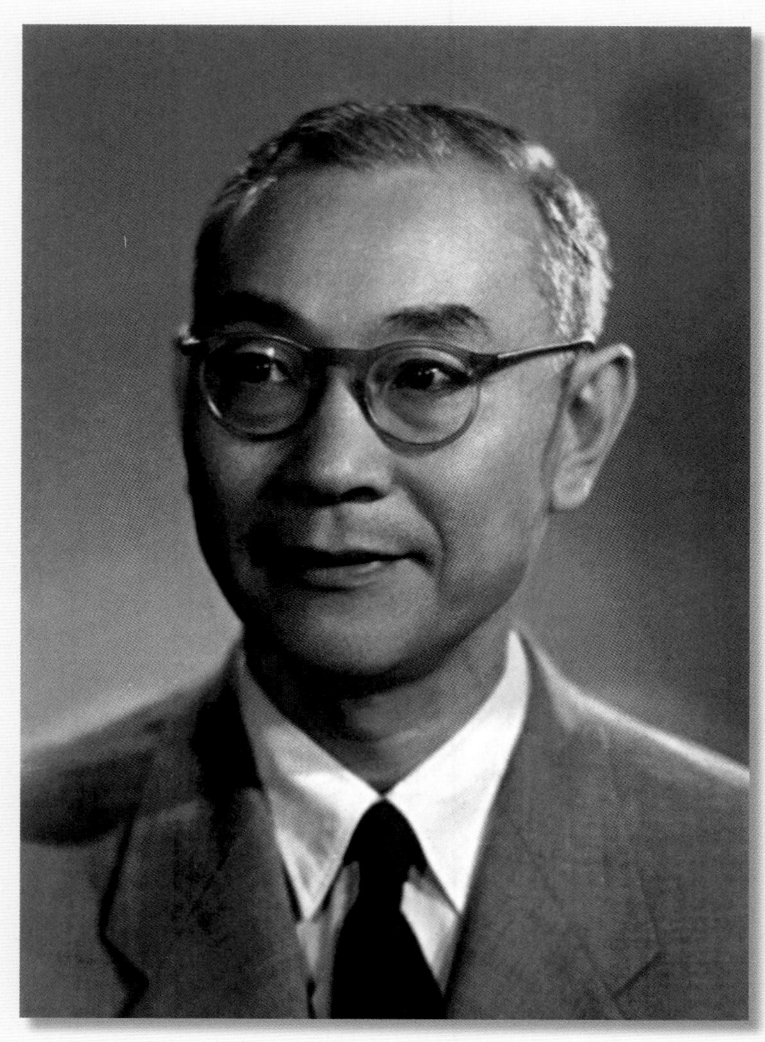

黄家驷（1906—1984）

Huang Jiasi Surgery

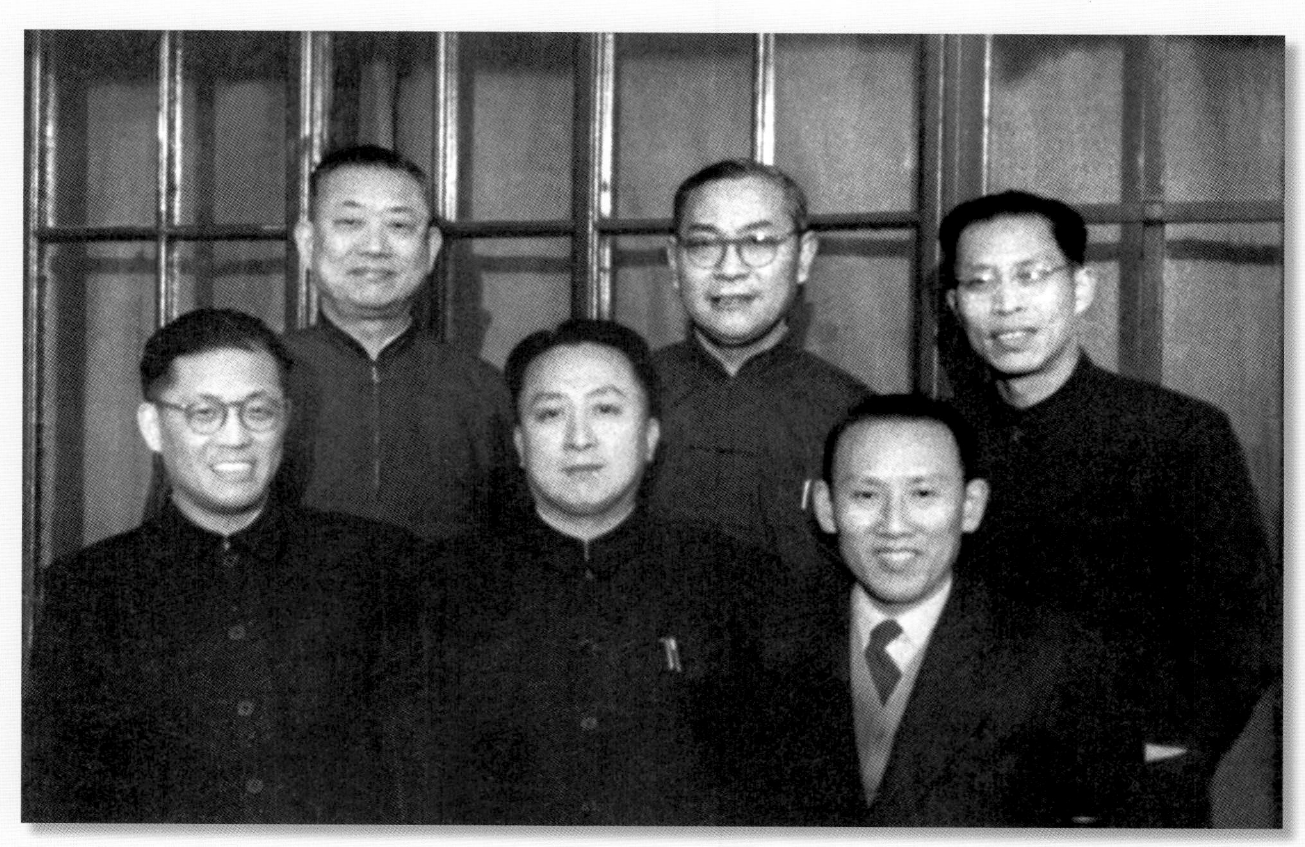

《黄家驷外科学》第 1 版作者 1957 年合影

前排左起：曾宪九　吴阶平　方先之

后排左起：兰锡纯　黄家驷　裘法祖

吴阶平

1917年1月生，江苏常州人。1933年进入北京协和医学院学习，获理学学士、医学博士学位。1942年毕业后，先后在原中央医院、原北京大学医学院工作，并赴美国芝加哥大学进修，1948年归国。新中国成立后，吴阶平同志历任原北京医学院副教授、教授，原北京第二医学院筹备处主任、副院长、院长，中国医学科学院副院长、院长、名誉院长，首都医科大学校长，原中国协和医科大学副校长、校长、名誉校长，原北京医科大学名誉校长，中华医学会会长、名誉会长，中国科学技术协会副主席、名誉主席，欧美同学会会长、名誉会长。九三学社第七届中央委员会委员，第八届中央委员会副主席，第九届、第十届中央委员会主席，第十一届中央委员会名誉主席。第五届、第六届全国政协委员，第七届全国人大代表、全国人大教科文卫委员会委员，第八届、第九届全国人民代表大会常务委员会副委员长，中国科学院、中国工程院两院资深院士。

吴阶平院士是享誉海内外的医学家，新中国泌尿外科事业的创始人。他毕生致力于泌尿外科医学研究，先后撰写学术论文150余篇，出版专著21部，取得一系列重大研究成果，不仅在国内引起轰动，在国际上也产生了重大影响。他为研究“肾上腺髓质增生”新病种，花费16年时间进行深入实验研究和临床验证，国际医学界承认这项创见并给予很高评价。他建立原北京医学院泌尿外科研究所，创办《中华泌尿外科杂志》，建立中华医学会泌尿外科学分会，推动了我国泌尿外科专业理论研究和学术交流工作的发展。1981年，吴阶平同志光荣当选中国科学院学部委员。1995年，获国际泌尿外科界公认的最高荣誉——美国泌尿外科学会荣誉会员称号。1997年获香港中文大学荣誉理学博士，2001年获香港大学荣誉科学博士。他还先后担任发展中国家科学院院士、美国医师学院荣誉院士、英国爱丁堡皇家外科医师学院荣誉院士、比利时皇家医学科学院国外院士、香港外科医师学院荣誉主席、国际外科学会荣誉会员，为推动我国医学事业国际交流做出了卓越贡献。

获得全国性科学技术奖7次，获首届中华人口奖科学奖、北京医科大学首届伯乐奖、何梁何利基金科学与技术进步奖、巴黎红宝石奖、巴黎红宝石最高奖、日本松下泌尿医学奖等。

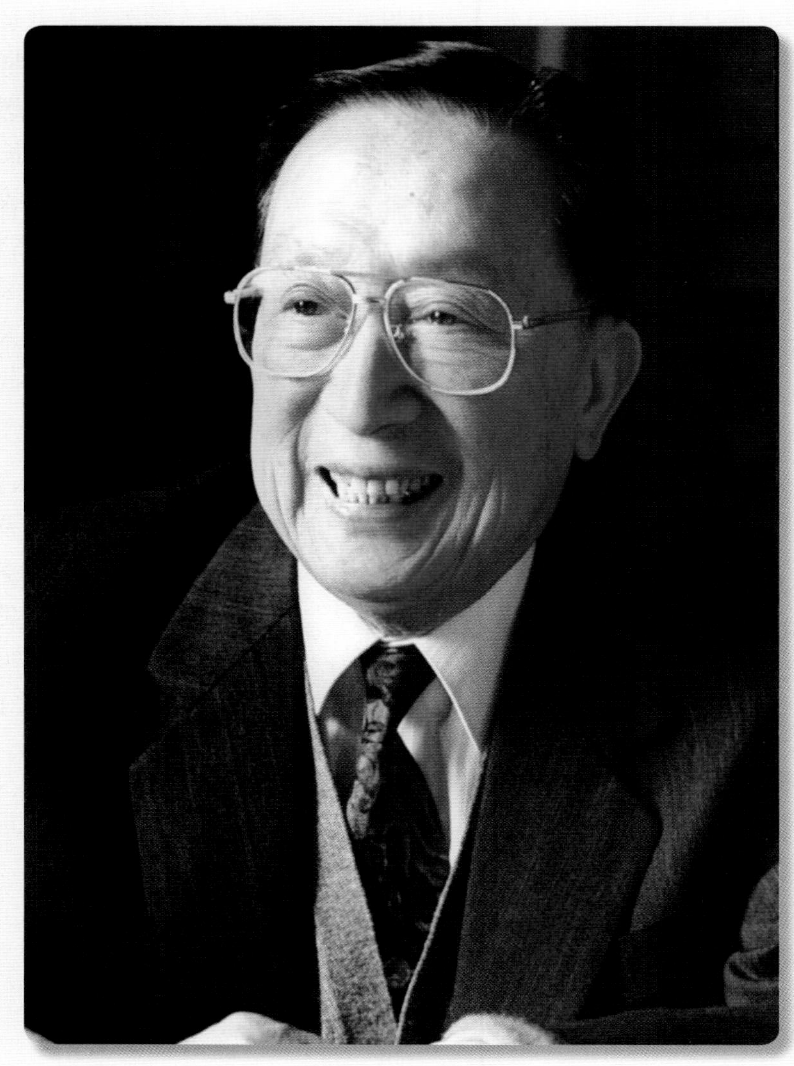

吴阶平(1917—2011)

裘法祖

1914 年 12 月生，浙江杭州人。1939 年德国慕尼黑大学医学院毕业，获医学博士学位。中国科学院院士、华中科技大学同济医学院名誉院长、外科学教授、中华医学会外科学分会名誉主任委员、中国医师协会外科医师分会名誉会长、中华医学会武汉分会会长、国际外科学会会员。

从事外科学医疗、教学、科研工作达 65 年，是推动我国腹部外科和普通外科发展主要开拓者之一，亦是我国器官移植外科主要创始人。20 世纪 50 年代对晚期血吸虫病肝硬化和肝炎后肝硬化引起的门静脉高压症的外科治疗进行了深入研究，创建了“贲门周围血管离断术”，有效地控制了门静脉高压引起的上消化道大出血。裘法祖院士对于门静脉高压症外科治疗的研究，获 1978 年全国科学大会奖。20 世纪 70 年代他在我国最早开展从动物实验到临床实践的肝移植研究，于 1980 年创建了我国第一所器官移植研究所。他致力于胆道流体力学与胆结石成因的研究；在其指导下，自体外牛胆汁中研制培育出“体外培育牛黄”，于 2003 年获国家技术发明奖二等奖。

主编有全国高等医学院校规划教材《外科学》（第 1~4 版），大型参考书《黄家驷外科学》（第 4~6 版），《中国医学百科全书 · 外科学基础》分卷、《中国医学百科全书 · 普通外科学》分卷。发表论文 240 余篇。早在 1948 年裘法祖院士创办了我国第一本医学科普刊物《大众医学》，担任主编 10 年之久（1948—1958）。

1982 年获联邦德国海德堡大学名誉博士学位，1985 年获联邦德国大十字功勋勋章。亚洲血管外科学会名誉委员，同济大学名誉教授，暨南大学名誉教授，香港中文大学外科学系客座教授，香港外科医师学院荣誉院士。2000 年被授予中国医学科学院“中国医学科学奖”。2001 年获中国医学基金会“医德风范终生奖”。2003 年获何梁何利基金科学与技术进步奖。担任第三届全国政协委员，第四 ~ 七届全国人大代表。2004 年湖北省人民政府授予其“人民医学家”荣誉称号。

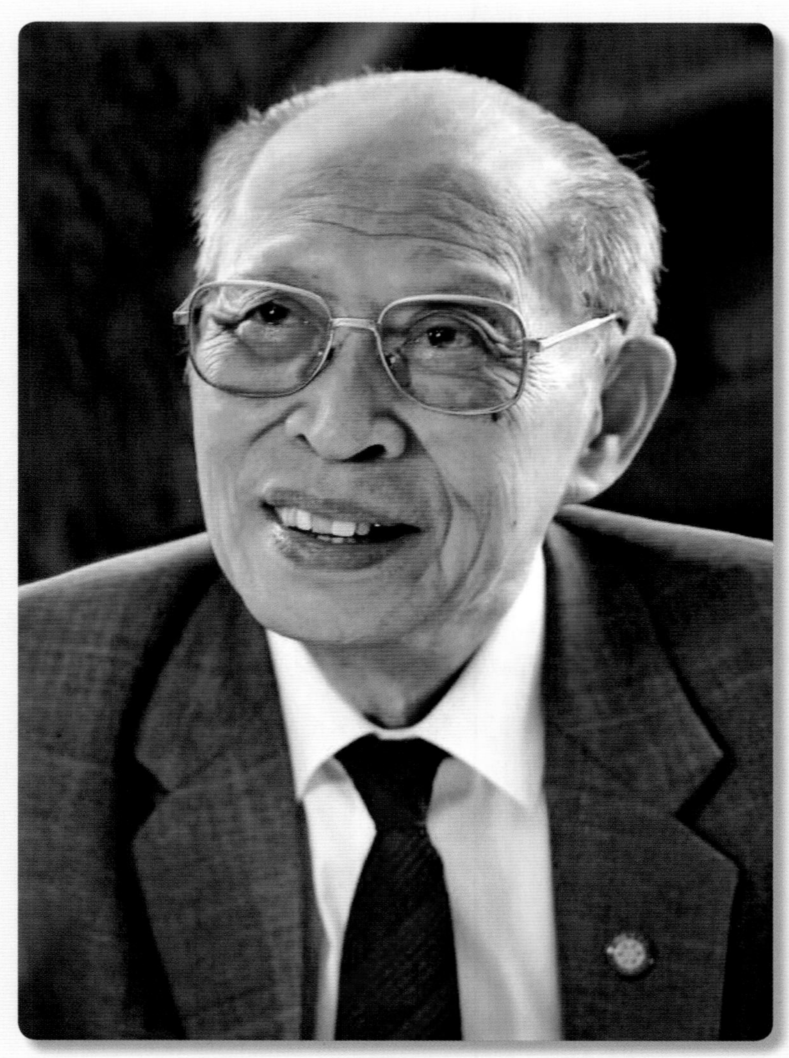

裘法祖（1914—2008）

吴孟超

1922 年 8 月生，福建闽清人。1927 年随母赴马来西亚投奔父亲，1940 年归国求学。1949 年 7 月毕业于上海同济大学医学院。1991 年当选为中国科学院院士，1996 年被中央军委授予"模范医学专家"荣誉称号，2006 年荣获 2005 年度国家最高科学技术奖。

作为中国肝脏外科的开拓者和创始人之一，吴孟超院士自 1956 年以来，为中国肝脏外科的发展做出了重要贡献：翻译出版第一部中文版《肝脏外科入门》专著；制作出第一具完整的肝脏血管铸型标本；成功完成第一例肝脏外科手术；创造了常温下间歇性肝门阻断切肝法和常温下无血切肝法；成功完成世界第一例中肝叶切除术；成功进行世界第一例腹腔镜下的肝癌切除手术；率先提出巨大肝癌先经综合治疗再行手术切除的"二期手术"概念；率先提出"肝癌复发再手术"观点等，他以这些创造性的贡献和成就成为国际肝胆外科界的杰出人物。

1996 年，吴孟超创建了我国第一所肝胆外科专科医院和肝胆外科研究所。建院以来，先后培养博士生导师 16 名，硕士生导师 33 名，中国工程院院士 1 名，18 人次成为国家杰出青年科学基金获得者、长江学者奖励计划特聘教授、"973 计划"项目首席科学家、原中国人民解放军总后勤部优秀科技人才建设伯乐奖、原中国人民解放军总后勤部科技金星、上海市科技精英、上海市曙光学者、上海市科技启明星等。

吴孟超率领团队先后获得国家最高科学技术奖 1 项，国家科学技术进步奖一等奖 1 项，国家自然科学奖二等奖 1 项，国家科学技术进步奖二等奖 3 项，军队和上海市科学技术进步奖、医疗成果二等奖 31 项，还获得何梁何利基金奖 2 项，陈嘉庚科学奖 1 项。先后在国内外期刊上发表学术论文 1 200 余篇，主编专著 21 部。

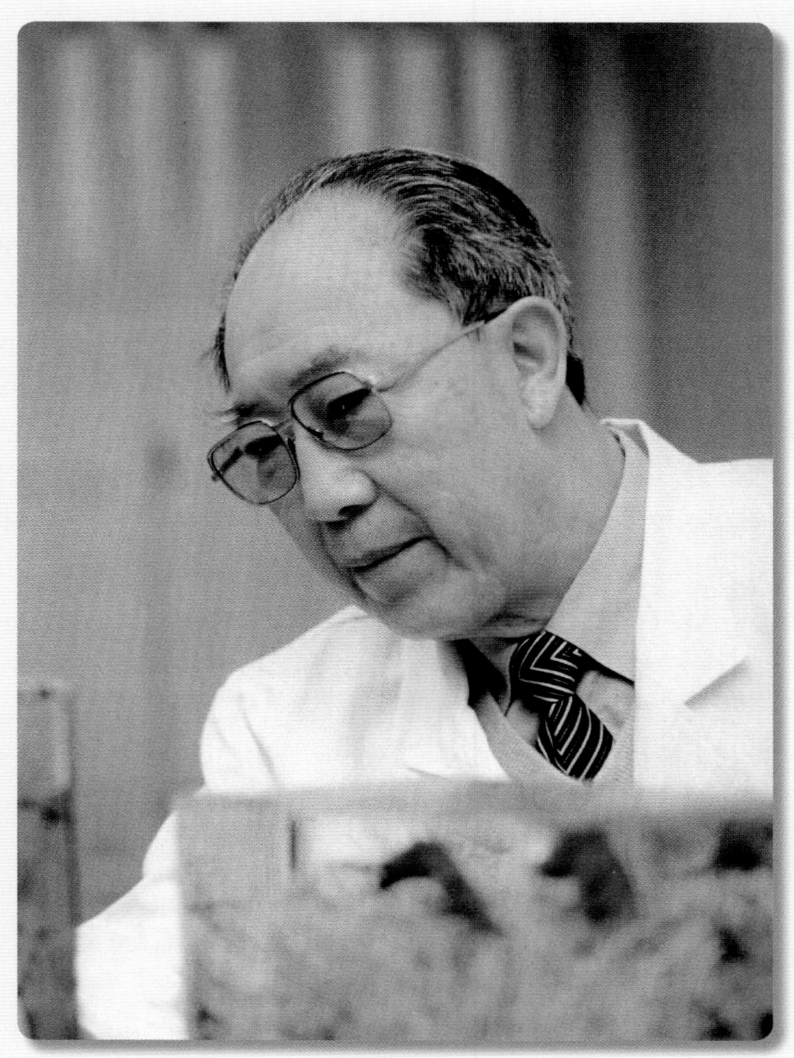

吴孟超

主编简介

吴在德

1927 年 12 月生，浙江杭州人，教授，原同济医科大学校长。1955 年中南同济医学院医学系本科毕业后，即在同济医院外科从事医疗、教学、科研工作至今，主要专长肝胆外科，历任外科副主任，原同济医科大学腹部外科研究室副主任，器官移植研究所副所长。

吴在德教授为我国最先（1958 年）尝试开展狗肝移植和最早（1977 年）开展临床同种异体原位肝移植者之一。曾主持或参加 10 余项国家和部、省级科研项目。曾先后获国家科学技术进步奖二等奖 1 项，教育部科学技术进步奖一等奖 1 项，卫生部科学技术进步奖甲等奖及中华医学科技奖一等奖各 1 项，省科学技术进步奖一等奖 2 项、二等奖 2 项，教育部全国普通高等学校优秀教材奖一等奖 1 项，全国高等医药教材建设研究会和卫生部教材办公室评选的全国高等学校医药优秀教材奖一等奖 1 项。参加编写全国高等医药院校卫生部规划教材《外科学》及《黄家驷外科学》等著作 16 本，其中主编《黄家驷外科学》（第 7、8 版）、全国高等医药院校教材《外科学》（第 5 版）、普通高等教育“十五”国家级规划教材《外科学》（第 6 版）及普通高等教育“十一五”国家级规划教材《外科学》（第 7 版）等 7 本，副主编 1 本。在国内外学术刊物公开发表论文 100 余篇。

曾任中德医学协会主席、中华医学会外科学分会和器官移植学分会副主任委员、原中华医学会湖北分会副会长、武汉市科学技术协会副主席等职。现任中华医学会武汉分会副会长、《中华实验外科杂志》名誉总编辑及 10 余种学术杂志常务编委或编委。1998 年获德国联邦医师公会最高荣誉奖章。2004 年获国际肝胆胰协会中国分会“突出贡献金质奖章”。2007 年获中德医学协会宝隆奖章。

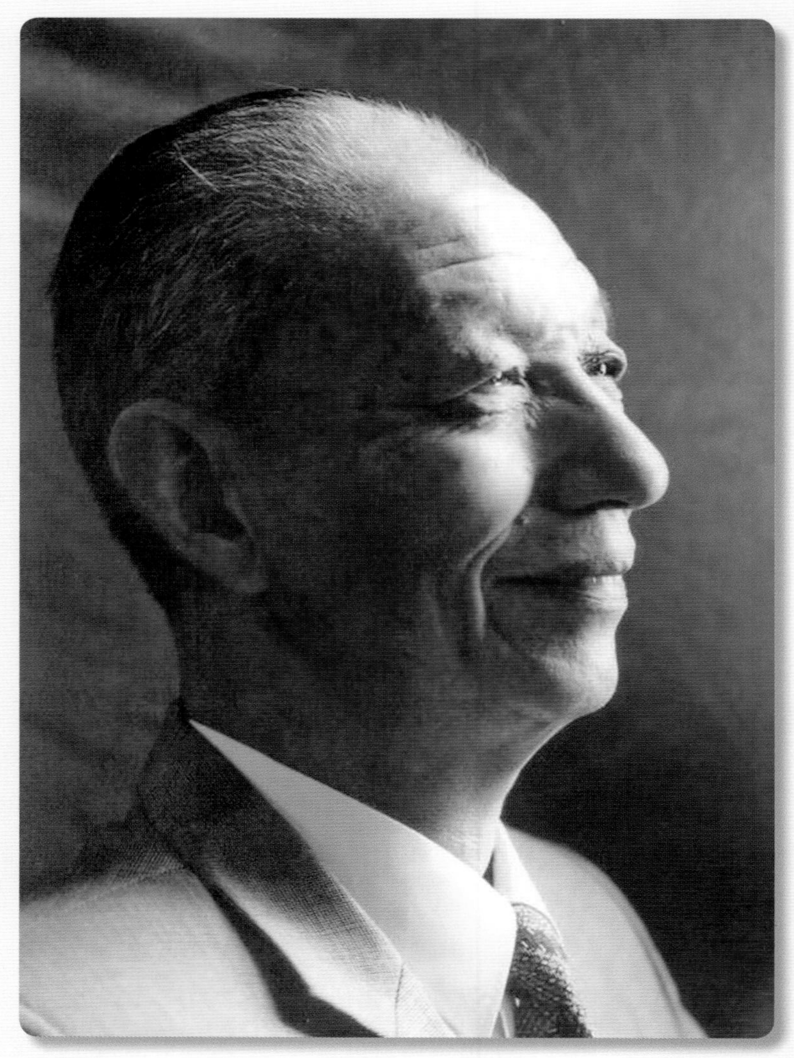

吴在德

副主编简介

Huang Jiasi Surgery

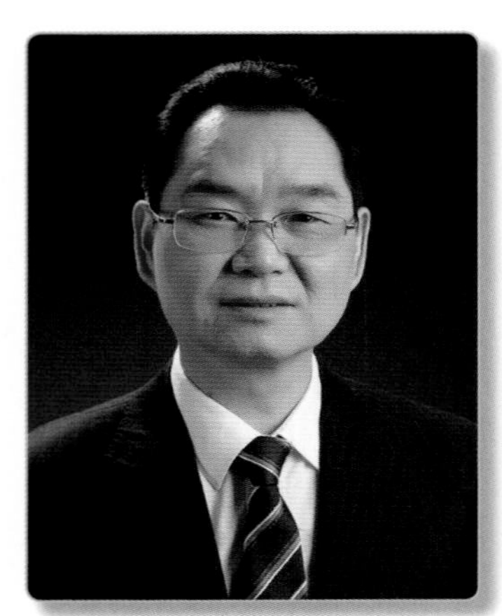

陈孝平

1953年6月生，安徽阜南人。中国科学院院士，教授、博士生导师，中共党员。现任华中科技大学同济医学院附属同济医院外科学系主任、器官移植教育部重点实验室主任、国家卫生健康委员会器官移植重点实验室主任。2011年当选美国外科学会荣誉会员，2013—2015年任亚太区肝胆胰协会主席。

从事外科临床、教学和研究工作40余年。主编"十二五"普通高等教育本科国家级规划教材《外科学》（第8、9版）、全国高等学校7年制及8年制教材《外科学》（第1~3版）。陈孝平同志被评为国家级教学名师，先后获国家科学技术进步奖二等奖、教育部提名国家科学技术进步奖一等奖、中华医学科技奖一等奖和湖北省科学技术进步奖一等奖各1项。2017年获得亚太肝胆胰协会"突出贡献金质奖章"及"全国卫生计生系统先进工作者"荣誉称号。2019年中央宣传部、中国科学技术协会、科技部、中国科学院、中国工程院、国防科工局联合授予陈孝平院士"最美科技工作者"称号。

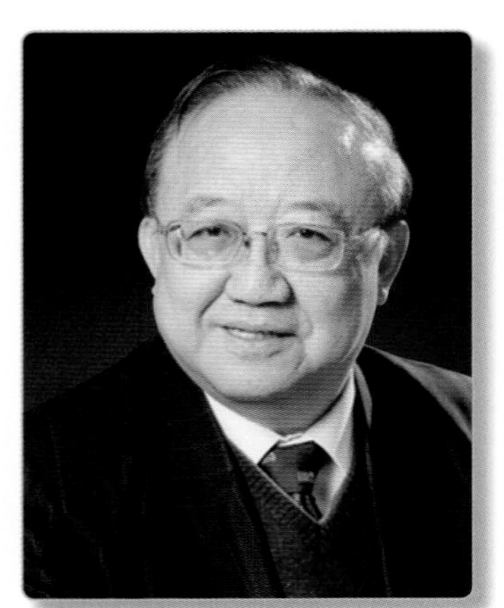

刘允怡

1947年6月生，中国香港人。中国科学院院士，香港中文大学医学院卓敏外科研究教授、和声书院院长。英国爱丁堡皇家外科学院院士（FRCS Edin），英国皇家外科学院荣誉院士（FRCS Eng），英国格拉斯哥皇家外科学院荣誉院士（FRCS Glasg），澳大利亚皇家外科学院荣誉院士（Honorary FRACS），香港外科医学院荣誉院士（Honorary FCSHK），香港医学专科学院外科院士（FHKAM Surgery）。2002—2004年任国际肝胆胰协会主席，2002年任中华医学会外科学分会肝脏外科学组第七届全国外科学组资深委员，2003年入选中国科学院院士，2009—2011年任亚太肝胆胰协会会长。2012年获英国爱丁堡皇家外科学院金章，2013年获香港特别行政区银紫荆星章，2015年获亚太肝胆胰协会特别贡献奖，2017年获国际肝胆胰协会杰出贡献奖。

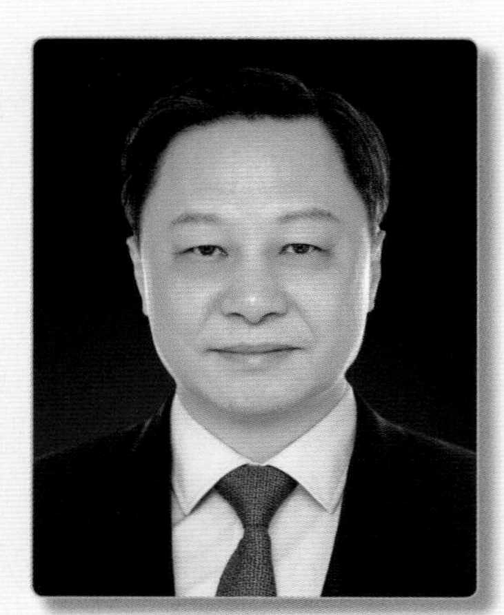

沈　锋

1962年3月生，江苏常熟人。现任中国人民解放军海军军医大学第三附属医院（东方肝胆外科医院）主任医师、教授、博士生导师、科室主任。从事肝胆恶性肿瘤的外科治疗和临床研究33年，牵头承担国家科技重大专项课题"原发性肝癌外科治疗的规范化、个体化和新策略"；发表SCI论文230篇；主编《肝癌》，参编包括"十二五"普通高等教育本科国家级规划教材《外科学》等各类教材10余部；获国家科学技术进步创新团队奖、国家科学技术进步奖二等奖、上海市科学技术进步奖一等奖等各类科技奖励16项；曾担任国际肝胆胰协会（IHPBA）理事，亚太肝胆胰协会（A-PHPBA）理事兼秘书长，国家卫生健康委《原发性肝癌诊疗规范》编写专家委员会副主任委员，中国人民解放军医学科学技术委员会肝胆外科专业委员会主任委员，*Int J Surg* 副主编等；被评为军队高层次科技创新人才工程领军人才、上海市科技精英、上海市领军人才和上海市优秀学科带头人。

版　次	出版日期	主　编
第1版	1960 年 05 月	黄家驷
第 2 版	1964 年 11 月	黄家驷
第 2 版号外版	1972 年 12 月	黄家驷
第 3 版	1979 年 04 月	黄家驷　吴阶平
第 4 版	1986 年 12 月	吴阶平　裘法祖

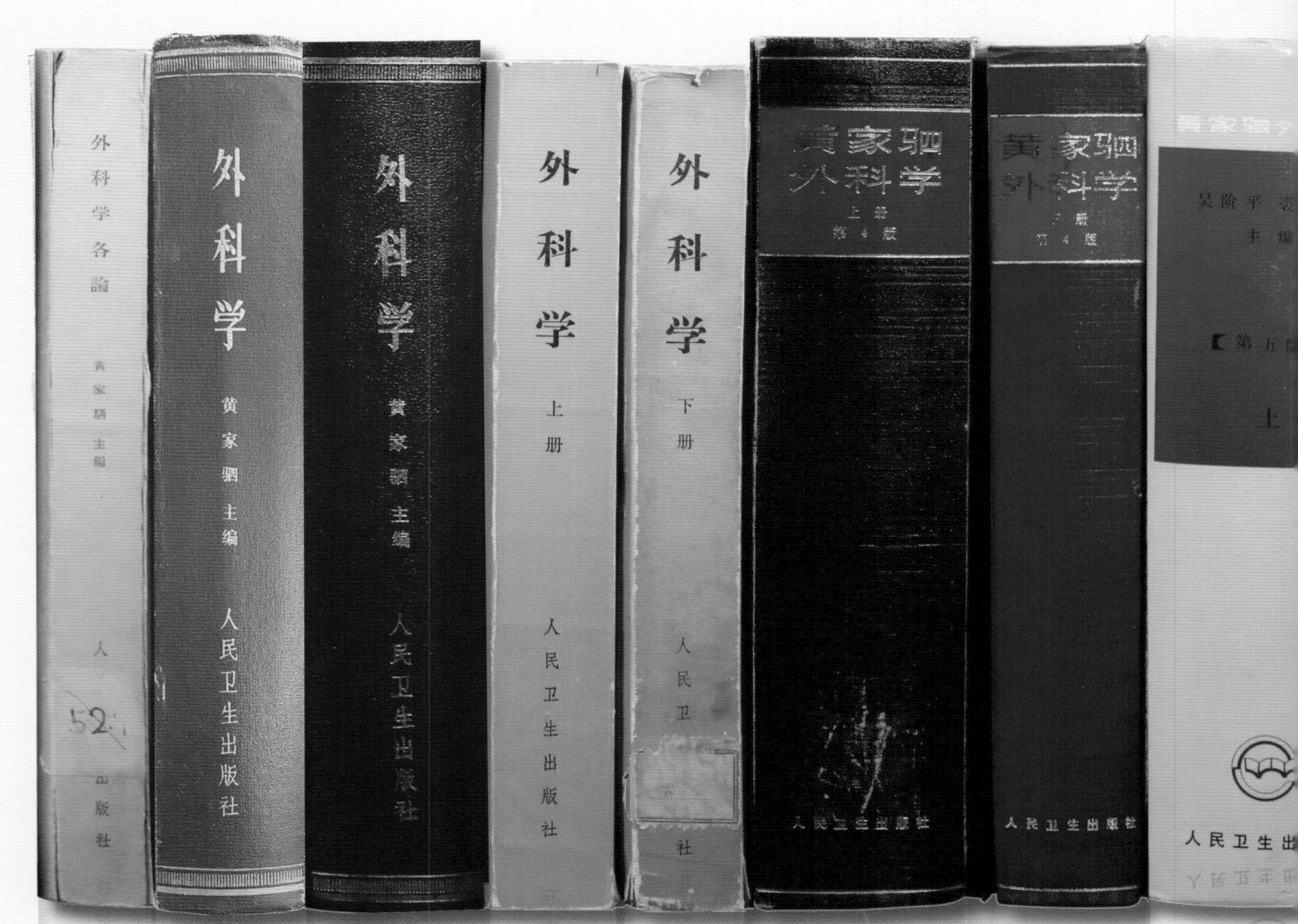

《黄家驷外科学》版次记载

版　次	出版日期	主　编
第 5 版	1993 年 01 月	吴阶平　裘法祖
第 6 版	1999 年 12 月	吴阶平　裘法祖
第 7 版	2008 年 10 月	名誉主编　吴阶平　裘法祖 主　　编　吴孟超　吴在德
第 8 版	2020 年 12 月	名誉主编　吴阶平　裘法祖 主　　编　吴孟超　吴在德

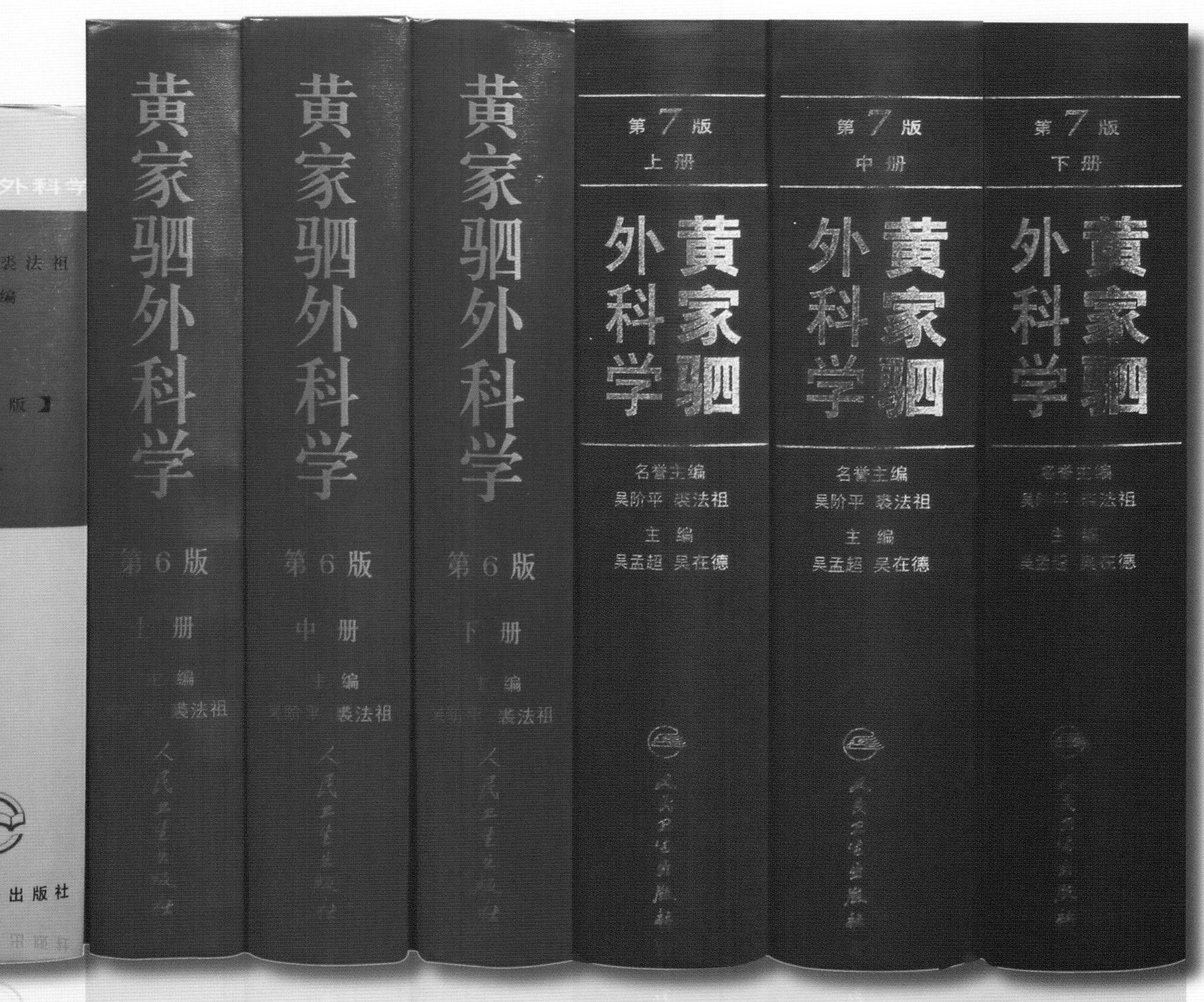

#《黄家驷外科学》荣誉榜

Huang Jiasi Surgery

获奖时间	获奖情况
1988年	第四届全国优秀科技图书奖一等奖
1994 年	第一届国家图书奖
1996 年	卫生部科学技术进步奖一等奖
1998 年	国家科学技术进步奖三等奖
1998 年	全国优秀畅销书奖（第十一批）
2000 年	全国优秀畅销书奖（第十三批）

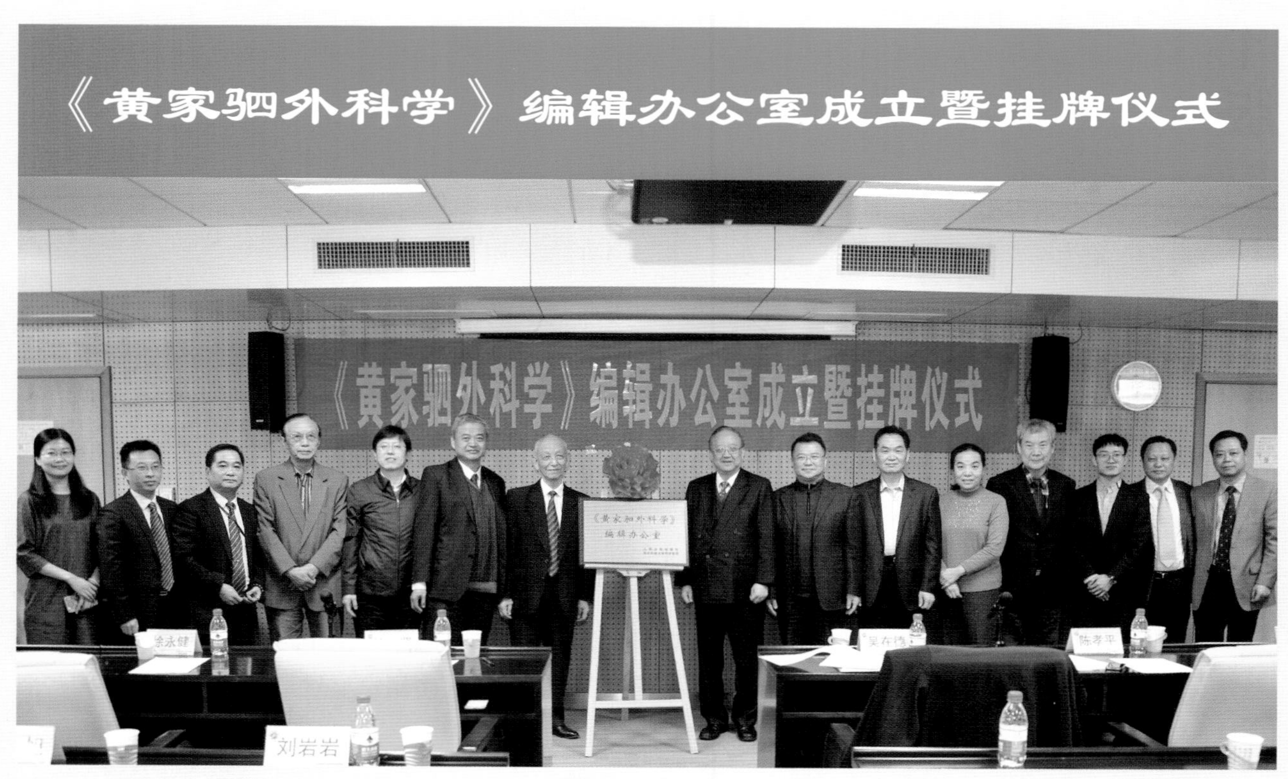

2017 年《黄家驷外科学》编辑办公室成立暨挂牌仪式合影

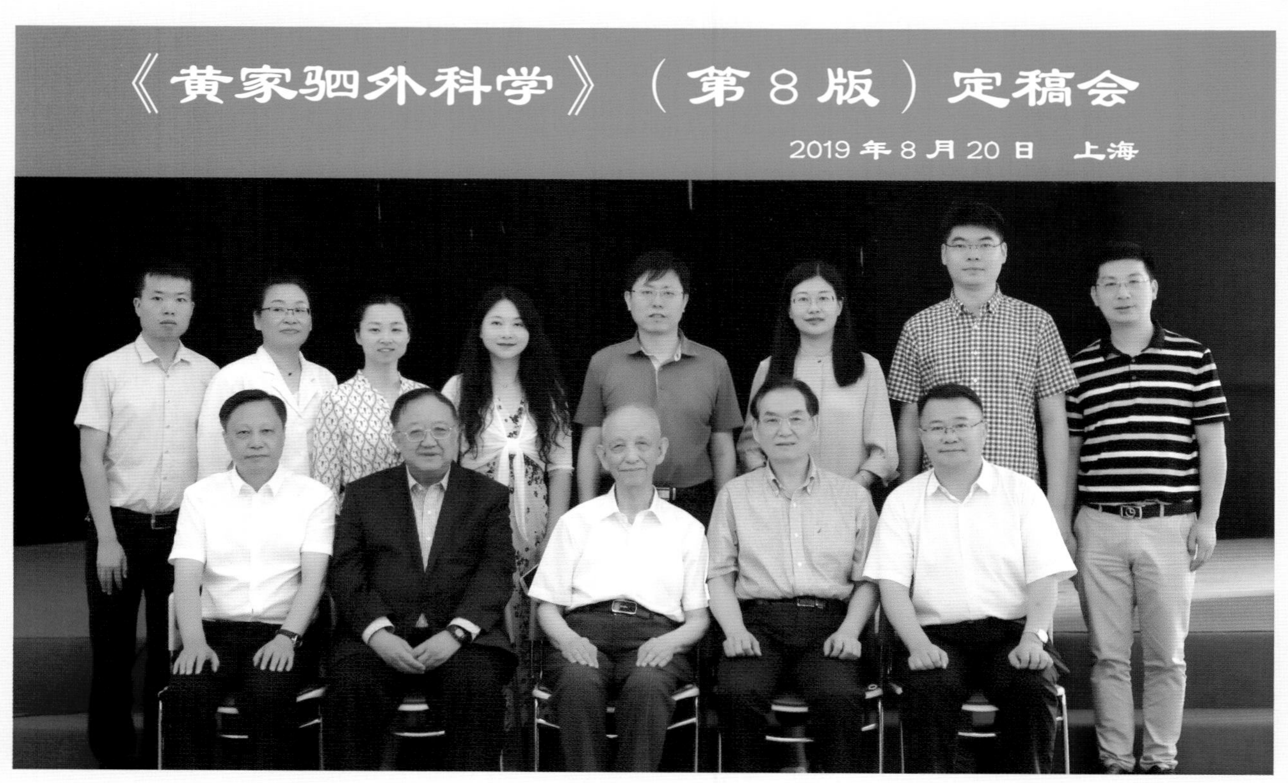

2019 年 8 月 20 日《黄家驷外科学》第 8 版定稿会合影

第1版 序言

本书遵照卫生部指示组织编写，作为系统外科学和临床外科学的试用教材，主要读者对象为医学院学生，但也可作为外科住院医生的参考用书。

本书在1957年春开始组织编写，1958年夏脱稿，作为讲义印出，供少数医学院试用，并送全国各医学院系统外科教研组和临床外科教研组征求意见。一年多来，有不少医学院试用，并提出许多宝贵意见。1959年各编写人进行了一次修改和补充，在11月召开编写人会议，进行逐章逐节的集体讨论和修改，并接受了本书评阅人周泽昭院长提供的重要修改意见，然后定稿。

本书编写方法是全面与重点结合。除极罕见的外科疾病外，作比较全面的介绍以保持全书的系统性，但对系统外科学和临床外科学列为必须讲授的疾病，则作较详细的叙述。学生学习时可按教学大纲要求学习，其余部分可作为参考之用。由于本书主要读者对象为医学院学生，故对外科手术只作原则性的叙述，作为专业医生用书显然是不够的。对于一些极其常用的手术，则叙述得比较详细。

为了减轻读者负担，本书一律采用线条图，以减少制图费用。一些X线图像是绘图者的精心创作，所费时间很多，特此志谢。另有一些图如骨肿瘤和骨关节结核的X线及病理切片图，因不易以线条图表达，暂时删去。

本书编写和修改时，力求贯彻党的教育方针和卫生方针，结合祖国医学的学习，反映解放后、特别是1958年大跃进以来我国在外科方面的成就，并介绍苏联的外科成就。然因编写人学习不够，水平有限，在这些方面做得很不够，希望各医学院外科学教师和所有读者直率地提出意见和批评。

有些外科问题，国内外学者意见尚不一致，编写人根据自己经验提出一些看法，并未将各种意见罗列，希望读者本着百家争鸣的精神展开争论。

黄家驷

1960年1月

第2版 序言

本书包括外科学总论和各论的内容。总论部分是新写的，各论部分是在原《外科学各论》的基础上修改的。

原《外科学各论》自1960年初版以来，经全国各医学院采用，有的教师通过教学实践提出了改进性的意见，有的还系统地写成书评，这对本书编写人是很大的鼓舞，对于本书的修改工作提供了极其有益的资料，我们在此表示衷心的感谢。

本书在各论部分做了较大的修改，有的章节几乎是重写的，但不恰当的地方还是在所难免。总论部分是第一次编写，问题可能更多。希望各医学院的外科学教师、外科界各位同道以及医学院的学生在使用过程中发现缺点和错误时提出批评，以便在再版时加以修改。本书编写人一定把批评性意见作为对他们的鼓励和对本书的支持。

本书除保持《外科学各论》的一些特点外，对于比较次要的部分采用小字编排，使学生学习时知所选择，目的是：既保持本书一定的完整性，又不使学生学习负担过重。当然，由于我国各医学院的学制不同，必读的部分不能强求一律；同时，用大字编排的部分也不应理解为必须在课堂讲授的部分。各医学院讲课的内容仍应以教学大纲和各医学院的具体要求而定。此外，本书对于重要病名和手术名称，均附有英、俄文译名，以帮助学生学习外文名词，培养阅读外文参考书的能力。

本书编写人为原《外科学各论》的编写人。在总论的畸形一章约请上海第二医学院张涤生教授编写；损伤性出血、输血和烧伤三节约请中国医学科学院输血与血液病研究所萧星甫副研究员编写；麻醉一章约请北京医学院谢荣副教授编写。评阅人中增请了上海第一医学院沈克非教授和上海第二医学院叶衍庆教授。三位评阅人在本书编成后都参加定稿会议，提出许多极其宝贵的意见，我们在此一并道谢。

黄家驷

1964年2月

第2版号外版 再版说明

根据广大革命医务人员的急需，我们邀请中国医学科学院首都医院外科将这本《外科学》（原高等医药院校试用教科书）稍加修订，重新出版，供医药院校师生、下乡巡回医疗队和一般临床医师作为参考书。此次再版，仅将原书中某些医学名词、术语和个别内容作了删改，主编者又补写了针刺麻醉一节，其余未作大的更动。

人民卫生出版社

一九七二年六月

第3版 前言

这本《外科学》是在敬爱的周总理亲切关怀下组织编写的。本书的主要读者对象为县医院、厂矿医院及其他基层医院的外科医生。在编写过程中，我们努力遵循下列原则：

1. 以辩证唯物主义和历史唯物主义为指导思想。坚持实践—理论—实践的认识论，理论联系实际。

2. 预防为主。注意介绍预防工农业损伤、减轻手术创伤、防止伤口感染和手术并发症、癌前期征兆和早期癌诊断等内容。

3. 中西医结合。"古为今用，洋为中用"总结提高运用祖国医学经验，吸收国外先进经验，用中西两法治病。

4. 认真总结经验。总结我国外科经验，特别是新中国成立以来的新成果。

5. 突出重点，全面安排。以我国常见病为重点，要求讲清道理，防治方法具体明确。对罕见病和外科方面新进展扼要地介绍，保持一定的系统性。

1975年5月组成本书编辑委员会，制订编写计划，进行分工。各编写单位在党的领导下，集思广益，由有实践经验者执笔，并按章节指定专人负责。每一部分初稿完成后都在本单位进行了集体讨论修改，重点章节又广泛征求了基层医院外科医生、赤脚医生的意见，然后按专业由编写人员集体审稿，逐章逐节认真讨论，最后由原编写人根据多次讨论意见修改，由审定组审阅定稿。

参加本书编写工作的共24家单位，为了尽可能统一规格，在编写过程中，曾商定了编写格式，规定了常用名词的统一名称；但由于本书是多个单位写成，经验不一，也不强求一律。有一些解剖名词、症状、体征、诊断检查方法、手术方法，议定了新的名称。这些新的名称，很可能不够恰当，希望读者提出宝贵意见，将在再版时考虑修改。

由于我们马列主义、毛泽东思想水平不高，业务知识也很局限，缺点和错误在所难免。希望读者随时提出批评和建议，我们将虚心听取意见，不断进行参改。

黄家驷　吴阶平

一九七八年一月

第4版前言

在这部《外科学》第4版即将出版的时候，我们深切怀念这部书的创始人、主编人黄家驷同志。为了纪念他，我们将这部书命名为《黄家驷外科学》。

早在1956年秋，卫生部委托黄家驷同志主持为我国医学院学生编写一本外科学各论教材。当时，我国还没有自己编写的外科学统一教材。黄家驷同志乃于1957年春开始组织编写，参加者有方先之、兰锡纯、吴阶平、曾宪九、黄家驷及裘法祖六人。在编写过程中又邀请李鸿儒同志参加矫形外科学的编写工作，并请周泽昭同志为全书评阅人。1958年夏全书脱稿，先分作四本（基本外科学、胸部外科学、泌尿外科学、矫形外科学）以讲义形式印出，在少数医学院使用，并送全国各医学院外科教研组征求意见。年后按收集意见进行了修改和补充，于1960年5月正式出版，全书107万字，称为《外科学各论》。

第1版出书后，获得各方面的好评，并要求增加外科学总论内容。于1963年春组织编写包括外科学总论在内的外科学，执笔人数增加至13人；除周泽昭同志外，还邀请了沈克非、叶衍庆二位参加评阅。1964年11月第2版问世，全书字数增至150万字，称为《外科学》。

原拟于1968年为第3版开始作修订，但由于“十年动乱”未能实现。直到1975年5月才又组成第3版编辑委员会，吴阶平同志参加了主编。内容大幅度增加，才正式转为参考书，主要读者对象为基层医院的外科医生。1979年4月第3版出书，分上、下两册，共270万字；参加编写单位共24个，编写者达152人。

1984年5月11、12日，黄家驷、吴阶平两位同志在人民卫生出版社召开第4版编写会议，参加者有史玉泉、叶舜宾、兰锡纯、过邦辅、陈中伟（未能出席）、张涤生、柳用墨、曾宪九、裘法祖和黎鳌等共12人。会议结合近年来外科学的迅速发展决定对全书基本进行重写，并详细讨论了编写内容和编写计划；裘法祖同志参加了主编工作。不幸的是，在会议结束的第二天（1984年5月14日）黄家驷同志因心脏病突发逝世，使本书的编写受到了巨大损失。除黄家驷同志外，参加第1版编写的方先之、曾宪九同志亦先后逝世。我们怀着十分悲痛的心情，缅怀他们对我国外科学发展和编写本书所做的贡献，并以最大努力，继续按原定计划进行编写，终于1986年2月底全部脱稿。第4版是一部外科学参考书，主要对象为各医学院校附属医院以及地区、县医院和厂矿医院的高年住院医生、主治医生以及医学院校的研究生。除了个别章节原作者在原稿上作了修改和补充外，极大部分的章节重新编写，并增添了不少新的章节。内容较全面地反映了国内外的外科学新进展，特别是新的理论知识以及新的诊疗技术和治疗措施，目的是帮助读者更新知识，跟上形势发展的需要。

全书编写采取分专业负责，初稿完成后按专业进行了集体审稿，逐章逐节认真讨论。于1985年7月下旬在大连召开了第二次编写会议，又集体进行了审查定稿。

参加本书编写工作的有18个单位的90位作者。编写人根据自己的实践经验提出自己的看法。尽管我们竭尽绵力，但书中一定还存在不少缺点，甚至错误，我们诚恳地希望读者随时提出批评，给予指正。

吴阶平　裘法祖

一九八六年二月

第5版 前言

《黄家驷外科学》第4版自1986年底出版至今已经4年。4年里各方面的反映是良好的；1988年8月国家新闻出版署评此书为第四届全国优秀科技图书，授予一等奖，给予了我们最大的鼓励。我们遵循每4年修订一次的原则，于1989年初开始修订，1990年夏完成了此第5版修订稿。

全书共117章，参加编写者有30个单位的89位作者。编写仍然采取分专业负责制。有四分之一的章节，由于更换了编写人，是完全重新编写的。其他大部分章节也作了很多修改和补充，增加了不少新的内容，尽量做到较全面地反映国内外外科学的新进展，因而增加了这部书的字数，达400万。

鉴于《黄家驷外科学》是一部参考书，其主要对象为各医学院校附属医院及省、市、地区和县医院以及厂矿、部队医院的高年住院医生、主治医生和医学院校的研究生，因此在编写中要求各编写人可以根据自己的理论知识和临床实践写出自己的心得和经验，尽量体现出“百家争鸣”的学风。书中存在有交叉或重复的内容，但都是从自己的专业角度来叙述自己的看法和见解的。我们认为这样组织编写，其参考价值较大，有让读者自己思考和分析的余地。

我们诚恳地恳请读者，一如既往，本着对这部书的爱护和关心，在阅读中发现问题，随时提出批评，不吝赐教。

吴阶平　裘法祖

一九九〇年秋

第6版 前言

《黄家驷外科学》第5版自1993年1月出版至今已经6年,6年里各方面的反映是良好的;1994年曾荣获国家颁发的首届国家图书奖;1996年荣获卫生部首届科学技术进步奖一等奖;1998年荣获国家科学技术进步奖三等奖,给予我们极大的鼓舞。按照每4~5年修订一次的原则,1994年11月即着手进行第6版的修订工作。由于近年来医学科学技术的迅速发展,全书内容作了大幅度的充实和更新,篇幅增加了约100万字,执笔人也有了颇大的变动,以致第6版的出版时间比原计划推迟了1年余。

回忆《黄家驷外科学》第1版于1960年5月问世以来,已历经40个春秋,其间除受“文化大革命”的干扰外,在30年内共刊出了五版,也即每5年修订一次,并已先后发行25万余套。据悉,这在我国是一部迄今仅有的连续出版的医学外科专著,表明了这部书的生命力。

本书第6版共120章,参加编写的有50个单位的140位作者,几乎遍及全国,包括香港和台湾两个地区。全书的一半章节是完全重新撰写的,其余一半章节也作了很大的修改和补充,尽量做到较全面地反映国内外外科领域的新理论、新概念以及新的诊断技术和治疗措施。

遵循上一版的原定宗旨,这部书仍然是一部参考书,其主要对象仍然是全国高等医学院校附属医院以及省、市和厂矿、部队医院的高年住院医生、主治医生和研究生、进修生等。作者都根据自己的理论修养和临床实践写出了自己的心得和经验,尽量做到“百家争鸣”,其最终目的是力图帮助读者更新知识,以适应形势发展的需要。

在即将进入充满挑战和希望的21世纪的时刻,我们对本书第6版得以以新的面貌问世感到无比欣幸。此时此刻,我们深切缅怀这部书的创始人黄家驷院士和兰锡纯、曾宪九、方先之三位教授,他们虽已离开了我们,但他们对这部书的卓越奉献将永远铭记在我们心中。

最后,我们诚恳地盼望读者能一如既往地爱护和关心这部书,随时对本书提出批评和指正,不吝赐教。

吴阶平　裘法祖

1999年劳动节

第7版 前言

巨星陨落，九州恸哀。2008年6月14日，就在《黄家驷外科学》第7版即将面世之际，裘法祖院士不幸仙逝。这是我国医学界无法估量的巨大损失。就在这前一天，他字斟句酌地为改一个字，翻阅了内外科多本专著，才将他为本书所写章节的清样交下，还电话垂询是否改得合适；也是在不久以前，他专为本书写了题为《我所知道的〈黄家驷外科学〉》一文，详细介绍了这本书的由来和发展全过程，谁料这都成了他的绝笔之作。从中我们更深刻地体悟到裘法祖院士对本书深厚的情感和不朽的贡献。只可惜裘老未能看到本书的成书面世，对此我们尤感深切的悲痛和遗憾！

《黄家驷外科学》第6版自1999年12月出版至今已经9年，9年里各方面对本书的反映是良好的：1988年曾荣获第四届全国优秀科技图书奖一等奖；1994年荣获国家颁发的首届国家图书奖；1996年荣获卫生部科学技术进步奖一等奖；1998年荣获国家科学技术进步奖三等奖，享誉我国医学界。

回忆《黄家驷外科学》第1版于1960年5月问世以来，已历经48个春秋，其间除受十年"文化大革命"的干扰外，在30余年间共刊出了六版，约每5年修订1次，并已先后发行了80万套。这是我国一部迄今仅有的连续出版的大型医学外科专著，充分显示了这部书的生命力。

2001年11月我们着手进行第7版的修订工作，鉴于近年来医学科学技术的迅速发展，全书内容作了大幅度的充实和更新，篇幅增加了270余万字，执笔人也有颇大变动，加之副主编、分编负责人各一位及执笔者四位不幸在编写过程中病故等原因，按每5年修订1次的原则，第7版的出版时间比原计划推迟较久。

本书第7版共125章，参加编写的有55个单位162位执笔者，几乎遍及全国，包括香港、台湾地区。全书的一半章节是完全重新撰写的，其余章节也作了很大的修改和增补，尽量做到较全面地反映国内外外科领域的新理论、新概念以及外科疾病诊断技术和治疗措施的新进展。

遵循第3版原定宗旨，这部书仍是一部外科专业参考书，其主要对象仍然是全国高等医学院校和其附属医院以及省、市和部队医院的住院医生、主治医生和研究生、进修生等；也供医学生作参考用。执笔者都根据自己的理论知识和临床实践写出了自己的经验和心得，尽量做到"百家争鸣"，力图帮助读者拓宽视野、更新知识，以适应形势发展和专业工作的需要。

在面临当前医学科学日新月异、迅速发展，进入充满希望和挑战的21世纪之际，我们对本书第7版得以以新的面貌问世，感到无比欣幸。此时此刻，我们深切缅怀这部书的创始人黄家驷、裘法祖院士和兰锡纯、曾宪九、方先之教授，将永远铭记他们对这部书的卓越贡献。

值本书新版出版发行之际，我们也深切缅怀第7版副主编陈汉、分编负责人顾方六及执笔者陈中伟、叶舜宾、黄莛庭、金百祥等六位教授，他们为这部书呕心沥血、辛勤奉献直至生命的最后时刻，永远值得我们钦佩。

我们尤其要特别感谢尊敬的前辈、上三版主编吴阶平、裘法祖两位院士为这部书奠定的坚实基础和对第7版修编工作的殷切关心、扶持和指点，这是促进本书修订出版最宝贵的动力。

另外，也感谢张志伟和黄志勇教授对本书修编做了大量工作。

最后，我们诚挚地期盼各位读者能一如既往地爱护和关心这部书，不吝赐教，随时对本书提出批评和指正。

吴孟超　吴在德

2008年7月

第8版 序言

60年前，在黄家驷、吴阶平、裘法祖、兰锡纯、曾宪九和方先之教授等前辈师长的创议和精心培育下，《黄家驷外科学》得以问世。作为我国外科领域的一部经典、高级参考书，之前刊出的七个版本对外科学理论和技术的普及和提高，对外科人才的培养和成长发挥了难以替代的作用。本书第8版的出版，对推动我国外科学的持续进步具有十分重要的意义。

参加《黄家驷外科学》第8版编写的众多外科同道，在汲取既往各版的学术精华和近十年来外科学进步的基础上，对本书内容进行了较大幅度的充实和更新，旨在良好继承外科学的基本理论、基础知识和基本技能，较全面地反映本领域的新理论、新概念和新技术，以及编写者在长期临床实践中获得的经验和体会。我可喜地看到，本版对外科问题的覆盖范围有了很大的拓展，内容也更加深入，尤其是对循证医学、分子生物学、精准医学等在外科学应用的内容较第7版更为充实。

各版《黄家驷外科学》内容更新的依据，来源于通过临床研究建立新的理论和技术，获得新的更可靠的临床证据。尽管既往数十年里外科学发展迅猛，但仍有许多外科临床问题需要解决，唯有通过更深入的研究才能获得可靠的证据，指导外科医生改善临床实践，最终造福于广大病人。本版对外科学各个领域存在的问题进行了较充分的阐述，此外在本书编写过程中外科学诸多方面又有新的进步，希望中青年外科工作者不仅将本书作为学习和工作的参考，而且在其中发现更多亟待解决的临床问题，更加勤于辩证思考，更多勇于实践，开展更多的外科临床研究，使我国外科学不断发展，并推动国家本领域的进步。

饮水思源，在《黄家驷外科学》第8版出版之际，我们更加怀念对本书做出开创性贡献的黄家驷院士、吴阶平院士、裘法祖院士等前辈，对本书连续出版付出艰巨努力的众多外科界前辈和专家。

我期望广大读者对本版提出更多的意见和建议，使《黄家驷外科学》青春常在，在我国外科学的创新发展中发挥更大的作用。谨以此共勉。

2020年5月4日

第8版 前言

《黄家驷外科学》第1版于1960年5月问世至今,已历经60个春秋。在50余年里共刊出了七版,并已先后发行了80余万套。作为我国迄今为止仅有的一部连续出版的大型医学外科专著,本书对我国广大外科工作者的成长起到了重要的指导作用,得到了各方面的良好反映,获得过许多国家级科技奖励,充分显示了这部书的学术生命力。

《黄家驷外科学》第7版自2008年10月出版至今已有11年余。自2011年2月起我们着手进行第8版的修订工作。鉴于近10余年来医学科学的发展迅猛,外科领域的新理论和新技术不断涌现,我们对第7版进行了较大幅度的充实和更新。《黄家驷外科学》第8版共116章,近一半章节是重新撰写的,其余章节也作了很大程度的修改和增补,尽量做到较全面地反映国内外本领域的新理论、新概念以及外科疾病诊断技术和治疗措施的新进展。按每五六年修订一次的原则,第8版的出版时间比原计划推迟较久。

参加《黄家驷外科学》第8版编写的有88个单位的230位外科同道,遍及全国包括香港、台湾地区。编写者力求反映当前的外科理论和临床实践,体现自己的经验和心得,尽量做到百家争鸣,旨在帮助读者拓宽视野,更新知识,以适应时代的发展和专业工作的需求。

遵循第3版的原定宗旨,本书仍定位于一部外科专业参考书,其主要对象是全国高等医学院校附属医院以及省、市和部队医院的住院医生、主治医生和研究生、进修生等;也供医学生作参考之用。

在《黄家驷外科学》第8版出版之际,我们除了感到无比欣慰之外,更深切缅怀这部书的创始人黄家驷院士、吴阶平院士、裘法祖院士、兰锡纯教授、曾宪九教授和方先之教授,将永远铭记他们对本书的问世所做出的卓越贡献。我们尤其要感谢尊敬的前辈吴阶平院士和裘法祖院士,他们为本书的连续出版奠定了坚实的基础,对第8版的修订给予了殷切关心和悉心指导,这是促进本书修订出版最宝贵的动力。

同时,我们深切缅怀对《黄家驷外科学》各版的编写工作做出了重要贡献,但已先后辞世的诸多我国外科领域的前辈和专家,他们为此呕心沥血、辛勤奉献直至生命的最后时刻。他们的精神永远值得我们学习和发扬。

我们也感谢人民卫生出版社对本书修订做出的大量、辛勤工作。

我们诚恳地希望读者能一如既往地爱护和关心《黄家驷外科学》,并随时对本书提出批评和指正。

吴孟超

2020年1月

《黄家驷外科学》第8版 出版说明

《黄家驷外科学》是新中国成立以来，我国医学科学家自己组织编著、具有自主知识产权的原创学术专著、医学科学经典、外科学代表性巨著。自1960年第1版出版至今60年，共计修订八版，从第1、2版黄家驷主编，到第3版黄家驷、吴阶平主编，到第4、5、6版吴阶平、裘法祖主编，再到第7、8版吴孟超、吴在德主编；从第1版黄家驷、吴阶平、方先之、兰锡纯、曾宪九及裘法祖六人执笔，到第8版全球华人杰出医学科学家、外科学家近300人参加编写，《黄家驷外科学》已成为我国乃至国际一部医学科学"圣经"样经典巨著，版版修订、代代相传、人才辈出。历届编委均来自外科学学术鼻祖、学术领袖、学术旗帜或学术引领者；历届编委也通过参加编写《黄家驷外科学》而成为国内外学术翘楚、学术精英和学科领袖，先后有30多位编委当选两院院士；《黄家驷外科学》也作为医学生和医生的必学教科书、必备参考书和案头工具书，为新中国培养了一代又一代医务工作者和杰出外科学人才，为人民的健康事业做出了卓越贡献。

1949年新中国成立后，我国没有自己编写的医学教材。1956年秋，黄家驷院士（学部委员）受原卫生部委托组织全国知名专家，为我国医学院医学生和医师编写一本外科学各论教材。黄家驷院士于1957年春开始组织编写，参加编写的有黄家驷、方先之、曾宪九、吴阶平、兰锡纯及裘法祖六位教授。本书第1版于1958年夏全书脱稿，1960年5月正式出版，全书107万字，称为《外科学各论》。

第2版在黄家驷院士主持下于1963年春组织启动编写，增加外科学总论内容，执笔人数增加至13人，全书字数增至150万字，于1964年11月问世，称为《外科学》。原拟于1968年开始修订第3版，但由于"文化大革命"未能实现。本书作为这十年间仅有的外科学教材和学术专著，为培养基层医务工作者，满足特殊时代群众的医疗健康所需发挥了重要作用。1972年6月人民卫生出版社根据广大医务工作者急需，请黄家驷院士和中国医学科学院协和医院（时称"首都医院"）专家教授对第2版稍加修订，作为第2版号外版出版，供全国医学院校师生、下乡巡回医疗队和基层医生学习使用。

第3版修订工作于1975年5月启动。在敬爱的周恩来总理亲切关怀下，开始组织编写工作。黄家驷院士、吴阶平院士担任主编，由于内容大幅度增加，《外科学》第3版正式成为学术专著。1979年4月出版，分上下两册，共270万字；参加编写的单位共24个，编写者达152人，主要读者对象为基层医院的外科医生。第3版出版为改革开放后的医学事业发展、出版事业繁荣和医学人才培养做出了重要历史性贡献，也奠定了本书的历史地位和经典巨著的作用。

第4版修订于1984年5月11、12日启动。黄家驷院士、吴阶平院士在人民卫生出版社主持召开了第4版编写会议，分编负责人有史玉泉、叶舜宾、兰锡纯、过邦辅、陈中伟（未能出席）、张涤生、柳用墨、曾宪九、裘法祖和黎鳌等，裘法祖院士参加了主编工作。会议结合近年来外科学的迅速发展决定对全书基本进行重写，并详细讨论了编写内容和编写计划。

不幸的是，在会议结束的第二天（1984年5月14日）黄家驷院士因心脏病突发逝世，使本书的编写受到了巨大损失。除黄家驷同志外，参加第1版编写的方先之、曾宪九教授亦先后逝世。《外科学》第4版1986年12月正式出版，为了纪念黄家驷院士对新中国外科事业发展和《外科学》巨著出版的杰出贡献，正式更名为《黄家驷外科学》，并成为传承新中国外科学发展历史、展示新中国外科学发展成就、展现国际外科学学术成果、前瞻国内外外科学未来发展的一部经典名著，和国际上著名的《克氏外科学》《希氏内科学》等全球学术经典一样享誉海外、蜚声世界。参加本书第4版编写工作的有全国18个单位的90位作者，主要读者对象为各医学院校附属医院以及地区、县医院、厂矿医院的高年住院医生、主治医生以及医学院校的研究生。

第5版修订工作于1989年启动。在吴阶平院士、裘法祖院士带领下，全国30多家单位的89位院士和专家参加编写，全书共117章，共计400多万字。全面反映国内外外科学的新进展，增加了新理论、新技术、新方法。读者对象是各医学院校附属医院及省、市、地区和县医院以及厂矿、部队医院的住院医生、主治医生和医学院校的研究生。

第6版修订工作在吴阶平院士、裘法祖院士主编下于1994年11月启动。中国大陆、中国台湾和中国香港的140多位作者参加了编写，涉及50多家单位，字数达500多万字。由于近年来医学科学技术的迅速发展，全书内容作了大幅度的充实和更新，共120章，一半章节是完全重新撰写的，其余一半章节也作了很大的修改和补充，全面地反映国内外外科领域的新理论、新概念以及新的诊断技术和治疗措施。《黄家驷外科学》第6版于1999年12月出版，作为向充满挑战和希望的新世纪献礼的经典巨著，被赋予了更多的历史内涵、现实意义和预示未来的重要价值，也是对这部书的创始人黄家驷院士和兰锡纯、曾宪九、方先之三位教授最好的缅怀和纪念。

第7版修订工作在吴阶平院士、裘法祖院士的领导、指导和支持下，于2001年11月启动。进入耄耋之年的、德高望重的吴阶平院士、裘法祖院士对《黄家驷外科学》未来的发展和这部经典几十年的生命延续做了战略性部署，主动让贤不再担当主编，仅担当《黄家驷外科学》名誉主编，请我国著名的科学家、医学家、教育家吴孟超院士、吴在德校长接班，担任《黄家驷外科学》第7版主编。构建起了继往开来、传承创新的《黄家驷外科学》队伍。在吴阶平院士、裘法祖院士的指导下，在吴孟超院士、吴在德校长主编下，有55个单位162位院士专家教授参加编写，作者遍及全国，包括香港、台湾地区。全书内容作了大幅度的充实和更新，共计125章600多万字，于2008年10月出版。

2008年6月14日，就在第7版《黄家驷外科学》即将面世之际，全国人民无比敬仰的科学家、教育家、医学家、医学泰斗、我国外科学鼻祖、《黄家驷外科学》开篇元勋裘法祖院士不幸仙逝。巨星陨落，九州恸哀，这是我国医学界无法估量的巨大损失。就在他老人家去世前一天，他还字斟句酌地为改一个字，翻阅了内外科多本专著，才将他为本书所写章节的清样交下，还电话垂询是否改得合适；也是在他去世前几天，他专为本书写了题为《我所知道的〈黄家驷外科学〉》一文，详细介绍了这本书的由来和发展全过程，谁料竟成了绝笔之作。从中我们更深刻地体悟到裘法祖院士对本书深厚的情感和不朽的贡献。只可惜裘老未能看到第 7 版的成书面世，对此我们尤感悲痛和遗憾！

2011 年 3 月 2 日，全国人民无比敬爱的科学家、教育家、医学家、社会活动家、新中国医学界旗帜、我国外科学鼻祖、《黄家驷外科学》开篇元勋吴阶平院士也不幸仙逝，巨星陨落、天地悲痛、举国哀恸，这是我们科技界、医学界、外科界的巨大损失，更是《黄家驷外科学》的巨大不幸！吴阶平院士是《黄家驷外科学》的缔造者、开篇者和领导者，不仅是学术鼻祖，也是医学旗帜，更是精神领袖！吴老参与了《黄家驷外科学》的首创、第 2 版编撰、第 3 版至第 6 版主编和第 7 版名誉主编工作。在"文化大革命"时期，《黄家驷外科学》因吴老深得敬爱周总理的信任关心而获得周总理的指导支持才幸得启动第 3 版修订工作。在第 5 版修订时，吴老以全球视野观医学科技发展和外科学术进步，以弘扬中华文化精神和传播民族原创成果为己任，提出邀请中国台湾和香港地区优秀医学专家参加《黄家驷外科学》编委队伍和编写工作，被业内赞誉为《黄家驷外科学》率先实现了外科学领域的"祖国统一、民族团结"！在第 5 版、第 6 版修订时吴阶平院士因为政务繁忙，多次主动提出不再担当第一主编，请裘法祖院士担当第一主编，展现了老一辈科学家的博大胸襟和天地胸怀；而裘老也多次诚恳推辞，坚决敬请吴老继续担任第一主编。最后以第二主编、副主编、分编主编和全体院士编委共同签字恳请吴老继续担当第一主编的形式，成就了一段"吴老裘老相敬互让，淡泊名利奉献经典"的历史典故和传奇佳话。

第 8 版自 2011 年 2 月启动修订工作。在吴阶平院士、裘法祖院士的鼓舞引领下，吴孟超院士、吴在德校长带领 20 多位院士、近 300 位编委，历时十年的精心编写、精心打磨，十年磨一剑，再创盛世典！为了实现吴老、裘老的遗愿和嘱托，为了使《黄家驷外科学》代代相传、版版更新、人才辈出，九十岁高龄鲐背之年的吴孟超院士、吴在德校长从《黄家驷外科学》长远发展着想，提出了陈孝平院士、刘允怡院士、沈锋教授担当第 8 版《黄家驷外科学》副主编人选和第 9 版《黄家驷外科学》主编人选的意见；同时，为了高效务实、顺利开展《黄家驷外科学》编委会组织、协调、服务工作，人民卫生出版社在华中科技大学同济医学院专门成立了《黄家驷外科学》编辑办公室，全权负责《黄家驷外科学》的编委会组织、学术联络、稿件管理等工作。

第 8 版《黄家驷外科学》全面梳理了近 10 余年来医学科学技术快速发展的成就及其在外科学领域的卓有成效的广泛应用成果，全面展示了外科学领域新理论、新技术和新进展，全面汇聚了外科学大数据的循证证据、经验总结、实践心得、思想升华和百家争鸣，全面展现了国人在外科学领域的创新思想、原创技术和自主知识产权成果。全书近一半章节是重新撰写的，其余章节也作了较大幅度的修改、增补、充实和更新，共计 116 章，600 余万字。

为了适应当前医学日新月异发展的客观形势，内容能全面客观地反映国际外科学新进展，有助于读者更新知识，在本次修订工作遵循了"八字编写原则"。

第一"高"：在《黄家驷外科学》几代医学大家打造的最高外科学术平台上，要继续代表

中国外科学术的最高水平,同时和国际接轨;

第二“精”:打造思想精深、内容精准、技术精湛、图文精美、文字精彩、制作精良的“六精”传世学术精品;

第三“尖”:涵盖外科学领域最尖端的理论、技术和临床应用;

第四“新”:展现国际外科领域的新技术、新理论、新方法、新应用和新成就;

第五“深”:不仅对外科相关的常见病、多发病深入解读,而且对外科疑难病、少见病和罕见病深入阐述;

第六“全”:涵盖外科领域所有内容,所有外科疾病及相关临床问题均可在本书中查到;

第七“实”:突出临床实用精髓、指导临床具体实践、满足基层医疗所需、解决临床实际问题;

第八“典”:新时代盛世修典,打造外科学经典,再塑举世盛典。

在本书第 8 版出版之际,我们除了感到无比欣慰之外,更深切缅怀这部书的创始人黄家驷院士、吴阶平院士、裘法祖院士、兰锡纯教授、曾宪九教授和方先之教授,将永远铭记他们对本书的经典传承所做出的卓越贡献。我们尤其要感谢吴阶平院士和裘法祖院士,他们为本书的连续出版奠定了坚实的基础,对第 8 版的修订给予了殷切关心和悉心指导,这是促进本书修订出版最宝贵的动力。

《黄家驷外科学》是新中国首部外科学学术著作,记载了新中国外科学发展的学术历程,见证了新中国几代外科学大家的学术成长历程。自出版以来获得了诸多荣誉和多次表彰。1988 年荣获第四届全国优秀科技图书奖一等奖;1994 年荣获国家颁发的首届国家图书奖;1996 年荣获卫生部科学技术进步奖一等奖;1998 年荣获国家科学技术进步奖三等奖,享誉国内外医学界和出版界。先后发行了 80 余万套。这是我国一部迄今仅有的连续出版的大型医学外科专著,充分显示了这部书的生命力、传播力、影响力和权威力。第 8 版的出版将在继承前人的学术成果基础上,继续为中国外科学事业的创新发展打造学术经典,开创新的未来,创造新的辉煌!

《黄家驷外科学》第8版 全书执笔者

（以姓氏笔画为序）

丁　丹　中国人民解放军海军军医大学第一附属医院（长海医院）
丁文祥　上海交通大学附属儿童医学中心
于长隆　中国人民解放军总医院
马建辉　中国医学科学院肿瘤医院
马廉亭　中国人民解放军中部战区总医院
王　龙　中南大学湘雅第三医院
王　平　中国医科大学第四附属医院
王　兴　北京大学口腔医院
王　果　华中科技大学同济医学院附属同济医院
王　岩　中国人民解放军总医院
王　沫　中南大学湘雅二医院
王　群　复旦大学附属中山医院
王　暾　中南大学湘雅二医院
王天佑　首都医科大学附属北京友谊医院
王玉琦　上海复旦大学中山医院
王正义　北京中医药大学第三附属医院
王正国　中国人民解放军陆军军医大学第三附属医院（野战外科研究所）
王永光　北京大学人民医院
王志维　武汉大学人民医院
王利新　复旦大学附属中山医院
王国民　复旦大学附属中山医院
王忠诚　首都医科大学附属北京天坛医院
王春生　复旦大学附属中山医院
王家槐　台北荣民总医院
王祥瑞　上海交通大学医学院附属仁济医院
王满宜　北京积水潭医院
王澍寰　北京积水潭医院
毛　颖　复旦大学上海医学院
毛宾尧　宁波市第一医院
尹　梅　哈尔滨医科大学
邓甬川　浙江大学医学院附属第二医院
左焕琮　清华大学玉泉医院
石应康　四川大学华西医院
龙　村　中国医学科学院阜外医院
卢世璧　中国人民解放军总医院
叶　敏　上海交通大学医学院附属新华医院
田　军　山东大学齐鲁医院

史玉泉　复旦大学附属华山医院

冯　艺　北京大学人民医院

朱　预　北京协和医院

朱　巍　复旦大学附属华山医院

朱有华　中国人民解放军海军军医大学第二附属医院（上海长征医院）

朱贤立　华中科技大学同济医学院附属协和医院

朱洪生　上海交通大学医学院附属仁济医院

乔　峻　新疆医科大学第一附属医院

任建安　中国人民解放军东部战区总医院

任祖渊　北京协和医院

刘大为　北京协和医院

刘中民　上海市东方医院南院

刘允怡　香港中文大学

刘晓欣　香港中文大学

刘维永　中国人民解放军空军军医大学西京医院

齐　琳　中南大学湘雅医院

关志忱　北京大学深圳医院

江澄川　复旦大学附属华东医院 /
复旦大学附属华山医院

安　洪　重庆医科大学附属第一医院

安佑中　北京大学人民医院

孙　宁　首都医科大学附属北京儿童医院

孙　笛　上海交通大学医学院附属第九人民医院

孙大金　上海交通大学医学院附属仁济医院

孙培吾　中山大学附属第一医院

杜　斌　北京协和医院

李　正　中国医科大学附属盛京医院

李　虹　四川大学华西医院

李　蓉　中国人民解放军陆军军医大学

李汉忠　北京协和医院

李圣利　上海交通大学医学院附属第九人民医院

李兵仓　中国人民解放军陆军军医大学第三附属医院（野战外科研究所）

李宏军　北京协和医院

李青峰　上海交通大学医学院附属第九人民医院

李泽坚　北京协和医院

李振东　河北医科大学第二医院

李慧武　上海交通大学医学院附属第九人民医院

杨　军　上海交通大学医学院附属第九人民医院

杨　明　中国人民解放军总医院

杨　勇　北京大学肿瘤医院

杨　铭　中国人民解放军中部战区总医院

杨　镇　华中科技大学同济医学院附属同济医院

杨为民　华中科技大学同济医学院附属同济医院

杨拔贤　北京大学人民医院

杨树源　天津医科大学总医院

杨晨紫　中南大学湘雅二医院

肖　苒　中国医学科学院整形外科医院

肖光夏　中国人民解放军陆军军医大学第一附属医院（重庆西南医院）

肖现民　复旦大学附属儿科医院

时　德　重庆医科大学附属第一医院

吴亚群　华中科技大学同济医学院附属同济医院

吴在德　华中科技大学同济医学院附属同济医院

吴阶平　北京协和医院

吴劲松　复旦大学附属华山医院

吴承远　山东大学齐鲁医院

吴孟超　中国人民解放军海军军医大学第三附属医院（东方肝胆外科医院）

吴咸中　天津市南开医院

吴清玉　北京华信医院（清华大学第一附属医院）

吴雄飞　武汉大学人民医院

吴肇汉　复旦大学附属中山医院

邱　剑　中南大学湘雅二医院

邱贵兴　北京协和医院

邱海波　东南大学附属中大医院

何志嵩　北京大学第一医院

何梓铭　重庆医科大学附属第一医院

余争平　中国人民解放军陆军军医大学

辛钟成　北京大学第一医院

汪忠镐　中国人民解放军火箭军特色医学中心

沈　锋　中国人民解放军海军军医大学第三附属医院（东方肝胆外科医院）

沈彦伟　浙江大学医学院附属第二医院
沈镇宙　复旦大学附属肿瘤医院
张　旭　中国人民解放军总医院
张　荣　复旦大学附属华山医院
张　骞　北京大学第一医院
张小东　首都医科大学附属北京朝阳医院
张太平　北京协和医院
张心湜　台北荣民总医院
张玉琪　清华大学玉泉医院
张圣道　上海交通大学医学院附属瑞金医院
张光健　复旦大学附属中山医院
张华军　中国人民解放军总医院
张志伟　华中科技大学同济医学院附属同济医院
张志庸　华中科技大学同济医学院附属协和医院
张志超　北京大学第一医院
张连阳　中国人民解放军陆军军医大学第三附属医院（大坪医院）
张金哲　首都医科大学附属北京儿童医院
张学斌　北京协和医院
张宝仁　中国人民解放军海军军医大学第一附属医院（长海医院）
张宗明　北京电力医院
张柏根　上海交通大学医学院附属仁济医院
张钦明　北京和睦家医院
张涤生　上海交通大学医学院附属第九人民医院
张潍平　首都医科大学附属北京儿童医院
张震康　北京大学口腔医院
陆召麟　北京协和医院
陆廷仁　上海交通大学医学院附属瑞金医院
陈　忠　华中科技大学同济医学院附属同济医院
陈　实　华中科技大学同济医学院附属同济医院
陈　辉　上海交通大学医学院附属第九人民医院
陈中伟　上海交通大学附属第六人民医院
陈孝平　华中科技大学同济医学院附属同济医院
陈张根　复旦大学附属儿科医院
陈绍亮　复旦大学附属中山医院
陈晓鹏　皖南医学院弋矶山医院
陈道达　华中科技大学同济医学院附属协和医院
武正炎　南京医科大学第一附属医院
林晓曦　上海交通大学医学院附属第九人民医院
郁宝铭　上海交通大学医学院附属瑞金医院
罗爱伦　北京协和医院
罗爱林　华中科技大学同济医学院附属同济医院
季加孚　北京大学肿瘤医院
金　杰　北京大学第一医院
金士翱　华中科技大学同济医学院附属同济医院
金锡御　中国人民解放军陆军军医大学第一附属医院（重庆西南医院）
周四维　华中科技大学同济医学院附属同济医院
周芳坚　中山大学附属肿瘤医院
周良辅　复旦大学附属华山医院
周建军　复旦大学附属中山医院
周勇刚　中国人民解放军总医院
周康荣　复旦大学附属中山医院
郑　闪　中国医学科学院肿瘤医院
郑　树　浙江大学医学院附属第二医院
郑　哲　中国医学科学院阜外医院
郑民华　上海交通大学医学院附属瑞金医院
郑成竹　中国人民解放军海军军医大学第一附属医院（长海医院）
孟荣贵　中国人民解放军海军军医大学第一附属医院（长海医院）
赵　曜　复旦大学附属华山医院
赵玉沛　北京协和医院
赵定麟　上海市东方医院南院
赵洪洋　华中科技大学同济医学院附属协和医院
胡　亚　北京协和医院
胡有谷　青岛大学附属医院
胡廷泽　四川大学华西医院
胡晓晔　浙江大学医学院附属第二医院
胡盛寿　中国医学科学院阜外医院
俞光岩　北京大学口腔医院
姜洪池　哈尔滨医科大学附属第一医院
洪光祥　华中科技大学同济医学院附属协和医院

袁　瑛　浙江大学医学院附属第二医院
顾玉东　复旦大学附属华山医院
钱菊英　复旦大学附属中山医院
徐　勇　天津医科大学第二医院
徐万鹏　首都医科大学附属北京世纪坛医院
徐乐天　华中科技大学同济医学院附属协和医院
徐志云　中国人民解放军海军军医大学第一附属医院（长海医院）
徐志诚　四川大学华西医院
徐峰极　深圳福华中西医结合医院
徐家强　香港中文大学
高　振　上海交通大学医学院附属第九人民医院
高　峰　上海血液中心
高长青　中国人民解放军总医院
高尚志　武汉大学人民医院
郭全义　中国人民解放军总医院
郭应禄　北京大学第一医院
郭媛媛　云南省阜外心血管病医院
席修明　首都医科大学附属复兴医院
唐天驷　苏州大学附属第一医院
唐孝达　上海第一人民医院
黄　杰　武汉大学人民医院
黄　健　中山大学孙逸仙纪念医院（中山大学附属第二医院）
黄宇光　北京协和医院
黄志强　中国人民解放军总医院
黄澄如　首都医科大学附属北京儿童医院
梅　骅　中山大学附属肿瘤医院
曹谊林　上海交通大学医学院
龚非力　华中科技大学同济医学院附属同济医院
龚建平　华中科技大学同济医学院附属同济医院
梁丽莉　北京大学第一医院
彭淑牖　浙江大学医学院附属第二医院
董兆君　中国人民解放军陆军军医大学
董其刚　上海交通大学医学院附属新华医院
蒋电明　重庆医科大学附属第一医院
蒋朱明　北京协和医院
蒋建新　中国人民解放军陆军军医大学第三附属医院（野战外科研究所）
韩天权　上海交通大学医学院附属瑞金医院
粟永萍　中国人民解放军陆军军医大学
程天民　中国人民解放军陆军军医大学
舒　畅　中国医学科学院阜外医院/中南大学湘雅二医院
曾炳芳　上海交通大学附属第六人民医院
詹文华　中山大学附属第一医院
雍宜民　首都医科大学宣武医院
廖利民　北京博爱医院
赛　燕　中国人民解放军陆军军医大学
黎介寿　中国人民解放军东部战区总医院
黎沾良　中国人民解放军总医院第四医学中心
潘　力　复旦大学附属华山医院
潘少川　首都医科大学附属北京儿童医院
潘翠珍　复旦大学附属中山医院
穆雄铮　复旦大学附属华山医院
戴尅戎　上海交通大学医学院附属第九人民医院
鞠彦合　北京博爱医院
魏　峥　台湾振兴医院
魏启春　浙江大学医学院附属第二医院

目录

上册

中 册

下　册

第一章
外科学的发展和外科医生的成长

第一节 外科学简史

医学的演进与社会、文化、科学和哲学的发展密切相关。

古代文明发源于古埃及、古巴比伦、古印度和中国，古代医学也起源于这几个文明古国。古埃及牧师、天文学家、医生 Imhotep 于公元前 2700 年撰写了第一本关于外科的条约。在古印度，Sushruta（约公元前 600）被认为是“外科学之父”，他用梵文撰写了一系列书卷，是已知最古老的外科学文本之一，它详细描述了许多疾病的检查、诊断、治疗和预后。公元前 600—200 年，希腊人吸取埃及和亚洲的文化，成为后来罗马以及欧洲医学的发展基础。我国现存的甲骨文字说明 3 000 余年前在中国已有疾病的记载；中国现存的第一部医书《黄帝内经》约成书于战国时代（公元前 475—前 221）。在欧洲，有关医学的记载可见于 Hippocrates（公元前 460—前 370）的著作中，其中也记载了有名的、关于医德的“Hippocrates 誓言”。Celsus 在公元 1 世纪、Galen 在公元 2 世纪用拉丁文写医书，开始了持续 1 500 年用拉丁文作为欧洲医学公用语言的传统。这就是现在外文医学词汇多来自拉丁文的原因。本节简要介绍外科学在欧洲和美洲的发展。我国传统医学中和中华人民共和国成立后外科学的发展在第二、三两节做介绍。

在公元 5~15 世纪漫长的中世纪时代，欧洲进入封建社会，连年战争，受宗教统治的文化陷入黑暗时期。医学完全受教会控制，迷信保守；除开始建立医学校外，医学本身发展甚少。据记载，在希腊、罗马时代，外科曾成为一个专业，但后来停滞不前。在社会上的三种医生中，“长袍外科医生”和“理发员外科医生”的地位不能与内科医生比拟。外科医生虽属一种行业，但大多是兼职，以学徒方式获得手艺。有的外科医生是教堂的教士，有的则由理发员担任。公元 14 世纪后，在英国外科医生和理发员曾分别隶属两个行会，但至 1540 年又统一成立为一个行会。直至 1745 年外科医生才有自己的独立团体。英国国王乔治三世在 1800 年特许成立伦敦皇家外科学院；1843 年维多利亚女王特许改为英国皇家外科学院。在英国的这些变化反映了欧洲外科医生地位提高的过程。这些变化的发生是下面将要介绍的外科学发展的自然结果。

中世纪的黑暗保守终被文艺复兴所冲破。17 世纪，欧洲从封建社会向资本主义社会过渡，物理学、化学、天文学等开始迅速发展。在欧洲启蒙时代（1715—1789），外科学得以在科学的基础上得到建立。恩格斯指出，人类对于自然界相互关系过程的认识，归功于三大发现：细胞的发现、能量不灭定律的发现和达尔文（1809—1882）《物种起源》一书的出版。这样，在物理学、化学之外，生物学的成就也开始影响医学了。公元 19 世纪是医学，也是外科学的重要发展时代。医学上最大的进展是在病原学方面，而在公元 19 世纪中叶所建立的麻醉法和抗菌无菌术，则奠定了现代外科的基础。

下面简述外科学发展中与有关学科的结合和做出特殊贡献的科学家。

【解剖学】

医学必须以人体解剖为基础的道理是很明显的，但很长一个时期外科医生对解剖也只有模糊的认识。最早的解剖手册写于1316年,内容并不精确。公元16世纪文艺复兴时期,由于教会取消对人体的解剖禁令,激发了艺术家对人体精细结构的追求,解剖学才得到发展。经过卓越的解剖学家和外科学家的努力,解剖学成为外科医生必须掌握的基础学科。

法国的A Paré(1510—1590)是文艺复兴时期最有名望的外科医生。他开始随理发员外科医生做学徒,后来对外科做出了重要贡献:他强调解剖学的重要性;他改革了传统用沸油烧灼创伤的处理,代之以刺激性小的油膏。他创用截肢时结扎血管的方法止血,并应用手法使胎儿转位,帮助娩出。

比利时的A Vesalius(1514—1564)在23岁完成医科学习,获得学位后受聘为解剖学和外科学教授。他对外科学需要解剖学为基础十分明确,因此他专心从事人体结构的研究,成为公元16世纪最有造诣的解剖学家。他开创了解剖学由外科医生教授的先例,这种做法持续数世纪之久。Vesalius的工作为对于人体解剖开展更广泛的研究铺平了道路,尤其是在循环系统方面。1628年,W Harvey(1578—1657)发现心脏充当促使血液沿动脉流回静脉的泵,从而形成闭合的环。虽Harvey本身不是外科医生,但他的研究对手术的发展有着较大的影响,特别是他深刻阐释了解剖学和外科手术的关系。

解剖学是医学的大门,医学课程由解剖学开始,外科医生更必须熟习解剖学。英国解剖学家、外科医生H Gray于1859年发表的《描述和外科的解剖学》至今仍是医学生学习解剖的重要教科书,又是外科医生经常应用的参考书。

【病理学与生理学】

意大利解剖学家G B Morgagni(1682—1771)坚持临床观察必须和死后检查结合。1761年G B Morgagni出版的《以解剖学来研究疾病的部位和原因》,使临床医学的科学基础大大提高了一步。把病理检查应用到外科的则是英国解剖学家和外科医生J Hunter(1728—1793)。J Hunter是一个出色的教师,他要求学生有良好的解剖学、生理学和病理学的知识,并且要把三者结合起来。他同时也是一个实验外科的开拓者,通过实验手段,解决临床外科中的问题,改变一些不正确的传统看法。美国医学史家F H Garrison在J Hunter的墓碑上写道:"J Hunter的降临使外科不再仅是一种治疗手段,而开始立足于生理学和病理学,成为医学科学的一个分支"。

外科学和生理学的结合使外科医生的视野从局部扩展到整体。公元18世纪中叶瑞士外科学家A von Haller(1708—1777)兼任生理学教授,就是这种结合的例子。这种结合使许多生理学家成为实验外科学家。当时甚至有人提出,以解剖学为基础的外科开始进入以生理学为基础的时代了。当然,这绝不能理解为解剖学不重要。1952年美国外科学家F D Moore所发表的《对外科手术的代谢反应》可以说是近代外科学中生理方面的重大进展。1959年他又发表了《外科病人的代谢管理》,提高了外科病人治愈率,缩短了住院时间。

【麻醉学】

随着对解剖学了解的不断深入和外科技术的日益改善,减小病人在手术中承受的风险痛苦的需求变得日益迫切。公元19世纪初叶,外科学虽然已经有了比较坚实的基础,但手术死亡率仍很高,多达40%~60%;虽然一氧化二氮已经被发现,但尚未用于外科手术麻醉。因此,外科实际上还没有能成为名副其实的专业。当时的主要问题是没有能解决疼痛、出血和化脓的方法,病人最终因休克、严重感染而死亡。

对镇痛问题很早就有各种探索,而且也找到一些药物,但却不能为手术提供无痛条件。当时对手术要求速度,完全是为了减少手术所引起的疼痛。公元18世纪,在英国曾有53秒取出膀胱结石的记录。

美国农村医生C W Long曾于1842年使用乙醚切除皮肤肿瘤,但他对此未写出报道。美国牙科医生W T G Morton于1846年在美国麻省总医院第一次当众成功地应用吸入式乙醚麻醉,这标志着无痛手术和吸入式麻醉的开端。1847年苏格兰爱丁堡产科医生J Y Simpson介绍了三氯甲烷(氯仿)的应用。从此开创了外科的新纪元,手术成为一种实际可行的治疗方法;在此后的数十年中,麻醉的生理学和药理学都有了显著的发展。1885年,约翰·霍普金斯医院外科教授W Halsted(1852—1922)使用可卡因和神经阻滞麻醉成功进行了手术。随后,J Corning(1855—1923)进行了最早的脊髓麻醉实验,到公元20世纪20年代后期,脊髓麻醉和硬膜外麻醉在美国和欧洲已被广泛使用。无痛手术的下一个重大进展发生在1934年,当时引入静脉麻醉剂(硫喷妥钠)成功手术,避免了气管支气管树对麻醉蒸气的不耐受性。麻醉学蓬勃发展,到公元20世纪40年代,麻醉学已发展成为一个独立的专业。

【抗菌、无菌法】

早在公元19世纪中叶，外科医生已经观察到常见的化脓、丹毒、脓血症、败血症等与手术环境的关系，而称之为“医院病”。必须注意，这种认识是产生在法国化学家L Pasteur（1822—1895）提出疾病的细菌学理论之前。前面提到用氯仿进行麻醉的Simpson，曾强调在厨房桌上动手术发生感染的机会就可减少。美国解剖学家兼作家O W Holmes（1809—1894）明确提出产褥热是经医生的手带给产妇的。匈牙利产科医生I P Semmelweis（1818—1865）证明产褥热是一种感染，最先在产科提倡用抗菌法，接生前医生必须用含氯的石灰水洗手。

1864年英国外科医生T S Wells发表题为《外科手术后死亡过多的某些原因》的论文，介绍了Pasteur的研究，并指出它可能与“化脓性感染及在医院和过分拥挤所发生的一系列致命性疾病有重要联系”。

英国外科医生J Lister（1827—1912）是公认的抗菌外科的创始人，他在1865年首先将苯酚（石炭酸）试用于伤口，并在1867年提出抗菌法的论文。他的主要抗菌剂是苯酚，用以浸泡器械、喷洒手术室。据他报道1867—1870年期间截肢术的病死率，由于应用抗菌法，从45%降至15%。但当时外科界对抗菌法的接受是很缓慢的，因为在没有确立细菌病原的观念之前，经常在无意中又污染了已经用Lister方法处理过的器械或敷料，以致得不到抗菌的效果。

德国细菌学家R Koch（1843—1910）于1878年发现伤口感染的病原菌之后，德国外科医生F von Bergmann（1836—1907）创用蒸汽灭菌法对敷料进行灭菌。这样使抗菌法演进至无菌法。第一次世界大战期间，效率较低的蒸汽灭菌法不能满足战创伤的巨大需求，法裔美国外科医生A Carrel（1873—1944）和英国化学家H Dakin（1880—1952）发现通过外科清创术和用消毒液进行伤口冲洗可有效避免感染，并因此获得诺贝尔奖。美国外科医生W Halsted于1890年开创性地使用灭菌橡皮手套。1897年，J Mikulicz-Radecki（1850—1905）设计并使用了单层外科口罩以防止手术期间口鼻呼出的气溶胶污染手术区域，从此达到了无菌手术的要求，而使现代外科向人体各个部位迅速发展。

【蓬勃发展的当代外科】

公元20世纪中叶以来，新的技术革命在全球兴起，自然科学的进展和新技术、新材料的出现推动了各学科前进，并形成了许多新兴科技领域。人类进入了科学技术发展的新时代。有的统计指出，公元20世纪下半叶十年间科学技术的创造发明超过了人类过去两千年创造发明的总和。这正是医学迅速发展的基础，而且其作用还在继续扩大之中。医学本身也已从生物医学模式转向生物-心理-社会医学的模式。

当代外科已进入了一个蓬勃发展的阶段，这是医学整体发展的组成部分，同时又有外科本身的发展。人们对疾病可能引起的全身性病理生理改变以及药物和各种治疗措施的作用等，都有了更深刻的认识。数以千计的对人体各个系统或器官有明确药理作用的药物扩大了外科治疗的范围，提高了治疗的安全性和效果。以麻醉用药为例，新的吸入性全身麻醉药、多种安神药、强效类吗啡药物、新的肌肉松弛药等，不但为手术创造了更好的条件，而且也提高了安全性。抗生素在预防和治疗感染上，完全改变了外科工作的面貌。其他如心血管、胃肠系统药物也起了极大作用。

诊断技术的提高使许多过去难以确诊的病变已能在早期查出，而且并不给病人过多的痛苦和精神心理负担。在这方面可提出两类检查为例，一是以病变的生物学，包括DNA、酶学、免疫学等变化为基础的化验方法，往往可以从血液检查中得出诊断；二是影像学诊断，如超声波检查、核素检查、X线体层摄影（CT）、磁共振成像（MRI）、血管造影等，在确定病变性质和范围上可达到相当准确的程度。这样，外科的治疗计划就能更为周到，而且又能了解病变的动态改变。

在外科治疗中更重视全局性的安排，也是提高治疗效果的一个重要原因。对复杂严重的伤病，固然各个系统、各个器官的治疗都很重要，但如无整体计划，不分轻重缓急，效果也不会好。急诊外科正是在这一思想指导下发展形成的新专业。建立监护病房也是为了同一目的。监护病房由有经验的医护人员组成，有负总责的医生，具备先进的仪器设备，并可随时进行相关的化验检查。这样，对危重或接受复杂手术治疗的伤病员可持续观察监测，及时发现变化，采取必要的护理、治疗、抢救、复苏等措施。

内镜操作已经成为外科的一项重要诊治手段，其应用范围远超出了过去仅用于膀胱、尿道病变的范围。许多胸腹部开放性手术已由内镜手术所代替。关节镜亦已成为骨科的诊治工具，其应用范围正在继续扩大中。

显微外科使难以在肉眼下进行的手术，可在显微镜下顺利完成;外科各专业的手术治疗范围都得到了扩大。这是外科操作技术上的一个重大发展,促进了创伤、整形、移植外科的发展。

器官移植在治疗上也为外科领域内开辟了新的途径。随着移植免疫学的进展、移植技术的提高及免疫抑制药的不断更新,器官移植已经成为临床上实际可用的全新治疗方法。从肾移植开始,肝移植、心脏移植都已有实际价值。不仅如此,单器官移植已发展到多器官移植。从供者取出部分肝脏作移植,使供者、受者都可有足够的肝组织维持生理功能,已获得成功,这对增加供源是重要的探索。

新材料的应用改变了许多旧方法并提高了效果,如心脏瓣膜和人工关节的置换、人工血管和人工肌腱的替代等。将来人工心脏成为现实,也不能脱离新材料。

有的新技术虽然应用并不广,却也说明当代外科的突破是多方面的。外科早已不受年龄的限制,从出生到高龄,在必要的情况下都可进行手术治疗。现在则已扩展到出生之前,可对胎儿进行手术治疗。有的器官的复杂病变,在常规手术方法下难以完成治疗时,可采用体外手术的方法。例如肾内复杂的血管病变,可将肾切下,在体外完成必要的手术后再缝合回原位。这种方法也曾应用于心脏内肿瘤的切除。

上面介绍的都属外科的发展,事实上外科的发展还应包括原需采用外科治疗方法,改进为不用外科措施。这里也可举两个例子,一是输精管结扎术改进为输精管经皮注射粘堵或堵塞术;二是体外冲击波碎石术。尿路结石不能自行排出,又不能经内镜取出或粉碎时,过去只能采取手术治疗,现在却可应用体外冲击波碎石机,使体外的能量直达体内,粉碎结石。目前约有 90% 原需手术的病例,现在可完全不用手术,通过结石粉碎排出。这种方法也可粉碎胆道结石,但一般尚不能代替手术治疗。这种使体外能量作用于体内病变的方法,又在治疗上开辟了一个新的途径。今后将有更多的进展。

新的技术革命是以电子信息技术的发展为特点的。前述影像学的发展与电子信息技术是分不开的。内镜检查或操作不从内镜窥视而直接在荧光屏上观察操作,已是可行的方法。20 世纪后半叶起生物科学走到了科学的前列,生物工程技术对医学正在起着日新月异的影响;毫无疑问,外科学终将出现巨大的、多方面的变化。例如,人工智能(AI)在生物医学中的应用如今方兴未艾,相比其他学科,AI 技术需要更长的时间才能渗透到外科领域,部分原因在于外科学中人体组织相互作用的复杂性,同时也因为缺乏必要的证据和认识。然而,人工智能正在以一种难以忽视的速度迅速发展,目前的目标是 AI 在外科实践方面能够为外科医生提供协助和补充作用,而非取代人类技能,尤其是在两大领域:外科决策和手术操作。

手术的决策涉及复杂的信息汇总,例如多模式治疗、手术的时间安排以及根治性手术和器官保留手术之间的选择。此外,病人更加寄期望于外科医生为其提供手术治疗的潜在风险以及并发症发生率和死亡率等一系列个性化数据,然而这些复杂的数据评估超出了大多数外科医生的能力范围。手术中的算法临床决策支持(CDS)等工具的开发,通过使用多参数数据的集成,可以访问大量不同的"大数据",允许数据存储和计算机系统之间的交互。从而提供更精准的解决方案。例如,通过神经网络技术,未来的智能 CDS 能够产生新的评分系统,为临床研究提供指导,同时对鉴别诊断进行排序并预测疾病预后。对于疑难病例,智能 CDS 系统还可与其他国家和国际数据库进行通信和协作并给出决策支持。

手术操作方面,手术机器人不仅仅局限于简单过滤外科医生手部操作的震颤,或将指定的手术视野放大,而是能够根据需求提供通过其他方法无法实现的计算精度,包括能对术中查询提供即时口头反应的智能数字助理,通过结合术前成像与实时解剖结构,提供实体器官肿瘤切除中切缘的计算和重要结构的保护,或通过 AI 控制手术室无影灯的角度和亮度、手术室温度、通气压力、手术台倾斜度和高度等。

【外科医生的培养】

上面只是简略介绍了外科与几个学科结合的历史过程和当代外科的蓬勃发展。事实上外科学与各基础和临床学科都有密切联系,外科医生只有在临床实践中不断复习和补充有关知识,才能在工作中发挥作用。公元 19 世纪后叶,世界范围内大部分国家并没有统一的外科学培训体系。年轻医生的学习机会非常有限,教学医院数目寥寥无几,在这些机构中学生的主要工作包括协助外科医生进行日常查房并观摩外科手术,几乎没有动手操作的机会。一些有远见的外科学家已经注意到这个问题,并提出了外科医生的培养制度,如德国外科医生 B R K von Langenbeck(1810—1887)。

von Langenbeck 是公元 19 世纪有名的外科学

家，他不仅是杰出的临床医生、优秀的手术者，有多种发现和创造，而且特别重视青年医生的培养。后来发展出来的外科住院医师制实际起源于他。他培养出多位著名的外科学家。Halsted 曾在德国学习，受到 von Langenbeck 的影响，因此主张医学院校要有自己的医院；青年医生要接受系统的培养，医院要有丰富的临床工作、好的研究设备和优秀的指导人，且外科教育和培训系统将基础科学与实用临床教学结合起来，由全职教学专员协调。他所要培养的不只是一般外科医生，而是高水平的外科医生，能够把毕生精力贡献于提高外科学水平和训练下一代的外科医生。外科住院医师制主要是让青年医生在承担病人医疗责任的同时，观察和参与诊治工作的全过程，在实践中提高临床思维能力、操作技能，积累临床经验，培养探索精神，学习研究方法。Halsted 本人培养了 17 名外科总住院医生，50 余名住院医生，其中有的人后来成为外科几个专业的创始人。这种外科医生的培养方法已在全球得到了推广。

随着现代外科学的发展，外科学各专业也逐步具备了自己的特色，走向专业化。这个过程快慢不一，但各专业都有引以为自豪的发展史和令人钦佩、值得后辈学习的许多专业创始人。

（吴阶平）

第二节　我国传统医学中外科学的成就

我国传统医学史上外科开始很早。在殷墟出土甲骨文中就有外科疾病“疥”“疮”二字的记载。在周代（公元前 1046—前 256），外科已形成独立的专科，称为疡科，外伤科医生称为疡医。《周礼》中说，疡医掌肿疡、溃疡、金疡、折疡，也就是说疡医主治未溃肿物、已溃疮疡、刀枪箭伤和骨伤。1973 年自马王堆三号汉墓出土的《五十二病方》系春秋时所写，是我国迄今发现最早的医学文献，记载了如感染、创伤、冻疮、诸虫咬伤、痔瘘、肿瘤等多种外科疾病。已认识到破伤风（伤痉）的发病与创伤受风有关；婴儿破伤风（索痉）与居住潮湿及脐带不洁有关。该书中已有用酒处理创伤局部，并用乌头所浸泡的温酒来麻醉镇痛的记载。战国时期，据《尸子》记载医竘(约生卒于公元前 5~ 前 4 世纪）曾“为宣王割痤，为惠王割痔，皆愈”。秦汉时代生产有较快的发展，科学文化随之而昌盛起来，中医外科在汉朝也初具规模，形成一个学科。这个时期的医学名著《黄帝内经》已有外科专著“痈疽篇”，举出了夭疽、猛疽等 20 余种病名，以及针砭、熨贴、按摩、醪药等治疗方法。汉末杰出的医学家华佗（141—203）使用酒服麻沸散（由大麻或曼陀罗花、草乌等组成）为病人进行死骨剔除术、剖腹术等。张仲景（150—219）著《金匮要略》，记载了辨证论治外科急腹症“肠痈”的治疗原则和方剂。两晋以后，中医外科有了进一步发展。晋代皇甫谧（214—282）著《针灸甲乙经》中，有外科 3 篇，对痈疽论述较详尽。公元 4 世纪，葛洪撰写的《肘后救卒方》中，论述骨伤的治疗，从敷药消炎、消肿、镇痛，到强调竹片夹缚固定，禁止折肢转动。这些论点仍然是现代骨伤学处理四肢骨折的原则。南北朝龚庆宣著《刘涓子鬼遗方》（483）是中国现存最早的外科学专著和军阵外科经验总结，其中有金疡专论，反映在南北朝战乱时代处理创伤的情况。对痈、疽、金疡、疮疖等疾病的诊治和辨别脓肿的形成和处理，均有较详细的论述，如“痈大坚者，未有脓；半坚薄，半有脓；当上薄者，都有脓，便可破之。所破之法应在下，逆上破之令脓得易出……”，并强调脓肿切开引流的手术刀要用火烧红后方可应用的热力灭菌法。隋代巢元方等集体编著的《诸病源候论》（610）中的“金疡肠断候”，叙述断肠缝连、腹疝脱出等手术采用丝线结扎血管。该书对炭疽的感染途径已认识到“人先有疮而乘马”得病，并指出单纯性甲状腺肿的发生与地区的水质有关：“诸山水黑土中出泉流者，不可久居，常食令人作瘿病……”。在唐代，孙思邈著《千金要方》（652）中，记述手法整复下颌关节脱位，与现代医学采用的手法类似。蔺道人著的《理伤续断方》（841）是我国第一部骨伤科专著，就对骨折、脱位提出了整复、固定、药物治疗和功能锻炼等较为完整的理论，制定了一套与现代治疗相类似的骨折整复固定方法和处理开放性骨折需要注意的规则。他对脱位的整复，如肩关节脱位用椅背复位法，其步骤、方法基本上同现在临床上所用以整复的手法一致。在宋代，外科学家更加重视整体和局部的关系，使辨证论治进一步用于外科临床，如王怀隐所著的《太平圣惠方》（992）。如对痈疽病因、病机、治疗、预后加以阐述外，尤对不同症状，按辨证论治详列不同治法。该书并首先提到用砒剂治疗痔核。将金疮痉定名为破伤风。金元时期齐德之著《外科精义》(1335),在卷首“论疮肿疹候”中也说明外科病不能孤立地只看外表,应注意病人全身症状,把辨证论治的法则应用于外科。危亦林著《世医得效方》(1337)在正骨方面有精确的记载,主张在骨折或脱臼的整复前用乌头、曼陀罗等药物先行麻醉,且强调“若其人如酒醉,即不可加药,切不可过多。”这一记载说明,要严格掌握安全麻醉酒用量。对复杂骨折危亦林主张“用刀割开,或用剪剪去骨锋者,以手整顿骨、节归原”,可见对手术切开整复已达到相当高的水平。对脊柱骨折,危亦林主张用悬吊复位法,比西方提出悬吊复位法早600余年。明代是我国外科学的全盛时代,精通外科的医师有薛己、汪机、王肯堂、申斗垣、陈实功和孙志宏等,遗留下不少著作。薛己出色地总结了婴儿破伤风的预防方法,强调“小儿生下时,欲断脐带,必以蕲艾为拈,香油浸湿,熏烧脐带至焦,方断。其束带需用软帛厚棉裹束,日间视之,勿令尿湿,以防脐风”。汪机批评了等待脓肿自破的错误观点:“不行针刺,脓毒乘虚内攻,穿肠透膜,鲜不误事”。王肯堂记载一妇人售羊毛于市,曾引起了紫泡疔(炭疽)流行,造成大量死亡的历史,并对炭疽的传染途径、发病后局部体征、发病部位、全身症状和预后做了比较正确的叙述。王肯堂还首用“川乌、草乌、南星、半夏、川椒为末调擦”,用于局部手术,是局部麻醉的开始。申斗垣倡导“煮针法,《素问》本无,今世用之……有益而无害,故从之”,这是消毒观念的建立。陈实功著的《外科正宗》(1617)收集自唐以来治疗外科病的有效方药;他对于自刎切断气管者已主张急用丝线缝合刀口,并载有“截肢”“除死骨”“切开引流”“手术复位”等多种外科手术。对于急性乳腺炎(乳痈)和乳癌(乳岩)也有较确切的描述。孙志宏著的《简明医彀》中,已载有先天性肛管闭锁的治疗方法,描述“须速用细刀刺穿,要对孔亲切开通之,后用绢帛卷如小指,以香油浸透插入,使不再合”等。值得提出的是顾世澄的唇裂修补术:“整修缺唇,先将麻药涂缺唇上,后以一锋刀刺缺唇处皮,即以绣花针穿丝线,钉住两边缺皮,然后擦上血调之药,三五日内不可哭泣及大笑,又怕伤风打喷嚏,每日只吃稀粥,肌生肉满,去其丝即合成一唇矣”,描述得何等生动。他辑成的《疡医大全》40卷(1760),内治外治紧密结合,有文有图,被誉为疡证全书。明代百科全书类巨著《普济方》内有《折伤门》,记载有颈椎骨折脱臼的复位方法,其原理合乎现在临床仍在应用的四头带牵引法。清初设有专治骨折和脱臼的专科,他们削笔管为数段,包以纸而摩挲之,使各段接合如未断,进行实验教学,有助于正骨术的发展。《医宗金鉴》中的“正骨心法”是当时最好的正骨书。详细记载了“攀索叠砖法”,利用体重下坠的重力,整复脊椎骨折,并用竹帘、通木等固定整复后的脊椎。清末高文晋著《外科图说》(1856)别创一格,是一本以图释为主的外科学。

以上简短的叙述和举例,足以说明我国传统医学中外科学具有悠久的历史,不但有丰富的经验,且有相当的科学内容,值得我们发掘、整理和提高。

(裘法祖)

第三节　新中国外科学的发展、成就与现代外科学进展

一、新中国外科学的发展与成就

我国传统医学中外科学历史悠久,但长期以来缺乏科学的总结、研究和提高。因此,发展速度十分缓慢。在西方医学基础上建立起来的近代外科学传入我国已有百余年历史,前后经历两个时期。在旧中国,民生凋敝,科学落后,医学研究不受重视,外科学更是处于低下落后状态。有外科设施的大医院均设在少数几个大城市,稍大的手术如胃大部切除、胆囊切除或肾切除也只能在几个大城市的几所大医院中进行;外科医生很少,外科的各种专科多未形成,开展的外科手术种类有限,整个外科学领域很少创造性的成就。新中国成立后,在正确的卫生工作方针指导下,我国的外科学步入高速发展的时期,其状况发生了根本性的变化,全国各省、自治区、直辖市都相继组建医学院或医科大学,外科教学、研究和实践受到重视,外科队伍不断充实,诸如麻醉科、普通外科、胸心外科、骨科、整复外科、泌尿外科、神经外科和小儿外科等外科专业先后建立和健全。外科技术不仅得到普及,并在普及的基础上有了显著的提高。国内县一级医院均设有外科病房并配有外科医生,常见外科疾病和一般外科手术都能在县医院治

疗和施行，而且不少县以下的基层卫生院也开展了外科工作。此外，外科医生的在职培训、进修、定向辅导、技术交流等再教育工作积极开展，使基层外科医生的诊疗水平得到提高。经过几代外科专家的不懈努力，新的外科领域如心血管外科、手外科、显微外科、肝胆外科等得以创立并不断开展，取得了可喜成绩。许多较大城市已建立有心血管外科、骨科、神经外科、整复外科和肝胆外科的专科病房、中心或专科医院。生物医学工程的发展对外科学的发展起到极大推动作用。多种重要的外科设备和器械如体外循环机、人工肾、心脏起搏器、纤维内镜、人工血管、人工心脏瓣膜、手术显微镜、微血管手术器械、人工骨关节、关节镜、微波治疗仪、体外冲击波碎石机、激光器、冷冻机等，已能自行设计和生产。全国性的外科学术组织——中华医学会外科学分会不断健全和发展，地区性外科学术组织也相继建立并积极开展工作，为推动我国外科学的发展发挥了重要作用。此后还成立了肝脏外科、胆道外科、胰腺外科、腹腔镜外科等专科学组，充分显示了我国外科学发展的光明前景。

新中国成立以来，广大外科工作者遵循全心全意为伤病员服务的正确方向，对严重危害人民健康的疾病和创伤，竭尽全力进行救治，获得了优异成绩。继 1958 年成功救治一例大面积深度烧伤工人之后，我国大面积烧伤的抢救治疗水平不断提高，已治愈了不少Ⅲ度烧伤面积超过 90% 的病例。至今，全国已救治烧伤病人数十万例，平均治愈率达 90% 以上。1963 年，成功地为一工人接活了已离断 6 小时的左前臂，此后全国各医疗单位陆续接治的断指、断掌、断肢已达数千例。离断时间长达 36 小时的肢体的再植、截断为三节的上肢的再植、十指断指的再植、自体异肢的移植等均获得成功；自体足趾移植形成的“再造手”，功能良好，在国际上属于首创。公元 20 世纪 60 年代以来，我国肝脏外科发展迅速，迄今肝脏切除手术已逾万例，无论是肝脏手术的难度还是例数、成功率及肝癌术后生存率等均处于国际领先地位。肝硬化并发门静脉高压症的治疗屡有新进展，国内许多医院已开展了经颈内静脉肝内门体分流术，取得良好效果。全肠外营养在外科的应用日益普遍，对其研究也更加深入，对于供能底物的合理配方，特别是脂肪乳剂的结构和比例、谷氨酰胺在氨基酸中的重要地位、重组激素的作用等研究取得重要成果。对于恶性梗阻性黄疸病人，近年应用内镜逆行胆管内引流，定期更换内支撑管，作为一种有效的姑息性非手术治疗方法也受到外科临床的重视。胆石形成的理论与临床研究在广泛开展的基础上继续有进展。自 1991 年我国引进腹腔镜手术以来，微创外科发展很快，特别是电视腹腔镜胆囊切除术至今全国累计已达数十万例，目前对胆囊切除术的适应证已扩大到急性胆囊炎、胆囊颈部或胆囊管嵌顿性结石等；胆总管探查也可经腹腔镜进行，部分医院已采用此项技术施行阑尾切除、疝修补、肝囊肿开窗、肝动脉结扎、肝肿瘤切除、肠切除、胃大部切除乃至胰十二指肠切除等手术。各地经尿道手术、输尿管镜及经皮肾镜技术在原有基础上又有提高，适应证正在不断扩大，软输尿管镜已有许多医院使用。腹腔镜手术在泌尿外科疾病的诊治中发挥了重要作用，已开展的手术有肾切除、肾上腺肿瘤切除、肾囊肿去顶、盆腔淋巴结切除、腹内隐睾的诊治、精索静脉高位结扎及膀胱憩室切除等，手术涉及的病种之多和积累的经验也已达到国际水平。国内神经外科也甚为成熟，并在血管内治疗方面有新的进展，如国产钨微弹簧圈的研制成功及其临床应用，成为治疗颅内血管疾病新的栓塞材料，且易于置入颅内动脉瘤腔内，大大提高了治疗的安全性和成功率。目前国内采用此法栓塞治疗已超过千例，疗效可靠。神经外科的微创技术已扩展到了既往传统上的神经内科和精神疾病的治疗。我国心血管外科发展迅速，在相当短的时间内缩小了与国外的差距，手术的复杂性也令人瞩目，瓣膜置换术、二尖瓣成形术、先天性心脏病手术治疗、冠状动脉旁路移植术（又称冠状动脉搭桥术）已广泛开展，部分医院相继开展了心脏移植手术。在血管外科方面，主动脉根部、升弓部、胸腹部的各种类型的夹层动脉瘤的手术等均已相当成熟，血管腔内隔离技术在部分单位也已开展。随着外科、麻醉及体外循环技术的进步，大血管手术效果明显提高，手术死亡率已在 10% 以下。我国创伤学发展很快，学术气氛十分活跃。国内创伤学工作者较快地吸收国外的创伤评分方法并应用于临床，取得了较好的效果。但在应用过程中发现国外评分方案存在某些不足，据此，国内创伤外科学者提出一种改进评价多发伤的方法，避免了创伤严重度评分（ISS）法对同一区域内多发性伤严重度评价过低的缺陷。此外，在心肺复苏、重症监护治疗病房（ICU）的组织和管理等方面也有明显的进步。

多年来，我国外科工作者在长江流域血吸虫病流行地区因地制宜积极工作，在农村简易的手术室中，为几万名晚期血吸虫病人施行了巨脾切除术，使他们恢复了健康，重新走上了工作岗位。在全国范围内肿瘤的防治工作也迅速有序地开展，对肺癌、肝癌、胃癌、食管癌、乳腺癌等进行了数十万乃至数百万人口的普查，并制定了“三早”的方针政策，使患有恶性肿瘤的病人能够早期发现、早期诊断和早期手术治疗。通过我国肿瘤外科工作者的不懈努力，使得上述恶性肿瘤的早期诊断率、手术成功率、长期生存率有了显著提高，手术死亡率和病死率已逐渐下降。

同种异体器官移植研究与临床实践工作在我国起步虽然较世界发达国家晚了大约10年，但一经开展起来，其前进速度较快。在国内不少医科大学、医学院和大的医疗单位相继成立器官移植研究所或研究室，并在实验研究和临床工作中取得了可喜的成绩，不仅在这一领域确立应有的地位，并且显示出自己的特长。我国在肾、肝、心、胰、脾、小肠、骨髓移植等方面的成就已接近或达到了国际水平，肾移植已成为我国肾衰竭治疗的常规手段。

我国的实验外科也已较广泛地开展，在不少医院，特别是教学医院和专科医院多建立了外科实验基地，结合临床的实验研究工作受到十分重视，一批有影响和有价值的研究课题已经获得国际、国内各种科研基金的资助，大批研究成果达到国际先进水平，并进入临床应用。实验外科的兴起和发展，必将为我国外科学开创新的局面，并缩短与国外在这方面的距离。

新中国的出版事业在国家和地方各级政府的直接领导下正以高速度向前发展。医学书籍出版的数量、种类和质量已接近和达到发达国家的水平。大批外科书籍，特别是外科专著，是根据自己的临床经验和自己的资料撰写的，反映了中国外科学的特点，例如烧伤科、显微外科、心血管外科、肝脏外科、胆道外科、骨科、肿瘤外科等学科的专著。这些专著的外文版，获得了国际上广泛的好评。此外，目前已有数十种外科专科杂志出版发行，刊出了不少高水平的论文，引起了国际上的重视。

自改革开放以来，我国外科界的学术活动积极活跃，组织了不少国内国际的学术会议，会议的学术水平与质量越办越高。我国外科界还积极参加国际学术交流，不少外科专家先后担任国际学术会议的主席或共同主席。一批有志的中青年外科工作者在国际外科学术交流中受到国际同仁的好评，真实反映了我国外科发展的崭新面貌，也为我国外科学在国际领域内争得了一席之地。

展望我国外科学发展的前景是光明的，但认真评价我国外科学发展的现状，还存在某些不足之处。尽管国内已培养了大量外科医生，但在数量上尚不能满足我国卫生事业发展的需要；就整体而言，质量上还有待进一步提高。有鉴于此，在发展外科学的同时，培养更多、合乎要求和高水平、热爱本职工作、具有良好医德医风的外科医生和外科研究人员，仍然是当前的迫切任务。

二、现代外科学进展

尽管在既往五十余年里，我国在外科学领域取得了长足的进步，但随着对外开放的深入和全球人类生存各个要素一体化的进程，我国外科学学科尽快、全面融入国际该领域的潮流成为必然。只有以国际水平作为参照物，才能真正有效地培育出我国外科学领域里的创新性工作者，使我国外科学的临床和研究工作真正达到国际先进水准。

现代外科学的特征可概括为以循证医学(evidence-based medicine)作为出发点，以实验医学的科学结果作为基石，以先进的影像学技术和血液生物化学检测技术作为工具，以微创化和根治性的有机统一作为新的治疗原则，以安全、有效的脏器替代作为技术发展方向，以国际统一的外科解剖、疾病的临床和病理分期分类作为多中心合作研究和交流的基础，以外科学与材料学、组织工程学、信息学等学科的相互交叉渗透作为新的学科生长点。这些特点既表明了现代外科学与传统外科学相比较有着广泛和丰富得多的研究内涵，也为外科工作者在选择自己专业或研究方向时提供了更大的空间。

外科学最早建立在手术技艺的基础上，随着外科学的发展，人体各器官和结构已基本不存在手术的禁区，手术技术也在快速提高，许多既往疑难、复杂、危险性大的手术，已越来越多地得到普及。但在技术提高的同时，仍可发现绝大多数外科疾病的治疗观念在不断变化，在选择使用外科治疗方法方面有时还缺乏科学的依据。这不仅是我国国内的问题，也是国际外科领域面临的重大课题。循证医学在外科学方面的应用原则应当是实事求是地根据病情的需要和可能，特别是以病人的生存时间和质量作为治疗的目的来选择手术及术式，以最大程度地达到外科疗效。这一现象及发展趋势已经开始进入我们的外科临床，如乳腺癌的保乳手术，直肠癌的保留肛管括约肌、膀胱神经乃至保肛手术，肝癌的局部根治性切除术等。为保证这些观念建立在科学的基础上，必须从循证医学的观点出发，要求外科工作者在评价治疗效果时，摆脱传统医学以经验和推测作为疗效手段的习惯，尽快地以前瞻、随机作为临床研究的科学方法，客观反映外科治疗的价值，去伪存真，这一点在我们今后的外科临床研究中必须十分重视。

实验外科学的科学结果，对现代外科学在疾病的诊断、治疗、预后评估及预防方面将具有更重要的指导意义。基础研究在外科各个领域中的迅猛发展将会对新技术、新方法、新材料的形成和应用提供坚实的基础。而与外科相关的细胞、分子生物学研究的进展，则可能对疾病更早期的诊断、治疗、预后评估等提供准确的方法，特别是在肿瘤、器官移植等领域有着重大的科学意义。

现代影像学技术对现代外科学的贡献是有目共睹的。正是借助了这一技术，外科学在各个领域都有了长足进步，并同时派生出了新的外科专科，如腔内外科、微创外科等。现代影像学技术也仍在不断的发展之中，可以想象当人体各个器官或结构的病变，哪怕是极其微小的病灶及其疾病伴随的各种代谢改变，三维地清晰地展现在外科医生眼前，将会对外科医生的临床思维方向和方式的转变起到巨大的推动作用。但是，即使现代影像学技术发展到了完美的程度，临床的病史采集、物理检查等仍不能丢弃，因为只有通过临床资料的收集，才能使外科医生了解疾病的病理过程和在不同个体上的表现，才能有针对性地选择运用相应的影像学检查。

外科疾病治疗的微创化将使治疗方法的选择及其手术适应证发生重大变化，也是现代外科学发展的一个重要方向。可能在不久的将来，一些传统的手术将被淘汰，而被以内镜、介入为工具的微创治疗所取代。此外，一些外科病会变成内科病，同样一些内科病也可能变成外科病。手术技术将多采用自动化或半自动化，并且会出现智能机器人参与手术，形成新的人工智能外科。同时，手术方式也将更多采用物理、化学等方法，目前，微波、射频、氩氦刀、超声聚焦等已经部分替代了既往的传统手术方法。

随着现代外科学的发展，器官移植将会变得更加普遍和安全，会不断出现新的方案和术式。以嵌合体、全基因组转移作为方向的免疫耐受研究，将使供体来源和排异反应可能得到完全解决。随着科学技术的进步，学科内的交叉渗透成为必然。在外科领域中将会更多采用对人体无害的新型天然材料或合成材料进行再造、修复和作为组织替代物，仿真和模拟的人造器官和支持装置将会更快地得到开发和应用。最终外科学可能走出器官移植的境界，步入制造组织和器官的时代。组织工程将会循着从简单组织的再生如软骨、骨、肌腱等，到复合组织的再生，如血管、气管等，向着复杂性组织的再生，如肝脏、胰腺等的方向发展，这一进步将使生命科学发生革命性的变化。

同时，人工智能作为一门新兴技术科学已在我国受到广泛重视，其在医学影像、病理诊断、临床决策支持、手术辅助、健康管理、临床研究等方面已经发挥出巨大作用，并蕴藏着巨大潜力。人工智能在未来必将成为辅佐医生提高临床决策和认知能力的最佳工具和手段。

随着学科间及国内外交流日益深入，以国际统一的外科解剖、疾病分期分类作为基础的多中心合作研究已成为趋势，这是国际同行间衡量工作水平的基础，也是对我国外科学赶超世界先进水平的必然要求。近年来，我国外科各学科在这方面都引起了足够的重视，逐步纳入了国际性的规范化疾病分类轨道，但还需不断加强这方面的观念和意识。

需要提出的是，现代外科学的发展不是孤立的，它伴随着生命科学总体水平的发展而前进，社会发展也对现代外科学的发展提出更多的新问题、新矛盾和新的挑战，可能会因人口老龄化、环境污染、新型病毒流行等已知或未知的因素带来新的外科疾病，或是我们早已认识的外科疾病出现新的发病模式或病理过程等，这就需要不断发展和形成新的外科治疗方法和新的外科治疗领域。也正是因为存在新的挑战，才能使外科学不断地发展。

（吴孟超）

第四节　外科医生的成长

医学是一门生命科学，是关系人类健康的科学。医生的本职是解决医疗和预防工作中的实际问题，为人民的健康事业竭尽所能。医疗工作中的任何疏忽、失误，都会在不同程度上影响人们的健康，甚至危及生命。随着现代化建设事业的发展和国内外医学科学的突飞猛进，作为年轻一代的临床医生，不仅要有高度的责任感、无私的奉献精神，还要更高地要求自己，在实践中不断提高自己的才能，发展各自的专业，对医学科学做出贡献，造福人类，同时又要善于用现代科学知识解决各个具体病人的实际问题。

临床医生的成长，不论是哪一学科或专业，就其发展过程和基本要点而论，大致相同。这里以"外科医生的成长"为题，只是在举例时着重外科方面的问题。

一、实践、思考、知识的结合

人在社会活动中，无时不涉及实践、思考、知识这三个基本问题，在学习和工作中更是如此。也许正是由于这三个基本问题我们时时接触、运用，反而不被重视，对许多精辟的阐述不去体会，不能用以指导自己的行动。医生的成长、成长的快慢，以及所能达到的程度，实际与对这三者的认识，特别是三者的自觉结合，密切相关。

(一) 实践第一

解决实际问题的才能或本领只能在实践中得到。学习临床医学时刻都不能脱离临床实践。临床医学的许多问题，听来简单，但千变万化，只能在与病人接触，在为病人服务过程中，才能逐渐懂得，并有较深刻的体会。认为临床医学简单，实际是对临床医学无知的一种表现。没有经常的临床实践，医生甚至不能完全理解病人的语言，更不能让病人懂得自己的说明和解释。不能体会病人的感受，医生也很难把同情心和责任心贯彻到具体工作之中。刚刚接触临床的医学生和年轻医生必须把临床实践放在第一位，努力使自己掌握临床医学的特点，打好基础，轻视临床实践是错误的。医学院校毕业后的最初几年是关键阶段，在这一时期可以在工作、学习和督促自己提高等方面养成许多良好的习惯，从而终生受益；但也有可能不自觉地形成了不好的习惯。重视实践，认真从实践中总结经验教训，是能否更快成长和不断成长的一个基本环节。

(二) 认真思考

什么是思考？一般的闪念、反应并不能说是思考。思考是有目的的一种探索，透过表面现象去理解事物的本质；是"去粗取精，去伪存真，由此及彼，由表及里"；是一种创造性的脑力劳动。一名医生，一名外科医生，必须不断提高自己的临床思维能力，而思维能力只能通过自己的思考，不断总结自己的思考是否正确，方能得到提高。我国先哲十分重思考，对"思"有很多提法，如思考、思量、思索(《荀子、劝学篇》"思索以通之")、沉思、反思、左思右想、思前想后、深思熟虑等。

临床思维能力在临床实践中必有提高，但自然提高与自觉提高完全不同。自觉提高可以促进感性认识更快地向理性阶段发展。外科医生在实践机会相同的情况下，收获往往很不相同，其差别多由于对思考的重视不同，思考的能力不同。思考的能力只能在认真思考中培养提高，这与直觉的(有时是主观的)反应不同。

(三) 重视知识

知识重要，这无须多说。知识的作用在于运用；运用于实践，运用于思考。重视知识，而不去运用的医生并不少见。许多人对 Francis Bacon 的一句名言——"知识就是力量"的理解不深。Francis Bacon 的这句名言是以运用知识为前提的。公元17世纪正当自然科学兴起，Francis Bacon 是为了铲除愚昧、打破偶像、反对偏见、反对教堂而强调知识的，所以指出"知识就是力量"是以应用为前提，是为了认识自然，改造自然。他接着就说：学问本身并不给人以运用它们的能力，这种运用之道在学问以外，是学问以上的一种智能，在观察体会中才能得到。我们都有这样的体会，即一般地学习知识很易忘掉，相反，为了解决实际问题去寻求的知识，则可以记得很牢固。所以一刻也不要忘记在实践、思考中运用知识。要把学知识改为学本领，本领需要知识，但知识不是本领。

(四) 三者的自觉结合

上面对实践、思考、知识分别做了简要介绍，目的是为了强调三者的结合。前人有许多名言说明结合的重要，但只有在临床实际工作中真的体会到结合的意义，才开始懂得这些名言的实质。孔子说："学而不思则罔(迷惑)，思而不学则殆(危险，失误)。"学可以指实践中的学，也可以是学知识，这就把三者的关系说清楚了。现代临床医学的奠基人之一，在加拿大出生的 Osler 说："学习疾病的种种现象，如果没有书，犹如在没有海图指引的海上航行；有书而无病人，则是根本未去海上"。这就指明读书不能代替实践，而实践需要知识指导。Einstein 认为高等教育就是要培养学生学会思考和探索问题的本领。唐代的韩愈说"业精于勤荒于嬉，行成于思毁于随"，强调了勤奋和思考的重要。这里引了古今中外的名言，希望年轻医生在临床工作中尽早自觉提高实践、思考、知识三者结合的能力。真正懂得了三者结合的意义，也就减少了服务和学习的矛盾，善于在服务中学习。

书写病史、检查病人、书写病程日志、手术记录、出院总结等固然是医疗工作的需要，但也是锻炼提高的机会。如果认识到这些都属科学记录，认真从事，力求文字清楚，表达正确，对客观实际反映完整，分析合乎逻辑，观点明确，则实际上已为后来撰写科学论文做了准备。

住院医生阶段的成长可以比较迅速，各人之间的差异也较明显。认真而自觉地努力于实践、思考、知识的结合，年轻医生完全有可能较快超过年资更长、但对三者结合尚未自觉的同道；并可能开始提出科学研究的课题，探索解决课题的途径。许多有经验的老医生对自己做实习医生、住院医生阶段的经历，往往记忆犹新，回首往事，津津乐道，希望自己在这些经历中所受到的教育对青年医生有所启迪。

（五）有准备的头脑

近代微生物学的奠基人 Pasteur 说："在观察的领域中，机遇只偏爱那种有准备的头脑。"人人都可能碰到机遇，而头脑有无准备，情况就大不一样；若无准备则视而不见，听而不闻。青霉素的发现是医学史上划时代的贡献。获得诺贝尔奖的 Fleming 在培养葡萄球菌的平皿上看到发了霉的部分长不出葡萄球菌，就想到了葡萄球菌不能生长可能与真菌分泌某种物质有关。在这一观察的启发下发现了青霉菌，后来与其他两位科学家合作最终制造出青霉素，开创了抗生素的新时代。在 Fleming 之前，不知有多少人曾经看到过同样的现象，但只看到培养葡萄球菌失败而没有考虑任何其他问题。这是头脑有无准备的一个很突出的例子。实际上头脑有无准备的差别在外科工作中随处可见。

如何使头脑有准备，要各人自己去体会，但习惯于向自己提出问题，督促自己思考，肯定是有益的。例如对一位腹痛病人诊断为急性阑尾炎，手术证实诊断正确，这个医生可以获得一定经验。但如在手术前，向自己提出一些临床上存在的问题：阑尾的部位是在内侧、外侧还是在盲肠后？阑尾周围有无粘连，腹膜的反应程度？阑尾腔中有无粪石？医生根据病人的具体情况，事先认真思考这些问题，则手术后所取得的经验远多于对阑尾炎的简单诊断。如果在诊断中力求具体，则分析和判断的能力就可更快提高，也有利于病人病情的诊治。例如对乳房肿块病人，不仅要区分良性、恶性，还应区分病理类型、细胞恶性级别、临床分期、预后好坏等。这样就能更好地发现自己在观察、分析、知识储备等方面的不足和错误。这远比满足于笼统地甚至含糊地诊断为"腹痛待诊""尿路感染""乳房肿块"之类为好。临床问题是很复杂的，受许多因素的影响。要充分估计可能出现的变化、治疗中的疗效和副作用。对手术中和手术后所出现的变化，要努力提高预见性，从病理生理上寻求解答，并及早认真寻找可能的解决办法。

总结经验对于提高认识、提高工作能力至关重要。总结虽是在事后进行，但实际应从事前开始准备。如果开始就有一个明确的指导思想，有一个经过详细考虑的计划，则事后的总结就可有更大的收获，可以知道成功或失误的具体原因。

"有准备的头脑"从根本上说，也就是高标准地要求自己，善于用过去的认识、经验来指导实践。在外科发展的早期，解剖知识最为重要。随着麻醉学的发展，无菌抗菌术的应用，生理和病理知识的提高，新技术、新方法的出现，外科医生对病人已经可以有更全面的了解，可以在较好的条件下为病人进行符合生理和病理要求的手术。这些进展说明要很好地完成手术治疗，外科医生必须具备丰富的知识，但丝毫不表示可以降低外科医生对解剖学素养的要求。外科医生对解剖学不够熟悉，在目前并不是个别的，这是值得引起注意的问题。要做好手术，外科医生须有敏锐的观察力和熟练的技巧，要把高度集中的脑力活动和熟练的技术操作结合起来。切除一个肿瘤或者一个脏器不能满足于完成了切除术，而是要切除得好，这可以说是无止境的。医生对每一名病人要彻底负责，同时也要珍惜在服务中提高自己医德、医术的机会。青年医生在最初几年的服务中要养成对每次手术作认真回顾的习惯，避免在无意中养成坏习惯。

二、临床医学的特点

外科医生的成长与临床医学的特点密切相关，但很少见到有关临床医学特点的论述。笔者认为下列几个特点，与医生的成长有紧密的联系。

（一）临床工作直接为人服务

医学科学是一门应用科学，许多自然科学和技术科学的成就都可通过医学为人服务。在医学为人服务的前提下，又要强调临床医学是直接为人服务的。这"直接"二字不仅表示直接影响人的健康，甚至生命，更重要的是直接为每一名具体人的健康服务。医生的成长表现在他对人的差异的理解，在诊治工作中能够考虑具体人的特点，相应对待。医生对病人的感受，病痛和诊治所带来的种种感受，都要不断去体会，否则即使有竭诚服务的愿望，也不一定能获得良好的效果。决不能忘记医生是在做人的工作，只有在良好的医德、医风的基础上，才能发挥医术的作用。

医学或外科学实践的中心是道德，亦即医德。

虽然临床经验和手术技巧至关重要，但外科医生实践中的医德同等重要。外科医生的专业性体现了其长期以来的医德，也决定了医生的特质。首先，作为一名医生应该做出道德承诺并付诸实践，将病人的利益置于其自身利益之上。其次，将医学作为一种使命，而非仅仅是职业，更不是商业。医生是否会接受支持循证医学的挑战，识别并摒弃其个人偏好但收效甚微的治疗方式以节省稀缺的医疗资源？这是现今社会对医学和外科学从业者的道德考验。

（二）有大量实践的机会

临床工作的一个特点是有大量实践的机会。可以说，其他学科很难与之相比。一名病人的诊治基本上是一个比较完整的过程。大量实践可以使医生得到许多感性认识，可以看到同样疾病的各种不同表现，又可以从那些不同表现中更深刻地认识其共性。有的医生由于所在单位的原因，所见病种较少，只能见到多发病，这无疑对业务提高会有影响。但决不能对常见病、多发病厌烦，应该通过大量实践对这些病有深入的理解，并取得最好的治疗效果。事实上，因为临床工作本身就存在着共性，通过对某些疾病的钻研就可以提高临床思维能力和解决临床实际问题的能力。

（三）在临床工作中一般能够从病程的变迁了解自己的判断和决定是否正确

临床诊治过程中，医生要做出多项判断和决定。在一般情况下多数问题是容易决定的，诸如病况是否严重、有无生命危险、病变的性质、早期或晚期，以及病因、预后、治疗措施、疗效、副作用等几乎是对每个病人病情都要考虑的问题，往往可以在瞬间完成。但所有的判断都要经过考虑，从客观实际出发，不能凭所谓"直觉"做出结论。临床工作需要做出决定，正是督促医生思考的一个有利因素。这些判断、决定一般能从病程的变迁以及各项检查和化验的结果知道是否正确。这是临床医学的又一特点。这个特点对医生总结经验教训特别有利。如果像前面所说，医生对问题考虑得更多一点，更深入一点，则更利于提高。发生错误，不仅要明确具体的错误是什么，而且要从错误的发生来纠正自己的不足。一般来说可把错误归纳为：收集资料不全，知识不足和思维方法存在缺点等方面，以达到"吃一堑长一智"的目的。有经验的好医生懂得，对待临床工作要"如临深渊，如履薄冰"，稍有不慎就可能出现差错。

（四）临床医学是科学又是艺术

疾病的现象和发展千变万化，病人的情况各个不同。临床医学以自然科学、技术科学和基础医学为基础，这些科学领域的发展正在使临床医学的面貌日新月异。学习医学必须先学习这些领域的基本理论、基本知识和基本技术。但是完成这些学习之后，还不能担任临床工作，还要在临床实践中学习如何运用这些知识。随着实践和认识的提高，医生开始懂得在临床工作中除了医学，还必须注意心理学、社会学等学科的有关问题。

病人都愿意找有经验的医生。医生应当问自己，究竟什么是经验。取得经验需要通过较长时期的实践，但并不意味行医时间愈长，经验就愈多。能称为有经验的医生，当然要医术高明，善于运用自己的知识和技能解决病人的实际问题。所谓能解决病人的实际问题就是能够针对各个具体病人的病况、他的担心所在以及各种心理状态，进行有效的服务。要取得病人和家属的信任，增强对恢复健康的信心，就不仅是医术问题，同时还包括病人对医生的信任。医生必须高标准要求自己，不断提高服务的艺术。医生对临床问题的认识有很多尚停留在感性阶段，常常是可以意会而难以言传的。甚至对病人和家属的谈话，其中就存在着重视"服务艺术"的问题。这绝不是单纯的技巧问题，而是以努力体会病人的感受、高度同情心和竭诚为病人服务为基础的。

医生除了为人群服务之外，还要在健康问题上为各个具体的人服务。作为社会性的人来说，世界上没有完全相同的人，诸如社会背景、文化素质、经济状况、家庭关系、健康知识等，无不影响每个人对健康和疾病的认识，以及所引起的心理变化。同一种病在不同人身上便有不同的表现，对诊治措施也有不同的反应，因为病与人不能分。西医院校，虽然强调身心医学，但学生所受到的培养，直到毕业，始终以生物学上的人为对象。人的生物学上的共性是医学的基础，决不能忽视，但社会性所带来的各个人的特点在临床工作中必须认真注意。社会性对生物学上的共性可以产生什么影响，怎样产生影响等问题，是一个很重要、又不是在可见未来中能够阐明的课题。实践表明，病人自己的信心和对医务人员的信任是一个重要因素。目前医务人员应当充分发挥这一因素的正面作用，努力取得病人的信任，增加病人对恢复健康、提高健康水平的信心。多数医务人员的言谈举止都能够根据不同的病人而进行调整，但往往并不完全自觉，没有体会到自己在观察病人的同时，病人也在观察医生，可以说医生的一言一行都在影响病人。作为一个好医生，除了高尚的医德、精湛的医术之外，还应当注意医疗服务的艺术性。

要成为有经验的医生必须善于学习，即向病人学习，利用各种机会学习。只有从病人那里才能得到病人的感受，才能开始懂得如何服务。个人的经历毕竟是有限的，除了自己认真总结经验教训之外，还要善于学习别人的经验教训，特别是教训。前面说到"吃一堑长一智"，实际上还要借别人之堑长自己之智。许多人喜欢听有关学科进展的报告，但不能只注意那些进展的内容而不去创造条件应用所学到的知识。同时，还应该想两个问题：第一，他为什么能够取得进展？第二，自己为什么没有想到他所想到的？

认识临床医学是科学又是艺术，有利于一个医生的成长。

三、学习和运用辩证唯物主义

本文试图探讨一些与医生成长有关的因素。首先提出的是从实践、思考、知识的结合来认识成长的过程；其次是从临床医学的特点来认识医生的工作。希望通过这两者的结合对医生的成长规律获得比较清楚的认识，指导医生自己的成长。这些都属于认识论的问题，不论我们愿意不愿意，都要涉及哲学问题，是用唯心主义还是唯物主义的哲学思想，是用形而上学还是辩证法的思维方法去认识事物、分析问题和解决矛盾。对此不在这里进行更多的探讨，只介绍临床工作中遇到的一些实际问题。

疾病的变化很多，即使用现代的科学技术也仍不能预见一切，必须严密观察，及时捕捉变化的迹象。经验不多，又不重视经验的人，对诊治工作有时反而表现得很有把握，似乎胸有成竹，认为诊治工作就是这样一套，不会出什么问题。如果出了变化，他又觉得医生不是神仙，谁能估计得到，这不是他的过错。这样做自然就不能继续成长，反而会停滞不前，甚至会落后于时代。

医生考虑临床问题要从多方面去分析和综合，因为事物本身是十分复杂的，受多种因素的影响。医生如果不全面思考，不是辩证地看问题，就可能产生片面性。医生的诊断有时只是一种"或然率(概率)"的分析。即使不能明确诊断，仍需要采取一定的措施减轻病人的病痛，既保护病人，又有利于更快确诊。因此，在临床工作中医生必须有主见，以利诊治工作的进行。但必须防止把主见变为成见，否则就可能在已经出现一些迹象应该改变主见时，仍坚持错误，一错再错。

临床工作中，医生力求从病人的表面现象，通过多种观察和分析，去了解病人的实际问题。医生的主观分析和病人的客观实际，接近程度在不同病人或同一病人的不同情况下，可有很大差别。医生所说："相当有把握"或"没有把握"正是这种差别的反映。这种表示也说明医生对自己的分析和客观实际的差别是自觉的。一个医生如果能在任何时候对此都保持头脑清醒，就可以防止发生大错误。但在临床工作中的错误，有相当大的一部分来源于对两者的混淆，误把尚属于主观分析的内容看作客观实际。

周恩来同志生前经常教导医务人员："你们医生最需要辩证法。要好好学习《实践论》和《矛盾论》。医生也最容易懂得辩证法。"我们许多人由此深受教益，不但体会到临床工作充满着辩证法的光辉，而且在处理临床问题上对如何减少主观性、盲目性，如何分析和注意矛盾的转化，如何从可能性中明确现实性，如何充分发挥病人的积极性等方面受到了深刻而具体的教育。

把辩证唯物主义作为方法论，西方自然科学工作者，包括医学科学家，对此是很重视的。辩证唯物主义继承了人类文化科学的优秀成果，概括了自然科学的新成果和发展。自然科学，包括医学科学的不断前进需要有辩证唯物主义的指引；西方的自然科学工作者从自己的业务实践中体会到了这一点。以为西方科学的发展并不依靠辩证唯物主义的观点是完全错误的。就我所知，西方医学科学家在为某些有纪念意义的活动做学术报告时，几乎一定会谈到哲学，这可以说是代表一种水平。一般来说，西方科学家把辩证唯物主义完全限制在业务范围之内，不涉及或者不允许涉及个人的生活和政治。我们则认为辩证唯物主义除作为方法论外，也直接指引正确人生观、世界观的形成。

爱国对每个人来说，都是第一位的问题。"覆巢之下，岂有完卵"。我们外科医生要以高尚的医德、医风和精湛的医术为人民服务；要有为医学科学奉献一切的精神，努力创新，为外科学的发展做出贡献。所有这些，都是以振兴中华，建设我们热爱的社会主义祖国为奋斗目标的。

（吴阶平）

第二章 外科伦理学

第一节 概 述

社会变革、高科技发展与文化繁荣所带来的机遇，使我们正在经历一个百年未见、深刻变化的、影响深远、充满希望的历史时期。这是一个必须克服浮躁与浮华并重新转入反思与沉思的年代；伦理学与哲学都需要用安谧的心绪去静静地沉思，沉思将会给予我们真正的、经得住后人批评的文化成果。医学正在寻找突破，从来没有像今天这样如此企盼摆脱困境；一场医学人文复兴运动正在兴起，这场运动所表达的信仰、意志和追求同样可以影响人类及其疾病；我们比以往任何时候都更关注医学模式转变而引发的健康文化和精神文化的启迪和洗礼。

医学伦理学是医学教育中临床实践教育必经的桥梁，是医学与人文社会科学联系的纽带，是医学人文学科的核心。

一、当代外科面临的伦理困境

(一) 医疗体制带来的困境

新中国成立以来，我国的医疗体制经历过多次变革。从新中国成立初期的一穷二白到改革开放初期建立起基本覆盖全国的低水平保障体系，再到将医疗机构推向市场，而后又让医疗机构回归公益本质，改革仍在继续中。当前，我国通过新一轮医改已全面铺开，建立了大面积覆盖的医疗保障体系，根据国家发展和改革委员会的相关数据，截至2010年10月底，城镇职工和城镇居民医保参保人数增加到4.24亿人；“新农合”参合率持续稳定在90%以上，参合人数达到8.35亿人。我国城乡纳入医疗保障体系的共计12.59亿人。

医疗体制的不断变革对医疗工作带来了深远的影响，但在一定程度上也增加了医疗机构的诊疗负担，特别是随着国家医疗保险流动性的建立，更多的病人可能会流向医疗条件更好、诊疗水平更高的地区和医疗机构，从而进一步加大当前高端医疗机构“看病难”的现状。此外，由于医疗保险总费用的控制，部分疾病的限价医疗与限时住院等政策的出台也会对医疗决策产生相当的影响和干预，造成医务人员在行为选择上的两难。

(二) 外科发展带来的困境

在外科领域，以微创与器官移植为代表的新技术诠释着外科学对精准的不懈追求。技术的不断发展使得知识的淘汰与更新速率不断加快，医学对于医生的要求已经逐渐超越了“治病救人”的原有疆界，是否具有高超的研究水平甚至成为好医生的重要标准。新技术的日新月异使得外科医生不得不在传统与创新、医疗与学习、临床与研究等诸多范畴中寻获一种平衡。这种平衡从大的方面体现在医生的日常工作安排上，例如很多外科医生牺牲周末的休息时间外出进修、观摩手术；从小的方面上体现于治疗方案与手术进路的选择，例如对于高位胆管癌的病人是单纯的开腹减黄还是行楔形肝切除术以求根治。在做出种种选择中，更考验着外科医生的智慧与胆识。

(三) 医患关系带来的困境

医患关系也是近些年社会关注的热点，从天价医药费的曝光到“医闹”流行语的出现，再到媒体不断炒作的各种医患之间的事件，直至新医改方案出台以后社会各界的广泛回应，都说明医患关系引起了社会的广泛关注。

1. 病人权利意识的觉醒　病人权利意识的觉醒包含三个层次：一是病人认识和理解了依法享有的权利及其价值；二是病人掌握了如何有效行使与捍卫这些权利的方式；三是病人自觉行使权利的行为明确规约于法律规范之中，使其具有了充分的保障。病人权利意识的觉醒使得外科医生由于临床外科的有创性而变得愈发地笃思慎行。这原本是一件具有积极意义的事情，但由于近年医患纠纷不断增多，特别是在临床外科这种纠纷的重灾区，医务人员将这种笃思慎行转化为过度的影像学诊断、实验室检查，其目的就在于使自己在纠纷中争取更多的主动。

2. 病人权利滥用　近年来，“医闹”事件频繁发生，医疗服务机构执业环境有恶化的趋势。“医闹”就是因病人权利的滥用而催生的。病人权利的滥用造成了医生执业环境的恶化，医患之间的信任危机加剧，极端事件频发，成了我国医疗系统中的梦魇。

3. 传媒与网络　在我国医患关系发展中，媒体、网络等社会舆论在对医方形象宣传所起的负面效应不可小觑。这些舆论为了达到吸引效力，通过对大量医疗纠纷等负性事件的报道，将医患之间的对立冲突夸大成为医患关系的主要方面。这实际上加剧了医患之间的信任危机，而这种做法完全无益于医患冲突的根本解决。

二、外科伦理学的基本原则

（一）外科伦理学的基本原则

1. 行善原则　行善原则无论在传统的医学道德体系里，或是在现代的医学道德体系里，无论在西方医学道德体系或是在中国医学道德体系里，始终是一条最基本和最重要的道德原则。要求从业者在医学活动中，恪守这样一个道德信条：努力行善，扬善抑恶，做好事，不做坏事，制止坏事，做一个善良的人、有道德的人。行善原则的基本精神是做好事、不做坏事、制止坏事。这一精神实质要求医务人员善待生命、善待病人、善待社会。

由于卫生资源的有限性与卫生需求的无限性决定了现实中的医疗工作，必须合理、公正地分配卫生资源，把有限的卫生资源投放到医疗卫生保健最需要的地方去，以最小的代价获得最大的利益，这是善待社会的具体要求。

2. 尊重原则　尊重原则又可称尊重自主原则。尊重是人的一种基本需要，包括尊重病人的人格和尊严，尊重病人的生命和生命价值，尊重病人的权利等。

病人自主权（autonomous right）是病人权利中最为基本的一种权利，是体现病人生命价值和人格尊严的重要内容。作为临床医患关系和伦理学的一个特定概念，它是指具有行为能力并处于医疗关系中的病人，在医患交流之后，经过深思熟虑，就有关自己疾病和健康问题所做出的合乎理性和自身价值观的决定，并据此采取负责的行动。

尊重病人自主选择权还应该注意到医患之间关系不对称性和不对等性的特点，变病人的被动为主动，坚持与病人协商，主动向病人提供有关疾病治疗的信息，给病人提供更多的自主机会，鼓励病人自主地做出选择。病人有拒绝诊疗的权利，这也是尊重原则的具体体现。

3. 医疗公平原则　所谓医疗公平（medical justice），就是根据生命权的要求，按合理的或大家都能接受的道德原则，给予每个人所应得到的医疗服务。医疗公平原则又可称公正原则。

4. 不伤害原则　所谓不伤害，是指医务人员的医疗行为，其动机与结果均应避免对病人造成伤害。任何一项医疗技术本身都存在利弊两重性，医学如同一把“双刃剑”，为病人带来一定的健康利益的同时，也存在着对病人的潜在伤害。所以，对任何一项医疗技术的应用都应持慎重的态度，认真选择，权衡利弊，使医疗行为的动机与结果既对病人有利又避免对病人造成伤害。

手术治疗将使病人付出代价，诸如疼痛、功能受损、器官缺如等，轻则增加病人痛苦，重则致其残疾甚至死亡。正是这些特点决定了手术治疗中，医务人员必须严格遵守不伤害原则，权衡手术治疗与非手术治疗的利弊及其界限，掌握手术治疗的适应证，防止滥施手术给病人带来不必要的伤害。所实施的手术治疗必须是病人病情确实需要的，在现有条件下其他治疗方法又是与其不能相比的，是最好的或唯一的治疗方法。凡是可做可不做的手术，术后无希望缓解病情以及术后反而加速病情恶化的，或手术治疗虽是必需，但做手术条件并不具备的都不宜施行手术治疗。

（二）外科伦理学基本原则在实践中的应用

伦理原则的应用既要以具体的事件为背景，又需要正确的道德推理程序及解决道德难题的灵活性。

1. 交叉冲突　一般来说，在同一个道德规范体系中的道德理论与道德原则、道德规范存在着内在的一致性，基本理论与基本原则、道德规范是相对应的。同样，基本原则之间也存在着内在的逻辑一致性，例如，医学伦理道德体系中的尊重原则、善的原则与公正原则是相互包容，趋向同一的。

但是，在道德生活的实践中，由于具体的道德事件是千变万化的，加上人们的道德观念不同，或是相同道德观念但认识水平的差异，致使道德原则在具体的应用中，难免会出现交叉冲突的情况。即同一道德事件可采取两种或两种以上的行为，而每一种行为背后都有着某一道德原则支撑。同一事件出现多种行为选择和多种道德评价，其原因在于支持其行为的道德原则的相互交叉冲突、相互矛盾。这就需要我们熟悉、掌握原则应用的主次序列规律。

2. 主次序列　在处理某一具体医学伦理问题时，医学伦理各原则的意义和作用不是平行等同的，存在主次序列关系。在一般情况下，医学道德原则的主次序列相对恒定。行善原则、生命价值原则是首先要考虑的，其次是尊重自主原则、公平公益原则、有利与不伤害原则、医疗最优化原则、医疗保密原则等。在出现道德原则冲突时，应首先考虑主要的原则。

基本原则主次序列的选择，还要看原则指导的行为后果，应从行为的动机和效果相统一的原则出发来考虑。例如病人有对疾病认知的权利，病人希望能了解自己所患疾病的性质、严重程度、治疗情况以及预后好坏等，医生一般应尽说明的义务，这是知情同意原则的要求。但是，如果病人了解自己疾病的诊断及预后可能会影响治疗过程或效果，甚至对病人造成不良后果，医生不得不对病人隐瞒病情真相，而不考虑病人对疾病特定认知要求是必须和正当的。也就是说，当病人的知情权与不伤害原则相冲突时，为了避免对病人的伤害而不满足病人的知情权是符合动机与效果相统一原则的。

3. 双重效应　双重效应原则是生命价值原则与不伤害原则应用的决策遵循。适用于：一行为的目的是好的，而且也可以带来明显的良好效应，这是行为的直接效应；同时这一行为也会伴随一些不可避免的伤害和负面作用，这是行为的间接效应，但不是此行为的目的。这类行为可以认为是道德的。例如，如对肢体骨癌病人进行的截肢手术，目的是保存其生命，尽管截肢手术使其丧失劳动能力，给病人带来极大的伤害。但是，控制癌细胞的扩散或转移是第一效应，而给病人带来的不利影响则是附带的第二效应。

双重效应原则还可以应用于许多利弊兼存的行为，但必须满足：行为的目的必须是指向第一效应，即行为者的动机必须是趋善、向善、至善；作为行为受益者从第一效应中得到的好处必须大于第二效应(负效应)。这需要用价值分析来权衡利弊。

第二节　实践外科伦理学

一、围手术期伦理学

(一) 治疗方案的选择

治疗方案选择的核心是医疗最优化原则。医疗最优化原则是行善原则、不伤害原则在临床工作中的具体应用，可以视为医学伦理学规则。它是指在临床实践中，诊疗方案的选择和实施追求以最小的代价获取最大效果的决策，也叫最佳方案原则。如药物配伍中首选药物的最优化、外科手术方案的最优化、辅助检查手段的最优化、告知病人病情方式的最优化、晚期肿瘤病人治疗的最优化等。就临床医疗而言，最优化原则是最普通，也是最基本的诊疗原则。

1. 疗效最佳　疗效最佳指诊疗效果在当时医学发展水平上，或在当地医院的技术条件下，是最好的、最显著的。疗效最佳的判断必须注意两个问题：一是选用的诊疗措施所产生的效果应该是目前医学界普遍认可，同时又是适应具体病人的最有效的检查、最有效的药物、最有效的手术等诊治措施；二是选用的诊疗措施所产生的效果应该是目前医学界普遍公认，同时又是医院现有条件能够提供的，病人也能接受的。

2. 损伤最小　临床诊疗工作中，诊断准确、治疗科学，能治病救人；相反，误诊或漏诊，误治或漏治，能致命害人。任何诊疗技术都存在着这种利弊两重性，难免会或多或少地给病人带来一定的伤害。为了减少这类伤害，医疗最优化原则要求，在疗效相当的情况下，临床工作者应以安全度最高、副作用最小、风险最低、伤害性最少作为选择的诊疗方法的标准。对必须使用，但又有一定伤害或危险的治疗方法，医务人员应寻找降低伤害的措施，尽量使可能的伤害减少到最低程度，确保病人的生命安全。

3. 痛苦最轻　对病人而言，痛苦客观存在，包括疾病本身的痛苦，也包括病人因诊疗中的负面作用所致的痛苦。痛苦不仅是肉体上的，而且是精神上的。痛苦虽然是客观存在的，但也是可避免的，这就需要医务工作者在确保治疗效果的前提下精心选择给病人带来痛苦最小的诊疗手段。减轻疾病给病人带来的痛苦始终是医生诊疗的伦理责任。在特定情况下，对晚期癌症病人、临终病人，消除或减轻其痛苦已上升为主要矛盾时，选择治疗方案常常是以把减轻痛苦放在决策中的第一要素加以考虑。

4. 耗费最少　在我国，随着市场经济的日益完善，医院经营模式的转变，医疗保险制度改革的深入，医疗的费用越来越成为影响病人医疗的重要因素。低投入与高产出的意识在医疗活动中备受重视。面对这一现实，耗费最少便成为医疗最优化原则的重要内容。它要求医务人员无论是对待自费病人，还是对待公费病人，在选择诊疗方案时，应当在保证诊疗效果的前提下，选择卫生资源耗费最少，社会、集体、病人及家属经济负担最轻的诊疗措施。防止因个人或集团的利益而导致过度医疗消费的现象发生。

（二）知情同意的履行

知情同意（informed consent）是自主权的具体表现形式，是临床诊疗工作中处理医患关系的基本伦理准则之一。知情同意是指病人有权知晓自己的病情，并对医务人员采取的防治措施有决定取舍的自主权。

1. 知情同意的伦理条件　知情同意的运用应该建立在“知情”的基础上。“知情”应该满足的伦理条件是：提供信息的动机和目的完全是为了病人利益，医务人员在提供信息的时候，其动机与目的应该都是为了病人的健康利益与生命利益；提供让病人做出决定的足够信息。

2. 医方告知实施原则

（1）紧急救治的告知原则：为了不延误抢救时机，对某些需要急诊救护又无法实行或代理实行知情同意的病人，可不受知情同意限制。美国医师学会伦理手册规定：急诊急救时可以不经知情同意。我国《医疗机构管理条例》中规定，“无法取得病人意见而又无家属或关系人在场，或者遇到其他特殊情况时，经治医师应当提出医疗处置方案，在取得医疗机构负责人或者被授权的负责人批准后实施”。在这种情况下产生的一些不良后果不应该受到事后追究。

（2）不良效果预示原则：在临床工作中，凡是有可能产生不良后果或者会出现无法满足病人主观愿望的所有诊疗措施，医务人员都应该对可能的不良反应做出充分考虑推理后，预先进行医疗告知。

（3）告知适度原则：如果要求所有的诊疗活动都实施完全医疗告知，既是不现实的，也是不科学的。在实践中我们必须遵循适度原则，才是科学的和行之有效的。适度原则是指有重点、有针对性地确定一些医疗告知项目或范围，并逐步加以修改完善，付诸实践。适度原则就是要防止一刀切和形而上学的做法。

（三）医疗保密

医疗保密不仅指保守病人隐私和秘密，即为病人保密，而且也指在一些特定情况下不向病人泄露真实病情，即对病人保密。此外，还包括保守医务人员的秘密。

1. 为病人保密　在临床中，医务人员为了诊治疾病的需要，常常需要了解与病人疾病相关的、而且病人又不愿意向别人透露的个人生活方式、行为习惯、生理、心理等方面的隐私，以及诊疗中已了解的有关病人疾病性质、愈后情况、生理缺陷等方面的医疗信息。而病人为了治病或救命的需要，通常又会将这些个人隐私告诉医生。医生了解病人这些隐私是为了诊治疾病的需要，除此以外再不应有其他目的。为此，医务人员有责任为病人保守这些秘密。

2. 对病人保密　医疗保密也是临床上常见的一项保护性医疗措施，对病人保密的目的就是对一些特殊病人施行医疗保护的举措。对预后不良的病人，尤其是临终病人，当获知所患疾病的真实情况后很可能会悲观失望，失去战胜疾病的信心，消极对待治疗，甚至放弃治疗或拒绝治疗，促使疾病的恶化或加速死亡。针对这种现象，医务人员在征得病人家属同意的前提下，对这类患有预后不良疾病的病人常常采取保护性的隐瞒真实病情的做法。但须指出的是，医学界对这种做法也存在争议。

3. 保守医务人员秘密　临床工作中，医务人员在医疗过程中的失误及医疗差错等情况一般不应当告诉病人。这并不是对病人的不真诚，而是考虑同行的职业威信和病人进一步治疗的心理状态。医生的医疗差错或事故对上级和组织不可隐瞒，由上级和组织决定如何向病人解释以及相应的处理意见。

二、外科新技术发展中的伦理学问题

(一) 微创外科

微创外科(minimally invasive surgery,MIS;minimal access surgery,MAS)是通过微小创伤或微小入路,将特殊器械、物理能量或化学药剂送入人体内部,完成对人体内病变、畸形、创伤的灭活、切除、修复或重建等外科手术操作,以达到治疗目的的医学科学分支。其特点是对病人的创伤明显小于相应的传统外科手术。微创外科是临床外科学界跨世纪的高新科技,其最典型的代表是内镜技术,如腹腔镜技术、胸腔镜技术等,是光电领域现代高科技与现代外科学有机结合产生的外科领域新技术,是现代外科发展史上的一次革命。从最初对疾病的诊断,发展成现在几乎涉及所有专业的一种技术,特别是近年来高级机器人平台达芬奇外科手术系统将微创外科技术推向了一个崭新的高峰。

1. 微创外科的伦理学问题

(1) 医疗公平问题:微创外科的公平问题主要是由于新技术带来的高费用而引发的。根据相关数据显示,微创手术与传统手术相比在带来创伤小、恢复快等优点的同时,也会带来医疗费用的显著上升。据不完全统计,同样的术式,使用微创的方式完成比使用传统方式的费用大约要高出25%~30%。以胆囊切除术为例,使用传统手术方式费用、使用腹腔镜技术费用和使用达芬奇机器人手术费用三者相差甚大。在我国基本医疗保障水平情况下,使用达芬奇机器人等高端技术手术很难成为大多数病人的首选,这很明显是与医学本身的目的相背离的。

(2) 技术对人的异化:所谓技术异化,是指人们利用技术创造出来的对象物,不但不是对人的本质力量和人的实践过程的积极肯定,而是反过来成为影响和压抑人的本质的力量。人们使用技术的目的是为人服务,但技术给人类带来巨大利益的同时,也给人类带来了负面效应,甚至于成为一种异己的、敌对的力量,危害社会、反制人类。当今医学发展体现出明显的技术主义倾向,医疗机构间的竞争愈来愈演化为高新技术储备以及掌握高新技术的人才储备的竞争,外科成为这种倾向与竞争最为青睐的科室。客观而言,对于高新技术的追求本身是临床医学得以发展的重要驱动力,医务人员的对于高新技术的追求是应当值得肯定的。但现实中很多医生对于高新技术从追求变成了依赖,如果到达了没有吻合器就无法将断开的肠管手工缝合的程度,就构成了典型的技术异化,这种异化无论对于外科还是从事外科的医生都是致命性的。

2. 微创外科的伦理原则

(1) 选择合适的治疗方案:所谓合适的治疗方案是疗效、损伤、痛苦以及耗费多方面因素综合的结果,合适的真实含义是在这之间寻求一种内在的平衡。现实中,疗效好、损伤小与痛苦轻往往可以达到临床上的统一,但这种统一常常会引发费用的过分增高,在伦理上很难得到认同。例如,目前若以达芬奇完成胆囊切除术很难被认为是合适的治疗方案,而传统的手术方式和并没有引发费用过分增加的腹腔镜技术则被认为是合适的。

(2) 保持对于新技术的适度理性:任何一个外科医生都会对新技术产生无限向往,"科技解放人类"在临床外科中得到了全面的践行。我们对于高新技术应保持追求但不迷信的科学态度,做到高技术为人所用而不是受其所累,合理使用造福病人。

(二) 器官移植

19 世纪的欧洲,人们为了实现以新的器官替换功能低下的器官的愿望,进行了新的器官移植实验研究。1902 年,法国医生卡雷尔(Carrel)发展了血管吻合技术,在为其带来 1912 年的诺贝尔生理学及医学奖的同时,也使得器官移植手术成为了可能。目前,器官移植已成为治疗相关终末期疾病的有效手段,受术者的年龄范围在扩大,可以移植的器官种类也迅速增加,迄今全世界已有 50 余万人做了器官移植手术。我国器官移植起步较晚,同种异体肾移植始于 20 世纪 60 年代,迄今各种器官移植也陆续开展起来,有些项目已达到国际先进水平。

器官移植中必须遵守的伦理原则是:

1. 在器官移植中应始终坚持人道主义即生命与健康第一的原则。器官移植是高风险和发展中的技术,从事器官移植的临床医生应把恢复病人的健康作为首要目的;坚持生命健康第一,开展科学研究,推动发展医学第二位的基本原则。

2. 严格遵守医学标准,审慎选择受体的原则。选择受体的医学标准是:器官功能衰竭又无其他办法可以治疗,短期内不进行器官移植,则可能死亡;受体健康状况相对较好,机体的心理状态和整体功能好,对移植手术的耐受性强;与供体器官的组织相容性最佳,移植成功的把握最大。受体选择的参考项目有:社会价值、家庭的地位及作用、经济支付能力、医疗资源的公正分配。

3. 器官移植过程中,医生应使双方的利益得到同等的保护，遵循知情同意和自主自愿原则。活体提供器官的一个最基本的伦理原则是不能危及供者的生命，摘取某些成对健康器官之一，或失去部分器官组织并不影响供者原有的生理功能，对供者的健康没有威胁，也不会因此而致残；受者得益于供者的损伤应有恰当的比例，得要大于失；即应该做到将供者的身体、心理及社会危害减少到最低点，使受者获得最理想的效果。对于死亡供体，则采用当前公认的科学测试方法确定供者的死亡。判定死亡的医生与器官移植手术不发生直接关系；对接受移植的病人必须坚持全面认真地评价其他疗法的可能性和有效性之后，才可决定是否进行器官移植；器官移植手术应由经专门训练、有实验室和临床实践经验、具备专业技术的医生施行，并在设施完备、能保证安全的专门机构进行。

4. 器官移植手术中，应保护“受者”和“供者”双方的秘密，遵循知情同意原则；活体捐献器官，一定要出自自愿，不可附加其他条件；向“供者”“受者”双方或其亲属及法定代理人说明器官移植的程序和可能发生的危险；从尸体上摘取器官和组织可采用自愿捐献、推定同意和需要决定等并用的原则；应禁止器官的买卖和器官收集的商业化。

此外，我国《器官移植条例》还明确死亡供体器官移植器官分配须遵循公平、公正、公开原则和非商业化原则。

三、外科研究中的伦理学

（一）外科学研究中的伦理问题

1. 研究主体与研究对象之间的利益矛盾。随着社会的进步与发展，人类越来越重视被作为试验对象的其他物种和自然环境等权利，有些法律也明文规定，侵犯其权利是不道德的。生命研究不仅需要动物试验，还需要人体实验。于是，研究主体与研究对象之间产生利益矛盾，其核心是双方的权利和义务关系问题。20 世纪中叶以后，一些国际文献已明确提出，并确立了基本准则。

2. 研究对象的权益与外科学发展利益之间的价值冲突。一项研究对医学发展可能有明显的意义，如果受试对象是人以外的其他生命，可能麻烦不会太大。但是，如果受试对象是人，那么对受试者个人就可能造成损伤，甚至出现不可预测的后果。在受试者健康价值与医学发展价值不能两全的情况下，谁服从谁？化解冲突是一大伦理难题。

3. 研究者群体内部的利益矛盾。研究课题开题之前，研究人员之间可能会出现分工的矛盾，例如主课题与子课题的矛盾，主持人与课题组成员的矛盾等；在研究过程中也会有信息如何共享、先行完成的课题可否先行一步独立公开发表等矛盾；研究结束后，成果如何分享，包括署名、荣誉和奖金分配等，这些均需要参与者具有良好的科研道德。

4. 研究过程中的不正当行为。不正当行为是指研究者在研究过程中出现的不符合伦理准则甚至违背伦理准则的做法。在外科研究领域中，不正当行为主要表现在：科研设计缺乏全面、充分的论证，尤其缺少人文理念的参与；弄虚作假，骗取伦理审查；重结果，轻过程，实验的完整性、可信度大打折扣；编造、篡改、隐瞒实验数据，生拼硬凑，急功近利；抄袭、剽窃，化别人成果为己有；外科实验中侵权、违规行为等。生命研究中的不正当行为具有极大的危害性。它不仅会损害科学事业，败坏科学道德，而且会造成严重的社会问题，甚至人体受试者被伤害等问题。因此，必须加强生命研究中的道德建设，既强化生命研究道德的他律机制，又强化研究者的自律素质，从而有效克服生命研究中的不正当行为。

（二）伦理审查制度

近 20 年来，在有关国际生物医学研究伦理学的文献中，除了强调要让受试者充分地知情同意，并且对无法征得知情同意的受试者个人或群体采取基本的保护措施等原则要求外，另一个保障贯彻实施伦理学原则的重要措施就是注重对生物医学研究项目进行科学性和伦理学的审查。

1. 人体研究项目的伦理审查　所有涉及人体实验的生物医学研究项目必须经过伦理审查委员会（Institutional Review Board）的审查，项目批准后在实施过程中还要接受伦理审查委员会的监管。

按照国际惯例，伦理审查委员会的成员应该包括多方面的人士，这样可以全面、充分地审议提交的科研设计。这些成员最好包括医疗卫生工作者、科学家或其他方面的专业人员，如律师、伦理学家和普通职员，甚至可以吸收局外人，因为他们代表所在社区的文化和道德观。这个委员会应该由男女成员共同组成。

伦理审查委员会具备以下几个特点：独立性，伦理审查委员会必须独立于研究者、主办者，不受政治、机构、专业、市场的影响，也无法从该研究获得任何直接的经济和物质上的好处；恰当性，伦理审查委员会的组成、工作程序以及在做出评估和决定时，要合乎要求和恰如其分；及时性，对申请审查的研究项目要进行及时的审查并给予反馈；有效性，伦理审查工作要体现出其应具备的能力并卓有成效。

2. 伦理审查的内容　所有以人为实验对象的科研项目都要提交一个或一个以上的伦理审查委员会进行科学性和伦理学的审查。伦理审查委员会的职责之一就是保证研究对象的人权、安全和健康。伦理审查的内容同时涉及科学性和伦理学两个方面。研究项目的科学性评价和伦理学审查是不能分割开的。因为非科学性的研究往往会把研究对象置于危险当中，因此在伦理学上也是不允许的；即使对研究对象没有任何伤害，没有成果的研究将浪费研究对象的时间和国家的资源，同样是一种损失。因此，伦理审查委员会在对项目进行伦理学审查时同时也必须保证该研究项目的科学性。

(1) 科学性的审查：包括审查研究设计是否严谨、科学、规范、合理，预期的利益，潜在的风险和负担以及风险 / 受益比，设计者、研究者的能力和调查问卷的信度和效度等。

医学科研工作者在人体实验过程中应信守科学规范的道德原则，从设计到实施都必须严格遵循普遍认可的科学原理、实验方法和分析方法，以保证该研究符合科研原则，并且要求研究者全面掌握该研究方面的科研文献，了解相关信息，充分进行了实验室工作，并且有完备的动物实验的基础；在研究方法的选择上应根据研究目的和研究问题选择正确的研究设计；在研究和资料收集过程中坚持实事求是、尊重科学的态度，不得弄虚作假。要符合伦理原则，保证安全可靠，绝不允许直接、间接地有损人的健康。

(2) 伦理学的审查：包括审查研究设计中是否有关于伦理方面的考虑和陈述以及知情同意书等。一般地，如果伦理审查委员会认为研究项目符合科学性的原则，他们会审查研究中实验对象承担的已知或可能的风险与预期收益相比是否合理，研究方法是否可以减小危害，扩大收益。如果风险 / 受益比合理，伦理审查委员会就要考虑取得知情同意书的过程是否合适以及选择研究对象的方法是否公平合理。

3. 对弱势人群的保护　弱势人群是指那些相对（或绝对）没有能力保护自己利益的人群，如儿童、精神障碍病人等，他们没有足够的权力、精神、资源、力量或其他优势来保护自己的利益。在开展涉及儿童的研究前，研究者必须确保：经过每个孩子的父母或法定监护人的同意；获得每个孩子能力范围所及的同意，孩子对参加研究的拒绝同样应被尊重。

第三节　外科伦理学的发展与展望

一、人本理念的回归

（一）人本理念的内涵

人本理念，就是以人为本的理念。以人为本强调人与人之间的和谐、尊重、互信和支持。医学是最富有人道性和人情味的职业。近代集科学大师与思想大师于一身的康德曾提出过一个著名的命题："人是目的，至少不能被纯粹当作手段"。提高手术技能、改善手术术式、推动学科进步，所有这些对外科医生职业而言，往往都只是手段，只有当它服务于医学根本宗旨即病人健康时，才是最有价值的。

外科医生的职业有其特殊性，手术具有侵袭性，因此外科医生更应当以人为本，尊重人、理解人、关注人的感受和情绪。外科伦理学的发展呼唤人本理念的回归。外科医生应当将人本的理念融入医疗服务的全过程，树立医疗对象首先是"人"，其次才是"病"的现代医学模式。人本理念要求外科医生在诊疗服务时要从病人的特点或实际出发，要体现人性，考虑人性，尊重人性，不能忽视人的需要。医生不仅要为病人解决病痛，更应该理解病人的心理，消除其心理阴影。人性化理念强调的是一种人文精神，尊重病人的情感上、思想上、行为选择上的自由，尊重病人的独立人格和独立意识。

（二）呼唤人文关怀

1. 医学人文关怀

(1) 医学人文关怀的概念：医学作为自然科学和人文社会科学的结合体，其核心理念即人文精神决定了医疗服务必须体现人文关怀。这不仅是医护人员的职业道德提升和医疗机构核心竞争力增长的必然要求，也是现代医疗服务的发展方向。医学人文关怀是指医护人员在医护过程中除了为病人提供必需的诊疗技术服务之外，还要为病人提供精神、文化、情感的服务，以满足病人的健康需求。

(2) 医学人文关怀的理念和要求：每个病人在一般疾病表证之外都有特殊症状和特殊要求。尊重这种特殊性,为病人量身制定诊护方案,是医疗人文关怀最直接的体现。诊疗过程中医护人员对病人的心理影响和心理干预也成为治疗的一部分。医生不仅要对病人的症状有所了解,同样要了解病人的病史、心理状况、工作生活状态,在诊治过程中要对病人实施不同程度的心理干预,减轻病人的心理压力和负担,为进一步治疗做好心理铺垫。从这个角度来说,诊疗过程也是心理诊疗的过程。根据以往的医疗经验和现代医疗发展方向提出"治疗即关怀"(to cure is to care)的医学人文理念,即在诊疗过程中,医护人员应在每一个诊治阶段实施相对应的人文关怀,以心理干预和充分沟通为手段,将人文关怀作为治疗手段的一部分,并将病人最终的心理和身体痊愈作为诊疗结束的标志。

2. 围手术期的人文关怀　将术前、术中、术后这三个阶段有机贯穿起来作为一个整体,有利于审视整个医疗过程的衔接问题。手术是外科治疗的一种重要方式。为获得良好的手术效果,除手术操作必须正确外,术前、术中、术后都应该有完善的管理系统。这不仅要求医护人员的手术操作技能等技术性问题,而且对整个手术期间医疗管理系统和医护人员的人文素养都有较高的要求。如何人性化地减轻围手术期病人的心理压力,维护病人的信心和利益,是围手术期人文关怀的工作重点。

(1)手术全程充分沟通:术前的医患沟通着眼点在于告知,即主治医生将手术目的、方案和风险向病人做出全面的阐释,并揭示手术过程中的意外、术中和术后并发症等问题,用平实直白的方式为病人提供建议。这种沟通不仅是对医疗法律风险的规避,也是医患双方加强了解的重要时机。医生随时需要换位思考,考虑到病人的个体特殊性。身处病痛中的病人不仅仅在躯体上受到病痛的折磨,内心往往也会存在某些异于常人的心理。而具有良好道德修养的医生,面对病人的急躁、争吵甚至无理,应当换位思考,体谅病人身为特殊人群的困境,以诚挚的态度,通过和蔼耐心、入情入理的沟通,巧妙地化解冲突,从而建立良好的医患关系。

如果采取非全身麻醉的手术方式,病人在手术过程中保有较为清醒的意识,此时医生或手术护士可以在条件允许的情况下对病人进行安慰。这样不仅可以降低病人的心理压力,消除病人的恐惧感,也可以了解手术进程对其影响。术后愈合和护理阶段,医护人员应通过充分沟通了解手术效果和病人身心状态,并通过心理安慰使其心态恢复到有利于康复的状态。医护人员对病人的各种侵入性操作(如导尿、上胃管、中心静脉置管等)之前,应当向病人充分告知和解释,征得其同意后方可进行。医生应及时与病人家属沟通,告知相应的术后注意事宜。

(2)围手术期贯穿服务意识:手术过程中,高度紧张的病人常常会把触觉当作痛觉而叫喊不安,应当尽量给予病人一定的安抚,缓解病人的紧张情绪。严格按照手术要求暴露消毒部位,不随意扩大裸露范围,注意遮盖,保护病人的隐私和自尊心。手术结束后,医生向病人和家属介绍手术过程、效果和手术后可能出现的不适。术后,医护人员应当定期及时了解病人伤口愈合情况,询问手术恢复情况及对医生工作的建议,并解答病人的疑问。

在医疗过程中,医护人员处于相对的信息强势,这就注定了病人无法完全通过自己的判断进行医疗方式的选择。无论医疗作为市场化还是公益化的产物,医患双方想达成均衡博弈的状态,只能由医护人员主动选择以服务的姿态面对病人,这也恰好迎合了医疗人文关怀的要求。

(3)从人文层面尊重病人权利:尊重病人的权利包括尊重其平等医疗权、自主权、知情同意权等基本健康权利和道德上所享有的全面健康权益。对应的是医护人员应尽的法律和道德义务。医护人员在尽义务时不应以获得报酬为前提,在对手术病人的人文关怀中,医护人员应当从细节上为病人利益着想,如有的病人因家庭经济情况影响手术决策,医护人员应及时交流沟通,在病情允许的情况下,帮助病人选用经济型的医疗材料,尽量减轻病人经济上的负担。在手术告知义务的履行上,要耐心回复病人和家属的疑问,以解释性的语言、细致形象地告知医疗方案,避免冰冷生硬的态度和缺乏严谨性、客观性的回答,在每一个细节体现对病人的关爱与温暖。

(4)培养手术室人文关怀氛围:医院应当努力营造出充满人情味的,以关爱病人、尊重病人、以病人的利益为中心的人文环境。在此基础上,建立人性化的门诊-手术室-病房诊疗管理系统,在整个围手术期对入院病人进行资料建档,定期及时更新病人治疗状况记录。提高医护人员的人文素养,有针对性地举行系统化人文培训和考核,将人文教育融入医学在职学习之中。

二、职业精神的养成

(一)职业精神的内涵

医生的职业精神是医生在职业活动中应具有的医学科学精神与医学人文精神的统一。

1. 职业情感和职业责任　医生的职业情感是指医生对医疗卫生保健事业和服务对象、对自身的职业实践状况的内心体验和自然流露；而医生的职业责任是建立在职业情感上的、对医疗卫生保健事业和服务对象承担的责任或义务。医生的职业情感是职业认识和职业态度的升华，而职业情感又是承担职业责任的基础。

2. 职业理想和职业意志　医生的职业理想是指医生建立在职业实践现实基础上对自身职业未来发展的构思和设计，并以此作为自己的奋斗目标；而医生的职业意志是指医生在履行职业责任或义务以及在为职业理想奋斗过程中克服困难和障碍的毅力。医生的职业理想是职业意志产生的动力和目标，而职业意志又是医生实现职业理想的基础。

3. 职业良心和职业荣誉　医生的职业良心是指医生对职业责任的自觉认识，并依据职业责任或义务的要求对自身的职业实践活动中行为的动机、状况和效果进行的自我检查、监督和评价；而医生的职业荣誉，既是社会、他人对其履行职业责任或义务的赞赏和评价，也是医生对职业责任、职业良心的价值尺度。职业良心是医生职业精神的稳定因素，而职业荣誉是职业精神的评价和激励因素。

4. 职业作风和职业信念　医生的职业作风是指在职业生活和职业活动中所表现出来的一贯态度，也是一种习惯性表现；而医生的职业信念是在职业认识、职业情感、职业意志等基础上确立起来的，它是对职业理想或目标坚定不移的信仰和追求。医生良好职业作风的养成，依靠职业信念的支撑，医生的职业作风和职业信念是职业精神的高层次体现。

（二）职业精神的养成途径

1. 投身医疗实践是职业精神养成的根本途径

(1) 医务人员的职业道德水平是通过医疗实践表现出来的。只有在医疗实践中，在对病人、对集体、对社会的各种关系中，医务工作者的行为才能表现出优秀的职业精神，也只有在医疗实践中，医务工作者才能认识到自己的哪些行为是合乎道德的，哪些行为是不合乎道德的。离开了医疗实践，医务人员道德水平的高低，便无法表现，也无从判断。

(2) 坚持在医疗实践中检验自己的品德，检验自己的医学职业精神水平。一名医务工作者，只有身体力行，把自己掌握的医学道德原则、规范运用到医疗实践中去，指导自己的言行，并用实践的结果对照，检查自己对这些原则和规范的理解和实践的情况，才能准确地认识自己在医学职业精神上所达到的水平，才能准确地发现自己的差距，从而去改正、克服不符合医学道德要求的思想和行为，推动医学职业精神不断深化。

(3) 坚持随着医疗实践的发展，不断提高自己的医学职业精神。医学道德为社会存在所决定，并随着社会的发展、医学科学的发展和医疗实践活动的发展而进步。这种进步，必须赋予医学道德以新的内容，必然要求医务人员及时理解、掌握和实践这些新的要求，通过履行新的医学道德义务来适应发展、变化了的新情况。由于社会、医学科学和医疗实践活动的发展是无止境的，这就决定了医务人员的医学职业精神，是一个从认识到实践的不断循环往复、逐步提高的过程，不能停留在一个水平上。

2. “慎独”是医学职业精神养成的重要途径　“慎独”既是一种医学职业精神养成的途径，也是经过长期修养所达到的一种境界。它是指一个人在独处活动、无人监督、有做各种坏事的可能并且不会被人发觉的时候，仍然能坚信自己的道德信念，自觉地按一定的道德准则去行动而不做任何坏事。对医学职业精神来说，“慎独”更是重要的途径。医务工作虽然具有群体性，但是，由于职业的特点，常常是一个人单独地工作，无人监督，医护工作人员是否认真负责，在很大程度上依靠自己的责任心和道德信念。如夜间值班时是否按规定检查病人，观察和注意病人病情的变化，以及处置是否认真、及时，更依赖于医务人员的自觉性与责任感。因此，医务人员要加强“慎独”修养，努力达到“慎独”境界。

3. 自律与他律有机结合是医学职业精神的养成方式　高尚的职业精神是通过自律、他律及其相互作用养成的。自律是指人们严格要求自己，自觉地遵循道德规范，通过内心信念、自我道德教育、自我道德修养、自我道德评价提高自身的道德素质。道德修养的基点是自律。良心、慎独、对理想人格的追求，是良好职业道德形成的基本条件。

他律是指通过家庭道德、社会道德和职业道德教育和他人的道德评价等外界手段提高人们道德素质。社会舆论、传统习惯、榜样感化和思想教育在培养医务人员良好职业道德中发挥着重要的作用。

自律与他律既相互区别，又相互联系。自律是医务人员职业精神水平提高的内在根据，是内部原因；他律是医务人员职业精神提高的外在条件，是外部原因。自律和他律二者相互依存，不可或缺。

通过上述的基本途径与养成方式，采用学习的方法、自我反省的方法加强医学职业精神，就能不断提高自己的医学道德境界。

（尹　梅）

第三章 转化医学和外科与循证医学

第一节 转化医学

西方医学在过去的百多年,发展得十分迅速。但在最近的十多年,现代医学发展迅猛,已达到爆炸年代,而且新知识、新科技还不断涌现。人体的基因图谱已经建立,相信这对未来疾病研究会带来更大的方便。新的研究学科陆续出现。近代,在英语中出现了一个新名词"omics"。从 20 世纪 90 年代开始,现已越来越广泛应用。这名词中文译为"组学",并包括以下不同的组学:基因组学(genomics)、蛋白组学(proteomics)、转录组学(transcriptomics)、代谢组学(metabolomics)、药物基因组学(pharmacogenomics)等。可惜的是这些医学知识爆炸性涌现,并没有同样地转化为新治疗爆炸性涌现。究竟出了什么问题呢?

一、医学研究的必要性

医学知识和技能的获得,是通过观察、实验和求证。很多不从事科学工作的人不了解经验的积累不一定等同知识的获得。观察有可能得出错误的结论,例如日出于东而落于西就等同太阳环绕地球转动的学说。最后伽利略通过望远镜观察到金星的盈亏才支持地球环绕太阳的学说。知识的获得是要通过科学的研究。Popper 在 1972 年提出科学研究要经过五个步骤:①找出问题;②提出解决方法;③提出假设;④设计实验检验无效假设(testing the null hypothesis);⑤建立一套理论来解释和总结。如果这一理论是正确的,他人可重复这些经验得到同一结果,则知识可得以建立。可以说研究的精髓是通过大胆假设,小心求证,然后做出结论,得到知识。

二、医学研究的类别

医学研究可分为:

(一) 临床研究

临床研究是在病人身上或在人群组中进行。一个良好的科学研究,要求有以下几个要点:

1. 研究重要性的项目。
2. 在开始前清楚界定研究范围和结果。
3. 要可靠地收集研究资料。
4. 要真实地分析和解释得出来资料的真正意义。
5. 要遵守医学道德的界限。

临床研究也要求按 Popper 提出的方法进行,即找出一个重要的临床问题,提出解决问题的方法,提出假设,设计进行研究方法,小心收集资料,分析,然后做出结论。临床研究的结果,可以直接应用于病人身上,所以也称为应用研究。所有临床研究,都应遵守赫尔辛基宣言(Declaration of Helsinki)的人体试验道德准则。

既然临床研究可以解决临床遇到的问题,为什么还要有基础研究呢?

(二) 基础研究

在医学研究中要有基础研究,主要原因如下:

1. 应用型的研究

(1)将临床研究中不可解决的问题,使用基础研究来加以解决,例如不同药物的毒性、致死剂量和致死原因,然后再应用于临床医学上。这些研究,在医学道德上,是决不允许直接在人体上进行的。

(2)在有控制的环境下把复杂的临床问题一步步澄清和简单化,最后才把整体结果组合和分析。

2. 探索型的研究　即把医学知识推到新领域、新境界。目的是寻找新知识，探讨新理论，而非用于解决某个临床问题。

这类探索型的基础研究，其结果可能不能立即应用于临床医学上。但这些研究，往往是开创一套新学说、新理论、新知识、新药物或新科技的起点。最大的问题是这些研究结果，可能要等几十年才会有应用价值。这些研究越走在知识的前沿，等待的时间越久。

基础医学研究可分为：

(1) 动物实验：使用不同动物对不同药物或治疗方法进行实验研究得出不同反应结果，然后将有效结果应用到人类身上。

以动物作基础研究有以下的限制：①动物实验结果可能不适合于人类身上；②动物实验带来道德和人道方面的问题。现今在先进国家，都有保护动物协会，保卫动物的权益。使用动物做研究的人员普遍认同如有其他方法可代替动物实验，应使用其他方法。如必须用动物实验，应尽量减少动物因实验所受的痛苦和惊吓。此外，研究单位和所属国家应该有规范监管处理和进行实验的方法。

(2) 实验室内进行的实验：①使用人体得来的基因、分子、活细胞、体液或组织样本进行；②使用动物得来的基因、分子、活细胞、组织、体液或器官样本进行；③使用低等生物或有机体进行；④使用非活组织进行；⑤使用特殊器械、假体或修复物进行的技术发展研究；⑥以非实质模拟计算模型进行等。

在实验室中进行的研究，也有限制。如从人体中取出任何样本做实验，要在实验前取得提供样本者的知情同意才可进行。活细胞、组织或器官从动物取出做实验样本，也受以上所述动物实验规范所监管。应尽量使用非动物实验，以减少动物实验对动物的伤害。可惜的是，有些研究不能用非动物实验来取代动物实验，例如休克、失血等方面的研究。此外，在非动物实验，由于实验样本没有受到其他邻近细胞、组织和器官的影响，得出来的结果，可能和动物实验得到的结果差异很大。此外，非动物实验也必须要再经过动物实验，才能发展、测试、控制质量和比较。

因此，临床问题如不能通过临床研究来解决，也可通过基础研究来解决问题。但从基础研究得出来的结果，要跨越到可普遍地临床应用，是一个极大的鸿沟，因此转化医学，在过去的十多年，越来越受到重视。

三、从基础研究到普遍临床应用的巨大鸿沟

近年来，人类见证了医学在理论和技术上巨大的进步，但人类健康却没有从这些进步中获得巨大的收益。

根据美国国家肿瘤研究院（National Cancer Institute，NCI）所提供的资料，自美国尼克松总统在 1971 年 12 月 23 日签署的美国“国家癌症法案”“与肿瘤开战”以来的 30 年，通过美国国家肿瘤研究院资助的研究经费达 2 000 多亿美元，一共产生出 156 万篇研究论文，其中 80% 涉及小鼠、果蝇及蠕虫等的基础研究报告，但与肿瘤有关的临床死亡率却未见明显改善。Declan Butler 于 2008 年发表名为“Translational research：crossing the valley of death”（中译名为转化研究：跨越死亡谷）指出医学生物研究与病人得益研究成果间，尚存在一个巨大的鸿沟。他指出美国国家卫生研究院（National Institutes of Health，NIH）应提出应对方法来填补这一鸿沟。据美国癌症协会的报告，美国在 2008 年中用于肿瘤防治上的费用达到惊人的 8 950 亿美元，而这费用比美国在 2003—2010 年 7 年伊拉克战争中所花的 7 500 亿美元还要多。可以说，人类花大笔费用于研究肿瘤治疗，而恶性肿瘤的整体治疗结果并未有明显的改善。

癌症研究的鸿沟，不单存在费用高而疗效少，还存在基础和临床研究未能互相结合，造成浪费和从基础研究到临床应用的时间长等问题。过去的基础研究，已找出数以百计的引致病变的基因变异，但只有廖廖可数的几个研究可转化成为在循证医学上认可的防治方法。此外，由发现费城染色体（Philadelphia chromosome）到临床使用伊马替尼（imatinib）作临床治疗的时间相隔 40 年。HER2 基因在 1979 年发现，而它在癌症中的作用也很快被确认，但临床使用曲妥珠单抗（trastuzumab）治病也需要花 20 多年时间。问题究竟出在哪里？何为解决方法？

四、转化医学的定义

转化医学最简单的定义是“将基础或临床研究中获得的成果，转化为临床应用于防治疾病方面，使病人得益”。

转化医学是一门新学科，它的定义和含义也不断地改进和扩大。以前有人把转化医学定为“从实验室到病床（bench to bedside）”的学科，但现今转

化医学这一名词的定义已变得更宽泛了。

在1968年，一位作者已把他发表在《新英格兰医学杂志》上的文章定名为“Phagocytes and the bench-bedside interface”（翻译为“巨噬细胞与从实验室到病床的连接位”）。1992年美国著名杂志*Science*首先正式接受这概念并刊登一篇把实验室的研究和临床研究相结合的文章。1993年，索引Pubmed上开始出现转化型研究（translational research）这一名词。到1996年*Lancet*杂志首先刊出“转化医学”这一名词。直到2003年，时任美国国立卫生研究院（National Institutes of Health）院长Elias Zerhouni在*Science*上发表文章，为转化医学的开展指出路线图，目的是把基础医学和临床医学间的鸿沟填平，让病人从医学发展中获得最大利益。

五、转化医学的层次

转化医学的层次和传递途径（pipeline），经过过去十多年的发展，变得较原先提出来的方案更复杂化。

（一）NIH路线图

2002年Elias Zerhouni定下一个策略性计划方案。2003年在*Science*发表这篇被后人称为“NIH医学研究路线图”的文章。该文内容主要是把医学研究分为基础和临床两大类型，而转化医学的目的，是把这两个类型的研究结合起来，而且这结合是相向性的。

其实，在这策略性计划方案提出以前，不少有识之士已指出一个存在基础研究和临床研究之间的巨大鸿沟。

在理想的世界中，研究治疗一种疾病的最好方法，是先从基础研究开始，即从正常到疾病的生理变化，找出疾病的生物标志物，分析潜在有效化合物的结构和作用，发展可改变或停止疾病进展的化合物，改变化合物的结构以改变疗效和副作用，然后通过动物实验，临床Ⅰ、Ⅱ期测试毒性和治疗剂量，临床前期研究以确定安全性和疗效，最后临床Ⅲ、Ⅳ期研究比较与现存治疗的疗效和副作用。由此可见，用这方法进行研究，每一新药物、新科研和新技术，都要花费很大的精力，很多的研究费用和很长的研究时间才能普遍应用于临床。现今的情况是在筛选大量的化合物后，被初步临床前研究认为是有潜力和有希望再发展为一种治疗化合物中，少于5%可真正发展到临床应用上，而且需要10~25年才能普遍应用于病人的治疗。只有1%的药物最后用于最初假定的临床治疗中。因此，如果化合物在临床时期才被发现有问题，其代价是非常昂贵的。要减低这些昂贵的耗损率，有以下的方法：

1. 资助和鼓励临床上有重要性的转化医学研究，即集中研究有重要性的临床问题。

2. 资助和鼓励转化医学。以前研究资助团体主要是资助基础研究，不少临床医师被迫走上业余生物分子学家的道路。而今研究资助团体，应将资助转化医学研究的比重增加。

3. 要求使用循证医学的途径来增加转化医学预测的准确性。

4. 大学和研究机构要重视转化医学，不要强迫临床医师进行高影响因子的基础研究，而忽视较低影响因子的临床和转化医学研究。

5. 临床医师要与基础研究人员合作无间。

6. 成立转化医学中心，协助发展把基础研究转化为临床应用的转化医学。

总之，跨越基础研究和临床应用的巨大鸿沟，可用图3-1的方法来解决。

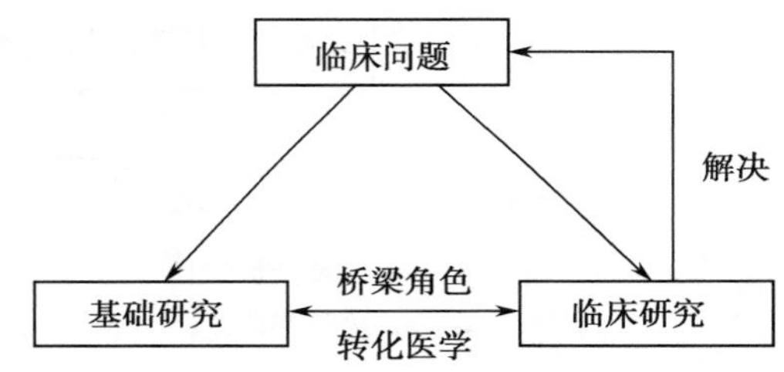

图3-1 转化医学：简化的NIH路线图

临床研究人员和基础研究人员的交流可通过横向交流或直向交流来进行（图3-2）。但是临床人员与基础研究人员的交流往往有些困难，主要原因为基础研究人员对临床研究遇到的困难不了解，且他们对重要临床问题掌握的程度较浅。而临床人员对基础科学研究的方法和技巧也所知不多。因此把两组研究人员连接在一起，而且成功地把基础研究和临床研究通过转化医学连在一起，需要有一个良好的中间桥梁角色的人物，而这个桥梁角色往往是两队研究人员的总领袖。

Francis Moore在1958年指出“桥梁角色主要是作为知识的一条渠道把基础科学家和临床医学家连接起来”。

应该由谁来当这个桥梁角色最适合？如果由临床医师来当，不理想的地方为他是兼职基础研究人员（因他有临床任务），而且他对基础研究方面也不太熟练。如果由一位基础科学家来当，他可能对临床问题了解不深入，掌握不到重要的临床问题。如果可以找到一个有基础科研经验的临床学者来担当这个桥梁角色，可能是较为理想的人选。无论谁最后当这个桥梁角色都不是最重要的，最重要的是这一人选要能相向地把临床和基础研究人员连接在一起，把基础到临床研究的鸿沟填平。

（二）Westfall 扩大研究和传递途径

Westfall 等在 2007 年发表一篇文章，把原来 NIH 的路线图扩宽。他们提出临床应用的研究应把临床和社会人群应用的研究分开。他们的概念与 NIH 路线图原来的概念相同，但研究行动组别却扩大到 3 个，而且组别间要填平的鸿沟也达到 3 个。这一Westfall扩大的概念，可用图3-3表达出来。

Westfall 的扩大研究和传递途径，已得到美国卫生保健研究与质量局（Agency for Healthcare Research and Quality）的认可，并引入最近临床和转化科学奖的申请范围之内。而申请研究基金的分类和定义，可在表 3-1 中清楚说明。

从表 3-1 中得出的结论是，美国在转化医学中做了不少工作，目的是希望透过把资助基金加重放在转化医学研究，希望可以加快把研究成果应用于病人身上，也希望可以通过这种方法，把研究资源集中在最后可应用于临床的研究。

在 2008 年，Dougherty 和 Conway 把 Westfall 的研究和传递途径和转化医学 T1、T2、T3 理念和路线图更明确化（图 3-4）。

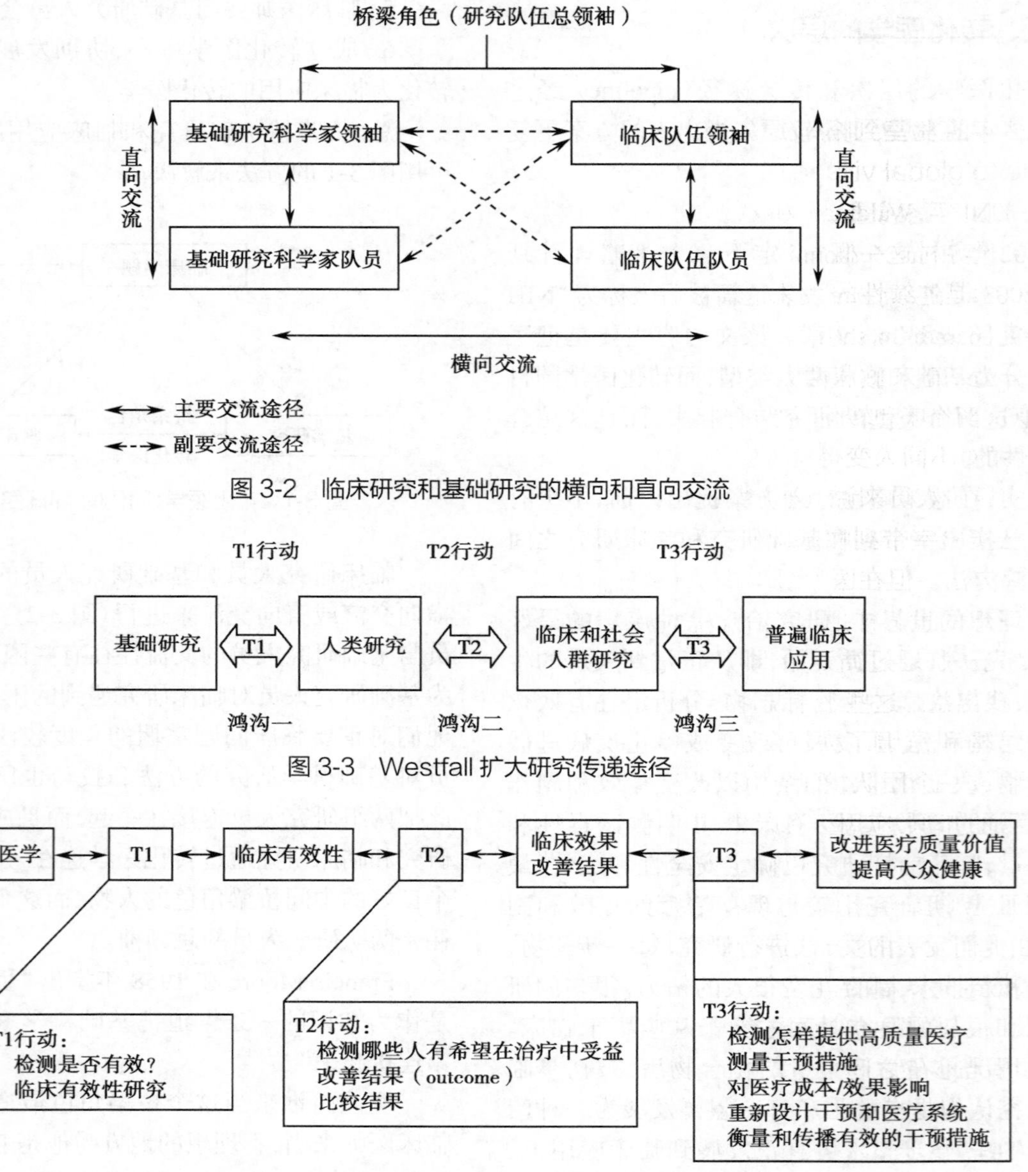

图 3-2 临床研究和基础研究的横向和直向交流

图 3-3 Westfall 扩大研究传递途径

图 3-4 Dougherty 和 Conway 的 3T 路线图

T1、T2、T3 代表 3 个转化步骤

表 3-1　美国卫生保健研究与质量局在临床和转化科学奖申请不同研究基金的分类和定义

分类	定义
基础研究	研究包括动物实验，或从动物体内获得的生化物、细胞或组织，或人类体外的研究而被研究者的身分不能辨认
转化一期	研究项目目的是沟通基础和人类研究之间的鸿沟
转化一期研究	研究项目目的是加强转化一期研究效率的策略
人类研究	在小心和控制环境下研究活的整个个体的人
转化二期	研究项目目的是沟通人类研究和临床社会人群研究之间的鸿沟
转化二期研究	研究项目目的是加强转化二期研究效率的策略
临床和社会人群研究	研究项目目的是根据、集中和计划直接改善临床或社会人群健康的实施
转化三期	广泛传播和实施从临床和社会人群研究得出的结果，(在传统上，这被称为医疗素质改善)
转化三期研究	广泛传播和实施研究得出的结果
培训基金	设计项目是为未来研究计划的学员来定立，目的是帮助他们计划发展研究课程

(三) 从实验室到临床到世界村(from bench-bedside to global village)

在 2010 年，Waldman 和 Terjie 提出从实验室到临床到世界村这一概念。根据他们的概念，临床和转化科学是连续性的，所以应该使用一个全新的范式转化(paradigm shift)来处理，和使用团队方法(team approach)来做科学探究(scientific inquiry)。他们指出，当临床和转化科学的概念在不断演变期间，这名词对不同人变得有不同的意义。对进行基础研究的科研人员来说，这一名词代表把分子研究的结果从实验室带到病床，创造新的临床知识、技术和治疗方法。但在医疗组织或机构的层面来看，这一名词却代表怎样把这些新知识从处理单个病人或一组病人，通过循证医学，引申到社会或人群中，使大众得益。这些不同人对临床和转化科学概念的不同理解，强调了为什么要把不同研究人员结合起来组成一个团队，然后通过分工合作，成功地把新发现的知识，应用于社会，并使整体社会得到益处。

为了方便解释他们提出的概念，Waldman 和 Terjie 在他们发表的文章中，把他们认为是从实验室到病床到世界村的连续(continuum)，分为不同的步骤，每一步骤内包括不同的知识范围和技术组合，而步骤与步骤之间是不同的转化鸿沟(图 3-5)。

根据他们提出的临床和转化研究的连续性概念，T1~T4 转化步骤与很多不同模式的临床和转化研究相同，即是使用这四个不同步骤把基础研究新的发现，有效地引用到初步人类研究(T1 转化)，到进一步人群组研究(T2 转化)，到普及和社会研究(T3 转化)，最后到改变防治和卫生政策，和卫生健康教育以改变人民行为和生活习惯(T4 转化)。最后目的是使整体社会受益。

T0	目标 生物标志物 基因 途径 机制
T1	首先用于人类 一、二期研究 概念证实
T2	Ⅲ期研究 临床疗效 临床指引
T3	知识普及 社会参与 卫生组织研究 比较疗效
T4	公共卫生 预防 人口健康影响 行为矫正 生活方式改变
T5	社会卫生保健 政治安全 经济机遇 受教育的机会 得到医疗的机会

图 3-5　临床和转化研究的连续性

T1 到 T4 转化是标准的转化步骤，这连续性的临床和转化研究加上早期(T0)和晚期(T5)步骤。加上这些步骤可有效把临床和转化研究整体连接起来，即从基础研究到世界村

他们这个从实验室到病床到世界村的概念，与其他临床和转化科学模式最大不同之处有以下几点：

1. 他们强调这是一个范式转化（paradigm shift），即要从新思维、新方法来改善临床和转化科学，解决以往不同鸿沟所带来的问题。

2. 使用团队方法来做科学探索和研究，把不同层次的研究人员集中在一起，让他们有多向性的交流，以填补不同层次间的鸿沟。

3. 他们加进 T0 和 T5 两个转化步骤。加进 T0 的目的，是希望在应用基础研究得出来的新知识在初期人类研究时，基础研究人员可以积极参与转化研究。这样做带来以下的好处：①基础研究人员的贡献可得到其他人员的认同；②他们可积极地把他们的研究概念和技术从 T1 到 T4 的转化步骤中得到不断改进；③临床研究的资料可反馈给基础研究人员，产生新的研究概念和方向；④ T5 转化步骤是把基础、临床和公共卫生等研究人员的团队加大，把不同领域的研究人员，包括政治研究学者、社会学者、经济学者、工程人员、人类学者和研究人口学的科学家等集中在一起，目的是找出一条关键的途径，把研究的资源用到最好，使整个世界村内的人类都可以从研究中获得最大利益。

（四）临床和转化科学的范围：语言、资料和技术

Chow、Tse 和 Lin 提出临床和转化科学的范围，应包括语言的转化、资讯的转化和技术的转化。语言的转化包括使用不同词汇或语言时，不会带来不同研究人员在沟通时互相之间在信息上的流失。信息的转化通常是指从实验室到临床间转化带来的问题，当然也可引申到从临床到普及应用和最后整体人类从转化医学中获得益处的整个过程。技术的转化包括诊断和治疗技术的发明、发展和改进。

总的来说，转化医学可简化用图 3-6 来表达。

六、转化医学的其他含义

转化医学的含义经过大约 10 年的发展，由最初从实验室到病床的概念，发展到 NIH 路线图、Westfall 扩大研究和传递途径以及 Waldman 和 Terjie 的从实验室到临床到世界村。而且转化还包括词言、资讯和技术方面。转化医学的其他含义，应包括以下几点：

1. 范式转变（paradigm shift） 从最初的从实验室到病床加强相向性沟通和了解的概念，转化医学包含的范围已越来越广，引入越来越多不同领域专家参与，而参加的架构的层次越来越复杂。在很多先进国家中，在国家层面建立的转化医疗中心成为推动转化医学的主要动力。此外，为了改进研究员的研究构思和方向，不同国家的研究基金委员会也把资助研究的重点放在有高潜力可发展为治疗和应用的项目上。

2. 团队的建立 正如上述，现代转化医学中的研究团队变得越来越大。当然，转化医学也可在小团队中建立，例如在医学单位、医院或城市中建立，但这些转化医学团队发展的力度，往往不及一些由国家层面的转化医学管理和研究中心所能做得到。例如，若要进行一个大型的多中心随机研究，除了需要有良好的人员来设计该项研究，还需要有一套良好的机制来执行、大量的研究基金的投入、足够的医护人员和病人参与和足够的有经验的研究工作人员在旁协助，才可成功。

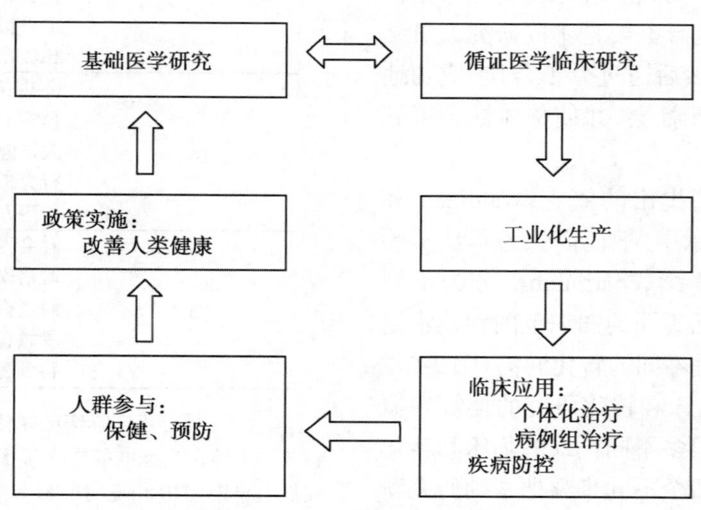

图 3-6 转化医学的目标

3. 团队中适当的沟通和理解——“翻译” 在一大团队中，团员间适当的沟通和理解非常重要。在转化医学中，团队中成员的背景教育和培训可差异十分大，因此，不同层次的沟通和协调十分重要。不同词汇对不同学科专业的人员可能有不同的意义，因此，“翻译”词汇，对不同学科的研究人员也变得很重要。从事转化工作的工作人员，就像一名翻译或中间者，在不同小团队和队员间传递讯息。转化工作人员能够准确地判断某一项基础科研成果可能给临床或整体人群带来什么样的帮助，并且及时地将这一讯息传递给有需要的其他研究人员们。转化医学就是将科研创新成果转化成为新的诊疗技术或医疗保健产品的工作。

4. 通力合作 团队中的不同小团队，和小团队中的不同队员要通力和无间地合作。队员与队员间，小团队和小团队间要多向性交流和沟通，务求把整个团队定下来的研究方向共同努力发展和推动。

5. 良好体系 要建立一个国家层面的团队来推行转化医学的发展，是需要一个国家的力量把体系改变、把人员调动和把资源投入，才可获得成果。

6. 转化医学4P目的 转化医学的目的，现今已广泛地拓宽到4P：预测性（predictive）、预防性（preventive）、个体化即量体裁衣式方法（personalized）和参与性（participatory）。图3-7可把这些目的简单地表达。

可以说，转化医学已发展从个人的层次，转变到团队、到单位、到医院、到城市、到省甚至到国家的层次。层次越高，转化医学的效果越大，但带来的要解决的问题越多。

七、开展转化医学必须解决的关键问题

（一）专门人才梯队

培养转化医学人才的模式与传统医学培养人才的模式有所不同。因转化医学是一门新的专门学问，因此发展转化医学有如下的要求：

1. 转化医学要学科化、专业化。
2. 培养足够专门从事转化医学的人员。
3. 建立转化医学人才培训机制和考核模式。
4. 培训足够医师和护士成为研究型医护人员。

（二）充足的资金支持

解决资金方案包括政府、医疗机构、制药企业、民间等投入。

美国使用的模式是通过政府（NIH）、私人非营利性基金（例如霍华德休斯医学研究所和盖茨基金会等）及工业界。

（三）选择适当地点建立强大转化研究中心

选择地点应在生物医学资源最集中的地区，以便体现科研资源整合与共享。这些中心应建立为：

1. 生物医学和转化研究的整合平台机构。
2. 培训临床研究型人力资源的机制和设施中心。
3. 基础研究转化为临床研究机构。

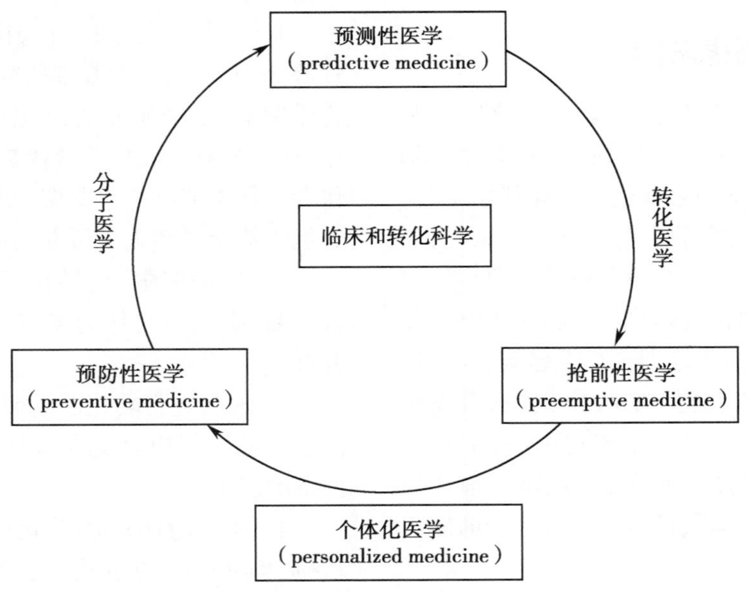

图3-7 用不同手段来达到预测性、抢前性和预防性医学目的

4. 促进转化研究、提供先进和成熟的管理软、硬件中心。

5. 支持转化研究到社区、到世界村的中心。

6. 鼓励交叉合作和拓展研究资金来源的中心。

(四) 建立标本库和数据库平台

生物标本库是转化医学的生命线。因此要建立国家级的生物标本库、转化医学中心标本库和数据库。这些不同库的成功建立,有赖于良好的保存流程和规范以及良好的硬件和软件设备的支持。此外,一个大规模、高质量的标本库能否成功建立,有赖于平衡各方面利益,而达到标本共享的情况。如部分标本可商品化,有助于解决部分资金来源的问题。

(五) 适合本国国情的线路图及整体规划

一个国家,应从政府和学术管理层面的角度来建立国家层面的转化医学管理机构和研究中心。然后决定国家投入资源多少,和制定投入计划来促进转化医学事业。更应因时因地制宜,以实事求是的精神来统筹规划。

制定一个国家的转化医学路线图和规划应该:

1. 制定门槛,加强管理,一步一步走。

2. 量体裁衣,根据人力资源和资金多少决定规模。

3. 由点及面,以发展城市为中心向周边辐射。

4. 目标明确,以常见病、疑难病为目标。

5. 以科学化和职业化来培养人才。

6. 用转化医学、个体化医学和分子医学来实现预测性医学、抢前性医学和预防性医学的目的。

八、转化医学发展现状

自美国在2006年NIH推行临床转化医学奖励计划(CTSA)以来,该计划已在30多所大学和医学院建立了转化医学中心或临床转化科学中心。CTSA旨在改善美国国家的生物医学研究状况,加速实验室发现用于病人治疗过程,有效缩短疾病治疗手段开发时间,鼓励相关单位参与临床研究以及临床和转化研究人员实施培训。至今已有23个州的39家医学研究机构获得CTSA资助,从事临床与转化科学研究工作。但这些转化中心,主要集中在东西两岸和在密歇根湖旁的大城市。预计到2012年,CTSA资助机构数目达60家,年资助额达5亿美元。

在2007年英国政府宣布加大对医学研究领域的资助力度。于2007年1月成立健康研究战略协调办公室(The Office for Strategic Coordination of Health Research,OSCHR),以整合医学研究理事会(Medical Research Council,MRC)和国家健康研究院(National Institute for Health Research,NIHR)的研究工作,构建英国健康研究新策略。确定MRC、NIHR、国家医疗服务体系(NHS)的研究主题和优先领域。2007—2008年,OSCHR投入为14亿英镑。预计到2010—2011年将增加到17亿英镑,其中转化医学研究2010—2011年预算为1 610万英镑。

欧洲大约有20个国家级的科研机构和政府正在通力合作,打造一个欧洲版的CTSA项目。而欧洲高级医学转化机构(European Advanced Translational Infrastructure in Medicine)打算以现有的研发中心为基础,再投资数百万欧元在全欧洲打造一个生物医学转化网络。

我国转化医学的发展,跟当年在美国开始的情况大有不同。美国是先由NIH院长向国会游说,争取政府的支持。我国由于有了外国的先进经验,因此转化医学的理念一进入中国,就得到政府、学术界和临床医生的高度重视。目前国内已相继在医院、科学院层面建立一批以转化医学为主的研究中心。中国的转化医学研究主要集中在对肿瘤、急性病和慢性病,常见且波及范围广泛的传染病等少数方面。

我国在进行转化医学研究,既要充分借鉴国外的先进经验,同时更要结合中国国情来进行。科学网(医学科学)领域新闻在2011年7月3日的报道中指出以下五个要点。

1. 我国应充分利用现有条件,积极整合优势资源,做成大的生物基础研究平台。例如中国医学科学院有20个研究所,7家临床研究中心,4个临床学院,拥有一大批传统优势项目和众多的科研工作者。如果能够把这些资源整合到一起,将形成一大批优势学科和先进研究项目。

2. 现阶段国内的转化医学研究要注意选择优势项目,拳头项目作为突破口,避免很多专业齐头并进。

3. 国内进行转化医学研究也要建立一批转化医学中心。但应避免尚未具备条件就一窝蜂上马的情况发生。

4. 现阶段国内的转化医学研究要更加重视从临床到基础的过程,也就是更加重视由临床医生凝练出科学问题,交给基础医学研究者去解决。

5. 没有专门的研究人才，就不可能开展转化医学研究。因此要海纳百川，不拘一格吸引人才。

总之，转化医学是一门新兴学科，但它的发展非常迅速。在此祝愿人类健康可从这一学科的发展获得更大的收益。

（刘允怡　刘晓欣）

参考文献

[1] PLEBANI M, MARINCOLA F M. Research Translation: a new frontier for clinical laboratories [J]. Clin Chem Lab Med, 2006, 44 (11): 1303-1312.

[2] PLEBANI M. The changing scenario in laboratory medicine and the role of laboratory professionals in translational medicine [J]. Clinica Chimica Acta, 2008, 393 (1): 23-26.

[3] POPPER K. Conjectures and Refutations: The Growth of Scientific Knowledge [M]. 4th ed. London: Routledge & Kegan Paul, 1972.

[4] BUTLER D. Translational research: crossing the valley of death [J]. Nature, 2008, 453 (7197): 840-842.

[5] KHOURY M J, GWINN M, YOON P W, et al. The continuum of translation research in genomic medicine: how can we accelerate the approach integration of human genome discoveries into health care and disease prevention? [J]. Genet Med, 2007, 9 (10): 665-674.

[6] GOLDBLATT E M, LEE W H. From bench to bedside: the growing use of translational research in cancer medicine [J]. Am J Transl Res, 2010, 2 (1): 1-18.

[7] CHOI D W. Bench to bedside: the glutamate connection [J]. Science, 1992, 258 (5080): 241-243.

[8] WOGAN G N, KENSLER T W, GROOPMAN J D. Present and future directions of translational research on aflatoxin and hepatocellular carcinoma. A review [J]. Food Addit Contam Part A Chem Anal Control Expo Risk Assess, 2012, 29 (2): 249-257.

[9] GERAGHTY J. Adenomatous polyposis coli and translational medicine [J]. Lancet, 1996, 348 (9025): 422.

[10] ZERHOUNI E. Medicine: The NIH Roadmap [J]. Science, 2003, 302 (5642): 63-72.

[11] MILNE C P, KAITIN K I. Translational Medicine: An engine of change for bringing new technology to community health [J]. Sci Transl Med, 2009, 1 (5): 3458-3458.

[12] WALDMAN S A, TERZIC A. Clinical and translational science: from bench-bedside to global village [J]. Clin Transl Sci, 2010, 3 (5): 254-257.

[13] WEHLING M. Translation machine: can it really facilitate the transition of research "from bench to bedside" ? [J]. Eur J Clin Pharmacol, 2006, 62 (2): 91-95.

[14] MOORE F D. The university and American Surgery [J]. Surgery, 1958, 44 (1): 1-10.

[15] WESTFALL J M, MOLD J, FAGNAN L. Practice-based research— "Blue Highways" on the NIH roadmap [J]. JAMA, 2007, 297 (4): 403-406.

[16] KLEINMAN M S, MOLD J W. Defining the components of the research pipeline [J]. Clin Transl Sci, 2009, 2 (4): 312-314.

[17] DOUGHERTY D, CONWAY P H. The "3T's" road map to transform US health care: The "how" of high quality care [J]. JAMA, 2008, 299 (19): 2319-2321.

[18] HORIG H, MARINCOLA E, MARINCOLA F M. Obstacles and opportunities in translational research [J]. Nat Med, 2005, 11 (7): 705-708.

[19] CHOW S C, TSE S K, LIN M. Statistical methods in translational medicine [J]. J Formos Med Assoc, 2008, 107 (12): S61-S73.

[20] SAKAMOTO J, MORITA S. From translational research to a large randomized clinical trial: a long and streanuous way from bench to bedside [J]. Nagoya J Med Sci, 2007, 69 (1-2): 9-16.

[21] YORK, 筱玥 . 中国转化医学之路 [J]. 科技导报 , 2011, 29 (22): 11.

[22] 赵玉沛 . 转化医学填平业界"鸿沟"人类健康却收益浅薄 [J]. 科技导报 , 2011, 29 (22): 11.

第二节 外科与循证医学

一、概念、发展史和意义

循证医学(evidence-based medicine,EBM)是以证据为基础的医学,其核心是强调证据,要求在严格的科学证明的基础上开展医疗工作,因此循证医学顾名思义就是"遵循证据的医学"。英国流行病学家Cochrane在20世纪70年代提出了循证医学思想,他主张根据某一治疗措施,收集全世界相关的随机对照研究进行评价,并以得出的综合结论去指导临床实践。循证医学一词在20世纪80年代起源于加拿大McMaster医学院,90年代循证医学正式诞生,该大学著名的内科学家和临床流行病学创始人之一Sackett将其定义为"慎重、准确和明智地应用所能获得的最好的研究依据来确定病人的治疗措施"。

循证医学是在临床流行病学基础上发展起来的,也是临床流行病学的一部分。当前循证医学的理论体系、技术体系已逐渐形成,包括临床流行病学(CE)网、循证医学中心或循证实践中心、Cochrane协作网、临床试验中心、卫生技术评估机构等。我国循证医学的发展也取得很大成绩,但尚处于初级阶段。

循证医学能在20世纪末正式形成概念并得到迅猛发展不是偶然的,而是历史发展的必然趋势。其原因主要有三方面:①临床医学、临床研究、方法学、医学统计学、临床流行病学取得长足进步,可靠的临床研究依据、高质量随机对照试验的结果迅速增多;②计算机、互联网、信息通信技术的高速发展;③各国医疗制度改革,病人对有效、安全医疗服务的需求,以及卫生经济学的发展等。

循证医学被认为是临床医学发展史上的一个重要里程碑。循证医学能提高医学理论和实践的科学性和有效性,并可加强临床医学与基础、预防、康复医学的联系,加快医学整体化的进程。循证医学还能指导如何正确设计(design)临床科研,以及提高衡量和评价(measurement and evaluation)临床科研的鉴别批判能力。

二、临床试验

(一)概念和意义

临床试验(clinical trial)与循证医学有着密切关系。可以说,没有临床试验就没有循证医学。临床试验的研究对象是人体,属于实验性研究的范畴。临床试验是产生可靠证据的来源之一,这些试验都应是国际性、多中心、大规模的临床试验。循证医学认为,现有的最好证据是大样本随机对照试验及其系统评价的结果,其结论可作为金标准(表3-2)。

表3-2 评价临床研究结论可靠性的不同级别

可靠性分级	证据来源	评价
Ⅰ	严格设计和实施多项前瞻性RCT综合分析结果(meta分析),或得到明确结论的大样本RCT	可靠性最高,可以作为金标准
Ⅱ	严格设计和实施的前瞻性RCT综合分析结果(但样本量较少)	较高的可靠性,建议采用
Ⅲ	设计良好的前瞻性研究,如非随机性的,单组对照或者病例对照研究	有一定可靠性,可以采用
Ⅳ	设计良好的研究(非随机性、非前瞻性),如比较和相关描述及病理研究	可靠性较差,可供参考
Ⅴ	个案报告和临床总结(非随机性、非前瞻性)、动物实验和离体实验室检查	可靠性最差,仅供参考

(二)临床试验设计的原则

临床上的不确定因素(uncertainty)可分为系统误差和随机误差两类。随机、盲法和对照可控制这两类误差。

1. 随机化 它包含着机会均等的意思,可避免各种偏倚(bias)和混杂因素(confounding)的影响。

(1)随机化的两种形式:①随机抽样:指被研究的对象从被研究的目标人群中,借助于随机抽样的方法,使目标人群中的每一个个体,都有同样的机会被选择作为研究对象;②随机分组:将随机抽样的样本应用随机化分组的方法,使其都有同等的机会进入试验组或对照组,接受相应的试验处理。值得指出,随机化分组可能导致相当比例病人没有得到有效治疗,因此随机化不能代替手术适应证。

(2)常用的随机方法:①可采用抽签、查随机数字表、用电子计算机或计算器随机法等,称为简单随机法。病例数不能太少，只有达到相当数量时，才能使组间达到平衡可比。②分层随机法（stratified randomization）：目的在于使试验组和对照组有相似而无显著性差异的临床基线状况，从而使两组间最终的试验结果有可靠的可比性。根据纳入研究对象的重要临床特点或预后因素作为分层因素，将它们进行分层后再随机分组。如果试验为数百例或上千例的大样本课题，不需做分层随机分组。

2. 对照　在研究终点时，接受某种治疗的实验组所统计出来的疗效，实际上是多种因素效应的综合作用。如某些疾病可以自行痊愈，安慰剂对许多临床疾病可能具有治疗作用，若没有对照的临床观察，很容易产生错觉。对照的目的在于鉴别研究因素和非研究因素所产生的效应，减少研究误差，客观地暴露治疗措施的效应。设计良好的对照试验可以在较短时期内做出正确的判断。应该指出，当某种治疗方法被证实有效时，根据伦理学原则应禁用安慰剂，实验设计不应设置空白对照。

(1) 同期随机对照：在保持两组条件一致的情形下同步进行试验组和对照组的研究。①安慰剂对照（placebo control）：又称空白对照（blank control）。安慰剂为不具有真正治疗或致病效应的措施，与具有治疗或致病效应的试验措施进行比较对照；②治疗药物对照：用于比较两种或几种药物对某种疾病的疗效。

(2) 自身对照（self control）：受试对象自身在前、后两个阶段分别用两种不同的干预措施，最后对比两种干预措施的疗效。

(3) 历史性对照（historical control）：是将新的干预措施的结果与过去的研究结果作比较。

(4) 配对对照：将试验组的对象按配对因素（matching factor）选择和对照组相配对，消除某些混杂因素干扰组间的可比性。

3. 盲法试验

(1) 单盲：只是研究对象不知道自己是在试验组还是对照组，称为单盲（single-blind）。

(2) 双盲：受试者和试验的执行者双方都不知道分组情况，也不知道受试者接受的属于哪一种干预措施，称为双盲（double-blind）。

(3) 三盲：受试者、观察者和资料分析或报告者都不知道参与受试的对象分在哪个组和接受哪种干预措施，全部采用编号密封，比双盲法更进一步，可避免在资料分析时的测量性偏倚。

在外科临床研究中实施盲法有一定的困难。盲法对手术、化疗或放疗有较大伤害，故很少允许使用盲法和安慰剂。因伦理学不允许有假手术组，因而外科随机对照试验有时难以达到双盲。在治疗分配的过程中使临床医生处于盲态，以及令术者和病人对手术方式做到双盲是不太可能的，因此外科临床试验应以不设盲的开放试验为主。盲法比较适合药物测试，但若发生严重的药物不良反应也应做破盲处理。为了减少不能采用盲法而导致的偏倚，应尽量规范手术操作，采用终点指标判断疗效，评估结果时尽量采用盲法等。

（三）临床病因学研究

目的是弄清病因，掌握其发病机制和转归，从而开展危险因素的早期干预、做出正确诊断和制定有效的预治措施。病因是指外界客观存在的生物、物理、化学、社会等的有害因素，或者人体本身的心理以及遗传的缺陷，在一定的条件下可以引起致病效应。多病因致病是普遍存在的客观事实，故应采用多因素的统计分析方法，研究病因和危险因素在外科疾病发生中的作用。

研究因 - 果关系的相关性的关键在于严格控制质量，病因学研究的最佳设计方案是前瞻性随机对照试验以及队列研究，需得出：

1. 相对危险度（relative risk，RR）　是病因暴露组的发病率 / 未暴露组发病率的比值。

2. 归因危险度（attributable risk，AR）　是排除了对照组本身发病率之后，为被研究的病因引起疾病的净效应。

（四）诊断学研究

基本的研究方法是与诊断该病的金标准（gold standard）做盲法和同步的比较，了解其符合程度如何，得出该诊断试验的敏感度、特异度、阳性预测值、阴性预测值、准确度以及受试者工作特征曲线（ROC）等，从而对该项诊断试验进行客观的评价。金标准是指本专业公认的可以明确肯定和排除某种疾病的最准确、最可靠的诊断方法。包括病理学检查，外科手术中的发现，特殊的影像诊断，以及长期随访观察所获得的结论。被金标准确诊的为病例组，经金标准证实无该病的人群属对照组。健康人群不应作为对照组。如果选择正常人作为临床诊断试验的对照组，很可能会提高诊断试验的特异性，影响研究结果的真实性和可信性。

（五）治疗性研究

在确定课题和提出假设以后先行实验室研究和动物安全试验，取得初步成果后再进行小规模临床试验，评价其有效性和毒副作用。只有当小规模临床试验取得成功后，才可进行大样本的随机对照试验,并将其系统评价的结果作为判断某种治疗是否有效和安全的依据。确定治疗效果的指标。

1. 软指标　可靠性和重复性差,不易量化的指标,如主观症状变化等。

2. 硬指标　明确、客观、易于判定者,如病愈、病残、死亡、手术病理发现、实验室测定指标等。

3. 计算疗效大小的估计参数　①危险比(risk ratio,RR)或相对危险度:对两组病人进行比较,不良结果事件发生的相对概率;②相对危险度减少(relative risk reduction,RRR):与对照组相比,治疗组不良结果事件减少的百分比;③危险差(risk difference,RD)或绝对危险度减少(absolute risk reduction,ARR):治疗组和对照组不良结果事件危险度的绝对差值,通常用百分比来表示。

(六) 统计学处理

统计学方法的选择与应用应贯穿于整个课题设计、资料分析和处理的全过程。应强调的是,临床试验的统计学意义要与它的临床意义联系在一起。

1. 掌握基本的统计学方法和原理　如随机分组、样本量计算、差异的显著性检验等。对不同质的研究资料应采用不同的统计学方法,包括定量、定性、等级、配对、非配对资料等。常用的方法有组间资料分析、分层资料分析、等级资料分析以及单因素或多因素分析等。

2. 临床试验应重视优势比、可信区间和危险度的估计

(1) 优势比(odds ratio,OR):又称机会比或比值比。比值是某事件发生的概率与该事件不发生的概率之比,即两个比值之比,它是判断治疗相对作用的定值量。

(2) 可信区间(confidence interval,CI)范围:在总结研究结果时,可信区间是按预先给定的概率(1–α,常取95%或99%)估计总体参数(均数或率)所在的范围。CI是估计值的概率范围而不是真正的参数值,CI能确信真实参数或结果所在的区域和有多大可能性,可估计和评价研究结果的意义和它的真实程度,所以,可信区间甚至比*P*值更有价值。

(3) 危险度(risk):是不良结果事件的发生概率,表示某一个给定结果的频数分布,波动于0.0~1.0之间。概率为0.0表示事件不会发生,概率为1.0表示事件必然会发生。事件的危险度:发生事件的人数/(发生事件的人数+未发生事件的人数)。

3. 多元回归　病因学、疾病治疗和预后研究需用多因素的分析,如多元线性回归、logistic回归、Cox生存分析等。回归就是多作用的统计学模型。回归的目的是使一个所需的结果与一个或多个变量相关。其中Logistic回归最适用,常用于计算优势比、危险比以及进行调整因素的多元回归。

4. *P*值的意义　*P*值只表示概率的大小,而不能说明差异的大小,若$P<0.05$,表示"两者差异有统计学意义"。*P*值并不能表示临床作用的重要意义,更不能仅通过提高样本数来获得统计学的显著性。

(七) 临床试验的规范化管理

临床试验属于临床人体研究,故应在国家法律、法规的规范下进行,不能产生伦理、法律、经济、社会等方面的失误。应尊重病人的意愿,考虑病情是否允许和经济承受能力,以不损害病人的利益为前提。应贯彻知情同意(informed consent)的原则,即病人有权利了解自己的病情,并可以对医务人员所采取的防治措施决定取舍。各级职能部门应对临床试验切实加强管理和监督。

三、临床实践指南的形成

(一) 概念和意义

开展循证医学的目的就是通过分析、综合和系统评价大量的临床科研成果,找出最新最佳证据(current best evidence),形成临床实践指南(clinical practice guidelines,CPG),并予以发表和推荐临床应用。成功的临床实践指南能够帮助医生和病人选择标准化的治疗措施。

(二) 临床实践指南是如何制定的

临床实践指南应以系统评价为依据,在本专业的权威学术会议上,由权威专家集体讨论后共同制定,旨在解决本专业具有普遍性的临床问题。循证的过程是一个不断求证的过程,临床实践指南必定只是代表某一阶段的研究结果,它应该接受临床实践的检验,并在临床实践中不断完善、充实和不断再求证。临床实践指南的形成主要通过以下步骤:

1. 确定和形成需要解决的临床问题。

2. 选择、搜集和综合所有的高质量的相关临床试验研究。

3. 系统评价(systematic reviews)研究结果,即用科学的方法筛选出合格的研究,继而进行综合分析和统计学处理,起草循证推荐报告(evidence-based recommendation report,EBR)。

4. 将循证推荐报告用于临床实践并获取反馈信息。

5. 将反馈信息加入循证推荐报告。

6. 最后的临床实践指南应由实践指导原则协作委员会批准，并公布于众，指导临床决策的过程。

(三) 系统评价和 meta 分析是制定指南的证据之一

1. 系统评价　它是循证医学研究工作的基础，系统评价的结果就是循证医学的证据。开展大样本 RCT 不仅要花费大量的人力、物力，而且很难在短时间内得到宝贵资料。因此，可在较多小样本 RCT 结果的基础上，运用定量合成即荟萃分析(meta-analysis)方法可得到具有同等检验效能的结论。这是现阶段能够为临床决策提供可靠信息的最快途径，并随着新的临床研究的出现及时更新和随时提供最新的知识和信息。meta 分析的步骤：提出研究问题→制定文献纳入和排除标准→检索相关研究→汇总基本信息→综合分析→报告结果。

2. 文献检索　外科医生要具备文献检索能力，掌握现代信息技术和计算机技术，合理地搜集医学文献。医学文献检索数据库(MEDLINE)是进行医学文献检索的主要工具，以 Cochrane 命名的 Cochrane 图书馆、Cochrane 协作网是目前开展循证医学最有效、最具影响的国际协作组织。对纳入的文献应做循证医学评价：①真实性评价，结果是否真实；②是否随机化；③有无对照，各组病人的临床特点，例数和基线是否可比，有无分层随机分组；④随访是否完整，是否纳入全部对象，统计学分析是否包括全部随机入组的病例的相关结果等。

3. 发表偏倚　系统评价和 meta 分析的可信度由其所选择的 RCT 决定，只有分析每一个 RCT 设计的合理性，才能决定系统评价的合理性。否则，错误的 RCT 只能得出错误的结论。发表偏倚对 meta 分析结果的真实性和可靠性有较大影响，使本来没有统计学意义的分析结果变为有统计学意义的结果，甚至能逆转结论而产生误导。文献发表偏倚是指：

(1) 小样本阳性结论的文献过多，通过它的累加效应，使得最终数据合并结果发生正向偏倚。

(2) 多数小样本阴性结论的论文被认为研究质量不高，最终被拒绝发表。所以，临床外科应慎重对待包括阴性结果在内的一切临床研究结果，要提高外科实践的证据级别，以及如何将证据转化为医生的知识并用于指导外科实践。

四、外科预后与结局研究

该项研究水平是一个国家现代医学科学水平的真实反映，是促进医学进步的动力。

(一) 预后研究

预后(prognosis)是疾病发生后对将来发展为各种不同后果(痊愈、复发、恶化、伤残、并发症和死亡等)的预测或事前估计，通常以概率表示，如治愈率、复发率、5 年生存率等。预后预测主要研究：①对目前尚无特殊治疗的疾病，主要研究它的自然转归；②对具有有效治疗方法的疾病，应研究不同干预措施对预后的影响，以期改善病人的预后。

预后因素(prognostic factor)是指可能与预后有关的因素，归纳起来主要有两点：①自然预后：由疾病本身的特点所决定，即病因、病程、病理类型、病人的年龄、身体的素质等因素；②治疗预后：是否采用正确的干预措施，即选择合理的、适时的最佳疗法。

(二) 结局研究

结局(outcomes)指疾病经历了发生、发展等过程，达到终末的结局。如发生痊愈、致残或死亡等。研究的结局即随访的终点，又称阳性结局。

1. 结局研究的意义　在评价治疗方式的有效性、安全性时，循证医学的最大特点是尊重病人的结局终点指标(outcome end-point)，应避免采用中间指标作为判断疗效的指标。这是因为短期效果良好并不表示能改善长期预后，有效的证据并不等于是有益的证据，根据病理生理推论来判断手术术式的合理性同样是不可靠的，短期实验室指标的改善也不能作为证明该疗法有效的充分证据。如门-腔侧侧和端侧静脉分流术可明显降低门静脉压力，从而可控制肝硬化食管胃底曲张静脉破裂出血，但随机双盲对照试验表明，分流术后并不降低病人的总死亡率，相反可引起肝性脑病，肝衰竭，故已逐渐被淘汰。

2. 如何测量结局　疾病随访的结局可以是“死亡”，另外还常以“康复”“缓解”“复发”或“转移”为结局。纳入研究的结局变量应有较好的一致性，包括可量化的、具有可比性的疗效指标。结局的测量包括相对危险度、优势比、危险度差值和均数之差等。还应包括测定健康或与健康相关的生存质量。健康相关生存质量(health-related quality of life，HRQL)的内涵涉及疾病、生理功能、心理功能和社会功能等方面。病人的幸福度和满意度在外科结局的研究中日益受到重视。世界卫生组织将生活质量定义为不同文化和价值体系中的个体，对于他们的目标、期望、标准、所关心的事情和有关生活状况的体验。

（三）重视系统生物学在外科的应用

系统生物学（systems biology）是当今医学研究的最高形式，它主张将生命的本质和疾病的全过程作为一个整体来研究，既要对中晚期的外科疾病进行救治，又要进行疾病预防，并提供救治后的服务。系统性疾病的理念强调以病人的预后为终点指标，重视治疗的远期疗效和对预后指标的影响。例如，原发性肝癌应以外科治疗为主，同时要进行系统、序贯治疗，包括射频、冷冻、微波、介入、化疗和转移复发的治疗，这样才能提高肝癌的整体治疗效果。

（四）临床随访

临床随访（follow-up study）是临床外科的重要组成部分。通过随访才能了解疾病发生发展的全过程，甚至还可能发现新型疾病。很多外科疾病属于慢性病，对其进行长期跟踪和随访是不可缺少的。应努力提高随访率，而且所有的研究对象都应该随访到研究预后的终点，否则可形成不完全信息的截尾（censoring）数据，如果失访率大于 20%，则研究结果可能没有参考意义。随访需完整，应纳入全部的研究对象，要对每一位研究对象进行全程随访，直至产生疾病的某一结局为止。统计学分析应包括全部随机入组的病例的随访结果。疾病预后研究论文中不可缺少随访的时间、各组病例中结局为阳性的例数和生存分析的结果等资料。在随访中要把病人的利益放在首位，诚心实意地为病人服务，不失信于病人，从而提高病人的依从性，能积极配合治疗和反映真实情况。

五、外科经济学评价

（一）概念和意义

在外科临床中引入经济学评价（economic evaluation）日益受到关注。临床经济学（clinical economics）实际上是根据卫生经济学（health economics）的理论，用经济学评价的方法，对临床使用的药物、设备、诊疗程序等技术干预措施进行经济学评价，从而提高资源的配置和利用效率，正确处理社会效益和经济效益的关系，促进成本 - 效果的高度统一，并为临床医生和政策决策者提供决策信息。

（二）临床经济分析的类型

1. 最小成本分析（cost-minimization analysis，CMA） 比较结果相似的各种方法，并根据成本提出最佳策略。

2. 成本 - 效果分析（cost-effectiveness analysis，CEA） 是用来确定最有效地使用有限资源的一种分析方法，经济学分析要考虑成本（cost）和效果（effectiveness）两个方面，即成本效果分析方法，从而为外科医生选择最优化的诊治方法提供决策。

3. 成本 - 效用分析（cost-utility analysis，CUA） 用于比较两个完全不同的卫生项目，如肝移植和肾移植两种干预措施的比较。先计算出质量调整生命年（quality adjusted life year，QALY），再进行成本 - 效用分析。

4. 成本 - 效益分析（cost-benefit analysis，CBA） 是将医疗服务的成本和效果都用货币单位来表示。

六、临床决策、共同决策、外科决策与标准化、个体化的治疗原则

（一）临床决策

临床决策（clinical decision making）是以循证医学作指导，根据医学科学的最新进展，结合医生的个人专业技能和多年临床经验，同时考虑病人的价值和愿望，充分评价不同方案的风险和利益，从而达到同一目标的多个方案中选择最优方案，制定出病人的治疗措施，并应用于医疗实践。目的是要尽最大可能为每位病人选择最有效、最安全、最经济的治疗方案，选择“适度医疗”和“适宜技术”，避免“过度医疗”。从“经验医学”到“临床证据”的转变，可以最大程度地避免临床决策的失误，并使有限资源的使用得到最大效益，这是一种科学的决策方法。

（二）共同决策

如何进一步提高外科医生和病人的依从性，也是促进临床外科进步的重要环节。共同决策（shared decision making）体现了以人为本、以病人为中心的医疗服务理念。医患关系中最重要的是医患之间的互信，共同决策是医生和病人共同参与的、考虑到结局的各种可能情况和病人的意愿，以期得到双方相互理解。外科医生在给病人提供决策的同时，应尊重病人的意愿，给病人充分的知情权和决策权。根据医生提供的信息，病人可结合自身的价值观、喜好、感受等因素，同医生一起做出最终决策。医患双方在维护各自利益的同时，也要共同承担风险，有助于提高医患双方的依从性和落实各项医疗措施，这是一种新的预防医学工具。

（三）外科决策

但在很多危急的情况下往往做不到共同决策，而只能做出外科决策（surgical decision making）。例如在严重创伤、术中意外、决定急诊手术适应证

等紧急关头，需要外科医生能当机立断和因势利导，做出正确判断和决定。显然具有丰富的临床经验和科学思维的外科医生，才能从容不迫地处理各种复杂疑难的临床问题。在外科领域要获得最佳证据绝不是轻而易举的，在处理日常医疗工作中仍然不可缺少经验和技术。重视证据的循证医学并不排斥和否定经验医学，外科医生的专业技能，临床经验和个人素质等因素同样是不可缺少的。循证医学与经验医学应相互依存、互为补充，将临床经验与科学依据结合起来。

（四）制定标准化的运作流程和评价体系

外科诊治的模式和临床验证应达到标准化，对其结果应该有定时、定量的记录，注重资料分析与数据处理的科学性，加强临床研究的质量控制和数量分析。手术方案的设计应遵循有效、安全和合理的原则，既要尽可能减少对病人的损伤，又要保证近期与远期的疗效。为了保证手术的质量，应加强手术者培训，合理掌握手术适应证和手术时机，重视术前评估和围手术期的处理，应从病人利益出发实施损伤控制性手术。比较复杂的手术应该在专科医院、由专科医生主刀。

（五）遵循辨证论治的个体化治疗原则

人类基因具有多态性，不同个体对同一种疾病的易感性存在着差异，对治疗的反应及效果也不同。外科疾病的病因、病理、临床表现等千变万化，生物个体具有绝对的差异性。例如在肝移植手术中，肝脏的血管、胆管差异很大，因而管道重建的方式也各不相同。个体化（personalization）治疗是循证医学的一项基本原则，临床医生应注意事物的普遍性与特殊性之间的辩证关系，将疾病的普遍性和人的特殊性有机地结合起来。

（杨 镇）

参考文献

[1] KREDER H J. Evidence-based surgical practice: what is it and do we need it？ [J]. World J Surg, 1999, 23 (12): 1232.

[2] KESTLE J R. Clinical trials [J]. World J Surg, 1999, 23 (12): 1205-1209.

[3] ETCHELLS E. Informed consent in surgical trials [J]. World J Surg, 1999, 23 (12): 1215.

[4] BROUWERS M C, BROWMAN G P. Development of clinical practice guidelines: surgical perspective [J]. World J Surg, 1999, 23 (12): 1236.

[5] GLASS GV. Primary, secondary and Meta-analysis of research [J]. Edue Res, 1976, 5 (10): 3-8.

[6] 王家良 . 临床流行病学 [M]. 上海 : 上海科学技术出版社 , 2001: 286.

[7] 中华医学会临床流行病学学会 . 全国临床科研设计专题研讨会纪要 [J]. 中华医学杂志 , 1999, 79 (2): 89.

[8] BRENNEMAN F D, WRIGHT J G, KENNEDY E D, et al. Outcomes research in surgery. World J Surg, 1999, 23 (12): 1220.

[9] 杨镇 . 循证医学和循证外科 [J]. 中国实用外科杂志 , 2001, 1 (21): 1.

[10] WRIGHT J G. Outcomes research: What to measure [J]. World J Surg, 1999, 23 (12): 1224.

[11] DRUMMOND M, O'BRIEN B, STODDART G, et al. Methods for the Economic Evaluation of Health Care Programmes [M]. Oxford: Oxford University Press, 1997.

[12] SACKETT D L, STRANS S E, RICHARDSON W S, et al. Evidence-based Medicine: How to Practice and Teach EBM [M]. 2nd ed. Edinburgh: Churchill Livingstone, 2000.

[13] 杨镇 , 裘法祖 . 外科临床决策 [J]. 中国实用外科杂志 , 2007, 1 (27): 19-21.

[14] 杨镇 . 临床流行病学在普通外科临床的应用 [J]. 中国实用外科杂志 , 2006, 1 (26): 5-7.

第四章
外科领域的细胞分子生物学

20 世纪 50 年代，沃森和克里克共同发表了 DNA 分子的双螺旋结构，从此为人类认识、了解自己打开了关键的一道门。2003 年 4 月 14 日国际人类基因组测序组织（The International Human Genome Sequencing Consortium）正式对外宣布：人类基因组测序工作完成，人类基因组计划的所有目标均已实现！新版的人类基因组序列图被公布在 2003 年 4 月 24 日出版的 *Nature* 杂志上，作为 DNA 双螺旋结构发现 50 周年的纪念。从此全世界的人们都可以免费获得这份资源。回顾近 50 年来在分子生物学领域发生的一系列重大事件（表 4-1），这些事件在阐明人类遗传性和获得性基因疾病中扮演着重要的角色。分子生物学的进步不仅带来了新的诊断和治疗方法，而且对人类生物学的重要地位有了进一步的评价。细胞分子生物学理论的核心在外科临床实践中逐步重要起来。因此，我们对分子生物学领域里与外科临床实践有关的知识作一个简要的概述。

表 4-1　分子生物学领域发生的一系列重大事件

年份	事件
1941	发现基因编码蛋白质
1944	确定 DNA 是细胞的遗传物质
1953	确定 DNA 的结构
1961—1967	遗传密码被解译
1968	发现核酸限制性内切酶
1973	在活细胞建立重组基因技术
1976	发现第一个原癌基因
1977	在细菌内合成人类生长激素
1978	克隆出人类胰岛素基因，优泌林于 1982 年上市
1983—1985	1985 年建立聚合酶链反应技术
1985	发现第一个肿瘤抑制基因
1990	启动人类基因组计划
1995	发现 *BRCA-1* 基因
2000	人类基因组“工作框架图”宣告完成
2003	人类基因组测序工作完成

第一节　人类基因的结构与功能

一个多世纪以前，Mendel 定义基因是从父代传到子代的遗传因子。20 世纪 40 年代，两大发现革新了基因的含义。1941 年，Beadle 和 Tatum 证明基因编码蛋白质。1944 年，Avery 证明 DNA 是基因的物质基础。随后的研究表明，在一个特定基因上的基因编码信息决定了相应的转换肽链上的氨基酸序列。这种基因指导蛋白质合成的转换过程依赖于很多大的生物分子，而且是多阶段的过程，下面将详述这一过程。

一、DNA 和基因的结构

DNA 是由两条核苷酸链相互缠绕而形成双螺旋结构的一种生物大分子（图 4-1）。每一条链由脱氧核糖核苷酸连接而成，每一个脱氧核糖核苷酸包括一个含氮碱基、一个脱氧核糖和一个共价连接的磷酸基团。构成脱氧核糖核苷酸的碱基有四种：腺嘌呤（A）、鸟嘌呤（G）、胞嘧啶（C）与胸腺嘧啶（T）。由磷酸盐连接的脱氧核糖构成 DNA 的骨架。因此，

DNA 分子中唯一可变的部分在于它的碱基序列。两条反向平行的互补链上的碱基之间的氢键维系着 DNA 的双螺旋结构。如果一条 DNA 链的碱基序列已知，互补链的序列就能推测出来，因为对于给定的碱基都由有特定的碱基与之配对：A 总是与 T 配对，C 总是与 G 配对。因此，一条碱基序列为 CAGT（5′→3′方向）的 DNA 链有一条碱基序列为 GTCA（3′→5′方向）的互补链（图 4-1）。

DNA 的双螺旋结构允许对遗传信息进行直接复制。在复制过程中，相互缠绕的两条链解旋，分离，然后在 DNA 聚合酶的作用下，以一条链为模板，在逐步加入脱氧核糖核苷三磷酸（dNTP）后，按 5′→3′方向合成互补链。新合成的双链中有一条来自母链，另一条是新合成的互补链。复制产物是两条与原来的 DNA 分子完全相同的双链。

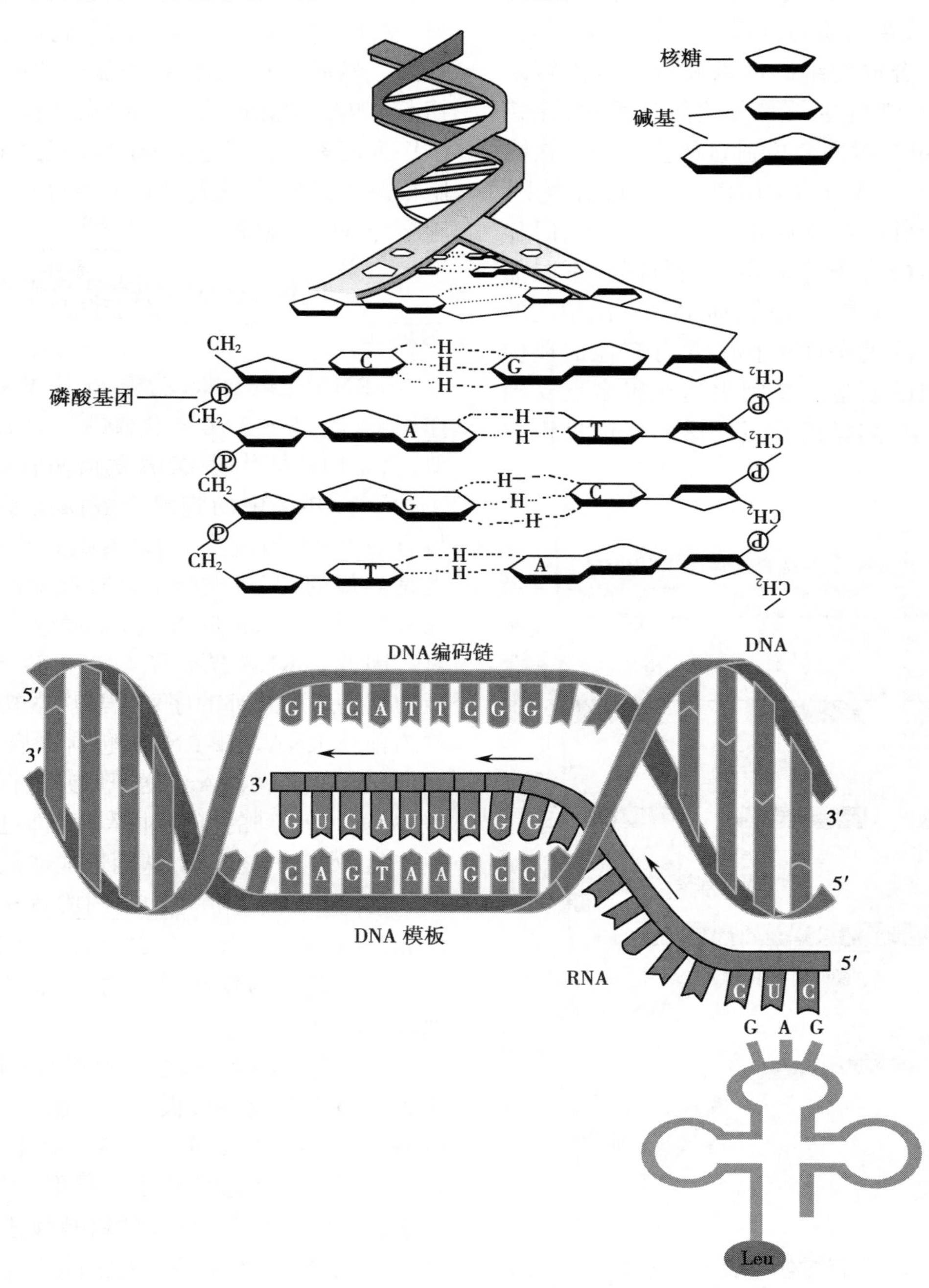

图 4-1　DNA 双螺旋结构和遗传信息的传递（文末有彩图）

上面一组图案显示含四种碱基的序列[鸟嘌呤（G）、腺嘌呤（A）、胸腺嘧啶（T）和胞嘧啶（C）]，决定遗传信息的特异性。碱基从糖—磷酸骨架面向内侧，与相对链上的碱基互补配对（虚线表示）。下面较大的一组图案显示，转录产生了与双螺旋中的一条 DNA 链互补的核酸拷贝[信息 RNA（mRNA）]。下面较小的一组图案显示，mRNA 离开细胞核，与细胞质中的核酸体联系，翻译成蛋白质。特异的转运 RNA（tRNA）沿 mRNA，按含有三个碱基的遗传密码子，排列相应的氨基酸，使核酸序列转变成蛋白质序列

前面已经提到，DNA 链中唯一能够变化的部分是沿着 DNA 骨架排列的 4 种碱基的排列方式。基因中的碱基序列编码了决定特定肽链结构的遗传指令。在翻译过程中，每个氨基酸由 3 个连续的核苷酸组成的密码子来编码。还有某些特定的密码子具有决定基因翻译部位的功能。密码子 ATG 与翻译的起始信号有关，而密码子 TAA、TAG 和 TGA 用于终止将信使 RNA（mRNA）翻译成蛋白质的过程。一个基因必须包括指导氨基酸合成的编码区以及调节基因转录的序列，以便在细胞生长和分化的过程中，在特定的组织，特定的时间合成适量的蛋白质。在图 4-2 中显示了单个基因的结构模式。到目前为止，几乎所有的哺乳动物基因都含有插入在编码片段之间称之为内含子的重要的调节区。不同的基因内含子的大小是变化的，通常可以比相应的被称为外显子的编码区更长。并有其他的遗传信息控制基因的表达。基因表达在很多点受到调控，包括转录、翻译以及蛋白质的修饰过程中（图 4-2）。

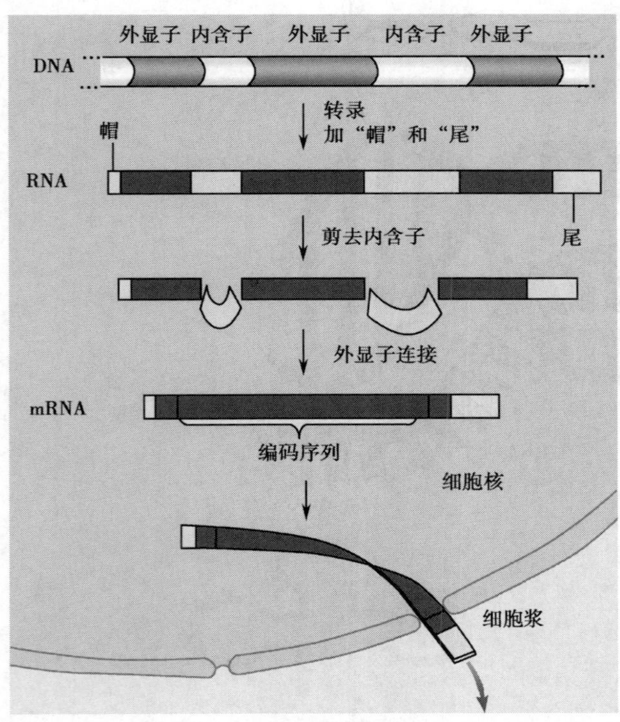

图 4-2 高等生物的基因结构和基因表达（文末有彩图）

可转录成 RNA 的 DNA 序列总称为基因，包括外显子（可表达序列）和内含子（间插序列）。内含子总以核苷酸序列 GT 开始，AG 结束。最后一个外显子的富含 AT 序列形成 RNA 转录物末端加工信号。紧邻转录起始部位存在构成启动子和包括 TATA 盒的调控序列。增强子序列处在距基因远近不等的位置

基因开始表达时，多种蛋白质因子首先结合到增强子和启动子序列。这些因子有助于转录起始复合体的形成。复合体包括 RNA 多聚酶和多种与多聚酶相关的蛋白质。前体 mRNA 同时含有外显子和内含子序列。转录后加工首先改变 RNA 两端。在 5′ 端，加上特殊的核苷酸帽子结构。在 3′ 端，在最后一个外显子的 AAUAAA 序列后，一种酶把前体 mRNA 修剪掉约 30 个碱基，另一种酶加上多聚 A 尾，多聚 A 尾可达 200 个腺苷酸。然后，剪接小体在外显子和内含子交界处切断 RNA，切除内含子。切除过程中，形成内含子序列套索。剪接过的 mRNA 已经成熟，离开细胞核进入细胞质，进行蛋白质翻译（G：鸟嘌呤；A：腺嘌呤；U：尿嘧啶）。

二、信使 RNA 的转录及蛋白质的合成与加工

mRNA 是以 DNA 为模板，在 RNA 聚合酶的作用下，按 5′→3′ 方向合成的。RNA 与 DNA 相似，只是用核糖代替 DNA 的脱氧核糖，用尿嘧啶（U）代替 DNA 中的胸腺嘧啶（T）。以 DNA 为模板合成 RNA 的过程与 DNA 的复制过程在原则上是类似的，都遵循碱基互补配对原则。G 与 C 互补配对，不同的是 A 与 U，而不是与 T 互补配对。因此，mRNA 携带了与它所转录的 DNA 模板的碱基序列互补的序列信息。最初的转录产物称为前体 RNA（pre-RNA），包含内含子和外显子序列。这种 pre-RNA 在送至胞浆进行翻译之前还需要经过一系列的修饰过程。修饰过程中内含子被切除，外显子被连接，从而形成能从细胞核中送至胞浆内并翻译生成蛋白质的成熟 mRNA。在核内 mRNA 进一步经过在 5′ 端加上鸟苷帽，3′ 端加上多聚腺苷尾的修饰，使其能在胞浆环境内稳定地进行转录。

一旦进入胞浆后，经过处理的 mRNA 就可以作为蛋白质合成的模板。在细胞内酶的作用下，氨基酸连接在转运 RNA（tRNA）上。结合有氨基酸的 tRNA 运送到 mRNA 周围，识别不同的密码子，将相应密码子对应的氨基酸连接到正在延伸中的肽链上（图 4-1）。蛋白质的合成发生在核糖体，每个核糖体由大小两个亚基组成，每个亚基由许多蛋白质和核糖体 RNA 构成。当核糖体遇到起始密码 AUG 以及与起始密码配对的起始 tRNA 时，翻译过程被启动。接着，与下一个密码子对应的带有特定氨基酸的 tRNA 运送至核糖体，

于是核糖体在两个相邻的氨基酸之间催化形成肽键，随着核糖体沿着 mRNA 的移动，肽链逐渐延伸，氨基酸逐渐加到肽链上。核糖体沿 mRNA 从 5′→3′ 方向一个密码子一个密码子地移动直到遇到特定的终止密码。于是，合成完毕的蛋白质从翻译复合体上释放出来。然而，很多蛋白质还需要经过一系列的翻译后修饰过程才能成为有功能的蛋白质。蛋白质的翻译后修饰包括磷酸化、糖基化和剪切过程。

三、基因表达的调控

基因表达是在许多调控元件的调控下完成的。调控元件既可以位于编码序列的两侧，也可以位于编码序列内部。虽然哺乳动物的一个细胞内拥有编码成千上万种不同蛋白质的遗传信息，但是在任何单个细胞中仅仅只发现了约 10%~20% 的蛋白质。这暗示我们：在每种不同类型的细胞中只有某些基因被表达，而其他基因保持静息状态。而且，在不同种类的细胞，不同的基因被表达，在这些表达的基因中，最终产生的蛋白质的实际数量可以成百万倍的变化。这意味着在每一种类型的细胞中，要在适当的时间，生成适量的蛋白质，除了编码序列的存在，还要有调控蛋白质合成的指令系统。

正如我们所讨论的，最明显最常见的调控在于对转录的控制，它直接影响着从基因生成 mRNA 的量。转录可以根据细胞功能重要性的不同而发生改变。比如，在红细胞，编码血红蛋白的 mRNA 有相当高的合成率，虽然所有细胞都携带有编码血红蛋白的基因，但是在多数其他细胞中，编码血红蛋白的 mRNA 的水平很低。我们对与基因活性有关的特定 DNA 序列已有所认识。在基因的 5′ 和 3′ 末端，有一些长度可变的 DNA 序列决定着 mRNA 中非表达部分的结构和长度。比如，在所有哺乳动物基因中，3′ 端非编码区有一段高度保守的序列 AATAAA，这段序列对于 mRNA 的正常处理和多聚腺苷尾（polyA）修饰是必需的（见图 4-2）。

在大多数哺乳动物基因的 5′ 端侧区——上游区域——有 DNA 序列块，它们与在许多其他种属发现的序列相似，显示了这段序列在基因调控这一普遍现象中的重要性。这些区域与 mRNA 的转录调控有关。因此称之为启动子或上游启动元件，人们认为它代表 DNA 分子上与 RNA 聚合酶或转录因子结合并启动 RNA 合成的区域（图 4-2）。显然还有其他的重要调控元件也参与决定在特定组织中哪些基因被转录。这些称为增强元件的基因可能定位在 DNA 链上与受其调控的结构基因有一段距离的地方。然而，在基因表达的调控过程中，经过 DNA 分子的卷曲，它们可能与其他启动元件靠近。许多 DNA 结合蛋白与这些增强子和启动元件相互作用，有些蛋白已经从细胞核提取物中纯化出来并用生物化学的方法进行定性。这些蛋白按特定的结构分成不同的类别。这些结合在靠近特定基因或与特定基因有一段距离的调控区域的蛋白质可能改变染色质 DNA 的结构，或将 RNA 聚合酶或其他转录蛋白质聚集到特定基因周围，从而激活或抑制基因表达。

除了前面谈到的转录调控元件以外，还有其他因子也能影响转录的一般状态。DNA 分子与组蛋白和一些其他蛋白质结合在一起构成染色体，以高度压缩的形式存在于细胞核内，在单个细胞中染色体结构的主要变化可以导致转录活性的改变。另一个有用的指示基因激活状态是它的甲基化水平，也就是说，被激活的转录基因是低甲基化的，反之亦然。

在整个基因表达过程中后续于转录的步骤也存在控制点。除了核转录活性，mRNA 的浓度受其从核内到核糖体的转移率以及胞浆内转录产物的相对稳定性的调控，核糖体是蛋白质翻译的场所。如果 mRNA 稳定，就可以重复地翻译出新的蛋白链；如果 mRNA 被很快降解，那么它指导蛋白质合成的能力就相当有限了。

仍然有一些其他的约束因子操纵翻译过程，比如，影响核糖体以 mRNA 分子为模板合成蛋白质的可能性。另外，新合成的蛋白质稳定期的长短决定了蛋白质是否能在细胞内积聚。最后，蛋白质的翻译后修饰影响蛋白质的活性。比如，某些蛋白质必须连接上特定的化学基团——糖基或磷酸基，才能执行它的正常功能，其他蛋白质必须在特定位点进行剪切才能执行它们的正常功能。因此，是否具有修饰特定蛋白质的能力导致了不同种类的细胞功能的不同。简而言之，基因表达受到一系列复合的分子事件的调控，这些分子事件通常发生在对外界信号做出应答后。这种调控使得基因能在细胞生长和分化的不同时期，在适当的组织有适当水平的表达。

四、细胞生长与调控：信号转导和细胞分化

虽然理解基因的调控机制很重要，但是确定正常基因和异常基因的功能对于认识细胞分化在健康机体中如何开启和关闭更为重要。许多细胞内与异常生长相关联的基因在信号转导和细胞分化途径中起作用。因此，我们对信号转导和细胞周期的知识做一个回顾，为我们认识许多基因功能和它们对细胞生长代谢的影响提供一些所需的知识。

信号转导是将细胞外信号（比如，与细胞膜联受体结合的可溶性生长因子配体）转化为一系列细胞内事件，从而导致细胞功能的变化（图 4-3）。

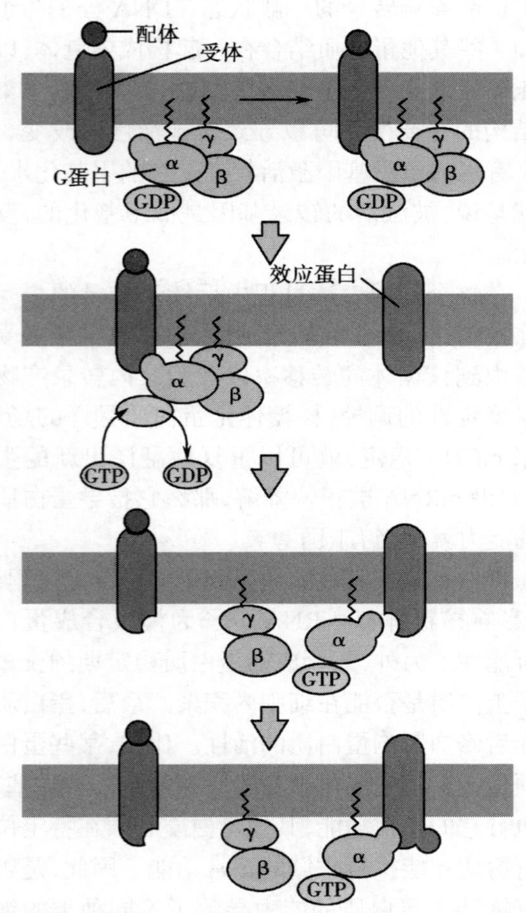

图 4-3 参与受体信号转导的标准 G 蛋白由三个亚单位组成：α、β 和 γ

α 亚单位与鸟苷酸二磷酸（GDP）结合，当与受体相互作用被激活后，交换 GDP 为 GTP，从而使 G 蛋白活化，具有刺激效应分子的能力（文末有彩图）

配体与相应的细胞表面受体结合后，通常受体发生二聚化，这一后续的形态变化导致受体的激活。于是活化受体与连接蛋白结合，通常为 G 蛋白，G 蛋白再与效应分子结合。效应分子催化生成细胞内作为第二信使的小分子物质，这些小分子连接在细胞内蛋白质上，而这些蛋白质直接影响着诸如通道开放引起离子流的过程。最终的效应是一种生理过程，比如，肌肉收缩、腺体分泌和细胞生长。有些过程是立即发生的，另一些过程如细胞分化则需要一些新的蛋白质合成，参与该过程的某些转录因子也认为是细胞信号转导途径的一个部分。

大多数参与致癌转换过程的受体系统，其配体是生长因子，它们与含有酪氨酸激酶结构域的跨膜受体结合。这些跨膜受体参与促进细胞的生长分化，它们有着共同结构：都是由一段细胞外配体结合区，一段跨膜区和一段胞浆或细胞内激酶区组成的单个跨膜糖蛋白。与同源配体结合后，受体发生二聚化，邻近胞浆的区域发生分子间相互作用，导致受体激酶活性的激活。一旦被激活，受体发生自身磷酸化，同时磷酸化细胞内的其他底物。由于信号转导对于理解细胞生长与分化起着核心与统一的作用，接下来我们就简要地讨论一下各种信号转导蛋白。

【生长因子】

生长因子及其受体是以自分泌或旁分泌的机制相互作用的，也就是说，细胞合成分泌的生长因子直接作用于自身或邻近细胞。正常细胞往往合成一定数量的细胞因子，包括与表皮生长因子（EGF）相关的转移生长因子 -α（TGF-α）；结构上与 EGF 家族无关的细胞因子家族 TGF-β；血小板源性生长因子（PDGF）；成纤维细胞生长因子以及胰岛素样生长因子。除自分泌与旁分泌外，在正常的生理环境下，某些生长因子，如 EGF 和 PDGF，在一些主要位点合成，然后进入体循环作用于远处靶点。

【生长因子受体】

在结构上，几乎所有与人类癌症有关的受体都有一种共同的模式：即一个典型的结合生长因子的糖基化胞浆外结构域，和一个将胞浆内外区域连接在一起的跨膜结构域。胞浆内结构域可能是与 G 蛋白相互作用的位点（将在后面讨论）。当受体与生长因子结合后，它们发生构象改变，形成二聚体，二聚体导致激酶部位的激活。激酶活化后磷酸化的第一个底物就是受体本身。然后，一种信号转导的效应分子磷脂酶 C（PLC，将在后面讨论）就直接与受体结合。

一些蛋白质具有酪氨酸激酶活性，但是既没有细胞外结构域，也没有配体结合域（src 癌基因就是一个例子），它们通过修饰化脂质连接在胞膜上。到目前为止，仍然不清楚它们是如何连接到信号转导级联上的。人们已经知道 src 家族成员通常有两个结构域，称为 SH2 和 SH3（src 同源）。最近又发现许多非 src 蛋白也有 SH2 结构域，SH2 结构域能与酪氨酸 - 磷酸化蛋白结合。这表明了信号转导蛋白与受体或底物之间的一种新的相互作用。另外，还发现 SH3 结构域能与调控 G 蛋白的蛋白质结合。因此，类 src 蛋白可能通过 SH2 和 SH3 与信号转导体系中的所有标准元件相互作用。

【生长因子效应的传导】

1. G蛋白　参与受体信号转导的标准 G 蛋白由三个亚单位组成：α、β 和 γ。α 亚单位与鸟苷酸二磷酸（GDP）结合，当与受体相互作用被激活后，交换 GDP 为 GTP，从而使 G 蛋白活化，具有刺激效应分子的能力。然后内源性的鸟苷三磷酸酶（GTPase）活性将 GTP 水解为 GDP，G 蛋白失活。除了异三聚体 G 蛋白以外，与异三聚体 G 蛋白 α 亚单位相似的单个多肽蛋白质，称为小 G 蛋白，也与 GTP 结合。这些小 G 蛋白来自于 ras 癌基因：Ha-ras、Ki-ras 以及 N-ras。

虽然 ras 癌基因最初是在动物身上进行反转录病毒致癌性与化学物质致癌性的研究中发现的，ras 癌基因主要对癌基因领域和信号转导产生影响，因为它是最先直接与人类肿瘤连接的癌基因之一。1979 年，研究者发现由化学致癌物转化的细胞携带着活化的癌基因，这暗示癌基因是化学致癌物的一个靶点。后续研究表明在化学转化的细胞和人类膀胱癌细胞 *ras* 基因被激活，从而建立起与人类特定肿瘤的联系。

三种 ras 基因都有一个明显相似的激活机制，那就是与影响密码子 12、13 或 61 的点突变有关。在人类肿瘤，影响相同密码子的突变已经找到，特别是结肠癌，超过 40% 的肿瘤都有 *Ki-ras* 和 *Ha-ras* 基因的突变。突变影响 GTP 结合区，损害了受体水解 GTP 从而使受体失活的能力。自从发现 *ras* 基因，研究者们已经找到了很多其他类 ras 蛋白，如 rac 和 rho，它们与其他蛋白质的 SH3 结构域相互作用。

2. 效应器与第二信使　最终与致癌受体连接的效应蛋白大多是 PLC。这一家族至少有七个成员，但仅仅只有 PLC-γ 与酪氨酸激酶受体相互作用。PLC-γ 包含 SH2 结构域，该结构域决定其直接与某些而不是与全部酪氨酸受体结合。生长因子受体的磷酸化作用激活 PLC-γ，后者将磷脂酰肌醇分解为三磷酸肌醇（IP_3）和二酯酰甘油（DAG），IP_3 与 DAG 都是有效的第二信使。由于 PLC-γ 并不是与所有的激酶受体相互作用，因此其他的效应分子如磷脂酰肌醇 -3 激酶在信号转导中起着同样重要的作用。

如同前面提到的，PLC 介导的信号转导途径有两条：IP_3 途径与 DAG 途径。IP_3 与特定的细胞内受体结合——特异性结合 Ca^{2+} 通道，引起 Ca^{2+} 流动，激活许多蛋白质，如蛋白酶和钙调蛋白。而由 DAG 介导的第二条途径激活蛋白激酶 C，磷酸化其他蛋白质的丝氨酸 - 苏氨酸，最终信号被送至细胞核内。

3. 转录因子　激活生长因子受体的最终结果是细胞分裂。这一过程涉及蛋白质的合成，从而也涉及转录因子的活化。因此，转录因子在细胞生长的调控中扮演着重要的角色。有些基因，如癌基因 *fos*、*jun* 和 *myc*，可以引起响应生长因子的新基因的转录，实际上每一种基因最初都是在致癌性反转录病毒中分离出来的。myc 家族有三个成员（*c-myc*、*L-myc* 和 *N-myc*），每一个都与人类癌症的发生有着密切的关系。地方性 Burkitt 淋巴瘤的染色体 8；14 易位激活 *c-myc* 基因；在肺肿瘤，则引起 *L-myc* 基因扩增；而在神经母细胞瘤引起 *N-myc* 基因扩增，这与预后差有紧密的联系。除了 *fos*、*jun* 和 *mys*，许多其他转录因子也已经分离出来，包括某些肿瘤抑制基因，如 *p53*，以及 Wilms 肿瘤基因 *WT-1* 和 *WT-2*。

【细胞分裂】

通过信号转导途径的研究，人们对细胞的生长和调控有了基本的了解，而涉及原癌基因及其蛋白的基础研究的第二个方面引出了对细胞周期调控的新的理解。研究者已经分离出一系列基因及其产物，它们在细胞通过分裂周期的进程中是必不可少的（图 4-4）。

细胞周期素，是在细胞周期的不同阶段含量增加或减少的一类蛋白质，它调控细胞周期素依赖性蛋白激酶的活性，后者继而磷酸化细胞周期中特定位点的重要靶点。除细胞周期素调节细胞分裂以外，当出现某种错误时，另一组基因在一系列阻断细胞周期进程的位点对细胞周期进行调节（图 4-5）。

比如，原癌基因细胞周期素 D1（cyclin D1）调节另一种原癌基因，细胞周期依赖性激酶-4，后者在细胞周期的晚 G_1 期磷酸化肿瘤抑制基因的产物 Rb。Rb 磷酸化后，释放转录因子 E2F-1，推动细胞进入 S 期。当细胞 DNA 受损时，检测点调节机制被激活，p53 肿瘤抑制基因产物含量增加。p53 导致阻滞细胞周期素依赖性激酶-4 活性的蛋白质合成增加；Rb 蛋白不再被磷酸化，细胞阻滞在晚 G_1 期。从而使细胞有时间停留在 G_1 期修复 DNA 损伤，有缺陷的遗传信息不被传送。这一系列事件强调了癌基因和肿瘤抑制基因在整个细胞周期过程中是如何与信号转导途径相互作用的。

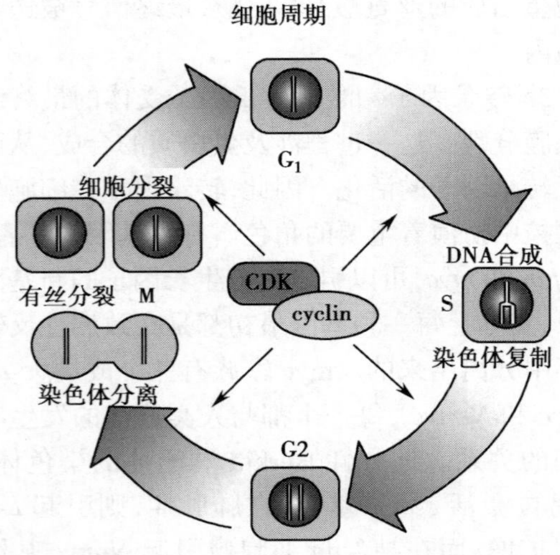

图 4-4 通过与细胞周期素蛋白的联系和磷化不同时相关键的蛋白质，细胞周期素依赖性激酶（Cdk）调节细胞增殖周期事件（文末有彩图）

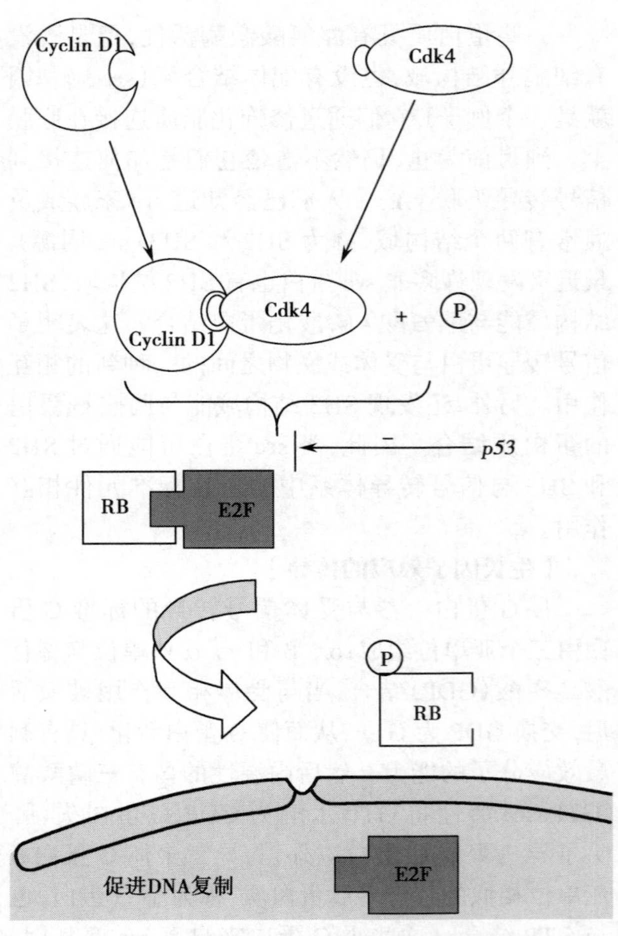

图 4-5 原癌基因和抑癌基因在细胞增殖周期调控中的作用 细胞周期素 D 与细胞素依赖性激酶 4（Cdk4）联系，引起激酶激活，进一步引起视网膜母细胞瘤蛋白，转录因子复合物 Rb/E2F-1 磷酸化，导致 E2F-1 释放，促进细胞进入 S 期。抑癌基因 *p53* 通过增加一种抑制性蛋白质产物抑制 Cdk4 与细胞周期素 D1 的联系

（龚建平）

第二节 人类基因组计划

人类基因组：指人类细胞中 DNA 分子所包含的储藏有人体全部遗传信息的一整套基因约 3×10^9bp。细胞核基因组：规模庞大，结构复杂，包含了人类基因组织 99% 的基因，涉及的 DNA 分子总长度为 3×10^6kb，基因总数达 5 万~10 万个。以染色质或染色体的形式存在。线粒体基因组：位于线粒体内，是一个结构简单的小基因组，包含基因数仅有 37 个，DNA 长度为 16.6kb。由美、英、日、德、法、中六国参与的人类基因组计划（Human Genome Project，HGP），是人类文明史上最伟大的科学创举之一。其内容可简单地概括为遗传图、物理图与序列图的绘制，处于核心位置的是序列图的绘制——测定人类基因组的全部 DNA 序列，从而获得人类全面认识自我最重要的生物学信息。HGP 有两个源头：一是美国能源部对原子弹爆炸幸存者及其后代的研究，科学家无法从一个或几个基因来解释，为什么随着繁衍代数的增加，核辐射造成的畸形等逐渐减少甚至消失；另一源头是美国的肿瘤研究计划也无法从一个或几个基因入手，揭示肿瘤的奥秘，更

谈不上攻克癌症。1986年，诺贝尔奖得主杜尔贝科（R Dulbecco）在《科学》（*Science*）周刊撰文回顾肿瘤研究的进展，指出要么依旧采用“零敲碎打”的策略，要么从整体上研究和分析人类基因组。

1990年，美国能源部（DOE）与国立卫生研究院（NIH）共同启动HGP，原定投入30亿美元，用15年时间完成该计划。英、日、法、德等国相继加入。1999年7月，中科院遗传研究所人类基因组中心代表中国在人类基因组测序参与者索引（HGSI）注册，同年9月被正式接纳为“国际测序俱乐部”成员，测定3号染色体短臂上从端粒到标记D3S3610间大约30厘摩（centi Morgen，缩写为cM，是基因组遗传图上的图距单位，以减数分裂过程中两个位点间交换、重组的百分率表示，重组率1%即为1厘摩）的区域，从遗传图距离来看占整个基因组的1%。中国成为第六个参与人类基因组测序的国家。随后，国家南北方基因组中心加盟，共同完成这一任务。2000年人类基因组“工作框架图”宣告完成；2003年，人类基因组测序工作完成。

人类基因组计划对生命科学的研究和生物产业的发展具有非常重要的意义，它为人类社会带来的巨大影响是不可估量的。

第一，获得人类全部基因序列将有助于人类认识许多遗传疾病以及癌症等疾病的致病机制，为分子诊断、基因治疗等新方法提供理论依据。在不远的将来，根据每个人DNA序列的差异，可了解不同个体对疾病的抵抗力，依照每个人的“基因特点”对症下药，这便是21世纪的医学——个体化医学。更重要的是，通过基因治疗，不但可预防当事人日后发生疾病，还可预防其后代发生同样的疾病。

第二，破译生命密码的人类基因组计划有助于人们对基因的表达调控有更深入的了解。人体内真正发挥作用的是蛋白质，人类功能基因组学便是应用基因组学的知识和工具去了解影响发育和整个生物体特定序列的表达谱。有人将HGP比作生命周期表，因为它不再是从研究个别基因着手，而是力求在细胞水平解决基因组问题，同时研究所有基因及其表达产物，以建立对生命现象的整体认识。目前，研究者已着手通过DNA芯片等新技术对基因的表达展开全面研究，也通过蛋白质芯片的制作，标准化双向蛋白质凝胶电泳、色谱、质谱等分析手段对人类可能存在的几十万种蛋白质或多肽的特征和功能进行研究。科学家预言，蛋白质组的研究将导致药物开发方面实质性的突破，以使人类真正攻克癌症等顽疾。

总之，人类基因组图谱对揭示人类发展、进化的历史具有重要意义。对进化的研究，不再建立在假说的基础上，利用比较基因组学，通过研究古代DNA，可揭示生命进化的奥秘以及古今生物的联系，帮助人们更好地认识人类在自然界中的地位。

（龚建平）

第三节　功能基因组学

“人类基因组计划”大规模测定DNA序列工作的完成，宣告“后基因组时代”的开始。基因组DNA测序是人类对自身基因组认识的第一步。随着测序的完成，功能基因组学（functional genomics）研究成为研究的主流，它从基因组信息与外界环境相互作用的高度，阐明基因组的功能。功能基因组学的研究内容：人类基因组DNA序列变异性研究、基因组表达调控的研究、模式生物体的研究和生物信息学的研究等。

1. 基因组表达及调控的研究　在全细胞的水平，识别所有基因组表达产物mRNA和蛋白质，以及两者的相互作用，阐明基因组表达在发育过程和不同环境压力下的时、空的整体调控网络。

2. 人类基因信息的识别和鉴定　要提取基因组功能信息，识别和鉴定基因序列是必不可少的基础工作。基因识别需采用生物信息学、计算生物学技术和生物学实验手段，并将理论方法和实验结合起来。基于理论的方法主要从已经掌握的大量核酸序列数据入手，发展序列比较、基因组比较及基因预测理论方法。识别基因的生物学手段主要基于以下的原理和思路：①根据可表达序列标签（STS）；②对染色体特异性cosmid进行直接的cDNA选择；③根据CpG岛；④差异显示及相关原理；⑤外显子捕获及相关原理；⑥基因芯片技术；

⑦基因组扫描;⑧突变检测体系,等等。

3. 基因功能信息的提取和鉴定 包括:①人类基因突变体的系统鉴定;②基因表达谱的绘制;③“基因改变 - 功能改变”的鉴定;④蛋白质水平、修饰状态和相互作用的检测。

4. 在测序和基因多样性分析 人类基因组计划得到的基因组序列虽然具有代表性,但是每个人的基因组并非完全一样,基因组序列存在着差异。基因组的差异反映在表型上就形成个体的差异,如黑人与白人的差异、高个与矮个的差异、健康人与遗传病人的差异等。出现最多基因多态性就是单核苷酸多态性(SNPs)。

5. 比较基因组学 将人类基因组与模式生物基因组进行比较,这一方面有助于根据同源性方法分析人类基因的功能,另一方面有助于发现人类和其他生物的本质差异,探索遗传语言的奥秘。

研究疾病状态和发病过程中基因型变化规律,将是揭示基因组功能奥秘的最佳突破途径,由此建立了疾病基因组学(disease genomics)。人类所有疾病或健康状态都与基因直接或间接相关,疾病发生过程则是相关基因表达蛋白的作用结果。所以进行疾病基因组学的研究,可使功能基因组学在实质上得到具体体现和理论的升华,也可与蛋白质组学研究相呼应。我国是一个遗传资源大国,人口多,疾病谱广,疾病家系、隔离群体和染色体改变方面的材料资源丰富。通过这方面的研究,我们将有可能为功能基因组学理论与技术体系的建立做出特有的贡献。此外,功能基因组研究也包括:

(1) 基因组多样性的研究:人类是一个具有多态性的群体。已知人类基因组 DNA 序列中最常见的变异形式是单核苷酸多态性(SNP),在全基因组中估计有 3×10^6~10×10^6 个。开展基因组多样性研究,无论对于了解人类的起源、进化和迁徙,还是对于生物医学均会产生重大的影响。

(2) 基因组的表达调控研究:一个细胞的转录表达水平能够精确而特异地反映其类型、发育阶段以及状态,是功能基因组学的主要研究内容之一。

(3) 模式生物体作为功能基因组学的工具:模式生物体的基因组结构相对简单,但是它们的核心细胞组成和生化通路在很大程度上是保守的。通过比较和鉴别进化不同阶段生物体的基因组信息,将进一步加深对人类基因组结构和功能的了解。

微生物基因组学的研究重心也开始转向微生物功能基因组学。第一,它将为进一步研究人体和动植物病原微生物生长发育和致病机制提供新方法,开拓新局面。第二,可以更好地了解微生物的生理和进化、它们的耐药机制和天然缺陷以及基因功能,以利于直接筛选新药、研制抗生素,为临床诊治和新药开发打开新局面。第三,微生物全基因组功能分析信息也有助于深入了解有关微生物适应环境的调控机制,从而更好地利用微生物整治和清除废物,有益于能源的开发和生产。

(龚建平)

第四节 蛋白质组

蛋白质组(proteome)的概念是由澳大利亚学者 Wilkins 和 Williams 等于 1994 年提出。根据他们的定义,“proteome”一词源于“protein”与“genome”杂合。另有学者认为,“proteome”代表一个完整生物全套蛋白质或反映不同细胞的组合。由此,有三种含义,指的是由一个细胞、一个组织或一种生物的基因组所表达的全部相应的蛋白质。作为基因表达产物的蛋白质,其种类和数量在不同的时间及环境下是不同的,同一时刻取得的蛋白质组的数据,由于所处不同的生理病理状态也是不同的,即蛋白质组是一个动态的概念。随着蛋白质组概念的提出,蛋白质组学(proteomics)的概念也应运而生。目前蛋白质组学尚无明确的定义,一般认为它是研究蛋白质组或应用大规模蛋白质分离和识别技术研究蛋白质组的一门学科,是对基因组所表达的整套蛋白质的分析。蛋白质组学的第一篇原始论著 1995 年发表于 *Electrophoresis*。蛋白质组学研究内容包括对各种蛋白质的识别和定量化,确定它们的细胞内外的定位、修饰、相互反应、活性,最终确定它们的功能。并对由此获取的数据进行数据库构建,以及推动这一学科进步的蛋白质组分析技术的研究。

蛋白质组学研究有两条途径:一条是类似基因组学的研究,即力图“查清”人类大约 3 万 ~4 万多个基因编码的所有蛋白质，建立蛋白质组数据库，即组成蛋白质组学研究；另一条途径则着重于寻找和筛选引起2个样本之间的差异蛋白质谱产生的任何有意义的因素，揭示细胞生理和病理状态的进程与本质，对外界环境刺激的反应途径，以及细胞调控机制，同时获得对某些关键蛋白的定性和功能分析，即比较蛋白质组学研究。

1. 组成蛋白质组学研究（结构蛋白质组学） 这是一种针对有基因组或转录组数据库的生物体或组织、细胞，建立其蛋白质或亚蛋白质组（或蛋白质表达谱）及其蛋白质组连锁群的一种全景式的蛋白组学研究，从而获得对有机体生命活动的全景式认识。

应该认识到，全基因组研究的发端和升温，是由于大规模基因组测序技术的实现和其后高通量的基因芯片技术的发展所推动的。而蛋白质组迄今还不具备相应的技术基础，且大规模的高通量DNA研究是建立在4种碱基及其配对性质的相对单一和简单的原则基础上的，而对蛋白质的识别和鉴定的原则要复杂得多。随着对蛋白质组学的深入理解和具体工作的开展，人们逐渐认识到在短时间内建立人类蛋白质组学“完整的”数据库和实现网络资源共享的条件尚未成熟。在没有弄清楚具体蛋白质的结构、功能、表达调控和亚细胞定位之前，其应用前景也不是十分明确和直接，其可操作性也因此大打折扣。

2. 比较蛋白质组学研究（差异蛋白组学、功能蛋白质组学） 以重要生命过程或人类重大疾病为对象，进行重要生理、病理体系过程的比较蛋白质组学研究，是比较蛋白质组学研究的核心。以分子生物学为代表的生命科学的不断发展与相应技术的急剧进步是分不开的，可以说目前生命科学每一步重大突破都是基于相应技术的突破。虽然蛋白质组学研究的支撑技术（双向凝胶电泳、质谱技术、生物信息学技术等）已经取得了巨大的进步并在蛋白质组学研究中发挥着决定性的作用。但不可否认，无论是蛋白分离技术——二维电泳存在的对低丰度蛋白、碱性蛋白、疏水性蛋白的低检测力，还是酵母双杂交系统缺乏快速、高效的手段获取复杂蛋白质相互作用的多维信息，以及蛋白质的生物信息学研究的应用范围与准确率需要进一步的提高，各种数据的整理和算法的规范，更复杂的信息综合能力，蛋白质相互作用的准确分析，界定相互作用连锁群等方面，都需要新的突破性技术的进一步开发。虽然在微生物中，基因组、转录组基础上的蛋白质全谱研究已有成功报道，但在高等生物尤其是哺乳动物中未见报道，人类组织或细胞的蛋白质组全谱基本未涉及。比照基因组测序式的对人类“完全”蛋白质组进行扫描和建档的研究途径，优先开展筛选特定情况（疾病、农业新品种等）下的蛋白质组中特殊标志蛋白与关键蛋白的研究（差异蛋白质组学），并迅速运用到满足我国有重大需求的实际应用中去，是一种更符合中国国情的切实可行的研究途径。可以说差异蛋白质组学是功能蛋白质组学研究的一个分支，通过参与不同生理病理过程蛋白质种类和数量的比较，寻找重要生理过程中的关键蛋白和导致疾病发生的标志性蛋白的这类研究，现在正获得国内外众多蛋白质组学研究者日益增多的关注，中国的科学工作者就此提出了一种全新的研究策略：功能蛋白质组学是位于对个别蛋白质的传统蛋白质研究和以全部蛋白质为研究对象的蛋白质组研究之间的层次的一个概念，指研究特定时间、特定环境和实验条件下基因组所表达的蛋白质。

3. 临床蛋白质组学（clinical proteomics） 任何研究的目的都是要服务于人类，蛋白质组学的研究也不例外。蛋白质组学的研究已涉及临床的各个方面：

（1）诊断：如疾病筛查、疾病分期分型等。因为不同病理过程中蛋白质的种类和数量会有不同的变化，有的蛋白质呈现明显的上调，有的则较正常生理过程出现缺失或明显下调，把这些疾病特异和疾病相关的蛋白质作为生物标志物（biomarker）。对于特定蛋白质在特定疾病中的作用的深入研究，为最终找到疾病的病因、发病机制提供了客观依据，也是疾病临床分期分型的分子基础。

（2）指导治疗：如病程分析、用药、手术时机的选择等。

（3）提供药物开发的临床依据：如确定药物靶点、新药开发（某些药物本身就是蛋白质）等。

（4）预后判断：如根据生物标志物在不同疾病中的变化，从而判断疾病的性质和严重程度等。

（龚建平）

第五节 分子诊断与生物治疗

一、分子诊断

长期以来,疾病的诊断主要依据病史、症状、体征和各种辅助检查,如血液学、病理学、免疫学、微生物学、寄生虫学乃至物理学检查等。然而,上述检查方法都有其各自的局限性,使得许多疾病未能被及时准确地诊断,从而延误了治疗良机,因为许多外科疾病在病人出现症状、体征及生化改变之前就已存在相当一段时间,所以人们一直在盼望能找到一种技术,在疾病一旦发生,甚至尚未出现症状、体征及生化改变之前,就能做出诊断;对于某些可能的致病因素,包括食品、水质、环境中存在的病原体,人们也期望能有简单准确的方法及时进行检测。分子生物学技术的发展使人们渴望已久的上述愿望得以实现,这种在分子生物学理论和技术发展基础上建立起来的一门全新的诊断技术就是分子诊断。

生物大分子主要指核酸(DNA 和 RNA)和蛋白质,通过从分子水平上完成 DNA、RNA 或蛋白质检测,从而对疾病做出诊断的方法称为分子诊断,目前常用的方法有基因诊断和肿瘤标志物检测两种。

(一) 基因诊断

基因诊断是用分子生物学的理论和技术,通过直接探查基因的存在状态或缺陷,从基因结构、定位、复制、转录或翻译水平分析基因的功能,从而对人体状态与疾病做出诊断的方法。基因诊断检测的目标分子是 DNA 或 RNA,反映基因的结构和功能。检测的基因有内源性(即机体自身的基因)和外源性(如病毒、细菌等)两种,前者用于诊断基因有无病变,后者用于诊断有无病原体感染。

基因诊断的意义在于不仅能对某些疾病做出确切诊断,如确定某些遗传病,也能确定基因与疾病有关联的状态,如对疾病的易感性、发病类型和阶段的确定等。就目前已经开展的工作而言,外科领域的遗传性疾病、遗传易感性疾病、多种恶性肿瘤、感染性疾病、器官移植反应等都可以用基因诊断的方法加以诊断。

基因诊断的主要技术有核酸分子杂交、聚合酶链反应和生物芯片技术。

1. 核酸分子杂交技术

(1) 原理:具有一定互补序列的核苷酸单链在液相或固相中按碱基互补配对原则缔合成异质双链的过程,称为核酸分子杂交。杂交的双方是待测核酸序列和探针序列。应用该技术可对特定 DNA 或 RNA 序列进行定性或定量检测。

(2) 基因探针及其标记:基因探针是一段与待测 DNA 或 RNA 互补的核苷酸序列,可以是 DNA 或 RNA,长度不一,可为完整基因,也可为其中一部分。根据探针的来源和性质分为基因组 DNA 探针、cDNA 探针、RNA 探针和人工合成的寡核苷酸探针。作为探针至少必须满足两个条件,一是应为单链(或通过变性形成单链);二是应带有可被示踪和检测的标记。有了合适的探针,就有可能检测出目的基因,观察有无突变,也可根据探针的结合量进行定量检测。选择探针最基本的原则是要有高度特异性,其次也需考虑到制备探针的难易性和检测手段的灵敏性等其他因素。

基因探针制备有放射性核素和非放射性核素两种标记方法。前者常用缺口平移法、末端标记法和随机引物标记法。其优点是检测特异性强、灵敏度高、对各种酶促反应无任何影响,也不会影响碱基配对的特异性和稳定性;缺点是易造成放射性污染。后者常用地高辛、生物素、辣根过氧化物酶标记等,其优点是操作简单、安全,但敏感性和稳定性均不如前者。

(3) 常用核酸分子杂交技术

1) Southern 印迹杂交:是最经典和应用最广泛的杂交方法。将待测标本 DNA 经限制性核酸内切酶处理后再与未经酶处理的样品一起做凝胶电泳,然后将电泳分离开的 DNA 片段从凝胶中转印至硝酸纤维素滤膜上,再用标记探针杂交,放射自显影后分析结果。

2) Northern 印迹杂交:基本原理与 Southern 印迹杂交相同,不同之处在于 Northern 印迹杂交检测的是总 RNA 或 mRNA,而不是 DNA。

3) 斑点杂交(dot blotting):将待测 DNA、RNA 制备物或细胞裂解物变性后直接点在硝酸纤维素膜上(无需限制酶酶解),与探针进行杂交反应。该技术对于基因拷贝数多的样品很适合,具有简捷的特点，一次可做大批量样品的筛查，适于流行病学调查和感染性疾病外源性致病基因的检测。

4）原位杂交（in situ hybridization）：是在组织和细胞内进行DNA或RNA精确定位和定量的特异性方法之一，直接在组织切片或细胞涂片上进行杂交反应。其特点是能在成分复杂的组织中进行单一细胞的研究而不受同一组织中其他成分的影响，因此对于那些细胞数量少且散在于其他组织中的细胞内DNA或RNA研究更为方便。

然而，最初的原位杂交技术，由于存在机体细胞的异质性、单细胞提取物数量少等因素，无论是针对特异大分子、还是在系统生物学-基因组医学水平上进行分子分析，单细胞分析都困难重重。最近，通过超高分辨率显微技术，结合荧光原位杂交技术，解决了荧光显微技术中无法同时观察多种分子种类的问题，分子诊断技术进入单细胞时代。

5）夹心杂交（三明治杂交）：采用位于待测靶基因序列上两个相邻但不重叠的DNA序列片段，分别作为捕捉探针（未标记）和检测探针（已标记），同时与目的基因序列杂交。目的基因序列被夹在两个探针之间，因此被形象地称为夹心杂交或三明治杂交。其优点是对核酸样品纯度要求不高，粗样品结构同样可靠；特异性较高，因为必须经两步杂交才能得到结果；在微量多孔塑料培养板上可同时进行多个样品的检测；定量较准确；有利于实现自动化操作。

6）液相杂交：是在溶液中进行的一种检测RNA的杂交技术。其特异性较Northern杂交法更高，并可对其进行较为准确的定量，包括核酸酶S1保护分析法和RNA酶保护分析法两种方法。前者是利用单链DNA探针与待测RNA样品在液相中进行杂交，形成DNA/RNA杂交双链，核酸酶S1能专一性地水解未形成杂交的DNA和RNA单链，而DNA/RNA杂交双链则受到保护而不被降解。RNA酶保护分析法所采用的探针为单链RNA探针，杂交后形成RNA/RNA双链，RNA酶A和T1专一性降解单链RNA，而双链RNA则受到保护。

2. 聚合酶链反应（polymerase chain reaction, PCR）

（1）原理：PCR是模板DNA、引物和4种脱氧核糖核苷三磷酸（dNTP）在DNA聚合酶作用下发生酶促聚合反应，扩增出所需目的DNA。包括三个基本步骤：双链DNA模板加热变性成单链（变性）；在低温下引物与单链DNA互补配对（退火）；在适宜温度下Taq DNA聚合酶催化引物沿着模板DNA延伸（延伸）。

（2）PCR引物：PCR技术的特异性取决于引物和模板DNA结合的特异性，引物设计决定PCR反应的成败。由于致病基因是在正常基因序列中发生点突变、片段插入和/或缺失，基因两翼的DNA序列和正常基因仍然相同，因此根据基因两翼的DNA序列可设计出各20个碱基左右的一对引物。

（3）常用PCR技术：利用PCR技术，在适当条件下扩增目的基因，然后分析PCR产物，便可判断其是否为致病基因及其变异性质。PCR技术具有快速、灵敏、特异性高等特点，为扩大其应用范围，根据需要目前已衍生和发展出以下方法：

1）常规PCR：为最简单及应用最普遍的一种PCR技术。常用于多拷贝DNA分子扩增，一般DNA模板采用一对引物经30次左右的循环扩增即可达到预期目的。

2）复合PCR：在同一反应体系中用多组引物同时扩增几种基因片段。此方法主要用于同一病原体分型及同时检测多种病原体，也可用于多点突变遗传病的诊断。

3）反转录PCR（RT-PCR）：以mRNA为模板反转录产生cDNA的第一链，然后以cDNA第一链为模板进行常规PCR反应。此方法临床应用甚为广泛，目的在于检测RNA。

4）原位PCR：利用标记引物在组织切片或细胞涂片上进行PCR扩增，然后直接显色或利用特异性探针与扩增产物立即杂交。其特点是不需要从组织或细胞中分离模板DNA，便于了解模板DNA在组织中的细胞类型及其在细胞中的位置。

5）反向PCR：通常PCR扩增是沿着已知序列方向进行的，若扩增是对已知序列两侧的未知序列进行的，则称为反向PCR。

6）膜结合PCR：将模板DNA经一定处理后固定到尼龙膜或硝酸纤维素膜上，将膜上固定的DNA直接用于扩增。这种方法特别适用于模板量极少或DNA污染严重的情况，后者是由于DNA结合到膜上，可以通过彻底漂洗以纯化模板。

7）彩色PCR：将PCR的引物5′端用荧光物质标记，就可进行彩色PCR。

8）定量PCR：主要用于mRNA定量，需要经过RNA制备、反转录、PCR、凝胶电泳、定量分析等步骤。

9）固着PCR：将引物固相化，再行PCR。此时PCR产物就被固相化，易于分离。

10）免疫PCR：为检测较少抗原或抗体分子，

将已知序列的DNA片段共价结合于该抗原或抗体分子对应的抗体或抗原分子上，再直接用PCR方法扩增该DNA片段，从而达到间接检测抗原或抗体的目的。

3. 生物芯片技术　生物芯片技术是近年发展起来的分子生物学与微电子技术相结合的核酸分析检测技术。最初的生物芯片技术主要目标是用于DNA序列测定、基因表达谱鉴定和基因突变体检测和分析，所以又称为DNA芯片或基因芯片技术。由于目前这一技术已扩展至免疫反应、受体结合等非核酸领域，出现了蛋白质芯片、免疫芯片、细胞芯片、组织芯片等，所以改称生物芯片技术更符合发展趋势。

DNA芯片技术的基本原理是将cDNA或寡核苷酸探针以10^5~10^6位点/cm^2的密度结合在固相支持物(即芯片)上，每个位点上的cDNA或寡核苷酸探针的顺序是已知的，将该探针与荧光标记的待测样品DNA、RNA或cDNA在芯片上进行杂交，然后用激光共聚焦显微镜对芯片进行扫描，并配合计算机系统对杂交信号做出比较和检测，从而迅速得出所需的信息。由于它携带信息量大、体积小、分析过程自动化、分析过程快及所需样品和试剂量少，因而具有广泛的应用前景。迄今能在临床上用于疾病诊断的芯片主要见于传染性疾病，如丙型肝炎、乙型肝炎及艾滋病等少数几种疾病病毒检测芯片。如果将该技术广泛用于疾病诊断，目前仍存在较大困难，原因在于当前对基因功能的认识仍不充分，而且疾病的发生与很多因素有关，要从大量基因库中筛选出疾病相关的特异性基因制成芯片，难度相当大。

(二) 肿瘤标志物检测

肿瘤标志物是指肿瘤细胞和组织由于相关基因或异常结构的相关基因的表达所产生的蛋白质和生物活性物质，在正常组织中不产生或产量甚微，而在肿瘤病人组织、体液和排泄物中可检测到。此外，在病人机体中，由于肿瘤组织浸润正常组织，引起机体免疫功能和代谢异常，产生一些生物活性物质和因子，虽然这些物质和因子特异性低，但与肿瘤发生和发展有关，也可用于肿瘤诊断。因此也将以上两类分子称为肿瘤标志物。

1. 肿瘤标志物的测定方法

(1) 生物化学技术：用于测定由肿瘤细胞产生并分泌到体液中的肿瘤标志物，因其含量与肿瘤活动度有关，所以适用于绝大多数肿瘤病人的监测、疗效和预后观察。

(2) 免疫组化技术：可从形态学上详细了解细胞分化、增殖和功能变化的情况，有助于确定肿瘤组织类型、预后和临床特征的分析。

(3) 单克隆抗体技术：临床上已用于甲胎蛋白(AFP)、癌胚抗原(CEA)、前列腺特异性抗原(PSA)、CA19-9、CA125、CA50等肿瘤相关抗原的检测。

(4) 纳米技术：可以检测微量，甚至痕量的肿瘤标志物以及早期肿瘤微环境的分子表达。在分子水平对肿瘤进行早期诊断。近年来，应用纳米技术进行恶性肿瘤早期诊断已全面展开，如纳米生物传感器，微小探针技术，纳米生物细胞分离技术等。最近研发成功的一种新型纳米肿瘤诊断试剂：铁蛋白纳米粒，对肿瘤诊断的灵敏度更高、特异性更强，这将为肿瘤的诊断和治疗提供新思路。

2. 肿瘤标志物分类

(1) 原位性肿瘤相关物质：在同类正常细胞含量甚微，而当细胞癌变时迅速增加，如各种癌细胞内的酶。

(2) 异位性肿瘤相关物质：是由恶变的肿瘤细胞产生，不是同类正常细胞的组分，如异位性激素，在肺癌时促肾上腺皮质激素(ACTH)明显升高。

(3) 胎盘和胎儿性肿瘤相关物质：癌细胞的特点是无限增殖，并向周围组织侵袭和转移，甚至向远隔组织转移，而胎盘绒毛细胞和胎儿组织细胞也有这样的特点。当胎儿成长后，有一些物质就消失了，如果成人组织细胞发生癌变，这类胎盘性或胚胎性物质就会产生或表达。癌胚性物质，如AFP、CEA；癌胎盘性物质，如hCG(人绒毛膜促性腺激素)等。

(4) 病毒性肿瘤相关物质：凡能在人或动物引起肿瘤或细胞恶性转化的病毒，均称为肿瘤病毒。与肿瘤有关的病毒有HTL-1病毒(成人T细胞白血病)、EB病毒(Burkitt淋巴肉瘤)、HS病毒(宫颈癌与皮肤癌)、HB病毒(肝癌)和人巨细胞病毒等。

(5) 癌基因、抑癌基因及其产物：各种致癌因素诱发癌基因激活和抑癌基因失活及其表达产物异常，是肿瘤发生、发展的重要标志。

(6) 代谢组学：肿瘤细胞与正常细胞的代谢存在明显差异，在肿瘤的发生发展中，肿瘤细胞中的微小变化都会引起代谢物的延增效应，产生大量异乎寻常的代谢物。代谢组学作为系统生物学的组成部分，能更准确地反映生物体系的状态。目前，代谢组学主要研究代谢途径中相对分子量≤1 000

小分子代谢物的变化，包括糖、脂质、氨基酸、维生素等。代谢组学在揭示肿瘤细胞的整体性代谢变化方面具有独特优势。

需要指出的是同一肿瘤可含有多种肿瘤标志物，而不同肿瘤或同种肿瘤的不同组织类型除有共同的标志物外，也可有不同的特异性标志物，即某一肿瘤的标志物对另一肿瘤来说不一定是标志物，而某一组织的正常产物对另一组织来源的肿瘤却可成为较好的肿瘤标志物。

检测肿瘤标志物的临床意义在于：早期发现或诊断原发肿瘤；筛查肿瘤高危人群；鉴别肿瘤的良、恶性；判断肿瘤的发展程度；观察肿瘤的治疗效果；预测肿瘤的复发和预后。

二、生物治疗

外科学发展到今天已经能够有效地救治损伤和感染性疾病，但对于发病率日渐增高、严重威胁人类生命的肿瘤性疾病的复发与转移仍无能为力；同时还要面对诸如组织异常性增生、器官移植后的排斥、器官移植供体不足等难题。在分子生物学理论和技术基础上发展起来的基因治疗和生物学应答调节剂疗法，为解决上述难题带来了希望，目前作为外科、内科等经典疗法的辅助手段，显示出无限生机。

（一）基因治疗

1. 基本概念　基因治疗是用正常或野生型基因的导入，校正或置换致病基因，以期纠正基因功能异常的一种治疗方法。狭义的基因治疗是指目的基因导入靶细胞后，与宿主细胞内的基因发生整合成为宿主基因组的一部分，或不与宿主细胞内的基因整合而位于染色体外，但都能在细胞中得到表达，其表达产物起到治疗疾病的作用。而广义的基因治疗则指凡是采用分子生物学原理和方法在核酸水平上开展的疾病治疗方法。

2. 基本条件　只有满足下列条件的疾病才考虑基因治疗：①现行的各种治疗方法无效或疗效不佳；②已经在 DNA 水平上明确其发病机制；③已经克隆出有关基因；④该基因可以在体外进行操作；⑤只需低水平表达即可治愈或改善疾病；⑥表达水平不需要严格限制。

3. 基本步骤　主要包括目的基因的获得、靶细胞的选择以及有效的基因转移方法。

(1) 目的基因的获得：为进行基因治疗，首先必须获得目的基因，并对其表达调控进行详细研究。获得目的基因的方法主要有：①真核基因组 DNA 文库中目的基因的克隆；② cDNA 文库中目的基因的克隆；③人工合成基因片段；④ PCR 扩增目的基因等。

(2) 靶细胞的选择：基因治疗研究中可供选择的靶细胞有生殖细胞和体细胞两大类，目前人类基因治疗研究主要限于体细胞。因为生殖细胞基因治疗由于受目前研究水平和伦理道德的影响而在全世界受到严格禁止。用体细胞进行基因治疗有两种途径：一是直接基因治疗。即将目的基因在体内直接转移到靶细胞，所用载体必须具有特异的导向性和对靶细胞具有足够高的转移效率；二是间接基因治疗。即先从病人体内取出某一器官组织的细胞，体外扩增后，将目的基因转入靶细胞形成表达外源基因的遗传修饰细胞，选择高表达的细胞扩增培养，以一定数量移植于病人体内。目前间接基因治疗作为基因治疗的主要途径，对靶细胞的选择标准是：①容易取出和移植；②容易体外培养；③外源目的基因能高效导入靶细胞；④具有较长的寿命。目前最常用的靶细胞主要有淋巴细胞、骨髓干细胞、皮肤成纤维细胞、骨骼肌细胞、血管内皮细胞、呼吸道上皮细胞。在肿瘤细胞基因治疗中，肿瘤细胞本身成为基因转移的靶细胞，通过产生自体瘤苗来达到治疗和预防肿瘤的目的。

(3) 基因转移方法：有效的基因治疗与如何将外源基因转移到细胞内并进行有效的表达是分不开的。目前实现体外基因转移的间接转移方法很多，概括起来可分为：①化学法：如磷酸钙沉淀法、DEAE- 葡聚糖法。②物理法：如显微注射法、电穿孔法、颗粒轰击（基因枪）法。③膜融合法：如脂质体法。上述三种基因转移方法虽各有优点，但均由于存在基因转移效率低及较难获得稳定表达的细胞等缺点，从而使其在基因治疗中的实际应用受到限制。④病毒载体基因转移法：为目前基因治疗实验研究的主要方法，反转录病毒载体是在增殖细胞中进行基因转移最常用的载体，而在非增殖细胞的基因转移中则以腺病毒或腺相关病毒等载体最为常用。体内直接基因治疗还需要解决载体及其安全性问题。

（二）生物学应答调节剂疗法

生物学应答调节剂（biological response modifier，BRM）是指来自生物体自身的一些细胞和分子，既是机体对内、外环境刺激应答的效应因子，也是维持机体内环境稳定的重要因素。应用 BRM，以调动机体固有能力抵御疾病的疗法，已被纳入生物治疗范畴。BRM 主要有以下四种：

1. 细胞因子（cytokines） 是指一类由免疫细胞（淋巴细胞、单核－巨噬细胞等）和相关细胞（成纤维细胞、内皮细胞等）产生的、具有调节细胞功能的、高活性、多功能的多肽。生物效应的特点是微量高效，在体内各种细胞因子的作用构成复杂的网络关系，常以自分泌（autocrine）或旁分泌（paracrine）方式在局部发挥免疫调节作用。目前与肿瘤生物治疗有关的细胞因子有五类：①干扰素（interferon，IFN）：IFN-α、IFN-β、IFN-γ；②白细胞介素（interleukin，IL）：正式报道的已有18种（IL-1~IL-18）；③肿瘤坏死因子（tumor necrosis factor，TNF）：TNF-α、TNF-β；④集落刺激因子（colony stimulating factor，CSF）：G-CSF、M-CSF、GM-CSF、Multi-CSF（即IL-3）；⑤转化生长因子（transforming growth factor，TGF）：TGF-α、TGF-β等。

2. 过继细胞免疫治疗（adoptive cellular immunotherapy，ACI） 通过给肿瘤病人输注具有抗肿瘤作用的免疫效应细胞，使受体获得或增强抗肿瘤应答反应。主要的免疫效应细胞有淋巴因子激活的杀伤细胞（LAK细胞）、肿瘤浸润性淋巴细胞（TIL）、CD3单抗激活的杀伤细胞（CD3AK）、细胞毒性T细胞（Tc）、自然杀伤细胞（NK细胞）、单核－巨噬细胞（Mf）、树突状抗原提呈细胞（DC细胞）等，目前已经用于临床的主要是LAK细胞、TIL和DC细胞。

3. 单克隆抗体及其偶联物 单克隆抗体是杂交瘤分泌的抗体，具有高度特异性和专一性，用于肿瘤治疗有两种方法：①单独使用单克隆抗体，通过激活补体依赖的细胞毒作用（CDC）或抗体依赖细胞介导的细胞毒作用（ADCC）杀伤肿瘤细胞；②用单克隆抗体与其偶联物进行免疫导向治疗，即所谓的“生物导弹”疗法：通过以单克隆抗体为特异性导向的载体，将与其偶联（或结合）的非特异性的放射性核素、抗癌药物、毒素（物）、酶和其他类型的生物制剂“携带”至肿瘤部位，发挥相应的抗肿瘤效应。

4. 肿瘤疫苗（cancer vaccine） 用肿瘤细胞或其提取物对癌症病人进行主动特异性免疫诱导治疗（active specific immunotherapy，ASI）的设想与尝试始于20世纪初，但在随后的半个多世纪内，无论是采用病人自体的、同种异体的瘤细胞，还是用建立的瘤细胞系所制备的肿瘤细胞疫苗均未获得肯定的疗效。自20世纪80年代以来，随着免疫学、分子生物学理论和基因工程技术的发展，使肿瘤疫苗技术和瘤苗ASI的研究重新受到重视，并展现出相当良好的前景。肿瘤疫苗抗癌的基本原理是：通过体外分离、提取肿瘤特异性抗原或肿瘤相关抗原，制备不同形式的疫苗注射到肿瘤或肿瘤病人体内，由抗原呈递细胞摄取并呈递给免疫细胞，使机体T淋巴细胞致敏、活化，生成肿瘤特异性细胞毒性T淋巴细胞，专一性地结合并杀伤肿瘤细胞。

由于BRM研究，特别是生物技术的快速进展，目前的生物治疗概念已扩展为“任何生物学物质（biological substance）或生物制剂（biologicals）的治疗性应用”。比如用免疫组织（胸腺、脾、淋巴结）和外周淋巴细胞制备的免疫增强剂胸腺素（thymosin）、转移因子（transfer factor，TF）和免疫核糖核酸，具有促进T细胞分化成熟、增强T细胞对抗原的应答反应、增强CTL和NK细胞活性的作用，对T细胞免疫功能低下病人的免疫功能恢复、协助宿主抗病毒感染和抗肿瘤都有积极作用。

（张宗明）

第六节 临床应用

一、单基因病

单基因病（monogenic disease）即单基因遗传病，是指基因组某单个基因座（locus）上存在基因变异所引起的一类疾病。

由于单基因病的遗传基础是基因组DNA中决定某一性状的基因座存在基因变异，因此确定这一基因致病性变异是否存在，是诊断单基因病的关键，也是其基因治疗的基础和前提。利用分子生物学技术，目前已有相当部分的单基因病可以进行基因诊断，这些疾病的共同特点是疾病的性质及致病基因的染色体定位已经明确，基因的DNA序列已全部或部分弄清，因此可用基因特异性探针或特异性引物进行检测，常用的检测方法有：

1. 限制性片段长度多态性（restriction fragment length polymorphism，RFLP）分析法 是利用限制

性内切酶和特异性 DNA 探针检测是否存在致病基因。限制性内切酶具有识别 DNA 链中特定核苷酸序列并把它切断的特性。用某种限制性内切酶消化人基因组 DNA 时，会产生许多不同长度的限制性酶切片段，由于 DNA 序列固有的特点，某一基因会相对固定地存在于某一个或几个限制性片段之中。当结构基因的 DNA 突变（包括点突变、缺失、插入等）导致形成致病基因时，就会改变限制性内切酶的识别位点。用相应的限制性内切酶消化时，所得的限制性片段会发生诸如长度的改变、原有片段的消失或产生新的片段等方面的变异，据此可以鉴定是否有致病基因。

2. 斑点杂交法　某些单基因病的遗传基础是基因序列中发生一种或多种突变，这时可设计一种针对突变的（或与突变碱基完全互补的）寡核苷酸（oligonucleotide）探针（19 或 20 个碱基的单链 DNA），标记后，在严格条件下与固定在硝酸纤维素膜或尼龙膜上的待测 DNA 进行杂交，经严格洗膜、放射自显影或显色反应，如果出现杂交信号，则说明待测 DNA 含有致病基因，如果没有杂交信号，就说明待测 DNA 不含致病基因。也可设计一种与正常基因序列一致的寡核苷酸探针，标记后与待测 DNA 进行斑点杂交，此时致病基因就不会出现杂交信号。为了准确起见，也可以将待测 DNA 分别与致病基因序列和正常基因序列两种探针进行斑点杂交，互相验证。根据同样原理可以制作相应的检测芯片，同时诊断数千个基因的突变。

3. PCR 产物直接测序分析法　由于单基因病的基因变异是在正常基因序列中发生点突变、片段插入和 / 或缺失，基因两翼的 DNA 序列和正常基因仍然相同，因此可以根据基因两翼的 DNA 序列设计出各 20 个碱基左右的一对引物，在适当条件下用 PCR 技术扩增目的基因，然后测序分析 PCR 产物，就可以判断其是否为致病基因，以及这种致病基因变异的性质。

二、多基因病

多基因病是由多个基因座存在致病性变异并协同作用所致，在多数情况下，还需要一定的环境因素参与，才导致个体发病。

多基因病的遗传因素和环境因素的性质相当复杂，其中某些疾病仅仅是由单个基因座位与个别环境因素相互作用引起，而有些疾病则是由多个基因座位的微小效应叠加在一起相互作用所致。尽管多基因病的遗传基因较为复杂，但在不少多基因病中往往只有一个或少数几个遗传基因起主导作用，这就为多基因病的分子生物学研究提供了重要途径，使人们有可能应用分子生物学技术从部分基因座位着手寻找多基因病的致病基因。

多基因病的致病基因确定是一项复杂和困难的工作，之所以要鉴定出这些基因，是因为对这些基因及其功能的理解有助于更好地认识引起这些疾病的根本原因，进而有助于对其进行正确的基因诊断和有效的基因治疗，以期达到彻底治愈有关疾病的目的。

应用几种不同的途径可以确定复杂的多基因病中较重要的基因。一是寻找疾病大家系，应用随机 RFLP 连锁标记，开展广泛的家族研究，就有可能发现与疾病易感性有关基因的连锁关系，这时，通过逆向遗传学方法可以鉴别该基因。通过这种途径，已经鉴别出一些与乳腺癌、结肠癌和胰腺癌遗传易感性有关的基因。

另一种途径是通过假定某一基因特定功能异常可能引起疾病，推断哪些基因可能与该疾病有关，一旦分离了这些所谓的候选基因并获得了适当的 RFLP 标记，就可开展家族研究，了解某些基因多态性是否与特定疾病的遗传分离。例如，占糖尿病 80%~90% 的非胰岛素依赖性糖尿病（NIDDM）以血中胰岛素相对不足、常伴有胰岛素抵抗、遗传倾向明显为特征，已有研究证明该病是多个遗传基因与环境因素共同作用的结果，胰岛素基因、胰岛素受体基因、葡萄糖激酶基因、糖原合成酶基因和线粒体 tRNA 基因等几种候选基因均对 NIDDM 的发生起作用，此外体重增加、锻炼少和抗高血压药物的应用等也与 NIDDM 的发生有关。尽管如此，由于 NIDDM 是一个多基因的遗传异质性疾病，其遗传模式复杂，在不同的 NIDDM 个体中可能由不同的基因变异所致，而单个基因变异在糖尿病发病过程中只起微小作用，发病原因并不能用上述基因完全解释，故寻找 NIDDM 致病基因一直是一项艰巨的工作。目前各国学者正通过对大量不同表现型特征的 NIDDM 进行配对研究，通过大量的家系调查，运用连锁分析和基因谱分析法，人们对 NIDDM 致病基因的认识将会不断深入。

三、肿瘤分子生物学

用分子生物学理论阐明肿瘤的发生、发展的本质，用分子生物学技术研究肿瘤基因及其表达产物在肿瘤发生、转归中的作用，从而为肿瘤诊断、预防和治疗提供新措施的一门学科，称为肿瘤分子生物学。

(一)癌基因与抑癌基因

肿瘤的发生发展与两大类基因,即癌基因(oncogene)和抑癌基因(tumor suppressor gene)有关。癌基因和抑癌基因是正常细胞中主要在胚胎期及生命早期表达的一类基因,其功能与调控细胞增殖和分化有关。癌基因能促进细胞增殖、抑制细胞分化和细胞凋亡,而抑癌基因的作用则与之相反。人体正常情况下,这两类基因相互作用维持细胞的正常生长、分化和凋亡,当某种原因使原癌基因激活或抑癌基因失活,均可导致细胞过度增殖,分化、凋亡受阻,最终引起肿瘤的发生。

1. 癌基因　是在自然或实验条件下,参与或直接导致正常细胞发生恶变的基因。分病毒癌基因(virusoncogene,v-onc)和原癌基因(proto-oncogene)两大类。前者为病毒中存在的、能诱导正常细胞转化为肿瘤细胞的致瘤基因,后者为存在于正常细胞中的癌基因同源性序列、起调节细胞生长和分化作用。已分离的癌基因有100多种。

根据基因的结构及其产物的功能,可将原癌基因分为五大类:①生长因子类:*c-sis*基因表达产物与血小板生长因子(PDGF)的B链有92%的同源性,因而可与PDGF受体结合,对细胞的生长、分裂和分化起重要的调控作用。*int*、*hst*基因的编码产物因与成纤维细胞生长因子(FGF)高度同源,所以可促进成纤维细胞生长。②生长因子受体类:*erbB*基因产物与表皮生长因子(EGF)受体膜内区的一级结构有90%的同源性,它缺乏EGF受体的膜外区,是截短了的EGF受体,能在没有EGF作用的条件下,持续产生细胞增殖信息。*neu*基因可编码PDGF受体。*fms*基因产物和巨噬细胞克隆刺激因子(M-CSF)受体同源。*kit*基因产物编码造血干细胞因子受体。癌基因abl也可能编码细胞表面蛋白和受体。③细胞内信号传导蛋白类:*ras*基因包括三类密切相关的成员,即*H-ras*、*K-ras*和*N-ras*,其表达产物具有将外界信号转入细胞内启动细胞周期的作用,在细胞增殖和分化过程中起重要作用。④蛋白激酶类:在原癌基因编码的蛋白质中,许多具有蛋白激酶活性,如src、yes、fgr、abl、fps和fes等原癌基因的产物。一般蛋白激酶催化某些蛋白发生磷酸化而改变其活性,磷酸化常发生在酶蛋白的丝氨酸残基,但癌基因编码的蛋白激酶常常催化底物酶的酪氨酸残基发生磷酸化,使之以活性形式结合于细胞膜内侧,这一变化同癌细胞的无限生长有着密切的关系。⑤细胞核内转录调节蛋白类:myc、myb、fos等原癌基因编码的产物是一些位于细胞核内的蛋白质,可与某些特定的DNA相结合,影响DNA复制的启动过程,或对转录进行调控,从而实现其调节细胞生长、增殖和分化作用。

原癌基因具有正常生理功能,但功能异常时又具有潜在致癌能力。其致癌能力与这类基因的异常激活有关,异常激活可发生在下列情况:①点突变;②启动子插入;③甲基化程度降低;④基因扩增与高表达;⑤基因易位或重排。激活后的原癌基因称为癌基因,不适当地表达癌基因产物,使细胞增殖控制丧失而形成癌。

2. 抑癌基因　是一类存在于正常细胞中的、与原癌基因共同调控细胞生长和分化的基因,也称抗癌基因(antioncogene),隐性癌基因(recessive oncogenes)。自从1986年人类第一个抑癌基因Rb被分离克隆和鉴定后,有许多抑癌基因逐步被克隆鉴定,并发现它们与许多肿瘤密切相关,迄今为止发现的常见抑癌基因有:①*p53*基因:是一种与人类肿瘤相关性最高的基因;②*Rb*(retinoblastoma)基因;③*p16*基因;④*APC*(adenomatous polyposis coli)基因;⑤*nm23*基因;⑥*MCC*(mutated colorectal cancer)基因;⑦*DCC*(deleted in colorectal carcinoma)基因;⑧*NF1*(neurofibromatosis type 1)基因;⑨*WT1*(Wilms tumor type 1)基因。

抑癌基因的根本作用是抑制细胞进入增殖周期,诱导终末分化和细胞凋亡,维持基因稳定,具有潜在抑制肿瘤生长的功能,当其发生突变、缺失或功能失活时,可导致细胞恶性转化而发生肿瘤。其作用机制可能通过抑制原癌基因的活化及表达,或通过使癌基因表达蛋白产物失活等,从而对细胞增殖起负调节作用。

(二)肿瘤的分子诊断

1. 肿瘤易感基因检测　肿瘤遗传相关的易感基因检测对于肿瘤高危人群的筛选具有实用价值,已明确的肿瘤易感基因及其相关肿瘤有*Rb1*(视网膜母细胞瘤)、*WT1*(肾母细胞瘤)、*p53*(Li-Fraumeni综合征)、*APC*(家族性腺瘤性息肉病)、*HNPCC*(遗传性非息肉病性结肠炎)、*NF1*(神经纤维瘤病)、*VHL*(VonHippel-Lindau综合征)、*PTEN*(Bannayan-Riley-Ruvalcaba综合征)、*BRCA*(家族性乳腺癌、卵巢癌)等。

2. 基因过表达检测　癌基因的激活和抑癌基因的失活是肿瘤发生过程中的关键因素。癌基因的激活有多种表现形式,其中基因产物过表达为重要形式之一,可表现为mRNA和蛋白质量的增加,此外,基因扩增可表现为基因拷贝数的增加,这些基因表达的异常,均可加以检测。①基因表达产物检测:蛋白质水平基因表达产物的检测最常用的方法为免疫组化技术,也可用酶联免疫吸附测定(enzyme-linked immunosorbent assay,ELISA)和 Western 杂交法。②基因扩增检测:基因扩增主要表现为基因拷贝数的增加和转录产物 mRNA 的增加,常用的检测方法有 Southern 杂交、Northern 杂交、原位杂交、原位 PCR 等。近年还在原位杂交基础上建立了一种比较基因组杂交方法,即将荧光素分别标记在去除了重复序列的肿瘤及正常细胞基因组 DNA 上,然后分别与正常染色体进行原位杂交,对两种不同探针与各个染色体杂交后的信号进行比较,以了解该肿瘤细胞在不同染色体上缺失或扩增的状态。

3. 基因突变检测　癌基因和抑癌基因的突变是肿瘤发生中出现频率较高的分子事件,不仅在肿瘤细胞中可检测到突变基因,在一些癌前病变或癌前状态的组织细胞中也存在不同形式和程度的基因突变。基因突变的主要形式有点突变、基因缺失、基因易位或重排、基因插入、甲基化和染色体非组化蛋白改变等。基因突变的主要检测方法有:

(1) 单链构象多态性分析(single-strand conformation polymorphism,SSCP)与变性梯度凝胶电泳(denaturing gradient gel electrophoresis,DGGE):利用碱基突变引起的构象变化,最终导致电泳迁移漂变进行突变检测,DGGE 优于 SSCP。

(2) 杂合双链分析法(heteroduplex analysis,HA):是直接在非变性的聚丙烯酰胺凝胶上分离杂交的突变型 - 野生型 DNA 双链。由于突变型和野生型 DNA 形成的异源杂合双链 DNA 在其错配处形成突起,在非变性凝胶中电泳时,会产生与相应的同源双链 DNA 不同的迁移率。

(3) 突变体富集 PCR 法(mutant-enriched PCR):是利用癌基因或抑癌基因某个密码子部位存在已知的限制性内切酶位点,如 *K-ras* 基因第 12 密码子的 BstNI 位点、第 13 密码子的 Bgl Ⅱ位点,用连续两次巢式 PCR 来扩增包括 *K-ras* 第 12、13 密码子的 DNA 片段,在两次扩增反应之间用相应的内切酶消化扩增的 DNA 片段,野生型因被酶切不能进入第二次 PCR 扩增,而突变型则能完全进入第二次 PCR 扩增并得到产物的富集。

(4) RNA 酶裂解分析(ribonuclease cleavage assay,RCA)及化学错配裂解法(chemical cleavage of mismatch,CCM):利用野生型与突变型的单个碱基差别所形成异源杂合双链中的错配碱基,经裂解,可直观地从凝胶上的片段排列获知突变的有无及突变的位置,根据裂解剂的不同分为 RNA 酶法和化学错配裂解法。

(5) 等位基因特异性 PCR(allele-specific polymerase chain reaction,ASPCR)与 PCR 等位基因特异寡核苷酸(PCR-allele specific oligonucleotide,PCR-ASO)探针斑点杂交法:是 PCR 技术应用的发展,用正常和突变的探针或引物对已知突变基因进行检测。

(6) 碱基切割序列扫描(base excision sequence scanning,BESS T-scan):是一种不通过测序而检测和定位突变的新技术。其基本技术路线是用荧光或放射性核素标记的引物在有 dUTP 的条件下进行 PCR 扩增,选用适宜的内切酶将 PCR 产物于 dU 位点处切断,以高分辨 PAGE 胶分离并比较待测和标准对照条带,从而检测和定位突变。

(7) 连接酶链反应(ligase chain reaction,LCR):是以 DNA 连接酶将一条 DNA 链的 5′- 磷酸与另一相邻 DNA 链的 3′- 羟基连接起来,以这种反应为基础进行的循环反应,可准确区分基因序列中单个基因突变。

(8) 毛细管电泳法(capillary electrophoresis):是近几年崛起的高效快速分离、分析技术。泛指在散热效率高的极细毛细管内,利用在有或无凝胶的筛分机制和高强度电场的双重作用下,DNA 片段因离子表面积和分子外形的变异导致的迁移时间不同而检测突变。

(9) DNA 测序(DNA sequencing):对于各种方法检测得到的基因突变结果,最终都要用 DNA 序列分析才能确定突变的类型和突变部位。目前常用的 DNA 测序方法有 Sanger 双脱氧末端终止法、Maxam-Gilbert 化学裂解法和 DNA 序列全自动激光测定法。

4. 限制性片段长度多态性(RFLP)分析　肿瘤细胞基因突变及异常基因在 DNA 上的定位可以通过 DNA 分子的分析来识别特定基因组区域的丢失及扩增,其中较重要的一项研究为应用同一病人的正常体细胞(血细胞或瘤旁正常组织)及肿瘤细胞的 DNA,检测 DNA 多态性位点上等位基因的不平衡性。基因组中一个特定的基因位点若存在两个以上的等位基因,而且其中任何一个等位基因在人群中的频率不低于 10%,这一现象称为多态性,其本质是染色体 DNA 中核苷酸数目或排列顺序的个体化。当两个等位基因的相关性密度在正常与肿瘤细胞间出现显著性差异时,提示肿瘤细胞中多态性序列位点处出现突变。当DNA序列差异发生在限制性内切酶识别位点或当DNA片段插入、缺失或重复时，基因组DNA经限制性内切酶水解成不同片段，称为限制性片段。这种在同种生物不同个体间出现的不同长度限制性片段类型，就是RFLP。RFLP分析可以直接分析肿瘤组织中某些基因在染色体上的变异及其与肿瘤发生的关系，精确定位的RFLP分析还是发现新的肿瘤基因的有效手段。目前能用于RFLP分析的肿瘤基因探针和基因位点探针已有数百种，覆盖了人类23对染色体，是肿瘤分子诊断的重要方法之一。

5. 微卫星不稳定性分析　微卫星（microsatellite）是遍布于基因组DNA中的以1~4个核苷酸为单位的简单重复序列，一般小于100bp，多数位于基因的非编码区。所谓微卫星不稳定性(microsatellite instability，MI)是指由于复制错误引起的简单重复序列的改变。正常情况下，DNA复制过程中经常发生错误，但被细胞自身的防卫机制如错配修复基因所修正，不会影响细胞功能。而在肿瘤等疾病状态下，细胞内错配修复基因发生突变，直接造成错配修复机制的破坏，就会引起MI。这种变化很容易通过PCR方法检测，用特定微卫星引物经PCR扩增，其产物经电泳分离，微卫星的改变就会一目了然。MI首先在结肠癌中发现，以后相继在胃癌、胰腺癌、肺癌、膀胱癌、乳腺癌等肿瘤中发现，故MI被认为是肿瘤的又一个重要的分子标记物。

6. 端粒酶活性检测　端粒（telomere）是真核生物线性染色体末端的特殊结构，由一段串联重复的富含鸟嘌呤碱基（G）的DNA序列（TTAGGG）及相关蛋白组成，具有保护染色体末端，防止其降解、融合及染色体丢失、异常重组等作用；同时，端粒长度维持在一定范围之内，又是细胞有丝分裂正常进行的保证。端粒酶（telomerase）是一种由RNA和蛋白质组成的反转录酶，其作用是以自身RNA为模板合成端粒重复序列，加至染色体末端，弥补由于细胞分裂造成的端粒序列丢失。一般认为，正常细胞随有丝分裂的进行，端粒的长度不断缩短，这种缩短推测与端粒酶活性逐渐下降有关，当端粒缩短到一定程度时，细胞分裂被终止。而恶性肿瘤细胞中，端粒酶活性持续在高水平，端粒长度不会缩短，因而具有异常持续增殖的能力。

端粒、端粒酶与肿瘤的发生、发展之间的关系已被大量的基因和临床研究证实。对一些癌前病变（如增生、化生、发育异常）组织中端粒酶活性的研究显示，在许多良性肿瘤及良性病变，如肠腺瘤、子宫肌瘤、前列腺增生中，均未检出端粒酶活性；但在癌前病变中则有不同程度的端粒酶活性异常增高，如胃、肠的不典型增生，呼吸道上皮的增生、化生、发育不良，表明端粒酶活性表达在肿瘤的发生发展中起着重要作用。对乳腺癌、胃癌端粒酶活性的研究显示，端粒酶活性与肿瘤病灶大小、恶性程度及其预后存在相关性，如端粒酶阳性胃癌病人的术后存活期明显短于端粒酶阴性者。此外，端粒酶活性检测在手术后残余病灶及复发监测方面也有重要意义，如果癌旁组织中有低水平的端粒酶活性表达，提示癌旁貌似正常的组织中可能已有肿瘤的微转移灶，而这种微转移灶中由于恶性细胞数量较少，常规病理检查可能阴性。

传统的端粒酶活性检测是通过分析提取物中端粒酶在引物3′末端上合成重复序列的能力的方法，通过放射性核苷酸标记，聚丙烯酰胺凝胶电泳，放射自显影观察结果。端粒酶阳性者出现6bp间距的电泳条带。但该法无放大作用，灵敏度差，需要样本量大，很难检测出人肿瘤组织中的端粒酶活性。1994年Kim NW等建立了高敏感的端粒重复序列扩增法（telomeric repeat amplification protocol，TRAP），其关键步骤是引入了PCR法，同时对去垢剂裂解细胞的方法进行了改进，使灵敏度提高了1万倍。但由于该法实验时间长，实验结果定量困难，使用放射性核素对人体损伤及环境污染，所以限制了其应用。此后许多学者对TRAP法进行了改进，建立了TRAP-银染色法、TRAP-ELISA法，并有德国宝灵曼公司生产的PCR-ELISA试剂盒、美国Roche公司生产的TRAP-ELISA试剂盒上市，使端粒酶活性检测更加方便可行。原位杂交和RT-PCR用于端粒酶RNA和端粒酶催化亚单位mRNA的检测，使存档组织的端粒酶活性检测成为现实。最近，Soria JC等对转移性乳腺癌病人用上皮特异性单克隆抗体（BerEP4）俘获外周血单核细胞中的上皮细胞，发现84%的俘获上皮细胞的端粒酶阳性，正常对照组的俘获上皮细胞的端粒酶阴性，表明检测俘获的外周血单核细胞中的上皮细胞的端粒酶活性，似乎是一种敏感的、特异的、非侵入的监测转移性乳腺癌病人的循环上皮癌细胞的有效方法。Gauthier LR等对晚期结肠癌的研究也有类似发现。这为端粒酶检测开辟了一条旨在监测肿瘤进展、有无转移、治疗效果、预后判断等目的的标本来源新途径。

7. 放射免疫显像（radioimmunoimaging，RII）检测　方法是将单克隆抗体标记放射性核素注入人体后，抗体选择性地与相应的肿瘤抗原结合，待循环抗体廓清后，在体外用照相机或 SPECT 扫描显像，即可知肿瘤部位及播散范围。该技术不仅可确定病变部位，且可确定病变性质，是 B 超、CT 等影像诊断技术的良好补充，目前已有 R Ⅱ单克隆试剂上市，主要用于结肠癌、胃癌、肝癌、食管癌、卵巢癌的定位诊断，并可动态监测其复发、转移情况。

8. 肿瘤标志物检测 参见本章第五节。

（三）肿瘤的生物治疗

肿瘤生物治疗是伴随现代分子生物学、免疫生物学、分子免疫学、肿瘤免疫学、生物工程学的飞速发展而兴起的新疗法，尽管目前尚处于实验研究和临床试验阶段，仅作为一种辅助性抗癌治疗手段；但它本质上是一种生理性的、着眼于调动机体抗癌能力的、比较理想的新疗法。展望 21 世纪，它完全可能成为与手术、放疗、化疗并驾齐驱，甚至后来居上的治疗肿瘤的第四大疗法。目前，肿瘤生物治疗主要有下述六种方法：

1. 基因治疗 1990 年 9 月 14 日，美国国家卫生研究院（National Institutes of Health，NIH）首次对一位腺苷酸脱氨酶（ADA）缺乏症病人进行了临床基因治疗并获得了成功，因此受到全世界科学家的广泛重视，并掀起了基因治疗研究的热潮。本章第五节已详细阐述了基因治疗的基本概念、基本条件和基本步骤，现以原发性肝癌为例，介绍肿瘤基因治疗的策略：①输入细胞因子基因：该基因能增强机体免疫功能，使宿主产生有效的抗肿瘤免疫反应，主要有干扰素类、白细胞介素类、克隆刺激因子类、肿瘤坏死因子及转化生长因子等细胞因子基因。②输入主要组织相容性复合物（MHC）抗原基因：将 MHC-Ⅰ类抗原（如 HLA-B7、HLA-B27）基因原位导入缺乏 MHC-Ⅰ类抗原表达的肿瘤细胞中，诱导产生肿瘤特异性细胞毒作用以杀灭肿瘤。③抑癌基因的导入治疗：用替代或添加的方法将某种抑癌基因导入肿瘤细胞中，使其发挥抗癌作用，如将野生型 *p53* 基因导入肝癌细胞中，可引起癌细胞凋亡。④抑制癌基因的表达：采用反义核苷酸序列在癌基因表达时与 mRNA 特异性结合，以期阻断癌基因的表达，如应用 N-ras 反义核酸治疗肝癌。⑤导入“自杀”基因：将某些病毒、细菌中特有的前药转换酶基因—自杀基因导入肝癌细胞，自杀基因编码的特异性酶类将无毒的药物前体在肝癌细胞内代谢成毒性产物，从而达到杀死肝癌细胞的目的。

2. 细胞因子输注 临床上常用的抗肿瘤细胞因子有干扰素、白细胞介素 -2、肿瘤坏死因子和集落刺激因子等。现简述如下：

（1）干扰素（IFN）：肿瘤细胞因子疗法中，干扰素是应用最早、最广、最多且疗效最为肯定的一种。其作用机制分为直接和间接两种方式：①直接作用，包括抑制致癌病毒的复制，抑制肿瘤细胞的蛋白合成和肿瘤细胞的增殖；②间接作用，包括激活 NK 细胞和 CTL 的抗瘤活性，诱导 MHC Ⅰ、Ⅱ类抗原和 Fc 受体表达，激活巨噬细胞，诱导单核巨噬细胞分泌细胞因子。临床应用表明，不论天然的或重组的干扰素，对血液系统、泌尿系统及胸部的肿瘤都有较好的疗效。近年来，IFN 对肿瘤细胞的基因调节、血管生成的抑制以及 IFN 与其他物质（如化疗药物及其他生物学应答调节剂等）并用的效果令人瞩目。

（2）白细胞介素 -2（IL-2）：除本身具有抗癌作用外，还能在体外刺激淋巴细胞成为细胞毒活性极强的淋巴因子激活杀伤细胞（LAK 细胞），并激活从实体瘤分离出的肿瘤浸润性淋巴细胞（TIL 细胞），将这些在体外诱导激活的具有抗癌活性的细胞转移到病人体内就可以起到抗癌作用。此外，IL-2 也可能通过诱生其他细胞因子（TNF、IFN）而产生抗癌作用。机体产生 IL-2 的细胞主要是辅助性 T 细胞。IL-2 的生物学作用的发挥有赖于 IL-2 受体的表达。目前，IL-2 的抗瘤应用已经取得了一定的效果，对其毒副作用也有了较深入的了解，但对其应用的方法、剂量及疗程仍有争议。已经有人对全身应用大剂量 IL-2 进行治疗是否合适提出怀疑，认为过高剂量的 IL-2 不仅类似化疗，有明显毒性，而且主要是通过刺激低亲和力的 IL-2 受体来激活 LAK 活性，并不能导致全身性免疫，应予以放弃。相反，局部应取低剂量的 IL-2，包括浆膜腔注射治疗恶性胸腹水、淋巴管周围注射治疗头颈部癌、直接瘤内注射治疗膀胱癌、局部动脉内注射治疗原发或继发性肝肿瘤等却获得了较显著的疗效，而且毒副作用轻。

（3）肿瘤坏死因子（TNF）：分为由单核巨噬细胞产生的 TNF 和由活化型淋巴细胞分泌的淋巴毒素 TNF 两大类。除直接溶瘤作用外，还能诱发其他细胞因子（GM-CSF、IL-1、IL-2、IL-6）合成，有助于机体的防御功能和抗癌作用的提高。TNF 抗瘤作用的另一重要机制是破坏肿瘤内新生血管，首先是引起血管内皮细胞的凝血活性增高，进而造成内皮细胞损伤，肿瘤内循环障碍，最后出现肿瘤组织出血坏死。

（4）集落刺激因子：肿瘤化疗和放疗常常造成骨髓严重抑制，白细胞计数大量减少。集落刺激因子（CSF）对正常机体以及骨髓抑制的动物和人都有调节血细胞生成的功能。根据这一发现，人们提出了两条CSF治疗癌症的新途径:①用CSF帮助骨髓从放疗或化疗引起的抑制状态中得到恢复,并且抵抗细菌感染;②用CSF刺激宿主细胞,产生抗癌反应。CSF疗法主要用于矫正由于肿瘤放疗、高强度化疗或感染造成的骨髓抑制和免疫缺陷。目前已进入临床试验的CSF有GM-CSF、Multi-CSF(IL-3)和G-CSF,临床应用前景乐观。

3. 过继性细胞免疫治疗

(1)淋巴因子激活杀伤细胞(LAK细胞):主要来自NK细胞。LAK细胞对肿瘤细胞的杀伤方式有:通过细胞毒直接杀伤,诱导瘤细胞凋亡和分泌细胞因子起间接作用。LAK细胞的临床试验主要用于:①全身性转移的肿瘤病人,静脉内输注LAK细胞,并联合应用IL-2;②对癌性胸腹腔积液与头颈部癌、肝癌、膀胱癌等病人的局部或区域过继性细胞免疫治疗。近年来,基因重组IL-2(rIL-2)和生物反应器等的应用,大大促进了LAK细胞的体外激活、培养扩增、体内回输和维持,联合应用LAK细胞和IL-2是当前临床上应用最多的一种过继性细胞免疫治疗。

(2)肿瘤浸润性淋巴细胞(TIL):1986年美国Rosenberg SA等学者从肿瘤组织中分离出TIL,在IL-2体外激活后可大量扩增,并对肿瘤细胞具有高度杀伤性,他们用TIL联合小剂量IL-2,配合环磷酰胺治疗动物肿瘤取得100%治愈率,体外抗肿瘤能力比LAK细胞大50~100倍。后经各国科学家包括Rosenberg SA的临床应用,发现TIL对肿瘤治疗的效果并不如想象的那么理想,其疗效仅略高于LAK细胞。尽管如此,TIL因其特异、副作用小、体外扩增效率高等优点,被认为是一种有效的抗肿瘤效应细胞。目前临床应用的TIL细胞主要来源于手术切除或活检所获得的实体瘤组织、转移淋巴结以及癌性胸、腹水中的淋巴细胞。

4. 单克隆抗体应用　目前经美国FDA批准的8种单抗已经用于临床治疗,包括抗肿瘤、抗移植排斥、抗类风湿关节炎及克罗恩病、抗病毒性预防和抗血栓形成等方面,其中抗人类表皮生长因子受体-2(human epidermal growth factor receptor-2,HER-2)抗体Herceptin用于乳腺癌的治疗;人源化的嵌合抗体rituximab(由人IgG1 kappa抗体与鼠的抗CD20抗体可变区相结合而成)用于淋巴瘤的治疗;鼠源性IgG2a单克隆抗体Panorex(mAb 17-1A)用于结直肠癌的治疗等,都取得了显著的疗效。此外,还有70多种单抗正在进行Ⅰ~Ⅲ期临床试验。

5. 肿瘤疫苗应用　迄今研制的肿瘤疫苗主要有:①基因工程疫苗:是通过基因重组技术,将目的基因导入受体细胞而制备的疫苗。近年来,关于肿瘤基因工程疫苗研究的热点主要集中在GM-CSF基因疫苗、多基因联合修饰疫苗、基因修饰树突状细胞(dendritic cells,DC)构建DC疫苗和免疫修饰基因与自杀基因的联合疫苗等;②肽疫苗:主要有肿瘤特异性抗原肽疫苗、病毒相关肽疫苗和癌基因与抑癌基因突变肽疫苗;③核酸疫苗:是由编码能引起保护性免疫反应的抗原基因片段和载体构建而成的,包括DNA疫苗和RNA疫苗;④抗独特型抗体疫苗:抗独特型抗体具有模拟抗原及免疫调节的双重作用,同时能克服机体免疫抑制、打破免疫耐受,故能代替肿瘤抗原诱发特异性主动免疫反应;目前针对黑色素瘤、结直肠癌、卵巢癌、B淋巴瘤、皮肤T细胞淋巴瘤、乳腺癌的抗独特型抗体的研究已经取得了一定成绩。

6. miRNA　miRNA是一类长度在19~24个核苷酸左右的内源性非编码小分子单链RNA,能通过与靶基因mRNA分子形成特异性的碱基互补配对,引起靶基因mRNA的降解或抑制其翻译,广泛地负调控靶基因的表达。在肿瘤的发生和发展中,不同的miRNAs分别发挥抑制肿瘤(tumor suppressor miRNA,TSmiRs)或促进肿瘤作用(oncogenic miRNAs,oncomiRs)作用。如德国癌症研究中心的科学家们证实一种称为miR-520的miRNA在防止细胞癌变的过程中发挥了重要的“刹车”功能。近年,随着肿瘤研究的深入,miRNA已经成为肿瘤生物治疗领域的一个新亮点,越来越引起研究人员的关注。

肿瘤的生物治疗策略有赖于对肿瘤生物学特征的认识,随着分子生物学的发展,人们对肿瘤的认识不断深化,如新近认识的肿瘤细胞的四个新特征:避免免疫摧毁(avoiding immune destruction),促进肿瘤的炎症(tumor promotion inflammation),细胞能量异常(deregulating cellular energetics),基因组不稳定和突变(genome instability and mutation)。基于此,肿瘤生物治疗将不断发展出新的方向和途径。

四、其他

分子生物学除广泛应用于前述外科疾病的病因和发病机制探讨、诊断、治疗外,还在外科疾病的预防和移植器官等生物材料的制备等方面受到广泛重视。

1. 器官移植　尽管器官移植已经取得了很大

进展，但是供体器官不足和免疫排斥，仍然是当前该领域的一大障碍。异种移植被提议作为解决器官不足问题的方法，但遗憾的是异种移植仅有短期存活的报道，尚无长期幸存的记录。利用来自人类基因组计划的信息资料，外科医生可以通过基因工程技术从遗传学的角度改造动物，从而使被改造的动物携带不同组合的人类特异性抗原。可以预期，不久的将来，人们可以生产出其免疫系统非常类似于人的动物，使异种移植更具可行性，并减少对同种器官供体的依赖性。

解决器官移植供体器官不足的另一种可能方法是器官克隆。由于新近克隆绵羊和牛已获成功，所以器官克隆技术受到普遍关注。尽管目前人们对整体动物的克隆非常投入，但对器官移植而言，最有希望的研究领域应是干细胞生物学，因为干细胞具有无限分裂、并最终形成不同分化状态及特定组织的能力。干细胞的鉴定以及利用基因治疗手段对干细胞进行适当改造，使克隆器官成为可能，这将是器官移植领域的一次革命。

2. 预防性治疗　在疾病出现临床症状、体征或生化改变之前，应用分子生物学方法普查，以筛选有关疾病的高危人群，并给予预防性治疗，以期预防疾病的发生、发展。随着癌高危人群逐渐得以鉴定，预防性外科手术不久将可能成为更流行的抗癌治疗的第一线方法。例如，有关 *ret* 原癌基因的突变与遗传性甲状腺髓样癌相关性的研究，使外科医生发现 ret 原癌基因突变者最终将发生甲状腺髓样癌，因此，现有学者主张对Ⅱ型多发性内分泌瘤形成综合征的病人，应给予 ret 原癌基因检查，一旦发现该基因突变者，即可行预防性甲状腺切除术。又如，鉴于 *BRCA1* 或 *BRCA2* 突变对家族性乳腺癌的早期诊断价值，现有学者主张对 *BRCA1* 或 *BRCA2* 突变者给予施行双侧乳腺切除术，尤其对 30~40 岁的高危妇女更为适宜。再如，对于遗传性非息肉病性结肠癌病人，如果查出 hMSH2、hMLH1 突变，宜给予施行次全结肠切除、回直肠吻合术，以免日后易位瘤的高危发生；但对于遗传性非息肉病性结直肠癌病人的无症状家族成员，即使查出 DNA 错配修复基因突变，也不主张施行预防性手术，而应定期给予结肠镜检查，动态监视结直肠癌的可能发生，并及时手术。

（张宗明）

第七节　问题与展望

分子生物学的飞速发展正在逐渐渗透到外科学的各个领域，并已经显示出勃勃生机，有力地推动了外科学的发展和进步，但也存在一些问题，现简介如下。

1. 肿瘤分子诊断　肿瘤分子诊断在肿瘤的基础及临床研究中都显示出极大的优越性，并具有广泛的应用前景。尽管肿瘤分子诊断的大部分技术已日趋完善，但目前还主要用于科研领域，真正用于临床检测的技术还比较少，费用昂贵、技术操作复杂是其主要原因。由于肿瘤分子诊断技术一般都具有敏感性高的特点，特别是 PCR 技术的结果影响因素较多，技术性的假阳性和假阴性成为肿瘤分子诊断技术的最大问题。要使检测技术具有高敏感性，同时又确保检测结果的高特异性和重复性，质量控制至关重要，关键在于建立标准化的实验操作程序和标准化的分子诊断实验室，除诊断技术方面的标准化外，诊断指标也要实行标准化，这样才有可能对肿瘤的诊断、鉴别诊断、浸润转移、临床治疗方案的选择及生物学行为的评估等方面提供有意义的指标。此外，目前所发现的各种肿瘤标志物中尚无 100% 灵敏度和 100% 特异性的标志物，因此选择和组合多个肿瘤分子标志物进行联合检测，从中选出对某一种肿瘤适用的“最佳肿瘤标志群”，既可避免加重病人的经济负担，又能提高诊断效率。

2. 基因治疗　尽管基因治疗在理论上是诱人的、应用前景是光明的，并且已预示将给医学带来革命性的变化。但迄今为止，仍主要限于基础研究领域，尤其是 1999 年美国 18 岁的杰西·辛格死于基因治疗后，披露了基因治疗的一些不测事件，反映该领域尚有许多理论和技术问题需要解决，目前发现的主要问题有：①人类目前所知的与疾病有关的基因还很有限，对许多疾病的遗传背景还不够了解，所以基因治疗的应用受到很大限制；②目前所采用的载体系统在导入效率、靶向性、载体容量及宿主反应等方面各有优缺点，缺乏各方面都较理想的载体；③在导入基因表达水平的调控方面还缺乏有效手段；④将治疗基因和载体导入体内必须考虑其潜在的危险性，如细胞原癌基因的激活、抗癌基因的失活、细胞 DNA 错配修复系统被干扰、野生型病毒再感染细胞而互补激活缺陷的重组病毒载体，刺激机体对基因修饰的靶细胞进行免疫反应，治疗基因产物所产生的非期望的细胞毒性反应等。

为了使基因治疗能有效地用于临床治疗，需要在下列环节加以完善：①目的基因调控元件的选择：在基因治疗中，为使导入细胞或动物体内的基因获得表达，必须考虑 DNA 顺式作用元件对目的基因表达的影响。②靶细胞选择：对不同的疾病而言，其主要累及的细胞是不同的，因此，在基因治疗过程中，要针对性地选择靶细胞，以便取得较好的疗效。③载体和转移技术的选择：将外源基因转移到靶细胞可通过病毒载体、非病毒载体或物理方法，在目前已应用的方法中，仅反转录病毒和腺相关病毒能够稳定地将外源基因整合到靶细胞的染色体 DNA 中，其他方法主要以非整合的形式将外源 DNA 序列导入靶细胞，产生瞬间高水平的基因表达。④临床前研究及安全性和社会伦理问题：即使解决了体内基因转移问题，仍必须在相应的动物模型上进行深入的临床前研究，以确定基因治疗方案的有效性和安全性，然后才能过渡到人类疾病的治疗。

3. 细胞因子　20 世纪 80 年代生物学领域的重大成就之一就是发现了一大批细胞因子，因其具有广泛而强大的调节炎症和免疫反应、抗肿瘤和抗病毒作用，故受到科学家的广泛重视，并成为当代免疫学、肿瘤学、细胞生物学、分子生物学、临床医学等领域的热点研究课题。干扰素经过 20 多年的临床实践已证明是一种重要的抗癌药物，但存在的问题是在肿瘤早期应用干扰素疗效显著，若在肿瘤晚期使用则疗效不佳；肿瘤内或瘤旁局部给药疗效明显，而静脉、肌注等全身给药到达靶组织的剂量只有给药量的 0.5%~5%，若要取得疗效则须增大给药剂量，导致毒副作用和治疗费用随之增加；对于干扰素能否阻止癌症发生和阻止原发性实体瘤的复发仍需进一步研究。肿瘤坏死因子是迄今为止所发现的直接杀伤肿瘤作用最强的一种生物活性因子，但其毒副作用严重，全身治疗的效果很不理想，估计其有效治疗剂量约在可允许毒性剂量的 5~25 倍，如何提高其抗癌活性、降低其毒副作用仍是今后需要攻克的难关。

4. 单克隆抗体　自从 1975 年 Kohler G 和 Milstein C 首次介绍单克隆抗体以来，人们一直想通过发展和完善这种技术来治疗某种难度较大的人类疾病，特别是恶性肿瘤。1982 年 Miller RA 曾报道 1 例 B 淋巴细胞淋巴瘤病人，经用特制的鼠抗遗传型（anti-idiotype）单克隆抗体短期治疗后完全缓解。遗憾的是其后的一系列用不同抗体进行的临床试验，均未能获得当初的效果，加之抗体价格昂贵、相当的毒副作用和特殊的给药技术要求等，使对单抗的热情于 80 年代末开始降温。1994 年，治疗类风湿关节炎的单抗新药 campath 1H 又因疗效欠佳、急性毒性和免疫抑制等问题而被停止应用，这更加剧了人们对单抗的失望及发展的艰难。尽管如此，近 5 年来通过科学家们在以往基础上的不懈努力，对单抗的认识又有了新的发展，美国 FDA 已经批准 8 种单抗用于抗肿瘤、抗移植排斥、抗类风湿关节炎及克罗恩病、抗病毒性预防和抗血栓形成等治疗，此外还有 70 多种单抗正在进行 Ⅰ ~ Ⅲ期临床试验。在国内，外科领域也广泛开展了单克隆抗体治疗胃、肺、肝、结直肠、前列腺、乳腺等器官肿瘤的临床试验，如郭文斌等以胃癌单克隆抗体（MAb ^{3}H11）为载体，分别携带放射性核素（^{131}I）及化疗药物多柔比星（阿霉素，ADM），术前胃癌局部注射 ^{131}I-3H11，选择性动脉注入 ADM-3H11，用于胃癌的综合治疗，取得了显著的疗效；任新玲等研究表皮生长因子受体单克隆抗体（EGFR McAb）egf/r3 对肺癌的治疗作用，发现 egf/r3 McAb 部分抑制肺癌细胞成瘤，明显延缓已成瘤肺癌的生长，具有一定的抗肺癌作用；王晓波等制备了亲和性和器官特异性良好的抗前列腺特异膜抗原（PSM）单克隆抗体，为进一步进行前列腺癌的导向诊断及治疗研究提供了新的手段；葛海燕等发现 ^{131}I 标记抗 CEA 单抗对防治结肠癌肝转移有潜在的临床应用前景。显然，单抗的发展又重新复苏并进入了一个新的时代。

另外，目前单克隆抗体用于治疗的抗体多为鼠源性抗体，可引起人体的免疫反应，导致应用过程中的过敏反应和再次应用时效果的降低，而且其分子大不易穿透肿瘤组织。基因工程技术的发展使天然鼠源性单克隆抗体在基因水平上得以改进，产生了低免疫原性的一系列抗体，而低免疫原性的抗体有可能解决上述问题。此外，基因工程的人源性抗体的研究正在取得令人兴奋的成果，可望在不久的将来，以完全人源性抗体替代鼠源性抗体治疗肿瘤成为现实。

随着分子生物学基础研究日益向纵深发展，相信不久的将来上述难题将得以攻克，届时一个令人振奋的分子外科新时代将展现在我们面前，并将极大地造福于人类。

（张宗明）

第五章 再生医学与组织工程

第一节 概 述

一、再生医学的范畴

（一）再生医学的概念

再生医学广义上是一门研究如何促进组织、器官创伤或缺损的生理性修复以及如何进行组织、器官再生与功能重建的学科，即任何与再生修复有关的内容都可以包含在再生医学范畴内。而狭义上再生医学是利用创新的医疗手段研究和开发用于替代、修复、改善或再生人体各种组织器官的科学。它的范畴涉及组织工程、细胞与分子生物学、发育生物学、材料学、生物力学以及计算机科学等诸多领域。

（二）再生医学与组织工程学

再生医学不等同于组织工程学。实际上组织工程是再生医学治疗手段的一种体现，同时它也拓宽了再生医学的广度和深度。国际再生医学基金会（IFRM）已明确把组织工程定为再生医学的一个分支。组织工程学会也与再生医学学会合并为一个统一的学术组织。比较最初的组织工程范畴，组织工程内容随着再生医学概念的引入而逐渐丰富，如干细胞治疗、细胞因子和基因治疗等凡是能引导组织再生的各种方法和技术均被列入组织工程范畴。而组织工程因为提出了复制组织、器官这一全新的理念，进而促进了再生医学的形成和完善。

（三）再生医学与细胞和分子生物学

干细胞是再生医学的基础和灵魂，可以说再生医学的发展取决于干细胞研究的开展和深入。再生医学主要涉及干细胞研究的两个方面：①利用干细胞的可塑性，经体内外诱导或基因修饰等方法使其向目的细胞转分化，从而达到治疗目的。主要的研究细胞是胚胎干细胞和成体干细胞；②诱导一些成体细胞逆转为干细胞或干细胞样细胞，从而达到治疗的目的。这主要是利用细胞的去分化和逆分化特性来实现。这一类研究在近几年逐渐成为热门，并获得了相当大的突破。其标志性事件就是诱导多能干细胞（iPS）的诞生。

再生医学还涉及分子生物学的诸多领域，目前研究的焦点包括构建理想的转基因载体系统，完善治疗基因的导向性和在体内的表达调控；研究涉及组织再生的新的生长因子和生长因子新的功能；研究生长因子的特殊启动子和转录因子水平上的基因调节，通过对细胞特定分子序列的认识，来设计靶基因等。

（四）再生医学与发育生物学

人们对于再生的认识和研究实际上是从低等生物损伤器官的发生、发育开始的。事实上组织、器官损伤后的修复与再生过程也是受损组织、器官的再发育过程，只不过由于种子细胞和环境因素的改变，修复和再生的组织并不能完全达到与损伤前一样的结构和功能。发育生物学的研究使人们理解了涉及再生的三种机制：一是损伤部位休眠细胞被激活；二是部分残留在损伤部位的干细胞参与修复过程；三是部分已分化的细胞在创面环境下通过去分化转变为干细胞或干细胞样细胞。随着对发育生物学更深入的研究，人们期望在组织、器官修复方面能像低等生物一样再生出外观和功能完全相同的新的组织、器官。

（五）再生医学与材料学

再生医学的发展也带动了生物材料研究的发展。对生物材料的研究已不仅仅是无毒、安全，生物相容性好，而且要求生物材料具有细胞外基质的作用，即生物材料在生理环境中应与活体细胞产生相互作用，有特殊的细胞响应，从而诱导发展成具有生命力的新生组织或器官。因此，了解细胞与材料之间、细胞之间的信息传递，在分子水平的设计和模拟成为生物材料研究的重点。

（六）再生医学与其他

再生医学的内容还涉及生物力学、工程学等学科。组织的再生与应力存在密切相关，如不同的应力会对细胞的分化起到促进或抑制的作用，如果缺乏应力环境，所再生的细胞或组织可能只有形态而没有功能。生物材料的评价同样需要生物力学的帮助。此外，纳米技术的应用，使人们得以在分子水平观察、模拟组织再生。计算机辅助技术、缓释技术等的应用也促进了再生医学的不断发展。

二、再生医学的重要性

再生医学是一门研究如何促进创伤或缺损的组织、器官生理性修复，以及如何进行组织、器官再生与功能重建的学科。其医学意义和经济效益已引起全世界范围内的高度重视。如美国在再生医学方面的投入至今已有 40 亿美元左右，而近年来有关干细胞的研究也连续被列于 *Science* 杂志评选出的“年度十大科技进展”中。而组织工程、干细胞治疗也被认为是治疗人体组织和器官严重伤病最有潜力的方向之一。正如 *Science* 杂志高级主编 Davenport RJ 所说：“21 世纪再生医学研究与 20 世纪抗生素的发明具有同等重要的意义”。

从经济效益来看，再生医学蕴含着巨大的市场价值。在美国，组织工程产品正以每年市值增加 22.5% 的速度成为国民经济的支柱产业之一。有人初步预测未来 20 年内再生医学市场潜力将超过 5 000 亿美元。

我国是人口大国，各类疾病的防治对社会和谐、发展产生重要影响。而再生医学的发展对满足我国疾病治疗需求起着关键的作用。比如在我国每年等待肝、肾、皮肤、角膜移植手术的病人逾 200 万人，而获得者仅共约 1 万余人，如此巨大的差额只有通过人造器官或组织也就是再生医学手段来填补。而在我国，应用再生医学的另一手段——细胞治疗的潜在受益人群将达到 1.28 亿人。

三、再生医学研究现况

（一）干细胞研究

近几年人们在干细胞发育的基础理论方面进行了深入研究，尤其是决定干细胞命运的分化机制以及细胞在保持和获得干性分子机制方面取得了突破进展。研究发现干细胞之所以具有干性决定于其基因的表达程序，不但植入去核卵细胞的体细胞核能通过改变基因表达程序而变成全能干细胞，而且导入干细胞的标志性转录因子基因到分化的体细胞也能使后者获得干性，即诱导多能干细胞（iPS）。这一研究成果被《时代》杂志评为 2007 年度十大科学发现之一，也是同年《科学》杂志评选的十大科技成果之首。而近年来兴起的表观遗传学研究为阐明细胞分化命运的决定因素开辟了新的途径。新近的研究结果表明基因表达的调节主要在基因转录和转译两个环节，转录水平的调节受控于基因所在部位的染色质结构，而在转译水平的调节中近年发现的一些小 RNA，特别是微小 RNA（microRNA，miRNA）可能起到了重要作用。

我国在干细胞研究领域也取得了重要的科研成果。在对传统的胚胎干细胞和成体干细胞研究的基础上，有学者提出了亚全能干细胞的概念，认为这种细胞刚脱离了胚胎干细胞的特征，但又不是成体干细胞。通过实验证明在特定的体内外微环境中，人体亚全能干细胞能够诱导分化为各种组织细胞，通过移植给受者而参与组织的再生和修复，并因显著降低了移植排斥反应，为恶性血液病、心血管疾病、糖尿病、肝衰竭等多种严重疾病拓展了治疗途径。目前，我国已有超过 10 个实验室宣布获得了具有自主知识产权的人胚胎干细胞系；在国际上率先获得了人孤雌胚胎干细胞系；建立了成熟的恒河猴与人核移植技术体系和 iPS 体系。

（二）组织工程技术

组织工程技术在经历了组织构建可行性的初步探索和在免疫功能缺陷的裸鼠体内构建各类组织工程化组织两个阶段后，已逐步进入第三个阶段，即在具有全免疫功能的哺乳动物体内构建组织工程化组织，修复缺损，重建器官功能。同时组织工程促成技术也在不断更新，例如生物反应器技术已从简单扩增细胞到可以提供各种刺激信号；组织工程的设计和制作越来越多地依赖于计算机辅助技术等。另外，对于生物材料的研发也已进入基于细胞分子水平的新时期，将过去生物活性和可降解两个分离的概念结合起来，在可降解材料上进行分子修饰，引起细胞整合素的相互作用，诱导细胞增殖、分化，以及细胞外基质的合成与组装，从而启动机体的再生系统。最为典型的例子就是纳米技术的引进，应用仿生学原理和纳米自组装技术制备有机和无机纳米复合材料，并将多肽、生长因子和基因等特定分子识别信号固定在材料表面，研制有特定结构和功能的仿生智能基质材料。此外，通过纳米技术研制纳米载药系统及非病毒基因转染载体以用于生长因子、免疫抑制剂等的靶向性控释也是近年来研究的热点。

（三）再生医学产业化进程

与再生医学基础研究的累累硕果相比，再生医学的产业化进程可谓喜忧参半。喜的是人们已经逐渐重视再生医学研究成果的临床转化，截至目前已用于临床的细胞移植有：MSCs 用于促进骨再生及改善肢体、心肌血循环；神经干细胞 /SC/ 嗅鞘细胞移植用于促进中枢及周围神经再生；肌干细胞移植用于促进肌组织再生、延缓肌萎缩以及治疗压力性尿失禁；软骨细胞移植用于促进关节软骨修复；胰岛细胞移植治疗糖尿病；肝细胞 / 肝干细胞移植治疗肝衰竭等。而干细胞对糖尿病、帕金森综合征、老年痴呆症、角膜病和白血病等多种疾病的治疗在动物实验层面已基本完成，部分进入人体临床试验。而通过组织工程技术也已构建了人体几乎所有的重要组织，甚至还有肾脏、肝脏、心脏等重要器官的初步构建。但在产业化进程中暴露出的基础向临床转化效率低、效果差等问题却远远大于所取得的成绩。细胞治疗尽管进行得如火如荼，但截至目前，效果真正明确肯定的仍是 20 世纪 50 年代再生医学诞生前就开展的骨髓移植治疗恶性血液病。历经几十年，仍没有第二种细胞治疗成为疾病的常规治疗手段。组织工程面临同样的窘境，除了一些新研发的生物材料用于临床以外，在众多的构建体中，也仅有组织工程皮肤和组织工程骨、软骨真正形成产品上市，但也仅仅是众多医疗手段中的点缀而已，远没有成为治疗中的主流。其市场份额也少得可怜，与上百亿美元的研究投资形成了巨大反差。美国最早最大的两家组织工程皮肤生产商已申请破产保护，一些组织工程产品也因严重亏损而停产。

我国的再生医学产业化进程同样不容乐观，尽管我国组织工程领域已申请国内外专利上百项，但直到 2007 年，第四军医大学的组织工程皮肤才获得了 SFDA 颁发的第一个组织工程产品注册证书。因此，如何实现再生医学的临床转化必将成为未来研究的一个重要方向。

（戴尅戎　李慧武）

第二节　干　细　胞

干细胞是一类具有自我更新和分化潜能的细胞，是胚胎发育和组织修复的基础。根据机体发育阶段，干细胞分为胚胎干细胞（embryonic stem cell，ES）和成体干细胞（adult stem cells）；根据细胞分化潜能，可分为全能干细胞（totipotent stem cells）、亚全能干细胞（pluripotent stem cells）、多能干细胞（multipotent stem cells）和单能干细胞（unipotent stem cells）。不同的干细胞在基因表达调控、表观遗传状态、体外增殖和分化潜能等方面存在差异，在再生医学和组织工程中具有不同的应用潜能。

一、胚胎干细胞

【来源】

胚胎干细胞是从哺乳动物胚胎着床前处于囊胚（blastocyst）期的胚胎内细胞团（inner cell mass，ICM）中分离得到的，具有稳定的体外自我更新、并稳定的维持正常核型和发育亚全能性，甚至参与整个个体发育的高度未分化干细胞。有时人们也将从流产胎儿的性腺嵴及肠系膜中的原始生殖细胞（primordial germ cell，PG）分离出的胚胎生殖细胞（embryonic germ cell，EG）归为 ES 细胞，但其体外增殖能力和分化潜能均较 ES 细胞弱。而从畸胎瘤（teratocarcinoma）中分离、筛选到的同样具有亚全能分化能力的畸胎瘤细胞（embryonal carcinoma cells，EC）染色体核型异常，常表现出某些恶性肿瘤的特性，而且分化潜能有限。

【生物学特性】

ES 细胞经过无数次有丝分裂后，仍然保持亲代细胞原有的特性；在体外培养条件下，可以实现长期传代扩增并保持其未分化状态；在体内发育和体外诱导环境下，ES 细胞都可以分化成为来源于三胚层：外胚层（ectoderm）、中胚层（mesoderm）和内胚层(endoderm)的构成个体所有组织和器官的各种种类的细胞,但不具备发育形成一个完整个体的能力。在 ES 细胞体外建系过程中,鉴定 ES 细胞是否保持其生物学特性的指标应包括以下几点:

1. 细胞形态　细胞体积小,细胞核显著,核内有一个或多个明显的核仁,核质比高。体外培养时细胞紧密聚集呈集落状生长,细胞克隆形态多为岛状或巢状,边界清晰。不同物种的 ES 细胞克隆形态略有不同,如小鼠 ES 细胞克隆呈小丘状(dome-like)而灵长类(包括人和猴)的 ES 细胞克隆较为扁平。

2. 核型　具有正常、完整(双倍体)及稳定的染色体核型。

3. 细胞周期　缺乏细胞周期中 G_1 期的限制点(checkpoint),G_1、G_2 期很短,大部分时间都处于细胞周期的 S 期进行 DNA 合成。

4. 特异性标记分子　高表达细胞内的转录因子 Oct4、Nanog、Sox2;表达阶段特异性胚胎抗原 SSEAs 和肿瘤排斥抗原 TRAs。

5. 生化特性　具有高度的端粒酶(telomerase)活性和碱性磷酸酶(alkaline phosphatase)活性。

6. 体外分化能力　在缺乏分化抑制剂的条件下悬浮培养能够生成类胚体(embryoid body,EB),EB 是一种球形的细胞聚合体,包含无序排列的内、中、外三胚层的组织和细胞。

7. 体内分化能力　注射裸鼠皮下或肾囊中可以形成包括三个胚层细胞的畸胎瘤(teratoma),这是检验 ES 细胞亚全能性分化能力的金标准。

8. 形成嵌合体(chimera)　用囊胚注射法或桑葚胚聚集法将供者的 ES 细胞与同种系的受者囊胚结合在一起,发生融合,然后移植到假孕母体子宫中进一步发育,可得到嵌合体动物,嵌合体的形成也是检验 ES 细胞系亚全能分化潜能最有效而直接的验证方法,能形成嵌合体的 ES 细胞系才是真正优良的具有高度发育潜能的细胞株。但是由于社会伦理等方面的考量,这个检验方法只能应用在动物 ES 细胞的验证上而无法应用于人 ES 细胞的亚全能分化能力检测。

【应用和问题】

1. 发育机制研究　ES 细胞系的建立及研究,有助于人们了解动物和人类发育过程中的复杂事件。鉴于其体外可操作性,ES 细胞也可以作为一个合适的模板来研究极早期个体发育过程中细胞和分子水平的事件。

2. 药学和毒理研究　动物和人 ES 细胞经定向诱导分化后可以为人类提供各种组织类型的正常而且健康的成体细胞,用于药物筛选和毒理检测,这比使用动物或人体更为准确、有效而且安全,也减少了使用动物的数量,降低了成本。

3. 细胞治疗、基因治疗和再生医学　ES 细胞最吸引人的前景和用途是可作为一个长期而且健康的细胞来源,为细胞治疗和器官再生、移植提供无免疫原性的材料。任何器官损伤、功能退化的疾病都可以通过移植由胚胎干细胞分化而来的特异组织细胞来治疗。ES 细胞在治疗和控制遗传性疾病方面也有远大的应用前景,经过遗传修改过的 ES 细胞可以通过分化成特定类型的细胞后输入病人体内,用于纠正病人体内存在的基因突变或使所需基因信息传递到某些特定类型细胞。当然,ES 细胞最远大的应用前景在于希望能够在体外实现器官再生,用于病人的体内器官移植,如果这一设想能够实现,将解决现在绝大部分器官移植手术中缺乏供体器官来源的问题,开创再生医学史上一个真正划时代的进步。

4. 存在的问题　虽然 ES 细胞具有极为广阔的应用前景,现阶段仍然存在着许多问题。首先,ES 细胞的分离、培养和建系工作尚未完善,仍然存在异源蛋白污染的风险;长期培养的 ES 细胞在培养过程中也可能发生核型变化和基因突变,造成体内应用时的癌变和成瘤。其次,ES 细胞体外定向分化技术仍比较薄弱、人们对细胞分化的调控和促发机制了解不足,无法获得高纯度高质量的特定细胞乃至复杂的组织或器官。最后,在病人体内进行器官或组织移植后,ES 细胞存在着生成畸胎瘤的风险,ES 细胞分化出来的细胞和组织也有可能携带免疫原性,会造成免疫排斥。所以只有进一步深入研究,才能为 ES 细胞在基础研究和临床等方面的应用奠定良好的基础。

二、成体干细胞

在胎儿、儿童或成人的组织器官中存在的未分化细胞统称为成体干细胞,这种细胞能够自我更新并且分化形成特定类型组织的细胞。发现有干细胞存在的组织极为广泛,包括血液、骨髓、脂肪、角膜、视网膜、脑、脊髓、骨骼肌、心肌、牙髓、肝脏、胰腺、胃肠道上皮、皮肤等。成体干细胞在组织中含量极少,在正常情况下大多处于休眠状态,在病理状态或在外因诱导下可以表现出不同程度的再生和更新能力。关于成体干细胞究竟源于何处还尚未定论,目前主要有两种说法:一种认为成体干细胞是在个体发育过程中残留下来的胚胎干细胞，另一种认为成体干细胞是成体细胞在某些情况下经过重新编程（reprogramming）后形成，甚至是细胞间自发融合的结果。

（一）造血干细胞

造血干细胞（haematopoietic stem cell，HSC）具有高度自我更新并分化为所有血细胞的能力，骨髓是其主要来源。在造血干细胞发育过程中，由于自我更新能力的差异导致了 HSC 不是均一的细胞群体，即异质性（heterogeneity）。HSC 包括三个不同的细胞群：长期造血干细胞（long term HSC，LT-HSC）、短期造血干细胞（short term HSC，ST-HSC）和多潜能前体细胞（multipotent progenitor，MPP）。LT-HSC 的自我更新能力可保持于整个生命过程中，而 ST-HSC 的自我更新能力只能维持约 8 周，MPP 则丧失了自我更新能力。

人 HSC 高表达 CD34，中度表达 c-Kit 和 Thy-1，低或不表达 CD38、HLA-DR、CD45RA 和 CD71，在不断的研究中发现人类也存在 CD34 阴性的 HSC。此外，AC133 被认为是更早期造血祖细胞和造血干细胞的特异性标记，KDR 即血管内皮生长因子受体 2（vascular endothelial growth factor receptor 2，VEGFR2），是一个可以用于定义造血干细胞，并使其区别于造血祖细胞的阳性功能性标志。

造血干细胞移植（HSCT）是最经典的也是较成熟的 HSC 临床应用方案，包括骨髓移植、外周血干细胞移植和脐血干细胞移植，被广泛应用于多种血液病、实体瘤、免疫缺陷病及重度急性放射病的治疗，效果明显。此外，造血干细胞是一些疾病基因治疗的理想靶细胞，其可塑性也使造血干细胞在组织再生和器官重建领域中有重要的应用前景。

（二）间充质干细胞

间充质干细胞（mesenchymal stem cell，MSC）是一群中胚层来源的具有自我更新和多向分化潜能的多能干细胞，最早在骨髓中被发现，随后被证实存在于大多数组织器官的结缔组织中。间充质干细胞在适当的条件下可被诱导分化为脂肪细胞、成骨细胞、软骨细胞、骨骼肌细胞等中胚层来源的细胞，并且可以跨胚层向肝脏细胞、胰腺细胞、神经细胞、上皮细胞等多种内外胚层来源的细胞分化。

MSC 缺乏特异性的表面标志物，表达的表面抗原分子有 CD13、CD29、CD44、CD73、CD90、CD105、CD106、Stro-1、Sca-1；不表达 CD14、CD31、CD33、CD34 和 CD45 等造血干细胞表面标志物；并且不同组织来源和不同种属 MSC 的表面标志物也不尽相同。MSC 具有低免疫原性，不表达 MHC-Ⅱ类分子以及大多数典型的共刺激分子，低表达或不表达 MHC-Ⅰ类分子。MSC 的免疫调节功能也受到极大的关注，MSC 通过细胞间相互接触及分泌细胞因子抑制 T 细胞的增殖及其免疫反应，抑制 NK 细胞的功能，调节树突状细胞的活性，发挥免疫抑制作用，并能诱导免疫耐受。

间充质干细胞因具有多向分化潜能、免疫调节作用以及体外分离培养操作简便等特点，在细胞移植和组织工程领域有广泛的应用价值。MSC 细胞移植包括直接植入组织特异性干细胞和移植经过体外修饰的干细胞两种方法，一旦植入后，MSC 与微环境相互作用并分泌细胞因子，通过更新宿主细胞、促进周围组织再生修复损伤的组织器官并恢复生物学功能。MSC 移植在治疗组织器官退行性疾病方面展示了前景，如肌肉萎缩、肌营养不良、脑萎缩等；也用于治疗机体无法自然修复的组织器官损伤，包括骨、软骨、心脏、肝脏、脊髓等急慢性损伤性疾病；根据其免疫调节作用，可用于治疗移植物抗宿主病及自身免疫性疾病如系统性红斑狼疮、硬皮病、类风湿关节炎、血管炎、强直性脊柱炎、干燥综合征等；另外，其支持造血和促进造血干细胞植入的能力也被用于协助造血干细胞的移植，MSC 与 HSC 共同移植更安全，可以减少移植后副作用并增强清髓治疗后的骨髓恢复。同时，MSC 逐渐成为组织工程重要的种子细胞来源，在体外可以定向诱导分化为骨、软骨、肌肉、脂肪、肌腱、神经等多种组织细胞，与生物材料相结合构建组织工程化组织修复各种组织缺损。

MSC 的临床应用仍有许多问题尚待解决，譬如如何大量扩增 MSC 并保持其可塑性，如何识别和控制 MSC 的分化阶段并提高分化效率，如何增强植入 MSC 的体内存活等，对这些问题的深入研究是提高应用 MSC 成功率和稳定性的关键。同时，建立临床应用标准化技术方案及其疗效和安全性的评价体系，将有利于 MSC 临床应用的进一步推广。

（三）神经干细胞

神经干细胞（neural stem cell，NSC）来源于中枢神经系统，终身具有自我更新能力，并能分化成神经系统的各类细胞，参与神经系统损伤修复或细胞正常死亡的更新。神经干细胞特异性表达巢蛋白（nestin），向神经元、星形胶质细胞和少突胶质细胞三种细胞分化已成为鉴定神经干细胞分化能力的特异性指标。神经干细胞体内外适宜条件下可被诱导分化为各种类型的成熟神经细胞，在特定环境中也可以分化为其他组织类型细胞，还可实现跨胚层分化，如向骨骼肌细胞和造血细胞分化等。

将神经干细胞以组织工程技术移植入受损的中枢神经系统，使受损组织的结构和功能得到恢复，有望治疗帕金森病、亨廷顿病、脊髓损伤、缺血性卒中等中枢神经细胞疾病。神经干细胞还能够改善认知功能，已有研究涉及全脑功能改变，如衰老和痴呆等。神经干细胞的另一类应用是作为基因治疗的载体，将编码神经营养因子等的基因片段导入神经干细胞中，使其在移植部位进行表达，可以改善局部微环境，维持细胞的生存和增殖。

（四）表皮干细胞

表皮中不同类型的表皮干细胞（epidermal stem cell，ESC）共同维持表皮组织结构的稳态，并在皮肤创伤修复中起重要作用。表皮干细胞包括位于毛囊隆突部位的毛囊干细胞、位于表皮基底层的毛囊间表皮干细胞以及皮脂腺前体细胞和峡部干细胞。毛囊干细胞能够不但能够分化为毛囊、毛囊间表皮以及皮脂腺，还可以分化为神经元、胶质细胞、平滑肌细胞以及黑色素细胞等，标记分子主要包括 α6-integrin、CD71、S100A4、S100A6、K19、K15、CD34、SOX9、TCF3、LHX2、NFATc1。毛囊间表皮干细胞可分化形成全层分化表皮的细胞，标记分子有 β1-integrin 和 Lrig1。有研究表明隆突部位为表皮干细胞提供维持其干细胞特性的微环境，此外，机体激素水平与表皮周围环境也影响表皮干细胞的活动。表皮干细胞体外培养形成的融合皮片可以应用于烧伤、创伤长期不愈合及溃疡病人的表皮重建过程，表皮干细胞还可作为基因治疗的运载工具来校正皮肤遗传缺陷。

三、诱导多能干细胞

【来源】

诱导多能干细胞（induced pluripotent stem cell，iPSC）是指通过重编程的方法将已经分化完全的体细胞转化成为具有胚胎干细胞特性的多能性干细胞。iPS 细胞首先由 Takahashi 和 Yamanaka 在 2006 年建立，是通过转染四种转录因子（Oct4、Sox2、Klf4 和 c-Myc）将成纤维细胞重编程为具有胚胎干细胞某些特性的多能性干细胞。iPS 细胞制备的方法不断更新，多种无病毒基因载体的方法，如非整合病毒载体、瞬时整合慢病毒、Cre 重组酶可切除病毒载体、质粒载体、微环载体、直接向细胞内导入转录因子蛋白或小分子激活细胞内源性的重编程转录因子基因等也可成功实现 iPS 细胞的制备。iPS 技术的不断进步，有望将来能够建立一个高效的，不存在插入基因突变的技术来实现大规模 iPS 细胞的制备。可以被诱导成为 iPS 细胞的体细胞种类也不断增加，到目前为止，已报道的 iPS 细胞来源包括成纤维细胞、表皮角质细胞、血细胞前体细胞和神经干细胞等。

【生物学特性】

用来判断 iPS 细胞重编程状态的标准包括以下几个方面：

1. 细胞形态　iPS 细胞在形态学上必须和 ES 细胞完全相同。

2. 分子水平　iPS 细胞需要具有同 ES 细胞相同的或者没有明显差异的基因表达谱、细胞特定标记物和生化特性。包括关键转录因子（Oct4、Nanog、Sox2）和 ES 细胞特异表面抗原（比如小鼠的 SSEA-1、人的 SSEA-3/-4、Tra-1-60/-81），高端粒酶活性和碱性磷酸酶活性等。

3. 分化能力　iPS 细胞必须具有在体外形成类胚体，在免疫缺陷动物体内形成畸胎瘤，注入同种系的囊胚中能参与个体发育形成包括生殖系在内的嵌合体动物，乃至得到完全的 iPS 来源的动物。

【应用和问题】

iPS 技术在生物学基础研究和临床应用方面具有潜在的价值。疾病特异性 iPS 细胞来源丰富，任何简单或复杂、已知或未知的遗传疾病都可以通过诱导病人的体细胞来获得相应的 iPS 细胞，为该病种构建体外模型提供基础研究所需的材料，进而用于疾病发生机制的研究和新药的开发；同时，它们具有诱导分化为体内所有组织和器官的能力，有望实现个性化的组织器官移植和治疗。由于 iPS 细胞的出现弥补了 ES 细胞在社会伦理学方面的缺陷并且避免了异体移植中存在的免疫排斥的缺点，其应用前景极为广阔和光明，但是仍有许多问题尚待解决。到目前为止 iPS 细胞是否能够体外长期（数年）培养尚未证实，iPS 细胞在表观遗传学方面与 ES 细胞也有显著不同，并且近期发现 iPS 细胞的致瘤性远远超过 ES 细胞，因此 iPS 细胞的稳定性和安全性问题是评估其临床价值的重要指标。

（曹谊林　肖　苒）

第三节 再生医学

一、机体组织的体内再生

动物机体受到损伤后弥补损伤部位以恢复组织形态结构和功能的过程称为修复。如能完全恢复损伤前的状态，称为完全修复，即再生。如未能完全恢复损伤前的形态和功能，而通过间质增生等方式填补损伤部位，称为不完全修复，又称愈合。早在18世纪，人们就开始对动物再生现象进行研究。1712年，法国科学家Reaumur观察到龙虾可以重新长出失去的附肢和螯，遂将这一现象称为再生。18世纪40年代，瑞士科学家Trembley观察到水螅被截断的头部和尾部可以独立再生。1774年，Pallas发现涡虫也可以像水螅一样进行头尾的双向再生。18世纪60年代，意大利科学家Spallanzani观察到有尾两栖类动物蝾螈的附肢、尾和颌都能再生，并注意到无尾两栖类动物蝌蚪的尾巴也可以再生。这些发现为再生医学的出现奠定了基础。

广义的再生分为生理性再生和病理性再生，生理性再生是指在正常的生理状态下组织细胞不断更新，以维持机体的稳态，如血细胞的更新。病理性再生是以损伤修复为目的的再生，也称修复性再生。我们所说的再生通常是指修复性再生。动物再生的形式有两种：变形再生（morphallaxis）和渐进再生（epimorphosis）。变形再生是指由体内原已存在的干细胞定向分化为受损组织的细胞，细胞不发生增殖，主要通过尚存组织进行组织重建，机体重现原有的发育模式从而完成再生过程，这多发生在低等动物，如水螅。渐进再生则包含已分化细胞的重新增殖，依靠新生细胞重新组建失去的结构，高等生物的再生即属此类，又称新建再生。渐进再生有两种情况，有些生物渐进再生时会在伤处形成一种称为再生芽基的圆锥状结构，它由外面的愈伤表皮和内部的间充质细胞构成，这些间充质细胞一般认为是由肌肉、软骨等中胚层来源的细胞去分化而来，而后又分化发育成各种细胞成分参与组织再生，蝾螈和蝌蚪的再生都属于这种再生芽基的再生。相比之下，有尾两栖类动物晶状体受损后，虹膜的色素上皮细胞会重新进入细胞周期并转分化为晶状体细胞，这种由某种细胞类型专一性地转变成另一种细胞类型的转分化现象并不伴随再生芽基的产生，所以被称为没有再生芽基的再生。哺乳动物肝受损后肝细胞的有限去分化和增殖以及受损组织中干细胞的增殖分化等过程也都属于这种再生。

以往对再生的研究多集中在对各种动物再生过程的大体形态学观察和描述，随着现代分子生物学、遗传学、细胞生物学和再生医学的发展，对再生的分子机制研究逐步深入，使我们在分子水平上对再生过程中的细胞去分化、再生结构重新定位等问题有了深入了解。一般认为哺乳动物不能进行渐进再生的原因是已分化的组织不能去分化、重新进入细胞周期进行增殖。肌微管是成肌细胞分化后融合而成的多核细胞，通过观察细胞核数目的变化可以直观地观察到去分化的过程。因此，这个模型为研究参与去分化过程中的因子提供了方便。根据这一模型，一系列研究发现，哺乳动物至少在细胞水平保持着去分化再生的能力，哺乳动物本身并不缺乏去分化所需的内源性信号通路，而是缺少引发去分化的外源性信号或内源性信号通路受到抑制，由此造成哺乳动物不能再生。譬如哺乳动物中枢神经系统轴突具有再生能力，但它的再生受到了周围环境中某些因子的抑制，尤其是髓鞘中髓磷脂的抑制。因此，消除髓磷脂等物质对轴突再生的抑制作用有望为治疗神经损伤提供新的手段。

二、以干细胞为基础的再生策略

利用干细胞技术可以分化、再造多种正常的甚至更年轻的组织或器官，从而代替病变或衰老的组织器官，有望解决多种顽症，如癌症、心脑血管疾病、自身免疫性疾病、肝脏病、肾脏病、老年痴呆、帕金森病、脊髓损伤、皮肤烧伤缺损等。目前以干细胞为基础的再生策略主要包括：直接利用干细胞分化潜能，治疗组织器官疾病或修复组织器官缺损；以干细胞作为组织工程组织、器官构建的种子细胞；通过基因修饰技术，利用干细胞作为基因给药载体，促进局部组织再生或修复。其中以干细胞作为组织工程种子细胞的部分将在本章第四节中详述。

(一) 直接利用干细胞治疗

1. 胚胎干细胞　干细胞治疗技术应用范围非常广泛,但不同类型干细胞治疗的技术成熟度不同,其临床应用也处于不同阶段。如造血干细胞移植等成体干细胞疗法早已成为临床治疗血液系统疾病和肿瘤的成熟技术。但利用胚胎干细胞(ES)的治疗技术大部分仍处于动物实验阶段。理论上任何器官损伤或疾患都可以通过移植由ES细胞分化而来的特异组织细胞达到治疗目的。目前利用疾病动物模型已经证明ES细胞来源细胞对多种疾病具有治疗作用,如用ES细胞来源的神经细胞治疗帕金森病、亨廷顿舞蹈症、阿尔茨海默病等神经退行性疾病;用胰岛细胞治疗糖尿病;用心肌细胞修复坏死的心肌等。ES细胞还是组织器官工程的理想种子细胞,通过干细胞技术有望在体外进行器官克隆,以供病人移植,从而解决供体器官来源不足的问题。目前ES细胞临床应用的瓶颈还是ES细胞的异体来源导致的免疫原性问题、移植细胞中混杂的尚未完全分化的细胞的致瘤性问题,以及应用ES细胞带来的伦理学问题等。

2. 成体干细胞　成体干细胞包括造血干细胞、间充质干细胞、神经干细胞等成体组织来源的干细胞。这类干细胞具有有限的自我更新能力以及形成特定类型组织细胞的能力。由于成体干细胞较易获得,致瘤风险相对较低,且较少伦理学问题,因此已经应用于多种疾病的临床治疗。如造血干细胞移植早已成为治疗血液系统疾病和恶性肿瘤的成熟技术,动物实验证明不同组织来源的成体干细胞对免疫性疾病、心肌疾病、神经退行性疾病、骨关节疾病、肝脏疾病等具有治疗效果。成体干细胞治疗的机制一方面能在受损伤组织和脏器中生成新的功能细胞,另一方面还可分泌多种生长因子、免疫调节因子及营养分子,对损伤组织起到修复作用。此外,间充质干细胞还可调节免疫活性细胞的功能,从而用于治疗免疫相关疾病。利用干细胞技术治疗疾病的途径包括:①把成体干细胞直接移植到坏损部位,以修复受损组织。目前处于临床试验阶段的治疗方式多数是此种方式;②在体外对干细胞进行诱导,使其定向分化为所需要的细胞,然后移植;③对干细胞进行基因修饰,然后移植;④在体外利用干细胞构建一个具有正常生理功能和结构的器官以供移植。后三种方法还处在动物实验或理论研究阶段。

(1)成体干细胞治疗心肌疾病:Anversa等研究证明,成人心肌细胞具有自我复制的能力,成体心肌细胞并不是终末分化细胞,其中包含有相当多数量的干细胞,能够更新和分化为心肌细胞。随后的研究也证明成体非心脏来源的干细胞,如骨髓、骨骼肌、脂肪组织、肝脏和外周血的干细胞通过自然迁移或实验植入心脏后,能够分化为心肌细胞。这些证据提示成体干细胞是治疗心肌梗死的有效方法。但应用干细胞治疗心肌疾病与骨髓移植不同,心肌的基本功能单位不仅仅是心肌细胞,而是由多种细胞互相配合共同完成的。干细胞治疗产生的心肌细胞必须以正确的方向整合,避免导致心肌纤维排列紊乱;必须能通过毛细血管网获得营养;必须能被蒲肯野纤维系统激活产生快速有规律的电激活,以防止兴奋折返和独立的自发起搏点活动;必须具有交感神经兴奋性等。总之,通过干细胞治疗心脏疾病面临的挑战远远大于骨髓移植和输血治疗,离真正的临床应用尚有待时日。

(2)成体干细胞治疗神经系统疾病:干细胞被认为是未来治疗神经损伤和神经退行性疾病的主要方法之一。人们已在成体干细胞治疗帕金森病、卒中、肌萎缩性侧索硬化症、亨廷顿舞蹈病等神经系统疾病和脊髓损伤方面进行了大量的实验研究,特别是对帕金森病的研究。帕金森病的主要病理改变是黑质纹状体的多巴胺能神经元发生退行性改变,干细胞技术的发展使得标准化制备大量的多巴胺能神经元成为可能,干细胞来源的多巴胺能神经元达到一定的功能要求后,就能够用来移植治疗帕金森病。成体干细胞最终应用于帕金森病的治疗还有许多问题需要解决,包括如何长期持续的缓解症状,并改善平衡等问题;能否寻找到控制干细胞增殖的关键分子,以控制神经干细胞的过度生长;如何更好地实现移植细胞与已存在的神经突触网络的功能整合;如何对干细胞中引入新基因的风险进行评估;以及如何建立模拟人类神经退行性疾病的最佳动物模型等。

(3)成体干细胞治疗骨骼疾病:经皮自体骨髓注射早在1869年Goujon就首先提出。骨髓中的干细胞不仅能分化为具有成骨能力的细胞,还能分泌许多骨诱导因子,促进骨折愈合。在此基础上发展的富集干细胞技术,是利用离心或过滤技术将骨髓血浓缩,借此提高其中的干细胞浓度,达到治疗目的,目前该方法已成功应用于临床。

从骨髓中分离培养出的骨髓间充质干细胞(bMSCs)是目前骨再生最重要的细胞来源。已有研究利用bMSCs完成鼠、兔、狗、羊等不同动物的骨组织修复并获得成功。近年来,关于bMSCs体外培养成骨的研究有了较大发展，但尚需解决诸如细胞纯化、刺激成骨条件、细胞移植方式、细胞复合的载体选择等问题。除了 bMSCs 外，一些髓外间充质干细胞也可在一定条件下分化为成骨细胞，如上皮组织、脂肪组织干细胞等，髓外间充质干细胞数量巨大，取材方便、创伤较小，体外培养传代增殖潜能较强，且较容易诱导为成骨细胞，已逐渐成为骨再生的重要细胞来源。

(4) 成体干细胞治疗肝脏疾病：早在 60 多年前研究者就认为在成体肝脏中存在着肝干细胞，但直到现在仍然存在争议，主要原因在于没有找到肝干细胞的特异性基因。Farber 等首次观察到大鼠肝脏的一群"小的、卵圆形的、细胞核淡蓝色的细胞群"在体外培养和体内移植试验中可以分化为肝细胞和胆管上皮细胞，被认为是肝干细胞。目前，很多研究也证实这种双潜能肝干细胞的存在，并发现这类细胞在移植到裸鼠体内后能够分化为成熟肝细胞。这些研究提示，在不远的将来这些细胞可能被用于治疗肝损伤性疾病。

成体干细胞治疗肝脏疾病的另一个途径是利用造血干细胞的跨系、跨胚层分化能力诱导得到肝细胞。啮鼠动物的造血干细胞在肝损伤模型中植入肝脏后能够分化为有功能的肝细胞，并参与肝组织修复，但是我们尚需证明人的造血干细胞在进行肝脏移植后具有和啮鼠动物同样的特性。

此外，间充质干细胞可以用于治疗各种因素导致的肺脏损伤以及各类难治性血液病。间充质干细胞能够抑制 T 细胞的增殖及其介导的免疫反应，从而治疗异基因造血干细胞移植后的移植物抗宿主病等疾病。

3. 诱导多能干细胞 虽然在全能分化能力方面诱导多能干细胞（iPS）还无法达到胚胎干细胞的水平，但是 iPS 细胞的获取更为简便，来源更为广泛，并且由于使用的是自体细胞进行重编程，避免了如胚胎干细胞在伦理学以及法律方面所受到的种种限制，这使得 iPS 细胞在组织工程和细胞治疗等领域具有广阔的应用前景。

一系列的研究显示，iPS 细胞在血液系统疾病、内分泌疾病、心血管疾病、神经系统疾病以及脊髓损伤等方面均获得了突破性的进展。Jaenisch 将小鼠皮肤细胞转化而来的 iPS 细胞进一步分化得到造血干细胞，并利用这些干细胞成功地完成了小鼠镰刀状红细胞贫血症的自体治疗，为 iPS 细胞治疗人类单基因遗传疾病奠定了基础。Tateishi 等利用 iPS 细胞产生了胰岛素分泌细胞，证明了其同样具有分化成胰岛细胞的潜能，这为糖尿病的治疗提供新的思路。Nelson 等应用经典诱导方法将得到的 iPS 细胞移植入子宫，发现其能够分化为心脏实质细胞，并且具有收缩性等特征。2011 年山下润研究小组通过向实验鼠的 iPS 细胞加入环孢素使其发育成心肌细胞的数量提高了 10 倍以上，同时也证明了利用这种方法从人 iPS 细胞培养的心肌细胞与人类心脏心室细胞拥有同样的性质和结构。这些研究成果为 iPS 细胞治疗心肌梗死、心力衰竭等疾病提供了可能。Wernig 等将 iPS 细胞诱导分化成神经前体细胞和多巴胺能神经元，这些神经细胞功能性地整合到宿主脑中，展现出成熟神经元的活性，并参与电生理活动。与此同时，将由小鼠 iPS 细胞在体外诱导分化来的多巴胺能神经元移植进帕金森病大鼠模型脑内，一段时间后可有效缓解大鼠疾病症状并改善其行为，这对于帕金森病病人来说无疑是莫大的福音。日本庆应大学冈野荣之等将 iPS 细胞诱导培育出的神经干细胞植入因脊髓受损而后肢麻痹的实验鼠体内，4 周后发现实验鼠后肢的运动功能得到了有效的改善，神经细胞轴突外的髓鞘也得到了修复。总之，一系列基于 iPS 细胞再生的研究极大地推动了干细胞治疗技术的发展。

（二）基因修饰技术

基因修饰的方式主要有两种：一是直接体内法。是将目的基因加以修饰或包裹后直接注射或与基质材料复合后植入体内适当部位，转染周围细胞群而获得有效表达以达到治疗目的。另一是间接体内法。是将目的基因导入体外扩增培养的靶细胞，然后将靶细胞直接注入或与材料复合回植体内发挥效用。两种方法各有利弊，目前在再生领域应用较多也较成熟的是间接体内法。较直接体内法而言，间接体内法的细胞技术安全性和转染效率更高，而且可选择转染细胞，这一点至关重要。因为，基因修饰后的干细胞，不仅在局部分泌目的蛋白，而且自身在目的蛋白的作用下可发生定向分化，从而参与组织修复过程，尽管目前尚不知这一作用的大小。例如，戴尅戎研究小组的一系列实验证实，鼠、兔、羊及人骨髓间充质干细胞在转染腺病毒介导的 *BMP-2* 基因后，在分泌 BMP-2 的同时，自身向成骨细胞发生分化。其他学者也发现肌肉源性干细胞转染 *BMP-2* 基因后也有向成骨细胞分化的趋势。这可能有利于组织工程骨的构建，避免或缩短体外诱导的时间，但迄今尚缺乏体内实验的进一步证实。

实验中靶细胞、目的基因以及支架材料的选择日趋多样化;所选动物也更接近人骨结构。但基因载体仍以病毒类为主。戴尅戎等人从2001—2005年间完成了腺病毒介导的BMP-2基因复合不同生物材料修复鼠、兔以及大动物如羊的大段骨缺损的研究,并将该技术延伸到假体涂层、骨缺血坏死、肢体延长等多个领域。细胞的选择也从骨髓源性干细胞向其他组织如脂肪组织等干细胞发展。但不容回避的是,尽管有尝试使用FK506等免疫抑制药物、CTLA-4双基因转染及微胶囊包裹等方法,但未能从根本上解决免疫排斥及安全性问题。归根结底,新的基因载体的研发可能是解决这一技术瓶颈问题的关键。

(戴尅戎 李慧武)

第四节 组织工程

一、组织工程学基础

组织工程学是在细胞生物学与生物材料研究交叉与融合的基础上,逐步建立并发展起来的。20世纪80年代初,随着细胞生物学研究的发展、细胞体外培养技术的逐步完善,人们进行了大量的通过单纯细胞移植方法治疗组织或器官缺损的探索,远期临床观察证明单纯细胞移植不能形成理想的组织与器官。另一方面,在生物活性材料领域的大量研究与实际应用也证明,仅仅通过改善材料本身的性状,也不能达到理想的组织再生修复效果。组织工程学研究即在这种背景下发展起来的。1980年,Yanas等从材料学研究的角度提出了细胞与生物材料结合进行组织再造的设想。组织工程(tissue engineering)一词首先由Wolter于1984年提出,用来描述植入体内的PMMA骨替代材料表面形成的内皮样结构。"组织工程"这一概念名称由美国国家科学基金会于1987年正式确定,1988年将其正式定义为:根据细胞生物学和工程学的原理,应用具有特定生物学活性的正常的组织细胞与生物材料相结合,在体外或体内构建组织和器官,以维持、修复、再生或改善损伤组织和器官功能的一门科学。

组织工程技术的基本原理,是将正常组织细胞接种于生物相容性良好的生物材料上形成复合物,在体外一定条件作用下或植入体内特定部位,种子细胞分泌细胞外基质构建特定组织结构、发挥生物学功能的同时,生物材料逐渐降解吸收,形成新的具有特定形态、结构和功能的相应组织、器官;从而达到促进组织再生、修复创伤和重建功能的目的。

现代外科学主要通过组织移植与生物材料替代等手段,治疗组织或器官损伤,以恢复组织结构的完整性、重建组织功能。自体组织移植(如皮瓣移植、骨移植等)存在着牺牲自体正常组织、造成机体新的创伤等缺点,是一种以创伤治疗创伤的传统治疗模式。同种异体组织或器官移植则存在组织或器官来源有限,病人需长期甚至终身应用免疫抑制药进行治疗的缺点。异种组织或器官移植,虽然解决了器官来源问题,但病人仍需终身应用免疫抑制药,而且存在物种之间致病原传播的风险。生物材料组织替代品可在结构上替代损伤组织,但以完全或大部分牺牲替代组织功能为代价,而且存在继发感染、异物反应、植入后材料断裂与移位等诸多问题。组织工程技术通过构建结构完整、功能完全、具有生命力的健康活体组织,对病损组织进行形态、结构和功能的全面重建;达到无损伤修复创伤和真正意义上的功能重建。克服了传统医学组织器官创伤修复模式,将现代医学推向制造组织与器官的新时代。

组织工程技术的核心内容包括种子细胞、生物材料和工程化组织构建。

(一) 种子细胞

构建工程化组织的理想种子细胞(seed cell)能够通过分泌特定细胞外基质完成组织结构的再生,并在新形成组织内对机体各类生物学刺激如力学刺激、信号转导等产生应答,行使其相应的生物学功能。组织工程种子细胞获取的原则是最大限度地避免对机体造成新的创伤。在体外培养扩增至足够数量的同时,应防止细胞老化并保持相应的细胞特定表型。目前组织工程种子细胞主要有以下几个来源。

1. 与缺损组织细胞同源的自体细胞　如应用自体软骨、皮肤、角膜、肝组织等来源的细胞作为种子细胞。以自体组织细胞为种子细胞的优点是不存在免疫排斥,但在体外增殖能力有限、细胞易老化,所以需要获取较多的组织以得到足够数量的种子细胞，因此取材对机体生理功能影响较大。

2. 自体其他组织类型的细胞　通过应用生长因子、基因修饰等方法，使其成为具有所构建组织细胞的部分或全部功能的种子细胞。这类组织多具备体内分布较广、取材对机体创伤小的特点。

3. 成体干细胞　存在于个体组织中的多能干细胞和组织特异单能干细胞。这些干细胞通过增殖分化及其子细胞的成熟不断更新或修复组织。

4. 胚胎干细胞　由于其独特的高度未分化特性以及所具有的发育全能性（pluripotency），即在适当条件下可以在体外培养增殖而不改变其步形成全身各种组织器官的潜能，因而在未来的组织工程种子细胞研究中占有重要地位。

（二）生物材料

组织工程用生物材料（biomaterial），是指用于构筑供细胞黏附生长并形成组织的三维支架、可在机体内降解的生物材料，本质上是对组织结构中细胞外基质的仿生。理想的组织工程生物材料应具有如下基本生物学特性。

1. 良好的生物相容性　除满足一般要求，如无毒、不致畸、降解产物对细胞无毒害作用、不引起炎症反应外，还要利于种子细胞黏附、增殖和分化。

2. 良好的生物降解性　支架材料在机体内的降解速率应与组织细胞生长速率和基质分泌速率相适应，降解时间应能根据组织生长特性来调节。

3. 具有一定机械强度　可为新生组织提供支撑，并保持一定时间，直至新生组织具有自身力学特性。

4. 具有三维多孔立体结构　具有适宜的孔隙率和孔径，利于细胞黏附生长、细胞外基质沉积、营养和氧进入及代谢产物交换，也有利于血管和神经的长入。

5. 良好的材料表面活性　利于细胞黏附、生长，更重要的是能激活细胞特异基因表达，维持细胞正常表型表达。

6. 可加工性　可预先制作成一定三维结构，发挥组织形成模板的功能。目前三维计算机辅助设计（computer aided design，CAD）与快速成形技术（rapid prototyping，RP）的发展，使加工具有复杂内部结构的三维支架成为可能。

组织工程生物材料依据其来源可分为天然支架材料和人工合成高分子支架材料。天然支架材料包括脱细胞和基质提取成分支架材料两大类。脱细胞支架材料主要通过同种或异种组织/器官脱细胞、去除抗原处理得到，同时保留了原有组织的三维支架结构和主要的细胞外基质成分，因此具有良好的组织亲和性和相容性，并具备一定的力学强度。目前脱细胞处理研究较多的有真皮、骨、软骨、血管、角膜、心包、食管、小肠黏膜、膀胱和肝脏等。天然基质提取成分支架材料是指由动、植物组织中提取的细胞外基质成分，主要有胶原（collagen）、明胶（gelatin）、糖胺聚糖（黏多糖）（glycosaminoglycan，GAGs）、壳聚糖（chitosan）、壳多糖（甲壳质、几丁质，chitin）、海藻酸盐等。天然生物材料由于产地、来源、加工处理过程等的不同，常造成材料性质的不稳定与不均一。因此，性质稳定、组成均一的人工合成高分子材料成为组织工程支架材料的另一个研究重点，主要包括：聚羟基酸（如聚乳酸 PLA、聚羟基乙酸 PGA、聚羟基丁酸 PHB 等）、聚酸酐（polyanhydrides）、聚偶磷氮（polyphosphazenes）、聚氨基酸（polyamino acid）等。但目前应用的高分子合成材料还存在着亲水性不足、降解速率不匹配、力学强度不适宜等若干问题。在支架材料表面进行化学与生物修饰或将人工合成材料与天然材料复合应用，已经成为组织工程生物支架材料发展的重要方向。

迄今应用组织工程技术构建组织工程化组织主要经历了三个发展阶段。在 20 世纪 80 年代末至 90 年代初阶段，主要进行了组织工程化组织构建的初步探索，证明应用组织工程技术能够形成具有一定结构与形态的组织。90 年代中期，主要在免疫功能缺陷的裸鼠体内构建组织工程化组织，在此阶段成功构建了骨、软骨、肌腱等组织。组织工程的研究成果向临床应用过渡，必须在具有完全免疫功能的哺乳动物体内构建组织工程化组织，修复组织缺损并重建组织功能，以反映机体与细胞、生物材料及组织工程化组织之间的相互作用，此即组织工程发展的第三阶段。

根据组织形成环境的不同，组织工程化组织构建主要有三种方式：①体内构建：种子细胞与生物材料复合后植入体内，完全在体内完成组织形成与生物材料降解的过程；②体外构建：在体外模拟体内环境，应用生物反应器将细胞材料复合物持续在体外培养直至形成组织与器官；③原位组织构建：单纯将生物材料支架植入体内组织缺损部位，依靠周围组织细胞迁移并黏附于生物材料支架，再生并形成组织，这种方式并非经典的组织工程概念。无论何种方式，组织工程化组织植入体内后将会发生进一步重塑，和机体有机结合，血管化和神经化对于其存活和功能的稳定发挥有重要意义。

组织工程生物反应器是指模拟体内组织形成或存活时的生理环境，进行细胞培养与组织构建的体外培养装置与系统。合理应用生物反应器将提高组织构建效率、增强移植物生物活性和降低治疗成本。生物反应器能够进行细胞的三维培养，避免了传统培养条件下细胞表型的丢失；能够进行动态的细胞接种，使种子细胞均匀分布于三维支架材料形成较为均一的组织；能够不断模拟体内的各种生理性刺激，促进种子细胞在生物材料内的功能活动；能够及时监测和调控微环境 pH、温度、压力、营养供给予废物排泄等参数，具有高效的自动化处理能力。目前已经在组织工程化软骨、肌腱、皮肤等多种组织构建中发挥作用。

根据所构建组织的结构与功能的不同，组织构建主要分为：①单一类型组织的组织工程化构建，如软骨、骨、肌腱、神经等组织的构建；②多种不同类型复合组织及器官的组织工程化构建，如皮肤、血管、肝脏、胰腺等器官的组织构建。

二、单一类型组织的组织工程化构建

(一) 软骨组织工程

软骨是由软骨细胞及其周围细胞外基质(ECM)组成的一种半透明、具有弹性的特殊结缔组织，结构简单，细胞成分单一，ECM 内不包含血管、神经与淋巴管，可分为透明软骨、弹性软骨和纤维软骨三种类型。软骨细胞是由间充质干细胞分化而来，具有维持软骨的正常代谢和生成并维持 ECM 的作用，软骨细胞的营养主要通过周围组织液的扩散获得。ECM 是由大量水分子、胶原、蛋白聚糖、基质金属蛋白酶及其他一些小分子组成，胶原以Ⅱ型胶原为主是软骨组织的特征性成分。造成软骨组织缺损的原因有外伤、炎症、组织退变和先天性畸形等，软骨组织工程研究主要集中于关节软骨和耳郭软骨的组织构建。

有研究显示，关节软骨损伤患病率在 40 岁以上人群中比例为 10%~17%，60 岁以上人群达 50%。临床自体关节软骨细胞移植(ACT)和关节置换等修复方法通常只能使软骨缺损得到不同程度的修复和功能改善。因此，应用组织工程软骨技术修复关节软骨缺损受到越来越多的关注，Liu 等应用 Pluronic127 与 PGA 作为细胞支架，成功修复猪膝关节软骨负重部位直径 8mm 的全层缺损。应用组织工程技术修复半月板与椎间盘软骨组织缺损，也取得了较好的修复效果。

对于各种原因造成的耳郭缺损，目前治疗的手段主要是切取自体肋软骨并雕刻成形重建患耳。但存在不同程度的耳郭造形不一，供区继发缺损等问题。应用组织工程技术在裸鼠体内成功构建具有皮肤覆盖的人耳郭形态软骨，极大地推动了软骨组织工程的研究发展。目前体外构建具有精细三维结构的人耳郭形态软骨技术已经成熟，希望经过进一步体内研究后能够应用于临床。

软骨组织工程常用的种子细胞包括软骨细胞和成体干细胞。软骨细胞的来源非常有限，传统的单层培养条件下多次传代后极易发生去分化等现象，软骨细胞表型发生改变，成软骨能力降低。因此，通过体外培养扩增技术，难以从少量成熟软骨中提取获得大量能够行使正常功能的软骨细胞。虽然成体干细胞具有来源广泛，增殖能力强大和能够向成软骨方向分化的优势；但是多个研究显示，成体干细胞经过体外成软骨诱导分化后，高表达软骨肥大及成骨相关基因，在体内重塑过程中不能稳定维持软骨特性。近年来，将软骨细胞和成体干细胞共培养构建组织工程软骨取得了进展，在共培养系统中软骨细胞为成体干细胞提供软骨形成微环境，避免了生长因子诱导方案的缺陷，提高了软骨构建的稳定性。

应用软骨组织工程技术在具有完全免疫功能的高等大型哺乳动物体内构建软骨组织并修复软骨缺损是向临床应用过渡的关键，是目前的主要研究内容。

(二) 骨组织工程

骨组织是一种由细胞和钙化的细胞外基质组成的结缔组织，最大特点是细胞基质中有大量的钙盐沉积，成为很坚硬的组织，构成身体的骨骼系统。治疗各种原因造成的骨组织缺损是现代医学面临的难题和巨大挑战，自体或异体骨移植是目前最常用的治疗手段，然而存在着“以创伤修复创伤”、供体来源不足、免疫排斥等缺陷。

应用骨组织工程技术修复骨缺损已经逐步从基础研究向临床研究过渡。1998 年 Bruder 等第一次证明了 BMSCs 应用于大型动物长骨节段性缺损重建的可能性。首次临床报道发表于 2001 年的《新英格兰杂志》上，Quarto 使用自体的骨髓间充质干细胞和羟基磷灰石支架对 3 名节段性骨缺损的病人进行治疗，13 个月后 3 名病人的植入体都显示了很好的骨结合能力，有足量的骨痂形成。骨组织工程的研究已经处于组织构建与缺损修复的前沿，是可能率先进入大规模临床应用的组织工程领域之一，具有广阔的发展前景和临床应用价值。

不同来源的间充质干细胞(MSCs)作为骨组织工程最常用的种子细胞,具有获取简便,供体损伤小,体外增殖能力强,良好的成骨分化潜能等优点。通常MSCs体外培养4~6周后才能获得相对充足的细胞以供临床应用,保持和提高MSC在体内外的增殖和成骨活性对于组织工程骨构建的成功率和稳定性十分重要。

常用于构建组织工程骨的生物材料有:

1. 无机材料　这类材料有良好的组织相容性和诱导成骨活性,但脆性大,抗折弯力弱,体内降解速度慢,不易成形。包括羟基磷灰石(hydroxyapatite porous,HAP)、生物活性玻璃陶瓷(bioactive glass ceramic,BGC)、β-磷酸三钙(β-tricalcium phosphate,β-TCP)、碳纳米管(carbon nano tube,CNT)等材料。

2. 人工合成高分子材料　PLA、PGA、聚乳酸/聚羟基乙酸共聚物(polyactic/glycolic acid,PLGA)是最早用于组织工程骨研究的合成高分子材料之一。Pluronic作为可注射的组织工程骨支架材料已有动物实验报道。

3. 天然高分子材料　胶原、纤维蛋白、藻酸盐、琼脂糖及壳聚糖等一类材料大都有良好的生物相容性与可降解性,但存在不易成形的问题。

4. 天然衍生材料　用人或动物的骨骼经过物理、化学方法处理,去掉细胞、脂肪及抗原性,制成脱钙骨基质、部分脱蛋白骨、完全脱蛋白骨;或经重组合制成骨组织工程的支架材料。珊瑚经过加工处理形成的支架材料也显示了较好的成骨活性。但这类材料来源有限;动物骨骼制作的生物衍生骨有传播人兽共患疾病的危险,也存在一定的免疫原性。

5. 复合材料　为克服陶瓷材料及高分子合成材料的缺点,增加材料的生物活性和力学强度,将两种或两种以上的材料复合形成新的复合材料,如将HAP与PGA(或PLA)复合;HAP与胶原复合,HAP与BMP或β-TCP复合,生物衍生材料与BMP或其他生长因子复合等。体外、体内实验证明复合材料有良好的组织相容性和成骨能力。

构建小块组织工程骨植入体内后,早期可依靠组织液可获得营养;但对于大范围或受区血供不佳的骨缺损,早期移植物缺乏独立的血液供应,骨痂形成缓慢,成骨效果不稳定。目前组织工程骨血管化策略主要包括以下四种:支架设计开发;体外预血管化,即在体外培养中应用成骨细胞与血管内皮细胞复合培养;应用血管内皮细胞生长因子;体内血管束植入或带血管蒂筋膜/肌瓣包裹组织工程骨。如何建立有效的血液供应,促进组织工程骨形成,缩短骨愈合时间是目前骨组织工程中的研究重点和难点,也是制约组织工程骨大规模临床应用的关键。

(三)肌腱组织工程

肌腱是肌肉组织的延续,连接骨与肌肉组织;主要由成纤维细胞样的肌腱细胞与Ⅰ型胶原纤维共同构成的致密结缔组织组成,另含有少量的Ⅱ型胶原与糖胺聚糖成分,其组织结构和生化组成主要由生物力学功能所决定。长度超过3cm的肌腱缺损一般不能直接缝合,常采用自体肌腱移植或高分子材料替代等方法进行修复。自体肌腱是最好的移植替代材料,但人体内可供肌腱移植的供区较少,使自体肌腱移植受到很大限制。高分子材料如涤纶、碳纤维等由于在频繁的力学作用下其弹性减退、材料崩解较快,生物材料崩解后的大分子在体内其他部位沉积,目前临床已很少应用。

最早的有关肌腱组织工程构建的报道是在1994年,曹谊林等用新生牛肩部的肌腱细胞与条索状未编织的PGA网状支架形成复合物再生出在组织学、生物力学等方面与正常肌腱相似的组织。Dunn等通过在经过交联的胶原纤维中种植肌腱成纤维细胞,成功替代了兔膝关节的前交叉韧带。曹谊林等又应用自体肌腱细胞与未编织的PGA网状支架形成复合物,回植至鸡自体肌腱缺损处并维持肢体活动,形成了组织学结构、生化组成与生物力学强度等与正常肌腱组织非常接近的组织工程化肌腱。Banes等研制了可用于体外构建肌腱组织的生物反应器,通过周期间歇性力的作用,运用前交叉韧带成纤维细胞与胶原纤维在体外形成了组织结构,超微结构和生化组成等方面均与正常组织非常接近的组织工程化肌腱。

种子细胞来源是组织工程化肌腱组织构建需要重点解决的问题。肌腱细胞分化程度较高,增殖相对缓慢,经多次传代后可丧失增殖能力。真皮成纤维细胞与骨髓MSCs来源广泛,体外扩增能力强,可作为肌腱组织工程种子细胞的替代细胞。多种生长因子具有在体外促进肌腱细胞增殖与合成基质、在体内促进损伤肌腱愈合的功能,应用基因转染技术使种子细胞表达特定的生长因子,在组织构建的同时分泌细胞因子促进组织形成。

用于肌腱组织构建的生物支架必须具有一定的生物力学强度,可暂时替代损伤肌腱的力学功能;同时,作为力的传递载体,使种子细胞在组织构建过程中受到力的作用而发挥相应的生物学功能。

交联的胶原纤维、PGA等均可作为肌腱组织构建生物支架，但都不能达到肌腱构建所需的力学强度。曹谊林等应用具有一定力学强度的可缝合、可降解生物膜包裹细胞/PGA复合物，达到了较好的修复效果。可承受一定张力的可降解生物材料是肌腱组织工程研究的重要方向。

(四) 周围神经组织工程

神经组织由神经元(即神经细胞)和神经胶质所组成。神经元具有接受刺激和传导兴奋的功能，也是神经活动的基本功能单位；神经胶质在神经组织中起着支持、保护和营养作用。修复长距离神经缺损的最佳方法是自体神经移植，但常造成供区手术部位的创伤与供区神经支配区域感觉减退；并且大范围神经缺失可供选择的供区神经十分有限；修复后功能也并不能得到完全恢复。而应用神经再生引导套管技术修复神经组织缺损，只能对缺损长度在1cm以下的修复效果最肯定。因此，目前的修复手段无法达到理想的神经再生效果。

组织工程技术促进周围神经再生的策略，是应用神经生长营养因子、可降解生物材料、接种神经膜细胞或基因工程细胞，构建组织工程化的神经桥接以促进轴突再生。神经膜细胞在神经再生过程中发挥了双向的生理调节作用，首先分泌大量细胞外基质与特异性的黏附分子，以利于细胞的黏附与运动，形成神经膜细胞床，有利于再生轴突的延伸；同时通过结合各种配体与分泌刺激因子，调节其他细胞的生理功能。神经套管内接种神经膜细胞后，神经再生功能明显得到增强。神经膜细胞是神经组织构建的必需种子细胞，但人体内可供取材的神经部位非常有限，神经膜细胞在体外增殖能力也很低，因此种子细胞来源有限仍是制约神经组织工程研究实际应用的一大障碍，干细胞研究的发展可为神经组织工程提供丰富的种子细胞来源。

理想的神经组织工程生物材料，除应具有一般组织工程生物材料的特点外，还应具有其特定的特征：①有利于神经膜细胞的增殖而对神经元与神经膜细胞无毒性影响；②体内降解时限稳定，能够维持、支撑神经膜细胞的生长，直至轴突再生完成；③再生轴突能够较容易地穿越材料；④具有对神经轴突基质的仿生作用，有利于接种细胞分泌基质并形成组织。可降解的PGA、PLA及其共聚物等人工合成材料的各种理化特性，如分子量、几何尺寸、生物相容性、孔隙率、力学强度、导电性等，对神经再生均具有较大影响；胶原、纤维粘连蛋白等天然细胞外基质类材料具有良好的生物相容性，但在体内降解较快，往往在轴突再生完全前就已经降解或崩解，而使神经膜细胞失去支架材料的支撑；以天然脱细胞骨骼肌为支架材料接种神经膜细胞构建组织工程化周围神经，有报道可修复2cm长的大鼠坐骨神经缺损，再生轴突内神经纤维排列平行规律，神经传导速率与支配肌肉的功能恢复接近自体神经移植。神经组织工程生物材料目前研究的重点是改善人工材料的各种理化性质、复合具有较好生物活性的天然材料，提高神经膜细胞与生物材料的生物相容性、模拟脱细胞骨骼肌的管簇状结构、促进多根神经纤维的平行排列与再生。

三、复合组织及器官的组织工程化构建

(一) 皮肤组织工程

皮肤是一个组成与结构较为复杂的器官，不仅由表皮、真皮、皮下组织构成，还含有毛发、毛囊、皮脂腺和汗腺等皮肤附属器。皮肤替代物的研究与应用大致经历了三个发展阶段：培养的表皮细胞膜片、真皮替代物与复合皮肤替代物即组织工程化皮肤。

表皮细胞膜片(cultured epithelial autogragts, CEA)虽然可以对面积较大的创面进行临时覆盖，但大量临床应用发现，单纯的表皮细胞膜片存在耗时长(从取材到应用需3~4周时间)、膜片菲薄、手术操作困难、创面接受率低、愈合后上皮组织弹性欠佳、耐磨性差、易发生收缩等缺点。

有关真皮替代物的研究较多，目前已有多种商品化的人工真皮问世。单纯真皮替代物虽然可达到较为理想的创面暂时覆盖与重建皮肤功能的目的，但由于缺少表皮的防护，使感染的概率大为升高；同时，由于体液过量蒸发，可造成体内水与电解质代谢紊乱。单纯真皮替代物的另一缺点是外观欠佳，在暴露部位尤为显著。为了克服上述缺点，同时含有表皮与真皮的复合皮肤替代物，即组织工程化皮肤开始用于皮肤创面的覆盖与组织替代。

理想的组织工程化皮肤构建应遵循以下原则：①能迅速覆盖创面并执行表皮的正常生理功能；②能修复替代真皮组织并支持表皮细胞生长与表皮组织形成；③在体内能够诱导血管、神经与免疫系统细胞成分的迁入，有利于上述组织结构的迅速恢复；④在重建正常结构的同时，应具有防止瘢痕组织形成与挛缩的功能；⑤应具有皮肤附属器如汗腺、皮质腺、毛囊等结构，皮肤色素系统能够快速建立。

皮肤组织工程种子细胞主要有成纤维细胞、内

皮细胞、间充质干细胞、表皮干细胞、毛囊干细胞和黑色素细胞等。成纤维细胞是真皮基质中的主要细胞，添加后组织工程皮肤的强度和韧性增加、移植后创面收缩小、外观平整；内皮细胞有加快移植物血管化、加强抗感染的作用；MSCs 可在体诱导分化成机体所需细胞，从而促进了创面的愈合；表皮干细胞和毛囊干细胞可分化形成毛囊、皮脂腺、汗腺及表皮，将有可能解决目前组织工程皮肤缺乏皮肤附属结构的难题。

真皮支架在组织工程皮肤构建中可为细胞生长、繁殖、新陈代谢及形成新组织提供支持。主要包括尼龙网膜、多聚半乳糖网、聚乳酸、聚羟基乙酸、聚乳酸、羟基乙酸等人工合成高分子支架材料；胶原、壳聚糖类、透明质酸类等天然基质提取成分支架材料；脱细胞真皮 / 羊膜等天然支架材料；含有成纤维细胞成分的活性真皮支架。

经过多年研究，已有多种皮肤替代产品面市。早在 1981 年，Bell 等将鼠真皮成纤维细胞种植于胶原凝胶内，表面接种角质形成细胞，首次构建成功具有双层结构的活性皮肤替代物，修复全层皮肤组织缺损，这是最早的完全意义上的组织工程化皮肤的构建探索。Apligraft（又称作 Graftskin）是第一种商品化的既含有表皮层又含有真皮层的组织工程化皮肤，这种由 Organogenesis 公司注册生产的产品已在加拿大和美国获准用于临床治疗静脉性溃疡。对于大面积烧伤，体外重建的表皮真皮复合移植物是断层皮片的最佳替代者，但由于种种原因，该复合皮肤替代物不能广泛应用。其中，血供不足是最重要的因素之一。为促进移植物血管化，Black 等首次在体外组织工程化皮肤中增加了类毛细血管网成分。目前研制的包括表皮和真皮双层结构的组织工程皮肤移植于创面后仅仅是创面覆盖，缺乏皮肤附属结构，没有相应的生理功能，距离真正意义上的皮肤器官构建还有很长的路。

（二）血管组织工程

血管是血液流过的管道，遍布全身。血管壁从管腔面向外依次分为内膜、中膜和外膜。内膜由内皮细胞和内皮下薄层结缔组织组成；中膜的厚度及组成成分因血管种类而异，主要由平滑肌细胞及其产生的胶原纤维、弹性纤维等基质成分组成；外膜由疏松结缔组织组成。血管壁内还有营养血管和神经分布。

血管移植是临床治疗血管疾病的主要手段。人体自身可供移植的非必需血管的来源、长度和直径范围极为有限；异体血管移植存在免疫排斥反应和其他术后并发症等问题。合成材料制造的血管代用品在修复直径大于 6mm 的血管缺损方面取得了很好的临床效果。但此类人工血管具有无生长潜力、弹性系数小，顺应性低；随移植期延长管腔通畅率下降等缺点。

血管组织工程是在人工血管内皮化研究的基础上逐渐发展起来的。Herring 等首创人工血管内皮化的概念，以提高人工血管管腔内面的生物相容性，降低血栓形成与吻合口内膜的过度增生。Weinberg 与 Bell 等以胶原为生物支架，分别接种内皮细胞、平滑肌细胞与成纤维细胞，进行了组织工程化血管构建的最初尝试，但形成组织的生物力学强度较差，不能承受血流的搏动张力。Shinoka 等报道了应用组织工程技术构建血管并成功修复自体羊肺动脉缺损。

目前用于组织工程血管构建的种子细胞主要包括内皮细胞、平滑肌细胞和成纤维细胞。内皮细胞覆盖于血管的内表面，能分泌多种血管活性因子，具有抑制血小板聚集、抗血栓形成及抗内膜增生的作用，是最重要的种子细胞，其来源包括血管壁细胞、内皮祖细胞和骨髓基质干细胞。用于组织工程血管支架的生物材料包括天然大分子生物材料，如胶原、甲壳素等；脱细胞组织基质材料，如脱细胞真皮基质、脱细胞血管基质等；人工合成材料，如 PGA、PLA、共聚物 PLGA 等；以及将天然生物材料和合成材料两者组合构建的复合基质，发挥各自优势。

力学环境对提高构建血管的生物力学特性至关重要。天然血管在机体内一直处于血流动力学环境中，即血液层流对管壁产生的剪切力，管壁所承受的轴向张力及周向张力，已证实这两种切应力对血管壁细胞的增殖、表型、定向排列及细胞外基质的合成与分布等具有重要影响。生物反应器的引入在构建具有一定力学强度的组织工程化血管方面发挥不可或缺的作用。

（三）膀胱组织工程

膀胱为锥体形囊状肌性器官，膀胱壁由内向外分为移行上皮组成的黏膜层、平滑肌纤维组成的肌层和蜂窝脂肪组织组成的外膜。目前，临床最常用的膀胱替代材料来自于胃肠道，但因其与泌尿系组织结构及生物特性不同而导致许多问题，如感染、代谢紊乱、尿结石形成、穿孔、黏液增多及恶性肿瘤形成等一系列并发症，严重影响病人的生活质量。

早期，研究者采用直接应用生物材料的方法重建功能性膀胱后，尽管有明显的移形上皮再生，但肌层组织发育不良，并出现移植物萎缩、结石形成等并发症。动物实验研究发现，应用种子细胞/支架材料构建的组织工程膀胱不仅能改善功能且可避免诸多并发症。2006年Atala首次报道将组织工程膀胱临床应用于7例病儿，将病人自体的移行上皮细胞和平滑肌细胞体外扩增后复合支架，植入体内与保留三角区的原膀胱残基吻合，并用网膜包裹以增加血供，术后长期随访发现病儿的膀胱功能明显改善。Tengion公司的组织工程膀胱产品Tengion Autologous Neo-Bladder Augment™ (NBA)已经进入Ⅱ期临床实验。

组织工程膀胱的研究还需在以下方面进一步深入探讨：除了移行上皮细胞和平滑肌细胞作为种子细胞外，可探索将各种来源的干细胞应用于膀胱组织工程；在支架材料方面，还需进一步发展具备膀胱机械力学性能的生物材料；另外，可联合应用多种血管化策略以促进组织工程膀胱的血管化；发展生物反应器使得构建移植的替代膀胱具有正常的结构和功能。

（四）其他器官组织工程

与单一类型组织和皮肤、血管、膀胱等器官相比，心脏、肝脏、肾脏、肺脏及胰腺等复杂器官的组织工程研究处于实验室初级阶段。此类器官组织工程研究的复杂性与难度在于：

1. 细胞构成复杂　不同种类细胞间的相互作用影响生物学功能发挥，组织构建时需要多种种子细胞的共同参与。

2. 组织类型与解剖结构复杂　生物材料需适应多种细胞的生长，材料支架的制备需更加精细、复杂。

3. 体内存活有赖于大量的血供与复杂的神经支配　体内、体外组织构建的血管化和神经化问题更为关键。

4. 体内植入　为保证组织工程器官在体内正常执行生理功能，在植入部位、血管吻合、及与相邻器官的相互作用等方面，具有较高的外科要求。

5. 病理性致病因素　器官受损多是局部或系统性病理因素持续作用的结果，组织工程器官替代受损器官并发挥功能，必须与纠正病理性致病因素相结合。

复杂器官组织工程目前的研究重点集中于各种器官功能细胞的体外长期培养与扩增；基于干细胞的种子细胞的分化、表型与功能的稳定维持；具有复杂结构的三维生物支架的制备；具有部分组织结构与功能的复杂器官组织工程化的构建等。复杂器官组织工程将在器官生物学结构与生理功能、器官及组织的发生与损伤修复、干细胞分离与诱导等研究的基础上不断丰富与发展，达到组织工程器官构建的目标。

（曹谊林　肖　苒）

参考文献

[1] EVANS M J, KAUFMAN M H. Establishment in culture of pluripotential cells from mouse embryos [J]. Nature, 1981, 292 (5819): 154-156.

[2] THOMSON J A, ITSKOVITZ-ELDOR J, SHAPIRO S S, et al. Embryonic stem cell lines derived from human blastocysts [J]. Science, 1998, 282 (5391): 1145-1147.

[3] 罗伯特·兰扎 . 精编干细胞生物学 [M]. 刘清华，译 . 北京：科学出版社，2009.

[4] HORWITZ E M, LE BLANC K, DOMINICI M, et al. Clarification of the nomenclature for MSC: The International Society for Cellular Therapy position statement [J]. Cytotherapy, 2005, 7 (5): 393-395.

[5] TAKAHASHI K, YAMANAKA S. Induction of pluripotent stem cells from mouse embryonic and adult fibroblast cultures by defined factors [J]. Cell, 2006, 126 (4): 663-676.

[6] TAKAHASHI K, TANABE K, OHNUKI M, et al. Induction of pluripotent stem cells from adult human fibroblasts by defined factors [J]. Cell, 2007, 131 (5): 861-872.

[7] 王壮，裴雪涛 . 干细胞临床应用现状及管理对策 [J]. 中国生物工程杂志，2011, 31 (8): 118-123.

[8] 郝岩，冯世庆 . 诱导多潜能干细胞研究应用新进展 [J]. 中华临床医师杂志（电子版），2011, 5 (18): 5387-5391.

[9] 习佳飞，王韫芳，裴雪涛 . 成体干细胞及其在再生医学中的应用 [J]. 生命科学，2006, 18 (4): 328-332.

[10] 付小兵，王正国，吴祖泽 . 再生医学——原理与实践 [M]. 上海：上海科学技术出版社，2008: 3.

[11] HANNA J, WERNIG M, MARKOULAKI S, et al. Treatment of sickle cell anemia mouse model with iPS cells generated from autologous skin [J]. Science, 2007, 318 (5858): 1920-1923.

[12] TATEISHI K, HE J, TARANOVA O, et al. Generation of insulin-secreting islet-like clusters from human skin fibroblasts [J]. J Biol Chem, 2008, 283 (46): 31601-31607.

[13] NELSON T J, MARTINEZ-FERNANDEZ A, YAMADA S, et al. Repair of acute myocardial infarction by human stemness factors induced pluripotent stem cells [J]. Circulation, 2009, 120 (5): 408-416.
[14] FUJIWARA M, YAN P, OTSUJI T G, et al. Induction and enhancement of cardiac cell differentiation from mouse and human induced pluripotent stem cells with cyclosporine-A [J]. PLoS One, 2011, 6 (2): e16734.
[15] WERNIG M, ZHAO J P, PRUSZAK J, et al. Neurons derived from reprogrammed fibroblasts functionally integrate into the fetal brain and improve symptoms of rats with Parkinson's disease [J]. Proc Natl Acad SCI USA, 2008, 105 (15): 5856-5861.
[16] SOLDNER F, HOCKEMEYER D, BEARD C, et al. Parkinson's disease patient-derived induced pluripotent stem cells free of viral reprogramming factors [J]. Cell, 2009, 136 (5): 964-977.
[17] AMOH Y, KANOH M, NIIYAMA S, et al. Human hair follicle pluripotent stem (hfPS) cells promote regeneration of peripheral-nerve injury: an advantageous alternative to ES and iPS cells [J]. J Cell Biochem, 2009, 107 (5): 1016-1020.
[18] DAI K R, XU X L, TANG T T, et al. Repairing of goat tibial bone defects with BMP-2 gene-modified tissue-engineered bone [J]. Calcif Tissue Int, 2005, 77 (1): 55-61.
[19] LI H, DAI K, TANG T, ZHANG X, et al. Bone regeneration by implantation of adipose-derived stromal cells expressing BMP-2 [J]. Biochem Biophys Res Commun, 2007, 356 (4): 836-842.
[20] GAN Y, DAI K, ZHANG P, et al. The clinical use of enriched bone marrow stem cells combined with porous beta-tricalcium phosphate in posterior spinal fusion [J]. Biomaterials, 2008, 29 (29): 3973-3982.
[21] KNESER U, SCHAEFER D J, POLYKANDRIOTIS E, et al. Tissue engineering of bone: the reconstructive surgeon's point of view [J]. Cell Mol Med, 2006, 10 (1): 7-19.
[22] STODDART M J, GRAD S, EGLIN D, et al. Cells and biomaterials in cartilage tissue engineering [J]. Regen Med, 2009, 4 (1): 81-98.
[23] SUN H, LIU W, ZHOU G, et al. Tissue engineering of cartilage, tendon and bone [J]. Front Med. 2011, 15 (1): 61-69.
[24] RAIMONDO S, FORNARO M, TOS P, et al. Perspectives in regeneration and tissue engineering of peripheral nerves [J]. Ann Anat, 2011, 193 (4): 334-340.
[25] METCALFE A D, FERGUSON M W. Tissue engineering of replacement skin: the crossroads of biomaterials, wound healing, embryonic development, stem cells and regeneration [J]. J R Soc Interface, 2007, 4 (14): 413-437.
[26] KUSUMA S, GERECHT S. Engineering blood vessels using stem cells: innovative approaches to treat vascular disorders [J]. Expert Rev Cardiovasc Ther, 2010, 8 (10): 1433-1445.
[27] ATALA A. Tissue engineering of human bladder [J]. Br Med Bull, 2011, 97: 81-104.
[28] BADYLAK S F, TAYLOR D, UYGUN K. Whole-organ tissue engineering: decellularization and recellularization of three-dimensional matrix scaffolds [J]. Annu Rev Biomed Eng, 2011, 13: 27-53.

第六章 创 伤

第一节 概 述

创伤的含义可分为广义和狭义两种。广义而言，创伤是指人体受到外界某些物理性（如机械力、高热、电击等）、化学性（如强酸、强碱及糜烂性毒剂等）或生物性（如虫、蛇、狂犬的咬蜇等）致伤因素作用后所引起的组织结构的破坏。狭义而言，创伤是指机械力能量传给人体后所造成的机体结构完整性的破坏。

一般所说的创伤，是指狭义的含义，即机械力作用所致的损伤。由于严重创伤（如战伤、交通伤等）产生的强烈精神刺激可引发创伤后应激障碍（post traumatic stress disorder，PTSD），它虽然不是直接的创伤，但也应包括在创伤的研究范围之内。

创伤的出现和存在伴随着整个人类历史。最初，人类为了生存，在猎取食物和维持生活的过程中，要经常与毒蛇、猛兽和水火等自然现象引起的灾害作殊死搏斗；人类之间，也常发生斗殴、残杀，因而也不可避免会发生各种创伤。历次战争更是创伤的大流行。近年来，由于医学的发展，不少疾病已得到有效的治疗或控制（如某些外科疾病和烈性传染病），但创伤却有增无减，因而被称为现代文明的“孪生兄弟”。20 世纪初，在美国创伤是第七位死因；到 60 年代跃升为第四位；80 年代后，每年因创伤致死者达 14 万人，3 人中就有 1 人遭受非致死性创伤。在 1~34 岁的人群中，创伤致死者大于所有其他疾病死亡人数之和，而且是 44 岁前的首位死因，每年有 8 万人因创伤致残。在我国，创伤和中毒在 1957 年居第九位死因，1975 年升至第七位，1995年以后更升至第四位。以交通事故为例，1951—2001 年，年死亡人数由 852 人增至 106 367 人，年受伤人数由 5 159 人增至 549 051 人，分别增加 124 倍和 105 倍（表 6-1，图 6-1）。

表 6-1 我国历年交通事故统计

年份	事故数 / 次	死亡人数 / 人	受伤人数 / 人
1951	5 922	852	5 159
1961	22 358	4 436	14 355
1971	69 975	11 331	52 119
1981	114 679	22 499	79 546
1991	264 817	53 292	162 019
1998	346 129	78 067	190 128
1999	412 860	83 529	286 080
2000	616 971	93 853	418 721
2001	760 327	106 367	549 051

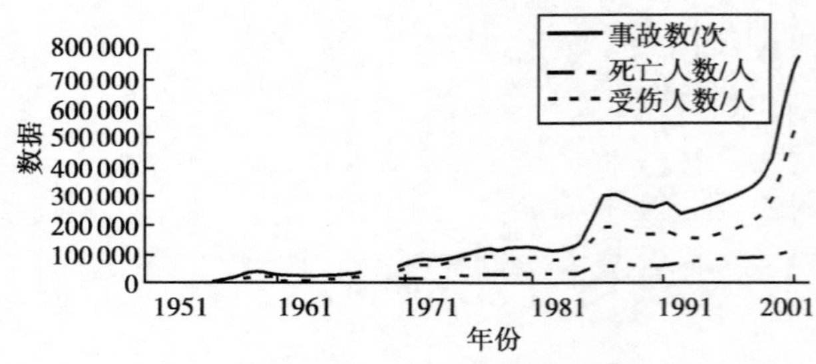

图 6-1 我国历年交通事故趋势图

我国每年因创伤致死者至少有 20 余万人，伤数百万人。从全球看，每年因创伤致死者约 200 余万人，伤数千万人。1998 年 6 月 22 日日内瓦发表的“世界灾难报告”称，到 2020 年，世界公路交通事故造成的死亡人数将高于呼吸道感染、结核病和癌症造成的死亡人数；还有报告称，汽车诞生后的一百多年来，全世界因车祸而伤亡的数超过了5亿人。

创伤多发生于青壮年，退休前寿命损失年数(preretirement years of life lost，PYLL)和对社会生产力的损失远较其他疾病为大。在美国，创伤的PYLL大体相当于前两位死因肿瘤和心脏病之和。此外，创伤致残率高，严重创伤(创伤严重度计分法ISS ≥ 16)的致残率达36.1%。

由此可见，创伤是现代社会中一种重要的疾病，鉴于它有不断增多之势，而且对社会安定和经济发展有相当大的影响，因此，应当给予足够的重视。

(王正国)

第二节 创伤分类

创伤分类(classification of wound)是为了给创伤做出正确的诊断，以便进行及时救治，同时也有利于日后资料分析比较。弄清各种创伤的发生率，准确评定疗效，从而有助于创伤的基础理论和救治水平不断提高与发展。创伤的分类方法较多，主要有下面几种。

一、按伤口是否开放分类

根据体表结构的完整性是否受到破坏，可分为开放性创伤(open wound)和闭合性创伤(closed wound)两大类。开放性伤口易发生感染，但某些闭合性创伤如肠穿孔等，也可发生严重的腹腔感染。

(一) 开放性创伤

1. 擦伤(abrasion)　是最轻的一种创伤，系体表与硬物粗糙面摩擦而产生的浅表创伤，表现为表皮剥脱、血痕、渗血或出血斑点，继而可出现轻度炎症反应，局部会有疼痛。

2. 撕裂伤(laceration)　钝性暴力作用于体表，造成皮肤和皮下组织撕裂。快速移动的物体(如行驶的车辆、开动的机器、奔跑的马匹)牵拉人体时易发生此类损伤。因致伤物牵拉方向和能量不同，伤口形态也各异。斜行牵拉者多呈瓣状；平行牵拉者多呈线状；多方向牵拉者多呈星状。撕裂伤伤口常见未断离的胶原纤维，恰似“藕断丝连”，伤口污染多较严重。

3. 切伤和砍伤(incised wounds and cut wounds)　切伤为刀刃等锐器切开体表所致的创伤，其创缘整齐，伤口大小及深浅不一，严重者深部血管、神经和肌肉可被切断，此时出血常较多。砍伤为斧头等较重的刃器切割体表所致的创伤，作用力常较大，伤口较深，组织损伤较重，伤后局部炎症反应也较明显。

4. 刺伤(punctured wounds)　刺刀、竹签等尖细物体猛力插入软组织所致的创伤，伤口多较小、较深，有时会伤及内脏，伤道易被血凝块堵塞，并发感染，尤其是厌氧菌感染。

(二) 闭合性创伤

1. 挫伤(contusion)　最为常见，因钝性暴力(如枪托、石块)或重物打击所致的皮下软组织损伤。局部表现为肿胀、皮下淤血和压痛明显，重者可发生肌肉撕裂和深部血肿。如致伤力为螺旋方向，形成的挫伤称为捻挫伤，损伤常更为严重。

2. 挤压伤(crush injury)　肌肉丰富的肢体或躯干在较大范围、连续数小时以上受到外部重物(如倒塌的工事或房屋)挤压或固定体位的自压而造成的肌肉损伤。伤部有严重缺血，解除挤压后液体从血管内外渗而出现局部严重肿胀，致使间质压力增高，反过来又加重局部血循环障碍。此时，血管内可发生血栓形成，组织细胞可发生变性坏死，大量的细胞崩解产物，如血红蛋白、肌红蛋白等，被吸收后可引起急性肾衰竭，伴有肾衰竭的挤压伤称为挤压综合征。

3. 扭伤(sprain)　关节部位一侧受到过大的牵张力，关节韧带超过正常活动范围而致的损伤，可发生一过性半脱位和韧带纤维的部分撕裂，局部呈青紫色，并有出血、肿胀和活动障碍。严重者可伤及肌肉、肌腱和软骨关节，甚至发生骨折，治愈后可因韧带或关节囊薄弱而复发。

4. 震荡伤(concussion)　头部受钝力打击所致的暂时性意识丧失，多无明显的脑组织形态变化。

5. 关节脱位和半脱位(complete and semi joint dislocation)　关节部位受到不匀称的暴力作用后所引起的损伤。肩关节因其稳定性较差而易发生脱位；髋关节稳定性较好，故不易发生脱位。骨关节部分脱离关节腔称为半脱位。脱位的关节囊会受到牵拉，严重者关节囊变薄，复位后易复发。

6. 闭合性骨折（closed bone fracture） 强大的钝性暴力作用于骨组织所产生的骨断裂，因致伤力和受力骨组织的局部结构不同，骨折可表现出不同的形态和性质，如与骨干相垂直的水平形、斜形或螺旋形；粉碎性、压缩性或嵌入性；完全性或不完全性；一处或多处等。骨折断端受肌肉牵拉后可发生位移，并可伤及神经和血管。

7. 闭合性内脏伤（closed internal injuries） 强大的钝性暴力传入体内后所致的内脏损伤。如头部受撞击后头皮仍完整，但能量传入颅内，引起脑组织压缩、变位等损伤；又如行驶的机动车撞击腹部时，体表可完好无损，而肝、脾等实质脏器或充盈的膀胱等却发生了破裂；高速行驶的机动车突然与另一机动车或其他坚硬物体碰撞时，佩上腰安全带的乘客可因惯性运动受阻而发生内脏出血、破裂以致脊柱压缩性骨折。

二、按致伤部位分类

人体致伤部位的划定，与正常的解剖部位相同（图 6-2）。

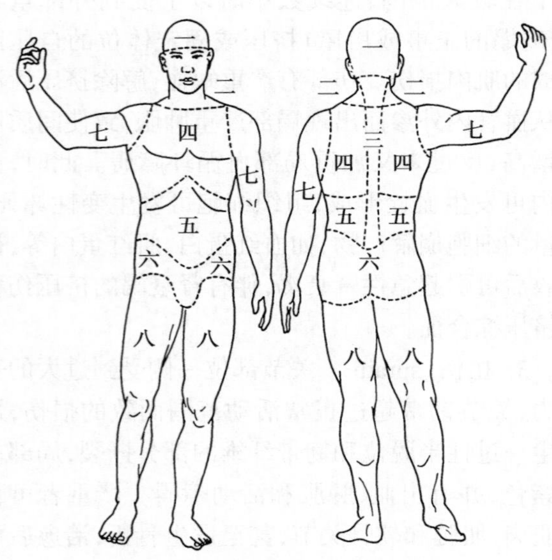

图 6-2 人体致伤部位的划定

（一）颅脑伤

颅脑伤（craniocerebral injuries）的解剖部位为：前起于眉间，经眶上缘、颧骨上缘、颞下颌关节、外耳道、乳突根部，到枕外隆凸连线以上部分。该部有完整的颅骨，脑组织存于其间。常见的损伤为颅骨骨折、脑震荡和脑挫伤。

（二）颌面颈部伤

颌面颈部伤（maxillofacial and cervical injuries）的解剖部位为：上界与颅脑部相连，下界前起于胸骨上切迹，经锁骨上缘内 1/3、斜方肌上缘，到第 5 颈椎棘突的连线，其中眼部以骨性眶缘为界。颌面部上界亦即颌面颈部上界，颌面部下界为下颌骨下缘，延至外耳道，其余属颈部。该部内含气管、食管、甲状腺、甲状旁腺、大血管和神经肌肉等器官和组织。发生损伤时，可不同程度地影响呼吸、语言、进食和内分泌功能。

（三）胸部伤

胸部伤（thoracic injuries）的解剖部位为：上界与颈部相连，上外界为锁骨中外 1/3 交界处与腋部的连线；下界从胸骨剑突向外下斜行，沿肋下缘到第 8 肋间，水平向后，横过第 11 肋中点，到第 12 胸椎下缘。胸壁的半骨性结构使胸腔保持一定的形状，因而可有效地保护胸腔内心、肺等主要脏器。胸部创伤轻时仅累及胸壁，重则伤及心、肺和大血管，形成气胸、血气胸、心包积血，以至心肺破裂。

（四）腹部伤

腹部伤（abdominal injuries）的解剖部位为：上界与胸部相连，下界为骨盆上缘，即耻骨联合上缘、耻骨棘、腹股沟韧带、髂前上棘、髂嵴和髂骨上缘。腹部含有许多实质和空腔脏器，腹壁面积大、质地软，易发生损伤；重者可造成内出血、脏器破裂和腹腔感染。

（五）骨盆部（阴臀部）伤

骨盆部（阴臀部）伤（injuries of the pelvis and pelvic viscerae）的解剖部位为：上界与腹部连接，下界从耻骨联合下缘向外，横过股骨大转子，到臀下皱襞，包括外阴部和会阴部。盆腔内有泌尿生殖系脏器和消化道末端，以及两系统的排出口。发生骨折时易引起脏器继发损伤，大小便时，伤部易受到污染。

（六）脊柱脊髓伤

脊柱脊髓伤（injuries of the spine and the spinal cord）的解剖部位为：上起于枕外隆凸，下达骶骨下缘，两侧到横突尖部。脊柱创伤伴有脊髓创伤时，可发生不同高度和范围的截瘫，甚至造成终身残疾。救护时必须让伤员平卧，最好睡在平板上。

（七）上肢伤

上肢伤（injuries of the upper extremities）的解剖部位为：上界与颈部和胸部连接，下界为手指末端。上肢是人体工作和生活的重要部位，常见的损伤为肱骨、桡骨和尺骨骨折，重者可发生断指或断肢。

(八) 下肢伤

下肢伤(injuries of the lower extremities)的解剖部位为:上界与骨盆部相连接,下界为游离的脚趾。下肢的主要功能是支持和移动身体的重量,常见的创伤有股骨和胫腓骨骨折、挤压伤等。

三、按致伤因子分类

(一) 冷武(兵)器伤

所谓冷武器是与火器相对而言,指不用火药发射,以其利刃或锐利尖端而致伤的武器,如刀、剑、戟等,此类武器所致的损伤称为冷武(兵)器伤(cold weapon wounds)。

(二) 火器伤

火器伤(firearm wounds)指各种枪弹、弹片、弹珠等投射物所致的创伤。20 世纪 60 年代后,轻武器逐渐向小型化、轻量化和高速化方向发展。高速弹头击中人体时,特别是在 200m 以内击中时,因其速度大、质量轻,易发生破裂,大量能量迅速传递给人体组织,故常造成严重损伤。高速小弹片(珠)的速度随距离衰减很快,但在近距离内,却有很大的杀伤力。此外,小弹片(珠)常呈“面杀伤”,即一定范围内含有许多弹片(珠)散布,亦即同一人可能同时会被许多弹片(珠)击中,从而造成多处受伤。

(三) 烧伤

因热力作用而引起的损伤。近代战争中,常使用各种纵火武器,如凝固汽油弹、磷弹、铝热弹、镁弹、火焰喷射器等,因此,烧伤(burns)的发生率急剧增高。大当量核武器爆炸时,光辐射引起的烧伤则更为严重。在平时,因火灾或接触炽热固体或液体(如炽热的烙铁、开水等)也可发生烧伤或烫伤。

(四) 冻伤

因寒冷环境而造成的全身或局部性创伤。依损伤性质可将冻伤(cold injuries)可分为冻结性损伤和非冻结性损伤两类。前者主要指局部冻伤,后者包括局部冻疮、战壕足、浸泡足和全身冻僵(中心温度低于 35℃,即体温过低)。两类损伤的区别在于:发生冻结性损伤的环境温度已达到组织冰点以下,且局部组织有冻结;而非冻结性损伤多发生在环境温度为 0~10℃的条件下。在寒冷的地区和季节,如保温措施不力,不论平时还是战时均可能发生大量冻伤。

(五) 冲击伤

冲击伤(blast injuries)指在冲击波作用下人体所产生的损伤。冲击波超压常可引起鼓膜破裂、肺出血、肺水肿和其他内脏出血,严重者可引起肺组织和小血管撕裂,导致空气入血,形成气栓,出现致死性后果。动压可造成软组织损伤、内脏破裂和骨折,除空气冲击波可致伤外,水下冲击波和固体冲击波(经固体传导)也可造成各种损伤。此外,冲击波还可使建筑物倒塌或碎片飞散而产生继发性损伤。

(六) 化学伤

敌人使用化学武器时,人员可因受化学战剂染毒而致伤,称为化学伤(chemical injuries)。例如,糜烂性毒剂芥子气(mustard gas)和路易氏剂(lewisite)可使皮肤产生糜烂和水疱;刺激性毒剂西埃斯(CS)和亚当氏剂(adamsite)对眼和上呼吸道黏膜有强烈刺激作用;窒息性毒剂光气(phosgene)和双光气(diphosgene)作用于呼吸道可引起中毒性肺水肿。

(七) 放射损伤

核爆炸时可产生大量的电离辐射,其基本类型有两种:一是电磁波(γ 线)辐射[electromagnetic (gama) radiation],此种射线具有光速和强穿透力;另一为粒子(α、β 和中子)辐射。粒子辐射(particulate radiation)中,中子的穿透力很强,α 和 β 射线穿透力很弱。爆炸后数秒钟内释放出来的早期核辐射(prompt radiation)主要为 γ 射线和中子射线;爆炸后 1 分钟的辐射称为残余核辐射(residual radiation),系残留放射性物质的辐射。核裂变反应时将铀(uranium)和钚(plutonium)变为约 150 种放射性核素,并以落下灰(fallout)的形式较长时间内不断向四周辐射,落下灰中无中子,有 α、β 和 γ 三种射线,其中 γ 射线的致伤作用最大。人员在接受一定剂量(约 1Gy)的 γ 射线或中子射线后产生急性轻度放射病;如长期接受小剂量的粒子辐射,可产生慢性放射损伤(radiation injuries)或慢性放射病。

(八) 复合伤

两种或两种以上致伤因子同时或相继作用于人体所产生的损伤称为复合伤(combined injuries)。在平时爆炸事故时常发生烧伤复合冲击伤,即烧冲复合伤;在常规武器战争中,常发生烧冲复合伤和投射物合并爆炸的弹冲复合伤;小型核武器爆炸时,常发生放射性损伤复合烧伤(放烧复合伤)、冲击伤(放冲复合伤)或三者复合的放烧冲复合伤;大型核武器爆炸时常发生烧冲复合伤。通常,主要损伤在名称之前,次要损伤在名称之后,如烧冲复合伤是以烧伤为主、冲击伤为次的复合伤。

(王正国)

第三节 创伤的发生机制

创伤的形成是外力传至体内后能量被机体吸收的结果，表现为机体组织结构完整性的破坏。创伤的发生及其严重程度不仅取决于组织吸收能量的大小，而且与局部组织结构的特性密切相关。例如，小儿骨骼含有较多的有机质，受力后不易发生骨折；而老年人骨骼的有机质减少，特别是有骨质疏松的病人，在一般的肢体运动时就可能发生骨折。

(一) 致伤力

致伤力（wounding force）的大小主要取决于致伤物的质量及其运动速度，即 $F=Ma$（F 为力，M 为致伤物质量，a 为致伤物加速度），或 $KE=1/2mv^2$（KE 为动能，m 为致伤物质量，v 为致伤物速度），如交通事故、工事倒塌时，致伤物巨大的质量以较大的速度撞击机体，形成很大的动能，由此造成严重损伤；又如人体自高处坠落，相当重的人体以较快的速度下坠，着地时突然减速，组织吸收了能量，因此造成严重损伤；再如枪弹或弹片等高速投射物击中人体，大量动能被组织吸收，如枪弹或弹片进入体内后遇强大阻力而发生翻滚，与组织接触面积增大，则更易将能量传给周围组织，造成更大损伤。

(二) 致伤作用

致伤力可通过致伤物直接作用人体，或通过某种介质（如体液、气体），传递给相对静止的组织。组织结构的破坏程度，即创伤伤情取决于致伤方式和组织特征。

1. 致伤物和受伤部位的夹角（即力作用的方向） 相同的力，垂直作用于机体时损伤最大；成角度作用时因有分力而使损伤较轻；切线作用机体，损伤最轻。

2. 致伤物与受伤部位相接触的面积 相同的力，接触面积愈小，致伤物穿入组织的作用愈强，易导致深部组织损伤。同时，由于作用力集中，损伤面积相对局限。反之，接触面积愈大，致伤物穿入作用就愈弱，深部组织损伤相对较轻，但范围较广。这是一般锐器损伤和钝器损伤的主要区别。

3. 致伤物与机体接触的时间和次数 接触时间愈长或次数愈多，传递给机体组织的动能就愈多，其破坏性愈大。例如，切线接触的创伤多数较轻，但如果摩擦系数大且摩擦时间长，其造成的损伤会明显加重。

4. 组织的抗裂性能（即张力强度） 由于组织含有不同量的胶原、黏多糖、糖蛋白等基质，因而具有不同的张力强度。受到外力作用时，张力强度较小的组织易发生创伤。例如，在相同力的撞击下，皮下结缔组织比皮肤容易受伤，肌肉比肌腱容易受伤。

5. 组织的可塑性、弹性或顺应性 闭合性骨折时，皮肤之所以未破损，主要因其可塑性较大，而骨组织的可塑性较小。同理，青枝骨折只发生在小儿，罕见于成年。可塑性、弹性或顺应性较大的组织对作用力有一定的缓冲性，所以其损伤相对较轻。

6. 组织密度 密度愈大，吸收能量愈大，因而损伤愈重。如骨的比重为1.11，肺的比重为0.4~0.5，故在受到相同作用力时，骨组织损伤明显重于肺组织。

7. 组织含水、含气量 含水多的组织，动能容易传播至远隔部位，易造成远离作用点的组织损伤，即所谓的远达效应（remote effect）。含气组织受到力的作用时则易被压缩，随后因过度反弹而发生损伤，即为过度扩张效应或减压效应（overexpansion effect or depression effect）。

8. 任何影响组织抗裂强度的疾病 如坏血病、佝偻病、甲状旁腺功能亢进症等，以及直接破坏组织结构的感染或肿瘤等，均可使病人在一般无损害性的应力作用下，发生骨折、出血或脏器破裂。

综上所述，不同的致伤方式以及不同的部位，创伤的发生有其不同的特点。了解创伤发生的基本原理，能帮助认识损伤的特点。临床上检查创伤病人时，了解致伤物种类、暴力作用或直接受伤的部位、受伤当时的体位姿势以及既往的病史等，有助于估计创伤的性质和范围。

（王正国 蒋建新）

第四节　创伤后重要机体反应

创伤不仅导致作用部位组织结构发生机械损伤，还常常引发各种机体反应，如自主神经系统反应、神经内分泌反应、免疫炎症反应、心血管反应、细胞代谢反应、水电解质反应等。机体的反应性不仅与创伤伤情密切相关，即伤情愈重，机体反应愈显著，而且是决定创伤预后的关键要素。创伤后的机体反应本质上是机体对外界损害刺激的保护性反应。但是，过度的机体反应，又是导致创伤后继发性损害，即创伤并发症的直接原因。因此，系统了解创伤后重要机体反应的发生机制，对于创伤并发症的早期发现、早期治疗具有重要的指导意义。

（一）自主神经系统反应

自主神经系统反应是创伤应激的第一个生理性反应，包括交感和副交感神经系统的激活。自主神经系统的反应虽然快速，但不持久，因为神经递质分泌后会被快速降解。创伤后交感神经激活则表现为心率加快、外周血管收缩、冠脉扩张、代谢增加、出汗，以提高机体的应激反应性。副交感神经兴奋则与交感神经兴奋相反，使心率变慢、瞳孔收缩、血管扩张。降低机体功能，促进机体恢复。

（二）神经内分泌系统反应

神经内分泌反应是创伤后应激的主要表现。创伤后神经内分泌反应主要为下丘脑 - 垂体 - 肾上腺皮质轴（hypothalamic-pituitary adrenocortical axis，HPA）和交感 - 肾上腺髓质轴（sympathoadrenal medullary axis，SAM）的反应。神经内分泌反应是创伤后机体内最重要的反应之一，在调节各组织器官功能与各种物质代谢，使机体适应伤后的各种内在变化，从而保持机体内环境稳定方面发挥着至关重要的作用。

1. HPA　HPA 轴由下丘脑的室旁核、腺垂体和肾上腺皮质组成，其中下丘脑是神经内分泌反应的控制中心。应激时，下丘脑室旁核分泌大量的促肾上腺皮质激素释放激素（corticotropin releasing hormone，CRH），CRH 通过垂体门静脉系统到达腺垂体，刺激垂体合成释放促肾上腺皮质激素（adreno cortico tropic hormone，ACTH），ACTH 进而刺激肾上腺皮质合成释放糖皮质激素（glucocorticoid，GC）。在这个反应轴中主要的效应分子为 CRH 和 GC。CRH 除始动 HPA 轴反应外，还具有控制应激时情绪行为反应。脑室内注入 CRH，可引起大鼠行为情绪反应，该反应不被垂体切除或地塞米松预处理所影响。目前认为，适量 CRH 可促进适应，使机体兴奋。此外，CRH 还有促进内啡肽释放的作用。

GC 是 HPA 轴反应中最为重要的效应激素，它可以显著增加机体对创伤等伤害刺激的耐受力，显著提升机体在恶劣环境下的生存能力。业已研究表明，GC 的分泌可产生多方面的生理效应。主要有：①促进蛋白质分解和糖异生作用。②允许作用（permissive action），即维持循环系统对儿茶酚胺的反应性。所谓允许作用，即 GC 虽然本身无直接心血管作用，但必须在其存在的条件下儿茶酚胺才发挥其心血管调节作用。GC 不足时，心血管系统对儿茶酚胺的反应性明显降低。创伤休克复苏时适量补充 GC 可明显提高儿茶酚胺药的升压效果。③稳定溶酶体，减少溶酶体酶外漏，防治组织损伤。④双向免疫调节作用。生理浓度的 GC 发挥免疫刺激作用，即促进天然免疫细胞吞噬、趋化和分泌促炎细胞因子的作用，较大剂量的 GC 则发挥免疫抑制作用。过度释放的 GC，除免疫抑制作用外，可使创面内修复细胞对生长因子产生抵抗，使伤口难以愈合。GC 的持续升高可抑制促性腺释放激素和黄体生成素的产生，使性功能下降，月经不调。此外，还可导致胰岛素抵抗，血糖升高。

2. SAM　SAM 轴由肾上腺髓质和交感神经系统构成，其效应激素为儿茶酚胺（肾上腺素、去甲肾上腺素、多巴胺）。创伤刺激通过神经传导或循环途径作用于下丘脑，使该部交感中枢兴奋，导致 SAM 功能亢进。业已研究表明，创伤后体内儿茶酚胺分泌增多和持续时间与创伤严重程度相一致。严重创伤时，体内儿茶酚胺水平在伤后早期可高出正常的数十倍或上百倍，即使在伤后数天，尿中儿茶酚胺排出量仍然高出正常的几倍。创伤后儿茶酚胺分泌增多对机体产生以下作用：①调节心血管功能：通过肾上腺能 α 受体，使皮肤、骨骼肌、肾、胃肠道的血管收缩，使创伤后有效循环血量更多地分布于心、脑等生命器官，保证其血液供应。同时去甲肾上腺素作用于心肌细胞表面 β 受体，加强心肌收缩，加快心率，提高射血分数。②调节呼吸：儿茶酚胺作用于中枢神经系统，是呼吸频率增加，同时也使支气管舒张。二者共同作用有利于改善肺泡通气，使更多的氧进入血液。③细胞代谢作用：促使肝脏、肌肉的糖原分解和酵解，抑制胰岛素和增加胰高血糖素，使血糖升高。作用于脂肪组织，激活脂肪酶，促进脂肪分解，使血中游离脂肪酸和酮体水平增加，以保证创伤后机体对能量需求的增加。儿茶酚胺对蛋白质和氨基酸代谢无明显影响。④双重免疫调节作用：愈来愈多研究证实，儿茶酚胺也是体内重要的免疫调节激素。生理剂量的肾上腺素和去甲肾上腺素具有增强免疫功能的作用，促进天然免疫细胞吞噬、趋化和分泌细胞因子的功能，高浓度的激素则发挥免疫抑制作用。体内各免疫器官或组织都有交感神经支配，主要通过免疫细胞表面β受体发挥作用。⑤对凝血系统的影响：已有研究表明，儿茶酚胺对凝血系统和纤溶系统有明显影响，一定浓度儿茶酚胺能显著增加FVIII和von Willebrand因子水平以及血小板的聚集反应。增加组织型纤维蛋白溶酶原激活物，明显缩短优球蛋白溶解时间，减少组织型纤维蛋白溶酶原激活物抑制物水平。

3. 其他重要激素　除上述两大系统外，还有很多激素参与创伤后神经内分泌反应的变化。其主要激素及其作用详见表6-2。

（三）免疫炎症反应

创伤后免疫炎症反应的重要性日益受到重视。创伤后体内天然免疫、获得性免疫以及体液免疫均可发生明显变化。创伤后免疫炎症反应不仅与伤情密切相关，而且在很大程度上决定着创伤的发生发展。严重创伤时机体免疫系统呈现抗感染防御能力下降，但分泌各种炎症介质能力却明显增强，表现为免疫功能紊乱。炎症介质的过度产生则引发全身炎症反应综合征。创伤后脓毒症和重要器官功能障碍本质上为全身炎症反应综合征所导致的机体损害。

1. 天然免疫（innate immune）　天然免疫细胞包括肥大细胞、巨噬细胞、天然杀伤细胞（natural killer，NK）、中性粒细胞、树突状细胞等。天然免疫细胞是抵御创伤后微生物入侵的“第一道防线”。创伤可使天然免疫细胞趋化、吞噬和杀菌功能受到普遍抑制，细胞的抗原提呈功能明显下降。创伤时外周血单核细胞分泌细胞因子显著受抑，但组织巨噬细胞却呈明显的激活状态，这是导致创伤时局部组织内炎症反应增强的原因。业已研究表明，创伤可增敏天然免疫细胞对病原菌刺激的反应性，即在创伤条件下，低水平的病原菌感染或细菌毒素即可引起显著的天然免疫细胞激活。这可能是创伤条件下机体已发生脓毒症的重要原因。创伤增敏天然免疫细胞的机制与创伤时免疫细胞表面模式识别受体表达上调有关。

表6-2　创伤后主要应激激素及其作用

激素	来源	创伤后变化	主要作用
CRH	下丘脑	升高	刺激ACTH、内啡肽分泌
ACTH	腺垂体	升高	刺激糖皮质激素分泌
糖皮质激素	肾上腺皮质	升高	蛋白质分解、糖异生作用、增强心血管对儿茶酚胺的敏感性、免疫调节作用、稳定溶酶体作用
儿茶酚胺	交感神经/肾上腺髓质	升高	调节心血管功能、调节呼吸、促进糖原、脂肪分解、免疫调节作用、促进凝血和纤溶作用
抗利尿激素	神经垂体	升高	增加肾小管重吸收
醛固酮	肾上腺皮质	升高	增加肾小管对Na^+、水的重吸收；增强心血管对儿茶酚胺的敏感性
生长激素	垂体	升高	糖异生、脂肪分解、蛋白质合成
内啡肽		升高	
促甲状腺素释放激素		降低	
促甲状腺素		降低	
促性腺素释放激素		降低	
T_3、T_4		降低	
胰岛素		降低	

2. 获得性免疫（adaptive immunity） 获得性免疫系统的一个重要特征是对外来抗原的特异性识别，即能区分不同微生物或者抗原之间的微细差异，因而又被称为特异性免疫系统（specific immune system）。淋巴细胞是获得性免疫系统的主力军，主要包括T细胞和B细胞。根据其功能和表面抗原种类的不同，各自分为若干亚群。创伤后体内T细胞和B细胞总数均有减少，以T细胞表现最为显著。伤后T淋巴细胞功能也表现明显异常，出现细胞毒杀伤活性降低、干扰素生成减少，对有丝分裂原和同种异体抗原的增殖反应能力降低，辅助T细胞（Th）则由Th1反应向Th2细胞反应漂移，导致机体特性免疫应答能力降低。调节性T细胞（Treg细胞）是一群具有调节功能的T细胞亚群，因其具有免疫抑制作用，一直被称为抑制性T细胞。目前主要将Treg细胞分为天然和获得性Treg细胞。天然Treg来源于胸腺，主要为$CD4^{+}$ $CD25^{+}$T细胞。获得性Treg则由成熟T细胞（$CD4^{+}$ $CD25^{-}$）在外周淋巴组织接触特异性抗原或免疫抑制因子的作用下而诱导产生。创伤或脓毒症病人体内Treg细胞数明显增多。其数量增多与临床预后差呈明显的负相关关系。

3. 体液免疫 除细胞免疫外，创伤时体液免疫也发生明显变化。创伤后体内补体系统被迅速激活，血中C3a、C3b、C5a、C5b等明显升高。由于补体活性成分增多，惰性补体部分（C1~C9）则减少表现为血清总补体成分降低。伤情愈重，减低愈明显。创伤后45分钟补体系统就被激活，血清补体水平的降低要4~6天后才逐步恢复正常。严重创伤时，补体系统的过度激活可引起免疫抑制反应，造成B细胞功能降低、抗体生成减少，吞噬细胞的趋化性和杀菌能力减弱，从而导致机体抗感染防御能力下降。免疫球蛋白（Ig）也是体液免疫的重要成分。存在于血液、体液、黏膜的分泌物中。主要为IgG、A、M、D和E五类。研究表明，创伤后，血中免疫球蛋白水平也呈不同程度下降，至伤后5天达到最低点，伤后2周才逐渐恢复，其中IgM降低最明显。免疫球蛋白的降低程度与伤情呈正相关。免疫球蛋白的减少可影响包括调理素、中和抗体、杀菌抗体等在内的抗体水平，使机体免疫力下降，从而增加伤后机体发生感染的风险性。

（四）心血管反应

创伤后心血管系统在儿茶酚胺等激素的作用下发生明显的功能变化，已在前文提及。这些变化能适应血容量轻度减少（如失血500ml以内），维持血压，保障生命器官的血液灌流。当创伤刺激缓解、病情较稳定时，心血管功能可自行调整，增加心排血量和末梢血流，以弥补早期组织相对缺血，适应机体代谢率增高的需要。

严重创伤可引起心功能不全，其主要原因有以下几方面：①急性血容量减少，因失血量超过1 000ml或总血容量的30%~35%而得不到及时补充时，即可发生失血性休克。有效循环血量不足，冠状动脉血流量减少，从而引起心肌缺血缺氧，发生心肌损害。②急性循环血量增多，如创伤后短期内大量输血、输液或在水肿回收阶段或伴有急性少尿型肾功能不全时，循环血量会骤增；过快输入蛋白质，也可使循环血量突然增多，前负荷加重，并使心肌损伤加重。③心包积液、心脏压塞或纵隔、胸腔内大量积液、积气时，可增加心室外压力，限制心室舒张，导致心排血量下降，冠状动脉血流不足，从而促使发生心肌损害。④血管阻力增高，造成心肌收缩射血时急性机械性阻塞，心脏负荷加重，由此引起心脏排血障碍。创伤后急性呼吸窘迫综合征、脂肪栓塞或肺动脉栓塞均可造成急性肺动脉压增高，进而导致右心压力增高，这时体静脉平均压必须相应提高才能使血液从外周回流至心脏。当右心房压增高到需体静脉平均压提高到15~25mmHg时，血浆胶体渗透压已不再能保持水分，液体从毛细血管渗出，此后体静脉平均压不再升高，右心房压也不增高，心排血量下降，进而出现右心功能不全。创伤后，因缺氧、使用血管收缩药物，严重颅脑外伤等，均可使周围血管收缩，外周阻力显著增高，使左心室后负荷增加，造成左心室排血障碍。⑤静脉回流障碍，胸部创伤合并有气胸、气血胸时，可发生胸膜腔内压增高，静脉回心血量减少，心排血量下降，由此引起严重的血压下降和心功能不全。⑥感染、创伤后期发生肺部感染或全身性感染时，可引起急性心肌炎、心包炎和心包积液等，由此可诱发心功能不全，主要表现为心输出量（cardiac output，CO）降低、射血分数（ejection fraction，EF）降低、心室舒张末期压力增高、心肌舒缩性能降低。

（五）细胞代谢反应

1. 能量代谢 创伤后基础代谢率增高，蛋白质分解代谢增加，氧消耗增加等使能量消耗增多。创伤愈重，能量消耗愈多。研究表明，创伤病人能量消耗增加25%以上，严重创伤，尤其大面积烧伤病人能量消耗可增加40%，静息代谢消耗量是正常的2倍，且持续时间延长。体内葡萄糖是产能的基本物质。然而，在无氧酵解时，它仅能释放出有限的能量(1mol 葡萄糖产生 2mol ATP)。有氧酵解时，1mol 葡萄糖可产生 36mol ATP。创伤后组织低灌流，呈无氧酵解方式，血糖虽高或加以葡萄糖输入，仍不能满足机体所需的能量消耗。此外，创伤后肝糖原和肌糖原很快被耗竭。因此，创伤机体大量能耗主要依靠蛋白质分解和脂肪动员来提供，尤其后者在创伤后机体供能方面发挥更重要作用。

2. 糖代谢　创伤后体内常出现明显的高血糖、高乳酸血症，其升高程度和持续时间与伤情密切相关。创伤后血糖升高，当超过葡萄糖肾阈值 8.88mmol/L，则出现糖尿，即创伤性糖尿病。创伤后高血糖的主要原因是肝糖原和肌糖原分解，伤后糖异生增加以及周围组织对糖利用能力下降。伤后高血糖主要与伤后神经内分泌变化有关。创伤后儿茶酚胺和胰高血糖素增加，促进肝糖原分解为葡萄糖入血，肌糖原经酵解途径生成乳酸入血，导致血中糖和乳酸增多。此外，儿茶酚胺增多可抑制胰岛素分泌，糖皮质激素增多降低外周组织对胰岛素的敏感性，使外周组织对葡萄糖利用受阻。创伤后血糖升高为心、脑等重要器官提供能量。血液高渗可使组织间液吸收入血，以补偿创伤后失血所引起的血容量不足，对伤员早期存活、提高机体对休克耐受性、维持内环境稳定防护起重要作用。

3. 脂肪代谢　创伤在儿茶酚胺、胰高血糖素等激素作用下，脂肪动员和分解加强，引起血中游离脂肪酸和酮体增多。同时组织对脂肪酸的利用增加，创伤时机体能耗 80% 依靠脂肪提供。游离脂肪酸是创伤后外周组织的主要能量来源。在心肌和骨骼肌中，通过 β 氧化，生成水和 CO_2，并产生能量。在肝内经 β 氧化则生成酮体。酮体为水溶性物质，易于转运，是创伤后脑组织等重要器官的主要能量来源。同时，酮体可抑制支链氨基酸在肌肉组织中的氧化，减少肌肉中氨基酸的释放，对创伤后防止体内蛋白质分解过多具有一定意义。

4. 蛋白质　创伤后蛋白质分解代谢增强，尿素氮排除增加，机体处于负氮平衡。负氮平衡程度和尿素氮持续时间同创伤严重程度相关。严重创伤时每日尿素氮排出量可达 30~50g，为正常的 2~3 倍。伤后尿氮排除增多主要来自骨骼肌、胃肠道等处的蛋白质分解。心、肝、肾等重要脏器的蛋白质含量无明显变化。蛋白质分解为创伤应激反应提供所需的氨基酸。氨基酸既是创伤时糖原异生的底物，也是合成急性期蛋白的原料，如纤维连接蛋白、C- 反应蛋白等。氨基酸也是修复蛋白不可缺少的原料。

创伤后人体细胞群缩减，与蛋白质丢失相一致。尿中肌酐、硫 / 氮之比、磷 / 氮之比或 3- 甲基组氨酸等的变化，反映丢失以肌蛋白为主。70kg 的成人在较重的创伤后，每日丢失肌细胞相当于蛋白质 220g 或肌组织 1kg 左右。所谓丢失是蛋白质合成率降低和 / 或蛋白质分解率增高，根据具体的创伤情况而发生。例如，肢体伤在局部制动后发生肌肉萎缩，以蛋白质合成率低为主，因为肌组织的蛋白质合成与肌细胞收缩运动密切相关。较重的创伤以后，蛋白质的合成率和分解率均见增高，但分解率增高更显著。禁食后肌肉趋向瘦削，则因为蛋白质合成减少(蛋白质分解率并未增高)，补充氨基酸或蛋白质后即可恢复。伤后蛋白质丢失还与其他因素相关，如皮质激素、儿茶酚胺等可促使蛋白质分解；酮体形成或麻醉镇痛剂使用，可减少蛋白质分解。表 6-3 列出手术和创伤后以核素示踪法测验的蛋白质合成率和分解率更动情况，可供参考。

表 6-3　创伤后蛋白质的合成与分解

创伤种类	蛋白质合成率 /%	分解率 /%	测定方法	报告者
重度骨创伤	+50	+79	^{14}C- 亮氨酸	Birkahn 等
择期大手术	+20	+66	同上	Clague 等
腹部手术	+14.9	+66.6	^{15}N- 甘氨酸	Tashiro 等
同上	+32.1	+93.5	同上	Lowry 等

注：表内 % 为测验组与对照组之差

创伤后虽有体蛋白质的丢失，但机体仍能通过自身调控(酶、介质、细胞因子等的作用)，使一部分蛋白质分解为氨基酸等物质，重新组合成为修复组织所需的物质。伤后血浆蛋白质的变化，可反映机体在这方面的能力。下述几种血浆蛋白成分对创伤修复具有重要意义。

清蛋白：主要在肝内合成，有 65%~70% 在肝外组织内分解。创伤后，清蛋白分解加速，大多是分解重新组成生物活性前体，一部分分解产能。如果肝不能及时合成清蛋白以补充，则血浆清蛋白浓度可降低。缺乏清蛋白对修复创伤不利，因为它与其他许多蛋白(如胶原、纤维蛋白原等)的生成相关，还能携带一部分氨基酸、脂肪酸和电解质离子。创伤前后有低蛋白血症可使创伤愈合延迟。

纤维蛋白原(凝血因子 Ⅰ)：也在肝内合成，伤后合成可增快。纤维蛋白原在凝血级联作用下成为纤维蛋白，既可成为血凝块的基质，又可成为填充组织创隙的支架。纤维蛋白在纤溶酶等作用下可分解成纤维蛋白降解物（FDP）。FDP 过多则对机体不利，影响凝血功能和免疫效应。

纤维结合素（Fn）：是一种糖蛋白。广泛存在于血液和组织中，因与创伤修复和抗感染密切相关，备受重视。主要由肝细胞产生，内皮细胞、成纤维细胞、巨噬细胞等也能合成 Fn（有关 Fn 的作用将在下一节内叙述）。

与创伤相关的其他血浆蛋白：① α_2 巨球蛋白：可与血中 Zn^{2+} 结合（约 40%），在蛋白酶作用下可分解出 Zn^{2+}、氨基酸和糖类。而 Zn^{2+} 与多种酶有密切关系。②血浆铜蓝蛋白：与 80%~95% 血中 Cu^{2+} 结合。Cu^{2+} 与胶原形成、有氧的糖酵解均相关。③结合珠蛋白：能与游离血红蛋白结合，结合后可经过单核 - 吞噬细胞系统产生 Fe^{3+}。Fe^{3+} 与胶原形成相关。递铁蛋白和乳铁蛋白也有相似的作用。④ C- 反应蛋白：能与 IgG FC 受体的 K 细胞相结合，抑制细胞介导免疫，促进免疫球蛋白生成，并能调节凝血功能。血浆中还有其他某些糖蛋白，如 α_1 酸性糖蛋白、血清类黏蛋白等，也与创伤修复有关。

（六）水电解质反应

创伤常造成体液大量丢失，如出血、血浆渗出、无形水分丢失增多等。同时，伤后还可能禁食或减少饮食。因此，创伤后机体急需尽量保留细胞外液，以维持有效循环血量。创伤体内水、钠潴留增加。其原因是伤后有效循环血量不足，肾血流量下降，滤过率降低。同时抗利尿激素、醛固酮分泌增加，通过排 K^+ 保 Na^+，促进肾小管对 Na^+ 重吸收增强，同时水被动重吸收也增加。尽管创伤后出现水、钠潴留，钾排除增加，但却出现血钠降低、血钾升高现象。血钠可降至 130~135mmol/L，血钾可升至 4.8~5mmol/L。低钠血症和高钾血症的原因是由于组织细胞缺血缺氧、细胞膜功能障碍，Na^+-K^+-ATP 酶泵功能失调，导致 Na^+ 进入细胞内增多，而 K^+ 排除细胞外进入血流。当钠大量为细胞所摄取时，可致使细胞出现渗透性水肿。

此外，创伤后体内还可出现钙、磷、锌等元素代谢紊乱。骨折时，骨骼可出现脱钙，致使尿钙排除增多。伤后伤员血钙水平多表现正常，罕见缺钙现象。伤后磷酸盐排除增加。磷酸盐排出增加反映了组织分解代谢的状况。低磷酸盐血症可直接影响红细胞内 2,3- 二磷酸甘油酸和 ATP 生成减少，导致氧离曲线左移，使血红蛋白和氧的亲和力显著增加，氧释放受抑，影响组织供氧。创伤后由于分解代谢增加，组织破损，体内锌大量丢失。锌的丢失不利于创伤后组织修复。

创伤早期如未发生明显的组织低灌流，体液的 pH 倾向增高。可能有四种原因：①醛固酮促使肾小管回收 Na^+ 和 HCO_3^-，K^+、H^+ 与 Na^+ 交换而从尿中排出。②输血带入的枸橼酸钠，转化为碳酸氢钠。③胃减压使 H^+ 随胃液排出。④换气增强使 CO_2 从呼气中排出增多。所谓“伤后碱中毒”，常为代谢性和呼吸性两者混合，pH 为 7.5~7.6，持续时间不长。但如果 pH 高于 7.6，则可引起不良后果，临床上可出现心律失常和脑血管收缩的表现。碱中毒又促使血钾降低，影响心、肠、骨骼肌等的功能。

如果有较长时间的组织低灌流，或并发休克，上述伤后碱中毒就会迅速被酸中毒代替。其主要原因之一是组织内，尤其是骨骼肌组织内的乳酸积存。在组织低灌流的条件下，葡萄糖无氧酵解只能提供有限的能量，而产生三碳化合物乳酸。因此，首先是细胞内液 pH 降低，H^+ 通过细胞膜至细胞外液中，后者的 pH 随之降低。乳酸与丙酮酸之比增高，可反映组织缺氧的程度。创伤后的禁食或饮食过少、肾或肝的功能衰竭、失钠等，也可引起或加重代谢性酸中毒。此外，肺功能不全可引起呼吸性酸中毒。对于严重创伤病人，严重酸中毒常成为复苏的一个不利因素。

（蒋建新　王正国）

第五节　创伤组织修复与再生

（一）组织修复的基本过程

组织修复和伤口愈合大致经历三个基本阶段：①炎症反应；②组织增生和肉芽形成；③伤口收缩与瘢痕形成。三个阶段彼此重叠。

1. 炎症反应　伤后立即开始，通常持续 3~5 天。其主要改变是血液凝固和纤维蛋白溶解、免疫应答、微血管通透性增高、炎性细胞（起初为中性粒细胞，随后为单核细胞）渗出，其意义在于清除致伤因子（如病原体等外来异物）和坏死组织，防止感染，以奠定组织再生与修复的基础。

2. 组织增生和肉芽形成　伤后24~48小时，伤缘上皮细胞开始增生。一部分基底细胞与真皮脱离，向缺损区移行，并可见有丝分裂。同时，伤处出现细胞质丰富、呈梭形或星形的成纤维细胞及成肌纤维细胞，后者与前者相似，但含有与细胞长轴平行的微丝束，并附着于胞膜上（有利于细胞收缩）。血管形成主要是由已有的血管“发芽”长出新的毛细血管，已有的血管袢也可能延长。新的毛细血管主要由损伤处附近的小静脉长出，它包括三个主要步骤，即内皮细胞移动、分化和成熟。首先，在血管形成刺激物的作用下，内皮细胞产生某些蛋白酶，降解受到刺激一侧的血管基膜。约24小时后，内皮细胞穿过基膜，向刺激物的方向移动，并开始分裂增殖，形成实心的细胞条束。以后由于内皮细胞成熟和血流的冲击，新生细胞条束的中间部分开通，血流由此进入，形成新生的毛细血管（图6-3）。毛细血管新生支生长速度每天可达0.1~0.6mm。增生的成纤维细胞与新生的毛细血管合称为肉芽组织，肉芽组织表层的成纤维细胞与毛细血管平行排列。由于以毛细血管弓为基础，加上周围成纤维细胞，使肉芽肉眼观察时呈颗粒状。肉芽组织因含丰富的血管和炎性渗出物，故色鲜红，较湿润，触之易出血。此时神经尚未长入，故无痛觉。肉芽组织除填补和修复缺损的组织外，还有较强的抗感染力和吸收、清除坏死组织的作用。

3. 伤口收缩与瘢痕形成　伤后3~5天，伤口边缘开始向中心移动、收缩，以消除创面，恢复机体组织的连续性。这一过程就是伤口收缩，它常发生在创面尚未完全上皮化时。伤口收缩的机制是：起初，是由于伤缘上皮细胞微纤维束收缩所致。因伤缘上皮呈梭形，其长轴与伤缘平行，细胞质中微纤维与细胞长轴平行，收缩时类似于钱包口收拢，故称钱包收拢效应（purse string effect）；最后为位于伤口中央的肌成纤维细胞发生收缩，即牵拉效应（pull effect）。

随着愈合过程的进展，胶原纤维不断增加，成纤维细胞和毛细血管逐渐减少，最后转变为细胞和血管均少而纤维较多的瘢痕组织。

（二）炎性细胞、生长因子和纤维连接蛋白在创伤修复中的作用

1. 炎性细胞　参与创面修复的炎性细胞主要有中性粒细胞、巨噬细胞、淋巴细胞、肥大细胞等。①中性粒细胞：是最早进入损伤部位的炎性细胞，通过吞噬、氧自由基抗菌效应和补体激活等方式清

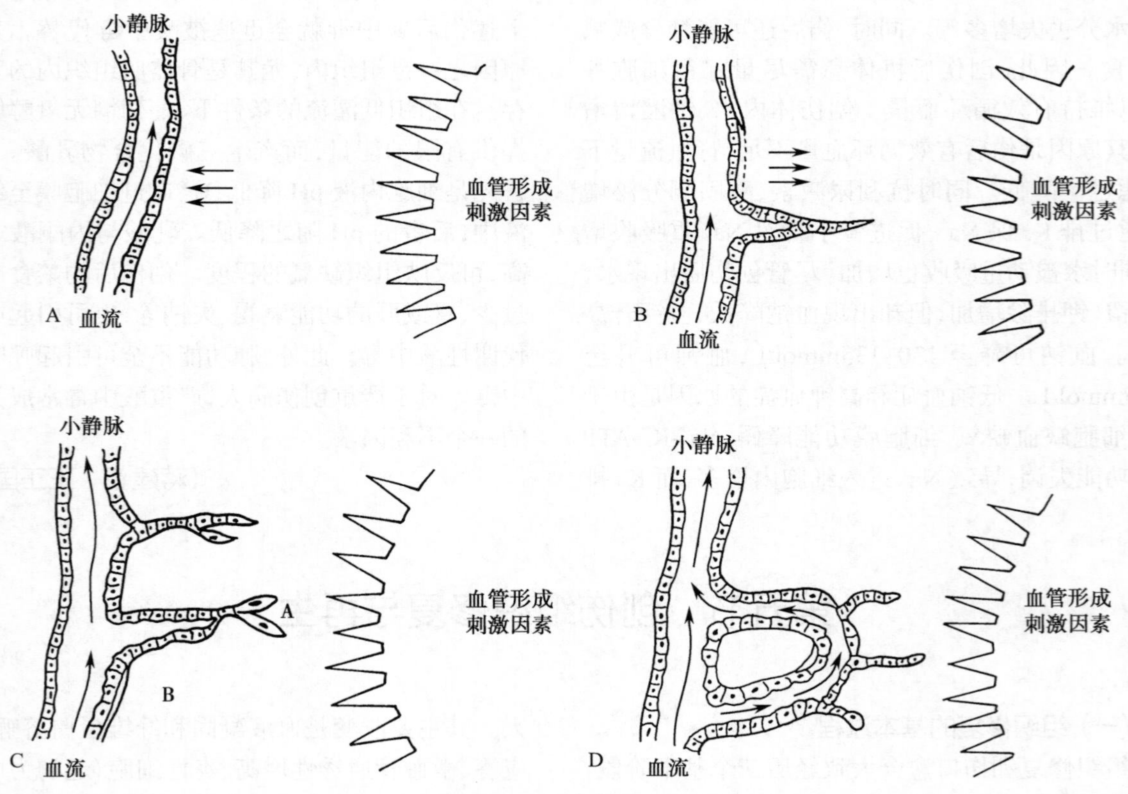

图6-3　毛细血管形成过程

A. 基底膜被激活的内皮细胞降解；B. 内皮细胞通过基底膜间隙向血管形成刺激因素方向迁移；C. 在内皮细胞迁移带顶端（A）之后的内皮细胞（B）分化并形成一个管腔；D. 当毛细血管环成熟后，基底膜沉积，血流通过新生的毛细血管

除坏死组织和异物，保护正常组织，防止发生感染。同时，中性粒细胞释放各种介质和酶，如促炎细胞因子、花生四烯酸及其衍化物、白三烯、硫酸软骨素、肝素等，这些有助于单核细胞、成纤维细胞、内皮细胞趋化迁移和基质结构的降解。通常在伤后2~3天，在坏死组织与正常组织间，有一条由中性粒细胞构成的分界带，它可促使坏死组织分离脱落，为组织修复创造条件。②巨噬细胞：血中单核细胞进入组织内即转化为巨噬细胞。伤后7天，伤口内的炎性细胞80%为巨噬细胞。这些细胞吞噬坏死组织、中性粒细胞碎片和细菌产物，起到清除"废墟"的作用，故曾被称为清道夫细胞。但是，巨噬细胞在创伤修复中还有更重要的作用，即通过释放各种生物活性物质对创伤愈合进行调控，如分泌转化生长因子α、β（TGFα、TGFβ）、血小板衍化生长因子A（PDGF-A）、胰岛素样生长因子（IGF）等，这些生长因子对成纤维细胞的趋化、增殖及胶原合成都有重要的影响。巨噬细胞对血管生成也有重要作用，如分泌的EGF有促进血管内皮细胞增生的作用，血小板衍化内皮细胞生长因子（PDECGF）有促进血管平滑肌细胞增生的作用。巨噬细胞还分泌胶原酶、弹性蛋白酶、纤维溶酶原激活剂等，可促进纤维蛋白及基质中的胶原降解，对伤口组织的重建起重要作用。③淋巴细胞：T淋巴细胞于伤后5天开始迁移至创面，7天达峰值。过去认为淋巴细胞对创伤愈合无明显作用。现已研究表明，T淋巴细胞是后期创伤愈合不可缺少的免疫细胞，主要通过分泌一些生长因子，在组织重构期发挥重要作用。④肥大细胞：肥大细胞由网状细胞、成纤维细胞及淋巴细胞分化而来，创伤表面的巨噬细胞可成为肥大细胞的前身。肥大细胞颗粒内有ATP酶、磷酸酶、蛋白酶、酯酶等各种酶，细胞质内有肝素、5-羟色胺、组胺等生物活性物质。实验显示，伤口处的肥大细胞在伤后24小时减少，第3~5天增多，第8天，即肉芽组织增生时最多。肥大细胞主要分泌组胺和肝素，一方面作为炎症介质发挥作用（如伤后早期释放组胺使血管扩张）；另一方面，肝素是组胺的拮抗剂，它有促使酶失活、抗毒和刺激原纤维形成的作用。此外，肥大细胞还参与合成肉芽组织中的黏多糖。

2. 生长因子　现已证明，创伤愈合的各个阶段都有生长因子的参与和调控，兹分述如下。①炎症反应期：由血小板释放出的PDGF、IGF-1、EGF、TGF-β等，作为炎症细胞的趋化剂而发挥重要作用。巨噬细胞在伤口处合成并分泌TGF-β、TGF-α、碱性成纤维细胞生长因子（bFGF）、MDGF和亲肝素性上皮生长因子（HB-EGF），这些因子可刺激成纤维细胞、表皮细胞和血管内皮细胞向伤口移动。②组织增生和肉芽形成期：成纤维细胞分泌IGF-1、bFGF、TGF-β、PDGF和角化细胞生长因子（KGF）；内皮细胞合成bFGF和PDGF；角化细胞合成TGF-β、TGF-α和角化细胞来源的自分泌因子（KAF）。这些生长因子刺激细胞增殖、细胞间基质蛋白合成和血管生成。③伤口收缩与瘢痕形成期：PDGF、TGF-β等在肉芽组织转变为瘢痕的过程中具有重要作用。

3. 纤维连接蛋白　纤维连接蛋白（Fn）是一组大分子蛋白质，分子量为44万~45万。分为血浆Fn（存在于血液、淋巴液和脑脊液中）和组织Fn（广泛存在于细胞外基质内）。多种上皮细胞、软骨细胞、施万细胞、神经细胞均可产生Fn。在创伤愈合过程中，血浆Fn最早出现于凝血块内，随着成纤维细胞的长入，伤区内Fn含量增加，沿胶原分布于肉芽组织中。当新生上皮覆盖创面和胶原成熟时，Fn逐渐消失。Fn在创伤修复中有以下几方面的作用。①血浆Fn参与凝血过程：血小板内的α颗粒含有Fn，血小板被激活后可排出Fn，Fn和纤维蛋白等物质结合，促进血小板凝聚和血液凝固。②对单核细胞和中性粒细胞有化学趋化作用：在肝素的辅助下，Fn可使巨噬细胞吞噬变性胶原、纤维蛋白和细胞碎片的功能明显增强，并促使其释放FGF。③使成纤维细胞和内皮细胞向伤区移动：移入伤区的成纤维细胞可迅速合成分泌大量Fn和Ⅲ型胶原。Fn和Ⅲ型胶原有很强的亲和性，并都沉积于基质内。当肉芽成熟时，Fn和Ⅲ型胶原减少并为Ⅰ型胶原所取代。单核细胞在Fn作用下大量合成生长因子，刺激内皮细胞生长，从而促进新生血管形成。④促使上皮细胞向伤区移动：肉芽组织内的Fn具有引导和促进上皮细胞移动以覆盖创面的作用。角膜损伤后，如加入外源性Fn，可加速上皮细胞的移动。

（三）成纤维细胞增生与胶原合成

成纤维细胞是主要的修复细胞，其来源是：①邻近组织中未分化的间质细胞，②邻近组织内成纤维细胞迁移，或局部成纤维细胞增殖。成纤维细胞在组织修复后最终分化为纤维细胞。

1. 成纤维细胞的增生与调控　成纤维细胞是通过有丝分裂进行增生的。每次分裂的全过程称为一个细胞周期。每个周期可分为分裂期（M期）和间期（包括G_1、S、G_2期），暂时脱离细胞周期不进行增殖的细胞称为G_0期细胞（图6-4）。

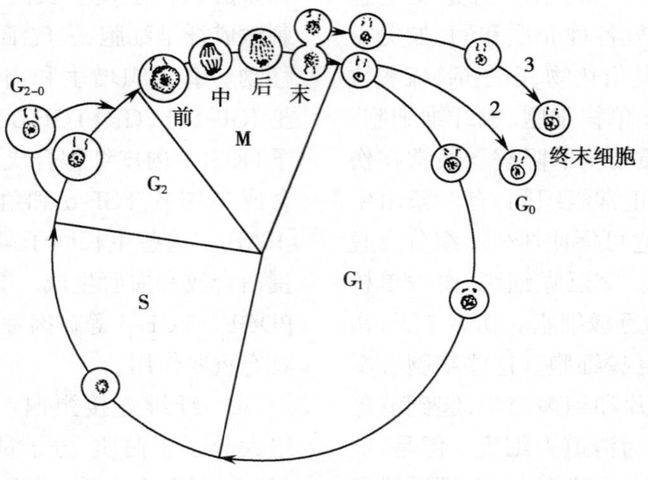

图 6-4 细胞周期示意图

生长因子对细胞增殖的调控作用与 G_0 期和 G_1 期有关。在生长因子的作用下，细胞由 G_0、G_1 期进入 S 期，开始合成 DNA。随后细胞增殖过程不再依赖生长因子的作用，依次通过 S 期、G_2 期和 M 期，完成一次分裂，再回到 G_1 期。生长因子对细胞分裂增殖的影响是双向的，即在一定条件下刺激一些效应细胞的有丝分裂，而在另一些情况下却抑制其分裂。

2. 胶原的合成与调控　成纤维细胞的主要功能是合成胶原纤维。在创伤愈合中胶原大致经历细胞内合成、细胞外沉积和被再吸收的动态过程。即将合成胶原的成纤维细胞含有丰富的粗面内质网，发达的高尔基体。成纤维细胞在粗面内质网内合成前胶原，合成后由高尔基体分泌排出细胞外。电镜下可见合成活跃的成纤维细胞近细胞膜的胞浆内有不少原纤维丝。前胶原在细胞外液中转变为原胶原。原胶原分子按一定规律排列，聚合成微原纤维，许多微原纤维聚合成原纤维。

在创伤愈合过程中，伤口的高乳酸环境和生长因子均可刺激成纤维细胞合成胶原，合成速度与血流灌注量和氧分压（PaO_2）有关。实验证明，PaO_2 从 80mmHg（10.6kPa）提高到 200mmHg（26.6kPa）时，组织胶原合成速度可提高 40%~50%。生长因子在胶原的合成代谢中起重要调节作用，主要是通过影响胶原蛋白基因表达而实现的。

愈合伤口的张力强度与胶原的合成、吸收和改造直接有关。伤口张力强度是指伤口破裂所需单位面积的力，可用一些物理方法测得。通常，伤后 3~5 天，伤口的张力很小，后因纤维增生而使张力强度迅速增加，持续约 2 周，其后的张力强度则增加缓慢。当胶原含量稳定以后的相当长时间内，张力强度仍继续增加，这是由于已形成的胶原纤维和瘢痕组织获得改造的缘故。胶原纤维中的原纤维间有糖蛋白基质，它可黏合各原纤维，从而有助于提高胶原的张力强度。

（四）干细胞及其促修复作用

1. 干细胞相关概念　干细胞（stem cells）是指具有高度自我更新和分化潜能的细胞群。现已研究表明，在胚胎、胎儿和成体组织内均有干细胞存在。干细胞现分为胚胎干细胞（embryonic stem cell，ESC）和成体干细胞（adult stem cell，ASC）两大类。根据细胞的分化潜能，干细胞又分为全能干细胞（totipotent stem cell）、多能干细胞（pluripotent stem cell）和专能定向干细胞（committed stem cell）。全能干细胞具有分化为完整个体所需的全部细胞类型的能力。胚胎干细胞是目前公认的全能干细胞。多能干细胞具有分化为两种或两种以上特定细胞类型的能力。专能干细胞则只具有分化为某种特定细胞类型的能力。

愈来愈多的研究表明，机体所有组织器官内都存在一定数量的成体干细胞，神经干细胞、肺干细胞、心肌干细胞、肝脏干细胞、肾脏干细胞、表皮干细胞等。骨髓是体内成体干细胞含量最丰富的组织。业已研究表明，骨髓内不仅含有造血干细胞，同时还存在其他干细胞 / 祖细胞亚群，比较明确的有间充质干细胞（mesenchymal stem cell，MSC）、内皮祖细胞（endothelial progenitor cell，EPC）和亚全能干细胞（sub-totipotent stem cell）或微小胚胎样干细胞（very small embryonic-like stem cell，VSEL）。目前认为，骨髓干细胞不仅是正常血液细胞更新的主要来源，骨髓中的间充质干细胞、亚全能干细胞在一定的条件下具有向三个胚层组织细胞分化的潜能。关于成体干细胞的来源，目前尚未形成统一认识，大多数学者认为，它们可能是胚胎发育过程中保留在成体组织内的亚全能干细胞。也有学者认为，可能是骨髓内的干细胞随血液系统迁移而定位于组织器官内。虽然胚胎干细胞具有很强的分化潜能，但由于其伦理和免疫排斥的问题，成体干细胞研究近年来备受重视，现已有利用成体干细胞治疗多种疾病的临床试验研究。

2. 干细胞在创伤修复中作用　随着干细胞研究的日益深入，目前证实在皮肤中至少有 6 种成体干细胞，如表皮干细胞、真皮间充质多能干细胞、黑色素干细胞、造血干细胞、内皮干细胞等。其中表皮干细胞的修复作用可能最为重要。皮肤是体内组织更新和再生速度最快的组织，目前认为，皮肤内的表皮干细胞在维持皮肤组织结构稳定方面发挥重要作用。皮肤发育学研究显示，皮肤、毛囊、皮脂腺和汗腺均由外胚层来源的表皮干细胞产生。将胚胎干细胞源性表皮干细胞移植至小鼠全层皮肤缺损创面，表皮干细胞可分化为表皮样、汗腺样、毛囊样和皮脂腺样等结构。将同种异体表皮干细胞接种至创面，可以明显促进创面，尤其是难愈性创面的愈合，还明显提高创面修复质量。此外，有研究还表明，皮肤组织内表皮干细胞数量与创面愈合结局密切相关，即胎儿皮肤组织内表皮干细胞数量最多，其创面为无瘢痕愈合，老年人皮肤内表皮干细胞数量最少，其创面则为延迟愈合。大鼠糖尿病皮肤创面难愈也与其皮肤组织内表皮干细胞数量减少、分化能力下降存在一定关系。利用细胞谱系跟踪技术，可以观察到表皮干细胞由伤口周围组织向创缘和伤口中心迁移，参与创面的修复。已有研究显示，创伤后位于基底层和毛囊隆突部的表皮干细胞之所以能从其生长的微环境（干细胞壁龛）中迁移出来，除局部趋化因子作用外，伤口内生物电场也是促使表皮干细胞参与创面修复的重要诱导因素。

（五）伤口愈合类型

伤口愈合一般分为一期愈合和二期愈合两种类型。

1. 一期愈合（primary healing）　通常指创口小、清洁、无感染、不产生或很少产生肉芽组织的愈合，典型的实例是外科切口的愈合。皮肤和皮下组织被切开后会发生出血，刀口之间形成凝血块，将断离两端连接。伤后 24 小时内，血凝块被中性粒细胞崩解后释放出的酶所溶解；第 3~4 天，巨噬细胞吞噬和清除残留的纤维蛋白、红细胞和细胞碎片；约在伤后第 3 天，毛细血管每天以 2mm 左右的速度从伤口边缘长入，形成血循环。同时，邻近的成纤维细胞增生并移行进入伤口，伤后 1 周，胶原纤维跨越切口，将其连接。一期愈合过程中，最初跨越伤口的往往是表皮，伤后 24 小时，伤缘周围 3~4mm 范围内的表皮基底细胞移行，呈扁形，形成继续向前伸延的一层薄膜，即一单层扁平上皮细胞。在这些移动的表皮中，很少见到有丝分裂，细胞增生主要发生于表皮基底层和邻近的汗腺及皮脂腺上皮。新生的表皮在血凝块下面长入真皮；伤后 48 小时，表皮跨越伤口搭桥，形成复层上皮，长入真皮的表皮细胞以后被吸收消失（图 6-5）。

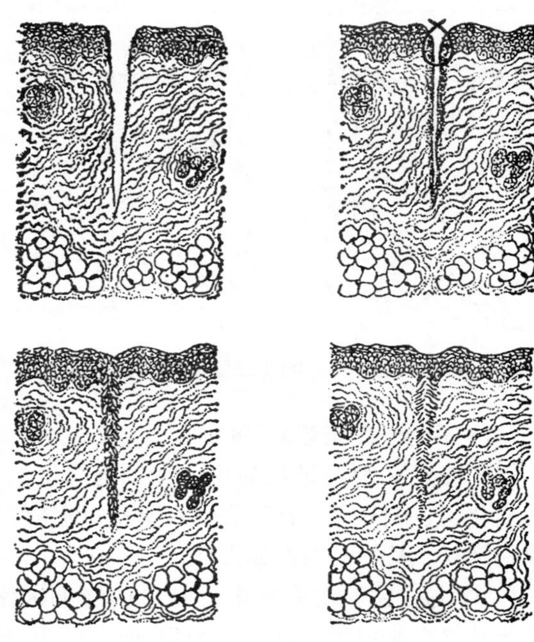

图 6-5　创伤一期愈合

2. 二期愈合（secondary healing）　又称间接愈合。多发生于创口较大、坏死组织较多、伴有感染或未经及时而妥善外科处理的伤口。因伤口不能直接对合，而需经肉芽组织填补缺损的组织后方能愈合，其过程即前述的炎症反应 - 肉芽组织增生 - 瘢痕形成。伤口愈合中上皮细胞的活动包括细胞的移行、分裂和分化三个过程。较小的伤口，其上皮形成主要依靠细胞移行。细胞移行从基底开始，细胞先变大，出现大量伪足突起，并平行排列在伤口表面，依靠这些伪足突起和细胞桥粒，细胞可固定在纤维蛋白渗出物或其下的间质上。较大的伤口，其上皮形成不仅有赖于上皮移行，而且要进行有丝分裂，远离伤口的表皮中就可看到有较多的有丝分裂。基底细胞是上皮再生的来源。再生的上皮细胞具有吞噬纤维蛋白和组织碎屑的功能，并能生成胶原分解酶，参与伤口的清理和改建。通常，上皮形成与肉芽组织生长成熟同步，如肉芽凹陷于(低于)或凸出于(高于)伤口平面，上皮难以移行、伸展和覆盖，从而延缓伤口的愈合(图 6-6)。

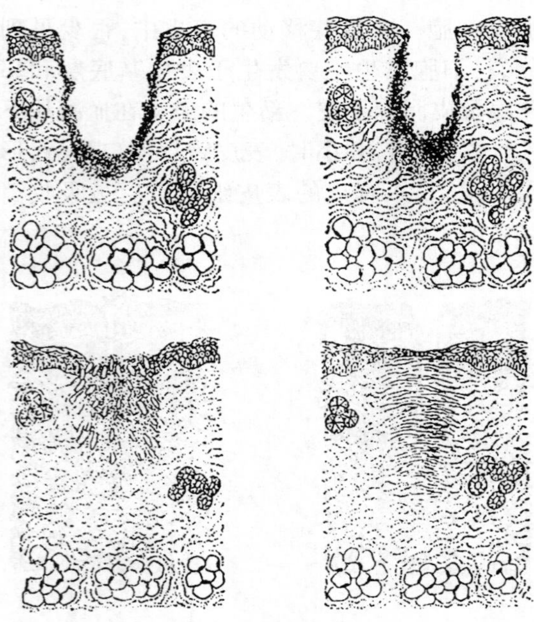

图 6-6　创伤二期愈合

(六) 不利于创伤修复的因素

创伤修复必须经过炎症反应和细胞增生的一系列变化，其中任何一个环节受到干扰，创伤就不能顺利修复。其影响因素如下。

1. 感染　是创伤修复中最常见的影响因素。致病菌不仅直接损害局部组织细胞，而且可能引起休克、严重的蛋白质丢失等，影响创伤修复。

2. 异物存留或血肿　伤口内有异物或较大的血肿时易并发感染。而且，这些物质成为机械性障碍，增加无效腔，干扰吞噬细胞和成纤维细胞等的活动，阻碍毛细血管新生，即使未并发感染，也会延迟愈合时间。

3. 组织低灌流　局部主要的血管损伤或受压，或全身有休克等，可引起创伤组织血液灌流不足，细胞缺氧和发生代谢障碍，炎症反应和细胞增生均受抑制。待恢复组织灌流以后，还需清除缺血、缺氧所产生的组织产物。导致创伤修复时间延长。此外，较重的休克还可能使体内产生抑制白细胞功能的物质，伤口容易发生感染和绽开。

4. 药剂　表 6-4 列出干扰创伤修复的常用药剂。临床普遍使用的肾上腺皮质激素，对创伤修复起多方面不利作用，如炎症反应、吞噬细胞功能、蛋白质合成、细胞增生、伤口收缩等均受抑制。所以，长期或大量使用皮质激素的病人，受伤或手术后应特别注意伤口愈合缓慢和并发感染。

表 6-4　干扰创伤修复的常用药剂

药物	干扰创伤修复的原因
抗炎皮质激素	抑制炎症、吞噬功能、成纤维细胞及蛋白质合成等
抗凝剂	促使血肿形成
抗癌药	抑制细胞增生、蛋白质合成
放射线	抑制细胞增生，引起血管内膜炎

5. 全身性病症　受伤或手术之前原有的某种病症，可使创伤愈合延迟，且容易并发感染等。临床上较多见的情况有：①低蛋白血症：可使伤后所需的各种急性蛋白质和氨基酸不足，组织修复就比较缓慢。例如，长时期进食受限或消化吸收不良、肝硬化引起蛋白质合成障碍、慢性肾病引起蛋白质大量丢失等，病人的血清清蛋白可不足 35g/L，呈现水肿，伤口愈合慢或肉芽组织生长不良。②糖尿病未经治疗者，其白细胞功能降低、动脉硬化影响微循环，故易受感染。受伤后促进成纤维细胞和上皮细胞等的生长因子 TGFβ、IGF 等生成较少，而胶原酶较多，故伤口愈合延迟。③变态反应性疾病：如支气管哮喘、类风湿关节炎、红斑狼疮、结节性动脉周围炎等，长时间使用肾上腺皮质激素(见前)。④恶性肿瘤病人使用抗癌药和放射疗法(见前)。⑤年老体衰病人的应激反应能力降低，代谢变化迟缓，故组织修复较慢。⑥参与胶原等形成过程的维生素 C 及 Cu、Fe、Zn，如果缺少，创伤修复也受影响。

6. 局部制动不够　因伤处新生的微血管、上皮组织等可再次受损伤，复位的骨折端又移位、骨痂受破坏，故修复时间延迟。

对上述不利于创伤修复的因素，临床上必须严密观测，尽可能预防和及时予以治疗。

(王正国　蒋建新)

第六节 多 发 伤

多发伤(polytrauma;multiple injuries)是指机体在单一机械致伤因素作用下,两个或两个以上解剖部位同时或相继遭受损伤,其中至少一处损伤即使单独存在也可危及肢体或生命。多发伤常导致脏器功能障碍、残疾和死亡,临床救治面临在黄金时间内实施确定性止血、颅内血肿清除、骨折固定等原发性损伤救治的严峻挑战,随后更需要积极防治多器官功能障碍(multiple organ disfunction syndrome,MODS)、凝血功能紊乱及脓毒症等并发症,需要多学科参与,常常分阶段处理。

一、多发伤病理生理

所谓多发,即至少累及两个或两个以上解剖部位。简明创伤评分(abbreviated injury scale,AIS)2005版将人体分为头、面、颈、胸、腹和盆腔、脊柱脊髓、上肢、下肢、体表共9个部位;损伤严重度评分法(injury severity score,ISS)将人体分为6个区域:头颈部(包括头皮、脑、颅骨和颈椎)、面部(包括五官和面部骨骼)、胸部(包括胸腔脏器、胸椎、膈肌和胸廓等)、腹部(包括腹腔及盆腔脏器、腰椎)、四肢(包括四肢、骨盆、锁骨和肩胛骨)和体表(包括机械损伤、烧伤、冷伤和电击损伤等导致的皮肤损伤)。国际上公认AIS用于单或多部位伤,ISS用于多发伤,故多发伤解剖部位的区分多采用ISS的6分法。另外,多发伤更强调损伤的严重性和救治的困难性,至少一处为严重伤(AIS ≥ 3分)(国外有学者提出至少两处为严重伤),ISS值至少在10分以上。一般将ISS ≥ 16分为重伤,≥ 25分为严重伤。≥ 50分者死亡率很高,75分者极少存活。

多发伤需与以下概念相区别:①复合伤(combined injury):指两种或两种以上致伤因素同时或相继作用于机体所造成的损伤,如大面积烧伤合并骨折。②多部位伤:或称多处伤。虽然有两处以上的损伤,但各处损伤均为轻伤(AIS<3分)。③联合伤:指两个相邻解剖部位均发生的损伤,多特指胸腹联合伤(需同时膈肌破裂)。④合并伤:用于一种伤为主,同时并存另一种损伤的情况,如颅脑伤合并右胫骨骨折。

多发伤具有以下病理生理特点:①休克发生率高(>50%):主要为创伤性失血性休克,有时可合并由纵隔损伤、心脏压塞、心肌挫伤所致的心源性休克,或由高位脊髓损伤所致的神经源性休克。②早期低氧血症发生率高:严重多发伤者可高达90%,特别是合并颅脑损伤或胸部损伤者。③感染发生率高:达10%~22%,主要原因包括机体防御能力下降,广泛的软组织损伤、坏死,监测和治疗时各种管道的应用等,严重感染造成的死亡占伤员后期死亡的78%以上。④死亡率高:损伤涉及的部位或脏器越多,死亡率越高。据1组1989—2007年统计26 541例多发伤,与同期单发伤比较分析,合并骨关节损伤、颅脑损伤、胸部损伤和腹部损伤的多发伤死亡率分别为15.9%、32.4%、29.6%和36.3%,均较单一的骨关节损伤、颅脑损伤、胸部损伤和腹部损伤的死亡率2.1%、15.3%、7.0%和5.3%显著升高。

二、多发伤伤情评估

多发伤救治争分夺秒,接触病人后首要的任务是挽救生命。在控制气道、稳定呼吸循环功能后才涉及诊断问题,而这一过程可能耗时数分钟到数小时,甚至更长时间。故多发伤诊断(或称伤情评估)更强调动态性和紧急性。多发伤漏诊一般指入院24小时后明确的损伤,但不包括颅内迟发性血肿、损伤并发症等;且由于未及时发现损伤,救治中未采取相应的措施,影响创伤结局。临床上多发伤漏诊率达2%~40%,漏诊可发生于多发伤救治的各个环节,包括急诊科、手术室、ICU甚至外科病房。

(一)院前伤情评估

接触伤者后应快速评估可能危及生命的伤情,包括通过呼唤病人,观察瞳孔变化、眼球运动及神经系统反射情况评估意识状况;了解有无呼吸道梗阻,评估呼吸的频率、节律,是否存在发绀;了解脉搏、血压,应迅速判断有无心搏骤停,不能扪及桡动脉搏动或收缩压小于90mmHg,心率小于50次/min或大于120次/min均提示严重创伤;应严密观察有无内脏活动性出血的可能,判断颅脑、胸腹部、脊柱和骨盆损伤的可能性。若为膝或肘以上的肢体或躯干穿透伤,或存在浮动胸壁、板状腹、骨盆骨折、瘫痪及多发近端长骨骨折的钝性伤,均应紧急送医院救治。

院前阶段还应注意了解致伤机制。如二楼以上的坠落伤，撞击时速度在35km/h以上等都提示严重伤的可能，应紧急送往医院。

（二）院内伤情评估

1. CRASH PLAN系统评估　及早准确的伤情评估是提高严重多发伤救治成活率的关键，由于多发伤可能从头到脚，查体和辅助检查不可能面面俱到，应有的放矢、重点突出。公认的系统检诊程序是“CRASH PLAN”：①心脏及循环系统（cardiac）；②胸部及呼吸系统（respiration）；③腹部（abdomen）；④脊柱（spine）；⑤头部（head）；⑥骨盆（pelvis）；⑦肢体（limbs）；⑧动脉（arteries）及静脉；⑨神经（nerves）。该程序强调的是检查的系统性，实际应用时可根据伤情调整，不必强求按CRASH PLAN的顺序。

2. 影像学检查精确评估　X线片、超声及CT等现代影像学的发展为多发伤救治奠定了坚实的基础，恰当地运用影像学技术能从根本上降低延迟诊断和漏诊的风险。多层螺旋CT（multislice computed tomography，MSCT）更是多发伤伤情评估的革命性进步，能在极短时间内（亚毫米全身扫描15秒）、单一检查方法（不必再分别行超声检查、普通X线摄片）、单一检查体位完成多部位多系统检查，影像直观准确，显著提高了颅脑、腹腔和胸腔内脏器、骨关节等损伤的诊断水平。

3. 复苏无效时重点评估　对于没有明显外出血，复苏后血流动力学无明显改善，应考虑有持续失血，应有序、系统地寻找血流动力学不稳定的原因，要特别注意检查胸部、腹膜后、腹腔、长骨和骨盆等损伤情况。

完整的多发伤诊断应包括三方面：①损伤诊断：具有唯一性。遵循“损伤部位＋损伤性质”的原则，如左胫骨中段开放性粉碎性骨折。②损伤并发症诊断：如休克、间室综合征等。③并存疾病诊断：如糖尿病等。其中损伤诊断在排列形式上可遵循以下三个原则：①由上而下：指不按轻重或收治科室，而统一按头颈－面－胸－腹－四肢－体表的顺序罗列诊断。②从内向外：指具体某一部位损伤时，按内脏－骨骼－皮肤的顺序罗列诊断，如钝性胸部伤的排列顺序：双侧肺挫伤，右侧血气胸，右侧肋骨骨折，右胸部皮下气肿。③先重后轻：同一部位同一层次时，先重伤，后轻伤，损伤严重度应统一按AIS（2005）确定并注明。

三、多发伤救治

多发伤常需要手术治疗，且需尽快纠正休克、缺氧等病理生理损害，防治感染和脏器功能障碍，由于损伤的部位和严重程度不同，处理重点和先后次序也不一样。

（一）多发伤的整体化救治模式

多发伤整体化救治是近10余年来逐步建立起的一种新型创伤救治模式，是治疗模式“以疾病为中心”向“以病人为中心”转变的结果，有利于提高救治的时效性。多发伤整体化救治既要求将与多发伤救治相关的学科在空间上集中，同时也要求将多发伤救治的各个环节有机联系起来，由多学科医师组成固定的团队全程负责其急诊复苏、紧急手术、ICU治疗、稳定后的确定性手术，甚至包括早期直接康复重建，显著提高了严重多发伤救治水平（详见本章第八节）。

（二）多发伤院前救治

我国院前救治通常由急诊科医师承担，重点是现场病人伤情评估、有限生命拯救和快速安全后送，包括：①将伤员转移到安全区域；②紧急救命处理：即ABC法则，保持气道通畅（airway）、呼吸（breathing）和循环（circulation）功能维持；③其他处理：包括神经系统损伤和功能评估、全身检查等；④联系医疗单位；⑤安全快速就近转运到有救治条件的医院。

（三）多发伤院内救治

院内救治的重点是高级生命支持、尽早确定性止血和防治致命性三联征等。应努力将院内术前时间控制在30分钟以内，损害控制（damage control，DC）手术时间限制在90分钟以内，到达复苏终点的时间在2天以内。

1. VCOIP程序　West等首先提出VIP程序，即按通气（ventilation）、灌注（infusion）和搏动（pulsation）顺序救治；随后增加了控制出血（control bleeding）和手术（operation），补充为VIPCO程序。确定性手术作为严重创伤复苏的组成，被认为是首要关键的环节，在确定性止血前应遵循损害控制原则，给予限制性复苏等，故将VIPCO改为VCOIP，进一步提高了救治成功率。

2. 损害控制策略　1983年Stone首先在腹部损伤救治中提出，随着损害控制技术的进步和效果的显现，其应用范围已经扩展到周围血管、胸部、颅脑及骨关节损伤等，提出了损害控制性开颅术、损害控制性剖腹术、损害控制性骨科手术等方式；应用技术从单纯的主动计划性分期手术减少首次手术带来的二次打击，扩展到液体复苏、机械通气等救治措施，提出了损害控制性复苏、损害控制性机械通气等一系列新技术。损害控制策略的目的是避免由于低体温、凝血障碍和酸中毒互相促进形成致命性三联征(triad of death)而引起不可逆的生理损害。一般包括三个阶段:①首次简明手术:包括判断损伤程度、控制出血和污染;②转运到ICU进行升温、纠正酸中毒和凝血功能障碍;③计划性再次手术:通常在24~48小时内回到手术室,对损伤脏器给以确定性处理。对于非高危的多发伤病人应行早期整体救治、确定性手术,而不必要分期手术。而对濒危的多发伤病人采取损害控制策略具有明显的生存优势,延迟重建胃肠道、固定骨折并不显著增加并发症发生率。

(三)多发伤手术顺序

应遵循的原则包括:先治致命性损伤,后治其他伤;先治深部的脏器损伤,缓治表浅伤;先治头胸腹伤,后治四肢脊柱伤;先治软组织伤,后治骨骼伤(或同时进行)。

1. 颅脑伤为主的多发伤　颅脑伤和胸、腹腔损伤均严重的双重型者,均需紧急手术,可以分组同时进行。而颅脑伤重、合并伤轻的单重型者,首先处理颅脑伤。

2. 胸部伤为主的多发伤　应优先处置下列损伤:①胸壁缺损;②开放性气胸、张力性气胸;③心脏压塞;④胸腔的大血管伤导致的大量血胸;⑤气管或支气管破裂;⑥胸腹联合伤时的呼吸循环功能障碍等。胸部伤伴腹腔内出血者有开胸探查指征时,可同时进行手术开胸和开腹探查。如腹腔出血量多,则先行胸腔闭式引流后再剖腹探查手术。

3. 腹部伤为主的多发伤　腹腔内脏器伤,特别是实质性脏器或大血管伤时,需在抗休克同时进行剖腹手术。腹部伤伴有其他部位损伤,只要后者不危及生命,则可先处理腹部伤。

4. 脊柱、四肢伤为主的多发伤　在对头、胸、腹等危及生命的损伤优先处理的原则下,应争取时间尽早施行骨折复位及内固定术,有利于术后护理及康复治疗。对于存在血流动力学不稳定者,应首先处理危及生命的损伤,四肢损伤可先行外支架固定,二期再行确定性内固定手术。

(张连阳)

第七节　创伤院前救治

严重创伤导致的死亡中约50%发生于现场(称现场死亡),主要为严重的颅脑损伤、高位脊髓损伤、心脏主动脉或其他大血管的破裂、呼吸道阻塞等损伤所致。30%发生于伤后数小时内(称早期死亡),主要为脑、胸或腹内血管或实质性脏器破裂、严重多发伤、严重骨折等引起的大量失血。健全创伤救治体系,“黄金时间”内确定性处理有望使其死亡率下降10%。黄金时间内确定性救治也是避免伤后数周因脏器并发症和感染并发症而死亡(称后期死亡,占10%~20%)的关键。

院前救治具有社会性强、突发性强、时间紧急和流动性大等特点,而且急救环境条件差,故其基本目的是挽救生命,最大限度地恢复伤者的生理功能。提高院前救治水平的基础是建立区域性创伤急救网络,通过合理布局医疗单位等,使急救半径在5~10km以内,缩短呼救后反应时间,保证能在5~10分钟内到达事故现场。

一、呼救及现场管理

当发现创伤病人时,应及时通过120等急救电话呼救,并根据病人人数、伤情情况等迅速合理组织急救力量。另外,我国还有“122”(交通事故)、“110”(刑事治安)、“119”(消防系统)等3套呼救体系,若为各种事故或灾害造成人员伤亡时,可向其求救,弥补医学救援中的不足。

现场由消防、警察及医务人员等协同管理。首先控制现场环境,划出隔离范围,将病人搬运到安全区域,确保不继续发生人身伤害。道路交通事故时除扣留肇事车辆外,其余车辆应迅速疏散;火灾现场应迅速灭火、切断电缆电流;地震现场人员应疏散,从有倒塌危险的建筑物中撤离;保证现场与外界的交通通畅;保管好病人的财物等。

二、现场检伤

检伤的目标是明确需要到医院救治的高危病人,其次是避免非重伤员的过度转运,主要应用于群体伤害事件时。实际工作中应根据不同的形势决定,大型灾害时由于医疗资源有限,救治策略是“最好的医疗资源用于最大量的病人”;平时由于医疗资源充足,救治策略是“最好的医疗资源用于最严重的病人”。以下简述需紧急送往医院病人的伤情评估方法。

(一) 生理标准

包括:①格拉斯哥昏迷量表评分(Glasgow coma scale,GCS)<14。②收缩压<90mmHg。③呼吸频率<10 次 /min 或者>29 次 /min(<1 岁婴幼儿呼吸频率<20 次 /min)。如果能够触及颈动脉、股动脉、桡动脉搏动,提示收缩压至少分别有 60、70、80mmHg。心音低钝提示心脏压塞。无颈动脉搏动多提示病人心脏、大血管损伤,或死亡。

(二) 解剖学标准

包括:①所有的头部、颈部、躯干、肘部及膝部近端肢体的穿透伤;②连枷胸;③两处或多处的近端长骨骨折;④挤压伤、撕脱伤或肢体毁损伤;⑤腕关节及踝关节以上的肢体截断;⑥骨盆骨折;⑦开放性或凹陷性颅骨骨折;⑧截瘫。

(三) 损伤机制标准

包括:①坠落:成人坠落高度>6m,<15 岁儿童坠落高度>3m 或有 2~3 倍儿童的身高;②汽车碰撞:乘员处轿厢变形>30cm 或任何位置>46cm,乘员从车中抛出(部分或完全),同车有乘员死亡;③步行者 / 骑自行车(>20km/h)者被汽车撞击,或被抛出、碾过;④摩托车碰撞>20km/h。

(四) 特殊情况

没有达到生理学、解剖学或损伤机制标准的病人也可能存在潜在重伤的可能,包括:①年龄>55 岁或<15 岁;②抗凝治疗,或凝血功能障碍;③烧伤,没有合并其他致伤机制者转运到烧伤救治机构,合并其他致伤机制者转运到创伤中心;④合并血管伤的肢体损伤;⑤终末期肾病需要透析;⑥妊娠>20 周;⑦急救人员认为需要转运到医院的其他情况。

三、院前急救处理

包括采用非侵入性干预的基础生命支持(basic life support,BLS),以徒手操作为主,如保持呼吸道通畅,维持呼吸、循环功能,包扎伤口、压迫止血、固定骨折、搬运等。在 BLS 的基础上,有条件时可通过应用静脉输液、药物治疗和电除颤等高级生命支持(advanced life support,ALS)手段恢复和稳定呼吸循环功能,为将病人安全送达医院和下一步救治创造条件。

(一) 气道控制

严重创伤后,通气障碍是比失血性休克更快的致死因素。遇可能气道阻塞或损伤的病人,应快速开放气道(airway,A)。仰头举颌,昏迷病人向外牵拉舌,用手抠除或吸引器清除口腔异物、血凝块及分泌物。必要时应插入口咽通气管,或行气管插管、环甲膜穿刺或气管切开。对病人实施插管时要确认颈椎保护良好。

(二) 呼吸功能维持

正常的呼吸(breathing,B)功能除需要气道开放外,还需要肺、胸壁和膈等脏器解剖和功能正常。需要暴露胸部评估有无气管偏移、胸壁畸形或损伤,触诊判断有无皮下气肿,叩诊可提示气胸或血胸的存在,听诊可确定肺部的气流。张力性气胸应紧急穿刺降低胸腔压力,开放性气胸应临时封闭伤口,连枷胸应紧急包扎固定胸廓。对无自主呼吸或呼吸微弱的病人须行口对口人工呼吸或经气管插管(或套管)接便携式呼吸机维持呼吸功能。

(三) 循环功能维持

循环(circulation,C)功能维持指通过意识水平、皮肤颜色、脉搏和现场外出血等快速评估病人的血流动力学状况。对心搏骤停病人,需立即行心肺复苏术,待心搏呼吸恢复后迅速转运到医院。对四肢或体表血管出血采用压迫、止血带或钳夹等暂时止血。抗休克裤可压迫止血,增加回心血量,固定下肢及骨盆骨折,用于控制下肢或骨盆损伤所致出血。创伤后失血性休克液体复苏是维持动脉血压、保证组织氧供的基本策略,但对于体腔内活动性出血尚未控制的病人,积极、大量的补液可导致血液中凝血因子稀释,使血压升高可能冲掉血凝块,从而可能增加出血量和死亡率,应遵循允许性低血压(收缩压 80~90mmHg)的限制性复苏原则,同时要尽快转运到医院进行确切性手术止血。但合并严重颅脑损伤病人应尽可能把血压维持在正常水平,以维持正常脑灌注压。

(四) 包扎

利于止血和保护受伤组织、器官,在暴露伤口并检查后进行。应注意:①先简单清洁并盖上消毒纱布再予包扎;②伤口有骨碎片、玻璃碎片、异物插入、腹腔脏器脱出时,不宜做加压包扎;③包扎不可过紧或过松,以不妨碍血液循环为宜;④包扎四肢应暴露出指(趾),以便观察末梢血液循环、运动和感觉功能。

(五) 止血

常用止血方法包括:①加压包扎止血法:适用于因小动脉、静脉或毛细血管损伤导致的伤口出血。②指压动脉止血法:适用于头面部及四肢的动脉出血急救,用手指把出血部位近端的动脉血管压在骨骼上，阻断血流，但压迫时间不宜过长。③填塞止血法：适用于颈部和臀部等较大而深的伤口，以无菌生理盐水纱块或棉垫填塞于伤口内，然后加压包扎。④止血带止血法：适用于上述方法止血无效时的四肢大出血。注意在靠近损伤处的近心端以止血带加压止血，通常在上臂上 1/3、大腿中上段或根部。止血带与皮肤之间应加衬垫，止血带松紧以出血停止、远端摸不到动脉搏动为度。并记录开始时间，每小时要放松 1 次，使血液流通 5~10 分钟。前臂与小腿不适于扎止血带。

（六）固定

确定或怀疑骨折时应做临时固定，减轻疼痛，并减少出血，防止移动病人时骨折断端损伤附近的肌肉、血管、神经，常用夹板或用病人自身的躯干或健肢作固定支架。应注意：①开放性伤口应先止血、包扎，再固定；②怀疑脊柱骨折、大腿或小腿骨折应就地临时固定后再搬运；③若伤肢过度畸形、肢体远端血运障碍，应先沿伤肢长轴方向稍加牵引和矫正后再固定；④开放性骨折伴骨折断端外露者，应尽可能把伤肢摆成正常位置，使骨折端自然回缩后再包扎和固定；⑤夹板与肢体间应加棉垫或其他软物，使各部位受压均匀且固定牢；⑥夹板应放在骨折部位的下方或两侧，固定上下各一个关节；⑦上肢固定时，应呈屈肘位；下肢固定时，肢体要伸直。

（七）搬运

应避免增加病人痛苦，造成继发性损伤，常用担架搬运法、徒手搬运法等。应注意：①昏迷或有呕吐窒息危险的病人取侧卧或俯卧位，头偏向一侧，保证呼吸道通畅；②头、颈、胸、腹和四肢有损伤者，应急救处理后搬运；③怀疑脊椎骨折者，必须三人以上同时搬运，保持脊柱的轴线，切忌一人抱胸一人搬腿的双人搬运；④严重创伤者应尽量减少不必要搬动，以免增加出血量，如不稳定性骨盆骨折搬动可能导致额外失血 800~2 000ml。

（八）转运

经现场急救后的病人，应安全、快速地就近转送到有条件的医院行进一步救治。转运的方法应根据病情、到医疗单位的距离、现场情况、交通条件和气候等综合决定，我国常用救护车转运。批量伤员时最优先转运的是需要立即治疗的已经危及生命的严重创伤者；其次是需要紧急救治有可能有生命危险的伤者。转运中应常规监测心电、血压和氧饱和度等，危重者应监测有创血压、尿量等。并保持气道通畅，妥善固定颈椎，压迫控制外出血。避免行车过程中的颠簸造成静脉通道、气管插管及夹板等的移位和脱落等。保持与拟送达医院的联系，提前告知伤情和到达时间等。

（张连阳）

第八节　创伤院内救治

创伤救治的总目标是恢复机体结构和功能的完整性，挽救生命是第一目标。院内救治是严重创伤确定性治疗的关键阶段，主要包括遵循损害控制策略，尽量缩短院内术前时间，在黄金时间内完成止血、控制污染；确定性止血后尽快到达复苏终点，防治低体温、凝血功能障碍和代谢性酸中毒等构成的致命性三联征；有计划实施骨折、伤口等的分期手术。

一、严重创伤院内救治模式

（一）创伤院内救治中的多学科团队

严重创伤急救最主要的不是发展新的技术，而是形成高效的组织模式，由创伤救治涉及的学科中抽调专家和技术骨干组建的多学科团队（multidisciplinary team，MDT）是严重创伤院内救治的基本模式，一般包括普通外科、骨科、神经外科和胸外科等。其中骨科医师应占 1/2~2/3，由于骨伤可以远途转运，越高级别的医院骨科医师比例应越高。普通外科医师由于熟悉休克、感染等外科基础问题和常面临诊断困难的腹部损伤等，通常在 MDT 中起领导作用。除外科手术团队外，还需要影像科、输血科、麻醉科、重症医学科医师参与。不推荐由各专科值班医师会诊解决问题的救治模式，而应由上述学科固定的人员组成固定的团队，可以是实体化的 MDT，或虚实结合的矩阵组织结构，以满足多发伤救治和 MDT 维护需求为原则。

创伤急救的 MDT 需要多个年龄段的医师，创伤急救除需要丰富的临床经验，随时处于 24 小时在位的值班状态，可能还要面临院前急救任务和灾害医学救援任务，更因为经常面临紧急、长时间甚至通宵达旦的手术，需要强健的身体素质，应以中青年技术骨干为主。

创伤病人救治中两个阶段特别需要MDT，一是紧急手术前阶段，需要多学科协同的伤情评估、紧急处理和手术挽救生命；二是重症监护阶段，需要多学科协同的再次伤情评估、复苏和脏器支持、计划或非计划性分期确定性手术。各学科的主动、全程参与，是严重创伤病人获得最佳治疗的基础。

当然，不是每例创伤病人急救均需MDT参与，如未导致全身反应的远端肢体损伤、不伴脑胸部及骨损伤的单纯肝损伤等。

(二) 集中收治创伤病人的创伤救治中心

组建专门的集中收治脑伤、胸腹伤和骨伤等创伤病人(不包括眼、耳、鼻和颌面部等损伤)的创伤救治中心，通常集急诊科、创伤外科和重症医学科为一体，可显著提高严重创伤救治水平，已经逐渐成为严重创伤救治的标准形式。

创伤救治中心有利于培养专业化的创伤专科医疗队伍，熟练掌握整个救治过程中的每个环节步骤；有利于创伤救治新技术、新理论的普及和推广，储备创伤救治人才，并能满足突发公共卫生事件的医学救援工作需要。

二、严重创伤院内救治原则

严重创伤病人院内救治由一系列动态的伤情评估和救治程序组成，主要包括初期评估与复苏、二次评估、诊断与确定性治疗。及时、有序的对创伤病人进行干预治疗是避免死亡的前提。

(一) 初期评估与复苏

不论是伤后直接就诊的病人，或是由其他医院转诊来的病人，医师首次接触病人后均应进行初期评估，识别和处理立即危及生命的伤情。策略是重复ABC法则，保持气道通畅，维持呼吸循环功能。

1. 气道管理与颈椎保护　确保创伤病人气道通畅是第一优先。清醒、无呼吸急促、能正常发音者提示气道通畅。异常发音、异常呼吸音、呼吸急促或意识状态改变的病人需要进一步评估气道。血液、呕吐物、舌后坠、异物、软组织肿胀都可能引起气道阻塞，许多病人吸"痰"就能立即缓解气道阻塞。在昏迷病人舌后坠阻塞下咽部时，通过上提下腭或上推下颌骨就可能解除阻塞。建立确定性气道的指征包括：①呼吸暂停。②意识状态改变，丧失气道保护功能。③颈部穿透伤、进行性增大的颈部血肿、颈部广泛性皮下气肿、颌面部损伤等即将出现气道阻塞，或不能维持正常氧合等情况。建立确定性气道的方法包括经鼻气管内插管术、经口气管内插管术、环甲膜切开术和气管切开术等。

所有严重钝性伤病人须固定颈椎直到排除颈椎损伤。颈部脊髓占据50%的椎管，颈椎损伤不一定出现神经损害。判断颈椎颈髓情况是根据受伤机制而不是症状和体征。颈椎固定应在怀疑存在损伤时，而不是确定有损伤时。在颈椎检查过程中，必须高度警惕并保持颈椎轴线稳定。方法是采用硬颈围，或在头部两侧放置沙袋，绷带要横跨病人前额、沙袋及背板。不推荐用软颈围固定。

2. 呼吸与通气　由于可能存在气道压迫、胸部创伤、脑伤和低血容量等因素，所有创伤病人均应给予辅助供氧，并监测脉搏血氧饱和度。初期评估应识别并处理下列可能导致通气不足而立即威胁生命的胸部创伤：①张力性气胸：伤后出现呼吸窘迫，低血压，气管偏移远离伤侧，或伤侧呼吸音消失或减弱，或颈静脉怒张。应于拍X线胸片或CT检查前，在急诊科立即行穿刺减压、胸腔闭式引流术。②开放性气胸：胸壁全层毁损伤时，由于大气压与胸膜腔压平衡，阻碍肺膨胀，肺泡通气量下降，导致缺氧和高碳酸血症。紧急时可用敷料形成单向活瓣覆盖伤口(胶带粘紧三边)，吸气时可有效通气，又避免发生张力性气胸。确定性治疗需要关闭胸壁缺损，远离伤口的部位行胸腔闭式引流术。③当3根以上相邻肋骨至少2处部位骨折时，可形成连枷胸，导致胸壁浮动部分反常运动，此类病人常合并严重肺挫伤，若出现肺通气不足和低氧血症，则需要气管内插管和机械通气。

3. 循环与控制出血　创伤病人发生低血压(收缩压 <90mmHg)首先考虑出血。成人应用16G以上导管针建立两条外周静脉通道用于液体复苏，如外周静脉不适合建立大口径静脉通道，应行中心静脉穿刺置管。通常股静脉途径用于胸部伤病人，颈静脉或锁骨下静脉途径用于腹部伤病人。对于6岁以下的低血容量创伤病人，可在无骨折的下肢胫骨近端(首选)或股骨远端穿刺留置骨内输液针，一旦建立其他静脉输液途径就应拔除骨内穿刺针，以避免骨髓炎。

应迅速控制外出血，尽可能减少失血量。开放性损伤伴进行性出血通常用棉垫压迫止血；颈、腹股沟等处穿透伤出血猛烈时，应避免盲目夹闭损伤血管神经等，可戴手套后直接探入伤口压迫止血，并尽快送手术室确定性止血。止血带是暂时性控制四肢出血的简便方法，应避免完全性血管阻断导致的永久性神经肌肉损伤。

初期评估中须识别五种导致循环不稳定的威胁生命的损伤：①大量血胸：指胸膜腔内积血

>1 500ml，或儿童大于 1/3 血容量。应行胸腔闭式引流术。后者是量化血胸和促进肺再膨胀的可靠方法，并做好剖胸止血的准备。②心脏压塞：常见于胸部穿透伤，心包急性出血 <100ml 就能引起心脏压塞，表现为颈静脉怒张、心音遥远和动脉血压下降构成的 Beck 三联征。床旁超声检查是诊断心脏压塞的首选方法，对于伴血流动力学不稳定者，可行超声引导下心包穿刺抽液，抽出 15~20ml 血液即可暂时稳定病情，使病人有机会转送到手术室行剖胸止血术。收缩压 <70mmHg 的心脏压塞病人应行急诊科剖胸术（emergency department thoracotomy，EDT）止血和引流。③大量腹腔内积血：在限制性复苏的同时应积极剖腹探查止血，创伤腹部超声重点评估（focused abdominal sonography for trauma，FAST）等有助于发现腹腔内游离液体（出血的标志）。④不稳定性骨盆骨折：常伴随腹膜后血肿等。85% 的出血是源于骨盆骨折处的静脉或骨质，15% 来自动脉。X 线片或 CT 检查可明确骨折情况，根据骨折及血流动力学的稳定性，采取不同的救治措施，包括用布单包裹、悬吊，多数推荐立即骨盆前环外支架固定，可缩小骨盆容积而压迫静脉出血，也可行腹膜前间隙的骨盆填塞。如果血流动力学仍不稳定，可行髂内动脉造影、栓塞术。⑤闭合性股骨骨折：大腿的积血可能达 1 000ml 以上，应及时给以骨折固定、手术或介入止血等处理。

对于持续低血压者，需全面检查评估和及时治疗干预，首先应考虑为失血性休克，再次重点评估胸部、腹部、骨盆、四肢损伤情况。并注意头皮撕裂伤常导致大量外出血。骨折可导致不同程度的失血，胫骨骨折 300~500ml，股骨骨折 800~1 000ml，骨盆骨折 >1 000ml。其他可能的休克类型包括心源性、神经源性、感染性等。受伤后 12 小时以内到达医院者几乎不存在感染性休克可能；脊髓损伤可能导致神经源性休克；心源性休克原因包括张力性气胸、心脏压塞、钝性心脏损伤、心肌梗死和支气管静脉空气栓塞。

（二）二次评估

1. 病史询问　在初期评估并处置威胁生命的损伤后，应详细询问病史，包括致伤机制，院前救治、转运情况，其他医院救治中已明确或怀疑的损伤、已给予的处理及效果、目前情况等。创伤是时间敏感性疾病，应明确询问记录受伤、第一目击者发现、院前救治、转运，以及到达和离开急诊科、放射科、手术室的时间。其他包括过敏史、药物治疗史、既往病史、妊娠史及最后用餐情况等。

2. 体格检查　应对病人进行系统的体格检查，从头到脚，特别注意背、腋窝和会阴等易遗漏部位。按头、面、颈、胸、腹（盆腔）、脊柱脊髓、上肢、下肢及骨盆、体表有序检查各部位。胸腹部行视诊、触诊、叩诊、听诊检查。所有严重损伤病人均应行直肠指诊，评价括约肌张力、指套是否有血迹、肛管直肠有无伤口及前列腺是否高处移位。肢体行视诊、触诊和有关测量，并行运动及感觉功能检查。全面检查所有伤口，不需要区分“入口”或“出口”。

3. 辅助检查　包括监测有创血压、CVP 和 ECG。气管插管病人安置鼻胃管有助于减少胃内容物反流误吸的风险，利于判断胃十二指肠损伤。严重创伤、休克病人均应插置 Foley 导尿管，便于观察尿量，肉眼血尿提示泌尿生殖系统损伤可能。怀疑腹部损伤应反复行 FAST 检查。严重钝性伤病人应行侧位颈椎、胸部和骨盆 X 线片检查。传统的术前影像学诊断方法包括 X 线片、超声及 CT 等，病人需转送到多个影像诊断室，变化多种体位，费时又不安全，有时因生命体征不稳定而不具操作性。多层螺旋 CT（multislice computed tomography，MSCT）显著提高了各种骨折和脏器损伤的诊断水平。

4. 实验室检查　严重创伤病人应抽取血标本送检，检查项目包括血型检测和合配血血细胞计数、血生化检测、凝血功能检测、乳酸检测和动脉血气分析。由于年老病人即使是轻微损伤也可能出现亚临床休克，55 岁以上病人应该常规行动脉血气分析。

（三）各部位伤情诊断

1. 头部及面部　包括头皮、眼、耳、鼻、口、面颌骨和颅内结构等部位损伤的检查。视诊和触诊可明确头皮裂伤及其深度、是否存在闭合或开放性骨折。应检查瞳孔大小、光反射灵敏度、视觉和有无眼球内出血。脑脊液耳漏、鼻漏、“熊猫眼”征和耳后乳突区瘀斑提示存在颅底骨折。应仔细检查排除颌骨骨折，清醒病人应询问咬合是否正常，异常的咬合关系常提示面颅骨错位和颌骨骨折。视诊和触诊可明确鼻骨骨折，可能伴随大量鼻出血，有阻塞气道的危险，应及时填塞控制出血，或建立确定性气道。口腔检查包括明确有无开放性骨折、牙齿松动或折断、舌下血肿等。所有明显闭合性颅脑损伤病人（GCS<14）均应进行头部 CT 检查。单侧瞳孔散大、对光反射消失、自发或疼痛刺激后不对称的肢体活动，或单侧 Babinski 征阳性提示颅内

血肿或重要结构损害。

2. 颈部　所有严重钝性伤病人都应考虑可能存在颈椎损伤，尤其是锁骨以上损伤者。行颈椎全面影像学检查的指征包括：①有后中线疼痛或压痛的清醒病人。②昏迷或气管插管等不能主诉的病人。③有明显颈椎致伤机制的病人。④颈部牵张损伤的病人。⑤已证实其他椎体有骨折的病人。检查方法包括 CT 平扫和颈椎 5 种视角 X 线检查（可见 C_7~T_1 的侧位、正位、张口齿状突位、双侧斜位）。

3. 胸部　胸部钝性伤常累及胸壁、胸椎、心脏、肺脏、胸主动脉和其他大血管，而食管较少。如前所述，气道梗阻、张力性气胸、心脏压塞、开放性气胸、大量血胸和连枷胸等致命伤常可通过体格检查和胸片明确，CT 检查更可诊断。应注意根据胸片检查评估气管插管、中心静脉置管和胸腔闭式引流术等治疗性插管是否到位。主动脉破裂或夹层、气管支气管破裂、心脏挫伤、膈肌撕裂、食管穿孔和肺挫伤等隐匿性损伤一旦漏诊，常伴随较高的死亡率，必须仔细根据致伤机制和 MSCT 检查明确。行筛查性 MSCT 的指征包括：①严重交通事故伤：如正面或侧面高能量机动车辆减速碰撞，有人员弹出车厢的碰撞等；②坠落伤：7.6m 以上的高处坠落；③胸部直接撞击损伤。胸腔闭式引流管持续漏气或有纵隔积气征象时，应行纤支镜检查评估支气管损伤情况。碘水造影有助于明确食管损伤。

4. 腹部　即使现代影像学高度发达，腹部仍然是诊断的黑箱。腹部体格检查常不足以决定是否剖腹探查，而药物使用、醉酒、头部和脊髓损伤导致的意识障碍使腹膜刺激征判断更加困难。FAST 代替诊断性腹腔灌洗，可明确腹腔内 250ml 以上游离液体，但不能确定出血的来源和实质性脏器损伤的程度。血流动力学稳定的病人应行 CT 扫描以确定实质性脏器损伤的严重度。但 CT 对于肠道损伤的诊断能力仍然有限，肠道损伤的 CT 表现包括肠外（腹腔内或腹膜后）积气、没有实质性脏器损伤的腹腔游离液体、肠壁增厚、肠系膜划线征等。在临床表现、影像学检查、腹腔穿刺和诊断性腹腔灌洗不能明确排除腹腔内脏器损伤时，应行剖腹（或腹腔镜）探查术，指征包括：①腹膜破裂的穿透伤。②腹部钝性伤：存在腹膜刺激征，血流动力学不稳定且腹腔穿刺有不凝血。应强调在持续血流动力学不稳定时，若除外了胸部、四肢原因后，即使诊断性腹腔灌洗和腹部 CT 扫描无阳性发现，也不能阻止外科医师对恶化的病人行剖腹探查术。

5. 骨盆和四肢　钝性伤可致伴大出血的复杂骨盆骨折，骨盆 X 线片和 CT 检查可确诊。骨盆骨折碎片可刺破膀胱、尿道、阴道、直肠壁等盆腔内结构。肢体的钝性或穿透伤应评价骨折、韧带及血管神经损伤情况。在体格检查的基础上，X 线片、CT 检查常用以评价骨折情况；MRI 检查用于评估韧带、关节损伤；彩色多普勒、CT 血管造影（CT angiography，CTA）、DSA 用于明确血管损伤。

（四）各部位伤处理原则

随着创伤救治体系的健全，创伤病人更早送达医院，现代影像学技术的进步等，近 20 年来院内救治的处理原则和手术方式都有了显著的变化。如实质性脏器损伤的手术探查已被 CT 动态检查取代，儿童肝、脾损伤较多采用非手术治疗，手术处理时更多采用脾缝合术、肾部分切除术、结肠修补术等保存脏器的手术方式等。在缺乏辅助检查条件时探查手术仍是多种损伤获得准确诊断、及时治疗的重要方法，如颅脑伤时行开颅手术以防治脑疝；心脏损伤时心包探查以防治心脏压塞等。对严重创伤伴生理紊乱病人应用损害控制外科技术，初期采用短时间的简明手术，将确定性手术延迟至 ICU 复苏处理、生理指标相对稳定后进行。

1. 损害控制性复苏　是减少失血、最大化组织氧合、优化救治效果的系列救治技术，避免复苏不当导致的二次打击，包括液体复苏、固定骨折、确定性止血手术等。严重创伤后确定性止血前（非控制性出血）应行限制性液体复苏，使收缩压 $\leqslant$ 90mmHg，维持大脑和重要脏器、组织的血液循环，避免增加失血量和死亡率；确定性止血后应充分、快速复苏，使氧输送指数 >500ml/(min·m^2) 及心指数 >3.8L/(min·m^2)，在 12~48 小时内达到复苏终点，减轻脏器缺血缺氧性损害。复苏终点包括中心温度 >35℃、碱缺失 <6mmol/L、血乳酸及凝血功能正常。方法是初期液体（晶体液和胶体液）输入以获得足够的前负荷，随后可谨慎应用正性肌力药或血管升压类药物。迄今为止，制定既要维持心功能、血流动力学稳定，又要避免毛细血管渗漏导致的间隙综合征的最佳液体复苏方案仍然是临床面临的严峻挑战。

2. 输血　危及生命的创伤性失血性休克病人救治时，输血治疗是维持血容量、血液携氧功能和凝血功能的重要手段。输注新鲜全血可能是危及生命的失血性创伤病人理想的输血方案，但在世界范围内都因无法获得而难以实现。而以红细胞悬液、冷冻血浆、血小板，以及冷沉淀等血液成分制品替代。输注红细胞悬液使血红蛋白水平 >70g/L（重症监护指南要求在复苏终点达到 >100g/L），以恢复病人血液的携氧功能；输入新鲜冰冻血浆、血小板、冷沉淀等，使病人的凝血酶原时间的国际标准化比率（international normalization ratio，INR）<1.5，促凝血酶原激酶时间应 <45 秒，血小板 >100 × 10^9/L，纤维蛋白原 >1g/L。对 6 小时内需输入 10 个单位红细胞成分的危重创伤病人，推荐红细胞：血浆比例为 1∶1 或 1∶2。

3. 体温管理　严重创伤病人离开手术室时常有低体温（机体中心温度低于 35℃），低于 32℃则死亡率接近 100%。发生低体温的机制包括：①因环境导致的体热丧失超过体热产生所致，如创伤后脱去衣物、打开体腔、输入大量液体，以及应用肌松剂、镇静剂、麻醉剂和止痛剂等。②体热产生减少所致，正常体热是氧耗的结果，当严重创伤休克时，氧耗下降，机体产热明显减少。体温管理须在急诊科就开始，包括合适的环境温度（手术室及监护室室温 >28℃）；遮盖或保护病人，避免不必要的暴露，移去浸湿的床单和衣物；采用强力空气加热毯或辐射加热器等外源性装置；使用预先加温的液体、高容量液体加温（如快速输液系统）等。

4. 伤口清创　开放性伤口是否发生感染除与污染程度、异物存留、失活组织、受伤部位血液循环及全身情况有关，还与治疗的时间和方法相关。对污染伤口的一般处理方法称为清创术，目的是使污染伤口转变成清洁伤口，避免感染，缝合后能一期愈合。主要步骤包括：反复冲洗伤口，消毒周围皮肤，彻底止血，清除异物和失活组织，切除伤口边缘组织，缝合伤口，或保持伤口开放，或用负压封闭等方法覆盖封闭创面。伤口污染的主要解决办法是大量冲洗（即稀释的方法）。感染性创面可根据分泌物培养结果选择合适的消毒溶液；非感染性创面均应使用生理盐水清洗创面，生理盐水是唯一已被证实了的最安全的创面清洁溶液。清创术应在 6~12 小时内进行，愈早处理伤口，效果愈好。

5. 感染防治　闭合性损伤未受细菌污染者一般无需用抗生素；所有接受手术的创伤病人都应预防性应用抗生素，尤其是开放性骨折、腹腔严重污染的病人，应根据手术区域、污染源等经验性选择抗生素种类，根据失血量、脏器功能状况和抗生素半衰期确定剂量。对所有的开放伤病人都应预防破伤风。应避免滥用抗生素，抗生素不能代替清创处理，单纯依赖抗生素而忽视伤口处理，不能防止感染发生。

6. 静脉栓塞症防治　静脉栓塞症包括深静脉血栓形成和肺动脉血栓栓塞症，其创伤后高危人群包括：①骨盆和下肢多处骨折者。②昏迷或脊髓损伤者。③腹部和下肢大静脉结扎者。应规范使用止血带，抬高患肢，早期功能锻炼、下床活动，避免脱水。非骨折病人常规应用间歇充气加压装置、梯度压力弹力袜等装置。一旦控制出血后，就应立即给予低分子肝素。并严密观察下肢情况，必要时行彩色多普勒检查。禁忌使用低分子肝素者可考虑放置可移除的腔静脉过滤器。

7. 创伤后应激障碍防治　创伤后应激障碍（post traumatic stress disorder，PTSD）是指受到严重精神或机械创伤后而延迟出现或长期持续存在的一系列精神异常。通常发生在创伤事件 3 个月后，在此之前发生的称为急性应激障碍。经历过灾难性事件的人 3%~5% 发生 PTSD。主要表现为三类症状：①受扰症状：病人持续反复感到再次经历可怕的事件，称“回闪”。②逃避症状：病人不愿意与家人、朋友等亲密接触，变得麻木，缺乏感情，或避免接触可能使其回忆起创伤事件的环境。③高警觉症状：病人总处于创伤事件的威胁中，对许多细节产生较强烈反应。严重者可显著影响病人的认知、社交、工作能力。

干预的目的是缓解核心症状，减轻应激反应，提高生活质量。干预原则包括帮助病人提高应对能力，尽快摆脱应激状态，恢复健康。心理治疗的方法包括：①暴露疗法：帮助病人面对痛苦的记忆和感觉，疏导并缓解其痛苦。②认知疗法：帮助病人找出引起痛苦的原因，恢复其信心。③生物反馈疗法：通过传感器把所采集到的内脏器官活动信息转换成人类可以通过视觉、听觉等感知的信号，并通过学习、训练在一定范围内控制内脏活动，达到治疗的目的。其他还有团体疏泄疗法、催眠疗法等。也可应用选择性的 5- 羟色胺再摄取抑制剂（盐酸舍曲林片、帕罗西丁等）、抗抑郁药（三环类抗抑郁药、单胺氧化酶抑制剂等）减轻症状。

（张连阳）

参考文献

[1] MACKERISE R C, CAMPBELL A R, CAMMARANO W B. Trauma [M]. 4th ed. New York: MeGraw Hill Health Professions Division, 2000: 103-126.
[2] ROBERSTON L S. Injury Epidemiology, Research and Control Strategies [M]. 2nd ed. New York: Oxford, 1998: 1-10.
[3] GREAVES I, RYAN J M, PORTER K M. Trauma [M]. London: Edward Arnold Publisher, 1998: 3-15.
[4] MCSWAIN N E Jr, FRAME S B, PATURES J L. Pre Hospital Trauma Life support [M]. 4th ed. St. Louis: Mosby Year Book, 1998: 36-55.
[5] PAPE H C, PEITZMAN A B, SCHWAB C W, et al. Damage Control Management in the Polytrauma Patient (M)[M]. New York: Springer Science Business Media, 2010: 13-23.
[6] American College of Surgeons: Advanced Trauma Life Support [M]. 7th ed. Chicago: American College of Surgeons, 2004.
[7] McArthur B J. Damage control surgery for the patient who has experienced multiple traumatic injuries [J]. Aorn J, 2006, 84 (6): 992-1001.
[8] 王正国 . 创伤研究的回顾与展望 [J]. 中华创伤杂志 , 2000, 16: (1) 7-9.
[9] 王正国 . 21 世纪的创伤研究 [J]. 中华创伤杂志 , 2001, 17 (1): 5-6.
[10] 王正国 . 创伤修复的分子生物学研究 [J]. 中华创伤杂志 , 2000, 16 (6): 326-327.
[11] 宋述强 , 程天民 . 创伤愈合与组织修复的生物学过程 // 王正国 . 创伤愈合与组织修复 [M]. 济南 : 山东科技出版社 , 1998: 6-28.
[12] 付小兵 , 王正国 . 现代高新技术与创伤修复 [M]. 北京 : 人民军医出版社 , 2002: 1-7.
[13] 张铃 , 张振远 , 王今达 . 心肺复苏技术 (CPR)// 王今达 , 王正国 . 通用危重病急救医学 [M]. 天津 : 天津科技翻译出版公司 , 2001.
[14] 张连阳 , 姚元章 , 王韬 , 等 . 多发伤早期救治中 64 层螺旋 CT 的应用 [J]. 第三军医大学学报 , 2008, 30 (14): 1374-1377.
[15] 中华医学会创伤学分会创伤急救与多发伤学组 , 第三军医大学大坪医院野战外科研究所全军战创伤中心 . 多发伤病历与诊断 : 专家共识意见 [J]. 创伤外科杂志 , 2010, 12 (1): 96-97.
[16] 张连阳 . 论严重创伤急救中的多学科团队模式 [J]. 中华创伤杂志 , 2011, 27 (5): 385-387.

第七章

烧伤、电损伤、冷伤、咬蜇伤

第一节 烧　　伤

由热力引起的组织损伤统称烧伤（burn），如火焰、热液、热蒸气、热金属、化学物质、放射物质等。电能损伤也属于烧伤范畴，因有较多特点将另节讨论。

一、概述

烧伤是平、战时均很常见的一种损伤。平时生活烧伤和意外灾害屡见不鲜；近代战争因燃烧武器的发展，烧伤占战伤总数的比例也不断增高。1973年中东战争的一次战役，烧伤发生率高达10%；日本广岛原子弹爆炸后，烧伤发生率高达75%。

对烧伤这一损伤的认识存在一个误区，即烧伤只是皮肤的一种损伤，从而出现了某种外用药就可包治烧伤的错误宣传。就小面积浅度烧伤而言，确实只是皮肤浅组织的损伤，只要按一般外科原则处理创面即可。但当烧伤面积广泛并达到某种深度时，则由量变转为质变，实际上已成为一种全身性疾患。伤在表面，对深部多系统、多器官的变化必须有所了解与防治。大面积深度烧伤后即显而易见的如严重休克，随之是复杂的感染和艰巨的大面积组织修复，在病程发展的过程中，又涉及水、电解质、免疫功能、营养代谢的紊乱，内脏损害及组织移植等医学基础问题。因此，研究严重创伤者常以烧伤为模型，除了烧伤有面积和深度为依据，便于对创伤严重程度进行量化外，更重要的是便于研究创伤对全身性的影响。

二、烧伤严重程度的估计

烧伤严重程度的估计最基本的标准是烧伤面积和深度，此外，还应顾及呼吸道吸入性损伤的情况。

（一）烧伤面积的估算

为便于记忆，按体表面积划分为11个9%的等份，另加1%，构成100%的体表面积，即头颈部＝1×9%；躯干＝3×9%；两上肢＝2×9%；双下肢＝5×9%+1%，共为11×9%+1%（表7-1，图7-1，图7-2）。

表7-1　中国九分法

部位		面积/%			
		中国九分法		Wallace法	
头部	头部	3	9×1	3	9×1
	面部	3		3	
	颈部	3		3	
双上肢	手	5	9×2	4	9×2
	前臂	6		6	
	上臂	7		8	
躯干	前面	13	9×3	18	9×4+1
	后面	13		13	
	会阴	1		1	
双下肢	臀部	5	9×5+1	5	9×4
	足	7		6	
	小腿	13		12	
	大腿	21		18	

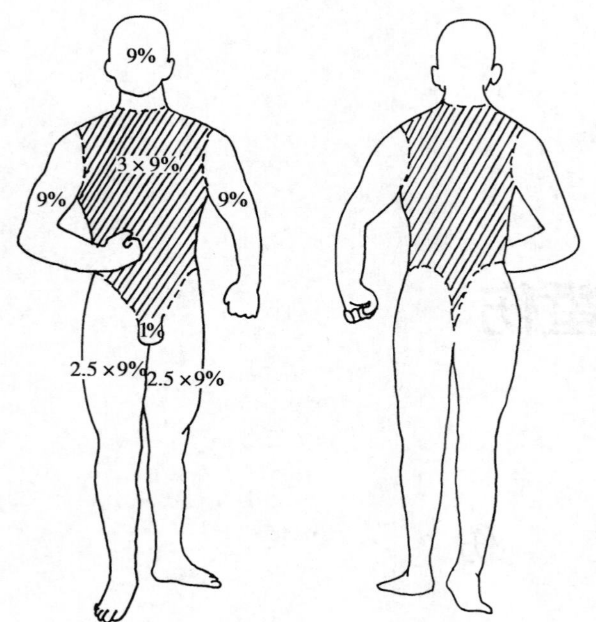

图 7-1 烧伤面积估计法(中国九分法)

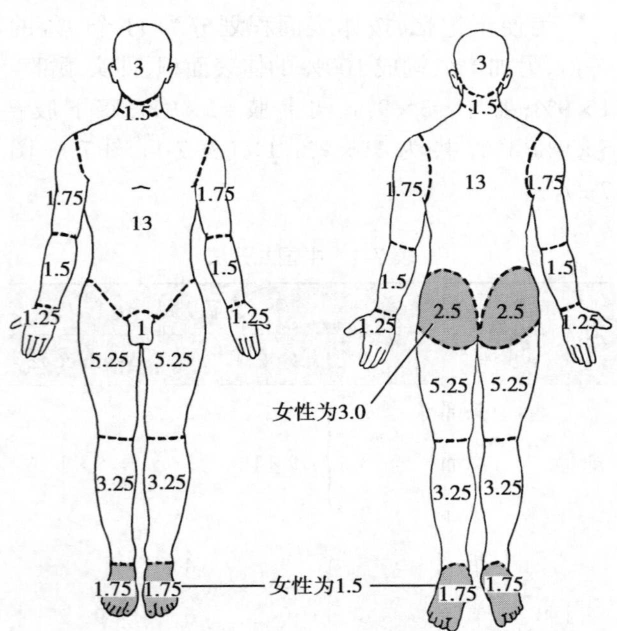

图 7-2 成年各部位体表面积(%)的估计

儿童头大,下肢小,可按下法计算:头颈部面积=[9+(12-年龄)]%,双下肢面积=[46-(12-年龄)]%(表 7-1,图 7-3)。此外,不论性别、年龄,病人并指的掌面约占体表面积 1%,如医者的手掌大小与病人相近,可用医者手掌估算,此法可辅助九分法,测算小面积烧伤也较便捷(图 7-4)。

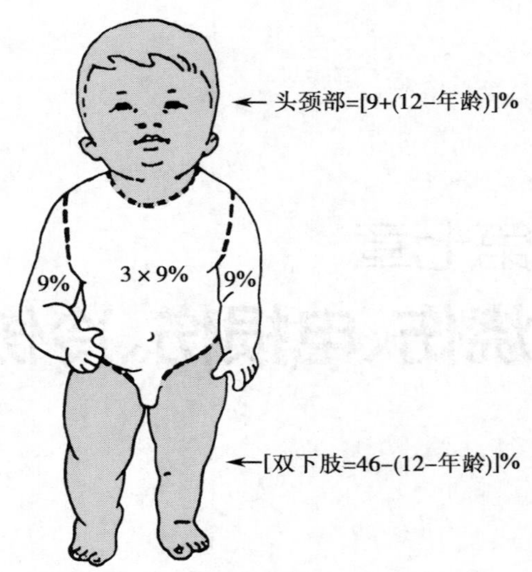

图 7-3 小儿体表面积估计法

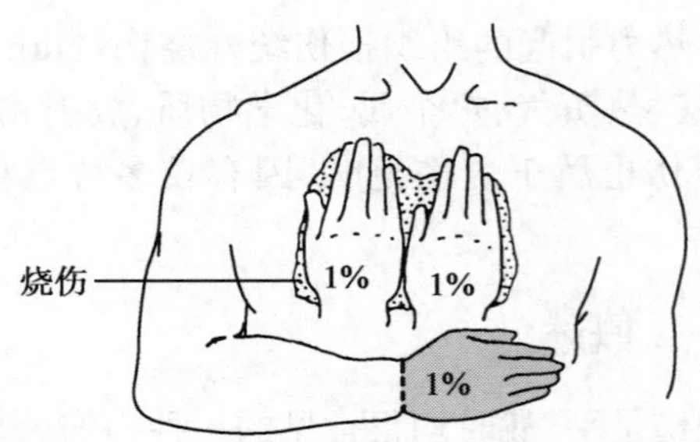

图 7-4 手掌估计法

并指 - 掌面积约占体表面积 1%

(二)烧伤深度的识别

采用三度四分法,即分为Ⅰ度、浅Ⅱ度、深Ⅱ度、Ⅲ度烧伤。Ⅰ度、浅Ⅱ度烧伤一般称浅度烧伤;深Ⅱ度和Ⅲ度烧伤则属深度烧伤。组织损害层次见图 7-5。近年来,有学者建议将烧伤深达肌肉、骨骼者称为Ⅳ度烧伤。

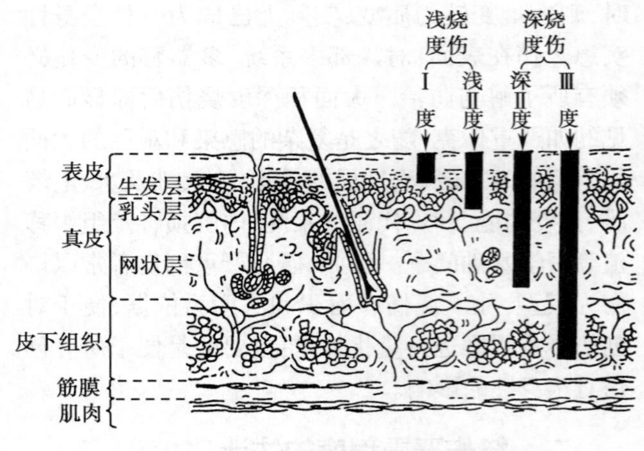

图 7-5 三度四分法的组织学划分

Ⅰ度烧伤：仅伤及表皮浅层，生发层健在，再生能力强。表面红斑状、干燥，烧灼感，3~7 天脱屑痊愈，短期内有色素沉着。

浅Ⅱ度烧伤：伤及表皮的生发层、真皮乳头层。局部红肿明显，大小不一的水疱形成，含淡黄色澄清液体；水疱皮如剥脱，创面红润、潮湿、疼痛明显。上皮再生靠残存的表皮生发层和皮肤附件（汗腺、毛囊）的上皮增生，如不感染，1~2 周内愈合，一般不留瘢痕，多数有色素沉着。

深Ⅱ度烧伤：伤及皮肤的真皮层，介于浅Ⅱ度和Ⅲ度之间，深浅不尽一致，也可有水疱，但去疱皮后，创面微湿，红白相间，痛觉较迟钝。由于真皮层有残存的皮肤附件，可赖其上皮增殖形成上皮小岛，如不感染，可融合修复，需时 3~4 周。但常有瘢痕增生。

Ⅲ度烧伤：是全皮层烧伤甚至达到皮下、肌肉或骨骼。创面无水疱，呈蜡白或焦黄色甚至炭化，痛觉消失，局部温度低，皮层凝固性坏死后形成焦痂，触之如皮革，痂下可显树枝状栓塞的血管。因皮肤及其附件已全部烧毁，无上皮再生的来源，必须靠植皮而愈合。只有很局限的小面积三度烧伤，才有可能靠周围健康皮肤的上皮爬行而收缩愈合。

（三）吸入性损伤

吸入性损伤（inhalation injury）以往称呼吸道烧伤，是较危重的部位烧伤，所以改称吸入性损伤。因其致伤因素不单纯由于热力，还有大量的化学物质吸入，这些化学物质有腐蚀气道和全身中毒的作用，如 CO 中毒、氰化物等，所以在火灾现场，死于吸入性窒息者甚至多于烧伤，即使救出现场，合并严重吸入性损伤者仍为烧伤救治中的突出难题。曾有学者将呼吸道烧伤者按体表面积烧伤 6% 增加，实际上不足以反映其严重程度。

吸入性损伤的诊断：①燃烧现场相对密闭；②呼吸道刺激，咳出炭末痰，呼吸困难，肺部可能有哮鸣音；③面、颈、口鼻周常有深度烧伤，鼻毛烧伤，声音嘶哑。

（四）烧伤严重程度的分类

目前国内沿用的分类法是 1970 年全国烧伤会议初略拟定的标准（表 7-2）。但随着治疗水平的提高，已有学者提出：对特重烧伤的标准应有所提高；也有学者强调烧伤深度的重要性，建议按深度计算指数，如Ⅲ度烧伤按 1 算，深Ⅱ度烧伤为 2/3，浅Ⅱ度烧伤按 1/2 计算等。总之，至今在国内外尚无统一的标准。表 7-2 列出了一个大致的分类，可作为战时或成批烧伤分类的参考；如已出现休克，合并有中、重度吸入性损伤或存在复合伤或中毒因素时，均应列入重度烧伤。

表 7-2 烧伤严重程度的分类

严重程度	成人		小儿	
	烧伤面积 /%	或Ⅲ度烧伤面积 /%	烧伤面积 /%	或Ⅲ度烧伤面积 /%
轻	<10	0	<5	0
中	11~30	<10	5~15	<5
重	31~50	11~20	16~25	<10
特重	>50	>20	>25	>10

三、烧伤病理生理和临床分期

根据烧伤病理生理的特点，病程大致分为三期，但这是人为的分期，各期之间往往互相重叠。分期的目的是为了突出各阶段临床处理的重点。

（一）急性体液渗出期（休克期）

组织烧伤后的立即反应是体液渗出。急剧的渗出并非单纯的由于热力损伤的效应，近年来，中心转向由创伤引发的全身性炎症反应，由于多种炎症介质的释放导致全身性毛细血管的渗漏。一般要持续 36~48 小时。小面积浅度烧伤，体液的渗出量有限，通过自身代偿，不致影响全身的有效循环血量。烧伤面积大而深者，由于体液大量渗出和其他血流动力学变化，可急剧发生休克。烧伤早期的休克基本属于低血容量休克，但与一般急性失血不同之处在于体液的渗出是逐步的，伤后 2~3 小时最为急剧，8 小时达高峰，随后逐渐减缓，至 48 小时渐趋恢复，渗出于组织间的水肿液开始回收，临床表现为血压趋向稳定，尿液开始增多。

（二）感染期

烧伤水肿回收期一开始，感染就上升为主要矛盾。浅度烧伤如早期创面处理不当，此时可出现创周炎症（如蜂窝织炎）。严重烧伤由于经历休克的打击，全身免疫功能处于低迷状态，对病原菌的易感性很高，早期暴发全身性感染的概率也高，且预后也最严重。我国救治烧伤的一条重要经验，即及时纠正休克，就有抗感染的含义。

感染的威胁将持续到创面愈合。烧伤的特点是广泛的生理屏障损害，又有广泛的坏死组织和渗出，是微生物良好的培养基。“有腐必有菌”，坏死组织未清除前求创面无菌是不可能的。热力损伤组织，先是凝固性坏死，随之为组织溶解，伤后 2~3 周，组织广泛溶解阶段，又是全身性感染的另一峰期。与此同时，与健康组织交界处的肉芽组织也逐渐形成，坏死组织如能及时清除或引流，肉芽组织屏障多数在2周左右形成，可限制病原菌的侵入。如处理不当，病原菌可侵入邻近的非烧伤组织。大面积的侵入性感染，痂下组织菌量经常超过10^5/g，并可随时间推移而继续增多，称为烧伤创面脓毒症（burn wound sepsis）。创面表现晦暗、糟烂、凹陷，出现坏死斑，即使细菌未侵入血液，也可致死。为此，近年来多采用早期切痂或削痂手术，及时给予皮肤移植以消灭创面。当创面基本修复，并发症明显减少。

（三）修复期

组织烧伤后，在炎症反应的同时，组织修复也已开始，浅度烧伤多能自行修复。深Ⅱ度烧伤靠残存的上皮岛融合修复，但常见瘢痕增生。Ⅲ度烧伤因属全皮层烧伤，需靠皮肤移植修复。

切除烧伤坏死组织和皮肤移植的工作，目前多数已在感染期进行，修复期实际上只是对一些残余、零星小创面的补遗性的修复，并对一些关节、功能部位进行防挛缩、畸形的措施与锻炼。大面积深度烧伤的康复需要较长的时间，有的还需要做整形手术。

四、现场急救、转送与初步处理

现场急救的目标是尽快消除致伤原因，脱离现场和进行危及生命的救治措施。

1. 迅速脱离热源　如火焰烧伤者应尽快灭火，脱去燃烧衣物，就地翻滚或是跳入水池，熄灭火焰。互救者可就近用非易燃物品（如棉被、毛毯）覆盖，隔离空气灭火。忌奔跑呼叫，以免风助火势，烧伤头面部和呼吸道。也要避免双手扑打火焰，造成有重要功能的双手烧伤。热液浸渍的衣裤，可以冷水冲淋后剪开取下，强力剥脱易撕脱水疱皮。小面积烧伤立即用清水连续冲淋或浸泡，既可减痛，又可带走余热，减轻深度。

2. 保护受伤部位　在现场附近，创面只求不再污染、不再损伤，可用干净敷料或布类保护，或行简单包扎后送医院处理。避免用有色药物涂抹，增加随后深度判定的困难。

3. 维护呼吸道通畅　火焰烧伤常伴呼吸道受烟雾、热力等损伤，特别应注意保持呼吸道通畅。必要时气管内插管，给予氧气。合并CO中毒者应移至通风处，吸入氧气。

4. 其他救治措施　①大面积严重烧伤早期应避免长途转送，休克期最好就近输液抗休克或加做气管切开，提倡技术力量前伸。必须转送者应建立静脉输液通道，途中继续输液，保证呼吸道通畅。高度口渴、烦躁不安者常示休克严重，应加快输液，只可少量口服盐水。转送路程较远者，应留置导尿管，观察每小时尿量；②安慰和鼓励受伤者，使其情绪稳定。疼痛剧烈可酌情使用地西泮、哌替啶等，已有休克者，需经静脉用药，但应注意避免抑制呼吸中枢。

此外，注意有无复合伤，对大出血、开放性气胸、骨折等应施行相应的急救处理。

入院后的初步处理：轻重有别，一度烧伤创面一般只需保持清洁和防止再损伤。二度以上烧伤需做创面清创术。小面积烧伤可在处置室施行，大面积烧伤一般应在手术室内施行。已并发休克者应首先抗休克治疗，待休克好转后方可施行，为缓解疼痛，清创前可注射镇痛镇静药。

(1) 轻度烧伤主要为创面处理：包括剃净创周毛发，清洁健康皮肤，创面可用1∶1 000苯扎溴铵或1∶2 000氯己定轻洗，移除异物。浅Ⅱ度烧伤水疱皮应予保留，水疱大者，可用消毒空针抽去水疱液。深度烧伤的水疱皮应予清除。如果用包扎疗法，内层用油质纱布，外层用吸水敷料均匀包扎，包扎范围应超过创周5cm。面、颈与会阴部烧伤不适合包扎处，则予暴露。一般可不用抗生素。

(2) 中、重度烧伤应按下列程序处理：①简要了解受伤史后，记录血压、脉搏、呼吸，注意有无呼吸道烧伤及其他合并伤，严重呼吸道烧伤需及早行气管切开；②立即建立静脉输液通道，开始输液；③留置导尿管，观察每小时尿量、相对密度（比重）、pH，并注意有无血红蛋白尿；④清创，估算烧伤面积、深度（应绘图示意）。特别应注意有无三度环状焦痂的压迫，其在肢体部位可影响血循环，躯干部可影响呼吸，应切开焦痂减压；⑤按烧伤面积、深度制定第1个24小时的输液计划；⑥广泛大面积烧伤一般采用暴露疗法。

(3) 创面污染重或有深度烧伤者，均应注射破伤风抗毒素；必要时可经验性应用抗生素。

五、烧伤休克

严重烧伤的早期，主要的威胁是休克。烧伤休克（burns shock）的本质是低血容量休克，但与一般失血性休克有所不同，一是其丢失的成分不是全血，主要是血浆成分，含水分、电解质等；二是其体液的丢失不是猛然丢失，而是渐进性的，后者给予临床一个救治机会，如能快速补充，有可能减轻或预防休克的发生，因而对烧伤早期急性渗出阶段有了各种的输液公式。由于近代液体复苏水平的提高，多数病人可以度过休克期（伤后 48 小时），但这并非目的，关键是休克期能否以平稳状态度过，因为休克期是否平稳，密切关系到全身性感染的发生以及多内脏损害的问题，这是我国烧伤工作者在实战中的深刻体会。当前留待研究的问题仍多，如早期大量补液时的“边输边漏”问题；大循环改善时微循环问题；特别是某些内脏的隐性休克，还有缺血、缺氧后血流再灌注的损害问题等。

【临床表现与诊断】

主要表现为：①心率增快、脉搏细弱，听诊心音低弱；②血压的变化：早期往往表现为脉压变窄，随后为血压下降；③呼吸浅、快；④尿量减少是低血容量休克的一个重要标志，成人每小时尿量低于 20ml 常示血容量不足；⑤口渴难忍，在小儿特别明显；⑥烦躁不安，是脑组织缺血、缺氧的一种表现；⑦周边静脉充盈不良、肢端凉，病人诉畏冷；⑧频繁呕吐，除吐出胃内容物外，还常含咖啡色血性物质，提示休克严重，消化道存在应激性损害；⑨血液化验，常出现血液浓缩（血细胞比容升高）、低血钠、低蛋白、酸中毒。

【防治】

烧伤早期的病理生理改变主要是急性渗出，体液渗出急剧且持续，其程度与烧伤面积与深度相关，液体补充成为主要的措施。尽快建立 1~2 处通畅的静脉通道，被称为是早期救治的生命线。因烧伤早期体液丢失有一定的规律性，根据基础和实践经验，可预计伤后 48 小时内静脉补液的成分和液量，形成烧伤早期的输液公式。国际上最早的输液公式是 1952 年的 Evens 公式，该公式是以伤员的烧伤面积和体重为基础，分别计算第 1 和第 2 个 24 小时需补充的电解质液、胶体液与水分的量，即第 1 个 24 小时按每千克体重、每 1% 烧伤面积需补充电解质液 1ml、胶体液 1ml，另加水分（5% 葡萄糖溶液）2 000ml；第 2 个 24 小时，电解质和胶体液各减半，水分量仍为 2 000ml，但凡烧伤面积超过 50% 者，仍按 50% 者计算。此公式以烧伤面积和体重为基础预计烧伤早期的输液量，被随后各种公式所沿用，但总量是否限制，以及输液的成分是否应有改变，经不同的烧伤中心的实践后有所调整。较著名的有美军烧伤研究所的 Brook 公式（1953 年），主要改变是在 Evens 的公式基础上，第 1 个 24 小时的胶体量减半，而以电解质液代替。随后美国的 Parkland 中心鉴于第 1 个 24 小时为渗出最急剧阶段，补充胶体难留在血管内，渗出至组织间隙不易回收，反将加重水肿，因此 Parkland 公式把电解质液集中在第 1 个 24 小时输入，即乳酸钠林格液按每千克体重、每 1% 烧伤面积输入 4ml，胶体液用于第 2 个 24 小时。国内经多年的临床实践，常用下列输液公式：按照病人的烧伤面积和体重计算，伤后第 1 个 24 小时，每 1% 烧伤面积（二度、三度）每千克体重应补胶体和电解质液共 1.5ml（小儿 2.0ml）；胶体（血浆）和电解质液（平衡盐液）的比例为 0.5 : 1，广泛深度烧伤者其比例改为 0.75 : 0.75，另加 5% 葡萄糖溶液 2 000ml（小儿按年龄、体重计算）。第 2 个 24 小时，胶体和电解质液为第 1 个 24 小时的一半，水分补充仍为 2 000ml。举例：一烧伤面积 60%、体重 50kg 病人，第 1 个 24 小时补液总量为 60 × 50 × 1.5+2 000=6 500ml，其中胶体为 60 × 50 × 0.5=1 500ml，电解质液为 60 × 50 × 1= 3 000ml，水分为 2 000ml。第 2 个 24 小时，胶体减半为 750ml，电解质液减半为 1 500ml，水分仍为 2 000ml。紧急抢救一时无法获得血浆时，可以使用低分子量的血浆代用品，利用其暂时扩张血容量和溶质性利尿，但用量不宜超过 1 000ml，并尽快以血浆取代。电解质液、胶体和水分应交叉输入。特别要避免一开始就输入大量的不含电解质的液体（如 5% 葡萄糖溶液），以免加重低钠血症，导致细胞的水中毒。幼儿对之反应特别明显，可发生脑水肿，其临床表现先为神志恍惚、高热、呕吐、惊厥，继而昏迷甚至死亡。

此外，广泛深度烧伤者，常伴有较严重的酸中毒和血红蛋白尿，为纠正酸中毒和避免血红蛋白降解产物在肾小管的沉积，在输液成分中可增配 1.25% 碳酸氢钠溶液。至于是否可补充全血，就烧伤早期而言，渗出的虽是血浆成分，但大面积深度烧伤红细胞破坏也严重，由于早期血液浓缩明显，应待血浓缩改善后，再予补充，一般为 24 小时以后。

由于病人伤情和个体差异，以及伤后入院时间不同，抗休克期应强调严密观察，根据病人的反应，随时调整输液的速度和成分。有价值的几项观察指标是：①成人每小时尿量不低于 20ml，以 30~50ml 为宜，小儿每千克体重每小时不低于 1ml；②病人安静，无烦躁不安；③无明显口渴；④脉搏、心搏有力，脉率在 120 次 /min 以下；⑤收缩压维持在 90mmHg（7.5mmHg=1kPa）以上、脉压在 20mmHg 以上；⑥呼吸平稳。如出现血压低、尿量少、烦躁不安等现象，则应加快输液速度。在输液的同时，特别应注意呼吸道的通畅，不解除气道梗阻，只靠输液，休克期是不可能平稳的。还应提出：目前对烧伤早期的输液总量虽无特殊限制，但不能掉以轻心，必须注意在烧伤急性渗出期，存在边输边漏的问题。在大量输液情况下，其负面作用是可能加重组织器官水肿或漏出至组织与体腔间隙。近期陆续见有报道因上述情况引起的腹腔间隙（室）综合征（abdominal compartment syndrome），即因腹腔器官高度水肿、腹腔积液、高度腹胀所致回心血量、心输出量减少，心率加快、呼吸急促、少尿或无尿，其表现酷似血容量不足，如不予鉴别，一味加快输液，结果将适得其反，只有腹腔减压，以上现象可立即缓解。此外，还应注意在严重烧伤早期，有肠源性感染的威胁，一旦感染因素的介入，将使早期休克复杂化，就不是单靠输液能予纠正。

六、烧伤创面处理

烧伤治疗自始至终存在着创面处理的问题。全身状态的情况影响着创面的愈合，创面的状态更影响着全身。创面处理的要求是如何加速愈合，愈合后不留或少留瘢痕，并最大限度地恢复其外形和功能。对小面积浅度烧伤而言并不难，但对大面积深度而言却是一项巨大的工程。

（一）浅度烧伤的创面处理

浅度烧伤指Ⅰ度和浅Ⅱ度烧伤。Ⅰ度烧伤属红斑性炎症反应，无须特殊处理，能自行消退或脱屑愈合，有烧灼感者，可涂薄层面霜减痛。浅Ⅱ度烧伤只伤及皮肤的表皮层，修复靠表皮的基底细胞和皮肤附件的上皮细胞的增殖和分化。因此，只要合理清创，善加保护，不再损伤，不继发感染，两周内多能自行愈合，不留瘢痕，也不会影响功能。值得注意的是对水疱的处理。如水疱完整，应予保留，只需用无菌空针抽除水疱液，水疱皮本身就是一种良好的生物敷料，有保护创面、减痛和促进愈合的作用。如水疱皮已撕脱，裸露的创面以一般无菌油性敷料包扎即可，外用药并不重要，也不需要经常换药，以免损伤新生上皮，但如敷料浸湿，有异味或其他感染迹象，应勤换敷料，清除分泌物，以免因感染而加深。浅Ⅱ度烧伤一般采用包扎疗法，但颜面部和会阴部烧伤应采取暴露疗法。

（二）深度烧伤的创面处理

深度烧伤指深Ⅱ度与Ⅲ度烧伤。深Ⅱ度烧伤伤及皮肤的真皮层，由于尚残存有皮肤附件，可赖之增殖、分化形成上皮小岛，在不感染的情况下，可勉强融合，但瘢痕增生重。Ⅲ度烧伤指的是全皮层烧伤甚至达皮下、肌肉或骨骼，缺乏上皮愈合的物质基础，除了很小面积的Ⅲ度烧伤，可借创周的上皮移行，挛缩而修复外，均需靠皮肤移植才能修复，这就成为大面积深度烧伤在创面处理中的一个难题，因自体供皮有限。大面积深度烧伤实质上是大片的坏死组织，开始时是凝固性焦痂，随后是溶解、液化，成为多种病原菌的良好培养基，感染是难免的，而且可逐步侵入，形成烧伤创面脓毒症，即不论病原菌是否入血，只因局部的菌量也可造成病人的死亡。为此我国的烧伤工作者经历了漫长而不断探索和提高的过程，对局限性的Ⅲ度烧伤，早已开始早期切痂、移植自体皮，但对大面积Ⅲ度烧伤，由于自体正常皮肤所剩无几，在供皮区与受皮区之间存在严重差距，只切不盖，后果更加严重。早年只能想尽方法保持焦痂的干燥、避免创面受压潮湿等，待焦痂自溶与创底自然分离时，零散地在肉芽创面上植皮，称之为蚕食脱痂植皮法。此法工作量大，而在漫长的病程中，感染和其他并发症的丛生，病死率高。20 世纪 60 年代初期，上海瑞金医院开创了大张异体皮开洞嵌入自体刃厚皮（厚度为 0.15~0.3mm）的自、异体皮混植的方法，以及充分利用正常皮肤为自体皮来源，如头皮因其皮层厚、血运好，不形成瘢痕也不影响头发的生长，从而解决了分批进行大面积切除焦痂和覆盖问题，当时被国外学者誉为中国疗法。1986 年北京积水潭医院介绍以大张异体皮加微粒自体皮播散植皮法，即将超薄自体皮（厚度 0.1mm）剪碎成微粒，微粒不超过 $1mm^2$，即每平方厘米的自体皮可剪成 200~300 个微粒，将微粒皮漂浮于等渗盐水中，由于表皮轻，具疏水性，真皮重，且亲水性，在漂浮状态下，大部分微粒皮的表皮面有其朝向，均匀撒布在切痂后的创面，进一步解决了以少量自体皮修复大面积创面的需要。皮片分割越小，皮片的边缘越长，扩散后修复的面积越大。良好状态下，大张异体皮在 3 周左右以干枯、脱屑状态排斥，无明显排斥反应，在这过渡时间内自体皮得以扩展融合，扩展面积一般可达 1∶8~1∶20。以上两种方法尤以后者在国内均被广泛采用。随着覆盖问题的进步，大面积深度烧伤的切痂植皮时机已趋早；一次切痂的范围也更广，但其重要条件是要有质量合格的异体皮。一些广泛的Ⅲ度烧伤仍需分批施行。

大面积深度烧伤坏死组织的清除与创面修复是一艰巨的过程，需要有全面的计划并采用多种方式：

1. 环状焦痂的切开减张　四肢和胸廓如为环

状的Ⅲ度烧伤，因焦痂失却弹性、痂下严重水肿，常形成缩窄性压力，在小腿与前臂易引发筋膜间隔综合征与远端组织的缺血性坏死；胸廓的环状焦痂可影响呼吸运动和通气功能，均应尽早进行焦痂切开减张。切开深度应达深筋膜平面，如筋膜下张力仍大，深筋膜也应切开。切口应贯穿焦痂的全长，肢体部位一侧切开后如远端循环未见改善，应在对侧再予切开。胸廓焦痂减张的切口应沿双侧腋前线，由锁骨处切开至肋弓部。切开部位均为坏死组织，可不用麻醉。

2. 切痂术　适用于切除Ⅲ度焦痂。为减少术中出血，肢体部位可先驱血后上止血带。多年来多按解剖学层次切至深筋膜平面，有出血少、手术快捷的优点，但也有学者提出如皮下脂肪层尚健康，应予保留，术后外形较丰满，功能恢复较好。对大面积Ⅲ度烧伤的切痂创面的修复，大部分应采用上述的自、异体皮混植的方法，但对功能部位（图 7-6）应尽量选用大张自体皮，如自体皮奇缺，可将成张自体皮均匀开洞，拉开成网状，一般可扩大 1~3 倍，皮片边缘应缝合固定。眼睑三度烧伤，为避免睑外翻应施行全厚或中厚植皮。

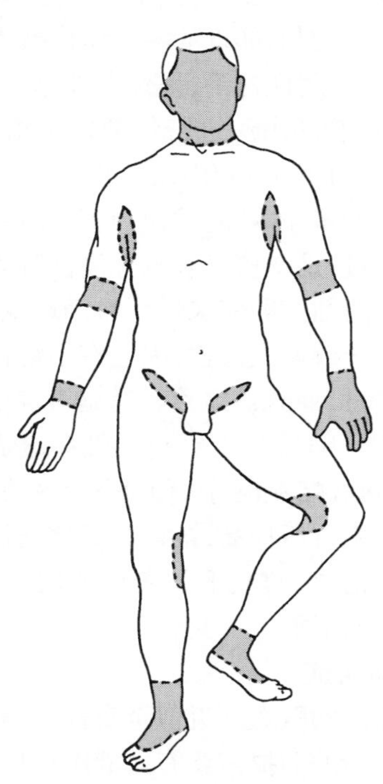

图 7-6　需要优先植皮并争取大张中厚游离自体植皮的部位（有网纹处）

3. 削痂术　适用于深Ⅱ度烧伤，其优点是最大限度保留有活力的组织。方法是用滚轴取皮刀徒手削除坏死组织至健康平面，术中主要靠肉眼判断，在止血带下，健康平面呈磁白色、有光泽，无栓塞血管。松止血带后，出血应活跃。彻底止血后，根据深浅分别用抗菌纱布、生物敷料或刃厚自体皮覆盖，并加压包扎。

4. 剥痂术　身体有些部位不适合施行早期切痂，如颜面、会阴等部位，需暂时以外用药保护，待焦痂与创底分离松动时，可在手术协助下予以成片剥离，如创底新鲜、清洁，快速湿敷后，即可移植自体皮；如局部感染重，术前应湿敷准备，再予植皮，尽快植皮可避免肉芽老化，也是防止瘢痕增生的最佳方法。

5. 外用药的应用　创面外用药在烧伤治疗中有一定作用。抗菌药物的局部应用是防治创面感染的一种措施，但应注意全身应用的抗菌药物不宜用于局部；一次应用的创面不宜过大，因仍有药物大量吸收引发中毒的事例。深度创面除力争早期切痂外，在保痂阶段，外用抗菌药物仍有一定作用。1968 年 Fox 等研制的 1% 磺胺嘧啶银霜剂是一重要进步。该药是磺胺嘧啶与有机的银化合物，利用银离子可穿透表皮与皮肤附件，缓释出的磺胺嘧啶，抗菌谱较广，银离子也可与细菌的 DNA 结合，抑制细菌的繁殖生长。此药是迄今在国内外最多采用的一种外用药，但仍然有其限制性，因焦痂未被清除之前，痂下菌量仍将随着时间的推移而增长，外用药只能为分批手术争取到时间。

6. 需关注或待研究的问题　我国在大面积深度烧伤的创面处理方面虽有很大的进步，但主要的成果是挽救了不少的生命，在创面愈合之后，病人的形态和功能仍遗留不少问题，目前首先应强调尽可能将整形外科、功能康复的理论和技术，运用于烧伤早期，更加重视创面愈合后病人的生活质量。另一突出问题是研制皮肤替代物。如大张异体皮中猪皮与人皮有较多的同源性，但移植后虽可暂时建立血液循环，但被排斥的时间嫌早，一般在 2 周左右，不能适应自体小皮片扩展的需要，如何延长其存活时间，我国已有学者设想在异种皮中引入人的免疫耐受基因。自体表皮细胞的培养，在 20 世纪 80 年代初我国已获成功，但要形成可用膜片，一般需要 2~3 周，不能适应临床需要，且面积有限，即使移植成功，因缺乏真皮层，不耐磨，易破溃，抗感染性能差，至今难在临床应用，出路是能否在短时间培养出大量的自体表皮细胞膜片。在构建真皮间质方面，我国学者以脱细胞技术减弱了真皮组织的抗原性，以其与自体薄片组合复合皮，增强了组织弹性与抗摩擦性，初步应用于小面积Ⅲ度烧伤的创面修复。以上研究均处于探索阶段，真正应用于临床尚需时日。值得关注的是现代组织工程技术的发展，包括干细胞的诱导分化，纳米材料的应用，真正培养出接近人体的皮肤代替物，则大面积三度烧伤的创面修复才有保证。

七、烧伤全身性感染

烧伤感染一直是威胁病人生命的主要原因。三所军医大学曾综合分析 9 329 例病人，死于感染者占 51.87%；北京积水潭医院曾分析大面积烧伤病人的死亡原因，死于感染者占 57.4%。美国辛辛那提烧伤中心报道，在其大面积烧伤病人的死亡原因中，感染占 75%。就烧伤病人最终死亡的原因论，虽为多器官功能障碍综合征(MODS)，但烧伤 MODS 最常见的启动因素是未被控制的感染。烧伤感染之所以突出，是由于广泛生理屏障的破坏，大量坏死组织的存在，加上免疫功能的高度削弱。我国在防治烧伤感染方面曾走过曲折的道路，重温早年曾付出的代价和获得的经验、教训，对当前的疗法可能有更深的理解，对今后的防治、研究也有启迪。1958 年，国内掀起救治大面积烧伤的热潮，前无经验可循，当年，具备救治大面积严重烧伤的单位有限，病人常因长途转送，入院的时间一般偏迟，进行复苏的时间滞后。靠液体复苏虽能勉强度过休克期，但第 3 天暴发脓毒症屡屡发生。这一类型的脓毒症病死率特别高，据早年陆军军医大学的资料，病死率为 56.67%，上海交通大学医学院附属瑞金医院的资料为 66.7%，解放军 159 医院的资料为 59.8%。因慑于感染，当年有学者介绍了早期彻底清创，即入院时全身分区，分别由医师清刷创面，力求达到创面无菌的标准，这一方法一度风行全国。通过一段时间的临床实践，发觉早期脓毒症未减反增。延迟复苏加上彻底清创使休克期在不平稳状态度过，紧接的就是凶猛的全身性感染，使烧伤工作者深刻认识到休克与感染的内在联系，抗好休克就有抗感染的内涵。无菌隔离是 20 世纪 50 年代末全国竭尽全力的一项措施，在一段时间内，无菌隔离手段可谓无所不用其极，包括留置病人于绝对隔离的空间，工作人员沐浴，穿戴隔离衣、手套，口含有抑菌作用的口香糖，进入病房的一笔、一纸均经无菌处理等，但全身性感染仍按其自有的规律发生与发展。这段经历又给我们一个重要的认识，即人体本身就有细菌，深度烧伤存在着大量的坏死组织，“有腐必有菌”。无菌隔离的原则应予遵守，但无法替代坏死组织的清除。在逐步解决了创面覆盖的问题之后，我国开展积极的早期切痂植皮，由分批、分期的切痂植皮，走向在密切监护下早期的大面积切痂。只有积极的外科处理，才是防治局部和全身性感染的关键措施。

(一) 烧伤创面脓毒症

热力作用后的烧伤创面，很短时间内创面可能无菌，但烧伤形成的大量坏死组织很快成为细菌良好的培养基。腐败、变性、渗出物等条件使得创面不可能“无菌”。但从其感染程度和临床意义看，有所区别。一是表面感染(或非侵入性感染)，即感染限于表面，菌量有限，又因肉芽组织屏障的形成，除表现低热外，无过多的临床症状。另一种情况是侵入性感染，病原菌不再限于表面，而是侵入到痂下邻近的非烧伤组织，呈弥散性发展，组织菌量超过一般感染的临界水平(10^5 个 /g 组织)，导致全身明显的感染症状，且病死率高，其性质实际上已超越局部感染，应属全身性感染的范畴，称之为创面脓毒症。这一用词来自美军外科研究所 Telplitz 等的研究。观察 88 例因烧伤感染死亡的病例，发现血培养阳性者不及 1/2，内脏发现转移性感染灶者也只有 30%；但从广泛的创面组织学与细菌学调查中发现，烧伤创面邻近的活组织内有大量细菌侵入，多数为革兰阴性杆菌，呈弥漫性，灶性损害者不多，如将被侵袭的组织进行细菌定量培养，组织菌量经常在 10^5~10^9 个 /g 组织之间，平均 10^7 个 /g 组织。由于感染是弥漫性的，只计算 2 000cm^3 组织被侵入的菌量，是 7 倍于双侧弥漫性肾盂肾炎的菌量。如此多的细菌即使未侵入血循环或内脏播散，其毒素也可导致病人死亡，因之有了烧伤创面脓毒症(burn wound sepsis)之称。这是对烧伤感染的一个重要认识。随后由于研制了可穿透烧伤焦痂的外用药(如磺胺嘧啶银等)，使烧伤面积在 60% 以下病人的治愈率有所提高，被认为是烧伤诊疗中有意义的进展。总之，烧伤血培养即使阴性，并不能代表全身性感染不重。

(二) 脓毒症

传统概念的败血症近似全身性感染的同义词。但败血症诊断的前提需要有血液中检出细菌为据，事实上并不经常如此，有的医师勉强称之为临床败血症。败血症是多年前微生物学家所下的定义，其目的主要是区别于一过性的菌血症，但近代感染机制的研究与临床实践均感到败血症无法涵盖全身性感染的多种情况，如创面脓毒症、内毒素血症或感染引发的全身性炎症反应综合征(SIRS)，近期文献中使用败血症一词者已很少，统称为脓毒症（sepsis），包括血培养阳性者，后者可称菌血症（bacteremia）。

（三）当代烧伤感染常见的病原菌

几十年来，烧伤感染的病原菌经历着明显的变化，菌种也日趋复杂。抗生素时代以前，见诸文献的感染病原菌限于革兰氏阳性球菌中的溶血性链球菌和金黄色葡萄球菌。青霉素的问世，耐药性金黄色葡萄球菌转趋突出。随着一些新型青霉素的应用，革兰氏阴性杆菌如沙雷菌、克雷伯菌、变形杆菌，特别是铜绿假单胞菌（习惯称绿脓杆菌）和近年来突出的鲍曼不动杆菌等成为烧伤感染的常见菌。多种广谱抗生素的应用，又促使真菌感染的发生率明显增加，如念珠菌、曲霉菌、毛霉菌等。大面积深度烧伤病人因广泛的坏死组织不易彻底清除，创面在短时间内不易修复，病程较长，抗菌药物使用较多，其结果常是菌种的交替，而不是感染的彻底控制，形形色色的机会菌得以繁殖生长，在外科感染中比较突出。20 世纪 90 年代，国内不同地区的烧伤病房陆续报道成组或致死的机会菌感染，如沙雷菌、不动杆菌、弗劳地枸橼酸杆菌、阴沟杆菌等。上述变化还将继续，提示临床与实验人员对传统的致病菌和非致病菌的概念应有所转变，在诊断、检测技术方面要相应跟上。

烧伤感染的病原菌经常是多菌性的。侵入性感染中，革兰氏阴性杆菌居多。如以烧伤痂下活组织内检出的菌种为准，革兰氏阴性杆菌约为革兰氏阳性杆菌的 1 倍。陆军军医大学烧伤研究所自 1980—1987 年间，从烧伤痂下活组织、死后内脏立即取材和血液培养中共检出革兰氏阴性杆菌 303 株（表 7-3），都是人类肠道的正常菌群，这些菌种好侵犯免疫功能低下的病人。烧伤病人存在大量的腐败组织，很适合这类腐生菌生长。细菌本身的毒力虽不特大，但常以“菌量取胜”。侵入痂下后，常呈弥漫性扩散。

表 7-3 痂下活组织、内脏、血液检出的革兰氏阴性杆菌

菌种	菌株数	检出率 /%	菌种	菌株数	检出率 /%
铜绿假单胞菌	64	54.1	不动杆菌	15	5.0
沙雷菌	56	18.5	肠杆菌	13	4.9
克雷伯杆菌	23	7.6	变形杆菌	10	3.3
大肠埃希杆菌	22	7.3			

当前，烧伤感染中较突出的革兰氏阳性球菌有三种：金黄色葡萄糖球菌、表皮葡萄球菌和肠球菌。烧伤病区检出的多重耐药性的耐甲氧西林金黄色葡萄球菌（MRSA）又多于一般外科病区，特别是在经久不愈的烧伤创面。表皮葡萄球菌是凝固酶阴性的葡萄球菌，是皮肤和肠道的常驻菌，以往被认为非致病菌，但近年来，国内外不少单位均惊奇地发现其感染率明显增加，可能与近代医用塑料制品的广泛应用有关，因该菌能产生黏质，易附着于塑料制品，多重耐药性的菌株也较多。肠球菌（enterococcin）在第三代头孢菌素广泛应用后有所增多，因该菌对之耐药。该菌是肠道常驻菌，一些全身性感染找不到原发灶者，不少学者疑其来自肠道。真菌也是重症烧伤较常见的一种二重感染（superinfection），除念珠菌外，曲霉菌、毛霉菌感染应特加注意，该菌很易在坏死组织中繁殖生长，侵入组织后，又有嗜血管性，常引起成片的组织坏死，而且发展迅速，后果特重。美军外科研究所曾报道 30 例此类感染，半数死亡，3 例做了截肢。因此该所做了规定，一旦发现侵入性感染，1 小时内应急诊手术，广泛清创或截肢以挽救生命。厌氧菌感染在烧伤领域中曾长期被忽视，国外某些权威著作曾以“罕见”而一带而过，其依据是烧伤创面暴露，厌氧菌不易繁殖生长。20 世纪 80 年代初期，陆军军医大学在烧伤早期血培养中就发现 4 例厌氧菌菌血症，分析来自肠道；对 51 例次深度烧伤兼有局部缺血、肌肉坏死的组织中检出厌氧菌者达 27 例次（52.94%），值得重视。

（四）烧伤感染病原菌的侵入途径

1. 创面是烧伤感染中病原菌侵入的主要途径，烧伤创面有菌很难避免，重要的是是否侵入到痂下非烧伤组织。痂下组织如每克组织菌量 $>10^5$，就有临床意义，任其发展就有可能导致致死性的创面脓毒症。

2. 在烧伤救治时应特别警惕静脉导管污染　因体表创面遍布，正常皮肤少，加以常施用静脉营养，输入成分中的高糖、氨基酸、脂肪乳等分别适合于某些微生物的生长。深部静脉一处留置导管时间不宜超过 3~5 天，要勤于更换。济南市中心医院一回顾性资料：76 例留置静脉导管 135 例次，置管时间平均 6.6 天，导管细菌培养阳性者达 99 例次（66.6%）。深部静脉导管污染比较隐蔽，不但可成为全身性感染的潜伏病灶，甚至是 MODS 的根源。

3. 呼吸道感染　严重烧伤后呼吸道对外袭菌

的易感性明显增加。第三军医大学曾以两组家兔进行实验性对比研究，即同一剂量的铜绿假单胞菌导入动物的咽部，在正常动物的咽部，24 小时后其优势基本消失，但体表烧伤的动物其优势迟迟不易消失，40 只动物中有 8 只(20%)形成肺脓肿。伴有吸入性损伤者应更加注意。

4. 肠源性感染　严重烧伤后因肠黏膜屏障功能损害，细菌、内毒素可经肠道侵入，播散全身比较常见(参见第八章第七节)。

(五) 烧伤全身性感染的诊断

烧伤全身性感染发生时，临床总有一些骤然变化的迹象，凡床旁有连续观察的基础，不难发现。如：①神志的改变，初始时仅有些兴奋、多语、定向障碍，继而可出现幻觉、迫害妄想，甚至大喊大叫；也有表现对周围淡漠；②体温的骤升与骤降，波动幅度较大(1~2℃)。体温骤升者，起病时常伴有寒战；体温不升者常示为革兰氏阴性杆菌感染；③心率加快(成人常在 140 次 /min 以上)；④呼吸急促；⑤创面骤变，常一夜之间出现创面生长停滞、创缘变锐、干枯、出血坏死斑等；⑥白细胞计数骤升或骤降。其他如尿素氮、肌酐清除率、血糖、血气分析都可能变化。

烧伤全身性感染的预后严重，关键在早期诊断和治疗。

(六) 烧伤感染的防治

烧伤感染的防治重在对其发生和发展的规律性有所认识；还应注意到其感染途径是多渠道的，应全面予以防治。

1. 及时、积极地纠正休克，最大限度地减轻组织缺血、缺氧性损害和维护机体的防御功能。

2. 积极处理烧伤创面　迄今最有效的措施是对深度烧伤的创面施行早期切、削痂手术，并加以严密覆盖。

3. 抗生素的应用和选择　抗生素的选择应针对致病菌，又贵在病菌侵入伊始。因此，经常掌握所在病区与病人创面的菌群动态和其药敏情况，一旦发生感染，常需经验性用药。一般烧伤创面的病菌多为复数菌，耐药性较强，病区内应避免交叉感染。对严重病人并发全身性感染时，可联合应用一种第三代头孢菌素和一种氨基糖苷类抗生素，从静脉滴注，待细菌学报告后，再予调整。需要注意的是，感染症状控制后应及时停药，不能留待体温完全正常，因烧伤创面未修复前，一定程度的体温升高是不可避免的，敢于应用抗生素而不敢及时停用抗生素，反可导致体内菌群失调或二重感染(如真菌感染)。

4. 营养支持，水、电解质紊乱的纠正，脏器功能的维护等综合措施均属重要。营养支持可经肠内或肠外营养，尽可能用肠内营养法，因其更接近生理，且并发症较少。

近代，烧伤感染的重要致病菌是革兰氏阴性杆菌，抗生素在杀灭细菌的同时，存在于外膜中的内毒素释放，其生物活性强，其致病作用除对细胞有直接损害外，更主要的是介导多种炎症介质的释放，可导致脓毒性休克和多器官功能损害。遗憾的是至今尚无成熟的拮抗内毒素制剂问世，值得继续关注。

八、吸入性损伤

吸入性损伤俗称呼吸道烧伤，之所以改称为吸入性损伤是因为这一部位损伤并不单纯由于热力所致的烧伤，更重要的是燃烧情况下吸入的烟雾中含有多种化学物质，兼有腐蚀和中毒作用，严重者常致呼吸功能衰竭，以致有些学者称之为烧伤中的“第一杀手”。一般统计其病死率高于同等烧伤面积的 20%。吸入性损伤固然有热力损伤，但如为干热气体，通过咽喉部后其温度常迅速下降，到达隆嵴部时，原温度可下降 1/10~1/5，除非温热的蒸气有可能损及下呼吸道。烟雾成分则不然，小的微粒的吸入可达支气管分支甚至肺泡。木材、棉花、纸张燃烧不全时能产生大量的醛类物质；化纤、涂料、树脂、胶片燃烧时可分别产生大量氮氧化物、卤化氢、二氧化硫、氨等，对呼吸道均有腐蚀和毒性作用。其后果除气道机械性损害外，主要是继发肺水肿、肺不张与感染，在密闭空间的火灾，现场死亡的原因主要是一氧化碳中毒，因一氧化碳与血红蛋白的亲和力是氧的 200 多倍；碳氧蛋白的解离又比氧合血红蛋白慢数千倍，伤者常因缺氧、窒息而死亡。

1. 诊断　一般不难：①烧伤发生于相对密闭的空间者；②面颈部特别是口鼻周围有深度烧伤者；③鼻毛烧焦、口唇肿胀、口腔红肿或有水疱；④声音嘶哑、吞咽困难；⑤刺激性咳嗽，咳出物含炭粒；⑥呼吸急促、肺部听诊出现哮鸣音；⑦严重者主要是缺氧性表现，诉胸闷，烦躁不安，甚至强烈躁动乃至昏迷；⑧纤维支气管镜检查可直接了解吸入性损害的情况，如气管内存在炭粒、黏膜充血、水肿或溃疡。如气管黏膜损害严重，黏膜脱落、管腔狭窄、支气管口红肿，结合肺部听诊有明显干、湿啰音者，多数有肺泡损伤；⑨早期肺部 X 线检查难见明显改变，只于右前斜位摄片，有可能发现气管腔缩窄呈圆锤形；⑩血气分析主要表现为氧分压下降，二氧化碳分压升高是较后的改变；一氧化碳血红蛋白

(COHb)含量的测定有助于诊断吸入性损伤,但CO含量在吸入新鲜空气或吸氧后多迅速下降,有学者研究:如伤后3小时COHb水平仍超过15%者,是吸入性损伤的有力证据。其他如^{133}Xe连续闪烁肺扫描、计算机X线体层摄影与磁共振成像等检查只在必要时采用。

2. 治疗　早期主要是解除气道梗阻,保持气道通畅。对以喉头水肿为主的上呼吸道梗阻,早期可行气管内插管,3~5天左右可以拔除。吸入性损伤较重者及早气管切开,有利于及时吸出脱落的黏膜与黏稠的分泌物,因面颈部组织水肿在伤后将迅速加重,延迟气管切开,将增加手术的难度。气管切开便于进行气道灌洗。进行性低氧血症,应进行机械辅助通气。虽然吸入性损伤主要病变为肺水肿,但不应从限制输液量着手,如不能保证有效的循环血量,维持血流动力学的基本指标,反将加重肺水肿;心排血量减少,将加重中性粒细胞在肺毛细血管壁的附着,所以有学者主张应加大输液量,但在输液成分中可增加血浆的比例。防治肺不张和继发感染应特加注意,第三军医大学的动物实验显示:重度吸入性损伤后的第1个24小时,肺组织中的细菌定量常超过感染的临界水平,即每克组织菌量$>10^5$。

九、化学烧伤

当前可导致烧伤的化学物质不下数千种。化学烧伤(chemical burn)的特点是化学物质在接触人体后,除立即损伤外,还可继续侵入或被吸收,导致进行性局部损害或全身性中毒。损害程度除与化学物质的性质有关外,还取决于剂量、浓度和接触时间的长短。处理时应了解致伤物质的性质,方能采取相应的措施。本节介绍一般的处理原则与常见的酸、碱烧伤及磷烧伤。

(一) 一般处理原则

立即解脱被化学物质浸渍的衣服,连续大量清水冲洗,时间应较长。特应注意眼部与五官的冲洗,因损伤后可致盲或其他后果。急救时使用中和剂等并非上策,除耽误时间外,还可因匆忙中浓度不当或中和反应中产热而加重损害。早期输液量可稍多,加用利尿药以排出毒性物质。深度烧伤应尽早切除坏死组织并植皮(酸烧伤例外)。已明确为化学毒物致伤者,应选用相应的解毒药或拮抗药。

(二) 酸烧伤

较常见的酸烧伤为强酸(硫酸、盐酸、硝酸),其共同特点是使组织蛋白凝固而坏死,能使组织脱水;不形成水疱,皮革样成痂,一般不向深部侵蚀,但脱痂时间延缓。急救时用大量清水冲洗伤处,随后按一般烧伤处理。

此外,有些腐蚀性酸烧伤,如苯酚,其脱水作用不如上述强酸,但可吸收进入血循环而损害肾脏;苯酚不易溶解于水,清水冲洗后,可以70%乙醇清洗。又如氢氟酸,其穿透性很强,能溶解脂质,继续向周围和深处侵入,扩大与加深损害。立即处理仍为大量清水冲洗,随后用5%~10%葡萄糖酸钙($0.5ml/cm^2$)加入1%普鲁卡因创周浸润注射,使残存的氢氟酸化合成氟化钙,可停止其继续扩散与侵入。

(三) 碱烧伤

强碱如氢氧化钠、氢氧化钾等也可使组织脱水;但与组织蛋白结合成复合物后,能皂化脂肪组织,皂化时可产热,继续损伤组织,碱离子能向深处穿透。疼痛较剧,创面可扩大、加深,愈合慢。急救时应大量清水冲洗,冲洗时间更应延长。深度碱烧伤适合早期切痂与植皮。碱烧伤中的生石灰(氢氧化钙)和电石(C_2Ca)的烧伤必须在清水冲洗前,先去除伤处的颗粒或粉末,以免加水后产热。

(四) 磷烧伤

磷烧伤是有特点的化学烧伤。磷与空气接触即自燃,在暗环境中可看到蓝绿色火焰。磷氧化后产生P_2O_3和P_2O_5,有脱水夺氧作用。磷是细胞质毒物,吸收后能引起肝、肾、心、肺等脏器损害。急救时应将伤处浸入水中,以隔绝氧气,切忌暴露于空气中,以免继续燃烧。应在水下移除磷粒,用1%硫酸铜溶液涂布,可形成无毒性的磷化铜,便于识别和移除。但必须控制硫酸铜溶液的浓度不超过1%,如浓度过高,反可招致铜中毒。忌用油质敷料,因磷易溶于油脂,而更易吸收;适用3%~5%碳酸氢钠溶液湿敷包扎。深度创面尽早切除与植皮。磷烧伤应特别注意的是全身中毒问题。

十、烧伤的并发症

如概论所述,严重烧伤影响所及是多系统的,在相对长的救治过程中,多种并发症均可发生,但究其原因多因休克时间过长、补液不足或过量;感染未得到控制或创面延迟修复所致,防治也应从上述问题着手。此处只列举几项较多见而易被忽略的并发症。

(一) 腹腔间隙综合征

腹腔间隙综合征(abdominal compartment syndrome,ACS)导致心血管、肺、肾、脑等多器官损害乃至衰竭的一种综合征。其表现除明显腹胀外,多有呼吸窘迫、心输出量减少、尿少等。多年来，临床工作者对腹胀者多只予一般的胃肠减压；对呼吸窘迫者，多辅以机械呼吸；见尿少、心输出量低者，常认为是血容量不足而加快补液，唯独未注意到由于腹内高压可导致诸多器官的功能障碍。重症烧伤是倾向于发生腹内高压和ACS的一个病种，因它既存在全身性炎症反应又需要大量补液。全身性炎症反应的特点是广泛的毛细血管渗漏，使大量输入的液体（尤其是晶体溶液）不能有效地保存在血管内，研究证明在重症烧伤早期，能留在血管内者只为25%，而75%除创面渗出外，更多是渗漏到第三间隙，特别是腹腔这一间隙，加上器官的水肿，形成了腹内高压（intra-abdominal hypertension，IAH）。由于腹内高压使横膈上升，肺顺应性下降，呼吸窘迫；上下腔静脉受压，回心血量减少、心输出量减少、代偿性心率加快；腹内高压易压迫肾动脉，腹内压15~20mmHg时，就可出现少尿；30mmHg就可出现无尿。自从开展有创血流动力学监测后，国内外烧伤领域内早期补液量普遍增多，相应ACS的发生率也相应增多，其原因是存在腹内高压的情况下，心输出量、肺动脉楔压、中心静脉压包括尿量等均可出现误导，盲目加大输液量，以致有些烧伤中心提出烧伤早期成人每小时尿量需要80~100ml，而非原来要求的30~50ml。要求的指标提高了，早期补液量成倍增高，此症的发生率随之增加。2001年，美国“9·11”事件中，纽约圣公会医院收治了18名重症烧伤，在有创监护下即有4名并发ACS，被迫进行剖腹减压。症状虽可立即改善，但死亡率常在40%以上。我国2001年首例报道烧伤并发ACS并呼吁重视后，随后6年内已有6个烧伤单位报道了40例并发此症，而实际发生数可能还高于已知数。人体细胞与外界并不直接接触，其物质交换（如O_2和CO_2）均需通过细胞间隙来实现，当细胞间隙广泛积液时，即使供氧充足，但细胞摄氧却严重障碍，已有研究说明烧伤早期组织间隙的积液程度与随后MODS的发生率密切相关。近年来国内外一些知名的烧伤中心已提出用可允许的低补液量维持生命器官的必要灌注，在严密床旁观察、调节下，度过急性炎症反应期（即伤后24小时），血压只要能维持在90mmHg，脉压在20mmHg以上，成人每小时尿量在30~50ml即可。每小时尿量超过50ml时，输液量即予减慢。ACS是烧伤后致死性的并发症，重在预防。一旦形成，需立即减压。

（二）消化道应激性溃疡

在严重烧伤后即可发生。临床常见伤后几小时内可呕出咖啡色胃内容物，这一现象在1842年就被学者认识，称之为柯林溃疡（Curling ulcer）。严重烧伤对机体是一种强烈应激，瞬间的神经内分泌反应，导致胃肠黏膜下血管强烈收缩、黏膜下缺血等，很快出现黏膜糜烂、出血。最早发现于胃、十二指肠，随后发现食管、肠管也可发生。其损害与胃酸和H^+反向弥散有关。不少单位已将抗酸剂或H_2受体拮抗药列为烧伤早期预防性治疗的常规，争取胃液的pH能达到5以上。近代又发现烧伤严重感染时，也可出现消化道应激性溃疡，包括大出血、胃肠穿孔等。并发大出血时，一般先在缜密观察下快速输血、经胃管灌注冰盐水250ml加20mg去甲肾上腺素等保守疗法求其止血，但如不同时控制感染，很难奏效。纤维内镜检查是一有用的诊断方法，如发现为活动性出血，高频电凝等无法止血者，特别是并发穿孔者，应及时手术。

（三）化脓性静脉炎

大面积烧伤者由于病程长，常需长时间静脉输液，因正常皮肤有限，可使用的周边静脉较少，体表又遍布创面，感染的机会较多，深静脉插管一般可保证输液通畅并容易留置，所以易被医护人员采用。但留置时间越长，潜在导管感染的概率越高，一旦形成化脓性血栓，或在管壁上形成生物膜（biofilm），可成为不断散播血源性感染的潜伏病灶，这方面的教训较多，因此应不厌其烦地轮换置管部位，一处应不超过3~5天。

（四）肺部并发症

在国内外统计中，在严重烧伤病人中，肺部并发症的发生率居首位，特别兼有吸入性损伤者或长期留置气管导管者。肺水肿、肺不张、肺部感染乃至呼吸窘迫综合征，后者经常成为多器官功能衰竭的始发器官。

（五）脑水肿

烧伤早期病理生理的特点是急性渗出。渗出部位不只限于烧伤局部，还包括远位的水肿。应特别指出的是小儿烧伤，因小儿对水、电解质的自身调节功能较差。烧伤后除疼痛外，最多表现为烦渴，常强烈要求饮水，如家长给予过多饮水（开水）或只输入不含电解质的液体（如葡萄糖溶液），很易出现低血钠和细胞内水中毒，表现于脑部的是脑水肿。临床表现多由烦躁不安转为神志不清、心率和呼吸加速、呕吐、抽搐或有早期高热，很易与休克混淆，必须加以区别。调整补液成分，增加胶体比例，配合利尿、脱水，否则常危及生命。

（肖光夏）

第二节　电　损　伤

随着电力工业的发展，因电引起的意外损伤逐年增多。电对人体的损伤可分为三种形式，一为电流的特异性损伤，一般称为电击伤（electrical burn）（含雷击），即触电瞬间神志丧失，呼吸、心搏骤停，体表损伤不明显，救治措施为心肺复苏，要求救治烧伤者少。第二种形式是电弧烧伤，人体虽不直接触及电源，却因电火花所致的体表热力烧伤，烧伤程度相对较浅，因无电流损害的因素，其处理同一般烧伤，但在超高压电环境中，近距离时人体虽未直接触电，可能有瞬间的电流通过，值得注意。第三种形式是临床常见的高压电烧伤，即人体接触高压电后，电流通过人体，有明显的入口和出口，在电流经路中可出现多样性的损伤，本节将着重介绍。

【病理生理】

人体触电后，其损害程度取决于电流强度、电压与接触部位的电阻，还有接触时间的长短与体内电流经路。电流 = 电压 / 电阻，因此高压电引起的组织损伤最重，高压电产生的局部温度可达 3 000℃以上。人体触电部位多为皮肤，其电阻状态又使全身与局部损害的程度有所区别。皮肤潮湿时，局部电阻低，电流通过易，全身性损害重；皮肤干燥者，局部电阻高，局部损伤重，全身性损害相对减轻。电流通过体内时，因各部位组织的导电性与电阻的差异，又形成了组织损伤的复杂性和多样性。不同组织的电阻由大至小依序为骨、脂肪、皮肤、肌腱、肌肉、血管和神经。如骨骼的电阻大、电流通过时产生的热能也大，所以在骨骼周围的肌肉可出现套袖式坏死。血管、神经导电性强，血管内膜易受损害，可演变为血栓形成和栓塞；迟发性神经损害也常见。总之，电烧伤不同于一般烧伤的特点较多，在临床表现和处理时，需特加注意。

【临床表现】

人体触电后，轻者有恶心、心悸、头晕或短暂的神志丧失；重者可出现电休克，心室纤颤（室颤），呼吸、心搏骤停，但属“假死”状态，如能及时抢救，多可恢复。

局部损害比较复杂，特别是高压电受伤者，高压电的电能可转为热能，瞬间可产生 2 500~5 000℃高温，入口与出口处烧伤最重，入口又重于出口。入口处常表现为炭化，外表干枯、凹陷、蜡黄色。体表烧伤面积一般不大，深部的坏死组织常数倍于体表。加以血管损伤后血栓的形成，经常导致进行性坏死。组织损害的“外小内大”是特点之一，电流通过肢体时，可引发肌肉强烈收缩，关节屈面常形成电流短路，所以在肘、腋、膝、股等常出现跳跃式深度烧伤。深部组织损害的多样性与不规则性，给临床处理带来不少的困难。

【临床处理】

1. 现场急救　立即切断电源，或用不导电的物体，如干木棒等拨离电源；呼吸、心搏骤停者，应立即进行口对口人工呼吸和闭胸（胸外）心脏按压等复苏措施。随后还应注意心电等监护。以积极的态度进行急救，曾使一些“假死”状态者获救。

2. 查清触电后有无高处坠地史，以免遗漏其他的复合伤。

3. 液体复苏有别于一般烧伤。电烧伤后的深部组织损伤重于体表，所以早期的液体补充量不能依据体表烧伤面积计算，一般应高于烧伤面积的 3~4 倍；又因深部肌肉和红细胞的广泛损害，经常释出大量血红蛋白、肌红蛋白，在酸血症的情况下，很易沉积于肾小管，导致急性肾衰竭，为此除加大补液量外，还应补充碳酸氢钠溶液，以碱化尿液；还可用甘露醇利尿，每小时尿量要求高于一般烧伤的标准，即大于 50ml。

4. 早期特别应注意筋膜腔的减张，因深部肌肉坏死经常存在，筋膜腔内的渗出水肿多较严重，及时减张以免肌肉进一步坏死。

5. 早期应用较大剂量抗生素（可选青霉素），因深部坏死组织量大，局部缺血、缺氧重，并发厌氧菌感染的概率高。局部多应采用暴露疗法，以过氧化氢溶液冲洗、湿敷。注射破伤风抗毒素是绝对指征。

6. 创面的手术处理　由于整形外科、显微外科技术的进步，手术处理渐趋积极。以往因高压电损伤的组织坏死界线在早期不易判定，多采用保守疗法，即换药、自然脱痂，待肉芽创面形成后再植皮，结果住院时间长，效果不理想。近年来，多采用早期扩创，清除坏死组织，根据不同部位的创面要求，选用血运丰富的组织瓣，如皮瓣、肌皮瓣或其他复合组织瓣修复创面。经验证明可逆转一些间生态组织，减少组织的进行性坏死和感染的并发症，既缩短了疗程，还可保存较好的功能。

（肖光夏）

第三节　冷　伤

冷伤（cold injury）是寒冷、低温引起的组织损伤。正常人体通过神经、内分泌系统等调节着产热与散热，保持体温的相对平衡，但调节功能有其限度。冷伤程度除与温度相关外，还与持续时间密切相关。此外，还有一些影响因素：①潮湿因素：因水的导热性比空气大 20 余倍，容易散热；②风的因素：空气是热的不良导体，衣服与身体之间，空气成为良好的保温层，风使空气对流加速，加快散热；③局部血液循环不良，如肢体长时间静止或受压等；④全身状态；如过度疲劳，营养摄入不足，酗酒散热、创伤、休克等。

冷伤可分为两大类：一是非冻结性冷伤；二是冻结性冷伤。

一、非冻结性冷伤

非冻结性冷伤是由 10℃以下至冰点以上的低温，多兼有潮湿因素所致的冷伤，包括冻疮、战壕足、浸渍足等。

【病理生理】

最常见者是冻疮。在我国常发生在冬季与早春，长江流域反而比寒冷的北方多见，其原因是湿度较高。好发部位是肢体末端和暴露部位，如耳郭、鼻、面部、手背、足趾、足跟等处。主要是因冷刺激引起血管长时间的收缩或痉挛，导致血管功能障碍，或持续扩张，血流淤滞、体液渗出，重者形成水疱，皮肤坏死。战壕足是因长时间在低温（0~10℃）兼有潮湿的壕洞内站立、少动以及鞋靴缩窄所致，多见于战时。浸渍足则因长时间足部浸泡于低温水中，多见于船员。

【临床表现】

冻疮初起时，皮肤红斑、发绀、变凉、肿胀，可出现结节。局部有灼热、灼痒感，暖环境中反而明显。可出现水疱，水疱溃破可形成浅表溃疡，如无继发感染可自愈，但易复发。战壕足早期是因血管充血，随后血管内有红细胞聚集和血栓形成，重者可致肌肉变性、坏死。浸渍足有缺血期、充血期。缺血期足背发凉、肿胀，有沉重和麻木感；充血期可出现水疱，严重者可有组织坏死。

【预防和治疗】

冬季注意防寒、防湿。患过冻疮者，在寒冷季节要注意手、足、耳的保暖，可涂防冻霜剂。发生冻疮后，可涂冻疮膏。皮肤糜烂或溃疡形成者，注意局部保护，防止感染。战壕足、浸渍足除局部处理外，应注意改善局部循环。

二、冻结性冷伤

冻结性冷伤指人体接触冰点以下的低温所致局部冷伤（冻伤）和全身性冷伤（冻僵）。

【病理生理】

一般可分为三个阶段：

1. 生理调节阶段　人体为了调节产热与散热之间的平衡，一方面增加产热，表现为代谢增加，如心搏加快，肌肉紧张，出现寒战；另一方面皮肤血管收缩，减少散热。皮肤血管收缩之后，可出现扩张，以保证局部血流量。血管交替收缩与扩张是机体抵御寒冷的保护反应。如果寒冷持续，人体为了保持中心体温，受冷部位的血管持续收缩，引致组织冻结性损伤。

2. 组织冻结阶段　皮肤开始冻结的温度为 -5℃，首先是细胞外液的水分形成冰晶体，因细胞外液的渗透压升高，细胞内水分向外大量渗出，形成水肿、细胞内脱水，蛋白质变性，酶活性降低，线粒体呼吸率下降，细胞膜破裂而死亡。

3. 复温融化阶段　如只有表浅的皮肤冻伤，局部只呈现一般炎症反应，可在 1~2 周后痊愈。如深部组织冻结，可有血栓形成和微循环障碍，在复温再灌流的过程中，尚可产生炎症介质的释放，加重局部的炎症和组织坏死。

人体长时间暴露于冷环境中，可引起全身性低体温，常发生在大风雪迷路、醉酒、飞机迫降、船舶失事、深山、高山遇难等意外事故。中心温度（以肛温为准）低于 34℃者，开始走向冻僵。随着体温的继续下降，相继出现意识障碍，昏迷，心搏、呼吸骤停乃至死亡。

【临床表现】

局部冷伤：先有局部冷感、针刺样痛、皮肤苍白，继而出现麻木丧失知觉，肿胀一般不明显。复温解冻后，局部变化开始明显。局部损害一般分为三度：

一度：伤及表皮层。局部红肿充血、自觉热、痒、灼痛，症状数日内消失，愈合后表皮脱落。

二度：伤及真皮层。除上述炎症外，红肿显著，伴有水疱，疱内可有血性疱液，疱液吸收后可形成痂皮，若无继发感染，2~3 周后痂皮脱落，痂下愈合。

三度：伤及全皮层，直至皮下肌层。创面黑褐转为干痂，痂下可有血栓形成和水肿。坏死组织融解时常并发感染，坏死组织分离后，遗留不健康的肉芽创面，不易自愈，一般植皮存活率不高。

意外性全身性低体温之初为冷应激期，为保持身体内环境的稳定，呈代谢增加，心搏、呼吸加快，血压升高，外周血管收缩，寒战等。随着中心温度的下降，在 33℃时寒战停止；32℃时神志模糊、木僵状态；30℃时神志丧失，脉搏、呼吸变缓，瞳孔散大，可发生室颤；27℃时对光反射、深肌腱反射消失；25℃时脉搏不能触及、血压难测、呼吸微弱、走向死亡的边缘。最终死亡原因仍为多内脏功能衰竭。

【治疗】

冻伤的治疗应尽早开始，以减少组织冻结的时间。湿、紧的衣服包括鞋、袜应予移除。毛毯包裹脱离寒冷环境，给予热饮料但不宜给予含酒精饮料，以免散热。快速与正确的复温是保存间生态组织的最有效方法。其方法是将冻僵部位置于 40℃的循环水中，或恒温水中，水温超过 42℃会加重组织损害。时间一般为 20~30 分钟。组织解冻后其表现为皮肤转粉红色和血管充盈。全身性冻僵的复温至肛温 32℃时即可停止，因随后体温会继续上升 3~5℃。在保暖情况下对病人进行呼吸、脉搏、血压、体温和心电图监护。静脉输入加温的葡萄糖溶液（不超过 37℃）等。在快速复温的处理中切忌用火烤、雪搓或冰敷。对全身性冻僵病人，不能单纯使四肢复温，以免因外周血管收缩的解除，血压下降所致的复温性休克，以及因外周冷血的回流引起心室纤颤。至于早期使用交感神经切除术、动脉内注射血管扩张药、肝素治疗等，目前对其疗效尚难肯定。局部冻结伤的创面处理，根据深度的情况而异，浅度者以保护与预防感染为主；深度冻伤的早期，坏死界限一般不清楚，实际范围和深度往往比早期的估计为小、浅，所以多数主张不宜过早手术切除，发生湿性坏疽者例外。深度冻伤的坏死组织分离后，如肉芽组织健康，应及早植皮。经久不愈的溃疡，多因血管栓塞或功能障碍，这种情况下交感神经阻断疗法有帮助。

（肖光夏）

第四节 咬 蜇 伤

一、概述

我国幅员辽阔，具有温带、亚热带、热带三种气候，可对人类造成咬蜇伤的动物不计其数。常见的有蛇、狗、毒蜘蛛、蝎、蜂、蜈蚣、蚂蟥等。在野外作业或日常活动中，来自陆地、水中、空中的动物可利用它们的利齿、利爪、利钳、尾刺、脊刺、利角等对人类进行袭击，造成咬伤、蜇（刺）伤，严重者可使人致残或死亡。

（一）致伤机制

1. 中毒　是咬、蜇伤应关注的问题。常见的是节肢动物中的黄蜂、蝎子、蜈蚣、黑蜘蛛的蜇（刺）伤；爬虫类动物以毒蛇咬伤多见；水中动物如水母、海胆、海星刺伤亦可产生毒液。

2. 机械性损伤　动物利用其牙、爪、尾刺、钳、锥刺等，除造成不同程度的咬、蜇（刺）伤外，严重者尚可有大块软组织撕裂毁损。

3. 继发性感染　除受伤后环境污染外，更重要的是动物口腔、唾液、爪甲污垢等的污染。动物口中，尤其是哺乳动物口腔中菌种杂、菌量大；伤口中可带进异物，如泥土、衣服、动物牙齿、毛、爪、尾刺等。常见的是化脓性细菌感染；非芽孢性厌氧菌感染也较多见，因为这类厌氧菌为动物爪甲沟缝和口腔的常驻菌。在深部刺伤，特别是利牙所致者，可有广泛的肌肉撕裂伤，气性坏疽、破伤风也不少见。此外，可传染疾病如狂犬病、鼠疫、鼠咬热、兔热病、黑热病、黄热病、恙虫病等。

（二）急救处理原则

由于致伤的动物数以千万计，伤情迥异，因此急救处理必须结合具体情况处理。

1. 详询受伤史尽可能了解受伤时间、地点,何种动物所致伤。发生咬、蜇伤时,应将致伤动物识别、打死或活捉,以供医疗或急救人员参考或鉴定,例如是否疯狗、毒蛇等。

2. 如果一时无法识别动物种类,可按下列基本原则处理:

(1)如系咬伤(包括爪伤或撞击伤等),应尽早进行彻底清创,清除一切失活组织和异物;常规应用有效抗生素,特别注意厌氧菌感染的防治;常规注射破伤风抗毒素。

(2)如系蜇(刺)伤,特别是昆虫尾针刺伤,仔细检查刺入处有无折断的尾针(异物),应在无菌条件下将其去除。急救时可用肥皂水或淡醋液中和毒液。如果无法判断昆虫种类,一般用肥皂水洗涤伤口即可,因为大多数蜇(刺)伤的毒液为酸性。局部用碘酊和乙醇消毒后包扎。

(3)在未否定疯狗或毒蛇咬伤以前,一律按疯狗或毒蛇处理。

(4)给予镇痛、镇静药。

(5)迅速送至附近医疗单位进行后续治疗。

二、兽畜类咬伤

兽畜类咬伤(mammalian bites)是一种常见的外伤,特别是在农村,如狗、猪、马、猫咬伤等。在哺乳动物及家畜中,狗咬伤发生率最高。鼠咬伤也不少见。在野外、森林等处,野猪、狼、虎、豹等咬伤,也时有发生。

(一)致伤特点

兽畜类咬伤时,除咬伤以外,尚有撕裂伤。由利牙所造成的深而细的伤口,周围组织血管有不同程度的损伤,表现为组织水肿、皮下出血、血肿或甚至大出血;大动物咬伤,可以有较广泛的肌肉和软组织损伤。

兽畜类咬伤伤口,一般污染较重,菌量大,而且菌种杂,包括多种厌氧菌,除破伤风梭菌外,常见的有产气荚膜梭菌、产黑类杆菌、消化链球菌、黑色消化球菌、出血败血性巴斯德菌以及螺旋体等。如伤口深、组织破坏多,更有利于细菌的繁殖,尤其是厌氧菌。故兽咬伤后,伤口感染发展快而严重。

(二)兽畜类咬伤后的处理原则

1. 除非伤口小而浅,可不清创,伤口用碘酊、酒精进行消毒并包扎外,咬伤伤口均应行清创,并尽可能彻底,然后用大量无菌盐水或0.1%苯扎溴铵溶液冲洗,再用过氧化氢溶液淋洗。

2. 清创后伤口原则上不做一期缝合;现经验证明,如就诊较早,伤势较轻,清创彻底,仍可做一期缝合,尤其对脸、手部、关节、肌腱、神经、血管等。就诊较晚,且伤势较重,污染较重,或已有炎症反应者,可进行对位缝合,皮下引流,待控制感染后,争取延期缝合。

3. 清创前即应开始预防性注射抗生素,青霉素类仍为防治厌氧菌感染首选药。

4. 凡需清创的伤口,均应预防性注射破伤风抗毒素。

狗咬伤的关键在于判断是否为狂犬咬伤,临床医师必须提高警惕。一旦有误,将会造成死亡(详见本书第八章第九节外科病毒性感染)。

三、毒蛇咬伤

在我国,蛇类分布较广,从长江以南的沿海低地到海拔1 000m左右的平原、丘陵和低山区最多;已被发现的毒蛇约50余种,其中较常见的约10余种。根据所分泌的蛇毒性质,毒蛇咬伤(poisonous snakebites)大致可分为三类:神经毒为主的,如金环蛇、银环蛇等;血液毒为主的,如竹叶青、五步蛇(尖吻蝮)、蝰蛇、龟壳花蛇等;混合毒的,如蝮蛇、眼镜王蛇、眼镜蛇等。其中以蝮蛇咬伤为最多见。病情的严重程度与进入身体的毒素剂量多少有关。蛇大、咬伤深、咬住不放,则注毒量大。如蛇毒直接进入血循环,可在短时间内引起死亡。

【临床表现】

毒蛇咬伤后,一般局部留有牙痕、疼痛和肿胀。其他临床表现因蛇毒性质而异:

1. 神经毒 祖国医学称“风毒”。主要作用于延髓和脊神经节细胞,且可阻断肌神经接点,引起呼吸麻痹和肌肉瘫痪,对局部组织破坏作用较少,一般红肿不重,流血不多,疼痛较轻,多在半小时左右消失或减退,但不久即出现麻木感,并向肢体近侧蔓延。全身症状常在伤后0.5~2小时出现,有时亦可延至10余小时。表现为头昏、眩晕、嗜睡、恶心、呕吐、疲乏无力、步态不稳、头低垂、眼睑下垂等。重者视力模糊、言语不清、呼吸困难、发绀,以至全身瘫痪、惊厥、昏迷、血压下降、呼吸麻痹和心功能衰竭等,若抢救不及时可迅速死亡。神经毒的吸收较快,危险性较大,但由于局部症状较轻,全身症状出现相对较迟,往往易被忽略。但如能度过危险期(一般为1~2日),症状一经好转,就能很快痊愈,少有后遗症。

2. 血液毒 祖国医学称“火毒”。具有强烈的溶组织、溶血或抗凝作用。主要为溶蛋白酶和磷脂所组成。对局部组织、全身血管内皮细胞、血细胞、心、肾等有严重的破坏作用，影响循环，并可释放类组胺物质，引起血压下降和休克。另外，据报道，此类蛇毒中尚含有类似透明质酸酶和抗杀菌物质。前者可使蛇毒迅速在人体内扩散，后者可使感染加重。血液毒所引起的局部症状出现早且重，伤处剧烈疼痛如刀割，出血不止，肿胀明显，并迅速向近侧扩散。皮肤发绀，并有皮下出血、瘀斑、水疱、血疱。水（血）疱可逐渐增大以至溃破，并有血性渗出。有明显淋巴结炎及淋巴管炎。严重者伤处软组织坏死，如治疗不及时尚可发生严重化脓性感染或肢体坏死。有的还可以出现鼻出血、结膜下出血、咯血、呕血、血尿、血红蛋白尿、少尿和无尿、肾衰竭、胸腔或腹腔大量出血、颅内出血、心功能衰竭等。其他全身症状尚有全身不适、食欲减退、头晕、恶心、呕吐、腹痛、腹泻、关节痛、心悸、高热、谵妄、白细胞计数增高等，依病情及个体反应而异。有的可并发破伤风。血液毒引起的症状出现较快且严重，因此一般医疗多较早，病死率反较神经毒者低。但如治疗不及时，后果非常严重，且病程和危险期较长，伤后5~7日还有死亡的可能。水肿消退较慢，内脏并发症和后遗症较多，并由于局部坏死或感染，伤口常经久不愈。

3. 混合毒 兼有上述两种毒。中医学称“风火毒”。局部症状明显，全身症状发展也较快，死亡的主要原因为神经毒。

【诊断】

首先应明确是毒蛇还是无毒蛇咬伤。

牙痕是一个可靠的诊断依据。无毒蛇咬伤为一排或两排细牙痕；毒蛇咬伤则仅有一对较大而深的牙痕。如蛇已被打死，则可检查其口内上颌前方有无一对特大的毒牙。

【治疗】

治疗原则是尽快排出毒液，防止毒液吸收。

1. 现场急救 毒蛇咬伤后，切忌惊慌奔跑，以免促进毒素吸收。有实验研究证明：被毒蛇咬伤后，蛇毒在3~5分钟内就开始入血，30分钟可达峰值，所以传统的急救方法是立即在咬伤肢体的近心端5~10cm处用止血带或布带绑扎，以阻断毒素经静脉或淋巴回流。但近年来有不少报道因过度强调绑扎以防“蛇毒攻心”，引致不少严重的并发症：如绑扎过紧或时间过长导致肢体坏死乃至截肢；延迟绑扎不但不能阻止毒素的吸收反而导致组织水肿加重与继发感染等，所以有学者建议只对剧毒蛇咬伤（如眼镜王蛇、五步蛇等），可危及生命者，咬伤即后可选用绑扎疗法，注意松紧适度，经局部彻底清创、用药后，即予解除。也有资料介绍局部挤压排毒，这是一误导，已进入皮肉的蛇毒是挤不出来的，挤压反将促使蛇毒的扩散或吸收。伤肢可用夹板或其他代用品制动，平卧位尽快送院做进一步处理。

2. 扩创与冲洗伤口 用1∶5 000高锰酸钾或3%过氧化氢或生理盐水彻底冲洗伤口，也可在伤口冲洗后，在两牙痕间做1cm左右深达皮下的十字切口，以利毒液排出，伤口内如有折断的毒牙应予取出。胰蛋白酶能直接破坏蛇毒，可以胰蛋白酶>2 000U，加入0.5%普鲁卡因溶液5~10ml中在牙痕周围做环形注射。

3. 抗蛇毒血清的应用 抗蛇毒血清是公认有效的药物，应针对相应的蛇种尽快、足量应用。明确毒蛇种类者选用同种抗毒血清，不明确蛇种者可应用多价抗蛇毒血清。使用前应做过敏试验。

4. 其他 如并发休克、呼吸麻痹、急性肾衰竭和DIC等，均按相应的原则救治。

四、蜂蜇伤

主要包括蜜蜂、黄蜂、大黄蜂等。蜇人的武器为尾刺。蜜蜂的尾刺为钩状或有倒钩，刺入人体后便从蜂体上断掉，留在人体内，而蜂自身死亡。一般工蜂只有注毒作用。雄蜂无尾刺，故不蜇人。黄蜂、大黄蜂其尾刺平滑，蜇刺后并不断裂，故可反复蜇刺。

【临床表现】

临床表现的轻重，主要与所接受毒液量的多少和病人是否过敏以及蜇刺部位有关。主要临床表现为局部刺痛，继之出现触痛、痒感和红肿。较轻者，这些症状短时内多可自行消退。如被群蜂蜇伤，症状多较严重，特别蜇伤部位为头、颈、胸部和/或上肢。全身可出现荨麻疹、剧痒。如果病人对蜂毒过敏即使单一蜂蜇伤也可出现上述症状和/或哮喘、腹部不适、呕吐和眩晕等。这些症状可在数小时内消退或持续数周。严重者可出现过敏性休克，有的还可发生血红蛋白尿、急性肾衰竭，以至死亡。如蜇刺留在伤口内，可引起局部感染。特别是眼蜇伤，危害性大，严重者可发生眼球穿孔、虹膜萎缩等。留在眼睑内的尾刺，可持续刺激角膜，引起溃疡、瘢痕，甚至失明。

【治疗】

1. 局部处理

(1)如尾刺断在皮肤内,局部可见一小黑点,有时上面尚有一血痂。应用小刀片轻轻切开将尾刺取出或用镊子夹出。但不要挤压,因为毒液常与尾刺相连,挤压时可能将毒液囊挤破,使毒液更进一步扩散于伤口内。

(2)红、肿、痛的处理:蜜蜂毒液呈酸性,蜇伤时可用弱碱性溶液(如3%氨水、2%~3%碳酸氢钠溶液、肥皂水)外敷,以中和毒素。黄蜂、大黄蜂毒液呈碱性,蜇伤时则可用弱酸性溶液(如醋或0.1%的稀盐酸溶液)中和,局部症状较重者,可进行局部封闭和用镇痛药。中草药中除可用蛇药片研碎加水调成糊状外敷外,民间验方中有用板蓝根加薄荷叶,两面针加半边莲或紫花地丁等外敷。也可用拔火罐的方法将毒液吸出。

2. 全身治疗 症状轻者,对症治疗。有过敏反应者,用抗组胺类药物,如异丙嗪、苯海拉明等,亦可用肾上腺皮质激素(糖皮质激素),静脉或肌内注射(静注、肌注)。支气管痉挛者,可缓慢静注氨茶碱(0.25g加入10ml等渗盐水);对休克或低血压者,可静脉滴注(静滴)多巴胺。如有血红蛋白尿,除应用碱性药物(碳酸氢钠、乳酸钠)碱化尿液外,并适当加大输液量,以增加利尿,并可静脉注射20%的甘露醇溶液以利尿。如已发生少尿或无尿,则按急性肾衰竭处理。如群蜂蜇伤,伤口有感染可能者,选用适当的抗菌药物。

五、毒蜘蛛咬伤

大多数的蜘蛛并不伤人,即便伤人,症状亦较轻微。但有毒的蜘蛛在全世界范围来说分布仍广,特别是热带、亚热带的丛林中。如美国发现的黑寡妇蜘蛛,咬人后后果严重。毒蜘蛛系用一对毒牙咬人,释放的毒液为神经毒素。

【临床表现】

1. 局部症状 轻者病人最初可无自觉症状,直到出现局部症状后才回忆有叮、刺经历。重者有短暂剧烈刺痛,局部出现一对小的红色点状痕迹,其周围充血,轻度水肿、荨麻疹等,短时间内多可自行消失。重者可发生局部组织坏死。

2. 全身症状 头痛、眩晕、恶心、呕吐、出汗、流涎、烦躁不安、眼睑水肿并下垂。有腹肌痉挛,颇似急腹症,胸肌痉挛可致呼吸困难。急性症状在咬伤后几小时可达高峰。1~2天内缓解。短时间内病人仍软弱无力或精神萎靡。

【治疗】

1. 局部处理 确知为毒蜘蛛咬伤,应立即在伤口近端绑扎,给予封闭或外敷蛇药,亦可用冰袋冷敷减轻疼痛,或切开伤口用1:5 000高锰酸钾溶液冲洗,或用火罐拔毒。如咬伤后2小时内,可将局部切除,预防或减少毒素吸收,外敷新鲜中草药,如半边莲、七叶一枝花、紫花地丁等。如有局部坏死或感染时,应预防注射破伤风抗毒素和/或全身应用抗生素。

2. 口服蛇药片,注射肾上腺皮质激素。静脉注射葡萄糖酸钙,可暂时缓解症状。解除肌肉痉挛可用地西泮、新斯的明或箭毒。

六、蝎蜇伤

蝎子是地球上最古老的节肢动物,分布在全世界各处。已知种类有七百余种,均有毒。最小者长1.5cm,最大者长20cm,它们形态均相似,身细长,节状尾,尾节为一球茎状的壶腹,内含两个毒液腺,尾端为一个蜇针。蜇针穿透皮肤后,毒液经刺针注入人体内。毒液主要为神经毒。

【临床表现】

1. 局部症状 被蜇刺处剧痛,大片红肿,继之出现麻木,数日后可消失。

2. 全身症状 开始表现为口鼻发痒、舌钝、讲话障碍,重者张口和吞咽均有困难、寒战发热、恶心呕吐、流涎、头痛、头晕、昏睡、盗汗、眼球不自主转动、呼吸增快、脉搏细弱、烦躁,以至抽搐、肌肉痉挛等。甚至胃肠道出血、肺水肿或肺出血。儿童被蜇后,严重者可因呼吸循环衰竭而死亡。

【治疗】

蝎蜇伤后,多数无碍生命,但蜇后当时很难判断其预后,尤其是儿童,均应按重症处理。处理原则基本同毒蛇咬伤,包括受伤后立即进行近心侧绑扎、冷(冰)敷、封闭疗法、口服或局部应用蛇药片,口服或注射糖皮质激素等。如有条件可应用抗蝎毒血清。

1. 局部处理 切开局部伤口,拔出毒针,用弱碱性溶液或1:5 000高锰酸钾溶液洗涤,或用口吮或火罐拔毒。局部也可用毒蝎酒精(即把蝎子浸泡在酒精内)涂擦,或用板蓝根、薄荷叶、半边莲、七叶一枝花、紫花地丁、蛇莓等捣烂外敷;或用等量雄黄、枯矾研末以浓茶或烧酒调匀外敷。如果疼痛不止,可用复方奎宁溶液0.1~0.3ml,或1%麻黄碱0.3~0.5ml沿伤口周围皮下注射。

2. 全身处理 静注10%葡萄糖酸钙溶液,如需要尚可重复注射，用以缓解肌肉痉挛和抽搐；肌注阿托品，用以减少流涎。如有休克，应按休克治疗。此外，可口服蛇药片，注射糖皮质激素等。局部组织如有坏死感染，可选用适当抗菌药物。

七、蜈蚣咬伤

蜈蚣生活在阴暗、潮湿处，身长而扁，背部暗绿色，腹部黄褐色，头部有鞭状触角，躯干由许多环节构成，每个环节有一对足。第1对足中空呈钩状，有毒液腺分泌毒液，呈酸性。咬（刺）人后，毒液经此注入皮下。

【临床表现】

1. 局部症状　有急性炎性反应，表现为疼痛、瘙痒，严重者可发生局部坏死，并出现淋巴管炎、淋巴结炎。

2. 全身症状　严重者出现头痛、发热、眩晕、恶心、呕吐，甚至谵妄、抽搐、昏迷等。蜈蚣越大，注入毒液越多，症状越重，一般经数日后症状可消失。如儿童被咬伤，严重者可危及生命。

【治疗】

1. 立即用弱碱性溶液（如3%氨水、2%~3%碳酸氢钠溶液、肥皂水等）洗涤伤口，或冷敷，以中和皮肤上的酸性毒素。

2. 为缓解皮肤的局部反应，可涂1%氢化可的松油膏。

3. 疼痛较剧者，可注射哌替啶、吗啡等镇痛药，或用0.25%~0.5%普鲁卡因溶液伤口周围封闭，也可用蛇药片口服或外敷。

4. 民间也有用等量雄黄、枯矾研末以浓茶或烧酒调匀敷伤口，或以新鲜桑叶、蒲公英或鱼腥草等捣烂外敷。

5. 中医中药治疗，可服用清热解毒方剂，如大黄、黄芩、黄柏、苍术等。

6. 局部有坏死感染或淋巴管炎者，应加用抗生素类药物。

八、蚂蟥咬伤

水蛭又称蚂蟥。一般栖于浅水中，人们多因在水田或水沟中工作时被咬伤。在亚热带地区，如云南、广东、广西南部以及海南等地，尚有一种旱蚂蟥，常成群栖于树叶或草上，人们在野外工作时，也常被咬伤。蚂蟥致伤是以吸盘吸附在人的皮肤上（多为暴露部位），并逐渐深入皮内，吸食血液。

【临床表现】

局部发生水肿性丘疹，中心有一瘀点，不痛。由于蚂蟥咽部分泌的液体有抗凝血作用，故伤口流血较多，特别是多个蚂蟥咬伤时。蚂蟥因吸血全身被血液胀满呈红色，常给人以精神上的威胁，当蚂蟥退出皮肤后，局部出血与丘疹迅速消失，少有不良后果。

【治疗】

蚂蟥吸附在皮肤上，可在吸附周围用手轻拍，或用醋、酒、盐水、烟油水、清凉油等涂抹，蚂蟥自然脱出。忌强行拉扯，否则蚂蟥吸盘断入皮内，可引起感染。可在蚂蟥退出的伤口处涂以碘酊、酒精等以预防感染。严重病例应行破伤风抗毒素预防注射。蚂蟥有时可钻入鼻腔、尿道等腔隙处。可在局麻下，用浓盐水冲洗，小心取出。

【预防】

在丘陵、水网地区行军、作战、值勤或劳动作业时，可将裤口及袖口扎紧，衣领扣紧，尽可能不赤足，皮肤外露部分，可涂清凉油、肥皂、烟油水等，以防蚂蟥吸附。

九、海蜇蜇伤

海蜇又称水母。是一种海洋腔肠动物，通体透明或半透明，体呈伞状，伞盖下方分布无数触须。触须表面有密集的刺丝囊，内含毒液。当下海游泳或水中作业碰及海蜇触须时，刺丝由囊中弹出，刺入人体皮肤，释放毒液。海蜇多分布于海湾、江河入海口以及近海水中，蜇伤多见于夏秋季节。

【临床表现】

1. 局部症状　受伤部位红肿、刺痛、发痒，并可见呈线状排列的红斑。如治疗不及时，伤口肿胀明显，并可因瘀血呈紫黑色。

2. 全身症状　可出现恶心、呕吐、腹痛、胸闷、呼吸急促、出冷汗，严重者可出现肺水肿、休克，甚至死亡。

【治疗】

1. 局部处理　蜇伤后应立即用衣物、海草或沙土等拭去黏附在皮肤表面的触须和毒液，不要直接用手，防止再次蜇伤。用弱碱性溶液（如3%氨水、2%~3%碳酸氢钠溶液、肥皂水等）洗涤伤口，或冷敷，以中和皮肤上的酸性毒素。局部症状严重时，可以依米丁30mg用4~9ml生理盐水稀释，于蜇伤部位或近端封闭式皮下注射，总量不超过60mg，因该药属剧毒药物，一般仅用1次。也可用胰蛋白酶2 000U加0.25%普鲁卡因溶液20~60ml做浸润封闭。

2. 全身治疗　静脉注射10%葡萄糖酸钙溶液,口服或肌注氯苯那敏(扑尔敏)、苯海拉明等抗组胺类药物。严重者可给予地塞米松或氢化可的松静脉滴注。呼吸困难者应注意防止肺水肿的发生。伤口感染者可适当应用抗生素治疗。

（肖光夏）

参考文献

[1] 吴阶平,裘法祖.黄家驷外科学[M].6版.北京:人民卫生出版社,1999.

[2] SABISTON D C. Textbook of surgery [M]. 15th ed. Philadelphia: Saunders, 1999.

第八章
外科感染

第一节　概　　述

一、外科感染的定义、特点和分类

感染是指在一定条件下，病原微生物入侵机体组织，在其中生长繁殖并与机体相互作用，引起一系列局部和/或全身炎症反应等病理变化的过程。与内科感染相比，外科感染具有如下特点：

1. 常发生在创伤和手术之后，与体表皮肤和黏膜完整性的破坏紧密关联。

2. 常由一种以上的病原微生物引起，且多为内源性条件致病菌。

3. 大多不能自愈或单靠抗菌药物治愈，常需进行外科处理，如引流、清创、切除，否则将继续发展，严重时危及病人生命。

4. 除了发生于创伤或疾病的原发部位之外，还可作为并发症发生于原发部位以外的其他组织或器官。

外科感染可以从不同角度进行分类。

（一）按感染部位分类

1. 手术部位感染（surgical site infection，SSI），包括切口感染和手术涉及的器官或腔隙感染，如脑脓肿、腹膜炎。

2. 软组织感染和感染性组织坏死（如蜂窝织炎、糖尿病足）。

3. 在一区域内扩散的感染，如腹膜炎、腹腔或盆腔感染、胸腔化脓性感染、纵隔感染、颅内感染、腹膜后蜂窝织炎。

4. 器官或系统感染，如胆道感染、尿路感染、血流感染。

（二）按发生感染的场所分类

1. 社区获得性感染即在医院以外环境获得的感染，如疖肿、急性阑尾炎。

2. 医院（获得性）感染包括发生在医院的一切感染，如手术部位感染和其他感染并发症、侵入性操作相关性感染、人工材料相关性感染、器官移植后感染等。

（三）按病原微生物的来源分类

1. 外源性感染病原菌来自环境或他人，如交叉感染。

2. 内源性感染病原菌来自病人本身，通过破损黏膜（如肠手术）或破损的皮肤，或通过易位（translocation）途径和易感生态环境引起感染。

（四）按病原微生物的种类分类

如耐甲氧西林金黄色葡萄球菌（MRSA）感染、厌氧菌感染、混合性（需氧菌加厌氧菌）感染、进行性细菌协同性感染、真菌感染、病毒感染、原虫感染等。

二、外科感染发生机制

外科感染的发生发展，主要取决于三个因素：病原微生物、机体防御功能和环境。

（一）病原微生物的入侵及其致病性

细菌污染是感染发生的前提，可来源于外界（外源性），如泥土、尘埃、利器或他人；也可来源于病人自身（内源性），如皮肤、毛发、消化道。就外科感染而言，内源性细菌污染占据主要地位。但细菌污染并不一定引起感染。在感染的病例，细菌在体内也先要经历一个适应定植（借助不同机制与组织细胞发生联结）和繁殖的过程。不同细菌有不同的致病性或毒力，毒力越大，越容易引起感染。细菌数量的多少也有重要意义，污染细菌数量越多，感染的机会越大，程度也越重，一般认为细菌引起感染的临界数量是 10^5/g 组织。

（二）机体防御功能减弱

当机体防御功能良好时，小量入侵的细菌被有效清除，感染不会发生。外科感染发生的特点之一就是大多与机体防御功能受损有关。

1. 机体解剖屏障受损

(1) 创伤和手术，尤其是进入消化道、呼吸道或女性生殖道的创伤和手术。

(2) 侵入性诊疗操作：各种插管或者造成皮肤黏膜屏障损害，如鼻胃管、尿管、气管内插管或切开及建立血管通道；或者在体腔与外界之间建立了不正常的沟通，如胸、腹腔引流，腹腔透析和脑室引流等，为细菌入侵打开了门户。以尿路感染为例，绝大部分与导尿有关。开放式留置导尿 2 天，90% 出现菌尿症；封闭式导尿超过 10 天，也有 80% 发生菌尿症。外周静脉持续置管输液与每日更换的钢针输液相比，发生感染的机会要大，置管超过 72 小时，感染率可达 8%。在广泛使用中心静脉置管的医院或科室，导管菌血症可占到全部医源性菌血症的 75%。机械通气旷置了鼻、咽和气管的黏膜屏障，使支气管树和肺泡暴露，大大增加了下呼吸道感染机会。

(3) 管道系统梗阻，如胆道梗阻引起胆管炎，尿石梗阻引起尿路感染等。

(4) 休克、缺血：再灌注、长期禁食和肠外营养损伤胃肠黏膜屏障，可导致肠源性感染。

(5) 卧床病人的皮肤浸渍、湿疹、破溃。

(6) 麻醉药、镇痛药、镇静药抑制气管黏膜：纤毛传递系统和咳嗽反射。

(7) 全身麻醉后或昏迷病人误吸。

(8) 恶性肿瘤侵袭、破裂或溃烂。

2. 免疫功能低下

(1) 吞噬功能低下：粒细胞减少是感染易发最重要的因素。放射治疗和抗肿瘤细胞毒药物化疗都会引起多形核白细胞（PMN）减少。糖皮质激素可抑制趋化因子与 PMN 受体结合，使其吞噬活性下降。PMN 降低到 1×10^9/L 以下极易发感染，若减少到 0.1×10^9/L 以下，则容易发生致死性感染。

(2) 体液免疫低下：放疗、细胞毒药物化疗和长时间使用糖皮质激素都会抑制 B 淋巴细胞功能，导致抗体合成减少和 / 或应答能力下降。由于抗体对细菌调理作用大为削弱，此类病人对化脓性细菌感染特别缺乏抵抗力。脾脏是抗体合成的主要场所和网状内皮主要滤网，因创伤或其他原因被切除后，体液免疫遭到削弱，吞噬细胞激活因子（tuftsin）缺如，γ 球蛋白减少，免疫球蛋白应答能力下降，易招致肺炎链球菌、流感嗜血杆菌和脑膜炎奈瑟菌感染，且多为急重症，常伴有危险的菌血症，即所谓脾切除后暴发性感染（overwhelming post-splenectomy infection，OPSI）。

(3) 细胞免疫低下：使用免疫抑制药（如环孢素）和糖皮质激素、放疗、化疗、蛋白质营养不良都会抑制 T 淋巴细胞，损害细胞免疫功能，也削弱 T 细胞对体液免疫的调节作用。为控制排斥反应而使用免疫抑制药的器官移植后病人，极易发生平时少见的病毒、真菌、原虫、支原体和细胞内细菌感染。

3. 局部防御功能减弱　机体局部防御功能取决于局部的组织结构、血液供应情况和创伤的严重程度。下述情况可引起局部防御功能减弱：

(1) 创伤造成局部血管损伤或栓塞、血肿、水肿，外来压迫（如包扎过紧、上止血带）也可引起局部循环障碍。

(2) 大块组织坏死造成局部缺血、缺氧环境。

(3) 异物存留及死腔阻碍吞噬细胞及体液内免疫因子到达受损部位。

(4) 放疗、化疗、糖皮质激素治疗、血管阻塞性疾病、高龄等，可伴有组织代谢障碍和血管反应缺陷，形成易感环境。

（三）环境及其他因素的影响

炎热的气候，潮湿的环境，狭小空间里污浊的空气，都能促进化脓性感染的发生。在医院，烧伤病房和重症监护治疗病房（ICU）是感染的高发区。有调查发现，从烧伤病房医师、护士的手培养出大肠埃希菌的概率高达 50%~80%；铜绿假单胞菌的检出率：洗手龙头为 9%，床上用品和室内地面为 25%，暖瓶塞子为 26%，抹布、拖把为 70%。医务人员的"带菌手"是接触传播的最重要因素，洗手是切断此类传播最有效的措施。创伤病人早期外科处理不当，如清创不及时或不彻底，异物未清除，死腔未消灭，引流不通畅，不适宜的一期缝合，都是化脓性感染的促发因素。术后护理不当，如无菌技术不严，敷料更换不及时，引流口护理不当，也容易造成交叉感染。

三、外科感染病原学

根据国内监测资料，在外科感染病原菌中，最常见的是葡萄球菌（金黄色葡萄球菌，凝固酶阴性葡萄球菌）、大肠埃希菌和铜绿假单胞菌，三者合计占了全部分离菌的 50% 以上。其他比较常见的细菌是肠杆菌属、克雷伯菌属、不动杆菌属、肠球菌属等。革兰氏阴性杆菌约占 60%~65%，革兰氏阳性球菌约占 30%~35%，其余是真菌。不同种类的外科感染，病原菌构成有所不同，参见表 8-1。

表 8-1 外科病人感染常见病原菌

感染种类	常见病原菌
一般软组织感染（疖、痈、蜂窝织炎、乳腺炎、丹毒、淋巴管炎）	金黄色葡萄球菌、凝固酶阴性葡萄球菌、乙型溶血性链球菌
软组织混合感染（坏死性筋膜炎、非梭状芽孢杆菌性坏死性蜂窝织炎及肌肉坏死、糖尿病足、咬伤感染等）	厌氧消化链球菌、葡萄球菌、链球菌、肠道杆菌、厌氧类杆菌
厌梭菌性肌肉坏死及蜂窝织炎	产气荚膜梭状芽孢杆菌
破伤风	破伤风梭状芽孢杆菌
烧伤创面感染	金黄色葡萄球菌、铜绿假单胞菌、肠道杆菌
骨髓炎	
血行性感染	葡萄球菌、链球菌
人工关节或胸骨劈开术后感染	金黄色葡萄球菌、表皮葡萄球菌
骨折复位及内固术后感染	肠道杆菌、葡萄球菌
慢性骨髓炎（死骨形成）	金黄色葡萄球菌、肠道杆菌
化脓性关节炎（手术或注射后感染）	表皮葡萄球菌、金黄色葡萄球菌、肠道杆菌
脑脓肿	
原发性或源自邻近感染	链球菌、厌氧类杆菌、肠道杆菌、金黄色葡萄球菌
创伤或手术后感染	金黄色葡萄球菌、肠道杆菌
脓胸	需氧链球菌、厌氧链球菌、葡萄球菌、肠道杆菌、类杆菌
肝脓肿	
阿米巴性	无菌生长
血行性	金黄色葡萄球菌
胆源性	肠道杆菌、铜绿假单胞菌、厌氧类杆菌、肠球菌
胆囊炎、胆管炎	肠道杆菌、铜绿假单胞菌、不动杆菌、类杆菌
胰腺感染	肠道杆菌、铜绿假单胞菌、肠球菌、金黄色葡萄球菌、类杆菌
脾脓肿	
血行性	金黄色葡萄球菌、链球菌
腹腔源性	肠道杆菌、铜绿假单胞菌、肠球菌
严重免疫功能低下	念珠菌
腹、盆腔脓肿	肠道杆菌、铜绿假单胞菌、不动杆菌、肠球菌、厌氧类杆菌
原发性腹膜炎	肠道杆菌、链球菌、肠球菌
手术后切口感染	
头、颈、四肢手术	葡萄球菌
胸、腹、盆腔手术	肠道杆菌、葡萄球菌、厌氧类杆菌
手术后肺部感染	大肠埃希菌、克雷伯菌、铜绿假单胞菌、金黄色葡萄球菌、肠球菌、厌氧类杆菌
静脉导管相关感染	表皮葡萄球菌、金黄色葡萄球菌、大肠埃希菌、铜绿假单胞菌、真菌
导管相关性尿路感染	大肠埃希菌、铜绿假单胞菌、肠球菌、金黄色葡萄球菌
中毒性休克综合征	金黄色葡萄球菌、化脓性链球菌
假膜性肠炎	厌氧难辨梭状芽孢杆菌

（黎沾良）

第二节　抗菌药物在外科的应用

一、外科常用抗菌药物及其主要药效学特点

1. 青霉素类抗生素　青霉素是针对革兰氏阳性和阴性球菌的强大杀菌剂，在农村和小城市仍广为应用，但在大城市大医院，其疗效因耐药菌株日益增多而大受影响。在目前的青霉素制剂中，半合成的氯唑西林抗革兰氏阳性球菌活性最强，苯唑西林次之，但对耐甲氧西林金黄色葡萄球菌（MRSA）或耐甲氧西林凝固酶阴性葡萄球菌（MRCNS）都无效。常用的广谱青霉素有氨苄西林、阿莫西林、替卡西林和哌拉西林，能杀灭常见的革兰氏阳性球菌和革兰氏阴性杆菌，后二者还有抗铜绿假单胞菌和抗厌氧菌作用。

青霉素类抗生素的优点是毒副作用少，选择余地较大，价格不高；主要缺点是容易被细菌产生的各种β-内酰胺酶破坏而失效。添加β-内酰胺酶抑制剂能加强它们对产超广谱β-内酰胺酶（ESBL）细菌的作用，制剂有氨苄西林/舒巴坦、阿莫西林/克拉维酸、替卡西林/克拉维酸、哌拉西林/三唑巴坦等。

2. 头孢菌素类抗生素　品种繁多，按药效学特点可以分为五代。第一代头孢菌素对革兰氏阳性球菌作用强，对革兰氏阴性杆菌较弱，对铜绿假单胞菌无效，有轻微肾毒性。外科常用的是头孢唑林、头孢氨苄和头孢拉定。第二代头孢菌素抗菌谱比第一代广，对革兰氏阳性球菌略逊于第一代，对革兰氏阴性杆菌较第一代强，但不能抑杀铜绿假单胞菌；对细菌产生的灭活酶较稳定，肾毒性很小；常用且疗效较好的有头孢呋辛和属于头霉素类的头孢西丁、头孢美唑、头孢替坦等。第三代头孢菌素抗菌谱更广，对革兰氏阴性杆菌活性更强，对酶更稳定，有些品种对铜绿假单胞菌有效；对革兰氏阳性球菌则不如第一、二代头孢菌素；基本上无肾毒性，但有的（如拉氧头孢，属氧头孢烯类）可引起低凝血酶原反应，有出血倾向或接受抗凝治疗者慎用；常用的有头孢噻肟、头孢曲松（半衰期长）、头孢唑肟、拉氧头孢、头孢哌酮、头孢他啶等，后两个药对铜绿假单胞菌有较强活性。第四代头孢菌素有头孢吡肟、头孢匹罗，其特点是对革兰氏阳性菌的活性比第三代强，对产C类β-内酰胺酶的细菌有一疗效，组织穿透力强于第二、三代头孢菌素。第五代头孢菌素有头孢吡普、头孢洛林，能杀灭MRSA，但尚未在我国上市。

头孢菌素类抗生素的优点是抗菌谱广，疗效好，毒副作用小，安全。头孢菌素与β-内酰胺酶抑制剂同用也能减少部分细菌对其产生的耐药性，制剂有头孢哌酮/舒巴坦。

3. 其他β-内酰胺类抗生素　单环类有氨曲南，对革兰氏阴性菌作用强，对酶稳定，极少引起过敏反应，可用于对青霉素类抗生素和头孢菌素类抗生素过敏者，能抗铜绿假单胞菌，但对革兰氏阳性菌无效。碳青霉烯类有亚胺培南、美罗培南、厄他培南等，是目前已知抗菌谱最广的抗生素，对革兰氏阳性菌和阴性菌、铜绿假单胞菌（厄他培南除外）、肠球菌、绝大多数厌氧菌和多重耐药细菌（如产C类β-内酰胺酶的肠杆菌属）均有强或很强的杀菌活性，但价格也最高，只宜应用于危重难治病例。亚胺培南在肾小管易被脱氢肽酶水解灭活，故制剂中添加该酶的抑制剂西司他丁（cilastatin）。美罗培南则不需添加抑制剂。

4. 氨基糖苷类抗生素　这是一类广谱抗生素，对革兰氏阳性菌和革兰氏阴性肠道杆菌有较强的杀菌活性，大多对铜绿假单胞菌也有效，但厌氧菌对其天然耐药。最常用的是庆大霉素，但耐药菌株日益增多，在城市医院疗效已大不如前。妥布霉素较庆大霉素抗菌活性要强。阿米卡星抗菌作用更强，抗菌谱更广，耐药菌株较少，是目前此类药物中最好的品种。氨基糖苷类抗生素最大的缺点是有耳、肾毒性，在使用过程中应严密观察，且不宜用于肾功能不全病人。奈替米星毒性最小，对铜绿假单胞菌也有效。

5. 糖肽类抗生素　窄谱杀菌剂，主要有万古霉素、去甲万古霉素和替考拉宁，两者作用相似，但替考拉宁不良反应（肾毒性）率较低。它们是抗革兰氏阳性球菌抗生素中最强者，对耐药性特别强的MRSA基本上100%有效，迄今全球只发现过11株对万古霉素耐药的金黄色葡萄球菌，在我国尚无报道。对引起假膜性肠炎的厌氧艰难梭状芽孢杆菌有特效，对难以对付的肠球菌也有良效，但耐菌

肠球菌已逐渐增多,因而不宜将其作为治疗肠球菌感染的一线药物,以免诱导产生更多的耐药菌株。此类抗生素有一定的肾毒性,静脉给药易引起血栓性静脉炎,有时还会出现皮肤潮红、瘙痒和血压下降(红人综合征),因此要严格控制给药速度。

6. 林可霉素和克林霉素　属窄谱抗生素,对革兰氏阳性球菌和杆菌(如破伤风梭菌、产气荚膜梭菌)有较强的抗菌活性,尤其是克林霉素。除类杆菌外,几乎所有革兰氏阴性菌都对其耐药。此类抗生素能在骨组织中形成高浓度,适用于骨和关节化脓性感染。主要经胆汁、粪便排泄;在肠道中可能引起菌群失调诱发假膜性肠炎是其缺点。

7. 噁唑酮类抗菌药　利奈唑胺(linezolid)是化学合成药,对 MRSA 有强大的杀菌活性,对万古霉素耐药肠球菌也有良效。

8. 甘氨酰环素类抗生素　其代表是替加环素(tygecycline),抗菌谱很广,包括 MRSA、VRE(对万古霉素耐药肠球菌)、厌氧菌,但对铜绿假单胞菌无效。

9. 喹诺酮类抗菌药　这是一类近年开发较多、前景较好的化学合成药。一般将其分为前后三代产品,第一、二代的代表分别是萘啶酸和吡哌酸,因抗菌作用不够强和副作用,现已基本不用。第三代是氟喹诺酮类药物,有诺氟沙星、氧氟沙星、左氧氟沙星、环丙沙星等。新产品(或称第四代)还有莫西沙星、加替沙星、吉米沙星等,优点是抗菌谱广,抗菌作用较强(尤其对革兰氏阴性菌),组织分布广,组织浓度高(常高于血浓度),半衰期长(3~16 小时),与抗生素无交叉耐药,特别适用于对常用抗生素耐药者。缺点是除第四代外对革兰氏阳性菌的作用略弱或极弱,对厌氧菌也不够强。此外,动物实验发现喹诺酮类可影响幼年动物的软骨发育,因此小儿不宜。但近来已有学者对此提出修正意见。

10. 抗厌氧菌药　许多抗生素都有一定的抗厌氧菌活性,但化学合成的硝基咪唑类衍生物甲硝唑以其抗厌氧菌谱广、对菌体穿透力强、不易耐药、价格低廉、毒副作用少的特点,成为临床上的首选药物。近年进入临床的替硝唑、奥硝唑作用更强,不良反应更少,但价格也昂贵得多。但此类药物对需氧菌全然无效,故常与其他抗生素伍用。由于厌氧菌大多与需氧菌共同引起混合感染,能同时抑杀需氧菌和厌氧菌的广谱抗生素便具有一定的优势,它们有:①青霉素类中的哌拉西林、替卡西林、美洛西林,尤其是它们与 β- 内酰胺酶抑制剂的混合制剂哌拉西林 / 三唑巴坦和替卡西林 / 克拉维酸等;②头孢菌素类中的头孢西丁、头孢美唑、头孢哌酮、拉氧头孢;③碳青霉烯类的亚胺培南、美罗培南;④喹诺酮类中的氧氟沙星、左氧氟沙星、莫西沙星等。

11. 抗真菌药　两性霉素 B 是最强有力的广谱抗深部真菌感染药,几乎对所有致病性真菌都有效,尽管毒副作用大而多(尤其是肾毒性),临床上仍有应用价值。为减轻其毒副作用,可采取减少用量或与其他抗真菌药联合应用等方法,或使用毒性较低的脂质体两性霉素 B 和胶质分散体两性霉素 B。氟胞嘧啶毒性小,但抗菌谱窄,易产生耐药,主要用于念珠菌和隐球菌引起的感染且需联合用药。临床上最常使用的是氮唑类合成药,其中三唑类的氟康唑由于具有对最常见的白念珠菌杀菌活性强、组织分布广、半衰期长(24~36 小时)、肝毒性小、安全性好等优点,成为目前临床首选的抗深部真菌感染药,但对曲霉菌和毛霉菌感染无效。对非白念珠菌和曲霉菌有较强杀菌活性的有伊曲康唑、伏立康唑、卡泊芬净等。

二、外科常用抗菌药物的某些药动学特点

为了制定合理的治疗方案,必须理解和掌握一定的药代动力学(pharmacokinetics,PK)和药效动力学(pharmacodynamics,PD)知识。药代动力学是指抗菌药物应用后血药浓度随时间变化的规律;药效动力学是指在相应药代动力学条件下,抗菌药物抑制或杀灭细菌的生物学效应及临床疗效。从药效动力学的角度,抗菌药物可以分为时间依赖性抗菌药物和浓度依赖性抗菌药物;前者包括青霉素类、头孢菌素类、单胺类(氨曲南)、碳青霉烯类、大环内酯类、万古菌素、克林霉素等;后者包括氨基糖苷类、喹诺酮类、甲硝唑等。时间依赖性抗菌药物的杀菌作用主要取决于血药浓度高于细菌 MIC(最小抑菌浓度)的时间占给药间隔时间的百分比(T>MIC%),即细菌暴露于有效药物浓度的时间,而药物峰浓度并不很重要。T>MIC% 越长,杀菌效果越好。一般而言,T>MIC% 应达到或超过 40%(对亚胺培南和美罗培南)~50%(对头孢他啶、头孢曲松、头孢噻肟、头孢哌酮 / 舒巴坦),即在一昼夜中,血药浓度高于细菌 MIC 的时间不应短于 9.6~12 小时。因此,血清半衰期短的青霉素类和头孢菌素类抗生素,用药间隔时间不能太长,对中度感染,宜每 8 小时给药一次;对重度感染,应每 6 小时甚至每 4 小时给药一次。近年更有多项临床研究提示,

某些抗菌药物(如第三、四代头孢菌素、美罗培南、哌拉西林/三唑巴坦、万古霉素)缓慢输注(每次延续3小时)甚至连续输注能明显延长T>MIC,治疗外科病人铜绿假单胞菌和MRSA感染取得良好的疗效。浓度依赖性抗菌药物的杀菌作用取决于血药浓度,其标志参数是血药峰浓度(C_{max})与最小抑菌浓度的比值(C_{max}/MIC)和曲线下面积(AUC)与MIC的比值(AUC/MIC),药物峰值浓度越高,对病原菌的杀伤力越强,杀伤速度越快。对于氨基糖苷类抗生素,如果C_{max}/MIC能达到8~10,会有好的疗效;对于喹诺酮类药物,如果AUC/MIC达到甚至超过125,就能发挥最大的杀菌力。基于上述理由,并且考虑到氨基糖苷类和喹诺酮类都具有较长的抗菌后效应(post-antibiotic effect,PAE),无须也不宜一日多次给药,集中给药更为合理。氨基糖苷类抗生素宜将全天剂量一次投予;喹诺酮类抗菌药一般宜分2次静脉滴入(半衰期长的如左氧氟沙星和莫西沙星只需一次给药)。

要了解抗菌药物在人体内的吸收、分布、代谢排泄的过程。药物自血清消除半量所需时间称为血清半减期(半衰期),其长短是制定用药方案的重要依据。一般而言,静脉给药后超过2~3个半衰期,即不能保持有效浓度。β-内酰胺类抗生素半衰期大都很短(1~2小时),只有少数品种有长的半衰期,如头孢曲松(7~8小时)。抗菌药物进入血循环后,一部分呈游离状态,迅速到达感染部位而发挥作用;另一部分则与血清蛋白结合,不易透过毛细血管壁及细胞壁,暂时不具有抗菌活性。当血中游离药物浓度下降时,后者便从结合状态游离出来,恢复其抗菌活性。蛋白结合率高的药物,半衰期长,但达到理想组织浓度所需时间也长,因此当所用药物的半衰期>3小时时,若需要迅速达到有效药物浓度,首次剂量应适当增大,即给予负荷量。抗菌药物进入血循环后即以不同速度分布到组织和其他体液中。血供丰富的组织如肝、肾、肺中药物浓度较高,而血供差的组织如骨、前列腺等则浓度较低。有些部位由于存在生理屏障,如血-脑脊液屏障和血-胰屏障,使某些药物不能进入或很少进入相应组织因而达不到临床治疗所需要的水平,应注意选择能透过这些屏障的药物。抗菌药物一般能够进入各种体腔,如胸腔、腹腔、关节腔等,浓度可达到血浓度的50%~100%。因此除非有包裹性积液或厚壁脓腔,一般无需作腔内注射。大多数抗菌药物主要经肾脏排泄,尿浓度往往明显高于血浓度,甚至高出数十倍至数百倍,因此治疗下尿路感染时可供选择的药物很多,无需挑选新药、贵重药。有些药物主要或部分经肝胆系统排泄,肝组织和胆汁中形成高浓度,有利于控制肝胆系统感染。这些药物主要有头孢哌酮、头孢曲松、哌拉西林等。给肾功能不全病人选用部分或大部经肝胆系统排泄的抗菌药可以减轻肾脏的负担。但大量抗生素随胆汁进入肠道,会对肠道微生态环境产生影响,若长时间用药,有可能导致菌群紊乱,引发抗生素相关性腹泻或肠炎,这正是近年引起广泛关注的“抗生素附加损害”主要表现之一。抗生素附加损害(collateral damage)是指抗菌药物治疗造成生态学负面影响,即选择出耐药菌株以及发生多重耐药细菌的定植或感染。这主要涉及第三代头孢菌素和喹诺酮类药物。第三代头孢菌素容易选择出耐药肠杆菌属、产ESBL肺炎克雷伯菌、耐β-内酰胺类的鲍曼不动杆菌、耐万古霉素肠球菌和引起抗生素相关肠炎的厌氧难辨梭状芽孢杆菌。喹诺酮类容易选择出MRSA、耐药铜绿假单胞菌和其他G^-杆菌、难辨梭菌等。因此这些药物都不宜长时间应用。

三、外科感染常见病原菌的耐药状况

综合我国大城市大医院近5年的监测结果,甲氧西林敏感金黄色葡萄球菌和凝固酶阴性葡萄球菌的耐药率,对青霉素和氨苄西林为74.5%~93.8%,对哌拉西林为45%~75%,对头孢唑啉为0.4%~1%,对万古霉素为0。甲氧西林耐药金黄色葡萄球菌(MRSA)和凝固酶阴性葡萄球菌(MRCNS)对绝大多数抗生素耐药,对亚胺培南也有38.2%~72.0%耐药,只有对万古霉素仍全部敏感。肠球菌24%~29%对青霉素类耐药,对头孢菌素基本全部耐药,对庆大霉素52.8%~69%耐药,对万古霉素耐药者也有2%~5.2%。大肠埃希菌和克雷伯菌属对氨苄西林的耐药率为80%~95%,对哌拉西林为61%~81.5%,对头孢他啶为3.8%~27.9%,对其他第三代头孢菌素为11.5%~41.8%,对亚胺培南为0.1%~0.9%,对庆大霉素为17.7%~54.0%,对阿米卡星为10.0%~29.2%,对环丙沙星分别为55.4%~80.8%和15.5%~33.0%。铜绿假单胞菌对哌拉西林的耐药率为16.7%~33.2%,对头孢哌酮为28.6%~31.2%,对头孢他啶为19.0%~23.9%,对头孢吡肟为14.3%~16.9%,对亚胺培南为19.1%~43.3%,对庆大霉素为32.5%~39.8%,对阿米卡星为19.9%~20.1%,对环丙沙星为15.3%~21.8%。

上述数据均来自大城市大医院,在农村和基层医院,耐药率不会这么高。由于细菌对抗菌药的耐药性在不同地区、不同医院可有较大差异。外科医师在选择药物时，应主要参考本地区、本医院的监测结果。

四、外科感染的抗生素经验治疗

急性外科感染的抗生素治疗一般都是在尚未获得细菌培养和药物敏感试验结果的情况下开始，属经验用药。经验用药并不是单纯凭医生个人经验或习惯用药，而是要在仔细分析病情，判断感染部位、性质和病人特点，估计是哪一类细菌引起，以及该类细菌对哪一类或哪一种抗菌药可能敏感的基础上，精心选择用药。表 8-2 列出了治疗常见外科感染可供使用的药物，作为经验用药的参考。

重症感染病人的经验治疗，要贯彻"重拳出击，全面覆盖"的方针，即突破用药逐步升级的框框，选用强有力的广谱抗生素作为起始治疗，迅速控制最常引起外科感染的葡萄球菌、肠道杆菌和铜绿假单胞菌，阻止病情恶化。通常选用对细菌覆盖率高的抗菌药物，包括第三、四代头孢菌素（如头孢他啶、头孢吡肟）、添加 β- 内酰胺酶抑制剂的广谱青霉素（如哌拉西林 / 三唑巴坦）或头孢菌素（头孢哌酮 / 舒巴坦）、氨基糖苷类的阿米卡星、喹诺酮类的莫西沙星、加替沙星，以及碳青霉烯类的亚胺培南或美罗培南；大多还需联合用药。

五、抗生素目标（针对性）治疗

一旦获得细菌培养及药物敏感试验结果，就要重新审视原有用药方案，进行目标（针对性）治疗，但要避免盲目根据检查报告对号入座。表 8-3 列出了针对不同细菌的抗生素选择。

表 8-2　外科感染经验治疗用药

感染种类	可选药物
一般软组织感染（疖、痈、乳腺炎、丹毒、淋巴管炎）	青霉素、苯唑西林、氯唑西林、氨基糖苷类（庆大霉素、阿米卡星）、第一代头孢菌素
软组织混合感染（坏死性筋膜炎、非梭菌坏死性蜂窝织炎，咬伤感染	甲硝唑、替硝唑、克林霉素；与苯唑西林、氯唑西林、氨基糖苷类或第一代头孢菌素配伍
梭菌性蜂窝织炎或肌肉坏死（气性坏疽），破伤风	青霉素，第一代头孢菌素、甲硝唑、替硝唑
烧伤创面感染	苯唑西林、氯唑西林、哌拉西林、头孢菌素、氨曲南、阿米卡星、环丙沙星
急性骨髓炎	苯唑西林、氯唑西林、第一代头孢菌素、万古霉素
化脓性关节炎（手术或注射后）	万古霉素 + 环丙沙星或氨曲南或阿米卡星
脑脓肿	
原发性或源自邻近感染	头孢噻肟，头孢曲松，氯霉素 + 甲硝唑
创伤或手术后感染	苯唑西林或万古霉素 + 第三代头孢菌素
脓胸	苯唑西林、氯唑西林、万古霉素、添加 β- 内酰胺酶抑制剂的广谱青霉素；必要时加用头孢噻肟、头孢曲松
肝脓肿（胆源性）	第三代头孢菌素 + 甲硝唑，或添加 β- 内酰胺酶抑制剂的青霉素或头孢菌素；必要时用亚胺培南
胆道系统感染	青霉素类（哌拉西林）或第三代头孢菌素（头孢曲松），必要时 + 甲硝唑；添加 β- 内酰胺酶抑制剂的青霉素类（哌拉西林 / 他唑巴坦）或头孢菌素类（头孢哌酮 / 舒巴坦）；第四代头孢菌素（头孢吡肟）
胰腺感染	第三代头孢菌素（头孢噻肟、头孢他啶、头孢唑肟、头孢哌酮、头孢曲松）、氨曲南、喹诺酮类、亚胺培南
脾脓肿	
血行性	苯唑西林、氯唑西林、万古霉素
腹腔源性	广谱青霉素，第二、三代头孢菌素，氨基糖苷类，氟喹诺酮类
静脉导管感染	万古霉素 + 第三、四代头孢菌素
假膜性肠炎	甲硝唑、替硝唑、万古霉素（均口服）

表 8-3 针对不同细菌和真菌的抗菌药物选择

细菌	首选	二线或次选	其他选择
MSSA 和 MSCNS	苯唑西林、氯唑西林	第一代头孢菌素	万古霉素
MRSA	万古霉素	利奈唑胺	加用夫西地酸或利福平
MRCNS	万古霉素	利奈唑胺	加用利福平
化脓性链球菌	青霉素	苯唑西林、氯唑西林	第一代头孢菌素
消化链球菌	青霉素	克林霉素	大环内酯类、多西环素、万古霉素
粪肠球菌	青霉素、氨苄西林；可加氨基糖苷类	万古霉素、替考拉宁；可加氨基糖苷类	利奈唑胺、替加环素
屎肠球菌	青霉素，氨苄西林，大剂量氨苄西林［300mg/（kg·d）］	替考拉宁，万古霉素	利奈唑胺、替加环素
大肠埃希菌	广谱青霉素，第二、三代头孢菌素	加 β- 内酰胺酶抑制剂的混合制剂△	碳青霉烯类
肺炎克雷伯菌	第二、三代头孢菌素，氟喹诺酮类，第四代头孢菌素（头孢吡肟）	加 β- 内酰胺酶抑制剂的混合制剂△ ± 氨基糖苷类，第四代头孢菌素（头孢吡肟）	碳青霉烯类
肠杆菌(产气肠杆菌、阴沟肠杆菌)	抗铜绿假单胞菌的 β- 内酰胺类*+氨基糖苷类，第四代头孢菌素（头孢吡肟）	加 β- 内酰胺酶抑制药的混合制剂△，环丙沙星	碳青霉烯类
铜绿假单胞菌	抗铜绿假单胞菌的 β- 内酰胺类*，阿米卡星，第四代头孢菌素	环丙沙星，氨曲南，碳青霉烯类	加 β- 内酰胺酶抑制剂的混合制剂△+抗铜绿假单胞菌氨基糖苷类**
嗜麦芽窄食单胞菌	氟喹诺酮（莫西沙星、加替沙星），复方磺胺甲噁唑	头孢哌酮 / 舒巴坦；或加氨曲南	米诺环素
脆弱类杆菌	甲硝唑	克林霉素	头孢西丁、头孢美唑，加 β- 内酰胺酶抑制剂的青霉素类，碳青霉烯类
产气荚膜梭菌	青霉素、克林霉素	第一代头孢菌素、头孢西丁、碳青霉烯类	大环内酯类、米诺环素
艰难梭菌	甲硝唑口服	万古霉素口服	杆菌肽口服
念珠菌	氟康唑（静脉注射或口服）	伏立康唑、卡泊芬净	两性霉素 B 静脉注射
曲菌	伊曲康唑	伏立康唑、卡泊芬净	两性霉素 B
毛霉菌	两性霉素 B	两性霉素 B 脂质体或胶质分散体	

注：MSSA：甲氧西林敏感金黄色葡萄球菌；MSCNS：甲氧西林敏感凝固酶阴性葡萄球菌；MRSA：甲氧西林耐药金黄色葡萄球菌；MRCNS：甲氧西林耐药凝固酶阴性葡萄球菌

△氨苄西林 / 舒巴坦，阿莫西林 / 克拉维酸，替卡西林 / 克拉维酸，哌拉西林 / 三唑巴坦，头孢哌酮 舒巴坦

*哌拉西林，替卡西林，头孢哌酮，头孢他啶，头孢吡肟，氨曲南

**庆大霉素，妥布霉素，阿米卡星，奈替米星

在抗菌治疗的同时，要密切观察临床反应，并坚持以临床为主的原则。临床效果好的，不应轻易放弃原有方案；治疗效果确实不好，要认真分析原因，采取对策，例如加大剂量或增加给药次数以加强抗菌力度，联合用药以加大对细菌的覆盖面，选用能在感染组织中形成较高浓度的抗菌药物，可疑合并真菌感染时进行抗真菌经验治疗等。要特别注意是否存在必须进行干预的外科情况，积

极寻找感染灶，必要时进行引流、清创或其他外科处理。

急性感染症状、体征消失，体温和白细胞计数正常3天，可以停药。如果感染只是得到基本控制，并未完全消除，可以考虑停用或减少广谱、高效的药物，改用相对窄谱、价廉的抗菌药物，直到感染完全消除。

（黎沾良）

第三节 全身性感染

从病理和病理生理的角度，外科感染可分为局灶性感染和全身性感染（systemic infection），后者包括菌血症、“败血症”、脓毒症、严重脓毒症、脓毒性低血压、脓毒性休克等。

一、基本概念和定义

菌血症（bacteremia）的定义比较明确，是指细菌从感染原发灶或易感部位一过性或间歇性释放入血，诊断依据是血细菌培养阳性。败血症（septicemia）是指有全身性感染临床表现，且血中持续或反复培养出细菌或其他病原微生物（如真菌）。过去认为败血症的特征是细菌能在血循环中生长繁殖，现已明确，就血液中存在细菌而言，菌血症与败血症只有量的差别而没有本质的差别。败血症时血液中的细菌也是来自原发感染灶或易感部位，只是比菌血症时数量更大，释放得更经常。败血症的含义是全身性感染伴有菌血症，但实际上全身性感染可以不伴有菌血症，菌血症也不一定伴有全身性感染临床表现。这个名词沿用已久，至今仍不时出现在文献中，但因其含义不够确切，常造成理解上的混乱，近年已逐渐少用，许多学者主张完全废除这一名词。

脓毒症（sepsis）是指由细菌（或其他微生物如真菌，下同）引发的全身性炎症，因此，确诊必须具备两个条件：①有活跃的细菌感染的确实证据，但血培养不一定阳性；②有全身炎症的临床表现，即所谓全身性炎症反应综合征（systemic inflammatory response syndrome，SIRS）。SIRS的标准有四项，符合其中两项即可诊断：a. 体温 >38℃或 <36℃；b. 心率 >90 次 /min；c. 呼吸 >20 次 /min 或有过度通气致 $PaCO_2$<4.3(32mmHg)；d. 白细胞计数 >12 × 10^9/L 或 <4 × 10^9/L，或幼稚细胞 >0.10。“脓毒症”的表述并不确切，容易使人望文生义，理解为脓肿形成和化脓性细菌产生的毒素。事实性全身感染可以不伴有脓肿形成，而“毒”也主要不是直接来自化脓性细菌，而是指由细菌及其毒素激发机体防御系统产生的细胞因子和炎症介质。此外，这一名词没有反映出全身性炎症反应的存在，而过度的、失控的全身性炎症反应正是通向多器官功能障碍甚至衰竭的主要渠道，从而威胁病人生命。因此，近年不少作者主张使用全身性感染（systemic infection）这一名词。但全身性感染这一表述也远非完美，容易使人误解为全身各系统都发生感染。实际上多年来“外科脓毒症”已约定俗成地具有明确的含义，即外科严重感染伴有全身炎症反应的临床表现（如烧伤脓毒症），与“脓”“毒”并无必然联系。鉴于至今国内外文献仍普遍使用“脓毒症”一词，短期内还不可能将其废除，目前我们只需知道这两个名词指的是同一个临床综合征，可以通用。

以上概念和定义是美国胸科医师学会和危重病医学会（ACCP/SCCM）于1991年召开的联席会议上商讨、制定的。但在临床实践中发现SIRS诊断标准过于宽松，缺乏特异性，许多病情较轻的病人都可归入SIRS行列；而脓毒症的诊断（SIRS+感染）又过于简单。有鉴于此，美国、欧洲五个有关学会[美国胸科医师学会（American College of Chest Physicians，ACCP）、美国重症医学会（Society of Critical Care Medicine，SCCM）、欧洲危重病医学学会、美国胸科学会和外科感染学会]于2001年底又召开联席会议，决定不再强调原有的SIRS诊断标准，并修订了脓毒症的定义。新标准仍然包含了原有的四个项目，即体温、心率、呼吸或二氧化碳分压（PCO_2）和白细胞计数的变化，但增添了多项参数，见表8-4。

以上各项，哪项都没有特异性诊断意义，但每一项都可成为脓毒症的警示指标。

严重脓毒症（severe sepsis）或严重全身性感染，是指全身性感染伴有某些器官功能障碍、灌注不足（表现为少尿、乳酸血症等）或低血压等，实际上包括了感染性低血压和感染性休克。脓毒性低血压（sepsi-induced hypotension）特指全身性感染引起的低血压现象，即收缩压低于90mmHg或较原来水平降低 40mmHg 以上。脓毒性休克（septic shock）或感染性休克是指经恰当的液体复苏治疗低血压依然存在，或应用血管活性药物或正性肌力药物后血压虽然回升，却仍然存在灌注不足或器官功能障碍。

表 8-4 脓毒症诊断参数

项目	内容
一般表现	发热，寒战，心动过速，呼吸加快，白细胞计数异常
炎症指标	C 反应蛋白升高（编者注：>5mg/L），降钙素原（procalcitonin，PCT）升高（编者注：>0.5ng/ml）
血流动力学指标	心排血量增加，体循环血管阻力下降，氧摄取率下降
代谢指标	胰岛素需求量增加（编者注：高糖血症）
组织灌注改变	皮肤灌注变化，尿量减少
器官功能障碍	尿素氮及肌酐升高，血小板计数下降，其他凝血机制紊乱，高胆红素血症

二、主要病理生理变化

脓毒症实质上是感染引发的机体过度炎症反应或炎症失控的动态过程，不能简单地理解为细菌或毒素直接作用的结果。由于众多细胞因子和体液介质的复杂作用，它引起一系列深刻的病理生理变化，对病人的生命构成威胁。

1. 循环系统的变化　高动力循环是脓毒症最突出的血流动力学特征，表现为体循环（周围血管）阻力下降，心排血量异常升高和肺循环阻力增高，心率加快，血压在正常范围或偏低。但高动力即高流量循环并不意味着组织和细胞获得充足的氧和能量供应。相反，在严重全身性感染或感染性休克时，少尿、血乳酸水平升高和酸中毒都表明存在组织缺氧。

2. 呼吸系统的变化　全身性感染可在不同程度上引起急性肺损伤，其主要表现是肺组织炎症和通透性增加。这是过度的全身炎症反应导致组织细胞损伤在肺部的表现。肺是接受体静脉回流的巨大滤网，首当其冲地受到各种有害体液因子的打击，加上大量白细胞和血小板聚集于肺血管床，通过多种机制，引起肺毛细血管内皮细胞和肺泡上皮细胞损伤，使通透性增高，严重时甚至导致急性呼吸窘迫综合征（ARDS）。

3. 肾脏的变化　脓毒症病人可在较长时间内维持正常的肾功能，但由于炎症细胞的活化和炎症介质、细胞因子的释放，引起肾脏持续性缺血，肾小球滤过率降低，微血栓形成，使血液灌注更加不足。严重感染时使用有肾毒性的抗生素也是不容忽视的危险因素。一旦发生急性肾功能障碍，可能进展很快，血中尿素氮和肌酐急剧升高，尿量减少，液体潴留，常伴有高钙血症和酸中毒。

4. 肝脏的变化　严重感染时，肝功能障碍（转氨酶升高，血胆红素升高，凝血酶原时间延长）可能发生。如果危及肝脏维持能量代谢（糖原异生，蛋白合成）、免疫、凝血、组织修复等生命攸关的功能，大多会伴有其他器官的衰竭，病死率高达 60% 以上。

5. 胃肠道的变化　严重感染特别是感染性休克时，胃肠道血液灌注明显减少，造成黏膜缺血、缺氧和酸性代谢产物堆积，严重影响其屏障功能，导致肠道细菌和内毒素易位等一系列影响深远的不良后果，详见本章第七节肠源性感染。

6. 出、凝血系统的变化　脓毒症时会发生部分小血管凝血，机体力图借此将感染区域隔离，不使其扩散到全身。但严重脓毒症时，随着感染的扩散，过度的血管内凝血发展到全身，造成组织和器官的损伤。另一方面，感染造成的骨髓抑制使血小板数量减少，功能下降；肝功能障碍可造成纤维蛋白原匮乏；各种凝血因子水平可因大量输液过度稀释而降低；酸中毒可造成血管收缩无力；纤维蛋白溶酶原过度转化为纤维蛋白溶酶可造成血凝块溶解。所有这些，都可能使严重感染病人出现出血倾向，甚至发生弥散性血管内凝血（DIC）。

7. 代谢的变化　脓毒症的突出表现之一是持续高代谢状态：静息能量消耗显著增加，糖利用受限，出现高糖血症，蛋白作为主要能量来源迅速被消耗，导致负氮平衡和蛋白质营养不良，损害诸多器官的结构和功能，甚至发生多器官功能障碍和衰竭。

三、全身性感染防治原则

1. 采取综合措施改善病人的全身情况，增强对感染的防御能力，包括充分休息，纠正水、电解质和酸碱失衡，补充各种维生素和微量元素，必要时少量多次输新鲜血，纠正贫血和低蛋白状态，适当给予丙种球蛋白；同时加强护理；尽量减少侵入性诊疗操作等。

2. 及时正确处理各种原发感染灶，必要时果断进行引流、清创或其他必需的手术。

3. 合理使用抗菌药物　高度重视感染的病原学调查，不失时机地采集有关标本（渗出液、脓液、感染组织），进行涂片染色镜检、培养和药物敏感试验，尽早从经验性用药过渡到目标性用药。

4. 对严重感染病人，给予合理的营养支持。应根据"机体能用多少就给多少"的原则补充热量，不追求"高营养"，不必（也不可能）满足机体对热量的需求。要限制糖的入量，增加蛋白入量。还要注意补充有治疗作用的特殊营养底物如谷氨酰胺、精氨酸、ω-3 脂肪酸等，只要可能，尽量给予肠内营养或部分肠内营养。

5. 免疫调理　对于伴有免疫抑制的严重脓毒症病人，免疫刺激治疗有望改善预后。以 CD14+ 单核细胞人类白细胞抗原 -DR（HLA-DR）<30% 为阈值，可以筛选出此类病人。Volk 观察了 36 例 HLA-DR<30%、血浆 TNF 无活性超过 2 天的脓毒症病人，接受常规治疗者，病死率为 42%；加用 γ 干扰素治疗者，病死率为 20%。林洪远使用胸腺 5 肽（1mg，肌内注射，每天 1 次，7~10 天）治疗 20 例 HLA-DR<30% 的严重脓毒症病人，15 例存活，5 例死亡。存活组 HLA-DR 明显升高（27.7% vs 59.1%，P<0.001），死亡组 HLA-DR 虽有升高但不明显（21.1% vs 36.2%，P>0.05）。

6. 纠正凝血异常和控制炎症反应　严重脓毒症常与凝血功能障碍关联，凝血酶不但促进有害的小血管凝血，本身还是强效炎症介质。活化蛋白 C（activated protein C，APC）能减少凝血酶原酶合成，从而抑制凝血酶产生，同时发挥抗凝和抗炎双重作用。最近一项国际多中心Ⅲ期双盲临床试验表明，在 1 690 例严重脓毒症病人中，应用重组人类 APC（rh APC）组（850 例）的病死率比对照组（840 例）降低了 6.8%，特别是在高危组降低了 13%，显示了一定的的应用前景。

7. 糖皮质激素治疗　关于脓毒症时使用皮质激素的利弊得失，争论由来已久。皮质激素有调节血管舒缩反应、稳定溶酶体膜、减轻细胞损害、维持内环境稳定等作用，有利于逆转休克，提高短期存活率，但其对免疫的抑制作用又不利于感染的控制。目前倾向于认为，大剂量［氢化可的松 30mg/(kg·d)］短期（24~48 小时）冲击治疗不宜普遍用于脓毒症和 MODS，但脓毒性休克时有时可以考虑。小剂量（氢化可的松 50~100mg，每天 3 次或 10mg/h）持续泵入则或许有益。

8. 连续肾代替治疗（continuous renal replacement therapy，CRRT）的非肾衰性应用目的是通过超滤和吸附清除有害的炎性介质，从而减轻全身炎症反应，维持机体内环境的稳定。须采用大孔径滤器，进行大流量（>300ml/min）超滤，每日滤出量高达 75L 以上。近年此法应用日广，早期应用已收到确定的效果。它能够清除部分促炎症介质，但对抗炎症介质的清除情况尚未完全明了。CRRT 能否促使促炎 - 抗炎介质得到平衡，如何掌握终止治疗的指征，对预后的确切影响如何，尚有待深一步的研究去阐明。

（黎沾良）

第四节　软组织化脓性感染

一、急性蜂窝织炎

急性蜂窝织炎（acute cellulitis）是皮下、筋膜下或深部疏松结缔组织的急性化脓性感染。

【病因】

感染大多发生在皮肤或软组织损伤后，致病菌主要是溶血性链球菌和葡萄球菌，偶见大肠埃希菌。

【临床表现】

局部红、肿、热、痛，表面色暗红，界限不清，中央较周围色深，感染潜在且组织疏松者，肿胀明显，深部感染时局部肿胀不明显，但疼痛剧烈。急性蜂窝织炎易并发淋巴管炎、淋巴结炎等。伴产气性细菌感染时，局部可有捻发音。可有不同程度的全身症状，如畏寒、发热等。

【诊断】

主要依据局部症状作出诊断，需与丹毒鉴别。

【治疗】

1. 局部处理　炎症早期局部可做物理治疗，或外敷 50% 硫酸镁溶液、如意金黄散等，如有脓肿形成，则须切开引流。

2. 全身治疗　按感染程度选用口服抗生素，如第一代头孢菌素、左氧氟沙星等，或肌内注射、静脉滴注苯唑西林、氯唑西林、第一代头孢菌素等。

二、丹毒

丹毒（erysipelas）是皮肤及其网状淋巴管的急

性炎症。

【病因】

β- 溶血性链球菌从皮肤、黏膜的细小伤口侵犯皮肤、黏膜网状淋巴管引起。

【临床症状】

好发于下肢，炎症呈片状红疹、肿胀，边缘略隆起，界限清楚，用手指轻压，红色即可消退。局部有压痛。区域淋巴结常肿大、疼痛。随着局部炎症的发展，中央红色消退，脱屑。病人常有畏寒、发热。

【治疗】

局部可做物理治疗或外敷 50% 硫酸镁溶液、如意金黄散等。抗菌治疗效果相当显著，可用磺胺类药或肌注、静脉滴注大剂量青霉素或第一代头孢菌素。

三、痈

痈（carbuncle）是多个相邻毛囊和皮脂腺或汗腺的化脓性感染，或是由多个疖肿融合而成。

【病因】

病原菌主要是金黄色葡萄球菌，近几年来凝固酶阴性葡萄球菌的感染也日趋增多。其次为链球菌，但相当一部分为多种细菌的混合感染。

【临床表现】

痈好发于颈后部、背部，也可见于腹壁、上唇，常见于身体较衰弱或糖尿病病人。最初局部红肿、疼痛，呈一片紫红色炎性浸润硬结，病灶略高出皮肤，边界不清。随后表面出现多个脓头，中央部皮肤逐渐坏死、溃烂，形成粟粒样大小或更大的脓栓，脓栓脱落后中心部塌陷，形似“火山口”，溢脓血性分泌物。全身症状也较重，可有寒战、发热、乏力、食欲减退等。唇痈也有导致颅内海绵窦炎和血栓形成的危险。

【治疗】

1. 局部处理　早期可用 2% 莫匹罗星软膏、鱼石脂软膏、如意金黄散、玉露膏、50% 硫酸镁或 70% 乙醇外敷，超短波和紫外线照射对控制感染扩散、促进炎症消散有一定效果。小部分痈早期取出脓栓、换药后，坏死组织脱落，创面逐渐愈合。大部分病人尤其是病变范围大、多个脓栓破溃后呈蜂窝状时，常需手术切开引流。引流切口应做成十字形或卄形，长度超过病变范围，深达筋膜或筋膜下，切断所有纤维间隔。

2. 全身治疗

(1) 抗生素：原则上应根据药敏试验选择有效抗生素。一般可选青霉素、半合成青霉素、左氧氟沙星或头孢菌素等。应注意给予足够剂量和疗程。

(2) 支持疗法：通常给病人易消化、高能量流质饮食。严重感染者应注意营养支持，维持水和电解质平衡、酸碱平衡。

3. 糖尿病的治疗　对糖尿病病人应用降糖药控制血糖，有效治疗糖尿病。

四、坏死性筋膜炎

坏死性筋膜炎（necrotizing fasciitis）是皮下组织和筋膜进行性水肿、坏死并伴全身严重中毒症状的急性感染性疾病。感染沿筋膜组织快速、潜行蔓延，但并不累及肌肉组织。

【病因】

引起坏死性筋膜炎的原因较多，主要为各种创伤，如刺伤、挫伤、擦伤、昆虫叮咬、不清洁注射等导致局部感染；也有在某些空腔脏器手术、肛周脓肿引流、拔牙后发生坏死性筋膜炎者。常有多种致病菌，包括链球菌、葡萄球菌、革兰氏阴性杆菌、厌氧菌等。

【临床表现】

坏死性筋膜炎可发生在身体的任何部位，但以四肢尤其是下肢为多见，其次为腹壁、背部、臀部、会阴部和颈部。疾病早期，有时局部症状体征还比较轻微，但已有严重的全身中毒症状，如寒战、高热，因大片组织水肿致严重失水、水和电解质平衡紊乱、低蛋白血症、中毒性休克等，甚至并发多器官功能障碍或衰竭。60%~90% 的病人可出现贫血。

局部病变发展迅速，开始时受累皮肤轻微红肿，界限不清，触痛明显，局部发热，呈弥漫性蜂窝织炎表现。发病后 1~3 天，皮肤颜色逐渐发紫、发黑，出现散在水疱或血疱，溃破后露出黑色真皮层，同时皮下脂肪和筋膜水肿、发黑、液化坏死，坏死呈潜行状，伴有血性浆液性渗出，可有奇臭，有时皮下积气，并可继发皮肤坏死。通常不累及肌肉。

【诊断】

以下特征对诊断坏死性筋膜炎有参考价值：①皮下、筋膜广泛坏死，并向四周潜行扩散；②病变不累及肌肉；③严重的全身脓毒症症状；④创面渗液涂片染色或培养未发现梭状芽孢杆菌；⑤筋膜和邻近组织坏死和微血管栓塞。

采取病变处渗液或水疱液做涂片和细菌培养对诊断有重要意义。

【治疗】

1. 外科治疗　一经确诊，应立即手术，充分切开，彻底清除坏死的皮下组织和筋膜，边缘直到健康皮肤和皮下组织，不可姑息，否则病变会继续蔓延。

2. 抗生素治疗　应选择有抗厌氧菌作用的广谱抗生素或联合应用抗生素，如甲硝唑和头孢菌素、氯霉素和氨基糖苷类等合用。同时按临床反应和细菌培养、药敏试验结果调整用药。

3. 支持疗法　坏死性筋膜炎引起水肿、创面大量渗出等造成脱水、低蛋白血症和低血容量，必须注意维持水、电解质平衡并给予营养支持。

五、进行性细菌协同性坏疽

进行性细菌协同性坏疽（progressive bacterial synergistic gangrene）是一种发展缓慢的皮肤原发性坏死感染，因由 Meleney 首次描述，故又称 Meleney 溃疡。常发生于腹部、胸部手术切口边缘，尤其在缝线留置处或腹内脓肿或脓胸引流手术切口、结肠造口或回肠造口附近。微小外伤也是常见原因。

【病因】

常是多种细菌混合性感染，尤其是多种厌氧菌的混合感染。

【临床表现】

主要症状是伤口剧烈疼痛和压痛。局部炎症从皮肤微小病损开始，逐步进行性扩大。术后几天或数周后，伤口附近出现 1 个红肿硬结，2~3 周内硬结中心逐渐坏死，形成溃疡，但不形成局部脓肿，不侵及深筋膜，周围组织呈紫红色坏疽。溃疡逐渐增大，边缘常伴有散在卫星状小溃疡，皮肤坏死。病变可向深部发展，肌肉坏死呈腊肉状。本病进展缓慢，7~10 日才进展 1~2cm。全身中毒症状轻微，可有低热，但无寒战，无引流淋巴结肿大。

【诊断与鉴别诊断】

应取活检做需氧菌和厌氧菌培养，也可用免疫荧光抗体染色法及气相色谱法快速检测，均对诊断本病有意义。但必须与气性坏疽、坏死性筋膜炎、炭疽病相鉴别。

【治疗】

1. 手术治疗　局部彻底清创，广泛切除溃疡和周围病变组织，直至组织出血。

2. 抗生素治疗　原则上应使用广谱抗生素及联合用药。由于涉及多种需氧菌和厌氧菌，当一般抗生素疗效不好时，可考虑应用超广谱的碳青霉烯类，若出现耐甲氧西林金黄色葡萄球菌，宜用万古霉素。

3. 支持疗法　由于长期感染，病人营养不良，需加强全身性支持疗法，进高蛋白、高维生素饮食，必要时配合肠外营养，维持水、电解质平衡。

六、软组织非结核分枝杆菌感染

大部分非结核分枝杆菌（non tuberculosis mycobacteria，NTM）是腐物寄生菌，为机会致病菌，毒力弱，存在于自然环境中，如水、土壤、灰尘等，它主要引起肺部病变，但也能引起全身其他部位感染，如淋巴结炎、皮肤软组织感染、骨骼系统感染等。软组织 NTM 感染者多数有外伤、手术史，或有微小损伤，或有肌内、皮下注射史。

【临床表现】

NTM 感染有多种临床表现，受累组织不同，其临床表现也各异。皮肤及软组织 NTM 感染多发生在局部创伤后 2~3 周或更晚。可具有与结核病临床表现相似的全身中毒症状，如乏力、食欲不振等，体温可升高至 38℃左右，但也有全身情况良好者。局部红、肿、硬结，逐步形成脓肿，穿破后经久不愈，或时愈时破，或经抗生素治疗和切开引流后暂时愈合，但不久又破溃而形成多数慢性窦道。有报道病程长达数年不愈，而普通细菌培养阴性。

【诊断】

由于 NTM 为机会致病菌，故病人常存在易感情况，如免疫损害、恶性肿瘤，尤其是艾滋病。创口分泌物或坏死组织的抗酸染色涂片可能给出初步提示，但正确的菌型鉴别是诊断 NTM 感染的关键。菌型鉴定的方法仍以培养为基础，但阳性率低，费时很长。核苷酸探针杂交、高效液相色谱、气相色谱及以 PCR 为基础的自动 DNA 序列分析等，在分枝杆菌菌型鉴别上已表现出极大优势，但由于实验室条件的限制尚未能推广普及。

【治疗】

1. 抗 NTM 治疗　目前尚无统一方案。过去对 NTM 使用抗结核药，但多数 NTM 已有获得性耐药，故效果差。近年来有一些新的抗分枝杆菌药，如利福霉素类的利福喷丁，喹诺酮类的氧氟沙星、司氟沙星，大环内酯类的克拉霉素、罗红霉素，还有亚胺培南（泰能）、头孢西丁、阿米卡星等。在抗 NTM 治疗时，为延迟耐药，提高疗效，多数主张联合应用抗菌药物，有人主张用 4~6 种药联合化疗，且用药时间要长，在抗酸杆菌转阴后继续治疗 18~24 个月。但使用过程中须注意药物不良反应。

2. 局部处理 对软组织NTM感染，强调局部彻底切开引流，切除坏死组织、肿块、肿大的淋巴结，但需要在充分抗菌治疗的基础上进行，否则复发难以避免。

3. 免疫治疗 对于抗NTM治疗不敏感者（尤其合并艾滋病时），除联合用药外，尚需免疫增强治疗。

（黎沾良）

参考文献

[1] 华积德. 现代普通外科学[M]. 北京：人民军医出版社，1999: 154-183.

[2] 汪复，朱德妹，胡付品，等. 上海地区细菌耐药性监测分析[J]. 中华医学杂志，2001, 81(1): 17-20.

[3] 肖永红，王进. 2006—2007Mohnarin细菌耐药监测报告[M]. 天津：天津科学技术出版社，2008: 16-53.

[4] 申正义，王洪波，孙自镛. 湖北地区外科感染常见致病菌1314株耐药性监测分析[J]. 中华普通外科杂志，2001, 16(4): 221-223.

[5] 杨启文，王辉，徐英春，等. 腹腔感染细菌流行病学调查[J]. 中华普通外科学文献，2009, 3(5): 427-433.

[6] 黎沾良. 现代危重病学[M]. 合肥：安徽科学技术出版社，1998: 132-144.

[7] 林洪远，郭旭生，姚咏明，等. CD14$^+$单核细胞人类白细胞抗原-DR预测脓毒症预后及指导免疫调理治疗的初步临床研究[J]. 中国危重病急救医学，2003, 15(3): 135-138.

[8] GILBERT D N, MOELLERING Jr R C, ELIOPOULOS G M. The Sanford Guide to Antimicrobial Therapy [M]. 37th ed. Sperryville: Antimicrobial Therapy Inc, 2011 2012, 2-39, 52-54, 58-60.

[9] ACCP-SCCM Consensus Conference. Definitions of sepsis and multiple organ failure and guidelines for the use of innovative therapies in sepsis [J]. Crit Care Med, 1992, 20: 864-874.

[10] VINCENT J L. Sepsis definitions [J]. Lancet Infect Dis, 2002, 2(3): 135.

[11] VOLK H D, REINKE P, KRAUSCH D. Monocyte deactivation—rationale for a new therapeutic strategy in sepsis [J]. Intensive Care Med, 1996, 22(Suppl 4): S474-S481.

[12] BERNARD G R, VINCENT J L, LATERRE P F, et al. Efficacy and safety of recombinant human activated protein C for severe sepsis [J]. N Engl J Med, 2001, 344(10): 699-709.

第五节 厌氧菌感染

一百多年前，已有学者发现有一种菌，接触空气后很快失去活性，一般细菌培养法未能生长。由于无法鉴定，或者认为只是死菌，未予重视。所以在医学历史上，有很长一段时间，外科医生对厌氧菌的认识限于气性坏疽、破伤风、肉毒梭菌等有芽孢的厌氧菌。实际上厌氧菌分为芽孢厌氧菌和无芽孢厌氧菌两大类，后者在临床感染中更为多见，也是曾长年被忽略者。这一重要的遗漏是随着厌氧培养技术的发展，才被认识。我国复旦大学附属中山医院、陆军军医大学西南医院烧伤研究所等单位是较早开始此项培养的单位，从培养结果均曾惊叹无芽孢厌氧菌在临床检材中的广泛存在。复旦大学附属中山医院213份外科感染的脓液培养，无芽孢厌氧菌的检出率为61.4%；大多数为无芽孢的类杆菌（81.4%），最多见于膈下脓肿、阑尾脓肿、肛旁脓肿和其他腹腔脓肿。陆军军医大学西南医院烧伤研究所161份外科检材中，阑尾脓肿或坏疽性阑尾炎厌氧菌的检出率为98%；腹腔脓肿为79%；胆道感染为51%；口腔感染为83.8%；6例脓胸均阳性；5例脑脓肿有4例阳性。厌氧菌的培养除要求有特殊设备（含特殊气体）外，在取材、送检、培养基等方面均有特殊要求，一个环节的疏忽，都将影响检出的结果；检测程序也较复杂，至今将厌氧菌培养列入日常工作者，在国内外均少，因而出现了卫生行政部门的要求：如日本要求500张床位以上的医院，我国要求三级甲等医院都要开展厌氧菌培养。外科领域中涉及厌氧菌感染者非常突出，更应重视。

一、无芽孢厌氧菌感染

据merck研究所资料（1992），无芽孢厌氧菌在外科疾病中的检出率颇高（表8-5）。

表 8-5 外科疾病厌氧菌检出率

病种	厌氧菌检出率/%	病种	厌氧菌检出率/%
脑脓肿	89	肝脓肿	52
吸入性肺炎	75	盆腔脓肿	88
肺脓肿	90	结肠术后切口感染	85
脓胸	72	皮肤脓肿	60
腹腔脓肿	89	压疮	63
阑尾脓肿	96	糖尿病足部溃疡	63

【病因与发病机制】

无芽孢厌氧菌(non-spore anaerobic bacteria)是正常人体数量最大的菌群,栖息于皮肤、口腔、肠道、阴道和其他黏膜,和需氧菌等维持一种生态平衡。在上述部位其菌量远远大于其他菌种,如肠道之菌量和需氧菌(含兼性厌氧菌)的比例是 1 000 : 1,所以在粪便中 99.9% 是厌氧菌。既往在腹腔感染手术时,所闻及的粪臭味,曾长期被外科医生误认为是大肠埃希菌,实际上大肠埃希菌只是混合存在,并无特殊气味,粪臭味系来自厌氧菌。阴道、口腔等处也是大量厌氧菌常驻的部位。当上述部位解剖屏障遭受损害、血循环障碍、组织坏死或微生态失衡时,一些厌氧菌就可引发严重感染。常规进行厌氧菌培养的医学中心报道:无芽孢厌氧菌引致的菌血症曾占该院总菌血症数的 9%~10%,病死率和大肠埃希菌相近。无芽孢厌氧菌不易在有氧环境中生存,所以其来源为人体本身,即内源性感染。腹腔、会阴部感染之所以经常存在厌氧菌,与肠道相关;口、鼻、颊部感染、吸入性肺炎与口鼻腔常驻该菌相关;妇科感染又与阴道常驻厌氧菌相关;其他部位如软组织则常因局部缺血、深部存在坏死组织,以致局部氧分压低,氧化还原条件差,为厌氧菌的生长、繁殖提供了良好的条件。以体表烧伤为例,其创面暴露,按理厌氧菌感染的可能性应较小,但在电接触伤(常伴深部肌肉坏死)、环状Ⅲ度烧伤(因焦痂压迫,常伴局部循环障碍或肌肉坏死),据陆军军医大学西南医院烧伤研究所的资料,厌氧菌的检出率达 48%,病情急而凶险。无芽孢厌氧菌的种类数以百计,但临床最常见的病原菌为革兰氏阴性的类杆菌属(*Bacteroides*)、梭杆菌属(*Fusobacterium*);革兰氏阳性的消化球菌属(*Peptocouccus*)和消化链球菌属(*Peptostreptococcus*)等。外科感染中虽有单纯的厌氧菌感染,但更多见的是同时存在需氧菌的混合感染,两类细菌的混合存在有其协同致病的作用,需氧菌消耗氧、破坏组织,为厌氧菌的生长、繁殖创造了条件;厌氧菌(如常见的脆弱类杆菌)可产生多糖体包膜,抵制白细胞的吞噬和抗生素的作用。两类细菌的协同作用,使组织坏死增多,而且倾向于形成脓肿。上野一惠对大鼠腹腔分别接种肠球菌与多形类杆菌,腹腔脓肿的发生率为 20%~30%;但同时接种两种菌后,腹腔脓肿的发生率升高至 90%。

【临床表现与诊断】

由于感染部位的不同,临床表现有所不同。全身性感染的临床表现如寒战、发热、脓毒性休克等与一般细菌性脓毒症很难区别,特别是此类感染有 2/3 以上为混合性感染。确诊需要实验室的配合,尽管有现代设备与技术,但厌氧菌培养的结果最快也需 1 周左右。因此,根据本病的发病机制与病原菌的一些特点进行早期诊断至关重要。下列线索可供临床参照:①本症属内源性感染,外科医生如能对人体各部位的常驻菌有所认识,根据创伤或手术部位,可以预见此类细菌感染的可能。如肠胃道穿孔,结肠手术,会阴部感染,吸入性肺炎,口腔、颌部坏死性炎症,深部肌肉坏死和脓肿等,十之八九有厌氧菌的存在。②分泌物呈恶臭是本症一大特点。③本症倾向于形成脓肿,抽出的脓液在普通培养中无菌生长(以往曾误称为无菌性脓肿),革兰氏染色却有菌存在者,常为厌氧菌。④局部明显存在缺血因素、深部有坏死组织、异物者。⑤组织间有气体出现,皮下有捻发音者,存在厌氧菌感染的可能性大。至于实验室的确诊,从取材开始即应注意:必须深部取材;深部抽取液体标本时,应将注射器内的空气排空;检材收集于密闭容器,迅速送至有经验的实验室,接种于特殊培养基,孵育于无氧环境(一般含 N_2 80%、CO_2 10%、H_2 10% 的混合气体)。某一环节的疏忽都难获得正确的结果。

【预防】

本症纯属内源性感染。人体不可能无菌,此类厌氧菌多栖息于各种黏膜。保护黏膜屏障的完整;维护细菌的微生态平衡;尤应注意及时纠正全身与局部的缺血、缺氧,清除深部坏死组织与异物等至关重要。

【治疗】

外科手术辅以抗生素治疗。此中居首位的应为外科手术。如肠道穿孔,及时修补肠壁、灌洗腹腔;深部坏死组织或失活组织、异物的及时清除;闭合性腔隙的感染(如脓胸、深部脓肿)的引流;软组织缺血部位的血运重建等。由于临床对腹腔等处感染认识的提高，在抗生素应用方面，已常加用抗厌氧菌药物，如甲硝唑。近年来，许多制药部门注意开发能兼顾需氧与厌氧菌的广谱抗生素，如第二、三代头孢菌素、泰能（伊米配能 / 西司他丁）、舒普生（头孢哌酮 / 舒巴坦）、哌拉西林 / 他唑巴坦、替卡西林 / 克拉维酸等。

二、梭状芽孢杆菌肌坏死（气性坏疽）与蜂窝织炎

梭状芽孢杆菌（clostridia）是厌氧性、能形成芽孢的革兰氏阳性杆菌。已知的梭状芽孢杆菌不下几十种，其中重要的有产气荚膜梭菌、恶性水肿杆菌、腐败杆菌和溶组织杆菌等。感染发生时往往不是单一细菌，而是几种细菌的混合。各种细菌又有其生物特性，根据细菌的组合和主次，临床可出现差别，有产气突出者、有水肿突出者。

【病因与发病机制】

这类菌虽属厌氧菌，但能以芽孢的形式在自然界中长期存活，所以广泛存在于泥土和人畜粪便中，在意外创伤的情况下，污染此类细菌的机会很大，但真正发生感染者甚少，这是因为这类细菌的生长繁殖必须依赖一定的条件，即有较广泛的失活组织和缺血、缺氧的环境。在低血容量休克、组织血流灌注不良时，又伴有深部组织坏死，如严重挫压伤、开放性骨折伴有血管损伤、止血带使用时间过长，特别是靠近肛门的大腿根部与臀部等处的外伤，很易并发梭状芽孢杆菌感染。

这类梭状芽孢杆菌主要为组织毒性，在适合的环境中病原菌可迅速生长繁殖，可产生十几种有害于人体的外毒素和酶，如卵磷脂酶、胶原酶、溶纤维蛋白酶、透明质酸酶、脱氧核糖核酸酶等。α 毒素主要是外毒素，是一种卵磷脂酶，可引发溶血与广泛的内脏损害。此外，有的酶可使细菌易于穿透组织间隙迅速扩散；有的酶通过脱氮、脱氨、发酵的作用而产生大量不溶性气体如硫化氢、氮等，气体积聚在组织间，并散发恶臭味；有的酶能使细胞坏死、渗出、产生恶性水肿。由于气体与渗液混杂，局部张力急剧增加，压迫微血管，进一步加重组织的缺血、缺氧，更有利于病原菌的生长繁殖，这种恶性循环使感染急剧扩散，组织进行性坏死，病情急剧恶化。

【临床表现】

此类感染根据其感染部位与感染程度，区分为蜂窝织炎与肌坏死，前者发生于浅部伤口，多在伤后 3 日之后发生，感染沿筋膜上广泛扩散，渗出液为浆液性、棕色，皮下可积气泡，有捻发音。中毒症状不如肌坏死者严重，但如不及时处理，可发展为筋膜下肌炎，全身中毒症状加剧，病死率可达 20%。

严重扩散性肌坏死属筋膜下型，并发此症最早为伤后 8~10 小时，最晚为 5~6 日。临床特点为病情急剧恶化，烦躁不安，并有恐惧感；皮肤、口唇变白，大量出汗，脉率加快，体温上升，随着病情发展，可出现溶血性贫血、黄疸与脓毒性休克。局部表现有其特点：主诉伤肢沉重、胀痛、并持续加重，疼痛程度显然超过伤口所能引起者，镇痛药不能奏效；局部肿胀与创伤引起的一般肿胀也不成比例，并迅速向上下蔓延，速度可以小时计。由于局部的张力，皮肤受压而发白，浅部静脉回流受阻，皮肤表面可呈现大理石样斑纹，如有伤口，大量浆液性、棕色渗液可渗湿厚层敷料，死耗子味。局部探查：筋膜张力增高，切开筋膜时，肌肉迅速膨出，红砖色，失去收缩力，切面可不出血。病人可在 12~20 小时内全面崩溃，常在 24~48 小时内死亡。

【诊断】

梭状芽孢杆菌肌坏死（clostridial myonecrosis）（气性坏疽 gas gangrene）多有较严重的外伤史，伤后局部出现不同寻常的胀痛，又无一般的红、热反应，但局部肿胀持续加重，急剧出现脓毒症症状，如烦躁不安、脉速、出汗等，是梭状芽孢杆菌肌坏死的早期病征；渗出液或吸出液的涂片染色发现大量的革兰氏阳性梭形芽孢杆菌，但几乎没有多形核白细胞是其特点；X 线检查在肌群间出现气体等可助诊断。梭状芽孢杆菌蜂窝织炎局限于皮下组织，沿筋膜迅速扩散，但不侵犯肌肉，也有浆液性渗出与恶臭，较易出现气泡，但皮肤变白、明显肿胀者少见，中毒症状与病情发展都不如肌坏死之急剧。如为厌氧性链球菌感染，涂片染色检查可发现革兰氏阳性链球菌。

【预防】

本症的发生有一些规律性，对容易发生此类感染的创伤应特加注意。如开放性骨折合并大腿、臀部广泛肌肉损伤或挤压伤者；有重要血管损伤或继发血管栓塞者；用止血带时间过长、石膏太紧或早期清创不彻底进行缝合的病史者。预防的关键是尽早彻底清创；包括清除失活、缺血的组织；尽可能彻底去除异物特别是非金属性异物，对深而不规则的伤口应充分敞开引流，避免死腔的存在；筋膜下张力增加者，应早期进行筋膜切开减张等，对伴有软组织广泛损伤的开放性骨折，清创后不宜早期缝合。此外，由于挫伤、压榨伤的软组织，在早期较难

判定其活力，在这段时间内，要密切观察。对腹腔穿透性损伤，特别是结肠、直肠、会阴部创伤，应警惕此类感染的发生，因为这类细菌是人类肠道中的常驻菌。对上述病人早期使用大剂量青霉素或甲硝唑等有其指征。根据美国的报道，第一次世界大战时，气性坏疽的发生率为 1.5%；第二次世界大战降至 0.7%；朝鲜战争进一步降至 0.08%；越南战争又有所下降，其主要经验就是早期充分清创与血流的重建，说明本症重在预防，而且是可以预防的。

【治疗】

梭状芽孢杆菌肌炎或肌坏死的诊断一经成立，治疗措施需立即开始，越早越好，不但可挽救病人生命，而且也可减少组织坏死或降低截肢率。主要措施有三：

1. 急性清创　如上所述，组织破坏与毒素的吸收与时俱增，必须急症处理。术前准备应包括静脉滴注大剂量抗生素（青霉素）、输血等。准备时间应尽量缩短，一般不要超过 30~45 分钟。可选用氯胺酮静脉麻醉。由于深部病变往往超过表面显示的范围，故术中应充分暴露、探查，要彻底清除变色、不收缩、不出血的肌肉。因细菌扩散的范围常超出肉眼病变的范围，所以应整块切除肌肉，包括肌肉的起止点。如感染限于某一筋膜腔，应切除该筋膜腔的肌群。如整个肢体已广泛感染，为挽救生命，应果断进行截肢以挽救生命。如感染已超过关节或截肢平面，其上的筋膜腔应充分敞开，密切观察，必要时还要连续清创。

2. 大剂量应用抗生素　抗生素对这类感染有特殊的治疗作用，因这类感染属于急性扩散型的感染。厌氧菌的培养特别是药敏试验，需要专门的设备与技术，很难普遍做到，而且时间不允许。根据多数实验室的材料，在现有抗生素中可选青霉素、甲硝唑或其他广谱抗生素。青霉素剂量要大，每天应在 1 000 万 U 以上。氨基糖苷类抗生素（如卡那霉素、庆大霉素等）已证实对此类细菌无效。

3. 高压氧治疗　目的是提高组织间的含氧量，造成不适合细菌生长繁殖的环境。这一辅助治疗已被重视。Hitchcock（1975）在同样清创与使用抗生素的情况下，对 89 例气性坏疽病人辅以高压氧治疗，治愈率 78.2%；而未用高压氧治疗者 44 例，治愈率 55%。第三军医大学高压氧舱曾对经细菌学证实的 11 例气性坏疽（年龄 21~50 岁）进行高压氧治疗（同时局部彻底清创、全身使用大剂量青霉素）。方法是：3 个大气压纯氧下每次吸氧 20 分钟，间隔 8 小时；第 1 个 24 小时治疗 3 次，以后每 12 小时治疗 1 次，共 3 日。结果：显效者 6 例；明显进步者 4 例；1 例无效（此例 50 岁，晚期入院、昏迷）。所以，有条件者应争取进行高压氧治疗。

4. 其他疗法　应用较多的是用过氧化氢溶液持续滴注伤口，以增加组织间的含氧量。其方法是在伤口深处留置导管，用线固定于伤口边缘，并接于盛有 1% 过氧化氢等渗盐水的输液瓶，以每分钟 8~10 滴的速度持续滴入，伤口用过氧化氢溶液纱布湿敷，以此保持局部的有氧环境，并有利于引流。一般为 3~5 日至伤口感染控制为止。此外，全身支持疗法包括多次输血、纠正酸中毒、保护脏器功能等。气性坏疽抗毒血清防治效果不佳，且有过敏反应，现已不用。

5. 厌氧菌性蜂窝织炎的处理　及时切开、减张、充分引流，切去肯定的坏死组织，加上抗生素治疗，预后较好。气体弥散范围可以相当广泛，不必根据气体弥散范围过分切开，更不能贸然进行截肢。

6. 病人接触过的污物、敷料的处理　应单独收集或废弃或消毒。有芽孢细菌的煮沸消毒，需 1 小时以上。

三、破伤风

破伤风（tetanus）在外科感染中是一种急性特异性感染。预后严重，但可以预防。

【病因与发病机制】

致病菌是绝对厌氧、梭形芽孢杆菌属中的破伤风梭菌，革兰氏染色阳性，形态细长，菌体顶端形成圆形芽孢，外形如火柴棒。正常存在于人畜的肠道，随粪便排出体外，以芽孢状态广泛分布于自然界，尤以土壤中，对环境有很强的抵抗力，所以在创伤伤口的污染率很高，但破伤风发生率只占污染者的 1%~2%，明显说明发病机制有赖于伤处的条件，主要的条件是组织缺氧。在组织缺氧时，破伤风梭菌的芽孢可发育为增殖体，迅速繁殖过程中，产生大量的外毒素，外毒素有痉挛毒素和溶血毒素，前者为神经毒性，后者为组织毒性，但临床表现以神经毒性为主。所以，菌体本身及其外毒素在局部并不引起明显的改变，局部可无明显的炎症或感染征象，但痉挛毒素可经血液或淋巴循环吸收、布散，到达脊髓前角灰质或脑干的运动神经核，结合于神经细胞的突触，抑制突触释放抑制性的传递介质。运动神经因失去中枢的抑制，兴奋性增强，表现为横纹肌的紧张收缩与阵发性痉挛，痉挛性毒素也因之得名。毒素也可影响交感神经，引致大汗、血压波动和心率增快等。

基于其发病机制，在各种外伤中，应特别注意污染重的火器伤、开放性骨折、盲管外伤、伤口虽小但深的木刺或含铁锈的刺伤、面积虽小但深的烧伤、消毒不良的新生儿脐带残端与人工流产等。深部残留坏死组织、血块充塞、伤口填塞过紧、局部供血差时，都为该菌生长、繁殖提供了缺氧环境，如同时又混合其他需氧菌感染，后者进一步消耗残留的氧气，使本症更易发生。

【临床表现】

潜伏期不一，短者1天，长者达50天，也有发生在摘除多年留于体内的异物时，如弹片等。但一般发生于伤后5~10天；新生儿破伤风多数发生在断脐带后的7天左右，所以有七日风之称。潜伏期越短者，预后越差。

前驱症状有全身不适、乏力、头晕、头痛、咀嚼无力、咬肌酸胀、扯痛、反射亢进等。接着出现肌肉紧张性收缩，阵发性痉挛，最先出现在咬肌，随后为面部表情肌，颈项、背、腹、四肢肌肉，最后为膈肌、肋间肌。相应出现张口困难至牙关紧闭、咧嘴苦笑；颈强直，头后仰；背、腹肌收缩，因背部肌群较有力，躯干因而扭曲呈弓形，结合四肢痉挛，形成角弓反张或侧弓反张；膈肌受影响后，发作时面唇青紫，呼吸困难甚至暂停。上述发作可因轻微的光、声、接触、饮水等而诱发。发作越频繁，病情越严重。发作时表情痛苦，但神志清楚，发作时间由数秒至数分钟不等。括约肌痉挛可引起尿潴留或便秘。吞咽困难致摄入营养障碍。持续的呼吸肌、膈肌与声门痉挛，可因窒息死亡。并发肺炎时，可出现高热。病程一般为3~4周。如处理适当，症状可逐渐减轻。痉愈后仍有一段时间的局部肌肉紧张或反射亢进。

【诊断】

有外伤史并有上述特殊的临床表现，一般不易漏诊，困难在于早期诊断。凡有伤口，出现肌肉僵硬或痉挛者，应疑诊。与其他脑膜炎的区别为虽有颈强直，但无阵发性痉挛；一般无高热、无喷射性呕吐，神志和脑脊液无异常。狂犬病有动物咬伤史，以咽肌痉挛为主。扁桃体周围炎或咽后脓肿虽有牙关紧闭，但有局部感染的其他表现。伤口培养阴性不能否定诊断。

【预防】

破伤风是可以预防的疾病。由于破伤风梭菌绝对厌氧（专性厌氧菌），其生长繁殖必须有缺氧的环境，因此，创伤后早期彻底清创，敞开引流，改善局部循环，是预防破伤风发生的关键；此外，还可通过人工免疫，产生较稳定的免疫力。人工免疫有自动和被动两种方法。

1. 自动免疫法　是以破伤风梭菌经多代的特殊培养所产生的类毒素作为抗原，注射人体后，可产生相当多的抗体。这种类毒素无毒性，也不致发生血清性过敏反应。近代战争中已证明其作用可靠。具体方法是：前后共注射3次。每次0.5ml。第1次皮下注射（现用吸附精制破伤风类毒素）后，间隔4~8周，再进行第2次皮下注射，即可获得"基础免疫力"；如在1/2~1年后进行第3次强化注射，就可获得较稳定的免疫力。这种免疫力可保持10年，随后5年追加注射1次（0.5ml），便能保持足够的免疫力。有基础免疫力的伤员，伤后只要皮下注射类毒素0.5ml，便可迅速强化机体的抗破伤风免疫力，不需要注射破伤风抗毒素。

2. 被动免疫法　对伤前未接受自动免疫的伤员，皮下注射破伤风抗毒素（TAT）1 500~3 000U。因为破伤风的发病有一潜伏期，尽早注射有预防作用，但其作用短暂，有效期为10日左右，因此，对严重创伤，潜在厌氧菌感染威胁的病人，可在1周后追加注射1次量，比较可靠。抗毒血清易发生过敏反应，注射前必须进行皮内敏感试验。如过敏，应按脱敏法注射。

【治疗】

处理伤口以清除毒素的来源；中和游离的毒素；控制和解除痉挛；保持气道通畅，防治并发症等是治疗的几项要点。

凡能找到伤口，应在抗毒素使用后，在良好麻醉、控制痉挛下进行病灶清理，清除坏死和不健康组织，敞开伤口、充分引流，局部可用过氧化氢溶液冲洗。应予注意，有时伤口看上去已愈合，往往在痂下仍有窦道或潜行死腔。

破伤风抗毒素的应用，目的是中和游离的毒素，所以只在早期有效。毒素已与神经组织结合，则难收效。一般用量是1万~6万U。静脉滴入应稀释于5%葡萄糖溶液中，缓慢滴入。用药前应做皮内过敏试验。连续应用或加大剂量并无意义，且易招致过敏反应和血清病。近年来已有破伤风人免疫球蛋白问世，也只在早期应用有效，一般只用1次，剂量为3 000~6 000U。

病人入院后应住单人暗室，避免光、声等刺激；避免骚扰病人；据情可交替使用镇静、解痉药物，以减少病人的痉挛和痛苦。可供选用的药物有：地西泮，成人每日3次，每次10~20mg；也可用苯巴比妥0.1~0.2g肌注；10%水合氯醛溶液，口服剂量每次

10~15ml，保留灌肠量每次 20~40ml。重者可用氯丙嗪 50~100mg，肌注或稀释后静滴，但低血容量时忌用；痉挛发作频繁不易控制者，可用 2.5% 硫喷妥钠溶液缓慢静注，每次 0.25~0.5g。

注意防治并发症。主要并发症在呼吸道，如窒息、肺不张、肺部感染；此外，要防发作时掉床、骨折、咬伤舌等。对严重病人，尽早进行气管切开，以便改善通气，清除呼吸道分泌物，必要时可进行机械辅助呼吸。气管切开病人应注意做好呼吸道管理，包括气道雾化、湿化、冲洗等。也要定时翻身、拍背，以利排痰，并预防压疮。专人护理；防止意外；严格无菌技术，防止交叉感染。

由于病人不断阵发痉挛，出大汗等，故每日消耗热量和水分丢失较多。因此要十分注意营养（高热量、高蛋白、高维生素）补充和水与电解质平衡的调整。必要时可采用鼻饲、胃造口和静脉营养。

是否应用抗生素有不同意见，较多认为短期应用青霉素、甲硝唑有防治作用，但时间不宜太长。已并发肺部感染时，针对致病菌选用有效抗生素。

四、放线菌病

放线菌病主要由衣氏放线菌（*Actinomyces israelii*）引起的慢性肉芽肿性疾病。除化脓、形成脓肿外，其特点是可形成多发性慢性窦道。

【病因与发病机制】

衣氏放线菌是革兰氏阳性无芽孢的厌氧菌，属口腔的正常菌，以裂殖的方式繁殖，常呈分支状，断裂后，形似类白喉杆菌。常见于牙龈、齿垢与扁桃体。当全身、局部防御功能下降时，可侵入组织，混合感染，常发生于成人。面颈部病变最常见的原因是拔牙后的并发症；肺部病变多来自吸入口腔分泌物；腹腔内病变多由憩室或阑尾黏膜破口所引致。病灶的特点是硬结状，其中有多发性小脓肿并互相交通，周围形成慢性肉芽组织。一般只向邻近组织慢性扩展，偶见有血行扩散的报道。

【临床表现】

1. 颈面部放线菌病　通常以小块扁平的硬性肿物，出现于口腔黏膜下、颈部皮下、颌骨骨膜下，继而软化形成窦道或瘘管，分泌物稠厚，含有典型的黄色硫磺样颗粒。可直接蔓延至颊部、舌、咽、唾液腺、颅骨和脑膜。

2. 胸部放线菌病　放线菌经呼吸道吸入，可侵蚀支气管、肺和胸膜，形成脓胸、支气管胸膜瘘或胸壁慢性窦道。肺部受累后，可出现胸痛、发热、咳嗽，应与肺结核鉴别。

3. 腹部放线菌病　侵犯小肠（盲肠、阑尾）、腹膜，出现腹痛、发热、呕吐和腹部包块，如侵犯腹壁则可出现窦道或瘘管。

4. 其他　偶见报道者有因子宫内避孕器引发的局部放线菌病。

【诊断】

根据临床表现，此外有白细胞计数升高，血沉加快。脓、痰和分泌物中可发现典型的硫磺样颗粒。将颗粒置玻片上，轻压，革兰氏染色或加两滴氢氧化钾溶液，显微镜下可发现革兰氏阳性呈放射状的菌丝。菌丝在组织内呈嗜伊红染色。肺部病变需借助 X 线检查，要与肺结核、肿瘤鉴别。腹内病变常发生的部位是回盲部，除非剖腹探查，或腹壁出现瘘管，否则难以诊断。

【治疗】

本病发展一般较慢，但疗效与早期诊断密切相关，胸部、腹内病变尤应注意。治疗以手术切除与抗生素相结合。因硬变部较广，有时需进行多次手术。术中出血多，应有所准备。抗生素中青霉素、四环素等均有效，但因病变部位的纤维变性重，药物进入较难，因此，多主张开始时应大剂量，如青霉素 1 000 万 U/d，静脉滴注，1 周后可改用口服药，明显治愈后，治疗还需持续数周，以防复发。

五、伤口肉毒症

【病因与发病机制】

伤口肉毒症是伤口感染肉毒梭菌（*Clostridium botulinum*）引起的一种神经肌肉性中毒。其机制是毒素阻滞神经肌肉结合处乙酰胆碱的释放，导致肌肉麻痹。肉毒症多见于吃进被该菌或其毒素污染的食物，如不合格的罐头食品，属于食物源型的中毒。伤口肉毒症则属于创伤型，该菌的芽孢分布于泥土或动物粪便中，据知已有国家用之生产生物武器。因伤口感染该菌，在有适合的条件下繁殖生长，产生毒素，导致的严重毒血症。与食物中毒不同之处，在于无食物中毒的流行病学背景，胃肠道症状不明显，但神经肌肉中毒的机制相同。肉毒梭菌是一种厌氧的、能形成芽孢、粗大的革兰氏阳性杆菌，已知能产生 7 种不同抗原性的毒素（A、B、C、D、E、F、G），但使人类中毒的往往是 A、B、E 或 F 型毒素，其中 A 型和 B 型是毒性很高的蛋白质。伤口污染肉毒梭菌后，是否产生临床症状，也取决局部组织的氧化还原电位（eH）。局部氧张力低下，提供了该菌生长繁殖的条件，从而产生上述毒素。

【临床表现】

潜伏期为4~14天，一般为7天。除胃肠道症状不明显外，神经毒性症状与食物源性相似。典型的神经病征始自脑神经，继之为下行性运动神经麻痹。开始出现复视、视力下降、上睑下垂、眼调节功能障碍，瞳孔对光反应减弱，语言障碍、吞咽困难，继而下行性运动障碍。如躯干和四肢肌无力等，常呈对称性，但无感觉或意识障碍，临终前仍神志清楚；一般不发热(除非因吞咽困难并发吸入性肺炎)，血、尿、脑脊液检查一般正常。

【诊断】

根据上述临床表现，特别是神经肌肉功能的失调，有外伤史，伤处有厌氧菌生长繁殖的条件。伤口深部取材检出该菌等，可供诊断。需要与重症肌无力、脊髓灰质炎、脑梗死等鉴别。

【治疗】

伤口肉毒症的治疗，仍应以清创为主，清除坏死组织，改善局部缺血、缺氧的条件，避免肉毒梭菌的进一步生长繁殖。抗毒素治疗：一旦明确诊断，可采用精制肉毒抗毒素（含A、B、E型肉毒抗毒素），或多价抗毒素（A、B、C、D、E、F型）进行治疗。抗毒素对已结合的毒素已无能为力，神经损害也难以复原，但本症的毒素可在血液中游离存在一段时间，应用抗毒素有一定作用，目前唯一的制品为马血清制品，仍应注意过敏反应与血清病，需要权衡其利弊。对生命威胁最大的是呼吸功能障碍与并发吸入性肺炎等，需要进行重症监护；必要时气管切开，辅助呼吸。

（肖光夏）

第六节　外科病人的真菌感染

由于抗生素的广泛应用，临床支持疗法的进步，使危重病人的生命得以延长，真菌感染（fungal infection）在外科感染中日渐增多。临床漏诊、误诊者多，尤其是深部真菌感染，多数在尸检时才发现，国内外的实例甚多，值得引起外科医生重视。

【病因与发病机制】

真菌广泛分布于自然界，种类多，但能引起人类致病者只十几种，在外科感染中，念珠菌、曲霉菌、毛霉菌、新型隐球菌这几种应特加注意。

真菌通常存在于正常人的口腔、呼吸道、肠道及阴道，是较典型的条件致病菌。致伤的因素或条件可归纳为下面几点：①抗生素大量、持续应用下导致的微生态失衡（菌群失调）；②基础疾病重，加上免疫抑制药、激素的应用；③长期留置静脉导管，特别是应用静脉高价营养者。危重的外科病人常具备上述的几种条件，如不加警惕，发生率高，病死率也高。真菌的致病主要不在于其毒力，往往由于其菌量。抗生素特别是广谱抗生素应用后，人体常驻菌群的变化是很明显的，已有许多实验研究证明，特别是肠道菌群的变化，其中对一般抗生素均不敏感的念珠菌，过度增长的现象尤为突出，加上外科病人的休克、手术、细菌性感染等应激性损害，肠黏膜屏障的损害比较常见，念珠菌经肠道侵入，并播散全身的概率很高。陆军军医大学西南医院烧伤研究所对大鼠，以荧光素标记肠道白念珠菌进行体内示踪，一再证明白念珠菌可经肠黏膜、肠淋巴结，播散至肝、脾、肺、肾，并从尿液中检出。美国学者常用磺胺嘧啶银外用于深度烧伤创面，显然减少了细菌的侵入性感染（创面脓毒症），但近年来已发现，创面曲霉菌、毛霉菌的感染呈10倍增加。这类真菌本来广泛分布于空气中，但在创面细菌被控制，真菌可在无抗衡的情况下过度生长，加以该菌对坏死组织有特殊嗜好，并有嗜血管性，很易侵蚀血管，导致急剧的进行性坏死，成为烧伤临床“谈虎色变”的病原菌。从而可看到许多外科疾患不能过分依赖抗生素控制感染，抗生素只可短期应用，尽快进行外科手术清除坏死组织、引流与解除梗阻。真菌感染经常以二重感染的形式出现，除非不慎静脉输入真菌污染的液体，多数发生在病程较长的病人。广泛播散的真菌性感染，在尸检中可出现脑、肺、心、肾等多处的坏死灶。

【临床表现】

深部念珠菌病多继发于细菌感染之后，或者与细菌感染混合存在，所以临床表现有不易区别之处，也是漏诊、误诊的重要原因。但在念珠菌为主的感染病人，仍有一些特点：总的病情发展不如细菌性感染之急剧，病程比较迁延，神志时清时不清；对抗生素治疗反应不佳；口腔、咽部、阴道出现“鹅口疮”、阴道炎或溃疡，口腔溃疡时进食易呛或吞咽困难；体温偏高，心率、呼吸增快者多；肠道菌群失调时，可能出现腹泻，有溃疡者还可能有黑粪。创面曲霉菌、毛霉菌感染者，先出现霉斑，继而出现凹陷性坏死，并迅速向深部发展。

【诊断】

深部念珠菌病的诊断，致病因素是一重要依据。血培养很难捕捉到该菌。陆军军医大学西南医院烧伤研究所初遇一例全身播散性念珠菌感染的烧伤病人，尸检时发现脑、肺、肝、肾遍布念珠菌坏死灶，但生前每天进行血培养达 28 次，未有一次阳性。较有意义的检测，是尿液离心后显微镜下出现数量多的酵母样菌。曾对 160 只大鼠制备烧伤肠源性白念珠菌感染的模型，对比了血培养和尿液直接镜检的结果，标记菌的检出率，血培养只有 8%，尿直接镜检的检出率为 40%。尿液镜检出现较多的酵母样菌时，切勿认为只是污染而轻易放过，往往是深部感染的警示。对局部曲霉菌、毛霉菌感染的诊断，一般细菌培养基并不适合真菌生长，特别是在混合有细菌感染时，培养平皿上总是遍布细菌而掩盖真菌。鉴于此类真菌有嗜组织的特点，曾将 38 份疑有曲霉菌感染的组织，剪下丝状的组织条，接种于特殊培养基（沙保培养基），滴入微量抑制细菌的丁米卡星（100μg/ml），并与普通培养基孵育对照，结果：普通培养基的检出率只有 8%，而组织条真菌培养法的检出率为 61%。美国丹佛大学也有类似报道。组织活检更可确诊，但要采用特殊染色，如革兰氏染色或过碘酸希夫（PAS）染色，否则组织内的菌丝、芽孢易被漏诊。

【预防】

基础疾病重、免疫功能低下者，应特别重视抗生素的合理应用。应用抗生素超过 1 周者，应主动给予预防性抗真菌药或口服生态制剂。静脉留置导管者，除注意局部消毒、防污染外，3~5 天应拔管交换部位。

【治疗】

真菌感染的治疗要根据病因。如因抗生素应用引起的菌群失调（或称菌群交替症），首要的是停用或调整抗生素；如因静脉导管引起的，拔除导管是第一措施。至于抗真菌药，口服的制霉菌素只能抑制胃肠道的真菌，不能吸收，对深部真菌无效。对深部真菌证明有效者是两性霉素 B，可静脉滴注，但肾、肝毒性大，反应也较重，如寒战、高热等。需小剂量试用，逐步增加至 50mg/d，稀释于 500ml 的 5% 葡萄糖溶液或低分子右旋糖酐溶液内，避光情况下，缓慢滴注，一般为 5 小时，可避免强烈反应。近年来问世的氟康唑（fluconazole）、伊曲康唑（itraconazole）或卡泊芬净是新的三唑类抗真菌药，从药动学看，有其优点，因蛋白结合率低，穿透组织力强（可通过血 - 脑屏障），在体内不代谢，能以原型从尿中排出，对深部念珠菌、隐球菌感染有效，毒性较两性霉素 B 轻，被称为第三代的抗真菌药。但所谓毒性轻，是相对而言，仍应注意肝、肾功能的检查，静脉滴注时仍应稀释至 500ml，缓慢滴入。用量首剂 400mg，随后每天 200~400mg，根据临床反应，逐步减量至停药。

创面曲霉菌、毛霉菌感染，一旦侵入组织，易侵犯血管，进行性组织坏死发展急剧，在外科是个急症，需紧急广泛清创，如坏死范围广泛，要考虑截肢以挽救生命，同时全身应用两性霉素 B 。

（肖光夏）

第七节 肠源性感染

外科感染中病原菌侵入的途径主要来自创伤或感染的部位，这不容置疑，也不易被忽略。但严重的创伤和外科疾患对机体而言是一严重的应激，在应激性损害中，胃肠道是一敏感的器官。上消化道的损害（胃、十二指肠的糜烂、出血等）较易被临床觉察，但下消化道的损害则相对隐蔽，该处正是人体最大的“储菌所”或“内毒素库”。肠黏膜屏障功能一旦受损或衰竭，将成为微生物和其产物侵入的另一潜在的感染途径，轻者加重病情，重者可成为多内脏功能衰竭的“启动器”（motor），这是近代研究的新成果。此前微生物学家曾发现肠道少量细菌可经肠黏膜移向深部，用过吸收（absorption）、吞饮（persorption）等命名，1979 年 Berg 认为不妥，起用细菌易位（bacterial translocation），因较能表达其含义，至今在国外被沿用。但健康个体的肠淋巴结，偶尔也可发现微量的细菌，机体能予处理，并不致病。临床更关注的是细菌易位后是否导致感染。我国学者自 20 世纪 60 年代以来，一直使用肠源性感染（gut origin infection）命名，用以区别一般细菌易位，还可概括细菌以外的微生物（如真菌等）和其产物（如内毒素等）经肠道易位所致的感染，在国内已被广泛沿用。

肠源性感染(gut-origin infection)在危重的外科病人可能是个突出问题。1962年第三军医大学烧伤研究所(现陆军军医大学西南医院烧伤研究所)通过312例烧伤菌血症的病例分析,发现有一组病人,在烧伤早期,广泛的创面细菌学调查并未发现该菌,但血培养中已检出,而且往往是肠道常驻菌,从而产生了肠源性感染的概念。随后,通过数千只的动物实验,以荧光素标记的微生物,适量引入肠道,在严重烧伤后进行体内示踪,证明需氧菌(以铜绿假单胞菌为代表)、厌氧菌(以脆弱类杆菌为代表)、真菌(以白念珠菌为代表)均可经肠道侵入并播散到肠系膜淋巴结、肝、脾、肺、肾,甚而血液。在严重烧伤后的6~12小时,检出率可达峰值。既然细菌(细胞)可以侵入,内毒素(分子)应更有可能,遂以 ^{125}I 标记内毒素引入动物肠道,同样进行体内示踪,结果发现在严重烧伤后15分钟,内毒素已开始侵入,3~6小时可达峰值,门静脉血中的内毒素值又经常高于腔静脉,包括其介导的炎症介质。除门静脉途径外,动物制作肠淋巴瘘,连续收集肠淋巴液,检测淋巴液的内毒素值等,证明肠淋巴循环是另一肠源性感染的重要途径。迄今,严重烧伤后存在肠源性感染的问题已在国内不少烧伤单位的研究中得到验证。此外,国内不少单位在肠梗阻、失血性休克、急性胰腺炎、小肠移植、放射损伤等动物实验中同样证明了这一潜在的感染途径。国外,由于多年来用尽各种先进的无菌、隔离技术,外科感染仍停留在一个不易再下降的水平;临床上又常遇到一些不明原发灶的全身性感染(约占30%),所以研究的重点也从外源性感染趋向内源性感染,其焦点也在肠道。Deitch(1987)强调肠道可能是细菌侵入的重要途径;Meakins(1988)认为肠源性感染可能是多内脏功能衰竭的启动器官;Meakins甚至认为:在病理状态下,肠道就像是个未被引流的脓肿;在1990年美国国家卫生研究院(NIH)召开走向2000年创伤研究目标的研讨会上,肠源性感染已备受关注。

【病因与发病机制】

病因可归纳为下列三点:

1. 肠黏膜机械屏障损伤　肠黏膜是人体最大的黏膜面,膜表面和肠腔中集聚着无数的微生物,在漫长的动物进化过程中,肠黏膜已形成一道严密的屏障,包括肠上皮细胞间的紧密连接,阻止着微生物和其有害产物的侵入,任何原因造成肠黏膜完整性的破坏,细菌、内毒素均可乘虚而入。Morehonse一项较典型的实验,即给动物口服蓖麻酸,造成动物肠黏膜损伤,4小时后,肠腔内细菌的侵入即达高峰,不仅侵入到肠系膜淋巴结,还侵入到肝、脾;肠黏膜自然修复后,细菌易位中止。烧伤作为一个较典型的创伤模型,伤后短期内就可出现肠黏膜糜烂、出血,严重烧伤后6~12小时肠道细菌侵入与内脏布散也可达到高峰,其病因之一也在于肠黏膜屏障的损害。创伤后,肠黏膜的应激损害除神经内分泌因素外,与其缺血缺氧以及缺血再灌注的损害关系密切。

2. 肠内菌群失调　肠内菌群包含500多菌种,其中95%以上为厌氧菌。菌群之间互相拮抗又互相依存,正常情况下其数量与分布相对稳定,维持一个微生态的平衡。紧贴肠黏膜的称膜菌群(membrane flora);肠腔中游动的称腔菌群(lumen flora)。膜菌群主要由厌氧菌组成,是肠黏膜重要的生物性屏障,有抵抗其他致病菌黏附或定植的能力,称为定植抗力(colonization resistance),如果厌氧菌数量减少,定植抗力下降,病原菌得以黏附定植于肠黏膜,就有可能向深部易位;肠麻痹特别是肠梗阻情况下,影响到腔菌群的游动、排空,较明显的结果是潜在致病性的革兰氏阴性杆菌的过度增长。上述微生态的失衡,可促进肠源性感染的发生与发展,已在不少实验研究中得到证明。

3. 免疫功能受抑　危重的外科病人,多伴有免疫功能低下,包括细胞和体液的免疫功能。肠源性感染的病原菌主要是肠道内的常驻菌,论毒力似无增强,而是宿主的易感性增加。先天性无胸腺小鼠或后天性摘除胸腺的小鼠,肠源性感染的自然发生率是50%,对上述动物进行胸腺移植后,肠源性感染的发生率降至8%,这是T细胞免疫功能缺陷的好例证。除全身性免疫功能低下外,肠道本身也是人体最大的免疫器官之一,这是近代研究的新的认识,以往认为淋巴细胞是来自骨髓或胸腺,经淋巴循环分布到全身各处。目前认为,肠道大量的淋巴细胞是由肠道产生,特别是集合淋巴小结(peyer patch),这些新生的淋巴细胞离开肠道,进一步发育成熟后经淋巴循环再回到肠道淋巴组织中定居,与肠源性感染关系密切的分泌型IgA,是由B细胞分化成熟为浆细胞,浆细胞产生的IgA部分与肠上皮细胞分泌的片段,装配成分泌型IgA,释入肠腔,能中和内毒素,包裹细菌,阻止细菌在肠黏膜表面的黏附,是肠道抗感染的一道重要的免疫屏障。严重创伤后,肠黏液中IgA含量的降低,也是促进肠源性感染的一个致病因素。

综上所述,肠源性感染的发病机制是复杂的,是由多种因素交互促成的。这一潜在的感染途径被临床重视的时间尚不久，机制还有待深入研究。虽然在人体研究存在着诸多限制，但已有足够多的动物实验证明此感染途径的存在，也有研究证明经肠道侵入的细菌、内毒素可介导包括单核巨噬细胞、中性多核粒细胞、血管内皮细胞等释放过量的炎症介质，对当前临床十分关注的全身性炎症反应综合征（SIRS），以及多器官功能障碍有密切的关系。

【临床表现】

由于肠源性感染是来自潜在的感染途径，临床表现又等同于一般感染，临床要明确诊断，目前尚有困难。但临床医生如对肠源性感染的威胁有所认识，存有戒心，当遇到如严重创伤、大手术病人伴随有较长时间的低血容量休克；基础疾患重伴有营养不良、免疫功能低下；较长期使用抗生素伴有肠道菌群失调者，一旦出现感染症状，又找不到明确的感染灶，是否源于肠道应有所考虑。从动物实验看，肠源性感染有其发生与发展的过程，也有其阶段性的表现。开始阶段，细菌易位至肠系膜淋巴结，如果致病因素消失，机体的防御机制尚好，能将易位的细菌清除掉，这只能称之为细菌易位，并不形成感染。如果致病因素持续存在，机体防御机制不能将易位的细菌或内毒素处理掉，可出现亚临床型感染，例如出现不明原因的体温升高。如果机体防御机制不能将易位的细菌限制于肠系膜淋巴结内，进一步播散到肝、脾、肺等脏器，临床感染症状就进一步明显，但血培养的细菌阳性率尚不高（动物实验）。如果细菌进一步侵入血液并繁殖生长，血培养阳性时，就肠源性感染而言，已进入晚期、崩溃的边缘。总之，对具备发生肠源性感染的因素的病人，一旦出现不明原因的感染症状，应认真考虑是否来自肠道。

【预防】

预防首先来自认识，即危重病人经常存在肠源性感染的威胁。外科医生在正确处理基础疾病的同时，如何避免或减少可促使肠源性感染发生发展的相关因素非常重要。例如外科处理中的抗休克、液体复苏是否及时、有效，与肠源性感染密切相关。我们制作出血性休克的动物模型，低血压维持 30mmHg 30~60 分钟，肠道菌可侵入到肠系膜淋巴结；90 分钟即广泛侵入到肝、脾，甚至血液，说明低血容量的时间与肠源性感染密切相关。休克与感染有内在联系，及时纠正休克就意味着预防感染。又如外科感染的治疗中，如不注意感染灶的引流，长时间依赖抗生素，导致肠道菌群失调，真菌经肠道侵入的病例已屡见不鲜，细菌、厌氧菌的侵入在动物实验中也很明显。在营养支持方面，一度盛行的全肠外营养有其作用，但近年来也发现有其缺点，即长期依靠静脉营养，不注意肠内营养，肠黏膜的萎缩，肠蠕动的停滞，生理性分泌的减少，既影响肠黏膜的屏障功能，又可促使条件致病菌在生理性死腔中过度生长，所以近代的研究已证明早期肠道进食是重要的。

【治疗】

对本症而言，重在预防，消除致病因素是关键，但有些措施值得考虑。例如严重创伤，延迟液体复苏的病人，倾向于早期暴发肠源性的全身性感染，早期抗生素的选用，就应有别于一般病人的按一线、二线、三线用药的原则，有效抗生素宁可用在早期。陆军军医大学西南医院烧伤研究所对大面积烧伤病人的抗生素应用，曾有过一线、二线、三线用药的历程，发现用药有被动、滞后的问题。近年来，对危重病人，特别是延迟复苏的病人，有效抗生素早用、早停，随后只在围手术期短暂使用，多年实践，病程相对稳定，治疗耗费量反而减少。在动物实验中发现肠道应激性损害与细菌、内毒素易位的高峰也在创伤应激的早期；一些不能靠输液纠正的休克，往往源于早期感染因素的介入，有效抗生素的早期应用，有防治肠源性感染的作用。在营养支持方面不单纯依赖静脉营养，结合早期经口进食或以特制肠管喂养，在动物实验中已证明可改善门静脉、肠黏膜下血流量，促胃液素（又称胃泌素）、促胃动素、分泌型 IgA 分泌增加，血浆内毒素相应下降。早期肠道营养的真实意义不尽在于营养，更重要的是避免肠道成为一个生理性死腔。肠道进食的另一优点是可以补充一些当前静脉补液中尚无法配入的成分如谷氨酰胺等。肠黏膜细胞每周都需要更新，而谷氨酰胺在溶液中很不稳定（在葡萄糖溶液中 3 小时就开始降解），又经不起高压灭菌，但谷氨酰胺恰好是肠黏膜上皮细胞主要供能物质，而且需要量很大，在无新的制剂前，只能经肠道补充。有不少学者选择性使用肠道不吸收的抗生素，抑制肠内潜在感染性的细菌，所谓选择性抗生素肠道去污染法，取得较好的结果，但这是一项较复杂的调理微生态平衡的过程，需要有肠道菌群分析的基础和经验。目前较简便、有效的方法是口服对病原菌有抗定植作用的厌氧性双歧杆菌等生态制剂。此外，在提高全身免疫功能的同时，如何提高肠道局部的免疫功能也成为当前研究的一个课题。总之，肠源性感染在临床的重要性是较新被认识的一个问题，随着认识的提高，更多的措施也会随之产生。

（肖光夏）

第八节 炭 疽

炭疽(anthrax)原为食草类动物感染炭疽芽孢杆菌所致的疾病,有传染性。人们因接触患病的动物(如羊、牛、马等)及其产品而感染,多发生于农牧民、屠宰者、皮革和毛纺业工作者。自第一次世界大战以后,有些国家大量生产、贮存该菌的芽孢,作为大量杀伤的生物武器,近年来普遍引起关注。

【病因与发病机制】

炭疽的病原菌是炭疽芽孢杆菌。该菌是需氧菌,粗大、竹节状、有荚膜、无鞭毛的革兰氏染色阳性杆菌。在外界环境中可形成芽孢,有很强的抵抗力,在土壤、草原中可存活多年。有效杀灭其芽孢煮沸要在30分钟以上;140℃干热需3小时;10%漂白粉需2天;5%苯酚(石炭酸)溶液需5天。其致病作用主要是该菌所产生的外毒素。毒素成分有三:保护性抗原(protective antigen)、促水肿因子(edema factor)和致死因子(lethal factor),此中关键成分是保护性抗原,因由之可活化其他两种因子,所以是3种因子混合作用而表现出强烈的毒性。

侵入人体可通过三种途径:①通过皮肤接触(有擦、裂、割伤处)而致皮肤炭疽;②通过误食污染、未煮熟的肉类而致胃肠炭疽;③通过吸入其芽孢而致吸入性肺炭疽,特别是后者往往可以致死。当前用为生物武器者多为含该菌芽孢的气雾或粉粒。芽孢侵入人体后,先被单核巨噬细胞吞噬并转移到淋巴结,在该处可发生出血性淋巴结炎,进一步入血,可血行播散形成脓毒症(菌血症、毒血症),较常见的是引发脑膜炎(30%~50%),病死率很高。

【临床表现】

临床表现可分为皮肤型、胃肠型和吸入型。

1. 皮肤炭疽　多发生在身体的暴露部位(手、面、颈),先为不经意的丘疹,不痛,如昆虫叮咬,但很快形成环形水疱,周围水肿硬结,中央坏死、溃破,血性渗出,5~7天坏死区形成凹陷形炭色干痂(炭疽因而得名),局部淋巴结常见肿大,如不进一步发展,干痂分离脱落,露肉芽创面,愈合后遗留瘢痕。水疱液涂片,革兰氏染色可见阳性有荚膜、宽大的杆菌。干涂片也可用免疫荧光染色法加以识别。病死率可达20%。

2. 胃肠型炭疽　误食污染肉类后2~5天,出现恶心、呕吐、发热与腹痛,随而急剧发展为血性腹泻与急性腹痛。主要病理改变是肠道溃疡,好发部位是回肠与结肠,常伴有出血性肠系膜淋巴结炎,如胃内溃疡可出现呕血。重者可有明显腹水。粪便中可检出该菌,病死率可高达50%。

3. 吸入型炭疽　吸入芽孢后有1~6天的潜伏期,初始并无特异表现,前驱症状类同感冒,有肌肉酸痛、乏力、低热与干咳。但进入第二期后,2~3天内急剧发展为急性呼吸困难、大汗、发绀、低温、休克。突出病变为肺与纵隔出血性淋巴结炎,因此在X线胸片检查中常见纵隔阴影增宽,胸腔积液。并发脑膜炎者多,可表现为迟钝和颈强直,脑脊液检查多为血性,也可检出该菌,多在24~36小时内死亡。1900—1978年美国报道的18例吸入型炭疽病人,死亡者16例。2001年美国首批确认为炭疽感染者12名,其中6名为皮肤型,6名为吸入型,经治疗,死亡4名,其中吸入型者占3名。

【治疗】

重在预防,平时职业接触畜牧和有关产品者应注意防护,包括工作时戴口罩、手套、穿工作服等;发现皮肤破损,立即以碘酊消毒。对病畜和其粪便、分泌物等均应彻底焚毁。长期接触有关动物和畜产品者,可预防性接种有关疫苗。感染炭疽芽孢杆菌后,抗生素治疗是必要的。平时感染的炭疽芽孢杆菌对多种抗生素是敏感的,被推荐应用的包括青霉素、四环素等,但当代被用为生物武器者,多选用有多重耐药性的菌株,已知包括对青霉素、氯霉素、利福平等耐药者,直至有意诱导富含β-内酰胺酶的菌株,所以最近美国遭炭疽芽孢杆菌袭击时,并不推荐使用青霉素,而推荐应用较广谱的环丙沙星(ciprofloxicin),有的加用大剂量的青霉素,是因为青霉素较易穿透血-脑屏障以治疗脑膜炎,对严重病人也有建议联合应用氨基糖苷类抗生素,总之,对生物武器导致的感染,应根据情况选用抗生素。值得提出的是对皮肤型炭疽不应做病灶切除,也不宜挤压,因手术或挤压更易促进该菌的扩散,菌血症的概率增加。创面清洁推荐用1∶2 000高锰酸钾溶液。

(肖光夏)

第九节 外科病毒性感染

抗生素的发展与广泛应用，细菌性感染的治疗措施增多，并得到一定的控制。病毒不同于细菌者，是在细胞内复制，现有的药物疗效差，且毒副作用也较大，已转为一个突出的问题。目前，在外科某些领域，特别是危重病人、免疫功能抑制者，病毒感染已日渐受到重视。随着诊断技术的提高和普及，病毒感染在外科感染中的地位，将会进一步得到阐明。

【病因与发病机制】

病毒是目前所知最微小的细胞内寄生物，无一般的细胞结构，除外壳有蛋白膜外，核心只含一种核酸（RNA 或 DNA），也是病毒的基本传染物质。因无细胞的结构，只能寄生在合适的活细胞中，依靠活细胞供给养料和酶系，在细胞内复制增殖。细胞溶解后，病毒可侵入其他宿主的细胞。已知可致病的病毒有数百种，而且继续有新的发现。正常人体潜伏存在多种病毒，但无明显表现，只在某些条件下开始增殖。由潜伏而活跃，由隐性而发病。此中最重要的因素是免疫功能的抑制，特别是细胞免疫功能。外科病毒感染多属后期感染或继发于细菌感染之后，多数无特异的临床表现，容易被细菌感染的表现所掩盖。明确诊断，需依靠较复杂的诊断技术，但后者困难重重，所以其发病率显然高于临床已知数。

多数病毒感染开始自皮肤、呼吸道、肠道、泌尿道的黏膜，外科病人经常存在皮肤、黏膜等屏障的损害，所以在阑尾炎、肠系膜淋巴炎、肠套叠、胃肠道炎症、溃疡等疾患均见有并发病毒感染的报道。目前报道较多的有下列情况：

1. 器官或组织移植后病人　由于术后常用免疫抑制药，机体免疫功能，特别是细胞免疫功能下降，本来潜伏于体内的病毒得以激活、增殖与播散，也有来自移植的供体。仅以肾移植的巨细胞病毒感染为例，巨细胞病毒已成为术后 1~6 个月内的重要病原体，血清中特异抗体明显增高者（4~8 倍）占 30%，尿液中排出巨大细胞，并可发现胞内包涵体。其后果可招致器官的排斥；并发的巨细胞病毒肺炎（尸检证明大量肺泡上皮细胞内包涵体），可成为肾移植后重要的死亡原因。

2. 危重与免疫功能抑制病人　如大面积烧伤、白血病、霍奇金病和淋巴瘤等血液系统恶性肿瘤病人，在治疗过程中，或经放射治疗、化学治疗后，易患单纯疱疹病毒与巨细胞病毒。

3. 输血感染　经大量、多次输血的病人，血清中病毒抗体增加的现象非常普遍，供血者的白细胞也可分离出潜在的病毒，因此对大量、多次输血的病人，心脏手术行体外循环者应特加注意，有灌流后综合征（postperfusion syndrome）之称。

【诊断】

诊断的难度很大，尤以深部病毒感染，可能出现不明原因的发热，淋巴细胞增多等。少数病毒性感染可依据病史和流行病学情况做出诊断。多数要取决于有无实验室条件与技术，包括病毒的分离、鉴定；鸡胚和活细胞中培养；分泌物、排泄物对易感动物的接种；免疫荧光染色法检测抗原以及电镜下观察等。单纯检测血清中特异抗体的意义不大，因正常情况下就有抗体存在，除非连续检测，动态观察有明显增高者可供参考。

【预防与治疗】

因多数病毒已潜存体内，预防的目的在于避免其从隐性感染发展为显性感染，关键措施是提高机体的免疫功能，避免人为加重，如限制免疫抑制药的使用等。外源性感染的预防，在于对器官移植的供者、献血者的筛选，如对血清巨细胞病毒抗体阳性增高者避免选用等。

目前，有效的抗病毒药很少，原因是病毒只在细胞内增殖，抗病毒药普遍毒性较大，即使应用时也应与限制免疫抑制药、化疗等相结合。对外科感染较常见的疱疹类病毒感染，经介绍较有效的药物有：阻止病毒吸附、进入细胞等作用的药物，如金刚烷胺及其乙基衍生物；抑制病毒复制核酸的核苷类药，如无环鸟苷类药或衍生物喷昔洛韦（penciclovir）、伐昔洛韦（valaciclovir）等，其疗效与毒性均待进一步评价。此外有干扰病毒抑制蛋白质作用的干扰素；对病毒有直接或间接抑制作用的中草药均在研究之中。

一、狂犬病

狂犬病（rabies）又称恐水病（hydrophobia），是一种病毒引起的中枢神经系统急性传染病。人类得病多因病兽咬伤(平时多见于狗、猫咬伤),或新鲜的皮肤、黏膜伤口接触受染的动物唾液。

【病因与发病机制】

病原是一种嗜神经病毒,存在于患有狂犬病动物的唾液中。病兽通过咬伤动物或人而传播感染。人被咬伤后,并非都要发病,平均发生率为25%。受染的狗以激动和凶恶为特征,随后麻痹而死亡,但也有的狗以麻痹症状为主。狂犬病毒对神经有特殊亲和力,侵入人体后,沿周围神经上行至脊髓和脑,并在脑部繁殖。尸检可发现脑膜和脑组织有点状出血,血管周围有淋巴细胞聚集,但神经细胞几乎没有破坏。

【临床表现】

潜伏期为10日~1年,一般为30~50日。如咬伤范围大或部位接近头部,潜伏期较短。发病初期时,伤口周围麻木、疼痛,范围逐渐扩大;继而出现发热、头痛、恶心、呕吐、吞咽困难、声音嘶哑、烦躁不安等,继而发展为难以控制的躁动,大量流涎,喉部痛性痉挛,光、声、风的刺激均易诱发痉挛,特别是渴极欲饮时,却因诱发吞咽中枢反射,咽喉部痉挛而无法下咽,以致见水或闻水声时,也可出现痉挛,恐水病因而得名。如缺乏及时治疗与有力的全身支持,几日内可因窒息、衰竭、全身性瘫痪而死亡。

【诊断】

被动物咬伤后,应着重检查动物,以便采取措施。对咬人的动物进行关闭,观察10日,如动物无异常表现,可认定该动物咬人时不含有传染性。对已具反常的动物或野生动物咬人后,处死后取其脑组织(海马回部)的压印片或组织切片,分别用吉姆萨及荧光抗体染色,前者如查见胞质内有嗜酸性包涵体,后者在荧光显微镜下若见到发荧光的颗粒或团块,则可判定存在狂犬病毒感染。如检查阴性,进一步做动物接种试验。动物接种方法是取其唾液或脑组织磨碎,制成10%悬液,注入6~10只小鼠脑内,5日后,每日或隔日杀死一只小鼠,取脑组织按上法检查。此法比他法阳性率高。接种后6~8日,动物出现震颤、尾强直、麻痹等现象,于12~15日死亡,也是阳性结果。

【预防】

捕捉野犬,管好家犬(定期注射狂犬病疫苗)是预防狂犬病的重要措施。

本症一旦发病,病死率高。所以被疑似狂犬病的动物咬伤后,应立即进行下列预防性处理。

1. 伤口处理是关键　原卫生部曾印发狂犬病试用工作规范提出,“人被犬、猫等动物咬、抓伤后,凡不能确定伤人的动物为健康动物者,应立即进行受伤部位的彻底冲洗和消毒。彻底冲洗是用肥皂水或清水彻底冲洗伤口15分钟,彻底冲洗后用2%~3%碘酒或75%乙醇涂擦伤口。只要未伤及大血管,尽量不缝合,也不应包扎。伤口为面部重伤影响面容而需要缝合者,在做完清创消毒后,应先用动物源性抗血清或人源性免疫球蛋白作伤口周围的浸润注射,数小时后(不低于2小时)缝合和包扎,伤口深而大者应放置引流条,以利于伤口污染物及分泌物的排除。伤口较深、污染较重者应酌情进行抗破伤风处理和使用抗生素等以防治狂犬病以外的感染”。应对照执行。

2. 接种疫苗　此病潜伏期长,及早接种疫苗可防止发病,伤后第1、3、7、14、28日各注射一剂,共5剂。

3. 被动免疫　注射人抗狂犬病免疫球蛋白或抗狂犬病马血清,前者优于后者,因副作用小。作为被动免疫,该免疫球蛋白只需注射1次,最好在伤后24小时内注射,72小时后无效。剂量为20U/kg,可将其总量的一半做伤口周围浸润注射。如缺乏此种免疫球蛋白,可用抗狂犬病马血清代替,剂量为40U/kg,用法同上。

【治疗】

一旦发病,治疗只能对症。包括镇静药的应用,可参阅破伤风的治疗;预防痉挛引起的窒息,可做气管切开、机械辅助呼吸;输血、补液、营养等有力的支持疗法,已见有康复的病例报告。

二、流行性腮腺炎

流行性腮腺炎是由腮腺炎病毒引起的急性病毒感染。主要侵犯腮腺,同时还可侵犯其他腺体,并发中枢神经系统炎症。

【病因与发病机制】

病原体是腮腺炎病毒(mumps virus),病毒经飞沫散播,传入人的口鼻,先在呼吸道内增殖,随后通过引流的淋巴结进入血液,随血液循环进入各腺体中,特别易进入腮腺,并在该处增殖,引起一侧或两侧腮腺肿痛、非化脓性炎症。病毒有时也可侵入颌下腺、舌下腺、睾丸、卵巢及胰腺。青壮年较易并发睾丸或附睾炎(25%),儿童易并发脑膜炎(10%)。从发病前2~6日至发病后14日有传染性。痊愈后有持久免疫力。

【临床表现】

潜伏期15~23日,平均18日。起病时有发热、不适、头痛，1~2 日后，一侧或两侧腮腺肿痛，可先后出现以耳垂为中心，向前、后、下肿大，皮肤胀亮但不发红；咀嚼时痛加剧，一般 2 周内肿胀消退。并发睾丸炎者，常发生于起病后 1 周，局部肿痛，病程 1 周左右，单侧性，部分病人发生睾丸萎缩。并发胰腺炎者有上腹痛、血清淀粉酶升高。并发卵巢炎者有下腹痛。脑膜炎者有高热、头痛、嗜睡、颈强直等表现。

【诊断】

根据腮腺肿大，腮腺导管口红肿，结合流行病学情况，诊断不难。实验室检查：白细胞一般减少；单核细胞和淋巴细胞增多。不典型病例才需要取唾液或脑脊液做病毒学检查。

【预防与治疗】

隔离病人至腮腺肿痛消失。接触者口服板蓝根预防。6 个月以上儿童接种腮腺炎减毒活疫苗，安全有效。

本症病人除隔离、卧床休息、漱口、对症治疗外，一般不需特殊治疗，多能恢复。并发睾丸炎、脑膜炎者，可使用糖皮质激素，以减轻炎症。

三、艾滋病与外科

艾滋病是一种由病毒引起的获得性免疫缺陷综合征（acquired immuno deficiency syndrome，AIDS），该病毒被定名为人类免疫缺陷病毒（HIV）。此病毒的特点是攻击人体的免疫系统，通过大量的病毒复制，并使病毒基因组高度变异，躲避人体免疫反应的攻击，造成严重的免疫缺陷，因而可继发多种机会性感染、恶性病变和神经损害等。本症由感染病毒开始至出现明显的临床症状，有很长一段时间的潜伏期（近乎 10 年），在这段时间内，病毒在体内可不断复制，成为危险的带病毒者。在疾病发展的过程中，常因继发的疾病就诊于外科，如局部感染、腹痛、肿瘤等等，值得警惕。

【病因与发病机制】

HIV 病毒是一种反转录病毒，含有反转录酶，能将胞质内的病毒 RNA 转化为 DNA，DNA 经复制后转入细胞核内，在核内成为宿主细胞 DNA 的一部分，病毒基因与正常细胞基因整合复制，使后代细胞都含有病毒的基因。这种病毒基因还可使细胞转化为癌细胞。

HIV 的传播主要通过性接触或由注射毒品的注射器引起，有的是因输入被沾染的血液和制品；婴儿感染可来自患病的母亲，通过胎盘或分娩而传递。

HIV 侵入人体后，侵犯的主要靶细胞是淋巴细胞，特别是 T_4 辅助细胞，因这类细胞的减少，使 T_4 辅助细胞与 T_8 抑制细胞的比值下降。除此之外，B 细胞、自然杀伤细胞、单核巨噬细胞、体液免疫功能均可受累，也即免疫系统的所有成分均可受累，形成全面的免疫功能下降，随之而来的是各种机会菌的感染。在诸器官中淋巴器官是 HIV 感染的中心器官，淋巴结等处是其理想的复制与播散场所。

【临床表现】

在 HIV 感染的初期，多无特异的临床表现，可有发热、咽炎、淋巴结肿大、头痛、关节痛、厌食、恶心、呕吐、体重下降、皮疹及周围神经病变等。随着疾病的发展可出现下列一些情况：①持续不规则低热 >1 个月，3 个月内体重下降 10% 以上；②慢性腹泻（3~5 次 /d），持续 1 个月以上；③肺部感染或迅速发展的活动性结核；④早发的痴呆症；⑤免疫功能低下情况下，形形色色的机会菌感染包括真菌感染、其他病毒感染（巨细胞病毒、疱疹病毒）；⑥卡波西（Kaposi）肉瘤、伯基特（Burkitt）淋巴瘤，有统计指出艾滋病病人上述肿瘤的发生率均为常人的千倍以上。

【实验室诊断】

本病的实验室所见多有淋巴细胞减少，血细胞减少、贫血、血小板减少等；免疫异常方面，表现对普通抗原不发生超敏反应，对有丝分裂原的刺激，T 细胞增殖反应不佳；CD4/CD8<1 等，但都不是特异性诊断指标，只能结合临床表现作推断性诊断。当前常用的是 HIV 抗体的检测，酶联免疫法(ELISA)，但还是一种筛选试验，需重复。如两次阳性，则应进行特异性更高的蛋白印迹法（又称免疫印迹法）（Western blotting）试验，这项试验要求熟练的技巧和经验，最终确诊还必须通过国家指定的确诊实验室。应指出在 HIV 感染的早期尚不能产生免疫应答时，上述试验仍可呈假阴性。目前正致力于发展直接测定病毒抗原的研究。值得继续注意。

【预防与治疗】

随着艾滋病感染人数的增多，医务人员接触艾滋病的机会相应增多，应注意防护，首先应注意来自高危人群的病人，如静脉吸毒、卖淫、性混乱和与 HIV 阳性者密切接触者，如配偶、性伙伴，或 HIV 感染者的子女等。在工作中应避免接触被污染的针头；为艾滋病病人施行手术或伤口处理时，应戴双层手套；术中应防止受锐器损伤，以免直接接触病人的血液和体液。接触病人的器械用品，采用一次性制品。沾染 HIV 的用品应高温灭活。对移植用的供体和献血者应严格选择。

较常见就诊于外科的艾滋病病人是肛门和直肠疾患、吞咽困难或胸骨后不适(最常见原因是念珠菌食管炎)、广泛的淋巴结炎以及因肿瘤引起的腹痛、消化道梗阻和出血等。其处理可按外科原则或对症处理,一般病人尚能耐受手术,但术后伤口愈合可能不良,术后感染的发生率与病死率均较高。

目前对艾滋病尚无特殊疗法,正处于多方探索之中,包括化学疗法、免疫疗法和基因疗法。化学疗法包括应用核苷类和非核苷类反转录酶抑制剂、蛋白酶抑制剂以及多种化疗药物联合应用,被采用的有高效抗反转录病毒治疗的 HARRT 方案,此方案虽有抑制病毒、部分恢复机体的免疫功能、减轻症状、延缓死亡的作用,但还不能完全抑制 HIV 的复制和彻底治疗艾滋病。长期应用还有耐药和毒性问题。至于免疫疗法和基因疗法,目前尚未见有突破性进展,值得继续关注。

(肖光夏)

第九章
肿 瘤

第一节 概 论

肿瘤是机体在各种致瘤和促瘤因素作用下，局部组织的细胞在基因水平上失掉了对其生长的正常调控，导致异常增生与异常分化而形成的新生物，是一种细胞遗传性疾病。这种新生物常形成局部肿块，因而得名。新生物一旦形成后，不因病因消除而停止增生。它不受机体生理调节正常生长，而是破坏正常组织与器官。根据肿瘤对人体的影响，可分为良性与恶性，恶性者可发生浸润和转移，治疗困难，常危及生命。

世界卫生组织报告显示，2008 年全世界约有 1 270 万癌症新增病人，760 万人死于癌症，尤其在发展中国家，癌症新增例数达 56%。据推测到 2020 年前，全球癌症发病率将增加 50%，即每年将新增 1 500 万癌症病人。不仅如此，癌症的死亡人数也在全球迅猛上升，2030 年这个数字可能会增至 1 320 万人。乳腺癌是女性病人中最常见的肿瘤，而肺癌是男性病人中最常见肿瘤。我国恶性肿瘤在城市为第一位死因，在农村为第二位死因；每年约有新患病例 200 万人，死亡约 150 万人；现症病例 250 多万人，平均每死亡 5 人中 1 人死于恶性肿瘤。我国最常见的恶性肿瘤，在城市依次为肺癌、胃癌、肝癌、肠癌与乳腺癌；在农村依次为胃癌、肝癌、肺癌、食管癌与肠癌。

一、恶性肿瘤生物学研究概况

近 100 年来肿瘤基础理论研究，从 20 世纪初到 50 年代，应用实验动物进行的整体水平的研究为第一阶段，提出了肿瘤的发生是多因子、多步骤的复杂生物学过程，分为致癌、促癌与癌的演进三个连续过程。第二阶段是细胞水平的研究，大约自 50 年代到 70 年代阶段，通过细胞系培养体外研究，发现癌细胞在增殖与分化过程间的调节发生了异常，以致癌细胞不断生长分裂而缺乏相应的功能分化，同时表现在生长速率、分化程度、核型细胞代谢与浸润、转移等方面的变异，形成了癌细胞的异质性。研究的逐渐深入对肿瘤的发生提出了不同的理论和假说，如体细胞突变说、病毒致癌和癌基因理论等。随着生命科学新的发展，从 70 年代中期以来，DNA 重组、基因转移和杂交瘤技术等建立与发展，肿瘤的基础研究进入了第三个阶段，基因工程、蛋白质工程和细胞工程技术，即以分子水平和细胞水平相结合的方法研究癌细胞的本质和特性，用以阐明致癌、促癌和演进的规律和联系，从而寻找防治肿瘤新手段，诸如化学预防阻断、逆转与分化以及癌基因治疗等，均有可能实现。目前为系统生物学阶段，随着近代分子生物学技术包括生物信息学技术的发展与日渐成熟，对肿瘤的认识逐渐深入，肿瘤的发生发展存在时间上与空间上变化发展，从正常到肿瘤的转化过程中肿瘤细胞在不同的发展阶段，空间上是不同细胞的相互作用，肿瘤细胞与基质细胞的相互作用；分子之间包括表观遗传学、基因组、转录组、蛋白质组及代谢组等分子之间的相互作用，这些时间上与空间上的相互作用形成极其复杂的动态网络系统，即系统生物学的理念。应用高通量技术产生大量的信息与数据，应用生物信息学技术，分析量化所有生物分子成分的方法，阐明生物分子间的相互作用、调控网络，从而预测生物的各种生理及病理行为的学科。

这些专门技术的发展以及其他学科的成就，都为加速对肿瘤细胞恶性行为的揭露和认识，为控制肿瘤发生、降低癌的罹患率和死亡率等奠定了基础。

20世纪70年代以来，我国对常见癌症的病因因素已经有了一定程度的了解，积累了大量资料，为一级预防提供了主攻方向。随着我国人口老龄化的进程，暴露于不良生活方式及环境的增多，据估计：癌症死亡之中1/3与吸烟有关，1/3与不合理膳食有关，其余1/3与感染、职业暴露及环境污染等有关，1%~3%为遗传因素所致。这种定量估计为癌症的预防与控制提供了思路。

二、肿瘤细胞生物学特征

(一) 增殖与分化调控的失调

肿瘤细胞的基本生物学特征即表现为细胞增殖与分化调控的失调。癌生长是一个群体细胞的发展、形成，无论在数量、形态和功能上均处于变化之中，包括细胞增长、分化、停滞（丢失）和死亡或凋亡。大多数的细胞群体是由三种不同的亚群混合组成，即进入周期细胞（图9-1），这种不断运动、变化的过程称为细胞或群体动力学。细胞动力学的改变，在肿瘤表现为细胞增殖过多，或者分化、凋亡过少，这都会导致细胞数量上扩增，达到某一定程度，就会演变为肿瘤。

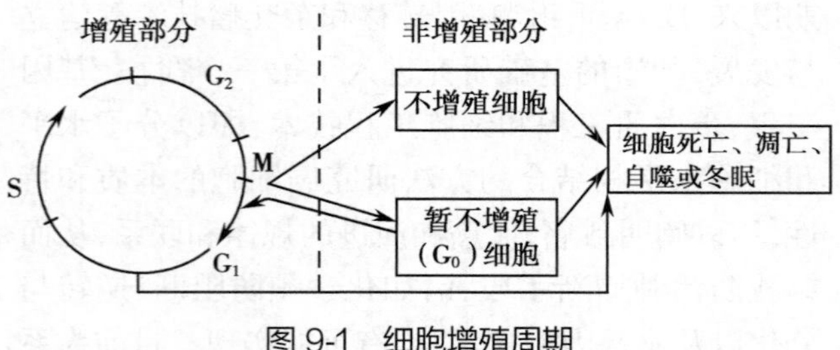

图9-1 细胞增殖周期

细胞周期中G_0期为暂不增殖细胞，包括死亡、凋亡、自噬（autophage）及冬眠阶段，这群细胞如何形成或如何发展，重新进入周期增殖等是目前仍未阐明的科学问题，也涉及恶性肿瘤根治后复发的基本机制问题，值得深入研究与探讨。

(二) 癌的演进

恶性肿瘤的发生过程可包括癌前期、原位癌及浸润癌三个阶段，在致癌因素长期（十至数十年）作用下形成癌前期病变，该病灶可持续存在达10年左右，进而可恶变为原位癌。原位癌可历时3~5年，在促癌因素作用下发展成浸润癌，其病程1年左右，但亦可达10年。由于癌前期长，因此有利于预防与早期诊治。恶性肿瘤的生长发展并非一致的，从整体看有的可迅速发展增大，也有在一段时间内保持相对稳定，个别可长时间维持原状，甚至自然消退。

(三) 浸润性和远处转移

浸润性生长与远处转移是肿瘤细胞重要的生物学特性之一，也是恶性肿瘤治疗失败的最主要原因，临床上约90%肿瘤病人不是死于原发灶，而是死于不同程度的肿瘤转移与复发，因此癌症发展的最重要转折点是转移的形成。研究表明，在一个肿瘤细胞群体中，细胞不完全相同，其生物学特性又不完全相同，这就是所谓肿瘤异质性。据此认为癌的转移并不是所有的癌细胞均具有的特性，而是由肿瘤细胞群体中一些具有转移能力的癌细胞所致。其转移过程包含一系列连续的步骤，引起转移性生长的瘤细胞，首先必须离开原发瘤并侵入周围组织，即瘤细胞的黏附性降低而活动性增高，最后这些细胞穿透基底层进入血液或淋巴系统，并由此播散全身，到达远处组织和器官后并继续增殖生长，形成与原发肿瘤相同性质的继发肿瘤。

(四) 多源性

由于内源或外源的致癌因素作用于人的整体，许多部位的癌有时能发生多源性癌。如国外报道双侧乳腺癌占乳腺癌的10%~20%，国内为6%。一侧乳腺癌病人发生对侧乳腺癌较正常人高2~3倍；口腔癌者发生第二个原发癌较正常人高3倍。结肠癌也是常见的多源性癌。

(五) 自行消退

恶性肿瘤未经治疗可自行消退者约占1/10万。消退癌中以肾癌最多见，依次为神经母细胞瘤（成神经细胞瘤）、黑色素瘤（恶性黑色素瘤）、绒毛膜癌等，自行消退不等于治愈。有的自行消退发生于原发灶切除后，如恶性葡萄胎在子宫切除后肺部原发灶消失；黑色素瘤原发灶与腹股沟淋巴结清扫后，沿途皮内转移结节自行消退。自行消退的原因可能与免疫反应、内分泌、药物、手术创伤、高热或感染有关，其机制有待进一步研究。

三、肿瘤分子生物学特征

分子生物学理论与技术的发展，从分子水平对恶性肿瘤的认识渐趋深入，其分子表型或基因表型（genotype）主要的特征为癌基因的激活、抑癌基因的失活、修复相关基因的功能缺失以及转移、浸润、信号转导等调控机制的紊乱等。

(一) 肿瘤遗传易感性

肿瘤是多种环境因素和遗传因素共同作用的

结果，在相同的环境暴露下，只有小部分人发生肿瘤，表明不同个体对相同的环境暴露存在遗传易感性。用全基因组关联研究的方法可以揭示肿瘤病人的染色体区域遗传变异易感位点，易感位点表示某人容易感染某种疾病，即患病风险高，没有易感位点则患病风险降低。而且携带易感位点越多，患病风险越高。如人类染色体 8q24 区域遗传变异与前列腺癌发病风险相关联，位于 10q26.13 区域 *FGFR2* 基因的多态性与乳腺癌发病相关联。对易感位点的深入研究对肿瘤风险预测和预防，临床诊断、个体化治疗、新药研发具有重要意义。

肿瘤发病的种族分布差异、家族聚集现象以及遗传缺陷易致肿瘤等种种迹象，均提示遗传因素的存在，目前已知约 20 种遗传性肿瘤综合征，如视网膜母细胞与 *Rb* 基因突变，家族性腺瘤性息肉病（FAP）与 *APC* 基因突变，遗传性非息肉性结直肠癌（HNPCC）与错配修复基因（mismatch repair，MMR）*hMLH1*、*hMSH2* 基因突变，以及家族性乳腺癌与 *BRCA1*、*BRCA2* 基因的突变等。这些胚系突变的存在，成为外因作用的二次打击的致癌基础。代谢酶的多态性对致癌物的代谢或激活，以及灭活功能差异，成为另一类遗传易感人群的基础，如 NAT2 的慢酶型与快酶型的变异等。

（二）肿瘤多步骤的癌变过程

肿瘤内外因在靶细胞交互作用、发生发展为多步骤的致癌过程中，形成“启动、发展及演进”三类分子事件（molecular event），涉及多个基因功能激活、功能失活及调控功能紊乱。如 B Vogelstein 提出的又不断充实的大肠癌的形态表型与分子表型的发生发展模型（图 9-2），其分子事件最早阶段调控区的高甲基化，*APC* 基因及错配修复系统基因突变，以及随后相应于形态变化的分子表型癌基因、抑癌基因突变，转移浸润相关基因 *nm23*、*maspin*、*Osteopontin* 及 *PRL3* 等亦相继发现。调控区高甲基化可同时出现抑癌基因 *p16*、*p53*、*APC*、*hMLH1* 等功能失活，错配修复基因突变致微卫星不稳定，癌变形成。尽管目前对突变发展为癌变的分子机制未全阐明，有些阶段如转移、浸润尚未完全明确，多基因多步骤的发生发展分子事件的基因表型并未完全了解，但其普遍性及阶段的特异性等现象与规律是客观存在的。

（三）肿瘤的浸润与转移

恶性肿瘤转移的分子水平的认识可回溯到 1889 年，Paget 提出“种子与土壤”学说。种子为肿瘤细胞及干细胞性的肿瘤细胞。土壤为肿瘤微环境。肿瘤微环境中存在肿瘤细胞、间质、细胞外基质，各种分子交互形成肿瘤独特的微环境（土壤）。种子与土壤两者之间的作用机制核心为上皮间质转化（epithelial mesenchyal transitions，EMT）和间质上皮转化（mesenchyal epithelial transitions，MET）。从干细胞或具干细胞特性（stemness）的肿瘤细胞经历失极性、分化、去分化、黏附、去黏附、抗外源损伤（如抗放、化疗）以及抗凋亡与促增生。肿瘤细胞在此过程中经历遗传突变及表观遗传突变，结合微环境中的变异，形成对各层面的异常调控与蛋白质修饰等，而促使肿瘤发生发展与转移及浸润。

Ewing（1928）的转移流体动力学学说（Flow Dynamics），提出了远处转移流体动力的趋动靶向性的问题，为什么肿瘤转移有器官或组织靶向或趋向性，近些年，随着分子生物学的进展，对细胞引导出的外排囊泡（cell/tumor derived exosome）的认识，发现外排囊泡可出现在体液，如血液、尿液或胸腹水等，因外排囊泡引导细胞的生物特征（如蛋白质、RNA、DNA 等），可停留于不同的组织或器官。可在某些转移部位或器官形成前转移壁龛（pre-metastatic niche），成为转移趋向性的基础。循环的肿瘤细胞为“种子”，前转移壁龛为相应的“土壤”，进而可理解转移的趋向性。

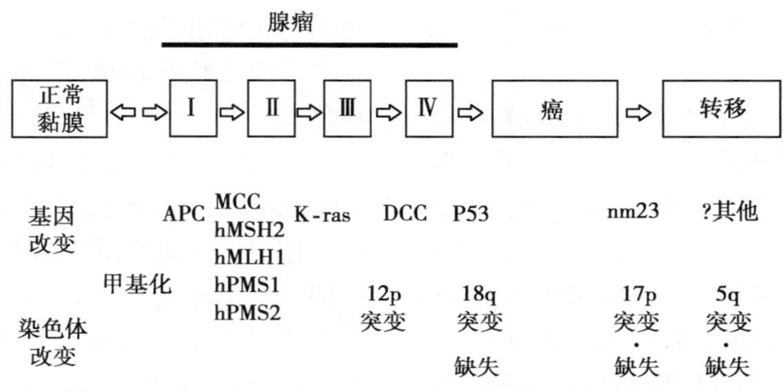

图 9-2　人结直肠癌形成过程中主要分子事件模式

大多数肿瘤在其发生、发展过程中，逐步表现出其侵袭潜能，发展成真正的恶性表型。肿瘤转移是一个肿瘤细胞与宿主（种子与土壤）、肿瘤细胞与间质之间相互关系的多步骤、多因素参与的过程，并受宿主、肿瘤微环境等因素的影响，但其中最重要的也是最根本的是肿瘤细胞本身的生物学特性。

肿瘤的浸润和转移是连续的过程，浸润是指恶性瘤细胞在生长过程中沿组织间隙，侵袭邻近组织或器官并继续生长。侵袭和转移（the invasion-metastasis cascade）是恶性肿瘤发展过程中密不可分的相关过程。侵袭是指癌细胞侵犯和破坏周围正常组织，进入血液循环的过程，是肿瘤细胞黏附、基质降解、移动、基质内增殖等一系列过程的表现。转移是指侵袭的癌细胞迁移到特定组织器官并发展成为继发癌灶的过程。而原发肿瘤侵袭和转移过程常常涉及下述步骤：

1. 局部浸润　浸润细胞外基质（extracellular matrix，ECM）及基底细胞层（stromal cell layers）。此过程中紧密结合的多细胞单元多采用集体入侵的方式发生浸润，而单细胞则可通过间充质浸润或或变形虫样浸润方式浸润局部组织。上述单细胞浸润模式常常受到上皮细胞间固有存在的 E-cadherin 介导的紧密细胞间连接的阻碍。而癌细胞则可通过发生上皮 - 间质转化（epithelial-mesenchymal transition，EMT）规避细胞间连接的阻碍。细胞 EMT 导致细胞黏附力下降、紧密连接分解及细胞极性丧失，并赋予上皮细胞具有间质细胞相关表型。EMT 常常由基因多效性转录因子（pleiotropically acting transcription factors）如 Slug、Snail、Twist、ZEB1 及 ZEB2 等介导，并通过抑制上皮性分子表达、促进间质性分子表达导致细胞获得间质细胞样表型。而上述转录因子多通过直接抑制维持上皮样细胞状态的关键蛋白 E-cadherin 表达发挥作用。而特定的 miRNA（特别是 miRNA-200 家族）同样参与了 EMT 过程的调控。

2. 侵入血管腔　肿瘤相关血管的结构特征是肿瘤侵入血管管腔发生过程的重要影响因素。肿瘤所在微环境中新生血管形成（neoangiogenesis）过程受到血管内皮生长因子（vascular endothelial growth factors，VEGFs）调控。与正常组织中血管相比，肿瘤微环境中的新生血管结构扭曲、薄弱并具有持续重构的特征。构成肿瘤新生血管的内皮细胞结构松散并缺乏广泛周细胞的包绕，导致其容易被肿瘤细胞穿透并侵入管腔。

3. 血液循环中存活　进入血管系统的肿瘤细胞可随血液循环播散，现阶段我们已经可以通过技术手段检测循环肿瘤细胞（circulating tumor cells，CTCs）。CTCs 在循环中常常面临一系列生存压力，例如由于丧失细胞生存必需的整合素介导的对 ECM 的黏附。而细胞则可通过失巢凋亡（anoikis）等方式规避这些生存压力。同时 CTCs 还同样面临血流动力学剪切力及自身免疫系统（特别是 NK 细胞）方面的压力，而肿瘤细胞则通过表达 tissue factor 及 L-and P-selectins 招募血小板形成血栓从而规避来自血流动力学及免疫系统的破坏。

4. 远处器官血管中停驻　关于 CTCs 特异靶器官的机制主要两个方面，一是下游血管管径限制 CTCs 向下游运动；二是由于特定微血管内壁细胞与 CTCs 之间存在配体 - 受体相互作用，从而是特定区域微血管具有招募 CTCs 停驻能力，导致 CTCs 在特定组织微血管腔内停驻。

5. 穿出血管在远处器官组织实质中定植　远处器官血管中驻停的肿瘤细胞可通过分泌一系列相关因子干扰远处器官组织中微环境、增加其驻停血管通透性，促进其从血管中穿出至组织实质中定植。其分泌的这些因子包括 secreted protein angiopoietin-like-4（Angpt4），angiopoietin2（Angpt2）、COX-2、MMP-1、MMP-2、MMP-3、MMP-10、placental growth factor 及 VEGF 等。

6. 微转移灶形成　定植于转移组织微环境中的转移肿瘤细胞通过形成转移前生态位（premetastatic niche）的方式在该组织中存活。其通过释放包括赖氨酰氧化酶（LOX）在内的系统信号，招募骨髓中血管内皮生长因子受体 1（VEGFR1）阳性的造血祖细胞，后者则通过分泌 MMP-9 并激活多种整合素调整定植灶周围微环境，从而形成转移前生态位（premetastatic niche）。同时，肿瘤细胞则通过激活相关信号通路（如酪氨酸激酶信号通路）逐步适应在相应转移部位微环境的生存并形成微转移灶。

7. 增殖并开始转移性克隆形成（metastatic colonization）　多数播散肿瘤细胞在形成微转移灶定植后需经历数周到数月的缓慢消耗期或保持长期休眠的微转移状态。而这种静默状态常常与微转移肿瘤细胞招募及激活 focal adhesion kinase（FAK）、integrin b1、Src pathways 功能失活状态相关。而当这些静默状态细胞由于一系列细胞非自主机制激活导致微环境转化为适宜增殖状态时，这类细胞往往开始进入增殖阶段。调控播散肿瘤细胞克隆形成的特异适应性程序则主要由对转移克隆形成发生器官识别及原发肿瘤来源组织特性所决定。同时转移克隆性增殖与否同样取决于这类细胞的高速自我更新能力。研究发现，肿瘤细胞中存在一群具有广泛自我更新能力的亚群，即“tumor-initiating cells”（TICs）。EMT-promoting transcription factors（如 Snail，Twist 和 ZEB1）调控细胞进入 TIC 状态。同样的，一系列 miRNA（如 miR-200 家族）也参与细胞 TIC 状态的调控。细胞分化抑制因子（inhibitor of cell differentiation，ID）家族成员（ID1 和 ID3）、同源框转录因子 Nkx2-1、GAGT3 及 ECM protein tenascin C 也可以通过调制 TIC 状态参与转移肿瘤细胞克隆形成。

转移是肿瘤细胞浸润 - 转移级联反应中多步骤细胞生物过程的终产物，而其相关调控分子事件、信号转导通路及关键分子仍需进一步研究明确。

（四）肿瘤与细胞周期缺陷

肿瘤是细胞失控性生长所致的疾病，几乎所有的癌基因、抑癌基因参与细胞周期调控，成为周期调控的主要成员。细胞增殖分裂依次经 G_1、S、G_2 和 M 期，细胞增殖或静息期后（G_0）再次进入周期或细胞凋亡，细胞周期主要接受 CDK（cyclin-dependent kinases，细胞周期依赖性蛋白激酶）依赖信号通路，代谢适应及氧化还原信号通路的调控。细胞周期机制的核心是 CDK 的调控机制，cyclin 是调控 CDK 活性的主要成分，驱动细胞分裂周期。肿瘤细胞多存在 CDKs 及 cycling 过表达、CKI 及 pRB 表达缺失。CDKs 失调导致有丝分裂信号通路活化、抗有丝分裂信号缺陷，从而导致细胞增殖及基因与染色体不稳定。细胞周期尚存在驱动与监控机制。监控机制负责在细胞遭受损伤或接受生长阻滞信号时，使细胞周期停滞从而提供足够时间进行修复，并启动细胞的修复机制，以确保 DNA 复制和完成有丝分裂。细胞周期监控机制主要由抑制性蛋白分子（CDKI）和抑癌基因组成。每一个时相点上的监控机制被称为细胞周期检测点，其主要功能就是确保细胞周期的每一个步骤准确无误地完成后再进入下一个时相。

细胞周期调控机制与肿瘤发生密切相关，许多抑癌基因如 *p53*、*Brca1*、*Rb*、*p16*、*p15* 以及 *p53*、*BRCA1* 的下游调控基因如 *p21*、*Gadd45* 是细胞周期检测点的重要组成部分。然而，在肿瘤发生过程中，这些抑癌基因多有基因改变而失活，造成细胞周期检测点功能缺陷。检测点的功能缺陷将导致各种错误被带入细胞周期，例如 DNA 复制错误和染色体分离紊乱等，并造成基因组的不稳定性。其结果是细胞周期制动机制（监控机制）失活并伴随细胞周期驱动机制强化，从而产生细胞失控性增殖，导致肿瘤的发生。所以，肿瘤发生的根本原因是细胞周期调控机制的破坏。

四、肿瘤流行病学

肿瘤流行病学是研究癌症群体肿瘤的状况及其原因，通过全球癌症发病与死亡变化，各种高危因素及癌症遗传因素的变化，为防治策略提供基础。根据全球 2008 年癌症新发、死亡病例数统计得出，全球恶性肿瘤新发病例数从 2002 年的 1 090 万人上升到 2008 年的 1 270 万人，死亡人数从 670 万人上升到 760 万人。统计结果显示，癌症新发病例数明显增加，尤其在发展中国家，癌症新增例数达 56%，据推测到 2020 年前，全球癌症发病率将增加 50%，即每年将新增 1 500 万癌症病人。居全球恶性肿瘤发病第一位的是肺癌，其次为乳腺癌、结直肠癌、胃癌和肝癌。乳腺癌是女性病人中最常见的肿瘤，而肺癌是男性病人中最常见肿瘤。各国家和地区间发病率差距较大，以北美、澳大利亚、新西兰等及西欧最高，西非最低（表 9-1）。

根据《2012 中国肿瘤登记年报》统计数据，2009 年全国新发肿瘤病例估计约为 312 万例，平均每天 8 550 人，全国每分钟有 6 人被诊断为恶性肿瘤。全国肿瘤发病率为 285.91/10 万，发病率无论男女，城市均高于农村。全国恶性肿瘤发病第一位的是肺癌，其次为胃癌、结直肠癌、肝癌和食管癌（表 9-2）。监测数据显示，城市地区的结肠癌上升速度比较快，另外一个就是甲状腺癌。全国肿瘤死亡率为 180.54/10 万，每年因癌症死亡病例达 270 万例。居全国恶性肿瘤死亡第一位的仍是肺癌，其次为肝癌、胃癌、食管癌和结直肠癌。死亡率最高者男女均为肺癌。

尽管发达国家肺癌的发病率远远高于发展中国家，但是近几年有数据显示由于控烟政策的实施，欧美等多数发达国家的肺癌发病率正趋于平缓。根据美国 1975—2005 年的 30 年间肺癌的发病情况进行了统计发现，无论男性还是女性，肺癌的发病率和死亡率均有了显著性的降低。我国吸烟人口众多，男性肺癌的死亡率已与发达国家持平，远高于发展中国家。胃癌、肝癌和食管癌的死亡率均较高，既高于发展中国家又高于发达国家。乳腺癌的死亡率远低于发达国家，同时又低于其他发展中国家（表 9-3）。我国农村人口众多，经济水平相对落后，胃癌、肝癌等与感染具有一定相关性的癌症仍然是农村人群面临的主要威胁。在未来十几年的肿瘤防控重点应放在肺癌、胃癌和肝癌等恶性肿瘤上。

在移民流行病学方面，Whitemore 等 1985 年报道华人移居美国 50 年后，肠癌发生率明显上升，接近当地人的发生率。在中国上海及香港男性结肠癌发生率各为 7/10 万与 14/10 万，而在旧金山及洛杉矶的华人为 28/10 万与 31/10 万，与当地白人、黑人相仿（32/10 万与 28/10 万）；在部位与分布上结直肠癌的比例与白人相近似，而不同于上海人及香港人。说明环境因素（包括饮食）与发生的癌有关。

表 9-1 全球不同地区肿瘤发病率和死亡率比较（2008 年） 单位：1/10 万

地区 / 国家	年龄标准化发病率			年龄标准化死亡率		
	男	女	合计	男	女	合计
东非	121.2	125.3	122.8	105.4	95.9	99.9
中非	88.1	96.7	91.8	78.5	75.6	76.4
北非	109.2	98.9	103.2	89.5	68.2	78.0
南非	235.9	161.0	189.6	172.1	108.1	133.2
西非	92.0	123.5	107.6	80.1	91.2	85.4
东亚	222.1	158.1	188.4	155.5	87.3	120.1
中南亚	99.7	110.8	104.6	78.0	71.7	74.5
东南亚	143.9	141.7	141.5	112.3	89.4	99.5
西亚	152.8	119.5	133.8	113.9	74.3	92.2
加勒比	196.3	153.5	172.6	116.6	86.2	99.9
中美	136.2	134.4	134.4	84.7	80.6	82.0
北美	334.0	274.4	299.9	122.4	91.5	105.1
南美	186.7	162.9	171.9	116.6	88.2	100.3
中欧 / 东欧	259.2	184.2	210.6	181.5	94.0	128.1
北欧	292.3	249.5	266.1	134.6	99.7	114.5
南欧	289.9	212.2	245.0	149.9	81.2	111.7
西欧	337.4	250.9	287.7	138.4	84.3	108.0
澳大利亚 / 新西兰	356.8	276.4	313.3	125.6	86.0	104.1
美拉尼西亚（西南太平洋群岛）	146.0	133.4	138.5	119.8	95.9	106.8
密克罗尼西亚（西太平洋群岛）	153.8	164.4	157.5	104.7	70.3	86.1
波利尼西亚（中太平洋群岛）	225.0	201.5	209.8	133.6	87.9	109.1

*不包含皮肤癌

摘自：Ca Cancer J Clin，2011，61：69.

表 9-2 全国登记地区前 10 位恶性肿瘤发病

顺位	合计 部位	发病率/10^9	构成比/%	中标率ASR China/10^9	男性 部位	发病率/10^9	构成比/%	中标率ASR China/10^9	女性 部位	发病率/10^9	构成比/%	中标率ASR China/10^9
1	气管、支气管、肺	53.57	18.74	25.34	气管、支气管、肺	70.40	22.14	34.75	乳房	42.55	16.81	23.16
2	胃	36.21	12.67	17.85	胃	49.61	15.60	25.37	气管、支气管、肺	36.34	14.36	16.41
3	结直肠肛门	29.44	10.30	14.21	肝脏	41.99	13.21	22.49	结直肠肛门	26.42	10.44	12.29
4	肝脏	28.71	10.04	14.78	结直肠肛门	32.38	10.18	16.23	胃	22.50	8.89	10.62
5	食管	22.14	7.74	10.88	食管	30.44	9.57	15.62	肝脏	15.11	5.97	7.11
6	乳房	21.21	7.42	11.64	前列腺	9.92	3.12	4.34	食管	13.64	5.39	6.27
7	胰腺	7.28	2.55	3.35	膀胱	9.78	3.08	4.70	子宫颈	12.96	5.12	7.42
8	淋巴瘤	6.68	2.34	3.75	胰腺	8.24	2.59	4.01	甲状腺	10.09	3.99	6.50
9	膀胱	6.61	2.31	3.03	淋巴瘤	7.71	2.42	4.46	子宫体及子宫部位不明	8.77	3.46	4.69
10	甲状腺	6.56	2.29	4.21	肾及泌尿系统不明	7.07	2.22	3.82	卵巢	7.95	3.14	4.54
	前 10 位	218.40	76.39	109.05	前 10 位	267.55	84.14	135.81	前 10 位	196.32	77.57	99.01

摘自 2012 全国肿瘤登记年报

表 9-3 常见恶性肿瘤的死亡率比较 单位:1/10 万

癌症部位	世界人口标化死亡率 中国	发达国家	发展中国家
男性			
肺	40.46	39.4	24.6
肝	26.14	7.2	17.4
胃	23.31	10.4	16.0
结直肠	10.32	15.1	6.9
食管	15.86	5.3	10.1
女性			
肺	17.34	13.6	9.7
结直肠	7.18	9.7	5.4
胃	9.94	4.7	8.1
肝	8.54	2.5	7.2
乳腺	6.56	15.3	10.8

摘自:2012 全国肿瘤登记年报,CA CANCER J CLIN,2012.

（郑 树 邓甬川）

第二节 病因与癌变机制

一、病因学

肿瘤的病因，主要包括致癌因素与促癌因素两大类。前者为致癌所必需，但并非有了致癌因素必然致癌，如职业性癌的发生也是如此，这说明恶性肿瘤的形成除致癌因素之外，尚需有一定的促进条件即促癌因素的存在，而个体是否发生癌症还与致癌因素对机体作用的持续时间(间歇或顺序的作用)和机体本身的反应性、保护性等有密切关系。从病因来源可分为内源性与外源性，后者以化学性为主(70%~80%)，物理性（X 线、紫外线）及生物性（寄生虫、病毒）占 10%~20%。目前较明确的因素可归纳为以下几类。

(一) 生活习惯的致癌因素

如饮食（包括饮酒及食用发酵霉变食物）和吸烟。肺癌与吸烟有明显的相关性，美国对几十万不吸烟者的多年观察表明，他们的肺癌发生率较吸烟者为低。据调查在美国每年死于肺癌者有 15 万人，其中大部分人可能是因吸烟而罹患肺癌；吸烟还可引起其他部位的癌症，故实际吸烟致癌者占美国癌症病人总数的 1/3。近些年来美国、英国、荷兰等一些欧美国家，随着限制吸烟的法律和条例的实施，男性肺癌死亡率已处于稳定或下降状态。其中美国近 30 年来男性人群的吸烟率有明显降低，其结果是近年来肺癌的发生率曲线已表现有下降趋势，从 1992—2008 年，美国男性肺癌发病率每年下降约 1.9%，死亡率相应每年也下降了 1.9%。从 2002—2008 年，美国女性的肺癌的发病率和死亡率也呈下降趋势。饮酒亦属有关因素，每年约 3% 癌症与此习惯有关。我国患消化道癌症者约占癌症的 60%~70% 左右，此与饮食有密切关系，尤其是霉变食物，包括含有已明确的致癌物或致突变物，如黄曲霉素等。

(二) 职业性及环境污染致癌因素

约 20%~40% 的癌与职业有关，200 年前煤焦油致阴囊皮肤癌的发现即为第一例职业性癌的见证。在动物实验中证明有致癌性的化学物质已有 1 000 多种，包括直接或经代谢活化后间接的致癌变者。前者又称终致癌物质，后者又称前致癌物。前致癌物在代谢活化过程中也可通过其他代谢途径成为非致癌性化合物。三废的污染对人类造成严重危害，有机的与无机的，通过体表、呼吸及消化道等不同途径；或是形成诸如“土壤—农作物—人体”或“土壤—地表面、地下水源—人体”等不同环节对人类发生有害作用。其中尤以饮水及食物、空气等污染危害最大。世界卫生组织最近公布的 19 种有致癌性的物质均与环境有关，如砷、石棉、4- 氨基联苯、联苯胺、氯萘吖嗪、双氯甲醚及工业品仿氯甲醚、铬、己烯雌酚、放射性氡气、左旋美法仑、芥子气、α 萘胺、煤焦油和矿物油、氯乙烯、偶联雌激素、金胺制造过程、异丙醇制造的强酸处理过程、镍的冶炼过程等（表 9-4）。

表 9-4 已确认为人类致癌物的化合物

化合物	诱发肿瘤部位	化合物	诱发肿瘤部位
工业性接触		石棉	胸、腹膜
α(或 β)萘胺	膀胱	石棉加吸烟	肺、胸、腹膜
联苯胺(4,4- 二氨基联苯)	膀胱	苯	骨髓
4- 氨基 -4- 硝基联苯	膀胱	芥子气	呼吸系统
双(氯甲基)醚	肺	药物性接触	
双 -(2- 氯乙基)- 硫化物	呼吸道	N,N- 双(2 氯乙基)-2 萘胺	膀胱
氯乙烯	肝间充质	己烯雌酚	阴道
烟垢、沥青、油类	皮肤、肺	嗜好品	
铬化合物	肺	纸烟烟雾	肺、泌尿道、胰腺
镍化合物	肺、鼻窦	槟榔、嚼烟	颊黏膜

（三）医源性致癌因素

由治疗药物及医疗措施所致人类癌症者称医源性致癌因素，包括X射线、放射性核素、抗癌药、免疫抑制药、激素，甚至解热镇痛药（非那西丁）、砷剂等，均有可能使人类致癌，如乳癌病人服用阿替洛尔5年，发生子宫内膜癌的概率为0.2%。进行器官移植后长期应用免疫抑制药者，其癌症发生率比正常人群高50~100倍。化疗及放疗综合治疗者发生第二个癌的危险性明显高于正常人。免疫缺陷时肿瘤的发生率显著增加。根据国际免疫缺陷癌症登记处的报告，各种免疫缺陷病并发恶性肿瘤的约有10%。近年来对免疫缺陷疾病获得性免疫缺陷综合征（AIDS）的认识，发现其并发恶性肿瘤率更高。恶性肿瘤的发生率为10%左右，而尸检资料则更高，其中卡波西肉瘤的发生率最高，约为正常人的150倍。

（四）天然及生物致癌因素

如内分泌功能紊乱所致激素水平异常是肿瘤诱发因素之一，动物实验已证实激素能诱发卵巢、宫体、宫颈、阴道、乳腺、睾丸、甲状腺的肿瘤。长期服用雌激素可引起子宫内膜癌和乳腺癌。体内合成产物如亚硝胺、肠道微生物的各种产物，在一定条件下也具有致癌的可能性。初步计算人们摄入硝酸盐及亚硝酸盐的量，1/2来自唾液，1/4来自饮水，1/4来自腌制品及其他食品。

（五）内源性致癌因素

如内分泌功能紊乱所致激素水平异常是肿瘤诱发因素之一，动物实验已证实激素能诱发卵巢、宫体、宫颈、阴道、乳腺、睾丸、甲状腺的肿瘤。长期服用雌激素可引起子宫内膜癌。体内合成产物如亚硝胺、肠道微生物的各种产物，在一定条件下也具有致癌的可能性。初步计算人们摄入硝酸盐及亚硝酸盐的量，1/2来自唾液，1/4来自饮水，1/4来自腌制品及其他食品。

（六）遗传因素

遗传易感性是恶性肿瘤内因的主要内容，包括染色体不稳定、基因不稳定以及微卫星不稳定。存在染色体位点的变异，LOH或癌基因激活，抑癌基因失去功能，经二次突变则极易癌变。代谢酶多态性，影响对致癌物的代谢，均易形成高危人群群体。在家族性腺瘤性息肉者，存在胚系细胞*APC*基因突变，40岁以后大部分均有大肠癌变；*Brca1*、*Brca2*突变与乳腺癌发生相关，乳腺癌发生率达80%以上，明显高于正常人群，此类遗传性肿瘤综合征（hereditary cancer syndrome）的个体虽然少见，在人群中约占1%，但具有重要的生物学意义，目前至少已发现遗传综合征有多种，这些基因编码的蛋白产物涉及多种细胞功能（表9-5）。

表9-5　遗传性肿瘤综合征

综合征	原发肿瘤	染色体	被克隆基因	基因产物功能
家族性视网膜母细胞瘤	视网膜母细胞瘤	13q14.3	*RB1*	细胞周期及转录调节
Li-Fraumeni综合征	乳腺癌，肉瘤	17p13.1	*p53*	转录因子，DNA损伤及应激反应
家族性腺瘤性息肉病（FAP）	结直肠癌	5q21	*APC*	调节β-catenin，结合微管
HNPCC	结直肠癌	2p16，3p21 2q32，7p22	*MSH2*，*MLH1* *PMS1*，*PMS2*	DNA错配修复
Ⅰ型神经纤维瘤病（NF1）	神经纤维瘤病	17q11.2	*NF1*	Ras-GAP，结合微管？
Ⅱ型神经纤维瘤病（NF2）	听神经瘤，脑膜瘤	22q12.2	*NF2*	膜蛋白与细胞骨架结合？
Wilm瘤	Wilm瘤	11p13	*WT1*	转录阻遏因子
Wiedmann-Beckwith综合征（WBS）	Wilm瘤	11p15	?*p57/KIP2*	细胞周期调节？或相邻基因异常
痣样基底细胞癌综合征	皮肤基底细胞癌	9q22.3	*PTCH*	跨膜信号传导分子受体
家族性乳腺癌Ⅰ型	乳腺癌，卵巢癌	17q21	*BRCA1*	与Rad51反应，修复双链断裂
家族性乳腺癌Ⅱ型	乳腺癌，卵巢癌	13q12	*BRCA2*	同上
VHL综合征	肾透明细胞癌	3p25	*VHL*	?RNA聚合酶Ⅱ的转录延伸
遗传性乳头状腺癌	乳头状腺癌	7q31	*MET*	HGF跨膜受体
家族性黑色素瘤	黑色素瘤	9p21，12q13	*p16*（*CDKN2*） *CDK4*	CDK4和CDK6抑制因子 周期素信赖性激酶
多发性内分泌肿瘤Ⅰ型	胰岛细胞瘤	11q13	*MEN1*	?

续表

综合征	原发肿瘤	染色体	被克隆基因	基因产物功能
多发性内分泌肿瘤Ⅱ型	甲状腺髓样癌	10q11.2	*RET*	GDNF 跨膜受体
多发性外生骨疣	外生骨疣	8q14.1,19p,11p11~13	*EXT1*,*EXT2*,*EXT3*	?
Cowden 综合征	乳腺癌,甲状腺滤泡癌	10q23	*PTEN*(*MMAC1*)	双特异性磷酸酶
遗传性前列腺癌	前列腺癌	1q25,其他?	未知	未知
掌跖角化病	食管癌	17q25	未知	未知
毛细血管扩张性共济失调	淋巴瘤	11q22	*ATM*	DNA 修复,诱导 p53
布卢姆(Bloom)综合征	实体瘤	15q21.6	*BLM*	DNA 螺旋酶
着色性干皮病	皮肤癌	多个互补群	*XPB*,*XPD*,*XPA*	DNA 修复螺旋酶核酸切除修复
范科尼(Fanconi)贫血	AML	7q22.3,16q24.3?	*FACC*,*FACA*	? DNA 修复

引自方伟岗"医学分子生物学"表 6-1

(七) 慢性刺激与创伤

经久不愈的窦道和溃疡,因长期局部刺激可引起组织增生而发生癌变。慢性胃溃疡病人有 5% 发生癌变。大肠血吸虫性慢性溃疡性结肠炎发生大肠癌的机会比正常人高 5~10 倍以上。深度烧伤后经过较长的潜伏期,皮肤瘢痕部位可发生癌变,故对深度烧伤的创面应及时植皮。

二、癌变机制

恶性肿瘤是内外因素交互作用积累的结果,外因的物理、化学及生物等因素在机体原有易感因素的基础上,借相应的靶细胞交互作用,致代谢酶多态性以及与 DNA 损伤修复功能相关的错配修复基因的变异,致微卫星不稳定。对外因致突变"二次"打击的修复功能缺陷,为癌变进程提供基础,而机体存在自身的防御机制,完善的代谢酶系统阻止了化学诱癌物的活化,可阻抑其损伤作用。故致癌因素诱发肿瘤过程中,机体完善的 DNA 修复功能以及细胞周期检测点(checkpoint)功能,为机体阻断突变癌变的主要机制,可促使受损细胞凋亡或死亡而阻抑癌变。从癌变机制中认识肿瘤的生物学特征,为化学预防及寻找诊断治疗靶点提供了依据,也是基础研究过渡到应用研究的重要内容与方向。

癌变问题,虽然在医学及生物科学领域中多年来对此做了广泛的研究,但很多方面还有待解决。

(一) 化学致癌

化学致癌作用是一多步骤过程,至少可分为两期——始动期与促进期(initiation and promotion)。始动期是阈下剂量的致癌物一次接触后完成的不可逆事件,而促进期则是始动发生后反复接触致癌剂而引起的事态发展,它在开始阶段为可逆的。两期学说的普遍性近年已在小鼠皮肤以外的许多系统中证实。

1. 致癌作用的始动机制 当前在化学致癌物的始动机制方面,主要存在着两大学说——突变学说(mutation theory)和遗传外机制学说(epigenetic theory),它们都有一定的理论依据和难以解释的事实。

(1) 始动的突变学说:癌变学说认为癌变是细胞突变的结果,由致癌物引起细胞 DNA 碱基顺序的改变,使细胞遗传信息发生变化,而表现出肿瘤细胞的生理学特性。现已知晓,肿瘤细胞是多基因改变的结果,涉及癌基因和抑癌基因及遗传易感因素。在很多人类肿瘤如肝、肺、大肠、食管癌都已查到原癌基因的活化和抑癌基因的缺失或错配修复基因功能失活,已知这些基因参与细胞增殖和细胞凋亡的调控。突变学说是始动机制的主流学说。

(2) 癌遗传外学说(基因表达失调说):肿瘤细胞特性的准永恒性和可遗传性本身并不意味着它是一个新获得的遗传信息的表现,它也可以是一些原有的,但通常并不表达的基因,由于致癌因素的作用而获得表达的结果。肿瘤可能仅仅是与分化过程基本原理相似的一个异常分化问题。已有一些事实提示正常细胞与某些肿瘤细胞的基因组在遗传学上是等效的,从而支持这个学说。

2. 促癌作用的机制 促癌剂如何使已始动的细胞演变为真正的肿瘤,迄今还没有令人信服的解释。有人根据目前所获资料作了一些假设,Weistein 提出,促癌剂如 TPA 的早期作用发生在细胞膜上,从而引起一些膜运转功能、受体功能、糖蛋白及磷脂合成等变化,以及信号转导的异常引起一系列二次反应。它可能是"跨膜信息"对胞质功能的作用,酷似一些首先作用于细胞表面的多肽激素，促有丝分裂素的作用那样。二次反应包括纤溶酶原激活物的诱导，鸟氨酸脱羧酶的合成，DNA合成促进，前列腺素合成增加、分化顺序的抑制等。由于末期分化抑制，“已始动”的干细胞分化至没有生长潜力的成熟细胞的途径被阻断，而导致形成更多干细胞。这种指数性分裂而形成的细胞克隆，继而发展为肿瘤。但突变致癌变的具体机制目前仍未完全明确。

（二）病毒致癌

肿瘤病毒可分为核糖核酸（RNA）肿瘤病毒和去氧核糖核酸（DNA）肿瘤病毒两大类。由于致癌性RNA病毒含有反转录酶，故又称为反转录病毒。

1. 致瘤性DNA病毒的致瘤机制　多瘤病毒，SV_{40}和兔乳头状瘤病毒的DNA，在动物体内可以诱发肿瘤，在体外可使细胞向恶性转化，这种核酸称为致瘤核酸。致瘤性DNA肿瘤病毒感染宿主细胞后，经过病毒的DNA插入到宿主细胞的DNA中，可能是通过连接酶作用与细胞DNA共价结合完成的。整合到细胞DNA中的病毒基因组中的转化基因（transforming gene），如SV_{40}病毒的大T抗原基因、腺病毒中的E_1基因、乙肝病毒中的X基因等的编码蛋白（基因产物）的作用，使细胞的分裂和增殖失去控制所致。

2. 致瘤性RNA病毒的致瘤机制　这类病毒的RNA不能直接整合到细胞DNA中去，需先由病毒反转录酶以病毒RNA为模板形成病毒互补的DNA（前病毒DNA），再由依赖于DNA的DNA聚合酶形成DNA中间体（双链前病毒DNA），后者再整合到细胞DNA中复制病毒致使细胞转化。

反转录病毒在细胞内经反转录酶而形成的病毒DNA的两端各有一个由数百个碱基组成的片段，称为长末端重复序列（long trinal repeat sequence，LTR），其中含有启动子（promotor）结构（启动子为在DNA分子上可与RNA聚合酶连接的那个部位，在那里使转录启动）。有一些反转录病毒的基因组中无病毒癌基因存在。这类致瘤性RNA病毒的致瘤机制则是由于病毒DNA正好插在细胞本身的细胞癌基因（c-onc）的邻侧，LTR中的启动子将细胞原来处于相对静止状态的c-onc“开关”打开，从而使后者高度表达而导致细胞癌变。

细胞癌基因的激活除了上述“启动子插入”机制外，还有另一些途径。其中最主要的是突变机制、基因扩增机制和基因偶联机制，它们是化学致癌物、物理致癌物（如辐射）诱发细胞癌变中细胞癌基因激活的共同通道。病毒和细胞癌基因的编码蛋白即所谓基因产物以P表示，其后是以kDa为单位的分子量和编码基因的名称。如P21ras即表示由ras基因编码的分子量为21kDa的蛋白质。

最早在Rous鸡肉瘤病毒的研究中证明一些特殊基因，即现时称为转化基因（transforming gene）或癌基因（oncogene）的持续表达，是维持细胞转化所不能少的。目前已查明的病毒癌基因（v-onc）有20种左右，并已包括人类在内的高等动物细胞中找到同源的基因，称之为细胞癌基因（c-onc）或原癌基因（proto oncogene），并作了染色体定位。还发现了不少只在细胞中存在的原癌基因。

癌基因假设的被证实，使人们对化学、辐射和病毒致癌机制的认识予以统一，它们殊途同归，都激活了癌基因。同时也使癌变机制的突变学说与渐成学说的争论失去意义。根据近代研究，这个学说的内容还应包括抑癌基因的失活，以及错配修复基因的突变。多个癌基因的激活和抑癌基因的失活，在癌变不同时期先后发生。

（郑 树　邓甬川）

第三节　临床病理

一、肿瘤临床分类

分类的目的在于明确肿瘤性质、组织来源，有助于选择治疗方案并能提示预后。目前常用的分类方法尚欠理想。根据肿瘤的形态学及肿瘤对机体的影响即肿瘤的生物学行为，肿瘤可分为良性与恶性两大类。良性肿瘤，一般称为瘤。恶性肿瘤来自上皮组织者称为癌；来源于间叶组织者称为肉瘤；胚胎性肿瘤常称母细胞瘤，如神经母细胞瘤、肾母细胞瘤等。但某些恶性肿瘤仍沿用传统名称瘤或病，如恶性淋巴瘤、精原细胞瘤、白血病、霍奇金病等。

各种良性或恶性肿瘤，根据其组织及器官来源部位而冠以不同的名称，如乳腺癌、肺癌、结肠癌、背部脂肪瘤、股骨骨肉瘤等。相同器官或组织可发生不同细胞形态的肿瘤，如肺鳞状细胞癌与肺腺癌、子宫颈鳞状细胞癌与子宫颈腺角化癌、胃腺癌与胃类癌等等。同一细胞类型的癌,由于细胞分化程度不一,又分为高分化、中分化及低(未)分化癌,如胃高分化腺癌、肺未分化癌等。

在临床上除良性与恶性肿瘤两大类以外,少数肿瘤形态上属良性,但常浸润性生长,切除后易复发,多次复发有的可出现转移,从生物学行为上显示良性与恶性之间的类型,故称交界性或临界性肿瘤。诸如包膜不完整的纤维瘤、黏膜乳头状瘤、唾液腺混合瘤等。有的肿瘤虽为良性,但由于部位与器官特性所致的恶性后果,显示生物学行为恶性的肿瘤如颅内良性肿瘤伴颅内高压、肾上腺髓质肿瘤伴恶性高血压及胰岛素瘤伴低血糖。

二、肿瘤分化与生长

肿瘤为不受机体控制而生长的新生物,恶性者在细胞学上可见到去分化,或不典型增生(间变),表现浸润生长与转移。

(一) 恶性肿瘤的发生发展过程

包括癌前期、原位癌及浸润癌三个阶段。从病理形态上看,癌前期为上皮细胞增生明显,伴有不同程度的不典型增生。根据其增生及不典型的程度,可分为高度不典型增生(或称间变Ⅲ级);中度不典型增生(或称间变Ⅱ级);轻度不典型增生(或称间变Ⅰ级)。在临床上如萎缩性胃炎或慢性胃溃疡等,黏膜上皮伴有不典型增生的病变;乳腺囊性增生伴上皮增生;慢性子宫颈炎伴鳞状上皮化生及间变;皮肤或黏膜的乳头状瘤、黏膜白斑、交界痣等。

(二) 肿瘤细胞的分化

恶性肿瘤的分化与去分化的程度不同,其恶性程度亦不一,可分为高分化、中分化与低分化(或未分化)三类,或称Ⅰ、Ⅱ、Ⅲ级。高分化或Ⅰ级分化细胞接近正常分化程度,显示恶性程度低;未分化或Ⅲ级分化显示高度恶性,核分裂较多。分化不仅表现在形态上的程度不一,同时表现其功能上的不同,如鳞状细胞癌Ⅰ级可见大量角化珠,而未分化者则无。细胞排列紊乱,核分裂多,细胞大小不一,染色不均,不规则巨核等形态,与肿瘤恶性程度相关。表现在组织化学方面其相应的变化为:①核酸增多:去氧核糖核酸(DNA)及核糖核酸(RNA)含量均增多;②酶的改变:有的酶活性增高,有的酶因分化不良而减少活性,如骨肉瘤的碱性磷酸酶活性强,而酸性磷酸酶活性减弱,肝癌和胃肠癌等的脱氧酶活性增高,肺鳞状细胞癌的脂酶活性随分化程度降低而减弱;③糖原减少:由于肿瘤内糖酵解过程加强,能量消耗快。肿瘤组织内虽有以上的变化,但目前尚未找到特异性的化学物质。因而,可根据组织化学上的特点,应用一定的方法,有助肿瘤的诊断与鉴别诊断。

(三) 生长方式

良性肿瘤多为外生性或膨胀性生长,挤压周围纤维组织,形成纤维包绕,呈包膜样,彻底切除后不复发。

恶性肿瘤除外生性及膨胀性外,主要呈浸润性生长。肿瘤沿组织间隙、神经纤维间隙或毛细淋巴管扩展,境界不分明。实际扩展范围较肉眼所见为大,局部切除后易复发。例如隆突性皮纤维肉瘤,仅根据肉眼所见行局部切除,易复发,故应适当扩大切除范围。

(四) 生长速度

一般良性肿瘤生长慢,恶性者生长快。但良性肿瘤如恶变时可逐渐增大,合并出血者可于数小时内或十几小时内明显增大,合并感染者亦可增大迅速。此外,青春期乳腺纤维瘤或巨大型腺纤维瘤,可在数周内明显增大。

良性肿瘤生长缓慢,病程长,不转移。恶性肿瘤发展迅速,病程短,常有局部浸润和远处转移,往往导致宿主死亡。某些恶性肿瘤,例如纤维肉瘤的病程可很长,有超过20年病程者。皮肤基底细胞癌、乳头乳晕湿疹样癌[又称佩吉特(Paget)病],病程也可达数年,虽然局部可侵蚀邻近器官和骨,但可不转移到区域淋巴结。

三、肿瘤的转移

恶性肿瘤的转移方式为直接蔓延、淋巴或血行转移以及种植三大类:①直接蔓延为肿瘤细胞与原发灶相连续的扩散生长,如直肠癌、子宫颈癌侵及骨盆壁。②淋巴道转移:多数情况为区域淋巴结转移。前哨淋巴结是第一个(站)接受原发肿瘤引流的淋巴结,最先有可能转移,通过对前哨淋巴结的检查,可预测转移情况及决定淋巴结清扫。但也可出现跳跃式不经区域淋巴结而转移至第2、3站淋巴结。肿瘤细胞可以穿过淋巴结,或绕过淋巴结;亦可在淋巴结内自毛细淋巴管直接转移到毛细血管而转为血道转移。在临床病理检查可发现跳跃性转移。皮肤真皮层淋巴管的转移可出现水肿,如乳腺癌可呈猪皮(橘皮)样改变。毛细淋巴管内的癌栓致相邻毛细血管扩张充血,可呈炎症表现,如炎性乳癌。皮肤淋巴管转移还可使局部呈卫星结节。总之，淋巴道转移可有多种临床表现。③种植性转移：为肿瘤细胞脱落后在体腔或空腔脏器内的转移，最多见的为胃癌种植到盆腔。④血道转移：腹内肿瘤可经门静脉系统转移到肝脏；四肢肉瘤可经体循环静脉系统转移到肺；肺癌可随动脉系统而致全身性播散到骨、脑。除此以外，常见的途径尚有经椎旁静脉系统的转移。椎旁静脉系统位于脊柱周围，且与体壁、四肢近心端静脉相交通，因而与颈根部、盆腔腹膜后脏器的血流密切相连，静脉内压力低且无静脉瓣，故脱落的肿瘤细胞极易进入该静脉系统，可随体腔压力包括咳嗽或屏气与血流压力的改变而流动。在临床可见到肺部无转移的骨骼转移灶，如乳腺癌未见肺转移而有椎体转移、甲状腺癌的颅骨转移，前列腺癌的骨盆转移等，均经由椎旁静脉系统转移。

（郑 树 邓甬川）

第四节 肿瘤的诊断

肿瘤的诊断目的在于确定是否肿瘤，恶性者应进一步了解其范围与程度，以便拟定治疗方案及估计预后。在诊断方法与步骤方面除一般病史与体检、实验室诊断外，对不同肿瘤尚有不同的特殊方法，包括各种影像诊断方法及肿瘤标记的测定等。总的看来，目前仍缺乏理想的特异性强的早期诊断方法，尤其对深部肿瘤的早期诊断更为困难。结合病史与体检及各种检查的综合诊断，是当前早期诊断的有效方法。临床诊断中对浅表者多易发现与诊断，而深部内脏器官的恶性肿瘤常难以从无症状阶段发现，为了能真正得到早期诊断，近二十余年来，在肿瘤标记及影像学方面研究与发展较多。

一、病史与体检

在病史中应注意到不同年龄组发生的肿瘤类型不同，青少年多为肉瘤、中老年者多为癌肿，但青年癌症病人往往发展迅速，肿瘤恶性度高。病程对判断肿瘤的性质也具有参考价值。过去疾病史、个人史及家族史以及个人生活习惯，如吸烟、饮酒等均应引起注意，往往对诊断肿瘤有意义。女性尚需询问月经史、生育史、哺乳史。

体检应全面而系统检查，局部肿瘤的检查需慎重鉴别炎症、增生、畸形所致的肿块，根据肿块所在部位或肿块始发部位，结合全身及局部症状细致地鉴别作出诊断。体检中尚不能忽视对相应的区域淋巴结及转移灶的识别。

二、肿瘤标记

肿瘤标记（tumor marker）是指肿瘤发生、增殖过程中，在宿主体液内出现的浓度异常的生化物质。这些物质可以是肿瘤细胞的产物，如肿瘤相关抗原、异位激素等；也可以是宿主反应产物，如抗病毒抗体、急性反应期蛋白等。广义的肿瘤标记还应包括可释放入体液的肿瘤细胞表面抗原和胞质蛋白成分，以及包括肿瘤细胞异常的形态标志如异常染色体等。在临床上肿瘤标记可用于肿瘤的早期发现、诊断、定位、分期、预后及治疗监测和预测复发转移等。但是，最初以为是肿瘤特异的那些标记物，同样出现于良性疾病，甚至健康个体；而另一方面并非是所有肿瘤都有标记的升高，特别是早期肿瘤往往缺乏有效的标记。一个理想的肿瘤标记，应具有以下特性：①特异性高，即只有在患肿瘤时产生，而不能在健康人或良性疾患病人的体液中检出，或者两者浓度有显著差异；②敏感性强，对某一特定的肿瘤，该标记应在所有的病人中都能出现，而且能在肿瘤的早期（出现转移前）检出；③体液中的水平能反映负瘤量的大小，与临床分期相关，可较正确判断预后；④半衰期较短，即标记物在分泌后很快在体内被清除，能更正确地反映肿瘤的动态变化。

（一）肿瘤标记分类

尽管从20世纪60年代以来，数以百计的肿瘤标记被发现，但其临床应用却并不尽如人意，迄今没有一个肿瘤标记能真正符合理想的标准。也许真正接近理想标准的肿瘤标记，还只有HCG一个。归纳提出的肿瘤标记如表9-6。

（二）肿瘤标记的应用

1. 肿瘤人群筛检（screening） 筛检目的是将无症状或虽有症状但未求医的人群分成高度患癌危险者和患癌可能性低或事实上无癌者两组，对危险人群再作进一步检查以求发现早期病例。因此，对用于筛检的肿瘤标记要求有较高的敏感性，即无假阴性或假阴性极少，使早期无症状的病例不致漏检。迄今为止，能有效用于筛检的肿瘤标记为数不多。

表 9-6 肿瘤标记分类

肿瘤标记	常见肿瘤	肿瘤标记	常见肿瘤
(1)肿瘤胚胎性抗原		(3)酶及其同工酶	
癌胚抗原(CEA)	胃肠道肿瘤、肺癌、乳腺癌等	前列腺酸性磷酸酶(PAP)	前列腺癌
甲胎蛋白(AFP)	肝癌、生殖细胞肿瘤	胎盘碱性磷酸酶	睾丸癌
胚胎硫糖蛋白抗原	胃癌	半乳糖转糖基酶	结肠癌等
胰癌胚胎性抗原	胰腺癌	神经元特异烯醇酶	神经内分泌肿瘤
CA125 抗原	卵巢癌	乳酸脱氢酶	各类肿瘤
CA19-9 抗原	消化道肿瘤	5′- 核苷酸酶(5′-NT)	肝转移
(2)异位激素		谷氨酰转肽酶(γ-GT)	肝转移
绒毛膜促性腺激素(β-HCG)	恶性葡萄胎、睾丸癌	(4)血浆蛋白	
促肾上腺皮质激素(ACTH)	胃肠道肿瘤、支气管肺癌	抗 EB 病毒抗体	鼻咽癌、Burkitt 淋巴瘤
抗利尿激素(ADH)	小细胞肺癌	单克隆免疫球蛋白	多发性骨髓瘤
甲状旁腺素(PTH)	肾腺癌、肺鳞癌	β_2- 微球蛋白	淋巴增生性肿瘤
降钙素(calcitonin)	甲状腺髓样癌	妊娠特异性 β_1- 糖蛋白	滋养细胞肿瘤
生长激素	某些肺癌	铁蛋白	广泛见于多类肿瘤
催乳素	某些乳腺癌		
人胎盘泌乳素	滋养细胞肿瘤		

AFP 进行筛检是一个成功的例子。但江苏启东(肝癌发病率约 50/10 万)在 637 393 自然人群中,肝癌检出率为 33.4/10 万,而在 4 875 名肝病病人中检出率则高达 984.6/10 万。此外,用 EB 病毒壳抗原抗体(VCA/IgA)和早期抗原抗体(EA/IgA),对鼻咽癌(NPC)进行人群普查,在 12 932 名 40~59 岁人群中检出 VCA/IgA 阳性(免疫酶法血清滴度 1∶10)680 例,发现鼻咽癌 13 例。该人群 NPC 检出率为 100.5/10 万,即 VCA/IgA 阳性者 NPC 检出率则为 1 900/10 万。另外,在 680 例 VCA/IgA 阳性者中检出 EA/IgA 30 例,检出 NPC 9 例,在这一人群中检出率高达 3 万 /10 万。在国内进行的这两组大人群,应用肿瘤标记进行的人群普查,对于发现早期病例,改善预后确有较大的社会效益,但由于缺乏严格的流行病学设计,难以对肿瘤标记检测的价值进行科学评价。

2. 临床诊断　由于肿瘤标记缺乏特异性,目前还不能像细菌学、血清学诊断那样,单靠标记阳性作出癌症的诊断。但在辅助诊断、鉴别诊断和判断预后方面仍有一定价值。

(1)甲胎蛋白(AFP):对肝癌诊断标准为 AFP ≥ 500ng/ml 持续 3 周,或 AFP ≥ 200ng/ml,持续 8 周,能排除妊娠、活动性肝病和生殖腺胚胎肿瘤,可诊断为原发性肝癌。对低持续阳性(AFP 50~200ng/ml)病人需密切随访。根据该标准诊断可靠性达 98% 以上,并可发现大批早期的所谓亚临床肝癌及时治疗,使病人 5 年生存率明显改善。

(2)绒毛膜促性腺激素(HCG):滋养细胞肿瘤几乎 100% 可出现增高,其诊断价值显而易见。HCG 和 AFP 联合应用可协助诊断睾丸生殖细胞肿瘤,并有助于临床分期。

(3)癌胚抗原(CEA):CEA 或 CEA 样物质存在于非癌和非胚胎组织中,仅是一种肿瘤相关抗原。在体内 CEA 主要在肝脏代谢,因此肝功能障碍者可见血清 CEA 水平升高。正常参考值:①放免测定,2.5ng/ml。②酶标测定,5.0ng/ml。吸烟者 CEA 值升高者可达 13.6%(15/110),而在不吸烟者仅 1.8%(8/433)。CEA 升高还可见于酒精性肝中毒、肝外胆道梗阻、结直肠息肉和肾衰竭,但非恶性病变者 CEA 水平往往在 10ng/ml 以下。结直肠癌病人出现 CEA 升高的比例最大,根据方法、病期不同达

33%~88.0%。在其他恶性肿瘤中 CEA 阳性率为:肺 52%~77%、胰腺 64%、胃 40%~60%、甲状腺 50%、宫颈 42%、子宫内膜 27%、卵巢 35%、乳腺 30%~50%。③治疗监测,目前肿瘤标记最重要、最有价值的用途是疗效的评价和监测复发。可做术前术后连续随访观察。常用的有 CEA、AFP 及 HCG。

CEA 浓度与结肠癌预后相关,术前 CEA 高者增加术后复发的危险性,根据 Beatty 的一组数字,术前 CEA 高有 50% 的复发率,而正常者为 25%。

肿瘤完全切除后一般 CEA 水平应在 6 周内恢复正常,如术后维持高 CEA,意味残留肿瘤的存在,如术后 CEA 持续上升则预示疾病的复发,复发时也可出现 CEA 异常。

近二十余年来,虽然对数以百计的肿瘤标记做了研究,但应用最广泛的还只是 CEA、AFP、HCG 和 PSA。现有的肿瘤标记并不十分理想,这就大大地限制了它们的临床应用。因此有必要进一步探索更敏感、更特异的新的标记。癌基因产物可能是一个新的方向;检测方法学的改进,用单克隆抗体代替多克隆抗体测定等;多种标记联合使用,达到互补目的。

三、肿瘤的分子诊断

肿瘤发生发展中基因的编码蛋白涉及多种细胞生理功能,包括增殖、分化、凋亡及维持基因组稳定性,促进细胞周期以及信号转导,形成集聚与网络结构相关联、互相调控等多种分子事件,根据其生理功能相关的基因及因子,可检测肿瘤相关基因在体液、尿、组织中的表达,提供临床诊断参考。

(一) 肿瘤各阶段分子事件相关基因

可概括为:①增殖分化:生长因子如 VEGF、FGF、VEGFR、FGFR、HER2 细胞质蛋白激酶, RAS、RAF、MEK、MAPK;②细胞周期进展:CDK 及阻抑 G_1 期基因 *p53*、*p16*、*p21*、*p27*;③永生化相关的端粒酶(telomerase);④ DNA 复制(S 期)DNA polymerase,拓扑异构酶;⑤逃逸凋亡:相关基因有促凋亡的如 *BAX*、*Bak*、*Bad*、*p53*、Caspase 信号等,抑制凋亡的如 *Bcl-2*、*Bcl-XL*、*NF-KB*;⑥血管增生基因 *EGFs*、*2p-interin*、*VEGFR*;⑦转移浸润:黏附分子全层蛋白酶等。

(二) 基因各类检测

1. 基因表达产物的检测　为检测其表达的编码蛋白,应用其单抗进行免疫组化、酶联免疫吸附试验(ELISA)、蛋白印迹法(Western bloting)以及荧光标记单抗结合流式细胞仪的检测,已在临床广泛应用,但因方法的单抗选择差异,结果不全一致,目前亟须在方法上规范化。

2. 基因扩增的检测　为核酸水平检测其拷贝数或转录产物 mRNA 的量,包括 Southern bloting (DNA 印迹法)、Northern bloting(RNA 印迹法),细胞或组织的原位聚合酶链反应(PCR)、反转录 PCR 以及原位杂交(in situ hybridization,ISH)、荧光原位杂交(fluorescence in situ hybridization,FISH)杂交(包括 DNA-DNA,DNA-RNA 及 RNA-RNA),将荧光标记克隆 DNA 片段与染色体或细胞内染色质杂交,或检测细胞内癌基因 mRNA,以不同癌基因探针检测同一标本或同一探针检测不同癌组织标本。原位 PCR 可扩增细胞或组织中微量的基因或外源性病原体以助诊断。

3. 基因突变检测　最常用方法为 PCR-SSCP,进而 DNA 序列测定证实;此外,尚有突变体富集 PCR 变性梯度凝胶电泳法以及体外蛋白合成试验(in vitro synthesized protein test,IVSP)筛检突变,对异常的蛋白条带进行序列分析。对染色体水平的突变,应用染色体分析方法如 FISH。

基于以上各方法对常用检测的有基因多态性检测,应用酶切作限制性片段长度多态性分析(restriction fragment length polymorphism,RFLP);比较个体样本差异微卫星不稳定,应用 PCR 技术扩增进而凝胶电泳分析;端粒酶活性检测应用 TRAP 法(telomeric repeat amplification protocal)。基因芯片技术,或微阵列以及组织阵列(microarray, tissuearray)均为高通量方法。基因芯片可制备进行成千上万、数百基因或其 EST 片段杂交,应用生物信息分析认定,为近年来发展的高通量新技术,但作为诊断只能根据已知的核酸或蛋白的靶基因自行设计,或购买功能明确的芯片或微阵列。

激光显微捕捉切割技术是应用显微技术捕捉形态明确的细胞水平的组织,进行特定的核酸水平分析,是形态与功能相结合的分析技术,可较精确地比较正常、癌变前、癌变不同细胞间某些基因表达扩增的差异。

方法学的发展推动了临床应用性研究,但由于方法敏感,易受条件影响,稳定性难控制,结果易变异,因之亟待建立规范化、标准化的方法,从临床应用看,尽管基因诊断方法敏感,特异性强,但有些基因的表达变异早于形态上的改变,故目前基因检测尚在作为临床辅助诊断阶段,有助于判断预后,如手术切缘 *p53* 突变而镜下形态检测仍为正常,但已显示术后局部易复发。

四、影像学诊断

近30年来医学影像学发展迅速，突破了只限于使用X线和其他放射性能源成像，而相继出现了超声诊断、磁共振成像（MRI）。MRI检查继计算机X线断层扫描（CT）之后，在中枢神经和脊柱诊断方面已超越CT扫描。放射对比剂的更新换代，使选择性血管造影得以发展，血管内导管置入技术可进行血管栓塞与成形术，形成介入性放射学分支，放射诊断医生已进入了治疗领域。影像学包括了X线、CT、超声、MRI、放射性核素等成像，以及各种各系统的造影技术与管内导管置入技术、数字减影血管造影（DSA）等。

（一）X线检查

普通X线胸部正侧位片、骨骼平片仍是胸部及骨肿瘤常见的首选检查方法，不应忽视。特殊X线显影术包括硒静电X线（干板摄影）和钼靶X线球管的摄影，应用于软组织及乳腺组织，对不同软组织显示不同对比的影像，图像清晰。断层摄影用于胸部，对平面所见阴影经连续断层摄片了解其不同层次影像，有助于鉴别炎症所致片状阴影及肿瘤团块实体阴影。计算机X线断层扫描（CT）由于横断面排除了器官前后影像重叠干扰，能清楚显示肿块的位置和范围。胸部CT可发现小的胸腺肿瘤，下肺叶背段小肺癌及肺边缘和胸膜下的小转移结节。测量CT值可鉴别实性或水样囊肿、脂肪或钙化。CT也是原发癌分期的重要手段。CT对腹部实质性肿瘤的诊断有重要意义，如肝转移癌，其灵敏度为87.5%，特异性可达99%。原发肝癌一般为边缘不规则的低密度阴影，CT值低于周围正常值，注射泛影葡胺后（增强扫描）见2/3肝癌血管丰富，15秒钟内密度明显增强，1分钟后即回复到低于正常。肾癌表现也为低密度阴影，增强扫描后远不及正常肾组织，显示肿块更清晰。CT对消化道空腔器官肿瘤诊断帮助不大，但可根据转移与浸润程度有助于临床分期。

20世纪90年代发展起来的螺旋CT，大大缩短扫描时间，提高成像质量，可作出高质量的血管三维成像。另一新的进展为应用电子束振荡完成扫描的快速CT，缩短扫描时间，仅几毫秒一幅，成像质量高。

（二）磁共振成像（MRI）

在强磁场下，各种组织对磁场的敏感性不一，出现不同强度的信号，以不同的成像技术，不同的序列得出不同的图像，如Fe^{2+}去氧血红蛋白可以明显减弱局部组织对磁场的敏感性而呈低信号强度，图像呈暗黑影，对大血管则呈“流空”现象仅见血管壁。因之无需造影剂即可区分纵隔与肺门大血管、肿块或囊肿，可显示肿块与大血管关系，在胸腔有助于对肿瘤的临床分期。对肝脏根据变换序列成像，可区别囊肿、血管瘤、原发或转移癌。对神经系统疾病更具优越性，图像清晰，不仅可显示肿瘤，并可鉴别脊髓损伤的程度、出血、水肿或挫伤等。在泌尿系统、头颅肿瘤（如鼻咽癌、眼部肿瘤）的判断分期均较CT为优。

近年来采用梯度回波序列快速扫描技术进行磁共振血管造影（MRA），几乎可以用于全身各部位的血管检查，有可能取代大部分创伤性血管造影检查。磁共振波谱分析（MRS）在临床用于测定活组织中元素定量分析，如^{32}磷的MRS研究，可了解细胞能量代谢，进而有助于分析病灶性质。

（三）超声检查

是安全、简便、无损伤的检查方法，利用不同组织对声波阻抗的不同，出现反射波的图像，根据部位、范围与图形作诊断，较理想地鉴别囊性或实质性肿块，临床应用广泛，是实质性脏器、肝、脾、胰、肾肿瘤普查的常用方法；此外，尚可检查甲状腺、乳腺；对诊断空腔器官肠腔的肿块无帮助。对胰腺超声和CT扫描在发现和鉴别胰腺肿块起到互补的作用，90%以上可见到肿块，75%可见肿块内有低密度区，约60%肿瘤扩散到腹腔或肠系膜上动脉周围。血管造影的重要性在下降，现只用于判断胰腺癌手术能否切除，以及胰腺内分泌肿瘤。内镜逆行胰胆管造影（ERCP）是创伤性检查，只能显示胰管和胆总管，不能直接看到胰腺。低张十二指肠造影的重要性更小，因为十二指肠如能见到改变已是晚期的征象。超声和CT是主要诊断肿瘤的可靠工具。

超声造影是在常规超声检查的基础上，通过静脉注射超声造影剂，来增强人体的血流信号，实时动态地观察组织的微血管灌注信息，以提高病变的检出率并对病变的良恶性进行鉴别。超声造影剂是一种可通过肺循环的微气泡混悬液，当人体血液中注入了微气泡后，血流信号得以明显增强，从而显著改善小血管和低流速的显示，为诊断提供丰富的血流信息，使二维超声不易显像的微小病灶及周围血管信息得以清晰显示。超声造影有助于对肿瘤做出诊断与鉴别诊断，在检出占位性病变、定性诊断和判断肿瘤活性方面，超声造影所获得的增强结果可与CT和增强MRI相当。

(四) 红外线热像检查

组织的温度取决于血流及局部组织的代谢，恶性肿瘤局部新陈代谢旺盛，血流丰富，表面温度高于周围组织，高于相对侧局部区域的温度，借此温度及血管分布状况，应用红外线摄像所示图像，用于判断肿瘤的性质，为根据肿瘤代谢状况判断肿瘤性质的图像诊断方法。如乳腺癌局部显示高温区及血管状况。体表囊肿温度低于周围，呈显低温区图像以助诊断。但有关热图的规律性未完全了解，诊断标准尚未统一，目前仍在临床应用研究阶段，随着设备的改进，该项检查将会推广应用。

(五) 造影检查

1. 应用对比剂　如钡剂作钡餐与钡灌肠，碘剂（泛影葡胺、康瑞液、碘苯酯等）做造影，根据显示的充盈缺损、组织破坏、有无狭窄等形态，获得对比清晰的图像，可加用发泡剂、双重对比，并应用山莨菪碱等使平滑肌弛张（低张），以观察较细小病变。

2. 器官造影　可经口服或静脉注射对比剂(碘剂)，或经内镜下插管，如肾盂静脉造影、口服胆囊造影、逆行输尿管插管肾盂造影、十二指肠纤维内镜下做胆道与胰管逆行造影等。

3. 空气造影　对脑室、纵隔、腹膜后（观察肾及肾上腺的肿瘤）、腹腔等肿瘤以空气为对比间接观察其图像，目前已很少应用。

4. 血管造影　选择性动脉造影为经周围动脉插管，如肝动脉、颈动脉、腹腔动脉、肠系膜上下动脉造影，可显示患瘤器官或肿瘤的血管图像以帮助诊断。近年来应用X线数字减影技术，可避免动脉插管而经静脉注入，对搏动中的心脏显示清晰的血管图像。

数字减影血管造影（DSA）是数字电子学、计算机技术等与血管造影技术结合的产物，可检测到血管内微弱的碘信号且去除重叠的骨骼及软组织影像。与常规血管造影不同，DSA除可检测到微弱的碘信息及减去非血管影像外，尚具有高的密度分辨能力及多种成像后处理能力。目前临床应用的有静脉法（IV）和动脉法（IA）DSA两种。前者损伤性小，安全、简便，但造影剂量大，影像质量不如动脉法。后者可明显降低造影剂浓度及用量，影像质量更好，应用日趋广泛。DSA现已广泛用于头颈部、内脏血管、心脏的大血管及某些肢体血管的成像，在某些方面，正在逐步取代常规血管造影。

介入性放射学是以放射诊断为基础而以治疗为目的，诊断与治疗相结合的技术，如寻找出血点引入栓子止血；扩张狭窄血管；对肿瘤进行动脉内化疗。介入性治疗的应用，扩大了血管造影应用的前景，尽管有MRI、CT的检查可以代替脑血管造影等，但介入性放射学则具有特殊的意义。

(六) 放射性核素显像

对某些组织亲和的核素进入体内，显示该正常组织，而肿瘤部位不吸收核素形成缺损(冷区图像)，呈占位性病变。另一些放射性核素在肿瘤部位放射性较其周围正常组织高，形成热区图像。通过扫描或γ照相机追踪其分布并记录图像以作诊断。常用的放射性核素有 ^{131}碘、^{198}金、^{32}磷、^{99m}锝、^{197}汞、^{203}汞、^{169}镱、^{111}铟等十余种。临床上甲状腺肿瘤、肝肿瘤、骨肿瘤、脑肿瘤及大肠癌等常用放射性核素检查，一般可显示2cm以上病灶。骨肿瘤诊断阳性率较高，且可早于X线显影，可较早地发现骨转移肿瘤，但易有假阳性。

(七) PET-CT

正电子发射计算机断层显像(positron emission tomography，PET)，是反映病变的基因、分子、代谢及功能状态的显像设备。它是利用正电子核素标记葡萄糖等人体代谢物作为显像剂，通过病灶对显像剂的摄取来反映其代谢变化，从而为临床提供疾病的生物代谢信息。PET-CT是将PET和CT整合在一台仪器上，组成一个完整的显像系统，被称作PET-CT系统，病人在检查时经过快速的全身扫描，可以同时获得CT解剖图像和PET功能代谢图像，从而对疾病做出准确的判断。临床常用于良恶性病灶的鉴别、不明原因转移性肿瘤原发病灶的寻找、治疗后肿瘤残留或复发的诊断、治疗效果评估和放疗生物靶区定位等。

五、恶性肿瘤的分期

为了合理制订治疗方案，正确评价治疗效果，判断预后，国际抗癌联盟提出TNM分期法。T指原发肿瘤（tumor）、N为淋巴结（node）、M为远处转移（metastasis）。再根据肿瘤体积在字母后标以0~4的数字，表示肿瘤发展程度。1代表小，4代表大、0为无。以此三项决定其分期，不同TNM的组合，诊断为不同的期别。在临床无法判断肿瘤体积时则以T_X表达。分期首先要求有病理确诊，其次分期必须治疗前估定，为治疗前分期。分期分为以下几种。

1. 肿瘤临床诊断分期（clinical diagnostic staging，cTNM）　适于体表肿瘤，便于比较各种治疗方法。

2. 肿瘤手术时的分期（surgical evaluative staging，sTNM）　适用于腔内恶性肿瘤需手术探查后才能确定。

3. 肿瘤术后病理分期（post-surgical treatment pathologic staging，pTNM）为病理检查切除标本的分期，如有残留肿瘤，需注明。

4. 肿瘤再治疗分期（retreatment staging，rTNM）某些肿瘤经首次治疗的效果不满意，如有残留肿瘤需进一步根治，称之为再治疗。再治疗需重新明确肿瘤的范围，确定再治疗的分期。再治疗组的疗效应另行分析。不能包括在首次治疗的病例内。

5. 肿瘤尸检分期（autopsy staging，aTNM）。

乳腺癌的分期简单归纳见表 9-7。

表 9-7 乳腺癌国际 TNM 临床分期

0 期	$T_{is}N_0M_0$	Ⅲ期	$T_{0\sim2}N_2M_0$
			$T_3N_{1\sim2}M_0$
Ⅰ期	$T_{0\sim1}N_0M_0$		$T_4N_{0\sim2}M_0$
	$T_{0\sim1}N_{1mi}M_0$		$T_{0\sim4}N_3M_0$
Ⅱ期	$T_{0\sim1}N_1M_0$		
	$T_2N_{0\sim1}M_0$	Ⅳ期	$T_{0\sim4}N_{0\sim3}M_1$
	$T_3N_0M_0$		

六、机体功能状态的记分法

功能状态是指对机体一般状态的估计，表示病人的生存质量，并能用来随访治疗效果，估计预后。1948 年 Karnofsky 首先提出肿瘤病人功能状态的记分方法（表 9-8），以后为许多学者所接受。此法主要根据病人所能进行的活动程度和是否需要医护照料而进行记分。100% 表示完全正常，大于 70% 表示功能状态好，50%~70% 表示功能中等，小于 40% 表示功能差，0% 表示死亡（表 9-8）。

表 9-8 Karnofsky 机体功能状态记分法

一般状态	功能状态（%）	说明
A. 能进行正常活动和工作不需特殊照顾	100	正常，无症状和体征
	90	能进行正常活动，有轻微体征和症状
	80	能勉强进行正常活动，有一些症状和体征
B. 不能工作，能在家自理大部分生活，有时要人帮助	70	能照顾自己，不能进行正常活动和工作
	60	偶尔需要帮助，多数时间能照顾自己
	50	需要很多的帮助和常需医疗照顾
C. 不能照料自己，需要与住院同样的护理，肿瘤可能正在迅速发展	40	不能照顾自己，需要特殊护理和照顾
	30	严重丧失活动能力，适合住院
	20	病重需要住院，必须给予积极的支持治疗
	10	病危，短期内即将死亡
	0	死亡

（郑 树 邓甬川）

第五节 肿瘤的治疗

恶性肿瘤的治疗方法，传统的包括手术、放疗、化学药物、免疫与中医中药治疗等。手术、放疗及区域化疗主要属局部治疗。抗癌药物、免疫及中医中药为全身性治疗。从肿瘤生物学看，恶性肿瘤是一种全身性疾病，存在转移与扩散的特征，就肿瘤细胞而言具有异质性，因此，局部与整体相结合的综合治疗是肿瘤治疗的重要原则。近年来提出的“生物反应修饰剂”（biology response modifier，BRM）的概念为一种增强机体抗肿瘤免疫治疗的概括，亦即所谓肿瘤的生物学治疗或第四类肿瘤治疗。此外，尚有激光、冷冻与热疗等物理治疗方法。

1809 年 MacDowell 首次报道切除 22 磅（1 磅 = 0.453 6kg）重卵巢肿瘤，随着麻醉及抗菌无菌技术的应用，促进了肿瘤外科的发展。放射治疗应用以来，放疗与手术相结合的治疗提高了肿瘤治疗的疗效。抗癌化学药物治疗（化疗）的进展使疗效提高了 20% 左右。恶性肿瘤在 20 世纪 50 年代以前其治疗以手术治疗为主。1955—1965 年间是手术与放疗相结合的阶段。近年来随化疗的发展，根据肿瘤生物特征的靶向治疗，使肿瘤的治疗进入了个体化综合治疗的新阶段，为肿瘤成为慢性疾病提供可能。

一、手术治疗

良性肿瘤及临界性肿瘤的治疗以手术切除为主，切除必须彻底，治疗不当极易导致复发及恶变。

纤维瘤切除不彻底，反复复发变为纤维肉瘤；咽部的乳头状瘤有报道切除13次，反复发作经颅咽管达中耳，成为形态上高度恶性的乳头状癌；皮肤交界痣切除不彻底发展为恶性黑色素瘤等等。因此，肿瘤的第一次治疗正确与否极为重要。

恶性肿瘤的治疗，手术切除仍然是最有效的治疗方法。恶性肿瘤的手术须严格遵循一般外科学原则，手术适应证和禁忌证的把握，无菌操作，减少组织损伤及注意出血止血等基本操作。此外，在拟定治疗方案时有其特殊要求，如：①根治手术前必须确诊，必要时术中行冷冻切片争取正确的病理诊断；②对肿瘤的范围与分期应有所估计；③机体的状况与反应性的估计也是拟定治疗方案的重要因素。自1894年Halsted发表了经典的乳腺癌根治术以来，就奠定了肿瘤手术治疗的原则。以后有人为了减少转移复发，术中尽早结扎相应静脉血流，避免瘤细胞血行扩散，提出了无瘤技术（non-touch technic）的概念与措施，对不同部位肿瘤提出不同规范，如乙状结肠癌先结扎肠系膜动静脉，并结扎肿瘤两端肠管。

外科手术为一种方法，在肿瘤的诊治中，随应用的目的不同可分为预防性、诊断性、对症性、根治性等，现分述如下：

（一）预防性手术

对黏膜白斑、乳腺囊性小叶增生、大肠腺瘤性息肉、慢性胃溃疡、大肠血吸虫肉芽肿、手足掌易摩擦部位的黑痣、老年角化症等癌前病变的切除治疗。

（二）诊断性手术

肿瘤组织病理学检查的标本来自不同手术，包括对小的肿瘤切除病理检查、大的肿瘤作穿刺取材检查，或术中切取小块组织送冷冻切片诊断或常规病理检查。位于四肢者，如需截肢取材时在双重止血带下切取。有溃疡者切取小块送检。对深部或胸、腹腔、颅骨内常需开颅、开胸、开腹，或应用腔镜技术发现肿瘤后活检证实，如可能则立即进行治疗性手术等，所谓的探查术即在获得诊断后进行相应的治疗。

（三）对症性治疗或姑息性切除

此种手术属解除症状而非根治性手术，以解除病人痛苦，改善生存质量。如：①空腔脏器梗阻时行捷径手术，如晚期胃癌幽门梗阻行胃空肠吻合，胰头癌胆道梗阻行胆总管内引流，直肠癌梗阻行人工肛门等；②溃烂出血的乳腺癌，根治困难时行单纯乳房切除术以解除痛苦；③去势手术治疗激素依赖性肿瘤，如乳腺癌者行卵巢切除，前列腺癌行睾丸切除；④晚期肿瘤行减体积手术（reductive surgery）以提高化疗效果，因大肿瘤存在封闭因子，切除大块肿瘤，可减少封闭因子，提高免疫功能；⑤辅助性手术，如动脉内插管化疗争取肿瘤缩小，行二期切除肿瘤，如肝动脉介入化疗后肝癌缩小争取切除；固定的直肠或子宫颈癌手术切除困难，先行股动脉插管化疗；乳腺癌行颈横动脉插管化疗，头颈部肿瘤经颞或舌动脉插管化疗等。

（四）复发或转移灶的手术治疗

对于手术后单个的肝、肺、脑转移灶的切除治疗，仍可争取5年生存率，故应持积极态度。对放疗后局部复发者有可能再手术，如宫颈癌、喉癌、口腔癌等。胃肠道癌吻合口复发亦有再手术切除者。肉瘤术后复发率较高（25%~90%），易产生血道转移，仅局部复发发展缓慢的可争取再切除根治，如皮肤纤维肉瘤。

在腹腔，由于胃肠癌术后易腹腔内复发，故有人提出在第一次根治术后6~12个月再剖腹探查，即第二次探查（second-look surgery）。仔细探查原手术部位、全腹腔及盆腔，如无复发则每间隔6~12个月探查1次，而并非有症状者探查，有人从74例大肠癌病人经多次探查手术者，发现48%的病人有局部复发，局部伴远处转移者占92%。从仅局部复发者看，有的病例是可争取再根治术的。卵巢癌的第2次手术（second-look operation）包括紧接在化疗和/或放疗后，再手术切除残余卵巢癌的手术。

（五）根治性手术

根治性手术为手术治疗的目的，但并不排除术后的各种辅助性治疗。有的学者主张在原拟订根治术基础上进一步扩大手术范围，称扩大根治，或称超根治术，如乳腺癌扩大根治即在原根治范围外增加内乳区淋巴结清扫，直肠癌扩大根治即包括了清扫闭孔窝淋巴结群。也有由于根治术范围过大而加以改良，如保留胸大肌、胸小肌的乳腺癌改良根治术。近些年结合前哨淋巴结活检的保乳手术，术后放、化疗达根治目的。

各种癌瘤根治性手术要求：①应将原发灶与区域淋巴结做整块切除，自四周向原灶中心解剖；②术中做活检者应遵循无瘤原则，更换手套与器械及重新手术野消毒铺巾；③术中不应切入肿瘤或与淋巴结之间组织，以免癌细胞污染创面。

肉瘤的根治术根据部位而定。切除范围应包括其周围3cm的正常组织，如皮肤隆突性纤维肉瘤，其下筋膜切除亦应扩大1~2cm。如来自肌肉者应包括肌肉的起止点切除，故如截肢应在其起止点以上。如侵及神经应取切断面的神经做冰冻切片，因肿瘤易沿神经转移。如条件许可，肢体肉瘤切除应在控制血流或双重止血带下进行，以防止血道播散。

术中为防止肿瘤播散的措施包括：①以纱布垫或胶布封闭保护隔离好有创面的癌表面；②截肢者不采用抬高患肢减少失血的方式，以避免肿瘤细胞回流；③切口要足够，以免分离肿瘤时及腹内肿瘤托出时受挤压；④保护好剖腹切口，以避免肿瘤细胞创口种植；⑤探查胸腹腔内肿瘤自远处肿瘤部位到近瘤，以免癌细胞扩散种植；⑥尽早结扎与肿瘤交通和肿瘤回流的血管，采取无瘤技术；⑦术后以蒸馏水冲洗腹腔，创面以 0.01% 氮芥或 0.125%~0.25% 氟尿嘧啶(5-Fu)浸泡 5 分钟，以防肿瘤局部种植。术后及时应用辅助化疗，一般在 2~4 周以内开始，在播散的癌细胞形成转移灶之前进行。

在肿瘤手术治疗中有激光手术切割或激光汽化治疗，快速简便出血少，正常组织损伤少，多用于头面部。超声手术切割亦是出血少，损伤少，现已较成功地应用于颅内肿瘤及肝叶切除等手术。冷冻手术为应用液氮汽化后降温原理，有插入冷冻及接触冷冻等方法，组织冷冻坏死后具有免疫治疗作用。应用于脑肿瘤、血管瘤，具有出血少、安全、组织反应较轻的特点，对浅表皮肤肿瘤，效果亦较显见。肿瘤外科是依托于其他相关学科深化而发展的，肿瘤是全身疾病的局部表现，理想的肿瘤根治手术是最大限度达到根治目的，最小范围的损伤或创伤。微创外科随着早期病人易于诊断而更显得重要，各种内腔镜检测技术为肿瘤外科开辟了新领域。术前化疗的新辅助化疗等均有助于手术切除及治愈率的提高，恶性实体肿瘤以外科为主的个体化综合治疗的概念已成为肿瘤治疗的常规选择方案。

二、化学治疗

半个世纪来肿瘤化疗有了迅速发展，目前已能单独应用化疗治愈绒毛膜癌，睾丸精原细胞瘤、Burkitt 淋巴瘤、急性淋巴细胞白血病等。某些肿瘤可获得长期缓解，如粒细胞白血病、霍奇金病、肾母细胞瘤、乳腺癌等。但是化疗药物只能杀灭一定百分比的肿瘤细胞。如晚期白血病有 10^{12} 或 1kg 的瘤细胞，即使某一种药物能杀灭肿瘤细胞 99.99%，则尚存留 10^8 肿瘤细胞，仍可出现临床复发。多种机制不同的药物(包括靶向药物及生物反应修饰剂)的组合而合理应用，是控制复发的可能途径。

(一) 药物分类

按作用原理分为六大类：

1. 细胞毒素类药物　烷化剂类，由其氮芥基团作用于 DNA 和 RNA、酶、蛋白质，导致细胞死亡。如环磷酰胺、氮芥、卡莫司汀、白消安、洛莫司汀等。

2. 抗代谢类药　此类药物对核酸代谢物与酶结合反应有相互竞争作用，影响与阻断了核酸的合成。如氟尿嘧啶、甲氨蝶呤、巯嘌呤、替加氟、阿糖胞苷等。

3. 抗生素类　有抗肿瘤作用的如放线菌素 D、丝裂霉素、多柔比星、博来霉素等。

4. 生物碱类　主要为干扰细胞内纺锤体的形成，使细胞停留在有丝分裂中期。常用的有长春新碱、长春碱、喜树碱、秋水仙碱等。

5. 激素类　能改变内环境进而影响肿瘤生长，有的能增强机体对肿瘤侵害的抵抗力。常用的有己烯雌酚、黄体酮、丙酸睾酮、甲状腺素、泼尼松及地塞米松等。

6. 其他　不属于以上诸类如丙卡巴肼、羟基脲、门冬酰胺酶、顺铂、卡铂、抗癌锑、达卡巴嗪等。脂质体包裹氟尿嘧啶或多柔比星等为具有一定导向性新剂型，后者已经在临床应用。

根据药物对细胞周期作用分类：细胞增殖周期包含有 DNA 合成的各时相(G_1、G_2、S、M、G_0 期)。药物对细胞增殖周期作用的不同可分为：①细胞周期非特异性药物，该类药物对增殖或非增殖细胞均有作用，如氮芥类及抗生素类；②细胞周期特异性药物，作用于细胞增殖的整个或大部分周期时相者，如氟尿嘧啶等抗代谢类药物；③细胞周期时相特异药物，药物选择性作用于某一时相，如阿糖胞苷、羟基脲抑制 S 期，植物类药如喜树碱及长春新碱等对 M 期的抑制作用。

(二) 给药方式

抗癌药的用法一般是静脉滴注或注射、口服、肌内注射(全身性用药)。为了增高药物在肿瘤局部的浓度，有时可作肿瘤注射、腔内注射、局部涂抹、局部灌流及经动脉插管的介入治疗。

静脉给药的剂量与时间可有不同方法。大剂量冲击治疗量大，间隔时间长(如 3~4 周 1 次)，毒性较著。中剂量间断治疗为目前较常用者，每周 1~2 次，4~5 周为一疗程。小剂量维持每日或间日 1 次。联合用药为应用不同作用类别的药物，以提高疗效，减轻不良反应，可同时投药或序贯投药。

(三) 化疗不良反应

因为抗癌药对正常细胞也有一定的影响，尤其是生长增殖的正常细胞，近年来已明确人的造血细胞及上皮细胞的增殖速度比肿瘤细胞更快，所以用药后出现各种不良反应。

1. 造血系统　白细胞、血小板减少，显示造血功能受抑制，严重者可致全造血系统抑制。

2. 胃肠系统反应　消化道黏膜是处于生长增生的上皮，化疗后可出现食欲减退、恶心呕吐、腹泻，甚至口腔黏膜破溃、血性腹泻、大量黏膜坏死脱落等。

3. 毛发　毛囊生长受抑制以致毛发脱落。

4. 其他　特异性反应如长春新碱致末梢神经炎，指端麻木，甚至肌肉萎缩。喜树碱致胃损害或膀胱炎以致血尿。草酸铂和紫杉类药物的神经毒性等。

5. 免疫系统受抑制易发生细菌或真菌感染。

(四) 肿瘤化疗的分类

根据化疗的不同目的和针对的不同人群，通常化疗可分为根治性化疗、辅助化疗、新辅助化疗、姑息性化疗和研究性化疗。

1. 根治性化疗　指对那些通过化疗可能治愈的肿瘤，进行积极的全身化疗。代表性肿瘤是绒癌、霍奇金淋巴瘤等。这类病人的近期治疗目标是完全缓解，长期目标是无复发生存。因此，对于这类病人应按照"一级动力学"的原理，给予机制不同、毒性不同的药物联合方案，足量足疗程尽可能杀灭肿瘤细胞。

2. 肿瘤的辅助化疗　指原发肿瘤经手术或者放疗等局部手段清除后给予的全身化疗。目的是消灭可能存在的微小转移灶，防止肿瘤的复发转移。目前根据大型随机对照临床研究的结果，乳腺癌、结直肠癌等均已获得充分的辅助化疗证据，哪些病人需要辅助化疗，哪些方案可用于辅助化疗也得以明确。

从肿瘤生物学看，肿瘤转移复发的形成过程与基础可概括为以下几方面：①存在具有生物活性的肿瘤细胞及游离的肿瘤细胞，来自原发肿瘤部位或术后游离的肿瘤细胞；②癌细胞被体液、血流及淋巴液携带运行的渠道；③癌细胞停留于某部位，黏附并穿过内皮层，穿透内皮细胞外基质；④癌细胞生长繁殖。以上四个过程为转移复发所必须具有的要素，如癌细胞生长活力差，则难以生长繁殖而不形成复发，如无携带机制则不存在转移。为此，相应的术前或术中及术后化疗均有可能使癌细胞变性或死亡，阻碍其转移与复发。同样，抗凝血药的应用有助于避免癌细胞"着床"。相反，盲目的或常规而无针对性的抗凝血药治疗，则不利于肿瘤转移复发的预防。另一重要方面为机体的免疫监护的作用以及肿瘤对药物的适应性即耐药性，均与转移的形成有关。

肿瘤辅助化疗的意义可归纳如图 9-3。手术切除或放疗及后继化疗，凡化疗敏感者使癌细胞减少(图 9-3A)，继续化疗可以治愈。如无化疗则易复发致死(图 9-3B)，复发后再化疗虽有治愈机会(图 9-3C)，但大部分常常在一定时间后易继续增大致死(图 9-3D、E)。此外，肿瘤的治疗效果不仅与化疗与否，且与化疗对肿瘤的敏感性有关。肿瘤对化疗的敏感性取决于以下因素：①肿瘤类别；②分化程度；③肿瘤大小及浸润范围；④药物类型；⑤给药方案。

3. 新辅助化疗　指局部较为晚期的肿瘤，在给予手术或放疗等局部治疗手段之前所做的全身化疗。目的在于缩小肿瘤体积，降低临床分期，缩小手术范围，提高手术切除率，同时了解肿瘤对化疗药物的敏感性，为术后治疗方案的制定提供依据。目前在乳腺癌、直肠癌、非小细胞肺癌等恶性肿瘤中已得到广泛临床应用。

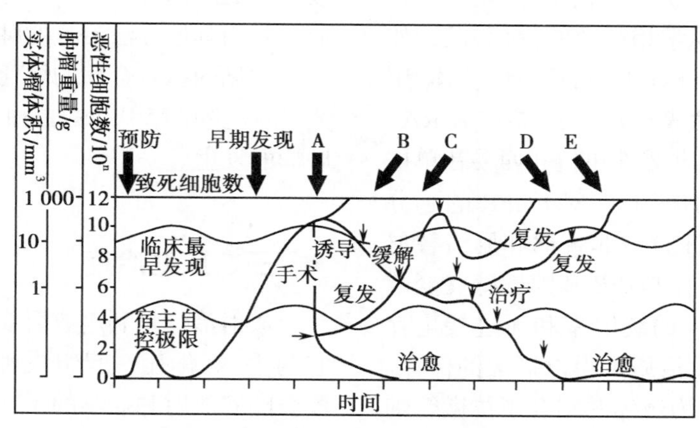

图 9-3　癌瘤体积、重量及细胞数与病人临床

4. 姑息性化疗　指针对已经发生全身转移、失去根治性手术机会的晚期病人所做的全身化疗。又称诱导化疗。这些病人的治疗目的不在治愈肿瘤，而是减轻痛苦，控制症状，提高生活质量，尽可能延长生命。因此对于这些病人应注意避免过度治疗。

5. 研究性化疗　指新药研究，针对新的药物或新的治疗方案所进行的临床研究。给予研究性化疗的医疗单位必须有国家药品监督管理部门颁发的许可证，通过伦理委员会的批准，严格按照GCP原则进行。这些研究性化疗的结果将是循证医学的证据来源。

（五）肿瘤化疗动向

1. 诱导癌细胞分化治疗　近20年来，许多研究表明，某些恶性疾病如白血病、胚胎瘤、鳞状细胞癌及神经母细胞瘤等，可被化学物质诱导分化成正常细胞或近似正常的细胞；许多肿瘤细胞能被激素、维生素、某些小剂量细胞毒药物、生长因子等诱导而产生分化。成为一个新的治疗研究领域。目前已有若干种分化诱导剂进入临床期试验。新维甲类化合物维胺酸栓剂，可阻断宫颈癌前病变的发展，维A酸单独使用能缓解M3白血病；近年我国发现三氧化二砷（As_2O_3）单用，完全缓解率可达70%~90%。组蛋白去乙酰化酶抑制剂六甲烯二乙酰胺（HMBA）是一种极性诱导分化剂，能停止细胞增殖，调节对细胞增殖的基因表达，已应用于临床治疗急性髓系白血病和骨髓增生异常综合征（MDS）。

2. 癌症化疗新靶点的寻找及利用　寻找对不同细胞器作用的药物。如抑制微管，即找微管药物；蛋白激酶C、钙调蛋白均为靶向性待发展的领域。

3. 分子靶向治疗　根据恶性肿瘤演进的相应机制进行针对分子事件的干预阻断与治疗，是目前以分子事件为依据的新的分子靶向治疗，是一个新方向，是化疗与分子生物学相结合的治疗方法，如针对上皮生长因子受体（EGFR）制备对应抗体，用以治疗*HER-2*基因阳性表达的乳腺癌或K-RAS野生型的晚期结直肠癌，曲妥珠单抗和西妥昔单抗目前已在中国临床广为应用；针对EGFR的小分子酪氨酸激酶抑制剂（TKI）吉非替尼和厄洛替尼也已广泛用于治疗携带有*EGFR*基因敏感突变的非小细胞肺癌病人，病人的缓解率和无进展生存期得以显著延长，同时生活质量得以极大的保存。T-DM1是以曲妥珠单抗为载体并结合了抗微管细胞毒药物DM1的新型靶向药物，通过与HER-2结合，T-DM1进入肿瘤细胞内，发挥DM1的细胞毒作用，从而特异性地治疗HER-2高表达的乳癌细胞，临床上均已显示良好的疗效和较低的毒性。作为HER-1和HER-2的双靶点抑制剂拉帕替尼则通过抑制EGFR通路而发挥抗肿瘤作用，临床用于治疗HER-2高表达的乳癌。COX-2酶在大肠腺瘤及腺癌中表达明显，抗COX-2酶的药物用以防治大肠肿瘤已在临床应用。此外，针对VEGF的抗血管生成药物——贝伐单抗联合化疗已获得晚期结直肠癌、晚期非鳞的非小细胞肺癌、晚期卵巢癌等多个适应证。分子靶向药物是近年新药研究最活跃的领域，尤其是分子靶标检测指导下的个体化治疗也是目前努力的方向。预计将有更多的分子靶向药物会陆续进入临床，进一步提高肿瘤药物治疗的效果。

4. 肿瘤化疗致癌性　随着多种抗癌药在临床上的广泛应用，作为对癌症的手术疗法和放射疗法的辅助治疗，使多种恶性疾病得到治疗或缓解而延长生命。但大量使用某些烷化剂的病人往往会诱发第二个原发性恶性肿瘤，最常见的是急性非淋巴性白血病，其次为淋巴瘤，以及用磷酰胺类药后的膀胱癌。

实验流行病学研究已指出，大量使用某些烷化剂等抗癌药能引起病人的器官毒性反应、癌症和淋巴细胞的染色体改变，但上述病变的发生机制尚不完全清楚，也不能因为发现烷化剂作用于DNA就推断其在体内的作用。对动物致癌的烷化剂对人是否致癌，亦需较长期的积累数据做出结论。目前亟须证明，烷化剂抗癌药除引起白血病外，是否还会引起其他癌瘤，也需要了解可能致癌的抗癌烷化剂在人体的定量作用因素，同时研究减少其致癌危险的措施，例如改变用药途径和剂量安排，或同时用保护性药剂，改用较安全的其他抗癌药。采用较完全的局部物理治疗等等。例如，对早期乳腺癌或可望用其他方法治愈的肿瘤，应慎用烷化剂。对欧美常见的霍奇金病的烷化剂治疗方案，应积极研究，以减少化疗引起的白血病，进而避免第二恶性肿瘤的发生。

（郑树　袁瑛）

三、放射治疗

放射治疗是利用放射线治疗肿瘤的一种手段，它与手术、化疗一起组成肿瘤治疗的三大主要手段。随着放射肿瘤学的不断发展，放射治疗在肿瘤治疗中的地位愈显重要。约70%的肿瘤病人在其疾病发展的不同时期因为不同的原因和目的需要接受放射治疗。

（一）肿瘤放射治疗的目的

放射治疗与外科手术治疗均属于局部治疗。有些早期肿瘤可以通过放射治疗得到根治，如早期鼻咽癌、早期喉癌等。早期喉癌放射治疗不仅能保全病人的发声功能，其疗效与手术治疗疗效相当。就大多数中晚期肿瘤来说，任何一种治疗手段都很难完全控制肿瘤，放射治疗是综合治疗的重要组成部分。对于不同病情的病人，其放射治疗的目的并不一样。

1. 根治性放射治疗　根治性放射治疗其目的是彻底治愈肿瘤，放射治疗后病人能获得较为满意的疗效，长期生存。接受根治性放射治疗的病人体力状态较好，局部肿瘤分期不太晚，无远处转移，病理类型属于对射线敏感或中度敏感的肿瘤。根治性放射治疗的照射范围一般包括原发灶和淋巴引流区，照射剂量也较高。

2. 姑息性放射治疗　大多数癌症病人在确诊时已属中晚期，采用姑息性放射治疗以减轻病人痛苦、改善生活质量、适当延长病人生存时间。放射治疗在解除肿瘤压迫、止痛、止血等方面具有较好的作用。对其中体力评分较好的病人，可给予高姑息放疗剂量，部分病人也能达到较好的临床疗效。对那些肿瘤广泛转移、一般状况较差的病人，治疗以不增加病人痛苦为原则，可以采用简单的照射技术，也可以达到缓解症状的目的。

3. 术前放射治疗　术前放射治疗的目的是缩小肿瘤，提高手术切除率和器官保全率；抑制肿瘤细胞的活性，减少术中可能的肿瘤细胞种植和播散；杀灭和控制肿瘤周围的微小病灶和转移的淋巴结，降低术后复发率等。一般4~6周内给予40~60Gy，放疗后4~6周手术；也可以短疗程（如1周内5次，每次5Gy）照射后立即手术。术前放射治疗价值较为肯定的肿瘤有头颈部癌、直肠癌、食管癌等。

4. 术中放射治疗　手术中给予瘤床单次大剂量照射。优点是术中照射野暴露充分，准确性高；高能电子线照射能够保护肿瘤后面的正常组织；缺点是术中放射治疗只能照射一次。术中放射治疗适用于肿瘤浸润大血管、重要脏器不能彻底切除者；怀疑有微小病灶残留者；病变范围广，肿瘤不能手术切除者。

5. 术后放射治疗　术后放射治疗较常用，目的在于弥补手术不足、消灭残存的肿瘤细胞、减少局部复发，提高生存率。术后放射治疗通常在术后2~3周开始，常用于对放射线敏感、有肿瘤残留或手术区周边播散的肿瘤病人，作为脑胶质瘤、头颈部癌、肺癌、食管癌、乳腺癌、软组织肉瘤等肿瘤的术后辅助治疗。

（二）影响放射治疗效果的因素

1. 肿瘤的放射敏感性　根据肿瘤的放射敏感程度将恶性肿瘤大致可以分为以下4类：

（1）放射敏感的肿瘤：如生殖细胞瘤、精原细胞瘤、髓母细胞瘤等。分化程度很差的肿瘤，如小细胞未分化癌、胚胎性横纹肌肉瘤等，也属放射敏感的肿瘤。这类肿瘤在5周内给予50Gy照射就能使之消退。

（2）放射中度敏感的肿瘤：主要包括各部位的鳞癌，如鼻咽癌、扁桃体癌、喉癌等头颈部鳞癌、肺鳞癌、食管癌、宫颈癌等。分化较差的腺癌、移行细胞癌也属此类。常规照射剂量为60~70Gy，是根治性放射治疗的适应证。

（3）放射低度敏感的肿瘤：高分化的腺癌对射线的敏感性低，对于估计手术难以切除者，可行术前放射治疗，而手术有残留者应给予术后放射治疗。适形放疗、调强放疗等新的放射治疗技术可以减少正常组织的照射剂量的同时，提高肿瘤靶区的照射剂量，从而获得较好的疗效。

（4）放射不敏感的肿瘤：恶性黑色素瘤以及骨与软组织肉瘤等对放射线一般较不敏感。放射治疗可以作为综合治疗的一部分。

2. 临床分期　较早期的肿瘤，体积较小，血供较好，乏氧细胞少，疗效较好。

3. 肿瘤分化程度　同一类肿瘤，分化越差，放射敏感性越高，反之则反。

4. 肿瘤生长部位　肿瘤位于血液供应好的部位较易治愈，瘤床所在部位的血运差者较难治愈。

5. 肿瘤生长类型　菜花型、浅表型肿瘤对放射线较敏感，溃疡型、浸润型肿瘤则较抗拒。

6. 肿瘤局部情况　肿瘤合并炎症、感染、局部水肿者，血运差，放射敏感性下降。

7. 病人全身情况　营养不良、精神状态差等因素也影响放疗效果。伴发肝炎、结核、甲状腺功能亢进、糖尿病等消耗性疾病的病人，自身抵抗力差，也影响疗效。

（三）放射治疗方法与进展

放射治疗使用的放射源主要包括三类：①医用加速器产生的不同能量的X射线；②医用加速器产生的电子束、质子束、中子束，以及其他重粒子束等;③放射性核素产生的α、β、γ射线。

放射治疗方式包括远距离照射和近距离照射。加速器产生的各类射线只能用于远距离体外照射。放射性核素产生的射线可以用于体内近距离照射、远距离体外照射。

(四) 远距离放射治疗

远距离放射治疗,简称外照射(external beam radiotherapy)。外照射时射线经过人体正常组织及邻近器官后达到肿瘤,肿瘤剂量受到皮肤和正常组织耐受剂量的限制,选择不同能量的射线采用多野照射技术使肿瘤得到合适的高剂量照射,是最常用的放疗技术。

(五) 近距离放射治疗

将密封的放射源,经插针置入瘤体内,或通过人体的天然腔道(如鼻腔、食管、气管等)临近瘤体表面进行照射,称为近距离放射治疗或内照射。

(六) 放射治疗技术与进展

放射治疗永恒的目标是最大限度地将剂量集中到病变(靶区)内,杀灭肿瘤细胞,而使周围正常组织和器官少受或免受不必要的照射,提高治疗增益比。随着计算机技术和肿瘤影像技术的不断发展,放射治疗技术已发展出多种不同形式。

1. 三维适形放射治疗(3D-conformal radiation therapy,CRT) 是一种高精度的放射治疗技术。通过计算机断层扫描(computed tomography,CT)得到肿瘤靶区及周围正常器官三维重建图像,在不同入射方向设置一系列照射野,同时在照射方向上使用多叶准直器(multi-leaf collimator,MLC)形成与肿瘤靶区投影一致的射野形状,使得高剂量区的剂量分布形状在三维方向上与靶区形状一致,同时使得靶区周围正常组织的受照量降低,在提高肿瘤控制率的同时,能够有效降低放疗并发症。

2. 调强放射治疗(intensity modulated radiation therapy,IMRT) 是基于三维适形放疗基础上的一种精确放疗技术。在各方向照射野与靶区形状一致的条件下,使射野内诸点输出剂量率能够按要求的方式进行调整,使整个靶区体积内剂量分布可按要求的方式进行调整,使靶区内的剂量分布符合预定的要求,对大体肿瘤、高危区和低危区分别给予不同的处方剂量,同时危及器官受到更好的保护。CRT、IMRT是目前放射治疗技术的主流。

随着调强技术的不断发展,又提出了容积旋转调强、断层调强以及射波刀等技术。容积旋转调强放疗(volumetric-modulated arc therapy,VMAT)是通过直线加速器机架在进行一弧或多弧的旋转过程中对靶区进行连续照射,照射的过程中MLC子野形状、MLC叶片角度、剂量率以及机架旋转速度等参数都能够连续变化,因此理论上能够根据无限多的射野角度使包裹靶区的剂量分布达到最优化,同时治疗过程中各参数的动态调节形式使得病人治疗时间大大缩短。断层调强放疗(tomotherapy)是将调强放疗与计算机断层扫描技术相结合的一种放疗技术。它利用特殊设计的MLC形成的扇形束绕病人体轴旋转照射,完成一个切片(slice)治疗,然后通过治疗床的移动来进而完成下一个切片的治疗。该技术的断层照射方式能够使射线边际效应最小化从而更好地保护正常器官,对于复杂的靶区体积形状同样能够很好地剂量分布。射波刀(cyberknife)是通过特殊的机械臂结构在三维空间中驱动小型加速器机头进行6个自由度的运动以实现对肿瘤靶区的非共面、等中心或非等中心的多射野角度照射,对各种不同靶区形状都能够得到靶区外陡峭的剂量梯度和较好的靶区剂量适形度。

近年来,以正电子发射断层显像(positron emission tomography,PET)、核磁波谱(magnetic resonance spectroscopy,MRS)为代表的功能性影像技术有了长足的发展,不但将对经典肿瘤靶区的确定发挥重要作用,而且由于这些技术可以显示组织的功能代谢状态乃至分子水平的变化,使体外检测肿瘤的放射敏感性成为可能,从而直接导致了新的理论和概念的产生,即生物靶区(biological target volume,BTV)及生物调强放射治疗(biological IMRT,BIMRT)。生物靶区指由一系列肿瘤生物学因素决定的治疗靶区内放射敏感性不同的区域,这些因素既包括肿瘤区内的敏感性差异,也应考虑正常组织的敏感性差异,而且这些因素的作用均可通过先进的影像学技术进行显示。生物调强放射治疗则是指利用先进的调强放射治疗技术,给予不同的生物靶区不同剂量的照射并最大限度地保护正常组织。

目前调强放疗的发展使靶区剂量分布的物理适形度达到相对理想的程度,而生物功能性影像则开创了一个生物调强的新阶段,二者的紧密结合将会成为今后调强放射治疗的发展方向。

3. 图像引导放射治疗(image-guided radiation therapy,IGRT) 是一种四维的放射治疗技术,它充分考虑了解剖结构在分次间和分次内的位移误差,如呼吸和蠕动运动、日常摆位误差、靶区收缩等引起放疗剂量分布的变化和对治疗计划的影响等方面的情况，在病人进行治疗前、治疗中利用影像设备对肿瘤及正常器官进行实时的监控，并能根据器官位置的变化调整治疗条件使照射野紧紧“追随”靶区，使之能做到真正意义上的精确治疗。常用的图像引导方法包括使用锥形束计算机断层扫描（cone-beam computed tomography，CBCT）获取三维重建图像和使用 MV 级或 KV 级 X 射线获取的射野二位图像信息来定位靶区及周围正常器官。目前，超声图像引导和核磁图像引导等技术也逐渐成熟，同时由于定位过程中无成像剂量以及良好的软组织成像能力等独特优势，使其成为图像引导放射治疗的发展方向。

4. 体部立体定向放射治疗（stereotactic body radiation therapy，SBRT） 是指通过对肺、肝等部位的小体积肿瘤的精确定位并进行小野、集束、非共面和单次大剂量照射的射线治疗技术。该技术对靶区的小野多弧非共面聚焦特点使其边缘剂量梯度下降较大，靶区剂量适形度较好而靶区周围正常组织的剂量则很小，同时较之于常规放疗更高的生物剂量，能够提高肿瘤靶区的局部控制率。处于体部各个位置的肿瘤和其他器官常会受呼吸运动或其他因素的影响而发生运动，因此为了实施准确、高精度和安全的体部立体定向放射治疗，体部固定装置的使用以及图像引导放射治疗的开展是关键。

（郑 树 魏启春）

四、生物治疗

生物治疗是继手术治疗、化疗、放疗之后的第四类肿瘤治疗手段，其蓬勃的发展受到越来越多基础研究领域和临床转化研究领域的科学家和医生的关注。与传统疗法相比，生物治疗并不片面借助外力消灭肿瘤，而是调动机体本身的免疫功能来发挥抑制肿瘤的作用，使瘤体不再增大，处于一种相对的动态平衡即可。这恰恰十分契合中国传统医学整体观的治疗理念——不仅避免了过强的杀伤效应对自身的损害，也提示我们发掘人体自身潜力的重要性。

肿瘤生物治疗可归纳为两大类，即肿瘤的基因治疗及免疫治疗，当前生物治疗的策略、方法、设计与构建均有了较大的进展。通过对人体遗传物质进行修正、补充或改造来达到治疗肿瘤的目的，即以基因作为靶点的治疗方法，为肿瘤基因治疗。利用人体自身的免疫细胞、细胞因子、趋化因子等手段，直接或间接地进行激活、扩增、趋化免疫细胞至肿瘤局部，达到增强肿瘤免疫杀伤的目的，为肿瘤的免疫治疗。而两者又有交叉重叠，利用基因重组技术，将目的基因导入受体细胞并使其表达，调控免疫细胞功能，获得更强针对性、作用更持久的免疫杀伤效应，则为肿瘤的基因修饰免疫治疗，均为目前肿瘤治疗研究的重要方面。

（一）基因治疗

基因治疗是通过逆转录技术，将外源性基因导入靶细胞内，调节细胞功能的疗法，具体分为三类：第一类是将正常基因导入肿瘤细胞，以纠正缺陷基因的功能达到治疗目的，实现直接的肿瘤治疗；第二类是将促凋亡基因或生长阻滞基因导入肿瘤细胞，促进肿瘤细胞死亡或生长停滞，直接杀伤肿瘤细胞的疗法；第三类是指将功能基因导入载体细胞（如 T 细胞、成纤维细胞、间充质干细胞等），在其进入肿瘤局部后，发挥不同免疫调节作用，间接实现肿瘤杀伤。

1. *p53* 基因重组腺病毒 这是我国拥有自主知识产权的获得国家食品药品监督局新药批文的，世界上第一个正式用于临床的基因治疗药物。其机制是通过腺病毒介导，将野生型 *p53* 基因整合入肿瘤细胞，纠正 *p53* 基因突变型肿瘤的增殖失控，从而实现肿瘤的治疗。目前有文献报道，此疗法在头颈部恶性肿瘤和胃癌等实体瘤中取得一定的疗效。

2. 基因修饰的溶瘤病毒疗法 通过对自然界存在的一些致病力较弱的病毒（如 HSV 等）进行基因改造，制成选择性感染肿瘤细胞的特殊溶瘤病毒，在其内大量复制并向肿瘤细胞中导入抑癌基因，最终摧毁肿瘤细胞的一种疗法。文献报道，在乳腺癌、胰腺癌、恶性黑色素瘤等实体瘤的临床前试验和Ⅰ～Ⅱ期的临床试验中，均体现出较好的治疗效果。

3. 转基因间充质干细胞疗法 利用间充质干细胞能够特异性趋化至肿瘤局部的生物学特性，将其在体外（ex vivo）转染免疫增强效应的基因（如 GM-CSF、IFNα 等）或负载上细胞毒性纳米颗粒材料，待其进入肿瘤局部释放以上物质，实现肿瘤的直接杀伤作用或免疫增强调节作用。该疗法目前尚处于临床前试验阶段，但取得的效果已见数篇文章报道，有待进一步的开发和确证其临床治疗效果。

（二）免疫治疗

免疫治疗是生物治疗中一个既大又新的领域。早在 1889 年，William Coley 观察到一名乳腺癌病人在足部发生丹毒之后肿瘤自发消退的现象，于是应用丹毒细菌培养提取物于 19 世纪 90 年代开始了最早的肿瘤免疫治疗尝试，这种细菌毒素后来在1910年由James Ewing医生正式命名为“科莱毒素”。从现代免疫学角度分析，可以认为这是一种利用细菌内毒素，激活体内天然免疫系统，进行非特异性免疫激活的肿瘤治疗手段。

免疫治疗是调动机体各种积极防御因素，提高机体免疫力，通过免疫机制达到治疗肿瘤的目的。肿瘤细胞存在特异抗原，致使机体产生免疫反应，排斥肿瘤，同时机体本身的免疫功能影响着肿瘤的消长，临床用以作为辅助治疗，消除残余的肿瘤细胞，防止肿瘤形成转移及复发。肿瘤的特异性免疫包括接种自身或异体的疫苗，肿瘤免疫核糖核酸转移因子或肿瘤致敏的淋巴细胞或其产物，单克隆抗体等。治疗肿瘤的另一类别，即近年来研究最多的内容，称生物反应修饰剂（biologic response modifier，BRM），又称肿瘤第四治疗方法。此类药物主要调节机体防御功能，过去称之为免疫兴奋药或免疫增强药和免疫调节药，因均有一定局限性，故改称BRM。其作用环节大致为：①激活巨噬细胞或中性粒细胞；②激活天然杀伤性细胞（NK）；③促使T细胞分裂、增殖、分化，调整抑制性与辅助性T细胞的比例；④提高体液免疫；⑤诱生干扰素；⑥生产IL-1、IL-2、GM-CSF等细胞因子、趋化因子的激活因子，再进一步激活有关的免疫细胞而起作用。总的来说肿瘤免疫治疗可分为被动免疫治疗和主动免疫治疗两大类。

1. 被动免疫治疗　是指通过细胞因子、趋化因子、单克隆抗体等方法，非特异性的激活机体免疫系统清除肿瘤细胞，药物治疗结束后，不产生免疫记忆效应的疗法。

(1) 干扰素：干扰素的抗肿瘤机制主要包括通过抑制内皮细胞活性来抑制肿瘤血管生成，通过增强T细胞、NK细胞、DC细胞以及巨噬细胞的免疫活性，以及增强肿瘤细胞的免疫源性等方式，增强机体的抗肿瘤免疫反应。此外，干扰素还可以通过调控细胞周期和诱导凋亡等形式发挥直接的抗肿瘤作用。现今干扰素已可经基因重组技术大量生产而应用于临床。目前Ⅰ型干扰素已在血液系统肿瘤（如毛细胞白血病、滤泡性淋巴瘤、慢性髓性白血病和多发性骨髓瘤）和实体瘤（如恶性黑色素瘤、AIDS相关性卡波西氏肉瘤、肾癌、内分泌性胰腺肿瘤）的治疗中得到广泛应用。对毛细胞白血病（HCL）有效率可达80%~90%。

(2) 白细胞介素-2（IL-2）：IL-2是T细胞在抗原及IL-1（巨噬细胞分泌）共同刺激下所分泌的一种淋巴因子，其免疫生物活性很强。IL-2能激活杀伤淋巴细胞称LAK细胞，LAK细胞对多种人肿瘤细胞有缓解作用，应用LAK细胞同时配合注射IL-2可见到胃癌、直肠癌、黑色素瘤及肾癌具有疗效。但有毒性反应，当剂量大于1 000U/（kg·h）可出现头痛、乏力、恶心、呕吐和腹泻，较严重者为毛细血管渗出增加，体液潴留，体重增加。白细胞介素-2的作用是通过肿瘤细胞受体的多少而定，为此以基因工程手段将具杀伤肿瘤的毒素组合嵌合或融合毒素，是治疗肿瘤一新的领域。常用的毒素为白喉毒素（DAB）及铜绿假单胞菌外毒素（PE）。IL-2-DAB（白喉毒素）用以治疗含IL-2受体高的淋巴瘤。IL-6-PE（铜绿假单胞菌毒素）用以治疗含IL-6受体高的骨髓瘤，但目前仍处于临床研究，IL-18及IL-11均进入临床应用性研究。

(3) 肿瘤坏死因子（TNF）：包括TNF-α和TNF-β，前者主要由单核巨噬细胞生成，后者由T淋巴细胞生成。经基因重组大量生产，目前已应用于临床，主要用于局部治疗，可延长转移癌、胸腹水病人生命，瘤内注射致肿瘤缩小，但伴有高热和低血压不良反应。

(4) 集落刺激因子（CSF）：是一组促进各类造血干细胞增生、分化和成熟的因子。包括多能CSF即IL-3、粒细胞CSF（G-CSF）、单核巨噬细胞CSF（M-CSF）、粒细胞-单核巨细胞CSF（GM-CSF），干细胞生成因子（SCF）等。临床上多用于升高血细胞治疗。

(5) 肿瘤单克隆抗体（MAB，单抗）：单抗可发挥两种效能，一是定向靶细胞，激活补体、杀伤细胞（T细胞、NK细胞）或巨噬细胞，又可作为引物，挂载生物毒素、药物或放射性物质交联带到肿瘤靶细胞处，又称“导向”治疗起“生物导弹”作用，因其靶向性好故具有低毒高效的优点。利妥昔单抗被批准用于临床治疗非霍奇金淋巴瘤（NHL）的单克隆抗体，该抗体与CD20抗原特异性结合。该抗原在95%以上的B淋巴细胞型的非霍奇金淋巴瘤中表达。利妥昔单抗联合CHOP方案与单用CHOP方案相比，5年总生存率为58%（R-CHOP）vs. 45%（CHOP）。针对HER-2的曲妥珠单抗治疗HER-2过表达的乳癌和胃癌也取得了较好的疗效。

另一类单抗药物是直接发挥抗体的封闭作用，阻断靶分子所传递的信号通路，从而抑制肿瘤的生长信号（以曲妥珠单抗和尼妥珠单抗为例），或者肿瘤的免疫抑制信号（以伊匹单抗和Nivolumab为例），达到杀伤肿瘤目的。

Yervoy是美国FDA批准的第一个能够明显延长转移性黑色素瘤病人寿命的药物,Yervoy是一种单克隆抗体,阻断细胞毒性T淋巴细胞抗原或CTLA-4分子,CTLA-4分子影响人体的免疫系统对肿瘤细胞的识别和清除。Yervoy让身体的免疫系统能够识别并攻击黑色素瘤肿瘤细胞。在治疗结束后,能够获得一定的免疫记忆效应,从而获得额外延长的治疗效果,这类抗肿瘤MAB是近年研究较为活跃的领域,具有良好的前景。

(6)过继性细胞免疫治疗:过继性免疫细胞治疗是指将体外激活的自体或异体免疫效应细胞输注给病人,以杀伤病人体内的肿瘤细胞。能够产生一定的免疫记忆效应,相对于其他被动免疫治疗能够取得更持久的治疗效果。过继性免疫细胞治疗对细胞免疫功能低下的病人,如大剂量化疗、放疗后、骨髓移植后病人,能与传统放、化疗有机结合,成为肿瘤综合治疗的一部分,具有提高生活质量和延长生存期等姑息支持效果,是目前发展最快、研究最热的一类免疫疗法。目前研究较多的几种疗法包括:淋巴因子激活的杀伤细胞(LAK),肿瘤浸润的淋巴细胞(TIL),细胞因子诱导的杀伤细胞(CIK)及特异杀伤性T细胞(CTL),目前仍在临床应用性研究中,肝癌化疗栓塞结合IL-2/LAK,PHA/LAK IL-2疗法对肾癌有一定疗效,均显示可喜的前景,为个体化学治疗提出新的临床研究方向。

2. 主动免疫治疗　是指通过蛋白抗原肽段、肿瘤细胞或DC细胞等方法,刺激机体自身免疫细胞克隆性增殖,针对特异性肿瘤抗原产生免疫应答,清除肿瘤细胞后能产生免疫记忆效应,保持长效抗肿瘤作用的疗法。

肿瘤疫苗:肿瘤疫苗通常是含有肿瘤特异性抗原(TSA)或肿瘤相关抗原(TAA)。进入人体后,可激活病人自身免疫系统,诱发特异性免疫反应,克服免疫抑制状态,提高自身免疫力,是一种主动免疫治疗方法,兼具预防和治疗作用。分为以下不同类型:针对能引起宫颈癌的HPV病毒的病原疫苗,直接与弗氏佐剂联合使用的肿瘤抗原肽段疫苗,转染GM-CSF的灭活肿瘤细胞系(GVAX),特异性激活的DC瘤苗等。

Gardasil、Cervarix和V503用于防治女性人乳头瘤病毒(HPV)引起的宫颈癌和癌症前期病变。Provenge是一种自体源性树突细胞疫苗,在该疫苗中,前列腺酸性磷酸酶(PAP)抗原融合于免疫刺激细胞因子粒细胞-巨噬细胞集落刺激因子(GM-CSF)佐剂。当疫苗输回病人体内,被T细胞识别,接触后的T细胞能辨识并杀灭表达PAP抗原的癌细胞。目前处于Ⅰ~Ⅱ期临床研究的肿瘤疫苗有100多个,有20多个肿瘤疫苗正在进行Ⅲ期临床研究。但到目前为止取得成功者为数很少,肿瘤疫苗要发展成为一个成熟的治疗体系,仍然是任重道远。

(郑　树　沈彦伟)

五、中医中药治疗

中医中药在肿瘤的防治中具有一定作用。40余年来我国在中西医结合防治恶性肿瘤的研究工作中,从诊断、治疗到预防均有新进展,发掘了一些抗癌中草药如长春花、喜树、农蒺藜、莪术、天花粉、三尖杉、秋水仙、鬼臼等。20世纪60年代以来对恶性肿瘤进行辨证与辨病,扶正培本、活血化瘀等方面的研究与治疗应用,既具抗癌作用,同时可增强体质,提高机体免疫功能,改善某些脏器的功能紊乱,缓解症状。同时观察舌苔脉象,可估计疾病的进展和预后。

中医中药治疗肿瘤的方法较多,大体上可分为:

1. 外治如应用膏药、贴敷、针灸等。

2. 内治如应用软坚散结类、活血化瘀类、清热解毒类治癌药物。对脾虚、气滞、实热、食积等症进行辨证论治,亦属内治的范畴。

3. 自我调节如气功为通过自身的“调气”“运气”进行自我控制和调节,对缓解症状,增强体质有一定帮助。

中医心理学、气功、食疗、针灸、肿瘤外治等在中西医结合综合疗法中,对肿瘤病人康复起到较好的促进作用。

六、内分泌治疗

某些肿瘤的发生和生长与激素有密切的关系,因此可以通过改变内分泌状况来进行治疗。传统的两种方法是增添激素治疗和切除内分泌腺疗法。

性激素是性腺分泌的甾体激素,可刺激和控制乳腺、前列腺等器官的增殖和调节其功能,主要用于乳腺癌、前列腺癌及子宫内膜癌的姑息治疗。近年来应用的抗雌激素治疗是选用和雌激素结构相似的物质如他莫昔芬,它和雌激素竞争结合胞质内的雌激素受体,在细胞水平阻断雌激素的作用,取得了较好的临床效果。内分泌治疗已作为术后病人的辅助治疗,并已作为预防乳腺癌药物。绝经期后,雌激素主要来源于肾上腺、脂肪、肝脏、肌肉、皮肤等，芳香化酶抑制剂阻断绝经后女性体内雌激素来源。临床用于绝经后激素受体阳性乳腺癌的治疗，常用制剂有：来曲唑、阿那曲唑和乙烯美坦等。

肾上腺皮质激素因具有抑制淋巴细胞有丝分裂的作用和溶淋巴细胞的作用，可用于治疗白血病和淋巴瘤。肾上腺皮质激素与烷化剂类药物合并应用有协同作用，对高血钙，放疗和化疗后严重的骨髓抑制以及肿瘤引起的黄疸、抽搐、昏迷等有一定的缓解症状的作用。因它有多种副作用，临床上应慎用。

切除内分泌腺体治疗，包括卵巢切除术、睾丸切除术、肾上腺切除术、垂体切除术等。例如乳腺癌对激素治疗有效者，一旦病情恶化可行卵巢切除术（或药物去势）。对有效者，再恶化时可行双侧肾上腺切除术或垂体切除术。近年来文献报道应用芳香化酶抑制剂氨鲁米特（aminoglutethimide）能抑制肾上腺生成甾体化合物，故有药物性肾上腺切除之称。对晚期男性乳腺癌和前列腺癌可行双侧睾丸切除术。男性乳腺癌的雌激素受体比女性病人高，睾丸切除疗效比女性切除卵巢的疗效高。乳腺癌内分泌治疗效果与癌细胞雌激素受体表达强度相关，雌激素受体阳性者治疗效果好于阴性者。

七、高强度聚焦超声治疗（HIFU）在癌症治疗中应用

高强度聚焦超声（high-intensity focused ultrasound，HIFU）最先是由 Lynn 等在 1942 年首次报道其具有破坏组织的效应。相继于 20 世纪 70 年代，利用超声对肿瘤进行的温热疗法进行了大量的研究。目前高强度聚焦超声已经被证明可以应用于脑、眼、心脏、肝脏、肾脏、胰脏、直肠、前列腺等部位的肿瘤和疾病的治疗。但仍然处于探索和发展阶段。由于它的无创性，给晚期肿瘤或是不能耐受手术的病人提供了除放疗、化疗、免疫治疗外的一种安全治疗手段，无需采用侵入性手段即可将机体内病变组织破坏，故也被称为 HIFU 无创外科。已经引起各国学者的广泛关注与应用。

（一）HIFU 技术在癌症治疗中的机制

热效应是 HIFU 治疗时起重要作用，将体外发射的声波聚焦于体内病变组织。组织内温度瞬间即可上升到 65℃以上，可达到靶向破坏病变之目的。细胞被加热后细胞膜的主要成分磷脂酸、脂肪酸、胆固醇、蛋白质发生变性，细胞膜的流动性和通透性发生改变，引起细胞内钙离子浓度升高可导致细胞死亡，电镜下可见细胞加温后染色体改变，溶酶体增加，线粒体受体破坏，多聚核蛋白解聚。RNA 合成受阻，DNA 及蛋白合成障碍导致细胞死亡。热效应和空化效应共同作用于组织。引起靶区内组织细胞溶解，可造成细胞间黏滞系数降低，细胞分离脱落。

HIFU 在靶区组织产生凝固性坏死灶或损伤灶，在治疗区外产生一个过渡带，过渡区不超过 50μm，仅含有 5~7 层的细胞，对其周围组织无损伤或损伤较轻，这是区别于其他的三维立体治疗仪器如伽马刀等对靶区周围具有很大的损伤。除直接的杀伤效应外，HIFU 在一定程度上刺激机体对肿瘤的免疫作用，可抑制肿瘤播散结节的生长。

（二）HIFU 在癌症中的临床应用

在国外，高能聚焦的超声治疗，美国 FDA 定为前列腺癌、子宫肌瘤；欧洲定为前列腺癌、子宫肌瘤、肝癌、肾癌；中国 SFDA 规定更为宽广，2005 年中华医学会发布了《高强度聚焦超声肿瘤治疗系统临床应用指南（试行）》。在对子宫肌瘤的治疗，直径 ≥ 5cm 的症状性子宫肌瘤，随访 3~16 个月，1/3 以上病人月经量减少，B 超检查显示肌瘤体积平均缩小 30%~63.2%。对失去手术时机或介入治疗无效不能耐受大剂量化疗的肝癌病人，可适用于 HIFU 治疗。病人肝区疼痛缓解或消失，彩超显示病灶体积缩小，血供明显减少或消失，腹水逐渐减少或消失等临床症状明显改善，血清 AFP 逐渐下降。肝动脉栓塞化疗（TACE）联合 HIFU 治疗的中晚期原发性肝癌，效果更明显。

乳腺肿瘤的治疗方法中，对明确良性纤维腺瘤者应用，尤其多个包块者，可避免手术瘢痕及对乳房外观的影响。

胰腺癌是常见的消化道恶性肿瘤之一，由于相当多的病人就诊时已属中晚期，HIFU 是一种安全、有效、微创的方法，能减轻晚期胰腺癌症状，改善生活质量，延长生存期。并可缩小瘤体。原发性恶性骨肿瘤的主要病理改变是骨质破坏及肿瘤骨的形成，这些病理变化使骨的物理性质发生变化，对超声波的衰减明显减少，有利特定超声波的穿透，这是 HIFU 治疗恶性骨肿瘤的病理基础。最大优点是保留肢体，结合化疗效果更明显。

HIFU 主要适用于实质脏器的肿瘤，对于超声显示良好的肿瘤，无其他禁忌均可试用，目前一些医院开展了对肾脏、软组织、骨骼系统、腹腔及腹膜后等部位肿瘤的治疗，特别是对于转移瘤的对症治疗 HIFU 是一可选择的综合治疗方法之一。

（郑 树　胡晓晔）

八、综合治疗

肿瘤治疗失败的主要原因在于治疗后的局部复发和远处转移。外科手术和放射治疗只是局部的治疗方法，它不能防止远处转移。化疗虽属全身性的治疗，但选择性抑制作用不强，全身用药毒性大。中医中药在调动机体的抗病能力，减轻其他治疗的副作用方面有其长处，但对肿瘤的局部控制作用较差。

近几年来由于早期诊治率的提高及治疗方法的改进，肿瘤病人的死亡率有所下降，生存期及生存质量均有所提高，同时从手术、放射和化疗的各个分析中可以看出一种新的趋势，外科不再强调大面积破坏性的根治术，而通过提高诊断水平早诊早治，对切除范围加以限制，并考虑重建与移植手术。配合输注骨髓使加强的化疗与放疗成为可能，与手术相结合的综合治疗是当前治疗的特点，也是今后发展的重要方面。

外科手术在切除肿瘤时往往由于切缘残留下微小的癌灶，手术野的癌细胞污染以及无法辨认的周围和远处的扩散，以致不能达到根治的目的。或因局部肿瘤已为晚期，难以彻底切除。为提高手术切除率，减少术后的局部复发和远处转移，目前临床上已广泛应用以手术为主的综合治疗。包括术前、术中、术后的放疗、化疗和靶向治疗。术前治疗可以使肿瘤分期降期，提高手术切除率，降低肿瘤细胞的存活率，相对地预防了转移与复发；术后的放射与系统治疗可以减少转移与局部复发的可能性，提高生存率。术中治疗可经静脉、局部动脉给药，创面浸泡，均可能削弱脱落肿瘤细胞的存活能力。如肝癌的治疗，应用肝动脉灌注化疗或介入治疗，汤钊猷等应用双导向（^{125}I 铁蛋白）及碘油等得到满意的效果，使一期不能切除的肝癌通过二期切除，5 年生存率达 9.9%，显示了综合治疗在提高疗效方面尚存较大的潜力，值得进一步深入开展与研究。

九、其他治疗方法

（一）高温治疗

41~43℃的高温能选择性地破坏癌细胞。全身性高温副作用大，应用受到限制。近十余年来应用微波热疗技术、超声聚焦及射频技术等，局部高温能使癌细胞加热坏死而较少伤及正常组织，使用简便、安全，禁忌证少。临床上已有应用高温疗法治愈肿瘤的报告。

高温治疗对肿瘤中心的效应最显著，而这正是放疗和化疗难以达到的部位。如将高温治疗和放疗或化疗相配合，可以提高疗效。由于不同组织对微波的吸收，血循环等不同，增加了加温技术的困难。从发展趋势看，应以不同部位肿瘤（如四肢、乳腺、腔内鼻咽部肿瘤）应用不同治疗机，专机专用于治疗肿瘤。如腔内治疗即可将微波天线置于食管、直肠、阴道等不同部位，加温效果确切。

（二）冷冻治疗

冷冻时细胞内外形成冰晶，细胞损伤。细胞脱水、电解质浓度增高及 pH 降低等一系列变化，同时微血管栓塞，致使生物细胞死亡。常用的液氮沸点为 −196℃。冷冻的方法有接触冷冻、冷冻头插入贯穿冷冻、液氮灌入癌腔或直接喷涂病变区等，可用于体表肿瘤或内脏肿瘤。国内资料舌癌冷冻治疗的原发灶控制率达 94%，结合颈淋巴结清扫的 5 年生存率达 65%。此外，用于直肠癌、肝癌、脑癌、中晚期肝癌等。通过冷冻治疗前后观察肿瘤细胞的 DNA 含量、超微结构免疫抗体及 T 细胞亚群变化，认为不仅抑制肿瘤细胞增殖，并可改善机体免疫功能，特别是 B 细胞和辅助免疫 T 细胞（OKT_4）的功能。

（三）激光治疗

利用激光的能量密度高、平行性好、定位准确、单色性佳等独特优点，经适度聚焦后对病灶做无血切除术或雕刻性汽化切除术。由于其光斑直径、功率密度可调，术者能按需要做非接触性雕刻术。激光配用相应的光导纤维后，可以用于内镜激光诊治。结合冷冻麻醉作用（每次 30 秒左右），可做冻后激光汽化，减少以至避免癌细胞的医源性播散。

激光结合光敏剂提高了激光的诊治价值，某些光敏剂对肿瘤组织有强亲和力，能浓集在肿瘤组织中。血卟啉衍生物（HPD）及叶绿素均为光敏剂；HPD 有较强的光辐射动力学作用，在体内散布并非一致，其浓度顺序为肾 > 肝 > 肠 > 肺 > 血 > 脾 > 心 > 肿瘤 > 胃 > 肌 > 脑 > 骨。肿瘤为第 8 位，但 72 小时以后为第 5 位。故可于用 HPD 72 小时后治疗。叶绿素为 4 个吡咯环构成的卟啉类化合物，在特定波长（405~514mm）的光辐射下立刻发射出红光而光定位，用以发现肿瘤。在波长 630mm 时具细胞毒作用，产生单态氧，致肿瘤细胞损伤、死亡而达治疗目的。同时阻塞血供致第二次杀伤。应用光敏剂加强了光动力效应，且减轻了光毒效应，是一很有意义的治疗方法，值得进一步研究与应用。

十、肿瘤的随访

肿瘤的治疗不能仅以病人术后恢复即告结束。

外科治疗后一般还应进行放疗或化疗等综合治疗。此外，如果出现复发或远处转移，也需积极治疗。在绒毛膜癌，脑部转移已能得到治愈。研究复发部位，可提供改进综合治疗的根据，进一步提高疗效。肿瘤的随访时间应是终身随访。对病人来说，随访还可减少其对癌瘤的恐惧。

随访应有一定的制度，在肿瘤治疗后最初3年内每3个月至少随访1次，以后每半年复查1次，超过5年后可每年复查1次。随访应与病案室和有关医务人员共同负责，可开设随访门诊，每次诊治结束后应根据病情，预约下次复诊日期，并定期发随访信进行信访。各种肿瘤的恶性程度不一。发展迅速的幼儿横纹肌肉瘤，治疗后随访2年，大致可了解复发的情况。乳腺癌发展较慢，目前认为随访10年才能得出治愈的结论。甲状腺乳头状腺癌的发展更慢，至少随访10年以上才能判断疗效。

（郑 树 邓甬川）

第六节 肿瘤的预防

人类癌症发生中70%以上由环境因素所致，根据已知的致癌与保护因素，为人类癌症的有效预防展示了广阔的前景，大部分人类癌症是可以避免和预防的，其依据可从流行病学与病因学说明。

一、流行病学的依据

1. 年度变动 许多癌症的发病率和死亡率有明显的年度变动，如每20~30年肺癌死亡率增加1倍，胃癌减少一半，近年来发现一些癌症的增加均非遗传因素所能理解，而只能说是环境改变。

2. 地区差别 不同地区、国家死亡率、发病率有差别，胃癌以日本、智利及我国发病最高，北美大洋洲国家最低，说明环境的影响。

3. 移民研究 如果癌症是环境造成的，则移出国居民癌症的发病与移民的发病不同，移民的癌症发病水平往往接近移往国居民水平。移出国和移往国的环境和生活方式常有很大差别，如能进一步比较在移往国出生的第二代移民的癌发情况，并注意环境与生活习惯的不同，则更能说明问题。近年来，分析广东人移往中国香港和美国后的第一代和第二代移民的癌症变动情况发现，我国常见癌症，如胃癌、食管癌、鼻咽癌、肝癌和宫颈癌等的死亡率随移往时间而逐步下降，而肺癌、肠癌、乳腺癌和白血病逐步上升，慢慢接近美国白人的水平。

4. 职业致癌 20世纪80年代证实甲、乙萘胺或联苯胺染料工人中膀胱癌异常高发率与其职业有关，几乎所有从事过这种职业的人，随后都发生了膀胱癌。消除或避免这些职业接触，能使这些癌症的发病逐渐减少甚至消失，说明这类职业癌是完全可以避免和预防的。

以上所示，大部分人类癌症的发生是由环境决定的，只要采取相应的预防对策和措施，完全有可能大大降低它们的发病率和死亡率，如禁戒吸烟可降低肺癌的发生率，近年来的研究发现食物因素也与人类癌症的发生有着重要关系。

二、病因学依据

经长期的观察与实验研究，目前已有充分的依据证明，引起人类癌症有为数不少的因素，为之，对预防癌症提供了可能。

1. 生活习惯 不良的生活习惯，尤以吸烟、饮酒及喜食发酵霉变食物等，与人类致癌有很大关联。如美国曾对几十万不吸烟人群每年观察，其肺癌发生率很低，如以此为基数计算，每年美国仅有1.2万人死于肺癌，而实际上每年有9.5万人死于肺癌，故约有8万~8.5万人因吸烟致肺癌死亡，加之吸烟引起其他部位癌症的死亡数为4万人，故实际因吸烟致癌死亡者达12万~12.5万人，占癌症总数的1/3。

2. 职业 由职业性致癌因素引起癌症占4%~5%。

3. 环境方面 环境污染性致癌因素是指环境被含有致癌物质的“三废”（废水、废气、废渣）所污染。大气污染在国外已有所控制，因污染致癌者占总癌的1%，而以污染水或食物造成的危害最大。

4. 其他 如医源性，天然发生的致癌因素，如日光和紫外线、真菌及毒素（黄曲霉素等），病毒、乙型肝炎、单纯疱疹Ⅱ型病毒、人乳头瘤病毒、EB病毒及人淋巴瘤/白血病病毒等，均有可能预防。

各病因中以饮食、烟草为主，各占30%~32%及30%~35%，其次依次为病毒10%，性生活7%，工业4%，遗传及环境各占2%。

预测 21 世纪癌症的危险因素：与烟草相关的癌约占 30%（口、咽、喉、肺、食管、胃、胰、肝、膀胱、尿道、宫颈）；与饮食相关的癌约占 35%（如脂肪与结肠、乳腺、前列腺；纤维与结肠癌；盐与胃癌）；与感染（主要为病毒）相关的癌亦约占 10%；与职业有关者 4%；其他包括酒 3%，日光 2%，污染 2%，医源性 1%，性相关 1%，工业 <1%，食品添加剂 <1%；其他还有肥胖、运动、应激等。这些因素中大部分可以主观舍取，避免发生癌症。但要实现真正预防，要达到显著降低癌症发病率和死亡率这个目标，还要进行广泛深入的研究和探索。如戒烟运动由于种种原因，目前尚难以实现，食物与营养也是一个方面的因素，但缺少预防控制对策和措施的系统研究，通过改变食物进行行为干预的现实性还不高，还需进行艰苦的探索与可行的确切的对策。

三、肿瘤的预防对策

迄今癌症中 1/3 是可以预防的，1/3 是可以治愈的，1/3 是可以治疗改善症状的。癌症的三级预防：

一级预防为病因预防，消除或减少可能致癌的因素，降低发病率。

二级预防是指癌症一旦发生，如何在其早期阶段发现与治疗，提高生存率，降低死亡率。

三级预防即诊治后的康复，提高生存质量，减轻痛苦，延长生命（图 9-4）。

一级预防方面在于解除或阻断病因，目前已知男性 1/3 和女性 1/4 的肿瘤危险因素已被查清，包括环境、生活习惯、饮食等等，故改变不良习惯、生活方式如吸烟、饮食、性行为的纠正及疫苗接种等。目前已可以防止和阻止肝炎流行和母婴传播，乙型肝炎是肝癌的重要危险因素之一。我国人群中 10%~15% 携带表面抗原，70% 居民过去或现在感染过乙型肝炎。经预防接种后有 80% 左右的保护率。人类乳头状瘤、EB 病毒与鼻咽癌、宫颈癌有关，亦应予以研究。

实现二级预防的主要手段，就是对无症状的自然人群中进行以早期发现癌症为目的的普查工作。为了提高普查工作的效益，常可在有选择的人群中进行，一般以某种肿瘤的高危险人群为对象进行选择性筛查，可改善检出肿瘤的预后；早期病例可做破坏性较小的手术；检查后阴性者可感到放心；但对假阴性者易造成延误诊治。假阳性者徒受虚惊仍是目前应努力克服的。根据实践所见，大量的癌前病变的发现与诊治是二级预防的另一实际效益。

为提高筛检效益，应建立确切的高危人群组。年龄是选择的因素之一，同时也简便易行，对某些肿瘤特异性高灵敏度大的方法作为初查方法，凡结果阳性者属高危人群，此为目前对各类癌症建立高危人群常用的方法。如鼻咽癌高危人群以 EB 壳抗原测定，阳性者为高危人群，VCA/IgA 阳性者鼻咽癌检出率为 1 900/10 万。胃癌以隐血珠测定胃隐血阳性者，或者以调查病史模式识别建立高危人群。大肠癌以数量化评估方案结合大便隐血试验作为建立高危人群的依据，此组大肠癌阳性率可达 428/10 万以上。食管癌以家族史为参考，结合拉网结果确定高危人群。肝癌以乙肝抗原 HBsAg 阳性者或慢性肝病为高危人群，经 AFP 检查在有慢性肝病者 AFP 阳性率可达 986.4/10 万。但肺癌仍难以实现有效的筛检或普查。从近些年来我国癌症工作的状况看，在二级预防方面的确取得了可喜的进展。从已进行的工作来看，开展普查后能降低死亡率的是宫颈癌与乳腺癌，后者对 50 岁以上妇女可降低 30%。胃癌在日本已有较肯定的结果，可降低 20%；肝癌、大肠癌、鼻咽癌等，预计也将会有方法预防。

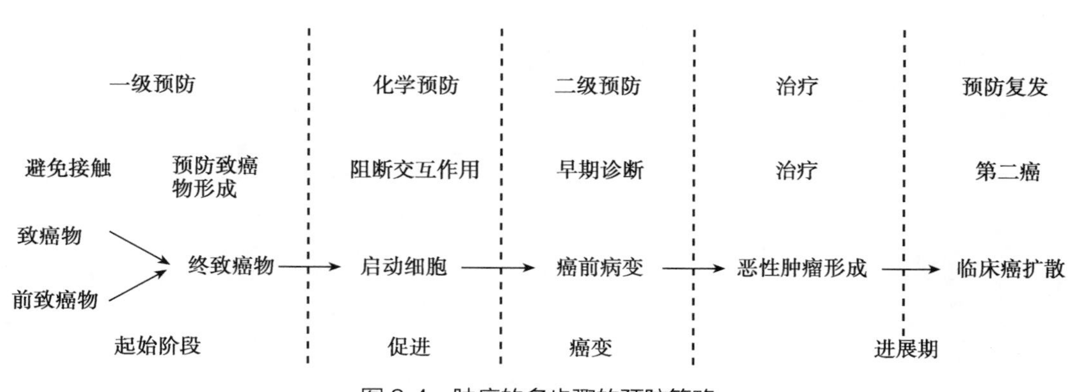

图 9-4　肿瘤的多步骤的预防策略

肿瘤的化学预防是多步骤的肿瘤预防策略的重要内容之一。应用化学物或饮食干预阻断或逆转对人致癌或易感致癌各层面预防肿瘤，称为肿瘤的化学预防，很多实验证实该策略是有效的，在人群中的应用亦显示其有效性，如在高危人群中，或大肠腺瘤病人应用舒林酸钠、阿司匹林及抗COX-2酶的药物已正式在临床应用，特殊的天然食物抗氧化剂等均经实验证实并在人群中得到良好效果。预防肿瘤已日益更为重视，优化健康的生活方式，远离或避免污染物，如禁吸烟在肺癌的发病率下降的效果是成功的范例。化学预防从病因机制的干预已渐进入人群实践，早诊早治及新的治疗方法与手段亦有了较大发展，在降低肿瘤发病率、提高治愈率与降低死亡率已日益明确是人们所面临的任务。

癌症二级预防作为控制癌症的重要途径之一。虽然在乳腺癌及宫颈癌的防治工作中已显示了令人鼓舞的前景，但对目前危害较大的消化道肿瘤或肺癌等，尚有不少问题，有待于在实践中进一步予以研究解决。

（郑 树 邓甬川）

参考文献

[1] 赫捷，陈万青．2012 中国肿瘤登记年报 [M]. 北京：军事医学科学出版社，2012.

[2] JEMAL A, BRAY F, CENTER M M, et al. Global cancer statistics [J]. CA Cancer J Clin, 2011, 61 (2): 69-90.

[3] SIEGEL R, NAISHADHAM D, JEMAL A. Cancer statistics [J]. CA Cancer J Clin, 2012, 62 (1): 10-29.

[4] PEINADO H, Alečković M, LAVOTSHKIN S, et al. Melanoma exosomes educate bone marrow progenitor cells toward a pro-metastatic phenotype through MET [J]. Nat Med, 2012, 18 (6): 883-891.

[5] JI H, GREENING D W, BARNES T W, et al. Proteome profiling of exosomes derived from human primary and metastatic colorectal cancer cells reveal differential expression of key metastatic factors and signal transduction components [J]. Proteomics, 2013, 13 (10-11): 1672-1686.

[6] 郑树，黄彦钦，董琦，等．结直肠癌的转化医学研究 [J]. 中华胃肠外科杂志，2013, 16 (1): 4-7.

第十章
外科基本原则、无菌术及手术基本操作

第一节　外科基本原则

(一) 外科治疗适应证和方法的选择

各种疾病的外科治疗适应证和方法，在教科书、专著和其他文献中均有记载。然而，广泛阅读和深入了解时，就会发现各学者对同一疾病提出不同的治疗主张，选择不同的治疗方法。如对消化性溃疡，各学者掌握手术适应证的尺度不一，采用的手术方式也不尽相同。治疗主张的分歧，与学者们的临床经验、实验研究、思想方法等相关，可形成各种学派。而同一学派的主张，也会随着医学进展而变更。跨入21世纪的临床医学正从经验医学为主向循证医学，又称证据医学(evidence based medicine，EBM)发展。用EBM的原理进行临床和基础研究，并指导医疗实践是新世纪医学发展的方向。循证外科(evidence based surgery，EBS)的形成和发展对外科治疗适应证和方法的选择提供了更科学的方向。总体来说，临床上选择病人的外科治疗方法时，一般都应做到下述几点：

1. 作出正确的诊断　诊断正确是选择适宜治疗的前提。现在诊断学科进展迅速，外科日益广泛应用各种内镜、超声诊断、X线造影术、核素扫描、细胞学技术以及CT、MRI等，能获得疾病的许多信息，利于提高临床诊断的准确性和全面性。以胃肠道出血为例：在临床理学检查和实验室检查的基础上，选用内镜检查、X线胃肠钡剂或气钡对比造影、CT或选择性腹腔动脉造影等，帮助确定出血病变的部位和性质。因此，现在对胃肠道出血已能选择比较适宜的治疗方法，避免了因诊断不明而施行盲目的剖腹手术。

需要强调，虽然目前已有许多检查方法可以辅助诊断，但理学检查仍不容忽视。一则许多客观检查法需要相应的仪器、装置、试剂等，且普遍使用时经济负担较大；再则临床检查所了解的病史、体征、病人心理等，不可能完全由客观检查代替。因此，临床医师对理学检查仍应精益求精。同时，应运用正确的思想方法。否则，即使有了许多信息资料，仍可能由于主观片面而发生诊断失误。

2. 明确治疗目标和选择各种疗法　临床上，任何可称之为适宜的治疗应达到这样的目标：救治病人的生命，改善生活质量(quality of the life)。外科治疗的目标也应如此。抢救严重的损伤、大出血、窒息、休克等，首要的目标就是保全病人生命。改善病人的生活质量，是指修复组织的缺损、改善生理功能、缓解症状等，以改善病人的生活、学习、劳动等能力。外科医师对病人实施治疗以前，必须根据病情和医疗的主观客观条件，研究如何达到上述目标。选择手术、药物、导管术等各种措施，应从病人整体出发分析它们的利弊，以扬长避短或互补长短。

以手术为例：手术都是在人体的局部施行，能起分离、接合、复位、移位、开放、闭合等机械性作用，改变局部的组织结构，促使疾病趋向治愈。然而，手术是一种创伤，至少在手术时对机体起干扰或侵袭作用，可能引起并发症。必须防治并发症方能达到预期效果，因此，应有必要的术前、术后处理以及其他辅助治疗。对原有重要器官疾病的病人施行手术，尤须重视辅助治疗。在现代外科进展中，有两种似乎相反、实际目标一致的趋势。一方面开拓手术领域，如心血管手术、整复性手术、移植术等；另一方面应用内镜、冷冻剂、介入性放射学疗法、体外冲击波等相对微创的治疗手段来代替传统的手术治疗。扩大手术领域和开展微创手术，都是为了病人得到比较适宜的治疗。

3. 治疗计划的制订和修正 确定诊断和选择疗法以后，应制订一个治疗计划，使治疗工作比较主动、周全和有条不紊。然而，初步的治疗计划实施时，未必获得良好的效果。疗效不良的原因可能是诊断不够明确、治疗计划执行有差错或病情发展有突变等。有时，治疗计划虽属于医疗常规，但由于常规一般以病人群体为对象，用于个体时效果可能参差不一，这也是影响疗效的原因之一。所以，治疗计划必须受实践的检验，加以必要的修正。

4. 利用EBM指导外科临床实践 EBM含义为有目的、正确地运用现有最好的科学依据来指导对每位病人的治疗。其核心思想是谨慎地、明确地、明智地应用当代最佳证据，对个体病人医疗作出决策。传统医学是以经验医学为主，即根据医师的经验、直觉，或依据病理、生理原理等来处理病人。现代医学模式是在经验医学的基础上，强调EBM，即根据科学研究的依据来处理病人，在仔细采集病史和体格检查基础上，要求临床医师进行有效的文献检索，运用评价临床文献的正规方法，发现最有关和正确的信息，最有效地应用文献(即证据)，根据证据解决临床问题，制定疾病的预防、治疗措施。EBM认为单一研究即使正确，仍然难免有偏颇，而综合所有最佳研究的meta分析，才能获得更全面、更近真实的结论。EBM可以对每年不断大量涌现的医学信息进行消化和评价，得到有价值和确切的结论。EBM概念的诞生，表明医学正在告别经验科学和作坊式师徒相授的传统模式。

EBM认为对疾病发病机制的研究尽管重要，却不能直接搬到临床中去，根据病理生理研究结果推断出来的诊断和治疗原则是否合理，还要经过临床试验来检验。EBM对临床工作提出更高的要求和标准，对专家意见、个人经验和实验室研究结果应用于临床持更为慎重的态度，强调只有多中心、随机、对照、双盲、前瞻性的大宗病例研究结果，才是应用于临床的最有价值的参考。EBM对证据的可信程度分为几个等级。ⅠA：一个或多个随机、对照临床试验(RCT)结果的荟萃分析(meta analysis)；ⅠB：至少一个设计良好的RCT；ⅡA：很好设计的对照研究，但并非随机和双盲的；ⅡB：其他设计良好的研究；Ⅲ：非试验性的研究，如对照的、相关的或者病例报告；Ⅳ：专家的意见或者动物实验研究结果。

当代外科医生应了解和掌握EBM和EBM的原理，实现用科学证据解决临床面临的问题，从事外科实践和研究，制定医疗、管理措施，安全、有效、高质量、低成本服务于病人。临床实践中实施EBM的方法可概括为五个步骤：第一步是提出并明确界定要解决什么问题；第二步是寻找证据；第三步是评价、确定最佳证据；第四步是结合临床经验和最佳证据，制定临床或管理决策；第五步是效果评价。

(二) 手术治疗的基本原则

手术是外科治疗的主要的或关键性措施。但手术处理不当会造成并发症甚或死亡，因此手术必须遵循一定的原则。现代外科不仅以临床经验为基础，而且有相应的理论指导、新技术的运用以及实验研究的基础。手术处理时总的要求是爱护组织，最大限度地保存功能以及促进伤口愈合。

1. 贯彻无菌术原则 无菌术包括术前、术中和术后的有关处理，对于非感染的外科病人是为了预防感染，对于已有感染者则是防止扩散或增添新的感染，其重要意义是众所周知的。

预防外源性沾染的灭菌和抗菌技术已有百年以上历史，至今尚在改进研究中，例如，新消毒剂的研制、手术空间的超滤空气装置、灭菌的超声波装置、一次性防水手术单和手术服等。然而，传统的消毒方法仍有相当的效果，不应忽视。手术中必须重视可能来自器官(如肠道、支气管、泌尿系)的沾染。特别是大肠内细菌甚多，所以需要术前准备与术中处理相结合，以防术后发生感染。对感染病灶施行手术，要注意保护正常组织。术后仍须贯彻无菌术原则，如防避缝合的切口被沾染或浸湿、处理好引流管等。

需要强调，不可单纯依赖抗生素而忽视其他无菌技术，否则，手术区沾染严重，即使用大量的抗生素，仍不能防止感染发生。

2. 既要有手术计划，又要通过探查确定术式 手术前根据诊断设计手术治疗方案，并做充分的准备，以免手术中忙乱出错。手术开始时应详细探查，然后确定术式。例如胃癌，术前经过X线钡餐检查和胃镜检查，能了解肿瘤在胃壁内面的形态和组织学分类；至于其胃壁外面的改变、与毗邻器官的关系、局部淋巴结转移等，需在剖腹探查时方能明了；然后方能确定术式。手术探查包括视诊、触诊、穿刺等，有时还需做活检或细胞学检查。要注意充分显露，避免探查不周。

另外，术式选择还与手术时病人的全身状态相关，因此需要观察全身状态并给予必要的治疗（如输液、输血等）。外科医师一方面要敢于扩大手术范围争取根治病变；另一方面又要掌握手术的限度以保留生理功能，特别要注意病人的生命安全。

3. 手术遵循基础科学原理　从切开引流、异物摘除，到组织器官的切除和/或重建，手术都是为了促使机体从病理状态转变为或接近于生理状态。因此，要做好手术，需要熟悉有关的基础医学和其他相关学科知识。以伤口缝合为例：一方面要认清解剖层次，了解各层组织的张力强度；另一方面要了解各种缝合材料的性能，以及在组织内引起的反应；此外，还要注意伤口有无不利于愈合的因素，如伤口沾染、异物存留、牵张力过大等。这样才能合理处理伤口，使之顺利愈合且瘢痕甚少。至于比伤口缝合更复杂的手术操作，自然更需遵循有关的基础科学原理。

4. 重视手术基本操作　如切开、分离、显露、止血等，要做到准确、细致、轻巧和迅速。操作时尽可能减少组织创伤、失血或细菌沾染等。例如止血：首先要看清出血点和出血性质，选用压迫、钳夹或阻断血管等方法控制出血，随后用结扎、缝合等确定性止血法。未看清出血点时勿盲目钳夹，以免造成严重的血管损伤。结扎血管不应同时结扎大块其他组织。重要的血管必须贯穿缝扎止血。外科医师应一丝不苟地进行手术操作，这是一种良好的医德表现。

5. 麻醉与手术相配合　现代麻醉学已有多种麻醉方法和控制生理活动的措施（人工呼吸、肌肉松弛、降温等），既能保障病人无痛和安全，又为手术操作提供有利条件。外科医师要与麻醉师密切配合，如尽量减轻手术操作的刺激性、在手术区施行某种阻滞术等，以提高麻醉的效果。

所有参加手术工作的人员包括手术组、麻醉和监护人员等，都要做到严肃认真，精力集中，主动配合和互相监督，共同为病人做好手术。

（三）外科的综合治疗原则

外科治疗要想取得预期的效果，除了施行适宜的手术，还须采取其他疗法。任何手术都需经过一定的愈合过程，可能受各种不利因素干扰，如感染、体液失衡、休克、重要器官功能不全、营养不良等，影响术后的恢复过程都应重视，综合治疗是现代外科的特点之一。

1. 心理治疗　外科病人常有各种疑虑，如手术引起疼痛、手术的危险性、医疗费用不胜负担等。这些心理变化可使病人精神紧张、抑郁、失眠、食欲减退、心率和血压改变等，甚至不配合医疗或擅自采取某种不适当的行动，导致不良后果。所以医师应当重视和设法消除他们的疑虑。

病人的心理活动，与其年龄、神经系统反应、所患疾病、知识和经验等相关，因人而异。故须经过了解，方能进行有针对性的治疗。首要的是取得病人对医师和医院的信任，不仅要善于运用语言，而且还需用行为和环境中的各种形象，给病人以良好的印象。需要时还可用某些神经系统药物。

另外，病人的心理反应会受到配偶、亲友和其他社会关系的影响，又与经济情况密切相关。所以医师还必须负责这方面的联系，使病人能安心接受治疗。

2. 维护生命器官和其他重要器官的功能　维护循环呼吸功能是治疗上最基本的要求。如病人发生低血压、休克、呼吸道阻塞、肺不张、急性呼吸窘迫综合征等，均需紧急处理。观察生命体征的变化，必要时监测血容量、心排血量、血气、呼吸功能等。术中予以输液、输血、应用心血管活性药物，加强呼吸道护理，必要时使用呼吸机。值得注意的是，有时使用一种疗法会产生矛盾的效应。例如：使用呼吸机可以改善换气，提高血氧饱和度，但强制的加压呼吸又可能增高肺动脉压和减少心排血量。所以，在抢救时应尽可能减少各种治疗措施的不利影响。

外科病人因颅脑的外伤或疾病，或因严重的缺氧、中毒等，发生中枢神经功能障碍，严重者可危及生命。其他如肾、肝等器官的功能衰竭，也与转归有重要关系。因此，重要器官的功能均需重视和监护，发生功能障碍者必须及时治疗。

3. 感染的防治　外科应特别重视医院内感染。预防须从改善医院管理（如环境卫生、人员训练、设备用物的消毒等）着手；外科医师须在手术、换药、穿刺、导管术等处理中，认真贯彻无菌术原则。

感染的治疗原则是消除病原菌和增强机体抗感染能力。抗感染药物治疗不断有所进展，如对耐药的细菌、厌氧菌等有了比较有效的药物。但临床上屡见滥用抗生素的病例，因此仍须强调合理使用抗生素。手术引流或切除病灶，能排除感染性物质；有时，穿刺引流或灌洗也能帮助机体廓清感染性物质。严重的感染、烧伤或创伤、休克等的病人，或并有糖尿病、尿毒症、白细胞减少症等，或使用大量肾上腺皮质激素、抗癌药、放射线治疗后，机体抗感染能力降低,需要选用某些抗血清、球蛋白、新鲜血浆或全血等,还需改善营养状态,帮助提高机体抵抗力。

4. 功能练习和其他后继治疗　外科治疗后康复阶段的病人进行某种主动或被动的功能练习,能促进康复,预防某些并发症的发生。机体的组织器官均有用进废退的情况,例如:肌细胞进行舒缩运动方能充分利用氨基酸。病人卧床不动时间过长,虽然仍摄入氨基酸和蛋白质,肌肉仍难免萎缩。临床上病人受伤或经过手术以后常不愿及时活动,应予劝说并协助其功能练习。

有相当一部分外科病人,经过手术和其他方法治疗初步治愈后,还残留某种病变需要继续治疗。例如:急性胰腺炎度过急性期后可留有慢性炎症;胆石症经手术、腹腔镜处理后可留有慢性胆管炎症;尿石症经体外冲击波碎石术或手术排石后可能有结石再形成等,为此需要继续诊治。至于恶性肿瘤的随诊治疗更为众所周知。虽然外科疾病的后继治疗常需要其他专科的协作,但外科医师仍应以病人完全康复为己任。

(陈孝平)

第二节　无　菌　术

无菌术起源于Lister用苯酚预防手术伤口化脓(1867),迄今已有百余年历史。随着医学进展,无菌术的方法和理论不断发展。作为预防医院内感染的必要措施之一,无菌术的范畴已从单纯的抗菌(消毒)和灭菌,扩展到有关的临床工作程序和医院管理,即要求工作人员树立无菌观念,在一切诊疗工作中贯彻无菌术原则。

本节内讨论的是外科的无菌术,以预防手术伤口感染为主,当然也是各种穿刺、插管、换药等处理所必须遵循的原则和应用的方法。

(一) 伤口沾染的来源

手术后感染的致病菌大多是金黄色葡萄球菌(金葡菌)或肠道菌属(如大肠埃希菌、类杆菌等)。如果无菌术方面有工作疏忽,则可能出现更严重的感染,或者手术者也发生感染。沾染伤口的致病菌来源如下:

1. 皮肤　皮肤一般带有细菌。其表面的菌种和数量,可随生活习惯、工作条件或健康状况有较大的变动(称为暂存的细菌)。据调查,健康人的皮肤表面可携带致病菌,在夏季以革兰氏阳性菌较常见,在冬季则以革兰氏阴性菌较常见,可能与洗澡更衣有关。皮肤的毛孔和皮脂腺管内也存在细菌,因为用一般的清洁方法不易清除它们,其菌种和数量相对地变动较少(称为常存的细菌)。健康人皮肤深处的细菌大多属于非致病菌如表皮葡萄球菌等,但在一定条件下可致病。

应重视下列有关皮肤的细菌分布情况:①隐蔽部位如肚脐、会阴等处的皮肤,指(趾)甲下、浓厚的毛发,这些部位如不注意清洁,常有大量细菌存在;②病人住入外科病室时间愈久,皮肤带菌愈多;③有感染伤口的皮肤存在大量致病菌;④医护人员接触病人和沾染的敷料用品以后,皮肤上可存在各种致病菌,但又可通过洗涤、消毒使皮肤变为清洁。

皮肤的细菌可以通过切开、穿刺以及其他任何破坏皮肤屏障的损伤进入组织。

2. 鼻咽腔　鼻咽腔内也存在细菌。如用比较仔细的方法检查,健康成人的鼻咽腔内金葡菌阳性率,在医院外活动者占15%~20%,在医院内活动者增至40%以上。婴幼儿鼻咽腔内金葡菌阳性率达60%以上,5~6岁以后阳性率渐降低。

呼气、说话、咳嗽或喷嚏,可使鼻腔内细菌排出到空气中和面前的物体、人体上。因此,人员聚集的空间内细菌密度增高。如果不戴口罩,鼻咽腔内细菌排出也可能直接沾染伤口。

3. 感染病灶和有腔器官　感染病灶开放者,除了向病人本身的皮肤散布致病菌,还可通过任何接触伤口的敷料、物品,向周围人员和环境散布细菌。实际上,感染伤口如果处理疏忽,可成为医院内感染、包括交叉感染的主要来源之一。一旦感染病灶的致病菌在病室或医院扩散,后果甚为严重,因为这类致病菌一般具有较强的毒性和对多种抗生素的耐药性。

体内感染病灶在切开或穿刺的过程中,可使正常组织受到沾染。有腔器官如气管和胃肠道存在细菌。特别是大肠内有大量细菌,如每克粪便含有类杆菌 10^7 和大肠埃希菌 10^5 之多。手术时切开这类藏有细菌的器官,如果沾染较多,就成为手术后感染的原因。

4. 空气中的微粒　空气中的飞沫、尘埃等可能携带细菌。它们来自人们的上呼吸道、病人的被服、清扫工具、病室地面等处，常在铺床、扫地和人员走动时飞扬散布。空气微粒上的各种细菌存活时间不一，有的可长达 24 小时以上。但细菌存活时间又与空气湿度、阳光（紫外线）照射相关。新鲜空气在室内流通，能降低微粒的密度。带菌的微粒可能直接落入伤口，或先落到器械物品上而后沾染伤口。

5. 器械、用品、药物等　一般在使用时不应有细菌存在。误用未消毒的器械或敷料施行手术、将未消毒的导管插入血管或静脉输入沾染的液体等都可能造成严重的感染，例如菌血症、病毒性肝炎、艾滋病（AIDS）。

无菌术的目的就是防止上述各种途径的致病菌沾染。由于伤口沾染后发展成感染，与伤口局部处理和全身抗感染能力密切相关，因此预防伤口感染应从多方面着手。Laufman 曾将预防手术后感染的措施归纳为 5D：①外科工作人员（包括麻醉师）的训练（discipline）；②改善病人的抗感染能力（defense mechanism）；③应用消毒剂和抗菌药（drugs）；④手术室的合理设计（design）；⑤必要的着装、器械、用品（devices）。

（二）清除细菌的方法

1. 机械的除菌方法　包括刷洗、隔离、超滤等方法。一般能起清洁作用，减少物体和人体表面的细菌数量，或者能起阻挡细菌散布的屏障作用。这类方法虽不能起杀菌作用，但为无菌术的基本方法。如果不认真施行这类除菌法，消毒剂和物理灭菌法就不能达到良好的效果。

（1）刷洗：属于手术前病人皮肤准备、手术人员准备和器械用品消毒前的常规处理。据研究，先用肥皂水洗净手，再按手术洗手法用肥皂水刷洗 1 分钟，可以除去 97% 皮肤暂存细菌，连续 2~4 分钟可能除尽。可见这种刷洗清洁法颇有意义。但肥皂水刷洗法对皮肤常存细菌的清除，则是按一定的对数比例递减，6 分钟刷洗可减少 1/2，10 分钟刷洗可减少 2/3。因此，此法必需继续用酒精等消毒，使皮肤常存细菌在较短时间内消灭。

实施中要注意清除皮肤或物体上的油垢、污物、血痂等，因为这些物质阻碍消毒剂的作用。为此，要借助肥皂、氨水、乙醚等，以及毛刷或纱布等的摩擦作用。有相当压力的水射流比较一般的流水可起更强的清洁作用，现已研制射流装置用于手术洗手。

这种机械清除细菌的原理，可应用于体内，如大肠手术前准备中的清洁灌肠或甘露醇导泻、腹腔内灌流预防术后残余感染等。

（2）隔离：手术所用的手套、手术服、口罩、手术巾（单）等，均对伤口起一定的屏障作用。手术人员所用的口罩、手术服和手套，是为了避免鼻咽腔、体表和手的细菌进入伤口；手术巾将病人的手术区与外周、伤口与伤口周围皮肤隔开，以免伤口受沾染。口罩、手术服，手术巾的隔离效果，与所用材料相关。一般用的棉织品或人造纤维织品均带有孔隙，尤其在受潮湿后可透过细菌。现在，可用防水材料制成一次性的手术服和手术巾，其隔离效果较好。但是防水材料制成的口罩影响呼吸，故尚未被采用。隔离伤口周围皮肤的手术巾，理应固定紧贴于伤口边缘。一般用巾钳固定或缝合固定手术巾，但不够密封且可稍微损伤组织。为此，可将无菌塑料膜粘贴在消毒的手术区皮肤上，两者连同切开，使皮肤的细菌不能在手术过程中进入伤口。手套直接接触伤口，应特别注意有无小孔。曾有研究报道，戴上胶皮指套后，指套如有一个针孔，20 分钟内可逸出 18 960 个金葡菌。手术人员的手虽已经洗净消毒，但手术一段时间后仍可能有菌，故应保持手套完好。

隔离的方法又适用于防止烧伤创面沾染。手术中隔离正常组织免受脓液、粪便等沾染，以及其他方式的隔离，均利于预防沾染。

（3）超滤：此法已用于某些药液的除菌，在外科则主要用以净化手术室空间。用压气装置使空气通过滤器进入手术室内，以减少空间的微粒。如用 0.3μm 的滤过装置，并使空气定向定速缓慢流通（层流法），可以使空间基本上无菌。据精密的检测，这种超滤法可使空气内细菌数减少到平均每立方英尺 3.8 个（1 立方英尺 =0.028 3m^3），其中金葡菌仅有 0.015 个。

2. 物理灭菌法　包括热力、紫外线、放射线等，如使用方法正确，均能有效地杀灭细菌。

（1）热力灭菌：能使细菌或其他微生物的蛋白质变性、酶失活、胞膜融化而灭亡。这种灭菌法适用于耐热的器械、敷料、用品和药物；不适用于纤维内镜、有机玻璃制品、精致的导管、生物制品等，尤不可用于易爆品。

热力灭菌在历史上曾用火焰和沸水，但现在一般均用高压蒸汽。这种方法的关键是以高温的饱和水蒸汽完全置换出灭菌物品内部的空气。常用的蒸汽灭菌装置有下排气和预真空两类。

1）下排气压力蒸汽灭菌器：有手提式、立式和卧式三种，容积大小不同。都是从灭菌器上部通入蒸汽，从其下部排气口驱出冷空气，然后增压升温以杀灭各种微生物。器内温度可达 115℃~121℃~126℃，各种物品的灭菌时间见表 10-1。

表 10-1 下排气压力蒸汽灭菌所需的时间

灭菌的物品	灭菌时间 /min	
	121℃	126℃
器械包	25	15
敷料包	30	20
贮槽装敷料	45	30
500ml 瓶装耐热药液	20	15
500ml 瓶装琼脂培养基	30	25

2）预真空压力蒸汽灭菌器：先用蒸汽进行预热，使灭菌器内气压达 107.88kPa；继用抽气机抽出空气，使器内接近真空；然后停止抽气，通过蒸汽增压升温以灭菌。抽气方式有一次性使负压达 –98.66kPa，相当于抽出原有空气的 98%；或用脉动式抽气法，每次使负压达 –90.66kPa，重复 3~4 次。充入蒸汽时使压力达 182.41~199.08kPa，温度可达 132~134℃，灭菌时间只需 4~6 分钟。灭菌器带有电子程控装置和温度、湿度记录仪，可以准确地调压调温。

手术用品用高压蒸汽灭菌法的注意事项：物品必须是清洁无垢；包装时应考虑使包内物品能充分接触高温蒸汽（脉动式真空法更能达到此项要求）；打包的体积不超过 30cm × 30cm × 25cm；用化学指示剂监测包内温度（新用灭菌器时应用生物指示剂）。物品的存放时间一般不超过 7 日，在寒冷干燥的条件可延长到 14 日，逾期应重新处理。

（2）紫外线：微生物受照射后，细胞蛋白质的色、酪、苯丙等氨基酸吸收紫外线能量，核酸、嘧啶盐等也受影响，故菌体化学结构改变。这种方法常用于手术室、治疗室、换药室、隔离病房等的消毒。杀菌作用较强的紫外线，波段是 250~270nm，在照射距离内的强度不低于 70μW/cm^2（电压 220V 时）。由于紫外线的辐射能有限，仅能杀灭直接照射到的微生物。为了充分发挥杀菌作用，物体表面应清洁无垢和空间无尘，室温 20~40℃和湿度低于 60%。物体表面的照射剂量一般应超过 100 000μW·s/cm^2（杀灭真菌孢子应达 600 000μW·s/cm^2），如用 70μW/cm^2 紫外线，照射时间应达 25 分钟（100 000μW·s/cm^2 ÷ 70μW/cm^2= 1 429s=24min）。室内空间用紫外线消毒，每立方米不少于 30 分钟。紫外线灯使用后的辐射强度可逐渐降低，所以需定时监测消毒效果。

（3）放射线：如 γ 线或 X 线，波长 10.4~4μm，能破坏微生物体内的酶、核酸等。此类灭菌法用于不耐热的制剂，如抗生素、激素、维生素等；又可用于不耐热的或一次性的缝线、导管、注射器等制品。

（4）超声波：可通过介质使菌体破坏。手术人员洗手消毒时，用带有超声波装置的氯己定或苯扎溴铵浸泡，可提高效率。超声波还可辅助消毒器械和用品，但其冲击作用不易达到物品深部。

3. 化学消毒法 用化学药以涂擦、浸泡、喷洒或熏蒸的方式，达到杀灭微生物的目的。消毒剂有多种，常用于临床的如下：

（1）醇类：能使微生物体的蛋白质变性、凝固。75% 乙醇的杀菌作用强，细菌接触 1~2 分钟内即死亡，故消毒均保持此浓度。其主要优点是刺激性和毒性甚微，引起过敏者极少见，临床用途广。

（2）氧化剂：如碘剂、次氯酸盐、过氧乙酸、高锰酸钾等，能使微生物体的蛋白质或氨基酸等氧化变性。现用碘附代替碘酊。碘附是碘与聚维酮（PVP）或 Poloxmer 的结合物，含碘 1%。涂布于皮肤后逐渐释出碘，可保持杀菌作用 2~4 小时，故对皮肤的暂存细菌和常存细菌均有效。PVP-I 的碘可从皮肤黏膜吸收，如果涂布面积大，过量的碘由甲状腺吸收、从肾排出，故对这两种器官有疾病者须慎用。孕妇和新生儿也不宜用碘附。

（3）表面活性剂：有阳离子、阴离子、两性离子和非离子 4 种。阴离子表面活性剂有去污作用，杀菌作用较弱。阳离子表面活性剂与细菌表层壁酸、多糖磷酸基有亲和性（附于细菌），能破坏胞膜结构并促使蛋白质变性，故有较强的杀菌作用。目前用于临床的有苯扎溴铵、氯己定、消毒净、优安净等，加于 75% 乙醇杀菌作用更强。水溶液 1 : 2 000~1 : 1 000 可用于手术区消毒、器械消毒等，浓度达 1 : 200 时对皮肤刺激性仍小，也不损及器械。罕见有过敏反应。因有洗涤作用，其消毒作用不受皮肤表面少量油脂或血液的阻碍；但普通肥皂液的阴离子可降低苯扎溴铵和氯己定的效力，所以用前应先将肥皂液冲净。

（4）酚类：能破坏微生物的细胞膜和使蛋白质变性。甲酚（煤酚）为甲酚皂溶液（来苏儿）的主要成分，用于消毒环境和污染用品。

（5）烷化剂：能使微生物的酶烷基化，并阻止核酸代谢，有强杀灭作用。常用的有甲醛（40% 甲醛溶液）、戊二醛和环氧乙烷。甲醛和戊二醛的溶液可浸泡器械，也可加热汽化熏蒸。用熏蒸法能避免消毒物品受潮湿。环氧乙烷沸点低（10.7℃），易汽化，需用特制的容器熏蒸消毒物品。其杀菌谱广，渗透性良好，但可能有部分环氧乙烷残留在消毒物品表面，有害于人体，故应用时控制浓度和时间；消毒后将物品置放于流通空气中一定的时间，监测残余浓度。此外，本品易燃，对操作人员的皮肤、眼睛等有刺激作用，使用时必须防护。

消毒剂按杀灭微生物的范围，可分为高效、中效和低效三类。高效消毒剂是指能杀灭一切微生物的消毒剂，包括细菌芽孢、真菌孢子、病毒，如碘剂、次氯酸盐、甲醛、环氧乙烷等；中效消毒剂如乙醇、甲酚，能杀灭绝大多数微生物，但不能杀灭细菌芽孢；低效消毒剂如苯扎溴铵、氯己定，能杀灭大多数微生物，但不能杀灭结核分枝杆菌、细菌芽孢、亲水性病毒等。表10-2列述外科常用的消毒剂的效能。选用消毒剂时，除了根据灭菌的要求，还需考虑到药剂对人体组织的刺激性、对器械用品的侵蚀作用、药效受有机物的影响等，尽量减少这些不利因素。此外，两种消毒剂可配合使用以提高效能，如氯己定与乙醇配合能提高杀菌作用。

（三）手术室消毒

为了防止手术室空间的带菌微粒沾染伤口，首先要重视手术室的一般清洁工作和人员管理，其次是利用超滤、隔离、紫外线和消毒剂，尽可能减少室内的细菌数量。

1. 清洁工作和人员管理　要规定和贯彻手术室内的擦洗清洁制度，经常保持地面、墙壁、门窗、各种固定的和可移动的设备物品清洁无污。由于带菌的微粒主要来自人体，所以人员的管理十分重要：①应限制进入手术室的人数，禁止无关人员入内，参观人员应尽可能通过电视观看手术，禁止有呼吸道感染者入内；②要求进入手术室的人员按规定着装，尤其要戴好口罩。病人应尽量少穿病室里的衣服；③尽可能少说话。一般常在手术将要结束时说话较随便，但据研究此时可能增加较多的带菌微粒，故值得注意；④勿任意在室内走动，因为人的走动可增加空间的微粒。

2. 空气的净化　手术部位空间的带菌微粒应尽可能清除，此点对于严格要求无菌的手术（如人工关节置换、心脏和大血管手术等）极为重要。采用一般的人工通气装置输入经过滤器的空气，可减少来自大气中的尘埃，但不能阻止很小的微粒进入手术室。现有超滤层流法能使空间接近无菌程度（每立方英尺的带菌微粒不超过5个）。在手术台周围的上方装置超滤层流通气，在手术过程中更换空气以免带菌微粒落入手术野。此法已逐步推广。

3. 紫外线和消毒剂的应用　包括：①紫外线照射每立方米空间用功率1W，照射1~2小时，每日2~3次。未受到照射和距离灯管超过3cm的地方，细菌仍然存在，故须适当安置灯管的位置。② 20%过氧乙酸每立方米用3.75ml，加热1小时。消毒时房间密闭，室温应超过18℃。也可用80%乳酸加热蒸发代替过氧乙酸，每10m^{3}用1.2ml，其杀菌作用可能稍差于过氧乙酸。手术涉及破伤风、气性坏疽等特殊感染，术后须用甲醛溶液熏蒸，每立方米用40%甲醛2ml（及高锰酸钾1g），房间密闭12小时。手术涉及肝炎或肝炎抗原阳性的病人，术后以0.1%次氯酸钠或优安净喷洒手术台和地面。一般在清洁整理手术室内设备物品时，可用1%煤酚皂液或0.05%氯己定擦洗。

表10-2　常用化学消毒剂的作用

消毒剂	灭菌效能					对组织刺激	侵蚀金属	有机物使其降效
	G^+	G^-	结核菌	芽孢	病毒			
乙醇	+++	+++	++	–	+++	–	–	++
碘剂	+++	+++	++	++	+++	+	–	++
苯扎溴铵	+++	+	–	–	–	–	+	+
氯己定	+++	++	–	+	–	–	–	+
甲醛	+++	+++	+++	++	+++	+++	+	+
环氧乙烷	+++	+++	+++	+++	+++	++	–	+
次氯酸钠	+++	+++	++	+++	+++	++	++	+
甲酚	++	+++	++	+	–	++	++	+

(四) 器械用品消毒

各种器械用品的制作材料不同，结构有简单和复杂精密的区别，故消毒方法不一，但均须具有下列条件：①能杀灭各种致病微生物；②杀菌作用不仅要达到物体表面，而且要达到管腔内、关节铰链等处；③物品的材料不受侵蚀，结构不破坏或变形，消毒后仍保持良好的性能功用；④尽可能节省消毒时间。

表 10-3 列出手术器械用品的常用灭菌方法。使用量较大的敷料和器械用品，以高压蒸汽灭菌为主。金属锐器、内镜、特制导管和塑料制品等，为了保持其质量和性能，不用高热法，应选用消毒剂的浸泡法或熏蒸法。现有多种一次性的缝线、缝合针和特制导管等，就是为了保证无菌和性能良好。

表 10-3　手术器械用品的常用消毒法

物品	高压蒸汽	浸泡法	熏蒸法
敷料	20~60min	—	—
一般金属器械	15min	聚维酮碘稀释 20 倍 30min 或 2% 戊二醛 20min	—
金属锐器	—	同上法	40% 甲醛 80ml/m^2 或环氧乙烷 400~1 500mg/L，6~12h
缝线	丝线 30min	肠线 0.1% 氯己定 30min	特制缝线同上法
橡胶、玻璃、搪瓷制品	15min	0.1% 氯己定、2% 戊二醛 30min	同上法
塑料制品、内镜、特制导管	—	同上法	同上法

注意事项：①消毒前应将器械上的防护油类和锈斑擦去；②开放注射器、导管等的管腔，张开器械的关节，使消毒剂能接触物品内部；③消毒时物品包装不宜过大和过紧；④用前应清除物品表面和内部的消毒剂；⑤使用后要及时清除物品表面和内部的干血、浆液、油脂、组织碎片等，一般用煮沸法处理后加防护油或干燥保存。感染手术的器械、手套等，一般可用 0.1% 苯扎溴铵或 0.05% 氯己定溶液浸泡 2 小时；厌氧梭状芽孢杆菌或其他特殊感染的手术用品应浸泡 4 小时。接触肝炎或肝炎抗原阳性病人的器械用品，须用 2% 戊二醛或 0.2% 过氧乙酸溶液浸泡 1 小时。

(五) 手术人员的准备

手术人员的手和前臂消毒、穿戴无菌的手术服、口罩等以及手套，是防止伤口沾染的重要措施，同时也是手术人员自身防护的重要措施。

参加手术以前，手术人员应尽可能避免本身、特别是手部受致病菌沾染。手术当日，原则上应先参加手术，然后为感染伤口换药。同理，应先施行清洁手术，然后施行沾染或感染的手术。若确有先换药的必要，换药后应彻底刷洗手；涉及特殊感染者必须使用隔离技术。患有上呼吸道感染或皮肤感染者不应参加手术。

手术人员的术前洗手消毒，过去都用肥皂水刷洗和乙醇浸泡的方法，现在由于消毒剂增多，国内外各医院所用的方法已改进，且有所不同。然而洗手消毒的步骤仍基本上相同。首先清洗自手指到肘上 6cm 的皮肤，使表面（包括指甲缘）清洁无污；其次擦干皮肤以免影响消毒剂的效能；然后用消毒剂碘附或氯己定、乙醇等涂搽（或浸泡），见表 10-4。

表 10-4　手术区皮肤黏膜清洗后的消毒剂应用

皮肤和黏膜	
正常皮肤	10% 原液碘附涂搽 0.5% 氯己定涂搽，75% 乙醇涂搽 0.5% 氯己定浸泡 2.5% 碘酊涂搽，75% 乙醇涂搽 75% 乙醇浸泡或涂搽
损伤皮肤	0.05% 氯己定涂搽或喷洒
新鲜创面	0.25% 苯扎溴铵涂搽或喷洒 5%~10% 原液碘附喷洒（对烧伤） 2.5%~3.5% 过氧化氢（对厌氧菌沾染）冲洗或湿敷
正常黏膜	10% 原液碘附涂搽 0.5% 氯己定涂搽
损伤黏膜	0.05% 苯扎溴铵冲洗（阴道） 0.025% 苯扎溴铵冲洗（结膜囊）

适宜的皮肤消毒剂应具有以下条件：①能杀灭皮肤上的各种微生物，包括真菌；②不损害皮肤和不经皮肤吸收中毒；③不引起过敏反应；④能在皮肤上保留一定的时间。目前常用于手和前臂的消毒剂（表 10-4）对革兰氏阳性和阴性致病菌、包括细

菌芽孢均有杀灭作用。皮肤的暂存细菌易消灭，但深处的常存细菌不易清除消灭，在手术过程中尤其是出汗或手术持续时间较长时，可能达到皮肤表面。如果手套有破孔，这些细菌就可沾染伤口。就杀灭常存细菌而言，碘附能较长时间发挥碘的作用，氯己定有去油脂作用，可透入皮脂腺管和毛孔，效果较好。

（六）病人手术区的消毒处理

按伤口沾染程度，手术分为清洁、轻度沾染（清洁沾染）、沾染（污染）和感染4类。为了防止清洁手术和轻度沾染的手术术后发生伤口感染，降低沾染手术的术后感染率，减轻感染手术的伤口感染，都必须遵循无菌术的处理原则。

1. 手术前皮肤准备　为了尽量减少病人皮肤上的细菌数量，应重视一般的清洁卫生，如更衣、洗澡或床上擦澡。因为病室内的致病菌数量较多于医院外环境中，要尽量缩短手术前住院时间。择期性手术病人宜在门诊完成检查诊断，接受某些治疗如控制感染、改善营养或纠正低蛋白血症等。

范围较广的剃毛原是皮肤准备的常规，例如任何腹部手术须剃去从乳头水平至耻骨联合水平、双侧腋中线之间的全部毛发。现在通过临床研究证明，毛发经过洗涤剂清洗后并不带有多量细菌，只要将切口部位的粗毛剃去，使皮肤消毒剂能充分发挥作用，不剃去一般的细汗毛，并不增加手术切口感染率。剃毛时间以接近手术为佳（但不应在手术室内剃毛）。剃毛时勿损伤皮肤，用安全剃刀，也可用除毛剂。儿外科手术除在头部者以外不必去毛。

术前皮肤准备还应注意清除肚脐或会阴等处的积垢，以免影响手术台上的皮肤消毒。要特别重视心血管手术、器官移植术、人工组织植入术等的术前皮肤准备，防止备皮时损伤。

烧伤后和其他病变的肉芽创面施行植皮术以前，需换药尽量减轻感染和减少分泌物。

2. 手术区正常皮肤的消毒和铺巾　主要是为了防止手术的外源性沾染。

消毒剂的使用与上述手术人员的手臂消毒相同（表10-4）。婴幼儿、阴茎和阴囊等的皮肤不宜用碘酊消毒，以免受刺激发炎。

手术区的一般铺巾法，能起一定的伤口隔离作用。其缺点有：①织物有透水性，较易通过细菌；②伤口并未与周围皮肤严密隔离；③反复使用巾钳固定，使手术巾有许多小孔。为了弥补以上缺点，除了在手术切口部位外围铺盖防水性巾单，在切口皮肤上用黏性塑料薄膜（有的含有碘）。切开后薄膜仍黏附于伤口边缘，可防止术中皮肤常存细菌进入伤口。如果仍用传统的手术巾，则应尽量妥善固定和保持干燥。

3. 皮肤受损沾染者的消毒　如烧伤清创和新鲜创伤的清创。首先要尽量清除创面、伤口的沾染物，用清水和0.25%苯扎溴铵反复冲洗，至创面基本上清洁时拭干。烧伤创面按其深度处理。创伤的伤口内用苯扎溴铵或过氧化氢溶液，外周皮肤涂搽碘附或氯己定后铺巾，然后施行手术处理。创伤较重者在缝合伤口前还需重新消毒铺巾。

（陈孝平）

第三节　手术基本操作

外科手术必须通过各种基本操作完成，基本操作的优劣直接影响手术的效果。良好的手术基本操作不仅要有准确、熟练的手技，而且还要适应解剖生理、病理改变以及治疗的总目标。某些外科医师只顾提高他们施行手术的等级和范围，忽视手术基本操作的重要性。那样就可能增加病人的痛苦，实际也阻碍自己的技术进步，所以应当纠正偏向。手术基本操作的方法正在不断改进中。因此，有经验的外科医师也需要重视，以便掌握新方法提高工作效率。

一、显露

手术时充分显露手术野，能清楚显示病变的性质和范围，使局部解剖层次清晰和操作便利，防止手术副损伤，从而保证手术顺利进行。深部手术野的显露更为重要，显露不充分不但增加操作困难，延长手术时间，还可能损伤重要的血管、神经、脏器，甚至可造成手术失败。为了确保最佳的显露，以下各种因素必须注意。

（一）手术途径

手术途径即切口，根据病变和术式而设计施行。理想的手术切口应符合下述要求：①能达到充分显露手术野，便利手术操作。原则上，切口应尽量接近病变部位。同时，为能适应实际需要，切口的位置和方向应便于延长扩大；②在切开时尽量减少组织的创伤，一则可以减少出血，缩短切开和缝合的时间，二则可以减少术后的炎症反应和瘢痕形成；③适应局部解剖和生理的特点，有利于伤口愈合，能最大限度地恢复功能。

在以上三点要求中，显露手术野无疑是根本的，但也应重视其他两点。有的紧急手术，要求迅速处理病变，如心脏按压、腹腔大出血的控制等，必须争取切开显露的时间。关节手术的切口，要考虑术后形成瘢痕对关节活动的影响，切开至关节平面时应尽量与关节轴相平行。在肢体重力支点上，如足跟、截肢残端等处，不应遗留切口瘢痕。颜面部、颈部切口应与皮纹一致，切口的设计要符合美学原则。

在实际工作中，同一部位的手术可能选择不同的切口，通常与手术医师的经验和观点相关。以腹部手术切口为例，一部分医师常用纵行的切口，另一部分医师则用横行或斜行的切口。腹部纵切口如正中线（白线）、旁正中线、经腹直肌等切口，不必切断肌肉、出血较少、切开和缝合的时间较省（尤以正中线切口比较简捷）。然而，由于腹前壁的外斜肌、内斜肌和横肌的合力为水平方向，腹直肌有腱划，所以横（斜）切口所受的牵张力小于纵切口，伤口哆开和切口疝的机会较少。腹内压较高的病人如有慢性支气管炎、习惯性便秘、肥胖等，腹腔需要多处引流，如出血坏血性胰腺炎、重症化脓性腹膜炎，或有低蛋白血症、年老体衰等伤口愈合能力低的病人，均宜选横（斜）切口。腹部的纵切口和横切口各有优缺点。但无论何种切口，都应尽可能避免切断腹壁的胸神经，以免腹肌萎缩。因此，一般不用纵行的旁腹直肌切口；上腹部横（斜）切口宜与肋弓平行，而下腹部横（斜）切口宜与腹股沟平行，那样可以避免损伤多条胸神经，对腹肌无明显影响。

关于皮肤切口的设计，从 20 世纪起已有学者研究皮肤的纹理、皱褶和毛发倾向作为参考，因为切口与外观形象和功能相关。特别是整复外科手术的切口设计极为重要，方式甚多，且尚在继续研究中。另需指出，虽然人们都关注手术切口愈合后的外观，但切口必须以达到治疗目的为前提。切口过小可能遗漏内部的病变或导致副损伤。

（二）切开和分离

切开和分离既是显露手术野的需要，又是处理病变组织器官的必要步骤之一。

1. 一般情况下，切开都用手术刀，即通过机械作用使皮肤等组织分裂。切开还可用高频电流（电刀）和激光（光刀），通过热力作用使组织炭化、汽化，同时有凝固止血的效果，故比较适用于较大的切口、较厚的肌层和微血管丰富组织的切开，可以节省操作时间。就对组织的损伤性而论，手术刀切割者较小。此外，使用电刀和光刀必须注意防止有关的意外事故（如易燃物爆炸、电流和激光对人体的损伤）；光刀在近年已有所改进。

做手术切口时有以下注意事项：①确定切口的部位、形态和长度，需要时先在皮肤表面以亚甲蓝之类画标记；②切开前固定皮肤；③切开时手术刀刃面应与皮肤垂直，不可偏斜（某些整复手术的切皮例外）；④从皮肤、皮下组织到切口深层组织的切开应在同一平面，使伤口边缘整齐，失活组织甚少；⑤到达深层组织时必须防止对血管、神经、内脏的副损伤，例如切开腹膜时不可损伤肠管等。

作切口时，避免使用不锋利的刀，以免出现拉锯似的切开，造成切口的不规整、不必要的组织损伤及切口愈合后瘢痕的不整齐。切开皮肤应用电刀或氩气刀进入深层组织时，控制要得当，做到既要能使切开的组织充分止血，又要防止组织过分“焦化”，造成不利于伤口愈合的后果。

2. 分离方法有锐性分离和钝性分离两类。根据局部解剖和病理改变选择，实际的手术中是两类方法相结合实施，达到显露、游离、切除等目的。锐性分离利用刀刃和剪刀刃的切割作用，能将致密的组织切开，切缘整齐，其边缘组织细胞损伤甚少。如用刀分离时，一般应先将组织牵拉或固定，以刀刃向组织做垂直切开。个别情况下为了保护组织器官，也可用刀刃偏向一边推开，一边切开。锐性分离必须在直视下进行，动作应精细准确。钝性分离使用血管钳、刀柄、组织剪外侧缘、手指、剥离子及各种特殊用途的剥离器如膜衣剥离器、脑膜剥离器等，实际起推离作用，能分开比较疏松的组织。钝性分离常用于疏松组织的解剖，如正常解剖间隙、较疏松的粘连、良性肿瘤或囊性包膜外间隙等。遇到较大的血管、神经等，钝性分离容易发觉而可避免损伤。但如操作粗暴，钝性分离往往残留许多失活的组织细胞，也可能损伤血管、神经等。了解这两类分离方法的特点，加上熟悉局部解剖和认清病理性质，就能正确使用刀、剪、血管钳、手指等进行分离，取得良好的效果。

辨别解剖结构甚为重要。在组织间隙或疏松结缔组织层内进行分离，比较顺利且对组织损伤较少。例如：游离甲状腺，一般可沿其纤维被膜表面分离，需要时也可沿被膜内面分离。处理血管时，如果为了结扎切断，可沿其纤维膜表面分离；如果需要游离一段血管，则先在纤维膜切一小口，提起此膜，沿其内面分离，逐步剪开至需要的长度，并且推开此膜使血管后壁游离。

有时为了离断组织器官，要采取锐性分离和钝性分离相结合的方法。例如：肝或肾等部分切除时，先用刀切开包膜（浆膜、纤维膜），进入实质后可用手指、刀柄或其他器械分离。截骨时，先用刀切开骨膜，用骨膜剥离器推开骨膜；然后用骨锯截骨和咬骨钳修整残端。

分离方法又与病变性质相关。良性肿瘤与周围正常组织一般有清楚的分界。摘除时可先沿此分界分离，直至结扎其血管后取下瘤体。恶性肿瘤的根治术应尽量采取锐性分离。主要的原因是恶性肿瘤为浸润性生长和容易有转移，需要整块切除包括其周围正常组织在内的范围，同时应防止手术野内肿瘤细胞播种。但锐性分离大范围的组织会出现出血过多的问题，补救的方法是先将主要血管结扎或暂时阻断，或利用电刀、光刀、超声刀、氩气刀等。分离纤维粘连时，应根据粘连的致密程度选择方法。疏松的纤维粘连多可用钝性分离；致密者则需用锐性分离，勉强用钝性分离反而增加损伤。锐性分离时必须认清解剖关系，能确定刀或剪所达到的组织层次，则可防止副损伤。有时，可向组织内注入少量等渗盐水之类，使其间隙扩张，然后切开或剪开。例如，胆囊切除术的胆囊游离，某些肠粘连的分离，均可采用此法便利锐性分离。

解剖分离是外科手术中的重要技术之一，熟练与否对组织的损伤程度、出血多少、手术时间长短等密切相关，直接影响手术效果。具体操作时须注意以下两点：

1. 应熟悉局部解剖及辨认病变性质，根据术中情况结合使用锐性与钝性分离。在解剖剥离时须清楚毗邻关系，避免损伤重要组织和器官，以防发生意外。

2. 手术操作要轻柔、细致和准确　循某些疏松的纤维组织层分离，显出解剖间隙。对于炎症等原因造成正常解剖界限不清楚的病例，需要更加细致和耐心。要及时掌握一些新手术器械的使用，借助器械达到更易、更好分离的目的。

（三）牵开器等的应用

为了充分显露手术野，常需利用各种牵开器（拉钩）展开切口。牵开器的种类较多，有的结构能保持牵引位置（自持性拉钩），节省人力。使用时应注意避免其副损伤，如压迫神经干、撕裂静脉或肝组织等，可用纱布类衬垫于拉钩与组织之间。

腹腔、盆腔等深处的手术，还常需用纱布垫帮助显露局部病变和器官，并可起隔离沾染的作用。

手术野的显露还要有良好的麻醉效果、病人体位的安置、助手配合的默契及良好的照明。

二、止血

手术中迅速彻底的止血，能减少失血量，保持手术野清晰，且可避免手术后出血，其重要性众所周知。然而，除了手术前已发生的血管损伤、实质器官破裂或某种凝血功能障碍，手术中还可能遇见各种出血情况，如广泛切开和分离后的渗血、意外的血管损伤等。所以手术医师应当熟悉各种止血的方法，术前有充分的器械用品准备，以免临时措手不及。

（一）一般的止血法

1. 压迫止血　是手术中最常用的止血法。其原理是以一定的压力使血管破口缩小或闭合，此时血小板、纤维蛋白、红细胞可迅速形成血栓，使出血停止。从切开皮肤起，使用纱布压迫创面，多数出血点可止血，这样可避免使用许多血管钳，减少组织损伤，又可减少结扎线（属于伤口内的异物）。通常称这种简单的止血法为擦血。实际擦血只能清除血液和血块，止血时应将纱布放下轻压，固定原处 1~5 分钟，然后垂直方向移去。

加热可以促进凝血。较广泛的渗血可用温热盐水纱布压迫止血。盐水温度 50~60℃，压迫 3 分钟以上，轻轻取出纱布，需要时重复 2~3 次。

2. 纱布填塞法　止血还可用纱布填塞法，但仅限用于其他各种止血法不能奏效的情况。干纱布填塞处勿留空腔，保持相当的压力。填塞时纱布数及连接一定要绝对准确可靠，纱布需有序折叠。填塞物一般于术后 3~5 日逐步松动后取出，过早取出可能再度出血，但过晚取出可引起较重的感染。纱布取出时要做好处理再次出血的一切准备工作。

3. 结扎止血　有单纯结扎和缝合结扎两种方法。前者经常使用。缝合结扎主要是为了避免结扎线脱落，或因为单纯结扎有困难。

比较理想的是在出血之前结扎血管，然后切断血管而不出血。先游离出血管或者分离看清血管行径，以血管钳钳夹、缝线贯穿或血管钳引线，将血管结扎，再切断血管。器官的切除常用这种方法处理其主要血管。例如肝叶切除时，对肝断面域肝门的血管可用此法，可使出血量显著减少。

处理一般的小血管出血，除了用纱布压迫止血以外，随即准确地钳夹出血点，以细丝线结扎。钳夹结扎不应包含较多的血管外组织，否则这些组织将坏死,可增加继发感染的机会。

对于意外的较大的出血,应先以纱布或手指暂时制止出血,用吸引器清除局部的血液;然后看清出血的部位和性质,酌情用普通血管钳或无损伤血管钳夹住结扎或缝合结扎。遇到这种意外的出血,切勿惊慌失措,未看清出血部位即用钳夹,以致损伤更大的血管和引起更多的出血。

(二)其他可供选择的止血法

1. 血管阻断和修复　利用止血带的原理,在手术中临时制止大出血或者预防出血,可用手指或血管阻断带(或无损伤血管钳)阻断主要的供血血管。例如,在肝十二指肠韧带处阻断肝动脉和门静脉,以控制肝的出血。显然,这种控制局部灌流的不良影响是组织细胞缺氧,故须限制阻断时间。

较大的血管损伤需行血管修复,以维持其分布区域的血循环。血管的线形裂伤可予以缝合。血管的完全断裂、挫伤、贯通伤等,应游离其远近两端,修整受伤的血管壁。如果对合无明显张力,可直接吻合其两端;如果缺损较长一段血管,则需移植血管(自体静脉或人造血管)。血管修复应用血管外科技术。

若需较长时间阻断大血管,为防止组织长时间失去血液灌流,可用导管在阻断血管的两端架桥。

2. 局部药物止血　主要用于创面渗血。如明胶海绵、纤维蛋白泡沫体等,能起一定的促凝和封闭小血管的作用。较新的纤维蛋白原胶(如tissucol)含冻干纤维蛋白原、凝血酶、氯化钙和抑肽酶(帮助纤维蛋白缓慢溶解吸收)。此类制剂能促进血液凝固和黏附于创面,可用于脑、肝等的手术或烧伤切痂的止血,还可粘封某些小面积膜组织缺损。创面渗血活跃时,明胶海绵或纤维蛋白原胶容易被渗血推离创面,故先用温热纱布或棉片缓解渗血,敷上后保持一定的压迫数分钟,使之黏附于创面。中药可用于局部止血,但用于手术中的制剂尚需研究改进。

3. 电凝止血　主要用于创缘组织的小出血点,可先用止血钳钳夹或直接用电极灼凝。一般用高频(约500kHz)电流,根据凝固止血和切开组织的需要调节功率(100~700W)。病人有凝血功能不全时止血效果较差(止血后易重新出血);伤口沾染者用电凝后易发生感染,故不适用。使用的注意事项有:①事先检查电灼器有无故障;②移去手术室内易燃物质(包括易燃麻醉剂);③安置好病人身后的电极板,以防电流回路障碍和烧伤;④电灼前用纱布吸去创面的积血;⑤通电时电刀(极)和导电的血管钳不应接触出血点以外的其他组织,尽量减少组织烧伤;⑥随时擦净电刀前端的血痂,使之导电不受障碍。

4. 激光止血　激光辐射可引起多种生物效应,手术时可用以止血和切开(光刀),还可用以治疗肿瘤(用染料激光法);眼科和显微外科可用以焊接某些血管、神经。就止血作用而言,激光不仅能促使血液凝固,还能使血管壁皱缩,所以相当有效。可用于血友病、血小板减少症等病人的紧急手术时。临床常用的CO_2激光、Ar+激光和Nd:YAG激光均可以止血,其中以Nd:YAG激光的效果较好。另一种KTP激光也能有效地止血。自从开展内镜治疗以来,常用Nd:YAG激光和KTP激光处理出血病变,还能施行切除术,如经结肠镜切除结肠息肉、经腹腔镜切除胆囊等。光刀的基本原理是热作用,用作切割、汽化、凝固等。

5. 氩气刀　氩气刀是在电刀的基础上增加了一套氩气系统,应用时电刀头表面覆盖了一层氩气流,在组织和电刀头之间产生了一个氩等离子区,这种惰性气体能阻碍氧、氮等气体的燃烧,从而使电凝、电切的操作更加精确,更容易控制。电凝时止血迅速,所形成的焦痂和组织坏死较少,并可在低电压下进行精确切割。同时,氩气流还可将手术区的烟和水蒸气吹去,使视野清晰,目前已逐渐用于各种手术。

6. 其他　微波(波长12cm、频率2 450MHz、功率不超过100W)也有凝固止血作用,可用于肝、胰等手术或内镜治疗。骨科手术的骨端出血可用骨蜡。脑外科手术可用银夹止血。

(三)止血注意事项

1. 对高血压病人止血,一定要认真、仔细、彻底,以防术后出血。

2. 对低血压病人止血,不能满足于当时状况的不出血,应设法将血压恢复到正常水平检查无出血方为可靠。

3. 对胸腔手术的止血,尤须认真,因为关闭胸腔后负压可能导致再出血。

三、缝合

缝合是将已经切开或外伤断裂的组织、器官进行对合或重建通道,是保证良好愈合的基本条件。缝合能起对合或闭合组织的作用,可促进伤口愈合、止血以及帮助器官结构重建或整形。近年来,有用器械钉合和黏合剂(binder)的方法代替一部分缝合,但缝合仍是最常用的方法。

(一) 缝合材料

理想的缝合材料应具有以下条件:①能保持适当的张力强度,直至组织愈合或初步愈合;②进入组织后无毒性、无过敏反应、无电离及致癌作用,异物反应甚轻;③容易消毒,且消毒后不变质;④缝合和结扎时操作便利,结扎后不易松脱;⑤价格较低廉。迄今所用的缝线虽有多种,但尚无完全具备上列条件者,因此尚在继续研制中。

缝合材料一般分为不吸收性和可吸收性两类,丝线、棉线、金属丝等属于不吸收性,肠线等属于可吸收性。其实丝线和棉线等并非完全不可吸收,不过要经过很长的时间。缝线在组织内是一种异物,在达到缝合的治疗要求的前提下,最好能及时吸收。某些新研制的缝合材料就是既可吸收且异物反应较轻的线或单丝。

缝线有粗细之分,可供选择使用。选择时除了考虑其张力强度,还应考虑缝合组织的性质和缝线结扎时对组织的损伤程度。

1. 丝线和棉线　为天然纤维纺成,表面常涂有蜡或树脂。丝线为目前最常用的缝合、结扎材料。其优点为组织反应较小和维持张力强度较久;其缺点为较长期在组织内存在,可促使沾染发展为感染,因此不适用于感染和明显沾染的手术部位。棉线在组织内存在的时间可能比丝线更久。相同粗细的棉线比丝线张力强度小,且比较容易松散。

丝线和棉线对组织有较大的切入作用。因此,在张力大的伤口或较脆弱的组织,不得已要用较粗的丝线。然而残留的线头也就增大,形成较大的异物结节;在浅部者术后可能陆续从伤口瘢痕中排出,有时成为瘘形成的一个原因。

2. 肠线　成分为胶原纤维,取自羊或牛的小肠;还有一种相同性质的线,用牛的肌腱加工制成。肠线分普通肠线和铬制肠线两种。普通肠线在组织内约 72 小时即失去作用,一周左右被吸收。铬制肠线的胶原纤维黏合较紧密,在组织内能保持作用 5 日以上,2~3 周被吸收。其存在时间长短与环境相关,接触消化液或细菌感染可使之较快失去作用。

组织对肠线的反应较强;现用的其他缝线也有相似的反应,但较轻。起初反应时,有淋巴细胞、中性粒细胞的渗出和成纤维细胞、其他组织细胞的增生。吸收时,单核巨噬细胞占优势,成纤维细胞渐变为纤维细胞。急性反应强者中性粒细胞多;吸收较慢者在缝线周围有肉芽组织形成。

肠线(多用铬制肠线)主要适用于预期较快吸收和可能发生感染的缝合、结扎。例如:用于输尿管或胆管的缝合(吻合),可避免结石成分沉积于缝线;较重的化脓性腹膜炎时腹膜的缝合也可用肠线。使用肠线时应用温水浸泡使之柔韧适中,否则结扎往往欠紧或者容易断线。

3. 金属丝　为合金制成,其张力强度超过其他各种缝线,适用于骨的接合和张力很大的伤口缝合。组织反应轻微,不促使沾染伤口变为感染伤口。金属丝在组织内并非完全不起变化,但变化极慢,故长时间存在。如果接近体表而可触知,则使病人感觉不适。此外,合金线还有操作困难,有切割组织可能、缝线断裂或扭结,操作时可能刺伤术者而传播疾病等缺点。

4. 合成纤维　有不吸收性和吸收性两类。

(1)不吸收性合成纤维:如尼龙 6.6、锦纶(尼龙 6)、涤纶、普罗伦(Prolene)等,均有较大的张力强度,组织反应轻微,能在组织内长时间保持其性能。与丝线比较,上述合成纤维的优点有:①可制成有相当强度且直径很小的细线,所以不但适用于一般外科,也适用于显微外科;②表面很光滑,对组织损伤甚小(可制成无损伤缝线),组织反应小于用丝线者;③对沾染伤口影响很小,尼龙等水解时还可有抗菌作用。其缺点是质地稍硬,打结后较易自行松解,故结扎时需增加结扣数(3~5 扣)。

(2)吸收性合成纤维:如 Dexon(PGA、聚羟基乙酸)、保护薇乔 Vicryl(polyglactin 910、聚乳酸羟基乙酸)、PDS(polydioxanone、聚二氧杂环己酮)和 PVA(聚乙酸维尼纶)。与铬制肠线比较,这类合成纤维的优点有:①没有天然缝线的抗原性,组织反应较轻;②抗张强度大,吸收时间延长,如 Vicryl 在组织内保持 35 日以上;③可能有抗菌作用,如 Dexon 和 Vicryl 水解后产生的羟基乙酸有制菌作用,故缝线本身适用于有菌环境。合成缝线具有穿过组织流畅,打结定位准确,结扎平稳,抗张强度大,组织反应小等特点,可以制成 10-0 的精细缝线,被吸收的性能良好,能维系伤口长达 3~6 周,56~70 天基本被吸收,有取代天然缝线和丝线的趋势,缺点是价格较贵。使用可吸收缝线结扎时,需用三叠结,剪线时所留的线头应较长,以免线结松脱。避免用针持或血管钳夹榨缝线或将线扭折以至断裂。在胰腺手术时,不可用肠线结扎与缝合,因肠线易被胰酶消化吸收,可发生继发性出血和吻合口漏;合成可吸收缝线是通过水解作用引起聚合物链的分解而被吸收,故其使用的限制较少。

合成纤维的研制是为了达到前述理想的缝合材料条件。此外,鉴于缝线作为异物可能使沾染组织的感染率提高,对合成纤维缝线与细菌之间的关系进行了调查。发现缝线的物理构形、化学结构与细菌黏附相关,单丝缝线和有涂层(如硅包)与较多丝缝线和无涂层者比较,不易黏附细菌;材料的亲水基(酯基)较多者容易黏附细菌。细菌种类与在缝线上的分布状态也有关,如金黄色葡萄球菌比大肠埃希菌容易黏附于缝线,前者常成簇黏附,后者散在分布。这方面的研究有助于研制新的缝线,使缝线更适用于沾染和感染的手术。

(二) 缝合方法

缝合有多种方式,基本上可分单纯缝合、内翻缝合和外翻缝合3类,各类又有间断的和连续的两种。缝合方式的选择,主要是根据治疗目的和组织结构不同。良好的缝合应达到:①使组织对合,而且能保持足够的张力强度(如咳嗽时腹壁切口不哆开);②组织能顺利修复,直至伤口愈合;③缝合处愈合后不影响功能(如肠管吻合后无狭窄)。任何方式的缝合,被缝线结扎的组织都会发生缺血,加以缝线的刺激,局部有炎症反应,所以,原则上缝合线骑跨的组织应尽量少,残留在组织内的线头应尽量短,手术中大多用间断缝合。然而,连续缝合有增加组织对合的严密性、制止渗血和节省时间(可比间断缝合节省一半以上时间)等优点,故可适当使用。以下举一般的伤口缝合、肠管吻合和血管吻合为例,说明单纯缝合、内翻缝合和外翻缝合的方法。

1. 一般的伤口缝合　主要用间断单纯缝合法。缝合的层次是深筋膜、肌膜、腱膜、浅筋膜和皮肤。骨骼肌和皮下脂肪组织的张力强度很小,缝合后易撕脱。间断单纯缝合的方式有:普通穿线(穿透)缝合、8字形缝合、U形缝合等。显然,普通缝合的张力强度不如其他方式,但残留线头最小,故经常使用。

如果伤口张力很大,超过筋膜、腱膜用8字形或U形缝合的强度,则需用减张缝合,即用粗丝线或金属丝等将多层组织一并缝合。为了避免缝线切入皮肤,应加弹性材料(如橡胶)于皮肤与缝线之间,以缓冲切入作用。这种成块缝合影响组织层次的对合,故不宜常规使用。

2. 肠管的吻合　要求吻合处肠壁内翻和浆膜对合,主要是防止外翻后黏膜对黏膜,愈合不良而发生肠内容物漏出。肠管的黏膜较脆弱,浆膜很薄,实际可供缝合的是黏膜肌层(mucosa muscularis)和肌层。肠管各种缝合方式的区别,在于缝合的层次不同。

(1) 肠管浆膜对合法(图10-1):如Lembert式、Halsted式、Dupuytren式、Connell式(连续Halsted式)等。

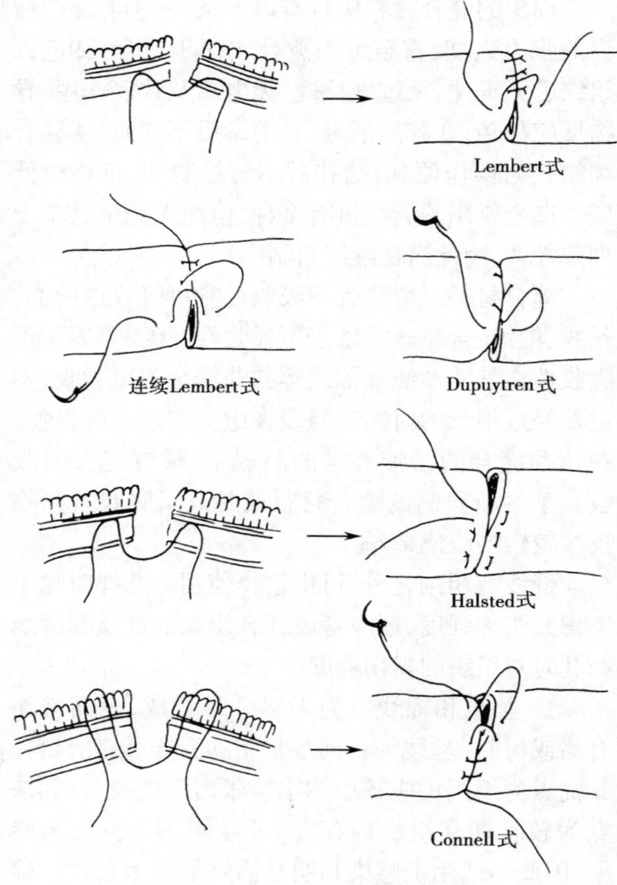

图10-1　肠吻合时浆膜对合的方式

(2) 肠管双层缝合法(图10-2):如Czerny式、Parker-Kerr式。

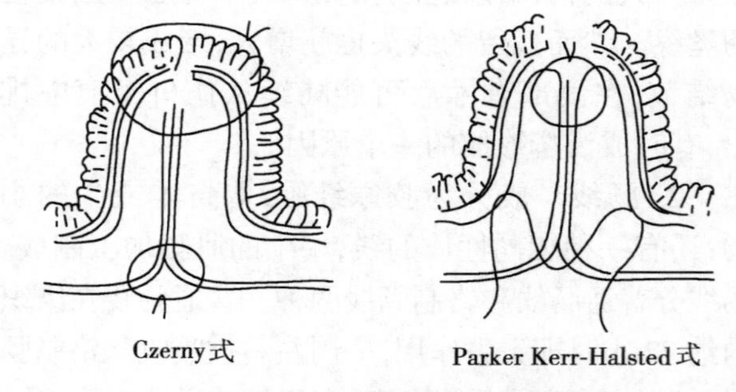

图10-2　肠管双层缝合的方式(断面)

(3) 肠管单层缝合法(图10-3):如Albert式、Gambee式、Wölfler式等。

目前,肠管吻合趋向于单层缝合。因为双层缝合虽有闭合肠壁完全和增加张力强度的优点,但有以下缺点:①组织反应大,有明显水肿;②缝合的内层血循环不良,容易坏死;③缝合处突向肠腔,或术后形成较大的瘢痕,容易引起肠管狭窄;④操作时间较长。单层缝合的缺点可能是闭合肠壁不够严密,但注意操作能弥补这点缺陷。

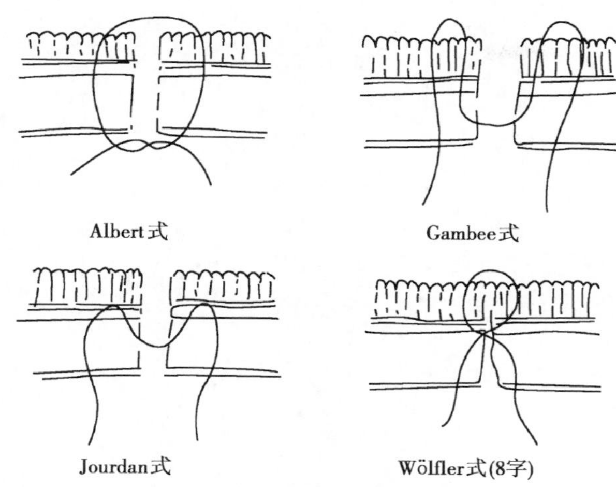

图 10-3 肠管的单层缝合方式(断面)

3. 血管的吻合 要求吻合处血管内膜外翻,为了防止血管腔狭窄和血栓形成。缝合前常需将血管纤维被膜除去,可避免缝合时将被膜纤维带入血管壁内,且可减少血管痉挛的机会。缝合时又应避免血管平滑肌裸露于血管内面,否则也较易形成血栓。用无损伤性针线可减少缝合后血液漏出机会。缝合时应先做两定点或三定点缝合,定点缝线可作支持用,便于缝合。大血管吻合可用连续外翻缝合法(图 10-4)或加间断外翻缝合。小血管吻合可用间断外翻缝合法。缝合时应从血管内向外引出针线,以免带入血管周围组织。

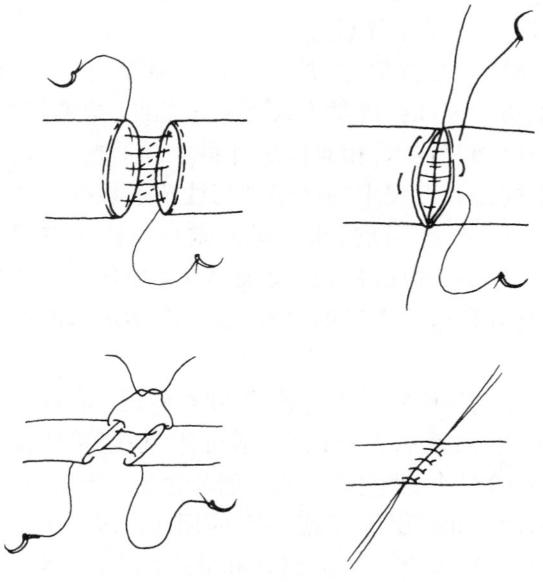
图 10-4 血管吻合的缝合法

(三) 钉合

钉合即器械性缝合或吻合,其器械原理与钉书器相同。用此法代替手法缝合,可以节省时间,对合比较整齐,且金属钉的组织反应轻微。但由于术区的解剖关系和各种器官的钉合器不能通用,所以钉合只能在一定的范围内使用。此外,有时可因器械故障而钉合不全。

早年胃手术曾用钳式胃缝合器,能将胃切除平面的前、后壁钉合。以后研制的消化管吻合器有多种,其基本构造有带钉模座的前端(圆锥形),以及推钉器和带有 U 形细钉的钉槽。例如:肠吻合时,将一个肠断端固定于钉模座端,另一肠断端固定于推钉器,压紧吻合器即可使肠管两端钉合,达到浆膜对合(图 10-5)。这种钉合不适用于水肿、瘢痕或癌浸润的组织。使用前应阅读说明书了解器械结构和性能。使用时注意,固定于吻合器上的肠壁应均匀、不过于松弛,钉模座与钉槽之间不应夹杂许多其他组织(如肠系膜)。近年来有研制磁性吻合器,借磁力使浆肌层吻合,用于结肠直肠的吻合。

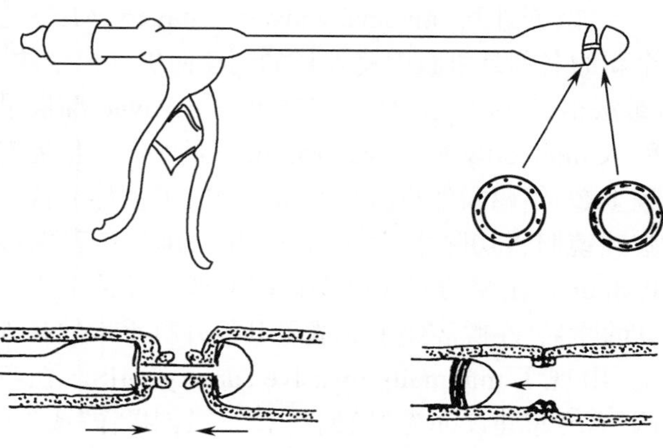
图 10-5 肠吻合器(上)及钉合肠管(下)

血管的钉合,利用一对带尖刺的吻合圈互相抱合,达到血管外翻的端对端吻合,使用血管吻合器时,先将修整的血管断端挂到吻合夹上的一对吻合圈上,然后用抱合钳使吻合圈压紧,圈上的尖刺互相钩连,即可完成血管吻合。

缝合的基本原则:①缝合的创缘距与针间距应均匀一致,这样看起来美观,是外科艺术;更重要的是使受力和分担的张力一致并且缝合严密,不至于发生泄漏;②按组织的解剖层次进行缝合,不要卷入或缝入其他组织。不要遗留残腔,防止积液、积血和感染;③缝线和缝针的选择要适宜。无菌切口或沾染很轻的切口在清创和消毒处理后可选用丝线;已感染或沾染严重的伤口可选用肠线;血管的吻合应选用相应型号的无损伤针线;④伤口有张力时应行减张缝合,伤口如缺损过大可考虑转移皮片修复或行皮片移植。

(陈孝平)

第十一章
微创外科和其发展

第一节　概　　述

“微创外科（minimally invasive surgery，MIS）这个新的名称是由腹腔镜外科的创建而引导出来的”（裘法祖，2002）。虽然在1985年S.R.Payne等最早引入minimally invasive procedure的概念，但是直到1986年德国外科医生Muhe完成了世界上首例腹腔镜胆囊切除术，以及1987年法国妇产科医师P.Mouret，在成功完成世界首例电视腹腔镜下胆囊切除术后，在腹腔镜下完成了其他外科手术的基础上，出现了minimally invasive surgery，MIS。在我国，有专家建议译为“微创手术”“微创操作”或“微创技术”（黄筵庭，2002），但是惯用和广泛使用的直译名词为“微创外科”。

早期，英文中的minimally invasive surgery（MIS）、minimally invasive surgery center或中文中的微创外科、微创外科中心概念，以及中外医院中出现的微创外科（中心）科室，其真正内涵都是指单独使用硬质腔镜（硬镜）为工具，所进行的各个专业领域的腔镜手术，其中尤以消化系统疾病的腹腔镜手术为先导且最为广泛。“微创外科”在事实概念中也仅包含腔镜外科技术，其不包括具有微创技术实质内涵的以直接影像，如纤维内镜（软镜）和以间接影像，如X线、CT、磁共振及超声为主要观察工具（非裸眼直视观察手术野）的内镜外科技术以及影像介入技术。在这一意义上，“腔镜外科就是腔镜外科”（杜如昱，2002）。

近30年来，随着“微创”的医学理论、技术以及微创技术与计算机和人-机智能系统的嵌合，相对于传统开刀外科的微创外科，逐渐得到了迅速发展，在概念内涵、学科定位以及未来发展似乎更为清晰。

（一）在概念内涵上

微创技术发展到今天，作为一个相对独立的专科，微创外科仍没有一个在学术上无争议的统一定义。早期微创外科（实质的腔镜技术）的概念，由于硬质内镜技术涉及专业范围扩展和具有微创本质技术的交汇，其已不能涵盖今天人们希望的“微创外科”了。因此，在现阶段对“微创外科”在内涵上有一个新的界定，对于微创技术体系和学科的未来发展有一定的指导意义。

微创，在哲学上，是一个相对概念，在整体观和生物心理社会医学模式下更是如此；微创技术，是一个相对技术，相对传统外科大开刀技术，是一类不同于开刀技术的微小创伤性技术系统。微创技术，是人类不断追求外科的微小创伤化过程中的阶段性产物；探索和发展新的“损伤少的”技术，是外科医生追求的目标，也是医学追求的永恒主题。

微创外科的哲学内涵：微创外科是一种在以病人为主体、使病人损伤（包括机体、心理和社会三种因素）最小、获益最大的微创理念指导下、借助直接影像或间接影像直视观察、应用非传统手术工具（如手术刀、剪子、钳子、缝针和缝线）完成手术全过程的外科。

微创外科的技术内涵：经过近30年腔镜、内镜技术的不断发展、完善和相互交融，狭义的微创外科，是以内镜外科技术和腔镜外科技术为核心技术手段的外科；广义的微创外科，其内涵似乎更为清晰，微创外科是一门在以内镜（软镜和硬镜）直接影像为观察手段、在人手或超声与X线间接影像辅助下，或以间接影像（超声、X线、CT、磁共振）为观察手段，通过手术者直接持械或计算机辅助间接人-机互动持械的方式，在单独软镜、单独硬镜、联合软硬镜或间接影像的直视下，完成全部手术操作的新型外科技术体系。微创外科，将与传统外科开刀技术并存一定时期。

微创外科的学科特点：相对于传统外科开刀手术，在手术本质上，腔镜手术、内镜手术或介入手术，具有创口小/无创口、恢复快、住院时间短等技术特点；在手术原理上，腔镜手术与开刀手术相同、内镜手术部分改变、介入手术部分或基本不同于传统手术；在手术程序上，如入路、分离、止血、缝合、固定、病灶清除的基本程序，与传统开刀技术不同；在手术过程中的观察方式上，由传统的直接裸眼观察，转变为通过观察手术视野放大的荧光屏实时监测；在操持器械上，可由手术者直接或可间接通过计算机辅助下（如导航）、人-机互动（如外科机器人）途径，持械、操控和完成全部手术。在手术原理、观察方式、手术入口与入路、手术器械、器械操持与操作方式、手术基本操作（如切开、分离、止血、缝合、修补、固定）等方面，微创外科手术与传统开刀手术都不尽相同，且更趋向于对病人的损伤更小或少。

因此，微创外科技术体系，是一种较传统开刀方式更为精准且对病人创伤更小的现代外科技术体系，是外科技术未来发展的重要方向之一。

（二）在学科定位上

在我国医学泰斗裘法祖的指导下，我国学者在整体观和生物心理社会医学模式基础上创新建立起了一个临床医学新体系——微创医学理论（王永光，2003）。该理论，在医院组织结构体系上，以解剖器官/系统为基础的疾病/医学中心替代传统“内外妇儿、临床医技”的科室设置，整合并打破传统内科、外科界限的“中心”是医院的基本结构单位；在同一疾病中心，如消化疾病中心、呼吸疾病中心、神经疾病中心、心脏疾病中心、骨与关节疾病中心、妇女疾病中心等，每一中心根据技术性质归类的药物技术（包括西药、中药和植物药等所有药物，传统内科）、开刀技术（传统外科）、微创技术（微创外科或微创科）、心身技术、康复技术设置五个专科或专业。该理论的基本内涵包括，理念、技术和机制：“以人为本、以病人为主体、使病人损伤（肉体、心理和社会属性）最小、获益最大”的微创理念；以人体解剖器官/系统为基础，整合的医疗技术（包括传统西医、中医以及所有其他族群医学的、针对该系统疾病的各种医疗技术）和整合微创技术的中心化技术系统以及中心化-阶段性-多种技术重叠式的医疗、教育培训和管理模式机制。以该理论为基础，未来的微创外科学科定位应该是在每一疾病中心中，均根据技术需要，设置一个本中心的“微创外科”，就像现在每一个疾病系统中都设置一个“外科”一样，如消化微创外科、呼吸微创外科、神经微创外科、泌尿微创外科等。技术性质决定微创外科，将与传统的内科、外科在“中心化”医院组织架构体系中并行构建和发展，这也应该是微创外科的学科基本定位。

在现阶段，“一手拿刀子、一手拿镜子”的发展微创外科是一过渡阶段；微创外科是传统外科的重要补充。

（三）在未来发展上

整合微创人才、建立专门平台、创新组合技术将是微创外科未来的三个主要方向。

中心化整合微创技术专门人才。现阶段，掌握治疗同一个系统疾病的各种微创外科技术（如，内镜、腔镜、超声、X线、CT、磁共振等治疗技术）的专门人才，由于现行的医院组织结构体系和传统分科体系的原因，多是散在归属（如内科、外科、超声、放射等）、相互独立接诊和处置病人。这种专业医生的分属，是由于现行学科自然发展的结果，也是自由学科发展的必然，对于专项微创技术的产生、发展起到了重要作用，对于简单疾病的微创化治疗是有利的。对于复杂和疑难情形下，单一的微创技术显得“势单力薄”；对于需要在不同微创技术中选择对病人最为恰当的合适技术时，掌握单一微创技术的医生，显得“力不从心”，协调困难。因此，以临床中心为基础，在中心化组织架构体系下的专门微创外科专科平台上，探索新机制、打破传统条块分割围墙，整合该系统疾病的各种微创技术的专门医生，是整合不同微创技术、培养复合型微创外科专家、协调发展新型复合微创技术以及微创外科学科发展的人才基础。

搭建微创技术专门操作平台。微创外科技术平台的重新组合、设置与建立，是一个必然趋势。在现阶段，腔镜、内镜以及手术介入用X线、CT、磁共振、超声设备等，由于现行“临床医技”条块分割结构体系的原因，如同微创技术专业医生，都分散在不同的科室和部门，协调和整合使用异常困难或无法实现。因此，建立多种设备“杂交”“复合”的微创技术操作平台是技术发展需要，也是微创医学理论倡导的“医生围着病人转、方法根据病情选”微创医疗新模式实现的物质基础。建立软镜-硬镜结合；软镜-X线；硬镜-超声-X线；机器人-硬镜；硬镜-手助-X线；磁共振或CT-内镜、腔镜-手助；等等，能完成多种符合微创外科手术的微创手术中心，是未来微创外科发展的物质基础。

创新组合与发展微创新技术。根据现阶段的技术发展态势，虽然微创外科中的内镜外科技术和腔镜外科技术，或许需要单独发展一个阶段，但是，不同微创技术方法的组合、杂交和规范，将是微创外科学科发展的大势。微创技术的优化组合和发展，将表现在，腔镜、内镜、间接影像介入不同技术之间的有效组合；手术者通过徒手直接操作、通过机器人间接操作、主动或被动计算机辅助操作技巧之间的智能结合，其中，机器人、智能系统间接操作，即微创技术方法的智能化、遥操作——机器人技术，将是重要的技术方向之一。硬镜机器人技术，已经在临床中逐渐应用；计算机辅助纤维内镜外科技术正在研究开发。

在当前和今后一段时间内，随着比如经自然通道内镜外科技术（natural transluminal endoscopic surgery，NOTES）、杂交-NOTES技术（联合腔镜-内镜技术）、经脐单孔腹腔镜技术（transumbilical laparoscopic single site surgery，TU-LESS）、空间定位技术下计算机辅助手术（computer aided surgery，CAS）以及手术者间接人-机互动持械操作技术等新兴交叉技术（或杂交技术方法）在微创外科中的不断在理论、伦理和技术等方面的深入研究和逐渐广泛应用；随着在微创医学理论体系指导下、医院以解剖器官/系统为基础的“中心化”组织结构体系重建的逐步实现，微创外科医生的思维模式将会受到强烈冲击并发生巨变，内镜技术、腔镜技术以及间接影像下介入技术，直接手控或间接在机器人或计算机辅助控制下，融合发展，必将是微创外科的发展未来。在现阶段，整合内镜-腔镜外科技术、发展微创外科，是外科学发展的趋势和必然规律；在优化组合的微创外科技术下，不断突破更多传统外科手术“禁区”，微创化解决更多复杂、疑难外科问题，是进一步组合、优化现有微创技术、创新复合新技术的目标。

微创医学是二十一世纪的医学，也是生命科学中重要的组成部分（裘法祖，2004）。微创外科，方兴未艾。

第二节 内镜外科

早在1805年德国医生Bozzini提出了有关内镜（endoscopy）的设想。近200多年来，特别是过去的40年间，随着现代科学技术的飞速进步，内镜外科技术已经发展成为现代临床外科学的诊断-治疗结合进行的最重要技术方法之一。内镜外科技术在外科临床实践中的广泛应用，已经深刻地影响着并改变着人们的传统外科思维方式。20世纪70~80年代以后发展起来的，如纤维内镜下直肠与结肠息肉切除术、内镜下十二指肠乳头切开取石术、内镜下胆道内引流术和腹腔镜下胆囊切除术等，成为了20世纪传统外科学中重要的发展标志。这些技术以及在这些技术基础上新发展的多种技术，如内镜下消化道黏膜早期癌的局部切除术、急性胆源性及胰腺管未合（pancreas divisum）性胰腺炎内镜治疗术、腹腔镜下徒手或机器人辅助下肝脏、胰腺、结直肠、脾脏切除术、内镜下食管胃底曲张静脉系统根除术、食管-气管瘘内镜治疗术等技术的广泛应用，很大程度上改变了传统外科的基本原理、促进了外科医生思维方法的转变，并已经成为传统手术方法的重要补充技术之一。

内镜，中文一词源于英文的endoscope。现阶段，在临床上应用的有胃镜、十二指肠镜、结肠镜、小肠镜、胆道镜、胰管镜、乳管镜、胸腔镜、腹腔镜、气管镜、膀胱镜、输尿管镜、肾盂镜、宫腔镜、关节镜、椎间盘镜、脑室镜、鼻咽镜、血管镜、心镜、超声内镜等，以及完全不同于传统内镜结构的胶囊内镜（capsule endoscope），从功能上也包含其中。医院实际应用中，这些内镜根据功能和用途，分属于不同的专业或科室。内镜，根据结构特点，可分为硬质内镜（硬镜或腔镜）和纤维内镜（软镜或内镜）两种。早期阶段，内镜的作用仅限于诊断。现阶段，随着内镜及其手术器械的更新完善和内镜技术的不断发展，内镜从功能上根本地突破了初期阶段的单纯诊断价值，进入了诊断-治疗相结合并以治疗为主要目标的新阶段。由于认知水平、学科发展不均等诸多因素的影响，不同疾病系统专业，如消化系统、呼吸系统、泌尿系统、神经系统等，其内镜的内镜外科技术，发展水平和程度不尽相同。目前，临床实际工作中，针对同一解剖系统疾病，存在有以硬质内镜为手段、在手术室完成的腔镜外科（laparoscopic surgery）和以纤维内镜为主要手段、不需要无菌手术室环境的内镜外科（endoscopic surgery）。其分属外科、内科或独立成科室。然而，理想的未来是能够将内镜与腔镜整合为一体，成为广义上的内镜外科学科；再在内镜学科的基础上，联合间接影像下诊断 - 治疗技术，最终发展成为微创外科。如何完成这一融合，将需要在医学新理论体系指导下，如微创医学体系（王永光，2003），实践和理论上不断探索和总结。

本节将主要描述纤维内镜应用于内脏系统（消化与呼吸）疾病诊断和治疗的内镜外科。

在现今临床医学框架下，不同专业的内镜在手术原理、操作方法、手术技巧和器械应用等方面存在有许多共性，即是一种技术方法可以有效地应用在不同专科的不同疾病上。在此背景下，经过近二十年的努力，一门交叉于现代医学和现代科学技术之间、介于药物和传统开刀治疗之间、相对独立的新兴交叉学科——内镜外科学科已经形成。内镜外科学的学问性质是以内镜作为核心工具，完成对一些疾病的诊断和内镜下手术。在临床实践上，迅速发展并突破原有专业界限且拥有内镜专业门诊、诊断、手术室和专科病房的内镜独立专科——内镜外科已有建成。内镜外科技术是指将内镜通过人体的自然通道或人工建立的通道送达到或接近体内自然通道壁上、管腔内或腔道不同部分的结合部（如胆管胰管与十二指肠结合部——乳头、贲门等）的病灶处，或经自然通道管壁穿过（NOTES）到达靶器官病灶处，在内镜或超声内镜直视下（或X线透视辅助下），使用内镜手术器械，对局部病灶进行穿刺止血、切除（病灶，如息肉，或器官，如NOTES下的阑尾）、清除（结石 / 粪石 / 异物）、引流、重建通道、松解粘连等手术，以达到明确诊断、治愈疾病或缓解症状的治疗目的。内镜外科专业医生在知识结构上宜具有全面的内科知识或 / 和系统的外科知识并兼有影像学（X线、超声）知识；在思维方法上应既具有形象思维又具有逻辑思维；在专业工作中拥有不同专门技术背景的医生联合在一起，知识互补、思维方法互助、协调工作，将具有极强的优势和不断创新发展的潜能。

内镜外科技术的不断发展在很大程度上在影响和改变着外科医生的诊断与治疗思维方法。在现阶段，对于一些疾病，如胆总管结石，其可以替代传统开刀手术，完成治疗，是传统外科手术的一项重要补充，同时也为病人在方法上提供了一种新的选择。内镜外科将随着现代高新科学技术的发展而不断完善，在荧光屏（内镜图像、X线图像和现场操作摄影）动态实时监视下，完成对疾病诊断、治疗全过程的特点，可以使内镜下远程会诊甚或手术成为现实；可以通过计算机模拟器如同训练飞行员一样训练内镜医生；可以“使内镜手术由只能意会不能言传的个人技术发展成为标准化、系统化手术操作”；甚至可能实现应用遥操作（tele-operation）技术使机器人（计算机辅助）完成内镜外科手术。

（一）内镜外科设备

内镜外科的基本工具包括三部分：内镜系统、手术设备和手术器械。

1. 内镜系统　内镜系统是内镜外科手术的最基本工具，该系统包括有内镜、主机——光源和内镜监视器。纤维内镜，根据用途可包括胃镜、结肠镜、十二指肠镜、胆道镜、纤维气管镜、小肠镜、纤维膀胱镜、纤维宫腔镜及超声内镜等；根据光传导性质不同分纤维光学内镜（光导内镜）和纤维电子内镜（电子内镜），目前，传统的光学纤维内镜基本上已经被电子纤维内镜所取代。在功能上，内镜主要有光学和机械两部分，前者用作视野的照明，后者用作操作内镜。机械部分包括插入部和手控操作部：插入部为软性，可以弧形弯曲，其外径因内镜类型和功能而有不同（3~15mm 不等），前段（约 10cm 长，不同类型内镜可有所不同）称之为蛇骨管段，可以调节并完成不同方向的运动。手控操作部有左、右和上、下两个旋钮以及充水充气和吸引两个接头，用作调节内镜前端方向和冲洗清洁镜面与显露视野。内镜具有一个或两个工作通道，近端开口处接近手控操作部，远端开口于镜端。用于诊断和手术的各种器械经过内镜工作通道进入人体内，不同用途内镜的工作通道其内径有所不同（1.8~6.0mm 之间，如诊断胃镜为 2.8mm，治疗胃镜为 3.7mm，十二指肠治疗镜为 4.2mm）。内镜手术时所选用器械的直径大小，应适应内镜工作通道内径的大小；而内镜工作通道的大小则与内镜手术的种类和范围有关。超声内镜是一种集内镜和超声为一体的特殊内镜，在镜端组装有一微型超声探头，既具有内镜的基本结构和功能，还能同时进行局部超声扫描,因此,超声内镜具有可观察到局部病灶表面(内镜直视)以及病灶深部及邻近器官结构(超声扫描)。

2. 手术设备 不同内镜手术所用的设备可以不同,基本的设备是高频电发生器,其他设备有氩气刀(argon plasma coagulation,APC)、海博刀(水刀)、液电碎石器及其辅助各种手术用探头,如APC探头(直径1.5mm、2.5mm)、EHL(液电碎石)探头(4.5Fr,3.0Fr)。既往常用的微波机、激光器、热凝器和内镜冷冻机已经多被淘汰。

3. 手术器械 主要有内镜用各种类型的活检钳、注射针、息肉圈套器、抓钳、多连发曲张静脉结扎器、狭窄扩张器(有气囊扩张器和探条扩张器两种,如胃肠道最常用的探条扩张器是Savary-Gilliard扩张器)、止血夹(haemoclip)、胃石碎石器、ERCP造影管、十二指肠乳头切开刀、取石网篮和气囊、导线、囊肿穿刺器、穿刺针、机械碎石器以及各种形状的内镜黏膜切除刀,如钩状刀、IT刀等。用于治疗的各种支架和引流管,如结扎圈套(endo-loop)、食管支架、胆道内引流管、胰管内引流管、鼻或胆(胰、囊肿)外引流管及呼吸道支架等。

(二) 内镜外科基本技术

内镜外科手术有别于传统外科手术,是使内镜前端通过人体自然通道(如口、声门、肛门等)、病理形成的瘘道口或人为建立的通道抵达或接近病人体内的病灶部位,在内镜直视下或联合X线透视下进行各种操作,通过内镜完成全部手术过程。内镜手术的临床应用已经深刻地改变和影响了人们对一些疾病的临床治疗思路。内镜治疗可以主动而有效地解决内科保守治疗难于解决的问题,如急性食管、胃底曲张静脉破裂出血;可以简化复杂而危险的治疗方法或替代某些手术,如急性化脓性胆管炎、肝内胆管结石等;可以对不能或难以用常规手术治疗的病人进行有效地姑息性或治愈性治疗,如高位食管穿孔、食管癌并发食管-气管(支气管)瘘、恶性呼吸道梗阻、直肠癌子宫颈转移出血等。内镜为许多病人在治疗上提供了一个新的选择和途径,这是医学科学发展的一次革命性进步。内镜手术可以在明确诊断的同时进行,具有简便、快速、高效、安全、可不需要麻醉、对病人损伤小、并发症少、死亡率低和总耗费低等特点,为广大病人,特别是急诊危重、高龄、多病以及婴幼儿病人所易于接受。内镜外科手术,对于良性疾病具有治愈性作用;对于恶性肿瘤病人,可以有效地解除或减少痛苦、提高病人生存期间的生活质量。

目前,根据内镜外科手术方法的共性,其基本的成熟技术包括有:

1. 注射术 使用内镜注射针,在内镜直视实时监视下对准目标,如出血点、病灶基底、肿瘤瘤体等,穿刺注射一定的注射剂以达到止血、硬化闭塞静脉、托起病灶、坏死肿瘤、局部闭合创面或小穿孔等目的。

2. 钳夹术 使用内镜止血夹,对准出血点、小的穿孔、息肉基底或裂开的黏膜边缘钳夹,起到止血、预防出血或闭合创面及小穿孔等作用。

3. 切除术 使用内镜切除器械,如圈套器、黏膜切除刀,直接套住病灶,接通高频电流,单次或多次切除病灶;或借助通过注射液体托起的局部黏膜病灶,切除病灶;或使用水刀,切开黏膜后,剥除黏膜下(非肌层侵及)病灶。

4. 导线置入术 在内镜直视下,将导线前端对准狭窄的腔道口,捻动导线,依据阻力感觉盲视下或在X线透视监视下使导线通过狭窄段,以完成进一步的内镜手术操作。

5. 扩张术 使用导线引导下的探条扩张器或气囊扩张器在内镜直视或/和X线实时监视下,对内脏空腔性脏器的狭窄腔道段、手术后留置或人工建立的瘘道进行逐渐扩张,以扩开或缓解狭窄和重建通道。扩张遵循“Role of three”原则,即逐级增加扩张器、每次扩张治疗不超过三个阶梯。

6. 支架/引流管置入术 在单独内镜或内镜联合X线实时监视下,对内脏器官的器质性狭窄通道置入塑料或金属支架以维持腔道的通畅性。

7. 引流术 内镜下对经内镜下穿刺的液性囊腔或梗阻段以上的体液进行引流,使液体引入正常人体内腔道或体外。

8. 碎石术 使用专用机械碎石器或液电碎石器、激光碎石器、弹道碎石器及超声碎石器等特殊设备,内镜直视下或辅以X线透视破碎各种结石、粪石等。

9. 氩气刀凝切术 使用APC探头,在内镜下对准目标物(肿瘤、狭窄环、出血点及异物等)行凝切,使得目标物凝固、坏死和汽化,最终消失。

10. 十二指肠(主/副)乳头切开术 使用特殊内镜切开刀,采用直接选择性(胆管、胰管或副乳头胰管)插管成功后直接切开或直接剖开十二指肠乳头括约肌,以打开通入胰管或胆管通路。

11. 超声内镜穿刺术 使用内镜穿刺针,超声内镜实时扫描监视下确定目标物,在单独超声内镜或联合X线监视下对目标物进行穿刺，以针吸组织、注射药物或建立通道。

一、内镜外科基本技术

具有重要历史意义和划时代价值的内镜外科技术，如消化内镜外科中发展起来的十二指肠乳头切开技术（Classen 和 Kawai，1973）、食管内置管术（Tytgat，1973）、注射止血术（Soehendra，1975）和胆道内引流术（Soehendra，1979）等技术已经成为内镜外科的基本技术，并且在这些基本技术的基础上，经过40余年全世界范围内的广泛应用和不断地发展，业已成为了完全成熟的内镜外科技术。

（一）消化内镜外科

目前，消化内镜外科技术发展最为全面和成熟，其手术操作技巧已成为内镜外科的基本技术。

1. 消化道疾病

（1）消化道出血：是消化系常见疾病之一，急性出血死亡率高达10%左右。根据内镜治疗的临床需要，将其分为曲张静脉性出血和非曲张静脉性出血，后者又有局灶性出血和弥漫性出血两种。内镜急性止血适用于门静脉高压症导致的食管-胃底曲张静脉破裂出血、食管-贲门黏膜撕裂出血、食管溃疡出血、胃及十二指肠溃疡出血、消化道肿瘤出血、消化道息肉出血、血管畸形出血等局灶性出血。较大动脉性出血（如十二指肠球部后壁大溃疡伴十二指肠上动脉出血）、动脉或静脉-消化道瘘性出血、出血伴大穿孔及广泛性渗血等则为内镜外科止血所禁忌。

食管胃底曲张静脉性出血的内镜外科止血技术有：

1）硬化止血术：采用环绕出血点静脉内、旁注射和出血点直接注射技术，经内镜注射硬化剂（常用德国产1%乙氧硬化醇、国产聚桂醇注射液，最大量不超过15ml），可以使食管及食管胃结合部出血立即停止。

2）栓塞止血术：采用出血点静脉腔内直接注射技术，经内镜注射组织黏合剂，如德国产Histoacryl，胃底及食管曲张静脉出血可达到立即止血。

3）结扎止血术：使用结扎器，对食管曲张静脉出血在直视下结扎出血点可达到止血。

内镜下食管曲张静脉系统根除技术，经过20多年的实际应用，已经得到初步证实。该技术的主要内容是：限定短期内消除可见曲张静脉和长期随访硬化消除曲张静脉，以达到最终根除食管可见静脉。采用单纯硬化技术、单纯结扎技术或联合硬化结扎技术，在限定短期内（2~3周内）经过系统内镜手术（第一次内镜手术后4~5天，进行第二次，以后每周一次，直到）消除内镜下所有可见的食管曲张静脉；可见静脉消除后，定期（之后4周第一次，随后每3个月一次，一年后每6个月一次，终生1年一次）长期内镜随访，硬化食管下段新生曲张静脉以及食管下段的黏膜及黏膜下层，有效地预防新生食管曲张静脉的形成，实现内镜下根除食管曲张静脉。定期内镜随访硬化治疗，可以有效地保证内镜外科手术的长期效果并有效预防再出血。胃底曲张静脉出血或根除之的最有效和安全的方法是栓塞（止血）术，应慎用或禁用硬化和结扎止血术。

非曲张静脉性出血可以单独采用注射、氩气刀以及止血夹等方法达到有效止血，必要时也可联合其中几种方法完成止血。其中，注射止血术、止血夹止血术和联合止血术最为常用和有效。氩气刀凝切（APC）止血术对恶性肿瘤性出血最为有效。急诊内镜探查止血术，快速准确，明确诊断同时，内镜下急诊止血成功率可在95%以上，目前是临床上的首选方法。明确诊断、内镜止血失败者需要急诊手术。内镜外科手术使用不当可发生再出血（深溃疡）、狭窄（3%）和穿孔（1%~2%）等并发症。

（2）消化道恶性肿瘤：

1）早期癌：对于直径小于2cm的消化道（食管、胃、结肠和直肠）原位癌、黏膜或黏膜下层癌，无肌层浸润、无远处淋巴结转移者，可采用内镜下黏膜切除术（endoscopic mucosal resection，EMR）切除癌灶。对于残留小病灶，使用氩气刀凝切可以完全切除。内镜切除早期癌适应于合并有重要脏器功能不良而无法手术或拒绝手术者。内镜外科切除前应使用超声内镜检查，评估和确定病变的浸润深度、范围大小以及有无淋巴结发现，进行超声内镜TNM分级。早期癌内镜切除，其近期效果尚可，远期疗效需要观察。局部病理确诊为非典型增生（中、重度）病灶，可采用定期APC凝切的方法进行长期内镜治疗与随访，以避免常规手术。

2）晚期肿瘤：内镜方法治疗晚期肿瘤是一种姑息性疗法，其主要目的是对症止血、再通腔道、缓解症状，改善病人心理状态，提高生存期间的生活质量。适应证是已不能手术的食管、贲门、胃出口和结、直肠晚期癌性狭窄、出血；食管-气管瘘以及直肠癌侵及子宫颈性出血等。生命垂危者为禁忌证。内镜外科治疗方法包括：

A. 注射硬化坏死术：注射硬化剂或抗癌剂使

肿瘤坏死、脱落。

B. 热凝坏死术：既往多使用接触性（如普通电凝、多极电凝、微波、热凝），现阶段主要使用非接触性（激光、氩气刀）热凝器快速凝固、肿瘤坏死，其中氩气刀凝切术已经替代传统激光技术，成为最为常用方法。

C. 扩张术：内镜直视下或 / 和 X 线透视下对狭窄的消化道行机械性扩张，扩张器有探条扩张器和气囊扩张器。扩张术的优点是治疗后即刻有效，缺点是长期疗效不理想。

D. 支撑管置入术：适用于食管贲门、胃窦幽门、十二指肠和直肠狭窄，特别对于食管癌性食管 - 气管瘘和食管 - 胸膜腔瘘有重要的治疗价值。作为一种姑息性治疗，与外科捷径（短路）术或术中置管比较，内镜外科置管技术的优点是简便、快速（通常 15~20 分钟左右可完成手术）、安全、损伤小、并发症少和死亡率低，可即刻解除梗阻症状，达到明确提高病人生活质量的目的。主要并发症有早期的支架位置不合适，后期的支架脱位、支架上口正常组织长入堵塞等。

（3）消化道良性狭窄：内镜方法可有效地缓解症状，部分可以治愈。适应证包括食管、胃、结肠或直肠的局限性炎症、溃疡愈后狭窄、术后吻合口狭窄、理化损伤后、遗传因素以及内镜手术后并发症等。难治性或原因不明的狭窄，经内镜治疗效果不佳时应改作手术。经内镜狭窄松解术包括：

1）狭窄扩张术：除使用探条扩张器和气囊扩张器外，也可将内镜本身作为特殊的“扩张器”进行狭窄扩张。探条扩张技术常用于食管和直肠狭窄，而气囊扩张技术常用做幽门管、Billroth-Ⅰ或 Billroth-Ⅱ式胃切除术吻合口、结肠吻合口和 Crohn 病狭窄。

2）烧灼 - 扩张联合术：对于环形瘢痕性狭窄，直接采用探条或气囊扩张有造成穿孔可能，采用先烧灼瘢痕浅层、而后扩张的方法可有效避免狭窄环局部无序撕裂、安全有效地完成治疗。此方法较单纯扩张或电切方法更安全有效。使用氩气刀烧灼瘢痕不需要接触而且其作用深度不超过 3mm，造成穿孔的概率极低，是最安全而有效的方法。

3）支架置入术：良性狭窄原则上不应置入金属支架。通常对于顽固复发性狭窄、高龄或合并重要器官疾病且不能手术或不宜手术者，并在充分向病人和家属交代支架置入后各种风险并得到完全理解和同意的前提下实施。内镜下支撑管置入术简便、有效而安全，但在原则上，禁止选用不可取出的自膨胀性金属支架，因为置入超过一定时间后，将完全不能取出。内镜狭窄松解术的主要并发症是穿孔，支架置入术的常见并发症是支架脱位（向上或向下）。

（4）食管瘘：晚期食管癌自发或放疗后所发生的食管 - 气管瘘，治疗上十分棘手。

诊断：通过食管吞钡透视、胃镜检查可以明确瘘的位置、特点和开口大小；同时，宜行呼吸内镜检查以了解病灶侵犯呼吸道的程度、瘘孔的位置、确定有无主气道梗阻（必要时也应 APC 凝切解除梗阻）、了解呼吸道感染情况并有效吸痰。治疗：瘘一旦确定，如无手术适应证，应及早采用内镜下支架置入术，堵塞食管瘘、再通食管腔。根据瘘口的位置、肿瘤段的长度、有无管腔狭窄来选择支撑管的长度、直径以及类型。金属带膜自膨胀性食管支架为首选。

（5）胃石症：在不同地区、不同国家其质地和主要成分可有所不同。1970 年 Mckechne 报道成功使用内镜方法治疗胃石以来，多种方法相继报道。根据内镜治疗方法的不同，胃石可分为非毛发胃石和毛发胃石。内镜治疗的原则是毛发性胃石经内镜碎石后必须经口完全取出碎石；而非毛发性胃石在碎石后可经胃肠道自动排出，但必须排除有下位消化道的器质性梗阻。经内镜胃石碎石器可以有效破碎各种非毛发性胃石。现阶段，内镜外科联合碱性液松解石 - 碎石 - 取石技术，高效、安全，无并发症，可以代替开刀手术取石。

（6）胃肠道息肉、良性肿瘤：内镜技术解决胃肠道息肉和良性肿瘤的主要技术是内镜切除术。

1）息肉切除术：使用圈套器，套住息肉并勒紧圈套器，而后行通电（纯凝固电流）切除。息肉 > 4.0cm 或扁平息肉，采用分次多块切除法；带蒂息肉切除前，用止血夹结扎蒂部以预防出血后，再行切除。

2）十二指肠主乳头腺瘤切除术：可以采用如同息肉切除的方法在内镜下（选用十二指肠镜）切除，较大腺瘤多采用分次多块切除方法；对于无法切除的残留小块使用氩气刀凝切；为了预防术后胰腺炎和胆管炎的发生，病灶切除后可选择性胰管和胆管内置入内引流管，如无并发症 4~6 周后可取除内引流管。胰管内置入内引流管常规采用。3~6 个月后内镜复查，如发现有局部腺瘤复发可用同样方法予以处理。此法技术难度较大，恶性肿瘤不宜采用。切除下的组织块应全部送病理检查进行组织学评估。常见并发症是出血，穿孔发生率低。

3）黏膜下肿瘤：对于能直接圈套住的黏膜下肿瘤，可以采用直接圈套后，切除；对于无法直接圈套住的，使用水刀先切开表面黏膜，而后水刀分离后再剥离切除肿瘤。

黏膜下肿瘤和十二指肠乳头腺瘤内镜切除术前有必须进行超声内镜检查，以了解病灶浸润的范围和深度，以及管壁外有无肿大的淋巴结，以确定有无内镜切除的适应证，保证内镜外科手术的安全性。

（7）内镜下经皮胃 / 空肠造口术（percutaneous endoscopic gatrostomy/jeunostomy，PEG/PEJ）：PEG 的置管有拉出法（pull）、推出法（push）和直接穿刺插入法三种，其中以拉出法最为简便常用。PEJ 有直接穿刺插入法和经 PEG 的造口法两种。与外科造口术相比，内镜造口术具有局部麻醉、操作简便、快速、安全、并发症低，以及术后易护理、病人痛苦少、易接受等特点。与全静脉营养相比，经 PEG 所给予的肠内营养易为人体消化吸收，营养物价格低廉。胃 / 空肠造口管可以长期留置，导管老化可以在原位更换。可能并发症主要有局部感染、脱管和肿瘤在腹壁造口局部种植转移。

2. 肝胆胰疾病　1968 年，McCune 等发展了内镜下逆行胰胆管造影技术（endoscopic retrograde chalangiopancreatograph，ERCP），在早期主要是用做胰管和胆管的造影诊断。随着内镜技术和设备的发展，ERCP 超越初期的单纯诊断作用，在治疗方面的作用越来越明显。在现阶段，磁共振胰胆管成像技术（magnetic resonance cholangiopancreatograph，MRCP）已经完全取代单纯诊断性 ERCP。然而，以治疗为主要目标的治疗性胰胆管内镜外科技术，则已经成为胰胆疾病的重要治疗手段之一。治疗性胰胆管内镜外科的基本技术是选择性胆管或胰管插管和十二指肠乳头切开术；乳头切开为进一步完成各种内镜手术打开了方便之门。肝胆管内镜，特别是经皮经肝胆道镜技术（percutaneous transhepatic cholangioscopy，PTCS）的实际应用可以对无法经口经十二指肠乳头途径的肝内疾病，进行有效地诊断和治疗，主要适应证是可疑肝内胆管癌、肝内胆管良性狭窄、肝内胆管结石、胆肠吻合口狭窄、肝脏或胆道手术后胆漏、顽固性肝内胆管结石、胆肠吻合口狭窄以及肝移植术后吻合口狭窄 ERCP 途径治疗后失败等。

（1）胆管结石：肝外胆管（胆总管和肝总管）结石，可以导致如急性化脓性胆管炎、急性胆源性胰腺炎、梗阻性黄疸等急性严重并发症。自 1974 年内镜下十二指肠乳头切开、取除胆管结石技术成功以来，目前已成为肝外胆管结石治疗的首选方法。肝外胆管结石内镜外科技术包括：

1）乳头切开取石术：包括选择性胆管插管、乳头括约肌切开和直接取除结石三个基本步骤。对于单发、结石小于 8mm 的年轻病人，可以采用乳头气囊扩张后取除结石。

2）碎石术：无法直接取出的巨大结石先行机械碎石术或经口胆道（子母）镜下液电碎石术（electrohydraulic lithotripsy，EHL），再取出结石。而子母镜技术，由于设备要求高、技术复杂等已经不作为常规技术。

3）胆汁内引流术：当多发或巨大结石不能或不宜立即行内镜碎石 / 取石时，置入胆道内引流管可以保证胆汁通畅引流、缓解症状，这是胆总管结石病人一项重要而有效的姑息性治疗方法。

（2）肝管结石：肝内胆管结石的传统治疗方法是手术切开肝胆管取石或部分肝叶切除，但是术后结石残留率和再手术率均较高。胆 - 肠吻合口狭窄也可以继发出现肝内胆管结石，此时手术处理难度较大。肝胆管内镜外科技术是一种非开刀手术性肝胆管结石微创治疗方法，有逆行（如经 T 管通路）和顺行（经皮经肝）两种途径进入肝内胆管。前者为术后留置 T 管病人的常规方法，对于狭窄后结石处理较为困难，而且常难于完全清除结石；后者，PTCS 内镜下液电碎石（EHL）取石术可以首先有效地清除所有内镜下可以观察到的肝内胆管结石，并保留经皮经肝通路，随后采用 APC 凝切或扩张的方法可以有效地解除肝管狭窄。PTCS 途径为肝内胆管结石以及合并的肝管狭窄的治疗开辟了一个新的途径。PTCS 技术包括建立进入肝内胆管的人工通道和内镜下碎石（机械碎石、EHL）与取石两个步骤。此手术损伤小、并发症低、可以多次碎石、取石并完全清除内镜可及的、镜下可见的肝内胆管结石。

（3）胆道梗阻：肝外胆管良性狭窄或恶性梗阻继发黄疸、胆漏或急性化脓性胆管炎，通过内镜下内引流和 / 或外引流可替代手术达到有效治疗的目的。内镜下胆汁引流包括乳头切开和引流管置入两个步骤。

1）胆汁外引流术（鼻 - 胆管引流）：内镜直视下将一根鼻 - 胆管的前端插入高位胆道内（超过狭窄或漏水平），引流管的尾端通过一侧鼻孔引出并固定，将胆汁引出体外。此技术的缺点是胆汁丢失、病人有痛苦、不能长时间留置，主要适应于短期置入，如化脓性胆管炎、急性胆管炎、硬化性胆管炎或多次内镜治疗之间的胆道冲洗和给药等。

2）胆汁内引流术：1979 年 Nib Soehendra（蓝庆民）创立了这一技术，具体方法是：内镜下将一根胆道内引流管的前端越过狭窄段或处于漏口水平以上，而尾端留置于十二指肠内，使胆汁经过引流管流入十二指肠内。此方法不丢失胆汁、可长期置入且病人无任何痛苦，尤其是对高龄、不能或不适宜手术的病人，现阶段，其已代替开刀手术，成为治疗（胆漏）或缓解症状（减轻黄疸）的首选方法和胆汁引流的经典方法。有十二指肠梗阻的病人，当内镜无法通过狭窄时则无法完成内镜下胆汁引流术。

(4) 胰腺炎：胰腺炎是一种常见病，由于发病机制不清楚，治疗上较为棘手，特别是对慢性胰腺炎的治疗。目前所有内镜治疗胰腺炎的理论基础是胰管高压学说；慢性胰腺炎的各种治疗方法的主要目的在于缓解疼痛症状、治疗并发症（如胰腺假性囊肿的治疗）、清除胰管内结石和解除胰管狭窄（支架置入）。内镜下治疗急性胆源性胰腺炎和慢性胰腺炎的技术方法有以下几种：

1）十二指肠主乳头切开术：急性胆源性胰腺炎常由于十二指肠乳头处小结石嵌顿，内镜下切开乳头、清除嵌顿的结石和胆道内其余结石，可有效地解除梗阻（降低胰管压力）、达到治疗和预防再发胰腺炎的目的。胰管括约肌切开或副乳头切开有较大难度，但对于乳头开口处引流不畅（如胰管括约肌功能不良或炎症纤维化）的慢性胰腺炎以及胰腺管未合（pancreas divisum）所致的复发性胰腺炎有重要治疗价值。主乳头胰管括约肌切开长度常为 5mm，副乳头切开长度为 2~3mm。临床实践中发现，微小十二指肠主乳头（指十二指肠主乳头微小和乳头微小开口）可以导致反复发作性胰腺炎，内镜下单纯切开乳头（胆管）即可以获得有效治疗，甚至可以得到治愈。

2）胰管扩张术：使用 6Fr、7Fr 或 8.5Fr 的 Soehendra 胆道探条扩张器可以有效地扩开狭窄的胰管，解除梗阻。

3）内镜下胰管成形术：使用 Soehendra 胆道内引流管置换器可以对狭窄的胰管进行再成形。

4）胰管取石术：通常约有 20% 胰管结石病人可以通过网篮取石的方法直接取出；对于嵌顿结石，先行胰管括约肌切开，行体外碎石（ESWL）后再行网篮取石；或可内镜下，辅助 X- 透视下智能激光碎石技术。

5）胰管引流术：胰管内置入内引流管，可以保证胰液通畅引流、缓解症状。

6）胰腺假性囊肿引流术：内镜下或超声内镜下引流囊肿的方法有经乳头途径直接引流、经胃壁途径和经十二指肠壁途径囊肿穿刺引流三种。内镜方法可以有效地缓解慢性胰腺炎性疼痛；相对手术方法，其简便快速、有效、创伤小和并发症低。经胃肠壁穿刺引流的主要并发症是囊肿感染。

7）NOTES 下胰腺囊腔病灶清除术：对于感染胰腺囊肿或坏死性胰腺炎局限包裹后，对于在超声内镜确定穿刺位置后（排除大血管存在），通过经胃壁穿刺引流位置，使用经导线气囊或针状切开刀，扩大穿刺口，人工制造胃壁 - 脓腔内漏，使内镜顺利通过内漏进入病灶腔。内镜下，使用网篮或抓钳，清除病灶。

(5) 十二指肠结合部疾病：结合部疾病是临床上较为复杂的情况，单纯一种内镜方法难于解决，具体内镜技术详见后述。

（二）呼吸内镜外科技术

1. 适应证　恶性气道梗阻、癌性出血、良性肉芽肿、呼吸道异物、手术后吻合口狭窄、术后缝线异物、骨髓移植术后呼吸道严重感染（由于管壁广泛膜状坏死）假膜导致的呼吸困难。对于恶性肿瘤内镜治疗的主要目的是姑息性对症止血、再通呼吸道以缓解呼吸困难及痰液引流不畅。以 CT 检查结果为基础、内镜直视下或在气管超声内镜介导下可对气管外占位病灶进行穿刺针吸组织活检。

2. 内镜与设备　呼吸内镜外科所用的内镜包括硬质气管镜和纤维气管镜（bronchoscope）两种，在内镜外科手术中两者各具优缺点，前者进入支气管深度和角度受限，但刚性手术器械操作方便、容易；后者可较深入进镜，可调角度，但因内镜工作通道直径和纤维镜身特点所限，手术可选用的器械种类有限，操作难度大。在复杂的内镜外科手术过程中，联合使用两种内镜可以有效提高手术效果和速度。氩气刀（APC）系统是呼吸内镜外科的必备设备。多功能监测仪（至少有心电、血压和血氧饱和度检测功能）必须具备，必要时需要准备麻醉机。

3. 麻醉　呼吸内镜手术麻醉有单纯会厌部丁卡因喷雾局麻和静脉插管复合麻醉两种，前者适合于手术时间短、病人耐受力差、单纯纤维内镜手术，后者适应于手术时间长、联合内镜手术操作情况。

4. 入路和病人体位　呼吸内镜有经鼻和经口两种途径，体位可采用坐立位或平卧位；单纯纤维内镜手术时，两种体位和两种入路途径均可，选择哪种取决于术者的习惯，联合纤维内镜和硬质内镜手术时应选用平卧位、经口入路。

5. 技术方法　呼吸内镜外科的主要技术是：氩气刀（APC）凝切术，支架植入术和异物清除术。呼吸内镜外科，采用坐立位或左侧卧经口入路主气管，比通常所采用的平卧位经鼻孔途径入路更为便利、病人损伤少。术中，持续经内镜注氧到呼吸道，是保证手术成功的关键。

6. 并发症　呼吸内镜手术术中的主要并发症是术中低氧血症，持续较高流量的呼吸道内充氧和术中退出内镜使病人休息，可以缓解低氧血症，最终，随着气道梗阻的解除低氧血症可得到有效缓解。

（三）外科手术并发症的内镜手术

1. 食管手术后

（1）食管穿孔：手术后高位食管穿孔可以发生在颈部甲状腺手术或颈椎手术后的食管误伤，穿孔发生后常伴发有瘘形成及感染，治疗上非常棘手，死亡率高。术中未发现穿孔者，临床上的主要和首要表现为上胸部、颈部甚至面颊部皮下气肿。

诊断：明确诊断的方法是急诊内镜探查，可以明确食管穿孔的位置、大小。同时应行呼吸内镜检查以排除呼吸道穿孔或损伤。

治疗：对于术后已经进过食、术后超过 72 小时常无外科手术修补的适应证者，非手术内镜外科食管穿孔治疗的目的是使穿孔快速闭合、防止严重感染和预防食管狭窄。保守治疗不能达到此目的；内镜下塑料支撑管置入术可以有效地治疗中下段食管穿孔，由于支撑管漏斗压迫和异物感觉，食管入口正下方穿孔则是塑料支架置入的禁忌证。实践证明：特制金属支架（可取出、可悬吊式、记忆合金、自膨胀式覆膜金属支架、近端漏斗 15cm 宽裸露）可以用于内镜治疗高位食管穿孔。食管穿孔内镜处置是一种急诊、抢救性内镜外科手术。咽部局麻下，采用内镜下（无 X 线透视）食管金属支架置入技术置入支架，支架置入成功后内镜观察：食管穿孔处为支架的带膜部分完全覆盖，支架的上缘恰好处于食管入口下缘处。一根丝线将支架上缘悬吊，该丝线上套一细导尿管经一侧鼻孔 - 耳廓外固定以防支架下滑。手术可在 30 分钟内完成。术后抗感染和静脉营养。支架置入后第 1 天即可开始经口进饮食。实践证实支架置入 5 周后，穿孔可以完全愈合。

关于置入的金属支架是否需要取除，何时取除，不取除会出现怎样的并发症，取出支架后会出现什么并发症及如何处理等一系列问题，从内镜外科角度目前不能完全清楚回答，需要进一步的临床总结和积累经验。从目前的实践经验可以有这样的回答：内镜外科技术可以有效治愈手术后食管穿孔；5 周内穿孔可以完全愈合；金属支架如不取出，1 年内会发生食管梗阻，其原因是在支架的端头局部食管黏膜肉芽组织大量增生导致支架两端梗阻；大的食管穿孔愈合后，如取出支架必将会出现食管狭窄；反复内镜下食管狭窄扩张可能会对病人的进食有所帮助，但是长期效果不明确。内镜手术过程快速、安全，治疗效果肯定，无并发症，为高位食管穿孔治疗的一种新技术方法。内镜外科金属支架置入术后 4~5 周取出支架，可有助于防止肉芽组织长入支架。

（2）食管吻合口漏：漏一旦形成，无论经外科手术或保守治疗，死亡率都在 25%~64% 之间。新鲜的食管吻合口漏是内镜治疗的主要适应证。1988 年 Soehendra 发展了内镜下食管支撑管置入、经鼻 - 耳外固定术，这一技术，实践证明对于吻合口尤其新鲜漏是一积极而十分有效的治疗方法，并且无任何治疗相关并发症。支撑管置入时间为 4~6 周，其间可经口饮食。食管支撑管应首选可取出性硅胶支撑管，形状以低漏斗形为佳。禁用不可回收性自膨胀性金属食管支架。食管支撑管置入后不仅可以促进漏口的愈合，而且可以防止漏愈合后继发性吻合口狭窄。

（3）吻合口狭窄：吻合口狭窄是临床常见病，通过内镜下狭窄探条或气囊扩张器可以有效解除。穿孔是其最严重和凶险的并发症，并且一旦发生处理十分困难，为了避免穿孔的发生，应注意：首选探条扩张器；扩张遵循 “Role of three” 原则，即逐级增加扩张器、每次扩张治疗不超过 3 根扩张器；我国最大扩张器使用不超过 14mm；对于顽固性狭窄，应联合 APC 凝切瘢痕。

2. 胃肠道　胃肠内营养，由于疾病本身或治疗上的需要，一段时间或较长时间内病人不能主动进食或不宜经口饮食时，通常主要的营养供给替代方法是盲视下置入胃管行肠内营养或全肠外营养。内镜的介入改变并扩大了原来置管的价值，镜下定位置管，如置入营养 - 吸引三腔管不仅可解决营养之需，而且具有重要的治疗价值（局部引流、减压）。

内镜下胃 - 肠管置入术：有内镜旁持物钳置管术、导线 / 导管置管术和经内镜置管术，最大优点是能够进行定位置入，因而具有重要的治疗价值。胃肠道手术后早期，对于由于残胃与吻合后的小肠之间，运动节律紊乱，新的平衡尚未建立，产生表现为持续呕吐的肠梗阻症状者，内镜下进行胃肠管定位置入，（置于吻合口下方的小肠内），可以有效肠内营养、缓解症状和恢复胃肠功能。

3. 胆道

(1)胆漏：胆漏可能发生在腹部外伤、腹部手术、胆道手术后或肝脏穿刺伤后，内镜外科技术是胆漏治疗的首选方法，失败后再行传统开刀。

诊断：ERCP内镜方法处置胆漏，首先可以确定胆漏的位置、程度、判断是否需要急诊再手术等。

治疗：内镜外科方法治疗胆漏的基本原理是解除漏口以下胆道的阻塞和不畅，以及越过漏口水平的胆汁引流。对于胆囊管残端漏和T管周围漏，单纯十二指肠乳头括约肌切开几天后即可治愈。对于胆总管损伤，明确诊断后，采用导线技术，使导线前段越过漏口进到肝内胆管，而后经导线置入胆道内引流管或鼻胆管，进行胆汁内引流或外引流。鼻-胆管外引流，可以观察胆汁引流量，但病人痛苦大、不能长期置入（胆汁丢失）、不能有效预防胆漏愈合后的胆道狭窄形成（鼻胆管直径细，常为7Fr）。胆汁内引流则可以有效避免外引流的不足。通常首选胆汁内引流方法。内引流管首选可以置换和取出的10Fr猪尾形（pig tail）塑料引流管，次选10Fr圣诞树形塑料引流管；对于良性胆漏绝对禁止选用金属胆道支架。胆漏通过胆道内引流有效治疗后，为了预防胆总管狭窄发生可置管半年后再拔除内引流管。

(2)胆道狭窄：胆道探查手术后的良性瘢痕狭窄，临床症状常出现在术后6个月内，再手术行胆肠吻合术是较常用的治疗方法。治疗性ERCP解决胆道术后狭窄的方法包括胆道扩张和胆道内引流。狭窄的胆道可以使用胆道气囊扩张器和探条扩张器（如Soehendra胆道扩张器）进行扩张，前者在扩张过程中术者无阻力感觉，有发生胆道穿孔的危险，要慎用；后者，术者的阻力感觉明确，可以有效避免穿孔并发症的发生。胆道内引流术对于维持狭窄的扩张效果、防止进一步狭窄有重要意义。根据狭窄程度，选用不同类型和直径的塑料支架；通常情况下，无论是内镜ERCP途径或是放射介入经皮经肝途径，应禁用金属胆道支架治疗良性胆道狭窄。首次置入时，选用7Fr或10Fr猪尾形胆道内引流管，易于置入；3~6个月后更换为10Fr或胆道双根引流管置入以扩大狭窄段。ERCP途径失败但伴有肝内胆管扩张者可采用PTCS方法解除狭窄。

(3)胆肠吻合口狭窄与肝内胆管结石：胆肠吻合口狭窄通常伴发有肝管扩张和肝管内结石，此时问题的关键是解除吻合口狭窄。通常，首选内镜外科技术，次选再次开刀手术、重新吻合。内镜外科解除吻合口狭窄的方法是采用PTCS技术：局部麻醉下，超声引导下经皮经肝行扩张的肝管穿刺（首选经肋间右侧肝管入路）；序贯扩张（从7Fr开始，扩张遵循"Role of three"原则，最大16Fr），建立PTCS人工通道；经PTCS通道进入胆道镜，探查肝管、液电碎石和取石、确定吻合口狭窄的原因（取活检，必要时内镜下超声探头检查）；内镜下APC（氩气刀）环行凝切瘢痕；X线透视下使用PTCS扩张器行吻合口扩张（最大扩张通常不宜超过16Fr，特殊需要时可达20Fr）。术后PTCS通道可以保留3~6个月，备用。采用APC凝切和PTCS探条扩张，可有效解除狭窄，使胆汁通畅引流。其长期疗效有待于长期临床观察。PTCS镜下联合液电碎石和网篮取石，可以完全清除内镜能够看到的所有肝内胆管结石。

4. 呼吸道

(1)吻合口狭窄：主气道手术后吻合口狭窄的主要临床表现为憋气，吸气不畅和呼气困难，尤以活动或上下楼运动时症状加重。传统的方法是再次手术治疗。在持续经鼻吸氧情况下，纤维内镜直视下采用APC方法环行凝切吻合口的瘢痕组织，随后将内镜镜身作为扩张器扩张狭窄环。对于严重狭窄者，术中除持续经鼻吸氧外，应经内镜工作通道持续给氧；术中如病人耐受差，应准备随时退出内镜，使病人稍事休息后再次进镜手术。有效凝切和扩张治疗后，病人呼吸困难症状会即刻得到明确缓解；2~3天后，根据情况可进行第二次治疗。通常经过1~2次治疗后可以完全缓解呼吸困难症状。可能发生的并发症为穿孔，分次APC凝切治疗可以有效避免穿孔发生。

(2)残留缝线异物：手术后呼吸道内残留缝线异物的临床表现为持续性干咳。内镜下可见到气管内有缝线异物，其基底固定，末端游离在管腔内。APC凝切缝线基底部软组织后，使用异物钳抓取，可有效解除缝线异物。

（四）器官移植术后并发症的内镜手术

1. 肝移植术后胆道并发症　肝移植作为治疗各种终末期肝脏疾病的常规手术方法，在全世界以每年平均8 000例次的速度递增，术后1年存活率约为80%~90%。肝移植术后的胆道并发症，临床上较为常见，主要原因是胆总管端-端吻合口漏、狭窄和肝内胆管管壁内膜的变性、坏死、扩张、缩窄。常见并发症有：吻合口漏、单纯吻合口狭窄-

肝胆管扩张、吻合口狭窄-肝胆管扩张合并肝管内结石、无吻合口狭窄性肝内胆管缩窄性胆管炎。对于吻合口漏,急诊内镜下置入塑料胆道内引流管(首选 10Fr,圣诞树形)可以有效地治愈漏同时可以预防吻合口狭窄;对于单纯吻合口狭窄-肝胆管扩张,内镜下 ERCP 途径狭窄扩张(探条或气囊)和内引流方法较介入放射技术安全、简便、损伤小、引流管取出方便。关于肝移植术后肝内胆管的"结石",作者认为宜称之为管内异物,更接近真实。作者使内镜进入扩张的肝管后,观察发现,扩张的肝管内的异物包括有游离的胆泥、游离的小结石(为胆色素性、小片状,不规则形)或大结石(固定、嵌顿、胆固醇性)、游离肝管管壁坏死物(与胆泥混合)和固定肝管管壁坏死物(混有胆泥)。目前,临床上常用的方法是介入放射下胆道内引流(单侧或双侧)和内镜下 ERCP 途径狭窄扩张-取石-引流。然而,此两种途径中,对于肝管内异物的清除,前者引流胆汁,仅能对部分游离胆泥的引流;后者通过取石网篮,可以清除肝管内游离的小结石和游离的肝管管壁坏死物。然而,对于固定的肝管管壁坏死异物以及大嵌顿结石,上述两种途径均无法有效解决,正是这部分异物或结石将影响到病人的预后。临床上发现,对于合并有或可疑肝管内异物存在的情况下,单纯胆汁引流方法只能暂时解决胆汁引流问题,扩张的肝管可以缩小但其将伴随肝脏功能的逐渐衰竭。PTCS 下,采用液电碎石术(EHL)或 APC 凝切术彻底清除肝管内异物,尤其是清除固定肝管管壁坏死物,对合并有吻合口狭窄-肝胆管扩张合并肝管内异物病人是阻止其肝脏功能进一步损害的重要手段。对于肝内胆管扩张并合并有肝管"管内异物"者,内镜外科的处理原则是先彻底清除异物,再解决狭窄和引流。实践证明,PTCS 途径可以有效、彻底清除内镜可以观察到的肝管内各种异物,是目前唯一的有效手段。

2. 肝移植术后肝脓肿内镜外科病灶清除技术　肝移植术后肝脓肿,是一种常常可以遇见的并发症,常伴有高热、黄疸、营养不良。内镜外科基本技术是内镜下联合经皮经肝脓腔病灶 APC 凝切-清除术与经口 ERCP 胆道异物清除-内/外引流术。内镜下,多次、反复、彻底清除坏死病灶是成功治疗的关键。

3. 骨髓移植术后并发症　血液病骨髓移植术后所发生的严重呼吸道真菌感染是一种高危险并发症,常见的病原为真菌(曲霉菌,具有沿血管分布的特点),发生感染的原因是机体免疫功能障碍或使用抗生素所致。临床表现为呼吸困难,并以呼气时为甚,有时会表现出典型的体位性呼吸障碍。内镜下可见主气道中下段和气管隆凸处正常气管黏膜消失,为半游离状态的坏死黏膜、并堵塞气道,呼气时可见有游离的坏死黏膜隆起或漂起样活瓣,不同程度地堵塞气道。坏死物清除异常困难,内镜下使用常规器械,如活检钳、异物钳或网篮,无法清除。

诊断:内镜下多块或多次抓取坏死物进行病原学检查(涂片检查真菌)对于明确诊断非常重要。

内镜外科技术:采用咽部丁卡因局部麻醉,病人取坐立位或做侧卧位,生命体征持续监测。经口进镜,在经内镜呼吸道内持续注氧的情况下,APC(氩气刀)探头对准坏死的病灶,凝切游离和固定的坏死物。病灶范围通常较广泛,凝切宜从堵塞气道最严重处开始。治疗过程中视病人情况,及时退出内镜让病人得到休息。

根据病人的耐受情况确定每次 APC 凝切治疗时间的长短;凝切下的大块坏死物用异物钳清除;每次 APC 治疗后呼吸道内喷散两性霉素 B。在全身使用药物的基础上,通过 3~4 次 APC 彻底凝切治疗加两性霉素 B 局部喷散可以清除呼吸道真菌感染坏死物、使呼吸道完全通畅。采用内镜下 APC 凝切是治疗严重呼吸道真菌感染伴管壁坏死,黏膜堵塞气道的有效办法。

二、超声内镜外科技术

超声内镜(endoscopic ultrasonograph,EUS)融合内镜和腔内超声的优点,在临床外科实践中已经占有十分重要的位置。有环行 360° 扫描(包括微小探头超声),和扇形扫描两种超声内镜。超声内镜的主要难点是术者要兼有内镜和超声的双重诊断知识,在治疗上需要并用超声内镜和内镜手术的两种技巧。超声内镜不仅可以进行诊断,同时也可以在超声引导下完成内镜治疗。单独的超声探头还可以通过内镜工作通道,在内镜下对准目标进行局部超声检查。

1. 超声内镜诊断术　对于隆起病灶,内镜手术前的 EUS 诊断具有重要的价值。EUS 下的肿瘤 TNM 分级诊断可有助于确定有无外科手术根治肿瘤的适应证;早期肿瘤 EUS 可以判断病灶浸润深度、确定有无局部淋巴结肿大,有助于确定有无内镜切除肿瘤的适应证;对于黏膜下肿瘤或外压隆起病灶,EUS 可以分辨其深度和可能来源,有助于确定是选择外科手术或是内镜手术;对于胰腺肿瘤的诊断,尤其是早期肿瘤,EUS 较其他影像检查更为准确。对于胆总管 - 十二指肠汇管区的微小器质性占位病灶，采取联合 ERCP 内镜外科技术可明显提高诊断率；微小超声探头插入肝内、外胆管或胰管可完成管内超声检查。呼吸道的隆起病灶和外压可以通过呼吸道的超声（微小超声探头）检查确定病灶的深度。

2. 超声内镜引导穿刺针吸活检技术（fine needle aspiration，FNA） 使用扇形扫描超声内镜，在超声引导下对管壁外邻近器官或组织内的可疑肿物（病灶）进行穿刺针吸活检可以有效提高内镜的诊断价值（做到病理诊断）。FNA 目前已较为成熟地应用在食管旁淋巴结、胰腺占位病灶、纵隔占位病灶和直肠吻合口外淋巴结的穿刺针吸活检。研究证明，EUS 下 FNA 技术是安全而且极具价值的诊断手段。

超声内镜下直接进行诊断和手术是超声内镜的重要发展方向，目前，尚处于开始阶段。应用于临床且较为成熟的主要技术有超声内镜下胰腺假性囊肿穿刺引流术、腹腔神经丛粘连分离术、超声内镜 -ERCP 联合术和肿瘤内注射坏死术。

三、联合内镜外科技术

根据不同内镜的特点和使用优势，联合不同内镜外科技术，包括硬质内镜技术和纤维内镜技术，对一些复杂疾病或采用传统手术损伤较大且不准确的情况，可以做到微创、准确、安全有效地明确诊断和确定最佳治疗方案，同时在内镜适应证情况下即可行内镜外科手术。

1. 联合胸腔镜 - 内镜 食管巨大黏膜下肿瘤可采用联合胸腔镜 - 内镜手术进行肿瘤切除。食管超声内镜下确定肿瘤的大小、位置、肿瘤超声特点、肿瘤与周围大血管的关系以及有无食管旁淋巴结；内镜在食管腔内监视使用胸腔镜剥离和切除肿瘤的全过程，以助确定切除肿瘤过程中是否发生食管黏膜层损伤或穿孔。

2. 联合腹腔镜 - 内镜 对于结肠早期肿瘤，联合腹腔镜和内镜技术。内镜下可以准确定位，并在肠内指导腹腔镜下结肠切除段的范围，以提高手术的准确性和速度。

3. 联合超声内镜 -ERCP 对于胆总管 - 十二指肠区结合部复杂情况和微小病灶，目前临床上常规使用的影像学检查，如超声、CT、MRI 甚至 MRCP 等，有时也难于确定诊断和治疗方案。

诊断：十二指肠内镜下，可以明确十二指肠降部有无梗阻、隆起占位病变和溃疡；十二指肠副乳头外观是否正常；十二指肠乳头的大小、形态、有无隆起病灶或溃疡、乳头开口处有无结石嵌顿或肿瘤；乳头旁有无憩室、憩室的位置、大小、深度、有无粪石嵌顿，乳头与憩室的关系等情况。一旦发现病灶，可以内镜下取组织进行病理学检查。ERCP 下行胆汁或胰液抽吸行细胞学检查、乳头剖开后深部组织取活检以及管壁的细胞刷检查。

超声内镜十二指肠内超声下，可以明确十二指肠壁外压占位病变的可能来源；乳头病变的浸润深度和范围；胆总管最下段（胰腺内段）管腔的大小、管腔内有无结石或异物、管壁有无隆起病灶；胰管的直径大小、胰头部有无占位病灶、病灶的大小（特别是小病灶——早期胰腺癌）和回声性质；十二指肠乳头括约肌切开后可以经乳头向胆道内插入超声探头进行胆管腔内超声检查。ERCP 下行十二指肠乳头括约肌压力测定可有助于判断有无乳头括约肌功能障碍的存在。

内镜外科技术：通过上述内镜和超声及组织学检查后，对于有内镜治疗适应证的病人可以进行有效的内镜治疗，如行乳头切开清除胆总管下段微小结石、切开微小的乳头以便引流通畅、切除乳头良性肿瘤以及胆汁内引流术缓解黄疸等。联合超声内镜（EUS 及超声探头）和 ERCP 技术在确定诊断和决定治疗方案上具有重要的临床实用价值，是目前对于复杂和疑难的十二指肠结合部疾病最重要的确诊手段和治疗方法之一。

4. 复杂系统内镜外科技术 处理复杂疾病（疑难病）所采用的复杂系统内镜是内镜技术从单纯诊断发展到诊断、治疗同时进行，并以治疗为主要目标的高级阶段所产生的新概念。其核心内涵是应用内镜思维、使用以内镜为主要手段对采用传统方法难于或无法解决的复杂疾病状态进行诊断 - 治疗。复杂系统内镜外科技术是根据具体的疾病状态，选用所有可能有助于解决问题的各型内镜、器械和内镜手术方法以诊治复杂疾病，如肝 - 胆疾病复杂系统（如复杂胆漏）、胃 - 肠疾病复杂系统（如胃 - 脓腔 - 皮肤瘘、小肠 - 脓腔 - 皮肤瘘、外伤性胃穿孔多次手术修补失败伴腹腔感染和高热）等。胰腺炎合并胰腺假性囊肿（pseudocysts）感染伴胰腺及局部腹膜后间隙坏死与脓肿形成，或坏死性胰腺炎病灶局限后，临床上伴有高热、白细胞增高甚至脓毒症，是一种较严重的复杂情况，常规的治疗方法是外科手术坏死物清除、病灶冲洗和体外引流。然而，采用内镜联合超声内镜（和微小超声探头）技术经胃壁后腹膜腔内内镜下（实质上是一种

NOTES技术）胰腺周围坏死物清除、冲洗和胃肠内引流术，可以有效地处理这一复杂问题并可明显降低并发症和死亡率的发生。

四、经自然通道内镜外科技术

近年，具有代表意义的内镜外科“新技术”是经自然通道内镜外科技术（natural transluminal endoscopic surgery，NOTES），是内镜经过自然通道进入体内，于合适的位置，如经胃、结肠、阴道、膀胱或脐，穿透通道管壁，进入到腹腔内，完成诊断和部分器官切除，如阑尾切除等。其是一种新的方向，现阶段，尚存需要解决的理论、伦理、器械和技术等问题，如手术污染、内镜操作局限性、自然通道管壁损伤后修复等等，仍然处于动物实验阶段多，尚未完全进入临床应用阶段。临床上，NOTES技术试用于人体阑尾切除、贲门失迟缓括约肌经NOTES松解等。如前述的坏死性胰腺炎后内镜下经胃壁胰腺周围坏死组织清除技术，其本质就是一种经自然通道内镜外科技术。作者及团队所进行的NOTES经脐单孔内镜下胆囊切除动物实验和粘连松解成活动物实验结果表明，技术是可行的，但是其临床实用性和价值尚需要进一步评估。

NOTES为外科医生拓展思路、创造新技术，提供了一个思考问题和解决问题的新方向，随着动物实验、新手术器械出现、临床应用适应证等研究和评价工作的进一步完善，其必将成为内镜外科技术的一项新技术系统。

（王永光）

第三节　腹腔镜外科

腹腔镜技术是近年来外科领域一个极其重要的发展。自1987年Mouret进行世界首例腹腔镜胆囊切除术后，微创外科得到了迅猛的发展，成为外科发展史的一个里程碑。以往需要开腹手术的疾病，现在大都可以通过腹腔镜手术来处理。腹腔镜手术的应用已从最初的单纯胆囊切除手术逐步发展到今日涉及胃肠、肝胆、胰腺、甲状腺、乳房和腹壁外科等几乎普外科所有手术，并且在泌尿外科、胸外科、妇产科和小儿外科等外科的其他领域也得到广泛应用，不论是从技术上还是从理念上，都使传统外科手术发生了革命性的变化。其中，腹腔镜胆囊切除术，腹腔镜胃底折叠术，腹腔镜肾上腺切除术等已经成为金标准的手术方式。20世纪90年代，腹腔镜手术从良性病变切除的微创手术，向恶性肿瘤手术方向转变，切除范围从局部切除向规则性切除术过度。腹腔镜在消化道肿瘤手术中的应用逐渐获得开展并日臻成熟。

进入21世纪，一方面腹腔镜技术进一步得到发展，另一方面，谐波超声刀、高清腹腔镜镜头等更新的设备与器械应用逐渐广泛，腹腔镜肿瘤手术的根治从规则性切除往规范性手术、精准化切除方向过渡；而手术范围则从肿瘤性疾病发展到慢传输型便秘、肥胖症和Ⅱ型糖尿病等良性功能性、代谢性疾病的治疗。腹腔镜的手术技术与开腹手术技术已呈同步发展之势，其中有些应用于肿瘤的手术如腹腔镜结肠癌手术等已经因大量循证医学证据证实而被广泛接受和应用。同时某些腔镜器械如超声刀、Ligasure和腔镜切割缝合器；以及某些腔镜理念如精准解剖、中间入路解剖等也都被借鉴到开腹手术中，这种腹腔镜技术对开腹手术的反哺作用，又反过来促进了传统腹部外科专业的医生学习腔镜手术的热情，推动了整个腹部外科手术的进一步发展。近年来，随着微创理念与技术的不断创新开拓，整个腹部外科正朝着“外科微创化，手术精准化，微创功能化”的方向发展。

当前，腹腔镜外科手术已在一个更高的水平进入了发展的平台期，以腹腔镜为基本技术的各种微创新技术不断涌现，如机器人手术、单孔腹腔镜手术和经自然腔道内镜外科手术（NOTES）等。但是这些技术大多仍只是停留在腹腔镜平台上的技术革新与改进，尚无革命性的改变，腹腔镜的基本技术仍将在很长时间内存在。在全球化时代，资源配置、人才培养、创新发展将进入云端，医疗服务及学科发展也将进入一体化时代，以病人为中心，各种微创技术协同应用将很快成为大家的共识。但腹腔镜技术仍将在今后相当长的一段时间内作为微创技术的主流技术平台，并进一步发展。在过去的20多年中，腹腔镜技术在外科领域的应用有了很大的发展，腹腔镜器械也有了许多革新与发展，然而，腹腔镜下的许多基本技术和操作规范却仍将是外科医师需要掌握的重要基本技能之一。本节主要对腹腔镜技术在常见腹部外科手术中的应用作一介绍。

（一）腹腔镜外科手术设备、器械与基本技术

腹腔镜技术在临床上的应用已从检查、诊断发展到手术治疗，其手术设备与器械也得到了飞速发展，同时大大促进了腹腔镜外科的发展。

随着数字化信息化时代的到来，一系列高端数字信息设备也已被应用于腹腔镜手术中，手术的特殊设备要求和信息集中的需要促进了特殊手术室的快速发展，并出现了一体化整合手术室，或称整体手术室。这种设计整合了腔镜内镜视频设备以及安装在顶棚上的吊臂系统，免除了台车、电线和电缆的使用，增加了手术室环境的安全性，提高了手术室的效率，改善了手术室的人体工程学条件；有效的设备整合大幅度缩短了周转时间，增加了治疗的病例，改善了人员安排情况；整合化设备提供了声音控制和图像管理解决方案；可同医院各部门以及世界各地区相连，将数字动态视频和静态影像档案集成到网络，达成数据的共享，完成远程手术。

1. 腹腔镜图像显示与存储系统　该系统由腹腔镜、高清晰度微型摄像头、高分辨率显示器、全自动冷光源和图像存储系统等组成。

(1) 腹腔镜：腹腔镜是利用 Hopking 技术制造的光学系统，光线通过组合的石英玻璃柱束传导并经空气透镜组折射而产生极其明亮清晰的图像，几乎不出现失真，临床上常用直径 10mm，镜面视角 0° 和 30° 的腹腔镜。

3D 腹腔镜出现于 20 世纪 90 年代，以解决二维图像在辨认解剖结构方面的不足，由于易致术者眼睛的疲劳而未得到推广，此后随着技术的不断改进，3D 腹腔镜又开始得到重视并成为近年来腹腔镜设备发展的一个热点，目前在机器人手术中已应用了 3D 腹腔镜。

此外，由于单孔腹腔镜技术发展和应用的需要，目前还有头端可屈曲活动，自由度达 360º 的腹腔镜镜头，可提供更大范围的视野角度的变化，从而避免了在单孔操作中镜头视野与手术器械之间产生的“直线效应”。

(2) 摄像系统：目前，大部分的摄像系统产品中，已经拥有 DVI、HD-SDI、HDMI 等全高清（Full HD）数字视频输出端口，能以全高清的形式显示整个手术过程，其播放视频所能达到的最高分辨率为 1 920 × 1 080，即 1 080p 格式。配合使用大尺寸液晶屏幕或是高清投影仪，可以轻松实现几十甚至 100 英寸以上的大画面显示，便于外科医生看清病人体内中的每一处细微结构。随着科技的不断发展，更高清晰度标准的摄像系统将进入市场，如数据量 4K 分辨率可达 3 656 × 2 664 的超高清图像。

(3) 显示器：目前已有全数字式液晶显示器，信号经逐行扫描直接在显示器上显示出来，与以往的隔行扫描相比，分辨率更高，其视频分辨率可达到 1 920 × 1 080（1 080p），即通常所谓的全高清，已逐渐成为主流产品。同时亦出现有机发光二极管屏幕（OLED），使屏幕更薄，甚至可弯曲。

(4) 冷光源：冷光源通过光导纤维与腹腔镜相连以照亮手术野，它可以自动控制或手动控制，它的灯泡有氙灯、金属卤素灯、氩灯、金属弧光灯等。灯泡的热量通过机器内的强力排风扇排出及光导纤维的传导散热，以防烫伤腹腔内器官。目前已出现以 LED 灯泡为光源，使灯泡寿命及图像质量得到进一步提升。

(5) 视频与图像存储系统：通过各种硬件设施对微创外科手术中的数字视频信号进行采集、压缩和存储是其他传统外科手术所无法比拟的优势。为了把腹腔镜手术图像作为资料保存用于教学与科研，以往较常用的手术图像的存储是用专业用的图像捕捉卡及相应的软件，将手术过程实时捕捉并存储在电脑硬盘上，可进行录像或图像的编辑与处理，手术过程可用 MPEG1、MPEG2 或 MPEG4 以及 HDV 制式实时捕捉制成视频文件，可直接将数字图像直接记录在硬盘上进行储存与编辑。一体化手术室也已将这一系统有效整合到设备中。

然而随着高清视频的出现，其数据量巨大，往往一台常规的手术就会产生出惊人的数据，如何保存这些珍贵的临床资料是摆在人们面前的一个重要问题。在目前，已经有符合 1 080p 制式的高清图像视频采集系统工作站，可直接将高清数字视频记录在超大容量的硬盘上进行储存，并对大量信息进行压缩与编辑的软件，使之能在普通的播放器中播放或通过网络进行转播。

2. CO_2 气腹系统建立　CO_2 气腹的目的是为手术提供足够的空间和视野，是避免意外损伤其他脏器的必要条件。整个系统由全自动大流量（40L）气腹机、二氧化碳钢瓶、带保护装置的穿刺套管鞘、弹簧安全气腹针组成。

(1) 气腹针：Veress 气腹针是为以封闭式方法建立气腹而设计。此针有一弹簧装置，在气腹针穿过腹壁及腹膜进入腹腔后弹出钝头，减少误伤脏器及主要血管的风险。虽然如此，盲目穿刺仍有一定的危险。

(2) 气腹机：手术时必须保持有效的气腹，才能

良好的暴露手术区视野。大部分腹腔内手术腹内压力应保持在12mmHg~15mmHg。腹腔镜手术中需使用多个套管，同时常要在套管中更换器械，一定程度的漏气很难避免。使用吸引器亦会影响气腹压力，因此气腹及必须能提供至少6L/min以上的流量速度，以维持相对稳定的气腹压力，否则可能影响手术进行。

(3) 套管：常用的有5mm、10/11mm和12mm等规格。有的较大的套管附有转换器，以便在使用5mm器械时避免漏气。一次性套管有安全保护头，能减少意外的创伤。

3. 手术设备与器械设备　主要有高频电凝装置、激光器、超声刀、腹腔镜B超、冲洗吸引器等。手术器械主要有电钩、分离钳、抓钳、持钳、肠钳、吸引管、穿刺针、扇形牵拉钳、持针钳、打结器、施夹器、各类腔内切割缝合与吻合器等。随着单孔腹腔镜手术的发展，目前还有屈曲形的分离钳和抓钳等手术器械，使单孔腹腔镜手术操作时的操作三角角度更大，缓解了手术者的手交叉和操作疲劳。

4. 基本技术

(1) 建立气腹：建立气腹通常有两种方法：Veress针穿刺法及Hasson法。Hasson法是先在脐上或脐下做一小切口，逐层解剖进腹后插入套管向腹腔内注入气体，这种方法虽然较为繁琐，但不易造成盲穿时可能出现的腹内脏器损伤，尤其在有下腹部手术史、门脉高压，可疑腹腔结核病人，一般选用此法，缺点在于相对切口较大，而且容易造成漏气。另一种较普遍使用的是Veress针盲穿法，特制的Veress针具有双层结构，内鞘前端钝圆，带有弹簧装置，外鞘前端具有锐利的切割缘，低于内鞘，穿刺时内鞘前端受腹壁阻挡，内鞘缩回外鞘内，露出切割缘刺入腹壁，进入腹腔后阻力消失，内鞘重又复位高于外鞘切割缘，保护腹腔脏器不被伤及。但在腹腔粘连严重时，还是不宜行盲穿。穿刺部位一般选择脐下或脐上缘，操作时先在腹部行一小切口，约10mm，纵行或者延脐弧形切口均可，左手持巾钳轻轻向上提拉腹壁，右手持Veress针，手掌尺侧贴近腹壁防止用力过猛，持续进针刺入腹腔，穿透腹膜时有较明显的突破感，此时应停止继续进针，介入导气管向腹腔内注入CO_2，可行叩诊判断穿刺是否进入腹腔，一般上腹部呈鼓音尤以肝区明显，也可以观察气腹机压力数据参考，若初始腹腔压力迅速达10mmHg以上，每分通气量小于1L说明穿刺针未完全进入腹腔，应调整位置。

(2) 腹腔镜下止血：电凝止血是腹腔镜手术中的主要止血方式，有单极和双极电凝两种。其他有钛夹、超声刀、自动切割吻合器、闭合器、热凝固、内套圈结扎及缝合等。

1) 单极电凝：单极电凝的原理是应用电流产生的电磁波引起组织细胞干燥结痂达到止血目的。单极电凝因为价格低廉、容易操作而广泛应用于腹腔镜手术止血中。但其缺点是电凝产生的烟雾会影响手术操作野，电凝时产生400℃左右的高温也会造成局部组织烧伤过度。现在已经开始研究带有吸引烟雾装置或喷水装置的单极电凝，以减少手术野烟雾和组织灼伤。

2) 超声刀：超声刀是应用超声频率发生器产生的机械振荡使组织中蛋白凝固而达到止血目的。超声刀不会产生烟雾和焦痂，令手术视野更加清晰；超声刀止血效果可靠，能够控制3mm甚至5mm以下的血管出血；超声刀操作温度在50~80℃，大大减少了对组织的创伤；腹腔镜下超声刀集分离、夹持、剥离、切割、凝血等功能于一体，不用更换器械，节省手术时间。目前，超声刀已经广泛应用于腹腔镜各类手术中。但缺点是器械是一次性的，价格较为昂贵。

3) 氩气刀：氩气刀是应用氩气取代空气作为传导高频电流的媒介，大大提高了凝血效率。与传统的单极电凝比较，腹腔镜下氩气刀止血具有下列优越性：①氩气气流能够将创面渗血清扫干净，保持创面干燥，有利于焦痂形成；②氩气刀产生的焦痂密度大且牢固，对创面渗血止血效果好；③氩气喷射到组织上充分隔离空气，使组织不至于炭化，同时氩气可以吸收大量热量而降低创面温度(100℃)，减少对组织的损伤。

4) Ligasure™ 血管闭合系统：这是另一种有效的腹腔镜手术止血设备。其工作原理是使血管壁的胶原融合从而使血管封闭。该系统可封闭7mm以下血管出血和组织束，和经典的双极电凝相比，可以明显减轻热组织损伤。

(3) 腹腔镜下组织分离与切开：组织分离是腹腔镜手术中重要的步骤，分离得好，解剖结构就清楚，手术中出血就少。腹腔镜手术分离组织结构时，不像开腹手术那样，可以用手触摸感觉组织的致密与疏松，只能借助于手术器械，一旦操作不当，容易造成组织损伤。组织分离与切开的方法主要有电凝切割、剪刀锐性剪开、超声刀凝固切割、分离钳钝性分离、高压水注分离等。

(4) 腹腔镜下缝合：腹腔镜下缝合是腹腔镜手术中难度较高的操作技术，是手术者必须掌握的手术技巧，需经过一定时间的体外训练和手术实践。传统手术的缝合技术同样可以在腹腔镜下应用。几乎所有的缝针线均可用于腹腔镜手术，腹腔镜专用的缝合针线为无损伤缝针线，呈雪橇形状。缝针通过穿刺套管鞘进入腹腔后，用持针器夹住缝针，分离钳提起组织同常规方法一样进行缝合。缝线打结方法有腔内打结（图 11-1）与腔外打结两种（图 11-2）。

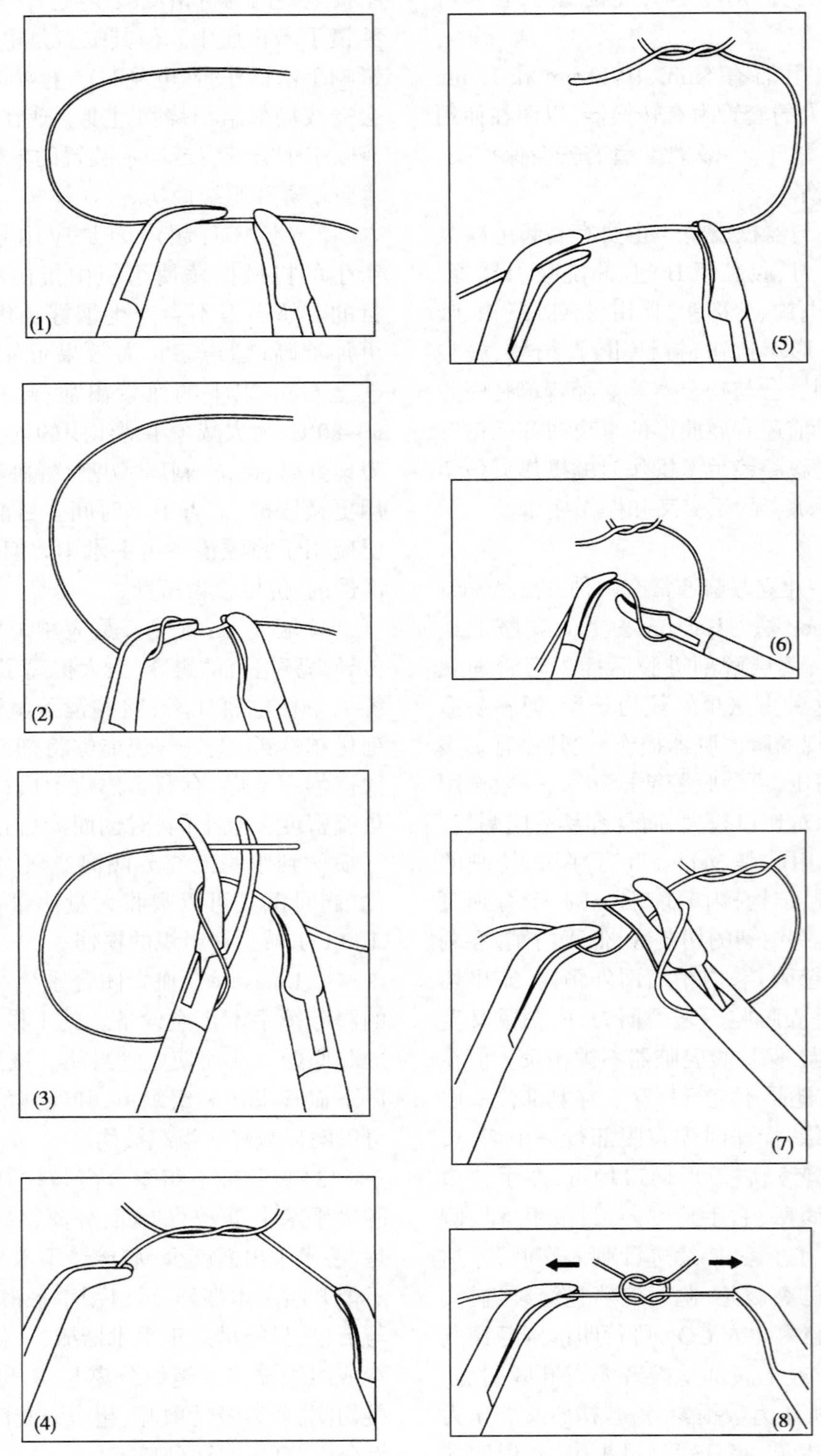

图 11-1　体内打结法

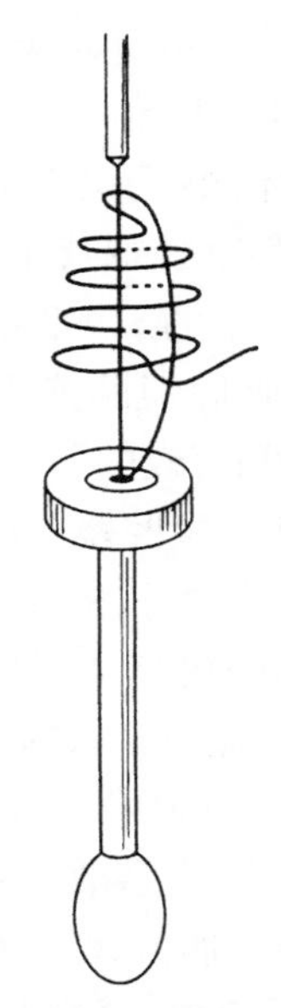

图 11-2 体外套结

(5) 标本取出：腹腔镜手术切除标本的取出也是一个重要的步骤。操纵不当可导致手术时间延长，若是肿瘤标本，则可能引起在腹腔内或腹壁上的种植和播散。小于或略大于套管鞘的标本可以直接从套管鞘内取出。如标本较大，可将操纵孔扩大后取出标本。切除的组织巨大，又是良性病变者，可借助器械或组织粉碎机将组织缩小、粉碎后，从套管鞘内取出，亦可做一小切口取出组织。有条件者最好使用塑料标本袋，将标本放入袋中，再用上述方法取出标本。恶性肿瘤标本取出后必须使用标本袋，以免造成肿瘤的播散。

(二) 腹腔镜手术的并发症

腹腔镜手术的创伤微小，并不等于它的手术危险也是微小的。腹腔镜手术除了可能发生与传统开腹手术同样的并发症以外，还可发生腹腔镜技术所导致的特有的并发症。

1. 与 CO_2 气腹相关的并发症与不良反应　腹腔镜手术一般用 CO_2 气体作为膨腹气体来建立气腹，气腹的建立必将对心肺功能产生一定程度的影响，如膈肌上抬、肺顺应性降低、有效通气减少、心输出量减少、下肢静脉淤血和内脏血流减少等，并由此产生一系列并发症，包括皮下气肿、气胸、心包积气、气体栓塞、高碳酸血症与酸中毒、心律不齐、下肢静脉淤血和血栓形成、腹腔内缺血、体温下降等。

2. 与腹腔镜手术相关的并发症

(1) 血管损伤：术中血管损伤可发生于各种腹腔镜手术中。暴力穿刺是损伤后腹膜大血管的主要原因，其他则发生在手术操作过程中。根据损伤血管的部位，大致可分为以下 3 类：①腹膜后大血管，包括腹主动脉、下腔静脉、髂动静脉、门静脉等大血管。虽然这类损伤发生率较低，但死亡率很高；②腹壁、肠系膜和网膜血管等；③手术区血管，如在行 LC 时损伤肝蒂血管，包括肝动脉、门静脉和胆囊动脉及其分支等。

(2) 内脏损伤：腹腔镜术中内脏损伤并不少见，常因术中未能得到确认，术后发生腹膜炎等严重并发症而又未能及时确诊，造成严重后果。根据损伤脏器的不同可分为 2 类：①空腔脏器损伤，包括肝外胆管、小肠、结肠、胃、输尿管和膀胱等；②实质性脏器损伤，包括肝、脾、膈肌、肾、子宫等。

(3) 腹壁并发症：腹腔镜手术的腹壁并发症主要是与戳孔有关，有戳孔出血与腹壁血肿、戳孔感染、腹壁坏死性筋膜炎、戳孔疝等。

(三) 腹腔镜手术的适应证

腹腔镜技术在外科疾病诊治中，特别是对恶性肿瘤治疗的价值仍是目前争议的焦点，其作为一种微创技术已被广泛地应用在外科手术中。腹腔镜胆囊切除术已经被公认为治疗胆囊结石的金标准术式，亦有利用腹腔镜技术进行高难度的胰十二指肠切除术，在这两个极端的手术中间有许多腹腔镜手术被外科界不同程度的接受。目前被普遍接受的手术包括：胆囊切除术、腹腔镜诊断术、结直肠切除术（良恶性肿瘤）、胃良性疾病手术、早期胃癌的根治手术、阑尾切除术、抗食管反流手术（Nissen 手术）、胃减容术、小肠切除术、腹壁与腹股沟疝修补术、脾切除术、肾上腺切除术、肝楔形切除术、诊疗室的腹腔镜急腹症探查手术等等。近年来，随着手术技术的不断进步，胰腺尾部切除术、进展期的胃癌 D2 根治术、胃空肠吻合术、胆囊空肠吻合术、直肠脱垂的手术治疗、腹部创伤的探查（血流动力学稳定）等也正逐渐被较普遍的接受和运用。目前仍需进一步获得普遍认可的手术包括：胰十二指肠切除术、2 型糖尿病的腹腔镜外科手术等。

(四) 腹腔镜在外科疾病诊断中的应用

诊断性腹腔镜技术在临床应用已有百余年历史，早期受器械的限制，未能广泛开展，随着 B 超、CT、MRI、血管造影及核素扫描等现代诊疗技术的发展，该技术一度受到冷落。随着 20 世纪 80 年代末腹腔镜技术在外科手术中应用的迅猛发展，腹腔镜的手术器械亦得到不断开发与完善，各种 3mm 以下的微型腹腔镜与微型手术器械的出现，极大地扩展了腹腔镜技术在外科疾病诊治中的应用。腹腔镜诊断可以弥补一些实验室与影像学检查的不足，为进一步的诊疗提供可靠的依据，避免因诊断不明而导致的病情延误，还可以免除部分病人剖腹探查阴性结果所受的痛苦。此外，在完成腹腔镜诊断的同时，还可以完成一定范围的外科治疗，如腹腔镜下的粘连松解术、脓肿切开引流术、阑尾切除术、胆囊切除术、穿孔修补术、胰周引流术、腹腔冲洗术等。

同时，我们也应该看到腹腔镜诊断术的局限性与不足。首先，腹腔镜诊断术是创伤性检查，需进行麻醉。不论是局麻或全麻都可能出现麻醉方面的一些并发症。其次，腹腔镜诊断术对腹腔内深部的病变发现率低，是该技术本身固有的特性所决定的，而这也正是B超、CT、MRI、内镜超声等检查的优势所在，将两者有机地结合可大大提高诊断的准确性与特异性。

腹腔镜诊断时的常见表现：

1. 出血　根据病史及出血部位，能够很快明确诊断。子宫异位妊娠出血时，积血主要在盆腔，吸尽积血后，可发现出血的孕囊，还可行腹腔镜下吸出孕囊或切除输卵管手术。肝脾损伤时，腹腔内一般有中等量的积血，应吸出腹腔内积血，对有较多积血不能吸净而有又不易发现明显出血的脏器或部位的病人，可用大量生理盐水冲洗腹腔，吸净后再寻找出血点的部位。肝被膜下的出血或不严重的肝实质的破裂出血，一般都可以在腹腔镜下得到处理。严重的肝实质破裂伴胆汁液漏出，需中转开腹手术治疗。如是脾破裂出血，则可根据腹腔镜下发现的脾脏破裂的程度而决定是行脾脏切除抑或保留脾脏手术。

2. 炎症　在急腹痛的探查时，可发现炎性渗出、脓液、肠内容物等，冲洗并吸尽液体后，能很快找到原发病灶。常见的有十二指肠溃疡穿孔、急性阑尾炎、急性盆腔炎、急性胆囊炎等。一旦明确诊断，大部分情况下可行腹腔镜手术治疗。

3. 结节　对腹腔镜探查时发现的肝、腹膜、盆腔等部位的结节，可行活检术，并可结合腹腔镜超声对腹部肿瘤，如肝癌、胃癌、胰腺癌等进行诊断及分期，并决定能否行根治性手术。

4. 粘连　检查时如发现小肠与腹壁有粘连，但无肠梗阻表现，可能病人过去有原发性腹膜炎或有手术史。随着体位的改变或肠胀气时病人感觉有牵拉感或钝痛，是慢性腹痛的原因，一般分离粘连后可改善症状。

(五) 腹腔镜胆囊切除术

1987年，法国里昂的Mouret医师成功进行了世界首例腹腔镜胆囊切除术（laparoscopic cholecystectomy，LC），掀开了外科学史上的一个新的篇章。腹腔镜胆囊切除术以其创伤小，手术时间短，疼痛少，恢复快，住院天数少等特点，已取代了传统剖腹手术成为了治疗胆囊结石的金标准，1992年NIH会议上达成共识并做出决议“腹腔镜胆囊切除术对有症状的胆石症治疗是安全和有效的”。

1. 手术适应证　腹腔镜胆囊切除术的适应证与禁忌证不仅取决于病人的全身和局部条件，而且取决于手术者的外科临床经验和腹腔镜操作技巧。因此，腹腔镜胆囊切除术的适应证与禁忌证是相对的。一般而言，只要术中能分离和解剖Calot三角而不损伤胆总管，大多数胆囊结石都能通过腹腔镜方式切除胆囊。腹腔镜胆囊切除术的绝对反指征是：①不能承受全麻；②有凝血障碍疾病；③怀疑为胆囊癌的病人。而上腹部多次手术史、胆囊炎急性发作、胆囊积液或萎缩、合并门脉高压病人、妊娠妇女、病理性肥胖等都是相对手术反指征。对于术中发现胆囊解剖条件不佳、Calot三角严重粘连、Mirizzi综合征等应及时中转剖腹手术。综合腹腔镜胆囊切除的手术指征，提出如下参考建议：

(1) 有症状的慢性胆囊炎/胆石症应首选腹腔镜胆囊切除术。

(2) 胆石症急性胆囊炎发作、非结石性急性胆囊炎应尽可能在72小时内进行腹腔镜胆囊切除术。

(3) 无症状胆石症合并糖尿病病人、接受免疫抑制治疗、巨大结石（>2cm）、多发性结石病人、胆囊癌高危人群等情况可以选择腹腔镜胆囊切除术。

(4) 胆区疼痛病人即使没有确切的胆囊炎依据，若存在胆囊收缩障碍、胆囊排空不全，可以酌情选择腹腔镜胆囊切除术。

(5) 胆囊结石合并胆源性胰腺炎应该在胰腺炎控制后早期行腹腔镜胆囊切除术。胆囊息肉>1cm或短期内进行性增大者或有胆囊炎症状者可以选择腹腔镜胆囊切除术。

(6) 术中发现胆囊-十二指肠瘘或胆囊-结肠瘘，应视局部解剖情况和术者的手术经验决定是否中转开腹手术。

(7) B超显示胆囊萎缩、胆囊不显影、胆囊壁增厚，胆总管代偿性增粗，AKP、γ-GT等梗阻性指标增高应该充分考虑到腹腔镜胆囊切除术的困难，必要时中转开腹手术。

(8) 大部分Mirizzi综合征需要及早转为开腹手术，以免损伤胆总管。

2. 麻醉 腹腔镜胆囊切除手术一般采用全身麻醉气管插管，虽然也有医院采用硬膜外麻醉实施LC，文献证实硬膜外麻醉也是可行的，但考虑到气腹压力使膈肌抬高对于呼吸的影响，而全麻能建立稳定的呼吸，保证充分的肌肉松弛，一般情况下均使用全麻，病人手术前一天晚上起开始禁食。

3. 手术过程 首先，腹腔镜胆道手术应做好腹腔镜和开腹手术两种准备，配备相应的手术设备、器械和人员，经严格训练的手术组是保障手术安全的基本要求，最新的影像系统和手术器械是非常重要的。

(1)病人体位、术者位置及套管位置：病人取仰卧反 Trendelengburg 体位(15° 头高位)，左侧倾斜(15°~20°)，依靠重力牵开结肠、大网膜暴露手术区域，手术医师及持镜医师站与病人左侧，助手站于病人右侧，监视器放于病人右肩上方区域面对术者，腹中线一般于脐上或脐下安置 10mm 套管，放置镜头，剑突下安置 10mm 套管为术者右手操作孔，右肋下锁骨中线处安置 5mm 套管为术者左手操作孔，右肋下腋前线处安置 5mm 套管为助手操作孔，此为经典的四孔法，现在也有越来越多的病例采用三孔法，即在腋前线处不再打孔。相比三孔法，前者术野暴露更为清晰，手术安全性更高。

(2)戳孔及气腹建立：根据病人腹部情况，特别是有无下腹部手术史，选择 Veress 针穿刺法或 Hasson 法建立气腹。气腹建立完成后，一般在脐下完成第一个戳孔，置入镜头，普通胆囊切除术选用 0° 镜即可，考虑手术较困难的病人可选用 30° 镜以获取更佳手术视野。显示屏上显露腹腔后，首先观察腹腔，包括上腹部及盆腔，有无损伤出血及粘连情况，然后在直视下行余下三处戳孔。

(3)胆囊切除步骤

1)显露胆囊：一般来说，胆囊位于胆囊窝，进入腹腔后即可找到，但有部分病人胆囊被大网膜所覆盖，需用无损伤钳拨开大网膜，显露胆囊，有些病人还存在胆囊与周围组织部分粘连，粘连对象可以是网膜，结肠，十二指肠，小肠等，此时需分离粘连，分离时用无损伤钳轻轻提拉粘连部分的胆囊缘，注意避免直接钳夹肠管以免损伤，若是大网膜一般可用钝性分离粘连，若是肠管则可用分离钳电凝分离粘连，注意尽量靠近胆囊侧分离，并且电凝不宜太大。并不是所有粘连都要分离，不影响术野显露及操作即可。

2)胆囊三角的显露：胆囊三角的解剖是 LC 的核心部分，其所遵循的原则与传统开腹方式是相同的。首先是牵拉胆囊以显露胆囊三角，牵拉胆囊的方式基本有两种：①助手由腋前线孔使用无损伤钳钳夹胆囊底部将胆囊向头侧右上方肝脏上缘方向牵拉，术者或助手由锁骨中线孔使用组织钳钳夹胆囊壶腹向外侧向上牵拉，注意牵拉壶腹时应偏向外侧，这样可以使胆总管与胆囊管呈角度，以免两者呈一直线而错误地切断夹闭胆总管，造成严重后果；②若胆囊位置较深，陷于网膜或十二指肠之间，也可由助手经腋前线孔用无损伤钳轻轻拨开网膜抵住十二指肠，注意避免伤及肠管，再由锁骨中线孔用前述相同方式牵拉壶腹，显露胆囊三角。一般来说，绝大多数病例选用第一种牵拉方式，在暴露三角方面更为清楚安全。只有在胆囊较小如萎缩胆囊，胆囊与肝脏结合紧密无法向上牵拉胆囊底部时选用后者。另外，有些病人胆囊张力较高，不易钳夹，可先行胆囊穿刺减压后再行手术操作。

3)解剖胆囊三角：由上述方法牵拉胆囊，打开胆囊三角，注意保持一定张力，但切勿过紧以免造成胆道血管撕脱损伤，一般先向外牵拉壶腹暴露胆囊前三角，分离前首先对壶腹、肝十二指肠韧带进行仔细观察，初步判断包括壶腹形态走行，肝外胆管位置走行等，分离时从壶腹部开始，一般先从胆囊后三角处分离，这样可以清楚地分开胆总管及肝总管，避免解剖不清而损伤。提起壶腹胆囊管结合部上方腹膜切开，用钝性及电灼相结合方式将胆囊壶腹周围腹膜从胆囊分离，电灼时尽量提起组织，避免损伤深层组织，一些疏松的覆盖组织稍加推剥即可，一般习惯使用带电灼的分离钳进行操作，方便于钝性分离。

解剖完壶腹部接下来就是胆囊管及胆囊动脉的处理(图 11-3，图 11-4)，从壶腹部开始，切开浆膜游离胆囊管，分离时应尽量贴近壶腹，向胆囊管远端进行解剖，当靠近胆总管时，尤其是胆囊管过短的病人，避免使用电切，电凝，以免损伤胆总管、肝总管。用分离钳将胆囊管下方浆膜切开，并用分离钳从胆囊管上方插入并分离、穿透胆囊管后方结缔组织，将胆囊管完全游离。胆囊管不必全程骨骼化，游离完成后，分离钳轻轻钳夹胆囊管，确定内无结石，在靠近壶腹方向，于胆囊管近端两枚钛夹、远端一枚钛夹夹闭胆囊管，残留稍长的内无结石的胆囊管，术后不会产生什么症状。在上钛夹的时候，钛夹应垂直于胆囊管，钳夹时勿扭转胆囊管，注意看清末端有无其他组织，以免误夹血管及肝外胆管造成出血及胆道损伤(图 11-5)。上完钛夹应检查胆囊管是否完全夹闭有无遗漏，若胆囊管过粗可先切断一部分夹闭胆囊管，再上一枚钛夹将胆囊管远端完全夹闭，也可使用大号复合材料夹直接夹闭，此类型夹一般可夹闭 10mm 以内的胆囊管，若是胆囊管炎症严重，胆囊管水肿明显，可以使用圈套器双道套扎胆囊管，或用 1 号丝线在镜下结扎胆囊管远端，使其外径变细后，再用钛夹于丝线上方夹闭。腹腔镜剪断离胆囊管。

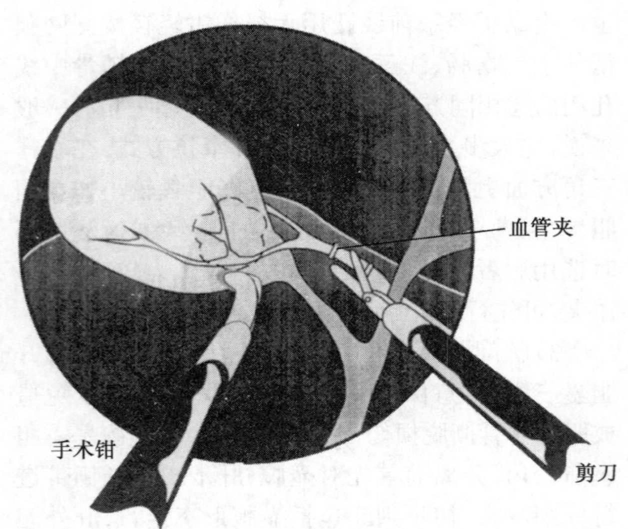

图 11-3 彻底解剖胆囊管和胆囊动脉，始下夹子

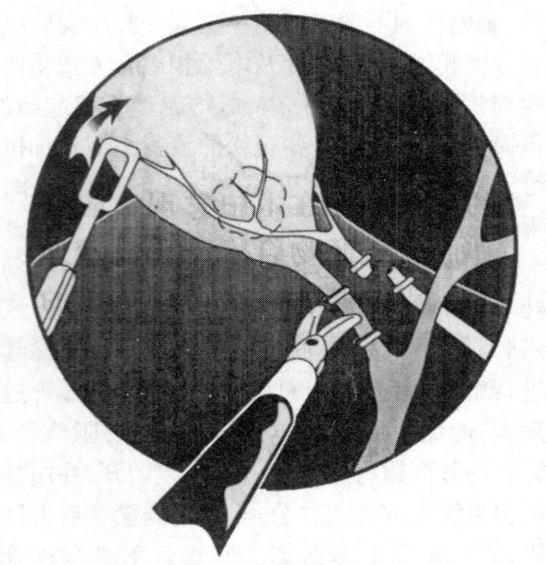

图 11-4 胆囊管的处理

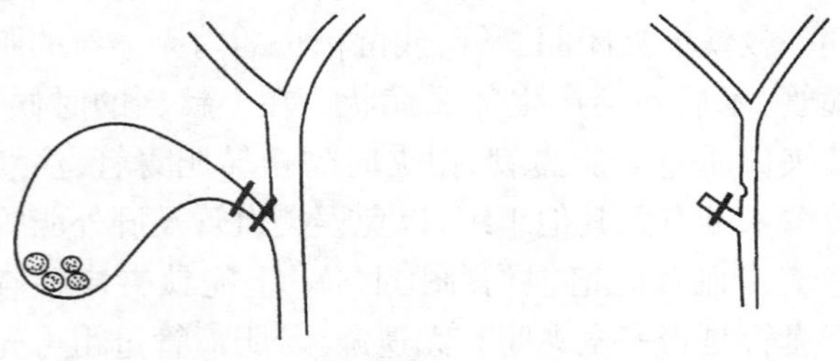

图 11-5 钛夹误伤胆总管引起胆瘘

在分离胆囊管时应同时注意到胆囊动脉，该动脉行走方向变异较多，有走行于 Calot 三角内，有与胆囊管平行，有在剖腹手术时不易清楚见到的前后分支。胆囊动脉主干在 LC 术中有意义的位置有以下几种：①走行与胆囊管后上方，这种形式最为常见，与胆囊管的距离可近可远，有的可与胆囊管紧密并行；②与胆囊管的浅面进入胆囊；③胆囊管后方，胆囊床下缘伴有胆囊血管后支；④胆囊管远隔而紧贴胆囊床进入胆囊。切断胆囊管后其后上方胆囊动脉多可直接显露，一般血管呈条索状亮白色可区分三角区内其他结缔组织，电钩将其游离适当的距离，近远端各一枚钛夹夹闭，钳夹时同样注意有无误夹其他组织脏器，也可只在近端上一枚钛夹，远端直接用电钩电凝切断，一般不会出血。若胆囊动脉与胆囊管前面并行，可与胆囊共置钛夹后剪断，若动脉平行于胆囊管后方，且不易分开，亦可共置钛夹，在剪断部分胆管后再次安置钛夹，以免胆囊动脉残端回缩出血。分为前后两支的胆囊动脉并不少见，分离时有时只能看见前支，而在剥离胆囊时才能发现后支，处理时应尽量在胆囊动脉主干夹闭切断，或者分别夹闭切断前后两支，胆囊游离时注意观察有无后支存在。远隔胆囊管紧贴胆囊床入胆囊的胆囊动脉较难发现，术前应考虑到此型胆囊动脉的存在，尤其在三角区内未见典型条索状物时，更应小心。于壶腹深面剥离时应尽量细束切断组织或用钝性推剥，将胆囊系膜尽可能多保留在胆囊床上，以便见到条索状物后夹闭切断。另外部分胆囊动脉位于胆囊管前面或下方也可先处理动脉后再处理胆囊管。

4）胆囊剥离：胆囊剥离有顺行及逆行两种方法，多数情况下是根据胆囊具体情况采用顺 - 逆结合方式剥离胆囊，在 Calot 三角处理完毕后，切断胆囊管及胆囊动脉，从壶腹部开始分离胆囊，一般由锁骨中线孔用无损伤钳牵拉胆囊壶腹部，另一把无损伤钳牵拉胆囊底部，注意向外向上侧牵拉壶腹部保持一定张力，方便电灼分离胆囊，注意勿用力过大造成胆囊破裂胆汁外漏，可在壶腹部左右交替游离胆囊，胆囊牵拉也相应微调方向维持张力，电灼时正确的层次十分重要，过浅易分破胆囊，过深易撕裂肝组织发生出血，若胆囊床较致密时，一般可顺行剥离胆囊；胆囊床较为松弛、胆囊肿大或位置较深时，则分离完壶腹部后，在胆囊底部开始剥离胆囊，胆囊底部系膜相对较长，分离层次容易分辨，且胆囊底部一般不易被抓持钳夹破，故分离时较为容易。

5）取出胆囊及腹腔冲洗：胆囊完全剥离后，将胆囊置入标本袋，可由脐孔或剑突下戳孔取出，一般选择剑突下戳孔，用分离钳夹住标本袋开口，与套管一起轻轻拖出体外，注意避免直接钳夹胆囊管上钛夹以免钛夹松动掉落腹腔内。胆囊颈突出体外后，用血管钳钳夹胆囊颈，缓缓旋转胆囊，一般胆囊内结石不多或体积不大时均能顺利拖出。若胆囊内结石过多或体积较大，无法取出，可切开胆囊颈吸尽腔内胆汁，取出结石后再取出胆囊。部分胆囊内巨大结石病人，可用卵圆钳夹碎胆囊取出结石，注意避免夹破胆囊壁及标本袋使结石掉入腹腔，仍无法取出者可适当延长戳孔切口，用扩张套管或直接用剪刀撑开扩大腹壁取出胆囊。

取出胆囊后，重新置入套管，直视下经锁骨中线孔用无损伤钳钝面挡开肝脏，注意勿抵在胆囊床上，另一把无损伤钳向下向内侧轻轻拨开网膜及肠管，充分显露胆囊床，胆囊管及胆囊动脉残端，生理盐水冲洗，同时检查出血及钛夹情况，有无松动。

6）腹腔引流及关闭戳孔：一般情况下，不用放置引流管，特殊情况可在胆囊窝放置单腔或双腔负压吸引流管。一般以下情况建议放置引流管：术中胆囊破裂，有大量胆汁或结石外漏至腹腔；术中渗血较多；胆囊炎症明显，手术创面较大；胆囊三角处理不满意。放置引流管一般由剑突下进入腹腔，再由锁骨中线孔引出，直视下将引流管置于胆囊窝Winslow孔处。对于剑突下及脐部较大的戳孔，需做筋膜缝合，我们一般用4#丝线行腹直肌鞘关闭，间断或八字缝合皆可以，注意勿有遗漏以免术后切口疝发生。有时戳孔深面会有出血，可用电凝或缝扎止血，其余两孔不必行筋膜缝合。

4. 术后处理　病人于苏醒室清醒后返回病房，常规6小时平卧并禁食，6小时后病人可进食流质并下床轻微活动，对于普通的LC病人除了术中及术后当天常规行预防性抗生素静滴，不必再行抗炎治疗，一些胆囊存在严重炎症病人术后除了引流管放置外可适当行抗生素治疗一般不超过两天。病人术后第二天即可进食半流质，对于无放置引流管的病人术后第二天即可出院；对于放置引流管病人，观察引流管量及性状，一般均可在术后第二天拔去，拔管后若无不适当天或第二天即可出院。

5. 并发症和处理

（1）胆管损伤：胆管损伤的分类：胆管损伤按部位分可以分为：①胆总管损伤；②肝总管损伤；③右肝管损伤；④左肝管损伤；⑤多管联合损伤等。胆管损伤按形式分为：①肝外胆管树的损伤；②胆总管及肝总管的横断损伤；③右肝管损伤；④胆总管外侧撕裂伤；⑤热力烧伤引起的胆管狭窄；⑥胆囊管漏。

胆管损伤的原因与预防：胆管损伤主要由于手术中设备欠佳图像显示不清、不能正确辨认出胆总管和肝总管、过分自信不能及时中转开腹和热力烧伤所致。因此，熟悉胆道系统正常解剖和可能发生变异情况是避免胆管损伤的基础；从后三角开始解剖Calot三角和紧贴胆囊解剖胆囊管是避免腹腔镜胆囊切除术中胆道损伤的前提；在胆囊管和胆囊床之间分离出清晰的手术视野并明确胆管结构后再使用钛夹是避免胆管损伤的关键；解剖困难时及时地中转为开腹手术是预防胆道损伤的保障。

胆管损伤的诊治：临床上胆管损伤的检查和诊断可以采用ERCP、CT、PTC、放射性核素扫描、B超等特殊方法进行进一步检查。如果发生胆管的损伤，术中及时地发现和处理是最重要的，手术方式影视胆管损伤情况决定，但是手术应尽可能避免胆管的端端吻合。如果术中未发现胆管损伤而在术后迅速出现脓毒症，则应该先引流胆汁以控制全身性的感染，而不是马上行胆道重建术。

（2）胆漏：腹腔镜胆道手术中各种肝外胆管的损伤和操作不当都会产生术后胆漏。腹部疼痛往往是绝大多数胆漏最早产生的症状。一旦怀疑有胆管损伤或胆漏，临床上通常可以采用ERCP、CT、PTC、B超等特殊方法进行进一步检查。随着ERCP技术的不断成熟和发展，对怀疑有胆管损伤的病人一般都首选ERCP，因为它既可作为诊断手段又可以治疗胆管残余结石及胆管狭窄等。

胆囊床或细小的毛细胆管处的胆汁漏在术中很难发现，直到胆汁积聚或产生疼痛等症状才会被检查发现。这种细小胆管的损伤引起的胆漏往往通过放置胆道内支架引流和经皮穿刺引流腹腔内胆汁结合方法能够治愈，适当使用奥曲肽等胰酶抑制剂可以减少胆漏量并促进胆漏的愈合。胆囊管残端漏是因为残端钛夹钳夹不牢固或脱落、钛夹引起胆囊管组织断裂或坏死引起，采用ERBD胆道内支架和畅通的腹腔内引流往往能够治愈，同时对于急性胆囊炎、胆囊管粗短水肿要选用圈套线取代钛夹结扎胆囊管。

对上述治疗无效的胆漏及严重的肝外胆管损伤的胆漏需行肝胆管与空肠Roux-en-Y吻合。由于大多数的胆管损伤引起的胆漏均在手术后几天到几个星期才被发现，而且损伤胆管位置较高，所以再次手术前必须充分了解胆管损伤的类型和解剖情况，必要时先经 PTCD 或 ERCP 放置支架使胆管，尽量保证手术一次成功。

（3）出血

1）戳孔出血：一般术者查及活动性出血随套管滴入腹腔内手术野中而发现戳孔出血。首先在做皮肤切口时应注意避免过深，损伤深部细小血管；在进套管锥时也会引起血管损伤。对于戳孔出血，可适当倾斜套管压迫出血点，若压迫无法止血可在出血点附近注射肾上腺素，若出血较多需要拔去套管减压后行缝扎止血，再于直视下小心置入套管。

2）钝性分离胆囊或肝脏上的粘连时伤及大网膜上的血管：分离时应拉开胆囊使用电凝锐性仔细分离粘连，分离时尽量靠近胆囊一侧。

3）Calot 三角出血：细致准确的分离三角区域并正确辨认胆囊动脉夹闭血管是操作的关键，上钛夹时应认清远端有无误夹其他胆道及血管，一旦出血，熟练的医师可迅速夹住血管断端，并及时用电凝止血，若在术野被出血浸没之前仍没有找到出血点，可先松开牵引着的胆囊，轻轻压迫出血点缓解出血，防止手术野模糊，或直接大把夹住胆囊蒂，随即立即用吸引器吸尽术野中的积血，辨认清出血血管用钛夹夹闭。

4）胆囊筋膜出血：应立即停止剥离胆囊，以免出血继续影响手术野，由助手适当牵引胆囊，术者用吸引器清理出血位置同时用电钩电灼出血位置，一般均可止住。

5）胆囊床及肝脏出血：分离胆囊时应尽量靠近胆囊一侧，用电钩背面较钝一侧分离，若胆囊炎症粘连明显，可保留适当肝脏面胆囊壁并电灼破坏黏膜。一旦发生肝脏面出血，如只有一点时，则将电灼调到最大，用非接触方式，火花电灼出血点，一般均可止住，如二次尝试尚有持续出血，则切记不要再盲目止血，而应该放入纱布压迫止血，一般要压迫 5 分钟以上，出血停止后，将明胶海绵或可吸收止血纱布置入胆囊床，并外覆纱布再次压迫，直至无出血后放置引流管即可。

（4）胆囊破裂：一般发生于急性胆囊炎剥离胆囊时，若胆囊扩张或炎性反应明显应于事先行胆囊穿刺减压，牵拉胆囊时维持一定张力即可，电灼分离相对危险区域时采用点触法，轻轻切开表面粘连组织即可，依靠张力分离胆囊。一旦产生破裂应照前文所述立即采取相应措施处理。

（六）腹腔镜阑尾切除术

长期以来，开放式阑尾切除术是治疗急性阑尾炎的可靠而有效的方法。但临床实践中，急性阑尾炎的误诊率为 30%，女性病人更高，阑尾阴性切除率也高达 20%~30%。对于诊断不明的右下腹疼痛病人，术前明确诊断是至关重要的。在传统手术中，由于切口小、手术野暴露有限，无法进行全面的探查来明确诊断。腹腔镜能够提高右下腹急腹症的诊断率，术中检查范围更广阔，术者能更好地观察盆腔、大小肠和大部分腹腔内脏器。现已有 6 项荟萃分析和超过 35 项的随机临床研究证实腹腔镜手术探查的准确性高于传统手术。

目前腹腔镜阑尾切除术尚未成为急性阑尾炎和阑尾炎穿孔的金标准手术方法，但和其他的腹腔镜手术一样，其安全性和可行性是毋庸置疑的。是否采取这种手术方式取决于病人的情况、医院的设备和医师的腹腔镜技术水平。

1. 适应证和禁忌证　腹腔镜阑尾切除术的适应证与传统手术相似。急性阑尾炎，包括单纯性、化脓性及阑尾头体部坏疽性阑尾炎原则上都是可以接受腹腔镜手术的。另外，遭遇到如下情况也可考虑腹腔镜介入，利用腹腔镜的探查优势完成疾病的诊治。

（1）右下腹急腹症怀疑为急性阑尾炎，尤其是绝经前妇女，需排除其他疾病者。

（2）慢性阑尾炎和慢性右下腹痛的病人：慢性右下腹痛的病因包括慢性阑尾炎、慢性盆腔炎、慢性附件炎，子宫内膜异位症、肠憩室炎、克罗恩病、肠结核等。在术前慢性右下腹痛的病因很难明确，通过腹腔镜可全面地观察阑尾、盆腔、附件和腹腔其他脏器的情况，防止不必要的阑尾切除。

（3）阑尾炎穿孔：不是该手术的绝对禁忌证。研究资料表明，具有丰富的传统手术经验和熟练的腹腔镜技术医师完全可以胜任此项手术。且腹腔镜手术时能更好地探查并进行更有效的冲洗。

此外，对于患有急性阑尾炎的妊娠妇女，是否可采用腹腔镜阑尾切除术还有待临床研究。有研究者发现在妊娠前 6 个月进行该手术是安全的，此后由于子宫增大高出脐水平，从而影响腹腔镜手术的操作空间。

对于儿童病人，疑有阑尾炎者，腹腔镜阑尾切除术同样适用。为保证手术的安全性，需要儿外科医生的参与和配备特殊的儿科腹腔镜器械。

而下列情况则建议勿轻易选择腹腔镜手术：

（1）有腹部手术史或患有其他疾病可能导致腹腔严重粘连者。

（2）伴有心肺等重要脏器疾病无法耐受全身麻醉者。

(3)膈疝病人。

(4)6个月以上的妊娠妇女。

(5)阑尾周围脓肿、阑尾包块、合并严重腹膜炎及严重全身感染的急性阑尾炎者。

(6)其他不适合腹腔镜手术或阑尾切除术的情况。

2. 手术方法与步骤

(1)体位与戳孔选择:病人采取Trenbelenberg位,手术台向左倾斜10°~20°。监视器一般置于病人右侧。建立气腹压力至12~15mmHg。脐孔处行戳孔,置入套管。放入腹腔镜镜头,探查腹腔。如病人既往有腹部手术史,考虑有腹腔粘连,应采用开放式方法建立气腹,在直视下置入套管后再充气建立气腹。在左下腹和右下腹各置入一个5mm套管,置入器械帮助暴露和探查。

(2)腹腔探查:仔细检查回盲部、盆腔、大小肠和腹腔内其他部位,以排除腹腔内其他急腹症。沿盲肠的三条结肠带找到阑尾,明确阑尾炎症及范围。

(3)阑尾系膜和根部处理:用无创抓钳或者Babcock钳夹住阑尾头部和系膜,向上提起,用分离钳电灼或超声刀分离系膜至阑尾根部(图11-6)。于根部用圈套器双道结扎(图11-7),如阑尾粗大亦可用Endo-GIA在根部闭合切断阑尾,用电凝烧灼阑尾残端黏膜。亦可在游离阑尾后,将阑尾从Trocar中拉出至体外,在体外进行根部结扎及切断。这样手术亦是非常简单、方便、经济的。

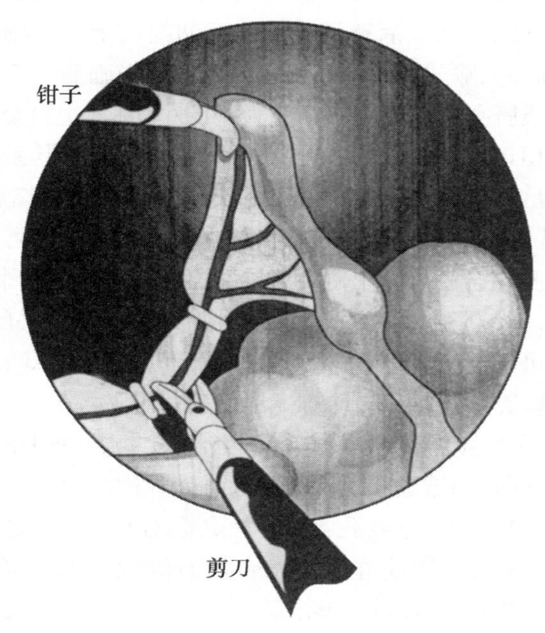

图11-6 提起阑尾,解剖阑尾动脉

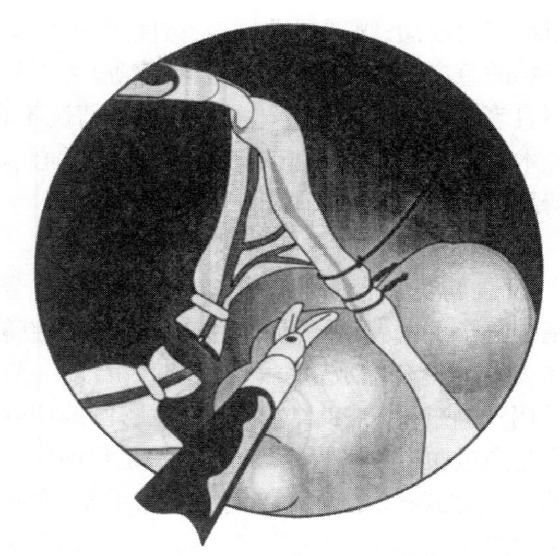
图11-7 套扎阑尾根部

(4)阑尾取出:阑尾取出方式很重要,如果阑尾较小,可以通过10mm套管取出,如果阑尾较大或已发生坏疽、穿孔,则应将阑尾放入标本袋中取出。原则上应避免阑尾和腹壁切口接触,防止切口感染。

(5)用生理盐水冲洗手术野,再次检查阑尾残端,明确无出血后释放气腹,关闭切口。如遇阑尾穿孔或局部炎症严重、渗出较多,可放置引流管。

其他手术方式:部分体形较瘦的病人,可以采用双孔穿刺腹腔外技术切除阑尾,因为此类病人的阑尾和盲肠活动度较大。第一穿刺孔仍在脐孔处,用来放置腹腔镜进行观察,第二个穿刺孔选择在右髂窝阑尾根部水平。阑尾头部及系膜用抓钳抓住,拖入10mm套管,释放气腹,将套管连同抓钳一起拉出腹壁,这样阑尾就被游离到腹腔外。然后如同传统手术那样将阑尾切除。需注意切口污染问题。回纳盲肠,重新建立气腹,检查手术野,关闭穿刺孔。

(七)腹腔镜结直肠癌手术

目前腹腔镜结直肠手术在全世界已较广泛的开展,是腹腔镜胃肠道外科中最成熟的手术方式之一,但手术者仍必须同时具有腹腔镜技术和结直肠癌手术经验或经过严格的腹腔镜结直肠癌手术的培训来保证手术的安全可靠,同时达到根治目的。

1. 手术适应证和禁忌证

(1)适应证:腹腔镜手术适应证与传统开腹手术类似,包括各个部位的结直肠恶性肿瘤。随着腹腔镜手术技术和器械的发展,以及麻醉和全身支持水平的提高,腹腔镜手术的适应证已有很大的扩展。

(2)禁忌证:对于初期开展腹腔镜手术的单位,以下病例应慎重选择:肿瘤直径>6cm和/或与周围组织广泛浸润；腹部严重粘连、重度肥胖者、结肠直肠癌的急症手术(如急性梗阻、穿孔等)和心肺功能不良者为相对手术禁忌。此外，全身情况不良，虽经术前治疗仍不能纠正或改善者；有严重心、肺、肝、肾疾患而不能耐受手术为手术禁忌。

2. 手术方式与种类

(1) 腹腔镜结直肠癌的手术方式包括：①全腹腔镜结直肠手术：肠段的切除和吻合均在腹腔镜下用吻合器或缝合完成，手术费用较高，目前一般很少采用；②腹腔镜辅助结直肠手术：肠段的切除或吻合是通过腹壁小切口辅助下完成，是目前应用最多的手术方式；③手助腹腔镜结直肠手术：在腹腔镜手术操作过程中，通过腹壁小切口将手伸入腹腔进行辅助操作完成手术。

(2) 腹腔镜结直肠癌的手术种类主要有：①腹腔镜右半结肠切除术；②腹腔镜横结肠切除术；③腹腔镜左半结肠切除术；④腹腔镜乙状结肠切除术；⑤腹腔镜直肠前切除术；⑥腹腔镜腹会阴联合切除术等。

3. 手术基本原则

(1) 手术切除范围：等同于开腹手术。结肠切缘距离肿瘤至少 10cm，直肠远切端至少 2cm，连同原发灶、肠系膜及区域淋巴结整块切除；直肠部位手术遵循 TME 原则。

(2) 无瘤操作原则：先在血管根部结扎动、静脉，同时清扫淋巴结，然后分离切除标本。术中操作轻柔，应主要采用锐性分离，少用钝性分离，尽量避免直接接触肿瘤，以防癌细胞扩散和局部种植。在根治肿瘤的基础上，尽可能保留功能(特别是肛门括约肌功能)。

(3) 肿瘤定位：由于腹腔镜手术缺少手的触觉，某些病灶不易发现，故术前钡灌肠、CT、术前术中肠镜定位等检查可帮助定位。

(4) 中转开腹：在腹腔镜手术过程中，确实因出于病人安全考虑而须行开腹手术者，或术中发现肿瘤在腹腔镜下不能切除或肿瘤切缘不充分者，应当及时中转开腹手术。

(5) 注意保护切口：标本取出时应注意保护切口，防止切口的肿瘤细胞种植。

4. 手术步骤　以下介绍几种常见的腹腔镜下结直肠癌根治手术：

(1) 腹腔镜右半结肠癌根治术：适用于治疗阑尾、盲肠、升结肠及结肠肝曲的恶性肿瘤。①应切除回肠末端 10~15cm，盲肠、升结肠、横结肠右半部分和部分大网膜及胃网膜血管；切除回结肠血管、右结肠血管和中结肠血管右支及其伴随淋巴结。②采用气管内插管全身麻醉。取截石位，头高足低 15°~30°，气腹完成后手术台向左侧倾斜 30° 以免小肠阻挡视野。术者站在病人左侧，持镜者位于病人两腿中间；或术者站位于病人的两腿中间，第一、二助手站位于病人两侧。③脐孔穿刺并建立气腹，也可采用开放式。维持腹内压在 12~15mmHg。通常在脐孔处行 10mm 戳孔放置镜头，左侧锁骨中线肋下 12cm 作为主操作孔。右侧锁骨中线肋下、双侧髂前上棘及脐连线中点各 5cm 作辅助操作孔(图 11-8A)。④腹腔探查：确定病变部位、有无淋巴结及腹腔转移等情况。必要时可用腹腔镜超声探查肝脏有无转移灶。⑤操作常采用由内向外、从下向上、先处理血管和非接触肿瘤的方法。沿肠系膜上血管投影处打开结肠系膜，并解剖出回结肠血管、右结肠血管及中结肠血管，分别置以血管夹夹闭并剪断，同时清扫血管根部淋巴结(图 11-8B~D)。从肠系膜上静脉右侧为始，在一定张力的状态下，切开右结肠系膜后叶，进入 Toldt 筋膜和 Gerota 筋膜前层之间的间隙进行分离，向上、向外剥离右半结肠，透过薄薄的纤维性膜确认后方的右侧精索 / 卵巢动静脉和右侧输尿管及其走行之后，沿右侧生殖腺血管和输尿管表面的腹内筋膜浅层分离，上达十二指肠水平部和胰头前方，切除右 Toldt 筋膜、胰头十二指肠前筋膜，完整切去结肠系膜前后叶，一并清扫系膜内淋巴脂肪组织(图 11-8E)。在胃网膜弓外分离切断胃结肠韧带。结肠肝曲横结肠肿瘤需切断胃网膜右血管分支，清除幽门下方淋巴结群。⑥沿结肠外侧自髂窝至结肠肝曲，切开后腹膜，将升结肠从腹后壁游离。注意勿损伤十二指肠腹膜后部、输尿管、肾脏、精索内(或卵巢)血管。⑦上腹或脐孔下作与标本相应大小的小切口，塑料套保护切口。体外切除右半结肠，包括肿瘤、结肠系膜和足够肠段(回肠末段、盲肠、升结肠和右半横结肠)(图 11-8F)。一般作回肠横结肠端端吻合(也可作端侧吻合)，或使用侧侧吻合器施行功能性侧侧吻合，横结肠系膜与回肠系膜的游离缘可缝合关闭，也可不缝合。⑧关闭小切口后，重新建立气腹，冲洗腹腔，放置引流管，查无出血后关腹。

(2) 腹腔镜左半结肠癌根治术：主要适用于结肠脾曲、降结肠和乙状结肠的恶性肿瘤。

1) 体位与戳孔：病人常取截石位，头低足高 15°~30°，气腹建立后手术台向右侧倾斜 15°~30°，术中根据手术部位操作需要调节角度。主刀及持镜者位于病人右侧，第一助手位于病人左侧，分离结肠脾曲时，术者可站于病人两腿之间。戳孔选择

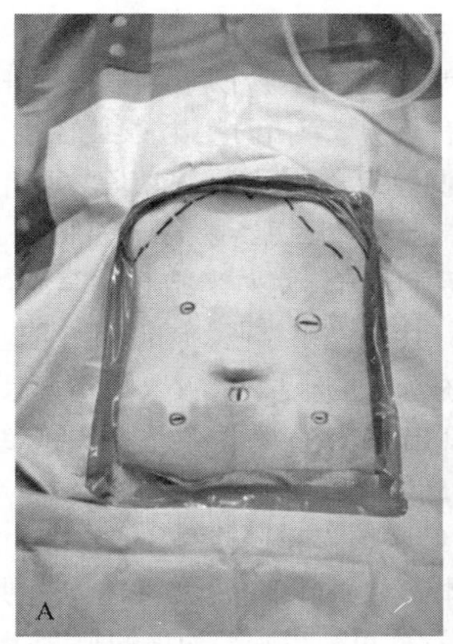

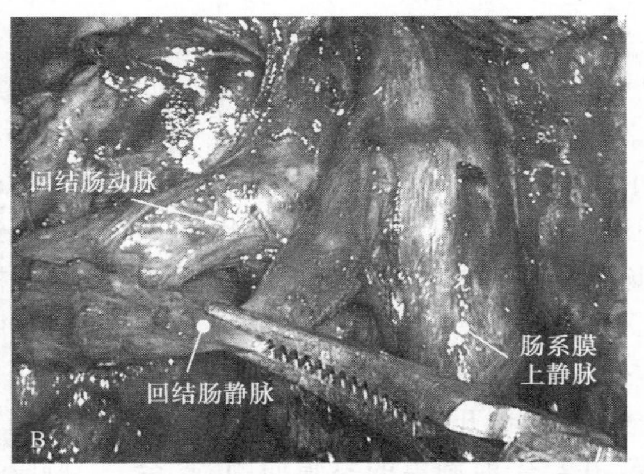

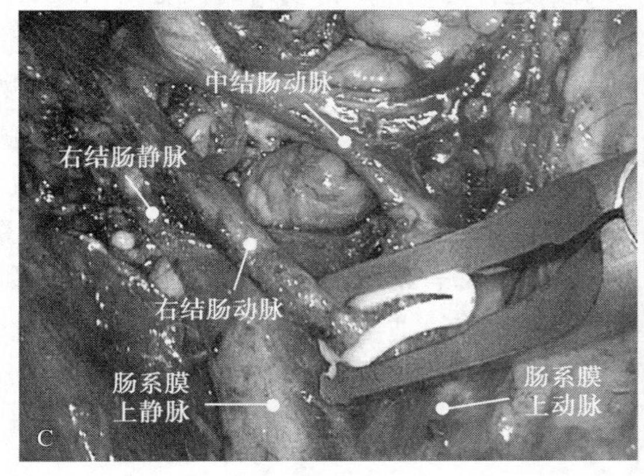

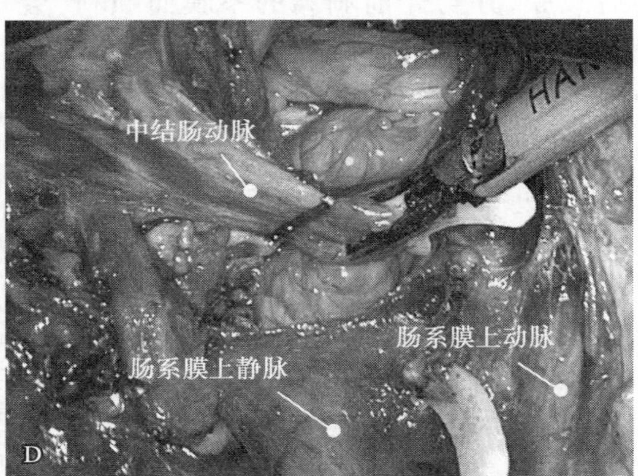

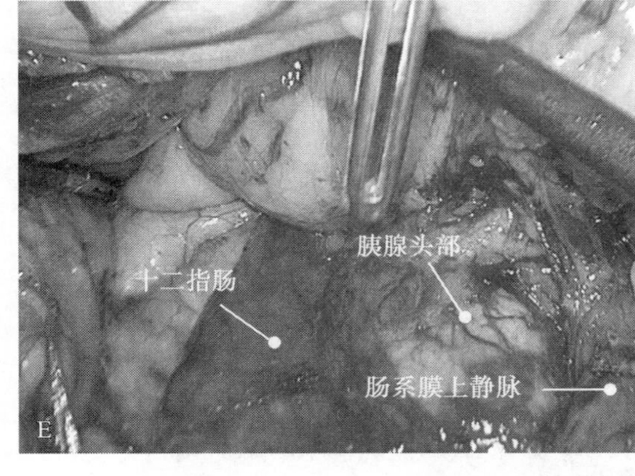

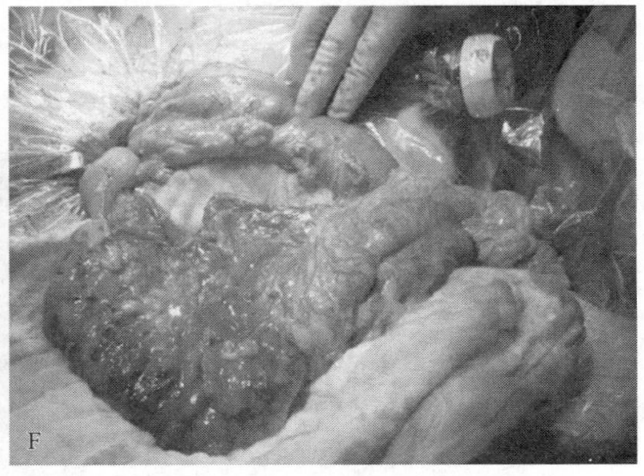

图 11-8　腹腔镜右半结肠切除术（文末有彩图）

A. 戳孔安置；B. 分离切扎回结肠血管；C. 分离切扎右结肠血管；D. 分离切扎结肠中血管；E. 游离右半结肠；F. 小切口辅助下体外切除右半结肠

采用 5 孔法，脐孔上或下缘作为观察孔，置入 30°镜。取脐右侧腹直肌外缘作为主操作孔。左、右锁骨中线肋缘下 3~5cm 及右下腹分别戳孔作为辅助操作孔（图 11-9A）。

2）清扫肠系膜下血管根部淋巴结：从中间入路，选择由内向外、由下向上的手术路径。助手分别向上外侧及下外侧牵拉降乙结肠和直乙结肠交界处的肠系膜，辨认腹主动脉分叉处，于骶骨岬水平为始，沿着腹主动脉向上剥离肠系膜，将肠系膜下动脉后方束带状神经与其他腹膜后结构一起推向后方，避免造成脏层筋膜背侧上腹下神经的损伤，裸化肠系膜下动脉及其旁静脉，清扫其周围淋巴结和脂肪组织（图 11-9B）。

3）处理乙状结肠血管和左结肠血管：于肠系膜下血管左侧显露并裸化其发出的乙状结肠血管第 1~2 支和左结肠血管，清扫血管周围的淋巴组织，并先后于根部用 Hem-o-lock 或钛夹夹闭并离断。对于降结肠中下段的进展期癌，可选择直接在距肠系膜下动脉主干起始点 1~2cm 处用 Hem-o-lock 或钛夹夹闭并离断，并于胰腺下缘水平用 Hem-o-lock 或钛夹夹闭、切断肠系膜下静脉（图 11-9C）。

4）游离左半结肠系膜：自肠系膜下静脉左侧为始，沿左 Toldt 筋膜和左肾前筋膜之间的无血管间隙，在左侧精索 / 卵巢血管和左输尿管表面，自下向上、自内向外，剥离左 Toldt 筋膜，使之完整掀起，外至左结肠旁沟的后腹膜，上至十二指肠水平部、胰腺下缘、结肠脾曲，并清扫系膜内淋巴脂肪组织（图 11-9D）。

5）分离左侧侧腹膜：将乙状结肠和降结肠牵向右侧，由下至上依次切开乙状结肠侧腹膜、左结肠旁沟后腹膜，并与先前剥离的系膜面顺利“会师”，将上部乙状结肠和降结肠外侧从腹后壁游离（图 11-9E），继续向近端分离达脾曲。

6）分离左胃结肠韧带：将病人体位调整为头高脚低位，助手向上方牵拉胃，同时术者向下方牵拉横结肠，从胃网膜血管弓中点开窗，沿胃网膜左动脉下缘，分离左胃结肠韧带，为避免结肠热损伤，最好使切开线距结肠 0.5~1.0cm 为宜。其间，裸化结肠中血管左支，清扫其周围淋巴结并于根部离断之（图 11-9F）。

7）分离膈结肠韧带和脾结肠韧带：将降结肠牵向右下方，牵拉时用力务必轻柔，避免撕裂脾下极包膜导致不得不行脾切除术，离断膈结肠韧带和脾结肠韧带，切断附着于胰腺体、尾部下缘的横结肠系膜根部，使左半结肠完全游离（图 11-9G）。

8）切除左半结肠：中止气腹，取左侧经腹直肌或脐下约 4cm 的小切口，置入塑料套保护切口，将左半结肠拖出，体外直视下离断上部乙状结肠和左侧横结肠，并确保肠管切除线距病灶边缘≥ 10cm，切除包括肿瘤、结肠系膜和足够的肠段在内的左半结肠，并移除标本。如果肿瘤较大，可在体内使用切割器切断肠段，这样可减少腹部切口的长度（图 11-9H）。

9）横结肠 - 乙状结肠端 - 端吻合：体外手工完成横结肠 - 乙状结肠端 - 端吻合或端 - 侧吻合，如残端足够长，也可采用吻合器行功能性侧 - 侧吻合，并确保肠管无扭转、无张力、吻合口无出血。横结肠系膜与回肠系膜之间的系膜裂孔可缝合关闭，也可不缝合。若结肠的长度不够，可在小肠系膜的无血管部位作一适当大小切口，将横结肠经此切口拉至左下方与乙状结肠吻合。

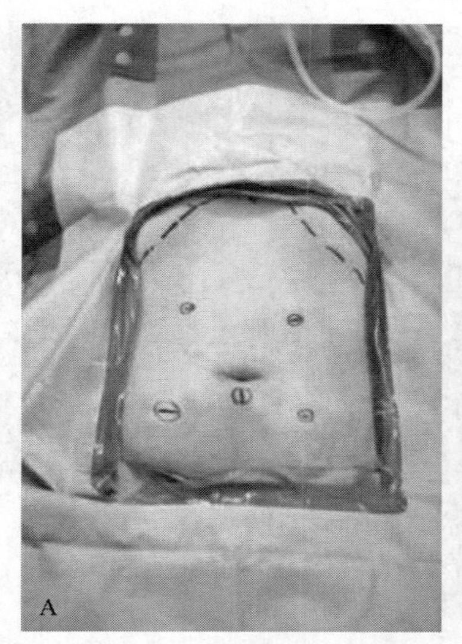

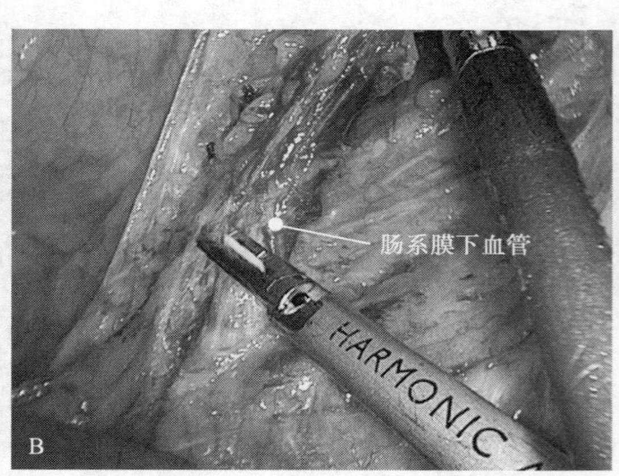

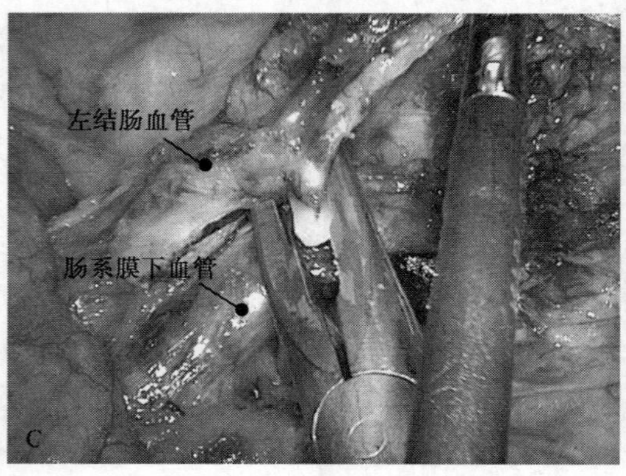

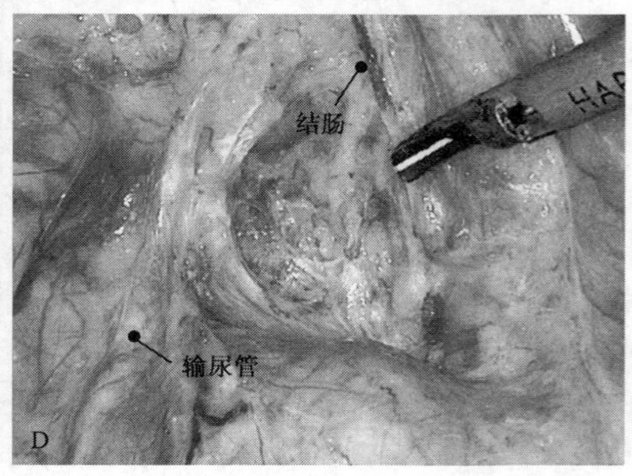

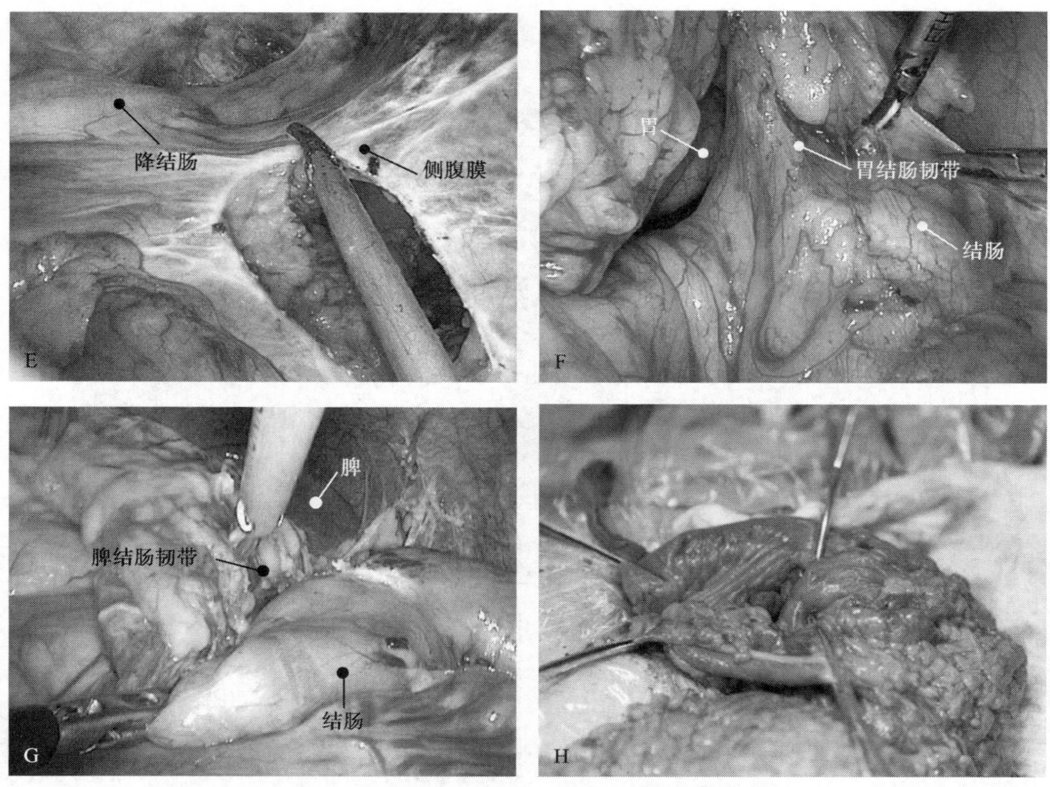

图 11-9 腹腔镜左半结肠切除术(文末有彩图)

A. 手术戳孔选择;B. 清扫肠系膜下血管根部淋巴结;C. 处理乙状结肠血管和左结肠血管;D. 游离左半结肠系膜;E. 分离左侧侧腹膜;F. 分离左胃结肠韧带;G. 分离膈结肠韧带和脾结肠韧带;H. 切除左半结肠

10) 冲洗及引流:关闭小切口,重新建立气腹,生理盐水冲洗腹腔,并检查创面有无出血、肠管有无张力、吻合口有无瘘等,查无活动性出血后,于左结肠旁沟放置引流管一根,由左下腹穿刺孔引出。

(3) 直肠前切除术(LAR):适用于直肠中、上段癌。①气管插管静吸复合全身麻醉。病人取头低足高 30° 的膀胱截石位。②术者站位于病人右侧,第一助手站位于病人左侧,持镜者站位于术者同侧。③脐孔或脐上行 10mm 戳孔用于安置 30° 斜面镜头。左、右脐旁腹直肌外缘行 5mm 戳孔安置器械,右下腹行 12mm 戳孔作为主操作孔。如术中不用结扎带牵引结肠,则左下腹可加行一个 5mm 戳孔(图 11-10A)。④经路可选择中间入路或侧方入路。以中间入路为例,在腹主动脉前打开后腹膜,游离、切断肠系膜下动脉或乙状结肠动脉及其伴行静脉(图 11-10B)。由内侧向外侧分离结肠系膜。应注意勿损伤双侧输尿管及其周围组织,并注意其走向。⑤切开其左侧后腹膜,将乙状结肠系膜从后腹膜壁游离。⑥游离直肠时,沿着直肠固有筋膜与盆壁筋膜的间隙行锐性分离(图 11-10C)。先分离其后部及侧部,再分离直肠前方。切开直肠前腹膜返折,于 Denonvillier 筋膜之间的间隙将直肠前壁与精囊分离(女性在直肠生殖膈平面进行分离)(图 11-10D)。切断两侧的侧韧带并注意保护盆腔的自主神经(图 11-10E)。最后将直肠游离至肿瘤下方。⑦在肿瘤下方至少 2cm 处用腹腔镜切割缝合器切断直肠(图 11-10F)。在下腹作相应大小的小切口,用塑料袋保护好切口,将带肿瘤的近端直肠乙状结肠拉出腹腔外,切除肠段。将圆形吻合器的钉座放入近端结肠,重新建立气腹,使用吻合器在腹腔镜直视下作乙状结肠 - 直肠端端吻合。吻合口必须没有张力。⑧对于过度肥胖、肿瘤较大、盆腔狭小,手术野暴露不理想和手术操作有困难的病人可以改用手助腹腔镜直肠前切除术。⑨冲洗盆腔后,吻合口附近放置引流管。

(八) 腹腔镜胃及胃癌手术

腹腔镜胃手术目前包括胃底折叠术、穿孔修补术、胃大部切除术以及胃减容术(LVBG)获得长足发展,特别是 LVBG 在全世界范围内被用于治疗单纯性肥胖症,疗效确切持久。而自 1993 年首次报告施行腹腔镜胃癌手术,腹腔镜手术在治疗胃恶性肿瘤中的应用才缓慢发展起来。腹腔镜胃癌根治手术操作复杂,无论是游离胃体、切除标本或消化

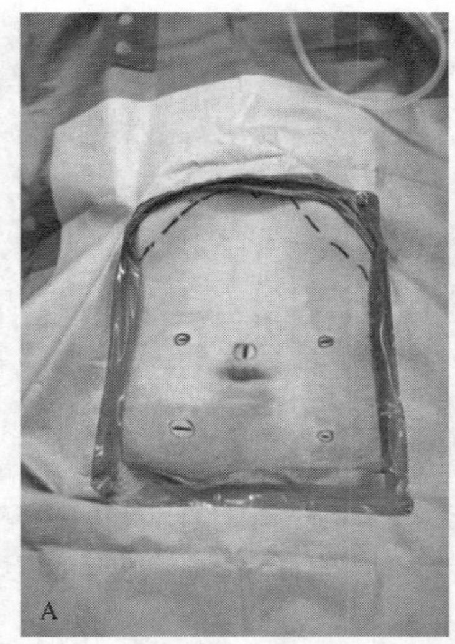

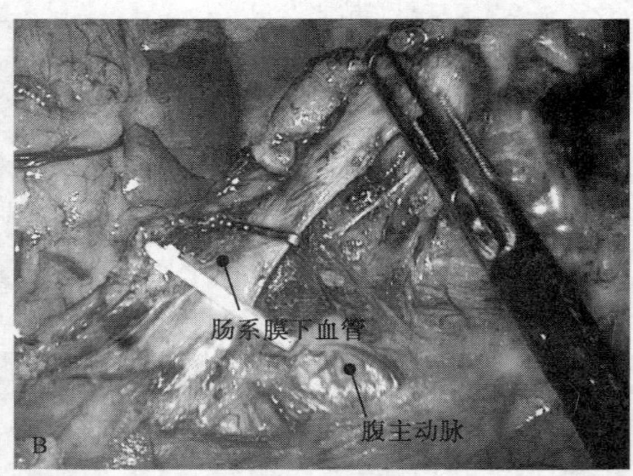

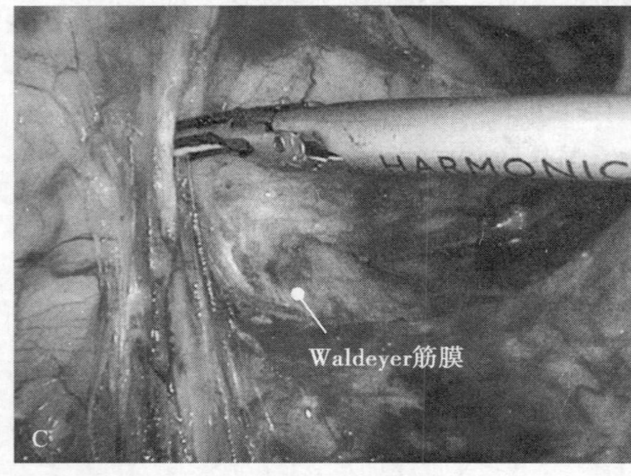

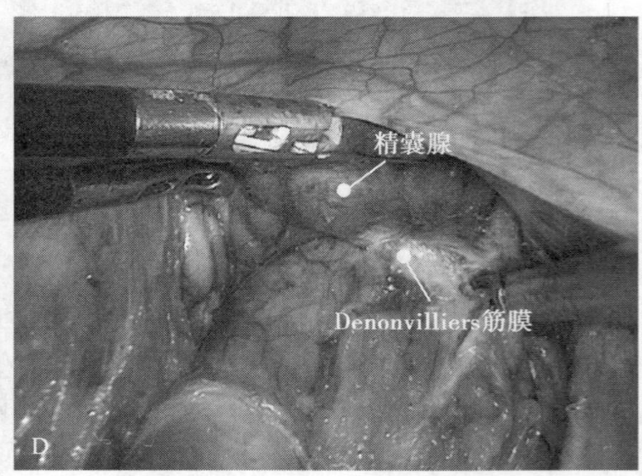

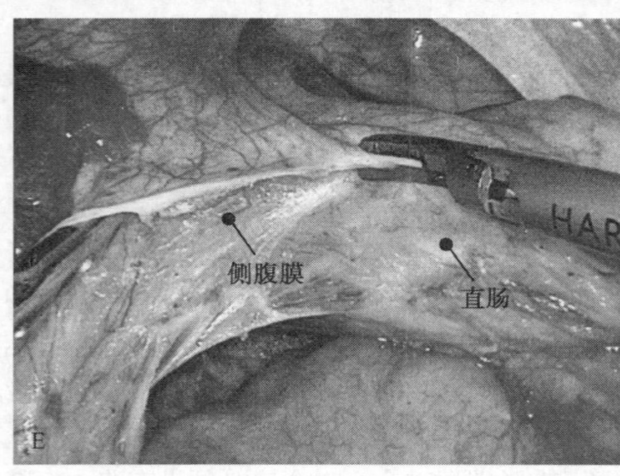

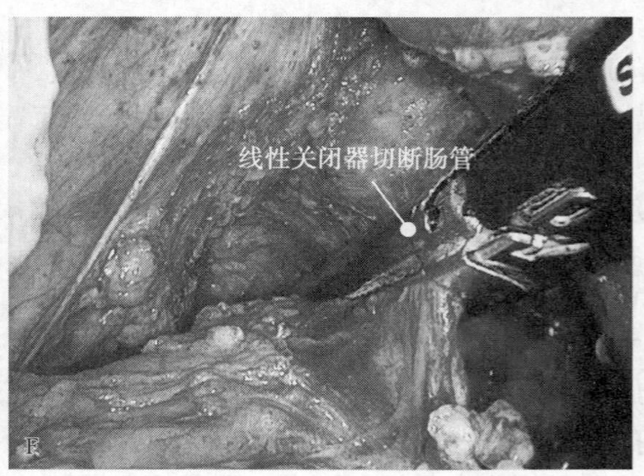

图 11-10 腹腔镜直肠前切除术(文末有彩图)

A. 戳孔安置;B. 处理肠系膜下血管;C. 游离直肠后壁;D. 游离直肠前壁;E. 游离直肠侧壁;F. 腔内线型关闭器切断直肠

道重建,还是清扫淋巴结,操作步骤及操作平面都较多。且整个手术操作没有很好单一的间隙,多层面跳跃进行,使手术难度增加。根据病灶以及手术切除的部位,腹腔镜胃癌的手术种类主要有:①腹腔镜远端胃切除术;②腹腔镜全胃切除术;③腹腔镜近端胃切除术;④腹腔镜胃切除合并邻近脏器切除术。腹腔镜胃周淋巴结清扫范围分主要有:①腹腔镜胃 D1 淋巴结清扫术,清除胃周第 1 站淋巴结;②腹腔镜胃 D1^{+}α 或 β 淋巴结清扫术,清除第 1 站及第 7 组或 7,8a,9 组淋巴结;③腹腔镜胃 D2 根治术,清除胃周第 2 站淋巴结。原则上前两种清扫范围主要适应于胃淋巴瘤、胃恶性间质瘤等非上皮来源恶性肿瘤手术以及早期胃癌病灶局限于黏膜内者或胃癌病人因高龄、全身合并病而不能耐受长时间扩大手术者。对于进展期胃癌以及侵犯黏膜下层的早期胃癌原则上应施行 D2 淋巴结清扫术。

而人们普遍关心的问题是腹腔镜手术治疗胃癌是否能达到足够切缘以及 D>N 的淋巴清扫。Kitano 等于 2007 年公布的一项多中心大样本回顾性研究，包含日本 16 个中心 1 294 例腹腔镜早期胃癌根治术，显示了腹腔镜与开腹手术具有相同的肿瘤根治效果。经过 36 个月(13~113 个月)的中位随访，ⅠA 期、ⅠB 期以及Ⅱ期(UICC 分期)病人的术后五年无瘤生存率分别为 99.8%、98.7% 及 85.7%，而腹腔镜远端胃切除、近端胃切除以及全胃切除的术后五年无瘤生存率分别为 99.4%、98.7% 及 93.7%。由此可见，腹腔镜早期胃癌根治术与传统开腹手术一样有较好的五年无瘤生存率。2004 年日本胃癌协会已将腹腔镜手术纳入早期胃癌的可选治疗方式中，并提出局限于黏膜层和局部淋巴结转移(N1)的胃癌，或者黏膜下和淋巴结转移在 N0 或者 N1 的胃癌可以行腹腔镜胃癌根治术，并将腹腔镜胃癌根治术作为ⅠA 期胃癌的标准治疗方案之一。而对于腹腔镜治疗进展期胃癌，目前尚缺乏充分的高级别循证医学证据来证实其疗效，日本和韩国等正在进行相关研究，以期获得更多证据。鉴于我国胃癌病人就诊时绝大多数已属进展期胃癌，早期胃癌的比例仅 10% 左右，因此对于腹腔镜胃癌根治手术我们主张应限于有丰富经验的内镜及腹腔镜中心。手术者必须具有丰富的腹腔镜技术和良好的开腹胃癌 D2 以上根治术手术经验，最好具有操作中等难度腹腔镜手术的良好经验，如结直肠癌根治、脾脏切除及良性疾病的胃大部切除术等等。

本章中以腹腔镜胃癌 D2 根治术为例，介绍腹腔镜下进展期胃癌手术的操作步骤与要点。

1. 麻醉与体位　手术采用静吸复合全麻，病人取仰卧位，采用倾斜 15°~30° 头高脚低体位，两腿分开固定；术前留置鼻胃管和尿管；主刀医师位于病人的左侧，第一助手站立于病人右侧，持镜者站在病人两腿之间(图 11-11A、B)。

2. Trocar 的布置　目前我们采用五孔法，脐孔上或下缘行 10mm 戳孔放置镜头，Karl Storz30° 镜经脐部观察孔进入腹腔，探查：注意肝脏、腹腔、盆腔及大网膜有无转移，明确肿块位置以及是否侵犯浆膜，胃周有无肿大淋巴结等，明确术中分期确认腹腔镜可行性后，左侧腋前线肋缘下 2cm 置入 12mmTrocar 为主操作孔，左侧锁骨中线平脐上 2cm 置入 5mmTrocar；右侧腋前线肋缘下置入 5mmTrocar，右侧锁骨中线平脐上 2cm 置入 5mmTrocar 为辅助操作孔(图 11-11C、D)。

3. 进展期胃癌 D2 根治术手术步骤

(1) 腹腔镜辅助远端胃癌 D2 根治术(LADG+D2)：淋巴清扫顺序为 No.4sb → 4d → 14v → 6 → 5 → 8a → 11p → 9 → 7 → 12a → 1 → 3。①将大网膜向头侧翻起，用超声刀自横结肠中部向脾曲剥离大网膜(图 11-11E)并进入网膜囊内，显露胰尾并定位脾血管，于脾脏下方向胰尾解剖，贴近胰尾于根部显露、切断胃网膜左动、静脉，清扫 No.4sb 组淋巴结(图 11-11F)。暴露胃脾韧带，紧贴脾门用超声刀切断胃短动脉，保留胃短动脉第 1、2 支。②向右剥离大网膜至结肠肝曲，清扫 No.4d 组淋巴结，进入横结肠系膜前后叶间隙，将胃向上方、结肠向下方牵拉，循结肠中动脉根部及其分支向上分离至胰腺下缘(图 11-11G)，继而沿胰腺下缘向右分离，暴露肠系膜上静脉、Henle 干、右结肠静脉及胃网膜右静脉，清扫 No.14v 组淋巴结(图 11-11H)；根部切断胃网膜右静脉，清扫 No.6 组淋巴结(图 11-11I)。沿胰头表面解剖裸化胃网膜右动脉，根部切断(图 11-11J)。向右沿胰十二指肠前筋膜深面分离至十二指肠，裸化十二指肠至预切平面下 1~2cm。③助手把大网膜置于肝脏下方，并抓持胃胰皱襞，向上翻起胃体，先暴露胃十二指肠动脉，然后沿胃十二指肠动脉向上解剖寻找其与肝总动脉、肝固有动脉三分叉处(图 11-11K)，循肝总动脉向上充分显露肝固有动脉，脉络化肝固有动脉。沿肝固有动脉分离找到胃右动脉，充分脉络化胃右动脉，根部切断，清扫 No.5 组淋巴结(图 11-11L、M)。继续向左显露并脉络化肝总动脉，沿肝总动脉前方及上缘分离，清扫 No.8a 组淋巴结(图 11-11N)。沿肝总动脉继续向左侧清扫，打开脾动脉血管鞘，脉络化脾动脉近端，清扫 No.11p 组淋巴结。找到腹腔动脉干三分叉处，清扫 No.9 组淋巴结，脉络化胃左动脉，根部用 Hem-o-lock 夹钳闭后切断，清扫 No.7 组淋巴结(图 11-11O、P)。④助手向上方牵开肝脏，向下牵开胃十二指肠，充分暴露肝十二指肠韧带，打开肝十二指肠韧带前叶，继续脉络化肝固有动脉前方及外侧，清扫 No.12a 组淋巴结。沿肝胃韧带间的无血管区打开后，用超声刀游离胃小弯，逐层切开，清扫 No.1、3 组淋巴结(图 11-11Q、R)。⑤剑突下 4~5cm 正中切口，保护切口，将胃拉出体外作远端胃大部切除，将残胃与十二指肠作毕(Billroth)Ⅰ式吻合或将残胃与空肠作毕Ⅱ式吻合。

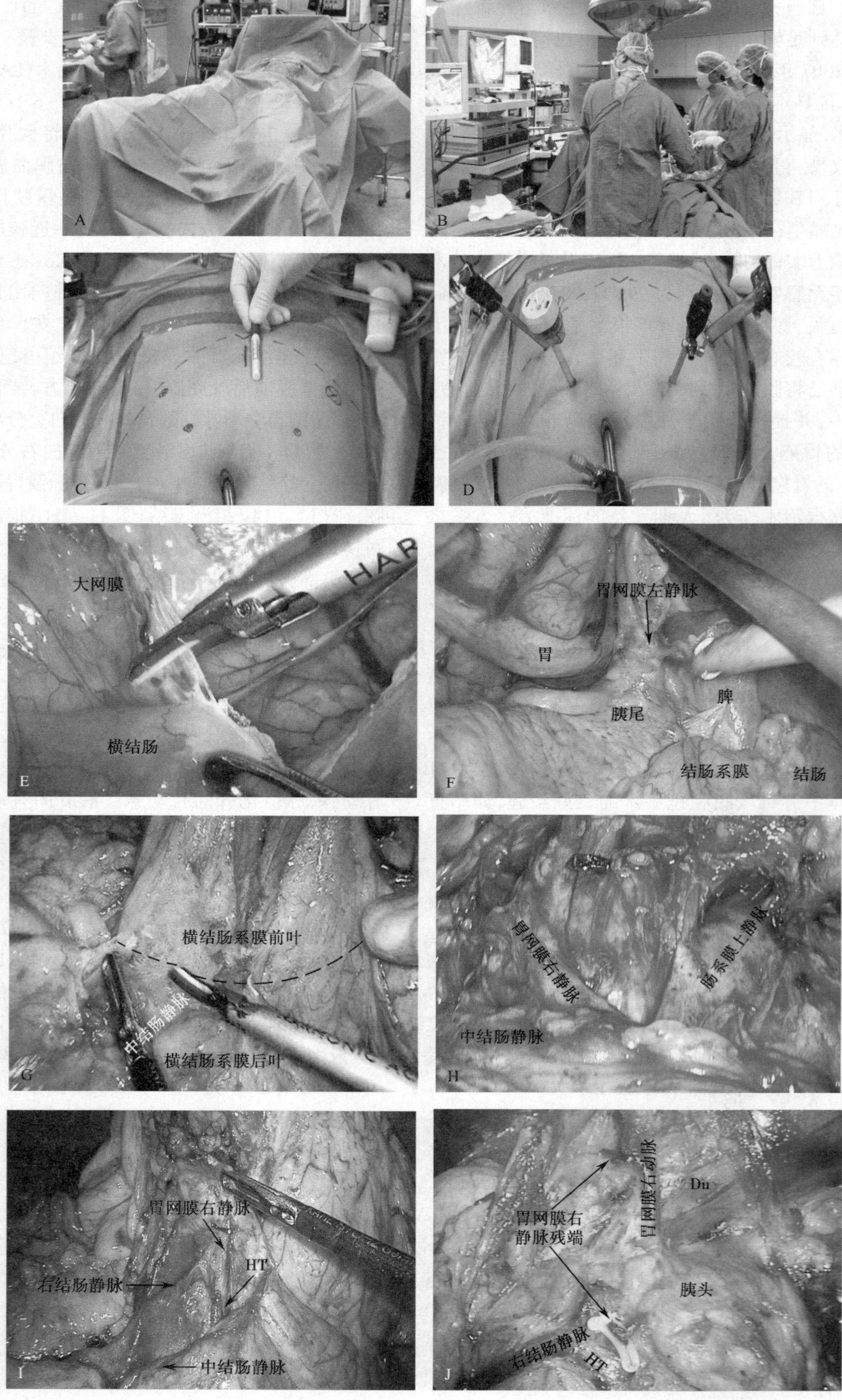
A
B
C
D
大网膜
横结肠
E
胃网膜左静脉
胃
胰尾
脾
结肠系膜
结肠
F
横结肠系膜前叶
中结肠静脉
横结肠系膜后叶
G
胃网膜右静脉
肠系膜上静脉
中结肠静脉
H
胃网膜右静脉
HT
右结肠静脉
中结肠静脉
I
胃网膜右静脉残端
胃网膜右动脉
Du
胰头
右结肠静脉
HT
J

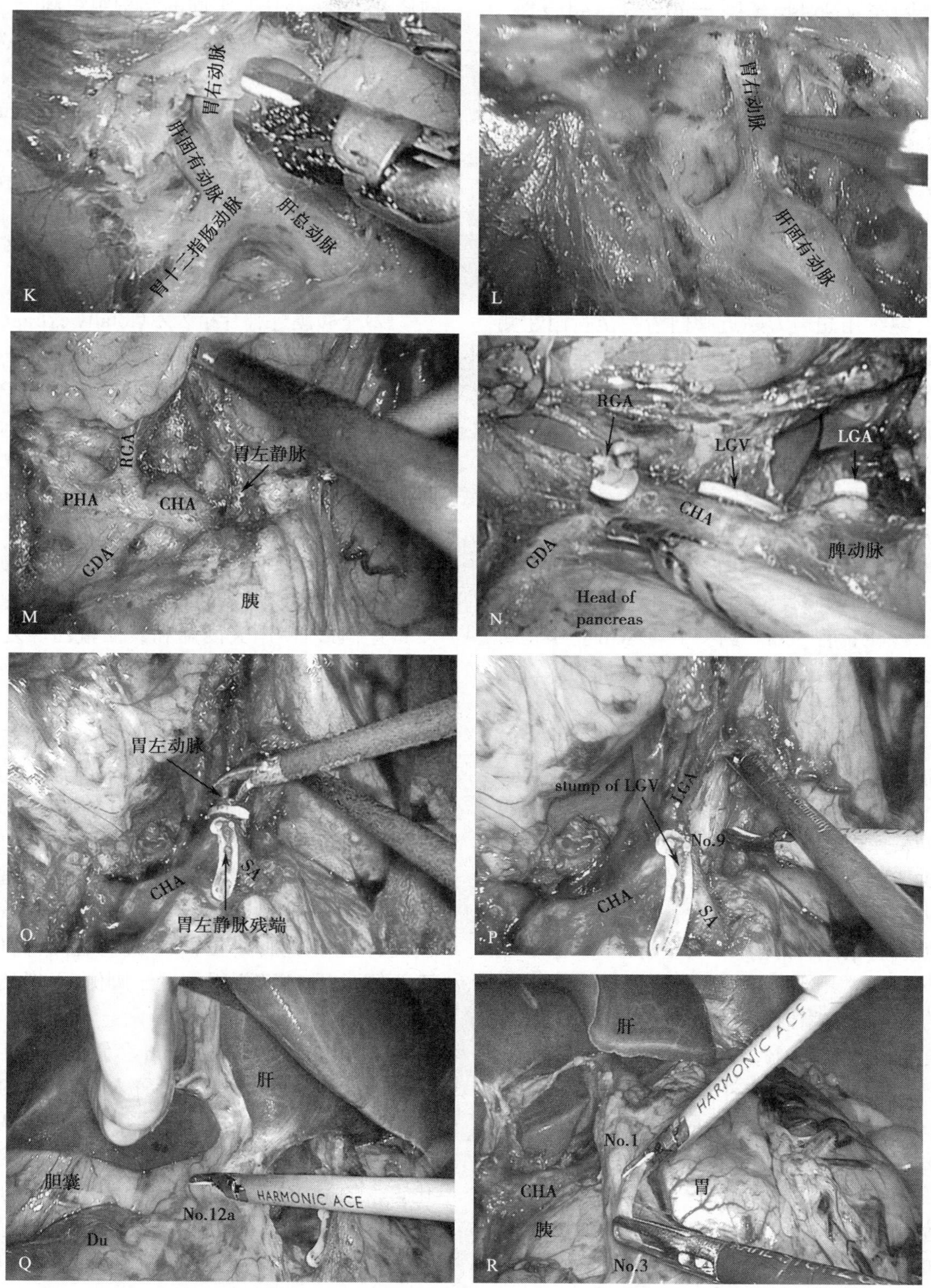

图 11-11　腹腔镜下进展期胃癌手术的操作步骤与要点（文末有彩图）

A. 病人体位图；B. 术者站位；C. 套管布局图；D. 套管布局；E. 自横结肠中部偏左剥离大网膜；F. 胃网膜左血管处理；G. 剥离横结肠系膜前叶；H. 第 14v 组淋巴结清扫；I. 胃网膜右静脉处理图；J. 胃网膜右动脉处理；K. 胃十二指肠动脉与肝总动脉、肝固有动脉三分叉处；L. 处理胃右动脉；M. 胰腺上缘淋巴结处理图；N. 清扫第 8a，11p，9，7 组淋巴结；O. 胃左动脉处理；P. 第 9 组淋巴结清扫；Q. 第 12 组淋巴结清扫；R. 第 1 组淋巴结清扫

(2)腹腔镜辅助近端胃癌D2根治术(LAPG+D2):淋巴清扫顺序为No.4sb→4sa→10→2→4d→8a→9→7→11p→11d→1→3。

将大网膜向头侧翻起,用超声刀自横结肠中部向脾曲剥离大网膜并进入网膜囊内,显露胰尾并定位脾血管,于脾脏下方向胰尾解剖,贴近胰尾于根部显露、切断胃网膜左动、静脉,清扫No.4sb组淋巴结。暴露胃脾韧带,紧贴脾门切断胃短动脉,清扫No.4sa组淋巴结,裸化脾门部脾血管分支,清扫No.10组淋巴结,向右上方翻起胃大弯侧,切断胃后动脉,继续用超声刀贴近脾门清扫至贲门左侧,清扫No.2组淋巴结;此时转向大网膜右半,用超声刀离断剥离大网膜至结肠肝曲,同上LADG方法处理清扫第4d、8a、11p、9、7组淋巴结,将胰腺向右下牵拉,在肾前筋膜前的疏松间隙内分离,沿脾动脉表面清扫11d组淋巴结至脾门部。沿肝下缘切开肝胃韧带至贲门右侧,向下清扫No.1、3组淋巴结,切断迷走神经干同时向上裸化食管,打开膈肌裂孔和食管间的膜性结构,暴露下后纵隔,充分游离食管,裸化食管5cm。剑突下4~5cm正中切口,保护切口,将胃拉出体外作近端胃大部切除,行食管与残胃前壁吻合,加行幽门成形术。

(3)腹腔镜辅助根治性全胃切除术(LATG+D2):淋巴清扫顺序为:No.4sb→4sa→10→2→4d→14v→6→5→8a→9→7→11p→11d→12a→1→3。

具体手术操作方法同腹腔镜近端胃癌和远端胃癌D2根治术。

(九)腹腔镜疝修补术

腹腔镜疝修补术是一种安全、技术合理的无张力修补手术,常用于腹股沟疝的修补及各类腹壁切口疝的修补。前瞻性研究显示腹腔镜腹股沟疝修补术复发率为1%~2%,等同于开放式无张力修补术,低于开放式有张力修补术。与开放式手术相比具有切口小、疼痛轻、恢复正常体力活动早的优点,总并发症发生率等同于开放式手术。

1. 手术适应证和禁忌证　腹腔镜腹股沟疝修补术适用于Ⅰ型、Ⅱ型、Ⅲ型和Ⅳ型的腹股沟直疝、斜疝和股疝。

(1)双侧疝和复发疝:可优先考虑腹腔镜修补。治疗双侧疝不需要增加切口,还可发现对侧“隐匿疝”;治疗复发疝可避开原来的手术径路。

(2)下腹部手术史、滑疝、巨大完全性阴囊疝应慎用腹腔镜修补术。不能耐受全麻、嵌顿性疝、绞窄性疝是禁忌证。

2. 手术种类　目前常用的腹腔镜下疝修补术为以下几种,其中TAPP及TEP常用于腹股沟疝的修补,可将补片与牢固的结构组织固定,同时覆盖了斜疝内口、直疝三角和股环口,术式较为合理;IPOM则多用于切口疝等腹壁缺损的修补。

(1)经腹膜前补片植入术(transabdominal preperitoneal repair, TAPP):在腹腔内打开腹膜,解剖腹膜前间隙,将补片与Cooper's韧带、耻骨结节、腹直肌外缘和联合肌腱钉合,再关闭腹膜。原则等同于Rives、Stoppa在八十年代提出的开放式经前腹膜补片植入术。

(2)全腹膜外补片植入术(totally extraperitoneal repair, TEP):直接进入腹膜前间隙而无需进腹,相当于开放式Kugel手术。钉合方法与TAPP相同。

(3)腹腔内补片植入术(intra peritoneal onlay mesh, IPOM):在腹腔内将补片钉合在疝缺损的腹膜上。IPOM是目前治疗切口疝的主要方法。在修补腹股沟疝时,因补片容易移位,需做一定的改良:如补片中央固定、补片四周缝合、打开腹膜将补片与耻骨结节或Cooper's韧带固定等。为防止腹腔粘连,必须使用聚丙烯和聚四氟乙烯复合材料(如Composix Mesh)或膨体聚四氟乙烯(e-PTFE)双面材料(如Dual Mesh),补片价格较贵。

3. 手术操作　一套标准的腹腔镜设备基本能够完成腹腔镜腹股沟疝修补术。30°腹腔镜头能改善视野角度;准备5mm或10mm的疝钉固定器;选用足够大的补片,至少15cm×10cm;在TEP术中有时使用气球扩张建立气腹。手术基本步骤如下:

(1)一般准备:①术前留置导尿;②气管插管静吸复合全麻;③仰卧位,15°~30°头低脚高位,双臂于两侧张开;④监视系统置于脚侧,术者站在患侧的对侧。

(2)TAPP:①脐孔10mm套管置入腹腔镜,双下腹腹直肌外侧5mm套管置入操作;②内环口上方脐内侧韧带至髂前上棘弧形切开腹膜;③沿腹膜翻开直疝或斜疝疝囊,将疝囊完全剥离至腹膜盆壁化。大的斜疝疝囊可横断,远端旷置;④分离腹膜前间隙,显露耻骨结节、Cooper韧带、联合肌腱、腹壁下动脉、输精管、精索血管;⑤将15cm×10cm聚丙烯补片钉合或缝合在耻骨结节、Cooper韧带、联合肌腱和腹直肌背侧上;⑥钉合或缝合腹膜。⑦术后留置导尿1天。

(3)TEP:①脐下2cm行1cm长的小切口,于腹直肌后、腹膜前置入10mm套管,进入腹膜前间隙;②剥离疝囊至腹膜盆壁化;③分离腹膜前间隙,暴露、输精管、精索血管;④将15cm×10cm聚丙烯补片直接覆盖、或钉合、或缝合在耻骨结节、Cooper 韧带、联合肌腱和腹直肌背侧上；⑤术后留置导尿 1 天。

(4) 注意点：①补片足够大，至少 15cm×10cm，要覆盖住整个疝内环口、直疝三角和股环口；②疝囊剥离完全，至腹膜盆壁化；③补片可剪开绕过精索后方，亦可覆盖在精索前方；④输精管和精索血管之间是危险三角区，千万不能上夹钉；⑤危险三角外侧、髂耻束下方有股外侧皮神经和生殖股神经，不能上夹钉，以免引起神经痛；⑥补片内侧必须覆盖整个耻骨结节；⑦ TEP 中如腹膜有破损必须缝合或钉合关闭。

4. 并发症及处理

(1) 术中并发症：血管、内脏、输精管、膀胱损伤是腹腔镜手术的特有并发症。

(2) 术后并发症：①阴囊气肿：症状轻微，6~8 小时自行消退，许多文献都不将其列为并发症。②血清肿：发生率为 4%~5%。小血肿能自行吸收，较大的血肿可穿刺引流。需鉴别血肿与复发，以免进行不必要的手术。③神经感觉异常：暂时性神经感觉异常 2~4 周后可自行缓解，预防的关键是不要在髂耻束中外侧 1/3 下方上夹钉。持续性神经感觉异常较少见，表现为持续性慢性神经痛，处理比较麻烦。④粘连性肠梗阻：防止补片与小肠接触是预防的关键。⑤其他：如补片感染、尿潴留、睾丸炎等，与开放式手术相同。

（郑民华）

第四节　外科机器人技术

一、机器人手术系统发展简史

“机器人”技术产生于 20 世纪 60 年代：1959 年美国发明家英格伯格和德国人德沃尔联合制造出第一台工业机器人，并应用于汽车制造业和核工业领域。随现代科学技术的发展，越来越多的特种“机器人”逐步应用于军事、海洋探测、航天、医疗等人类生产生活的各个领域。

20 世纪是微创外科的形成与发展时期。腔镜技术是典型代表，这种手术与传统的打开式手术相比，具有创伤轻、瘢痕小、恢复快等特点。但腔镜手术尚存在不少不足之处，主要表现为协调性和灵活性差、二维手术视野、精细解剖困难、器械操作难度大，难以完成准确、安全的血管吻合等。为了解决腔镜外科手术中存在的精度不足、操作疲劳等问题，人们开始探讨如何在外科手术中引入机器人技术，改善手术效果。1980 年，单臂的机器人系统“美洲狮”（PUMA560）首次应用于经尿道前列腺切除术中。1999 年，德国 Otto Maquet 公司研制了 Caspar 机器人系统，应用于全髋或全膝关节置换术中。但这些系统大多传承自工业机器人技术，有安全性不高、不符合医师操作习惯等问题。1991 年，美国 ISS 公司（integrated surgical systems）推出了全球第一个骨科手术机器人，即著名的 RoboDoc，并在当年 7 月完成了第一例全髋置换临床手术试验。1989 年，在美国 Computer Motion 公司成立，并制造了“伊索”（automated endoscopic system for optimal positioning，AESOP）和“宙斯”（ZEUS）医疗机器人系统。上述两种系统分别于 1994 年和 2001 年被批准于临床医用，同期机器人辅助下心脏手术概念被提出。Zeus 系统实现了医师远距离控制和稳定的器械抓持等动作。利用 Zeus 系统，2001 年 9 月首次成功实现了跨大西洋（美国纽约 - 法国斯特拉斯堡）的机器人腹腔镜胆囊切除术。但该系统目前已不再生产。

1995 年福瑞德里克和美国国家航空航天局及斯坦福研究院合作建立了 Intuitive Surgical 公司，并制造了“达芬奇”（da Vinci）机器人手术系统。2000 年 7 月 11 日通过了美国食品和药物管理局（food and drug administration，FDA）市场认证后，“达芬奇”成为世界上首套可以正式在医院手术室中使用的机器人手术系统。该系统采用了主从式操作模式，完善了人机交互接口，更符合医师医师操作习惯。早期主要用于腹腔手术中，后来被逐步应用于心脏外科手术中。值得期待的是，使用“达芬奇”手术机器人，将逐步开创远程手术的概念。目前，美国正在研究远程微创外科手术机器人系统项目，采用 da Vinci 系统在美国华尔特里德陆军医学中心和约翰霍普金斯医院之间（相距 64km）开展远程手术研究。远程遥控手术在经验丰富的外科医师和病人之间建立起全新的联系，使病人在原地、原医院即可接受远地专家的会诊及其治疗；该系统也有望应用于远程急救医学，实现战争、地震等极端环境下的遥控手术。我国从 20 世纪 90 年代中期开始医疗外科机器人的应用研究，但研究规模和范围小，机器人功能相对简单，能够完成的手术种类少，临床试验少，无法满足临床需求。

二、达芬奇机器人手术系统的功能及技术特点

“达芬奇”机器人手术系统主要由三部分构成(图 11-12)：术者控制台(surgeon console)、床旁机械臂车(patient cart)和视频系统(vision cart)。三部分组件在手术室内通过数据传输光缆连接为一体。手术时需要两名针对“达芬奇”系统进行过专门训练的医师，主刀医师在控制台控制机器手臂的运动，另一名医师在病人旁协助。

1. 术者控制台　术者于控制台利用控制手柄(master controller)控制机械臂和三维内镜(3D endoscope)。术者控制台装有三维视觉系统和动作定标系统，医师手臂、手腕和手指的运动通过传感器在电脑中精确记录下来，并同步翻译给机器手臂。振动消除系统和动作定标系统保证了机械臂在狭小的手术野内进行精确的操作。术者控制台的顶端为三维观测窗口(stereo viewer)，能够实现同开放式手术相同的手术视野效果，而且可以同时显示所需的超声图像、心电信号、血氧饱和度、心功能测定结果、麻醉深度等医学信号。

2. 床旁机械臂车　床旁机械臂车的主要功能是提供可控的器械臂和内镜臂，由镜头臂及三个器械臂组成。根据手术需要，床旁医师助手可更换不同的手术器械。所使用的器械为具有“腕状”(endowrist)结构的特制器械。器械有 7 个自由度，大于人手的活动度，可以完成人手不能完成的高难度动作，从而增加了手术可覆盖范围和完成高难度操作的可能性。而且器械头部的直径 5~8mm，可通过钥匙孔大小的切口进入人体组织内，从而实现微创。镜头臂所承载的为 3D 内镜，术者可通过控制手柄对其方向和远近进行调控。

3. 视频系统　视频系统是机器人手术的视频处理中心。内镜所采集的视频信号传输到视频控制系统中，通过系统处理后输出到术者控制台和各外接显示器上。

手术过程中，外科医师通过转换器将指令传递给机器人的两个机械手臂，操纵手术器械，按遥控的指令实施切割、分离、止血、结扎、缝合等外科操作(图 11-13)。机器人系统还能通过软件处理来消除手术医师手部的震颤。此外，还能将控制柄的大幅度移动按照比例转换成病人体内的精细动作，尤其是它所具有的三维视觉和深度知觉提高了图像质量和分辨率，并结合自由度的提高和灵活性的增强，显著提高了手术医师对分离解剖组织的鉴别能力。由于可控性强、操作精细，视野清晰、放大，使术者劳动强度降低、不易疲劳，可明显提高工作效率和准确度，是传统腔镜手术所无法比拟的。

三、达芬奇机器人手术系统在我国的应用情况

1. 机器人手术技术国内发展历程　2000 年，中国人民解放军总医院心血管外科高长青在加拿大参加北美心胸外科年会时第一次见到了“达芬奇”机器人手术系统，此时该系统刚刚通过美国 FDA 认证，仅在美国少数几个心脏外科中心使用。2003

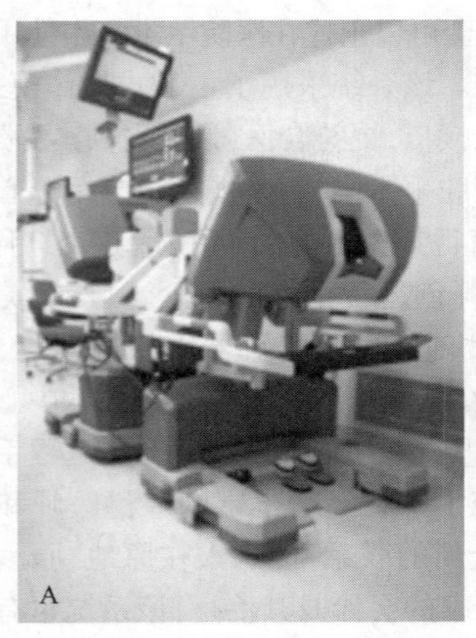

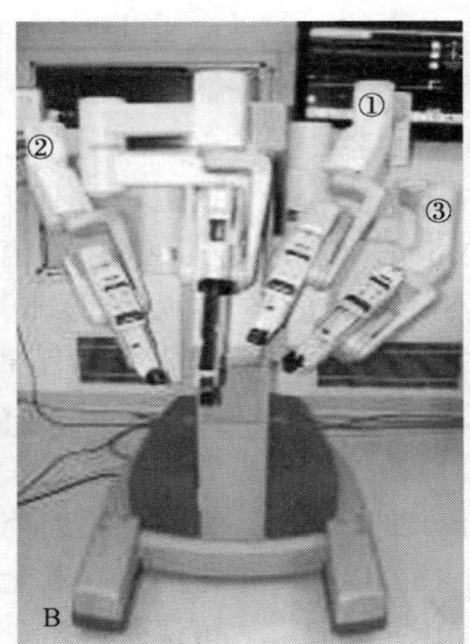

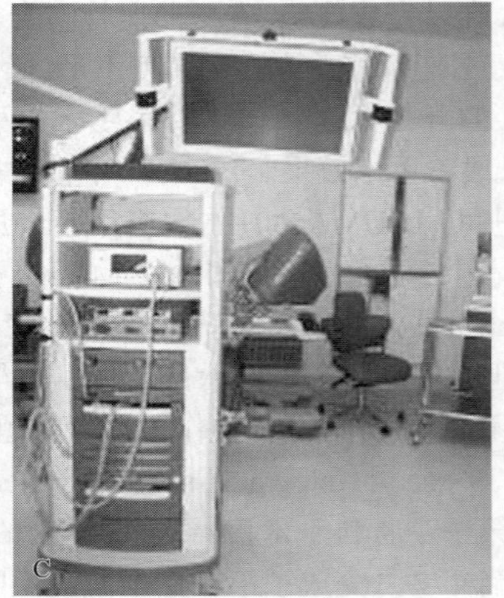

图 11-12　双操控台 da Vinci SI 机器人手术系统(文末有彩图)

A. 控制台；B. 床旁机械臂车；C. 视频系统

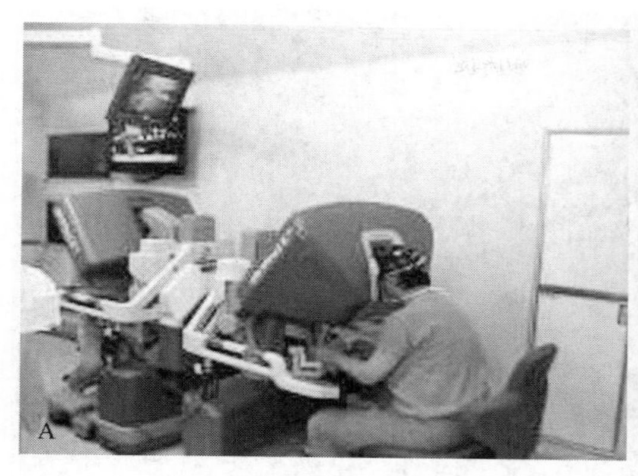

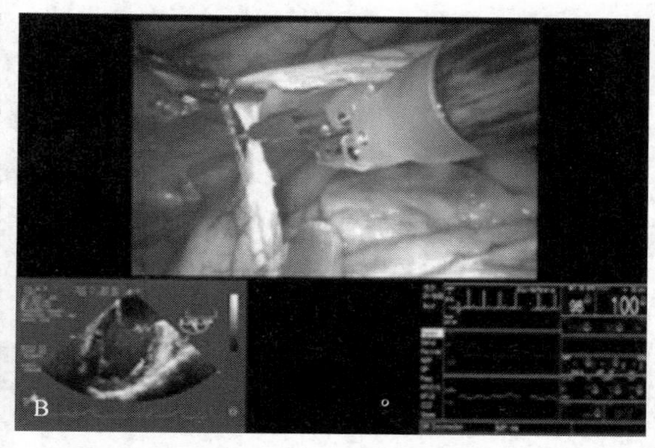

图 11-13 术者于控制台前遥控微创机械完成机器人微创心脏手术(文末有彩图)

A. 术者的工作状态;B. 术者所见的三维视野及超声、生命体征信号

年机器人手术系统开始逐步应用于心脏外科领域,但由于当时我国与西方发达国家在经济水平存在的差距,机器人手术未能在国内开展。

2006 年 12 月,中国人民解放军总医院在国内率先引进了当时世界最先进的四手臂“达芬奇 S”机器人手术系统,并同期组建了以高长青领衔的中国第一支机器人心脏手术团队,赴美国进行了从实验室训练到临床实地观摩的系统培训,获得了培训证书。回国后立即着手进行技术论证并开展了各项前期实验研究,包括:离体猪心试验、模拟胸腔试验及活体动物试验等。通过上述基础研究明确了适合国人体格的机器人心脏手术系统的布局、手术技术方案和麻醉方案等。由于之前国内从未使用过这种世界上最先进的“达芬奇”机器人手术系统,中国人民解放军总医院机器人手术团队经历了细致而艰苦的准备过程,这些准备工作为在中国开展机器人手术奠定了坚实的基础。2007 年 1 月 15 日,高长青带领团队成功完成了全国首例全机器人不开胸房间隔缺损修补手术,开启了我国达芬奇机器人外科手术的先河。

2. 机器人微创技术在心血管外科的应用 由于心血管手术操作复杂、风险较高,机器人手术系统成功应用心脏手术具有里程碑意义。自 2007 年后经过近 10 年的发展,中国人民解放军总医院机器人心脏手术团队已完成各种全机器人不开胸心脏手术 25 种 800 余例,全部获得成功,包括不停跳下冠状动脉旁路移植、二尖瓣成形和替换、三尖瓣成形、房间隔缺损修补、室间隔缺损修补、右室流出道狭窄修补、房室共同通道修补、部分肺静脉异位引流矫治、三房心矫正、左心室起搏电极植入、心脏和纵隔肿瘤切除等术式,其中不开胸非体外循环下冠脉搭桥是目前心脏手术的微创极限。全机器人心脏不停跳下冠状动脉旁路移植术加支架植入、心脏不停跳下房间隔缺损修补、心脏不停跳下房间隔缺损修补同期行三尖瓣成形、心脏不停跳下右心房肿瘤切除、部分肺静脉畸形引流矫正、三房心矫正、室间隔缺损修补、右室流出道狭窄修补、房室共同通道修补 9 种手术为国际首创。

(1) 机器人微创冠状动脉旁路移植术:该手术包括机器人乳内动脉游离 + 小切口下冠状动脉旁路移植术(mini-thoracotomy coronary artery bypass, MINICAB)、全机器人下冠状动脉旁路移植术(totally endoscopic coronary bypass, TECAB)和“杂交冠状动脉再血管化”(hybrid coronary revascularization, HCR)术式。

机器人冠状动脉旁路移植术的首要步骤是机器人乳内动脉(internal mammary artery, IMA)游离。术中于左侧胸壁开直径为 0.8cm 的小孔 3 个后插入机器人手臂(图 11-14)。术者于控制台上利用手柄控制机械臂法游离 IMA,向上游离至第 1 肋间,向下游离至第 6 肋间(图 11-15)。利用机器人手术系统可方便的全程游离单侧或双侧 IMA。

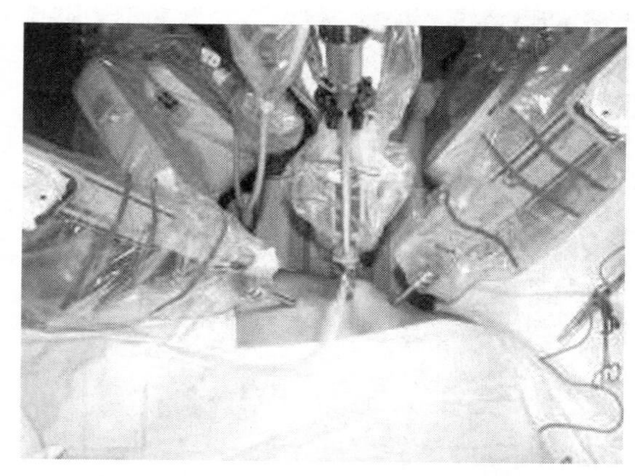

图 11-14 机器人乳内动脉游离时胸壁打孔及机械臂插入位置(文末有彩图)

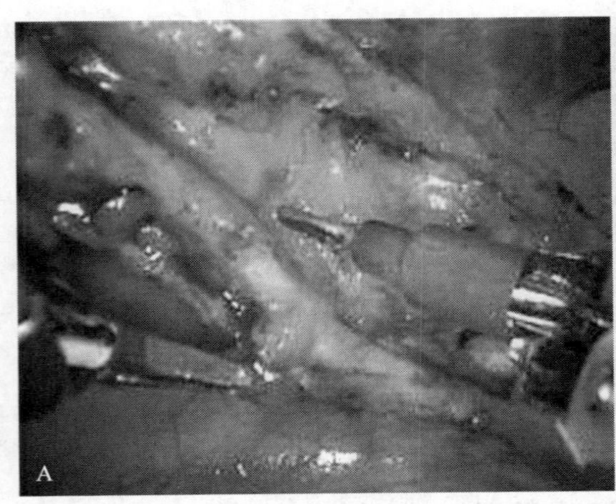

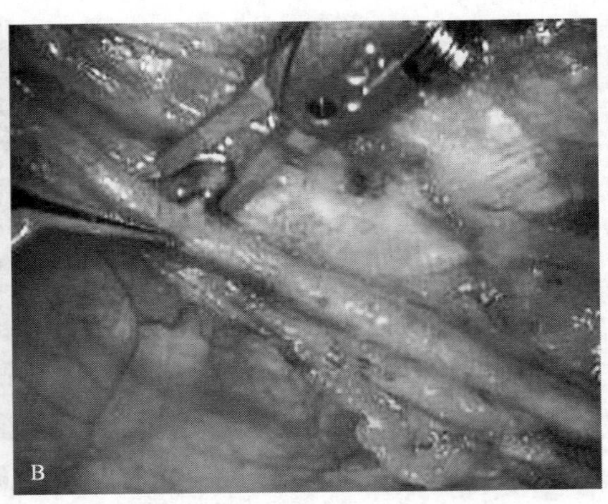

图 11-15 机器人乳内动脉游离(文末有彩图)
A. 骨骼化法游离左侧乳内动脉;B. 钛夹夹闭粗大闭侧支

IMA 游离完毕后,改变镜头方向,游离心包表面脂肪,沿前降支走行方向切开心包,暴露靶血管。根据靶血管情况,行全机器人(TECAB)或侧胸壁小切口下冠状动脉旁路移植术(MINICAB)。行 MINICAB 时,左侧胸壁第四肋间开长度为 6cm 的小切口,直视下行 IMA 到靶血管的单支或多支血管桥吻合(图 11-16);行 TECAB 时无需胸壁小切口,全机器人下完成 IMA 和靶血管的吻合(图 11-17)。

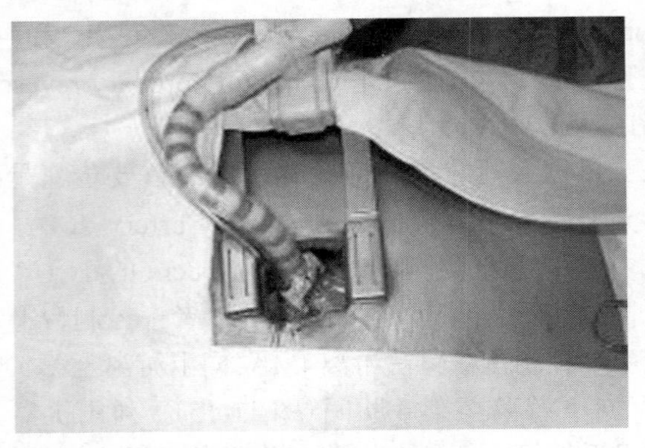

图 11-16 IMA 游离完毕后的 MINICAB 术(文末有彩图)

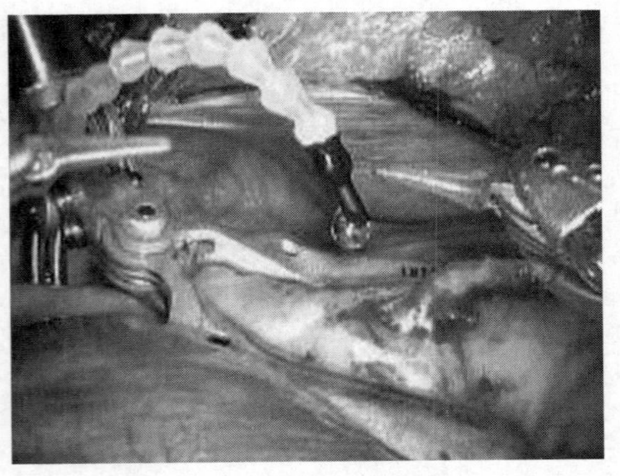

图 11-17 全机器人、非体外循环下冠状动脉旁路移植术(off-pump TECAB)(文末有彩图)

目前,手术技术已从单纯前降支搭桥发展到多支血管吻合;联合机器人搭桥和支架植入两种治疗过程的"杂交"术式也已成功开展。自 2007 年 1 月至 2014 年 11 月,中国人民解放军总医院共完成 240 例机器人非体外循环下冠状动脉旁路移植术,无手术死亡及围手术期心肌梗死发生;TECAB 术后 3 年以上内行 64 排 CT 检查或桥血管造影检查,桥血管通畅率为 97.1%,MINICAB 病人术后 3 年以上 CT 检查的桥血管通畅率为 96.4%。240 例病人中,24 例合并回旋支、右冠状动脉或对角支狭窄的病人接受了"杂交"术式—于机器人术后 2 周内行分站式药物洗脱支架植入,手术效果良好。

(2) 机器人微创二尖瓣手术:2002 年,美国 FDA 基于 Chitwood 等人的多项临床试验结果批准"达芬奇"机器人手术系统应用于二尖瓣成形手术。随着临床经验的积累,部分医师已经开始将机器人技术应用较复杂的二尖瓣成形,例如前叶或双叶修复中。在部分国际知名医疗中心,机器人微创手术已成为二尖瓣成形的常规术式。

2007 年 3 月中国人民解放军总医院开展了"达芬奇"机器人下二尖瓣成形术。术前行经胸及食管超声,明确二尖瓣病变情况。左肺单肺通气后于右侧胸壁打直径为 0.8~1.5cm 小孔 3~4 个(图 11-18),股动静脉及右侧颈内静脉插管建立体外循环。心肺转流下纵行切开心包暴露心脏,悬吊心包后,升主动脉置停跳液针,使用 Chitwood 钳阻断升主动脉,顺行灌注停跳液(图 11-19)。心脏停搏下经肺静脉前左房切口,利用机器人第四手臂牵开器暴露二尖瓣,探查二尖瓣结构(图 11-20)。根据二尖瓣病变行二尖瓣成形或置换(图 11-21,图 11-22)。

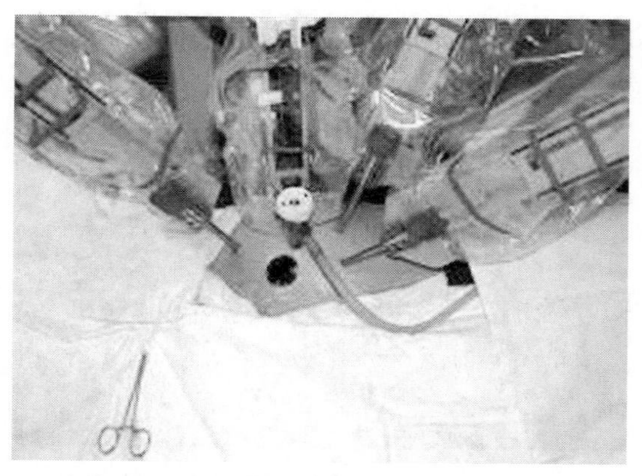

图 11-18 机器人二尖瓣手术时胸壁打孔及机械臂插入位置(文末有彩图)

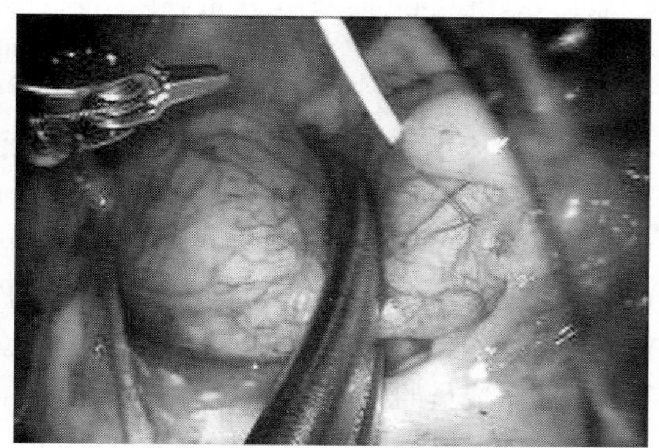

图 11-19 升主动脉阻断及灌注心脏停搏液(文末有彩图)

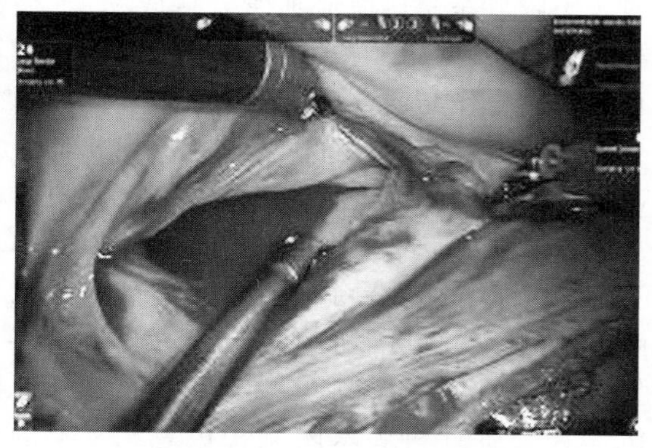

图 11-20 经房间沟、肺静脉前进入左心房(文末有彩图)

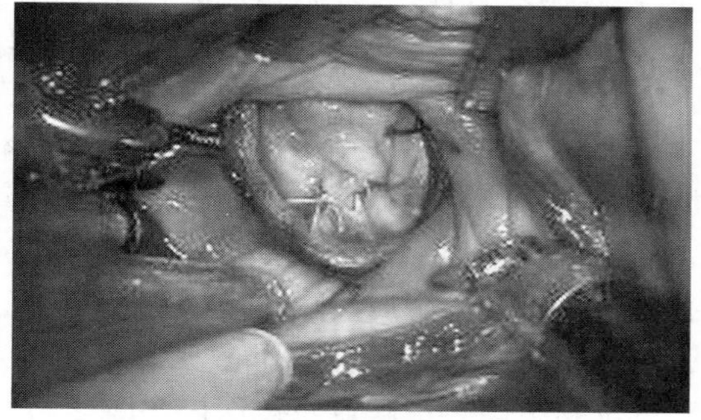

图 11-21 机器人二尖瓣成形术(文末有彩图)

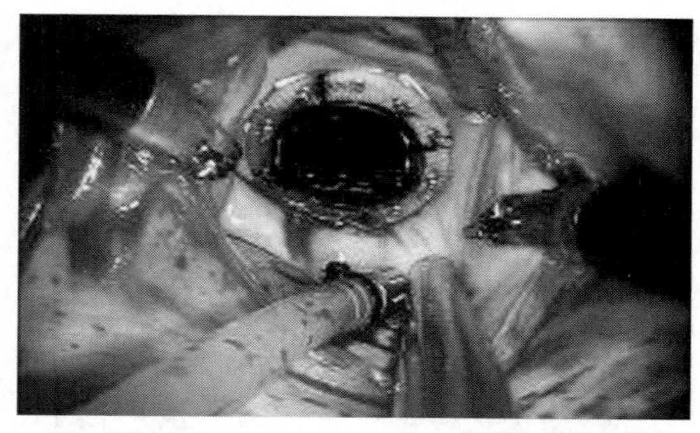

图 11-22 机器人二尖瓣置换术(文末有彩图)

瓣膜处理完毕后,充分排气,4-0 GorTex 线缝合封闭左房、开放升主动脉,缝合穿刺点。经食管超声检查手术效果。体外循环采用负压辅助静脉引流,体外循环采用浅低温、中等流量灌注。

到 2016 年 6 月,中国人民解放军总医院共完成二尖瓣手术 170 例,手术种类包括:后叶部分切除 + 成形环植入、单纯成形环植入、假腱索、单纯部分后叶切除、前叶裂修复、生物瓣和机械瓣置换,无手术死亡,术中转为开胸手术 1 例。术后全部病人均成功随访。在随访研究中(中位随访时间 4.1 年),病人生存率 98.2%,二次手术免除率 94.5%。可以预料的是,随机器人技术的进步及新型器械的发明,机器人下二尖瓣手术将更为简便,并具有良好的可复制性。

(3) 机器人微创先天性心脏病矫正:机器人外科系统的出现为全内镜下微创心脏外科手术的发展提供了可能,通过右侧胸壁数个直径为 0.8~1.5cm 的小孔即可完成部分先天性心脏病的矫正。继发孔房间隔缺损是目前开展最多的机器人先天性心脏病矫治手术。中国人民解放军总医院报道机器人房缺修补 240 例。

胸壁打孔位置及体外循环建立方法同机器人二尖瓣手术。对于房间隔缺损,根据缺损的位置、大小及形状采用直接缝合或补片修补(图 11-23),三尖瓣大量反流时,采用 Devaga 法成形。为简化手术过程和提高手术安全性,逐步开展了心脏不停跳下、机器人房间隔缺损修补术。不停跳术式明显地简化了手术操作过程,缩短了手术和体外循环时间,手术过程避免了升主动脉阻断及停跳液灌注。术后随访未见残余分流及并发症发生。随着临床经验的积累,机器人辅助下先天性心脏病矫正术的手术适应证也在不断地扩展中。中国人民解放军总医院在国际上率先采用机器人辅助下进行共同房室通道、右室流出道及膜周部室缺修补(图 11-24),已经成功完成 30 余例,取得了良好的手术效果。

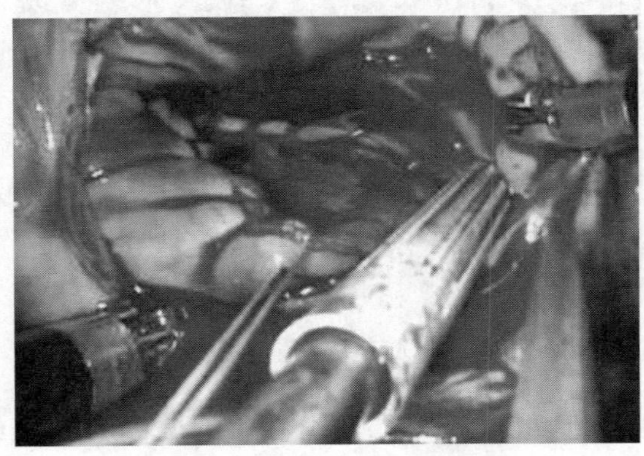

图 11-23 机器人房间隔缺损修补术(文末有彩图)

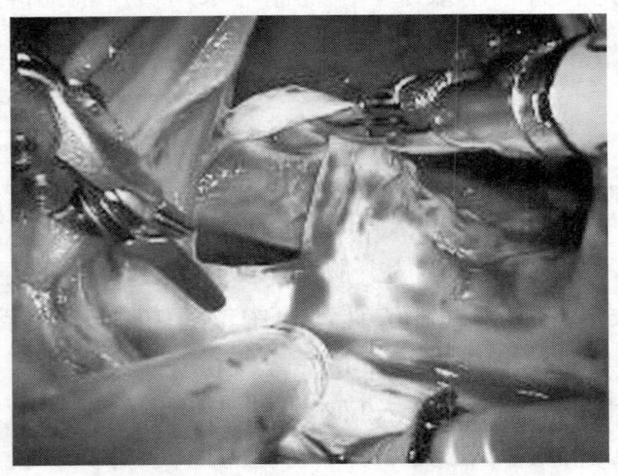

图 11-24 机器人室间隔缺损修补术(文末有彩图)

(4) 机器人系统在其他心脏外科手术中的应用:达芬奇机器人手术系统还可以应用于心房颤动外科治疗、起搏电极植入、心脏肿瘤切除等诸多手术中。2010 年,中国人民解放军总医院报道了一组机器人辅助下黏液瘤切除(图 11-25),其中包括心脏不停跳下右房黏液瘤切除(图 11-26),无手术死亡、栓塞等并发症的发生,随访未见肿瘤复发,与传统开胸手术相比,采用机器人术式术后 30 天生活质量显著提高。

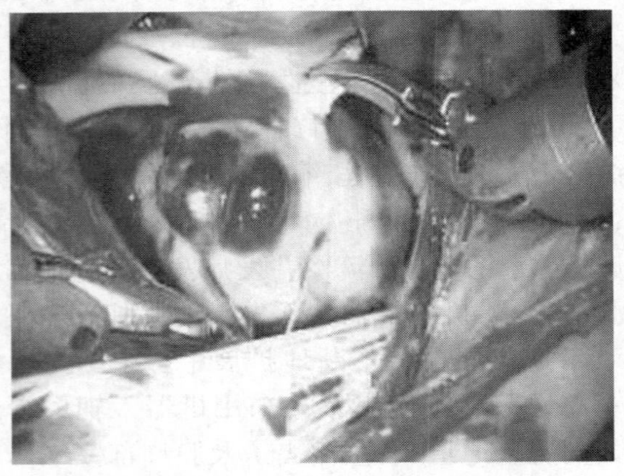

图 11-25 机器人左心房黏液瘤切除(文末有彩图)

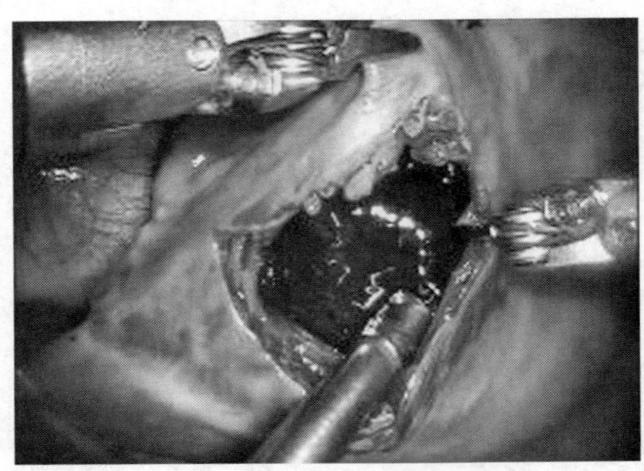

图 11-26 机器人右心房黏液瘤切除(文末有彩图)

机器人系统在心脏外科应用的临床结果表明,该术式同正中开胸相比,可以减少输血量,缩短住院时间,提高生活质量。可以明确的是,随着机器人系统相关技术的发展,如新型牵开器、无线吻合器及新的术式等,机器人手术将得到更广泛的应用。目前,美国每年完成的机器人心脏手术约为 1 700 例,且以每年 25% 的速度增长。就国内的情况来看,开展此项工作前需要考虑的是:机器人心脏手术需团队成员的密切配合,并有一个逐步学习的过程;良好的外科基础是开展机器人微创心脏手术的必要条件。

(5) 机器人微创心脏手术的学术成果:2008 年中国人民解放军总医院心血管外科成立了“微创机器人心脏外科中心”,2010 年成立了“国际机器人心脏外科合作与研究中心”,2012 年,国家卫生部、解放军总后勤部卫生部、美国达芬奇机器人总部在中国人民解放军总医院成立了“国家机器人心脏外科手术培训基地”“解放军机器人手术培训基地”和“国际达芬奇机器人外科培训基地”,已被授予国家级国际联合研究中心及国际机器人心脏外科合作与研究中心。中国人民解放军总医院机器人心脏外科手术团队积极总结 9 年的经验,从病人选择、手术操作、围手术期管理、麻醉管理、体外循环管理、经食管超声的应用、机器准备、人机配合等多个方面总结制订了一套机器人心脏手术的系统性操作规范和培训管理规范,由原卫生部在全国推广应用。现已经为来自日本、新加坡、中国香港、中国台湾等 11 个国家和地区的 20 多个机器人心脏手术团队等进行了培训,国内已有包括复旦大学附属中山医院、解放军第九六零医院和中国人民解放军东部战区总医院等 20 余家单位到中国人民解放军总医院参观学习,目前已相继成功开展达芬奇机器人心脏手术。

2012年，以机器人技术为核心的“微创外科技术治疗心脏及大血管疾病”获得国家科学技术进步一等奖。2008年、2010年、2012年和2014年，中国人民解放军总医院成功举办了四届“北京国际机器人手术演示及专题研讨会”，高长青教授数十次受邀出席国际机器人微创外科学术会议并对机器人微创心脏手术做专题学术报告，并在国际机器人微创外科学领域担任多项重要学术职务，标志着我国在机器人心血管外科领域的国际领先地位。

3. 机器人微创技术在非心血管外科的应用　在心血管外科的带动下，“达芬奇”机器人手术技术在泌尿外科、普外科、胸外科、肝胆外科、肿瘤外科以及妇产科等众多学科得到了越来越多的应用。国内已有30余家单位购置和使用达芬奇机器人手术系统，获得了良好结果。机器人微创术式在国内首先在心血管外科开展，逐步向其他胸腹部外科拓展，并且逐渐成长为应用机器人术式最多的学科，这可能同胸腹部外科具有良好的腔镜手术经验相关。机器人手术系统解决了传统腔镜在视野、操作器械灵活性等方面局限，突破了腔镜外科发展受限的瓶颈，使得微创外科向实用性、疑难性的大型手术延伸。

(1) 机器人普胸外科：目前国内普胸外科应用“达芬奇”机器人手术系统可以完成的术式包括：纵隔肿瘤切除、胸腺切除、膈肌裂孔疝修补术、贲门肌层切开术、食管壁内囊肿切除术及食管黏膜缝合修补术、食管平滑肌瘤摘除术、食管癌根治术、肺大疱切除术、肺段切除术、肺内病变行病灶楔形切除术或肺癌肺叶切除术、淋巴结清除术等。初步统计，胸外科完成的病例数占所有专业机器人手术量的9%，以中国人民解放军东部战区总医院开展例数较多。开展机器人下肺癌切除、淋巴结清除术的难度较大。目前国内外均未见有完全应用该系统完成肺癌标准袖式切除、支气管成形、淋巴结清除术的报道。在食管癌根治方面，手术操作复杂、手术时间长，导致机器人术式的开展受到限制，目前国内只有个别单位开展了有限的数量。

(2) 机器人泌尿外科：目前大部分泌尿外科手术可以使用机器人系统完成。国内泌尿外科开展的手术数量约占机器人总手术量的27%。世界首例机器人辅助的根治性前列腺切除术完成于2000年，其后该手术数量以指数级速度增长。术后并发症发生率低于开放手术，肿瘤根治性相当或优于传统手术，尤其是能很好保护性功能，在美国约90%的前列腺切除手术由机器人辅助完成，已成为根治性前列腺切除术的“金标准”。其他泌尿外科的机器人术式包括肾部分切除、肾及输尿管全长切除、肾上腺肿瘤切除、腹膜后肿瘤切除、腹膜后淋巴结清扫、根治性膀胱切除、肾盂成形、活体供肾切除等。在欧美等国，机器人活体供肾切除的应用已逐渐普及。机器人手术系统在小儿泌尿外科，尤其是肾部分切除、根治性膀胱切除等需要精确操作的功能重建手术方面较腔镜更为优势。

(3) 机器人普通外科：机器人术式同腔镜相比，在普通外科的主要优势在于，机器人手术系统提供了传统腔镜技术所缺乏的灵活性和精确性，放大的三维立体视野使外科医师可以进行细腻的组织解剖和精确的缝合，因而对邻近大血管和肝门的病变进行手术成为可能。机器人手术对长时间、精细的腹部手术优势明显，如胰十二指肠切除术、复杂的肝和胆道手术、血管吻合等。部分肝胆外科手术，腹腔镜下难以完成，唯有机器人手术能精确完成，例如内脏动脉瘤切除吻合、细口径的胆管空肠吻合、复杂的腹腔内淋巴结清扫等。腹腔镜外科在胃癌治疗中面临量大困难，D2淋巴结清扫和腹腔镜下消化道重建的困难，而机器人手术系统的本身优势，有利于D2淋巴结清扫和消化道重建。而对于比较简单的腹部手术，从效价比角度考虑，目前还是主张尽量在腹腔镜下完成，或作为机器人手术的早期适应性训练。

(4) 机器人妇产外科：妇科是继泌尿科之后外科机器人应用最广泛的学科。自2005年美国FDA批准da Vinci机器人开展妇科良恶性肿瘤的子宫切除手术后，该术式得到迅速普及；普及的还包括子宫肌瘤切除，其他机器人术式包括输卵管重建、盆底重建治疗子宫或阴道脱垂。目前机器人手术在我国妇科手术中的应用尚处于起步阶段，2008年中国人民解放军总医院完成了中国大陆首例机器人妇科手术，该例手术为机器人辅助阴式子宫切除 + 左侧附件切除术。此后，机器人在妇科领域不断地拓展，现在开展的术式有：子宫切除、保留神经功能广泛全子宫切除术、阴道癌全阴道切除、残余宫颈癌根治、卵巢癌根除术、外阴癌腹股沟淋巴结清扫术、盆腔淋巴结清扫和腹主动脉旁淋巴结清扫等。

四、展望

达芬奇机器人手术系统最大的缺点是术者无

法感受到压力、张力、热和振动等感觉，因此对外科医生的操作经验要求非常高，不易掌握，而且手术价格昂贵。我们相信，在未来的机器人手术系统中能够通过特定的软件和设备配合，使术者在操控台操作时能够具有综合的、实时的、持续的触觉反馈，从而使机器人手术操作变得更加简便、更加安全；而在未来的机器人手术系统中，相信能够具有更高的精确运动缩放功能，以便于进行更高精度的细微操作。同时，借助于更加真实的超清晰三维立体影像系统及人机交互平台，使得术野结构更加真实，手术更加安全。机器人外科未来发展方向大致有以下趋势。

1. 机器人手术系统进一步微型化　未来的机器人手术系统能够进一步缩小至微型化、机器人镜头及操作器械直径能够进一步缩小，从而提高其灵活性和方便性，同时手术器械将能够提供定向治疗功能，如激光、射频、冷冻、高能量汇聚的超声和热消融等先进功能，将实现手术进一步微创化。

2. 实现远程控制功能　目前机器人手术系统所有操作数据均通过数据线直接传输到床旁机械臂，未能实现机器人手术系统的最大优势——远程遥控操作。相信不远的将来，在未来的机器人手术系统中，借助于不断发展、进步的远程信息控制系统，真正能够实现机器人手术系统的远程遥控操作功能，使得上级医院的经验丰富的医师能够实现足不出户便可完成千里之外的手术操作，提供医疗资源利用率，也便于上级医师对不同地区下级医师的指导和教学、培训工作。同时，机器人手术系统的远程功能，在军事上也具有非常重要的意义。

3. 建立虚拟机器人手术系统　借助计算机虚拟技术，建立一整套机器人手术系统模型，包括虚拟人体模型、仿真病变情况、虚拟手术台及虚拟外科手术器械，使得手术医师在术前通过此系统，在手术前进行模拟操作，以进一步提高手术的安全性，尤其对于一些复杂手术的术前规划、术中意外情况的处理、手术结果的预测均有着重要的意义。

4. 实现机器人手术系统国产化　目前机器人手术系统为美国生产，机器及手术器械费用均很高，这一方面增加了病人的经济负担，同时也不利于机器人手术技术的开展及普及。期望在不远的将来，由我国自主研发的国产机器人手术系统广泛应用于临床，从而使得我国的广大病人能够人人接受、承受机器人手术，以实现良好的社会效益和经济效益。

总体来说，机器人微创手术是一种颠覆性的技术创新，手术技术及相关设备在仍不断的发展中，需要跨学科、国际化联合研究平台支持。机器人不是一台机器，而是一个信息系统，可以作为一个平台与其他信息融合，但是目前尚不能实现智能化决策，手术效果仍然取决于外科医生的经验与技巧。然而我们可以设想，未来数字外科时代，在导航及机器人辅助下，外科医生可见实时三维扫描图像重叠于手术屏幕上，或者说人体组织将成透明化，手术过程预先程序化，能够进一步提高外科手术的精准性和治疗效果。可以预见，在不久的将来，机器人微创手术将逐步取代大部分传统手术成为未来的主要外科技术手段之一。

（高长青　杨明　张华军）

参考文献

[1] 高长青 . 机器人微创心脏手术的发展及现状 [J]. 中华胸心血管外科杂志 , 2011, 27 (7): 385-386.

[2] 杨明 , 高长青 . 机器人微创心脏手术的应用现状 [J]. 国际外科学杂志 , 2011, 38 (12): 825-828.

[3] 高长青 , 杨明 , 王刚 , 等 . 全机器人胸廓内动脉游离非体外循环冠状动脉旁路移植术 [J]. 中华外科杂志 , 2007, 45 (20): 1414-1416.

[4] 高长青 , 杨明 , 王刚 , 等 . 机器人非体外循环冠状动脉旁路移植术 [J]. 中华外科杂志 , 2009, 47 (8): 570-573.

[5] GAO C, YANG M, WU Y, et al. Hybrid coronary revascularization by endoscopic robotic coronary artery bypass grafting on beating heart and stent placement [J]. Ann Thorac Surg, 2009, 87 (3): 737-741.

[6] GAO C, YANG M, WANG G, et al. Totally endoscopic robotic atrial septal defect repair on the beating heart [J]. Heart Surg Forum, 2010, 13 (3): E155-158.

[7] GAO C, YANG M, XIAO C, et al. Totally robotic repair of atrioventricular septal defect in the adult [J]. J Cardiothorac Surg, 2015, 10: 156.

[8] GAO C, YANG M, WU Y, et al. Early and midterm

results of totally endoscopic coronary artery bypass grafting on the beating heart [J]. J Thorac Cardiovasc Surg, 2011, 142 (4): 843-849.

[9] 高长青，杨明，王刚，等．机器人非体外循环冠状动脉旁路移植与支架置入杂交手术的临床分析 [J]. 中华胸心血管外科杂志，2008, 24 (5): 313-316.

[10] 高长青，吴扬，杨明，等．机器人非体外循环冠状动脉旁路移植术 [J]. 中华外科杂志，2011, 49 (10): 923-926.

[11] GAO C, YANG M, XIAO C, et al. Robotically assisted mitral valve replacement [J]. J Thorac Cardiovasc Surg, 2012, 143 (Suppl 4): S64-S67.

[12] 高长青，杨明，肖苍松，等．机器人二尖瓣成形术的临床应用 [J]. 中华外科杂志，2011, 49 (7): 641-644.

[13] 高长青，杨明，王刚，等．机器人微创二尖瓣置换术 [J]. 中华胸心血管外科杂志，2011, 27 (7): 390-392.

[14] 杨明，高长青，王刚，等．机器人微创二尖瓣手术 60 例临床观察 [J]. 南方医科大学学报，2011, 31 (10): 1721-1723.

[15] 高长青，杨明，王刚，等．全机器人不开胸心脏手术 4 例 [J]. 中华胸心血管外科杂志，2007, 23 (1): 19-21.

[16] 高长青，杨明，王刚，等．全机器人不开胸房间隔缺损修补术 [J]. 中华胸心血管外科杂志，2007, 23 (5): 298-300.

[17] GAO C, YANG M, WANG G, et al. Excision of atrial myxoma using robotic technology [J]. J Thorac Cardiovasc Surg, 2010, 5 (139): 1282-1285.

[18] GAO C, YANG M, WANG G, et al. Totally robotic resection of myxoma and atrial septal defect repair [J]. Interact Cardiovasc Thorac Surg, 2008, 7 (6): 947-950.

[19] GAO C, YANG M, WANG G, et al. Totally endoscopic robotic ventricular septal defect repair [J]. Innovations (Phila), 2010, 5 (4): 278-280.

[20] GAO C, YANG M, WANG G, et al. Totally endoscopic robotic ventricular septal defect repair in the adult [J]. J Thorac Cardiovasc Surg, 2012, 144 (6): 1404-1407.

[21] 高长青，杨明，王刚，等．机器人系统行心房粘液瘤切除 40 例 [J]. 中华胸心血管外科杂志，2011, 27 (7): 393-394.

[22] 高长青，任崇雷，肖苍松，等．机器人心外膜电极植入技术用于心脏再同步化治疗 [J]. 中华外科杂志，2013, 51 (5) 452-453.

[23] 杨明，高长青，肖苍松，等．全机器人心脏不停跳下房间隔缺损修补术 [J]. 中华胸心血管外科杂志，2011, 27 (7): 395-397.

[24] 杨明，高长青，肖苍松，等．400 例机器人微创心脏手术入路 [J]. 中华胸心血管外科杂志，2011, 27 (7): 387-389.

[25] 杨明，高长青，肖苍松，等．股、动静脉及右侧颈内静脉插管在机器人心脏手术中的应用 [J]. 中国体外循环杂志，2011, 9 (3): 129-131.

[26] 杨明，高长青，肖苍松，等．机器人房间隔缺损修补术的学习曲线及临床结果的相关性分析 [J]. 中华胸心血管外科杂志，2011, 27 (11): 671-677.

[27] 杨明，高长青，肖苍松，等，机器人微创房间隔缺损修补术 54 例 [J]. 中国体外循环杂志，2011, 9 (4): 214-216.

[28] 杨明，高长青，肖苍松，等，单中心、机器人辅助下房间隔缺损修补术 [J]. 南方医科大学学报，2012, 32 (7): 915-918.

[29] 王刚，周琪，高长青，陈婷婷．62 例机器人心脏手术的麻醉管理 [J]. 临床麻醉学杂志，2008, 24 (7): 568-570.

[30] WANG G, GAO C, ZHOU Q, et al. Anesthesia management for robotically assisted endoscopic coronary artery bypass grafting on beating heart [J]. Innovations(Phila), 2010, 5 (4): 291-294.

[31] WANG G, GAO C, ZHOU Q, et al. Anesthesia management of totally endoscopic atrial septal defect repair with a robotic surgical system [J]. J Clin Anesth, 2011, 23 (8): 621-625.

[32] SRIVASTAVA S, GADASALLI S, AGUSALA M, et al. Use of bilateral internal thoracic arteries in CABG through lateral thoracotomy with robotic assistance in 150 patients [J]. Ann Thorac Surg, 2006, 81 (3): 800-806.

[33] CARPENTIER A, LOULMET D, AUPECLE B, et al. Computer assisted open heart surgery: First case operated on with success [J]. C R Acad Sci III, 1998, 321 (5): 437-442.

[34] NIFONG L W, CHITWOOD W R, PAPPAS P S, et al. Robotic mitral valve surgery: a United States multicenter trial [J]. J Thorac Cardiovasc Surg, 2005, 129 (6): 1395-1404.

[35] CHITWOOD W R, RODRIGUEZ E, CHU M W, et al. Robotic mitral valve repairs in 300 patients: a single-center experience [J]. J Thorac Cardiovasc Surg, 2008, 136 (2): 436-441.

[36] BONAROS N, SCHACHNER T, OEHLINGER A, et al. Robotically assisted totally endoscopic atrial septal defect repair: insights from operative times, learning curves, and clinical outcome [J]. Ann Thorac Surg, 2006, 82 (2): 687-693.

[37] MURPHY D A, MILLER J S, LANGFORD D A. Robot-assisted endoscopic excision of left atrial myxomas [J]. J Thorac Cardiovasc Surg, 2005, 130 (2): 596-597.

[38] 王瑶，高长青，王刚，等．术中经食道超声在全机器人房间隔缺损中的作用 [J]. 中华超声影像学杂志，2008, 17 (6): 461-464.

[39] 王瑶，高长青，杨明，等．全机器心脏外科手术中经食道超声心动图的作用 [J]. 中华胸心血管外科杂志，2011, 27 (7): 401-403.

[40] WANG Y, GAO C, WANG J L, et al. The role of intraoperative transesophageal echocardiography

in robotic mitral valve repair [J]. Echocardiography, 2011, 28 (1): 85-91.

[41] 王瑶，高长青，王加利，等．经胸和经食管超声心动图在全机器人二尖瓣修复术中的应用 [J]. 中华医学超声杂志（电子版）, 2010, 7 (11): 28-31.

[42] 王瑶，高长青，王加利，等．术中经食管超声心动图在全机器人二尖瓣修复术中的作用 [J]. 中华超声影像学杂志，2011, 19 (12): 1013-1015.

[43] YANG M, GAO C, WU Y, et al. Robotic total arterial off-pump coronary artery bypass grafting: seven-year single-center experience and long-term follow-up of graft patency [J]. Ann Thorac Surg, 2015, 100 (4): 1367-1373.

[44] YANG M, YAO M, WANG G, et al. Comparison of postoperative quality of life for patients who undergo atrial myxoma excision with robotically assisted versus conventional surgery [J]. J Thorac Cardiovasc Surg, 2015, 150 (1): 152-157.

[45] 杨明，高长青．机器人分站式杂交技术治疗冠心病的近期随访 [J]. 南方医科大学学报，2015, 35 (8): 1166-1169.

[46] 王威，高江平，陈文政，等．MRI 辅助腹膜外机器人腹腔镜前列腺根治术镜头孔的定位 [J]. 中国医学影像杂志，2012, 20 (5): 325-327.

[47] 朱捷，高江平，徐阿祥，等．机器人辅助腹腔镜根治性膀胱切除体外尿流改道术 [J]. 中华泌尿外科杂志，2009, 47 (16): 1242-1244.

第十二章 麻醉

第一节 概 述

麻醉一词译自 anesthesia（an neg+esthesia，loss of sensation，loss of the ability to feel pain），其含意在于失去知觉或感觉，特别指病人失去痛觉，以便能进行外科手术或其他疼痛操作。麻醉学经过近几十年的发展和研究，现在认为与无痛同样重要的是应确实保证病人于麻醉期间能非常安全地进行外科手术，保护病人内环境和体内各项生理功能，着重在于心、肺、肝、肾和中枢神经系统功能的维护，尽量消除任何麻醉意外或并发症。如今麻醉学被认为是一门研究临床麻醉、生命功能调控、重症监测治疗和疼痛诊疗的学科。

在实际临床麻醉工作中，手术前麻醉科医师首先必须熟悉病人的体格状况，了解拟施行手术的程序、对病人可能导致的损伤和对麻醉的要求，选择合适的麻醉方法。认真仔细地做好手术前准备。其次，麻醉科医师应熟悉常用的麻醉操作技术和适应证、禁忌证，了解各种麻醉药物和辅佐药物的药理学知识。此外，麻醉科医师在病人整个麻醉过程中和苏醒期间，应该密切观察和科学分析病人情况的各种变化并详细记录。任何异常改变均应在正确判断后进行纠正，保持病人生命体征于正常范围内，直至病人情况稳定为止。

（一）麻醉学的工作范畴

在过去几十年里，麻醉学已经发展成为医学中的一个专业。由于知识和科学技术的进步，麻醉新药物、新技术，以及新理念也不断问世，这使麻醉学取得了非常大的进步。麻醉科医师现在积极地参与医院里住院病人和门诊病人的治疗工作，活跃于医院各科病室、手术室、麻醉恢复室、门诊部、门诊外科中心、急救部门，以及重症监护治疗病房（ICU）。麻醉科医师还积极地参与医学研究、医院行政管理，以及国家组织的医务工作。

麻醉专业的特点要求麻醉科医师工作时必须熟悉许多其他专业，包括：外科学及其亚学科专业，内科学、儿科学、产科学，以及临床药理学、病理生理学和生物医学工程等多个类别的专业知识。其专业知识技术的应用，不仅仅是手术室内的正规麻醉实施和麻醉期间的处理治疗，而且还包括病人术前、术后处理，危重、外伤病人的抢救和复苏，疼痛治疗，以及急性药物过量处理等。此外，麻醉学本身也由于医学及专业本身的发展，麻醉学有再分为亚学科的发展倾向。主要亚学科有：产科麻醉、小儿麻醉、胸心外科麻醉、器官移植麻醉、神经外科麻醉、门诊外科麻醉、重症医学，以及急性和慢性疼痛治疗等。

因此，现代麻醉学发展至今，从工作范畴而言，已经涵盖临床麻醉、加强治疗医学（重症医学）、危急病人抢救和复苏，以及疼痛治疗等方面内容。

（二）麻醉学与外科学的关系

现代外科学的进展不仅包括对疾病进程及其病理生理学、解剖学和外科技术的进步和了解，其发展也受到麻醉技术的制约或者支持。中国在东汉时期就已经对麻醉有研究。相传华佗就是第一位采用草药进行麻醉的医师。他利用麻沸散来减轻病人的痛觉，然后为病人进行外科手术。在西方也有采用诸如放血，甚至大棒击打头部致使病人失去知觉或以压迫神经干的方法来达到手术无痛的目的。但这些方法显然是不安全的。

现代医学首次运用麻醉技术的记录，是在1842年3月30日的美国佐治亚州杰斐逊市，Crawford Williamson Long医师成功实施了第一例乙醚全身麻醉。这也是美国"医师节（National Doctor's Day）"的来历，充分说明了麻醉学对于外科学的重要意义。

现代医学中麻醉学与外科学的关系更是日益密切。不难想象，如果没有麻醉科医师在围手术期的精心调控，是不可能顺利完成肝脏移植手术的。同样，麻醉学范畴中的重症监护、疼痛治疗也在外科围手术期病人的治疗中起着举足轻重的作用。相信在今后医学的发展中，外科学和麻醉学相互支持、相互依存、相互促进的关系会体现得更加明显。

（三）麻醉技术和药物

常用的麻醉技术和方式包括：吸入麻醉、局部和区域麻醉、静脉麻醉。

1. 吸入麻醉　最初的全身麻醉药是吸入麻醉药：乙醚（ether）、氧化亚氮（nitrous oxide，又称笑气，laughing gas）和氯仿（chloroform）。乙醚（实际为二乙醚，diethyl ether）起初由Cordus于1540年制备，1846年，Morton于Boston麻省总医院给病人Abbott第一次公开示范用乙醚作做全身吸入麻醉，由外科医师Warren从病人下颌部成功地切除一个肿瘤。1847年英国产科医师Simpson为产妇施行乙醚麻醉镇痛。1853年他又开始应用氯仿（chloroform）麻醉。特别是他给维多利亚女王行氯仿麻醉生下王子，而使氯仿麻醉在英国得到公认。氯仿起初在许多地区取代乙醚被普遍应用，然而随着氯仿引起的心律失常和对肝脏毒性的报道，许多临床医学家放弃使用它而偏爱乙醚。

氧化亚氮（N_2O，笑气）在1772年制成，并于1799年明确了其麻醉性能，但真正应用是在1844年。美国牙医Wells让医院里一位主任Colton给Wells医师自己施行氧化亚氮麻醉拔牙。氧化亚氮是这些药物中唯一于今天仍在应用的药物。

其后80年中很少有新的吸入麻醉药问世，乙醚仍为标准的全身麻醉药。唯一能与乙醚的安全性和普遍性竞争的吸入麻醉药是环丙烷，但这两种吸入麻醉药均极易着火燃烧，后来便有不致燃烧而且有效的氟化碳氢化合物（fluorinated hydrocarbons）如氟烷（halothane，1956）、甲氧氟烷（methoxyflurane，1960）、恩氟烷（enflurane，1973）、异氟烷（isoflurane，1981）等陆续用于临床。最近数十年新型吸入麻醉药物也相继问世，如地氟烷（desflurane，1992）具有异氟烷的许多特性，而且还有氧化亚氮快速摄入和排出的特点。七氟烷（sevoflurane）具有较低的血液溶解度，还具有心肌保护等作用，目前也被广泛应用于临床。

与吸入麻醉药物同步发展的也包括吸入麻醉技术。1920年Guedel发表了麻醉征象的论文。同年，Magill介绍了应用气管内插管进行吸入麻醉，以解决麻醉中呼吸道的管理问题，即在外科手术麻醉中应用气管内插管，以保持呼吸道的通畅。而在现代吸入麻醉技术中，低流量吸入麻醉也具有重要的位置。

2. 局部和区域麻醉　局部麻醉最早由眼科学家Koller于1884年将可卡因涂敷于眼表面行眼科手术麻醉。同年外科医师Halsted也示范用可卡因做皮内浸润和神经阻滞。脊椎麻醉（蛛网膜下腔阻滞，腰麻，脊麻）则由Bier于1898年首次施行，他用0.5%可卡因3ml注入病人的蛛网膜下腔而产生半身麻醉作用来做脚的截肢手术。1908年他又首次描述静脉区域麻醉（Bier阻滞）。骶管硬膜外阻滞则在1901年由Cathelin和Sicard首先介绍。腰部硬膜外阻滞则于1931年由Dogliotti首先报道。

在药物应用方面，普鲁卡因于1904年由Einhorn合成，同年，Braun将普鲁卡因作为局部麻醉药用于临床。Braun也是最先将肾上腺素加入局部麻醉药中延长其作用时间。随后应用于临床的局部麻醉药包括：地布卡因（dibucaine，1929）、辛可卡因（cinchocine，1930）、丁卡因（tetracaine，1932）、利多卡因（lidocaine，1947）、氯普鲁卡因（chloroprocaine，1955）、甲哌卡因（mepivacaine，1957）、丙胺卡因（prilocaine，1960）、布比卡因（bupivacaine，1963）、依替卡因（etidocaine，1972）。罗哌卡因（ropivacaine，1992）为一种新型局部麻醉药，具有布比卡因同样的作用时间，但毒性低，已在临床应用。最近应用于临床的是左旋布比卡因（levobupivacaine），其毒性较消旋体大为降低，并有相似麻醉效能。

在局部和区域麻醉技术中，除了药物的发展，定位技术也取得了很大进步。如神经刺激器定位及超声定位技术，目前也已广泛应用于临床实践。

3. 静脉麻醉

（1）静脉麻醉药：最早的静脉麻醉药物包括水合氯醛（chloral hydrate，1872）、氯仿和乙醚（1909），以及吗啡和东莨菪碱的合剂（1916）。巴比妥药物中硫喷妥钠（thiopental sodium，1932）和美索比妥（methohexital，1957）目前还在临床应用。随后氯氮䓬（chlordiazepoxide，1957）、苯二氮䓬类药（benzodiazepines），如地西泮（diazepam，1959）、劳拉西泮(lorazepam,1971)和咪达唑仑(midazolam,1976)等也被广泛用于麻醉前用药、麻醉诱导和麻醉辅助用药。

氯胺酮(ketamine)于1962年合成,1965年首次用于临床,它是最早发现对循环和呼吸有较少抑制的药物。依托咪酯(etomidate,1964)则是目前认为对循环和呼吸抑制最轻的静脉麻醉药物。丙泊酚(propofol,1989)起效快、作用时间短暂,目前应用最为广泛。

(2)阿片类药物:吗啡于1805年由Sertürner从阿片中提纯而得。1939年人工合成哌替啶(pethidine),Lundy等人因此提出平衡麻醉(balanced anesthesia)概念。1969年Lowenstein介绍大剂量麻醉镇痛药作为完全麻醉药的概念。随后芬太尼(fentanyl)、舒芬太尼(sufentanil)以及阿芬太尼(alfentanil)、雷米芬太尼(remifentanil)也被广泛应用于临床麻醉。总体而言,临床麻醉中的阿片类药物向快速起效、作用短暂等可控性增强方向发展。

(3)骨骼肌松弛药:1942年Harold Griffith和Enid Johnson将筒箭毒碱应用于临床麻醉是麻醉发展中的一个里程碑,极大地方便了气管内插管,同时为外科手术提供了满意的肌肉松弛。随后戈拉碘铵(gallamine triethiodide)、十烃季铵(decamethonium)、阿库氯铵(alcuronium chloride)和泮库溴铵(pancuronium bromide)等副作用较小的肌松药物也很快地进入临床。近年来开发的一些新非去极化肌松药,其副作用更是明显减少,包括维库溴铵(vecuronium bromide)、阿曲库铵(atracurium)、哌库溴铵(pipecuronium bromide)、顺式阿曲库铵(cisatracurium)和多库氯铵(doxacurium chloride)等。

琥珀胆碱(suxamethonium;即司可林,succinylcholine)由Bovet于1949年合成,1951年用于临床,成为便利气管内插管的标准药物。虽然它具有快速起效的深度肌肉松弛,但其偶发的副作用足可以引起严重的麻醉并发症。因此,人们开始寻找新的短效作用非去极化肌松药加以替代。米库氯铵(mivacurium chloride)则作为一种新的短效作用非去极化肌松药,可望替代琥珀胆碱应用于气管插管。相比,起效慢些,维持肌松时间也较长。罗库溴铵(rocuronium bromide)则起效快速,也可与琥珀胆碱比拟。

(四)麻醉学的发展方向

如前所述,近年来由于临床医学各科对麻醉需求的增加和麻醉学的迅猛发展,麻醉学的工作范畴已经扩展到众多临床领域,乃至围手术期生理功能整体调控。除手术室内麻醉工作外,还负责ICU、PACU、急诊科、疼痛门诊、内镜检查、心导管、放射介入治疗室、产房等需要为病人施行镇静、镇痛以至门诊的各种场所中病人的安全保障与治疗。因此,麻醉学向围手术期医学的转变,是麻醉学发展的必然方向,同时其也为“加速康复外科”提供了条件。

所谓加速康复外科(enhanced recovery after surgery,ERAS),主要是通过尽可能缩短术前住院天数、尽可能使用短效麻醉药、尽可能采用如内镜(胸腔镜、腹腔镜)和各种吻合器(胃肠吻合器、血管吻合器、皮肤缝合器)等新技术以缩短手术时间,尽可能避免手术并发症和术后感染以缩短术后住院天数等手段,来达到提高床位周转率的目的。加速康复外科能得以广泛开展的基础,即在于短效、超短效麻醉药的问世,以及麻醉机、监护仪的进步,使加速康复外科成为可能。

在麻醉技术的发展方向上,吸入麻醉方面以低流量紧闭麻醉法(low-flow closed circuit anesthesia,LFCCA)为代表;而在静脉麻醉上,靶控输注(target controlled infusion,TCI)与全静脉麻醉(total intravenous anesthesia,TIVA)则是未来的发展方向。从目前临床实际情况来看,静脉-吸入复合麻醉仍然是麻醉的主流。

在低流量紧闭麻醉法(LFCCA)发展前,中高流量(2~6L/min新鲜气流)是麻醉的主流方法。中高流量麻醉法有使用方便、便于调节麻醉深度、不易发生缺氧等优点,但也有浪费麻醉药、污染空气的缺点。而低流量紧闭麻醉法,由于氧流量可低至仅维持代谢水平的250~300ml/min,因而麻醉废气排出极少,麻醉药消耗量也较常规中高流量麻醉法减少2/3。但低流量麻醉法对麻醉机的要求较高,其气体泄漏量不得超过200ml/min,因而也限制了低流量麻醉法的推广。近年来,麻醉气体监测技术的普及以及适用于低流量麻醉的麻醉机不断问世,不仅泄漏气量低至50ml/min,而且成人与小儿可共用相同的麻醉机与呼吸回路,极大地方便了临床使用。另外,低流量紧闭麻醉法还可采用以麻醉注射泵按计算的程序直接向回路内注射液态吸入麻醉药的方法来实施。相信低流量紧闭循环麻醉亦将成为吸入麻醉的主流。

全静脉麻醉(TIVA)是指所有麻醉用药(包括镇静催眠药、麻醉镇痛药、肌肉松弛药)均经静脉给药的麻醉方法。TIVA是TCI技术发展的基础。其相对于吸入麻醉而言的主要优点有:无污染,麻醉起效快,对肝脏、肾功能影响小,复苏后病人很少有恶心呕吐、躁动等副作用。但经 TIVA 后药物一旦注入体内,便只有经肝脏代谢、肾脏排泄排出体外,不及吸入麻醉药可直接以原形从肺内呼出。

靶控输注(target controlled infusion,TCI)是计算机技术与现代医学技术相结合的产物。所谓靶控输注,就是将根据某种药物的药代动力学和药效动力学数据编制的给药程序(靶控指预期要达到的靶器官如脑内的药物浓度)输入到微机控制的输注泵。在麻醉开始前,只要输入病人的性别、年龄和体重,然后启动注射泵,即可按预定的程序完成麻醉。靶控输注技术的发展有赖于计算机技术的成熟与改进,相关的应用软件的开发,以及短效、超短效麻醉药的发明与使用。TCI 给药可避免临床传统方法常见的血药浓度及与之相关的麻醉深度的剧烈波动,同时其用药量较人工控制方法减少,苏醒速度也略快于传统方法。如能结合麻醉深度的监测,如脑双频指数和心率变异指数,来进行反馈控制,则可能使麻醉更为安全、平稳。

通过闭环反馈,实现临床麻醉的自动化,必定是未来麻醉的发展方向。目前已可通过控制监测镇静深度的指标——电脑双频指数(bispectral index,BIS)(防止术中知晓)、交感神经过度反应的指标——心率变异指数(HRVI)(防止过度应激)、血压在正常范围(SBP 90~130mmHg/DBP 60~80mmHg)、心率在 55~80 次 /min 来实现自动反馈麻醉。但为了保证病人安全和满足手术医师的特殊需要,仍需要在适当的时机对系统进行人工干预,即开环控制。

从总体看,麻醉学的发展已显著推动了医院内各手术科室和部分非手术科室的发展,但其自身的发展也无法离开其他学科尤其是外科学的支持。但麻醉学,尤其临床麻醉,向安全、有效、可控、舒适等方向发展的目标必然会提高临床的总体水平。

(罗爱伦)

第二节 麻醉前病情评估

一、麻醉前访视

麻醉前访视的目的在于了解病人病情和重要器官的功能,以及麻醉和手术史,借以评估麻醉、手术的风险,制订相应的麻醉方案,以减少麻醉相关并发症和意外事件的发生,提高病人围手术期的安全性。麻醉前访视包括:①充分了解病人的病史和特殊病情。②进行必要的体检,明确全身身心状况和重要器官功能。③了解近期用药,包括安定药、心血管用药、利尿剂、抗抑郁症药物及药物过敏史,吸烟、饮酒史,有无滥用某些违禁药物状况。④根据体检评估其气道管理有无困难。⑤评估术中出血状况,是否需要采用自体血贮存并积极准备自体血回输等节约用血措施。⑥评估病人对麻醉和手术的耐受力,选择适当的麻醉方法和监测项目。⑦预测麻醉手术期间可能发生哪些并发症,并采取相应防治措施。⑧填写麻醉前访视单;向病人或委托代理人介绍麻醉风险和方法,并征得同意后签署《麻醉知情同意书》。

根据术前访视,可对病人围手术期的风险作出初步判断。ASA 分级是美国麻醉医师协会(American Society of Anesthesiologists,ASA)根据病人全身状况将病情分成五级,后来修订为六级。Ⅰ、Ⅱ级病人对麻醉、手术耐受力较好,Ⅲ级病人接受麻醉有一定危险,Ⅳ、Ⅴ级病人危险性较大,Ⅵ级病人是脑死亡器官供体(表 12-1)。对于围手术期病情的判断和总体死亡率的评估有重要参考价值。

表 12-1 ASA 健康状况分级

分级	评估标准
Ⅰ	健康病人,无器质性疾病或精神疾病
Ⅱ	轻度系统性疾病,但无功能受损,如轻度哮喘,可控制高血压病
Ⅲ	严重系统性疾病,有一定的功能受限,对麻醉、手术有顾虑
Ⅳ	极严重系统性疾病,需要不间断治疗,如急性心肌梗死、急性肾衰,对麻醉手术风险较大
Ⅴ	濒死病人,不论手术与否,24h 内可能死亡
Ⅵ	脑死亡器官供体

注:分级数字后加 E(emergency)表明是急诊手术

二、围手术期心血管风险的评估

并存心血管疾病行非心脏手术者日渐增多,而且高龄化。心血管疾病包括缺血性心脏病、心脏瓣膜病、心肌病、心脏传导系统疾病和高血压病等。

有些病人安置了起搏器或植入支架，有些病人处于心脏功能失代偿状态，甚至近期发生过心肌梗死。因此，围手术期的风险较大，术前对心血管功能的评估非常重要。

1. Goldman 心脏危险指数（cardiac risk index，CRI） CRI 已在临床麻醉中应用达 30 年，虽然有些争论，但仍为评估围手术期心脏风险性的依据（表 12-2），CRI 愈高其心脏危险性愈大（表 12-3）。在总分 53 分中，有 28 分是可以经过积极的术前准备和治疗而可能得以纠正的，如：心力衰竭、心律失常、低氧血症等，病情改善后可使麻醉和手术的风险性降低。

表 12-2 Goldman 心脏危险指数评估

评价项目	指数分
1. 病史	
(1) 年龄 >70 岁	5
(2) 最近 6 个月内出现心肌梗死	10
2. 心脏检查	
(1) 存在舒张期奔马律或颈静脉怒张	11
(2) 严重主动脉瓣狭窄	3
3. 心电图	
(1) 非窦性心律或房性期前收缩	7
(2) 室性期前收缩 >5 次 /min	7
4. 病情危重者（有下列任何一项）	3
(1) PaO_2<60mmHg 或 $PaCO_2$>50mmHg	
(2) 血清 K^+<3.0mmol/L 或 HCO_3^-<20mmol/L	
(3) BUN>17.85mmol/L 或 >50mg/dl（正常为 2.5~8.0mmol/L 或 14~48mg/dl）	
(4) Cr>265.2μmol/L 或 >3mg/dl（正常为 45~120μmol/L 或 0.5~1.4mg/dl）	
(5) ALT 异常，有慢性肝病征象	
5. 实施手术	
(1) 腹腔内、胸腔内或主动脉手术	3
(2) 急诊手术	4

表 12-3 不同的 CRI 分级和死亡率

分级	CRI 分	心脏原因死亡率（%）
Ⅰ	0~5	0.3~3
Ⅱ	6~12	1~10
Ⅲ	13~25	3~30
Ⅳ	26~53	19~75

2. 冠心病病人围手术期风险评估 其通常基于 3 个基本要素：①病人存在的风险因素；②病人的功能状态；③手术存在的风险因素。应根据三者各自的风险程度，对病人围手术期的风险进行综合评估。

（1）病人存在的风险因素：①高危风险因素包括：新发心肌梗死（<6 周），不稳定或严重心绞痛（Ⅲ~Ⅳ级），心肌梗死后仍存在的心肌缺血，缺血性及充血性心力衰竭，严重心律失常，最近 40 天内接受冠脉再血管化。高危病人只适合进行急诊或生死攸关的手术。②中危风险因素包括：近期发生心肌梗死（>6 周且 <3 个月）后未遗留后遗症，优化药物治疗下的稳定型心绞痛（Ⅰ~Ⅱ级），既往发生过围手术期缺血性事件，糖尿病，射血分数低（EF<0.35），心力衰竭代偿期。③低危风险因素包括：年龄≥ 70 岁，高血压，左心室肥厚，6 年内行过 CABG 术或 PTCA 术且未残留心肌缺血症状。

（2）病人的功能状态：通常以其对体力活动的耐受能力来评价。运动耐量试验是评估病人围手术期风险的一个重要因素。蹬车运动试验中，低水平运动（心率 <100 次 /min）即产生缺血者为高危病人；大运动量时（心率 >130 次 /min）仍无缺血表现者为低危病人。89% 发生心肺并发症病人不能上两层楼梯。病人对活动的耐受能力还可以代谢当量（metabolic equivalent of the task，METs）表示（表 12-4），1MET 大约耗氧 3.5ml/（kg·min）。根据病人平常的活动能力可间接判断其氧耗量，从而评价其对麻醉、手术的耐受性。

功能状态评估：>10METs 为极好，7~10METs 为好，4~7METs 为中等，<4METs 为差。研究发现，若病人活动量低于 4~5METs，围手术期易发生各种并发症。对于功能状态良好者，任何进一步检查的结果都很少会改变治疗方案，可按原计划手术。

表 12-4 代谢当量评估表

代谢当量（METs）	病人活动能力
1	能自己进食、穿衣，及看电脑、上网
2	能室内步行，或下楼，或胜任烹调
3	步行 1~2 个街区
4	花园完成修剪、除草等工作
5	能爬一层楼梯，或跳舞，或骑自行车
6	能打高尔夫球
7	能胜任单打网球

续表

代谢当量（METs）	病人活动能力
8	快速爬楼梯、慢跑
9	慢速跳绳或骑独轮车
10	快速游泳、跑步
11	能滑雪或打满场篮球
12	快跑较长距离

(3) 手术存在的风险因素：①高风险手术：器官移植手术，特别是心、肺、肝、胰的移植手术；主动脉和大血管手术以及外周血管手术；颅腔内大手术以及持续时间较长的手术（易致体内体液转移）等。②中度风险手术：头颈部手术，胸腔内或腹腔内手术，颈内动脉内膜切除术，矫形外科手术，前列腺手术等。③低风险手术：体表部位手术、乳腺手术、扁桃体切除、白内障手术等。

3. 高血压　其是许多外科病人的常见病症，长期未控制的高血压病人多伴有动脉粥样硬化和器官功能损害。高血压也是心、脑、肾和血管疾病的主要原因，如心肌梗死、卒中、肾功能衰竭、主动脉夹层动脉瘤等。长期高血压是否导致左心室肥大、高血压能否应用药物得到控制，都是风险评估的重要因素。轻度高血压常用单一药物即可控制血压在正常范围，而中度或重度高血压病人，则需加用第二种、第三种降压药物。凡经药物治疗后，舒张压仍维持在 110mmHg 以上者，则应推迟进行择期手术。

三、呼吸功能的评估

1. 询问病人病史和体格检查时，应注意胸廓是否有畸形，双侧是否对称，气管是否居中，有无反常呼吸、限制性或阻塞性通气障碍。脊柱畸形等是限制性通气障碍常见原因；阻塞性通气障碍常见原因为：气管、支气管内新生物，气道周围新生物，喉头水肿，慢性支气管炎、肺气肿或哮喘病等。

2. 合并慢性支气管炎或肺气肿者，胸部听诊时应注意有无异常呼吸音如捻发音、喘鸣音、干湿啰音。对于老年病人或吸烟者，常伴有咳嗽、咳痰，术前应禁烟、理疗、体位引流、抗生素治疗等，以减少痰量，改善呼吸功能，降低手术后肺部并发症。

3. 哮喘病人急性发作期不宜实施麻醉和手术；已使用糖皮质激素、抗哮喘药物者，围手术期应继续使用；不宜使用诱发或加重哮喘发作的药物，如吗啡、硫喷妥钠、阿曲库铵等。

4. 肺功能检查　对于术前存在以下因素者应进行肺功能检查：①有肺部疾病史；②有肺通气限制因素者，包括肥胖（超过标准体重 20%）、脊柱后侧凸和有神经肌肉接头疾病者；③明显影响肺通气的手术，如腹疝、胸内及胸壁手术、65 岁以上行上腹部手术者；④吸烟严重者(每月超过 20 包)；⑤近期（<30 天）患有上呼吸道感染者；⑥年龄超过 65 岁者。

5. 术后呼吸系统并发症　非胸科手术病人术后呼吸系统并发症发生率约 2%~40%，其中肢体手术为 2%，下腹部手术为 10%~20%，上腹部手术为 20%~40%，胸部手术则超过 50%，是导致病人死亡的第二大因素。手术后呼吸系统并发症高危因素包括：①长期吸烟史。②ASA Ⅱ级以上的病人。③年龄 >70 岁；一般认为，术前已有支气管病变、肺功能低下者，30 岁以下病人的风险约为 10%，30~50 岁者为 25%，50 岁以上可达 65%。④慢性阻塞性肺疾病（COPD）。⑤颈、胸、上腹部、主动脉或神经外科手术。⑥手术时间超过 2 小时者。麻醉本身也会影响呼吸功能，因为可以降低功能残气量（FRC）和肺的顺应性。术中肺功能变化可额外致手术后呼吸力学和气体交换的扰乱。⑦过度肥胖病人，其肺活量及功能残气量（FRC）均低下，容易引起肺不张和低氧血症，通气 / 血流失调，肺泡性低通气和阻塞性睡眠呼吸暂停（肥胖通气低下综合征）。

6. 呼吸道感染　尽管一些研究发现，急性或新近出现上呼吸道感染的小儿术后易发生呼吸系统并发症，但这些并发症均可治愈且不遗留后遗症。Tait 和 Malviya 研究发现，未发热且不伴有上呼吸道感染症状与体征的病人，如仅鼻流清涕，可以按期手术。若病人体温超过 38℃，频繁咳嗽，咳脓痰或肺部影像学检查有感染征象者，择期手术应推迟 4 周进行，特别是伴有哮喘病史、长期吸烟史或心脏病史，或正接受免疫抑制剂治疗者。但对个例病人是否延期手术，应权衡利弊，妥善处理。

四、贫血和凝血功能的评估

1. 血红蛋白（Hb）含量　WHO 规定男性 Hb<130g/L，女性 <120g/L 称为贫血。我国原卫生部规定：Hb>100g/L，不必输血；Hb<70g/L，考虑输入浓缩红细胞；Hb 70~100g/L，应根据病人的代偿能力、一般情况和其他脏器病变程度来决定。伴有缺血性心脏病者，最好维持 Hb 大于 80~100g/L，以避免

心肌氧供不足。镰状细胞贫血是一种遗传性血红蛋白病，红细胞内 Hb-S（血红蛋白 S）脱氧后呈镰刀状，致红细胞不易变形导致微循环阻塞，术前重点评估器官功能状况。因为病人多伴有肾功能不全、脾肿大、肺动脉高压、肺梗死、心力衰竭或脑血管意外，术前应积极采取血液净化技术，使 Hb-S 降低至 30%~60%，血红蛋白增高至 100g/L。对于来自高原地区病人，HCT 或 Hb 往往较高，手术前应适当进行血液稀释。

2. 凝血功能评价　应询问病人手术史、拔牙后或月经时有无异常出血、皮肤、黏膜或关节处损伤后是否易出血，是否每日服用抗凝药；体检时注意皮肤有无瘀斑、紫癜、血肿等；实验室一般检查包括出凝血时间、血小板计数、纤维蛋白原水平及凝血酶原时间（PT）、活化部分凝血酶时间（APTT）。特殊情况者可做进一步凝血功能检查，如凝血因子Ⅷ水平测定。近年来，年龄达到 50 岁的病人，为预防和治疗因血小板高聚集引起的心、脑及其他动脉循环障碍疾病，常服用阿司匹林或氯吡格雷，以抑制血小板的释放和聚集反应，减少血栓的形成。阿司匹林可抑制环氧合酶介导的血栓烷生成，氯吡格雷则为非竞争性血小板 ADP 受体拮抗药。这种抑制作用可长达 2~7 天，甚至 10 天。因此，对择期手术病人，手术前宜停药 7 天为宜。但已放置心脏支架者不宜停药。

3. 深静脉血栓和肺栓塞的风险：围手术期深静脉血栓（deep-vein thrombosis，DVT）极易引起肺栓塞（pulmonary thromboembolism，PTE）。深静脉血栓多发生于既往有静脉血栓史、长期卧床、老年人、肥胖、静脉曲张、糖尿病、肿瘤、心力衰竭、妊娠等及服用高剂量雌激素的病人。DVT 和 PTE 又与手术大小、时间长短有关（表 12-5）。

动脉或深静脉血栓需要干预治疗。若未接受抗凝治疗的深静脉血栓者 3 个月内再出现深静脉血栓发生率可达 50%，若接受华法林治疗 1 个月则风险降至 10%，治疗 3 个月后风险降至 5%，也可选择肝素或低分子肝素治疗。如果病人正处于动脉或深静脉血栓性栓塞 1 个月内，择期手术应推迟，需正规抗凝治疗 3 个月后才考虑择期手术。常用于预防手术后发生 DVT 的药物有普通肝素、低分子量肝素和右旋糖酐 70 等。若是急诊手术，应置入滤网或使用肝素使 INR（国际标准化比率）降至 2.0 以下。

骨黏合剂（又名骨水泥，即聚甲基丙烯酸甲酯）常用于骨关节成形术。手术中将该药粉剂与液体混合，产生聚合高热反应，使黏合剂硬化，产生固定效果。此时于骨髓腔内引起高压反应，压力可达数百毫米汞柱，致骨髓腔中脂肪和黏合剂进入股静脉，引致肺栓塞。预防此风险是在骨的下端（如股骨）骨髓腔置一减压管，通向外面，以降低聚合反应升高的压力。

五、神经系统功能的评估

（一）神经系统的病史与检查

如果病人伴有神经系统疾病，应详细了解病史、现有症状和体征，是否有功能缺失，以便与手术后状况比较。应检查病人的神志情况和有无偏瘫。将病人眼睑撑开，让其自动闭合，如果延迟闭合，应怀疑有偏瘫。偏瘫多由于脑动脉血栓形成、栓塞或肿瘤引起。依发生部位可致同侧或对侧肢体瘫痪、舌和面部麻痹，有时表现为惊厥发作和语言障碍。体检时还应注意病人走路的步态是否正常，异常步态包括：痉挛性步态、小脑运动失调步态、感觉运动失调步态、足下垂步态、帕金森步态、摇摆步态等。还要注意观察有无霍纳综合征。

神经反射功能的检查：牵张反射亦称深部腱反射，所有牵张反射有赖于：①健全的感觉神经。②脊髓内突触功能良好。③健全的运动神经。④神经肌肉接头功能完整。⑤肌肉功能正常。二头肌反射正常病人手臂做屈曲反应，若无反应示脊神经根

表 12-5　病人年龄、病症、手术大小和 DVT、PTE 的发生率

年龄，有无病症	手术大小、时间（min）	DVT 发生率（%）	PTE 发生率（%）	风险程度
<40 岁，无	体表手术或 <30min	<10	0.01	小
≥ 40 岁，无或有	普通外科、泌尿外科、妇产科、心胸外科、血管外科和神经外科大手术	10~40	0.1~1	中等
曾有 DVT、PTE 或有血栓形成倾向，下肢瘫痪	重度下肢缺血，骨盆、髋关节、下肢骨折或大手术，腹腔、盆腔肿瘤手术	40~80	1~10	大

注：本表参考 BANNISTER，WILDSMITH. Anaesthesia for Vascular Surgery. London：ARNOLD，2000.

$C_{5\sim6}$或肌皮神经受损。三头肌反射不正常，示脊神经根$C_{6\sim8}$或桡神经受损。膝反射不正常，示脊神经根$L_{2\sim4}$或股神经受损。踝反射不正常，示脊神经根S_1或坐骨神经受损。巴宾斯基反射是最常见的病理反射之一，正常可见5个脚趾呈屈曲反应；若踇趾呈背屈，而其余脚趾呈屈曲反应，则为病理性反射，示上位运动神经元即皮质脊髓束病变。

应重视检查病人的眼球活动、瞳孔大小和对光反应并记录。眼球运动是否正常显示动眼神经(Ⅲ)、滑车神经(Ⅳ)和展神经(Ⅵ)有无病变。瞳孔的周围是虹膜，其近中央部分为瞳孔括约肌，是通过动眼神经副核受副交感神经支配；虹膜的周围部分为瞳孔括张肌，受交感神经支配。副交感神经兴奋可使瞳孔缩小，交感神经兴奋可使其扩大。正常两侧瞳孔圆形、等大；也有少部分人群不完全等大，但并非由于病理性变化，称为瞳孔直径不均。

(二) 常见神经系统疾病的评估

1. 脑血管疾病　既往有卒中或短暂性神经功能障碍均是围手术期出现卒中的风险因素。栓塞所致卒中还可以通过未闭的卵圆孔导致动脉栓塞。左心房或左心室血栓病人或继发于心房颤动或机械性心瓣膜栓塞性卒中者至少抗凝治疗1个月后，最好抗凝治疗3个月后考虑择期手术。若病人无症状但颈动脉处有杂音，出现卒中的风险为1%~2%，且常发生短暂性神经功能障碍症状。一项多中心研究发现，无症状但颈动脉狭窄达60%，病人围手术期死亡率达3%；颈动脉超声检查有利于评估其狭窄程度。

2. 帕金森病(Parkinson disease)　是基底神经节退化性病变致多巴胺分泌减少，对锥体外系统抑制减弱。这类病人表现为帕金森步态：上身前冲，起步慌张，曳足小步，转身困难，手臂少摆，步态缓慢。因颈项僵直前倾，致气道管理异常困难；因上呼吸道肌肉功能失常易致反流误吸；呼吸肌功能障碍极易引起呼吸系统并发症。此外，有阻塞性呼吸形态者约占病例的35%。所有治疗药物，如左旋多巴，围手术期应继续使用，一旦突然停药极易出现吞咽困难、胸壁僵直，即神经安定药恶性综合征，表现为自主无能，精神状况改变，僵直、发热。

3. 肌营养不良和肌病　是神经肌肉接合处遗传性疾病。因接合处乙酰胆碱受体减少，进行性肌无力导致呼吸衰竭，部分病人伴有心肌病或重症肌无力。前者一般血清肌酸磷酸激酶水平增高，多因心肌病或呼吸衰竭死亡，术前评估的重点为心血管及呼吸系统，特别是心脏B超检查。重症肌无力术前评估重点是呼吸系统，咳嗽是否有力、支气管内痰液能否清理干净、有无咽部和眼肌软弱现象等。

4. 中枢神经系统肿瘤　垂体肿瘤可能是功能性(伴有内分泌功能)或非功能性，亦可是良性或恶性。病人症状包括头痛、视野缺失、颅内压增高(呕吐、步态不稳、脑神经功能障碍、膀胱或胃肠功能失调等)及内分泌功能失调。部分病人因生长激素分泌过多导致肢端肥大症而伴有大舌、大会厌、阻塞性睡眠呼吸暂停综合征(OSA)、糖尿病等。这类病人可能存在通气困难及插管困难，应按困难气道操作流程管理。部分神经垂体肿瘤病人伴有尿崩症而导致高钠血症、低血容量等。颅内肿瘤中胶质瘤占45%，良性脑膜瘤占15%，转移性肿瘤占6%。

六、精神病病人的评估

精神病病人术前访视应重点评估其认知能力和治疗药物对病人围手术期的影响。一般来说，抑郁症或精神分裂症病人认知能力正常，而谵妄症、痴呆症或孤独症病人认知功能受损。凡是已诊断为精神病的病人，术前都应由直系亲属或法定监护人签署《麻醉知情同意书》。

某些有抑郁症拟行手术者，手术前已经服用抗抑郁症药物，如异卡波肼(isocarboxazid)、苯乙肼(phenelzine)、反苯环丙胺(tranylcypromine)，这些单胺氧化酶抑制药(MAOI—monoamine oxidase inhibitor)可以抑制拟交感胺的神经元内代谢，因而中枢神经系统内儿茶酚胺的水平升高。当围手术期应用了哌替啶，则可诱发中枢神经系统兴奋现象，表现为焦虑不安、高血压、惊厥和高热等。如此时应用抗高血压药或椎管内麻醉，则会引起相互作用而导致严重低血压，抢救困难。因此，对这类服用MAOI病人，术前应停药两周，以策安全。此类病人急症手术时，所有用药均应减量至正常用量的25%为妥。

七、肝肾疾病和肝肾功能的评估

(一) 肝实质性损害疾病的评估

肝实质性损害可见于：①病毒性肝炎，以乙型、丙型、甲型肝炎病毒引起者最常见，约占90%。②药物性肝损害，国外以解热镇痛药对乙酰氨基酚(扑热息痛)最常见，国内以抗结核药异烟肼和利福平最常见；吸入麻醉药氟烷、甲氧氟烷以及酒精等也可引起肝损害。③Wilson病是一种常染色体隐性遗传病，以胆汁排泄铜障碍为特点，是由于铜代谢障碍引起的肝豆状核变性。④慢性肝脏实质性病变，如肝硬化、门静脉高压及血吸虫肝病。⑤胆汁淤积性疾病。

肝功能检查包括：①肝脏分泌功能，如血清胆红素和酚四溴酞磺酸钠检查。②肝脏合成功能，如血清白蛋白含量、凝血酶原时间。③肝细胞损伤，如转氨酶（AST，ALT）、乳酸脱氢酶（LDH）、碱性磷酸酶（ALP）、γ-谷氨酰转肽酶（GGT）。根据病人症状、体征及肝功能检查结果可分析肝功能异常属何种类型，多以肝细胞损伤型最常见。如肝功能严重受损病人为非急诊病例，应考虑延迟手术，待肝功能恢复后再行手术较妥。术前对肝脏疾病严重程度的评估，可根据改良 Child 分级表予以评估。

（二）肾功能和输尿管、膀胱疾病的评估

肾、输尿管、膀胱疾病（结石、结核、肿瘤、炎症、功能受限等）常合并有肾性贫血、高血压、电解质和酸碱平衡紊乱，甚至多神经病（polyneuropathy）以及药物代谢排泄的改变。术前评估病人肾功能有助于术中管理及决定麻醉用药方案，如尿量、尿常规（比重、渗透压等）、血肌酐（Cr）、尿素氮（BUN）及电解质等。将尿进行比较性分析（表 12-6），也可鉴别一些问题。

表 12-6　尿的比较性分析

肾损害程度	比重	渗透压浓度（Osm）	尿 / 血浆尿素比率	尿 / 血浆（Osm）
正常	1.000~1.040	300~1 200	>20 : 1	>2.0 : 1
肾前衰竭	>1.022	>400	>20 : 1	>2.0 : 1
肾衰竭				
早期	1.010	<350	<14 : 1	<1.7 : 1
晚期			<5 : 1	<1.1 : 1

注：表中尿的比重和尿渗透压浓度（osmolality，Osm），正常肾和肾前衰竭、肾衰竭无明显差别，然而比较尿和血浆中的尿素含量以及两者的尿渗透压浓度，即可发现有明显差别，肾衰竭愈严重，差别愈大。因此，尿和血浆在这方面的检测分析，或可作为术前肾功能评估的参考。尿素浓度 =BUN 数值 ×2.14

1. 血清肌酐（serum creatinine，Cr）测定　血清肌酐是肌酸代谢的最终产物。肌酸大部分在肝脏内合成，几乎全部存在于骨骼肌中。在肌肉中与磷酸盐呈可逆性结合，提供能量。生成的肌酐量与骨骼肌的发育和肌肉运动量呈比例，每日生成的肌酐量相当恒定。在血清肌酐量增加时，肾脏排泄肌酐甚为有效。因此，对肾功能的评估，肌酐测定比血尿素氮测定更加敏感。成人 Cr 正常值为 45~120μmol/L（0.5~1.4mg/dl）。在下列情况下 Cr 含量增加：急性、慢性肾功能衰竭，严重休克，癌症，红斑狼疮，糖尿病肾病，充血性心力衰竭等。在下列情况下 Cr 含量减少：肌肉萎缩，服用某些药物如头孢西丁（cefoxitin）、西咪替丁（cimetidine）、氯丙嗪、噻嗪类利尿药和万古霉素等。

2. 血尿素氮（blood urea nitrogen，BUN）测定　尿素在肝脏中由氨合成，是蛋白代谢的最终产物。尿素在体内可自由地在细胞内、外液体间弥散，最后经肾脏排泄。血中尿素含量反映了尿素生成与排泄之间的平衡，即肝脏代谢蛋白的能力和肾脏排泄尿素功能的平衡。成人 BUN 正常值为 2.5~8.0mmol/L（14~48mg/dl），老年人略有升高。在以下情况下其数值可升高：充血性心力衰竭、休克、低血容量、泌尿道堵塞、肾脏疾病、饥饿、感染、心肌梗死、糖尿病、烧伤、消化道出血、肾毒性药物、过多蛋白饮食、肿瘤、艾迪生病、痛风病、胰腺炎、组织坏死等。某些药物也可引起 BUN 值升高，如：阿司匹林、对乙酰氨基酚、化疗药、吗啡、可待因、磺胺类药、右旋糖酐等。

八、糖尿病病人术前评估

人的正常血糖含量为 3.9~5.6mmol/L（70~100mg/dl）。空腹血糖含量≥7mmol/L（126mg/dl）即为糖尿病。糖尿病（diabetes mellitus）有两型：1 型糖尿病亦即胰岛素依赖性糖尿病，多发生于青少年，约占糖尿病病人的 10%，系由于自身免疫疾病使胰腺 β 细胞遭受破坏而致胰岛素缺失、血糖升高。2 型糖尿病亦即非胰岛素依赖性糖尿病，多发生于中老年病人，而身体肥胖、体重超重者，约占糖尿病病人的 90%。系由于周围组织对胰岛素的抵抗，需要更多的胰岛素，才能维持血糖正常。糖尿病是一个全身性疾病，特别在一些器官系统的病变明显突出，如心血管系统、泌尿系统、神经系统（包括：自主神经系统）、胃肠系统、呼吸系统以及视网膜的病变。J.C.Snow 指出，一个刚满 30 岁的糖尿病病人，可能早已有严重动脉粥样硬化性心脏病，相当于七八十岁非糖尿病老人的心血管状态；一个 50 岁患糖尿病已 20 年的中年人，其生理年龄相当于 70 岁老人。尤其严重的是一些代谢变化常急性发生，如电解质紊乱、糖尿病性酮中毒、高渗无酮性高血糖症，后者血糖可高达 500mg/dl，情况十分危急，需要进行急救处理，待病情稳定后才能考虑麻醉、手术问题。还有些病人颈、胸、脊椎和下颌关节强直，寰椎关节灵活性降低，使气管插管十分困难。麻醉前可根据下列两方面对糖尿病人进行评估：①饮食控制、药物治疗的效果：血糖是否

控制在6~10mmol/L(102~180mg/dl);血电解质和BUN、Cr检测出的数据是否正常;检测糖化血红蛋白HbA_{1C},若测定的结果在7%~8%,说明血糖控制较好。②糖尿病伴随病的严重性:根据各项检查结果(轻、中、重或非常严重)进行衡量。

九、特殊病人术前访视与评估

(一) 已接受器官移植病人

近年来,已器官移植病人接受非器官移植手术的人数不断增多。术前访视的重点应评估移植器官功能、器官移植后生理及药理学改变,必要时咨询器官移植医师。包括详细了解移植器官的功能,器官被排斥的可能性,免疫抑制疗法所致的高血糖、高血压、肾上腺皮质功能不全、肾功能不全、贫血及是否有感染或心血管疾病等。围手术期应补充大剂量糖皮质激素,尽管有些学者对此尚有疑问。

肾移植病人尽管其血清肌酐水平正常,但肾小球滤过率偏低,易出现电解质紊乱及药物药代动力学异常;合并心血管疾病风险较高,是正常人群的2倍;围手术期应避免使用肾毒性药物,如NSAIDs药物。

肝移植病人术前应重点评估其肝功能及肝肺综合征的严重程度,后者是因肺内血管扩张及肺弥散功能异常(间质性肺炎、HPV机制被破坏)而导致的严重低氧血症。尽管一些病人已接受肝移植,但其移植前肺功能紊乱尚不能完全纠正。

肺移植病人术前应检查肺功能,因其易合并感染、排异及肺水肿。气管插管时应警惕损伤气道吻合口。心脏移植病人由于移植心脏失去神经支配,通过自主神经作用于心脏的药物亦无效,一些心脏自主神经反射消失,如对运动、贫血及低血容量反射,心肌缺血病人亦无症状。心脏移植病人一般需安置永久心脏起搏器,围手术期应维持其良好功能。

(二) 有过敏史病人

超敏反应(hypersensitivity)亦称变态反应(allergy),临床上Ⅰ型变态反应最为常见。其发生过程分致敏和发敏两个阶段。当变应原(allergen)进入机体,诱发B细胞产生大量特异性IgE抗体,其血清含量可较正常(0.03mg/100ml)高数倍乃至数十倍,使机体呈致敏状态。当相同的变应原再次进入致敏机体后,与靶细胞上的IgE分子特异性结合,介导桥联反应,释放多种活性物质,引起一系列病理变化,如钙通道激活,组胺、白三烯、缓激肽等介质和血管活性物质释放,酶的抑制以及cAMP减少等,迅速出现以组织、器官功能紊乱(如皮疹、支气管痉挛、肺和心血管系统的一系列变化)为特征的异常反应,亦即过敏性反应。

临床麻醉中某些麻醉药或辅助药,基于药理学机制也能使肥大细胞释放组胺,引起类似过敏反应症状,这种反应与免疫学并无关系,称之为类过敏性反应(anaphylactoid reaction)。麻醉期间过敏反应或类过敏反应发生率约为1∶6 000,其中69%是由肌松药引起的过敏,其次是乳胶(12%)、抗生素(8%)。局部麻醉药引起的过敏反应非常罕见,即使发生多与其防腐剂(如对氨基苯甲酸)有关。术前应详细了解病人的药物过敏史及过敏原,并避免应用。一般由免疫性引起的反应约占半数以上,而由药理性引起的反应约占1/3,但临床上很难将两者区别开来。阿片类药物引起的反应常为药理性的,由免疫性反应引起者极为少见。硫喷妥钠引起的反应30%为过敏性反应,其余则为类过敏性反应。

麻醉前不推荐常规预防性使用抗组胺药和激素。倘若病人术前已有某些超敏反应症状,而且手术又不宜推迟施行,除尽量避免使用可疑为变应原的药物外,可预防性使用抗组胺药和激素以防止症状加重,如地塞米松和H_1受体拮抗药苯海拉明等。

(三) 艾滋病感染者或病毒携带者

艾滋病(AIDS)为获得性免疫缺陷综合征,约有30%艾滋病病人表现为卡波西(Kaposi)肉瘤,其中70%发生于肠道内。肉瘤极易侵犯其他组织,如淋巴结,而且早期引起内脏转移,如肝、脾、胃肠道和肺等。艾滋病感染者易合并心肌炎、扩张型心肌病、心包积液甚至心脏压塞和肺动脉高压。术前访视应询问病人是否有不明原因发热、慢性腹泻、全身淋巴结肿大、带状疱疹等;关注病人ECG、血电解质、血肌酐和BUN;监测病人血$CD4^+$细胞数量(将能够识别白细胞膜上的分化抗原的抗体,用CD编码进行分类,称为CD分类。$CD4^+$已纳入AIDS诊断标准)有助于了解预后。据研究,若$CD4^+$细胞低于50/mm^3,则手术后6个月内病人死亡率达13%,若大于200/mm^3则仅为0.8%。艾滋病病毒在体外也可生存较长时间,室温下干血痂中的病毒可存活3天,潮湿环境中可存活15天以上。通常消毒液均可杀死HIV,但消毒药应直接接触病毒,若病毒深藏在体液或分泌物内,则消毒效果不好。HIV对加热消毒很敏感,一些物品在清洁后可用高压热力灭菌法。

麻醉科医师既要防止自身被感染,也要防止病人发生医源性交叉感染。因此,应严格执行消毒隔离制度,给病人采血和接触病人的分泌物时应戴手套，除妥善处理一次性用具外，非一次性用具及医师的手均应彻底清洗消毒。气管内插管或做内镜检查时应戴防护眼镜。急救室和复苏室中所有急救用具均应齐备，避免行口对口人工呼吸。

（四）药物滥用者

长期滥用中枢神经抑制药或兴奋药以及某些精神类药物，可使机体对这些药物逐渐产生剂量耐受性，进而致精神和躯体对该药物的依赖性。将使麻醉用药十分困难。滥用药物包括：①中枢神经抑制药：海洛因、酒精、镇静药、催眠药。②中枢神经兴奋药：可卡因、苯丙胺。③精神类药物：大麻等。术前访视应详细了解其药物滥用史及戒毒史，在戒毒期间应重点关注焦虑和疼痛情况。

麻醉前应评估其心血管、呼吸及神经系统功能，是否存在感染性并发症，如心内膜炎、肝炎及AIDS。可卡因及苯丙胺滥用者围手术期易发生心血管功能不稳定，易出现心血管意外事件，如急性心肌梗死、严重心律失常、癫痫发作，甚至肺水肿、脑水肿。长期酗酒者易合并酒精性肝炎、肝硬化、门静脉高压、心肌病、癫痫、痴呆等。阿片类药物滥用者，如海洛因，因其对麻醉性镇痛药物已耐受，应评估围手术期阿片类药物使用量及戒毒治疗药物对麻醉的影响，如美沙酮、丁丙诺啡、可乐定等。如美沙酮可导致QT间期延长、心率减慢和低血压。研究发现，已接受替代治疗者对伤害性刺激的反应基本正常，也应提供术后镇痛，围手术期替代治疗药物应继续使用。

十、麻醉科门诊

麻醉科门诊是在过去麻醉咨询的基础上进一步发展起来的。门诊的设置不仅为等待入院手术的病人消除顾虑，了解麻醉的实施，而且可根据病人情况，于入院前进行必要的检查，做麻醉前病情评估和准备。因此，可以降低并发症的发生，节省医疗费用，加速医院病床的利用率和周转率。麻醉科门诊也可以与输血科、手术科室合作，为即将住院手术的病人进行自体血储备。麻醉科门诊由麻醉科医师负责，根据病情可请相关学科医师参加术前病情评估，最后决定病人是否按期手术或推迟手术。麻醉科门诊正常运行除了麻醉科医师外，还需要内科及相关科室医师、护理部及医院各部门的大力协作。在麻醉科门诊，医师要了解病人既往病史，如气短、昏厥、胸痛、下肢水肿、夜间端坐呼吸或呼吸困难史等，并根据需要做必要的检查，如实验室检查、ECG、影像学检查等，也可以根据社区或基层医院提供的病史资料进行综合分析和评估。如果病人安装起搏器6个月内未检查，体内置入了心脏自动除颤器3个月内未检查，曾有运动试验阳性未复查，ECG中新近出现的左束支传导阻滞，房颤心室率>120次/min，有新近出现的T波低平或ST段升高或下移超过2mm，新近出现的房颤，二度房室传导阻滞且伴QRS波宽大畸形，新近出现病理性Q波或心肌梗死，QT间期延长（大于520毫秒）等，均需认真分析、评估，并进行相应治疗。如果病人新近出现不明原因贫血（HCT低于30%），舒张压高于110mmHg，糖化血红蛋白大于8.5%，血钾低于3.2mmol/L，体格检查肺部有哮鸣音，血小板计数低于100×10^9/L，新近出现的甲状腺功能亢进，泌尿系感染，凝血功能异常，心脏听诊新近发现的杂音等，需要尽可能给予纠正。同时，尽可能向病人解释有关麻醉及手术方面的知识，消除其紧张情绪，提高病人的满意度。

麻醉科门诊的运行，实际上是将拟进行择期手术病人的麻醉前病情评估和准备提前到入院前进行。术前评估包括麻醉、手术风险评估，心血管、呼吸、肝肾功能的评估，精神状态、神经系统、营养状况、凝血系统的评估，以及气管内插管条件的评估等方面，必要时进行多学科联合会诊。对于病情复杂者，应收入相关专业病房进行积极的术前治疗和准备，使病人重要器官功能在术前处于最佳状态。

（金士翱　罗爱林）

第三节　麻醉前准备和用药

一、麻醉前准备

根据病人病情做好各项准备工作，目的在于提高病人对麻醉和手术的耐受力，取得病人对麻醉的理解和对麻醉科医师的信任，以保证病人医疗安全，促进术后早日康复。

1. 精神方面的准备　绝大多数病人手术前均存在紧张、恐惧或焦虑情绪，甚至彻夜难眠。因此，手术前必须解除病人思想顾虑和焦虑情绪，向病人简要介绍手术目的、手术体位、麻醉方式和麻醉药物特性以及手术中可能存在的不适等情况，以取得病人的信任和同意，争取病人充分合作。此外，还要忠实地回答或说明病人提出的有关麻醉问题，解除病人的思想顾虑。必要时术前可服用适量镇静药。

2. 营养状况的调整　病人若营养状况不良，如贫血、低蛋白血症，则明显降低对麻醉和手术的耐受力，甚至影响伤口愈合。术前应尽可能给予纠正，使血红蛋白达 80g/L 以上，血浆白蛋白达 30g/L 以上。

3. 胃肠道的准备　择期手术病人不论选择何种麻醉方法均需常规排空胃，防止术中、术后发生胃内容物反流、误吸而导致肺部感染。正常胃排空时间为 4~6 小时，但恐惧、焦虑等情绪改变及严重创伤后可使胃排空显著减慢。一般认为，择期手术病人，无论选择何种麻醉方法，术前都应禁食易消化固体食物或非人类乳至少 6 小时；而禁食油炸食物、富含脂肪或肉类食物至少 8 小时；如果对以上食物摄入量过多，胃排空时间可延长，应适当延长禁食时间。新生儿、婴幼儿禁母乳至少 4 小时，易消化固体食物、非人类乳或婴儿配方至少 6 小时。所有年龄病人术前 2 小时可饮清水，包括饮用水、果汁(无果肉)、苏打饮料、清茶、纯咖啡，但不包括酒精饮料。急症病人也应充分考虑胃排空问题。饱胃而又需立即手术者，无论选择全身麻醉，还是区域阻滞或椎管内麻醉，都有发生呕吐和误吸的危险。

4. 输血准备　手术中是否需要输血，应根据病人血红蛋白和手术大小、出血量多少来考虑。中等以上手术或估计术中出血较多者，均应在术前检查病人血型，采取以下措施：①术前抽取病人一定量全血贮存备用。②准备适量的异体血(浓缩红细胞、冰冻血浆等)。③若病人因宗教信仰原因，不能输异体血，术中应进行自体血回输。因为输异体库存血液可以带来一系列危害，如高钾血症、低钙血症、代谢性酸中毒、体温降低、稀释性凝血病和枸橼酸盐中毒。此外，储存时间稍长的血液，其血红蛋白中的 2,3-DPG(2,3- 二磷酸甘油酸)极度降低。应用 ACD 溶液保存的血液中，2,3-DPG 含量仅为原来的 20%，即 3.5μg/g Hb(正常为 17.5μg/g Hb)，即使应用 CPD 保养液保存的血液，其 2,3-DPG 含量也降低至原来的 40%，即 7μg/g Hb。2,3-DPG 的降低使氧离曲线左移，氧与血红蛋白亲和力上升，不利于血红蛋白中氧向细胞组织的释放。

5. 治疗药物的调整　一些病情复杂病人，术前已接受一系列药物治疗，麻醉前必须调整这些药物的使用。应该考虑：

(1) 有些治疗药物必须维持，如心脏支架植入后抗凝治疗(阿司匹林、氯吡格雷)；有些抗凝药应调整为低分子肝素或普通肝素，以便控制。

(2) 有些治疗药物和麻醉药物之间存在相互作用，易出现严重不良反应。如 β 受体阻断药、钙通道阻断药、血管紧张素Ⅱ受体拮抗药和血管紧张素转化酶抑制药等，均对心肌有负性肌力作用，在椎管内麻醉或全身麻醉作用下可以引起严重血压下降，或掩盖代偿性心率增快；有的药物还会降低最低肺泡有效浓度(minimum alveolar concentration，MAC)和增加局部麻醉药的心脏毒性作用。因此，术前应考虑是否停药或更换药。但也必须考虑，某些病人急性停药可能引发心绞痛、室性期前收缩，甚至突发性心肌梗死，对此类病人可以考虑减低用量，以策安全。

(3) 合并高血压者，术前最好能将血压降至正常范围；如果有困难，应经过内科系统治疗以控制血压稳定，收缩压低于 180mmHg、舒张压低于 100mmHg 较为安全。选择抗高血压药时，应避免用中枢性降压药或酶抑制剂，以免麻醉期间发生顽固性低血压和心动过缓；其他降压药可持续用到手术当天，避免因停药而发生血压过度波动。

(4) 地高辛系中效强心苷，排泄较快，蓄积性小，半衰期为 34~44 小时。在钙的作用下易诱发心律失常，而且在低钾情况下也会引起毒性反应。因此，手术前一天应停用此药。

(5) 胰岛素、糖皮质激素、抗癫痫药、帕金森病治疗药物等均应继续使用至术前。对术中可能出现急性肾上腺皮质功能不全者，围手术期应补充外源性糖皮质激素，如氢化可的松 200~300mg/d。

(6) 单胺氧化酶抑制剂或三环抗抑郁药，围手术期易出现循环系统严重并发症，应于术前两周停止使用。

6. 麻醉前的准备　麻醉前的准备工作包括：根据手术方式制订麻醉方案，准备麻醉器械、麻醉药物和各类急救药物，选择监测项目(表 12-7)。需在体外循环和低温条件下施行手术者，应作相应的准备。需要监测直接动脉压和频繁进行动脉血气分析者，需要留置动脉导管，术前应做艾伦试验

(Allen's test),目的在于检查桡动脉和尺动脉之间有无交通支或是否通畅。对于特殊手术或重症病人,需要进行有创血流动力学监测,同时需要监测脑电双频谱指数(BIS)、躯体脊髓诱发电位(SSEP)以及凝血弹性图(TEG),均应在麻醉前进行充分准备。

表 12-7 麻醉前准备的内容

病人方面	精神状况,病情变化,签署麻醉、手术知情同意书等
麻醉方面	麻醉方案、麻醉机、监护仪、气管插管用具、吸引装置、血液回收机、血糖检测仪、麻醉药品、急救设备及药品等
手术方面	手术方案、手术切口、体位,体位可能致损伤的预防措施等
术中管理	术中可能出现的意外,如惊厥、应激反应的预防、处理方案等

二、麻醉前用药

(一) 目的

缓解病人术前的紧张情绪,预防变态反应,减少口咽部和气管内的分泌物,促进胃排空和提升胃内容物的 pH;缓解迷走神经反射与交感神经的反应,增强麻醉效果;减少手术后恶心和呕吐;使病人处于安静或欲睡但呼之能应的遗忘状态。

(二) 药物选择

根据麻醉前用药的目的,用药种类有下列五个方面:

1. 巴比妥类(barbital) 具有非特异性中枢神经系统抑制作用,可达到镇静催眠的效果。可根据病人不同情况选择药物:①长效作用为苯巴比妥(phenobarbital),维持作用时间为 10~12 小时,半衰期为 2~6 天;②中效作用为异戊巴比妥(amobarbital),持续作用时间为 3~6 小时,半衰期为 16~40 小时;③短效作用为司可巴比妥(secobarbital),口服后 15~20 分钟即可入睡,维持作用时间约 3 小时,半衰期为 30 小时。

2. 苯二氮䓬类 具有抗焦虑、镇静和遗忘作用。常用药物有:

(1) 咪达唑仑(midazolam):消除半衰期较短,约 1~4 小时;肾功能欠佳者,作用时间可延长。可于麻醉诱导前 1 小时口服或肌内注射。小儿口服剂量 0.1~0.2mg/kg;成人肌内注射剂量为 50~80μg/kg,一般不超过 5mg,老人或体弱者剂量减半。若与麻醉性镇痛药合用,应警惕对呼吸的抑制。

(2) 地西泮(diazepam,安定):除有抗焦虑、镇静和遗忘作用外,还有轻度骨骼肌松弛作用,故可用作癫痫持续状态的治疗。作为麻醉前用药,用药后 1 小时即发挥良好作用,半衰期为 20~70 小时,一般剂量 0.1~0.2mg/kg,口服,镇静作用时间较长。

(3) 劳拉西泮(lorazepam):半衰期较地西泮短,约 8~24 小时,成人口服 2mg,1 小时即起作用,可产生镇静作用 4~6 小时,一般剂量 0.06mg/kg,推荐剂量不超过 4mg,老年人应减量。其遗忘效果较好。还可作为内镜检查前的辅助用药及抗癫痫治疗。

3. 阿片类镇痛药(opioid analgesics) 又称为麻醉性镇痛药,通过激动中枢神经系统中的阿片受体改变病人对疼痛刺激的感知而产生镇痛作用。常用药物有:

(1) 吗啡:是强镇痛药,半衰期 2~3 小时。常用于心血管病人,如缺血性心脏病麻醉前用药,成人 5~10mg,麻醉前 1 小时皮下注射,可迅速提高痛阈,抑制代谢,消除焦虑等。但对有哮喘病史、严重肝肾功能不全、极度肥胖者、颅脑外伤和颅内压增高者禁用;禁用于孕妇、哺乳期妇女、新生儿和婴儿;慎用于老年人和儿童。谨防应用过量而出现急性中毒症状,如呼吸抑制、昏迷、血压下降和针状瞳孔。如出现中度症状应立刻用吗啡拮抗药纳洛酮(naloxone)拮抗,用量为 0.4~0.8mg,静脉注射或肌内注射。

(2) 哌替啶(pethidine):为人工合成阿片类镇痛药。镇痛作用约为吗啡的 1/10~1/8,半衰期为 3~8 小时。必须注意,近期内应用了单胺氧化酶抑制剂(MAOI)者禁用。其他注意事项与应用吗啡相同。常用剂量:成人麻醉诱导前 1 小时肌内注射 50~100mg,小儿剂量为 0.5~1mg/kg 肌内注射。

4. 抗胆碱能药物(anticholinergic agents) 能减少呼吸道分泌物,抑制麻醉、手术期间迷走-迷走神经反射所致的心动过缓,但可使部分病人心率增快。

(1) 阿托品(atropine):其半衰期为 13~38 小时,常用剂量成人为 0.5mg,小儿为 0.01mg/kg,与吗啡同用时可以减轻吗啡对呼吸的抑制。在小儿斜视矫正术中可能引起眼心反射(oculocardiac reflex),致心动过缓,严重者心搏骤停,术前应用阿托品可以预防。阿托品可纠正抗胆碱酯酶药新斯的明、溴吡斯的明的毒蕈碱作用,如心动过缓、分泌物增加、出汗、支气管痉挛、肠蠕动增强和视力模糊等。阿托品可以升高眼内压,因此不能用于青光眼病人;可引起尿潴留,不宜用于前列腺肥大者;可致心率增快,故甲状腺功能亢进、高热或缺血性心脏病病人禁用。

(2)东莨菪碱(scopolamine):作用与阿托品相似,其散瞳及抑制腺体分泌作用比阿托品弱。其半衰期为8小时。可以升高眼内压,不能用于青光眼病人。有中枢镇静作用,但不引起心率明显增快、体温增高。常用剂量成人为0.3~0.6mg,小儿为0.01mg/kg,肌内注射。

5. 抗组胺与变态反应和促胃肠动力药

(1)苯海拉明:有明显的抗组胺作用,用于缓解变态反应引起的不良状态,其半衰期2.4~7小时。常用剂量:成人为25~50mg静脉注射,可于麻醉诱导前1小时给药;小儿1.25mg/kg肌内注射。

(2)异丙嗪:为H_1受体拮抗药,具有消除血管平滑肌和支气管痉挛、抗呕吐、镇静等作用。作为麻醉前用药,尤其适用于合并过敏病史或支气管痉挛等病人。常用剂量成人25~50mg,小儿0.5mg/kg,麻醉前肌内注射。

(3)雷尼替丁、西咪替丁和法莫替丁:是麻醉前常用的H_2受体拮抗药,可以抑制胃液分泌,成人口服150mg,静脉注射50mg。将甲氧氯普胺和雷尼替丁合用,无疑是防止反流误吸最佳麻醉前组合用药。

(4)促肠胃动力药:手术前准备包括促进胃排空及调整胃内容物以减少胃内容物量,使其<0.3ml/kg;提高胃液pH,使其>2.5,以减少误吸导致的严重并发症或死亡率。特别是对于下列病人应予以干预:①疑似困难气道者。②外伤者。③急诊手术。④神志不清楚者。⑤肠梗阻。⑥颅内高压。⑦喉反射损害者。⑧食管裂孔疝和反流者。

常用的药物有:①甲氧氯普胺:多巴胺受体拮抗药,可刺激胃肠规律性蠕动,促进胃排空,同时增加食管下段括约肌张力。口服0.3mg/kg,20分钟内起效;静脉注射20mg,3分钟内可起效。少数病人使用后可出现锥体外系症状,如震颤、角弓反张等,可用苯海拉明缓解。②枸橼酸钠:直接碱化胃液,而且是非微粒性抗酸药,不损害肺,常口服30ml。③昂丹司琼:是防止化疗后恶心、呕吐的药物,其半衰期为3.5~5.5小时。成人剂量为8mg口服或0.15mg/kg静脉注射;小儿剂量为0.15mg/kg。可于麻醉诱导前或进行化疗前30分钟给药。

总之,掌握病情特点,妥善准备,调整用药,预防和减少麻醉负面影响,尽量消除麻醉意外和不良后果,促进病人手术顺利,达到及早苏醒和康复。这就是麻醉前准备和麻醉前用药的目的。

(金士翱　罗爱林)

第四节　全身麻醉

全身麻醉是指将麻醉药经呼吸道吸入,或静脉、肌内注射,或两者结合进入人体内,使病人处于意识消失、镇痛完全、肌肉松弛,以及自主神经反射抑制麻醉状态的方法。是目前临床应用最多的麻醉技术。近年来随着对药代学和药效学认识的深入、新型麻醉药的不断问世以及给药技术的进步,全身麻醉的方式和用药水平明显提高。

一、全身麻醉方法分类

根据给药途径的不同,全身麻醉方法主要分为吸入全身麻醉、静脉全身麻醉及复合全身麻醉。

(一)吸入全身麻醉

吸入麻醉是指挥发性麻醉药或麻醉气体经呼吸系统吸收入血,抑制中枢神经系统而产生全身麻醉的方法。吸入麻醉是应用最早的麻醉方法,也是现今全身麻醉的主要方法之一。吸入麻醉药在体内代谢、分解少,大部分以原形从肺排到体外。因此,吸入麻醉具有较高的可控性、安全性及有效性。按照使用的回路系统和流量大小的不同,吸入麻醉有不同的分类方式。

1. 按麻醉通气系统分类　根据呼吸气体与空气接触方式、重复吸入程度以及有无二氧化碳吸收装置,吸入麻醉可以分为开放法、半开放法、半紧闭法及紧闭法四种(表12-8)。

表 12-8 吸入麻醉按通气系统分类及其特点

项目	与回路外空气的关系		与呼出气的关系	钠石灰罐	气体	实际应用
	吸气	呼气				
开放法	空气进入	排向空气	无重复吸入	无	空气	麻醉面罩
半开放法	部分空气进入	全部排向空气	无重复吸入	无	空气	Mapleson 系统
半紧闭法	无空气进入	部分排向空气	部分重复吸入	有	O_2/N_2O	循环 / 来回式系统
紧闭法	无接触		全部重复吸入	有	O_2/N_2O	循环 / 来回式系统

2. 按新鲜气流量分类　根据 Aldrete 提出的 2.5 倍数法则，通过 Brody 公式将新鲜气流量分为低流量、中等流量和高流量。首先根据 Brody 公式计算出机体每分钟氧耗量，即维持紧闭循环麻醉时所需要新鲜气体的基础流量为 10× 体重(kg)$^{3/4}$(ml/min)，若氧流量低于此值，则病人可能缺氧；乘以 2.5，即 2.5 倍基础流量为紧闭循环的高限或低流量的低限。如果在此基础上再乘以 2.5 倍，即 2.5×2.5 倍基础流量定为低流量的高限或中等流量的低限；以此类推，可以得出中等流量的高限或高流量的低限为 2.5×2.5×2.5 倍基础流量。

在实际临床工作中，如果进行非紧闭回路麻醉，一般无须如此计算。通常将 1L/min 以上的新鲜气流量称为中、高流量；而低于 1L/min 的新鲜气流量称为低流量。因此，低流量麻醉(low flow anesthesia)：新鲜气体流量为 1L/min($50\%O_2$ 和 $50\%N_2O$)；最低流量麻醉(minimal flow anesthesia)：新鲜气体流量为 0.5L/min($60\%O_2$ 和 $40\%N_2O$)；紧闭回路麻醉(closed system anesthesia)：新鲜气体流量和麻醉药量与机体的摄取量和需要量相等，通常为流量小于 0.2~0.25L/min。

(二) 静脉全身麻醉

静脉全身麻醉是指将一种或几种药物经静脉注入，通过血液循环作用于中枢神经系统而产生全身麻醉作用的方法。由于其自身一些局限性，静脉全身麻醉的使用曾经一度受到限制。但随着临床药理学研究方法的不断改进，新的强效、短效静脉麻醉药的开发以及计算机化的静脉自动给药系统的问世，使静脉麻醉得到极大的改善和发展。按照给药方式的不同可分为以下几类：

1. 单次注入法　指一次注入较大剂量的静脉麻醉药，以迅速达到适宜的麻醉深度，多用于麻醉诱导和短小手术。此方法操作简单方便，但容易发生循环、呼吸抑制等副作用。

2. 分次注入法　指先注入较大剂量的静脉麻醉药，使达到适宜的麻醉深度后，再根据病人的反应和手术的需要分次追加麻醉药，以维持一定的麻醉深度。静脉麻醉发展的 100 多年来，分次注药一直是静脉麻醉给药的主流方法，至今仍广泛应用于临床。它具有起效快、作用迅速及给药方便等特点。但这种给药方法容易使血药浓度出现锯齿样波动，麻醉深浅也会因此而波动，显然难以满足临床麻醉时效概念的要求。

3. 连续注入法　包括连续滴入或泵入，是指病人在麻醉诱导后，采用不同速度连续滴入或泵入静脉麻醉药的方法来维持麻醉深度。本方法避免了分次给药后血药浓度高峰和低谷的波动，不仅减少了麻醉药效周期性的波动，也有利于减少麻醉药的用量。滴速或泵速的调整能满足不同的手术刺激需要。其缺点是达到稳态血药浓度的时间较长，因此在临床上可以将单次注入和连续注入结合起来使用，以尽快地达到所需的血药浓度，并能以连续输注来维持该浓度。

4. 靶控输注法　靶控输注(target controlled infusion，TCI)是指在输注静脉麻醉药时，以药代动力学和药效动力学原理为基础，通过调节目标或靶位(血浆或效应室)的药物浓度来达到或维持适当的麻醉深度，以满足临床麻醉的一种静脉给药方法。有关 TCI 的详细阐述见本章第四节“全身麻醉的维持”。

(三) 静脉 - 吸入复合麻醉

由于吸入全身麻醉和静脉全身麻醉各有特点(表 12-9)，临床上常对病人同时或先后实施静脉和吸入全身麻醉技术，称为静脉 - 吸入复合麻醉技术，简称静 - 吸复合麻醉。由于静脉麻醉起效快，诱导平稳，而吸入麻醉易于管理，麻醉深浅易于控制。因此，静脉麻醉诱导后继以吸入麻醉或静 - 吸复合麻醉方法维持麻醉，这在临床麻醉工作中占主要地位。

表 12-9 静脉麻醉与吸入麻醉的比较

静脉麻醉	吸入麻醉
起效快、诱导迅速、无兴奋期	起效慢、诱导过程有兴奋期
基本无镇痛作用	有镇痛效应
无肌松作用	有肌松作用
术中可能知晓	无知晓
术后恶心呕吐发生率低	术后恶心呕吐多见
所需麻醉设备简单	需要一定复杂的麻醉设备
操作可控性差	操作简单、可控性好
无环境污染	有环境污染
代谢物可能有药理活性	基本不代谢
个体差异大	个体差异小
尚无明确的麻醉深度指标	可用 MAC 表示麻醉深度

(四) 其他

1. 基础麻醉 指在病室内预先使病人意识消失的麻醉方法。最初基础麻醉的目的是消除病人的精神创伤，但目前主要用于不合作小儿的麻醉处理。基础麻醉常用的药物为硫喷妥钠和氯胺酮。

(1) 硫喷妥钠：一般用 2.5% 硫喷妥钠溶液按照 15~20mg/kg 肌内注射，体弱者或 3~12 个月婴儿宜减量至 10~15mg/kg，浓度也宜降低为 1.5%~2%，一次总量不超过 0.5g。能使病人意识较快消失，但不具备镇痛作用。用药后应密切观察呼吸及循环系统变化。因药液呈强碱性，肌内注射的部位应在臀部外上方肌肉深层，禁止注入皮下、动脉及神经部位。

(2) 氯胺酮：主要用于小儿，一般 5~10mg/kg 肌内注射。能使病人意识较快消失，具备强镇痛作用，但呈现“分离麻醉”现象。由于氯胺酮明显增加腺体分泌，因此术前应给予足量的抗胆碱药物。

2. 监护麻醉(monitored anesthesia care，MAC) MAC 曾经被认为是“当高危病人在病情过重不适于全身麻醉而需行姑息性手术时，麻醉科医师处于待命状态以随时提供监测和镇静”。现在 MAC 已经发展为静脉麻醉与区域麻醉相结合的一种独特的麻醉技术(见本章第八节)。

二、全身麻醉药

全身麻醉使病人痛觉消失，肌肉松弛，反射活动减弱。这种抑制状态是可控的，也是可逆的。其抑制程度与药物在血液内的浓度有关，当麻醉药从体内排出或在体内破坏后，病人逐渐恢复清醒，且不留任何后遗症。

(一) 吸入麻醉药(inhalation anesthetics)

是指经呼吸道吸入人体内并产生全身麻醉作用的药物。可用于全身麻醉的诱导和维持。

1. 影响肺泡气中吸入麻醉药浓度的因素

(1) 麻醉药的吸入浓度：吸入浓度愈高，则麻醉药在残气量中的浓度愈大，容易提高肺泡气中麻醉药的浓度。

(2) 每分钟肺泡通气量：肺泡通气量愈大，在单位时间内输送到肺泡的药量愈多。如果功能残气量与肺泡通气量之比增大，肺泡内麻醉药浓度则被稀释。此时如增加麻醉药吸入浓度或每分通气量，就可使肺泡内麻醉药浓度提高。

(3) 肺泡麻醉药向肺循环血液的转运能力：主要取决于麻醉药的血 / 气分配系数，指在同样的分压下麻醉药于血和肺泡气中浓度的关系。例如甲氧氟烷血 / 气分配系数为 13，即血液中溶解的甲氧氟烷为肺泡气中的 13 倍。吸入麻醉药的可控性与其在血液中溶解度的大小成反比。

(4) 每分钟肺灌流量：心排血量(CO)增加，可降低肺泡气中麻醉药浓度，增加血液中溶解的麻醉药浓度。心排血量对肺泡麻醉药浓度的影响，还与药物的血 / 气分配系数有关，血 / 气分配系数越大，CO 增加引起的血液摄取量也越多，肺泡药物浓度降低也越明显。

(5) 肺泡气和静脉血中麻醉药的浓度差(F_{A-V})：F_{A-V} 越大，肺循环摄取的药量越多，即血液从肺泡气中移走的麻醉药越多。在麻醉诱导早期，混合静脉血中的麻醉药浓度接近零，F_{A-V} 很大，促进了血液对麻醉药的摄取。随着麻醉的加深和时间的延长，静脉血中麻醉药浓度增加，使 F_{A-V} 降低，摄取速度减慢，摄取量亦减少，最终达到相对稳定状态。

2. 吸入麻醉药的临床评价

(1) 可控性：较静脉麻醉药为好。可控性与药物的血 / 气分配系数有关，血 / 气分配系数愈低的药物，在肺泡、血液和脑组织中的分压达到平衡状态的时间越短，因而其在中枢神经系统内的浓度愈易控制。

(2) 麻醉强度：吸入麻醉药的强度通常是以最低肺泡浓度(minimum alveolar concentration，MAC)来衡量的。MAC 是指某种吸入麻醉药在一个大气压下与纯氧同时吸入时，能使 50% 病人在切皮时不发生摇头、四肢运动等反应时的最低肺泡浓度。吸入麻醉药的麻醉强度与麻醉药的油 / 气分配系数呈正比关系，油 / 气分配系数越高，麻醉强度越大，MAC 则越小(表 12-10)。

表 12-10 吸入麻醉药的血 / 气分配系数、油 / 气分配系数和 MAC

吸入麻醉药	血 / 气分配系数	油 / 气分配系数	MAC（vol%）
地氟烷	0.42	18.7	7.00
氧化亚氮	0.47	1.4	101.00
七氟烷	0.63	53.9	1.71
异氟烷	1.40	98.0	1.30
恩氟烷	1.90	98.0	1.70
氟烷	2.30	224.0	0.77
乙醚	12.10	65.0	1.90
甲氧氟烷	13.00	970.0	0.16

（3）对心血管系统的抑制作用：所有强效吸入麻醉药都有减弱心肌收缩力的作用。通常这种作用可同时因增加儿茶酚胺的分泌而被掩盖。临床工作中，若病人有心功能障碍，这种负性作用表现明显。七氟烷、恩氟烷和异氟烷的降低血压作用是由于周围血管阻力下降所致；而氟烷则由于降低了心排血量而使血压下降，其心血管抑制作用明显大于上述三种麻醉药。氟烷还可增加心肌对外源性儿茶酚胺的敏感性，引起心脏的异位性节律。

（4）对呼吸的影响：所有较强效应的吸入麻醉药都会引起与药量有关的呼吸抑制。恩氟烷、异氟烷引起的呼吸抑制比氟烷明显。

（5）对运动终板的影响：凡吸入麻醉药多具肌松作用，可减少肌松药的用量，避免麻醉后呼吸抑制。恩氟烷增强肌松药的效果比氟烷、异氟烷为强。氟烷对子宫肌肉松弛作用较强，不宜用于剖宫产或刮宫术病人；但用于内转胎位术则具有一定的优点。

（6）对颅内压和脑电图（EEG）的影响：所有吸入麻醉药，包括氧化亚氮在内，都会使颅内压升高，特别是在快速提高麻醉药浓度后更为明显。倘事先给以巴比妥类药或其他静脉麻醉药，然后渐渐增加吸入麻醉药浓度，则可减少对颅内压的影响。异氟烷较少引起颅内压增高，但可引起痉挛性 EEG 变化。七氟烷对 EEG 有与剂量相关的抑制改变，不致引起痉挛性的变化。

3. 吸入麻醉药的作用强度 自 20 世纪 60 年代介绍 MAC 代表吸入麻醉药强度以来，愈来愈多的临床麻醉实践和研究都以 MAC 为标准，判断和评价各种吸入麻醉药的作用强度。鉴于脑内药物浓度无法测定，而吸入麻醉药在肺泡中的分压（P_A），必然会与动脉血中分压（P_a）、脑内的分压（P_{br}）保持均衡。因此，该药 P_A 就可间接代表药物在脑内的浓度。

各种麻醉药的强度并不相同，其 MAC 也各异。MAC 值愈低，表示麻醉药强度愈大。MAC 不受手术刺激大小和病人性别、体重及麻醉时间的影响，但受病人年龄大小、体温高低、妊娠与否及麻醉辅助用药的干扰。新生儿的 MAC 最大，随年龄增长 MAC 逐渐减小，至 70 岁以后 MAC 最小。低体温时 MAC 可降低，而高热时增大。妊娠期间 MAC 下降 25%~40%，这可能与体内内分泌的改变有关。麻醉期间给予阿片类药或巴比妥类药以及苯二氮䓬类药均可使 MAC 降低，有的可降至原数值的 50%。病人病情危重，如有缺氧、贫血及低血压等情况均可使 MAC 下降。慢性嗜酒者的 MAC 增加；但急性饮酒后由于对中枢神经系统的抑制作用，却可降低 MAC。

临床麻醉中吸入 N_2O 常作为其他挥发性吸入麻醉药的辅助措施，复合吸入药物的 MAC 有相加作用，挥发性吸入麻醉药的 MAC 可降低达 50% 以下(表 12-11)。吸入麻醉药若与其他辅助药物合用，其 MAC 值也可以降低。但吸入麻醉应用 1MAC 也只能使 50% 病人切皮时不痛，麻醉深度尚不足以达到大部分手术镇痛的要求。根据临床经验，用 1.3MAC 方能达到满意的镇痛效果。麻醉诱导气管内插管时及某些手术过程，应加大 MAC。

表 12-11 吸入麻醉药在吸入纯氧与吸入 N_2O 时的 MAC 值（vol%）

吸入麻醉药	吸入 100%O_2		吸入 60%~70%N_2O	
	1MAC	1.3MAC	1MAC	1.3MAC
地氟烷	4.6~6.0	6.0~7.0	2.83	?
七氟烷	1.71	2.20	0.66	0.86

续表

吸入麻醉药	吸入 100%O_2		吸入 60%~70%N_2O	
	1MAC	1.3MAC	1MAC	1.3MAC
异氟烷	1.30	1.56	0.50	0.65
恩氟烷	1.70	2.18	0.57	0.74
氟烷	0.77	1.00	0.29	0.38
乙醚	1.90	2.50	1.00	1.30
甲氧氟烷	0.16	0.20	0.07	0.09

4. 常用的吸入麻醉药

(1) 氧化亚氮(nitrous oxide,N_2O):又称笑气,化学结构式 N_2O,是一种不燃烧、不爆炸的气体麻醉药。医用 N_2O 是将纯 N_2O 在 50 个大气压下成液态贮于钢瓶中备用。推算 N_2O 的 MAC 为 101vol%,麻醉作用弱,常与氧按一定比例混合使用,但氧浓度应在 30% 以上。可与吸入或静脉麻醉药复合应用。

氧化亚氮的毒性小,对循环系统基本无抑制,不引起心律和血压的变化;对呼吸道无刺激性,不增加分泌物和喉部反射;对肝、肾功能无影响。因此一般状况欠佳,肝、肾功能不良及重症病人,常采用吸入 N_2O 和氧并复合应用其他麻醉药的麻醉方法。

长时间高浓度吸入 N_2O,可能对红细胞生成系统有一定损害,因此,凡吸入 N_2O 超过 6 小时,浓度超过 50%,均需于术中补充维生素 B_{12} 以减少副作用。在 N_2O 麻醉恢复期有发生弥散性缺氧的可能,停止吸 N_2O 后应吸纯氧 5~10 分钟。N_2O 可使体内封闭腔(如中耳、肠腔等)内压升高,因此肠梗阻者不宜应用。

(2) 恩氟烷(enflurane,ethrane):为一种含卤素的在各种浓度都不燃烧的吸入麻醉药。化学名称二氟乙基甲醚,其结构式:HCF_2-O-CF_2-CFClH。恩氟烷化学性能稳定,和钠石灰接触也不会分解,其化学特性近似甲氧氟烷,而其物理和药理特性更接近氟烷。麻醉效能好,其 MAC 为 1.7vol%。麻醉诱导快速,苏醒也迅速而平稳。常用浓度为 0.5%~2%。麻醉过深,对呼吸有抑制,使呼吸中枢对 CO_2 升高的敏感性减弱。恩氟烷引起的血压下降系由于血管扩张,周围血管阻力降低所致。在一般深度下,血压较平稳,心率、心律均能保持稳定,不易引起心律失常。恩氟烷有较明显的肌肉松弛作用,可增强非去极化肌松药的作用,因此肌松药应减量应用。恩氟烷的组织与气体分配系数很低,不仅很少留在组织内,而且也很少在体内代谢,因此比氟烷、甲氧氟烷有更低的生物转变。其尿液中代谢的氟仅占 2.4%,而甲氧氟烷可达 50%。对肝脏基本上没有毒害。

(3) 异氟烷(isoflurane,forane):是恩氟烷的同分异构体,其结构式:HCF_2—O—CHCl—CF_3。异氟烷于 1981 年用于临床麻醉,理化特性与恩氟烷相近,麻醉性能好,其 MAC 为 1.30vol%,介于氟烷与恩氟烷之间。由于其血 / 气分配系数甚低(1.40),因此是含卤素吸入麻醉药中诱导时间最短、苏醒时间最快的麻醉药。常用浓度为 0.5%~1.5%,麻醉诱导时可高达 3%。如麻醉不深,血压常较稳定,其降低血压的机制同恩氟烷。对心肌的抑制较其他卤素吸入麻醉药为轻,也不引起心律失常。在常用浓度下,对呼吸的抑制亦较轻微,也适用于支气管哮喘病人。异氟烷可增强非去极化肌松药的作用。异氟烷不引起痉挛性 EEG,因此是颅脑手术较好的麻醉药物之一。异氟烷在体内的代谢产物较恩氟烷更少,其尿液中代谢的氟为 0.17%(表 12-12),对肝、肾功能影响小。

表 12-12 吸入麻醉药在体内的代谢情况

吸入麻醉药	尿中代谢的氟含量(%)	吸入麻醉药	尿中代谢的氟含量(%)
地氟烷	0.02	七氟烷	2.9
异氟烷	0.17	氟烷	20.0
恩氟烷	2.4	甲氧氟烷	50.0

(4) 七氟烷(sevoflurane):结构式为:FCH_2-O-CH(CF_3)$_2$,化学名氟甲基 - 六氟 - 异丙基醚,具有血 / 气分配系数小、麻醉诱导和苏醒迅速、不增加

心肌对肾上腺素的敏感性、气味好闻、不刺激呼吸道的优点。与其他吸入麻醉药比较，其亲脂性较低，因此MAC较高，在与其他吸入麻醉药同样的MAC下能较快地使病人进入适合的麻醉深度。常用浓度为1.0%~1.5%。

七氟烷吸入后主要经肺以原形排出，其在体内代谢率约为2.9%。经肝脏分解，进行生物转化，生成六氟异丙醇，立刻与葡萄糖醛酸结合而解毒，经尿排出。代谢中间产物氟甲基化合物则水解为水、二氧化碳和无机氟(F^-)。临床吸入2%七氟烷1小时，血清F^-最高浓度为(16.5±2.8)μmol/L；倘吸入时间达2小时，血清F^-可达30μmol/L，仍低于50μmol/L的安全界值。根据研究认为，血清F^-超过50μmol/L，人体可能出现亚临床肾毒性反应；超过90μmol/L，可出现临床肾毒性反应。采用复合麻醉方式，七氟烷吸入浓度维持在1%左右，应用七氟烷是安全的。

七氟烷可以使周围血管阻力降低致麻醉后血压下降，其下降幅度与剂量相关。对心肌有轻度抑制作用，与异氟烷相当，比恩氟烷要弱。在血压下降时对心排血量无太大影响。对心率的影响并不明显，也较少引起室性心律失常。在同时应用肾上腺素时也不易致异位性节律。如同异氟烷，对EEG有抑制作用，可降低脑代谢；脑血管阻力可以降低，但脑血流量并无明显改变，脑血管的自动调节作用仍然保持。

七氟烷遇钠石灰或钡石灰，在温度达65℃以上时，经去氢、去氟作用，可产生微量烯烃化合物。但一般临床麻醉均采用半密闭式循环装置，钠石灰的温度鲜有超过55℃。因此，不致产生这种化合物。七氟烷虽然对肝脏无明显损害，但以前使用卤化醚类麻醉药出现过黄疸或原因不明的发热者，仍以不选用七氟烷为好。

(5)地氟烷(desflurane)：结构式为：CF_3-CHF-O-CF_2H。性能稳定，在血中的溶解度低。沸点较低(23℃)，蒸汽压在20℃时为681mmHg，应贮藏在较低温度环境中，需用专用地氟烷挥发器。它与钠石灰、光、金属接触均不发生变化。血/气分配为系数0.42(见表12-10)，麻醉诱导和苏醒快速，吸入后1~2分钟即起效，停止吸入后药物很快自肺排出，易于调节麻醉深度。其MAC为6.0vol%，麻醉效能约为N_2O的17倍。尿中代谢的氟含量极低，仅0.02%。麻醉诱导时浓度可较高，麻醉维持的浓度，在吸入30%N_2O时，小儿一般为4%~7%，成人为3%~5%，老人为2.5%~3.5%。由于药物对呼吸道有些刺激，会引起咳嗽、呼吸暂停、呼吸道分泌物增加，甚至喉痉挛，事先应用少量芬太尼或依诺伐等可减轻其刺激反应。地氟烷使用后对呼吸抑制的程度和对心血管的影响类似恩氟烷和异氟烷。但有报道其对交感神经系统有兴奋作用，病人可出现高血压、心动过速和面部潮红，也可有流泪症状，推测与呼吸道刺激有关。若病人同时应用了抗高血压药或处在低血容量状态，吸入浓度过高也会导致严重低血压。地氟烷麻醉时不致引起心肌致敏现象，应用肾上腺素4.5μg/kg以内不会发生心律失常。地氟烷可以扩张脑血管，在某些情况下可增加颅压；也有可能触发恶性高热；可增强非去极化肌松药的作用，应用时均应减量。

(6)氟烷(halothane，fluothane)：是一种含卤素的碳氢化合物，其结构式为CF_3-CHBrCl，分子量197.39，沸点50.2℃。氟烷为无色透明液体，带有苹果香味，对呼吸道无刺激性，用药后无不舒适感觉，不易燃易爆。氟烷麻醉效能较强，MAC为0.77vol%，当麻醉前用药为吗啡类药物时，MAC可减低到0.69vol%~0.74vol%。有效安全浓度为0.5%~2%；麻醉诱导迅速，吸入1%氟烷，半分钟内即可使病人意识消失；停药后15分钟病人神志多可恢复。氟烷麻醉时咽喉反射消失很快，不易引起喉痉挛或支气管痉挛；也无咳嗽、分泌物增加和呕吐等现象。

氟烷有明显的扩张血管作用，能直接抑制心肌和阻滞交感神经节，麻醉稍深便出现血压下降和心动过缓。因此，可用于某些需要降低血压以减少出血的手术。遇有严重血压下降，先减浅麻醉，必要时应用升压药物和阿托品。但不宜用去甲肾上腺素，禁忌使用肾上腺素，以免引起严重心律失常。氟烷无明显肌松作用，但能增强非去极化类肌松药效果；对产妇子宫收缩有一定影响，故难产与剖宫产病人禁用。

氟烷对肝脏损害问题，至今其机制尚不十分清楚。通常认为系氟烷的代谢产物所致，也有认为系出现的一种变态反应。肝损害多见于体胖、近期重复应用氟烷麻醉的病人，少见于小儿。氟烷在体内的代谢最终产物为溴、氯和三氟乙酸(trifluoroacetic acid)，溴、氯可进入正常代谢通路而被排出，而三氟乙酸则可能对肝脏带来一定的损害，特别在低氧状态下更易发生。

(二) 静脉麻醉药

1. 硫喷妥钠(thiopental sodium) 是带有硫臭

的微黄色粉末，易溶于水，呈强碱性，不能与酸性药物混合，常用浓度为2.5%。

硫喷妥钠静脉注射后，首先到达血管丰富的脑组织，1分钟内病人意识消失，很快地进入麻醉状态。药物继而分布到肝、肾等脏器，并逐渐分布到脂肪内积存，而使血液及其他组织中的药物浓度逐渐下降，脂肪中药物浓度可达血药浓度的6~12倍。当脑内硫喷妥钠浓度降低到一定程度时，病人即苏醒。硫喷妥钠的超短效作用并非因硫喷妥钠在体内被迅速代谢，而是药物再分布的结果。硫喷妥钠在大血管中半衰期约为2.8分钟，在脑、肝、肾等血管丰富的组织中为48分钟，在脂肪中为5~6小时。储存在脂肪中的硫喷妥钠以缓慢速度释放到浓度较低的脑组织，可使苏醒后病人出现较长时间的睡眠。因此，脂肪丰富者麻醉后苏醒可延迟，也不适合在门诊手术中应用。

静脉注射硫喷妥钠很容易通过血脑屏障，使脑脊液压力降低50%左右，降低脑氧耗量，是颅脑手术麻醉的主要药物；具有良好的抗惊厥作用，可用于对抗局部麻醉药中毒、破伤风抽搐等。硫喷妥钠对呼吸中枢有选择性抑制作用且程度与剂量大小相关。以5mg/kg硫喷妥钠作中等速度静脉注射，一般不致引起呼吸抑制；若事先已给吗啡，则上述剂量可致呼吸抑制。一旦发生严重呼吸抑制或暂停，应进行人工呼吸；有呼吸道阻塞或呼吸困难者不宜应用硫喷妥钠，如口底、颌下和颈部的蜂窝织炎。硫喷妥钠对心肌有直接抑制作用，并呈现剂量依赖性。临床表现为心率增快，心肌收缩力降低，收缩压及心脏指数有明显降低。对心肌的抑制作用与药量及注射速度明显相关，因此，麻醉诱导时应适当控制注药速度。硫喷妥钠对交感神经系统的抑制作用明显，而使副交感神经的兴奋作用占优势，在刺激下易诱发喉痉挛及支气管痉挛，有哮喘史者属禁忌。

主要用于全身麻醉的诱导和小儿基础麻醉，偶尔用于短小手术的麻醉。由于硫喷妥钠溶液呈强碱性，注射到血管外会产生强烈的刺激，引起局部组织的坏死；误注入动脉内可致动脉痉挛、剧痛及远端肢体坏死。

2. 氯胺酮（ketamine） 是一种非巴比妥类、目前唯一具有良好镇痛作用的静脉麻醉药。其药理作用是选择性抑制大脑联络径路和丘脑新皮质系统，但对某些中枢神经部位如脑干网状结构影响轻微。病人用氯胺酮后对周围环境改变不再敏感，意识与感觉分离，表现为表情淡漠，麻醉不深甚至仍能保持清醒状态，但对镇痛刺激没有反应，与传统的全身麻醉完全不同。因此，又称为分离麻醉（dissociative anesthesia）。

氯胺酮可使颅内压和脑脊液压升高，脑代谢和氧耗量增加，但脑血管阻力下降。氯胺酮麻醉时能维持病人部分保护性反射，下颌不松，舌不后坠，一般都能保持呼吸道通畅。呼吸可有短暂的抑制，随即恢复。心血管系统有明显的兴奋交感神经的表现，常出现心率增快和血压升高；但也有用药后发生血压下降，甚至心搏、呼吸停止的报告。氯胺酮可使眼内压升高和眼球震颤，肺动脉压升高17%~18%，因此，青光眼、肺动脉高压的病人禁忌使用。

氯胺酮麻醉适用于烧伤换药和各种浅表手术，特别适合于小儿麻醉。注射氯胺酮诱导迅速，作用时间短暂，病人唾液分泌和泪水常显著增多。麻醉后苏醒期不长，呕吐发生率低。但老年人常诉复视，青年人常出现幻觉或噩梦，小儿用药后精神症状比较少见。氯胺酮静脉注射用1%溶液，用量为1~2mg/kg，可维持麻醉10~15分钟。氯胺酮肌内注射，用2.5%~5%溶液臀部肌肉深层注射，用量为5~10mg/kg，可维持麻醉30分钟左右。

3. 丙泊酚（propofol，异丙酚） 化学名2，6-二异丙基苯酚，是一种起效迅速、作用短暂、易于调控的静脉麻醉药。有轻微镇痛作用。静脉注射或静脉滴注后，分布半衰期为2~4分钟，清除半衰期为30~60分钟，清除率为1.5~2L/min；主要通过肝脏代谢，形成双异丙酚和非活动性的醌醇结合物从尿中排出。在体内无毒性和蓄积作用。丙泊酚注入体内后的药代动力学呈多室型分布，负荷剂量为1~2.5mg/kg，滴注维持剂量为50~110μg/（kg·min），达到切皮时ED95的血浆有效浓度为3~4μg/ml。手术结束前5~10分钟停止给药，手术结束后10分钟病人即完全苏醒。丙泊酚还有降低脑血流（CBF）、减少脑血容量（CBV）和降低颅内压（ICP）的作用，脑氧代谢率（$CMRO_2$）也减少，但不影响脑血管对CO_2的自身调节功能。因此，适合脑外科手术。

丙泊酚主要用于：①作为麻醉诱导和维持用药，特别适合于小儿和颅脑外科手术；②作为麻醉中和ICU中的机械通气病人麻醉辅助和镇静用药；③作为全静脉麻醉（total intravenous anesthesia，TIVA）的一个成分；④作为手术后镇静用药（给予10~20mg，维持病人血浆浓度0.5~1mg/L）或肿瘤病人进行化疗的止吐用药[给予10~20μg/(kg·min)，维持病人血浆浓度<0.5mg/L]，效果优于5-HT_3拮抗药昂丹司琼(ondansetron)。

麻醉诱导用量为1.5~2.5mg/kg，可静脉一次缓慢推注或在2分钟内分次推注，60~90秒后病人意识消失，2分钟后在肌松药的辅助下可进行气管内插管。血容量正常者用药后血压可降低20%~40%，但随后可恢复至正常或稍低水平(10%~20%)，主要为血管扩张所致，但心率稳定。低血容量者血压降低后不易恢复，需在麻醉前给予容量补充后才能用药。

4. 依托咪酯(etomidate) 为一种人工合成的新型非巴比妥类快速作用的静脉麻醉药。按0.3mg/kg静脉注射后几秒内病人便入睡，麻醉维持时间3~5分钟。静脉注射后药在体内的分布和其他静脉麻醉药相同。注入量90%在肝内进行代谢，经肾脏排泄。依托咪酯对循环系统几乎无不良影响，按0.3mg/kg剂量注射后很少引起血压和脉搏波动，对心脏指数和每搏容量指数无影响，外周血管阻力仅在短时间内略有下降，心肌氧耗量仅有轻度变化。因此，临床麻醉中常用于有心脏疾病病人的麻醉诱导。依托咪酯对呼吸系统无明显抑制，它也不释放组胺。依托咪酯麻醉后约有43%的病人发生肌震颤和局部注射痛，事先给予适量芬太尼可减轻副作用。

5. 苯二氮䓬类(benzodiazepines) 包括：地西泮(diazepam)，劳拉西泮(lorazepam)和咪达唑仑(midazolam)等，是常用的一类抗焦虑、镇静催眠药，还有抗惊厥和抗癫痫、降低肌张力和顺行性遗忘等作用。尤其是咪达唑仑，作用快、半衰期短(仅2.5小时)、安全性大，常用于静脉复合麻醉。对中枢神经系统的作用是通过加强γ-氨基丁酸(GABA)系统而达到抑制边缘系统、丘脑和网状结构。小剂量苯二氮䓬类药对呼吸和血流动力学影响较小，且能改善冠状循环；对大脑皮质功能几无影响，但能降低脑血流和氧耗。

诱导麻醉时应用地西泮0.3~1.0mg/kg或咪达唑仑0.15~0.3mg/kg可引起类自然睡眠，起效时间约3分钟。血压轻度下降，脉率无明显变化。地西泮难溶于水，其有机溶液静脉注射后会引起疼痛和静脉炎，但咪达唑仑可溶于水，因此减少静脉的并发症。咪达唑仑可用作门诊小手术麻醉、诱导麻醉和静脉复合麻醉。苯二氮䓬类药于肝脏中代谢，但小剂量咪达唑仑几乎对肝脏无影响，因此是肝功能不良病人麻醉时的首选药物。

咪达唑仑不宜用于对此药过敏者，重症肌无力、急性酒精中毒及服用安眠药、地西泮、镇静药过量者和妊娠前3个月及哺乳时期。低血容量者应先予纠正后方可应用。

苯二氮䓬类药广泛用于麻醉，敏感病人和辅助用药后可能产生中枢神经系统的抑制状态。一般状况衰弱或老年病人可引起呼吸抑制，甚至深度昏迷。氟马西尼(flumazenil)是苯二氮䓬类的特异性拮抗药，它对苯二氮䓬类受体有高度亲和力，静脉注射0.25~0.5mg后1分钟即起效，可维持苏醒45~60分钟。若苯二氮䓬类用药量较大，则需再次拮抗。

(三) 肌肉松弛药(muscle relaxants)

肌肉松弛药简称肌松药，能阻断神经-肌肉传导功能而使骨骼肌松弛。自从1942年筒箭毒碱首次应用于临床后，肌松药就成为全身麻醉用药的重要组成部分。但是，肌松药只能使骨骼肌麻痹，而不产生麻醉作用。肌松药不仅便于手术操作，也有助于避免深麻醉带来的危害。

1. 作用机制和分类 神经肌肉接合部包括突触前膜、突触后膜和介于前后膜之间的突触裂隙。在生理状态下，当神经兴奋传至运动神经末梢时，引起位于神经末梢内的囊泡破裂，将递质乙酰胆碱向突触裂隙释放，并与突触后膜的乙酰胆碱受体相结合，引起突触后膜去极化而诱发肌纤维的收缩。肌松药主要在接合部干扰了正常的神经肌肉兴奋传递。根据干扰方式的不同，可将肌松药分为两类：去极化肌松药(depolarizing muscle relaxants)和非去极化肌松药(nondepolarizing muscle relaxants)。

(1) 去极化肌松药：以琥珀胆碱为代表。琥珀胆碱的分子结构与乙酰胆碱相似，能与乙酰胆碱受体结合而引起突触后膜去极化和肌纤维成束收缩。但琥珀胆碱与受体的亲和力较强，而且在神经肌肉接头处不易被胆碱酯酶分解，因而作用时间较长，使突触后膜不能复极化而处于持续的去极化状态，对神经冲动释放的乙酰胆碱不再发生反应，结果产生肌肉松弛作用。当琥珀胆碱在接头部位的浓度逐渐降低，突触后膜发生复极化，神经肌肉传导功能才恢复正常。琥珀胆碱反复用药后，肌细胞膜虽可逐渐复极化，但受体对乙酰胆碱的敏感性降低，导致肌松作用时间延长，称为脱敏感阻滞。

作用特点：①使突触后膜呈持续去极化状态。②首次注药后，在肌松作用出现前，可有肌纤维成束震颤，是肌纤维不协调收缩的结果。③胆碱酯酶抑制药不仅不能拮抗其肌松作用，反而有增强效应。

(2)非去极化肌松药:以筒箭毒碱为代表。这类肌松药能与突触后膜的乙酰胆碱受体相结合,但不引起突触后膜的去极化。当突触后膜75%~80%以上的乙酰胆碱受体被非去极化肌松药占据后,神经冲动虽可引起神经末梢乙酰胆碱的释放,但没有足够的受体与之相结合,突触后膜不能去极化,从而阻断神经肌肉的传导。肌松药和乙酰胆碱与受体竞争性结合,具有明显的剂量依赖性。当应用胆碱酯酶抑制药(如新斯的明)后,乙酰胆碱的分解减慢、浓度升高,可反复与肌松药竞争受体。一旦乙酰胆碱与受体结合的数量达到阈值时,即可引起突触后膜去极化、肌肉收缩。因此,非去极化肌松药的作用可被胆碱酯酶抑制药所拮抗。

作用特点:①阻滞部位在神经-肌肉接合部,占据突触后膜上的乙酰胆碱受体。②神经兴奋时突触前膜释放乙酰胆碱的量并未减少,但不能发挥作用。③出现肌松作用前没有肌纤维成束收缩。④能被胆碱酯酶抑制药所拮抗。

2. 常用肌松药

(1)琥珀胆碱(司可林,suxemethonium,succinylcholine,scoline):为去极化肌松药,起效快,肌松作用完全且短暂。静脉注射后15~20秒即出现肌纤维震颤,在1分钟内肌松作用达高峰。静脉注射1mg/kg后,可使呼吸暂停4~5分钟,肌张力完全恢复约需10~12分钟。对血流动力学的影响不明显,但可引起血清钾一过性升高,严重者可导致心律失常。不引起组胺释放,因而不引起支气管痉挛。可被血浆胆碱酯酶迅速水解,代谢产物随尿排出,以原形排出者不超过2%。临床主要用于全身麻醉时的气管内插管,用量为1~2mg/kg,由静脉快速注入。副作用为:①有引起心动过缓及心律失常的可能;②广泛骨骼肌去极化过程中,可引起血清钾升高;③肌强直收缩时可引起眼内压、颅内压及胃内压升高;④有的病人术后主诉肌痛。

(2)维库溴铵(万可罗宁,vecuronium):为非去极化肌松药,肌松作用强,为泮库溴铵的1~1.5倍,但作用时间较短。起效时间为2~3分钟,临床作用时间为25~30分钟。其肌松作用容易被胆碱酯酶抑制药拮抗。在临床用量范围内,无组胺释放作用,也无抗迷走神经作用,因而适用于缺血性心脏病病人。主要在肝脏内代谢,代谢产物3-羟基维库溴胺也有肌松作用。30%以原形经肾脏排出,其余以代谢产物或原形经胆道排泄。临床可用于全身麻醉气管内插管和术中维持肌肉松弛。静脉注射0.07~0.15mg/kg,2~3分钟后可以行气管内插管。术中可间断静脉注射0.02~0.03mg/kg,或以1~2μg/(kg·min)的速度静脉注射,维持全身麻醉期间的肌肉松弛。在严重肝肾功能障碍者,作用时效可延长,并可发生蓄积作用。

(3)罗库溴铵(爱可松,rocuronium):为非去极化肌松药,肌松作用较弱,是维库溴铵的1/7;作用时间是维库溴铵的2/3,属于中效肌松药。罗库溴铵的最大特点(优点)是目前临床上起效最快的非去极化肌松药,用量为1.2mg/kg时,60秒即可行气管内插管,起效几乎与琥珀胆碱一样快。另一特点是有特异性拮抗剂,可拮抗罗库溴铵引起的任何程度的神经肌肉阻滞。无组胺释放作用;有轻微的抗迷走神经作用,但临床剂量对循环无明显影响。主要从胆汁排泄,肝功能衰竭可延长其作用时间。临床应用于全身麻醉气管内插管和术中维持肌肉松弛。静脉注射0.6~1.2mg/kg,60~90秒后可以行气管内插管。术中可间断静脉注射0.1~0.2mg/kg,或以9~12μg/(kg·min)的速度静脉持续输注,维持全身麻醉期间的肌肉松弛。

(4)顺式阿曲库铵(cisatracurium):为非去极化肌松药。起效时间为2~3分钟,临床作用时间为50~60分钟。最大优点是在临床剂量范围内不会引起组胺释放。代谢途径为霍夫曼降解。临床应用于全身麻醉气管内插管和术中维持肌肉松弛。静脉注射0.15~0.2mg/kg,1.5~2分钟后可以行气管内插管。术中可间断静脉注射0.02mg/kg,或以1~2μg/(kg·min)的速度静脉持续输注,维持全身麻醉期间的肌肉松弛。

3. 应用肌松药的注意事项

(1)应建立人工气道(如气管内插管),并施行辅助或控制呼吸。

(2)肌松药无镇静、镇痛作用,不能单独应用,应在全身麻醉药作用下应用。

(3)应用琥珀胆碱后可引起短暂的血清钾升高,眼内压和颅内压升高;因此,严重创伤、烧伤、截瘫、青光眼、颅内压升高者禁忌使用。

(4)低体温可延长肌松药的作用时间;吸入麻醉药、某些抗生素(如链霉素、庆大霉素、多黏菌素)及硫酸镁等,可增强非去极化肌松药的作用。

(5)合并有神经-肌肉接头疾病者,如为重症肌无力,禁忌应用非去极化肌松药。

(6)有的肌松药有组胺释放作用,有哮喘史及过敏体质者慎用。

（四）麻醉性镇痛药（narcotics）

是指能作用于中枢神经系统解除或减轻疼痛，并能消除因疼痛而引起的情绪反应的药物，经典代表药是吗啡。阿片类药（opiates）原意是专指天然的阿片生物碱及半合成的衍生物，而阿片样物质（opioid）是指能与阿片受体结合并能引起激动效应的天然或合成的物质。麻醉性镇痛药是全身麻醉中不可缺少的药物。常用药物有：

1. 吗啡（morphine） 是从鸦片中提取出的阿片类药物。作用于大脑边缘系统可消除紧张和焦虑，并引起欣快感，有成瘾性。能提高痛阈，解除疼痛。对呼吸中枢有明显抑制作用，轻者呼吸减慢，重者潮气量降低甚至呼吸停止，并有组胺释放作用而引起支气管痉挛。吗啡能使小动脉和静脉扩张、外周血管阻力下降及回心血量减少，引起血压降低，但对心肌无明显抑制作用。主要用于镇痛，如创伤或手术引起的剧痛、心绞痛等。由于吗啡具有良好的镇静和镇痛作用，常作为麻醉前用药和麻醉辅助药，并可与催眠药和肌松药配伍施行全静脉麻醉。成人用量为5~10mg皮下或肌内注射。

2. 哌替啶（pethidine） 具有镇痛、安眠、解除平滑肌痉挛的作用。用药后有欣快感，并有成瘾性。对心肌收缩力有抑制作用，可引起血压下降和心排血量降低。对呼吸有轻度抑制作用。常作为麻醉前用药，成人用量为50mg、小儿为1mg/kg肌内注射，但2岁以内小儿不宜使用。与异丙嗪或氟哌利多合用作为麻醉辅助用药。可用于急性疼痛治疗，成人用量为50mg肌内注射，间隔4~6小时可重复用药。

3. 芬太尼（fentanyl） 对中枢神经系统的作用与其他阿片类药物相似，镇痛作用为吗啡的75~125倍，持续30分钟。对呼吸有抑制作用，芬太尼与咪达唑仑配伍使用时的呼吸抑制更为明显。芬太尼的镇痛作用持续仅20~30分钟，其呼吸抑制则可达1小时。临床应用镇痛剂量（2~10μg/kg）或麻醉剂量（30~100μg/kg）都很少引起低血压。麻醉期间可作为辅助用药（0.05~0.1mg），或用以缓解插管时的心血管反应（2~5μg/kg）。芬太尼静脉复合全身麻醉时，用量为30~100μg/kg，常用于心血管手术的麻醉。

4. 舒芬太尼（sufentanil） 是芬太尼的衍生物，镇痛作用为后者的5~10倍，持续时间约为后者的2倍。对呼吸有抑制作用，程度与等效剂量的芬太尼相似，但持续时间比后者短。脂溶性高于芬太尼，药代动力学特点与后者相似。舒芬太尼对循环系统的干扰更小，更适用于心血管手术的麻醉。也可作为麻醉期间的辅助用药（5~10μg，静脉注射），或用以缓解气管内插管时的心血管反应（0.25~0.5μg/kg）。

5. 瑞芬太尼（remifentanil） 为超短效镇痛药。单独应用时对循环的影响不明显，但可使心率明显减慢；与其他全身麻醉药合并使用时可引起血压和心率的降低。剂量≤5μg/kg时不会引起组胺释放。可产生剂量依赖性呼吸抑制，但停药后5~8分钟自主呼吸可恢复。引起肌强直的发生率较高。用于麻醉诱导和维持，单次静脉注射量为0.5~1μg/kg，维持麻醉的推荐剂量为0.025~1.0μg/(kg·min)。如果以靶控输注（TCI）控制瑞芬太尼血浆浓度大于4ng/ml，可有效抑制气管插管时的反应；维持麻醉的血药浓度为4~8ng/ml。因停止输注瑞芬太尼后，镇痛作用很快消失，应在停药前采取适当的镇痛措施，如给以小剂量芬太尼、硬膜外镇痛等。

三、麻醉期间的呼吸道管理

（一）呼吸道管理

呼吸道是气体进出肺的必经通路，是进行有效通气的前提。各类呼吸道梗阻和呼吸道高敏反应都将造成气体运输障碍，影响肺内气体的正常交换。若不及时处理，将引起缺氧和二氧化碳蓄积，严重者可导致猝死。因此，保持呼吸道通畅是临床麻醉和复苏中的最基本原则。呼吸道通畅不仅包括从口唇、鼻腔到肺的通畅，也包括从肺泡到肺泡毛细血管整个通路的通气无阻。

以声门为界将呼吸道梗阻（airway obstruction）分上呼吸道梗阻和下呼吸道梗阻。按梗阻的程度可分为完全性梗阻和部分阻塞。呼吸道梗阻可以突然发生，也可以在不知不觉中逐渐发生。麻醉期间呼吸道梗阻的表现为：①呼吸囊起伏和胸、腹式呼吸运动幅度减小。②吸气时见胸骨上颈部软组织或肋间隙塌陷，出现反常呼吸。③可见辅助肌呼吸与鼻翼呼吸。④吸气时可见喉头与气管拖曳现象。⑤呼吸杂音增强。⑥脉搏增速、血压升高、皮肤颜色青紫，如病人清醒时则表现为烦躁不安。

上呼吸道梗阻的最常见原因是舌后坠，外伤昏迷病人死亡病例的15%是由此原因造成的。处理舌后坠的方法为：将病人头部尽量后仰，将下颌向前托起（图12-1），或置入口咽或鼻咽导气管（图12-2）；麻醉后未插管的病人，首先要保证头颈部位置恰当，下颌向前托起。

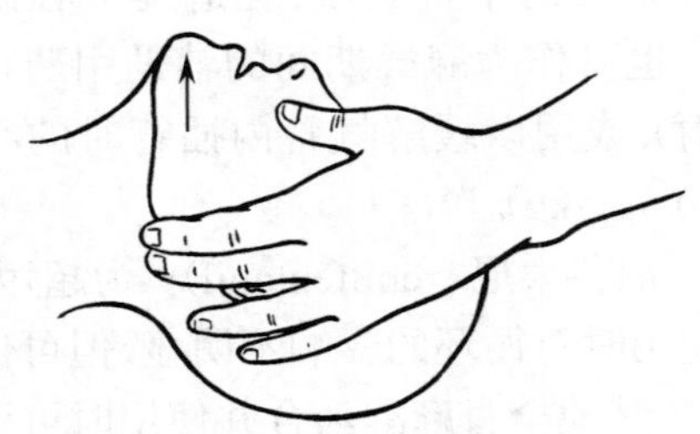

图 12-1 托起下颌的方法

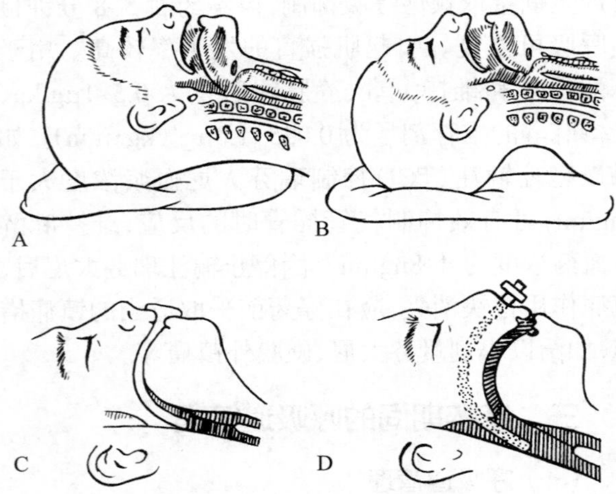

图 12-2 上呼吸道梗阻及保持上呼吸道通畅的办法
A. 舌后坠而堵塞呼吸道；B. 头向后仰可使呼吸道通畅；C. 置入口咽导气管；D. 置入鼻咽导气管

下呼吸道梗阻常由于反流、误吸造成。凡系择期手术，均必须做空腹准备，才能进行麻醉。急诊饱胃或肠梗阻病人，术前应置胃管抽空胃内容物后再开始麻醉诱导。麻醉诱导过程中，若出现反胃动作，助手应立刻压迫环状软骨以堵住食管的出口，直至顺利完成插管套囊满气为止。应准备吸引器备用。

呼吸道高敏感反应也是呼吸道梗阻的重要原因，主要有喉痉挛（laryngospasm）与支气管痉挛（bronchospasm）。喉痉挛是呼吸道保护性反射——声门闭合反射亢进的表现。临床表现为吸气性呼吸困难，可伴有干咳及高调的吸气性哮鸣音。常发生于全身麻醉诱导期，浅麻醉伴有轻度低氧或二氧化碳蓄积，胃内容物及分泌物、放置口咽通气道及气管内插管刺激喉部，均可诱发喉痉挛。浅麻醉下进行手术操作，如扩张肛门括约肌、剥离骨膜、牵拉腹膜、肠系膜或胆囊等，均可引起反射性喉痉挛。轻度喉痉挛时仅假声带挛缩，声门变窄，吸气时出现喉鸣音。中度喉痉挛时真假声带均发生挛缩，但声门未完全关闭，吸气和呼气时均出现喉鸣音。重度时咽喉部肌肉全部痉挛，声门紧闭，气道完全梗阻，听不到任何呼吸音，病人很快呈发绀状态。喉痉挛严重妨碍气体交换，应强调预防的重要性。应避免发生低氧和二氧化碳蓄积，适当掌握麻醉深度，避免在浅麻醉时直接刺激声门区黏膜。喉痉挛的处理：轻度者在解除局部刺激后会自行缓解；中度者需面罩加压吸氧；重度者可用粗针头行环甲膜穿刺，或静脉注射琥珀胆碱 50mg，迅速解除痉挛，然后行气管内插管人工通气。

支气管痉挛是由于支气管平滑肌过度敏感，同时气管内受到插管、误吸等刺激所致。临床表现为呼气性呼吸困难，呼气期延长、费力而缓慢，常伴有哮鸣音，心率过快，甚至心律失常。严重病人很快发绀；轻度者经手控呼吸可改善；低氧血症和二氧化碳蓄积所诱发的支气管痉挛，在间歇正压通气后可缓解。对浅麻醉下刺激所致的支气管痉挛，可通过加深麻醉、应用肌松药缓解，必要时可用解痉药，如氨茶碱 0.25g 加入 50% 葡萄糖溶液 40ml 中缓慢静脉注射。严重支气管痉挛常需使用 β_2 受体兴奋药如异丙肾上腺素、特布他林（间羟舒喘宁），以吸入给药途径最佳。

某些麻醉病人或昏迷病人的活动义齿脱落，可致呼吸道梗阻。如果原发病使病人的呼吸道呈半梗阻状态，如口底蜂窝织炎、支气管癌等，麻醉时若呼吸道管理不善可致病人死亡。麻醉装置不当，如麻醉机失灵、管道不通畅等，均可致医源性呼吸道梗阻。因此，需对器械、设备进行周密检查并严密观察，防止异常情况的发生。

（二）气管内插管术

指将特制的气管导管，经口腔或鼻腔插入气管内，借以保持呼吸道通畅，是抢救病人和全身麻醉的重要措施。通过气管内插管，可以进行人工呼吸及气管内吸引，因此临床上广为应用。其优点：①任何手术体位都能保持呼吸道畅通；②可以防止异物进入呼吸道，也便于清除分泌物；③便于施行辅助呼吸和人工呼吸；④麻醉科医师可远离病人管理呼吸道，而不影响麻醉和手术的进行，适用于颅脑、颌面、五官和颈部手术；⑤对呼吸功能不全的病人可减少呼吸道无效腔，便于给氧和辅助呼吸。

气管内插管途径以经口腔在直接喉镜明视下插管为最常用，其次为经鼻腔在喉镜直视下或盲探插管。插管时应准备：①直接喉镜；②气管导管。成人需用带套囊者；一般要备有连号的气管导管 3 支（如导管内径 ID 8.0mm、7.5mm、7.0mm）供插管时选用。经口腔气管导管在男性和女性成人一般需用内径分别为 8.0~9.0mm 和 7.0~8.0mm。经鼻腔气管导管的内径则各减少 1mm。导管插入长度则自门齿计算起，女性插入长度为20~22cm，男性为22~24cm；如经鼻腔插管，需分别增加2~3cm。儿童气管导管内径需根据年龄和发育情况来选择(表12-13)，同样需常规准备3支连号导管，在喉镜下直视声门大小，选定内径最适合的导管。③导管芯，以保持插管的弯度。④局部麻醉药液喷雾器(1%丁卡因或2%~4%利多卡因溶液)，供喉部表面麻醉用。⑤插管钳，经鼻腔插管时偶尔要用。此外，还有润滑剂、牙垫以及套囊注气时要用的各项附件。

表12-13　小儿气管导管的选择

小儿年龄	导管的内径(mm)
新生儿	3.0
6个月	3.5
18个月	4.0
3岁	4.5
5岁	5.0
6岁	5.5
8岁	6.0
12岁	6.5
16岁	7.0

注：6岁以内小儿气管导管内径和插入深度的计算公式：
导管内径(ID,mm)=4+(年龄/4)
经口插管深度(cm)=12+(年龄/2)
经鼻插管深度(cm)=15+(年龄/2)

1. 经口腔气管内插管术(oral endotracheal intubation)

(1)病人头部垫一小枕，使头部抬高10cm(改良式Jackson头位)；将头后仰，使口腔和气管呈标准或修正直接喉镜检查位。

(2)双手于病人下颌部使颈前部略伸直，并使口腔张开。

(3)左手持喉镜自右口角放入口腔，将舌体推向左，将喉镜片移至正中位，此时可见到腭垂(为显露声门的第1标志)，慢慢推进喉镜使其顶端抵达舌根，稍上提喉镜，可看到会厌的边缘(为显露声门的第2标志)。

(4)如果使用弯喉镜片，继续推进喉镜片使其顶端抵达舌根与会厌的交界处，然后将喉镜向上、向前提起，即可显露声门(图12-3)。如系直喉镜片，应继续稍进喉镜，使其顶端越过会厌的喉侧面，然后上提喉镜，以挑起会厌而显露声门。

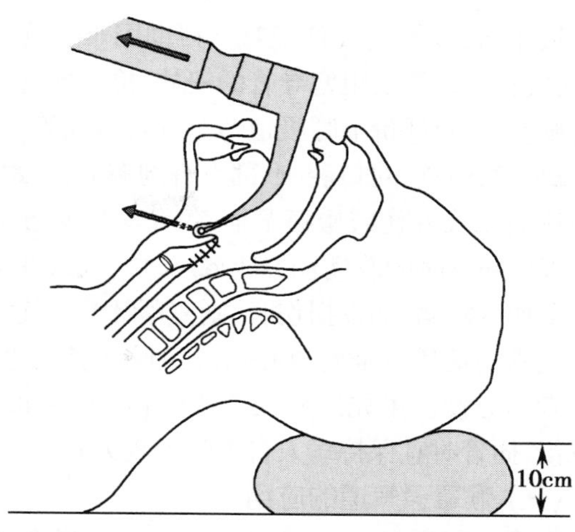

图12-3　嗅花位和用Macintosh镜片插管

(5)右手以握笔式持气管导管后端，使其前端自右侧口角进入口腔，斜口端对准声门裂，以一旋转的力量轻轻经声门插入气管。导管插入气管内的长度，成人为5cm，小儿2~3cm。如插管困难，可借助导管管芯；于导管旋入声门时再将管芯退出。

(6)导管插入气管后，退出喉镜。将气管导管套囊充气，接麻醉机行人工呼吸，观察胸部有无呼吸起伏运动，并听诊确定导管位置是否合适。

(7)安置牙垫，将导管与牙垫一起妥善固定。

2. 经鼻腔盲探气管内插管术(nasal endotracheal intubation)　先检查鼻腔是否通畅，有无鼻中隔偏曲、鼻息肉及咽后壁纤维瘤等。当导管前端出鼻后孔后，在管端接近喉部时，麻醉者以耳接近导管外端，随时探测通气强度，并根据通气声音大小，适当调整病人头部位置，探寻最大通气声时将导管插入气管。必要时借喉镜的帮助，在明视下用插管钳夹住导管前端送进气管内。

3. 气管内插管术的并发症

(1)插管时可致牙齿脱落，损伤口鼻腔和咽喉部黏膜引起出血，以及下颌关节脱位。

(2)在浅麻醉下进行气管内插管可引起剧烈咳嗽、喉或支气管痉挛。有时由于迷走神经过度兴奋而产生心动过缓、心律失常甚至心搏骤停。预防方法：加深麻醉，或应用肌松药，或插管前喉部和气管表面麻醉，以减少反射。这些措施对心脏病病人尤其重要。

(3)气管导管过细过软，可增加呼吸阻力，或因压迫、扭折使导管堵塞。导管过粗过硬，容易引起喉头水肿，甚至喉部肉芽肿。

(4)插管过深误入支气管内，可引起缺氧或一侧肺不张。

(5)导管消毒不严，可引起术后肺部并发症。

近年来,纤维支气管镜对于帮助困难气管内插管、支气管内插管及阻塞导管的安放、检查插管位置和通畅度,以及评价上呼吸道乃至气管状况等,均为不可缺少的用具。对口腔、喉部有解剖畸形,有颈部、颈椎疾病以及外伤或瘢痕挛缩者,无法使头颈部置于气管内插管时的改良式 Jackson 头位,或改变头颈位时会加重疾病、加重损伤者,则需用纤维支气管镜进行气管内插管。插管进路可经口腔或鼻腔进行,以后者为方便。可先给病人镇静药物,于表面麻醉下进行,插管时宜保持病人自主呼吸较为安全。

(三) 喉罩通气道的应用

喉罩通气道(laryngeal mask airway,简称喉罩)是一种特殊的通气管,在通气导管的前端衔接一个扁长凹形套囊,其大小恰好能盖住喉头。可在盲探下插入,故使用较为方便。喉罩型号主要设有 1、2、2.5、3 和 4 号五种,可根据年龄、体重、性别等选择。

1. 使用喉罩的适应证

(1) 无呕吐反流危险的手术,尤其是气管插管困难病例,可用喉罩作为紧急的通气管使用。

(2) 借助喉罩行气管内插管。

(3) 借助喉罩对声带、气管或支气管内小肿瘤进行纤维支气管镜激光烧蚀。

(4) 对需要颈椎制动者,可使用喉罩通气而无须改变头颈位置。

(5) 用于全身麻醉眼科手术,较少引起眼压增高,术后呛咳、呕吐也较少。

(6) 急救复苏(CRP)时置入喉罩简单方便快速,效果可靠。

2. 喉罩置入方法 喉罩的置入通常采用盲探法。

(1) 常规法:头轻度后仰,操作者左手牵引下颌,右手持喉罩,罩口朝向下颌,沿舌正中线贴咽后壁向下置入,直至不能再推进为止。

(2) 逆转法:将喉罩口朝向硬腭置入口腔至咽喉底部后,轻巧旋转 180° 使喉罩口对向喉头,再继续推置直至不能再推进为止(图 12-4)。

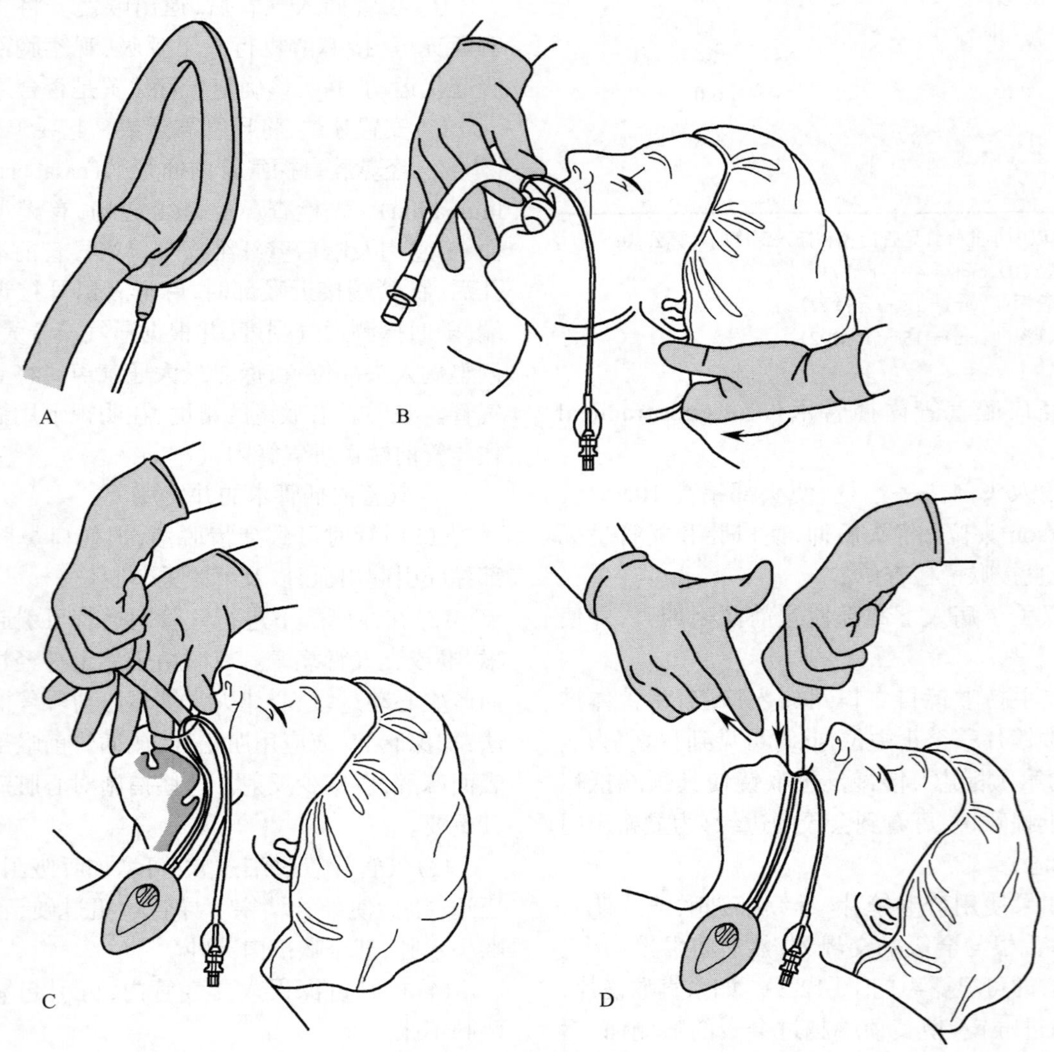

图 12-4 喉罩置入方法

喉罩置入的最佳位置在于喉罩进入咽喉腔，罩的下端进入食管上口，罩的上端紧贴会厌腹面的底部，罩内的通气口正对声门。将喉罩周围的套囊充气后，即可在喉头部形成封闭圈，从而保证了通气效果。<10 岁的患儿置入喉罩的平均深度 =10cm+0.3 × 年龄（岁）。

虽然喉罩简便易用，但当喉罩位置不当时可影响通气效果。其原因，多与喉罩在咽后壁至下咽腔之间的旋转度不能达到规定的 90° 有关；喉罩的型号选择不当，会厌被推向声门，可引起呼吸道部分阻塞；喉罩可能覆盖部分食管口，致正压通气时出现胃膨胀和反流现象。

（四）困难插管的处理

1. 困难气道的预测　麻醉前访视重点内容之一是检查病人气道情况，客观评估气管插管的难易程度，以避免插管严重意外的发生。

（1）一般视诊：根据先天性或后天性气道异常的常见病因，进行有序的视诊检查，以获得初步印象。

（2）张口度：指病人最大的张口时，上下门齿之间的距离。正常距离为 3.5~5.6cm；如果小于 3cm，提示插管可能遇到困难；小于 1.5cm，提示无法施行直接喉镜显露声门。

（3）舌与咽部的关系：常用 Mallampati 分级，嘱病人伸舌即可观察到舌体积的大小及其基底部的宽窄；再观察两侧腭咽弓和腭垂。若看不到两侧腭咽弓和腭垂，提示用喉镜无法看到喉头，可能是困难插管病例。图 12-5 为张口度分级，其中Ⅰ级病人的气道通畅程度为 99%~100%；Ⅱ级病人的气道通畅或部分通畅者占 90%。一般Ⅰ、Ⅱ级者，气管插管多无困难；Ⅲ、Ⅳ级者多数存在气道异常或完全不通畅，插管容易遇到困难，甚至失败。

（4）寰枕关节伸展度：病人坐位，头取垂直正位并稍向前，张大口，保持上齿的咬合面与地面平行；然后让病人慢慢尽量仰头，当寰枕关节的伸展达最大程度时，测量上齿咬合面与地平面之间的旋转角度。根据所测角度可分为 4 级：Ⅰ级：旋转角度 >35°，提示寰枕关节伸展度正常。Ⅱ级：旋转角度减小 1/3（呈 20~25°）。Ⅲ级：旋转角度减小 2/3（呈 10~12°）。Ⅳ级：旋转角度仅在 10° 以内。其中Ⅰ级病人的口、咽和喉三条轴线容易达到一条轴线，舌根不遮住咽部，喉镜上提舌根所需的用力也小，99% 以上病人插管无困难；Ⅱ级者插管困难约占 5%；Ⅲ级者插管困难估计在 20% 以上；Ⅳ级者插管困难的可能性为 50%~95%。

（5）颏甲间距：嘱病人颈部充分后仰，下颏尖至甲状软骨切迹上缘的距离即为甲颏间距，可预测插管的难易度：①大于 6.5cm 者，插管一般无困难；② 6~6.5cm 者，插管可能遇到困难；③小于 6cm 者，插管遇到困难的机会增大。

（6）下颌骨水平支长度：为下颌角至下颏尖正中线的距离，长于 9cm 者插管多无困难，短于 9cm 者插管困难的发生率增高。

（7）颈部后仰度：病人取坐位，头尽量后仰，测量上门齿前端与身体纵轴线相交的角度。正常值为 90° 以上；小于 80° 者，提示颈部后仰受限，插管可能遇到困难。

（8）喉镜直视分级：根据直接喉镜显露喉头的情况，将气道分为 4 级，用作评估插管难易程度的依据（图 12-6）。Ⅰ级：可看到整个喉头结构，包括

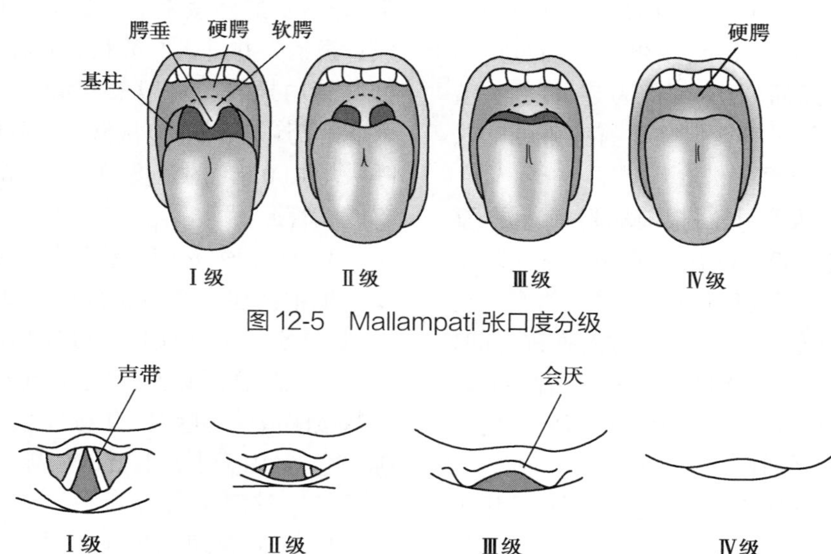

图 12-5　Mallampati 张口度分级

图 12-6　喉镜直视分级

会厌、声带和声门前联合等。Ⅱ级：声门被会厌部分阻挡，仅能看到声门后 1/2 或 1/3 部位的结构。Ⅲ级：只能看到会厌，无法看见喉腔结构。Ⅳ级：只能看到咽后壁，无法看到会厌。Ⅰ级气道病人插管一般无困难；Ⅱ级气道者可能遇到困难，但一般尚能成功；Ⅲ~Ⅳ级气道者，插管可能会遇到很大的困难。

2. 困难气道的处理　基本原则为：对于术前预期的困难气道应常规选择清醒插管，即在保留自主呼吸和上呼吸道肌张力不减退的状态下插管，切忌轻易施行静脉快速诱导插管。对于术前未预期的困难气道，而病人又已接受全身麻醉诱导、处于无自主呼吸状态时，则应以面罩通气并保持良好通气的前提下，让病人苏醒并恢复自主呼吸，再酌情考虑清醒插管。插管方法包括：

(1) 普通喉镜清醒插管：需要在完善的表面麻醉下进行，适用于多数插管困难病人，要求技术熟练。同时可用适量镇静药（如依诺伐）以减轻病人痛苦，但用镇静药的前提是必须保留病人意识清醒，无呼吸抑制。

(2) 纤维光束气管镜或纤维光束喉镜清醒插管：利用纤维支气管镜插管时允许病人保持自然头位，具损伤小、刺激轻等优点，是处理插管困难的较好方法。

(3) 可视导管芯喉镜清醒插管：该喉镜配有一种短、硬、细、冷光源和目镜的镜干，并具有可塑性。适用于口咽部肿瘤、喉结过高、会厌宽阔肥厚、颈椎固定或颈椎不稳定病变的插管。先将气管导管套在镜干上，其前端露出镜干前端 0.5~1.0cm。在目镜观察到会厌后，调节镜干前端的弯曲度，利用导管的顶端挑起会厌，并推进导管进入声门。

(4) 逆行引导清醒插管：在表面麻醉下穿刺环甲膜，插入细长导丝，逆行经声门引出至口腔（或鼻腔）。然后套入气管导管，沿导丝将导管插过声门进入气管。适用于颌面创伤、颈椎固定、颞颌关节强直、牙关紧闭等困难气道，但需要有完善的喉头表面麻醉，操作时应轻柔。

(5) 光束引导管插管：是一根前端附有光源、整体可弯曲塑形的光束管。使用前需保持室内环境黑暗，病人平卧位、头轻度后仰；将气管导管套于光束引导管，先将光束管经口往喉头方向推进，同时观察颈部环甲膜部位皮肤上的透亮度；当看到光斑时提示光束的前端已进入气管腔内，即可将气管导管顺沿光束管推进入气管。

(6) 经鼻盲探气管插管：无需特殊设备，适用于张口困难的病人。

(7) 硬质支气管镜明视引导插管：适用于上呼吸道狭窄或气管受压的病人。先将气管导管套在硬质支气管镜上，在可视下将气管导管顺气管越过狭窄或受压部位，然后退出支气管镜。

(8) 手术干预插管：主要用于口、颌、颈部烧伤晚期瘢痕挛缩的病人，先在局部麻醉下横断颈部瘢痕，或再将裂口扩大，然后再按常规施行明视气管内插管。

(9) 气管切开插管：对巨舌症、喉肿瘤、狭窄、移位、脓肿，上呼吸道巨大脓肿，气管食管上段破裂、腐蚀或穿孔等病人，气管切开插管是首选方法。此外，还适用于以上方法插管失败的病例。

四、全身麻醉的诱导

全身麻醉的诱导是指病人接受全身麻醉药后，由清醒状态到神志消失，并进入全身麻醉状态后进行气管内插管，这一阶段称为全身麻醉诱导期。这时，完全依靠麻醉科医师来维持病人的内环境稳定和生命安全。病人通常取仰卧位，四肢以解剖中立位舒适地放于平坦的床面上，将头部安放在枕上。全身麻醉诱导方法的选择取决于病人的年龄、病情、是否禁食、是否饱胃、是否为困难气道和病人的意愿。

（一）全身麻醉诱导方式

1. 静脉诱导　将麻醉面罩扣于病人的口鼻部，吸氧 2~3 分钟后注入静脉麻醉药。待病人意识消失后再注入肌松药，呼吸由浅到完全停止时，应用麻醉面罩进行人工呼吸，然后进行气管内插管。插管成功后，立即与麻醉机相连接并行人工呼吸或机械通气。

2. 吸入诱导　将麻醉面罩扣于病人的口鼻部，开启麻醉药蒸发器并逐渐增加吸入浓度，待病人意识消失并进入麻醉状态时，静脉注射肌松药后行气管内插管。一般氧气流量应大于 2L/min，吸入麻醉药（如七氟烷）从低浓度开始，然后每 3~4 次呼吸增加 0.5% 的浓度，直到麻醉深度满足置入喉罩或气管插管。

3. 复合诱导　临床上也常采用吸入、静脉以及其他给药途径复合诱导的方式。其基本原则同上，具体实施方法应根据临床情况而定。例如，吸入七氟烷复合静脉药物进行全身麻醉诱导，肌内注射氯胺酮或咪哒唑仑，直肠给予美索比妥或口服咪哒唑仑，常用于小儿麻醉的诱导。

（二）注意事项

1. 气道管理　在麻醉诱导期间，病人的气道通畅至关重要。已知的困难气道病人采用清醒气管插管最安全。已麻醉的病人可依病人情况和手术方式，选择面罩、口咽或鼻咽通气道、各式喉罩或者气管内导管等工具管理气道。其原则是安全、有效和微创。使用气管插管和腹腔内手术需使用肌松药。当病人处于误吸危险时，应使用快速诱导。

2. 气管内插管反应　喉镜置入和插管可能会引起重度交感神经反应，表现为高血压和心动过速，通过事先给予静脉 / 吸入麻醉药、镇痛药、利多卡因或β受体阻滞药等方法，可减轻或抑制气管内插管反应。

3. 体位影响　通常在全身麻醉诱导后安置手术体位。麻醉病人的体位改变可能会引起低血压，因此，安置手术体位时应密切监测病人的血压和心率，保护人工气道并维持气道通畅。注意保护病人的头和四肢，避免受压而发生局部缺血和神经损害，并防止过度伸展和旋转。

五、全身麻醉的维持

当病人处于适当麻醉深度，完成诱导和建立人工气道后，就进入麻醉维持期，直到手术结束为止。麻醉科医师需要密切监测病人，维持其内环境稳定（生命体征、酸碱平衡、体温、凝血功能和血容量）和调整麻醉深度。

（一）全身麻醉维持方法

1. 使用吸入麻醉药和少量麻醉性镇痛药维持麻醉，可保留自主呼吸，但应严密监测呼吸功能，如 SpO_2、$P_{ET}CO_2$；如需用 N_2O，应保证充足的供氧量。

2. 使用 N_2O- 麻醉性镇痛药 - 吸入麻醉药 - 肌肉松弛药维持麻醉时，N_2O 浓度通常为 50% 到 67%，N_2O 的应用可减少麻醉性镇痛药的用量和吸入麻醉药的浓度。合用肌松药和阿片类药物的病人必须控制通气以防肺通气不足。瑞芬太尼和舒芬太尼可以通过 TCI 技术给予。应计算麻醉性镇痛药的总用量并知晓其时量相关半衰期，芬太尼、舒芬太尼和阿芬太尼手术接近结束前半小时不宜大剂量使用，以避免术后苏醒延迟和通气不足；使用瑞芬太尼的病人，在手术结束前，应该根据术后疼痛程度采取相应的措施给予术后镇痛。

3. 全静脉麻醉可以使用 TCI 或持续输注技术给予丙泊酚和麻醉性镇痛药，加或不加肌肉松弛药。特别适用于支气管镜检查和激光气道手术，也可用于其他手术的麻醉维持，并且可快速苏醒。

靶控输注（TCI）是指在输注静脉麻醉药时，以药代动力学和药效动力学原理为基础，通过调节目标或靶位（血浆或效应室）的药物浓度来控制或维持适当的麻醉深度，以满足临床麻醉需要的一种静脉给药方法。

（1）工作原理及构造：TCI 系统属于开环控制系统，使用时由麻醉科医师根据病人实际情况和手术需要设定目标浓度。由计算机计算给药速率并维持稳定的血药浓度，从而实现了靶控给药。

现阶段的 TCI 系统主要包括三部分：PC 机、药代动力学模型控制程序及输液泵、相关辅助部件。目前商业化的只有用于丙泊酚的 Diprifusor TCI 系统，其具有很高的可靠性。但只能用于丙泊酚，不能用于 15 岁以下儿童，只有一个适于年轻健康成年人的参数可以设定。

（2）影响性能的因素：通常以计算机预期浓度与实际血药浓度的一致性来反映 TCI 系统的性能。影响因素包括：系统硬件、软件以及药代动力学模型等。其中药代动力学模型的变异性是影响 TCI 系统准确性的最主要因素。评价指标包括：执行误差百分数、偏离性、精确度、分散度和摆动等。

（3）临床应用和发展方向：TCI 的应用可以为病人快速建立所需要的稳定血药浓度，可用于多种药物的诱导和麻醉维持，并有利于进行药效学、药物互相作用的实验研究。将 TCI 系统用于术后镇痛可较 PCA 技术提供更为稳定的血药浓度。总之，TCI 技术使得静脉麻醉的可控性增强且操作简单。

4. 低流量吸入全身麻醉　可以减少手术室污染，节约吸入麻醉药。保持湿度和温度，起到保持体温、减少隐性失水量及保护肺的作用。

低流量麻醉操作简单，易于掌握，但对麻醉机性能要求较高，术中应监测吸入 O_2 浓度、呼吸末 CO_2 浓度以及挥发性麻醉气体浓度。低流量麻醉实施前，必须用高流量氧气去填充肺泡功能残气量和呼吸回路。通常残气量为 3 000ml，回路容量为 6 000ml，如果以 6L/ml 的高流量氧气吸氧去氮，则时间常数为 1.5 分钟，经过 4.5 分钟可以完成充氧。吸入麻醉开始时先予以较高流量的新鲜气体 5L/min，其中 O_2 : N_2O 为 2（L/min）: 3（L/min）。10~15 分钟后降低至 1L/min（其中 O_2 : N_2O 为 1 : 1）。在 1~2 小时后，将新鲜气流量成分调整，O_2 : N_2O 为 0.6L/min : 0.4L/min。术中可灵活调节挥发罐的刻度。

（二）全身麻醉期间的呼吸管理

麻醉期间呼吸管理的主要任务是通过临床观察、仪器监测及血气分析等方法，维持病人的呼吸道通畅，通气和氧合功能正常。呼吸功能正常是指能维持 PaO_2、$PaCO_2$ 和血液 pH 值在正常范围内，也是衡量呼吸管理是否合理的基本参数。因此，全身麻醉期间的呼吸功能监测应包括：SpO_2、$P_{ET}CO_2$、呼吸频率、潮气量和气道压。必要时应检测动脉血气分析。

保持自主呼吸的病人，应观察其呼吸运动的类型(胸式或腹式呼吸)，呼吸的幅度、频率和节律，同时观察口唇黏膜、皮肤及手术野出血的颜色，以判断是否有呼吸道梗阻、缺氧或 CO_2 蓄积。在全身麻醉期间一般都需要建立人工气道控制呼吸，如喉罩、气管内插管等。健康成人呼吸参数的设置：潮气量 8~10ml/kg，呼吸频率 12~8 次 /min，应当监测吸气峰压、SpO_2 和 $P_{ET}CO_2$。当呼吸道压力过高(大于 $30cmH_2O$，$1cmH_2O$=98.07Pa)或者发生变化时，需立即查找原因，如气管导管阻塞、移位，肺顺应性增加，肌松恢复，或者手术引起的压迫。呼吸道压力骤降可能是呼吸环路漏气或完全脱落引起，应该立即改为手控呼吸，检查呼吸回路。

六、复合麻醉

复合麻醉(combined anesthesia)指同时或先后使用两种以上的麻醉药物，达到意识消失、镇痛、肌肉松弛、自主反射抑制并维持生理功能的麻醉方法。复合麻醉可充分利用各种麻醉药物和技术的优点，减少每种药物的剂量和副作用，最大限度地维持生理功能的稳定，提高麻醉的安全性和可控性。常用的复合麻醉包括静脉 - 吸入复合麻醉、全静脉麻醉(TIVA)等，其中静脉 - 吸入复合麻醉是最为常用。

(一) 静脉 - 吸入复合麻醉

对病人同时或先后实施静脉和吸入全身麻醉的麻醉方法，简称静吸复合麻醉。

1. 诱导　诱导方式无明显区别。可以单次静脉注射全身麻醉药(如丙泊酚)，也可利用 TCI 技术来完成，可根据病人的实际情况选择。整个诱导过程应力求平稳迅速，对循环功能影响小，并尽可能降低气管插管时的应激反应。

2. 维持　静脉诱导完成后，应安全、平稳地过渡到静吸麻醉维持阶段。单次诱导药物作用非常短暂，而挥发性麻醉药尚未达到有效的麻醉浓度。处理的措施包括：①静脉诱导时予以充足剂量并包括适量镇痛药。②积极处理插管应激反应。③增大新鲜气流量和挥发性麻醉药的吸入浓度。④选择作用时间稍长的诱导药或应用低血气分配系数的吸入药以利于快速建立有效的肺泡浓度。术中维持麻醉可以低流量吸入挥发性麻醉药并合用镇痛药、肌松剂。

3. 注意事项

(1) 充分掌握各种麻醉药的药理特点，个体化选择药物的配伍和组合，使用最小有效剂量并降低毒副作用。

(2) 为确保病人安全，实施静吸复合麻醉时必须行气管内插管。

(3) 严格监测术中麻醉深度，合理调节不同麻醉药的用量。

(4) 应用肌松药必须维持一定的麻醉深度，以避免术中知晓。

(二) 全静脉麻醉

全静脉麻醉(TIVA)是指完全采用静脉麻醉药及其辅助药来实施麻醉，以达到完善的术中镇痛及满意的手术条件的方法。此方法诱导迅速、麻醉过程平稳，无污染、苏醒也较快，对于某些特殊的手术(如肺泡蛋白沉积症的肺灌洗手术)及一些存在严重呼吸系统疾病的病人，TIVA 则极大地体现了其固有的优势。目前常采用联合用药的形式。联合用药时除应了解每一种药物的药代和药效动力学外，还必须考虑到药物之间可能存在的相加、协同、敏感化及拮抗作用。

(三) 神经安定镇痛与神经安定麻醉

神经安定镇痛(neuroleptanalgesia，NLA)，是用神经安定药氟哌利多和镇痛药芬太尼按 50∶1 的比例组合起来的一种合剂，称为依诺伐(innovar)，即氟 - 芬合剂。

NLA 的特点是用药量少而镇静、镇痛效果良好，但神志抑制轻微，具有稳定人体内环境的保护作用。优点是：①药物毒性小。②消除病理反射，对自主神经系统有保护作用和抗休克作用。③循环功能稳定，外周组织灌流良好。④对肝、肾功能影响小。⑤实施方法简便易行，适应证较广。NLA 使用的药物中，除了芬太尼外，还包括氟哌利多(droperidol)。氟哌利多静脉注射后 2~3 分钟起效，效能强而快，10~20 分钟达到高峰，持续 30 分钟左右；在体内分解代谢快，有效期约 3~4 小时。

临床常用方法是以 NLA 5~8ml 静脉注射，当达到满意的镇静作用后，配合以浅全身麻醉，使意识消失；需要肌肉松弛的手术，给予肌松药后插管，行辅助或控制呼吸。一般 2 小时左右的外科手术，NLA 的总剂量为 10~15ml。停止全身麻醉后，绝大多数病人在 15 分钟内神志与定向力恢复，然后进入浅睡眠状态。

(四) 静脉吗啡复合麻醉

随着对吗啡的心血管系统药理学作用的进一

步认识，临床上全身麻醉时给以较大剂量的吗啡(0.5~3mg/kg)以代替卤素类吸入麻醉药，用于心脏手术，取得良好的效果。当吗啡剂量在1mg/kg以内时，对健康人的心排血量、周身血管阻力、血压、脉搏及中心静脉压均无明显影响，但对心脏功能低下者却能降低周身阻力而增加心排血量。倘麻醉诱导期吗啡用量过大(大于1mg/kg)或静脉注射过速，均可引起低血压，系血管床扩大所致，此时只要加快输液或将双下肢高举即可纠正。

吗啡的最大优点是对循环系统，特别是心功能不好者的有利作用；其次是耐受气管内插管而无不适反应，减少术后镇痛药的应用。如不行机械通气，应根据呼吸恢复情况应用纳洛酮拮抗。

七、全身麻醉深度的判断和监测

对麻醉深度的定义目前尚有分歧，从对麻醉药最低肺泡有效浓度(MAC)的概念到临床麻醉的“浅”“中等”或“深”等描述，探讨范围非常广泛。麻醉深度的定义随临床实践中所使用的药物发展而发展。现代麻醉实践中多种药物的使用，使得麻醉深度的定义不可能简单、统一化。Prys-Roberts和Kissin强调伤害性刺激的类型和消除反应的特异性药物分类，代表着最适合当代麻醉实践的麻醉深度概念。

(一) 麻醉深度测定的药理学原理

麻醉深度的测定本质上是麻醉药物药理效应的测定，基本上取决于三个因素：①血浆药物浓度、效应点药物浓度和测得的药物效应三者间的平衡；②药物效应和浓度关系的特征；③有害刺激的影响。要理解这几点，必须明确下面几个问题：①在评估麻醉深度时，何种给药方式和在何部位测定药物浓度十分重要；②药物浓度和麻醉深度之间关系的模型如何运作；③在测定麻醉深度时，必须考虑何种药动学和药效学特征。

(二) 麻醉深度的临床判断

1. 临床体征的形成和特征　麻醉监测仪基本属安全性监测而非麻醉深度监测，故临床体征的观察仍是判断麻醉深度的基本方法。包括：①对外科刺激的反应：在无麻醉的情况下机体表现为体动、皱眉、痛苦面容、肌紧张、过度通气、屏气、血压升高、心率增快、出汗、流泪和瞳孔散大。②麻醉的效应：在无外科手术情况下机体对单纯麻醉的反应有：睡眠、随意动作停止、肌肉松弛、通气不足、血压降低、心率反应不定、出汗抑制、泪液抑制和瞳孔缩小。③麻醉药的性质：麻醉药的作用方式各不相同。但临床体征作为一种生理体征很不理想，除血压、心率可准确测量外大多数都不易定量。

2. 常用的临床体征

(1) 呼吸系统：通气量、呼吸模式和节律变化在未用肌松药的病人能反映麻醉适当与否。呼吸系统体征主要受肌松药和呼吸疾病的影响。

(2) 心血管系统：血压和心率通常随麻醉加深而下降(氯胺酮例外)，但其往往是麻醉药、手术刺激、肌松药、原有疾病、其他用药、失血、输血和输液等多因素综合作用的结果。周围灌注情况的改变也可提示外周交感神经活动状态。

(3) 眼征：麻醉深度适当时瞳孔中等偏小，麻醉过浅和过深均使瞳孔扩大。吸入麻醉药过量可使瞳孔不规则，吗啡可使瞳孔缩小。抗胆碱能药可使瞳孔扩大。瞳孔保留对光反射是麻醉浅的表现，大多数吸入麻醉药达2MAC时都可抑制对光反射。浅麻醉时可有眼球运动，深麻醉时眼球固定。浅麻醉下对疼痛和呼吸道刺激可引起流泪。眼征受肌松药、眼病和眼药等影响。

(4) 皮肤体征：皮肤颜色、灌注和温度反映心血管功能和氧合情况。汗腺由交感神经支配(节后纤维为胆碱能)，浅麻醉时交感兴奋，出汗增多，但大多数挥发性麻醉药不常致出汗，而应用氧化亚氮-麻醉性镇痛药麻醉时常易出汗。出汗部位以颜面和手掌多见。抗胆碱能药物、环境温度、湿度都与出汗有关。

(5) 消化道体征：吸入麻醉较浅时可发生吞咽和呕吐，气管插管的病人可见吞咽或咀嚼。肠鸣音、唾液和其他分泌腺功能随麻醉加深而进行性抑制。消化道体征受肌松药、消化道疾病、抗胆碱能药物和自主神经系统疾病的影响。

(6) 骨骼肌反应：一般认为病人对手术刺激是否有体动的反应是麻醉是否适当的重要指征。$MAC_{切皮}$($MAC_{incision}$)即是以切皮为标准刺激的MAC。MAC的概念还扩展到其他的临床目标或刺激，如$MAC_{觉醒}$(MAC_{awake})、$MAC_{插管}$($MAC_{intubation}$)、$MAC_{自主}$(MAC_{BAR})等。其缺点是过于粗略。

3. 影响临床体征的因素

(1) 治疗用药：治疗用药往往与麻醉药相互作用，影响临床体征，如抗胆碱能药可引起心动过速、出汗和泪液减少；抗高血压药可抑制升压反射，使心动过速；肾上腺素受体阻滞药可使心动过缓或血压降低；肾上腺素受体激动药可加强心血管反应，使支气管扩张、子宫松弛等。

(2) 疾病：疾病干扰正常生理反应，可能改变临床体征，如糖尿病可能影响临床体征；角膜混浊可妨碍瞳孔反应，神经病变可干扰正常眼反射；限制性心血管病、传导阻滞或起搏点异常可影响心血管体征；呼吸系统疾病可限制呼吸反应；中枢神经系统疾病如截瘫、四肢瘫显然影响骨骼肌反应，且可有脊髓反射亢进；内分泌系统疾病、甲状腺功能减退和垂体 - 肾上腺抑制可限制或阻止应激反应等。

4. 临床体征的鉴别诊断　如临床体征表现为麻醉浅而麻醉药剂量并不小，可考虑高碳酸血症、低氧、甲状腺功能亢进、卟啉症、嗜铬细胞瘤或类癌等。如临床体征表现为深麻醉应检查麻醉药量，并考虑是否发生低血压、低氧、手术刺激的反射（心动过缓）、低血容量、用错药或低温。

5. 临床体征的应用和麻醉记录　临床体征用于判断麻醉深度虽然很不理想，但还是迄今主要的依据。正因为临床体征受多种因素的影响，迫使我们更需加强观察，尽可能多搜集一些体征，分析筛选，去伪存真。还应发现那些轻微的有预兆性的变化，综合分析，对麻醉深度作出判断。为此要仔细观察，准确、详细地记录，内容主要包括：①麻醉用药；②手术刺激的部位、范围、性质和强度；③病人的反应。麻醉者需反复分析三者的关系，回顾比较，注意趋势，随时小结正确和错误的判断和措施，指导下一步处理方案。

（三）麻醉深度测定的电生理方法

一个有临床价值的监测指标必须符合两个基本条件。第一，在两个明显不同状态时获得的指标平均值应有显著的统计学差异，而且两个值的范围应没有重叠。即理想的监测指标应有100%的敏感度和特异度。第二，区分麻醉深度的临界域值应不受麻醉药的种类、病人生理、疼痛和长期用药的影响。目前尚无监测指标完全满足这两个条件。相对而言，在监测病人意识方面，BIS 和 MLAER 最接近这两个条件。

1. 脑电图（EEG）　早在 1933 年 Berger 就测量过氯仿对 EEG 的影响，1937 年 Gibbs 等将 EEG 用于术中麻醉药物的监测。麻醉对 EEG 的抑制作用表现为频率、波幅的变化和爆发性抑制。伤害性刺激可引起 EEG 3 种类型的改变：①不同步的 20~60Hz 快节律表现。②6~10Hz 棘波表现。③1~3Hz 慢波的爆发。这些改变依麻醉药类型和刺激性质而改变。

2. 脑电双频谱指数（BIS）　BIS 是应用非线性相位锁定原理对原始 EEG 波形进行回归处理的一种方法。其对来自傅立叶分析的信息进行了更清楚的表达。BIS 数值范围为 0~100，数值越大，越清醒，反之提示大脑皮质的抑制越严重。目前认为，当麻醉期间将 BIS 值控制在 60 以下时，术中知晓发生率很小。因此，建议麻醉期间控制 BIS 在 40~60 为适宜。

BIS 是唯一被美国食品药品监督管理局认可的监测麻醉药对脑作用的监测仪，是目前麻醉深度监测仪中敏感度和特异性最好的监测仪之一。BIS 是收集了约 1 500 例麻醉近 5 000 小时的 EEG 信息和临床相关资料（体动反应、血流动力学和药物浓度），再进行相关分析而得出的参数。研究表明，在外科手术中常规监测 BIS 可减少麻醉药（丙泊酚、地氟烷和七氟烷）用量、提早拔管和转出恢复室时间，从而提高麻醉质量，减少费用。

BIS 可测定麻醉的镇静部分，能最大程度地反映催眠药对中枢神经系统的药效作用，对几种临床目标和几种麻醉药有着很好的敏感度和特异性，特别是丙泊酚。BIS 对镇静深度的预测性很高，而且不受某些麻醉药在麻醉初始期出现的 EEG 假性觉醒（pseudoarousal）现象的影响。但 BIS 反映麻醉的镇痛成分的敏感性较差。阿片类药和催眠药的协同作用在临床目标（血流动力学反应、体动反应）与在 EEG（BIS）的表现上不是相等的。因此，临床应用 BIS 监测时，应对麻醉的催眠成分与镇痛成分区别对待。即当 BIS 升高但无体动反应和血流动力学反应时应加用催眠药，而在 BIS 较低仍有血流动力学和体动反应时则应加用镇痛药以增加麻醉中的镇痛成分。

BIS 的域值可受多种麻醉药联合应用的影响，换言之，不同组合的麻醉药联合应用时虽得到相似的 BIS 值，但可能代表着不同的麻醉深度。BIS 监测虽可为个体病人的麻醉深度监测提供有用的趋势信息，但单独用于预防术中知晓则不恰当；依赖域值来确定麻醉深度也是不可靠的；目前疾病和药物对 BIS 域值的影响还不确定。

3. 诱发电位（evoked potential，EP）　是指于神经系统（包括感觉器）某一特定部位施加适宜刺激，在 CNS（包括周围神经系统）相应部位检出的与刺激有锁定关系的电位变化。EP 最早用于监测神经系统结构的完整性，诊断神经生理学状态。由于其对麻醉药敏感因而用于研究测定麻醉深度。EP 按刺激类型分 3 类：①躯体感觉诱发电位（somatosensory evoked potentials，SSEP）；②听觉诱发电位（auditory evoked potentials，AEP）；③视觉诱发电位（visual evoked potentials，VEP）。按 EP 的潜伏期分 3 类：短潜伏期、中潜伏期和长潜伏期诱发电位。

近年来对听觉诱发电位（AEP）的研究较多，尤其是与意识的关系。AEP 是通过声响刺激，用头皮电极记录到的一系列不同潜伏期的波形，表示刺激通过脑干听觉通路到达皮质的传递过程。多项研究已表明中潜伏期听觉诱发电位（middle latency auditory evoked response，MLAER）对区分麻醉状态与清醒状态确实很有效。对于区别麻醉与清醒状态，MLAER 派生参数比 BIS 更佳。AEP 的自动回归模式（ARX）可在数秒内得到数值。研究显示，AEP 的 ARX 指数是区分从无感觉到清醒状态的最好指标，优于 BIS、MF 和 SEF，而且反应速度要比 BIS 快捷。目前市售的 A-Line MLAEP ARX 指数监测仪可用于临床麻醉（镇静）深度的监测。但麻醉深度与意识深度尚不能等同，因麻醉深度涉及多种麻醉药和手术刺激等复杂因素，MLAER 对预测外科手术刺激引起的体动反应尚有争议，与 BIS 一样，尚需更多、更大范围的研究。

（四）麻醉深度的其他判断方法

1. 指端容积描记图　是测定外周血管舒缩的一种简单方法。浅麻醉时应激反应增强，α 肾上腺素受体活动增加，使外周血管收缩，容积描记图波幅下降；深麻醉则相反。其缺点是信号的非参数性，易进行性漂移，低血容量、低碳酸血症、低温和各种血管活性药对其影响很大。

2. 额肌电　1978 年 Harmel 等提出综合处理的额肌电的波幅可作为判断浅麻醉的指标。额肌电能探测病人在皱眉前的额肌亚临床活动，是判断麻醉深度的有用指标，尤其对判断麻醉过浅更为可靠。其最大缺点是受肌松药抑制，但因面肌对非去极化肌松药的敏感程度较差，故在肌松药剂量不大时仍可应用，不过必须同时监测肌松程度，且标准难掌握。

3. 食管下段收缩性　1984 年由 Evans 提出。食管下段收缩性（lower esophageal contractility，LEC）主要受迷走神经支配，包括：①自发性食管下段收缩（SLEC），是一种非推进性收缩，已知与应激反应有关。②诱发性食管下段收缩（PLEC），是由于食管下段局部受刺激而引起的收缩。Maccioli 等的多中心研究中综合了 SLEC 和 PLEC 的变化情况，推算出食管收缩指数（LECI）用于判断麻醉深度更为全面。影响 LEC 的因素有：①个体差异；②食管疾病；③抗胆碱能药和平滑肌松弛药可使 LEC 变小或消失。目前多数学者认为，LEC 能反映吸入麻醉深度，对静脉麻醉较差。

4. 心率变异性分析　心率变异性（heart rate variability，HRV）是指每次心跳间期的微小变异，它部分反映自主神经系统的张力和均衡性对心血管的调节。心率变异性是正常心血管系统稳定调节的重要机制，麻醉药可通过对自主神经系统的影响改变 HRV。因此可通过监测 HRV 来评估麻醉深度变化。如麻醉诱导后总的自主神经张力降低，表现为总功率（total power，TP）显著降低，且中频（mid-frequency power，MF）抑制较其他频段更明显；高频（high-frequency power，HF）和 MF 下降与吸入麻醉药浓度密切相关。实际上 HRV 反映的仍然是全身麻醉下由于疼痛或其他刺激造成自主神经兴奋的变化，可作为反映疼痛状况的指标。

八、全身麻醉的苏醒

麻醉苏醒是从停止追加全身麻醉药到病人意识完全恢复正常的时段。当手术快结束时，随着手术刺激的减小，麻醉深度也应减浅，以利于术后迅速苏醒。对残余的肌松药作用应该进行拮抗。在手术期间，要注意病人体温的监测并保暖，避免低体温影响苏醒。苏醒期的关键是拔管过程，拔管的方式包括：

1. 清醒拔管　病人已清醒并完全恢复了保护性反射后再拔除气管内导管。清醒拔管的指征包括：病人神志恢复、有指令性行为、能判断时间和定位，自主呼吸恢复、氧合和通气功能正常，肌力完全恢复、血流动力学稳定等。

在浅麻醉状态下拔管可能引发喉痉挛，静脉注射利多卡因 0.5~1.0mg/kg 可以减轻或抑制咳嗽反射。在拔管前应给病人吸氧，洗净口咽部分泌物，在保持气管导管内轻度正压（气道压 20cmH$_2$O）的条件下将套囊放气并拔出。拔管后，以面罩吸氧，并重点观察病人的意识、呼吸和循环功能，直到病人完全清醒、气道保护性反射恢复、呼吸和氧合良好、血流动力学稳定为止。拔管后病人可能重新入睡，仍有可能发生呼吸道梗阻，特别是老年病人要高度警惕。

2. 深麻醉状态下拔管　在苏醒过程中，由于导管刺激可能引起高气道反应，而在深麻醉状态下拔管或可避免。适用于严重哮喘病病人，并可避免中耳手术、眼内手术、腹腔和腹股沟疝缝合术后因咳嗽和屏气而导致的不良影响。麻醉深度一定要足以防止引起气道刺激的反射发生。可以通过单次静脉注射小剂量静脉麻醉药或者吸入高浓度挥发性麻醉药来加深麻醉。但对于饱胃、困难气道、行气管或口咽部或颌面部手术者，禁忌在深麻醉下拔管。

深麻醉下拔除气管导管前要准备好必要的气道管理设备和药物，充分吸净口咽部分泌物，将套囊放气，如果套囊放气时病人无明显反应则可拔管。随后用面罩控制或辅助呼吸，直到病人完全清醒、气道保护性反射恢复、呼吸和氧合良好、血流动力学稳定为止。拔管后务必保护病人呼吸道通畅并防止反流误吸。

在全身麻醉苏醒过程中偶尔会出现严重躁动情况，尤其在青少年和老年病人。必须排除生理性原因，如缺氧、高碳酸血症、气道梗阻和膀胱充盈等。疼痛是引起躁动的常见原因，可谨慎地给予镇痛药来治疗。如病人在全身麻醉后不能迅速清醒，应继续辅助呼吸和保护气道，并积极查找原因。

九、全身麻醉并发症及其防治

(一) 全身麻醉后苏醒延迟

全身麻醉在停止给药后，病人一般在 60~90 分钟逐渐清醒，对指令动作、定向能力和术前的记忆得以恢复。若超过此时限神志仍不十分清晰，可认为全身麻醉后苏醒延迟。

常见原因为全身麻醉药的残余作用，包括吸入及静脉使用全身麻醉药、肌松药和麻醉性镇痛药等，可因麻醉过深、药物剂量绝对或相对过大引起；亦可因病人的病理生理改变而引起药物的代谢和排泄时间延长所致，如高龄、肝肾功能障碍、体温过低或过高、低氧血症或高碳酸血症等。麻醉期间发生的并发症，如电解质紊乱、血糖过高或过低、脑出血或脑血栓形成、脑缺氧和脑水肿等，都可引起病人的意识障碍，即使麻醉因素已排除，病人术后仍可处于不同程度的昏迷状态。苏醒延迟的处理原则：①支持疗法，无论何种原因引起的苏醒延迟，首先应维持循环稳定、通气功能正常和充分供氧。②如系残余吸入麻醉药所致，可通过改善通气和高流量吸氧(>5L/min)将药物迅速排出。残余肌松药及麻醉性镇痛药的作用，应以相应的拮抗剂进行拮抗。③实验室检查：包括血清 K^+、Na^+、Cl^- 水平，血糖、酮体，动脉血气分析等，并采取相应治疗予以纠正。④对于术后长时间不醒者，应请相关科室医师会诊，进一步检查其原因并针对病因治疗。

(二) 反流与误吸

全身麻醉时容易发生反流和误吸，尤其以产科和小儿外科病人的发生率较高。因反流或误吸物的性质和量的不同，其后果也不同。

1. 原因

(1) 麻醉诱导时发生气道梗阻，在用力吸气时使胸内压明显下降；同时受头低位的重力影响。

(2) 胃膨胀除了与术前进食有关外，麻醉前用药、麻醉和手术引起的应激反应也可减弱胃肠道蠕动，导致胃内存积大量的气体、胃液或内容物。

(3) 用肌松药后，以面罩正压通气时，如果气道压力过高可使环咽括约肌开放，使胃迅速膨胀而促反流发生。

(4) 病人咳嗽或躁动，以及晚期妊娠的孕妇，由于血内高水平的孕酮也影响到括约肌的功能。

(5) 胃食管交接处解剖缺陷而影响正常的生理功能，如膈疝。

(6) 药物对食管括约肌功能的影响，如抗胆碱能药物对括约肌的松弛作用，吗啡、哌替啶和地西泮则可降低括约肌的张力。琥珀胆碱因肌颤，使胃内压增高。

2. 临床表现

(1) 急性呼吸道梗阻：气道机械性梗阻而造成缺氧和高碳酸血症。如果肌肉没有麻痹，可见到病人用力呼吸，血压骤升、脉速；完全性呼吸道梗阻可立即导致窒息、缺氧，可危及病人的生命。

(2) 吸入性肺不张：吸入物可堵塞支气管，远侧肺泡气被吸收后发生肺不张。肺受累面积的大小和部位，取决于发生误吸时病人的体位和吸入物容量，平卧位时最易受累的部位是右下叶的尖段。

(3) 吸入性肺炎：气道梗阻和肺不张导致肺内感染、肺炎，甚至发生肺脓肿。

3. 预防　主要是针对构成误吸和肺损害的原因采取预防措施，包括减少胃内物的容量，提高胃液 pH，降低胃内压，保护气道等。

(1) 禁食和胃排空：择期手术应常规术前禁食禁饮，但不能保证胃完全排空。对饱胃病人应尽可能采用局部麻醉或椎管内阻滞。若是全身麻醉适应证，又不允许推迟手术时间，则可采取如下措施：①麻醉前置入硬质的粗胃管(直径为 7mm)，通过吸引以排空胃内容物；②采用机械性可堵塞呕吐的通道，但效果尚有疑问；③药物：应用抗恶心呕吐、抗酸和抑制胃液分泌的药物，以期减少误吸的危险，但不作为常规应用。

(2) 麻醉的诱导：对饱胃病人可采取：①清醒气管内插管。②在诱导时压迫环状软骨以期闭合食管来防止误吸。③采用头高足低位进行诱导，当大于 40° 时，咽部位置较食管贲门交接处高 19cm。

一般认为，即使在胃膨胀时，胃内压也不超过18cmH_2O，因此可以防止反流。但此时一旦发生胃内容物反流，发生误吸是难以幸免的。另外，采用轻度头低足高位，如发生反流，反流物滞留于咽部便于快速吸引。④准备好有效的吸引器具。⑤病人完全清醒后拔管。

4. 误吸的处理 关键在于及时发现和采取有效的措施，以免发生气道梗阻窒息和减轻急性肺损伤。

(1) 清除气道异物：①使病人处于头低足高位，并转为右侧卧位，可保持左侧肺有效的通气和引流。②迅速用喉镜在明视下清除口腔内反流物。牙关紧闭者可经鼻腔进行吸引，或用开口器打开口腔。气管内插管后可以吸引，或借助纤维支气管镜清除气道内异物。

(2) 支气管冲洗：适用于气管内有黏稠性分泌物，或为特殊物质所堵塞者。在气管内插管后用生理盐水反复冲洗，最好借助纤维支气管镜对两侧支气管进行冲洗。

(3) 纠正低氧血症：适当提高吸入氧浓度，应用呼气末正压（PEEP）或CPAP，以纠正低氧血症，避免或减轻肺损害。

(4) 激素：激素的应用虽然仍有争议，但早期应用有可能减轻炎症反应，改善毛细血管通透性和缓解支气管痉挛。

(5) 其他支持疗法：保持水和电解质平衡，纠正酸中毒，维持血流动力学稳定，必要时应用血管活性药物。

(6) 抗生素：预防和治疗肺部继发性感染。

(三) 支气管痉挛

1. 病因

(1) 气道高反应性：呼吸道基础病变、炎症细胞致敏、气道上皮损伤等，都是不容忽视的诱发因素。

(2) 神经反射：牵拉反射、疼痛反射、咳嗽反射和肺牵张反射等都可诱发支气管痉挛。

(3) 气管插管等局部刺激：气管插管过深直接刺激隆突，或浅麻醉下行气管插管、吸痰等都可引起反射性支气管痉挛。一般认为，其反射途径除了经迷走神经中枢反射外，还有轴反射和释放的神经介质参与。

(4) 药物：如迷走神经兴奋剂、促组胺释放等药物。应该指出，支气管痉挛可能是急性肺水肿的早期症状，比肺泡啰音或泡沫痰出现得更早。

2. 预防

(1) 仔细了解病史，分析可能存在的诱发因素。吸烟者术前应禁烟2周以上；近期有呼吸系统感染的择期手术者应延期2~3周手术。

(2) 避免应用可诱发支气管痉挛的药物：如可用哌替啶或芬太尼来取代吗啡，降低对支气管平滑肌张力的影响；选用无组胺释放的甾类肌松药；氯胺酮可明显减轻支气管痉挛，并能抑制肥大细胞释放组胺，故可用于气道高反应病人。

(3) 阻断气道的反射：咽喉部和气管表面的充分麻醉，可防止因刺激气道而诱发支气管痉挛。

3. 处理 ①消除刺激因素。②如因麻醉过浅所致，则应加深麻醉。③面罩吸氧，必要时施行辅助或控制呼吸。④应用皮质类固醇类药（如氢化可的松和地塞米松）、氨茶碱和β_2受体激动药等。

(四) 急性肺不张

急性肺不张是指病人骤然出现肺段、肺叶或一侧肺的萎陷，从而丧失通气的功能。急性肺不张是手术后严重的并发症之一，尤其多见于全身麻醉之后。但局部麻醉、区域阻滞也会发生肺不张。大面积急性肺不张，可因呼吸功能代偿不足而使病人发生严重缺氧和CO_2蓄积。

1. 病因

(1) 术前的危险因素：①存在急性呼吸道感染，慢性气管炎；②呼吸道急性或慢性梗阻；③吸烟；④肥胖；⑤老年病人，肺容量小或呼吸肌功能障碍；⑥中枢性或梗阻性睡眠 - 呼吸暂停综合征病人。

(2) 术后的危险因素：①呼吸道分泌物多，且引流或排出不畅；②胸部或上腹部大手术后，功能残气量（FRC）降低；③外科手术切口疼痛，影响病人深吸气和咳嗽；④应用抑制呼吸或中枢神经系统的药物。

2. 发生机制

(1) 呼吸肌张力的消失引起FRC减少，肺基底部受压是促进全身麻醉中发生肺不张的重要因素。平卧位时由于腹内压增高或腹胀时，膈肌向头部移动，胸横截面积的减少，伴有FRC下降及血液从胸腔向腹腔转移，均可引起肺不张。

(2) 小气道早期闭合使其远侧气体吸收。如果其远侧气体是纯氧，则将加速气体吸收而出现肺萎陷或肺不张。若用低浓度氧或附有氮气或氧化亚氮，可减轻肺不张的发生。

(3) 肺表面活性物质的失活和缺失，由于肺表面活性物质产生减少，失活或代谢更迭的障碍，促使肺萎陷；肺萎陷又可使肺表面活性物质分布和功能受损。

3. 临床表现 小区域的肺不张，一般临床无明显的症状或体征。急性大面积肺不张时，可表现为呼吸困难，气急、咳嗽，低氧血症，以及急性循环功能障碍。肺底部或背部可出现小水泡音，呼吸音和语颤消失。气道梗阻性肺不张，通过X线检查多可确诊。但小区域或散在性肺泡萎陷时X线检查结果可呈阴性。动脉血气分析有助于诊断。

4. 预防　①术前禁烟2周以上；②有急性呼吸道感染者，择期手术应延期2~3周；③术前有危险因素者，应经5~7天强化呼吸治疗；④对慢性阻塞性肺疾病（COPD）或慢性支气管炎病人，术前应加强胸部物理治疗（如体位引流、胸壁叩击等）；⑤麻醉期间保持气道通畅，定时膨肺；⑥术毕尽早恢复病人的自主呼吸，拔管前应吸尽分泌物，避免纯氧吸入；⑦术后定时变换体位，鼓励咳嗽和早期离床活动；⑧加强术后镇痛，神经阻滞或硬膜外镇痛更好。

5. 处理　主要目的是消除呼吸道梗阻的原因，积极预防感染，并使萎陷的肺复张。具体措施包括：①积极鼓励病人咳嗽排痰；②施行纤维支气管镜检查，不仅可明确梗阻的部位和原因，且可清除分泌物和异物；③加强雾化吸入，应用祛痰药、支气管扩张药、激素等，有助于改善通气功能；④对于难以纠正的严重低氧血症者，应采用机械性正压通气加PEEP治疗；⑤根据痰液细菌培养结果和药敏实验，选用有效的抗生素。

（五）张力性气胸

1. 病因　多与麻醉、手术和有创性监测的操作有关。

2. 临床表现　依气体进入胸腔的速度和积存气量的多寡，以及肺受压的程度，表现出不同的临床症状和体征。轻度的可无症状，若超过1/5肺组织丧失通气功能，肺通气/血液灌流严重失衡，大量未氧合的血液掺杂于动脉血内，出现心动过速、发绀和低氧血症，以及急性呼吸衰竭的临床表现。随着病情进展如纵隔移位和腔静脉回心血流的受阻，引起心排血量显著下降，发生严重低血压或休克。若不立即解除张力性气胸，病人可在短时间因呼吸、循环衰竭而致死。

3. 处理　对张力性气胸病人应立即采取措施，除了给予必要的呼吸、循环支持外，应在无菌条件下，用粗径针头在患侧锁骨中线第2或第3肋间进行穿刺抽气。如果抽气后症状仍不缓解或需多次抽气时，应置管进行闭式胸腔负压吸引，促进萎陷肺的复张。同时应积极预防感染。

（六）高血压

全身麻醉恢复期极易引起高血压的发生，尤其是有高血压病史者，多于手术结束后30分钟内发生。如果在术前突然停用抗高血压药物，发生高血压情况则更为严重。对术后重度高血压，若不能及时消除其发生原因和进行处理，可因心肌氧耗量的增高而导致心肌缺血、心肌梗死或心律失常等，高血压危象可引发急性肺水肿或脑卒中。

1. 原因

（1）疼痛：除了手术切口疼痛外，还有胃肠减压、手术引流和输液等引起不适感，同时还伴有恐惧、焦虑等精神因素的影响。

（2）低氧血症与高碳酸血症：轻度低氧血症可引起心率增快与血压升高，以高动力的血流动力学来补偿血氧含量的不足。$PaCO_2$升高可直接刺激颈动脉和主动脉化学感受器，兴奋交感-肾上腺系统，呈现心动过速和血压升高。

（3）液体超负荷和升压药使用不当。

（4）吸痰时吸痰管对口咽、气管隆突的刺激，长时间吸引等，容易引起病人的呛咳、躁动和挣扎，可引起血压显著升高。

（5）其他：如术后寒战，尿潴留引起膀胱高度膨胀，也会引起血压的升高。

2. 预防和处理

（1）明确原因，并给以相应处理，如施行镇痛，呼吸支持以纠正低氧血症，以及避免输液超负荷。

（2）减少不必要的刺激，使病人处于安静状态。当病人呼吸功能恢复和血流动力学稳定时，应尽早拔除导管，并尽量减少拔管时的心血管不良反应。

（3）药物治疗：由于多数病人并无高血压病史，且在术后4小时内高血压能缓解，故不必应用长效抗高血压药物。可选用：①硝普钠。多采用持续静脉滴注给药，开始以0.5~1.0μg/（kg·min）给药，密切监测动脉血压，适时调整给药速率以达到目标血压。②在拔管时给以乌拉地尔（压宁定）0.5mg/kg，可有效预防当时高血压反应和维持循环功能的稳定。③短效β受体阻断药，如拉贝洛尔（labetalol）和艾司洛尔（esmolol），对处理术后高血压和心动过速有效。④对高龄、体弱或心脏功能差的病人，则可采用硝酸甘油降压。它对心脏无抑制作用，可扩张冠脉血管，改善心肌供血和提高心排血量。停药后血压恢复较缓，且较少发生反跳性血压升高。

（七）急性心肌梗死

麻醉期间和手术后发生急性心肌梗死，多与术前有冠心病，或潜在冠脉供血不足有关。同时又遭受应激反应，都将进一步损害心肌的氧供需的平衡，任何导致氧耗量增加或心肌缺氧的因素都可使心肌功能受损，特别是心内膜下区。有资料表明，非心脏手术的手术病人围手术期心肌缺血的发生率可高达24%~39%，冠心病病人中可高达40%。如果发生心肌梗死的范围较广，势必影响到心肌功能，心排血量锐减，终因心泵衰竭而死亡。尤其是新近(6个月以内)发生过心肌梗死的病人，更易出现再次心肌梗死。

1. 病因

(1)危险因素：①冠心病病人；②高龄；③有外周血管疾病，如存在外周血管狭窄或粥样硬化；④高血压，收缩压≥160mmHg，舒张压≥95mmHg的病人，其心肌梗死发生率为正常人的2倍；⑤手术期间有较长时间的低血压；⑥手术时间，据文献报告，手术1小时的发生率为1.6%，6小时以上则可达16.7%；⑦手术的大小，心血管手术的发生率为16%，胸部为13%，上腹部8%；⑧手术后贫血。

(2)麻醉期间引起心肌氧耗量增加或缺氧的因素：①病人精神紧张、焦虑和疼痛、失眠，均可致体内儿茶酚胺释放和血内水平升高，周围血管阻力增加，从而提高心脏后负荷、心率增速和心肌氧耗量增加。②血压过低或过高均可影响到心肌的供血、供氧。若在麻醉过程中发生低血压，比基础水平低30%并持续10分钟以上者，其心肌梗死发生率，特别是透壁性心肌梗死明显增加。另一方面，高血压动脉硬化的病人，发生心内膜下(非Q波型)心肌梗死的机会较多，即使未出现过低血压，也可发生心肌缺血性损伤。③吸入麻醉药物对心肌收缩力均有抑制效应，且呈浓度相关。④麻醉期间供氧不足或缺氧，势必使原冠状动脉供血不全的心肌的供氧进一步恶化。⑤因麻醉过浅或其他用药引起了心率增快或心律失常。

2. 诊断　在全身麻醉药的作用下，可掩盖急性心肌梗死的临床症状和体征。全身麻醉期间如发生心律失常尤其是室性期前收缩、左心室功能衰竭(如急性肺水肿)或不能以低血容量或麻醉来解释的持续性低血压时，都应及时追查原因。直至排除急性心肌梗死之可能。

心电图仍然是诊断急性心肌梗死的主要依据，尤其是12导联心电图检查。诊断心肌梗死的依据是Q波的出现(即所谓透壁性心肌梗死)，以及S-T段和T波的异常，非透壁性则可不伴有Q波的出现。同时应进行血清酶的检查，如谷草转氨酶(GOT)、乳酸脱氢酶(LDH)和磷酸肌酸激酶(CPK)，尤其是CPK-MB；测定心肌肌钙蛋白(cTnI)的优点在于：在心肌梗死3小时左右开始升高，12~24小时呈峰值，可持续5天以上，对诊断急性心肌梗死的敏感度高达98%~100%。

3. 预防　维持心肌氧供需平衡，保持血流动力学稳定，纠正贫血以提高携氧能力，保持满意的冠状动脉灌注压和心舒张间期。术前对患有心肌供血不足者应给以必要的药物治疗和镇静药。对有心肌梗死的病人，择期手术尽量延迟到4~6个月以后再施行，可将再梗死的发生率降至15%。再发心肌梗死病人的死亡率可高达50%~70%。

4. 处理　①因临床表现很不典型，主要依据心电图表现和血流动力学的改变，宜及时请专科医师会诊和处理；②及时进行血流动力学监测；③充分供氧，避免CO_2蓄积；④暂停手术，或尽快结束手术操作；⑤应用血管活性药物如多巴胺、多巴酚丁胺(dobutamine)等，维持冠状动脉血液灌注；⑥应用辅助循环装置——主动脉球囊反搏(IABP)，通过降低收缩压，减少左心室做功，使心肌氧耗量随之下降，同时还增加舒张压，有利于冠状动脉血流和心肌供氧；⑦其他对症治疗，如应用镇静和镇痛药(罂粟碱或吗啡)。

(八)脑血管意外

全身麻醉下发生脑血管意外，当时未必能及时发现，只当麻醉后发生苏醒延迟、意识障碍，或相关病理部位的功能受损所反映出特殊体征时才引起临床注意和诊断。发生脑血管意外者术前多存在脑血管病，而在围手术期意外地发生了脑卒中。卒中者约80%是因脑血管供血不足(或血流太少)所致，称为缺血性卒中，其余20%则属于出血性卒中(如脑实质出血和蛛网膜下腔出血)。

1. 缺血性卒中的病因和发病机制

(1)动脉粥样硬化：约2/3缺血性卒中的原因是颅外和颅内动脉粥样硬化，原位的狭窄或闭塞，或者是斑块物质在远端脑血管发生栓塞。多发于有高血压病史、60岁以上老年人，特别在手术期曾发生过持续性低血压。

(2)心源性栓子脱落：如心肌梗死区的附壁血栓、心律失常(心房颤动)和心脏瓣膜与腔的结构异常促进血栓形成和栓子的脱落。有资料表明，在出现心房颤动的前几个月内，发生栓塞的危险性最高，第1个月的概率可达33%。

(3)血管炎：原发性中枢神经系统动脉炎、感染性血管炎引起的局灶性或多灶性脑缺血。术前多有临床的症状，如认知障碍、头疼或癫痫发作，有助于鉴别诊断。

(4)血液黏稠度的改变和高凝状态：脑血流与血液黏稠度呈负相关。血液黏稠度与血内红细胞、白细胞计数、聚集状态、血小板和血浆蛋白浓度则呈正相关。同时,血流与红细胞的变形性和血液黏稠度成反比。因此,红细胞增多症、血细胞比容>50%,或血小板增多症($>100 \times 10^9/L$)、多发性骨髓瘤都增加发生卒中的危险。处于高凝态DE病人,如癌症(尤以肾上腺癌)、妊娠和产褥期者均易发生动脉、静脉血栓形成。

(5)其他:脑血管也可因脂肪栓子、气栓而引起栓塞和缺血性的病变。

缺血性卒中所表现的神经系统症状,取决于被阻血管的解剖部位和累及脑组织的范围。如脑动脉主干梗阻,则可迅速出现意识障碍、昏迷,也可以出现偏瘫、癫痫、失语和病理性反射等。通过病史询问、超声心动图、脑影像学(CT、MRI)和脑血管造影术等可确诊。其预防主要是手术前用药物控制高血压。对心房颤动或心脏瓣膜病人应请心脏科医师会诊,以确定病人是否适用抗凝治疗。

2. 出血性脑血管病　出血性卒中(颅内出血)病人,其中一半为弥漫性如蛛网膜下腔和/或脑室内出血,一半为局灶性如脑实质内出血。若脑动脉破裂,约有一半发生颅内压急剧升高者和意识丧失,病人多死于脑疝。自发性颅内出血的主要原因有:①动脉瘤;②脑血管畸形;③高血压性动脉粥样硬化性出血;④全身出血性体质等。

对出血性卒中的诊断,主要依靠影像学检查(CT和MRI);若CT未能显示出血,则腰穿具有重要的诊断意义。围手术期控制高血压和维持血流动力学的平稳,能降低高血压性脑实质内出血的危险。对任何原因引起的脑血管意外的病人,都应保持气道通畅和呼吸支持,保持血流动力学的稳定,必要时予以药物支持。对疑有颅内压明显增高者,可应用渗透性利尿剂(如甘露醇)来治疗。临床上也常用皮质类固醇类药物如地塞米松,以减轻脑水肿。应及时请脑外科医师会诊和共同处理。

(九)急性肺栓塞

急性肺栓塞是以外源性或内源性的栓子突然堵塞肺动脉或分支为发病原因的一组疾病或临床综合征的总称,包括肺血栓栓塞症、脂肪栓塞综合征、羊水栓塞、空气栓塞等。栓子的来源,大多数是由于盆腔内静脉或下肢深静脉血栓的脱落;空气、脂肪、肿瘤细胞脱落、羊水和肺动脉血栓形成等,也是围手术期发生肺栓塞的原因。尽管肺栓塞的发生与麻醉无直接相关,但仍是围手术期的肺部重要并发症之一。急性肺栓塞的后果主要取决于栓子的大小和栓塞部位、范围。若其主要的肺血管血流被阻断,则迅速引起肺动脉高压、缺氧、心律失常、右侧心力衰竭和循环衰竭而致死;也可因神经反射引起呼吸和心搏骤停。引起肺血管阻力增加的因素除了机械性因素外,还有细胞因子、炎性介质的影响等。据报告,肺栓塞极易被临床上漏诊,仅10%~30%能在生前做出诊断,尤其是肺小动脉栓塞多在尸检时方被发现。

1. 病因　肺栓塞多发生于中年以上病人,常见于胸、腹部大手术中,或发生于术后短时间内。促发急性肺栓塞的因素包括:①腹部大手术;②恶性肿瘤;③心脏瓣膜病;④血液病;⑤肥胖;⑥下肢静脉曲张;⑦盆腔或下肢肿瘤;⑧长期卧床;⑨长期口服避孕药。

(1)血栓:血流缓慢、创伤及感染并累及周围静脉以及凝血机制改变;合并心脏瓣膜病、充血性心力衰竭、血栓性静脉炎;长时间低血压或因手术体位不当、妊娠、肿瘤的压迫引起下肢静脉回流的淤滞等,均可成为血栓形成和栓子脱落的诱因。

(2)脂肪栓塞:常见于骨盆或长骨创伤性骨折,一般发生在创伤骨折72小时后,也可发生在人工关节置换术中。不单纯是肺小血管被脂滴机械性阻塞所致,更重要的是血内脂滴被脂蛋白脂酶所分解,释出的脂酸导致微血管通透性增加和肺间质水肿。除了从骨折创伤释出脂肪外,还有其他组织成分可激活凝血系统、补体系统和多种细胞因子的释放,所以肺实质性损害是多种因素所致。

(3)空气栓塞:即气体进入了体静脉系统而引起血管堵塞,除空气外,医用气体如CO_2、N_2O和氮气也可以引起空气栓塞。气体易于进入非萎陷的静脉内(如硬膜静脉窦)以及处于负压状态的静脉腔(如坐位行颅内窝手术时、中心静脉穿刺时),甚至在妊娠或分娩后空气亦可经子宫肌层静脉而进入。少量空气进入肺动脉可出现呛咳,或一过性胸闷或呼吸促迫等;若空气量>40ml,病人即可致死。

(4)羊水栓塞:常见于急产或剖宫产手术时,子宫收缩时,可使羊水由裂伤的子宫颈内膜静脉或胎盘附着部位的血窦而进入母体血液循环,引起肺栓塞、休克,伴发弥散性血管内凝血(DIC),临床病情多属险恶。

2. 病理生理　大块栓子可机械性堵塞右心室肺动脉开口处,引起急性肺动脉压和右心压升高,右心室迅速扩张而左心排血量骤降,循环衰竭,75%病人在发生栓塞后1小时内死亡。肺栓塞引起反射性支气管痉挛、气道阻力增加;栓塞部分的肺泡萎陷,使肺泡通气/灌流比值失衡增加肺无效腔,引发严重的低氧血症。

3. 诊断 因临床上易于误诊或漏诊，因此对施行大手术或骨折，或心脏病人手术时，突然出现胸痛、咯血，不明原因的气急、窒息感，并出现严重休克和意识障碍，或在充分供氧和通气下，病人仍呈进展性发绀、低血压，应考虑有发生肺栓塞的可能。临床表现为急性呼吸困难、咳嗽和胸痛，肺部可没有阳性体征。心动过速为最常见或是唯一的体征。肺动脉第二音亢进，偶尔在肺动脉瓣区可听到收缩期或持续性杂音。心电图表现为SIQⅢTⅢ，即Ⅰ导联S波变深，Ⅲ导联Q波出现和T波倒置。心动过速和ST段下移最为常见。CT偶可发现栓子，或因梗死引起肺实质的改变。肺动脉造影具有重要意义，其敏感性、特异性和准确性都较高，可出现肺动脉内充盈缺损或其分支截断现象。若对气管肺泡冲洗液内细胞，采用Oil-Red-O脂肪染色，对诊断有一定的帮助。

实验室内检查：胆红素升高，谷草转氨酶、乳酸脱氢酶和磷酸肌酸激酶正常或升高，这些检查对诊断无特异性价值。动脉血气分析主要为低氧血症。

4. 预防 ①避免术前长期卧床。②下肢静脉曲张病人应用弹力袜，以促进下肢血液循环。③治疗心律失常，纠正心力衰竭。④对血细胞比容过高的病人，宜行血液稀释。⑤对血栓性静脉炎病人，可预防性应用抗凝药。⑥保持良好体位，避免影响下肢血流。⑦避免应用下肢静脉进行输液或输血。⑧一旦有下肢或盆腔血栓性静脉炎时，应考虑手术治疗。

5. 处理 对急性大面积肺栓塞的治疗原则是进行复苏、支持呼吸与纠正循环衰竭。主要方法包括吸氧、镇痛，控制心力衰竭和心律失常，抗休克和抗凝治疗。同时，请心血管专科医师会诊。若临床上高度怀疑有急性肺栓塞，且又无应用抗凝药的禁忌，则可应用肝素，或链激酶、尿激酶进行溶栓治疗。

胸外心脏按压术有可能引起栓子破碎而分散至远端小血管，从而有改善血流之可能。有的病人可在体外循环下进行肺内栓子摘除术。

静脉内气栓：①充分给予纯氧吸入不仅可纠正低氧血症，且可使氮从气泡内逸出而缩小气泡的体积；②可迅速进行扩容以提高静脉压，防止气体进一步进入静脉循环；③应用中心静脉导管或肺动脉导管置入右心房吸出空气。

（十）恶性高热

恶性高热（malignant hyperthermia，MH），临床上多因吸入强效全身麻醉药和注射琥珀胆碱诱发。以肌肉强直、挛缩为特征的骨骼肌高代谢状态，呼气末CO_2和体温骤然进行性增高，心动过速，并出现肌红蛋白尿等为表现的综合征。麻醉期间多为骤然发病，少数病人也可延缓数小时，乃至回到恢复室才趋显著。死亡率曾高达70%，随后由于早期诊断和采用丹曲林（dantrolene）治疗，使死亡率降至5%以下。在临床麻醉下，其发病率约为1∶62 000；易感个体进行吸入麻醉和并用琥珀胆碱时，则发病率可达1∶4 200。家族史中有亲属因手术或麻醉意外死亡者，提示可能存在常染色体显性遗传（autosomal dominant inheritance）。过去曾认为此并发症在我国罕有发生，但近年来仍偶有所闻，值得注意。但应与麻醉中发生甲亢危象、中暑和神经抑制性高热综合征等相鉴别。

1. 发病诱因

（1）易于诱发恶性高热的药物，最常见的为氟烷和琥珀胆碱，地氟烷、异氟烷、安氟烷、七氟烷和乙醚等也可诱发。就易感人群而言，其他药物也有诱发恶性高热之可能。

（2）其他因素的影响，如刚从事体力活动或运动后，气温高或伴发感染引起体温升高者，均促使发病迅速而险恶。

（3）常存在家族性肌肉疾病，如先天性骨骼肌畸形，因肌力失衡而引起的脊柱侧弯、前后凸，以及肌肉抽搐、睑下垂和斜视等。

2. 病理生理 恶性高热是一种肌病，其亚临床表现为细胞内调节发生急性失控。实验表明，MH受累肌肉对各种刺激发生异常反应，其主要原因是来自肌浆Mg^{2+}对抑制肌浆网释放Ca^{2+}能力的下降。MH受累肌肉的有氧代谢和氧耗量迅速增加，氧耗量可提高3倍，血乳酸水平增加15~20倍和酸碱平衡失调。早期还表现为肌细胞内Ca^{2+}浓度增高，来自肌肉静脉血的pH和PO_2下降，PCO_2、乳酸、K^+和温度升高。急性发作时热的产生主要来自有氧代谢、糖酵解、H^+的中和作用，以及高能磷酸化合物的水解，包括离子输送与收缩-松弛作用。

3. 临床表现

（1）早期表现：①麻醉诱导时，应用琥珀胆碱后不仅不出现肌肉成束收缩和肌肉松弛，反而出现肌强直。肌强直先从颌面部开始，致气管内插管困难，继而扩展到全身骨骼肌、腹肌，关节不能活动。这种肌强直可持续1~3分钟而自行缓解；若继续进行麻醉则恶性高热可在数分钟内出现，也可延至数小时才发生。②手术麻醉过程中，病人体温骤升（>40℃），触其皮肤感到热烫,常常为首先发现的体征。③呼吸深而快,由于呼出大量热气(CO_2)使碱石灰迅速变热,即使更换在数分钟内又发热如初。$P_{ET}CO_2$ 显著升高,可能是急性发作最早的体征。若行控制呼吸,挤压气囊感到费力。④皮肤呈斑状潮红并迅速转为发绀,手术野血色呈暗红。⑤早期血压升高或波动明显,脉搏有力。⑥心动过速与心律失常。如麻醉过程出现任何难以解释的心律失常,都应严密观察以排除恶性高热的可能。

(2) 晚期表现:①因肌肉过度强直而呈角弓反张。②持续进展性高热,体温可高达46℃,集中于骨骼肌和肝脏的产热更多。③凝血功能异常,手术野呈出血、渗血的倾向。④左侧心力衰竭,急性肺水肿,神志昏迷。⑤少尿,或出现肌红蛋白尿,肾功能衰竭。

(3) MH 急性危象的表现:①肌肉疼痛可持续数天至数周,并有肌肉肿胀。②中枢神经系统的损害,可遗留有四肢麻痹、失明、耳聋等。③肾功能障碍。④有的病人虽渡过急性危象期,但经数小时后又复发而死亡。

(4) 实验室检查:①动脉血气分析提示低氧血症,P_aCO_2 升高可达 100mmHg,pH 下降(<7.00),并迅速转成混合型酸中毒。②血电解质检查呈高钾血症、高磷血症,血钙先升高后下降,甚至低于正常水平。③血小板减少,可出现 DIC。有报告指出,高钙血症常是暴发性恶性高热病人致死的原因。④肌酸激酶(CK)异常升高(>2 000IU/L),在发病后 12~24 小时血内达到峰值,主要是 CK-BB 同工酶增高,而不是 CK-MM 的增加。必要时应进一步进行骨骼肌活检。同时,乳酸脱氢酶(LDH)和谷丙转氨酶也升高。⑤肌肉收缩试验:对疑为恶性高热病人应行骨骼肌活检,以便进行咖啡因、氟烷、氟烷琥珀胆碱的肌挛缩试验。尽管是属有创性检查,但咖啡因和氟烷的试验结果是可靠的。⑥有创性检查:目前有应用 31P 磁共振分光镜以检测肌肉代谢的异常。

4. 处理

(1) 立即停用一切麻醉药,终止手术,并更换从未用过吸入麻醉药的麻醉机,以纯氧进行过度通气,排出 CO_2。

(2) 积极降温,包括体表降温,以冷盐水反复冲洗胸腹腔;行体外循环进行血液降温。为了避免意外的低温,体温保持在 38~39℃即可。

(3) 纠正代谢性酸中毒,可先给以 5% 碳酸氢钠溶液 2~4ml/kg,以后根据动脉血气分析结果用药。

(4) 补充液体和利尿,可在 45~60 分钟内静脉输入冷却的乳酸钠复方生理盐水 1 500~2 500ml,并用 20% 甘露醇或呋塞米(furosemide)静脉输入,尿量保持在 2ml/(kg·h)以上。

(5) 应用较大剂量的地塞米松或氢化可的松。

(6) 应用拮抗骨骼肌挛缩的药物——丹曲林(硝苯呋海因,dantrolene)。虽然目前对其诱发肌肉松弛的机制还不完全了解,但仍是治疗 MH 肌挛缩最有效的药物。可能与其能减少自 SR 释出 Ca^{2+},并拮抗受累肌肉 Mg^{2+} 抑制作用降低有关。市售丹曲林为橙色粉状的安瓿,不适于长期保存。每支含 20mg(内含氢氧化钠和甘露醇),可用注射用水 60ml 溶解,pH 值为 9~10,对 MH 的治疗剂量为 2.0mg/kg,静脉注射,每 5 分钟用一次,必要时用药总量可达 10mg/kg。据临床报道,很少用药 >4mg/kg。用药后的效应,主要是缓解肌肉强直或挛缩,但不是麻痹;病人仍可以进行深呼吸,咳嗽有力。即使用药剂量为 2.0mg/kg,在其半衰期(≥ 10 小时)内仍可保持有效的治疗血药浓度。

(7) 加强观察和监测,如体温、心电图、中心静脉压(CVP)、动脉压、动脉血气分析、呼吸和 $P_{ET}CO_2$,以及电解质和凝血的检查;注意尿量和肌红蛋白尿。

(8) 其他支持疗法和预防感染。

5. 麻醉药物选择

(1) MH 易感病人可以应用的药物见表 12-14。

表 12-14 MH 易感病人可以应用的药物

酰胺类局部麻醉药	氯胺酮
巴比妥类	氧化亚氮(N_2O)
钙剂	非去极化肌松药(不包括筒箭毒碱)
毛地黄制剂	去甲肾上腺素
肾上腺素	阿片类
酯类局部麻醉药	丙泊酚
依托咪酯	神经安定药(不包括氯丙嗪)

(2) 对 MH 易感病人可选用麻醉方法:①神经安定镇痛术。②区域性神经阻滞。③可用氧化亚氮-氧、巴比妥类药、镇痛药和非去极化肌松药(不包括筒箭毒碱)。④有报告,丙泊酚可以安全应用于 MH 病人,因它对 MH 受累骨骼肌膜具有稳定作用,恰与吸入全身麻醉药的激发作用相反。无论采用何种麻醉方法,对 MH 易感病人的术前用药宜包括口服丹曲林。宜谨慎应用钙通道阻断药,尤其在应用丹曲林时,两者不仅有诱致高钾血症的危险,同时还可增加高钾血症激发易感人群的骨骼肌发生 MH 的风险。

(罗爱伦 黄宇光)

第五节　局部麻醉

局部麻醉(简称局麻)是我国临床麻醉中常用的麻醉方法之一,具有操作和管理简便、对重要器官功能干扰较小、一般无需特殊的器械和设备以及术后护理单纯等特点。但操作较费时,麻醉作用开始和完全,需要一定的潜伏时间,有时效果还不够完善。目前,常用的方法有七种:即表面麻醉、局部浸润麻醉、区域阻滞、神经和神经丛阻滞、静脉局部麻醉、蛛网膜下腔阻滞和硬脊膜外阻滞等。为了取得局部麻醉效果的成功,缩短操作时间,预防并发症,麻醉和外科医师应熟悉和掌握局部麻醉药理学、解剖学等知识,通过不断实践,可以很好地掌握各种局部麻醉方法。

一、局部麻醉药

(一)局部麻醉药的化学结构和理化性质

临床常用的局部麻醉药有一个基本的化学结构:芳香基(亲脂性),中间链(酯:—COO—,或酰胺:—NHCO—)和胺基(亲水性)。由于中间链包含着酯或酰胺的结构,因此,从化学结构上局部麻醉药可分为两类:即酯类和酰胺类。可卡因、普鲁卡因、丁卡因属于酯类;利多卡因、布比卡因(丁吡卡因)、罗哌卡因和左旋布比卡因等为酰胺类,临床上新的局部麻醉药均为酰胺类,常用局部麻醉药的结构式见表 12-15。

局部麻醉药中的芳香基和胺基,分别有不同程度的亲脂性和亲水性,亲脂性有利于局部麻醉药穿透神经膜,能影响局部麻醉药的作用强度;亲水性有利于局部麻醉药输送到神经纤维及轴索浆。胺基是一种弱碱,性质不稳定,难溶于水,通常需要与盐酸结合,也有与碳酸结合,形成盐酸盐或碳酸盐,该盐易溶于水,性质稳定。各种局部麻醉药都有一定的离解常数(pKa)(见表 12-15)。药物的 pKa 是

表 12-15　局部麻醉药

局部麻醉药	临床始用年份	化学结构	pKa	临床应用
普鲁卡因	1905	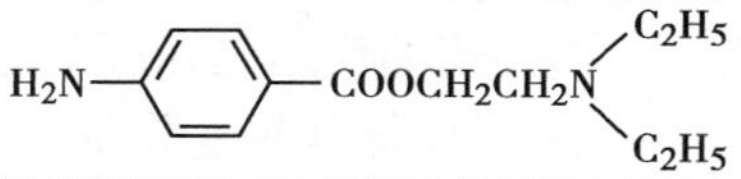 H_2N—(苯环)—$COOCH_2CH_2N$ C_2H_5 C_2H_5	8.9	局部浸润、蛛网膜下腔
丁卡因	1930	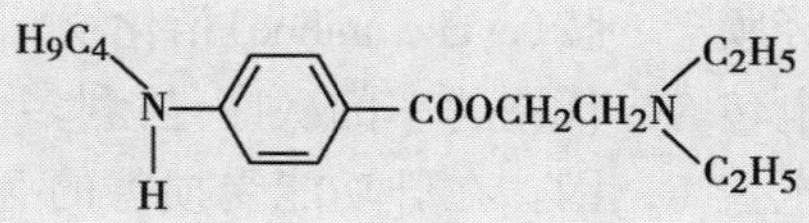 H_9C_4 N H—(苯环)—$COOCH_2CH_2N$ C_2H_5 C_2H_5	8.5	表面、神经阻滞、蛛网膜下腔、硬膜外
利多卡因	1944	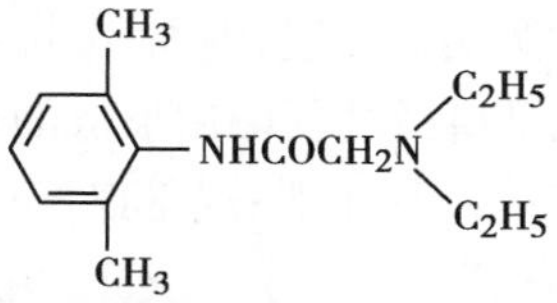 CH_3 CH_3 (苯环)—$NHCOCH_2N$ C_2H_5 C_2H_5	7.9	表面、局部浸润、神经阻滞、蛛网膜下腔、硬膜外
布比卡因	1963	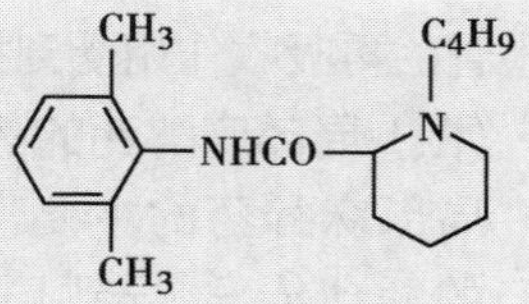 CH_3 CH_3 (苯环)—NHCO—(哌啶环) N C_4H_9	8.1	局部浸润、神经阻滞、蛛网膜下腔、硬膜外
左旋布比卡因	1999	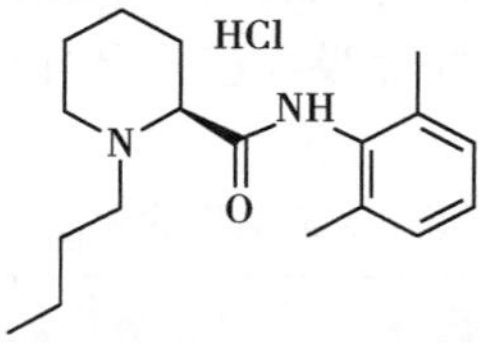 HCl N NH O	8.1	局部浸润、神经阻滞、蛛网膜下腔、硬膜外
罗哌卡因	1976	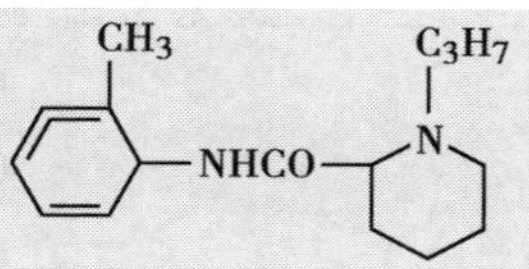 CH_3 (苯环)—NHCO—(哌啶环) N C_3H_7	8.1	神经阻滞、硬膜外、产科术后镇痛

指该药物的离子部分（BH^+）和非离子部分（B）完全相等时的 pH，关系式：pH= pKa−log（B/BH^+），即 pKa−pH=log（B/BH^+）。局部麻醉药的非离子成分与该药穿透神经膜的强度有关，是药物起效时间的决定因素，pKa 越接近生理 pH（7.4），起效就越快。利多卡因的 pKa 为 7.9，非离子成分占 25%，而普鲁卡因 pKa 为 8.9，非离子成分为 2.5%。因此，利多卡因的穿透力比普鲁卡因大 10 倍，起效也比普鲁卡因快。由于大部分局部麻醉药是盐酸盐，如普鲁卡因盐酸盐等，均呈酸性，pH 为 4~6。机体内在环境的 pH 亦能干扰局部麻醉药的作用强度，在炎性组织中 pH 低，致使局部麻醉药的作用明显减弱，甚至无效。局部麻醉药的作用强度还和局部麻醉药进入血浆后，与血浆蛋白结合的程度有关。丁卡因、布比卡因、罗哌卡因和左旋布比卡因与蛋白的结合远比普鲁卡因、利多卡因为大，故前者比后者作用强，时效长。目前临床上常用的局部麻醉药均为盐酸盐。近年来，有人发现碳酸盐局部麻醉药所释放的 CO_2 迅速通过神经膜，使神经内 pH 下降，能使神经阻滞增强 10 倍。但由于制作困难和价格昂贵，至今尚未能推广应用。

（二）作用机制

以往认为局部麻醉药阻滞神经传导作用是因为局部麻醉药能稳定神经膜而产生阻滞作用，但作用机制不明。虽然，迄今为止对局部麻醉药作用机制还不完全清楚，但许多研究结果表明，局部麻醉药分子是作用于神经膜，与神经膜的受体相结合，抑制了神经膜钠通道对钠离子的流入，致使神经膜的去极化速度减慢，去极化相延长，神经膜的电位不能达到动作电位的阈值，破坏了神经膜动作电位的传导，从而达到神经阻滞的目的。局部麻醉药除了作用于神经膜的钠通道，还作用于其他离子通道如 K^+、Ca^{2+} 等。此外，局部麻醉药还影响神经膜蛋白和酶（Na^+、K^+、ATP 酶、腺嘌呤环化酶等），抑制后突触受体——乙酰胆碱受体和前突触神经传导（脊髓）等。

（三）局部麻醉药的药代动力学

包括局部麻醉药的吸收、分布、代谢和排泄的整个过程。在不同的局部麻醉方法中，局部麻醉药作用于身体某个部位，但最终都被吸收进入血液循环。局部麻醉药的吸收受许多因素的影响，主要是该药的 pKa 和亲脂性。但局部组织血管丰富能加速药物的吸收，故不同的麻醉方法局部麻醉药的吸收速度亦不一，其次序是：肋间神经阻滞 > 骶管阻滞 > 硬膜外阻滞 > 臂神经丛阻滞 > 坐骨神经阻滞。局部麻醉药涂于黏膜表面或注入已损伤的尿道，其吸收速度几乎与静脉注射相近。局部麻醉药中加入血管收缩药如肾上腺素（一般为 1∶20 万，口腔 1∶80 万）能减慢吸收速度，一般可延长作用时间约 50%。局部麻醉药进入循环后，即分布于全身，它透过血脑屏障，作用于中枢神经系统。在人体，不同的局部麻醉药作用于中枢神经系统而引起神经系统中毒表现的阈值剂量各不相同（表 12-16）。局部麻醉药在血浆中能与血浆蛋白结合（主要是球蛋白），其结合的程度就决定该药的作用强度。在临床用量中，普鲁卡因与蛋白结合为 35%；利多卡因为 65%；罗哌卡因为 94%；布比卡因为 90%~97%；左旋布比卡因为 97%。因此，五种药的强度是：布比卡因 > 左旋布比卡因 > 罗哌卡因 > 利多卡因 > 普鲁卡因。酯类药如普鲁卡因，进入循环后，迅速被血浆中假性胆碱酯酶所水解，形成水溶性的氨基乙醇（amino-ethanol）和对氨苯甲酸（paraaminobenzoic acid）。不同的酯类药其水解速度不一，其次序是：氯普鲁卡因 > 普鲁卡因 > 丁卡因。酰胺类药的代谢是在肝脏进行，它受肝线粒体酶的分解，形成氨基羧基酸（amino carboxylic acid）和环化苯胺（cyclic aniline）衍化物。酰胺类局部麻醉药在肝内代谢速率的次序是：利多卡因 > 罗哌卡因 > 布比卡因。在肝功能受损害的病人中，酰胺类药物在体内代谢明显减退，因而，中毒反应的发生率亦随之增加。局部麻醉药代谢后形成的代谢产物是水溶性的，能迅速从肾脏排泄；局部麻醉药中的亲脂性结构，通过肾小球后，经肾小管又重新被吸收。但尿液呈酸性时，肾小管的再吸收作用受到抑制，肾廓清率增加。

（四）局部麻醉药的药理作用

局部麻醉药的主要作用是阻滞椎管内及外周神经的冲动传导，导致局部或区域的麻醉。同时，通过局部吸收进入循环而产生全身性作用，包括各

表 12-16　不同局部麻醉药引起中枢神经系统中毒的阈值

局部麻醉药	阈值剂量（mg/kg）	局部麻醉药	阈值剂量（mg/kg）
普鲁卡因	19.2	布比卡因	1.6
丁卡因	2.5	左旋布比卡因	1.5~2.5 倍 > 布比卡因
利多卡因	6.4	罗哌卡因	1.5~2.5 倍 > 布比卡因

种不良反应，甚至中毒作用。也可经静脉注射局部麻醉药的治疗剂量而产生全身性作用，如心律失常、中枢性疼痛等。

1. 神经阻滞和分离阻滞现象　过去神经生理学研究的结果认为，神经阻滞的过程是局部麻醉药先阻滞直径细的神经，如感觉神经和自主神经，随后阻滞直径较粗的运动神经和本体感觉纤维。但临床观察结果并非都是如此。当神经干阻滞时，如臂神经丛阻滞，注射局部麻醉药后，病人上肢运动先受障碍，手臂不能抬高屈曲，而手部、手臂痛觉依然存在；另一方面，痛觉消失先起于上肢上方，以后向远侧扩散。解剖上，大的神经干分为神经外束和神经中央束（图 12-7），肢体近侧部位的感觉是由中央束支配，主司运动的纤维位于中央束的四周，传导感觉的纤维位于中央束的内层。因此，臂神经丛阻滞的过程是上肢活动先发生障碍，随后感觉逐步消失，而上臂的感觉消失又先于手指。动物实验表明，在一定程度范围内，罗哌卡因抑制运动纤维的程度比布比卡因低 16%，而抑制感觉纤维仅低于布比卡因 3%，说明罗哌卡因优先阻滞感觉纤维，即所谓感觉运动阻滞的分离现象。临床上用低浓度罗哌卡因进行分娩镇痛或术后镇痛。

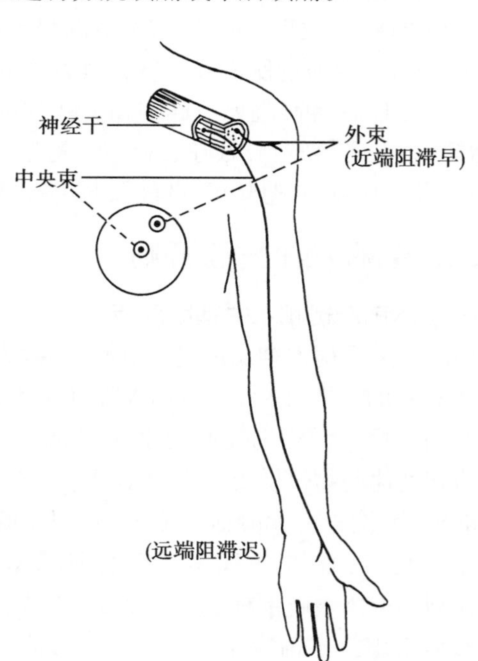

图 12-7　神经干的解剖与阻滞过程

2. 抗心律失常作用　局部麻醉药能降低心肌细胞去极化最大速度（0 位相），增加细胞膜的稳定性，降低心肌细胞对兴奋的反应，从而产生抗心律失常作用。利多卡因是临床上常用的抗心律失常药，具有缩短心肌不应期作用（属分类ⅠB），主要用于治疗室性心律失常。

3. 抗惊厥作用　在动物实验中，利多卡因血浓度在 0.5~4μg/ml 时有明显的抗癫痫作用，超过 7.5μg/ml 可出现显著的惊厥。由于抗惊厥作用治疗窗较窄，故利多卡因不宜作为抗癫痫的首选药物。

4. 中枢性镇痛作用　局部麻醉药如利多卡因静脉注射，可选择抑制脊髓传入纤维引起的电活动；普鲁卡因静脉注射也有中枢性镇痛效应。

5. 抗菌作用　局部麻醉药具有抑菌或杀菌作用，如布比卡因 5mg/ml 就能抑制细菌生长（铜绿假单胞菌除外）。

（五）局部麻醉药的耐药性和过敏性

1. 耐药性　局部麻醉药反复多次使用，如连续硬膜外阻滞，麻醉效果经常逐渐减弱，此种现象称为局部麻醉药的耐药性。其发生机制与神经阻滞部位的 pH 有关，市售局部麻醉药一般都是盐酸盐，pH 为 4~6，注射局部麻醉药后，为了中和酸性的局部麻醉药，碱性缓冲液不断透过神经轴索膜，致使神经阻滞部位的 pH 逐渐下降，而重复多次给药，又使局部神经的碱性缓冲液不断消耗，局部麻醉药效果也相应减弱，最终出现了耐药性。某些部位（如脑脊液）缓冲液较少，容易产生局部麻醉药耐药性。耐药性与局部麻醉药的 pKa 成正比，美替卡因的 pKa 接近 7.4，就容易产生耐药性。

2. 过敏性　过敏性是机体的一种病理性免疫反应，往往见于重复使用局部麻醉药的病人。临床上用酯类局部麻醉药，如普鲁卡因、丁卡因引起的过敏反应较为多见，而对酰胺类的过敏性却很少见，但文献上有报道用利多卡因后发生过敏反应。过敏性指病人用少量药物就表现为皮肤瘙痒、荨麻疹等，严重者皮肤出现水疱、剥脱性皮炎、结膜和喉头水肿；更严重者能引起循环衰竭而致死。此种药物特异性反应，是由于药物诱发 B 细胞产生大量特异性 IgE 抗体所致，一旦发生，来势凶猛，迄今尚无确切可靠的预防方法。有些临床单位规定：凡接受局部麻醉药的病人，都常规做皮试。事实上局部麻醉药不同于一般药物的过敏性，普鲁卡因皮试阳性，不能认为病人对普鲁卡因过敏。因为个体差异很大，有的人皮肤十分敏感，即使搔皮肤或做一皮丘，都能引起皮肤红肿。利多卡因皮试则更无意义。用局部麻醉药前先给抗过敏性药物，如苯海拉明也无预防作用。临床上出现局部麻醉药过敏时，轻者应立即停止继续用局部麻醉药，用地塞米松软膏涂擦皮肤止痒，重者口服地塞米松片剂，或静脉滴注氢化可的松治疗皮肤疱疹或剥脱性皮炎；若出现过敏性休克时，应立即静脉注射肾上腺素 0.2~0.5mg，它作用于肾上腺素受体，激活了器官细胞内的腺嘌呤基环酶（adenylcyclase）促使腺苷、三磷酸水解为环磷腺苷，后者系细胞内的递质，使支气管平滑肌松弛，减少毛细血管渗出，抑制组胺或其他递质的释放。此外，肾上腺素能拮抗组胺和其他血管活性物质对血管和内皮系统的作用。治疗过敏反应时应注意对症治疗，如用肾上腺素受体激动药（去氧肾上腺素、间羟胺和肾上腺素等）治疗低血压；给氨茶碱、异丙肾上腺素治疗支气管痉挛。用皮质激素如静脉注射地塞米松，作用缓慢，需 1 小时以上，故不宜作为抗过敏的首选药物，只能与肾上腺素、抗组胺类药合用。在过敏性休克时应注意呼吸的管理，充分给氧，必要时用镇静药（如巴比妥类药）。

（六）局部麻醉药的毒性反应

注射大剂量局部麻醉药误入血管内，或局部组织血管丰富药物迅速被吸收，血清中药物浓度骤然升高，当浓度超过一定阈值时就产生毒性反应，主要表现在中枢神经和循环系统。中枢神经的毒性反应是由于血中高浓度局部麻醉药迅速透过血脑屏障所致。早期征候有耳鸣、头晕、目眩、视力和听觉障碍、多语以及烦躁不安；体检有眼球震颤、寒战和肌肉震颤，脑电图无异常。血内局部麻醉药浓度继续上升，或轻度症状出现后并未引起注意而继续给药，病人可表现为强直性阵挛性惊厥，脑电图呈现癫痫大发作样电活动，接着中枢神经系统完全抑制。局部麻醉药对循环系统的毒性反应，是由于大剂量局部麻醉药直接抑制心肌和心脏传导系统，自主神经系统也受抑制。循环系统的中毒反应早期征候有心悸、心动过速和血压升高；接着出现低血压和心动过缓，心电图呈现 PR 间期延长，QRS 波增宽，严重时可发生呼吸、心搏骤停。引起局部麻醉药毒性反应的原因不仅涉及各药物的特殊理化性质、药效等，且与用药时机体的内在环境密切相关。局部麻醉药的毒性与其药效相平行，可卡因、布比卡因的药效比利多卡因强，故前者的毒性较后者为大。有文献报道布比卡因一旦误入血管，而发生心搏骤停，复苏很困难。给药部位不同也影响药物的吸收速度，肋间神经阻滞、臂丛神经阻滞时局部麻醉药毒性反应比其他局部麻醉多。机体内环境改变如酸中毒时，pH 下降，局部麻醉药穿透血脑屏障能力增强，且 pH 低、$PaCO_2$ 增加使脑血流增多，都促使局部麻醉药毒性反应的发生。在低蛋白血症、贫血、肝肾功能减退和尿毒症等病人，也容易出现局部麻醉药毒性反应。苯妥英钠、奎尼丁和哌替啶等与局部麻醉药合用时，由于各药与血浆蛋白竞相结合，故上述各药也可增加局部麻醉药的毒性反应。

鉴于引起局部麻醉药毒性反应的原因很多，故局部麻醉时应做到：①熟悉各局部麻醉药的药理、药动学、最大剂量和所需的浓度等。②任何局部麻醉方法宜用最小剂量和合适的浓度以限制用量。③局部麻醉药内加肾上腺素，神经阻滞可采用 1 : 20 万浓度，局部浸润 1 : 40 万，黏膜部位 1 : 80 万，高血压病人、肢端部位神经阻滞时禁用。④注射局部麻醉药时应先回抽防止局部麻醉药误入血管内。⑤术前用咪达唑仑 0.07~0.15mg/kg 或苯巴比妥钠成人 0.1g 肌内注射。

局部麻醉药毒性反应的处理：①明显的中枢神经系统兴奋或惊厥时应立即静脉注射少量硫喷妥钠，一般用量 1~2mg/kg，或咪达唑仑 0.1~0.2mg/kg；若惊厥反复发作又抑制呼吸，经用上述各药未能控制者，可静脉注射肌松药琥珀胆碱 0.5~1.0mg/kg，同时气管内插管，施行人工呼吸，插管后可保证呼吸道畅通，对昏迷病人又可预防误吸。②维持循环常用去氧肾上腺素或间羟胺，静脉注射 0.5~1.0mg，肌内注射 3~5mg，以治疗低血压；若效果不明显，可静脉滴注肾上腺素等。静脉注射阿托品 0.4~0.5mg 纠正心动过缓，若效果不明显可静脉注射异丙肾上腺素 3~5μg，必要时静脉滴注。③惊厥发作时注意保护肢体和口唇、舌，避免引起损伤。④加强对血压、脉搏、心电图等监测，做好心肺脑的复苏准备工作，一旦发生呼吸、心搏骤停，即能及时进行抢救。

二、局部麻醉的一般原则

（一）术前准备和术中辅助用药

局部麻醉下病人神志清楚，术前应向病人介绍手术和麻醉的主要过程，并向病人保证手术不痛，消除一切顾虑。详细询问有无手术、麻醉史、局部麻醉药和其他药物过敏史。术前不可忽视对心、肺功能的估价，检查有无凝血机制障碍，纠正脱水和血容量不足、贫血、电解质紊乱以及酸碱失衡等。注意穿刺部位体表解剖标志是否清楚，皮肤有无感染或瘢痕组织。术前应禁食 6 小时。术前 2 小时肌内注射咪达唑仑，成人 0.05~0.07mg/kg，或苯巴比妥钠 0.1g，不仅能使病人进手术室前保持安静，且可减轻局部麻醉药引起中枢神经毒性反应的症状如惊厥等。在较大手术时除给镇静药外，宜另加吗啡 10mg 或哌替啶 50mg 肌内注射。术中辅助药的使用要及时，用量不宜过大，以免病人处于昏睡状态反而影响手术进行。若局部麻醉效果完全，而病人情绪紧张不安，宜酌情增加咪达唑仑用量；若麻醉效果不够完善，可以重复局部麻醉穿刺，同时补充小量镇痛药，以提高效果；经上述方法处理后依然无效，应考虑更改麻醉方法，可静脉滴注氯胺酮，或吸入氧化亚氮等。

（二）局部麻醉的基本操作

1. 检查所用的器材是否消毒、齐全、能用，不同的局部麻醉方法准备不同的消毒器材包。一次性的器材现已在临床上广泛使用。

2. 将病人置于舒适的体位，防止穿刺过程中因体位移动而发生意外，小儿可在基础麻醉下进行操作。

3. 根据手术的要求和不同的局部麻醉方法选择最合适的局部麻醉药，核对局部麻醉药液标签的名称和浓度无误方可使用，为了减慢局部麻醉药大量吸收和延长药效，在局部麻醉药中加入肾上腺素 1∶20 万至 1∶80 万浓度。

4. 熟悉体表解剖标志和局部解剖学，选择正确的穿刺点，先用 25G 细针做皮丘，然后按不同的局部麻醉方法选择各种规格的穿刺针做深部浸润。

5. 穿刺时应缓慢进针，动作要轻柔，仔细分辨针尖到达的部位。在熟悉解剖的基础上，不同的局部麻醉方法各有特征以确定针尖的正确位置，如硬膜外阻滞、臂神经丛阻滞腋窝法，当针尖穿过黄韧带或腋鞘时都有阻力消失感。

6. 注入药液前必须回抽无血、无气、无液体（如脑脊液），然后将局部麻醉药分次注入，并注意有无不良反应。

7. 手术开始前，应反复测试局部麻醉效果，待出现预期效果后，方可进行手术。

三、局部麻醉方法

常用局部麻醉方法有：表面麻醉、局部浸润麻醉、区域阻滞和神经阻滞等。

1. 表面麻醉　表面麻醉是将渗透作用强的局部麻醉药（如丁卡因、可卡因等）与局部黏膜接触，使其透过黏膜面阻滞浅表神经末梢而产生无痛的状态。但 EMLA 贴片（为 5% 利多卡因和 5% 丙胺卡因合剂）对皮肤穿透力较强，可用于皮肤表面，可以减轻经皮肤静脉穿刺和置管的疼痛，但镇痛完善约需 45~60 分钟。常用的表面麻醉药见表 12-17。

注意事项：①不同部位的黏膜吸收局部麻醉药的速度不同，黏膜吸收局部麻醉药的速度大致与静脉注射相等，尤其气管和支气管喷雾法，其局部麻醉药吸收很快，应严格控制剂量，预防中毒反应。②浸渍局部麻醉药的棉片在用之前，应先挤干多余局部麻醉药，以防局部麻醉药吸收过多。③表面麻醉前给予阿托品，有利于减少分泌物，以免影响局部麻醉药与黏膜的接触。

2. 局部浸润麻醉　取局部麻醉药沿着手术部位的切口分层注射，阻滞组织中的神经末梢，称为局部浸润麻醉。局部浸润麻醉常用的局部麻醉药见表 12-18。局部麻醉药的选择可按手术时间的

表 12-17　常用的表面麻醉药

局部麻醉药	浓度 / 配方	剂型	使用部位
利多卡因	2%~4%	溶液	口咽、鼻、气管和支气管
	2%	凝膏	尿道
	2.5%~5%	软膏	皮肤、黏膜、直肠
丁卡因	0.5%	软膏	鼻、气管和支气管
	0.25%~1%	溶液	眼
EMLA	5% 利多卡因和 5% 丙胺卡因合剂	贴剂	皮肤表面

表 12-18　局部浸润麻醉常用的局部麻醉药

药物	浓度（%）	未加肾上腺素		加入肾上腺素	
		最大剂量 /mg	时效 /min	最大剂量 /mg	时效 /min
普鲁卡因	0.25~1.0	800	15~30	1 000	30~60
利多卡因	0.25~0.5	300	90~120	300~500	120~360
布比卡因	0.25~0.5	150	120~240	225	180~410
左旋布比卡因	0.25~0.5	150	120~240	225	180~410
罗哌卡因	0.25~0.5	200	240~400	300	180~410

长短而定。为减少局部麻醉药中毒反应，并延长作用时间，通常可在局部麻醉药中加入肾上腺素1∶(20 000~40 000)。

注意事项：①注入局部麻醉药要深入到各层组织，肌肉内神经末梢较少，局部麻醉药液不要注入过多。②进针要缓慢，改变穿刺针方向时，应先退针至皮下，以避免针干弯曲或折断。③局部麻醉药液注射完毕，要等待四五分钟，测试无痛后才开始手术。

3. 区域阻滞　围绕手术区，在其周围和底部注入局部麻醉药液，以阻滞进入手术区的神经末梢和神经干，称为区域阻滞。主要适用于小囊肿、小肿块切除术及组织活检和腹股沟疝修补术等门诊手术。区域阻滞的操作方法和注意事项与局部浸润麻醉相同。其优点在于：避免直接穿刺病理组织或肿瘤组织；可避免因局部浸润局部麻醉药液使小肿块不易扪及或局部解剖结构难以辨认而增加手术难度。

4. 静脉局部麻醉　适用于上肢、下肢外科手术和手法整复等，尤其是软组织手术，手术时间一般在1小时左右。操作方法简单，应注意以下几点：①静脉穿刺点尽可能接近手术部位，使手术部位组织充满局部麻醉药。②上、下肢驱血要完全，可采用弹力绷带，从手指或足趾开始驱血，直至空气止血带下方。③肢体近端置两条空气止血带，最近端的止血带，上肢加压达275mmHg，下肢为550mmHg。④常用的局部麻醉药为0.5%利多卡因，上肢40~50ml，下肢80~100ml，无须用肾上腺素，作用完全在10分钟内。⑤术中若病人主诉最近端的止血带不适时，可将远端的止血带充气，而将近端的止血带排气。⑥术毕，止血带排气不宜过急，缓慢放气约2~3分钟，防止大量局部麻醉药进入循环。⑦止血带排气必须等待皮肤切口缝合好，并用敷料压迫手术部位，以免止血带松开后局部充血导致切口出血。静脉局部麻醉的特点有：①手术时间不宜超过1小时；②用橡皮弹力绷带驱血时，当绷带绕至肢体骨折部位、伤口和病变部位时，病人常主诉有不适感；③驱血不彻底时可影响效果。

5. 神经和神经丛阻滞　详见本章第六节。

四、并发症及其防治

局部麻醉并发症可由以下一个或一个以上的因素所造成：①术前病人和所用器材准备不够；②技术水平较低；③对局部麻醉药了解不全面，或使用上有差错；④病人解剖上有异常，或受病理生理的干扰。

1. 局部麻醉药的不良反应　包括：毒性反应、过敏反应等，其防治措施参见前文。

2. 气胸　可见于肋间神经阻滞、胸椎旁神经阻滞和臂神经丛阻滞锁骨上法，其发生率与技术不熟练有关。在操作过程中若病人突然有不明原因的咳嗽、胸闷、气急，应怀疑针尖损伤胸膜，立即做物理检查和床边X线摄片检查。若肺被压缩在20%以下，可暂不处理而继续严密观察，但症状明显，或24小时后压缩的肺未再膨胀，均应考虑做胸腔负压引流。

3. 刺破动静脉　在臂神经丛阻滞、星状神经节阻滞时常可刺破腋动脉、锁骨下动脉和颈动脉，不及时压迫，局部就形成血肿。连续硬膜外阻滞插导管时，可损伤椎管静脉丛引起硬膜外腔出血和血肿形成，也可因导管误入血管而注射局部麻醉药后出现毒性反应，病人意识一过性消失，出现心动过速等。但熟悉局部解剖，细心操作，常可避免刺破大血管。

4. 误入蛛网膜下腔　可见于臂神经丛阻滞肌间沟法、椎旁神经阻滞和腹腔神经丛阻滞，在硬膜外阻滞中若技术不熟练，此亦屡有发生。一旦药液误入蛛网膜下腔，即可发生全脊髓阻滞，后果十分严重，故注射局部麻醉药前必须回抽无液体，注射药液后应严密观察神志、呼吸、血压和心率等。全脊髓阻滞又称全脊麻，若及时发觉，立即进行人工呼吸，气管内插管，维持呼吸和循环，其预后一般良好。

5. 神经损伤　原因较多，包括：①穿刺直接损伤神经；②在神经鞘膜内注射药液，使鞘膜与神经分离，影响神经血供；③局部炎症引起；④凝血机制障碍导致局部血肿形成，长时间压迫神经。因此，注意术前准备，提高操作水平，神经损害往往可以避免。神经受到创伤后应早期诊断，及时治疗，经3~6个月药物和物理治疗，再测试神经的电活动、感觉和运动功能，若测试结果有所进步，则预后乐观。当脊髓受血肿压迫的诊断明确后，应争取于发病后6~12小时内施行椎板减压术，取出血块，脊髓功能即有可能恢复。局部麻醉后发生神经损伤者需认真分析原因，因为手术时尚有一些与局部麻醉操作无关的原因而造成的局部神经损害，例如肢体止血带充气时间过长导致神经缺血，或因肢体体位不当，致使局部神经受压。

6. 头痛和背痛　头痛是蛛网膜下腔阻滞常见的并发症，是由于硬脊膜被刺破后脑脊液外漏所致。头痛出现在平卧体位头抬高或改变为坐位时，头痛的发生率与穿刺针粗细有关，使用细针比粗针的发生率为低。头痛一般见于穿刺后24小时内，经卧床休息，对症治疗，硬膜外腔注射生理盐水或胶体溶液，都可缓解，症状消失。长时间手术后经常可见体位性背痛，而椎管麻醉后术后背痛比较多见且严重，一般持续数天即能恢复。

7. 低血压和心动过缓 常见于椎管内麻醉，阻滞平面超过 T_5 尤为多见，主要由于交感神经节阻滞广泛所致，低血压又可使心肌受抑制，术前有血容量不足，或用 α 受体拮抗药（如酚妥拉明等）者，血压下降更为明显。严格掌握椎管内麻醉的指征，术前纠正血容量不足，控制麻醉阻滞的平面，常可预防低血压和心动过缓发生。治疗上，快速静脉注射平衡液和胶体溶液，同时静脉注射和或肌内注射阿托品、麻黄碱、去氧肾上腺素等，血压、心率即可恢复正常。

（孙大金 王祥瑞）

第六节 神经和神经丛阻滞

神经和神经丛阻滞是常用的局部麻醉方法之一，是颈部和上肢手术的主要麻醉方法，也适用于胸壁和下肢小手术，以及外科诊断和治疗。一般操作虽然比较简便，但操作和等待麻醉作用出现时间较长，有时效果不够完全。神经阻滞的成功关键在于熟悉局部解剖关系。临床上采用的一针法，就是根据神经干或神经丛的解剖特点，一般只需穿刺一针，注射一定量的局部麻醉药，使神经干和神经丛所支配的皮肤感觉和肌肉运动逐渐消失，达到神经阻滞的效果。一针法与传统的神经干或神经丛阻滞法相比有以下优点：①操作程序简化；②并发症减少；③局部麻醉药用量减少；④效果有所提高。

一、常用的神经和神经丛阻滞方法及临床应用

（一）臂神经丛阻滞

臂神经丛是上肢的主要支配神经，由 $C_{5\sim8}$ 和 T_1 脊神经前支所组成。各前支从相应的颈椎和胸椎横突的椎旁沟分出，$C_{5\sim6}$ 合并为上干；C_7 为中干；C_8 和 T_1 相合为下干，其周围由椎前筋膜和斜角肌筋膜包裹形成鞘膜，于前斜角肌和中斜角肌之间下行，经过颈后三角走向第 1 肋骨。臂神经丛阻滞方法的选择，主要根据手术部位的要求、病人年龄、颈部和上肢有无畸形等。常采用下列几种：

1. 肌间沟法 是将局部麻醉药注入颈后三角的前斜角肌和中斜角肌间隙，阻滞臂神经丛的各神经干，阻滞范围较广，包括肩关节、上臂、前臂和手，有时可高达颈部（图 12-8）。在锁骨上方，相当于锁骨中点部位，来自颈后三角的臂神经丛的上干、中干和下干，它们呈纵向排列，在锁骨下动脉外侧，经过第 1 肋骨表面的锁骨下动脉沟，走向腋窝。肌间沟法由于穿刺部位较高，通常在环状软骨水平的前斜角肌和中斜角肌间隙，在颈后三角内，致使 C_8 和 T_1 脊神经前支阻滞不完全，影响上臂和前臂内侧，以及尺神经所支配的手部镇痛效果。为了提高肌间沟法的麻醉效果，操作上要注意：①确定肌间沟的解剖部位，操作时使病人头部转向穿刺部位对侧，令病人稍抬头，或做深呼吸显露胸锁乳突肌，沿该肌锁骨头后缘，相当于环状软骨下缘水平，于外侧摸及前斜角肌和中斜角肌间隙；②取 6 或 7 号（即

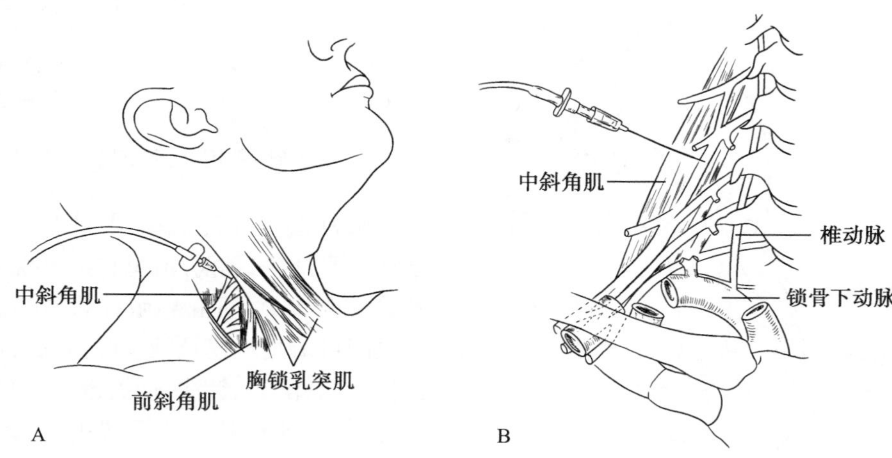

图 12-8 肌间沟臂神经丛阻滞

A. 在 C_6 横突平面，前中斜角肌间沟内，垂直于皮肤，略向脚端进针，刺向横突；

B. 穿刺点附近组织的解剖位置

23或22G）针头，长2.5~3.0cm，刺入上述间隙或锁骨上缘2横指的肌间沟内，穿刺针方向对向中线略向下、向后；③刺破颈前筋膜进入臂神经丛鞘膜内可有突破感，再刺入少许，病人主诉有异感，放射至肩部、上臂、前臂，甚至抵达手指；④注射局部麻醉药时，要避免移动穿刺针，药量按手术部位的要求，一般为30~40ml，注射药液时，可在穿刺上方稍加压，以便药液向颈后三角下方扩散，减少药液向上扩散阻滞颈神经丛的效果；⑤注射局部麻醉药后，麻醉效果的开始和完全起效一般需10~20分钟，若超过30分钟尺神经阻滞仍不完全，可于肘关节或腕关节做单次尺神经阻滞。

2. 锁骨上法　是将局部麻醉药注入第1肋骨上的锁骨下动脉鞘膜内（图12-9），该膜由颈后三角延伸来的斜角肌筋膜构成，包裹着臂神经丛各干支和锁骨下动脉，从而达到上肢感觉和运动的消失。在锁骨后，臂神经丛的干支各自分出前后2支，继续下行至第1肋骨外侧缘。在锁骨下方，各前后支又分别在腋动脉的内、外和后侧合并形成臂丛神经的内侧束、外侧束和后侧束。各神经束继续下行，在腋动脉周围分别成为上肢的主要支配神经。操作方法：仰卧位患侧肩下垫一薄枕，头偏向对侧，上肢紧贴体旁并尽量下垂，锁骨中点上方1.0~1.5cm处即为穿刺点。穿刺针刺入皮肤后水平进针直到上肢出现异感或触及第一肋骨，然后穿刺针沿第一肋骨骨面前后移动寻找异感，出现异感后回抽无血、气体，即可注药。常用1.0%~1.5%利多卡因，剂量为20~30ml。该方法的优点是定位简单，但血胸、气胸发生率高，尤其是延迟性气胸危险性更大，在超声引导下穿刺较为安全。

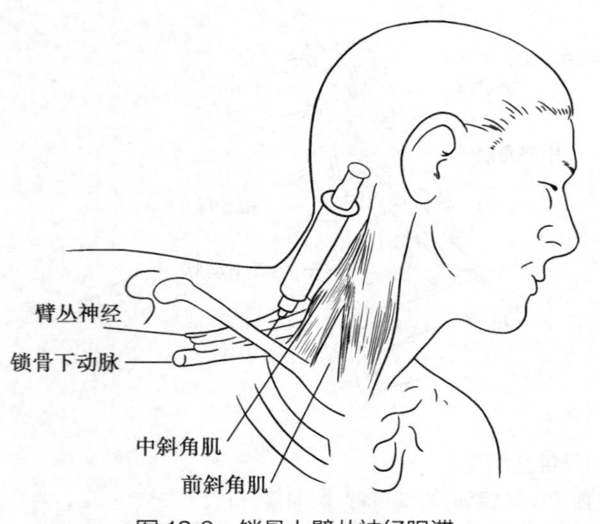

图12-9　锁骨上臂丛神经阻滞

3. 腋窝法　是将局部麻醉药注入腋窝顶部的腋鞘内（图12-10），后者由锁骨下动脉鞘向下延伸，包裹臂神经丛的主要终末神经，即桡神经、尺神经和正中神经，以及锁骨下动静脉，阻滞范围主要在前臂和手部。腋窝法适用于肘关节以下和手部手术，尤其是前臂内侧和尺神经支配部位的手术。若于穿刺点远端即上臂上、中1/3处缚止血带，可以防止局部麻醉药向腋鞘远端扩散，使药液向腋鞘近端分布。小儿上肢手术可常规选择腋窝法，其优点是：①腋鞘的突破感比颈部明显；②穿刺针在腋鞘内，受腋动脉的搏动，针尖摆动明显，无须寻找异感；③药液于腋鞘内向两端扩散，臂神经丛阻滞完全，成功率高；④并发症少，无气胸、全脊麻等严重并发症。

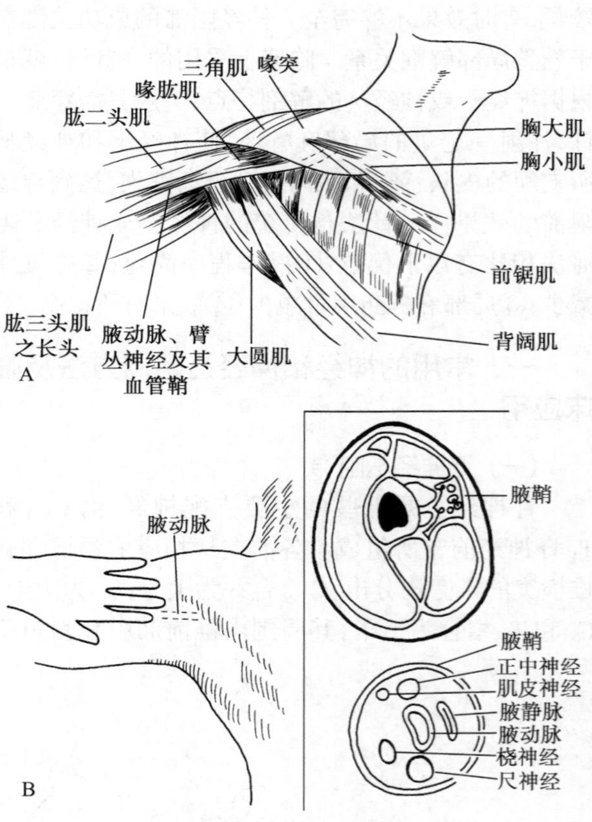

图12-10　腋窝法臂丛神经阻滞

腋窝法操作注意事项：①腋窝穿刺部位皮肤必须认真准备，预防局部感染；②穿刺侧上臂外展、外旋90°，前臂屈曲，做敬礼状，在肱二头肌与喙肱肌之间可清楚地摸及腋动脉搏动；③腋窝法可分一针法和两针或三针法，但关键在于将药液注入腋鞘内，且尽可能在腋鞘的近端；④一针法的穿刺点应在腋动脉上，穿刺针与动脉纵轴呈10°~20°，避免刺破腋动脉，进针方向向腋窝顶部，刺破腋鞘后有较明显的突破感，注意针尖不宜太锐，针尖斜面要短，由于针与腋动脉成角小，故针头受腋动脉搏动的摆动就不明显；⑤臂神经丛阻滞两针或三针法，即分别于腋动脉尺侧（或内侧）、桡侧（或外侧）和后侧进行穿刺，然后注射局部麻醉药，若一旦刺破腋动脉，不妨对穿腋动脉，当回抽无血时，即可注入药液；⑥注射药液时，持针要平稳，防止穿刺针位置移动；⑦由于肌皮神经是臂神经丛外束的重要分支，在腋窝近端已离开腋鞘进入喙肱肌，一般腋窝法穿刺，肌皮神经阻滞往往不够完全，通常在腋鞘上方喙肱肌内追加局部麻醉药 5ml，以阻滞肌皮神经，同时在腋鞘外皮下追加局部麻醉药 2~3ml，以阻滞肋间臂神经。

（二）腰神经丛阻滞

腰神经丛的神经分布与臂神经丛不同，腰神经丛的主要神经，如股神经、闭孔神经和股外侧皮神经等，各神经自腰神经丛分出后至下肢，各神经之间相距较远。因此，难以在腰神经丛分布到下肢的过程中，采用一针法而取得下肢感觉和肌肉运动阻滞满意的效果。此外，腰神经丛的主要分支位置较深，操作比较复杂，麻醉效果往往不完全，失败率较高。故下肢手术通常选择椎管内麻醉，操作比较简便，效果较确切。但对下肢小手术，或椎管内麻醉禁忌者，以及神经痛治疗，可以选择腰神经丛和神经阻滞。下肢的神经支配除来自腰神经丛外，还来自骶神经丛，如坐骨神经等。因此，下肢手术选择神经丛阻滞很不合适，难以取得满意的效果。近年，临床上采用超声引导法为下肢手术选择神经丛阻滞提供新的可行方法。

（三）股神经和股外侧皮神经阻滞

腰神经丛下部，$L_{2\sim4}$ 椎旁神经的前支，分布至腰大肌和腰方肌后，又分出前支和后支，前支成为闭孔神经，而后支形成股神经。股神经从腰大肌外缘进入髂窝，在腰大肌与髂肌之间，经髂筋膜深层，在腹股沟韧带下股动脉外侧进入大腿，支配大腿前侧皮肤；自腹股沟韧带以下至膝关节，股神经的终末支为隐神经，最终分布至膝关节内侧。股神经阻滞适用于大腿前面游离皮瓣植皮、髌骨骨折等手术。股神经阻滞可于腹股沟韧带中点、股动脉外侧、腹股沟下缘进针，针尖方向指向上方，刺破阔筋膜时有突破感，再进针少许，病人主诉大腿前面有异感，即可注射局部麻醉药 10~15ml。由于股神经的主干在腹股沟韧带下立即分出许多分支，故刺探异感有一定困难。若无异感出现，可做探索性穿刺，与腹股沟韧带平行的方向，在同一皮丘中，在股动脉外侧向深部做扇形浸润，往往也有效。股外侧皮神经起自 $L_{2\sim3}$ 椎旁神经的前支，分布至腰大肌后，分出后支后形成股外侧皮神经，在腰大肌外侧缘进入髂窝，在髂筋膜深层行走，距髂前上棘 1~2cm 处，通过腹股沟韧带，分布至大腿；而于腹股沟韧带下 2cm 处，股外侧皮神经又分前后 2 支，分布至大腿阔筋膜的深层，以后支配大腿外侧的皮肤。股外侧皮神经阻滞适用于大腿外侧植皮等手术。股外侧皮神经阻滞有两种途径，可分别在髂前上棘内侧 1~2cm、腹股沟韧带上方或下方进针，在局部注射局部麻醉药 5~8ml。

（四）坐骨神经阻滞

坐骨神经自骶骨前外侧的骶丛分出，由 $L_{4\sim5}$ 脊神经和 $S_{1\sim3}$ 脊神经组成。由于坐骨神经是身体最大的神经，一针法坐骨神经阻滞可以获得良好的效果。但由于坐骨神经阻滞部位相当深，各骨性标志不易摸清，影响穿刺点的定位。坐骨神经阻滞的方法较多，前入法和侧入法阻滞成功率低，并不可取。若病人能取侧卧位，向健侧侧卧，穿刺部位髋关节屈曲，于股骨大粗隆顶部至髂后下棘做一连线，又在该连线的中点做一直线，该线又与股骨大粗隆顶部至骶裂孔连线相交，这一相会点就是坐骨神经阻滞的穿刺点。取 22G，针长 10cm，经上述穿刺点的皮丘垂直方向进针，病人主诉有异感，向大腿放射，即注射局部麻醉药 15~20ml。注意穿刺点深度个体差异大，约为 2~9cm。病人也可取仰卧位，穿刺侧髋关节屈曲 90°，稍外旋，膝关节屈曲 90°，于坐骨大粗隆至股骨大粗隆做一连线，在连线中点进针，针尖向上、稍向中线，穿刺针与手术床平行，进针后病人有异感后，即注射局部麻醉药 15~20ml。采用超声引导法能提高阻滞的成功。

（五）颈神经丛阻滞

颈神经丛是由 $C_{1\sim4}$ 脊神经的前支所组成，C_1 脊神经前支主要是运动神经纤维，支配枕下三角的肌肉运动；$C_{2\sim4}$ 脊神经前支通过椎旁小沟后（C_2 除外）就分为上升支和下降支，这些分支与上下相邻脊神经的分支连接形成一系列的环，构成颈神经丛，它又分深丛和浅丛的分支。深丛位于第 2~4 颈椎的椎旁，分布在提肩胛肌和中斜角肌前面，四周有椎前筋膜包裹，向下与臂神经丛鞘膜相接，用臂神经丛肌间沟法时局部麻醉药向上扩散，可以阻滞颈深丛。深丛分支支配肌肉和其他深部组织，并与舌咽神经、迷走神经、颈部交感神经节的节后纤维等相吻合。浅丛沿胸锁乳突肌后缘中点或中点附近通过筋膜，向前分出颈前神经，向下分出锁骨上神经，向上、向后分出耳大神经、枕小神经，这些神

经分布于 $C_{2\sim4}$ 的皮肤和浅表结构。颈神经丛阻滞适用于颈部手术，如甲状腺腺瘤摘除术、甲状旁腺摘除术和气管切开术等。颈神经丛阻滞的方法，过去都采用深丛和浅丛分别阻滞，操作费时，两侧颈神经丛需做 8 次穿刺，局部麻醉药用量大，并发症也多。目前临床上选用一针法，操作简便，易为病人接受，一次穿刺同时使深、浅丛受到阻滞，且局部麻醉药用量减少。操作上应注意：①正确选择进针点的位置，操作时令病人略抬头，摸清甲状软骨水平面（相当于第 4 颈椎）的胸锁乳突肌后缘，确定前斜角肌和中斜角肌间隙为进针点。②取 6 或 7 号（即 23 或 22G）针，长 3.0cm，经皮丘，穿破椎前筋膜有突破感，无明显异感，回抽无血，即注射局部麻醉药 10~15ml。③为防止药液向臂丛神经扩散，可在穿刺点下方稍加压。④分离甲状腺上极时，由于同时受喉上神经的支配，故需在直视下做喉上神经阻滞。在胸锁乳突肌后缘中点，即浅丛穿出的部位，采用一针法，或做扇形浸润，颈部皮肤和皮下镇痛效果满意，但深层镇痛作用欠佳。颈神经丛阻滞时要避免穿刺过深，由于穿刺太深，局部麻醉药阻滞迷走神经，影响喉返神经，造成发声嘶哑或失声，呼吸困难等。膈神经主要由 C_4 脊神经组成，同时接受 C_3 和 C_5 脊神经的小分支，局部麻醉药浓度高，可以阻滞颈神经丛而影响膈神经，造成膈神经阻滞，严重时有呼吸困难、胸闷和发绀。颈神经丛阻滞的其他并发症，如局部麻醉药的毒性反应、心动过速、高血压等也时有发生，故操作时应严加观察。临床上有报告穿刺误入硬膜外腔或蛛网膜下腔，造成高位或全脊麻，应予以重视。

（六）肋间神经阻滞

$T_{1\sim12}$ 肋间神经是脊髓节段的前支，支配胸壁和腹壁的肌肉和皮肤，其中 $T_{1\sim6}$ 肋间神经支配胸壁；$T_{7\sim12}$ 支配腹壁。每根肋间神经从胸椎椎间孔出来，在肋骨角处，肋间神经位于肋骨下缘的肋间沟内动脉的下面向前行走。在腋中线，每根肋间神经分出外侧皮神经，肋间神经和血管位于肋间内肌与肋间外肌之间。在胸骨附近，每根肋间神经又分出前皮神经。肋间神经阻滞适用于胸壁小手术，危重病人施行上腹部手术，以及胸腔术后镇痛等。肋间神经阻滞可根据手术要求，在肋间神经走行的过程中选择穿刺点，但在腋中线处，肋间神经分出外侧皮神经，为了取得胸壁和腹壁良好的镇痛效果，肋间神经阻滞的穿刺点的选择有：①肋骨角处。②腋后线。③在距后正中线 8~10cm 处，其优点是肋间标志比较清楚，便于穿刺点定位，提高阻滞效果，减少气胸的并发症。肋间神经阻滞操作方法比较简单。但应注意：①在 $T_{4\sim6}$ 肋间神经阻滞时，病人采取坐位，双臂外展，置于头部两侧，务使肩胛骨旋转，使第 4~6 肋骨显露清楚。②于肋间隙做皮丘，但穿刺前将皮丘向上移动至肋骨上，穿刺针通过皮丘，触及肋骨，注射局部麻醉药少许，以浸润肋骨骨膜。接着，将针在肋骨上渐渐向下移动，当穿刺针滑向肋骨下缘，可有落空感，即注射局部麻醉药 5ml。③针尖滑向肋骨下缘而穿过肋间肌后，为了减少穿刺针的移动，可嘱咐病人暂时屏气，以防止刺破胸膜腔。重症病人施行上腹部手术选择肋间神经阻滞麻醉时，需阻滞 $T_{4\sim12}$ 肋间神经，同时进腹后阻滞腹腔神经丛，以减少内脏牵拉反应。

（七）星状交感神经节阻滞

星状交感神经节由颈下交感神经节与第 1 胸椎交感神经节融合组成，支配头、颈和上肢的主要交感神经。它位于锁骨下动脉后面，第 7 颈椎横突和第 1 肋骨颈部前面。星状交感神经节附近组织有椎动脉、颈动脉鞘、喉返神经和胸膜腔顶部等。常用的阻滞方法是正中气管旁法，操作方法：①于肩胛骨下置小枕头以显露颈部，在环状软骨水平，手指牵开穿刺侧胸锁乳突肌；②取 7 号穿刺针，通过环状软骨外侧的皮丘，针尖方向垂直穿刺，针深 2.5~4cm，针头触及骨质，穿刺针稍退出约 0.5cm，回抽无血、液体和气体，然后注射局部麻醉药 10~20ml；③阻滞成功可出现 Horner 综合征（眼睑下垂、瞳孔缩小及眼球内陷等），颜面和手臂皮肤温度上升，鼻塞和流泪等。颈胸神经节阻滞的并发症，包括：误入血管或蛛网膜下腔、气胸、膈神经麻痹、喉返神经阻滞、血肿形成等。为此，应避免做双侧星状交感神经节阻滞。

二、神经刺激仪和超声引导法的临床应用

为了提高神经或神经丛阻滞的效果，又能减少因穿刺造成的神经损害，尤其对不合作或服用大量镇静药的病人，近年临床上使用神经刺激仪和超声引导法施行神经和神经丛阻滞。

（一）神经刺激仪

神经刺激仪的规格是：①刺激电流为直流电 0~5mA；②脉冲宽 0.1 毫秒；③脉冲频率 1~2Hz。机型轻便，一般为便携式，刺激电流以数字显示。穿刺针的特点是针干是绝缘的，仅针尖能导电，同时有旁路导管以供注射局部麻醉药。使用神经刺激仪实施神经和神经丛阻滞与传统方法的不同点是：后者穿刺定位通常有赖于病人的主诉，如发麻、触电

放射感觉等；而前者通过观察电流兴奋运动神经引起支配肌肉颤搐反应来定位，但不兴奋感觉神经。当穿刺针越接近神经或神经丛时，所支配的肌肉群收缩越明显，而刺激电流却很小，仅 0.2~0.3mA。接着注射局部麻醉药少许，待 5~10 秒肌肉反应消失，然后将全部局部麻醉药注入，即使加大电流达 2.5mA 也未见肌肉颤搐反应，就可达到神经和神经丛阻滞的目的。

（二）超声引导法

近年来，超声引导法用于神经或神经丛阻滞，由于比传统的技术，如神经刺激和阻力消失等具有显著的效益。在超声扫描下能显示神经、神经丛和血管的影像等（图 12-11），操作人员能够直观需要阻滞的目标神经图像，直接、实时进针，并观察到局部麻醉药物的扩散，提高了神经或神经丛阻滞的效果，又可减少局部麻醉药用量，并减少神经损伤、血肿形成等并发症，提高了麻醉的安全性和有效性，超声引导法正在迅速成为局部麻醉的金标准。临床上选择便携式、高灵敏度、高清晰度的超声仪。按不同的神经或神经丛阻滞方法，选用超声仪的不同频率扫描探头，在无菌技术操作下，取导电膏涂于扫描探头上。将探头在进针部位进行扫描（图 12-12）。随即，在直观下对着需要阻滞的目标神经图像进针，并注入局部麻醉药而完成操作。

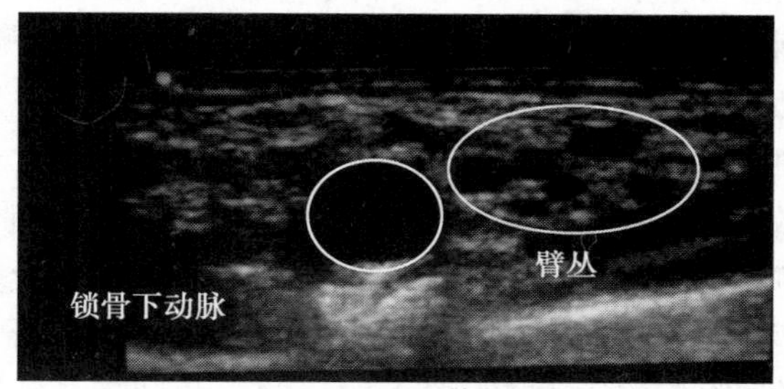

图 12-11 臂神经丛的超声图像

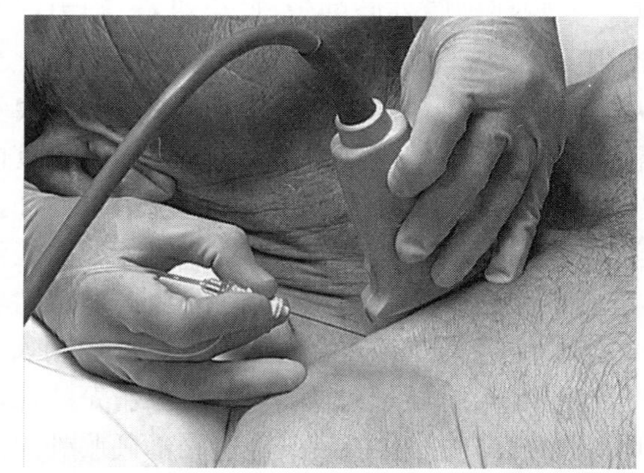

图 12-12 超声探头放置于锁骨上行臂神经丛阻滞

（孙大金 王祥瑞）

第七节 椎管内麻醉

椎管内麻醉系将局部麻醉药注入椎管内的不同腔隙，使脊神经所支配的相应区域产生麻醉作用。局部麻醉药注入蛛网膜下腔，主要阻滞脊神经根，称为蛛网膜下腔阻滞，又称腰麻、脊麻。局部麻醉药作用于硬脊膜外间隙的脊神经，使相应节段的感觉和交感神经完全被阻滞，而运动神经纤维部分受阻滞，称为硬脊膜外阻滞，简称硬膜外阻滞。椎管内麻醉是我国临床上最常用的方法之一。为使椎管内麻醉获得成功，应对有关解剖、生理有全面的认识，掌握操作技术，并且把握适应证和禁忌证，严格选择病人，早期预防和治疗并发症。

一、椎管内麻醉的应用解剖

椎管是由颈段、胸段、腰段的脊椎和骶骨组成的腔隙。各段脊椎和骶骨由皮下的棘上、棘间和黄韧带等使之相互连接。椎管内包含脊髓和由脊髓各节段分出的前后脊神经根和脊神经，以及脑脊液、血管、淋巴和脂肪等组织。脊髓上端从枕大孔开始，下端成人脊髓终止于 L_1 下缘或 L_2 上缘，小儿一般止于 $L_{3\text{-}4}$。成人在 L_2 以下的蛛网膜下腔只有脊神经根，即马尾神经。故行蛛网膜下腔阻滞多选择 L_2 以下的间隙以免损伤脊髓。脊神经从脊髓不同节段分出支配躯干皮肤（表 12-19）。脊髓被从内向外三层脊膜所包裹，即软脊膜、蛛网膜和硬脊膜。硬脊膜从枕大孔开始分为内外两层，外层与椎管内壁的骨膜和黄韧带融合一起，内层形成包裹脊髓的硬脊膜囊，终止于第二骶椎。软脊膜覆盖脊髓表面与蛛网膜之间形成蛛网膜下腔。刺破蛛网膜即见脑脊液外流。硬脊膜间隙内有脊神经根、血管、淋巴管和疏松结缔组织，血管分布于间隙两侧，穿刺针针尖方向偏离正中，易误伤血管。临床上，脊椎部位的硬脊膜外腔分成腹间隙、背间隙和根间隙三部分，其中背间隙位于黄韧带与椎弓骨膜之前，左右以覆盖于脊神经背根的根硬脊膜之后为界，不论直入或侧入法硬膜外穿刺术，均宜从脊椎后正中线刺入背间隙，因为脊髓后动脉位于背间隙外侧，且后正中线处静脉丛分布较少。近年，有人研究发现腹、背间隙的前后中线都有纤维和脂肪组织，将该处的硬膜外腔分隔为左前、右前、左后、右后四个腔隙。腔隙内纤维性、脂肪性结缔组织的存在及其致密程度对局部麻醉药的扩散有影响，同时也影响连续硬膜外阻滞导管置入的位置。黄韧带是硬膜外阻滞穿刺时针尖已到达或进入硬膜外腔的主要标志。上胸部硬膜外腔的解剖，由纵行、弹力纤维构成，组织致密坚韧，后正中线厚实，两侧较薄。当针尖穿过时阻力比棘上韧带大，穿过时多数有突然落空感觉。操作者用盛有生理盐水的注射器，其内留一小气泡，接在注射针上，当针头刺入黄韧带时，推注射器芯时见气泡缩小，注射器内盐水不能注入；当针尖穿过黄韧带进入硬膜外腔时，即感阻力顿时消失，注射器内液体注入无阻力。针尖刺入黄韧带的阻力感，是要通过临床不断实践，先从蛛网膜下腔阻滞穿刺开始，以后又经过腰部硬膜外阻滞穿刺的多次操作，才逐步真正掌握。有研究报道，在硬脊膜和蛛网膜之间，存在硬脊膜下间隙硬膜外阻滞时，若将局部麻醉药注入此间隙，将出现少量注药产生广泛阻滞现象。

表 12-19 躯干皮肤的脊神经支配区

部位	脊神经	部位	脊神经
甲状软骨部	C_2	脐孔	T_{10}
上肢	C_3~T_1	耻骨联合	T_{12}
胸骨柄上缘	T_2	大腿前面	$L_{1\sim3}$
双侧乳头连线	T_4	小腿前面和足背	$L_{4\sim5}$
剑突部	T_6	足、小腿、大腿后、骶部	骶神经
季肋部	T_8		

二、椎管内麻醉的生理

局部麻醉药注入椎管内引起皮肤感觉消失的平面，一般比肌肉麻痹松弛的平面高 2~3 个节段，而自主神经功能丧失的平面又比感觉消失平面高 2~6 个节段。椎管内麻醉对机体生理功能的影响主要取决于阻滞的平面。

1. 循环系统　一般说来血压下降的幅度与阻滞平面的高度成正比，交感神经阻滞后，动脉和小动脉扩张，体循环血管阻力（SVR）减小，后负荷下降；同时，静脉也扩张，静脉系统内血容量增加，静脉压下降，静脉回流量减少，前负荷也下降。因此，动脉收缩压和平均动脉压均明显下降。低位蛛网膜下腔阻滞(麻醉平面于 T_{10}) SVR 下降 5%；中位(平面于 T_6) 下降 13.5%；高位（平面于 T_4）下降 18.8%。理论上，动脉压下降后，冠状血流也减少，但蛛网膜下腔阻滞后 SVR 下降，心肌氧耗减少，结果心肌依然能获得良好的灌流。交感神经心加速纤维（$T_{1\text{-}4}$）被阻滞后，心率明显减慢，但心室充盈增加，前负荷加大，每搏量也上升，故正常血容量情况下心排血量升高。由于前、后负荷减少，心率减慢，以及交感-肾上腺受抑制，间接地使心肌收缩性也受抑制。总之，蛛网膜下腔阻滞后循环系统的变化，主要是由于周围血管阻力减小后，产生上述一系列变化，代偿性地以减少对血压的影响。硬膜外阻滞所出现的低血压原先认为其发生率和下降程度均低于蛛网膜下腔阻滞。以后又观察到低血压程度与蛛网膜下腔阻滞相似，但低血压出现时间却明显推迟。低血压程度与硬膜外阻滞平面呈线性关系。阻滞平面达 T_5 时阻力和容量血管都扩张，同时交感性心加速神经也受阻滞，故血压、心率和心排血量都显著降低。但对健康、血容量正常人是完全可以代偿的。大量局部麻醉药注入硬膜外腔后，血内局部麻醉药浓度随之上升，通过中枢和外周神经的途径，以及局部麻醉药对心脏、血管的直接作用，可加重对循环的抑制作用，但血内一定浓度的利多卡因却对心脏有治疗作用。局部麻醉药中通常加入少量肾上腺素（1∶20 万浓度），由于肾上腺素具有兴奋 α 和 β 受体作用，使心率增快，每搏量和心排血量上升。总的说来，硬膜外阻滞对循环的影响与蛛网膜下腔阻滞不完全相同，除了阻滞交感神经外，还受局部麻醉药和肾上腺素的影响。

2. 呼吸系统　高位蛛网膜下腔阻滞下（运动神经阻滞达 T_4 平面）平均深吸气量下降 8%。若呼吸系统无病变，血气分析结果并无变化，即使肋间肌全部麻痹，由于膈肌的代偿活动，平均深吸气量下降 19%，血气分析仍在正常范围，除非病人十分肥胖。运动神经高位阻滞后，平均补呼气量明显减少，高位时（T_5）下降 40%，中位时（T_9）下降 15%，胸壁肌肉全部阻滞后，迅速减少达 100%，最大呼气量减退为对照值的一半。由于胸壁和腹壁肌肉麻痹，严重影响排痰能力，气道过早闭合，容易形成肺不张和低氧血症。高位脊麻时发生呼吸停止，主要是由于呼吸肌（包括膈肌）麻痹的结果，但有极少数病人也可由于低血压后延髓呼吸中枢严重缺血所引起。硬膜外阻滞下的呼吸功能改变主要表现在通气储备的减少。各种肺动力学、气体分配、循环、弥散等的指标均无变化，静息通气和血气也较少影响，硬膜外阻滞影响呼吸功能的机制可能是通过局部麻醉药在硬膜外腔阻滞了呼吸运动神经，从而麻痹了呼吸肌的途径实现的。若感觉平面达 T_2，而 T_5 以下的运动神经被阻滞，结果使深吸气减少，膈肌麻痹也会减少补呼吸量，因而上述指标和肺活量、最大通气量等通气储备指标明显改变。麻醉平面越高、越广泛，麻醉药浓度越大，这种改变就越明显。

3. 消化系统　腹腔神经丛是由胸椎中、下节段的交感神经和迷走神经分支组成，蛛网膜下腔阻滞使部分或全部腹腔神经丛的交感神经节前神经纤维阻滞，胃肠道的正常生理功能受到程度不等的干扰。阻滞平面达 T_5 时，胃的交感神经支配阻滞，使胃蠕动增强，胃液分泌增多，同时胃幽门括约肌松弛，胆道口括约肌也放松。与此同时，肠曲蠕动也增强，蠕动频率无明显改变。蛛网膜下腔阻滞中恶心呕吐很常见，其诱因较多，详见并发症防治内容。蛛网膜下腔阻滞对肝功能无明显影响，术前肝功能正常的病人，术后肝功能仍正常。麻醉中，若有血压下降时，肝血流可下降 23%~28%，血压回升后即恢复。将利多卡因注入硬膜外腔后，由于内脏血管阻力增加，血压轻度下降，使肝血流减少。这与蛛网膜下腔阻滞下肝血流下降不同，后者主要是交感神经广泛阻滞，血压下降的结果，内脏血管阻力增加不明显。因此，硬膜外阻滞下内脏血管阻力增大是受利多卡因血内浓度升高的影响。椎管内麻醉对肝血流虽有下降，但比全身麻醉(除氟烷外)少。

4. 泌尿系统　交感和副交感神经都支配着肾脏，当血压正常时，对肾血流灌注无明显影响；但血压低于 80~90mmHg，肾血流和肾小球滤过都相应下降，尿量减少。血压下降所引起的肾功能减退一般都是暂时的，血压回升，肾功能即恢复正常。骶副交感神经的节前神经纤维阻滞后，膀胱括约肌挛缩，膀胱的肌层张力消失，可导致尿潴留。若阻滞时间较长，就可引起膀胱膨胀，排尿困难。

5. 代谢和内分泌　硬膜外阻滞下血内肾上腺素、去甲肾上腺素、可的松和糖的变化都不明显或有所降低，但全身麻醉下上述指标都明显上升。另有报道观察到硬膜外阻滞下手术前后血浆可的松和葡萄糖均无变化，说明硬膜外阻滞可以抑制机体对手术的应激反应。其他生化指标如胰岛素、游离脂肪酸、甘油等都有所降低，而全身麻醉下却无变化。

6. 免疫功能　麻醉和手术对病人免疫功能的影响，与交感神经和肾上腺皮质的兴奋，以及糖皮质激素与儿茶酚胺分泌增加引起的应激反应有关。硬膜外阻滞下病人白细胞和淋巴细胞的变化报道不一，但麻醉与术后的白细胞增多和淋巴细胞减少是继发于血浆可的松和肾上腺素浓度的增加的。硬膜外阻滞可以减轻手术所致的代谢、内分泌反应，因此可以增强免疫功能，预防术后免疫抑制。

三、蛛网膜下腔阻滞

蛛网膜下腔阻滞是临床麻醉的基本方法之一，它具有操作容易掌握、肌松满意、麻醉效果确切等优点。但并发症较多，有的并发症比较顽固，后果严重，麻醉范围广泛时可引起低血压，以及受麻醉时间的限制等。因此，临床上已逐步为硬膜外阻滞所替代。

蛛网膜下腔阻滞适用于：①肛管、会阴部手术，如痔核摘除术、肛瘘切除术等。②下肢手术如膝关节手术、半月板摘除术等。③中、下腹手术如疝修补术、阑尾切除术等。

有以下情况者应列为绝对禁忌证：①凝血机制严重障碍，一旦损伤静脉血管丛可发生血肿压迫脊髓；②穿刺部位或附近皮肤有感染、皮炎，或败血症；③神经系统疾病，或全身性疾病伴有神经系统后遗症(如恶性贫血等)；④低血压等。

有些情况禁忌是相对的：①出血。若部位低，如痔核大出血、下肢撕裂伤等，或循环代偿功能健全者仍可选用。②呼吸系统病变。中位和高位蛛网膜下腔阻滞使呼吸功能抑制加重。③腰背部疾病。如腰肌劳损、脊椎炎和椎间盘退行性病变等，腰椎穿刺后容易使背痛复发，但术前详细做 X 线摄片和神经系统检查，若神经系统功能健全，细心操作，仍可选择蛛网膜下腔阻滞。④小儿或有精神障碍以及十分紧张的病人，适当增加镇静催眠药，使病人在麻醉和术中保持安静。为使蛛网膜下腔阻滞获得成功，除掌握适应证和禁忌证，严格选择病人外，应对蛛网膜下腔阻滞有关的解剖、生理有全面的认识，掌握操作技术，早期预防和治疗并发症。

(一) 麻醉药的吸收和排除

局部麻醉药注入蛛网膜下腔后，依赖药物浓度的梯度，通过脑脊液不断弥散，透过软脊膜进入脊髓，其过程缓慢，仅作用于脊髓的最表层；又通过蛛网膜下腔的延伸部分即 Virchow-Robin 间隙，直接进入脊髓的神经元周围组织，浸润神经细胞。椎管内组织对局部麻醉药的吸收取决于脑脊液中局部麻醉药的分布。不同组织吸收局部麻醉药量不一，与三个因素，即接触程度、脂肪含量和组织血流有关。有实验报告发现脊髓的侧柱及后柱局部麻醉药的浓度最高；背根神经节和前灰质的浓度最低；脊髓的前柱、背根、后灰质及腹根的浓度介于前两者之间。局部麻醉药吸收速度因不同的神经和不同的部位而异。局部麻醉药的浓度越高，吸收速度越快；神经组织暴露于脑脊液越多，局部麻醉药的吸收也越快。背根神经节和神经纤维横过蛛网膜下腔，脊麻时全部浸泡于含有高浓度局部麻醉药的脑脊液中，吸收局部麻醉药的速度远比深部神经组织为快。神经组织脂肪含量增加，药物的吸收也加速。由于上述各种因素，局部麻醉药注入蛛网膜下腔后，各种感觉和运动消失以及阻滞程度不一，其顺序是：温觉辨别力消失→交感神经节前纤维→感觉神经→运动神经，最后被阻滞的是脊髓内神经束的神经纤维。局部麻醉药从蛛网膜下腔排出是通过两种方式，即弥散和血管吸收。蛛网膜下腔的局部麻醉药随着浓度的梯度透过硬脊膜弥散到硬膜外腔，又不断被硬膜外腔的血管所吸收，同时局部麻醉药还通过蛛网膜下腔血管和脊髓本身的血管所吸收，致使蛛网膜下腔组织和脑脊液内局部麻醉药浓度不断下降，最终完全从蛛网膜下腔内排出。因此，蛛网膜下腔阻滞作用持续时间取决于脑脊液中局部麻醉药的浓度和血管吸收速率。脑脊液中局部麻醉药浓度从最浓的部位向两端逐渐下降，故麻醉作用的消失也从浓度最低的两端开始，且同一节段内不同神经功能的恢复，也有一定的先后顺序，运动恢复比感觉早。

此外，作用持续时间与以下因素有关：①局部麻醉药剂量；②加血管收缩药如肾上腺素等，可延长作用时间；③麻醉平面；④年龄。老年人的脊髓、蛛网膜下腔和硬膜外腔的血流减少，药物吸收缓慢，因此麻醉维持时间比青年人长。局部麻醉药注入蛛网膜下腔后，皮肤感觉消失的平面，一般比肌肉麻痹松弛的平面高 2~3 个节段，而自主神经功能丧失的平面，又比感觉消失平面高 2~6 个节段。蛛网膜下腔阻滞对机体生理影响主要取决于阻滞的平面，若皮肤感觉消失的平面高达 T_3 或 T_4，交感神经系统可全部阻滞。

（二）有关操作的几个问题

蛛网膜下腔阻滞操作比较简单，成功率高，但并发症较多。为了预防并发症，提高麻醉效果，在操作方法上以下几个问题应予重视。

1. 严格遵守无菌操作技术　它包括穿刺器械、局部麻醉药必须经过灭菌法处理，使用一次性器材，并认真检查和准备穿刺部位的皮肤等。

2. 认真选择和核实一切注入蛛网膜下腔的用药　如局部麻醉药、血管收缩药和葡萄糖溶液等。局部麻醉药的选择，主要取决于手术时间的长短，又要安全，无神经损害。目前临床上常用的局部麻醉药及其浓度、剂量和维持时间，见表 12-20。必须强调所用局部麻醉药的纯度应符合用于蛛网膜下腔阻滞的规格（产品出厂已标明）。普鲁卡因、丁卡因中加肾上腺素（1 : 1 000）0.2mg，或去氧肾上腺素 2~5mg，一般延长麻醉时间约 50%~100%。正常脑脊液的相对密度（比重）为 1.003~1.009，配制重比重溶液时，只需用 10% 葡萄糖溶液 2~3ml 加入局部麻醉药中，药液比重可达 1.020 以上（25℃时）。

3. 控制麻醉平面　为满足手术的要求应控制麻醉平面，并减少对机体生理的干扰。首先应熟悉节段神经支配皮肤感觉的区域，以及各器官组织的交感和副交感神经的支配。而麻醉平面的高度，一般比手术要求高出 3~5 个节段。例如疝修补术（T_{10}）的麻醉平面，宜控制在 $T_{7\sim8}$ 皮肤痛觉消失。影响麻醉平面的因素有：①局部麻醉药的剂量、容量和浓

表 12-20　蛛网膜下腔阻滞中常用的局部麻醉药

局部麻醉药	浓度*/%	剂量/mg			作用开始/min	作用维持**/h	
		低	中	高		未加肾上腺素	加肾上腺素
普鲁卡因	5~6	50~75	75~100	100~120	<5	0.75	1~1.3
丁卡因	0.5~1.0	5	8~10	10~12	5~10	1.5	2
利多卡因	5	25~50	50~75	75~100	<2	1.5	2
布比卡因	0.5~0.75	5	8~10	10~15	5~10	2.5~12	—
左旋布比卡因	0.5	5~8	8~10	10~15	2~10	1.5~8	—

*用 10% 葡萄糖液稀释为重比重液；**下肢、肛管、会阴部手术作用维持时间长

度。②体位，用重比重溶液时，取头低位，则平面升高。③穿刺点选择和注药速度，腰椎穿刺点一般在 L_3 与 L_4 之间，药液注射时间 15~30 秒。④任何增加腹壁和胸壁张力的活动，如恶心呕吐等，促使颅压升高，使麻醉平面上升。

4. 蛛网膜下腔穿刺术 遇有下列情况，应考虑更换穿刺点或放弃穿刺。

(1) 有异感：若穿刺点位置正确，针进入蛛网膜下腔或注入局部麻醉药时病人主诉下肢等部位有异感或疼痛，它提示针尖触及马尾，最好放弃操作，改换其他麻醉。

(2) 出血：椎管内有着丰富的血管，针头穿过黄韧带又不在后正中线，容易刺破血管而出血。一般让脑脊液流出少许，脑脊液逐渐变清，提示出血停止。若经 1 分钟左右，脑脊液仍不清晰，可改变穿刺点另行穿刺。

(3) 脑脊液混浊：正常脑脊液呈无色、清晰，若穿刺发现脑脊液不清，或有色泽，应放弃穿刺，改换麻醉方式。

(4) 穿刺困难：施行腰椎穿刺一般都无困难，但体位安置不当，小儿或不合作者，肥胖病人，老年或脊柱有畸形、肥大劳损者，穿刺往往比较困难，遇有上述情况，应采取以下措施：①腰椎穿刺时，可取侧卧位，使脊柱弯曲呈弓状弧线，肥胖或棘突标志摸不清者，可改为坐位。②腰椎穿刺一般取直入法，但韧带钙化，老年病人以及棘突之间间隙狭小者，可改为侧入法。③ L_5 与 S_1 间隙是脊柱中最大的间隙，若直入或侧入法遇有困难者，可选择这一间隙。其进针点是：髂后上棘向内、向头部方向各 1cm，针尖方向为向内、向头部，触及骶骨背面，针尖向头部方向移动，滑出骶骨，穿过黄韧带和硬脊膜即是。④经多次穿刺，改变各种操作方法而依然失败者，应放弃穿刺，改换其他麻醉。

(三) 并发症的防治

1. 低血压 是蛛网膜下腔阻滞较常见的并发症，麻醉平面越高，胸交感神经阻滞越广泛，血压下降幅度就越大。若能采取头低位，并静脉注射胶体溶液纠正血容量不足，血压下降幅度可减少，约为麻醉前血压的 10%~15%。血压轻度下降，一般无需特殊治疗。若麻醉平面超过 T_4，心加速神经被阻滞，迷走神经功能亢进，出现心动过缓、血压降低，则静脉单次注射阿托品 0.3~0.5mg 可使心率增快，血压回升。若采取上述措施血压仍未上升，应即静脉注射升压药。临床上通常首选麻黄碱，静脉注射 10~15mg，同时肌内注射 20~30mg，该药具有兴奋 α 受体和 β 受体的作用，不仅使周围血管收缩，且有兴奋心脏的作用，比单纯 α 受体兴奋药为合理。因为兴奋 α 受体后，周围血管强烈收缩，使后负荷增大，心肌氧耗也增加。此外，还可给予输注胶体溶液和吸氧等一般治疗。

2. 恶心、呕吐 见于阻滞平面较高者。血压下降后，静脉注射阿托品、升压药，输注胶体溶液，待血压恢复正常，恶心呕吐即停止。此外，恶心呕吐也可由于术前用药，如哌替啶、吗啡所引起。蛛网膜下腔阻滞下施行腹腔手术，由于迷走神经功能亢进，内脏牵拉反应等，术中都可发生恶心呕吐，静脉注射阿托品 0.4mg，或于肠系膜、腹腔神经丛等处用局部麻醉药浸润，即能取得良好的效果。

3. 呼吸困难和呼吸停止 麻醉平面超过 T_4，病人常主诉胸闷、乏力、发声困难、持续干咳等，提示功能残气量明显下降，补呼吸量减少，经鼻给氧或面罩吸氧后，症状可缓解。但严重低血压以致呼吸中枢缺血、缺氧后，或麻醉平面高达 $C_{4\sim5}$ 时，膈神经和肋间肌完全麻痹后，可表现为呼吸停止，应立即气管内插管维持呼吸，纠正低血压，自主呼吸可以恢复。对肥胖病人麻醉平面的调节不宜超过 T_6，以维持血压平稳，同时经鼻给氧吸入。病人术前伴有呼吸系统疾病，呼吸功能减退者，选择蛛网膜下腔阻滞亦应慎重。

4. 蛛网膜下腔穿刺后头痛 头痛常见于麻醉和手术以后，而蛛网膜下腔穿刺后头痛，是由于穿刺针刺破硬脊膜后，脑脊液持续大量从针孔中外溢，以致颅内压明显下降。头痛的特征是与体位有关，直立时头痛剧烈，平卧则缓解，一般经卧床休息，大量饮水或静脉输液，服止痛片等，症状即可缓解。但有的病人经上述治疗后症状仍未缓解者，可于硬膜外腔注入生理盐水，或各种胶体溶液 20~30ml，效果常较满意。为了预防头痛并发症，常可采用以下预防措施：①选用 22G 或 25G 穿刺针，头痛发生率下降为 1%~10%；②避免穿刺针针尖垂直刺向硬脊膜，宜将针口斜面与硬脊膜组织纤维方向平行；③术中、术后静脉输液，预防脱水，术后无呕吐时，应鼓励饮水，至少 3 天；④卧床 24 小时，以减少不适，降低颅压，减少脑脊液外溢。

5. 背痛 与其他麻醉方法一样，蛛网膜下腔阻滞后也可发生背痛，其发生率并不比全身麻醉高，主要由于手术时病人取仰卧位使腰背肌受压，又因术后病床床垫太软，对腰背部缺乏支持的结果。术前病人有腰肌劳损、慢性腰背痛者，术后可复发，症状加重。治疗上对症处理即逐渐恢复。

6. 尿潴留　常见于麻醉时间较长，术中、术后快速输液后。肛门、会阴部手术，由于疼痛和肌肉痉挛，尿潴留尤为多见。术后，凡有静脉输液的病人，应经常检查膀胱，发现膀胱膨胀，有尿潴留时，应及时放置导尿管排尿。

7. 神经系统并发症　蛛网膜下腔阻滞并发神经损害，虽然并不多见，发生率很低，由于后果严重，应引起重视和警惕。但有许多并发症是可以预防的，例如化脓性脑脊膜炎，粘连性软膜蛛网膜炎(化学性、梅毒等)、直接损伤脊髓以及展神经麻痹、第Ⅷ对听神经障碍等。蛛网膜下腔穿刺误伤马尾神经丛，可出现马尾丛综合征。临床表现为会阴或下肢端有固定的灼痛区，有的有明显的感觉或运动障碍，轻症可伴有尿潴留或排尿困难，重症不免大小便失禁，一般经几周或几个月自愈。病人体位安置不当，神经局部长时间受压，如盆腔内手术时取截石位，腓总神经受压可引起下肢运动障碍。临床表现为周围神经损伤，但诱因不同，应做出鉴别。

四、硬脊膜外阻滞

硬脊膜外阻滞(以下简称硬膜外阻滞)是我国临床麻醉最主要的麻醉方法之一。其特点是：手术适用范围广，对循环和呼吸的影响比蛛网膜下腔阻滞小，麻醉管理和术后护理简便，术后并发症少。但硬膜外阻滞尚有不足之处，例如操作比较复杂，麻醉诱导时间较长，麻醉作用有时不够完善，有一定的失败率(1.69%)；局部麻醉药用量比蛛网膜下腔阻滞大几倍，易引起全身性毒性反应；掌握不当可发生严重并发症如全脊麻等。虽然，硬膜外阻滞适用于自颈部至足趾的手术，但必须结合病人具体情况、手术要求、技术水平和设备条件，灵活而又慎重地选用。其禁忌证基本上与蛛网膜下腔阻滞相似，凡有凝血机制障碍、出血倾向、失血性休克、呼吸功能不全以及穿刺局部感染等情况者，都应列为禁忌证。

(一) 硬膜外阻滞的作用途径

局部麻醉药注入硬膜外腔后，其散布的途径大致有四条，见图12-13。迄今为止，硬膜外阻滞的作用机制尚不清楚，有人认为局部麻醉药作用于硬膜外腔的脊神经；也有人主张直接透过硬脊膜和蛛网膜，进入脑脊液，作用于神经根。由此可见，其作用途径与蛛网膜下腔阻滞不同，药液注入硬膜外腔后，可出现与蛛网膜下腔阻滞不同的表现：①麻醉作用开始缓慢，1%~2%利多卡因需时10分钟，0.5%~0.75%布比卡因也需10~15分钟，左旋布比卡因0.50%~0.75%，作用开始10~15分钟。②感觉、运动和交感神经阻滞差异显著，感觉消失平面与运动神经麻痹的平面相距很大，以上胸部硬膜外阻滞为例，感觉消失平面上界达T_4，运动麻痹仅出现在注射局部麻醉药附近。③节段性阻滞，即神经阻滞有一定的范围，其他节段所支配部分的功能存在，即便感觉消失平面上界达T_4，交感神经纤维也受阻滞，由于身体其他部位的交感神经活动存在，有一定时间加以代偿，因此血压下降出现比蛛网膜下腔阻滞缓慢。④所用局部麻醉药剂量、容量和浓度较大，见表12-21。硬膜外阻滞的作用途径尚有待深入研究。

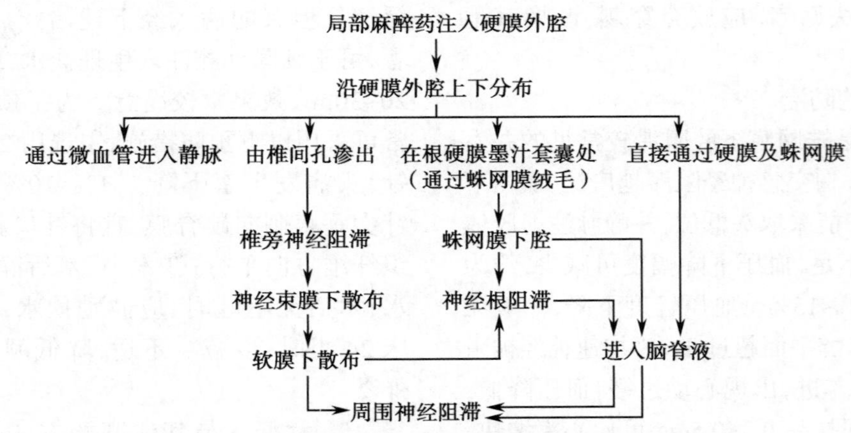

图12-13　硬膜外阻滞时局部麻醉药最常见的散布途径

表 12-21 硬膜外阻滞中常用局部麻醉药

局部麻醉药	浓度 /%	剂量 /mg	作用开始 /min	作用维持 /h
丁卡因	0.25~0.3	75	20	2~3
利多卡因	1.0~2.0	500	10	1½
布比卡因	0.5~0.75	225	10~15	3½~5
罗哌卡因	0.5~0.75	225	10~15	4~5
左旋布比卡因	0.5~0.75	225	10~15	3½~5

（二）失败原因分析和操作管理中注意事项

硬膜外阻滞的方法可分单次和连续两种，由于连续硬膜外阻滞可延长手术时间，分次给药，局部麻醉药用量相应减少，麻醉平面较易控制，对机体生理干扰减轻等，因此，连续法已于临床上广泛使用。但硬膜外阻滞操作方法比蛛网膜下腔阻滞难度大，且局部麻醉药注入硬膜外腔后作用开始缓慢，麻醉失败率较高。分析失败原因，从中吸取经验和教训，采取有效措施，可以不断提高麻醉效果。

1. 失败原因分析

（1）病人选择不当：虽然硬膜外阻滞对循环、呼吸的影响比蛛网膜下腔阻滞小，但病人术前有严重脱水、大出血、心肺功能减退等，若估计不足，或未经充分准备，依然选择硬膜外阻滞，即便局部麻醉药用量小，也可出现严重低血压、呼吸通气不足等，以致不得不改换麻醉方法。由于脊椎畸形或有病理性改变，致使穿刺失败，或局部麻醉药扩散受限制，不能满足手术要求。硬膜外阻滞穿刺是病人在清醒状态下进行的，若病人术前精神十分紧张，又拒绝接受，应考虑选择全身麻醉，否则不能取得麻醉和术中病人的合作，会影响麻醉效果。

（2）穿刺失败：大多由于技术不够熟练所致，有少数因病人有脊椎畸形、骨质增生、韧带钙化等。原因有：①穿刺点定位、针干方向掌握不好。②由于判断错误，实际上针尖未进入硬膜外腔，而误入其他组织，如刺入椎旁竖脊肌（骶棘肌）、棘间韧带内。③不能辨别黄韧带，穿刺针已进入硬膜外腔，但又不能确定，尤见于经过多次穿刺的病人。④穿刺误伤血管，经冲洗止血无效，或穿刺时病人有异感，有可能损伤神经者，都应放弃穿刺。

（3）导管置管问题：①导管置入偏于一侧或导管进入椎间孔，影响局部麻醉药在硬膜外腔正常扩散。②导管进入硬膜外腔，但发生扭曲或方向改变，以致局部麻醉药扩散不能达到预期要求。③导管过软或硬膜外腔阻力过大，致使导管不能进入硬膜外腔。④导管置入太短或固定不牢，在拔针、改变体位或躯体扭动时，将导管带出至椎旁软组织内。⑤导管腔被血凝块堵塞或导管折曲，不能注入局部麻醉药。⑥导管过硬或穿刺偏离脊柱后正中线，导管损伤血管引起出血，即便更换穿刺点仍有鲜血回抽，也应放弃继续穿刺。

（4）阻滞的范围和程度不符合手术要求：①病变性质或部位与术前判断不相符，术中临时要改变手术部位或延长手术切口。②术前未全面了解病情和手术性质，以致估计错误。预计的阻滞平面太低或范围太小，不符合手术的要求。③某些矫形手术和腹腔手术，需肌肉极度松弛，内脏牵拉反应小，但硬膜外阻滞未能达到此目的，影响手术进行。

（5）用药不合理：①局部麻醉药种类、浓度、容量选择不够恰当，以致阻滞平面、范围、程度和时效不能满足手术要求。②硬膜外阻滞在牵引胃、胆囊等内脏时，常有不适感，甚至引起恶心呕吐，影响手术进行，须给辅助药或迷走神经封闭。若硬膜外阻滞平面、程度等不能满足手术要求，一味盲目追加辅助药，以致引起病人躁动，就不得不改换麻醉。③术前用药过量或不足，都影响穿刺操作和麻醉效果。

2. 操作和管理中注意事项　通过上述失败原因的分析，采取一些有效措施，不仅要提高麻醉效果，还要注意预防并发症。

（1）掌握适应证和禁忌证，术前认真检查穿刺部位、脊柱活动等，必要时 X 线摄片检查。

（2）根据手术要求，包括切口、内脏牵拉的神经支配范围，选择穿刺点。单次硬膜外阻滞的穿刺点，宜在支配手术区中心的脊神经相应节段的棘突间隙；连续法时，可在与导管端插入的反方向，比单次法穿刺点低或高 1~2 个棘突间隙。

（3）确定穿刺点后，注意穿刺点的定位，按各单位常规选择直入或侧入法，针尖方向应指向脊柱后正中线。当针尖进入黄韧带后，每次进针应控制在 1~2mm，切忌进针过深。能否识别黄韧带和感觉穿过黄韧带的落空感，是掌握硬膜外阻滞的关键。

(4) 辨别是否是硬膜外腔的方法很多，常用的是阻力骤减，即针尖穿过黄韧带进入间隙时，感觉阻力突然消失，而推注射器芯时，阻力也顿时消失。

(5) 检查导管的质量，测试导管畅通无阻，导管完整无损。测量从皮肤穿刺点至硬膜外腔的距离，导管插入硬膜外腔的深度不宜超过 3cm。插管遇有阻力时，不可硬插，穿刺针未拔出前，导管切勿逆向后退。拔出穿刺针时，防止导管也随之带出。操作毕翻身安置体位时，须确切、可靠地固定导管。

(6) 测量血压、脉搏后，上胸和颈硬膜外阻滞的病人须先做静脉穿刺输液。接着，于导管内注射局部麻醉药数毫升，注射后 5 分钟内，用针尖刺下肢皮肤，注意有无感觉和运动改变或消失，确证无蛛网膜下腔阻滞后，才可第 2 次注射局部麻醉药。

(7) 麻醉平面和范围的调节与以下因素有关：①病人情况和个体差异，对下列情况应提高警惕，例如老年病人、血容量不足、贫血、高热、脱水、肠梗阻、妊娠、肥胖等，对局部麻醉药耐量小，局部麻醉药扩散范围广；②局部麻醉药浓度、容量、剂量和注射速度；③穿刺点和导管位置，枕骨大孔至 C_2 硬膜外间隙狭小，局部麻醉药液不易扩散，往往向胸椎硬膜外间隙扩散；④体位改变的影响不如蛛网膜下腔阻滞那样明显，调节体位对麻醉范围有所影响，但不是主要的，甚至毫无临床意义。参照上述各项因素，结合病人情况和手术要求，综合性调节麻醉平面和范围。

(8) 合理使用辅助药，使病人术中保持安静，消除内脏牵拉反应，必要时采用局部麻醉或神经浸润，注意呼吸管理，准备好麻醉机、面罩给氧和气管内插管等设施。

(9) 手术时间较长，根据局部麻醉药的维持时间，于作用消失前 15~20 分钟追加首次量(包括试验剂量在内的切皮前的总量)的 40%~60%。各种局部麻醉药多次反复使用容易产生耐药性，特别是利多卡因。

(10) 术毕，根据要求继续留置或拔出导管，检查导管是否完好。

(三) 并发症的防治

硬膜外阻滞与蛛网膜下腔阻滞都是椎管内麻醉，两者并发症有相似之处，但亦各有其特点，例如低血压、呼吸抑制、背痛等，请参见有关内容。现就临床上可能遇到的硬膜外阻滞的主要并发症叙述如下。

1. 高平面脊麻和全脊麻　是硬膜外阻滞中非常严重的并发症，病人在接受局部麻醉药后几分钟内突然出现进行性呼吸抑制，意识模糊、昏迷、反射消失。轻症者循环功能尚能维持，有程度不等的低血压；若未及时发现，血压、心率不能测到，甚至可引起心搏骤停。也有报道是延迟发生的高平面脊麻和全脊麻，呼吸抑制前，病人主诉胸闷不适，头颈麻木，说话乏力等。发病的原因可能是：①针尖穿破硬膜或将导管置入蛛网膜下腔而未能及时觉察，误将大量局部麻醉药注入蛛网膜下腔。②意外穿破硬脊膜，将针尖退至硬膜外间隙或另换一棘突间隙穿刺，继续进行操作，注射局部麻醉药后，药液渗入脑脊液。③硬膜外穿刺时多次刺伤或擦破硬膜，使硬膜外腔内的药液经损伤处渗过硬膜，沿硬膜下腔散布。④穿刺时刺伤根硬膜或神经外膜束膜，药液误注或渗入神经束膜下间隙，散布于脑组织。从上述发病原因分析，若能提高操作技术，强调硬膜外阻滞操作和管理的重要性，在注药前一定要肯定针尖和导管确在硬膜外腔内，高平面脊麻和全脊麻的发生会明显减少，特别是采用连续硬膜外阻滞后，可分次少量注射局部麻醉药，认真细致观察，故发生概率已逐渐减少。导管过硬，管端尖锐，插管方向与硬膜的角度接近 90℃，插管时容易穿破硬膜。因此，必须选择优质导管，坚度不宜过硬或太软，采用侧入法，或插导管前硬膜外腔内先注射少量生理盐水，可以减少导管穿破硬膜的机会。高平面脊麻和全脊麻的处理是：①立即停止注入局部麻醉药，给面罩或口对口人工呼吸，保持足够的通气和充分给氧；意识消失或已深昏迷者，应争取时间做气管内插管，继续维持人工呼吸。②纠正低血压。③出现心搏骤停，应立即进行心肺脑复苏。④早期发现，处理及时，经 20 分钟至几小时，自发呼吸逐渐恢复，血压稳定，最后各种神经系统症候如反射、意识等先后恢复，预后良好，可以继续进行手术。

2. 硬膜外出血和血肿形成　硬膜外腔内静脉丛丰富，穿刺或插导管时难免损伤，只要无凝血机制障碍，一般出血少许，经生理盐水灌洗每次数毫升，数次后，出血即可停止；若仍有少量出血，可于盐水内加肾上腺素 5~10μg/ml，每次注射盐水 5~10ml，给硬膜外腔稍加压；若仍有鲜血流出，应放弃继续穿刺改换其他麻醉方法，必要时应用凝血药物。硬膜外腔出血率虽然较高，但发生血肿截瘫者罕见。术后要加强随访，若发现有麻醉平面消退后又复出现，或麻木区不断扩大，腰背部有剧痛，都是血肿压迫脊髓的先兆，宜及时组织会诊，进行磁共振检查。一旦硬膜外血肿形成的可能性确定后，应及早做椎板切开减压止血和清除血肿，以免发展为截瘫。若延误时间超过24小时才手术，则预后不佳。最合适的手术时间是在血肿形成后出现脊髓受压症候的6~8小时内。因此，关键在于加强术后观察和随访，测定两下肢的感觉和运动功能。遇有血友病有出血倾向或行抗凝治疗的病人，情况就不同，应掌握以下原则：①术前有凝血机制障碍者禁用硬膜外阻滞；②小血管等显微外科手术，临时应用全身性抗凝治疗前应明确无静脉丛损伤；③以针对凝血机制障碍大出血的治疗原则进行。

3. 神经损伤和神经功能障碍　硬膜外阻滞并发神经系统损害与蛛网膜下腔阻滞不同，注入硬膜外腔的药液不直接与脊髓相接触，因此由于误注药液或激惹原有脊髓隐匿性疾病和引起蛛网膜下腔粘连等所致的脊髓或神经损害，显然比蛛网膜下腔阻滞少。硬膜外阻滞最严重的并发症是下肢截瘫，其发生原因有：①直接损伤脊髓；②脊髓的血供受阻，老年人脊髓前动脉硬化，血液灌流量减少，使脊髓缺血、缺氧，发生脊髓前动脉综合征；③穿刺时损伤脊髓后动脉的吻合支，或该动脉发生血栓形成，也可因一次注入药量过大压迫脊髓血管。此外，用肾上腺素浓度过高，引起脊髓血管较长时间痉挛收缩，都可造成脊髓缺血。脊髓损伤性截瘫的后果十分严重，分析上述发病原因，硬膜外阻滞引起的截瘫，应采取的措施是：①提高操作水平，具有熟练的操作技术和掌握椎管内麻醉有关解剖等基本理论的医师才能进行腰椎以上的硬膜外阻滞；②注入硬膜外腔药液时，切忌压力过大，一般注药速率为每秒1ml；③穿刺过程中有异感或病人变动体位时，应密切观察，若有可疑时，应放弃穿刺；④ T_{10} 以上部位穿刺时，注入硬膜外腔的容量一次不宜超过10~15ml。若已发生截瘫，宜请有关科室包括神经科、理疗科等会诊，分析发病的原因，除硬膜外穿刺的因素外，应排除其他脊髓疾病如肿瘤等引起的截瘫。与硬膜外阻滞有关的因素所导致的截瘫一般都选择非手术治疗，制止病情进一步发展，加强护理，防止压疮和尿路感染，后期注意功能锻炼，采用中西医结合的治疗。

4. 导管拔出困难和导管折断　连续硬膜外阻滞是硬膜外阻滞的常用方法，由于导管质量、操作技术水平、病人个体解剖异常等，有时会遇到导管拔出困难，稍用力会使导管变细拉长，以致最终断裂。因此导管拔出困难时应妥善处理，切忌蛮干，否则会引起导管折断。分析导管拔出困难的原因有：①背部肌痉挛可使椎间隙变窄而引起拔管困难。②穿刺方向偏斜，即针的方向未指向中线，而是经椎间关节下关节突附近进入硬膜外腔，此处椎间隙很窄，而置管后又有体位改变，以致导管被骨质挤压而被“咬住”，故导管拔出后都留有压痕。③局部骨质异常，由于椎间盘退行性变、骨质增生等使椎间隙变窄，穿刺和置管困难，拔管也有困难。④导管质量差，弹性差，抗拉强度低，稍用力外拔，即拉长变细而易断裂，造成拔管困难。处理拔管困难的方法如下：①取极度屈曲体位，一般即可拔出。②导管四周注射局部麻醉药，解除肌痉挛。③若拔导管时病人表现剧痛，则可于全身麻醉下拔管。导管折断的原因是：①导管质量不好。②拔管时使力不当。③操作不当，在插管时针未取出而退出导管，使导管被针口切割。塑料导管略带酸性，导管折断残留在组织内，对局部刺激作用微弱，不致引起严重的组织反应。应根据具体情况决定，一般导管断在椎管外软组织内，取出比较容易；断在硬膜外腔内，需切开椎板取出，创伤大，且手术不一定成功，主要是残端定位困难，手术难以取出。一般主张随访观察，有神经刺激症状者，应手术取出。

五、骶管阻滞

骶管阻滞是经骶裂孔穿刺，将局部麻醉药注入骶管腔以阻滞骶脊神经，称为骶管阻滞，是硬膜外阻滞的一部分。适用于直肠、肛门、会阴部手术，也可用于婴幼儿及学龄前儿童上腹部手术。

注意事项：①穿刺部位接近会阴部，要预防感染。②确定穿刺点，位于骶裂孔相当于骶骨两侧小结节的连线中点，穿刺针通过骶尾韧带有阻力消失感。③骶管内有丰富的静脉丛，为避免损伤血管，穿刺方向要保持正中位。④由于硬脊膜下端终止相当于第二骶骨棘突连线，故穿刺针深度不要过深。

六、硬膜外和蛛网膜下腔阻滞联合应用

蛛网膜下腔阻滞和硬膜外阻滞各有优缺点，例如前者的优点是麻醉起效快，但缺点是麻醉时间受限制，头痛发生率较高等；而后者则反之。两种方法联合使用，则可互相取长补短，又可进行术后镇痛，是颇有发展前景的麻醉方法之一。

(一) 方法

兹就目前国内外常用的方法叙述如下：

1. 双针 - 分间隙穿刺法　先于胸或腰椎间隙行硬膜外穿刺置管，但不给局部麻醉药；接着又于另一间隙，即 L_2 或 L_3 行蛛网膜下腔阻滞。待麻醉作用消失或即将消失，于硬膜外腔导管内推注局部

麻醉药行硬膜外阻滞。本方法的缺点是操作较复杂,病人要受2次穿刺操作,不易推广使用。

2. 针套针-单间隙穿刺法 选择L_2或L_3间隙,用普通硬膜外穿刺针行硬膜外腔穿刺。可先置导管,再取特殊的细长腰椎穿刺针(26~29G),长度比硬膜外穿刺针长1.2cm,通过硬膜外穿刺针,刺破硬脊膜有突破感进入蛛网膜下腔,不管有否脑脊液流出,即可注入局部麻醉药行蛛网膜下腔阻滞。当麻醉作用消失或即将消失,可于硬膜外导管内注入局部麻醉药行硬膜外阻滞。本方法的优点是病人仅需接受一次穿刺,操作较简单。目前已在临床推广使用。

3. 针靠针-单间隙穿刺法 方法基本与针套针-单间隙穿刺麻醉法相似,但须选用特制的硬膜外穿刺针(如Espocan、Braum穿刺针针尖处有旁孔),先行硬膜外腔穿刺(一般于L_2或L_3),再取特殊的细长腰椎穿刺针(20~30G),从硬膜外穿刺针旁孔刺入蛛网膜下腔,行蛛网膜下腔阻滞。待取出细长针后再置入硬膜外腔导管。本方法的特点是腰椎穿刺针经硬膜外穿刺针进入蛛网膜下腔确切可靠,值得推广。

(二)适应证

CSEA适用于普外、矫形、泌尿、血管和妇产科等手术,并可用作术后镇痛,尤其是手术时间较长,而病人的循环、呼吸以及肝、肾功能较差,手术所需阻滞平面于T_6以下者。

(三)优缺点

CSEA具备硬膜外和蛛网膜下腔阻滞的优点:①作用开始快。②手术区域阻滞完全,肌松满意。③局部麻醉药用量减少,毒性低。④可纠正脊麻的失败,需要时可扩大阻滞范围。⑤较连续脊麻安全,避免因用导管给药而药物浓度过高所致的神经炎。⑥用于术后镇痛,通过导管输注局部麻醉药等,避免因注射吗啡引起的不良反应。⑦脊麻后头痛的发生率大大降低。CSEA的缺点是有相似于硬膜外阻滞的并发症。

(孙大金 王祥瑞)

第八节 监护麻醉

随着医学技术的发展,为了确保病人在安全、无痛苦和舒适的状态下进行医学检查和治疗,临床上开展了监护麻醉(monitored anesthesia care, MAC)的方法。MAC是指麻醉科医师参与局部麻醉病人的监测和/或对接受诊断性或治疗性操作的病人使用镇静-镇痛药物,以解除病人焦虑及恐惧情绪,减轻疼痛和其他伤害性刺激,提高围手术期的安全性和舒适性。

(一)适用范围

MAC主要适用于上、下消化道内镜术,纤维气管镜术,各种血管造影,介入治疗,体外振荡碎石,体表包块和病灶切除及其他整容外科手术,关节镜及肢体手术,静脉曲张手术,膀胱镜和经尿道肿瘤等。虽然目前MAC操作的安全性很高,但对于有较严重心肺疾病及合并有其他疾病的病人还是应该特别注意。对伴有严重心脏病如严重心律失常、心肌梗死活动期及重度心力衰竭,或伴有严重呼吸系统疾病如严重COPD、重症肺炎及呼吸衰竭,或食管、胃、十二指肠穿孔急性期等病人则应排除在MAC之外。大的经腹手术、经胸手术、开颅手术等都不适合选择MAC。

(二)术前评估与准备

术前评估包括诊断并发疾病,优化治疗,估计危险和为麻醉作出计划。评估的主要内容包括:①主要脏器的功能状态;②过去麻醉(局部和全身麻醉)或MAC史,是否有不良反应的经历;③药物过敏反应及目前正服用的药;④最后一次进食的时间与食物性质;⑤吸烟及饮酒史等。相关内容可参见本章第二节。MAC病人通过术前访视,对ASA Ⅰ、Ⅱ级的病人一般无需特殊准备。实施MAC技术必须得到病人本人和家属的同意,消除病人的顾虑与紧张心理。可按一般麻醉常规和病人术前评估结果进行术前准备,如术前谈话、术前用药等。许多术前疾病已证实不利于实施MAC,如高血压和吸烟可分别增加围手术期的血管和呼吸系统的发病率2~3倍。因此,对于有心血管合并症的病人,术前应将症状控制稳定,并嘱咐病人服用所有的长期用药(包括抗高血压药和抗心律失常药)直到术前1小时。相关内容可参见本章第三节。

(三)实施方法及药物选择

实施MAC最佳的方法是应用某种或几种具有镇痛、镇静、抗焦虑和遗忘特性的药物联合应用,达到最佳的镇静、镇痛要求,并能随时容易地调控所需的镇静、镇痛深度,且产生最小的围手术期不良反应(如呼吸抑制,恶心呕吐),在完成操作时病人能够很快恢复到头脑清醒状态。因此，在MAC技术使用的药物通常包括局部麻醉药、镇静-催眠药、镇痛药及抗焦虑药等。MAC中镇静-镇痛药方案的选择是建立在预知手术操作所致疼痛程度和操作所需条件的基础上。如果手术相对无痛，主要考虑抗焦虑，只需用咪达唑仑即可。如果手术无痛但要求病人固定体位，应用小剂量丙泊酚即可达到预期效果。如预测术中有短暂疼痛，则应给咪达唑仑和/或丙泊酚联合快速短效的阿片类镇痛药（如芬太尼或瑞芬太尼等）。如是在区域麻醉下进行的手术，可以输注咪达唑仑或丙泊酚来达到满意的镇静水平。

（四）监测

麻醉科医师必须善于全面而细致地观察病人，具有获取并综合分析各种信息、评估各系统功能的能力。虽然目前已经广泛应用各种自动化的监测设备，但并不能完全评判病人的实际状况，绝不可因此而取代麻醉科医师对病人的临床评估。ECG、BP和脉搏血氧饱和度（SpO_2）应当从实施镇静或麻醉前一直监测到术后病人状态平稳为止。MAC期间的监测技术应效果确切，易于操作，无创而经济。MAC期间的基本监测标准与全身麻醉时相同，包括对氧合情况、通气、循环和镇静水平的评估和合格的麻醉人员在场以及随时处理紧急情况的能力。在MAC下行手术操作的病人，监测镇静水平非常重要。MAC期间用药后病人意识抑制，但保护性反射存在，具有长时间自主维持呼吸道通畅的能力，对生理刺激和言语命令有相应的自主反应。由于镇静催眠药对中枢神经系统抑制具有明显的剂量依赖性，以及病人对药物存在明显的个体差异，病人很容易从清醒镇静进入深度镇静，甚至全身麻醉，因此，行MAC还必须准备各种紧急气道处理和心肺复苏的设备。为此，除提供ECG、BP和SpO_2等监测仪外，应有必要的设备，如：①氧气源，包括中心供氧装置和备用氧气钢瓶；②吸引器，最好使用中心负压式吸引器，至少应备有电动吸引机；③简易呼吸气囊，手术室必须备有抢救用的手控呼吸气囊，要求在面罩通气的条件下能够提供至少90%的吸入氧浓度，另外，还应备有各种大小型号的呼吸面罩、口咽或鼻咽通气道以及润滑油等以应对病人的各种紧急情况；④抢救车；⑤电源插座；⑥光源；⑦通信设备；⑧废气排放系统等。

（五）MAC恢复期管理及离院标准

MAC恢复期通常分为三个阶段：①早期：从麻醉结束开始至病人恢复自主反射和运动能力止，此期是气道梗阻及其他并发症发生的风险阶段，应严密监测生命体征。②中期：从恢复早期结束至病人能离院回家为止。病人常处于浅镇静或清醒状态，术后并发症较少发生。③后期：离院后至生理和心理状态完全恢复。

MAC的离院标准：①生命体征平稳至少1小时；②定向力恢复正常；③能自主行走且不伴头晕；④仅有轻微疼痛、恶心呕吐等不良反应；⑤由麻醉科医师和手术医师共同签署术后回家期间的注意事项，及需要帮助时的联系地点和人员；⑥病人必须由有负责能力的成人护送并在家中照看。

（孙大金　王祥瑞）

第九节　日间手术的麻醉

日间手术（day surgery）麻醉又名非住院手术（ambulatory surgery，out-patient surgery）麻醉，顾名思义指麻醉的对象即手术病人术后无须住院，手术在当日完成，术后观察在24小时内。随着手术、麻醉的技术进步及监测仪器、手术设备越来越先进，如微创和内镜手术大量开展，快速短效麻醉药、镇痛药和肌松药在临床上广泛应用。日间手术在欧美国家已占所有选择性手术的60%~70%，并有不断发展和加强的趋势。国内在这方面发展也很快。

日间手术的优点：①满足病人的需求，尤其是小儿、老龄病人。②有利于住院部病床周转。降低医疗费用。③手术安排机动性大、数量多。④ASA Ⅰ~Ⅱ级病人对非住院手术安全性高。⑤手术感染发生率低。⑥呼吸系统并发症减少。

（一）日间手术的要求

1. 对手术区域的要求

（1）手术区可及时与手术和麻醉科医师联系，处理手术麻醉的紧急情况。

（2）手术区应包括等待室、麻醉前诱导室、手术室及麻醉后恢复室，与各个工作部门紧挨安排，能方便病人转送和麻醉手术人员的访视，以及离院时家属的联系。

2. 对麻醉的要求

（1）麻醉科医师技术熟练，具有心肺复苏能力，并独立处理麻醉并发症及意外。

(2)对手术区麻醉设施的建议如下:①氧气源有充分保障。②负压吸引装置效果好。③必备的麻醉设施——麻醉机(含麻醉呼吸机)、监测仪(NIBP、ECG、SpO_2、$P_{ET}CO_2$),麻醉急救药械以及输液设备。④电源插座和专用照明。⑤有麻醉操作空间(在影像诊治室要安装大型设备,对全身麻醉的特殊需求常被忽视)。⑥通信联络设施应能满足急救呼叫应答要求。

(二)手术病人的选择

1. 应选择术后生理影响小和容易平稳恢复的病人。

2. 常见的手术 包括:病理活检、纤维内镜诊疗、肿块切除、内痔切除、疝修补术、腹腔镜诊治;唇裂修复、吸脂术、乳房整形、耳郭整形、瘢痕切除、植皮术;包皮环切、膀胱镜检和腔内膀胱手术、结石取出、睾丸切除、前列腺活检、输精管吻合等;膝关节十字韧带修复、关节镜、腱鞘囊肿切除、腕关节松解术、骨折闭合复位、内固定取出、手法松解等。

3. 不宜日间手术的病人

(1)早产儿和小于6个月的小婴儿及80岁以上高龄者。

(2)重症器质性疾病ASA Ⅲ~Ⅳ级;如难治性糖尿病,不稳定型心绞痛,有症状的哮喘病人等。

(3)肥胖症伴有呼吸和循环系症状者,如睡眠呼吸暂停综合征。

(4)特殊用药病人,如单胺氧化酶抑制剂和药物依赖。

(5)没有亲人照顾的病人。

(6)有气道的问题,年长儿童活动障碍,持续恶心呕吐、出血、严重疼痛,意料之外的手术问题或手术中事件(例如反流、误吸、气管痉挛、超敏反应、恶性高热等)都需要住院后深入检查和治疗。

(7)手术时间不超过60~90分钟,还应考虑离院后交通、家庭和电话联系条件。

(三)麻醉前评估

1. 评估内容 ①并存症病情及有关药物治疗。②麻醉特殊情况,如气道困难、齿科特殊情况、过敏史。

2. 病史、体检和化验 86%的诊断依据病史,体检提供6%,仅8%源自化验结果。为此,应重视并善于采集病史。全身情况良好的病人经病史询问,对接受体表手术可以免除不必要的检验项目。女性病人可能需检验血红蛋白或血细胞比容,Hb应>100g/L。伴发慢性病(如高血压、糖尿病)按需接受相应检查(血糖、血电解质、肾功能、心电图等)。

3. 无症状的ASA Ⅰ级病人门诊体表手术全身麻醉前检查项目见表12-22。

4. 日间手术麻醉多数病人属ASA Ⅰ~Ⅱ级,在较好的医疗中心可酌情扩展至ASA Ⅲ级病人,但必须加强术前评估并针对并存病行必要的治疗准备,安排手术时需再次进行术前评估。

(四)麻醉前准备和用药

1. 术前常规禁食,下午手术者术晨可进少量流质或半流质,术前3小时禁饮。

2. 做好病人解释和安慰工作。

3. 麻醉前用药 ①镇静药:常用咪达唑仑(0.05mg/kg或1~2mg)静脉注射。不主张用长效镇静药。②抗胆碱能药:阿托品或东莨菪碱。③抗恶心呕吐药:甲氧氯普胺、氟哌利多。④制酸药:西米地丁或雷尼地丁。

(五)麻醉处理

麻醉前应先开放静脉,常规监测ECG、SpO_2和NIBP,全身麻醉应有性能良好的麻醉机,并有$P_{ET}CO_2$监测。

1. 监测麻醉(MAC)的处理,参见前面内容。

2. 蛛网膜下腔阻滞、硬膜外阻滞或蛛网膜下腔阻滞-硬膜外联合麻醉。目前通过改进针具,

表12-22 无症状的ASA Ⅰ级病人体表手术全身麻醉前检查项目

年龄/岁	检查项目	
	男性	女性
0~<40	免	妊娠试验*
40~<50	ECG	血细胞比容、妊娠试验*
50~<65	ECG	Hb或HCT、ECG
65~<75	Hb或HCT、ECG、BUN、血糖	Hb或HCT、ECG、BUN、血糖
≥75	Hb或HCT、ECG、BUN、血糖、胸片	Hb或HCT、ECG、BUN、血糖、胸片

*如病人不能排除有无怀孕

在熟练掌握该技术前提下可使蛛网膜下腔阻滞头痛发生率<1%，由于应用短效局部麻醉药于蛛网膜下腔阻滞，有利于早期离院，适用于下腹和下肢手术。

3. 全身麻醉和喉罩通气。喉罩通气尤适用于门诊手术全身麻醉，为开放气道支持通气提供较新和简便的方法，如配合 $P_{ET}CO_2$ 监测更能提高喉罩全身麻醉的安全性。

（六）离院标准

1. 生命体征稳定在 1 小时以上，SpO_2>95%（未吸氧时）。

2. 定向力恢复，经口进水无恶心呕吐，自己穿衣服，自己或搀扶下能行走。

3. 手术情况可以离院（无进行性出血）。

4. 有负责的成年人陪伴照顾。

5. 应同时考虑离院后的交通和电话联系等条件。

（孙大金 王祥瑞）

第十节 控制性降压和低温

控制性降压和全身低温都是 20 世纪 50 年代初兴起的临床麻醉新技术，经过大量实验研究和临床应用，对控制性降压和低温下机体生理变化有了系统的了解，逐步明确它们的适应证和禁忌证、临床规律、操作方法和并发症的防治。

一、控制性降压

控制性降压是选择作用于小动脉、静脉和交感神经节的抑制性药物，有目的地使血压下降，下降的幅度又不致影响机体重要器官的血流灌注，而手术出血和渗血却显著减少，输血需要量也相应下降，或使大血管的张力降低，以方便手术进行。

（一）适应证和禁忌证

1. 控制性降压适用于 ①头、颈部手术；②神经外科手术，如动脉瘤切除术、脑膜瘤摘除术；③癌肿根治术估计术中有大出血；④盆腔大手术；⑤血管外科；⑥矫形外科手术，如髋关节解脱术等。

2. 有下列情况者不宜使用 ①心功能衰竭；②严重动脉硬化症；③严重高血压；④脑血管疾病；⑤肝、肾功能损害；⑥重度贫血和 / 或血容量不足；⑦呼吸衰竭等。

（二）常用降压药

1. 硝普钠（nitroprusside） 是应用最广的一种强效降压药，静脉滴注起效迅速，作用时间短暂，其降压作用的机制是该药的化学结构中 nitroso（亚硝基）族直接作用于血管平滑肌，使小动脉和静脉血管都扩张，导致周围血管阻力下降，而静脉回流并未增加。对心排血量的影响取决于血容量和病人的体位。硝普钠使前、后负荷都下降，因此，其有助于顽固性心力衰竭病人左心功能的改善。静脉滴注硝普钠后，几秒内血压明显下降，若停止用药，该药在体内迅速代谢，经 2~3 分钟血压即恢复至原来水平，但也可出现反跳性高血压。硝普钠在红细胞内分解为氰，又经肝脏转化为硫氰酸盐，再渐渐从肾脏排泄，其半衰期长达 4 天之久。因此，长期使用超过 3 天，就有可能发生硫氰化合物积聚。肾衰竭时，易发生氰化物中毒。此外，还可引起高铁血红蛋白血症和甲状腺功能减退。临床上常用的制剂是将硝普钠 50mg 溶于 5% 葡萄糖溶液 500~1 000ml，配制成 0.005%~0.01% 硝普钠溶液，可按病人年龄和体质选用。滴注速度开始 0.5~1.0μg/（kg·min），以后增加为 3μg/（kg·min），也可单次注射 5~10μg/kg。为了便于控制血压，使用该药液时，宜做桡动脉穿刺直接测动脉压，并用微泵输液器控制药液滴速，从而根据血压变化调节用药剂量。由于硝普钠的最终代谢产物为氰化物和亚铁氰化物，使用剂量过大和时间太长会造成氰化物中毒，出现高铁血红蛋白尿，因此，安全用量 24 小时为 0.5~1.0mg/kg。硝普钠对日光非常敏感，容易分解，市售产品盛于琥珀色安瓿内，配制成药液时输液瓶四周用锡纸遮盖以避光。

2. 樟磺咪芬（trimetaphan camsilate） 是一种短效降压药，停药后 10~30 分钟，血压即回复至原来水平。该药作用于交感神经节，又释放组胺，使血管扩张，周围血管阻力下降，血压也随之降低。樟磺咪芬进入体内后，一部分被胆碱酯酶破坏，另有 30% 以原形随尿排出。常用的是 0.1% 溶液，即将樟磺咪芬 250mg 稀释于 5% 葡萄糖溶液 250ml 内，供静脉滴注，开始可稍快，约每分钟 3ml，当收缩压达 100mmHg 时，滴速减慢至 2ml/min 左右。根据渗血情况，可将血压维持于 80~90mmHg，心肺功能代偿健全者，短期内可达 70mmHg，时间维持长短取决于病人情况，一般不超过20分钟。选用该药的优点是，作用迅速，低血压的调节和控制都比较容易，停药后血压能迅速回升，很快回复至原来水平。其缺点是心率增快，易产生快速耐药性，尤其是青壮年。

3. 硝酸甘油（nitroglycerin） 它直接作用于平滑肌，包括支气管、胃肠道、胆道和生殖系统的平滑肌，但主要是心血管系统。口服和舌下含硝酸甘油可使静脉明显扩张，但静脉滴注也使小动脉阻力明显降低，致使血压下降。该药通过对前负荷、后负荷、心率和冠脉灌流四方面因素的影响，使心肌氧供增加而氧耗减少，特别有助于缺血性心脏病人在控制性降压中改善心功能。硝酸甘油的不良反应是恶心呕吐、出冷汗、眼内压升高和高铁血红蛋白增多等，应引起注意。静脉制剂半衰期短，剂量容易调节，不良反应发生较少。一般将静脉制剂10mg溶于5%葡萄糖溶液100~200ml（0.005%~0.01%），开始滴速为1μg/（kg·min）。根据血压变化，逐渐增加滴速，可达10μg/（kg·min），降压程度与剂量呈非线性关系，而与个体差异关系较大。

4. α及β受体拮抗药 如酚妥拉明（phentolamine）是α受体拮抗药，可直接作用在中枢和周围血管，临床上大多用在嗜铬细胞瘤手术时控制高血压，易出现心动过速。用法是静脉滴注0.1mg/min，逐渐增至0.5mg/min，一般用量不超过20μg/（kg·min）。艾司洛尔（esmolol）为超短效β_1受体拮抗药，作用迅速，持续时间短，血浆半衰期仅8~10分钟，静脉注射0.1~1.0μg/kg，可有效地控制心动过速，需要时持续静脉注射50~150μg/（kg·min）。适用于高血压伴心动过速的病人，使心率减慢，血压下降。拉贝洛尔（labetalol）是目前唯一具有α_1和β受体混合性的拮抗药。它对β受体的拮抗作用要比对α受体强4倍，因此，它可降低周围血管阻力和血压，又可通过对β受体的拮抗作用以减慢心率。乌拉地尔（urapidil）为尿嘧啶的衍化物，对突触后α_1受体产生拮抗作用，使周围血管阻力降低，血压下降。适用于不同程度的高血压；静脉注射10~50mg，需要时5分钟后可重复给药。

5. 氟烷、恩氟烷和异氟烷 可单独吸入氟烷、恩氟烷和异氟烷，麻醉逐渐加深，使周围血管扩张，抑制心肌，导致血压明显下降，也可与血管扩张药合并使用，使吸入全身麻醉药和血管扩张药二者用量均减少，以便减少全身麻醉药对心肌的抑制作用。

（三）降压管理的几个问题

1. 降压的程度和安全阈 一般认为收缩压不应长时间低于80mmHg，老年人更应如此，脉压应维持在20mmHg以上。高血压病人的降压，其收缩压下降幅度不应低于原来水平的30%。健康情况良好的病人，收缩压至60~70mmHg，若持续时间不长，仍属安全。因此，控制性降压应根据病人的具体情况和降压效果，尽可能维持在较高的水平。为了保证病人的安全，在降压过程中，应连续监测血压、中心静脉压、尿量和心电图。对情况复杂的病人，有条件可动脉直接穿刺测压，以便及时控制血压，维持在安全的水平。

2. 控制性降压的时间 降压的时间应尽量缩短，低血压时间过长，则并发症相应地增多。降压时间的长短，首先取决于病人对降压药的反应，其次才是手术的需要。在降压过程中，应随时保持动脉压能及时回升的趋势，即要保持一定的血管张力。当血压降至60~80mmHg，持续20分钟左右后，即减慢降压药滴速或暂停使用，观察血压是否能回升，若血压回升缓慢或不再回升，提示血容量不足，或组织的缺血或缺氧已达到一定程度，病人不能耐受较长时间的低血压。通常当收缩压在60~80mmHg时间不宜超过30~45分钟。若因手术需要延长降压时间，则应暂停用药，待血压回升后，再考虑是否继续进行控制性降压。

3. 降压过程中注意事项

（1）使手术区适当高于右心房水平，以减少出血和渗血，但头部不超过10°或取水平位。

（2）术中遇有失血，应及时等量补充，绝不能欠缺过多。若血压过低，经停用降压药，输血后血压仍未回复，可静脉注射升压药如去氧肾上腺素或间羟胺等。

（3）充分供氧，维持良好的通气。

（4）加强血压、心电图、氧饱和度和尿量的监测。

（5）手术的主要步骤结束后，即应终止降压，使血压逐渐回升至正常，经仔细止血后才能缝合切口。

（四）生理影响

控制性降压时对重要器官的影响有：

1. 脑 脑细胞的氧耗并无明显改变。若血压下降过低，而头部体位抬高，脑代谢将不能维持于正常水平。血压低于60mmHg，脑血流量下降，术后病人意识有轻度变化，但一般是暂时的。

2. 心血管 冠脉灌注仍然充沛，即便血压低于60mmHg，也不会导致心肌永久性损害，老年人或高血压病人，可引起短暂心肌缺血。应用降压方法不同，对心排血量影响也大不同，硝普钠静脉滴注时若血压不低于 80mmHg 则心排血量无改变，但吸入氟烷降压，心排血量明显下降。

3. 肺　降压后，肺血流减少，使生理无效腔增加；肺活量增大。

4. 肝、肾　由于 80% 肝血流来自门静脉系统，其氧饱和度为 74%，其他 20% 的肝血流却来自肝动脉，其氧饱和度达 95%，氧张力较高，因此，降压低于 60mmHg 可引起肝细胞缺氧、肿胀。血压下降使肾小球滤过减少，收缩压低于 60mmHg，尿形成中断，并不意味着肾功能不全，若持续时间过长，可导致肾功能不全。

（五）并发症

常见并发症有：①脑栓塞和缺氧；②反应性出血；③肾功能不全，少尿和无尿；④冠状动脉栓塞，心力衰竭和心搏骤停；⑤血栓形成和栓塞；⑥术后清醒延迟；⑦低血压。因此，控制性降压的选择，必须严格掌握适应证，充分权衡其得失，避免血压过低，尽可能缩短降压时间，以预防并发症发生。

二、低温

（一）适应证

1. 神经外科手术　如颅内动脉瘤摘除术、脑膜瘤摘除术，目前低温已少用，常采用控制性降压，以减少失血。

2. 颈部颈动脉手术　可保护脑组织，预防脑细胞缺血。

3. 大血管手术　如降主动脉瘤和腹主动脉瘤切除术（在肾动脉以上部位），可防止脊髓和肾脏缺血，是最好的适应证。

4. 心内直视手术　用体表法降温至 30℃，阻断心脏血液循环的安全时限为 8 分钟，由于心内直视很少能在 8 分钟内完成心内操作，目前以采用体外循环为主，同时合并低温或常温；婴幼儿心内直视术可采用深低温（体外循环血液降温）。

5. 术后高热　心搏骤停后脑复苏的治疗。低温虽无明显的禁忌证，但目前临床上应用低温已不如过去那样广泛，适应证的范围亦越来越明确。

（二）降温方法

常用的方法有三种：

1. 体表降温法　有 5 种降温方法，即冰水冰块浸浴法、冰袋法、体腔降温法、冷却毯和冷却室等，后两者需要特殊的设备。浸浴法和冰袋法效果确切，无需特殊设备。浸浴法适用于大血管手术。全身麻醉后，将病人浸浴在盛有冰水冰块的特制的橡皮水浴槽或浴盆中，体温自 37℃降至 34℃左右，一般需时 15~30 分钟，停止降温后，体温继续下降约 3~5℃，故最低温度在 28℃以上。冰袋法适用于浸浴法降温的维持、小儿低温麻醉以及高热和脑复苏治疗。用冰袋或特制的乳胶冰袋放在身体大血管丰富的部位，也有用橡胶或金属制的冰帽降温，降温速度缓慢，自 37℃降至 32~34℃需时几小时。

2. 血液降温法　采用人工心肺机和变温器体外循环进行全身性降温，适用于心内直视术和大血管手术。根据不同手术的要求，降温程度也不一，体外循环下降温幅度容易控制，降温速度快，自 37℃降至 30℃，只需数分钟，且复温也方便。由于全身深低温对机体生理干扰大，目前都主张应用体外循环降温至 25~30℃，经主动脉灌注冷心脏停搏液（0~4℃），局部心肌温度下降可达 15℃以下，心脏血液循环阻断时间可延长至 1 小时或更长。全身深低温适用于婴幼儿病变复杂的先天性心脏病手术，并取得良好的效果。

3. 局部脏器降温法　又称选择性降温法，主要用于心脏局部降温，使阻断循环的安全时限延长。早期曾于心脏表面放冰泥或冰袋降温，其缺点是心肌各层之间温差大。目前采用冷心脏停搏液（即心肌保养液），溶液内主要成分是钾盐，约 15~20mmol/L，温度为 0~4℃，经主动脉根部或直接冠状动脉灌注，心肌温度降至 20℃以下，只需 3~5 分钟。

（三）有关降温的几个问题

1. 麻醉方法　低温麻醉降温前必须以全身麻醉为先导，病人意识消失，脊髓反射受抑制，骨骼肌松弛，冷反射消失，周围血管扩张，体温调节中枢也受抑制，体温随外界温度而变化。一般以静脉麻醉药为诱导，并吸入全身麻醉药如氧化亚氮、恩氟烷、异氟烷、七氟烷、地氟烷等，静脉注射琥珀胆碱或泮库溴铵、维库溴胺后气管内插管以维持良好的通气。降温前，适当加深麻醉，追加肌松药，以对冷水冰块不产生寒战反应，也无心血管反应为准。

2. 体温监测和降温速度　体温监测的部位有：鼻咽、鼓室、食管下段、心脏和直肠。各部位的温度可间接代表某器官的温度，如鼻咽、鼓室的温度与脑的温度相近，食管下段温度代表心脏温度；直肠温度代表身体内部中心的体温。身体各部位的温度监测均有其特定的意义，监测食管下端体温，可预防严重心律失常的出现；监测鼻咽或鼓室温度，可提示循环阻断后中枢神经系统对缺氧的安全时限；直肠温度能提示复温时中断复温的安全体温。因此，低温时体温监测最好同时选择几个部位。目前所用的体温监测仪，其范围为0~50℃，误差约 ±0.5℃，测温探头有5~10个，可以满足临床的要求。近年采用数字显示，定时显示或记录，使用堪称方便。

影响体温下降速度的因素主要有：①降温方法：以体外循环血液降温为最快，血液温度先下降，心、脑温度随之降低。②年龄、体表面积和肥胖程度：小儿降温速度比成人快2~3倍，肥胖病人在体表法降温时，降温时间延长，但中断降温后，体温继续下降幅度大。③麻醉深度：浅麻醉时，降温过程可出现寒战，体表法降温时十分明显，影响体温下降。④室温和季节：室温高或夏季，降温慢，室温过低或在冬季，则反之。

3. 降温幅度　阻断循环的安全时限因体温不同而异，常温下一般不超过3~4分钟，否则可造成严重脑缺氧后遗症；32℃为3~9分钟；28~32℃为9~15分钟；18~28℃为15~45分钟；18℃以下为45~60分钟，但28℃以下容易产生心室颤动(室颤)。临床上按降温程度不同，可分四级：即32~34℃为浅低温，28~32℃为中低温，20~28℃为深低温，<20℃为超深低温。根据不同的手术部位，阻断某器官血液循环的安全时限，以决定降温幅度。采用体表法降温，最低温度一般不低于30℃，由于中断体表降温后，体温可继续下降3~5℃，因此，体表降温时体温下降至34℃左右，应即停止降温。

4. 复温　用体表法降温时，中断降温后，体温可继续下降，经2~3小时，体温开始回升，体温上升速度和所需时间，与室温、降温时间等有关。体外循环时，心内操作即将完毕，应即复温。复温过程中，可适当提高室温，胸腔内加温热盐水(<40℃)，但切勿与心脏直接接触，也可用电热毯等。复温时，切忌用热水袋，否则容易造成灼伤。缝合胸腔或腹壁前，体温应回升至31℃以上，预防严重心律失常出现。术毕，体温继续上升，至32℃以上才可送回病房，复温过程中，应继续监测体温、血压和心电图，维持循环平稳，充分供氧，防止二氧化碳潴留，避免寒战反应。

(四) 生理变化

1. 代谢　低温下，身体的氧耗量随之减少，32℃时氧耗量为正常值的75%；25℃时为45%；20℃为17%。但在人体不同器官，氧耗量降低的程度并不相同，脑组织的氧耗量呈“S”形下降，即30℃前无明显改变，27~30℃时氧耗量骤降，27℃以下，氧耗量下降又减慢。低温时酶的活动受抑制，且血红蛋白的氧解离曲线左移，都使细胞、组织利用氧的能力有所降低。

2. 中枢神经　低温下，每降温1℃，脑血流下降7%；降温至25℃，脑细胞氧耗量为37℃时的33%。低温时脑脊液压力下降，大脑皮质功能暂时减退。阻断循环后，37℃时脑细胞发生不可逆的损害安全时限为3分钟，25℃时，可延长至15分钟。

3. 循环系统　体温降至25℃时，心率、冠脉血流量和心肌氧耗量均减少为正常值的50%。无寒战反应时，心排血量下降。低温时，心电图的特征是：QRS波增宽，PR间期延长，ST段抬高。37℃以下，每下降1℃平均动脉压降低5%，随着体温下降，脑、肾和内脏的血流也随之减少。低温使血小板减少，纤维蛋白溶酶释放，因子Ⅴ(又称前加速素)、因子Ⅶ(又称前转变素)、因子Ⅱ(又称凝血酶原)和因子Ⅰ(又称纤维蛋白原)减少，可引起凝血机制障碍，但复温后迅速恢复。

4. 呼吸和酸碱度变化　随着体温下降，血中二氧化碳溶解度增加。低温下，血中缓冲能量减少，肺泡通气和肾脏调节酸碱平衡减弱。心脏对pH下降非常敏感，心肌应激性增加，形成室颤，故过度通气，提高pH，可预防室颤。

5. 肝、肾功能　循环阻断后，中心静脉压上升，肝静脉显著充血，可引起肝细胞严重损害，使肝功能破坏，术后发生严重代谢性酸中毒。低温时肝脏对缺氧的耐受性有所改善，肝功能减退。但复温1~2小时后，临床上肝功能检查已恢复正常。低温亦能改善肾脏对缺氧的耐受性。降温至30℃时，肾血流减少，肾血管阻力增加，肾小球滤过和肾小管排泄功能都相应降低。25℃时减少约30%，20℃以下尿的形成暂时停止。复温后，肾功能恢复正常。

(五) 并发症防治

1. 严重心律失常　30℃以下时，由于心室各部分温度不匀，形成异位节律点，同时心肌不应期延长，窦性活动障碍，从而诱发室颤。此外，心肌本身器质性病变，心肌缺氧，交感神经活动相对增强，以及氢离子浓度增加等，都与室颤的发生有关。因此，采用体表法降温时若能控制体温在30℃以上，预防寒战反应和周围血管强烈收缩，保证心肌充分氧供，维持酸碱平衡和钾离子浓度在正常范围，可以预防降温和复温过程中发生室颤。一旦发生应即中断降温，进行心脏挤压，并准备电击除颤。

2. 皮肤损害　皮肤与冰块接触时间过长，易使皮下脂肪坏死，婴幼儿尤为多见。皮肤温度降低后，受机械压迫，也易受到损害。采用冰水冰块浸浴法时，四肢末端部分应露出水面，以预防末梢神经炎和感觉异常。复温时，可用电热毯、提高室温等措施，切忌用热水袋，否则易发生灼伤。

3. 胃肠道功能紊乱　低温下，胃肠道淤血明显，大大影响胃肠道功能，术后病人食欲减退，腹胀，肠蠕动恢复缓慢，肠腔充气。但经胃肠减压后即能缓解。

4. 复温时休克　复温时由于皮肤和皮下血管受热突然扩张，周围血管床增加，有效循环容量未纠正时更易发生。因此，术毕复温时应及时补充血容量，继续进行血压、中心静脉压和心电图等监测，必要时可给予升压药等治疗。

（孙大金　王祥瑞）

第十一节　术中病人生理的监测、维护和控制

手术过程中，由于受许多因素的影响，诸如手术的创伤、失血和操作，病人术前的病理生理变化、麻醉药和麻醉方法、麻醉器械、术中各种用药、输液和输血等，都能引起病人术中生理变化，特别是循环、呼吸等系统重要器官的功能。临床麻醉中十分重视对病人生理的监测、维护和控制，这不仅大大提高了麻醉和手术的安全性，并且为手术创造最佳的工作条件，使以往不能施行的手术有条件进行，或是使手术的危险性较之以往有显著降低。

一、循环功能

（一）监测

循环功能监测的参数很多，除了一些传统的简便方法之外，随着现代医用电子仪器的发展，无论是创伤性或是无创伤性技术，均可用数字、波形显示和记录，有自动报警装置，还能进行数小时的趋向分析，常用的循环功能监测参数，见表 12-23。

表 12-23　正常心血管压力参数（成人，单位 mmHg）

项目	缩写	平均	范围
中心静脉压	CVP	6	1~10
右心房压	RAP	4	−1~+8
右心室	RV		
收缩压	RVESP	24	15~28
舒张压	RVEDP	4	0~8
肺动脉压	PA		
收缩压	PAsP	24	15~28
舒张压	PAdP	10	5~16
平均压	PAP	16	10~22
肺小动脉压	PAWP/PCWP	9	5~15
左心房压	LAP	7	4~12
左心室	LV		
收缩压	LVESP	130	90~140
舒张压	LVEDP	7	4~12

1. 心率和心律　是麻醉和术中的基本监测项目，最简单的方法是扪体表的动脉如桡动脉、颞动脉、颈动脉等，记录脉搏的频率、强度和节律是否规则。小儿心率较快，可将听诊器置于心前区，也可借助于脉率仪，可连续监测心率和心律。由于麻醉和术中心律失常的发生率可达18%~62%，故心电图的连续监测，对诊断和治疗是必不可少的。此外，心肌缺血性改变，须在心前区V5 导联观察 ST 段和 T 波的变化、血钾和血钙的变化，安置起搏器的手术病人，都需要做心电图连续监测。

2. 动脉压　即血压，受心排血量、血容量、周围血管阻力、血管壁弹性和血液黏度等五个因素的影响，是反映后负荷、心肌氧耗、心脏做功和周围循环血流的参数之一。血压的高低可衡量循环功能，但不是唯一的参数，因为组织灌注取决于血压和周围血管阻力两个因素；若血管收缩，阻力增高，则组织血流减少，故不能单纯追求较高的血压参数。测量血压的方法有间接和直接两种，常用的间接法是袖套测压法，可分手控和自动化两种。手控袖套测压法所用血压计简单，操作费时费力，不能及时反映病人血压的变化，不适合在手术麻醉期间和 ICU 中使用。自动化间接袖套测压法（NIBP）是无创伤的，可定时测量脉率、收缩压、舒张压和平均动

脉压，并有报警和记录装置。NIBP 通常采用振荡技术，装有微机和气泵等，即可定时自动地使袖套充气和放气，无需用听诊器。测压的传感器安装于机内，使用方便，测动脉压准确，省时省力，是目前临床麻醉和 ICU 常用的血压监测方法。但 NIBP 不能连续反映心脏每搏的动脉压。因此，在低温、控制性降压、心脏大血管手术、各类重症和休克病人，以及大手术，如脑膜瘤、嗜铬细胞瘤摘除术和肝移植术等，可应用动脉直接测压，同时也便于抽取动脉血做血气分析。测压途径可按具体情况选择桡动脉、股动脉、肱动脉和足背动脉，但最常用的是桡动脉。动脉直接测压法需用特制的聚四氟乙烯和聚丙乙烯套管针行动脉穿刺，连接心电、压力监测仪，并用含有肝素的生理盐水或 5% 葡萄糖溶液经常冲洗测压管道，以保证畅通，避免血栓形成。直接测压一般较间接法高 5~20mmHg。

3. 中心静脉压　主要反映血容量、静脉张力和右心功能，由于三尖瓣和肺动脉瓣对中心静脉血流的阻碍，以及肺循环血管阻力改变，致使左心压力衰减，故中心静脉压不能反映左心功能。监测中心静脉压的适应证：①心血管及其他大而复杂的手术；②脱水、失血和血容量不足；③重症和休克病人；④需要大量输液、输血者；⑤老年和心功能减退的病人；⑥心肺脑复苏时。监测中心静脉压常用途径：颈内静脉、锁骨下静脉和股静脉等，而颈内静脉的最佳途径是右侧，其原因有：①左侧有胸导管。②右侧颈内静脉比左侧以较直的方向进入上腔静脉，且距离较短。③左侧胸膜顶较右侧高。静脉穿刺需用特制的聚四氟乙烯和聚丙乙烯套管针或其他导管置入静脉，导管远端须位于上、下腔静脉，并接近右心房。中心静脉压的正常值为 5~12cmH_2O，<5cmH_2O 应持续补液；8~13cmH_2O，输血补液宜慎重；>15~20cmH_2O 提示右心功能不全。进行静脉穿刺测压应注意并发症的防治，如出血和血肿、气胸和血胸、血栓形成和栓塞以及感染等。

4. 肺小动脉楔压（PAWP）　又称肺毛细血管楔压（PCWP），即取 Swan-Ganz 漂浮导管，从右颈内静脉或左肘部静脉、右股静脉插入，经上腔或下腔静脉→右心房→右心室→肺动脉及其分支，可测量右心房压、右心室压、肺动脉收缩压、肺动脉舒张压、肺动脉平均压及肺小动脉楔压。肺小动脉楔压的正常值为 5~15mmHg（表 12-23）。当二尖瓣和右心室功能正常时，肺小动脉楔压与左心房压有较好的相关，二者相差在 ±4mmHg 内，故肺小动脉楔压是反映左心室前负荷的临床指标。用四腔的漂浮导管可以同时测定肺小动脉楔压、中心静脉压和心排血量，还可抽取混合静脉血测氧饱和度和经导管给药。监测肺小动脉楔压的适应证为：①估计左、右心室功能；②心脏大血管手术；③休克、严重创伤、心力衰竭和呼吸衰竭；④鉴别心源性和非心源性肺水肿；⑤指导心血管的治疗，如血管扩张药的应用和疗效观察，补充血容量等。术中使用呼气末正压通气（PEEP）时，若正压超过 10cmH_2O，肺小动脉楔压与左心房压二者相关不好，肺小动脉楔压就不能代表左心房压。插漂浮导管可发生下列并发症：①心律失常；②导管周围血栓形成；③导管气囊破裂；④肺梗死；⑤导管扭曲、打结或损伤心内结构以及导管折断，应引起注意，并做好预防和处理。

5. 心排血量（cardiac output，CO）　指心脏每分钟将血液输出至周围循环的血量。CO 反映整个循环系统的功能状况，包括心脏机械做功和血流动力学。影响心排血量的主要决定因素是心率和每搏量，而每搏量又由前、后负荷，心肌收缩性和心室壁异常活动四个因素决定。通过 CO 测定，可判断心脏功能、诊断心力衰竭和低心排血量综合征，同时估计病人的预后。对危重病人可及时反映心血管系统状态并指导治疗。术中监测 CO 是反映循环功能的重要参数之一。心室每搏排出的血量称每搏量（SV），故 CO=SV×HR（心率），其正常值为 4~8L/min，SV 为 60~90ml/ 次，又可用体表面积计算出心排血量指数（又称心指数，CI），正常值为 2.5~4.0L/（min·m^2），每搏指数（SI），正常值：40~60ml/（次·m^2）。按 Frank-Starling 定律以表示心室舒张末期充盈量（前负荷）与心排血量之间的关系。监测肺小动脉楔压和心排血量或心排血量指数，可绘制 Starling 心功能曲线（图 12-14），肺小动脉楔压在 18mmHg 时为正常心功能曲线的高峰，至 25mmHg 处逐渐降低。心力衰竭时 CI<2.2L/（min·m^2），肺小动脉楔压升高，而 CI 增加很少，即图 12-15 中 0→1，若给增强心肌收缩药物，CI 明显增加，从 1→2、3，但肺小动脉楔压在较高水平。因此，用增强心肌收缩药，同时给予血管扩张药，以降低后负荷，则从 1→4、5，不但 CI 明显增加，且肺小动脉楔压恢复至正常水平。通过绘制心功能曲线，可指导输血、补液和心血管治疗。从心排血量等资料可以计算出其他血流动力学参数（表 12-24）。监测心排血量的方法，可分为无创伤性和创伤性两大类：

无创伤性监测应用对机体组织没有机械损伤的方法，经皮肤或黏膜等途径间接取得有关CO等血流动力学参数(如超声心动图，部分二氧化碳重复吸入法)；创伤性监测经体表插入各种导管或监测探头到心腔或血管腔内直接测定各项生理学参数(如漂浮导管技术等)。

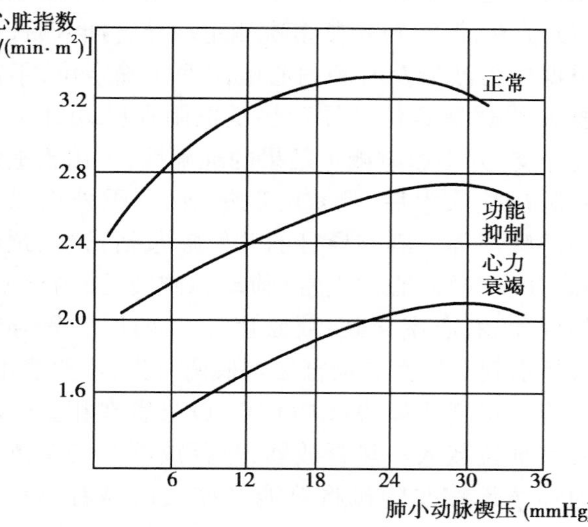

图12-14 Starling心功能曲线

(1)无创伤性方法

1)M型超声心动图、二维超声心动图及多普勒超声心动图及经食管超声心动图。通过经食管超声心动图(trans-esophageal echocardiography，TEE)可监测每搏量、左心室射血分数(EF)、舒张末期面积(EDA)、心室壁节段性运动异常(SWMA)和心室壁瘤，评定外科手术修复的效果等。TEE测量CO是用二维超声测定主动脉瓣口开放的横断面面积；多普勒(Doppler)测定通过主动脉瓣口血液的流速，算出左心室每搏量(SV)并计算CO，CO=SV×HR，SV÷LVEDV×100%即为射血分数(ejection fraction，EF)。

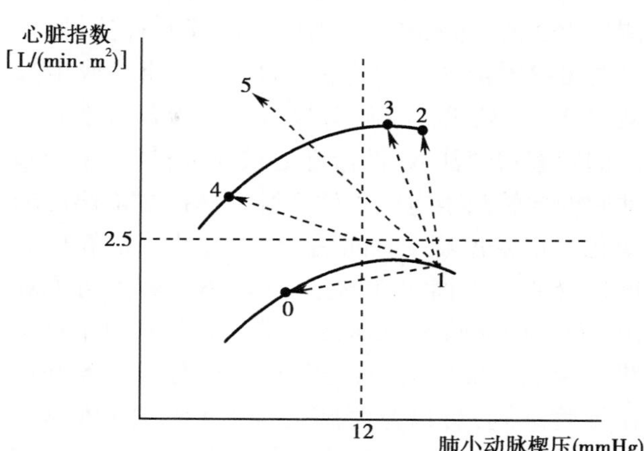

图12-15 心力衰竭的治疗过程

0治疗前，1扩容后，2、3增强心肌收缩药，4、5增强心肌收缩药+血管扩张药

2)部分二氧化碳重复吸入法测CO(RBCO)：应用Fick原理以CO_2测CO。对呼出和部分重复吸入气体中二氧化碳监测间接推算CO的方法，使用RBCO监测仪(NICO)，用于气管插管的病人，可进行连续CO监测。

3)心阻抗血流图(impedance cardiography，ICG，TEB)：是通过胸腔体表电阻抗变化获取该部位身体组织的血流容积变化。使用NCCOM3R7、Bioz系统(如BioZ、BioZpc等)监测仪，可直观12项

表12-24 正常血流动力学各项参数(成人)

指标	缩写	公式	单位	正常值范围
心排血量	CO	SV×HR	L/min	5~6
心排血指数	CI	CO/BSA	L/(min·m²)	2.8~4.2
心率	HR		次/min	60~90
每搏量	SV	CO/HR×1 000	ml/次	60~90
每搏指数	SI	SV/BSA	ml/(次·m²)	40~60
左心室搏出功	LVSWI	(1.36BP–PCWP)/100×SI	gram-meters/m²	45~60
右心室搏出功	RVSWI	(1.36PAP–CVP)/100×SI	gram-meters/m²	5~10
体循环血管阻力	SVR(TPR)	(BP–CVP)/CO×80	kPa·s/L	90~150
肺血管阻力	PVR	(PAP–PCWP)/CO×80	kPa·s/L	15~25

参数,反映 SV、CO、心肌收缩力和肺水等。

(2)创伤性方法

1)温度稀释法(热稀释法,thermo-dilution,TD):20 世纪 70 年代 Swan 和 Ganz 用特殊的温度敏感肺动脉导管证明了温度稀释法的可行性,成为测定 CO 的"金标准"。①单次温度稀释法:原理是将 0~3℃或 25℃(室温)的 5% 葡萄糖或生理盐水作为指示剂,经肺动脉漂浮导管开口于右心房的管腔快速注入,溶液随之被血液稀释,位于肺动脉的导管热敏电阻可感知肺动脉内血液温度的变化。记录温度 - 时间曲线,通过计算机算出温度稀释曲线下面积,结合注入液体的容积可推算出 CO。标准的 Swan-Ganz 漂浮导管是由不透 X 线的聚氯乙烯制成,管腔分成四部分。主腔开口在导管远端,可以监测肺毛细血管楔压(PCWP)和肺动脉压(PAP),并可采取血样。另一腔在离导管远端 30cm 处侧开口,当导管远端位于肺动脉内时,侧孔多位于右心房内,可监测 CVP 和右心房压(RAP),在测定 CO 时经此注射生理盐水。第三腔与导管的乳胶小气囊相通,并带有一个气囊阀,可充气 1.5ml,借此气囊漂浮于血液中,使导管前端随血流进入肺动脉,充盈气囊可得到 PCWP。离导管远端 3.5~4.0cm 处安置有热敏电阻(第四腔),可测定肺动脉内血液温度,用于计算 CO。漂浮导管根据压力波形和置入深度,判断导管所到达的位置(图 12-16)。漂浮导管经颈内静脉置入右心房,导管远端气囊充气后顺血流漂入右心室、肺动脉及其分支,嵌楔在肺小动脉上,测得肺毛细血管楔压(PCWP)。温度稀释法监测 CO,方法简单,可反复多次测定。导管插入后,可根据压力波形及心腔内心电图而正确定位,不需要 X 线透视定位。导管热敏电阻在肺动脉主干或分支,并不影响测定结果的准确性,可用于重症心脏病病人术后、严重心肌缺血、严重外伤以及心搏骤停等。漂浮导管的并发症包括:误入颈动脉、并发气胸、心律失常、肺动脉破裂、肺内出血、肺梗死、右心室穿破、败血症等。因此,放置导管直接引起医源性的损害必须权衡得失,不要滥用。②连续温度稀释法(CCO):CCO 导管在相当于右心室部位装入一热释放器,热释放器在安全范围内连续地按非随机将热能释放入血经右心室血稀释后,随右心室收缩,血液流到导管远端,由于该处血温下降而使传感器产生一系列电位变化,形成与冷盐水相似的温度稀释曲线,从而计算出

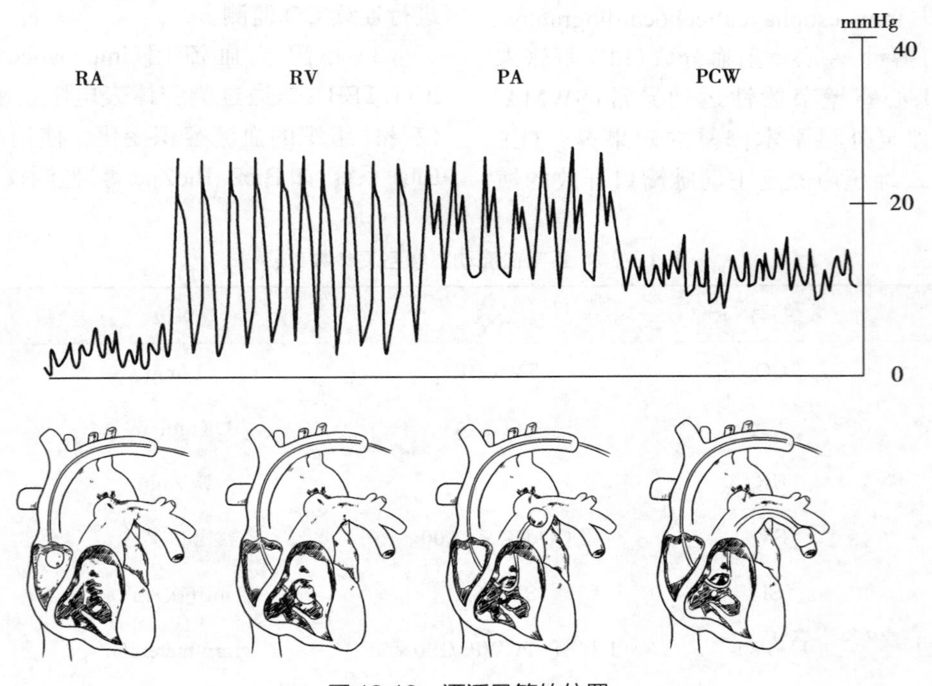

图 12-16 漂浮导管的位置

RA. 右心房;RV. 右心室;PA. 肺动脉;PCW. 肺毛细血管楔压

肺动脉血流速度和 CO。CCO 法无需液体，可自动、连续测定 CO，可动态显示 CO，而且同时输入 MAP、CVP、PCWP 等，可以计算出其他血流动力学指标。

2）脉搏分析连续心排血量监测（pulse continuous cardiac output，PiCCO 或 PCCO）：是一种较新的微创心排血量监测方法。利用脉搏曲线分析进行连续 CO 测量，并能对心脏前负荷以及血管外肺水进行监测。是经肺温度稀释技术和动脉脉搏波形曲线下面积分析技术相结合的监测方法。该监测仪采用温度稀释方法测量单次的 CO，并通过分析动脉压力波形曲线下面积来获得连续的心排血量（PCCO），同时可计算胸内血容量（ITBV）和血管外肺水（EVLW）等。

3）FloTrac/Vigileo 监测法：是近年推出的崭新的血流动力学监测。以动脉压为基础的 CO，通过外周动脉连续测定心排血量（APCO）。$APCO = PR \times (\sigma AP \times \chi)$ 式中，PR 为脉率；σAP：动脉压标准差，与脉压成正比；χ（khi）：血管顺应性常数，与影响脉压的血管张力（血管顺应性和阻力）成正比。FroTrac 传感器一端与病人动脉测压管连接；另一端与 Vigileo 监测仪连接。与 FroTrac 传感器连接可显示 CCO、SV 等血流动力学指标。"Vigileo"系统提供每搏量变异度（stroke volume variation，SVV），是前负荷反应性指标，可作为病人对液体治疗反应的预测指标。控制通气时，SVV 正常值 <10%~15%。临床应用可以：①实时评估血管张力；②实时指导心血管治疗；③指导合适的液体治疗；④实时指导血管活性药使用；⑤决定最佳心脏起搏。

$$\text{每搏量变异度(SVV)} = \frac{\text{最大每搏量}(SV_{max}) - \text{最小每搏量}(SV_{min})}{\text{平均每搏量}(SV_{avg})}$$

6. 周围循环监测参数

（1）毛细血管充盈时间：主要观察甲皱循环，压迫手指或足趾甲床后立即放松，记录甲床色泽由白转红的时间，正常为 2~3 秒；如充盈时间延长，同时有口唇和甲床发绀，以及肢体发冷和苍白，表示周围血管收缩，微循环供血不足和血液淤滞，常见于休克和心功能衰竭病人。

（2）体温：连续监测趾温度与中心体温，可间接反映周围组织血流灌注状态，中心温度一般选用直肠温度，也可将测温探头置于胸骨中点测量，正常时趾温与中心体温相差应 <2℃，若高达 3~6℃，表示周围血管极度收缩。严重休克和危重病人，心排血量减少和微循环障碍时，趾温降低，温差明显增加，但测量时应注意受环境温度的影响。

（3）尿量：若肾功能无异常，持续尿量监测是反映血容量、心排血量和周围组织灌注的简单可靠参数，正常尿量应维持 1ml/(kg·h)。低血容量、休克、心排血量减少和周围组织灌注不良时，则尿量减少，尿量增加常提示循环功能有改善。

（二）维护和控制

麻醉和手术过程中，循环系统功能常会发生不同程度的变化，其严重性取决于病人的术前情况以及麻醉与手术的影响。术前有高血压、心脏病、贫血、血容量不足和水、电解质紊乱等，心血管系统的自身调节和功能低落，若手术创伤较大，病变纠正又不理想，则术中循环功能可能发生急剧下降，造成十分严重的后果，术中可能发生严重心律失常、低血压、休克、心肌缺血或梗死、心功能衰竭和心搏骤停。因此，术前应对病人的循环功能作出正确估价，进行充分的术前准备，术中需加强各项监测，全面了解麻醉和手术对循环的影响，提高麻醉水平，采取支持和改善循环功能的有效措施，以保持心率和心律、血压、心排血量等平稳，预防和及时处理并发症和意外。

1. 心率和心律　维护心率和心律的稳定，预防心律失常出现，首先应避免和消除引起心律失常的诱发因素，如任何原因的缺氧和二氧化碳潴留，全身麻醉过深或太浅，椎管内麻醉阻滞范围广泛，胸腹部手术进行探查和牵拉脏器时引起迷走神经反射等。术中大出血或水和电解质紊乱、某些药物的不良反应（如肾上腺素、普萘洛尔等），都可导致术中出现心律失常，在决定治疗前应明确：①心率慢还是快；②节律是否规则；③心电图有无 P 波，P 波后有无 QRS 综合波；④ QRS 波是否正常；⑤是否是严重心律失常，是否需要处理。各种心律失常的处理见表 12-25。

表 12-25　心律失常的处理

诊断		治疗
窦性	心动过缓	1. 伴有低血压或逸搏给阿托品 2. 异丙肾上腺素 3. 起搏器
	心动过速	1. 普萘洛尔（心得安） 2. 普罗帕酮（心律平） 3. 新斯的明 4. 洋地黄 5. 艾司洛尔（esmolol）

续表

诊断		治疗
房性	阵发性心动过速	1. 按摩一侧颈动脉窦 2. 依酚氯铵 5~10mg 静脉一次给药 3. 伴低血压者静脉注射去氧肾上腺素 4. 普萘洛尔 5. 电复律
	扑动和颤动	1. 洋地黄 2. 普萘洛尔 3. 电复律
室性	期前收缩	1. 利多卡因 2. 普鲁卡因胺 3. 胺碘酮（amidarone） 4. 溴苄铵（bretylium）
	心动过速	1. 利多卡因 2. 电复律
	室颤	1. 心脏按摩 2. 电击除颤 3. 肾上腺素、利多卡因和溴苄铵等
传导阻滞	二度和完全性	1. 异丙肾上腺素 2. 起搏器

2. 每搏量和心排血量　术中有许多原因能引起心排血量和每搏量下降，常见的原因有：①前负荷减少，如血容量不足、血管扩张、右侧心力衰竭和心脏压塞；②后负荷增加，如高血压、肺栓塞；③心肌收缩性减弱，如麻醉药、心肌缺血或梗死、心力衰竭；④心率减慢或加快，如心律失常。维持和纠正心排血量在正常范围，必须针对上述发病原因。

（1）增加前负荷：可改变病人体位，适当抬高两下肢，以增加静脉回心血量；静脉注射平衡液和各种胶体溶液，输血，补充血容量；给增强心肌收缩药，如氯化钙、洋地黄、多巴胺等，以增强心功能，早期诊断和及时处理心脏压塞。

（2）降低后负荷：严重高血压病人，或术中发生明显高血压，均可用血管扩张药，如酚妥拉明、硝普钠、硝酸甘油等。在严密监测动脉压和体循环血管阻力（SVR）的条件下，根据病人的不同情况选择血管扩张药，一般先单次静脉注射小剂量，取得疗效后可静脉滴注维持，降低后负荷，纠正低心排血量。

（3）增强心肌收缩性：全身麻醉时，应维持麻醉深度在合适的水平，尤其是循环功能低下的病人，以减少麻醉药对心肌的抑制。术中因心肌收缩性减退所致的低心排血量，除分析和纠正其原因外，可同时给增强心肌收缩的药物，如儿茶酚胺类，包括多巴胺、多巴酚丁胺、肾上腺素、去甲肾上腺素、异丙肾上腺素和多培沙明（dopexamine）；非儿茶酚胺类，包括洋地黄、氯化钙、高血糖素和磷酸二酯酶抑制药如氨力农（amrinone）等。若心电图呈 ST 段压低伴有心肌缺血时，应积极纠正，分别根据血压、心率、PAWP 和 CVP 等情况及时进行治疗。

（4）纠正心律失常。

3. 动脉压　术中动脉压变化频繁，血压升高超过麻醉前血压的 20% 以上或血压达 160/95mmHg 以上者为高血压，反之，血压下降超过麻醉前血压的 20% 或血压下降至 80mmHg 以下为低血压。引起血压波动的原因很多，发生低血压的原因有：①术前用药、麻醉药和药物相互作用的影响。②术前病人有血容量不足、脱水、失血、心脏病、肾上腺皮质功能不全等。③术中体位改变、失血、手术操作干扰等。④输血反应、药物过敏反应和药物不良反应。⑤呼吸道梗阻、缺氧和二氧化碳潴留。麻醉和手术期间发生低血压时，首先应了解其原因，才能给予正确处理。低血压时应用升压药是一种暂时过渡的手段，由于血容量不足一时来不及补充，或因心功能低下尚未改善时，心排血量下降，重要脏器血流灌注不足，应用升压药和增强心肌收缩药物，可以增加心排血量，使血压高于脏器临界关闭压，维持适当血流，保护重要脏器的生理功能。常用的升压药见表 12-26。

近年对术中发生高血压有了进一步认识和重视，高血压和心动过速会增加心脏做功和心肌氧耗，对缺血性心脏病病人的危害尤为明显。此外，还可造成严重并发症——脑出血。手术过程中出现高血压的原因有：①麻醉过浅和镇痛不全。②术前有动脉硬化、高血压史和嗜铬细胞瘤等。③局部麻醉的心血管反应，升压药使用不当。④颅内高压和颅内手术。⑤术中通气不足或全身麻醉碱石灰吸收 CO_2 不佳致使 CO_2 潴留，针对产生高血压的原因，分别给予处理。对有高血压病史或缺血性心脏病病人，全身麻醉时，即便使用大剂量芬太尼也不能防止高血压发生，宜同时吸入异氟烷或安氟烷，阻断交感神经反应，术中保持血压平稳。术中高血压，同时体循环血管阻力（SVR）明显升高者，可选择血管扩张药以降压。为便于药物使用，控制血压水平，防止低血压，应采用直接法连续监测动脉压。

二、呼吸功能

手术过程中呼吸功能可发生一系列变化，主要

表 12-26 常用的升压药

药物	单次给药剂量(mg)		静脉滴注剂量
	肌内注射	静脉注射	
麻黄碱	15~30	5~15	—
去氧肾上腺素	3~5	0.05~0.5	10~50μg/min
间羟胺	3~5	0.05~0.5	20~200mg/500ml,40~500μg/min
异丙肾上腺素	—	1~4μg	2mg/500ml,1~5μg/min
多巴胺	—	—	400mg/500ml,2~20μg/(kg·min)
多巴酚丁胺	—	—	250mg/500ml,2~20μg/(kg·min)
去甲肾上腺素	—	—	8mg/500ml,2~16μg/min
肾上腺素	—	2~16μg	4mg/500ml,2~10μg/min

是功能残气量(FRC)降低,肺泡通气与肺循环血流比值(V/Q)下降,引起肺分流,肺泡氧分压与动脉血氧分压差增大,导致低氧血症。上腹部和胸部手术,术前原有肺部疾病均增加呼吸系统并发症发生率。近年呼吸机已在临床广泛应用,术中监测各项呼吸功能参数尤为重要。因此,加强术中呼吸管理,仔细观察各项临床体征,通过监测呼吸功能参数,尽可能减少手术和麻醉对呼吸功能的干扰,显然十分重要。另一方面,也应采取措施预防和减少术后呼吸系统并发症。

(一) 监测

术中呼吸功能的监测可包括临床表现、各项基本测定和血气分析。综合分析所得结果,可以正确指导术中进行呼吸管理。

1. 临床观察　其项目有:①呼吸频率和幅度:浅而快的呼吸,是呼吸功能不全的表现之一,频率>35 次 /min,就应密切注意。②呼吸肌动作和呼吸形式:呼吸道梗阻时往往表现为呼吸困难,吸气时胸廓软组织凹陷,辅助呼吸肌用力,出现鼻翼扇动;术中应用肌松药后,呼吸恢复的过程中,腹式呼吸先开始,然后出现胸式呼吸。③神经系统表现:缺氧时,病人可表现为精神错乱、激动和欣快,定向力障碍等。④心血管系统症候:高碳酸血症时,早期可出现心率增快、血压升高,由于毛细血管扩张,面部呈现潮红、皮肤出汗等;低氧血症时,血压下降,心率减慢,出现心律失常等。⑤口唇、甲床色泽:发绀仅出现在呼吸功能不全的晚期,因为从氧解离曲线上可看出,血红蛋白在 10g 和 5g 时的 PaO_2 值差别很大,故严重贫血的病人或缺氧早期,发绀现象就难以察觉。

2. 呼吸功能测定

(1)潮气量(VT):是平静呼吸的幅度,即每次吸入或呼出的气量。术中常用便携式肺量计或通气量计,安装在螺纹管呼出端连续监测,也可用电子数字显示呼吸监测仪。潮气量的正常值为 500ml 左右,它与年龄、性别、体表面积、情绪和活动等有关。<5ml/kg 则提示通气不足,须进行手法或机械通气。潮气量太大时,可因通气过度引起并发症,术中潮气量一般维持在 7~10ml/kg。

(2)每分通气量(V):静息状态下每分钟进入肺脏的气量,即 VT × f(频率),成人正常值平均为 4L 以上。术中监测每分通气量,与监测潮气量有相同意义,预防通气不足或通气过度。术中通气量控制在 100~120ml/(kg·min),并根据血气分析加以调节。

(3)吸入气体 O_2 浓度:在螺纹管吸入端装置测氧仪可监测吸入气体 O_2 浓度,新型测氧仪有数字显示和报警系统。调节吸入气体 O_2 浓度,可预防因吸入气体 O_2 浓度过低引起的低氧血症,还可避免因吸入纯氧而引起氧中毒或氧过多。通过吸入气体 O_2 浓度监测,同时监测 PaO_2,可早期诊断成人型呼吸窘迫综合征(ARDS)。

(4)呼气末 CO_2 浓度:由于 CO_2 比 O_2 溶解度大,弥散又快,故监测呼气末 CO_2 浓度与 $PaCO_2$ 密切相关,可作为判定气体交换满意与否的可靠数据之一。术中采用红外线 CO_2 分析仪,可连续监测呼气末 PCO_2($P_{ET}CO_2$)或 CO_2%,CO_2% × 7 即为 $P_{ET}CO_2$ 的近似值。此法无须抽血,并可连续监测,能及时纠正术中高碳酸血症和呼吸性碱中毒。呼气末 CO_2 浓度的正常值为 35~40mmHg 或 5%~6%。

此外，还可通过呼出气 CO_2 曲线，连续监测通气功能，以及判断气管导管是否误入食管等。

(5) 气道压力：通过麻醉机回路中或呼吸机的压力表，可连续监测：①吸气、呼气的气道压力；②气道内峰压；③呼气末气道压力。若压力突然升高，提示气道梗阻，例如呼吸道分泌物潴留，气管导管扭曲、受压等；若压力突然不升，则提示气道开放，如麻醉机螺纹管与气管导管脱开、漏气，肺泡或气管残端破裂等。

3. 血气分析和脉搏血氧饱和度（SpO_2）测定　血气分析可监测组织的氧合效果和酸碱状态，同时可计算无效腔量与潮气量的比值及肺循环自右向左的分流。术中常用的血气分析指标如下。

(1) 动脉血氧分压（PaO_2）：正常值为 80~100mmHg，PaO_2 在 55mmHg 以下为低氧血症，是诊断呼吸功能衰竭的指标之一。PaO_2 与吸入氧浓度有关，麻醉和手术期间用半紧闭或紧闭法吸入 100% 纯氧时 PaO_2 为 332~553mmHg，吸入 80% 氧的 PaO_2 可达 225mmHg，吸入 30%~40% 氧其值为 75~150mmHg，因此 PaO_2 是监测病人血液氧合的简单可靠的指标。PaO_2 的测定方法有两种：①间断测定法：根据病情需要每隔一定时间抽取动脉血标本，一般行桡动脉或股动脉穿刺或插管，但标本处理不当，也会造成误差，因血液在室温空气中继续代谢，PaO_2 每分钟可降低 8mmHg，标本应密封并即刻测定；②连续测定法：采用经皮氧测定仪长期连续监测，是无创伤性的，经皮测定值成人稍高于 PaO_2，婴儿的相关系数为 0.97。

(2) 动脉血二氧化碳分压（$PaCO_2$）：正常值为 35~45mmHg，是反映通气功能和呼吸酸碱平衡的重要参数。$PaCO_2$>45mmHg 为高碳酸血症，提示通气不足和呼吸性酸中毒；$PaCO_2$<35mmHg 为低碳酸血症，提示通气过度和呼吸性碱中毒；$PaCO_2$>55mmHg 是诊断呼吸功能不全的主要依据之一。

(3) 酸碱度（pH）与碱过剩（BE）：是测定血液酸碱状态的主要项目，pH 反映人体内环境酸碱变化综合调节的结果，正常值为 7.35~7.45；BE 表示碱储备，正常值为 ±3mmol/L。呼吸功能不全所引起的 pH 变化，只有在代偿失调时出现，而 pH 改变 0.1 即可影响肺泡通气量。呼吸性酸中毒时，CO_2 潴留，$PaCO_2$ 升高，pH 改变较小，仅在代偿失调时，pH 下降<7.35。呼吸性碱中毒时，$PaCO_2$ 下降，pH 则升高。BE 与呼吸的关系较小，仅在代谢性酸中毒和碱中毒时有变化，并同时测定标准碳酸氢盐（SB，正常值：21~27mmol/L）和缓冲碱（BB，45~52mmol/L）等参数。

(4) 动脉血氧饱和度（SaO_2）：指血红蛋白氧合程度的百分比，即动脉血中 Hb 实际结合的氧量与所能结合的最大氧量之比，SaO_2=［HbO_2/(HbO_2+Hb)］× 100% 以百分率表示，正常值 >95%。SaO_2 与血红蛋白量无关，而与 PaO_2、$PaCO_2$、pH、体温、2,3- 二磷酸甘油酯（2,3-DPG）、ATP 等有关。SaO_2 与 PaO_2 的关系称氧解离曲线，$PaCO_2$ 上升、pH 降低、体温升高及 2,3-DPG 增多等可使氧解离曲线右移；反之，则左移，这是机体组织对缺氧的代偿作用。术中轻度发绀临床上不易察觉，SpO_2 是一良好参数。临床上采用脉搏血氧饱和度仪可显示 SpO_2 和脉率，所测 SpO_2 和 SaO_2 有良好的相关性。该仪器使用方便，无须打定标，是无创伤性的，能早期发现低氧血症，是麻醉手术期间很有实用价值的监测仪。但亦有一些因素可影响其准确性，应引起重视。

(5) 肺泡 - 动脉血氧分压差（A-aDO_2 或 PAO_2-PaO_2）：通气与血流比值的失调（V/Q<0.8 或 >0.8）或弥散功能障碍，均可导致 A-aDO_2 的增加，产生缺氧。正常情况下肺分流量不超过心排血量的 2%~3%，A-aDO_2<10mmHg，但正常人吸 50%~100% 氧气 15~20 分钟后，A-aDO_2 可达 35~50mmHg。全身麻醉诱导后由于功能残气量（FRC）下降，肺部通气减少而灌流未变，因此 V/Q 下降，造成肺分流，A-aDO_2 增加，影响气体交换，导致低氧血症。

(二) 维护和控制

呼吸管理是临床麻醉中的一项重要基本项目，应做到：气道畅通，保证通气良好，换气功能接近正常，血氧饱和度 95%~98%，$PaCO_2$ 在 35~45mmHg，血 pH 正常，不引起呼吸道和肺实质损伤，不降低回心血量、心排血量和血压。

1. 保持气道通畅　术中发生呼吸道部分或完全梗阻并不少见，尤以全身麻醉手术，头颈、颌面、口腔外科和小儿全身麻醉手术更易发生。全身麻醉时要行气管内插管，但全身麻醉诱导过程中可将下颌向前向上托起或在口腔内置通气道。呼吸道分泌物增多、异物、胃内容物反流等，都可引起呼吸道梗阻，应及时排除。全身麻醉病人术前用阿托品或东莨菪碱可抑制呼吸道分泌物。为预防误吸，术前要禁食，麻醉前置胃管，尽量排空胃内容。当发生呕吐物反流入肺，应加压给氧，并用盐水冲洗支气管，每次 5~10ml，静脉注射糖皮质激素可能有助于减轻炎症反应。

2. 防止通气不足和通气过度　蛛网膜下腔阻

滞和硬膜外阻滞时，平面超过 T_4，呼吸活动受限制，造成通气不足。全身麻醉诱导过程中，硫喷妥钠、丙泊酚、芬太尼等可抑制呼吸，经面罩吸氧并辅助呼吸，以增加通气量。全身麻醉过深，使用肌松药后呼吸管理不善，都可导致通气不足，可用手法或机械人工呼吸，维持潮气量 7~8ml/kg，频率 12~14 次 /min，每分通气量在 4L 以上。若有条件取动脉血做血气分析，使 $PaCO_2$ 维持在 35~45mmHg。术中使用呼吸机进行机械通气时，应每隔 15~30 分钟测血气分析 1 次，以维持 $PaCO_2$、PaO_2 及 pH 在正常范围内。$PaCO_2$ 对脑血流的影响明显，在脑外科手术期间监测血气，调节通气量，维持正常的 PaO_2 和 $PaCO_2$ 25~30mmHg，有助于减少脑血流，降低颅内压。但过度通气后，使心排血量减少，有报道 $PaCO_2$ 降至 20mmHg，心排血量可降低 30%，应引起注意。

3. 维护换气功能接近正常　低氧血症是术中常见的呼吸系统并发症。根据 PaO_2 的不同情况，低氧血症可分为两大类，即：① PaO_2 下降：由于吸入气体 O_2 浓度低，或每分钟肺泡通气量减少，致使 PaO_2 下降，而 PaO_2 也随之降低。② PaO_2 正常或升高：通常肺分流增加，即 A-aDO_2 增大，其原因有：弥散障碍或通气与血流比值失调，若肺泡通气完全丧失，而 V/Q=0，则即便增加吸入气体 O_2 浓度，仍无法纠正低氧血症。通过 PaO_2 的监测，分析造成 PaO_2 下降的原因，采取措施就能及时纠正低氧血症。

(1) 调节吸入气体 O_2 浓度（FiO_2）：一般手术期间的 FiO_2 为 0.35，但老年人、大手术、重症病人应增加至 0.4~0.6，而吸入纯氧时间过长，可导致氧中毒。因此，在患严重呼吸系统疾病的病人，若提高 FiO_2，甚至达 1.0，而 PaO_2 仍不能恢复正常者，宜采用 PEEP。

(2) 全身麻醉诱导和维持过程中，肺分流增加，功能残气显著减少，往往可出现低氧血症，而低位椎管内麻醉对肺分流、A-aDO_2 均无明显影响，因此，伴有呼吸系统疾病的手术病人，宜选择椎管内麻醉和局部麻醉，且术后呼吸并发症也比全身麻醉少。

(3) 其他治疗：包括通气方式的选择等。临床上，对严重低氧血症、肺水肿、A-aDO_2 明显增加、肺分流增多、FRC 下降等情况，均可选择 PEEP。心排血量下降时，局部组织和器官血流灌注减少，供氧锐减，也可引起低氧血症，治疗上应针对导致低心排血量的原因加以纠正。

4. 呼吸机的管理　使用呼吸机前首先要熟悉其性能和操作方法，检查各种部件，然后进行调试。术中所用的呼吸机品种较多，一般习惯选用定容型呼吸机，通常采用间歇正压通气（IPPV）。呼吸机的基本监测项目有：潮气量、频率、吸呼比值、气道压力和吸入气氧浓度等。正常情况下，常用的参数是：潮气量 8~10ml/kg，频率：12~10 次 /min，吸呼比（I∶E）：1∶(1.5~2)，气道压力：15~20cmH_2O，吸入气氧浓度：40%~60%。但使用呼吸机 15~30 分钟后，应测定动脉血气，随时调节各项参数，尽可能维持在正常范围。术毕停用呼吸机必须具备下列条件：①自主呼吸恢复，以胸式呼吸为主，呼吸有力。②呼吸频率 <30 次 /min，潮气量 >5ml/kg，深吸气量 >10ml/kg。③血气分析在正常范围。④循环系统功能稳定。具备以上条件即可停用呼吸机。一般先用 T 形管呼吸皮囊作过渡，若测定动脉血气在正常范围，即可按拔除气管导管的操作原则将导管拔出。

三、肾功能

（一）肾功能监测

由于肾功能与病人的血流动力学变化关系十分密切，尿量及其成分的变化，是循环功能不全和血容量不足较敏感的指标，且术中有许多因素能影响肾功能，尤其是危重病人，术后并发肾功能不全也不少见。因此，术中对肾功能监测显然有其重要意义。常用的监测方法是：

1. 安置稽留导尿管　记录每小时尿量，并做尿检查，但插导尿管容易并发尿路感染，应掌握其适应证：①血容量不足（如脱水、出血）；②严重创伤；③需要大量输血者；④体外循环手术；⑤主动脉或肾血管手术；⑥肾脏疾病；⑦阻塞性黄疸，胆道系统大手术；⑧败血症时，使用对肾功能有影响的抗生素；⑨老年和危重病人施行大手术或长时间手术；⑩复杂的产科手术（如胎盘早剥等）。尿量 <0.5ml/(kg·h) 提示有少尿症，但需结合临床情况，排除导尿管脱出、扭曲和黏液堵塞等。

2. 尿液检查和血液生化测定　术中除监测尿量外，同时做尿常规检查，急性肾衰竭时尿镜检有红细胞、透明管型等。糖尿病病人需检查尿糖和酮体。疑有急性肾衰竭时，需测定血清尿素氮、肌酐等，血清肌酐值升高程度可反映肾小球功能损害的程度，血清肌酐的正常值为 44~106μmol/L (0.5~1.2mg/dl)，当肾小球滤过率减退 50%，则血清肌酐为 100~200μmol/L。血清尿素氮正常值为 2.9~7.5mmol/L (8~21mg/dl)，升高至 16mmol/L，提示肾功能严重损害。发生少尿或肾功能不全时，应经常监测血钾，防止出现高钾血症。

(二) 维护和控制

术中影响肾功能的因素很多，包括麻醉药、手术创伤、缺氧、大出血、低血压、休克、肝功能不全以及术前有肾脏疾病、肾功能不全等。因此，除术前应充分估计肾功能外，术中须采取综合措施，包括维护循环和呼吸功能，避免深麻醉，及时补充血容量等。当术中出现少尿时（指尿量 <20ml/h 或 <400ml/24h），首先应针对引起少尿的原因采取措施，其原因大致分为：①肾前性，如血容量不足（大出血、腹膜炎、大量利尿药）、循环功能不全（心力衰竭、心律失常、严重酸中毒、败血症）等；②肾性，输血反应、各种原因引起的溶血、肝肾综合征等；③肾后性，如手术操作意外等。由于少尿可能是急性肾衰竭体征之一，除上述病因治疗外，进一步排除急性肾衰竭。若补充血容量，使肾脏获得必要的血液灌注而仍然无尿，或给利尿药如呋塞米、依他尼酸（利尿酸）等又无尿，则考虑有器质性的急性肾小管坏死，此时治疗原则必须严格控制输液量，而按急性肾衰竭的要求给予处理。术中的生理监测，维护和控制，除上述循环、呼吸和肾功能等以外，尚须根据不同的病情、手术和设备条件等，分别对神经系统功能、吸入全身麻醉药浓度、电解质、体温以及肌松药等进行监测，防止中枢神经系统缺氧、麻醉过深、高热或体温过低等。

（孙大金　王祥瑞）

第十二节　麻醉恢复室

随着医学科学的日益发展，复杂的手术、大手术越来越多，手术病人的病情或伴有的并发症也越来越复杂，麻醉方法中吸入全身麻醉或静脉麻醉的应用很普遍。为了减少术后并发症和病死率，争取病人术后早日康复，提高手术治疗效果，许多现代化医院、教学医院和具有相当规模的正规化医院都专门设置麻醉恢复室或麻醉后治疗室（PACU），使手术刚结束的病人，在送回普通病房之前，先集中在恢复室内，由医师、护士、技术员等专人进行监测、护理和治疗。等待病人神志清楚，生命主要体征稳定，一般在术后第 1 个 24 小时内送回普通病房。但危重病人或需要抢救的病人可转送至 ICU 进行治疗。因此，麻醉恢复室的优点是：①人员集中，节省人力，尤其是护理人员，将全院 1 天内的手术病人集中在室内进行严密观察；②设备集中，充分发挥其作用；③治疗效果好，据有的报道认为，术后 24 小时内半数的外科死亡病人是可以预防的；④由于恢复室靠近手术室，若需要再次手术，病人可立即送入手术室。

一、恢复室的任务和建制

1. 任务

(1)严密观察术毕早期病人的意识、呼吸、血压、脉搏、尿量、体温等变化，术毕第 1 小时内应每 15 分钟记录 1 次（麻醉恢复室护理或病情记录单）。

(2)预防和处理术毕早期的并发症。

(3)组织有关科室的医师进行会诊，及时解决一切术毕早期发生的意外和并发症，必要时进行各项检查，如床旁 X 线摄片等。

(4)决定病人的转送，一般在恢复室内的病人都不超过 24 小时，危重和抢救病人转入 ICU；其他病人送回普通病房；若需要再次手术的病人，则立即送往手术室。

2. 组织和分工　恢复室的地点应设在手术室附近，以便随时能叫到麻醉和外科医师，又便于病人的转送。恢复室的规模大小取决于该院手术的例数和种类，一般床位和手术的比例为 1∶4，或床位与手术室的比例为 1∶(1.5~2)。麻醉恢复室可由一名麻醉高年资医师和一名有经验的外科护士长负责，人员包括护士、助理护士和工勤人员等。由于术毕早期全身麻醉病人意识可能尚未恢复，有时气管内插管还未拔除，又要 15 分钟测量血压、尿量等，因此，护理工作任务十分繁忙。护士的编制至少按病床与护士之比为 3∶1，危重和抢救病人时应有专职护士至少为 2∶1。除高年资麻醉科医师兼职或专职外，其他有外科、内科、小儿科、神经科等专科医师，一般是当天值班的高年资住院医师和主治医师兼任。

3. 设计和配备　恢复室的设计要有利于观察病人，施展呼吸、循环等治疗工作。恢复室可设在手术室附近或在手术室内。室内四周陈设病床，中央设有护士总监测台。病床之间以帘子相隔，除了专为隔离病人开设独用的小间外，其他病床都安置在大间内。室内光线充足，通风或空调齐全，又可进行空气消毒。在设备上,分常用的和特殊的两种,常用的有:氧气贮气筒或中心供氧管道,吸引器或中心吸引装置,包括吸分泌物、胸腔负压引流和胃肠道减压等;水银柱血压计、听诊器;急救车,车内备有各种急用药品、输液器、针头和针筒、止血带、敷料、胶布等。特殊的器材和仪器有:心电、无创血压和氧饱和度监测仪、除颤器、呼吸机、各种静脉穿刺消毒包、输液泵以及气管切开包、喉镜、气管插管等。如果条件许可,需准备床旁小型手推 X 线摄片机、血气分析仪和血钾等测定仪。

二、麻醉恢复的过程

从缝完皮肤切口和停止给病人麻醉药后,病人就进入麻醉恢复阶段,故实际上恢复是病人在手术室内已开始。椎管内麻醉和神经阻滞的恢复与局部麻醉药种类、浓度、是否用肾上腺素等有关。感觉和运动的恢复,一般从远端开始向穿刺点部位麻醉作用逐渐消失,运动比感觉先恢复。静脉麻醉的恢复主要取决于末次给药时间、各类药物的特性、肾功能和尿量等。吸入全身麻醉的恢复与吸入全身麻醉药的血/气分配系数和肺泡内全身麻醉药浓度有关。肌松药作用的消失与该肌松药的性能、剂量和肝、肾功能有关。气管内插管的病人,于手术结束,凡具备拔管的条件都主张拔出气管导管后才送入恢复室。若循环尚未稳定,呼吸活动没有恢复或通气不足,以及颌面口腔等手术,估计有可能发生呼吸道梗阻者,可以考虑暂缓拔管,将病人送入恢复室,待呼吸完全恢复正常,血气分析在正常范围内,而循环基本稳定时,即可拔出气管导管。病人进入恢复室内,由麻醉科医师向护士详细交班,包括姓名、年龄、麻醉和手术方法、输血和补液量、术前特殊用药和特殊情况(如药物过敏等)、术中病人情况(如失血量、血压、脉搏、呼吸、尿量、体温及其他特殊情况)和其他(包括病人的衣裤、X 线片等)。搬运病人时应防止各种导管脱出,如胸腔引流管、胃肠道减压管、动静脉穿刺导管等,注意呼吸道梗阻、软组织受压和保暖等。恢复室的值班护士应严密观察病人的神志、呼吸、血压、脉搏、体温、四肢皮肤和指甲色泽、尿量等,并详细记录。护士应鼓励病人咳嗽、深呼吸、四肢活动,并促使病人尽早苏醒。当病人血压、呼吸平稳或血压基本稳定(如滴注升压药维持血压),意识清楚,各种反射恢复,经麻醉或外科医师同意即可送回病房。危重病人则转送 ICU。

三、并发症的防治

麻醉恢复过程中,术毕早期常见的并发症是:

1. 呼吸道梗阻　术后呼吸道梗阻最常见的原因是舌根后坠引起咽喉部阻塞,其他有:分泌物、呕吐物和血块等阻塞,以及喉痉挛等。临床表现有:①胸壁、锁骨上凹、胸骨上凹出现下陷;②腹部剧烈运动;③呼吸交换不足;④呼吸音粗糙呈鼾声;⑤发绀。若不及时解除,可出现低氧血症和高碳酸血症。处理方法应针对发病原因:①托起下颌向上向前,解除舌根下坠,并置入通气道,以保证呼吸道畅通;②及时抽吸呼吸道分泌物、呕吐物和血块等;③严重喉痉挛经吸氧后若尚未解除,可给予面罩吸入 100% 氧气,同时,静脉注射小剂量琥珀胆碱(10~20mg),持续手法人工呼吸 5~10 分钟,即可使喉痉挛缓解;④任何原因引起的呼吸道梗阻,经上述方法处理仍未见效者,应考虑重新插入喉罩或气管导管,以保证呼吸道通畅,并维持足够的通气。

2. 通气不足　术毕早期引起通气不足的原因有:

(1)麻醉药主要是静脉麻醉药、麻醉性镇痛药和肌松药的残留作用,致使呼吸中枢抑制和呼吸肌麻痹尚未完全恢复,动脉血 CO_2 不断升高。

(2)受胸、腹部切口疼痛影响,肺活量明显下降,尤其是上腹部手术,术后第 1 天肺活量可下降约 60%。

(3)肥胖、术后急性胃扩张、腹带包裹过紧等都影响呼吸肌的活动,使 CO_2 潴留。

(4)某些手术如神经外科手术,中枢神经受损害,抑制呼吸中枢和呼吸肌的功能。通气不足的最可靠的诊断方法是做血气分析,$PaCO_2$ 明显升高,也可测定潮气量、通气量和 $P_{ET}CO_2$。若病人神志清楚,可测定病人的肺功能如肺活量和最大吸气力,肺活量至少达 10ml/kg,最大吸气力 >20cmH$_2$O,否则应继续进行辅助呼吸或控制呼吸,直至呼吸肌完全恢复正常功能。任何原因引起的通气不足首先必须保持呼吸道畅通,继续给予面罩或气管内插管以进行辅助或人工呼吸,维持良好的通气。若呼吸抑制系由麻醉性镇痛药所引起,可静脉注射拮抗药如纳洛酮或丙烯基去甲吗啡。

3. 低氧血症　是术后常见又严重的并发症,原因很多。术后低氧血症的发生原因,最常见的是肺内右向左分流增多。造成右向左分流的主要因素是肺不张，其原因主要是由于支气管梗阻，往往是支气管内分泌物积聚所致。其他还有：各种原因的肺水肿、气胸、呕吐物误吸、肺栓塞以及供氧不足、心排血量下降等。判断低氧血症的方法是测定 SpO_2 和 PaO_2。低氧血症的治疗，主要针对各种发病原因，纠正病因，同时，给予面罩吸氧或鼻氧吸入（氧流量每分钟 4~6L），其治疗结果取决于肺内分流的程度，肺内分流小，经吸氧后，SpO_2 和 PaO_2 即明显上升；肺内分流量大时，即使吸入 100% 氧气，依然无效。若吸纯氧后，PaO_2 持续 <60mmHg，应立即气管内插管，接上机械呼吸机，选择连续气道正压通气（CPAP）或呼气末正压通气（PEEP），增加功能残气，改善 PaO_2。

4. 低血压　术毕早期的低血压起因于：①前负荷减小，例如失血、第 3 间隙体液大量丧失、利尿、各种原因的毛细血管渗透性增加以及败血症所引起的血管扩张。②心肌收缩力减弱，可由于麻醉药的抑制作用、急性心肌梗死以及术前原有心功能低落所引起。鉴别低血压的不同原因主要是通过一些监测指标，如中心静脉压、左心房压、肺小动脉楔压、心排血量、每搏量、体循环血管阻力（SVR）、每搏做功指数以及心室压力升高最大速率（即 dp/dt，可通过桡动脉压力波测算）等，通过上述各参数，针对不同的引起低血压的原因，采取下列措施：①低容量性休克［CVP<5cmH_2O，肺小动脉楔压 <5~10mmHg，心排血指数 <2.5~4.0L/(min·m^2)，SVR>140kPa·s/L］，应立即静脉注射复方氯化钠乳酸钠溶液、白蛋白溶液、血浆、全血和代血浆用品等。②心源性休克［CVP>20cmH_2O，肺小动脉楔压 >15mmHg，心排血指数下降，SVR 升高］，首先降低前负荷，需限制输液，静脉注射呋塞米，在严密监测动脉压和 SVR 情况下，静脉滴注血管扩张药如硝普钠、硝酸甘油和酚妥拉明等；同时给予增强心肌收缩药，常用的有多巴胺或多巴酚丁胺，静脉滴注 3~10μg/(kg·min)，也可与硝普钠合用，降低体循环血管阻力，增加每搏量。③感染性休克（肺小动脉楔压降低，但心力衰竭时升高；心排血量升高，但心肌抑制时下降，SVR 下降），应按不同的病理生理变化进行治疗，若遇有心排血量下降、血压下降，除输液以补充从毛细血管中外漏的晶体液外，可静脉滴注多巴胺，静脉注射正性肌力作用药，但应注意使用升压药超过 24 小时，可能引起肾脏和消化道缺血。糖皮质激素如甲泼尼龙早已用于中毒性休克，一旦感染性休克确诊后，及时静脉注射大剂量甲泼尼龙（30mg/kg）可以明显提高感染性休克的存活率。但当血流动力学稳定，酸中毒已纠正，应逐渐停用激素。

5. 心律失常　术后早期的心律失常可由于电解质紊乱（如低钾）、缺氧、高碳酸血症、代谢性酸中毒和碱中毒以及心脏病本身引起。术后最常见的是窦性心动过速，其发病原因各异，包括血容量不足、疼痛、兴奋、发热、感染、心功能衰竭和甲状腺功能亢进等。因此治疗窦性心动过速应针对上述不同发病原因，若仍未见效，除心功能衰竭外，在心电图监测下同时注意血压变化，可静脉注射艾司洛尔。术毕早期出现的室性期前收缩，其发生原因有：缺氧、高碳酸血症、低血钾、酸中毒、心肌缺血和低血钙等。若表现为频发的或多源性室性期前收缩时，应针对发生原因给予治疗，同时静脉注射利多卡因。室性心动过速是术后早期严重的心律失常之一，应立即处理，否则可发展为室颤，可静脉注射利多卡因或电击复律。室上性心动过速是术后常见的心律失常，发病原因与心肌缺血、缺氧，失血以及交感神经系统兴奋等有关，治疗上可静脉注射去氧肾上腺素 0.1~0.2mg，引起血压骤然上升，使室上性心动过速转化为正常心律；也可静脉注射普罗帕酮 50~70mg 或新斯的明 0.5~1.0mg；若仍然无效，可静脉注射艾司洛尔、洋地黄制剂。

6. 肾衰竭　术后肾衰竭是手术病人术后常见的死亡原因之一，据报道有半数手术病人死于急性肾小管坏死。因此在恢复室内采取措施预防肾衰竭极为重要。对危重病人、大手术和估计手术时间长的病人，放置稽留导尿管，可及时发现少尿（50~400ml/24h 或 <15~20ml/h）。治疗上可按肾前、后的原因或肾脏本身的发病原因进行；肾前的原因如血容量不足、心力衰竭等，肾后原因有肾小管梗阻、急性肾小管坏死等；当出现少尿时，即便给予利尿药却仍然少尿，此时应限制输液，并密切检测血清尿素氮、肌酐和血钾等。高钾血症的治疗很重要，应立即静脉注射碳酸氢钠、氯化钙以及葡萄糖溶液和胰岛素。

7. 继发性出血　术毕早期大出血应立即鉴别发生原因，可分凝血机制障碍和血管结扎脱落或止血失误。通过各种凝血试验和测定凝血因子都有助于早期判断出血原因，若因凝血机制障碍所致，应输注鲜血、凝血因子等。如果疑有活动出血点，应即刻送手术室再次手术止血。

（孙大金　王祥瑞）

参考文献

[1] BURLACU C L, BUGGY D J. Update on local anesthetics: focus on levobupivacaine [J]. Ther Clin Risk Manag, 2008, 4 (2): 381-392.

[2] GRIFFIN J, NICHOLLS B. Ultrasound in regional anaesthesia [J]. Anaesthesia, 2010, 65 (Suppl 1): 1-12.

[3] 叶铁虎，罗爱伦，吴新民，等. 静脉麻醉药 [M]. 北京：世界图书出版公司，2008.

[4] MILLER R D, ERIKSSON L I, FLEISHER L A, et al. Anesthesia [M]. 7th ed. New York: Churchill Livingstone, 2009.

[5] 庄心良，曾因明，陈伯銮. 现代麻醉学 [M]. 3 版. 北京：人民卫生出版社，2004.

[6] SMETANA G W, LAWRENCE V A, CORNELL J E,et al. Preoperative pulmonary risk stratification for noncardiothoracic surgery: systematic review for the American college of physicians [J]. Ann Intern Med, 2006, 144 (8): 581-595.

[7] ZURAWSKA U, PARASURAMAN S, GOLDHABER S Z. Prevention of pulmonary embolism in general surgery patients [J]. Circulation, 2007, 115 (9): e302-e307.

[8] HORLOCKER T T, WEDEL D J, BENZON H, et al. Regional anesthesia in the anticoagulated patient: Defining the risks (the Second ASRA Consensus Conference on Neuraxial Anesthesia and Anticoagulation) [J]. Reg Anesth Pain Med, 2003, 28 (3):172-197.

[9] MAY J A, WHITE H C, LEONARD-WHITE A, et al. The patient recovering from alcohol or drug addiction: Special issues for the anesthesiologist [J]. Anesth Analg, 2001, 92 (6): 1601-1608.

[10] SNYDER-RAMOS S A, SEINTSCH H, BOTTINGER B W, et al. Patient satisfaction and information gain after the preanesthetic visit: A comparison of face-to-face interview, brochure, and video [J]. Anesth Analg, 2005, 100 (6): 1753-1758.

[11] SCHMIESING C A, BRODSKY J B. The preoperative anesthesia evaluation [J]. Thorac Surg Clin, 2005, 15 (2): 305-315.

[12] DRUMMOND J C. Monitoring depth of anesthesia: with emphasis on the application of the bispectral index and the middle latency auditory evoked response to the prevention of recall [J]. Anesthesiology, 2000, 93 (3): 876-882.

第十三章 复苏

第一节 概 述

(一) 复苏的概念

复苏的原意是指为了挽救生命而采取的医疗措施。例如，以人工呼吸代替自主呼吸以建立肺通气功能，以心脏按压代替自主心搏以形成暂时的血液循环，促进心脏恢复自主搏动等，都是典型的复苏措施。然而，如何判断构成威胁生命安全的原因，却是难以界定的。窒息、呼吸停止、心搏骤停等自然是威胁生命的病情，但其他如中毒、脱水、失血等虽然也是危险病情，但未必都已达到威胁生命安全的程度，但对这些危险病情所采取的治疗措施也称之为复苏。在本章中主要讨论心肺复苏（cardiopulmonary resuscitation，CPR），即针对心脏、呼吸骤停所采取的紧急医疗措施。

(二) 复苏的内容

呼吸和循环功能是最直接关系到生命安全的生理功能。因此，对呼吸和循环功能的支持和维护，始终是复苏的主要内容。然而，复苏工作不仅是要恢复和维持呼吸及循环功能的稳定，还应使其他器官功能得到恢复，尤其是中枢神经系统功能的恢复。因此，心肺复苏已演变为心肺脑复苏（cardiopulmonary cerebral resuscitation，CPCR）。灾害、战争或其他意外伤害时，固然有直接对呼吸和 / 或循环进行复苏的问题，但更常见的是急症病人的心肺复苏，如缺血性心脏病突发室颤是心肺复苏的主要对象之一，急性中毒时则常需要以呼吸机进行治疗(肺复苏)。

现场复苏后，呼吸和心脏功能虽然能得到基本恢复，但并存的原发病（如缺血性心脏病等）尚未获得妥善处理，已经恢复的呼吸和循环功能也未必能维持稳定。另一方面，由呼吸循环功能发生意外到复苏生效这一期间的缺血缺氧，可能已给机体造成新的损害，常发生低血容量、心功能障碍、组织灌注不足及全身炎性反应综合征（systemic inflammatory response syndrome，SIRS）等，仍需要综合治疗。因此，挽救生命既有现时存活的问题，也有长期恢复的问题。长期恢复所涉及的问题更为复杂，往往涉及多学科、多专业的知识。多学科的内容在复苏工作中的结合，使其在理论方面和临床治疗方面都逐渐发展和深入，形成了一门学科，即重症医学（critical care medicine，CCM）。

一般将复苏工作分为三个阶段，即基本生命支持（basic life support，BLS）、高级生命支持（advanced life support，ALS）和复苏后治疗（post-cardiac arrest care，PCAC）。BLS 系指在事故或发病现场进行应急抢救，是挽救病人生命的基础。ALS 是在具有较好的技术和设备条件下对病人进行治疗，在生存链中起到关键作用。经过 ALS 尽管自主循环得到恢复，但仍需要维持循环功能的稳定，需要对引起心搏骤停的病因及心搏骤停后的并发症进行治疗，称为复苏后治疗（PCAC）。

(三) 复苏的教育与组织

时代的发展已使生活节奏日益加速，以致工伤意外、交通航行事故、急危重症的发生也日益频繁。对于急救复苏的客观要求也随之日趋频繁和迫切。复苏是一项社会力量和医学专业人员相结合，共同抢救病人生命的工作。对于院外发生心搏骤停者的复苏，其成功率与下列因素相关：①是否早期开始 CPR。②是否早期进行电除颤。③是否进行高质量 CPR 以维持冠状动脉和脑血管的血液灌流。

对于发生室颤者，4 分钟内开始 CPR、8 分钟内实施电除颤，才能获得最佳生存率。因此，动员和组织社会力量进行互救和自救，结合医疗单位的深入防治工作，是现代行之有效的社会复苏措施，从而使急重症、事故和灾害的致死率、致残率都有了显著下降。

对全民的复苏急救的教育非常重要。医疗辅助人员、基层医疗卫生人员、红十字会会员、消防队员、民警、汽车司机以及事故易发单位（例如工厂、矿山等）的工作人员等，都应定期进行心肺复苏的技术培训；各级医务人员应定期考核复苏知识和技能。在人员集中或事故高发的地方，如医院、学校、运动场馆、机场、车站、工地等，配备公用自动电除颤器（AEDs），以便能在事发现场及时、正确地进行基本生命复苏。卫生行政部门不仅要组织对全社会进行复苏技术的培训，还应建立急救医疗服务系统（emergency medical services systems，EMSS）或称为急救中心，以便能在最短时间内获得高级生命支持或迅速转运到具备良好技术和条件的医疗单位。在各级医院也应建立快速反应系统，EMSS 能及时获取事发的时间、地点及病人情况的信息，调度员可及时派出急救小组，并可通过电话指导现场的心肺复苏。EMSS 承担高质、高效的高级生命支持，并及时将病人转运到医疗单位的重症监护病房（intensive care unit，ICU）进行复苏后治疗，成为社会复苏的后盾。EMSS 应由训练有素的医师、护士和辅助人员组成急救小组，各小组成员在任何时间都处于待命状态，可通过协议信号启动 EMSS。因此，EMSS 应制定详细的、可实施的制度和计划，如呼叫标准和方法、设备和药品的配备、交通等。EMSS 是“生存链”中的重要环节之一，对于提高院前复苏的成功率和生存质量起到重要作用。

（杨拔贤）

第二节　心脏按压（人工循环）

心搏骤停（cardiac arrest）是指心脏突然丧失其排血功能而导致周身血液循环停止和组织缺血、缺氧的状态。由心脏的功能状态来看，心搏骤停包括：心室颤动（室颤，ventricular fibrillation，VF）、无脉性室性心动过速（pulseless ventricular tachycardia，PVT）、无脉性心电活动（pulseless electric activity，PEA）和心脏静止（asystole）。PEA 包括：心肌电-机械分离（electro-mechanical dissociation，EMD）、室性自搏心律、室性逸搏心律等。但不管什么原因引起的心搏骤停，其临床表现和可能带来的后果基本上是相同的，即全身有效血液循环停止，组织细胞立即失去血液灌流，导致缺血缺氧。因此，在 BLS 阶段的处理程序和方法基本相同。

由于心搏骤停后有效的组织灌注停止，结果引起组织细胞缺氧、无氧代谢和代谢产物蓄积。如果不能在几分钟内恢复有效循环，生命器官将丧失功能，或存留永久性功能损害。心肺复苏成败的决定因素固然是原发病的严重程度，但复苏措施的建立是否及时，室颤的治疗是否及时有效，心肺复苏期间冠脉和脑血管的灌注是否足够，都是影响复苏预后的重要因素。一般认为，在常温下脑细胞经受 4~6 分钟的完全性缺血缺氧，即可造成不可逆性损害；但若存在即便是微小的灌流，脑细胞的生存时限则可明显延长。发生室颤者的临床特点可分为三相：①电学相，发生在心搏骤停的前 4~5 分钟，早期电除颤是复苏成功的关键；②血流动力相，是心搏骤停后的 10~15 分钟，主要危险是心肌灌注障碍；③代谢相，是因组织缺血缺氧而引起代谢障碍，心肌及脑的缺血性损伤非常明显，复苏的成功率很低。可见，时间在心肺复苏中非常重要，“时间就是生命”在此得到真正体现。随着对复苏理论研究的进展和临床经验的积累，心搏骤停 10 分钟以上仍能恢复良好神经功能的病例也不乏报道。研究表明，脑细胞不可逆性损害并不是在脑血流停止时形成的，而是发生在脑再灌注之后，即脑缺血再灌注损伤。这样，就有可能通过干预措施来延迟或减轻这种再灌注损害，从而增加了脑细胞功能恢复的机会。由于临床情况较为复杂，对心搏骤停的“安全时限”应从积极意义上来理解，要力争在最短时间内恢复自主循环和生命器官的灌注，即使已超过这一时限，仍应争取机会而不应轻易放松复苏工作。实际上随着开始复苏时间的延长，复苏的成功率也随之降低。因此，初期复苏时立即建立有效的人工循环是复苏成功的关键。

心脏按压亦称心脏按摩，是间接或直接施压于心脏，使心脏维持充盈和搏出功能，并能诱发心脏自律搏动恢复的措施。操作无误时，一般都能保持心排血量和动脉血压基本满足机体低水平的要求，起到人工循环的作用。在胸壁外施压对心脏间接按压的方法，称为胸外心脏按压或闭式心脏按压；切开胸壁直接挤压心脏者，称为开胸心脏按压或胸内心脏按压。

(一) 胸外心脏按压

于胸壁上相当于心脏的部位施加压力以诱发心搏的方法已有较久的历史，但直到20世纪60年代以后才得到较为系统的研究和广泛应用。对于胸外心脏按压能引起血液循环的机制有两种解释。心脏在胸骨和脊柱之间被挤压时，主动脉瓣开放而房室瓣关闭，引起血液从心脏射向主动脉瓣，即心泵机制。以后的研究表明，压迫胸壁所致的胸内压的改变起着主要作用。在胸外心脏按压时胸内压力明显升高，此压力可传递到胸内的心脏和大血管，再传递到胸腔以外的血管，驱使血液向前流动；当按压解除时，胸内压下降并低于大气压，静脉血又回流到心脏，称为胸泵机制。实际上这两种机制并不相互排斥，只要正确操作，即能建立一暂时的人工循环。胸外心脏按压时动脉压可达80~100mmHg或更高；但舒张压却很难达到40mmHg，颈动脉压仅40mmHg左右，颈动脉血流量也只相当于正常的1/4~1/3。虽然如此，对初期复苏而言，可足以防止脑细胞缺血性损害。值得注意的是，中心静脉压(收缩期)和颅内静脉压的上升几乎与动脉压相似。因此，组织灌注压极低，难以完全满足组织细胞代谢的需要。在心肺复苏期间，主动脉舒张压与自主循环功能的恢复呈正相关，冠脉的灌注压较高将预示自主循环的恢复。如能在心肺复苏的同时应用肾上腺素，则可维持较高的主动脉舒张压，心肌和脑的血流量也明显增加，从而提高复苏的效果。胸外心脏按压的优点在于操作易于掌握，无需特殊条件，随时随地皆能进行。因此，在现场的非专业人员可立即开始复苏，能争取极其宝贵的时间，为以后的复苏奠定良好的基础。

施行胸外心脏按压时，病人仰卧，保持头部与心脏在同一水平上，背部有硬支撑物如木板等。胸外心脏按压的部位在胸骨下1/2处或剑突以上4~5cm处。施救者站在或跪在病人一侧，将一手掌根部置于按压点，另一手掌根部复于前者之上。手指向上方跷起，两臂与水平面伸直，凭自身重力通过双臂和双手掌，垂直向胸骨加压。胸外心脏按压应有力而迅速，每次按压后应使胸廓完全恢复原位，但手掌不离开胸骨。如果胸廓不能完全复位可导致胸内压升高，影响静脉血的回流和心排血量，并可降低冠状动脉和脑组织的灌注。如此反复操作，按压时心脏排血，松开时心脏再充盈，形成人工循环(图13-1)。心脏按压的频率和按压持续的时间对于自主心跳的恢复非常重要。在CPR期间，冠脉灌注取决于按压时间占心脏按压周期(包括按压和松开时间)的比例和按压后胸廓回弹的程度。研究表明，按压时间占按压周期的20%~50%时，冠脉和脑的灌注最好。根据胸泵理论，胸外心脏按压与松开的时间相等时循环血流量最大。为了操作方便和易于掌握，推荐心脏按压时间占按压周期的50%，即按压与松开时间相等。

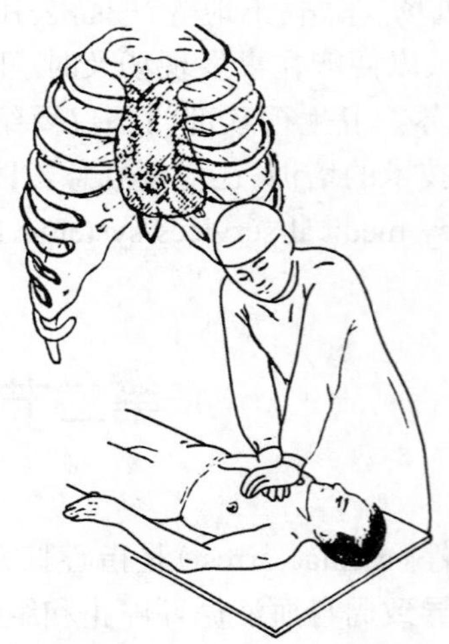

图13-1 胸外心脏按压

根据2010年美国心脏协会(American heart association，AHA)复苏指南，复苏的质量是影响复苏预后的重要因素，胸外心脏按压应采取“用力尽快”原则，尽早呼叫专业人员进行复苏可显著提高复苏质量。高质量的复苏措施包括：胸外按压频率由过去的100次/min改为至少100次/min；按压深度至少为胸部前后径的1/3或至少5cm，大多数婴儿约为4cm，儿童约为5cm；要求保证每次按压后胸部充分回弹；维持胸外按压的连续性，尽量避免或减少因人工呼吸或电除颤而使心脏按压中断。在心脏按压过程中，容易发生疲劳而影响心脏按压的频率和深度。因此，如果有2人以上进行心脏按压时，建议每2分钟就交换1次。但交换时不能影响按压，一人在病人一旁按压，而另一人则在对侧做替换准备，当对方手掌一离开胸壁，另一方立即取代进行心脏按压。在心脏按压期间应尽量减少影响或停止按压的次数和时间，无论是人工呼吸、电除颤、建立人工气道或进行检查等操作，都应以不干扰心脏按压为原则。因为停止心脏按压的时间越长，复苏效果越差。心脏按压与人工呼吸比为30∶2，直到人工气道的建立。人工气道建立后可每 6~8 秒进行一次人工呼吸或 8~10 次 /min，而不中断心脏按压。

在有效的胸外心脏按压期间可以触到大动脉的搏动，并可测量到动脉血压。只有当心肌，尤其是心肌起搏系统，得到足够血液灌注，才可能恢复自主循环。胸外心脏按压过程中如果瞳孔立即缩小并有对光反射者，预后或可较佳；如无药物的影响但瞳孔始终完全散大且角膜呈灰暗色者，预后一般不良；更常见的是瞳孔呈中等程度散大且始终不改变者，预后也往往不良。但心搏骤停后瞳孔的变化只有参考意义，并非决定性体征，不宜根据瞳孔的变化决定是否继续复苏，更不应反复进行检查而中断心脏按压。动物研究结果表明，在 CPR 期间心肌血流量达到 15~20ml/(min·100g)，主动脉舒张压达到 40mmHg，冠状动脉灌注压达到 15~25mmHg 时，一般都能恢复自主循环。因此，在 CPR 期间如能监测直接动脉压，对提高复苏质量无疑是很有帮助的。

肋骨骨折是胸外心脏按压较常见的并发症。因折断的肋骨而损伤内脏以致穿孔、破裂、出血等，也都是可能发生的并发症，尤以肺、肝和脾较易遭受损伤，应尽量避免。

（二）开胸心脏按压

在心肺复苏期间，提高冠脉灌注压是恢复自主心律的关键，而冠脉灌注压为主动脉舒张压与右房舒张末压之差。因此，如何提高主动脉舒张压是非常关键的问题。胸外心脏按压时的心排血量只有心搏骤停前的 10%~33%，心肌的灌注压和脑灌注压也都很低。研究表明，正规的开胸心脏按压比胸外心脏按压能更好地维持血流动力学稳定；由胸外心脏按压改为胸内按压可使心排血指数、冠脉及大脑的灌流量得到改善，心排血指数可达正常者的 52%，冠脉血流量可达正常者的 50% 以上，脑血流量可达正常者的 60% 以上。开胸心脏按压不仅更容易激发自主循环的恢复，而且对中心静脉压和颅内压的影响较小，有利于改善冠脉的灌注和脑细胞功能的保护。动物研究表明，当心搏骤停 15 分钟时立即行开胸心脏按压，可明显改善动物的成活率；当心搏骤停后先行胸外心脏按压，20~25 分钟后再行开胸心脏按压，血流动力学虽有改善，但对其预后并无明显效果。因此，对于胸廓严重畸形、胸外伤引起的张力性气胸、心脏压塞、机械瓣膜置换者、胸主动脉瘤破裂等，以及心搏骤停发生于已行开胸手术者，都不宜进行胸外心脏按压，应该首选胸内心脏按压。胸外心脏按压效果不佳者，只要具备开胸条件，应采用开胸心脏按压。尤其在手术室内，应于胸外心脏按压的同时，积极做开胸的准备，一旦准备就绪而胸外心脏按压仍未见效时，应立即开胸进行胸内心脏按压。

开胸心脏按压的开胸切口可选胸骨左缘第 4 肋间，沿肋间切至左腋前线。胸膜切开后，术者即可将一手伸入纵隔并将心脏托于掌心进行按压（图 13-2）。按压时忌用指端着力，以免损伤心肌；应以除拇指以外的四指对准大鱼际肌群部位或胸骨进行按压。如果心包内有较多积液或心脏扩大较显著者，也可将心包剪开进行心包内按压，否则按压效果难以满意。自主心搏恢复、循环基本稳定、检查胸腔内无活动性出血后即可关胸。胸壁应行分层缝合，并安置闭式引流。

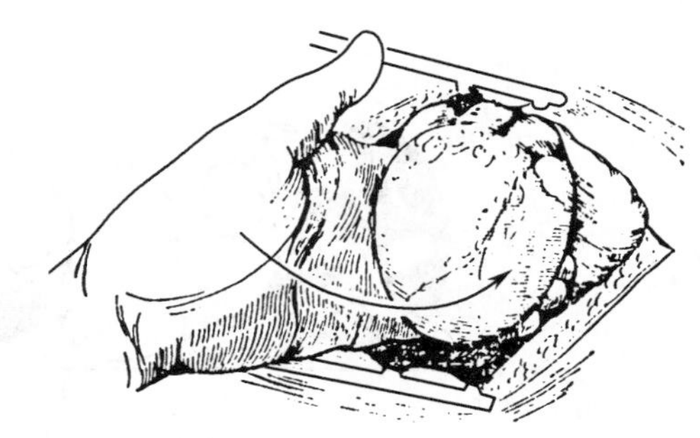

图 13-2 胸内心脏挤压

（杨拔贤）

第三节 人 工 呼 吸

以人为的方式进行肺泡通气代替病人的自主呼吸，称为人工呼吸。人工呼吸可有徒手人工呼吸、简易呼吸器人工呼吸和机械通气等方法。徒手人工呼吸主要适用于缺乏器械的现场复苏，虽然较后二者有许多不足之处，但足以满足应急所需。简易呼吸器是便于携带到现场的人工呼吸装置，较徒手人工呼吸的通气效果更好，是机械通气的雏形。机械通气所使用的人工呼吸装置称呼吸器或呼吸机，其性能不仅可以代替病人的自主呼吸，而且还能根据病人病情选用不同的通气模式以改善其肺功能，起到治疗作用。传统的成人复苏顺序为A-B-C（airway-breathing-circulation），即在心脏按压前开放呼吸道进行人工呼吸，人工呼吸开始后进行心脏按压。2010年AHA复苏指南将成人复苏的顺序由A—B—C改为C—A—B，即现场复苏时，一开始就进行胸外心脏按压，心脏按压开始后再进行人工呼吸。

（一）呼吸道的管理

保持呼吸道的通畅是进行有效人工呼吸的先决条件，呼吸道梗阻也常是发生心搏骤停的原因。完全性呼吸道梗阻在5~10分钟，可引起严重的低氧血症和高碳酸血症，导致心搏骤停。发生不完全性呼吸道梗阻也可引起缺氧性脑损害、肺水肿，严重者可导致呼吸衰竭，继发呼吸和心搏骤停。呼吸道梗阻的常发部位是咽喉部。因舌肌及颈部肌群的松弛，舌和会厌下垂并与咽后壁或声门紧密接触，形成部分或完全性呼吸道梗阻。大约1/3昏迷病人可因呼吸道分泌物、充血或水肿而发生梗阻，当病人用力吸气时也容易使舌和会厌紧贴咽后壁和声门而发生呼吸道梗阻。口腔、咽喉部及气管内因异物堵塞，如呕吐物、分泌物及血块等，也常常是形成呼吸道梗阻的原因。因此，在复苏过程中必须重视口腔和呼吸道内的异物清除。

解除因舌后坠引起的呼吸道梗阻，最简单有效的方法是头后仰法。操作者一手置于病人颈后部，将病人的颈部向上方抬起，另一手置于病人前额，将其前额向下、后方推移，使头部尽量后仰，以解除因舌后坠引起的呼吸道梗阻（图13-3）。但对于有颈椎或脊髓损伤者，应采用托下颌法。托下颌的操作较为复杂，需经过培训。操作者以除拇指外的四指将病人的下颌角用力向前方推移，同时将拇指置于病人下唇部，向前、下方拨动下颌，使病人张口，以利病人经口呼吸（图13-4）。还可以借助于口咽或鼻咽通气道保持呼吸道通畅。

在条件具备时应尽快建立人工气道。在复苏时常用的人工气道有：食管-气管联合导管（图13-5）、喉罩（图13-6）、气管内插管和气管切开。食管-气管联合导管和喉罩的置入不需要喉镜引导，操作较容易，可不需要中止心脏按压，但都难以达到气管内插管对呼吸道控制的程度。如果具备气管内插管的条件，应立即施行气管内插管。因气管内插管可以确保呼吸道通畅，防止发生误吸，使肺泡通气和供氧更加有效，有利于清除呼吸道内的分泌物，人工呼吸可不受心脏按压的限制。因某些原因，如面部、口腔或咽喉部严重损伤等，不宜行气管内插管时，应该立即行气管切开术或环甲膜穿刺置管，以保持呼吸道通畅和有效通气。在CPR期间，不管采用哪种人工气道，都不能停止或中断胸外心脏按压，气管内插管或置入其他人工气道的时间都不能超过10分钟，以免影响心脏按压。

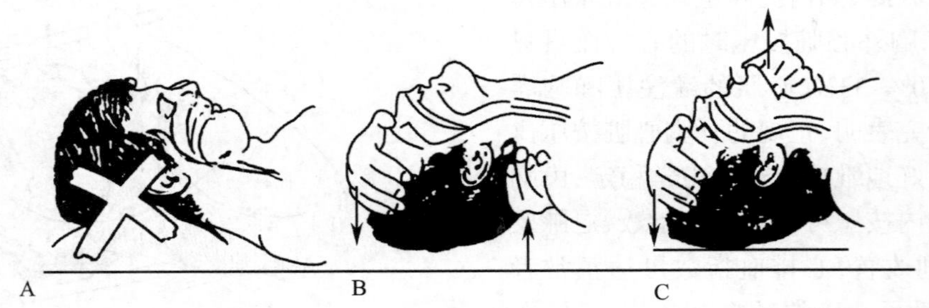

图13-3 头后仰法

A. 不正确位置；B. 头后仰；C. 提起下颌

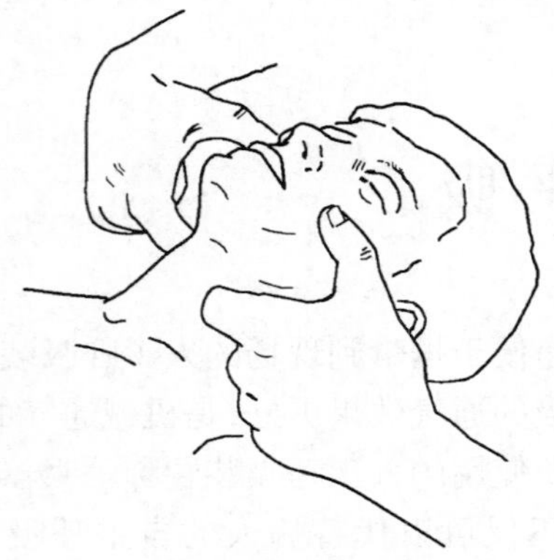

图13-4 托下颌法

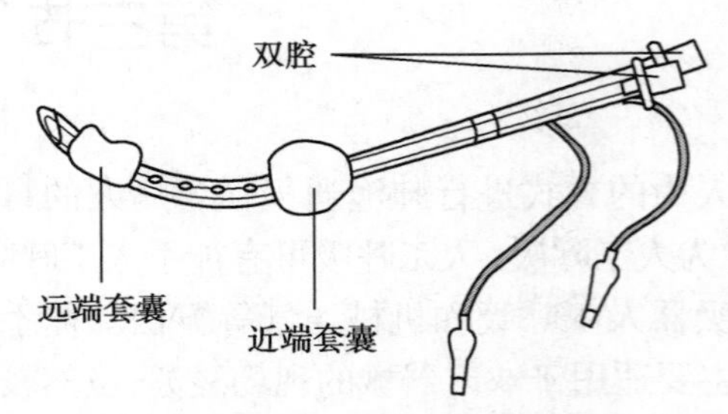

图13-5 食管-气管联合导管

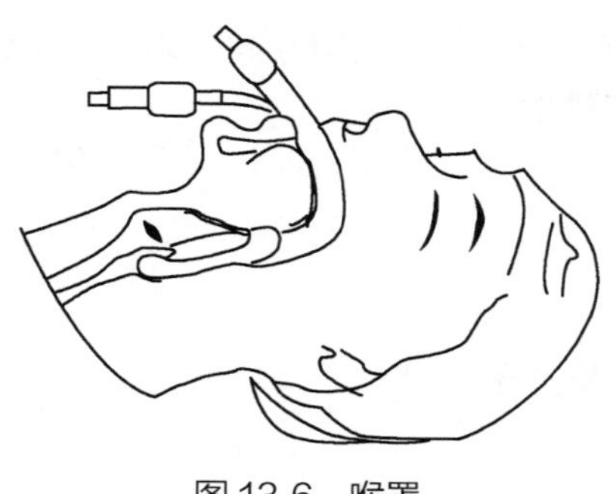

图 13-6 喉罩

(二) 徒手人工呼吸

凡是能使胸廓容积改变或能将空气(或氧)吹入肺的措施，都能取得一定的人工呼吸效果。然而，理想的人工呼吸，应能保持病人的 PaO_2 和 $PaCO_2$ 接近正常。徒手人工呼吸是心肺复苏时重要的人工呼吸方法，最常用方法是口对口(鼻)或口对面罩人工呼吸，尽管这种方法的吸入气中含有 4% 的 CO_2，而 O_2 自有 17%，但这对于维持生命已足够，其优点是无需任何特殊器械，适合现场复苏。施行口对口人工呼吸时，应先保持呼吸道通畅。操作者一手保持病人头部后仰，并将其鼻孔捏闭，另一手置于病人颈部后方并向上抬起。深吸一口气并对准病人口部用力吹入；每次吹毕即将口移开并做深吸气，此时病人凭胸廓的弹性收缩被动地自行完成呼气(图 13-7)。

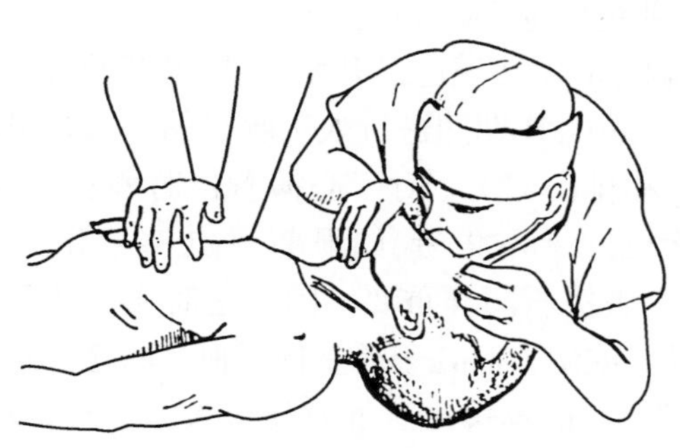

图 13-7 口对口人工呼吸

研究表明，在 CPR 期间心排血量很低，从肺泡摄取的氧和从血液弥散到肺泡的 CO_2 也相对减少。因此，较低的肺泡通气量即可维持有效通气和通气 / 灌流比例。在成人 CPR 期间，未建立人工气道时，潮气量大小以可见胸廓起伏为度，约为 500~600ml；每次吹气时间应长于 1 秒，以降低气道压；每 30 次胸外心脏按压进行 2 次人工呼吸，呼吸频率为 6~8 次 /min。人工呼吸时尽量不要中断胸外按压，并应避免过度通气，因为过度通气不仅可增加胸内压而影响静脉回

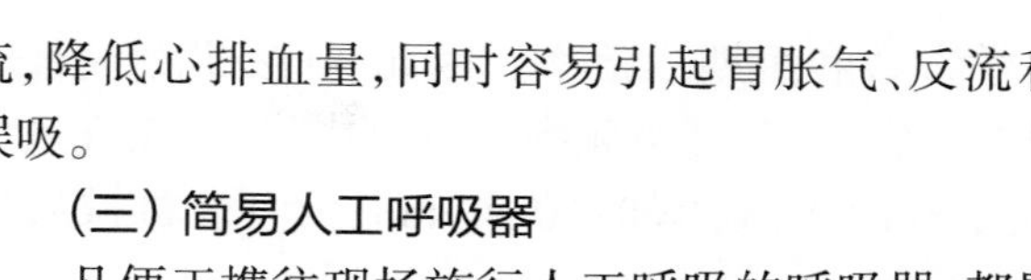

流，降低心排血量，同时容易引起胃胀气、反流和误吸。

(三) 简易人工呼吸器

凡便于携往现场施行人工呼吸的呼吸器，都属简易呼吸器。各种简易呼吸器中，以面罩 - 呼吸囊人工呼吸器的结构最为简单，使用方便，复苏效果也好，已广泛应用。由于其轻便、容易操作，赢得了宝贵的复苏时间。这种呼吸器由面罩、呼吸活瓣和呼吸囊所组成(图 13-8)。使用时将面罩扣于病人口鼻部，挤压呼吸囊即可将气体吹入病人肺内。松开呼吸囊时，随胸肺的弹性回缩将气体呼出，并经活瓣排到大气。人工气道建立后，也可将呼吸囊与人工气道相连接进行人工呼吸。呼吸囊远端有一侧管和储氧囊，可与氧气源连接，提高吸入氧浓度。简易人工呼吸器是高级生命支持阶段不可缺少的。

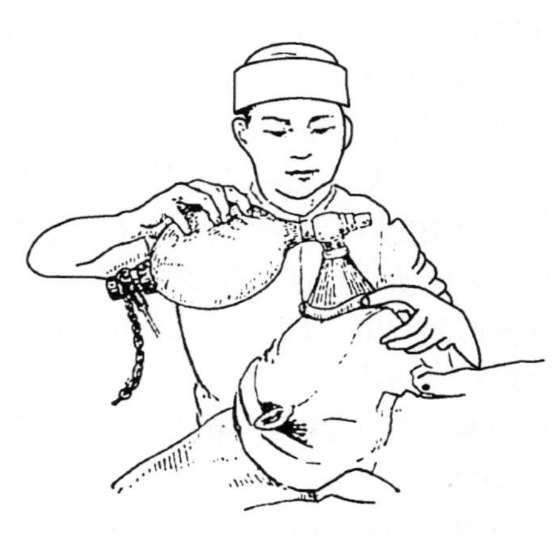

图 13-8 简易人工呼吸器

(四) 机械通气

利用机械装置(呼吸机)辅助或取代病人的自主呼吸，称机械通气。进行机械通气必须有气管内插管或气管切开。主要用于高级生命支持和复苏后治疗，适用于医院内、ICU 或手术室等固定医疗场所使用。机械通气可以改善病人的通气功能和氧合功能，纠正高碳酸血症和低氧血症，降低病人的呼吸做功和氧耗量，并能改善病人呼吸系统某些病理性改变。因此，应用多功能呼吸机进行机械通气，是复苏后治疗中一项重要措施。

应用呼吸机进行机械通气时，应特别注意正压通气对循环功能的影响。因为正压通气时可使胸内压增加，减少静脉回心血量，因而降低心排血量，尤其是在心脏复苏后早期以及低血容量的情况下，心排血量的降低更为明显。动物实验表明，比较慢的呼吸频率(6~12 次 /min)可改善血流动

力学参数和短期成活率。因此，呼吸机潮气量的设置不宜过高，呼吸频率不宜过快，一般潮气量不超过 8ml/kg，频率 8~10 次 /min 为宜。机械通气期间应监测通气量、$P_{ET}CO_2$ 和气道压，以避免气道压过高和过度通气。

（杨拔贤）

第四节 基本生命支持

尽管引起心搏骤停的原因很多，复苏的基本策略基本相同。对于成人来说，"生存链"包括：早期识别心搏骤停和启动 EMSS；尽早进行 PCR，强调立即进行胸外心脏按压；尽早进行电除颤；进行有效的高级生命支持；实施全面的复苏后治疗。如果以上"生存链"能有效实行，院前因室颤引起的心搏骤停者的生存率可达 50%。

基本生命支持（basic life support，BLS）又称初期复苏或心肺复苏，是心搏骤停后挽救病人生命的基本急救措施。胸外心脏按压和人工呼吸（包括呼吸道的管理）是 BLS 的主要措施。成人 BLS 的基本内容包括：立即识别心搏骤停和启动紧急医疗服务系统（EMSS），尽早实施高质量的 PCR，早期进行电除颤。通过 BLS 可维持病人生存的基本需要，以便专业复苏队伍进行高质量的复苏，或可使病情恢复到可转运的程度，以便尽早得到高级生命支持和全面的复苏后治疗。

（一）尽早识别心搏骤停和启动紧急医疗服务系统（EMSS）

对心搏骤停的早期识别是十分重要的，但这对非专业或专业人员来说都是很困难的。一旦犹豫不定，就可能失去宝贵的抢救时间。因此，为了避免在判断过程中花费过多时间，在 2010 年 AHA 复苏指南中不再强调检查是否有大动脉搏动作为诊断心搏骤停的必要条件，也将"看、听、感"作为判断是否有呼吸存在的方法从传统的复苏指南中删除。对于非专业人员来说，如果发现有人突然意识消失或晕厥，可轻拍其肩部并大声呼叫，如无反应（无回答、无活动），没有呼吸或有不正常呼吸（如喘息性呼吸），就应该立即判断已发生心搏骤停，不需要检查是否有脉搏。这时，应立即呼救急救中心，启动 EMSS，以争取时间获得专业人员的救助和得到电除颤器。即使是专业救治人员在 10 秒内还不能判断是否有脉搏，也应该立即开始 CPR。如果有 2 人或 2 人以上在急救现场，一人立即开始进行胸外心脏按压，另一人打电话启动 EMSS。如果认为事发现场不安全，应立即将病人转移到安全地带后进行急救。

（二）尽早开始 CPR

CPR 是复苏的关键，启动 EMSS 后应立即开始 CPR。胸外心脏按压是 CPR 的重要措施，因为在 CPR 期间的组织灌注主要依赖于心脏按压。因此，在成人 CPR 一开始就优先进行胸外心脏按压。在过去的 CPR 程序中，将人工呼吸放在第一位，可能会影响现场旁观者参与施救。可能原因包括：缺乏复苏训练；操作较复杂，尤其是人工呼吸；施救者害怕自己受到伤害，不乐意进行口对口（鼻）人工呼吸。因此，往往会延迟开始复苏的时间。实际上，在心搏骤停的最初数分钟内仍有氧存留在病人肺内和血液中，及早开始胸外心脏按压可尽早建立血液循环，可将氧带到大脑和心脏。研究表明，对于院前心肺复苏，单纯胸外心脏按压与传统的 CPR 相比，存活率是相近的。因此，2010 年 AHA 复苏指南将成人 CPR 的顺序由 A-B-C 改为 C-A-B，建议非专业人员在现场复苏时，先进行单纯胸外心脏按压。这样更容易被大多数旁观者所接受，能更早地开始心肺复苏。

胸外心脏按压已经开始后，即可开始进行人工呼吸。在 CPR 期间进行人工呼吸的目的是供给机体 O_2 和排出 CO_2。对于心搏骤停时间长者，或因窒息引起心搏骤停者，如溺水、小儿窒息等，人工呼吸与心脏按压同样重要。因为这时血中的氧可能已耗尽，或病人已处于严重低氧血症状态。进行人工呼吸时，推荐每次送气时间应大于 1 秒，以免气道压过高；潮气量以可见胸廓起伏即可，尽量避免过度通气；心脏按压与人工呼吸比为 30∶2，直到人工气道的建立。心脏按压应持续进行，不能因为人工呼吸而中断心脏按压。

（三）尽早进行电除颤

电除颤（defibrillation）是以一定量的电流冲击心脏使室颤终止的方法，以直流电除颤法最为广泛应用。心搏骤停（cardiac arrest）是指心脏突然丧失其排血功能而导致周身血液循环停止的状态。在心搏骤停中室颤的发生率最高，Holter 监测结果表明，在医院外发生心搏骤停者，85% 以上的病人开始都有室性心动过速，很快转为室颤，而电除颤是目前治疗室颤和无脉性室性心动过速的最有效方法。对于室颤者，如果除颤延迟，除颤的成功率明显降低，室颤后 4 分钟内、CPR 8 分钟内除颤可使其预后明显改善。发生室颤后几分钟内即可发展为心脏停顿，复苏也更加困难。因此，施行电除颤的速度是复苏成功的关键，应尽快施行电除颤。尽早启动 EMSS 的目的之一，也是为了尽早得到自动除颤器（AED）以便施行电除颤。如果在事发区域内可以取到 AED，应派在场者迅速取来。

如果发病超过 5 分钟，则应先进行 CPR 2 分钟后再除颤。根据心电图波形的振幅和频率高低，室颤可分为粗颤和细颤，反映了心肌损害的严重程度。心肌缺血严重可减弱心肌的电活动，降低振幅和频率，即为细颤。如不能将细颤转变为粗颤，除颤效果及预后不佳。初期复苏的各种措施再加注射肾上腺素，一般均能使细颤转变为粗颤。

目前市售的除颤器都为双相性除颤器，但也有以前生产的单向性除颤器。双向性除颤器所需除颤的能量相对较低（≤ 200J），除颤成功率也较高，但无改善出院率的证据。除颤时将电极板置于胸壁进行电击者称为胸外除颤；开胸后将电极板直接放在心室壁上进行电击称为胸内除颤。胸外除颤时将一电极板放在靠近胸骨右缘的第 2 肋间，另一电极板置于左胸壁心尖部。电极下应垫以盐水纱布或导电糊并紧压于胸壁，以免局部烧伤和降低除颤效果。成人首次胸外除颤电能≤ 200J(焦耳)，第二次可增至 200~300J，第三次可增至 360J。小儿开始的能量一般为 2J/kg，再次除颤至少为 4J/kg，最大不超过 10J/kg。胸内除颤的能量成人从 10J 开始，一般不超过 40J；小儿从 5J 开始，一般不超过 20J。除颤后应立即行胸外心脏按压和人工呼吸。室上性或室性心动过速也可行电转复治疗，但所需要的电能较低。治疗成人心房颤动所需能量为 120~200J，心房扑动为 50~100J。治疗儿童室上性心动过速所需能量为 0.5~1J/kg，不超过 2J/kg。

但对于特殊环境下发生心搏骤停者的复苏也是不同的。如溺水者，无论淡水或海水淹溺的病人，BLS 的处理并无差别。如果病人无呼吸，救援人员应立即施行口对口人工呼吸，但无施行胸外心脏按压的必要，因为水内按压并不能生效。疑有颈椎骨折（跳水淹溺）时，必须先用硬板垫于病人头和背部之后才将病人抬出水面，以免损伤脊髓。如需进行人工呼吸，忌用头后仰位，仅将头部置于自然正中位即可。淹溺病人如因吞入大量水而致胃肠显著胀满者，必要时可将其置于侧卧位并于上腹部加压，使其胃内的液体流出。也可将病人置于俯卧位，并悬起其上腹部以利胃内液体的外流。淹溺者经过 BLS 后应尽早送往医疗单位继续诊治，即便复苏后呼吸循环已恢复稳定，亦应送往医院继续观察，以免贻误并发症的防治。对电击或雷击者，行 CPR 之前一定要确定病人已脱离危险环境，如已切断电源等。

（杨拔贤）

第五节　高级生命支持

高级生命支持（advanced life support，ALS）是基本生命支持的继续，是以高质量的复苏技术，复苏器械、设备和药物治疗，以争取最佳疗效和预后的复苏阶段，是生命链中的重要环节。高级生命支持的内容包括：继续 BLS 以恢复自主心跳，防止再发生心搏骤停，采取干预措施改善自主心跳已恢复者的预后。具体措施包括：建立人工气道，进行人工呼吸，以维持有效的肺泡通气和供氧；继续高质量的 CPR，恢复和维持自主心跳，防止再次发生循环骤停；建立必要的监测措施，如心电图、血压、SpO_2 及 $P_{ET}CO_2$ 等，以达到高质量的 CPR，并可及时识别自主循环是否恢复和心律失常的类型；建立静脉输液通路，采取必要的治疗措施，包括输液、药物、电除颤等，促进自主心跳的恢复和维持循环功能稳定。高级生命支持的总目标是使病人的病情趋于稳定，以便进入复苏后治疗。因此，承担高级生命支持的单位，包括医院，急救中心，急救车、船、飞机等，必须有受过专门训练的专业人员，并准备复苏专用仪器和设备。

（一）呼吸支持

在高级生命支持阶段应该强调人工呼吸和氧供的重要性，实际上在 CPR 期间胸外心脏按压和人工呼吸是缺一不可的。在心搏骤停早期，血液内还储存了一定的氧，关键是将这些氧通过血流送到生命器官去。因此，心脏按压的意义更优先于人工呼吸，不能因人工呼吸而打断了心脏按压。但血液内，尤其是脑组织的氧，在数分钟内即可消耗，一旦心脏按压已开始，就应及时进行人工呼吸，目的是给机体提供氧和将体内产生的二氧化碳排到体外。在此阶段应利用专业人员的优势和条件，进行更高质量的心脏按压和人工呼吸。

适时建立人工气道更有利于心脏复苏，但建立人工气道的最佳时间或采用何种人工气道最好仍无循证医学的依据。有观察表明，在院内复苏期间，5 分钟内气管内插管并未增加自主循环的恢复率，但可改善 24 小时的存活率。一般认为，最佳选择是气管内插管，不仅可保证 CPR 的通气与供氧、防止发生误吸、避免中断胸外心脏按压，并可监测 $P_{ET}CO_2$，有利于提高 CPR 的质量。人工气道的定位是非常重要的，当病人已转运到医疗单位后，应常规检查胸部 X 线片以确定气管内导管远端在气管内隆突以上。通过高级人工气道进行正压通气时，除了应监测呼吸频率外还应监测通气量和气道压力。由于正压通气可使胸内压增高，减少回心血量，降低心排血量，尤其是在低血容量、心肺复苏期间更为明显。同时，在复苏期间，心排血量都比较低，所需要的通气量也相应减少。因此，潮气量和呼吸频率都可适当降低，呼吸频率为 8~10 次 /min，维持气道压低于 30cmH_2O，避免过度通气。

（二）恢复和维持自主循环

高级生命支持期间应着力恢复和维持自主循环，为此应强调高质量的 CPR 和对室颤和无脉性室性心动过速者进行早期除颤。因室颤引起心搏骤停者，早期 CPR 和迅速除颤可显著增加病人的成活率和出院率。对其他类型的心搏骤停者，ACLS 的首要任务应该采取高质量的复苏技术和药物治疗以迅速恢复并维持自主心跳，避免再次发生心搏骤停，并尽快进入复苏后的治疗以改善病人的预后。一旦自主心跳恢复后，即进入复苏后治疗阶段。

高质量的 CPR（详见第二节）和复苏的时间程序对于恢复自主心跳非常重要。一开始 CPR 后即要考虑是否进行电除颤，应用 AED 可自动识别是否是室颤或无脉性室性心动过速（VF/PVT）并立即除颤。除颤后继续 CPR 2 分钟；如果是无脉性电活动或心脏静止（PEA/asystole），则应用肾上腺素，每 3~5 分钟可重复给予，同时建立人工气道，监测 $P_{ET}CO_2$；如果仍为 VF/PVT，则再次除颤，并继续 CPR 2 分钟，同时给予肾上腺素（每 3~5 分钟可重复给予），同时建立人工气道，监测 $P_{ET}CO_2$。再次除颤后仍为 VF/PVT，可继续除颤并继续 CPR 2 分钟，同时考虑治疗引起心搏骤停的病因。如此反复进行救治，直到自主心跳恢复。

病因的治疗对于成功复苏十分重要，尤其是对于自主心跳难以恢复或已恢复自主心跳而难以维持循环稳定者，应考虑对引起心搏骤停的病因进行治疗。引起心搏骤停的常见病因包括：5 个“H”，即 Hypoxia（低氧血症）、Hypovolemia（低血容量）、Hydrogen ion（酸中毒）、Hypo-/Hyperkalemia（低 / 高钾血症）、Hypothermia（低温）；5 个“T”，即 Toxins（中毒）、Tamponade（cardiac）（心脏压塞）、Tension pneumothorax（张力性气胸）、Thrombosis（pulmonary）（肺栓塞）、Thrombosis（coronary）（心肌梗死）等。

（三）CPR 期间的监测

在 CPR 的同时，在不影响胸外按压的前提下，应立即选择必要的监测方法并建立输液途径，以便于对病情的判断和进行药物治疗。开放静脉通路对于心肺复苏非常关键，既可及时输液又能迅速有效进行药物治疗。外周静脉穿刺有困难或需监测中心静脉压的病例，应进行中心静脉穿刺和置管。主要监测内容包括：心电图、$P_{ET}CO_2$、冠状动脉灌注压（CPP）、动脉压、CVP、SpO_2 和中心静脉氧饱和度（$ScvO_2$）。尤其是监测 $P_{ET}CO_2$、CPP 和 $ScvO_2$ 对于病情的判断和评估病人对救治措施的反应都具有重要价值。因为，在 CPR 期间这些参数都与心排血量和心肌血液灌注相关。如果以上参数低于自主心跳恢复的阈值，复苏是很难成功的；如果突然升高，常表示自主心跳的恢复；而且不需要中断胸外按压就可以监测到。

1. 心电图监测　监测心电图十分重要，因为心搏骤停时的心律可能是心室停顿、电机械分离，也可能是室颤或无脉性室性心动过速，心脏都已失去泵血功能，都应施行胸外心脏按压。但对室颤或无脉性室性心动过速尽早进行电除颤治疗，其效果和预后是不相同的。只有心电图（或开胸直视）才能对其进行鉴别。在复苏过程中还可能出现其他心律失常，心电图监测可以明确其性质，为治疗提供极其重要的依据。

2. 呼气末 CO_2（$P_{ET}CO_2$）监测　近年来在复苏过程中连续监测 $P_{ET}CO_2$ 以判断 CPR 的效果，$P_{ET}CO_2$ 是一较为可靠的指标。在建立人工气道进行 CPR 期间，体内 CO_2 的排出主要取决于心排血量和肺组织的灌注量而非通气量。当心排血量和肺灌注量很低时，肺泡无效腔量增大，$P_{ET}CO_2$ 则很低（<10mmHg）；当心排血量增加、肺灌注量改善时，

$P_{ET}CO_2$ 则升高(> 20mmHg),表明胸外心脏按压已使心排血量明显增加,组织灌注得到改善。当自主循环功能恢复时,最早的变化是 $P_{ET}CO_2$ 突然升高,可达 40mmHg 以上。因此,连续监测 $P_{ET}CO_2$ 可以判断胸外心脏按压的效果,能维持 $P_{ET}CO_2$> 10mmHg 表示心肺复苏有效。但在应用碳酸氢钠时可影响其可靠性,也只适用于院内 ICU 和手术室内的复苏。

3. 冠状动脉灌注压(coronary perfusion pressure, CPP)和动脉血压的监测　CPP 为主动脉舒张压与右房舒张压之差,对于改善心肌血流灌注和自主心跳的恢复十分重要。临床观察表明,在 CPR 期间 CPP 低于 15mmHg,自主心跳是难以恢复的。实际上,在 CPR 期间很难监测和计算 CPP,如果能监测直接动脉压,动脉舒张压与主动脉舒张压很接近。因此,在 ALS 阶段监测动脉压对于评价 CPR 的有效性和鉴别自主心跳是否恢复都是十分重要的。如果在胸外按压时,动脉舒张压低于 20mmHg,是很难恢复自主心跳的,应进一步提高 CPR 的质量,或同时应用肾上腺素或血管加压素。

4. 中心静脉血氧饱和度($ScvO_2$)监测　$ScvO_2$ 与混合静脉血氧饱和度(S_VO_2)有很好的相关性,是反映组织氧平衡的重要参数,而且在临床上监测 $ScvO_2$ 更具可操作性。$ScvO_2$ 的正常值为 70%~80%。在心肺复苏过程中,$ScvO_2$ 一般为 5%~20%,如果复苏不能使 $ScvO_2$ 达 40%,即使可以间断测到血压,复苏成功率也很低。如果 $ScvO_2$ 大于 40%,则有自主心跳恢复的可能性;如 $ScvO_2$ 在 40%~72% 之间,自主心跳恢复的概率逐渐增大;当 $ScvO_2$ 大于 72% 时,自主心跳可能已经恢复了。因此,在 CPR 期间持续监测 $ScvO_2$ 为判断心肌氧供是否充足,自主循环能否恢复提供了客观指标。在复苏后早期,病人的血流动力学常不稳定,有发生再次心搏骤停的可能,连续监测 $ScvO_2$ 有利于早期发现病情变化。如果 $ScvO_2$ 突然或逐渐降低(<40%~50%),提示可能再次发生心搏骤停;而 $ScvO_2$ 大于 60%~70%,提示血流动力学趋于稳定。持续异常高的 $ScvO_2$(>80%),同时存在较低的氧供(DO_2),提示机体对氧的利用能力发生障碍,其预后很差。可能与停跳时间过长及大量应用血管收缩药物有关。

(四) 药物治疗

复苏时用药的目的是为了激发心脏恢复搏动并增强心肌收缩力,防治心律失常,调整急性酸碱失衡,补充体液和电解质。复苏期间的给药务必做到迅速、准确,所有药物的给药途径首选为经静脉或骨内注射。如已有中心静脉置管者应由中心静脉给药,没有中心静脉置管者可由肘静脉穿刺给药。建立骨内通路可用骨髓穿刺针在胫骨前、粗隆下 1~3cm 处垂直刺入胫骨,穿过胫骨皮质后有阻力消失感,以注射器回吸可见骨髓,说明穿刺成功。经骨内可以输液、给药,其效果与静脉途径相当。如果因技术困难不能迅速建立以上给药途径者,还可以经气管内插管给药。肾上腺素、利多卡因和阿托品都可经气管内给药,而碳酸氢钠、氯化钙是不能经气管内给药的。一般先将以上药物的常规用量 2~2.5 倍以生理盐水稀释到 10ml,经气管内插管迅速注入,然后立即行人工呼吸,使药物弥散到两侧支气管系。由于心内注射引起的并发症较多,如张力性气胸、心脏压塞、心肌或冠状血管撕裂等,一般不采用。

1. 肾上腺素(epinephrine)　为心肺复苏中首选药物,其药理特点:①具有 α 与 β 肾上腺素受体兴奋作用,有助于停搏心脏恢复自主心律;②其 α 受体兴奋作用可使周围血管总阻力增加,而不增加冠脉和脑血管的阻力,因而可增加心肌和脑的灌流;③能增强心肌收缩力,室颤者用肾上腺素后可由细颤波转为粗颤波,使电除颤成功率明显提高;④可使舒张压升高,改善冠脉以及脑的灌注压。研究表明,在心脏按压时用肾上腺素能使冠脉和心内膜的血流量明显增加,并可增加脑血流量。心脏按压若未能使心搏恢复时,可静脉注入肾上腺素 0.5~1.0mg,或 0.01~0.02mg/kg 以促进心跳的恢复,必要时可重复注射,重复给药时间为 3~5 分钟。有人主张在 CPR 期间应用大剂量(0.1~0.2mg/kg)的肾上腺素,认为肾上腺素与复苏成功率之间存在量效关系。用 0.01mg/kg 肾上腺素的复苏成功率为 40%,而用 0.1mg/kg 者则提高到 90%。有报道 10 例院外复苏病人分别用肾上腺素 1、3 和 5mg,结果发现用 5mg 者主动脉舒张压明显升高,而用 1、3mg 者无明显改变。但临床研究表明,虽然大剂量肾上腺素可使心脏复跳率提高,但并未提高心搏骤停病人的成活率。

2. 血管加压素(vasopressin)　为一种抗利尿激素,当大剂量应用或用量超过正常量时,可作用于血管平滑肌的 V1 受体,产生非肾上腺素样的血管收缩作用,使外周血管阻力增加。其半衰期为 10~20 分钟,比肾上腺素长。动物实验研究表明,在 CPR 期间加压素维持生命器官的血液灌注比肾上腺素可能更为有效。在延长的 CPR 期间,重复给加压素可改善成活率。一次用量及重复用量为40U，静脉注射/骨髓腔内注射。但复苏后发生的心肌抑制和内脏血流减少比用肾上腺素者较为明显，但可用小剂量多巴胺治疗。临床研究表明，在CPR中加压素如肾上腺素一样有效，但并未显示比肾上腺素更好。在一组40例院外室颤病人的随机双盲研究中发现，与常规剂量肾上腺素比较，加压素可改善24小时的成活率，但出院率未见明显差别。在一项大样本临床研究中，200例住院病人中在成活1小时或恢复出院方面，两者未见明显差异。最近一项多中心、随机研究中，在1 186例院外心搏骤停病人的复苏中，比较了头两次应用加压素或肾上腺素的效果，两组的成活入院率（36% *vs.* 31%）及出院率（10% *vs.* 10%）无明显差异。有研究认为，在长时间或困难复苏病人中，维持血流动力学方面血管加压素可能优于肾上腺素，或先用血管加压素再用肾上腺素可能改善复苏的预后。因此，有人建议，血管加压素与肾上腺素结合应用可能更好些。

3. 利多卡因　是最早用于治疗心律失常的药物，且对血流动力学几乎没有影响。利多卡因可使心肌因缺血或梗死而降低的纤颤阈值得以恢复或提高，并于心室舒张期，使心肌对异位电刺激的应激阈值提高，尤其适用于治疗室性期前收缩和阵发性室性心动过速。对于除颤后又复发室颤而需反复除颤的病例，利多卡因可使心肌的激惹性降低，或可缓解室颤的复发。在CPR期间，为了迅速达到和维持适当血药浓度，使用剂量可相对大一些。应用利多卡因的适应证包括：频发性室性期前收缩、室性二联律、多形性室性期前收缩、室性心动过速，还可预防性用于心肺复苏后和放置心导管时。单次静脉注射开始用量为1~1.5mg/kg，每5~10分钟可重复应用，重复用量为0.5~0.75mg/kg，总量可达3mg/kg。CPR期间单次给药就可以，一旦恢复窦性心律即可以2~4mg/min的速度连续静脉输注。

4. 胺碘酮（amiodarone）　胺碘酮的药理学作用较为复杂，同时具有钠、钾、钙离子通道阻断作用，并对α和β肾上腺素受体进行阻滞。因此，对治疗房性和室性心律失常都有效。在CPR时，如果室颤或无脉性室性心动过速对电除颤、CPR或血管加压药无效，可考虑应用胺碘酮。一项随机、双盲、对照的临床研究结果表明，对于院外发生的、顽固性室颤或无脉性室性心动过速成年病人，与用安慰剂或利多卡因相比较，给予胺碘酮（300mg或5mg/kg）可改善成活入院率，但成活出院率无明显差别。其他研究也证实，无论在临床上还是动物实验，胺碘酮在治疗室颤或室性心动过速方面都具有一定的优势，但低血压和心动过缓的发生率较高。对于CPR、电除颤或血管加压素治疗无效的室颤和无脉性室性心动过速，可选择胺碘酮治疗。成人胺碘酮的初始单次剂量为300mg（或5mg/kg）静脉注射/骨内注射，必要时可重复注射150mg（或2.5mg/kg）。以胺碘酮维持者用量范围为10~30μg/（kg·min），6小时后减半。

以下几种药物在传统的心肺复苏中都作为常规用药，但在2019年AHA复苏指南中将它们都列为非常规用药。

5. 阿托品　是M型抗胆碱药，可通过阻断心肌M_2胆碱受体以拮抗乙酰胆碱或迷走神经兴奋作用，可增强窦房结的自律性和房室传导。因此，阿托品对于因迷走神经亢进引起的窦性心动过缓和房室传导障碍有一定的治疗作用。但目前还没有前瞻性、临床对照研究证明阿托品用于心脏静止（asystole）和PEA时能改善其预后。发生心脏静止和PEA的主要原因是严重心肌缺血，而迷走神经兴奋在心脏静止和PEA的发生中有多大意义值得怀疑。心脏静止和PEA最为有效的治疗方法是通过胸外心脏按压及应用肾上腺素来改善冠脉血液灌注和心肌供氧。因此，2010年AHA复苏指南中不推荐在心脏静止和PEA中常规使用阿托品。但对于因严重心动过缓而引起临床症状或体征（如意识突然改变、心绞痛、心衰、低血压等）时，阿托品仍然是一线用药。临床研究表明，静脉注射阿托品可以明显改善心率和因心动过缓引起的临床症状和体征。

6. 氯化钙　钙可以增强心肌收缩力和心室自律性，使心脏的收缩期延长。因此，在传统的心肺复苏中，如果使用肾上腺素未能恢复自主循环时，可以静脉注射氯化钙。但是，多个临床研究都发现，钙剂在促进心脏静止和PEA的恢复中几乎没有任何效果。因此，心搏骤停不是应用钙剂的适应证。但在并存以下合并症时是应用钙剂的适应证，包括：高钾血症、低钙血症、高镁血症以及钙通道阻滞剂中毒等。如果使用钙剂，建议使用氯化钙，使用剂量为10%氯化钙溶液2.5~5ml，或2~4mg/kg。

7. 碳酸氢钠　在CPR期间，心排血量很低，组织灌流和氧供不足，导致无氧代谢增加和乳酸性酸中毒。酸中毒的严重程度与心搏骤停的时间长短和CPR的效果相关。因此，在CPR期间纠正代谢性酸中毒的最有效方法是提高CPR的质量，增加心排血量和组织灌流，改善通气和氧供，以利于自主循环的恢复。在CPR期间常规、盲目应用碳酸氢钠来纠正酸中毒是很不利的。因为在心脏按压时心排血量很低，通过人工通气虽然可维持动脉血的pH在正常或偏高水平，但静脉血和组织中的酸性代谢产物及CO_2不能排出，导致pH降低和PCO_2升高。给予的碳酸氢钠可解离生成更多的CO_2，因不能及时排出，又可使pH降低。同时，由于CO_2的弥散能力很强，可以自由地透过血脑屏障和细胞膜，而使脑组织和细胞内产生更加严重的酸中毒。这对心肌和脑功能都有抑制作用，尤其是对缺血性心脏更为严重。实际上，在CPR期间代谢性酸中毒的发展很缓慢，直到心搏骤停15~20分钟，酸中毒才会严重。因此，在复苏期间不主张常规应用碳酸氢钠。对于已知原已存在严重的代谢性酸中毒、高钾血症、三环类或巴比妥类药物过量，可考虑给予碳酸氢钠溶液。碳酸氢钠的首次用量为1mmol/kg，如未进行血气分析时，每10分钟可重复给0.5mmol/kg。最好能根据动脉血气分析结果按下列公式计算给予：

$$5\%NaHCO_3(ml)=\triangle BE(mmol/L)\times 0.2\times 体重(kg)/0.6$$

$\triangle$ BE为剩余碱目标值与测定值之差；$5\%NaHCO_3$ 1ml=0.6mmol-HCO_3^-

（杨拔贤）

第六节　复苏后治疗

进行系统有效的复苏后治疗（PCAC）不仅可以降低因复苏后循环不稳定引起的早期死亡率及因多器官功能衰竭和脑损伤引起的晚期死亡率，而且可改善病人的生存质量。因此，发生心搏骤停者一旦自主循环恢复，即应立即转运到有条件的医疗单位，最好是ICU，进行复苏后治疗。PCAC的主要任务包括：维持血流动力学稳定和氧合以改善生命器官的组织灌注和氧供，控制性低温对脑细胞进行保护以促进神经功能的恢复，预防和治疗多器官功能障碍或衰竭，治疗病因尤其是对急性冠脉综合征的介入治疗。可见，复苏后治疗是一项集多学科智慧于一体、更为复杂和困难的工作。

（一）呼吸管理

一旦自主循环恢复后，即应再次检查并确保呼吸道的通畅和有效的人工呼吸，维持良好的呼吸功能对于病人的预后十分重要。通常情况下都已经行气管内插管，应摄X线胸片以判断气管内插管的位置、有无肋骨骨折、气胸及肺水肿等。对于自主呼吸已经恢复者，应进行常规吸氧治疗，并密切监测病人的呼吸频率、SpO_2和$P_{ET}CO_2$。对于仍处于昏迷、自主呼吸尚未恢复或有通气或氧合功能障碍者，应进行机械通气治疗，并根据血气分析结果调节呼吸机参数，以维持PaO_2为100mmHg左右，$PaCO_2$为40~45mmHg，或$P_{ET}CO_2$为35~40mmHg。氧合功能在复苏后治疗期间对心、脑功能的恢复十分重要。因为组织灌注都已有不同程度的损害，如果发生低氧血症，可直接影响对心、脑的供氧，应对其原因进行判断，并做相应治疗。为了防止氧中毒的发生，应避免长时间吸入纯氧，以最低吸入氧浓度达到$SpO_2\geq 96\%$为适宜。同时应避免高气道压和大潮气量的过度通气（适宜潮气量为6~8ml/kg），以免由此带来的肺损伤、脑缺血和对心功能的不利影响。对于心搏骤停者自主循环恢复后的呼吸管理，目前仍以维持正常通气功能为宜。尽管过度通气可降低$PaCO_2$而有利于降低颅内压，但也可引起脑血管收缩而降低脑的血流灌注，导致进一步的脑损伤。研究表明，$PaCO_2$降低1mmHg可使脑血流降低2.5%~4%。

（二）维持血流动力学稳定

脑损伤程度和血流动力学稳定性是影响心肺复苏后成活的两个决定因素。发生心搏骤停后，即使自主循环恢复，也常出现血流动力学不稳定。血流动力学不稳定的原因是多方面的，应从心脏前负荷、后负荷和心功能三方面进行评估和治疗。由于组织缺血缺氧导致血管壁的通透性增加，血管内体液向组织间质转移，或可引起血管张力下降和代谢性酸中毒导致血管舒张，结果可发生绝对或相对的血容量不足。心脏发生缺血再灌注后和电除颤，都可引起心肌顿抑或功能障碍，一些死于多器官功能衰竭者常常在复苏后24小时内发生顽固性低心排血量综合征。因此，自主循环恢复后，应加强生命体征的监测，全面评价病人的循环状态。最好能建立有创性监测，如直接动脉压、CVP、尿量等，有条件者可应用食管心脏超声或放置Swan-Ganz漂浮导管，以便能实时、准确测定血流动力学参数和指导治疗。一般来说，复苏后都应适当补充体液，人工胶体液对于维持血管内容量和血浆渗透压非常重要，应结合血管活性药物的应用（如去甲肾上腺素、肾上腺素、多巴胺或多巴酚丁胺），以维持理想的血压、心排血量和组织灌注。一般认为，能维持平均动脉压≥65mmHg，$PcvO_2$≥70%较为理想。对于顽固性低血压或心律失常者，应考虑针对病因的治疗，如急性心肌梗死、急性冠脉综合征等，应采取相应的治疗措施或介入治疗。

（三）多器官功能障碍或衰竭的防治

机体某一器官的衰竭，往往影响其他器官功能的恢复；周缘器官功能的异常（如低血压、通气功能障碍等），也无疑会影响到脑组织的病理变化。因此，缺氧性脑损伤实际也是复苏后多器官功能衰竭的一个组成部分。由此可知，如不能保持周缘器官功能的完好，亦难以使缺氧性脑损伤获得有效防治。心搏骤停虽只数分钟，复苏后病人却可有数小时以至数天的多器官功能障碍，这是组织细胞灌流不足导致缺血缺氧的后果，也称为心搏骤停后综合征（post arrest syndrome）。临床表现为代谢性酸中毒、心排血量降低、肝肾功能障碍、急性肺损伤或急性呼吸窘迫综合征等。

在防治复苏后多器官功能障碍或衰竭的工作中，首先应保持复苏后呼吸（见呼吸管理）和循环功能的稳定。心肺复苏后仍难免还有组织细胞灌流不足，因而有必要继续调整体液平衡，改善灌流压和心肌的收缩力，使血流动力学处于最佳状态，组织细胞的灌注得到改善。复苏后脑水肿的病例，体液的调整应以保持血管内液不低于正常，但血管外（包括细胞内）液却有明显减少的状态。为此，一方面应积极进行利尿，但同时还必须输入足量的胶体液，保持血浆胶体渗透压不低于正常。应密切监测尿量，血、尿渗透压和电解质浓度，并及时予以调节，预防肾功能衰竭的发生。为了准确评估心血管的功能状况，常需监测动脉压、中心静脉压和尿量，对于心血管功能不稳定或原有心血管疾病的病人，还需放置Swan-Ganz漂浮导管或建立其他同类监测措施，借以深入了解血流动力学状况并指导临床治疗。

（四）脑复苏

复苏的目的不仅是能恢复和稳定病人的自主循环和呼吸，而且应恢复中枢神经功能。防治心搏骤停缺血性脑损害所采取的措施，称为脑复苏（cerebral resuscitation）。人脑组织按重量计算虽只占体重的2%，而脑血流量却占心排血量的15%~20%，需氧量占20%~25%，葡萄糖消耗占65%。可见脑组织的代谢率高，氧耗量大，但氧和能量储备则很有限。当脑完全缺血10~15秒，脑的氧储备几乎消耗；20秒后自发和诱发脑电活动停止，细胞膜离子泵功能开始衰竭；5分钟内脑的葡萄糖及糖原储备和腺苷三磷酸（ATP）即被耗竭。大脑完全缺血5~7分钟以上者，发现有多发性、局灶性脑组织缺血的形态学改变。但当自主循环功能恢复、脑组织再灌注后，这种缺血性改变仍然继续发展。神经细胞发生不可逆性损害是在脑再灌注后，相继发生脑充血、脑水肿及持续低灌流状态。结果使脑细胞继续缺血缺氧，导致细胞变性和坏死，称为脑再灌注损害（reperfusion injury）。脑细胞从缺血到完全坏死的病理变化过程是非常复杂的。有人观察到在心搏骤停5分钟后，以正常压力恢复脑的血液灌流，可见到多灶性“无再灌流现象”（no reflow phenomenon），可能与红细胞凝聚、血管痉挛等因素引起的毛细血管阻塞有关。脑细胞因缺血缺氧可释放出对细胞有害的物质，导致脑细胞水肿。脑复苏的任务在于改善脑缺血再灌注损伤和预防继发性脑损伤的发生。已经坏死的脑组织并不能再生，但脑损伤的过程及其演变并不只限于脑组织完全缺血阶段；全身循环恢复以后，脑内的病理过程还在继续演变；脑外的病理因素也可使脑组织的灌流紊乱，加剧脑水肿的发展。例如，低血压、缺氧、高碳酸血症、高体温、惊厥、呛咳等，都可使颅内压升高，使脑水肿加重。换言之，循环恢复之后，还有许多脑内和脑外因素可以造成继发性脑损伤。迄今对于原发的缺氧性脑损伤还缺乏有效治疗的证据，但对于继发性损伤却仍有防治的可能。

1. 低温治疗　低温是脑复苏综合治疗的重要组成部分。因为低温可使脑细胞的氧需量降低，从而维持脑氧供需平衡，对脑缺血再灌注损伤具有保护或治疗作用。研究表明，体温每降低1℃可使脑代谢率下降5%~6%，脑血流量降低约6.7%，颅内压下降5.5%。这对于防治复苏后发生的脑水肿和颅内高压十分有利。但是，全身低温也可带来一些不利的应激反应，如寒战、心肌抑制、对凝血的影响等。我国自20世纪60年代开始将低温应用于脑复苏。临床和实验研究资料表明，浅低温和中低温对心搏骤停复苏后的神经功能恢复是有益的。来自欧洲和澳洲的多中心、大样本的临床研究结果具有重要意义。欧洲的研究结果表明，因室颤引起的心搏骤停经复苏恢复自主循环后，施行32~34℃低温，持续24小时，6个月后神经功能恢复良好的比率和死亡率(55%,41%)均显著优于常温组(39%,55%)。澳洲的研究认为,医院外心搏骤停经复苏自主循环恢复后,施行33℃低温,持续12小时,神经功能恢复优良率为48.8%,显著优于常温组(26.5%)。但在临床上对复苏后施行治疗性低温的适应证,降温开始时间、达到目标温度时间和持续时间,降温程度以及方法等问题,仍然有待于进一步研究。

低温对脑和其他器官功能均具有保护作用,对于心搏骤停自主循环恢复后仍然处于昏迷,即对于口头指令没有反应者,都主张进行低温治疗。但不能认为凡是发生心搏骤停者都必须降温。一般认为,心搏骤停不超过3~4分钟者,其神经系统功能可自行迅速恢复,无使用低温的必要;循环停止时间过久以致中枢神经系统严重缺氧而呈软瘫状态者,低温亦不能改善其功能。因此,对于心搏骤停时间较久(>4分钟)、自主循环已恢复仍处于昏迷者,或病人呈现体温快速升高或肌张力增高,且经过治疗后循环稳定者,应尽早开始低温治疗。如果心搏骤停时间不能确定者,则应密切观察,若病人意识未恢复并出现体温升高趋势或开始有肌紧张及痉挛表现时,应立即开始降温。如待体温升高达顶点或出现惊厥时才开始降温,可能为时较晚,疗效也难以满意。心搏骤停后开始降温的时间对脑功能恢复是否有影响还不完全清楚。来自欧洲和澳大利亚的研究结果认为,在自主循环恢复后2小时内或8小时左右开始降温,其预后都优于常温组。我国学者的经验是,脑缺氧发生后约3小时内开始降温,对于降低颅内压、减轻脑水肿及降低脑细胞代谢的作用最为明显,8小时后的效果明显减弱。因此,临床应用低温治疗应越早开始越好。

低温是指体温低于35℃,又分为浅低温(32~34℃),中低温(28~32℃),深低温(20~28℃)和超低温(<20℃)。降温的幅度可随病人而异,应降至病人只需最小剂量的镇静药即可抑制肌痉挛,并保持呼吸、血压平稳的温度即可。欲达到此目的,多数病例只需浅低温即可;也有部分病例需要中低温才能产生疗效。但体温低于30℃存在发生严重心律失常的可能。体温在30℃以上时,很少发生室颤;而体温在28℃以下时,室颤的发生率明显增加。因此,在实施中低温时更应密切监测,务必保持体温的波动不超过 ±2℃的范围。一旦开始低温治疗,就应持续到病人神志恢复,尤其是听觉恢复,然后逐渐(2~3天内)复温。有的在24小时后即可完全恢复神志;如果24小时未能恢复者,可持续低温72小时。临床上也有低温持续时间更长者(>5天),但病人的预后都不好。2010年AHA复苏指南推荐,对于院外、因室颤发生的心搏骤停,经CPR已恢复自主循环但仍处于昏迷的成年病人,应进行浅低温(32~34℃)治疗12~24小时。这种低温治疗对于因其他心律失常或院内心搏骤停者也是有益的。在低温治疗过程中应严密观察病人的反应,但不宜主观猜测病人神志是否已经恢复,更不应过早地减浅镇静程度或使体温回升以观察病人的意识是否恢复。镇静药的使用应持续至体温恢复正常以后方宜停药。

尽管低温治疗方法很多,但还没有一种理想的方法。能自动反馈的血管内降温装置能较稳定地维持目标温度,但因其有创性和操作较复杂而未能在临床广泛应用。目前比较常用的降温方式还是体表降温方法,以降温毯或将冰袋置于体表大血管部位进行降温。体表降温方法虽然比较慢,但只要细心去做,一般都能在2小时内将体温降到目标温度。根据我国关于头部重点低温综合疗法的研究和在临床脑复苏中的经验,如果能"及早降温",同时以"冰帽"进行头部重点低温,可能更有利于脑保护。降温过程可分为诱导和维持两个阶段。前者指降温开始至体温达到目标温度;后者指将体温维持于目标温度。在低温治疗期间,持续监测核心体温十分重要,常用体温监测方法是应用食管温度计、膀胱温度计(有尿者)、血温(如已放置漂浮导管)或鼓膜温度。在诱导期应尽量减少寒冷反应,并应在最短时间内完成。寒冷反应的强弱取决于中枢神经系统被抑制的程度。深度昏迷的病例,虽不增加任何措施亦可不出现明显的寒冷反应,但多数病人仍需给以一定量的中枢神经抑制药,甚至应用肌松药,才能控制寒冷反应。

2. 促进脑血流灌注　在心搏骤停后,以正常压力恢复脑的灌流后,仍可见到多灶性"无再灌流现象"。在缺血期间,由于组织代谢产物的蓄积和Ca^{2+}的转移,使脑血流的自动调节机制受到损害,缺血脑组织的灌注主要取决于脑灌注压或动脉压的高低。针对这种现象,可通过暂时性高血压和血液稀释以增加脑灌注压,改善脑组织的灌注。因此,有人主张在自主循环恢复后即刻控制血压稍高于基础水平,并维持5~10分钟。以后通过补充容量或应用血管活性药物维持血压在正常偏高水平。同时,通过适当血液稀释维持HCT在30%~35%,有利于脑内微循环血流的重建,改善脑血流灌注,促进神经功能的恢复。

脑血流量取决于脑灌注压的高低，而脑灌注压为平均动脉压与颅内压之差。因此，除了维持适当血压外，还应降低颅内压和防治脑水肿，以改善脑灌注压。脱水、低温和肾上腺皮质激素的应用仍是现今行之有效的防治急性脑水肿和降低颅内压的措施。理想的脱水治疗主要是减少细胞内液，其次才是细胞外液和血管内液。但临床脱水治疗的顺序完全相反，首先受影响最大的是血管内液，其次是组织间液的改变，而细胞内液的变化发生最晚。因此，在脱水过程中必须严格维护血容量的正常，适当补充胶体液以维持血容量和血浆胶体渗透压于正常偏高水平。这样或可使细胞内和组织间质脱水而维持血管内的容量正常。同时，脱水应以增加排出量来完成，而不应过于限制入量，尤其不应使入量低于代谢的需要。脱水时应维持血浆胶体压不低于 15mmHg（血浆白蛋白 30g/L 以上），维持血液渗透压不低于 280~330mmol/L。脱水所用药物可根据临床情况选用肾小管利尿药（例如呋塞米）或渗透性利尿药（例如甘露醇）。但渗透性利尿药的作用相对缓和、持久，可作为脱水治疗的主要用药。血浆白蛋白既有利于维持血浆胶体渗透压，也有较好的利尿作用，是脑复苏时的常用药之一。估计心搏骤停超过 3~4 分钟以上的病例，于呼吸和循环恢复稳定后即可开始利尿。脑水肿的发展一般都于第 3~4 天达到高峰，因此脱水治疗可持续 4~5 天。

3. 血糖控制　血糖浓度增高可明显加重脑缺血性损害，因血糖增高可增加脑缺血期间乳酸的产生而加剧脑损伤。因此，在脑缺血再灌注期间，无论何种原因（糖尿病、输糖过多、应激反应、应用皮质类固醇等）引起的高血糖，均应予以控制。但在应用胰岛素控制高血糖时，一定要避免低血糖的发生，因为低血糖本身就可导致不可逆脑损伤。血糖控制在什么水平仍无定论。目前的观点认为，为了避免发生低血糖症及其危害，建议控制血糖在 144~180mg/dl（8~10mmol/L），不主张将血糖控制在 80~110mg/dl（4.4~6.1mmol/L）。

4. 药物治疗　对缺氧性脑细胞保护措施的研究虽已不少，但迄今仍缺乏能有效应用于临床者。硫喷妥钠及其他巴比妥类药的脑细胞保护作用虽曾引起过广泛的关注，但经过多学术中心的验证，现知其并非如此。然而，积极保护脑细胞仍然是脑复苏的最根本的问题，仍值得不断的探索和研究。

(1) 钙通道阻滞剂（calcium channel blocker, CCB）：关于钙通道阻滞剂的脑保护作用仍在研究中。CCB 是根据细胞内钙超载理论提出的。正常脑细胞内、外的 Ca^{2+} 浓度相差上万倍，主要靠细胞膜对 Ca^{2+} 相对无通透性和离子泵功能主动外排来维持的。脑缺血缺氧后，细胞膜的通透性和离子泵功能发生改变，使大量 Ca^{2+} 在细胞内蓄积。结果引起细胞的结构、代谢和功能的改变，电压门控性钙通道开放，配基门控通道由于兴奋性氨基酸的释放而被激活，导致细胞内 Ca^{2+} 超载，严重者可导致脑细胞死亡。从理论上讲，CCB 具有稳定钙通道作用，阻断 Ca^{2+} 内流，防止因细胞内 Ca^{2+} 升高而引起的各种负性反应，如激活磷脂酶、促进游离脂肪酸释放、诱发氧自由基的产生等。实验研究表明，心跳停止后立即给予利多氟嗪（lidoflazine）有助于早期（12 小时）神经功能的恢复。在心搏停止 10 分钟恢复自主循环后，立即给予利多氟嗪 1mg/kg，并于 8 小时和 10 小时重复给药，结果发现，与对照组比 96 小时后的脑损害有明显改善。但临床对比研究并未发现利多氟嗪对脑复苏的成功率有明显改善。因此，其临床应用仍有待于进一步研究。

(2) 氧自由基清除剂（free radical seavenger, FRS）：游离铁离子可促进氧自由基的生成。在缺氧和再灌注过程中，自由基的大量增加可与细胞内的 Ca^{2+} 及多种不饱和脂肪酸起反应，而导致细胞膜和腺粒体的损害及其功能障碍，甚至细胞坏死。应用自由基清除剂可消除其高度反应的活性。超氧歧化酶（superoxide dismutase, SOD）和过氧化氢酶可使超氧阴离子、过氧化氢转化为水。但其临床应用价值仍在研究之中。

(3) 肾上腺皮质激素：在理论上其对脑复苏是有利的，但在临床应用的争议较多。实验研究表明，肾上腺皮质激素能使神经胶质细胞的水肿缓解，这是临床应用的理论依据。虽然肾上腺皮质激素对于神经组织水肿的预防作用似较明显，但对已经形成的脑水肿的作用似有疑问。因此，只能认为是一辅助措施，并不能起到主要作用。一般主张宜尽早开始用药，使用 3~4 天即可全部停药，以免引起不良并发症。

（五）脑死亡

脑死亡是指全脑（包括脑干）的所有功能呈现不可逆性丧失，特别是脑干功能的丧失。脑干功能的丧失在脑死亡的诊断中十分重要，必须绝对确定。在临床昏迷病人中，有的可以恢复，但有可能存在不同程度的功能障碍，有的则处于顽固昏迷状态。在顽固昏迷者中，一些病人丧失了大脑皮质的功能，而脑干功能仍然存在，仍可以自主呼吸，称为植物状态（俗称植物人）。如果治疗或护理适当，植物人可以成活相当长的时间。而那些脑干功能也同时丧失，表现为昏迷及自主呼吸停止者为脑死亡。自从哈佛大学医学院制定的关于脑死亡诊断标准于1968年发表以来，人们已逐渐接受了这一新的死亡概念，并将其作为判断人类死亡的新标准。英国皇家医学院于1976年发布关于脑死亡的备忘录，认为脑干死亡是脑死亡的必需和重要组成部分，脑死亡即等于死亡。但是，目前在国际上还没有一个统一的脑死亡诊断标准。各国的学术单位或学术团体都是根据美国及英国的有关指南及本地区的社会背景来制定自己的脑死亡诊断标准。2013—2014年，国家卫生健康委员会（原国家卫生和计划生育委员会）脑损伤质控评价中心推出中国《脑死亡判断标准与技术规范》（成人质控版、儿童质控版、中文版、英文版），2018年，推出新版《中国成人脑死亡判定标准与操作规范（第二版）》。一般认为，诊断脑死亡必须具备以下四项临床指征：①意识完全丧失（深昏迷）且无任何自主动作；②对疼痛刺激无任何体动反应，包括去大脑状态和去皮质状态，但病人的脊髓反射仍可能存在；③脑干反射消失，包括瞳孔对光反应、角膜反射、眼前庭反射及咳嗽反射等；④自主呼吸完全停止，当 $PaCO_2$ 升高到50mmHg（或60mmHg）并持续3分钟，自主呼吸仍未恢复。关于脑电图（EEG）平坦是否作为诊断脑死亡的必需条件仍有不同意见。在有的标准中将脑电图平坦作为诊断脑死亡的必需条件之一，但大多数认为EEG在脑死亡诊断中并不是必需的，而在严重脑损伤病例的早期具有一定的诊断意义。

（杨拔贤）

参考文献

[1] SAFAR P, BEHRINGER W, BOTTIGER B W, et al. Cerebral resuscitation potentials for cardiac arrest [J]. Crit Care Med, 2002, 30 (Suppl 4): 140-144.

[2] KLOUCHE K, WEIL M H, SUN S, et al. Stroke volumes generated by precordial compression during cardiac resuscitation [J]. Crit Care Med, 2002, 30 (12): 2626-2631.

[3] EBMEYER U, KATZ L M. Brain energetics of cardiopulmonary cerebral resuscitation [J]. Curr Opin Crit Care, 2001, 7 (3): 189-194.

[4] SAFAR P, TISHERMAN S A, BEHRINGER W, et al. Suspended animation for delayed resuscitation from prolonged cardiac arrest that is unresuscitable by standard cardiopulmonary cerebral resuscitation [J]. Crit Care Med, 2000, 28 (Suppl 11): 214-218.

[5] The Hypothermia Cardiac Arrest Study Group. Mild therapeutic hypothermia to improve the neurologic outcome after cardiac arret [J]. N Engl J Med, 2002, 346 (8): 549-556.

[6] BERNARD S A, GRAY T W, BUIST M D, et al. Treatment of comatose survivors of out of hostital cardiac arrest with induced hypothermia [J]. N Engl J Med, 2002, 346 (8): 556-563.

[7] ONG M E, NG F S, ANUSHIA P, et al. Comparison of chest compression only and standard cardiopulmonary resuscitation for out-of-hospital cardiac arrest in Singapore [J]. Resuscitation, 2008, 78 (2): 119-126.

[8] SANDERS A B, KERN K B, EWY G A, et al. Improved resuscitation from cardiac arrest with open-chest massage [J]. Ann Emerg Med, 1984, 13 (9 Pt1): 672-675.

[9] ABELLA B S, SANDBO N, VASSILATOS P, et al. Chest compression rates during cardiopulmonary resuscitation are suboptimal: a prospective study during in-hospital cardiac arrest [J]. Circulation, 2005, 111 (4): 428-434.

[10] 谢荣 . 麻醉学 [M]. 3 版 . 北京 : 科学出版社 , 1994.

[11] WERNER C. Mild and moderate hypothermia as a new therapy concept in treatment of cerebral ischemia and craniocerebral trauma. Pathophysiologic principles [J]. Anasthesiol Intensivmed Notfallmed Schmerzther, 1997, 32 (4): 210-218.

[12] The American Heart Association, Guidelines for Cardiopulmonary Resuscitation and Emergency Cardiovascular Care [J]. Circulation, 2010, 122 (Suppl 3): S640-S934.

第十四章 外科病人的体液平衡

第一节 体液平衡的调节

保持机体正常的体液容量、渗透压及电解质含量具有重要意义，这是物质代谢和各器官功能正常进行的基本保证。为认识创伤、手术及许多外科疾病所导致的体液平衡失调，首先必须充分理解并掌握有关的一些基本问题。

一、体液的量、分布及其组成

体液的主要成分是水和电解质。体液的量与性别、年龄及胖瘦有关。肌肉组织含水量较多(75%~80%)，而脂肪组织含水量较少(10%~30%)。通常男性的体脂含量少于女性，因此成年男性的体液量约为体重的60%，而成年女性的体液量约占体重的50%。两者均有 ±15% 的变化幅度。小儿的脂肪较少，故体液量所占体重的比例较高，新生儿可达体重的80%。随其年龄增大，体内脂肪也逐渐增多，14 岁之后其体液所占比例已与成年人相差不多(表 14-1)。

表 14-1 正常人的体液量(占体重 %)(近似值)

	新生儿	1岁	2~14岁	成人
总体液量*	80	70	65	60
细胞内液量	35	40	40	40
细胞外液量	45	30	25	20
血浆	5	5	5	5
组织间液	40	25	20	15

*成人男性总体液量大于成年女性

体液可分为细胞内液和细胞外液两大部分。细胞内液绝大部分存在于骨骼肌中，男性约占体重的40%，女性的肌肉不如男性发达，故女性的细胞内液约占体重的35%。细胞外液则男、女性均占体重的20%。细胞外液又可分为血浆和组织间液两部分。血浆量约占体重的5%，组织间液量约占体重的15%。组织间液仅含少量蛋白质，其他成分与血浆基本相同。大部分组织间液能迅速地与血管内液体或细胞内液进行交换并取得平衡，在维持机体的水和电解质平衡方面发挥重要的作用，故又称其为功能性细胞外液。另有一小部分组织间液仅有缓慢地交换和取得平衡的能力，因此其维持体液平衡的作用甚小。但它们具有各自的功能，称其为无功能性细胞外液。结缔组织液和所谓“经细胞液”，例如脑脊液、关节液和消化液等，都属于无功能性细胞外液。无功能性细胞外液约占体重的1%~2%，占组织间液的10% 左右。在特殊情况下，某些无功能性细胞外液的变化同样会导致机体水、电解质和酸碱平衡的明显失调。最典型的就是消化液，虽属于无功能性细胞外液，但其大量丢失将造成体液量及其成分的明显变化，这种情况在外科很常见。

体液的成分主要是各种电解质，以及葡萄糖、尿素等其他非电解质物质。细胞外液和细胞内液中所含的成分有很大不同，而血浆和组织间液仅在蛋白质含量上有比较大的差别。细胞外液中最主要的阳离子是 Na^+(142mmol/L)，主要的阴离子是 Cl^-(103mmol/L)、HCO_3^-(24mmol/L)和蛋白质。细胞内液中的主要阳离子是 K^+(150mmol/L)和 Mg^{2+}

(20mmol/L),主要阴离子是 HPO_4^{2-} 和蛋白质。细胞外液和细胞内液的渗透压相等,正常血浆渗透压为290~310mmol/L。保持渗透压的稳定,是维持细胞内、外液平衡的基本保证。

二、水和钠的代谢

(一) 水的代谢

正常人主要从饮食中摄入水分,在物质代谢过程中也能获得一定量的水。成人每天约饮水1 000~1 500ml,食物中所含水分约700ml,体内物质氧化代谢后产生的内生水约200~400ml,总共每天的摄入水量为2 000~2 500ml。

机体的排水途径为:

1. 肾　肾对水的排出起重要的调节作用。肾是机体排泄代谢末产物和电解质的主要器官。正常人每天需随尿液排出的溶质约有600mmol。肾功能正常时尿液浓缩后可含溶质1 200mmol/L,要排出600mmol溶质就至少需排尿500ml/d。但长时间尿液的强浓缩对肾脏是不利的,因此每天的尿量以维持在1 000~1 500ml为宜。

2. 皮肤　每天从皮肤蒸发的水分约500ml。出汗所丢失的水分视其出汗程度而有很大差别。发烧时经皮肤丢失的水分增加,体温每升高1℃将丢失水分约100ml。由于汗中所含 Na^+ 和 Cl^- 都比较低,因此在大量出汗后可能会引起高渗性缺水。

3. 肺　从呼出气中带走的水分每天约400ml。过度通气时水分丢失更多。

4. 肠道　虽然每天有多达8 000ml的消化液进入消化道(表14-2),但在正常情况下,其中98%以上的消化液都在下消化道被重新吸收,从粪便中排出的水分仅100ml左右。

表14-2　消化液每天分泌量及其电解质浓度

	量/(ml/24h)	Na^+/(mmol/L)	K^+/(mmol/L)	Cl^-/(mmol/L)	HCO_3^-/(mmol/L)
唾液	1 500(500~2 000)	10(2~10)	26(20~30)	10(8~18)	30
胃液	1 500(100~4 000)	60(9~116)	10(0~32)	130(8~154)	
十二指肠液	100~2 000	140	5	80	
小肠液	3 000(100~9 000)	140(80~150)	5(2~8)	104(43~137)	30
结肠液		60	30	40	
胰液	100~800	140(113~185)	5(3~7)	75(54~95)	115
胆汁	50~800	145(131~164)	5(3~12)	100(89~180)	35

细胞内外液之间、血浆与组织间液之间的水分流动,主要是受渗透压的影响。一旦两者渗透压发生差异,水分就流向渗透压高的一方,使两方的渗透压恢复平衡。当细胞外液中的钠浓度超过正常时,随之升高的渗透压将使细胞内水移到细胞外;反之,细胞外液的钠浓度降低时,随之降低的渗透压将使细胞外水移入细胞内。血浆和组织间液之间的流动发生在毛细血管部位,除受渗透压的影响外,还受血管内静水压的影响。毛细血管内的血浆蛋白所形成的胶体渗透压高于组织间液的胶体渗透压,具有使水从组织间液进入毛细血管的作用,而血管内的静水压有驱使水分进入组织间液的作用。这两种压力的大小决定了水分的流向。在毛细血管的动脉端,静水压稍高于血浆渗透压,水分则透过毛细血管壁进入组织间隙。在到达毛细血管的静脉端时,静水压下降而低于血浆渗透压,又使水分从组织间隙回流入毛细血管内。此时,水分参与了微循环内物质交换的过程。但是,正常的水平衡在病理情况下会遭到破坏,血浆蛋白大量丧失后使胶体渗透压明显下降,血管内水分大量进入组织间隙形成组织水肿,影响物质交换。

(二) 钠的代谢

人体从食物和食盐中获得钠,每天需要氯化钠约4.5g(含 Na^+ 约77mmol)。正常成人体内钠的总量约为3 700mmol。其中细胞外液占44%,细胞内液占9%,其余47%存在于骨骼中。细胞内、外液中的 Na^+ 都是可交换的,而骨骼中的 Na^+ 只有45%是可交换的。人体从消化道吸收的钠成为体液中的电解质组成成分之一。细胞外液的 Na^+ 浓度为142~145mmol/L,细胞内液的 Na^+ 浓度为10mmol/L。在细胞外液中,Na^+ 量占阳离子总量的90%以上,与其相应的阴离子所形成的渗透压对细胞外液渗透压的维持起决定性的作用。渗透压又会影响细胞内、外液的分布,因此 Na^+ 在维持细胞外液量(包括血容量)中起着非常重要的作用。

体内过剩的钠主要从尿排出,成人每天从尿排出的 Na^+ 约为 70~90mmol。肾脏有很强的保钠能力,体内钠不足时尿钠排出量就会减少。

三、水和钠平衡的调节

人体水和钠的平衡主要是通过肾脏来维持,而后者则是由神经 - 内分泌系统调节。体液的正常渗透压通过下丘脑 - 神经垂体 - 抗利尿激素系统来恢复和维持,血容量的恢复和维持则是通过肾素 - 醛固酮系统。此两系统共同作用于肾脏,调节水及钠等电解质的吸收及排泄,从而达到维持体液平衡、保持内环境稳定之目的。血容量与渗透压相比,前者对机体更为重要。所以当血容量锐减又兼有血浆渗透压降低时,前者对抗利尿激素的促进分泌作用远远强于低渗透压对抗利尿激素分泌的抑制作用。目的是优先保持和恢复血容量,使重要器官的灌流和氧供得到保证。

在体内丧失水分时,细胞外液的渗透压则增高,可刺激下丘脑 - 神经垂体 - 抗利尿激素系统,产生口渴,机体主动增加饮水。抗利尿激素分泌增加使远曲小管和集合管上皮细胞对水分的再吸收加强,于是尿量减少,水分被保留在体内,使已升高的细胞外液渗透压降至正常。反之,体内水分增多时,细胞外液渗透压即降低。口渴反应被抑制,并且因抗利尿激素的分泌减少,使远曲小管和集合管上皮细胞对水分的再吸收减少,排出体内多余的水分,使已降低的细胞外液渗透压恢复至正常。抗利尿激素分泌的这种反应十分敏感,只要血浆渗透压发生很小幅度的增减变化(约 2%),该激素的分泌也就有相应的变化,最终使机体水分能保持动态平衡。

此外,肾小球旁细胞分泌的肾素和肾上腺皮质分泌的醛固酮也参与体液平衡的调节。当血容量减少和血压下降时,肾小球滤过率也相应下降,流经远曲小管的 Na^+ 量明显减少。钠的减少能刺激位于远曲肾小管致密斑的钠感受器,引起肾小球旁细胞增加肾素的分泌。肾素能催化血浆中的血管紧张素原,使其转变为血管紧张素Ⅰ。后者在转换酶的作用下转变成活性较强的血管紧张素Ⅱ,引起小动脉收缩和刺激肾上腺皮质增加醛固酮的分泌。醛固酮可促进远曲小管对 Na^+ 的再吸收和 K^+、H^+ 的排泄。随着钠再吸收的增加,水的再吸收也增多。这样就可使已降低的细胞外液量恢复至正常。

第二节　酸碱平衡的维持

酸碱度适宜的体液环境是机体进行正常生理活动和物质代谢全过程的必备条件。通常人的体液保持着一定的 H^+ 浓度(36~44nmol/L),H^+ 浓度的负对数即为 pH 值。动脉血浆 pH 的正常值为 7.40 ± 0.05。但是人体在代谢过程中,不断产生酸性物质,也产生碱性物质,这将使体液中的 H^+ 浓度经常有所变动。

机体 H^+ 的主要来源是体内的物质代谢过程。碳水化合物、脂肪和蛋白质在体内被氧化利用的最后代谢环节是三羧酸循环(Krebs 循环),其终产物都是 CO_2 和 H_2O。由于两者在体内可形成 H_2CO_3,后者又可释出 H^+,使体内酸过多。又由于 CO_2 可以通过呼吸经肺排出,从而减少 H_2CO_3 的形成,也减少其所释出的 H^+。这种 H^+ 即为呼吸性 H^+,H_2CO_3 则被称为挥发酸。正常人每天产生的 CO_2 量约为 15~20mol,是体内产生最多的酸性物质。另外,体内在物质代谢过程中所产生的一些中间产物是酸性物质,如碳水化合物的中间产物丙酮酸和乳酸、脂肪代谢的中间产物 β- 羟丁酸和乙酰乙酸、含硫氨基酸氧化产生的硫酸,以及核酸和磷脂分解代谢产生的磷酸等。这些酸属于非挥发性酸,或称为固定酸。正常人每天产生这类酸的 H^+ 量比 CO_2 的产生量少,约为 50~100mmol。

在物质代谢过程中也会产生一些碱性物质,如 NH_3 等。蔬菜、水果内含有较多的有机酸盐,在体内可形成碱性物质。这些物质与上述代谢所产生的酸性物质之间的中和作用,对体液的酸碱度能起到一定的平衡作用。但是显然这种作用是很有限的,不可能使体液的酸碱度始终维持在人体生理需要的范围之内。为了使血中 H^+ 浓度限制在很小的范围内变动,人体有一系列的酸碱平衡的调节系统,包括体液的缓冲系统、肺的呼吸和肾的排泄等,使血液的 pH 保持在正常范围之内。

血液中的缓冲系统由一系列缓冲酸和缓冲碱组成，包括：

$H_2CO_3 \longleftrightarrow HCO_3^- + H^+$

$H_2PO_4^- \longleftrightarrow HPO_4^{2-} + H^+$

$HHb \longleftrightarrow Hb^- + H^+$（Hb 为血红蛋白）

$HHbO_2 \longleftrightarrow HbO_2^- + H^+$（$HbO_2$ 为氧合血红蛋白）

$HPr \longleftrightarrow Pr^- + H^+$（Pr 为蛋白质）

在上述一系列缓冲系统中，红细胞中的两组缓冲系统主要是对挥发性酸碱起缓冲作用，其他血浆中的三组缓冲系统则主要是对非挥发性酸碱起缓冲作用。血浆中的缓冲系统以 H_2CO_3/HCO_3^- 的浓度最大，其控制酸碱平衡的作用最强。HCO_3^- 的正常值平均为 24mmol/L，H_2CO_3 平均为 1.2mmol/L，两者比值 $HCO_3^-/H_2CO_3 = 24/1.2 = 20:1$。只要 HCO_3^-/H_2CO_3 的比值维持在 20：1，即使 HCO_3^- 及 H_2CO_3 的绝对值有高低变化，血浆的 pH 仍然能保持为 7.40。

从酸碱平衡的调节角度，肺的作用主要是通过呼吸将 CO_2 排出，使血中 $PaCO_2$ 下降，从而调节血中的 H_2CO_3 水平。肺的呼吸运动每天的 CO_2 排出量约 15~20mol，保持动脉血中 $PaCO_2$ 在正常范围之内（35~45mmHg）。血浆 pH 的降低或 H_2CO_3 增多，能兴奋呼吸中枢，使呼吸加快、加深，以增加 CO_2 的排出。反之，当血浆 pH 升高或 H_2CO_3 减少时，则呼吸中枢的兴奋性会受抑制，使呼吸减慢、变浅，减少 CO_2 的排出。前者常出现在代谢性酸中毒时，CO_2 排出的增加可发挥代偿作用，在一定程度上使血浆 pH 保持基本不变。而后者对代谢性碱中毒的代偿作用却小得多，因为机体需要有足够的通气量以保证组织的氧供，所以呼吸受抑制的程度有限。如果机体的呼吸功能失常，本身就可引起酸碱平衡紊乱，也会影响其对酸碱平衡紊乱的代偿能力。

肾在酸碱平衡调节系统中起最重要的作用，肾通过改变排出固定酸及保留碱性物质的量，来维持正常的血浆 HCO_3^- 浓度，使血浆 pH 不变。肾脏调节酸碱平衡的机制为：① Na^+-H^+ 交换：在肾小管上皮细胞内的碳酸酐酶能催化 CO_2 和水在细胞内生成 H_2CO_3，后者又离解为 H^+ 和 HCO_3^-；H^+ 由肾小管细胞分泌到小管液中被排出体外；而 HCO_3^- 被留在细胞内，并与从小管液中吸收进来的 Na^+ 结合为 $NaHCO_3$，再回入血浆中。② HCO_3^- 重吸收：除上述 Na^+-H^+ 交换中所产生的 HCO_3^- 被吸收之外，HCO_3^- 的重吸收还反映在肾小管液内的 H^+ 和 HCO_3^- 结合成 H_2CO_3。后者被近曲小管刷状缘内的碳酸酐酶迅速催化而生成 CO_2 和 H_2O。CO_2 弥散到肾小管细胞内，再重新合成 H_2CO_3，这也相当于肾小管液中的 HCO_3^- 被吸收入血。③产生 NH_3 与 H^+ 结合成 NH_4^+ 排出：从肾小管细胞分泌到肾小管液的成分中，除 H^+ 之外还有 NH_3。H^+ 与 NH_3 结合成 NH_4^+，从尿中排出。此过程使代谢性 H^+ 被排出，发挥了调节酸碱的作用。每天以 NH_4^+ 的形式排出的代谢性 H^+ 约 30~60mmol。由于 H^+ 与 NH_3 结合成 NH_4^+ 的潜力很大，在严重代谢性酸中毒时，每天的 NH_4^+ 排出量可能会超过 400mmol。④通过尿的酸化而排出 H^+：在远曲肾小管和集合管细胞内进行 Na^+-H^+ 交换时，肾小管细胞分泌到肾小管液中的 H^+ 被小管中的弱酸根离子（主要是 HPO_4^{2-}）结合，从尿中排出。每天以这种形式经尿排出 H^+ 的量约为 20~40mmol。

如果肾功能有异常，则不仅可影响其对酸碱平衡的正常调节，而且本身也会引起酸碱平衡紊乱。

体液平衡在外科的重要性：在外科临床，每天的诊疗工作中都会遇到不同性质、不同程度的水、电解质及酸碱平衡问题，随时需要我们能识别并予以处理。许多外科急、重病症，例如大面积烧伤、消化道瘘、肠梗阻或严重腹膜炎，都可直接导致脱水、血容量减少、低钾血症及酸中毒等严重内环境紊乱现象。及时识别并积极纠正这些异常是治疗危重病症的首要任务之一，因为任何一种水、电解质或酸碱平衡失调的加重都可能导致病情恶化，甚至死亡。从外科手术角度，病人的内环境相对稳定是手术成功的基本保证。有电解质紊乱或酸中毒者，手术的危险性则会明显增加。如果手术很成功，但却忽视了术后对机体内环境的维持，最终则将导致治疗的失败。因此，术前如何纠正已存在的水、电解质紊乱和酸碱平衡失调，术中及术后又如何维持其平衡状态，外科医师都必须能娴熟掌握。

临床上发生水、电解质和酸碱平衡失调的表现形式是多种多样的。可以是只发生一种异常，例如低钾血症。但同时存在多种异常的现象相当常见，例如既有水、电解质紊乱，又有酸碱平衡失调。此时，应予以全面纠正，不要疏漏。另外，外科病人伴有内科疾病是很常见的，如合并糖尿病、肝硬化或心功能不全等，这将会使治疗更为复杂。

第三节 体液平衡失调

体液平衡失调可以有三种表现：容量失调、浓度失调和成分失调。容量失调是指等渗性体液的减少或增加，只引起细胞外液量的变化，而细胞内液容量无明显改变。浓度失调是指细胞外液中的水分有增加或减少，以致渗透微粒的浓度发生改变，也即是渗透压发生改变。由于钠离子构成细胞外液渗透微粒的90%，此时发生的浓度失调就表现为低钠血症或高钠血症。成分失调是指细胞外液中其他离子的浓度改变。这些改变虽能产生各自的病理生理影响，但因渗透微粒的数量小，不会对细胞外液渗透压造成明显影响，成分失调包括低钾血症或高钾血症、低钙血症或高钙血症以及酸中毒或碱中毒等。

一、容量失调

容量失调有缺水和水过多两种表现。由于水和钠的关系非常密切，发生水容量变化时也存在钠代谢异常，因此讨论容量失调时将同时涉及水和钠两个成分。

（一）缺水

不同原因引起的水和钠的代谢紊乱，在缺水和失钠的程度上会有所不同，既可以是水和钠的等比例丢失，也可以是缺水少于缺钠，或缺水多于缺钠。这些不同缺失的形式所引起的病理生理变化以及临床表现也就有所不同。水、钠代谢紊乱可分为下列几种类型：

1. 等渗性缺水（isotonic dehydration） 等渗性缺水又称急性缺水或混合性缺水。这种缺水在外科病人最易发生。此时水和钠等比例地丧失，因此血清钠仍在正常范围，细胞外液的渗透压也可保持正常。但等渗性缺水可造成细胞外液量的迅速减少（包括循环血量的减少）。由于丧失的液体为等渗溶液，细胞外液的渗透压基本不变，细胞内液并不会代偿性向细胞外间隙转移。因此细胞内液的量一般不发生变化。但如果这种体液丧失持续时间较久，细胞内液也将逐渐外移，随同细胞外液一起丧失，以致引起细胞缺水。机体对等渗性缺水的代偿包括肾入球小动脉壁的压力感受器受到管内压力下降的刺激，以及肾小球滤过率下降所致的远曲小管液内 Na^+ 的减少，这些可引起肾素 - 醛固酮系统的兴奋，醛固酮的分泌增加。醛固酮促进远曲小管对钠的再吸收，随钠一同被再吸收的水量也有增加，从而代偿性地使细胞外液量回升。

常见的病因有：①消化液的急性丧失，如肠外瘘、大量呕吐等；②体液丧失在感染区或软组织内，如腹腔内或腹膜后感染、肠梗阻、烧伤等。这些丧失的体液的成分与细胞外液基本相同。

临床表现：病人有恶心、厌食、乏力、少尿等症状，但无明显口渴。舌干燥，眼窝凹陷，皮肤干燥、松弛。若在短期内体液丧失量达到体重的5%，即丧失细胞外液的25%，病人则会出现脉搏细速、肢端湿冷、血压不稳定或下降等血容量不足之症状。当体液继续丧失达体重的6%~7%时（相当于丧失细胞外液的30%~35%），则有更严重的休克表现。休克时发生的微循环障碍必然导致酸性代谢产物的大量产生和积聚，因此常伴发代谢性酸中毒。如果病人丧失的体液主要为胃液，因有 H^+ 的大量丧失，则可伴发代谢性碱中毒。

诊断：依据病史和临床表现常可得出诊断。病史中大都有消化液或其他体液的大量丧失。每日的失液量越大，失液持续时间越长，症状就越明显。实验室检查可发现有血液浓缩现象，包括红细胞计数、血红蛋白量和血细胞比容均明显增高。血清 Na^+、Cl^- 等一般无明显降低。尿比重增高。做动脉血血气分析可判别是否有酸中毒或碱中毒存在。

治疗：原发病的治疗十分重要，若能消除病因，则缺水将很容易纠正。对等渗性缺水的治疗，是针对性地纠正其细胞外液的减少。可静脉滴注平衡盐溶液或等渗盐水，使血容量得到尽快的补充。已有脉搏细速和血压下降等症状者，提示细胞外液的丧失量已达体重的5%，需从静脉快速滴注上述溶液约3 000ml（按体重60kg计算），以恢复其血容量。注意所输注的液体应该是含钠的等渗液，如果输注不含钠的葡萄糖溶液则会导致低钠血症。另外，静脉快速输注上述液体时必须监测心脏功能，包括心率、中心静脉压或肺动脉楔压等。对血容量不足表现不明显者，可给病人上述用量的1/2~2/3，即1 500~2 000ml，以补充缺水、缺钠量。此外，还应补给每天的正常需要量，包括水分2 000ml和氯化钠4.5g。

平衡盐溶液的电解质含量和血浆内含量相仿，用来治疗等渗性缺水比较理想。目前常用的平衡盐溶液有乳酸钠和复方氯化钠注射液（1.86%乳酸钠溶液和复方氯化钠溶液之比为1∶2）与碳酸氢钠和等渗盐水注射液（1.25%碳酸氢钠溶液和等渗盐水之比为1∶2）两种。如果单用等渗盐水，因溶液中的Cl^-含量比血清Cl^-含量高50mmol/L（Cl^-含量分别为154mmol/L及103mmol/L），大量输入后有导致血Cl^-过高，引起高氯性酸中毒的危险。近年有以醋酸钠替代上述平衡盐液中乳酸盐的产品，更趋利于代谢。

在纠正缺水后，排钾量会有所增加，血清K^+浓度也因细胞外液量的增加而被稀释降低，故应注意预防低钾血症的发生。一般在血容量补充使尿量达40ml/h后，补钾即应开始。

2. 低渗性缺水（hypotonic dehydration） 低渗性缺水又称慢性缺水或继发性缺水。此时水和钠同时缺失，但失钠多于缺水，故血清钠低于正常范围，细胞外液呈低渗状态。机体的代偿机制表现为抗利尿激素的分泌减少，使水在肾小管内的再吸收减少，尿量排出增多，从而提高细胞外液的渗透压。但这样会使细胞外液总量更为减少，于是细胞间液进入血液循环，以部分地补偿血容量。为避免循环血量的再减少，机体将不再顾及渗透压的维持。肾素-醛固酮系统发生兴奋，使肾减少排钠，增加Cl^-和水的再吸收。血容量下降又会刺激神经垂体，使抗利尿激素分泌增多，水的再吸收增加，出现少尿。如血容量继续减少，当上述代偿功能无法维持血容量时，将出现休克。

主要病因有：①胃肠道消化液持续性丢失，例如反复呕吐、长期胃肠减压引流或慢性肠梗阻，以致大量钠随消化液而排出；②大创面的慢性渗液；③应用排钠利尿剂如氯噻酮、依他尼酸（利尿酸）等时，由于这些利尿剂抑制肾小管对Na^+的再吸收，使Na^+和水大量排出。如果此时未注意补给适量的钠盐，则致使体内缺钠程度多于缺水；④等渗性缺水治疗时补充水分过多。

临床表现：低渗性缺水的临床表现随缺钠程度而不同。一般均无口渴感，常见症状有恶心、呕吐、头晕、视觉模糊、软弱无力、起立时容易晕倒等。当循环血量明显下降时，肾的滤过量相应减少，以致体内代谢产物潴留，可出现神志淡漠、肌痉挛性疼痛、腱反射减弱和昏迷等。

根据缺钠程度，低渗性缺水可分为三度：轻度缺钠者血清钠浓度在135mmol/L以下，病人感疲乏、头晕、手足麻木。尿中Na^+减少。中度缺钠者血清钠浓度在130mmol/L以下，病人除有上述症状外，尚有恶心、呕吐、脉搏细速，血压不稳定或下降，脉压变小，浅静脉萎陷，视力模糊，站立性晕倒。尿量少，尿中几乎不含钠和氯。重度缺钠者血清钠浓度在120mmol/L以下，病人神志不清，肌痉挛性抽痛，腱反射减弱或消失；出现木僵，甚至昏迷。常发生休克。

诊断：如病人有上述特点的体液丢失病史和临床表现，可初步诊断为低渗性缺水。进一步的检查包括：①尿液检查：尿比重常在1.010以下，尿Na^+和Cl^-常明显减少；②血清钠测定：血清钠浓度低于135mmol/L，表明有低钠血症。血清钠浓度越低，病情越重；③红细胞计数、血红蛋白量、血细胞比容及血尿素氮值均有增高，而尿比重降低，可在1.010以下。

治疗：应积极处理致病原因。针对低渗性缺水时细胞外液缺钠多于缺水、血容量不足的情况，应静脉输注含盐溶液或高渗盐水，以纠正细胞外液的低渗状态和补充血容量。静脉输液原则是：输注速度应先快后慢，总输入量应分次完成。每8~12小时根据临床表现及检测资料，包括血Na^+、Cl^-浓度、动脉血血气分析和中心静脉压等，随时调整输液计划。低渗性缺水的补钠量可按下列公式计算：

需补充的钠量（mmol）=［血钠的正常值（mmol/L）－血钠测得值（mmol/L）］× 体重（kg）× 0.6（女性为0.5）

举例如下：女性病人，体重60kg，血清钠浓度为130mmol/L。

补钠量 =（142－130）× 60 × 0.5=360mmol

以17mmol Na^+相当于1g钠盐计算，补氯化钠量约为21g。当天先补1/2量，即10.5g，加每天正常需要量4.5g，共计15g。以输注5%葡萄糖盐水1 500ml即可基本完成。此外还应补给日需液体量2 000ml。其余的一半钠，可在第二天补给。

必须强调，仅依靠公式决定补钠量是不可取的，公式仅作为补钠安全剂量的估计。一般总是先补充缺钠量的一部分，以解除急性症状，使血容量有所纠正。肾功能亦有望得到改善，为进一步的纠正创造条件。如果将计算的补钠总量全部快速输入，可能造成血容量过高，对心功能不全者将非常危险。所以应采取分次纠正并监测临床表现及血钠浓度的方法。

重度缺钠出现休克者，应先补足血容量，以改善微循环和组织器官的灌注。晶体液（复方乳酸氯化钠溶液、等渗盐水）和胶体溶液（羟乙基淀粉、右旋糖酐和血浆)都可应用。但晶体液的用量一般要比胶体液用量大2~3倍。然后可静脉滴注高渗盐水(一般为5%氯化钠溶液)200~300ml,尽快纠正血钠过低,以进一步恢复细胞外液量和渗透压,使水从水肿的细胞中外移。但输注高渗盐水时应严格控制滴速,每小时不应超过100~150ml。以后根据病情及血钠浓度决定是否需再继续输给高渗盐水或改用等渗盐水。

在补充血容量和钠盐后,由于机体的代偿调节功能,合并存在的酸中毒常可同时得到纠正,所以不需要在一开始就用碱性药物治疗。如经动脉血血气分析测定,提示酸中毒仍未完全纠正,则可静脉滴注5%碳酸氢钠溶液100~200ml或平衡盐溶液200ml。以后视病情纠正程度再决定是否需追加治疗。在尿量达到40ml/h后,同样要注意钾盐的补充。

3. 高渗性缺水(hypertonic dehydration) 又称原发性缺水。虽有水和钠的同时丢失,但因缺水更多,故血清钠高于正常范围,细胞外液的渗透压升高。严重的缺水可使细胞内液移向细胞外间隙,结果导致细胞内、外液量都有减少。最后,由于脑细胞缺水而导致脑功能障碍的严重后果。机体对高渗性缺水的代偿机制是:高渗状态刺激位于视丘下部的口渴中枢,病人感到口渴而饮水,使体内水分增加,以降低细胞外液渗透压。另外,细胞外液的高渗状态可引起抗利尿激素分泌增多,使肾小管对水的再吸收增加,尿量减少,使细胞外液的渗透压降低和恢复其容量。如缺水加重致循环血量显著减少,又会引起醛固酮分泌增加,加强对钠和水的再吸收,以维持血容量。

主要病因为:①摄入水分不够,如食管癌致吞咽困难、重危病人的给水不足、经鼻胃管或空肠造口管给予高浓度肠内营养溶液等;②水分丧失过多,如高热大量出汗(汗中含氯化钠0.25%)、大面积烧伤暴露疗法、糖尿病未控制致大量尿液排出等。

临床表现:缺水程度不同,症状亦不同。可将高渗性缺水分为三度:轻度缺水者除口渴外,无其他症状,缺水量为体重的2%~4%。中度缺水者有极度口渴;有乏力、尿少和尿比重增高;唇舌干燥,皮肤失去弹性,眼窝下陷;常有烦躁不安,缺水量为体重的4%~6%。重度缺水者除上述症状外,出现躁狂、幻觉、谵妄、甚至昏迷;缺水量超过体重的6%。

诊断:病史和临床表现有助于高渗性缺水的诊断。实验室检查的异常包括:①尿比重高;②红细胞计数、血红蛋白量、血细胞比容轻度升高;③血清钠浓度升高,在150mmol/L以上;④血浆渗透压增高。

治疗:解除病因同样具有治疗的重要作用。无法口服的病人,可静脉滴注5%葡萄糖溶液或低渗的氯化钠(0.45%)溶液,补充已丧失的液体。所需补充液体量的估计方法为:成人每丧失体重的1%,需补液400~500ml。例如轻度缺水病人的缺水量是体重的2%~4%,则补液量约为1 000~1 500ml;中度缺水病人的缺水量是体重的4%~6%,则补液量约为2 500~3 000ml。为避免输入过量而致血容量的过分扩张及水中毒,计划的补水量一般不宜在当日1次输入,一般可分在2天内补给。治疗1天后应监测全身情况及血钠浓度,必要时可酌情调整次日的补给量。此时病人的总补液量中还应包括每天的正常需要量2 000ml。

高渗性缺水者实际上也会存在缺钠现象,只是因为缺水更多,才使血钠浓度升高。所以,如果在纠正时只补给水分,不补充适当量的钠,将会出现低钠血症的后果。为纠正同时存在的缺钾,可在尿量超过40ml/h后补钾。经上述补液治疗后若仍存在酸中毒,可酌情补给碳酸氢钠溶液。

(二)水过多

水过多又称稀释性低血钠、水中毒(water intoxication),临床上较少发生。水过多是指机体所摄入水总量大大超过了排出水量,以致水分在体内潴留,引起血浆渗透压下降和循环血量增多。病因有:①各种原因所致的抗利尿激素分泌过多;②肾功能不全,排尿能力下降;③机体摄入水分过多或接受过多的静脉输液。此时,细胞外液量明显增加,血清钠浓度降低,渗透压亦下降。由于渗透压低于细胞内液的正常渗透压,水分则由细胞外移向细胞内,则使细胞内、外液的渗透压降低,同时液体量亦增加。此外,已增大的细胞外液量又抑制了醛固酮的分泌,使远曲小管减少对Na^+的重吸收,使Na^+从尿中排出增多,血清钠浓度则进一步降低。

临床表现:水过多(即水中毒)的表现可分为急性及慢性两类:急性水中毒的发病急骤,水过多致使脑细胞肿胀、颅内压增高,引起一系列神经、精神症状,如头痛、嗜睡、躁动、精神错乱、定向能力失常和谵妄等,甚至昏迷。若发生脑疝则出现相应的神经定位体征。慢性水中毒的表现往往被原发疾病的症状所掩盖。可有软弱无力、恶心、呕吐、嗜睡等。体重明显增加,皮肤苍白而湿润。有时唾液、泪液也增多。

实验室检查可发现：红细胞计数、血红蛋白量、血细胞比容和血浆蛋白量均降低，血浆渗透压降低，以及红细胞平均容积增加和红细胞平均血红蛋白浓度降低。检查结果均提示细胞内、外液量明显增加。

治疗：水中毒一经诊断，应立即停止水分摄入。程度较轻者，在机体排出多余的水分后，水中毒即可解除。程度严重者，除禁水外还需用利尿剂以促进水分的排出。一般可用渗透性利尿剂，如 20% 甘露醇或 25% 山梨醇 200ml 静脉内快速滴注（20 分钟内滴完），可增加水分排出和减轻脑细胞水肿。静脉注射袢利尿剂，如呋塞米（速尿）和依他尼酸等也有效。静脉滴注高渗的 5% 氯化钠溶液，可迅速改善体液的低渗状态和减轻脑细胞肿胀。

对于水中毒，预防显得更重要。有许多因素容易引起抗利尿激素的分泌过多，例如疼痛、失血、休克、创伤及大手术等。对于这类病人的输液治疗，应注意避免过量。急性肾功能不全和慢性心功能不全者，更应严格限制入水量。

二、浓度失调

浓度失调主要是指低钠血症和高钠血症两种异常。由于钠离子是构成血液渗透压的重要成分，低钠血症或高钠血症往往也就意味着血液呈低渗状态或高渗状态。因此测定血浆渗透压对低钠或高钠血症的诊断有重要价值。可用冰点渗透压计测定血浆渗透压，也可用公式计算：血浆渗透压（mmol/L）=2［Na^+］（mmol/L）+ 葡萄糖（mg/dl）/18+ 尿素氮（mg/dl）/2.8。由于组成血浆渗透压的成分除 Na^+ 之外，还有葡萄糖和尿素氮，因此所测得的渗透压值还需用下列公式予以校正：校正的血浆渗透压（mmol/L）= 血浆渗透压测得值（mmol/L）– 葡萄糖（mg/dl）/18– 尿素氮（mg/dl）/2.8。校正血浆渗透压的正常值为 260~275mmol/L。校正血浆渗透压 <260mmol/L，表示细胞外液 Na^+ 量降低，可能有水过多和 / 或钠丧失。无论血清钠测得值是高或低，只要校正血浆渗透压正常，都提示细胞外液的 Na^+ 量正常。

（一）低钠血症

正常人有良好的肾功能，即使摄入了大量水分，也能从尿中排出，不会产生低钠血症。低钠血症主要发生在肾功能不全或抗利尿激素（ADH）分泌过多等病人。水钠潴留常见于肾衰竭病人，不能及时排出水和钠；其他如心力衰竭、肾病综合征、肝硬化等病人也都会有水钠潴留。由于总体水的增多更明显，则产生低钠血症。由于病理性刺激使 ADH 的中央性释放增多，其抗利尿作用促使水潴留，也能引起本病。有许多原因可使 ADH 不适当的分泌过多，包括脑部的外伤、肿瘤或炎症等。其他还有肺部疾病（如肺炎、结核病、肺癌或肺脓肿等）和胰十二指肠部位的恶性肿瘤等。这些病人的肾功能均正常，但尿渗透压升高，尿钠排出量也明显增高。

低钠血症的临床表现主要有易倦、气促、恶心呕吐、腹痛、嗜睡、烦躁不安、神志模糊、搐搦和昏迷等。测定显示有血浆钠浓度的降低（110~130mmol/L）。其浓度值与临床症状不一定平行，有时血钠浓度很低，但症状却并不明显。

低钠血症的治疗主要是原发病的治疗。当然应该限制其入水量，约为 800~1 500ml/d。一般不予补钠，否则会使水肿加重。对于有明显症状的病人，可能要补充高渗溶液以尽快纠正其血浆低渗状态。

（二）高钠血症

高钠血症可由于液体摄入不足、水丢失过多或使用高渗性溶液所引起，常伴有血浆的渗透压升高。液体摄入不足可使血液浓缩，血钠则升高。水丢失时虽同时也有钠的丢失，但若前者丢失更多时则引起高钠血症。在原发性醛固酮增多症、库欣综合征或使用过多碳酸氢钠时，可使肾排钠减少或钠摄入过多，则有血钠升高。

高钠血症的临床表现主要是中枢神经系统方面的症状，包括疲倦、乏力、嗜睡和昏迷等。血钠浓度 >160mmol/L 提示有中到重度的高钠血症。

高钠血症的治疗主要是针对病因的治疗。伴有细胞外液量减少的病人，可补充等渗性溶液予以纠正。对有水潴留的病人应使用利尿剂。对于高钠血症，应该是在 48 小时左右的时间内缓慢地纠正，不宜太快。否则可能因脑内溶质消失相对较慢，以致水分过多而发生脑水肿。

三、成分失调

成分失调包括血浆中许多离子浓度的异常，如钾、钙、镁和磷的异常，也包括酸碱平衡失调。关于酸碱平衡失调将在后面的章节内予以详述。

（一）钾的异常

钾是机体重要的矿物质之一。体内钾总量的 98% 存在于细胞内，是细胞内最主要的电解质。细胞外液的含钾量仅是总量的 2%，但它具有非常重要的生理作用。正常血清钾浓度为 3.5~5.5mmol/L。

人体每天从食物中摄入的钾量约有50~100mmol。肾脏对体内的钾平衡具有良好的调节作用。进入肾小球滤液中的钾在近曲肾小管内被完全吸收，以后远曲肾小管细胞和集合管细胞再分泌过剩的钾，经尿排出。但是肾脏的保钾能力不强，当钾摄入不足时容易发生缺钾现象。钾有许多重要的生理功能：参与、维持细胞的正常代谢、维持细胞内液的渗透压和酸碱平衡、维持神经肌肉组织的兴奋性，以及维持心肌正常功能等。钾的代谢异常有低钾血症和高钾血症，以前者为常见。

1. 低钾血症（hypokalemia） 肾脏有很强的保留钠的能力，但其保留钾的能力要差得多。钾总是不断地从尿中排出，只有在少尿或无尿时其排钾量才明显减少。肾脏的这种排钾特征使机体很容易发生缺钾现象，但因此也在预防发生高钾血症方面发挥作用。缺钾或低钾血症的常见原因有：①长期进食不足；②应用呋塞米、依他尼酸等利尿剂，肾小管性酸中毒，急性肾衰竭的多尿期，以及盐皮质激素（醛固酮）过多等，使钾从肾排出过多；③补液病人长期接受不含钾盐的液体，或静脉营养液中钾盐补充不足；④呕吐、持续胃肠减压、肠瘘等，钾从肾外途径丧失；⑤钾向组织内转移，见于大量输注葡萄糖和胰岛素，或代谢性、呼吸性碱中毒时。

正常血清钾浓度为3.5~5.3mmol/L，血清钾浓度低于3.5mmol/L表示有低钾血症。由于血清内的钾量是机体总钾量的很小一部分，低钾血症不一定提示体内已经有总钾量的减少。静脉输注液体过多过快使血液稀释，可以使血清钾降低；输注葡萄糖和胰岛素使细胞外钾进入细胞内，血清钾也会降低。但是如果有持续性的低血钾则往往提示机体存在钾的缺乏。

临床表现：低钾血症最早的临床表现是肌无力，先是四肢软弱无力，以后可延及躯干和呼吸肌。一旦呼吸肌受累，可致呼吸困难或窒息。还可有软瘫、腱反射减退或消失。病人有厌食、恶心、呕吐和腹胀、肠蠕动消失等肠麻痹表现。心脏受累主要表现为传导阻滞和节律异常。典型的心电图改变为早期出现T波降低、变平或倒置，随后出现ST段降低、QT间期延长和U波。但并非每个病人都有心电图改变，故不应单凭心电图异常来诊断低钾血症。低钾血症的临床表现有时可以很不明显，特别是伴有严重的细胞外液减少的病人。这时的临床表现主要是缺水、缺钠所致的症状。但当缺水被纠正之后，由于钾浓度被进一步稀释，此时即会出现低钾血症的症状。此外，低钾血症可致代谢性碱中毒，这一方面是由于K^+由细胞内移出，与Na^+、H^+的交换增加（每移出3个K^+，即有2个Na^+和1个H^+移入细胞内），使细胞外液的H^+浓度降低；另一方面，远曲肾小管Na^+、K^+交换减少，Na^+、H^+交换增加，使排H^+增多。这两方面的作用就导致了低钾性碱中毒的发生。此时，由于尿中H^+量增多，尿呈酸性反应（反常性酸性尿）。

根据病史、临床表现和血清钾浓度低于3.5mmol/L即可作出低钾血症的诊断。心电图检查可作为辅助性诊断手段。

治疗：对造成低钾血症的病因作积极处理，特别是减少钾的丢失，可使低钾血症易于纠正。

临床上判断体内缺钾的程度很难。补钾量可根据血清钾浓度的测定结果来决定，一般是给予200~400mmol的K^+可能使血清钾浓度提高1mmol/L。但临床上通常是采取分次补钾的方法，不主张一次性大量补钾。外科的低钾血症者常无法口服钾剂，多需经静脉补给。补钾量可参考血清钾降低程度，每天补钾40~80mmol不等。以每克氯化钾相当于13.4mmol钾计算，约每天补氯化钾3~6g。少数严重缺钾者，上述补钾量往往无法纠正低钾血症，补充钾量需递增，每天可能高达100~200mmol。静脉补充钾时在浓度及速度方面有严格的限制，每升输液中含钾量不宜超过40mmol（相当于氯化钾3g），溶液应缓慢滴注，输入钾量应控制在20mmol/h以下。因为细胞外液的钾总量仅60mmol，如果含钾溶液输入过快，血清钾浓度可能在短期内陡然增高，将有致命的危险。如果病人伴有休克，应先输给晶体液及胶体液，尽快恢复其血容量。待尿量超过40ml/h后，再静脉补充钾。临床上常用的钾制剂是10%氯化钾，这种制剂除能补钾外，一起输入的Cl^-还有助于减轻可能同时存在的细胞外液的碱中毒，以及增强肾的保钾作用，有利于低钾血症的治疗。由于补钾量是分次给予，因此要完全纠正体内的缺钾，常需连续3~5天的治疗。

2. 高钾血症（hyperkalemia） 血清钾浓度超过5.5mmol/L，即为高钾血症。引起高钾血症的原因很多，其中一个关键是肾功能不良导致排钾能力的减退。常见的原因为：

（1）进入体内（或血液内）的钾量太多，如口服或静脉输入氯化钾，使用含钾药物，以及大量输入保存期较久的库血等。

（2）肾脏排钾功能减退，如急性及慢性肾衰竭；应用保钾利尿剂如螺内酯、氨苯蝶啶等；以及盐皮质激素不足等。

(3) 细胞内钾的移出，如溶血、组织损伤(如挤压综合征)，以及酸中毒等。

临床表现：高钾血症的临床表现无特异性。可有神志模糊、感觉异常和肢体软弱无力等。严重高钾血症者有微循环障碍的临床表现，如皮肤苍白、发冷、青紫、低血压等。常有心动过缓或心律不齐。最危险的是高钾血症可致心搏骤停。高钾血症，特别是血清钾浓度超过 7mmol/L，都会有心电图的异常变化。典型的心电图改变为早期 T 波高而尖，QT 间期延长，随后出现 QRS 增宽，PR 间期延长。

诊断：有引起高钾血症原因的病人，当出现无法用原发病解释的临床表现时，应考虑到有高钾血症之可能。应立即做血清钾浓度测定，血钾超过 5.5mmol/L 即可确诊。心电图有辅助诊断价值。

治疗：由于高钾血症有导致病人心搏突然停止的危险，因此高钾血症一经诊断，应积极予以治疗。

(1) 停用一切含钾的药物或溶液。

(2) 降低血清钾浓度，可采取下列几项措施：

1) 促使 K^+ 转入细胞内：①输注碳酸氢钠溶液：先静脉注射 5% 碳酸氢钠溶液 60~100ml，再继续静脉滴注碳酸氢钠溶液 100~200ml。这种高渗性碱性溶液输入后可使血容量增加，不仅可使血清 K^+ 得到稀释，降低血清钾浓度，又能使 K^+ 移入细胞内或由尿排出。同时，还有助于酸中毒的治疗。注入的 Na^+ 可使肾远曲小管的 Na^+、K^+ 交换增加，使 K^+ 从尿中排出。②输注葡萄糖溶液及胰岛素：用 25% 葡萄糖溶液 100~200ml，每 5g 糖加入胰岛素 1 单位，静脉滴注。可使 K^+ 转入细胞内，从而暂时降低血清钾浓度。必要时，可以每 3~4 小时重复用药。③对于肾功能不全，不能输液过多者，可用 10% 葡萄糖酸钙 100ml、11.2% 乳酸钠溶液 50ml、25% 葡萄糖溶液 400ml，加入胰岛素 20 单位，24 小时缓慢静脉滴入。

2) 阳离子交换树脂的应用：可口服，每次 15g，每日 4 次。可从消化道排出钾离子。为防止便秘、粪块堵塞，可同时口服山梨醇或甘露醇以导泻。

3) 透析疗法：有腹膜透析和血液透析两种。经上述治疗仍无法降低血清钾浓度时，可采用透析疗法。

(3) 对抗心律失常：钙与钾有对抗作用，故静脉注射 10% 葡萄糖酸钙溶液 20ml，能缓解 K^+ 对心肌的毒性作用。此法可重复使用。也可将 10% 葡萄糖酸钙溶液 30~40ml 加入静脉补液内滴注。

(二) 钙的异常

机体内钙的绝大部分(99%)以磷酸钙和碳酸钙的形式贮存于骨骼中。细胞外液钙仅是总钙量的 0.1%。血清钙浓度为 2.25~2.75mmol/L，相当恒定。其中约半数为蛋白结合钙，5% 为与有机酸结合的钙，这两部分合称非离子化钙。其余的 45% 为离子化钙，这部分钙起着维持神经肌肉稳定性的作用。离子化和非离子化钙的比率受到 pH 的影响，pH 降低可使离子化钙增加，pH 上升则使离子化钙减少。不少外科病人可发生不同程度的钙代谢紊乱，特别是发生低钙血症者。

1. 低钙血症(hypocalcemia) 低钙血症可发生在急性重症胰腺炎、坏死性筋膜炎、肾衰竭、消化道瘘和甲状旁腺功能受损的病人。后者是指由于甲状腺切除手术(尤其是双侧手术)影响了甲状旁腺的血供或甲状旁腺被一并切除，或是颈部放射治疗使甲状旁腺受累。这些情况均可导致甲状旁腺功能低下，产生低钙血症。

低钙血症的临床表现与血清钙浓度降低后的神经肌肉兴奋性增强有关，有容易激动、口周和指/趾尖麻木及针刺感、手足抽搐、肌肉痛、腱反射亢进以及 Chvostek 征和 Trousseau 征阳性。血清钙浓度低于 2mmol/L 有诊断价值。

低钙血症的治疗，应纠治原发疾病，同时用 10% 葡萄糖酸钙 10~20ml 或 5% 氯化钙 10ml 作静脉注射，以缓解症状。必要时可 8~12 小时后重复注射。纠治可能同时存在的碱中毒，将有利于提高血清中离子化钙的含量。对需长期治疗的病人，可口服钙剂及补充维生素 D，以逐步减少钙剂的静脉用量。

2. 高钙血症(hypercalcemia) 高钙血症主要发生于甲状旁腺功能亢进症，如甲状旁腺增生或腺瘤形成者。其次是骨转移性癌，特别是在接受雌激素治疗的骨转移性乳癌。转移至骨的肿瘤细胞可致骨质破坏，骨钙释放，使血清钙升高。

早期症状有疲乏、软弱、厌食、恶心、呕吐和体重下降，血清钙浓度进一步增高时，可出现严重头痛、背和四肢疼痛、口渴和多尿等。甲状旁腺功能亢进者在病程后期可致全身性骨质脱钙，发生多发性病理性骨折。血清钙浓度高达 4~5mmol/L 时可能有生命危险。

对于甲状旁腺功能亢进者，应行手术治疗，切除腺瘤或增生的腺组织之后，可彻底治愈。对骨转移性癌病人，可预防性地给予低钙饮食，并注意补充足够水分，以利于钙的排泄。静脉注射硫酸钠可能使钙经尿排出增加，但其作用不会更优于输注生理盐水。

（三）镁的异常

镁是体内含量占第四位的阳离子。正常成人体内镁总量约为 1 000mmol，约 23.5g。约有一半的镁存在于骨骼内，其余几乎都存在于细胞内，仅有 1% 存在于细胞外液中。镁具有多种生理功能，在神经活动的控制、神经肌肉兴奋性的传递、肌肉收缩、心脏兴奋性及血管张力等方面均具有重要作用。正常血清镁浓度为 0.70~1.10mmol/L。大部分镁从粪便排出，其余经肾排出。肾有很好的保镁作用。许多疾病可出现镁代谢异常。

1. 镁缺乏（magnesium deficiency） 饥饿、吸收障碍综合征、长时期的胃肠道消化液丧失（如肠瘘），是导致机体内镁缺乏的主要原因。其他原因还有长期肠外营养液中未加适量镁制剂，以及急性重症胰腺炎等。

镁缺乏时可表现为神经、肌肉及中枢神经系统功能亢进，其症状及体征与钙缺乏较相似。低镁血症的常见表现为：面容苍白、肌肉震颤、手足搐搦及 Chvostek 征阳性、记忆力减退、精神紧张、易激动，严重者有烦躁不安、谵妄及惊厥等。

若存在诱发因素，又出现上述症状，则应疑有镁缺乏。临床上镁缺乏者常伴有钾和钙的缺乏。补充钾及钙使低钾血症和低钙血症得到纠正之后，如果症状仍未缓解，应怀疑低镁血症的存在。应用这种排除法来诊断低镁血症的原因是：血清镁浓度与机体镁缺乏不一定相平行，即镁缺乏时血清镁浓度不一定降低。对镁缺乏有诊断价值的是镁负荷试验。正常人在静脉输注氯化镁或硫酸镁 0.25mmol/kg 后，注入量的 90% 即很快从尿中排出。而在镁缺乏者，注入上述相同量之后，输入镁的 40%~80% 被保留在体内，仅少量的镁从尿中排出。

镁缺乏的治疗：可用氯化镁溶液或硫酸镁溶液静脉补充，一般是按 0.25mmol/（kg·d）的剂量补充镁盐。25% 硫酸镁溶液 1ml 含镁 1mmol，60kg 体重者可补 25% 硫酸镁 15ml。如病人肾功能正常，而镁缺乏严重时，可按 1mmol/（kg·d）补充镁盐。肠外营养溶液中应注意添加镁制剂，常用量是每天补镁 6~7mmol。静脉补充镁制剂时，输注速度不能太快，过快过多的补充可能引起急性镁中毒，有导致心搏骤停的危险。完全纠正镁缺乏所需的时间较长，在解除症状后仍应每天补镁，持续 1~3 周。一般用量为 5~10mmol/d，相当于 25% 硫酸镁 5~10ml，肌内注射或稀释后静脉注射。如果用量过大而发生镁中毒，对抗措施是立即静脉注射葡萄糖酸钙或氯化钙溶液。

2. 镁过多（magnesium excess） 体内镁过多主要发生在肾功能不全时，偶可见于应用硫酸镁治疗子痫的过程中。血镁水平常与血钾浓度相平行，故在急、慢性肾衰竭时，在监测血钾的同时也要监测血镁水平。烧伤早期、广泛性外伤或外科应激反应、严重细胞外液量不足和严重酸中毒等也可引起血清镁增高，血清镁浓度可 >3mmol/L。

镁过多的临床表现有乏力、疲倦、腱反射消失和血压下降等。血清镁浓度明显增高时，心脏传导功能可发生障碍，心电图改变与高钾血症相似，可显示 PR 间期延长，QRS 波增宽和 T 波增高。晚期可出现呼吸抑制、嗜睡和昏迷，甚至心搏骤停。

发现镁过多之后，应立即停用给镁。经静脉缓慢输注 2.5~5mmol 葡萄糖酸钙（相当于 10% 葡萄糖酸钙溶液 10~20ml）或氯化钙溶液，以对抗镁对心脏和肌肉的抑制。同时要积极纠正酸中毒和缺水。如血清镁浓度仍无下降或症状仍不减轻，可考虑采用透析治疗。

（四）磷的异常

成人体内含磷约 700~800g，约 85% 存在于骨骼中。其余以有机磷酸酯形式存在于软组织中。细胞外液中含磷仅 2g，正常血清无机磷浓度为 0.96~1.62mmol/L。磷对机体代谢有十分重要的作用。磷是核酸、磷脂等的基本成分；是高能磷酸键的成分之一，在能量代谢中有重要作用；参与蛋白质的磷酸化过程；以磷脂形式参与细胞膜的组成；是某些凝血因子的成分；以及磷酸盐参与酸碱平衡等。

1. 低磷血症（hypophosphatemia） 低磷血症时血清无机磷浓度 <0.96mmol/L。其病因有：甲状旁腺功能亢进症、严重烧伤或感染；大量葡萄糖及胰岛素输入使磷进入细胞内；磷摄入不足，特别是长期肠外营养支持时未补充磷制剂。

临床上低磷血症的发生率并不低，由于其缺乏特异性的临床表现而常易被忽略。低磷血症可有神经肌肉症状，如头晕、厌食、肌无力等。重症者可有抽搐、精神错乱、昏迷，甚至可因呼吸肌无力而危及生命。

对低磷血症要警惕，采取预防措施。对长期禁食而需静脉输液者，溶液中应补充磷 10mmol/d，可给予甘油磷酸钠 10ml。有严重低磷者，可酌情增加磷制剂用量，但需注意密切监测血清磷水平。对甲状旁腺功能亢进者，手术治疗可使低磷血症得到纠正。

2. 高磷血症(hyperphosphatemia) 高磷血症时血清无机磷浓度 >1.62mmol/L,临床上很少见。主要病因有:急性肾衰竭、甲状旁腺功能低下等。酸中毒或淋巴瘤等化疗时可使磷从细胞内逸出,导致血清磷升高。

高磷血症的临床表现,由于继发地导致低钙血症的发生,可出现一系列低血钙的症状。因异位钙化可有肾功能受损表现。

治疗方面,除对原发病作防治外,可针对低钙血症进行治疗。急性肾衰竭伴明显高磷血症者,必要时可做透析治疗。

第四节 酸碱平衡失调

体液的适宜酸碱度是机体组织、细胞进行正常生命活动的重要保证。在物质代谢过程中,机体虽不断摄入及产生酸性和碱性物质,但能依赖体内的缓冲系统和肺及肾的调节,使体液的酸碱度可始终维持在正常范围之内。酸碱度以 pH 表示,正常范围为 7.35~7.45。但如果酸碱物质超量负荷,或是调节功能发生障碍,则平衡状态将被破坏,形成不同形式的酸碱平衡失调。原发性的酸碱平衡失调可分为代谢性酸中毒、代谢性碱中毒、呼吸性酸中毒和呼吸性碱中毒四种。有时可同时存在两种以上的原发性酸碱平衡失调,此即为混合型酸碱平衡失调。

当任何一种酸碱平衡失调发生之后,机体都会通过代偿机制以减轻酸碱紊乱,尽量使体液的 pH 恢复至正常范围。机体的这种代偿,可根据其纠正程度分为部分代偿、代偿及过度代偿。实际上机体很难做到完全的代偿。

根据酸碱平衡公式(Henderson-Hasselbalch 方程式),正常动脉血的 pH 为:

$$pH = 6.1 + \log\frac{[HCO_3^-]}{(0.03 \times PaCO_2)} = 6.1 + \log\frac{24}{0.03 \times 40}$$

$$= 6.1 + \log\frac{20}{1} = 7.40$$

从上述公式可见,pH、HCO_3^- 及 $PaCO_2$ 是反映机体酸碱平衡的三大基本要素。其中,HCO_3^- 反映代谢性因素,$PaCO_2$ 则反映呼吸性因素。目前临床上已被普遍采用的动脉血血气分析能及时地获得病人的上述数据,这些数据能准确地反映其酸碱平衡失调的性质和程度,也是制订治疗方案和观察治疗效果的客观指标,有极大的实用价值。

在详述各种酸碱平衡失调之前,对血气分析各项数据应该有全面的理解和掌握。其数据包括:

1. 动脉血酸碱度(pH) 反映血液中 H^+ 的浓度,正常值为 7.35~7.45。低于此值提示有酸中毒,高于此值则为碱中毒。pH 不能区分酸碱中毒是代谢性抑或呼吸性。另外,正常 pH 并不能完全排除酸碱平衡失调的可能性,在酸碱中毒的代偿期其 pH 可能仍在正常范围之内。

2. 动脉血氧分压(PaO_2) 是指血液中的游离 O_2 所产生的张力,也反映血液中的氧含量。PaO_2 的正常值为 90~100mmHg。在这种情况下,血红蛋白氧饱和度(SaO_2)可达 95% 以上,血液氧含量(CaO_2)充足(CaO_2=Hb × 1.34 × 95%)。PaO_2 下降时,SaO_2 也相应下降,二者的相关关系呈"S"形。PaO_2 在 60~100mmHg 的范围内,SaO_2 的变化不大,均可维持在 90% 以上。但若 PaO_2 降至 60mmHg 以下,则 SaO_2 将显著下降,对血液的氧含量有明显的影响。通常当 PaO_2 <60mmHg 提示组织有缺氧可能,应及时做必要的检查和处理。

3. 动脉血二氧化碳分压($PaCO_2$) 是指血液中的游离 CO_2 所产生的张力,$PaCO_2$ 的正常值为 34~45mmHg,平均值为 40mmHg。是反映呼吸性酸碱平衡失调的指标。当有效通气量不足、CO_2 在体内潴留引起呼吸性酸中毒时,血中的 $PaCO_2$ 值升高。反之,呼吸性碱中毒时 $PaCO_2$ 值则降低。有时 $PaCO_2$ 值的升高或降低并不意味已存在呼吸性酸碱平衡失调,而是代谢性酸碱平衡失调的代偿。例如代谢性酸中毒时的呼吸代偿,其呼吸加快后 $PaCO_2$ 值降低,使血液 pH 维持在正常范围之内。

4. 真实 HCO_3^-(AB)和标准 HCO_3^-(SB) 用与空气隔绝的动脉血标本测得的 HCO_3^- 的实际含量为 AB。AB 的正常值为 22~27mmol/L(平均 24mmol/L)。AB 反映血液中代谢性成分的含量,但其值也会受呼吸性因素的影响。SB 值则不受呼吸性因素的影响,因为 SB 是在特定的条件下(即血红蛋白的氧饱和度为 100%,温度为 37℃,$PaCO_2$ 为 40mmHg)测得的值。如果 AB>SB,提示 $PaCO_2$ > 40mmHg;反之,则提示 $PaCO_2$ <40mmHg。在

代谢性酸中毒时，反映代谢性成分的 AB 和 SB 都减少，有呼吸代偿时则 AB 值降得更低。同样，代谢性碱中毒时 AB 和 SB 都增多，有呼吸代偿时则 AB 增加更多。

5. 缓冲碱（BB） 全血 BB 的正常值为 45~52mmol/L，反映血液中所含各种缓冲碱的总和。血浆 BB 包括血浆中的 HCO_3^-、Pr^- 和 HPO_4^{2-}，其值不受血红蛋白含量的影响。正常值为 42mmol/L。由于全血中的缓冲碱还包括 Hb^- 和 HbO_2^-，因此其值受血红蛋白含量的影响。在代谢性酸中毒和碱中毒时，BB 将分别降低和升高。

6. 碱剩余（BE） 碱剩余是实测缓冲碱值与缓冲碱正常值之差。全血 BE 正常值为 –3~+3mmol/L。BE 是代谢性成分的指标，不受呼吸性因素的影响。在代谢性酸中毒时，BE 负值增加；在代谢性碱中毒时，BE 正值增加。

一、代谢性酸中毒

临床最常见的酸碱平衡失调是代谢性酸中毒（metabolic acidosis）。由于酸性物质的积聚或产生过多，或 HCO_3^- 丢失过多，即可引起代谢性酸中毒。可根据阴离子间隙分为两类：一种代谢性酸中毒的阴离子间隙正常，而另一种代谢性酸中毒的阴离子间隙增加。这两类酸中毒的病因各不相同。所谓阴离子间隙，是指血浆中未被检出的阴离子的量。阴离子间隙 = $[Na^+]-([HCO_3^-]+[Cl^-])$，正常值为 8~12mmol/L。阴离子间隙的主要组成是磷酸、乳酸及其他有机酸。如果是由于 HCO_3^- 丢失或盐酸增加引起的酸中毒，其阴离子间隙为正常。相反，如果是由于有机酸产生增加或硫酸、磷酸等的潴留而引起的酸中毒，其阴离子间隙则将增加。

【代谢性酸中毒的主要病因】

1. 碱性物质丢失过多 见于腹泻、肠瘘、胆瘘和胰瘘等，也见于输尿管乙状结肠吻合术后。经粪便、消化液丢失的 HCO_3^- 量可超过血浆中的含量。尿在乙状结肠内潴留时间较长，发生 Cl^- 与 HCO_3^- 的交换，尿内的 Cl^- 进入细胞外液，而 HCO_3^- 留在乙状结肠内，随尿排出体外，则导致酸中毒。应用碳酸酐酶抑制剂（如乙酰唑胺），可使肾小管排 H^+ 及重吸收 HCO_3^- 减少，导致酸中毒。这类酸中毒的阴离子间隙正常。

2. 酸性物质过多 失血性及感染性休克致急性循环衰竭、组织缺血缺氧，可使丙酮酸及乳酸大量产生，发生乳酸性酸中毒。这在外科很常见。糖尿病或长期不能进食，体内脂肪分解过多，可形成大量酮体，引起酮体酸中毒。抽搐、心搏骤停等也能同样引起体内有机酸的形成过多。这类酸中毒的阴离子间隙则增加。

3. 肾功能不全 由于肾小管功能障碍，内生性 H^+ 不能排出体外，或 HCO_3^- 吸收减少，均可致酸中毒。其中，远曲小管性酸中毒是泌 H^+ 功能障碍所致，近曲小管性酸中毒则是 HCO_3^- 再吸收功能障碍所致。此时的阴离子间隙可正常或增加。

机体对代谢性酸中毒有一定的代偿能力：上述任何原因所致的酸中毒均直接或间接地使 HCO_3^- 减少，血浆中 H_2CO_3 相对过多。机体则很快会出现呼吸代偿反应。H^+ 浓度的增高可刺激呼吸中枢，使呼吸加深加快，加速 CO_2 的呼出，$PaCO_2$ 降低，从而使 HCO_3^-/H_2CO_3 的比值重新接近 20：1，保持血 pH 在正常范围。此即代谢性酸中毒的代偿。与此同时，肾小管上皮细胞中的碳酸酐酶和谷氨酰酶活性开始增高，增加 H^+ 和 NH_3 的生成。H^+ 与 NH_3 形成 NH_4^+ 后排出，使 H^+ 的排出增加。另外，$NaHCO_3$ 的再吸收亦增加。但是，这些代偿是相当有限的，往往在病情加重后血 pH 将不可避免地明显降低，出现代谢性酸中毒的表现。

【临床表现】

轻度代谢性酸中毒可无明显症状。重症病人可有疲乏、眩晕、嗜睡，可有感觉迟钝或烦躁。最明显的表现是呼吸变得深而快，呼吸肌收缩明显。呼吸频率有时可高达每分钟 40~50 次。呼出气带有酮味。病人面颊潮红，心率加快，血压常偏低。可出现腱反射减弱或消失、神志不清或昏迷。病人常可伴有缺水的症状。代谢性酸中毒可降低心肌收缩力和周围血管对儿茶酚胺的敏感性，病人容易发生心律不齐、急性肾功能不全和休克。一旦产生则很难纠治。

【诊断】

根据病人有严重腹泻、肠瘘或休克等的病史，又有深而快的呼吸，即应怀疑有代谢性酸中毒。做血气分析可以明确诊断，并可了解代偿情况和酸中毒的严重程度。此时血液 pH 和 HCO_3^- 浓度明显下降。代偿期的血 pH 可在正常范围，但 HCO_3^-、BE 和 $PaCO_2$ 均有不同程度的降低。测定二氧化碳结合力也有诊断价值，正常值为 25mmol/L。在除外呼吸因素之后，二氧化碳结合力的下降也提示存在代谢性酸中毒，根据其下降幅度也能大致判定酸中毒的程度。

【治疗】

病因治疗应放在代谢性酸中毒治疗的首位。

由于机体可加快肺部通气以排出更多的 CO_2，又能通过肾排出 H^+、保留 Na^+ 及 HCO_3^-，即具有一定的调节酸碱平衡的能力。因此只要能消除病因，再辅以补充液体、纠正缺水，则较轻的代谢性酸中毒（血浆 HCO_3^- 为 16~18mmol/L）常可自行纠正，不必应用碱性药物。低血容量性休克可伴有代谢性酸中毒，采用补液、输血治疗之后，在休克被纠正的同时，轻度的代谢性酸中毒也随之可被纠正。对这类病人不宜过早使用碱剂，否则反而可能造成代谢性碱中毒。

对血浆 HCO_3^- 低于 10mmol/L 的重症酸中毒病人，应立即输液并加用碱剂治疗。常用的碱性药物是碳酸氢钠（$NaHCO_3$）溶液。该溶液进入体液后即离解为 Na^+ 和 HCO_3^-（每 100ml 各含有 60mmol）。HCO_3^- 可与体液中的 H^+ 生成 H_2CO_3，H_2CO_3 再离解为 H_2O 及 CO_2，后者经肺部排出。此过程使体内的 H^+ 量减少，酸中毒则得以改善。留于体内的 Na^+ 可提高细胞外液渗透压和增加血容量。在估计输给 $NaHCO_3$ 用量时，有公式可以计算：

HCO_3^- 需要量（mmol）=［HCO_3^- 正常值（mmol/L）－HCO_3^- 测得值（mmol/L）］× 体重（kg）× 0.4

一般将计算值的半量在 2~4 小时内输入。但是，公式计算法的实际价值不大。临床上常根据酸中毒严重程度，首次补给 5%$NaHCO_3$ 溶液 100~250ml。用后 2~4 小时复查动脉血血气分析及血浆电解质浓度，根据测定结果再决定是否需继续补充及其用量。治疗的原则是边治疗边观察，逐步纠正酸中毒。5%$NaHCO_3$ 溶液为高渗性，过快输入可致高钠血症，使血浆渗透压升高，应注意避免。在酸中毒时，离子化的 Ca^{2+} 增多，故即使病人有低钙血症，也可以不出现手足抽搐。但在酸中毒被纠正之后，离子化的 Ca^{2+} 减少，便会发生手足抽搐。应及时静脉注射葡萄糖酸钙以控制症状。过快地纠正酸中毒还能引起大量 K^+ 转移至细胞内，引起低钾血症，也要注意防治。

二、代谢性碱中毒

体内 H^+ 丢失或 HCO_3^- 增多可引起代谢性碱中毒（metabolic alkalosis）。

【病因】

1. 胃液丧失过多　这是外科病人发生代谢性碱中毒的最常见的原因。酸性胃液大量丢失，例如严重呕吐、长期胃肠减压等，可丧失大量的 H^+ 及 Cl^-。肠液中的 HCO_3^- 未能被胃液的 H^+ 所中和，HCO_3^- 被重吸收入血，使血浆 HCO_3^- 增高。另外，胃液中 Cl^- 的丢失使肾近曲小管的 Cl^- 减少。为维持离子平衡，代偿性地重吸收 HCO_3^- 增加，导致碱中毒。大量胃液的丧失也丢失了 Na^+，在代偿过程中，K^+ 和 Na^+ 的交换、H^+ 和 Na^+ 的交换增加，使 Na^+ 得到保留。但由于排出了 K^+ 及 H^+，则可造成低钾血症和碱中毒。

2. 碱性物质摄入过多　长期服用碱性药物，可中和胃内的盐酸，使肠液中的 HCO_3^- 缺乏足够的 H^+ 来中和，以致 HCO_3^- 被重吸收入血。以往常用碳酸氢钠治疗溃疡病，可致碱中毒，目前此法已基本不用。大量输注库存血，抗凝剂入血后可转化成 HCO_3^-，致碱中毒。

3. 缺钾　由于长期摄入不足或消化液大量丢失，可致低钾血症。此时 K^+ 从细胞内移至细胞外，每 3 个 K^+ 从细胞内释出，就有 2 个 Na^+ 和 1 个 H^+ 进入细胞内，引起细胞内的酸中毒和细胞外的碱中毒。同时，在血容量不足的情况下，机体为了保存 Na^+，经远曲小管排出的 H^+ 及 K^+ 则增加，HCO_3^- 的回吸收也增加。更加重了细胞外液的碱中毒及低钾血症。此时可出现反常性的酸性尿。

4. 利尿剂的作用　呋塞米、依他尼酸等能抑制近曲小管对 Na^+ 和 Cl^- 的再吸收，而并不影响远曲小管内 Na^+ 与 H^+ 的交换。因此，随尿排出的 Cl^- 比 Na^+ 多，回入血液的 Na^+ 和 HCO_3^- 增多，发生低氯性碱中毒。

机体对代谢性碱中毒的代偿过程表现为：受血 pH 升高的影响，呼吸中枢抑制，呼吸变浅变慢，CO_2 排出减少，使 $PaCO_2$ 升高，HCO_3^-/H_2CO_3 的比值可望接近 20∶1 而保持 pH 在正常范围内。肾的代偿是肾小管上皮细胞中的碳酸酐酶和谷氨酰酶活性降低，使 H^+ 排泌和 NH_3 生成减少。HCO_3^- 的再吸收减少，经尿排出增多，从而使血 HCO_3^- 减少。

代谢性碱中毒时，氧合血红蛋白解离曲线左移，使氧不易从氧合血红蛋白中释出。此时尽管病人的血氧含量和氧饱和度均正常，但组织仍然存在缺氧。为此，应该重视对碱中毒的及时纠治。

【临床表现和诊断】

根据病史可作出初步诊断。一般无明显症状，有时可有呼吸变浅变慢，或精神神经方面的异常，如嗜睡、精神错乱或谵妄等。可以有低钾血症和缺水的临床表现。严重时可因脑和其他器官的代谢障碍而发生昏迷。血气分析可确定诊断及其严重程度。失代偿时，血液 pH 和 HCO_3^- 明显增高，$PaCO_2$ 正常。代偿期血液 pH 可基本正常，但 HCO_3^- 和 BE（碱剩余）均有一定程度的增高。可伴有低氯血症和低钾血症。

【治疗】

原发疾病应予积极治疗。对丧失胃液所致的代谢性碱中毒，可输注等渗盐水或葡萄糖盐水。既恢复了细胞外液量，又补充了 Cl^-。这种治疗可纠正轻度的低氯性碱中毒。另外，碱中毒时几乎都同时存在低钾血症，故须同时补给氯化钾。补 K^+ 之后可纠正细胞内、外离子的异常交换，终止从尿中继续排 H^+，将有利于加速碱中毒的纠正。但应在病人尿量超过 40ml/h 才可开始补 K^+。

治疗严重碱中毒时（血浆 HCO_3^- 45~50mmol/L，pH>7.65），为迅速中和细胞外液中过多的 HCO_3^-，可补充盐酸精氨酸，既补充了 Cl^-，又可中和过多的 HCO_3^-。对重症、顽固性代谢性碱中毒还可应用稀释的盐酸溶液，有效而安全。具体方法是：将 1mol/L 盐酸 150ml 溶入生理盐水 1 000ml 或 5% 葡萄糖溶液 1 000ml 中（盐酸浓度成为 0.15mol/L），经中心静脉导管缓慢滴入（25~50ml/h）。每 4~6 小时监测血气分析及血电解质。必要时第二天可重复治疗。纠正碱中毒不宜过于迅速，一般也不要求完全纠正。关键是解除病因（如完全性幽门梗阻），碱中毒就很容易彻底治愈。

三、呼吸性酸中毒

呼吸性酸中毒（respiratory acidosis）系指肺泡通气及换气功能减弱，不能充分排出体内生成的 CO_2，以致血液 $PaCO_2$ 增高，引起高碳酸血症。常见原因有：全身麻醉过深、镇静剂过量、中枢神经系统损伤、心搏骤停、气胸、急性肺水肿、支气管痉挛和呼吸机使用不当等。上述原因均可明显影响呼吸，通气不足，使 CO_2 在体内积聚，引起急性高碳酸血症。另外，肺组织广泛纤维化、重度肺气肿等慢性阻塞性肺部疾病，有换气功能障碍或肺泡通气-灌流比例失调，都可引起 CO_2 在体内潴留，导致高碳酸血症。外科病人如果合并这些肺部慢性疾病，在手术后更容易产生呼吸性酸中毒。术后易由于痰液引流不畅、肺不张，或有胸腔积液、肺炎，加上切口疼痛、腹胀等因素，均可使换气量减少。

机体对呼吸性酸中毒的代偿可通过血液的缓冲系统完成，血液中的 H_2CO_3 与 Na_2HPO_4 结合，形成 $NaHCO_3$ 和 NaH_2PO_4，后者从尿中排出，使 H_2CO_3 减少，HCO_3^- 增多。但这种代偿性作用较弱。还可以通过肾脏代偿，肾小管上皮细胞中的碳酸酐酶和谷氨酰酶活性增高，使 H^+ 和 NH_3 的生成增加。H^+ 与 Na^+ 交换，H^+ 与 NH_3 形成 NH_4^+，使 H^+ 排出增加，$NaHCO_3$ 的再吸收增加。但这种代偿过程很慢。总之，机体对呼吸性酸中毒的代偿能力有限。

【临床表现和诊断】

病人可有胸闷、呼吸困难、躁动不安等，因换气不足致缺氧，可有头痛、发绀。随酸中毒加重，可有血压下降、谵妄、昏迷等。脑缺氧可致脑水肿、脑疝，甚至呼吸骤停。

病人有呼吸功能受影响的病史，又出现上述症状，即应怀疑有呼吸性酸中毒。动脉血血气分析显示 pH 明显下降，$PaCO_2$ 增高，血浆 HCO_3^- 可正常。慢性呼吸性酸中毒时，血 pH 下降不明显，$PaCO_2$ 增高，血 HCO_3^- 亦有增高。

【治疗】

机体对呼吸性酸中毒的代偿能力较差，而且常合并缺氧，对机体的危害性极大，因此除需尽快治疗原发病因之外，还须采取积极措施改善病人的通气功能。做气管插管或气管切开术并使用呼吸机，能有效地改善机体的通气及换气功能。应注意调整呼吸机的潮气量及呼吸频率，保证足够的有效通气量。既可将潴留体内的 CO_2 迅速排出，又可纠正缺氧状态。一般将吸入氧浓度调节在 0.6~0.7 之间，可供给足够 O_2，且较长时间吸入也不会发生氧中毒。

引起慢性呼吸性酸中毒的疾病大多很难治愈。针对性地采取控制感染、扩张小支气管、促进排痰等措施，可改善换气功能和减轻酸中毒程度。病人耐受手术的能力很差，手术后很容易发生呼吸衰竭，此时所引发的呼吸性酸中毒很难治疗。

四、呼吸性碱中毒

呼吸性碱中毒（respiratory alkalosis）是由于肺泡通气过度，体内生成的 CO_2 排出过多，以致血 $PaCO_2$ 降低，最终引起低碳酸血症，血 pH 上升。引起通气过度的原因很多，例如癔症、忧虑、疼痛、发热、创伤、中枢神经系统疾病、低氧血症、肝衰竭，以及呼吸机辅助通气过度等。

$PaCO_2$ 的降低，起初虽可抑制呼吸中枢，使呼吸变浅变慢，CO_2 排出减少，血中 H_2CO_3 代偿性增高。但这种代偿很难维持下去，因这样可导致机体缺氧。肾的代偿作用表现为肾小管上皮细胞泌 H^+ 减少，以及 HCO_3^- 的再吸收减少，排出增多，使血中 HCO_3^- 降低，HCO_3^-/H_2CO_3 比值接近于正常，尽量维持 pH 在正常范围之内。

【临床表现和诊断】

多数病人有呼吸急促之表现。引起呼吸性碱

中毒之后，病人可有眩晕，手、足和口周麻木与针刺感，肌震颤、手足搐搦，以及 Trousseau 征阳性。病人常有心率加快。危重病人发生急性呼吸性碱中毒常提示预后不良，或将发生急性呼吸窘迫综合征。结合病史和临床表现，可作出诊断。此时血 pH 增高，$PaCO_2$ 和 HCO_3^- 下降。

【治疗】

原发疾病应予积极治疗。用纸袋罩住口鼻，增加呼吸道无效腔，可减少 CO_2 的呼出，以提高血 $PaCO_2$。虽采用吸入含 5%CO_2 的氧气有治疗作用，但这种气源不容易获得，实用价值小。如系呼吸机使用不当所造成的通气过度，应调整呼吸频率及潮气量。危重病人或中枢神经系统病变所致的呼吸急促，可用药物阻断其自主呼吸，由呼吸机进行适当的辅助呼吸。

五、混合型酸碱平衡失调

若病人同时存在两种以上的酸碱平衡失调，则可发生混合型酸碱平衡失调。在这种情况下，机体的病理变化很复杂，临床表现也不典型，以致在诊断时比较困难。

1. 代谢性酸中毒合并呼吸性碱中毒　这种混合型酸碱平衡失调有时可见于革兰氏阴性菌脓毒症病人。由于严重感染影响组织灌流，造成组织缺氧，产生乳酸积聚，导致代谢性酸中毒；又由于感染等因素使通气过度，以致发生呼吸性碱中毒。在动脉血血气分析资料中可见：反映代谢性因素的 BE 负值增大，而反映呼吸性因素的 $PaCO_2$ 值降低。在这两方面的影响下，有时血 pH 会在正常范围之内。在治疗上，积极控制全身性严重感染最为重要，解除病因就能纠正酸碱平衡失调。

2. 代谢性酸中毒合并代谢性碱中毒　肾功能不全或糖尿病酸中毒的病人伴有严重呕吐或治疗时应用 HCO_3^- 太多，则可发生代谢性酸中毒合并代谢性碱中毒的现象。由于酸碱中毒的相互抵消作用，使反映酸碱平衡的各项指标如 pH、$PaCO_2$ 和 BE 等变化不大。但其临床资料可以为诊断提供很有价值的证据。在治疗上应着重在控制呕吐和限制碱性药物用量方面，对原发病的控制也很重要。

3. 呼吸性酸中毒合并代谢性碱中毒　常见于严重肺部疾病或慢性肺源性心脏病的病人。这类病人都有不同程度的 CO_2 潴留，即存在呼吸性酸中毒。如果病人发生反复呕吐，或多次使用碱化利尿剂，使体内 HCO_3^- 增多，则发生代谢性碱中毒。病人的血气分析表现为：反映呼吸性因素的 $PaCO_2$ 升高，反映代谢性因素的 BE 值也增大，pH 可能在正常范围之内。在治疗上也是主要控制病人的呕吐，至于呼吸功能的改善则往往很困难。

4. 混合型酸碱中毒　呼吸性酸中毒和代谢性酸中毒合并发生可见于心搏骤停的病人或有严重肺水肿的病人。由于通气障碍使 CO_2 在体内积聚而导致高碳酸血症，组织灌流不足又引起乳酸性酸中毒。这种混合型酸中毒的血气分析特点是：$PaCO_2$ 升高、BE 的负值增大，血 pH 受此双重影响而明显下降，有时甚至低于 7.0。在治疗上，应首先使用呼吸机辅助通气以改善呼吸功能。针对乳酸性酸中毒可静脉滴注碳酸氢钠。

混合型碱中毒可见于剧烈呕吐合并发热的病人。因呕吐而丢失大量 H^+，引起代谢性酸中毒。发热引起的过度呼吸可导致呼吸性碱中毒。这类病人的血气分析特点是：BE 的正值增大；$PaCO_2$ 降低，以致 HCO_3^- 升高。在这双重因素的影响下，血 pH 明显升高。在治疗上首先应尽早消除病因，可静脉输注等渗盐水，严重时需用稀盐酸溶液静脉滴注。

（吴肇汉）

第十五章
外科病人的临床营养支持

营养支持(nutrition support)是20世纪在国际上常用的名词,是第二次世界大战后的医学界三大事件之一。近年来在美洲又有称之为营养支持疗法(nutrition support therapy),但内容仍为3个方面:营养补充(nutrition supplement)、营养支持(nutrition support)、营养治疗(nutrition treatment)。临床营养支持常通过与肠外营养(parenteral nutrition,PN)与肠内营养(enteral nutrition,EN)有关的多种营养素构成的各种制剂和各种各样的静脉导管途径/胃肠道导管途径/经口途径,用重力/泵进入人体,在全面的营养代谢检测下完成。除外科常用外,消化科、内分泌科、神经科、儿科也常需要这种补充、支持和治疗的技术。

在启动营养干预(intervention)之前,先要用营养风险筛查(nutritional risk screening,NRS)评估患者是否需要制订临床营养支持计划。如果需要,还要进行营养评定(nutritional assessment)来细化营养支持计划的制订,然后是合适的营养干预,所以2011年的美国肠外肠内营养学会的指南提出,营养风险筛查-营养评定-营养干预是营养诊疗(nutrition care)的3个关键性内容。

两种营养支持的内容,均由营养素组成,与普通的食物有根本的区别,包括平衡的多种氨基酸成分、长链及中链脂肪、糖类、平衡的多种维生素、平衡的多种微量元素、水等成分。由于历史上临床营养支持是以外科医师作为先驱,故有人称之为外科营养(surgical nutrition)。

在肠外营养方面,1959年美国的Francis Moore首先提出,营养支持中热量与氮的合适比值为628kJ(150kcal):1,是重要的理论基础。

1967年美国的Dudrick、Wilmore、Vars与Roads等从动物研究到临床应用研究,均证实了肠外营养的有效性,引起全世界重视。Dudrick与Wilmore应用的肠外营养液未包括十分重要的静脉脂肪乳剂,并引入了不够准确的名称"静脉内高营养(intravenous hyperalimentation)"。1961年瑞典Arvid Wretlind制出了以大豆油为基础的静脉脂肪乳剂,1972年他报告了包括静脉脂肪乳剂的肠外营养。1970—1974年,美国的Scribner及法国的Solassol提出了人工胃肠(artificial gut)概念。

在肠内营养方面,1957—1984年,美国的Greentein、Winitz及Randall等发展了由结晶氨基酸等组成的肠内营养制剂,不需消化便可吸收。以氨基酸为基础的肠内营养可直接吸收;以短肽等组成的肠内营养制剂,可在肠上皮细胞吸收,然后分解为氨基酸;以天然整蛋白等组成的肠内营养制剂,需经消化过程才能吸收。以上的从实验室到临床的(bench-bed,B to B)研究属于转化医学的T1阶段。

1980—1995年国外的临床营养研究包括新的营养素的转化医学的T1阶段工作,如补充谷氨酰胺或谷氨酰胺双肽改善重症患者的结局、辅助应用用基因工程重组技术所生产的激素(如growth hormone)或介素(如IGF1)、从鱼油提取DPA和DHA的静脉ω-3制剂等。

我国临床营养的临床和实验室研究可追溯到20世纪60年代,1960年北京协和医院和上海中山医院均已应用静脉插管,输入水解蛋白(amegin)

及高渗葡萄糖的营养液试用于外科肠梗阻和肠瘘等重病人，虽然有病历记载，但没有文献报告记录。

1974年北京协和医院外科在《水与电解质平衡》一书中已经比较详细地用文字和图画介绍了静脉营养的临床应用。1978年第九届全国外科学术会议大会中北京协和医院基本外科报告“肠外营养临床应用”，是国内最早的全国会议大会报告文献资料。1979年在《中华外科杂志》发表肠外营养和肠内营养（氨基酸为基础）联合应用于肠瘘的临床研究报告，被美国Medline收录，是肠外肠内营养学题目被国际数据库的最早收录。同年1979年上海吴肇汉、吴肇光报道了静脉营养在外科的应用，南京邹忠寿、黎介寿报道了静脉营养在儿科的应用。1984年天津邓诗琳等报道了肠外营养应用于烧伤病人。从最早的全国大会正式报告为起点来说，国内肠外、肠内营养支持已有约42年历史。

已从少数医学院校的应用及研究，发展到目前大、中、小医院的广泛应用。到1990年前后，肠外营养支持的全部药物国内已经能够制造。20世纪80年代中期北京协和医院静脉脂肪乳剂的研究结果表明国人对静脉脂肪乳剂耐受性良好。上海中山医院与医药用品厂合作研制出国产PCV3L静脉营养输液袋，推动了含脂肪乳剂静脉营养液的配制。

长期肠外营养支持存在一些问题，有待改进。例如：脂肪和水分的增加偏多，无脂肉质（lean body mass，LBM）的增加不够；肠黏膜可能萎缩；肠道内细菌及毒素可能移位。肠内营养也越来越受到重视。

第一节　营养基质代谢及创伤 / 感染后的代谢反应

（一）营养基质（nutritional substrate）的代谢

营养基质可分为三类：①供应能量的物质，主要为碳水化合物和脂肪。②蛋白质，这是构成身体的主要成分，是生命的物质基础。③身体各部分的各种元素，如各种电解质、微量元素以及各种维生素。以下略述碳水化合物、脂肪和蛋白质（氨基酸）的代谢。

1. 碳水化合物的代谢　碳水化合物是国人膳食的主要成分，为热量的主要来源。各地区的人们所摄碳水化合物在膳食中的比例差别很大。碳水化合物经口入胃肠道后，经淀粉酶和双糖酶水解后，以单糖形式被小肠吸收，一半以上为葡萄糖，其余主要是果糖和乳糖。葡萄糖吸收后大部分以血糖形式随血液循环分布全身，为身体细胞摄取和利用；小部分经胰岛素的调节转化为糖原。乳糖、果糖也转化为糖原贮存在肝脏和肌肉内。糖原贮存是相当有限的，总重约500g，其中200g是肝糖原，可以转化成葡萄糖为身体所利用；其余300g是肌糖原，不能直接变成葡萄糖被身体利用，因此24小时的饥饿状态就可把肝糖原耗尽。以后如仍无外源性碳水化合物补充，则骨骼肌的蛋白质分解为氨基酸，经糖原异生途径转化成葡萄糖供给能量。

葡萄糖的氧化首先经磷酸化后氧化成丙酮酸，然后丙酮酸进入线粒体氧化脱羧转变为乙酰辅酶A，再经三羟酸循环彻底氧化成二氧化碳和水并释放能量。丙酮酸在缺氧条件下可还原成乳酸。以后仍可氧化再生被彻底氧化利用。葡萄糖过多时，大量丙酮酸可经转氨作用生成丙氨酸，也可生成过量乙酰辅酶A。过多的乙酰辅酶A超过了三羧酸循环可能氧化的量时可合成为脂肪酸。

胰岛素的作用是使糖原分解停止，促进糖原生成，刺激机体组织利用葡萄糖，并使一些葡萄糖经脂质生成作用转化为脂肪；通过上述作用降低血糖，把血糖调节在正常范围内。应激状态下如感染初期胰岛素释出增加，但由于糖皮质激素、儿茶酚胺、胰高血糖素和生长激素等亦增加，以及周围组织对胰岛素作用有抵抗，降低了血糖的利用，故可出现高血糖，常使葡萄糖由肾排出。

正常时，血中葡萄糖可被脑、肾髓质和一些血细胞直接利用，而肌肉和其他许多组织则可从脂肪酸代谢获得能量。

脂质生成作用是糖原贮存已饱和时，从丙酮酸生成的乙酰辅酶A转化为脂肪酸，再与硝酸甘油作用合成三酸甘油酯，贮存在脂肪组织中。

2. 脂质代谢　脂肪是人体能量的主要贮存形式。脂肪组织中 90% 是三酸甘油酯。某些不饱和脂肪酸如亚油酸不能由体内合成，必须摄入。肠外输入的长、中链脂肪乳直接进入静脉血流。三酸甘油酯分解成甘油和脂肪酸。部分甘油经糖生成作用转化为葡萄糖；游离脂肪酸则氧化产生乙酰辅酶 A，经三羧酸循环释出能量（35kJ/g 脂肪）。如产生的乙酰辅酶 A 多于三羧酸循环可能氧化的量时，则可转化为酮体。酮体生成和糖异生作用均在肝细胞内进行。

3. 蛋白质（氨基酸）代谢　人体体重的 15% 是蛋白质，无脂肉质总体（lean body mass）的 20% 为蛋白质所组成。蛋白质是生命的存在方式。成人平均每天需要蛋白质为 1g/kg，用以补充身体蛋白质不可避免的消耗，如脱落细胞、肌肉伸缩时消耗的肌动蛋白和肌凝蛋白，以及用于身体的生长、组织的修复、维持循环中蛋白质含量及制造酶等。摄入的蛋白质经肠道中的蛋白酶水解成肽，最终水解为氨基酸，吸收后经门静脉进入肝脏。过去认为，有 8 种氨基酸人体不能合成，必须从外界补充，这 8 种为异亮氨酸、亮氨酸、缬氨酸、色氨酸、苯丙氨酸、蛋氨酸、赖氨酸、苏氨酸，称必需氨基酸。现在知道所谓非必需氨基酸也是相对的，如组氨酸、脯氨酸等。谷氨酰胺是条件必需氨基酸，在创伤 / 感染后，谷氨酰胺的补充是必需的。

在人体处于分解代谢占优势的情况时（如大剂量化疗 / 放疗、饥饿状态、感染等），能量摄入不足，肌肉蛋白质首先分解为氨基酸，经转氨或脱氨作用进行代谢。谷氨酰胺流出肌肉。氨基酸脱氨后经乙酰辅酶 A 转化成酮体，或经草酰乙酸盐途径及糖异生作用变成葡萄糖；转氨后的丙氨酸可形成丙酮酸。

近年来对支链氨基酸（BCAA）的研究证明，亮氨酸、异亮氨酸和缬氨酸主要在肌肉内代谢。改变 BCAA 输入的百分率可影响氮平衡及下肢肌肉的氨基酸流动（flux）。如表 15-1 所示，营养液内 BCAA 含量在 21% 时，氮平衡是较好的水平（−0.074 ± 0.05）；目前常用的氨基酸输液的 BCAA 含量在 21%~25%。此外，在创伤 / 感染后，长期肠外营养时不补充谷氨酰胺，可导致谷氨酰胺缺乏。谷氨酰胺缺乏可引起肠黏膜萎缩，导致细菌移位和肠道毒素入血（图 15-1）。但对临床结局影响有待进一步研究。

表 15-1　改变 BCAA 浓度对氮平衡及氮流动的影响

BCAA 浓度（%）	氮入量［g/(kg·d)］	氮平衡［g/(kg·d)］	氮流动［μmol/(kg·min)］
0	0	−0.492 ± 0.02	−19.05 ± 4.1
12	0.635 ± 0.004	−0.142 ± 0.02	−6.52 ± 1.81
21	0.63 ± 30.001	−0.074 ± 0.05	−3.04 ± 5.54
42.4	0.621 ± 0.003	−0.143 ± 0.11	+1.15 ± 2.90

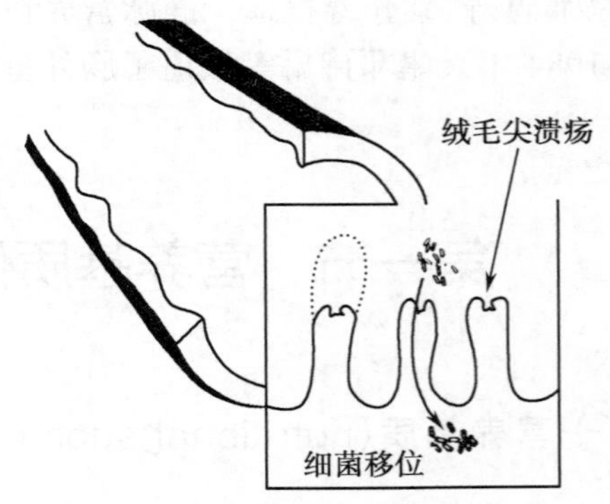

图 15-1　肠内细菌移位

肠黏膜绒毛数量减少、高度降低

（二）创伤 / 感染后的代谢反应

1. 创伤 / 感染后细胞外液有钠和水潴留，而钾和磷排出增加，在蛋白质分解的同时，脂肪氧化增加，静脉输入脂肪可发现脂肪廓清率加快，机体加速利用脂肪。

2. 糖代谢紊乱　感染 / 大剂量化疗后的糖代谢紊乱，与内分泌变化有明显关系，常可观察到血液中一系列激素水平的增高。有报告给志愿者注射皮质激素、肾上腺素和垂体后叶素，模拟创伤 / 感染 / 大剂量化疗 / 放疗后的代谢反应，发现这些激素均导致类似创伤后血糖增高，即胰岛素抵抗。所以在应用肠外营养支持时，要充分考虑到这类病人对糖的利用要比一般病人差。

3. 体重下降　创伤 / 感染及大剂量化疗 / 放疗后病人由于肌肉组织和脂肪组织的消耗增加，所以体重下降很明显。

（蒋朱明）

第二节 肠外营养与肠内营养合理应用 - 患者受益

虽然肠外营养（PN）在疾病的治疗过程中发挥过重要作用。但随着基础实验和临床研究的不断深入及循证（证据）医学系统评价（systemic review，SR）的影响，肠内营养（EN）在临床营养中的特点越来越明显。只要肠道有功能，EN 就优于 PN。与 PN 相比，EN 有助于肠屏障结构和功能的维持、有助于减少肝功能损害及感染有关并发症的发生、能直接提供谷氨酰胺等条件必需营养素，从而可能会减少肠道细菌和毒素移位的发生、提高临床治疗效果、缩短住院时间并降低营养药品的费用。2000 年接受 EN 与 PN 的病人比例在美国约为 10∶1，欧洲约为 2.5∶1。按照同期肠外与肠内营养药品用量的统计资料推算，我国 EN 与 PN 的比例约为 1∶20，说明我国肠内营养的应用还较为滞后。“只要肠道有功能，就该充分利用”。

（一）肠外营养支持

外科住院患者的营养支持，按全球（营养）领导人诊断营养不良（GLIM）共识（2018），第一步是经过临床有效性验证的筛查工具（如 NRS 2002 在中国已经过验证）筛查阳性是总的适应证。

1. 常见适应证

(1) 高代谢状态：对大面积烧伤、多发性骨折等病人采用补充性肠外营养可能有帮助。

(2) 胃肠道皮肤瘘以及短肠综合征：两者均有肠道实际吸收面积的不足。高位胃肠道皮肤瘘，食物只经过一段肠道即从瘘口逸出，营养物质不能为小肠吸收。自 20 世纪 70 年代采用肠外营养以来，胃肠道皮肤瘘的死亡率已从以前的 60%~80% 下降到 8% 左右。短肠综合征病人还可在家庭内长期应用肠外营养。

肛管及结肠手术的前后也是一种适应证。

(3) 急性肠道炎症性疾病：如克罗恩病、广泛溃疡性结肠炎等炎性肠道疾病，在急性发作期或术前准备时，均适用于肠外营养。口服普通食物在这种情况下往往导致腹泻加剧，肠道更多地丢失水、电解质和蛋白质。采用肠外营养还可使肠道休息，有利于减轻炎症和控制症状。

(4) 胃肠道梗阻：慢性幽门梗阻、慢性肠梗阻等。

(5) 肿瘤病人接受大面积放疗和大剂量化疗：放疗及大剂量化疗时，由于药物的毒性及胃肠道黏膜的上皮细胞对射线及化疗药的易感性，病人常有厌食、恶心及腹泻等反应。这种情况下如无营养支持，往往不能完成全部治疗过程，又易使体力下降，全身抵抗力降低而更促使肿瘤发展。肠外营养有利于支持病人完成放化疗，并减少并发症。适当的病例也可应用肠内营养。

(6) 轻度肝、肾功能障碍病人：此类病人的蛋白合成功能低下，可试用肠外营养支持。但不能阻止其营养状况及功能障碍的恶化。

2. 禁忌证　休克、重度脓毒症、重度肺功能衰竭、重度肝功能衰竭、重度肾衰竭等病人不宜应用或慎用。

（二）肠内营养支持

肠内营养的可行性主要决定于小肠是否具有能吸收各种营养素的功能。当病人因原发疾病、治疗与诊断的需要而不能经口摄食，或摄食量不足以满足需要时，如胃肠道功能允许，首先应考虑采用肠内营养。总的适应证同肠内营养。

1. 常见肠内营养的适应证

(1) 不能经口摄食，经口摄食不足或禁忌：①经口摄食不能：口腔、咽喉或食管的肿瘤、炎症等。②经口摄食不足：营养素需要量增加而摄食不足，如重度烧伤、重度创伤、重度脓毒症、重度甲亢、癌症及化疗 / 放疗时。此外，又如厌食引起的蛋白质 - 能量营养不良（protein energy malnutrition，PEM）、抑郁症。③经口摄食禁忌：某些手术后，中枢神经系统紊乱，知觉丧失，脑血管意外以及咽反射丧失而不能吞咽者。

(2) 胃肠道疾病：肠内营养时的营养素较全，成分型肠内营养不需消化，非成分型肠内营养易消化，通过较短的或黏膜面积较小的肠道即可吸收，并能维持肠道菌丛。成分型肠内营养无渣、无乳糖，对肠道及胰外分泌刺激较轻。此类适应证主要有以下几种：

1) 短肠综合征：由于克罗恩病、肠系膜动脉或静脉栓塞、肠扭转而需要大量小肠切除的病人，术后应以肠外营养作为支持，有的甚至需要长期肠外营养。但有的在适当阶段应采用或兼用肠内营养，更有利于肠道发生代偿性增生与适应。

2) 胃肠道瘘：肠内营养适用于提供的营养素不

致从瘘孔流出的病人。成分型肠内营养较非成分型肠内营养更能降低瘘液的排出量，适用于低位小肠瘘、结肠瘘及远端喂养的胃十二指肠瘘。高位胃、十二指肠瘘应由空肠造口给以成分型肠内营养。近端有100cm功能良好的小肠的小肠瘘，可以由胃内喂养。有的学者建议采用肠外营养治疗高位胃肠道瘘，而将成分型肠内营养用于远端空肠、回肠瘘。

3）炎性肠道疾病：溃疡性结肠炎与克罗恩病的病情严重时，应采用肠外营养使肠道得到休息。待病情缓解。小肠功能适当恢复而可耐受成分型肠内营养时，通过审慎的连续管饲，亦可提供充分的热量与蛋白质。

4）胰腺炎：多数学者主张在处理胰腺炎的并发症而需开腹时，或胰腺炎病人的麻痹性肠梗阻消退后，可用成分型肠内营养剂进行经空肠的肠内营养治疗。

5）结肠手术与诊断的准备：成分型肠内营养无渣，适用于结肠手术准备或结肠镜检查和放射线诊断检查的准备，可使肠道清净。

6）憩室炎、胆盐腹泻、吸收不良综合征及顽固性腹泻。

（3）其他

1）术前或术后营养补充：需要择期手术的营养不良病人，于术前用两周肠内营养，可使代谢状况得到改善。在腹部手术后24小时，小肠蠕动及吸收功能逐渐恢复正常，放置空肠喂养管，术后可及时喂养。

2）心血管疾病：心脏病所致恶病质时，如经口摄入的热量不足4 184kJ（1 000kcal）/d，则应用肠内营养补充，以维持其代谢需要。

3）肝功能与肾功能重度受损病人：分别采用特殊用途的肠内营养，如：肝病用肠内营养制剂、肾病用肠内营养制剂。

4）先天性氨基酸代谢缺陷病。

2. 肠内营养的禁忌证　肠内营养不宜应用或慎用于下列情况：

（1）年龄小于3个月的婴儿，不能耐受高张肠内营养液体的喂养。应采用等张的婴儿肠内营养液体。使用时要注意可能产生的电解质紊乱，并补充足够的水分。

（2）严重麻痹性肠梗阻、上消化道出血、顽固性呕吐、腹膜炎或急性腹泻。

（3）严重吸收不良综合征及严重营养不良病人，在肠内营养以前，应给予一段时间的肠外营养，以改善其小肠酶的活动力及黏膜细胞的状态。

（4）重度糖尿病和接受高剂量类固醇治疗病人，都不耐受一般肠内营养的糖负荷，可选用疾病导向型专用制剂。

（5）先天性氨基酸代谢缺陷病的儿童，不能用一般的肠内营养。宜选专用制剂。

第三节　肠外营养和肠内营养的应用

（一）肠外营养（PN）

1. 配方类型及输注途径　临床上肠外营养支持方式可分为两种类型，即应用氨基酸-高浓度葡萄糖系统及应用氨基酸-中浓度葡萄糖-脂肪系统。采用高浓度葡萄糖作为主要能源的肠外营养必须经过中心静脉导管输入，且并发症多，现已很少应用。

应用氨基酸-中浓度葡萄糖-脂肪系统可由中心静脉输入，也可由周围静脉输入，近年应用经周围静脉置入的中心静脉导管（peripheral inserted center catheter，PICC）输入的比例增多。

目前，一般情况下每根导管可保留3个月以上；需要按PICC生产的企业说明书为准。如管理得当可保留1年以上。如从周围静脉做中心静脉插管，更加安全。北京协和医院最长保留时间已达2年零8个月。使用PICC尚可进行原地置换，可大大减轻长期输液及化疗等病人的痛苦。

2. 基质的需要量

（1）肠外营养支持中早已不使用水解蛋白作为氨基酸的来源。国内现在广泛使用复合氨基酸注射液，此种氨基酸注射液含有8种必需氨基酸及6~12种非必需氨基酸。关于氨基酸注射液的成分有大量的报道，但仍有不少问题有待进一步研究。目前国产复合氨基酸注射液已有许多品种，一般用量为1g/（kg·d）左右。最好用无抗氧化剂产品。

（2）能量的需要：提供足够的能量是肠外营养支持中一个重要的问题。如果没有足够的热量，就不可能维持正氮平衡。对保持正氮平衡的能量需要的研究表明，热量从0增加到167kJ（40kcal）/kg，氮的平衡有显著的增加；热量增加到 40kcal/kg 以上时，氮平衡不继续增加，而且对多数病人是过高的，所以一般可用 84~126kJ（20~30kcal）/kg。

能量的来源：能量的 1/2 已经由脂肪乳剂提供。长期的肠外营养支持中使用脂肪乳剂可预防必需脂肪酸缺乏。Jeejeebhoy 研究了肠外营养治疗中补充糖与补充糖加脂肪的不同。如单用葡萄糖作为热量来源，主要代谢产物是丙酮酸和乳酸，而且血清胰岛素水平 4 倍于正常人餐后水平，游离脂肪酸和酮体则减少。如用脂肪加糖作为热量来源，则丙酮酸和乳酸减少，胰岛素水平下降到接近正常。近年来有较多报告说明，如单独使用葡萄糖作为非蛋白热量来源，时有发生脂肪肝（多余的葡萄糖在肝脏转化为脂肪），但在使用葡萄糖加脂肪乳剂时就较少发生脂肪肝。近年来广州的动物实验表明，PN 时添加肉毒碱能减少肝脏的脂质含量。

脂肪乳剂除了提供热卡外，尚能预防必需脂肪酸缺乏。亚油酸含有 18 个碳原子和两个不饱和键的脂肪酸，只能从食物中得到，所以称为必需脂肪酸，是细胞膜的重要成分。亚油酸可以延长到 20 个碳原子和 4 个双键，为花生四烯酸，即前列腺素的前体。有人认为每周给 500ml 脂肪乳剂 1 次，可以预防必需脂肪酸缺乏。这个剂量可以抑制异常脂肪酸生成。但有研究表明，长期肠外营养支持的病人（70kg）每日用 10% 脂肪乳剂 500ml 时，仍不能使红细胞磷脂中的必需脂肪酸完全正常。所以每日 500ml 脂肪乳剂可能是最低的需要量。北京协和医院的肠外营养支持中，每日补充 50~100g 脂肪（20% 脂肪乳剂 250~500ml）作为能量及必需脂肪酸的来源。

常用的脂肪乳剂制剂为长链制剂（LCT），但创伤后病人应用中、长链混合制剂（MCT/LCT）更加合适。

（3）维生素：在肠外营养治疗中维生素是很重要的组成部分。每日维生素的供给量见表 15-2。

表 15-2　肠外营养，每日维生素供给量

维生素	供给量	维生素	供给量
维生素 A	25 000IU	维生素 B_{12}	10~15μg
维生素 B_1	15mg	叶酸	2.5mg
维生素 B_2	5~10mg	维生素 C	500mg
维生素 B_6	6mg	维生素 D	100IU
泛酸	20mg	维生素 E	5mg
烟酰胺	150mg	维生素 K_3	10mg

（4）水和电解质：水的入量一般每天以 2 000ml 为基础，亦有按每日每 4.18kJ（1kcal）热量给水 1~1.5ml 计算者。尿量以每天 1 000~1 500ml 为宜。

成人主要电解质的需要量如下：钠 100~126mmol，钾 60~80mmol，镁 7.5~12.5mmol，钙 5~10mmol，磷酸盐 10mmol。

（5）微量元素：对于长时间肠外营养支持的病人，维持微量元素的平衡也是个重要问题。微量元素的每日需要量为：铜 0.3mg，碘 0.12mg，锌 2.9mg，锰 0.7mg，铬 0.02mg，硒 0.118mg，铁 1.0mg。临床上已研究了肠外营养病人锌的需要量，锌是若干酶的必要成分，如果缺乏，可以发生皮炎；如有体液额外丢失，需要增加锌的供给量。近年来观察到肠外营养支持中缺铬时，可引起糖尿病及神经病变，补充后可纠正；缺铬时也易发生感染。

3. 营养液的输入技术　肠外营养治疗中，脂肪乳剂已经可以与氨基酸等制剂混合后（all-in-one）输入。但有脂肪代谢紊乱的病人，不宜使用脂肪乳剂。血中三酸甘油酯浓度超过 2.26mmol/L 的病人要慎用。若病人需使用脂肪乳剂，应做脂肪廓清率检查，以了解病人对外源性脂肪的利用情况。

各种营养要素都应在无菌条件下混合在 3L 静脉输液袋中。如果病人特别衰弱，或免疫功能高度抑制，应用终端过滤器（0.22μm，1.2μm）。3L 静脉输液袋要用 1.2μm 孔径的终端过滤器，以防止霉菌输入人体。

为了防止因病人咳嗽等动作导致中心静脉插管回血堵塞，也为了使用 PN 的病人可以下地活动，多主张使用输液泵。由微电脑控制的输液泵均有气泡或走空报警器。对输液泵的流速要定期进行校正，若加用 0.22μm、1.2μm 滤器更能增加防止输入空气的功能。常用的泵均有许多安全、报警功能，由微电脑控制的输液泵对肠外营养有较大帮助。

以上各个方面的总和可以起到人工胃肠的作用（图 15-2）。

4. 肠外营养的日供应量　一般成人如下：

（1）氮入量：0.15g/kg 左右。

（2）热卡量：105kJ（25kcal）/kg 左右。

（3）热量：脂肪∶糖 =（1∶1）~（0.4∶0.6）。

（4）氮∶钾：1g∶（5~10mmol）。

（5）钠：50~100mmol。

应适当骨骼肌活动。

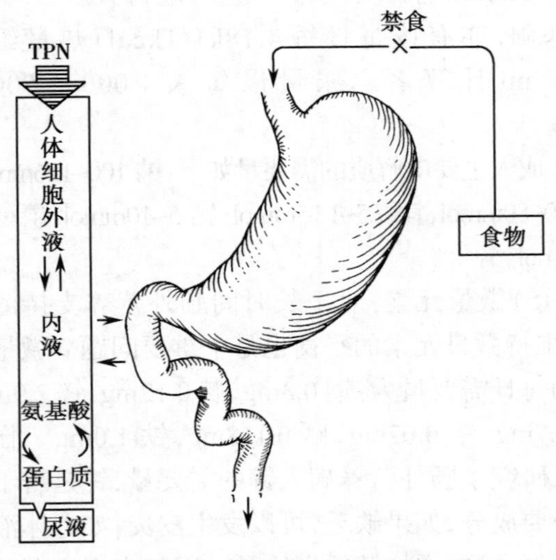

图 15-2 完全胃肠外营养人工胃肠示意图

(二) 肠内营养(enteral nutrition,EN)

肠内营养指经鼻胃 / 鼻肠管或经胃肠造瘘管输注肠内营养制剂,也有的病人愿意分次经口摄入,可以提供各种必需的营养素以满足病人的代谢需要。在消化道尚有部分功能时,肠内营养可取得与肠外营养相同的效果,较符合生理,费用较省,使用较安全,监护较易。由于膳食的机械刺激与刺激消化道激素的分泌,加速胃肠道功能与形态的恢复。所以基本原则是:只要肠功能允许,就应尽量采用肠内营养。

常用制剂:依成分和用途,可将肠内营养制剂分为三类。

1. 均衡型制剂 提供均衡营养,以氮质来源不同再分为:

(1) 氨基酸供氮制剂:不需消化液的作用即可充分吸收,不含乳糖,粪便产量极少。

(2) 短肽供氮制剂:不需消化液的作用可由小肠黏膜细胞直接吸收,在细胞内分解为氨基酸后入血,不含乳糖,粪便产量很少。

(3) 整蛋白供氮制剂:以提纯的整蛋白为氮源,多数不含乳糖,口感好,可口服,使用方便。

2. 疾病导向型制剂 依疾病特点组方,适于某一特定病人群体。

(1) 增强制剂:富含精氨酸、核苷酸及 ω-3 脂肪酸,适于术后病人及其他免疫功能受抑制者。

(2) 肺病制剂:脂肪含量较高,糖类含量较低,二氧化碳产量较少,适于有肺功能不良的病人。

(3) 糖尿病制剂:富含缓释碳水化合物,适于糖尿病及手术后病人。

(4) 婴儿制剂:仿母乳设计配方,渗透压不高。

(5) 其他制剂:包括癌病人、肝功能不全、肾功能不全病人的专用制剂。

3. 组件型肠内营养制剂 是指将单一或某类营养素分别包装的制品。可对均衡制剂进行强化或补充,以弥补其在适应个体差异方面欠灵活的不足。

各种商品经肠营养的维生素与矿物质含量,尤其是电解质的量相差较大,通常配成热量密度为 4.18kJ(1kcal)/ml 的溶液。肠内营养可能含 L- 谷氨酰胺、中链甘油三酯、纤维等成分,以利于肠功能的恢复。配套的肠内营养用器材也已有供应。

(蒋朱明)

第四节 营养支持的多学科合作管理与监测

为了达到安全有效目标,营养支持需要有一定的管理和监测。总的来说是多学科合作管理。

(一) 肠外营养的管理

拟定的管理要求每人都需遵循,例如:完整的平衡表格(可参考北京协和医院的表格)有助于肠外营养支持的安全进行。病人的肠外营养内容应取决于科学的调查研究,而不应依赖于医院内不同医师的各自意见。输液管道必须保持高度无菌。单腔导管不可作其他用途。如采用多腔导管(如 BD 三腔导管),按一定的程序可作其他用途。置管后,医师要及时调整营养配方。护士则完成从观察病人生命体征到运转输液系统的多方面工作,如检查输液速度,与病人及其家属接触,解除他们对肠外营养支持上的心理顾虑等。药剂师在肠外营养管理中的作用也很重要,可以为医师提供有关药物配伍禁忌、溶解度情况及混合各种制剂的指导,以便通过肠外营养支持纠正各种代谢紊乱,又可减少不必要的周围静脉输液。

(二) 肠内营养的管理

可分散在各病房进行,一般医师、护士、营养师大多能够完成肠内营养管的置入。在特殊情况下,可以要求专业护士或经验较多的外科医师、内科医师协助进行内镜引导下的胃内、肠内导管的安置。

(三) 肠外营养支持的临床监测

1. 中心静脉插管后监测　中心静脉插管可通过上、下腔静脉分支的多种进路插入，但原则是一致的，即导管尖端应在上、下腔静脉的根部。

1964—1978 年的 1 400 次中心静脉插管中，插管所致气胸、动脉穿刺、导管异位等异常情况约为 5.5%。1978—1992 年的 850 次中心静脉插管中，导管异位及气胸等异常情况约 3.2%，动脉穿刺意外 0%。发生异常情况的可能性与术者的经验有密切关系。近年来，经外周静脉置入的腔静脉导管（peripherally inserted central catheter，PICC）的临床应用，使得中心静脉插管更加安全、方便、值得推广应用。

插管后均应摄胸片了解导管的位置。如为不透 X 线的导管，则可直接摄片。如是普通硅管，须注入对比剂 3ml 后摄片。

2. 对导管有关的感染的监护　除了进皮点要用 PVP- 碘每天 2 次灭菌外，还要严格避免微生物进入导管。可以应用 0.22μm 滤器，有条件时可定期进行滤膜的微生物培养。营养液应用前、后也可做定期的微生物培养检查。

3. 输液系统的监护　包括进空气的除尘滤器、泵的选择、滤器的使用及各个连接点的可靠性检查，以免各种事故的发生。

4. 体液平衡等监测　主要是水、电解质、氮平衡的监测。每例应有平衡记录表，平衡表格是了解肠外营养支持情况的重要依据。

5. 临床监测的基本项目

(1) 中心静脉插管后检查有无并发症，应摄 X 线片。

(2) 插管导管部位的皮肤应每天更换敷料，并用碘制剂做局部处理。

(3) 准确的输液速度，最好用输液泵。

(4) 每 3~7 天测 1 次体重。

(5) 做血常规检查，每周 1 次。

(6) 测体温、脉搏 1 天 4 次，测血压每天 1 次。

(7) 留 24 小时尿，记尿量。记总出入液量。

(8) 病房主治医师、住院医师及护士至少每天讨论病情 1 次。

(9) 使用临床观察表格，逐日填写。

6. 实验室监测　前白蛋白、血糖及电解质等项目，每天分析尿的钾、钠、UUN 的总排出量，对重症病人有帮助。

（蒋朱明）

第五节　营养支持的并发症及其预防

(一) 肠外营养支持的并发症及其预防

1. 中心静脉置管、输液等技术问题所致的并发症。

(1) 穿刺置管的并发症：锁骨下静脉穿刺中心静脉置管术，可能发生副损伤如气胸、血胸、液体输入胸腔或纵隔、穿刺针误入锁骨下动脉，误伤臂丛神经、胸导管、膈神经、气管等。插管时或以后还可能发生空气栓塞。导管质量不好者可能穿破上腔静脉引起大出血，还可由于导管插入过深进入右心室，引起心肌激惹、心律不齐以及损伤瓣膜，幸而很少发生。

术者熟练掌握技术，认真按照操作规程和解剖标志进行，绝大多数并发症是可以避免的；即使发生一些小的问题，处理得当也不致引起严重后果。经颈内静脉的中心静脉置管方法可减少和避免上述并发症。PICC 最为安全，但应注意静脉炎的预防。

下述情况应避免做锁骨下 / 上静脉穿刺：①全身肝素化或凝血机制有严重障碍者；②严重肺气肿病人，肺尖部位过高易发生气胸者；③胸廓畸形致解剖标志不清楚者；④做过颈或胸部手术，改变了解剖关系者。

(2) 感染：感染的发生率在早年应用肠外营养支持时较高。如北京协和医院自 1971—1974 年与感染有关的总并发症发生率高达 5%。感染的原因是由于导管系统以及营养液的污染，如置管当时无菌操作不够严格，也可能是在疗程中护理不周所致。经导管加入药物或经导管取血会增加污染的机会，故应视为禁忌。此外，病人体弱，应用多种抗生素以及激素治疗，在肠外营养病人容易招致真菌感染，故尤需警惕。但自从采用完全封闭输液装置，输液线上安置微孔滤器以及禁止经插管零星加药、抽血等后，导管有关脓毒症发生率已显著降低（1984 年后为 0%）。

在治疗过程中出现感染迹象和不明原因的发热，应时刻想到与导管和输入物有关。检测输液瓶内残液，做细菌培养和血培养，拔出导管时管尖做细菌培养，感染往往可以得到及时诊断和控制。

肠道细菌移位也可导致脓毒症。

2. 与代谢有关的并发症

(1) 与输入高渗葡萄糖有关的并发症：

1) 高血糖和低血糖：应用肠外营养初期，易发生的并发症为高浓度葡萄糖输入时及输入后带来的问题。据 Ryan 统计，1980 年前接受肠外营养治疗者中有 15% 的病人曾发生超过 22.4mmol/L (400mg/dl) 的高血糖；9.5% 的病人于停输葡萄糖后发生过低于 2.8mmo/L (50mg/dl) 的低血糖。高血糖所致的高渗性利尿脱水并非少见。尤其在严重感染、外科创伤、水和电解质原来失衡的基础上，或应用某些药物使渗透压进一步升高，或药物影响机体对糖的耐受时，肠外营养输入高糖，如掌握不好单位时间内输入量，机体不能适应，就可出现高渗利尿，脱水甚至达到相当严重程度。重要在于预防，只要调节好单位时间入量，并注意临床反应如有无利尿、出入量平衡等，辅以实验室检测血糖、尿糖等，常可及时发现高血糖。治疗上在某些病人需加用外源胰岛素，这在应激状态下，有时是必需的。

2) 非酮性高渗性昏迷：在血糖高达 33.6~39.2mmol/L (600~700mg/dl) 时可产生非酮症高渗性昏迷。

3) 肝脂肪变性：在较长期输入过量葡萄糖又缺乏必需脂肪酸情况下可发生，也和营养不良本身有关。故学者已不主张长期单纯用葡萄糖供给高热量。适当输脂肪乳可减少肝脂肪变性的发生。有动物实验表明，左旋肉毒碱强化的肠外营养能进一步减少肝脏脂质的含量。

(2) 与输氨基酸有关的并发症：

1) 高氯性代谢性酸中毒和高血氨症：40 年前较多见，主要为过多地输入了含氯离子的氨基酸盐和游离氨高的氨基酸溶液所致。肝肾功能不全者更易发生，小儿也容易发生。纠正的方法为改用氨基酸的醋酸盐，并用含游离氨低的氨基酸溶液。

2) 肝毒性反应：临床上常可发现肠外营养疗程中转氨酶、碱性磷酸酶以及血清胆红素升高等。一般认为是由于病人对氨基酸的耐受性不良所致；但长期应用高糖，小儿较长期应用脂肪乳剂亦可发生，尤其缺乏必需氨基酸时。此种肝毒性反应一般是可逆的。此外，目前的氨基酸溶液有用二硫化钠作为色氨酸的稳定剂，其分解产物有可能致肝损害。不用 / 少用含这种稳定剂的氨基酸溶液，可减少这种并发症的发生。

3) 肝功能不正常的病人，输入含色氨酸、苯丙氨酸量高的溶液，由于芳香族氨基酸量大，可以改变血浆氨基酸谱，引起脑病。在这种情况下可输含支链氨基酸（亮氨酸、异亮氨酸和缬氨酸）高的溶液，各种商品氨基酸溶液成分不同，应用前要细读说明书。

(3) 重要营养基质的缺乏：实质是营养不良问题，而不是并发症，但其发生与肠外营养的某种基质，如维生素、微量元素、氨基酸等供给不足有关。此处仅列四种，需注意

1) 低血磷症：20 世纪 70 年代认识不足，低血磷症时可发生。严重的低血磷症可表现为昏睡、肌肉软弱、口周或肢端刺痛感、呼吸困难，甚至发生昏迷抽搐，血中红细胞 2，3- 二磷酸甘油酸 (2，3-DPG) 降低等。但只要每日按需要量补充就可完全预防，如用静脉磷制剂甘油磷酸钠。

2) 锌缺乏症：临床可发生口周、肛周红疹、出血性皮疹、皮肤色素沉着、脱发、腹痛、腹泻或伤口愈合不良等。由于锌是许多重要酶所必需的元素，并和免疫功能有关，故严重锌缺乏的病人往往显得很危重。对肠外营养治疗的病人补充足够的锌，如静脉微量元素制剂 Addamel N，就可预防这种并发症。

3) 谷氨酰胺 (glutamine) 缺乏症：商品氨基酸注射液大多不含谷氨酰胺。然而研究证明谷氨酰胺能促进氮平衡，保护肠黏膜，减少细菌移位和肠道毒素入血。故值得注意并予补充。上世纪已有丙氨酰 - 谷氨酰胺制剂输入体内可迅速分解为谷氨酰胺和丙氨酸，从而有效补充了谷氨酰胺。

(4) 其他并发症：长时间肠外营养病人可发生胆汁滞留性肝炎，认为和胆汁中水分减少有关。观察到有的病人在应用肠外营养半年以上后，出现胆囊胀大的现象。这可能和长期不经口进食有关，十二指肠 / 空肠 / 回肠黏膜缺乏刺激，胆囊收缩素 (CCK)、IgA 的分泌减少也有关。

(二) 肠内营养支持的并发症及其预防

肠内营养支持时，由于胃肠本身的吸收和调节作用，代谢性并发症很少见到。但经空肠造瘘输入过快或浓度过高，可发生倾倒综合征或腹泻等。尤其依赖重力滴注而不用输液泵时，因受腹腔压力影响，滴入不均匀而时快时慢，有些病人难以适应。故最好用输液泵保持恒速输入。

此外，配得的营养液在温度高的条件下易滋生细菌和霉菌，输入后也易引起腹泻等。故需放在冰箱内，用时取出，并需适当加温。要想到并发症的可能，并给予注意。肠内营养的并发症不难预防和处理。

（蒋朱明）

第六节 循证医学和转化医学 3T 模式对肠外肠内营养应用的影响

循证医学（evidence-based medicine，EBM）的基本思想是医师在作临床决策时应该以当前已有的最佳证据为依据，同时结合自己的临床经验和病人的实际情况，以实现对病人的最优化治疗并适当使用有限的卫生资源。EBM 的重要贡献之一是认识到了随机、双盲、对照研究的重要性。在临床上，随机、对照研究（randomized controlled trial，RCT）是一种科学性较强的研究方案，曾被视为临床研究的“金标准”。20 世纪 80 年代，“证据”（evidence）的观点引入临床研究后，单用替代指标（surrogate parameters）来评价营养治疗效果的方法已显不够。营养治疗的最终目的是：减少与感染有关的并发症，降低死亡率，缩短住院时间并降低住院费用等。

1991 年美国退伍军人管理委员会医院协作组在《新英格兰医学杂志》（*New Eng J Med*）上发表的论文把外科营养的适应证与营养评定联系起来，对围手术期肠外营养（PN）支持是否对病人（包括 395 例开腹或非心脏开胸病人）有益问题进行了 RCT 临床研究。结果发现，营养状况接近正常或轻度营养不良病人接受 PN 时，术后感染有关并发症的发生率升高，没有观察到 PN 的正面作用；对于有重度营养不良的病人，PN 组感染有关并发症较对照组明显减少。认为只有存在重度营养不良时，才应给予 PN 支持，除非有其他应用指征。这一结论明显影响了此后肠外营养在美国的应用。

国内符合 EBM 的有关营养用药临床有效性的临床研究较少。一个对国内肠内 / 肠外营养对比研究进行的 Meta 分析发现，相关的文献共有 70 余篇，其中只有 3 篇正确报告了研究方法。多数研究缺乏可靠的随机对照质量控制，许多研究不报告随机方法或随机方法错误，在很大程度上影响了其研究结果的可信性，很可能是因为作者不了解隐藏分配方案的重要性。

另外一方面，肠外肠内营养学在外科临床的实践，早在 1978 年的全国第 9 届外科大会上就有正式报告，至今已经 42 年过去，但近几十年没有新的营养素被发现，本世纪也没有真正的新产品上市，肠外肠内营养学领域和外科其他领域的新技术（微创手术等）新药（靶向、免疫）辈出情况很不相同。回顾历程，肠外肠内营养学在外科领域已经到了转化医学 T3 阶段。转化医学 T1 转化阶段为实验室研究到初步临床应用，T2 为扩大前瞻性临床有效性研究，T3 为该技术的“合理应用 - 患者受益”有关临床研究、包括卫生经济学有关研究。

2004 年中华医学会肠外肠内营养学分会（CSPEN）成立次日，常委会组建“营养风险 - 营养不足（不良）- 营养支持 - 临床结局 - 成本效果比（NUSOC）多中心协作组”。按循证医学原理开展有关“合理应用 - 患者受益”包括成本效果比有关的 3 个阶段临床研究。

基于 WHO 的“制定临床指南的指南”，中华医学会肠外肠内营养学分会出版了临床诊疗指南和规范。按营养风险筛查（NRS 2002）工具，分出需要制定肠外肠内营养支持疗法的外科住院患者群体，以期改善患者临床结局。全国名词审定委员会制定的《肠外肠内营养学名词 -2019》指出，诊断住院外科患者有无营养不良，推荐用全球（营养）领导人发起营养不良（GLIM）诊断标准。当需要诊断营养不良时（如以往的 DRG 支付量与患者有无重度营养不良有关），GLIM 的第一步是用经过验证的营养筛查工具（在中国是采用 NRS 2002），分出筛查阳性外科住院患者。按 GLIM 第 2 步诊断患者有无营养不良，再用第 3 步诊断有无重度营养不良。

（蒋朱明）

第十六章
外科输血

第一节　概　述

输血的历史可以追溯到1818年，历史上Blundell（1790—1877年）第一次实施了人-人间的输血。但是，由于未能解决抗凝及不了解血液血型的多态性等输血相关的基本问题，19世纪的输血既不安全，疗效也不确定。1900年Landsteiner发现红细胞A、B、C（以后更名为O）和AB血型系统，为安全输血提供了基础，开创了现代输血的新时期。他因为此发现而于1930年被授予诺贝尔医学奖及生理学奖，这一贡献被评价为20世纪改变我们生活的重大发现之一。输血史上另一重要进展是抗凝剂的发现和应用，这一进展使建立血库成为可能。在此基础上，西班牙和美国建立了第一批血库。在西班牙内战（1936—1939年）中，共和政府军采集和保存了9 000L血液用于救治伤病员。在美国，Fantus在芝加哥库克郡医院建立了第一个医院血库（1937年）。1952年，Walter和Murphy报道用聚乙烯树脂塑料制备密闭输血器材的研究进展后，塑料输血器材很快推广取代玻璃瓶并使血液成分分离成为可能。这一重要进展推动输血进入成分输血新阶段。同时，第二次世界大战对血液制品的需求推动了血液制品分离制备技术的开发，白蛋白、免疫球蛋白和凝血因子制品的生产和应用使血液成分疗法达到了新的高度。

我国输血事业也经历了漫长的发展过程。最早的输血实践出现于20世纪20年代。1944年在昆明市建立了我国第一个血库以满足抗日战争对输血的需求。1947年在南京市中央医院建立了真正意义的血库，从事血液的采集、保存并向临床供应血液。1948年华东地区医院血库的建立标志着新中国输血事业的启动。1958年8月在天津市中国医学科学院输血及血液学研究所建立我国第一个具有一定规模的规范血站，以后在全国各地陆续建立了一批血站，使我国输血事业规模迅速扩大。1998年10月正式实施《中华人民共和国献血法》，大力推动无偿献血以保证临床血液的供应和输血安全。目前，我国年采集约3.6×10^6kg全血并分离制备成各种血液成分供临床输注。

现代输血的标志是输血安全和血液成分输血。通过推进无偿献血，强化血液检测和规范管理，以及推动临床合理输血，我国临床输血的安全性获得全面的提升，特别是经输血感染HIV和肝炎的风险大幅度降低。同时，成分输血的大力推广显著提高了临床输血的疗效。但是，我国输血安全和成分输血的水平东西部地区差异显著，与世界先进水平比较，还有一定的提高空间。

第二节 输血安全

输血和临床药物治疗及其他治疗一样,基本的要求是安全和有效,而安全是前提,不能保证输血安全,那输血治疗的疗效也就失去了意义。外科医师应该充分掌握输血安全方面的信息和进展,才能综合评估决定要实施的输血可能给病人带来的治疗效果,以及病人接受输血可能面临的风险,在此基础上就是否输血和如何输血做出正确的决定。

输血安全主要包括病毒相关安全性、免疫血液学相关的安全性(即血型相关安全性)和其他输血相关的安全问题。

一、输血的病原体相关安全性

由于人造血还不能用于临床,因此目前临床输血所需血液的唯一来源是健康献血者。所谓"健康"献血者,是指用目前的管理与技术手段和措施筛选后符合国家献血者健康标准的献血者。由于管理和技术条件的限制,仍存在极少数符合标准的献血者为传染病感染者或病原体携带者的危险,即他们血液中含有可经输血传播的病原体。因此,目前总体上输血已经非常安全,但仍然存在经输血传播相关传染病的风险。

可能经输血传播的病原体包括细菌、原虫、螺旋体和病毒等。现将主要可经血液传播的病原体分述如下。

1. 细菌　可经血液传播的细菌种类繁多,因篇幅所限不展开讨论。在预防和处理细菌经血液传播的问题时,关键是确定细菌的种类、性质(是致病菌还是非致病菌),最好通过药敏实验知道敏感的抗生素。基本原则是预防为主(防止细菌污染的血液用于临床),一旦发生输血后细菌感染并发症须及时和积极治疗。

2. 原虫　主要可经血液传播的原虫是疟原虫。以前,主要是疟疾高发区的临床输血面临此危险。随着经济的发展和人口流动,疟疾地区流行的特点越来越淡化,疟疾经血液传播的问题在所有临床医院都可能发生,特别是大城市,流动人口多,发生的可能性增加。由于临床常用的疟原虫检测方法不适用于大规模筛查检测,因此采供血机构目前主要依靠献血者病史调查排除疟疾感染者参加献血,而不对血液做常规检测。显而易见,污染疟原虫的血液用于临床的风险相对较大。当临床发生输血后原因不明的发热等疟疾症状时,应尽快确定是否是经输血传播的疟疾并采取有效治疗措施。

3. 螺旋体　主要是梅毒螺旋体。在经济发展的同时,不可回避的是我国梅毒的发病率在升高,对血液安全的威胁也在加大。梅毒螺旋体不耐低温,在冷藏条件下 3~6 天即死亡而失去传染性。这是不主张临床输血应用新鲜血的重要原因。一方面新鲜血并没有特别的优点,但却增加了输血传播梅毒的危险,因此盲目追求输新鲜血是不合理的。

4. 病毒　20 世纪 80 年代确定 HIV 病毒可以经血液传播后,输血的病毒安全性成为社会 / 公众关注的热点,这不仅是一个医疗问题,而且成为公共卫生问题。可以经过血液传播的主要病毒分述如下。

(1) HIV-1/2 :HIV 病毒是艾滋病的病原体,经血液传播是艾滋病传播的主要途径之一。HIV 病毒分 1 和 2 型,在我国流行的主要是 1 型。我国 HIV 的疫情已经从在高危人群传播向在一般人群中传播的阶段转变,主要特征是流行程度加重,新感染人数急剧增加,这意味着血液安全面临的 HIV 威胁在加大。

(2) 肝炎病毒:肝炎是我国主要的传染病之一,因此,防止经过血液传播肝炎是我们的重要任务。

1) 乙型肝炎病毒:乙型肝炎在我国人群中的感染率高达 8%,因此是对血液安全的主要威胁之一。但临床发生的输血后乙肝感染病例似乎并不多,其主要原因是许多经输血感染的病例并不发病,即成为病毒携带者,但仍然会对病人的健康带来长期损害。

2) 丙型肝炎病毒:丙型肝炎在我国人群的感染率不如乙型肝炎那样高,但是,临床输血后肝炎中 80%~90% 是感染丙型肝炎病毒,且临床后果严重,转化为肝硬化和肝癌的概率高,是威胁输血安全的主要病原体。其主要原因是在目前常规实施丙型肝炎抗体酶免疫检测的情况下,检测"窗口期"长达 70 天左右,因此,检测中漏检的概率相对较高。

3) 甲型肝炎病毒:该病毒主要通过消化道(粪 -

口)传播,但是,当人体感染该病毒后,存在约1~2周无临床症状的病毒血症期。如果在此时期献血,血液中污染甲型肝炎病毒并有传染性。已有临床报道经输血/血液制品感染甲型肝炎的病例。

4)丁型肝炎病毒:已经证实其可以经血液传播,但是,人体必须同时感染乙型肝炎病毒时该病毒才可能在肝细胞内复制并破坏肝细胞,而单独感染不会引起感染者发病。

5)戊型肝炎病毒:该病毒主要通过消化道(粪-口)传播,但也可以通过血液传播。

6)非甲-戊型肝炎病毒:流行病学研究证实,临床少数输血后感染的肝炎病例,其病原学研究表明导致肝炎的病原体不是已知的甲-戊型肝炎病毒,推断是一种或几种还不知道的肝炎病毒感染而引起肝炎,特称之为非甲-戊型肝炎病毒。

(3)成人T淋巴细胞白血病病毒:感染后后果严重。在我国福建的一些地区感染率较高,但还没有全国系统的流行病学资料,因此此病毒对我国血液安全的影响尚无定论,目前也没有要求做血液常规筛检。

(4)巨细胞病毒(CMV):人群中感染率很高,但由于多数人感染后产生中和抗体,即使输入CMV阳性血也不会感染。但对于新生儿和免疫缺损的病人,输入CMV阳性血会引起感染,并可能导致严重后果,如一些器官和骨髓移植失败的原因即为输血后CMV感染。

(5)细小病毒B19:尽管人群中感染率低,但是,感染后可能导致造血组织损伤,且病毒对理化处理的抵抗力强,因此对于以混合血浆为原料生产的血浆蛋白制品的安全性有重要意义。

(6)新出现的可能经血液传播的病毒:由于环境和其他因素的影响,会出现一些新的可以感染人体并导致发病的病毒,其中有些病毒可以经血液传播。因此,除已经确认的威胁输血安全的病毒外,输血安全可能面临新的挑战。

1)朊病毒:该病原体不是典型的病毒,实际上只是蛋白质,没有病毒包膜和病毒核酸,为病毒前体,是疯牛病的病原体。该病毒经病牛肉和骨髓等其他组织制备的食品传播感染人发病,称作为变异克-雅病。通过流行病学研究已证实朊病毒可以经血液传播。英国已确认4例经输血感染发病的变异克-雅病病人。由于该病毒抵抗力强,感染后潜伏期长,检测困难,无疑将成为输血安全面临的新挑战。

2)西尼罗河病毒:该病毒流行历史才十几年,主要流行在美国,通过蚊子传播,但也可以通过血液传播。在全球化和人员高度流动的当今,必须高度警惕该病毒传入我国的危险及其对我国血液安全的威胁。

二、输血免疫血液学相关的安全性

输血实质上是血液作为一种组织的同种异体组织移植。由于人体免疫原性的多态性,献血者和病人之间免疫原性(即血型)的差异可以引起免疫反应。除可能影响输血疗效外,还可以引起输血不良反应,严重者甚至威胁接受输血病人的生命。此外,近年来的研究进展表明,和白细胞有关的免疫因素和输血的安全性密切相关。

影响输血疗效和安全的主要血型系统包括红细胞血型、白细胞血型和血小板血型。

1. 红细胞血型　至今正式命名的共30个系统,238个抗原。有重要临床意义的抗原包括ABO系统和Rh系统。

(1)ABO系统:包括O型、A型、B型和AB型。在我国,各血型在人群中的分布,基本是O型30%,A型30%,B型30%,AB型10%。但南方O型的频率略高,北方B型的频率相对略高。A抗原可以分为A_1和A_2。两种A亚型红细胞都和抗A试剂发生凝集反应,但如果用抗A_1试剂鉴定,A_1红细胞发生凝集反应,A_2红细胞不发生凝集反应。据此可以将红细胞血型分为A_1、A_2、A_1B、A_2B、B和O型。除AB型外,各种血型血液的血清中存在不同类型的可以和相应红细胞发生强烈凝集反应的抗体。ABO血型抗原和抗体的特征见表16-1。

表16-1　ABO血型抗原抗体

血型	红细胞抗原	血清抗体
A	A	抗-B
B	B	抗-A
AB	A,B	无
O	无	抗-A,抗-B

ABO系统血型抗体为免疫球蛋白,分为天然抗体和免疫性抗体。所谓天然抗体是指机体原来就存在的抗体,抗-A和抗-B大多数为天然抗体,是IgM抗体。免疫性抗体是经抗原刺激,如输血、妊娠、人工免疫等产生的抗体。用抗-A、抗-B等血型抗体试剂可以进行血型鉴定。血型鉴定规律见表16-2。

表 16-2 血型鉴定规律

正定型（用血型抗体试剂鉴定血型）			反定型（用标准红细胞鉴定血型）		
待定血液血型	抗 -A	抗 -B	A 红细胞	B 红细胞	O 红细胞
A	+	−	−	+	−
B	−	+	+	−	−
O	−	−	+	+	−
AB	+	+	−	−	−

ABO 血型系统是最重要的血型系统，临床输血中重要的安全输血的原则是 ABO 血型配合，否则，将可能引起严重的输血反应，甚至威胁病人的生命。

（2）Rh 血型系统：Rh 血型系统是最复杂的遗传多态性血型系统之一，有 45 个不同的抗原，其中临床意义最重要的是 D 抗原，其他重要的抗原有 C、E、c、e。根据红细胞上有无 D 抗原，将有 D 抗原的红细胞定为 Rh 阳性，没有 D 抗原的定为 Rh 阴性。我国人群中约 99.6% 为 Rh 阳性（白种人约为 85%），Rh 阴性比例很少，仅约 0.4%（白种人为约 15%）。Rh 血型在临床上的重要性在于 Rh 阴性个体经由输血或怀孕接触 Rh 阳性红细胞的 D 抗原后较易产生抗 -D 抗体，再输入 Rh 阳性血时，会引起输入的红细胞破坏，发生溶血性输血反应。

（3）其他红细胞血型系统：主要有 MNSsU、P、Kell、Kidd、Lewis、Duffy、Diego 等系统。尽管在临床输血中不做常规定型和配合性试验，但有时可能是临床输血反应的原因。当出现原因不明的反应时，应考虑这些血型的因素。

2. 白细胞血型　白细胞膜上存在三类抗原，包括红细胞血型抗原、白细胞本身特有的抗原，以及和其他组织细胞共有的人类白细胞抗原（human leukocyte antigen，HLA）。HLA 系统是人类最复杂、多态性程度最高的抗原系统，人类除同卵双胞胎外，没有两个人的 HLA 血型是完全一样的。

从 1958 年 Dausset 发现第一个 HLA 抗原起，至 1998 年累计发现并被正式确认和命名的 HLA 抗原达 173 个。以后还不断发现新的 HLA 抗原。经典的 HLA 基因分为 HLA-I 和 HLA-Ⅱ类基因。HLA-Ⅰ类基因包括 A、B、C 等座位，其产物称为 HLA-Ⅰ类抗原。HLA-Ⅱ类基因至少分为 DR、DQ、DP 三亚区，其产物称为 HLA-Ⅱ类抗原。

HLA 血型系统在临床输血和其他相关医学领域有重要意义。

（1）输血：临床输血中发生的许多输血反应和 HLA 抗原多态性引起的同种免疫反应有关。临床常见的非溶血性发热性输血反应可能多数与此有关。另外，临床血小板输血越来越重要，血小板输血往往需要反复多次输注，HLA 抗原引起的免疫反应是导致血小板输注无效的重要原因。最近许多研究表明，供者的 HLA 抗体也是引起输血相关肺损伤（transfusion-related acute lung injury，TRALI）的主要原因之一。

（2）造血干细胞和器官移植：移植后的排异反应[如移植物抗宿主病（GVHD）]的主要原因是 HLA 血型的多态性及其引起的免疫反应。通过 HLA 系统的研究和相关技术的应用可以帮助发现 HLA 血型配合的造血干细胞 / 器官的捐献者，提高移植的成功率，减少 / 轻移植后 GVHD。

（3）其他

1）亲子鉴定：HLA 血型系统在亲子鉴定方面有重要价值。由于 HLA 血型的高度多态性，可用于排除或肯定亲子关系，已广泛用于亲子鉴定的实践并成为重要的法律依据。

2）疾病诊断：由于一些疾病和某种特定的 HLA 抗原有关联性，即某种 HLA 抗原携带者易患某种疾病，因此可用于帮助疾病的诊断。如强直性脊柱炎和 HLA-B27 关联，因此在临床怀疑患强直性脊柱炎的病人通常可通过检测是否携带 HLA-B27 帮助确诊。

3. 血小板血型　血小板抗原分为两类。一类是和其他细胞共有的抗原，称之为血小板相关抗原。另一类为血小板特有的抗原，称之为血小板特异性抗原。

（1）血小板相关抗原

1）ABO 血型：血小板表面存在红细胞 ABO 血型系统的 A 和 B 抗原，可能是从血浆中吸附到血小板膜上，抗原量较少。当临床输注供 - 受者 ABO 血型不配合的血小板时，并不会发生如红细胞 ABO 不配合输血时发生的严重的输血反应，但输入血小板的寿命可能缩短。

2）HLA 抗原：血小板膜上存在 HLA-Ⅰ类抗原，主要是 HLA-A 和 HLA-B，是否存在 HLA-C 尚不能确定。血小板表面的 HLA 抗原部分是血小板固有的，部分是血浆中可溶性 HLA 抗原吸附到血小板表面的。

（2）血小板特异性抗原：至今共有 27 个血小板

特异性抗原被正式命名。命名冠以 HPA(human platelet antigen)抗原。血小板抗原,特别是血小板特异性抗原在临床实践中有重要意义。

1)血小板输注无效:临床血小板输注由于输注适应证的特点和血小板寿命短,一般需要多次反复输注。当输注随机献血者血小板时,非常可能因抗原的不一致导致致敏而在受者血浆中产生抗体。当再次输入具有相应抗原的血小板时,因免疫反应导致输入的血小板破坏,表现为血小板输注无效。尽管因抗原的不同特点,临床血小板输注无效的病例多数是因为 HLA 抗原的不同造成,但也有相当比例是 HLA 和 HPA 复合因素或单纯的 HPA 抗原不同的结果,后者通常免疫反应的强度较强。

2)输血后紫癜:因血小板抗原的同种免疫反应引起的严重输血副作用。表现为输血后一周左右突然发生的血小板减少和紫癜,严重者出现内脏和颅内出血甚至威胁病人生命。大多数病人是有输血或妊娠史的妇女。

3)新生儿免疫性血小板减少性紫癜:发病机制和新生儿溶血症类似。由于胎儿和母亲的血小板血型不同,母亲因血小板抗原致敏产生抗体。抗体通过胎盘进入胎儿循环发生免疫反应导致血小板破坏。临床除紫癜、瘀点和瘀斑外,可发生内脏和脑出血,可威胁患儿生命。

第三节 临床输血程序

在临床实施输血时,应该遵循下列原则。

根据国家和医院的临床输血指南及自身临床输血实践经验,充分考虑和分析病人的病情和需要,必须遵循只给确实需要输血的病人输血的原则,并正确做出输血相关的决定。

尽可能采取一切可能采取的措施,包括对手术中、创伤和其他急性失血病人采取及时的止血,以及如静脉输液、输氧等有效复苏措施以减少病人输血的需求。手术前存在贫血者应及时给药治疗纠正贫血。

一、输血必要性的评估和决定

基本原则是只给真正需要输血的病人实施输血。由于输血目前还存在传播相关传染病和引起其他输血不良反应的风险,如果给实际并不需要输血的病人输血,就意味着并没有从输血获得需要的治疗效益,却承担了输血可能带来的风险。尽管经过努力,我国总体上血液制品的质量和安全性获得大幅度提高,但是,由于技术和其他方面因素的限制,还存在一定(尽管已经非常低)的风险。如果发生,有的就会造成严重的后果,特别如输血传播肝炎、艾滋病等传染病。因此,世界卫生组织将临床合理输血列为降低输血风险、提高输血安全性的重要战略之一。

临床评估病人是否需要输血主要根据病情,其中病人的血红蛋白水平和失血量或估计手术中失血量无疑是主要依据。就血红蛋白(Hb)水平而言,我国临床输血规范规定 Hb 低于 100g/L 时才应该考虑是否需要输血。国际一般的指南建议 Hb 低于 70g/L,手术前病人 Hb 低于 80g/L 需要输血。但是,这绝不是决定是否需要输血的唯一因素,应结合其他情况,特别是如病人心肺功能情况等综合考虑做出正确的决定。

二、血液制品的申请和交叉配血

申请血液制品时需要决定要求血库准备的血液制品的种类和数量。要根据病人病情和预定要达到的输血治疗目的选择适当的血液制品种类,原则是血液成分输血,即输注需要补充的血液成分,而不是补充失去的血液成分。在外科临床,特别是急性失血时,病人丢失的是全血,但大部分病人实际上只需要补充红细胞提高 Hb 水平以保证氧的供应。其他丢失的血液成分,有的可以通过机体代偿机制抵消该血液成分的丢失可能对机体相关功能的负面影响,有的相关血液成分数量和活性的降低程度还不会对相关的机体功能产生负面影响,因而不需要通过输注相关的血液成分制品或全血进行补充。当然,当失血严重或病人病情严重影响心肺等器官功能时,应考虑输注部分全血以同时补充多种血液成分,如同时补充红细胞和血浆。

交叉配血是选择配合的血液制品,避免因血型不配合导致输入的血液成分破坏而影响输血疗效,甚至发生严重输血并发症的重要程序。尽管交叉配血由血库负责,但医师应该了解其重要性和意义。交叉配血是检查献血者的红细胞 / 血清和病人的血清 / 红细胞之间的反应,确保输注的红细胞和病人血浆配合，避免输入红细胞在病人体内刺激产生新的红细胞抗体，特别是抗 -RhD 抗体，为病人提供配合的血液。由于严重的溶血性输血反应都是因输注了和病人 ABO 血型不配合的红细胞引起的，因此要重点关注输注的红细胞和病人血清是否配合。但是，在一定条件下，如血浆输注量大、献血者血浆和病人红细胞不配合也会引起临床输血反应。

当输注全血、各类红细胞制品、手工分离血小板和白细胞制品时，应进行交叉配合试验。机器单采血小板由于混入红细胞少，可以不做交叉配血，ABO 同型输注即可。

1. 红细胞输注规则　输注红细胞时(包括红细胞为主要成分的全血)，献血者红细胞和受者血浆 ABO 和 Rh 血型必须配合。

(1) O 型受者只能接受 O 型献血者的血液。

(2) A 型受血者应该接受 A 型献血者的血液，也可以接受 O 型献血者的红细胞。

(3) B 型受血者应该接受 B 型献血者的血液，也可以接受 O 型献血者的红细胞。

(4) AB 型受血者应该接受 AB 型献血者的血液，也可以接受 A、B、和 O 型献血者的红细胞。

当血库不能供应和病人血型相同的血液制品而必须实施输血时，可考虑进行非同型血液输血。由于输入的不同型血液的血浆中含有抗体(O 型血血浆含抗 -A 和抗 -B，A 型血血浆含抗 -B，B 型血血浆含抗 -A)，应该选用去除绝大部分血浆的悬浮红细胞，甚至洗涤红细胞，至少应使用大部分血浆已去除的浓缩红细胞。不同型血液输血后如需要再次输血时，仍需输注和首次输注的相同型而和病人不同型的红细胞，以免病人血液中存在输入的抗体和输入的相应型的红细胞发生溶血性免疫反应。一般需要 2~3 周输入的抗体才会显著降低或消失，此后输血才能输注和病人同型的血液。

2. 血浆输注规则　要求血浆血型和受者相同或相容。

(1) AB 型血浆(不含抗 -A、抗 -B)可以输给任何 ABO 血型的病人。

(2) A 型血浆(含抗 -B)可以输给 A 型和 O 型的病人。

(3) B 型血浆(含抗 -A)可以输给 B 型和 O 型的病人。

(4) O 型血浆(含抗 -A 和抗 -B)只可以输给 O 型病人。

红细胞还有许多其他抗原，其中 RhD 具有重要临床意义。如果将 RhD 阳性的红细胞(包括显著混入红细胞的其他血液成分制品，如浓缩血小板)输注给 RhD 阴性的病人，即使仅一次，就可能刺激受者机体产生抗 -RhD 抗体。这可以使该病人以后输入的 RhD 阳性红细胞迅速破坏，如受者以后怀孕，可能发生新生儿溶血病。

三、血液制品的储存条件

血液制品从血库取回后原则上应该尽快输注。当需要在临床科室短期储存时，应在适当的条件下妥善保存。

1. 全血和红细胞　保存温度 2~6℃。

2. 血浆和冷沉淀　保存条件 –20℃以下。

3. 血小板　保存温度 22~24℃。由于血小板保存还需要持续振荡，因此一般应该取回后立即输注，不宜在病房保存，尤其不能放入冰箱保存。

四、血液制品的输注

1. 输血前病人身份和血液制品的核对　严格核对确保正确的血液制品输给指定的病人非常重要。核对应由两人进行，以确保不发生差错。核对内容包括病人姓名、住院号、病区和床号，血型、血液制品种类及其血型，有效期和交叉配合试验结果等。

2. 血液制品检查　检查血袋是否严密，有无渗漏，血浆中有无凝块和溶血，红细胞颜色是否正常，颜色变深或紫黑色提示血液污染细菌。发现异常时不得用于输血并退回血库。

3. 输注时间限制　全血和红细胞应在离开冰箱后 30 分钟内开始输注并在 4 小时内输注完毕。如夏天室温高，应适当缩短输注时间。血浆和冷沉淀融化后应在 30 分钟内开始输注，并在 20 分钟内完成。血小板应尽快开始输注，并在 20 分钟内输完。

4. 输注相关注意事项　一般输血前血液不需要加温，但当大剂量快速输血或病人体内存在具有临床意义的冷凝集素时需要适当加温。输血使用的滤器应为 170~200μm，血小板输注时滤器应用盐水预充。不得向血液中添加除生理盐水外的液体和药物。

5. 输血病人的监测　必须在输血中和输血后确保输血病人的安全。为此，必须重视输血病人的监测。由于严重输血反应最常发生在输血开始后的 15 分钟期间，因此，在此期间，以及更换不同单位的血液制品后的 15 分钟内，需要加强观察。一旦发生输血反应，即刻采取适当的应对措施。

第四节　血液和血液成分制品及血液成分输血

一、全血

【定义与特性】

从献血者静脉采集血液到含抗凝 - 保存液的塑料无菌容器中混匀即为全血。目前我国采用的全血规格主要是 200ml/ 单位和 400ml/ 单位两种。为便于采供血管理，我国规定 200ml 规格的全血为一单位。这样，当输注一袋 400ml 全血时，可以直接记录容量 400ml，或记录为二单位。当参考国外文献时，需要注意国内外血液单位定义的差别。发达国家通常规定 450ml 为一单位，加上抗凝 - 保存剂 CPD 63ml，一单位全血总容量约为 513ml。应用的抗凝 - 保存液主要有 ACD-B、CPD 和 CPD-A。其中 A 指枸橼酸；C 指枸橼酸钠，能抗凝，同时和枸橼酸一起作为缓冲剂起稳定血液 pH 的作用；D 指葡萄糖，为红细胞代谢提供能量；P 代表磷酸盐，为红细胞提供重要元素磷，保持红细胞的存活能力。CPD-A 中 A 是腺嘌呤，是红细胞保持代谢和存活力的重要物质。血液和抗凝 - 保存液混合后的容量因抗凝 - 保存液不同而不同。ACD-B 全血分别为 250ml ± 10% 和 500ml ± 10%，CPD 和 CPD-A 全血分别是 228ml ± 10% 和 456ml ± 10%。抗凝 - 保存液主要是为红细胞保存设计的，目的是在体外保存期间防止血液凝固和保持红细胞的功能和存活能力，减少体外保存期间对红细胞的损伤，使红细胞输入机体后仍然有接近正常的寿命并具有较好的功能。当然，在保存期间不可避免会发生变化，如血液 pH 下降，钾离子由细胞内渗出致血浆钾离子浓度升高，红细胞 2,3- 二磷酸甘油酸（2,3-DPG）浓度降低，导致红细胞在组织中氧的释放能力下降。目前我国规范规定全血保存在 2~6℃，ACD-B 全血保存期为 21 天，CPD 全血保存期为 28 天，CPD-A 全血保存期为 35 天。由于抗凝 - 保存液主要用于保存红细胞，因此全血中其他成分在全血保存期间受到不同程度的严重损伤而丧失活力。血小板采血后 12 小时即受到严重损伤，48 小时血小板已丧失全部功能。不稳定凝血因子（Ⅷ因子和Ⅴ因子）活性快速降低。Ⅷ因子活性在采血后 24 小时即丧失一半，48 小时活性降低到 10%~20%。其他凝血因子活性在 2~6℃时相对稳定。

【适应证】

1. 急性大量出血　急性大量出血，如大手术，严重创伤等，机体短时间内失去大量血液，红细胞大量丧失，同时失去大量血浆和血浆蛋白，血容量显著减少，甚至发生休克威胁生命，此时应该考虑在输液和红细胞的同时，部分输注全血，以同时提高红细胞水平、血浆胶体渗透压和血容量。

2. 体外循环　心肺手术使用体外循环机时，过去常用全血作为泵的底液，现在主要应用晶体液加白蛋白，全血使用较少。

【相对禁忌证】

1. 心功能不全或心力衰竭的贫血病人，以及婴幼儿、老年人、慢性病体质弱者。如大量血浆同时输入，可能导致循环超负荷。

2. 血容量正常的慢性贫血病人，包括需要长期和反复输血的病人，如白血病、再生障碍性贫血、地中海贫血、阵发性血红蛋白尿等。

3. 计划施行造血干细胞或器官移植的病人，防止因输全血引起免疫。

【全血输注的相关问题】

1. 全血并不全　全血刚采集时确实含有血液中所有各种成分。但是，如上所述，应用的保存液和保存条件主要是针对红细胞，除红细胞和血浆中稳定的凝血因子外，血小板、白细胞、血浆不稳定凝血因子（因子Ⅷ和Ⅴ）均很快失去活性。同时，这些血液成分的含量有限，如血小板，正常血中数量为 $(100\text{~}300)\times 10^9$/L。如果要达到有效提高病人血小板计数的治疗目的，即使不考虑全血保存期间血小板迅速破坏的因素，也需要输注 1 000~2 000ml 的全血，一般病人不可能耐受这样大量的全血输入。因此，要有效提高病人血小板的计数，必须使用血小板浓缩制品，而不能通过全血输注达到治疗目的。同样，全血输注也不能有效提高病人白细胞、血浆不稳定凝血因子的水平。

2. 所谓"新鲜全血"　临床有因为希望给病人补充血小板 / 白细胞 / 凝血因子而要求输注新鲜血。实际上，并没有新鲜血的规范定义。为保证血液安全，血液采集后必须进行严格的各项检测，所有检测完成后并判定血液是否合格供临床使用时一般需要一天时间，最快也超过 12 小时。这时，白细胞、血小板和不稳定凝血因子已经发生严重损伤。因此，临床不可能获得希望的含各种有效成分的新鲜血。从补充红细胞和稳定的凝血因子角度出发，有效期内的全血并不存在显著差异，都能取得预期疗效。当然，保存时间较长的全血，血浆中钾离子浓度升高，2，3-DPG 水平降低影响氧在组织中的释放，对于对这些变化敏感的病人应输注保存期较短的血液。另一方面，新鲜血有其负面因素。新鲜血中淋巴细胞免疫活性强，因此引起同种免疫的概率高，对移植病人不利，发生输血相关 GVHD 的危险较大。梅毒螺旋体在冷藏条件下 3~6 天将失去活力和传染性，因此，新鲜血反而传播梅毒的风险相对较大。

3.“人造全血” 由于大力推行成分输血，发达国家临床输注全血的比例低于 5%，我国全血输注比例也越来越小，血站供应的大部分血液制品是红细胞等血液成分制品，全血越来越少。有为了给病人输注全血，将红细胞和新鲜冰冻血浆组合给病人输注，这是不合理的输血，因为这样输注意味着给病人输注来自两个献血者的血液制品，但却相当于输注一单位全血的效果，增加了经输血感染相关传染病和同种免疫的风险。如果确实需要全血，就应该要求血库供应全血。

二、红细胞制品

红细胞制品是临床应用最多和最重要的血液成分制品。红细胞和其他血液成分一样，单位规格定义基于全血，即从一单位全血（200ml）制备获得的红细胞为一单位红细胞。

【制品种类】

1. 浓缩红细胞 全血高速离心后将大部分上清血浆分出后制成的血液成分制品为浓缩红细胞，200ml 和 400ml 全血制备的容量分别为 120ml ± 10% 和 240ml ± 10%。血细胞比容 0.65~0.80。由于该制品黏度比较大，手术中或急救情况下常需添加生理盐水以加快输注速度。

2. 悬浮红细胞 全血高速离心后尽可能将上清血浆分出，然后加入配制的红细胞添加剂制成。常用的红细胞添加剂有 MAP、SAGM（制备的悬浮红细胞保存期 35 天）、AS-1、AS-3 和 AS-5（保存期 42 天）。各种添加剂的成分和含量有差别，主要成分有提供红细胞能量和保持红细胞膜完整性的糖类化合物，细胞需要的重要元素磷和镁，以及和细胞存活力相关的核苷酸等。容量应为标示量 ± 10%，血细胞比容 0.50~0.65。由于悬浮红细胞的添加剂为晶体液，血细胞比容较低，因此黏度较小，特别适用于外科手术和创伤抢救中应用，是目前临床使用的主要红细胞制品。

3. 洗涤红细胞 全血高速离心后尽可能分出上清血浆，然后加入生理盐水充分混匀洗涤，高速离心后去除上清液。如此重复三次达到洗涤红细胞，去除血浆、白细胞和血小板的目的。最终加入适量生理盐水制成。容量为 250ml ± 10%（400ml 全血制备）或 125ml ± 10%（200ml 全血制备）。洗涤后血浆清除率≥ 98%，白细胞清除率≥ 80%，红细胞回收率≥ 70%。尽管洗涤红细胞在无菌室中制备，但洗涤过程加入生理盐水时不能避免密闭塑料袋系统的开放，因此，需要在 2~6℃保存，并尽快输注，最迟不能超过制备后 24 小时。

4. 冰冻解冻去甘油红细胞 以全血或红细胞制品为原料，除去上清血浆 / 液后，加入甘油作低温保护剂，于 –65℃以下冰冻保存。当需要时融化后用生理盐水洗涤去除甘油，最终加入适量生理盐水即可供临床输注。该制品的红细胞回收率≥ 80%，游离 Hb ≤ 1g/L，残留白细胞≤ 1%，甘油残留≤ 10g/L，体外溶血试验≤ 50%。解冻融化去甘油后，应尽快输注，最迟不能超过融化去甘油后 24 小时。我国目前该制品主要用于稀有血型红细胞的保存和输注。

【适应证】

1. 急性失血和围手术期输血 输注红细胞的目的是提高病人血红蛋白水平，保证机体，特别是心、脑等重要器官氧的供应。对于急性失血，包括围手术期失血的病人，首先应该重视止血以降低对输血的需求。同时输注晶体液或加胶体液恢复血容量，防止休克。按照我国相关规范的规定，当病人 Hb 低于 100g/L 时，应该考虑是否需要输注红细胞。但是，并不是所有病人都必须输红细胞。国际上目前一般应用的指南为 Hb 低于 70g/L 时应输注红细胞，Hb 低于 80g/L 的手术病人要考虑输注。当然，不能仅根据血红蛋白水平决定是否输血，应该综合考虑病人对缺氧的耐受和代偿能力、心肺功能和止血功能，手术病人特别要考虑手术类型和大小，以及手术中估计的失血量。

2. 慢性贫血 仅适用于贫血严重，通过药物和其他治疗不能纠正者。轻度贫血时机体可以通过代偿机制，如心脏加大血液输出量，血红蛋白氧解离曲线右移使血红蛋白在组织中氧的释放量增加等保证机体器官和组织氧的供应。一般只有当血红蛋白水平低于正常值一半并出现代偿不全时才应考虑输注红细胞。

【临床应用特点】

目前外科临床应用最主要的红细胞制品是悬浮红细胞，含有一单位全血中大部分红细胞。由于添加了红细胞添加剂，改善了红细胞的保存条件，红细胞的质量、功能和输入机体后的存活能力接近新鲜血。同时红细胞添加剂多为晶体液，加入后使制品黏稠度显著降低，适合于手术和急救时进行快速输注。浓缩红细胞同样含有全血中大部分红细胞，但由于细胞比容较高，黏度较大，当临床需要快速输注时，需要通过三叉管加入生理盐水稀释以降低黏度，加快输注。洗涤红细胞经反复洗涤去除了全血中大部分血浆、白细胞和血小板，常用于输血对血浆蛋白过敏而又需要继续输血者，因输血发生非溶血性发热反应、自身免疫性溶血、高钾，或肝、肾功能障碍需要输血的病人。或 A、B、AB 型病人需要输血而血库没有同型的血液时，可以考虑输注 O 型洗涤红细胞。

三、血小板制品

【制品种类】

1. 浓缩血小板（platelet concentrates，PC） 手工离心分离制备。国内以采血 200ml 的一单位全血分离制备的血小板定义为一单位浓缩血小板，国家标准要求血小板的含量 $\geqslant 2.0\times10^{10}$ 个，白细胞残余量 $\leqslant 2.5\times10^{8}$ 个，红细胞混入量 $\leqslant 1.0\times10^{9}$ 个，容积为 25~35ml（主要是作为悬浮液的血浆）。国外则通常以采血 450ml 的一单位全血制备的定义为一单位浓缩血小板。由于供者血液中的血小板含量存在较大的个体差异，加上手工分离操作方法和技术等因素的影响，因此，手工制备的浓缩血小板制品中的实际血小板含量、白细胞残留量和红细胞混入量每袋之间差异较大。由于一单位 PC 中血小板含量有限，而要显著提高病人血小板计数的有效血小板输注量需要达到 $(2\sim3)\times10^{11}$ 以上，因此发达国家和我国部分血站为方便临床输注而合并多单位 PC 提供多单位混合血小板（pool PCs）。为达到有效输注，一般合并的数量为 10~12 单位 PC。

2. 单采血小板（apheresis platelets） 即采用血细胞分离机采集的单个供者浓缩血小板（single-donor platelet concentrates，SDPC）。为避免与手工制备的浓缩血小板制品标示单位混淆，通常以袋作为计量单位。国家标准要求每袋 SDPC 中，血小板含量 $\geqslant 2.5\times10^{11}$ 个（美国 FDA 的标准是 $\geqslant 3.0\times10^{11}$ 个），白细胞残余量 $\leqslant 5.0\times10^{8}$ 个，红细胞混入量 $\leqslant 8.0\times10^{9}$ 个，24 小时保存的容量为 125~200ml，5 天保存的容量 250~300ml。与手工制备的浓缩血小板制品相比，SDPC 中的血小板含量更有保证。但是，由于各采供血机构使用的血细胞分离机不同，其红细胞混入量、白细胞残留量及容量可能有差别。

【适应证】

1. 治疗性血小板输注（therapeutic platelet transfusion） 因血小板数量减少或功能异常引起出血的病人，通过血小板输注，补充有止血功能的血小板，起到止血作用。引起血小板减少常见的临床情况有：①骨髓造血功能障碍导致血小板生成减少，如肿瘤化疗或放疗后；②大量输血导致血小板稀释性减少；③弥散性血管内凝血（DIC）、感染、脾功能亢进或破坏血小板的药物等因素导致血小板消耗增多；④同种免疫或药物介导的免疫导致血小板被破坏等。病人血小板计数为 $(5\sim10)\times10^{9}/L$［有的研究建议 $(5\sim20)\times10^{9}/L$］或更低时，伴有自发性出血，需要进行治疗性血小板输注。在决定是否需要进行治疗性血小板输注，以及输注的剂量和次数时，不能单纯依靠病人血小板计数决定，应结合分析考虑病人的病情，特别是出血情况和程度，以及引起出血的原因等做出正确的判断。

2. 预防性血小板输注（prophylactic platelet transfusion） 血小板数量严重减少有可能发生出血的病人，通过输注血小板，补充有止血功能的血小板，起到预防出血的作用。许多血小板生成障碍的病人，如白血病、再生障碍性贫血、肿瘤放疗或化疗后、骨髓移植期间等，都可能存在一定程度的血小板减少，但并没有明显的出血表现。通过血小板输注，提高病人的血小板计数，可以对部分病人起到预防严重出血并发症，如颅内出血的作用。迄今为止，尚缺乏统一的预防性血小板输注参考标准。许多学者认为，以下情况需要进行预防性血小板输注：①血小板计数 $<10\times10^{9}/L$；②血小板计数 $<20\times10^{9}/L$，并伴有导致血小板消耗或破坏的情况，如感染、发热、脾功能亢进、DIC 等；③血小板计数 $<50\times10^{9}/L$，需要进行创伤性检查或手术时。

3. 对于以上需要输注血小板，同时又需要预防 HLA 同种免疫、嗜白细胞病毒感染和非溶血性发热反应的病人，宜选用少白细胞血小板制品或经过白细胞滤器处理的单个供者血小板制品（SDPC）。对于预防非溶血性发热反应，使用白细胞去除率为 95%~99% 的滤器即可。为预防白细胞引起的同种免疫或嗜白细胞病毒传播，须使用高效除白细胞滤器，过滤后残留白细胞需低于 $(1\sim5)\times10^{6}$

个。(此原则也适用于红细胞输注需要过滤去除白细胞的情况)对于同时需要预防输血相关移植物抗宿主病(TA-GVHD)的病人,可采用SDPC增加血液辐照处理。

【相对禁忌证】

1. 免疫性血小板减少　如特发性血小板减少性紫癜(idiopathic thrombocytopenic purpura,ITP)病人,由于体内存在血小板自身抗体,血小板的输注疗效差。如果盲目地多次输注血小板,则可能导致同种免疫产生血小板同种抗体。在血小板自身抗体和同种抗体的作用下,更容易发生血小板输注无效,待严重出血危及生命时却可能失去血小板输注抢救治疗的机会。因此,对这类病人应从严掌握血小板输注指征,一般情况下即使有轻度出血也应尽量减少或避免血小板输注,更不主张进行预防性血小板输注。

2. 脾功能亢进和菌血症引起的血小板减少　输注血小板的指征也应从严,不主张预防性输注。输注的血小板可能大量滞留在脾内或很快被破坏,不仅起不到提高病人血小板计数预防出血的作用,而且增加了发生同种免疫及其他输血不良反应的风险。在严重出血有确切指征需要输注血小板时,应在积极治疗原发病基础上,适当增加输注剂量。

3. 血栓性血小板减少性紫癜(thrombotic thrombocytopenic purpura,TTP)　是一种罕见的出血性疾病。尽管TTP的病人血小板计数很低并伴有严重的出血表现,但不能输注血小板。因为输注血小板后可促进微血栓形成,加重微血管栓塞和出血。TTP的有效治疗措施之一是进行血浆置换,在病情得到控制后,有明确的指征时经慎重考虑才可以输注血小板。

【血小板输注相关问题】

1. 剂量　一般情况下,要显著提高病人血小板计数,需要输入$(2\sim3)\times10^{11}$个以上剂量。为此,当输注PC时,应该一次输注10~12单位或2单位/10kg病人体重。输注单采血小板需要一袋。输注间隔由于血小板在体内寿命短而需要3~4天一次。血小板输注效果受众多因素影响,应该根据输注后血小板计数变化情况适当调整血小板输注剂量和间隔。

2. 血型问题　血小板表面有ABO系统抗原,但数量较少,有报道称ABO血型不同的输注可能对疗效有一定影响。为此,最好选择ABO同型血小板输注。当临床确实需要,特别是紧急情况下,可以考虑ABO系统不同型而相容的血小板输注,但应选择红细胞污染较少的单采血小板。输注前是否需要做交叉配合试验,取决于红细胞污染量。单采血小板因红细胞含量少一般不需要做,但PC中红细胞污染较多,特别是制品外观颜色带红色时,应该做交叉配合试验以保证安全。血小板膜上没有Rh(D)抗原,但Rh(D)(-)病人输入Rh(D)(+)血小板时,其中污染的红细胞可以引起致敏,给以后的输血和妇女的妊娠带来问题,因此Rh(D)(-)病人应输注Rh(D)(-)血小板。

3. 影响血小板输注效果的因素

(1)免疫因素:同种免疫是影响输注效果的最常见及最主要的因素。HLA系统、HPA系统和ABO系统抗原不配合都可以影响血小板输注效果,但前两者可以造成严重影响直至血小板输注无效,其中70%~80%由HLA抗原同种免疫引起。

(2)非免疫因素:脾功能亢进、严重感染、发热、药物(如阿司匹林)作用、DIC等病理性因素,都可破坏血小板增加血小板消耗或抑制血小板功能而影响疗效。

(3)血小板质量:由于血小板体外保存条件要求严格,其质量受外界因素,包括保存温度、器材、制备过程、运输等影响大,其都可以对血小板产生损伤而影响输注效果。

四、粒细胞制品

粒细胞输血(granulocyte transfusion)是指临床粒细胞缺乏并发严重感染的病人,在联合抗感染治疗无效的情况下,采用粒细胞输注进行治疗,以期通过补充中性粒细胞达到控制感染的目的。目前,临床上主要使用单采粒细胞制品(apheresis granulocytes)。随着临床预防、控制感染技术的进展和各种高效抗感染药物的开发和应用,以及对输注粒细胞引起的严重输血不良反应认识的加深,对粒细胞的输注指征掌握更严,粒细胞输血在临床的应用日益减少。

【适应证】

粒细胞严重减少,中性粒细胞计数$<0.5\times10^9/L$,伴有严重感染,经联合抗感染治疗48小时后无效者,经充分权衡利弊,可进行粒细胞输注,以期控制感染。

粒细胞减少或缺乏的病人,重点应进行预防感染处理,如使用层流病房、无菌罩隔离,进行空气、口腔、肛门消毒等。一旦发生感染,首先应进行积极有效的联合抗感染治疗。粒细胞输注的不良反应和并发症多，且可能导致严重后果，增加抢救治疗的困难，使用时应十分慎重。对于化疗、放疗、药物或毒物等因素引起骨髓抑制的粒细胞减少或缺乏病人，应在积极预防和控制感染的基础上，使用有助于恢复骨髓造血功能的细胞因子、生物或化学药物，多数能在短期内恢复正常的造血功能，粒细胞计数回升，应避免盲目进行粒细胞输注。

【制品与应用】

1. 制品和剂量　采用血细胞分离机单采制备的1袋浓缩粒细胞，要求中性粒细胞含量 $\geqslant 1.0 \times 10^{10}$，容量为150~500ml，红细胞混入量血细胞比容 $\leqslant 0.15$。由于存在单采粒细胞的供者个体差异、粒细胞动员情况、分离介质和处理血量等多因素的影响，实际每袋浓缩粒细胞制品中的中性粒细胞含量和混入淋巴细胞的数量差异较大，不同类型的血细胞分离机所制备的产品容量差异也较大。至今，临床对输注浓缩粒细胞的治疗剂量还没有确定的标准，一般以1袋单采浓缩粒细胞作为1个成人病人的治疗剂量。由于粒细胞在体内寿命短，通常需要1袋/d连续输注4~6天，直到感染控制为止。从全血手工分离白膜制备的浓缩粒细胞制品，以每200ml全血制备者为1单位。由于混入大量淋巴细胞，粒细胞含量少，目前不主张在临床使用。

2. 用法　采集分离获得的浓缩粒细胞制品，要求静置保存在20~24℃或常规室温环境，尽可能在4~6小时内输注。制品中含有大量红细胞和血浆，应选择ABO同型输注。输注前参照全血输注要求，严格进行交叉配血和查对工作。输注时，应使用标准输血器，输注速度参照全血输注要求。输注浓缩粒细胞可能产生严重的输血不良反应，输注过程中和输注后都应严密观察病情变化，密切监测呼吸、脉搏、心肺功能等临床情况。为预防输血相关移植物抗宿主病（TA-GVHD）的发生，必要时应在输注前对制品进行辐照处理。

【疗效判断】

输注粒细胞后，不能以病人外周血象中白细胞或粒细胞计数是否升高进行疗效判断。浓缩粒细胞输注后，首先进入循环血液作短时间停留，如果此时立即进行外周血象检测，可能出现粒细胞计数短暂升高的现象，但对疗效判断没有任何临床意义。输入的中性粒细胞，进入肺循环后，在肺部聚集并首先参与肺部的炎性活动，再通过体循环重新分布进入肝、脾及其他组织，迅速离开体循环参与各组织器官的炎性活动，发挥抗感染作用。通常情况下，病人的外周血象检测中性粒细胞计数没有明显变化。输注粒细胞的疗效判断，主要是观察感染是否得到控制。因此，严密观察病情变化十分重要，通过观察到的各种症状改善、临床表现及有关实验室指标变化等情况进行综合判断。

【不良反应】

1. 肺部并发症　常见的不良反应是肺部并发症，其发生率可高达50%以上。存在严重肺部感染的病人，可能因细菌内毒素与输入大量的粒细胞作用而引起肺休克。在白细胞凝集素的作用下或因为输入的高浓度白细胞在肺部聚集，可导致肺微血管栓塞，引起肺水肿。输注的粒细胞在肺部的感染病灶形成的局部炎症反应还可能引起肺脓肿。

2. 非溶血性发热反应　以往有多次输血史或有妊娠史的病人，输注粒细胞制品后，可能产生严重的非溶血性发热反应。主要表现为输注过程中或输注24小时后出现不同程度的发热反应，严重时可表现为寒战高热、呼吸困难、肺水肿等。

3. 输血相关移植物抗宿主病（TA-GVHD）　浓缩粒细胞制品中含有大量具有免疫活性的淋巴细胞，而粒细胞缺乏的病人可能存在因化疗、放疗或其他因素引起严重免疫抑制，或自身存在一定程度的免疫缺陷，因此，发生的概率较大。输注前，应根据具体病情需要，对粒细胞制品进行辐照处理加以预防。

4. 输血传播疾病　输注粒细胞与输注其他血液成分一样可能发生输血传播疾病。由于输血可能传播的病毒中多为嗜白细胞病毒，因此相对发生感染的风险较大。

五、血浆

【制品种类】

1. 新鲜冰冻血浆（fresh frozen plasma，FFP）　全血采集后6小时（ACD-B全血）或8小时（CPD、CPD-A全血）内全血高速离心后将血浆分出并快速冰冻成固体制备而成。规格为100ml ± 10%（200ml全血制备）或200ml ± 10%（400ml全血制备而成）。制品含有各种凝血因子包括不稳定凝血因子，以及白蛋白、免疫球蛋白等各种血浆蛋白。血浆蛋白含量 ≥ 50g/L，FⅢ因子活性 ≥ 0.7IU/ml。保存温度 −20℃以下。

2. 普通冰冻血浆（frozen plasma，FP）　制备方法同新鲜冰冻血浆，唯一差别是没有达到采血后6~8小时内完成制备的要求，因此有效成分的主要差别是不稳定凝血因子，主要是FⅢ因子和F因子的活性较低。如果制备时间超过采血后 48 小时，FⅧ因子活性已接近全部丧失。保存温度同新鲜冰冻血浆。

【适应证】

血浆临床输注的主要治疗目的是补充凝血因子，因此适应证包括各种原因引起的凝血因子缺乏而导致的凝血功能障碍。

1. 多种凝血因子缺乏

(1) 口服抗凝剂过量引起的出血：第Ⅱ、Ⅶ、Ⅸ、Ⅹ因子、蛋白 C 和蛋白 S 是维生素 K 依赖因子。双香豆素类抗凝药物，如华法林(warfarin)，可干扰维生素 K 的羧化作用，抑制肝脏合成这些凝血因子，以达到抗凝作用。用药过量时，可通过静脉注射维生素 K 纠正，但一般需要 4~6 小时后才生效。对于有明显出血或需要紧急手术的病人，可通过输注 FFP 补充凝血因子，以达到止血的目的。

(2) 肝病病人获得性凝血功能障碍：许多凝血因子是在肝脏合成。严重肝脏疾病的病人，由于肝脏合成凝血因子功能下降，特别是Ⅱ、Ⅶ、Ⅸ、Ⅹ因子可能明显减少，多伴有凝血功能障碍，可采用 FFP 输注以补充缺乏的凝血因子。

(3) 大量输血引起的凝血功能障碍：大量输血病人出现凝血功能障碍常见的原因是血小板减少，而不是凝血因子减少。大量输血时由于凝血因子稀释性减少引起凝血障碍虽然并不常见，如确实需要时可以通过输注血浆补充凝血因子。

(4) DIC：DIC 发展过程中消耗大量凝血因子包括纤维蛋白原，可以用血浆输注及时给以补充。因为血浆含有各种凝血因子，并且凝血和抗凝成分维持着天然合理的比例，因此对纠正 DIC 时复杂的凝血和抗凝功能异常可以达到较好的治疗效果。

2. 单个凝血因子缺乏　对于单个凝血因子缺乏的病人，如果没有相应的凝血因子浓缩剂，可考虑使用 FFP 或 FP 补充相应的凝血因子。如 FFP 可用于Ⅷ因子缺乏(轻度血友病 A)伴出血的病人，FP 和 FFP 可用于Ⅸ因子缺乏(血友病 B)伴出血的病人。由于血浆中相应凝血因子的含量只有 1IU/ml，在临床实践中，必须根据病人病情和凝血功能障碍程度评估是否能通过血浆输注补充足够数量的凝血因子，因为如果需要补充大剂量的凝血因子，就意味着需要输注大量血浆，而这往往是病人心脏无法耐受的。

3. 抗凝血酶Ⅲ(AT-Ⅲ)缺乏　AT-Ⅲ是正常血浆中存在的一种蛋白水解酶抑制物，含量约为 300mg/L，是血液凝固的主要生理抑制物，肝素可增强其抑制作用。原发性 AT-Ⅲ缺乏症分为三型：Ⅰ型为 AT-Ⅲ抗原含量、抗凝血酶活性及肝素辅因子活性都降低；Ⅱ型为 AT-Ⅲ抗原含量正常，而抗凝血酶活性及肝素辅因子活性降低；Ⅲ型为 AT-Ⅲ抗原含量及抗凝血酶活性正常，仅肝素辅因子活性降低。原发性或获得性 AT-Ⅲ缺乏均增加血栓形成的风险，影响肝素疗效。服用避孕药、创伤、手术或肝病的病人可出现 AT-Ⅲ缺乏，需要及时补充 AT-Ⅲ，在没有 AT-Ⅲ浓缩剂的情况下，可输注 FFP 和 FP 给予补充。纠正 DIC 时，也可用 FFP 补充凝血因子和 AT-Ⅲ。

4. 血浆置换　一般情况下，血浆置换的置换液不主张大量使用血浆，主要使用晶体液、代血浆和白蛋白等溶液，以减少输血风险。但是，对于血浆置换量大或伴有凝血因子缺乏等情况，需要考虑选用一定量的血浆。

5. 血栓性血小板减少性紫癜(TTP)　TTP 是由于病人血浆中缺乏血管性血友病因子裂解酶(vWFcp)而引起的以广泛微血管血栓形成为特点的血栓性疾病。治疗除使用激素、抗血小板治疗、脾切除等手段外，通过血浆置换或血浆输注补充 vWFcp 也是有效的治疗手段之一，可以起到一定的缓解病情作用。

【相对禁忌证】

1. 血浆过敏　对于曾经输血发生血浆蛋白过敏的病人，应避免输注血浆，除非在查明过敏原因后有针对性地选择合适的血浆输注。例如，缺乏 IgA 已产生抗 IgA 抗体的病人，严禁输注含有 IgA 的血浆。

2. 扩容　血浆有潜在的输血传播疾病风险，且可能发生过敏反应及其他输血不良反应。临床上有许多更加安全有效的扩容制品，如代血浆、白蛋白等，因此不主张使用血浆进行扩容。

3. 补充白蛋白　肝硬变腹水、肾病综合征、营养不良及恶性肿瘤恶病质等，都可能出现低蛋白血症，但通过输注血浆以达到补充白蛋白或补充营养的目的是不合理的。血浆中的白蛋白浓度低，不仅不能有效提高病人血浆白蛋白浓度，或达到减少腹水的作用，而且可能增加钠水潴留，病人发生输血不良反应或感染输血相关传染病的风险相对较大。应该选用安全的白蛋白制品。

4. 增强免疫力　尽管血浆中含有一定量的免疫球蛋白，但并不可能通过输注血浆达到提高病人非特异性免疫力的作用，反而还可能增加存在免疫缺陷病的病人被感染的风险。对于需要输注外源性免疫球蛋白病人,应选用免疫球蛋白制品。

5. 严重心肾功能不全病人　血浆有一定扩容作用,严重心功能不全或血容量低的婴幼儿病人,输注血浆后可能加重循环负荷引起心力衰竭,如果需要补充凝血因子时宜首选浓缩制品。血浆中含有一定量的蛋白,严重肾功能不全病人需要严格控制蛋白入量,盲目输注可能加重病情。

【剂量与用法】

1. 剂量　当决定进行血浆输注剂量时,首先考虑的要素是血浆中各种凝血因子的含量一般是1IU/ml(纤维蛋白原除外,以重量百分浓度计算)。此外,输注的剂量取决于病人具体病情需要。一般情况下,凝血因子达到25%的正常水平基本能满足止血要求,因此,血浆输注的目标不是将病人凝血因子的水平恢复到正常水平,而是提高到可以维持病人基本正常凝血功能的水平。虽可以根据病人目前凝血因子水平和需要提高达到的水平计算决定需要输注血浆的剂量,但是,在临床通常不能测定病人血液的凝血因子水平,只能测定凝血时间等综合性的凝血功能指标,因此很难计算用量,多依靠经验来决定输注剂量。一般成年病人的首次输注剂量为200~400ml,儿童酌情减量,也有学者建议按15ml/kg计算。当输注血浆补充凝血因子时,动态观察输注后的止血效果和出凝血实验室指标对决定是否需要增加用量十分重要。国外的指南一般建议当无显著血小板减少,凝血酶原时间(PT)或活化部分凝血活酶时间(APTT)超过正常值1.5倍时才应考虑输注血浆补充凝血因子。血浆输注后观察病人上述指标有无显著缩短可以作为输注剂量是否足够的依据之一。对于血容量正常、心功能不全、婴幼儿和老年等病人,容易导致循环超负荷,应严格控制血浆输入量,最好选择更合适的浓缩凝血因子制品。

2. 用法　血浆应在−20℃以下保存,使用前垂直放置在37℃恒温水浴中,血浆袋带连接口的上部应高出水面,不断轻轻摇动血袋加快融化速度,融化时间应控制在10分钟内。水浴箱中的温水量应足够,至少淹没血浆袋体的90%以上。如果水浴温度>37℃,则可能导致凝血因子活性被破坏和血浆蛋白变性。如果水浴温度<30℃,不仅血浆融化时间延长,而且可导致血浆中的纤维蛋白原析出。禁止将冰冻血浆在室温中自然融化或用自来水融化。血浆融化后不能再重新冰冻保存,暂时不输注时只能放入4℃冰箱短时间保存。原则上,FFP融化后应立即输注,最好是在床边融化,以保证不稳定凝血因子活性,因为融化后凝血因子Ⅴ、Ⅷ的活性会迅速下降。

血浆输注前不要求进行交叉配血,应选择ABO血型同型或相容的血浆输注。血浆输注时,应采用标准输血器,其输注速度应从慢到快逐步调节,一般应控制≤10ml/min。对于心功能不全、婴幼儿、老年等病人,输注速度应减慢。对于失血性休克、严重血容量不足病人,输注速度可加快,可以在补充凝血因子的同时起到扩容的作用。

【血浆输注的相关问题】

1. FFP和FP　由于严格掌握血浆主要用于补充凝血因子的适应证,因此发达国家临床输注的血浆只占从全血分离制备血浆的15%~20%,其余血浆主要用于血浆蛋白制品生产制备白蛋白、免疫球蛋白和凝血因子等,为此,发达国家强调采血后必须尽快将全血分离制备,因为需要制备的主要血浆制品是FFP,以便作为原料用于制备包括浓缩Ⅷ因子在内的血浆蛋白制品。当血浆直接用于临床输注时,主要用于补充多种凝血因子,对于补充单一凝血因子(如用于补充Ⅷ因子治疗血友病A),由于输注剂量的限制一般不能达到补充足够量的凝血因子。因此,对于大多数需要输注血浆的病人,FFP和FP的差别,即FⅢ因子和FⅤ因子含量的差异,并没有重要的临床意义,没有必要刻意要求提供FFP。

2. 血浆的不合理应用　我国血浆输注的临床实践和发达国家有显著差别,从全血分离制备的血浆几乎全部直接用于临床输注。原因是多方面的:①部分原因是对使用血浆适应证掌握不全面,血浆用于提高病人胶体渗透压(扩容)和血浆蛋白水平;②白蛋白供不应求,且血浆和白蛋白价格差异大,因此用血浆代替白蛋白使用。我们应该认识到,如果条件允许,应该避免血浆的不合理应用,因为用血浆代替白蛋白意味着病人除输入需要的白蛋白外,还不得不输入血浆中其他病人并不需要的成分,其中有的可以引起输血不良反应,包括过敏、过量钠离子,甚至传播输血相关传染病。另外,血浆的不合理应用意味着社会资源的浪费,不合理应用的血浆如果投入血浆蛋白的生产,可以充分利用血浆中的各种成分,包括Ⅷ因子和免疫球蛋白等,缓解目前我国血浆蛋白制品供不应求的状况。

六、冷沉淀

【制品】

冷沉淀又称低温沉淀物,是新鲜冰冻血浆在

1~6℃条件下缓慢融化时析出的不溶解成分沉淀分离制备而成。除主要成分Ⅷ因子外，还含有血管性血友病因子(von Willebrand factor，vWF)、纤维蛋白原、XIII因子和纤维结合蛋白。我国规范规定用200ml血浆制备的低温沉淀物(约定为一单位)有效成分含量为Ⅷ因子≥80IU，纤维蛋白原150~200mg，容量为20~30ml。

【适应证】

1. 血友病A　用于治疗血友病A以补充Ⅷ因子。应根据病人治疗前的Ⅷ因子水平以及期望治疗后达到的Ⅷ因子水平，以及制品中Ⅷ因子的含量计算使用剂量。如果没有条件获得上述信息，使用剂量为轻度出血10~15IU/kg，中度出血20~30IU/kg，重度出血40~50IU/kg。对于中度和重度血友病A病人，由于需要补充的Ⅷ因子量大，应该首选经过病毒灭活处理的浓缩Ⅷ因子制品。Ⅷ因子体内半衰期是8~12小时，必要时应隔8~12小时再次输注。

2. 血管性血友病　由于目前没有浓缩vWF制品，因此血管性血友病是低温沉淀物重要的适应证。当病人出现出血时，一般按1单位/10kg输注。对于血小板型血管性血友病，输注低温沉淀物不能有效改善病情，需输注血小板才能达到预期疗效。

3. 纤维蛋白原缺乏症　先天性纤维蛋白原缺乏症、低纤维蛋白原血症、异常纤维蛋白原症，纤维蛋白消耗增多等需要补充纤维蛋白原时，应首选经病毒灭活处理的浓缩纤维蛋白原制品，当没有该制品时，可以选用低温沉淀物。

【用法】

冰冻制品取出后放入37℃水浴快速融化。由于Ⅷ因子不稳定，因此制品融化后应尽快输注。原则上应该ABO同型输注，当紧急情况下需要不同型输注时，需根据相容性原则选择。由于制品中有一定量血浆，当大剂量使用时，需要考虑血浆的扩容作用和病人的耐受能力。

七、血浆蛋白制品

血浆蛋白制品有数十种，目前国内常用的有白蛋白、免疫球蛋白、纤维蛋白原浓缩剂、Ⅷ因子浓缩剂、凝血酶原复合物、Ⅸ因子浓缩剂、纤维蛋白胶和抗凝血酶Ⅲ浓缩剂等。不同厂家生产的血浆蛋白制品由于生产工艺的差异在配方、含量、添加剂等方面可能有差异，在使用前应详细阅读产品说明书。以下重点介绍白蛋白和免疫球蛋白制品的临床应用，简要介绍其他常用的血浆蛋白制品。

(一) 白蛋白制品

白蛋白制品是以血浆为原料，采用低温乙醇法进行提纯，并经病毒灭活处理制备的血浆蛋白制品。在各种血浆蛋白制品中，白蛋白制品的临床应用最普及。

1. 适应证

(1) 低蛋白血症：正常人血浆中的白蛋白浓度为35~55g/L，当存在白蛋白合成减少、丢失或消耗增多等病理情况时，可导致低蛋白血症。低蛋白血症病人，由于血浆胶体渗透压下降，可出现四肢水肿、腹水、胸腔积液等表现。通过输注白蛋白制品，补充外源性白蛋白，提高血浆的白蛋白浓度和胶体渗透压，可以减轻水肿和减少腹水、胸腔积液。

(2) 扩容：白蛋白制品是常用的扩容剂之一。白蛋白主要调节组织与循环血液之间水分的动态平衡，对维持血浆胶体渗透压起主导作用。通过输注白蛋白制品，提高血浆白蛋白浓度，可以起到增加血容量的作用。例如，在严重的急性失血病人，在输注大量晶体盐扩容和保证组织再灌注的基础上，可以考虑输注一定量的白蛋白制品，以维持血浆胶体渗透压和血容量。

(3) 大面积烧伤：大面积烧伤的病人，在丢失大量体液的同时也消耗或丢失一定量的白蛋白，在充分补充晶体液后可考虑输注适量的白蛋白制品，起到维持血容量、补充丢失的白蛋白成分和改善血流动力学状态的作用。

(4) 体外循环：用晶体液和白蛋白作为泵的底液比全血更安全。

(5) 血浆置换：血浆置换在去除含病理成分的血浆同时也去除了血浆中的白蛋白成分，常需要使用一定量的白蛋白溶液作为置换液，特别是对血浆置换量大或伴有严重肝、肾疾病的病人。

(6) 新生儿溶血病：白蛋白能结合游离胆红素，阻止游离胆红素通过血脑屏障，预防胆红素脑病。使用时应注意到白蛋白的扩容作用可能对病儿的影响。

(7) 脑水肿：白蛋白输注是辅助治疗手段之一。有学者认为，通过补充外源性白蛋白，提高血液白蛋白浓度和胶体渗透压，可以减轻脑水肿。

2. 剂量与用法

(1) 剂量：白蛋白制品的规格有5g/瓶和10g/瓶，有效期按制品说明书，一般在2~10℃可保存5

年，室温可保存3年。在白蛋白制备和保存过程中，会产生一些二聚体和寡聚体，应少于5%。输注白蛋白的主要作用是提高血浆胶体渗透压，血浆白蛋白浓度与胶体渗透压呈正比关系。对于需要提高白蛋白浓度的病人，可参照下列公式估算所需输注的白蛋白量：

所需白蛋白量(g)=［期望白蛋白浓度(g/L)－输前白蛋白浓度(g/L)］× 体重(kg)×0.08

用于体外循环时，宜控制病人的白蛋白浓度为25~30g/L。用于扩容时，可按1g白蛋白大约可保留18ml水进行计算。

(2)用法：不同厂家生产的白蛋白制品使用方法上有一定差异，使用前应仔细阅读产品说明书。一般白蛋白制品都配备有专用的稀释液。如没有时，可根据所需的浓度加入适量生理盐水稀释进行配制。白蛋白的输注，一般不需要使用输血器，有特殊要求的除外。输注的速度应根据病情需要进行调节，需要紧急快速扩容时输注速度应较快。一般情况下，病人血容量正常或轻度减少时，5%的白蛋白输注速度为2~4ml/min，25%的白蛋白输注速度为1ml/min，儿童及老年病人酌情减慢。

3. 不良反应

(1)热原反应：少见，临床多表现为寒战、发热，可进行对症处理。其主要原因是白蛋白生产过程中热原处理不彻底。

(2)过敏反应：少见，临床多表现为皮肤瘙痒、荨麻疹，其主要原因是病人对白蛋白制品中残留的其他蛋白过敏。

(3)低血压：罕见，多为一过性表现，其主要原因是白蛋白中存在激肽酶原激活物(prekallikrein activator，PKA)，激活激肽系统产生缓激肽。

4. 白蛋白的不合理使用

(1)不主张白蛋白用于补充营养：白蛋白半衰期长(约20天)，所含氨基酸释放缓慢，且色氨酸含量低；完全禁食者，输入的白蛋白也只有45%进入蛋白代谢库。

(2)不主张单纯用于纠正低蛋白血症：对于肝硬化代偿期病人，无严重腹水及影响其他脏器功能时，并不需要输注白蛋白。盲目地输注白蛋白，可能抑制机体自身白蛋白的合成。肾病综合征病人，输入的白蛋白迅速从肾丢失，没有明确输注指征时也不应盲目使用。

(3)不能盲目使用白蛋白扩容：急性失血引起血容量不足时，机体启动自体输液机制代偿补充血容量，将组织液动员到循环血液中，血流动力学随之发生改变，为保证重要器官血液灌注，部分组织灌注不足。如果在没有晶体盐溶液充分扩容、恢复组织灌注和纠正组织细胞脱水的情况下，先输注白蛋白、代血浆或血浆提高血浆胶体渗透压，则可以加重部分组织灌注不足和组织细胞脱水，甚至导致组织器官功能衰竭。另外，机体在急性失血时将大幅度增加肝脏制造白蛋白，迅速补充丢失的白蛋白等血浆蛋白。因此必须根据病情和代偿能力，必要时才应用白蛋白制品作为扩容剂。

(4)不能过量输注白蛋白：外源性白蛋白输入过量，使得血浆白蛋白浓度>55g/L，循环血液处于高渗状态，可导致组织细胞脱水、血容量过度增加和循环超负荷，严重时可导致心功能衰竭。

(二)免疫球蛋白制品

1. 制品种类和用法

(1)肌注免疫球蛋白(IMIG)：又称为丙种球蛋白，只能用于肌内注射，禁止用于静脉注射。主要适用于白喉、麻疹、脊髓灰质炎、甲肝、乙肝以及其他细菌或病毒感染的非特异性被动免疫。IMIG注射后吸收缓慢，在组织酶的降解作用下活性逐步降低。根据预防或治疗需要，可一次肌内注射0.3~0.6g，必要时加倍。

(2)静注免疫球蛋白(IVIG)：是采用胃酶消化、低pH孵育、化学修饰、离子交换层析等方法进一步处理制备的适宜静脉输注的免疫球蛋白，为5%或10%的溶液或冻干制剂。常用的剂量为100mg/kg，每3~4周静脉注射一次，一般提高病人IgG水平达2~4g/L即可。静脉输注速度应慢，前30分钟一般为0.01~0.02ml/min。如无不良反应，可将输注速度提高到0.02~0.04ml/min。

(3)特异性免疫球蛋白：是以计划免疫供者血浆为原料制备的含有高效价特异性抗体的免疫球蛋白。国内常用的有抗乙肝、抗破伤风、抗狂犬病、抗RhD免疫球蛋白，其使用剂量应参考有关产品的说明书。

2. 适应证

(1)原发性免疫缺陷性疾病：如：抗体缺陷综合征、高IgM综合征、成人免疫缺陷综合征、低γ球蛋白血症、联合免疫缺陷综合征、侏儒症免疫缺陷和X染色体伴性淋巴细胞增生综合征等病人，每年有3次以上呼吸道、消化道或泌尿道感染，可考虑使用免疫球蛋白制品，以提高机体免疫力。

(2)获得性免疫缺陷:如骨髓移植、肾移植、肝移植后、新生儿感染、严重烧伤、白血病、多发性骨髓瘤、病毒感染等病人,可考虑使用免疫球蛋白制品,以提高机体免疫力和抗感染能力。

(3)自身免疫性疾病:如特发性血小板减少性紫癜(ITP)、系统性红斑狼疮、自身免疫性溶血性贫血、血小板输注无效、重症肌无力等,可大剂量注射静脉免疫球蛋白(IVIG)进行辅助治疗,起到免疫封闭的作用。

(4)特异性被动免疫:各种特异性免疫球蛋白制品,如抗 RhD、抗乙肝、抗狂犬病、抗破伤风等特异性免疫球蛋白,可相应用于各种特殊情况下的被动免疫治疗。

(5)其他:IVIG 也可用于川崎病、干性角膜结膜炎综合征、小儿难治性癫痫和原因不明的习惯性流产等辅助治疗。

3. 不良反应 肌内或静脉注射免疫球蛋白都可能出现不良反应,常见的有:荨麻疹、皮肤瘙痒、寒战、发热、头痛、面色潮红、全身不适、恶心、呕吐、背痛、关节痛、消化不良、支气管痉挛和低血压等,一般可进行对症处理。

(1)低血压:多发生于低 γ 球蛋白血症病人或输注速度过快者,因此在输注过程中应注意控制速度,也可以在输注前使用氢化可的松加以预防。

(2)迟发性炎性反应:主要原因是抗原抗体反应激活补体。病人可在输注后数小时出现乏力、寒战、全身不适和关节痛等表现。

(3)血肌酐升高:有肾衰竭的病人,输注大量 IVIG 后,血肌酐可出现一过性升高。透析阶段的肾衰竭病人,禁忌输注免疫球蛋白。

(4)过敏反应:IVIG 引起严重的过敏反应罕见。IgA 缺乏的病人血浆中可能存在 IgA 抗体,使用 IVIG 时应选用制备过程中去除 IgA 的制品。

4. 注意事项

未含高滴度特异抗体的一般的 IMIG,由于受肌内注射方式的限制,每次注射剂量有限,不可能有效地补充免疫球蛋白,因此临床使用越来越少。IVIG 中可能含有各种血型抗体或其他蛋白成分等,均可能引起有关的输血不良反应。免疫机制尚不健全的婴幼儿,应尽量避免使用免疫球蛋白制品,因为外源性的免疫球蛋白可能干扰婴幼儿建立正常的免疫机制。长期注射免疫球蛋白,可能导致机体自身的免疫抑制和免疫力下降,也可能产生同种免疫导致免疫球蛋白输注无效。因此,对于没有明确应用指征的病人,应避免滥用免疫球蛋白制品。

(三) 纤维蛋白原浓缩剂

纤维蛋白原由肝细胞合成,正常人血浆中的纤维蛋白原含量约为 2~5g/L。当肝脏受到严重损伤或机体营养不良时,其合成减少。机体维持有效止血的纤维蛋白原水平应 ≥ 0.7g/L,但需要进行大手术或有大创伤时则应保持 ≥ 1.0g/L。在某些病理情况下,如先天性无 / 低纤维蛋白原血症、先天性异常纤维蛋白原血症和胸科大手术后纤溶系统活性增强等原因引起的纤维蛋白原消耗增多的病人,血浆纤维蛋白原含量低,可出现凝血障碍。

纤维蛋白原浓缩剂,首次使用剂量为 60mg/kg,维持剂量为 20mg/kg。当病人出现弥散性血管内凝血(DIC)并有低纤维蛋白原血症时,可在肝素配合下输注纤维蛋白原浓缩剂。由于 DIC 时同时缺乏多种凝血因子,应考虑应用冷沉淀补充纤维蛋白原的同时补充其他凝血因子。如病人出现纤溶亢进,应先针对纤维蛋白溶解异常进行治疗,再联合使用纤维蛋白原浓缩剂和 6- 氨基己酸。纤维蛋白原是较稳定的凝血因子,冷沉淀中含有原料血浆中约 50% 的纤维蛋白原量,因此在无法得到纤维蛋白原浓缩剂的情况下,也可选用冷沉淀制品。

(四) Ⅷ因子浓缩剂

Ⅷ因子(FⅧ)浓缩剂是从 2 000~30 000 个供者的混合血浆中分离、提纯获得的冻干凝血因子浓缩剂,不同厂家、不同批号的Ⅷ因子浓缩剂中Ⅷ因子的活性有所差异。与冷沉淀相比,Ⅷ因子浓缩剂具有显而易见的优点:一次注射可以补充大剂量Ⅷ因子,使用剂量可以较精确计算,储存和输注方便,过敏反应及其他输血不良反应较少。近年来,基因重组的 FⅧ(rFⅧ)制品也开始应用于临床。Ⅷ因子浓缩剂主要适用于Ⅷ因子缺乏症(血友病 A)的替代治疗。当用于预防出血时,25~40IU/kg,3 次 / 周。如用于治疗已经发生出血的病人,则要考虑病人 FⅧ:C 的基础水平、其他止血机制是否完善、血浆容量、预期希望提高病人 FⅧ:C 的水平、FⅧ在体内的半衰期(为 8~12 小时)来计算需要使用的剂量和使用频率。如病人已产生 FⅧ抑制物,需要适当提高输注剂量。

(五) 凝血酶原复合物

凝血酶原复合物(PCCs)是凝血因子Ⅱ、Ⅶ、Ⅸ、Ⅹ的混合制品,有时还含有蛋白 C。主要采用

EDAE-Sephadex A50和磷酸三钙从血浆中吸附的方法制备。采用的吸附剂不同，凝血因子的含量也有所差异。适用于治疗血友病B、先天性凝血酶原缺陷、先天性FⅦ缺乏、FⅩ缺乏和香豆素类药物过量引起的出血。各种凝血因子在体内的半衰期分别为：FⅡ3天，FⅦ4~6小时，FⅨ18~24小时，FⅩ2天。输注PCCs后可能引起严重的不良反应，如静脉血栓、心肌梗死和血管内凝血，应配合一定量的肝素同时使用。

（六）Ⅸ因子浓缩剂

Ⅸ因子浓缩剂主要用于补充外源性凝血因子Ⅸ(FⅨ)，适用于有出血表现或需要进行创伤性手术的血友病B、肝功能不全Ⅸ因子合成障碍等病人。也适用于PCCs治疗有血栓形成而必须补充Ⅸ因子的病人，因为尚未见Ⅸ因子浓缩剂并发血栓形成的报道。FⅨ分子量小，易于扩散到血管外，大量给药才能维持循环血液中的有效浓度。对于FⅨ缺乏和血友病B伴出血的病人，给药剂量取决于出血的严重程度。通常给药量应足以使循环中的FⅨ水平提高到0.20U/ml。约有1%~2%的血友病B病人反复输注FⅨ浓缩剂后产生FⅨ抑制物。在某些FⅨ基因缺失的血友病B病人，输注后可能发生严重的过敏反应并容易产生FⅨ抑制物。

（七）纤维蛋白胶

纤维蛋白胶是从人血浆中分离制备的具有止血作用的止血黏合剂。纤维蛋白胶制品有两个分开包装的溶液，一个溶液主要含纤维蛋白原、第ⅩⅢ因子和纤维结合蛋白，另一个溶液含人凝血酶和氯化钙。当两种溶液同时喷洒于出血处时，凝血酶使纤维蛋白原转变为纤维蛋白单体，进一步变成凝胶。此过程中，因凝血酶使第ⅩⅢ因子活化，在3~5分钟内纤维蛋白单体连接，增加了凝胶的强度和黏合力。凝血酶的浓度决定凝胶部分的形成速度。多数情况下，使用高浓度凝血酶（500U/ml）止血速度快，几秒钟内凝胶即凝固变硬。使用低浓度的凝血酶（4U/ml）则可能需要几分钟的时间凝胶才凝固变硬，适用于预先黏合多孔血管移植物。纤维蛋白胶的黏合强度直接与纤维蛋白原的浓度成正比。纤维蛋白胶可用于帮助止血、封闭伤口、促进伤口愈合等，已在临床应用于显微外科、神经外科、心血管外科、泌尿科、耳鼻喉科、眼科和妇科等。纤维蛋白胶不能直接注入血管或组织以免发生血管内栓塞，也不适于动脉大出血的止血处理。

八、血液成分输血

（一）血液成分输血的概念

血液成分输血是现代输血的重要标志，根据病人病情需要，选择输注需要的成分以提高治疗效果。

（二）血液成分输血的优点

1. 提高输血疗效　血液成分制品有效成分的含量多，浓度高，因此可以保证给病人输注有效成分的数量达到有效剂量，从而产生预期的治疗效果。如输注血小板，输入一袋单采血小板含量达到2.5×10^{11}个。如果病人没有同种免疫抗体和其他影响血小板输注效果的因素，可以提高病人血小板计数$(20~30) \times 10^9$/L，达到防治出血并发症的预期疗效。如果代之以输全血，按照献血者血小板计数$(100~300) \times 10^9$/L计算，为达到输入有效剂量的血小板，需要输全血1 000~2 500ml，加上全血中血小板在全血2~6℃温度保存期间较快失活，因此需要输入更多的全血才能达到显著提高血小板水平的目的。显然，对于大多数病人来说，不能耐受这样大量的全血输入。又如当血友病A病人必须进行手术时，为防止手术期间和手术后大量出血，需要将病人Ⅷ因子水平提高到25%以上，而要达到此治疗效果，手术当日需要给予Ⅷ因子30~50U/kg。按体重是60kg计，需输入Ⅷ因子1 800~3 000U。按血浆Ⅷ因子活性1U/ml计算，需要输入全血3 000~5 000ml，或新鲜冰冻血浆1 800~3 000ml。如果考虑在血液采集和保存期间Ⅷ因子的损失，就需要输入更大剂量的全血或血浆。显然，病人难以耐受。唯一可行的是输注Ⅷ因子浓缩制品或冷沉淀。

2. 减少输血不良反应　输血不良反应中相当部分，如常见的非溶血性发热性输血反应，以及近年来受到高度关注的输血相关急性肺损伤，都和白细胞相关，输血相关传染病的相应病毒中也有许多是嗜白细胞的。血液成分输血，除提高疗效外，可减少输血不良反应的发生，提高输血的安全性。

3. 充分利用宝贵的血液资源　目前临床所需要的血液只能来自于献血者，实际上除输入病人需要的血液成分外（在外科实践中常是红细胞），也输入了其他并不需要的成分，这无疑是血液资源的浪费。而实施成分输血，意味着每单位全血可以分离制备成各种成分，分别输给不同需要的病人，显著提高了血液的综合利用水平。

第五节　输血疗效及其评估

一、输血预期疗效

当机体血液各成分代谢正常，不存在导致血液各成分破坏／消耗增加的病理因素时，输血后病人相应的成分应该达到预期的增加。当输入一单位全血（200ml/单位）或红细胞时，预期病人 Hb 升高 4~5g/L。血小板输注时，当输注一袋单采血小板（至少 2.5×10^{11}）后，预期病人血小板计数应升高约（25~30）$\times10^{9}$/L。血浆等其他成分制品的预期疗效可以根据输注剂量和病人血容量等因素预测。

二、输血疗效判断

由于病人病情和其他客观条件（如输注的血液制品内有效成分含量的个体差异）的影响，输血后并不一定能达到预期的疗效。因此，必须在输血后根据病情改善／变化的情况和实验室相关指标的变化综合判断输血疗效，采取必要的措施，并为以后可能需要的输血提供依据。

实验室指标的变化只是判断输血疗效的依据之一，但由于是量化指标，因此是疗效判断的重要客观依据。

全血／红细胞输注后主要的实验室指标是 Hb。如果输血后 Hb 升高值和预期值相差显著，甚至不升反降，在排除存在活动性出血的情况下，应考虑是否存在溶血性输血反应的可能性，或病人存在其他增加红细胞破坏／消耗的病理因素。

对于血小板输注，由于发生免疫性和非免疫性血小板输注无效的概率相对较大，因此更需要重视输注后疗效评估。治疗性血小板输注的疗效判断，主要是观察临床出血表现是否得到改善，血小板计数升高程度只能作为参考指标之一。如病人输注血小板后有出血速度减慢或停止、出血点减少或消失等明显的病情改善，说明血小板输注有效。输入的血小板进入病人循环血液后，血小板计数会在短期内明显升高，但可能很快游离到出血部位参与止血而被消耗。因此，测定输注后 1 小时的血小板计数有十分重要的参考价值，测定输注 24 小时后的血小板计数可能升高并不明显。而对病人并无明显的出血表现，行预防性血小板输注的疗效判断主要是观察输注后血小板计数升高的情况，测定输注后 1 小时和 24 小时的血小板计数十分重要。

关于评估输注后血小板计数变化的指标主要有血小板回收率和血小板计数增加的校正指数。

血小板回收率（percentage platelet recovery，PPR）是通过检测病人输注血小板 1 小时或 24 小时后的血小板计数，和输注前血小板计数比较计算回收率，以评价血小板输注后的实际效果。计算公式为：

$$PPR=\frac{(\text{输注后的血小板计数}/L-\text{输注前的血小板计数}/L)\times\text{血容量}(L)}{\text{输入血小板总数}\times 2/3}\times100\%$$

式中“2/3”表示输入的血小板中 1/3 进入脾脏的血小板储存池，只有 2/3 进入血液循环。

一般认为，输注后 1 小时的 PPR<30%，或输注后 24 小时 PPR<20%，应考虑为血小板输注无效。

血小板计数增加校正指数（corrected count increment，CCI）根据体表面积进行计算，以期减少个体差异的影响而更准确地评估输注效果。计算公式为：

$$CCI=\frac{PI(10^9/L)\times S(m^2)}{N(10^{11})}\times 1\,000$$

PI 为输注后的血小板计数 – 输注前的血小板计数

S 为病人的体表面积（m^2），S=0.006 1 × H（身高 cm）+0.012 8 × W（体重 kg）+0.015 29

1 000 为调节系数，N 为输入的血小板总数

通常认为，输注后 1 小时的 CCI<7 500 或输注后 24 小时的 CCI<5 000，应考虑血小板输注无效。

三、重视输血的量效关系

通过输血疗效及疗效判断的讨论，显而易见输血和药物治疗一样，存在量效关系，例如：如果病人体重为 60kg，Hb 为 60g/L，希望其 Hb 达到 80g/L 以上，则需输注 4 单位红细胞，方能获得预期的疗效。

第六节 外科输血

外科输血主要是手术和围手术期以及创伤急症时需要实施输血以救治病人/伤员。大多数外科病人是因为手术或创伤导致急性失血而需要输血。但是，并不是一发生急性失血就需要实施输血治疗病人，必须综合考虑失血量和速度，病情，特别是和急性失血的代偿机制相关的心-肺功能状况以做出正确的判断和决定。当机体相关代偿机制基本正常时，许多出血量不大的急性出血病人能通过代偿机制保证对重要器官/组织的供氧而不需要输血。

一、急性失血时的病理/生理变化和代偿机制

1. 心排血量增加　通过增加心率和增强心肌收缩可以显著增加心排血量，从而部分弥补因失血、血红蛋白水平下降导致的供氧不足。

2. 血液重新分布　机体非重要器官和组织，如脂肪、肌肉等的供血动脉收缩相对减少供血量，从而在总血容量因失血下降的情况下提高重要器官和组织(如心，脑)的供血量和氧的供应。

3. 组织中氧的释放增多　2,3-二磷酸甘油酸水平代偿性升高使氧解离曲线右移，在同样的组织低氧分压的条件下，血红蛋白和氧的结合力减弱，血红蛋白氧饱和度下降，增加氧合血红蛋白在组织中氧的释放。在正常状态下，动脉血中携带的氧仅约25%释放到组织和器官中。急性失血时释放氧的比例显著提高，从而部分代偿失血造成的影响。

4. 正常状态下不参与血液循环的储存在脾脏，肝脏和骨髓的血液进入血液循环补充失去的血液。

5. 组织间液和白蛋白进入血管，最快时可达到1L/h。

6. 造血代偿性增强以弥补失血的损失，包括骨髓代偿性增强红细胞的制造和释放，以及肝脏增强血浆蛋白，特别是白蛋白的制造。但是，红细胞和血浆蛋白制造的代偿性增强的幅度是显著不同的。红细胞制造由正常状态下15ml/d增加到50ml/d(约相当于120ml全血中的红细胞)。尽管增加幅度显著，但当失血量达到一定程度时，单靠骨髓增强制造红细胞并不能维持足够的血红蛋白水平保证氧的供应，因此需要输注红细胞提高血红蛋白水平以保证氧的供应。肝脏增强制造血浆蛋白的幅度显著高于骨髓增强制造红细胞，可以达到每天补充相当于400~500ml血浆的血浆蛋白。这意味着当失血量较大时，如1 000ml，机体仍然能通过肝脏增强血浆蛋白，特别是白蛋白来迅速补充以恢复血浆蛋白水平，不会因为血浆蛋白水平低给病人带来不能耐受的负面影响。正由于机体代偿性增强制造红细胞和血浆蛋白的显著差异，故在临床大部分急性失血病人的输血实践中，一般只需要输注红细胞+输液提升血红蛋白水平以保证器官和组织供氧，而不需要同时输血浆或输全血。

二、急性失血时的输血

(一) 正确作出输血决定

1. 出血量和病人血红蛋白水平是判断是否需要输血及如何输血的主要依据　一般认为病人Hb低于70g/L时应该考虑输血。就失血量而言，少于15%~20%血容量(血容量一般约为70ml/kg，如病人体重70kg，血容量约为4 900ml)的失血时，一般不需要输血，只需要通过输液补充和维持血容量。失血量达到20%~50%血容量时，需要输注红细胞加输液进行治疗。当失血量大于50%血容量时，除输注红细胞加输液外，需要增加输注部分全血。

2. 必须结合病情做出输血决定　上述输血指南适用于心肺功能无显著障碍，失血时的代偿机制无明显受损者。否则应结合病情适当予以调整、掌握。表16-3为在血容量得到维持的情况下，估计机体输血前可耐受的失血量。

表16-3　血容量维持的情况下估计输血前可耐受的失血量

	健康人	存在相关病情	临床病情较重
失血量(血容量百分率)	30%	20%	低于10%

病情中主要需要关注和考虑的是和病人对氧供应减少情况的代偿能力相关的因素，最重要的是影响代偿能力的心肺疾病，其他包括药物(如β受体阻滞剂)、是否存在贫血，以及年龄因素等。当存

在这些影响心肺功能的病理因素时，机体失血时的代偿能力降低，上述可耐受的失血量的估计值应该适当调低。

（二）急性失血时输血中的主要问题及其对策

世界卫生组织就急性失血提出的指导意见列出在急性出血时医师面对并需要处理的主要病情，包括血容量降低、血液供氧不足、血浆蛋白水平和胶体渗透压降低、凝血功能障碍等，并根据问题发生的概率和需要采取包括输血在内的治疗措施的必要性 / 可能性进行了排序，即排在前面的经常发生，通常需要采取治疗措施，排在后面的，越往后，发生概率越低，即使发生，需要实施输血进行处置的必要性 / 可能性越小。现按此次序分别讨论如下。

1. 血容量降低问题　血容量降低是急性出血时通常发生的主要问题。因此，当发生急性失血时，首先需要采取静脉输液，防治可能发生的休克，维持正常的血容量，为赢得时间进行止血以及为必须实施的输血做必要的准备。静脉输液的液体包括晶体液和胶体液，各有优缺点（表 16-4）。

表 16-4　晶体液和胶体液的优缺点比较

	优点	缺点
晶体液	副作用少	作用时间短
	成本低	可能引起水肿
	容易获得	需要输入的量较大（至少是失血 / 液量的三倍）
胶体液	作用时间较长	没有证据证明临床效果更好
	需要输入量较少，通常等同于失血时血容量减少量	成本高 可能引起循环超负荷，过敏，干扰凝血

2. 急性贫血　急性失血的另一主要问题是 Hb 水平降低导致不能保证重要器官 / 组织的氧的供应。当失血量达到一定程度机体不能通过代偿机制保证氧的供应时，需要通过输血提高病人 Hb 水平。应用最多的红细胞制品是悬浮红细胞，适合手术 / 创伤救治时快速输注。

3. 血浆胶体渗透压问题　一般认为不同时补充血浆蛋白会使血浆胶体渗透压下降，循环中水会因为血管内外胶体渗透压差而向血管外组织渗出，从而可能导致组织水肿。如果发生肺水肿，可能威胁病人生命。但临床研究证明，当同样病情的病人分组输红细胞或全血（或红细胞 + 白蛋白）时，两者肺水肿的发生率并无显著差别，即输注白蛋白 / 血浆 / 全血并不能减少肺水肿的发生。进一步的临床研究表明，发生肺水肿的主要原因并非血管内外渗透压差，而是由于血容量低和 / 或血红蛋白水平低而不能保证器官和组织，包括肺组织氧的供应，毛细血管因缺氧受损而管壁通透性增加，大量水外渗而导致组织水肿。

4. 凝血功能障碍　失血时机体失去部分血小板和凝血因子，当失血量较大，因而输血量较大时，如仅输红细胞 + 输液会引起血小板和凝血因子稀释性降低，从而可能影响凝血功能。但并非血小板数量和凝血因子活性一出现降低即会影响机体凝血功能。一般如不存在其他可能影响凝血功能因素的情况下，当血小板数量低于 50×10^9/L，而凝血因子活性降低到约 25% 时才可能引起凝血功能障碍。实际上不同的凝血因子亦有差异。表 16-5 为各凝血因子可能引起凝血功能障碍的阈值。

表 16-5　维持机体凝血功能的凝血因子阈值

凝血因子	阈值
纤维蛋白原	70~100mg/100ml
Ⅱ	20%~40%
Ⅴ	15%~25%
Ⅶ	5%~10%
Ⅷ	25%~30%
Ⅸ	15%~25%
Ⅹ	10%~20%
Ⅺ	10%
ⅩⅢ	2%~3%

因此，当输血量较大时，并不一定要输全血同时补充红细胞和血浆以补充各种凝血因子。如本章血浆输注部分所述，当凝血酶原时间（PT）或活化部分凝血活酶时间（APTT）超过正常值 1.5 倍时，或手术创面出现弥漫性渗血时，提示可能存在凝血功能障碍，应考虑输注全血同时补充凝血因子。

（三）用血申请

首先，需要根据不同情况采取不同的申请程序。当急症或其他情况抢救病人需要输血时，要求在 1 小时或更短时间内准备好 ABO 和 RhD 配合的血液，没有时可考虑 O 型红细胞。一般择期手术需要输血者，要求在指定时间内通过病人血型定型和交叉配血准备好 ABO 和 RhD 同型或配合的血液。国外发达国家对于只有在少数情况才需要输血的手术(一般定义为,交叉配合备血后实际实施输血的比例小于 30% 的手术),在血站供应的血液已经进行常规的不规则抗体筛查的前提下,只需要测定病人血型,筛检抗体,并保留病人血液标本,而不需要做交叉配合并备血。这样可以节约时间和费用,不会因为许多手术申请交叉配合备血但实际没有应用而造成血库血液供应紧张,同时保证一旦需要输血时,即可用保留的病人血液标本进行交叉配血,保证及时供血。我国目前尚待创造条件实施以提高临床输血水平。关于抗体筛检,发达国家作为常规对所有申请用血者进行,我国目前只在必要时,如有输血/妊娠史或短期内多次输血的病人进行。

常规开展外科等手术的医院应该为择期手术制订用血申请方案,列出各种手术需要进行交叉配合备血的数量,指导医师申请用血。表 16-6 为国外某医院的用血申请方案,供参考。

表 16-6 用血申请方案

手术类型	具体备血要求	手术类型	具体备血要求
普通外科		**泌尿外科**	
胆囊切除术	ABO/Rh 血型定型和抗体筛检	输尿管切开取石	ABO/Rh 血型定型和抗体筛检
开腹术:计划探查	ABO/Rh 血型定型和抗体筛检	膀胱切开	ABO/Rh 血型定型和抗体筛检
肝活检	ABO/Rh 血型定型和抗体筛检	输尿管取石和膀胱切开	ABO/Rh 血型定型和抗体筛检
膈疝	交叉配血 4	膀胱切除	交叉配血 8
胃部分切除	ABO/Rh 血型定型和抗体筛检	肾切开取石术	交叉配血 4
结肠切除	交叉配血 4	开放前列腺切除(PRP)	交叉配血 4
乳房切除:单纯	ABO/Rh 血型定型和抗体筛检	经尿道前列腺切除(TURP)	ABO/Rh 血型定型和抗体筛检
乳房切除:根治	交叉配血 4	肾移植	交叉配血 4
甲状腺切除:部分/全	交叉配血 4(+4)	**骨科**	
心胸外科		椎间盘手术	ABO/Rh 血型定型和抗体筛检
血管成形术	ABO/Rh 血型定型和抗体筛检	椎板切除	ABO/Rh 血型定型和抗体筛检
开胸术	交叉配血 8(+8)	髋关节钢针或股骨针取出	ABO/Rh 血型定型和抗体筛检
支气管镜检查	ABO/Rh 血型定型和抗体筛检	髋关节全置换	交叉配血 4(+4)
开胸膜/肺活检	ABO/Rh 血型定型和抗体筛检	骨切除/骨活检(股骨上部除外)	ABO/Rh 血型定型和抗体筛检
肺叶切除/肺切除	交叉配血 4		
血管外科		股骨颈骨折插针固定	ABO/Rh 血型定型和抗体筛检
主-髂动脉内膜切除	交叉配血 8	股骨内固定	交叉配血 4
股动脉内膜切除	ABO/Rh 血型定型和抗体筛检	内固定:胫骨或踝	ABO/Rh 血型定型和抗体筛检
股、腘动脉分流	ABO/Rh 血型定型和抗体筛检	关节成形术:全髋	交叉配血 6
髂-股动脉分流	交叉配血 4	脊柱融合(脊柱侧突)	交叉配血 4
腹主动脉瘤切除	交叉配血 12(+4)	脊柱减压	交叉配血 4
神经外科		周围神经外科	ABO/Rh 血型定型和抗体筛检
颅骨切开,颅骨切除	ABO/Rh 血型定型和抗体筛检	脑膜瘤	交叉配血 8
颅脑损伤,硬膜外血肿	ABO/Rh 血型定型和抗体筛检	血管手术(动脉瘤,AV 畸形)	交叉配血 6

注:表中"ABO/Rh 血型定型和抗体筛检"是指上面文中所述的发达国家实施的措施,即对于实际需要输血概率较小的手术,只需测定病人血型并做抗体筛检,不需要做交叉配合并备血。阿拉伯数字为需要交叉配血备血的红细胞/全血单位数,括弧内为当发生手术/外科并发症时可能需要增加备/供血的单位数

由于各国和各医院情况的差异，各医院应该参考国内外的经验，结合本医院的实践经验制订本院的输血申请方案。

三、大量输血

大量输血是指24小时内输入与受血者血容量相等或更多的血液，或3小时内输注血液量达到病人血容量的50%以上的输血。多见于消化道大出血、支气管扩张大量咯血、心脏外科和肝移植等大手术等情况。

（一）大量输血时血液制品的选择

1. 全血　以往大量输血一概使用全血，认为全血中含有各种血液成分，可以同时补充血容量、凝血因子和红细胞等成分。其实不然，因为全血中的血小板、白细胞和不稳定的凝血因子已基本丧失活性。现主张采用成分输血，适当输入部分全血。一般可选用ACD保存5天或CPD保存10天内的全血，不宜大量输入保存时间过长，例如快要过期的血液。

2. 悬浮红细胞　在使用晶体、胶体液充分扩容抗休克治疗的基础上，紧急输注悬浮红细胞制品2~4单位，以快速缓解组织供氧不足的情况，以后视病情决定是否要继续输入红细胞或全血。

3. 血小板　大量出血使血小板同时丧失，再加上大量输入保存的全血、红细胞和大量输液可发生稀释性血小板减少，当血小板计数低于$50 \times 10^9/L$时应考虑输注血小板。

4. 新鲜冰冻血浆　输血量达到受血者血容量的2倍时，其凝血因子活性降至正常值的30%以下，当PT和APTT超过正常对照的1.5倍时，特别是肝功能障碍的病人，应输注一定量的新鲜冰冻血浆，以补充丧失的血浆蛋白和多种凝血因子，特别是一些不稳定的凝血因子。

5. 纤维蛋白原/冷沉淀　当输血量达到受血者血容量的1.5倍，其纤维蛋白原降至1.0g/L以下时，可使用纤维蛋白原/冷沉淀治疗。

6. 其他血液成分　对于肝功能障碍或维生素K缺乏的病人可使用凝血酶原复合物以减少出血。

（二）大量输血时血液的相容性血液输注

大量输血时常常会遇到血液供应不足的情况，如没有足够量的ABO同型红细胞制品时，可使用ABO血型相容的红细胞制品，但输注前应进行红细胞血型的交叉配血。Rh阴性的病人应输入Rh阴性的红细胞。如果病人的出血量大，几乎处于“无血状态”，不能获得与ABO血型相同或相容的血液时，可应急输注未经交叉配血的O型悬浮红细胞。若已输入大量O型悬浮红细胞（其中包括少部分血浆）后，由于受血者体内已存在一定量的抗-A和抗-B抗体，因此不管病人的血型如何，如需继续输血时仍应选用O型红细胞，只有在停止输血2~3周后病人再需要输血时才可输入与病人同型的血液。

（三）大量输血的并发症

详见本章第八节“输血不良反应”。

四、烧伤病人的输血

烧伤，特别是严重大面积/深度烧伤会引起水和电解质失衡、血浆蛋白丢失和红细胞破坏。烧伤后毛细血管通透性增加，液体和血浆蛋白从血管内向组织间隙渗透，引起低血容量休克和循环衰竭。烧伤表面渗出的水分和蛋白质加重了低血容量的程度。烧伤后，儿茶酚胺分泌增加，进入血液循环，引起静脉收缩，导致毛细血管的流体静力压增高，使液体丢失更多。严重休克还伴有细胞膜阳离子泵故障，造成细胞漏出钾离子并吸收水分和钠，使水、电解质和血浆蛋白严重失去平衡。同时，烧伤直接破坏红细胞，并发生血管内凝血，红细胞变形后被网状内皮系统吞噬等，加上烧伤病人红细胞生成减少和多次手术等原因导致急性贫血。

烧伤病人如发生急性贫血和血浆蛋白大量丢失，应该通过输血治疗。但是，在烧伤后初期，特别是24小时内，应首先通过输液，主要是晶体液纠正低血容量，治疗休克，改善微循环和组织供氧，使损伤的毛细血管壁恢复正常的通透性，同时改善由于水、电解质、血浆蛋白丢失引起的血液浓缩和血液高黏稠度。在血浓缩改善的基础上，应首选悬浮红细胞纠正贫血，如血浆蛋白丢失多，可考虑输部分全血/白蛋白/血浆，但必须在毛细血管损伤修复以后，否则输入的血浆蛋白会通过损伤的毛细血管壁渗出到组织间液而引起水肿，特别是肺水肿可以导致严重后果。如果出现凝血功能障碍，可选择针对性的制品，包括血小板、血浆、冷沉淀等治疗。烧伤病人一般纤维结合蛋白显著降低，可输注冷沉淀补充，有利于烧伤的修复。

五、肝移植病人的输血

肝移植手术通常持续时间长，手术复杂，病人常存在多种因素导致的凝血功能障碍，手术中通常有1~2小时处于“无肝状态”,因此用血量较大。近年来由于技术的进展和经验的积累,用血量已显著减少。手术成功有赖于足够的血液供应、良好的技术和辅助药的应用。

肝移植临床研究报道的肝移植输血量差异较大,如红细胞平均为30~50单位,FFP平均为30~60单位,单采血小板约为1~3袋,冷沉淀有的不用,有的应用多达12单位。肝移植手术的另一特点是手术期间出血多,应用手术中回收式自体输血较多,有报道自体输血的输血量可以达到总红细胞输血量的三分之一。肝移植期间由于大量输血,在无肝期枸橼酸代谢能力大大减弱。每输600~1 000ml血应补充1g钙剂。

手术前应充分考虑病人病情对输血需求的影响并采取必要应对措施。严重的凝血功能障碍将增加手术中对输血的需求,手术前应积极采取可能的措施加以纠正以减少输血需求,如维持适当的维生素K水平。脾肿大和HLA同种免疫将会使血小板输注效果降低而增加困难,甚至使输注量翻倍。对相关病情的综合考虑将使手术前的准备和输血计划更符合实际需要并保证手术的成功。

第七节 自体输血

自体输血(autologous blood transfusion)是采用病人自己的血液或血液成分回输给病人本人,以满足手术或紧急情况需要的一种输血治疗方式。自体输血的开展已有100多年的历史,但近20年来由于公众和医学界对输血传播疾病,特别是输血传播HIV等病毒性疾病的高度关注,使无传播疾病风险、也不会引起同种免疫反应的自体输血得到较快的发展。其优点不仅有助于提高输血的安全性,也可以减轻临床输血血液供应紧张的状况。是否采用自体输血,应根据病人的年龄、病情和输血需求,以及血液的供应情况进行综合考虑。

自体输血根据血液采集及处理方式不同,可分为储存式、回收式和稀释式三种类型。

一、储存式自体输血

储存式自体输血是采集自己本身的血液预先储存,以备需要时使用。多提前数天或数十天开始分阶段采集病人的血液进行保存,当病人手术中、术后需要输血时,再回输已保存的自体血液或血液成分。

【适应证】

1. 一般情况较好、外周血象及造血功能正常,准备施行择期手术,预计术中出血量大,需要输血者。

2. 需要分娩时避免输异体血(如剖宫产)的孕妇。

3. 有输异体血发生严重输血不良反应病史者。

4. 边远地区供血困难或经济困难,而预计术中又需要输血者。

5. 因输血已产生多种同种抗体或存在对高频率抗原的同种抗体者。

6. 稀有血型或曾经配血发生困难者。

7. 骨髓移植的供者在供髓前预存自己的血液,于抽取骨髓时回输。

8. 健康人,特别是稀有血型者希望预存自体血液以备需要时使用。此时需要采用血液冰冻保存方法以便将采集的血液进行长期保存。

进行自体输血的病人,一般要求采血前Hb浓度:男性≥120g/L,女性≥110g/L,血细胞比容≥0.34,特殊情况下可适当调整以上参考指标。

【禁忌证】

1. 可能患有菌血症或正在使用抗生素抗感染治疗的病人。

2. 不能耐受失血的严重心血管、肺疾病病人。

3. 有献血后发生迟发性昏厥史者。

4. 因遗传缺陷造成红细胞膜异常、血红蛋白异常或红细胞酶缺乏,使自体血液在储存过程中可能发生溶血的病人。

5. 有活动性癫痫病史者。

6. 贫血、出血或血压偏低者。

7. 肝肾功能不全者。

8. 服用抑制代偿性心血管反应的药物者。

由于储存式自体输血只为自己献血,只要身体条件许可,可以不受献血年龄限制。

【采血方法】

目前临床上常用的储存式自体输血的采血方法有两种:①“蛙跳”法采血:适用于手术难度较大、预计术中出血量较多的病人。采血方案应由输血科 / 血库医师与病人的主管医师根据术前时间长短、术中预计出血量共同制订。一般每周或隔周采血一次,每次采血 200ml 或 400ml,如在病人术前 32 天开始采血 400ml,每间歇一周再进行采血、回输、采血,到术前第 3 天储存自体全血最大量可达到 2 000ml(表 16-7)。②直接采血:适用于预计出血量和需要备血量较小的病人。由于 4℃红细胞保存期可达到 35 天或 42 天,对符合采血条件的病人可在术前 4~5 周开始,每间隔 1~2 周采血一次直接于 4℃储存备用,手术过程中或术后需要时进行回输。

表 16-7 “蛙跳”式自体血液储存采血及回输参考日程安排表(400ml/ 袋)

采血时间	采血	回输自体血液	回输后再采血
术前第 32 天	第 1 袋		
术前第 25 天	第 2 袋	第 1 袋	第 3 袋
术前第 18 天	第 4 袋	第 2 袋	第 5 袋
术前第 11 天	第 6 袋	第 3 袋	第 7 袋
术前第 3 天	第 8 袋	第 4 袋	第 9 袋

进行自体备血的病人,采血前的准备和无偿献血基本相同,但由于备血量较大,应注意补充铁、蛋白质等造血物质,有条件的可注射促红细胞生成素(EPO)以刺激骨髓红系造血。

【不良反应】

1. 采血时可能发生的不良反应 最常见的献血反应是血管迷走神经功能紊乱,临床表现为血压降低、心动过缓、出汗、换气过度、眩晕、昏厥、面色苍白等。其次是采血静脉穿刺部位的局部反应。其他少见的有心绞痛、手脚抽搐等。

2. 医源性贫血 自体输血病人术前采血是否会发生贫血,以及贫血的严重程度与术前采血的时间、两次采血之间的间隔及个体差异有关,采血最好在择期手术前 4~6 周开始进行,如果时间太短,可能会引起贫血。

3. 血液回输时可能出现的不良反应 血液回输时可能出现的不良反应主要有细菌污染、非溶血性发热反应、循环超负荷、溶血和由于人为差错引起的不良反应。

二、稀释式自体输血

稀释式自体输血是对病人在术前采集并储存一定量的血液,同时适量补充晶体液及胶体液以维持正常的血容量,在手术后期或术后再回输病人的自体血。由于术中病人的血液处于稀释状态,减少了因手术出血而造成的红细胞丢失。适量血液稀释,也不会影响组织供氧和凝血功能。另外,采集的自体血液在体外储存时间短,仅为几小时,血小板和凝血因子仍具有活性,将这种血液回输,有利于维持病人正常的凝血功能,减少病人的术后出血。

【适应证】

凡估计术中出血量较大,术前血红蛋白 >110g/L,血小板计数 $>100 \times 10^9$/L,无明显肝功能障碍及心肺疾病,凝血酶原时间正常的病人均可采用稀释性自体输血。特别是对需要深低温麻醉、体外循环条件下实施心内手术的病人更有价值。

【禁忌证】

1. 心、肝、肾功能不全病人,如严重高血压、肾衰竭、糖尿病和充血性心力衰竭等。

2. 缺氧性疾病,如重度贫血、脓毒症和肺源性心脏病病人。

3. 非心脏手术的冠心病病人。

4. 有白蛋白合成障碍、血液凝固功能障碍的疾病病人,或有出血倾向者。

【采用方法】

通常稀释式自体输血是在病人术前麻醉状态下采血,采血速度以动脉血压、心电图监护维持正常为条件。成人可按 20~40ml/min 速度抽取血液。采血量依据病人体重、采血前血红蛋白水平和预计失血量综合考虑。身体状况较好的病人采血量可达自体血容量的 20%~30%。采血时应输入等量的晶体液和胶体液,以维持正常的血容量。病人血液被稀释后的 Hb 浓度应控制在 80~100g/L,血细胞比容控制在 0.25 以上。血液采集于含适当的抗凝 - 保存液的血袋中,于手术室室温下保存。如存放时间预计超过 6 小时,则应放置在 4℃血库冰箱保存。

【不良反应】

稀释性自体输血的不良反应较少,主要有因放血过多引起的低血压和输液过快引起的肺水肿等。

1. 低血压 如果采血速度过快,可引起血压下降，甚至出现低血容量休克，低血压也可引起心肌缺血缺氧，导致心律失常。

2. 急性肺水肿　采血时要补充晶体液和胶体液，如果补液量过多过快，会因为心脏负荷过重发生急性肺水肿。在手术结束时回输自体血，如速度控制不当，也会引起循环超负荷，发生肺水肿。

三、回收式自体输血

回收式自体输血是将在手术过程中或其他情况下出血的血液收集和处理后回输给病人自身。常用于大手术和外伤的大量失血，既可以节约血液资源，又减少异体血的使用。战时和平时抢救大出血的病人，如无合适的血液供应，回收式自体输血亦是一种有效的应急措施。回收式自体输血按回收的时间不同可分为：①术中回收式自体输血；②术后回收式自体输血；③创伤时回收式自体输血。按处理回收血液的方式不同，又可将其分为洗涤回收式自体输血和非洗涤回收式自体输血。现普遍采用洗涤回收式自体输血。

【适应证】

1. 内出血者，如大动脉瘤破裂、脾破裂出血。

2. 整形外科、心外科，肝移植等无菌术野内术中较大量的出血。

3. 血源供应不足时的战伤、外伤手术。

4. 术后6小时内引流血液量多时，经处理后也可回输。

凡估计胸腹腔内积血或手术野出血量超过1 000ml者均适合于洗涤回收式自体输血。

【禁忌证】

1. 手术区域可能被细菌或其他微生物污染的血液或开放性创伤超过4小时的积血，不宜回输，因为不能通过过滤或洗涤去除细菌。

2. 受污染的血液不宜回输，如被胃肠液、胆汁、羊水所污染的血液。

3. 流出的血液严重溶血。

【采用方法】

1. 非洗涤回收式自体输血　是指用负压吸引装置从创面回收血液入无菌瓶内，枸橼酸钠或肝素抗凝，经过滤后用输血器回输给病人的一种自体输血方式。非洗涤回收式自体输血的优点是不需要复杂的设备，操作简单、方便，血液回收的效率高，回收的血液为全血，回输后不会引起血小板和凝血因子明显减少，但由于没有经过洗涤，不能有效地清除回收血液中的脂肪、游离血红蛋白、抗凝剂、钾离子等成分，因此回输后有产生高钾血症、急性肾衰竭等并发症的可能。

2. 洗涤回收式自体输血　是将血液负压吸引至含抗凝剂的储血器中，经过滤器过滤后进行离心，将红细胞和血浆分离，然后再用大量生理盐水洗涤红细胞，最后将经洗涤的红细胞回输给病人的一种自体输血方式。洗涤回收式自体输血的优点是清除了回收血液中的脂肪、组织碎片、游离血红蛋白、抗凝剂、钾离子等成分，安全性高，回输后并发症较少。缺点是设备较昂贵，成本较高，血液回输率较低，需要的时间相对较长。

【不良反应】

1. 空气栓塞　空气栓塞是回收式自体输血最危险的并发症之一。当血液回收时所混入的空气没有被排出，输入病人体内，就容易发生空气栓塞。空气栓塞多发生在加压回输或边回收血液边输注的情况下，当进入人体内的空气超过100ml时，就可能发生致命的反应。要避免产生这一并发症，最主要是仪器操作人员应熟练掌握仪器的使用，并严格按照说明书进行操作。

2. 细菌污染　回收式自体输血发生细菌污染的不良反应往往是由于血液被胃、肠内容物，甚至粪便污染所致。

3. 肿瘤扩散　肿瘤病人手术中回输经洗涤的回收血液因为回收血液中可能存在脱落的癌细胞，有引起肿瘤转移和扩散的危险，因此有人强烈反对肿瘤手术病人的自体血液回收后输注，除非能够采用有效的方法去除这些肿瘤细胞。

4. 溶血反应　引起溶血的主要原因为机械损伤，与吸取血液的压力过大（超过150mmHg）、吸管的口径过小、使用金属吸头和吸取积存于狭深处的血液等因素有关。矫形外科因其血液积存的部位较狭、较深，其回收的血液溶血的程度比血管外科和心脏外科要严重得多，即使所使用的吸引力小于100mmHg，未经洗涤的血液溶血也很明显。

5. 回收血液综合征（salvaged blood syndrome，SBS）　沉积于离心器材表面的血小板-白细胞微聚体可产生多种生物活性物质，回输给病人可引起DIC/ARDS，导致广泛出血和肺功能衰竭。可采用过滤、大量生理盐水洗涤等方法预防。

第八节 输血不良反应

输血是在临床上作为治疗和辅助治疗的重要和必不可少的措施，但任何血液成分的输注在一定条件下都可能对受血者有一定的风险。不适当的输血可能造成不良后果，轻者导致各种输血不良反应，严重者可危及生命。受血者不良反应发生率各研究报告报道有差异，一般认为达 1%~10%。因此认识输血反应的类型、机制，对开展输血反应的预防、诊断和治疗等方面的工作十分重要，有助于避免输血不良反应的发生，保证输血安全，提高输血治疗的水平。

一、输血不良反应的定义和分类

病人输注血液或血液制品导致的任何输血前不能预期的意外的反应，为输血不良反应。

输血不良反应按发生的时间分为即发型反应(acute transfusion reaction)和迟发型反应(delayed transfusion reaction)。即发型反应(也称即时反应)指输血当时和输血后 24 小时内发生的反应。迟发型反应(也称迟缓型反应)，可在输血后几天、十几天或几十天后发生。按发病机制可分为免疫性和非免疫性两大类。引起免疫性输血反应(immune transfusion reaction)的原因较多，其中血型抗原—抗体不合性输血是导致免疫性输血反应的重要原因。由一些非免疫性因素造成的输血反应则属于非免疫性输血反应。输血反应也可按主要症状与体征分类，如发热反应、过敏反应、溶血反应、细菌污染反应，输血后紫癜、肺水肿、枸橼酸盐中毒、空气栓塞和含铁血黄素沉着症等。现将输血引发的重要不良反应及其常见原因的分类列于表 16-8。

各种血液成分的输注引发的输血反应症状及处理不相同。虽然红细胞的输血引发的溶血性输血反应最严重，而且是死亡率最高的反应，而发热反应则是最多见的即发型反应。临床输血反应的严重度，表征与症状变化多端，而致命性的输血反应多发生在输血过程的早期。因此所有病人应在输血期中仔细监视不良反应，发现任何不良症状应及早迅速诊断并及时作适当处理。

表 16-8 输血不良反应

	免疫性输血反应		非免疫性输血反应	
	输血反应	常见原因	输血反应	常见原因
即发型反应	溶血反应(有明显症状)	红细胞血型不合(主要为 ABO 血型)	高热(有休克)	细菌污染
	发热性非溶血反应	白细胞抗体和/或相关活性因子	充血性心力衰竭	循环超负荷
	过敏休克反应	IgA 抗体	溶血反应(有症状)	血液物理性破坏；非等渗溶液与红细胞混合
	荨麻疹	血浆蛋白抗体	空气栓塞	加压输血、输血操作不严
	输血相关急性肺损伤	白细胞抗体或抗原	枸橼酸钠中毒/钾中毒/血液酸化/高血氨	大量输血
迟发型反应	溶血	红细胞抗原的回忆性 IgG 抗体	含铁血黄素沉着症	多次输血(100 次以上)
	移植物抗宿主病	异体淋巴细胞植入	感染 AIDS、肝炎等传染病	相应的微生物传播
	输血后紫癜	产生血小板抗体		
	对特定血液成分的同种(异体)免疫	抗原—抗体反应(对异体抗原的识别并应答)		

二、红细胞相关的输血反应

由于免疫的或非免疫的原因，使输入的红细胞在受血者的体内发生异常破坏而引起的输血不良反应称为溶血性输血反应（hemolytic transfusion reaction）。

【病因】

1. 免疫性溶血反应　因红细胞血型不合的输血导致的溶血性输血反应称为免疫性溶血反应。这类反应严重而且死亡率高。

(1)ABO 血型不合：主要是血管内溶血，抗体为 IgM 类，可导致即发型输血反应，为临床上最危险的输血反应。这是因为抗 A 和抗 B 抗体迅速使补体活化至 C9 导致血管内溶血而发生。ABO 不符的输血反应，也可活化血液凝固系统而释放血管活性胺类。这类事件可导致血管动力障碍、心脏呼吸系统虚脱或弥散性血管内凝血等严重问题，任何一种情况都可能是致命的。肾脏功能衰竭，可引发系统性高血压症、肾脏血管紧缩及肾血管的血栓形成。此类反应的严重程度和血型不合血液的输注量密切相关，也与不相合的血型种类及治疗时间的早晚有关。

(2) Rh 血型不合：主要是血管外溶血。抗体为 IgG 类抗体，即不规则抗体，导致迟发型溶血反应。Rh 系统中 Rh(D) 抗原性仅次于 A、B 抗原，约 2/3 的 Rh 阴性的人通过输血或妊娠能免疫产生抗 D。抗体往往可持续多年，甚至终身。此外 E、C、c 等 Rh 血型抗原不配合的输血也可能导致血管外溶血。

(3) 其他血型不合：MNS 血型系统中有许多变异型及卫星抗原，而其中 Miltenberger 亚系统的抗原抗体反应在黄种人群中的比率较其他人高。在该系统中 Mi Ⅲ是最常见的血型抗原之一，国内所发现的抗体限于抗 Mi^a(0.18%)，是重要的同种异体抗体之一。抗 Mi^a 主要是 IgM 抗体，也有 IgG，可引起的输血反应在临床上与 ABO 不合的急性溶血性输血反应相似，有的病人在开始输血后 10 分钟即有发冷及呼吸困难等反应。

Kidd 血型不配合输血可能导致严重的迟发型溶血性输血反应，主要由抗 Jk^a 和抗 Jk^b 抗体（属于 IgG，主要是 IgG3）引起，且在抗人球蛋白介质中反应。但也曾有 IgM 类的抗 Jk^a 和抗 Jk^b 的报道。它们与补体的结合良好，可导致血管内或血管外溶血。常伴有血红蛋白尿的严重溶血性输血反应。

2. 非免疫性溶血反应　受血者或供血者红细胞有缺损，如红细胞膜缺陷、红细胞酶缺陷和珠蛋白异常。阵发性睡眠性血红蛋白尿病人的红细胞膜有缺陷，使红细胞对正常血清中的补体与备解素特别敏感，在补体参与下发生红细胞破坏而发生非免疫性的溶血反应。输血前红细胞就已受到破坏，如红细胞冰冻或加热，加高渗或低渗溶液，混入乙醇，贮存期过长，运输中机械损伤或细菌生长等，也可导致红细胞破坏而发生非免疫性的溶血反应。

【发生机制】

免疫性溶血性输血反应的机制：如果溶血性输血反应是免疫因素引起，发病机制是抗原 - 抗体复合物触发有免疫介导的一系列病理生理变化，主要活化了三个相互关联的系统，即神经内分泌、补体和血液凝固系统，导致三个危险后果，即休克、弥散性血管内凝血和急性肾衰竭。

溶血分血管内溶血和血管外溶血两种。IgM 类抗体主要引起血管内溶血，如抗 A 和抗 B 抗体，其溶血作用强，属于典型的急性溶血反应。一旦抗原 - 抗体复合物形成，则激活补体，导致红细胞在血管内迅速破坏，血红蛋白释放到血浆中，当血浆中血红蛋白超过 1.5g/L 时，结合珠蛋白已被饱和，就有一部分血红蛋白由尿中排泄。引起血管外溶血的抗体大多为 IgG 类抗体，不需要结合补体，常见的有抗 Rh、Diego 等血型抗原的抗体，其中以 Rh 血型系的抗体，尤其是抗 D 抗体最为重要。红细胞抗体包裹在红细胞上，变为致敏红细胞，由网状内皮系统（脾脏的巨噬细胞）吞噬和清除。这种红细胞的破坏主要在血管外，因此属于迟发型溶血反应。血浆胆红素升高，而血浆血红蛋白不太高，输血后有黄疸、血红蛋白尿是其特征。

【临床表现】

1. 急性溶血反应　临床表现很不一致，轻者类似发热反应，严重者迅速死亡，严重程度和发病时间与输入量有关。多在输血开始 10~30 分钟出现寒战、发热、心悸、头胀、面红、腰背痛、恶心、呕吐、腹痛、呼吸困难、烦躁等症状。血浆游离血红蛋白增高，出现血红蛋白尿、尿少、无尿进而可发展为急性肾衰竭。

2. 迟发型溶血反应　常发生在有输血史者或经产妇输血后 1 天或数天发生溶血反应，偶尔数周后发生溶血反应。一般症状类似血管内溶血反应，表现为黄疸、发热、贫血、网织红细胞增加，周围血有球形或聚集的红细胞，血红蛋白血症或血红蛋白尿少见。迟发型溶血性输血反应的进程很慢，不会引起凝血系统明显活化或触发大量血管活性物质释放。但也有少数病例发生急性溶血性输血反应，导致弥散性血管内凝血（DIC）、少尿、无尿和肾衰竭，甚至死亡。由于部分病人症状不典型并较轻，当输血后出现原因不明的贫血时，要警惕溶血反应的可能，防止漏诊并再次输入同样血型不合血液导致溶血反应加重。

3. 休克　溶血性输血反应病人可发生休克，烦躁不安、面色苍白、大汗、皮肤潮冷、脉细弱、血压下降。

4. 广泛性渗血及凝血障碍　可有皮肤瘀斑、穿刺处出血和手术伤口渗血，进一步可引起 DIC。

5. 肾衰竭和尿毒症　一般反应开始 1~2 周变得明显，最后病人可昏迷并死亡。

【诊断治疗】

诊断一般不困难，但遇轻度反应时，难与发热反应鉴别，也难与早期细菌污染输血反应鉴别。当怀疑为溶血性输血反应时，应迅速将病人输血前和输血后血液标本各一份，连同未输完的剩血和输血器送检。另送检反应发生后尿标本测定尿 Hb。

同时，应立即停止输血，但要保留静脉输液通畅。关键是早期诊断和积极治疗，治疗重点是抗休克、防止 DIC、防止急性肾衰竭。必要时考虑换血疗法，以移除循环血内不配合的红细胞及其破坏后的有害物质和抗原 - 抗体复合物。如果还需输血，可输入配合的浓缩红细胞。防止 DIC 要越早越好。肝素治疗应在严重病例的早期，因为肝素本身可以引起出血，故有认为对手术病人不适用。防治急性肾衰竭的重点在于改善肾血流以减轻肾缺血和利尿。可用呋塞米 80~120mg 静脉输注。甘露醇是一种渗透性利尿剂，也可增加血容量，是多年来用于急性溶血性输血反应的药物，但也有不主张使用，因为它不能促进肾血流。对严重肾衰竭的病人，在少尿或无尿期应限制液体输入量，并每天检测血尿素、血浆钾和重碳酸盐，以及做心电图检查，必要时应做腹腔透析或血液透析。

三、白细胞相关的输血反应

输血不良反应的一个主要原因是输入的血液中存在异体白细胞，与输入同种异体白细胞相关的输血不良反应和并发症包括发热性非溶血性输血反应、输血相关移植物抗宿主病、血小板输注无效、输血相关急性肺损伤等，一些研究还提示输入异体白细胞可能对恶性肿瘤的复发和手术后感染等有负面作用。

（一）非溶血性发热性输血反应

非溶血性发热性输血反应（febrile non-hemolytic transfusion reaction，FNHTR）是常见的输血不良反应。对于这类输血反应及其发生机制的认识的不断深化促进了对这类反应的诊断和防治水平不断提高。

1. 发生机制　了解 FNHTR 的发生机制对于这类输血反应的防治有重要意义。早在 20 世纪 50 年代，研究证实 FNHTR 和输入的血液制品中的白细胞有关。另外，发生这类反应的病人大多为再次输血或曾怀孕的妇女，这些情况说明 FNHTR 是免疫介导性的反应。由于以前的输血或妊娠使病人产生白细胞抗体，再次输血时此抗体和输入的白细胞上的相应抗原发生反应，刺激内源性热原质（细胞因子）的产生和释放，导致 FNHTR 发生。内源性热原质主要是白细胞介素 1β（IL—1β）、白细胞介素 6（IL—6）和肿瘤坏死因子（TNF）。近年来，对 FNHTR 发生的机制有了新的进一步的了解，研究发现 FNHTR 的发生还可能和巨噬细胞激活、粒细胞抗体和血小板抗体，以及血浆中的某些成分相关。

2. 临床表现　接受输血的病人在输血期间或输血后 1~2 小时内体温升高 1℃或以上，并排除其他可导致体温升高的原因时可诊断为 FNHTR。除发热外，可伴有寒战、恶心、呕吐、出汗、皮肤潮红等症状，一般血压不降低。但是，如在输血前曾应用退热药，则发生 FNHTR 时可能体温未见明显升高，但仍可出现其他症状，因此诊断时不能以体温是否升高作为绝对判断依据，而要综合考虑病人病情及相关的用药情况。

一般来讲，FNHTR 反应发生在输血快结束或刚结束时，这说明引起这类输血反应的病原因子的数量和反应的程度相关，约 5%~10% 病人的反应出现在输血后 1~2 小时。当连续接受多次输血时，输血反应的发生不一定和正在输注的血液有关，可能是此前进行的输血引起的反应，也可能是多次输血累积起来的作用引起输血反应。

FNHTR 一般不会危及病人生命，但可以引起病人严重的不适而使其不愿意再接受输血。如果病情确实需要再进行输血，可以考虑预防性用药以使输血得以进行。

在诊断 FNHTR 时必须排除其他可能引起发热的病因。由于接受输血者多为肿瘤和手术病人，这些临床疾病常伴有发热，再加上其他输血反应，如急性溶血性输血反应、细菌性输血反应等也伴有发热，因此应采取“排除”程序排除这些可能引起发热的原因后才能做出FNHTR的诊断。在鉴别诊断中应分析临床表现和症状出现的时间，有助于鉴别诊断急性溶血性输血反应。一般急性溶血性输血反应在输入少量血液后即发生，FNHTR在大部分血液已输入体内或输血后1~2小时发生。

3. 预防　预防FNHTR的主要措施是通过除白细胞过滤器去除输注血液制品中80%以上的白细胞。用特制的除白细胞过滤器过滤血制品，通过过滤可以除去大部分白细胞。清除效率因滤器不同而不同，一般认为，过滤后残留白细胞如能降到5×10^8/单位以下，可以预防大部分因白细胞引起的FNHTR。

4. 治疗　一般需用退热药治疗。是否需要停止或暂停输血应根据反应严重程度和病情决定。输注红细胞制品时可以在症状控制后继续输注。输注血小板制品时应根据反应严重程度区别对待。轻度反应只需暂停输注，在用退热药治疗控制症状后可继续输注。中度反应者应根据病情、制品种类、保存时间慎重考虑，如决定继续输注，应先用药治疗。严重反应或中度反应不宜继续输注时应给予退热药及支持疗法。

（二）输血相关移植物抗宿主病

输血时如果输入的异体淋巴细胞未被接受输血病人的免疫系统识别为外来者而在宿主体内植入和增殖，此时输入的异体淋巴细胞视受者HLA抗原性不同的细胞为异体细胞实施攻击，导致宿主（接受输血的病人）一些组织、器官的严重损害，由于此种反应和器官移植中的排异反应类似，因此称为输血相关移植物抗宿主病（transfusion-associated graft-vs-host disease，TA-GVHD）。主要受到损伤的组织器官包括皮肤、黏膜、肝脏和造血组织。尽管TA-GVHD和器官组织移植后出现的GVHD类似，但也有显著的不同处。TA-GVHD潜伏期短，在输血后8~10天即可发生。症状严重，免疫抑制性治疗一般无效，因此死亡率高达90%以上。为此，必须确定发生TA-GVHD危险性大的病人并在输血时采取预防措施。

1. 发生率　由于很难进行前瞻性的追踪研究，目前只能根据临床病例报告进行分析，估计TA-GVHD的发生率为0.1%~1%。由于TA-GVHD临床表现不典型，漏诊较多，实际发生率可能高于上述估计数。TA-GVHD最初报告的病例为免疫功能缺陷/受损的病人，这类病人是容易发生TA-GVHD的人群，包括遗传性免疫缺陷综合征（如Wiskott-Aldrich综合征），免疫缺陷、受损者（如新生儿溶血症、早产儿、新生儿免疫性血小板减少症等），恶性实体肿瘤（如神经母细胞瘤、肺癌等）和恶性血液病（如霍奇金病、非霍奇金淋巴瘤、白血病、再生障碍性贫血等）。除免疫缺陷/受损病人外，免疫功能正常者也已发现TA-GVHD的病例，如妊娠妇女、心脏血管手术病人、胃肠手术病人、α-地中海贫血等。日本的发生率比其他地方明显高，如日本340家医院统计63 257位接受输血的心脏外科手术病人，96例发生TA-GVHD。

2. 发生机制　TA-GVHD的发病是由于在一定条件下输入的异体淋巴细胞通过免疫反应破坏输血受者的组织器官。因此，TA-GVHD的发生需要三个基本要素：①输血受者和献血者HLA抗原性存在差别；②输入的血液中含有具有免疫活性的细胞；③输血受者的免疫系统不能排斥输入血液中具有免疫活性的异体细胞。由于输血受者的免疫细胞通常远多于输入血液中的T淋巴细胞，因此一般情况下通过宿主-移植物反应输血受者机体能有效地清除输入的异体免疫细胞。但是，如果受者的免疫系统不能识别输入的免疫细胞为异体细胞，从而不能有效地清除这些外来免疫细胞，这些细胞就会在受者体内成功植入并扩增，攻击并损伤带有HLA抗原的受者组织和器官，导致TA-GVHD的发生。有两种因素可能导致这种情况的发生。一是如果当输血受者免疫功能受损时，其识别外来HLA抗原的能力下降，因此容易发生TA-GVHD。另一因素是当供-受者HLA抗原部分相同时，即使输血受者免疫功能未受损，由于输入白细胞的HLA抗原性和输血受者部分相同，受者免疫系统未能识别其为外来者，也可能发生TA-GVHD。

3. 临床表现和诊断　常见有皮疹、水泻、肝功能异常、发热，并常伴有厌食、恶心、呕吐。皮疹通常是在躯干出现，然后扩散到四肢，严重病例出现广泛的皮肤大疱。肝功能明显异常伴有严重的肝细胞损伤。骨髓严重受损，导致血小板和白细胞减少。病人最终因骨髓衰竭和感染而死亡。由于治疗效果差，病人一般在输血后3~4周死亡。

由于TA-GVHD的许多症状类似于病毒感染和一些药物反应，加上部分医师对相关知识了解少，因此常出现漏诊。但是，TA-GVHD病人具有特殊皮肤、肝脏和骨髓的病理学变化，这些病理变化有助于做出诊断。皮肤的病理变化包括基底细胞层的破坏和空泡形成、真皮和表皮层的分离、淋巴细胞进入并浸润、表皮角质化和退行性角化不良。肝活检和骨髓检查表现为肝细胞严重受损，全血细胞减少甚至骨髓纤维化，伴有淋巴细胞浸润。在接受输血病人的循环或组织中检出来自献血者的淋巴细胞提供了此病确诊的依据。

4. 预防和治疗　一般的免疫抑制治疗，如免疫抑制药物、抗淋巴细胞球蛋白、抗-T细胞单克隆抗体等对TA-GVHD的治疗效果不好，一旦发病死亡率高达90%以上。为此，必须重视预防，目前主要的预防方法是用γ-射线照射将输注的血液细胞制品。美国血库协会（AABB）要求照射剂量为2 500cGy，因为实验室和临床研究均证明照射剂量达到2 500cGy时才能有效地预防TA-GVHD。关于需要照射的血液成分制品的指征，达成的共识是如果免疫功能受损或抑制的病人需要输血，输注的血液细胞制品应照射。对于骨髓移植或要进行骨髓移植的病人，一般也应输注经γ-射线照射的血液细胞制品。对于是否需要对所有血液细胞制品做γ-射线照射，目前尚无一致看法。清除输注血液细胞制品中的白细胞可能有助于预防TA-GVHD，目前对于何种T淋巴细胞和TA-GVHD的发生密切相关、发生TA-GVHD需要的淋巴细胞的数量等问题了解得还不够，因此，目前主要还是应用γ-射线照射来预防TA-GVHD。由于采集近亲血液输血时供-受者HLA抗原部分相同，因此不应该动员家庭成员/亲属献血给病人输注。新鲜血由于其中富含活的淋巴细胞，容易诱发TA-GVHD，因此不应提倡输新鲜血。

（三）血小板输注无效

免疫性血小板输注无效大部分是由于输入血液中的异体白细胞的HLA抗原引起同种免疫而致，详见本节“血小板相关的输血反应”。

（四）输血相关急性肺损伤（transfusion-related acute lung injury，TRALI）

1. 发生机制和临床表现　发生机制是输入的血液中含有白细胞凝集素等白细胞抗体和病人白细胞发生反应使白细胞发生凝集，凝集的白细胞滞留于肺微循环中导致肺浸润，同时激活补体。但在少数病例也可能是由于输入的白细胞和病人血清中的相应抗体发生反应导致TRALI。临床主要表现为输血后不久（约半到1小时）病人出现肺水肿，症状包括发热、干咳、哮喘、呼吸困难和发绀等，可伴有血压下降，休克，肾、肝功能衰竭，直至威胁生命。临床上需注意与过敏性输血反应、循环超负荷相鉴别。过敏性输血反应一般无发热，通常在开始输入血浆蛋白制品或血浆后几秒到几分钟后即可发生，常出现严重的低血压。循环超负荷常发生于老弱病残、心肺功能不全病人；输血量，特别是血浆或全血输入过多，通常伴有心动过速、血压升高和中心静脉压升高。

2. 预防　美国血库协会（AABB）的TRALI工作组最近建议，鉴于目前不可能采取特定的预防TRALI的措施，提出下列预防原则：①采供血机构应尽可能不要用采自白细胞免疫或可能被白细胞免疫的献血者（如有生育史的妇女）的血液制备血浆或富含血浆的血液成分制品供应临床；②实施合理输血，避免不必要（无合理输血适应证）的输血。根据我国情况，应该强调避免不合理地输注全血和血浆。

3. 治疗　关键是及早排除其他可能后明确诊断，根据临床病情及时采取相应措施进行治疗。

（五）其他

1. 白细胞和恶性肿瘤复发的关系　大量临床研究报告表明，输入同种异体白细胞和恶性肿瘤复发率的升高有一定相关性。当然还需要做更大规模、规范设计的临床研究来确定其相关性。一般认为，白细胞作为免疫介导细胞参与了肿瘤发生发展的过程，输入的异体白细胞作用的具体环节和机制，还需做进一步研究。

2. 白细胞和感染并发症的关系　粒细胞在机体抗感染方面发挥重要的作用。但是，有人认为当输入的血液或白细胞制品中含有大量淋巴细胞时，这些淋巴细胞不仅无助于提高病人抗感染能力，反而使发生感染并发症的概率升高。一些临床研究报告提示，手术中或手术后输入异体血的病人，手术后感染并发症的发生率显著高于未输血或实施自体输血的病人，其原因可能是淋巴细胞的免疫介导作用，但具体机制不详。因此，不应以输注全血或含大量淋巴细胞的白细胞制品来提高病人的抗感染能力。

四、血小板相关的输血反应

由于免疫性或非免疫性的原因，使输入的血小板在病人的体内发生异常破坏而引起发热、血小板输注后紫癜（post-transfusion purpura，PTP）、血小板输注无效（platelet transfusion refractoriness，PTR）等输血不良反应。

1. 非溶血性发热反应　临床部分发热反应的原因是血小板相关的免疫反应引起的。

2. 输血后紫癜（PTP）　通常在输全血或血小板后1周左右突然发生。大部分病人有突发性血小板减少性紫癜，主要表现为瘀点(皮下点状出血)、瘀斑和黏膜出血，严重者有内脏和颅内出血等，可持续 2~6 周，个别甚至因颅内出血而死亡。绝大多数的病人是女性，有输血史或妊娠史。

3. 血小板输注无效　这是血小板输注中最主要的并发症，原因和判断依据详见血小板制品和血小板疗效判断部分，主要表现为输入的血小板在体内被迅速破坏，同时伴有畏寒、发热等症状。

血小板输注无效是临床输血中面临的主要挑战之一，因为相关病人需要依靠血小板输注维持机体的凝血功能，但如发生血小板输注无效，就意味着病人凝血功能发生障碍并没有其他相对有效的替代治疗手段，病人因此面临出血威胁，甚至可能危及生命。血小板输注无效的对策如下：

(1) 需要血小板输注的病人多数因为血小板体内寿命短而需要反复多次输注，总体上发生同种免疫的可能性很高，问题不是是否发生，而是是否能尽可能推迟发生。因此，如果需要输注血小板，必须规范实施，保证每次输注都确实需要，输注剂量足够，达到预期治疗效果。必须牢记，对于特定病人而言，血小板输注是有限的资源，输一次，就少一次。

(2) 建立 HLA 和 HPA 定型的血小板献血者资料库：当病人需要血小板输注时，可以通过在资料库的检索找到配合的血小板输注，大大降低发生同种免疫和血小板输注无效的概率。

(3) 血小板交叉配合试验：选择和病人配合的血小板，提高输注疗效。对已发生同种免疫并产生抗体的病人是解决血小板输注无效，提高输注疗效的重要措施。

(4) HLA 同种免疫的预防：通过过滤去除白细胞等方法预防 HLA 同种免疫的发生可能对预防 / 延缓血小板输注无效的发生有一定作用。

五、血浆蛋白相关的输血反应

输全血、血浆或其他含血浆的血液，以及血浆蛋白制品可以发生轻重不等的过敏反应。轻者只出现单纯的荨麻疹，中度为过敏样反应，严重的可以发生过敏性休克和死亡。这些反应都属于血浆蛋白质的免疫性反应，即抗原抗体反应。荨麻疹反应比较常见，发生率可达 1%~3%，重度过敏反应少见。

【发病机制】

1. IgA 同种免疫　发生这类反应的病人中缺乏 IgA，在血浆内有 IgA 抗体，效价可以高达 64~16 000 或更高。另外有人的血浆内虽然 IgA 含量正常，但缺乏某一种 IgA 亚类，因同种免疫作用产生了针对这个亚类的抗体，包括抗 IgA1、抗 IgA2。具有这些特异性 IgA 抗体的病人输入相应 IgA 亚类时同样可以引起荨麻疹或过敏反应。这类反应往往可以产生重度休克反应甚至死亡。输全血、血浆、浓缩血小板、冷沉淀或 Rh 免疫球蛋白等，均可发生这类反应。

2. 其他免疫球蛋白相关的输血反应

(1) 低丙球蛋白血症的病人，即使是肌内注射 Ig，也容易发生过敏反应甚至休克，可能与这些病人缺乏组织结合的 Ig 有关。

(2) IgE 介导：IgE 含量增高可导致迟发型变态反应。

(3) 异性变应原：一些人对普通特异性变应原敏感，如花粉、尘埃、牛奶和鸡蛋等。输注含这类变应原的血液后，受血者可以发生中度或重度荨麻疹反应。推测这些反应是由于 IgE 抗特异性变应原所致。

【临床表现】

1. 荨麻疹反应　只发生风疹，少的只有几个，多的可以遍布全身，为局部红斑、瘙痒，不发热，无寒战，一般无危险。

2. 过敏反应　症状可以有皮肤潮红、出汗、不安、脉快、血压降低、胸骨下痛、血管神经性水肿，甚至会厌水肿，最严重者发生休克和神志不清。也可以发生寒战和发热。重反应的病人，差不多是输血或血液制品后立刻发生或只注射几毫升之后就开始反应。

【治疗与预防】

治疗原则是抗过敏和其他对症治疗。对于 IgA 缺乏的病人，必须避免输注含血浆的血液制品以及含 IgA 的血浆蛋白制品以避免发生严重的过敏反应。

六、细菌性输血反应

细菌性输血反应是由于细菌污染血液和血液制品并在其中增殖，输入病人血液循环后引起反应，甚至发生严重的细菌性脓毒症，可以危及生命。由于现在使用塑料血袋采血和输血，特别是应用多联塑料血袋在密闭系统中分离、制备血液成分和密闭保存，细菌性输血反应的发生率显著降低。但是，由于部分医务人员对细菌性输血反应的认识不够，临床细菌性输血反应的诊断和报告数低于实际发生数。特别是近年来随着血小板输血的发展，由于血小板在血库于室温保存，适宜于细菌生长繁殖，细菌性输血反应发生概率增加而受到关注和重视，成为重要的输血反应之一。

【细菌污染血液的途径】

在采血，血液成分的分离和制备以及保存，冰冻血制品的融化、分发和输注的各环节都可能发生细菌进入血袋污染血液制品的可能和危险。但主要的有两个：一是献血者在献血时处于菌血症状态，采集的血液中本来就带有细菌。二是在采血时皮肤（包括皮肤表面和皮肤深层）带有细菌，采血时采血针损伤皮肤产生的带细菌的皮肤碎片经采血针头随血流进入血袋。因此，认为血液制品绝对无菌的观念是不符合实际的。

【发生率】

文献中报道的血液污染细菌和细菌性输血反应发生率差异很大。有许多因素可能影响这些数据，如血液制品种类、保存温度、保存时间、输血量等。另外，细菌培养检测的条件也会影响报告的血液细菌污染率，如培养基种类、培养温度、采样量等。红细胞制品细菌污染的报道较少，Barrett 等预先检查输注的 38 465 单位红细胞，发现一单位污染细菌，概率为 0.26/ 万，但中国香港血液中心报告红细胞制品污染率为 2.4/ 万。由于血小板于室温保存，相对较适宜细菌生长，因此报道的血小板输注引起的细菌性输血反应较多。血小板制品由于采集方法不同，分为从全血分离制备的浓缩血小板和用机器采集的单采血小板。浓缩血小板报道的细菌污染率为 0.8~5.1/ 万。由于平均每次有效输注至少需输 10 个单位，因此病人每次输注中血小板污染细菌的概率可达 8~50/ 万。单采血小板每次输一袋，美国研究估计血小板制品细菌污染的概率为 1 : 1 000~1 : 300。细菌污染的血小板在临床输注后约 1/6 导致输血病人出现临床细菌性输血反应，输注污染血小板的病人约 40% 出现细菌性输血反应。除红细胞制品和血小板制品外，新鲜冰冻血浆、低温沉淀物等也能引起细菌性输血反应，其原因多为冰冻制品在温水浴中融化时水浴水被细菌污染，并在融化时发生血袋细小破损未被发现而导致细菌污染。

【临床表现】

细菌性输血反应的常见临床表现及主要文献中归纳的症状或体征发生率见表 16-9，此发生率即报告所有病例中发生此症状 / 体征病例所占的百分率。

表 16-9　细菌性输血反应的常见症状、体征及其发生率（%）

	红细胞输血	血小板输血
发热	75	84
发冷	75	74
恶心、呕吐	46	26
呼吸困难	25	10
腹泻	14	5
休克	57	53
少尿	57	16
DIC	39	0
死亡率	71	26

通常红细胞输血引起的细菌性反应临床表现比血小板输注时的反应严重，而且大多出现在输血期间，而血小板引起的细菌性输血反应可发生在输血后 1~15 天。相对应，导致病人死亡的概率也有差异，红细胞细菌性输血反应死亡率达 71%，而血小板者则为 26%。由于现在发达国家临床医师对细菌性输血反应的认识逐渐提高，使越来越多的细菌性输血反应能及时诊断并给以正确的治疗，因此近年来死亡率有所下降。有时细菌性输血反应伴有溶血性输血反应的一些症状，如头痛、胸痛、背痛、腹痛，还可能伴有呼吸道症状，如咳嗽、喘鸣，诊断时要注意鉴别。由于对细菌性输血反应的认识还不足，因此诊断和报告的病例多为临床表现较严重者，而只出现较轻微症状者未能确诊，因此，其实际发生率可能比报告为高。

【诊断与治疗】

1. 诊断　当病人在输血期间或输血结束后一定时间内出现高热，寒战和低血压等临床表现时，应考虑是否是细菌性输血反应。首先应立即终止输血，但保持静脉输液通路通畅，同时应检查输注的血液外观，包括颜色是否变深变黑，有无凝血块或溶血现象，并做涂片和革兰氏染色。细菌培养是确诊的重要依据，未输完的血液制品应留样做细菌培养，同时应采取输血病人血样及输注的液体的样品做细菌培养。应立即通知血库，采取措施使和输注血液制品来自同一次献血的其他血液成分制品停止用于临床，等待最终确诊的结果，并调出这些相关血液成分制品采样做细菌培养。培养应同时做需氧菌培养和厌氧菌培养。经验证明，由于相关条件的限制，约有三分之一的怀疑是细菌性输血反应的相关血液制品的细菌培养结果是阴性，也就是说细菌培养结果阴性并不足以完全排除细菌性输血反应的可能。反之,如果细菌培养阳性,也不能一定确认是细菌性输血反应。须排除可能是由于停止输血后细菌污染血液制品所致,甚或是在样品接种培养时操作不当,外界细菌污染所引起,此种情况下细菌菌种多为皮肤或环境空气中常见的细菌。确诊最可靠的依据是从输注的血液制品和接受输血的病人血标本中培养出相同的细菌,或者从来自于同一次献血的其他血液成分制品中培养出相同的细菌。

2. 治疗　当发生严重的细菌性输血反应时,应立即停止输血,采取紧急抗菌等治疗措施,不能等待细菌培养出报告后再开始治疗。如果革兰氏染色检出细菌,应根据革兰氏染色结果(阳性或阴性)选择相应敏感的抗生素,反之,应选用广谱抗生素。另外,还需要一般支持疗法,包括退热、输液等均应根据病情决定,如发生感染性休克,应采取相应的抗休克措施。

七、输血传播传染病

输血传播传染病是目前最受公众和医务界关注的输血不良反应和并发症,主要是由于经输血传播 HIV 给社会带来严重的后果和负面影响。可以经输血传播的病原体,包括病毒已经在输血安全部分详述。为了减少因输血感染病毒和其他病原体的风险,进一步提高输血的安全性,世界卫生组织提出输血安全战略如下。

1. 建立国家协调的采供血系统并实施全面质量管理　我国政府高度重视血液安全,除加大投入加强血站硬件建设外,在血站系统强化实施全面质量管理,保证血液安全和质量。

2. 从低危人群——无偿献血者采集血液　国内外研究证明,无偿献血制度是保证血液安全的基础和关键。我国经多年努力,已基本达到全面实施无偿献血的目标。

3. 严格筛选检测血液　为保证血液质量,我国严格管理血液检测,包括建立更高的检测试剂标准和试剂"批批检"制度,以及严格的实验室质量管理。

4. 临床合理输血　尽管经过上述努力全面提高了我国输血用血液的质量和安全性,但由于种种因素的限制,如无偿献血的水平和内涵需要进一步提高,病毒检测由于检测窗口期等原因还存在漏检可能等,临床输血病人仍然面临一定的(尽管非常低)经输血感染传染病的风险。这就是 WHO 将临床合理输血列为血液安全战略的原因,要求临床医师通过合理输血进一步降低输血风险。合理输血的基本原则就是严格掌握输血适应证,避免给不需要输血的病人输血。以使并不需要输血的病人避免输血可能带来的风险,从而总体上降低输血风险,提高输血安全性。合理输血的另一要素是选择病人需要的适当的血液制品。外科临床中大部分病人预期需要通过输血达到的治疗目的是提高病人 Hb 水平以保证重要器官和组织的供氧,因此应选择红细胞制品,而不需要输血浆 / 全血,因为多数病人并不需要血浆蛋白 / 白细胞的补充,而输入这些成分会增加经输血感染相关传染病和发生其他输血不良反应的风险。

八、其他输血不良反应

除上述输血不良反应外,还有一些其他输血不良反应,如大量输血引起循环超负荷等,现简述如下。

大量输血引起的不良反应:

1. 循环超负荷　当快速输入大量血液,特别是全血(含血浆)和 / 或血浆时,输入的血浆会引起血管内胶体渗透压的升高,导致血容量升高而引起循环超负荷。出现全身静脉压升高,肺血管内血流增加和肺活量减少。主要临床表现为咳嗽,大量泡沫痰,发绀,脉搏快,全肺湿啰音,四肢水肿,直至心力衰竭。对于老弱病人,慢性贫血、心肺功能差、肾功能差的病人,要特别注意防止循环超负荷的发生。

一旦发生循环超负荷,要迅速停止输血,根据病情采取紧急措施抢救,包括输氧、强心、利尿等。为了预防循环超负荷的发生,要尽可能选用红细胞制品,避免用全血,更不能盲目地输注血浆。如果需要同时输液以维持血容量,要注意观察,掌握适当的输注速度,并在必要时应用利尿剂。

2. 凝血功能障碍和出血　大量输血病人发生出血最常见的原因可能是低体温,有时血小板和凝血因子消耗 / 减少也可能引起出血。由大量输血引起的微血管出血的治疗包括抗休克、纠正低体温。当出血原因中包括血小板和 / 或凝血因子消耗 / 减少时,应输注血小板和 / 或 FFP,但不应进行预防性输注。

3. 酸碱平衡紊乱　血液在保存期,由于葡萄糖分解和红细胞代谢产生大量的乳酸和丙酮酸,再加上血液保存液中含有枸橼酸,因而血液呈酸性,大量输血后病人可能发生酸中毒。但在临床上大量输血后酸中毒很少发生，这是由于人体对酸碱平衡有很强的代偿能力，而且枸橼酸钠经过三羧酸循环后的产物是碳酸氢钠，可以中和酸血症。因此大量输血后不必常规应用碳酸氢钠，除非血气分析证实有此必要。

4. 血钾改变　大量输血时，病人可能会出现高钾血症，也可能会出现低钾血症。高钾血症是由于血液在(4±2)℃保存过程中，细胞内钾逸出，红细胞内的钾减少而血浆钾浓度升高所致。低钾血症是由于大量输血后，抗凝剂中含有的枸橼酸盐在肝脏迅速转化成碳酸氢钠，机体发生代谢性碱中毒，从而引起低钾血症。研究表明发生高钾血症和低钾血症的概率分别为12%和10%。

5. 高血氨　血液在(4±2)℃保存过程中血浆中氨含量将逐步升高。因此对于肝功能不全、肝昏迷或肝脏衰竭的病人，输注大量保存血，由于肝脏不能及时将大量的血氨代谢，可以引起血氨升高，临床出现肝性脑病的症状。

6. 枸橼酸盐中毒　枸橼酸盐是血液采集和保存过程中应用的抗凝剂中的一种成分。在正常情况下，肝脏可以通过三羧酸循环快速将枸橼酸盐代谢成二氧化碳，但在大量输血时，输入体内的枸橼酸盐的速度可能大大超过肝脏处理枸橼酸盐的能力，因而过量的枸橼酸盐可以和钙离子与镁离子结合，引起低钙血症和低镁血症。

7. 低体温　由于全血和红细胞等血液制品多储存在(4±2)℃，快速、大量输入未经加温的冷藏血液，很容易发生低体温。若体温降至30℃以下，可引起心律失常，甚至心搏骤停。为预防低体温的发生，输血剂量大时应在输血前将血液加温处理。

8. 肺微血管栓塞　肺微血管栓塞主要是由于输注血液中的微聚体所引起。微聚体主要由贮存血液中的白细胞、血小板和纤维蛋白形成的微聚颗粒组成，其直径为10~164μm。微聚体随着血液保存时间的延长而增加。大量输血时，微聚体通过标准滤网(孔径为170μm)进入血液循环，可以阻塞肺毛细血管引起肺损伤。

外科医师应该充分了解输血可能带来的不良反应，当决定是否要输血时，应充分评估输血可能给病人带来的治疗效果(效益)和可能的负面影响及不良反应(风险)。只有当效益显著高于风险时，才应该决定输血。同时，对输血不良反应应及时诊断并采取适当的措施进行处置。

(高　峰)

参考文献

[1] 吴孟超，吴在德．黄家驷外科学[M]．7版．北京：人民卫生出版社，2008: 12.

[2] 杨成民，李家增，季阳．基础输血学[M]．北京：中国科学技术出版社，2001: 10.

[3] 高峰．临床输血与检验[M]．2版．北京：人民卫生出版社，2007: 7.

[4] 刘景汉．临床输血学[M]．北京：人民卫生出版社，2011: 3.

[5] 陈惠孙．野战外科学[M]．北京：军事医学科学出版社，2000: 10.

[6] 李志强．简明临床输血理论与实践[M]．上海：世界图书出版公司，2010.

[7] KLWIN H G, ANSTEE D J. Mollison's Blood Transfusion in Clinical Medicine [M]. 11th ed. [S. I.]: Wiley-Blackwell, 2008.

[8] 李志强，赵桐茂．规范特殊情况ABO血型相容性输注流程[J]．中国输血杂志，2011, 24 (9): 741-742.

[9] SILLIMAN C C, FUNG Y L, BALL J B, et al. Transfusion-related acute lung injury (TRALI) : current concept and misconceptions [J]. Blood Rev, 2009, 23 (6): 245-255.

[10] MADUMABAI S C. Association of admission hematocrit with 6-month and 1-year mortality in ICU patients [J]. Transfusion, 2011, 51 (10) : 2148-2159.

第十七章 围手术期处理

第一节 概 述

手术是外科疾病的主要治疗手段,但是单凭手术操作有时并不能获得满意的治疗效果。手术成败的影响因素非常多,除外科医师的知识和技术之外,病人的体质情况和病人及家属的心理准备等任何一个环节都对治疗结果产生影响。同一个手术组所做规范的胃癌根治术,不同病人会有完全不同的结果。例如肝硬化有明显贫血或低白蛋白血症的病人,很可能因愈合不良而发生术后的吻合口瘘,必须在术前积极地予以纠正。患有糖尿病的病人术后要非常重视血糖的控制,处理不当不仅可能导致糖代谢紊乱、高渗性昏迷等严重后果,而且会使感染性并发症的发生率明显升高。鉴于此,人们意识到术前的全面诊断、对病人各重要器官功能的评价和维护,以及术后的积极监测和正确处理具有非常重要的意义,应该把这些与手术放在同样重要的地位,三位一体,以保证外科手术治疗的最终成功。这就是围手术期处理(perioperative management)的概念。外科工作者必须掌握更多、更全面的本领,包括手术前、中、后各阶段的全部知识和技术。重视诊断技术,了解、维护和改善各重要脏器的功能,以及预防和治疗术后并发症,才能使病人顺利康复。

围手术期的时限并无统一限定,不同病人可有很大差别。单纯性急性阑尾炎的围手术期只有1~2天,而重症急性胰腺炎的围手术期可长达1~3个月。实际上对于时限也无须作严格的界定,关键是在于理解其含义。围手术期以其阶段可划分为术前、术中和术后三个部分,所涉及的内容非常广泛,包括:

(1)术前:重点在于为手术做周密的准备,创造良好的手术条件,包括:进一步明确诊断、掌握机体重要脏器的功能状态、并存病程度及其必要的处理、确立手术方案、某些病人的特殊术前准备、特殊手术器械的准备、预防感染的措施、麻醉选择、家属及病人的心理准备等。

(2)术中:包括无菌技术的贯彻、麻醉的保证、术中器官功能的监护、术中意外的认识和防治,以及感染的预防等。

(3)术后:包括麻醉的复苏、生命体征的监测、内环境和器官功能的维持、各种引流的观察和处理、并发症的防治、营养支持、抗感染措施、并存病的相应处理、伤口的保护和处理等。

在围手术期处理的内容中,不少涉及麻醉复苏、重症监护和器官功能障碍等方面,为避免重复,本章对这些内容将仅作扼要介绍,详细可参阅相应的章节。

第二节 手术前准备

完善对疾病详尽的诊断是手术前准备(preoperative preparation)的首要内容,是外科治疗的根本依据。由于不同疾病的诊断措施不尽相同,不可能在此作详细的叙述,相关内容可参阅有关章节。本节仅将具有共同性的手术前准备的内容作一归纳。

（一）重要脏器功能的检测及处理

无论实施的是何种手术，术前都应对病人做详细的全面检查，包括全身营养情况、心肺肝肾等重要脏器的功能状态等。病人原有的其他疾病很可能已使器官功能发生某些异常，这些异常很可能会影响机体对手术的耐受能力，与术后并发症和手术死亡率也有很密切的关系。因此，对检查所发现的各种异常都应该在术前积极地予以纠正。对于一时难以纠正的异常，也应尽量控制病情使病人处于稳定状态，以保证手术的顺利进行。如果检查结果提示病人存在严重的脏器功能障碍，而且无法纠正，则应放弃手术，或等待病情好转后再行手术。常见的并存病及其他异常情况有：

1. 营养不良　体重变化是一个简便而很有价值的营养指标。如果病人的实际体重是标准体重的 80%~90%，就提示病人有轻度营养不良。低于标准体重 60% 的病人则是重度营养不良。内脏蛋白浓度测定是另一个重要的营养指标。血浆白蛋白浓度低于25~30g/L，转铁蛋白浓度低于2.4~2.8g/L，或前白蛋白浓度低于 280~350mg/L，都提示存在营养不良。测定值越低，营养不良越严重。恶性肿瘤病人的营养不良发生率可高达 40% 以上。营养不良可导致细胞代谢障碍、内环境紊乱和器官功能不良，病人对手术的耐受力明显降低，手术死亡率很高。营养不良使组织修复、伤口愈合和抗感染的能力下降，术后吻合口瘘或各种感染的发生率很高。鉴于此，必须在术前积极纠正病人的营养不良，以保证手术后的顺利康复。如果病情允许，可在手术前先予肠内营养或肠外营养支持 2 周，以纠正其营养不良，然后接受手术治疗。如果病人有比较明显的低白蛋白血症，营养支持往往难以在较短时期内将其纠正，必要时可直接输注人体白蛋白。营养不良病人常伴有贫血存在（血红蛋白 <70g/L）。此时病人的血液携氧能力差，由于组织氧供不足而直接影响伤口愈合和器官功能，应在术前间断输注血制品予以纠正。

2. 心血管功能不良　心血管系统的功能状态是术前检查的重要项目之一。其中许多心血管系统的异常会直接影响手术的成败。常见的异常有高血压，心律失常，冠心病或伴有心肌缺血、心肌梗死等。详细询问病史极为重要，包括临床表现和用药情况。严重高血压（血压 >200/130mmHg）者在麻醉、手术过程中极易诱发脑血管意外、心力衰竭和心肌梗死等严重并发症。无论是原发性或继发性高血压，均需在术前予以有效的药物治疗，使血压控制在 180/100mmHg 以下，以防不良后果的发生。如果怀疑高血压是由嗜铬细胞瘤所引起，应测量尿中香草扁桃酸（VMA）的排出量。正常人尿中 VMA 24 小时排出量为 1~6mg，超过 10mg/24h 则有诊断价值。如果病人存在这种异常，应暂停原定手术，做进一步详细检查之后再重新考虑治疗方案。

冠心病病人需做非心脏手术的机会很多，但术前应对病人做详细检查，根据病人心功能状态来制订病人能够耐受的手术方案。对于近期内无心绞痛发作、无心肌梗死，心电图提示无明显心肌缺血或心律失常者，可按计划施行手术。对有心绞痛发作、心电图提示有明显心肌缺血或有严重心律失常者，应在控制症状、改善心肌血供和纠正心律之后，再行手术。已有心肌梗死发作者，择期手术应尽量安排在 6~12 个月之后进行，否则很容易导致心肌梗死的再发作，非常危险。心肌梗死后 3 个月内接受其他手术，导致心肌梗死的再发生率为 37%，而心肌梗死后 6 个月以上再手术，再梗死的发生率仅为 5%。对有严重心肌供血不足、心脏功能严重失代偿的病人，原则上不宜做任何非心脏手术。

已作冠状动脉内支架术或人工心脏瓣膜替换术的心脏病人，术后都常规服药以维持体内的抗凝状态。在由于其他疾病而需做非心脏手术时，机体的这种抗凝状态可能使术中和术后发生难以控制的出血。为此，术前需暂停抗凝治疗 2 周，或遵医嘱。

3. 肺功能不良　老年的外科病人常并存有慢性支气管炎、支气管扩张、肺气肿等疾病，呼吸功能常已有不同程度的损害。受麻醉、手术创伤的影响，以及可能发生的肺不张或肺部感染，发生呼吸功能衰竭的机会就非常多。有吸烟史者术前应予戒烟。有肺部炎症者应先予控制感染。凡年龄超过 60 岁，或有慢性呼吸系统病史者，术前均应做肺功能检查。如果最大通气量（MVV）<50%，血气分析 PaO_2<70mmHg，$PaCO_2$ >50mmHg，则提示病人的肺功能很差，很难耐受大手术。应酌情改变手术方案，并十分注意其术后的呼吸支持（包括机械辅助通气）。对于已经存在呼吸功能不良、但又必须做挽救生命的紧急手术的病人，应在机械通气的保证下进行手术。

4. 肝肾功能不良　急、慢性肝炎或肝硬化病人对手术的耐受性很差。由于不少病人在患肝病时没有明显的症状，往往对此一无所知。为此，除详细询问病史之外，凡拟行择期手术者均应术前常规做肝功能检查，包括全套肝功能生化检查和肝脏的B超检查。急性肝炎或慢性肝炎活动期病人的择期手术应安排在病情稳定之后。肝硬化病人的手术适应证视其肝功能状态（按Child分级标准）而定。A级病人基本无手术禁忌，B级病人可做中等以下的手术。而C级病人对各种手术都属禁忌，为挽救生命的紧急手术是不得已而为之，但术后并发症的发生率和死亡率都非常高。

由于胆道结石或胆胰肿瘤导致的梗阻性黄疸，肝功能也会有不同程度的异常。此时肝功能的变化与肝硬化病人有所不同，其肝细胞受破坏的程度比较轻，对手术的耐受性好于肝硬化病人。但也应做认真的术前处理，可详见相应章节的内容。

导致慢性肾功能不全的病因很多，包括慢性肾炎、肾盂肾炎、肾动脉硬化、高血压、系统性红斑狼疮、糖尿病等。病人常有贫血、营养不良、体液平衡失调（高钾血症、酸中毒等）以及易感染倾向等，对手术的耐受性都很差。术前应做尿常规及肾功能检查，以判断病人对手术的承受能力。已有肾衰竭的病人须酌情在术前采取血液净化（血液超滤或血液透析）措施。

5. 糖尿病　外科病人并存糖尿病者并不少见。另外，有隐性糖尿病的病人也相当多，容易被漏诊。这种病人平时可毫无症状，而在手术创伤之后则出现明显的高血糖，严重时还会发生糖尿病酮症酸中毒，甚至高渗性非酮症昏迷，常使处理非常被动。糖尿病是外科手术之大忌，不仅会明显影响伤口的愈合，术后感染率也很高。为此，术前均应常规检查血糖水平。应采取措施使糖尿病病人的血糖控制在8~10mmol/L以下，然后再做手术。对于重症糖尿病病人，术前需在内分泌科医师的指导下将血糖控制在比较正常的范围之内，然后进行手术。

（二）确立手术方案

对疾病确切、详尽的诊断是制订手术方案的基础。目前用于诊断的检查手段不断在更新，可谓日新月异。各种检查能提供关于病变部位、性质和范围等方面的信息，可为确定手术方案提供重要的依据。在疾病诊断的过程中，病史和体检始终是基本而有价值的手段，绝不能轻视。从病史和体检中所发现的异常，既能指导我们如何做进一步检查，同时也能纠正先进诊断措施所获得的信息的偏差。过分依赖先进诊断仪器的做法是不可取的。

确定手术方案还要考虑其他许多因素，例如病人的体质情况、病变的程度（如癌症是早期还是晚期）、以往的手术史和本单位的设备条件及技术力量等。根据各种可变因素，可以拟定几种手术方案，包括最佳方案和备用方案，以便术中根据实际情况选择最佳的手术方式。

（三）手术人员的配备

任何外科手术都是由一个团队来完成。广义角度，应包括外科医师、麻醉师、手术室护士，以及其他相关学科（如血库、药剂、检验）等。手术组成员的配备应该合理，手术者应具备足够的操作能力和应变能力，第一助手应能做好娴熟的配合工作。如果术中出现难以处理的复杂或危急情况，应立即请上级医师（或其他学科）会诊，在他们的指导下作妥善的处理。紧张慌乱及擅自操作很容易导致意外的发生，以致产生难以挽回的不良后果。

（四）手术时机的选择

根据病情，一般把手术时机分为三种，即急症手术、择期手术和限期手术。

急症手术主要是解决各种急性疾病，如脑外伤、各种创伤和急腹症等。在明确诊断后，短时间内作好必要的准备，立即手术。在某些特殊情况下，为挽救生命，即使病人情况很差，也要果断紧急手术，以赢得宝贵的时间。例如外伤性心脏压塞、开放性气胸、化脓性胆管炎伴休克、内脏或血管破裂出血等，均属此列。

择期手术主要是针对各种慢性疾病。在做好充分的术前准备之后，选择合适的时间进行手术。如果病人并存的其他疾病（如急性肺炎、高血压或肝硬化活动期等），应在这些疾病被治愈或已有效控制之后再进行手术。广义的择期手术还包括某些急性疾病，先用非手术方式控制病情，使其渡过发作期。待病人的脏器功能和营养状态改善之后再做手术。例如肝硬化病人的食管静脉曲张破裂大出血，在肝功能不良的情况下做手术的危险性非常大，应先以非手术方法控制出血，在肝功能改善之后再手术，其安全性和治疗效果将会好得多。

限期手术基本上是指对恶性肿瘤的切除手术。这类手术虽不属于急症，但因恶性肿瘤发展快，容易发生转移，早做手术显然有利于控制病情。因此，待病人的诊断明确、脏器功能基本正常时，就应尽早安排手术。

（五）某些病人的特殊术前准备

有些外科疾病在术前需做特殊的准备，不可忽视。例如肾上腺嗜铬细胞瘤病人在术前必须先采取措施(如口服肾上腺素受体拮抗药酚苄明)以控制血压,同时需补充血容量,这些措施将有利于对术中血压和血容量变化的控制。甲状腺功能亢进症者必须先服用药物(如甲硫氧嘧啶、甲巯咪唑等)以控制其新陈代谢率及症状,术前再服用碘剂以减少腺体充血,才能保证手术的安全。类似上述的情况还很多,在此不再赘述,可详见相关章节的内容。

关于结直肠肿瘤手术的术前准备,习惯做法包括肠道的清洁和杀菌两方面。近年来提出了加速康复外科(enhanced recovery after surgery,ERAS)的理念,认为术前不必传统地用机械法灌洗肠道,并不会增加感染机会,反而有利于术后早期康复。

(六) 特殊手术器械的准备

各类手术常有其专用的器械和材料,如胸腹腔手术的伤口撑开器、消化道手术的吻合器、缝合血管的针线、腔隙填充物或用于组织缺损的补片等。这些专用物品的种类及品牌繁多,不胜枚举。上述大多数特殊物品在手术室内都已齐备,随时可以获得。但也有些所需要的物品平时并不常用,就应在术前购置以备用。

(七) 预防感染的措施

感染的预防对每一个手术都至关重要,一旦发生术后感染,轻则延长病程、增加病人痛苦,重则可使手术失败,甚至危及生命。无菌技术应贯彻在手术的全过程,是预防感染的最基本的措施。对于污染手术(主要是指消化道手术)及某些特殊手术(如器官移植术、心脑血管手术等),预防性抗生素的应用具有积极意义。年老体弱者免疫功能很差,也是应用预防性抗生素的对象。通常是选用广谱抗生素,于手术前 1 小时给予第 1 个剂量,使血中抗生素浓度在手术时已经达到最低抑菌浓度(MIC),可增强组织抵御细菌的能力。根据选用药物的半衰期,可在随后再追加 1 个剂量。

(八) 麻醉选择

外科医师根据病人情况和手术范围提出麻醉的初步意见,由麻醉医师综合整体因素决定采取最合适的麻醉方式。麻醉能使病人术中无痛,最大限度维护病人的脏器功能,肌肉松弛使手术野易于显露,以及按手术的需要以控制血压、降温等。成功的麻醉是顺利完成手术的重要保证。遇病情复杂的疑难危重病例时,外科医师应在术前主动与麻醉医师详细介绍情况,共商术前的准备事宜。

(九) 家属及病人的心理准备

临床医学并不是纯粹的自然科学,其中还包含着社会科学的成分,因为我们的工作所面对的是病人及其家属。尽管现代医学的发展已使许多手术非常成熟,围手术期的处理也已经很规范。但对病人或家属来说,他们对与手术有关的知识是很陌生的,当他们面对这些问题时,都会出现相当紧张甚至恐惧的心理变化。为此,外科医师应该理解病人及其家属的这种心态,要耐心、细致地做好解释工作,缓解他们对手术的焦虑不安和担心恐惧,增强病人战胜疾病的信心,以利于能很好地配合完成检查和治疗。这项工作非常重要,外科医师应该把这项工作放在与其他技术性工作同等重要的地位。为避免病人或家属的误解和不必要的医患纠纷,应着重注意以下几点:①医护人员应该尊重和理解病人,表现出对病人疾苦的同情和关心。以和蔼的态度、礼貌的举止言谈让病人及其家属充分感受到自己被尊重和爱护,使他们对医护人员产生信任感。②术前的"知情通知"不要流于形式,不要千篇一律,更不要使病人或家属感到术前谈话的目的是推卸医师的责任。③让病人或其家属能理解当今先进的科技发展仍然不可能使手术完美无缺,手术的复杂性会带来一系列问题,不可能完全避免某些意外或并发症的发生。④医护人员对病人及其家属的心理治疗应贯穿在整个围手术期,术中发生的病情变化应及时让家属了解实情,术后康复过程中也要给予具体的指导。⑤要以诚相待,认真听取病人的陈述,并及时做必要的处理,使他们感到放心。⑥高年资医师应该亲自参与危重病人的病情介绍,以表示对病人的重视。

第三节 手术中的监测和处理

外科手术是多学科合作的充分体现,外科医师、麻醉师和手术室护士之间的密切配合,使手术得以顺利完成。

(一) 病人体位

不同种类手术的病人体位有很大不同。理想的病人体位应该是便于手术者的操作、防止意外损伤、适合麻醉师管理和利于维持病人的生理功能，特别是要减轻对呼吸和循环的影响。

(二) 麻醉的建立和生命体征的维持

麻醉师根据病情及手术方案确定麻醉的方式。通常局部麻醉可用于肢体或躯干的浅表小手术；区域性神经阻滞可用于颈部、肢体或节段性躯干手术；气管内麻醉则适用于各类中等以上手术，特别适用于危重病人及脏器功能不全的病人。各种麻醉方式的具体适应证可详见第十二章。

生命体征的监测是保证手术病人安全最基本的措施。在手术期间，这项工作由麻醉医师全面负责，外科医师则应及时提供手术野的情况。麻醉药物作用于年老体虚者、术中牵拉或压迫脏器、大量体液丢失或失血等，都会影响生命体征的正常维持。生命体征监测的主要内容是循环功能和呼吸功能两方面。

1. 循环功能的监测　基本的循环监测项目是心率、心律和动脉血压。可采用连续心电图监测和气袖法测压来完成。必要时可做桡动脉置管进行动脉压的连续观察。进一步的循环监测项目有：中心静脉压测定能反映病人血容量不足或过量、心功能不全等信息，有助于输液量的调节。对有心肺功能不全的特别危重的病人，必要时还需置入肺动脉导管（Swan-Ganz 导管）以监测肺毛细血管楔压（PCWP），可获得心功能、周围血管阻力和组织缺氧程度等更全面的资料，以利于对危重病人的救治。

2. 呼吸功能的监测　对于在局部麻醉或神经阻滞下进行中等以下手术的病人，其呼吸功能的变化可以从其呼吸频率、幅度及口唇色泽等方面得到信息。若出现呼吸急促、窘迫，口唇发绀，则提示病人有呼吸功能障碍。经皮测定血氧饱和度（SaO_2）是无创性技术，其数值能基本反映动脉血氧含量的变化，由于能提供连续数据，目前已经是很常用的简易监测手段。在监测过程中，如果发现病人有缺氧情况，应该积极采取措施及时予以纠正。对于气管内麻醉的病人，应监测呼吸机的各项参数，调整好潮气量、吸入气氧浓度（FiO_2）和每分钟有效通气量，以良好的通气和换气状态保证组织能够获得足够的氧供。动脉血血气分析是监测呼吸功能极为重要的指标，动脉血氧分压（PaO_2）<60mmHg 提示有低氧血症。

(三) 手术意外的预防和处理

手术期间发生意外的现象时有发生，其中有些意外的发生原因很明确，而且如果能严格地按规范操作，这类意外可能预防。但也有些意外的诱因很模糊，或者是由多因素所致，这种意外则很难避免。在紧急情况下，病情复杂、脏器功能差的病人发生意外机会显然比较多。但如果掉以轻心、不按常规操作，即使是病情简单的普通手术也会发生意外。医护人员一丝不苟的工作精神可以预防那些本不该发生的意外。各种意外大致可以分为三类：与原发病或并存病有关的意外；与麻醉过程有关的意外以及与手术操作有关的意外。

1. 与原发病或并存病有关的意外　许多严重病症本身就有发生各种意外的病理基础，手术过程中发生意外的可能性是很大的。例如原有心脏病（严重心律失常、心肌缺血梗死、病态窦房结综合征等）、感染性休克（梗阻性化脓性胆管炎）、严重体液平衡失调（低血容量、低钾血症、高钾血症、酸中毒）等严重病症，在手术期间很可能会发生心搏骤停等意外。外科医师要权衡利弊，严格掌握手术适应证。除非手术是挽救其生命的唯一措施（如致命性大出血的手术止血），否则都应该是在调整或尽量控制上述严重病症之后再行手术，以减少意外的发生。病情危重、意识不清的病人容易有呕吐、反流和误吸，以致发生气道阻塞、窒息，甚至心脏停搏。呼吸道阻塞还可能由于舌下坠、喉痉挛或支气管痉挛所致。晚期肝硬化病人的凝血功能很差，手术中很容易发生渗血不止的情况。血友病病人一旦不得不需要做手术，显然其后果将更为严重。

2. 与麻醉过程有关的意外　麻醉可能使贲门松弛，以致胃内容物反流、误吸，严重时可导致气道阻塞，发生窒息。麻醉时经常使用一些抑制呼吸的药物，有时是为了便于气管插管的置入，有时则是为了使病人的呼吸运动完全受制于呼吸机，不发生自主呼吸与呼吸机的对抗。由于有呼吸机有效的支持，病人不会发生缺氧，是十分安全的。但是如果在麻醉和手术即将结束时过早撤除呼吸机而麻醉药物的作用还未消除时，就会有导致呼吸困难和缺氧的危险。

麻醉过程处理不当还会发生不少意外，如麻醉药物的绝对或相对过量可致心血管功能严重抑制、呼吸抑制；硬膜外麻醉时麻醉药物误入蛛网膜下腔而造成全脊椎麻醉；局麻药物误入血管而致局麻药中毒，等等。掌握足够的专业知识和技能可能避免上述各种意外的发生。受主观和客观的诸多因素的影响，我们还不可能绝对地避免任何意外的发生，但应该做到一旦发生意外就能及时发现，并积极处理，使其不良后果减到最低程度。

3. 与手术操作有关的意外　生命垂危的病人

在受到手术操作的刺激后可能引起心血管系统的强烈反应,甚至导致心搏骤停,上文已有所述。除此之外,不同专科的手术操作(如脑外科、心脏外科、普外科等)都有其不尽相同的手术意外,具体内容将会在相关章节中予以详述。手术野的大出血则是各类外科手术都会遇到的严重问题。从病因角度,手术野大出血的主要原因是与病人的病情有关,由于外科医师的操作失误所致的仅占少数。

有严重凝血机制障碍[肝硬化晚期、弥散性血管内凝血(DIC)]、并存血液病的病人很容易发生手术野大出血。严重多发性创伤导致大量失血、抢救时又输注了大量库血的病人也会发生手术野大出血。这种出血往往都是大面积的创面渗血,而不是某一血管破损所致的局灶性出血,临床处理非常棘手。对于大面积渗血的局部处理,较多的是采用纱布填塞止血法(可辅以止血纱布、凝血胶等),达到止血或使出血速度减缓的效果。同时再加强全身用药,包括止血剂和输注血小板或含凝血因子的血制品(新鲜血、冻干血浆)等。

与外科医师操作有关的大出血,多数是发生在手术野解剖结构辨认不清的情况之下,由于操作不慎以致误伤血管而发生出血。此时如果处理得当,出血点完全可以采用结扎止血法或血管修补法而得到控制。但如果术者遇到出血后惊慌失措,在慌乱中盲目地用血管钳钳夹止血,这种错误的做法不仅没能控制出血,反而致使血管破损处愈来愈大,最终导致难以控制的大出血。为预防这种大出血,外科医师应该有足够的解剖知识、娴熟的手术技巧和镇定的精神状态。出血后切忌慌乱,可先用指压法暂时把出血点控制住,然后在吸引器的配合下移开手指,看清出血部位的具体情况,再酌情采用结扎止血法或缝扎法。对大血管的破损则应在无损伤钳的控制下行血管修补术。如果因出血已经导致血容量锐减和血压降低,则应先积极补充血容量,然后再做止血处理。否则会有发生低血容量性休克的危险。

第四节 手术后的监测和处理

手术后病人监测和处理的方式及项目根据病人的手术种类、病情严重程度而有所不同。监测方式可分为病房监测、苏醒室监测和重症监护室(ICU)监测。①病房监测:术后直接送回病房的是脏器功能基本正常的中、小手术病人。由于病人都是接受比较简单的麻醉方式,病人术后基本处于清醒状态。病人回病房后可由病房护士做基本的生命体征监测。②苏醒室监测:术后送入苏醒室的是病情比较复杂、手术较大的全麻病人。病人在手术结束时还未完全清醒,或气管插管尚未拔除,或生命体征尚不稳定。病人在苏醒室内一般不超过1~2 小时。待病人清醒、气管插管拔除后,如果生命体征很稳定,就可转送回病房。③ ICU 监测:对于脏器功能差、年老体弱、复杂手术后的病人,术后需监测的项目很多,从意识恢复情况、生命体征,到各主要脏器的功能,都要非常周密、细致。更需要连续的监测资料,以助于判断病情的发展趋向。另外,先在苏醒室的病人,如果在观察期间病情仍很重,例如病人一直处于昏迷状态,或因自主呼吸很微弱而不能脱离呼吸机,或生命体征很不稳定等,这类病人则应转送到重症监护室,继续予以周密监测并积极治疗。

监测和处理的内容可归纳为两方面:一方面是各种疾病、各类手术都需要监测和处理的项目,例如生命体征的监测、术后止痛的处理、常用导管和引流物的管理等。另一方面监测和处理的内容是某些疾病和手术所特需的项目,例如颈部手术后应监测病人的呼吸情况,创口内大量积血可能导致呼吸困难甚至窒息;脑外伤手术后应重点观察病人的意识变化、瞳孔对光反射和肢体活动情况,以了解颅内病灶是否有新的变化;肾移植病人应监测术后的尿量及其比重等。诸多的特异性监测项目不胜枚举,这些内容将会在相应疾病的章节中予以详述。具有共同性的监测和处理项目分列如下:

(一) 生命体征及主要器官功能的监测

最基本的生命体征的监测项目是指意识、体温、血压、心率和心律、呼吸率和尿量等。这些项目在外科病房内都能完成。由护士每半小时观察一次,连续观察 4~6 小时。监测过程中如果发现异常,应增加观察密度和延长观察时间,直至生命体征恢复正常。必要时可用床旁心电血压监护仪和经皮氧饱和度测定仪辅助做心肺功能的连续监测。

生命体征更广义的监测指标可以涵盖对各主要脏器(心肺、肝肾等)功能的监测内容。这些项目有些在外科病房内也能完成，但多数是针对危重病人，所以许多项目常是在ICU内完成。其中包括：

1. 中心静脉压（CVP）测定　CVP的正常值为8~12cmH_2O，低于8cmH_2O提示血容量不足，应加快输液速度，必要时应增加输注液体中的胶体成分，以尽快补足血容量。超过12~15cmH_2O则提示血容量过多或心功能不全，此时应限制输液用量并加用强心药物。连续测定CVP值的临床价值更大。

2. 肺毛细血管楔压（PCWP）和心搏出量（CO）测定　将漂浮导管（Swan-Ganz导管）经上臂静脉插入，随导管顶端气囊的漂浮作用使导管头端到达肺动脉分支，可测得PCWP值，该值能更确切地反映左心房压。其值的升高或降低的临床意义与CVP值相似。通过Swan-Ganz导管还可用热稀释法测定CO，了解心脏功能。如果CO值明显降低，则应根据其可能因素予以补充血容量或使用强心剂。

3. 呼吸功能监测　危重病人常有呼吸功能不良，需用呼吸机辅助通气的机会很多。在调整合适的呼吸频率、潮气量、每分通气量、吸入气氧浓度（FiO_2）等参数之后，应定期做病人的动脉血血气分析测定。若动脉血氧分压（PaO_2）<60mmHg则提示存在低氧血症，应查找原因并提高FiO_2浓度，或改用呼气末正压呼吸（PEEP），以纠正其缺氧状态。

4. 肾功能的监测　肾功能监测的主要项目包括尿量及尿比重、血肌酐和血尿素氮、血钾测定等。正常人尿量不应少于800ml/24h。尿量<400ml/24h者称为少尿，尿量<100ml/24h则为无尿，都提示存在肾功能问题。如果是由于水分摄入量不足或是尿路梗阻所致，在积极去除病因后尿量则会转为正常。如果是由于肾衰竭所致的少尿或无尿，则预后极为恶劣。如果尿量少而尿比重低（1.010~1.013）也提示有肾衰竭。肾衰竭时还会有血中肌酐、尿素氮和钾浓度的显著升高。

5. 体液平衡的监测　外科病人发生体液平衡失调的机会不少，可以有缺水或水过多、血电解质紊乱，也可以发生酸中毒或碱中毒。如果病人有产生体液失调的病因，则应提高警惕，定期做血电解质（钾、钠、氯、钙、镁和磷等）测定，如发现有缺乏症则应及时予以补充纠正。动脉血血气分析可及时发现有无酸碱平衡失调，以便行相应处理。

关于生命体征和主要器官功能的监测，在休克、体液平衡和器官功能衰竭等章节中有非常详尽的叙述，在此不再赘述。

（二）术后止痛

手术后都会有创口的疼痛，术后24~48小时内疼痛最为明显，以后逐渐减轻。病人对手术当晚的创口疼痛多很难忍受。为减轻病人的痛苦，可采用一些止痛措施：

1. 镇痛药止痛　常用的止痛药物有吗啡、哌替啶等。手术当晚肌内注射，止痛效果好，且有助于病人入睡。术后一般限制使用1~2次，不宜多用，否则容易影响肠蠕动和排尿功能的恢复。

2. 神经阻滞止痛　用长效局麻药做局部浸润、痛点或靶区封闭、肢体套式封闭、肾周围及骶前封闭等，都有止痛作用。由于是局部用药，因此对全身的影响不大。神经阻滞的常用药物是0.5%普鲁卡因，用0.1%~0.15%丁卡因或0.25%布比卡因能有较长时间的止痛效果。

3. 镇痛泵止痛　近几年采用镇痛泵作为止痛措施的做法很普遍。将导管预置在硬膜外腔内或周围静脉内，以微量输液泵定时、定量地注入镇痛药物，以达到镇痛效果。用于硬膜外腔的药物以局麻药为主，常用药物是0.1%~0.15%布比卡因及0.15%~0.2%罗哌卡因。用于周围静脉的常用药物是吗啡，用量约为0.5~1.5mg/h。镇痛泵具有病人自控镇痛（PCA）功能，病人可酌情在限定的时间间隔之内加用一个剂量（1~2mg）。由于药量很小，一般不会影响心血管系统功能，但连续使用肯定会影响术后胃肠道蠕动和排尿功能的恢复。

（三）饮食和静脉输液

对于在局部浸润麻醉或小范围神经阻滞下手术的病人，术后一般都可自然饮食，无特殊限制。但在其他麻醉形式下做手术的病人则不同，各种麻醉药物的延续作用将一直到术后约6小时才完全消失，因此在此期间不宜进食或饮水，以免呛咳、呕吐及误吸。意识清醒、麻醉药物作用消退后，则可酌情给予半流质饮食或正常饮食。腹部手术对消化道的动力影响不小，术后可能有胃动力障碍，过早进食也会引起呕吐。一般在术后2~3天可逐步开始进食。按照ERAS的理念，术后6~8小时即可饮水，术后1~2天即可开始进食。当然这需要在调整麻醉方式和药物的前提之下。凡术后尚不能立即进食的病人均应给予静脉输液，基本用量是2 500ml/d，输液成分主要是葡萄糖、生理盐水和电解质，根据不同病情作必要的调整。如果术后不能进食超过7天，则应给予全肠外营养（TPN），全面补充机体所需的各种营养物质，以免发生营养不良。

（四）各种导管和引流物的处理原则

不少病人在术后常留置某些导管或引流物，作为观察病情或实施治疗的途径。

1. 留置导尿管　术后留置导尿管有多种意义：解除病人术后的尿潴留；记录尿量以监测其肾功能和体液平衡；尿路手术的需要等。大多数情况下，导尿管都是在术前预先放置。留置导尿管使膀胱排空，可使下腹部或盆部手术的视野扩大，便于操作。其他大型、复杂手术也都把术前预置导尿管列为常规，以便术中随时掌握病人的尿量，作为输液治疗的参考。由于留置导尿管使病人活动受限，现也提倡尽早拔除。

2. 胃肠减压管　通常是指鼻胃管，多数用于消化道手术或腹部其他手术。鼻胃管通常也都是在术前预置，在术中可减轻胃胀气或抽除胃内潴留液，便于手术操作。术后留置鼻胃管有观察病情变化（如出血等）和治疗（减轻胃潴留）的作用。通常在术后2~3天胃肠道功能逐渐恢复，有肛门排气和肠蠕动，引流量减少之后即可将鼻胃管拔除。按ERAS理念，腹部术后仅少数病人需留置胃管。

3. 胸腔引流管　胸部手术后常规需予胸腔引流，可排出胸腔内的液体（或血液）和气体，使肺复张，恢复其呼吸功能。导管在体外的末端置于引流瓶内的水面之下，这种“闭式”引流方式能防止外界空气返入胸腔而形成气胸，但并不影响胸腔内液体和气体的排出。

4. 腹腔引流物　腹腔手术后放置的引流物有几种不同的类型，根据不同情况选用。对估计引流量不多的手术野一般采用烟卷引流或乳胶管引流，2~3天拔除。若引流量大或持续时间较长（如腹腔脓肿引流、肠瘘引流等），则常采用双套管负压吸引引流。双套管装置可使腹腔内液体（或脓液）经其侧孔进入外套管，由内套管将液体吸出。外套管上端的侧孔或间隙起减压作用，使管外组织不会被吸进侧孔而影响引流效果。术后不能随意拉送双套管，以免引流管头端移离引流区而影响引流效果。双套管移位后还可能压迫肠管等组织而发生意外。引流管阻塞时，内套管可立即更换，但外套管则要在术后两周左右、局部已形成窦道时才能更换，否则更换的引流管很难再到达原先的引流区域。

5. 各种造口管　某些空腔脏器的造口术是基于疾病的需要。常用的有胃造口、空肠造口、胆囊造口、膀胱造口和胆总管T形引流管等。这些导管可使腔内减压并得到引流，也可经管输注液体。术后应将造口管妥为固定，保持管道通畅，定时更换敷料、保护造口管周围皮肤。对于造口管的引流物，应观察并记录其色泽和量。

6. 中心静脉导管　围手术期放置的中心静脉导管可用于输液及输血，也用于中心静脉压的测定。中心静脉导管通常是经皮穿刺颈内静脉或锁骨下静脉置入上腔静脉。对中心静脉导管的护理很重要。液体走空或接头脱开都可能导致气体逸入导管而致空气栓塞，有生命危险。输液系统受污染或皮肤穿刺点的细菌可能导致导管性脓毒症的发生。

（五）创口的处理

不同手术的创口术后处理有所不同。无菌手术创口一般只需在术后第3天做1次清洁换药。对有引流的创口则每天要换药，若覆盖的敷料被渗液浸透，则应随时更换。创口感染是术后常见并发症，应每天检查创口情况，局部是否有红肿、压痛等。及时发现并引流创口下的积液及脓液。烧伤、整形及骨科手术后的创口处理还有其特殊性，应予区别对待。

（六）给氧和祛痰

外科手术病人常合并有其他疾病，其中患有慢性肺阻塞性肺疾病（COPD）的病人并不少见，术后对病人的呼吸支持显得十分重要。另外，随着麻醉技术的发展，气管内麻醉和静脉麻醉的临床应用已非常普遍，病人术后可能会有暂时性的呼吸功能减退。为此，术后应根据病人的清醒程度、自主呼吸状态及血氧饱和度测定等作针对性处理。如果基本情况比较稳定，可给予鼻导管给氧（4L/min）。若发现人有缺氧或急性呼吸窘迫综合征（ARDS），应立即将病人转入ICU，采用积极的呼吸支持措施，包括呼吸机辅助通气。

为预防术后肺部感染、肺不张等并发症，在术前就要对病人做好解释和培训，使病人术后能主动做好咳痰动作。为便于排痰，可静脉用痰液稀释剂（如沐舒坦）及超声雾化吸入（抗生素+糜蛋白酶）。

（七）抗生素的应用

围手术期抗生素的应用可分为两种，即预防性和治疗性。前者是指在一些污染手术（主要是胃肠道或胆道手术）应用广谱抗生素1~2次（从术前1小时开始）以预防感染的发生。后者则是针对已有感染的病人（如急性阑尾炎穿孔腹膜炎），选用敏感的抗生素并持续到感染被控制为止。有些手术虽属无菌性，但如果感染一旦发生，将使手术失败，甚至发生严重后果，如替代物（心脏瓣膜、骨关节、人造血管等）植入术后，以及脏器移植术后等。此时所用抗生素虽属预防性，但其疗程将大为延长。

(八) 营养支持

营养支持对于外科病人的重要性已为人们所认识。凡术前有明显营养不良者，应被认为是手术禁忌。否则术后很容易发生各种并发症，不可能顺利康复，甚至会因器官功能衰竭而死亡。这些病人必须先在术前行积极的营养支持，使其营养状态显著好转，然后进行手术才会安全。同样，对术后无法正常进食超过1周者，也应给予营养支持，以保证伤口的愈合和器官功能的恢复。

营养支持有肠内营养和肠外营养两种方式，可根据病人的具体情况而选用。一般来说，如果病人存在胃肠道功能，则应首选肠内营养方式。

第五节 手术后危重情况和常见并发症的预防和处理

外科病人发生术后并发症的因素很多。从病人角度，年龄、营养状态、病变性质和病程，以及器官功能状态是很重要的因素。从手术创伤角度，手术越复杂，术后并发症的发生率也就越高。从外科医师角度，手术技巧娴熟程度、预防措施是否到位，显然也与并发症的发生有关。术后并发症的绝对避免是不可能的，但应使其发生率降低至最低限度。特别是对于一些已经预知的影响因素必须作好相应的处理，将会避免不少并发症的发生。另外，对术后病人应密切观察病情的变化，及时发现并发症并立即作积极的处理，使病人转危为安，逐步康复。

(一) 术后大出血

引起术后手术野大出血的原因很多，包括：术中止血不完善、创面的渗血在手术结束时还未完全控制、病人有凝血功能不良、较大血管的结扎线滑脱等。有时血管断端在术中呈痉挛状态而不见出血，术后血管扩张后则开始出血。手术后数天之后的出血可能是结扎血管组织的坏死使结扎线脱落，或水肿组织消退后使血管结扎线松脱而发生出血。

术后的出血可有多种表现，消化道出血表现为大量呕血或便血。原已放置引流管的手术，则表现为引流出大量新鲜血液(超过100ml/h)。腹部手术未留置引流的病人，术后的出血较难显现，必要时需做腹腔穿刺以明确诊断。严重的术后大出血都会有低血容量性休克的表现，可有面色苍白、出汗、脉搏细速。由于血容量减少，每小时尿量不足25ml，CVP低于5cmH_2O。严重时则有血压下降等明显的休克表现。

预防术后出血的措施包括：术前积极改善病人的凝血功能；术中手术操作认真细致、血管结扎牢靠；避免术中大出血，减少库血用量，维持凝血功能；术中认真对待渗血创面，耐心结扎或缝扎出血点，局部还可用电凝器止血、止血纱布或生物胶覆盖等方法。对于创面大或止血效果欠佳的手术野应局部安置引流管，以便术后观察。

对术后出血的治疗视出血量而定。出血量较小时可静脉用止血剂，同时补充血容量。但对较大出血则应在诊断明确之后立即手术探查，可直接控制出血点而达到止血目的。

(二) 应激性溃疡

应激性溃疡多发生在烧伤、颅脑损伤、重度休克、严重全身感染病人的手术后。临床表现为呕血或吐出咖啡样胃内容物，或鼻胃管引流出暗红或鲜红色液体。应激性溃疡大多发生在创伤应激后1周左右。胃镜检查能明确诊断，并能了解病变范围及程度。

大多数应激性溃疡出血经非手术治疗能得到控制，治疗措施包括：①病因治疗。②补充血容量。③放置鼻胃管洗胃：用冷盐水250ml加入去甲肾上腺素10mg灌入胃内，留置1~2小时，每4~6小时重复一次。④制酸剂的使用：包括H_2受体拮抗剂——西咪替丁400mg静脉滴注，每日1次；或法莫替丁20mg，静脉滴注，每日2次；或H^+/K^+泵抑制剂奥美拉唑40mg静脉滴注，每日4~6次。⑤垂体后叶素20U加入5%葡萄糖200ml内于30分钟内滴完。⑥胃镜喷涂止血剂、电灼或激光止血。

应激性溃疡需手术的机会不多，仅对出血量大且无法维持血压、或怀疑有穿孔的病人才考虑手术。手术方式至今尚无一致意见，较多学者主张采用迷走神经切断加胃次全切除术。

(三) 胃瘫

麻醉、手术后出现胃蠕动消失、胃排空障碍即称为胃瘫。胃瘫不一定都是发生在胃肠道手术后，腹部的其他手术(如肝胆手术)后也会发生。腹腔感染，特别是胃周围感染(如重症急性胰腺炎)所致的胃瘫是疾病本身的临床表现之一，不属于术后并发症之列。

在手术创伤和麻醉对胃肠道动力的影响方面，胃受累的机会最多，大肠次之。胃瘫病人有上腹胀和反复呕吐。胃管引流量大且持续不减少。引流液色泽混浊，含有胆汁成分。为进一步明确诊断，口服水溶性造影剂做检查可发现胃蠕动消失。胃瘫持续时间长短不一，一般约 2~3 周，有时甚至会超过 4~5 周。胃瘫病程长时很容易导致体液失调和营养不良。

胃瘫的基本处理方法是放置鼻胃管并予引流，让胃得到充分休息，耐心等待。同时保持水、电解质和酸碱平衡，并给予营养支持。为促进胃动力，可予红霉素 1~3mg/(kg·d)静脉滴注。针灸治疗也有辅助作用。病程超过 2 周者还可以做胃镜，对胃壁的机械刺激对胃动力的恢复有一定作用。

（四）消化道吻合口瘘和腹膜炎

消化道吻合口瘘是胃肠道手术后最严重的并发症之一，若不及时发现并处理，随后发展的弥漫性腹膜炎和感染性休克可能导致病人死亡。产生消化道瘘的原因很多，病人营养状态差、局部组织不健康、局部有感染存在、吻合技术方面的不足（吻合时对合不佳、缝线间距太稀、吻合口有张力）等都是发生吻合口瘘的危险因素。

对有腹部引流管的病人，当发现有较多消化液溢出时，则提示有消化道瘘发生。发生在腹部手术后的腹膜炎缺乏典型的临床表现，特别是老年病人，腹膜刺激征的表现可非常不明显，对此要有足够的认识。观察病人术后的全身变化很有价值，包括体温、呼吸和心率变化等。如果病人有体温升高、呼吸和心率加快等异常，又没有其他原因可以解释，就要怀疑腹部存在问题。此时可能没有全腹压痛，也没有腹部的板样强直，但仍应考虑做诊断性腹腔穿刺。抽到较多消化液则有诊断价值。

消化道瘘一旦发生，均应做紧急手术。手术的主要目的是吸尽腹内渗液及脓液，在瘘口旁放置双套管以充分引流。对瘘口的处理不要勉强，此时瘘口局部水肿很明显，组织很脆，勉强修补缝合不仅往往失败，还可能因缝线的切割而使瘘口变得更大。术中要争取放置空肠造口管，以便术后实施肠内营养支持。确保瘘口的充分引流、加强抗感染措施和积极的营养支持可使大多数消化道瘘获得自愈。

（五）肠梗阻

任何腹部手术后都可能在围手术期发生肠梗阻，其中由于肠粘连所致的机械性肠梗阻最为多见，少数是腹膜炎或血管性病变（肠系膜血管栓塞或血栓形成）所致的麻痹性肠梗阻。严重电解质紊乱也可引起肠动力障碍而发生肠梗阻。

机械性肠梗阻的临床表现主要是阵发性腹痛、反复呕吐、腹胀和肠鸣音亢进。动力性肠梗阻则主要表现为呕吐和腹胀，可有发热，肠鸣音消失。当发现异常时就应及时做血常规和生化测定，腹部摄片（立位）有助于诊断。必要时需做腹部 CT 检查及腹腔穿刺。

不同种类肠梗阻的处理原则不同。腹膜炎或血管性病变所致的肠梗阻常需立即手术。粘连性肠梗阻则不必过早手术，多数在采取积极的非手术治疗（包括胃肠减压、输液等）之后常能得到缓解。有学者认为有些术后早期肠梗阻属于炎性肠梗阻，可在肠外营养支持下，考虑短期使用生长抑素（somatostatin），可减少胃肠液的分泌，减少肠腔内液体积蓄，从而缓解病情，不必急于手术。由于电解质紊乱所致的肠动力障碍并不少见，应及时检查发现并予以纠正。

（六）肺炎和肺不张

年老体弱者术后容易发生肺部并发症，包括肺炎、肺不张等。术后出现发热、呼吸急促等异常应怀疑有肺部并发症。胸部 X 片可明确诊断。处理方法有鼓励病人咳痰、使用祛痰措施（静脉用痰液稀释剂如沐舒坦、超声雾化吸入）、选用敏感的抗生素等。有肺不张的病人有时需用电子支气管镜吸痰，可使肺泡重新张开。有些年老体弱病人咳痰乏力，痰液稠厚更使咳痰困难，可能会发生呼吸困难和缺氧，出现低氧血症（PaO_2<60mmHg）。此时应及时做气管插管或气管切开，以呼吸机辅助通气，既利于吸痰，也能有效地缓解缺氧状态。

（七）术后尿潴留

术后尿潴留的发生率很高。麻醉药物在术后的持续作用是引起尿潴留最常见的原因。老年男性病人常存在一定程度的前列腺增生，术后就更容易发生尿潴留。下腹部及盆腔手术很可能伤及支配排尿的神经分支，术后必然会发生尿潴留。另外，近年来术后止痛泵的应用已相当普遍，其止痛效果虽很好，但尿潴留的发生率也随之升高。因此止痛泵最好只用在术后当天和术后第 1 天，尽早停用，以免影响排尿功能的恢复。

复杂大手术对全身代谢和器官功能的影响很大，因此术前都常规放置导尿管，尿量多少将有助于判断血容量和全身情况。术后导尿管常继续保留,因此不会发生尿潴留。术后2~3天排尿功能恢复,导尿管即可拔除。下腹部或盆腔手术病人的排尿功能恢复较迟,术后留置导尿管的时间可能要延长。

(八) 伤口感染和伤口裂开

任何手术都可能发生术后伤口感染,但多数是发生在污染手术后,消化道手术的伤口感染发生率最高。年老体弱、营养状态差、肥胖、糖尿病及长期使用皮质激素的病人,术后很容易发生伤口感染。无菌技术不严格、手术操作粗暴以致组织受损,以及止血不善引起皮下积血等,则更容易引起伤口感染。

伤口裂开常发生在腹部手术后,一般是指伤口的全层裂开。上述引起伤口感染的主客观因素也是伤口裂开的重要原因,组织缝合时层次对合不佳或选用的缝线不够牢固等也容易发生术后伤口裂开。但导致腹部伤口裂开的直接原因往往是术后的腹内压突然增高。呕吐、呃逆或喷嚏等动作使腹内压力明显增高,病人突感腹部一阵疼痛,伤口随即裂开。

针对上述引起伤口感染和伤口裂开的原因,在围手术期应做好全面的预防工作,包括纠正病人的营养状态、控制糖尿病、术前相当长的时间内停用皮质激素、控制支气管炎等。污染手术和重大手术(如替代物植入术、器官移植术等)均应预防性应用抗生素。手术操作细致、轻柔,减少组织损伤可明显减少术后伤口感染和伤口裂开的发生率。腹壁皮下脂肪层很厚的病人在皮下放置简便的引流装置,可减少皮下积血和积液,有预防伤口感染和伤口裂开的作用。选用合适的缝线,注意组织的对合。对估计会有伤口愈合不良的病人应加用张力缝线。术后要加强护理,给予祛痰措施,咳嗽时要保护腹部伤口。

对已发生的伤口感染应及时引流,并清除感染区内的异物,如不吸收的缝线和坏死组织等。定时换药,清除脓液和脓苔,使伤口逐步二期愈合。对伤口裂开的病人则应立即再做伤口缝合。如果伤口的皮肤愈合良好,但腹膜和/或肌层裂开,则不必立即手术。病人将会发生切口疝,可在术后3~6个月再做切口疝修补术。

术后还可能发生其他许多危重情况,如严重心律失常、心搏骤停、急性心力衰竭、呼吸衰竭、急性呼吸窘迫综合征、急性肝衰竭、急性肾衰竭、DIC、脑血管意外、肺动脉栓塞及静脉血栓形成等,可参见相应章节。

第六节　老年及特殊病人的处理

外科病人可能合并存在各种慢性病如冠心病、糖尿病、慢性阻塞性肺疾病或肝肾功能不良等,其围手术期处理应该增加针对性的内容。随着社会的进步,我国公民平均期望寿命已达到80岁,高龄的外科病人并不罕见。老年病人对应激的耐受能力远不及青壮年,即使术前检查显示器官功能基本正常,手术创伤的打击可能诱发器官功能障碍和并发症。针对慢性病及器官功能不全的一系列特殊检查项目和处理原则也是老年病人围手术期处理的重点。

原则上,超过80岁者已不适宜接受中等以上手术,除非属急救性质。有中、重度器官功能不全或病情不稳定者,应禁忌或暂缓手术。术前应该全面检查病情,对合并症作出恰当评估(包括病情程度及对手术创伤耐受程度等),然后在相关专科医师的指导和参与下进行调整,待病情控制到较稳定状态后再做手术。

各种慢性病及器官功能不全诊疗所涉及的内容很多,可参阅相关章节。本节仅介绍与"围手术期处理"有关的基础知识和基本处理原则。

(一) 心脏病病人的处理

心脏病者因其他疾病而需手术的情况并不少见。这类病人的手术危险性比心功能正常者高很多,手术死亡率可高出2~3倍。尤其是来不及做准备的急症手术,死亡率更高。术前4~6个月内有心肌梗死病史者,手术危险性明显增加。3个月内有心肌梗死者,手术后的梗死再发率可高达30%。心电图及心动超声等能检出心肌缺血及心肌梗死等迹象,凡已证实者,择期手术均以延期为宜。需行急诊手术者则应给予积极的抗心肌缺血治疗,包括应用钙通道阻滞剂(维拉帕米、硝苯地平、硫氮䓬酮等)、β受体拮抗药及硝酸甘油等多种药物。由于病情变化不一,选用的药物及其剂量必须采取个体化方案。通常均应在心内科医师的指导或直接参与下用药。

有心功能不全者，术前应积极纠正各项不利于心功能的因素，如高热、贫血、电解质和酸碱平衡紊乱、低氧血症、高碳酸血症、低血容量或高血压等。出现心力衰竭者必须在控制之后才能手术，治疗包括利尿剂、洋地黄及血管活性药物的应用等。

术后的48小时之内是发生充血性心力衰竭和肺水肿的高峰期。往往与术中及术后输液量过多有关，其他因素还有心律失常、缺氧、感染、心肌缺血或梗死等。临床表现为呼吸困难、气促、心动过速和肺部闻及啰音等。需根据出入水量以判断是否有输液超负荷的可能，Swan-Ganz导管监测具有鉴别价值。轻度心力衰竭经过头高卧位、吸氧、利尿即可缓解。中、重度者则需加用血管扩张药及强心剂。若有明显的低氧血症，需给予机械通气支持。

术中心律失常较常见，往往与麻醉波动、通气异常及手术操作等有关，经调整后多数能在短时间内恢复正常，一般无须特殊处理。但若术后发生房颤、房扑或室上性心动过速则是非心脏手术后的常见死因，应给予高度重视。一旦发生，应该紧急请心内科医师直接参与急救。

(二) 高血压病人的处理

凡成人收缩压>160mmHg或舒张压>95mmHg，高血压的诊断即可成立。术前有高血压的病人相当多，其围手术期的危险性主要取决于高血压病的病情，包括重要器官如肾、心、脑的继发性损害程度以及围手术期高血压的控制情况。当然与手术大小和类型、麻醉方式也有关。此时，手术医师、麻醉师与内科医师应密切合作，以减少围手术期的危险。

术前应选用降压药物控制其血压至少在180/100mmHg以下，手术危险性就较小。舒张压升高的危险性更大，舒张压达110mmHg的病人发生脑卒中危险的概率是舒张压为85mmHg时的10倍，故术前应非常重视血压的有效控制。病人的抗高血压药物最好持续用到手术当天早晨，并尽早在术后继续使用。

对重症高血压病人，非急症手术均应暂缓，待血压控制之后再行手术。若属急症手术，则应该在心内科医师的指导下，选用降压药物(如硝普钠、樟磺咪芬、二氮嗪等)，同时密切监测血压变化及血容量变化。

原来血压正常的病人，在术后约有3%~8%者会出现高血压。引起一时性高血压的原因很多，如麻醉、缺氧、呼吸抑制、焦虑、术中输液过多、伤口疼痛等。可给予镇静止痛、给氧等措施。输液过多者给予利尿剂治疗。

(三) 呼吸功能不全病人的处理

老年病人及有慢性阻塞性肺疾病者，均存在不同程度的呼吸功能不良，在术前应做肺功能检查。如果有中、重度通气或换气功能障碍，术后发生呼吸衰竭的机会很高，重症者不能耐受复杂的大手术。

胸部或上腹部手术后经常会有肺部并发症，原有呼吸功能不全者的发生概率就更高。术前应训练病人做好深呼吸、咳嗽和咳痰等动作，使术后能保持较好的呼吸状态。术前有咳痰不畅者，可给予支气管扩张剂、雾化吸入及痰液稀释剂。有脓痰者应给予抗生素治疗。

术后常发生的问题是通气不足及换气功能障碍，表现为呼吸浅快及低氧血症。虽然术中某些麻醉剂(氟烷、恩氟烷、箭毒等)的残余作用对肺功能会有一定影响，但主要还是病人原有的呼吸功能不良。

以往，临床上是用动脉血氧分压值(PaO_2)来判断呼吸功能不良的程度。若PaO_2低于60mmHg则认为有呼吸功能不良。实际上这是很片面的。因为PaO_2值还与吸入气氧浓度(FiO_2)有密切关系，只有当提高FiO_2之后PaO_2值仍不正常，才能认为有呼吸功能不良或呼吸衰竭。目前国际上已统一把PaO_2/FiO_2比值作为呼吸功能不良及呼吸衰竭的诊断指标。呼吸功能不良可分为两种：PaO_2/FiO_2比值$\leqslant$300mmHg提示存在急性肺损伤(acute lung injury，ALI)；PaO_2/FiO_2比值$\leqslant$200mmHg则提示病人存在急性呼吸窘迫综合征(ARDS)。

在自然环境下，空气中的FiO_2为21%。经鼻导管给氧(氧流量4L/min)可使FiO_2升高至36%。采用面罩给氧(氧流量6~7L/min)，其FiO_2最多也只能提高到50%。只有采用呼吸机行机械通气时，FiO_2才可能提高到60%~80%，甚至100%。如果在提高FiO_2之后，动脉血氧分压值就达到甚至超过正常范围，就不能认为病人有呼吸问题。若在面罩给氧(6~7L/min，FiO_2为50%)的情况下，PaO_2仍是60mmHg，按PaO_2/FiO_2比值计算，仅为120mmHg，则呼吸衰竭可确定诊断。

(四) 肝功能不全病人的处理

肝是体内重要的代谢器官，肝衰竭本身就是致命的。外科病人的肝功能状态是判断能否接受手术的重要指标之一。传统的Child-Pugh肝功能分级标准至今仍是目前临床上的常用指标。C级病人(血胆红素>51.3μmol/L，白蛋白<30g/L，中等以

上腹水等）的手术死亡率可超过 40%，并发症则不可避免。合并存在肝肾综合征或有肝性脑病者，属手术禁忌。

我国是肝炎大国，肝炎后肝硬化的病例不少。而且在肝硬化的基础上，原发性肝癌的病例也很多。但肝硬化的并发症——上消化道出血需要手术治疗，原发性肝癌也是以手术治疗作为首选。准确地评价这些病人肝功能状态是经常遇到的临床问题。对于 Child C 级病人，均需经积极的护肝治疗之后，再选择创伤较小的手术或介入等其他治疗措施。

因肝外胆管梗阻所致的肝功能损害，由于病程均较短，因此肝硬化程度较轻。虽然病人的胆红素及肝酶谱值均非常高，但其肝细胞被破坏的程度并不严重。这类病人的手术指征很强，可酌情行一期或分期手术。

长期以来，临床上对肝功能不良病人的血浆白蛋白水平的认识一直存在着一些误区。低白蛋白血症确实是肝功能不良和营养不良的可靠指标，低白蛋白血症者的手术并发症多，手术死亡率高，这是完全正确的。但若认为补充了白蛋白，纠正了低白蛋白血症就能改善病人的预后，那就是错了。实际上补充白蛋白并不能改善肝功能，也不能纠正营养不良。若要纠正病人的营养不良，有效的措施是采用正规的肠内营养或肠外营养支持。当然，并不是一概否定白蛋白的使用，对于重度低白蛋白血症者，以及某些特殊病人（例如肝移植病人）仍是使用白蛋白的指征。

（五）肾功能不全病人的处理

肾功能检查是外科住院病人的常规监测项目。慢性肾脏疾病（慢性肾炎、高血压或糖尿病性肾病、肝肾综合征等）病人对手术的耐受性很差，并发症发生率高，手术死亡率也高。肾功能的主要测定指标是肌酐清除率（Ccr）、血肌酐值（Scr）。Ccr>50%、Scr<133μmol/L 者属于肾功能不全代偿期；Ccr 25%~50%、Scr 133~221μmol/L 者属于肾功能不全失代偿期。若 Ccr 10%~25%、Scr 221~442μmol/L，则已进入尿毒症早期；Ccr<10%、Scr>442μmol/L 者则属尿毒症晚期。

若肾功能不全是由于肾前或肾后因素所致，应先作针对性处理（如补充血容量、解除尿路梗阻等），待肾功能恢复之后再行所拟的手术。肾性肾功能不全是某些疾病的慢性后果，很难采取措施使其改善，唯一必须做到的是在围手术期内忌用肾毒性药物，维持良好的体液和酸碱平衡，使肾功能不再加重、恶化。

患尿毒症而需行外科手术的病人，可在肾内科医师的合作下进行。通常是在术前 8~12 小时完成一次血液透析，随即进行手术。此时透析对外科手术的凝血功能影响已降至最低。待到术后 2~4 天，可继续进行计划中的血液透析。

（六）糖尿病病人的处理

术后出现高糖血症的现象非常普遍，这不只是由于糖尿病发病率的急剧升高，手术创伤本身也是导致术后高血糖的重要原因。此时应激使机体出现“胰岛素抵抗”，胰岛素的敏感性下降，使机体代谢、利用葡萄糖的能力下降，以致出现高血糖表现。这种由“胰岛素抵抗”所致的高糖血症基本上与 2 型糖尿病相同。应该非常重视外科的血糖控制，高糖血症病人的术后并发症，特别是感染性并发症的发生率明显升高。伤口感染率显著高于非糖尿病病人。Van den Berghe 发表的著名研究报告受到临床医学界的普遍关注。作者把 1 548 例 ICU 病人随机分为两组：强化组及常规组。强化组病人用微量泵输注胰岛素，把病人的血糖控制在 4.4~6.1mmol/L 范围之内。而常规组病人的血糖水平基本上是在 10.0~11.1mmol/L 范围内，当血糖超过 11.9mmol/L 时再加用胰岛素。结果发现：强化组的死亡风险可减少 32%，血行感染发生率下降 46%，肾功能不全发生率下降 41%，以及机械通气时间缩短 37%。Furnary 报道对 2 467 例开放性心脏手术采用控制血糖水平的效果。把胰岛素 / 血糖比值控制在 <11.3mmol/L 之后，胸骨深部感染发生率可下降至 0.8%（对照组为 2.0%）。这些作者都主张应该让 ICU 及大手术病人维持在“低血糖状态”。其他不少学者对这种观点及做法提出了质疑，认为控制血糖处于低水平有导致严重低血糖反应的风险，不宜提倡，只要控制血糖水平不超过 10mmol/L 即可，不必太低。对病人危害最大的是高糖血症的持续状态，这是导致并发症增加的关键。积极治疗原发病，血糖升高程度就能减轻，控制血糖的难度也可减小。术中应尽量避免输注葡萄糖液，用微量输液泵输注胰岛素来控制血糖水平。在输注葡萄糖时，以每 2~8g : 1U 的比例加入胰岛素。再每 4~6 小时监测血糖浓度，以调整胰岛素的用量。

糖尿病性酮症酸中毒的病人可表现为低血压、低温，慢而深长的呼吸（Kussmaul 呼吸），酮味和意识改变。若血糖 >19.2mmol/L，且动脉血 pH <7.3，HCO_3^-<15mmol/L，血浆渗透压 >300mmol/L，手术应推迟3~4小时，以便纠正低血容量、电解质紊乱及酸中毒。为控制高糖血症，可先推注胰岛素4~10U，然后将50U胰岛素加入500ml生理盐水中以40~100ml/h速度输注。病人存在的低血容量应通过足够的晶胶体液补充予以纠正。若存在低钾血症，应在尿量超过40ml/h之后再补钾。为纠正酸中毒，可先输给5%$NaHCO_3$ 200ml，再根据血气分析的随访结果决定是否调整或追加用量。

手术应激、感染等因素可能导致糖尿病病人发生高渗性非酮症昏迷，表现为严重高血糖、明显脱水、低血压及意识障碍。此时血糖 > 33.3mmol/L，血浆酮体正常，血浆渗透压 >330mmol/L，尿素氮及肌酐值增高。这种病症常见于老年病人。为纠正其体液的高渗状态，可予输注低渗溶液0.45%氯化钠100~200ml。在治疗过程中，降低血糖的速度不要太快，否则可能导致脑水肿的发生。

（七）肾上腺皮质功能不全病人的处理

正常人肾上腺皮质每日分泌氢化可的松15~20mg，在手术创伤等应激情况下分泌量常显著增加，每日可高达100~300mg。但肾上腺皮质功能减退（原发或继发）的病人则无此代偿功能。下列情况均需在术前做替代治疗：①正在应用皮质激素治疗，或曾在近期6~12个月内应用皮质激素治疗1~2周以上者；②原有肾上腺功能不足（Addison病等），或曾做肾上腺切除术者；③拟行肾上腺切除的病人。替代治疗常选用氢化可的松，应在术前12小时、6小时及2小时分别（肌肉或静脉）给予氢化可的松100mg，术中再静脉给予100mg。术后第一天的用量为100mg，每6小时一次。第2天每次用量减为50mg，第3天减为25mg，每天给予的次数不变。从第4天起逐日递减至原来的维持用量。如为急症手术，可根据病情术前用量增至200mg，术中氢化可的松100~200mg加入5%葡萄糖溶液中静脉滴注。手术结束时再肌注100mg。大剂量皮质激素可能使血糖升高，应注意监测。

肾上腺皮质功能衰竭时可出现肾上腺危象，表现为恶心呕吐、腹泻、脱水，出现意识障碍甚至昏迷。出现这些症状则需紧急救治，否则死亡率极高。除积极的抗休克治疗、纠正脱水及电解质紊乱之外，应即刻静脉注射氢化可的松100mg，再将100mg加入葡萄糖液中在3~4小时内静脉滴入。以后每6~8小时滴注100mg。待病情好转后再逐渐减量。

（八）凝血功能紊乱病人的处理

有出血倾向或血液病病人常伴有血细胞减少和凝血因子缺乏，术后容易引起出血和感染。凡怀疑有凝血障碍者，均应请血液专科医师会诊。筛检性的化验检查有助于各种凝血功能障碍的正确诊断。

先天性凝血因子障碍包括遗传性血浆凝血因子缺陷，如甲型或乙型血友病、凝血因子Ⅸ或Ⅻ缺乏症、血管性血友病（von Willebrand病）等。后天性疾病常见于肝脏病变、维生素C缺乏、播散性血管内凝血（DIC）等。心脏人工瓣膜植入后长期服用抗凝药（华法林）的病人也有凝血功能缺陷。对于前两类病人，在围手术期应在血液科医师的指导下作必要的药物准备。服用华法林者应在术前3~4天停用，手术后2 ~ 3天再恢复使用。如果必须立即手术，应给予维生素K和新鲜冰冻血浆（FFP）。大剂量维生素K可以在几小时内纠正凝血时间，但病人在此后一周内难以恢复原来状态，若有发生血管栓塞的危险，可以使用肝素。

血小板减少症可以因血小板破坏增加或生成减少所致，前者见于原发性血小板减少性紫癜、免疫性血小板减少症、血栓形成性血小板减少性紫癜等。后者则见于再生障碍性贫血、白血病、其他骨髓造血功能衰竭病变等。若血小板计数不低于$60 \times 10^9/L$，术中或术后发生大出血的可能性不大。如血小板计数低于$(20 \sim 30) \times 10^9/L$，即易出现严重的出血。若是由于血小板生成减少，中、重度者应在择期手术前6~12小时输注血小板。一般在输注血小板2小时后血液循环中的血小板数即可达高峰，止血效果可维持24~72小时。但对于患原发性血小板减少性紫癜和其他因血小板破坏增加而造成的血小板减少症的病人，不主张在手术前预防性地给予血小板，除非有危及生命的出血存在。通常需在血液科医师的治疗下改善病情，创造手术条件。

血友病A一经诊断，应尽可能不做手术，否则有出血不凝的危险。救命的紧急手术则需备有采集后6小时内的新鲜血、新鲜血浆或凝血因子Ⅷ制剂以备用。

（吴肇汉）

第十八章 重症监护治疗病房

第一节 概 述

重症监护治疗病房(intensive care unit,ICU)是重症医学学科的临床基地,而重症医学(critical care medicine,CCM)是在医学科学中逐渐形成的临床学科,主要研究重症的发生和发展规律及其临床诊疗方法。随着人们对生理功能认识的不断深入和生物医学工程的发展,各种先进的监测设备和技术已广泛地应用于临床实践。通过对生理功能的连续监测和对监测参数的科学分析,使人们对重症病人的病理生理改变有了更深的认识,病人的功能状态可以数量化表示,这对疾病的发生和发展过程及严重程度的认识、对疾病的早期诊断和及时治疗都提供了可靠依据,大大提高了疾病的治愈率,降低病死率和病残率。在手术病人中,有相当一部分病人常常合并外科以外的疾病,这些并存疾病本身对外科手术可能并不构成威胁,但在整个围手术期间却可能带来严重影响。因此,在围手术期对重症病人的生理功能进行监测显得十分必要。最典型的例子就是合并心肌梗死(MI)病史的病人行非心脏手术后的再梗死率和死亡率随时间变迁的变化。20 世纪 70 年代以前的研究表明,在一般人群中麻醉和手术后发生 MI 者低于 0.2%,而在合并 MI 者中围手术期的危险性显著增加。术前近期(6 个月内)发生 MI 者,术后心肌再梗死的发生率为 30%~100%。其中在 3 个月以内发生 MI 者,术后发生再梗死者约为 37%;在 4~6 个月发生 MI 者,术后再梗死率约为 16%;而在 MI 后 6 个月以后手术者,术后再梗死率降为 4%~5%。但在 80 年代以后的资料却有明显改变。Kaplan 等报道了 48 例术前 3 个月内有 MI 史,而术后无一例发生再梗死者。Rao 等也发现,术前有 MI 史 733 例,术后再梗死率仅为 1.9%。其中在 3 个月以内发生 MI 者,术后发生再梗死者低于 5.7%;在 4~6 个月发生 MI 者,术后再梗死率为 2.3%。认为术后再梗死率降低的主要原因与有创血流动力学监测技术的应用和对并发症的及时处理有关。因为上述大多数病人在围手术期都进行了直接动脉压监测和放置 Swan-Ganz 漂浮导管监测血流动力学参数;在术中控制动脉压和心率的改变不超过术前的 20%;围手术期发生的心律失常都得到积极有效的治疗;在 733 例病人中有 596 例于术后在 ICU 监测 24~36 小时。因此 Rao 等提示,在术前将病人的病理生理状态纠正到最佳程度,围手术期进行必要的有创性监测,积极有效地治疗血流动力学的异常,可将心脏并发症和病死率降低到最低限度。同样,如果能对合并有其他系统疾病者也进行严密的监测,及早发现危险病情的征兆,做到早期预防和治疗,其并发症和病死率也将会大大降低。据统计,术后 24 小时内死亡者,约有半数是可以通过严密监测和积极处理而避免的。

一、重症监护治疗病房的发展史

ICU 是由训练有素的专业人员集中各有关专业的知识和技术、先进的监测和治疗设备,对重症病人的生理功能进行严密集中监测和有效治疗的专业学科。ICU 的发展与临床麻醉工作有着密切的关系。在麻醉期间,麻醉医师使用各种监测技术最为频繁,尤其是对呼气、循环及中枢神经系统功能的监测;麻醉医师对呼吸道的控制和呼吸管理最为熟悉,包括呼吸模式的观察、气管内插管、人工/机械通气等;术中经常进行大量、快速输液输血,使用多种血管活性物质及其他强效、速效药物;对心肺脑复苏知识和技术也最为熟悉。应用这些监测技术和治疗手段,能够及时和准确地判断病情,尤其是在病情急剧变化时,能及时采取紧急处理措施。这些工作内容和工作方式,也正是ICU诊疗工作中所必需的。

在20世纪40年代,为了保证麻醉后病人的安全,逐渐建立了麻醉恢复室(recovery room),其主要任务是对病人麻醉苏醒过程进行观察和处理。因为麻醉和手术结束后数小时内,全身麻醉药、肌肉松弛药及神经阻滞药的作用尚未完全消失,病人的保护性反射功能亦未完全恢复,手术治疗后对器官功能的影响依然存在。在此期间,呼吸和循环系统的并发症发生率很高,尤其是一些危及病人生命的并发症,如急性呼吸道梗阻、低氧血症、高碳酸血症、室颤等,可导致严重后果。如能进行严密观察和监测,大都能得到预防或及时治疗。这不但保证了术后病人的生命安全,而且集中了受过特殊训练的医护人员和监护、治疗设备,提高了工作效率,取得较好的经济效益。麻醉恢复室的积极作用启发了ICU的建立。第二次世界大战期间建立的"休克治疗室"(shock unit),降低了病死率和致残率。人工呼吸和机械通气是生命支持治疗的有效方法,20世纪50年代已逐渐将呼吸道控制方法和机械通气技术应用于重症病人的治疗。1952年在丹麦首都哥本哈根发生的脊髓灰质炎大流行中,有许多病人因延髓病变导致呼吸肌麻痹而死于中枢性呼吸衰竭。在麻醉医师和内科医师的共同努力下,将呼吸衰竭病人进行集中治疗,施行气管内插管和间歇正压通气(IPPV),使病死率显著降低。集中救治的作用不仅在医学界获得肯定,而且有良好的社会影响。灾害性抢救和战伤救护使人们积累了更多的急救和复苏经验,特别是在呼吸道的控制、正压机械通气和胸部物理治疗(chest physical therapy,CPT)技术等方面的发展,大大降低了危重病人的死亡率。20世纪60年代以来,各种复杂手术的开展,心肺复苏技术的提高,各种监测和治疗仪器的应用,如Swan-Ganz漂浮导管、多功能监测仪、除颤器和呼吸机等,使ICU得到进一步发展。因此,国内外都把ICU的建立作为衡量一个医院的功能和水平的重要标志。我国ICU的建立晚于发达国家,起始于20世纪80年代初,90年代发展较快,到2010年已建立独立的重症医学科。但各地发展不平衡,ICU的建设和专业人员的培养仍有待于规范化。

二、ICU的设置和建筑设计基本要求

ICU的设立应根据医院的功能、规模、疾病病种、技术力量和设备条件而定。一般认为,我国三级医院和有条件的二级医院均应建立重症医学科,可设综合性ICU或专业ICU。ICU的专业化已是近年来发展的趋势,如外科重症监护治疗病房(SICU)、烧伤重症监护治疗病房(BICU)、神经科重症监护治疗病房(NICU),内科系统有冠心病监测治疗病房(CCU)和呼吸监测治疗病房(RICU),还有新生儿ICU、器官移植ICU等。有的医院将各专业ICU集中在一个区域,建立ICU中心,可以集中使用大型仪器和设备,有利于最大限度地利用人力、物力和财力资源。

关于医院ICU床位数的设置,可因医院的大小、功能及专业特点的不同而异。现代综合医院的ICU床位应占总床位的2%~8%;专科医院(如心脏外科、神经外科、儿童外科等)的ICU床位比例更大,可高达10%~15%。每个ICU管理单元床数为8~12张,床位使用率以65%~75%为宜。

ICU的建筑设计和布局应该以便利于监测、治疗和护理为原则。专科ICU应邻近本专业病房,而SICU应靠近手术室,便于病人转运,且对麻醉医师和外科医师观察和处理病人也较为方便;同时应考虑距离检验科和血库较近。病床可选用完全隔离式,适用于需要隔离的病人;关闭式,即用墙壁或玻璃隔断分开;开放式,必要时用帷幕隔开,便于护理和治疗。一般来说,每张床位的占地面积为15~18m^{2}为宜,病床之间的距离不应小于1.5m,否则不利于抢救工作。隔离间面积为18~25m^2。各床旁监测仪可与中央监测仪联网,各床旁监测仪之间亦可相互联网,达到随时随地都能对任何病床(人)进行监测的目的。现代化的ICU对人流、物流及气流方向等方面的要求很高,强调室内空气的温度、湿度和洁净度的标准化,采用层流净化设备,防止污染和交叉感染,尤其是对于免疫功能低下的病人更为重要。

ICU室内要求:光线充足,包括自然光和灯光。床旁有氧气、压缩空气和负压吸引系统及其连接装置。室内所有电源(除X线和动力电源外)都应经过稳压系统,以保护各种仪器的安全使用。现多安装多功能吊塔以便于放置监测仪、呼吸机、输液泵等设备。隔离病房内应有专用急救药品柜、洗手池。

ICU应有仪器、用具和药品的储藏室、治疗室、医师和护士的办公室及值班室。室内设有闭路电视、中央监测屏幕和报警系统，以便随时了解病情。中央控制台应设有电脑终端，可随时查阅检查及治疗记录和其他有关资料。

三、ICU的人员和设备的配置

ICU是一个多专业协同工作的单位，因此必须分工明确，组织有序，相互配合默契，技术操作规范，才能保证工作的正常进行。ICU专科医师的人数与床位数的比例为(0.8~1):1。ICU主任全面负责医疗、教学、科研及行政管理工作。每一ICU单位应有主治医师1~2名，主要负责日常医疗工作，并与护士长共同负责日常管理工作。住院医师2~4名，实行24小时值班制，负责收治病人、实施基本监测和常规治疗。病人入ICU后虽然主要由ICU主治医师负责管理与治疗，但病人的原病情仍应由该专业的主管医师负责处理，即病人原来的经管医师仍然是该病人的主管医师，并对治疗负责。此外，因病情复杂，常需要多专业共同研讨和处理，ICU医师必须与心脏病学、药理学、营养学、影像医学等专家保持密切合作关系，提高临床疗效。

ICU的护理工作十分繁重，护理质量的高低直接影响到重症病人的转归。护士长1~2名，负责护理和护士培训工作，并参与行政管理工作。在正常工作期间，责任护士与床位数的比例为1:(1~2)。专科护士总数与床位数的比例为(2.5~3):1以上。在ICU集中了大量仪器设备，应由专门技术人员负责定期调试、校准和维修。呼吸机应由呼吸治疗员负责使用、调试和维护。有的医院设立呼吸治疗科(或中心)负责全院的呼吸治疗工作。胸部物理治疗(CPT)可由专门技术员负责，也可由经过一定训练后的护士承担。

ICU应配备基本的监测和治疗设备。监测设备包括多功能监测仪、ECG记录仪、脉搏血氧饱和度仪、心排血量测定仪、肺量计、血气分析仪、$ETCO_2$测定仪等，有条件的单位可配备彩色超声仪和食管超声仪。治疗设备包括呼吸机、氧治疗用具、呼吸功能训练器、输液泵、除颤器等。急救用具包括口咽或鼻咽通气道、气管插管喉镜、气管内导管、喉罩、简易呼吸机、气管切开器械、纤维支气管镜等。同时应根据本单位的情况，配备必要的教学和科研设备。

(杨拔贤)

第二节 ICU的收治标准和病情评估

一、ICU的收治标准

ICU主要收治那些经过严密监测和积极治疗后有可能恢复的各类重症病人。进一步说，所收治的病人需要ICU中的特殊监测、治疗和护理；在ICU中确实能获得在普通病房所不能达到的疗效。综合性ICU主要收治：①严重创伤、大手术及器官移植术后需要监测器官功能者；②各种原因引起的循环功能失代偿，需要以药物或特殊设备来支持其功能者；③有可能发生呼吸衰竭，需要严密监测呼吸功能，或需用呼吸机治疗者；④严重水、电解质紊乱及酸碱平衡失调者；⑤麻醉意外、心搏骤停复苏后治疗者。而晚期恶性肿瘤病人，需严格隔离的传染病、严重开放性感染者、急性肝炎及其他传染病，均不宜收入普通ICU。对于外科ICU(SICU)收治的病人可分为：

1. 术后病人存在某些不稳定因素需要在ICU进行观察和对重要器官功能进行监测，以便及时发现和处理危险事件。有些高危病人也可以在术前收入ICU，通过必要的监测和治疗进行充分的术前准备，使其各器官功能在术前处于最佳水平。包括：

(1) 老年病人(>65岁)接受较高风险手术者。

(2) 创伤较大的高风险手术后病人：食管癌或胃癌根治术，肝叶或全肺切除术，胰头癌根治术(Whipple手术)，门静脉高压者行分流或断流术，心脏直视手术及器官移植术(肾、心、心肺、肝)等。

(3) 合并较高风险并存病行手术治疗者。①心血管系统：严重高血压而未以药物控制者，冠心病，有心肌梗死史(特别是<6个月者)，各种瓣膜病、心肌病、心律失常等；②呼吸系统：哮喘病，慢性阻塞性肺疾病(COPD)，急、慢性肺部感染，支气管扩张，肺大疱及其他肺部疾病伴肺功能异常者；③神经系统：脑血管意外后遗症，神经系统的急、慢性炎症，重症肌无力，癫痫等；④内分泌系统：甲状腺功能亢进、糖尿病、肾上腺皮质功能异常(Addison病、Cushing病)、嗜铬细胞瘤、垂体瘤伴尿崩症等；⑤血

液系统：各种凝血机制障碍、血友病、白血病及其他血液系统肿瘤等；⑥消化系统：急、慢性肝功能不全者；⑦泌尿系统：急、慢性肾炎或肾衰竭者。

(4) 其他：术中有严重低血压史(>20 分钟)，术中大量失血及输血者(>2 500ml)，术中发生严重过敏反应者，术中发生麻醉意外需复苏后治疗者等。

2. 需要进行严密监测治疗者　病情变化迅速，影响全身一个或多个器官的功能，往往危及病人生命，需严密监测并在监测指导下进行有效治疗。包括：①各种原因引起的休克；②意外心搏骤停复苏后需进行复苏后治疗或脑复苏的病人；③急性心肌缺血或 MI；④对血流动力学有严重影响的心律失常；⑤高血压危象、甲状腺危象；⑥严重创伤、大面积烧伤；⑦单个或多器官功能不全或衰竭(MSOF)，如呼吸衰竭、急性肾衰竭、心力衰竭等。

二、病情评估方法

在临床工作中，对病情严重程度的评估及其转归的预测是一项难度很大的工作。主要因为对病情的判断因人而异，而且重症病人的病情本身也在不断变化，在对比研究中有许多临床情况是不能重复的。在 ICU 对病情和预后进行正确的评估，对于治疗是十分重要的。使用统一标准对 ICU 病人病情进行评估具有以下意义：①可正确评估病情的严重程度和预后；②合理选用治疗用药和措施，并评估其疗效；③对病人在 ICU 的费用进行预测以减少不必要的花费；④为病人转入或转出 ICU 提供客观标准；⑤可根据干预措施的效果来评价医、护的质量。

(一) 一般评估方法

一般来说，根据病人生理功能紊乱的程度，可将病情大致分为四级：

Ⅰ级　俗称为“健康病人”，除了需要手术治疗的外科疾病外，无其他并存病，术后一般只需观察病情和无创伤性监测。这类病人不属于ICU收治范围。

Ⅱ级　指病人的生理功能基本稳定，但因手术创伤或其他创伤较大，为了防止意外发生，有必要进行监测者。这类病例可考虑收治。

Ⅲ级　指目前病人的生理功能虽然基本稳定，但随时有可能发生突发性危险，为了防止意外事件的发生，除了进行一般性治疗外，还必须进行有创性监测和加强治疗。

Ⅳ级　为病情严重程度已达到必须进行有创性监测和采取特殊治疗措施，方能使病情改善者。

Ⅲ~Ⅳ级病例都必须收入 ICU。但这种对病情的评估方法只能反映医师对具体病情的一般印象，没有客观的或量化指标，容易受到经验和条件的影响。为了能更客观地反映病情的严重程度，许多学者都在探讨对病情判断进行量化的评分系统。

美国麻醉医师协会(ASA)将病情分为五级(表 18-1)，其对病情的判断有重要参考价值。为了提高手术麻醉的安全性，术前应仔细阅读病历，详细了解病史及检查结果、平时体力活动能力及目前的变化，并对并存病的严重程度进行评估。根据访视和检查结果，对病情和病人对麻醉及手术的耐受能力作出全面评估。一般认为，Ⅰ~Ⅱ级病人对麻醉和手术的耐受性良好，风险性较小。Ⅲ级病人的器官功能虽在代偿范围内，但对麻醉和手术的耐受能力减弱，风险性较大，如术前准备充分，尚能耐受麻醉。Ⅳ级病人因器官功能代偿不全，麻醉和手术的风险性很大，即使术前准备充分，围手术期死亡率仍很高。Ⅴ级者为濒死病人，麻醉和手术都异常危险，不宜行择期手术。围手术期死亡率与 ASA 分级的关系密切。对 ASA 分级和与麻醉相关的循环骤停的分析表明，大多数循环骤停病例发生在Ⅲ~Ⅳ级病人，其成活率为 48%；发生于Ⅰ~Ⅱ级者约占循环骤停总数的 25%，成活率为 70%。说明病情越重，发生循环骤停者越多，死亡率也越高。

表 18-1　ASA 病情分级和围手术期死亡率

分级 *	标准	死亡率 /%
Ⅰ	体格健康，行一般手术	0.06~0.08
Ⅱ	除外科疾病外，有轻度并存病，功能代偿健全	0.27~0.40
Ⅲ	并存病较严重，体力活动受限，但尚能应付日常工作	1.82~4.30
Ⅳ	并存病严重，丧失日常工作能力，经常面临生命威胁	7.80~23.0
Ⅴ	无论手术与否，生命难以维持 24 小时的濒死病人	9.40~50.7
Ⅵ	确诊为脑死亡，其器官拟用于器官移植手术	–

* 急症病例注“急”或“E”，表示风险较择期手术增加

(二) 治疗干预评分系统

治疗干预评分系统(therapeutic intervention scoring system，TISS，表 18-2)是一种根据病人所需要采取的监测、治疗、护理和诊断性措施等的多少，以及每项干预措施的重要性进行评分的方法。这种方法的根据是，病情越重，所采取的监测、治疗措施越多，并需要更多的检查进一步明确诊断，在护

理方面所做的工作和所投入的人力也较大。一般认为，积分为40分以上者都属高危病人。据作者对SICU所收治的500例分析，总死亡率为8.2%；TISS积分40分以上的136例中，死亡36例，病死率为26.5%，占总死亡人数的87.8%。可见，该评分法对于评价病情严重程度和治疗效果都具有一定价值。TISS评分系统对ICU收治病人有重要参考价值，一般认为，当积分达4分以上者，说明病情需要采取一些干预性治疗，可收入ICU。此外，在衡量护理工作量时也有参考意义。一般认为，积分达43分者，每班需要一名有经验的护士护理；积分为12~13分以下者，一名护士可护理4名病人。TISS评分系统的优点是简单易行，可以在病人的床旁进行评估。缺点是未考虑病人的年龄和既往的健康状况，不同条件或水平的医疗单位所采取的监测和治疗方法也不一致，这样可影响评分的客观性。

表 18-2 TISS 评分标准

评分	标准	
4分	1)心搏骤停或电除颤后(48小时内)	11)加压输血
	2)控制呼吸，用或不用PEEP	12)抗休克裤(MAST)
	3)控制呼吸，间断或持续用肌松药	13)监测颅内压
	4)食管静脉出血，三腔管压迫止血	14)输血小板
	5)持续动脉内输液	15)主动脉球囊反搏(IABP)
	6)放置肺动脉漂浮导管	16)急诊手术(24小时内)
	7)心房和/或心室起搏	17)急性消化道出血灌洗
	8)病情不稳定者行血液透析	18)急诊行内镜或纤维支气管镜检查
	9)腹膜透析	19)应用血管活性药物(>1种)
	10)人工低温	
3分	1)静脉营养(包括肾、心、肝衰竭营养)	15)电转复治疗心律失常
	2)备用起搏器	16)应用降温毯
	3)胸腔引流	17)动脉置管测压
	4)IMV或辅助通气	18)48小时内快速洋地黄化
	5)应用CPAP治疗	19)测定心排血量
	6)经中心静脉输高浓度钾	20)快速利尿治疗体液超负荷或脑水肿
	7)经鼻或口气管内插管	21)积极纠正代谢性碱中毒
	8)无人工气道者行气管内吸引	22)积极纠正代谢性酸中毒
	9)代谢平衡复杂，频繁调整出入量	23)紧急行胸腔、腹膜后或心包穿刺
	10)频繁或急查动脉血气分析、出凝血参数(>4次/班)	24)积极抗凝治疗(最初48小时)
	11)频繁成分输血(>5单位/24小时)	25)因容量超负荷行静脉放血
	12)非常规静脉单次注药	26)静脉应用2种以上抗生素
	13)静脉滴注一种血管活性药物	27)药物治疗惊厥或代谢性脑病(发病48小时内)
	14)持续静脉滴注抗心律失常药物	28)复杂性骨牵引
2分	1)监测CVP	6)鼻饲
	2)同时开放2条静脉输液	7)因体液丢失过多行补液治疗
	3)病情稳定者行血液透析	8)静脉化疗
	4)48小时内的气管切开	9)每小时记录神经生命体征
	5)自主呼吸:气管内插管或气管切开者接T管或面罩吸氧	10)频繁更换敷料
		11)静脉滴注垂体后叶素
1分	1)监测ECG	10)气管切开护理
	2)每小时记录生命体征	11)压疮
	3)开放1条静脉输液	12)留置导尿管
	4)慢性抗凝治疗	13)吸氧治疗(鼻管或面罩)
	5)常规记录24小时出入量	14)静脉应用抗生素(<2种)
	6)急查血常规	15)胸部物理治疗
	7)按计划间歇静脉用药	16)伤口、瘘管或肠瘘需加强冲洗、包扎或清创
	8)常规更换敷料	17)胃肠减压
	9)常规骨牵引	18)外周静脉营养或脂乳输入

PEEP:呼气末正压通气;CAPA:连续气道正压通气;IMV:间歇指令通气

（三）急性生理及慢性健康评估系统

急性生理及慢性健康评估系统（acute physiology and chronic health evaluation，APACHE）是 Knaus 于 1978 年设计的，APACHE Ⅱ是根据 12 所医院 ICU 收治的 5 815 例危重病人的资料而设计的。主要由急性生理改变、慢性健康状况以及年龄三部分组成。包含了 12 项生理指标和 Glasgow 昏迷评分（表 18-3），加上年龄和既往健康等状况，对病情进行总体评估。Glasgow 昏迷评分为 3~15 分，一般 5 分以下为病情极严重，而 9 分以上者的病情较轻。因此，在计算 APACHE Ⅱ评分时，应为 15 与实测 Glasgow 昏迷评分之差。而每项的评分是根据入住 ICU 第 1 个 24 小时所测定值进行评定，所测定生理指标正常者为零分，高于或低于正常值都要加分，异常的程度不同，分值也有区别（表 18-4）。因此，积分越高病情越重，预后也越差。一般认为，APACHE Ⅱ评分大于 8 分者为轻度危险，大于 15 分者为中度危险，大于 20 分者为严重危险。APACHE Ⅱ评分与内科或外科病人的预后都有明显的相关性。APACHE Ⅱ评分大于 24 分时，死亡率在 90% 以上；而小于 10 分时，死亡率几乎接近 0%。因此，可以帮助医师认识治疗效果，预测其预后。但是，APACHE Ⅱ并未能考虑入住 ICU 之前的治疗情况，有的病人可能因入住 ICU 之前的治疗而使病情改善，使评分降低，则不能反映病人真正的危险性。

表 18-3 Glasgow 昏迷评分标准

检查项目		评分	检查项目		评分	检查项目		评分
睁眼反应	无	1	语言反应	无	1	运动反应	无	1
	对疼痛有反应	2		不能理解	2		能伸展	2
	对声音有反应	3		不能表达	3		异常屈曲	3
	自动睁眼	4		对话条理不清	4		躲避收缩	4
				正常	5		定向定位	5
							服从指令	6

表 18-4 APACHE Ⅱ评分标准

生理参数	不正常值高限范围					不正常值低限范围			
	+4	+3	+2	+1	0	+1	+2	+3	+4
1. 肛温（℃）	≥ 41	39~40.9		38.5~38.9	36~38.4	34~35.9	32~33.9	30~31.9	≤ 29.9
2. MAP（mmHg）	≥ 160	130~159	110~129		70~109		50~69		≤ 49
3. 心率（次 /min）	≥ 180	140~179	110~139		70~109		55~69	40~54	≤ 39
4. 呼吸（次 /min）	≥ 50	35~49		25~34	12~24	10~11	6~9		≥ 5
5. 氧合功									
a.A-aDO$_2$(F$_I$O$_2$ ≥ 0.5)	≥ 500	350~499	200~349		<200				
b.PaO$_2$（F$_I$O$_2$<0.5）					>70	61~70		55~60	<55
6. 动脉血 pH	≥ 7.7	7.6~7.69		7.5~7.59	7.33~7.49		7.25~7.32	7.15~7.24	<7.15
7. 血钠（mmol/L）	≥ 180	160~179	155~159	150~154	130~149		120~129	111~119	≤ 110
8. 血钾（mmol/L）	≥ 7	6~6.9		5.5~5.9	3.5~5.4	3~3.4	2.5~2.9		<2.5
9. 血肌酐（mg/dl，急性肾衰评分加倍）	≥ 3.5	2~3.4	1.5~1.9		0.6~1.4		<0.6		
10. HCT（%）	≥ 60		50~59.9	46~49.9	30~45.9		20~29.9		<20
11. WBC（10^3/mm^3）	≥ 40		20~39.9	15~19.9	3~14.9		1~2.9		<1
12. Glasgow 昏迷评分（GCS），分值 =15– 实测 GCS 值									

续表

生理参数	不正常值高限范围					不正常值低限范围			
	+4	+3	+2	+1	0	+1	+2	+3	+4

A. 急性生理评分（APS）=12 项评分总和

B. 年龄评分：

年龄（岁）	评分值
≤ 44	0
45~54	2
55~64	3
65~74	5
≥ 75	6

C. 慢性健康状况评分：

器官功能严重障碍或免疫力低下病人的评分 *：

a. 不能手术或急诊手术者 5 分

b. 择期手术者 2 分

APACHF Ⅱ评分 = A+B+C

A：APS 评分

B：年龄评分

C：慢性健康状况评分

APACHE Ⅱ总值评分：

* 器官功能严重障碍指入院前按以下标准诊断：

1. 肝脏：证实有门脉高压及上消化道出血史；肝衰 / 脑病 / 昏迷史；活检证实有肝硬化

2. 心血管系统：纽约心脏病学会分级标准Ⅳ级

3. 呼吸系统：慢性限制性、阻塞性或肺血管疾病导致的活动严重受限，如不能登楼梯或进行一般家务劳动；有慢性缺氧，高碳酸血症，继发性红细胞增多症；严重的肺动脉高压（>40mmHg），或依赖呼吸机

4. 肾脏：长期接受血液透析

* 免疫功能低下：接受抑制免疫治疗、化疗、放射治疗者；近期或长期接受大剂量激素治疗者；晚期白血病、淋巴瘤、艾滋病等抗感染能力低下者

（杨拔贤）

第三节　术后肺功能的改变和肺部并发症

急性肺通气功能衰竭在术后病人中并非少见。据统计，术后死亡病例中，约有 50% 的病例直接或间接与呼吸功能衰竭有关。手术前有肺功能异常者最容易发生术后肺部并发症。术前肺活量和呼气速率正常者，术后肺部并发症发生率约 3%；而以上两项异常者术后肺部并发症发生率则为 70%。因此，正确认识术后肺功能改变对于预防术后肺部并发症的发生有着重要意义。

一、手术对肺功能的影响

1. 肺活量（VC）降低　肺活量是衡量呼吸储备功能的参数。有报道，上腹部手术后即刻，VC 可降低到术前的 40%；术后 5~7 天，VC 仍只有术前的 60%~70%。下腹部手术也可使 VC 轻度降低。影响 VC 的因素有：呼吸肌力、胸肺顺应性、气道阻力等。当肺组织受损、肺扩张受限、胸廓和膈肌运动受限及呼吸道梗阻时，VC 均可降低。正常成人的 VC 为 65~75ml/kg，当 VC 降低到 15ml/kg 以下时，则严重影响病人的通气储备功能，表现为深吸气受限、咳嗽无力、呼吸浅而快。长时间的浅而快的呼吸，可影响吸入气体在肺内的分布和肺泡的膨胀，继发肺不张和肺部感染。剖胸和腹部手术后对 VC 的影响主要是限制性的，即对胸廓扩张和膈肌运动的机械性限制。手术对胸壁及腹部的创伤和对膈肌的刺激、腹胀后脏器对膈肌的压迫，以及术后伤口疼痛的影响，都可使胸廓和膈肌运动减弱，胸肺顺应性降低，结果使 VC 降低。VC 降低的程度与手术部位和手术类型有关。在术后 24 小时内，选择性上腹部或剖胸手术，VC 可降低 50%~75%；选择性下腹部或胸壁手术，VC 可降低 30%~50%；选择性非胸腹部手术，VC 降低较小，但可受麻醉药及镇痛药的影响。有人观察到，术后即刻 VC 即有明显降低，术后 12~18 小时降低最显著。如果没有其他合并症，VC 于术后第 2 天即开始恢复。完全恢复时间各家报道不一，有报告术后第 3、4 天即可恢复到术前水平，也有报道 VC 降低可持续 10~14 天。由于术后 24 小时内 VC 降低最明显，在此期间容易发生急性呼吸系统并发症，应该严密监测呼吸功能，尤其是对合并有肺部疾病和其他并存疾病者更为重要。

2. 术后肺容量和功能残气量(FRC)降低 肺容量降低是术后肺功能障碍的最常见原因,特别是胸腹部大手术后更为多见。由于胸壁创伤、手术刺激、腹胀和术后疼痛,使得胸壁、腹壁及膈肌运动受限,限制了肺泡的膨胀。病人以低潮气量、快频率进行呼吸,并丧失了深吸气和有效咳嗽功能。结果使肺容量逐渐降低,并发生不同程度的肺萎陷。据测定,术后肺容量降低主要是 FRC 和 VC 的降低,而对余气量的影响不大。有报道,上腹部手术后 FRC 可降低 30% 左右,严重者可降低 40%~50%。一般 7~10 天才能逐渐恢复到术前水平。下腹部和四肢手术后对 FRC 的影响较轻,恢复也较快。FRC 严重降低可引起小气道狭窄和早期关闭,使通气 / 灌流比例失调,肺内分流量增加,导致术后低氧血症。

二、术后肺部并发症的影响因素及预防措施

术后肺部并发症(postoperative pulmonary complication,PPC)是引起术后病人死亡的主要原因之一。术后即刻发生的呼吸衰竭可能与麻醉有关。由于全麻药的作用,病人清醒可能延迟、肌张力降低或声门水肿而引起上呼吸道梗阻;麻醉性镇痛药对呼吸中枢的抑制,引起肺泡通气不足;肌松药的残余作用,使呼吸肌力减弱而导致通气功能衰竭。术后早期可出现低肺容量综合征、肺不张、误吸综合征、肺水肿及支气管痉挛等;后期可能发生肺部感染或肺炎,肺栓塞或 ARDS;以肺不张、肺炎、误吸综合征和急性通气功能障碍或衰竭较为多见。

影响 PPC 发生率的因素有:①一般因素:吸烟、肥胖及年龄;②肺部疾病:COPD 病史,包括肺气肿、慢性支气管炎及限制性肺部疾病;③麻醉方法:气管内全麻及椎管内麻醉;④手术类别:非胸腹部手术(<1%),胸部及腹部手术(6%~70%)。据报道,术后 PPC 的发生率,术前肺功能异常者为正常的 23 倍;腹部手术者为非腹部者的 4 倍;吸烟者为不吸烟者的 4 倍;年龄 60 岁以上者为 60 岁以下的 3 倍;体重超过标准体重 20% 的肥胖者为正常体重的 2 倍。

为了减少 PPC 的发生,建议以下病人于术前进行肺功能检查,以便采取相应的预防和治疗措施:①有肺部疾病史;②有肺通气限制因素者,包括肥胖(超过标准体重 20%)、脊柱后侧凸和有神经肌肉接头疾病者;③明显影响肺通气的手术,如开胸手术、上腹部手术者;④吸烟者,尤其是吸烟严重者(每月超过 20 包);⑤近期(<30 天)患有上呼吸道感染者;⑥年龄超过 65 岁者。

术前治疗方法包括:①停止吸烟(>1 周);②如果患有慢性支气管炎者,应服用祛痰药和适当的抗生素;③根据肺功能检查结果,服用支气管扩张药;④雾化吸入以利于有效排痰;⑤胸部物理治疗(CPT)、体位引流、深呼吸和咳嗽训练等。

为了评价发生 PPC 的危险性,将影响 PPC 的因素及其影响程度进行评分(表 18-5),按总积分来预测发生 PPC 的危险性,并提出相应的预防和治疗措施。低度危险(0 分):PPC 的发生率接近零,无特殊呼吸治疗,但应鼓励病人深吸气和咳嗽。中度危险(1~2 分):PPC 发生率明显增加,包括肺不张、肺炎、轻度低氧血症等。若能有效治疗,一般不危及病人的生命。但必须密切监测呼吸功能的改变,包括呼吸频率、SpO_2、动脉血气分析等。术后应该进行吸氧、雾化吸入及胸部物理治疗。高度危险(>3 分):应收入 ICU 严密监测心、肺功能 24~48 小时,并进行有效的呼吸治疗。有人主张,这类病人术后应进行预防性机械通气,直到其呼吸功能完全恢复。术后镇痛很重要,疼痛可影响病人的深吸气和咳嗽,镇痛完善者可使 VC 增加,改善肺氧合功能。

表 18-5 PPC 危险性评分法

	影响因素	评分
1. 呼吸肺量图	(1)正常($FVC\%+FEV_1/FVC\%>150$)	0
	(2)$FVC\%+FEV_1/FVC\%=100\sim150$	1
	(3)$FVC\%+FEV_1/FVC\%<100$	2
	(4)术前 FVC<20ml/kg	3
	(5)应用支气管扩张药后 $FEV_1/FVC\%<50\%$	3
2. 心血管系统	(1)正常	0
	(2)高血压已控制,MI 后 2 年未发	0
	(3)活动时呼吸困难,端坐呼吸,发作性夜间呼吸困难,心源性肺水肿,充血性心力衰竭,心绞痛	1
3. 神经系统	(1)正常	0
	(2)精神错乱,迟钝,激动,痉挛,共济失调	1
	(3)明显肌无力	1

续表

影响因素		评分
4. 动脉血气分析	(1)基本正常	0
	(2)吸空气 $PaCO_2$>50mmHg 或 PaO_2<60mmHg	1
	(3)代谢性酸碱失衡 pH>7.50 或 <7.30	1
5. 术后活动能力	(1)36 小时即能活动	0
	(2)完全卧床,活动受限超过 36 小时	1

注:FVC:用力肺活量;FEV_1:第 1 秒用力呼气容积;FEV_1/FVC%:第 1 秒用力呼气量占用力肺活量百分率

三、常见术后肺部并发症

(一)术后低氧血症

健康人在海平面呼吸空气时,PaO_2 为 80~100mmHg,动脉血氧饱和度(SaO_2)为 96%~98%。当 PaO_2 低于 60mmHg,SaO_2 或 SpO_2 低于 90% 时,即可诊断为低氧血症。术后病人常伴有不同程度的低氧血症,尤其是术前合并肺部疾病行剖胸或上腹部手术者更为多见。

1. 病因

(1)麻醉恢复期:麻醉恢复期发生的低氧血症多与麻醉药、麻醉性镇痛药、肌松药或镇静药的残余作用有关。由于药物的残余作用,可引起病人的上呼吸道梗阻、潮气量降低或呼吸频率过慢,导致肺泡有效通气量不足。吸入氧化亚氮(N_2O)麻醉者,手术结束后吸空气时,可因组织中的 N_2O 向肺泡内弥散,使肺泡中的氧浓度降低,引起弥散性缺氧而导致低氧血症。因此,在停止吸入 N_2O 后应吸氧 5~10 分钟。

(2)肺通气/灌流比例失调和肺内分流量增加:这是引起术后低氧血症的主要原因。前者指血液流经通气不足的肺泡时,未能得到充分氧合,吸氧治疗可以纠正。后者指混合静脉血经过无通气肺泡时,未能进行气体交换即直接流入左心房,导致肺内分流量增加和 PaO_2 降低,单纯吸氧是很难纠正的。手术期间由于手术刺激、麻醉及体位等因素的影响可引起术后肺容量和 FRC 降低、局部肺不张,结果导致肺泡通气/灌流比例降低。肺容量降低是术后肺功能障碍的重要原因,特别是胸腹部大手术后更为多见,多为限制性肺通气功能障碍。病人以低潮气量、快频率进行呼吸,并丧失了深呼吸和有效咳嗽功能,结果使肺容量逐渐降低,并可发生肺萎陷。据测定,术后肺容量降低主要是 FRC 和肺活量(VC)的降低,而对残气量的影响不大。有报道,上腹部手术后 FRC 可降低 30% 左右,严重者可降低 40%~50%,约 7~10 天才能逐渐恢复到术前水平。下腹部和四肢手术后对 FRC 的影响较轻,恢复也较快。FRC 严重降低可引起小气道狭窄和早期关闭,使通气/灌流比例失调,导致术后低氧血症。术后肺不张是引起肺内分流增加,导致严重低氧血症的原因。主要是由于手术期间肺实质受压所致,如手术拉钩、填塞敷料、手术操作或胸腔占位性损伤(如血胸、气胸等),都可引起肺不张。低垂部位的肺容易发生肺不张,术中发生的肺不张可持续到术后,有的可达 24 小时以上,结果使肺容量显著降低,引起术后低肺容量综合征。

(3)氧耗量增加:术后因代谢增加而使呼吸做功增加,氧耗量明显增加,是导致术后低氧血症的原因之一。一般来说,正常成人在静息状态下,呼吸做功所需要的氧只占总氧耗量的 2% 左右。但在术后因代谢增加,氧需量及氧耗量显著增加。例如,胸骨正中劈开术后,呼吸做功可增加到术前的 10 倍,氧耗量可占总氧耗量的 20% 左右。如果术前心功能已有损害,或因手术创伤引起心功能障碍,那么心排血量的增加就不能适应呼吸做功增加的需要。结果导致低氧血症和心功能的进一步损害。

2. 临床表现　PaO_2 为 60~79mmHg 时为轻度低氧血症,40~59mmHg 为中度低氧血症,低于 40mmHg 为严重低氧血症。由于病人缺氧,呼吸频率增快,而呼吸幅度降低,临床表现为浅而快的呼吸。可出现不同程度的发绀,但当血红蛋白低于 50g/L 时,即使缺氧也不表现为发绀。严重缺氧时病人躁动不安,是脑缺氧的结果。心率增快、血压升高,严重者可发生不同程度的心律失常。肺部听诊一般无明显体征,X 线检查可见膈肌升高,肺容量降低。如发生肺不张或气胸时,影像学检查有改变。

3. 预防　术前应让病人加强呼吸功能训练,进行深呼吸、咳痰。对合并 COPD 者,应适当应用抗生素和支气管扩张药物。术后应加强镇痛,让病人经常变换体位,尽早让取半卧位或坐位,鼓励和帮助病人深吸气和咳嗽。

4. 治疗　主要是吸氧治疗。对于肺内分流量不大者(<20%),吸氧后可使肺泡内的氧分压升高,从而使 PaO_2 升高,纠正低氧血症。对于合并有肺通气功能障碍者,吸氧虽能使 PaO_2 改善,但不能纠正因肺通气不足而引起的 CO_2 蓄积,应首先以辅助呼吸改善通气功能。当肺内分流量超过 30% 者,仅靠单纯吸氧也很难纠正低氧血症,应采取呼吸综

合疗法，如适当降温、胸部物理治疗（CPT）、雾化吸入、持续呼吸道正压（CPAP），对于顽固性低氧血症应进行机械通气治疗。

（二）术后肺不张和肺炎

术后肺不张和肺炎的发生率各家报道不一，腹部和剖胸手术后为 12%~80%，其中肺不张约占 90%。

1. 病因

(1) 术后 VC 和 FRC 降低：由于 VC 和 FRC 降低，病人不能进行深吸气和咳嗽，肺泡不能有效膨胀。

(2) 导致 VC 和 FRC 降低的因素：包括术后分泌物增加和潴留，创伤、腹胀、胸腹带对胸廓膨胀的限制，剖胸后胸腔内压力的改变以及麻醉药对肺顺应性和肺容量的可能影响等。

(3) 术前合并有急性呼吸道感染、慢性支气管炎、肺气肿、COPD 等，以及过度肥胖者、有吸烟史等，也容易使病人发生术后肺不张及肺炎。

2. 临床表现　小面积的肺不张，一般无明显的临床症状或体征。大面积肺不张时，病人呼吸急促，咳嗽，表现为快而浅的呼吸，体温升高；听诊时有局限性湿啰音、呼吸音减弱、消失或为管状呼吸音。化验检查为白细胞和中性粒细胞计数增加。血气分析：PaO_2 下降，严重者可发生低氧血症，早期 $PaCO_2$ 降低，而后期 $PaCO_2$ 升高。X 线检查可呈现典型的肺不张影像。

3. 预防　有急性呼吸道感染的病人应延期 2~3 周手术；有吸烟史者应术前禁烟 2~3 周；合并有慢性呼吸系统疾病人，术前应加强呼吸功能训练，进行胸部物理治疗，并适当应用抗生素和支气管扩张药物。术后早期让病人取半卧位或坐位，鼓励和帮助病人深吸气和咳嗽。对于过度肥胖者、COPD 病人行上腹部或剖胸手术者，术后采用 CPAP 治疗，以预防发生肺不张。

4. 处理

(1) 加强胸部物理治疗，包括：翻身拍背，帮助病人深呼吸、咳嗽，以促进肺膨胀。

(2) 给予蒸汽或超声雾化吸入、祛痰药、支气管舒张药等，以解除支气管痉挛，使痰液稀释以利于咳出，消除支气管内分泌物潴留。

(3) 采用纤维支气管镜吸痰对肺不张具有明显治疗效果。

(4) 对于发生低氧血症或呼吸衰竭者，可应用 CPAP 治疗，或机械通气治疗。

(5) 根据痰液细菌培养结果和药敏实验，选用有效的抗生素治疗。

（三）反流、误吸和吸入性肺炎

吸入性肺炎（aspiration pneumonia）是指异物或刺激性物质吸入到呼吸道所引起的肺实质炎症。其病情变化迅速，严重者可发生急性呼吸窘迫综合征（ARDS）。胃内容物误吸入是引起 ARDS 的常见原因之一，预后较差，病死率高达 40%~50%。

1. 病因

(1) 全身麻醉：全身麻醉时发生反流者约占 4%~26.3%，其中的 62%~76% 发生误吸。尤其以产科和小儿外科病人的发生率较高。在全麻期间引起反流和误吸入的原因包括：①全麻诱导时，病人的意识、咽喉部反射消失，一旦有反流物即可发生误吸入；②如果发生不完全或完全性呼吸道梗阻，人工呼吸时有可能将气体吹入胃内，使胃内压升高；③由于肥胖、糖尿病、消化道溃疡等疾病或术前镇痛药的使用，使胃肠蠕动减弱，胃排空时间延长，结果使胃内存积大量胃液或空气；④术前和麻醉中使用的药物可降低胃食管括约肌张力，容易引起反流；⑤引起胃内压增加的因素，如全麻诱导插管时病人呛咳或挣扎，琥珀胆碱可通过肌颤引起腹腔内压升高；⑥急诊手术病人往往有胃内容物残留，创伤病人的胃排空时间显著延长，常处于饱胃状态，易发生误吸；⑦全麻手术后，麻醉没有完全清醒时拔管，此时病人吞咽呛咳反射未恢复，极易发生胃内容物的反流及误吸。

(2) 特殊因素：①妊娠：子宫增大进入腹腔，增加腹腔和胃内压力；妊娠期内分泌发生变化，胃液分泌增加、pH 下降，胃排空时间延长；分娩时剧烈疼痛，可延长胃排空时间；分娩时截石位、下压子宫，增加误吸危险性；急诊剖宫产病人术前没有时间禁食，全麻诱导时，易发生误吸。②口腔或上消化道出血，肠梗阻或腹腔内积血积液引起胃、腹腔内压升高，反流和误吸入的危险显著增加。③小儿：食管较短，食管下段括约肌发育不全，误吸危险性增加；年纪越小，胃液分泌量越多，胃液 pH 也越低，误吸后对肺的损害也越大；全麻时用不带套囊的气管插管，气体容易进入胃内引起胃内压升高，增加误吸入的危险性。

(3) 相关治疗措施：①机械通气：呼吸机相关性肺炎（ventilator associated pneumonia，VAP）常发生于机械通气 48 小时以上的病人，是一种肺间质炎症。多数人认为，VAP 是由于误吸入致病菌污染的分泌物所引起。机械通气病人误吸入口咽部分泌物是细菌进入下呼吸道的主要途径。建立人工气道病人的吞咽反射受损，防御功能明显降低，误吸后容易发生吸入性肺炎。②胃肠营养：放置胃管持续胃肠道营养可保证吞咽功能障碍病人的营养，但由于胃管刺激咽喉，胃管破坏食管下段和胃之间的屏障压，易招致呕吐、反流和误吸。③全胃切除后，容易发生胃内容物的反流而引起吸入性肺炎。

2. 临床表现　由于误吸物的性质（胃液、血液或固体）、pH、吸入物的量不同，临床表现也有很大差别。

(1) 急性呼吸道梗阻：无论误吸物为固体食物或胃液，都可引起急性机械性、完全或不完全性呼吸道梗阻。完全性呼吸道梗阻可立即导致窒息、缺氧，如不能及时解除梗阻，病人可迅速死亡。不完全性气道梗阻早期，病人表现为呼吸困难、费力，吸气时出现明显的三凹征，血压升高，心率增快。晚期则出现严重缺氧和 CO_2 蓄积，直至心搏骤停。如果误吸入物的量较小，可引起局部肺不张，也可因继发感染而引起肺炎或肺脓肿。

(2) 哮喘样综合征：误吸后不久即出现严重的支气管痉挛和呼吸困难，肺部可听到广泛的哮鸣音及啰音。误吸不同液体或物质引起急性期的病理生理改变大致相同。误吸物可引起肺组织化学烧伤，而直接损伤肺泡毛细血管膜；引起细支气管及肺毛细血管反射性痉挛，毛细血管通透性增加，肺泡表面活性物质的稀释及失活。结果引起漏出性肺水肿和肺不张，使肺的通气 / 灌流比例失调和分流量增加，肺顺应性下降和功能残气量（FRC）降低。因此，表现出严重的低氧血症和 CO_2 蓄积。由于肺毛细血管痉挛而导致肺动脉高压，右心后负荷增加。最终可因呼吸和循环衰竭而死亡。引起肺损伤的程度与胃液的 pH 直接相关。造成肺损伤的临界值：胃液 pH ≤ 2.5 时，容量为 0.4ml/kg 或 20~25ml。吸入量越大，pH 越低，肺损伤越重。

(3) 吸入性肺不张和肺炎：由于吸入物本身及其对支气管黏膜的刺激而引起分泌物增加，可堵塞支气管而导致远端的肺不张和肺炎。表现为呼吸频率加快、呼吸困难、鼻翼扇动、发绀、气喘；严重时可表现为上呼吸道梗阻症状。两肺听诊可闻干、湿音和哮鸣音。肺受累的部位和面积，取决于发生误吸时的体位及误吸物的量。胸部 X 线片 88%~94% 的病人有不同程度的肺间质浸润性改变，其中右下肺叶占 60%，右中叶占 32%，左下叶占 42%。

3. 预防　主要措施包括减少胃内物的滞留，促进胃排空，降低胃液的 pH，降低胃内压，加强对呼吸道的保护。

(1) 手术麻醉前应严格禁饮禁食，减少胃内容物。抗胆碱能药物如阿托品或东莨菪碱，能减少胃液分泌，但可降低食管下段括约肌张力。

(2) 肠梗阻或肠功能未恢复者，应插胃管持续抽吸胃内容物，以减少误吸的发生率。

(3) H_2 受体拮抗药可抑制胃酸分泌，减少胃液量；胃动力药可加速胃排空，提高食管下段括约肌张力，并有镇吐作用；抗酸药可以提高胃液 pH，以减轻误吸引起的肺损害。

(4) 饱胃病人需要全麻时，首选清醒气管内插管，可降低胃内容物反流，减少误吸。对于麻醉前估计插管不困难者，也可选择快速诱导，但必须同时压迫环状软骨以防发生反流。

(5) 全麻后病人的意识和咽喉部反射不能完全恢复，术后应待病人完全清醒、吞咽咳嗽反射恢复正常后再拔管，减少术后误吸的发生。

4. 治疗

(1) 呼吸支持治疗：①保持呼吸道通畅：一旦发生误吸，迅速将病人头部放低，并转向一侧，立即吸净口咽部、气管内的误吸物。出现上呼吸道梗阻的病人，应立即建立人工气道，如气管内插管、气管切开或环甲膜穿刺等。在病情允许的情况下，应用纤维支气管镜检查并尽量清除气道内的异物，防止肺不张及肺部感染的发生。②氧治疗：症状轻的清醒病人可采用鼻管、面罩或带储气囊面罩进行吸氧，维持 PaO_2>60mmHg，SpO_2>90%，避免发生低氧血症。③机械通气治疗：昏迷或急性呼吸衰竭病人应立即进行气管内插管，机械通气治疗。顽固性低氧血症（PaO_2/FiO_2<200）病人应以最佳 PEEP 进行治疗，纠正低氧血症。④解除支气管痉挛：发生支气管痉挛者应给予舒张支气管药、糖皮质激素等。

(2) 循环支持治疗：误吸造成肺毛细血管通透性增加，血浆渗漏到肺间质及肺泡内，正压通气使回心血量减少，结果都可造成有效循环血容量不足，严重时可发生低血容量性休克。因此，临床上应密切监测血流动力学参数，记录和调整液体出入量，以维持血流动力学稳定。

(3) 抗生素：预防性应用抗生素，以预防和治疗继发性肺部感染。

(4) 激素：对误吸后的病人应用糖皮质激素治疗，仍然存在不同意见。早期应用在减轻症状、缓解支气管痉挛方面可能有一定益处。但使用激素并不能改变误吸后的病理生理过程，且存在一定副作用。因此，可早期应用，并尽早停药。

(5) 其他治疗：研究表明，单克隆抗体、TNF-α

抗体、IL-8抗体等，能抑制中性粒细胞的聚集，降低中性粒细胞流入肺泡腔，从而减轻肺损伤，改善肺的气体交换和机械性能，减轻肺水肿。但其临床效果及可能发生的副作用，仍有待于进一步研究。

（四）术后急性通气功能障碍或衰竭

是指术后病人的肺通气功能不能适应其代谢的需要，因而发生CO_2蓄积和低氧血症。多发生在术后24小时内。

1. 原因

（1）麻醉的影响：术后早期发生的通气不足可能与麻醉有关。麻醉药的残余作用可引起中枢性呼吸抑制，使潮气量降低和呼吸频率改变而影响通气功能。当对呼吸中枢抑制严重时，$PaCO_2$可明显升高，并可抑制中枢对CO_2升高的通气反应，从而进一步加重通气功能障碍。麻醉性镇痛药对呼吸中枢的抑制作用，表现为呼吸频率减慢，并抑制中枢对缺氧引起的通气反应。肌松药的残余作用使呼吸肌无力或上呼吸道梗阻，而导致通气不足。电解质紊乱、肾功能障碍或某些抗生素的应用，也可影响肌松药的代谢速度或药效，加重术后肌松药的残余作用。

（2）上呼吸道梗阻：是术后即刻常见的并发症，尤其是清醒延迟者。主要原因有：舌后坠、分泌物阻塞、喉痉挛、喉头水肿等。术后肌松药的残余作用对维持呼吸道通畅的影响应予以重视。因此，术后应严密观察和监测病人的呼吸功能，以防呼吸系统的意外事件发生。

（3）术后低肺容量综合征：是术后通气功能障碍的重要原因。尤其是胸、腹部大手术后，因胸壁或腹壁创伤、手术刺激、腹胀、胸腹带束缚过紧、术后疼痛及过度肥胖等因素，使胸肺的顺应性降低及膈肌运动受限，可限制肺的膨胀，导致通气不足。此外，张力性气胸，支气管痉挛也是引起通气功能不足的原因。上腹部手术损伤膈肌、中心静脉穿刺损伤胸膜，都可引起张力性气胸，应予以高度重视。

（4）通气储备功能降低：当病人术前VC<15ml/kg时，其通气储备功能严重受损。如合并其他引起呼吸阻力增加或代谢需求增加的因素，则将进一步增加呼吸做功。一般来说，最大通气量（MVV）为第一秒用力呼气量（FEV_1）的38倍，即$MVV=FEV_1\times38$。但病人不可能以MVV持久呼吸，15秒后，病人所能承受的最大通气量（maximum sustained ventilation，MSV）则降低到MVV的60%，$MSV=FEV_1\times38\times0.6=FEV_1\times23$。若行剖胸或开腹手术，预计术后第1天肺容量降低50%。因此，$MSV=FEV_1\times11.5$。如果病人术前的通气储备功能降低，FEV_1仅为1L，那么，术后第1天的MSV只有11.5L/min。而术后病人因代谢需求，所需最小分钟通气量为10L/min。可见，该病人的通气储备功能极低，发生通气功能衰竭的可能性很大，术后应该以呼吸机行呼吸支持治疗。当病人的FEV_1低于2L/min，行胸腹部大手术时，术后应加强呼吸治疗并密切监测呼吸功能。

2. 临床表现　病人的呼吸减弱，胸腹起伏的幅度小，潮气量不足；呼吸频率可代偿性增快，表现为快而浅的呼吸；合并有上呼吸道部分梗阻者，可见其呼吸费力并有鼾声；呼吸道完全梗阻者，只见有呼吸动作而无气体交换，可危及病人生命，应立即处理。动脉血气分析结果为$PaCO_2$高于45mmHg，严重者$PaCO_2$高于60mmHg，同时pH低于7.25，未吸氧时的PaO_2低于60mmHg或SpO_2低于90%。由于CO_2蓄积和低氧血症的发生，可引起循环功能的改变，轻、中度呼吸性酸中毒可引起血压升高，心率增快及心肌的应激性增加；重度酸中毒可引起循环抑制及心律失常。

3. 预防　术前应重视呼吸功能的评估，对于呼吸储备功能障碍行高风险手术者，术后应送ICU进行加强治疗。在麻醉恢复期应严密观察和监测，做到及时发现和处理，以避免严重并发症的发生。全麻后未完全清醒者，应确保病人的呼吸道通畅，避免发生上呼吸道梗阻。对于可疑发生气胸者，应立即检查胸部X线片，以便及早诊断和处理。

4. 治疗

（1）因麻醉因素引起的中枢性呼吸抑制者，首先应保持呼吸道通畅，鼓励病人咳嗽和用力呼吸，必要时以拮抗药逆转。对于抑制严重者，应保留气管内插管以机械通气维持呼吸直到呼吸功能完全恢复。肌松药的残余作用应以新斯的明进行拮抗，必要时辅助或控制呼吸直至呼吸肌力的完全恢复。

（2）术后低肺容量综合征应采取呼吸综合疗法，如胸部物理治疗、吸氧治疗、鼓励和帮助病人深吸气和咳嗽，也可以面罩进行持续气道正压通气（CPAP）治疗，严重者应进行机械通气治疗。加强术后镇痛有利于促进病人呼吸功能的恢复。如胸部X线片确诊气胸存在，应立即行胸膜腔闭式引流。

（3）合并COPD、哮喘或近期呼吸道感染者，术后容易发生支气管痉挛。除进行呼吸综合治疗外，可结合药物治疗，如氨茶碱、糖皮质激素或肾上腺素等。

（杨拔贤）

第四节　呼吸功能的监测

近年来，对呼吸功能的监测发展很快，可以连续或间断测定呼吸功能各种参数，以信号、图形或数字等形式显示出来，并可设置报警界限以提醒人们及时治疗。这对重症病人的处理具有十分重要的意义。通过对肺泡的通气功能、氧合功能和呼吸力学的监测，可以较准确判断肺功能的损害程度、呼吸治疗的效果以及组织器官对氧的输送和利用等状况。

一、通气功能的监测

1. 潮气量（tidal volume，Vt）、呼吸频率（respiration rate，RR）和每分通气量（minute volume，MV）　潮气量是指平静呼吸时，每次吸入或呼出的气体量，正常自主呼吸时潮气量为5~7ml/kg。当Vt不足时，为了维持$PaCO_2$在正常范围，必须增加呼吸频率来代偿。但呼吸频率越快，无效腔通气就越大，呼吸做功越增加。当呼吸频率超过35次/min时，可因呼吸做功显著增加而导致呼吸衰竭。因此，观察呼吸频率的变化是最简单而实用的呼吸功能监测方法。肺萎陷、肺炎、气胸、中枢性抑制药物或呼吸肌力受影响时，都可使潮气量降低；而体温升高、疼痛、酸中毒等均可使潮气量增加。MV=Vt·RR，成人在安静时为6~8L/min，或100~130ml/（kg·mim）。MV过低表示肺泡通气不足，不能将体内产生的CO_2充分排出，导致高碳酸血症或呼吸性酸中毒，也是引起低氧血症的常见原因。当MV大于10L/min或180ml/（kg·min）才能维持$PaCO_2$在正常范围时，表明呼吸做功明显增加，时间过长也可能发生呼吸衰竭。

2. 无效腔量/潮气量（Vd/Vt）　无效腔量是指潮气量中没有参加气体交换的气体。临床常用Vd/Vt来表示无效腔通气的大小，Vd/Vt的正常值为0.2~0.3，Vd/Vt升高表示无效腔通气增加。当Vd/Vt大于0.6时，肺泡通气效率很低，呼吸做功显著增加，可导致呼吸衰竭。在机械通气时，因气道内正压使呼吸传导系统的容量扩张，导致无效腔通气增加，Vd/Vt升高。当Vd/Vt达0.5时仍可被临床所接受，而高于0.6时则很难撤离呼吸机。计算方法：$Vd/Vt=(PaCO_2-P_{ET}CO_2)/PaCO_2$

3. $PaCO_2$和呼气末CO_2分压（end tidal CO_2，$P_{ET}CO_2$）　$PaCO_2$是衡量肺泡有效通气量的最佳指标，正常值为35~45mmHg。决定$PaCO_2$的因素有：CO_2的产量（Vco_2）、Vt、Vd和RR：

$$PaCO_2=\frac{Vco_2}{(Vt-Vd)\times RR}\times K$$（K为常数，等于0.86）

当Vco_2不变时，$PaCO_2$与肺泡通气量成反比；若肺泡通气量增加一倍，$PaCO_2$则降低50%。由于CO_2的弥散能力很强，肺毛细血管血中的CO_2可迅速透过肺毛细血管膜进入肺泡内，并达到平衡状态。所以临床上常用肺泡CO_2分压（P_ACO_2）代替$PaCO_2$。应用CO_2吸收红外线的原理，无创伤地测定$P_{ET}CO_2$可实时监测麻醉及重症病人的通气功能。

正常$P_{ET}CO_2$曲线图（图18-1）可分为四相：Ⅰ相主要是从解剖无效腔呼出的气体，不含CO_2。Ⅱ相是指随着气体继续呼出，来自无效腔及肺泡的气体相混合。因此，CO_2浓度迅速上升到平台水平。Ⅲ相主要是肺泡气，其中的CO_2浓度较稳定，曲线稳定而缓慢斜升，并达到高峰值。一般来说，在呼气末期CO_2浓度才达到峰值。Ⅳ相表示开始吸气，CO_2浓度迅速降低并达到吸入气CO_2值，即曲线回到零点。由于呼吸传导系统中无气体交换，不含CO_2，呼出气中的CO_2浓度被稀释。因此，健康人的$P_{ET}CO_2$比$PaCO_2$低5mmHg左右，COPD及急性$\dot{V}/\dot{Q}$失调时，这种差异则更大。健康人$P_{ET}CO_2$的正常值浓度为5%（4.8%~5.7%），分压为38mmHg（32~42mmHg）。

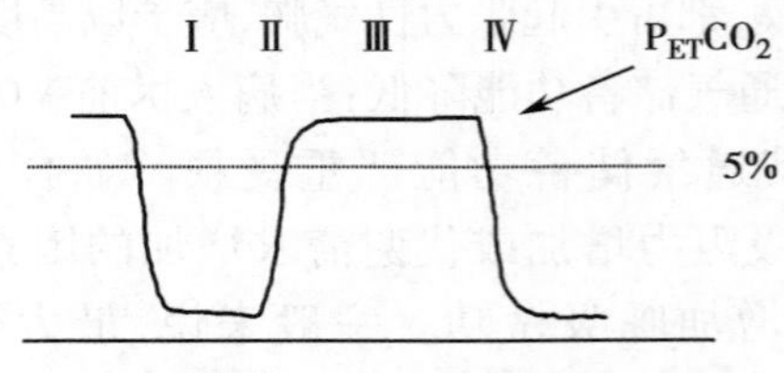

图18-1　正常$P_{ET}CO_2$曲线图

引起$P_{ET}CO_2$升高的主要原因有：①体内CO_2的产生增加，如体温升高、急性组织坏死等。②呼吸中枢受抑制，肺泡通气量减少。③因呼吸肌麻痹、神经疾病、高位脊椎麻醉或急性呼吸困难引起的通气不足。④在机械通气时，$P_{ET}CO_2$升高应首先考虑通气不足；若通气不变而$P_{ET}CO_2$有升高的趋势，应检查体温以除外因体温升高、代谢增加引起的高碳酸血症。⑤引起$P_{ET}CO_2$暂时升高的因素有，松止血带、静脉注射碳酸氢钠、腹腔镜检查或手术时腹腔内CO_2充气等。

引起$P_{ET}CO_2$降低的原因有：①过度通气；②无效腔通气增加，如肺灌流减少、肺栓塞等，由这部分肺泡呼出的气体中CO_2降低或不含CO_2，使呼出气中的CO_2浓度稀释，$P_{ET}CO_2$降低；③体内CO_2产生减少，如低温、麻醉等；④$P_{ET}CO_2$突然降低的原因有：呼吸机脱落、呼吸回路漏气、食管内插管、气管内导管堵塞等。

引起$P_{ET}CO_2$曲线图形改变的原因有：①对胸部或肺的压迫；②麻醉恢复期或手术刺激强度突然增加时，出现自主呼吸；③由机械通气过渡到自主呼吸时，吸气力量不足。以上因素都可引起曲线平台部分出现裂口。

4. 二氧化碳产量（production of carbon dioxide，Vco_2） CO_2的产生是有氧代谢的结果。在全身麻醉及机械通气治疗期间，如遇有不明原因的$PaCO_2$升高，除了对通气参数作必要的调整外，还应检查是否存在Vco_2增加的因素，如高热、感染、寒战、甲亢以及过多地摄取碳水化合物等。连续监测$P_{ET}CO_2$和每分通气量，可计算出Vco_2。正常Vco_2约为200ml/min，或2.6ml/（kg·min）。

5. 呼吸商（respiratory quotient，RQ） 呼吸商是指CO_2产生量与氧耗量（Vo_2）之比，即RQ=Vco_2/Vo_2，正常值为0.8~1.0。如果能量来源为葡萄糖时，RQ为1.0；能量来源为脂类时则可降低到0.7。若摄取的葡萄糖超过体内能量代谢的需要时，RQ大于1.0，表示CO_2产量增加，需要增加肺泡通气量才能维持$PaCO_2$在正常范围。因此，在呼吸功能不全或呼吸衰竭病人接受非肠道营养时，监测RQ尤为重要。如果RQ升高，应减少葡萄糖的摄取量，以降低CO_2的产量，降低呼吸做功。

二、氧合功能的监测

1. 动脉血氧分压（PaO_2） 指溶解在动脉血浆内的氧所产生的张力。它不仅反映了血浆中物理溶解的氧量，而且影响与血红蛋白结合的氧量。所以，PaO_2是决定氧运输量的重要因素。健康人在海平面呼吸空气时，PaO_2的正常值为80~100mmHg。60~79mmHg为轻度低氧血症；40~59mmHg为中度低氧血症；低于40mmHg为重度低氧血症。但随着年龄的增大，PaO_2有所降低，60岁以上者，每增长1岁，正常PaO_2的低限则降低1mmHg。根据氧离解曲线，当PaO_2为60mmHg时，血氧饱和度为90%，如PaO_2低于60mmHg，血氧饱和度则显著降低。因此认为，人类可耐受的最低PaO_2为60mmHg。

一般认为，PaO_2是评价肺功能的重要参数，当吸入氧浓度（FiO_2）不变时，PaO_2升高常表示肺的氧合功能已有改善。但在危重病人中，循环和代谢方面的改变也可影响PaO_2。例如，ARDS病人在降温治疗时可降低氧耗量，结果PaO_2升高，而肺功能并无明显改善。在应用PEEP治疗时，PaO_2可升高，但也可能使心排血量降低而导致氧输送量下降和组织缺氧。呼吸、循环、代谢方面的因素以及血红蛋白的数量和质量都可影响PaO_2。

经皮测氧技术所测的PO_2（$PtcO_2$）与PaO_2很接近，适用于皮肤薄、血流丰富的病人，对儿童和婴儿更为适用，可连续测定和避免反复采血。但当周围血管收缩、皮肤增厚、心排血量降低时，$PtcO_2$反应较慢，误差也较大，长时间应用有发生皮肤烧伤的危险。在成人，$PtcO_2$往往低于PaO_2，可能与皮肤对氧的弥散屏障作用有关。研究表明，当局部血流正常时，$PtcO_2$的变化趋势与PaO_2是一致的；当PaO_2正常时，$PtcO_2$的改变取决于局部血流状况。因此，$PtcO_2$可反映局部组织的氧供应情况。临床发生$PtcO_2$明显降低时，应检查PaO_2：若PaO_2正常，表示局部组织灌注不足；若PaO_2异常，表示存在呼吸问题。应针对病因进行治疗。

2. 动脉血氧饱和度（arterial oxygen saturation，SaO_2） 指血液中与氧结合的血红蛋白占总血红蛋白的百分比，需要采取动脉血进行测定。表示在一定的PaO_2时血红蛋白与氧结合的程度，直接影响血氧含量。SaO_2与血红蛋白的量无关，与PaO_2呈S形曲线关系，即氧解离曲线。在吸空气时的正常值为96%~98%。当低于90%时，PaO_2已降到60mmHg以下，处于曲线的陡坡部位，表示SaO_2随着PaO_2的降低而显著下降，说明缺氧已处于失代偿状态。

脉搏氧饱和度（SpO_2）：根据氧合血红蛋白与还原血红蛋白具有不同的吸收光谱，并通过动脉搏动信号排除静脉和毛细血管的干扰而设计的脉搏氧饱和度测定仪（pulse oximeter），可连续监测病人的SpO_2。根据测定，SpO_2与SaO_2呈显著相关，相关系数为0.90~0.98。因此，监测SpO_2已广泛应用于临床麻醉和重症病人。但以下因素可影响其准确性：①碳合血红蛋白：由于碳合血红蛋白与氧合血红蛋白在波长为660nm时，对光谱的吸收非常相似。因此，当有碳合血红蛋白存在时可出现错误的高读数。②正铁血红蛋白：当波长为940nm时，正铁血红蛋白对光谱的吸收比血红蛋白和氧合血红蛋白都高，而波长为660nm时很相似。因此，当含有正铁血红蛋白时，SpO_2则不准确。③染料：静脉注射亚甲蓝，可使脉搏氧饱和度仪出现错误的低读数。④皮肤色素：色素沉着很深的皮肤，可影响脉搏氧饱和度仪对脉搏搏动感应。⑤指甲油：蓝甲油的吸收光谱接近660nm，可引起错误的低读数。⑥低温与低灌流：当体温低于35℃、血压低于50mmHg或脉搏搏动幅度降低时，可影响其准确性。无脉搏时不能测出SpO_2。⑦其他：病人躁动、使用电刀或电凝时可干扰测定。

混合静脉血氧饱和度(SvO_2)：是反映组织氧平衡的重要参数，既能反映氧合功能，又可反映循环功能的变化。SvO_2需要通过肺动脉导管采取肺动脉血进行测定，也可通过一种带有纤维光导敏感电极的肺动脉导管进行连续监测。其正常值范围为70%~75%。SvO_2小于60%，反映全身组织氧合受到威胁，小于50%表明组织缺氧严重，大于80%提示氧利用不充分，大于90%通常为测定不准确。根据Fick方程式：

$$SvO_2=SaO_2-\frac{VO_2}{CO\times Hb\times 1.39}$$

当心排血量(CO)、SaO_2和Hb降低，或VO_2增加时，都可使SvO_2降低。如果SaO_2、VO_2与Hb保持稳定，那么SvO_2的变化将反映CO的改变。根据SaO_2与SvO_2可计算出肺内分流量：

$$QS/QT=(1-SaO_2)/(1-SvO_2)$$

呼吸衰竭病人以机械通气治疗时，连续监测SvO_2及肺内分流量，对于选择最佳PEEP以达到最高氧运输量是非常有用的。

中心静脉血氧饱和度($ScvO_2$)是指上腔静脉血或右心房血的SO_2，近年来临床应用较为普遍。研究表明，$ScvO_2$与SvO_2具有很好的相关性，在临床上更具可操作性，所代表的趋势是相同的，可以反映组织灌注和氧合状态；监测$ScvO_2$能够在病程早期判断和治疗潜在的组织缺氧，对预后更有利。Goldman发现，$ScvO_2<60\%$，说明存在心力衰竭、休克或两者同时存在；$ScvO_2$低于50%是非常危险的。在严重感染和感染性休克病人，$ScvO_2<70\%$提示病死率明显增加。$ScvO_2$比SvO_2要高5%~18%，因为从内脏、脑和冠脉来的血氧含量是不同的，冠状窦血氧饱和度<30%。

3. 肺泡-动脉氧分压差[alveolar-arterial oxygen tension difference，$P(A-a)O_2$] 是衡量肺部病变程度、肺弥散功能及肺内分流量的重要参数。计算方法为：

$$P(A-a)O_2=PAO_2-PaO_2$$

$$PAO_2=FiO_2\times(BP-VPH_2O)-PaCO_2/\dot{R}$$

PAO_2为肺泡气氧分压；FiO_2为吸入氧浓度；BP为大气压；VPH_2O为水蒸汽分压，在体温时为47mmHg；R为呼吸交换率，当$FiO_2=1.0$时，R为1.0，$FiO_2<1.0$时，R为0.8。健康人吸空气时，$P(A-a)O_2$的正常值为5~10mmHg，而吸纯氧时为40~50mmHg。$P(A-a)O_2$增大表示肺内分流增加或气体弥散障碍，提示肺的换气功能受损。此外，当心排血量降低或氧耗量增加时，也可使$P(A-a)O_2$增加。

4. 氧合指数 为PaO_2与吸入氧浓度的比值，即PaO_2(mmHg)/FiO_2(%)，正常者应大于300mmHg。因为PaO_2可以随FiO_2的变化而改变，因此，同样的PaO_2值在吸入空气与吸入纯氧时的临床意义截然不同。例如，PaO_2为70mmHg，在吸入空气($FiO_2=0.21$)时表示病人的氧合功能基本正常；而在机械通气吸纯氧($FiO_2=1.0$)时，则提示病人已可能为严重的ARDS。因此，氧合指数较单纯PaO_2能够更客观、准确地反映机体氧合状态。

5. 肺内分流量(intrapulmonary shunt，QS/QT) 指没有经过氧合即进入左心的血液量占总心排血量的比例。在生理状态下，每次由右心室搏出的血液几乎都进入肺循环，肺泡气和肺毛细血管血进行气体交换，血液经过充分氧合后流进左心房。但也有很小部分静脉血未经过肺毛细血管床和气体交换即直接进入左心，主要是来自支气管、胸膜和心小静脉的血液，称为解剖分流(anatomic shunt)，一般仅为3%~5%。当合并有肺血管瘤、动静脉瘘及先天性心脏病时，可使解剖分流增加。在病理情况下，如肺不张、完全性呼吸道梗阻、实变性肺炎等，血液流经完全没有通气的肺泡，结果未能进行气体交换，称为毛细血管分流(capillary shunt)。解剖分流和毛细血管分流又称为真正分流(true shunt)。有些肺泡虽然通气存在，但血液灌流量超过了肺泡通气量，使通气/血流比值($\dot{V}/\dot{Q}$)失调，部分血液得不到充分氧合而产生分流，称为分流效应(shunt effect)。在正常情况下，肺基底部的$\dot{V}/\dot{Q}$小于1.0，可产生分流效应；在病理情况时，如分泌物潴留、支气管痉挛、部分呼吸道梗阻、肺水肿或潮气量降低等，也可引起$\dot{V}/\dot{Q}$失调而产生分流。由病理原因形成的分流与解剖分流之和即为肺内分流量。从临床来说，肺内分流量在10%以下时，其自主呼吸能力与正常肺相比没有多大差别。若肺内分流为10%~19%时，说明肺内存在病理分流，但仍然可以维持自主呼吸。分流量为20%~30%时，表示肺功能损害严重，可能因通气功能衰竭所致。当分流量大于30%时，表现出严重的低氧血症，仅依靠提高吸入氧浓度是难以纠正的，必须进行呼吸支持治疗。计算方法为：

$$\frac{Q_S}{Q_T}=\frac{CcO_2-CaO_2}{CcO_2-CvO_2}$$

式中，CcO_2为肺毛细血管血氧含量；CaO_2为动脉血氧含量；CvO_2为混合静脉血氧含量。

6. 氧供（oxygen delivery，DO_2）和氧耗（oxygen consumption，VO_2） 氧供有赖于循环和呼吸功能的正常，是反映循环系统向全身组织输送氧的能力，即心脏每分钟输送氧的量。因此，氧供的多少取决于动脉血氧含量（CaO_2）和心排血量（CO）。如能测定CO和动脉血气分析，即可按下列公式计算出氧供：

$$DO_2=CaO_2\times CO=(Hb\times 0.001\ 39\times SaO_2+PaO_2\times 0.003\ 1)\times CO$$

一般来说，当DO_2在一定范围内发生变化时，机体仍可通过增加氧摄取率（ERO_2）来维持正常的氧代谢，VO_2仍可保持恒定。当氧供不能满足代谢的需要，即使ERO_2达最大限度，部分组织仍存在氧债和无氧代谢，结果乳酸产生增多。此时，机体处于氧供依赖性氧耗阶段，通过改善氧合和CO以增加氧供，氧耗量即可增加，从而纠正无氧代谢。当DO_2低于8~10ml/(kg·min)时，即可引起组织缺氧；当DO_2为10~15ml/(kg·min)时，有可能引起组织缺氧；当DO_2高于15ml/(kg·min)时，不引起组织缺氧。

氧耗量可反映组织灌注状态和细胞代谢功能。当氧跨肺运输不足，组织灌注不良或体内代谢率降低时，氧耗量降低。当组织代谢率增加时，如感染、应激反应、体温升高、甲状腺功能亢进等，都可使氧耗量增加。当细胞失去代谢能力时，无论DO_2如何增加，VO_2都低于机体所需，称为氧供非依赖性氧耗。结果，机体进一步缺氧，加重氧债，无氧代谢增加，血乳酸增加。正常动脉血氧含量（CaO_2）为20vol%，混合静脉血的氧含量（CvO_2）为15vol%。如果CO为5L/min，则组织器官每分钟的氧耗量为：

$$VO_2=CO\times(CaO_2-CvO_2)=5L/min\times(20\%-15\%)=250ml/min$$

临床测定时，也可测定吸入气氧浓度（FiO_2）和容量（VI），呼出气氧浓度（FeO_2）和容量（VE），根据公式计算：

$$VO_2=(FiO_2\times VI)-(FeO_2\times VE)$$

正常成人在基础代谢水平时的氧耗量约为250ml/min，或3.5ml/(kg·min)。在临床，单次测定氧耗量只能反映即时的组织灌注状态，如能连续测定重症病人在治疗前、治疗中及治疗后的氧耗量变化，对于判断治疗效果和指导进一步治疗具有重要意义。如果在治疗前氧耗量高于正常水平，而治疗后并未增加，说明不存在组织灌注不足；在治疗前、后氧耗量都低于正常，表示治疗效果不佳；当治疗前氧耗量低于正常，而治疗后明显增加，说明机体已存在氧债，治疗改善了组织的灌注，促进了机体的代谢，治疗效果较好。

三、呼吸力学的监测

1. 肺活量（vital capacity，VC） 用力吸气后再尽力呼气时所能呼出的最大气体量，即潮气量、补吸气量和补呼气量之和。是衡量呼吸肌的收缩强度和呼吸储备功能的指标。一般要在病人的配合下用肺量计测定。正常值为65~75ml/kg，或实际值/预计值≥80%。在机械通气期间，尤其是在呼吸机撤离时，VC是监测呼吸机性能的重要参数。如果VC小于15ml/kg，撤离呼吸机的成功率很低，可能在短时间内再度发生呼吸肌疲劳。肺实质病变、胸廓及呼吸肌的运动受限、肌无力等都可使VC降低。

2. 最大吸气力（maximum inspiratory force，MIF） 指病人用力吸气时所产生的气道内负压值，是衡量呼吸肌力的重要参数。正常值为-100~-75cmH$_2$O。当MIF的绝对值小于25cmH$_2$O时，提示病人的呼吸机械性能严重受损，是机械通气支持治疗的指征之一；对于正在进行机械通气治疗者，撤离呼吸机的成功率很低。

3. 呼吸系统顺应性（compliance of respiratory system，Crs） 顺应性是反映胸廓和肺组织的弹性特点，表示胸廓和肺在一定压力下，肺容量扩张的难易程度，即在单位压力下引起的肺容量的改变。以公式表示如下：

$$Crs=\Delta V/\Delta P\ (L/cmH_2O)$$

顺应性又分为总顺应性（CT）、胸廓顺应性（Ccw）和肺顺应性（CL），其关系为：

$$1/CT=1/Ccw+1/CL$$

正常值：CT 为 $0.1L/cmH_2O$，Ccw 为 $0.2L/cmH_2O$，CL 为 $0.2L/cmH_2O$。测定 CL 需测定肺容量的改变和跨肺压力差，即肺泡内压和胸膜腔内压的压力差。测定 Ccw 需测定肺容量的改变和跨胸壁压力差，即胸膜腔内压和大气压的压力差。测定 CT 需测定肺容量的改变和跨胸肺压力差，即肺泡内压和大气压的压力差。在临床一般仅测总顺应性。总顺应性又分动态总顺应性（Cdyn）和静态总顺应性（Cs），计算方法为：

$$Cdyn=Vt/(PIP-PEEP) \quad Cs=Vt/(PLP-PEEP)$$

（PIP 为气道压峰值，PLP 为气道压平台值）

正常人的 Cs 为 $50\sim100ml/cmH_2O$，Cdyn 为 $40\sim80ml/cmH_2O$。支气管痉挛、呼吸道梗阻、肺水肿、胸廓或呼吸肌活动受限、术中体位改变、手术操作及麻醉药的影响，都可使呼吸系统的顺应性降低。ARDS 病人的肺顺应性可降低到 $20ml/cmH_2O$ 以下。机械通气期间，如发生顺应性突然降低，应考虑到有发生急性呼吸道梗阻或气胸的可能。在重症病人中，连续监测肺顺应性的变化，是衡量肺部病变程度、机械通气及其他治疗效果的重要参数。

4. 气道阻力（airway resistance，AR） 气道阻力是指气体在呼吸道内流动过程中所必须克服的非弹性阻力，主要指摩擦力。气道两端的压力差是推动气体在气道中流动的动力，因此气道阻力是反映压力与气体流速的关系。气道阻力以单位时间气体流量所需要的气道两端压力差来表示：

气道阻力（AR）= 气道两端压力差（cmH_2O）/单位时间气体流量（L/s）

健康成人的气道阻力为 $0.6\sim2.4cmH_2O/(L\cdot s)$，表示推动气体流速为 1L/s 所需要的两端压力差为 $0.6\sim2.4cmH_2O$。呼气阻力略大于吸气阻力，平均值分别为 1.27 和 $1.23cmH_2O/(L\cdot s)$。气道阻力的大小与气流模式、气流速度、气道口径及气体的物理性质和密度等因素有关。若气道口径大，管壁光滑，气流平直，流速缓慢，气道阻力则较小；若管径狭窄曲折，流速快，气流呈涡流时，气道阻力则增加。因此，麻醉期间维持呼吸道通畅，是降低气道阻力、保证肺泡通气功能的重要措施。

5. 呼吸做功（work of breathing，W） 呼吸期间为了维持正常的肺泡通气量，必须克服呼吸系统弹性和非弹性阻力而做功。根据物理定律：

功 = 力 × 距离

力 = 压力 × 面积

距离 = 容量 / 面积

所以从生理学来讲，功 = 压力 × 容量

因此，测定跨胸 - 肺压力差和肺容量的变化（潮气量），即可计算出呼吸做功。成人在静息状态下呼吸做功的正常值为 0.246（kg·m）/min，呼吸做功所消耗的氧量只占总氧耗量的 1%~3%。当气道阻力增加，或胸肺顺应性降低时，都需要增加跨胸 - 肺压力差才能达到一定的潮气量，结果使呼吸做功增加，氧耗量增加。呼吸衰竭病人从机械通气过渡到自主呼吸时，呼吸做功的氧耗量可占总氧耗量的 20%，有的可超过 50%。如果每分通气量不变，呼吸做功与呼吸频率有关。当进行慢而深的呼吸时，克服肺弹性阻力所做的功增加；当进行快而浅的呼吸时，克服气流阻力所做的功增加。如果综合考虑以上两种情况，以总呼吸做功与呼吸频率绘出曲线图，便可找到呼吸做功最小时的理想的呼吸频率。在肺弹性阻力增加时（如肺水肿、肺纤维化），应增加呼吸频率，快而浅的呼吸可降低呼吸做功。当气道阻力升高时（如哮喘），应降低呼吸频率，慢而深的呼吸可使呼吸做功降低。

总之，随着人们对呼吸生理认识的提高和先进设备在医学上的应用，能够监测的呼吸参数也日益增多。但不管监测设备如何发展，都难以取代临床医师对病人呼吸状态的观察和判断。这就是临床经验的重要意义。因此，作为临床医师在处理临床问题时，都不能脱离病人的临床表现，否则将误入歧途。

（杨拔贤）

第五节 氧 治 疗

氧是机体进行有氧代谢、产生能量所必需的特殊“药物”。氧治疗是通过不同的供氧装置或技术，使病人的吸入氧浓度（FiO_2）高于大气的氧浓度（21%），以达到纠正低氧血症和组织缺氧的目的。

（一）缺氧和低氧血症

循环功能的好坏是输送氧的关键，而氧供（oxygen delivery，DO_2）取决于血液在肺内氧合的程度、血液携带氧的能力、心排血量以及组织细胞利

用氧的能力。

1. 缺氧症（hypoxia） 是指组织细胞水平的氧不足而引起的全身性缺氧。引起缺氧的原因包括：①低氧性缺氧，指氧跨肺泡毛细血管膜弥散的量降低，PaO_2 低于正常值，血液氧合没有饱和。其原因有：吸入氧浓度低，通气 / 灌流比例失调，肺内分流增加，心排血量异常和弥散功能障碍等。②贫血性缺氧，指血红蛋白含量低或其质量发生改变，引起血液携氧能力降低。其原因包括：贫血、一氧化碳中毒、正铁血红蛋白含量增加以及氧解离曲线右移等。③组织或器官缺血性缺氧，是指由于心排血量降低、有效循环血容量不足、组织灌注压过低或血液循环迟滞等原因，引起组织或器官的血流灌注不足，不能输送足够的氧到达组织细胞而导致的缺氧。各类休克、循环功能障碍及局部血管收缩等，都可引起缺氧。④组织中毒性缺氧，指组织细胞利用氧的能力受损害，如氰化物中毒。

2. 低氧血症（hypoxemia） 是指动脉血氧分压（PaO_2）低于正常。引起低氧血症的原因包括 FiO_2 低、肺泡通气不足或肺弥散障碍、肺内真正分流量增加和通气 / 灌流比例失调等。如果 FiO_2 在 0.50 以上，而 PaO_2 仍低于 60mmHg，或当 FiO_2 增加 0.20，而 PaO_2 上升低于 10mmHg 时，称为顽固性低氧血症，是肺内真正分流增加的结果。由于通气 / 灌流比例失调引起的低氧血症，对氧治疗的反应较好，增加 FiO_2 可使 PaO_2 明显升高。

组织缺氧后，体内可迅速发生氧的再分布，即将氧优先分布到生命重要器官。由于动脉管壁含有丰富的交感神经，缺氧可增加交感神经的兴奋性，并释放交感神经递质，使皮肤、肌肉及内脏的血管收缩，血流量降低，而冠状动脉和脑血管的血流量增加，以增加氧供。当发生低血容量或低血容量性休克时，这种代偿功能则受到阻碍，其预后也较差。机体缺氧可引起交感神经兴奋，导致心动过速和血压升高；但缺氧严重且持续时间较长者，可导致心动过缓和低血压。呼吸频率增快和过度通气是缺氧时的明显症状。过度通气可增加肺泡通气量，同时可因 CO_2 呼出增加而使肺泡氧分压（PAO_2）升高。严重缺氧可引起 CaO_2 明显降低，对于血红蛋白正常或升高者可表现为发绀；因组织器官都在低氧的环境下工作，低氧代谢可引起乳酸增加而导致代谢性酸中毒。中枢神经系统对缺氧非常敏感，早期可出现头昏头痛、记忆力减退，时间较长可引起定向力障碍，甚至意识模糊或昏迷。

（二）氧治疗的适应证

任何原因引起的组织氧合障碍，都应进行氧治疗。但首先应对发生低氧血症或缺氧的原因有充分的认识。因为氧治疗法并不能治疗所有的缺氧症。如果认为吸氧能解决一切呼吸问题，则可能使病情延误。

1. 纠正低氧血症 吸氧可以提高吸入氧浓度，当病人的通气功能无障碍时，其肺泡氧浓度也相应升高。结果，肺泡气和肺毛细血管血的氧分压差增加，有利于氧由肺泡向血流方向弥散，使 PaO_2 升高。但是，当肺泡完全萎陷，或肺泡的血液灌流完全停止，则气体交换不能进行。这时肺泡氧分压再高，也难以进到血液中。当因各种原因引起的吸入氧浓度降低或肺泡通气 / 灌流比例失调而导致的低氧血症，如轻度通气不足、肺部感染、肺水肿等，对吸氧治疗较为敏感，疗效较好。对于其他原因引起的缺氧，必须针对病因治疗，如贫血性缺氧必须纠正贫血，心排血量降低者必须改善循环状态等，而氧治疗只能在一定限度内提高 PaO_2 和 CaO_2，是一种不可缺少的辅助治疗方法。

2. 阻断因缺氧而引起的不良反应 由于缺氧可刺激外周的化学感受器，引起呼吸频率增快和幅度加深以进行代偿。但代偿的结果使呼吸做功明显增加，氧消耗量也增加，并可能因呼吸肌的疲劳而导致呼吸衰竭。而氧治疗有可能使 PaO_2 上升，纠正缺氧症，降低呼吸做功，阻断因缺氧引起的恶性循环。心血管系统对缺氧和低氧血症的代偿反应是增加心肌收缩力和心率，以增加心排血量来加快血液循环，向组织输送更多的氧。但代偿的结果是增加了心脏做功和心肌耗氧量，有可能导致循环功能障碍或衰竭，尤其是缺血性心脏病和有心功能障碍者，危险性更大。氧治疗有可能阻断这种代偿反应，从而降低心脏做功和心肌耗氧量。

3. 氧治疗的临床病症 包括呼吸衰竭、心力衰竭或心肌梗死，任何原因引起的休克，因烧伤、复合创伤或严重感染而引起的代谢增加，循环骤停进行复苏者，术后病人及一氧化碳中毒等。

（三）氧治疗的方法和装置

目前，临床吸氧的方法较多，供氧装置也较丰富。但从输送氧浓度的恒定程度和可控性来说，主要分为两种：低流量系统和高流量系统。

1. 低流量系统 供气的流速低于病人吸气时的最大吸气流速，病人的每分通气量不能完全由供氧装置来提供，而需要吸入一定量的空气。因此其 FiO_2 是不稳定的，并受供氧的流速、病人的解剖无效腔、供氧装置的无效腔以及病人的呼吸频率、潮气量和每分通气量的影响。在氧流量不变时，如果病人的每分通气量增加，FiO_2 即降低，因为吸入空气的比例增加了；如果病人的每分通气量减少，FiO_2 将升高，因为吸入的空气减少了。为了更好地提高 FiO_2，可在吸氧装置上附加一贮气囊。在病人的呼气末，贮气囊内可充满 100% 氧，当病人吸气流速超过供氧流速时，贮气囊则可供给氧气，以提高 FiO_2。常用方法有：①双鼻导管吸氧法：两个开口分别插入两侧鼻孔内；②鼻导管吸氧法：将单孔导管插入一侧鼻孔内或置于鼻咽部；③面罩吸氧法：面罩可使无效腔量增加，呼气末所贮存的纯氧量增加，可提高 FiO_2；④贮氧囊面罩：可贮存更多的氧气备用，使 FiO_2 更高。应用低流量系统供氧时，FiO_2 与氧流量的关系可参考表 18-6。

表 18-6　低流量系统供氧时，FiO_2 与氧流量的关系

吸氧方法	氧流量（L/min）	FiO_2
鼻导管	1	0.24
	2	0.28
	3	0.32
	4	0.36
	5	0.40
	6	0.44
面罩	5~6	0.40
	6~7	0.50
	7~8	0.60
贮氧囊面罩	7~10	0.7~0.8

2. 高流量系统　该系统供给的混合气体的流速超过病人吸气时的最高气流速度，以满足病人全部呼吸的需求。因此，供气流速非常重要，至少应为病人每分通气量的 4 倍，方能满足吸气时最高气体流速的需要。高流量系统可以根据需要来调节 FiO_2，并能维持稳定，不受病人的通气量和呼吸方式的影响。常用方法为文丘里（Venturi）面罩吸氧。其原理是通过氧气高速流过一特定口径的管道时，在其周围产生负压（即 Venturi 效应），空气即可通过侧孔进入并与氧气混合，形成更高的气流量。通过改变氧流量、管道口径和侧孔的大小，可以控制吸入的空气流量，借以调节 FiO_2。FiO_2 与氧流量的关系可参考表 18-7。

表 18-7　文丘里面罩供氧时，FiO_2 与氧流量的关系

FiO_2	氧 / 空气	氧流量（L/min）	总流量（L/min）
0.24	1/25	4	104
0.28	1/10	4	44
0.31	1/7	6	48
0.35	1/5	8	48
0.40	1/3	8	32
0.50	1/1.7	12	32
0.60	1/1	12	24
0.70	1/0.6	12	19

（四）氧治疗的并发症

1. 急性通气功能障碍　多发生在 COPD 病人，平常即有 CO_2 潴留和高碳酸血症，延髓呼吸中枢对 CO_2 的升高已不敏感，其呼吸功能主要依靠降低的 PaO_2 刺激颈动脉体的化学感受器引起反射性兴奋来维持。如果吸入高浓度氧后使 PaO_2 突然升高，而使这种反射机制受到抑制，结果导致呼吸抑制和通气不足。因此，对这类病人进行氧治疗时，目标在于提高氧饱和度，增加氧含量。根据氧解离曲线，只要轻度增加 PaO_2 即可使氧饱和度明显升高，氧含量增加。因此，应控制或限定 FiO_2，以避免 PaO_2 突然升高。

2. 吸收性肺不张　吸入空气时，肺泡内 75% 是氮气，氮气不参加任何化学反应。高浓度氧吸入后将氮气置换出来，结果使肺泡失去了氮气的支撑。随着氧气的吸收，肺泡的直径逐渐变小，到一定程度则发生肺萎陷或肺不张，使通气 / 灌流比例失调和分流量增加。多发生在因各种原因引起的潮气量降低，肺内气体分布较差的病人。因此，FiO_2 在 0.5 以下较为安全。

3. 氧中毒　长时间吸入高浓度氧可使肺泡表面活性物质减少或活性降低，气管的纤毛运动被抑制，肺泡壁增厚，肺毛细血管壁通透性增加导致肺水肿。肺泡Ⅰ型细胞和毛细血管内皮细胞对高浓度氧最为敏感。氧在细胞内代谢后产生氧自由基，使肺泡Ⅰ型细胞破坏并被肺泡Ⅱ型细胞所取代。氧中毒的早期表现为肺间质和肺泡内水肿，内皮细胞被破坏和坏死，肺泡充血和渗出；后期表现为渗出吸收和肺泡毛细血管膜增厚。临床表现为顽固性低氧血症，肺萎陷和肺顺应性降低。一般认为，吸入 100% 氧的安全时限为 24 小时，70% 氧可应用 1~2 天，40% 氧可以较长期安全吸入。

（杨拔贤）

第六节 机械通气的临床应用

机械通气是治疗通气功能障碍和呼吸衰竭的最有效方法,也是急诊医学中的基本内容之一。呼吸衰竭可分为肺氧合功能障碍或衰竭和通气功能衰竭。前者是因为肺的病理生理改变引起肺泡气与血液之间的气体交换障碍,表现为低氧血症。但低氧血症也可引起气道阻力增加、肺顺应性降低和无效腔通气增加,导致呼吸做功增加、呼吸肌疲劳或心肺功能失代偿,结果因呼吸泵功能衰竭而发生通气功能衰竭。通气功能衰竭主要是影响 CO_2 的排出,但也可继发低氧血症。引起通气功能衰竭的原因有:呼吸肌疲劳、胸廓运动障碍、神经肌肉接头病变、运动神经功能丧失以及中枢神经功能抑制或丧失。一般来说,通气功能障碍引起的低氧血症,当正压通气使肺通气功能恢复后,低氧血症即可纠正。而氧合功能障碍或衰竭引起的低氧血症,常需要与氧治疗、胸部物理治疗(CPT)、PEEP 治疗联合应用,或呼吸循环综合治疗,才能取得较好效果。在治疗过程中决定机械通气治疗比较容易,但想达到理想效果则较难,并非单纯正压通气就能解决所有呼吸问题。任何机械通气模式都有不同的优点和其局限性,并存在其潜在的并发症。因此,深刻理解呼吸生理对于机械通气的临床应用是十分重要的,应根据临床情况选择适当的通气模式、设置呼吸参数及辅助治疗措施,以取得最好临床效果。

一、机械通气的适应证

1. 预防性机械通气　病人目前的病情尚稳定,但有发生呼吸衰竭的危险性。包括:

(1) 血流动力学不稳定合并有发生呼吸衰竭可能者。机械通气可以避免因呼吸功能障碍而引起的血流动力学恶化,并可降低氧耗量以增加其他器官的供氧。

(2) 术后恢复期。包括过度肥胖、严重感染、合并 COPD 行胸腹部手术者、明显代谢紊乱及低温者。

(3) 酸性物质误吸入综合征。

(4) 严重衰弱或恶病质者。

2. 治疗性机械通气　主要指因各种原因引起的呼吸衰竭。

(1) 因循环衰竭而引起呼吸功能障碍者,心肺复苏后期治疗者。

(2) 通气功能衰竭。包括中枢性呼吸抑制、神经肌肉传导阻滞、神经肌肉终板疾病如重症肌无力、吉兰 - 巴雷(Guillain Barré)综合征等。

(3) 氧合功能障碍或衰竭。包括 ARDS、肺水肿、肺不张和肺栓塞等。

(4) 呼吸机械功能失调或丧失,如连枷胸、膈肌破裂等。

(5) 非特异性衰弱者,不能适应呼吸做功的需要。

3. 根据呼吸参数连续监测的结果来指导机械通气治疗(表 18-8)。

表 18-8　呼吸参数与机械通气治疗

	呼吸参数	正常值	气管插管 / 机械通气
通气功能	$PaCO_2$(mmHg)	35~45	>50
	Vd/Vt	0.2~0.40	>0.6
氧合功能	PaO_2(mmHg)	75~100(吸空气)	<70(吸 O_2)
	P(A-a)O_2(mmHg)	25~65(吸空气)	>450(吸 O_2)
机械功能	RR(次 /min)	12~20	>35
	VC(ml/kg)	65~75	<15
	MIF(cmH_2O)	75~100	<25
	FEV_1(ml/kg)	50~60	<10

二、呼吸机的分类

任何呼吸机的设计都涉及四个物理因素:容量、气流速度、气道压力和吸气时间。一般都根据呼吸机由吸气相转变为呼气相的机制来分类。

1. 压力切换型(定压型)　吸气相开始后,呼吸机以正压向肺内供气,并引起气道压升高。当气道压达到预置压力值时,呼吸机自动切换为呼气相,呼气活瓣开放,肺内气体因肺和胸廓的弹性回缩力而排出体外。吸气相是在预置的气道压力值达到后而中止。肺泡通气量取决于气道阻力和胸肺顺应性。

2. 容量切换型(定容型)　吸气相开始后,呼吸机以正压向肺内供气,当肺内获得的气体量达到预置的容量(潮气量)时,呼吸机则自动切换为呼气相,将肺内气体排出。吸气相是在预置的潮气量达到后而中止的。气道压取决于气道阻力及胸肺顺应性。

3. 时间切换型　吸气相开始后,呼吸机以正压向肺内供气,当预置的吸气时间达到后,呼吸机则自动切换为呼气相。吸气相是在预置的吸气时间达到后而中止。肺泡通气量或气道压取决于气流速度、气道阻力和胸肺顺应性。

三、正压机械通气的模式

正压通气于20世纪50年代初应用于临床。麻醉医师Ibsen用简易呼吸机治疗呼吸肌麻痹病人,使其病死率下降到25%,充分显示了正压通气的优越性。在这之前主要是应用负压呼吸机,如铁肺、胸甲背心等。最早的呼吸机为定压型,根据公式:

胸肺顺应性 = 潮气量 / 压力改变

当气道压力不变时,潮气量与胸肺顺应性成正比关系。当肺部病变引起胸肺顺应性降低时,定压型呼吸机则不能保证有效肺泡通气量而导致通气不足。为了保证肺通气功能,设计了定容型呼吸机,当胸肺顺应性下降时,可通过升高气道压来代偿,保证相对恒定的潮气量。当时在机械通气中占主导地位的观点是容量比压力更重要,因而定容型呼吸机成为呼吸治疗的主要类型。然而,在临床实践中人们逐渐发现过高的气道压或容量都可产生一些并发症,如气胸、纵隔气肿、肺毛细血管膜损害导致的肺水肿等。因此,越来越多的人认识到,压力和容量的限制是非常重要的,以最低的气道压力而达到最佳的肺泡通气可能更为理想。因此,新的通气模式不断出现,如压力支持通气、压力调节 - 容量控制通气等。从通气模式的发展趋势来看,越来越接近生理性呼吸,强调自主呼吸的重要作用,病人控制构成通气模式的参数越来越多,如呼吸频率、吸气时间等,使机械通气对生理的影响减少到最低限度。常用通气模式有:

1. 控制通气(control mechanical ventilation, CMV)　预先调置潮气量或气道压力、呼吸频率、吸呼时间比值及其他参数,自动信号装置使呼吸机按一定频率向肺内送气。病人不能控制呼吸机的任何参数,全部呼吸做功由呼吸机承担。有时病人有自主呼吸动作,但无气流。因此病人感到气短或憋气,可引起自主呼吸与机械通气"打架"。主要用于全麻和各种原因引起的呼吸停止病人。

2. 辅助通气(assist mechanical ventilation, AMV)　预先调置潮气量或气道压力、流量、吸呼时间比及其他参数,但呼吸频率由病人控制。当病人吸气开始时使气道压降低或产生气流,负压或气流可触发呼吸机产生正压通气。因此,吸气相是病人吸气动作开始而发生的。当病人的吸气力量不能触发呼吸机启动时,则可发生通气不足,故应根据病人情况来调节合适的触发压力或气流(即敏感度)。呼吸机承担了大部分呼吸做功。辅助呼吸时病人不感到气短,可减少镇静药或肌松药的用量。

现在多采用以上两者结合的方式,即辅助 / 控制通气(A/CMV)。呼吸参数设置后,每分钟实际通气量取决于实际的呼吸频率。当病人的自主呼吸频率大于调置的呼吸频率时,实际呼吸频率为自主呼吸频率;当自主呼吸频率低于调置呼吸频率时,调置频率即为实际频率。

3. 间歇指令性通气(intermittent mandatory ventilation, IMV)和同步间歇指令性通气(synchronized intermittent mandatory ventilation, SIMV)　IMV是一种指令性正压通气和自主呼吸相结合的通气模式。其特点为:呼吸机以低频率(<12次 /min)进行控制通气;在两次正压通气之间,允许病人自主呼吸;为了降低呼吸做功,自主呼吸时是通过低阻力单向活瓣和持续气流系统进行的,流量至少为病人每分通气量的4倍。这样,由于正压通气次数减少,平均气道压降低,减少对循环功能和肺脏的影响。病人感觉比较舒服,因而减少镇静药的用量。一般很少引起通气不足或过度通气,对维持适当的通气 / 灌流比例有利。并可维持呼吸肌的活力,缩短撤机时间。但在用低频率IMV时,应防止因自主呼吸突然停止而引起的通气不足和缺氧。此外,自主呼吸时需通过单向活瓣,在启动活瓣时呼吸做功可稍增加,对于严重衰弱者应引起重视。因IMV时呼吸机在病人自主呼吸周期的任何时间、以一定的时间间隔提供正压通气,送气可能发生在病人呼气相或呼气高峰时,结果使气道压升高。而SIMV则可避免上述现象。SIMV以固定频率正压通气,但每次送气都是在病人吸气力的触发下发生的。SIMV与IMV相比较,其平均气道压更低;而其他参数如氧运输量、心排血量、肺血管阻力及血气分析等,两者无明显差异。

4. 持续气道正压(continuous positive airway pressure, CPAP)　病人通过按需活瓣或高速气流系统进行自主呼吸。由于气流速度高于自主呼吸吸气时的流速,结果使呼、吸两相的气道压均大于大气压。实质上是在一个高水平基线上进行自主呼吸。CPAP 可预防或逆转小气道闭合和肺萎陷，因而能增加 FRC、肺容量，改善肺顺应性，降低呼吸做功，并能降低肺内分流量而改善 PaO_2。CPAP 与 PEEP 不同，CPAP 在整个呼吸周期的气道压都高于大气压，而 PEEP 仅在呼气末的气道压高于大气压，吸气相的气道压仍低于大气压。CPAP 是由呼吸机输入恒定的高速气流产生的动态正压，而 PEEP 是在呼气末施加的机械阻力产生的正压。

5. 压力支持通气（pressure support ventilation，PSV） 在自主呼吸期间，呼吸机起到持续低压发生器的作用。病人的吸气相一开始，呼吸机即开始送气并使气道压迅速上升到预置的压力值，并维持气道压在这一水平。当自主吸气流速降低到最高吸气流速的 25% 时，气道压则回到基线水平，病人开始呼气。因此，在 PSV 时，病人是自主呼吸，呼吸频率和吸呼时间比例是由病人控制；潮气量可增加，但增加的幅度取决于压力的高低和胸肺顺应性；在达到同样潮气量时，呼吸做功明显降低。在压力低于 10cmH_2O 时，大部分潮气量是由自主呼吸获得，因而病人承担大部分呼吸做功。在压力高于 20cmH_2O 时，一般都可使潮气量达到 8~10ml/kg，与定压型机械通气相似，呼吸做功主要由呼吸机承担。

PSV 主要用于：①减少病人自主呼吸时的呼吸做功，特别是通过呼吸机进行自主呼吸时，如 IMV、CPAP。②作为撤离呼吸机的一种方法，尤其是对撤离很困难的病人更为有利。PSV 可以单独应用，但病人的呼吸中枢功能必须正常；也可以同 SIMV、CPAP 合用，即在任何有自主呼吸的情况下，都可以应用 PSV。

6. 反比通气（inversed ratio ventilation，IRV） 在一个呼吸周期中，吸气与呼气时间的比值（I∶E）一般为 1∶(1.5~2)。如逐渐延长吸气时间，缩短呼气时间，则 I∶E 逐渐增大，甚至大于 1.0，称为反比通气。反比通气时 I∶E 可为(1~1.7)∶1，最高可达 4∶1。其特点为吸气时间延长，呼气时间缩短，吸气气流呈递减型及定压型正压通气。因吸气时间延长，即气体停留在肺泡内的时间延长、肺泡膨胀时间延长。这样可防止肺泡发生萎陷，也有利于萎陷肺泡的再膨胀，改善气体在肺泡内的分布和 $\dot{V}/\dot{Q}$ 比例。由于吸气时间延长，气道阻力降低，气道峰压和平台压降低。但因平均气道压较高，持续时间也较长，因而对循环的影响较大。

7. 气道压力释放通气（airway pressure release ventilation，APRV） 是由时间切换或吸气力触发、压力调节的一种辅助自主呼吸的通气模式。在应用 APRV 时，呼吸机先预置 CPAP 值，并通过压力释放活阀，以一定频率（或由病人触发）间断地使气道压力（CPAP）迅速降低（一般为 0），这时肺泡弹性回缩将气排出以增加自主呼吸的呼出潮气量。当压力释放活阀关闭时，气道压恢复到预置水平，肺容量增加。如果 APRV 与自主呼吸同步，则为同步气道压力释放通气，等于压力辅助通气加双水平 CPAP 通气。但自主呼吸时 Vt 较低，CO_2 的排出依靠短暂的压力释放和自主呼气来完成。因此，应用 APRV 时肺容量的变化较小，气道压也不会超过预置的 CPAP 值，FRC 及肺顺应性均处于较稳定状态，对生理的影响也较小。适用于肺容量小、顺应性差的 ARDS 病人，对连枷胸病人的治疗效果好。临床应用时应保持自主呼吸，CPAP 一般为 20~25cmH_2O，维持 2~3 秒，压力释放到 0 并维持 0.5~1.0 秒。

8. 双相气道正压通气（biphasic positive airway pressur，BIPAP） 传统的通气模式只允许病人在正压通气的间歇进行自主呼吸，而 BIPAP 采用灵敏的呼气阀允许病人在机械通气的吸（高压）、呼（低压）两相进行自主呼吸，是压力控制和自主呼吸相结合的通气模式，可减轻或避免人机对抗。每一时相的持续时间（T_{High} 和 T_{Low}）与相应压力（P_{High} 和 P_{Low}）可根据需要进行调节。当病人无自主呼吸时，可采用控制通气模式（CMV-BIPAP），即在一定 CPAP 水平上进行控制通气；病人自主呼吸开始恢复而又不足时，采用 SIMV-BIPAP；病人自主呼吸非常活跃时，可在 CPAP 高、低两种水平进行自主呼吸，这时的 BIPAP 是真正的双水平 CPAP。撤离呼吸机时可通过逐渐降低机械通气的呼吸频率和 P_{High}，经过在 P_{Low} 水平进行自主呼吸过渡到完全自主呼吸，以完成从机械通气过渡到自主呼吸的全过程。

9. 指令分钟通气性通气（mandatory minute volume，EMMV） 在呼吸机上预置每分通气量（MV），病人可完全以自主呼吸达到预置 MV，亦可完全依靠呼吸机而获得预置 MV，也可通过自主呼吸和机械通气相结合来达到 MV。如果自主呼吸的通气量低于预置值，可通过微机控制系统计算出相差值，并自动调节补偿，从而保证 MV 不变。EMMV 不干扰自主呼吸，因而有利于从机械通气过渡到自主呼吸，使撤机过程更为安全。

10. 容量支持通气(volume support ventilation, VSV) 是一种辅助自主呼吸通气模式,当病人有自主呼吸而通气量不足时,采用VSV可以最低的吸气压力而达到预定的容量,即潮气量或每分通气量。由于吸气气流采用递减型,可维持比较稳定的吸气压力。如果胸肺的机械性能和呼吸肌力发生改变时,呼吸机能够在每次通气过程中测定胸肺顺应性,并根据顺应性和呼吸肌力自动调节吸气压力,以达到预置的通气量。VSV与PSV不同,PSV的压力不能根据呼吸机械性能的变化而改变,因而是固定不变的。因此,在胸肺顺应性降低时肺泡通气量也降低。VSV能够保证肺泡有效通气量的相对稳定性,又可自动维持气道压在最低水平。由于气道压较低,减少了对生理功能的影响,改善肺内气体的分布,并可缩短撤机的时间。

11. 压力调节容量控制通气(pressure regulated volume control,PRVC) 呼吸机在保证预置的潮气量和每分通气量的基础上,根据微机控制系统测定的呼吸系统顺应性,调节并控制气道压力,以最低气道压力达到最佳肺泡通气,减少肺损伤的发生。PRVC具有压力支持通气的优点,但仍然是容量控制型,能保证足够的肺泡通气。当气道阻力或胸肺顺应性发生改变而需要调节压力时,潮气量可在一定范围内发生变化,但经过几个呼吸周期后即能达到预置的潮气量或每分通气量。PVRC吸气气流波形呈递减型,当气道阻力增加时,递减波形可使气体层流成分增加,降低气道阻力和峰压值,而肺泡通气量保持不变。临床应用结果表明,PVRC可减轻肺损伤,肺损伤指数下降;减少对循环功能的扰乱;气道峰压降低,病人舒适,镇静药和肌松药用量减少;可加快呼吸机撤离,缩短在ICU停留时间。

12. 高频正压通气(high frequency positive pressure ventilation,HFPPV) 是一种高频率(60~3 000次/min)、低潮气量(5~100ml)的机械通气模式。当频率为60~200次/min时称为高频通气(high frequency ventilation,HFV)或高频正压通气(HFPPV);当频率为200~3 000次/min时称为高频振荡通气(high frequency osculating ventilation,HFOV)。因其潮气量小,气道压力低,所以对循环功能的扰乱轻;其不与自主呼吸对抗,病人容易接受,并减少镇静药用量;如使用适当可获得满意的通气效果。最早用于支气管及声门手术麻醉时的通气,也用于治疗小儿或成人的呼吸衰竭。特别是在常规机械通气期间发生支气管胸膜瘘或气道开放时,HFV常获得较满意效果,但应加强监测。

四、呼气终末正压

在正常自主呼吸时,呼气末的气道压为零,即等于大气压。呼气终末正压(positive end expiratory pressure,PEEP)是指在呼气相结束时,气道压仍然高于大气压。

1. PEEP对肺功能的影响

(1)使血管外肺水重新分布:PEEP可促进肺顺应性较差部位的间质水向顺应性较好的间质移动(如支气管周围和肺门部)。这种间质肺水的再分布可改善肺顺应性和氧的弥散。在严重非心源性肺水肿病人中(如ARDS),其对改善肺的机械性能和氧合功能起到重要作用。

(2)增加FRC:PEEP可使小的开放肺泡膨大,使萎陷肺泡再膨胀,结果使FRC增加。其效果与PEEP的高低有关。当PEEP在10cmH_2O以下时主要作用是使肺泡膨大;而欲使已经萎陷的肺泡再膨胀,所需PEEP一般应大于10cmH_2O。对正常肺的研究表明,PEEP从零增加到10cmH_2O,肺泡的直径呈线性增加,呼气末肺泡直径增加幅度较大;PEEP超过10cmH_2O时,肺泡直径增加受限,约15cmH_2O时达到平台水平;PEEP超过15cmH_2O时,肺泡内压力上升而肺泡直径并不增加。说明正常肺泡在一定限度内,PEEP可使肺泡膨大而增加FRC。

(3)对肺顺应性的影响:对于正常肺,PEEP可在某种程度上使肺泡膨胀和FRC增加,但对肺顺应性无明显影响;但当PEEP超过一定限度,可使肺顺应性曲线向右移位,即肺顺应性降低。而在ARDS病人中,因肺泡萎陷而使肺顺应性曲线向左下移位,即顺应性降低,应用PEEP后,可使已萎陷的肺泡再膨胀,肺顺应性曲线向右上移位,尤其是PEEP大小合适时,曲线可接近正常FRC水平,使肺顺应性明显改善。

(4)对氧合功能的影响:在健康人中,PEEP改善氧合功能的作用有限,可使PaO_2轻度增加。当肺通气障碍使$\dot{V}/\dot{Q}$降低时,血液得不到充分氧合,离开肺的血氧含量降低。这时吸氧治疗可增加肺泡氧分压而改善低氧血症。但在ARDS病人中,由于部分肺泡完全萎陷,$\dot{V}/\dot{Q}$接近于零,形成真正的肺内分流。这时单纯吸氧并不能改善氧合,而应用PEEP治疗可使通气较差的肺泡扩张,并使已萎陷的肺泡再膨胀,结果使肺内分流降低,氧合状态明显改善。如果应用PEEP适当,可使PaO_2成倍升高。PEEP对氧运输量的影响取决于其对CaO_2和CO

的影响程度。因为：氧运输量 = $CaO_2 \times CO$。如果 PEEP 应用适当，可使 CaO_2 明显升高，而对 CO 的影响很小，结果使氧运输量增加。但是，当 PEEP 过高时，使 CO 显著降低，反而降低氧运输量。

（5）对无效腔通气的影响：PEEP 可使正常肺泡过度膨胀，压迫周围血管而减少灌注，结果使无效腔通气增加。当有病变的肺泡应用合适的 PEEP 时，肺泡的扩张和再膨胀可改善 $\dot{V}/\dot{Q}$，而对无效腔通气无明显影响。

2. PEEP 对心排血量的影响

（1）降低回心血量：因 PEEP 可增加胸腔内压力和对右心房的压力，导致体循环静脉回流受阻，右心前负荷降低。结果降低心脏的充盈度和每搏输出量，使心排血量降低。

（2）降低右心室排血功能：因 PEEP 可增加胸腔内压力和肺血管阻力，使右心室的后负荷升高。这种肺血管阻力增加可能是因为肺泡内压力或胸腔内压力升高传递到毛细血管所致。对于心功能正常者，低于 $10cmH_2O$ 的 PEEP 虽可使右心室舒张末期容积（RVEDV）增加，而射血分数（RVEF）并无明显改变。但在 PEEP 过高时，或者心肌收缩性异常时，都可使 RVEF 明显降低。在右心室功能异常时，即使 PEEP 不高也可引起 RVEDV 与 RVEF 的明显改变。

（3）对左心室功能的影响：因 PEEP 可使 RVEDV 增加和右心室扩大，引起室间隔向左移位，导致左心室的形状、容积和舒张末压发生改变。结果影响了左心室的充盈，使心排血量降低。

（4）PEEP 可降低冠脉血流：其原因可能是胸内压升高，压迫心脏和冠脉所致。也可能与心肌氧耗量降低有关。

（5）肺的反射机制与内分泌的改变也可损害心肌收缩力，降低心排血量。

3. 应用 PEEP 的适应证　急性呼吸衰竭时，常合并有小气道早期关闭、肺不张、肺内分流量增加。治疗目的是恢复肺容量，增加 FRC。PEEP 可使肺容量增加，防止肺不张；可使萎陷肺泡再膨胀，改善肺顺应性，从而减少肺内分流量，改善氧合功能，使 PaO_2 升高。当 FiO_2 高于 0.6 时仍不能维持 PaO_2 高于 60mmHg 时，应该选择 PEEP 治疗。

在 ARDS 和急性肺损伤时，常出现严重的低氧血症，应选用 PEEP 治疗，PEEP 常常高于 $15cmH_2O$ 才有效。对于建立人工气道者，虽然肺部没有明显病变，也有人主张应用 $5\sim10cmH_2O$ 的生理 PEEP，这样可以预防经人工气道呼吸时，功能残气量（FRC）的降低，并可改善氧合功能。肺水肿病人由于血管外肺水增加可发生小气道早期闭合，肺顺应性降低，影响氧合功能。应用 $5\sim10cmH_2O$ 的 PEEP 有利于氧合和降低呼吸做功，但并不改变总肺水含量。腹部和胸内手术后病人应用 $5\sim15cmH_2O$ 的 PEEP 不仅可预防术后低肺容量综合征的发生，改善氧合功能，而且可降低术后肺部并发症。

4. PEEP 的临床应用　开始时一般应用 $5cmH_2O$，并根据肺功能：PaO_2、QS/QT、CL；循环功能：BP、HR、CVP、PAWP、CO；肾功能：尿量、尿相对密度（比重）、BUN；以及中枢神经系统功能的变化，来调节 PEEP 的大小。每次可增减 $2\sim5cmH_2O$。

用多大 PEEP 合适较难肯定。有人报道应用 PEEP 可高达 $25cmH_2O$ 以上。但大多数人认为，PEEP 不应超过 $15\sim20cmH_2O$。理想的 PEEP 应达到：①最大的肺顺应性；②最小的肺内分流；③最高的氧运输量；④最低的 FiO_2（<0.5 或 0.6）。

五、机械通气对生理功能的影响

机械通气是治疗呼吸衰竭的一种有效方法，但对生理的影响也不能忽视。因此，在机械通气期间必须严密监测病人的生理功能。

1. 对呼吸系统的影响

（1）改变气体在肺内的分布：无论是自主呼吸还是机械通气，获得同样潮气量所需要的跨肺压力差都是相同的，但吸入气体在肺内的分布则有较大区别。在自主呼吸期间，不管病人处于什么体位，下肺的通气总比上肺为好。可能与重力作用和膈肌在胸腔的位置有关。由于重力的影响，上部胸腔内负压大于底部，因而上肺膨胀较好，而底部肺泡相对受压。当吸气时，因胸腔内压发生改变，底部肺泡扩张程度明显高于上肺，吸入气体分布到底肺较多。此外，低垂部位的膈肌顶在胸腔内的位置较高，弯度较大，吸气时收缩更加有力，产生的跨肺压更大。但在机械通气时则不同，跨肺压力差主要因肺内压力增加所致，膈肌的运动也受到限制。因此，进到上肺的气体增加，而进到肺基底部的气体减少，与自主呼吸时的气体分布相反。

（2）增加无效腔通气：由于正压通气使呼吸传导系统扩张，静脉血回流减少以及肺内气体分布的改变，可引起无效腔通气明显增加。正常的 Vd/Vt 为 0.2~0.4，而在正压通气时可增加到 0.4~0.6。正因为如此，机械通气时肺内分流可上升 10% 左右。如能允许自主呼吸，$\dot{V}/\dot{Q}$失调的情况有所改善。

(3) 机械通气引起的肺损伤：自主呼吸时气道内压力是负值，而机械通气是正压通气，为非生理性的呼吸。研究表明，机械通气本身也可引起或加重肺损伤，称为机械通气引起的肺损伤(ventilator-induced lung injury, VILI)。由于肺内压力过高或肺泡过度扩张，可引起肺组织及其间质结构的破坏和肺泡膜损伤。表现为肺水肿、肺顺应性降低和氧合功能障碍，并可引起纵隔气肿、皮下气肿或气胸等。VILI 的发生率为 0.5%~38%，病死率高达 13%~35%。VILI 的主要病理改变是肺泡毛细血管膜的通透性增加，结果导致漏出性肺水肿。可能原因包括：①肺泡过度充盈引起肺泡上皮、血管内皮及邻近间质的机械性损伤。②肺表面活性物质减少和失活。③炎性反应，各种炎性介质如氧自由基、肿瘤坏死因子、白介素等的释放增加。④炎性反应释放的炎性介质也可通过肺循环进入体循环，可加重原已存在的全身炎性反应及多器官功能障碍。

关于 VILI 是压力损伤还是容量损伤，有许多实验从不同的角度进行了研究。动物实验发现：①用小潮气量、低气道压力进行机械通气时，不引起 VILI；②用大潮气量、高气道压进行机械通气时，都发生 VILI；③以捆绑法固定动物胸廓，用小潮气量、高气道压进行通气时，不引起 VILI；④用负压、大潮气量通气时，都发生 VILI。可见，VILI 主要是容量伤(volutrauma)，与吸气末肺容量、气道压及持续时间等因素相关，而吸气末肺泡容量是影响 VILI 的主要因素。肺泡过度扩张可直接损伤肺泡壁、肺血管基底膜及肺表面活性物质的活性，导致肺泡断裂和微血管通透性增加。Dreyfuss 等为了区别肺组织膨胀与胸内压增高的不同作用，在维持气道峰压为 45cmH$_2$O 时，给未开胸的大鼠以大 Vt 或小 Vt 行机械通气，小 Vt 通气时通过限制胸壁活动来达到相同气道峰压。结果发现，大 Vt 组发生了通透性肺水肿及肺超微结构的变化，而小 Vt 组未出现上述变化。为进一步证明高气道压不是引起肺水肿的主要原因，又通过铁肺行负压通气，但在大 Vt 时肺水肿还是发生了。可见，机械通气引起肺水肿的主要原因是 Vt 增加而不是气道压升高。

2. 对循环系统的影响　主要影响因素是胸内压升高，结果导致：①降低静脉血回流量和心脏充盈度；②改变左右心室的舒张末压力和容量；③因室间隔移位而使心室形状改变；④由于神经体液的反应而改变心肌收缩性；⑤改变冠状动脉的灌注；⑥改变肺血管的阻力。结果导致心排血量降低，如能适当的扩容，或进行药物(如多巴胺)支持治疗，常可纠正或防止发生严重的循环紊乱。

3. 对中枢神经系统的影响　机械通气使心排血量降低和胸内压升高，可直接影响到脑灌注压；静脉回流受阻，颅内血容量增加，可导致脑水肿和颅内压升高。此外，机械通气可引起 pH、PaCO$_2$ 和 PaO$_2$ 不同程度的改变，这三者对脑血流都有重要影响。而脑灌注压、脑血流量、颅内压和脑水肿等因素，都可影响中枢神经功能。这点在脑外科及脑水肿病人中尤为重要，应密切监测神经功能、颅内压、动脉压、CVP 和血气分析，以避免或减少正压通气的不良影响。

4. 其他　由于机械通气可使心排血量降低，导致肾血流量减少和肾滤过率降低，结果减少尿的形成，使尿量减少。此外，由于有效循环血量降低，可使抗利尿激素分泌增加，尿量减少。长时间机械通气者，发生肝大和黄疸的病人并不少见。动物实验表明，持续正压通气可使门静脉和肝静脉压上升，同时合并肝血流降低，胆道压也升高。可见，正压通气对肝功能也有一定损害。机械通气可引起应激反应，导致胃酸分泌增加和应激性溃疡。长期机械通气可使病人失眠、忧虑、恐惧和心情压抑感。

六、呼吸机的调节

1. 呼吸模式的选择

(1) 完全通气治疗：是指大部分呼吸做功由呼吸机来完成；正压通气频率大于 8 次 /min。可选择：控制通气(CMV)，辅助 / 控制通气(A/C)，IMV 或 SIMV。

(2) 部分通气治疗：是指呼吸做功由病人和呼吸机共同来完成，但大部分呼吸做功由病人来承担；正压通气频率小于 7 次 /min，允许病人自主呼吸。可选择：IMV 或 SIMV、EMMV、PSV、VSV 等。部分通气治疗具有以下优点：更接近生理性呼吸；平均胸内压降低，对循环的扰乱轻；改善气体在肺内的分布，使$\dot{V}/\dot{Q}$比例更接近正常；同时应用 PEEP 可获得更理想的效果。

2. 潮气量(Vt)和每分通气量(MV)

(1) 潮气量(Vt)：自主呼吸时的 Vt 为 5~6ml/kg。按照传统的观念，潮气量的设置主要着眼于降低气道压和改善肺泡通气，强调容量在机械通气中的重要作用。设置 Vt 都高于自主呼吸的 2~3 倍，即 10~15ml/kg，而呼吸频率为 8~10 次 /min。研究表明，肺损伤与潮气量有密切关系，肺泡过度扩张可直接损伤肺泡壁、肺泡表面活性物质的活性及肺血管基底膜，导致肺泡断裂和微血管通透性增加，称为容量伤。为了减轻肺损伤，应降低吸气末肺容量和平台压。一般认为，Vt 为 4~6ml/kg 时可避免肺泡过度扩张，并控制平台压在较低水平。由此可能引起肺泡通气量降低和 $PaCO_2$ 升高，这在一定范围内是可以耐受的，称为允许性高碳酸血症（permissive hypercapnia）。但高碳酸血症在临床上有一定风险，如心血管疾病和中枢神经系统疾病，特别是颅内高压病人。同时，长时间低 Vt 通气也可加重已有的肺损伤。因为病肺已有肺泡萎陷，按体重计算的 Vt 实际上都给予了非萎陷肺泡，这些肺泡的过度扩张和损伤与大 Vt 通气是相同的。此外，小气道早期关闭和萎陷肺泡在通气时反复开启所承受的压力及损伤，也是进一步造成肺损伤的原因。为了防止非萎陷肺泡的容量伤和避免萎陷肺泡的反复开启所引起的损伤，提出应用最佳 PEEP，使所有肺泡都处于开放状态（open lung），以预防低容量通气引起的肺损伤。应用最佳 PEEP 可最大限度地利用肺泡表面积，改善肺顺应性，降低肺内分流，减少肺损伤。因此，小潮气量与最佳 PEEP 相结合，是目前预防 VILI 的通气策略。

（2）每分通气量（MV）：MV 取决于 Vt 和 RR，MV=Vt × RR，一般为 100~120ml/kg，当 CO_2 产生增加、生理或机械无效腔增加时，每分通气量也应增加。

3. 吸入氧浓度（FiO_2） 在治疗低氧血症时，既要想到氧合问题，又应预防高浓度氧吸入引起的并发症。开始可将 FiO_2 调到 0.9~1.0，以避免缺氧，然后根据血气分析结果逐渐降低。应以较低的 FiO_2 来维持适当的 PaO_2。研究表明，当吸入 100% 氧 1~2 天后，肺活量、肺弥散功能和肺顺应性都有显著降低，肺内分流量和无效腔量增加，并可发生吸收性肺不张。一般认为 FiO_2 低于 0.6 较为安全。如果 FiO_2 高于 0.6 才能维持适当的 PaO_2，并且持续 24 小时以上者，应该应用 PEEP 治疗，并逐渐将 FiO_2 降低到 0.6 以下。

4. 吸 / 呼时间比（I：E） 对吸气时间（IT）的调节，不同类型的呼吸机有不同的调节方法。有的可以直接调置吸气时间，有的可以调置 I：E 比值，有的则可调置吸气时间占一个呼吸周期的百分比。正常成人的吸气时间为 0.5~1.5 秒，很少超过 2 秒。如果吸气时间过长，正压通气引起的副作用就越大，而且病人也感到不舒服。I：E 比值一般为 1：(1.5~2.0)，但对于 COPD 及哮喘病人，应适当延长呼气时间。吸气时间延长时，肺泡膨胀时间长，改善气体在肺内分布，有利于气体交换，可提高 PaO_2，但平均气道压也升高。而呼气时间延长有利于 CO_2 的排出。吸气停顿时间（pause time）应算入吸气时间，一般为 0~0.6 秒。有的呼吸机以调节气体流量（flow）或气道压力（P）来调置吸气时间。例如，IT=Vt/Flow，当 Vt 不变时，流量越大，吸气时间就越短。又如，IT=P/Flow，当流量不变时，预置的气道压越高，吸气时间越长。

5. 新鲜气体流量（flow） 成人所需新鲜气体流量为 30~70L/min。根据 Flow=Vt/IT，流量的变化可影响潮气量和吸气时间，因而影响气体在肺内的分布。测定吸气时的气道压力可以判断气体流量是否合适。如果吸气时间太短或流量太大，都会使气道压力峰值升高。在 IMV 系统中，持续气体流量至少应为每分通气量的 4 倍（30~90L/min）。如果流量不足，将明显增加呼吸做功，在呼吸机的气道压力表上显示出负压。

6. 触发系统（trigger system） 又称敏感性（sensitivity）。触发系统的功能是使机械通气与病人的自主呼吸同步。目前常用的触发系统有：

（1）压力触发（pressure trigger）：病人自主吸气时气道内压低于大气压（即负压），当压力达到预定值时呼吸机的吸气阀开放，同病人的自主呼吸同步进入吸气相。触发压一般设置为 $-2cmH_2O$，采用 PEEP 治疗的病人，呼吸机自动将 PEEP 值和触发压相加。例如 PEEP 为 $5cmH_2O$，实际的触发压值为：5+(-2)=$3cmH_2O$。如果所设触发压过高（负压绝对值过小），则可因其他因素而引起“自动触发”的机械通气；如所设触发压过低（负压绝对值大），则病人需做很大努力才能开启呼吸机，因而增加病人的呼吸做功。

（2）流量触发（flow trigger）：以压力触发系统开启呼吸机时，病人的做功较大，为降低病人的呼吸做功，可采用流量触发系统。在呼气相，呼吸机开始提供基础流量 4~30L/min，自主呼吸开始便可吸入一定的气流量。当吸入的气流量达到设定的触发流量（一般为 3~5L/min）时，吸气阀开放，与病人的自主呼吸同步进入吸气相。从病人开始触发呼吸机到呼吸机吸气阀开放的时间称为应答时间，一般应小于 150 毫秒，时间越短，病人越省力。

7. 安全报警界限的调节　包括 FiO_2、气道压力的上下限，呼吸停止及呼吸机意外脱落的报警等。依照所使用呼吸机的要求，及时检查和调节安全报警系统，以保证呼吸机的安全使用。

七、呼吸机撤离

呼吸机撤离是指正在进行机械通气治疗的病人，从机械通气过渡到完全自主呼吸的过程。为了成功地撤离呼吸机，必须正确判断病人的呼吸功能及全身情况，掌握好撤离时机。

1. 撤离标准

(1) 临床一般情况：①循环功能稳定，血压和心率基本在正常范围，器官组织的灌注良好，没有严重的心律失常，不用或少量应用血管活性药物。②严重感染得到有效控制。③严重的代谢紊乱已得到纠正，包括体液、电解质及酸碱平衡失调，特别是血浆钾、钠、镁和钙应该维持在正常值范围。④没有严重的呼吸运动障碍。⑤需要机械通气治疗的病理改变已基本恢复。

(2) 呼吸功能测定：根据所测定的呼吸参数来决定能否撤离呼吸机、什么时候开始撤离或完全撤离（表 18-9）。

表 18-9　呼吸机撤离的标准

参数	开始撤离	完全撤离
VC（ml/kg）	≥ 5	≥ 15
MIF（cmH_2O）	≥ 10	≥ 25
PEEP（cmH_2O）	≤ 10	≤ 5
P（A-a）O_2（mmHg）	<350（吸 O_2）	<350（吸 O_2）
PaO_2（mmHg）	>60（吸 O_2）	>60（吸 O_2）
pH	≥ 7.30	≥ 7.30
RR（次 /min）	<45	<35
MV（L/min）	<18	<10

(3) 其他因素：①中枢神经系统的功能基本恢复，神志清楚，能合作，咳嗽和吞咽反射恢复；②营养状况好，但应避免摄取过量的碳水化合物而导致 CO_2 产量增加；③病人主动活动能力基本恢复，如能自行翻身、坐起等，应经常帮助病人改变体位或主动进行活动。

2. 呼吸机撤离方法

(1) T 管吸氧和 CPAP 撤离法：让病人脱离呼吸机后自主呼吸，以 T 管吸氧一段时间，然后再机械通气一段时间。自主呼吸与机械通气交替应用，并逐渐延长自主呼吸时间，直到完全脱离呼吸机。在自主呼吸期间应密切观察和评价呼吸肌的功能。当出现呼吸肌疲劳时，应立即行机械通气以恢复呼吸肌力。自主呼吸而不出现呼吸疲劳的时间长短，取决于呼吸肌的强度和耐受力、胸肺顺应性等因素。

CPAP 与 T 管吸氧不同，治疗效果也不一样。因为 CPAP 有一按需活瓣，通过活瓣行自主呼吸时可稍增加呼吸做功，有时反而更容易引起呼吸肌疲劳。但当病人的肺容量较低，或仍需要 PEEP 治疗才能维持适当 PaO_2 时，选用 CPAP 较好。

呼吸机的撤离一般在白天进行，晚上让病人充分休息，直到病人能完全自主呼吸为止。如果撤离困难，为期超过一周者，停机后至少应维持自主呼吸 24~48 小时，方能拔气管内插管。在此期间，应加强呼吸道的护理和雾化吸入。因为人工气道是非生理性，失去加温湿化和防御功能，而且对气道有刺激作用。

(2) SIMV 撤离法：是目前较常用的撤离方法。因为 SIMV 允许病人自主呼吸，当撤离标准基本达到后，即可逐渐减少 SIMV 的频率，直到完全脱离呼吸机。由于 SIMV 能维护呼吸肌的活力，减少镇静药的用量，并能维持适当的通气 / 灌流比例，是一种从机械通气过渡到自主呼吸的较安全方法。其缺点是病人必须克服按需活瓣的阻力进行自主呼吸，使呼吸做功增加，对年老、体衰者较容易发生呼吸肌疲劳。

(3) 压力支持通气（PSV）撤离法：用 PSV 撤离呼吸机时，开始调至一定压力以获得足够的潮气量。然后在维持适当的肺泡通气量的基础上，逐渐降低压力支持，并过渡到完全自主呼吸。也可将 PSV 与 SIMV 联合应用，自主呼吸时，PSV 起辅助呼吸作用，逐渐让病人承担更多的呼吸做功减少 SIMV 的频率。然后再降低 PSV 的压力，以达到完全撤离呼吸机的目的。实践表明，PSV 与 SIMV 联合应用，可增加病人的耐受性，降低呼吸做功，开始撤离的时间可以提前，并可提高撤离呼吸机的成功率，但并未缩短撤离时间。

总之，各种撤离呼吸机的方法都具有一定的优点和不足。但目前还没有一种方法适合于各种病例。多数病例用上述方法都能成功地撤离呼吸机，但也遇到一些撤机困难的病例。如果用某种方法撤机困难或失败，应该试用别的方法，只要撤离呼吸机的各项标准基本达到，呼吸机的撤离总是会成功的。

（杨拔贤）

第七节 血流动力学监测和临床应用

血流动力学监测是ICU中的重要监测内容。随着对循环生理认识的不断深入和现代监测仪器的发展,临床监测的参数越来越精确和丰富。

一、监测参数及其临床意义

1. 动脉血压(arterial blood pressure,ABP) 血压是衡量循环功能状态的基本参数。决定血压高低的因素包括:心排血量、外周血管阻力、血容量、血管弹性和血液黏度等。由于组织和器官的灌注取决于血压和血管阻力两个因素,因此,血压并不是衡量循环状态的唯一指标。当外周血管过度收缩、阻力升高时,血压虽然可以维持正常,但组织的血液灌注反而减少。动脉血压的正常值为:收缩压为90~140mmHg,舒张压为60~90mmHg,平均动脉压为70~105mmHg。

袖带测压法是常用的无创伤性间接测压方法。为了使袖带测压更准确,应注意:①袖带宽度适当。一般为上臂周径的0.4倍,或直径的1.2倍。过宽时所测值低于实际值,过窄时则高于实际值。②包裹太紧或听诊器压迫动脉太紧,都可使所测值高于实际值。③放气的速度以每次搏动下降3mmHg为宜。下降速度越快,所测值的误差越大。④低血压,外周血管过度收缩,低心排血量或听诊器不敏感,均可引起误差。无创自动电子血压计广泛应用于临床,可以定时自动测定血压。其优点是机械控制放气速度,测定较为标准,可避免人为的误差;可将搏动信号放大,增加了敏感性。但在病人移动、外部压力干扰、血压过高或过低时,都可能引起误差。当测定周期太短(<2分钟)时,有发生静脉淤血,肢体缺血的危险,应特别注意。

对于重症病人,及需要反复采取动脉血样者,应该监测直接动脉压。可由桡动脉、腋动脉、股动脉或足背动脉放置套管针,通过抗凝冲洗装置、压力换能器与监测仪相连接,可连续实时地显示压力波形和数值,并可随时采取动脉血样进行血气分析。应用时应注意:①在桡动脉置管时,一定要做Allen试验以判断尺动脉掌浅弓的侧支循环情况。当Allen试验阳性(>7秒)时,不宜行桡动脉穿刺置管,以免发生肢端缺血坏死的并发症。②应定期检查置管部位及远端的血运情况,以免发生感染或缺血。③压力换能器一般放在第4肋间腋中线(心房)水平,并校准零点;对测压的准确性有怀疑时,应该检查压力换能器的位置、校准零点、检查冲洗管道内是否有气泡或凝血块等。④直接动脉压较间接测压一般要高5~20mmHg。

2. 中心静脉压(central venous pressure,CVP) 是指位于胸腔内的上、下腔静脉或平均右心房的压力。CVP主要反映右心功能与静脉回心血量之间的平衡关系。因此,监测CVP对于评估右心功能与其前负荷之间的关系具有十分重要的临床意义。CVP的正常值为6~10mmHg,小于4mmHg表示右心充盈不佳或血容量不足;CVP高于12mmHg时,表示右心功能不全或输液量超负荷。应该强调的是,CVP不应单纯看其单次测定值的高低,更不应强求以输液来维持所谓正常值,这样往往导致输液超负荷。在重症病人中,连续观察CVP的动态改变,比单次测定CVP更具有临床指导意义。CVP监测方法是将一导管置入到中心静脉内,常用置管途径为:颈内静脉、锁骨下静脉、股静脉、腋静脉和肘静脉。

由于三尖瓣对中心静脉血流具有阻碍作用,肺循环阻力的改变也使来自左心的压力发生衰减。因而,CVP仅能反映右心室功能状态,不能反映左心室功能情况。当左心室功能受损害时,肺毛细血管楔压已经升高,但CVP仍正常或偏低。临床上影响CVP的因素较多:①心肌收缩力;②血容量;③静脉血管张力包括神经体液因素和药物引起;④胸腔内压力改变,如正压通气、血气胸、腹胀等;⑤肺部疾病引起的肺循环阻力增加,如肺动脉高压、肺栓塞等;⑥心脏周围的压力改变,如心包疾病、腔静脉流入受阻;⑦其他因素,包括导管位置改变或堵塞等。因此,监测CVP应结合临床情况综合评价。然而中心静脉导管却往往是一较好的供快速静脉输液和给药的渠道,尤其在外周静脉穿刺困难时。

3. 肺动脉压(pulmonary artery pressure,PAP) 肺动脉收缩压(PAPs)取决于右心室每搏输出量、射血速度和肺小动脉的弹性。肺动脉舒张压(PAPd)取决于收缩压的高低、右心室舒张期的长短及肺动脉的阻力。PAP要借助肺动脉导管(pulmonary artery catheter,PAC,又称为Swan-Ganz漂浮导管)

测定。成人肺动脉压正常值:PAPs 为 15~28mmHg,PAPd 为 8~15mmHg,平均肺动脉压(mPAP)为 10~25mmHg。在静息状态下,mPAP 超过 25mmHg,或在动态时超过 30mmHg,即可诊断为肺动脉高压。

PAP 降低常见于低血容量;PAP 升高多见于慢性阻塞性肺疾病(COPD)、原发性肺动脉高压、心肺复苏后、心内分流等。缺氧、高碳酸血症、ARDS、肺栓塞可引起肺血管阻力增加而导致 PAP 升高。左心功能衰竭、输液超负荷时,可引起 PAP 升高,但肺血管阻力并不升高。在没有肺血管病变时,PAPd 比肺毛细血管楔压(PAWP)仅高 1~3mmHg,故可作为 PAWP 的参考值。当肺栓塞、肺纤维化以及其他原因引起的肺血管阻力增加时,PAP 升高而 PAWP 可正常或偏低。左心功能衰竭时,PAP 升高,PAWP 也升高。以此可鉴别肺动脉高压是心源性还是肺源性。

4. 肺动脉楔压(pulmonary artery wedge pressure,PAWP) 对于病情复杂或循环功能极不稳定的病例,置入 Swan-Ganz 漂浮导管可以取得一系列的血流动力学数据,是现今较好的血流动力学监测手段。Swan-Ganz 漂浮导管是一多腔的心脏导管,可由腔静脉置入,经右心房、右心室到达肺动脉及其分支。可测量右心房压(RAP)、右心室压(RVP)、肺动脉压(PAP)。当导管尖端的气囊充气后嵌闭肺小动脉并阻断血流时,导管尖端所测压力即为 PAWP。由于左心房和肺循环之间不存在瓣膜,PAWP 即为从左心房逆流经肺静脉和肺毛细血管所传递的压力。当左心室和二尖瓣功能正常时,PAWP 比左心房压仅高 1~2mmHg,因此,PAWP 可用于评估肺循环状态和左心室功能,特别是对左心室的前负荷提供了可靠数据。

PAWP 正常值为 6~12mmHg,均值为 9mmHg。PAWP 可以评估肺循环状态和左心室功能,鉴别心源性或肺源性肺水肿,诊断低血容量以及判断液体治疗效果等。如果每搏指数(SVI)降低,PAWP 小于 6mmHg,表明可能存在低血容量;如果 SVI 低,PAWP 高于 18mmHg 反映左心功能衰竭,高于 25mmHg 反映存在急性肺水肿。PAWP 的升高常常在肺水肿的临床症状和 X 线表现之前发生。因此,监测 PAWP 对左心功能的判断具有重要意义。

放置 Swan-Ganz 漂浮导管具有一定的创伤性,因此,临床应根据以下情况决定是否使用漂浮导管:病人病情是否处于高风险状态;手术是否属于高风险或复杂手术;操作者是否具有放置漂浮导管的技术和准确解释监测数据的能力。

5. 心排血量(cardiac output,CO) 是指左或右心室每分钟射入主动脉或肺动脉的血容量。测定 CO 对于心功能的判断,计算出血流动力学其他参数,如心脏指数、外周血管总阻力等,对指导临床治疗都具有十分重要的意义。

在正常情况下,左、右心室的排血量基本相等,但在分流量增加时可产生较大误差。正常成人的 CO 为 5~6L/min,每搏输出量(stroke volume,SV)为 60~90ml。根据 CO 和心脏前负荷可绘制心功能曲线图,用于指导临床输液及药物治疗。但是,CO 在不同个体之间的差异较大,尤其与体表面积相关密切。因此,CO 除以体表面积得出的心脏指数(cardiac index,CI),已成为比较不同个体心排血量的可靠参数。根据测定的 CO 和其他心内压力值,可以计算出血流动力学的其他参数,为临床诊断、治疗和评估其预后提供了较为可靠的依据。计算方法及正常值见表 18-10。

表 18-10 血流动力学参数及计算方法

参数	计算方法	正常值
心排血量(CO)		5~6L/min
心脏指数(CI)	CO/BSA(体表面积)	2.5~4.0L/(min·m^2)
每搏输出量(SV)	CO/HR	60~90ml/beat
心搏指数(SI)	SV/BSA	25~45ml/(beat·m^2)
左心室做功指数(LVSWI)	$\frac{\text{SI.(MAP–PAWP)}\times 1.36}{100}$	45~60gm-m/(beat·m^2)
右心室做功指数(RVSWI)	$\frac{\text{SI.(MAP–CVP)}\times 1.36}{100}$	5~10gm-m/(beat·m^2)
外周血管总阻力(TPR,SVR)	$\frac{\text{(MAP–CVP)}\times 80}{\text{CO}}$	900~1 500dyn·s·cm^{-5}
肺血管阻力(PVR)	$\frac{\text{(PAP–PAWP)}\times 80}{\text{CO}}$	150~250dyn·s·cm^{-5}

二、临床应用

（一）根据监测参数评估循环功能

结合病人的临床表现和体征来正确分析和认识所监测的数据，是摆在临床医师面前的十分重要的任务。我们不能机械地看待这些数据，更不能代替临床医师的思维和判断，但这些量化指标的改变为临床病情分析提供了线索和依据。在分析和运用这些参数的过程中，临床实践经验仍然是十分重要的。

1. 在循环功能不稳定时，最先是心率和血压的改变，也是最容易监测到的。因此，首先应连续监测心率和血压的变化趋势，是上升、下降还是上下波动。然后分析心率和血压改变之间的关系，来判断可能的病因，或需要做进一步的检查，从而提出治疗方案。表 18-11 从血压和心率改变的关系来分析循环状态，有一定的参考意义。

表 18-11　从血压、心率改变分析循环状态

血压与心率的关系	病因	症状与体征	治疗
心率↑ 血压↑	交感神经兴奋	躁动，CVP ↑，PAP ↑	镇静，镇痛
心率↓ 血压↓	1. 心脏传导阻滞 2. 严重缺氧 3. 镇静镇痛药作用	ECG 改变 发绀 近期用药	异丙肾上腺素，起搏 吸氧，机械通气 减少用量
心率↓ 血压↑	颅内压升高	意识障碍，瞳孔散大	利尿，甘露醇， 适当过度通气
心率↑ 血压↓	1. 低血容量休克 感染休克早期 2. 心脏压塞 3. 气胸 4. 快速心律失常 5. 肺栓塞 6. 过敏反应	CVP ↓，尿量↓，四肢循环差 CVP ↓，尿量↓，四肢灌注好 CVP ↑，尿量↓，肺顺应性↓ 躁动，肺顺应性↓ ECG 改变，CVP ↑ 胸痛，发绀，CVP ↑，ECG 改变 皮疹，近期用药或输血	输液 输液，抗感染 引流，再开胸 胸腔引流 抗心律失常 吸氧，抗凝，肺造影 抗过敏，输液

2. 中心静脉压（CVP）的监测已应用广泛，具有一定的临床价值。其操作较为简便，容易掌握。CVP 和血压变化之间的关系，对于临床分析病情具有重要意义(表 18-12)。但在临床应用时应注意：CVP 并不直接反映血容量的多少，但能反映右心室对回心血量的泵出能力，即回心血量与右心功能之间的平衡关系。CVP 的变化对输液的反应比 PAP 或 PAWP 要慢，不应强求达到某一标准，以免发生输液超负荷。

表 18-12　CVP 与血压关系的临床意义

CVP	BP	临床意义
低	低	血容量不足
低	正常	血容量轻度不足
高	低	心功能不全，血容量相对过多
高	正常	容量血管收缩，肺循环阻力高
正常	低	心排血量↓，容量血管过度收缩，血容量不足或正常

3. 心排血量是衡量心脏排血功能的定量指标。但在分析发生心排血量降低的原因时，如能结合所测的心内压力值综合分析，则可较为准确地作出诊断(表 18-13)。

表 18-13　低心排血量的病因鉴别

病因	CVP/RAP	PAWP	PAPd 相比 PAWP
低血容量	↓	↓	PAPd=PAWP
左心衰竭	–/↑	↑	PAPd=PAWP
右心衰竭	↑	–	PAPd>PAWP
慢性肺高压	↑	–	PAPd>PAWP
心脏压塞	↑	↑	PAPd=PAWP

↑ = 升高，↓ = 降低，– = 正常

（二）根据监测结果决定治疗原则

1. 根据监测数据，决定循环治疗的基本原则：①当 PAWP 低于 6mmHg，表示心脏前负荷降低，有效循环血量不足，存在低血容量。应参考血细胞比

容(HCT)及血浆胶体渗透压来选择液体补充。在一定范围内,前负荷增加可使心排血量增加。当PAWP高于18mmHg时,说明心脏前负荷升高,应用利尿药或血管扩张药降低前负荷,使PAWP降低,保护心肌功能,对心排血量的影响或可增加,或维持不变。②当周围血管总阻力(TPR)小于100kPa·s/L(1 000dyn·s·cm^{-5})时,表示心脏后负荷降低,应首先补充血容量,必要时可应用小量血管收缩药。当TPR大于200kPa·s/L(2 000dyn·s·cm^{-5})时,表示心脏后负荷升高,应用血管扩张药可使SV、CO增加,并降低心肌氧耗量。③当心肌收缩性降低时,表现为CI和LVSWI降低,应用正性心肌力药物治疗,必要时可应用主动脉内球囊反搏治疗。当心肌收缩力增强,心率增快,血压升高,心肌氧耗量增加时,适当应用β肾上腺素受体拮抗药及钙拮抗药,可明显降低心肌的氧耗量,起到保护心脏功能的作用。

2. 根据CVP、PAWP指导容量治疗

(1) 根据CVP的改变指导临床输液已较广泛应用,但因其影响因素较多,亦不能反映左心室功能状态。因此,在应用时仍应结合临床表现和体征综合判断。所谓5-2容量治疗法则,即当CVP<8cmH_2O时,可在10分钟内输液200ml;CVP为8~13cmH_2O时,在10分钟内输液100ml;CVP>14cmH_2O时,在10分钟内输液50ml。在输液期间同时监测CVP的变化。如果CVP升高超过5cmH_2O时,表示容量已经足够,应停止继续输液。当CVP升高2~5cmH_2O时,可暂时停止输液10分钟,再观察CVP的变化。如果仍然升高>2cmH_2O,表示容量已补足,应停止继续输液。如CVP升高不超过2cmH_2O,仍然可以继续按上述标准输液,直到CVP升高超过5cmH_2O,或暂停输液10分钟后,仍然升高2cmH_2O以上为止。

(2) 根据PAWP的改变指导容量治疗时,可应用7-3容量治疗法则:当PAWP<11mmHg时,可在10分钟内输液200ml;PAWP为11~18mmHg时,可在10分钟内输液100ml;PAWP>18mmHg时,在10分钟内输液50ml。输液后监测PAWP的变化。如果PAWP升高7mmHg以上时应停止输液,表示容量已足够。如果PAWP升高3~7mmHg,应停止输液10分钟再监测PAWP。如升高仍然超过3mmHg,则不应再输液;如果PAWP升高低于3mmHg,仍可继续按上述标准输液,直到PAWP升高超过7mmHg,或停止输液10分钟后仍超过3mmHg为止。

(三) 对血流动力学参数的分析和整合

从漂浮导管测得的参数不应该孤立地进行解释,应结合相关参数和临床状态进行分析,以增加评估的准确性。正常值因资料来源不同也不尽相同,以动态观念来分析血流动力学变化的趋势,要比孤立看待变量更具有临床意义。所获得的参数包括:压力(ABP、CVP、PAWP),容量(CO、CI、SV、SI),氧供需平衡(SvO_2、$ScvO_2$)。它们在评价血容量或容量与心功能关系方面,都有参考意义。但都不能直接反映血管内容量。因此,应根据它们之间的相互关系,正确解读,才可能解决临床问题。

1. 正确认识血流动力学参数的优先次序　机体细胞的活动有赖于氧和能量的持续输送。SvO_2是反映组织氧平衡的重要参数,是血流动力学参数中核心变量。因此,首先应检查SvO_2,如果SvO_2在正常范围,说明机体的氧代谢仍正常,尽管其他参数有异常,也可不急于进行处理。如果SvO_2降低,应分析原因并作针对性处理;如果SvO_2明显降低,必须进行紧急处理。如果SvO_2降低合并出现SV/SI降低、肺水肿等,应纠正心功能,改善CO/CI和心脏充盈压(PAWP);如果SvO_2异常低,除改善心功能,纠正SV/SI外,还应评估血红蛋白是否正常,SaO_2是否在0.90以上,是否存在氧耗量增加等原因。

2. SV/SI与心脏充盈压(容量与压力)　PAWP、CVP、RAP都是反映心脏充盈压的参数,对于评估心室前负荷是有意义的。但是,心脏充盈压并不等于心脏充盈容量,压力和容量的关系与心脏的顺应性相关。如果心脏顺应性发生改变,压力和容量的关系也将发生变化。如果心脏舒张末期容量相对固定,心脏顺应性的降低将使充盈压升高。因此,在临床上常见到,只有维持较高充盈压时,才能维持血流动力学稳定。在临床评估时,如果压力与容量之间仍存在差异,仍需要结合SV/SI的改变以判断其临床意义。如果SV/SI在正常范围,心率不快,即使充盈压偏低,也可不急于处理。如果SV/SI异常低,表示心脏功能不正常,即使PAWP和CVP正常,也应及时处理。如果PAWP和SV/SI都异常,则需要紧急处理。SV/SI是反映心脏泵功能的有用指标,PAWP和CVP在反映心脏泵功能时不如SV/SI有帮助。如果PAWP和/或CVP低,同时SV/SI低,可能是低血容量;如果PAWP和/或CVP高,同时SV/SI低,可能存在心脏泵功能衰竭。

3. SvO_2与血压(氧合与压力)　如果SvO_2正常,说明组织氧平衡适当。反映组织氧合时,SvO_2

比血压更有意义。因为组织灌注取决于血压和血管阻力两个因素，血压正常只能说明组织具有一定的灌注压，如果能维持 SvO_2 在正常范围，才可认为组织氧合良好。如果 ABP 或 CO/CI 稍低，而 SvO_2 正常，可以继续观察而不急于处理；但应检查 SV/SI，如果 SV/SI 也已降低，应及时处理。如果 SvO_2 异常的低，说明组织氧合失平衡，机体已处于缺氧状态，即使血压正常也应及时处理。

4. SvO_2 与 CO/CI（氧合与容量） 根据 Fick 方程式，SvO_2 的改变可以反映 CO/CI 的改变。对于任何特定病人，常常应用 SvO_2 来判定 CO/CI 低到何种程度才需要处理。如果能维持 SvO_2 在正常范围，即使 CO/CI 值偏低，仍可维持正常的机体氧代谢，可不急于处理；但一旦 SvO_2 低于正常值，CO/CI 降低是有临床意义的，应立即应用正性心肌力药物，以增强心肌力，增加 CO/CI，保证 SvO_2 正常。

（杨拔贤）

参考文献

[1] ZISER A, PLEVAK D J, WIESNER R H, et al. Morbidity and mortality in cirrhotic patients undergoing anesthesia and surgery [J]. Anesthesiology, 1999, 90 (1) : 42-53.

[2] PEREIRA E D, FERNANDES A L, DA SILVA ANCAO M, et al. Prospective assessment of the risk of postoperative pulmonary complications in patients submitted to upper abdominal surgery [J]. Sao Paulo Med J, 1999, 117 (4) : 151-160.

[3] BASTOS P G, SUN X, WAGNER D P, et al, Glasgow coma scale score in the evaluation of outcome in the intensive care unit: findings from the acute physiology and chronic health evaluation Ⅲ study [J]. Crit Care Med, 1993, 21 (10): 1459-1465.

[4] GROEGER J S, STROSBERG M A, HALPERN N A, et al. Descriptive analysis of critical care units in the United States [J]. Crit Care Med, 1992 (6), 20: 846-863.

[5] KNAOS W A, DRAPER E A, WAGNER D P, et al. APACHE Ⅱ : a severity of disease classification system [J]. Crit Care Med, 1985, 13 (10): 818-829.

[6] GOLDHILL D R, SUMNER A. Outcome of intensive care patients in group of British intensive care units [J]. Crit Care Med, 1998, 26 (8): 1337-1345.

[7] SHOEMAKER W C. Textbook of Critical Care [M]. 4th ed. [S. I.]: Harcourt Asia, Saunders, 2001.

[8] EMMANUEL R, MARION C, GILLES L, et al. Clinical relevance of data from the pulmonary artery catheter [J]. Critical Care, 2006, 10 (Suppl 3) : S3.

[9] HAROLD J S. The Pulmonary Artery Catheter in Anesthesia Practice [J]. Anesthesiology, 2005, 103 (4) : 890-893.

[10] 中华医学会重症医学分会 . 中国重症加强治疗病房建设与管理指南(2006). 中华外科杂志 , 2006, 44 (17): 1156-1157.

第十九章
疼痛治疗

第一节 概 述

根据1994年国际疼痛研究协会提出的概念，疼痛定义为由组织损伤引起的不愉快的感觉与情绪体验。其中组织损伤可以是确实存在的，也可以是潜在的，或并没有损伤但是被病人用疼痛的词汇所描述的。要认识“疼痛”的本质是一项比较困难的工作，但近年由于对疼痛机制的深入研究，各种新药与新治疗方法的涌现，各专科医师重视参与此项工作并建立了临床疼痛治疗专门机构，共同协作，使疼痛治疗有了显著的进展，并在客观上大大解决了病人的痛苦。麻醉科医师由于熟悉各种麻醉药、镇痛药的临床药理，有关疼痛的病理生理和相应的神经分布，并掌握各种镇痛技术，因此，在镇痛治疗中发挥了重要作用。但由于疼痛涉及面广，尤其是各种疼痛来源的诊断问题仍需与各专科医师紧密合作、共同解决，否则会延误原发病的诊断与治疗。

一、疼痛流行病学及分类

疼痛种类繁多，临床上常将疼痛简单划分为急性疼痛和慢性疼痛，轻度疼痛和中、重度疼痛，可治疗性疼痛和难治疗性疼痛，伤害性疼痛和神经病理性疼痛。各种急、慢性疼痛非常常见，是就诊病人最常见的症状，也是公共健康领域的一个主要问题。因疼痛对病人的生活质量、医疗资源都消耗甚大，欧美国家在疼痛领域尤其是慢性疼痛领域做了很多流行病学调查的工作，为制定医疗政策和临床诊疗提供了依据。但中国目前尚缺乏大规模、能令人信服的关于疼痛方面的流行病学调查。各种流行病学调查的结果差异较大，有研究人群的差异，也有对慢性疼痛定义和评估方法的不同。有些流行病学调查将慢性疼痛定义为超过3个月的疼痛，也有些流行病学调查将慢性疼痛定义为超过6个月的疼痛。

2006年Breivik等人做了一项大规模的流行病学调查，涉及15个欧洲国家和以色列。19%的被调查者曾有过持续6个月以上的中、重度疼痛。中、重度疼痛病人中66%为中度疼痛[NRS(数字评分法)=5~7分]，34%为重度疼痛(NRS=8~10分)，59%的人疼痛持续时间为2~15年，21%患有与疼痛相关的抑郁，61%的人外出工作能力受影响，6个月中平均缺勤8.6天。只有2%的慢性疼痛病人就诊于疼痛科，三分之一的慢性疼痛病人没有接受任何治疗，三分之二的人镇痛治疗不充分。持续6个月以上的中、重度疼痛在挪威、波兰和意大利发生率最高，在西班牙、冰岛和英国发生率最低。最常见的疼痛部位是背部、腰部、膝关节和头部。最常见的疼痛病因是关节炎/骨关节炎、椎间盘突出/椎间盘退变、创伤、类风湿关节炎和偏头痛。日常生活受疼痛影响最大的依次是：睡眠、运动、提重物、做家务和走路等。四分之一以上的慢性疼痛病人与家人或朋友的关系受到影响。19%的慢性疼痛病人失业。

2000~2002年赫尔辛基的一项针对40~60岁人群的流行病学调查显示，15%的女性和12%的男性患有小于3个月的急性疼痛。2004年荷兰的Berben等人在急诊科对创伤病人做了一项调查，疼痛的发生率非常高，病人入院时91%有疼痛，出院时86%有疼痛。三分之二的创伤病人出院时仍有中、重度疼痛。在急诊室期间只有少部分病人的疼痛得到了治疗。出院时37%的病人疼痛减轻,46%的病人疼痛没有改变,17%的病人疼痛加重。2008年加拿大Sawyer等人调查显示,71%的住院病人有不同程度的疼痛,31.5%的住院病人有中、重度疼痛。

可见,各种急慢性疼痛的发生率非常高,而且对病人生活质量影响大。医务人员有必要了解治疗急、慢性疼痛的重要性。

二、疼痛发生机制

(一)引发疼痛的因素

1. 创伤 包括:外伤、手术等,直接刺激伤害感受器。

2. 炎症 包括:无菌性炎症、细菌感染、病毒感染等。P物质、前列腺素等各种炎性物质作用于神经末梢导致疼痛。

3. 机械压迫 如:瘢痕、粘连、肿瘤压迫、内固定物压迫等。

4. 代谢因素 代谢性疾病,如:糖尿病等造成周围神经病变。

5. 药物因素 化疗药物、毒性物质等导致黏膜炎、神经变性、脱髓鞘等。大剂量阿片类药物在极罕见情况下也可产生痛觉倒错和痛觉过敏。

6. 放射性损伤 放射线直接损伤神经、黏膜或其他组织器官也可出现疼痛。

(二)疼痛的传导途径

1. 初级传入纤维 感觉神经元,也称作初级传入神经元,其胞体位于脊髓的背根神经节(DRG)或颅内神经节。DRG接受躯干和四肢的感觉信息传入,而脑神经Ⅴ、Ⅶ、Ⅸ、Ⅹ则接受头、面和咽喉处的感觉传入。DRG神经元按照直径和功能又可以分为不同的亚群,这是中枢神经系统对各类感觉信息进行区别的基础。周围神经系统的功能具有多样性,不仅体现在神经元种类的不同,而且体现在胶质细胞功能的差异。对外周神经纤维的分类通常依据其轴突直径的大小及有无髓鞘包绕,也就是所谓的Erlanger-Gasser分类法。该方法将外周神经纤维分为A、B、C三大类。A类包含四个亚类:Aα为骨骼肌肌梭传入纤维以及支配肌肉运动的传出纤维;Aβ为感受皮肤触压觉的初级传入纤维;Aγ为支配骨骼肌梭的运动纤维;Aδ既是机械感受器,也是痛温觉感受器,同时又是交感神经的节后纤维。B类为交感神经节前纤维。C类纤维的性质与Aδ相同,即机械和痛觉感受器、交感神经节后纤维。

2. 脊髓背角 在初级传入神经元中枢端轴突向脊髓背角投射的过程中,各类不同直径的纤维聚集在一起,形成不同的神经束进入背角。大多数初级传入纤维都终止于同侧脊髓背角,脊髓投射神经元的轴突发出分支分别上行和下行,与邻近的数个脊髓节段发生联系。Rexed将脊髓灰质分为10个板层,包括背角的6层(Ⅰ~Ⅵ层),腹角的3层(Ⅶ~Ⅸ层)和中央管周围的Ⅹ层,已成为最经典的脊髓细胞构筑描述法。处理伤害性信息的背角神经元具有不同的起源。Ⅰ层和Ⅴ层是伤害特异神经元所在的部位,包含两类伤害性特异的神经元群:一类接受高阈值机械和温度敏感的Aδ纤维及多觉型C纤维的传入投射;另一类只接受高阈值Aδ机械感受器的传入信息。初级神经元传递的信息首先进入脊髓背角,然后经上行传导束向上投射。

3. 脊髓上系统 丘脑既是感觉信息的终点站,也是将感觉信息向皮层传递的中继站。丘脑内侧核和板内核接受来自脊髓、三叉丘系和网状结构的纤维投射,转而将其传递到大脑皮层的广泛区域,这种投射不具有体表对应的特征。与之相反,腹侧基底丘脑接受来自新脊索丘系和新三叉丘系的传入投射,并进一步投射到初级和次级躯体感觉皮质(SⅠ、SⅡ),这种投射是高度体表对应的,与感觉辨别和刺激定位有关。

网状结构与疼痛情绪的产生有关,疼痛引起的厌恶情绪以及动机的产生都是由网状系统来调节的。同样,伤害性刺激引起的运动、感觉和自主神经反应也都离不开网状结构的激活。网状结构对于痛行为的产生非常重要。下丘脑是产生自主神经反应和内分泌反应的重要核团。当机体受到伤害时,无论是躯体损伤还是内脏损伤都涉及下丘脑的激活。所以,疼痛刺激引起的情绪和自主神经反应至少部分地通过下丘脑介导。边缘系统是对端脑、间脑和中脑的一些结构的总称。位于端脑的结构包括杏仁核、海马、伏核、视前区等,间脑的结构包括下丘脑和一小部分丘脑。边缘系统也包括腹侧被盖区、被侧被盖核以及中脑中缝核和导水管周围灰质。这些脑区和皮层其他区域之间的相互作用是极为复杂和多样的,这决定了疼痛刺激所引起的反应也是复杂多样的。

人类大脑皮层接受感觉信息的区域主要有两个:SⅠ和SⅡ。SⅠ位于中央后回,接受同侧丘脑腹侧基底部(腹后外侧核和腹后内侧核)的纤维投射。SⅡ比SⅠ面积小一些,主要位于顶叶皮层。SⅠ和

SⅡ的功能是对感觉信息进行精确的辨别。

4. 下行系统 Melzack 和 Wall 于 1965 年在 *Science* 上发表文章认为，中枢神经系统存在一个调节伤害性传入的系统，脊髓背角的伤害性信息传入受到两个方面的调制，一是传入纤维产生的调节作用，二是高级中枢的下行调节作用。如今，动物神经系统内存在的下行抗伤害机制已是公认的事实。

(三) 敏化现象

1. 外周敏化 疼痛信息主要通过无髓的 C 纤维和薄髓的 Aδ 纤维传送至中枢。利用致炎物刺激神经元感受野可导致组织内炎症介质的释放，同时伴有伤害性感受器的阈值降低，我们将这一现象称为外周敏化（peripheral sensitization）。当痛觉纤维发生敏化后，其对正常情况下的非伤害刺激也能产生反应，称为痛觉超敏（allodynia）。敏化的机制不但涉及伤害性感受纤维，也涉及所谓的沉默性伤害感受器，后者在正常情况下对伤害性刺激或炎症介质如前列腺素和缓激肽不产生反应。

2. 中枢敏化（central sensitization） 是中枢神经系统在痛觉形成过程中表现出来的一种可塑性变化。神经元能够在数分钟内发生功能上的改变，但这些改变并不持久，会在刺激移除后恢复正常。另一方面，伤害性刺激也会使神经系统发生长期改变，这些改变不随刺激消失而消失，并且不可逆转。外周组织损伤后呈现出两个突出特征，一是产生疼痛，二是对伤害性刺激产生夸大的反应，临床上观察到的机械性诱发触痛现象即属于此类。临床上有许多病例其机制涉及中枢敏化，典型的例子是截肢后病人产生的幻肢痛，虽然致痛源已经去除，但疼痛仍绵延不断，如同被截去的患肢还真实存在一样。另外一个例子是外科手术病人得益于超前镇痛。在预先给予镇痛药的情况下，参与中枢敏化的结构都被提前抑制了，因而避免了神经系统的短期乃至长期的功能性改变，中枢敏化也因此难以形成。大量实验结果都支持触诱发痛由 Aβ 纤维介导，这些纤维在正常情况下只传导轻触觉和振动觉，与痛觉无关。

3. 神经元敏化 慢性痛时背角神经元的变化很像高频刺激 C 纤维产生的长时程增强或低频刺激 Aδ 纤维产生的长时程抑制。高强度的电刺激或伤害性刺激激活 C 纤维后，导致背角广动力范围（WDR）神经元上的 NMDA 受体过度兴奋，细胞内钙离子水平增高以及蛋白激酶活化，从而引起敏化，一是突触效能的增强，二是沉默突触的激活。

(四) 高级神经机制

急、慢性疼痛除了能够造成外周感觉神经元的改变外，还能引起脊髓以上的中枢结构改变，如丘脑和躯体感觉皮质。例如，Faggin 及其同事最近通过记录丘脑腹内侧核和躯体感觉神经元的活动证实，外周去传入导致中枢神经系统的结构发生广泛的重建。他们认为不能仅仅用皮层环路的可塑性变化来解释这一现象，而应当解释为何丘脑的变化引发了皮层的改变。其他一些研究也强调了丘脑 - 皮层信号通路和皮层 - 丘脑信号通路在调节脊髓上疼痛信息处理中的重要性。总的来看，中枢存在大量的双向信息沟通，而不是仅有伤害性信息自下而上的传递机制。

三、疼痛的评估

疼痛是一种主观感觉，定量困难，但疼痛的评估对于提高疼痛诊断及治疗质量至关重要。疼痛的评估是指在疼痛治疗前及治疗中利用一定的方法测定和评价病人的疼痛强度和性质。

(一) 疼痛强度评估

1. 文字描述评分法（verbal rating scale，VRS） 最常用的是 5 点口述分级评分法（VRS-5）。VRS-5 是加拿大 McGill 疼痛调查表的一部分，0 表示无痛；1 表示轻度疼痛，可以忍受，能正常生活睡眠；2 表示中度疼痛，轻度影响睡眠，需要服用止痛药；3 表示重度疼痛，影响睡眠，需要服用麻醉止痛剂；4 表示疼痛剧烈，影响睡眠较重，伴有其他症状；5 表示疼痛无法忍受，严重影响睡眠，伴有其他症状。VRS 易于被医务人员和病人理解，但影响因素较多，精确度不够。

2. 视觉模拟评分法（visual analogue scale，VAS） VAS 是各类疼痛评分法中最敏感的方法。VAS 方法是在 10cm 的直线上，分为 10 个等级，数字越大，表示疼痛强度越大，一端为无痛，另一端为可以想象的最剧烈疼痛，疼痛评估时用直尺量出疼痛强度数值即为疼痛强度评分；VAS 也可以用脸谱图表示，以 VAS 标尺为基础，在标尺旁边标有易于小儿理解的笑或哭的脸谱，主要适合用于 7 岁以上、意识正常的小儿的各种性质疼痛的评估。

3. 数字评分法（numeric rating scale，NRS） NRS 是临床应用最广泛的评估方法，此法将一条直线平均分为 10 份，每个点用 0 到 10 共 11 个数字标记，0 为无痛，10 为剧痛，由病人给自己打分。此法也是术后疼痛诊疗病人最容易使用的方法。

(二) 多元评估方法（multidimensional scales）

1. 多元评估方法 评估疼痛对病人生活多个

方面的影响，更偏重于疼痛的病因和情感因素，可以对疼痛病人进行较为客观的评价，并有助于疼痛病因的诊断。由于多元评估方法包括内容较多，管理、测评、评分、解释需要更多时间，使其在临床应用受到一定限制，多用于慢性疼痛的评估及疼痛研究。多元评估方法中应用最多的是麦-吉疼痛调查表（McGill pain questionnaire，MPQ），除了评估疼痛的感觉及情感方面以外，还包括了疼痛的部位、强度、时间特性等，是广泛使用的临床工具和研究工具。MPQ 由 78 个描述疼痛的形容词组成，分 20 个组，每组 2~6 个词。描述疼痛的形容词以强度递增方式排列。第 1~10 组为感觉类，第 11~15 组为情感类，第 16 组为评价类，第 17~20 组为其他相关类。MPQ 的优点是可以评估疼痛的多种因素，局限性表现在要求病人具有一定文化水平，并需要受过培训的医护人员协助病人完成。2009 年出版的改良 McGill 问卷（SF-MPQ-2），加入神经病理性疼痛特性，并简化问题内容，实用性和准确性均很高。

2. 生活质量评估　急慢性疼痛对病人生活的各个方面产生影响，尤其是慢性疼痛病人，这个群体可能预计生存期很长，控制不佳的疼痛对他们的日常生活、社交活动、与家人和朋友的关系等都会产生影响，所以有必要全面评估疼痛病人的生活质量。使用较多的生活质量评估量表有 SF-36、SF-12 等，其中 SF-12 包含 12 个针对情感、社交、日常生活等方面的问题，便于使用，而且中文版 SF-12 经过验证可以在中国应用。

3. 精神心理评估　慢性疼痛病人长期受疼痛折磨，往往有精神心理方面的改变，焦虑、抑郁都很常见，焦虑、抑郁反过来又会影响病人对疼痛的感知，加重疼痛。这些病人经常得不到家人、朋友甚至医师的理解，被认为是“心因性疼痛”，非常痛苦。在评估慢性疼痛病人时非常有必要同时评估精神心理状况。如果合并焦虑或抑郁，对其加以治疗对慢性疼痛往往也有很好的效果。对于非精神心理专业的医师来说，最简便实用的评估方法就是精神心理评估量表。

常用的量表有焦虑自评量表、抑郁自评量表、汉密尔顿焦虑量表、汉密尔顿抑郁量表、医院焦虑抑郁量表等。

四、疼痛的治疗原则

疼痛性疾病的病因复杂，症状表现多样化，同时，病人常常伴有其他合并症，如抑郁症、睡眠障碍及其他心理问题。因此，需要制订个体化的全面治疗方案。虽然很难制定统一的治疗标准，但应遵循以下治疗原则：

1. 明确诊断，进行疼痛评估　疼痛性疾病治疗之前，应明确疼痛的致病原因和性质，明确引起疼痛病变所在的器官和组织，并选择适宜的疼痛评估方法，明确疼痛强度。但应注意，疼痛评估应以病人的评估结果为准，治疗前、后评估方法应保持一致。疼痛性疾病的诊断并非轻而易举，但应该对潜在性疾病积极治疗，如不能明确诊断，则应给予对症处理，缓解病人的症状，并可以帮助明确诊断。但这种治疗的预期效果很难预测。

2. 制订个体化的多模式镇痛治疗方案　所谓“个体化”是指镇痛治疗方案的制订应考虑病人疼痛强度、镇痛要求、适应证、依从性、经济状况以及医疗保险体制等。多模式镇痛则是联合应用不同作用机制的镇痛药物，或者不同的镇痛措施，通过多种机制产生镇痛作用，使副作用降低到最小，并能获得更好的镇痛效果。治疗过程中要积极监测副作用的发生，及时给予治疗，提高病人的生活质量。镇痛治疗方案中应包括对病人睡眠障碍、抑郁症及心理问题的治疗，应采用跨学科、多元化综合治疗，以提高疗效。

3. 再评估与治疗方案的修正　由于疼痛性疾病具有复杂性和多变性，所以治疗后还需及时对病人疼痛情况进行再评估，包括疼痛缓解情况、睡眠情况、生活质量、精神状态、副作用等，及时调整治疗方案。

第二节　外科相关急性疼痛的诊断与治疗

一、术后疼痛

以往对术后疼痛并未引起足够重视，病人也常将术后伤口疼痛视为术后一种不可避免的经历。虽然临床上对手术后病人也常间断地肌内注射阿片类镇痛药，但其中大约 75% 的病人仍存在着中度和重度的术后疼痛。因此，有必要为临床手术后病人寻求一种完善的镇痛方法。另外，现已认识到术后急性疼痛会对病人引起多方面的生理影响，对术后恢复期病人不利。要认识到术后镇痛治疗的临床意义不仅是减轻病人的痛苦与不适，而更重要的是了解疼痛对机体的影响以及镇痛治疗所能发挥的作用。目前已一致认为，术后镇痛已是麻醉科医师不可分割的责任，已成为临床麻醉常规工作之一。

（一）术后疼痛的病理生理

1. 对神经内分泌系统的影响 手术损伤组织发生炎性反应，释放前列腺素、缓激肽等活性物质，使机体对有害刺激的反应阈降低，经Aδ和C纤维向脊髓后角的传入冲动增加。有害刺激可引起脊髓节段和高于相应节段的反应（节段上反应）。术后疼痛作为有害刺激可以启动神经内分泌反应，引起体内多种激素的释放，产生相应的病理生理改变。术后疼痛引起多种分解代谢类激素释放增加，肾上腺素、皮质醇、生长激素、胰高血糖素、甲状腺激素等水平的升高，会使血糖增高，水钠潴留，脂肪和蛋白质分解代谢增强，病人发生负氮平衡，影响病人康复。另一方面，应激反应导致促进合成代谢的激素如雄性激素和胰岛素水平降低。术后疼痛引起醛固酮、皮质醇和抗利尿激素的释放增加，使得机体潴钠排钾，病人容易出现电解质紊乱，并且外周和肺血管外肺水增加，在某些心脏储备功能差的病人，甚至可以引起充血性心力衰竭。术后疼痛导致内源性儿茶酚胺分泌增加，使外周伤害感受性末梢更为敏感，使病人处于"疼痛—儿茶酚胺释放—疼痛加重"的不良循环中。

2. 对心血管系统的影响 术后疼痛对心血管系统的影响主要是由于术后疼痛可以引起病人体内的内源性活性物质释放，包括：①交感神经末梢和肾上腺髓质释放儿茶酚胺；②肾上腺皮质释放醛固酮和皮质醇；③下丘脑释放抗利尿激素；④激活肾素-血管紧张素系统。这些激素直接作用于心肌和血管，同时促使水钠潴留而更大地增加心血管系统的负担。因此，可导致术后病人血压升高、心律失常等不良反应。心脏做功和氧消耗增加，对于有心血管危险因素的病人，由于氧供和氧耗的失衡，可导致心肌缺血和心肌梗死的机会增多。此外，病人由于恐惧疼痛而卧床不动，容易发生静脉血淤积和血小板聚集，增加了发生下肢深静脉栓塞的风险。

3. 对呼吸系统的影响 手术后病人常常发生不同程度的呼吸功能障碍，而术后疼痛是导致呼吸功能障碍的主要原因之一，其他影响因素包括手术创伤、胸腹壁顺应性下降、膈肌功能障碍、腹内压增加等。这些因素导致病人肺顺应性及通气功能下降，咳嗽，排痰能力降低，可促使病人发生术后肺不张。术后疼痛导致醛固酮分泌增多，引起机体水钠潴留，肺水增加，进而使病人通气/血流比例失常。这些改变导致病人缺氧和二氧化碳蓄积，早期可刺激每分通气量代偿性增加，但长时间可能导致呼吸功能衰竭。可见，术后疼痛延缓病人呼吸功能恢复，特别对于复杂性大手术、高危病人，术后疼痛使肺的功能残气量明显减少（约为术前25%~50%），其中一部分病人由于肺不张导致肺实变、肺炎等严重的呼吸系统并发症。因此，术后疼痛对原有肺部疾病、胸腹部手术、肥胖、高龄病人的影响尤为明显。

4. 对胃肠道和泌尿系统的影响 术后疼痛使交感神经兴奋性增加，反射性抑制内脏平滑肌与胃肠道功能，平滑肌张力降低，而括约肌张力增高，常引起术后恶心、呕吐、腹胀、绞痛，延长胃肠道功能恢复的时间。此外，术后疼痛导致膀胱平滑肌张力下降，排尿困难，引起尿潴留，增加泌尿系感染等并发症的发生率。

5. 对免疫系统的影响 术后疼痛作为应激反应可以抑制机体的细胞免疫功能，导致淋巴细胞减少，白细胞增多，中性粒细胞趋向性减弱，单核细胞活性降低和网状内皮系统抑制。同时病人的体液免疫功能也受到抑制，产生特异性抗体的能力降低。此外，手术应激引起免疫抑制性激素和血清IL-1活性增高，而免疫增强性激素、淋巴细胞、CD3、CD4则明显降低。这些是导致术后病人对病原体的抵抗力减弱，术后感染等并发症发生率增加的关键因素之一。术后疼痛等应激反应使体内杀伤性T细胞的功能减弱，数量减少。此外，应激引起的内源性儿茶酚胺、糖皮质激素和前列腺素的增加都可能改变机体的免疫机制。这对于肿瘤病人有重要意义，它可能导致术后残余肿瘤细胞的扩散。

6. 对凝血机制的影响 疼痛应激可引起Ⅷ因子、凝血酶原、纤维蛋白原和血小板黏附性增加，同时纤溶功能降低，使机体处于高凝状态。此效应与儿茶酚胺的微血管效应叠加，使卧床病人容易产生深静脉血栓。对于合并心、脑血管病的病人尤为不利，增加心肌梗死和脑血栓的发生率。

7. 其他方面的影响 术后疼痛引起病人失眠、焦虑、恐惧、紧张、易怒等心理和精神状态的变化，甚至发生谵妄。这将影响病人术后的康复过程，甚至产生较为严重的并发症。

（二）影响手术后疼痛的因素 许多因素会影响手术后病人疼痛的性质、强度和持续时间。一般而论，术后疼痛程度和应激反应的大小取决于手术的大小和部位。局麻或神经阻滞下行体表或四肢较小外科手术，手术后疼痛程度一般较轻，对生理影响也较小。颅内手术范围相对小，脑组织中又缺乏疼痛感受体，因此引起的应激反应也小。胸腔、上腹部手术及关节置换术常产生术后显著疼痛，并可诱发显著的神经和内分泌应激反应。而微创手术所造成的创伤及疼痛也明显减轻。影响因素包括：①外科手术部位、性质和手术持续时间；②切口与外科创伤的类型及程度；③病人的生理与精神状态；④手术前病人的精神生理和药物准备状况；⑤术后是否发生与手术有关的并发症；⑥麻醉方式与麻醉用药，特别是镇痛药的种类与剂量；⑦术后监护质量；⑧手术前消除疼痛刺激的程度。

（三）术后镇痛常用方法

手术后镇痛方法多种多样，包括硬膜外镇痛、静脉镇痛、连续神经阻滞、肋间神经阻滞、椎旁神经阻滞以及口服药物等。我们要遵循多模式镇痛的原则，使副作用降低到最小，同时尽量做到超前镇痛，防止中枢敏化，获得更好的镇痛效果。

1. 病人自控镇痛（patient controlled analgesia，PCA） 是指病人感觉疼痛时可自行注射预定的小剂量镇痛药。这是建立在负反馈基础上，疼痛时即刻由病人自行按动给药键，用药后疼痛减轻，病人可根据需要自我控制用药。这样不仅可及时达到镇痛目的，亦可减少药物用量。根据给药途径可分为：静脉PCA、硬膜外PCA、皮下PCA和神经丛(干)阻滞PCA等方法。

简单的机械性PCA泵是由病人通过按压键钮可自行注药0.5ml或2.0ml，可根据病人的具体情况、疼痛程度调整镇痛药浓度而控制每次注入的镇痛药剂量，实质上属于病人自控单次间断给药，可使病人有一种主动参与感。新型PCA泵综合了连续给药的优点且应用电脑技术，可以设定连续给药剂量、单次给药剂量及间隔时间，并能记录单次给药的次数、时间，启动而未给药的次数以及单位时间内给药的总量等资料，可供医务人员调整PCA参数。

PCA的主要优点：①可提供较恒定的血药浓度，达到良好镇痛效果。②病人自己确定所需阿片类药量，使总用药量少，避免药物过量。③采用连续输注加病人自控注药方式给药，可改善夜间睡眠质量。④用PCA镇痛法病人动脉血气和呼吸机械力学参数与肌内注射用药无差别。⑤医护人员和病人满意率高。⑥有利于病人术后的恢复。⑦可控性强，如疼痛加重，可以增加负荷量；若镇痛效果不满意，可增加剂量或缩短锁定时间。

PCA的主要缺点：①对具体病人很难确定开始的最佳输注速率，有可能造成过量用药。②睡眠中持续给药有不安全性；若仅为单次用药，又有不足之感。③老年、低血容量和病情差的病人，剂量过大将增加呼吸抑制的发生率。④儿童和老年病人对PCA用药的理解程度及合作方面会有一定的困难。为了提高PCA的有效性和安全性，有赖于制定严格合理的操作规程，并有专门人员管理。若采用在连续输注时加PCA，一般主张总药量的50%~70%由输注给药，30%~50%通过PCA给药，以保证安全。

2. 硬膜外镇痛 硬膜外镇痛具有镇痛确切、降低应激（心血管、呼吸、内分泌、凝血）、改善冠脉循环、降低术后慢性疼痛发生率、加速伤口愈合、促进肠功能恢复、降低肺部感染、改善最大通气量的优点。但对硬膜外穿刺技术要求较高，术后需要严密观察，防止出现呼吸抑制、硬膜外感染和血肿等并发症。

常用药物：因硬膜外局麻药与阿片类镇痛药联合应用具有协同作用，局麻药可使阿片类药物更容易进入蛛网膜下腔，改变脊髓μ受体的构象，使其易于与阿片类药物结合。因此，硬膜外镇痛常选择局麻药与阿片类药物合用可达到理想的镇痛效果。阿片类药物可选择吗啡、芬太尼或舒芬太尼；局麻药可选用罗哌卡因或布比卡因。一般镇痛时间为48~72小时。

3. 静脉镇痛 由于静脉阿片类药物镇痛效果的个体差异较大，需要及时调整药物剂量才能达到满意镇痛效果，否则对重度疼痛的镇痛效果欠佳。静脉镇痛在病人静息时的效果良好，但在翻身、咳嗽、深吸气时常有痛感。因此，建议选择电子镇痛泵的持续输注+PCA模式。阿片类药物静脉镇痛的副作用包括：嗜睡、呼吸抑制等，需要严密观察。如果在术毕行单次神经阻滞或伤口局部浸润，可提高镇痛效果并降低阿片类用药量。常用药物为中枢性镇痛药——吗啡、芬太尼、舒芬太尼或曲马多；非甾体抗炎药——酮咯酸、氯诺昔康、氟比洛芬酯等。

4. 连续神经阻滞镇痛 连续神经阻滞术后镇痛的效果良好，并且可减少阿片类镇痛药用量，降低相应并发症的发生。常用方法包括：连续臂神经丛阻滞镇痛、股神经阻滞镇痛、腰神经丛阻滞镇痛、椎旁神经阻滞镇痛等。

5. 口服药物镇痛　对于手术对胃肠道功能影响小的术后病人，可采用口服给药的镇痛方式。主要药物有：缓释的中、强效镇痛药，如吗啡控、缓释片（美施康定，10~30mg，每 12 小时一次）、盐酸羟考酮控释片（奥施康定 5~20mg，每 12 小时一次）、曲马多缓释片（奇曼丁 100mg，每日 2 次）；同时联合应用非甾体抗炎药（布洛芬、对乙酰氨基酚、双氯芬酸）、选择型环氧化酶 2 抑制剂（塞来昔布 200mg，每日 2 次）等。也可以选择复合制剂氨酚羟考酮 1~2 片，每日 3 次。首次应用阿片类药物者，应同时服用甲氧氯普胺（10mg，每日 3 次）预防恶心呕吐。口服镇痛也是撤掉 PCA 镇痛泵后序贯镇痛的主要方法，对大手术后持续镇痛非常重要。

（四）术后镇痛注意事项

1. 做好序贯治疗计划　序贯治疗（sequential therapy）为同一种药物剂型的转换，即同一种药物在疗程中的给药途径从静脉改为口服，但前提是口服制剂有较高的生物利用度（>50%）及有效性，并且病人的胃肠道功能良好，能够吸收及耐受口服药物。有些手术术后疼痛持续时间较长，例如开胸术后长时间留置引流管、关节置换术后功能锻炼等，在停用镇痛泵后病人可能会出现明显的疼痛，应及时加用口服药物。

2. 镇痛期间循环的管理　硬膜外给予低浓度局麻药联合阿片类药物大多数情况下对呼吸、循环无明显的影响，而且有效的镇痛还能够加速呼吸功能的恢复，降低心血管事件的并发症。但在中胸段给予局麻药和阿片类药物时，一定要严密监护呼吸、循环的变化。引起血压下降的原因有：①硬膜外局麻药对交感神经阻滞引起有效循环血量不足，特别是术中失血较多者；②椎管内吗啡对外周和脑血管扩张引起的直立性低血压。术前禁食、术中和术后限制入量（如全肺切除）可增加术后低血压的发生率，应适当补充液体，必要时给予少量血管活性药物。

3. 镇痛期间呼吸的管理　由于吗啡水溶性较强，经硬膜外吸收并沿脑脊液到大脑中枢较缓慢，因此硬膜外吗啡可引起延迟性呼吸抑制，最迟可发生在给药后 10~12 小时。呼吸抑制发生的主要机制是阿片类药物过量抑制了低氧和二氧化碳蓄积对延髓呼吸中枢的刺激作用。临床表现为呼吸频率的降低、每分通气量下降和氧饱和度降低。静脉 PCA 时，引起呼吸抑制的危险因素包括：使用连续输注背景量；合用镇静催眠药；病人肝、肾、肺功能受损；伴有睡眠呼吸暂停综合征以及肥胖者等。因此，对呼吸频率及幅度的监测至少要持续到术后 24 小时平稳后。监测内容包括：呼吸频率和幅度、血氧饱和度和病人的意识水平。

4. 食管、胃肠道手术病人、骨折病人、冠脉搭桥手术病人和肝肾功能不全病人等需慎用 NSAIDs。

5. 副作用的防治　镇痛治疗的好坏很大程度上取决于医师对疼痛的评估、病人的术前宣教、副作用的治疗以及镇痛药物配方的调整。一旦出现比较严重的副作用，不建议马上停镇痛泵，而是调整剂量和给药方式，加用辅助治疗药物，否则病人会产生明显的疼痛。

（1）恶心呕吐：目前已有许多学者研究术后恶心呕吐（postoperative nausea and vomiting，PONV）的相关危险因素，并且以量化方式来预测病人可能发生 PONV 的概率。

Apfel 评分：Apfel 评分法认为，女性、使用阿片类镇痛药、非吸烟、有 PONV 史或晕动病史是四种主要的 PONV 危险因素。无以上四种危险因素者的 PONV 发生率为 10%；每具备以上一种危险因素者的 PONV 发生率增加 20%，即具备以上 1、2、3、4 种危险因素者，PONV 发生率分别为 30%、50%、70%、90%。

Eberhart 评分：为当前用于儿童术后呕吐（postoperative vomiting，PV）的首选评估方法。与儿童 PV 相关的主要危险因素包括：手术持续时间 ≥ 30 分钟、年龄 ≥ 3 岁、斜视手术、既往 PV 病史或其直系亲属 PV 病史。无以上四种危险因素者的 PV 发生率为 9%；具备以上 1、2、3、4 种危险因素者，PV 发生率分别为 10%、30%、55%、70%。另外不同手术方式、术后抗生素、疼痛和病人术前精神状态也会影响恶心、呕吐的发生率。

对于中、高危病人建议常规使用预防性镇吐治疗。由于引起呕吐的原因是多方面的，因此采取复合应用不同镇吐机制的药物可取得更好的治疗和预防效果。主要药物有：5-HT 拮抗剂，如昂丹司琼（ondansetron）4~8mg，静脉注射，或托烷司琼（tropisetron）5mg，静脉注射，或格拉司琼（granisetron）0.35~1mg，静脉注射；地塞米松（dexamethasone）5~10mg，静脉注射；氟哌利多（droperidol）0.625~1.25mg，静脉注射。三联镇吐治疗是指上述三种药物联合应用，其中氟哌利多不应超过 1mg。另外还应注意是否存在血容量不足，低血压也可引起恶心、呕吐。

(2)瘙痒：皮肤瘙痒主要由阿片类药物引起，部位多集中在前胸部、上肢、面部。皮肤表面外观正常，无红疹。瘙痒的治疗包括：①改变给药模式：如果病人采用的是连续输注复合 PCA 的给药模式，可改为单纯 PCA 模式。②药物治疗：常用药物为：小剂量纳洛酮静脉注射，0.02~0.04mg/ 次，间隔时间 2~3 分钟，直至瘙痒缓解；丙泊酚 10mg/ 次静脉注射；每 1mg 吗啡中加 15μg 氟哌利多可有效减少瘙痒的发生。组胺拮抗剂有时也可奏效。③若上述方式仍不能缓解瘙痒时，应改用其他镇痛药物。

(3)头晕、嗜睡：主要为阿片类药物的中枢镇静作用，贫血和低血压可加重头晕症状。处理方法：及时纠正贫血和因低血容量引起的低血压；在保证镇痛效果的同时降低背景输注量；合用非阿片类镇痛药(如 NSAIDs)以降低阿片类药物的用量，从而降低相应副作用。

(4)硬膜外血肿：对于围术期进行抗凝治疗者，当选用硬膜外镇痛时须严密观察硬膜外血肿征象，如剧烈腰痛、下肢感觉和运动不恢复或恢复后再次出现障碍；严格按照指南指导的时间进行硬膜外操作：最后一次给予预防剂量低分子肝素 10~12 小时后才能进行硬膜外操作，包括穿刺置管和拔除硬膜外导管；最后一次给予治疗剂量低分子肝素 24 小时后才能进行有创硬膜外操作；拔除硬膜外导管后至少 2 小时，才能开始抗凝治疗。

(5)下肢麻木：下肢麻木主要为低浓度局麻药作用于神经引起的感觉异常。多为单侧肢体麻木感，有时伴有感觉功能减退，运动功能可保持正常。处理方法：降低持续输注剂量或者改为 PCA 模式，并观察下肢感觉功能恢复情况，大部分病人会在几个小时后恢复。若同时合并运动功能明显障碍者，应停用硬膜外或神经阻滞镇痛泵，改用其他途径的镇痛方法，如口服、静脉注射等。

(6)尿潴留：尿潴留的总体发生率为 23%~30%。一般与硬膜外应用阿片类药物和腰骶段的神经阻滞相关，应用吗啡时尿潴留发生率较高。治疗：尽早下地活动，可采用针灸、热敷等物理治疗，必要时导尿。

(五) 急性疼痛服务的管理模式

急性疼痛服务(acute pain services，APS)是一种对急性疼痛，尤其是对手术病人、产妇或其他急性疼痛病人的疼痛治疗进行管理的组织或机构。认为术后镇痛质量不高的原因并不是镇痛技术或药品本身的问题，而是由于应用和 / 或管理不当所致，APS 因此应运而生。以麻醉为基础的镇痛服务最初主要用于控制术后疼痛，后来被应用到各种急性疼痛的控制中，统称为急性疼痛服务。

1. 基本原则　APS 作为一种提供高质量疼痛控制的组织，应遵循三个基本原则：以病人为中心，多学科的合作，以知识为基础。

2. 工作模式　以麻醉科医师为基础(anesthesiologist based，APS)的模式，即建立以麻醉科医师为基础的 APS 组织。因为麻醉科医师在镇痛领域有着丰富的经验和特有的技术，如病人自控镇痛(PCA)，包括硬膜外途径、静脉途径等。以护士为基础(nurse based，anesthesiologist supervised，APS)的模式，即护士在麻醉科医师的督导下实施疼痛治疗。因为，护士与病人的联系最密切，可在自己权限范围内为病人使用非药物的止痛措施如改变体位等，可对病人及其家属进行宣教以保证疼痛治疗的有效性。可见，这种模式充分发挥了护士在疼痛控制中的作用，是最佳且最经济的疼痛控制组织模式。

3. 组织成员　APS 是一个由拥有不同专业技能的医务人员组成的多学科的组织，其组织成员一般应包括：麻醉科医师、疼痛专科护士、病房护士、外科医师、心理医师和药剂师等。由于麻醉科医师在镇痛领域有着丰富的经验和特有的技术，因此其在疼痛控制组织中的领导角色已得到广泛的认可。麻醉科医师对全院的 APS 负责，为病房护士及疼痛专科护士提供镇痛指导和培训。疼痛专科护士巡视全院各病房的镇痛病人，为病房护士提供指导，并促进麻醉科医师、外科医师、心理医师、药剂师和病房护士之间的联系与交流。病房护士可以评估疼痛的强度，监测镇痛治疗效果和副作用，并可在授权范围内调整镇痛药物。

4. 组织的任务与成员的职责　APS 的主要任务是明确各类医务人员在疼痛控制中的职责，制定疼痛控制的标准，将疼痛控制的专业知识列入各级各类相关人员的教育培训范围内。美国卫生保健政策研究所(AHCPR)认为，APS 的作用有四个方面：①术后疼痛、创伤后疼痛及分娩疼痛的治疗；②推广术后镇痛及疼痛评估方法；③提高病人的舒适度和满意度；④降低术后并发症的发生率。成员的职责包括：疼痛评估、教育、疼痛干预、审查与结果公布、风险管理等五个方面。

二、ICU 病人的疼痛治疗

镇痛治疗是 ICU 治疗的重要组成部分，并常与镇静治疗同时进行。

(一) ICU病人疼痛的特点

1. 疼痛的常见原因

(1)自身严重疾病的影响:病人因为病重而难以自理,各种有创诊治操作、自身的伤病均可造成疼痛。

(2)环境因素:病人被约束于床上、灯光长明、昼夜不分、各种噪声(机器声、报警声、呼喊声等)、睡眠剥夺、邻床病人的抢救或去世等可加重疼痛感受。

(3)隐匿性疼痛:气管插管及其他各种插管,长时间卧床也是疼痛的来源。

(4)对未来命运的忧虑:对疾病预后的担心、死亡的恐惧、对家人的思念与担心等可加重疼痛感受。

2. 疼痛的部位 ICU中病人的原发病不同,疼痛的部位也有很大差异。手术伤口的疼痛是最常见的主诉;对于机械通气病人,不耐受气管插管的现象也很常见,尤其是年轻病人;经过长时间手术,平卧位病人清醒后常有腰部不适,侧卧位病人有上肢、肩背部不适等主诉;血管外科的病人若动脉支配区域血运差也会引起疼痛;长期卧床若导致压疮,也会成为疼痛的主诉;各种穿刺部位的疼痛,往往集中在穿刺过程中;对于有心绞痛等心脏疾病病人,回到ICU后也会有胸前区闷痛等疼痛的主诉,此时要高度关注心脏的情况。

3. 疼痛的性质 ICU中的疼痛根据疼痛原因的不同、部位的差异,疼痛的性质也是多样的。手术伤口多为牵拉痛、刺痛和烧灼样痛,对于胸腹部手术的病人,咳嗽时可能会加重这种疼痛。若伤口化脓,则疼痛会变为持续跳痛。气管插管的不适为持续的隐痛。有创操作引起的刺痛多为暂时性的。冠心病的心前区闷痛在ICU中也比较常见。

4. 疼痛的强度 ICU病人的疼痛以轻中度疼痛多见,重度疼痛的病人应立即给予镇痛治疗。对于机械通气的病人,气管插管引起的疼痛刺激和不适感往往很强烈,镇痛治疗会较好地减轻不适。对于痛阈较低的病人,伤口的疼痛会很强烈,若不进行疼痛治疗可能会带来一系列的问题。

(二) ICU病人疼痛的评估

疼痛评估应包括疼痛的部位、特点、加重及减轻因素和强度,目前较可靠有效的评估指标是病人的自我描述。医师通过各种评分方法来对疼痛程度和治疗效果进行评估,应该定期进行且完整记录。常用评分方法有:语言评分法(verbal rating scale,VRS)、视觉模拟法(visual analogue scale,VAS)、数字评分法(numeric rating scale,NRS)、面部表情评分法(faces pain scale,FPS)。

以上评分中VAS和NRS评分依赖于病人和医护人员之间的交流能力。但ICU病人往往处于较深镇静或应用肌松剂,不能主观表达疼痛的强度;气管内插管者无法用语言交流。因此,其疼痛相关行为(运动、面部表情和姿势)与生理指标(心率、血压和呼吸频率)的变化就成为反映疼痛程度的信息,有助于疼痛的诊断。目前ICU最常用的疼痛评价量表有两种,即行为疼痛评分(behavioral pain scale,BPS,表19-1)和重症监护疼痛观察工具(critical-care pain observation tool,CPOT,表19-2)。

表19-1 行为疼痛评分

项目	描述	得分
面部表情	放松	1分
	轻度皱眉	2分
	重度皱眉	3分
	面部狰狞	4分
上肢动作	没有动作	1分
	部分屈曲	2分
	完全屈曲并手指屈曲	3分
	一直保持蜷缩状态	4分
机械通气耐受情况	耐受很好	1分
	呛咳但可以耐受	2分
	人机对抗	3分
	不能实现控制通气	4分
总分		3~12分

表19-2 重症监护疼痛观察工具

面部表情	未观察到肌肉紧张,放松、自然:0分 皱眉,眉毛下垂,眼眶肌肉收缩:1分 以上所有表情加上眼睑紧闭,狰狞:2分
肢体活动	不动(不意味着没有疼痛):0分 缓慢小心地移动,触摸和摩擦疼痛部位,通过移动引起注意,保护性移动:1分 拔管,试图做起,移动肢体伴鞭打动作,不听指令,攻击医务人员,企图下床,坐立不安:2分
肌肉张力(通过被动收缩和伸张上肢来评价)	被动活动没有阻力,放松:0分 被动活动有阻力,紧张,僵硬:1分 被动活动有强大阻力,不能完成被动活动,非常紧张和僵硬:2分
机械通气耐受性(如果气管内插管)或发声(如果没有气管插管)	呼吸机不报警,通气顺利,耐受通气:0分 呼吸机报警可以自己消除,有呛咳但是可以耐受通气:1分 不同步,阻断通气,呼吸机经常报警,人机对抗:2分 用正常语调交流,或不发声:0分 叹息,呻吟:1分 大叫,哭泣:2分
总分	0~8分

（三）镇痛方法选择原则

在进行ICU镇痛治疗之前，应明确引起病人疼痛及焦虑躁动等症状的原因，尽可能采用非药物手段（包括环境、心理、物理疗法等）去除或减轻影响因素。在此基础之上，开始镇痛治疗。

1. ICU中镇痛治疗的特点

（1）需要镇痛的时间长，同时尽可能保留自主呼吸与基本的生理防御反射和感觉运动功能。

（2）因同时应用多种治疗手段和药物，必须考虑彼此间的相互影响。

（3）ICU病人具有镇痛药物累积剂量大、药代/药效动力学不稳定等特点，需要经常判断疼痛程度并随时调整药物种类与剂量。

2. 根据镇痛治疗的目的选择镇痛方法　①为了消除或减轻疼痛及躯体的不适感，减少不良刺激及交感神经系统的过度兴奋，应以镇痛药为主。②为了改善睡眠，诱导遗忘，减少或消除其对治疗期间病痛的记忆，应以镇静药为主，适当应用镇痛药。③为减轻或消除病人焦虑、躁动甚至谵妄，防止病人的无意识行为（挣扎等）干扰治疗，保护病人的生命安全，以神经安定药为主，并适当增加镇静深度。④为了降低病人的代谢速率，减少氧耗氧需，减轻各器官的代谢负担，除了适当镇痛外，应适当加强镇静；对于行机械通气治疗者，可适当应用肌松药。⑤对于非常危重病人，为了诱导并维持在低代谢的“休眠”状态，减少各种应激和炎性损伤，减轻器官损害，应进行较深度镇静，并给予适当镇痛药和肌松药。

3. ICU镇痛时的监测　在镇痛治疗过程中应对病人进行严密监测，以达到最好的个体化治疗效果、最小的毒副作用和最佳的效价比。

（1）呼吸功能监测：多种镇痛药物都可产生呼吸抑制，一些阿片类药物如吗啡具有亲水性的特点，在中枢神经系统特别是脑脊液内的滞留时间延长，可能引起药物向头侧扩散，从而导致延迟性呼吸抑制。呼吸监测主要包括：病人的呼吸频率、幅度和呼吸形式；常规监测SpO_2，酌情监测$P_{ET}CO_2$，必要时监测动脉血气分析。镇痛不足时，可出现呼吸浅促、潮气量减少；镇痛过度时，可表现为呼吸频率减慢、幅度降低等。对机械通气病人定期监测自主呼吸潮气量、每分通气量等。应结合镇痛镇静状态评估，及时调整治疗方案，避免发生不良事件。无创通气病人尤其应该引起注意。

（2）循环功能监测：镇痛治疗对循环功能的影响主要表现为血压变化。血流动力学不稳定、低血容量或交感神经张力升高的病人使用阿片类药物更易引发低血压。芬太尼对循环的抑制较吗啡轻，血流动力学不稳定、低血容量的病人宜选择芬太尼镇痛。硬膜外镇痛引起的低血压与交感神经阻滞有关，液体复苏治疗或适量的血管活性药可迅速纠正低血压。因此，在镇痛期间应严密监测血压、心率和心律、中心静脉压，尤其在给予镇痛负荷剂量时，应根据血流动力学变化调整给药速度，并适当补充液体，以维持血流动力学平稳。

（四）常用镇痛方法

1. 镇痛药物治疗（表19-3）　理想的阿片类药物应具备起效快、易调控、用量少、较少的代谢产物蓄积及费用低廉的特点。临床常用的阿片类药物多为相对选择μ受体激动药，但用药后峰值效应时间、作用持续时间，以及是否引起组胺释放等方面存在较大差异。所以在临床工作中，应根据病人特点、药理学特性及副作用考虑选择药物。阿片类药物的副作用主要是引起呼吸抑制、血压下降和胃肠蠕动减弱，老年人尤其明显。阿片类药诱导的意识抑制可干扰对重症病人的病情观察，对一些病人还可引起幻觉，加重烦躁。尽管如此，ICU病人的非神经性疼痛，首选仍是静脉给予阿片类药物。非阿片类药物可以减少阿片类药物的用量，但不建议单

表19-3　常用术后镇痛药物

药物	适应证	用法	注意事项
吗啡	中度疼痛治疗	皮下注射一次5~10mg、每日15~40mg，极量为一次20mg、每日60mg。静脉注射5~10mg	在肝、肾功能不全时其活性代谢产物可造成延时镇静及副作用加重
芬太尼	重度疼痛治疗	肌内注射0.05~0.1mg，必要时可于1~2小时后重复给药	快速静脉注射芬太尼可引起胸壁、腹壁肌肉僵硬而影响通气。重复用药后可导致明显的蓄积和延时效应

续表

药物	适应证	用法	注意事项
哌替啶	中至重度疼痛治疗	皮下注射或肌内注射一次 25~100mg、每日 100~400mg；极量为一次 150mg、每日 600mg，两次给药间隔不宜小于 4 小时	哌替啶禁忌和单胺氧化酶抑制剂合用，两药联合使用，可出现严重副作用。所以在 ICU 不推荐重复使用哌替啶
曲马多	中至重度疼痛治疗	静注、肌内注射、皮下注射、口服及肛门给药，剂量为一次 50~100mg，每日 2~3 次，每日的总剂量不应超过 400mg	
对乙酰氨基酚	轻至中度疼痛	每次口服 0.25~0.5mg，每日 3~4 次，国人每日最多不超过 2g，疗程不超过 10 天	该药对肝功能衰竭或营养不良造成的谷胱甘肽储备枯竭的病人易产生肝毒性，应予警惕。对于那些有明显饮酒史或营养不良的病人使用对乙酰氨基酚剂量应适当减量
NSAIDs	轻至重度疼痛，或与阿片类药合用于重度疼痛	氟比洛芬酯 50~100mg 负荷剂量，之后 50mg，每日 2 次，静脉注射 帕瑞昔布 40mg，每日 2 次，静脉注射	镇痛有封顶效应，不宜超过说明书剂量

独应用非阿片类药物。创伤性肋骨骨折建议应用胸部硬膜外镇痛，但是腹部手术术后病人静脉镇痛和硬膜外镇痛效果类似。

2. 非药物治疗　非药物治疗包括心理治疗、物理治疗等手段。研究证实，疼痛既包括生理因素，又包括心理因素。在疼痛治疗中，应首先尽量设法去除疼痛诱因，并积极采用非药物治疗。非药物治疗能降低病人的疼痛评分及其所需镇痛药的剂量。

(五) 镇痛与镇静、肌松的关系　镇痛与镇静治疗并不等同，对于同时存在疼痛因素的病人，应首先实施有效的镇痛治疗。镇静治疗则是在去除疼痛因素的基础之上帮助病人克服焦虑、诱导睡眠和遗忘的进一步治疗。镇痛、镇静不足时，病人可表现为血压高、心率快，此时不要盲目给予药物降低血压或减慢心率，应结合临床综合评估，充分镇痛，适当镇静，并酌情采取进一步的治疗措施。切忌未予镇痛、镇静基础治疗即直接应用肌松药物。镇静药物的应用可减轻应激反应，辅助治疗病人的紧张焦虑及躁动，提高病人对机械通气、各种诊疗操作的耐受能力。

目前 ICU 最常用的镇静药物为苯二氮䓬类和丙泊酚(propofol)。盐酸右美托咪定注射液(dexmedetomidine hydrochloride injection)作为 α_2 受体的高选择性激动剂，是兼具良好镇静与镇痛作用的药物，也越来越多的应用于 ICU 镇痛、镇静治疗。右美托咪定半衰期较短，可单独应用，也可与阿片类或苯二氮䓬类药物合用。可以通过静脉持续泵入，对 ICU 中行气管插管机械通气的病人有很好的镇痛镇静效果，对未行机械通气者同样有很好的抗焦虑作用。应用右美托咪定可以明显降低吗啡用量，同时可保持呼吸节律与幅度的平稳。但对有心脏传导阻滞和心室功能不全者应该慎用。

三、日间手术术后疼痛

通常认为门诊手术术后疼痛较住院病人轻微，但 Beauregard 等(1998)报道，有 40% 以上的病人离院前有中到重度疼痛。另有研究显示，在术后恢复室、外科门诊及离院回家后分别有 5.3%、1.3% 和 5.3% 的病人忍受重度疼痛。

(一) 影响疼痛的相关危险因素

1. 性别　男性较女性术后疼痛的强度大。

2. 体重　体重指数大的病人术后重度疼痛的发生率高，可能与术中镇痛剂量相对不足有关。

3. 焦虑　术前焦虑评分高的病人术后疼痛发生率较高；年轻病人较老年病人术后疼痛明显。

4. ASA 分级　Ⅰ级较Ⅱ或Ⅲ级病人重度疼痛发生率高。

5. 手术时间　时间长的手术重度疼痛发生率增高，可能与组织创伤大，伤害性介质释放增加有关。

6. 手术种类　是决定术后疼痛严重程度的最重要的因素。矫形外科、泌尿外科、整形外科、神经外科以及五官科的手术后疼痛是重度疼痛；骨组织损伤较软组织损伤疼痛可能更重，因骨膜的痛觉感受器疼痛阈值低，因此骨科如肩部手术或金属内固定取出等，术后重度疼痛发生率高；眼科手术术后疼痛轻微，而睾丸切除、疝修补、大隐静脉剥脱、隆胸、腹腔镜结扎等手术术后重度疼痛发生率相对高一些(>20%)。

(二)常用镇痛方法

门诊手术理想的术后镇痛应该是安全可行,镇痛效果可靠,副作用最小,能促进病人尽快离院和康复,易于在家中实施。

1. 三阶梯原则 美国麻醉医师协会(ASA)2012年术后镇痛指南中,推荐使用神经阻滞镇痛,并常规使用对乙酰氨基酚和/或非甾体抗炎药(有禁忌证者除外)。术后镇痛应遵循疼痛治疗三阶梯原则:

第一阶梯:以对乙酰氨基酚、NSAIDs、环氧化酶2(COX-2)抑制剂等非阿片类药为主,单独用于VAS评分<4分、轻度术后疼痛的病人。

第二阶梯:以弱中枢性镇痛类药,如可待因、曲马多等为主,单独或复合第一阶梯镇痛药,用于4分≤ VAS评分<7分,中度术后疼痛的病人。如果可能,建议术毕行单次神经阻滞或局部浸润镇痛。

第三阶梯:以强阿片类药(如吗啡、羟考酮等)为主,单独或复合第一阶梯药物用于VAS评分≥7分、重度术后疼痛的病人。如果可能,建议术毕行单次神经阻滞或局部浸润镇痛。

2. 多模式镇痛 日间手术后多模式镇痛是采用药物与非药物联合的镇痛技术。药物治疗包括使用局部或区域神经阻滞、非甾体抗炎药或阿片类药物等方法实施镇痛;而非药物技术包括音乐疗法、神经电刺激、心理疗法等。单次神经阻滞或局部浸润镇痛联合口服给药途径是日间手术后最常用的镇痛方法。

3. 局部麻醉与镇痛 包括局部浸润、周围神经阻滞、椎管内麻醉等局部麻醉,不仅能提供术中或术后镇痛,还能减少术中麻醉药和镇痛药的用量;能促进术后恢复过程,使病人能更早下床活动并离院回家;可降低术后恶心呕吐发生率,从而减少门诊病人延迟出院的发生率;同时也减少难治性呕吐综合征相关的非预期住院。门诊常用局部麻醉与镇痛技术见表19-4。

表19-4 门诊常用局部麻醉与镇痛技术

常用技术	适用手术
周围神经阻滞	
髂腹股沟、髂腹下神经阻滞	疝修补术
阴茎阻滞	包皮环切术
腓神经、股神经、胫神经	足部手术
股神经、闭孔神经、股外侧皮神经、坐骨神经	腿部手术(大隐静脉、关节镜等)
臂丛、腋神经、尺神经、正中神经、桡神经	上肢、手部手术
球周、球后神经阻滞	眼科手术
下颌、上颌神经阻滞	口腔外科
组织浸润、伤口浸润	整形手术(睑成形术,鼻中隔、鼻窦手术)
	肿物切除、活组织检查(乳腺,脂肪瘤)
	疝修补术,输精管吻合术
	腹腔镜胆囊切除术,腹腔镜输卵管结扎术
关节腔内用药	关节镜手术(膝或肩关节镜)

4. 镇痛药物(表19-5)

(1)非甾体抗炎药:病人离院前可以选择NSAIDs胃肠外剂型,如双氯芬酸、酮咯酸。COX-2抑制剂(如帕瑞昔布)镇痛作用强,维持时间长(6~12小时),副作用相对较小,是麻醉恢复室及门诊手术室离院前较好的镇痛选择。

(2)阿片类药:阿片类药物在任何中重度术后疼痛治疗中一直是重要的组成部分。出院前恢复过程中镇痛多应用静脉给药方式,可使用吗啡或芬太尼至病人疼痛缓解,并注意观察处理相关副作用,达出院标准后出院。如应用多模式镇痛方法治疗后,病人出院后仍有重度疼痛,可口服阿片类药物,如氨酚羟考酮片、盐酸羟考酮缓释片或硫酸吗啡控释片,疼痛较重不易缓解或持续时间较长者,应及时回医院复诊或住院治疗。

表19-5 门诊手术术后镇痛常用药物及用法

药物	给药途径	单次剂量/mg	作用时间/h
对乙酰氨基酚片(paracetamol tablets)	口服	500~1 000	4~6
非甾体抗炎药			
酮咯酸(ketorolac)	口服/肌内注射/静脉注射	15~30	6~8

续表

药物	给药途径	单次剂量 /mg	作用时间 /h
双氯芬酸（diclofenac）	口服 / 肌内注射 / 静脉注射	50~100	8
布洛芬缓释胶囊（ibuprofen sustained release capsules）	口服	300~800	4~6
吲哚美辛（indomethacin）	口服 / 灌肠 / 肌内注射	25~50	8
萘普生钠片（naproxen sodium tablets）	口服	250~500	6~8
COX-2 抑制剂			
塞来昔布胶囊（celecoxib capsules）	口服	100~200	8~12
注射用帕瑞昔布钠（parecoxib sodium for injection）	肌内注射 / 静脉注射	20~40	6~12
弱阿片类			
曲马多（tramadol）	肌内注射 / 静脉注射 / 口服	50~100	3~6
氨酚待因片（paracetamol and codeine phosphate tablets）	口服	15~30	6~8
强阿片类			
氨酚羟考酮片（oxycodone and acetaminophen tablets）	口服	5~10	6~8
盐酸羟考酮缓释片（oxycodone hydrochloride prolonged-release tablets）	口服	5~10	12
硫酸吗啡控释片（morphine sulfate controlled-release tablets）	口服	10	12
盐酸吗啡注射液（morphine hydrachloride injection）	肌内注射 / 静脉注射	1.5~10	4~6
枸橼酸芬太尼注射液（fentanyl citrate injection）	静脉注射	0.025~0.1	2~4

5. 非药物疗法　经皮电刺激神经疗法、经皮穴位电刺激神经疗法、经皮针灸电刺激神经疗法等均可用于急、慢性术后疼痛辅助治疗，减少镇痛药物的用量以减少副作用的发生。其他如心理疗法、人工催眠等在术后镇痛中也有一定的辅助作用。

四、创伤后疼痛

创伤后疼痛有其有利的一面，它使病人寻求治疗、使病人制动避免进一步受伤、促进儿茶酚胺分泌从而有利于低血容量时重要器官的血流灌注；但长期严重疼痛也是导致发病率上升的主要原因。有效的镇痛可以缩短住院时间，降低发病率和死亡率。治疗方法主要包括药物治疗和神经阻滞。

1. 药物治疗　阿片类药物是创伤镇痛治疗中最普遍的药物。一般采用静脉注射途径给药，较皮下和肌内注射起效更快，血药浓度更可靠。通常是按需给药，也可以规律性的按时给药以减少病人的不适和给药剂量，而 PCA 是更有效更安全的镇痛方法。阿片类药物还可通过蛛网膜下腔和硬膜外腔给药，可以大大减少阿片类药物的剂量，降低副作用。脑外伤病人不适合使用阿片类药物，容易掩盖病情，且易引起呼吸抑制导致 $PaCO_2$ 增高，使颅内压升高。

2. 神经阻滞　是创伤病人镇痛很好的选择，其镇痛时间持久，可保持病人清醒，对血流动力学影响小。

臂丛神经阻滞可用于上肢创伤病人的镇痛。臂丛神经阻滞的入路取决于受伤的部位，上臂和肩部的创伤更适合使用肌间沟入路。在臂丛神经阻滞的基础上还可以加用肘部和腕部的神经阻滞。股神经阻滞可用于中下 1/3 的股骨干骨折。髂筋膜间隙阻滞可同时阻滞闭孔神经、股外侧皮神经和股神经，可用于大腿前上部创伤。坐骨神经阻滞对于距小腿关节和膝关节以下的疼痛很有疗效。如果下肢广泛损伤也可选用股神经阻滞联合坐骨神经阻滞。

对于胸部创伤者进行适当的镇痛治疗可降低并发症发生率，病人能进行有效的深呼吸和咳嗽，改善肺顺应性，增加肺活量和功能残气量，降低气道阻力。肋间神经阻滞的镇痛效果可靠，并可重复应用。胸膜内导管持续注射和经胸腔引流管给予局部麻醉药也可有效缓解疼痛。

第三节 外科相关慢性疼痛诊断与治疗

一、癌性疼痛

(一) 癌性疼痛的诊断与评估

1. 癌性疼痛的诊断要点

(1)主诉:相信病人关于疼痛的主诉,并请病人对疼痛的性质和强度进行详细描述。疼痛强度评估方法包括:视觉模拟评分(VAS)、数字评分法(NRS)或病人对疼痛强度的描述(如轻度疼痛、中度疼痛、重度疼痛)等方法。

(2)病史:详细询问病史,包括:疼痛部位、对身体活动的限制程度、对睡眠的影响程度,疼痛开始和持续时间,曾用过的药物、治疗措施及其疗效,是否合并有肿瘤以外的其他疾病等。

(3)体检:神经系统检查对确定导致病人疼痛的原因和选择合适的治疗措施是必要的。体检应尽可能查明引起疼痛的病因,明确该病变程度,分清疼痛主诉与该病变的关系。

(4)辅助检查:进行适当的检查以确定肿瘤的转移范围和疼痛的器质性原因,包括疼痛部位的影像学检查(CT、B超、MRI等)。

(5)综合评估:除疼痛相关问题外,还应全面评估病人的精神心理状态、生活质量等,以提高疼痛治疗的质量。详见本章的精神心理和生活质量评估部分。

2. 骨转移癌性疼痛　恶性肿瘤骨转移常导致严重的骨疼痛和多种骨并发症,包括病理性骨折、脊髓压迫、高钙血症等。骨转移癌性疼痛一般都很严重,呈间歇性或持续性疼痛,逐渐加重,尤以夜间重为特征;另外在活动和负重时常常加重,如坐起或站立。在很多病人中,用力、咳嗽和打喷嚏使疼痛加重是脊柱转移癌的一个特征。有脊髓压迫者平卧时疼痛可能更重(所以夜间痛加剧),而伴有周围神经受压时,休息常能减轻疼痛(夜间痛不明显)。

3. 癌症相关的神经病理性疼痛　2006年西班牙一项多中心回顾性分析显示,癌症病人神经病理性疼痛的发生率为25.42%(15/59)。癌症相关的神经病理性疼痛与非癌症相关的神经病理性疼痛相比,两者体征相似,如感觉缺失(麻木)、自发痛、痛觉异常、痛觉过敏和感觉异常。疼痛性质为烧灼样、麻刺感、枪击样、针刺样、电击样、痒等。定量感觉检查(QST)可能有感觉缺失或痛觉过敏等情况。目前经过验证的神经病理性疼痛诊断量表有sLANSS、IDPain和NPQ,其中在国人中敏感性和特异性较高的是sLANSS和IDPain两个诊断量表。癌症相关的神经病理性疼痛包括:

(1)神经受压性疼痛(nerve compression pain, NCP):主要是因为肿瘤生长压迫神经结构所致(76%)。大多数病人(64%)为突发的疼痛加重,这是NCP的典型表现。压迫引起的疼痛通常是可逆的,也可因体位改变而缓解或加重。

(2)神经损伤性疼痛(nerve injury pain, NIP):是由于传入通路部分或完全缺失,导致以损伤部位为中心的神经元改变,并造成自发性电活动。NIP位于传入神经缺失的部位,通常被称为传入神经缺失性疼痛(deafferentation pain)。NIP的发生率比NCP低得多,二者之间的鉴别也较困难,有些病例也会因改变体位而加重。癌症病人神经损伤性疼痛的可能原因有:肿瘤生长导致神经周围环境变化(如组织pH值变化、肿瘤释放致痛原、化学因子或细胞因子等)及放化疗等。

(3)交感相关性疼痛(sympathetically-maintained pain, SMP):并不是指某一特定症状,而是指一系列现象。所有SMP的病人都有肢体远端或面部的自发性烧灼痛或感觉异常。疼痛与至少一种交感功能异常有关,例如水肿、多汗、少汗、皮肤颜色异常或皮肤温度改变。SMP是世界卫生组织的命名,实际上交感神经阻滞并不能完全解释这一现象,复杂区域疼痛综合征似乎更能代表这种情况。

4. 精神心理状态评估　癌性疼痛是个复杂现象,涉及生理、感觉、情感、认知、行为和社会文化等诸多方面。疼痛的产生和加重不仅受以上因素影响,同时疼痛体验又会反过来影响癌症病人的身心症状。持续、顽固的癌性疼痛比任何其他症状更易引起病人的心理和精神障碍,抑郁、焦虑等不良情绪能明显地加重疼痛的感知和体验。所以,在治疗癌性疼痛过程中不能忽视对精神和心理状态的评估和治疗。研究认为,性格内向、抑郁和应对事件的能力可能与肿瘤的发生有关，心理社会因素启动神经内分泌系统与免疫系统环路，也影响癌症的发生与发展。癌症病人常用的心理评定量表有：

(1)症状自评量表(symptom check-list 90，SCL-90)：又称90项症状清单，包括比较广泛的精神病症状内容，主要用来衡量病人的自觉症状和严重程度。90个项目包含9个因子，分别反映9个不同方面的心理症状。

(2)抑郁自评量表(self-rating depression scale，SDS)：用于衡量抑郁状态的轻重程度及其在治疗中的变化。反映抑郁状态的四组特异性症状有：情感症状、躯体性障碍、精神运动性障碍、抑郁的心理障碍。

(3)焦虑自评量表(self-rating anxiety scale，SAS)：从量表的构件形式到具体评定的方法与抑郁自评量表(SDS)十分相似，是一种分析病人主观焦虑症状的有效简便的工具。

5. 生活质量评估　世界卫生组织对生活质量(quality of life，QOL)的定义为：不同文化和价值体系中的个体对他们在生活中所处位置的感受，以及对与他们的目标及所关注的事情有关的生活状况的体验。其好坏主要依靠个人的判断，并会随着时间的改变而改变。简言之，QOL是一个多维的、主观的、动态的概念。癌症病人QOL一般包括：躯体功能、情绪和心理功能、社会职能、疾病本身及其治疗引起的症状和体征。在临床上评估QOL着重考虑的是疾病或治疗对病人不同生活方面的正负影响。研究表明，癌性疼痛病人的生活质量明显低于无痛的癌症病人，因为癌性疼痛对病人QOL的各个方面，如生理、心理、精神和社会关系等，均有较大影响。首先，癌性疼痛影响病人的生理功能；其次，癌性疼痛不仅影响病人的行为状态及躯体功能，而且也影响病人的精神和心理状态；再次，癌性疼痛也显著干扰病人的社会人际关系。

评价癌性疼痛治疗效果的主要指标包括：疼痛程度、对生活质量的影响和病人对治疗的满意度。QOL研究在以疼痛及其他症状控制为主要内容的姑息性治疗中起着十分重要的作用。此时追求好的生活质量就成为其最高准则，QOL的评估成为癌性疼痛治疗中的主要组成部分，也是评价镇痛药物疗效的重要指标。癌性疼痛治疗方法多种多样，但有些有效的镇痛治疗并不能改善病人的QOL，甚至可能降低其QOL。主要原因是某些止痛药物的毒副作用较明显，某些创伤性镇痛方法给病人带来更多的不便，以及经济负担和心理压力等。因此，在临床上如何选择更安全有效的镇痛方法及药物，QOL是其最重要的指标，QOL的改善才是癌性疼痛治疗的最终目的。

常用生活质量量表(quality of life scale，QLS)：国外对癌症病人常用的生活质量量表是癌症生活质量问卷(cancer quality of life questionnaire，CQLQ)、个人生活质量评价量表(the schedule for the evaluation of individual quality of life，SEIQOL)。我国常用的生活质量综合问卷(generic quality of life inventory-74，GQOL I274)是我国李凌江、杨德森编制，共有74个条目，包括躯体功能、心理功能、社会功能及物质生活状态4个维度。

(二) 癌性疼痛的综合治疗

1. 三阶梯治疗及药物治疗总原则　1992年世界卫生组织推荐的癌性疼痛三阶梯治疗方案：第一阶梯，轻、中度癌性疼痛首选用NSAIDs治疗；第二阶梯，中度疼痛选用弱阿片类药物，如可待因，可合用NSAIDs或其他辅助用药；第三阶梯，重度疼痛使用强阿片类药物，可合用NSAIDs或其他辅助用药。药物治疗总原则：口服、按时、按阶梯、个体差异用药和注意药物治疗的不良反应。

2. 镇痛药　常用镇痛药分为麻醉性镇痛药和非麻醉性镇痛药。

(1)麻醉性镇痛药：麻醉性镇痛药又称阿片类镇痛药。按麻醉性镇痛药与阿片受体作用的关系可分为阿片受体激动药、阿片受体激动-拮抗药和阿片受体拮抗药。

1)吗啡(Morphine)：通过激动体内阿片受体而产生强镇痛作用。作用于脊髓、延髓、中脑和丘脑等痛觉传导区阿片受体而提高痛阈，对躯体和内脏的疼痛均有效，对持续性钝痛的效果优于间断性锐痛。吗啡还作用于边缘系统的阿片受体，消除由疼痛所引起的焦虑、紧张等情绪反应，甚至产生欣快感。婴儿、孕产妇、哺乳期妇女、肝功能严重不全者，以及慢性阻塞性肺疾病、肺源性心脏病、支气管哮喘、未确诊的急腹症、脑外伤或颅内占位性病变病人应禁用吗啡。

吗啡的给药途径最多，可经皮肤、黏膜、胃肠道、静脉、肌肉和椎管内给药。硬膜外注射吗啡对持续性的源于躯体的疼痛效果最好，尤其是下肢，其次是持续内脏性疼痛。肌内注射后15~30分钟起效，45~90分钟产生最大效应，镇痛作用持续4~6

小时。

吗啡控、缓释片(美施康定)可使药物恒定释放,口服1小时起效,在达到稳态时血药浓度波动较小,无峰谷现象,作用持续12小时左右。但须整片完整地吞服,切勿嚼碎、掰开服用。成人每隔12小时服用一次,用药剂量应根据疼痛的程度、年龄以及既往服用镇痛药史来决定,以完全止痛24小时为准。一般由10~20mg,每日2次开始,以后根据效果调整。

2)羟考酮(oxycodone):羟考酮为中效阿片类镇痛药,其镇痛作用无封顶效应,同时具有抗焦虑和精神放松作用。口服吸收快,约120分钟血药浓度达到高峰,半衰期约为2~3小时。在肝脏代谢为去甲羟考酮,与原形药物一起从尿排出。羟考酮的不良反应有头晕、嗜睡、恶心等,而对于肝肾功能不全、甲状腺功能严重减退、Addison病、前列腺肥大和尿道狭窄者应慎用。

临床上常用其与对乙酰氨基酚的复方制剂,商品名泰勒宁,每粒胶囊含盐酸羟考酮5mg,对乙酰氨基酚500mg。对于癌性疼痛每次1~2粒,每日3次。盐酸羟考酮控释片(奥施康定,oxycontin,oxycodone HCL controlled-release tablets)等效止痛作用强度是口服吗啡的1.5倍,血药浓度与药效作用之间相关性好;口服生物利用度为60%~87%,是吗啡的2~3倍;血浆清除半衰期约4.5小时。代谢物主要经肾脏排泄。初始用药为10mg,每12小时1次,必须整片吞服。应根据病情调整剂量,1天或2天调整一次,按30%~50%剂量递增。

3)芬太尼(fentanyl):为μ型阿片受体激动剂。芬太尼的镇痛强度约为吗啡的100~180倍,作用起效快,静脉注射后立即生效,持续作用时间约30分钟。常见不良反应有眩晕、恶心、呕吐、出汗、嗜睡等,静脉注射时可引起胸壁肌肉强直,注射过快可出现呼吸抑制,有弱的成瘾性。对于支气管哮喘、呼吸抑制及重症肌无力病人应禁用芬太尼,孕妇、心律失常病人应慎用。

芬太尼透皮贴剂(多瑞吉,durogesic)是强效阿片类药经皮贴敷给药制剂,具有使用方便、镇痛效果确切等优点。初次使用者,一般从25μg/h开始使用,72小时更换一次;调整剂量时一般以25μg/h的梯度增加或降低,当用量达到300μg/h仍不能控制疼痛时,应改用其他镇痛药。去除贴剂后血浆芬太尼浓度逐渐下降,约17小时下降50%。

4)哌替啶(pethidine):主要为μ阿片受体激动药,其作用机制与吗啡相同。哌替啶的镇痛强度为吗啡的1/10,肌内注射哌替啶50mg,相当于吗啡15mg的效应。治疗剂量哌替啶的不良反应与吗啡相似,但程度较吗啡轻。纳洛酮也可拮抗哌替啶的严重副作用。其禁忌证与吗啡相同。皮下或肌内注射后10分钟可产生镇痛、镇静作用,持续2~4小时。

哌替啶的代谢产物去甲哌替啶的神经毒性作用很强,且血浆半衰期长,代谢缓慢,长期应用后可产生寒战、震颤等神经毒性症状。鉴于哌替啶的作用时间较短、毒性代谢产物半衰期长、易蓄积等缺陷,世界卫生组织提出,哌替啶不宜用于癌性疼痛等慢性疼痛治疗。

5)丁丙诺啡(buprenornhine):为μ阿片受体激动药,镇痛作用强于哌替啶,是吗啡的30倍,芬太尼的1/2。起效慢,作用持续时间长,舌下用药15~45分钟起效,维持6~8小时。肌内注射后5分钟起效,作用维持4~6小时。主要用于中度至重度疼痛的镇痛治疗。舌下含服0.2~0.8mg,6~8小时后可重复用药。肌内注射或缓慢静脉注射每次0.15~0.4mg。

常见不良反应有头晕、嗜睡、恶心、呕吐。颅脑损伤病人及呼吸抑制病人、老弱病人慎用。久用可产生依赖性。

6)可待因(codeine):又称甲基吗啡,口服后容易吸收,大部分在肝内代谢为无药理活性的产物。约10%可待因脱甲基后转变为吗啡。可待因的镇痛作用仅为吗啡的1/12,作用持续时间与吗啡相似,有封顶效应。可待因的镇静作用不明显,呼吸抑制、呕吐、欣快感及成瘾性也弱于吗啡。常用于中等程度的疼痛,单一可待因对严重疼痛的镇痛效果欠佳。久用可待因也可成瘾,并与吗啡具有交叉耐受性。

7)美沙酮(methadone):为μ阿片受体激动药,镇痛作用与吗啡相似或略强,镇痛效果好。服用后30分钟左右起效,作用维持时间长,约6~8小时。有蓄积作用,重复使用可产生吗啡样依赖。对神经源性疼痛效果优于吗啡,尤其适用于神经源性疼痛。一般由每次5~7.5mg,每日3次开始,根据效果调整。美沙酮的不良反应与吗啡相近,但较吗啡少。

(2)非甾体抗炎药(NSAIDs):以其抗炎、镇痛、解热、抗风湿等作用而广泛应用于临床。

作用机制:NSAIDs通过抑制前列腺素合成环氧化酶(COX)而减少或阻断前列腺素(PGs)的合成,

达到抗炎镇痛的作用。COX 至少存在两种同工酶，即环氧化酶 -1（COX-1）和环氧化酶 -2（COX-2）。COX-1 为正常细胞的组成蛋白，COX-1 催化生成的 PGs 对维持胃肠道及其他组织内环境稳定具有重要作用。COX-2 主要在炎性细胞中表达，在炎症组织中 COX-2 水平急剧增长达 8~10 倍之多，增强了炎性反应和组织损伤。NSAIDs 对炎症的有效治疗作用主要是对 COX-2 的抑制。NSAIDs 也可在中枢神经系统与阿片系统、血清素系统相互作用，或者通过中枢 NO 机制起作用。有几种 NSAIDs 经椎管内给药后，可以减轻 P 物质和 NMDA 受体引起的痛觉过敏，所需的药量比全身给药所需的药量低 100~800 倍。

不良反应：主要有胃肠道损伤、血液系统损害（各种血细胞减少和缺乏）、肝肾损害、过敏、神经系统副作用（头痛、头晕、耳鸣、嗜睡等）等。

常用 NSAIDs 制剂：

1）阿司匹林（aspirin）：口服给药后约 30 分钟起效，作用持续 3~5 小时。成人每次剂量 0.3~1.0g，每隔 3~4 小时 1 次，每日总量不超过 3.6g；儿童 10~20mg/kg，每 6 小时 1 次。阿司匹林精氨酸盐（aspirin-arginine）和阿司匹林赖氨酸盐改变了阿司匹林传统的口服给药途径，可肌内或静脉注射，避免了口服对胃肠道的刺激，而且起效快、作用强，维持时间长，不良反应小。

2）吲哚美辛（indometacin）：在 NSAIDs 中镇痛作用最强的，其抗炎作用较氢化可的松强 2 倍。口服吸收缓慢，约 1~4 小时血药浓度达峰值，作用持续 2~3 小时。成人每次 25~50mg，每日 2~3 次，最好在饭后服用。吲哚美辛的不良反应较多且较重，尤其是对消化道反应严重。另外神经系统症状发生率高（10%~15%），普通 NSAIDs 神经系统症状发生率 <5%。

3）布洛芬（ibuprofen）：作用强度与阿司匹林相似，抗炎作用更为突出，选择性抑制 COX-2 的作用较强。服药后 1~2 小时血药浓度达峰值，作用时间为 2 小时。成人用量为每次 200~400mg，每日 3~4 次，给药最大限量为每日 2.4g。芬必得是布洛芬的缓释制剂，进入体内后逐渐释放，2~3 小时血药浓度达到峰值，血浆半衰期为 4~5 小时，能维持长达 12 小时的药效而无药物蓄积的趋向。成人剂量为每次 300~600mg，每日早晚各一次。

4）双氯芬酸钠（diclofenac sodium）：药效强，为吲哚美辛的 2~2.5 倍，不良反应轻，剂量小，个体差异小。口服后 1~4 小时血药浓度达峰值，作用持续 1~2 小时。成人用量为每次 25mg，每日 3 次；肌内注射为每次 75mg，每日 1 次。

5）酮咯酸（ketorolac）：镇痛作用强，相当于阿司匹林的 800 倍、吲哚美辛的 3~6 倍；抗炎作用强度是吲哚美辛的 2~3 倍；并具有解热作用。口服后 30~40 分钟，肌内注射后 45~50 分钟，血药浓度达峰值，作用持续 6~8 小时。成人口服剂量为 5~10mg/ 次，每日 4 次；肌内注射 10~30mg/ 次。

6）美洛昔康（meloxicam）：美洛昔康能选择性地抑制 COX-2，对 COX-1 的抑制作用弱，呈剂量依赖性，消化系统等不良反应少。美洛昔康经口服、直肠给药吸收良好，用药 3~5 天可达稳态。成人每日 7.5mg，如果需要可增至每日 15mg。

7）塞来昔布（celecoxib）：为 COX-2 的特异性抑制剂，胃肠道副作用少，安全性较好。口服吸收良好，约 2~3 小时达到血浆峰浓度。成人剂量为 100mg 或 200mg/ 次，每日 2 次。老年人、轻中度肝功能不全或轻中度肾功能不全者可不必调整用药剂量。对其他非甾体抗炎药过敏和对磺胺类药过敏者应禁用塞来昔布。

（3）其他药物：曲马多（tramadol）是人工合成的非阿片类中枢性镇痛药，至少通过两种截然不同但又互补的作用机制而产生镇痛作用，即弱阿片机制和非阿片机制。曲马多的镇痛强度约为吗啡的 1/10。口服后 20~30 分钟起效，30~45 分钟达峰值，作用时间约 3~6 小时；肌内注射后 1~2 小时产生峰效应，镇痛持续时间约 5~6 小时。成人用量为每次 50~100mg，每日 2~3 次，一日用量不宜超过 400mg。盐酸曲马多缓释片（奇曼丁）口服每次 50~100mg，每日 2 次。曲马多常见不良反应包括：消化道不适、眩晕、疲倦等。对于酒精、安眠药、镇痛药或精神药物所致的急性中毒者应禁用曲马多。肝肾功能不全、心脏病病人、孕妇及哺乳妇女应慎用。长期应用时可潜在一定程度的耐药性和成瘾性。

3. 协同镇痛药物（co-analgesic）

（1）三环类抗抑郁药：神经病理性疼痛是用抗抑郁药最好的指征。抗抑郁药可以改善抑郁，促进睡眠，减轻疼痛。但用于治疗神经病理性疼痛的价值仍有争议，其作用并不与抗抑郁活性直接相关。常见副作用有：抗毒蕈碱作用，如口干、视觉共济失调、尿潴留和便秘；抗组胺作用（镇静）；抗交感作用（直立性低血压）。抗抑郁药用于镇痛的剂量要小于抗抑郁的用量，缓解疼痛效果通常在1周内见效，而抗抑郁效果通常要2周以上见效。

(2)抗惊厥药：在治疗刀割痛或射击痛时最有效，而当病人描述为"针刺痛""压痛或肌肉紧"时，三环类抗抑郁药特别有效。临床上最常使用的抗惊厥药是加巴喷丁胶囊(gabapentin capsules)和卡马西平片(carbamazepine tablets)。

(3)糖皮质激素：具有强抗炎作用，可通过阻断花生四烯酸通路和抗炎作用减轻肿瘤周围水肿，减轻癌性疼痛。糖皮质激素还可以降低损伤神经的自发放电。小剂量使用糖皮质激素发生严重副作用的概率在晚期癌症病人中相对较低。使用20~30天后获益下降。

(4)镇静催眠药：癌性疼痛往往夜间加重，在镇痛的基础上改善睡眠能够使病人得到充分休息，对改善全身状况有益。抗焦虑作用也有助于缓解疼痛，增强其他镇痛药物的作用。但使用苯二氮䓬类药物时，应注意避免长期使用半衰期短的药物，如咪达唑仑，以免产生依赖。

(5)NMDA拮抗剂：氯胺酮(ketamine)是非竞争性NMDA受体阻滞剂，与阿片类药物有协同作用。当使用大剂量阿片类药物无效时，单次静脉输注0.2~0.5mg/kg氯胺酮可以改善大多数病人的疼痛。传统方法治疗无效的病人疼痛可能被氯胺酮缓解。

(6)α_2受体激动剂：可乐定(clonidine)为α_2肾上腺素受体激动剂，在脊髓水平有抗伤害效应，是非特异性镇痛药，可用于治疗顽固性神经病理性疼痛。可乐定和吗啡在抑制背角神经元方面可能有协同作用。

4. 放疗、化疗

(1)癌性疼痛的放射治疗：放射线可引起DNA链的断裂，从而导致细胞死亡，达到肿瘤治疗或减轻症状的目的，是治疗癌性疼痛的有效方法。常用于骨转移、鼻咽癌、胰腺癌、颅内肿瘤、神经血管受压等引起的疼痛。

(2)癌性疼痛的化学治疗：癌性疼痛病人经过有效的化学治疗，在肿瘤得到控制的同时，疼痛也得到缓解。目前临床上所使用的抗癌药物，大多是干扰或阻断细胞的增殖过程，称为细胞毒药物。

5. 癌性疼痛的介入治疗　有部分癌性疼痛病人在严格应用三阶梯方案治疗后仍有剧烈疼痛，或因其他原因无法充分接受三阶梯方案的治疗，需要采取介入治疗。一般来说，约有10%的癌性疼痛病人需要使用神经损毁措施。常用神经损毁治疗方法包括：

(1)周围神经破坏性阻滞：使用不同浓度的酚、乙醇、多柔比星和丝裂霉素溶液阻滞周围神经，主要用于疼痛较局限或用其他方法阻滞后残留局部疼痛者。

(2)神经根破坏性阻滞：注射药物的部位主要在颈、胸、腰椎的椎间孔附近。如果能准确定位，调整药物剂量、浓度，很少发生严重的运动神经功能障碍。

(3)蛛网膜下腔神经破坏性阻滞：蛛网膜下腔酚或乙醇阻滞的镇痛效果和持续时间都优于局部神经阻滞和神经根阻滞。阻滞后的并发症主要是由非痛觉神经受损害所引起的。

(4)硬膜外腔神经破坏性阻滞：将神经破坏药注入硬膜外腔，阻滞脊神经传导，产生节段性镇痛。硬膜外腔阻滞可同时阻断躯体和自主神经，阻滞范围较大，且效果确切，与蛛网膜下腔阻滞相比，可避免脑膜刺激与脊髓或脊神经损伤。此法适合双侧的广泛性疼痛。

(5)腹腔神经丛阻滞：以乙醇阻滞腹腔神经丛可治疗腹部肿瘤引起的腹痛，特别是胰腺癌疼痛，约60%~85%的病人可获得无痛。但与内脏神经传入纤维无关的疼痛，例如食管、胸壁等，其效果不佳。

(6)腰椎旁交感神经节阻滞：可用于治疗盆腔及下肢肿瘤疼痛、血栓闭塞性脉管炎等。

(7)神经外科手术控制癌性疼痛：主要指神经松解术、经皮或开放脊髓前侧柱切断术，以及立体定向中枢神经烧灼术等，用于治疗癌性疼痛。但应严格掌握适应证，主要用于顽固性癌性疼痛病人。

(8)垂体破坏性阻滞：主要用于广泛转移的癌性疼痛，尤其对乳腺癌和前列腺癌转移癌性疼痛者效果较好。

(三)常见副作用的诊治

1. 便秘　便秘是阿片类药物最常见的重要不良反应之一，其发生率约90%~100%。如得不到及时控制，可引起严重并发症，或成为有效缓解疼痛的最大障碍。

治疗：

(1)缓泻药(表19-6)

表 19-6　临床常用缓泻药及其使用方法

缓泻药	成人剂量	起效时间	备注
容积类			
甲基纤维素	口服（粉末或胶囊）1~3 次 /d	12~48 小时	纤维来源，与 Psyllium 纤维比产气少
聚卡波非	口服（胶囊）1~4 次 /d	12~48 小时	如果病人以前有便秘或卧床可能无效
Psyllium 纤维（欧车前亲水胶）	口服（胶囊、薄片或粉末）1~3 次 /d	12~48 小时	纤维来源，需要饮用足量的水（1 000~1 500ml/d）
渗透类			
乳果糖	口服（液体）15~60ml/d	24~48 小时	比山梨醇贵
聚乙二醇	口服（粉末）17g 溶于水中 240ml/d	24~48 小时	没有咸味，是不错的选择
山梨醇	口服（液体）15~60ml/d	24~48 小时	70% 溶解，甜味
盐类			
枸橼酸镁	口服（液体）240ml/ 次	0.5~3 小时	可作为基础用药，所有盐类缓泻药可引起电解质紊乱，肾衰竭病人慎用
氢氧化镁（氧化镁乳剂）	口服（液体）15~60ml/ 次	0. 5~3 小时	
磷酸钠（碳酸钠）	经直肠，灌肠	30 分钟内	
刺激类			
比沙可啶（双醋苯啶）	口服 10~15mg 1~3 次 /d 直肠每日 1 粒栓剂（10mg）	口服 6~12 小时 直肠 15~60 分钟	不常用
番泻叶	口服（液体或片剂）2~4 片 /d	6~12 小时	一线用药
软便类			
多库酯钠（磺琥辛酯钠）	口服（胶囊或液体）100~400mg/d	24~72 小时	单一用药无效，通常与其他药联用

（2）选择合适的阿片类药物：不同的阿片类药物在中枢与胃肠道的药物分布比例也不同，例如：芬太尼在中枢与胃肠道的药物分布比例是 1∶1.1，而吗啡为 1∶3.4。使用芬太尼透皮贴剂者发生便秘的风险远远低于使用缓释羟考酮及吗啡者。

（3）外周阿片受体拮抗剂：拮抗胃肠道内的 μ 受体可逆转阿片类药物引起的便秘。甲基纳屈酮（MNTX）可缓解阿片类药物引起的便秘，且不影响止痛效果。

2. 恶心、呕吐　阿片类药物对延髓呕吐化学感应区有兴奋作用，故易引起恶心、呕吐，发生率约 30%。一般发生于用药初期，症状大多在 4~7 天内缓解。但应排除由便秘、脑转移、化疗、放疗、高钙血症、血容量不足等因素所致。

治疗：

（1）轻度恶心者，可选用：甲氧氯普胺片，口服，5~10mg/ 次，2~3 次 /d；维生素 B_6 片，口服，20mg/ 次，3 次 /d。

（2）重度恶心、呕吐者，可口服昂丹司琼片（ondansetron hydrochloride tablets），8mg/ 次，2~3 次 /d。

（3）对于不能耐受者，可换用其他止痛药或联合用药或改变给药途径。

3. 过度镇静　少数病人在用药初期出现的思睡及嗜睡等过度镇静的不良反应多可自行消失；有的病人因长期受疼痛困扰而失眠，过度镇静状态可能与控制疼痛后思睡有关；少数病人的过度镇静症状持续加重，应警惕出现药物过量中毒及呼吸抑制等严重不良反应。

治疗：除茶叶、咖啡等饮食调节外，必要时可给予兴奋剂治疗，如咖啡因，口服，0.1~0.2g/ 次，3 次 /d。盐酸哌甲酯片（methylphenidate hydrochloride tablets）能够增强镇痛作用，减轻服用阿片类药物癌症病人的镇静。

4. 精神错乱　晚期癌症病人有很多因素可

能导致精神错乱，有些病人还会有认知错乱、幻觉等。在使用几天稳定剂量的阿片类药物后这些症状通常会消失。晚期癌症病人的认知改变应注意与缺氧、尿毒症、脑转移、长期使用激素、其他精神药物所致的高钙血症等情况相鉴别。使用哌替啶易出现中枢神经不良反应，与用药剂量及代谢产物去甲哌替啶的血浆浓度相关。如果认为与所用的阿片类药物相关，建议停用；也可用补液或精神类药物缓解症状。安定类药物中以氟哌啶醇最常用，0.5~2mg，口服，1 次 /4~6 小时。

5. 呼吸抑制　主要表现为呼吸频率减慢，呼吸变浅，通气量减少，口唇青紫等。对有呼吸系统疾病的病人或与其他镇静药物合用时，危险性将明显增大，急性中毒致死者几乎均为呼吸抑制。

治疗：持续或间断给氧，必要时可使用呼吸兴奋剂。用药 3~5 天后，呼吸抑制一般可自行减弱或消失，一旦出现严重呼吸抑制，可用盐酸纳洛酮注射液（naloxone hydrochloride injection）缓解，必要时进行人工呼吸。

6. 尿潴留　阿片类药物引起尿潴留的发生率低于 5%，但在同时使用镇静药的病人中，尿潴留的发生率可能高达 20%，主要是由于膀胱括约肌痉挛和促使抗利尿激素的释放所致。如果鞘内和硬膜外给药，尿潴留发生的概率增加。

治疗：可采用诱导自行排尿方法，如流水诱导法、膀胱区按摩法等。诱导排尿失败时，可考虑导尿。对于持续尿潴留的病人，可考虑更换止痛药。

7. 肌阵挛　肌阵挛有时可能与阿片类药物治疗有关，与剂量相关，但不可预测。吗啡的神经兴奋性代谢产物可能与肌阵挛和癌性疼痛病人使用大剂量阿片类药物后出现的痛觉过敏状态有关。肌阵挛也会在给予其他阿片类药物后出现。有人认为肌阵挛与一些辅助用药或者吗啡制剂中的防腐剂有关。当阿片类药物和选择性 5- 羟色胺重吸收抑制剂两种药物合用时，会增加肌阵挛的发生率。如果将阿片类药物减量，或更换阿片类药物，或加用苯二氮䓬类药物例如地西泮（diazepam）、咪达唑仑（midazolam），通常可以减轻肌阵挛。有外周肌松作用的药物也可以减轻肌阵挛，例如丹曲林钠胶囊（dantrolene sodium capsules）。

二、手术后慢性疼痛综合征

手术是治疗许多疾病最有效方法，但手术本身会造成组织和 / 或神经的损伤，引起手术后慢性疼痛综合征，严重影响人们的生活质量。

（一）常见术后慢性疼痛综合征

1. 腰椎手术失败综合征（FBSS）　指在行腰椎椎板切除术或椎间盘摘除、神经根减压术后仍残留相应的症状和体征，如腰部、臀部或下肢的顽固性疼痛或其他不适症状，或虽有暂时缓解而后又出现症状甚至加重。在美国每年进行的脊柱外科手术超过 30 万例，其中 10%~40% 的病人在手术后发生以疼痛为主要症状的临床综合征。由于造成 FBSS 的原因非常复杂，治疗手段和效果也有限，因此成为目前医学界面临的棘手问题。

2. 开胸术后慢性疼痛综合征（post-thoracotomy pain syndrome，PTPS）　又称为开胸术后慢性疼痛（chronic thoracotomy pain，CPP）。国际疼痛研究协会（international association for the study of pain，IASP）最新的定义为：胸部手术后 1 周以后仍然残留并持续 2 个月以上的疼痛，疼痛的感觉广泛遍及伤口周围。文献报道发生率为 26%~80%，居各种手术后慢性疼痛之首。我们的一项研究显示，经肋间开胸术后的慢性疼痛发生率在 3 个月时为 65.3%，6 个月时为 62.6%，12 个月时仍旧到达 49.3%。而经胸骨正中切开的搭桥术后慢性疼痛的发生率为 32.6%。肋间神经损伤、术后未缓解的疼痛、术后放疗、胸壁切除是主要的危险因素。值得注意的是肋间神经冷冻术作为一种镇痛方法，虽然对开胸术后急性疼痛有很好的镇痛效果，但与硬膜外镇痛相比，却可以增加术后慢性疼痛，特别是神经病理性疼痛的发生率。

3. 乳腺切除术后慢性疼痛综合征　乳腺手术后神经病理性疼痛往往与其他疼痛同时存在，共同组成乳腺手术后慢性疼痛综合征。在最近一项对 3 754 例乳腺癌保乳术后长达 26 个月的随访结果显示，有 47% 的病人有慢性疼痛，其中重度疼痛为 13%，中度疼痛为 39%，轻度疼痛为 48%。疼痛可持续长达数年。

4. 腹股沟疝手术后慢性疼痛综合征　腹股沟疝手术后神经病理性疼痛往往与其他疼痛同时存在，共同组成腹股沟疝手术后慢性疼痛综合征。Poobalan 等的回顾研究发现，在腹股沟疝修补术后一年，慢性疼痛的发生率从 0~63% 不等。Simon Nienhuijs 等对 29 个高质量研究的结果进行分析后发现，腹股沟疝补片修补术后的慢性疼痛发生率为 11%。

5. 其他手术后慢性疼痛　手术后慢性疼痛还见于骨关节手术、开腹手术，甚至有些微创手术后仍会发生慢性疼痛。骨科手术后慢性疼痛发生率为 2.3%~37.0%，骨关节置换术后慢性疼痛发生率为 12%，子宫切除术后慢性疼痛发生率为 5%~32%，剖宫产术后为 5%~10%。

（二）常见病因及可能机制

术后慢性疼痛的发生机制非常复杂，目前尚不完全清楚，但有一点是可以肯定的，即由持续的伤害性感受器兴奋而引发的中枢敏化是术后慢性疼痛的主要原因之一。对多种神经痛动物模型的研究表明，神经损伤再修复过程中会由于异常放电、神经纤维异位增生、炎性因子和神经生长因子等介导交感神经出芽现象和疼痛递质增加等原因引起神经病理性疼痛。长时间的中枢敏化还可导致中枢神经系统永久性改变，如抑制性神经元坏死，随后被新生的兴奋性传入神经元所替代，形成异常的突触。许多药物对上述改变引起的持续中枢敏化和顽固性疼痛无反应，因此给临床治疗带来极大困难。常见病因包括：

1. 神经损伤　任何手术都对手术部位相应支配区的神经造成一定的损伤，如牵拉、压迫甚至切断。受损的神经、肌肉、骨骼等在受损及再修复过程中，导致的异常放电、神经纤维异位增生、局部产生的炎性因子和神经生长因子等周围敏化，以及之后的中枢敏化过程，促成并加重了慢性痛觉的形成及其程度。神经损伤可能与手术类型及术式有关。与传统后侧开胸比较，前开胸组病人 PTPS 的发生率低于后侧开胸组。使用肋骨牵引器（拉钩）会导致 100% 病人切口上肋间神经损伤，92% 切口下肋间神经损伤。尽管胸腔镜属于微创手术，但并不能保证不损伤肋间神经，因为手术中镜头需要反复移动，会导致肋间神经在镜头和相邻肋骨之间受到压迫。复发疝的二次手术后发生中到重度慢性疼痛的风险比首次手术高出四倍。仅做前哨淋巴结切除的乳腺癌病人，发生术后慢性疼痛者明显低于腋窝淋巴结清扫病人。

2. 病人个体差异　研究表明乳腺癌手术相关疼痛综合征发生率与病人年龄有关。30~49 岁女性发病率为 65%，50~59 岁为 40%；超过 70 岁者显著降低；18~39 岁是疼痛高发危险因素；对于有转移病人，40~49 岁者疼痛强度相对大。

3. 辅助治疗　术后放疗是增加 PTPS 发生率的危险因素，而化疗的影响并不大。

4. 术前疼痛状况及心理状态　术前已存在疼痛与腹股沟疝手术、子宫切除术和截肢手术术后疼痛相关，但对 PTPS 的影响还存在争议。社会或心理因素已被证实能够影响慢性疼痛的感知，包括焦虑、抑郁、恶性肿瘤、社交环境等。生理伤残和情感痛苦程度与乳腺癌术后慢性疼痛综合征的发生高度相关。

5. 损伤后变化及炎性反应　腰椎间盘切除术后再突出、椎管狭窄以及椎管内硬膜外瘢痕形成是 FBSS 的主要原因。患恶性肿瘤病人的术后慢性疼痛是因为肿瘤转移造成的，须通过影像检查鉴别。传统腹股沟疝修补术时联合肌腱弓状下缘常缝至耻骨结节的骨膜上，可引起耻骨炎，使用网片后发生率已大大减少。

（三）临床表现

1. 症状

（1）疼痛：疼痛部位主要位于手术损伤部位或手术损伤神经的支配范围。疼痛性质因疼痛原因不同而有很大差异。神经病理性疼痛表现为刺痛、跳痛、刀割痛、牵拉痛、灼痛、撕裂痛等。软组织疼痛表现为酸痛、胀痛。有时伴麻木、痛觉超敏、痛觉过敏。

（2）其他症状：所有术后慢性疼痛病人都伴有不同程度的精神、心理障碍，明显影响睡眠和日常生活质量。

2. 体征　手术损伤部位可能有压痛；相应皮肤区可出现感觉减退、痛觉过敏和痛觉超敏；运动神经受累时可能有肌力下降，病程长者可有肌肉发僵、痉挛或挛缩。

（四）治疗

1. 药物治疗　因为发病机制复杂，药物治疗也需要多种药物复合治疗。解热镇痛药单独应用效果较差。非甾体抗炎药对预防 PTPS 发生有一定作用，但一旦发展为神经病理性疼痛，其治疗作用将不明显。中效镇痛药物（如曲马多）、强阿片类药物（如羟考酮缓释片、吗啡控释片等）均有较好的镇痛效果。抗惊厥药（如加巴喷丁）被广泛用于神经病理性疼痛的治疗。加巴喷丁推荐用法为从 300mg/d 用起，逐渐加量最大到 3 600mg/d，如果病人因副作用不能耐受再逐渐减量。三环类抗抑郁药（阿米替林）是治疗乳腺术后慢性疼痛的一线药物。局部应用辣椒素能显著缓解疼痛，并减少刺痛感，但对减少固定痛和触诱发痛无效，而对已有神经瘤形成的病人效果良好。

2. 物理治疗　研究表明，物理治疗能有效缓解成年人的慢性下腰痛和改善功能。

3. 神经阻滞　如果手术后慢性疼痛的病因主要为神经相关的疼痛，则可以通过阻滞支配疼痛部位的神经进行治疗。FBSS 明确的单发性神经病变可通过椎间孔神经根阻滞或糖皮质激素来治疗。开胸手术后慢性疼痛可采用后外侧多神经节段肋间神经阻滞、椎旁神经阻滞或胸部硬膜外阻滞来治疗，一项回顾性研究表明，胸部椎旁神经阻滞最具优势。反射性交感神经萎缩引起的疼痛可做患侧的星状神经节阻滞来治疗。

4. 神经调制　包括经皮电刺激、脊髓电刺激疗法、脉冲射频治疗等。脊髓电刺激疗法对FBSS有一定作用，植入脊髓刺激器后在脊髓背角的表面产生电冲动，通过产生的麻木感来改变病人对疼痛的感觉。神经射频治疗通过以热能的形式对神经施加高能量来暂时性的损坏脊神经。脉冲射频更加安全，不会造成感觉和运动的缺失。

5. 手术治疗　FBSS再次手术的总体成功率很低，而且会一次比一次差。胸部交感神经切除术仅适用于少数难以控制疼痛的病人。

6. 其他疗法　包括中医治疗、按摩治疗、生物反馈治疗、心理治疗等。针灸是简单、经济、低风险的疗法。现已证明，针灸通过刺激分泌内源性阿片样物质起作用。

三、软组织损伤后疼痛

骨骼之外的组织都可称为软组织，包括肌肉、筋膜、肌腱、软骨、滑膜、纤维囊、器官和神经。肌肉、韧带的骨骼附着点部位容易出现慢性疼痛，因为这些部位多为肌肉运动的着力点，神经末梢丰富，无菌性炎症的化学刺激也易引发疼痛。

（一）发病机制

1. 无菌性炎症　软组织损伤后出现组织破坏和出血，形成的血肿和坏死组织可导致局部创伤性无菌性炎性反应。长时间的无菌性炎症会导致局部炎性粘连、纤维组织增生、组织变性和挛缩等，进一步加重无菌性炎性反应。

2. 肌痉挛　肌痉挛是机体为了减少关节活动，减少对损伤部位的刺激，从而达到减轻疼痛的一种保护性反应。表现为肌肉或肌群持续性收缩。持续的肌痉挛会引起相应肌肉严重疼痛。肌痉挛阶段肌肉和筋膜尚无组织学的病理改变。

3. 肌挛缩　长时间的肌痉挛使肌肉和筋膜因供血不足和新陈代谢障碍，出现组织学不同程度的病理改变，造成肌挛缩，出现慢性疼痛。

（二）临床表现

1. 症状　最常见症状为损伤部位及其周围组织的疼痛。但因保护性体位或肌痉挛、肌挛缩等因素破坏了身体的动力平衡，机体为保持平衡必然会有与之相对应的肌肉补偿调节。因此，除原损伤部位疼痛外，也可出现其他相应肌肉或肌群部位的疼痛。软组织的疼痛性质表现为酸痛、胀痛，活动时疼痛加重。

2. 体征　软组织损伤部位和/或对应肌肉、肌群有明确的压痛点。疼痛严重或病程长者可有活动受限、肌肉萎缩、变形。

（三）治疗

1. 手法治疗　包括压痛点推拿法等。对初发、炎性反应和炎性粘连较轻的病例治疗效果好，对中重程度的病例可起到暂时缓解症状的作用。

2. 物理治疗　包括微波治疗、超声波治疗、低中频电疗、超短波治疗、频谱治疗等，可以单独使用，也可联合使用。具有改善局部血液循环，缓解缺血性肌痉挛、酸中毒和细胞分解，消除组织和神经纤维间的水肿，改善局部组织营养代谢等作用。

3. 药物治疗　口服药物：炎性痛为主时可采用非甾体抗炎药治疗；肌痉挛、肌紧张时可使用乙哌立松、巴氯芬等骨骼肌松弛剂。外用药物：NSAIDs外用软膏或巴布膏可直接作用于损伤部位发挥治疗作用。

4. 局部注射治疗　可于压痛点行局部痛点注射治疗，常用药物有局麻药、糖皮质激素。对于缓解局部的无菌性炎症、炎性粘连等有一定作用。但应控制糖皮质激素的剂量和使用次数，避免肌腱内注射。

5. 冲击波治疗　体外冲击波是一种通过物理学机制介质（空气或气体）传导的机械性脉冲压强波，通过治疗探头的定位和移动，可以对软组织疼痛产生良好的治疗效果。治疗原理包括机械应力效应，当冲击波进入人体后，在脂肪、肌腱、韧带等不同性质组织的界面处会产生不同的机械应力，从而松解粘连，达到治疗目的。还具有空化效应，即组织中含有大量的微小气泡，在冲击波的作用下会急速膨胀，从而产生空化效应，有利于疏通闭塞的微细血管，使受冲击部位微循环加速，改善局部血液循环。此外局部高强度的冲击波能对神经末梢组织产生超强刺激，特别是对痛觉神经感受器的高度刺激，使神经敏感性降低，神经传导功能受阻，从而缓解疼痛。冲击波治疗对于软组织损伤后疼痛是很好的治疗方法。冲击波治疗因其无创、有效、安全、操作简便等优点在慢性疼痛治疗，尤其是在软组织慢性疼痛治疗中正越来越受到重视。现已用于肱骨外上髁炎、跟腱炎、肩周炎、膝骨性关节炎及足底筋膜炎等软组织损伤后慢性疼痛的治疗。

6. 中医治疗 ①中药：中药方剂活血化瘀，外用贴剂以舒筋活血、消肿止痛等。②小针刀：主要是经皮软组织松解术，可通过对软组织的穿刺、小范围切开和小范围钝性分离，解除病变软组织对神经、血管、骨关节的影响，达到治病目的。③银质针：银质针除松解粘连外还可传导热量至疼痛病变部位。对于急性期、初发的病例效果较好，而出现肌挛缩等情况后治疗效果差。④针灸治疗：通过辨证后针灸相应穴位能够通过人体神经 - 内分泌 - 免疫系统双向调节人体各个器官的功能。以活血化瘀、行气止痛为治疗原则，取穴以局部为主。

7. 外科手术 如果炎性粘连严重，通过其他方法都无法缓解疼痛，必要时可考虑行相应部位的软组织粘连松解术。对于极重度的慢性软组织疼痛病人在其他疗法不能奏效时，经病人知情同意，可以慎重地采用软组织松解手术。

四、化疗药诱发慢性疼痛

癌性疼痛最常见的原因除肿瘤本身以外，外科手术、放疗、化疗等也可引起疼痛。化疗引起疼痛的原因除了化疗药物直接刺激局部组织外，还可诱发外周神经性疾病（chemotherapy-induced peripheral neuropathy，CIPN）。化疗药诱发的慢性疼痛发生率从 10% 到 100%。

（一）发病机制

化疗药物可引起神经细胞和神经纤维发生病理性变化，包括：①神经元、卫星细胞核异常，如核缩小、断裂；②轴突变化：轴索内微小管和细胞器聚集、感觉神经轴突变性；③细胞骨架变形、离子通道失活、神经异常放电；④皮肤支配区神经密度减低。这些病理变化可刺激细胞因子的释放，包括：TNF-α、IL-6、IL-1 等，导致炎性反应和疼痛；另外，外周传入神经损伤导致有髓鞘粗神经的抑制作用消失，从而使 C 纤维反应性增强也是引起疼痛的原因。

（二）临床表现

1. CIPN 一般在治疗早期出现，化疗的第一周期和第三周期之间，疼痛的最高峰发生在化疗后 3 个月。

2. 感觉异常最常见，如感觉异常、麻木、针刺感、疼痛，尤其是以肩部和椎旁肌肉为中心的痛性痉挛和肌痛最为常见。肢端深部腱反射消失在化疗早期就会出现，常见踝反射消失。四肢感觉异常呈袜套和手套样分布。

3. 运动神经受累的主要表现为末梢乏力，特别是趾伸肌。

4. 自主神经病变表现为麻痹性肠梗阻、心律失常和直立性低血压等。

5. 物理检查可表现为对各种物理刺激反应异常，如对冷刺激反而会有烧灼性疼痛，手指的灵敏性下降及日常活动障碍等。神经生理学检查表现为动作电位振幅下降，潜伏期延长和传导速度下降。

6. 神经病理学表现为大纤维缺失，轴索萎缩，继发性脱髓鞘，有髓鞘纤维数量下降以及轴突和线粒体水肿。

（三）治疗

1. 对症治疗 ①三环类抗抑郁药：盐酸阿米替林片等抗抑郁药可以改善生活质量和缓解化疗药诱发的痛性感觉异常。成人常用量一次 25mg，每日 2~3 次，口服。②抗癫痫药：加巴喷丁是新型抗癫痫药物，近年来发现其在神经病理性疼痛治疗中有良好疗效。每次 200~600mg，每日 3 次，口服。③激素：非甾体抗炎药治疗无效时，口服小剂量激素如泼尼松有可能使肌痛明显缓解。

2. 预防性治疗 主要有：氨磷汀（amifostine）、神经生长因子（NGF）、抗氧化剂（谷胺酰胺、谷胱甘肽、维生素 E）、重组人白血病抑制因子（AM424）、乙酰左旋肉碱（acetyl-L carnitine ALC）和钙、镁等。研究显示，预防性应用上述药物可以降低化疗后外周神经病的发生。

五、放疗相关慢性疼痛

放射性周围神经病（radiation peripheral neuropathy）是指电离辐射通过神经系统各部位所产生的组织不良反应。不良反应可能与照射总剂量、每次照射分量的大小、照射总的时间和被照射的神经组织的容积及部位有关。放射治疗是导致放射性周围神经病的主要原因，可以造成包括脑、脊髓和周围神经在内的神经系统损伤。自应用兆伏电压 X 线机后照射强度加大，放射性周围神经病的发生率明显上升。早年的资料显示乳腺癌病人接受 63Gy（6 300rad）峰剂量照射后，73% 出现神经症状，57.75Gy 峰剂量时，仅 15% 有神经症状。放射性周围神经病最常发生的部位是臂丛、腰骶丛和舌咽神经等。

（一）发病机制

放射性周围神经病的发生与放射治疗引起的神经干或神经丛周围结缔组织纤维化有关。有报道证实接受大剂量放射治疗 22 个月后的死亡病例，病理观察发现臂丛神经周围有明显纤维化，镜检可见纤维化区域的近端神经相对完好，纤维化部分神经外膜增厚，髓鞘脱失，神经纤维被纤维结缔组织取代，纤维化部分的远端正中神经也有广泛而明显的髓鞘脱失，神经纤维萎缩部分被纤维组织取代。另一例接受小剂量放射治疗12个月的病人，其临床仅有轻微神经症状，死后尸检发现仅在臂丛的前方有纤维化，神经几乎不受累，镜下除了两条靠近腋窝前臂的小神经有轻微的脱髓鞘和纤维化外，其余的神经轴突和髓鞘均正常。由此可见放射治疗的剂量、病理所见神经丛纤维化的程度与临床表现完全一致。

（二）临床表现

1. 放射性周围神经病常有一定的潜伏期，多为数月至2年，也可长达10年以上。起病多较缓慢，也有在接受放疗后数天或数月突然起病者。

2. 放射性臂丛神经病病人，多数首先表现为手指感觉减退或异常，部分可同时有手指无力。随病情进展可逐渐出现受累肢体疼痛。少数病人以突发的运动障碍起病。

3. 体格检查　放射性臂丛神经病病人，可见运动、感觉均有异常，腱反射减弱，上臂丛和下臂丛常同时受累，早期往往以上臂丛损害为主，极少数病人累及膈神经导致膈肌麻痹。

4. 神经电生理检查　可见失神经电位、纤颤电位和肌纤维颤搐放电，运动和感觉神经传导速度均减慢。体感诱发电位可见N9消失。

（三）治疗

1. 手术松解　目的是阻止病情的发展。手术越早越好，在刚出现感觉异常但尚未有疼痛时是手术的最佳时期。

2. 药物治疗

(1)甲钴胺：为维生素B_{12}在体内的活性代谢物，能够促进核酸蛋白的合成，促进神经轴索内输送和轴索的再生以及髓鞘的形成，修复受损伤的周围神经。用法：片剂500μg，每日3次，口服；注射剂500μg，每日1次，一周3次，肌内注射或静脉注射。

(2)加巴喷丁：口服，每次200~600mg，每日3次。

(3)曲马多缓释片：主要作用于中枢神经系统与疼痛相关的特异性受体。用法：口服，单次剂量为50~100mg，每日2次，每日最高剂量通常不超过400mg。

3. 神经阻滞治疗　可对受累的不同外周神经进行阻滞，如臂丛神经阻滞等，每周1次。药物配方为：0.25%利多卡因＋曲安奈德5~10mg+甲钴胺500μg。

（冯　艺　罗爱伦）

第二十章 多器官功能障碍综合征

第一节 概述

【基本概念】

(一) 多器官功能障碍综合征

原始损伤因素(insults)例如:①创伤(非感染性),可以造成创伤部位的组织损伤、使组织失去活力,或者坏死;②致病性微生物的入侵(感染性),可以首先造成局部感染。恰当的机体防御反应有能力杀灭入侵的微生物,促成组织修复。然而,不论严重创伤或严重感染,两者都有可能引发不恰当的机体反应,包括过度反应或反应低下,使原始受损部位以外的远距离器官发生功能障碍或衰竭。在发病前,这些远距离器官可以正常,或处于相对稳定的生理状态。从全球范围来看,严重感染发病率逐年增高,容易并发多器官功能障碍综合征(multiple organ dysfunction syndrome,MODS)。越来越多的病人进入 ICU 接受加强医疗。

Arthur E.Baue 曾经详细复习在 ICU 住院期间接受加强医疗而最后死亡的病例。他发现 1 例病人结肠切除术后,吻合口裂开造成腹膜炎,6 周后死亡。另有 1 例出血性胰腺炎病人,经过较长时间的支持性治疗后死亡。第 3 例病人因心脏瓣膜病,接受瓣膜置换手术,1 个半月后死亡。上述 3 例,尽管原发疾病各不相同,但最终的临床表现和尸体解剖所显示的病理学改变十分一致,均为多个器官功能衰竭。1975 年 Baue 发表述评,题为《渐进性或序贯性多系统功能衰竭》,称之为“20 世纪 70 年代的综合征”。1973 年 Tilney 观察了 18 名腹主动脉瘤破裂病人,手术后从肾衰竭开始,序贯性地并发肺、胰腺功能衰竭,以至消化道出血等。这组病人病死率超过 90%。Tilney 发表了文章,题为《腹主动脉瘤破裂后序贯性系统功能衰竭》,称之为“手术后治疗中尚未解决的难题”。Tilney 与 Baue 都发现:①手术后危重病人可以在原始损伤因素打击的器官或解剖部位以外,发生“远距离器官功能衰竭”(remote organ failure)。这些远距离器官损害的病理学改变并不因原发疾病而呈特异性。②从初次打击到远距离器官衰竭有着一段间隔时间。器官功能发生衰竭呈序贯性特点。两位学者都提出“序贯性系统功能衰竭”这一名词,由此假设存在某种激发因素,像扣动板机一样,诱发一系列多米诺骨牌反应,使原来正常的器官(或系统)序贯地发生功能衰竭。任何假设都需要验证。1977 年,Eiseman 等学者在此基础上推出“多器官功能衰竭”(multiple organ failure,MOF)新概念,被广泛接受,一直沿用至今。顾名思义,MOF 属于终末阶段。多个器官功能已经衰竭,就难以逆转。为加强早期发现的意识,争取早期加强治疗,以降低病死率,1992 年欧美共识会议推出“多器官功能障碍综合征”(multiple organ dysfunction syndrome,MODS)一词。但是在诊断指标方面,对器官功能障碍与器官功能衰竭缺乏明确的界定和区分,新名词更新概念的意义,多于实用价值。

另外,非感染性损伤因素的打击,例如严重创伤、严重性急性胰腺炎、大面积深度烧伤、冻伤、器官移植、出血性休克等,在没有发生细菌感染的条件下,同样可以引发远距离器官功能衰竭。临床研究显示、心肌梗死、周围血管疾病、冻伤、器官移植、不同病因的休克等病人,经重建组织灌注后,反而产生缺血与再灌注损伤,加重局部组织损害,引发弥散性微血管炎症，以至发生 MOF。文献中称之为“原发性多器官功能衰竭综合征”。组织缺氧是第一杀手。原始损伤因素可以不尽相同，如果组织灌注低下，迟迟未被纠正，或者周身氧输送虽然正常，而内脏系统却处于缺血状态，肠道缺血可以促使细菌及内毒素移位。病情发展迅速，相隔 1~2 天后，势必导致“继发性多器官功能衰竭综合征”。所以，在休克发病的最初期，要特别强调积极有效输液复苏治疗的必要性，使休克尽早地得到逆转。这是防止发生 MOF 的关键所在。休克病人对感染的易感染性增加，容易并发医院获得性感染(以耐药细菌性肺炎最为常见)，预后进一步恶化。文献上称之为 MOF 的“多重打击模式”(multiple “hit” model)。

(二) 全身感染

“sepsis”(全身感染)是古希腊时期流传至今的一个古老的名词，意即“腐败”(decomposition)。经历 2 000 多年漫长的探索，在名词诠释方面，至今仍有争议，对其认识过程远没有完结。Claudius Galen(129—216 年)重视创伤对生命的危害，但是他认为化脓是创口愈合“所需要的”“必然过程”。Galen 是位杰出的外科学家，但他犯了个大错误。正因为他的威望，他的错误影响了西方古代医学 1 500 多年。19 世纪 40 年代初，当有效的麻醉为外科手术顺利开展铺平了道路之时，创口感染几乎成为病人无法逃脱的厄运。按传统概念，创口感染是由空气中“邪毒之气”(miasmas)所造成。人们对于“sepsis”问题，曾经历两次认识上的飞跃。

1. 微生物学说　1857 年法国 Louis Pasteur 以他著名的实验，发现了微生物的存在，并证明葡萄酒、啤酒、牛奶等发酸变质，是受微生物的污染。他首先提出“微生物学说”。1862 年 Pasteur 推出“巴斯德灭菌法”。英国 Joseph Lister 受到启发，他推断开放创口的化脓性感染，很可能和发酵一样，祸起于微生物。Lister 用 5% 苯酚溶液浸泡的湿敷料缠绕在病人的创口上，要求外科医师在术前术后用苯酚溶液洗手，用苯酚溶液喷洒手术器械等。他倡导的灭菌技术，有效地降低了截肢手术后的感染率和死亡率。德国 Robert Koch 继而证实 Pasteur 所发现的微生物的确在空气中存在。一位年轻外科医师 von Bergmann 在实验中发现，病人的皮肤、外科医师的双手以及手术器械均可有炭疽杆菌存在。因此，创口细菌感染可以预防。无菌外科的概念逐步成为学界的共识。从 Hippocrates 到 Pasteur，终于能够证实，外界入侵的致病菌是造成宿主全身感染的祸害。这是认识上的一次飞跃。

然而，全身感染是复杂的问题。约 30% 全身感染的病人未能被微生物学所证实以及 / 或者未能找到确切的感染源。文献上有“全身感染临床征象”(clinical evidence of sepsis)之称。全身感染并不一定伴有菌血症，有的学者称之为“非菌血症性临床全身感染”(non-bacteremic clinical sepsis)。有些病人全身感染的临床表现明显，最后剖腹探查或尸体解剖都没有发现化脓性病灶。Border 等学者倡导“肠源性全身感染”(gut origin sepsis)之说，即指在肠道屏障功能发生障碍的条件下，肠道内细菌或毒素向血液或淋巴系统移位(translocation)，可以导致全身感染。此说在国内曾一度颇为盛行。1986 年，Meakins 与 Marshall 提出肠道是 MODS“启动器官”的假设，并非必须有化脓性病灶的存在。

更值得注意的是，严重急性呼吸综合征(SARS)也是一种全身感染。2003 年，北京协和医院病理科曾报道 7 例 SARS 尸体解剖结果，以各期弥漫性肺泡损伤为特征，肺水肿、肺泡塌陷、纤维化形成，发生呼吸功能衰竭，累及肺以外的器官有心、肝和肾，免疫系统形态学改变表现为脾和淋巴结的淋巴组织减少。SARS 病人微血栓发生率高，但是尸体解剖没有发现化脓性病灶(陈杰，2003 年)。将“sepsis”翻译成“脓毒症”，容易对诊断和治疗产生误导。全身感染并非必然伴有“脓”的存在。故“sepsis”(全身感染)与“脓毒症”并非同义词。

2. 宿主反应学说　然而，随着抗微生物药物治疗的进展，单纯用微生物学说不足以解释全身感染的发病机制，接受抗微生物药物治疗的病人，仍然可以死于全身感染。早在 1904 年，John Hopkins 医院内科教授 William Osler 有过一句名言：“在较多情况下，病人似乎死于感染引起的宿主应答，而不是感染本身。”1972 年，Lewis Thomas 再次声称：“宿主反击致病菌有着强大的武器，由此造成的危险大于入侵者。”为什么病人会死于感染引发的宿主反应呢？假设需要求证。1985 年，Aggarwall 和 Cerami 成功地分离出一种糖蛋白类细胞因子，统一命名为“肿瘤坏死因子”(tumor necrosis factor，TNF)。同年 Kevin J Tracey 发现 TNF-α 在感染性休克中起关键作用。更多研究证明，全身感染引发多种炎症介质大量释放，可以产生全身炎症反应综合征(systemic inflammatory response syndrome，SIRS)。宿主对致病菌的“机体反应”，不只是感染

(infection)的后果和表现,而是全身感染(sepsis)的发病原因。这是认识上又一次飞跃。

Roger Bone 提出了 SIRS 的概念。1992 年欧美共识会议把全身感染(sepsis)定义为局部感染(infection)引发的 SIRS。严重感染(severe sepsis)是指全身感染合并器官功能衰竭,发生的机制是全身炎症反应发生紊乱。早期 SIRS,可以转化为代偿性抗炎症反应综合征(CARS)。SIRS 目的在于清除入侵的致病菌,亦可损害健康组织。CARS 可以限制局部和全身性组织损伤,却增加继发感染的易感性。SIRS 和 CARS 都有双刃剑作用。SIRS 抑或 CARS,一方绝对压倒另一方,都是有害的。如果 SIRS 反应过度,而 CARS 不能与之抗衡,将造成严重感染或感染性休克等致命后果。SIRS 与 CARS 失衡是导致器官功能衰竭的要害。

构成机体反应的另一重要方面是免疫功能。炎症反应本质上属于免疫反应的范畴。有可能在早期不慎采用抑制炎症反应的治疗,其中一部分病人受益,另一部分病人,特别是老年人、营养不良或者同时罹患其他疾病者,可以产生有害效果,有时继 SIRS 之后,紧接着发生 CARS 及免疫功能抑制。如果病人住院治疗延长,医院获得性感染包括金黄色葡萄球菌、难辨梭状芽孢杆菌,或者致病性不强的鲍曼不动杆菌、白念珠菌等相继出现,巨细胞病毒(CMV)或单纯疱疹病毒(HSV)被重新激活。此时病人可能陷入重度免疫功能抑制,以致丧失清除致病菌的能力,即所谓"免疫麻痹"。大量淋巴细胞以及胃肠道上皮细胞死于凋亡,使固有免疫以及获得性免疫反应细胞发生数十亿计的细胞丢失。重度免疫功能抑制病人,即便是存活的 T 细胞也丧失活力。此时单纯应用抗微生物药物,难以防止重复感染一再反复。这是高病死率的症结所在。新治疗的尝试,既要控制免疫反应对人体自身造成损害,又要避免抑制人体清除致病菌的能力。免疫反应的平衡是维持人体稳态的关键。

(三) 免疫及免疫功能障碍

免疫(immunity)是机体识别自己,产生免疫应答以清除异己如病原微生物、受损或死亡的细胞,或者诱导免疫耐受以维持自身内环境稳定的生理性防御机制。免疫系统是机体的一个重要的功能系统,担负着抵御外来微生物(免疫防御)、识别清除突变细胞(免疫监视)与清除自身衰老死亡细胞(免疫稳定)的功能。

人体存在一个完整而复杂的免疫系统,它由免疫器官、免疫细胞和免疫分子组成:①免疫器官,包括中枢免疫器官(胸腺和骨髓)和周围免疫器官(脾和全身淋巴结等)。中枢免疫器官是免疫细胞来源和发育分化的场所,周围免疫器官是成熟 T 细胞和 B 细胞定居的部位,也是发生免疫应答的场所。此外,黏膜免疫系统和皮肤免疫系统也是重要的局部免疫组织。②免疫细胞,广义上包括造血干细胞、淋巴细胞(T 细胞、B 细胞、NK 细胞等)、抗原呈递细胞(树突状细胞、巨噬细胞、B 细胞等)、其他免疫细胞(粒细胞、肥大细胞、红细胞及血小板等)。③免疫分子,包括免疫细胞膜分子,如抗原识别受体分子、CD 分子、主要组织相容性复合体(MHC)分子、模式识别受体(PRR)和一些其他受体分子等,也包括由免疫细胞和非免疫细胞合成和分泌的分子,如免疫球蛋白分子、补体分子以及细胞因子等。

病原微生物、受损或死亡细胞等危险信号激发免疫细胞活化、分化并发挥效应的过程称免疫应答,包括固有免疫(innate immunity)和获得性免疫应答(adaptive immunity)。固有免疫起始于吞噬细胞、NK 细胞等对病原微生物的识别、吞噬,遇到病原体后,吞噬细胞、NK 细胞及补体等迅速动员,在感染早期执行防卫功能。固有免疫反应是由能够识别病原相关分子模式(PAMP)的受体介导的,目前将这些受体统称为 PRR。Toll 样受体(TLR)作为一类重要的 PRR,主要表达于巨噬细胞和树突状细胞(DC)等细胞表面和细胞内,在识别 PAMP 中起重要作用,构成机体抵御病原体入侵的第一道屏障。目前已经报道 11 种人 TLR 和 13 种小鼠 TLR,其识别 PRR 具有相对特异性,如 TLR2、TLR3、TLR4、TLR5、TLR9 分别识别病原微生物的肽聚糖(LTA)、dsDNA、脂多糖(LPS)、鞭毛蛋白、CpG 基序。TLR 与相应配体结合后,通过信号转导途径激活促分裂原活化的蛋白激酶(MAPK)和 NF-κB 等转录因子,最终激活相关细胞因子的基因表达。近期研究发现,在天然免疫反应中还存在其他类型 PRR,包括识别胞内细菌等感染的 NOD 样受体(NLR)及细胞内的病毒 RNA 识别受体 RIG-I 等。

获得性免疫应答反应的启动先由抗原呈递细胞(APC)捕获抗原,DC 和巨噬细胞膜表面 TLR 等 PRR 识别损伤信号,摄取抗原,并经加工、处理后将抗原信息传递给 T 淋巴细胞、B 淋巴细胞,因此,APC 是免疫调控的关键细胞。淋巴细胞能识别自我与非我,而且具有抗原特异性,是产生和调节特异性 / 获得性免疫反应的关键。T 淋巴细胞、B 淋巴细胞激活后增殖、分化,分别发挥细胞和体液免疫效应。自 1986 年 Mossman 和 Coffman 首次将辅助性T细胞区分为Th1与Th2细胞亚群，目前对T细胞亚群的认识已有了巨大飞跃。近期研究发现$CD4^+$T细胞除Th1和Th2外，还发现Th3、调节性T细胞（Treg）、滤泡性辅助T细胞（Tfh）、Th9、Th17和Th22等新型T细胞亚群。Th1分泌干扰素γ（interferon-γ，IFN-γ）、TNF-α等参与抗胞内寄生菌感染和迟发型超敏反应，而Th2分泌白介素4（interleukin-4，IL-4）、IL-5、IL-13等促进体液免疫。Treg通过分泌IL-10、IL-35和TGF-β等发挥免疫负调控作用。Th17分泌IL-17等，介导自身免疫性炎症疾病。可见，这些T细胞亚群在免疫应答分别发挥不同的调节效应（图20-1）。

与MODS密切相关的免疫反应主要有以下情况。

1. 炎症反应 本质上属于免疫反应的范畴，失控的炎症反应是MODS发生发展的根本机制，严重的炎症反应或细胞因子风暴可迅速引起微循环衰竭和感染性休克，继而发生弥散性血管内凝血（DIC）、呼吸衰竭和肝肾等器官功能障碍。免疫功能抑制可能与免疫效应细胞减少或功能抑制、机体呈Treg或Th2极化和抗炎介质释放增多等因素有关。尽管危重病人免疫系统功能紊乱或衰竭很常见，免疫功能障碍在MODS中占有重要的地位，但其角色在相当长时间内被忽略。现日益认识到，免疫功能障碍或衰竭不仅是MODS的重要组成部分，同时在MODS发生发展中发挥关键的作用。MODS免疫功能障碍包括机体过度或失控炎症反应和免疫功能麻痹的动态过程。

2. 免疫功能障碍与MODS 临床表现免疫功能障碍可表现为多器官功能障碍，可于数小时、数天或数周发病，病程也长短不一。如暴发型流脑、中毒性休克综合征及严重猪链球菌Ⅱ型感染等严重炎症反应常在很短的时间内迅速发生休克、呼吸衰竭、肾衰竭和DIC等。免疫功能抑制病人常表现为原发感染难以痊愈，潜在感染的复发，或出现新的继发性感染。目前准确定量评价机体炎症反应水平和免疫功能紊乱性质、程度仍存在困难，还缺乏准确的临床判断指标和诊断方法。通过仔细的临床观察和密切的实验室检测，早期诊断器官功能损害或衰竭，并给予强化的器官功能支持治疗，能够避免部分病人死于继发性器官功能衰竭。

尽管MODS中免疫功能衰竭日益受到重视，然而由于其功能复杂性，免疫功能障碍缺乏明确的定义，亦无公认的临床判断指标。对免疫复杂而精细调节的反应和机制进行研究，从而充分发挥机体的防御作用，对减少损伤、促进机体康复是非常必要的。

【病因】

1. 全身感染（sepsis） 是临床上引起免疫功能障碍常见的原因，如肺部感染、腹腔感染、血液感染、尿路感染及皮肤感染等。暴发型流脑、严重猪链球菌Ⅱ型感染及某些类型链球菌、葡萄球菌感染所致中毒性休克综合征等也是临床常见的免疫功能紊乱性疾病。

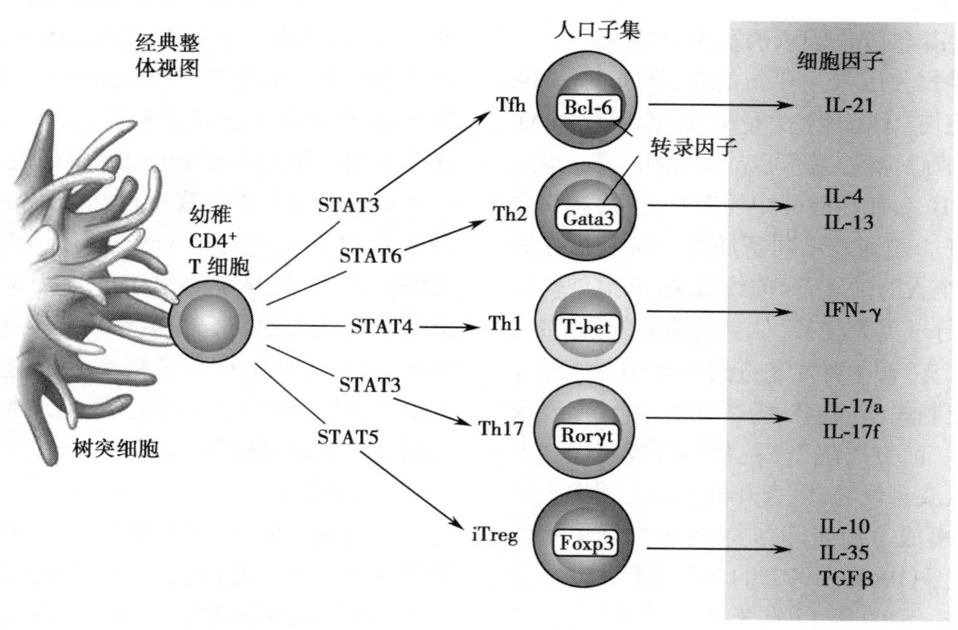

图20-1 效应T细胞分化

2. 创伤、烧伤、手术 许多非感染因素如严重创伤、大手术等也可以活化炎细胞，如变性坏死的组织细胞及其产物、缺氧、免疫复合物等。有研究证实，创伤程度越重，机体免疫抑制效应越强，表现为单核细胞功能降低，淋巴细胞增殖受到抑制，IL-2合成减少等，继发感染并发症是导致伤员死亡的主要原因之一。

3. 急性胰腺炎 胰腺细胞受损首先导致局部炎症反应，细胞因子进入血液循环可致白细胞激活，引发SIRS和MODS。重症急性胰腺炎（SAP）可在数小时或数天病情迅速加重，甚至在早期发生MODS而危及生命。

4. 营养不良 临床研究表明，危重病人营养不良的发生迅速而普遍，且营养不良本身已成为预测危重症预后不良风险的重要因素。由于营养素摄入不足、消耗增加或代谢异常等导致机体营养不良，引起胸腺和淋巴组织早期就受到损害，致使免疫功能低下，容易并发各种感染。

5. 免疫性疾病 免疫组织、细胞或分子存在结构、数量或功能缺陷，导致免疫防御功能损害，表现为抗感染能力下降，易发生反复或持续感染，如白细胞减少症、粒细胞缺乏症。

6. 其他疾病 如慢性消耗性疾病、恶性肿瘤等。最近研究发现脑卒中诱导的免疫抑制（stroke-induced immunosuppression）可导致卒中后感染并发症增加。

7. 医源性因素 药物如免疫抑制剂、化疗药物、放疗等可显著抑制机体免疫功能。

【流行病学】

（一）非感染性损伤因素诱发的MODS

非感染性损伤因素主要指的是：严重创伤、冻伤或大面积烧伤（无菌期）、大量失血、休克、严重性急性胰腺炎（非感染性）等。以战争创伤为例：越南战争期间，每10名死在战斗中的美军士兵，有9名死在战斗现场。美国发动阿富汗战争及伊拉克战争时，对士兵个人防护装备、前线救援、战地创伤处理等问题，进行了重大改革。休克的输液复苏治疗，包括机械通气支持，尽可能贴近战斗现场。战地外科治疗首先控制失血、截肢、肠切除不吻合、不要求彻底修复等。“前方医院”住院强制性规定以3天为限。伤员从战斗现场，由直升机运回美国本土只需4天，而越南战争期间则需要45天。美军死伤比率由以往战争（1961—1973）的24%，降至10%（美国国防部2004年11年17日统计）。由此可见，早期医疗对于防止MODS具有关键性作用。

（二）感染性损伤因素诱发的MODS

2001年美国根据7个州、超过600万份出院病例的分析结果，推算全国每年可能发生严重感染（全身感染伴有器官功能障碍）约为751 000例，死亡236 000人，病死率为28.6%。每天≥500人因此死亡。每例平均医疗费为22 100美元。2002年，Alberti等对6个欧洲国家、外加以色列、加拿大等，14 364例病人所发生的4 500次以上确诊的感染进行调查分析，发现在ICU收治的当初即罹患感染、继而又并发医院获得性感染者，预后尤其严重。非感染病人粗略的住院病死率为16.9%，而多次反复感染的ICU病人病死率高达53.6%。2003年4月，Martin等对长达22年期间7.5亿份病案记录中确诊为严重感染的10 319 418例的调查，结果发现，从1979—2000年，虽然病死率有所下降，但发病率每年递增13.7%。严重感染病人中，伴有器官功能衰竭的比率从19.1%增加到30.2%，以肺功能衰竭最为常见（18%），肾衰竭居第二位（15%）。2007年，德国感染学会对3 877例病人的调查显示，全身感染占12.4%，严重感染与感染性休克占11.0%。严重感染的ICU病死率为48.4%，医院病死率为55.2%。在大医院及教学医院，严重感染的发生率以及ICU平均住院天数都明显增多（Engel，2007）。

2001年美国最初发表的流行病学调查乃根据7个州的数据，加以延伸，对全国严重感染的发病率进行粗略推算。从已经获悉的每年发病增长率来看，五十年后美国发病人数可能翻番。现在美国一年内死于严重感染的人数已经超过死于乳癌、肺癌和卒中人数的总和。在全球范围内，严重感染诱发MOF已经成为ICU危重病人的重要死亡原因。严重感染也是引起免疫功能障碍常见的原因，而临床上缺乏明确的、公认的免疫功能障碍诊断标准，缺乏详细可靠的免疫功能衰竭临床流行病学资料。一项小规模的前瞻性观察性临床研究应用LPS刺激全血TNF-α产生<200pg/ml作为判断免疫功能麻痹标准，发现34%的MODS病人合并免疫麻痹，提示重症病人中常合并免疫功能紊乱。鉴于我国幅员辽阔，各地医疗水平参差不齐，迄今为止还没有把严重感染列入流行病学调查的独立项目，缺乏全国性数据，形势不容乐观。

【定义】

不论流行病学，还是临床试验，众多文献报道结果并不一致。原因在于对严重感染缺乏明确的定义，对严重感染诱发性MODS的发病机制缺乏确切的理解。20年前，过分强调全身感染的微生物学概念。实际上，全身炎症和免疫反应过度或者低下，都可以致病人于死地，而并非侵袭性感染本身。所以，不恰当的机体反应成为决定危重病人预后的重要因素。

（一）全身炎症反应综合征（SIRS）

炎症是细胞损伤的一种即刻反应，可以被多种损伤因素（insults）所激发，包括局部感染、缺血、异物或组织损伤等。如果反应局限于某一特定区域，可称之为局部炎症。如果多种炎症介质被大量释放，可称之为SIRS。大致上，SIRS分两大类：感染因素与非感染因素。①引起SIRS的非感染性损伤因素包括：严重创伤或外科手术所造成的组织损伤、血肿、移植器官排斥、严重性急性胰腺炎（无菌性）、冻伤、大面积烧伤（非感染期）等。心肌梗死、肺梗死、静脉血栓形成等、造成组织损伤，也可以引起SIRS。恶性肿瘤例如：淋巴瘤、肾上腺样瘤等，同样可以激发SIRS。②常见的感染性因素包括：全身感染、严重感染、感染性休克等。全身炎症反应的特点：血管舒张、毛细血管通透性增加、代谢率增高、微观性凝血增强等。

（二）全身感染（sepsis）

全身感染是指感染（infection）引发SIRS。

在肠道屏障功能发生障碍的条件下，肠道内细菌或毒素向血液或淋巴系统移位，可以导致肠源性全身感染（gut origin sepsis），并不必然有化脓性病灶的存在。传染性冠状病毒性肺炎（或称SARS）是一种全身感染。以各期弥漫性肺泡损伤为特征，发生呼吸功能衰竭，并累及肺以外的器官。免疫功能受抑制。但是，因病毒性感染死亡而没有继发性细菌感染者，尸体解剖没有发现化脓性病灶。全身感染并非必然伴有"脓"的存在。全身感染（sepsis）与"脓毒症"并非同义词。

（三）严重感染（severe sepsis）

严重感染是指全身感染伴有一个以上器官功能障碍。

SIRS伴有血管舒张可引起低血压。体液从血管内向组织间隙渗透，将进一步降低循环血容量，加重低血压。结果使器官的血流灌注减少，导致器官功能障碍。从全身感染到严重感染、感染性休克，以至MODS，意味着感染逐步加重的持续性过程（continum）。如果全身感染病人并发休克，经过积极的输液复苏治疗，可以被逆转者，称为"严重感染"。

（四）感染性休克（septic shock）

如果全身感染并发休克，对输液复苏治疗不能作出有效反应，需要加用血管活性药物，以收缩血管。这种状态被称为"感染性休克"（*Critical Care Concepts*，2005）

（五）多器官功能障碍综合征（MODS）

当全身感染向严重感染、感染性休克演进之时，可以诱发渐进性MODS。MODS的发生机制由多因素促成，而凝血功能异常起着重要作用。器官功能障碍包括：①缺氧、高碳酸血症、需要通气支持；②低血压、低心排血量；③少尿、血清肌酐增高；④意识减退；⑤代谢紊乱、出现乳酸性酸中毒；⑥肝脏酶水平增高；⑦凝血与纤维溶解功能失衡。

MODS有"原发性MODS"与"继发性MODS"之分。在临床实践中，尤其要注意MODS中的"多重打击模式"。所以，尽早纠正感染性休克，使器官功能障碍得以逆转，无疑是必要的。发生功能障碍的器官越多，病死率越高。近年来，把医疗和研究的焦点集中在感染（或创伤）的早期发现和早期治疗上，旨在防止序贯性MODS，而不是被动地在MODS发生后才加以治疗。这种策略性转变无疑是明智的。

【发病机制】

免疫功能障碍发病机制复杂，多种因素交互促成，有待深入研究。严重感染、创伤后机体免疫功能发生紊乱，既可能表现为亢进，也可能低下，往往早期炎症反应亢进，后期发生免疫功能抑制。

1. 炎症反应亢进发生机制　炎症反应与免疫反应关系密切，炎症反应本质上属于免疫反应范畴。遇到损伤信号后，机体吞噬细胞、NK细胞等迅速动员，执行防卫功能。趋化移行的吞噬细胞遇到细菌或其他小颗粒，尤其是已被调理者，将其吞噬后与细胞内颗粒或溶酶体融合，形成吞噬溶酶体，并释放颗粒中的酶直接杀伤或抑制吞噬溶酶体中的细菌或消化降解异物；或者在吞噬过程中发生呼吸爆发产生活性氧而杀菌。然而，这些活性物中很多对健康组织也有毒性作用，可导致炎性损伤。如果被吞噬的颗粒较大，吞噬细胞无法将其包围，或细胞损伤崩解，则颗粒内容物将逸出而损伤邻近正常组织。

DC是功能最强大的抗原呈递细胞，是联系固有免疫和获得性免疫的桥梁。在全身性感染中等情况下，组织中DC数量、功能状态呈动态变化，往往表现为初期大量DC成熟参与炎症反应。有研究发现，小鼠静脉注射LPS后，淋巴结中DC的数量在6小时内明显升高，12~24小时达高峰，峰值较正常升高8~15倍，随后DC降至低于正常水平。

另有实验观察到，小鼠注射 LPS 后 6 小时，脾脏 T 细胞区 DC 数量明显增加，而且 DC 表达 MHC Ⅱ、CD80 及 CD86 显著升高，激活 T 淋巴细胞能力明显增强，表现为成熟状态。Tinsley 等利用全身性感染小鼠模型，发现脾脏滤泡状 DC 在早期明显增加，36 小时达高峰，提示全身性感染早期免疫器官中 DC 往往增加。

DC 可诱导促炎 Th1 型反应。Hafsi 等研究应用幽门螺杆菌刺激人单个核细胞来源 DC，发现 DC 成熟并诱导 Th0 表达 Th1 特有的转录因子 T-bet，而 Th2 特有的转录因子 GATA-3 表达减少，引起 Th1 型反应。McCully 等也发现，在透析相关腹膜炎病人，腹腔积液中 DC 前体细胞显著增加，在感染第 2 天达到高峰，同时细胞明显活化，诱导以 IFN-γ 为特征的 Th1 型细胞反应。可见，全身性感染早期 Th1 细胞可能参与炎症反应。

炎细胞受刺激后而合成、分泌具有广泛生物学活性的细胞因子，主要调节免疫应答、参与免疫细胞分化发育、介导炎性反应、刺激造血功能并参与组织修复等。根据细胞因子在炎性反应中的不同作用分为促炎细胞因子（proinflammatory mediator）和抗炎细胞因子（anti-inflammatory mediator）。促炎细胞因子包括 TNF、IL-1、IL-6、IL-8、IFN-γ 等，引起血管扩张、通透性增加、组织水肿；趋化、激活粒细胞、内皮细胞、血小板等，上调黏附分子和其他细胞因子的表达，进一步释放活性氧、脂质代谢产物、溶酶体酶等介质，诱导组织细胞损害；IFN-γ、IL-12 能促进 $CD4^+$T 细胞分化成 Th1 细胞，IL-17 促使 Th17 分化，IL-6 可促使 B 淋巴细胞的增殖、分化，诱导免疫反应；作用于肝细胞生成急性期反应蛋白；作用于下丘脑引起发热；TNF-α、IL-1β 主要由单个核细胞产生，因为在炎症早期出现，由其刺激其他细胞生成更多的细胞因子，引起级联反应，故称其为早期反应细胞因子，TNF-α 及 IL-1β 作为促炎细胞因子，能启动、放大和延续全身或局部炎性级联反应。上述因素与炎症反应的发生发展密切相关。一般情况下，炎症不会无限制发展下去，机体存在抗炎机制限制炎症反应在局部。抗炎细胞因子包括 IL-4、IL-10、IL-13、IL-1ra 等，通过多种方式下调炎性反应，能减轻炎性因子对组织的损伤作用，限制炎症反应的加剧。

严重感染、创伤早期，各种免疫细胞和多种体液因子参与早期炎症反应，吞噬细胞如中性粒细胞、单核细胞和巨噬细胞等活化，补体系统激活。活化的炎细胞释放的炎症介质一般在局部发挥防御作用，血浆中一般测不出炎症介质。SIRS 时，大量炎细胞活化，分泌的炎症介质溢出到血浆中。炎症时细胞因子往往呈序贯性表达和不同幅度的升高，大量释放的炎症因子、毒素、蛋白酶导致组织细胞损伤。随着病情好转，血浆中炎症介质减少。在暴发型流脑、中毒性休克综合征、严重猪链球菌Ⅱ型感染及急性暴发型胰腺炎等，引起严重的炎症反应或暴风式炎症反应（细胞因子风暴），很短的时间内剧烈的炎症反应迅速引起休克和 MODS（图 20-2）。

2. 免疫抑制　常引起机体继发感染，甚至因严重感染而死亡，其发病机制复杂，可能与免疫效应细胞减少或功能抑制、机体呈 Treg 或 Th2 型效应和 IL-10 等抗炎介质释放增多等因素有关。

①吞噬细胞减少或功能抑制：重症病人往往因为高血糖、应用免疫抑制剂、放化疗等引起白细胞减少、粒细胞缺乏等。② DC 减少或功能抑制：DC 数量减少参与全身性感染免疫抑制发生。研究观察到，全身性感染小鼠 3 天发现脾脏 DC 数量明显减少，并发现是由于半胱天冬氨酸蛋白酶（caspase）3 介导的 DC 凋亡所致。临床研究也观察到，严重感染和感染性休克的病人循环 mDC 和 pDC 均明显减少。Tinsley 等也证实，全身性感染小鼠的脾

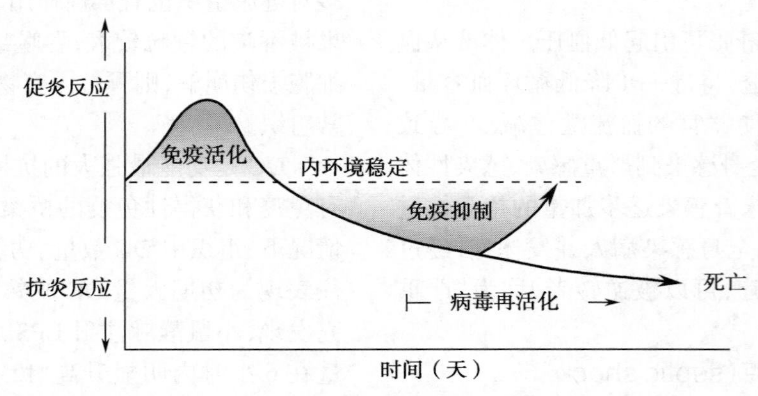

图 20-2　全身性感染免疫功能动态演变

脏 DC 在 48 小时明显减少。可见,DC 减少参与了全身性感染的免疫抑制。DC 的抗原呈递能力降低与免疫抑制也有关。Poehlmann 等观察到,存在免疫麻痹的严重感染和感染性休克病人,循环 mDC 和 pDC 均明显减少,HLA-DR 表达明显降低,且至 28 天仍低于正常。Kawas 呈递 aki 等也证实在创伤后小鼠脾脏 DC 的抗原呈递能力明显下降。提示 DC 的抗原呈递能力下降也参与了全身性感染免疫抑制发生。③免疫效应细胞减少:严重感染和感染性休克病人免疫效应细胞减少参与免疫抑制。Hotchkiss 等研究观察到,严重感染及感染性休克死亡的病人尸检发现脾脏 $CD4^+T$ 细胞和 B 细胞显著减少,并发现这些免疫效应细胞明显减少主要系细胞凋亡所致,但 $CD8^+T$ 细胞和 NK 细胞无明显变化。在 ICU 中因严重感染死亡的患儿尸检结果同样证实脾脏 $CD4^+T$ 细胞和 B 细胞显著减少,但巨噬细胞并不减少。上述研究提示免疫效应细胞大量丢失介导免疫抑制发生(图 20-3)。④负性免疫调节细胞增多:体内 Treg 发挥负性免疫调控效应。研究发现,合并免疫麻痹的感染性休克病人病程第 1~2 天,外周血 Treg 绝对数和相对比例均即明显升高,第 3~6 天进一步增加,与存活组相比,死亡组病人 Treg 持续升高。提示 Treg 可能与免疫抑制有关。⑤细胞因子表达谱改变:全身性感染病程中细胞因子分泌异常也与免疫抑制相关。Kawasaki 等发现创伤后小鼠脾脏 DC 分泌 IL-12 明显减少。Wen 等研究显示,盲肠结扎穿孔(CLP)小鼠在病程 11 天及 6 周脾脏 IL-12 均明显降低,而抗炎细胞因子 IL-10 在术后 11 天升高,第 6 周才恢复正常,认为细胞因子谱表达异常也参与免疫抑制。Poehlmann 等观察到,存在免疫麻痹的严重感染和感染性休克病人,血 IL-10 升高。上述研究说明细胞因子谱表达异常参与全身性感染的免疫抑制发生。

【病理学】

免疫功能障碍病人免疫器官可出现各种类型、程度不一的病理改变。

炎症反应主要是机体对损伤或感染的防御反应,以变质、渗出和增生为基本病理特征。脏器损害复杂多样,病变程度轻重不一,可出现某一个或多个脏器突出损害表现。组织可仅轻微的炎症反应,也可呈现明显的白细胞浸润。

免疫抑制病人的免疫器官可出现明显异常。有研究观察到,严重感染及感染性休克病人脾脏大量 $CD4^+T$ 细胞和 B 细胞凋亡,而 $CD8^+T$ 细胞、NK 细胞和巨噬细胞无明显变化(图 20-4)。另有研究发现,SIRS 病人中性粒细胞往往表现为凋亡延迟,生存周期的延长,造成过度的炎症反应而损伤组织。

【病理生理学】

MODS 免疫功能障碍包括机体过度或失控炎症反应和免疫功能麻痹的动态过程。由于众多细胞因子和体液介质的复杂作用,引起一系列复杂的病理生理改变,严重威胁病人生命。

炎症反应主要是机体对损伤或感染的防御反应。参与炎症反应的炎症细胞与消灭入侵病原体直接有关,炎症细胞聚集和激活可释放各种蛋白酶,有利于溶菌、杀菌和水解清除已破坏或衰老的细胞组分,适当浓度的细胞因子有调节细胞识别、募集、迁移和组织修复的作用。但即使是有益的反应也难免有正常组织受损,如果炎症反应失衡或失控,蛋白酶大量释放与抗蛋白酶失去平衡时,及细胞因子大量或全身释放则具有毒性,将造成过度或持续的组织损伤,尤其是对血管基膜、内皮细胞和基质成分,可引起多器官损伤。

炎细胞活化分泌的炎症介质又导致炎细胞活

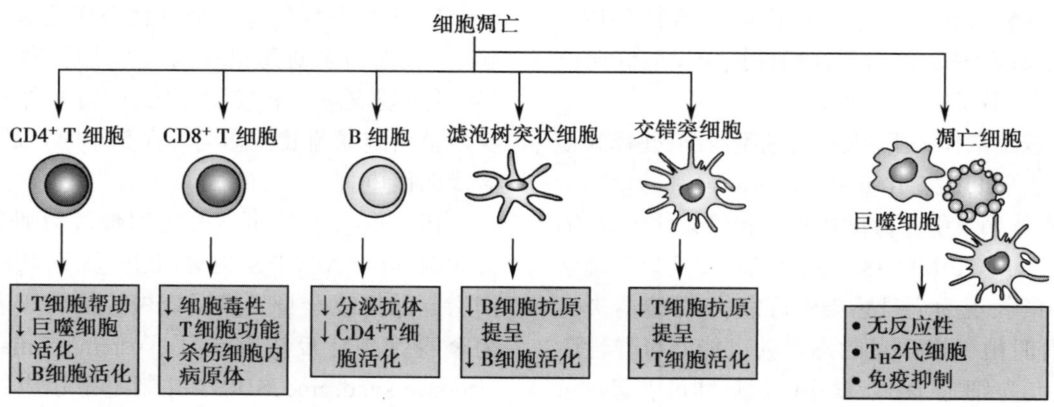

图 20-3 全身性感染免疫细胞凋亡介导免疫抑制机制

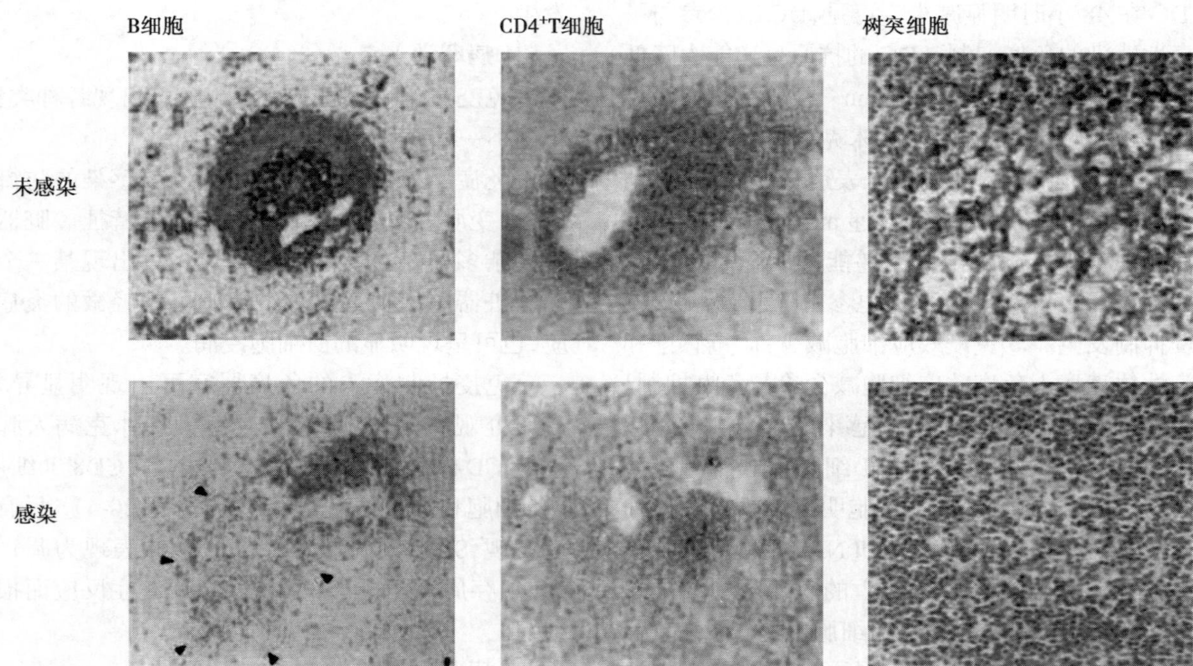

图 20-4 全身性感染免疫效应细胞减少（文末有彩图）

化，二者互为因果，形成炎症瀑布（inflammatory cascade）。一般情况下，炎细胞活化只出现在损伤局部，而 SIRS 时可发生在远隔部位，如肝库普弗细胞，或血液循环带到远隔部位，如滞留在肺的中性粒细胞等。众多细胞因子间可相互诱生，相互调节分泌，相互调控受体表达，其生物效应也互相影响，可协调、叠加，或起拮抗作用，因此形成了复杂的细胞因子网络。现已发现有的介质兼有抗炎和促炎作用。某些细胞因子或炎性介质在炎症反应中的作用有相反的报道，如一氧化氮（NO）。

细胞因子在疾病时作用可呈两面性，既可以有利于机体防御疾病，又可以促进疾病的发生发展。炎症因子包括促炎细胞因子和抗炎细胞因子，促炎细胞因子与抗炎细胞因子处于动态平衡状态时，若变化适量时对机体有利，过多时两者均对机体不利，甚至引起全身性炎症反应综合征（SIRS）导致炎症反应失控，或引起代偿性抗炎反应综合征（CARS）而导致免疫功能低下。

细菌或毒素作用下，大量炎细胞浸润，并释放多种细胞因子（如 IL-1、IL-6 和 TNF-α 等）和趋化因子等，内毒素作用下引起微循环衰竭和感染性休克，继而迅速发生 DIC、MODS 等则是其主要病理生理学基础。有的表现为全身感染中毒症状（即全身炎症反应）。有时由于极微量的毒素就可能非特异性激活大量的免疫细胞，因此，微小的病灶即可引起过量的细胞因子释放，在数小时至数天造成暴风式炎症反应，导致广泛的组织细胞损伤和严重的毛细血管渗漏，结果在极短的时间内引起休克和 MODS。如起病急骤、剧烈的炎症反应和迅速发生 MODS 是暴发型流脑、中毒性休克综合征、严重猪链球菌Ⅱ型感染及急性暴发型胰腺炎等重要的病理生理特征。这种严重的全身炎症反应或暴风式炎症反应（细胞因子风暴），在很短的时间内迅速发生休克和早期发生呼吸衰竭、肾衰竭和 DIC 等 MOF（图 20-5）。其致病成分复杂，与细菌的免疫生物学特征密切相关，主要包括细菌外毒素、内毒素、胞外酶等致病因子，活化免疫细胞，促进释放大量 TNF-α 等炎症性细胞因子，导致机体免疫功能紊乱。

【临床表现】

免疫功能障碍可表现为全身性炎症反应或免疫功能低下。

1. 全身炎症反应　全身性炎症反应可呈急骤起病，表现为全身感染中毒症状如畏寒、寒战、高热，可出现皮疹。暴发型流脑、中毒性休克综合征及严重猪链球菌Ⅱ型感染等在数小时至数天发病，潜伏期很短。

1991 年在芝加哥召开美国胸科医师学会和危重病医学会（ACCP/SCCM）联席会议，将感染或创伤引起的持续全身炎症反应失控的临床表现命名为全身性炎症反应综合征（systemic inflammatory response syndrome，SIRS），并制定了相应的诊断标准（表 20-1）。

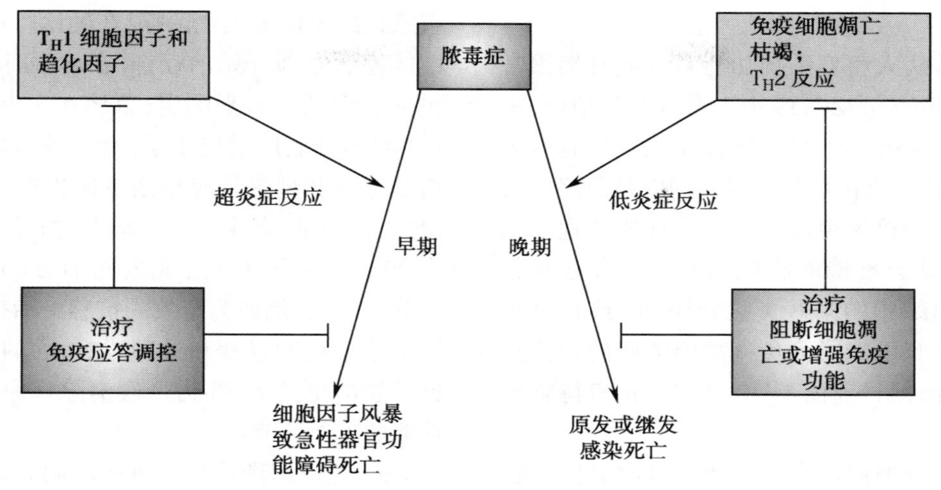

图 20-5　全身性感染后免疫反应

表 20-1　SIRS 诊断标准（符合下列两项或两项以上）

项目	标准
体温	>38℃或 <36℃
心率	>90 次 /min
呼吸	呼吸频率 >20 次 /min，或动脉血二氧化碳分压（$PaCO_2$）<32mmHg
白细胞	外周血白细胞 >12 × 10^9/L 或 <4 × 10^9/L 或幼稚杆状白细胞 >10%

2. 器官功能障碍　暴发型流脑、中毒性休克综合征及严重猪链球菌Ⅱ型感染后等常在很短的时间内迅速发生休克和 MODS，早期常合并呼吸衰竭、肾衰竭和 DIC 等器官功能衰竭（表 20-2）。通过仔细的临床观察和密切的实验室检测，早期诊断器官功能损害或衰竭，并给予积极的治疗，明显能够预防病人死于继发性的器官功能衰竭。对病死病人的死亡原因作归因分析，也证实强化的器官功能支持治疗，能够避免病人死于继发性器官功能衰竭。

表 20-2　MODS 诊断标准

系统或器官	诊断标准
循环系统	收缩压低于 90mmHg（1mmHg=0.133kPa），并持续 1 小时以上，或需要药物支持才能使循环稳定
呼吸系统	急性起病，动脉血氧分压 / 吸入氧浓度（PaO_2/FiO_2）≤ 200mmHg（无论有无应用 PEEP），X 线正位胸片见双侧肺浸润，肺动脉楔压 ≤ 18mmHg 或无左房压力升高的证据
肾脏	血肌酐 >2mg/dl 伴有少尿或多尿，或需要血液净化治疗
肝脏	血胆红素 >2mg/dl，并伴有转氨酶升高，大于正常值 2 倍以上，或已出现肝性脑病
胃肠	上消化道出血，24h 出血量超过 400ml，或胃肠蠕动消失不能耐受食物，或出现消化道坏死或穿孔
血液	血小板 <50 × 10^9/L 或降低 25%，或出现 DIC
代谢	不能为机体提供所需的能量，糖耐量降低，需要用胰岛素；或出现骨骼肌萎缩、无力等表现
中枢神经系统	格拉斯哥昏迷评分 <7 分

3. 感染　免疫功能抑制病人临床表现为原发感染难以痊愈、潜在感染的复发，或出现新的继发性感染。感染的性质和严重程度主要取决于免疫功能缺陷的成分及其程度。Otto 等回顾性调查 16 041 例重症病人，观察到严重感染或感染性休克后期免疫抑制的病人机会性细菌和真菌感染显著增加。由于免疫功能低下发生的感染，一般多发生在病程 1 周以后。需要注意的是，免疫抑制病人由于全身反应差，临床上可无明显发热、白细胞升高等表现。另外，免疫功能抑制者尤其是细胞免疫抑制者，恶性肿瘤的发病率也可能升高。

【诊断】

虽然危重病人免疫系统功能紊乱或衰竭很常见，免疫功能障碍在MODS中占有重要的地位，机体免疫炎症反应紊乱在MODS发生发展中具有关键性作用，但其角色在很长一段时间内被忽略。目前准确定量评价机体免疫功能紊乱性质和程度仍存在困难，尚缺乏准确的临床判断指标和诊断方法。血浆或组织中的某些炎症介质和/或免疫细胞的某些变化有可能成为免疫功能障碍的较为特异的诊断指标，但目前尚不完全成熟，仍有待临床资料的积累。

临床上全身炎症反应与SIRS诊断标准一致，但SIRS诊断标准不能评估炎症反应水平。C反应蛋白（C-reactive protein，CRP）和一些细胞因子如TNF-α、IL-6、IL-8及HMGB-1等可用于评估全身性炎症反应，但CRP升高、降低较慢，与炎症反应程度关系不确切，在判断炎症反应水平的价值方面并非不存在问题。细胞因子作为生化标记物具有广阔的前景，但因其往往存在半衰期短及检测方法标准化问题而有待完善。

循环中单核细胞和粒细胞数量和功能作为常用的判断免疫功能检测指标之一。

动态定量评估单核细胞表面HLA-DR表达是临床常用的衡量细胞免疫功能指标。表达率<30%或<5 000分子/细胞提示免疫功能低下。需要注意检测抗体、流式细胞仪及检测方案标准化，以保证实验结果可比较，同时血标本乙二胺四乙酸（EDTA）抗凝是必要的。

单核细胞分泌促炎细胞因子如TNF-α能力也是评估量免疫反应功能指标。LPS刺激全血后产生TNF-α<300 pg/ml是判断免疫麻痹标准。仍然需要注意细胞因子检测的标准化问题。

T淋巴细胞极性分化如Th1/Th2/Treg检测在动物和临床研究中取得了一定价值，但仍待完善。

【治疗】

1. 控制原发病　原发病处理是MODS和免疫功能障碍治疗的基础和关键。治疗中应早期去除或控制诱发免疫功能障碍的病因，避免机体再次打击。若为创伤病人，则应积极清创，并预防感染的发生。对于存在严重感染的病人，必须积极的引流感染灶和应用有效抗生素，依据原发感染病灶、临床表现，推测最可能的致病菌，选择强力、广谱的杀菌剂进行治疗，并以在组织中达到足够杀菌浓度的抗生素为宜。抗生素使用前留取病原学标本，病原菌确定后依据药敏结果再调整治疗方案。参照严重感染的早期集束化治疗，在确诊严重感染和感染性休克后立即开始治疗，并在6小时内必须完成，包括血清乳酸水平测定；急诊在3小时内，ICU在1小时内开始广谱抗生素治疗。针对暴发型流脑、猪链球菌Ⅱ型感染应早期迅速积极有效地抗感染治疗，大剂量、多次应用青霉素，如青霉素每日剂量为20万~40万U/kg，成人每日2 000万U/kg，分次静脉滴注，是最为有效的抗感染治疗手段。注意局部感染灶的寻找和处理，如脓肿的外科引流、留置导管的更换等，亦为彻底消除病原菌、改善免疫功能的重要环节。

2. 免疫调理治疗　目前已明确无论是过度免疫激活还是免疫抑制都对机体不利，而针对此改变进行的免疫调理策略，恢复免疫功能稳态可能是有效解决免疫功能障碍的重要措施（图20-6）。

对于免疫抑制病人，免疫刺激治疗有望改善预后。有研究观察36例HLA-DR<30%、血浆TNF-α无活性超过2天的全身性感染病人，常规治疗者病死率42%，而加用IFN-γ者病死率20%。另一小规模前瞻性随机对照临床研究显示，粒细胞-巨噬细胞集落刺激因子（GM-CSF）治疗[4μg/(kg·d)]2天明显改善合并免疫麻痹的严重感染或感染性休克病人免疫功能，单核细胞膜表面表达HLA-DR显著升高，分泌促炎细胞因子TNF-α增加，缩短机械通气时间，急性生理学和慢性健康状况评价Ⅱ（APACHE Ⅱ）改善，住院时间和住ICU时间缩短，且未见明显不良反应。提示免疫刺激治疗可能改善免疫抑制病人预后。

对于炎症反应亢进病人，通过调节早期免疫过度激化，有助于重建机体免疫内稳状态，可能有助于减轻组织炎症反应，改善生存率。针对全身性感染早期大量DC成熟参与炎症反应，通过改变DC表型如转染IL-10、输注调节性DC（DCreg）在动物实验中取得良好结果，但在临床上尚待证实。

值得注意的是，免疫调节治疗的前提是准确判断机体免疫状态，缺乏免疫监测的情况下不恰当的免疫干预可能适得其反。

3. 器官功能支持治疗　暴发型炎症反应病人起病急骤，迅速发生MOF。因此，一旦出现器官功能衰竭的早期征兆，应积极给予强有力的器官功能支持措施，避免器官功能损害进一步发展。

早期认识和积极治疗休克就显得十分重要。迅速纠正有效循环血量不足能够快速逆转休克，

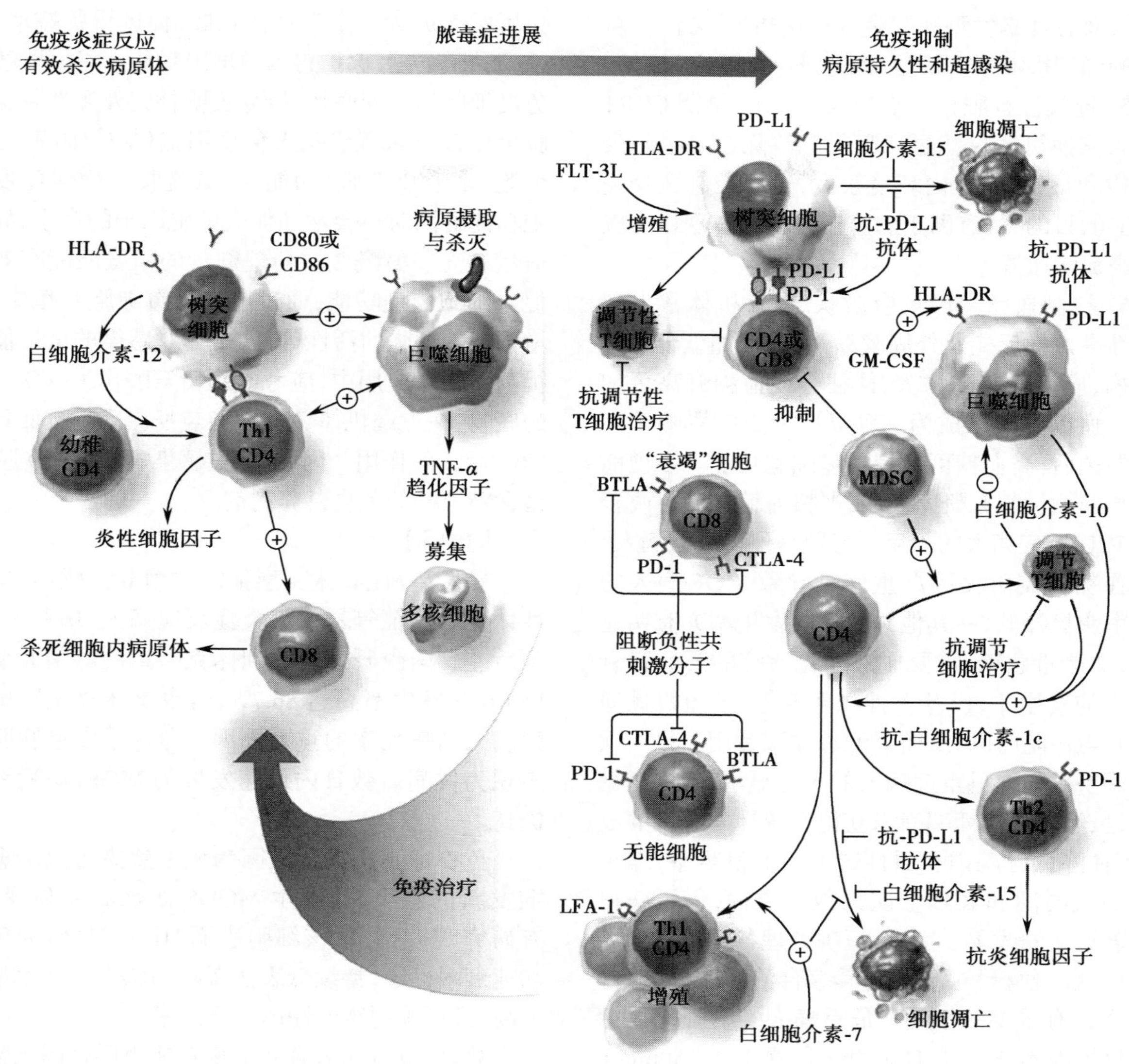

图 20-6　逆转免疫功能抑制的潜在免疫治疗途径

液体复苏的时机和速度就至关重要。对于疑有低容量状态感染病人，应实施快速补液，需要在短时间内冲击性输注大量液体，可在 30 分钟内输入 500~1 000ml 晶体液或 300~500ml 胶体液，同时密切观察治疗的反应性（血压和尿量等器官灌注指标）和耐受性（血管内容量负荷过多），来决定是否再次给予快速补液，以此实现短期内快速纠正有效循环血量的目标。液体复苏的早期目标应包括中心静脉压（CVP）8~12 cmH_2O、平均动脉压 ≥ 65mmHg 和尿量 ≥ 0.5ml/(kg·h)，还要求中心静脉或混合静脉血氧饱和度（$ScvO_2$ 或 SvO_2）≥ 70%，以提供足够的氧输送，改善内脏灌注。经过积极的容量复苏，平均动脉压仍 <65mmHg，可应用多巴胺和去甲肾上腺素等血管活性药物，提高血压，并改善内脏器官灌注，逆转组织缺血。加强 DIC 的治疗，一旦发生血小板、纤维蛋白原明显降低或 D- 二聚体明显升高，立即给予补充新鲜冰冻血浆、冷沉淀、血小板，并积极给予小剂量低分子肝素治疗。一旦出现呼吸衰竭、肾衰竭的早期征兆，立即给予积极的机械通气和肾脏替代治疗。

4. 激素治疗　炎症反应强烈或休克不能逆转或多器官功能迅速发生衰竭时，可积极给予糖皮质激素，但其对免疫的抑制作用又不利于感染的控制。小剂量氢化可的松（每日 200~300mg 分次静脉滴注）、长疗程（7 天）补充糖皮质激素可以降低严重感染和感染性休克肾上腺皮质功能不全病人的 28 天病死率和对血管活性药物的依赖性。“短程”（<24 小时）、“大剂量”（甲泼尼龙 30mg/kg，每 4~6 小时 1 次）应用糖皮质激素治疗对严重感染和感染性休克病人的预后没有改善，但在细胞因子风暴如暴发型流脑、中毒性休克综合征、严重猪链球菌Ⅱ

型感染及急性暴发型胰腺炎等应用指征、方法及对预后的确切影响并不清楚，尚待进一步研究阐明。

5. 连续性肾脏替代治疗（CRRT） 早期CRRT和血浆交换可通过滤过和吸附等清除血浆中的炎症介质和毒素，调节内环境紊乱，达到控制全身炎症反应的目的，且有助于防止器官损害。现认为应采用高流量血滤。

6. 控制血糖 严重应激状态下，机体常出现代谢性高血糖反应及外周胰岛素抵抗，加上合并基础疾病，应用某些药物等，往往会使血糖升高更加严重。血糖升高已成为一独立因素直接影响重症病人的预后，高血糖可抑制吞噬细胞功能。多项前瞻性与回顾性临床研究表明，严格血糖控制可改善各类ICU重症病人的预后。特别是外科重症病人，严格血糖控制可使因严重感染导致MOF病人的病死率明显降低，使其他并发症的发生率亦有明显下降，如严重感染、需要血液净化治疗的急性肾衰竭病人的发生率，以及多神经病变等，缩短机械通气时间与住院时间，从而降低总住院费用。另一项对于非手术的内科重症病人的研究显示，严格血糖控制，虽然总的病死率尚未获得有统计学意义的改善，但在降低医院内获得性肾损害的发生率、缩短机械通气时间和ICU住院天数等方面，仍可获得有显著意义的改善。因此，正确处理各类危重病人的应激性高血糖，对于提高其综合治疗效果，改善生存率具有重要的意义。危重病人实行强化血糖控制目标尚不统一，ICU血糖控制在110~150mg/dl可以接受，可获得明确的改善危重症预后的效果，同时可减少低血糖的不良事件的发生。

7. 营养支持 由于免疫功能障碍的复杂性和病因存在显著差异，其营养支持的很多重要问题仍然没有取得共识。一般认为早期肠内营养支持避免胃肠道成为一个生理性死腔，促进胃肠蠕动，减轻肠黏膜萎缩，保护胃肠道屏障功能。谷氨酰胺是免疫细胞的营养底物，研究表明补充外源性谷氨酰胺可以改善脓毒症病人免疫细胞（单核细胞、巨噬细胞、多形核细胞）功能，谷氨酰胺在增强免疫细胞功能的同时不会增加促炎细胞因子的产生，故可适量补充谷氨酰胺。药理剂量的精氨酸能有效地促进细胞免疫功能，通过增强巨噬细胞吞噬能力、增强NK细胞的活性等，使机体对感染的抵抗能力提高。临床应用中，应考虑到精氨酸作为NO合成的底物，在上调机体免疫功能与炎症反应方面具有“双刃剑”的作用。因此，严重感染病人应避免应用富含精氨酸的免疫营养制剂。

【预后】

暴发型流脑、休克型猪链球菌Ⅱ型感染、中毒性休克综合征等暴发型炎症反应病人，病程凶险，预后差。国内研究观察到休克型猪链球菌Ⅱ型感染MOF发生率高达86.7%，这也是休克型猪链球菌病人高病死率的重要原因。急性暴发型胰腺炎表现为发病后数日内迅速发展为MOF，病死率也极高。

免疫抑制病人往往因为原发感染难以治愈或继发新的感染，或发生MODS而预后明显变差。有研究观察到，单核细胞表面HLA-DR作为免疫功能衰竭标志，持续低表达者院内感染发生率显著升高，且可预测感染性休克病死率。

总之，危重病人合并免疫功能障碍是困惑临床医生的难题，也是医学的热点问题，因此，必须高度重视免疫功能障碍的严峻形势，探索规范的诊断手段和有效的治疗手段，最终改善免疫功能障碍病人预后。

（邱海波）

第二节 感染性休克

休克、感染是外科病人常见的临床问题，是影响病情发生发展过程的重要因素，由此导致的MODS则越来越多的成为病人的致死原因。无论是低容量性休克、心源性休克、分布性休克、梗阻性休克，其发生与发展过程与原发疾病密切相关或病因的治疗是一个不可忽视的临床问题。感染作为常见的并发症严重地影响着病人的预后，尤其是随着高危病人比例逐渐的增加，感染的诱发因素增多，感染的发生程度也趋于严重，使临床医生对感染不得不予以更多的关注。

感染性休克的病理生理学详见本章第一、五、六节。

【临床特点】

感染性休克（septic shock）属于分布性休克，是分布性休克的一种特殊的临床类型。临床上，分布性休克往往以循环容量的改变为早期的主要表现，常表现为循环容量的不足。与低容量性休克不同的是，这种循环容量的改变不是容量已经丢至循环系统之外，而仍然保留的血管内，只是因为血管收缩与舒张调节功能的异常使容量分布在异常的部位。所以，单纯的容量补充常不能纠正休克。虽然，在严重感染时出现的毛细血管通透性增加等诸多因素可以导致循环容量的绝对减少，但导致休克的基本原因仍然是血流的分布异常。相比之下，血流分布异常是导致感染性休克低容量状态的根本原因。所以，不应将感染性休克早期的低容量状态与低容量性休克混为一谈。分布性休克的血流动力学改变与其他类型的休克有着明显的不同，治疗上也有一定的区别。

感染性休克的血流动力学特点为：体循环阻力下降、心排血量增高、肺循环阻力增加和心率的改变。感染性休克时的血压下降主要是继发于阻力血管的扩张。导致组织灌注不良的基本原因是血流分布异常。

1. 体循环阻力下降　病理性的动脉系统扩张是感染性休克的主要血流动力学特点。虽然血中儿茶酚胺水平增加，但 α- 受体的兴奋性明显下降，血管的自身调节功能受损。导致这种现象的原因尚不十分清楚，但几种起主要作用的炎性介质已经受到十分的关注。TNF 有直接的血管扩张作用、IL-1 和前列腺素也可通过影响 α- 受体和直接的作用而导致血管的扩张。近年来对 NO 的研究正在逐步深入。NO 是由左旋精氨酸通过一氧化氮合成酶（NOS）的作用转化而成，主要通过激活可溶性尿苷酸环化酶而增加内皮细胞和平滑肌细胞内的 cGMP 水平，导致血管扩张。正常情况下，主要在内皮细胞、脑组织和肾上腺内合成一定量的 NO，起调节血管张力的作用。感染时，巨噬细胞、中性粒细胞、库普弗细胞、肝细胞等在内毒素、TNF、IL-1、γ- 干扰素等炎性介质的作用下产生大量的、在正常生理状态下不存在的诱导型 NOS，而释放出大量的 NO，使血管扩张，体循环阻力下降。NO 除作用于血管外，还可抑制血小板的聚集和参与白细胞的杀菌作用。另外，有人发现感染性休克时循环中存在目前尚未了解的“血浆因子”，在血管扩张中起一定的作用。

2. 心排血量增加　心排血量在感染性休克时常表现为正常或增高。通常认为心排血量的增加是由于感染性休克时心脏后负荷的下降，血儿茶酚胺水平增高和高代谢状态所致。

应该注意的是感染性休克时的循环容量减少是影响心排血量的主要因素。感染时的高热、容量血管扩张、毛细血管通透性增加等因素都可造成有效循环容量的急剧下降。也正是由于低容量状态在感染性休克的一开始就已明显存在，使得人们在一个相当长的时间内错误地认为感染性休克与心源性休克有着基本相似的血流动力学改变。直到 20 世纪 70 年代后期，当临床上注重了早期的容量复苏后，才认识到心排血量增高是感染性休克的主要表现形式。甚至在出现顽固性低血压，呈现临终状态时，心排血量仍然可能保持在高于正常水平。心排血量的正常或增高并不等于感染性休克时心脏功能不受到损害。1984 年，Parker 等人已经证实，感染性休克的早期已经出现左室射血分数下降。感染时出现心肌抑制的主要原因曾被认为是冠状动脉灌注不良所致。近年来由于积极的容量复苏及血管活性药物的合理应用，已经发现感染性休克时的冠状动脉血流量并不减少，而是正常甚至增加，但这时流经心肌的动静脉血氧含量差明显减少。提示心肌的氧摄取能力下降，存在氧供需的失衡状态。造成这种现象的原因是在感染时心肌抑制因素的存在。如 TNF、IL-1、IL-2、IL-6、NO 都可以影响心肌细胞的代谢状态和血管反应性，直接或间接地抑制心肌的收缩力。早期的左室射血分数下降，可能因为舒张末容积的扩大而维持了正常或高于正常的心排血量。反而左室扩大不明显，不足以维持心排血量的病人有更高的死亡率。

3. 肺循环阻力增加　感染性休克时常伴有肺动脉压力的增高，多表现为轻度至中度的肺动脉高压。其原因可能是由于在感染性休克时肺循环与体循环的血管反应性的不同。动物实验发现感染性休克时肺循环血管对去甲肾上腺素的反应性并不像体循环血管那样受到抑制。肺循环阻力升高造成右心后负荷的增加，影响右室功能。所以，应注意在感染性休克时 CVP 与肺动脉楔压（PAWP）的不一致性。心率在感染性休克时可以加快，但也有心率减慢的报道，可能与 β- 受体的数量减少及亲和力下降有关。炎性介质和毒素可以影响心脏传导系统，导致心律失常。

4. 循环高流量与组织缺氧　感染性休克时的心排血量的正常或增高提示循环高流量状态的存在。这与同时的组织缺氧，如血乳酸水平增加、酸中毒等似乎有自我相驳之处。这种现象强烈地提示一定有流量改变之外的原因导致了休克的发生。近年来的研究强调了这样的几种可能性。①血流分布异常：阻力血管舒缩调节功能的损害是造成血流分布异常的基础。以致尽管在心排血量增高的情况下，一些器官仍然得不到足够的血流灌注。甚至在同一器官的内部也可以出现一部分区域组织的血流灌注过多，而另一部分灌注不足。动物实验已经发现在感染性休克时不同器官血流灌注的不同改变，且与其他类型的休克有着明显的不同。②动-静脉短路的开放：从理论上讲，动-静脉分流量的增加是在感染时容易出现，且易造成心排血量增高，同时伴有组织灌注减少的重要原因。但是，这种理论尚需进一步的工作加以证实。曾有实验发现，经左心室注入直径为15μm的放射性颗粒并不能出现在静脉系统，反而被阻留在毛细血管水平。动-静脉短路（直径25~40μm）如果开放，应足以使这些颗粒通过。③线粒体功能不全：细菌毒素和炎性介质对细胞的影响是造成线粒体功能不全的主要原因，以致在正常灌注或高灌注条件下的细胞缺氧。

【诊断】

休克是从组织灌注不良开始，诊断也应该针对组织灌注的改变进行。对休克的诊断与监测应该强调对生命体征稳定下组织缺氧的发现。

多年来，临床上诊断休克多包括4个方面的内容，导致休克的病因、一定程度的血压下降、组织灌注不良及组织缺氧的表现、器官功能的改变。感染性休克的诊断标准包括临床上有明确的感染灶、有SIRS的存在。如出现两种或两种以上的下列表现，可以认为SIRS的存在：①体温>38℃或<36℃；②心率>90次/min；③呼吸频率>20次/min，或$PaCO_2$<32mmHg；④血白细胞>12×10^9/L或<4×10^9/L，或幼稚杆状细胞>10%；⑤出现低血压，表现为收缩压低于90mmHg或较原基础值下降的幅度超过40mmHg，至少1小时，或血压依赖输液或药物维持；⑥有组织灌注不良的表现，如少尿（<30ml/h）超过1小时，或有急性神志障碍。这样的诊断指标具有非常具体、量化的指标，非常有利于临床的日常工作，但随着时间的推移，其局限性更加明显地表现出来。

从某种意义上讲，血压下降似乎已经成为临床上表达休克的同义语。虽然几乎每个临床医生都可以讲出休克的诊断不能完全依赖血压的改变，但由于血压在临床上非常容易测量，以及缺少其他的评价组织灌注的参数，血压的下降实际上常在休克的诊断上被过度应用。对组织灌注来讲，血压下降是非常不敏感的指标。血压决定于心排血量和外周循环阻力。当其中一个因素首先发生改变时，机体调动一切可以调节的因素保持血压的稳定，甚至不惜牺牲一部分器官或组织的灌注，如消化道。这种现象曾被称为机体的“代偿”。血压变化之前已经有众多因素发生了改变，而血压的改变是这些因素的共同结果。机体自身的所谓“代偿”作用使得血压的变化出现较晚。应当看到，这些“代偿机制”的出现仍然是机体受损的结果和进一步损伤的原因。所以，可以说休克时血压如发生改变，那么休克的过程不仅已经开始，而且已经走过了相当的路程。这些被牺牲的器官可以是之后发生MDOS的启动因素。有报道发现，仅有33%左右的重度失血病人出现血压下降。如果用静脉氧饱和度或血乳酸评价组织灌注，则有45%左右的病人在组织灌注减少时血压保持在正常范围。如果等待病人的临床表现满足休克的诊断标准，则已经失去了重要的治疗时机。目前ICU的监测和治疗手段已经可以在血压变化之前更早地发现这些因素，使对休克治疗开始得更早，更为及时。

当氧输送的概念提出后，休克被定义为氧输送的减少不足以满足组织代谢的需求，包括了氧的运输障碍和组织利用障碍。从循环功能不全到细胞功能障碍，休克表现为一个连续的过程。休克在临床上所表现出的是一个由启动因子触发，介导因子促进的循序渐进的过程。虽然在极端强大的启动因子作用下，休克的发生发展过程可以异常迅猛，但休克的临床过程仍然表现出自始至终的连续性。如果将这个过程看作是一条线，那么，休克的诊断标准只是这条线上的一个点。这个点固然有自己定位价值、对比观察的价值等。但是，对于临床治疗来说，在这个点到来之前就确定这条线的存在，认识到可能向休克发展的变化趋势，则更具有实际意义。

一些生物学指标可能在较早的阶段提示组织灌注不良的存在。如：①混合静脉血氧饱和度（SvO_2）或上腔静脉血氧饱和度（$ScvO_2$）在氧输送恒定的情况下可以反映组织对氧的摄取量。Rivers等人在对一组严重感染和感染性休克病人的治疗中，在满足容量和灌注压力的条件之后，以$ScvO_2$作为治疗目标，可以明显降低死亡率。②血乳酸是临床上已经应用多年的指标，由于容易受到多种因素的干扰，在实际应用上受到影响。近年来越来越多的工作发现，如果动态监测血乳酸浓度的改变，计算血乳酸的清除率，与组织代谢的改变有明确的相关性。③黏膜pH或二氧化碳分压可以直接反映组织本身的代谢情况。尤其是选择微循环易损的区域（如消化道黏膜等）进行监测对临床治疗的目标有更强的指导意义。这些部位通常被认为在休克发生时较早受到损伤，而在休克被纠正后灌注较晚得到恢复。④其他指标（如动脉血 pH、碱剩余等）与组织灌注改变的相关性和作为监测指标在方法学上的发展也正在受到越来越多的重视。

从而可以看出，将组织灌注改变作为休克的诊断内容已经成为目前临床可行的方法。感染性休克的诊断应包括：对诱发因素的判断、临床表现的观察、生物学指标的评价和血流动力学的监测。作为对休克监测的综合方法，其中血流动力学监测可以定量地指导治疗如何进行，而对组织灌注的评价则提示临床治疗应该何时开始或是否需要。随着科学技术的发展，一些新监测手段的临床应用也在一定程度上促进了对休克的早期认识。ICU 中的监测性和治疗性的仪器在休克的早期诊断和早期治疗中起到了重要的作用。从另一个角度上看，这个对病情判断的过程体现了监测与诊断的不同。在重症病人的治疗中，临床医生要适应这种从诊断向监测的转变。

【治疗】

休克治疗的基本原则为，减少进一步的细胞损伤，维持最佳的组织灌注，纠正缺氧。要实现这个原则，提高氧输送是首先要完成的基本措施。虽然休克的治疗方法可分为病因性治疗（definitive treatment）和支持性治疗（supportive treatment）两个方面，但病因治疗和循环功能支持在休克的治疗过程中是密切相关，相互影响，不可截然分开。

1. 早期紧急判断　当病人出现组织灌注不良的表现，无论血压是否正常，临床医生首先应该依次回答 3 个方面的问题。

（1）心排血量是否降低？　心排血量是维持循环功能和组织灌注的基本因素，也是影响血压的更早期指标。如果临床表现为脉压增大、舒张压降低、发热等感染的表现，很大的程度上提示心排血量增加。应该尽快进行容量补充。如果有容量明显丢失的病史（如失血、肠梗阻等）、脉压减小、心率加快、颈静脉无怒张、肢体湿冷，则提示心排血量减少，因为循环容量不足，需要进行容量复苏。这两种情况时，容量补充的速度要快，但总量应当控制，因为此时心脏泵功能的改变可能是起始原因或作为潜在因素隐藏其中。尤其是当心脏检查有异常发现、双肺可闻及湿啰音，结合心脏病病史，强烈提示心脏本身问题。此时，应尽快转入下一问题。

（2）容量负荷是否足够？　无论心脏功能如何，对容量负荷的判断都是至关重要的。甚至在心脏功能不全时也应当回答这个问题。因为当心室收缩功能不全时，舒张末容量的增加是首先的调节机制。临床上可以观察到一系列与容量负荷相关的症状或体征，包括肺底湿啰音、胸部 X 线改变、颈静脉怒张、组织水肿，心电图改变等。如果心源性休克诊断成立，仍然应该对容量负荷进行调整。根据血流动力学的“ABC 理论”，尽可能恢复心脏的最佳前负荷。对回答第一个问题时已经开始容量补充的病人，此时的容量评价可以再次调整补液的速度，避免容量的过量补充。如果判断容量负荷已经足够，则应针对心脏泵功能衰竭选用正性肌力药物，或针对周围血管扩张应用血管活性药物。

（3）治疗的程度是否合适？　无论对前两个问题是否有明确的回答，是否有足够的证据支持已经采取的治疗措施，此时都应该回答这个问题。严重感染和感染性休克时心脏同样是受害器官，通常会合并心脏功能改变；低容量性休克时的心肌灌注不足可导致心肌梗死的发生；心源性休克可以合并循环容量不足或严重感染。这些情况是临床上常见的问题。病人可出现肢体水肿，甚至出现肺水肿，并不一定循环容量过多。体液在机体不同腔隙中的异常分布，严重影响对循环功能的临床判断。此时可根据需要，选用有创的导管或心脏超声检查等方式，获得更多的血流动力学参数，指导更进一步的治疗。

2. 早期复苏　休克的早期复苏是通过提高氧输送，尽快恢复组织灌注，减少组织缺氧导致的器官功能损伤。在之前的紧急判断中，通过对 3 个问题的回答，已经获得初步参数和对治疗的反应。在这个阶段，可以根据这些资料，以及根据进一步的血流动力学监测指标，对治疗进行调整。

（1）气道管理与机械通气：气道与呼吸功能是氧进入机体的门户。大多数休克的病人都有不同程度的呼吸困难或呼吸功能不全，或有这样或那样的原因需要建立人工气道。这时，应积极进行气管插管，建立人工气道，应用机械通气。这样不但可以保证气道通畅，维持肺的气体交换功能，而且，可以纠正呼吸做功的增加。休克时无论是呼吸系统、循环系统或是其他系统或器官的因素都可能导致呼吸的急促和呼吸肌肉做功的增加。严重时呼吸肌肉的所需要的氧可以占全身氧耗量的大部分。减少呼吸肌肉的氧耗量，而将这部分氧送至机体的其他部分，在休克组织缺氧时有着非常重要的意义。另外，建立人工气道为进一步的操作提供了必要的保证。如病人的转运、深静脉导管的安置等。

因为在这些操作的过程中，气道的管理和呼吸功能的维持常受到不同程度的限制。

气管插管和机械通气都可能导致胸腔内压的升高而影响静脉回心血量，使心排血量下降。气管插管前应建立可靠的静脉通路，尽可能补足循环容量。谨慎选择插管时麻醉诱导所需药物的种类和剂量。呼吸机可以低潮气量、低气道压力、高吸入氧浓度为初始设置，待适应后再作调整。

(2)循环容量的调整：当早期的紧急判断建立之后，容量复苏已经开始，这时，应该在尽可能短的时间内(如1小时内)将心脏的容量负荷恢复到最佳水平。适当的前负荷水平是维持心脏功能和静脉回流的基础。如果临床判断有困难，可以选用进一步的监测指标，如CVP等。这些反映心脏前负荷的指标应与其他血流动力学指标结合应用，如评价CVP与心排血量的相关性等。但这并不是说所有的病人都需要进行心排血量的监测，可以选择心排血量的替代指标。如对心率、血压和甲床的再充盈时间进行综合判断可提示心排血量的改变。最好不要单纯应用血压作为替代指标，因为血压的影响因素较多，容易对治疗产生误导。如果病情复杂，对循环状态的判断仍有困难，可以应用肺动脉漂浮导管、脉搏指示连续心排出血量监测(pulse indicator continous cadiac output，PiCCO)等方法，进行更为系统的血流动力学监测。

容量负荷试验是临床上经常选用的方法。可以在连续进行监测的基础上，在短时间内快速输入一定量的液体，观察心排血量或替代指标的改变，以发现继续进行扩容治疗的潜力。容量负荷试验的输液量和时间在不同病人有极大的区别。通常在怀疑心源性休克时，可采用生理盐水250ml在15~20分钟内静脉输入的方式，也可应用下肢被动抬高的方法增加回心血量。但在低容量性休克或感染性休克的早期进行容量补充，则需要更大剂量、更快的速度才可能观察到循环功能的改善。在容量负荷试验中观察可能导致的副作用也有重要的意义，如肺部啰音增多、CVP明显升高、心率加快、肺部弥散功能下降等。

血红蛋白是保证氧输送的三个因素之一。在循环容量调整的同时，应注意血液中血红蛋白的含量。必要时应补充红细胞，保持血红蛋白压积不低于30%。无论是胶体液和晶体液都可以用于休克的容量复苏。不同的液体由于渗透压的影响在循环内停留的时间不同，对容量复苏效果的维持有一定的影响。但输液的速度越快，需要的液体量越少，胶体液与晶体液的差别也越小。另外，容量调整后如果循环功能趋于稳定，应尽可能在循环功能稳定的前提下保持容量负荷的最低状态，以最大可能减少由于输液导致的副作用。如果循环功能仍然不稳定，应积极选用正性肌力药物或血管活性药物。

(3)正性肌力药物和血管活性药物：如果容量补充仍然不能将心排血量维持在足够水平，则提示心脏功能障碍，有指征应用正性肌力药物，如多巴酚丁胺等。应用正性肌力药物应注意药物增加心肌耗氧量的作用。单纯增加心肌的耗氧量对于在休克状态下，组织灌注不足的心脏是十分危险的。关键的问题在于对心肌氧的供需平衡的影响。多巴酚丁胺增加心脏做功，增加心肌的耗氧量。在心源性休克时，心肌的灌注不足主要由于心排血量的减少，多巴酚丁胺由于增加心排血量，在增加心肌耗氧的同时也增加了冠状动脉的血流量，改善了心肌的氧输送，使心肌的氧供需平衡向良好的方向改变。如果应用多巴酚丁胺后心排血量没有明显增加，而心率明显加快，则难以起到治疗效果。

血管收缩药物由于可以升高血压，可能在临床上被过度应用。在容量负荷不足的情况下应用血管收缩药物可导致外周血管进一步收缩，组织灌注更加减少。同时由于心脏后负荷的增加而使心排血量下降。仅有可能的有利因素是静脉系统的收缩可增加回心血流量，增加心脏前负荷。

组织的灌注主要依赖于血流量。心排血量是血流量的决定因素。任何影响心排血量的因素都可能减少组织灌注量。循环系统对压力的自身调节功能使血压在一个相当大的范围内波动并不影响组织灌注的血流量。只有当血压低于这个范围，组织灌注才表现为压力依赖性。如在严重感染性休克时，尽管在足够的液体复苏的条件下，心排血量明显增加，但血压下降，导致病人出现无尿并动脉乳酸水平逐渐升高。应用去甲肾上腺素可以明确升高血压，虽然使心排血量有一定程度的减少，但改善组织灌注是主要获得的治疗效果。如果组织灌注的指标得以改善，并能够维持，包括：尿量正常、神志好转、血乳酸保持在正常水平，尽管血压的具体数字还没有达到某个指定的标准，也没有必要继续增加血管收缩压药物的剂量，以获得更高的压力。

(4)复苏的目标：休克早期复苏的目标应该是在最短的时间内改善组织灌注，纠正组织细胞缺氧，恢复器官的正常功能。提高氧输送是实现这些目标的基本方法。血流动力学监测指标为复苏的过程提供反馈性指导，保证具体方法在时间上和程度上的准确实施。应当注意的是，不要将诸如血压、心排血量、CVP 等血流动力学指标作为复苏的最终目标。这些指标作为复苏过程中的阶段性目标可以保证整个复苏过程以最合理及最快的方式进行，复苏的最终目标一定要尽可能地与组织灌注相关，如混合静脉或上腔静脉血氧饱和度、乳酸清除率、黏膜 pH 或其他反映器官功能的指标。中心静脉压低，甚至容量负荷试验阳性并不提示病人一定要进行扩容治疗，而只是提示此时输液仍然有提高心排血量、改善组织灌注的潜力。Rivers 等人在对一组严重感染和感染性休克的病人中应用早期目标治疗，内容包括：在常规治疗的基础上，分别将 CVP 和平均动脉压先后作为阶段性治疗目标，而将 $ScvO_2 \geq 70\%$ 作为最终目标。整个复苏过程要求在最初的 6 小时内完成。应用这种方法使病人的 28 天病死率下降 16%。

针对尚未控制活动性出血的低容量性休克的治疗，有人提出延迟复苏。因为有工作发现如果积极复苏，升高血压可使出血更加严重，有可能使预后更加恶化。这些工作恰恰提示这时控制活动性出血非常重要，甚至比积极的复苏更为重要，并不提示延迟复苏符合道理。因为，任何原因导致的组织缺血、缺氧时间延长和程度加重，都与器官功能的损伤密切相关，导致病程向不可逆发展。应该看到，延迟复苏的提出实际上更加强调了尽早止血的重要性。目前尚没有可以反映休克程度的指标对延迟复苏进行指导。将动脉血压作为延迟复苏的标准对于个体病人的治疗有着明显的局限性。

3. 病因治疗　病因治疗是治疗休克的基础。当人们对休克的血流动力学改变了解不多以及临床上对休克支持性治疗的手段非常有限时，病因治疗几乎包括了对休克治疗的全部内涵。即使是在今天，病因治疗仍然是休克治疗的基本内容，是休克支持治疗的基础。如果导致休克的病因不能被去除，单纯的支持性治疗无法收到良好的效果。

休克的病因治疗是指对导致休克发生发展原因的去除。低容量性休克时纠正造成循环容量减少的原因，如进行彻底的止血等。心源性休克时对心脏本身基本的治疗，如治疗心肌梗死、纠正心律失常等。分布性休克时去除导致血管收缩舒张功能异常的原因，如彻底控制感染、稳定机体自身炎症反应、去除过敏原因等。梗阻性休克时疏通循环血流通路，如狭窄瓣膜的扩张、心脏压塞的引流等。这些治疗都属于对休克病因治疗的范围。休克的病因治疗往往需要一定的时间过程（如控制感染）或在另一方面对机体造成新的损伤（如手术打击），使病人没有机会等待病因治疗的完成或无法耐受病因治疗的实施。这种矛盾已经成为导致休克的死亡率难以进一步下降的主要原因。所以，在治疗休克时，病因治疗一定要与支持性治疗有机结合，才有可能提高休克的治愈率。重症医学注重器官之间的相互影响。ICU 以强有力的支持性治疗为休克提供了病因治疗与支持性治疗相互结合的理想治疗场所。这样，对休克的支持性治疗则逐步成为影响休克治愈率的关键因素。强调休克的支持性治疗并不是要否认病因治疗是基础，但如果仍然只以病因治疗作为对休克治疗的全部，那么，对休克的治疗水平只停留在数十年之前的状态。

休克的支持性治疗近些年有了很大的发展。由于氧输送理论的形成及对组织缺氧的进一步理解，血流动力学监测可以应用于临床，使得支持性治疗在休克的治疗中占有越来越重要的地位，甚至引起了对休克治疗重点的转移。休克的支持性治疗已经成为当今影响休克治愈率的关键所在。

4. 延续性支持治疗　紧接在早期复苏达到目标之后，在医疗措施的干预下，机体组织灌注得以改善。继续维持组织灌注、纠正机体内环境的紊乱及进行营养支持则成为支持治疗的主要组成部分。

提高氧输送是休克支持性治疗的基本原则。通过早期的复苏，氧输送已经提高到一定的范围，组织灌注也有所改善，但此时的组织缺氧是否完全被纠正，是否有进一步发生缺氧的可能性，仍然需要进行仔细的监测和对治疗进行及时的调整。提高氧输送是以改善组织灌注，改善组织的氧代谢为目的的。目前可以通过对血流动力学的监测和对氧输送相关指标的监测指导临床治疗而改善循环功能、呼吸功能和维持足够的血红蛋白含量来提高对组织的氧供。而在改善组织细胞对氧的利用方面，目前尚缺少切实有效的措施。近年来，对自身反应及细胞因子、细胞代谢研究的进展望能在不久的将来从分子水平对休克的治疗提供确实的理论和治疗方法。

无论对于何种类型的休克，提高氧输送都是对休克支持性治疗的基本要求。氧输送所表达的是在单位时间内由左心室送往全身组织氧的总量，或者说是单位时间动脉系统所送出氧的总量。氧输送主要受循环系统、呼吸系统和血红蛋白含量的直接影响。氧输送概念的提出使临床治疗注重了器官之间的相互关系及治疗的相互影响，并将氧作为敏感的监测指标对病情的演变和治疗的效果进行定量的监测。同时，根据血流动力学对休克进行临床分类，指出了血流动力学改变的中心点，成为循环功能支持性治疗的关键。这样，大大地提高了对病情的理解程度和治疗的准确性。

维持组织灌注和纠正缺氧应从提高氧输送做起。在休克的不同类型当中，低容量性休克、心源性休克和梗阻性休克的共同特点是氧输送减少。所以，这三类休克的支持性治疗应以提高氧输送为原则。虽然，感染性休克时氧输送往往是正常或增高的，但维持较高的氧输送仍是目前治疗感染性休克的主要措施，也是目前临床上可行的基本措施。这是因为即使感染性休克在高氧输送条件下仍有很高的死亡率，但如果氧输送下降则可使组织缺氧更为加重，使原本死亡率很高的感染性休克雪上加霜。在组织细胞水平改善氧利用及控制机体炎性反应方面的措施，目前基本处于实验研究阶段。有些方法虽然可初步应用于临床，但效果尚待进一步观察。虽然这些研究工作距临床实际应用尚有一定距离，但对临床治疗概念和方法的更新有着方向性的意义。

氧输送由心排血量和动脉血氧含量的乘积构成，涉及呼吸、循环和血红蛋白的功能或数量。这些指标在休克的监测中对治疗提供高了定量性的反馈性指导，是休克治疗过程中非常重要的中间目标。如果作为休克治疗的终点，这些指标有着明显的局限性。应用氧输送与氧耗量相关性的临界值作为终点有着明确的理论价值，但缺乏临床的可操作性。Shoemaker 提出的保持"超正常"的血流动力学状态有着明确的非生理性。目前认为，动脉血乳酸清除率、碱缺失、黏膜 pH 等指标更接近组织灌注的状态。将这些指标作为终点指标与血流动力学指标结合，在休克的治疗中有较大的临床应用价值。如果终点指标已经实现，应根据氧输送相关指标调整支持措施的强度。寻求在保证组织灌注前提下最少的支持措施和最低的支持强度。

纠正机体内环境紊乱是延续性支持治疗的重要内容。机体内环境在休克的过程中受到破坏，虽然经过早期的复苏，组织灌注可基本维持，但并不是内环境紊乱被纠正。这时，导致休克的原因可能还没有被完全去除，休克导致的组织细胞损害仍然存在，治疗措施对机体的影响尚未结束。此时应积极地对导致休克的原因及其产生的后果进行治疗，以减少对机体的进一步损害。

应该看到，医疗干预措施通常带有明显的非生理性。早期复苏的必要措施所导致的一些后果，需要在后期治疗中进行一定的调整。例如，早期的容量复苏使大量的液体进入体内。这些液体在早期复苏阶段是非常必要的或者说是性命攸关的，随着血管收缩舒张功能的恢复及毛细血管通透性的改善，这些已经输入体内的液体可能导致循环系统的容量负荷增高，加重肺水肿及其他器官组织水肿的形成。所以，采用脱水、利尿的方法，积极地降低循环的容量负荷可能成为此时的重要治疗措施。应根据病人的具体情况，在血流动力学监测指标的反馈指导下，对循环功能状态进行积极地调整。

（刘大为）

第三节 失血性休克

失血性休克是最常见的低血容量性休克，也是外科和/或创伤病人围术期最常见的休克类型，指各种病因导致的循环血容量减少，使组织灌注不足，氧输送降低，细胞正常功能无法维持，从而导致器官衰竭甚至死亡。

在细胞水平上，由于不同器官和组织在休克时的氧代谢状况差异极大，因此准确定义休克非常困难。在休克病人的救治过程中，临床医生的工作目标之一即监测细胞水平的氧利用，并结合临床指标和检查结果，指导病人的诊断和治疗。

【病理生理学】

1. 失血量的评估　成人的平均血容量约为体重的 7%（或 70ml/kg），因此，体重为 70kg 的成人血容量约 5L。年龄和生理状态均可影响血容量。根据体重进行校正后，老年人的血容量较少，儿童的血容量较多，约为体重的 8%~9%，婴儿则为 9%~10%。

多种因素能够影响失血量评估的准确性，如尿量和组织水肿等。根据失血量的多少，失血性休克可以分为 4 级（表 20-3）。Ⅰ级为非休克状态，献血后即可出现相应表现。Ⅳ级则为临近终末期，需要立即采取治疗措施。如果 24 小时内失血量达到总血容量，或 3 小时内丢失一半的血容量，则定义为大量出血。

表 20-3 低血容量性休克的临床表现

	分级			
	Ⅰ	Ⅱ	Ⅲ	Ⅳ
血管内容量丢失(ml)	< 750	750~1 500	1 500~2 000	> 2 000
血管内容量丢失(%)	< 15	15~30	30~40	> 40
心率(次 /min)	< 100	> 100	> 120	> 140
收缩压(mmHg)	> 110	> 100	< 90	< 90
呼吸频率(次 /min)	14~20	20~30	30~40	> 35
尿量(ml/h)	> 30	20~30	5~15	忽略不计
意识状态	焦虑	躁动	模糊	嗜睡
毛细血管再充盈	正常	延长	延长	延长

估计失血量的另一种简单方法是将血管内间隙视为单一腔室,则血红蛋白的变化仅受到失血量和输液量的影响。如果失血时没有进行补液治疗,则血红蛋白浓度维持不变,此时可以根据表 20-3 大致估计失血量。如果已经进行补液维持血容量正常(等容补液),则可通过以下公式估计失血量:

$$估计失血量 = 血容量 \times \ln(Hcti/Hctf)$$

其中,Hcti 和 Hctf 分别为补液前后的血细胞比容(Hct)。应用这一公式的前提是尿量不多且血管内容量没有渗漏进入组织间隙。例如,失血时经过等容补液治疗,若 Hct 从 40% 下降到 26%,估计失血量为 2.1L。

未发生出血时,大量输液也可以导致血红蛋白水平下降。根据单腔室模型可以估计输液后的血液稀释情况:

$$Hctf = 血容量 \times Hcti/(血容量 + 输液量)$$

需要说明的是,以上公式往往低估输液后的血细胞比容(Hctf),这是由于输液后血管内容量增加,可能引发代偿反应,导致肾小球滤过率增加,从而减少血浆容量。

如果病人没有活动性出血,输注一个单位浓缩红细胞可使血红蛋白增加 10g/L(或 Hct 升高 3%)。但是,对于活动性出血病人难以预测输血对循环容量和血红蛋白的影响。此时可能需要测定 CVP 或 PAWP 指导输液治疗。

2. 失血性休克时全身氧输送的改变　严重出血时循环容量减少,心排血量(CO)和组织灌注压降低,从而影响组织氧输送。全身氧输送(DO_2)可根据以下公式计算:

$$DO_2 = CI \times CaO_2$$

$$CaO_2 = 1.34 \times Hb \times SaO_2 + 0.003\,1 \times PaO_2$$

其中,DO_2 为氧输送[ml O_2/(min·m^2)],CI 为心脏指数[L/(min·m^2)],CaO_2 为动脉血氧含量(ml O_2/L),Hb 为血红蛋白(g/L),SaO_2 为动脉血氧饱和度,PaO_2 为动脉血氧分压。

在正常情况下,全身氧耗(VO_2)与代谢率即机体能量需求相关。根据 Fick 公式:

$$VO_2 = CI \times (CaO_2 - CmvO_2)$$

其中,$CmvO_2$ 为混合静脉血氧含量(ml O_2/L)。上述公式没有考虑肺的氧耗,在呼吸做功显著增加[如急性呼吸窘迫综合征(ARDS)]时有可能低估全身氧耗。

另一个指标为氧摄取率(O_2ER),即氧耗占全身氧输送的比例:

$$O_2ER = (CaO_2 - CmvO_2)/CaO_2$$

血容量迅速减少可以导致 CO 和 DO_2 降低,但由于血流优先分布于代谢率较高的器官和组织,因此 VO_2 变化并不明显。此时 O_2ER 增加,提示组织氧利用的效率提高。尽管存在缺氧性血流重新分布这一器官特异性反应,但在严重低血容量时,除心脏外的所有器官血流均降低。

此外,出血时部分器官或组织中开放的毛细血管数目增加。例如,骨骼肌通常仅有部分毛细血管开放便于红细胞通过,其余毛细血管仅供血浆通过。发生出血时,开放毛细血管的数目与组织缺氧程度相关。毛细血管开放缩短了红细胞到周围组织的弥散距离，并增加了毛细血管弥散面积。在毛细血管氧分压较低的情况下，上述反应能够确保组织氧输送得以维持。

如果 DO_2 持续且显著降低，最终将影响微循环对缺氧的反应。随着组织氧输送降低到临界值(DO_2crit)以下，线粒体不能有效维持有氧代谢，VO_2 相应降低。动物实验表明，无论通过何种方法（贫血、低氧血症或低血容量）降低 DO_2，DO_2crit 均保持恒定。

3. 失血性休克的两种状态：低血容量与等容贫血　大量失血病人可能表现为严重的低血容量（血容量减少，血红蛋白并无改变）或等容贫血（血容量正常甚至增加，血红蛋白显著下降）。

如果不接受静脉输液治疗，快速失血病人将出现低血容量。失血性休克的动物实验很好地说明了循环容量的重要性。在这些实验中，由中心静脉逐渐失血造成低血容量性休克模型。结果显示，循环容量减少的初始阶段，VO_2 维持不变。当血容量大约减少 50% 时，CO 和混合静脉血氧分压降低，达到 DO_2crit 即 8%，约 10ml O_2/(min·kg)，此时 VO_2 开始降低。

病人出血时如果没有及时输血，或者病人拒绝输注血液制品，积极的输液治疗将导致等容贫血。此时循环容量正常，但血红蛋白下降，血液携氧能力降低。与低血容量或低氧血症相比，等容贫血时 CO 及混合静脉血氧分压均较高。等容贫血的动物模型显示，血红蛋白降低到 40g/L（相当于 Hct<8%）时达到 DO_2crit 即 10ml O_2/(min·kg)。

慢性等容贫血（如肾衰竭）病人能够耐受较低的血红蛋白水平（60%，约 70g/L）。实际上，通过急性等容血液稀释使健康志愿者的血红蛋白水平降低到 50g/L［相当于 DO_2 7.3ml O_2/(min·kg)］时，并不出现严重的组织缺氧。急性等容血液稀释能够降低全身血管阻力，增加心率、每搏输出量和心脏指数，但不影响 VO_2 或乳酸。

4. 急性失血时的细胞反应　全身 DO_2 一旦低于 DO_2crit，将发生无氧代谢。在这种情况下，只要有氧代谢和无氧代谢能够提供蛋白质合成所需的 ATP，即可维持正常的细胞功能。一些组织如骨骼肌和平滑肌对于缺氧更为耐受，离体肝细胞的缺血时间只要不超过 2.5 小时，就不会导致不可逆损伤。相反，脑细胞仅可耐受数分钟的缺氧，胃肠道对于低灌注也极为敏感，全身 VO_2 未降低时即可发生无氧代谢。

有氧代谢和无氧代谢不能提供维持细胞功能所需的 ATP 时，将导致组织的不可逆损伤，休克进入失代偿期。缺氧导致不可逆细胞损伤的机制包括细胞能量耗竭，细胞酸中毒，氧自由基产生，以及细胞内腺苷核苷酸缺乏。

5. 急性失血时的全身反应　急性失血时最初的反应是出血局部的血栓形成。随出血进展和循环容量减少，儿茶酚胺、血管升压素及心房利钠受体介导了小动脉和肌肉动脉的血管收缩，心率相应加快。这种代偿反应的目的是增加 CO 并维持灌注压。尿量随之减少，渴感中枢受到刺激，以维持循环容量。

儿茶酚胺释放和脑血流的轻度减少可能引起病人焦虑。严重出血病人还可能出现呼吸频数及低血压。一旦低血容量造成组织缺氧，代谢性酸中毒将导致二氧化碳产生增加，分钟通气量相应升高。失血性休克进入失代偿期时，肾脏和内脏血管血流减少，动脉收缩压降低。冠脉灌注压下降可能进一步影响心肌收缩力；脑血流减少可以导致意识丧失、昏迷甚至死亡。

【临床表现】

1. 失血性休克的病因　失血性休克的最常见原因为胃肠道出血和创伤，其他病因包括腹主动脉瘤破裂、抗凝治疗导致自发性出血，以及前置胎盘或胎盘早剥导致的产后出血（表 20-4）。异位妊娠破裂或卵巢囊肿破裂也可能导致失血性休克，但此时病人没有明显的出血部位。育龄女性发生休克时，应当进行妊娠检查，必要时应进行后穹窿穿刺。

撕裂伤导致的失血量难以评估，但是加压止血和容量复苏疗效甚佳。胸腔内损伤，尤其是肺、心脏或大血管的损伤，可能使得多达数升的血液进入胸腔内，但并没有出血的外部表现。腹腔内实质脏器（肝和脾）和大血管（动脉瘤破裂，腹腔血管贯通伤）损伤也可以导致血容量迅速丢失。溃疡或憩室导致的胃肠道大出血也可以引起休克，但病人通常表现为便血或呕血。

盆腔骨折可能伴有大量出血，此时常常没有明显的外部表现。体格检查时若发现骨盆不稳定，应当怀疑存在失血的可能。腹膜后自发性出血也可以导致休克且体格检查没有明显的阳性发现。下肢骨折，尤其是股骨闭合性骨折，可能伴随 2~3 个单位的出血，而开放性骨折可因大血管撕裂导致大量失血。颅脑创伤很少导致低血压，若无外出血通常不会发生大量失血。

表 20-4 失血性休克的常见原因

病因	举例
抗栓治疗	
凝血异常	
胃肠道出血	食管胃底静脉曲张
	食管胃黏膜撕裂
	胃炎
	胃和十二指肠溃疡
	胃和食管肿瘤
	结肠癌
	结肠憩室
妇科 / 产科	前置胎盘
	胎盘早剥
	异位妊娠破裂
	卵巢囊肿破裂
肺	肺栓塞
	肺癌
	肺空洞性疾病：结核、曲霉菌病
	Goodpasture 综合征
动脉瘤破裂	
腹膜后出血	
创伤	撕裂
	腹部和胸部贯通伤
	大血管破裂

2. 失血性休克的诊断　失血性休克的典型临床表现与其他低血容量性休克相似，包括皮肤苍白、冰凉、湿冷（常常有花斑），心动过速（或严重心动过缓），呼吸急促，外周静脉不充盈，颈静脉搏动减弱，尿量减少，神志改变等。但并非所有病人就诊时均有休克的典型临床表现。当病史、体格检查或实验室检查结果高度提示存在出血时，不应单纯由于缺乏特异性诊断而延误针对严重低血容量的复苏治疗。

如果怀疑急性失血是导致血流动力学不稳定的原因，则对于可能的出血部位迅速进行评估非常重要。医生应当对失血量进行评估（表 20-3），尽管这种评估可能缺乏准确性。一般而言，年轻病人一旦出现心动过速和轻度低血压，则提示可能因代偿机制迅速耗竭进入严重休克状态，除非及时采取积极的治疗措施。过度依赖收缩压可能延误对休克的早期识别。对于成年创伤病人，如可触及颈动脉搏动，相当于收缩压 60mmHg。另外，股动脉搏动存在提示收缩压 60~70mmHg。触及桡动脉提示血压水平更高。

3. 失血性休克时反映血容量的指标　失血性休克病人的临床反应与循环血容量减少的程度密切相关。病人通常能够很好地耐受多达 10% 的循环血容量急性丢失，此时心动过速可能是唯一的临床表现。心肌收缩力代偿性增加，但 CO 仍轻度降低。全身血管阻力通常轻度升高。如果丢失的循环血容量达到 20%~ 25%，上述机制将无法完全代偿，从而出现轻、中度低血压，CO 显著降低，并有明显的直立性低血压（血压降低 10mmHg，心率增加 20~30 次 /min）。全身血管阻力显著降低，血清乳酸升高。如果循环容量减少超过 40%，病人将出现明显低血压以及休克的其他表现，CO 及组织灌注均下降至不足正常水平的一半。乳酸酸中毒往往提示预后不佳。

血容量的丢失速度以及既往心脏储备功能对于失血性休克的发生至关重要。例如，健康成人急性失血 1L 时，将出现轻、中度低血压，PAWP 及 CVP 降低；但如果是同样程度的慢性失血，则由于心动过速、心肌收缩力增加、红细胞 2，3- 二磷酸甘油酸（2，3-DPG）增加以及液体潴留增加等代偿机制的作用，病人往往能够很好耐受。另外，如果病人心脏储备功能极差，即使慢性失血也可能引起血流动力学的显著改变。

低血容量病人的临床表现与实验室检查涉及全身多个器官（表 20-5），但多数缺乏特异性。例如，尽管低血容量可以引起心动过速，但发热、疼痛、呼吸衰竭等也可以导致围术期病人的心动过速。另外，研究表明，除大量失血（> 1 000ml）外，多数临床表现对于判断低血容量或脱水状态缺乏敏感性（表 20-6），尤其是心肺储备功能较好的年轻人以及部分老年创伤病人。上述结果表明，单纯依靠临床表现判定病人的容量状态并不可靠。

很多医生习惯根据手术中或手术前几日的液体平衡状态评估病人的循环容量。其实，体液状态与循环容量存在本质区别。总体水中的 1/3 为细胞外液，而细胞外液的 1/4 为循环容量。因此，循环容量仅占总体水的 1/12。此外，手术中的不显性失水量难以准确估计，而且血管通透性增加也是危重病人应激状态的特征之一（尽管缺乏反映血管通透性的客观指标）。这些因素都使得总体水与循环容量的变化并不平行。临床上常常可以见到明显组织水肿同时循环容量不足的病例。因此，根据液体平衡判断循环容量可能并不准确。

表 20-5 病人循环容量状态的评价指标

静态指标			动态指标
脱水表现	低血容量表现	肾脏灌注减少	
皮肤充盈下降	心动过速	尿液浓缩(低尿钠,高尿渗)	直立性低血压
口渴	低血压(严重者)	血尿素氮升高(与肌酐升高不成比例)	动脉血压或每搏输出量的波动
口干	高乳酸(严重者)		下肢被动抬高
腋窝干燥	肢端温度降低	持续性代谢性酸中毒	容量负荷试验阳性
高钠血症			
高蛋白血症			
高血红蛋白			
高血细胞比容			

表 20-6 体格检查结果判定低血容量的准确性

体格检查发现	敏感性 / 特异性 /%	阳性似然比 /(95%CI)	阴性似然比 /(95%CI)
大量失血			
体位性脉搏加快(> 30 次 /min)	97/98	48.5	0.03
仰卧位心动过速(> 90 次 /min)	12/96	3.0	0.9
仰卧位低血压(SBP<95mmHg)	33/97	11.0	0.7
中等程度失血			
直立性低血压(年龄≤ 65 岁)*	9/94	1.8	1.0
直立性低血压(年龄 >65 岁)*	27/86	1.9	0.9
体位性脉搏加快(> 30 次 /min)	22/98	11.0	0.8
仰卧位心动过速(> 90 次 /min)	0/96		
仰卧位低血压(SBP<95mmHg)	13/97	4.3	0.9
脱水			
体位性脉搏加快(> 30 次 /min)	43/75	1.7(0.7~4.0)	0.8(0.5~1.3)
直立性低血压	29/81	1.5(0.5~4.6)	0.9(0.6~1.3)
黏膜干燥	85/58	2.0(1.0~4.0)	0.3(0.1~0.6)
舌干	59/73	2.1(0.8~5.8)	0.6(0.3~1.0)
舌体皱缩	85/58	2.0(1.0~4.0)	0.3(0.1~0.6)
眼睛凹陷	62/82	3.4(1.0~12.2)	0.5(0.3~0.7)
意识模糊	57/73	2.1(0.8~5.7)	0.6(0.4~1.0)
肢体无力	43/82	2.3(0.6~8.6)	0.7(0.5~1.0)
言语不流利	56/82	3.1(1.2~14.9)	0.7(0.5~0.9)

注:* 收缩压降低 >20mmHg

CVP 常用于反映右心室的前负荷,这是由于 CVP 与心脏前负荷(即右室舒张末容积)呈正相关关系。所以,临床上常常根据 CVP 的数值判断循环容量。一般认为,CVP 低于正常值下限提示循环容量不足,而 CVP 高于正常值上限则提示循环容量过多。CVP 监测适用于血流动力学相对稳定的病人评价围术期血管内容量状态。与此相似,既往健康的低血容量性休克病人进行复苏治疗时,CVP

监测能够提供非常有价值的资料。在某些情况下，CVP 监测还可以鉴别休克类型(例如低血容量性休克时 CVP 降低，心脏压塞时 CVP 升高)。近年来，多项临床指南也基于上述原因提出了危重病人血流动力学指标的"适宜"范围，如建议将全身感染病人的 CVP 维持在 8~12cmH_2O。

毫无疑问，CVP 是循环系统临床监测的重要指标之一，在很多临床情况下反映心脏前负荷和/或循环容量状态。但是，当病人的临床表现与 CVP 数值存在矛盾时，不应简单以 CVP 的数值高低作为决定是否输液的唯一指标。多项临床试验显示，CVP 与心室舒张末容积的关系受到心脏顺应性的影响，同时还与胸腔内压、正压通气参数设置、自主呼吸强度及心脏后负荷密切相关。例如，慢性阻塞性肺疾病(COPD)病人由于肺动脉高压导致右室顺应性下降，因此心脏前负荷正常时 CVP 即明显升高。此外，研究还表明，CVP 不能准确反映危重病人的左心室前负荷，而且根据 CVP 数值并不能预测病人对容量负荷试验的反应。

当对 CVP 数值提示的容量状态存在疑问时，临床医生应当寻找其他的证据判断容量状态。尽管有研究表明某些动态指标(如每搏输出量变异、脉压变化和右房压变化等)能够更准确反映容量状态(表 20-6)，但即使在 ICU 内，这些指标也并非常规测定，而且自主呼吸也影响预测准确性。

事实上，当无法确定病人是否存在低血容量时，可以通过容量负荷试验证实。进行经典的容量负荷试验时，需要在 15~20 分钟内快速输注晶体液 250~500ml(或等量的胶体)，每 10 分钟监测 CVP 或 PAWP，并根据 2~5 原则或 3~7 原则对容量状态进行评估(表 20-7)。但是，临床医生往往根据容量负荷试验中病人心率及血压的变化趋势判断容量状态。在快速补液时，如果病人的心率明显下降，血压升高，则提示存在低血容量。

表 20-7　容量负荷试验的评估原则

Δ CVP/mmHg	Δ PAWP/mmHg	说明
≤2	≤3	继续快速补液
2~5	3~7	暂停快速补液，等待 10min 后再次评估
≥5	≥7	停止快速补液

【治疗】

复苏治疗的主要目的是止血并恢复循环容量。对于活动性出血病人，应当迅速补充血管内容量。只要维持循环容量正常，即使血红蛋白水平较低，仍可保证充分的组织氧合。活动性出血时血红蛋白的诊断价值有限，因为血管内各个腔隙之间的平衡需要一定的时间。此时，应当根据出血速度和血流动力学指标(如血压、心率、CO、CVP、PAWP 和混合静脉血氧饱和度)的变化指导治疗。

1. 恢复血管内容量　第二次世界大战以后，公认的失血性休克治疗策略包括迅速恢复血容量，维持生理指标正常。此时强调在"黄金 1 小时"逆转休克以保护器官功能。

早在 1918 年，Cannon 即质疑了对活动性出血时恢复正常血压的做法。Wiggers 发现，对于重度休克的动物，输注与失血量相同的全血并不能有效降低病死率，从而提出了"不可逆休克"的概念。此后，Shires 等人通过动物实验发现，除输血外，还应适当输注晶体液，才能恢复组织灌注。研究结果表明，由于存在第三间隙丢失，因此复苏时应遵循 3∶1 的原则，即每丢失 1ml 血液，需补充 3ml 晶体液。

在失血性休克的治疗过程中，应当考虑输液种类、输液量、输液速度和治疗终点等 4 个问题。复苏治疗的理想液体尚无定论。美国外科医师学会推荐使用晶体液。尽管使用乳酸林格液或生理盐水进行复苏的治疗终点相似，但输注大量生理盐水(>10L)可能导致高氯性酸中毒。

输注胶体液[如白蛋白和羟乙基淀粉(HES)]能够迅速恢复循环容量。对于低血容量的病人，与晶体液相比，初始复苏治疗阶段应用白蛋白并无益处。1998 年发表的 meta 分析对于 26 项前瞻随机临床试验(涉及 1 622 例病人)进行了总结。结果表明，胶体液治疗组病人的病死率增加 4%。这一结果引发了有关白蛋白作为复苏液体的激烈争论。但是，上述结论需要谨慎解读，因为各项研究的入选标准差异很大。需要指出的是，美国外科医师学会并未推荐白蛋白作为复苏液体。

尽管补充血管内容量是治疗低血容量性休克的重要措施，但是，原发性损伤、外科干预和大量血液及血液制品输入等复苏措施可导致全身炎性反应，增加血管通透性，结果出现分布性休克，此时单纯的液体复苏治疗不足以逆转休克进展，应当考虑应用升压药物。例如，血容量丢失达 40% 持续 2 小时以上的病人依靠液体复苏治疗并不能使血压恢复。

2. 失血性休克的输液种类选择

(1) 等张晶体液：等张盐水以及等张平衡盐溶

液在失血性休克病人的复苏治疗中非常重要。但是，近年来大量资料显示应用等张晶体液可能导致副作用。失血性休克病人大量输注晶体液能够一过性升高血压。但是，晶体液的特点决定了输注后数分钟约80%的液体进入组织间隙。休克病人并发的内皮细胞损伤、血管渗漏以及细胞外液蓄积，均可能加重上述液体移动。因此，创伤越严重，晶体液疗效越不明显。

等张晶体液可能稀释血液中的细胞和非细胞成分，从而抵消其对血流动力学的有益作用。更为重要的是，全身和微循环血流一过性增加可能引起再灌注损伤，而且，等张晶体液扩容作用持续时间过短，扩容作用消失后可出现反跳性缺血。另外，由于不含碳酸氢盐，因此输注晶体液可能造成代谢性酸中毒一过性恶化。除等张盐水外，平衡盐溶液也需要经过一段时间的细胞代谢，才能将阴离子(如乳酸或醋酸)转化为碳酸氢盐。同样，创伤越严重，细胞代谢障碍越明显，输注晶体液将导致更严重的酸中毒。酸中毒能够加重细胞损伤，引起创伤诱发凝血功能障碍。另外，输注大量低温晶体液能够显著降低核心体温，从而加重凝血异常，影响病人预后。

晶体液的上述副作用可能导致器官功能障碍。液体正平衡与ARDS的发生、严重程度和病死率密切相关。同时，大量输注晶体液引起的组织水肿可能影响胃肠黏膜通透性、肾脏功能以及伤口愈合。

(2)等张胶体液：治疗失血性休克时常用的等张胶体液包括6%HES、6%右旋糖酐、3%~4%明胶和4%~6%白蛋白溶液。白蛋白费用昂贵，且没有资料证实白蛋白优于人造胶体液。另外，盐水白蛋白液体评估(SAFE)研究提示，颅脑创伤病人应用白蛋白使得神经系统预后恶化。因此，院外液体复苏治疗很少使用白蛋白。在众多的人造胶体液中，右旋糖酐对凝血和肾脏功能影响较大，而明胶溶液扩容效应较差，过敏反应危险性较高。相比而言，HES应用最为普遍。与等张晶体液相比，HES扩容效应更强，能够迅速恢复血浆容量；HES半衰期更长，尤其适用于战伤病人的救治。因此，很多研究认为HES是失血性休克治疗时安全和有效的复苏液体选择。

胶体液虽然显著增加血容量，但同时也增加创伤部位的血流，从而加重出血。人造胶体可能通过血小板包被、血液稀释以及直接抑制凝血因子，引起凝血功能异常。研究提示，除血液稀释作用外，第三代HES(130/0.4)对止血并无其他不良影响。近年来，多项研究提示HES能够增加肾功能不全以及肾脏替代治疗的风险，对于高危病人应当慎用。

(3)高张盐水：高张盐水通常含7.2%~7.5%的氯化钠，渗透压高达2 500mOsm/L。静脉输注高张盐水后，细胞外液和细胞内液重新分布进入血管内，因此产生的扩容效力超过输注的容量。但是，在上述作用之前，输注高张盐水可以导致短时间的顽固性血管扩张及血压下降。高张盐水的重要作用包括较好的扩容效应，且水肿形成有限。同时，高张盐水还具有抗炎和免疫调节作用，从而促进复苏后的病情恢复，并可能降低器官衰竭的发生率。由于同时具有迅速恢复循环容量以及免疫调节等多重作用，因此高张盐水已经成为失血性休克复苏的理想液体选择。另外，减少输液量也可能避免医源性低体温。

遗憾的是，尚无大样本研究评估高张盐水对于未得到控制的失血性休克的疗效。因为血浆容量、血压和CO之间的相关性，所以可以假设高张盐水有可能通过增加毛细血管血压造成再次出血。高张盐水的其他副作用包括高氯性酸中毒，以及细胞内液和细胞外液缺乏。尽管高钠血症可能引起脑桥中央髓鞘溶解，但有关创伤的临床研究尚未见报道。

3. 失血性休克的血制品输注治疗

(1)输血的时机：如果预计失血量超过血容量的30%(表20-3)，应当补充血液制品。急性失血时液体复苏治疗可以导致血液稀释，从而可能影响对于失血量及输血时机的判断。多数观点认为，如果失血性休克病人接受了2L晶体液输注后仍不能纠正低血压，应当考虑输血和血液制品。若无法及时配型，对于女性和男性失血性休克病人应分别输注O型Rh阴性和O型Rh阳性血。输血的副作用包括免疫力下降、感染风险增加，以及血液传播性疾病等。

(2)危重病人的输血治疗：多个国家有关输血治疗的指南和/或共识建议，没有已知危险因素的病人输血阈值为血红蛋白60~80g/L。血红蛋白水平超过100g/L时病人不会从输血治疗中获益，因此不推荐预防性输血。

然而，对于高危或危重病人，难以获得支持或反对当前输血治疗指南的临床证据，因此，更多情况下，临床医生根据自己的判断进行输血。加拿大的研究显示，28%的病人在ICU住院期间接受输血治疗，最常见的原因并非血红蛋白水平降低，而是急性出血（35%）以及增加氧输送（25%）。

一项多中心前瞻随机对照临床试验对于危重病人的限制性和开放性输血治疗策略进行了比较。入选病人均为收入ICU后72小时内且血红蛋白低于90g/L。病人随机分为开放性输血组（血红蛋白维持在100~120g/L）和限制性输血组（血红蛋白维持在70~90g/L），两组病人30天病死率相似(19% vs. 23%)。亚组分析显示，对于病情较轻或年龄不足55岁的病人，限制性输血组病死率较低（22% vs. 28%）。这些资料表明，对于危重病人采取限制性输血治疗措施与开放性输血同样有效。另外，欧洲的一项前瞻性临床观察证实，输血与器官功能不全和病死率密切相关。

但是，病人对于贫血的耐受程度取决于生理储备功能，尤其是CO能否增加。传统观点认为，老年病人对于贫血的耐受性较差。除高龄导致生理储备功能下降外，并发的冠心病也可能是重要原因。研究发现，发生急性心肌梗死的老年病人，即使梗死面积与年轻病人相似，其病死率也显著升高。回顾性研究表明，输血治疗有可能降低此类病人的病死率。

但是，对于具有心血管疾病病史或高危因素的老年病人，积极的输血治疗是否有效，近期一项多中心前瞻随机对照试验比较了开放性输血（血红蛋白＜100g/L）和限制性输血（出现贫血表现或血红蛋白<80g/L）策略对综合预后指标（60天内死亡或60天时无人帮助下无法自行在房间内行走）的影响。入选的2 016例病人年龄超过50岁，因髋关节骨折接受手术治疗，且术后血红蛋白低于100g/L。结果显示，开放性输血组病人输血量显著增加(2 vs. 0U)，但综合预后指标在两组间并无差异（35.2% vs. 34.7%）。

4. 复苏治疗的终点　确定复苏终点非常困难。单纯根据血压和尿量指导输液治疗，约有85%的病人复苏并不充分。此时的主要问题在于“代偿性休克”，即与全身生理指标相比，细胞灌注的改善更为缓慢。其他治疗终点如氧代谢指标（氧输送、CO、氧消耗、乳酸、碱剩余、胃黏膜pH等）都是细胞复苏的敏感预后指标。

创伤病人复苏治疗的特殊问题

1. 损伤控制复苏（damage control resuscitation）　近期研究对于失血性休克早期积极复苏的做法提出了疑问。早在1918年，Cannon等人就指出，出血病人维持稍低于正常的血压水平，有利于凝血块形成，且可以保证器官灌注。

但是，在第二次世界大战和越南战争期间，抓紧“黄金1小时”尽快恢复循环容量，从而逆转休克以防止器官功能损害，成为处理创伤病人的普遍做法。

若干年后，Bickell对此理论提出了挑战。他们将动脉收缩压＜90mmHg的贯通伤病人随机分为立即复苏组（现场留置静脉导管且输注乳酸林格液）和延迟复苏组（现场仅留置静脉导管但不进行输液治疗）。立即复苏组到达医院前接受输液更多(900ml vs.100ml)，住院存活率更低（62% vs. 70%，*P*=0.04），并发症更多。

近年来，随着战伤救治的进展，损伤控制复苏已经成为失血性休克及致命性创伤复苏治疗的指导性理念（表20-8）。与损伤控制手术相似，损伤控制复苏的目的在于“不惹麻烦”而非“摆脱困境”。因此，对于严重创伤病人，治疗目标为减少复苏造成的医源性损伤，预防已有的创伤休克及凝血异常进一步恶化，并达到确切止血。在具体措施方面，损伤控制复苏强调迅速控制外科出血，纠正酸中毒、低钙血症和低体温，限制输注过多晶体液以避免稀释性凝血功能异常，同时维持允许性低血压以减少再出血的风险。上述目标一旦达到，即应迅速逆转休克，纠正凝血功能异常和低血容量，并维持充分的氧输送和CO。

表20-8　创伤控制复苏理论

迅速识别创伤诱导凝血病的高危病人（预计需要大量输血）
允许性低血压
迅速进行手术或病因治疗控制出血
预防并治疗低体温、酸中毒和低钙血症
减少晶体液输注以避免血液稀释
早期按照1∶1∶1的比例输注红细胞、血浆和血小板
可能时使用解冻血浆和新鲜全血
适当应用凝血因子如重组活化Ⅶ因子（rF Ⅶa）和纤维蛋白原制品（纤维蛋白原浓缩物、冷沉淀）
输注新鲜红细胞（储存期<14d）
可能时采用血栓弹力图指导血液制品和止血药物（如抗纤溶药物和凝血因子）的应用

2. 早期识别创伤诱导凝血病（对于大量输血的预测）　创伤性凝血病病人往往需要接受大量输

血，即最初24小时内输注红细胞10U以上。预测病人是否需要大量输血非常重要，一方面便于迅速采取适当措施以降低病死率，另一方面也能够避免不必要的血液制品输注。针对战伤和非战伤以及贯通伤和钝性伤等不同情况，建立了成人创伤病人大量输血的预测模型。此类评分通常包括血压、心率、碱剩余、部分凝血酶原时间、血红蛋白以及针对创伤的腹部超声检查（FAST）结果，预测大量输血的特异性高达80%~90%（表20-9）。很多情况下，判断合并低血压的严重创伤病人需要大量输血并不困难，但是，对于仍在休克代偿期的部分内出血病人，临床判断殊为不易。此时，上述预测评分系统将有助于临床医生迅速判断是否需要采取损伤控制复苏策略。临床验证试验表明，根据预测评分指导严重创伤病人的大量输血，能够显著降低MOF的发生（9% vs. 20%，$P<0.01$），并改善存活率（57% vs. 38%，$P<0.01$）。

表20-9 创伤病人大量输血的预测评分——输血评估（ABC）评分

项目
急诊科收缩压<90mmHg（0＝否，1＝是）
急诊科心率>120次/min（0＝否，1＝是）
贯通伤 （0＝否，1＝是）
腹部超声检查发现积液（0＝否，1＝是）
评分＝2：大量输血概率38%
评分＝3：大量输血概率45%
评分＝4：大量输血概率100%

3. 避免血液稀释 针对大出血的成年病人，高级创伤生命支持（ATLS）要求最初输注1~2L等张晶体液，然后输注浓缩红细胞，并根据实验室检查结果确诊凝血功能异常后补充血浆。另外，美国麻醉学会有关血液制品治疗指南建议，对于小血管出血的外科病人，血小板计数不足（50~100）×10^9/L时可考虑补充血小板。这种复苏治疗策略适用于大多数病人，但是对于3%~8%需要大量输血的创伤病人可能加重凝血功能异常，增加死亡风险。1968年，Moore等人即指出采用晶体液过度复苏可能导致的副作用，这一观点得到了大量临床研究的支持。对于凝血功能异常的高危病人而言，输注过多的晶体液除造成血液稀释外，其促炎症作用往往被临床医生所忽略。事实上，失血性休克早期，过度输血也存在同样的顾虑。输注大量浓缩红细胞尤其是陈旧的浓缩红细胞，不仅稀释血浆蛋白浓度，同时也加重病人的过度炎症反应及免疫缺陷状态。对于创伤出血病人，为减少稀释性凝血功能异常的发生，损伤控制复苏策略主张尽可能减少晶体液的使用，并按照1:1:1的比例补充血浆、红细胞和血小板。

4. 1:1:1的血浆、红细胞和血小板比例以及新鲜全血 仅有少数的研究探讨失血性休克病人复苏时成分输血的治疗策略。按照1:1:1的比例补充血浆、红细胞和血小板的理论基础在于，对于丢失大量全血的创伤病人，为减少快速失血导致的迅速死亡，应当补充全血。由于多数医院不再提供全血，因此临床医生需要按照1:1:1的比例补充血浆、红细胞和血小板。在从输注全血过渡到成分输血的过程中，很多研究发现，严重创伤和失血病人血浆和血小板的需要量明显增加。多项研究提示，增加补充血浆和/或血小板与浓缩红细胞的比例，能够降低创伤失血病人的病死率，尤其是出血直接导致的死亡。但是，有观点认为，补充血浆和/或血小板较少的病人病死率增加的原因在于创伤早期无法得到血浆和/或血小板，而且，这一比例不能真实反映复苏的不同阶段对于血液不同成分的需求。尽管如此，对于失血性休克的死亡高危病人或需要大量输血病人，当前的多数观点仍然支持使用较高的血浆和/或血小板与红细胞比例。与此相反，如果没有发生失血性休克或并非大量输血的高危病人，则不应进行损伤控制复苏。

需要注意的是，输注血浆可能增加过敏反应、输血相关急性肺损伤（TRALI）、输血相关心脏负荷过多和ARDS的风险。同样，除上述并发症外，输注血小板还可引起细菌污染、深静脉血栓形成以及发热反应。例如，输注血小板、所有血液成分以及新鲜冰冻血浆后TRALI的罹患率分别为1/500、1/5 000和1/60 000。另外，失血性休克病人主要补充红细胞也会增加感染、ARDS、深静脉血栓形成、MOF甚至死亡的风险。一项大规模前瞻随机对照试验显示，输注浓缩红细胞较多的病人住院病死率相应增加。因此，对于危重病人，应当全面权衡输注血小板、血浆和红细胞的获益和风险。

文献中对新鲜全血有多种不同定义，最常见的定义为全血在室温下保存不超过24小时或4℃保存不超过48小时。如前所述，失血性休克复苏治疗时各种成分血的理想比例为1:1:1，但是，与由红细胞、血浆和血小板各一个单位混合的全血相比，一个单位的新鲜全血容量更少，且疗效更好（表20-10）。近期一项研究发现，与成分输血治疗相比，应用新鲜全血是重症创伤病人存活率升高的独立相关因素。另外，对于心脏外科病儿术后进行了两项前瞻随机对照研究显示，新鲜全血治疗组预后更好。

表 20-10　全血成分与成分输血治疗的比较

全血成分（500ml）	成分输血治疗（660ml）
血细胞比容 38%~50%	1 个单位浓缩红细胞 = 335ml 血细胞比容 55%
血小板 150 000~400 000/μl	1 个单位血小板 = 50ml，含血小板 5.5×10^{10}
血浆凝血因子 = 100%	1 个单位血浆 = 275ml，凝血活性相当于全血的 80%

注：1 个单位浓缩红细胞 + 1 个单位血小板 + 1 个单位新鲜冰冻血浆 = 660ml，血细胞比容 29%，血小板 88 000/μl，凝血因子活性相当于全血的 65%

5. 新鲜红细胞　根据当前规定，红细胞保存期为 42 天。保存期超过 5~7 天的红细胞可能导致高钾血症，若保存期超过 14~28 天，则可能引起感染、深静脉血栓、过度炎症反应、免疫功能异常、血管调节功能障碍和 MOF。尽管实验室、动物模型以及大样本回顾性临床研究一致报告了陈旧红细胞的副作用，但即使对于危重病人（发生输血相关副作用的风险最高），临床医生仍然不愿意限制使用陈旧红细胞。其原因可能包括目前尚缺乏设计良好的前瞻随机对照试验，以及对浪费血液制品的顾虑。另外，病情并不危重的病人接受少量陈旧红细胞的输注其实可能没有太大的危险。但是，需要指出的是，从未有研究证实输注保存期超过 14 天的红细胞能够改善休克病人的氧耗。事实上，试验研究和动物模型均显示，陈旧红细胞不能增加氧耗，也不能改善灌注。尽管尚缺乏前瞻随机试验证实陈旧红细胞增加病死率，但也没有证据表明陈旧红细胞对于危重病人有治疗作用。大量研究提示其有害作用，尤其对于已经处于炎症反应过度、免疫功能异常、血管调节功能障碍的重症创伤病人。因此，部分专家建议大量输血病人使用保存期不超过 14~21 天的新鲜红细胞。美国国防部近期也重新修订了血液保存的相关规定，降低了重症伤员输注红细胞的保存期限。

6. 止血复苏治疗的辅助措施

（1）重组活化凝血因子Ⅶ（rF Ⅶa）：rF Ⅶa 最初用于治疗血友病。1999 年以来，超适应证用药量增加了 140 倍。目前，rF Ⅶa 已广泛用于治疗围术期出血、产后出血、创伤后出血、颅内出血，以及抗凝治疗导致的出血。

重症创伤病人应用 rF Ⅶa 仍存在争议。多项前瞻随机临床试验表明，rF Ⅶa 治疗虽然能够减少红细胞输注，降低 ARDS 发生率，但是病死率并无显著改变。一项有关美军伤员的回顾性研究显示，rF Ⅶa 能够改善严重创伤且大量输血病人的 30 天生存率。但是，此项研究仅入选 100 多例病人，且未通过多因素回归分析确定 rF Ⅶa 与存活率的独立相关关系。需要说明的是，与其他研究相比，此项研究中 rF Ⅶa 应用较早（距离创伤 2.5 小时）。如何选择可能获益的病人仍旧是个难题。

对于超适应证用药的临床试验及不良反应报告进行的分析显示，rF Ⅶa 治疗可能增加血栓栓塞事件，尤其是动脉血栓栓塞的风险。高龄、自发性脑出血及心脏外科病人可能是动脉血栓栓塞的高危因素。

（2）纤维蛋白原：大量输血病人积极应用冷沉淀是否改善病死率尚有争议。动物实验显示，因纤溶亢进导致创伤早期纤维蛋白原降低，且与补充血小板相比，纤维蛋白原能够更有效地纠正凝血异常。另外，近期的回顾性研究表明，纤维蛋白原能够减少出血导致的死亡，其用量与创伤病人预后密切相关。另外，创伤后 24 小时内冷沉淀的用量是 30 天存活率的独立相关因素。指南建议创伤病人的纤维蛋白原水平低于 100mg/dl 时应当进行补充，但这仅为专家意见，并未经过临床试验证实。

（3）氨甲环酸：手术或创伤后病人出现纤溶。无论手术后病人纤溶反应正常抑或亢进，抗纤溶药物均能减少失血，且不明显增加术后并发症。

氨甲环酸是一种人工合成的赖氨酸衍生物，通过阻断纤溶酶原的赖氨酸结合位点抑制纤溶。超过 50 项临床试验涉及近 4 000 例择期术后病人，结果显示，氨甲环酸治疗能够使需要输血的病人减少 1/3，但病死率并无差异。在一项由 40 个国家参与的随机对照研究中，共有超过 20 000 例严重出血或高危创伤病人入选。发病 8 小时内将病人随机分为氨甲环酸治疗组（10 分钟内推注负荷剂量 1g 后，8 小时内静脉输注 1g）和安慰剂对照组。结果表明，氨甲环酸治疗组 4 周病死率显著降低（14.5% vs. 16.0%），其中以出血导致的死亡减少最为明显(4.9% vs. 5.7%)。这是迄今为止有关创伤出血的最大规模的预后研究。应当指出的是,研究并未发现氨甲环酸治疗增加严重并发症的发生。更为重要的是,研究入选标准仅根据临床表现而非实验室检查结果。可以推测,如果根据实验室检查结果指导治疗,有可能得到更明显的疗效。

但是,上述研究并未测定纤溶活性,因此无法深入探讨氨甲环酸降低病死率的确切机制。尽管如此,既往研究表明,创伤后纤溶亢进是凝血功能障碍的常见表现。因此,氨甲环酸等抗纤溶药物有可能通过这一机制发挥作用。

(杜 斌)

第四节 急性肺损伤与急性呼吸窘迫综合征

自从1967年Ashbaugh首次提出急性呼吸窘迫综合征(acute respiratory distress syndrome, ARDS)的概念以来,对于急性肺损伤(acute lung injury, ALI)和ARDS病理生理学过程的认识已经取得了很大进展,但治疗策略仍以支持治疗为主。2000年以来的临床试验证实,适当的机械通气策略能够避免ALI/ARDS病人出现进一步肺损伤,并改善临床预后。

【定义与诊断标准】

1967年以来,曾先后提出多种ARDS诊断标准,造成了临床和流行病学研究的困难。直至1994年北美呼吸病-欧洲危重病学会专家联席评审会议(AECC)发表了ALI/ARDS的定义与诊断标准,将ALI/ARDS定义为多种病因引起的急性呼吸功能衰竭综合征,其病理生理特点为非心源性肺水肿、低氧血症和弥漫性肺实质实变。ALI是这一临床综合征的早期阶段,低氧血症程度较轻,而ARDS则是ALI较为严重的阶段(表20-11)。

表20-11 1994年AECC有关急性呼吸窘迫综合征(ARDS)和急性肺损伤(ALI)的诊断标准

急性肺损伤(ALI)	
病程	急性发病
氧合指数	$PaO_2/FiO_2 \leq 300mmHg$(无论PEEP大小)
胸片	正位胸片显示双肺浸润影
肺动脉楔压	≤18mmHg,或没有左房压升高的临床表现
急性呼吸窘迫综合征(ARDS)	
除氧合指数指标外,其余标准同ALI	
氧合指数	$PaO_2/FiO_2 \leq 200mmHg$(无论PEEP大小)

注:PEEP,呼气末正压

AECC的定义与诊断标准广泛应用于临床实践与研究以后,极大促进了ALI/ARDS流行病学及临床研究,加深了人们对于这一临床综合征的认识,从而改进了ARDS的治疗。但是,多年来的研究也显示出AECC的诊断标准存在很多问题(表20-12)。因此,经过了为时1年半的讨论,由欧洲危重病医学会(ESICM)与美国胸科学会(ATS)组成的委员会于2012年发表了ARDS的柏林定义(表20-13)。根据柏林定义,ARDS是一种急性弥漫性肺部炎症,可导致肺血管通透性升高,肺重量增加,参与通气的肺组织减少。其临床特征为低氧血症,双肺透光度降低,肺内分流和生理无效腔增加,肺顺应性降低。ARDS急性期的病理学特征包括弥漫性肺泡损伤(即水肿、炎症、透明膜或出血)。

【流行病学】

1. 发病率　有关ARDS发病率的最早报道来自美国国立心肺血液研究所(NHLBI)。据NHLBI估计,1972年美国ARDS年发病率约为75例/(100 000人·年)。后续研究多采用改良氧合指数(PaO_2/FiO_2)、国际疾病分类编码(ICD-9)或肺损伤评分(LIS)作为诊断标准,估计ARDS发病率介于1.5～8.4例/(100 000人·年)。

1992年以来的多项研究显示,ARDS发病率约为4.9~13.5例/(100 000人·年),而近期研究提示,ARDS发病率可高达59例/(100 000人·年)。上述研究虽然都采用了AECC的ARDS标准,但是各个国家或地区间ARDS的发病率存在显著差异,可能与危险因素不同有关。

2. 病因　ALI/ARDS的病因可分为直接(原发性)和间接(继发性)两种。前者指对肺的直接损伤,如肺炎、肺挫伤等,后者则指肺外疾病或损伤通过激活全身炎症反应所产生的肺损伤,包括全身性感染、腹腔感染、急性胰腺炎和多发创伤等(表20-14)。有限的临床资料显示,原发性与继发性ARDS的肺部影像学及呼吸力学特征存在显著差异,可能影响治疗策略的选择。

表 20-12 AECC 定义存在的局限性以及柏林定义的解决方案

	AECC 定义	AECC 局限性	柏林定义的解决方案
时机	急性起病	没有针对急性的定义	说明了急性起病的时间窗
ALI	所有病人 PaO_2/FiO_2 ≤ 300mmHg	PaO_2/FiO_2 201~300mmHg 的病人可以导致 ALI/ARDS 分类错误	根据疾病严重程度将 ARDS 分为互不包含的 3 个亚组 取消了 ALI 的概念
氧合指数	PaO_2/FiO_2 ≤ 300mmHg（无论 PEEP）	不同的 PEEP 和 / 或 FiO_2 对 PaO_2/FiO_2 比值的影响不一致	各个亚组中加入了有关最小 PEEP 的内容 在重度 ARDS 组，FiO_2 的作用不甚重要
胸片	前后位胸片显示双侧浸润影	不同医生对胸片的解读一致性很差	明确了胸片的标准 建立了胸片的临床实例
PAWP	PAWP ≤ 18mmHg，或没有左房压升高的临床证据	PAWP 高与 ARDS 可以并存 不同医生对于 PAWP 及左房压升高的评估一致性很差	取消了 PAWP 的要求 静水压升高的肺水肿不是呼吸衰竭的主要原因 建立了临床实例以帮助排除静水压升高的肺水肿
危险因素	无	定义中并未涉及	纳入诊断标准 当未能确定危险因素时，需要客观排除静水压升高的肺水肿

注：AECC，欧美共识会议；ALI，急性肺损伤；ARDS，急性呼吸窘迫综合征；PAWP，肺动脉楔压；PEEP，呼气末正压

表 20-13 ARDS 的柏林定义与诊断标准

	急性呼吸窘迫综合征
发病时机	在已知诱因后，或新出现或原有呼吸系统症状加重后 1 周内发病
胸部影像学[a]	双肺透光度减低，且不能完全用胸腔积液、肺叶不张或结节解释
肺水肿来源	无法用心功能衰竭或液体负荷过多解释的呼吸衰竭 如果没有危险因素，则需要客观评估（如心脏超声检查）排除静水压升高的肺水肿
低氧血症[b]	
轻度	PEEP 或 CPAP ≥ 5cmH_2O 时，200mmHg<PaO_2/FiO_2 ≤ 300mmHg[c]
中度	CPAP ≥ 5cmH_2O 时，100mmHg<PaO_2/FiO_2 ≤ 200mmHg
重度	CPAP ≥ 5cmH_2O 时，PaO_2/FiO_2 ≤ 100mmHg

注：CPAP，持续气道正压；PEEP，呼气末正压

[a] 胸片或 CT 扫描

[b] 如果海拔超过 1 000m，应根据如下公式进行校正：[PaO_2/FiO_2 ×（大气压 /760）]

[c] 轻度 ARDS 病人可能接受无创通气

表 20-14 急性呼吸窘迫综合征的常见病因

直接肺损伤	误吸和其他化学性肺炎 感染性肺炎 肺挫伤、胸部贯通伤
远隔脏器损伤	炎症、坏死、缺血再灌注损伤 全身性感染：腹腔内感染、菌血症、真菌血症、脑膜炎 多发创伤、烧伤 休克 急性胰腺炎

3. ARDS 的病程 对 ARDS 发病过程的观察显示，继发于全身性感染、创伤或误吸的 ARDS 病人中，50% 在具备危险因素 24 小时内罹患，至 72 小时后累计约 85% 的病人罹患，其余病人也在随后数日内发生 ARDS。当病人满足严重全身性感染的诊断时，约有 20% 已经出现 ARDS；相反，仅有极少数病人在创伤发生后立即出现 ARDS。这可能由于创伤的发生时间非常明确，而当病人满足严重全身性感染的标准前，感染及炎症反应已经持续了一段时间。

4. 预后 近年来，ALI/ARDS 病人的病死率有所降低，约为 30%~40%。ALI/ARDS 不良预后的相关因素包括高龄和全身性感染，而创伤病人预后较好。需要指出的是，呼吸功能衰竭（即低氧血症或无法控制的呼吸性酸中毒）约占 ALI/ARDS 直接

死因的20%,而多脏器功能衰竭才是主要死因,这从另一方面提示单纯纠正低氧血症可能无法改善ALI/ARDS预后。

年轻病人并发症少,存活率较高,病情恢复更快。转出ICU后病人的肺功能逐渐改善,最初3~6个月内恢复至正常水平的70%左右,至1~5年恢复至正常水平的85%,但弥散功能和活动耐量仅相当于正常的70%。病人接受机械通气的时间越长,疾病越严重,其最终表现的限制性通气功能障碍越明显。另外,ARDS的后果并不仅限于呼吸系统。长时间机械通气病人容易发生长期的肌肉萎缩和无力,生活质量较差,记忆、认知和注意力都有一定程度的损害。

【发病机制】

如前所述,ARDS是一种肺部炎症。但是,无论原发性抑或继发性ARDS,上述炎症均可引发全身性炎症反应,从而对远隔脏器造成损伤,导致MOF。

另外,不恰当的机械通气策略本身也可以引发肺损伤即呼吸机诱发肺损伤(VILI),其机制如下:容积伤(volutrauma):ARDS病人参与正常通气的肺组织仅有30%,因此给予"正常"潮气量时可引起吸气末肺泡过度膨胀。此时过高的跨肺压可导致气压伤(肺间质气肿、气胸、纵隔气肿和气腹)或细胞损伤,从而加重炎症反应。剪切力损伤(atelectrauma):呼气末肺容积过低可导致肺泡塌陷,而在吸气相发生复张。肺泡这种随呼吸周期的反复开放和塌陷(tidal recruitment)所产生的剪切力引起上皮细胞损伤。呼气末正压(PEEP)有助于保持呼气末肺泡开放,从而减少肺损伤。氧中毒:吸入氧浓度过高可产生细胞毒性自由基,损伤上皮细胞。同时,较高的吸入氧浓度还可以导致吸收性肺不张。

【病理学】

ARDS的病理学特征为累及血管内皮和肺泡上皮的弥漫性肺泡损伤(DAD)。ARDS的病理学表现可分为三个阶段:渗出期:发病后24~96小时,主要特点是毛细血管内皮细胞和Ⅰ型肺泡上皮细胞受损,导致血管通透性增加,形成间质和肺泡水肿。渗出液中包含血浆蛋白、白细胞、红细胞、血小板及凝血因子,从而在上皮细胞破坏明显处形成透明膜。与此同时,原有表面活性物质失活,并产生异常的表面活性物质。肺泡水肿、实变和萎陷导致低氧血症和肺顺应性下降。增殖期:发病后3~7天,显著增生出现于发病后2~3周。主要表现为Ⅱ型肺泡上皮细胞大量增生,覆盖脱落的基底膜,肺水肿减轻,肺泡膜因Ⅱ型上皮细胞增生、间质中性粒细胞和成纤维母细胞浸润而增厚,毛细血管数目减少。肺泡囊和肺泡管可见纤维化,肌性小动脉内出现纤维细胞性内膜增生,导致管腔狭窄。纤维化期:肺组织纤维增生出现于发病后36小时,7~10天后增生显著,若病变迁延不愈超过3~4周,肺泡间隔内纤维组织增生致肺泡隔增厚,Ⅲ型弹性纤维被Ⅰ型僵硬的胶原纤维替代,其含量可增加至正常的2~3倍,并与病死率相关。

【病理生理学改变】

ARDS最主要的病理生理学改变为低氧血症和肺顺应性降低。ARDS病人约60%~70%的肺泡通气异常甚至完全塌陷,从而形成肺内分流,这是引起低氧血症的最主要原因。当存在明显的肺内分流时,单纯增加吸入氧浓度无法提高动脉血氧分压。另外,低氧性肺血管收缩(HPV)这一生理反应可减少低通气肺组织的血流,在一定程度上改善通气血流比,提高动脉氧分压(PaO_2)。炎症局部产生的扩血管物质(如前列腺素和NO)以及治疗使用的血管扩张药物(如硝酸酯)能够抑制HPV。

ARDS早期,弥漫性肺泡水肿、实变和塌陷可导致肺顺应性降低。传统观点认为,ARDS肺部浸润呈均一性分布。然而,CT扫描研究显示,尽管ARDS病人肺内浸润主要位于重力依赖区域,但肺实质中水肿仍呈均一性分布。在重力影响下,水肿形成及静水压升高造成肺重量增加,使得沿重力作用方向的肺泡内气体含量逐渐减少,从而引起肺泡塌陷集中于重力依赖区域的不均一现象。另外,研究表明,ARDS病人肺顺应性与病变肺组织容积无关,而仅与可通气肺组织容积相关,提示吸气过程中开放的肺容积越小,顺应性越低。事实上,ARDS病人通气正常的肺组织比顺应性正常,提示此时顺应性的下降是由于不张的肺组织所造成的。在部分ARDS病人尤其是肺外源性ARDS病人,病态肥胖、腹腔内压力升高等因素可降低胸壁顺应性,是导致呼吸系统顺应性降低的主要因素。

【ARDS的治疗】

1. 针对原发病因的治疗　作为一种临床综合征,ARDS的病因治疗最为重要。例如,针对外科病人应当在病程早期采取积极的干预措施如脓肿引流、坏死组织清除和/或骨折固定等。如果ARDS的原发病因未能得到有效控制,则支持治疗措施亦无法取得良好疗效。

2. 液体治疗　谨慎的限液措施可能减轻肺水

肿，改善呼吸力学及气体交换。ARDS协作网的多中心研究结果表明，保守的液体治疗措施能够改善肺功能，缩短机械通气时间及ICU住院日。但是，该研究的主要预后指标即住院病死率无显著差异。限液治疗措施往往包括应用胶体液及利尿药物。

需要说明的是，限液治疗的前提是病人血流动力学稳定。对于血流动力学不稳定的病人采用限液治疗应非常慎重，因为利尿可能导致低血容量，加重组织灌注不足。

3. 营养支持治疗　由于ARDS病人住院日较长，应尽早开始营养支持治疗。如无禁忌证，应优先采用肠内营养。近期ARDS协作网的研究表明，与足量肠内营养（非蛋白热量25～30kcal/kg）相比，在ARDS发病最初6天内应用低热量肠内营养（400 kcal/d）能够改善胃肠道耐受性，但并不影响60天病死率、脱离机械通气时间及感染并发症。另外，补充ω-3脂肪酸、γ-亚麻酸和抗氧化剂不能改善ARDS病人临床预后。

4. 机械通气治疗策略　针对ARDS的机械通气策略以小潮气量和中等水平的PEEP为基础。

潮气量过大和/或跨肺压过高可导致肺泡过度膨胀，引起VILI，从而加重原发肺损伤，影响病人预后。ARDS协作网的多中心临床试验表明，对于ARDS病人采用保护性通气策略即小潮气量（6ml/kg理想体重）和低肺泡压力（吸气末平台压力不超过30cmH$_2$O）可改善住院生存率。

目前采用的机械通气策略多维持潮气量6~8ml/kg理想体重，可能因肺泡低通气导致二氧化碳潴留，此时可考虑适当增加分钟通气量。若无自主呼吸状态下监测吸气末平台压力不超过30cmH$_2$O，仍可适当增加潮气量。另外，对于胸壁顺应性明显降低的ARDS病人（病态肥胖，腹腔高压综合征等），也可适当提高对潮气量和/或平台压力的限制。如不能增加潮气量，亦可考虑加快呼吸频率。ARDS病人呼吸系统顺应性较差，肺泡排空所需时间通常较短。因此，只要保证呼气完全即呼气末气流流量为0，即可适当加快呼吸频率以提高分钟通气量。静脉输注缓冲液如碳酸氢钠仅能暂时纠正pH。若不能相应增加分钟通气量，则需警惕单纯输注缓冲液可能加重酸血症的风险。另外，临床研究证实，只要能够维持pH在代偿范围，PaCO$_2$缓慢升高并不一定对病人有害。这种策略称为“允许性高碳酸血症”（PHC）。PHC的禁忌证包括高颅压、右心功能衰竭和酸血症持续恶化。

从理论上讲，PEEP可以防止呼气末肺泡塌陷，减少肺内分流，同时避免剪切力损伤。但是，由于ARDS病人肺内病变呈现不均一性的特点，同一水平的PEEP可能使得没有参与通气的肺泡复张，同时可能引起通气正常肺泡的过度膨胀。近期有关比较不同PEEP水平的临床试验均未能证实PEEP对于ARDS病人预后的有益作用。究其原因，可能与最适PEEP水平的判断方法尚缺乏共识有关。床旁确定PEEP水平可以采取的简单方法是在完全控制通气条件下，维持压力控制水平不变，逐步增加PEEP水平。如果潮气量增加或维持不变，则提示PEEP水平有可能导致肺泡复张，且尚未造成通气正常肺组织的过度膨胀。

使得塌陷肺泡开放所需的压力可能远远超过维持肺泡开放所需的压力。同时，小潮气量通气也有导致肺泡塌陷的倾向。因此，有专家建议，在实施小潮气量和低吸气压力的保护性肺通气策略的同时，应当进行肺复张（RM）。目前常用的肺复张措施包括控制性肺膨胀即持续气道正压（CPAP）、改良后的叹气功能以及压力控制通气。上述操作均通过设置较高的气道压力（初始的PEEP/CPAP设置通常为30cmH$_2$O）且维持较长时间（30~60秒）以期达到肺泡复张的目的。吸纯氧时PaO$_2$/FiO$_2$超过400mmHg可能提示肺泡复张接近完全（> 95%）。但是，肺复张可能导致血流动力学不稳定。而且，尚无临床研究显示肺复张措施能够改善ARDS病人预后。

尚无证据显示，不同的机械通气模式能够影响ARDS病人的预后。近年来，有限的临床研究提示，高频振荡通气（HFOV）可能在较低的气道压力下保证气体交换，从而减少VILI。大样本的临床试验正在进行中。

在考虑机械通气策略时需要特别指出的是，由于ARDS病人肺部病变呈现不均一分布的特征，有可能导致同一呼吸机参数（如潮气量、PEEP）或操作（肺复张）对病变程度不同肺泡的影响迥然不同。这可能是试图通过机械通气策略改善ARDS临床预后的难点之一。

5. 俯卧位通气　ARDS病人的肺泡塌陷主要位于重力依赖区域即下肺或背侧肺组织。采用俯卧位通气后，PaO$_2$可呈现显著而持续的改善，但恢复仰卧位后则会以不同速度下降。俯卧位通气改善气体交换的机制尚未阐明。尽管重力因素可使气体重新分布到原来塌陷的背部区域，但这并不能解释俯卧位的作用可以在一段时间内持续存在的现象。另外，俯卧位可能改变胸壁形态和力学特性，从而使气体由通气良好的腹侧肺区域转向以前塌陷的背侧区域。

推荐对俯卧位通气病人进行完全镇静，并经常使用神经肌肉阻滞剂以方便操作。近期的 meta 分析提示，俯卧位通气有可能改善重症 ARDS 病人（PaO_2/FiO_2<100mmHg）的住院病死率。

6. 皮质激素 ARDS 的病理学改变包括持续性炎症和肺实质细胞增生，因此，有研究者相信，应用皮质激素有可能抑制纤维增殖，从而改变疾病病程。最初，一些小样本单中心研究显示大剂量皮质激素治疗能使晚期 ARDS 获益。然而，ARDS 协作组的一项多中心研究表明，除改善 PaO_2 以及肺顺应性等已知生理作用外，皮质激素并无其他益处。而且，对 ARDS 发病超过 13 天的病人应用甲泼尼龙［2mg/(kg·d)］，不仅无法改善生存率，而且可能增加风险。基于这一研究，不推荐在 ARDS 病人常规使用皮质激素。

7. 镇静和/或神经肌肉阻滞剂 镇静和/或神经肌肉阻滞能够改善人机同步性，并提供较高水平的呼吸支持，改善 ARDS 病人的气体交换。多数临床医生仅在通气及氧合最为困难的病例应用神经肌肉阻滞剂。研究显示，发病 48 小时内应用神经肌肉阻滞剂，能够显著改善重症 ARDS 病人 90 天病死率。然而，使用神经肌肉阻滞剂，尤其与类固醇激素联合应用超过 72 小时，可引起长期肌无力及危重病多发性神经肌病。

8. 吸入 NO 对于大多数 ARDS 病人，吸入 NO 可缓解肺动脉高压，改善动脉氧分压。但是，这种生理作用仅为一过性，且多数情况下不能显著改变通气治疗。目前，ARDS 病人吸入 NO 的最佳适应证是作为复杂治疗前的过渡治疗措施，用于重度低氧血症病人的病程早期有助于稳定病情。

9. 体外膜氧合（ECMO） ECMO 可以暂时替代经肺呼吸，使得损伤严重的肺能够得到休息和恢复。早期有关 ARDS 的多项研究并未显示 ECMO 改善预后的作用。近年的多中心临床研究显示，与传统机械通气相比，ECMO 能够改善重症 ARDS 病人的 6 个月生存率。另外，针对 2009 年 H1N1 甲型流感病毒的研究也表明，ECMO 能够改善重症肺炎病人的住院病死率。目前观点认为，高度专业化及多学科团队协作是 ECMO 改善预后的重要前提。

（杜 斌）

第五节 全身感染相关急性肾损伤

全身感染是重症监护病房（ICU）常见的临床综合征，是重症病人死亡的主要原因。急性肾损伤（acute kidney injury，AKI）是全身感染最常见的并发症之一，AKI 发生后又会促进和加重其他脏器的损伤，导致多脏器功能不全。虽然 AKI 的治疗方法不断改进，但发病率和病死率仍然高居不下。因此，必须重视全身感染相关 AKI 的流行病学、病理生理机制和早期诊断的研究，探索预防和治疗的新途径。

【流行病学】

BEST Kidney 研究对 23 个国家 54 家 ICU 29 269 例病人进行了前瞻性调查，提示 AKI 和全身感染相关 AKI 的发生率分别为 5.7% 和 47.5%。NEiPHROS 的多中心研究报道，2 164 例 ICU 病人中 AKI 的发生率为 10.8%，其中全身感染导致的 AKI 占 25.6%。Bagshaw 等进行的一项关于早期 AKI 的回顾性研究显示，57 个 ICU 33 375 例全身感染病人中，AKI 的发生率达 42.1%。全身感染已成为 AKI 的主要诱发因素。

AKI 的发生时间值得关注。文献报道，64% 的感染性休克病人 24 小时内会进展为 AKI。在一项回顾性研究中发现，感染性休克的病人中 65% 的病人在入 ICU 24 小时内发生 AKI，而晚期发生 AKI 的病人病死率明显高于早期 AKI 病人。Hoste 等的研究显示从全身感染到 AKI 的平均时间大约为 3d。可见，全身感染 AKI 的早期诊断、预防和治疗尤为重要。

全身感染的严重程度与 AKI 的发生密切相关。Rangel-Frausto 等的研究发现，从全身感染、严重感染到感染性休克，需要持续肾脏替代治疗（CRRT）的病人从 24%、39% 增加至 89%。Lopes 等发现，全身感染、严重感染到感染性休克 AKI 的发病率分别为 4.2%、22.7% 和 52.8%。根据 RIFLE 分级标准，全身感染 AKI 的发病率在损伤期为 16.3%，衰竭期为 9.6%，而在非感染相关 AKI 病人分别为 12.6% 和 5%。

【病理生理学】

1. 肾脏的血流动力学变化　正常情况下肾脏的血流量占心排血量的20%。既往多认为严重感染时全身微小血管扩张和肾血管的收缩，导致肾脏血流量下降和肾脏灌注不足，是全身感染相关AKI的主要发病机制。目前仅有的几个研究提示，全身感染ICU病人的肾血浆流量是明显升高的。在高动力感染性休克动物模型中，随着心排血量的升高，肾脏血流量升高达2倍以上。因此，肾脏血流量减少并非严重感染时肾损伤的主要机制。在严重感染的高血流动力学状态下，即使在肾脏血流增加、肾脏灌注不减少的情况下，肾损伤仍可发生。

正常情况下，肾脏血流的分布皮质层占80%左右，由入球小动脉提供，髓质外层与髓质内层占10%~20%左右，由出球小动脉提供。广泛的微循环障碍是SIRS的关键因素，肾脏微循环的功能改变可能在全身感染相关AKI的发展中起到关键作用。

严重感染时肾小球内血流动力学的变化有可能导致肾小球滤过率（GFR）下降。在高血流动力学感染性休克绵羊模型观察到，肾小管功能未受明显损伤的情况下，虽然肾血流明显增加，但GFR仍然下降；而随着肾血流的恢复，GFR也随之改善。由此推论，这可能是肾小球内血流动力学发生变化所致，即严重感染引起肾小球入球小动脉和出球小动脉扩张，但后者扩张更明显，则引起肾小球内滤过压力的下降，引起GFR下降，从而导致AKI，而肾缺血并非感染相关AKI的发病机制。

此外，肾脏后负荷同样对肾功能产生影响。Damman等发现CVP增高与心血管疾病病人肾功能损害相关。Jessup等也提出降低CVP可以改善肾功能和预后。在猪感染性休克模型中发现AKI组各时间点的CVP均高于对照组，提示充血性AKI可能是全身感染的独特病理生理学表现。

2. 内皮损伤　全身感染导致AKI时，白细胞在血管内皮细胞表面滚动、黏附和穿越内皮，移行至肾小管上皮细胞基膜，释放炎症介质和活性氧，损伤肾小管上皮细胞离子泵功能，引起细胞肿胀、变性、坏死或凋亡，导致细胞通透性增加。革兰阳性菌外毒素可产生超抗原，与抗原呈递细胞、主要组织相容性复合物Ⅱ类分子和T细胞受体结合，活化T细胞产生大量前炎症细胞因子。革兰阴性菌释放脂多糖入血，与膜蛋白CD14结合，转运脂多糖的白细胞，释放大量炎性细胞因子及其他生物活性物质，激活线粒体，释放细胞色素C，活化凋亡蛋白酶，损伤内皮细胞。

肾脏内皮细胞除了参与保持血管张力、维持血管通透性和凝血与抗凝外，还与肾小球滤过功能有关，内皮细胞损伤参与了肾小管周围毛细血管的功能不全。因此，内皮损伤在AKI的发生和发展中具有重要地位，加深其研究有利于认识AKI的发病机制，探寻防治AKI的新方法。

3. 全身感染导致急性肾损伤的其他机制　全身感染相关AKI的发病机制是多因素的，还涉及细胞生物学、炎症免疫反应等多个方面。近年来的研究表明，严重感染产生的活性氧族及活性氮族所致的细胞器功能障碍，尤其线粒体功能受损可能在器官功能障碍中起重要作用，但尚需进行深入研究，以求对严重感染所致AKI有更全面的认识。

【定义和诊断】

大量临床研究显示，肾功能轻度损伤即可导致急性肾衰竭（acute renal failure，ARF）发病率与病死率明显增加。急性肾损伤概念的提出是期望在ARF早期，GFR开始下降甚至肾脏有损伤（组织学、生物标志物改变）而GFR尚正常的阶段将之识别，以便及早干预。

2002年，急性透析质量指导组（acute dialysis quality initiative group，ADQI）制定了AKI/ARF的“RIFLE”分级诊断标准，分为5期：1期，风险期（risk of renal dysfunction，R）；2期，损伤期（injury to the kidney，I）；3期，衰竭期（failure of kidney function，F）；4期，失功能期（loss of kidney function，L）；5期，终末期肾病期（end-stage kidney disease，ESKD）。其中风险期（R）、损伤期（I）和衰竭期（F）3个严重程度级别以尿量和血清肌酐浓度变化为基础。功能丧失期（L）和终末期（ESKD）2个预后级别以肾功能丧失的持续时间划分，分别为4周和3个月。具体分级诊断标准见表20-15。

表20-15　AKI/ARF的RIFLE分级诊断标准

分级	Scr或GFR	尿量
风险（Risk）	Scr上升至或超过原来的1.5倍或GFR下降>25%	<0.5ml/（kg·h），>6h
损伤（Injury）	Scr上升至或超过原来的2倍或GFR下降>50%	<0.5ml/（kg·h），>12h

续表

分级	Scr 或 GFR	尿量
衰竭(Failure)	Scr 上升至或超过原来的 3 倍或 GFR 下降 >75% 或 Scr ≥ 4mg/dl,急性增加≥ 0.5mg/dl	<0.3ml/(kg·h),>24h 或无尿,>12h
肾功能丧失(Loss)	持续肾衰竭 >4 周	
终末期肾病(ESKD)	持续肾衰竭 >3 个月	

2005 年,急性肾损伤网络(acute kidney injury network,AKIN)在 RIFLE 基础对 AKI 的诊断及分级标准进行了修订,将 AKI 定义为:由导致肾脏结构或功能变化的损伤引起的肾功能 48 小时内突然下降,表现为血肌酐升高,绝对值≥ 26.4μmol/L;或血肌酐较基础值升高≥ 50%;或尿量 <0.5ml/(kg·h)超过 6 小时。AKIN 共识仍然使用 RIFLE 分层诊断标准,但仅保留前 3 个急性病变期,且对分级标准作了调整。具体分级诊断标准见表 20-16。

AKIN 的分期诊断标准与 RIFLE 分级诊断标准的区别主要有:①仅保留前 3 个急性病变期,去掉了 L 和 E 两个级别,因为这 2 个级别属预后判断,与 AKI 的严重性无关;②去掉了 GFR 的标准,在急性状态下评价 GFR 的可靠性差,而 Scr 的相对变化可以反映 GFR 的变化;③规定了诊断 AKI 的时间窗为 48 小时。强调了血肌酐的动态变化,为临床上 AKI 的早期干预提供了可行性;④规定只要血肌酐轻微升高 >26.4μmol/L(0.3mg/d1)可作为 AKI 1 期的诊断依据,提高了诊断的灵敏度。

表 20-16　AKI 的 AKIN 分级诊断标准

分期	Scr	尿量
1 期	增加≥ 26.4μmol/L(0.3mg/dl)或增至基线的 150%~200%	<0.5ml/(kg·h),>6h
2 期	增至基线的 200%~300%	<0.5ml/(kg·h),>12h
3 期	增至基线的 300% 以上或在 Scr ≥ 353.6μmol/L(4mg/dl)的基础上急性增加≥ 44.2μmol/L(0.5mg/dl)	<0.3ml/(kg·h)×24h; 或无尿 ×12h

需注意的是,以尿量改变作为诊断与分期标准时,需考虑到影响尿量的一些因素如尿路梗阻、血容量状态、利尿剂的使用等。此外,由于血肌酐受年龄、性别、种族、营养及分布、排泌等综合作用的影响,且灵敏度较差,故并非最佳的肾损伤标志物。寻找其他更特异、灵敏的 AKI 标志物,仍是今后 AKI 研究的一个方向。现已发现部分有价值的肾损伤生物学标记物,如肾损伤分子 -1(KIM-1)、中性粒细胞明胶酶相关脂质运载蛋白(NGAL)、钠氢交换子 3(NHE3)、IL-18、半胱氨酸蛋白酶抑制剂 C(Cystatin C)和肝素结合蛋白(Cyr61)等。就目前的基础研究、转化研究及少量临床研究表明,这些指标可能有更好的敏感性,并可能对 AKI 的病因进行区分。但所有这些标记物尚属于评估阶段,距离临床应用仍有一段距离。

基于上述标准,全身感染相关 AKI 定义为:①符合全身感染的定义和诊断,目前普遍采用 1992 年美国胸科医师协会和危重病医学会制定的共识标准;②达到 RIFLE 或 AKIN 分级标准;③除外其他可以导致 AKI 的原因(如造影剂、肾毒性药物等)。

【治疗】

1. 保证肾脏有效灌注　虽然缺血性损伤可能并非感染相关 AKI 的主要原因。但在感染性休克时,相对循环容量不足、CO 降低和低血压都会减少肾血流量,故保证肾脏有效灌注仍是肾脏保护的重要措施。在早期充分液体复苏的前提下,加用血管活性药物是保持靶器官有效灌注的基本原则。

正如前述,过高的血容量和液体正平衡与增加 AKI 的发病率和病死率相关。因此,在保持血流动力学稳定的前提下,保守的容量策略对 AKI 病人可能更有利。不同的复苏液体也可能对肾脏产生影响。VISEP 研究发现,与明胶相比,羟乙基淀粉会增加急性肾衰竭的风险。然而,羟乙基淀粉的种类和分子质量各不相同,上述结果是否能够推广到所有羟乙基淀粉制剂尚需进一步验证。白蛋白在液体复苏中的作用仍然存在争议。SAFE 研究发现,与晶体液相比,白蛋白用于液体复苏虽然没有额外获益,但也没有额外的风险。

除维持循环容量外,及时应用升压药物维持灌注压对于感染性休克同样重要。有研究提示平均动脉压(MAP)小于 65mmHg 是 AKI 发生的独立危险因素。另有研究表明,去甲肾上腺素在改善血流动力学的同时,能够增加尿量,改善肾脏功能。此外,在感染性休克时大量炎症介质能够降低血管内皮对儿茶酚胺的敏感性。因此,可以尝试血管加压素与儿茶酚胺联合应用,但并没有发现这一治疗可以改善预后和AKI 的发生。

2. 其他药物治疗 小剂量多巴胺虽长期用于AKI的预防和治疗,但其疗效并未得到临床研究的证实,已有多项研究证实小剂量多巴胺没有肾脏保护作用。利尿剂对AKI的治疗作用尚存在争议。Karajala等对有关渗透性利尿剂、袢利尿剂和奈西立肽的文献进行了系统评价,结论是利尿剂对预防和改善已经发生的AKI没有益处,至多是减少因容量过多所致的肺水肿症状。非诺多泮是一种多巴胺受体激动剂,除具有升压作用外,还可预防肾脏损害。在一项前瞻性双盲安慰剂的临床对照研究表明,预防性注射非诺多泮,AKI的发生率显著降低。

3. 肾脏替代治疗 肾脏替代治疗在AKI的治疗中占有非常重要的地位,尤其是对于危重的肾衰竭病人。肾脏替代治疗分为间断血液透析(intermittent heamodialysis,IHD)和持续肾脏替代治疗(continuous renal replacement therapy,CRRT)。CRRT是目前ICU中最常用的肾脏支持技术,其特点是连续性、缓慢清除水和溶质,对血流动力学影响较小。

AKI病人CRRT的时机不甚明确,RIFLE和AKIN诊断标准出台后,有专家建议全身感染伴有进展迅速的急性肾损伤,符合RIFLE标准的损伤期,或存在液体过多的表现时,即可行CRRT。

有人采用高通量血液滤过的方法清除炎性介质,以期达到治疗严重感染、感染性休克合并AKI的目的。小样本的研究发现,难治性感染性休克病人采用短时间高容量血液滤过(35L/4h)可改善血流动力学,但尚需大规模随机对照性临床试验证实,目前对高通量持续血液滤过治疗感染相关AKI仍有很大争议。

【预后】

全身感染相关AKI病人的死亡率明显高于非感染相关AKI病人。BEST Kidney研究发现全身感染是住院死亡风险的独立危险因素。Hoste等的研究显示全身感染AKI病人的住院死亡率是单纯全身感染病人的2倍(56.7% vs. 28.4%)。虽然全身感染相关AKI病人的短期死亡率明显升高,但有关远期生存率的资料却鲜有报道。

肾功能的恢复是长期生存质量的重要指标。有研究显示,全身感染相关AKI病人肾脏功能恢复的比例明显高于非感染相关AKI病人。BEST Kidney研究显示,在基础肾功能正常的出院病人中,5.7%的全身感染相关AKI病人和7.8%的非感染相关AKI病人需要肾脏替代治疗。而既往有慢性肾脏疾病的病人,全身感染相关AKI病人不需要肾脏替代治疗的比例要低于非感染相关AKI病人(16.7% vs. 24.7%,P=0.28)。

(席修明)

第六节 感染与凝血功能障碍

(一) 感染与炎症反应

感染所引起的机体反应,即全身炎症反应。其他物理、化学、生物等损伤也可以导致全身炎症反应。在临床医疗实践中,感染所致的全身炎症反应是最常见和最主要的医疗问题。20世纪90年代初,以Roger Bone为代表的一批学者提出了全身炎症反应综合征(systemic inflammatory response syndrome,SIRS)的概念,并界定感染与炎症反应彼此的关系(图20-7)。

SIRS包括感染性与非感染性两类。全身感染(sepsis)指的是感染(infection)引起SIRS(图20-7),涉及两个方面,即外界病原微生物通过体表或体腔侵袭机体以及机体对于病原微生物的侵袭产生的波及全身性反应。

适度的SIRS是机体的重要自身防御机制,可以抵御致病微生物,保护组织免受损伤。相当一

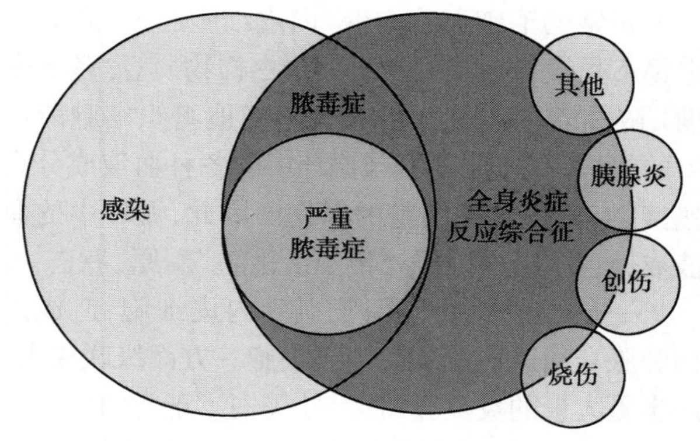

图20-7 感染与炎性反应的关系

部分的感染往往被机体的免疫防御限制于局部,即所谓局部感染(local infection),而不表现为全身感染(sepsis)。早期SIRS,可以转化为“代偿性抗炎症反应综合征”(CARS)。SIRS目的在于清除入侵的致病菌,亦可损害健康组织。CARS可以限

制局部和全身性组织损伤，却增加继发感染的易感性。SIRS 抑或 CARS，一方绝对压倒另一方，都是有害的。如果 SIRS 反应过度，而 CARS 不能与之抗衡，炎症反应可以失控，呈现一系列的"瀑布样"(cascade)级联反应，导致器官功能衰竭，即"严重感染"(severe sepsis)、感染性休克(septic Shock)，以及全身广泛的炎症反应和小血管内的血液凝集、DIC 等。

在医学临床实践中，人们很早就注意到严重感染的病人往往伴随有凝血功能的损伤，把 DIC 列为休克晚期的临床表现之一。为什么体表或体腔的某一个局部损伤能够引起机体严重的全身炎症反应甚至感染性休克，同时又伴随凝血功能障碍呢？近年来对于全身感染的临床与基础研究提示：遍布全身的毛细血管内皮细胞是 SIRS 发生发展的物质结构基础。

(二) 炎症反应的物质基础：血管内皮细胞

人体的毛细血管无处不在，有组织的地方，必然需要有毛细血管的血流灌注。

人体毛细血管展开后的表面积可以达到约 6 000m^2，接近一个标准田径场地的面积。如此大的面积是由覆盖于其内壁表面的血管内皮细胞所组成，有研究推算人体血管内皮细胞的数目在 10^{14} 以上，其重量几达 1~2kg。

内皮细胞间借助紧密连接结构而保持血管壁的完整，同时内皮细胞上又有着不同大小的孔道——或借助胞饮胞吞的方式——与细胞间连接一起允许某些物质通过而完成血液与组织细胞间的物质交换。

正常的毛细血管内壁(内皮细胞腔面)有着在电镜下呈微纤毛状的一组黏蛋白样物质(氨基葡聚糖)，隔离着内皮细胞下和大量其他组织细胞所产生的组织因子，使之不与循环中的各种血液成分直接接触，防止内皮细胞的损伤。因此，循环中的血液成分包括凝血因子处于非活化的"酶原"状态。

一旦炎症介质作用于血管内皮细胞，造成损伤肿胀和通透性改变。内皮细胞一方面级联放大，产生更大量的炎症介质，另外失去了正常的屏障作用，促使组织因子与循环中的血液成分接触，激活处于"酶原"性质的多种凝血与纤溶物质。这些活化的凝血(抗凝)因子从而触发了毛细血管内广泛的凝血与纤溶反应，进一步加重内皮细胞肿胀，通透性改变、微血栓形成、组织灌注减少、毛细血管渗漏、组织水肿，氧和其他物质交换障碍，组织细胞缺氧等损害，最后发生器官功能障碍，甚至死亡。

内皮细胞是凝血反应发生发展的基础和核心环节。内皮细胞在生理状态下参与合成及表达组织因子通路抑制物(tissue factor pathway inhibitor，TFPI)、血栓调节素(thrombomodulin，TM)、内皮细胞蛋白 C 受体(endothelial protein C receptor，EPCR)、组织纤溶酶原激活物(tissue plasminogen activator，t-PA)、NO、前列环素等，同时也参与合成及表达上述物质的拮抗物质，如：组织因子、纤溶酶原活化抑制物(plasminogen activator inhibitor、PAI)，vW 因子以及蛋白酶活性抑制物。全身感染时，炎症反应导致内皮细胞损伤后，前述各种物质的合成表达骤然改变，原有的平衡被打乱，导致凝血功能障碍。因此，血中 PAI、血栓调节素、vW 因子、NO、血小板衍生生长因子(platelet-derived growth factor，PDGF)等水平，可以早于目前临床常用的凝血功能筛查实验，较早地反映出内皮细胞的损伤及其对凝血功能、全身感染的影响，甚至和疾病严重程度成正比。

(三) 全身感染的"二次打击学说"：内皮细胞是炎症损伤的放大器

血管内皮细胞在全身感染的发生发展中起着核心作用，它首先是受损伤的主要靶细胞，同时又是进一步触发放大炎症反应的启动器，更是组织细胞低灌注终致器官功能障碍的直接杀手。

病原微生物入侵机体后一般出现 3 种可能：①被机体正常的免疫防御机制所清除；②机体免疫力削弱，病原体"悄然"定植于机体，在组织器官或体液中生长繁殖，破坏器官功能，致人死亡；③机体对于病原体产生过度的强烈反应，在全力与病原微生物斗争的同时，也可能因过度的炎症反应而损伤器官功能，甚至致死。

病原微生物侵袭机体，激活了体液中的众多细胞成分，同时也损伤着其附近的毛细血管，首先使得局部组织和循环血液中的细胞成分受到刺激活化，释放炎症介质。此时的炎症介质仅是小量，其作用于侵袭部位附近的内皮细胞，损伤内皮细胞及其表面的黏蛋白，使得内皮细胞通透性发生改变，局部毛细血管渗出增加；临床上可以表现为局部的"红、肿、热、痛"，即所谓"第一次打击(first hit)"。

毛细血管内皮细胞一旦被损伤刺激，将立即释放出更多的炎症介质，释出的炎症介质再进一步随血液循环于全身，刺激全身毛细血管的内皮细胞。全身无处不在的血管内皮细胞受到循环中炎症介质的刺激损伤，进一步释放出更大量的炎症介质，形成所谓级联放大的瀑布式(cascade)炎症反应，即所谓“第二次打击”（second hit），即“全身炎症反应综合征”（SIRS）。

受到损伤且肿胀的内皮细胞，不仅产生释放炎症介质，也使得正常循环的血液成分通过受到阻碍，产生所谓“窃流”，即一部分毛细血管所支配的组织细胞将没有携氧的红细胞等成分通过，氧和其他物质代谢受到损伤。同时，受到炎症介质刺激的白细胞更多地滚动黏附聚集于毛细血管内皮细胞上，进一步损伤毛细血管内皮细胞并游走于毛细血管外形成组织浸润。毛细血管内皮细胞损伤使得原本在基底层的组织因子裸露，与循环中血液成分接触而活化，形成微血栓，成为炎症反应与凝血异常的结构基础。

肿胀受伤的内皮细胞加上毛细血管内弥漫形成的微小血栓，大大降低了组织毛细血管中的血流灌注，同时大量液体由毛细血管向组织间渗出，进一步增加了毛细血管与组织细胞间的弥散距离，损伤了组织细胞与毛细血管之间的氧气及物质交换，导致细胞缺血缺氧、代谢停滞，即所谓“休克”。

组织低灌注与代谢紊乱使得体液的酸碱平衡紊乱，呈现代谢性酸中毒状态，血管内皮细胞得不到修复，渗漏瘀滞加重，而各种凝血因子在异常的体液环境中失活，加重凝血损伤，终致严重的DIC。

（四）感染性凝血功能障碍的诊断

感染性凝血功能障碍的原因既然是全身感染性炎症反应和毛细血管内皮细胞损伤二次打击的结果，其诊断必然应包括感染与炎症反应（SIRS）、凝血成分以及内皮细胞损伤标志物的检测。

1. 全身炎症反应综合征的诊断　SIRS的临床诊断标准定义为下列4条：①体温>38.3℃或<36℃；②心率>90次/min；③呼吸>20次/min或$PaCO_2$<32mmHg；④全血白细胞计数>12×10^9/L或<4×10^9/L，或/和幼稚细胞比例>10%。

上述4条标准中只需满足2条即可诊断SIRS，符合的标准愈多，其炎症反应愈强烈，临床预后愈差。

此外，一些细胞因子，如：CRP、TNF、IL-6等，也是提示炎症反应的生物标志物。

CRP是一种泛炎症介质，在多种炎症反应中均会增加其表达。CRP在刺激因子作用后4~6小时出现，48小时达高峰，诊断全身感染的敏感性高，特异性偏低，并不适合单独作为全身感染的诊断标志物。

2. 全身感染的诊断　全身感染的诊断包括病原学诊断与感染性炎症反应的生物标志物诊断两个方面。

病原学诊断仍然是感染诊断的关键。因此，早期积极获取病变部位或正常应该无菌的深部体液、组织标本，进行微生物培养与涂片鉴定，是感染诊断的金标准。

临床上由于病原学诊断目前仍受制于多种因素的影响，有时难以获得及时准确的报告，故近年来人们致力于发现与感染相关的一些“生物标记物”（biomarker），例如在SIRS病人中，降钙素原（procalcitonin，PCT）和可溶性髓样细胞表达的激发受体1（soluble triggering receptor expressed on myeloid cells，s-TREM1）的高表达即可以提示其炎性反应高度可能是感染所致，而血清半乳甘露聚糖（galactomannan，GM）的高表达则是深部曲霉感染的标志。而且这些生物标志物的表达水平，往往与病情程度的变化密切相关，提示其不仅可以作为感染诊断的工具，还可以作为治疗疗效的检测指标。

（1）PCT：1993年，PCT首次被作为全身感染相关性蛋白被提出。PCT是降钙素的前体，由116个氨基酸组成，在全身感染和严重感染病人的血浆中可检测到。虽然PCT和降钙素的生成可能受到同一基因的调节，但是两者受调节的原因不同。降钙素原由严重感染的炎症反应诱导产生，同时也可以源于不同的细胞，而激素活性降钙素主要由甲状腺的C细胞合成，在其他器官中部分由分泌激素活跃的神经内分泌细胞合成。

正常情况下全部PCT都被其特异蛋白酶剪切，血浆水平低于0.1μg/L。然而在全身性细菌感染时，LPS和TNF、IL-6等细胞因子诱导产生大量PCT，超出其特异蛋白酶的降解速度，使之血浆水平明显身高，感染中毒性休克时更高。它在感染后4小时升高，在8~24小时达高峰，多个研究和荟萃分析显示PCT对于细菌感染的诊断敏感性可达70%~97%，特异性78%~100%，而CRP的敏感性48%~100%，特异性18%~84%，故PCT比CRP在诊断细菌感染所致的全身感染方面具有更好的特异性，能更早地诊断细菌感染所产生的全身感染；而且PCT增速>1ng/（ml·d）还意味着预后明显不好。

PCT更吸引人的地方在于，它的动态监测能指导抗生素的使用，减少副作用和整个治疗的花费。当血清PCT水平下降>80%或低于0.25ng/ml时，往往提示细菌感染已得到有效控制，可以考虑停用抗菌药物。

实际上，PCT的产生很可能源于毛细血管内皮细胞的损伤。有研究表明，循环中的单核细胞即使在高浓度的内毒素刺激后，都几乎不产生 PCT。只有黏附细胞表现明显的 PCT 产物，与黏附单核细胞直接接触的薄壁组织细胞（迄今为止只发现脂肪细胞），因细胞与细胞直接接触而产生 PCT。因此推测在 PCT 的产生过程中，炎症细胞与毛细血管内皮细胞的黏附过程和细胞间的接触（细胞与细胞之间的交流）起重要的作用。这也可能是 PCT 作为炎症感染标记物的高特异性的原因之一，血浆浓度与疾病的严重性和 / 或炎症的严重程度具有较好的相关性。

（2）s-TREM-1：是近年来逐渐受到关注的一种蛋白物质，属于 NK（natural killer）细胞受体家族。s-TREM-1 选择性地表达于中性粒细胞、成熟单核 - 吞噬细胞等髓样细胞表面，与循环中单核细胞的活化密切相关，并在 Toll 样受体（toll like receptor，TLR）2 和 4（TLR-2，TLR-4）介导的炎症反应中发挥作用。在全身感染中，与毛细血管内皮细胞黏附的单核细胞膜表面结合的 TERM-1 表达明显增加，并可以游离入血，即可溶性 TREM-1（s-TREM1），在炎症反应中发挥放大作用。在全身感染病人早期明显升高，和 SOFA 评分正相关，可以作为早期诊断指标之一。由于革兰染色阳性与阴性细菌感染所引起的炎症反应分别与 TLR-2 和 TLR-4 的表达相关，因此，存在于血清及其他体液中的 s-TREM-1 也成为 SIRS 中判断感染与非感染性炎症反应的生物标志物之一。

（3）半乳甘露聚糖（GM）：是霉菌曲菌属（*Aspergillus*）及部分植物的细胞壁组成成分的一种，随着霉菌的成长会释放到外界中。检测人类血液中的半乳甘露聚糖已经被用在诊断是否遭到入侵的曲霉感染（aspergillosis）。

3. 凝血功能指标的变化

（1）血浆纤维蛋白原（fibrinogen，FIB）：FIB 是一种敏感的急性相蛋白，在炎症反应早期往往表达逐渐升高；而在感染加剧、毛细血管内皮细胞损伤致大量微血栓形成时，可以因大量被消耗而减少。

（2）血小板（platelet）：血小板由于在内皮细胞损伤时首先聚集触发凝血的发生而被消耗，故临床上可见血小板计数的下降。

（3）活化的部分凝血活酶时间（activated partial thromboplastin time，aPTT）：炎症细胞滚动黏附损伤内皮细胞，释放的炎症介质导致血液成分聚集，主要使得传统的内源性凝血途径受到刺激活化，故 aPTT 的升高往往较之凝血酶原时间（PT）的变化更为显著。

（4）血浆纤维蛋白降解产物（fibrin degradation product，FDP）与 D- 二聚体（D-dimer）：随着内皮细胞损伤后微血栓的形成，循环血液中的纤溶系统亦被激活，可以出现血中纤维蛋白降解产物（FDP）和 D- 二聚体（D-dimer）水平的升高。特别是 D-dimer，作为纤维蛋白原激活后交联反应的副产物，是凝血反应启动的敏感标志物，只要有骤然强化的凝血启动，即可能形成 D-dimer，因此其特异性不高。

4. 内皮细胞损伤的标志物　在这一类标志物中最有意义的，还是和 EPCR 结合的蛋白 C、蛋白 S。

（1）蛋白 C（protein C，PC）：蛋白 C 是由肝脏合成的一种以无活性的酶原形式存在于血液中的维生素 K 依赖性糖蛋白酶类物质，属于丝氨酸蛋白酶，正常时在血液中以非活化的酶原形式存在。血栓形成时，血栓与内皮细胞表面的一种膜蛋白 - 血栓调节素 - 形成酶复合物，从而激活蛋白 C，形成活化蛋白 C（activated protein C，APC）。故循环中 APC 的增加，亦成为微血栓发生的间接证据。

（2）蛋白 S（Protein S，PS）：是 APC 的重要辅因子。活化蛋白 C 能在 Ca^{2+}、蛋白 S 与磷脂的参与下，水解活化的 V 因子和Ⅷ因子，使之灭活；还通过其酰胺酶活性，作用于血小板表面的 Va，增强 AT- Ⅲ与凝血酶的结合，降低血小板的活性；活化蛋白 C 能促使内皮细胞释放纤溶酶原激活物，同时通过灭活纤溶酶原激活物抑制物 PAI，而促进纤溶酶原激活，激活纤溶系统。血浆中原型蛋白 C、蛋白 S 水平在严重感染病人明显升高，和疾病严重程度、死亡率呈正相关，故可作为诊断全身感染的生物标记。

（3）von Willibrand 因子（vWF）：vWF 是一组大分子的多聚糖蛋白，其分子量依多聚体的数量不同而异，从 50 万道尔顿（500kD）至 2 000 万道尔顿（20mD）。vWF 由内皮细胞及巨核细胞合成，含有多个与血小板糖蛋白及凝血Ⅷ因子结合的位点，在内皮细胞受损伤时可以增加释出，触发血小板凝集，诱发微血栓形成。

（4）其他新的血管内皮损伤的标志物：内皮细胞特异性分子 -1（endocan）是一个 50kDa 的硫酸皮肤素蛋白多糖，由肺和肾的血管内皮表达。有研究发现它的浓度在全身感染病人和健康人之间区分明显，在感染性休克、严重感染和全身感染病人之间也区分明显，可以作为新的全身感染诊断和疾病程度判断的依据。

（五）感染与凝血功能障碍的防治——保护内皮细胞

既然内皮细胞损伤是感染性炎症反应与凝血紊乱的共同平台，内皮细胞的保护便成为感染性凝血功能障碍防治的关键。

感染性凝血功能障碍的防治包括了以下几个方面：

1. 感染的早期诊断与及时有效治疗　感染与凝血功能障碍的早期诊断已如前述。全身感染的诊断既经确立，应积极针对病原体进行对因治疗。按照国际"拯救感染病人运动（Surviving Sepsis Campaign）指南"的建议，全身感染的危重病人应该尽早取得体液和/或组织的微生物标本送检。在进入ICU的1个小时之内应用正确的抗感染药物治疗。感染的早期控制治疗是预防内皮细胞损伤和遏制内皮细胞损伤进展的关键。

某些抗感染药物本身可能会干扰凝血，例如某些含有甲基四氮唑环的β-内酰胺类抗生素可以与维生素K竞争结合丝氨酸蛋白酶类的凝血因子而干扰凝血。同时，在保证病原体对药物敏感和药物能够达到感染灶的前提下，根据病人的肝肾功能状态，尽量选择经肾排泄的抗菌药物：一方面减少药物经肝脏排泄对肠道菌群的干扰，另一方面减轻肝脏的代谢负担，以及对于凝血因子合成的影响。

2. 适度抗凝与内皮细胞保护　人体毛细血管壁内膜面并非"平滑如镜"，而是覆盖着一层氨基葡聚糖类（glycosaminoglycans，GAG）的物质。这类物质包括硫酸软骨素、硫酸皮肤素、硫酸角质素、透明质酸、肝素及硫酸乙酰肝素等。GAG保护着毛细血管内皮细胞不受血液中各种炎症介质和细胞成分的黏附损伤，使得内皮细胞下基底膜的凝血因子Ⅶ不被裸露激活，而避免触发级联放大的凝血"瀑布"。

在严重感染治疗过程中，早期给予常规肝素（UFH）、低分子肝素（LMWH）等抗凝物质，可以帮助补充毛细血管内皮细胞表面的GAG，减少血液成分在毛细血管内皮细胞表面的滚动黏附与聚集，达到减轻全身感染"二次打击"的目的。这也是长期以来人们用肝素治疗DIC的最佳适应证。较之低分子肝素（LMWH），肝素具有可以用aPTT及活化凝血时间（ACT）进行监测的优点，因此得到更多的应用。肝素的一般应用剂量为5~15U/（kg·min）。应根据血浆aPTT时间进行监测，维持aPTT于正常值的1~1.5倍。在一些较轻的病例，或不易做到凝血功能监测的情况下，也有人应用低分子肝素，但需要密切注意病人的临床出血倾向，必要时需加做凝血因子X活性测定。

近年来，人们曾经尝试其他抗凝物质对于严重感染的治疗，其中比较多的临床试验是针对活化蛋白C（active protein C，APC）以及抗凝血酶Ⅲ的作用。迄今为止，临床观察未能发现其与对照组相比具有更好的临床疗效。

3. 休克早期目标指导治疗　早期目标指导性输液治疗（early goal-directed therapy，EGDT）已成为严重感染、感染性休克等治疗中的关键性措施。EGDT通过液体复苏及其他药物等治疗达到和维持正常或接近正常的血流动力学状态，保证了有效循环，从而减轻了内皮细胞的低灌注损伤。同时充分的循环内液体充盈与流动，也稀释了血液内的炎症介质，减少了白细胞等细胞成分与毛细血管壁的接触和滚动黏附，保护血管内皮细胞免受损伤，降低了凝血与纤溶的风险。

4. 全身炎症反应的调控　SIRS和CARS都有双刃剑作用。SIRS抑或CARS，一方绝对压倒另一方，都是有害的。因此，需要进行全身炎症反应的调控。全身感染的治疗不等于全身炎症反应的调控。

20世纪90年代初，欧美学者根据动物实验结果，组织28项跨国、多中心、前瞻对照性临床试验，应用抗内毒素抗体、TNF拮抗剂、IL-1受体可溶性抑制剂等，以阻断全身炎症反应。结果无一例成功。失败原因需要深入探讨和梳理。

目前，研究探索转向集束化的综合调理。其中，早期合理实施肠内营养（enteral nutrition，EN）、活化蛋白酶抑制剂、连续肾脏替代治疗（continued renal replacement therapy，CRRT）是近年来研究较多的方案。

（1）胃肠道是人体最大的免疫器官，其黏膜屏障的完整有赖于肠道内众多微生物菌群的协调生长，早期合理的肠内营养其目的并不是（或不仅仅是）为病人提供热量，而是首先喂养肠道内数以10^{12}~10^{14}计的益生菌群，进而保护肠黏膜屏障。蛋白酶抑制剂可以通过抑制过度产生的细胞因子风暴而减轻内皮细胞的损伤。

（2）CRRT中的连续静脉-静脉血液滤过（CVVH）则模仿正常肾脏的工作原理，通过多量"饮水-排尿"（增加置换液流速、超滤速度）而带出过多的促炎症介质或抗炎症介质，起到所谓"削峰填谷"的作用，以纠正促炎症反应与抗炎反应之间的失衡，回归到自身可以调节的范畴之内。稀释或降低的炎症介质浓度，可减少其对于内皮细胞的损伤黏附，从而减少了病理性的凝血过程启动。至于CRRT对SIRS的调控在临床方面的切实效果，尚需要大规模随机对照性临床研究，予以验证。

SIRS的调控是一项颇具吸引力的研究课题，目前有多种调控策略可供研究。值得注意的是，SIRS受宿主本身多种因素的影响，可有不同模式，表现为过度（孕产妇、重度肥胖病人及青春期少年）或者不足（老年人、严重免疫功能损伤及粒细胞缺乏病人）。另外，SIRS的表现模式呈动态演变，可以随着病情的演变而转换，并非按既定模式一成不变。有时，SIRS可以快速转向CARS。严重感染的机体反应被称为“跷跷板”模式。临床实践中，需要跟踪病程不同阶段反应模式的改变，采取相应的全身炎症反应的调控。SIRS调控的前提是准确判断机体免疫与炎症反应状态。

简言之，严重感染、感染性休克等必然伴有毛细血管内皮细胞的损伤与凝血功能的改变或障碍。“二次打击”的损伤学说较好地诠释了感染性休克的发生机制与诊治重点。早期目标指导性输液治疗（EGDT）目的是争取在休克发病最短的时间内改善组织灌注，纠正组织细胞缺氧状态，把最初打击所触发的SIRS降低到低水平，防止血管内皮细胞进一步损伤，降低凝血与纤溶的风险。内皮细胞功能保护是防治全身感染并发凝血功能障碍的关键环节。

不论原始损伤因素是感染性或者非感染性，不论是原发性MODS或是继发性MODS，全身感染往往参与发生发展过程并且激发序贯性MOF。由于严重感染在病因学方面的多元性、逐年增长的发病率、导致MODS的高危性，死亡率高，所以引起医学界的高度关注。严重感染病人最终结局取决于病原菌的致病性与宿主免疫功能之间的竞赛。把医疗和研究的焦点集中在全身感染的早期发现和早期治疗上，旨在防止进入序贯性MODS阶段，而不是被动地等待发生MODS后再加以治疗。无论在认识与策略方面，此举体现着重要的转变。

30年来，经过多国性研究和协作，对于全身感染以及MODS的发生机制取得更为深入的理解。要知其然，更为重要的是知其所以然。把医学基础研究的最新成果应用到临床实践中去，敢于探索，小心求证，降低严重感染、感染性休克以及由此诱发MODS的死亡率是可能的。

（安佑中）

第二十一章
外科免疫学基础

免疫学被公认为是现代医学生物学的支柱学科之一。现代免疫学飞跃发展，极大促进了基础医学研究和临床医学实践，其表现为：许多疾病过程的免疫学发病机制已经或正在被人们所认识；免疫学技术与手段已在临床疾病的诊断、治疗及预防中得到广泛应用。本章围绕外科领域所涉及的免疫学问题，简介相关的基本概念、最新进展及其在临床实践中的应用。

第一节　概　　述

免疫（immune）乃机体识别自己、排除异己，从而维持内环境稳定的一种生理性防御机制。人体内存在一个完整而复杂的免疫系统，它由下列成分组成：①免疫器官，包括中枢性免疫器官（胸腺、骨髓）及外周性免疫器官（脾脏、淋巴结和皮肤黏膜免疫组织），前者是免疫细胞来源和分化、发育的场所，后者是成熟的免疫细胞定居和发生免疫应答的场所；②免疫细胞，包括参与适应性免疫的 T 细胞、B 细胞和固有免疫细胞，骨髓造血干细胞是机体所有免疫细胞的共同来源，也属免疫细胞；③免疫分子，包括存在于体液中的可溶性免疫效应分子，以及表达于免疫细胞表面的膜分子。

免疫系统主要执行三大功能，即：抵御外来致病微生物侵袭（免疫防御）；清除自身衰老死亡的细胞（免疫自稳）；识别并清除突变细胞（免疫监视）。若免疫系统功能发生异常，不论是功能过强或过弱，均会导致一系列免疫病理过程（如感染、免疫缺陷、自身免疫病、肿瘤等）的发生和发展。

一、免疫分子

免疫分子是免疫系统的重要组分，可根据其体内分布而分为两类：①可溶性分子，包括抗体、补体、细胞因子等；②跨膜分子，包括 CD 分子、黏附分子、HLA 分子和多种受体（细胞因子受体、补体受体、Fc 受体等）。

（一）抗体

1. 抗体　亦称免疫球蛋白（immunoglobulin，Ig）。Ig 单体由两条相同的重链和两条相同的轻链连接而成（图 21-1）。在肽链的氨基端，轻链的 1/2 和重链的 1/4 或 1/5 部分称为可变区（variable region，V 区），其氨基酸的顺序与组成随抗体特异性的不同而有所变化。可变区中某些位置的氨基酸残基显示更大的可变性，此为高变区，它是抗原决定基（或称表位，epitope）与抗体分子特异性结合的部位。在肽链的羧基端，轻链的 1/2 和重链的 3/4 或 4/5 部分为恒定区（constant region，C 区），其氨基酸顺序与组成较稳定。

典型的免疫球蛋白分子基本结构呈 Y 形，由两条相同的重链和两条相同的轻链借二硫键连接而成。重链和轻链近氨基端的 1/4 或 1/2 氨基酸序列的变化很大，为可变区；其他部分氨基酸序列则相对恒定，为恒定区：位于 C_H1 与 C_H2 之间、富含脯氨酸的区域为铰链区。V_H 和 V_L 分别代表重链和轻链的可变区，C_H 和 C_L 分别代表重链和轻链的恒定区。

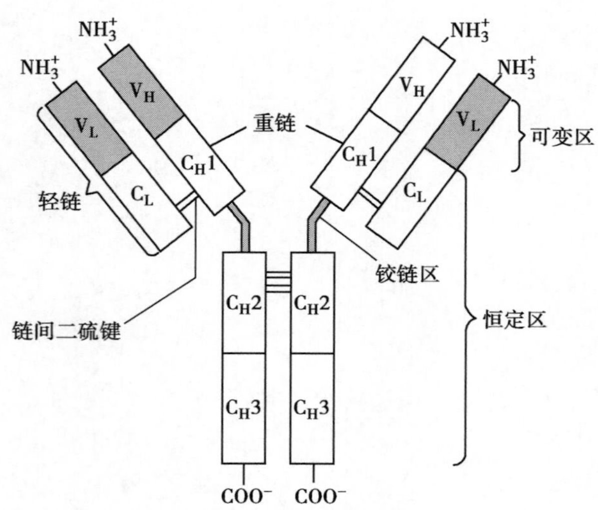

图 21-1 免疫球蛋白基本结构

根据 Ig 重链恒定区抗原性的不同，可将 Ig 分为 IgG、IgM、IgA、IgE 和 IgD 5 类。它们具有不同的生物学特征和功能。

2. 抗体的主要生物学功能 抗体是执行体液免疫功能的主要效应分子，其功能是：①抗体可特异性结合入侵的病毒或外毒素分子，阻止病毒进入细胞或中和毒素分子的毒性作用，此为中和作用；②抗体 - 抗原复合物借助抗体的 Fc 段而与吞噬细胞表面 Fc 受体结合，从而易被吞噬细胞所吞噬，此为调理作用（图 21-2）；③抗体 - 抗原复合物可激活补体，从而发挥溶细胞作用，这是机体杀伤致病微生物的重要机制；④ IgG 的 Fab 段与靶细胞表面相应抗原结合，IgG 的 Fc 段与效应细胞表面 IgG Fc 受体结合，可介导效应细胞对靶细胞发挥杀伤效应，此为抗体依赖的细胞介导的细胞毒作用（antibody dependent cell-mediated cytotoxicity，ADCC）（图 21-3）。

3. 人工制备的抗体 在临床领域，人工制备的抗体得到广泛应用。

（1）多克隆抗体（polyclonal antibody）：产生抗体的传统方式是用抗原物质免疫动物。由于抗原物质多由不止一种抗原分子组成，或即使仅含一种抗原分子，也具有多个抗原决定基，它们可激活表达相应抗原受体的不同淋巴细胞株（又称克隆，clone），故所产生的抗血清含有多种特异性抗体，称多克隆抗体。

（2）单克隆抗体（monoclonal antibody，McAb）：其制备原理为：小鼠骨髓瘤细胞能在体内外无限增殖并分泌无抗体活性的免疫球蛋白，而被免疫的小鼠

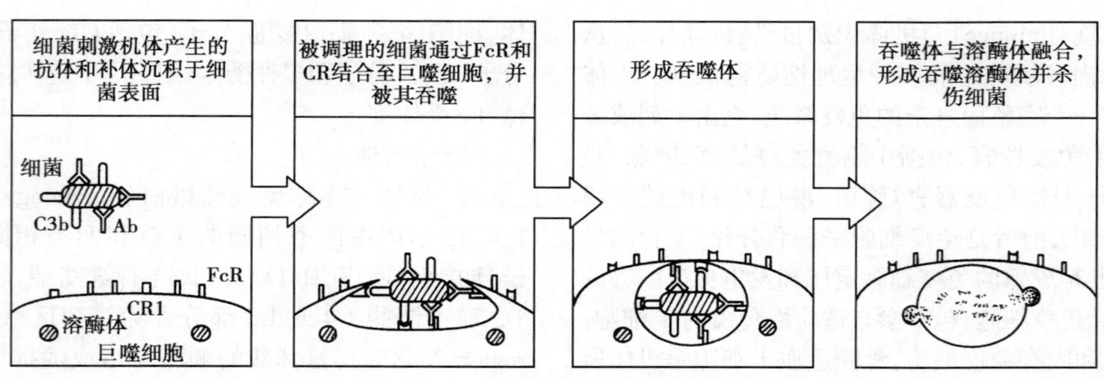

图 21-2 抗体（和补体）的调理作用

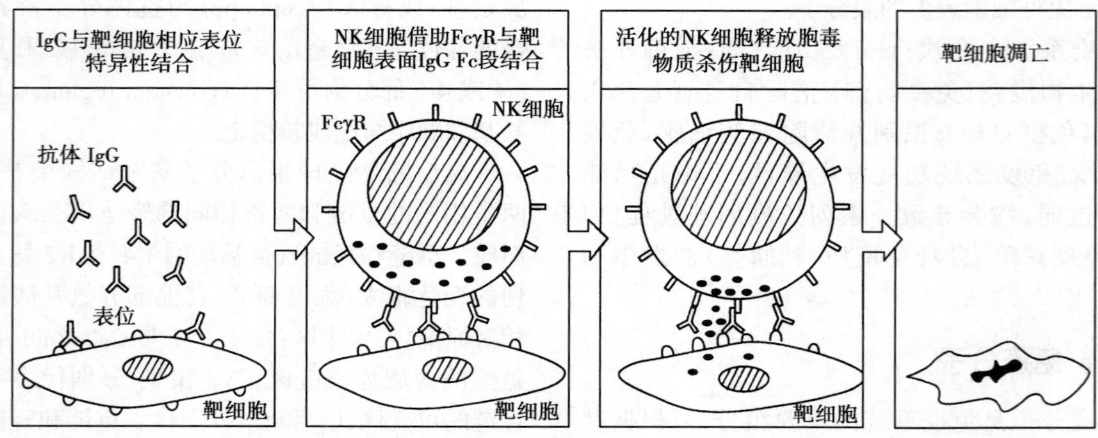

图 21-3 抗体依赖的细胞介导的细胞毒作用（ADCC）

脾细胞(富含B细胞)具有产生特异性抗体的能力,但不能无限制地增殖传代。采用融合剂将这两种细胞融合成为杂交瘤细胞。后者具有亲代细胞双方的主要特征:既可人工培养使其无限增殖,又可产生特异性抗体。通过选育,可获得由单个B细胞增殖而成的克隆,后者仅产生完全均一的、具有单一特异性的抗体,此即单克隆抗体。建立单克隆抗体制备技术是免疫学领域的突破性进展,并在基础与临床医学中得到广泛应用。但是,鼠源性McAb用于人体可能诱发超敏反应,从而使其临床应用受到限制。

(3)基因工程抗体:乃借助基因工程技术,制备符合人类需要的新型抗体,如嵌合抗体(chimeric antibody)、重构型抗体(reshaped antibody)、重组免疫毒素(immunotoxin)、双特异性抗体(bispecific antibody)、单链抗体(single chain antibody)、噬菌体抗体等。近年来,全人源化抗体成为最有临床应用潜力的生物制品。

(二)细胞因子

细胞因子(cytokine,CK)是指由活化的免疫细胞和某些基质细胞所分泌,参与介导和调节免疫应答、炎症反应的小分子多肽类物质。体内不同类型细胞均可产生细胞因子,包括活化的免疫细胞(如淋巴细胞、单核/巨噬细胞、粒细胞、肥大细胞等)、基质细胞(如血管内皮细胞、成纤维细胞、上皮细胞、中枢神经系统的小胶质细胞等)以及某些肿瘤细胞等。

1. 细胞因子类别　细胞因子种类繁多,根据其生物学功能可分为若干类别:①白介素(interleukin,IL),是参与白细胞间信息交通的一类细胞因子,现已发现36种;②集落刺激因子(colony stimulating factor,CSF),是一组可在体内外选择性刺激造血祖细胞增殖、分化为某一谱系细胞集落的细胞因子,包括巨噬细胞CSF、粒细胞CSF等;③干扰素(interferon,IFN),因具有干扰病毒复制的作用而得名,包括IFN-α/β/γ三类;④肿瘤坏死因子(tumor necrosis factor,TNF),其在体内外均具有直接杀伤肿瘤细胞的作用而得名;⑤转化生长因子(transforming growth factor,TGF),是一类具有明显免疫抑制作用的细胞因子;⑥趋化因子家族(chemokine family),其对不同靶细胞具有趋化效应或激活作用。

2. 细胞因子的共同特点　细胞因子种类繁多,但具有某些共同的特点。

(1)理化特性:均为低分子量的分泌型糖蛋白,一般约含100个左右氨基酸。

(2)分泌特点:①多细胞来源;②可以旁分泌(paracrine)、自分泌(autocrine)或内分泌(endocrine)形式发挥效应,有免疫激素之称;③分泌是短暂的自限过程。

(3)作用特点:①通过与靶细胞表面相应受体结合而高效发挥作用;②一般具有多样性及双向性生物学作用;③具有快速反应性;④多具有生长因子活性。

(4)网络性:种类繁多的细胞因子可彼此影响,构成复杂的网络,其表现为:①一种CK可由多种细胞产生,一种细胞可产生多种CK;②一种CK可具有多种生物学活性,多种CK可具有相同的生物活性;③彼此间可通过互相诱生或抑制、互相调控受体表达等方式相互调节。

3. 细胞因子与临床　细胞因子参与许多病理过程(如肿瘤、炎症、自身免疫病、超敏反应、移植排斥反应等)的发生和发展。近年来,基因工程细胞因子已在临床得到应用。

(1)已用于临床治疗的细胞因子:目前已获较确切临床疗效的细胞因子为:①IL-2单独或与细胞因子诱导的杀伤细胞(CIK)、肿瘤浸润淋巴细胞(TIL)联合,用于治疗肿瘤;②各种CSF用于不同原因所致的造血功能障碍;③改型的TNF用于治疗肿瘤和病毒感染;④IFN用于抗病毒感染及肿瘤的辅助治疗等。

(2)细胞因子临床应用原理:CK既可用于治疗疾病,也可能参与某些病理过程发生和发展,其体内应用存在如下问题:①由于CK功能具有多样性、双向性及网络性,其体内应用疗效往往不确切;②毒性反应严重;③CK半寿期短(以分钟计),须大剂量持续给药。

为克服CK临床应用存在的不足,已提出若干新策略:①局部用药;②CK导向疗法,即构建CK(或抗CK受体抗体)/效应分子的融合蛋白,针对高表达CK受体的靶细胞进行靶向治疗;③CK阻断/拮抗疗法,通过抑制CK产生或阻断CK与相应受体结合,以治疗相关疾病等;④改进用药方式(如联合用药、掌握用药顺序等),以增强CK疗效,同时减少其副作用;⑤CK基因疗法等。

(三)黏附分子

黏附分子(adhesion molecule,AM)是一类介导细胞与细胞或细胞与细胞外基质(extracellular matrix,ECM)间黏附作用的分子。

1. 黏附分子的种类　根据黏附分子结构与功能特点,可将其分为5类:①选择素(selectin)家族,包括选择素P、选择素E和选择素L;②整合素家族,包括迟现抗原(very late appearing antigen,VLA)、白细胞整合素(leukocyte integrin)和细胞黏附素(cytoadhesin)3 个亚家族;③免疫球蛋白超家族,包括细胞间黏附分子(intercellular adhesion molecule,ICAM)、血管细胞黏附分子(vascular cell adhesion molecule,VCAM)等;④钙离子依赖的细胞黏附素家族(cadherin);⑤其他未归类的黏附分子,包括 CD44、CD36、CD15 等。

2. 黏附分子的生物学效应

(1)生理功能:①参与免疫细胞分化与识别;②参与胚胎期细胞发育;③介导淋巴细胞再循环,即归巢(homing);④参与免疫应答与免疫调节。

(2)参与某些病理过程发生和发展

1)参与炎症反应:炎症反应的一个重要环节是白细胞与血管内皮细胞发生黏附,进而穿过血管壁向炎症灶集聚。黏附分子是介导上述过程的关键成分。

2)参与肿瘤发生与发展:肿瘤发生与进展涉及细胞间以及细胞与细胞外基质间复杂的相互作用。肿瘤浸润与转移的先决条件之一是:恶性细胞在不同阶段呈现不同黏附特性,黏附分子在上述过程中发挥重要作用。例如已发现:肿瘤发生早期,整合素表达下降可导致肿瘤细胞与基底膜 ECM 黏附作用减弱,有利于肿瘤在局部生长;脱落的肿瘤细胞进入血液循环后,整合素表达升高有利于肿瘤细胞与血管内皮细胞黏附,继而发生转移。

3)参与伤口愈合及血栓形成:黏附分子通过介导炎性细胞、成纤维细胞向炎症灶迁移,以及介导血小板聚集,从而参与创伤修复和凝血过程。

(四)人类主要组织相容性抗原

主要组织相容性复合体(major histocompatibility complex,MHC)是一组位于同一染色体片段上的基因群,其编码产物称为主要组织相容性抗原。这些分布于组织细胞表面的抗原是参与抗原呈递的关键成分,也可介导同种异体移植排斥反应。人 MHC 抗原称为人白细胞抗原(human leucocyte antigen, HLA),编码 HLA 的基因群称 HLA 复合体,位于第 6 号染色体短臂(图 21-4)。

1. HLA 复合体特点　HLA 复合体是目前已知人体内最复杂的基因系统。

(1)多基因性:HLA 复合体内有众多基因座位,根据其基因定位和产物特征,可分为 3 类:① HLA Ⅰ类基因,包括 HLA-A、HLA-B、HLA-C 等近 30 个基因;② HLA Ⅱ类基因,包括 HLA-DR、HLA-DQ、HLA-DP 等 30 余个基因;③ HLA Ⅲ类基因,包括编码补体成分 C4、C2 和 B 因子的基因和 TNF 基因等,它们位于 HLA Ⅰ、Ⅱ类基因之间。

(2)高度多态性(polymorphism):在随机婚配的群体中,同一基因座位可有两种以上基因型,此谓多态性。这些同一座位上的基因系列称为复等位基因。迄今已确认,HLA 复合体的每一座位均有众多复等位基因,即使仅计算 6 个主要的Ⅰ、Ⅱ类功能基因座(HLA-A、HLA-B、HLA-C、HLA-DRB1、HLA-DQB1、HLA-DPB1),已发现 3 000 余个等位基因。将上述等位基因随机排列组合,人群中可能出现的 HLA 基因型别不计其数。这种高度多态性给选择相配的器官移植供者造成极大的困难。

2. HLA 抗原的生物学功能

(1)抗原呈递:HLA Ⅰ类抗原表达于人体所有有核细胞表面,而 HLA Ⅱ类抗原仅表达于抗原呈递细胞(如巨噬细胞、单核细胞、B 细胞)以及激活的 T 细胞等细胞的表面。HLA 的主要功能为呈递抗原给 T 细胞,从而参与适应性免疫应答和免疫调节。

(2)其他功能:除参与抗原呈递外,HLA 分子还具有如下功能:参与 T 细胞在胸腺的分化发育;参与免疫调节;参与对免疫应答的遗传控制等。

3. HLA 和临床医学的关系　HLA 和临床医学有密切的关系,如:①供者与受者间 HLA 型别不符,是导致同种器官异体移植排斥反应的主要原因;

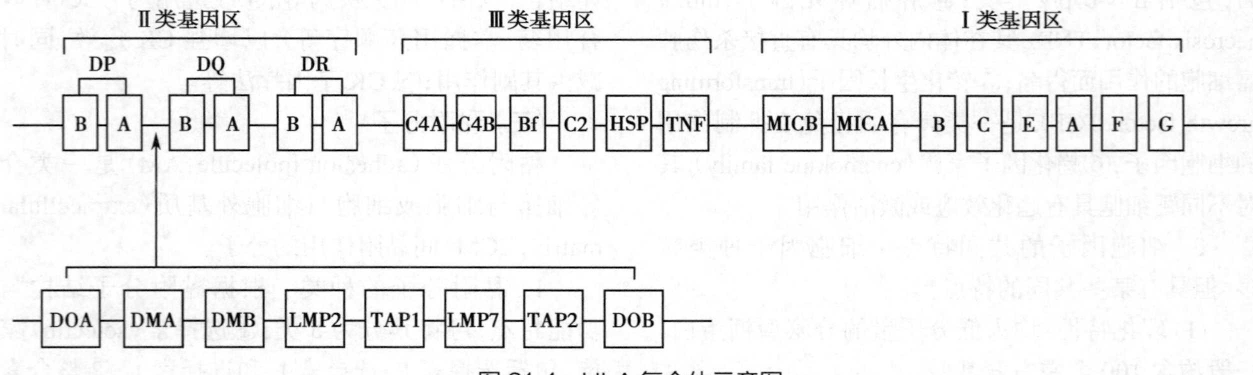

图 21-4　HLA 复合体示意图

经典 HLA Ⅰ类基因包括 HLA-A、HLA-B 和 HLA-C 基因座;经典 HLA Ⅱ类基因包括 HLA-DP、HLA-DQ 和 HLA-DR 亚区,每一亚区包括 A、B 两个基因座

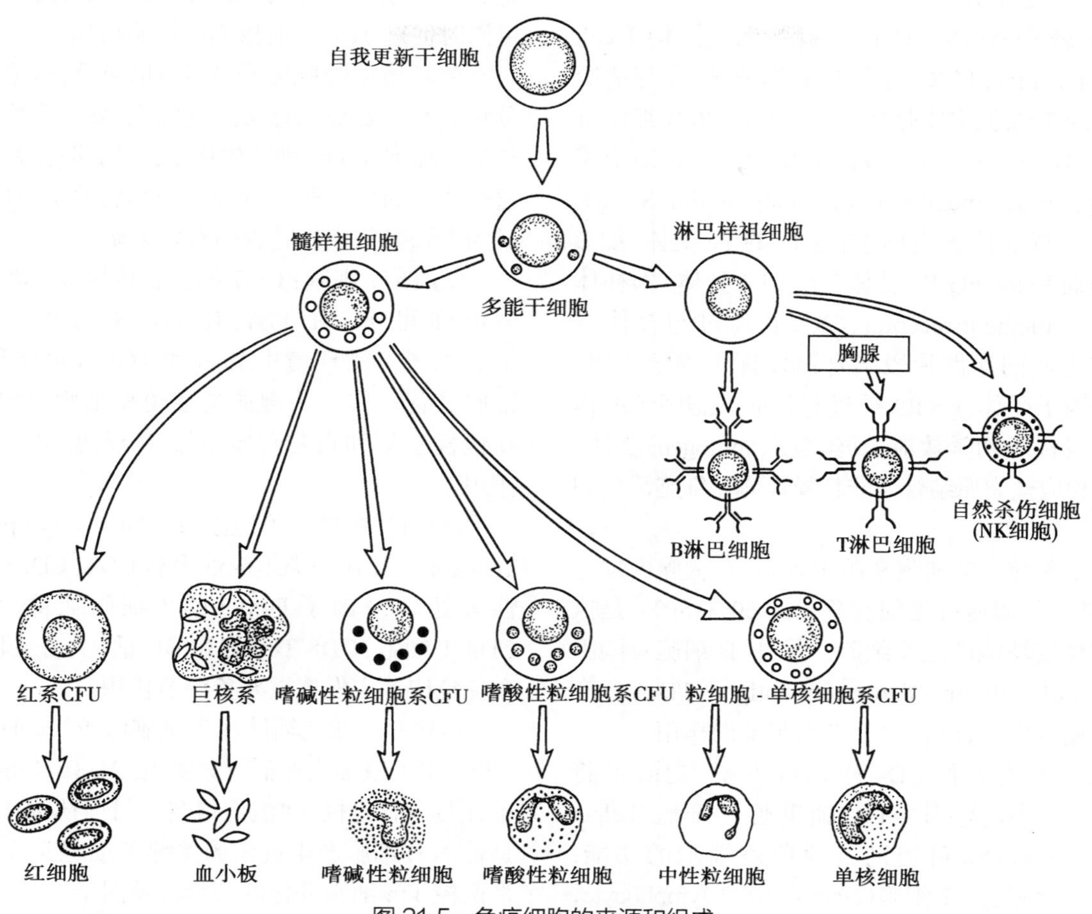

图 21-5 免疫细胞的来源和组成

② HLA 与某些疾病有关联(association),即携带某种HLA 等位基因的个体易患某种疾病(主要是自身免疫病);③ HLA 分子表达异常参与某些疾病的发生,如 HLA Ⅰ类抗原表达减少与某些肿瘤发生有关。

二、免疫细胞

免疫细胞均来源于骨髓造血干细胞,是机体免疫系统执行功能的基本成分(图 21-5)。

(一) 参与适应性免疫的淋巴细胞

此类细胞包括 T 淋巴细胞和 B 淋巴细胞,是构成免疫系统的主要细胞类别,占外周血白细胞总数的 20%~45%。淋巴细胞具有高度异质性,可分为许多形态相似而表面标志和功能各异的类别和亚群(图 21-6)。

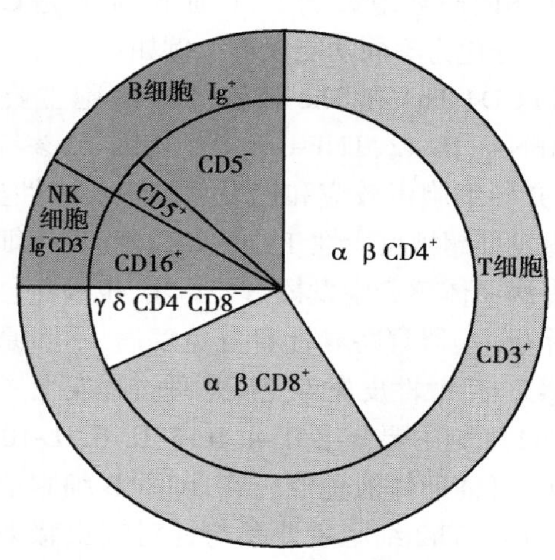

图 21-6 人体外周血中主要的淋巴细胞组分

1. T/B 细胞的表面标志 淋巴细胞表面某些特定的蛋白质分子结构称为表面标志(surface marker),包括表面抗原和表面受体。它们不仅可用于鉴别不同亚群或亚类淋巴细胞,且直接参与相应细胞的分化、发育、成熟、活化以及功能发挥。此外,表面标志也与某些病理过程发生、发展以及疾病的诊断、治疗有关。

(1)表面抗原:①白细胞分化抗原,是不同谱系白细胞在分化发育过程中出现或消失的抗原,统称为 CD 分子(cluster of differentiation),T 细胞均表达 CD2、CD3 等,B 细胞均表达 CD19、CD20 等;②黏附分子;③ HLA 抗原,所有淋巴细胞均表达 HLA Ⅰ类抗原,但仅 B 细胞和活化的 T 细胞才表达 HLA Ⅱ类抗原。

（2）表面受体：①T 细胞抗原受体（T cell antigen receptor，TCR），是异二聚体分子，参与适应性免疫的 T 细胞主要是 TCRα、β 型；②B 细胞抗原受体（B cell antigen receptor，BCR），即 B 细胞膜表面 Ig（surface membrane immunoglobulin，SmIg），是 B 细胞特征性表面标志；③Ig 的 Fc 受体，如 B 细胞表面表达 IgG Fc 受体、IgE Fc 受体；④补体受体（complement receptor，CR），其通过与补体激活所产生不同活性片段结合而发挥生物学作用；⑤细胞因子受体（CKR），通过与相应细胞因子配体结合而发挥生物学效应；⑥丝裂原（mitogen）受体，通过与相应丝裂原结合而非特异性介导细胞活化和增殖。

2. T 细胞　T 细胞来源于骨髓，在胸腺内发育成熟，其占外周血淋巴细胞总数的 60%~80%，是执行细胞免疫功能的主要细胞。另外，B 细胞对胸腺依赖性抗原（thymus dependent antigen，TD Ag）产生体液免疫应答，也有赖于 T 细胞辅助作用。

按 T 细胞表面 CD4 和 CD8 表型差异，可将其分为 2 个亚类：①$CD4^+$ 辅助性 T 细胞（helper T lymphocyte，Th），可辅助其他免疫细胞的功能；②$CD8^+$ 细胞毒性 T 细胞（cytotoxicity T lymphocyte，Tc 或 CTL），具有特异性杀伤靶细胞的能力。

在体内微环境影响下，T 细胞（尤其是 $CD4^+$T 细胞）可分化为不同功能亚群。例如：

（1）$CD4^+$Th1 和 Th2 细胞：Th1 细胞主要分泌 IL-2、IFN-γ、IL-12、TNF-α/β 等细胞因子，参与细胞免疫，介导细胞毒效应和迟发型超敏反应性炎症，旧称迟发型超敏反应性 T 细胞（T_{DTH}）。Th1 细胞在抗胞内病原体感染中发挥重要作用，也参与急性移植排斥反应、器官特异性自身免疫病、不明原因的慢性感染、接触性皮炎等免疫病理过程发生。

Th2 细胞主要分泌 IL-4、IL-5、IL-6、IL-10 等细胞因子，可辅助体液免疫应答，刺激 B 细胞增殖并产生抗体。Th2 细胞主要参与针对蠕虫感染和环境变应原，在遗传易感的过敏性特应症和器官非特异性自身免疫病中起重要作用。

Th1 细胞和 Th2 细胞均由 Th0 细胞分化而来，局部微环境中存在的细胞因子种类是调控 Th0 细胞分化的关键。例如：微环境中 IFN-γ 和 IL-12 可促进 Th0 细胞分化为 Th1 细胞，而 IFN-γ 可抑制 Th2 细胞增殖和分化；微环境中 IL-4 是诱导 Th2 细胞分化的关键因子，但可与 IL-13 等协同抑制 Th1 细胞分化与功能；IL-10 可明显抑制 Th1 型细胞因子产生，从而间接促进 Th2 细胞分化；IL-2 则可同时促进 Th1 细胞和 Th2 细胞增殖。

微环境中细胞因子调控 Th1 细胞和 Th2 细胞分化具有重要临床意义。已发现，某些疾病的发生与 Th1 细胞和 Th2 细胞失衡（或称偏移）有关。因此，通过改变局部（病灶）微环境中细胞因子组成，可能成为干预某些疾病进程的有效策略。

（2）Th17 细胞：Th17 细胞表达特征性转录因子 ROR-γt，可分泌 IL-17A、IL-17F、IL-6 及 TNF-α 等细胞因子。微环境中 IL-6 和 TGF-β 可诱导 Th17 细胞分化。作为关键的炎症免疫细胞，Th17 细胞在慢性感染和自身免疫病发生、发展中发挥重要作用。

（3）调节性 T 细胞（regulator T lymphocyte，Treg）：体内存在一类组成性表达 CD4、CD25 并特征性表达转录因子 FoxP3 的 T 细胞亚群，可抑制 $CD4^+$T 细胞、$CD8^+$T 细胞和 DC 活化、增殖和功能，在免疫应答中发挥重要负调节作用。

（4）$CD4^+$ 滤泡辅助性 T 细胞（T follicular helper cells，Tfh）：该细胞亚群可分泌 IL-21、IL-4 等细胞因子，因定居于淋巴滤泡而得名。目前认为 Tfh 细胞是辅助 B 细胞产生抗体的关键 T 细胞亚群。Bcl-6 是调控 Tfh 细胞分化的关键转录因子。

如上所述，$CD4^+$Th 细胞在微环境特定细胞因子诱导下，可分化为不同功能亚群，其特征是：膜表面选择性表达某些表面标志；胞内表达特征性转录因子；分泌某些特定细胞因子发挥生物学效应。例如：微环境 IL-12 可诱导 Th1 细胞分化，其胞内表达转录因子 STAT4 和 T-bet，分泌 IFN-γ；微环境 IL-4 可诱导 Th2 细胞分化，其胞内表达转录因子 GATA-3 和 STAT6，分泌 IL-4、IL-5、IL-10 和 IL-13；微环境 IL-6 和 TGF-β 可诱导 Th17 细胞分化，其胞内表达转录因子 RORγt 和 STAT3，分泌 IL-17；微环境 IL-6、IL-21 可诱导 Tfh 细胞分化，其表面标志为 $CXCR5^+CD40L^+ICOS^+$，胞内表达转录因子 Bcl-6，分泌 IL-21（图 21-7）。

必须强调：①在特定微环境中，不同 T 细胞亚群间（如 Th1 和 Th2 细胞、Th17 细胞和 Treg 细胞等）可互相转化；②T 细胞亚群的生物学效应并非固定不变，在微环境细胞因子组成、靶细胞种类、机体病理生理状态等不同条件下，同一细胞亚群通过所分泌的某些细胞因子或所表达的某些膜分子可分别发挥正 / 负免疫调节作用。

3. B 细胞　B 细胞来源于骨髓并在骨髓中分化成熟。B 细胞占外周血淋巴细胞总数的 10%~15%，

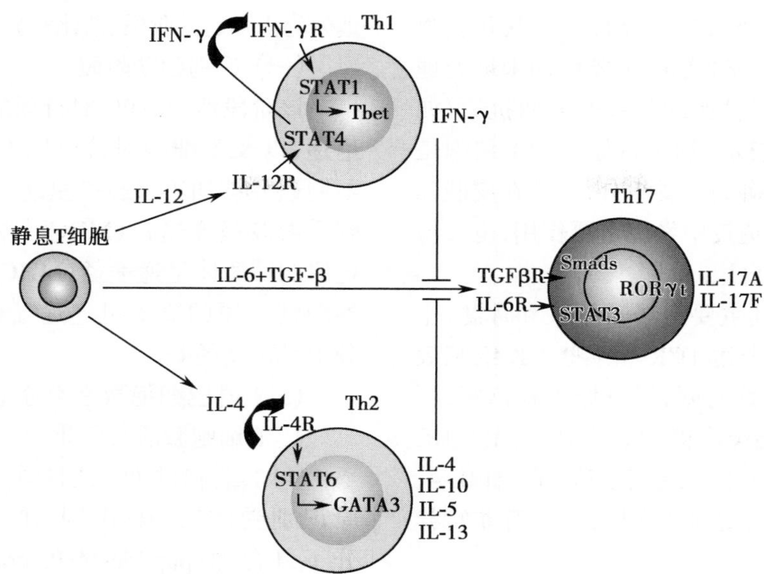

图 21-7 微环境细胞因子调控 Th 细胞功能亚群分化示意图

是执行体液免疫功能的主要细胞。此外，B 细胞还具有抗原呈递功能。

按照 B 细胞表面是否表达 CD5 分子，可将 B 细胞分为 $CD5^+$B1 细胞和 $CD5^-$B2 细胞。前者属较原始的 B 细胞，主要参与肠道抗感染免疫，也参与某些自身免疫病发生；后者即通常参与特异性体液免疫应答的 B 细胞。此外，近期发现体内存在具有负调节作用的调节性 B 细胞（Breg）亚群。

（二）固有免疫细胞

此类细胞包括除 T 细胞（αβT 细胞）与 B 细胞（B2 细胞）外所有免疫细胞。

1. 抗原呈递细胞（antigen presenting cell，APC） APC 是具有摄取、加工处理和呈递抗原能力的一类细胞，又称辅佐细胞，可分为两类：①专职（professional）APC，包括树突状细胞（dendritic cell，DC）、巨噬细胞（macrophage）、B 细胞等，它们组成性表达 MHC Ⅱ类分子并具有抗原呈递能力；②兼职（non professional）APC，包括某些上皮细胞、内皮细胞、成纤维细胞等，它们须经激活后才表达 MHC Ⅱ类分子并具有抗原呈递能力。

（1）树突状细胞：DC 是最重要的一类抗原呈递细胞，根据其组织分布，分为滤泡 DC、淋巴样 DC、并指状细胞、朗格汉斯细胞等。必须指出，DC 的抗原呈递功能与其成熟程度密切相关：未成熟 DC 具有强大摄取抗原的能力，但抗原呈递功能较弱，可参与诱导免疫耐受；成熟 DC 才具有强大的呈递抗原功能。

（2）单核/巨噬细胞：属重要的 APC，除抗原呈递功能外，还具有如下生物学作用：非特异性吞噬和杀伤致病微生物、肿瘤细胞；活跃的分泌功能，可产生多种生物活性物质（如细胞因子、各种酶、补体成分、活性氧等）；广泛参与机体炎症反应和免疫调节。

（3）B 细胞：也属重要的 APC，其膜表面 BCR 可特异性识别、结合和内化抗原，通过加工、处理抗原而呈递给 T 细胞。

2. 自然杀伤细胞（natural killer cell，NK 细胞）是一群无 T 细胞和 B 细胞标志的淋巴细胞，又称裸细胞（null cell）或第三类淋巴细胞。NK 细胞无需致敏，即可非特异性、非 MHC 限制性地杀伤靶细胞（如肿瘤细胞、病毒感染细胞等）。NK 细胞表面表达调节性受体，即杀伤细胞活化受体（killer activatory receptor，KAR）和杀伤细胞抑制性受体（killer inhibitory receptor，KIR），它们与相应配体结合，可分别启动激活或抑制性信号，从而促进或抑制 NK 细胞杀伤活性。

3. 固有免疫样淋巴细胞（innate-like lymphocyte，ILL） ILL 与 T、B 细胞具有共同细胞来源，并表达 TCR 和 BCR，但抗原受体的多样性有限，功能上更接近固有免疫细胞。

（1）B1 细胞：其生物学特征为：①主要分布于胸腔、腹腔和肠壁固有层；②抗原识别谱较窄，主要识别多糖类 TI-2 抗原，尤其是某些菌体表面共有的多糖抗原（如肺炎球菌荚膜多糖等）；③主要产生 IgM 类低亲和力抗体，不发生抗体类别转换；④无免疫记忆。B1 细胞参与对多种细菌（尤其体腔中）的免疫防御，也可能通过产生 IgM 类自身抗体而参与某些自身免疫病发生。

（2）γδT 细胞：属较“原始”的 T 细胞，仅占外周血成熟 T 细胞的 2%~7%，广泛分布于皮肤和黏膜下，或存在于胸腺内。γδT 细胞主要识别未被处理的多肽抗原或 CD1 所呈递的某些非多肽抗原（如分枝杆菌菌体的酯类或多糖类抗原）。γδT 细胞是机体非特异性免疫防御的重要组分，尤其在皮肤黏膜局部及肝脏抗感染免疫中发挥重要作用，也参与机体免疫监视及免疫自稳。

（3）NK T 细胞：其主要定居于肝脏和骨髓，生物学特性为：①同时表达 TCR 和某些 NK 细胞表面标志；② TCR 多样性有限；③抗原识别谱窄，可识别 CD1 所呈递的脂类和糖脂类抗原，且无 MHC 限制性；④激活时可分泌大量细胞因子（如 IL-4、IFN-γ 等），从而发挥免疫调节作用；⑤具有非特异性杀伤效应。

4. 其他固有免疫细胞包括：①中性粒细胞（neutrophil），具有吞噬与杀菌功能，可介导炎症反应，在机体抗感染免疫中发挥重要作用，也参与某些炎症性疾病发生；②嗜碱性粒细胞（basophilic granulocyte，basophil），参与Ⅰ型超敏反应，促进 Th2 型免疫应答，也参与对微生物的识别和发挥抗感染作用；③嗜酸性粒细胞（eosinophilic granulocyte，eosinophil），参与Ⅰ型超敏反应，并具有免疫负调节作用；④肥大细胞（mast cell），主要分布于宿主与环境相互作用的界面（如消化道、呼吸道黏膜和皮肤结缔组织），是参与Ⅰ型超敏反应的主要效应细胞，也在抗感染免疫中发挥重要作用，并具有抗原呈递和免疫调节功能。

三、适应性免疫应答

抗原物质进入机体，激发免疫细胞活化、分化并发挥效应，该过程称为免疫应答。免疫应答可被人为地分为识别启动阶段、活化和分化阶段和效应阶段。

（一）识别启动阶段

该阶段涉及 APC 对抗原的摄取、加工、处理和呈递，以及 T 细胞对抗原肽的识别。不同抗原循不同途径被加工、处理、呈递，例如：内源性抗原的胞质溶胶呈递途径（MHC Ⅰ类分子途径）、外源性抗原的溶酶体呈递途径（MHC Ⅱ类分子途径）、内 / 外源性抗原的交叉呈递途径、糖脂类抗原的 CD1 分子呈递途径等。

（二）淋巴细胞激活和分化阶段

1. T 细胞激活与分化

（1）T 细胞的双识别（图 21-8）：T 细胞表面抗原识别受体（TCR）识别 APC 表面抗原肽 -MHC 分子复合物（peptide-MHC complex，pMHC），此为 T 细胞的双识别。这种特性，即 TCR 仅能识别由 MHC 分子呈递的抗原，又被称为 MHC 限制性。在 APC 向 $CD4^+$Th 细胞呈递抗原时，限制性成分是 MHC Ⅱ类分子；在靶细胞向 $CD8^+$Tc 细胞呈递抗原时，限制性成分是 MHC Ⅰ类分子。

（2）T 细胞激活的双信号（图 21-9）：TCR 特异性识别抗原肽，产生第一活化信号，该信号由 CD3 分子传递。另外，APC（或靶细胞）与 T 细胞表面多种黏附分子（即共刺激分子）间相互作用，提供 T 细胞激活的第二信号，或称共刺激信号（costimulatory signal）。若只有第一信号而缺乏第二信号，则 T 细胞不能被激活，而是变为失能（anergy）。在参与 T 细胞激活的诸多黏附分子中，以 B7（APC 表面）/CD28（T 细胞表面）分子对的作用最为重要。

（3）细胞因子的作用：T 细胞的充分活化与增殖，还有赖于 T 细胞和 APC 所产生多种细胞因子

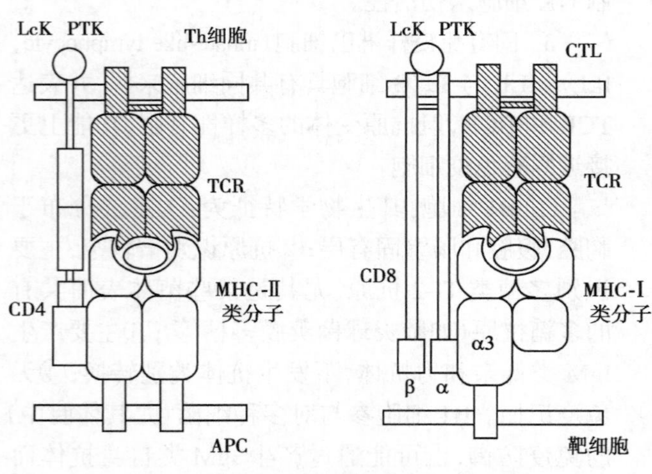

图 21-8　T 细胞的双识别

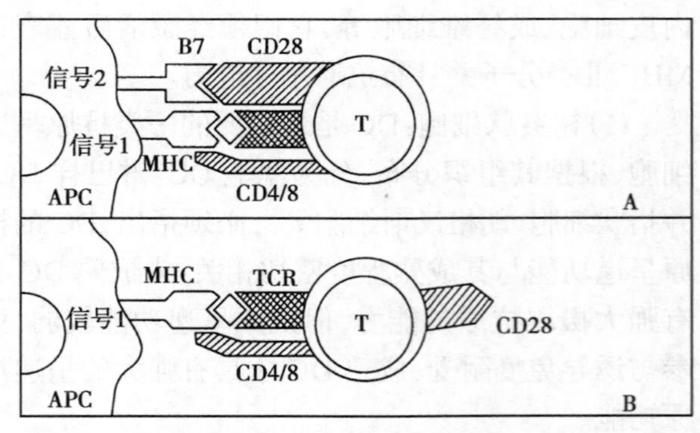

图 21-9　T 细胞激活的双信号
A. 活化；B. 细胞失能

的作用（如 IL-2、IL-1 等）。

2. B 细胞激活　BCR 可直接识别抗原，并产生第一活化信号；B 细胞和活化 T 细胞间黏附分子（如 CD40/CD40L）相互作用提供 B 细胞第二活化信号。此外，活化 T 细胞所产生的多种细胞因子（如 IL-4、IL-5、IL-6 等）也直接参与 B 细胞活化与增殖。

（三）效应阶段

1. 体液免疫效应　B 细胞激活后分化为浆细胞，可产生各类免疫球蛋白，发挥体液免疫效应；小部分激活的 B 细胞可转化为记忆细胞，以后再次接触相同抗原时，可发生强而迅速的再次免疫应答。

2. 细胞免疫效应　效应性 T 细胞主要有两类，分别发挥不同的细胞免疫效应。

(1) $CD4^+$Th 细胞：①激活的 $CD4^+$Th1 可分泌多种炎性细胞因子，介导以单个核细胞浸润为特征的迟发型超敏反应性炎症；② $CD4^+$Th17 细胞可分泌 IL-17，通过诱导中性粒细胞趋化等机制而发挥致炎效应。

(2) $CD8^+$Tc 细胞：此类细胞被激活后，可发挥特异性胞毒效应，导致靶细胞坏死或凋亡。其作用机制为：①穿孔素（perforin）/ 颗粒酶（granzyme）途径，前者可在靶细胞表面穿孔，导致靶细胞崩解，同时有利于颗粒酶进入靶细胞，介导细胞凋亡；② TNF/TNFR 与 FasL/Fas 途径，Tc 细胞高表达 TNF 或 FasL，通过与靶细胞表面相应受体结合而介导靶细胞凋亡。

四、固有免疫的识别机制及生物学意义

固有免疫（innate immunity）亦称天然免疫或非特异性免疫（non-specific immunity），其特点为：由遗传决定，个体出生时即具备；作用范围广，并非针对特定抗原；无免疫记忆性。固有免疫构成机体抵御致病微生物感染的第一道防线，并参与适应性免疫应答的启动、效应和调节。

（一）固有免疫的模式识别机制

固有免疫特点是模式识别，其识别对象、识别受体等均与适应性免疫有显著差异（图 21-10）。

1. 固有免疫的识别对象——分子模式

(1) 病原相关分子模式（pathogen associated molecular pattern，PAMP）：固有免疫可识别仅存在于微生物病原体（而不存在于哺乳动物细胞）或其产物的某些特征性组分，后者一般是特定类别微生物所共有、高度保守的结构，统称为 PAMP。它们包括：①微生物的特征性蛋白；②由微生物合成的脂质复合物和碳水化合物，如脂多糖（LPS）等；③微生物特异的核苷酸，如复制的病毒所产生双链 RNA（dsRNA）、细菌的非甲基化 CpG DNA 序列等。

(2) 损伤相关的分子模式（damage associated molecular pattern，DAMP）：DAMP 系宿主体内因组织损伤而释放的内源性分子模式。无菌性炎症、坏死、凋亡及氧化糖基化修饰等因素均可导致组织损伤，死亡或损伤细胞内的成分一旦释放至胞外或细胞外基质成分降解，即形成 DAMP。

2. 固有免疫识别方式　固有免疫细胞借助模式识别受体（pattern-recognition receptor，PRR）而识别分子模式。不同 PRR 分别识别来源于某一类病原体共有的分子模式，使得数量有限的 PRR 可应对、识别种类众多的 PAMP 与 DAMP。

PRR 种类繁多，可分为 3 类：①分泌型 PRR，包括甘露聚糖结合凝集素（MBL）、C- 反应蛋白等；②内吞型 PRR，包括巨噬细胞表面甘露糖受体、清道夫受体（scavenger receptor，SR）等；③信号转导型受体，包括 Toll 样受体（Toll-like receptor，TLR）、NOD（nucleotide-binding oligomerization domain）样受体（NOD like receptor，NLR）等。

其中，Toll 样受体是首先在果蝇体内发现的一种膜蛋白，功能为抵御感染。其后发现哺乳动物固有免疫细胞可表达胞外段与 Toll 同源的蛋白，被称为 Toll 样受体。目前已在哺乳动物发现 10 余种 TLR，它们主要分布于固有免疫细胞膜表面，某些（如 TLR-3、TLR-7、TLR-9）可存在于胞内。PRR 与相应 PAMP/DAMP 结合而发挥功能，例如：介导吞噬和调理；参与活化补体；启动细胞内信号转导，促进细胞活化并诱生炎性细胞因子；抗感染或参与超敏反应、自身免疫病、肿瘤发生。

（二）固有免疫的生物学意义

1. 机体抗感染的第一道防线　固有免疫细胞和分子在体内分布广泛且反应快速，在抵御细菌、病毒及寄生虫感染（尤其是感染早期）中发挥重要作用。

2. 固有免疫参与维持机体自稳　死亡或受损细胞所释放的 DAMP 可诱发炎症反应。可控状态的炎症有助于清除体内产生的细胞碎片，并可介导、促进组织修复。

3. 固有免疫参与启动适应性免疫应答　固有免疫细胞（巨噬细胞、DC）通过膜表面 PRR 而识别、摄取病原体，加工成 pMHC 而呈递给 T 细胞，启动 Th 细胞活化、增殖。因此，固有免疫是适应性免疫应答的前提和基础。此外，固有免疫也参与适应性体液免疫和细胞免疫效应，并可调控适应性免疫应

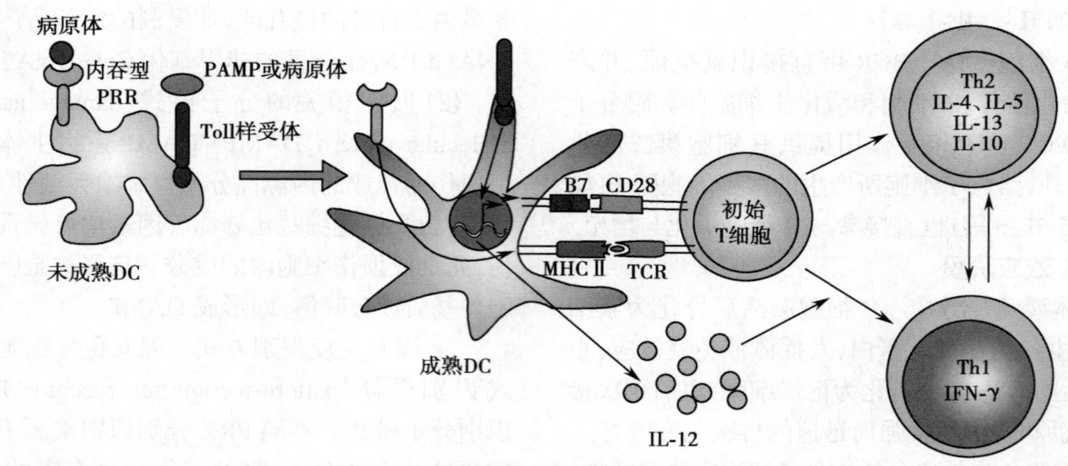

图 21-10 固有免疫的模式识别理论

答的类型和强度。

4. 固有免疫参与免疫病理过程 各类固有免疫效应细胞均具有一定抗肿瘤效应，例如：NK 细胞可杀伤肿瘤细胞；激活的巨噬细胞可发挥抗肿瘤作用；NKT 细胞和 γδT 细胞可监视恶性肿瘤发生；中性粒细胞参与攻击肿瘤。此外，固有免疫也参与移植排斥反应和自身免疫并发生、发展。

（龚非力）

第二节 外科临床与免疫

本节主要从两方面介绍外科领域所涉及的免疫学问题：①外科疾病过程与免疫的相互关系，即外科病理过程的免疫学发病机制以及外科疾病对机体免疫系统的影响；②免疫学理论与技术在外科临床实践中的应用，即外科疾病的免疫学诊断与治疗。

一、创伤与免疫

创伤可引起机体多方面的反应，尤其创伤后并发严重感染或脓毒症是导致创伤病人死亡的主要原因，故创伤对机体免疫系统的影响受到高度重视。

（一）创伤直接启动免疫性炎症应答

物理、化学因素所致的创伤均伴随组织细胞坏死，可释放损伤相关的分子模式（DAMP）。后者被固有免疫细胞表面相应模式识别受体（PRR）识别，引发损伤组织的后续炎症反应，也参与创伤的愈合。

（二）创伤抑制机体免疫功能的机制

1. 血清中免疫因子的作用 创伤后病人血清中可出现免疫抑制因子（immune suppressor factor，ISF），此乃机体免疫功能下降的重要原因。ISF 的来源可能为：①创面组织产生的炎性介质或组织蛋白代谢产物；②创伤时机体受到强烈刺激而产生的各种应激分子，如前列腺素 E_2（PGE_2）、β- 内啡肽、糖皮质激素等；③某些细菌及其代谢产物，尤其在感染后期并发脓毒症时，细菌内毒素的免疫抑制作用不可忽视；④医源性免疫抑制因子，指创伤病人治疗过程中所应用的麻醉剂、抗生素、激素等，它们均可能具有免疫抑制作用。

2. 抑制性免疫细胞的作用 创伤过程可能诱导某些具有免疫抑制效应的淋巴细胞亚群（如调节性 T 细胞等）分化、激活，从而广泛抑制多种免疫细胞及其功能亚群。另外，严重创伤可激活抑制性巨噬细胞，通过分泌 PGE_2 等机制发挥非特异性免疫抑制作用。

3. 神经 - 内分泌 - 免疫网络调节功能紊乱 严重创伤的强烈刺激作为一种应激原，可导致机体应激状态。其主要特征为交感神经以及下丘脑 - 垂体 - 肾上腺皮质轴兴奋，使儿茶酚胺和糖皮质激素分泌增多，这些物质对免疫功能有抑制作用。

创伤所致免疫抑制状态可导致机体免疫防御功能降低，加重感染及其并发症的发生。

（三）创伤愈合与免疫

创伤愈合涉及复杂的生理和病理过程，可分

为局部炎症反应、细胞增殖分化、组织修复3个阶段。许多免疫细胞(如巨噬细胞、淋巴细胞、粒细胞等)以及免疫分子(补体、黏附分子、细胞因子等)参与创伤愈合的全过程。尤其重要的是,已发现某些细胞因子[如转化生长因子(TGF)、成纤维细胞生长因子(FGF)、血小板源生长因子(PDGF)、TNF、IL-1、IL-2、表皮生长因子(EGF)等]是影响创伤愈合的关键性调控因素。它们的作用是:介导炎性细胞浸润、趋化及吞噬;促进修复细胞增殖、分化;参与胶原分泌、沉淀与更新;刺激新血管形成和肉芽组织增生;促进上皮覆盖和瘢痕形成。另外,黏附分子介导的细胞与细胞间、细胞与细胞基质间的黏附作用也与创伤愈合有密切关系。例如:黏附分子可介导血小板聚集以及血小板与创伤部位基质结合;促进临时性伤口基质(由血小板、纤维粘连蛋白、纤维蛋白原、纤维蛋白等组成)形成;诱导修复细胞如成纤维细胞、巨噬细胞迁移;等。

目前,多种细胞因子(如EGF、FGF、TGF-β等)已用于治疗消化道溃疡、烧伤以及慢性静脉曲张并发的难愈合创伤。临床观察证明,合理使用外源性细胞因子可加速伤口愈合,促进创伤组织在结构和功能上的恢复。

二、外科感染与免疫

(一) 机体的抗感染机制

免疫防御是免疫系统三大功能之一。机体免疫系统可通过多种机制抵御病原体感染。

1. 固有免疫效应机制　体内存在多种执行非特异性免疫功能的机制,包括:①体表屏障结构(皮肤、黏膜及其附属物)可有效阻止病原微生物侵入体内;②内部屏障(如血-脑屏障、血-胎屏障、血-睾屏障)可分别阻止致病微生物侵入脑部、胎儿和睾丸;③吞噬细胞可通过吞噬、杀菌等效应消灭病原微生物;④体液中多种抗菌物质(如补体、溶菌酶、干扰素、Tuftsin等),可通过不同机制杀伤病原体。

2. 适应性免疫效应机制

(1) 体液免疫机制:抗毒素、抗细菌、抗病毒的抗体等可通过不同机制发挥抗致病微生物作用,例如:①抗体具有调理作用,可促进吞噬细胞对微生物的吞噬;②抗毒素可中和外毒素毒性;③抗体可激活补体,通过补体依赖的细胞毒作用而致细菌溶解;④分泌型IgA抗体能阻断细菌黏附于黏膜表面;⑤中和抗体可抑制胞内病毒的致病作用。

(2) 细胞免疫:不同T细胞亚群发挥免疫防御作用的机制各异:Tc细胞(CTL)可特异性杀伤感染的靶细胞;Th1、Th2、Th17等细胞可分泌多种细胞因子,直接发挥抗病原体效应或促进巨噬细胞、中性粒细胞的抗感染作用。另外,上述炎性细胞因子也可引起发热、参与炎症急性期反应以及导致感染性休克等。例如,TNF-α参与革兰氏阴性菌所致肾上腺坏死、脓毒性休克,以及长期慢性感染继发的恶病质。

(二) 外科疾病过程对免疫防御功能的影响

许多外科情况(如烧伤、创伤、冻伤、肿瘤、手术、感染等),以及长期应用各种激素、抗瘤药物、免疫抑制剂、广谱抗生素等,均能对免疫系统造成损害,导致继发性免疫缺陷,其主要临床表现为反复感染和严重感染。尤其是滥用某些对免疫系统有广泛而强烈抑制作用的药物,可能引起条件致病菌感染,甚至致死性脓毒症。

(三) 外科感染及其并发症的免疫学防治

1. 外科感染的免疫预防　类毒素是一种经甲醛处理的细菌毒素,其丧失原有毒性但保留了免疫原性。例如:应用破伤风类毒素可通过主动免疫而预防破伤风杆菌感染;应用人工制备的破伤风抗毒素,可通过被动免疫而中和相应外毒素。

2. 外科感染的免疫治疗

(1) 自身菌苗(autovaccine):从感染灶局部标本中分离出病原体,经处理后制成死菌苗,再注入病人自身,此为自身菌苗,可用于治疗反复发作、抗生素治疗无效的化脓性感染(如葡萄球菌、铜绿假单胞菌感染等)。

(2) 细胞因子:某些细胞因子参与感染并发症的发生,可用细胞因子拮抗/抑制疗法进行治疗。例如可用抗TNF单克隆抗体、重组可溶性TNFR或抗TNFR抗体等,阻断TNF的生物学效应,从而治疗感染性休克。

(3) 黏附分子:黏附分子介导白细胞在感染灶集聚,这是机体免疫防御功能所必需。另外,白细胞过度集聚可使感染加重,并导致局部缺血-再灌注损伤等病理反应。已有报道,应用抗黏附分子或其受体的单克隆抗体,可阻止白细胞在感染灶过度集聚。

三、移植与免疫

同种异体移植后,若供、受者遗传背景有差异,移植物抗原可刺激受者免疫系统产生应答导致移植物损伤,此为移植排斥反应。

(一) 移植排斥反应的机制

1. 引起同种移植排斥反应的抗原 引起移植排斥反应的抗原称为组织相容性抗原，可分为3类：①人类主要组织相容性抗原(major histocompatibility antigen，MHC抗原)，即HLA抗原，可引起强而迅速地移植排斥反应；②人类次要组织相容性抗原(minor histocompatibility antigen，mH抗原)，包括性别相关的mH抗原(如雄性H-Y抗原，主要表达于精子、表皮细胞及脑细胞表面)和非Y连锁的mH抗原，可引起弱而缓慢的移植排斥反应；③人类ABO血型抗原和组织特异性抗原[如内皮细胞(vascular endothelial cell，VEC)特异性抗原、皮肤的SK抗原等]。

2. 同种抗原的呈递和识别机制(图21-11) 移植器官与受者血管接通后，存在于移植物血管内的白细胞(包括DC和淋巴细胞)即进入受者血液循环，并向受者外周淋巴器官迁移。上述供者来源的白细胞又称过客白细胞(passenger leukocyte)，其中的DC是参与同种抗原呈递和识别的重要APC。

(1) 受者对同种抗原的直接识别(direct recognition)：指过路细胞表面的抗原肽-同种HLA Ⅱ类分子复合物可直接被受者$CD4^+T$细胞所识别，而无须经受者APC处理。该途径是同种移植所特有的抗原呈递与识别方式，此机制在急性排斥反应早期发挥重要作用。

(2) 受者对同种抗原的间接识别(indirect allo-recognition)：指供者移植物脱落细胞或MHC抗原经受者APC加工和处理后，形成供者MHC抗原肽-受者MHC Ⅱ类分子复合物，从而呈递给受者$CD4^+T$细胞，使之活化。间接识别在急性排斥反应早期与直接识别机制协同发挥作用，并在急性排斥反应中晚期和慢性排斥反应中起更为重要的作用。

3. (急性)同种移植排斥反应的效应机制

(1) 细胞免疫效应机制：① Th1细胞通过分泌IL-2、IFN-γ和TNF-α等炎性细胞因子，聚集单核/巨噬细胞等炎性细胞，导致迟发型超敏反应性炎症损伤；② CTL可直接杀伤移植物血管内皮细胞和实质细胞；③ Th17细胞可释放IL-17，通过招募中性粒细胞，促进局部组织产生炎症因子、趋化因子并表达基质金属蛋白酶，介导炎性细胞浸润和组织破坏。

(2) 体液免疫效应机制：急性排斥反应后期，机体产生抗同种异型组织抗原的抗体，通过不同机制损伤移植物组织：形成免疫复合物，通过激活补体而损害移植物血管内皮细胞；通过ADCC、调理作用，介导或促进效应细胞对移植物细胞的杀伤和吞噬。

(3) 移植排斥反应的固有免疫损伤机制(图21-12)：诸多因素可启动移植物非特异性损伤，例如：①外科手术所致的机械性损伤；②移植物被摘取→植入受者体内→恢复血液循环，此过程必然出现缺血和缺氧所致组织损伤；③移植物植入并恢复血液循环所致的缺血/再灌注损伤，通过大量产生

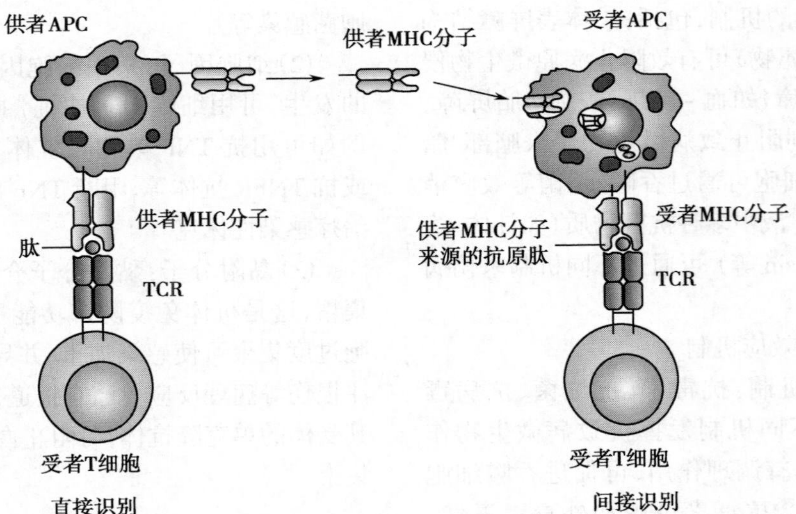

图21-11 直接识别和间接识别示意图

直接识别：受者T细胞的TCR识别由供者APC提呈的抗原肽-供者MHC分子复合物；间接识别：供者MHC分子被受者APC摄取、加工、处理→受者T细胞的TCR识别受者APC表面的供者MHC分子来源的抗原肽-受者MHC分子复合物

氧自由基而损伤组织细胞。上述作用的综合效应是诱导 DAMP 释放和细胞应激，继发炎性“瀑布式”反应，导致移植物组织细胞发生炎症、损伤和死亡。

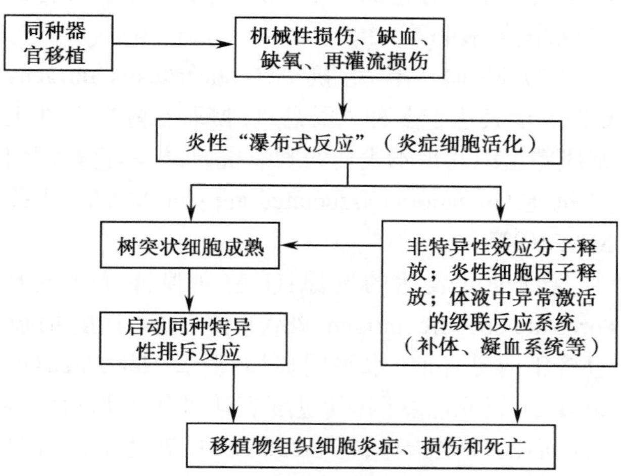

图 21-12　固有免疫启动移植排斥反应机制示意图

（二）临床同种异基因移植排斥反应的类型

同种实体脏器移植中，受者 T 细胞识别移植物同种异型 HLA 抗原并被激活，从而产生针对移植物的排斥反应，此为宿主抗移植物反应（host versus graft reaction，HVGR）。根据 HVGR 发生的时间和强度，以及发生机制和病理表现，大致可分为 3 种类型。

1. 超急性排斥反应（hyperacute rejection）　指移植器官与受者血管接通后数分钟至 1~2 天内发生的排斥反应。其机制是：曾反复输血、多次妊娠、长期血液透析或再次移植的受者，其体内预先存在抗供者组织抗原的抗体（包括抗供者 ABO 血型抗原、血小板、HLA 抗原及血管内皮细胞和单核细胞表面 VEC 抗原的抗体），它们可与供者组织（尤其是血管内皮细胞）抗原结合，通过激活补体而发挥如下效应：①形成膜攻击复合物，损伤移植物细胞；②触发凝血系统，导致微血管内凝血；③促进内皮细胞活化并分泌某些活性物质，启动凝血级联反应。上述效应导致血管通透性增高、中性粒细胞和血小板聚集、纤维蛋白沉积，引起出血、水肿、血管内凝血和血栓形成，出现移植器官急性坏死。

2. 急性排斥反应（acute rejection）　是同种异型器官移植中最常见的排斥反应，一般发生于移植后数天至两周左右。急性排斥反应主要由细胞免疫应答所致：①早期，表达同种异型抗原的供者 APC（尤其是 DC）迁移至受者外周淋巴组织，以直接呈递方式激活同种反应性 $CD4^+$T 细胞；②后期，受者 APC 在移植物局部摄取同种异型抗原，迁移至外周淋巴组织并以间接呈递方式激活 T 细胞。Th1、Th17 和 CTL 是主要的效应细胞。

在急性排斥反应后期，受者体内产生抗同种异型抗原的抗体和抗内皮细胞表面分子的抗体，它们介导损伤作用的机制是：①通过 ADCC、调理作用，促进效应细胞杀伤和吞噬移植物细胞；②与相应抗原形成抗原 - 抗体复合物，通过激活补体系统而损害移植物血管。

3. 慢性排斥反应（chronic rejection）　又称移植物慢性失功，多发生于移植术后数周、数月甚至数年，病程进展较缓慢，其病变特点是组织结构损伤、纤维增生和血管平滑肌细胞增生，导致移植器官功能进行性丧失，成为影响移植物长期存活的主要障碍。

（1）免疫学机制：反复发作的急性排斥反应是导致慢性排斥反应组织损伤的重要原因。细胞免疫和体液免疫均参与慢性排斥所致损伤，其机制可能为：①特异性抗体或细胞免疫导致微血管内皮细胞损伤；②慢性迟发型超敏反应诱使巨噬细胞分泌平滑肌细胞生长因子，导致动脉血管内膜平滑肌细胞增生、动脉硬化、血管壁炎性细胞浸润等。

（2）非免疫学机制：多种非免疫学因素参与慢性排斥反应发生，例如：移植术后早期出现缺血 / 再灌注损伤；移植器官去神经支配和血管损伤；免疫抑制药物毒性作用；受者并发高脂血症、高血压和慢性巨细胞病毒感染等。

（三）HVGR 防治原理

1. 选择合适供者　器官移植成败主要取决于供受者间组织相容性，有必要对供、受者进行一系列检测：①人红细胞血型抗原亦属主要组织相容性抗原，故供者 ABO、Rh 血型抗原须与受者相同，或至少符合输血原则；②检测受者血清中细胞毒性预存抗体，以防止超急性排斥反应发生；③ HLA 等位基因型别分析；④常规 HLA 分型技术尚难以检出某些 HLA 等位基因型别的差异，有必要进行交叉配型。

2. 抑制受者免疫应答　临床移植成功在很大程度上有赖于合理的免疫抑制疗法，主要策略为：①应用免疫抑制药物，包括化学类免疫抑制剂（如糖皮质激素、环孢素、FK506 等）、生物制剂（如抗 T 细胞单抗、抗 IL-2R 抗体、抗细胞因子抗体、抗黏附分子抗体等）、中草药类（如雷公藤、冬虫夏草等）；②对移植物或受者进行预处理，如术前给受者输注供者特异性血小板、借助血浆置换术去除受者体内天然抗A或抗B凝集素等。

3. 移植后免疫监测　免疫监测有助于早期诊断排斥反应和排斥危象,常用检测指标为:①外周血淋巴细胞亚群百分比和功能;②血清免疫分子水平(细胞因子、抗体、补体、可溶性HLA分子等)、细胞表面黏附分子和细胞因子受体表达等。

4. 诱导同种异体移植耐受　理论上,诱导受者产生针对移植物的免疫耐受是彻底克服器官移植排斥反应的最佳策略。迄今在实验研究中已探索多种方案:①阻断针对移植物(或宿主)的特异性免疫应答(如阻断TCR对同种异体抗原的特异性识别;封闭或清除同种抗原特异性T细胞;阻断共刺激信号,诱导同种反应型T细胞失能);②定向诱导免疫偏离,如阻断Th1细胞及其所分泌细胞因子的效应,或增强Th2细胞及其所分泌细胞因子的效应;③主动免疫诱导同种移植耐受,如给予T细胞疫苗(T cell vaccine,TCV),或移植术前进行供者特异性输血(donor specific transfusion,DST);④在移植受者体内建立异基因骨髓嵌合体等。

四、肿瘤与免疫

(一)肿瘤抗原(tumor antigen)

肿瘤抗原泛指肿瘤发生、发展过程中新出现或过度表达的抗原物质。

1. 肿瘤抗原的类别

(1)根据肿瘤抗原的特异性分类:①肿瘤特异性抗原(tumor specific antigen,TSA),指仅表达于肿瘤细胞而正常细胞不表达的抗原;②肿瘤相关抗原(tumor-associated antigen,TAA),指并非肿瘤细胞特有、正常组织或细胞也可表达的抗原物质,但在细胞癌变时其含量明显增高。

(2)根据肿瘤产生的机制分类:①理化因素诱发的肿瘤抗原,指某些化学制剂或物理因素(如紫外线、X线等)诱生的肿瘤抗原;②病原体诱发的肿瘤抗原,如鼻咽癌细胞表达EB病毒抗原、宫颈癌细胞表达乳头瘤病毒抗原等;③自发性肿瘤抗原,多数人类肿瘤属此类,如突变的基因产物、胚胎抗原、分化抗原和异常表达的正常成分等。

2. 常见人类肿瘤抗原

(1)胚胎抗原(embryonic antigen):是胚胎发育期由胚胎组织产生的正常成分,出生后因其编码基因受阻遏而逐渐消失,或表达量很低。细胞癌变时,受抑制的基因脱阻遏,胚胎抗原重新合成,例如:①甲胎蛋白(alpha fetoprotein,AFP),主要由胎肝和卵黄囊产生,肝癌病人血清AFP水平明显增加;②癌胚抗原(carcinoembryonic antigen,CEA),属膜结合型胚胎抗原,血清CEA升高提示可能发生消化道肿瘤。

(2)分化抗原:此类抗原是机体组织细胞发育过程中表达的正常分子。恶性肿瘤细胞形态和功能均类似于未分化的胚胎细胞,可表达某些分化抗原(如酪氨酸酶等)。

(3)肿瘤-睾丸抗原(cancer/testis antigen,CTA):指表达于多种人类恶性肿瘤、在除睾丸外正常成熟组织几乎不表达的肿瘤抗原,如黑色素瘤相关抗原(melanoma-associated antigen,MAA,又称MAGE)等。

(4)过度表达的抗原:①前列腺特异性抗原(prostate specific antigen,PSA),前列腺上皮细胞遭挤压或破坏时)水平明显增高;②Her-2/neu(即erbB-2),属原癌基因,其过度表达可作为判断乳腺癌预后的独立指标;③G250抗原,表达于所有肾透明细胞癌和大部分其他类型肾癌。

(二)机体抗肿瘤的免疫学效应机制

1. 机体抗肿瘤的固有免疫效应机制

(1)补体的溶细胞作用:肿瘤细胞能通过分泌C反应蛋白(C-reaction protein,CRP)等炎症介质,通过激活补体MBL途径而溶解肿瘤细胞。

(2)NK细胞的杀瘤效应:该效应无需抗原预先致敏、无肿瘤特异性、无MHC限制性。

(3)巨噬细胞(MΦ)的杀瘤效应:①活化的MΦ可直接吞噬和杀伤肿瘤细胞;②MΦ可向T细胞呈递肿瘤抗原,诱导特异性抗瘤免疫效应;③活化的MΦ可产生、释放多种抗瘤效应分子和细胞因子,直接、间接发挥抗肿瘤效应。

(4)γδ T细胞的杀瘤效应:γδT细胞可直接杀伤瘤细胞,或分泌细胞因子而发挥抗肿瘤效应。

2. 机体抗肿瘤的适应性免疫效应机制

(1)细胞免疫效应机制:①$CD8^+$CTL,是机体抗肿瘤的主要效应细胞,通过释放穿孔素/颗粒酶途径、FasL/Fas途径或释放细胞因子,直接、间接发挥抗瘤效应;②$CD4^+$Th细胞,通过释放细胞因子或参与其他免疫细胞活化而发挥抗瘤效应。

(2)抗肿瘤的体液免疫效应机制:①特异性抗体与肿瘤表面抗原结合,通过激活补体经典途径而溶解肿瘤细胞;②抗瘤抗体介导ADCC效应而杀伤肿瘤细胞;③抗肿瘤抗体发挥调理作用;④抗体封闭肿瘤细胞表面某些受体,从而抑制肿瘤细胞增殖和生长;⑤抗体与肿瘤细胞表面抗原结合,使肿瘤细胞黏附特性发生改变甚至丧失,有助于抑制肿瘤细胞生长和转移。

（三）肿瘤逃逸机体免疫监视的机制

肿瘤与机体免疫系统间存在极为复杂的相互作用：①免疫系统具有监视、清除肿瘤细胞的能力；②肿瘤细胞在与机体免疫系统相互作用过程中，可通过多种机制逃避机体的免疫攻击。肿瘤的转归取决于肿瘤细胞与机体免疫系统间相互作用和相互博弈。

1. 与肿瘤细胞自身相关的逃逸机制

（1）缺乏激发机体免疫应答所必需的成分：①肿瘤抗原免疫原性弱变，难以有效激发机体产生免疫应答；②抗原调变（antigen modulation），指肿瘤抗原表位减少或丢失，从而逃逸免疫系统识别和杀伤；③某些肿瘤细胞表面 MHC Ⅰ类分子表达低下或缺失，难以激活肿瘤抗原特异性 CTL；④肿瘤细胞表面抗原被某些非特异性物质覆盖，干扰宿主淋巴细胞识别、杀伤；⑤肿瘤细胞内抗原加工呈递相关分子表达降低或缺失；⑥肿瘤细胞表达共刺激分子下降，或高表达共抑制分子（如 PD-L1），导致肿瘤特异性 T 细胞失能（anergy），使肿瘤逃避特异性杀伤效应。

（2）肿瘤细胞“漏逸”（sneaking through）：肿瘤生长早期肿瘤细胞量少，不足以激发机体产生应答。一旦肿瘤迅速生长，超越机体的抗肿瘤免疫效应，宿主无足够能力清除大量肿瘤细胞。

（3）FasL/Fas 通路障碍：①肿瘤细胞 Fas 表达下降，逃避 CTL/NK 细胞所致凋亡；②肿瘤细胞高表达 FasL，可介导高表达 Fas 的肿瘤特异性 CTL 凋亡。

（4）肿瘤细胞分泌免疫抑制性因子，抑制机体抗肿瘤免疫应答及其效应。

2. 与机体免疫系统相关的肿瘤逃逸机制

（1）机体免疫系统功能障碍：先天性或继发性免疫缺陷的个体，肿瘤发病率较高。

（2）肿瘤直接或间接抑制机体免疫功能：恶性肿瘤可直接侵犯免疫器官，或通过激活抑制性免疫细胞或抑制效应性免疫细胞，导致免疫功能低下：①肿瘤通过多种机制影响 DC 分化、功能和数量；②肿瘤可导致 T 细胞表面 CD3 分子 ζ 链缺失、功能改变、细胞因子合成能力下降；③肿瘤病人外周血 Treg 数量增加，从而直接、间接抑制机体抗瘤免疫效应；④肿瘤微环境诱生髓样来源的抑制细胞（myeloid-derived suppressor cell，MDSC），后者可杀伤 T 细胞、使 T 细胞信号转导受阻、促进 Treg 细胞分化、抑制 NK 细胞分泌 IFN-γ 及胞毒活性。

（四）肿瘤免疫诊断和免疫治疗

1. 肿瘤免疫诊断　通过检测肿瘤标志物和相关免疫学指标，可对肿瘤进行辅助诊断或判断疗效、免疫功能状态及预后。另外，抗肿瘤抗体与同位素结合物的体内示踪技术，有助于对肿瘤进行早期诊断和定位。

2. 肿瘤免疫治疗　原理是增强效应细胞杀伤能力，抑制或清除调节性免疫细胞对肿瘤的庇护。

（1）主动免疫治疗：①非特异性主动免疫治疗，如应用卡介苗（BCG）、短小棒状杆菌（PV）等刺激免疫系统，或给予细胞因子促进免疫细胞活化，增强机体抗肿瘤免疫效应；②特异性主动免疫治疗（specific active immunotherapy，SAIT），常采用体内输注肿瘤疫苗，包括细胞性疫苗（如灭活的肿瘤细胞疫苗、病毒处理的肿瘤细胞疫苗、基因修饰的肿瘤细胞疫苗、DC- 肿瘤细胞嵌合体疫苗等）、亚细胞疫苗（如从肿瘤细胞裂解物所提取的肿瘤细胞组分制备的肿瘤疫苗）、分子疫苗（如肿瘤多肽疫苗、肿瘤相关的病毒疫苗、癌基因产物疫苗等）和基因疫苗等。

（2）抗体靶向治疗：将细胞毒性物质与抗肿瘤抗体偶联，将细胞毒性物质携带至肿瘤灶，发挥杀瘤作用（如抗体导向的化学疗法、免疫毒素导向疗法、抗体导向酶解前体药物疗法、免疫超抗原疗法、双特异性抗体、基因工程抗体 - 毒素融合蛋白、细胞内抗体等）。

（3）免疫细胞过继治疗：将经体外诱导激活和扩增的抗瘤效应细胞输注给病人，提高其抗肿瘤免疫力，以达到治疗和预防复发的目的。

（4）细胞因子治疗：应用某些细胞因子直接杀伤肿瘤细胞或通过免疫调节而间接发挥抗瘤作用。

（5）基因治疗：在体外将目的基因转染肿瘤细胞或效应细胞，然后回输体内，或直接注射目的基因，使之在体内有效表达，增强机体抗肿瘤效应。

（6）抑制或清除调节性 T 细胞：清除体内过高的 Treg 细胞或减弱其对免疫功能的抑制作用。

（龚非力）

参考文献

[1] 龚非力 . 医学免疫学 [M]. 3 版 . 北京 : 科学出版社 , 2012.

[2] 龚非力 . 医学免疫学 [M]. 2 版 . 北京 : 科学出版社 , 2009.

[3] 周光炎 . 免疫学原理 [M]. 上海 : 上海科学技术文献出版社 , 2012.

[4] JANEWAY C A, TRAVERS P, WALPORT M, et al. Immunobiology [M]. 8th ed. New York: Carland Publishing, 2011.

第二十二章
移植术

第一节 概　　述

移植技术对人类一直有着巨大的吸引力，从幻想变为现实经历了漫长的过程，尤其是近半个世纪以来，历经坎坷，器官移植终于成为临床治疗器官终末期衰竭的重要手段，成为20世纪最令人瞩目的医学进展。移植医学取得现今的成就主要是基于下述研究进展：对移植抗原系统和移植免疫基础逐渐深入研究、血管吻合和移植手术技术的成熟、器官保存技术以及各种免疫抑制剂的开发和应用，移植学已形成一门新的学科，并且不断向其他医学领域扩展和提出挑战。

目前，器官移植虽然取得上述令人鼓舞的成绩，但仍有许多问题亟待解决，如扩大供移植器官的来源，解决日益严重的供需矛盾；研究移植物排斥反应以及移植物功能慢性减退的机制和预防措施，提高移植物长期存活率；开发高效、低毒副作用的免疫抑制剂以及诱导临床免疫耐受等。

一、移植术历史发展概况

追溯移植术发展的历史，大致可分四个阶段。

远古传说和幻想阶段：东西方文化早年都有关于移植术的传说，大约公元前300年，中国就有关于扁鹊为两个男子换心的记载(见《列子·汤问》)，这是迄今有关器官移植术最早的文字记录。在古代欧洲和其他国家也可见有关组织移植的传说和记录。

20世纪初期起步阶段：在血管重建技术建立以前，自18~19世纪开始陆续开展一些不需要血管重建的组织移植如牙齿、皮肤和角膜移植的动物实验研究。1902年，法国Carrel创建了用三角法和丝线缝合血管的新技术。他的技术被迅速应用到各种器官移植的动物实验中。从20世纪30年代到50年代虽然陆续尝试动物和临床同种肾移植，但均因术者对免疫反应的认识不足，缺乏有效抑制排斥反应的措施，同时器官保存和手术技术还不成熟，受者均未获得长期存活。

临床取得初步成功阶段：20世纪50年代初开始认识到同种异体间移植后会发生免疫排斥反应。在尚无免疫抑制治疗措施的情况下，只有同基因间的移植才能成功。1954年12月美国波士顿的Murray为一对同卵孪生兄弟之间进行肾移植，移植肾获得长期良好功能，使人们对器官移植研究增强了兴趣和信心。而其后的肾移植历史则是伴随免疫抑制药物的发展前进的。Murray肾移植的成功开创了临床器官移植的新时代，他也因此与为骨髓移植做出贡献的Thomas分享1990年诺贝尔生理学或医学奖。

Schwartz和Dameshek发现6-巯基嘌呤(6-MP)，Calne将6-MP应用于肾移植，1961年他又将与6-MP有类似作用的硫唑嘌呤应用于实验和临床研究，取得肯定的效果。1963年Goodwin证明肾上腺类固醇与硫唑嘌呤合用效果更佳，该方案很长一段时期作为免疫抑制药物的常规治疗。1967年Starzl报道抗淋巴细胞血清(ALS)应用于临床，以后又研制成功抗淋巴细胞球蛋白(ALG)、抗胸腺细胞球蛋白(ATG)。由于有了较好的免疫抑制药物，肾移植取得成功激励尝试其他各种器官移植，如同种原位肝移植(Starzl，1963年)、肺移植(Hardy，1963年)、胰肾联合移植(Kelly等，1966年)、原位心脏移植

(Barnard,1967 年)、心肺联合移植(Cooley,1968 年)和小肠移植(Detterling,1968 年)。

稳步迅速发展的阶段:1978 年 Calne 首先报道环孢素对预防排斥反应有满意效果。20 世纪 80 年代初开展了环孢素的临床应用研究,成为与皮质类固醇和硫唑嘌呤三联用药的常规免疫抑制剂。随后环孢素广泛应用于临床各种类型器官移植,使器官移植临床工作逐渐进入成熟阶段。并且推动了各种单克隆抗体制剂以及他克莫司(tacrolimus,FK506)、吗替麦考酚酯(MMF)、西罗莫司(雷帕霉素,sirolimus)等新型免疫抑制剂的开发和应用,因此有了更多地选择,可以更有效地实施个体化的治疗方案。多种免疫抑制剂联合使用,减少了各种药物的剂量,从而减少了免疫抑制剂的毒副作用,提高了移植的效果。

除了肾移植迅速发展,其他一些器官移植如心脏移植、心肺移植、胰腺、小肠移植、骨髓移植以及多器官移植也得到广泛应用。到 2009 年底根据美国器官共享网络 UNOS 的不完全统计共施行 1 300 000 例次各种器官移植,其中肾移植 843 000 例次,活体亲属肾移植最长存活超过 46 年,尸体肾移植超过 40 年;肝移植 194 000 例次,最长存活超过 40 年;心脏移植 87 000 例次,最长存活超过 31 年;胰肾联合移植 24 000 例次,最长存活超过 27 年;单纯胰腺移植 8 000 余例次,最长存活超过 25 年;肺移植 28 000 例次,最长存活超过 21 年;心肺联合移植累计 3 600 余例次,最长存活超过 25 年;小肠移植累计 2 200 余例次,最长存活超过 19 年;造血干细胞移植 200 000 余例次,最长存活超过 38 年。

我国大陆器官移植始于 20 世纪 60 年代,70 年代末逐渐开展起来,80 年代形成一定规模,到了 90 年代已能开展国外主要施行的各种不同类型的器官移植。进入 21 世纪我国大陆器官移植得到全面迅速的发展。虽然国际上目前开展的各种器官移植都已经在我国大陆开展,在一些先进的移植中心某些器官的移植效果已经接近或达到国际先进水平,但总体水平距离国际先进水平尚有一段差距。

至 2009 年底据中华医学会器官移植学分会器官移植登记处统计,我国大陆共施行各种实质大器官移植 120 000 余例次,其中肾移植 101 000 余例次,最长存活超过 33 年;肝移植超过 18 000 例次,最长存活超过 13 年;心脏移植 800 余例次,最长存活 18 年;胰肾联合移植 200 余例次,最长存活 10 年;肺移植 200 余例次,最长存活超过 7 年;小肠移植开展较少,活体亲属小肠移植最长存活超过 10 年。此外,国内还曾尝试开展了少量的脾移植、肾上腺移植、甲状旁腺移植和睾丸移植。我国近年来器官移植数量已成为仅次于美国的第二大国。除了中国内地,中国台湾和中国香港在 1968 年和 1969 年以来先后开展了各类器官移植,近年来尤其在活体亲属肝移植取得非常骄人的成就,已达到世界先进或领先水平。

二、器官移植概念和分类

1. 术语及分类　移植术(transplantation)是指将某一个体有活力的细胞、组织、器官即移植物(graft)用手术或其他的方法移植到自体或另一个体(异体)的体表或体内某一部位。移植术并不包括能用在体内或固定在体表,而不含有人或动物的组织和细胞的物质,如应用假体、人工合成物质或人工器官,也不包括再植术(reimplantation),如断手再植术、断肢再植术。

供给移植物的个体称作供者(donor),接受移植物的个体称作受者(recipient)。移植物的供者和受者不属同一个体,称作异体移植术。供者和受者是同一个体称作自体移植术。

根据供者和受者在遗传基因的差异程度,异体移植术可分为三类:

(1) 同质移植术(syngeneic transplantation):即供者与受者虽非同一个体,但二者遗传基因型完全相同,受者接受来自同系(同基因)供者移植物后不发生排斥反应(rejection)。如动物实验中纯种同系动物之间的移植;临床应用中供受者属同卵孪生同胞间的移植。

(2) 同种移植术(allotransplantation):即供、受者属同一种属但遗传基因不相同的个体间的移植,如不同个体人与人、狗与狗之间的移植。同种移植为临床最常见的移植类型。因供、受者遗传学上的差异,术后如不采用合适的抑制免疫反应的措施,受者对同种移植物不可避免地会发生排斥反应。

(3) 异种移植术(xenotransplantation):即不同种属如猪与人之间的移植,术后如不采用合适的免疫抑制措施,受者对异种移植物不可避免地会发生强烈的异种排斥反应。

根据移植物植入部位,移植术可分为:

(1) 原位移植术(orthotopic transplantation):即移植物植入到该器官切除后原来的正常解剖部位,如原位心脏或原位肝移植。

(2) 异位移植术(heterotopic transplantation):即

移植物植入的部位与该器官原有解剖位置不同，如异位肾移植、异位胰腺移植等。一般情况下，异位移植术一般不切除受者原来器官。

(3) 旁原位移植术（paratopic transplantation）：即移植物植入到受者同名器官贴近的位置，不切除原来器官，如旁原位胰腺移植。

根据不同的移植技术，移植术可分类为：

(1) 吻合血管移植术或称血管重建移植术（vascularized transplantation）：即移植物从供者切取下来时血管已完全离断，移植时将移植物动静脉与受者相应的血管吻合，移植物建立有效血液循环，恢复血供。临床上实质器官移植如心脏移植、肝移植、肾移植、胰腺移植等都属此类。

(2) 带蒂的移植术（pedicled transplantation）：即移植物与供者始终带有主要血管以及淋巴或神经的蒂相连，其余部分均已分离，以便转移到其他需要的部位，移植过程中始终保持有效血供，移植物在移植的部位建立了新的血液循环后，再切断该蒂。这类移植都是自体移植如各种皮瓣移植。

(3) 游离的移植术（dissociated transplantation）：即移植物与供者完全分离，移植时不进行血管吻合，移植后移植物血供的建立依靠受者周缘的组织形成新生血管并逐渐长入移植物。游离皮片的皮肤移植即属此类。

(4) 输注移植术（infused transplantation）：即将移植物制备成有活力的细胞或组织悬液，通过各种途径输入或注射到受者体内，例如输血、骨髓移植、胰岛细胞移植等。

根据移植物供者来源的分类如胚胎、新生儿、成人、尸体及活体供者。尸体供者又分为有心搏的脑死亡供者（donor after brain death，DBD）和心脏死亡供者（donor after cardiac death，DCD）。心脏死亡供者必须是心搏停止很短时间内的死亡供者。活体供者又分为活体亲属（living related）（指有血缘关系如双亲与子女或兄弟姊妹）和非亲属（living unrelated）供者如配偶或其他人。活体供者在一定程度上可以缓解供者器官短缺的矛盾，获取的器官缺血时间短，有血缘关系的亲属供者还具有一定的免疫学优势。近年来，包括肝、肾、胰、肺、肠等多种脏器均可取自活体供者用于移植，但供者的安全以及医学伦理学和移植物质与量的保证等问题都非常重要也存在争议。为了准确描述某种移植术时往往综合使用上述分类，如同种尸体原位肝移植术、活体亲属同种异位肾移植术、吻合血管的胎儿甲状旁腺异位移植术等。

病人多个器官受累严重影响健康和威胁生命时，可施行受累多个器官的置换和移植。根据手术的特点可分为两大类：第一类即器官联合移植，如肝肾、肝胰、肝心和胰肾等联合移植。这实际上是为同一受者作两个标准的互无关联的移植手术；第二类即器官簇移植，指的是几个器官保持着原有的解剖关系共用一个血管蒂的即一蒂多脏器移植，如肝胰、十二指肠及部分近端空肠的腹部器官簇移植。

2. 器官移植术的特点　器官移植术与其他外科手术不同，它包括四个方面或步骤：

(1) 术前供、受者的选择，即遵循不同种类的移植物各自的免疫学和非免疫学的原则及要求选择合适受者的供者，供者的选择对术后免疫排斥反应和移植物功能有直接影响；

(2) 器官切取和保存，从移植物切取直到移植手术完成，始终要确保移植物有活力，移植后能基本恢复正常功能；

(3) 重建血供和相关的结构，使移植物在受者体内能获得充分的血液供应以及存活必要的其他条件，使其发挥所需的生理功能；

(4) 必须长期使用免疫抑制剂或者诱导免疫耐受预防和控制受者免疫排斥反应，同时还需克服使移植物功能减退的其他各种因素，尽可能使移植物在受者体内长期存活并维持移植物功能。

上述每一个环节都会直接影响移植后的效果，迄今并未完全解决，还需不断地研究和改进。

三、供者的选择

为了保证受者移植手术的成功，首先需要选择合适的供者，除了考虑非免疫学因素如年龄、解剖及生理、病理等因素外，通过各种免疫学方法，选择与受者组织相容性抗原尽可能少错配的供者，移植术后可减少排斥反应的发生，提高移植效果。

1. 免疫学选择条件

(1) 必要条件：ABO 血型必须相同或相容即符合输血原则，如 O 型供者器官可移植给 A、B 或 AB 血型的受者；AB 血型受者可接受各种血型的供者器官。Rh 血型相符。

分析受者血清中抗供者特异性预存抗体的反应性。多年来，淋巴细胞毒交叉配型试验是检测受者血清中针对供者特异性抗体反应性的最直接方法。如淋巴细胞毒交叉配型试验阳性（>10%），提示有发生超急性排斥反应或加速性排斥反应的风险。一般而言，淋巴细胞毒交叉配型阳性是器官移植的禁忌证，这对于肾脏和心脏移植尤其重要。

(2)相对选择条件：移植前的组织配型对移植结果有重要影响。尽管人们都希望为每一位受者找到HLA配型完全相同的供者器官，但多数情况下这只能在同卵孪生或者少数兄弟姊妹之间实现，临床移植的现实是只能选择HLA尽可能与受者少错配的供者器官。对某个病例来说，获得HLA配型好的可能性取决于该受者的抗原类型在总人群中是否是常见的，以及供者来源的数量。同种异体抗体对随机细胞群体反应的血清筛查试验可用来测定移植候选人被致敏的程度，并用群体反应性抗体（panel reactive antibody，PRA）百分率来表示。PRA值高的病人获交叉配型反应阴性供者的可能性小，因而等待供者合适移植器官的时间更长。

2. 供者非免疫学选择条件　供者年龄一般不超过50岁，供移植器官功能和结构正常，有下述疾病本身不适于器官移植，如全身传染性疾病、血管疾病、恶性肿瘤等。尸体供者还应考虑供者死亡时间、死亡后有关器官的功能损害程度。活体供者除了必须知情完全自愿，还应考虑活体供者健康的影响以及供器官移植后的效果等。

四、器官的切取、灌洗和保存

供者器官的灌洗、切取和保存是器官移植必不可少的3个重要环节，供者器官的活性及质量不仅直接关系到移植手术的成功率和近期移植物的生存率，而且也影响移植物的长期存活率以及受者的生存质量。

1. 器官切取的基本要求　器官切取包括器官的切取与灌洗，一般情况下器官血供终止后须立即先经低温灌注液灌洗处理。低温灌注有两个目的，其一是使器官温度立即降至4℃左右，结束热缺血时间；另一是清除器官内的血液包括免疫活性细胞。器官切取时应尽量减少器官的热缺血时间，所谓热缺血时间是指器官从供者血液循环停止或局部血供中止到冷灌洗开始所间隔的时间。这一期间的常温下缺血对器官的损害最为严重，一般不超过10分钟。冷缺血时间是指从供者器官冷灌洗到移植后血供开放前所间隔的时间，其中包括器官保存阶段。器官切取过程中应尽量减少移植器官的机械损伤及重要结构的破坏。

脑死亡供者因为仍存在有效的血液循环，短时间内不会出现供者器官的缺血，一般是先游离后灌洗；对于心脏死亡供者，由于循环与呼吸已停止，器官处于热缺血状态，因此一般先采取多器官快速原位联合灌洗、然后整块切取，以尽量减少热缺血时间，保证器官质量；单独切取肾脏时，也可先切取后离体灌洗。活体供器官一般是先切取，然后行体外灌洗。

2. 器官保存　从移植物切取到植入的这段时间内，必须保持移植物的活力。选择合适的器官保存液、保存方法和时间非常关键。

器官保存液必须能够维持其活力的必需物质和提供给保存器官足够的能量，具备适合的渗透压，以防止保存器官细胞出现肿胀等变化。尽可能减缓移植器官的缺血再灌注损伤。

器官保存的时间应尽可能短，所谓安全时限应：①确保供移植器官恢复血供后，能恢复基本正常的生理功能；②保证有足够的时间把器官运送到受者所在的医院；③保证有足够的时间进行供受者配型的需要；④保证受者有充分的时间进行术前准备。

要使离体器官低温保存的时间延长并保持良好功能，目前有两种方法：单纯低温保存法和连续灌注法。临床上都采用单纯低温保存法。

(1)单纯低温保存法：应用低温和新陈代谢抑制剂，降低新陈代谢，不需供氧和供给能量物质，即单纯低温保存法。在0~4℃低温无血液循环的情况下，器官组织保持活力的时间比正常体温下延长10倍以上。Collins及其同事1969年发明了一种类似于细胞内液的保存液，经30小时0~4℃低温保存后移植获得了良好的功能。随后相继研制了多种器官保存液，如Euro Collins液、Sacks液和HTK液等。Wisconsin大学Belzer等研制了新一代保存液即Wisconsin器官保存液（UW液）。UW液可将临床的供肾保存时间增加至72小时，对其他保存液难以长时间保存的供肝和供胰，也可延长至30小时以上，成为目前效果最好、使用最广泛的保存液。

(2)连续灌注法：采用机械连续灌注，模拟体内新陈代谢时类似状态。常用无细胞蛋白质溶液，经灌注机的加热器和加氧器处理后与器官连接进行循环灌注，保持与体内新陈代谢类似状态。连续灌注法因供给氧气和能量，使组织的缺血损伤减轻，保存时间也可延长至48小时以上。为了充分利用供者器官，近来不断改进连续灌注的设备和技术，不仅希望延长保存时间，而且期望改善受损的器官，使其恢复部分功能。

五、移植免疫排斥反应

移植排斥反应本质上是受者免疫系统对供者

移植物抗原的免疫应答，是受者与供者抗原之间的相互作用所致。移植后排斥反应的强弱取决于抗原的种类以及抗原性，取决于受者免疫功能以及移植物的种类和移植的部位等。

1. 排斥反应的类型 根据排斥反应发生的时间和强度，以及发生的机制和病理表现，传统和习惯将排斥反应分为四种类型：超急性排斥反应（hyperacute rejection）、加速性排斥反应（accelerated rejection）、急性排斥反应（acute rejection）和慢性排斥反应（chronic rejection）。新近根据免疫学机制排斥反应分为：T细胞介导性排斥反应（T cell-mediated rejection，CMR）简称细胞性排斥反应（cellular rejection）和抗体介导性排斥反应（antibody-mediated rejection，AMR）简称体液性排斥反应（humoral rejection）。

（1）超急性排斥反应：是排斥反应中最剧烈的一个类型，常发生于移植物血液循环恢复后几分钟或几小时内，较常见的是发生在手术台上。当移植器官恢复血供后观察到移植物颜色由正常迅速转变为斑点状或暗红色，并且出现肿胀。随后血流量减少，移植物质地变软，失去饱胀感，同时功能丧失。在肾移植表现为无尿；在心脏移植表现为心搏微弱，然后功能完全消失。由于肝脏在移植免疫学中的特殊性，肝移植后尚未见到此类排斥反应。其机制是典型的体液排斥反应。主要原因包括：①供受者间ABO血型不相容；②受者体内预存有抗供者的抗体，这些抗体往往是以前接受过输血、多次移植、多次妊娠等因素而形成，也可能是由于与移植抗原呈交叉反应的微生物感染而引起；③有的学者认为血液中存在的IgG型红细胞冷凝集素抗体也可以引发超急性排斥反应。该种排斥反应目前尚无有效治疗措施，只有通过术前筛选无预存抗体受者才能预防。此外非免疫学因素，如供肾缺血时间过长，灌注保存不佳等也会出现类似改变。

（2）加速性排斥反应：为术后3~5天发生的剧烈不可逆性排斥反应，病程进展快，并伴移植器官功能迅速丧失，其机制与超急性排斥反应类似，认为是一种较为典型的体液免疫反应，而仅强度比较弱，起病时间较迟，病程进展较缓。

（3）急性排斥反应：最常见的一种排斥反应，以前认为主要发生于移植术后3个月内，但由于目前临床强效免疫抑制剂的应用，使得急性排斥反应的发生已不具有明确的时间概念，可以见于移植后的任何时间段，如免疫抑制药物减量或自行停用者。

细胞免疫应答和体液免疫应答在急性排斥反应中均发挥重要作用。其中$CD4^+$ Th1细胞介导的迟发型超敏反应是造成损伤的主要机制。$CD8^+$细胞毒性T淋巴细胞（CTL）和$CD4^+$ CTL可直接杀伤表达同种异型抗原的移植物细胞。此外，激活的巨噬细胞和NK细胞也参与急性排斥反应的组织损伤。B细胞被移植抗原激活后，经活化并分化为浆细胞，产生以IgG为主的抗体分子，经抗原中和作用、免疫调理作用、补体依赖的细胞毒作用和抗体依赖细胞介导的细胞毒性作用等发挥体液免疫损伤作用。

急性排斥反应单纯依据其组织病理学表现的不同分为急性细胞型排斥反应（acute cellular rejection，ACR）和急性血管型排斥反应（acute vascular rejection，AVR）两种类型。理论上细胞型以细胞免疫损害为主，血管型则是细胞免疫参与下的体液免疫损害。但在实际病例中，两种机制及其相应的病理改变常同时存在，明确诊断目前仍主要依赖移植物活检病理学诊断。

（4）慢性排斥反应：慢性排斥反应是目前器官移植中所面临的最大障碍之一，也是限制移植器官获得长期存活的主要原因。由于其参与因素众多、机制复杂且部分机制仍未完全明了，因此目前缺乏有效的治疗措施，发生慢性排斥反应后唯一的方法是进行再次移植。

慢性排斥反应的致病机制主要为免疫学因素（或称抗原依赖性因素），其中主要为反复多次或隐匿发生的急性排斥反应。其可能的具体机制包括：①$CD4^+$ T细胞的间断活化可能发挥主要作用。慢性排斥反应过程中，受者$CD4^+$ T细胞通过间接识别血管内皮细胞（VEC）表面的主要组织相容性复合物（major histocompatibility complex，MHC）抗原而被活化，继而介导慢性迟发型超敏反应炎症；②Th2细胞辅助B细胞产生抗体，通过抗体依赖的细胞介导的细胞毒性作用（ADCC），损伤移植器官的血管内皮细胞；③反复发作的急性排斥反应引起移植物血管内皮细胞持续损伤，血管平滑肌细胞增生、动脉硬化、血管壁炎性细胞（T细胞、巨噬细胞）浸润等病理改变。最新的研究结果表明，受者体内抗供者特异性抗体的产生和持续存在，与最终慢性排斥反应的发生有密切关系，这一发展过程可分为四个阶段：第1阶段为单纯出现循环中同种反应性抗体；第2阶段是在移植物内检测到C4d沉积，但未引起明显病理变化，由于这两个阶段移植物在抗体和补体存在下未发生明显病理损害，因此认为发生“适应”（accommodation）；第3阶段：

除C4d沉积外，移植物活检证实开始有病理损伤，但移植肾功能仍然正常；第4阶段：除以上外，移植物功能减退（这个阶段也就是临床慢性排斥阶段）。这种四阶段模式的建立对研究抗体介导的慢性排斥发生机制及指导临床诊断治疗具有重要的理论意义。

虽然不同的器官慢性排斥反应有不同的表现，但都存在移植物的纤维变性和瘢痕形等形成共同的组织学改变。如移植心慢性排斥反应表现为加速性动脉粥样硬化，移植肺出现支气管阻塞，移植肝的胆管消失综合征，移植肾的纤维变性和肾小球病。上述慢性排斥反应的表现看来并不单纯是免疫反应的现象，缺血和炎症损伤也起到一定的作用。导致慢性排斥反应的损伤的危险因素包括：急性排斥反应发生的时间、强度和频度；免疫抑制剂的不合理使用，以及受者耐受性和顺应性差。急性排斥反应仍是导致慢性排斥反应主要的危险因素，合理使用免疫抑制剂以有效地预防急性排斥反应可以明显减少慢性排斥反应的发生。急性排斥反应已经比较容易预防，因此新型免疫抑制剂的评价已经不完全是考虑是否抑制急性排斥反应以及其安全性，而是要评价减少慢性排斥反应的作用，减少药物的毒副作用，提高受者的生活质量。慢性排斥反应造成移植物动脉血管内膜因反复的免疫损伤以及修复增生而增厚，形成慢性排斥反应特征性的移植物血管病，继而导致移植物广泛缺血、纤维化，直至移植物功能逐渐减退。

此外，多种非免疫因素，包括供者的年龄（过大或过小）、脑死亡、移植物缺血时间过长、受者某些并发症（高血压、高脂血症、糖尿病、巨细胞病毒感染等）、移植物有效功能单位的减少、血流动力学改变、免疫抑制剂的毒副作用等也加重对移植物功能的损害，最终导致移植物功能丧失。

（5）移植物抗宿主反应：移植物抗宿主反应（graft versus host reaction，GVHR）是由移植物中淋巴细胞（主要是T细胞）识别宿主抗原而致敏、增殖分化，直接或间接攻击受者靶组织而发生的一种排斥反应。这种反应给受者造成严重后果，最后可导致移植失败。由GVHR所引起的宿主的全身性疾病称为移植物抗宿主病（graft versus host disease，GVHD）。可分为急性和慢性两种，前者发生于移植后3个月以内。随着造血干细胞移植在治疗骨髓衰竭疾病、血液病以及其他肿瘤中的广泛应用，GVHD的研究越来越受到重视。GVHD主要见于骨髓移植，也见于小肠移植、脾移植、肝移植以及输血等。GVHD是异基因骨髓移植的主要并发症之一，其发生率高（40%~60%），累及多种器官且病情较重，是影响骨髓移植疗效的主要并发症。

2. 免疫耐受　免疫耐受（immunological tolerance）是指在一定条件下机体免疫系统接触抗原后所导致的特异性免疫无应答状态。免疫耐受的显著特点是具有抗原特异性，仅对诱发免疫耐受的抗原（耐受原）无应答，而对其他无关抗原仍保留免疫应答的能力；免疫耐受可为先天形成，也可为后天获得，但均为抗原诱导所产生；免疫耐受可因耐受细胞注入新的个体而发生转移；另外，免疫耐受是不能遗传的。由于以上几个特点，免疫耐受与免疫抑制剂或免疫缺陷所导致的非特异性免疫抑制或无反应有着质的区别。理想的临床耐受是指在免疫系统成熟、组织配型不相容的个体间器官移植后在不使用或短期使用免疫抑制剂，移植物不被排斥。研究对同种器官或组织诱导耐受的措施是移植免疫学的最终目标。

3. 排斥反应的诊断和鉴别诊断　排斥反应的诊断和鉴别诊断是临床器官移植的重要工作之一。目前，临床医生大多是根据移植物功能的改变和临床症状判断，但这些变化都是非特异性的。这种基于个人经验的判断，一旦错误，不仅治疗措施相反，而且往往错失逆转排斥反应的时机。对于较难做出排斥反应诊断的则需行移植物活检，移植物活检仍然是目前仍是公认的“金指标”。有些病例并无典型的排斥反应的临床症状，而活检可以发现有亚临床排斥反应的改变，所以并不是只有出现临床症状才考虑活组织检查，应该开展系统的计划性定期活检，才有可能发现亚临床排斥反应；也只有早期及时得到治疗，才能获得较好的长期存活率。此外，移植物功能减退除了免疫学因素以外，还有其他非免疫学因素，只有准确及时的诊断和鉴别诊断才能真正指导临床器官移植正确的治疗。

六、免疫抑制措施

免疫抑制治疗（immunosuppressive therapy）是器官移植成功的基石，免疫抑制剂的研究和开发是临床器官移植取得瞩目成就的主要推动力之一。理想的免疫抑制治疗应该既保证移植物不被排斥，同时对受者免疫系统的影响应尽可能小，而且药物的毒副作用也要尽可能少。免疫抑制剂应用的剂量、时间以及选择何种免疫抑制方案因不同器官移植的种类而异。由于不同个体对药物的吸收和反应不同，故应制订个体化的治疗方案，并且随着移植时间的不同，免疫抑制剂的剂量和种类也应不断调整。免疫抑制治疗的基本原则是联合用药，以减少单一药物的剂量，在增加免疫抑制协同效应的同时减轻其毒副作用。

免疫抑制剂可以分为化学免疫抑制剂和生物免疫抑制剂两大类。

（一）生物免疫抑制剂

主要包括各种抗体制剂，目前已经上市的商品制剂包括两类，即多克隆抗淋巴细胞制剂和单克隆制剂。

1. 多克隆抗淋巴细胞抗体　多克隆抗淋巴细胞抗体是将不同来源的人类淋巴细胞，例如胸腺淋巴细胞、淋巴结中的淋巴细胞、脾脏中的淋巴细胞以及外周血淋巴细胞等作为免疫原，免疫兔、鼠和马等动物后制备而成。常见的类型包括：抗淋巴细胞球蛋白（anti-lymphocyte globulin，ALG）、抗胸腺细胞球蛋白（anti-thymocyte globulin，ATG）。

多克隆抗体靶向多种T细胞的表面标志物，并且可以诱发极其强烈和持久的淋巴细胞减少。它们对T细胞活化、归巢和细胞毒性效应也具有调节作用。

多克隆抗体应用的主要适应证为：①在常规免疫抑制方法开始之前进行诱导治疗；②对耐激素的急性排斥反应进行挽救治疗；③也可作为急性排斥反应的首选治疗药物；④在骨髓移植时预防和治疗GVHD。

其使用的禁忌证包括：①既往使用同类制剂时发生严重过全身性过敏反应；②移植后存在严重感染者。

2. 抗CD3单克隆抗体　CD3是成熟T淋巴细胞的共同分化抗原，全部外周血T细胞和胸腺、淋巴结内接近成熟的T细胞均表达CD3，被激活后的T细胞也大多表达CD3。抗CD3单克隆抗体（OKT3）可作用于全部的成熟T细胞，通过杀伤T细胞或阻断机体的细胞免疫反应来达到抗急性排斥反应的目的。

OKT3可作为一线治疗药物用于治疗移植后2周内出现的急性排斥反应。其对急性排斥反应的逆转率达到90%以上，而大剂量类固醇激素的逆转率是70%左右。但是，临床上一般较少将OKT3作为预防排斥反应发生和治疗急性排斥反应的首选，其原因在于使用后的受者可能因为产生抗小鼠抗体而失去在随后的时间里发生急性排斥反应时再使用该制品的机会。

OKT3最常见也是最危险的不良反应是细胞因子释放综合征，由于其多发生于首次或最初1~3次用药之后45~60分钟，持续数小时，因此，又被称为首剂反应。其主要症状为寒战与高热（可≥40℃）。其他较为较常见的症状还包括：头痛、震颤、腹泻、恶心呕吐、胸痛、胸闷、瘙痒以及血压变化等。严重的首剂反应可出现致死性肺水肿、休克、呼吸困难等，主要发生在体液负荷显著过大的病人。

3. 抗CD25单克隆抗体　当同种移植物植入后，可诱发受者的T细胞增殖、活化，生成CTL，发生排斥反应。T细胞在其活化过程中将会表达CD25，即白介素-2受体α链（IL-2Rα链），并通过自分泌途径产生白介素-2（IL-2），进一步促进T细胞增殖。因此，抗白介素-2受体也称为抗CD25的单克隆抗体，拮抗IL-2与IL-2R的结合，可以抑制T细胞的活化、增殖，从而获得选择性免疫抑制。抗CD25单克隆抗体选择性地只作用于活化T淋巴细胞，而不影响循环淋巴细胞的总数决定了它作为免疫抑制药物的优势。由于IL-2R的α链伸入细胞浆的尾端较短，因此阻断α链并不引起细胞因子的信号转导，所以，在临床上不会产生由于细胞因子大量释放而引起的首剂反应，而且不会增加感染和肿瘤的发生率。其最常见的副作用为消化道反应，如恶心、腹痛和食欲减退等，但都能良好耐受。

临床应用的抗CD25单克隆抗体的制剂有巴利昔单抗（basillximab）和达利珠单抗（daclizumab）。

（二）化学免疫抑制剂

化学免疫抑制剂一般作为维持期基础治疗药物，总的原则是移植后早期使用足够剂量，随后逐渐减少剂量，一般需终身服药才能长期维持移植物功能。现在均采用多种不同作用机制的药物小剂量联合使用，既可以达到抑制免疫反应的效果，又减少其毒副作用。

1. 钙调磷酸酶抑制剂（calcineurin inhibitor，CNI）　环孢素（cyclosporine A，CsA）的问世开创了免疫抑制治疗的新时代，极大地推动了临床器官移植的迅速发展；在当前及今后较长一段时间内，以CsA和他克莫司为代表的CNI仍将是预防同种移植物排斥反应的基础免疫抑制剂。

CsA和他克莫司虽然结构不同，但具有非常相似的免疫抑制作用机制。两者进入细胞后，分别与各自的细胞亲和素亲环蛋白（cyclophilin）和FKBP结合。药物-免疫亲和素复合物与神经钙蛋白酶结合并抑制其活性。CsA和他克莫司通过抑制神经钙蛋白来干预各种有关细胞因子基因转录核因子。抑制神经钙蛋白的结果是早期T淋巴细胞活化基因转录被抑制，影响IL-2和其他细胞因子的生成。虽然他克莫司与CsA两者都能抑制细胞因子的生成，但是它们对细胞因子的作用模式并不一致，如CsA对细胞因子介导的T细胞活化几乎没有作用，而他克莫司对由IL-2诱导的CD4⁺T细胞产生IL-5和由IL-2和IL-7刺激的T细胞增殖均有抑制作用。他克莫司还可以抑制IL-7高亲和力受体表达。虽然两者的抑制效果有许多相似之处，但由于它们在结构上的明显差异（他克莫司是大环酯，CsA是环多肽），因此，在体内吸收、代谢的方式以及作用的环节也不相同。

(1)环孢素（cyclosporine A，CsA）：环孢素于1970年由Thiele等从采自挪威南部土壤中获得的多孢子木霉菌（*tricoderma polysporum*，又称*tolypocladium inflatum gams*）中提取而来。1976年，Borel等同种移植动物实验证明CsA具有强烈的免疫抑制效果。1978年，Calne等首先试用于临床肾移植和骨髓移植的病例。随后，CsA得以广泛应用，明显延长各种同种移植物存活，大大地推动了各种类型的器官移植的迅速发展，使器官移植进入了一个划时代的新时期。

针对CsA药效动力学的问题，随后研制出新山地明微乳胶囊（Sandimmun Neoral，简称Neoral），它是CsA的微型乳化预浓缩小颗粒，表面活化剂使亲脂成分与亲水成分处于恰到好处的平衡；促进亲脂性分子的肠内弥散，以确保其更好地吸收，且个体差异较小，药物剂量与血药浓度间呈线性关系，用药稳定，容易调整血药浓度，预见性好。

CsA潜在的副作用包括肾脏毒性、高血压、高钾血症、多毛症、齿龈的过度增生、震颤及其他神经毒性、致糖尿病特性及肝脏毒性。与其他的免疫抑制剂一样，CsA的应用增加了感染及恶性肿瘤的危险，但是因为甾醇类药物应用的减少，一般情况下降低了感染的发生率。

(2)他克莫司（tacrolimus）：1984年日本制药公司在筛选天然免疫抑制剂时，从土壤真菌（*streptomyces tsukubaensis*）分离出的一种大环内酯抗生素，发现它有极其强的免疫抑制作用，当时实验研究命名为FK506。它是继CsA以后发现的一种新的强效免疫抑制剂。经实验研究和临床初步试用，其效果可以与CsA相媲美，而且免疫抑制有效剂量远比CsA小。他克莫司按质量计算抑制T细胞的作用在体内和体外较环孢素分别强10及100倍，但治疗指数相近。

他克莫司的主要副作用是震颤、头痛、腹泻、高血压、恶心、糖耐量减低和肾功能减退。

2. 肾上腺糖皮质激素类药物　即肾上腺糖皮质激素（下文中简称激素）是临床上最常用的免疫抑制剂之一。激素的种类很多，在器官移植临床中最常使用的是泼尼松（prednisone，Pred）、泼尼松龙（prednisolone）、氢化可的松（hydrocortisone）、地塞米松（dexamethasone，DXM）和甲泼尼龙（methylprednisolone，MP）。

激素能够溶解淋巴细胞和影响T细胞的再循环，抑制由抗原和丝裂原所诱导的T细胞转化和增殖反应，还可抑制多形核白细胞的趋化作用，抑制巨噬细胞的吞噬作用；激素亦可抑制单核细胞的聚集，抑制抗体的形成。此外，激素还具有强大的抗炎作用，对各种因素引起的炎症反应均有明显的抑制作用。

激素不仅经常与抗增殖类药物和/或钙调磷酸酶抑制剂（CNI）类药物等联合应用于预防急性排斥反应，而且还是治疗急性排斥反应的首选药物。

因为激素有如下副作用如高血压、体重增加、消化性溃疡及胃肠道出血、情绪改变、白内障形成、高血糖及骨质疏松等。近年来，由于新型免疫抑制药物和治疗方案不断发展，开始着重探讨减少激素的剂量，甚至停用或完全不用激素的免疫抑制方案。

3. 硫唑嘌呤（azathioprine，Aza）　是采用甲基咪唑取代了巯嘌呤（6-MP）结构中的氢与硫原子结合形成的6-MP衍生物。自从1961年被应用于器官移植以来，已经成为临床免疫抑制的主要药物之一。6-MP在细胞内被转化为硫代次黄嘌呤核苷酸，后者可通过假性反馈抑制次黄嘌呤核苷酸的合成，从而阻断DNA的合成，导致细胞死亡。硫唑嘌呤的主要作用是阻滞S晚期或G_2早期的发展，减低细胞增殖的速度。Aza的毒副作用主要为骨髓抑制，导致白细胞减少。也可以发生肝脏毒性，可能是由于肝脏中RNA的合成率较高。肝脏的功能损害与剂量无关，其机制不清。

4. 吗替麦考酚酯（mycophenolate mofetil，MMF）是从霉菌（*penicillin glaucum*）的酵解物中分离出的麦考酚酸（MPA）的2-乙基酯类衍生物。1995年美国FDA正式批准MMF作为器官移植的免疫抑制剂。在抗代谢类免疫抑制剂中，MMF是替代Aza的首选药物。MMF口服后被胃肠道和血中的酯酶水解后释出 MPA,后者是 MMF 免疫抑制的活性成分,MPA 可抑制嘌呤核苷酸的代谢。MPA 对淋巴细胞增殖的抑制作用比硫唑嘌呤更强,更有选择性。

自从 MMF 于 1995 年应用于移植领域以来,应用范围逐步扩大到各种器官移植,目前与其他药物如 CsA 或他克莫司等药物联合方案较多。MMF 的不良反应主要表现是胃肠道紊乱、骨髓抑制和感染率的增加等方面。近年来的研究表明,MMF 的血浓度与不良反应发生率有密切的关系,因此应进行 MMF 血药浓度监测。为减轻 MPA 的消化道不良反应和保证稳定吸收效果,麦考酚钠(mycophenolate sodium)肠溶片胃中酸性条件下不溶解,到达小肠后释放活性麦考酚酸(MPA)。据报道可减少胃肠道反应,其疗效和不良反应尚待进一步观察。

5. 咪唑立宾(mizoribine,MZR) 咪唑立宾是一种咪唑核苷类代谢药。咪唑立宾能选择地抑制淋巴细胞增殖,对体液及细胞免疫反应均有抑制作用。对骨髓抑制较硫唑嘌呤轻,而且对肝肾功能几乎无损害作用,但消化道症状较严重。咪唑立宾可以替代硫唑嘌呤或 MMF,与 CsA 或他克莫司组成联合用药方案。该药主要在日本使用,近年国内开始使用,所以还需系统观察和积累经验。

6. 西罗莫司(sirolimus,SRL;又称雷帕霉素) 是由 Sehgal 等于 1975 年从采自复活节岛上土壤中的吸水链霉菌(*Steptomyces hygroscopicus*)中分离获得的具有免疫抑制作用的大环内酯类抗生素。1989 年 Morris 等首次报道具有抑制免疫排斥反应作用。1999 年获 FDA 批准用于临床肾移植。

SRL 虽然在结构上与他克莫司相似,但其在作用机制上却与 CNI 类药物完全不同。SRL 进入细胞后与免疫亲和蛋白哺乳动物雷帕霉素靶点(mammalian target of rapamycin,mTOR)-FKBP12 结合,抑制由 IL-2/IL-2R 结合后所启动的 DNA 合成的信号传递过程以及由其他非淋巴性细胞因子所传递的增殖信号。还可通过抑制 Cyclin 依赖的 P33cdk2 和 P34cdc2 激酶的活化,将细胞周期阻断于 $G_1 \rightarrow S$ 相交处,从而阻止 T 细胞增殖。由于 SRL 与 CNI 在细胞内所结合的受体蛋白不同,因此,两者抑制免疫细胞的时相和途径各不相同,两者合用时在体内、外均显示出良好的协同作用。SRL 与 CNI 的重要区别就是,SRL 只影响 IL-2R 的信号传递,并不像 CNI 那样干扰 IL-2 的转录与合成。因此,SRL 虽然可以抑制由 IL-2 所介导的 T 细胞增殖,但是并不能抑制由 IL-2 所介导的 T 细胞凋亡过程,而后者对于免疫耐受或免疫低反应性的诱导和维持起着重要的作用。因此,SRL 在免疫耐受的诱导中也将起到重要的作用。此外,对肿瘤有一定的抑制作用。

SRL 常见的不良反应有高脂血症、肝功能异常、白细胞减少和血小板减少等。临床多采用免疫抑制剂的联合用药方法,利用免疫抑制药之间的协同作用,增强药物的免疫抑制效果,同时减少各种药物的剂量,降低其毒副作用。一般说来,对器官移植术后病人应有一组基础的免疫抑制药物,以后再酌情选择加用有效制剂,保持移植器官的良好功能及病人的长期存活。

(陈 实)

第二节 肾 移 植

一、肾移植简史

在现代医学中,肾移植(kidney transplantation, renal transplantation)已经成为治疗慢性肾衰竭最有效的重要手段。早在 1954 年美国哈佛大学(Brigham hospital)医院外科医生 Murray 首次在同卵孪生兄弟间施行肾移植获得成功,人们开始意识到同基因移植和同种异基因移植之间存在差别,于是尝试通过抑制免疫系统来提高移植成功率。1958 年哈佛大学首先开始在肾移植前采用放射治疗,移植肾没有排斥征象,从而获得长期存活。1961 年 Elion 等首先合成硫唑嘌呤(azathioprine,Aza),1962 年 Murray 和 Calne 开始采用 Aza 与皮质激素联合应用,作为预防排斥反应的治疗,当时肾移植的一年存活率虽不超过 50%,但人们已为之欢欣鼓舞,从而引起了人们对免疫抑制的重视。以这两种药物为主的免疫抑制方案主导器官移植有 30 年之久。1978 年环孢素的临床应用使同种器官移植疗效获得迅速提高,器官移植进入一个全面飞跃的环孢素时代,这个时代的肾移植有着许多激动人心的特点:肾移植 1 年存活率一跃达到 90% 以上;出现了大批 10 年,甚至 20 年以上的长期存活群;移植数量成倍增长，到2011年底全球肾移植已超过80万人次，且以每年2万例次的速度递增；再次和三次移植得以开展等。20世纪90年代以来，许多新型免疫抑制剂不断进入临床，例如FK506、吗替麦考酚酯、西罗莫司、咪唑立宾和巴利昔单抗等。环孢素也有了吸收率更高的供应临床的微乳剂，这些进展不仅进一步降低了急性排斥的发生率，而且使移植后的各种并发症和药物毒副作用得以相应减低。

我国的肾移植工作起步于1960年，北京医学院吴阶平在国内率先实施了2例尸体临床肾移植，开辟了我国临床器官移植的先河。因当时无有效的免疫抑制剂，移植肾存活近1个月后失功能。1972年广州中山医院和北京友谊医院密切合作成功地施行了我国首例亲属活体供肾移植，存活超过1年，在国内引起较大反响。20世纪80年代以后随着多种高效免疫抑制药物的涌现、现代外科与麻醉技术的进步、信息技术的飞速发展和高速运送移植用器官的交通网的建立，开展器官移植的单位日益增多，出现了大批临床与研究相结合的大型移植中心。在先进的移植中心肾移植水平处于国际先进行列。自1989年以来，我国年肾移植数超过千例，1995年以后，年移植数超过2 000例，2000年的年移植数超过5 000例，至2011年底，全国肾移植总数已超过10万例次，其中5人存活超过33年。在先进的移植中心移植肾1年存活率已达95%以上，5年肾存活率超过80%。

肾移植尽管取得上述成绩，但肾移植领域还面临着诸多难题，例如，按照发病人口的治疗要求，器官来源严重缺乏，远远不能满足需求；此外慢性移植肾功能减退以及如何延长移植肾长期存活和减少免疫抑制剂的毒副作用仍是需要研究和改进。

二、肾移植病人的选择及准备

(一) 肾移植病人的选择

肾移植是治疗终末期肾衰竭(ESRD)病人使之恢复健康的最有效方式，但不是所有的慢性肾衰竭病人都适宜进行肾移植，必须从多方面慎重考虑，如病人的原发病、年龄、健康状况和等待移植的时间等，使肾移植能得到理想的效果。

1. 原发病种　近年来选择受者时原发病的范围有所扩大，但根据大样本数据统计，移植病人的原发病仍以肾小球肾炎为第一位，约占全部移植受者的90%以上，其次是慢性肾盂肾炎及代谢性疾病；代谢性疾病中晚期糖尿病性肾病数字有所上升。其他如遗传性肾炎、囊性肾病及肾硬化症等均各占1%左右。

2. 受者年龄　受者的年龄与肾移植术的效果有着密切的关系。根据多数肾移植中心的经验，受者年龄在6~60岁者都可进行肾移植术。一般认为以在12~50岁较好。但近年来移植受者年龄范围在不断扩大。5~12岁儿童移植后的存活率已与年轻受者相仿。儿童肾移植的疗效较维持性透析治疗为佳，精神负担较小，但免疫抑制药物对儿童有一定影响。

3. 受者健康状况　在选择移植受者时应注意其全身的健康状况，以减少移植后并发症。①如曾患过其他脏器疾病，如糖尿病、肺结核、狼疮、弥漫性血管炎，移植前应先得到有效控制。②如患过肝炎、急慢性感染病灶、溃疡病、精神病、癌肿等经过免疫抑制治疗可能引起全身情况恶化的疾病，应视为进行肾移植的相对禁忌证。因此，在选择肾移植对象时应详细询问病史，仔细进行体格检查及实验室检查，必要时要做好有关系统如心血管、胃肠、肝胆、神经、骨骼、五官等的影像学相关检查，必要时可行活组织学检查。

对于每一个要求做肾移植的病人都应仔细分析其体质及精神状况，以保证良好的移植效果。因此，具有相对和绝对禁忌证应予以排除，如顽固性心力衰竭、慢性呼吸衰竭、严重血管病变、严重泌尿系先天畸形、慢性感染、凝血功能和精神障碍等病人。

(二) 肾移植病人的准备

1. 透析治疗　透析可分为血液透析(HD)和腹膜透析(CAPD)，其目的是在肾衰竭时作为一种替代治疗，维持生命稳定。在移植等待的过程中透析是必要的。通过透析可以纠正慢性肾衰竭尿毒症期的水电解质紊乱，排出体内氮质毒素，降低血容量，控制高血压，纠正心功能衰竭。目前，对于PRA检查阴性的病人，在能及时获得供体的情况下，提倡无透析肾移植，可以取得相同甚至优于透析后肾移植的效果。

2. 纠正贫血　由于尿毒症病人多伴有中、重度贫血，特别是长期血液透析失血更可加重贫血程度。因此术前纠正贫血是必要的。纠正贫血除充分透析、清除中分子物质、改善尿毒症的中毒症状之外，可定期使用促红细胞生成素(EPO)。此外，还需适当补充铁剂和叶酸。一般提倡将血红蛋白控制在80g/L以上，这样可以缓解贫血性心脏病，同时增加对手术的耐受性，提高手术成功率。术后也能提高环孢素的血药浓度，预防急性排斥反应的发生。使用EPO比较安全,每次3 000~10 000U,每周1~2次。EPO的主要不良反应是可加重高血压,应予以关注。其他副作用有荨麻疹、头痛、关节痛、恶心等。

关于采用输血纠正贫血的问题,以往认为输血是肾移植术前准备必不可缺的组成部分,可以减少加速性排斥反应,提高移植物的存活率。但现今移植界认为输入无关的第三者的血非但没有益处,相反会使病人致敏。由于输入HLA抗原可使受者致敏,以及有传播HIV、巨细胞病毒(CMV)、HBV、HCV和EBV病毒等的可能,致使输血的风险增加。因此,目前临床肾移植在术前和术中都对输血的要求减少,除非严重贫血或术中意外失血较多者外。

3. 移植前手术　有些疾病特别是一些感染性疾病,在透析等待期间应给予手术治疗,主要包括病肾切除、尿路梗阻、胆囊炎、胆石症、多囊肾切除等,以防术后免疫功能低下时诱发感染或肿瘤转移扩散等。

(1)病肾切除:目前已不强调移植前双肾切除,由于透析期间,凝血功能较差,创面容易出血,但如果有下列情况,则需考虑切除病肾。

1)难以控制肾病导致的顽固性高血压者;

2)基底膜抗体阳性的慢性肾小球肾炎者;

3)反复发作慢性肾盂肾炎伴出血感染者;

4)双肾结石伴积水及严重输尿管扩张者;

5)多囊肾反复出血、感染或体积较大者;

6)马兜铃酸肾病疑有并发肿瘤者;

7)肾脏恶性肿瘤者。

(2)龋齿:严重的龋齿和慢性牙周脓肿,由于病灶内有大量致病菌,若处理不当,术后在大量免疫抑制剂的作用下,可能诱发或加重感染。因此在透析等待期间,应拔除病牙,去除病灶。

(3)下尿路梗阻:包括尿道狭窄、前列腺增生及尿道炎等,应在移植术前进行手术,以解除梗阻。神经源性膀胱功能障碍,由于膀胱无收缩功能,术后需长期反复导尿,易继发感染,移植术前应行回肠代膀胱术。

(4)胆囊炎及胆囊结石:反复发作的胆囊炎、胆石症应在移植前切除胆囊,以避免术后胆囊炎、胆管炎等胆道并发症。无症状的单纯胆囊炎可暂予不手术治疗。

(5)脾切除术:移植前是否切除脾脏尚有争论。透析期间切除脾脏风险较大,不宜作为常规手术。在做跨血型的肾移植时,有人主张切除脾,并行血浆置换和CD20单抗等治疗。

4. 组织配型及要求

(1)亲属活体供肾:①ABO血型相同或相容;如果施行跨血型移植,需作相应预处理;②受者PRA阴性;③淋巴细胞毒试验(CDC)低于10%;④HLA抗原尽可能少错配;⑤供肾两肾功能及形态均正常,一般将功能较好的一侧肾脏留给供者。

(2)尸体供肾:①热缺血时间不超过10分钟;②供者生前无败血症、肾脏感染病灶及病毒感染;③无高血压病变;若有高血压,但可用一种药物可以控制;④ABO血型相同和相容;⑤淋巴细胞毒试验低于10%。

三、肾移植外科技术

(一)取肾技术

1. 尸体肾脏摘取术

(1)尸体供肾切取术前处理

1)脑死亡供体:脑死亡供肾切取前应维持好收缩压>90mmHg,尿量>1.5ml(kg·h),避免使用强血管收缩药物,可采用多巴胺<15μg/(kg·min)维持血压。采用静脉输注甘露醇1g/kg或呋塞米1mg/kg维持好尿量。静脉注射肝素1mg/kg,防止肾血管床凝血。由于脑死亡无热缺血损害,移植后肾功能快速恢复,是移植界公认的理想尸体供肾。

2)无心搏供体:心搏停止后获得的肾脏较脑死亡供体肾脏缺血时间长,移植肾功能也会因此受到不同程度的损害,切取肾时间将不如脑死亡供体肾切取那么从容,整个经过应步步衔接紧凑、配合密切,术中操作应快速准确,尽量缩短热缺血时间在半小时内。

(2)尸体取肾术:尸体肾脏切取主要有两种方法:即先切取后灌注,或先灌注后切取的方法。随着近年来肾以外的大器官移植的蓬勃发展,先灌注后切取的方法应用越来越广泛。

1)整块切取双肾法:进入腹腔后先将肠管推向右侧,在结肠脾曲及降结肠外侧沟切开后腹膜,于髂血管分叉水平钳夹并剪断输尿管,向上游离至肾下极,随后游离左肾;同法游离右肾和输尿管。在肠系膜根部打孔,于腹膜后将左肾及输尿管通过此孔移至右侧。在肾蒂平面下4cm处用大弯钳夹持腹主动脉和下腔静脉,在其下方切断血管,提起大弯钳用剪刀紧贴脊柱椎体前缘向上作锐性分离,于肾蒂的上方2~3cm处切断血管,将双肾连同双输尿管一起迅速浸入冰浴中,在冰浴中剪开腹主动脉的后壁,随即向双侧肾动脉插入灌洗管进行肾脏灌注。该方法对肾组织及血管损伤小,并且有助于充分利用下腔静脉延长右肾静脉,利用主动脉瓣处理多支肾动脉整体血管吻合。

2)供肾的肝肾联合切取法:本法适用于多器官联合摘取,目前是临床应用最为广泛。手术开始先做腹部大十字切口进入腹腔,切口上至剑突,下至耻骨联合,左右达双侧腋后线。进入腹腔后,暴露腹主动脉和下腔静脉,在髂血管分叉处采用10号丝线结扎并拎起,在结扎的近心端上方剪开腹主动脉插入带气囊的灌洗导管;同时切开下腔静脉,将多侧孔引流管插入,结扎并固定引流管。随即以4℃的肾脏保存(HCA)液或多器官灌注液3 000ml灌洗腹腔脏器降温(灌洗流出液经下腔静脉引流管引出),可使腹腔脏器温度迅速下降到10℃以下,随后整块切取供肝及双侧肾脏。

肝肾整块联合切取法已成为我国移植中心手术常规,其优点为:①操作简便,易于掌握,供体器官原位灌注充分,有利于保证器官迅速降温,从而缩短器官的热缺血时间,肾移植后DGF的发生率低;②肝肾整块切取,供体器官的血管损伤概率低。

2. 活体供肾摘取术　主要有两种方法:即供肾经腰手术摘取和腹腔镜下切取。在供肾切取术中其主要注意事项:暴露肾蒂血管时操作要仔细轻巧,避免损伤血管。开放手术取左侧或右侧供肾均无差别。采用腹腔镜切取供肾时,通常则选择左肾,由于左肾静脉长、操作方便。显露肾静脉后游离生殖腺静脉和肾上腺静脉并结扎切断。暴露肾动脉至腹主动脉根部,结扎切断肾上腺动脉。无论采取何种方式取肾,应依次先结扎肾动脉并剪断,然后结扎肾静脉并剪断,最后处理输尿管。

肾移植术前,对供、受者要进行组织配型等一系列检查;同时,尸体肾脏的长途运输、修肾和受者的术前准备,都对肾脏有效、安全的保存提出了更高的要求。理想的肾脏保存应该最大限度地减少离体情况下的组织损伤,使移植后肾功能迅速恢复。目前有效的短期肾脏保存方法有两种:单纯低温灌洗和持续低温灌注保存。前者是目前最常用的方法,后者保存肾质量较高,但其设备较复杂,要求条件高,需专业技术人员操作。

(二)肾移植术

1. 供肾准备　肾脏修整:尸体供肾在植入前需剪整。将供肾置于盛有冰水低温保存液的盆中进行,温度应保持在4℃左右,预防供肾温缺血损害。

首先仔细检查供肾色泽和质地,确认供肾、血管及输尿管有无损伤和畸形。有条件时,或对供肾病变可疑时,可行供肾快速组织零点病理检查,有病变的供肾应放弃移植。

修整供肾手术步骤包括:①将双肾、输尿管平铺在盆中,明确供肾解剖关系;②纵向剖开腹主动脉后壁,在肠系膜上动脉远心端可见两侧的左右肾动脉开口,然后在左右肾动脉开口之间剪开腹主动脉壁;③游离左肾静脉,两侧肾动脉游离后,左肾静脉应于腔静脉汇合处离断左肾静脉开口,左右肾脏完全分离;④左右供肾分别修整,先修左肾后修右肾,先修动脉后修静脉;⑤修整输尿管周围脂肪组织,注意保护输尿管血供,剪去多余的结缔组织。沿肾外侧剪开肾脂肪囊,剪去肾周围的脂肪组织,但要保留肾门、肾盂及肾下极内侧的脂肪组织,避免损伤肾盂、输尿管的血供。

修整供肾注意要点,肾门处小的血管分支要仔细结扎;右肾静脉较短,常规保留腔静脉做肾静脉延长;肾动脉都应附带有主动脉瓣,以便供肾动脉与受体髂动脉做端-侧吻合,注意检查有无多支血管,根据具体情况做血管整形术。

2. 麻醉选择　肾移植受者肾脏功能已丧失,依赖透析维持生命,多数继发其他器官功能损害,手术创伤较大,术中生理生化变化剧烈。因此,肾移植过程中选择的麻醉方法、麻醉用药、麻醉管理和监测,将直接影响手术成败,务必重视。国内以前多采用椎管内麻醉(持续硬膜外麻加腰麻),现多主张采用静脉诱导并气管内吸入复合全麻。

术中注意事项:①按时给予免疫抑制剂、利尿剂及血管活性药物;②有动静脉瘘的肢体不得检测血压;③受肾侧下肢不得建立输液通道。

3. 供肾植入术

(1)移植部位:自从1951年法国Küss将左肾窝原位移植改为右髂窝移植成功后,各国肾移植学者通过临床实践一致公认有如下优点:手术操作简便易行,解剖及显露清楚,降低了肾移植手术的难度,髂窝部移植使移植肾处于表浅部位,便于手术后观察,各种影像学检查直接方便,特别是经皮肾穿刺活检更易于进行,再次手术也不困难。

右侧髂窝是常规首选部位,无论供肾是左侧还是右侧,均可移植于右髂窝,右侧髂窝血管较左侧浅,容易显露,便于操作。而有人则主张左侧供肾移植于右髂窝,右侧肾植于左髂窝,使供肾血管与受者血管吻合的位置较为适宜。

再次肾移植手术一般选择对侧髂窝。反复多次肾移植的部位选择较复杂,须视情况而定,有时需进入腹腔,供肾动脉与受者腹主动脉做端-侧吻合，供肾静脉与受者的下腔静脉做端 - 侧吻合。血管吻合后移植肾置于腹膜后间隙。儿童盆腔小，当接受成人供肾时大都移植于腹腔后下腰部。体重在 12kg 以下的儿童受体手术采用中腰部切口，将盲肠游离后显示大血管，吻合后将移植肾固定在盲肠后方。

(2) 切口及血管分离：采用下腹部腹直肌旁斜形切口，上自髂前上棘内上方，斜行向下向内至耻骨结节上方。逐层切开皮肤、腹外斜肌腱膜，平腹直肌外侧缘切开，剪开腹横筋膜显露腹膜；钝性分离腹膜牵向内侧，显露腹膜后间隙及髂血管。

显露髂外动脉、髂内动脉及髂外静脉。检查髂内动脉有无动脉粥样硬化等病变。然后显露髂外静脉，并充分游离足够长度，以便进行吻合。注意应仔细结扎静脉表面的淋巴管，以防发生淋巴漏，或继发淋巴囊肿。沿髂内动脉向远端分离，逐一将其分支结扎后剪断。

(3) 供肾血管重建：将供肾放入多层纱布袋中，纱布袋底部剪一小口，引出肾动、静脉，注意肾脏上、下端切勿倒置。袋中置入碎冰屑防止供肾植入过程中复温。确认供肾吻合的解剖位置，肾门血管自后向前的正常位置为动脉、静脉和肾盂，符合盆腔的局部解剖关系，移植肾的肾盂及输尿管位于盆腔的浅表部位，即便发生泌尿系并发症也便于处理。

一般血管吻合顺序为先吻合静脉，后吻合动脉。

1) 静脉吻合法：首选供肾静脉与受者髂外静脉做端 - 侧吻合；上述吻合受限时也可考虑供肾静脉与受者髂总静脉或下腔静脉做端 - 侧吻合。

2) 动脉吻合法：供肾动脉可选择与受者动脉吻合方式。供肾动脉与髂内动脉做端 - 端吻合，这是年轻病人主要的动脉吻合方法之一。若受者髂内动脉细小（如儿童）或动脉有明显粥样硬化（如老年病人），供肾动脉则与髂外动脉或髂总动脉做端 - 侧吻合。

(4) 开放血流：开放血流前应仔细检查吻合口有无漏血，可在肾门处置一血管夹阻断肾动脉或肾静脉，开放髂血管血流，血流通过吻合口但不进入肾脏，借此可检查吻合口有无漏血。如有漏血则需加针缝合，可再阻断血流，不至于造成移植肾再次热缺血。

开放血流后保证移植肾适当灌流对于术后立即产生利尿及防止产生急性肾小管坏死非常重要。开放血流前要避免脱水及容量不足。尽量补足液体，适当扩容，可给予输入白蛋白。使中心静脉压维持在 10cmH_2O，动脉收缩压维持在 120mmHg 以上。

即将开放血流前，静脉输液适当加快，静脉输入甲泼尼龙 0.5g，并快速静脉输入 20% 白蛋白 50ml 和呋塞米 100mg。

开放血流可遵循先静脉，后动脉的顺序。移植肾色泽迅速红润，肾动脉及分支充盈而有明显搏动，肾静脉饱满略有弹性，肾实质饱满。输尿管很快开始有蠕动，绝大多数有功能的移植肾在开放血流后 3~5 分钟左右即有尿液排出。

仔细检查吻合口有无漏血，小的出血可适当压迫后止血，明显的漏血则需缝合止血，尽量不要再次阻断血流后止血。对肾窦、肾盂外脂肪及输尿管末端的活动出血点也应仔细止血。

(5) 输尿管重建：供肾输尿管植入的手术关键有两点：①输尿管吻合口要牢靠，通畅，防止漏尿或狭窄；②建立抗逆流机制非常重要，防止术后产生逆流性肾盂肾炎。现在移植肾输尿管的植入一般常规采用移植肾输尿管与受者膀胱吻合，这是最常用的手术方式；如供肾输尿管有损伤或其他原因引起输尿管长度不够时，可将供肾输尿管与受体同侧输尿管做端 - 端吻合，输尿管内置双 J 管引流。受体的上端输尿管断端结扎或必要时切除同侧的肾脏。

4. 术后引流管及导尿管的处理

(1) 引流管的处理：引流管应接闭式负压引流，如引流液为大量新鲜血液，病人又有心动过速及低血压，移植肾区超声检查为血块，应急诊手术探查；如引流液为大量非血性液体，要考虑尿瘘或淋巴漏，应及时作引流液的生化检查加以鉴别。尿瘘经引流无明显好转应手术处理，如为淋巴漏可持续引流观察。

(2) 导尿管的处理：导尿管接无菌尿袋，一般于 3~5 天后拔除导尿管。如吻合口有疑问或病人为小膀胱应推迟拔管时间。术后初期，均有不同程度血尿，血尿可来源于供肾输尿管末端出血、膀胱黏膜下隧道或膀胱壁切开处或导尿管的刺激出血。如有血块一定要彻底清除。

四、肾移植术后处理

（一）术后观察和常规检查

移植术后病人即进入全面监护状态。对术中情况进行评估是早期观察和治疗中具有指导意义的工作，必不可少。重点了解：①术中体液丢失量和失血量，水及电解质平衡状况；②确认术中实施的免疫抑制治疗方案如期执行；③移植肾血管开放后肾血流灌注和移植肾泌尿情况；④术中是否出现低血压、严重的心律失常等。

1. 观察体温、心率、血压和呼吸　体温是观察排斥和感染的敏感指标，高热提示有排斥或感染的可能。在术后早期，心率增快而血压下降，提示有血容量不足，要排除出血的可能；心率增快而血压升高，提示有发生左心心力衰竭的可能。在后期，心率、血压的变化是观察排除和水电解质平衡的重要指标。观察呼吸频率数增快，应警惕术后发生肺萎陷和肺炎。在术后感染中，肺部感染率为最高，尤其是应用大剂量免疫抑制药物后病情进展迅速。

2. 记出入量和测体重　液体过多可致心力衰竭，过少则影响移植肾的血流灌注，故应严格掌握出入量。早期常规记录24小时出入量和能下床后每日测体重2次。因为病人的非显性失水量不易精确估计，故体重是良好指标。尿量测定不但对调节水平衡是重要的，也是观察移植肾功能最直接的指标。因此，肾移植术后尿量监测极为重要，多尿、少尿、无尿或尿量正常均有可能发生。在评价尿量变化的临床意义以前，首先要考虑到以下因素：①受者术前残余的肾功能。尤其是移植前尿量相对稍多的病人要了解术前尿量、尿常规、尿蛋白，作为术后评价尿量变化的依据。②供肾的因素。尸体供肾有肾小管缺血损伤，常因热缺血时间长短不同分别出现术后少尿或多尿。③术后各种并发症。移植肾动、静脉血栓形成，排斥反应，合并术后尿路感染，尿瘘或输尿管梗阻，免疫抑制剂的肾毒性等因素都会影响移植肾的尿量。

3. 观察移植肾区　观察移植肾区不容忽视，尤其是在术后3个月内更为重要。主要观察移植肾区有否隆起、触痛及移植肾硬度。移植肾硬度是提示出血和排斥的重要体征。

4. 检查血常规　检查血常规是移植后的主要检查项目指标，它可以反映全身状况。如白细胞升高提示有感染或排斥可能，尤其在应用硫唑嘌呤或吗替麦考酚酯时检查血常规更为重要。

5. 肾功能及生化测定　电解质和肾功能测定直接反映体内水、电解质平衡状况。氮质血症的改善程度、水电解质的平衡情况、移植肾功能和机体水肿状况是决定是否需要恢复血液透析的重要指标，术后7日内应每天监测电解质和肝肾功能。

6. B超监测　B超监测移植肾是不可或缺的项目，尤其是彩超可以提示移植肾血供情况丰富与否，阻力指数（RI）和血液流速等，其诊断准确率达95%以上。

（二）维持水、电解质平衡

肾移植术后24小时内病人大多出现多尿现象，每小时尿量可达500~1 000ml，尿液电解质测定大多为钠、钾排出增高。在此期间如处理不当，必定会引起低钾血症或低钠综合征，以及严重脱水等并发症，甚至危及病人生命。因此，在移植术后多尿期要严密注意水、电解质平衡。根据上海长征医院肾移植中心自20世纪70年代末开始对肾移植术后多尿期输液速度、输液内容、输液方法等进行临床研究，经过多年探索，制订出协定的肾移植术后多尿期循环输液方案：当排尿量每小时>300ml时，可给予与排尿量相等的补液，配方为平衡盐液500ml、10%葡萄糖液500ml、林格液500ml、5%糖盐水500ml、平衡盐液500ml、5%葡萄糖液500ml+10%葡萄糖酸钙10ml、林格液500ml、5%碳酸氢钠125ml、平衡盐液500ml、10%葡萄糖液500ml、平衡盐液500ml，按此循环补液。

（三）免疫抑制方案的选择

根据免疫抑制剂的使用的时间及治疗目的，治疗方案大致可分为四类：①诱导治疗；②预防排斥反应方案；③抗排斥反应治疗；④维持治疗。

肾移植术后2~6周是最关键也是最危险的阶段，移植术后最常见的急性排斥反应大多发生在这一时期。因此，在移植器官血液复流的时候，要求应用足够剂量的药物以达到最佳的血药浓度，从而尽快达到适当的免疫抑制效果。

目前尚无统一的预防排斥反应用药方案。一般而言，用药方案可分为二联用药（CsA/FK506+泼尼松）、三联用药（CsA/FK506+泼尼松+硫唑嘌呤/吗替麦考酚酯）和四联用药（CsA/FK506+泼尼松+硫唑嘌呤/吗替麦考酚酯+单抗/多抗）。近年来，新型免疫抑制剂的应用使配伍方案更加多样化，但大多数移植中心仍采用以CsA或Tac为主的用药方案。各种方案的用药原则基本一致。

1. 联合用药原则

（1）肾移植术后2~6周内，受者对移植物的免疫攻击最为剧烈，易于发生急性排斥，且排斥的强度和频度均较大，以后逐渐减低。到1年后，对移植物的免疫反应才趋于稳定。所以移植术后2个月内，应用免疫抑制剂的剂量相对要大，而随着移植后时间的延长，可减少免疫抑制剂的用量或种类。

（2）由于受者对移植肾的排斥反应存在个体差异，所以应用免疫抑制剂要遵循个体化原则。即针对不同个体和时间制定不同治疗方案。

(3)联合用药既要发挥最强的抗排斥效果，又要避免各药物的副作用，尤其要避免引起严重的感染。联合用药中各药的应用剂量应低于单独应用各药的标准剂量。

2. 免疫抑制剂治疗方案举例

(1)三联用药方案：CsA/Tac + 吗替麦考酚酯(MMF)+ 泼尼松

手术日至术后两天：甲泼尼龙(MP)6mg/(kg·d)，静脉滴注或推注。

术后3~7天：泼尼松60mg/d+CsA 6~8mg/(kg·d)/Tac0.15~0.2mg/(kg·d)+mmF1~1.5g/d

术后7~60天：泼尼松20mg/d+CsA 3~5mg/(kg·d)/Tac0.1~0.15mg/(kg·d)+MMF1~1.5g/d

术后60天后：泼尼松20~10mg/d+CsA 3~5mg/(kg·d)/Tac0.1~0.15mg/(kg·d)+MMF 1g/d

(2)四联用药方案：CsA/Tac+MMF(Aza)+ 泼尼松 + 单抗(多抗)

诱导期：MP 500mg/d × 3d；CsA 6~8mg/(kg·d)/Tac0.1~0.15mg/(kg·d)+MMF 1.5g/d+ALG 500mg/d × 7d。

术后第3天将静脉应用的MP改为口服泼尼松60mg/d，逐日递减10mg，减至20mg维持。以后用法与第(1)方案中7~60天和60天后用法相同。

(3)手术前及术后移植肾功能尚未恢复前，暂不用CsA或可用Tac，而用ALG或ATG+泼尼松+MMF。待肾功能恢复后(肌酐清除率达25~30ml/min或SCr<3mg/dl时)，方可加用CsA［4~6mg/(kg·d)］，使用3天或CsA血药浓度稳定后再逐渐停用ALG或ATG。

(4)根据CsA或Tac血药物浓度检测结果，逐步调整至维持剂量。如出现黄疸或ALT升高等肝、肾功能损害，需提前减药或停药。

(四) 排斥反应的诊断及处理

根据排斥反应发生的病理、发生机制、发生时间及临床进展的不同，将其分为超急性排斥反应、加速性排斥反应、急性排斥反应和慢性排斥反应4种类型(表22-1)。

表22-1 肾移植术后排斥反应类型

类型	机制	移植病理表现	时间
超急性排斥反应	预存抗体	肾小球血栓形成	<24h
加速性排斥反应	预存抗体	肾间质出血	2~5d
急性排斥反应	细胞及体液免疫	淋巴细胞浸润、血管内膜炎	>6d
慢性排斥反应	体液免疫为主	血管平滑肌增殖	>90d

1. 超急性排斥反应

(1)病因及病理：发生超急性排斥反应的绝大多数病人体内有预先存在的抗HLA抗原的细胞毒抗体，这些抗体可能是由于病人接受输血，长期血透，多次妊娠，或多次移植有关。组织配型不佳也是重要原因。其病理改变是在移植肾内广泛的中性淋巴细胞浸润，肾小球毛细血管和微小动脉内大量纤维蛋白及血小板沉积致血栓形成，肾皮质缺血坏死，移植肾动、静脉血栓，肾呈暗紫色且不可逆转。

(2)症状及诊断：超急性排斥反应被大多数学者认为是发生在手术台上的排斥反应。其表现为术中移植肾血液循环恢复后几分钟，在移植肾已经变得红润、有张力、搏动、泌尿正常的移植肾，突然色泽变暗赤、质地变软、搏动消失，输尿管蠕动消失，泌尿停止，继而移植肾明显缩小，肾脏呈斑片状继之全肾变紫褐色。此时要注意检查肾动、静脉吻合口是否狭窄，静脉是否扭曲、受压，以与超急性排斥相鉴别。若手术后24小时之内病人突然血压增高，移植肾区疼痛，少尿或无尿，应警惕超排的可能。可进一步行彩色多普勒检查，观察肾血管的血流指数，RI升高，CDE示肾皮质缺血。肾脏形态结构不清。核素检查 ^{99m}Tc DTPA扫描显示无肾实质灌注。此外，还需除外急性肾小管坏死(ATN)。确诊有困难时则可行肾脏穿刺活检。

(3)处理措施：鉴于病人体内有预先存在的抗HLA抗原的细胞毒抗体，临床症状来势凶猛，一旦明确诊断，果断行移植肾切除，恢复维持性透析，半年后再考虑二次移植。再次移植要求组织配型更严格。

2. 加速性排斥反应　加速性排斥反应的特点是比超急性排斥反应发生晚，比一般急性排斥反应来得早且症状重。

(1)病因及病理：发病机制尚不明了，病人体内可能有滴度较低的预存抗体。主要病理变化是肾间质出血、肾皮质坏死、肾小球和肾小动脉广泛性血管病变、纤维蛋白和血小板沉积、内皮细胞肿胀坏死。

(2)诊断：加速性排斥反应多发生在术后2~5天。主要表现为肾功好转或恢复正常的情况下突然高热39℃以上，出现少尿甚至无尿；SCr突然急剧升高；出现明显的血尿、高血压；移植肾肿胀、压痛。一般出现得越早症状就越重。彩超提示移植肾增大，RI升高。肾脏穿刺活检。应与急性肾小管坏死(ATN)以及急性感染相鉴别。

(3)治疗:一旦诊断为加速性排斥,应首选 ALG 或 ATG,同时选用静注入免疫球蛋白(IVIG)治疗。在缺乏上述药物的情况下可试用 MP。采用血浆置换、抗凝疗法和免疫吸附,可提高治疗效果。

3. 急性排斥反应　急性排斥是临床上最常见的排斥反应类型,在肾移植术后的整个过程中,除了同卵孪生外所有的受者都有可能会发生急性排斥,通常在肾移植后第 1 周至 3 个月之间发生,其发生率为 40% 左右,在 FK506、MMF 等新型强效免疫抑制剂广泛应用的今天,急性排斥的发生率已明显降低,排斥反应的程度已明显减轻,临床症状隐匿,有时不易被早期发现。急性排斥如能及时处理,90% 以上都能够得到逆转。

(1)病因及病理:急性排斥是细胞免疫引起,但体液免疫(抗体)也参与了急性排斥的反应过程。肾移植后,受者体内的淋巴细胞被激活,使 T 淋巴细胞形成 T 杀伤细胞和各种淋巴因子;而 B 淋巴细胞则形成多种抗体,与体内巨噬细胞共同作用于移植肾,临床上即发生急性排斥反应。急性排斥反应根据病理特点分为两型:①急性细胞性排斥反应:以肾脏间质水肿及间质的小圆形细胞浸润为主要病变。浸润的小圆形细胞以 T 淋巴细胞和免疫母细胞为主,混有单核 / 巨噬细胞和浆细胞。浸润的小圆形细胞主要分布于间质小血管周围和肾小球毛细血管周围。并可穿过肾小管基底膜。肾小管上皮细胞出现变性坏死。间质也出现水肿。②急性血管性排斥反应:主要病变为入球小动脉、小叶间动脉管壁水肿,内皮细胞增生、肿胀、变性坏死,严重时可见管壁的纤维素样坏死及血栓形成。有些病例还伴有间质的细胞浸润,称为急性混合性排斥反应。

(2)诊断

1)临床表现:①发热:37.5~38.5℃,较少病例体温可高达 39℃以上。发热的时间特点是在后半夜或凌晨为多见,中午或下午体温正常,次日又可如此反复。一般不畏寒,无寒战。但全身乏力,疲劳,关节酸痛。应与感染性发热相鉴别。②尿量减少:尿量逐渐减少,日减少尿量 50% 或每天少于 1 000ml。急性排斥对补液及呋塞米的反应较差,CsA 中毒对呋塞米反应较好。病人由于尿少而致体液潴留,体重增加,下肢肿胀。③移植肾肿胀、压痛:移植肾肿胀,局部张力增大,压痛明显,且质地变硬,周围界限不清。肿大的肾脏易发生肾破裂。④血压升高:既往血压不高,突然血压升高,且与体温升高伴行,对一般降压药物不敏感,应想到急性排斥反应。

2)实验室检查:① SCr 及 BUN 测定:急性排斥发生时,SCr 及 BUN 均升高。BUN 易受饮食及激素影响,稳定性逊于 SCr 测定。一般认为,SCr 升高 25% 提示急性排斥可能。②尿常规:尿蛋白呈阳性 +~++,红细胞增多,尿淋巴细胞增多,肾小管细胞增多。③血常规:可有血红蛋白下降,血细胞比容下降;白细胞以淋巴细胞增多为主,较多的中性粒细胞有中毒颗粒。④生化检测:由于急性排斥时肾功能损害,尿钠含量下降,尿中纤维蛋白降解酶(FDP)升高;FDP 还可帮助判断预后。血中的免疫球蛋白 IgG、IgA、IgM 也程度不同升高。⑤免疫学检测:应用单克隆抗体监测肾移植受者外周血液中 T 细胞亚群的变化,计算 CD4 绝对值和 CD4/CD8 比值作为诊断肾移植后急性排斥反应的方法有一定价值。急性排斥反应时 CD4/CD8 比值 >1.3。当 CD4/CD8 比 <0.5 时,提示免疫抑制过度。TNF、IL-2 和 IL-2 受体在急性排斥时均明显增高。借此与 CsA 中毒及 ATN 相鉴别。

3)影像学检查:① B 超检查:简单方便,急性排斥时可见肾体积增大,肾实质回声不均匀,肾皮质与髓质界限模糊不清。②彩色多普勒超声:是一种无创和诊断率高的检查方法。急性排斥时肾动脉阻力指数增加。目前彩超都能自动计算并报告阻力指数(RI)值,十分快捷。彩色多普勒能量图(CDE)不受血流的速度、方向及声束的夹角的影响,效果更好,能反映血管形态改变,被誉为血管超声造影。急性排斥反应时肾实质血流减少,RI>0.75,CDE 提示肾实质血管稀疏。③ X 线检查:急性排斥时在骨盆平片可见移植肾阴影增大。在 IVU 可显示肾影增大,肾功能减退。④核素肾图:急性排斥时可显示示踪剂的吸收、排泄均减慢及延迟,呈递增曲线,有效血流量及排泄指数同步下降,B/K 比值减小。⑤ CT 检查:CT 是无创检查,急性排斥时表现为移植肾肿大,肾窦受压及 CT 值减低,强化 CT 示皮、髓质界限不清。⑥ MRI 检查:急性排斥时在 MRI 表现较慢,急性排斥发生 72 小时后肾轮廓增大,皮、髓质对比度模糊消失。

4)组织学活检:经皮肾穿刺活检:是目前确定急性排斥反应的金标准。但有损伤性,可引起血尿或局部出血,严重时可造成移植肾破裂等并发症。该检查对鉴别急性排斥反应、急性肾小管坏死和 CsA 中毒具有重要价值。急性排斥时,间质有明显的炎性细胞浸润，伴有水肿，肾小管周围淋巴细胞积聚，肾小球血管丛内有单核细胞浸润，血管内膜炎的改变及小血管坏死。

(3)治疗：急性排斥的逆转成功取决于早期诊断、早期冲击治疗。并注意：①首剂MP冲击剂量应加大；②一般连续冲击治疗不少于3天；③常规免疫抑制剂剂量适当增加；④每日监测肾功能变化。

常用冲击治疗方案：

首选甲泼尼龙(MP)：0.5g甲泼尼龙加入5%葡萄糖液250ml，静脉滴注，连用3天，也可采用递减给药。为预防感染，一个冲击疗程MP不超过2g；若采用多克隆抗体：ATG或ALG，一般应用7~10天，对耐激素的急性排斥效果较好，逆转率可达90%以上。但不能交替或重复使用。也可使用单克隆抗体OKT3：OKT3是一种鼠源性抗CD3单克隆抗体，是强效免疫抑制剂。一般治疗剂量为2.5~5mg，每日一次静脉点滴，10~14天为一个疗程，急性排斥逆转率也可达95%以上。用该药要尽量使病人脱水，以免发生危及生命的肺水肿。不能逆转的难治性急性排斥反应可试行血浆置换，血浆置换可以帮助清除体内循环的淋巴细胞毒抗体及免疫复合物，对以体液免疫反应为主的血管型排斥效果较好，置换的次数需视病情而定。

4. 慢性排斥反应　慢性排斥一般发生在移植术6个月至数年以后，是影响病人长期存活的主要障碍之一。由于症状不典型，发展较缓慢，发病早期容易被忽略，且缺乏有效的治疗手段，近年来成为移植界的研究重点之一。

(1)病因及病理：确切机制仍未肯定，以体液免疫反应为主。病理以闭塞性血管炎、肾小球病及肾间质纤维化为特点。根据其主要特点分为三型。①闭塞性血管炎：以细动脉和小动脉受累最严重。动脉内膜纤维组织呈同心圆状增生，管腔狭窄、闭塞；内弹力膜断裂。小动脉壁可见免疫球蛋白沉积。由于血供障碍，肾实质出现多发性梗死、萎缩，肾间质硬化。②移植性肾小球病：肾小球毛细血管袢皱缩，基底膜增厚，系膜基质增多。免疫荧光检查常见免疫球蛋白(IgG，IgM)及C_4d沉积。电镜下可见毛细血管基底膜内疏松层明显增厚，并有颗粒状电子致密物沉积。严重时导致肾小球硬化。③肾间质硬化：局灶性和弥漫性间质纤维化是晚期慢性排斥反应的特点。

(2)诊断

1)临床表现：以慢性、进展性肾功能损害为主，肾功能进行性降低，并伴有蛋白尿，高血压，贫血，有些则表现为肾病综合征。

2)辅助检查：B超显示肾体积缩小，肾皮质变薄，肾结构模糊，肾实质回声明显增强。彩色多普勒显示血管数量减少，甚至消失。核素扫描可见肾实质核素摄取减少，排泄延迟，清除不全，应排除尿路梗阻和淋巴囊肿。肾活检可帮助确诊，但有时与移植肾CsA慢性中毒难以鉴别。

3)诊断标准：推荐标准如下：①发生于肾移植3个月后，持续6个月以上的肾功能进行性减退，SCr浓度缓慢上升(至少10次SCr浓度测定)。尿蛋白量逐渐增加，出现难以控制的高血压。②出现慢性排斥反应的组织学变化：动脉狭窄、肾小球硬化、肾小管萎缩以及间质灶性纤维化。特点为："洋葱皮"样血管病变、血管平滑肌弥漫性增厚及内皮细胞增生。③排除其他原因，例如CsA肾中毒和复发或再发性移植肾肾病等引起的移植肾慢性损害。

(3)治疗：慢性排斥反应目前尚无有效治疗方法，主要应采用综合性措施预防其发生。术前HLA配型尽可能少错配；缩短热、冷缺血时间，有效防止缺血再灌注损伤。术后积极预防和治疗急性排斥反应，全面评价机体免疫状态，制订个体化免疫抑制方案。

确诊为慢性排斥反应后可采取以下措施控制慢性排斥反应的进程：①摄入低蛋白饮食，并以优质蛋白为主；②控制高血压、高血脂；③采用新型免疫抑制剂，如Tac、MMF和西罗莫司等；④环磷酰胺可防治慢性排斥；⑤中药治疗：可选用雷公藤总甙和百令胶囊等。

(五)肾移植常见的外科并发症

1. 出血

(1)早期出血：常发生在术后数小时或数天，术后24~48小时是出血易发生的时间段。要严密观察敷料及引流管的引流液。原因常为血管吻合不严密，或血管破裂，肾被膜、肾门处血管漏扎。受者本身长期尿毒症状态，血小板数量少，质量差，凝血机制障碍，而致创面广泛渗血。大量的活动出血，病人可出现出血性休克征象，手术部位剧痛及压痛。大量出血，处理不及时可危及病人生命。一旦确诊有急性大量出血应立即手术，清理血块、控制出血，并给予抗感染治疗。

(2)延迟性出血：多发生在术后两周或数月之后。主要由于肾动脉假性动脉瘤、真菌性(毛霉菌)动脉瘤、感染、外伤、排斥和高血压等诱发出血。病人可感到移植肾疼痛、局部压痛、腹胀，继之躁动，苍白冷汗、血压下降甚至休克状态。应立即输血、手术探查，控制出血，保全生命，力争保肾。

2. 尿瘘　肾移植术后尿瘘发生率为0.5%~1.5%。常发生于肾移植术后早期，其主要原因与肾盂及输尿管的供应血管受损、外科操作欠精细有关。在取肾或修肾时损伤输尿管血供；输尿管周围组织剥离过净；膀胱与输尿管吻合时，吻合不满意或有张力；受者远端尿路有梗阻，术前未能发现；输尿管膀胱周围的感染等都是造成尿瘘的原因。手术中注意上述问题的处理，可有效地预防尿瘘的发生。

原则上尿瘘一旦证实，应积极手术探查处理。尿瘘发生越早，手术越要积极。再次手术中如发现输尿管膀胱吻合口漏而输尿管血运良好，则可做重新吻合。如果输尿管短，则将输尿管与受者输尿管吻合，将受者输尿管近端结扎。全段输尿管坏死，可采用膀胱瓣与肾盂吻合术，保留导管时间14~30天。其要求为：①吻合要无张力；②血液循环充分；③留置双J管；④术野良好引流，各引流管要稳妥固定。然而，对于尿瘘出现较迟，且不甚显著时，则可相对保守治疗，充分引流争取自行愈合。

3. 尿路梗阻　常见原因是由于输尿管与膀胱吻合口狭窄、输尿管部分坏死后瘢痕挛缩狭窄、输尿管过长扭曲、输尿管血块、淋巴囊肿压迫、血肿压迫、腹壁下血管或圆韧带压迫。近年来，有文献报道多瘤病毒（BKV）可致输尿管狭窄。

尿路梗阻可使肾功能减退、移植肾区发胀，或尿量减少，SCr值上升。此时可行B超、MRU检查，有肾盂和输尿管扩张，肾实质变薄等。必要时可在B超引导下行肾盂穿刺造影明确诊断。

处理原则应根据梗阻部位、程度及对移植肾功能的影响选择治疗的时机及方法。对于逐渐加重的梗阻要抓紧检查及治疗。可酌情选择导管扩张，内镜，必要时开放手术矫正。术中留置优质的双J管至关重要。

4. 淋巴囊肿　淋巴囊肿在我国肾移植早期（20世纪70年代）有所报道，由于受到重视，目前此并发症已极少发生。据国外文献报道其发生率为0.5%~18%。一般在术后近期内发生。其原因主要是术中分离髂外静脉血管过程中淋巴管未予完全结扎或漏扎；其次为供肾肾门淋巴管结扎不完全。临床表现为术后早期可自伤口溢出乳白色液体；移植肾区肿胀，尤其向内侧，有时淋巴囊肿可压迫移植肾、输尿管而发生少尿。若淋巴囊肿形成，B超可帮助诊断，穿刺抽液或引流液行乳糜试验检查，结果阳性方可证实。防治：①术中应仔细结扎髂血管上的细小淋巴管；②分离髂血管鞘时，注意结扎纤维结缔组织，分离尽量局限；③移植肾周围放置有效引流。治疗方法：较大的淋巴囊肿可采用穿刺抽液或外引流治疗，但有潜在感染的危险。也可通过手术将囊肿腔壁与腹膜开窗，使淋巴液引流入腹腔，被腹膜再吸收。术后复发率极少。

5. 移植肾破裂　移植肾破裂发生率2%~5%，常在术后1~2周内发生。其主要原因为急性排斥反应，此外也与急性肾小管坏死、尿路梗阻、肾穿刺活检、移植肾被膜破损及腹压增高等因素有关。肾破裂的临床表现为突发性移植肾区剧痛，局部饱满甚至膨胀出现包块，同时伴有局部压痛，少尿、无尿及失血性休克。Lord曾描述为疼痛、少尿、低血压三联症，应高度怀疑肾破裂。治疗原则：由于病情危急，常常来不及做有关检查，治疗上贵在早期诊断，果断进行手术探查，清理血肿，修复肾破裂或以止血纱布或吸收性明胶海绵压迫止血。修复止血多能成功，当有严重不能控制的出血时方考虑摘除移植肾。在排除诱因、积极免疫抑制治疗及血液透析支持下，大部分移植肾可恢复功能。但有部分病人预后不良。

6. 血管并发症

（1）移植肾动脉狭窄：其发生率为2%~16%，可发生在术后任何时期。主要原因为取肾、灌洗、修肾损伤肾动脉壁及内膜，动脉扭曲，供、受者血管动脉硬化，血管内膜增厚、变硬致吻合口受影响。排斥反应亦可导致移植肾动脉狭窄，称为免疫性狭窄。免疫荧光检查发现血管壁上有免疫球蛋白IgG沉积。临床表现为渐进性肾功能损害和高血压。不同作者报道的肾移植后顽固性高血压的病人中，有肾动脉狭窄者为35%~70%。确诊方法是彩色多普勒、数字减影血管造影（DSA）、CT血管成像（CTA）或磁共振血管成像（MRA）。治疗原则：经皮、经腔动脉成形术（PTA）是治疗移植肾动脉狭窄的首选方法。近年来，对严重的病例采用放置血管支架的方法治疗肾动脉狭窄。

（2）移植肾动脉血栓形成：单纯肾动脉急性血栓形成很少见。在取肾、修肾、植肾、灌洗等任何一个环节损伤血管内膜或供受者原有动脉硬化，内膜粗糙、不光滑，或术中阻断血管时间过长，均可使局部血栓形成。移植肾动脉血栓形成的临床症状与其影响的供血范围关系密切，小的动脉分支发生血管内血栓形成，临床症状不明显。较大的分支血管内血栓形成可发生肾组织缺血、坏死、感染、尿瘘。有时肾下极的迷走血管同时营养输尿管，若该血管发生血管内血栓形成，可引起输尿管坏死。若肾动脉主干发生血栓形成，将影响整个肾脏血液供应，可发生少尿或无尿。彩超和数字减影血管造影可帮助确立肾动脉栓塞的诊断。临床可表现移植区疼痛、压痛。治疗原则：一旦诊断成立需果断行手术探查。术中观察肾动脉栓塞的范围和吻合口径大小，取栓术偶有成功者，切除吻合口重新吻合，也有望挽救移植肾。但一般移植肾恢复功能机会不大，均应考虑行移植肾切除术。

(3)移植肾静脉血栓形成：肾静脉血栓并不常见，多与手术操作有关，如吻合口太小，血流不畅，或移植肾静脉太长、扭曲、成角、受压影响血液回流。其他因素可能与下肢深静脉炎、低血容量有关。临床表现为肾脏肿大，肾功能障碍和继发性动脉栓塞。彩色多普勒显示血管阻力指数升高，可发现血栓的部位和程度，对明确诊断有很大帮助。治疗原则：早期诊断早期手术取血栓可能挽救移植肾。辅助治疗有用肝素、尿激酶、链激酶、蛇毒等静脉溶栓治疗的报道。移植肾若已肿大、淤血、紫黑色，应行肾切除术。

7. 肾移植后感染　感染是造成肾移植病人死亡的最常见的原因。约80%的肾移植病人在术后1年内患有感染性疾病。白细胞减少、糖尿病、氮质血症和高龄是感染的易患因素。以肺部感染多见。致病微生物包括病毒、支原体、细菌、真菌和寄生虫。

(1)细菌感染：约占感染病例的60%以上，尤其是在肾移植术后的早期，仍以细菌性感染为主。常见于肺部、尿路及伤口。细菌又常与病毒、真菌并存。肺部感染以克雷伯菌属、大肠杆菌(大肠埃希菌)、铜绿假单胞菌和金黄色葡萄球菌等多见。早期常不易发现病灶，发热是最主要的症状，但感染与排斥反应的鉴别有一定困难。对发热的病人除进行一般的检查外，要有针对性地进行咽拭子、痰、中段尿等细菌涂片和细菌培养；相应的影像学检查，如胸片、B超等。近几年来，结核的感染率亦有上升的趋势。在治疗原则上要针对细菌选用敏感的抗生素，全身支持治疗，如补充白蛋白等。

(2)CMV感染：CMV是一种DNA疱疹病毒。感染通常在肾移植后2~6个月内发病，它几乎可以累及受者的所有器官。免疫抑制治疗是导致CMV感染的主要因素，因为CMV在50%成年人中有隐性感染，几乎所有潜伏期病毒在术后被重新激活。临床表现为发热(>38℃)、乏力，白细胞及血小板减少，肝、肾功能损害，心律失常及间质性肺炎。肺炎可表现为干咳、呼吸困难、缺氧。胸片检查显示弥漫性、边缘不整的结节性病灶，结节多为3mm左右，常发生在上肺野。确立诊断依赖于CMV病原学检查，常用的方法有抗原血症检测和血清抗体检测(CMV抗体由阴性转为阳性)。治疗：采用丙氧鸟苷(ganciclovir，更昔洛韦)，2.5~5mg/(kg·d)，或膦甲酸钠，40~80mg/(kg·d)，12小时1次，静脉滴入，2~3周为1个疗程。

(3)真菌感染：肾移植后真菌感染的发病率为3%~10%。80%的真菌感染发生在术后3个月内。病原体以白念珠菌、曲霉菌、新型隐球菌及毛霉菌多见。由于免疫抑制剂的应用使机体处于免疫低下状态，加上术后大量广谱抗生素的不合理应用可诱发真菌感染。受累部位多见于胃肠道、呼吸道、脑组织、移植肾、心内膜等。症状常见有发热、畏寒等；标本直接镜检和真菌培养可明确诊断。治疗：可选用伏立康唑，常用剂量200mg/d；两性霉素B脂质体，常用剂量50mg/d；氟胞嘧啶(5-Fc)，2.0g，3次/d。

8. 恶性肿瘤　肾移植受者术后罹患恶性肿瘤的危险性较一般人群要高得多，发病率为4%~18%。肾移植术后免疫抑制治疗必然损害或改变免疫防御功能，使免疫监视功能发生障碍，从而使肿瘤发生的概率大为增加。此外，移植受者对肿瘤病毒感染有易感性，最常见的恶性肿瘤是淋巴瘤、皮肤癌、唇、子宫颈癌及肝癌等，病毒感染与恶性肿瘤的发生关系密切。治疗及预后：移植病人继发恶性肿瘤的预后，取决于能否早期诊断和处理。一旦明确诊断，须力争行根治性的手术和更改免疫抑制治疗方案，特别是将MMF或Aza改为西罗莫司，以减少肿瘤复发或抑制肿瘤的生长。然而由于恶性肿瘤病人往往发现较晚，并常有其他部位的转移，预后总体较差。

(朱有华)

第三节 肝移植

用器官移植来治疗严重损伤或功能衰竭的脏器一直是医学界的理想。这一理想在近40年渐成为现实。如今许多器官和组织的移植成为临床常规治疗方法,肾移植、角膜移植、骨髓移植、心脏移植及心肺联合移植使许多病人生活质量明显改善,生命得以延长。同样,肝移植(liver transplantation)也成为终末期肝病的治疗手段。而肝移植成功率受麻醉、手术技术、器官保存、供者筛选以及特异性的抑制排斥反应治疗方案等因素影响。随着肝移植成功率的提高,越来越多的病人选择了接受肝移植治疗。

一、肝移植的历史演变

第一次见于文献报道的肝移植为1955年纽约的CS Welch实施,他将犬肝置入未行免疫抑制治疗的另一只犬盆腔中,以后的研究表明,异位肝移植因缺乏来自门脉血流中的促进肝脏生长的因子,疗效不佳,移植肝逐渐萎缩。

首次原位肝移植由洛杉矶加利福尼亚大学的Jack Cannon于1956年报道。1960年,Moore报道了31只犬肝移植。其中7只存活达4~17天。尽管这些早期的动物实验效果不好,但人们从中认识了影响手术成败的2个重要技术措施:切取供肝时对肝脏的保存和受者无肝期时需对内脏及全身静脉系统减压。后来Starzl和Calne领导了临床肝移植,Starzl于1963年开始早期临床工作,于1967年为1个恶性肿瘤的患儿实施首例成功的临床肝移植。此患儿存活达400天。同时期亦有其他零散的肝移植报道,但效果均不佳。主要障碍是在腹腔内植入大的器官而造成腹内胀满拥塞而影响呼吸并造成其他并发症,另外肝移植血管吻合也要求较高。在肝移植史上有以下几个著名的里程碑。

1. 静脉转流技术及背驼式肝移植　大出血是早期肝移植面临的主要问题之一。肝移植常需数万单位的血制品,除了凝血机制紊乱外,因无肝期时下腔静脉及门静脉阻断所致的静脉高压也直接威胁受者生命。1983年Griffith于无肝期使用静脉转流泵使无肝期血流阻断时血流动力学平稳,输血量大大减少,肠道充血缓解,肾功能改善。在另一种改良的肝移植术式中,受者下腔静脉在术中未被完全阻断,移植肝“背驼”于下腔静脉前面,即为背驼式肝移植。此术式Starzl和Calne曾用于一些早期肝移植病人,但推广甚晚。因为下腔静脉血流未完全阻断,使术者有充足的时间来精确吻合血管。在外科技术改进的同时,对术中凝血机制紊乱的有效监测,如血栓弹性图,以及快速输液器及自体输血等措施的应用,使术中出血问题显著改善。

2. 脑死亡概念的建立　在理想状态下,供肝在切取之前应有足够的氧和血供,即病人应有呼吸心搏。但传统观念认为呼吸心搏未停止则不算死亡,其脏器不能切除,只有在很“彻底”的死亡状态下才允许取用器官。这时切取器官的质量则难以保证。1981年美国医学道德伦理主席委员会采用死亡终极法规,脑死亡从法律角度上等同于呼吸心搏停止性死亡。法律规定,不可逆的脑功能停止或不可逆的血液循环终止均可定义为死亡。在20世纪70~80年代,脑死亡及脑干死亡在不少国家及地区得到承认,从而可获得更多高质量器官而改善移植疗效。加上出血问题得到控制,此时期肝移植疗效明显提高。

3. 器官保存　在1988年以前,欧洲的Euro-Collings保存液是用得最广的保存液。可以保护肝脏6~10小时,但有较明显的由于保存而造成的器官损伤。而UW保存液则开创了肝保存的新时代,也正是器官保存的种种并发症催生了UW保存液。这些并发症包括低渗性细胞或组织水肿、细胞内酸中毒、氧自由基损伤、细胞内能量化产物丢失,而UW保存液中则有相应的成分对抗这些并发症。例如乳糖酸盐(lactobionate)和棉子糖(raffinose)作为大分子来防止细胞水肿,羟乙基淀粉防止细胞外间隙扩张,这些化合物取代Euro-Collings保存液中的葡萄糖和甘露醇,避免了因葡萄糖而产生的乳酸造成酸中毒和氢离子。UW保存液中用磷酸盐做缓冲剂来防止组织酸中毒,别嘌醇和谷胱甘肽则用来清除自由基。加入腺苷用来促进ATP的合成,加入镁作为细胞膜稳定剂。尽管有人提出了简化的UW保存液,但目前临床上用的UW保存液尚未行进一步改良。UW保存液可安全保存供肝24小时,使供肝可长途运输、合理分配,有足够时间做活检。此外器官保存时间延长使受者和术者均有充足准备时间，使肝移植成为半择期手术。

4. 免疫抑制药物的改进　早期的移植医生用激素和全身X线照射来抑制排斥反应，在20世纪50年代末60年代初，硫唑嘌呤和6-MP被引入移植治疗，和激素联用可使尸体肾移植成功，但这些药物对肝移植效果差。虽然大剂量激素可逆转急性排斥反应，但早期肝移植多死于排斥反应或药物中毒。对耐激素的排斥反应则用取自马或兔的抗人淋巴细胞球蛋白（ALG）或用抗胸腺细胞球蛋白（ATG）治疗。1967年联用硫唑嘌呤 + 激素 +ALG，Starzl实施了首例成功的临床肝移植。

真正使肝移植实现突破的是CsA，只是早期因其肾毒性、血压升高及脓毒症而使用受限。与激素联用则其剂量低于中毒量且能达到抑制免疫反应的效果。这种以CsA为主的免疫抑制剂方案，使肝移植1年存活率从30%骤增到65%以上。不久，强效免疫抑制剂FK506问世，它可有效抑制免疫反应且可抑制传统治疗无效的排斥反应。欧洲和美国的两项大样本随机研究发现，FK506和CsA在肝移植中疗效相近，但FK506组比CsA对急性排斥反应、慢性排斥反应、耐激素的排斥反应效果更好，两组在移植肝及病人存活率上相近，而对CsA和激素治疗无效的急性排斥反应中，FK506常可有效逆转，并在预防早期出现的慢性排斥反应上比CsA更有效。

二、肝移植的适应证

由于全世界大多数移植中心的治疗效果良好，过去十多年来，原位肝移植的适应证不断扩大。现在，肝移植作为终末肝衰竭病人的确定性治疗已有很高的成功率。原则上，所有急性和慢性肝病导致的不可逆肝衰竭，药物或手术治疗难以奏效者都应考虑肝移植。

原位肝移植适应证与年龄及地区有关。在成人主要是坏死后肝硬化，尤其是乙肝所致的终末期肝衰竭（表22-2），在儿童则主要是先天性胆道闭锁（表22-2）。

表22-2　肝移植适应证

成人	
Ⅰ慢性肝硬化	—血色素沉着病
—坏死后肝硬化（病毒、药物有关）	—α_1-抗胰蛋白酶缺乏症
—酒精性肝硬化	—高酪氨酸血症
—原发性胆汁性肝硬化	Ⅴ静脉闭塞性疾病，Budd-Chiari综合征
—原发性硬化性胆管炎	Ⅵ再移植
—隐源性肝硬化	**儿童**
—继发性胆汁性肝硬化	Ⅰ胆道闭锁
Ⅱ暴发性肝衰竭	Ⅱ代谢性肝病
—急性病毒性肝炎	Ⅲ急性肝衰竭
—药物中毒（如对乙酰氨基酚、氟烷）	Ⅳ慢性活动性肝炎
—妊娠期急性脂肪肝	Ⅴ先天性肝内胆管发育不良症（Alagille综合征）
Ⅲ原发性肝脏恶性肿瘤	Ⅵ家庭性胆汁淤积症
—选择性不能切除的肝细胞癌	Ⅶ新生儿肝炎
Ⅳ代谢性肝病	Ⅷ再移植
—肝豆状核变性	Ⅸ其他
—糖原贮积症	

1. 慢性病毒性肝炎　现今，使用核苷/核苷酸类似物（NuA）等抗病毒药物治疗乙肝病毒所导致肝功能失代偿的肝硬化病人，可稳定甚至改善肝硬化情况。再加上初生婴儿预防注射乙肝疫苗，已有效降低乙肝病人对肝移植的需求。可是，在中国肝移植的主要适应证仍是乙肝病毒所致的肝硬化。过去肝移植常因术后乙肝复发而失败，病人如病毒滴度低则效果较好，如乙肝病毒DNA为阳性则几乎全部复发，典型表现为肝脏纤维化增生、胆汁淤积型肝炎、门脉纤维化、转氨酶升高不明显但肝功能迅速恶化。因此，所有活跃性乙肝都应在肝移植前使用药物控制后才进行手术，如时间不容许，在术中和术后使用大剂量乙型肝炎免疫球蛋白可抑制乙肝复发。抗乙肝药物NuA单用或联用乙型肝炎免疫球蛋白可使术后乙肝复发显著减少，而且联用药物是现今最有效防止乙肝在肝移植后复发的治疗。

在西方国家，丙型肝炎是常见的肝移植适应证。但是，原位肝移植后丙肝复发率十分高，接近100%。丙肝复发对长远肝移植结果影响十分大，大约三分之一移植后的肝在5年内发展成肝硬化。因此，对首次肝移植后丙肝复发者是否进行再次肝移植有争议，其手术结果较其他原因进行再次肝移植差。

2. 暴发性肝衰竭（FHF）　暴发性肝衰竭指无既往肝病病史的病人在发病8周内出现的以肝性脑病为主的急性肝功能失代偿表现。FHF的病因很多，包括病毒感染、药物中毒、毒蕈中毒、Wilson病。在中国则主要是乙型肝炎。FHF病人主要死因是脑水肿和脓毒症。对FHF的保守治疗包括重症监护、呼吸机辅助通气和降低颅内压等，对于病情加重者，非移植手术治疗预后极差，肝移植几乎是唯一能挽救病人生命的有效治疗手段。肝移植对FHF的治疗原则是及早认定其并发症及严重性，及时进行肝移植。脑功能损害的严重程度反映FHF的病情，肝性脑病不断进展则表明病人即将死亡，以此指标指导治疗常为时已晚。如需行肝移植则应选用其他更早期的指标，现有一系列评估预后方案来鉴别高危病人，其中用得最广泛的是O'Grady 1989年制订的King大学标准（表22-3），虽然这些标准不能完全适于乙肝所致FHF，但其中凝血时间>50秒或国际正常化比值（international normalised ratio，INR）>3，血清胆红素>300μmol/L，黄疸至肝性脑病发生时间>7天均适用于诊断严重的FHF，对这些病人早期识别则可及时转入ICU并积极准备肝移植，总体上可降低死亡率。如供肝缺乏，在发生不可逆脑损害或其他系统衰竭前及时行肝移植受到限制，急诊下取用亲属供肝行活体肝移植则是这些病人的唯一生存机会。

表22-3 暴发性肝衰竭行肝移植英国King大学建议的标准

对乙酰氨基酚(paracetamol)中毒：	对乙酰氨基酚中毒：
—动脉血pH<7.3	—凝血酶原时间>100s
或具备下列所有项目：	或具备下列任何三项：
—凝血酶原时间>100s	—预后不良疾病病因
—血肌酐>300μmol/L	—发生黄疸至发生肝性脑病的时间>7d
—Ⅲ/Ⅳ级肝性脑病	—年龄<10岁或>40岁
	—凝血酶原时间>50s
	—血清胆红素>300μmol/L

3. 肝脏恶性肿瘤 对于肝细胞性肝癌（HCC），将原肝全切除后原位植入新肝脏可以彻底去除肿瘤，即使对有多发肝内肿瘤或严重肝硬化者亦如此，同时它也去除了非健康的残余肝脏上发生异时性病变的可能性。肝叶切除治疗原发性肝细胞癌（HCC）的复发率高且原来的肝脏慢性病变仍在继续进展中。使用米兰标准来选择病人进行肝移植效果好，即选择：HCC限于肝内未侵入血管者，单个肿瘤直径≤5cm，或限于3个病灶且均≤3cm。也有证据显示，使用不同扩大米兰标准来选择病人进行肝移植，也可获得良好结果。但是在肝移植后，肝癌一旦复发，会严重影响手术预后。由于供肝严重不足，因此所有供肝都是社会重要资源而应善加利用。现今国际上的共识是要非常小心使用这些扩大米兰标准。更由于供肝和其他资源的限制，肝切除仍是治疗肝癌的首选手术治疗手段。但在因肝功能失代偿而不能进行肝切除的病人，肝移植可能是唯一治愈性的方法。

肝内胆管癌病人，只应使用Mayo Protocol来选择病人进行肝移植。

对神经源性内分泌肿瘤行姑息性肝移植可取得中等疗效，但仍有伦理学争议，有人认为面对供肝不足及需肝移植病人在等待中死亡的情况下不应这样分配肝脏。

4. 酒精性肝硬化 在西方国家酗酒是导致慢性肝病的主要原因，对这类病人是否应做原位肝移植仍有争议：有人认为此属自我摧残性损伤，由于供肝不足且费用高昂，故不该对此类病人行肝移植。但在许多移植中心对酒精性肝病行肝移植其术后1年存活率达80%。在行移植前要求病人禁酒6个月，且无心理学上的禁忌证，由心理医生和社会工作者组成审议团共同筛选评估病人是否可做肝移植。肝移植术后酒瘾复发是关注的焦点，研究表明许多病人在术后仍中度饮酒，而在术前戒酒并不能保证术后仍然戒酒。

5. 原发性胆汁性肝硬化（PBC） 原发性胆汁性肝硬化是慢性胆汁淤积性肝病，其特征是肝小叶间胆管破坏，其发病机制未详，主要累及中年妇女，临床上呈5~15年的渐进性发展。PBC多伴发多种免疫性疾病，常表现为黄疸、乏力、瘙痒、肝大、实验室检查示胆汁淤积和抗线粒体抗体阳性，肝活检显示小叶间胆管变性或坏死，肉芽肿、单核细胞浸润。用D-青霉胺、苯丁酸氮芥（chlorambucil）和秋水仙碱等药物疗效差，血清胆红素水平是判断预后的最好指标，一般血清胆红素>100μmol/L则需行肝移植，如升至300μmol/L以上则存活期短，胆红素水平持续升高则为肝移植适应证。

6. 原发性硬化性胆管炎（PSC） PSC是慢性胆管疾病，常伴发肠炎性疾病，主要累及20~50岁的男性，其特征是弥散性和节段性的肝内、外胆管纤维化。PSC的临床过程发展很慢，经10~15年达到进展期，约75%病人伴有肠炎性疾病。PSC病人患胆管癌的风险高，且不易诊断。对PSC无有效治疗，手术和内镜介入治疗可以缓解症状，尤其是肝外胆管狭窄时。但对弥散的胆管狭窄或肝硬化则应行肝移植。凡出现瘙痒、肝性骨营养不良等并发症则应早行肝移植，许多PSC病人在肝移植中行R-Y吻合来重建受者胆道，切除自身的胆管，以防止以后发生胆管癌。

7. 胆道闭锁 因为技术困难，1岁以下的婴儿行肝移植以往的效果较差，1年存活率不到60%。此外，由于适合小儿大小的供肝缺乏意味常需要很长的时间等待，病儿因一般情况恶化而死亡率增加（儿童达35%，婴儿达50%）。1984年在欧洲首先采用减体积肝移植，从而解决了小儿供肝缺乏的问题，一度成为小儿和婴儿原位肝移植的标准术式。许多主要的小儿肝移植中心报道1年存活率达75%~80%，达到与全肝移植相似的存活率。随着对术前营养支持和围术期特别护理的重视，婴幼儿肝移植1年存活率有报道达到90%。在亚洲如日本和其他亚洲国家脑死亡供者还不普遍，活体亲属肝移植的开展缓解了小儿供肝缺乏的问题。

8. 代谢性疾病 代谢性疾病可能但也不一定导致肝脏病变。较常见可导致肝细胞损害和肝硬化的有Wilson病，纯合子α_1-抗胰蛋白酶缺乏症和血色素沉着症，其他适于做肝移植的疾病和肝脏本身损害无关，如Crigler-Najjar综合征，原发性高草酸尿症，纯合子蛋白C缺乏症和尿素循环障碍，这些病人往往需双器官移植，如原发性高草酸尿症需行肝、肾联合移植。

9. 其他肝脏疾病 巴德-吉亚利综合征（Budd-Chiari syndrome）是肝静脉阻塞所致进展性肝损害及门脉高压，由于肝静脉和下腔静脉阻塞、临床上表现为肝充血的各种症状，早期可行门腔分流，晚期病人则合并慢性肝衰竭而需行肝移植。

严重的多囊肝和原因不明的肝硬化也宜行肝移植。

三、受者的选择

应对高危病人仔细筛选，排除风险极大、术后易致各种并发症而死亡率很高的病人，这对肝移植的成功十分重要。原位肝移植应视为终末期肝病长期治疗措施中的组成部分，其预后与各器官功能、营养状况、凝血机制、腹水、黄疸和肝性脑病程度有关，病人并发症越少越轻则肝移植预后越好，要避免因病情加重而耽误肝移植手术时机。

病人是否做肝移植应经专门的委员会评定。大多数病人为Child-Pugh分级的B、C级，说明已因肝功能失代偿而发生并发症。应告知病人肝移植术后必需的配合治疗，如需终身服用免疫抑制剂。家庭、社会和健康机构对病人的支持对术后恢复也十分重要。有社会和心理的问题者为肝移植之相对禁忌证。而有未控制的感染，转移和进展中的恶性肿瘤，不可治愈的难以存活的严重先天畸形和进展的多器官疾病是肝移植的绝对禁忌证。必须引起重视的是，肝移植的选择标准也在改变，过去有些禁忌证现在已成为适应证，如门静脉血栓形成曾为禁忌证，现在已可用各种方法来解决而使肝移植可以实施。年龄也不再是禁忌证，大量资料表明大于50岁的病人已和年轻病人存活率相近，随着手术经验日益丰富，许多中心将肝移植年龄放宽到65岁。

四、受者的评估和检查

移植小组对病人进行总评估，对诊断进一步的确诊和是否必需手术均需认真讨论。根据病人的病情分为两类：①紧急肝移植；②非紧急肝移植。紧急肝移植如FHF病人病情继续恶化需要立即施行肝移植；非紧急肝移植经讨论后等待肝移植。

对受者评估的检查项目包括肝功能、肾功能、血型、血常规、凝血情况、免疫球蛋白、动脉血气分析，常规拭子细菌学检查，包括乙肝、丙肝、HIV、巨细胞病毒和EB病毒血清学检验在内的病毒学检查，心电图和超声心动图，X线胸部检查，超声及多普勒超声检查肝实质并测量其血管大小，肺功能检查。测定肾小球滤过率和麻醉评价。

在世界各地，需要接受肝移植的病人和供肝的数目相差越来越大。因此，很多肝移植中心都使用一些准则来决定供肝怎样分配给病人。有一段相当长的时间，这分配准则是基于Child-Turcott-Pugh评分法。自2002年2月，美国开始使用MELD（Mayo End-Stage Liver Disease）评分法。这方法是使用一个方程式来计算，其中包括使用血清总胆红素、血清肌酐和凝血酶原时间的国际标准比值。这评分法被认为具有客观性、标准性和可重复性，而且能有效预测患末期肝衰竭病人的短期存活率。但是这评分法仍未得到普遍的认可。

五、受者的营养支持

肝移植的主要进展之一是认识到对终末期肝衰竭病人给予营养支持的重要意义。资料表明，晚期慢性肝病病人，都有包括进食不足、吸收障碍、蛋白合成减少和糖原异生引起的氨基酸代谢紊乱等多种因素共同导致的营养不良，并有明显的临床、生化和免疫学异常。肝移植前，积极采取营养支持加以纠正，是移植成功与否的最重要决定因素。反之，重度营养不良的受者，术后合并严重感染并发症的发生率极高，死亡率也显著增加。

慢性肝衰竭病人营养治疗的目的有：供给充足的热量和蛋白合成所必需的氮，使氨基酸代谢正常化，纠正电解质和酸碱紊乱，以及预防肝性脑病。未发生过肝性脑病者，用鼓励病人增加正常进食的简单方法就可达到目的，可口服由糖聚合物、中链甘油三酯和蛋白二肽组成的半要素制剂。但病人有严重肝性脑病和精神障碍时，则要改变治疗方案。资料证实，这组病人整个氨基酸代谢情况紊乱，特征是苯丙氨酸、酪氨酸和蛋氨酸等芳香族氨基酸的血浆浓度增高，反映在缬氨酸、亮氨酸、异亮氨酸等支链氨基酸血浆水平的下降。上述异常可引发肝性脑病的症状。在饮食中适当地调整某些氨基酸成分，有助于纠正氨基酸代谢紊乱和减轻肝性脑病。最近的研究也证实，让终末期肝衰病人口服含有明显减少的芳香族氨基酸和丰富的支链氨基酸的制剂，可使氨基酸的代谢明显趋于正常，神经、精神症状也会有明显改善。鉴于肝性脑病病人经口摄入严重不足，因而常通过细软的硅胶管，经肠道管饲。如果病人不能很好耐受经肠道管饲，可用肠外途径。

六、供肝和供者的选择

笔者单位采用的是“opting in”系统，宣布脑死亡之后，移植医师首先应与家属达成共识，同时要在切取器官之前尽量保证器官处于最佳生理内环境中，所以维持供者血流动力学稳定使器官获得良好灌注是十分关键的，血清学检查乙肝和 HIV 阴性，供者应该没有冶游史、静脉吸毒史、恶性肿瘤病史（颅内肿瘤及低恶性、局部的皮肤和宫颈肿瘤除外），应无活动性感染迹象，肝功能试验应为正常（如有轻度异常也可以采用）。尽管无明显年龄限制，但对老年供者需慎重评估。

分配供肝首要条件是血型相同或相容和身材匹配，供受者体重相差在 15% 以内是可以接受的，对有大量腹水的病人则可以植入较大的肝脏。通常配型采用 ABO 血型相容性、急诊情况下血型不同也可移植，但 1 年存活率仅为 40%，丙肝阳性供者能否作为供者尚有争议，但如供肝功能良好时亦可供给丙肝受者。

七、原位肝移植的传统外科技术

1. 供肝切取　现在，供者肝切取的手术，绝大多数属于多器官联合切取手术的一部分。在获取器官的实际操作中，各小组之间要有良好的协调，以确保供者器官的活力不受损害。尽管外科医生对具体的手术细节的描述有所不同，但共同的原则是在脑死亡供者还有心搏时即插入导管做肝原位冷灌注。对情况不稳定或甚至已无心搏的供者，我们多采用 Starzl 快速冷灌注技术来获取多个器官。通过从胸骨颈静脉切迹到耻骨联合正中线的长切口来显露器官。首先要检查肝脏，排除严重的脂肪变性或其他明显的病理改变。有疑问时，应做快速冷冻切片行肝组织活检。摒除有明显异常的供肝，特别是严重巨泡样脂肪变性，是减少原发性移植肝无功能的关键。一旦证实获取的器官可用于移植，即着手开始各个器官的游离和原位放置冷灌注导管，一般先游离心脏，以免稍后出现全身血流动力学不稳定。肝的游离及肝门的解剖可等到快速冷灌注开始后再进行。在结肠系膜下分离出肠系膜下静脉（IMV），插入导管，置入门静脉内。若 IMV 细小，置管困难，可小心切开胰腺颈部，这样显露和分离门静脉和肠系膜上静脉汇合处使插管更方便。第 2 根导管插在髂总动脉分叉上方的腹主动脉远端。接着将食管拉向左侧，在膈肌脚间切开，于膈肌下显露腹主动脉上段，并用牵引带将其拉开。

现在对这种技术有几项改进，尤其是一种仅经主动脉灌注以切取多个器官的技术可获得同样效果。在这种术式中，无须按传统方法行门静脉阻断和插管，灌注液经主动脉和肝动脉，并且也通过小肠血液循环而经门静脉实现肝灌注（图 22-1），这种方法常规采用。在切取各器官时首先切取的是心脏，因为它对缺血耐受时间最短，当心脏小组准备就绪后，按 300U/kg 给予肝素。当心脏小组准备切取心脏时，以血管钳横夹腹主动脉上段，并经门静脉和腹主动脉两导管（传统技术）或仅经腹主动脉导管开始 0~4℃ UW 液的迅速灌注。灌注心脏停搏液，切取心脏后，再切取肝脏。于膈肌上分离下腔静脉，将 0~4℃生理盐水洒于肝表面，加速冷却过程。

切开胆囊，用冷生理盐水将胆汁冲洗干净，以防胆管上皮细胞自溶，切断肝韧带和小网膜。然后仔细解剖肝门结构，由于该区域已呈无血状态，故可较快分离。横断胆总管，分离胃十二指肠动脉，沿着肝总动脉找出腹腔干（腹腔动脉）。清除主动脉前的周围组织，切取带有 Carrel 袖片的腹腔动脉。外科医生必须经常警惕可能存在的异常血管，特别是肝右动脉可源自肠系膜上动脉。遇此变异时 Carrel 袖片应同时包括腹腔动脉和肠系膜上动脉。肝上方的下腔静脉可与一片周围的膈肌片一起切取。此时可将肝牵向上方，着手清除肝下、肝后方下腔静脉的腹膜后组织，再于肾静脉上方横断下腔静脉。供者的腹主动脉和双侧髂动脉、髂静脉也一并分离切取，置于保存液中。以备肝植入时，如有必要可用作血管移植物。

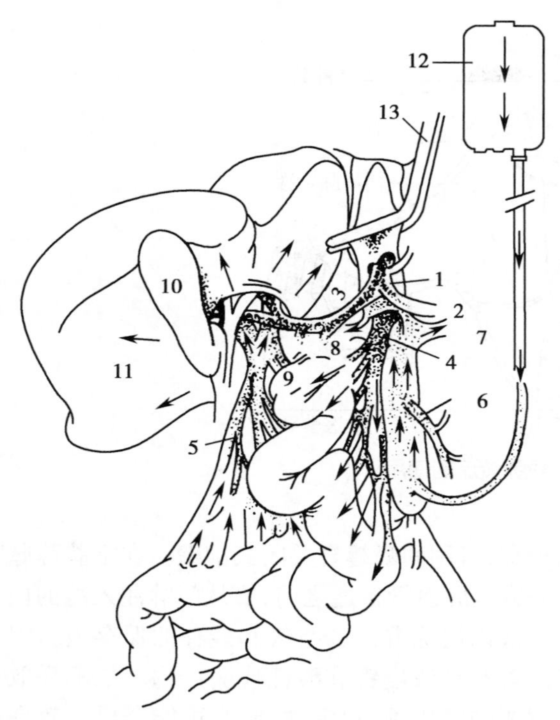

图 22-1　单纯从腹主动脉快速灌注到肝动脉，通过肠血循环到门静脉

1. 腹腔动脉；2. 脾动脉；3. 肝总动脉；4. 肠系膜上动脉；5. 肠系膜上静脉；6. 肠系膜下动脉；7. 左肾动脉；8. 右肾动脉；9. 脾静脉；10. 胆囊；11. 肝；12. 灌注液；13. 血管钳

2. 供肝修整　在移植肝植入前的修整操作时，是将肝放入盛有 0~4℃ UW 液的盆中进行。胆囊切除后，开始用 500ml UW 液行动脉和门静脉的灌注。任何未结扎的血管小分支均用 5-0 或 6-0 聚丙烯纤维缝线（prolene）结扎或缝扎。如果带有右侧肾上腺，要自下腔静脉处切除，结扎或缝扎右侧肾上腺静脉。修剪各血管袖片为吻合做好准备。

3. 受者手术　常分为三个步骤，即：①受者病肝切除术；②供肝修整（如上所述）；③植入供肝完成血管吻合，最后只要再将胆道重建、止血和关腹则整个手术完成。

受者肝切除：在有严重门脉高压和凝血障碍病人的移植手术中，这常是最困难的一步，如不采用静脉 - 静脉转流，则静脉阻断时间必须限制，无肝期要尽可能缩短。否则，将可能导致来自管壁薄而扩张的曲张静脉和创面的大量出血。此外，肠管的静脉淤血和明显水肿，也会给切口关闭造成极大困难。

向剑突垂直上延的双侧肋缘下切口（Mercedes-Benz 切口）可提供广泛的显露。自动肋缘下牵开器必不可少。有明显门脉高压的病人，切口出血可能会很多，因此，止血要细致。打开腹腔后应行腹腔探查以防止出现意外情况如发现恶性肿瘤等，应仔细分离胆囊和肝脏之间的粘连。对曾行肝门空肠吻合术的儿童要找出 Roux-en-Y 襻并从肝门分离，顺着肝表面将镰状韧带分离到肝的上方下腔静脉前面。再解剖出肝门三联结构，尽可能于高位切断，以便为随后的吻合提供最大的长度。分别结扎、切断肝左、肝右动脉，这样，分叉部可为以后的动脉吻合提供分支袖片（branch patch）。将左三角韧带和左冠状韧带分离至左肝静脉，结扎、分离小网膜，再游离肝下下腔静脉。

现在尤喜采用保留下腔静脉的背驮式肝移植（piggyback liver transplantation），特别是儿童病人和不适于作静脉 - 静脉转流的病人。背驮式肝移植受者病肝切除，首先游离下腔静脉的左右边缘，仅保留右肾上腺静脉，将肝右叶向前、向左推开，结扎由肝后部注入下腔静脉的小肝静脉分支，将肝后部沿下腔静脉从下向上分离直至肝静脉主干，可将下腔静脉部分钳夹阻断或肝静脉全部钳夹阻断进行血管吻合，根据具体情况，3 支主要肝静脉任何 1 支或全部 3 支的开口均可与供肝的腔静脉作血管吻合。例如在用减体积肝移植或使用左半肝或左外侧肝叶的活体肝移植中，常把肝中和肝左静脉汇合处的隔膜切开，便于行静脉吻合（图 22-2）。

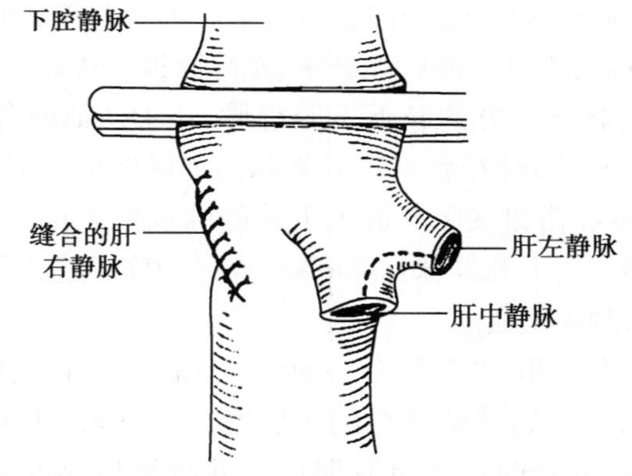

图 22-2　切开肝中和肝左静脉汇合间的隔膜可增大吻合口，用于保留受者肝后方腔静脉的背驮式肝移植技术

用静脉 - 静脉转流的受者肝切除术：使用静脉转流的主要目的是降低门静脉压力，由此减少无肝期间的出血、血流动力学不稳定、静脉高压和肠道水肿等问题。经静脉转流可将下半身和内脏的达心输入量 50% 的血液回流到心脏，Y 形静 - 静脉分流管和血泵先用生理盐水加少量肝素（500U/L）灌注，经左股静脉和门静脉插管将血引入 Y 形管，血液由离心血泵转流入左腋静脉回流到心脏（图 22-3），经转流的血流量为 1~2L/min，可按病人

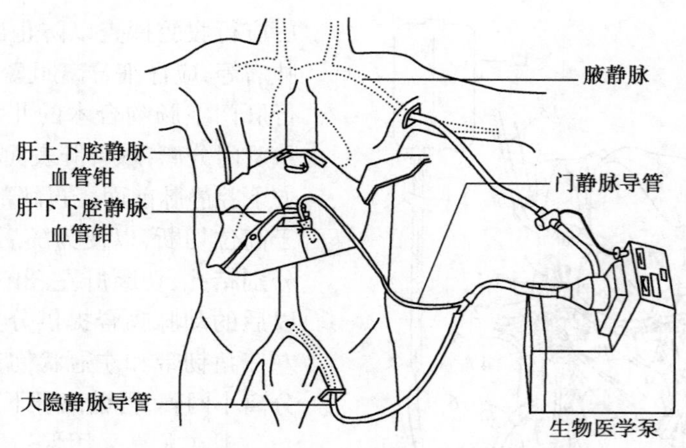

图 22-3 无肝期静脉 - 静脉转流的使用

的情况进行调整。尽快建立体外循环是其目的，因此，一进入腹腔，术者先解剖肝门，分别分离肝门三联结构，并于分叉上方结扎。然后用手指阻断门静脉，将其切断，断端用 2~3 个止血钳提起，把成角的门脉导管插入门静脉，并用丝线固定好。导管另一端向病人足端置于远离手术区的位置，这样可使外科医生有更多的操作空间。

如果不准备使用静脉转流，则门静脉应保持完整，直至病肝切除前一刻方将其切断。

将肝右叶向上抬，各支进入下腔静脉的肝静脉均结扎并离断，仅保留右肾上腺静脉，切除步骤和无静脉转流的术式相似，顺着下腔静脉前面和肝之间分离，当肝右静脉和肝中、左静脉被分离后，将肾上腺静脉上方的肝下下腔静脉，用 DeBakey 钳钳夹阻断，同时开启来自股静脉的静脉转流，随后用 Satinski 钳钳夹阻断肝上下腔静脉包括 2cm 膈肌。连同肝后下腔静脉切除肝脏，裸区用连续缝合和氩气刀凝固止血。

在无肝期要尽全力彻底止血。将右三角韧带和冠状韧带游离缘的腹膜缝合在一起，关闭后腹膜，缝合时可连带膈肌以消除缝缘后侧的潜在间隙。

移植肝植入及其血管吻合：笔者常规采用保留下腔静脉的背驮式肝移植术式，将受者的左、中和右肝静脉出口合并成一宽大的血管开口与供肝肝上下腔静脉吻合。依照下腔静脉管腔大小修整肝静脉袖片，修剪多余和不整齐的边缘。首先在供肝和受者肝上下腔静脉的外侧缘缝一牵引线，再把供肝缓缓放入肝窝。用 3~4-0 号聚丙烯缝线连续缝合肝上下腔静脉后壁，吻合时距腔静脉切缘 2~3mm 进针做外翻缝合，可使血管内膜对合良好。前壁吻合可用单层连续缝合完成。婴幼儿下腔静脉较窄，可用间断缝合关闭其前壁。在下腔静脉吻合完成或肝血管再通之前，要从门静注入冷的白蛋白溶液以清除混入的空气和残存的保存液。因保存液含有高浓度钾和酸性代谢产物。如不采取这一重要预防措施，再灌注期间，可能会导致致命的空气栓塞或因高钾引起突然心搏骤停。

据 Starzl 介绍将门静脉用 5-0 聚丙烯纤维缝线（Prolene）行连续吻合，用 25% 的生长因子充盈血管，有助于防止以后吻合口狭窄。在完成门静脉吻合后即可准备开放血流，此时须提醒麻醉师准备好所有处理再灌注综合征的药物。可先将 100ml 门静脉血通过供肝的肝下下腔静脉排出以减轻再灌注综合征，继而结扎供肝肝下下腔静脉，再分别去除肝上下腔静脉和门脉阻断钳，开放血流，移植肝开始再灌注。

要在结扎所有较大的出血点后，再吻合肝动脉和胆总管。肝动脉吻合前，用肝素盐水溶液冲出其中的空气和血块。上一把无损伤血管钳，预防来自移植肝的血液逆流。通常将供肝腹腔干与受者的肝总动脉或胃十二指肠动脉或肝动脉分叉处吻合，可用分叉补片来增大吻合口，一般用 6-0 或更细的线进行吻合，如果受者肝动脉不适合做吻合则可取供者髂动脉作间置移植血管进行吻合。

胆道重建和缝合切口：在成人肝移植可作供、受者胆道的端 - 端吻合并置 T 管（常用 8 号 T 管），先缝合胆管后壁、然后插入软 T 管并从受者胆管引出，用 5-0 聚二恶烷酮（polydioxanone，PDS）缝线做间断端 - 端吻合，儿童则用 7-0 线吻合。T 管至少放置 8 周，作为术后早期观察流出胆汁的情况，以及做胆道造影检查的重要途径。近来，则较多人主张可以不放置 T 管。

另一种重建胆道的方法是将供肝胆道与

Roux-en-Y 空肠袢做间断吻合的胆总管空肠吻合或肝管空肠吻合，这常适用于下列情况：胆道闭锁、Allagille 综合征、原发性硬化性胆管炎、囊性纤维化和 α_1- 抗胰蛋白酶缺乏症。

在缝合伤口前应彻底止血，用不吸收缝线缝合腹腔并于膈下两侧置引流，有时可因小肠水肿和植入肝脏过大发生腹部高度肿胀拥塞，这时可用消毒的输血袋或输液袋上取一块塑料片作暂时覆盖，直至小肠水肿消失，几天后则可轻松关腹。

八、减体积肝移植

1984 年法国 Bismuth 和德国 Broelsch 几乎同时首先开展减体积肝移植（reduced size liver transplantation），现在已成为世界上各中心儿童尸体肝移植标准术式，减体积技术建立在 Couinaud 的肝脏解剖分段基础之上。其原则是保留所有主要肝门结构及用来吻合的腔静脉的前提下，根据受者的需要减少供肝体积。婴幼儿最常用的是肝左外叶（Ⅱ和Ⅲ肝段），结合保留受者下腔静脉的背驮式肝移植。左半肝或右半肝也可用于大的儿童和成人，在体积差异悬殊时也可用单个肝段移植。肝脏进行减体积修整肝最好在受者手术台旁进行，以便更精确评估受者肝床和减体积供肝是否相匹配。用肝左外叶时，则肝右静脉、右门静脉和右胆管在分叉口附近被结扎（图 22-4），像正常肝切除一样沿镰状韧带右侧切开肝实质，紧靠下腔静脉处分离肝右静脉和肝中静脉并缝闭，肝断面则用纤维蛋白胶涂喷止血。同样可以用左半肝（Ⅱ、Ⅲ和Ⅳ肝段）（图 22-5）或右半肝（肝段 V~Ⅷ）（图 22-6），减体积肝的植入手术和全肝植入相似，但在减体积肝移植中成人供肝被切用较小部分，其余的肝脏被丢弃，而现在供肝严重短缺，促使可将一个肝脏分成两个供肝的劈离式肝移植的发展，劈离式肝移植可同时供给两个受者的移植。

九、劈离式肝移植

1988 年 Pichlmayr 首次将一个成人肝脏劈离成两个半肝并分别植入两名受者体内，称为劈离式肝移植（split liver transplantation），后来世界上许多研究组，主要是美国和欧洲都采用这一技术。初期移植均存活率低，并发症较高，许多中心报道病人存活率为 50%~65%，除了手术经验不足，技术难度大以外，其死亡率居高不下也和选择高风险受者有关（急诊病人）。20 世纪 90 年代欧洲几个中心的疗效较好。洛杉矶一组 110 例连续施行的劈离式肝移植，其存活率和全肝移植相似。

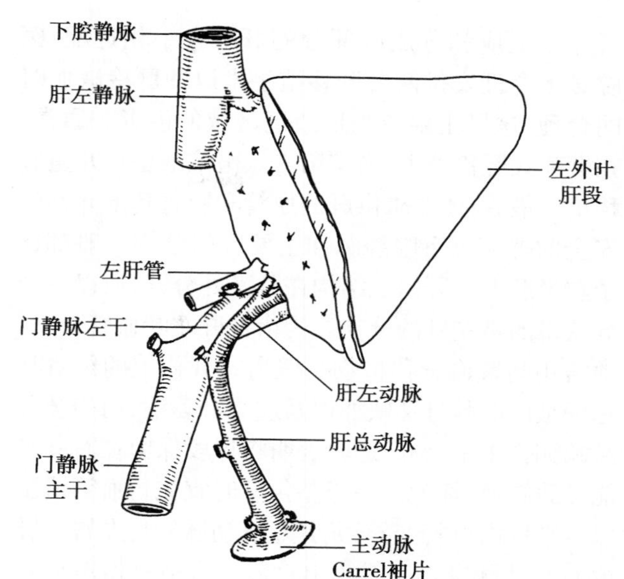

图 22-4　左外叶肝段的减体积移植肝

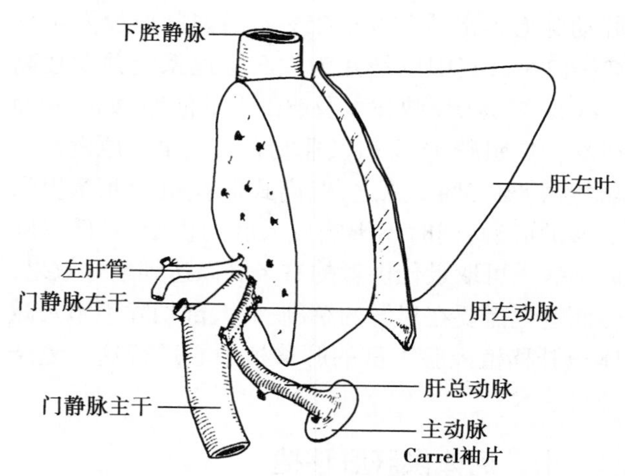

图 22-5　左半肝的减体积移植肝

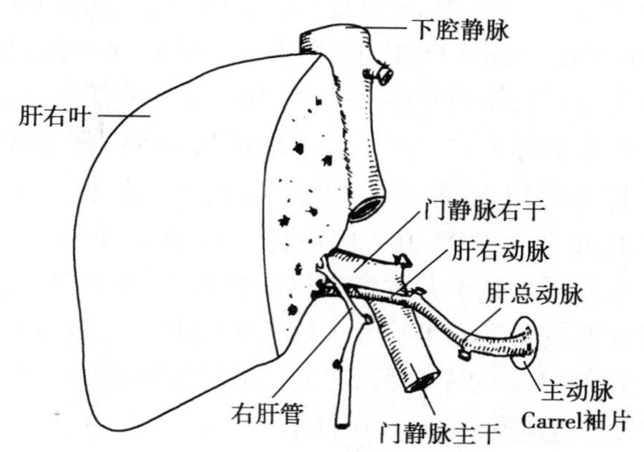

图 22-6　右半肝的减体积移植肝

在做劈离手术以前，对供者及供肝均有一定要求：供者应血流动力学稳定，体重 >60kg，年龄 <50 岁，应选择最佳的供者，肝脏肉眼观正常，两个受

者体型上应和分成两部分的肝脏大小相近配，医院必须合理安排两台肝移植手术以使肝冷缺血时间合理，这里主要指当地或近区域的供者。通常，在劈离式肝移植中，尚有第二家医院准备行儿童肝移植。最后，还要求供肝的血管和胆管解剖允许作安全的劈离。下腔静脉和主要肝门结构一般都连于右半肝上。肝门三结构在分叉处分开，所以左半肝获得的是左肝的分支。为增长肝左叶血管分支，常需用间置血管移植物。劈离式肝移植的绝对禁忌证是门静脉分叉缺如以及左半肝萎缩，门静脉分叉缺如占 1%~4%。经验表明将Ⅳ段保留在右肝可能导致缺血、坏死。在修整供肝时宜先行血管造影以鉴别肝内血管变异，尤其左肝动脉发自左胃动脉或右肝动脉发自肠系膜上动脉。最适宜做劈离式的是肝动脉由肝总动脉一分为二进入左右肝，约占 60%。胆道造影则可发现异常胆道。有报道术后肝动脉血栓形成占 9%~25%。门静脉血栓发生率 4%~12.5%，其中以幼儿为主。胆道系统并发症高(14.6%~27%)，反映技术及解剖上的问题，如肝断面或吻合口胆漏，吻合口及非吻合口狭窄。原发性无功能占 4%~5%。总之，劈离式肝移植为儿童提供足够的肝源，同时不影响成人肝的供给，对低风险成年病人可取最佳供者的右半肝以达到最好效果，然而这也需要在对肝的解剖、肝大部切除手术及减体积肝移植经验丰富的肝移植中心进行这一复杂外科手术。

十、活体供肝肝移植

减体积肝移植的成功为从活体中切取部分肝进行活体供肝肝移植(living-donor liver transplantation，LDLT)打下基础。供肝的短缺，使对儿童行减体积肝移植受到限制，并促使探索劈离式肝移植等术式。因为技术困难和伦理问题，活体肝移植直到 20 世纪 80 年代末才用于临床。1989 年 Raia 等首先报道 2 例活体肝移植，2 个受者均在术后不久死于并发症。尽管如此，手术本身也足以证明技术上的可行性。随后澳大利亚报道，1989 年首例母亲的左半肝移植给儿童获得成功，此后 LDLT 迅速发展，尤其在日本。

过去 20 年中，全世界实施了 1 万例以上的活体供肝肝移植，与尸体全肝移植相比，其移植物存活率与病人存活率均相同甚至更好。活体供肝肝移植可选择理想供者，可选择手术时机，受者有足够的准备时间，最后活体肝移植尚有免疫学方面的优势，比尸肝更少发生耐激素的排斥反应。尽管左侧肝移植(图 22-7)在儿童病人效果好，但左侧肝对成人受者则不够大，移植肝小于受者体重的 0.8%，具有术后早期移植物功能障碍的高风险，所以近年来开始发展用右侧肝行成人肝移植。

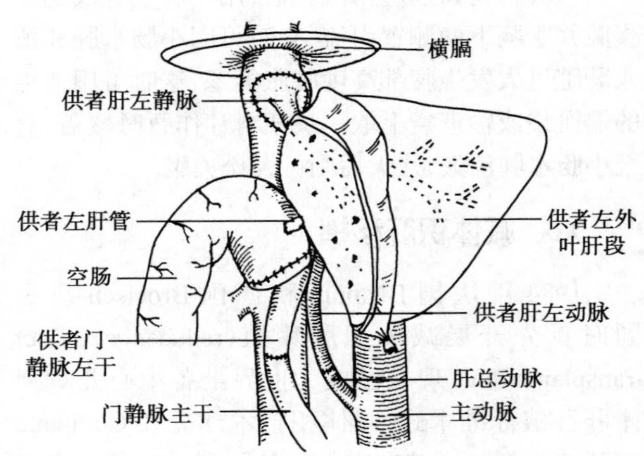

图 22-7 近亲供者左外叶肝段的活体原位肝移植

理想供者年龄应在 18~55 岁，应从详细病史及体检中排除急慢性疾病尤其肝病，和尸肝一样，需 ABO 血型匹配，肝功正常，血清病毒学检测阴性；供者需心理上健康。行 CT 评定肝脏体积，同时排除腹腔内病变。术前应用 CT 或 MRI 来评估肝血管情况，如有需要，可用肝动脉造影排除不适合做肝脏部分切取的血管变异。MRI 可提供足够资料有关胆道结构，只有在怀疑胆道有问题时才行 ERCP，如对 Alagille 综合征患儿的父母尤须此检查。怀疑脂肪肝时，需行肝活检评估供肝质量。以上各种检查，尤其是侵入性检查，由于对供者造成一定风险，所以越来越多用 MRI/CT 以取代血管及胆管造影等侵入性检查。尽管活体供肝肝移植疗效甚佳，对供者的安全性仍有争议，供者围术期并发症与长期存活的资料尚不足，并常常不予报道。经验丰富的医师对不伴有肝硬化的良、恶性肿瘤行肝切除术，其死亡率仍有 0~0.5%，所有 LDLT 也均有不同程度并发症，尽管手术熟练和加强护理，供者仍有死亡的可能。在这方面 Ringe 和 Strong 作了一详细报道，他们总结了当时在世界各地进行的 14 000 活体供肝肝切除手术中，手术后死亡率 0.15%~0.3%，但当进行右半肝成人 - 成人活体肝移植时，可达 0.5%。

十一、术后处理

完善的术后早期处理对病人的生存至关重要。移植后严重的并发症可能与手术本身、移植物功能、排斥反应和感染有关。因此组成一个受过多方面严格训练包括ICU、肝病内科和普外科医生，病理学、微生物学、病毒学、免疫学专家，和有敬业精神的护理人员等在内，高度专业化的治疗小组是绝对必要的。

术后早期病程很大程度上受手术本身的影响。如手术过程困难，有失血过多、低血压、心律失常、移植物功能可疑或持续少尿等情况者，术后早期多出现低体温、无尿和凝血障碍所致的持续渗血，常需要延长术后呼吸机使用时间。相反，手术过程顺利的病人，术后早期很少出现并发症。

很多终末期肝病病人都存在一定程度的门脉高压，常合并腹水，往往是导致水钠潴留的继发性醛固酮增多症引起的。术前典型的电解质紊乱表现为稀释性低钠和低蛋白血症。术中管理时，要注意保持较高的中心静脉压（CVP），以避免钳夹阻断下腔静脉期间出现低血压，因此，术后回到ICU时，病人常有超负荷的血容量。此外，由于细胞因子的活化，很多病人的毛细血管通透性增加，所以，第三间隙内有大量液体的丢失，因而维持良好的血管内充盈压和末梢血管的灌注是管理的重要目的。术后，早期满意的心排血量和良好的肾功能，常需要积极补充全血、新鲜冻血浆等有效胶体液和血管收缩剂来维持。

术后48小时内，急性低血压和肾衰竭最常见的原因是腹腔内出血，必须密切监测和及时处理。为了病人的生存，应在迅速稳定病情后，尽快采取再次手术探查及止血。

1. 早期的强化监护　肝移植术后立即将病人送至ICU护理，并用人工呼吸机支持24~48小时。病人要隔离保护。持续监测心电图、氧饱和度、CVP、动脉压、肺动脉楔压，仔细记录引流液中的失血量，并给予补充。术后第1、2日要给予广谱抗生素，若无严重感染并发症，于第3天停药。实验室检查的基本项目包括每日肝功能检查、凝血功能、血糖、电解质和血常规。其中，凝血功能最有价值。但重要的是要认识到，术后最初几天，特别是在减体积性肝移植，不能仅以血清胆红素、转氨酶、AKP等当做肝功能指标，尚需每日进行肝区多普勒超声检查，动态观察移植肝肝动脉、肝静脉和门静脉内血流情况等重要参数。如果怀疑肝动脉血流有问题，应做CT或血管造影检查。病人起初放置鼻胃管，但在病人能耐受的情况下应尽快进食。

2. 免疫抑制治疗　各中心免疫治疗方案均不尽相同，二联或三联用药均在广泛应用，均以CSA或FK506为基础，根据病人体重、排斥反应情况、医疗状况来选择个体化用药方案。免疫抑制剂总方针是：CsA微乳化剂（新山地明）4mg/kg，每日2次，前3个月血药浓度为150~250ng/ml，以后为100~150ng/ml；FK506起始血药浓度为5~15ng/ml，按0.15mg/(kg·d)，静脉甲泼尼龙每6小时给予5mg/kg，成人随即改成口服泼尼松15~20mg/d，第1个月月末快速减量至5mg/d。在保证白细胞不减少前提下用Aza 1mg/kg。免疫抑制治疗的重点因时而异。初期最优先考虑的是病人存活，然后是器官的存活，最后是减少急性排斥反应，对耐大剂量激素的排斥反应可用OKT3。OKT3直接对抗CD3抗原，其副作用为高热、胸痛和恶心呕吐。由于假性脑炎致颈项强直和严重头晕较少发生，而突然发生的严重肺水肿虽然少见但可致死，使用首剂时须严密监护并准备好心肺复苏和人工通气装置。免疫抑制往往导致机会性感染增加，故应防治CMV和真菌感染。OKT3也和继发的淋巴瘤有关，幸好现在OKT3已很少使用。有了更好的免疫抑制剂，移植物、病人存活率以及生活质量均有所改善，过去大剂量激素导致糖尿病或骨坏死现已明显减少。尤其是儿童受者现在生长正常且少有库欣面容。其他新的强效药物如西罗莫司（sirolimus）、吗替麦考酚酯（MMF）、巴利昔单抗（basiliximab）、达利珠单抗（daclizumab）也进入临床应用。MMF比Aza可更好抑制嘌呤代谢和淋巴细胞增生，在已发展国家，MMF已代替Aza的地位。西罗莫司化学结构上类似FK506，它作用于IL-2激活T细胞所致的淋巴细胞增生的后期。新一代抗白素-2受体的抗体巴利昔单抗和达利珠单抗可有效防止肝移植后的急性排斥。在2010年优先考虑的序列被重排，由于急性排斥反应所致移植物功能丧失很少见，而感染、心血管病和肿瘤则成为现代免疫抑制的主要关注，现在要明智选择免疫抑制剂，在减少排斥反应的同时更要减少死亡率。

3. 早期术后并发症　肺部并发症，特别是肺段不张和右侧胸腔积液，在术后早期十分常见。必须加强胸部理疗和经常气管内吸痰，常需要做支气管镜洗涤和清除黏稠的黏液堵塞。要尽早尝试让病人脱离呼吸机。如果早期血气分析结果满意，多数病人可在24~48小时内拔除气管内插管。

术后即时肝功能良好者表现为经T管有深色胆汁流出（如置有T管引流），血生化项目和凝血机制正常。血清胆红素和转氨酶水平一般于术后头几天有所升高，因而不能仅以肝功能异常作为早期移植物功能紊乱的指标。但是，肝功能进行性恶化，表现为血清胆红素、碱性磷酸酶和其他肝脏酶类持续升高，这常意味着早期并发症的存在，其原因包括原发性移植物无功能、脓毒症、急性排斥反应、肝动脉血栓、腹腔内脓肿、胆漏、肠穿孔或病毒（尤其是CMV）感染。如果不能辨别已发生的问题和及时给予相应处理，常导致病人死亡。因此，开展肝移植须配备有效的监测措施，以便作出早期正确诊断。术后几天内，连续多普勒超声检查非常重要，超声和CT检查对发现腹腔内脓肿，以及肝动脉或门静脉的血栓形成特别有帮助。肝静脉血流的搏动性减少，可提示急性排斥反应，这可由肝活组织检查来证实。

原发性移植肝无功能常与采用了边缘性供肝有关，见于10%~15%的病例中。一般表现为凝血功能的进行性恶化、低血糖、酸中毒和少尿。行紧急再次肝移植是病人生存的唯一希望，但在多数情况下，因缺少合适、及时的供肝而不能如愿。

4. 外科手术并发症 成人受者中5%~10%的原发性移植肝功能障碍与手术技术有关，儿童受者则可高达30%。肝动脉或门静脉血栓形成是其常见原因。所有移植后病人，出现无法解释的发热、胆瘘、菌血症或肝功能紊乱等情况时，应怀疑肝动脉血栓形成。儿童病人的多方面分析表明，若血管直径<3mm或吻合口需修整，或需用主动脉或髂动脉移植物作为间置血管与肝动脉吻合等，发生肝动脉血栓形成的危险将明显增加。通常再次肝移植则成为唯一方案。

门静脉血栓形成不多见，多发生于以往做过门体分流或脾切除术的病人。术后早期，此并发症可导致严重的肝功能紊乱，甚至肝坏死，而需要行再次移植。晚期可引起门脉高压，并经常存在顽固性腹水、曲张静脉出血或原因不明的凝血酶原时间延长。如果能早期明确诊断，手术摘除血栓可能会获得成功。但到了晚期，则通常要做门体分流术。

胆道吻合口瘘一般发生于术后第3天，表现为发热、腹腔引流液中出现胆汁，或不明原因的血清胆红素升高。不伴有肝动脉血栓形成的小胆瘘常能自行闭合，或经内镜，或经皮经肝胆道途径予以处理。肝下胆汁积贮一般可在超声导引下行穿刺引流。严重的胆瘘常要求再次手术探查；由于动脉血栓形成而发生的胆瘘，大多需再次肝移植。

肝移植术后发生肠穿孔，多与行困难的受者肝切除时造成的肠管损伤有关。常见于儿童病人，尤其是在失败的肝门空肠吻合术（Kasai手术）后。肠穿孔的临床表现无特异性，往往被延误诊断。对有脓毒症表现、进行性不稳定血流动力学改变，或有其他器官功能不全的高危病人，应引起高度怀疑，从而减少死亡率。

感染：术后合并细菌感染大多与术中操作有关或为医源性。在衰竭和免疫功能受到抑制的病人中，可出现肺炎、腹腔脓肿或切口脓肿，或无法控制的全身严重感染。其他的机会性感染的致病菌有白念珠菌、卡氏肺孢子菌、烟曲霉菌、星形诺卡放线菌或隐球菌。由于这些感染可迅速波及多个器官。所以，积极鉴定致病菌（如采用支气管肺泡灌洗法），制定出早期相应的治疗措施非常重要。

肝移植病人一般免疫功能较差，因为移植前患慢性肝病致体质虚弱和严重营养不良以及术后免疫抑制剂的应用，而感染是肝移植死亡的主要诱因，所以要采取预防感染的措施。感染发生时首先要排除手术引起的感染，如胆漏或腹腔积液。也可为原有的感染源再复发，如乙肝病毒、丙肝病毒、CMV，单纯疱疹和结核分枝杆菌感染。

CMV仍是肝移植成功后最常见的感染，它可致移植肝CMV肝炎并累及多个器官。CMV肺炎常表现为双侧肺实质浸润。是十分严重的并发症，有50%死亡率。CMV感染一般发生在移植术后3~8周，大剂量免疫抑制剂和急性排斥反应的激素冲击治疗常可促进其发生。CMV血清学试验和肝活检有助于和急性排斥反应相鉴别。由于后遗症严重，对于CMV阴性受者接受CMV阳性的供肝，我们常规在移植术后立即预防性使用更昔洛韦。

十二、肝移植术后康复和随访

随着选择更合适受者的经验日益丰富，手术技术日益熟练，大多数移植中心报道的1年存活率超过80%。多数病人死亡发生于术后第3~6个月。常见原因为感染、移植肝功能障碍或排斥反应，其中机会性感染仍会对病人的生存构成主要威胁。因此，避免过大剂量的免疫抑制剂治疗，密切监测和仔细调整免疫抑制剂的剂量十分重要。绝大多数肝移植术后，病人的身体恢复情况很好，多数病人可重新参加正常的社会活动。几乎所有做了成功肝移植术后的儿童都能上学，一般可迅速恢复正常的生长和发育。

原位肝移植作为终末期肝衰竭病人的治疗方式，现已被广泛接受。尽管仍然是一项复杂的大手术，但手术技术的各个环节已标准化。随着经验的增加和拥有一个高度专业化的移植医护小组，大多数移植中心报道的疗效令人满意。然而，对由免疫学原因导致的慢性排斥反应所知甚少，免疫抑制剂所致各种难以避免的慢性毒副作用，即发生心血管疾病及恶性肿瘤的倾向仍是对现代移植术的挑战。肝移植的适应证不断扩大，供肝不足已成为主要问题。基因疗法纠正遗传性缺陷的前景是令人兴奋和有希望的，这可以使许多代谢性疾病患儿无须行肝移植。同样，随着医疗水平发展可使肝纤维化进展终止，而减少肝硬化导致的终末期肝病。新的治疗方法如异种肝移植、人工肝、肝细胞移植、移植免疫新技术必将使肝移植进入新时代。

（刘允怡　徐家强）

第四节　胰腺移植和胰岛移植

糖尿病慢性并发症如肾、眼、神经病变及心血管疾患严重威胁病人健康与生命。采用外源胰岛素常规治疗不可能使糖代谢恢复正常。强化胰岛素治疗虽可使糖尿病并发症显著减少，但并不能防止其发生和发展，糖化血红蛋白（HbA1C）水平仍不正常，低血糖症发生率较高。大量实验和临床研究结果表明成功的胰腺移植和胰岛移植可按生理调节分泌胰岛素，纠正糖代谢异常。更有意义的是糖尿病的并发症可以得到控制，防止进一步发展，并能使部分并发症得到恢复和逆转，如使视网膜病、肾病、神经病变和血管病变稳定，同时改善生活质量和延长生存时间。胰腺移植和胰岛移植可以作为病人的有效的替代治疗措施。目前胰腺移植移植物存活率和效果仍优于胰岛移植。

1966 年美国 Kelly 和 Lillehei 等施行了世界第 1 例临床同种胰腺移植治疗胰岛素依赖型糖尿病，但在随后的 10 余年间，因胰腺移植术后并发症多、不断得到改进，新型免疫抑制剂环孢素和他克莫司的相继应用，胰腺移植得到迅速发展，疗效明显提高。至 2009 年底，国际胰腺移植登记处统计全球累计已施行胰肾联合移植 24 000 例次，最长存活超过 27 年；单纯胰腺移植 8 000 余例次，最长存活超过 25 年；近年来，先进的移植中心胰肾联合移植术后病人和移植胰 1 年存活率已分别达到 95% 和 85%。我国临床胰腺移植和胰肾联合移植分别于 1982 年和 1989 年于华中科技大学同济医学院附属同济医院首先开展。迄今共施行胰腺移植 200 余例，在先进的中心效果接近国际水平。

一、胰腺移植的适应证及供者、受者选择

无论是因胰岛 B 细胞功能完全丧失，还是因胰腺良性疾病施行全胰切除导致完全依赖外源胰岛素的糖尿病病人均应考虑有胰腺移植的手术适应证。但由于目前用于预防和治疗排斥反应的免疫抑制剂的毒副作用对移植胰及糖尿病受者的影响比其他器官移植更严重，此外，胰腺移植不同于心脏移植或肝移植，后者是为了挽救生命，而胰腺移植是为了改善生活质量，控制并发症的发展，所以胰腺移植手术适应证应较严格掌握。胰腺移植仅适用于胰岛素依赖型糖尿病已出现或即将出现的并发症严重，且危害可能大于免疫抑制剂的毒副作用的病人，也即移植后的益处优于可能承担的风险。例如病人合并肾衰竭、视网膜病变严重有失明的危险、神经严重病变以及常规胰岛素治疗难以控制血糖的病人。受者年龄最好在 18 岁以上，40 岁以下。胰腺移植的禁忌证包括未能治愈的恶性肿瘤及精神病、结核等全身感染性疾病未得到控制者。此外，糖尿病继发下列并发症也属禁忌证：肢体进行性坏疽、严重冠心病合并心绞痛和顽固性心功能代偿不全、严重周围神经病变导致卧床不起以及严重自主神经功能紊乱合并胃麻痹者。

供者主要是脑死亡成年尸体，年龄不超过 50 岁。除器官移植供者的一般禁忌证外，如有下述情况也不宜作胰腺供者：有糖尿病病史、供胰损伤或有肿瘤、畸形及胰腺炎等病变。为了减少术后排斥反应，有少数单位采用配型好的活体亲属供胰体尾作节段移植。节段胰切取后，供者常见的并发症是脾脏血供受损因而需切除脾、胰漏及腹腔无菌性积液等。所以大部分人不主张活亲属供胰，只有当受者配型困难，难以找到合适尸体供者时才考虑亲属供胰。

二、胰腺移植术式

1. 胰腺移植　一般为异位移植到受者右下腹。移植胰动、静脉分别与受者髂血管作吻合

(图 22-8)。移植胰的静脉回流进入体循环即体静脉回流,术后出现高胰岛素血症;为了使移植胰分泌的胰岛素按正常生理途径直接汇入门静脉进入肝脏,移植胰静脉与肠系膜上静脉吻合汇入门静脉系统(图 22-9),其优点可能是:①可以避免移植胰腺分泌的胰岛素直接进入体循环导致的高胰岛素血症、脂质代谢紊乱,以及由此引起的动脉硬化;②胰岛素直接进入肝脏,更有利于胰岛素发挥作用,促进糖代谢,以免引起胰岛素抵抗;③由于移植胰腺的静脉血直接进入肝脏,抗原或抗原抗体复合物等在肝脏内得到处理,有利于减少排斥反应的发生。理论上,移植胰门静脉回流途径是最理想的术式,到目前为止,并未显示上述优点,对此仍有争论,所以目前大多数仍沿用静脉回流进入体循环术式。

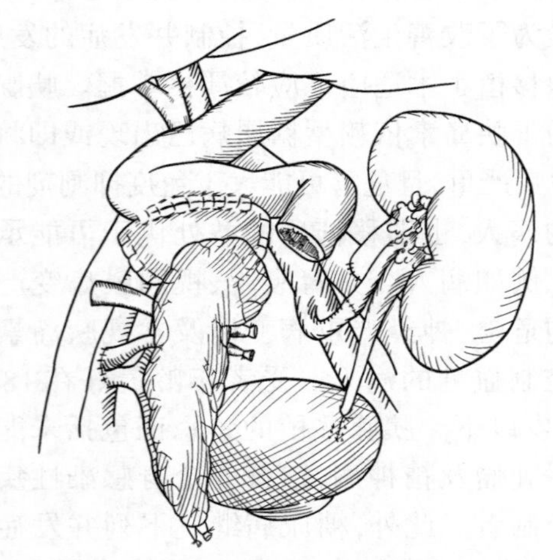

图 22-8 体静脉回流肠内引流式胰肾联合移植
移植胰动静脉分别与受者髂血管吻合

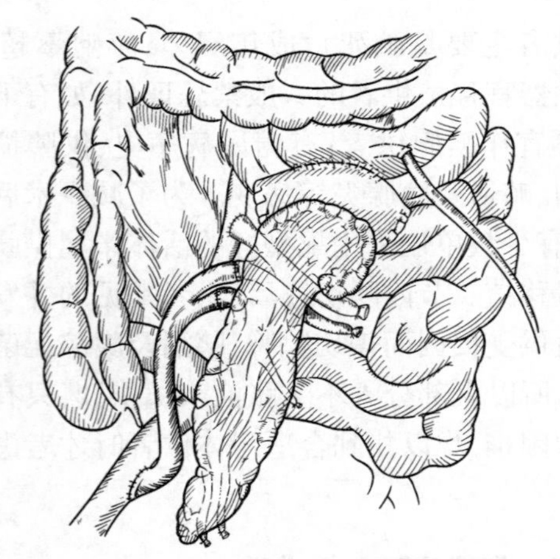

图 22-9 门静脉回流肠内引流式胰肾联合移植
移植胰静脉与受者肠系膜上静脉吻合,
动脉与髂血管吻合

目前,大多数采用全胰腺移植。少数采用胰体尾部的节段移植。全胰腺移植需采用带腹腔动脉和肠系膜上动脉的腹主动脉袖片与受者髂动脉做端 - 侧吻合,供胰的门静脉与受者髂静脉或肠系膜上静脉做端 - 侧吻合。节段胰则用脾动脉和脾静脉与受者血管做重建。

胰腺是具有内分泌和外分泌双重功能的器官,目前胰腺移植术式尚未统一,主要是对移植胰外分泌处理的方式不同。对绝大部分受者来说胰腺移植的目的是重新恢复正常分泌胰岛素的功能,而受者自身的外分泌功能是正常的,所以,一方面受者并不需要补充外分泌功能,另一方面移植胰外分泌处理不当直接影响胰移植的成功。因此从技术上讲,胰腺移植成败的关键之一是如何处理胰外分泌。多年来,对胰腺移植术式的研究基本上是围绕对胰外分泌处理的各种方法的探索。在 20 世纪 70 年代末,曾经采用胰管填塞式,经胰管填塞法处理后,含有内外分泌腺的胰腺成为仅有内分泌功能的器官。用于移植仅只作血管重建,不需作胰液转流术,从而简化了手术,手术并发症少且安全,近期效果较好。该术式曾经对一度停滞的胰腺移植重新启动起到重要作用。影响该术式远期效果的主要原因是胰管填塞后,胰外分泌组织纤维变性,并不断增生有可能影响胰岛的正常血供和胰岛生存空间,使胰岛细胞功能逐渐减退,现今基本被弃用。20 世纪 80 年代胰液膀胱内引流式的出现解决了排斥反应早期诊断问题,使胰腺移植得到迅速发展;但由于膀胱引流式术后手术并发症较多,90 年代中期以来,已有越来越多的移植中心逐渐采用胰液肠内引流式行胰腺移植。目前主要有胰液膀胱内引流式和肠内引流式两种术式。

2. 胰液肠道引流式 在各种胰管处理的方式中应该说肠道引流式是最合乎生理的一种术式,尤其对全胰切除的受者采用该术式可同时补充胰内、外分泌组织的缺如,节段或全胰腺移植均可采用该术式,血管重建完成后,胰管(或用与供胰相连的十二指肠)与受者空肠 Roux-Y 肠袢行吻合或直接与空肠吻合(图 22-9)。该术式常见并发症是吻合口漏、肠穿孔和胰漏。经改进,胰管内置支架管由空肠和腹壁引至体外,术后 3~4 周拔除。术后早期胰液引流至体外一方面有利于吻合口愈合,另一方面可直接监测移植胰外分泌功能,有利于监测移植胰早期排斥反应。该术式也是目前使用的术式之一。

3. 胰液膀胱内引流式 全胰十二指肠节段或

胰管与受者膀胱作吻合(图 22-10)。术后导尿管持续导尿至少 2 周。该术式的优点是因为胰腺排斥反应早期移植胰外分泌功能损害较之内分泌功能损害发生为早,胰腺排斥反应早期尿淀粉酶值明显下降,比血糖升高早几天出现,且易于监测,所以可较有效地早期预防和治疗排斥反应,明显地提高移植的成功率。由于该术式有此优点,在 20 世纪 90 年代中期前曾被大多数单位采用,当时全球统计该术式约占 75%,在美国占 90%。胰液膀胱内引流使大量碱性胰液丢失,易发生代谢性酸中毒,所以病人需长期补充碳酸氢钠。虽然大多数受者膀胱能耐受未被激活的胰液,但也有少数受者出现膀胱糜烂、出血和吻合口瘘等并发症。如并发症未能治愈,可改行胰管填塞式或胰液肠内引流式,所以使用该术式者渐减少。胰腺移植术后除排斥反应以及各种不同术式造成的特殊并发症外,常见的并发症是术后移植胰胰腺炎和血管血栓形成。

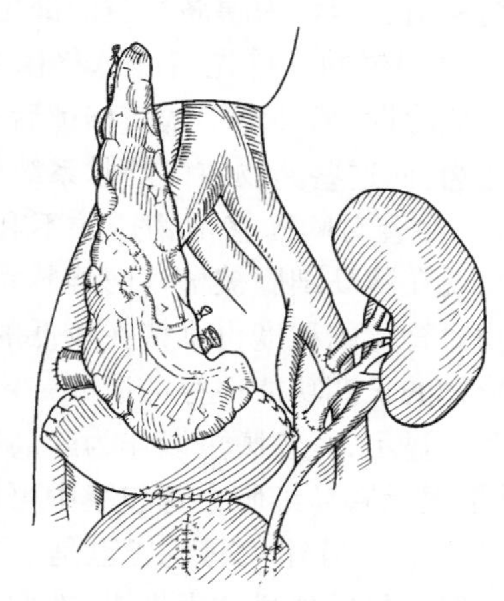

图 22-10 胰液膀胱引流式胰肾联合移植
移植胰动静脉与受者髂血管吻合
即体静脉回流式

三、胰肾联合移植

糖尿病晚期最严重的并发症是糖尿病性肾衰竭。对这类病人仅行胰移植或者单纯肾移植都不能解决治疗问题。唯一合理的治疗方案是胰肾联合移植(见图 22-8 和图 22-10)。术后可同时纠正糖尿病和尿毒症。目前胰肾联合移植占胰腺移植的绝大多数。胰腺移植和肾移植是同期移植还是先期移植肾然后二期移植胰尚无定论,各有利弊。但绝大多数(90% 左右)单位主张采用来自同一供者的胰和肾,作一期联合移植。其优点是因两器官取自同一供者,抗原性单一。在胰肾联合移植后,移植肾排斥反应往往发生在移植胰排斥反应之前,且术后肾排斥反应易监测,所以在治疗肾排斥反应的同时也就预防了胰腺排斥反应,从而减少胰腺排斥反应的发生率,提高移植胰的存活率。国际胰腺移植登记处的统计资料也表明胰肾同期联合移植 1 年移植胰存活率(85%),比肾移植后二期胰移植(72%)明显要高。其缺点是手术创伤较大,手术时间长,病人存活率略低于二期移植者。二期胰移植者已接受了肾移植和长期免疫抑制治疗,因此可减少胰腺移植的排斥反应。但是受者要经受两次手术,且要再一次重复大剂量免疫抑制治疗。如果胰和肾来自不同的供者,移植肾也就不可能作为移植胰排斥反应的标志。胰和肾分期移植如有条件,最佳的治疗方案是首先接受活亲属肾移植,随后接受同一亲属的节段胰移植,移植效果与胰肾一期联合移植相同。胰肾一期联合移植,一般胰腺移植在右下腹腔内,肾移植在左侧腹膜外髂窝。二期胰移植则位于先期肾移植的对侧。胰管可采用不同的方式处理。

四、排斥反应的诊断和预防及治疗

排斥反应是影响移植胰存活的主要原因。临床表现为移植胰功能的损害,糖尿病复发,并可能出现全身炎症体征。实验和临床研究表明一旦出现高血糖,逆转排斥反应的可能性就很小了;所以不能用血糖值来监测早期排斥反应。在胰排斥反应早期,移植胰外分泌腺较早受损,表现为胰酶分泌功能减退,术后监测胰酶值可以早期诊断胰排斥反应。采用胰液膀胱内引流式,在排斥反应时尿液淀粉酶值骤然下降,且往往比血糖值升高较早几日出现,因而可作为早期诊断排斥反应的重要指标。鉴于膀胱内引流式有此独特的优点,所以该术式一度成为最常用的术式。特别是单纯胰移植或二期胰移植采用胰液膀胱内引流式监测尿淀粉酶值尤为重要。取自同一供者的胰肾联合移植,移植肾往往比移植胰较早发生排斥反应,因此移植肾排斥反应有时代表两器官遭受排斥反应的早期指征。逆转肾排斥反应往往同时保护胰不继续遭排斥反应,以维持移植胰功能正常。但也有时两器官并不同时发生排斥反应,因此同时监测两器官的功能是很重要的。

移植胰功能减退除了排斥反应外还可能有其他原因如移植胰胰腺炎、胰腺纤维变性和糖尿病复发。鉴别诊断有时困难,尤其是糖尿病复发与排斥反应的鉴别,往往需经移植胰活检才能明确诊断。可经小剖腹切口或经皮穿刺作移植胰活检。如行膀胱内引流式者可用膀胱镜取移植胰组织作活检。

胰腺移植与其他器官移植的免疫抑制方案类似。从20世纪80年代中期以来，免疫抑制维持治疗方案都采用环孢素、硫唑嘌呤和泼尼松联合用药。近来采用他克莫司与MMF合用，效果有明显改进。术后早期有时也采用抗体的生物免疫抑制剂用于诱导期治疗。发生急性排斥反应时，采用大剂量肾上腺皮质激素抗排斥治疗，但会影响糖代谢，所以有人主张用抗体制剂。

五、移植胰腺的功能与疗效

成功的胰腺移植，移植胰立即恢复功能，主要表现在停用外源胰岛素，空腹血糖和餐后血糖、血清胰岛素、血清C肽值恢复到正常范围，尿糖试验转阴性，糖耐量试验和胰岛素释放试验正常或接近正常，糖化血红蛋白也逐渐恢复正常。如移植术后只需术前外源性胰岛素用量25%以下，就能维持正常血糖值，且术后C肽值明显高于术前，说明移植胰有部分功能；但如胰岛素用量超过术前25%，特别是C肽值未见明显增高，说明移植胰无功能，移植失败。胰腺移植更有意义的是可以使糖尿病的部分并发症不再继续恶化，甚至逐渐好转。根据作者观察，其中以神经系统并发症的恢复最为明显。术前四肢麻木、疼痛症状消失或明显好转；运动神经传导速度恢复正常；术前糖尿病胃肠道自主神经紊乱所致慢性腹泻治愈。预防了严重威胁病人生命和健康的心血管、肾、神经以及眼等糖尿病并发症的进一步恶化。胰腺移植术后生活质量改善，能参加正常社会活动和工作，恢复健康的心理和精神状态。胰腺移植已成为临床治疗胰岛素依赖型糖尿病，特别是晚期糖尿病最有效的方法。

六、胰岛移植

胰岛移植可提供分泌胰岛素的组织，已经成为治疗1型糖尿病的方案之一。又因其对受者的创伤性小，并发症发生率较低，受者也更易于接受此治疗。虽然其成功率目前较低，尚未达到稳定的疗效，但胰岛移植手术简便安全，特别是对大多数尚未发展到晚期糖尿病的病人更为适用。

2000年7月，加拿大Edmonton的Alberta大学胰岛移植中心的临床成果，创造了胰岛移植的历史性飞跃。Shapiro等为7例1型糖尿病病人实施了胰岛移植，移植后7例受者全部停用外源性胰岛素。Edmonton小组对临床胰岛移植方案实施了一系列的改进：①每位受者接受了2~4个胰腺供者所分离的胰岛细胞，以保证移植胰岛细胞数量充足；②移植前给予达利珠单抗（daclizumab，Zenapax）免疫诱导治疗；③避免使用糖皮质激素和高剂量的钙调磷酸酶抑制剂（CNI），而给予西罗莫司和小剂量他克莫司；④Edmonton小组在胰岛细胞分离培养的过程中未使用含非人类蛋白的细胞培养液，这在一定程度上避免了由于异种蛋白附着胰岛细胞表面所引起的异种排斥反应。胰岛移植Edmonton方案（Edmonton Protocol）的成功得到多个胰岛移植中心的肯定和推广，极大鼓舞了临床胰岛移植的研究。

目前肝脏门静脉系统是胰岛移植的标准位置，最常用最有效的方法经皮经肝门静脉穿刺插管后行输注胰岛移植。但作为胰岛移植的部位，门静脉系统并不是最理想的。首先门静脉移植方案仍然存在一定的危险性，另外由于胰岛移植后必须服用免疫抑制药物，而这些药物在门静脉系统保持较高的血药浓度，将会对胰岛移植物造成不利的影响。而且研究发现在胰岛细胞被植入门静脉系统内后，胰岛移植物血管化的程度也维持在较低的水平，将对胰岛移植物的长期功能性存活造成一定的影响。在动物模型中显示，肾包膜可以作为胰岛移植的部位，实验结果提示胰岛细胞在肾包膜中可以存活并保持较好的功能。另外大网膜袋也是一个可以尝试的部位。但就目前外科技术来讲，选取这些部位就意味着要行开放式胰岛移植。相信随着微创外科手术技术的进一步提高，胰岛移植将会有更多可供选择的部位。

虽然目前临床胰岛移植远期疗效还并不理想，但就近期而言，胰岛移植的疗效已经得到了肯定。而且随着胰岛分离技术的不断提高，免疫抑制方案的不断改进，移植后的检测手段不断完善，临床胰岛移植将得到进一步的提高，成为1型糖尿病的理想治疗方法。目前一些新的研究例如异种胰岛移植、干细胞移植以及基因工程对胰岛细胞进行修饰等正在蓬勃的开展起来，相信在不远的将来可以进一步提高胰岛移植的疗效。

（陈　实）

第五节 心脏移植、心肺移植与肺移植

一、心脏移植

(一) 简介

早期动物心脏移植试验仅限于异位(heterotopic)心脏移植,直到体外循环应用于心脏手术,才有原位(orthotopic)心脏移植可能。早在1943年,Gibson与Medawau就已发现器官移植之排斥是一种细胞免疫(cellular immunity)的过程。但日后的动物实验证实,动物心脏移植无法长期存活的原因,是缺乏有效而又无太多副作用的药物来控制排斥。因尚无有效控制的方法,因此一直不敢有人尝试在人体上进行心脏移植。

第一个人类心脏移植是在1964年由Hardy等将黑猩猩的心脏移植于人体,病人死于心脏过小。1967年南非Groote Schuur医院的Christiaan N.Barnard首次大胆地在人体上进行历史上的第一个同种心脏移植,病人虽只存活了18天,死于肺炎,但已为心脏移植开了先河,此后世界各地许多医院便开始进行人类的心脏移植。

在20世纪80年代以前,主要的抗排斥药物仅有类固醇,如泼尼松龙(prednisolone)与硫唑嘌呤(azathioprine)等。由于大量使用的这些抗排斥药物尚有许多副作用,因此心脏移植的结果也不十分理想,许多医院在一段时间的尝试后就不再进行心脏移植。

一直到1982年代cyclosporine A(CsA)问世并由英国剑桥大学(University of Cambridge) Sir Roy Calne教授发表临床报道,提供心脏移植一种重要的抗排斥药物,非但效果良好,且其副作用较少,因而大大地提高了心脏移植的成功率,也因此越来越多的医院重燃心脏移植的兴趣。根据国际心脏与肺脏移植学会统计,截至2010年6月底,全世界已有388个心脏移植中心,共完成了100 210个心脏移植,如今心脏移植已被许多国家卫生机关认可为末期心脏病的例行手术。然而1990年以后,心脏移植数目并未逐年增加,主要的因素是供体来源有限,无法再增加的关系(图22-11)。

在CsA问世以前抗排斥药物的一大进展是1960年由Woodruff发展出来的抗淋巴细胞抗体(antilymphocyte antibody),但它在12年后才被临床医师接受。后来发展出来的单株抗体(monoclonal antibody),这种抗体可直接作用于T细胞表面的CD3分子,使T细胞无法对外来抗原发生作用。另外,更新的抗排斥药物则是他克莫司(Prograf FK-506)、西罗莫司、吗替麦考酚酯以及ant-CD25抗体(达利珠单抗与巴利昔单抗)。

亚洲国家在心脏移植的发展堪称落后,其原因不外乎以下两点,早期经济落后及脑死亡观念未被普遍接受。若论抗排斥药物之使用经验,显然由于亚洲诸国肾脏移植之经验,绝对可以应用于心脏移植;至于外科技术,则多数亚洲国家心脏外科医师执行手术之能力,亦不逊于西方人。由于近年来

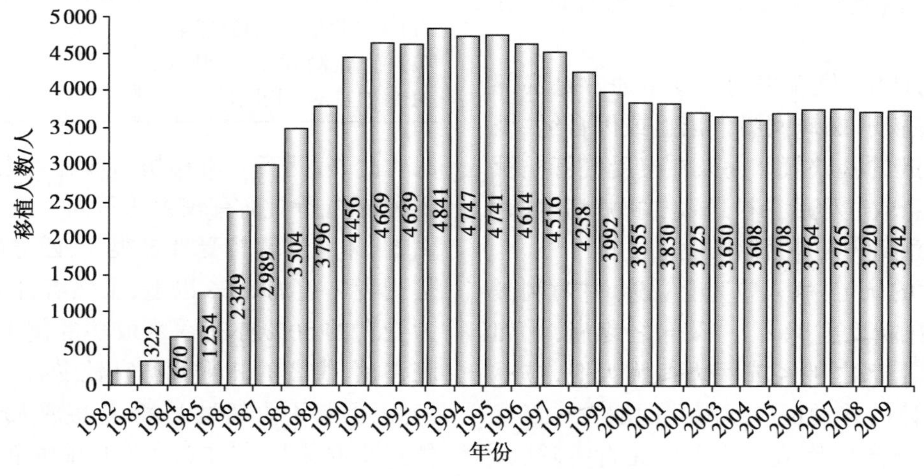

图22-11 世界心脏移植的数目

J Heart Lung Transplant, 2011, 30(10):1071-1132.

亚洲国家之经验能力普遍提高，加上脑死观念也逐渐受到重视，心脏移植在亚洲国家之蓬勃发展，是可预见的未来。亚洲通过脑死亡法律 / 有关规定的国家 / 地区有中国台湾、新加坡、中国香港、日本及印度等，其中中国台湾通过的最早（1987）。新加坡的“Opt-out”（假设同意）最具法律效用，此法之规定类似欧洲的奥地利与德国，凡在生前未声明不捐赠器官者，一旦发生脑死亡，就被法律认定要捐器官，可惜该国在制定此法时仅提到肾脏移植而疏漏了心脏移植，因此使得该国的心脏移植医师倍感困扰，也由此可见器官移植法律对移植医师的重要性。

在亚洲国家中第一位施行心脏移植手术的是日本的 Juro Wada 医师，他于 1968 年施行心脏移植时，是全世界的第 4 例，病人存活长达 83 天，因日本在 1988 年才通过脑死亡法律，因此当时曾引起相当大之争议。其后于 1978 年，上海瑞金医院的张世泽医师施行了中国的第 1 例心脏移植，病人存活 101 天。此后亚洲约旦（1985）、沙特阿拉伯（1986）、中国台湾（1987）、以色列（1987）、泰国（1987）、新加坡（1990）、中国香港（1992）及韩国（1992）也相继开始了心脏移植手术。日本由于脑死亡器官捐献的法令通过较晚，心脏移植起步大为落后。

而中国古书《聊斋志异》里早有心脏移植的描述，在当时虽不可能，但早有憧憬。

（二）术前准备

1. 供者　美国于 1968 年通过了器官捐赠法案（uniform anatomical gift act），并在后续 20 年中被多数州接受，是心脏移植发展的一大诱因。虽然在欧美国家中许多人对器官捐赠有很好的认知，但器官的需求始终无法满足实际之需要，因此，选择供者之条件也越来越松，其目的无非是想增加心脏移植的数目。

（1）供者的认定：供者来到急诊室通常是头部受到撞击或穿透伤、蜘蛛网膜下出血或因自缢、溺水及中毒等引起的脑缺氧。病人在接受气管插管及输液补充的急救过程后会被送入加护病房，这时医师开始会注意到病人是否脑死亡。

（2）脑死亡的认定：病人应完全昏迷，并对刺激不发生反应（脊髓反射除外）。深部之疼痛，比如用力压迫眼眶上部之神经或用力捏胸大肌，应不会出现病人肢体的移动反应或瞳孔的散大。当然瞳孔也不应对光产生反应。病人应无自主呼吸，也无其他脑干反射，如角膜反射、眼头反射（洋娃娃眼）、耳前庭眼反射（温度测试）及咳嗽反射。然而，脊髓反射即使在脑死亡的病人仍可能存在。如何测定病人是否完全没有呼吸可用（停止呼吸试验），亦即停止呼吸器，使血中二氧化碳分压升高到 55~60mmHg 时，看病人是否有呼吸的反应。过度的缺氧往往会造成病人心律不齐，因此，停止呼吸的试验不宜超过 10 分钟，而且在停止呼吸前需给予纯氧。若能同时测试脑电波及脑血流则能增加其确定性，在脑死亡的病人，应无脑电波及脑血流。

（3）供者之条件：一般而言，供者宜年轻，男性最好不超过 40 岁，女性为 45 岁。但由于器官之不足，只要经过仔细评估，岁数较高的捐赠者亦可使用。供者不应有急性肝炎、梅毒、肺结核、后天免疫功能不全（AIDS）或其他传染病。最好在过去 10 年内没有静脉应用成瘾药之病史。另外，病人不应有心脏病病史，或者有依赖胰岛素的糖尿病。长期心肺苏醒术及曾行心内注射者亦不太理想。若使用高剂量的升压药物才能勉强维持合理血压者亦比较容易失败。在可能的状况下，都要让供者做心脏超声检查。胸部之挫伤可能连带使心脏受伤，故必须行胸部 X 线，并由肋骨受伤之部位推测心脏受伤之可能性；若有胸骨、肩胛骨或前两根肋骨断裂，则代表心脏受伤之可能性较高，表 22-4 显示心脏供者之条件。

表 22-4　心脏供者的条件（一般原则，可有例外）

1. 年龄男 <55 岁，女 <55 岁	7. 无恶性肿瘤（脑瘤除外）
2. 过去没有心脏病	8. 无心脏创伤的证据
3. 过去没有胰岛素依赖性糖尿病	（1）无大范围的胸部外伤
4. 没有全身性感染	（2）无长时间的心肺复苏术
5. 无静脉注射成瘾药物的病史	（3）无心内注射急救药物
6. 没有传染病	（4）无需大剂量的升压药物
（1）无艾滋病（AIDS）感染	（5）心电图无 Q 波
（2）血清测试 B 型肝炎、HIV、HTLV-1 均阴性	（6）心肌肌酸激酶未增加

此外，儿童心脏移植与成人者大同小异，但在供者的选择上确有较大的不同。成人心脏移植的供者，体重不宜较受者轻很多，西方的标准是至少是受者体重的 80% 以上，虽然有许多供者体重仅为受者的 50% 亦有手术成功的例子，但在儿童心脏移植，供者的体重就不宜较受者为低，甚至要求稍高，但却不可超过太多，若将成人供者的心脏移植到儿童身上，须注意因为心排血量太大而造成脑出血的可能。

（4）供者之处理：一旦被视为供者，则有许多须要注意的事情。由于脑死亡失去控温功能，尤其若同时又给予大量补充液体时更会使体温急遽下降。体温不足会造成心搏过慢，因此，要用温毯来保温。水分若补充不足，往往也会造成低血压，若同时合并有创伤则水分丧失的情形则更严重。另外，由于下视丘功能不足可能导致尿崩症，因此，这类病人都需要大量的水分，尤以给予乳酸钠林格液（Ringer lactate）为佳。血红蛋白必须常加测定，以免因补充水分而导致血液过度稀释。

中心静脉压应维持在 8~12cmH_2O；若有尿崩症，则应给予血管加压素（vasopressin），使小便不要超过每小时 200ml。若如此仍无法维持血压，则应使用升压药，其中以多巴胺（dopamine）为最佳选择，因为它在低剂量时可增加肾血流，对多器官之摘取有特别的意义。供者间歇性或较长时间之低血压可能会在术后发生心室功能不良的现象；反之，若经由下丘脑刺激及大量肾上腺素分泌所导致之高血压，对心脏亦有不良影响，甚至造成心内膜下缺氧或室性心律不齐。

脑死亡者在成为供者前多是使用过度通气的人工呼吸方法来降颅压。若要捐赠，应改为正常之呼吸，因为呼吸性碱中毒会使血红蛋白氧分离曲线偏向右边，亦即组织不易利用血中氧气。我们希望动脉氧分压维持在 80mmHg 以上，但胸部挫伤或（休克肺）的病人则不易达到此目标，此时可用呼气末端正压（positive end-expiratory pressure，PEEP）之方式改善。必须要放置胃管以免发生胃膨胀，亦应使用广效性抗生素以预防感染。护士对病人的照顾也很重要，要常吸痰来预防肺叶不张或肺炎。

（5）心肌保护：由于一般心脏手术使用冷却的心脏停搏液（cardioplegic solution）来保护心脏供者已成为例行的技术。因此，在摘取及保存供者心脏时这种方法也自然地被用来保护心肌。目前用来保护心肌的心脏停搏液有两大类；晶体（crystalloid）及血液心脏停搏液。由于在摘取心脏时的设备较为简单，不易建立血液心脏停搏系统，因此，多以较单纯的晶体心脏停搏液来施行摘取心脏及保存心脏之工作。作者在一般的心脏手术虽使用血液心脏停搏液来保护心肌，但在摘取供者心脏及运送过程之保存则使用晶体心脏停搏液。

离体心脏之缺氧时间最好不要超过 4 小时，但也有较长时间的报道，有时因为摘取心脏之地点较远，所需时间较长，所以交通安排也非常重要。缺氧时间越长则术后心脏功能越差，若供者体重较轻，或受者肺血管阻力较高，则宜尽量缩短缺氧时间。一般而言，移植心脏缝合所花的时间约为 1 小时，因此，其他的时间要预留在 3 小时以内。作者在台北所做的换心手术，多数心脏来自他院，最远取自高雄，距离约 353 公里，使用喷气客机载送心脏，包含运送及手术全部的缺氧时间不超过 6 小时，故在喷气客机 2 小时距离内，若妥善安排应可安全地完成取心工作。

2. 受者条件　接受心脏移植之病人必须经过慎重的选择，条件见表 22-5。

表 22-5　选择心脏移植病人的条件

1. 绝对必要的条件
（1）严重且为不可逆性的心衰竭
（2）即使不符合上述的条件，病人亦有猝死的可能者
（3）其他治疗皆无效者
2. 需慎重考虑的相对条件
（1）年龄超过 60 岁，并发症可能较多
（2）肺动脉血管阻力：最好不超过 8Wood 单位，肺动脉压力最好不超过 60mmHg；但若用硝普钠（nitroprusside）等血管扩张剂可将血管阻力下降至 3Wood 单位以下，则仍可考虑心脏移植
（3）有活动性感染的迹象
（4）肾功能不良：由于环孢素有肾毒性，肌酐（Cr）超过 177μmol/L 或肌酐清除率少于 0.85ml/（s·1.73m^2）时要特别注意。但若预期肾功能是因为心脏衰竭引起，而于术后功能会恢复者，则仍可做心脏移植
（5）肝功能不良：由于环孢素在肝脏代谢，而有肝毒性，故胆红素、谷草转氨酶、谷丙转氨酶超过正常两倍，且于术后预期不会恢复，则要考虑到心脏移植的危险性
（6）需胰岛素的糖尿病：术后使用的皮质类固醇会增加血糖，若术前即需胰岛素来控制，则术后有可能无法控制血糖
（7）肺功能不良：1 秒内的呼气量不到肺活量的一半者，危险性较高
（8）精神状态不稳定：可能在术后拒绝服药，造成器官的浪费
（9）其他对心脏移植不利的情况：如严重周围血管疾病、酒精或药物成瘾、曾得过癌症者、类淀粉样病变（可能会复发）、HIV 抗体试验呈阳性者

（1）适应证：根据国际心脏和肺移植学会统计，自 2005 年 1 月至 2010 年 6 月接受成年心脏移植的病因中，非缺血性心肌病是主要原因（占 53.3%），缺血性心肌病是第二位常见的原因（37.7%），接下来是先天性心脏病（2.9%），心瓣膜疾病（2.7%）及再次心脏移植（2.6%），0.8% 是其他心脏病（图 22-12）。

以上资料显示，心脏移植中，心肌病及冠心病约占了大多数，此二适应证所占百分比每年不同，20 世纪 80 年代前期心肌病为首位，而 20 世纪 80 年代后期及 20 世纪 90 年代初期则以冠心病为首，原因是早期多选择较年轻的心肌病病人，但在近年来由于成功率提高很多，较多的医师将年龄限制放宽，近五年心肌病病人和冠心病病人接受心脏移植人数相近，因而增加了许多冠心病病人。

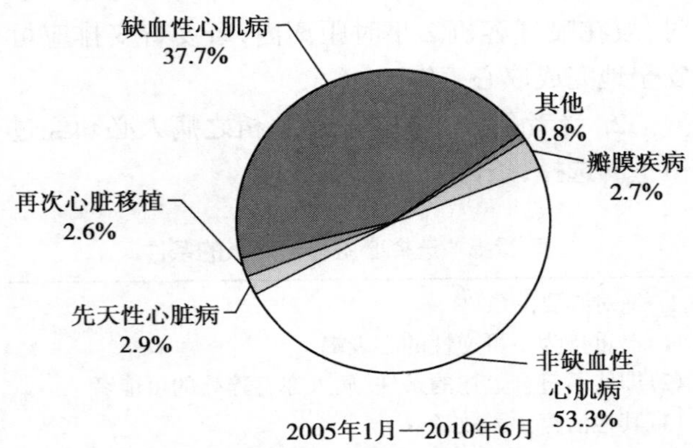

图 22-12 心脏移植的适应证

根据国际心脏和肺移植学会 2011 年统计报告

至2009年6月，全球小儿心脏移植共8 830例，心肺移植 539 例。每年案例量自 1990 年来停顿增长(图 22-13)。虽然每年施行移植例之量相对保持平稳，但中心量有趋少之势，此趋势如继续将会形成小儿心脏移植集中于少数几个中心。

心脏移植的适应证被分为三个年龄组：1 岁以下、1~10 岁及 11~17 岁。

1)1 岁以下心脏移植之适应证仍以先天性心脏病为主，约为 62%，因心肌病而作心脏移植仍为少数(35%)，婴儿心脏移植之适应证极少变动。

2)1~10 岁心脏移植受者的适应证，在 20 世纪 90 年代初期因先天性心脏病而做移植的有显著增加，自此后也没有增长，37% 是因先天性心脏病而做心脏移植，因心肌病而做移植的有 56%，再移植约为全部小儿心脏移植之 5%，此在婴儿及青春期年龄群中为较高的百分比，可能是因较多婴儿接受移植。

3) 青春期年龄组(11~17 岁)中的心脏移植的适应证以心肌病为主。近年先天性心脏病占适应证的 25%，而心肌病为 65%，再移植占 3%。

(2) 免疫学：血型最好相同，但在紧急情况下，血型兼容者如 O 型的心脏可捐给其他血型的使用，但排斥的概率可能较高，至于人类白细胞抗原(HLA)之配对则因心脏移植急迫性而非选择的必要条件。一般而言，第一类(即 HLA-A、B、C 抗原)较不重要，而第二类(即 HLA-D 抗原)则在器官排斥方面占有较重要的角色。测定 HLA 抗原在心脏移植的目的，仅作为术后使用抗排斥药物之参考。

(3) 麻醉：慢性心力衰竭病人在接受心脏移植时之麻醉与其他病人有很大的不同。由于钠与水分的潴留与肾功能不良，病人之血量可能过多，但大量利尿剂之使用，血钾可能过低，由于血钾过低可能是慢性的，所以还不会因此增加许多危险。

病人的肾上腺功能通常较高，而麻醉药非但会减少心脏收缩力，且会造成血管扩张，故在开始给予时要特别注意。病人也可能因长期吸收不佳而呈现极度营养不良的情形，营养不良所造成的白蛋白过低亦可能使得麻醉药与蛋白质之结合较少，产生麻醉过量的情形。

由于病人是处于高度代谢需求之状态，因此，氧气之供应必须充足，而因肺积水的关系，肺组织的弹性变差，而需要较高的给气压力。病人若无法平躺呼吸则此时可能必须将就病人在坐立或半坐立的姿势进行气管插管的工作。

麻醉药之使用通常以大量的麻醉剂如芬太尼

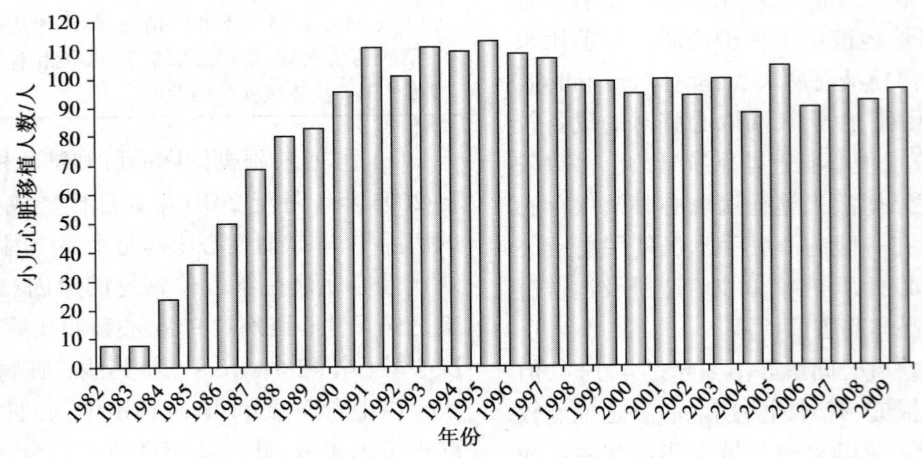

图 22-13 世界小儿心脏移植的数目

J Heart Lung Transplant, 2011, 30(10):1071-1132

(fentanyl)为主，再辅以吸入性麻醉药。由于氟烷会抑制心脏功能，现在已较少用于心脏病病人的麻醉。

3. 术前应完成准备事项，见表 22-6。

表 22-6　心脏移植前受者应完成的准备事项

1. 心导管检查 2. 心内膜活检 3. 最近的胸部 X 线片、心电图、心脏超声 4. 动脉血氧分析、血清多项分析 5. 肾功能（CCr 及肾有效血浆流量） 6. 最近的肝功能、电解质 7. 全血计数、凝血时间（PT、PTT、BT） 8. 肺结核试验 9. 血清检查（肝炎病毒、CMV 病毒、HIV 病毒、EB 病毒、VDRL 抗原及弓形体病等）	10. 甲状腺功能（T3、T4、TSH） 11. 血型、Rh、Coombs 试验、冷凝集试验（cold agglutination）、HLA 组织检查 12. 细菌培养（血液、尿液、痰及口腔咽喉等） 13. 粪检查（寄生虫及虫卵等） 14. 既往病史、糖尿病、消化性溃疡及曾得过的感染 15. 口腔科、精神科、社会服务科及妇科（限女性）会诊 16. 免疫学检查 17. 大肠镜、胃镜 18. 骨扫描（bone scan）

（三）外科技术

1. 简介　早期心脏移植都是异位的。诺贝尔奖得主 Alexis Carrel 早在 1905 年就尝试把一只狗的心脏移植到另一只狗的颈部。其后 Mann 在 1933 年、Sinitsyn 在 1948 年，皆分别于狗颈部进行心脏移植手术的改良。同时，Demikhov 尝试在狗胸腔内进行异位及原位心脏移植，并曾有几只动物在移植后有心脏跳动数小时的记录。

目前最常使用的原位心脏移植是根据 Lower 及 Shumway 之经验而来。其优点是技术较容易而且合乎生理。这种做法是先将心房缝合，然后吻合肺动脉及主动脉。即使两者之间有些大小的差异，亦不致影响吻合的困难度。甚至病人曾接受过心脏手术或病人因先天性心脏病而在解剖的位置上有些变化时亦可接受心脏移植。依作者个人经验，完成四个吻合所需的时间大约为 1 小时。

异位心脏移植的基本条件是保留原来的心脏。有些学者仍主张使用异位心脏移植，其理由不外下述几个：

（1）刚移植心脏功能可能暂时不佳，在术后一段时间内尚需依赖原来的心脏。

（2）病人的心脏功能尚有恢复之可能，若在术后发现病人的心脏功能恢复，则可将移植的心脏取出。

（3）当肺血管阻力偏高时，术后尚需原来心脏之协助。

（4）若供者心脏取自远方，缺氧时间太长时，因暂时性功能不良需要原来心脏协助。

（5）若供者之心脏太小而无法承担较大体积的病人需要时，保留原来心脏有助于维持足够的心排血量。

目前施行异位心脏移植理由主要为肺血管阻力太高，由于器官日益不足，异位心脏移植似乎略有增多的趋势，但异位心脏移植的缺点如下：

（1）移植后病人原来的心脏尚未有报道恢复者，而绝大多数恶化至完全无用地步。

（2）技术方面较困难。

（3）受者心脏可能日益扩大，占据纵隔空间，阻碍静脉回流或压迫移植的心脏。

（4）由于血流减缓，原来心脏内部可能产生血栓，导致全身性的栓塞。

（5）若原来的心脏病为冠心病，则日后可能继续恶化而产生心绞痛。

（6）心内膜活检较为不易。

2. 手术方法

（1）取心技术：虽然病人已呈脑死亡状态，对手术疼痛已无反应，但麻醉医师仍需小心维持血压，尤其在行多器官摘取时，取肾与取肝的人员须先行分离肾脏与肝脏，因此在取心以前可能因手术之大量出血而影响血压稳定性，此时必须与取肾及取肝的人员相互配合，在最适当的时候取心将会减少心脏缺氧的时间，增加心脏移植成功率。

取心的切口也是胸骨正中的纵切，在锯开胸骨与切开心包膜后，给予肝素。在主动脉根部用 3-0 血管缝线将插入的心脏停搏液灌注针固定。如前述心脏停搏液是低温结晶体溶液。待摘取其他器官人员准备妥当，用血管钳将主动脉夹住，并在灌注心脏停搏液后，剪断主动脉及肺动脉，并注意多保留一些大血管组织，接下来先剪断右边两支肺静脉，将心脏向左翻，将左边之两支肺静脉剪断，将心脏取出。有时为了不让心脏过度充血，也可以先剪断下腔静脉再夹主动脉钳，原则上只要不将空气误入冠状动脉即可。多余的组织可在心脏移植前修剪，故在取心时宁可多保留些心脏组织。

（2）原位心脏移植：一旦决定心脏移植，病人先要立即停止进食，同时进行灌肠并冲洗身体。在送入手术室后，完成麻醉准备工作。若确定供者之心脏功能良好，在预定取心之前 1~2 小时开始麻醉。经由胸骨正中之切口，打开心包，在主动脉及上、下腔静脉插管。为求手术视野清晰，两根直角之腔静脉管比较理想，而由于须预留足够右心房以便吻合移植心脏右心房，两根静脉插管要尽量远离房室沟。待供者心脏送达手术室时，立即开始体外循环，切除受者心脏。受者心脏切除时，要注意尽量将两个心房组织保留，而且预留较多的主动脉与肺动脉组织(图 22-14)。心脏摘除后仔细修剪剩余心房组织，右心耳部分可以切除(图 22-15)。接着再修剪供者心脏，将下腔静脉之开口沿着心房中膈往上剪开，但不要达到上腔静脉与右心房交接的部位，以免伤及窦房结(图 22-16)。再将供者左心房后壁沿着四条肺静脉间切除，并将主动脉与肺动脉之间的组织剪开。

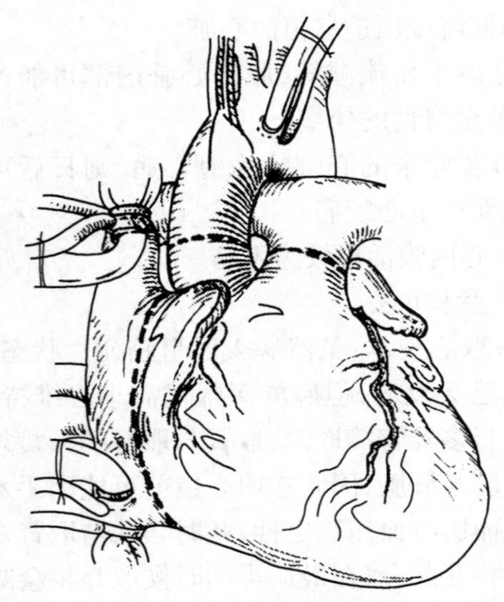
图 22-14 受者心脏切除的切口
虚线表示切除的部位

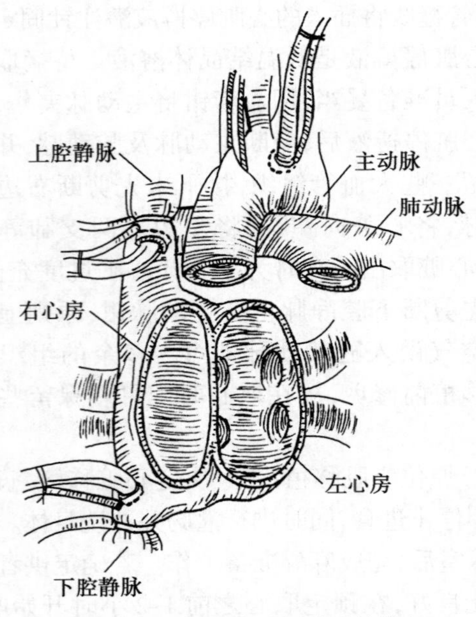

图 22-15 受者心脏切除后的情况

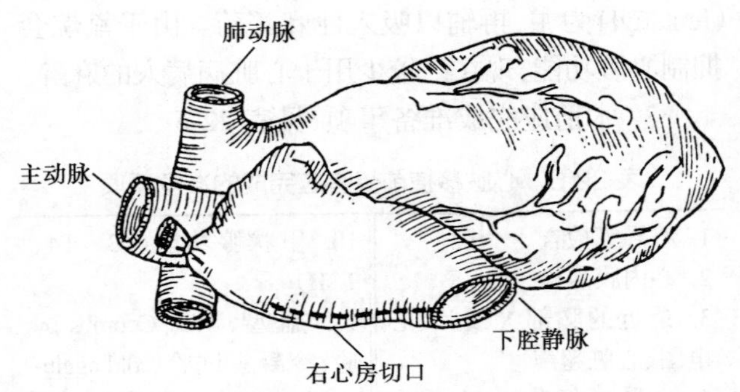

图 22-16 供者右心房的切口
虚线表示切开的部位

心房的吻合最好采用特制的 120cm 长线，并采用连续缝法，由最深部左心房游离壁中点开始，在缝合数针之后才将供者心脏缓缓送入心包，同时将线拉紧，然后由此中点部位，向上及向下缝至心房中膈的部位。向下缝合左心房时要注意务必将剪开的冠状静脉窦一同缝合，否则将会渗血。左心房游离壁缝合完成后，继续将心房中膈缝合，接着用另一根线将右心房缝合。在靠近下腔静脉附近的右心房组织往往较薄，而且较少，故要注意不要将心房组织拉伤，导致出血。

肺动脉在经过裁剪之后，用 3-0 的血管缝合线先将左右两侧缝合、拉起，然后从左侧开始，同样用连续式缝法，先行缝合肺动脉之后壁，再转到前壁，在达到左侧之起点时与原来缝线之另一端打结。此时可另外缝一针 3-0 血管缝线于肺动脉最高点，预留作为排气孔。

最后要缝合的是主动脉。在经过比对及裁剪后，找出主动脉两端之最低点，用两针 3-0 血管缝线缝合，分别从左、右两侧向前缝，第一层先用褥式缝法，第二层则采用连续式缝法。

由左心房前壁将排气管置入左心室，并在主动脉前壁插入排气针，此时即可松开主动脉钳，让心脏恢复跳动，排出腔室内之空气，并在适当的时机停止体外循环。

(3)异位心脏移植：在取心时，尽量保留上腔静脉，在相当于无名静脉的高度，将血管切断并将开口结扎。将上腔静脉后壁纵切，使与受者心脏之上腔静脉进行侧面与侧面的吻合。再把供者心脏两条右肺静脉缝合，而把左边两条肺静脉之间切开，使成为左心房的开口(图 22-17)。异位心脏移植的步骤是先将前述供者心脏左心房之开口与受者左心房纵切之开口吻合，再将两者之上腔静脉切口吻合(图 22-18)。下一步骤则是将供者心脏之主动脉与受体心脏之主动脉进行端 - 侧吻合。最后则将两者之肺动脉行端-侧吻合，此时，须在两者之间使用人工血管来连接（图 22-19）。由于供者心脏位于受者心脏的右侧，通常需要将位于右横膈膜神经之前的心包膜切开，将供者心脏放右侧胸腔里。

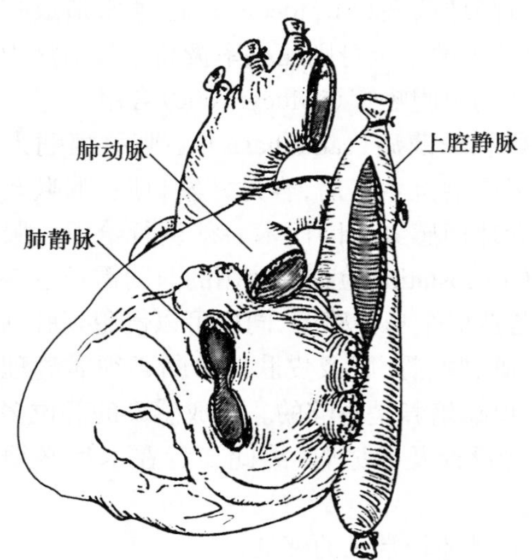

图 22-17 异位心移植供体心脏的切口
上腔静脉的后壁纵切，两条右肺静脉缝合，两条左肺静脉剪开成为左心房的开口

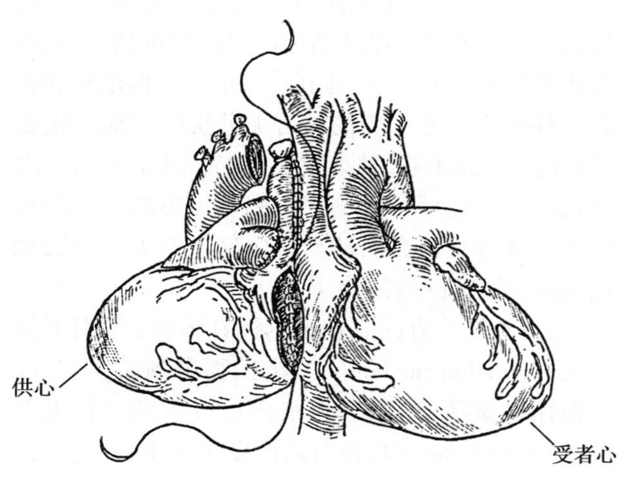

图 22-18 异位心移植的缝合步骤
吻合供、受者上腔静脉的开口，再吻合两者左心房的开口

（四）术后处理

1. 一般处理　术后通常需要强心药物的辅助。最常用的有多巴胺、多巴酚丁胺及异丙肾上腺素。由于在手术中已装置了 Swan-Ganz 肺动脉楔压导管或持续性肺动脉血氧饱和度测定导管，可以监测病人心搏出量多少，从而调整强心药物的剂量。

任何静脉留置针之放置皆需绝对无菌，因此，必须用碘附消毒皮肤，而任何药物经由点滴给予时，也应在针头插入处用碘附消毒。静脉针之留置时间不宜过长，通常三天就要更换注射部位。对于测量肺动脉楔压之 Swan-Ganz 导管之消毒与使用更要注意，由于使用的时间可能超过三天，因此，多半在手术台上由锁骨下静脉的部位放置。

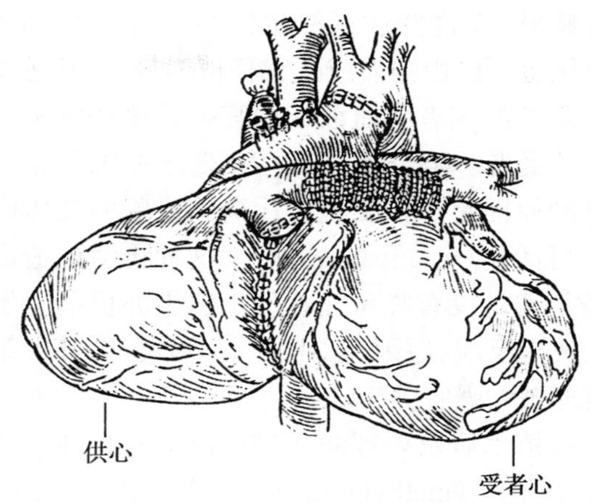

图 22-19 异位心移植完成情况
供、受者的主动脉间行端侧吻合，两者的肺动脉间（中联人工血管）亦行端侧吻合

术后使用呼吸机的时间越短越好。若情况许可，在术后隔夜即拔除气管插管，让病人自行呼吸及咳嗽，但若病人在术前状况不好或营养状况太差时，呼吸机使用时间可能较长，此时应特别注意吸痰的技术，以免造成人为的交叉感染。若加护病房有层流式空调系统（laminar flow system）则最理想，但若没有仍可进行心脏移植，人员造成的交叉感染往往比空气的传染更容易。

术后情况稳定时应尽早拔除静脉留置针及导尿管，让病人早下床活动，如此亦可减少感染之机会。

强心药物之使用通常需 3~5 天，若心脏搏出量正常则应减少剂量。胸腔引流管及心包膜管之引流量少于每天 100ml 时也可以拔除。

抗生素的使用与一般的心脏手术相同，但要注意病人的肾功能，因为病人往往在术前即有肾功能不良，故在术后应避免使用肾毒性强大的抗生素。心脏移植病人通常接受 3~5 天静脉注射抗生素，然后改以口服抗生素，至 7 天后即不再使用。长期使用抗生素容易导致抗药性的细菌产生。病人也须服用抗霉菌药物，如制霉菌素（mycostatin）来预防口腔及食管的白念珠菌（candida）感染。

2. 感染

（1）病毒感染：疱疹病毒的家族是心脏移植后最常发生的感染，其中包含巨细胞病毒（cytomegalovirus，CMV）、带状疱疹病毒（varicella zoster）、单纯性疱疹（herpes simplex）及 Epstein-Barr 病毒。

1）CMV：多数正常人在儿童期即得 CMV，但多无症状，而这些病毒便潜伏在全身各处。CMV之感染也可经由输血或器官移植本身，尤其是该病毒呈阳性的供者将血液或器官捐给该病毒呈阴性反应的受者。至今所发现的感染病例中，最常造成感染的原因是在接受抗排斥药物后隐藏在体内的病毒再活化（reactivation）；所幸这种再活化造成的感染往往是没有临床症状的。感染亦可能引发器官的排斥反应，原因尚不明了，但可能与HLA第一型抗原被增强有关。

移植术后及处理病人排斥反应时会使用高剂量甲泼尼龙（methylprednisolone）或ATG，此时发生CMV危险性较高，建议给予预防性给药。除此之外，当供者病毒阳性受者病毒阴性时，也需要给予预防性用药。CMV之感染可在事前给予更昔洛韦（ganciclovir）注射及术后口服缬更昔洛韦（valganciclovir）来预防，但更昔洛韦有肾毒性要小心使用，而免疫球蛋白则价钱非常昂贵。

一旦在心脏移植后得到严重的CMV感染，尤其是原来未曾感染而无抗体的病人，其后果将很严重。这种病毒是在心脏移植后构成病人死亡的一大主因。据统计心脏移植病人大约有20%在CMV感染后会发生症状，其中又有25%会死亡。

此病的症状为发热、白细胞降低、血小板降低、血中呈现非典型的单核细胞、肝功能不正常、下呼吸道感染及肝脾肿大等。较少见的症状有心包炎、冠状动脉血栓及肺叶实质化等。

通常原发性的CMV感染多发生在术后5~12周。至于其治疗所使用之药物为更昔洛韦与缬更昔洛韦，药品主要经由肾脏排出，需依照病人肾功能调整剂量。缬更昔洛韦为口服剂型，在体内会快速转换成更昔洛韦，最常报道的不良反应为腹泻、白细胞减少及发热。

2）带状疱疹：心脏移植后病人的发生率较正常人高出10倍，但通常不会造成严重之后果。

3）单纯性疱疹：多发生在术后第1个月内，造成病人口腔黏膜的溃疡（俗称“火气大”）。偶有发生于面部、眼睛及肠胃道之情形，但很少致命。

（2）真菌感染：心脏移植后的真菌感染发生率大约为14%，而其死亡率有时很高。同样的，它可能是体内真菌再活化，也可能是原发性感染。常见者有曲霉菌属（aspergillus）、隐球菌属（cryptococcus）及念珠菌属（candida）。

1）曲霉病（aspergillosis）：可能造成肺炎、脑脓肿、脑膜炎及脑炎，但较少侵犯肠胃道及皮肤。若病人在术后发生意识模糊，甚至昏迷的症状时，优先要考虑的便是这种感染。CT不易诊断，通常需要直接行穿刺针活检来检验证实。

唯一的治疗方法是应用两性霉素B（amphotericin B），但早期诊断非常重要，太晚治疗则无效果。

2）隐球菌病（cryptococcosis）：通常造成肺部感染，但若扩散至全身则死亡率极高。其治疗为两性霉素B与氟胞嘧啶（5-flucytosine）合用。

3）念珠菌病（candidiasis）：心脏移植病人尤其在使用广谱抗生素后，容易并发口腔、咽喉及食管的白念珠菌感染。因而术后须例行给予口服制霉菌素（mycostatin）检查且使用的时间需长达3~6个月。若造成全身性感染，同样可以侵犯到肺、脑、脑膜、心脏、肾、骨、眼及皮肤。诊断必须靠病理组织检查，单靠培养是不够的。造成感染的部位多半在静脉留置针及导尿管，故此二者在术后必须及早拔除。

（3）其他较常见的感染

1）弓形虫病（toxoplasmosis）：是一种可经由血液、血液制品或器官传染的原虫（protozoan）弓形虫感染。如果受者体内无此种抗体，则可导致严重的全身性感染，包含坏死性脑炎、心肌炎及肺炎，且有高危险性。若此感染纯系体内原虫的再活化，则临床症状就不会太严重。因此，弓形虫的血清检验在心脏移植之前是必需的。若无此抗体的病人接受了有此病原的心脏，则术后必需特别小心血清学之变化，而一旦呈阳性反应时，则应尽速给予乙胺嘧啶及磺胺嘧啶。有人甚至主张这类病人应预防性地接受乙胺嘧啶的治疗。

2）肺孢子菌（pneumocystitis）肺炎：可用甲氧苄啶（trimethoprim）的磺胺类药物来预防，但要注意使用剂量不宜太大，否则会造成骨髓及肾脏毒性；在作者之系列里，没有病例发生上述两种感染。

3. 器官排斥

（1）急性排斥：心脏移植后面临的最重要问题是排斥反应。然而早期的心脏排斥往往是没有临床症状的。目前唯一可靠的早期诊断方法是右心室的心内膜活检。心内膜活检是用活检钳经由右侧内颈静脉、上腔静脉、右心房到右心室靠近心尖的心室中隔的部位，夹取4~6片心内膜组织，染色后用显微镜观察其变化。

活检的频率依移植后的时间而定。通常在术后第1个月，最好每周做1次，第2个月每两周做1次，半年内每月做1次，半年以上每3个月做1次。每当有急性排斥，经过治疗后则应在10~14天再活检。

心内膜活检之组织经过病理检查后可将其排斥之程度分级。由于开始时各家看法不同，也因此有不同的分级标准。在1989年举行的国际心肺移植学会的年会中，由会长 Bruno Reichart 提议制定一套全世界适用的分级方式，由各大心脏移植中心共同开会，拟出一套办法，此外，在2004年的另一次国际会议中，又做了一些修改，其与1990年之对照情形见表22-7。

表22-7 国际通用的心脏排斥反应分级

等级	新的定义	旧的定义
0R	无排斥	无排斥
1R	A：局部血管周围或心肌间隙有为数不多的淋巴细胞浸润，但无心肌坏死	轻度排斥
2R	B：弥漫性但为数不多的心肌间隙的淋巴细胞浸润，但无心肌坏死	局部中度排斥
3R	在某一病灶有为数多的淋巴细胞浸润，合并或不合并心肌坏死	程度较轻的中度排斥
	A：一个以上的病灶有为数甚多的淋巴细胞浸润，合并或不合并有心肌坏死	中度至重度排斥
	B：弥漫性淋巴细胞浸润，合并有心肌坏死	重度排斥
	弥漫性中性粒细胞浸润及心肌坏死，合并或不合并有淋巴细胞浸润	

排斥的等级若在0~1级，通常无须任何治疗；若为第二级则建议将抗排斥药物稍为调整；但若排斥等级在三级以上，则应采取较积极的治疗。第一线之药物可注射甲泼尼龙（methylprednisolone），每天给予1g，连续3天。若仍无效，则可尝试ATG或ALG。

（2）超急性排斥：源于受者体内原已存在的抗体（preformed antibody）。在心脏移植前曾接受多次手术或输血时，较可能有此种对抗供者心脏的抗体。若有此种抗体的存在，则在心脏移植后很短时间内（约半小时内）便有严重的反应，心脏会立即停止跳动。虽然一般建议在松开主动脉前给予短效的皮质类固醇，如甲泼尼龙500mg有预防的作用，但最好在术前先将供者与受者之血液配型，检查有无这类抗体的存在。

（3）冠状动脉硬化：它是一种慢性血管的伤害，有人将它称为慢性排斥，但真正的致病机制目前仍未明了。这个现象最早是由斯坦福（Stanford）大学所报道，声称在心脏移植5年内有40%的病人会发生这种问题。匹兹堡（Pittsburgh）大学的研究亦显示较常发生急性排斥的病人，发生冠状动脉硬化的比例也比较高。不幸的是这种动脉硬化之特点为血管弥漫性的狭窄，这是与一般冠心病的动脉硬化不同的。因此，能接受冠状动脉旁路手术的机会也比较低。由于心脏移植切除神经的关系，病人不会有心绞痛的症状，因此，病人应每年接受1次冠状动脉造影，以便早期发现，预备再换心之手术。

4. 抗排斥药物

基础免疫学：在人体第6对染色体的短臂（short arm）上有一组基因称作主要组织相容性复合物（major histocompatibility complex，MHC）。这组基因能决定组织兼容性之抗原性质，因此与器官移植有特别的关系。在器官移植之经验里，MHC基因之比对越相吻合结果越好。目前得知，所有脊椎动物都有MHC。在人类MHC基因之糖蛋白（glycoprotein）产物即为众所周知的人类白细胞抗原（human leukocyte antigen，HLA）。如前述，移植前能充分比对供者与受者之HLA是最好的，但在心脏移植因病人能等待的时间多半很短，故常无法做HLA比对，仅以血型兼容为首要条件，而将HLA的资料留作术后调整药物之参考。由于HLA比对较好的病人其排斥的机会也越少，因此，可考虑减少抗排斥药物之剂量。

MHC之基因可分为三类：

第Ⅰ类：存在于所有有核的细胞，其重链（heavy chain）主要分布于细胞的表面，第Ⅰ类的基因包含A、B、C三型。

第Ⅱ类：它主要也存在细胞表面，但其分布并不很广，只限于单核细胞（monocyte）、巨噬细胞（macrophage）、B细胞、精子及部分静脉内皮细胞。第Ⅱ类的基因包含DP、DQ及DR。

第Ⅲ类：含C2、C4及Bf。

在遗传上，每个人的两组HLA基因各得自父母的一组遗传，因此，同一家庭的兄弟姐妹中，25%含有两组完全相同的基因，50%会有一组相同之基因，而另25%则完全不同。

心脏移植后，体内免疫反应有T细胞引起的细胞免疫与B细胞引起的体液性免疫两种。两者皆源自于骨髓的远祖（progenitor）细胞，但T细胞的分化是在胸腺，而B细胞的分化仍在骨髓。胸腺与骨髓是所谓原始淋巴器官，而次发的淋巴器官则指淋巴结及脾脏。

T细胞又分为辅助性T细胞（T-helper，Th）、杀伤性T细胞（T-killer，KT）及抑制性T细胞（T-suppressor，Ts）三种。辅助性T细胞在抗原入侵时会诱导T细胞及B细胞的增生，并在Th细胞之刺激下，初始T细胞会成熟为细胞毒T细胞(T-cytotoxic，Tc)而毒杀外来之抗原。Ts细胞则用来抑制上述反应。平常血液中Th细胞占T细胞的70%，而Tc及Ts细胞则占30%，在受到刺激时，Th细胞会产生不同淋巴因子：白细胞介素2(Interleukin-2，IL-2)、白细胞介素3(IL-3)、干扰素(gamma interferon)、4(IL-4)、白细胞介素5(IL-5)、白细胞介素6(IL-6)等。这些淋巴因子会激活Tc细胞、B细胞及吞噬细胞。

抗排斥药物的种类：

(1)钙调磷酸酶抑制剂(calcineurin inhibitors，CNI)

环孢素(cyclosporine A，CsA)为一种霉菌(fungus)之代谢物。T细胞受体(TCR)与CD3结合后引发一连串的反应，导致细胞内之Ca^{2+}升高，再进一步活化钙调磷酸酶(calcineurin)。钙调磷酸酶可使细胞浆之NF-ATP移位至细胞核中，从而促使核中之核醣核酸产生IL-2之转录作用。CsA与细胞内的亲环素(cyclophilin，CyP)结合后，可抑制钙调磷酸酶，进而让T细胞受体(TCR)上之讯号转导(transduction)过程受阻，抑制细胞上IL-2R的表达(expression)，因而使得淋巴细胞的活化过程无法完成。因它是有选择性的药物，对于B细胞及吞噬细胞不影响。它的问世大大地提高了心脏移植的成功率及存活率。

它虽然有很好的抗排斥效果，但也有相当的毒性。它主要的毒性包含肾毒性、神经(手抖、癫痫)、高血压及肝毒性等。它是经由肝脏排泄的药物，故肝功能不良时应减少其剂量。它对肾脏造成的毒性亦与剂量有关，但治疗初期，其肾毒性是可逆的，但长期的肾毒性可能无法恢复，它对肾脏的影响主要在降低肾血流量及肾小球之滤过率。病理方面可看到肾小管(tubule)间质之纤维化及肾小球硬化等。其他副作用包括痛风、多毛症、牙龈增厚、潮红、恶心、呕吐、腹泻、四肢刺麻感、震颤、精神错乱、抽搐等。

由于环孢素经肝脏细胞的细胞色素(cytochrome P450 3A4)代谢且为p-糖蛋白(p-glycoprotein)受体，会与许多药物产生相互作用，因此新增任何药物前须先查明是否有相互作用存在，病人应将在其他医疗院所就医及加用药物告知移植医师，以免排斥或感染发生。以下列出常见的药物交互作用及影响。

1)抑制细胞色素P450 3A4，导致环孢素代谢减缓，浓度上升的药物：胺碘酮(amiodarone)、大环内酯类抗生素(红霉素、克拉霉素)、唑类抗真菌药(氟康唑、伊曲康唑、酮康唑)、口服避孕药、钙通道阻滞药(地尔硫䓬、维拉帕米)。并用时须降低环孢素剂量，密切监测血药浓度及副作用是否出现，再依血药浓度作为剂量调整依据。

2)促进细胞色素P450 3A4，导致环孢素代谢加速浓度下降的药物：

利福平：并用当日，可预先增加环孢素剂量，密切监测血药浓度调整剂量，文献建议可能需增加至原先的2.5~5倍剂量。经由调整剂量来处理相互作用不单是过程繁复且不见得会顺利，有时会面临排斥甚至病人死亡的结果，因此可考虑以利福布丁(mycobutin)取代利福平，它除了对结核菌有效外，与环孢素的交互作用较少。除此之外也可考虑以二线药如氟喹诺酮类抗生素(左氧氟沙星、莫西沙星)取代利福平，延长结核病疗程至18个月。

卡马西平(得理多)、苯妥英钠(大仑丁)：应密切监测血药浓度作为剂量调整依据。

3)增加肾毒性药物：氨基糖苷类、两性霉素B、非甾体抗炎药、血管紧张素转换酶抑制药(卡托普利、马来酸依那普利、赖诺普利、福辛普利)。

4)改变肠蠕动药物，可增加环孢素的吸收及浓度，如：甲氧氯普胺(加速胃排空，增加小肠蠕动)。

5)他汀(statins)类降血脂药，如洛伐他汀(美降脂)、辛伐他汀(舒降之)、阿托伐他汀(立普妥)是经由细胞色素P450 3A4代谢，并用环孢素会增加肌肉病变或横纹肌溶解的危险性，因此须告知病人若发生不明原因的肌肉酸痛请随诊评估，必要时停药。普伐他汀(美百乐镇)不经肝脏代谢，与环孢素无交互作用。瑞舒伐他汀(Crestor)具有不错的降胆固醇效果，不会增加环孢素浓度，反受环孢素影响使自身浓度增加，因此并用时瑞舒伐他汀的每日剂量勿超过5mg，以免增加肌肉病变的风险。

6)环孢素与西罗莫司(雷帕鸣)一起给药时，会显著增加西罗莫司的吸收而使血中浓度明显上升，因此同时给药将增加西罗莫司副作用(如贫血、白细胞减少、血小板减少、低钾血症、腹泻)发生的机会，建议在环孢素给药后4小时再给予西罗莫司。

7)葡萄柚(汁)会抑制代谢，增加环孢素浓度，所以避免大量摄入。另外降血压药如硝苯地平(心痛定)增加牙龈增厚概率，米诺地尔(rogaine)加强毛发增生的机会。

CsA药之初始剂量约为7~10mg/(kg·d)，以后依血中浓度而调整，维持在150~250ng/ml(TDX单株全血之测定方法)之间，一般之维持剂量约为

5mg/(kg·d)。早期 CsA 之油剂在肠胃道吸收程度之差异性很大(2%~60%),但目前 CsA 剂型已改为微乳化,大大提升肠胃道吸收,且较不受食物影响。

CsA 注射剂含有聚氧乙基化蓖麻油(polyxyethylated castor oil),这种油溶性的赋型剂会将塑料容器所含的塑化剂(添加在塑料原料如 PVC 中可增加其弹性)释出,可能造成人体的伤害,故配制时应采非 PVC 容器及管道(tubing),以避免塑化剂对病人的伤害。

他克莫司(tacrolimus,FK506,Prograf)

是一种细菌之化合物(compound),他克莫司之作用与 CsA 非常类似,只不过其开始结合之酶为 FK-binding protein(FKBP)而非 CyP,其余之作用机转则与 CsA 相同。由于其效力为环孢素 10~100 倍,使用他克莫司可降低甚至停用类固醇。

他克莫司的口服吸收差异性很大,虽然与环孢素皆为高脂溶性药物,但他克莫司吸收不受胆汁影响。监测药物浓度采全血,他克莫司主要经肝脏细胞色素 P450 3A4 代谢。其治疗波谷浓度在移植初期较高为 10~20ng/ml,随时间及病情稳定,逐渐降低至 5~10ng/ml。

他克莫司有口服及注射液两种剂型,由于注射液毒性大,所以限于口服吸收不佳时使用,配置也要用非 PVC 容器及管道。口服剂量为注射液的 3 倍,0.15~0.3mg/(kg·d),分 12 小时服用 1 次。若因排斥控制不佳,需由环孢素换成他克莫司时,先停用环孢素 24 小时,使环孢素浓度降至 100ng/ml 以下,再开始给予他克莫司,以避免肾毒性。

他克莫司的副作用与环孢素类似,包括肾毒性、精神错乱、失眠、颤抖、头痛、刺痛感、肌肉痛、疲倦、发声不良(dysarthria)、高血压、高血糖、高钾血症、感染及癌症概率增加等。两者相较之下,他克莫司有较多的神经毒性及高血糖副作用;环孢素则较易发生高血压及高血脂。不同的是他克莫司有秃头的报道,环孢素则会造成多毛症及齿龈增生。

由于他克莫司的代谢途径及副作用与环孢素类似,所以其药物交互作用与环孢素相同。另外,$NaHCO_3$ 及 MgO 影响胃酸的酸碱度,改变他克莫司吸收,所以间隔两小时以上服用为佳。

(2)抗细胞增殖类药物(antiproliferative agents)

硫唑嘌呤(azathioprine,Imuran)这种新陈代谢抑制剂可抑制骨髓功能。硫唑嘌呤作为抗排斥药已有 30 多年,由于吗替麦考酚酯(mycophenolate mofetil,MMF)的上市,使本药使用率更为降低。硫唑嘌呤为嘌呤拮抗剂(类似物),在红细胞和肝脏中代谢为活性代谢物 6- 巯嘌呤等。借由防止腺苷酸和鸟苷酸生成,而达抑制 DNA 和 RNA 合成,减少 B 淋巴细胞及 T 淋巴细胞增生的目的。它的剂量与骨髓的耐受性有很大的关系。平均剂量在西方是 2mg/(kg·d),但依作者之经验,中国人的耐受性可能较低,因此,使用时宜适度减少。由于硫唑嘌呤须经肝脏代谢才能产生活性代谢物,因此肝功能不良病人反应降低,每日给予 1 次即可。主要副作用为降低白细胞及血小板,此外硫唑嘌呤可能导致肝炎、胆汁淤积、肝受损等,须定期监测 ALT、AST、ALP。使用中要注意维持白细胞数目于(5~7)×10^9/L。而且许多药物与它有相互作用,尤以阻断其代谢之药物如别嘌醇为甚。若同时使用别嘌醇,则应减少硫唑嘌呤之剂量,以免造成骨髓的过度抑制。在某些特异体质的病人,使用此药可能导致肝功能不良。

吗替麦考酚酯(mycophenolate mofetil,MMF)口服后,在体内水解为霉酚酸。霉酚酸是次黄嘌呤一磷酸盐脱氢酶(inosine monophosphate dehydrogenase,IMPDH)的可逆性抑制剂,阻断合成嘌呤鸟苷的从头合成路径,抑制 T 淋巴细胞及 B 淋巴细胞制造。临床上与环孢素及类固醇合用时,可减少环孢素及类固醇剂量,降低副作用机会。MMF 口服吸收好,在体内经肝脏代谢为无活性代谢物。药物不良反应包括腹泻、恶心、呕吐、食欲不佳、腹痛、胃肠道出血、白细胞及血小板数降低、贫血、感染率及癌症增加、胰腺炎等。由于考来烯胺及制酸剂会降低 MMF 吸收,所以间隔 2 小时以上服用最佳。MMF 剂量为每日 2 次,每次 0.5~1.0g。因为他克莫司也有腹泻之副作用,所以与 MMF 合用时,最好分开 2 小时以减缓副作用出现。

临床上以 MMF 取代硫唑嘌呤已证实有许多优点,包括减少排斥发生、增加病人存活率、降低冠状动脉血管病变。由于 MMF 有较强的抗排斥作用,因此相对之下可降低并用的 CNI 剂量,进而达到肾脏保护作用。

MMF 虽然减少了血液毒性,但仍有超过 10% 病人会产生肠胃不适而限制了临床上的使用。为了解决这个问题,因此有研究人员将麦考酚酸钠(mycophenolate sodium,Myfortic)作成肠溶锭,希望减少对胃的局部刺激,但仍有超过 10% 病人发生腹泻的问题,1%~10% 病人有腹胀、腹痛、便秘等。

(3)西罗莫司靶分子抑制剂(proliferation signal inhibitors,PSI)/mTOR 抑制剂:mTOR 抑制剂虽然

有造成高血压及高血脂的副作用，但由于具有抗增殖作用，因此相较于硫唑嘌呤能有效降低冠状动脉血管病变。从肾脏移植及非移植癌症病人观察到mTOR 抑制剂可降低癌症风险，但目前仍缺乏直接的临床证据来证明，因此用在预防或治疗移植后患癌病人，仍需随机临床试验来证实疗效。

西罗莫司（sirolimus，又名雷帕霉素）结构虽与他克莫司类似，也与同样的酶 FKBP 结合，但不会抑制钙调磷酸酶，而是抑制 T 细胞对 IL-2 之反应，让 T 细胞无法经由讯号产生分裂增殖的现象，临床上用于急性及慢性排斥。西罗莫司为脂溶性药物，检验血中浓度时须用全血。因此临床上监测波谷浓度，其浓度为 5~15ng/ml，视并用免疫抑制剂的种类与剂量而定。西罗莫司主要经肝脏细胞色素 P450 3A4 代谢，所以药物交互作用与环孢素类似，半衰期约 60 小时，每天只需给药 1 次，其副作用为白细胞及血小板数目降低、高血脂、高血压、恶心、呕吐、消化不良等。在肝脏移植病人，西罗莫司有延迟伤口愈合的案例报道。葡萄柚汁会增加西罗莫司的吸收且降低其代谢，因此不可与药品并用。此药会使血清的胆固醇和甘油三酯浓度增加，用药期间应加强监测血脂，需要时以降血脂药物治疗并配合适当的饮食与运动。环孢素会增加此药的吸收，因此建议在环孢素给药后 4 小时再给予西罗莫司。

依维莫司（everolimus）借由抑制抗体活化的 T 细胞增殖而产生免疫抑制作用。建议初始剂量为 0.75mg，每日两次，持续使用 4~5 天达稳定浓度，此时可依药物浓度调整剂量，维持波谷浓度在 3~8ng/ml。环孢素会导致依维莫司吸收增加，影响幅度不如西罗莫司，因此不需间隔给药，但当环孢素剂量改变时，依维莫司的剂量可能需要调整。常见的副作用包括感染、白细胞减少、高脂血症、高血压。用药期间应加强监测血脂。

（4）类固醇（steroids）

泼尼松龙（prednisolone）为众所皆知之抗排斥药物，抑制花生四烯酸的释放，进而减少类花生酸的产生，具广泛性的免疫抑制作用，亦具抗炎症反应之作用，尤以巨噬细胞对它最为敏感。它让抗原无法呈现，抑制第一度之抗体反应，并减少 T 细胞之数量。其副作用包含骨质疏松、糖耐受性减少、白内障及库欣综合征样变化等。在心脏移植后长期观察，骨质疏松症给许多病人造成相当大的困扰，因此使用剂量不宜过大，且要在平时补充钙，同样由于糖的耐受性减少，会导致血糖过高，目前趋势是尽可能地减少此药之使用。作者在手术后初期，给予的剂量是 0.5mg/（kg·d），逐渐递减，1 个月后减少至 0.1mg/（kg·d）或甚至更少。

（5）单克隆 / 多克隆抗体（monoclonal/polyclonal antibody）

抗淋巴细胞抗体（antilymphocyte antibody，ALG/antithymocyte globulin，ATG）：将人类的淋巴细胞注射到马或兔体内，待动物体内产生抗体，亦即 ALG，再将动物血液中之 ALG 取出。将 ALG 注射入人体即可杀死人体内的淋巴细胞，由于其效果非常显著，又不影响肾功能，因此在心脏移植后的前 3 天使用会较 CsA 理想。另一种类似的制品则是抗胸腺细胞球蛋白（antithymocyte globulin，ATG）。其剂量用于预防及治疗排斥分别为每日 1.25mg/kg 及 2.5~5mg/kg，连续给予 3~14 天，维持绝对 T 淋巴细胞数在 50~200 个 /μl。由于制造出的抗体无专一性，除了会降低 T 淋巴细胞数及 B 淋巴细胞数，也会使血小板及粒细胞降低，当粒细胞低于 3×10^9/L 或血小板低于 100×10^9/L 时，须停药或降低一半剂量。ATG 是从动物体中抽取，所以每批次含量不相同，且有可能出现过敏反应，应于给药前给予类固醇、苯海拉明 25mg 及对乙酰氨基酚 500mg。并将 ATG 缓慢静脉注射 12~24 小时，以减缓其反应。此外注射期间，也须每小时至少监测一次脉搏、呼吸、体温。早期的 ALG 及 ATG 是多克隆抗体，后来已可制作出单克隆抗体（monoclonal antibody，OKT3）。OKT3 之作用较有选择性，它只杀死成熟的 T 细胞。有认为它的抗排斥效果较好，也有人用它来预防及治疗急性排斥。由于这些抗体都是动物蛋白质，在注射入人体后都会引起人体的免疫反应，逐渐产生抗 ALG、ATG 或 OKT3 的抗体，因此，使用期限不宜超过两周。同样地日后对急性排斥使用同种药物行援救治疗（rescue therapy）时也可能无效；所幸目前已有不同的制品，因此只要更换另一种制品仍可达治疗效果。

巴利昔单抗（basiliximab），达利珠单抗（daclizumab）

此类药品为对抗在活化 T 细胞上 IL-2 受体 IL-2R，CD25 之单克隆抗体，抑制 IL-2 引起的活化反应，而不影响静息状态之 T 细胞，临床上作为引导而非治疗排斥之药物。两者区别为达利珠单抗中 90% 部分来自人类，10% 来自鼠（murine），巴利昔单抗上两者各占一半。此类药品副作用少，也不容易增加感染率。由于两者半衰期长，巴利昔单抗 7~10 天、达利珠单抗 20 天，所以给药频次很少。巴利昔单抗于术前2小时及术后第4天分别给予静脉滴注20mg即可，达利珠单抗为每14天缓慢静脉滴注1mg/kg，并给予5剂，第1剂于术前后24小时内给予。

如何使用抗排斥药物：

心脏移植抗排斥药物治疗，早期差不多全部病人接受T-细胞活化阻隔剂，其中绝大部分用环孢素治疗。3年后用他克莫司增加了20%，硫唑嘌呤在移植时用得最多，3年后则有近四成病人已不用，75%病人之初期治疗药物有包括类固醇。

在3年后少于一半病人继续用类固醇，因25%最初就不用类固醇，33%第1年后不用。术后1年及3年发生病变中，高血压最常见，见于四成移植病人，高脂血症在1~3年中有增加，糖尿病和恶性肿瘤仍不常见。小部分病人在1年追踪期中有肾功能异常，但在3年追踪期则有改善，而没有病人尿素高于2.5mg/dl或需长期行血液透析者。

在1年及3年追踪对显示在1年期及3年期常用类固醇与高血压有关，在3年期65%高血压的病人有用类固醇，35%则无，但与用CsA、AZA、FK则无明显关系。小儿心脏移植受者之功能状态与生活品质，在1年追踪期92%被认为无活动限制，在3年追踪期95%无活动限制。

表22-8为作者使用抗排斥药物的方式，供作参考。

表22-8 抗排斥药物之使用(台北振兴医院)

药名	使用期间	剂量
ATG或ALG	手术中至术后3d	2.5mg/kg，静脉滴注24h
甲泼尼龙	术中(主动脉钳松开前)	静注500mg
	术后	静注250mg三次(每次间隔8h)
硫唑嘌呤	术后	口服1.0~2.0mg/(kg·d)*
环孢素	术后3天起	5.6~7.5mg/(kg·d)**
吗替麦考酚酯+	术后	500mg，q12h
他克莫司++	术后	0.15mg/kg

注：* 白细胞数目维持在(5~7)×10^9/L

** 血中浓度(全血、单株、TDX方法测定)：维持在150~250ng/ml

+ 吗替麦考酚酯与硫唑嘌呤不并用

++ 他克莫司与环孢素不并用

(五) 心脏移植结果

小儿心脏移植受者自1982年至2009年存活率显示于图22-20。在全部小儿病人中有明显高的早期死亡率，特别是在1岁以下的年龄群中，随着年龄增长，早期死亡率则渐下降，到移植后第7年，3组的存活率曲线重叠，而在术后第10年，3年龄组均显示大于50%存活率。

头10年病人死亡率继续维持在每年约2.5%，在术后第12年，存活率首次降至50%以下，据国际心肺移植学会登录，小儿死亡率五个常见的危险因素仍是体外膜氧合器(ECMO)使用(差额率2.78)、再移植(2.12)、需要透析中(1.64)、先天性心脏病(1.53)、呼吸器使用中(1.30)。

小儿心脏移植后死亡原因由急性移植器官衰竭转变为急性排斥及最后为慢性排斥/冠状动脉病变是极为显著。感染为移植后早期第二位死亡因素，但在术后3年，因感染而死亡则不常见，恶性肿瘤在术后各时期均有，但好在并未因时而增加。在术后早期，器官本身衰竭及其他导致器官衰竭原因，可反映供心质量，故大约一半早期死亡是因移植器官衰竭。

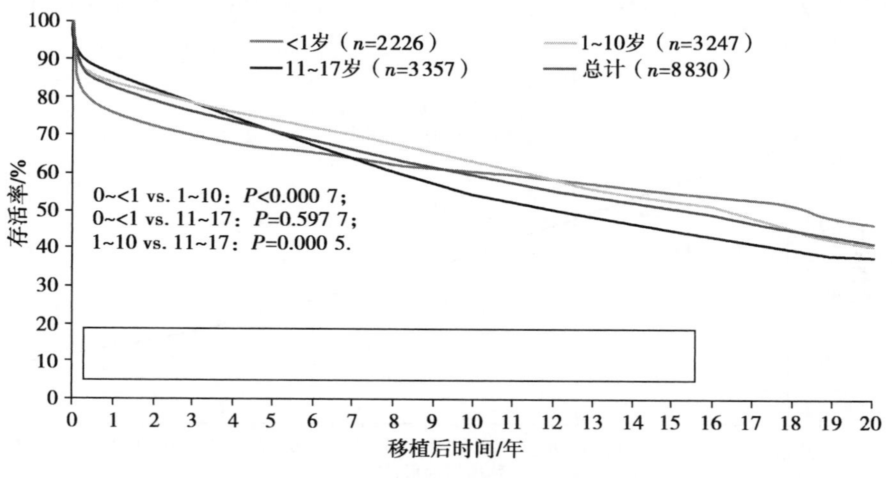

图22-20 世界小儿心脏移植存活率(文末有彩图)

急性排斥变成在31天至1年期的重要次等死因，并在1~3年期继续增长，故可假设在第3年，不论有无冠状动脉病变之慢性排斥及器官衰竭为主要死因，乃前期排斥现象之后果。其他死因仍为少数，但包括脑卒中、多种器官衰竭、各类肺部因素及一般心血管因素，各因素合在一起则为后期死因之一大因素。

排斥对后期存活之影响在于排斥是否有在首年治疗，存活满1年小儿心脏移植病人，约三分之二有首年排斥现象，其后3年无排斥组死亡率少于10%，有排斥组死亡率为20%，故排斥为小儿心脏移植1年后主要死因。

在1994年至2010年期间因小儿心脏移植再次住院的病人在1年追踪期中50%需再次住院，感染为主要原因(18%)，其次为排斥(11.6%)。移植后3年，68%在前1年不需再次住院，需再次住院者以感染为主要原因(12.6%)，排斥次之(6%)。

根据国际心肺移植学会统计报道，在无环孢素的年代里，心脏移植之结果较差，平均1年存活率为60%。但在开始使用环孢素以后，平均1年存活率为80%以上(图22-21)。作者先于中国台湾"三军总医院"、后于台北振兴医院至2011年11月的23年中，共完成了383例心脏移植，受者年龄从2.3岁至75岁，其中因扩大性心肌病占68%，缺氧性心肌病占21%，其他适应证包括瓣膜性心肌病、肥大性心肌病、急性广泛心肌梗死、右心室功能不全等。1年及5年存活率各为86%及73%，10年存活率为59%，最长存活为21年。并曾使用中国台湾人工心脏研究中心所研发的凤凰七号全人工心脏作桥梁，维持1名病人生命2周后成功接受心、肾移植，且存活至今已逾14年。

对末期心脏衰竭病人而言，心脏移植手术仍是最有效的治疗方法，虽说人工心脏及心室辅助器近年来不断地有新的研究及发展，受限于无法长期使用及一些不良反应，即使在器官来源严重不足的情况下，病人亦只有仰赖心脏移植一途。

尤其在中国台湾，器官捐赠风气尚不及欧美。以欧洲为例，每年每百万人口有20~30名捐赠，而中国台湾只有5名，捐赠观念不足是心脏移植手术发展的最大瓶颈。

也因此针对情况紧急病人，捐赠前血压不稳定或经急救过的供体，许多医院仍会考虑使用；在中国台湾各大医院心脏移植技术已普遍且有一定水准的条件下，即便是使用上述次理想的供者心脏，手术结果也都不错。

而术后抗排斥药物使用对病人的存活率则有极大的影响，最近几年抗排斥药不断推陈出新，但如何早期诊断排斥征兆，以尽早做治疗，甚至如何将抗排斥药物控制在最低剂量，却又能避免感染等并发症，是移植手术后重要的课题。

近10年来心脏移植手术，在心脏外科领域是很重要的技术性突破，但只有卓越的手术技术仍然不够，移植手术是一种团队性工作，唯有结合心脏内外科、免疫、护理及社会服务等各科，才能顺利完成。

二、心肺移植

(一) 简介

早在数十年前，Carrel、DemiKhov及Marcus等人就曾报道心肺移植的可行性。由于心肺移植只需连接右心房、主动脉及气管，因此在技术上并不比心脏移植困难。然而心肺移植除不易控制肺的排斥外，还有阻塞性支气管炎的问题，使得早期心肺移植的结果不甚乐观。

一直到1969年才有人(Cooley)在人体进行

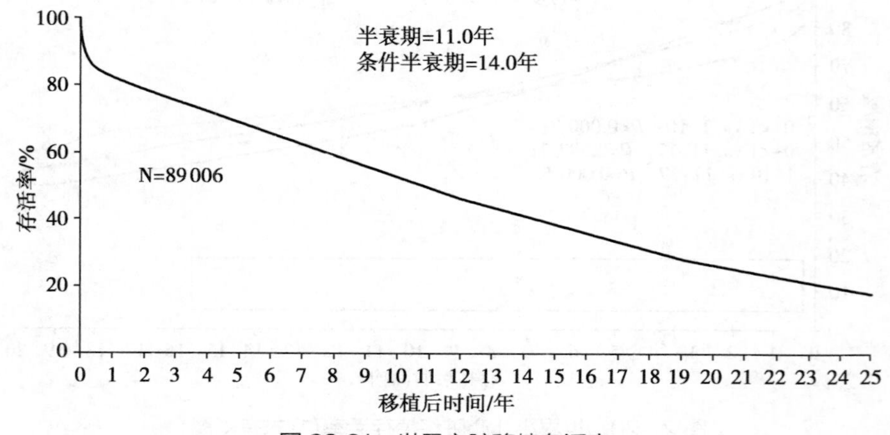

图22-21 世界心脏移植存活率

心肺移植。病人是一位2个半月小孩，由于心内膜垫缺损合并肺高压而接受心肺移植，可惜只活了2周。同年Lillehei在一位肺气肿病人行心肺移植，术后虽已能行动自如，可惜8天后死于肺炎。1971年Barnard完成第3例心肺移植，但病人于第23天因肺炎死亡。斯坦福大学于1981年在一位原发性肺动脉高压症的病人完成心肺移植，并开始使用环孢素，病人存活长达5年之久，是第1位长期存活的病例。此后越来越多的医院开始心肺移植，依据国际心肺移植学会的统计，截至2010年6月底，全世界已有165个心肺移植中心，并完成4 248例心肺移植手术。

在亚洲，第1例心肺移植是1988年由泰国的Pantpis Sakornpant完成的，其后1992年，刘晓程也完成了中国的第1例心肺移植。据统计，1994年底前，亚洲地区的心肺移植不超过30例，但存活状况都不太理想。

心肺移植的数目虽然迅速增加，但在近年则有下降趋势，其原因乃肺移植的成效渐受肯定，有些本来只有肺疾患而不需做心肺移植的病人都改为肺移植。

（二）适应证

根据国际心肺移植学会2011年报道，心肺移植的适应证为：原发性肺动脉高压症28%、先天性心脏病（含Eisenmenger综合征）36%、肺囊性纤维化14%、特发性肺纤维化4%、慢性阻塞性肺疾病及α_1-抗胰蛋白酶缺乏性肺气肿（α1-antitrypsin deficiency）6%，再次移植2%及其他6%。

由于病人的病情都是慢性的，需要心肺移植的时机要掌握恰当。一般而言生活质量很差或者已经开始产生并发症，如大量咯血及肺肾功能不良时，才考虑进行心肺移植。

病人多半较心脏移植者年轻，且多半为女性。移植的评估及条件与心脏移植类似。术前的营养补充也很重要。在曾经有过心脏或胸腔手术的病人进行心肺移植，止血不易，出血较多，应避免这类病人。

（三）供者

除了心脏移植的条件外，心肺移植的供者较不易取得，其原因如下：①不能有吸入性肺炎；②不能长期使用呼吸机；③不能有胸部挫伤；④胸部X线片要正常；⑤用纯氧时，动脉血氧分压应达300mmHg以上；⑥痰液要干净；⑦肺容积（用胸X线片判断）可以比受者稍小，但胸廓不能大过4cm以上。

（四）心肺保存

肺保存的困难度较高，心肺缺氧的时间越短越好。有数种方法用来保存肺功能，有人建议使用白细胞过滤器，以减少氧自由基对组织造成的伤害。若肺组织遭受伤害，则会有肺水肿，而这种肺水肿是渗出液，而非心功能不良所引起的漏出液。因此一旦有肺水肿，则呼吸道的弹性减少，气体交换减少，肺血管阻力也会增加。

低温是用来保存肺的主要条件，一般多采用细胞内液成分的晶体保存液，如Collins溶液或一般生理盐水，也有人用低温的血液来灌注，但不论用哪种溶液，最好合并使用肺血管扩张剂，以期温度均匀地下降。另一种保存的技术是用自体循环的方式，让离体的心肺在常温状态下继续跳动及呼吸。匹兹堡大学曾用这种方法将远距离的心肺取回，顺利完成20多例的心肺移植。

（五）手术步骤与术后处理

1. 供者心肺切取术　正中胸骨切口，将两侧胸膜打开，切除心包（包含膈神经），由股动脉及右心房进行体外循环，将体温降至12~15℃。停止呼吸，将主动脉与肺动脉分离，结扎并切断手臂干（无名动脉），并将头臂静脉（无名静脉）结扎切断。将上、下腔静脉分离。用主动脉钳夹住主动脉，灌入500ml的心脏停搏液。停止体外循环，将病人的血液抽回心肺机，切断主动脉及上下腔静脉；将气管在尽量高的位置截断，继续将气管后面的组织分离，但多保留些外围组织。将心肺与食管之间剪开，取出心肺，将气管用钳子夹住，浸泡在Euro-Collins器官保存液中。心肺所能承受的缺氧时间最好不超过4小时。

2. 受者手术步骤　原发性肺动脉高压症的病人因过去不曾接受心脏手术，因此技术上容易些。而先天性心脏病、肺动脉闭锁及Eisenmenger综合征的病人则已形成纵隔支气管动脉的侧支循环，因此要格外小心，必须将每支血管小心结扎。最重要的是在摘除心肺时不得伤及膈神经、喉返神经及迷走神经。

手术仍行正中切口，前部的心包可以切除，但后部的心包仍要保留来支撑心脏，膈神经亦不能切除。将主动脉及上、下腔静脉分离，并将右侧膈神经从右肺静脉分离。在主动脉及上、下腔静脉插管，行体外循环，并降体温至28℃左右。用血管钳将主动脉夹住，灌少许心脏停搏液使心脏跳动停止。按心脏移植时摘取心脏的方法先将心脏摘除。此时左侧膈神经便很容易地可与左肺静脉分开。接着用电灼将肺韧带从下往上切开，将肺动脉及肺静脉切断，即可见到支气管；用气管钳将支气管夹住，将支气管切断，便可摘除肺脏。最后将上方的心包打开，打开后可见气管分支，此时电灼要靠近气管而不要伤及迷走神经；迷走神经介于支气管与食管之间。肺动脉靠近喉返神经的部位可加以保留不切除，以避免伤及该神经。此时还不要切开气管，以免其中的分泌物污染他处。

将供者的心肺置于台上，打开气管上的止血钳，将气管中的分泌物吸出，并做细菌培养，然后在气管分支上方第1个环状软骨将气管切断。将心肺送入受者胸腔，把右肺通过右心房与膈肌后方的部位放好，同样将受者的气管在分支上方不远处切断，将供者与受者的气管用3-0血管缝线吻合。用大量盐水冲洗胸腔，将腹部的大网膜拉到上方包裹气管吻合处。受者的右心房切开，用长线将两个右心房吻合，最后吻合主动脉，吻合与心脏移植相同。

3. 术后处理　与心脏移植者无多大差异，一般原则仍然是尽早拔管，尽早活动。免疫抑制剂的使用与心脏移植相同。但由于肺较易排斥，CsA的用量需较高，一般建议为10mg/(kg·d)。

（六）器官排斥的诊断

与心脏移植相同，心脏移植的排斥多在1周之后。虽然心肺可以同时产生排斥，但多半都是肺先产生排斥。排斥的临床症状通常先有轻度发热，胸部X线片上可见间质浸润，也可能见到胸腔积液。用气管镜可见到移植的气管内部呈现轻度的红色变化，但没有化脓性分泌物；支气管活检可见Leu-7呈阳性反应的淋巴细胞。若确定不是感染，则可静脉注射甲泼尼龙行试验性治疗，每天给予1g，连续3天；若有效果，则数日后的胸部X线片将不再见到浸润现象，氧饱和度也会改善。值得引起注意的现象是心肺移植后，心脏发生排斥的机会比心脏移植者减少很多。

（七）感染与并发症

感染的发生率为心脏移植的3倍，尤以CMV感染为常见。因此，假如受者CMV血清学检查为阴性，则供者也必须是CMV血清学检查阴性，另外也建议使用预防性的DHPG或免疫球蛋白。

阻塞性支气管炎是长期心肺移植后最常发生的并发症，事实上它就是慢性排斥反应的表现。先是有肉芽般的组织生长在呼吸道远端，日后逐渐形成厚硬的纤维组织。在心肺移植后大约有1/3的病人会得此病。临床上有咳嗽与日益呼吸困难，肺部X线片可见间质浸润，肺功能检查显示阻塞性疾病。HLA配型较差的病人较易得此病；若早期发现可以调高抗排斥药物来改善。较易早期发现的方法是提供病人携带式的肺活量测定器，让病人经常记录其肺活量；一旦产生变化则要接受胸部X线片及气管镜检查。

心肺移植的短期及长期结果皆不如心脏移植，短期是由于手术死亡率较高，长期则是感染率与慢性排斥率较高。按国际心肺移植学会的统计，1年存活率约68%，3年约57%。

三、肺移植

（一）简介

肺移植早期结果都不理想，可能是因为肺过于脆弱易受缺氧伤害，支气管动脉的血流受到阻断，气管的吻合处不易愈合，肺与外来空气接触而易感染，以及较易排斥的因素，使得肺移植的工作迟迟不能推广。直到最近几年，上述问题得以部分解决，所以肺移植有逐渐增加的趋势。

1950年，Metras已提出狗肺移植在技术上的可行性。早期的动物实验是将肺摘除再自体移植回去，免除排斥的问题。日后的实验又发现移植后的肺脏，虽已切断其淋巴管、迷走神经以及支气管动脉，但肺功能并不受影响。虽然如此，实验的结果并不能完全应用在人体，因为另一侧的肺若仍存在，狗自然可以存活，不受移植肺功能的影响。而若在手术同时将对侧正常肺动脉予以结扎，则与病人长期肺功能不良所引起的心脏补偿性变化不同，容易造成动物急性肺水肿。

1963年，Hardy做了第1例肺移植，病人存活18天，因肾衰竭而死亡。其后的20年里，世界上仅有40个肺移植病例，而且其中唯一能够活到出院的病人也在出院后2个月死亡。1981年斯坦福大学报道成功的心肺移植病例后，绝大多数需肺移植的病人，改为接受心肺移植手术。近年来由于单肺或双肺移植的成功率已提高，肺移植的数目已逐渐上升，依据国际心肺移植学会的统计，截至2010年6月底，全世界已有229个肺移植中心，分别完成38 119个肺移植。

（二）单肺移植

1. 病人的选择　造成肺气肿的两大原因：慢性肺阻塞疾病与特发性肺纤维化，是单肺移植的主要适应证，占总人数78.2%。其余有α_1-抗胰蛋白酶缺乏症占5.9%，原发性肺动脉高压症占0.6%，肺囊性纤维化占1.7%，再移植占3.1%，其他占9.5%。

由于器官的取之不易，肺移植的选择条件较严格，如年龄超过60岁、使用呼吸器、肝肾功能不佳、胰岛素依赖型糖尿病以及过去曾有恶性肿瘤的病人皆不列入考虑，这是与心脏移植不同的一点。

此外，肺纤维化的病人多半长期服用大量的皮质类固醇，在手术前要慢慢将此药停止，以减少术后并发症的发生。右肺移植的病人多半有肺动脉高压，要注意右心室功能是否正常，此点可用超声波与核素检查加以测定，其他的注意事项则与心脏移植类似。

2. 供者　供肺的条件与心肺相同，因此肺的取得同样较其他器官困难。理论上两侧的肺都可使用，但技术上左侧肺比较容易，因为右肺静脉在心房间沟处流入左心房，使得此处不易夹住血管钳。血型相合是首要条件，组织配型则属其次，仅供术后调整药物时作参考。

3. 手术步骤

(1)供者：供肺常与其他器官一起切取，因此在切取心脏时，要设法将连接两支肺静脉的左心房加以保留；而在切除肺动脉时，也要保留一侧的肺动脉，待心脏切取完毕，即可取下肺。取下的肺如同心肺移植一样，浸泡在4℃的Collins溶液中，缺氧时间最好不超过5小时。有人主张在肺取下后再由肺动脉灌注冷却的电解质溶液如生理盐水等。

(2)受者：手术采用单肺麻醉，体外循环必须随待在侧，因为大约有25%的手术需要应用。在左侧肺移植，单肺麻醉时可用14号的Fogarty静脉气球导管放入左侧支气管，而在气管放一般的气管插管；当需单肺(右侧)呼吸时，则将Fogarty导管的气球充气即可。而在右侧肺移植时则稍有不同，需要的是Robert-Shaw双腔气管插管。

病人先平卧，在上腹做一切口，取出大网膜，将胸骨下方分离，把大网膜塞入胸骨下方，待开胸时再放到胸腔内。在此同时，试验单肺麻醉是否可行；若单肺呼吸无法维持病人的稳定，则在此时先将股动脉与股静脉游离，预做体外循环的准备。

将病人改为侧卧的姿势，与一般开胸手术一样切开胸腔及心包，将肺动脉分离。若为左肺移植，则将动脉导管韧带切断；若为右肺移植，则先将奇静脉切断。暂时夹住肺动脉，观察其反应，若血压不变，对侧肺动脉压力不高，血中气体分压正常，则可不用体外循环。

继续将肺静脉在心包交接处分离，在分离支气管时要靠近肺叶处，不要将整段支气管都分离出来。此时可将肺门用血管钳夹住，若需要体外循环，则在此时开始体外运转。肺动脉的切断处要尽量靠近肺叶，甚至可能需结扎其分支以增加其长度。两条肺静脉也在靠近心包处切断，支气管则在肺上叶的分支处切断。若为右肺移植，因右肺静脉非常靠近心房间沟，所以可能要游离一部分的左心房才能将血管钳夹住肺静脉，再将两条肺静脉间的左心房切开，变成左心房的一个开口。

将供肺放入受者胸腔，首先缝合左心房，可用3-0缝线进行连续缝法。接着缝合肺动脉，亦可用连续缝法，但先不要打结，预留作为排气用途。最后用4-0可吸收线缝合支气管，用间断式缝合，并将结打在外面。此时可将肺动脉钳打开，将空气由缝合处排出，将缝线打结，让血液流入肺内循环。吻合术完成后，将大网膜拉到支气管的缝合处，将其包围。

(3)免疫抑制方案：与心肺移植类似，有些人主张不要给予泼尼松龙，是希望支气管的愈合不要发生问题，此点尚未定论。一般皆不反对使用短效的甲泼尼龙或长期少量的泼尼松龙。

排斥的诊断与心肺移植的肺排斥相类似。

根据2011年国际心肺移植学会的统计报道，单肺移植的1年存活率约为77.7%，5年则低于50%。若以疾病来分类，则肺气肿的结果显然较其他为佳，其1年的存活率82%；非但如此，肺气肿在接受单肺移植的结果也较双肺移植及心肺移植为佳。

(三) 双肺移植

1. 简介　肺部的囊性纤维化因常并发感染，故不适于接受单肺移植，以免日后对侧肺部的感染蔓延到移植肺，而需双肺移植。至于慢性阻塞性疾病，有些人顾虑单肺移植后对侧肺可能过度膨胀而压迫到移植肺，所用采用双肺移植。根据2011年国际心肺移植学会的报道，双肺移植的适应证在肺囊性纤维化为27.0%，慢性阻塞性肺疾病为26.4%，α_1-抗胰蛋白酶缺乏症为6.7%，原发性肺动脉高压为4.9%，特发性肺纤维化为16.0%，再移植为2.1%，其他为17.0%。双肺移植可同时进行，亦即将两侧肺从胸骨正中切口，同时取下，在肺动脉干、气管及左心房部位两者仍然相连，所需吻合的部位仅为气管、肺动脉干以及含有4条肺静脉的左心房壁。

2. 手术步骤　在供者的取肺技术类似前述单肺移植，不同的是在第一阶段取心时要将4条肺静脉连同左心房后壁一同保留，并要小心地把房间沟的组织分离。切取心脏时先将上腔静脉切断并与其下的肺动脉分离，而在切断肺动脉干时也要选择中点，不要太靠近肺动脉干分支处。

在受者方面，按照单肺移植的方法取出两侧的肺。不同的是受者的切口是正中胸骨切开，在主动脉及上下腔静脉插管后即开始体外循环，但先让心脏维持跳动。

将左肺动脉及两条左肺静脉用血管钳夹住，用支气管残端闭合器闭合左支气管并在中间切断，取出左肺。右肺也用相同的方法摘除。将远端的气管连同两侧的支气管分离。

将心脏向上搬起，把头臂静脉以上的纵隔组织分离，让一只手能够通过为止。

在心包两侧靠近肺静脉的部位纵切，造成两个大窗口，供肺通过这个口送入胸腔，而气管则塞入原先做好的上纵隔的空隙中。此时可在分支上方两个软骨环左右的部位切断受者的气管，而供者的气管也在同一部位切断，于是将气管吻合。

接着要夹主动脉钳，给予心脏停搏液，让心脏停止跳动。抬起心尖并旋转至右侧，显露出左心房。将左心房靠近肺静脉的部分切除，则形成一个左心房开口，再将这个开口与下面供者左心房的开口吻合。最后将受者的肺动脉在中间切断，并与供肺的肺动脉吻合。

根据 2011 年国际心肺移植学会的报道，双肺移植的 1 年存活率约为 80%，而 5 年存活率高于 56%。值得一提的是，原发性肺动脉高压症在接受双肺移植的结果比单肺或心肺移植者为佳。

（魏 峥）

第六节 小肠移植

小肠是维持人体营养、生存的重要器官之一，但由于损伤、血管病变、肠管本身广泛的病变或是先天性畸形，致使某些病人丧失了小肠这一器官或是小肠的功能，造成不可逆转的肠功能障碍而不能维持机体需要的最低营养量，甚或水与电解质的平衡。自 1968 年全肠外营养应用于临床后，部分病人赖全肠外营养得以生存。同种异体小肠移植（small intestine transplantation）虽被认为是治疗这类病人的合理方法，也早在 1964 年 Detterling 曾试用于临床，但因排斥等问题而失败；其后虽仍有尝试者但都未获得成功。1972 年免疫抑制剂环孢素应用于临床后，促进了肾、肝、心等器官移植的临床应用并有长期存活的病人。但是，小肠移植仍无明显进展，其原因之一是小肠及其系膜含有大量的淋巴组织，移植后排斥反应的发生率明显高于其他器官，不但有受体对供体的排斥，还有供体对宿主反应（GVHR），影响了移植成功率。1990 年 Grant 报道了于 1988 年手术的首例肝肠移植长期存活病人；1990 年他克莫司（tacrolimus，FK506）应用于临床后，小肠移植的结果较前有改善，至 2011 年国际小肠移植学会注册的小肠移植（含肝、肠、多器官移植）2 011 例（1985—2011），分布在 23 个国家 79 个医院，其中超过 100 例的仅 3 家。南京军区南京总医院（现东部战区总医院）于 1994 年成功地施行了小肠移植术。其后在西安、哈尔滨等地有成功的个案报道，据不完全统计，我国总共约 38 例接受过小肠移植。从全世界器官移植的总体情况来看，小肠移植的发展缓慢，较肾、肝、心、胰、肺等大器官移植相差甚多，2000 年后，才达到每年 100 例以上。由于供者的短缺，加之 3 年单纯小肠移植的存活率为 70%，尚不及依赖全肠外营养（TPN）的存活率 90%。因此，2001 年召开的第 7 届国际小肠移植会议认为，当前小肠移植对短肠综合征的病人而言，只适合 TPN 应用失败的病人（1 年生存率 <20%）。但近年来，由于移植技术的改进，免疫耐受诱导方法的成功，小肠移植的适应证定为“不可逆的肠衰竭病人应尽早行小肠移植”。

小肠移植的难点有：①排斥发生率高；②感染严重；③肠功能恢复缓慢。

小肠肠管及肠系膜均含有大量的淋巴组织，致排斥反应的发生率极高，急性排斥反应的发生率可高达 87.8%，移植后 9 个月仍有 1/3 的病人发生排斥反应，慢性排斥反应的发生率也有 30%~50%。除排斥反应外，GVHR 在鼠模型实验中发生率甚高，在人类发生率不足 1%。环孢素（CsA）应用于临床后，其他器官移植的成功率都提高，只有小肠移植的效果差。1988 年 Grant 获得成功的是肝肠联合移植的病例，故提出肝肠联合移植可提高免疫耐受性。1990 年美国 Todo 应用 FK506 后，单一小肠移植获得了成功，认为应用 FK506 后单一小肠移植的技术较简单，术后较平稳，优于肝肠联合移植。至 1994 年，他们总结了 1990 年以来的 59 例肠移植病人存活的情况，单一小肠移植（n=22）与肝肠移植（n=26）的长期（>2 年）存活率相似，分别为 43.1% 与 54.8%；然长期存活率以多器官联合移植为好，11 例中 9 例超过 2 年，认为是多器官联合移植后，供受体细胞大量嵌合、相容，免疫耐受性提高的结果。但其后文献的报道都没有能证实到这一点。

南京军区南京总医院(现东部战区总医院),采用环孢素加雷公藤的方案取得大动物(猪)成活>547天后活杀的结果,认为雷公藤加小剂量环孢素能抑制急性排斥,单用雷公藤能抑制慢性排斥。乃应用这一方案于临床,1例病人存活310天后死于感染,另1例存活。在整个过程中未发生排斥反应,尸检亦未发现有明确的排斥现象。这一联合用药可能提供了新的用药方式。近年来,应用CD52单抗(campath IH)诱导免疫耐受获得较好的效果,有助于小肠移植的临床应用,1年成活率提高到80%~90%,但是,长期存活率仍然在50%~70%。

除环孢素、FK506、西罗莫司等药物外,还有OKT_3等免疫抑制剂。以往也曾为减轻排斥采取摘除供肠系膜淋巴结、供肠进行照射、事先移植供体骨髓等方法,都未获得满意成功。

感染问题是器官移植后一个普遍存在的问题,但在小肠移植后,这一问题更为突出,与排斥反应密切相关,发生率高达90%~100%。Starzl组的病人每例至少发生一次感染,平均是每例3.5次;50%是混合性细菌感染,42.8%为以巨细胞病毒为主的病毒感染,47.6%有真菌感染,主要是白念珠菌,也有部分为曲菌。肠移植后感染率高的原因有:①免疫抑制剂降低了机体的免疫功能;②可能存在隐匿的供体对宿主的反应;③肠黏膜屏障被破坏而有细菌易位;④移植的小肠本身即含有大量的细菌,有别于其他移植器官。

为降低感染的发生率,采用了下列措施:①适当地应用免疫抑制剂以免过多地抑制宿主的免疫功能。②术后应用抗病毒药物3~6个月,预防巨细胞病毒感染。定期地给予肠道抗菌药物防止肠道感染。长期应用预防性药物亦将有不良后果。因此,如何应用这些药物现尚无共识。③及早给予肠内营养及对肠黏膜有特殊营养作用的营养物质,如谷氨酰胺以防肠黏膜萎缩,减少肠道细菌易位。当然,如排斥问题能进一步解决,有高质量的供肠,感染发生率则将得到有效的控制;移植后淋巴增殖病(PTLD)在小肠移植后也较其他实质器官移植为多。EBV(Epotein-Barr virus)感染,来自EBV阳性的供者以及强力免疫抑制剂,以幼儿受者较多。

肠移植的目的是为了获得一有功能的小肠,从而维持病人的生命。Todo等报道,在长期存活(>1年)的病人中,70%可以自由进食,15%需间断从静脉补充营养,15%仍以肠外营养为主。因此,肠移植后的营养支持甚为重要,为维持宿主需要的营养,与供肠修复、再生与恢复功能的需要。当前,肠移植病人的营养支持有以下要求:①在供肠功能恢复前,以肠外营养提供机体需要的营养。②谷氨酰胺有利于肠黏膜的修复、生长,不论在肠外营养或肠内营养液中应含有足量的谷氨酰胺或谷氨酰胺双肽(甘-谷氨酰胺、丙-谷氨酰胺)。③根据肠黏膜形态学的改变,木糖吸收试验的结果,调整肠道灌注饮食的组成与量。临床研究的结果示移植肠的结构和功能损害可在移植后2~4周恢复;营养素的吸收率以氨基酸为最高,其次是葡萄糖,脂肪最低。④由于肠道营养能促进肠黏膜细胞的生长与代偿功能,改善肠黏膜屏障功能,有利于防止肠道细菌易位,改善门静脉循环,加快肠功能的恢复,因此,肠功能有恢复时,应尽早给予肠道营养。

移植肠功能的恢复除需有良好的营养支持外,还应有质量好的供肠,控制排斥反应与感染。以往认为移植节段小肠(60cm)即可,现在多数作者主张做全小肠移植。需要时,还可同时移植部分结肠,以减少腹泻,改善肠功能。但有增加感染的危险。活体肠移植因受供肠的长度限制,近年来,已很少有采用者。

肠移植的急性排斥的诊断仍然有难点,瓜氨酸(citruline)由肠黏膜产生,血浆中的含量可作为一诊断指标,另一监测是内镜观察黏膜水肿、脆弱、肉芽样改变,发红,以至溃疡形成等。聚焦(Zoom)放大的内镜更为有效。

为使供肠的血液仍能按门静脉系统返回,供肠的肠系膜上静脉或门静脉多与受体肠系膜上静脉或门静脉吻合。理论上,门脉反流较体静脉反流更为合理。然而美国迈阿密(Miami)大学在35例单一小肠移植进行比较受者、移植物的生成率与肝功能均无差别,并认为有肝功能障碍的病人,体静脉反流较为合适以免来自肠道的内毒素进一步损害肝脏。由于肠黏膜活检仍是诊断排斥反应的主要依据,采取了供肠与残留受体肠吻合后,近端肠袢造口置管作灌食用,末端肠段外置造口作为观察窗的方法(图22-22),便于从造口部进行内镜检查及黏膜活检;待移植肠功能恢复后或认为急性排斥发生的可能性已较小时,再将造口关闭。这一术式为诊断排斥反应提供了可靠依据,缺点是有一外置肠造口,增加了肠液的丧失与管理的困难。结肠是否移植,较多作者持反对意见,由于结肠移植可增加感染的危险,同时,也增加了腹腔内无空间可容纳结肠的困难。

为了便于操作,近年有作者在供体与受体血管之间采用了血管间置(interposition)桥接的技术,提高了血管吻合的成功率与通畅率。

(黎介寿)

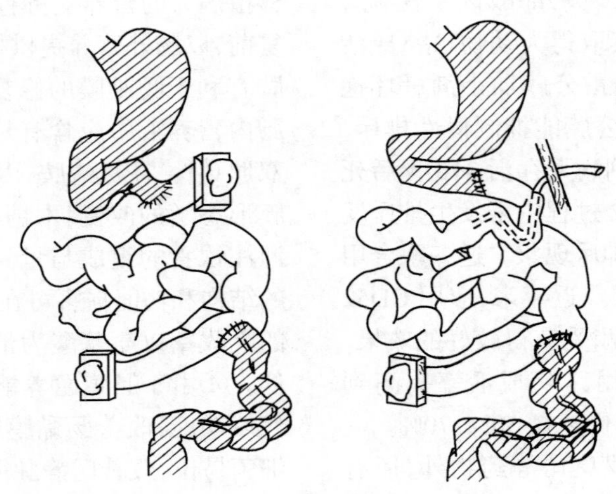

图 22-22　小肠移植术式示意图

第七节　脑组织、神经细胞及神经干细胞移植

脑组织、神经细胞及神经干细胞的基础与临床研究越来越受到关注，国内外有关这一课题的文献越来越多。目前从因特网上可查到几十万篇与中枢神经系统移植及神经修复相关的文献。脑内移植是指将脑组织、神经细胞及神经干细胞等移植物植入受体脑内，替代病损的神经细胞或胶质细胞，以重建神经环路或分泌神经递质，调控和修复中枢神经系统功能，从而达到治疗疾病的目的。从20世纪70年代胚胎脑组织移植研究开始直到当前，脑内移植已发展为神经组织细胞、干细胞及转基因干细胞等多个层次的研究。大量研究报道和文章提供的可信证据和结论使国内外许多神经科学家肯定了胚胎干细胞和成体干细胞移植再生所具有的潜能和神经功能的重建，并达成了共识。20世纪70年代，神经组织移植被认为是从病因学上治疗帕金森病有效的方法之一。但是由于受到供体来源、伦理道德、免疫排斥和移植物是否能长期存活等问题的影响，临床应用受到限制。从发病机制来看，神经细胞移植可以补偿多巴胺神经元和神经递质缺失，这是治疗帕金森病的根本疗法。许多科学家和研究人员为了绕开由于胚胎组织提取的伦理学问题，将自体细胞诱导为多功能干细胞。2010年斯坦福大学医学院研究人员绕过了诱导多功能干细胞用于治疗，直接将实验鼠的皮肤细胞转化成神经细胞。这些成果虽然仍处于试验阶段，但为细胞移植治疗帕金森病、阿尔茨海默病等中枢神经退行性疾病开拓了新思路和新对策。

一、神经细胞移植的发展史

早在1890年，美国生物学家Thompson首次将猫的大脑皮层植入成年动物脑内。1930年Ranso和1905年Saltykow所进行的动物实验分别观察了成年哺乳动物同种异体脑组织移植后的细胞学变化。1904年Clark等相继证明胚胎鼠脑组织作为移植物植入新生或成年鼠脑组织内，其移植物不但成活，而且在某种程度上分化和成长，并发现胚胎脑组织移植物与受体脑组织之间可建立传入纤维联系。1909年，Donson进行了哺乳动物的脊神经节移植研究。1917年Ponm报道，9~10天的新生大鼠大脑皮层移植后可获得10%的存活率。1969年Wenzel进行了小脑皮层的移植。1974年Das发现未成熟神经组织移植后在宿主体内可分化成熟。1979年Perlow报道移植胚脑组织能纠正大鼠黑质纹状体损毁所造成的行为异常。1982年瑞典的Backlund进行了首次脑内移植的临床尝试，2例晚期帕金森病病人接受了自体肾上腺髓质植入脑尾状核内并取得了明显疗效，开创了临床应用的先例。1987年，Sotelo报道小脑细胞和组织移植治疗遗传性共济失调。1988年美国国家卫生院(NIH)的Stevens等人，给癫痫鼠脑内杏仁核区移植含有γ-氨基丁酸(GABA)神经递质的神经组织后，该移植物可产生和释放的某些癫痫抑制因子，使动物模型癫痫阈提高，从而抑制癫痫发作。20世纪90年代神经干细胞被发现，实验性治疗中枢神经系统退行性病变如帕金森病、阿尔茨海默病、脑缺血和脊髓损伤等。1997年Shetty等报道，胚胎海马细胞移植可以保护癫痫模型的海马和CA3区锥体细胞。2001年Jamsed等综合报道干细胞移植治疗颞叶癫痫、脑缺血和脑外伤等实验研究取得的成果，并对临床应用和伦理学问题进行探讨。

Madrazo(1987、1990)报道进行自体肾上腺髓质或胎儿黑质组织脑内移植治疗42例帕金森病人并取得明显疗效。1990年第41届世界医学会批准了胚胎组织移植的报道。1991年Lindvall用PET证实胎儿黑质多巴胺神经元移植物在宿主脑内存活，使^{18}F荧光多巴胺含量增多。1996年美国FDA批准24例异种神经细胞移植治疗神经系统变性疾病研究，其中12例帕金森病，12例亨廷顿病。1998年美国匹兹堡大学采用脑细胞移植治疗脑卒中。

20世纪90年代干细胞移植发现后，近年来细胞移植治疗中枢神经系统损伤和变性疾病的研究已成为了热点。目前供体细胞主要包括胚胎或成体神经干细胞、骨髓间充质干细胞、人脐血干细胞、嗅鞘细胞、施万细胞等。大量的动物实验和少量临床治疗表明规范的细胞移植疗法治疗中枢神经系统退行性疾病、脑损伤、脑缺血、脊髓损伤等疾病能够改善神经功能并帮助神经组织修复。

干细胞是具有自我更新和定向分化能力的细胞。神经干细胞具有分化成神经元，胶质细胞，少突胶质细胞的潜能，并能有效的自我更新和对称性分裂为两个子细胞。干细胞的发现，改变了以往认为成年哺乳动物中枢神经系统的神经元不能再生的观念。

国内细胞移植的研究起步较晚，但发展迅速。1985年首都医科大学宣武医院张瓦诚等率先开展了自体肾上腺髓质移植治疗帕金森病。1986年复旦大学附属华山医院唐镇生、江澄川等报道同种异体胎脑移植治疗帕金森病。1987年脑组织和神经细胞移植的动物实验及临床应用研究，先后在北京、上海、山东、吉林、武汉、兰州、大连、苏州、昆明、黑龙江、福建、河南等地开展了相关研究。多数是处于试验研究和探索阶段，其中细胞移植治疗帕金森病的临床病例报道较多。

2004年林志国等应用海仁酸癫痫鼠模型，将神经干细胞移植后发现移植物抑制了苔状纤维发芽，移植组大鼠棘波频率及幅度减少。2005年刘利、杨富明等报道，海马干细胞移植治疗颞叶癫痫。2007年王晓霞、徐如祥等报道神经干细胞移植对受体癫痫鼠脑电生理功能具有改善作用。2008年张广慧、李卫华等研究表明细胞移植可以存活并可抑制海马齿状回苔状纤维生长。2010年。杨忠旭等报道认为神经干细胞移植后海马中的GABA含量增加。2010年吴杨、王玉平等报道，胚胎干细胞源性神经元移植对癫痫动物模型并未起到任何治疗作用。由此看来，实验结果还存在不同的结论，今后应深入和规范研究。基础研究及临床应用研究目前尚存在许多艰巨和复杂的问题和可能，还需要几代科学家的努力。

1989年美国两个实验室同时实现了人胚胎干细胞体外培养。1998年Ferrari报道，骨髓来源的干细胞可以诱导分化为肌肉组织，此后干细胞跨胚层分化的报道不断增加。由于成年干细胞与胚胎干细胞融合后可获得胚胎干细胞的生物学特性。因而科学家们为了避开伦理学争议而研究成体干细胞或自体干细胞移植。2006年发现成体干细胞在转入因子驱动下，可以去分化产生胚胎干细胞样的多能干细胞，即称之为诱导多能干细胞(induced pluriptotent stem cell，ips)。

国内2001年复旦大学附属华山医院朱剑虹、杨林等进行了大量的体外细胞培养和动物体内实验后，经医院伦理委员会同意进行了国内首例成体神经干细胞自体移植治疗脑损伤后遗症的实验研究。术后两年随访观察，正电子发射断层扫描(PET)显示病人移植区代谢明显增加。病人的神经功能明显恢复。

二、细胞移植的治疗原理

1. 脑内移植的免疫学特点　脑被认为是一个部分特殊免疫器官(immunological privileged site)。脑内移植的组织容易存活，这是由于脑组织缺乏淋巴系统。血-脑屏障将脑组织与免疫系统分隔，血清中的抗体和免疫活性细胞不能与脑内的抗原接触，故不易发生排斥反应。其二是胚胎移植物和神经干细胞抗原性较弱，故移植后易于在脑内存活。动物实验还表明，小的移植物不经微血管化，从脑脊液中就可获得充足的营养，故其存活率优于体积大的移植物。

2. 移植细胞的生物学特性　一般认为高度分化的神经细胞不能分裂再生，它的数目在胚胎发育期就已基本固定，若在出生后发生胞体损伤变性，则难以再生。然而Hopkins Dunn将出生后10天的幼鼠脑皮质组织植入同胎幼鼠的脑室内，发现植入脑内的移植物与脉络丛接触并形成血管网而存活。在创伤和其他条件诱导下，脑、脊神经和自主神经节中的神经细胞不仅可以进行有丝分裂或无丝分裂，而且神经细胞具有生长、分化和建立新的突触联系的能力。过去20年中，脑内移植再生的理论已应用于临床。移植后的神经组织在受体脑内可以存活、生长、分化并与神经组织形成突触联系。移植物不仅能同受体脑组织整合为一体，而且还能建立突触联系并具有电生理功能和神经内分泌功能。移植物是否存活与其体积大小、供体胎龄和受体年龄及移植部位相关。胚胎组织易于生长和分化，早期胚胎组织更容易存活，生长和发出更多神经纤维。脑内移植后的细胞可保持原有神经组织的特点，并有重组神经生长因子及神经内分泌功能。胚胎组织、神经细胞及神经干细胞还具有抗原性低、可塑性大和迁徙性的生物学特点。神经干细胞具有自我更新和多分化潜能的特点，在一定条件下可分化为神经细胞和神经胶质细胞。神经干细胞在植入脑内后，可迁移在宿主脑内的不同区域。目前通过体外诱导的方法可将神经干细胞分化成GABA能神经元，然后成功地植入大脑。实验证明经基因工程处理过的神经干细胞移植到大脑海马内，这种GABA能神经元释放的GABA递质可以控制和干扰颞叶癫痫电波的发放，从而抑制癫痫的发作，这为神经干细胞移植治疗颞叶癫痫展示了良好的前景。

大量实验证明将外源性神经干细胞或基因工程转基因神经干细胞植入到大脑一定部位后，可修复和替代受损神经细胞，并且能分泌促进干细胞增殖与存活的各种因子，因而可以重建神经细胞环路和改善中枢神经系统功能。综上所述，细胞移植对神经结构具有修复作用；细胞移植对兴奋和抑制失衡具有调节功能。移植的神经元和产生的神经递质GABA或多巴胺等对癫痫或帕金森病可产生治疗效应。这是脑内细胞移植治疗中枢神经系统变性疾病和癫痫的基本原理。

3. 促进脑组织和细胞移植存活的方法　实验证明，脑组织及神经细胞的低温保存，采用细胞保护液5%~10%二甲基亚砜（DMSO）和程控冻存器，将脑组织和细胞降至-100℃并移入-196℃液氮中长期保存后，可降低移植物的抗原性，从而提高移植细胞的成活率。将神经细胞及转基因细胞进行体外培养和扩增，然后进行移植，由于数量增多，可以提高存活率。测定受体和供体组织的相容性，减少免疫排斥反应发生。采用神经营养因子包括脑衍生神经营养因子、睫状神经元营养因子、表皮生长因子、成纤维细胞生长因子、白介素、神经白细胞素（NLK）等亦可促进移植的神经细胞和神经组织存活再生。

三、神经组织及神经干细胞移植的方法和途径

1. 脑立体定向移植的靶点途径　脑内胚胎组织和神经细胞移植一般采用组织块和细胞悬液两种方式进行。Backlund和Stenevi（1982）首创将细胞悬液定位注射到脑实质内并获得成功。学者们一致认为细胞悬液优于组织块移植。将胎脑悬液向脑组织内做多靶点或多处微量细胞悬液注射移植，比组织块移植能提供更多的细胞，简便有效，移植物更易存活。

2. 脑脊液途径　将移植物的细胞悬液注入脑室系统或蛛网膜下腔的脑脊液中而达到移植目的，以发挥治疗作用。有作者报道从胚胎鼠海马分离培养而来的神经球，通过第四脑室植入$T_{8\text{-}9}$节段脊髓损伤幼鼠脑脊液内，这些神经干细胞通过脑脊液运输到脊髓，贴附在受伤处软膜的表面，不仅可侵入神经根外，还广泛地迁徙侵入脊髓组织在宿主脊髓组织内存活长达8个月。在移植后的1~4个月内，移植的干细胞可分化为星形细胞，8个月后有些可分化为少突神经胶质细胞。免疫电子显微镜检查显示移植的干细胞可很好地与宿主神经组织整合，如同星形细胞一样包绕神经纤维，在神经根处移植的干细胞紧紧地包绕髓鞘纤维。

3. 血液途径　包括静脉途径和动脉途径。前者是经过静脉注入所移植的神经干细胞，使其移植细胞分布在更大的范围，又可避免手术损伤。动脉途径即通过动脉插管有选择地将所移植的细胞植入相应部位，可提高局部组织的移植物浓度，又避免了对脑、脊髓组织的损伤。经血液途径移植细胞数量多，并发症少。但是易受血液内成分和体液代谢因素及血-脑屏障的影响。有人报道通过动脉插管介入的方法进行干细胞移植有更好的疗效。

4. 帕金森病细胞移植治疗的适应证和禁忌证　适应证：①病人年龄应在65岁以下，无痴呆及精神障碍等并发症；②病人临床表现为震颤、强直、震颤-强直混合型，病情为Ⅲ、Ⅳ级病人；③初期服用抗帕金森病药有效，后期疗效下降并出现严重副作用者；④头颅CT无严重脑萎缩；⑤无严重其他脏器损害，肝肾功能正常；⑥病人及家属自愿并强

烈要求接受细胞移植手术。经伦理委员会和卫生行政部门批准方可施行。

禁忌证：严重心、肝、肾功能障碍、重度糖尿病、高血压和脑动脉硬化者；明显精神障碍病人；医学伦理委员会及卫生法规未予批准者。

四、神经细胞及神经干细胞移植研究的发展及前景

关于神经细胞和神经干细胞移植治疗帕金森病和其他中枢神经系统变性疾病，世界许多学者做了大量的实验研究和临床尝试。据1993年国外文献报道，胎儿脑组织移植治疗帕金森病已达300余例。移植物包括自体或异体肾上腺髓质和胚胎中脑黑质细胞、周围神经、神经节细胞、神经生长因子复合移植以及体外培养的神经干细胞等。临床试验治疗的疾病包括帕金森病、亨廷顿病、小脑萎缩、下丘脑损伤致中枢性尿崩症、垂体组织和细胞移植治疗垂体性侏儒和垂体功能减退症、小儿孤独症、低能儿、脑瘫、脊髓侧索硬化、脑外伤及脑血管疾病后遗症以及脊髓外伤性截瘫等。

采用酪氨酸羟化酶（tyrosine hydroxylase，TH）转染后基因修饰细胞进行脑内移植，为避免使用胎儿组织治疗帕金森病及其他中枢神经系统疾病提供了新的模式。酪氨酸羟化酶是多巴胺合成过程中的限速酶，TH把酪氨酸转变为左旋多巴（L-Dopa），左旋多巴在多巴脱羧酶的作用下形成多巴胺。帕金森病其脑内相应部位的TH活性显著降低，使多巴胺合成减少，从而出现震颤、多动及肌强直等症状。将外源正常TH基因导入细胞内再植入帕金森病病人脑内，TH可使存在的酪氨酸转变为左旋多巴，然后形成多巴胺，以达到治疗目的。

1995年唐镇生等报道，将人类酪氨酸羟化酶（hTH1）与逆转录酶病毒（LNSX）载体结合，构建成重组基因质粒LNSXHTH1，将重组基因质粒转染3T3细胞，使3T3细胞能表达TH；将TH基因修饰的3T3细胞植入脑内，10~15天后TH免疫组织化学显示阳性反应，用微透析法测得移植部位的左旋多巴和多巴胺含量显著升高，而且可以缓解帕金森病动物模型的病理行为。采用重组基因质粒直接移植至实验性帕金森病大鼠纹状体内，能使纹状体细胞表达出TH，从而获得合成和分泌多巴胺的功能，使其病理行为得到较长期的改善。2002年吴承远等报道，采用转基因工程技术将装载人类酪氨酸羟化酶（TH）基因的重组质粒，转染给人类神经母细胞瘤细胞系后，移植到帕金森病猴模型脑内，术后6个月仍可发现移植区的TH阳性细胞存活。哈尔滨医科大学附属第一医院采用重组人生长激素基因转染细胞移植动物实验表明该基因可持续表达2个月以上。

基因工程技术的发展为脑组织移植提供了广阔的前景。脑内移植基因治疗的关键是选取外源性目的基因，并导入受体组织或细胞使其顺利表达目的产物。理想的基因转移方法应具有安全性、高效性、特异性和可控性的特点。

由于分子生物学技术的迅速发展，外源性基因导入哺乳类动物细胞并进行克隆化基因表达，使细胞获得神经内分泌功能。这种外源性基因修饰细胞（genetically modified cells）可为脑内移植提供了来源丰富的供体。

1998年Thamson等报道人的胚胎干细胞（ES）起源于人的囊胚，从14个囊胚细胞内可分离出5个独立的细胞系。经持续培养5个月后，这些细胞可高度表达端粒酶活性并具有正常细胞染色体组型的表面标志物，这类胚胎干细胞具有多种可塑性，既可分化为造血干细胞，也可以分化为神经干细胞。在发育和成熟的中枢神经系统中均存在神经干细胞，但是人类成体神经干细胞在脑内的定位和如何定向诱导分化是目前研究的重点课题之一。在表皮生长因子（EGF）和碱性成纤维细胞因子（bFGF）调控和影响下，使神经始祖细胞不仅可以增殖，而且可表现出神经干细胞的特征，成为供体移植物，以替代目前伦理学方面有争议的胚胎组织的移植。

Brent和Reynolds等从大鼠胚胎的纹状体、脊髓、海马及人胚的前脑腹侧面组织分离和培养出神经前体及神经干细胞，通过^{3}H示踪技术和逆转录病毒介导技术证实成年哺乳动物、人类海马及室管膜下存在成体神经干细胞或干细胞的前体细胞。Peschanski等利用可以分化成GABA能神经元的成神经细胞治疗亨廷顿病；Vescovi等诱导神经干细胞分化为多巴胺神经元治疗帕金森病。目前异种细胞移植研究也在探索之中。

当前神经细胞、成体神经干细胞、诱导的多能干细胞、脐血干细胞、骨髓间充质干细胞等移植与基因转移（gene transfer）结合，是神经科学研究的热点，也是未来治疗疑难的中枢神经系统变性疾病最有希望的方法之一。

（吴承远）

参考文献

[1] BACKLUND E O, GRANBERG P O, HAMBERGER B, et al. Transplantation of adrenal medullary tissur to striatum in Parkinsonism, First clinical trials [J]. J Neurosurg, 1985, 62 (2): 169-173.

[2] MADRAZO J, LEON V, TORRES C, et al. Transplantation of fetal substantia nigra and adrenal medulla to the caudate nucleus in two patients with Parkinson' s disease [J]. N Engl J Med, 1988, 319 (6): 370-371.

[3] MADRAZO J, FRANCO BOURLAND R, OSTROSKY SOTIS F, et al. Neural transplantation (auto-adrenal, fetal nigral and fetal adrenal) in Parkinson' s disease: the Mexican experience [J]. Progr Brain Res, 1990, 82: 593-602.

[4] MACKAY R. Stem cells in the central nervous system [J]. Science, 1997, 276 (5309): 66-71.

[5] LINDVALL O, BRUNDIN P, WIDNDR H, et al. Grafts of fetal dopamine neurons survive and improve motor fiction in Parkinson' s disease [J]. Science, 1990 (4942), 247: 574-577.

[6] WU C Y, ZHOU M D, BAO X F, et al. The combined method of transplantation of foetal substantia nigra and stereotactic thalamotomy for Parkinson' s disease [J]. British Journal of Neurosurgery, 1994, 8 (6): 709-716.

[7] AUERBACH J M, EIDEN M V, MCKAY R D. Transplanted CNS stem cells form functional synapses in vivo [J]. European Journal of Neuroscience, 2000, 12 (5): 1696-1704.

[8] BJÖRKLUND A, OLLE LINDVALL. Cell replacement therapies for central nervous system disorders [J]. Nat Neurosci, 2000, 3 (6): 537-544.

[9] STEVENS J R, PHILLIPS I, FREED W J, et al. Cerebral transplants for seizure: preliminary results [J]. Epilepsia, 1988, 29 (6): 731-737.

[10] CHU K, KIM M, JUNG K H, et al. Human neural stem cell transplantation reduces spontaneous recurrent seizures following pilocarpine-induced status epilepticus in adult rats [J]. Brain Res, 2004, 1023 (2): 213-221.

[11] GUTTINGER M, FEDELE D, KOCH P, et al. Suppression of kindled seizures by paracrine adenosine release from stem cell-derived brain implants [J]. Epilepsia, 2005, 46 (8): 1162-1169.

[12] ZAMAN V, SHETTY A K. Fetal hippocampal CA3 cell grafts enriched with fibroblast growth factor-2 exhibit enhanced neuronal intergration into the lesioned aging rat hippocampus in kainate model of temporal lobe epilepsy [J]. Hippocampus, 2003, 13 (5): 618-632.

[13] THOMPSON K W. Genetically engineered cells with regulatable GABA production can affect after discharges and behavioral seizures after transplantation into the dentate gyrus [J]. Neuroscience, 2005, 133 (4): 1029-1037.

[14] SHETLY A K, TURNER D A. Fetal hippocampal cells graftel to Kainate lesioned CA3 region of adult hippocampus, supppress aberrant supragranular spouting of host mossy fibers Exp [J]. Neurol, 1997, 143 (2):231-245.

[15] NISHIDA A, TAKAHASHI M, TAIHARA H, et al. Incorporation and differentiation of hippocampus-derived neural stem cells transplanted in injury adult rat retina [J]. Invest Ophthalmol Vis Sci, 2000, 41 (3): 4268-4274.

[16] JAMES S G. Stem cell grafting for epilepsy: clinical promise and ethical concerns [J]. Epilepsy Behavior, 2001, 5 (5): 438-445.

[17] SONG H J, STEVENS C F, GAGE F H. Neural stem cells from adult hippocampus develop essential properties of functional CNS neurons [J]. Nat Neurosci, 2002, 5 (5): 438-445.

[18] WU C Y, BAO X F, ZHANG C, et al. Fetal Tissue Grafts For Cerebellar atrophy [J]. Chinese J of Med, 1991, 14 (3): 198-203.

[19] 应其龙，江澄川，唐镇生. 基因修饰细胞在脑内移植研究中的应用 [J]. 临床神经科学，1995, 3 (4): 41-44.

[20] 徐群渊. 神经干细胞及其在脑修复中的可能应用 [J]. 中国神经科学杂志，1999, 15 (2): 156-163.

[21] 吴承远，王建刚，杨扬，等. TH 基因修饰细胞脑内移植治疗猴帕金森病的实验研究 [J]. 中华神经外科杂志，2002, 18 (1): 26-29.

[22] 赵继宗. 微创神经外科学 [M]. 2 版. 北京：人民卫生出版社，2008: 627-628.

[23] 刘宗惠. 实用立体定向及功能性神经外科学 [M]. 北京：人民军医出版社，2006: 613-625.

[24] 吴承远. 脑内移植 [M]. 济南：山东科技出版社，1993: 128-259.

[25] 汪业汉，吴承远. 立体定向神经外科手术学 [M]. 北京：人民卫生出版社，2005: 162-169.

[26] 薛德麟. 中枢神经系统组织及细胞移植的现状 [J]. 中华器官移植杂志，1999, 1 (1): 5.

[27] 吴承远，王建刚，杨扬，等. 小脑移植的基础与临床研究 [J]. 中华器官移植杂志，1999, 1: 16-17.

[28] 魏东光，吴承远，辛华，等. 神经干细胞的体外扩增及移植应用 [J]. 中华器官移植杂志，2001, 2: 58-59.

[29] 张瓦诚．自体肾上腺髓质移植治疗震颤麻痹的长期疗效观察 [J]. 中华外科杂志，1992, 30 (1): 355.

[30] 易声禹．吴承远脑组织移植 [M] 北京：人民卫生出版社，1993: 328-333.

[31] 林志国，沈红，王晓峰，等．大鼠海马干细胞移植治疗颞叶癫痫的初步研究 [J]. 立体定向和功能性神经外科杂志，2001, 17 (1): 39-44.

[32] 刘利，林志国，沈红，等．海马干细胞移植对癫痫鼠苔状纤维发芽抑制作用的研究 [J]. 中华神经外科杂志，2005, 21 (8): 475-477.

[33] 吴承远，孟凡刚．胚胎干细胞的培养 // 赵继宗．微创神经外科学 [M]. 北京：人民卫生出版社，2005: 709-743.

[34] 杨忠旭，栾国明．神经干细胞的定向分化调控及治疗颞叶癫痫 [J]. 立体定向和功能神经外科杂志，2003, 16 (2): 105-107.

[35] 王丽，王桂松．脂肪干细胞转化神经元移植对大鼠颞叶癫痫发作的影响 [J]. 上海交通大学学报（医学版），2008, 28 (4): 388-391.

[36] 杨忠旭，张颖．神经干细胞治疗颞叶癫痫的近期效果研究 [J]. 中华神经外科疾病研究杂志，2010, 9 (4): 304-307.

[37] 王晓霞，徐如祥．骨髓基质干细胞的诱导分化及其治疗癫痫的实验研究 [J]. 中国组织化学与细胞化学杂志，2007, 16 (6): 637-642.

[38] 徐国卫，许虹，王廷华，等．GEP 转基因骨髓基质干细胞移植对癫痫鼠脑中的影响 [J]. 中华神经外科杂志，2007, 6 (3): 203-206.

[39] 吴杨，杨丛林，王玉平，等．胚胎干细胞源性神经元移植治疗癫痫的初步动物试验研究 [J]. 中国医学工程，2010, 18 (4): 17-20.

[40] 吴承远，刘玉光，王建刚，等．神经细胞及转基因细胞脑内移植的基础及临床研究 [J]. 中华医学杂志，2002,(82) 7: 440-444.

第八节　其他器官移植

一、腹部器官簇移植

随着手术技术和免疫抑制治疗手段的改进，各种不同的单个器官移植的效果不断提高，为多器官联合移植奠定了良好的基础。20 世纪 80 年代末，发展了腹部器官簇移植（cluster transplantation）的新术式。使多个器官受累，仅移植一个器官无法治愈者获得了治疗的可能，临床器官移植的水平达到一个新的高度。

虽然在此以前也有各种器官联合移植的报道，如胰 - 肾、肝 - 心、肝 - 肾、肝 - 心 - 肺等的联合移植。这些移植只是在同一受者，同时或分期施行几个完全独立的经典移植术。腹部器官簇移植是另一种新的不同概念，指的是多个器官保持原有的解剖关系的多脏器整块（en bloc viscera）的移植，整块切取后仍保持原有解剖关系，所有器官仅有一个总的血管蒂，也有就是一蒂多脏器移植。移植时只需吻合血管蒂中的血管主干，所有移植的器官均能恢复血供。器官簇移植简化了手术步骤，虽然包含有肝、胰、胃十二指肠及小肠等，但只需吻合腔静脉和主动脉以及胃肠道远近端。比起这些器官的单独移植，血管吻合数量少，且口径大，吻合易成功，同时完全避免了单器官移植时其他结构的重建。目前腹部器官簇移植基本不再采用全腹腔脏器移植，只保留尽量少的必需器官，如以肝脏为中心的肝 - 胰、肝 - 小肠或肝 - 胰 - 小肠联合移植。

目前以肝胰为中心的器官簇移植适应证是上腹部脏器的恶性肿瘤如胰、十二指肠、胆道及胆囊等部位的恶性肿瘤合并肝转移；或者原发性肝癌向下侵犯。肝小肠移植的主要适应证是短肠综合征合并肝衰竭。由于肝小肠联合移植时移植的肝可以保护和减轻小肠的排斥反应，明显提高小肠移植的效果，所以短肠综合征不伴肝功能损害也可施行肝小肠移植。

该手术的创伤严重，移植术后主要应防止多器官功能衰竭，移植肝功能的恢复对受者其他器官功能的恢复起着关键的作用，此外因恶性肿瘤接受器官簇移植，肿瘤复发影响受者的长期存活。

二、造血干细胞移植

造血干细胞移植（hemotapoietic stem cell transplantation，HSCT）是指将同种或自体的造血干细胞植入到受者体内，使其造血功能及免疫功能重建，达到治疗某些恶性或非恶性疾病的目的。造血干细胞（hemotapoietic stem cell）具有自我复制及分化功能，不仅存在于骨髓，而且在外周血、脐血亦有造血干细胞存在。

根据造血干细胞来源的不同，HSCT 可分为骨髓移植、外周血干细胞和脐血移植等。根据供者来源不同分为自体和同种异体（包括同基因和异基因）HSCT两类。同基因HSCT指同卵孪生同胞间的移植，异基因HSCT又再分为亲缘和非亲缘HSCT。主要适应证是急性白血病、慢性白血病、再生障碍性贫血、严重联合免疫缺陷病（SCID）等。受者年龄一般不超过50岁。

术前需用超大剂量的化疗对受者进行预处理，再行HSCT。与肾、肝、心等实质器官移植相比，异基因造血干细胞移植更易发生排斥反应，而一旦供者造血干细胞植活后又可发生移植物抗宿主病（GVHD），故供、受者间必须进行严格的组织配型。至2009年底全球已行200 000余例HSCT，最长有功能存活38年。2009年，中国异基因移植总数为1 500例，年异基因移植超过20例的单位约20家。由于对骨髓移植生物学的进一步研究，使异基因骨髓移植的成功率提高，而GVHD下降。

三、其他器官移植

甲状旁腺同种移植治疗甲状旁腺功能低下症，如医源性甲状旁腺功能低下、特发性甲状旁腺功能低下以及迪乔治综合征。

吻合血管的同种肾上腺移植术用于治疗Addison病等肾上腺功能低下者，近期疗效均满意。

此外，还开展了脾脏和脾细胞移植治疗血友病甲；睾丸移植和睾丸Leydig细胞治疗无睾丸症和男性性功能低下症；脑组织移植和肾上腺髓质分别治疗帕金森病和某些脑细胞受损如小脑萎缩和偏瘫等（详见本章第七节）；胸腺移植治疗重症肌无力等。

上述器官移植开展的规模较小，病例也少，目前仍处在临床探索或试用阶段。

（陈 实）

第九节 异种移植

在器官移植的初期尝试阶段，就试图将动物的器官移植给人，但均告失败。近10余年来，由于器官移植发展迅速，可供移植的人体器官来源越显匮乏，而且无论如何设法开发人体器官的来源还是非常有限，所以科学家们被激起重新研究动物器官用于人类器官移植的兴趣。此外，由于对异种移植排斥反应机制的更深入研究以及其他相关学科如免疫学、分子生物学和基因工程学等的迅速发展，积极探索动物器官用于人体器官移植成为可能。

一、异种移植的分类

异种移植（xenotransplantation）是指将某一种属个体的器官、组织或细胞移植到另一种属个体的某一部位。WHO曾将临床异种移植定义为将动物器官（组织或细胞）移植或输入人体的治疗方法。但随着技术的发展，对这种传统的定义又开始出现异议。美国公共卫生局将临床异种移植从两方面定义为：①将非人的动物活细胞、组织或器官移植、植入或灌注进入人类受者；②或者人的体液、细胞、组织或器官在体外与活的非人动物的细胞、组织或器官进行接触，此定义包含了在异种移植的所有操作中使用的活质。

1970年Calne首次提出经典的异种移植分类法，其主要依据供受者种族遗传背景差异程度和是否存在针对供者的天然抗体分为协调性（concordant）和非协调性（discordant）异种移植两大类。协调性异种移植在种系发生较近的种属间进行，存活以日计，如灵长类之间的猩猩器官移植给人、啮齿类之间的大鼠与小鼠间的器官移植等；非协调性异种移植则在种系发生较远的种属间进行，排斥反应以分钟或小时计，常导致超急性排斥反应，如猪与人、豚鼠与大鼠间的器官移植等。

经过多年的研究和比较，目前科学家们比较一致的倾向是选择猪作为今后有希望供应人器官移植的来源。其原因是：①猪的器官大小及其生理功能比较接近人，多年以来猪某些器官或组织提取的产物如胰岛素、垂体素等就用于人类疾病的治疗，使用猪的胰岛细胞移植给人也取得初步的疗效；②对猪的培育、繁殖和品种改良已有非常丰富的经验和基础；③对猪源性人兽共患疾病已开展了大量的研究，而且还在深入研究中；④使用猪作为移植供者，能避免像使用其他非人灵长类动物所面临的动物保护等问题。

二、异种移植排斥反应机制

体液排斥反应是异种移植后所面临主要免疫学难题，其表现为两种形式：超急性排斥反应和延迟性排斥反应。超急性排斥反应是目前异种移植的首要障碍。移植物恢复血供后，受者异种天然抗体首先接触靶细胞——供者内皮细胞(异种抗原)后，进一步结合、激活补体，引起供者内皮细胞活化，进行性的内皮细胞活化及损伤可以促进血小板凝集，产生纤维蛋白，诱导中性粒细胞附壁，对血浆蛋白和血细胞的通透性增加。猪血管内皮细胞表面存在人天然抗体特异识别的异种抗原主要是Galα1，3Gal(α-Gal)，如果能使猪的血管内皮细胞不再表达α-Gal，将可能是一个最终解决异种超急性排斥反应的方法之一，所以正在尝试敲除该抗原基因。除了抗体外，受者补体在异种移植超急性排斥反应中起关键作用，补体激活是超急性排斥反应发生的基本步骤。使用眼镜蛇毒因子CVF或可溶性补体受体1(sCR1)抑制补体，可阻止超急性排斥反应。通过各种基因工程的手段对猪的某些基因进行修饰，使猪有可能作为人体异种移植的供者。现在已经获得的转人补体调节蛋白(CRP)基因猪，实验证明能够抑制猪器官移植给非人灵长类的超急性排斥反应，并基本达到临床可接受的要求。今后还可能进一步通过基因工程的各种手段针对异种排斥反应的其他有关主要因素修饰猪。

因此，如何克服随之而来的其他免疫学障碍，已引起人们的广泛关注。急性血管性排斥反应又称延迟性异种排斥反应正是横亘于超急性排斥反应之后的又一屏障，其排斥反应机制与超急性排斥反应迥异，且参与的因素更多，除异种反应性抗体及补体外。一旦成功跨越这一屏障，异种移植还可能面临细胞介导的排斥反应，这将有望从人们所熟知的同种移植领域得到大量借鉴。今后的研究主要集中于内皮细胞的基因操作，以期达到移植物长期存活，诱导“适应”乃至免疫耐受，同时加强和深入对B细胞及抗体在排斥反应中的作用的研究，尝试用不同亚型的异种抗原特异性抗体诱导“适应”亦有一定的实际意义。

除了免疫学不相容性导致异种移植排斥反应外，异种移植中尚存在其他一些值得重视的天然障碍，包括在生物进化过程中形成的如解剖、生理生化及代谢等多个方面的差异性。人兽共患疾病和一些未知病毒可能在人体内致病也是不可忽视的重要问题。所以异种移植仍有许多目前尚不清楚或暂时无法解决的诸多问题，但由于分子生物学、基因工程技术的发展，随着转基因猪和$\alpha_{1,3}$GalT基因敲除猪的陆续出现和不断改进，21世纪异种移植有可能给器官移植带来根本性的变革。

(陈 实)

第二十三章
显微外科技术

外科医师借助于手术显微镜的放大，使用精细的显微手术器械和缝合材料，对较小的组织进行精细的手术，称为显微外科手术。因此，显微外科是一项基本技术。最早使用手术显微镜进行手术的是耳鼻咽喉科医师。1921 年瑞典的 Nylen 与 Holmgren 首先用放大镜与双目手术显微镜为耳硬化病人进行内耳手术。直至 1960 年 Jacobson 才在手术显微镜下缝合外径 1.6~3.2mm 的细小血管并获得较高的通畅率。1963 年我国上海的陈中伟和钱允庆等，接活了一个完全断离的前臂，在世界医学史上首先报道了断肢再植的临床经验。1967 年 Komatsu 报道完全断离的手指再植成功。从 1966 年以来，我国医务人员将再植技术应用于治疗上肢的恶性肿瘤，对患有肿瘤的上肢进行段截与再植；对于断离的肢体不能进行原位再植时，将断指、断足与拇指移位再植于另一个残端上，以达到较好的功能恢复。此外，尚有头皮、嘴唇、阴茎等再植成功的报道。

在组织移植方面，1973 年美国 Daniel 和我国杨东岳分别介绍了腹股沟部游离皮瓣移植成功的经验。这样，显微外科就进入大块或综合组织移植的阶段，使整形外科中传统的皮瓣移植术面临很大的改革。随着显微外科技术不断地改进，目前显微手术在外科领域中已广泛开展，总的说有两方面：首先是各种吻合血管的组织移植，包括大网膜、肠段、肌肉、骨、关节及皮与皮下脂肪组织的移植。其次为显微外科在临床各科的开展，包括心血管外科、脑外科、泌尿科、妇产科、淋巴管外科等方面。随着现代科学的发展、器械的改进和外科医师的实践，它的应用范围必将不断扩大。

第一节　手术显微镜和显微外科器械、缝合材料

（一）手术显微镜和手术放大镜

手术显微镜与手术放大镜是显微外科的关键设备。一般的显微镜不能适应手术的需要，因其放大倍数过高，工作距离，即物镜与观察目标之间的距离太短，无法进行手术操作，而且没有专门照明光源，特别是在小而深的手术野中进行操作。手术用的显微镜应具备以下要求：

1. 显微镜的放大倍率在 10 倍左右，最好能在 6~25 倍变换，以满足不同的放大需要。

2. 具有较长的工作距离，一般为 200mm 左右，深部手术则要求更大些，多在 275mm 左右，最长可达 400mm。

3. 具有足够亮度的照明光源。由于所用光源较强，且手术时间往往比较长，因此，在照明光线的路径上应装有能滤除红外线的聚光器或隔热玻片，以免因过热而灼伤组织。

4. 放大后的影像必须是正立体像，才能产生空间的位置感而便于进行手术操作，因此，必须有两个目镜以不同角度观察物体。

5. 手术多需有助手配合，故应有两组双目显微镜以供主刀和助手之用。助手显微镜所见到的手术野应与主刀显微镜的视场合一。

6. 目镜应能进行分别的视度调节和瞳孔间距调节，以适应不同的视度和瞳孔间距。

7. 显微镜应装于合适的支架上，使能以适当角度对所需部位进行观察，且不妨碍手术操作。

随着手术显微镜的不断发展，结构上多趋于自动化，用足控代替手控，使用更为便利。另外，还增加了摄影、电视等各种附加装置，可满足示教、记录等各方面需要。如对放大倍数要求不高，或没有条件应用手术显微镜，例如在巡回医疗中，可以应用光学放大镜来补充视力的不足。一般多应用眼镜式或额带式放大镜，有的还连有照明光源。

每一手术者都要用两个目镜同时观察，所得的放大像才能是立体的，简称双目式。按照能同时参加手术人数的多少，而有单人双目式、双人双目式和三人双目式等几种手术显微镜。

单人双目手术显微镜是手术显微镜中最基本的型式。光源经聚光镜和直角棱镜后通过显微镜的大物镜照明手术野。从手术野反射回来的物体影像经过变倍望远镜、望远物镜和屋脊棱镜后被目镜放大成为正的立体像(图 23-1)。此种光路结构也是双人双目手术显微镜的基本结构。

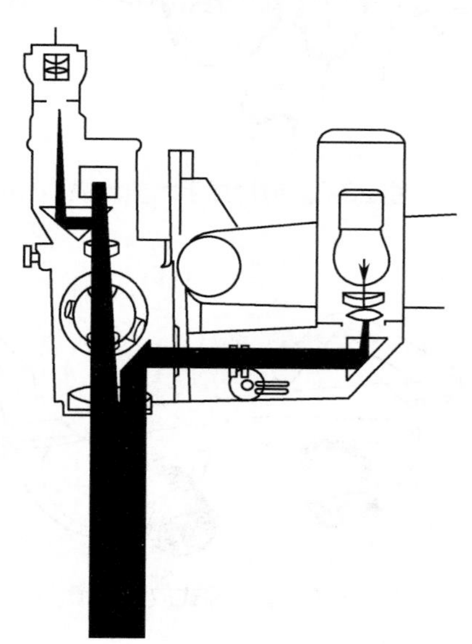

图 23-1　单人双目手术显微镜的光路结构

双人双目手术显微镜实际上系由两台各有两个小物镜的单人双目手术显微镜所组成(图 23-2)，如照明灯泡(5)发出的光线，经聚光透镜(6)、隔热玻片(7)和反射棱镜(8)，通过滤光镜(11)照射于手术野中。从手术野反射回来的光线经过物镜(1)、半五角棱镜(2)、复合棱镜(3)，造成一个缩小 0.9 倍的正像，位于目镜的像平面上，此像再被目镜(4)放大 10 倍，使人眼见到的为放大 9 倍的立体正像。此种光路结构的优点为成像质量较高，立体感较强；缺点为连续变倍困难，不能变换物镜，摄影、电视或示教镜须另加接一条光路，光线经物镜(1a)、棱镜(9)和反射镜(10)，成像于像面(12)上，供摄影等用(图 23-2)。

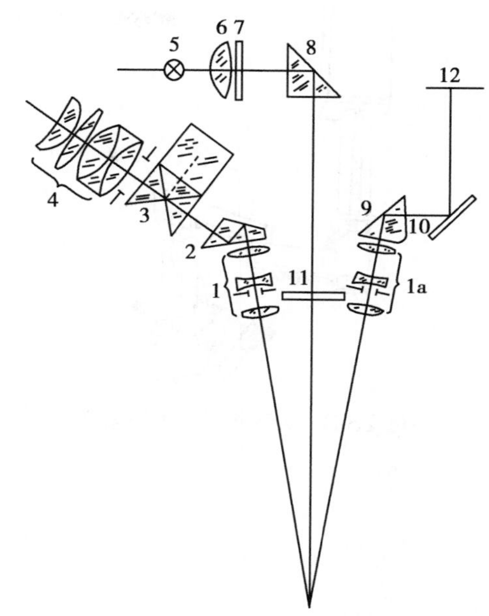

图 23-2　双人双目手术显微镜的光路结构示意图

根据固定手术显微镜的支架系统，可以将手术显微镜分成通用式、电动升降式、电动液压升降式、固定式、携带式以及平衡式数种，可根据需要和条件来选择。

1. 通用式手术显微镜　该型手术显微镜通过 2~3 节短横臂固定于立柱上，立柱的底部为一 T 形或 Y 形的底座。底座下有轮，可以推动，有的还加装刹车装置，使在静止时能保持稳定。手术者可以通过调节手轮使手术显微镜作左右、上下及水平三个平面的转动，手术者便能根据手术需要从不同方向进行观察。

2. 电动升降式手术显微镜　系通过电动机使显微镜能在立柱上用足控制自动升降。由于应用了足控开关，使手术者不必用手或通过别人即能任意进行调焦。

3. 固定式手术显微镜　对于在固定地方进行手术者，可以应用固定式的支架。目前的固定式支架有天花板式(图 23-3)、墙式(图 23-4)、桌式(图 23-5)和立柜式等数种。天花板式由于其回旋范围较大，且没有立柱和底座的妨碍，使用时更为方便。其他几种型式则多属简便型的单人双目手术显微镜。

4. 携带式手术显微镜　一般多为单人双目手术显微镜，通过数节带有弹簧的金属臂，临时固定

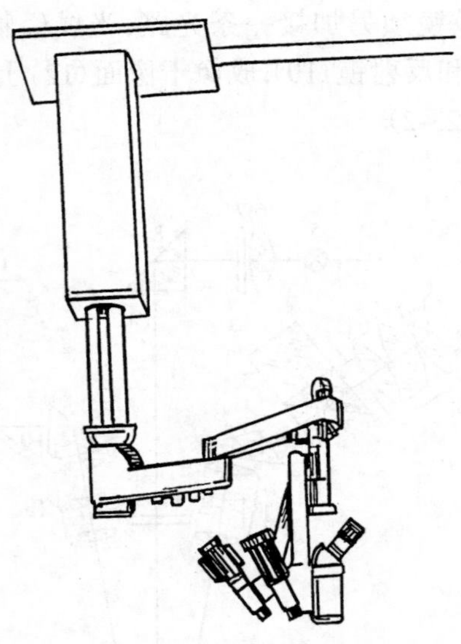
图 23-3 天花板式手术显微镜

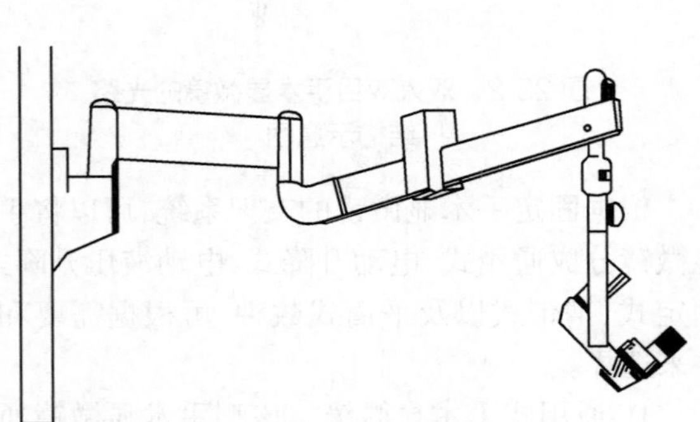
图 23-4 墙式手术显微镜

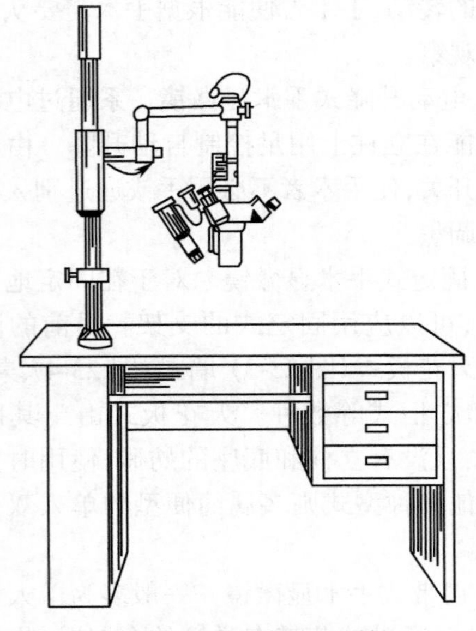
图 23-5 桌式手术显微镜

于手术桌上。此种显微镜便于携带,体积小巧,结构简单,重量亦轻。如需助手协助手术,可用两台同样的显微镜。

目前,临床上较常用的手术放大镜大致有以下几种。

(1) 镜片式手术放大镜(图 23-6):将一块长方形的有机玻璃片,磨成相连的两块放大倍数相同的放大镜,附装于手术者平时使用的眼镜的前方。此种放大镜的放大倍数较小,一般不超过 2 倍。手术结束后即可将镜片自眼镜取下。

(2) 望远镜式手术放大镜(图 23-7):系由一块凹透镜和一块凸透镜所组成,犹如 Galilio 望远镜。此种放大眼镜可通过眼镜旁的横杆来调节瞳距,物镜还可以旋进或旋出进行调节,以适应不同的屈光度,同时还可改变其放大倍数。

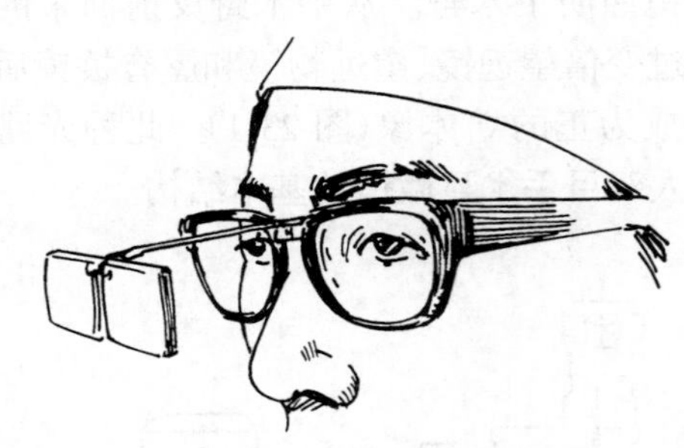
图 23-6 镜片式手术放大镜

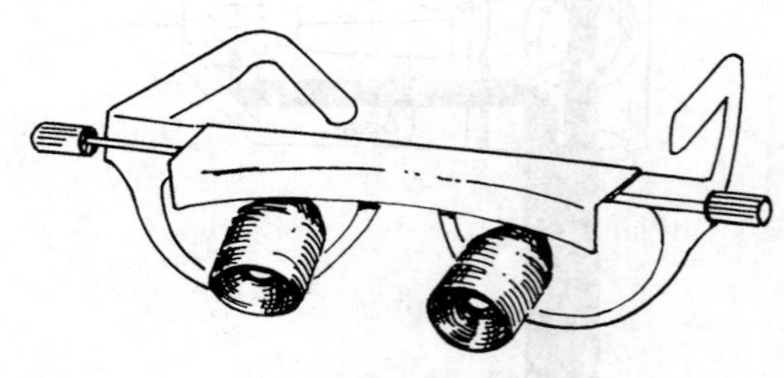
图 23-7 望远镜式放大眼镜

(3) 额带式手术放大镜:便于耳鼻咽喉科使用,还有带照明光源的额带式手术放大镜。

(二) 显微外科器械

由于应用了手术显微镜,外科医师的视野从宏观进入微观世界,使微小的组织看得更清楚。所以,要求我们必须具备一套特殊的适合显微镜下操作的精细工具。目前上海市售的为上海手术器械厂设计的产品,有 SSW-1 型与 SSW-3 型两种,1 型适用于初学者,3 型比较精细、完整,适于临床应用。还有 SSW-4 型更为精细,适用于淋巴管外科。

常用显微外科器械有：

1. 镊子 镊子是显微外科中最重要的工具，可以利用镊子对微小组织进行分离、提取组织、夹持细线便于打结，也可将镊子尖插入血管腔内，撑开血管便于进针。因此，镊子尖端必须很精细。镊子的尖端有直的，也有弯成45°角的。直显微镊尖宽有0.3mm和0.15mm两种。还有一种尖端有平台状结构的，更易于夹持组织。尖端极为精细的显微镊其精确度更高，可以伸入细小的血管腔内，作血管撑开器之用，便利于进针缝合，使用比较理想(图23-8)。

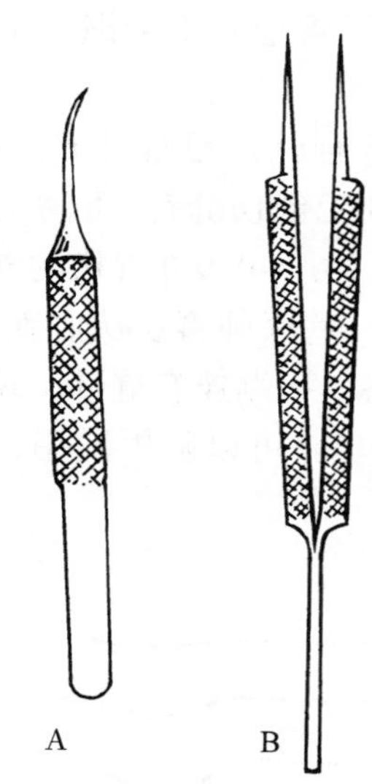

图23-8 显微镊

A. 圆柄直血管镊；B. 圆柄弯血管镊

也可以采用钟表匠使用的珠宝镊，这种器械质量粗糙，但大致上符合要求，价格便宜是其优点，适宜于初学者使用。

2. 剪刀 显微剪刀为弹簧式，头部有弯、直两种，弯的剪刀便于分离组织及游离血管，如需剪线或修平血管残端，只需要具有弹簧柄的直剪(图23-9)。另有一种可夹小片保安刀片的刀夹，夹住小片刀片，用以切割神经残端的神经瘤。

3. 持针器 显微持针器为圆柄、弹簧式持针器，咬合面不能有齿，长度为14cm，头部也有弯、直之别，弯的适合应用于较深部位的缝合，也有在柄部添加了扣锁装置，可以稳固地夹住缝合，便于传递器械，但开锁时会产生振动，有些医师不甚喜欢。

另有一种特殊设计器械，将剪刀与持针器集中于一个器械，尖端部分为持针器，可以夹持缝针，稍后部位为剪刀。

4. 血管夹 种类颇多，适合于各种不同口径的血管。对直径2mm以上的血管，市售的血管

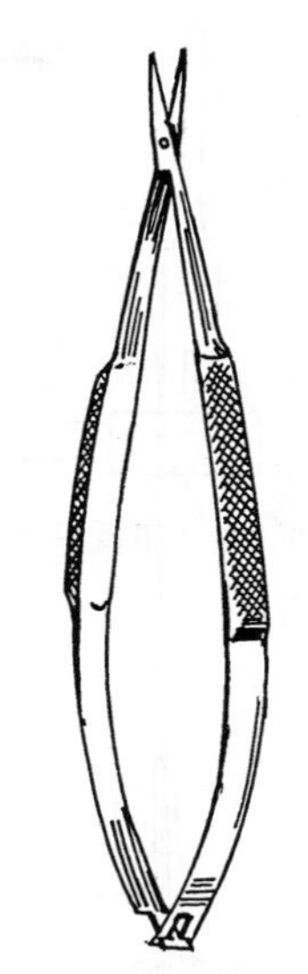

图23-9 弹簧式显微剪刀

夹有下列数种。Ⅰ型微血管夹的尾部装有螺旋及弹簧，螺旋装置可供调节夹持的压力，一般在离尖端1mm，二叶张开1mm时，其压力为15~25g。为了增加夹持力而不易滑脱，夹的前端内侧面有细齿，前部宽度为1mm。在夹子尾部之一叶，有一方孔，可穿入一方杆，利用杆上的摩擦力，可使两夹靠拢而固定，以减轻血管吻合处的张力(图23-10)。Ⅱ型血管夹尾部无弹簧，而另用一条旋动杆套在方头螺丝上转动，以控制血管夹前部的开合(图23-11)。Ⅲ型血管夹使用最广泛，体积小，后部的圆孔可利用克氏钢针作为滑动杆，使两血管夹靠拢。使用也很方便。目前有三种规格，053号夹持力为8~11g，052号为28~35g，080号为45~55g(图23-12)。

5. 反压器 缝合小血管时，特别在由外向内进针，如能用反压器推压血管腔，既利于缝合，又可避免缝到对侧血管壁。较大的血管在缝合时，也可用镊子来代替反压器。

6. 微型血管钳 头尖、弹性好，便于分离组织与钳夹血管之用，有弯、直两种。

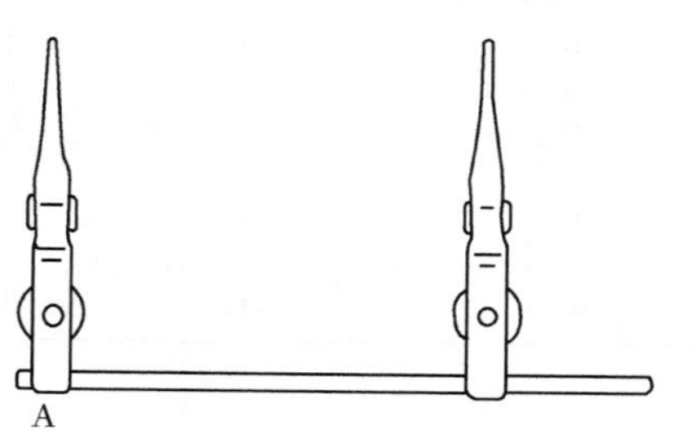

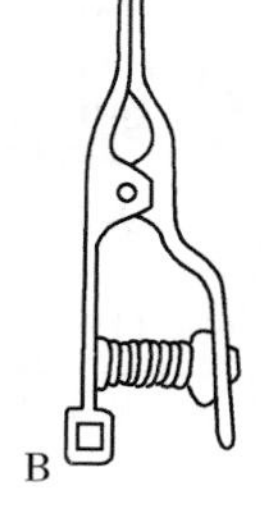

图23-10 血管夹Ⅰ型

A. 正面；B. 侧面

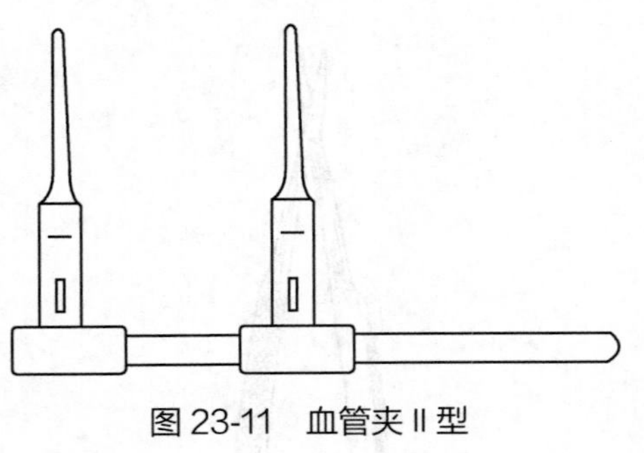

图 23-11 血管夹Ⅱ型

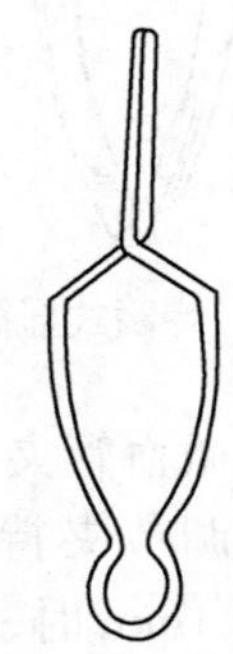

图 23-12 血管夹Ⅲ型

7. 血管冲洗固定器 用于冲洗时，针头插入血管腔，固定血管壁，可以避免冲洗时液体倒流。固定器前部有大小不同圆孔，适合固定不同口径的血管。在固定时应尽量靠近血管边缘，在吻合时，此段被钳夹的血管必须切除。

8. 冲洗针头 适合冲洗不同口径血管的冲洗针头，尖端必须平滑，不能损伤血管内膜。使用时套上细口径的硅橡胶管，以利于各种方向的冲洗。

9. 双极电凝器 一般的单极电凝，产生较广的热的损伤面，而双极电凝的优点是，它产生的热只有在两瓣镊子尖端的很小一个空间，因此，对组织破坏范围很小，不会有热的扩散，特别对主要血管旁的小分支出血点止血更为适宜，不致引起主要血管的损伤。

(三) 显微缝合材料

适用于显微外科的缝合材料为缝线的一端连针的无损伤缝针。缝针的弧度有1/2、3/8和1/4三种，其中以3/8的最常用。缝针的体部其截断面为圆形，尖端可为圆形、V形、三角形或梯形。有刃的容易通过组织，便于缝合，但也不宜过于尖锐。缝针的尾部没有孔，利用特种工艺方法，将单丝尼龙线衔接在针尾，要求衔接处光滑匀称，口径一致，缝线通过管壁后不会遗留下一个较大的孔隙。

上海医用缝合针厂已能生产7-0、8-0、9-0和11-0四种规格的无创伤缝针，可满足一般显微外科缝合的需要。7-0、8-0、9-0规格的缝线两端皆连有缝针，适用于一些医师喜欢从血管腔内进针(表23-1)。11-0规格仅一端连有缝针。现各种规格缝线都经过灭菌包装，可以随拆随用，十分方便(图23-13)。

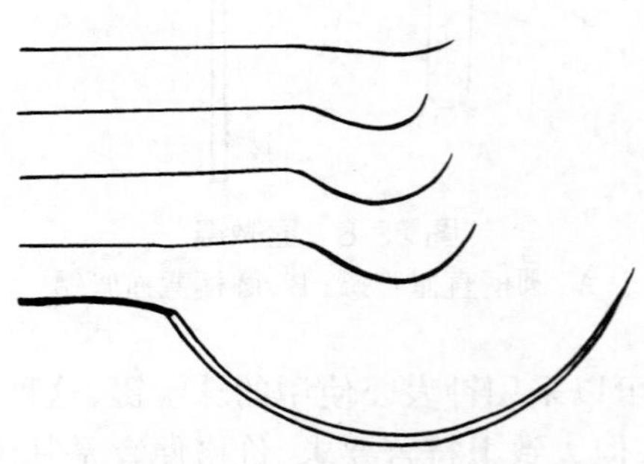

图 23-13 无创伤缝合针

从下至上为:6-0、7-0、8-0、9-0及11-0

表 23-1 显微外科缝合材料一览表

针			线			
规格	直径 /mm	长度 /mm	种类	直径 /mm	拉力 /g	长度 /m
7-0	0.2	6	尼龙单丝	0.06 ± 0.02	50	0.3
8-0	0.2	6	尼龙单丝	0.05 ± 0.01	50	0.3
9-0	0.1	5	尼龙单丝	0.04 ± 0.01	25	0.3
11-0	0.07	4	尼龙单丝	0.018 ± 0.004	10	0.1

(陈中伟 张光健)

第二节 基本技术的训练

训练显微外科的基本技术必须在显微外科实验室内进行，并有专人指导。也可以采用举办学习班的形式，但学习班维持时间一般不会超过1周，所以只能在学习班内接受入门的训练，正规的和持久性训练仍须在实验室内完成。

学员进入实验室后，首先向其介绍显微外科实验史与操作规程，并采用视听教育，放映缝合血管的幻灯片和手术示范共4小时。接着讲解基本规则，显微镜与手术器械的应用，身体、手与眼的位置，并应用1mm口径硅胶管及9-0缝线进行缝合，以训练眼手配合共约4小时。

开始练习时，在视野较小和视物放大的条件下，加上细小器械的操作，练习者可因情绪紧张或不习惯，手在操作时发生抖动。另一原因是手术者两上肢的位置不合适与用力不当。为了避免手的抖动，术者应首先消除紧张情绪。手术者的肘部、腕部与环指和小指应靠在手术台上，作为支撑点，用拇指、示指、中指握器械操作，不像在肉眼条件下操作时动作幅度大，多用前臂和腕部的力量操作。因为显微镜的放大，要求操作幅度与所用力量按放大倍数缩小，一般不应该过多地用腕力或肘部力量。经过一个时期的训练，都能适应。

显微镜下视物与肉眼下视物一样，必须清晰和有立体感。但一个人两眼视力有时有差异，同时瞳孔间距也不相等，如忽视这些情况，操作时常可出现复视或视物模糊。因此，两眼有视力差异者，要求术前先调整目镜或配镜矫正，至视物清晰和有立体感为止。此外，应注意将目镜间的距离按术者瞳孔间距调整，以消除复视。还有一种情况，有些人喜用单眼看手术显微镜，这样视力往往缺乏立体感，影响操作准确，因此，训练使用双眼看目镜，达到视物清晰有立体感，务必使手和眼在显微镜下密切配合，得心应手，动作协调，才能使组织对合严密，缝合精确。

用于基本技术训练的器械不必太多，其中持针器与镊子是显微器械中最常用和最重要的器械。在显微镜下，它们代替人们双手的动作，一般术者右手拿持针器，左手拿镊子。持针器的主要用途是夹针、拔针与打结，运用持针器尖端1mm部分夹持，操作最方便。持针器应夹在针的中后1/3的部位(图23-14)。持针部位偏前，便不能缝合两端血管壁；持针于尾部，则针的方向不稳，容易弯曲和折断。训练手指主要是拇指、示指、中指的三指协同操作，握持针器应像执笔式，夹于拇指、示指之间，放在中指上(图23-15)。镊子主要是分离组织，并协助进针与出针，夹线打结，使用时动作要轻柔，不要损伤血管壁及其他重要组织。夹线时力量要恰当，否则容易损坏缝线，或引起线的滑脱与断裂。持针器与镊子的协同动作是在显微镜下打结。打结是缝合中最多的动作，每缝合1针要打3个结。要养成在镜下及时找到缝合针线，而不要每缝合1针，就得离开目镜找针1次，这样不但费时，同时也容易引起眼睛疲劳。可采用下列两种方法找针：一种所谓顺式找针，即每缝合1针后，手术者应将针放在视野内，在缝合下1针时，可直接找到，但针放的位置应不妨碍打结的操作；另一种是所谓逆式找针，即手术者在缝合1针后，如针拉出视野，而未放在视野内，在打好3个结，剪线后，应用镊子夹住缝线的尾部牵拉，使线在持针器口中滑移(图23-16)，找到针后，用持针器夹住。这样手术者两眼可以在不移开目镜的条件下连续操作，节省缝合时间，缩短整个手术过程。要达到这一点，必须经过刻苦的训练。

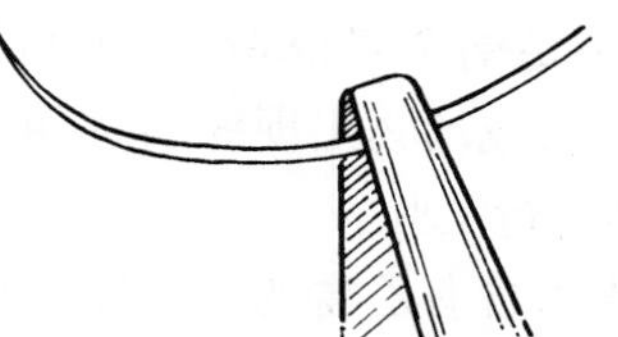

图23-14 持针器夹针部位在中、后1/3的交界处

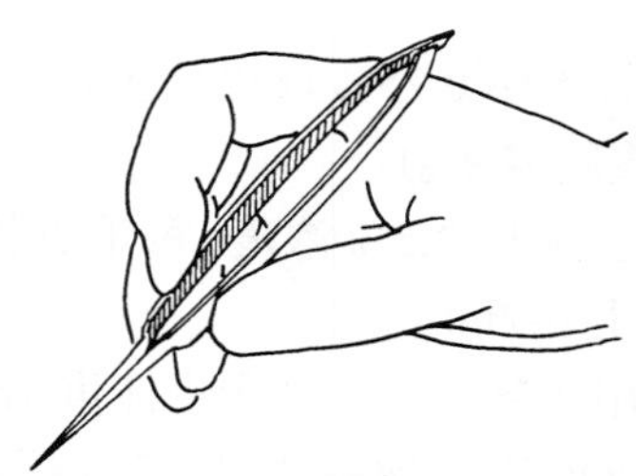

图23-15 执笔式握持针器

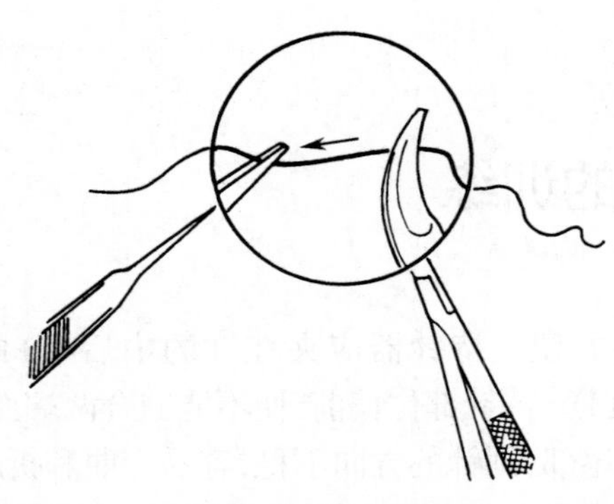

图 23-16 逆行法持针

在克服了手指颤抖以后，便可开始在显微镜下缝合小血管和神经的练习，可选取适当的实验动物练习，也可取动物的单个组织，如小血管、神经等，作游离组织离体缝合练习。

常用的实验动物有猪、狗、猴、猫、兔、大白鼠等。大白鼠价格低廉，饲养简便，是训练显微外科技术的首选实验动物。可选用大白鼠的尾动脉、股动脉、股静脉、颈动脉和颈静脉，这些血管的口径都在 1mm 左右，都可作为小血管的缝合练习。

在缝合小血管与神经时，实验动物应给予麻醉，以防止躁动。

(1) 硫喷妥钠进行静脉内、腹腔内或肌注麻醉，一般剂量如下。

大白鼠：采用 0.25% 硫喷妥钠溶液，每 100g 体重 1ml，腹腔内注射。

大白兔：采用 1.25% 硫喷妥钠溶液，每千克体重 2ml，静注，术前加地西泮 5mg（加倍稀释），肌注或静注。

狗：采用 2.5% 硫喷妥钠溶液，每千克体重 1ml，静注，如果手术时间较长，术中可以适当加量。

上述硫喷妥钠全身麻醉，一般可维持 2~3 小时，当麻醉消失，或动物出现躁动时，可加用给药量的 1/2 量继续进行实验。

大白鼠投入含有乙醚的大口玻璃瓶中诱导，另备用 3cm 直径，8cm 长度的圆筒，内放含乙醚的棉球，在手术需要时吸入片刻。

(2) 戊巴比妥钠（或异戊巴比妥钠）的剂量如下：

大白鼠：采用 0.25% 戊巴比妥钠溶液，每 100g 体重 1ml，腹腔内注射。

大白兔：采用 2.5% 浓度，每千克体重 1ml，静注，另加肌注 1~2ml。

狗：采用 2.5% 浓度，每千克体重 1ml，静注。

(3) 异戊巴比妥钠用法、用量及配制浓度均与戊巴比妥钠同，但前者麻醉诱导期较长。

以上麻醉常见的意外是呼吸抑制，不及时抢救则易死亡，抢救的方法首先行人工呼吸，同时注射贝美格解毒，贝美格是中枢神经兴奋药，其功能是专用于巴比妥类药物中毒的解毒药。大白鼠仍行腹腔注射，一次 2~3ml（0.25% 贝美格），家兔静脉注射，一次 10ml 左右；狗亦静脉注射，一次 10~20ml 左右。如未苏醒，还可再次照上述药量静脉注射，大白鼠乙醚麻醉时可用稀释 1 倍的二甲弗林 2ml（含药 4mg）腹腔注射。

抓住老鼠尾巴的尖端，将鼠身放在平滑的台板上，待它安静时，用左手抓住颈背部皮肤，将鼠身抬起，离开桌面，右手拿注射器，将麻醉剂注入腹腔后把大白鼠放在一个缸或笼内，几分钟后入睡。

将鼠四腿朝天背放台子或板上，如能保持此位置不挣扎，则认为达到麻醉要求，可开始在手术部位脱毛，一般采用硫化钡溶液脱毛，脱毛后用温水冲洗两次，用纱布吸干水分后待手术用。

手术中动物可能会出现躁动，影响操作，因此动物的固定极为重要。可根据不同动物与实验部位的要求，设计适当的固定架。实验动物为大白鼠时，可自制大白鼠固定板。固定板的面积为 15cm × 25cm，或 20cm × 30cm，厚度 1cm，板的前后各钉两枚钉子，左右各钉四枚钉子。使用时将大白鼠放在木板当中，四肢用橡皮筋固定于板旁的钉子上，头尾亦固定。

如选用大白兔为实验动物做兔耳再植，可用兔耳再植的固定架，该固定架有 3 条与底座相连的不锈钢针，分别固定在家兔颞骨与上颌门齿间（图 23-17）。

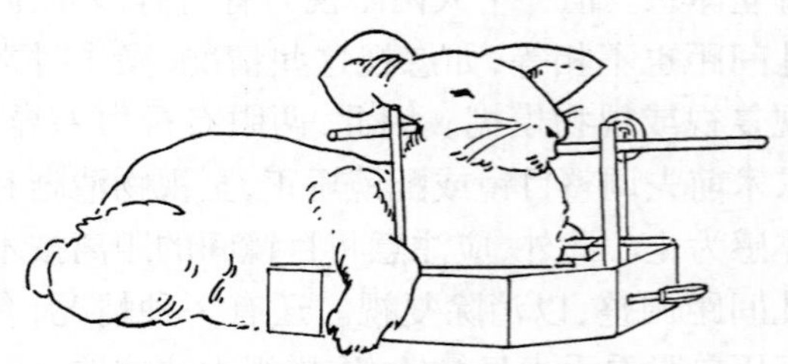

图 23-17 兔耳再植术固定架

动物固定就绪后即可开始血管缝合技术的操作，可以选用下列不同类型的动物实验模型。

1. 大白鼠的尾动脉 一般选用体重为 150~250g 的大白鼠，经过麻醉，固定于特制的木板上，特别注意尾部固定必须妥善。自会阴部起至尾根部用硫化钡溶液脱毛，苯扎氯铵酊溶液行皮肤灭菌。在尾根部作纵向或舌瓣状切口，显露出尾血管鞘，在显微镜下纵向切开血管鞘，即可看到尾动脉及其两根伴行静脉。尾血管鞘为比较坚强的结缔组织，但由于尾动脉分支很少，切开鞘时一般不会出血。注意接近尾根部有一小分支，不要误伤。如果损伤后出血量一般不多，可在镜下结扎或稍加压片刻，出血会自行停止。尾动脉在尾根部的口径为0.5~0.6mm，愈向远端，口径渐小，可达0.3mm。尾动脉分支少，可以游离一长段做血管吻合操练，并可以反复多次缝接，应用11-0无创伤缝线，一般缝合6针已足够，具体操作详见本章"显微外科缝合技术"一节。

2. 大白鼠的股动脉　一般选用体重为150~250g的大白鼠，经过麻醉，固定于木板上，自脐以下踝以上的腹面用硫化钡溶液脱毛，苯扎氯铵酊溶液行皮肤灭菌，自脐孔至耻骨联合中点开始弧形向外达小腿内侧中段切开皮肤与皮下组织，即可在大腿内侧显露股部的血管、神经束，其排列自上而下为神经、动脉、静脉，在手术显微镜放大10倍条件下，用血管镊沿纵轴方向分离血管神经鞘，该部鞘膜为疏松结缔组织形成，颇易剥离，有的作者为避免在剥离时损伤血管，有采用消毒棉签分离血管鞘者；显露的范围可自腹股沟韧带向外侧达膝内侧，该段股动脉分支甚少，在中上1/3处往往有一条股深动脉向深侧分出，必要时可予结扎。股动脉的直径为0.6~0.9mm，是进行动脉缝合训练的良好部位，左右两侧均可进行缝合练习，应用11-0或9-0无创伤针线一般缝合6针即可。

3. 大白鼠的颈动脉　术前准备与大白鼠股动脉的准备相似。自颏下至胸骨体作正中切口，切断胸锁乳突肌，将胸骨舌骨肌及胸骨矢状肌切断或向内侧牵开，于气管旁颈动脉鞘内分出颈总动脉，该段颈总动脉没有大的分支，其直径约为0.8~1.2mm，其管壁略厚于大白鼠的股动脉，也是进行动脉缝合训练的良好部位。

4. 兔耳再植的模型　采用体重约2~3kg的大耳白兔，经麻醉、脱毛、固定后，在耳根距头颅1.5~2cm处做V形皮肤切口，其尖端向近侧位于中央动脉处，其主要的血管神经的排列由后向前为后边缘静脉、中央神经、中央动脉、中央静脉、前边缘静脉（图23-18）。在放大10倍的手术显微镜下分出血管、神经，并予切断，然后在相应的平面横断兔耳的软骨与内侧的皮肤，使兔耳完全断离。再植时，先将内侧皮瓣与软骨进行分离，约0.5cm，将软骨重叠0.4cm，用0号丝线褥式缝合固定4~5针。先缝合后边缘静脉，其直径约为1~1.5mm，为兔耳最大的静脉，一般用11-0无创伤针线间断缝合8针；中央神经缝合2针；又缝合中央静脉，其直径约为1mm，缝合6~8针；再缝合中央动脉，其直径约为0.5~0.7mm，一般间断缝合6针。这样，如血管缝合良好，放去止血夹，再植兔耳的血液循环重建，兔耳即由苍白转为红润，血管网充盈明显。如果静脉回流理想，则前边缘静脉可结扎不做缝合。最后缝合皮肤，这是进行断手指再植技术训练的良好模型。

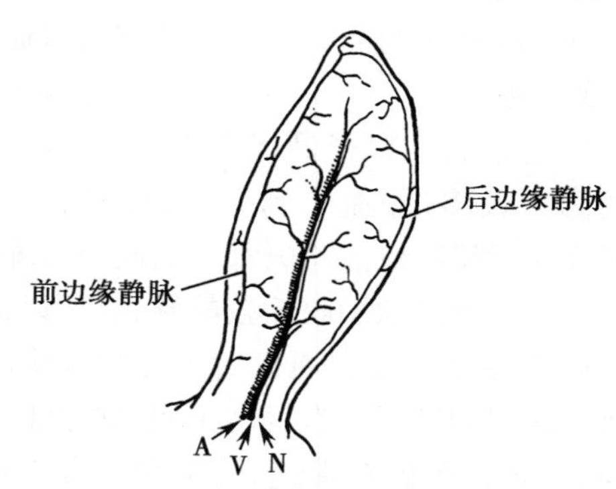

图23-18　兔耳的血管、神经分布

通过上述动物模型的显微外科技术训练，如能熟练掌握，在临床上对单项组织或复合组织的移植、断手指与断肢的再植，已具备必要的显微外科操作的技术基础。

（陈中伟　张光健）

第三节　显微外科的缝合技术

显微外科的缝合技术主要包括小血管、神经、淋巴管、导管和肌腱的缝接。Jacobson首先在手术显微镜下进行小血管缝合。1960年他与Suarez报道在放大25倍的手术显微镜下缝合26条血管，其直径16~32mm，获得100%的通畅率。这一成功经验引起外科医师很大的重视，从而促使不少学者在显微镜下进行直径1mm左右的鼠、兔或狗的小血管的缝合实验，小血管的缝合技术逐渐成熟，这在显微外科中是一大进展，为近年来单一或综合组织的游离移植奠定了必要的技术基础。1964年Smith等又把显微缝合技术推广应用于周围神经的缝合，包括神经束的缝合。Millesi又应用束膜缝合技术进行束间神经的自身移植，治疗正中神经与尺神经断裂，获得满意疗效。1969 年 Yamada 成功地缝通狗的淋巴管与静脉。显微外科的缝合技术还可应用于其他管道，如输精管、输卵管、输尿管以及胰管等的缝合。由于看得清楚、缝合精确，通畅率亦远比肉眼下缝接的高得多。

一、显微血管缝合

(一) 缝合原则

1. 缝接的血管必须是正常的血管　在实验外科中动物的血管都是正常的，所以吻合后通畅率高。而创伤所引起的血管断裂，缝合前必须将损伤的那一段血管彻底切除，如内膜断裂或不光滑，血管壁血肿、中层破裂等都必须切除，不然即使缝合精确，亦会导致血栓形成。

2. 血流是正常的　动脉的近心端应有一定压力的血液喷出，其远侧管腔内没有血块及其他阻塞因素。静脉的近段如注入肝素盐水应没有阻力，其远侧端应有静脉血回流。不然即使吻合口通畅，但血流还是不畅。

3. 缝合血管的口径最好是相似的　影响血管口径的因素较多，如血管剥离受到的创伤、寒冷、缺乏充盈或断裂后血液流失都可引起血管缩小，使口径变小。一般动脉的收缩较静脉大，所以血管口径的测量应在血管缝合通血后才比较准确。如果血管两个断端的口径仅有轻度不同，如小于直径的 1/5~1/4，一般仍可做对端缝合，唯在缝合前将口径较小的断端轻度扩张即行，或在缝合两针后将两根线向相反方向轻轻牵开，轻度的口径不一致多能代偿，以后再缝合其余各针。如口径的不一致，小于其直径的 1/4~1/3，宜将口径较小的血管断端沿其纵轴方向做 45° 斜向切断以增大其口径，再行对端缝合。如断端口径的不一致超过其直径的 1/2，则宜行端 - 侧缝合。

4. 缝合的血管应有适当的张力　血管断裂后，往往向两侧回缩。缝合前应将两端试拉在一起，看缝合后血管的张力是否合适。张力过大，容易引起吻合口漏血；而血管过长没有张力又可以影响血流。

5. 注意无损伤血管缝合技术　在显微外科的操作中，手术医师的每一个动作必须细致轻柔。在提拿血管时，不可以用镊子夹住管壁，只能用尖头镊轻轻提住血管外膜。并应避免将尖锐性器械进入管腔或将塑料管用力插入血管腔进行冲洗，这样容易损伤血管内膜。无损伤技术的另一层意义是指操作必须精确，包括每一个提吊、分离、修剪、进针、打结等应该在看准后，很稳当地一次完成，不要一下不行，再来重做，甚至重复数次，就难免增加血管的创伤而影响缝合质量。

6. 针距与边距　血管缝合时，各针的间隔距离即针距，各进针点与血管断端边缘之间的距离即边距。应按血管的口径、管壁的厚薄与管腔内血压而异。一般口径大，管壁厚，管腔的血压较低则针距可以稍大些。而口径小，管壁薄，血压较高的则针距应稍小些。如小动脉直径为 1mm，通常缝合 8 针即可，其针距约为 0.3mm，而边距约为 0.2mm。静脉的血压低，针距可以稍大，亦不致漏血。但由于静脉壁薄，边距可以稍大些。进针时应注意将其内膜面外翻，务使打结后静脉远近侧断端的内膜面良好对合好。一般直径 1mm 的小静脉缝合 6 针即可。

(二) 小血管的缝合技术

具体操作可分对端缝合与端 - 侧缝合两大类：

1. 对端缝合

(1) 放置止血夹与背衬：止血夹放置的方向应与血管纵轴垂直。其位置最好能离开断端约 4~5mm、如安放位置与断端过近容易滑脱，还会使缝针和手术器械与止血夹相碰而影响操作。以后在血管深侧衬入一片约 1cm × 1cm 的淡黄色或淡蓝色硅胶薄膜作为背衬。

(2) 外膜旁膜的修剪：邻近血管断口的外膜旁膜需修除，以免在缝合打结时带入管腔而导致血栓形成。细小血管可用血管镊将外膜旁膜夹住牵向断侧，使外膜旁膜尽量拉出，这样就可以用剪刀将过长的外膜旁膜整齐地剪去，其操作方法很像包皮环切，故也称外膜旁膜环切（图 23-19）。环切后可用血管镊将外膜旁膜切缘捋向止血夹，这样断口的中层与内膜就能清晰可见。

(3) 断口的冲洗与扩张：断端的血管腔如有血液或血块存在，可用肝素盐水（每 100ml 生理盐水内含 12.5mg 肝素）经注射器的平头针或小的硅橡胶管冲洗干净。静脉的管壁很薄，如没有血液充盈，前后壁即贴在一起。为辨认静脉管腔，可用肝素盐水冲洗断面使管壁张开，管腔就容易显示。动脉的断端在没有充盈的情况下，多有不同程度的痉挛，严重者管腔几乎消失，为便于自外膜进针，可用血管镊准确插入血管腔轻柔扩张，但其扩张的程度不宜超过原口径，不然容易损伤内膜，待缝合 2 针后，只要将缝线向反方向轻轻牵开，即可使痉挛的断口扩张。

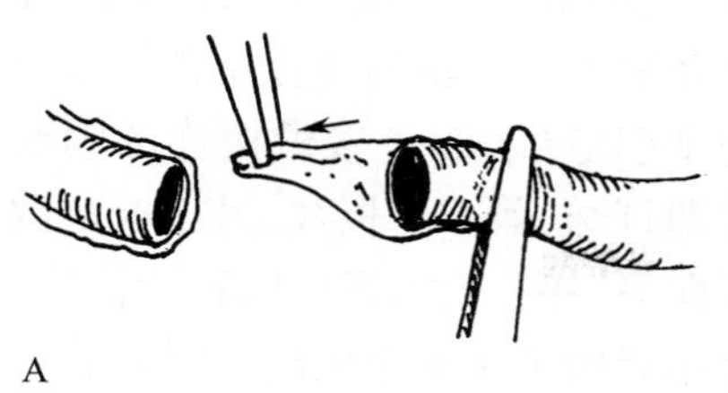
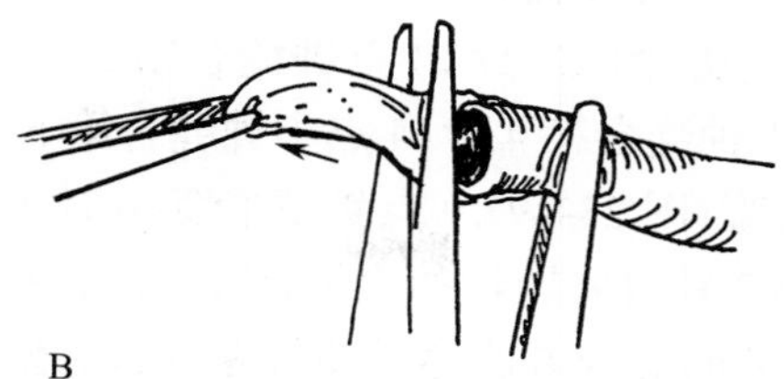

图 23-19 外膜旁膜的修剪方法

A. 拉出外膜旁膜；B. 整齐剪断

(4) 进针的方法：进针的方向应与针的纵轴平行，不然会引起针体弯曲甚至折断。针刺入时，除按所需部位看准针距与边距外，应尽量使缝针与血管壁垂直，最好不要小于 60°。如进针方向与血管壁呈锐角，将增加针在管壁的途径，从而增加中层与内膜的创伤，另外亦增加缝针进出血管壁的阻力，打结时由于缝线圈内所包括的外膜、中层多于内膜，往往引起吻合口血管壁内翻与内膜面对合不良。反之如缝线圈内所包括的内膜较多，则打结后吻合口的血管壁有轻度外翻，内膜就能良好对合。针尖进入血管腔后应即将缝针转向水平。缝针一般先从右侧由外向管腔进针，经断口，以后自左侧管腔由内向外出针，同时用左手血管镊进行反压(图 23-20)。由外向内缝时，可用尖头镊伸向血管腔进行反压，使缝针自镊头尖间出来。由内向外缝时，则用镊边反压或夹住外膜进行反压(图 23-21)。每一次进针必须透过半透明的血管壁看清楚针尖，勿使其带住深侧的血管壁。如有怀疑，可将握住的缝针在管腔内轻微地横向移动，看缝针在血管腔内是否游离无牵连，或将缝针保留在血管壁中按血管纵轴方向将血管翻转 180°，移动缝针细心察看血管后壁是否被缝带住而随缝针活动(图 23-22)。一旦发现缝针带住对侧血管壁，必须将缝针退出带住处，重新进针。待进针准确后，用持针器握住针头，按针的弧度将缝针向右抽出。

(5) 缝合的顺序：血管的对端缝合一般先缝合前壁，以后将血管夹翻转 180° 缝合后壁。缝合顺序有以下几种。① 180° 缝合法：如以直径 1mm 的小血管分别缝合 6 针与 8 针为例，缝合 6 针者，先将血管的外膜提起，如以断口按钟面数字指示时间计算，先于 12 点钟缝 1 针(见图 23-20)，以后在相对的 6 点钟缝合 1 针(见图 23-21)，2 点钟缝合第 3 针(图 23-23)，4 点钟缝合第 4 针(图 23-24)，翻转血管，8 点钟缝合第 5 针(图 23-25)，10 点钟缝合

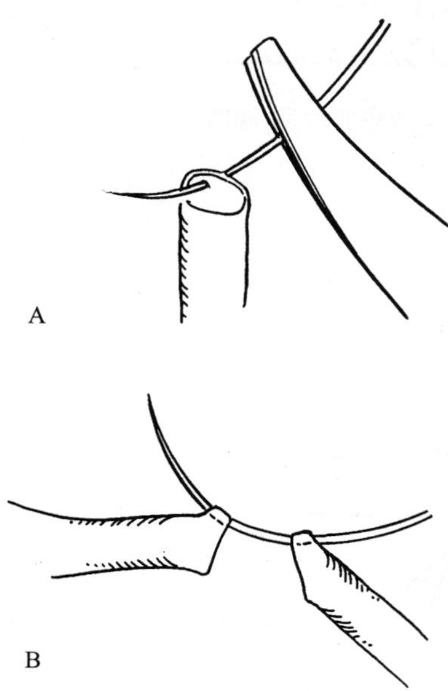

图 23-20 缝合第 1 针

A. 由外向内穿过血管壁；

B. 由内向外穿过另一侧血管壁

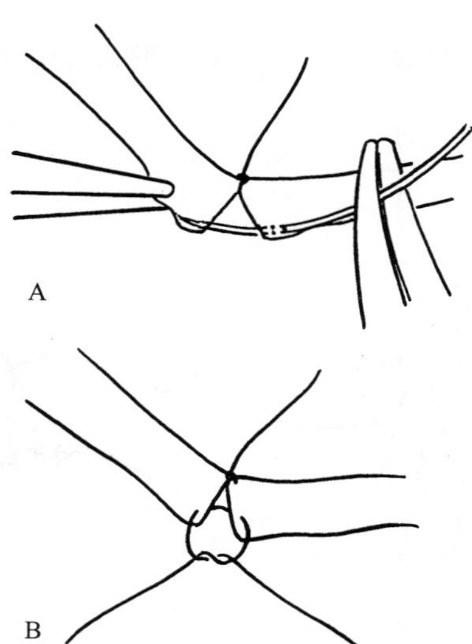

图 23-21 缝合第 2 针

A. 同样方法相隔 180° 进针；

B. 结扎第 2 针

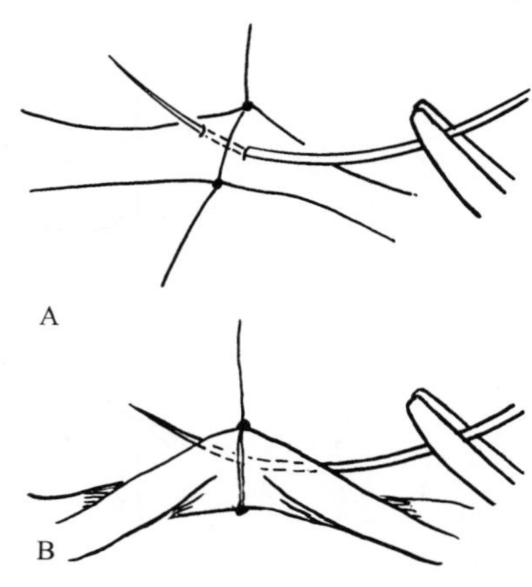

图 23-22 检查缝针是否带住血管后壁的方法

A. 保留缝针在血管前壁；

B. 翻转 180° 看清楚缝针没有带住后壁

最后1针，放去血管夹通血（图23-26）。缝合8针者，第1、2针同上法（图23-27），3点钟缝合第3针（图23-28），1点半钟缝合第4针，4点半钟缝合第5针，以后翻转血管（图23-29），9点钟缝合第6针，7点半钟缝合第7针，10点半钟缝合最后1针（图23-30）。这种等分的缝合方法容易使针距一致，减少渗漏或补针（图23-31）。② Cobbett 120° 缝合法：2点钟缝合第1针，接着6点钟缝合1针，以后依次缝合4点、10点、12点与8点钟各1针（图23-32），Cobbett的方法优点是不容易缝住对侧血管壁。③ Fujino连接的间断缝合法：1975年Fujino等介绍了一种新的缝合血管技术，没有两个反方向的牵引缝线，而直接做接连的间断缝合，即每缝1针即打结，剪去1根线，另1根留做牵引线，由助手牵向另一侧，使术者可以看清管腔。依次逐针缝合，打结后留下1根牵引线，并将前一次缝合的牵引线剪去，挨次完成血管缝合（图23-33）。这种缝合方法可以使缝合侧血管壁与对侧血管壁分开，在缝合时不至于将后面血管壁带入。Fujino法只适用于口径一致的血管做对端缝合，在缝合时还须准确地

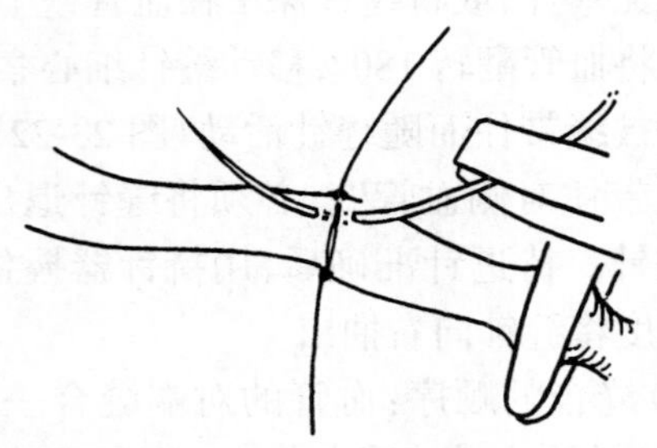
图23-23 第3针（即2点的一针）

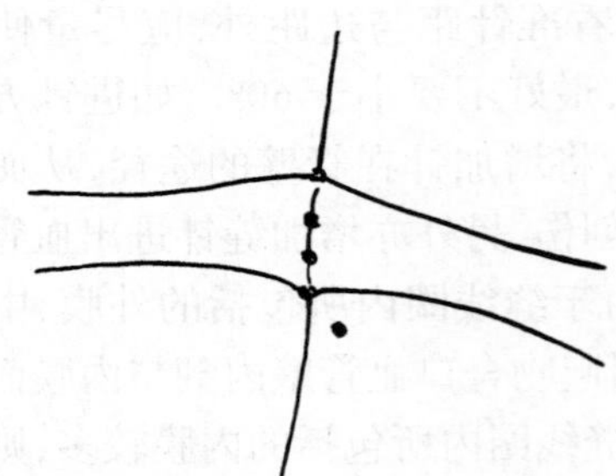
图23-24 第4针，前壁缝合完毕

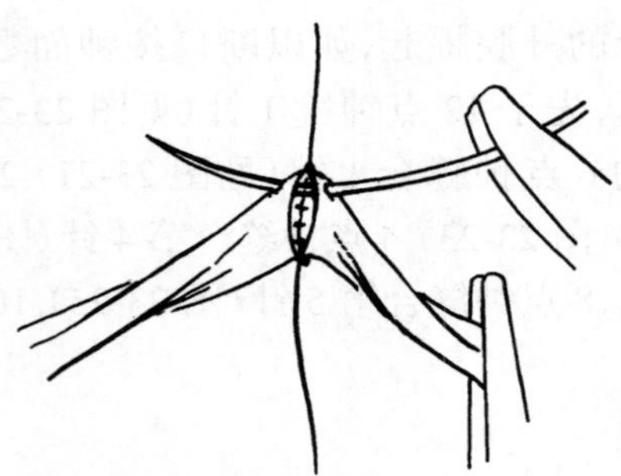
图23-25 翻转血管夹，缝合后壁第5针（即8点的一针）

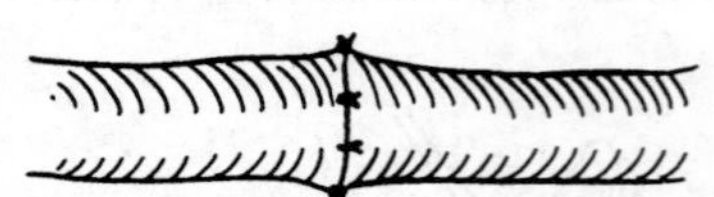
图23-26 缝合完毕放去血管夹，通血

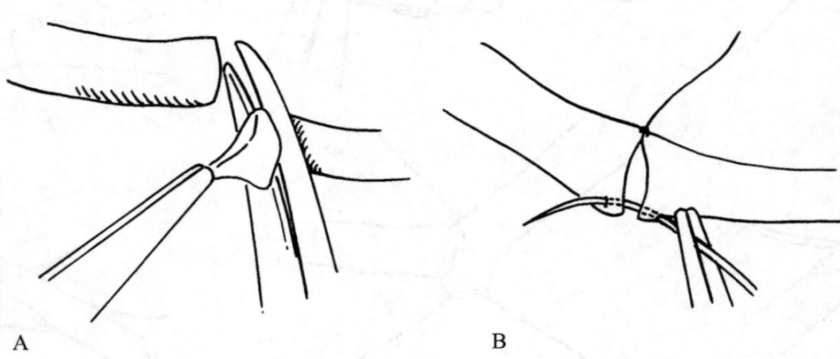

图23-27 血管口径不一致，小于其直径1/4~1/3，将口径转45°斜切（A）；接着缝合第1针、第2针（B）

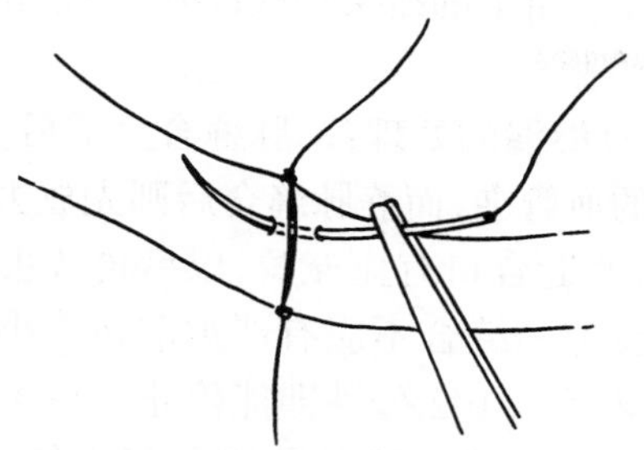

图 23-28 缝合第 3 针

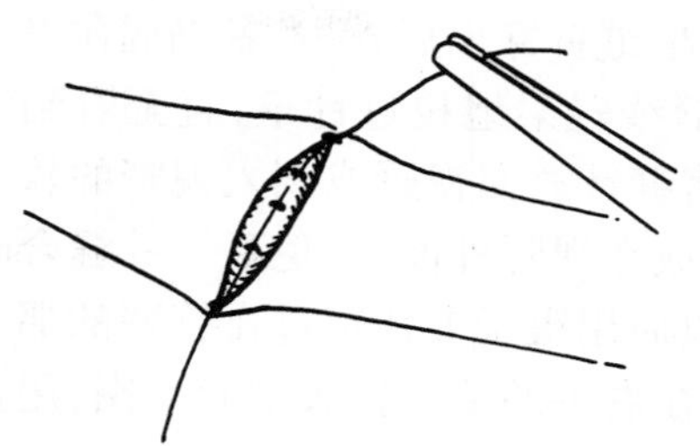

图 23-29 翻转血管

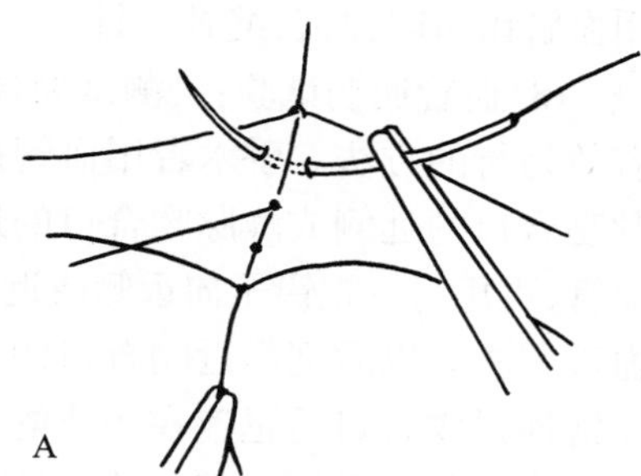

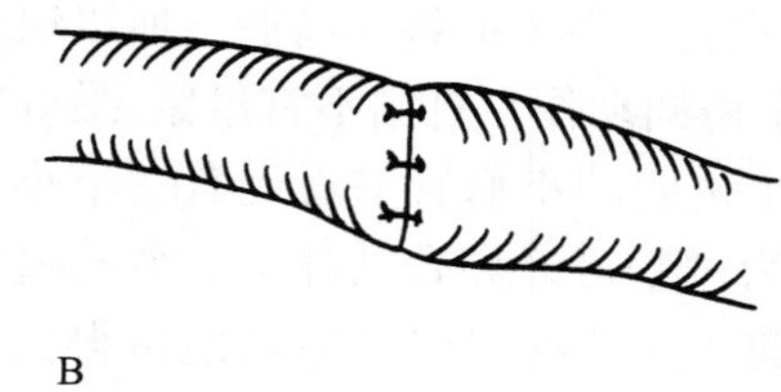

图 23-30 缝合第 6、第 7、第 8 针
A. 缝合第 8 针；B. 缝合完毕放去血管夹，通血

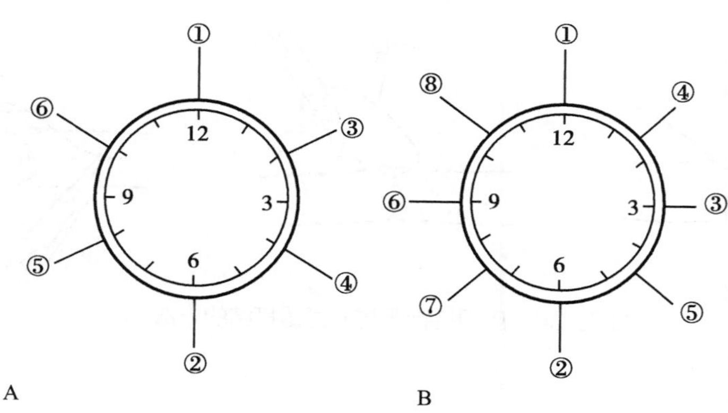

图 23-31 血管对端缝合的顺序(按钟面计)
A. 缝合 6 针的顺序；B. 缝合 8 针的顺序

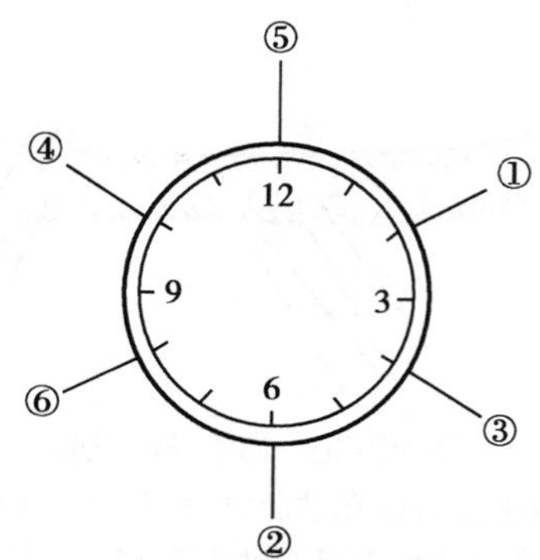

图 23-32 Cobbett 缝合 6 针的顺序

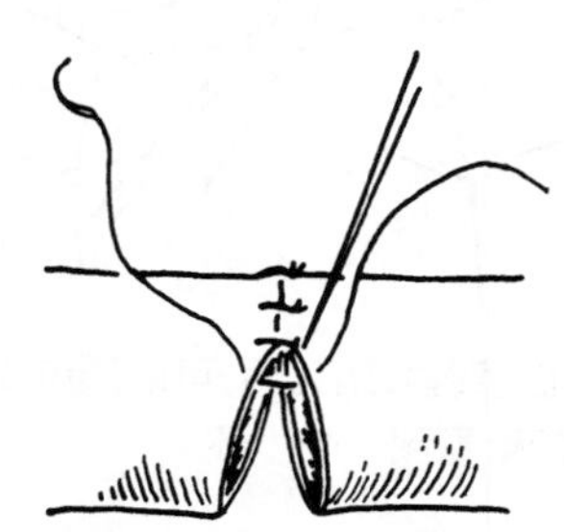

图 23-33 Fujino 接连的间断缝合方法

掌握针距,才能缝得很好。

(6)缝线打结:缝针穿出后,手术者仍握住缝针按进针方向将缝线轻柔地拉过针道,直至看到线尾。手术者应将缝针放回视野或刺入视野的软组织中,不要随便放在视野外面,以免下一针缝合时找不到缝针。以后用镊子夹住穿过血管壁的那一段缝线约 3cm,在右手的持针器头部套一圈,用持针器夹住线尾打结(图 23-34)。

夹线尾时,如缝线黏附在组织上,应用持针器张开小口如叉状先将缝线挑起,使之与组织分离后再夹紧打结,不然往往使缝线与组织一并夹住影响打结。用持针器夹线尾时,左手夹线的血管镊应随之移动,以免绕在持针器上的线圈滑脱。所以镊子与持针器是一个协同动作。打结不宜过紧,最好在结扎后能经过半透明的小血管壁看到有一个小环(图 23-35)。因为过紧可以导致结扎中的血管壁坏死影响愈合。第 1、2 针的线尾要适当地留得长一些,以备牵引或翻转血管用。以后各针凡需留作提拎者,可以剪去与缝针相连的那条缝线,而把线尾留下;如不需提拎的缝线,在打结后应剪去,以免影响操作。留下的线头一般以 0.1~0.2mm 为宜,以防结头滑脱。

(7)渗漏的处理:动脉缝合完成后,应先放去远心侧的血管夹,而静脉缝合后则先放去近心侧的血管夹,使缝合口有血充盈,以后再放去另一个血管夹。良好的缝合不应有严重漏血。小量漏血用盐水棉球轻压 1~2 分钟即能停止。也可在放去血管夹前用塑料或硅橡胶薄膜包裹血管缝合处,再以另一血管夹夹住薄膜。这样血管充盈后一般维持 2~3 分钟均可止血。如因针距过大而漏血不止,应用血管镊暂阻血流,缝补一针。

(8)血管通畅试验:是测试吻合口是否通畅的最有效易行的方法。手术者用血管镊,在血液流经动脉吻合口的远侧或静脉吻合口的近侧,轻轻地压瘪血管,再用另一把镊子向远侧或近侧移动,把其中的血液驱去。以后把靠近吻合口的那把镊子放去,如血液通过吻合口后迅速在压瘪的血管中充盈,即表示吻合口畅通(图 23-36)。如充盈缓慢则表示吻合口有部分阻塞。如驱去血液的那段血管迟迟得不到充盈,则提示吻合口已阻塞。

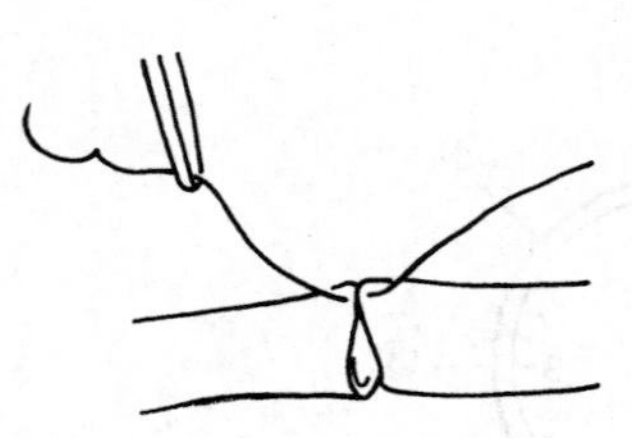
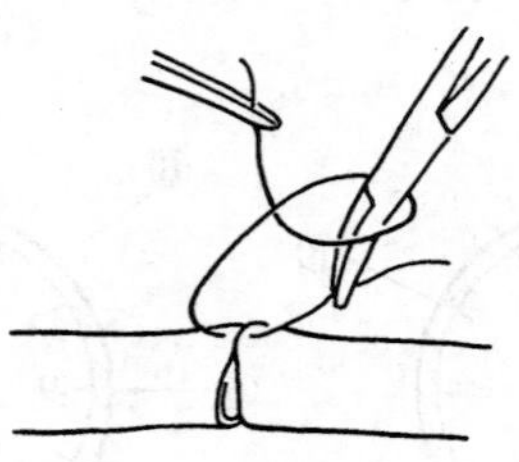
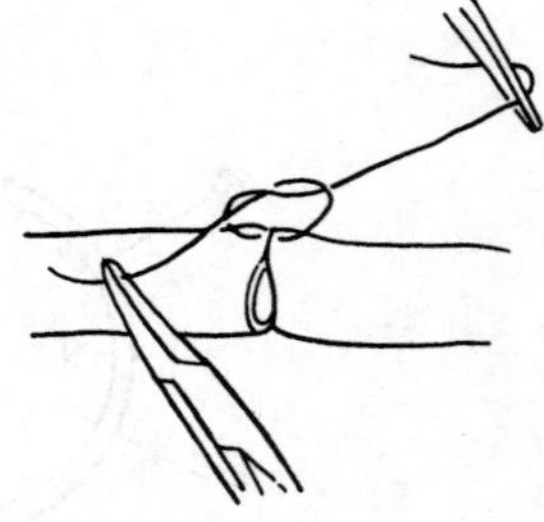

图 23-34 应用持针器与血管镊打结的方法

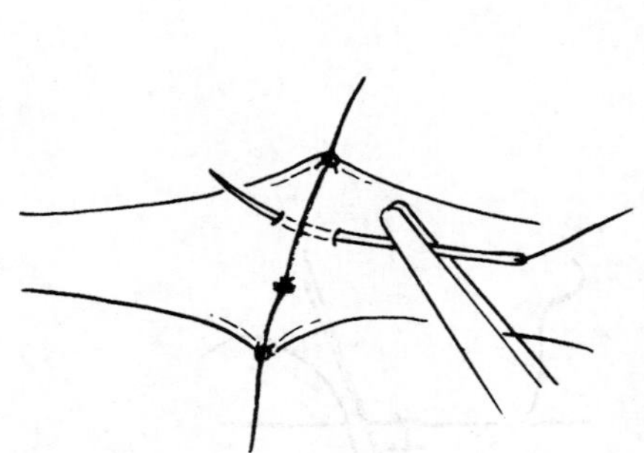

图 23-35 血管缝线结扎后,可以透过血管壁看到一个小环

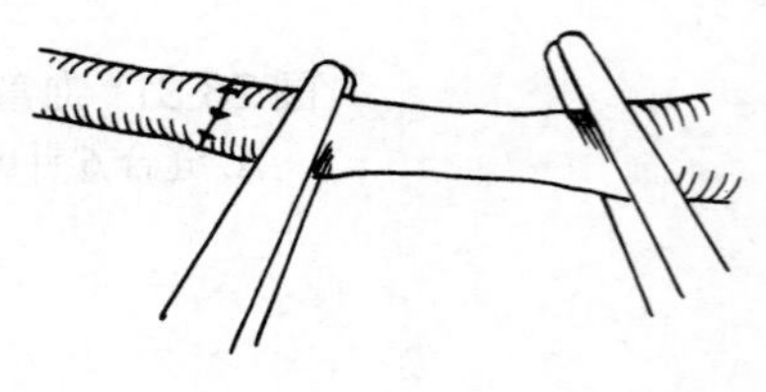
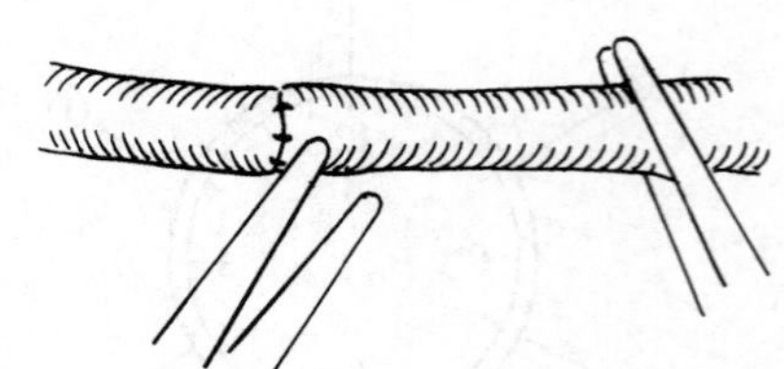

图 23-36 血管通畅试验
以两把血管镊在动脉吻合口的远侧压瘪管腔,捋去血液;放去邻近吻合口的那把镊子,血液经吻合口迅速充盈血管的压瘪段,即表示吻合口通畅

2. 端-侧缝合 端-侧缝合的一般技术与对端缝合相似，其不同者为血管壁的开孔。缝合的顺序分述如下。

(1) 血管壁的开孔：开孔宜选择在血管缝合后与血流方向呈锐角的部位，一般不宜做相互垂直方向的缝合，以免形成血流旋涡。如果口径大的血管，其一端先行结扎，则其开孔的部位应与结扎端有一定距离。选定开孔部位后，先将要开孔的那段血管的外膜旁膜予以剪除。用小镊子夹住要开孔处的血管壁轻轻提起，并依血管的纵轴方向剪去血管壁(图 23-37)，剪去的大小应与将要缝合的血管端经45° 斜切后的口径相同。

(2) 缝合的顺序：一般先缝合血管最远心端与最近心端的两针，以后依次缝合前壁中间的 1 针(图 23-38) 与上述 3 针间的两针。前壁缝合完成后(图 23-39)，可将血管翻转，用血管镊轻轻提起血管壁，通过后壁自血管腔查看上述 5 针缝合的情况，包括对合是否平整，有无带住血管后壁等(图 23-40)。以后缝合后壁中间的 1 针(图 23-41)，接着便缝合最后两针(图 23-42)。如缝合部位较深，血管翻转有困难时，缝合的顺序应做相应调整。如仍以缝合 8 针为例，一般可先缝合后壁中间的 1 针，以后依次缝合邻近第 1 针的两针、最近心侧与最远心侧的两针、前壁中间的 1 针，最后缝合邻近前壁中间 1 针的两针。

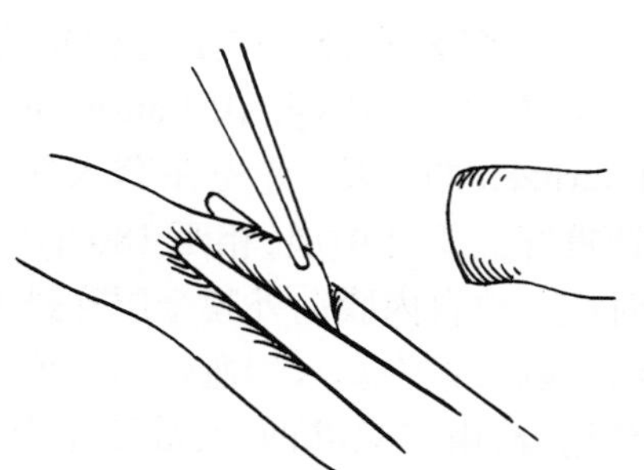

图 23-37 血管壁的开孔

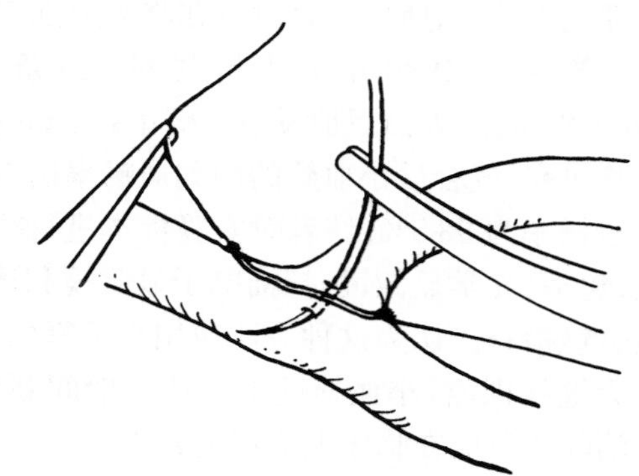

图 23-38 血管前壁第 3 针的缝合

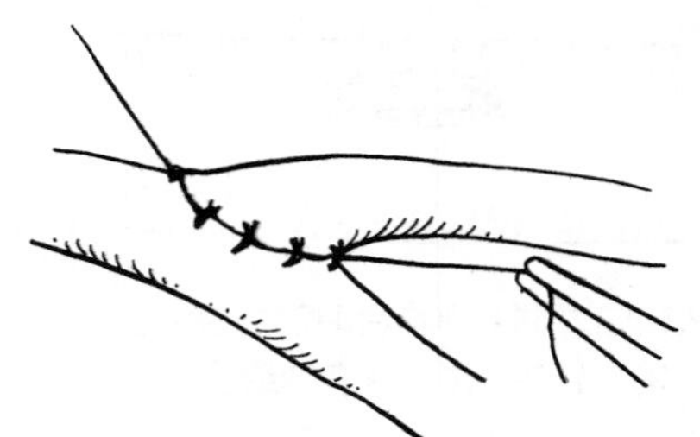

图 23-39 血管前壁缝合完毕

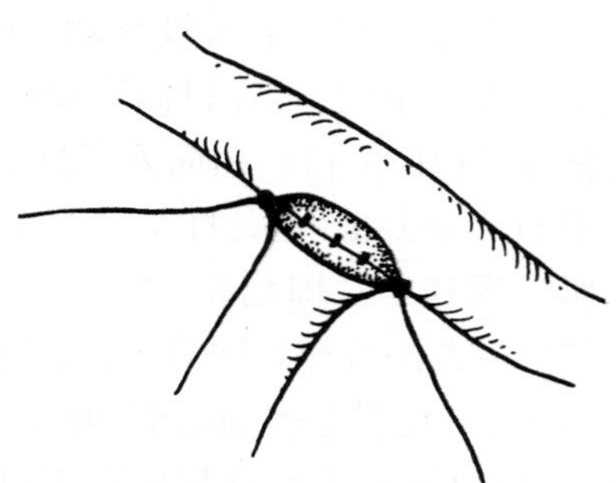

图 23-40 检查前壁的缝合情况

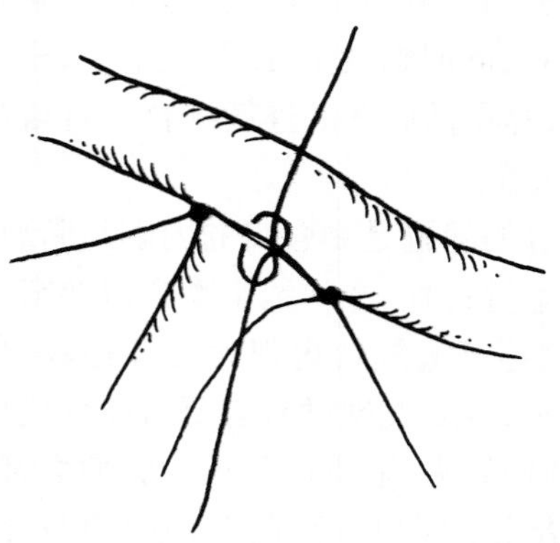

图 23-41 缝合血管后壁中间 1 针

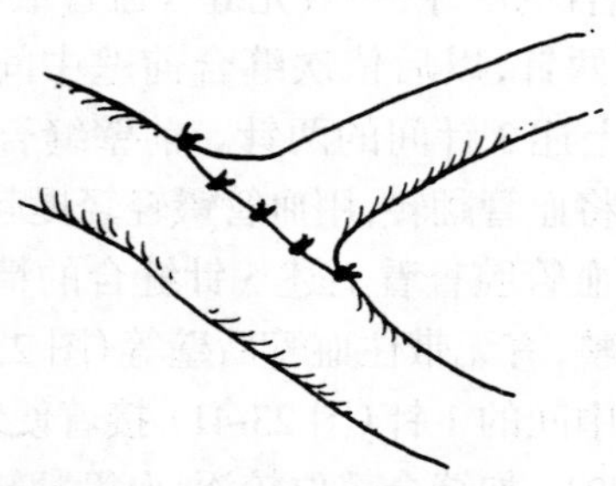

图 23-42 缝合完毕(前壁)

如果因空间限制不能将两个血管夹反转过来，缝合血管的后壁是困难的，特别是助手未受过训练时。Harashina 介绍了一种先行连续缝合后壁的方法。缝合时先从右至左连续缝合(图 23-43)。如果缝合的血管口径大，第 1 针可先结扎，接着便连续缝合；如果缝合血管口径小，此时做连续缝合而不打结。拉紧连续缝线的两端，血管的断端即靠拢。将连续缝线两端固定在夹子上，接着间断缝合前壁两端。两缝合线分别与连续缝线的两端相结扎。至此完成了后壁的缝合，前壁按传统方法间断缝合。

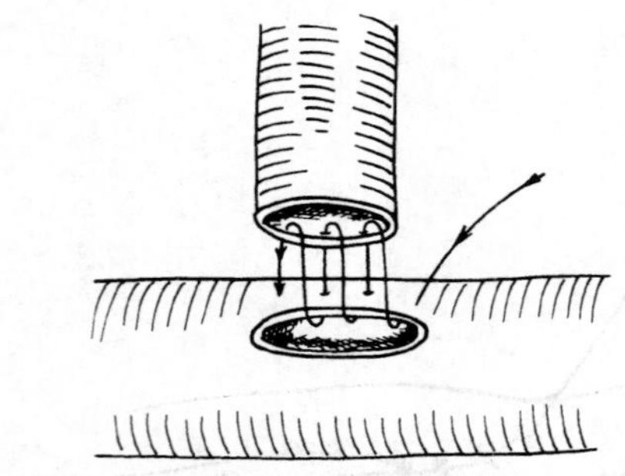

图 23-43 端 - 侧吻合时的后壁吻合
第 1 针不结扎，做连续缝合

如果切开动脉的切口过大，可以将横断血管的断端沿纵轴以两点成 180° 方向予以剪开，以增大血管的周径。利用这种鱼嘴状切开技术，右侧的第 1 针应该先结扎，同时对角有 1 根牵引线(图 23-44)。利用牵引线，容易做后壁的连续缝合。对角牵引线以后要剪断丢弃。

连续缝合的问题是吻合口的内翻与断裂，但这种情况未发生过；另一个问题是吻合口狭窄。刚开始时，总是将连续缝线拉得很紧，因而偶尔会有吻合口轻度狭窄，以后发现没有必要将连续线拉得很紧，因为放开血管夹，血管内的压力会使血管扩张，拉紧缝线，堵住了漏口。而前壁仍做间断缝合，不至于使吻合口变窄。

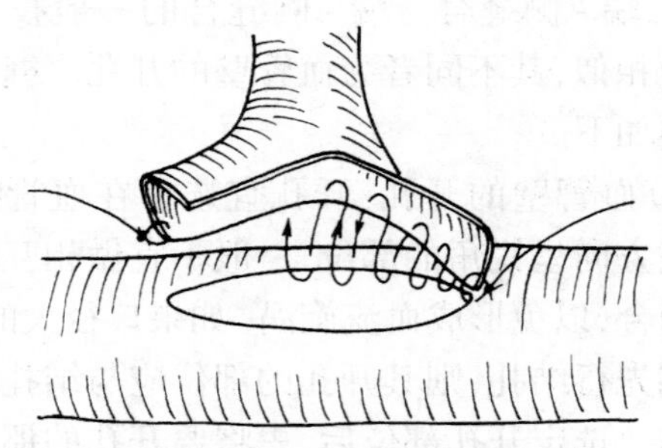

图 23-44 鱼嘴状切开技术
第 1 针结扎。左侧有牵引线，可以保证做连续缝合

在临床上，如果遇到估计后壁缝合十分困难时，不论是端 - 端缝合还是端 - 侧缝合，都可以采用这种方法。

3. 套叠缝合 这是一种新的、简化的小血管吻合方法。1978 年由 Lauritzen 首先报道，根据 Lauritzen 的方法，首先在套入端的相应位置缝两针贯穿血管外中层，相距 180°；以后连续在套鞘的对应部位自内膜向外膜全层穿过血管壁的切端，打结；最后，再将套入端血管塞入另一端管腔，完成套叠缝合，由于只缝两针，故要求套入的血管长约其直径的 1 倍，放开血管夹后，一般 2 分钟漏血即止。但由于与传统的血管缝合法强调必须内膜对内膜的理论不符合，所以一直没有在临床上推广应用。

笔者自 1980 年 7 月起共对 120 条外径为 0.6~0.8mm 的大白鼠股动脉，采用 3 针套叠缝合的实验研究，缝合后小血管的即刻通畅率达 100%，远期通畅率为 98.3%，作者对实验标本进行病理学研究，包括：光学显微镜、扫描电子显微镜和透射电子显微镜检查。认为这种方法应用是可靠的，其内膜上无缝线裸露，小血栓的形成比一般间断缝合少，故消除了不敢在临床上应用的顾虑。

小血管套叠缝合法是将动脉近侧断端套入远侧端的血管腔内(静脉则反之)，其套入的长度应略超过血管外径的长度。操作方法：第 1 针，在动脉近端进针，进针点与切缘间距离略大于血管外径(即 0.8~1.2mm 处)，沿血管纵轴方向自外向内深达外膜与部分中层，不穿过内膜向外缝吊，再自远端动脉断口相应方位由内向外穿过全层管壁出针，其边距改为 0.2~0.3mm，打结。第 2 针，与第 1 针相距血管周径 1/3，即相距 120° 处缝合第 2 针，其进针与出针方法及深度同第 1 针，打结。将血管夹翻转 180°，可见供套叠部分的血管已与远侧血管重叠，用微血管镊夹住远端血管断口的外膜，轻轻拎起，以显示远侧动脉管腔，用另一血管镊将近侧血管段轻轻塞入远侧管腔，在血管周径与第1、第2针各间隔1/3处缝合第3针。或先缝第3针，待血管塞入远侧管腔后再打结，方法同第1针，打结后将止血夹翻回原处，用微血管镊轻柔按捏血管的套叠部分，使套入的血管相互紧贴，平服，避免折皱。缝合毕，依次放开吻合口远端的血管夹，动脉即充盈(图23-45)。如操作正确，一般不致有明显的漏血，若有漏血，以棉球轻压20~30秒即可止血，个别有喷血，则说明套进的血管有脱出可能，应重新将血管夹住，用一把显微镊把脱出的血管近段轻轻地塞入远端管腔中，喷血即止。

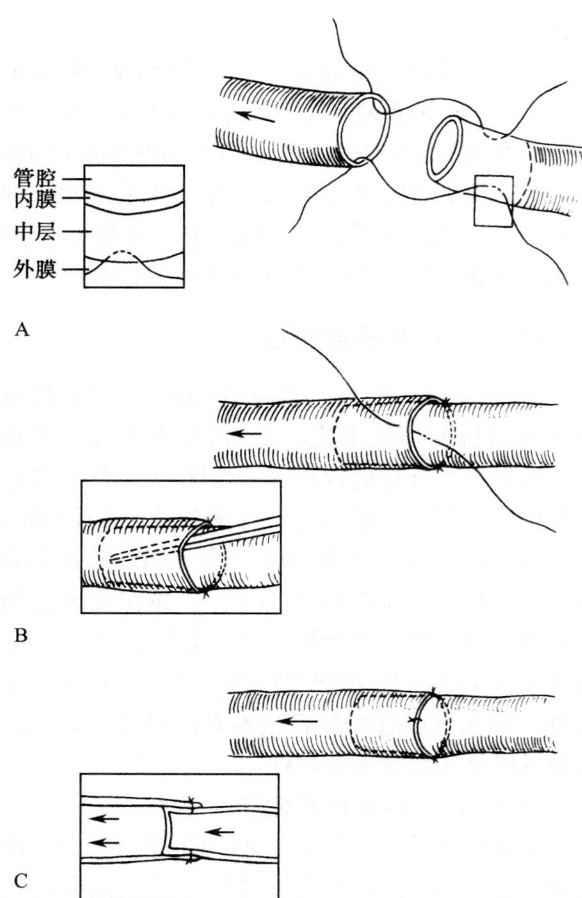

图23-45 小血管套叠缝合法

A. 将血管近侧段的外膜旁组织剥除，于距离血管断口切缘略大于血管外径的一点处缝吊一针深达外膜与部分中层，以后缝贯远侧管壁的全层，如此缝2针；B. 第1、2针已结扎，将近侧血管远侧段塞入远侧血管腔内(见附小图)，缝合第3针；C. 结扎第3针缝线，血管套叠缝合完成，附小图示其纵剖面

经过改良的3针缝合法，其套入的血管长度仅需等于或略长于其直径即可，且通血后漏血量较少，一般在20~30秒漏血即可止住。此外，在操作时，可先缝合两针打结；在缝第3针时，将血管塞入管腔后再打结，或将血管塞入管腔后再缝合第3针，这种操作便于血管的套叠与塞入。

静脉套叠缝合口会在缝合处形成团块，容易使静脉发生扭曲而致血栓形成，特别是静脉长度过大时更容易发生，因此要求缝合完毕后保留的静脉长度要适中，不会滚动。这一原则，同样适用于动脉套叠缝合。

4. 激光焊接缝合 20世纪80年代，苏联、日本、美国等国家采用激光“焊接”血管。激光“焊接”血管的原理是经激光照射后，两层血管壁之间的蛋白质会凝固。在焊接时必须先在血管壁上做9-0无损伤缝合针线120°的3针缝合，这3针缝线都必须留得长，一方面作支撑用，另一方面也可以作牵引用，然后通过激光光导纤维进行焊接。先让助手牵住牵引线，术者用显微镊夹住血管两断端的管壁，它们的中点即为焊接点。依次完成焊接。据报道近期、远期通畅率达100%。

现用激光焊接血管法有Nd:YAG激光焊接与低功率CO_2激光焊接两种。Nd:YAG激光机器体积庞大，价格昂贵，使用不便，虽然焊接所用时间短于缝合法，但限于Nd:YAG激光机功率过大，手术室内难以配备，因此此法至今限于实验阶段，不能在临床上推广。另一种低功率CO_2激光可用于吻合小血管，它可以装配在手术显微镜上，但亦有许多未解决的问题，仍处于试行阶段。

二、显微神经对接

每条周围神经由为数不等的神经束组成，外有较疏松的结缔组织包围即神经外膜。在神经束之间有神经营养血管通过与少量脂肪组织。每个神经束有数百至数千条感觉或运动神经元的轴突与无髓鞘的自主神经纤维，由一薄层较致密的结缔组织所包裹即神经束膜。神经束膜伸入神经纤维之间呈网状结构，为神经内膜(图23-46)。

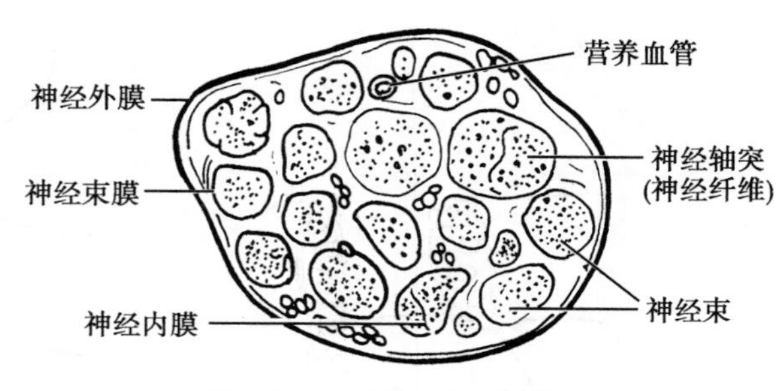

图23-46 周围神经横断面

(一) 显露

在显微镜下缝合神经应比在肉眼下缝合更注

意良好的显露。手术在气囊止血带控制下进行。创伤性的周围神经断裂，由于其断端往往埋入瘢痕组织中，在解剖时，应首先自两端正常神经开始，以后逐渐向断裂处进行锐性剥离。不应开始就在瘢痕中寻找神经断端，以致由于分不清而将神经损伤甚至当瘢痕一起切除。与血管缝合一样，为使神经组织看得更清楚，缝接时可在深面衬垫一片硅橡胶薄膜。

(二) 神经缝合的原则

1. 神经组织必须正常　在动物实验或复合组织移植时切断的神经，其断端往往是正常的；而创伤性神经的断端，则必须将挫伤的神经束或创伤性神经瘤彻底切除，直至各神经束在两断端能清楚地看到或分出才能进行缝合。

2. 避免扭转　周围神经多系混合神经，在接近末梢器官时，运动与感觉纤维才分别形成神经束。如果缝合时发生扭转，即有可能将运动纤维的神经束与感觉纤维的神经束交叉缝合而使功能不能恢复。所以必须在手术显微镜下按营养血管的位置、神经束的形状与排列，准确判明方向后再进行缝合。

3. 无张力下的缝合　神经的缝合不能在有张力的情况下进行，不然神经外膜或束膜虽已对合，但其中的神经束仍回缩而未能对接，断端间将有瘢痕组织形成，影响神经纤维的再生。

4. 局部血供　除神经断端较大的血管应结扎外，分离显露神经时要尽可能避免损伤神经的营养血管。神经缝合处周围组织血供应要求比较正常。缺血的瘢痕组织应予切除。

(三) 显微神经对接技术

应用显微外科技术对接周围神经，不但可以提高过去常规神经外膜缝合的质量，且可以进行肉眼外科不易做到的神经束膜缝合与神经的束间移植，分述如下：

1. 神经外膜缝合　根据上述神经缝合的原则，先在镜下按神经内部结构准确地试行对合，务使断端间没有张力与扭转。外膜缝合一般采用 9-0 无损伤单丝尼龙缝线做间断缝合，可先在相隔 180° 处缝合 1 针，留下线尾作牵引，以后每隔 1mm 左右缝合 1 针，只缝合较疏松的外膜（图 23-47）。缝合一侧后，调转两牵引线缝合另一侧。对较粗大的神经为使神经束的对合良好，在外膜缝合前可先行几针束膜缝合。

2. 神经束膜缝合　应先将靠近端的神经外膜修去数毫米，使神经束按其结构分组或单独地分开，试行理想的对合。神经束膜为较致密的结缔组织，所以边距可以小些，一般成组的神经束可缝合 2~3 针，单独神经束缝合 1~2 针即可（图 23-48）。缝合时先缝合深侧的神经束，以后再缝合浅表的。

3. 神经束间移植缝合　周围神经的缺损，可采用游离、改道、屈曲关节或缩短骨骼等方法代偿。如仍有困难或部分神经束缺损，则宜采用神经的束间移植。按神经束的粗细、缺损长度与分组，将移植的神经束置于缺损处，并缝合其两端，为便于分组对合，神经束间移植的缝合宜在不同平面进行（图 23-49）。

三、显微淋巴管缝合

淋巴管由于口径小，管壁薄而脆，所以在没有手术显微镜的情况下进行缝合，技术上是有困难的。随着显微外科缝合技术的发展，不少学者进行动物的实验研究与临床尝试来解决淋巴的回流问题。目前虽然有人已能将淋巴管与邻近的细小静脉缝合，获得 66%~74% 的通畅率，并在临床上治疗阻塞性淋巴淤积的肿胀取得一定疗效，然而其远期疗效尚不够满意，淋巴管缝合技术还有待于不断改进。现在淋巴管的缝合技术有淋巴管与静脉缝合及淋巴结与静脉缝合两种。

(一) 淋巴管 - 静脉缝合法

趾或指蹼的皮下注入 2.5% 亚甲蓝 1~2ml。耐心等待数分钟，并从注入颜料处做轻柔的向心按

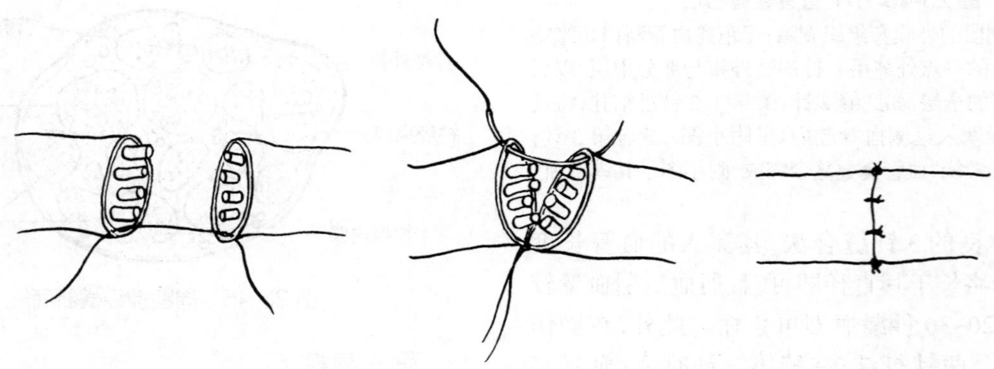

图 23-47　神经外膜缝合，缝针只穿过疏松的外膜

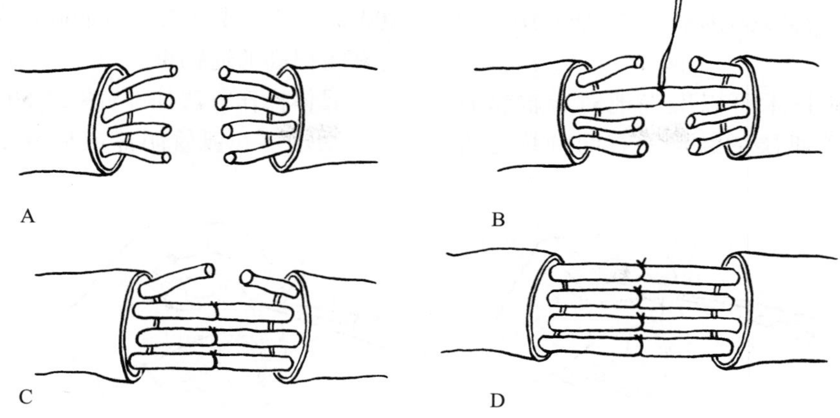

图 23-48 神经束膜缝合

A. 修去部分外膜，神经束分出数组；B、C. 缝合神经束膜；D. 神经束缝合完成

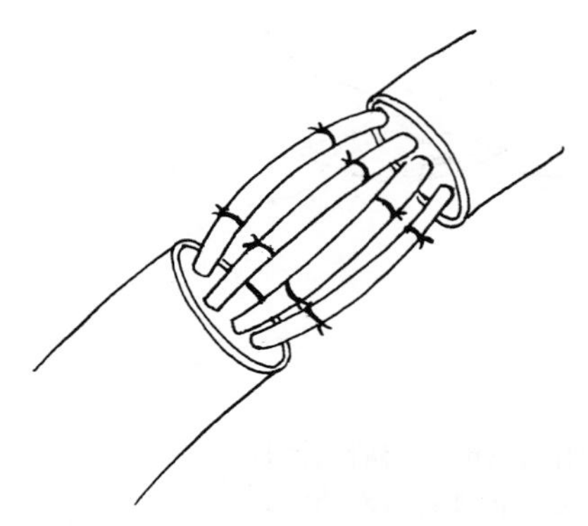

图 23-49 神经束间移植，将移植的神经束缝接在缺损的神经束间

摩。在上臂内侧或腹股沟部真皮下血管神经束的浅侧，找到染有蓝色的淋巴管。将淋巴管与周围组织进行轻柔的分离，并于邻近处选找一条口径相似的小静脉，按预计的吻合口部位切断，结扎其远心端而留下近心端，结扎其支流，环切邻近断口的外膜旁膜备用。该静脉近心段中最好能有一对静脉瓣，以避免静脉血逆流至淋巴管。一般淋巴管的淋巴液较静脉血不易凝集，其吻合口的阻塞多由于静脉侧的血栓形成所致，如其中没有静脉瓣，静脉近心端应用小血管夹阻断血流。以后在相应平面切断淋巴管，务使吻合时没有张力。以直径 18μm 的单丝尼龙行对端缝合，进针力求断口的准确对合。宜自静脉侧进针，经过管腔，以尖头镊轻轻吊起淋巴管断口，将针尖伸入淋巴管内，透过管壁见针尖进入合适时，把针尖向上刺出管壁，一般缝合 4~6 针即可。缝合的顺序与小血管的对端缝合相同。缝合时，淋巴管一侧不需阻断，因为有淋巴液流出，有利于管腔的辨认与进针。缝合完毕，放去止血夹，常可看到有静脉血逆流入淋巴管内，然而随着肢体的肌肉收缩或活动增加淋巴的回流，或向心性按摩患肢，往往可以使淋巴流过吻合口。多数作者认为肢体运动或肌肉收缩时淋巴压高于静脉压而静止时则相反。当缝合完成后，应常规进行通畅试验。在实验研究中，为了使缝合的淋巴管的内压增高，有人主张切断并结扎其他淋巴管，亦有结扎胸导管的。在临床上治疗阻塞性淋巴肿则宜多做几个吻合口，以促进淋巴回流。

（二）淋巴结 - 静脉缝合法

腋窝、腹股沟或腘窝显露淋巴结，细心保留其输入淋巴管，将淋巴结包膜的输出淋巴管侧作纵向切开，将其中的淋巴组织刮除，注意不能损伤输入淋巴管。分出并用两个血管夹阻断邻近的静脉，剪一小口，以肝素盐水冲洗积血。用 7-0 单丝尼龙缝线将淋巴结的包膜与静脉开口做侧 - 侧连续缝合。近期有一定疗效，但远期效果差。

四、显微管道缝合

显微外科技术可以应用于各个学科，例如泌尿外科的输精管缝合，妇科的输卵管缝合、眼科的泪管缝合和腹部外科的胆管缝合。其中如某些已行输精管缝合术绝育的男子需要重新沟通输精管并恢复生育能力，在取得本人、家属同意和符合我国计划生育政策的情况下，可给予重新吻合输精管。

输精管是富含肌肉组织的管道，管腔小，管壁厚，过去常规在肉眼直视下进行对端缝合，虽然将输精管连在一起，但失败率很高，原因是在于管腔没有准确地对合。

Freumd 和 Daois 认为正常人的精液中 70% 的精子系来自近端输精管和附睾，在射精时输精管和附睾会出现蠕动，将精子输送到射精管混入精液浆中由尿道喷出。因此，必须细心缝合输精管肌层，并不宜过度剥离输精管以免损伤肌层，妨碍精子的输送。

应用显微外科技术可以准确地对合输精管管腔和恢复输精管肌层的蠕动。有两种缝合方法。Silber将黏膜和肌层分两层缝合，通畅率可达100%，受孕率则达75%。Jacobson则主张全层缝合，并获得很高的通畅率。

具体操作方法如下（图23-50，图23-51）。

手术可在骶管阻滞或局麻下进行，需用特制

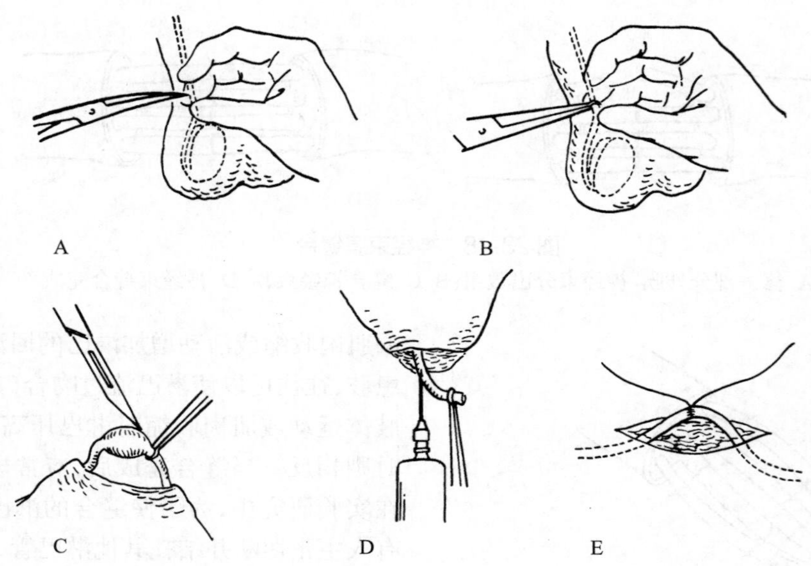

图23-50 输精管吻合术

A. 伸入尖头分离钳，钝性扩大裂口；B. 用小圈输精管内固定钳夹住输精管，提出至裂口表面；C. 用尖刀片切开瘢痕或结节，使结扎处上下两端的输精管露出；D. 穿刺远端输精管注入1%普鲁卡因溶液证实管腔通畅；E. 吻合完毕

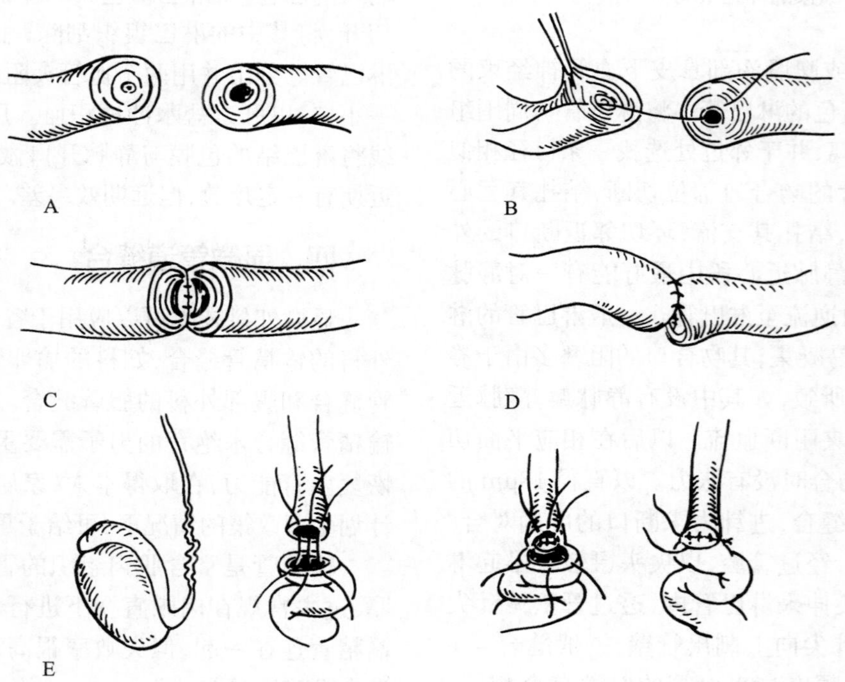

图23-51 在手术显微镜下用9-0或11-0尼龙线将输精管分两层缝合

A. 近端输精管腔扩张，直径0.5～0.75mm，远端输精管腔较小，直径0.25 ~ 0.33mm；B. 第1针缝线已穿过；C. 前壁黏膜层已缝合；D. 缝合肌层；E. 远端输精管与接近附睾的输精管盘曲部分分两层缝合

的手术器械。主要的器械为尖头分离钳，小圈内固定钳和小血管夹对合器，另配以显微镊、显微持针器和剪刀。先仔细扪摸上次输精管结扎时遗留的结扎结节，用三指将其与精索分开并挤至皮下固定。用尖刀片在阴囊前外侧无血管区皮肤上刺一小裂孔，伸入尖头分离钳作钝性扩大裂口，由于不是切开，裂孔很少出血，甚或不出血。用小圈输精管内固定钳夹住输精管结扎处瘢痕或结节，提至裂口表面，用尖刀片切开瘢痕或结节，使结扎处上下两端的输精管露出。分别游离出 1.0cm 一段，在距硬结 0.3cm 处切断输精管，用 6 号针头穿刺远端输精管，注入 1 % 普鲁卡因溶液，证实管腔通畅，即可进行吻合。用刀片或眼科剪刀剪切输精管瘢痕处，直至露出正常的断面，用小血管夹夹住输精管的两断端，或用小血管夹对合器使输精管两端靠拢对合而无张力，然后用 9-0 尼龙线在手术显微镜下放大 25~40 倍做间断的两层缝合。近端输精管腔（约 0.5~0.75mm）都比远端输精管腔（0.25~0.33mm）扩张，在有附睾淤积的病例，由于近端输精管内压的增加和大量黏稠精液淤积，使近端输精管明显扩张，口径可达 1.0~2.0mm，管壁菲薄，远近两端的口径相差较多，在吻合时可用探针或尖头小镊子轻轻将远端输精管稍稍扩张，使其暂时性扩张至近端相仿之口径后再做吻合；如果结扎部位较低，而在接近附睾的输精管盘曲部时，用肉眼的操作方法，对合毫无把握，而用显微外科技术，仍能使之满意地吻合。在吻合时深部置一片有色硅橡胶薄膜作背衬，可增加缝合的清晰度。在手术显微镜放大 25~40 倍下先缝前壁，再缝侧壁和后壁。Silber 吻合法是黏膜和肌层分两层缝合，9-0 尼龙线将黏膜对黏膜吻合 6 针，再浆肌层对浆肌层缝 8 针。Jacobson 吻合法是做全层缝合，保证肌层的对合整齐是十分重要的，因为正常的输精管蠕动主要靠肌肉的强烈收缩。如果结扎部位较低，接近附睾时可将远端输精管与接近附睾的输精管盘曲部吻合，在手术显微镜下操作，吻合并无困难。

吻合完毕检查无出血，即可用蚊式钳夹阴囊裂孔边缘肉膜予以提起，然后将吻合处轻轻纳入阴囊内，查无出血或扭曲，置入橡皮片引流，裂口缝一针。同法进行对侧手术。

五、显微肌腱缝接

一般认为肌腱缺乏内在的愈合力，断裂的肌腱经缝合后其血供源于周围结缔组织中血管的长入。近年来许多学者对肌腱的血管进行了显微解剖研究，证实在肌腱的内部存在完整的供血系统。因此，必须对断裂的肌腱进行准确的对合和精巧的缝接，尽快恢复肌腱本身的血液供应，加速肌腱的愈合。应用显微外科技术缝接肌腱完全可达到上述目的。

为了防止术后粘连，要求缝接处尽量达到光滑平整。用镊子或血管钳尖端反复钳夹肌腱表面都可以造成过多的创伤而加重术后粘连，因此，绝对禁止用任何器械钳夹肌腱的表面。可以用镊子或钳子的尖端夹住肌腱的断面进行牵拉与缝接。

缝接必须无张力，要求麻醉良好，肌肉松弛。

目前有三种显微缝接肌腱的方法。

（一）Becker 法

找到断离肌腱的两端，向两端各游离 2~3cm，注意在分离时不要损伤腱旁组织。将断端的瘢痕组织或失去活力的组织切去，将断面切成斜坡形，将两个斜坡形的断面对合后在显微镜下进行缝合。一般在放大 5 倍下进行缝接。先用 7-0 尼龙线在斜面的两端各缝合一针，两个斜坡面重叠的长度为 1~1.5cm，然后用 7-0 尼龙线在断面两端做表浅的连续编结缝合。据 Becker 的实验研究，这种缝合方法能承受 4kg 的拉力，断端没有拉开间隙。而其他缝合方法，不能承受大于 1.4kg 的拉力而迅速出现较大的间隙（图 23-52）。

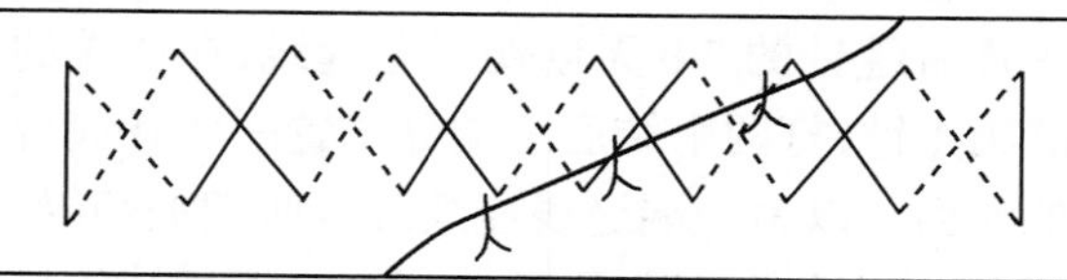

图 23-52　Becker 法缝接肌腱

（二）改良 Kessler 法

找到肌腱断端，用镊子夹住断面，用 5-0 尼龙线进行缝接。第 1 针经断面进入，进入点在肌腱断面长轴上，略偏向一侧，出针处距肌腱切端约 1cm。第 2 针进针处略近断端，与第 1 针的出针处相距约 1mm。第 2 针进针方向与肌腱的纵轴垂直，与肌腱断面端长轴一致，即肌腱被平分为二。第 3 针的进针点与第 1 针的出针点相对应。出针点在断面上，与第 1 针的进针点相对应。第 4 针的进针处在另一断面上，与第 3 针的出针点相对应。第 4 针的出针点与第 3 针的进针点相对应。第 5 针的进针方向与肌腱的纵轴相垂直，其出针点与第 2 针的进针点相对应。第 6 针的进针点与第 1 针的出针点相对应。其出针点与另一断面上的第 1 针进针点相对应。轻柔地收拢尼龙线，并打 3 个结。注意收拢

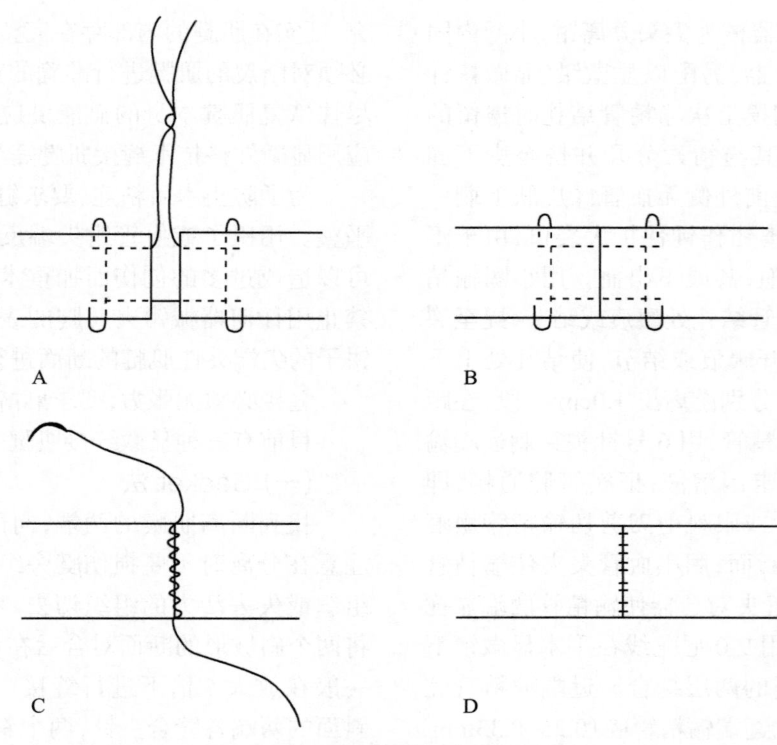

图 23-53 改良 Kessler 法缝接肌腱

A、B. 先以 5-0 尼龙线缝接肌腱；C、D. 再以 7-0 尼龙线缝合切缘

的力量必须合适，务必使断端对合良好，收拢的力量不可过大，以免断端皱成硬结。

接着以 7-0 尼龙线缝合断端的切缘。最好选用两头连有缝针的 7-0 无创伤尼龙缝线，在切端的一侧缝第 1 针，打两个结后一端缝线置一旁备缝合肌腱的深面。以另一端缝线连续缝合肌腱的切缘，要求缝合处尽可能光滑、平整。当缝合至切端的另一侧时，即将肌腱翻转 180°，以另一端缝线继续反方向连续缝合切端的后壁，缝合至另一侧时即与另一端缝线会合并打结，完成整个缝合过程（图 23-53）。

（三）套圈法

此方法由津下健哉首先提出。必须使用圆圈形带针缝合线（目前我国已能生产）（图 23-54）。

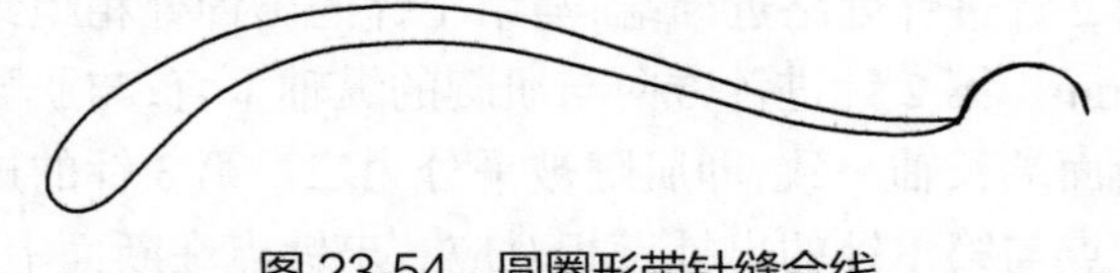

图 23-54 圆圈形带针缝合线

找到肌腱断端，将缝合针于距肌腱断端 1cm 处横向进针，进针与出针之间距离宜小。出针后将针套入末端圆圈内，再在其附近处进针，3 个针孔排列成三角形，第 2 次进针方向与纵轴平行，在断端出针。稍拉紧后经对侧断面刺入肌腱内，呈纵形方向出针，出针点距断端约 1cm。再横穿肌腱少许出针。出针后剪断一根，稍拉紧，使断端对拢无张力。然后再以带线的单线在肌腱横向缝合 1 针，出针后与另一断端打结完成轴向缝合。最后以 7-0 尼龙线在断端做间断或连续缝合，完成整个缝合过程。

三种显微肌腱缝合方法既适用于新鲜肌腱损伤的对端缝接，亦适用于陈旧创伤时肌腱移植。在施行肌腱移植时，必须两断面的面积相仿，如果相差悬殊，缝合处的光滑与平整程度难以达到预期效果。必要时需改用其他方法。

（张光健）

第二十四章 整形外科的基本原则和方法

第一节　整形外科的发展和治疗范围

整形外科，又名整形与重建外科，包括显微重建外科、颅面外科、烧伤整形外科、美容外科、手外科等亚专科；是对各类创伤和组织缺损进行修复、重建，对各类体表肿瘤和先天性畸形进行诊治，并通过各种手段改善和增进人体与形态功能的一门外科学科；主要涉及人体体表器官、皮肤、软组织、神经、肌肉和骨骼系统，以及部分脏器。

治疗目的，是治愈病患，使伤者不残、残者不废，让缺憾者健康，让健康者更自信。主要治疗手段，包括皮瓣技术、组织移植技术、体表及相关器官再造技术等外科方法和干细胞组织工程等再生医学手段，以及光电、药物、细胞、基因和生物材料、生物医学工程等技术和方法的应用。

整形外科治疗范围相当广泛，并在不断发展中。按其发病原因和治疗目的，一般有下述几种畸形、疾病和诉求。

（一）先天性畸形和缺损

在胎儿发育过程中存在着某种缺陷，因而生育了患有身体某些部位非正常形态和生理功能的畸形婴儿。其通常表现为一些体表外露部位的畸形，如发生在头面部的唇裂、腭裂、面裂、眼耳鼻畸形、蹼状颈及严重的颅面畸形及多种综合征等；发生在四肢的畸形，如多指(趾)、并指(趾)、巨指(趾)、肢体环状缩窄等；发生在生殖泌尿系统的畸形，如尿道上裂、尿道下裂、阴道缺如、真假两性畸形等。

（二）创伤性畸形和缺损

由机械性、化学性、高热、低温等因素所致的组织和器官的各类创伤后畸形和功能障碍，如全身、面部或四肢的热烧伤、化学烧伤、电击伤、放射性烧伤、切割伤、挤压伤、爆炸伤、撕脱伤、冻伤；尤其是由于现代工业的发展，高速的交通工具，以及战争中发生的大量火器伤所造成的头面部和四肢的组织畸形和缺损。

（三）疾病性畸形和缺损

某些细菌性感染，可造成大块组织坏死，其遗留的组织畸形和缺损往往都需要进行整复，如严重的皮肤和皮下组织感染，治愈后造成皮肤及深部组织的瘢痕挛缩，导致畸形和功能障碍。结核、麻风、梅毒、坏疽性口炎(走马疳)亦可引致各种后遗畸形，但这类病例已随着医学的发展和人民生活水平的提高，发病率日益下降。一些地方病如丝虫病，可并发阴茎阴囊和下肢象皮肿、乳糜尿；乳腺癌根治手术后可发生上肢淋巴水肿。

肿瘤切除术后的缺损与畸形，如乳房肿瘤切除后的缺损、放疗后局部淋巴回流障碍引起的上肢水肿、头颈部肿瘤切除后的缺损与畸形等。

其他，如面神经瘫痪，单侧或双侧面萎缩，产伤引起的斜颈、压疮等。

（四）体表肿瘤

皮肤表面常见的各种肿瘤，如斑痣、黑色素瘤、血管瘤、淋巴管瘤、神经纤维瘤、皮肤癌等。尤其是当这些肿瘤发生在头面部时，如切除后能应用整形外科的原则和方法进行修复或重建，可获得更良好的疗效。

（五）衰老、形象和心理问题

随着我国经济的迅速发展，人民生活水平有了极大的提高和改变，人们对美的认知和追求已成为个性化的生活内容之一，一些美容手术可以起到改善或解除病人生理、心理问题的疗效。美化形态的手术，如双眼皮成形、隆鼻、隆乳、巨乳缩小、腹壁脂肪去除、面部轮廓改造等，年轻化手术，如眼袋去除、面部皱纹舒平等已成为目前社会上普遍接受的医学美容手术。

整形外科涉及的大部分手术是在体表进行的，但也涉及体内，如应用肠腔游离移植再建食管缺损、胸廓重建、颅面畸形的开颅治疗等。整形外科和其他临床学科，如眼科、耳鼻咽喉头颈外科、口腔科、骨科、泌尿外科、妇科、神经外科等有着广泛的联系和交叉。各个医学专业的知识和技术可以应用于整形外科，而整形外科的基本理论、治疗原则、手术方法等也对其他各科具有一定的参考价值。各学科之间如能相互交流、取长补短，将能使病人伤而不残，残而不废或少废，获得更好的治疗效果。

整形外科是一门古老的新兴学科，最早关于整形外科的记录可追溯到公元前 7~ 公元前 6 世纪，古代文献描述了因受惩罚而被割去鼻子的人的整形手术情况。但直到公元 15、16 世纪，才正式出现有关整形外科技术的专业书籍。人们多把这一阶段认为是现代整形外科的开端。其后，第一次及第二次世界大战中，大量伤员的产生，促进了以创伤修复、功能重建为目的的整形外科的发展。继而，现代工业、交通、能源的发展，大量各类原因所致的创伤，如烧伤、机械伤、电击伤等，使整形外科进入一发展的高峰时期。随着生活水平的提高，整形外科中的一个重要组成部分，美容外科亦得到进一步的发展。

就整形外科的技术发展而言，其有以下一些标志性的技术。首先是出现在 1846 年的皮片移植技术，使得整形外科医师对创面的处理，由被动转为主动，并能救治大面积创伤的病例和重建皮肤软组织挛缩引起的功能障碍；直至 20 世纪 60~70 年代，显微外科的产生，使皮瓣技术成为现代整形外科的主要治疗手段，各类带血管的组织移植、再植极大提升了整形外科医师的治疗能力，使整形外科医师能良好应对各类严重的组织创伤和缺失；同时 20 世纪 70~80 年代，整形外科的另一项重要技术——颅面外科产生并进入发展期。过去对于一些严重的先天性颅面部畸形，如眶距增宽症、颅狭症（颅缝早闭症）、Crouzon 综合征、下颌面骨发育不全（Treacher Collins 综合征）等往往缺乏有效的治疗方法。颅面外科是通过开颅后的颅内外联合径路，将前部颅骨、颅前凹、眶骨、颧骨、上颌骨等进行截骨后重新排列、固定复位，而得以矫正颅面部畸形，恢复功能和外貌。这种手术原则近年来还应用于严重颅颌面部创伤的早期、晚期畸形，以及颅颌面及颅底部肿瘤切除后畸形的整复，获得了极为良好的疗效。

中西医结合在整形外科方面的应用也得到了发展，张涤生应用中药创制了瘢痕软化膏治疗大中面积烧伤后增生性瘢痕，应用烘绑疗法治疗肢体慢性淋巴水肿等，均获得良好的效果，后者且已得到国际同行赞扬，认为是慢性淋巴水肿保守治疗的有效方法之一。

同种异体组织和器官移植的研究，是整形外科中一个重要的研究和有潜力的发展项目。如果免疫排斥问题的解决得到突破，在一些复杂病例的治疗中，则同种异体组织及器官的移植必将代替自体组织的移植，给整形外科带来飞跃发展。

组织代用品，肢体和手的功能康复，以及医疗仪器、手术器械革新和创制的研究，也是整形外科发展的另一个方面。

随着医学的发展，传统以外科治疗为主的疾病，越来越多地采用介入、药物、光电、理疗等治疗手段，强调综合治疗。例如，体表肿瘤的治疗，栓塞与手术相辅相成；瘢痕的治疗和早期预防，离不开药物与光电治疗；美容外科手术与光电治疗、组织填充和肉毒素注射治疗的组合以及未来的细胞治疗等，相互结合形成了治疗系列。

考虑到医学的融合发展趋势，未来内、外科之分可能会逐渐淡化。目前以治疗手段来分类的命名，今后将更多地改为以治疗的疾病和涉及的病理生理问题来命名，以利于应用综合治疗的手段、方法，提高疾病的疗效。整形外科也在其列。

各类生物材料和高分子材料制品已在临床上应用多年；这类代用品的使用可减少手术创伤，并达到了和自体组织移植相似甚至是自体组织无法完成的目的。

第二节　整形外科的特点和原则

整形外科有其独特的治疗原则和技术操作特点：

（一）形态和功能的统一

一般的外科专业都是以切除病变组织或器官，以恢复机体全身或局部的生理功能为治疗目的，而整形外科除恢复功能以外，还有矫正畸形、重建或改善形态（外貌），包括某些器官再造的多重任务。因此，在施行整形外科手术时，必须对手术部位的形态和功能间的相互关系先有一个正确的认识。

功能的恢复和形态的重建常是辩证统一的。人体许多浅表器官的特有形态保证了其生理功能的正常运行，因此功能的恢复离不开形态的重建。

（二）原则性和创造性

整形外科在切除病变组织进行修复和再造方面有一整套的手术原则和方法，其中的一些基本原则是相对成熟和固定的，但对手术方法的设计和适应证则常可因每个病人的具体情况而有不少变化，灵活性很大。某一种手术方法或手术原则，可以应用于许多畸形和缺损的修复；某一畸形或缺损可能从几种手术方案或方法中选择一种最佳方案。这种选择常依靠手术者的经验进行判断和抉择。另一方面，手术方法的灵活性必然会由于科学技术的进步、手术者经验的累积而得到不断创新和提高。

（三）基本原则

1. 治疗时间的选择

(1) 定期手术：指先天性畸形的患儿，其治疗应在适当年龄内进行。例如先天性唇裂一般应在小儿 6 个月内进行修补手术。腭裂修复一般在 1 岁以后就可以进行修复手术。颅狭症（颅缝早闭症）患儿应及早明确诊断，早期（3 个月）进行手术，有利于大脑正常发育，防止发生痴呆症。尿道下裂一般在 6 岁时进行手术修复。阴道闭锁则应到成年时才进行手术再造阴道。

(2) 择期手术：指对某些畸形病例，在选择手术年龄或时间上无特殊规定。例如拇指缺损重建手术和瘢痕挛缩的矫治等，原则上应早日进行，但为了手术的安全可靠，应依据病人的健康、局部瘢痕组织软化情况，选择一个最合适的时间进行。但对手部烧伤后的瘢痕挛缩，则应在创面愈合后及早进行整复（烧伤愈合后 3 个月），可望得到更好的功能恢复。

(3) 急症手术：在急症创伤并有皮肤缺损的情况下，为了更好地修复创面、控制和预防感染、更好地恢复功能，早期可进行游离植皮、带蒂皮瓣或应用显微外科技术进行游离皮瓣覆盖创面，这对处理急症创伤是最有效的措施，也是创伤外科最新发展的一个重要方面。头皮撕脱伤后，如应用显微外科技术吻合动静脉，进行头皮再植，可望术后重新生长秀发。Ⅲ度烧伤的创面，早期切痂植皮不但可以加快创面的愈合，更好地恢复局部功能，而且也是抢救烧伤病人生命的有效措施。面部烧伤后发生严重眼睑外翻，为了防止角膜暴露，发生溃疡或穿孔，应及早进行眼睑植皮重建手术。

2. 无菌原则　由于整形手术对外形的恢复具有很高的要求，因此和任何外科手术一样，必须强调严格的无菌条件。术后发生感染会影响手术效果，特别是在进行组织移植时，移植组织的血液供应受到暂时的中断或阻滞，组织对感染的抵抗力就会降低，因此遵守无菌技术操作就特别重要。正确使用抗生素及其他化学药物，在外科领域中对预防或控制感染具有一定的作用；但必须注意，任何抗菌药物并不能代替无菌技术。

3. 无（微）创原则　所谓无创技术是指在手术过程中，对每一具体手术操作，要尽量避免造成不必要的创伤，如尽量避免对组织做不必要的拉扯、挤压、钳夹、扭转或撕裂。使用的手术器械力求精密，刀片、缝针必须锋利。缝合材料要精细，以使组织反应小。每一个操作动作要做到准确、迅速和熟练。应小心保护创面，彻底止血，防止术后血肿形成。所有这些都将有利于创缘的正常愈合，减少瘢痕形成。

第三节　整形外科的常用治疗方法

一、手术的基本技术

切口设计：皮肤切开是整形外科手术操作中至为重要的一个环节，特别在颜面部做切开时，切口愈合的结果与术后外貌有十分密切的关系。在躯干和四肢做切口时还应注意切口的方向和位置对术后功能活动的影响。

由于人体皮肤真皮层内弹力纤维的方向不同，在皮肤表面形成了皮纹，皮纹的方向有一定的规律性（图 24-1）。若切口与皮纹的方向平行，则创口愈合后瘢痕形成少而不明显；若切口与皮纹方向垂直，则被切断的弹力纤维多，创口愈合后可导致明显宽阔的瘢痕，并将发生功能障碍（图 24-2）。在四肢关节部位做切开时，应避免和长轴并行的正中纵行切开，否则愈合后可产生直线状瘢痕挛缩，影响关节活动。因此在这些部位设计切口时，应采用侧方切开或采用 Z、L、N、S 形等切口，或尽可能多做锯齿状切口，就可以防止产生直线状瘢痕挛缩。

缝合技术：皮肤切口的缝合技术，是整形外科手术操作过程中一项极为重要的环节，是基本

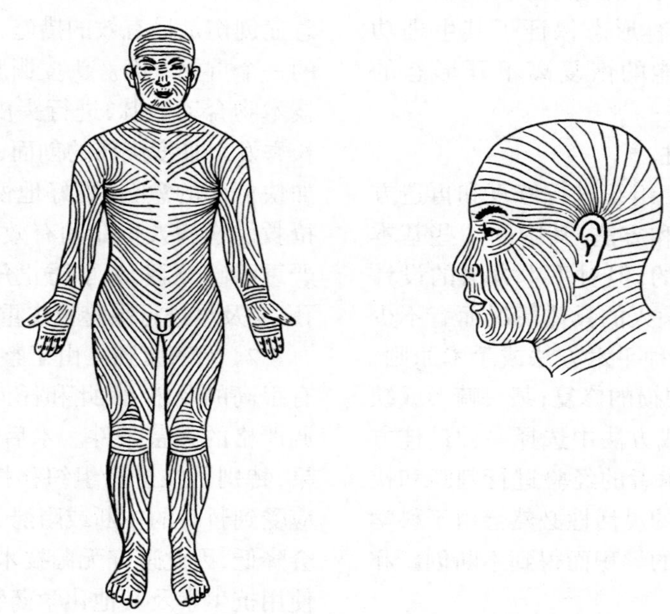

图 24-1　身体表面皮纹方向

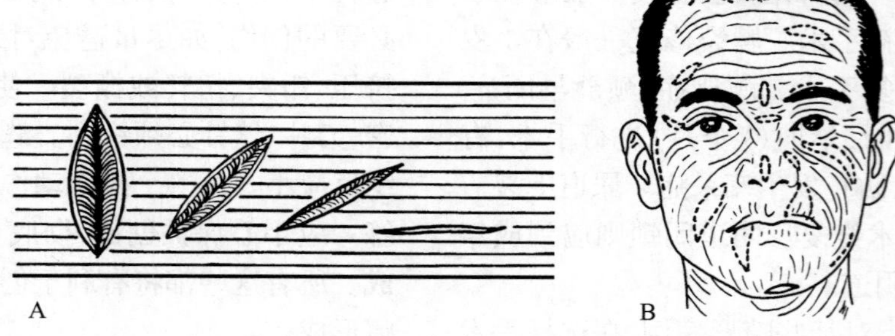

图 24-2　切口与皮纹的关系
A. 与皮纹垂直切开，切口分裂最大；顺皮纹切开，分裂最小；
B. 面部皮肤切口的方向

功。为了减少缝合后的瘢痕增生和达到良好的愈合，要求对各层组织做确切和严密的对合，缝合后不存在组织过大的张力，创缘下无死腔或血肿。张力下缝合可造成创口早期裂开，即使得到愈合，也可增加术后的瘢痕形成。死腔和血肿的存在，不但可以延缓创口的愈合，而且还可能导致感染。

缝合时应选择精细的缝针和缝线，无损伤的带线缝针最为理想。

缝合方法除通常应用的各种外科缝合法，如间断缝合、褥式缝合法等外，在整形外科技术中，还应用一些特殊的缝合法，如连续皮内缝合法、双圈褥式缝合法、三角尖缝合法等。这些缝合方法都有它们的个别适应证。但总的来说，应特别注意减少术后瘢痕形成。特别是防止针眼穿过皮肤的部位形成点状瘢痕，造成丑陋外形。故此整形外科医师特别强调精巧细致的缝合技术。

在进行间断缝合时，应靠近创缘 2mm 以内进针，每一针距亦应较近，这样操作虽然耗费较长时间，但却能使创缘密接，愈合良好，而大大地减少瘢痕形成。

褥式缝合（纵式或横式）虽然可以加强缝合的拉力，有利于具有一定张力的创缘缝合，但在面部等暴露部位显然不宜采用。但这种缝合法可以使创缘外翻，对合良好，适用于阴囊、手部及其他皮肤创缘易发生内卷的创口。

双圈褥式缝合法，适用于闭合腭裂手术中软硬腭口腔黏膜面的创缘。可达到加强创缘组织接触面缝接的力量，及使创缘外翻的双重目的（图 24-3）。

连续皮内缝合法，缝线在真皮的基底层进行，可使创缘两侧密切对合，省却了再做皮肤缝合，可以进一步减少术后瘢痕形成（图 24-4）。特别适用于眼睑、颜面部直线状切口的缝合。

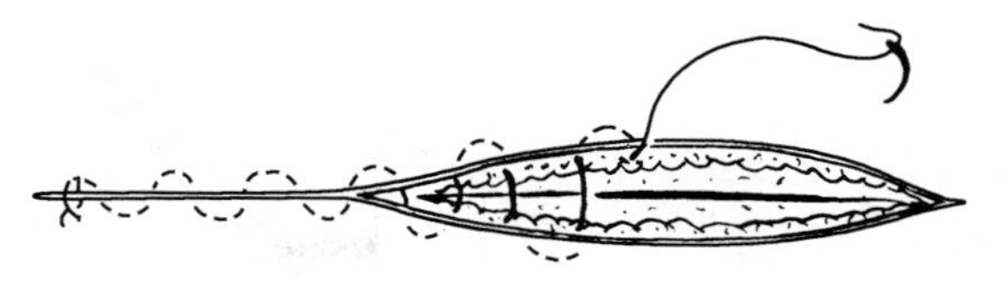

图 24-4　连续皮内缝合法

包扎和固定：手术后敷料包扎，在整形外科中应视为手术的最后一部分，不可忽视。整形外科手术结束时的敷料包扎不同于其他外科手术，因为多数手术不只是单纯地切除病理组织，而是进一步再造重建。故此，如包扎不妥，就可能影响手术效果，甚至导致手术失败。进行游离植皮后，适当的压力有利于皮片的成活；进行皮瓣移植时，压力过大会造成血液循环障碍，而适当的压力不但消灭组织间死腔，防止渗液和血肿，同时还能减轻组织水肿，有利于静脉回流，这对应用显微外科技术进行游离皮瓣移植后尤应注意。

进行加压包扎时，应使用松碎纱布块、废纱头及棉垫等，外加压力绷带包扎。敷料厚度应达 3cm 左右。包扎后在关节活动部位应用夹板或石膏型做固定。手部术后包扎固定应处于对掌功能位，腕关节背伸 30°。在进行器官再造或成形手术，如鼻再造、外耳再造等手术后，都需要保持在再造成形时的适当位置。固定时间的长短视不同手术而决定。

几种典型有效的整形基本手术：

1. Z 成形手术　又称对偶三角皮瓣成形术，这是一种简单实用而效果良好的整形手术，适用于解除索条状瘢痕挛缩，能得到松解挛缩、加长间距之效。Z 成形手术基本方法是沿挛缩线作为纵轴切开，并分别在轴的两个终点各做一条方向相反、相互平行的切口，形成大小形状相同，而方向相反的两块三角状皮瓣。一般使两臂与纵轴之间保持 60° 角，然后将此块皮瓣掀开，互换位置进行缝合（图

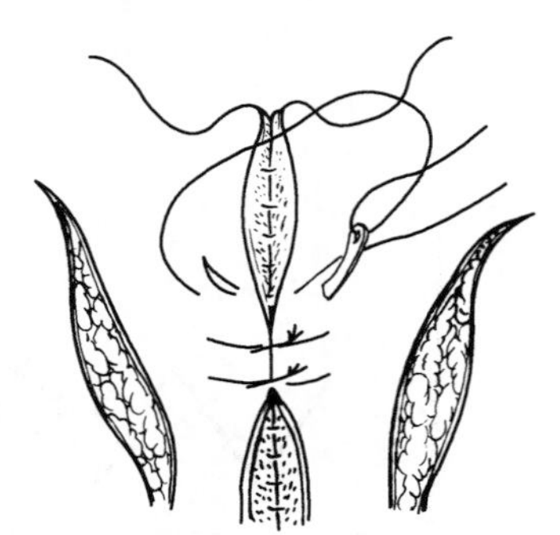

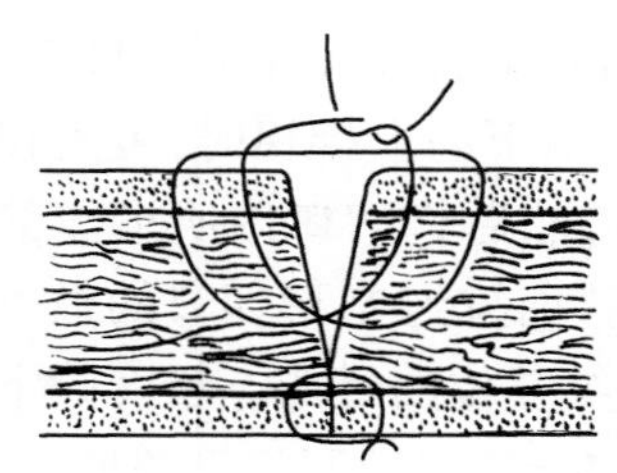

图 24-3　双圈式褥式缝合法，应用于闭合腭裂修复中的创缘

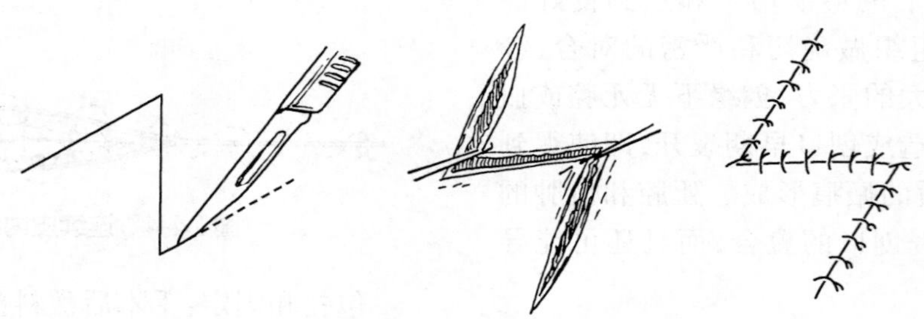

图 24-5　Z 形切开及互换位置示意图

24-5)。术后由于切口方向的改变可增加瘢痕两端间的长度,从而解除挛缩。

在瘢痕条较长、邻近软组织有限、不能设计一个较大的 Z 形时,可以设计若干连续的小型 Z 状切口,交换皮瓣位置后,也同样可以达到解除挛缩和改善畸形的目的(图 24-6)。但应注意在手术时必须将两侧所形成的斜方形皮瓣修剪成三角形皮瓣后才可以被平整地缝合。这种多个 Z 形手术原则也可以作为预防直线状瘢痕形成后发生挛缩之效,例如在切除面部直线状瘢痕时,可设计多个 Z 形小三角瓣交错缝合,常可得到很好的美容效果。

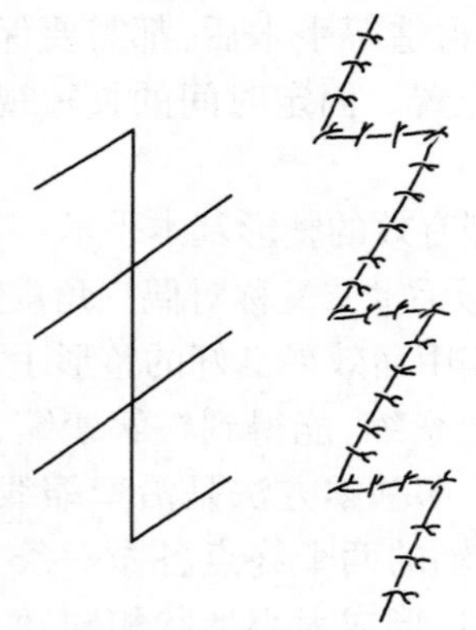

图 24-6　多次 Z 形切开及缝合示意图

2. V-Y 成形手术　其可以使错位组织得到转移和还原。切口设计是在错位组织处做 V 形切口,五瓣手术的切口与缝合是将邻近组织做皮下潜行分离,然后将所形成的三角形皮瓣上移复位,再将 V 形切口两侧的组织拉拢而缝合成 Y 形(图 24-7)。相反,如需将错位的组织由下向上推移时,可先在错位组织处做 Y 形切口,然后将切口内所形成的三角皮瓣分离后向下推移而拉到 Y 形切口的最下端,缝成 V 形,以达到组织复位的目的。轻度的下眼睑外翻、下唇外翻,或唇缘缺损性凹陷等畸形,均可应用本手术得到纠正。但手术前必须衡量是否有可能会在手术后产生更显眼的瘢痕形成。

3. 五瓣手术　其是 Z 形手术的变化和改良,适宜于解除蹼状挛缩,特别是第一指蹼(虎口)的挛缩,使它得到松解和扩大。也适用于指蹼间束条状瘢痕挛缩,掌背两侧有较正常的皮瓣组织者。切口设计如图 24-8,可在一侧形成二个小皮瓣,另一侧形成三个小皮瓣,于术中将瓣 2 及瓣 4 剪成三角形,然后相互交叉插入对方,而缝合成锯齿形,从而解除了挛缩及扩大了“虎口”。这种手术原则可以广泛地被应用于许多部位的类似情况,并可予以变化。

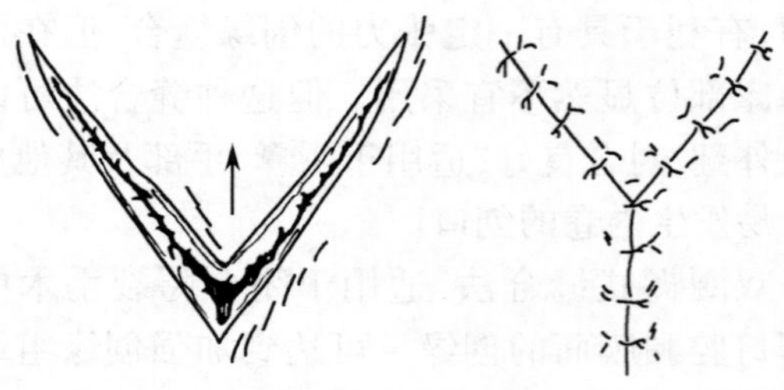

图 24-7　V-Y 手术

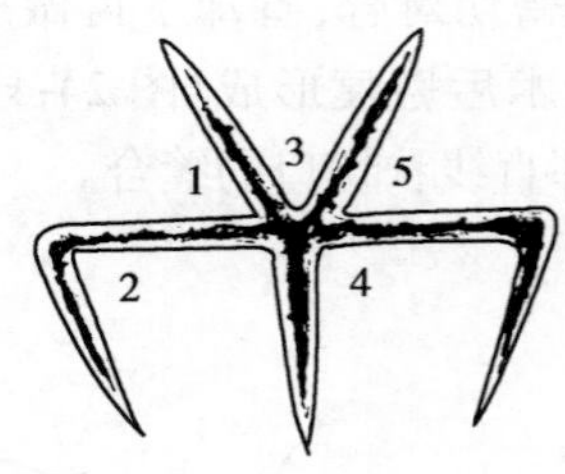

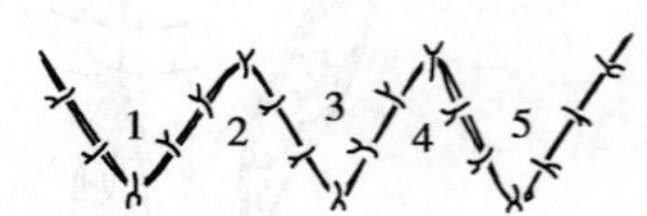

图 24-8　五瓣手术的切口与缝合

二、手术前后的处理

(一) 手术前后的全身和局部准备

1. 病史和体格检查　一般来说，询问病史的目的主要在于明确诊断，但对整形外科病人来说，除了明确诊断外，同时还要了解畸形和缺损的形成原因和发展过程，及其所给予病人在生活上、心理上和工作中带来的不良影响和功能障碍。还应密切观察病人的言语、反应和精神状态，以及对治疗的要求和期望，更需了解病人过去的治疗过程和对治疗的评价。显然，对某些心理失常的病人来说，整形手术可能不会给他带来满足，有时甚至会造成严重后果。在一些特殊病例，心理医师参加会诊十分必要。

2. 照相、模型　除完整的病史外，局部照相是保存术前情况的最好方法，尤其是面部和手部的许多整形手术。照相时必须注意光线、角度、位置和范围，以能清楚地显示畸形和缺损的形象特点和功能障碍情况。最好能从不同角度拍摄照片，并和健侧作对比。对一些伴有功能性障碍的畸形，如面神经麻痹等，可选用摄像，动态保留术前和术后的资料。为了记录和保存立体的病例资料，还应使用石膏模型、塑料或蜡型制成畸形区的模型；对于骨性畸形，可以将 CT 资料进行三维成像留存在计算机中，也可通过数字化读取资料后用数控机床制作逼真的畸形模型。供临床研究和教学教具之用。

3. 手术区的准备　整形外科治疗范围十分广泛，包括颅颌面部、五官、四肢和躯干等部位，每个部位都有其解剖特点，故应依据不同的部位而作不同的术前准备。

(1) 头面部手术

1) 面颊、唇、鼻和眼睑等一般面部手术时，男病人须刮脸剃须和理发，上唇及鼻部手术时应剪除鼻毛及剃须。但眼睑手术时不需要剪除睫毛及眉毛。

2) 头颅部手术时：无须剃去头发，只须在术前 2~3 天每日洗发 1 次，手术当天剪除冠状切口上头发 1~2cm 宽。面部扩大性手术如全脸皱纹舒平术，过去都要求剃除整个发际部的头发 3~4cm，这对女性病人来说，术后暂时性秃发给她带来许多不便。近年来趋向于术前 2 天洗发。手术日晨间剪去手术切口部的头发 2cm 宽即可。其余长发可扎成小辫，以避免妨碍手术野。

3) 口腔部手术应做口腔洁治。

(2) 四肢手术

1) 术前修剪指(趾)甲，去净甲垢。

2) 对烧伤后有增殖性瘢痕者，应清除瘢痕隐窝中的污垢，用乙醚或汽油去污，并用乙醇湿敷，或选用 0.5‰ 药水浸泡。

3) 下肢手术病人，入院后卧床休息，抬高患肢；进行足趾部手术时，应先治愈足癣。

4) 手部肌腱移植或转移手术或其他功能性恢复手术时，必须首先注意指间关节的被动活动情况。在关节活动未恢复正常或已有较大的改善以前，不能进行这类手术。

(3) 肛周手术：须依据不同情况，在手术前清洁灌肠，或口服轻泻药。术前务必剃除阴毛和肛周汗毛。

(二) 手术后处理

1. 更换敷料　敷料更换是术后重点工作之一，不可忽视。组织移植能否成活，虽决定于手术技术操作，但术后适时及认真地更换敷料，特别是术后第 1 次更换，也非常重要。

2. 拆线　各种不同手术拆线的时间也不同，面部手术应较早拆线以减少瘢痕形成。张力很小的切口可在术后第 4~5 天拆线，然后用减张胶布黏合。一般创口也应在 1 周时拆线。但皮瓣移植等手术应较晚拆线(10~12 天)。游离植皮的拆线时间应依据皮片厚度来决定首次更换敷料及拆线时间。皮内连续缝合法一般在术后 1 周拆除，然后用减张胶布黏合。

3. 术后的功能锻炼　功能锻炼是许多整形手术后不可缺少的环节，这对手部手术后更是如此。手术本身一般只能为病人的局部功能恢复创造条件，真正的恢复功能尚有待于在医师和理疗师的指导下进行坚持不懈的刻苦锻炼。理疗、体疗和其他职业性锻炼都是主要的措施。腭裂手术后需要进行语音训练，游离植皮在颈部或四肢手部，若不进行理疗、体疗和功能支架牵引等(包括休息时使用抗挛缩支架固定)，则非常容易导致皮片收缩，影响手术效果，甚至再度造成功能障碍。对肢体功能恢复来说，我们认为手术治疗只能达到 50%，而另外 50% 依靠手术后的理疗、体疗和功能锻炼。

(三) 整形手术麻醉特点

许多较小的整形外科手术可以在局部麻醉，或神经传导阻滞，或椎管内麻醉下进行，但对于一些较大的手术，或同时进行多部位的手术，就需要在全麻下进行。此外，由于手术年龄、局部的特殊情况和条件、手术时间较长，或手术次数较多等特殊情况，造成麻醉上的一定难度。故此对于整形外科麻醉方法的选择就存在一些特点，兹简述于后。

1. 低龄病人的麻醉选择　某些先天性畸形的修复，往往需要在婴儿期就进行手术，如唇裂手术常在婴儿 2~3 个月时进行，腭裂手术近年来也已提早到 6 个月后进行。对于这些婴儿的麻醉安全性和插管麻醉的特殊性，提出了很高的要求。

2. 颅颌面及颈部手术的特点　在整形外科领域，颅颌面外科及颈部手术常占很大比例。在这些部位做手术，手术区和麻醉管理区都集中在头面部，给施行麻醉带来许多不便。近年来颅面外科发展，对一些颅面畸形进行手术矫正，常需通过颅内径路进行，患儿年龄又通常在 1~2 岁，手术时间较长，手术失血较多，这就对麻醉师提出更高要求。由于严重烧伤后造成的颏胸粘连或颞颌关节强直病例，又常不能按照常规方法进行气管内插管，如进行气管切开术时，因颈部的异常位置而无法进行，这时维持呼吸道的通畅、麻醉药物的选择和维持，就成为整形外科麻醉术的特殊问题，需要进行特别训练以求掌握。

3. 手术时间　手术时间较长是整形外科麻醉的另一特点。特别是近年来显微外科技术的发展，常可能把过去需要分几期的手术合并为一次手术完成，手术时间有时长达 8~10 小时。在这样长的全身麻醉状态下，病人的气体交换、循环张力、血容量补充等都应给予密切注意。此外，还应注意坠积性肺炎和压疮的预防。

三、组织移植术

把组织从一个部位移植到另一个部位或另一个机体，称为组织移植。这是 19 世纪 60 年代以后才发展起来的一种治疗手段，到 20 世纪 20 年代已较广泛地应用于临床，目前已成为整形外科进行各种修复治疗的一个常用方法。组织的来源很多，大部分来自人体，少数可来自动物的脱细胞基质材料等，它们各有独特的适应证。

组织移植的范围十分广泛。若按照个体遗传学差异来进行分类，则可分为自体组织移植、同种异体组织移植和异种（动物）组织移植三种。

自体组织移植是指组织在同一机体内进行移植。由于它不受机体免疫反应的影响，故可以长期存活而不受排斥。同种异体组织移植是指将另一机体（别人）的某种组织来进行移植，但由于所移植组织的细胞膜上存在着组织抗原的不同类型，故可引起受体的免疫排斥反应，因此不可能长期存活。在应用上就存在一定的限制，但在单卵孪生（又称同卵双胎）之间进行这种移植是例外。异种组织移植是指将动物的某些组织移植于人体，由于这种组织在亲缘血统上有着更大的差异，排斥反应愈加强烈，存活时间更短，仅在极少数情况下被应用于临床，如应用于猪皮移植抢救严重烧伤病人覆盖创面等。

虽然同种和异种组织移植目前在临床上应用存在着免疫排斥反应的限制，但仍有一定的适应证和实用价值。随着移植免疫学研究的不断进展，异体和异种组织移植物（包括器官移植）有着广阔的前景。

组织移植以移植方法来分，则可分为游离移植、带蒂移植和应用显微外科技术进行血管吻合的带血管移植三大类。游离组织的移植是将一片（块）组织，完全和供区脱离而移植到别的部位，例如游离植皮、游离植骨等。带蒂组织移植是指在移植过程早期，移植组织需要一个蒂部，以和身体保持或暂时性地保持血液循环联系，如需要，可在 3 周后进行断蒂手术，移植组织就可以在新的受区成活。带有皮下脂肪层的皮瓣组织移植时就必须应用此种方式。吻合血管的组织移植实际上也是一种带蒂方式，但由于应用了显微外科技术，可将供应组织瓣的小口径血管（包括动静脉）、神经和受区的血管神经进行吻合，就可能一次完成移植手术，为许多严重创伤的治疗和组织器官的再造手术（如阴茎再造、鼻再造、手指再造、食管重建、头皮撕脱伤等）创造了条件。

自体组织是整形外科最常应用的移植材料。人体上许多组织可供移植之用，如皮肤、真皮、黏膜、筋膜、软骨、骨骼、肌肉、肌腱、神经、血管、大网膜等，其中大部分可以用游离方式进行移植，但有些必须应用带蒂或吻合血管的方式进行移植，如皮瓣组织（皮肤及其皮下组织的通称）、大网膜等。

（一）皮肤的游离移植

1. 皮肤的组织学概要　皮肤不仅是人体表面的一层保护性组织，而且和肝、肾等一样，还是人体的一个重要器官。一般成人体表皮肤总面积为 15 000~17 000cm^2，约占总体重的 1/6，它不仅有感觉、分泌排泄、调节体温等功能，而且还能阻止病菌和其他有害物质的侵入，防止体液、电解质和蛋白质的丢失，以保持生命和维持机体与环境相适应，故可称之为人体的一个很大的器官。

皮肤可分为表皮和真皮两层，真皮下为皮下组织层。

表皮为上皮细胞构成，可分四层，即生发层、棘层、颗粒层和角质层（又称角化层）。表皮和真皮紧密联合，其交接部皱褶起伏，表皮生发层突入真皮部分称上皮脚，上皮脚之间的真皮组织称真皮乳头。皮肤的许多附属器，如毛囊、皮脂腺、汗腺等都深入到真皮的深部，并都有上皮细胞包绕(图 24-9)。当表皮缺损时，这些埋藏在真皮内的上皮细胞的有丝分裂，就成为表皮再生的主要来源。

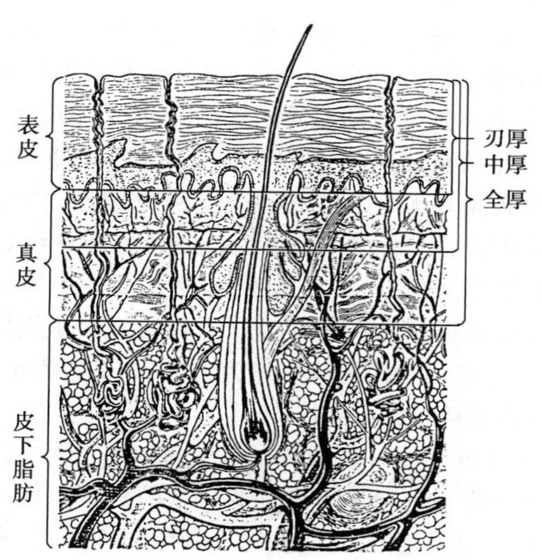

图 24-9　皮肤组织解剖和皮片分类

真皮内有三种纤维组织，即胶原纤维、弹力纤维和网状纤维。弹力纤维和胶原纤维给皮肤以韧性和弹性，能耐受一般的摩擦和挤压，故植皮如含有真皮组织愈厚，则移植后的功能和外形恢复愈好。

皮肤的质地、色泽和毛发分布等随不同部位而有差异，愈是邻接部位愈相似。皮肤的厚度视个体不同和部位不同而异。依据我国人检查测量结果，男性成年人的皮肤厚度平均为 1.15mm。躯干和背部皮肤最厚，平均约为 2.23mm。眼睑皮肤最薄，约为 0.5mm。此外，还因性别和年龄不同而有差异，成年男性皮肤较女性及小儿为厚，老年人皮肤失去弹性可变得菲薄和缺乏弹性。

2. 游离植皮片的分类　依据皮肤植皮片厚度不同，游离植皮片可分为四种：刃厚皮片、中厚皮片、全厚皮片和带真皮下血管网皮片移植。

(1) 刃厚皮片：又称表层皮片，是最薄的一种游离植皮片。它仅含表皮层及一小部分的真皮乳头层。成年人的刃厚皮片厚度为 0.20~0.25mm。刃厚皮片不论在新鲜无菌创面上或肉芽创面上均易生长。但由于皮片很薄，真皮层弹力纤维少，故皮片成活后收缩很大，禁不住外物摩擦。若皮片移植在关节活动部位或肌肉肌腱组织上，就会产生粘连，影响到功能活动。若移植到面部，除发生挛缩畸形外，还会因色泽黯黑，表面皱缩而妨碍外貌。这类皮片仅适用于暂时消灭创面，或用于大面积烧伤病人的治疗过程中。

(2) 中厚皮片：又称断层皮片，它除包含表皮全层外，还有部分真皮组织，相当于全厚皮片的 1/3~3/4。中厚皮片可分薄厚两种。薄型中厚皮片的厚度在成年人为 0.375~0.500mm，厚型的在 0.625~0.750mm，都是应用最广泛的一种游离植皮片。由于它包含有较厚的真皮纤维组织层，故成活后质地柔软，能耐受摩擦和负重，收缩较少，常可获得理想的治疗效果，但厚型的中厚皮片很难在有感染的肉芽创面上生长成活。中厚皮片成活后仍可能发生色素沉着和轻度挛缩。

(3) 全厚皮片：又称全层皮片，是包含全层皮肤组织在内的植皮片，其厚度按所采皮的部位来决定。皮片成活后挛缩程度小，能耐受摩擦和负重，质地柔软，活动度好，色泽变化较少，是游离植皮术中效果最佳的一种，但不能在有感染的创面上生长成活。又因供皮区上已无上皮组织存留，面积较大的全厚皮片供区就不能拉拢缝合，需再取中厚皮片覆盖移植，故此全厚皮片的应用不免受到限制。

全厚皮片包含毛囊，故在眉毛睫毛缺失时，可应用正常眉毛或头皮组织移植进行修复。实际上这也是一种全厚皮片的游离移植。

(4) 带真皮下血管网皮片移植：亦称超薄皮瓣移植，它除包含了完整的真皮层组织和皮肤附属器外，还保存了完整而丰富的真皮内层血管网和真皮下血管网，同时还带有一层薄薄的脂肪组织，故皮片的厚度远远超过了全厚皮片。这种皮片先由日本琢田贞夫创用(1977 年)，后在我国一些单位中被采用，获得较好的临床效果。成活后皮片显示质地柔软，弹性好，无收缩和皱纹，形态和功能均较满意，但由于成活条件较高，移植后皮片上可发生不同程度散在性的表皮水疱，最后愈合形成色素失落花斑，或造成局限性皮片坏死。此种植皮手术，目前多认为仅适合于指端、脸部的小面积的移植 [(1~2) cm × (1~2) cm]。

3. 皮片移植的成活过程　皮片移植于受区后，创面就开始有血浆渗出，血浆不但由于所含有的纤维蛋白将皮片粘连于创面，而且还借以供给皮片必要的营养物质。大约在 5 小时以内，皮片即被较紧密地粘连于创面，随后生长肉芽组织。内芽组织内毛细血管的内皮细胞迅速长入皮片的表皮和真皮层之间，而建立新的血管网。在较薄的皮片，大约在术后第2~3天就可以有此种新生毛细血管生长。在较厚的皮片，则在第4天后可以见到。此外，在第4~5天时就开始了纤维细胞的生长，而与植皮片中的纤维细胞相接连。到术后第8天，血液循环已基本建立，皮片呈现色泽红润。至第10天，纤维性愈合已达到成熟阶段，排列紧密，皮片已完全成活。与此同时，血液中的白细胞亦早已发挥作用，将皮片下的少量异物、细菌以及细小凝血块等溶解吞噬。皮片愈薄，上述各种变化过程进行愈快。此时，如创面有细菌性炎性浸润，或多量异物存在，则植皮片区就可能因大量细菌繁殖造成感染，导致植皮失败。如创面与皮片之间存在薄层或厚层凝血块，则上述毛细血管生长过程受到阻碍，在薄层血肿存在时，可导致水疱形成，表皮坏死；若存在厚层血肿时，则造成植皮片的坏死（此处指血凝块上方的局部植皮片）。

皮片移植成活后，真皮层中的弹力纤维常有退化现象，这虽在1年内可以复生，但排列结构和形式已与正常不同。皮片成活后，下方可因产生大量纤维结缔组织而发生挛缩，此即植皮片在术后发生的晚期收缩现象。皮片愈薄，收缩性愈大。但在植皮后2~3个月，皮片下可产生薄层脂肪组织，纤维组织亦渐趋软化，此时皮片就逐渐恢复其弹性，柔软而可被推动。皮片成活后，神经纤维亦在第3~5天开始从创面向皮片内长入，大概在术后3个月左右，真皮层完全有感觉神经末梢长入分布。痛觉、触觉、冷热觉也相继恢复，而以痛觉和触觉恢复较快。冷热觉恢复较慢。6~12个月时，感觉可完全恢复正常。毛囊最初呈现退化现象，不久亦可开始再生。汗腺功能的恢复视皮片的厚度而定。全厚皮片移植后，可望恢复交感神经活动，植皮区可恢复出汗功能，但通常不可能达到正常程度。中厚皮片移植后都不能恢复正常出汗功能。皮脂腺分泌亦如此。

4. 供皮区的选择和切皮片厚度的决定　采取游离植皮时，一般应选择人体上易被衣服遮掩的部位。如大腿外侧部、胸侧壁、背部等，但由于有时色泽质地等要求，也宜选择和受区相邻近，厚度相似的部位较佳。例如在面颈部面积较小的受区，如睑外翻整复时，可考虑用锁骨上，耳壳后，或上臂内侧部位。但上下睑植皮时，按笔者经验，最理想的供皮区还是来自上下睑过多的皮肤组织。有些部位是不适宜作为供皮区的，如面颊部、关节、手足及会阴等部位。除非在治疗大面积严重烧伤时，供皮区来源非常有限，才可以加以考虑。头皮组织很厚，供皮丰富，采薄片后创面很快愈合，可以多次供刃厚皮片的采取，往往成为抢救严重烧伤病人（包括晚期瘢痕挛缩病人在内）的一个优良供源。

5. 皮片厚度的抉择　考虑采取皮片的厚度时，下述几个情况可以参考。

（1）按植皮部位和治疗目的来决定：如在颜面部、手掌、足跖以及关节部位植皮时，皮片宜偏厚一些，以选用厚的中厚皮片或全厚皮片为佳。如在躯干或四肢植皮，目的在于消灭创面，对功能活动要求不高时，则可采用偏薄的皮片，甚至刃厚皮片。

（2）按植皮区创面的性质和面积大小来决定：如在无菌新鲜创面上植皮，皮片可偏厚，以中厚皮片（0.5mm）为宜。如在污染或已有肉芽组织创面上植皮，则皮片不宜过厚，可选用薄的中厚皮片（0.35~0.40mm）或刃厚皮片。在修复大面积烧伤创面上，应选用大张的薄皮片为恰当；如供区不足，则可应用邮票状或点状植皮。

（3）按供皮区部位皮肤厚度来决定：供皮区的愈合有赖于创面上上皮细胞残留的多寡。如取皮过厚，供皮区创面的愈合就受到阻滞而缓慢，愈合后也将发生增殖性瘢痕，产生痒痛等不适症状，甚至发生创面愈合困难，出现溃疡。因此在考虑皮片厚度时，亦应考虑供区皮肤的厚度。如在背部取皮，可采取较厚皮片；如在大腿内侧取皮则应较在大腿外侧取皮为薄。

（4）按病人的性别、年龄来决定：女性的皮肤常较男性为薄。幼儿和老年人的皮肤亦较青年人为薄。在决定采皮厚度时此点亦应予以考虑，经产妇的腹壁皮肤由于弹力纤维断裂，缺乏应有弹性，是一种质地不良的供皮区。

6. 采取皮片方法

（1）术前准备

1）全身准备：最重要的全身准备是在术前矫正病人的水、电解质紊乱，和血红蛋白过低或白蛋白球蛋白比例失常的情况。

2）局部准备：在病人全身情况许可下，应在术前1天沐浴。剃除供皮区毛发，但不必剃除腋毛和阴毛。面部手术前，应理发洗头，剃除胡须，但不剃眉毛。头颅部手术时，以洗发为主，可不剃去头发。

3）瘢痕组织切除手术宜在术前2~3天开始皮肤准备：特别注意清除瘢痕缝隙中污垢，使用1/5 000高锰酸钾液浸泡是一个较好方法，可在术前2天开始，每日1~2次，每次15分钟。

（2）取皮方法

1）徒手取皮法：是一种最简单易行的手法取

皮，可以采取刃厚皮片和薄型中厚皮片。手法采用需要较熟练的技巧，否则不易切取所需皮片的正确厚度和面积（图 24-10）。

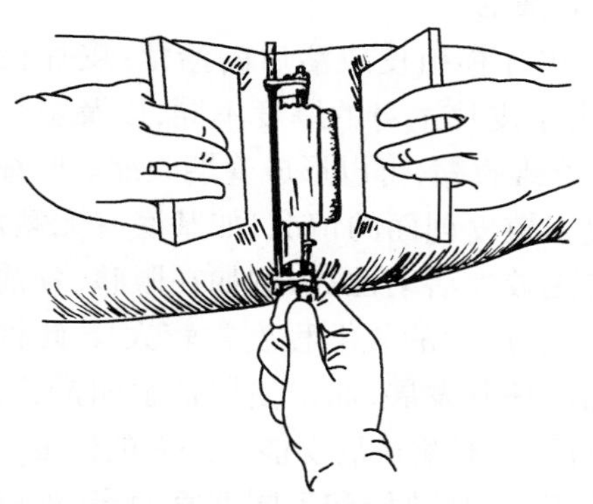

图 24-10 用滚轴式刀徒手取皮法

2）切皮机取皮法：切皮机的问世为采取游离植皮片提供极大方便，从根本上解决了徒手取皮法造成的厚度不易控制、面积小、边缘不齐、部位受限制等缺点，目前最常应用的是鼓式手动取皮机。此外，还有电动式、气动式等。鼓式取皮机每鼓面积为 $200cm^2$，厚度可借调节刀片和鼓面的间距来决定。使用时需要特制的胶水分别涂于鼓面和皮肤上，以便黏合后利于切割（图 24-11）。亦有使用双面胶纸者。任何外科医师都应掌握使用此法，其可以大大地提高手术的治疗效果。

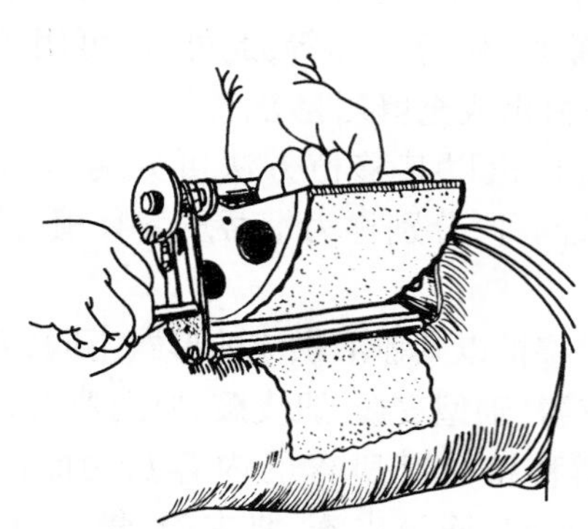

图 24-11 切皮机采皮法

供皮区创面的处理：切取刃厚或中厚皮片后，由于创面上还保存着部分真皮组织及毛囊、皮脂腺等附件的上皮组织，故可借上皮细胞增生而修复创面。皮片切取完毕后，可先用温热盐水纱布在供皮创面上压迫止血，然后用一层凡士林纱布覆盖，外加几层纱布和较厚棉垫，再加压包扎。纱布和棉垫厚度一般不少于 5cm，以防止创面渗液湿透敷料。在一般情况下，供皮区可望在 3 周内愈合。

（3）全厚皮片取皮法：全厚皮片移植一般仅为较小面积，故取皮时都不使用切皮机。取皮时都按所需的大小形状，用消毒纸片或布片铺在供皮面上，用亚甲蓝画出轮廓，然后按图切取皮片，并使它不带有真皮下脂肪组织。供皮片区所遗留创面，一般可做直接拉拢缝合。如面积较大，不能缝合时，需要另取中厚皮片移植修复。

7. 游离植皮手术方法：进行游离植皮的创面，大致可分为两大类。一种是新鲜的无菌创面，或已经进行清创的污染创面，另一种是慢性有程度不同的感染的肉芽创面。在前一种创面时，创面经彻底止血后，就可以进行皮片移植；后者则必须进行充分的术前创面准备，甚至全身准备。

植皮手术最基本的几个原则：①创面仔细止血；②安放皮片，四周缝合固定；③加压包扎；④维持加压固定到适当时间。创面止血应尽量少用结扎法，除温盐水纱布压迫止血法外，较少出血点可用血管钳夹住片刻，或用双极电凝器止血。渗血止住后，将皮片置于创面上，应在保持皮肤的正常张力下与创缘做缝合。一般均用间断缝合法，但在大面积植皮时，为了缩短时间，也可采用连续缝合法。操作时应力求皮缘确切对合，不存在皱褶，操作轻柔细致，以保证皮片不受损伤，良好成活。缝合完毕后，用生理盐水或抗生素溶液冲洗皮片下，以驱除任何小凝血块。最后加压固定。

加压固定方法有几种：

（1）对于较小区域，或四肢易于包扎的部位，可在植皮上放一层凡士林油纱布，上加纱布、棉球或吸水性较强的棉垫，外用消毒绷带包扎。压力不宜过大，一般以 30~50mmHg 压力最为理想。在关节活动部位及其邻近区域植皮时，必须应用石膏托或夹板以固定关节，以防止皮片移动，妨碍成活。

（2）打包加压固定法：适用于较大或面颈部及关节活动部位的植皮过程。方法是在植皮区先保留间断缝合的长线头，不予剪断，在皮片上安放纱布团或棉球团，最后将长线头相对打结加压，在其外面再加妥贴的外敷料包扎。打包法可维持充分持续的压力，保持皮片和创面紧密接触，有利于皮片成活。这种方法特别适用于眼睑、颈部、腋窝和会阴等部位的植皮。

（3）包模植皮法：此法适用于不宜进行包扎或加压的部位，例在口腔、鼻腔、眼窝、阴道等腔穴内进行植皮。系用印模胶加温软化后，捏成和创面大小、深度相同的模型，将皮片的创面向外，缝合于此模型上，然后塞入腔穴内，使皮片密切接触于创面上。最后在外面进行妥善的包扎固定。

(4) 暴露植皮法：此法适用于大面积灼伤的创面和不宜于包扎的部位，如面部、臀部、会阴部。有时在感染严重的创面上，加压包扎常易引致感染加剧时，亦可采用暴露植皮法。本法是将皮片固定或贴附于创面上，不加任何敷料，但必须对肢体妥善固定制动。皮片在暴露过程中，其成活率可与应用加压包扎者完全相同，但要求病人密切配合，加强护理工作，以防止皮片移位或因摩擦脱落。

维持固定的时间：皮片在创面上存活，需要维持一定时间才能产生新的血液供应。皮片愈薄，所需时间愈短，皮片愈厚，时间就较长。刃厚皮片需要固定 4~5 天，中厚皮片 6~8 天，全厚皮片则需 8~10 天，植皮后要经过这段不同时间才可第 1 次更换敷料，进行拆线。打开敷料后，如皮片呈现色泽红润，皮片与创面粘连紧密，表明皮片已经成活。如皮片呈暗紫色，且局部有波动感，则表示皮片下有血肿存在，或发生血清肿。如发现较早，可用空针筒吸出血清积液，或做小切口(或拆除部分缝线)将血凝块清除。继续加压，可望重新成活。如皮片上出现水疱时，常表示皮下有薄层血肿，应继续加压包扎，亦可望成活，但可能遗留皮肤色素脱落现象。水疱表皮有保护性作用，切忌将水疱揭去，露出下方创面，否则可造成皮片全层坏死。如皮片转黑，渐渐形成干性坏死时，应待分界线明确后将它切除，在发生感染前进行补充植皮，或任它自行愈合。

8. 肉芽创面上植皮　皮片能否在肉芽创面上成活，要依据创面的条件而定。肉芽创面必须分泌少，肉芽组织细密结实，无水肿，色泽鲜红健康，才能适合于皮片移植。要使肉芽组织达到上述标准，必须进行全身和局部的准备。肉芽创面的情况显然和病人的全身情况有密切关系，全身准备主要是维持病人的血红蛋白和血清白蛋白的水平。湿敷是使肉芽创面得到很好的引流、减轻炎症、促进肉芽健康、适合于植皮的最佳方法。最常用的湿敷溶液是生理盐水。如创面条件很差，分泌物多，并有坏死，则可应用次氯酸钠(台金液)或苯扎氯铵液，或对局部细菌敏感的抗生素溶液。如肉芽呈现水肿，可应用高渗盐水(2%~3%)。湿敷一般每日 2 次更换敷料。如采用滴入法以长时间维持湿敷，则效果更佳。一般准备 3~7 天即可进行植皮手术。对于有铜绿假单胞菌感染的创面，亦并非植皮的禁忌证，如采取积极的措施控制创面感染，加强引流，减少分泌，或再应用敏感的抗生素液湿敷，则皮片成活率仍然很高。

对于在肉芽创面上植皮的皮片，宜采用刃厚皮片或薄型中厚皮片。厚型中厚皮片和全厚皮片都不能生长成活。

9. 皮片移植皮成活后的治疗：皮片在受区成活后，由于皮片本身的厚度不同，以及愈合过程中形成的纤维收缩，可以形成晚期收缩。收缩的程度还取决于植皮创面的情况，如基底有无瘢痕，四周组织有无较大活动性等(例如在眼睑、颈前部及关节屈曲面，皮片的收缩程度常较大)。此种术后皮片收缩如任其发展，而未使用抗挛缩措施，则将产生不良后果，影响最后功能和外貌的恢复。抗收缩的方法很多，视部位和不同器官而定，如眼睑植皮后，可采用暂时性上下睑缘粘连；颈部收缩可戴用颈托；手部挛缩植皮后，应采用物理治疗、体疗、功能锻炼支具等，这些措施对手部和其他关节活动功能恢复特别重要，不可忽视。目前在国内这类术后治疗措施开始得到医务人员高度重视。

(二) 皮瓣移植

皮瓣移植是具有血液供应的皮肤及其皮下组织的移植。其功能是用于软组织缺损的修复，以保护体内器官或组织，如：因软组织缺失而造成的骨、关节、肌腱、血管、神经，以及胸、腹脏器的外露等；用于畸形或缺失器官的修复及再造，如：眉、睑、眼窝、鼻、耳、唇、舌、咽、食管、阴道、拇指、手指的再造等；还用于矫正外表的畸形，如：增加体表的饱满度，减少瘢痕，解除挛缩等；此外，尚可用于改善局部组织的血供或充填死腔等。

皮瓣移植以其移植方法可分为带蒂移植及游离移植两种，分别称为带蒂皮瓣移植、游离皮瓣移植。

皮瓣移植以其血液供应的形式不同，分别命名为任意皮瓣、轴型皮瓣、肌皮瓣、肌间隙皮瓣等。

皮瓣移植以其所含的内容及功能的区别则可分为：皮瓣、筋膜皮瓣、肌皮瓣、骨皮瓣、感觉皮瓣等。

由于近年来显微外科的发展，不但使游离皮瓣移植的供区增加了近百种，而且大大发展了带蒂皮瓣、肌皮瓣移植及骨肌皮瓣移植等。

1. 带蒂皮瓣的移植　指皮瓣移植过程中有蒂部与身体相连，由蒂部提供皮瓣的血液供应。

(1) 随意型皮瓣：皮瓣内不含有知名的动、静脉，移植时依靠皮瓣的蒂部提供其营养，因此，蒂的宽度直接影响到移植皮瓣的长度及面积，为保证移植皮瓣的成活，移植皮瓣的长度与蒂部的宽度应有一定的比例，否则皮瓣的远端会由于血液供应不足而坏死或部分坏死，带蒂皮瓣的长：宽约为(1~2)：1。如果皮瓣的长轴与体表血管走行方向一致，则长宽比例可达 3：1；在头面部，会阴部可达 4：1 或 5：1。如果皮瓣的长轴与体表血管走行方向垂直，或在小腿中下 1/3 交界处，其皮瓣的长宽比例只能是 1：1 或是 0.5：1，方能保证移植皮瓣存活，移植皮瓣的长度及面积与皮瓣蒂部宽度有关，而且其蒂部的厚度及其组织层次也直接影响到移植皮瓣的长度比例；如果蒂部在深筋膜下，直达肌膜，则可使带蒂皮瓣的血液供应增加，移植皮瓣的长度比例可相应地加大，而不致造成皮瓣远端的坏死。

为增加移植皮瓣的长度比例，还可采用皮瓣延迟手术，但该术式增加了手术次数及时间。现在由于显微外科技术及组织扩张器的应用，因此延迟术仅在个别情况下采用。

随意型皮瓣可分为邻位皮瓣和远位皮瓣。通常只包含一个蒂部，但有时因设计要求，亦可有上下两个蒂部，以保证良好血供。

1）邻位皮瓣：这是在缺损或创伤邻近部位设计一块皮瓣，应用局部转移以达到修复目的。由于皮瓣的厚薄、色泽、质地和缺损部位一致，故修复效果较好。通常只需一次手术就可完成。邻位皮瓣可以多种方式进行，例如单蒂滑行皮瓣（图 24-12）、双蒂滑行皮瓣（图 24-13）、V-Y 形皮瓣（图 24-14）等。

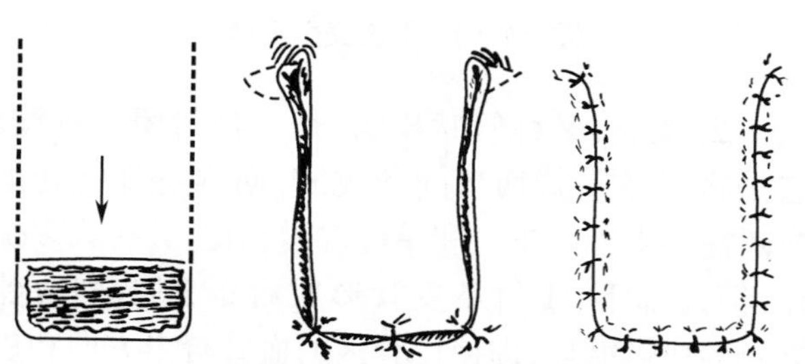

图 24-12　单蒂滑行皮瓣

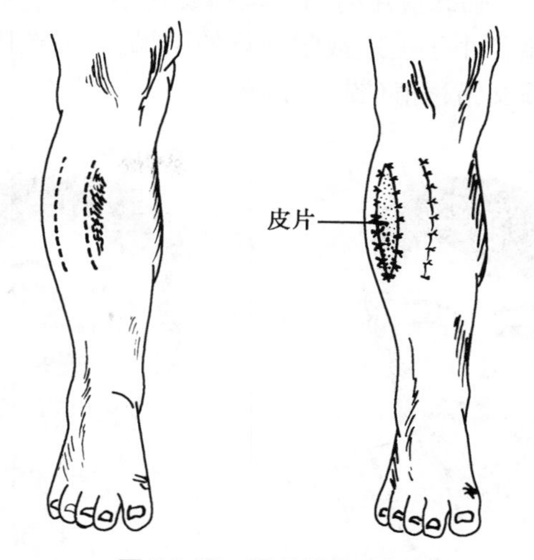

图 24-13　双蒂滑行皮瓣

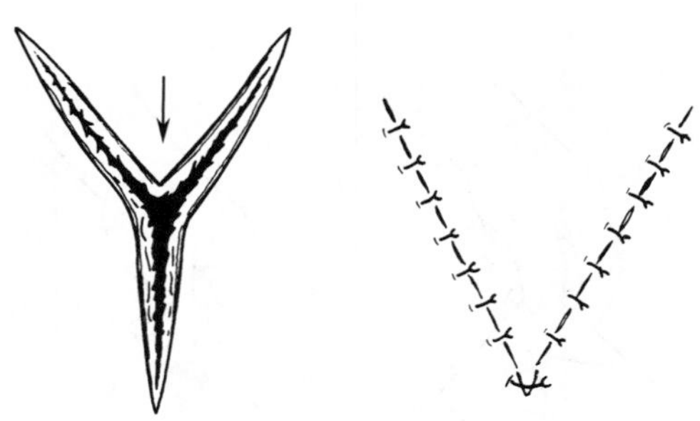

图 24-14　V-Y 切开与缝合

旋转皮瓣是邻位皮瓣的又一形式，它利用缺损邻近皮瓣组织的弹性和移动度，旋转一定角度以修复缺损。设计时可采用顺钟向或逆钟向进行，例如应用前额皮瓣进行鼻再造（图 24-15）、应用肩胸皮瓣旋转修复颈部瘢痕挛缩即属此例（图 24-16）。

Z 成形术又称对偶三角皮瓣或交错皮瓣移植，是邻位皮瓣或组织移植中应用最广泛、最简便，而且很有效的变化多端的一项技术。它由两个或多个对偶三角皮瓣交错移植。Z 成形术由一纵轴及两条臂组成，臂与纵轴夹角 30° 时，交错移植后长轴可延长 25%；45° 角时，延长 50%；60° 角时，延长

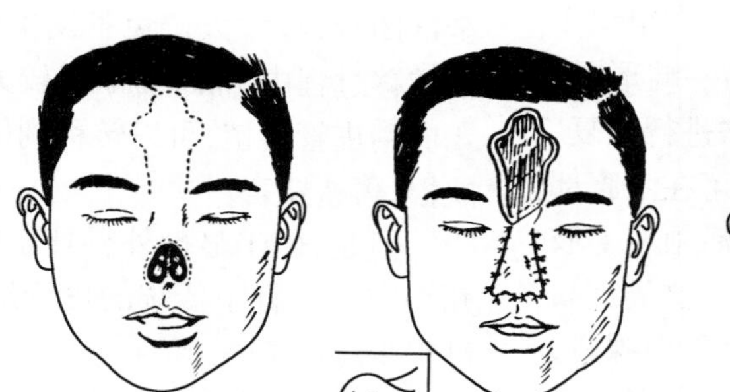
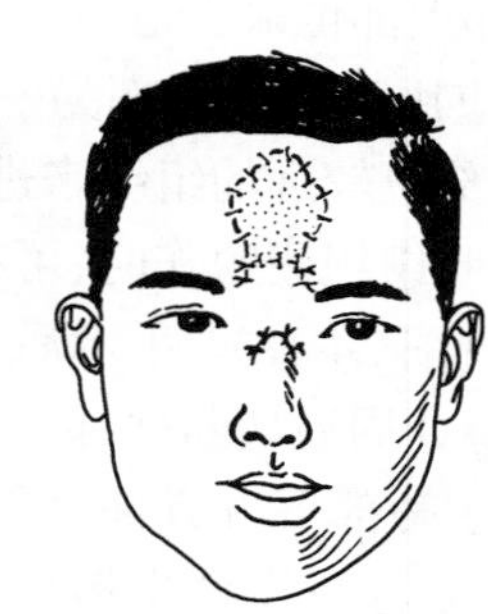

图 24-15　旋转皮瓣

75%。但临床应用时由于皮瓣旋转不完全，其延度的长度常小于上述数学计算的结果，一般选用 60°三角瓣交错移植（图 24-17）。

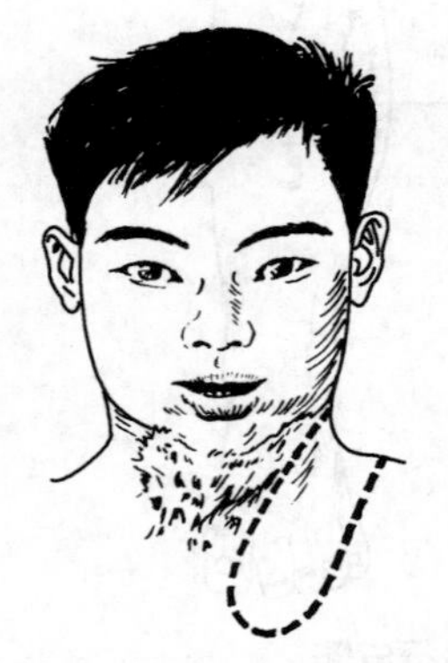
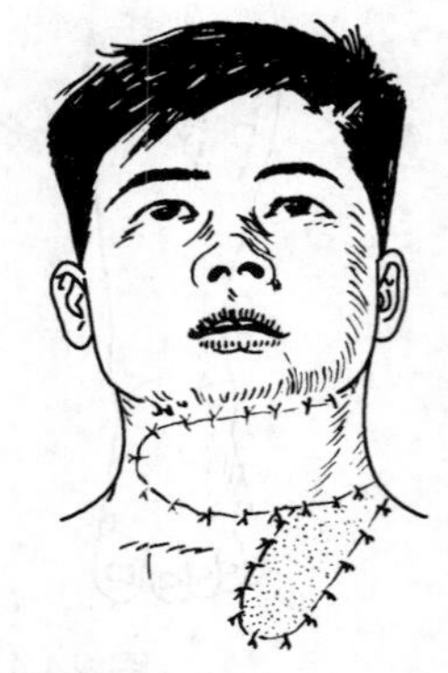

图 24-16 肩胸旋转皮瓣修复颈部瘢痕挛缩

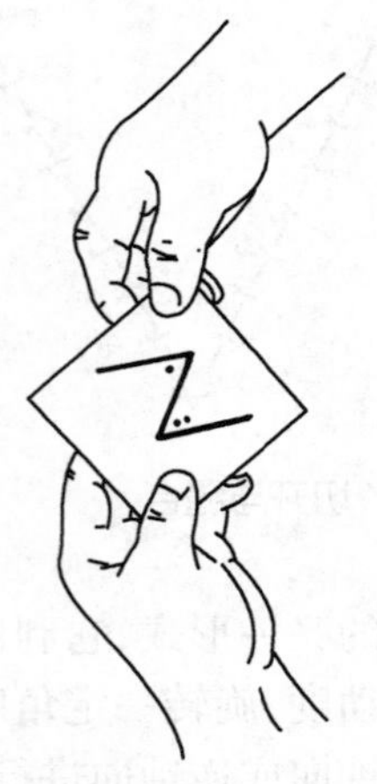
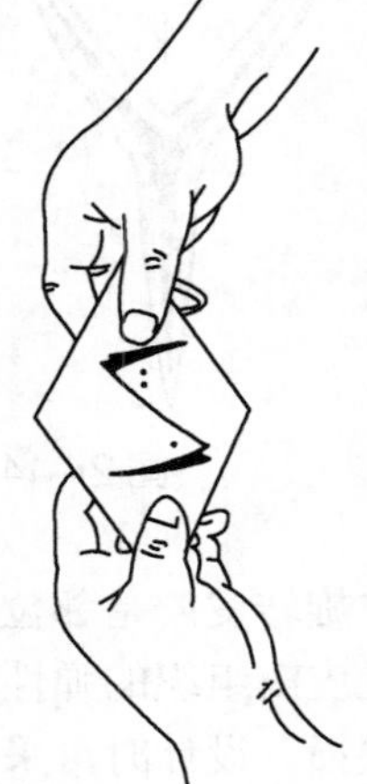

图 24-17 对偶三角皮瓣交错移植（60°）

Z 成形术可用于蹼状挛缩畸形的矫正，以及条索状、环状狭窄畸形的矫正。因此，它可用于指屈曲挛缩畸形的矫正、虎口狭窄畸形的矫正，以及腋窝蹼状畸形的矫正等。对于鼻腔、耳道、咽腔、食管、尿道、肛门口的环状狭窄也可采用 Z 成形术进行矫正。在唇裂修复及腭裂修复中，Z 成形术也常被选用。

2）远位皮瓣：如邻近部位缺少适当正常组织作为皮瓣供区，或勉强应用可造成局部另一畸形时，则必须使用离开缺损部位较远的组织来进行修复。例如修复前臂大块皮肤组织撕脱伤时，可在上腹部设计远位皮瓣来修复（图 24-18）。手术后须将上肢和躯干部包扎固定，待 3 周后切断蒂部。这类皮瓣在移植过程中，通常在蒂部下方有部分创面裸露，易导致轻度感染（故又名开放型皮瓣），故宜将蒂部缝成管状，或用中厚皮片移植以消灭创面，争取创口一期愈合。下肢交腿皮瓣是远位皮瓣的另一种形式（图 24-19），术后须将双下肢用石膏型固定 3 周，给病人带来非常大的生活上不便，对老年人特别不适宜，故此除非在不得已情况下应用，目前已基本上为应用显微外科技术的皮瓣游离移植所代替。

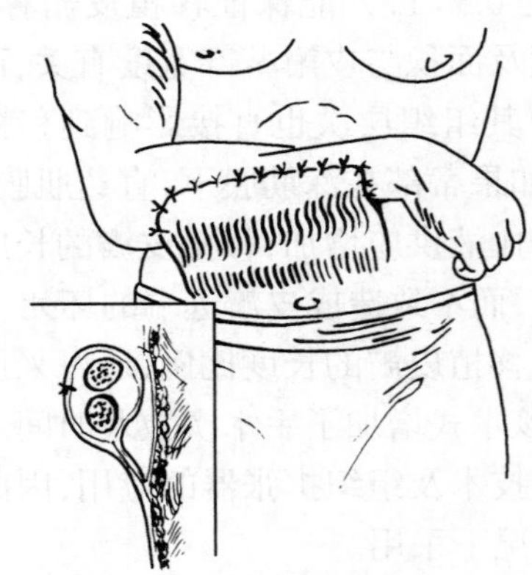

图 24-18 远位皮瓣：腹部皮瓣修复前臂皮肤缺损

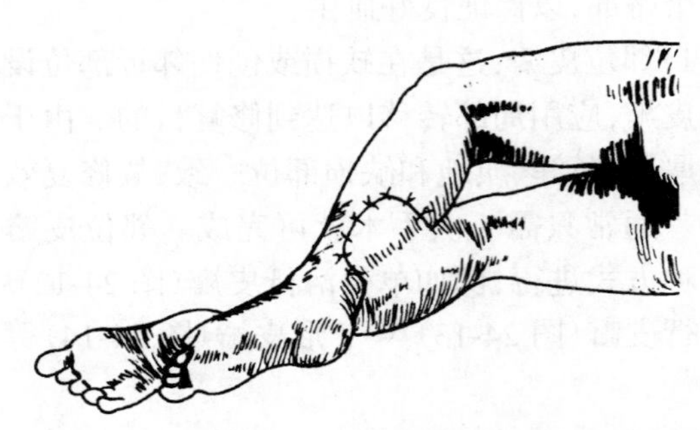

图 24-19 下肢交腿皮瓣

（2）皮管：又称管状皮瓣，是一种封闭式皮瓣。它是将二条平行切口间的皮瓣，向内卷拢缝合形成圆柱形皮管。皮管和单纯皮瓣相比，具有许多优点，简述如下：①每条皮管形成后 2~3 周，即可建立新的血供循环，即使皮管区的血管行走方向和皮管方向一致，这样在术后 3 周切断它的一端后，血供就可以从另一端得到充分保证；②因皮管的创面全部闭合，故大大避免了发生感染的机会；③皮管在转移过程中，蒂部可耐受较大的扭转，比较安全；④应用皮管移植，可以转移到体表任何部位去修复缺损，再造器官。

但是，由于显微外科技术的发展，游离皮瓣已几乎完全代替了传统的皮管形成和移植，故此，现已很少应用于临床。

人体上任何体表部位，只要能将皮肤和皮下组织层缝合成管状皮瓣的，均可制备成皮管。为了保证皮管的丰富血液循环，皮管应顺着皮下血管行走方向进行设计和制备，但和单纯皮瓣相同，在长宽比例上有一定比例限制，一般长宽比例是 3 : 1（图 24-20）。

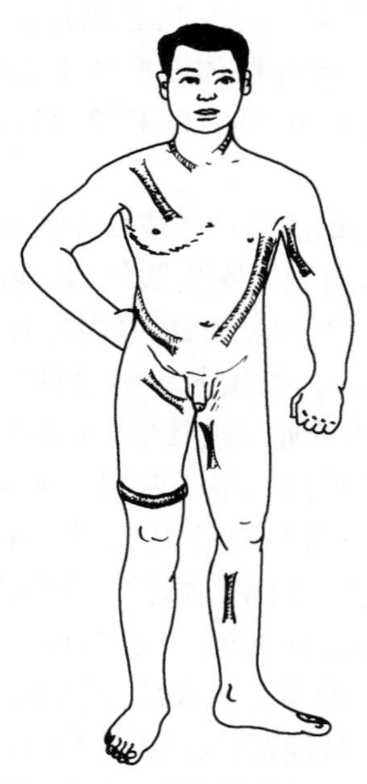

图 24-20　皮管制备的部位

(3) 轴型皮瓣：皮瓣内含有与皮瓣纵轴平行的轴心动、静脉，因此，这类皮瓣血液供应丰富，正由于此，皮瓣的长、宽比例就不受限制。

轴型皮瓣因其构成不同，可分为：①单纯轴型皮瓣，如下腹壁皮瓣、髂腹股沟皮瓣、肩胛皮瓣、前臂皮瓣、胸外侧皮瓣，大腿外侧、内侧皮瓣，足背皮瓣等；②轴型肌皮瓣，如胸大肌肌皮瓣、背阔肌肌皮瓣、腹直肌肌皮瓣、股薄肌肌皮瓣等；③轴型筋膜瓣，如颞浅筋膜瓣，或颞浅筋膜皮瓣，或颞浅筋膜骨皮瓣等。轴型皮瓣除可带有皮肤皮下或肌肉或筋膜蒂移植外，也可以制成仅有动、静脉为蒂的岛状皮瓣进行移植，还可以切断其动、静脉，移到受区应用显微外科技术进行血管吻合，即称之为游离皮瓣移植。

轴型皮瓣的带蒂移植及游离移植的问世，大大拓宽了皮瓣的应用范围，目前已有近百种皮瓣移植方法被用于临床，使创伤、肿瘤切除和畸形的修复重建达到一个新的水平。

1) 岛状皮瓣：是轴型皮瓣应用的一种术式，即在皮瓣旋转移植时，蒂部仅含有一对轴心动、静脉，基于此点，该皮瓣可具有较大的旋转角度，可以较自由地被选为修复邻近或较远处的组织缺损，而不致引起因皮瓣旋转时蒂部的扭曲构成皮瓣蒂部“猫耳”畸形；再者由于该皮瓣血液供应丰富，可用作修复感染的创面，还可用作缺损器官的再造，如前臂逆行岛状皮瓣再造拇指（图 24-21）、下腹壁岛状皮瓣做阴茎再造或阴道重建等。

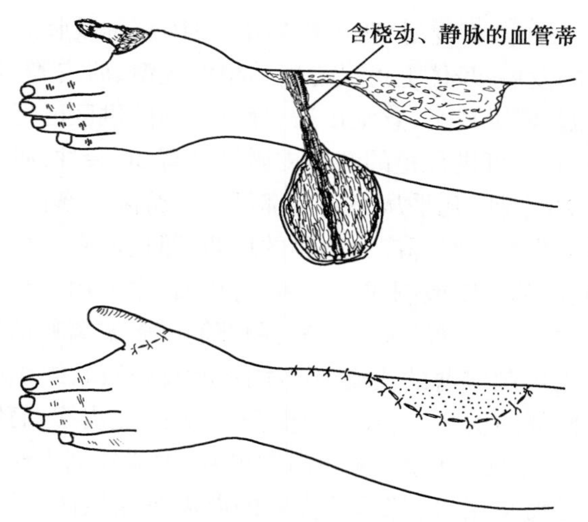

图 24-21　前臂逆行岛状皮瓣修复拇指皮肤缺损

在岛状皮瓣中，还可含有神经，构成血管、神经岛状皮瓣，例如环指的血管、神经岛状皮瓣被用来恢复再造或损伤拇指的感觉，或修复拇指的缺损，或做部分的拇指再造。

2) 岛状肌皮瓣：是一种组织量大、血液供应丰富、使用方便、移植成功率高的组织瓣，如胸大肌岛状肌皮瓣常被用来修复面颊及颈部的组织缺损，或肿瘤切除后的组织缺损，还用作颈部食管、咽的再造等，背阔肌岛状皮瓣、股直肌岛状肌皮瓣常被用来做乳房再造，或作为胸壁、腹壁巨大缺损修复的供区。

3) 岛状筋膜瓣：是一薄型组织瓣，血液供应丰富，其中以颞浅筋膜（岛状）瓣最为常见，它可制成皮瓣、头皮发瓣、骨皮瓣等，用于眉再造、鬓角再造、眼窝再造、耳再造、鼻再造、颅骨缺损的修复、颧弓及眶缺损的再造，以及上唇区及下颌区组织缺损的修复（用于男性居多）等，有时还可合并其他组织的移植用来做半面萎缩症的面部软组织的充填。

2. 游离皮瓣的移植　是将轴型皮瓣游离移植，其供血的动、静脉分别与受区相应的血管进行吻合。由于皮瓣的血管直径在 2mm 左右，需采用显微外科血管吻合技术进行精密、无创的血管吻合，为保证移植皮瓣的成活，该手术均应由受过专门训练的医师来完成。

显微外科游离皮瓣移植比传统的带蒂皮瓣移植大大缩短了时间，减少了病人的痛苦，并使过去认为无法修复的组织缺损一次能完成，而且开创了许多器官再造的手术方法，因此显微外科的皮瓣移植使整形外科传统的皮瓣移植发生了划时代的变革，这是每一名整形外科医师必须掌握的基本技术之一。

(1) 游离皮瓣、肌皮瓣的供区：因解剖及临床医学的发展，身体上可供游离移植的皮瓣、肌皮瓣、骨皮瓣、筋膜皮瓣、感觉皮瓣、静脉皮瓣的供区已近百种，其中可供移植的游离皮瓣供区有 30 余种，肌皮瓣 20 余种，几乎从头到足都可设计游离皮瓣供区。目前为临床医师广为选用的皮瓣、肌皮瓣有下列几种：颞部皮瓣或制成筋膜瓣、骨皮瓣，主要用于头面部软组织及骨缺损的修复；颞部筋膜瓣游离移植加植皮可制成薄的皮瓣，作为手、足及四肢软组织缺损修复的供区；上臂内侧皮瓣、上臂外侧皮瓣、肩胛皮瓣、下腹壁皮瓣、大腿内侧皮瓣、大腿外侧皮瓣以及足背皮瓣等，都是较优良的游离皮瓣供区，可用于手创伤及四肢软组织缺损的修复。前臂皮瓣、锁骨上皮瓣、耳后皮瓣等是面部软组织缺损修复的良好供区。前臂皮瓣、下腹壁皮瓣还是阴茎再造的优良供区。背阔肌肌皮瓣是大面积创伤软组织缺失的首选供区，特别是用于四肢的大面积皮肤撕脱伤合并开放性粉碎性骨折病例的软组织缺损的修复，正确、即时地采用该肌皮瓣移植，可保存肢体免于截肢之虞。对于肢体严重、广泛挤压撕脱伤病例，由于有显微外科皮瓣移植方法，可广泛清创，对各类缺损及损伤组织做立即修复，不但可保存肢体，而且更能挽救病人的生命。在软组织缺损修复中，背阔肌肌皮瓣、阔筋膜张肌皮瓣常是最佳的选择。

(2) 游离皮瓣移植的扩展应用：在游离皮瓣、肌皮瓣移植中，不仅可以单一皮瓣、肌皮瓣进行游离移植，而且可以 2 块，甚至 3 块游离皮瓣一并移植，被称之为组合移植、桥接皮瓣等，即使是单一的游离皮瓣或肌皮瓣，由于皮瓣内的血管分支为树状，可以借助于一对动脉、静脉蒂所携带的皮瓣，根据其血管分布的特点，制成一蒂多块独立又互相串联的皮瓣，以修复相邻但分开的软组织缺损，被称为分叶皮瓣、串联皮瓣等。为增加游离皮瓣供区的皮瓣的面积，亦可采用组织扩张器预扩张；为了再造耳朵、鼻，可在前臂先制成耳、鼻，二期再游离移植，被称之为预制器官移植。上述都是游离皮瓣移植扩张应用的案例，目前这种扩展应用还在发展之中。

(3)游离皮瓣与带蒂轴型皮瓣移植的辩证关系：所有的游离皮瓣供区，均可制成带蒂的轴型皮瓣移植，以修复其邻近的组织缺损，这是显微外科技术发展带来的变化，是显微外科使带蒂皮瓣移植发展到了一个新阶段。但是，值得强调指出的是，在可以使用带蒂皮瓣移植的病例，应尽可能避免使用游离皮瓣移植，这是由于后者技术要求较高，并有 3%~5% 的失败率。但在只有采用游离皮瓣移植才能修复缺损、保存肢体或挽救生命时，也应积极采用游离皮瓣移植，两者的利弊得失，应妥善权衡决定。

3. 其他组织的移植　皮肤是整形外科应用最多的一种人体组织。除皮肤外，其他组织如真皮、黏膜、脂肪、肌腱、神经、肌肉、软骨、骨骼、血管等亦可用来进行移植，以供各种修复的需要。有些组织如角膜、牙齿等亦早被其他专业医师用来进行移植。有些组织目前只限于应用自体移植，如真皮、黏膜、脂肪等；有的则扩大到应用同种异体组织，如软骨、骨骼、筋膜、角膜、血管等；有些则正在向应用异种组织移植方向发展，并已取得一些初步成果，如软骨、骨骼、筋膜等。大部分组织移植只限于游离埋藏方式，但目前已发展到应用血管吻合的骨移植、骨膜移植、神经移植等，以加速组织的成活和再生。进行肌肉移植时，必须同时进行血管及运动神经的吻接，方能在移植后恢复肌肉的正常收缩功能。大网膜和肠组织等内脏组织或器官亦可以用来修复缺损重建功能，但必须应用显微外科技术吻合血管后才能成活。

(1) 真皮移植：将皮肤的表皮削去后，留下的真皮组织可作为埋藏填充之用。真皮组织富于弹性，质地致密坚韧，埋植后具有易成活，少吸收等优点。真皮组织可用来充填体表较小的凹陷，恢复外形；还可以用来修补复发性疝口，或大块腹壁缺损等。

(2) 黏膜移植：黏膜与皮肤相似，可以作为一种移植修补材料。但由于仅有口腔、阴道壁等部位供应有限的黏膜，故应用受到限制。对具有一定视力的球结膜缺损（如球睑粘连），黏膜移植是唯一的修复材料。许多部位的黏膜缺损，如口腔黏膜瘢痕挛缩、阴道瘢痕粘连、眼窝再造等，可采用大片的中厚皮片来代替黏膜，可以得到相似的功能效果。黏膜移植只限于应用自体移植。

(3) 脂肪移植：脂肪组织的移植主要用来充填体表的缺陷，或填塞死腔。脂肪游离移植可发生部分无菌性坏死，这是由于部分脂肪细胞破裂坏死而液化，以及脂肪块中心因缺血而坏死的结果。此种液化过程可使脂肪移植的体积缩小，有时可达原来体积 25%~30%，故手术时必须矫枉过正。此外，还应注意若干小的脂肪块移植后常较整块脂肪更易吸收。采用腹壁的巨大脂肪块亦较采自其他致密部位的脂肪块更易吸收。如脂肪组织连同它的真皮组织层，或连同下方的深筋膜组织一并移植，吸收程度可望减少，这是一种脂肪组织的复合移植。近年来，将自体脂肪小珠（2~3mm 大小）进行注射法游离移植，已渐被广泛应用于美容或整形外科，对于面部的小凹陷、半面萎缩、面部年轻化治疗均有较好疗效。

(4) 筋膜移植：筋膜是一种坚韧耐拉的结缔组织，如将它劈成索条，可作为吊带之用。用来治疗睑下垂、面神经瘫痪等，以达到牵拉和支持已瘫痪的肌肉或其他组织。筋膜表面光滑，不易和周围组织发生粘连，利用这一特性可将其作为关节成形术后的骨间隔离物，以防止强直复发。片状筋膜还可用来修补疝口，闭合胸壁或腹壁缺损，修补硬脑膜，有时还可以直接作为肌腱替代物的移植材料。

筋膜移植材料大多采用大腿外侧的阔筋膜，它是人体最坚韧而面积很大的一层深筋膜组织。

目前除可应用自体筋膜移植外，还可应用异体的筋膜，新鲜的或经过干燥冷冻保藏的筋膜均可选用，初期效果较好，可与新鲜自体筋膜相同，但最终可形成瘢痕组织，无抗张能力。

(5) 软骨移植：软骨组织是一种很好的充填或支持材料。可以用来填补体表缺陷，如颅骨、眶缘、鼻骨等，也可以作为支持材料，应用于修复喉及气管缺损，进行全耳再造或阴茎再造等。软骨的优点是质软便于雕刻成形，移植后能保持活组织的特性及结构；缺点是可能发生弯曲变形及退行性变化，导致部分或全部吸收。

软骨组织内缺乏血管及淋巴管，移植后只能依靠由间质渗入的血浆供给营养。移植后仅与周围组织产生纤维性粘连，而不能和其他软骨或骨骼发生有机愈合。移植时不带有软骨膜。

自体软骨的来源多采用肋软骨，第 6~9 肋骨的联合部位，是最常选用的供区。较少量的软骨采用耳郭，其他如鼻中隔软骨、膝关节半月板等则可在摘除后加以利用。

(6) 骨移植：骨组织质地坚硬、不易变形、成活力强，故可作为一种良好的移植材料。它既可以作为植骨术中重新连接骨不愈合的组织，又可以作为充填支持或塑形性移植材料，例如应用于颅骨缺损的修复，鼻骨、眶骨、颧骨等畸形的修复手术中。

关于骨移植后骨愈合的原理，较早的是成骨细胞学说，认为骨生长主要是由于骨膜深层的成骨细胞所控制，骨内膜及中央管（又称哈弗斯管）的成骨细胞亦参与新骨形成。另一方面，破骨细胞顺着植骨块的基质而逐渐进行摧毁和吞噬。此时成骨细胞亦随之产生新的骨基质，最终全部移植骨块将被新的有活力的骨组织取而代之，而完成一种爬行置换的成骨过程。另一种是间叶学说，认为植骨生长并不是成骨细胞活动的结果，而是整个植骨块保存了它的活力和钙化结构，并释放一种物质，促使移植部位的中胚层组织形成新骨。因此，新骨形成是结缔组织化生的结果，可以发生在身体上任何部位，而不一定要有骨膜和成骨细胞的存活。但从临床实际上观察，这两种成骨过程都曾发生过，故此目前的学说并不能全部解释植骨后的成骨机制。

临床上，采取自体骨的来源颇多，诸如髂骨嵴、肋骨、颅骨、胫骨等。这些骨组织在应用时也有多种方式，如块状髂骨嵴、碎块髂骨、肋骨段或半片肋骨、骨和骨膜、骨膜移植等。随着显微外科的发展，带血管的骨骼移植在特定的适应证下，已代替了过去的游离植骨术而获得优良疗效。应用旋髂浅（或深）动静脉的髂骨移植，或前肋间或后肋间动静脉的肋骨移植，在受区和局部血管做吻合，可使植骨片在移植后得到充分的血供，从而把骨移植的过程转化成一种单纯的骨折愈合过程，这就加快了骨移植愈合的时间并为植骨的手术成功提供了可靠的保证，这可以说是骨移植方面的一大进展。但必须注意严格掌握手术适应证，以免滥用。

(7) 肌腱移植：肌腱移植的主要目的是用于修补肌腱的缺损。肌腱缺损的修复常以游离肌腱移植方式来进行。肌腱周围有一层滑膜（或称腱旁组织），利于肌腱的滑动。滑膜是一种特殊的疏松组织，有长而富于弹性的纤维，具有较大的活动性。但并非每条肌腱都有丰富的滑膜组织，故在做肌腱移植前必须妥善选择移植肌腱的来源，例如掌长肌常有很丰盛的滑膜，去掉这条肌腱对手部功能无特别障碍，故常被用来作为肌腱移植的来源。切取肌腱时，也必须对此滑膜妥加保护，以便在移植时可连同此滑膜一并移植，以期术后肌腱具有较好的滑动效果。

自体肌腱是最理想的移植材料，以掌长肌最为常用。但在掌长肌先天性缺失时，或因肌腱过细过短，或同时需要两条肌腱修复时，则可采用足背的趾长伸肌腱、跖肌腱或被切除的指浅屈肌腱；但后两者并不理想。因跖肌腱质地较硬，采取不易，而指浅屈肌腱较粗，且无腱膜组织。

近年，应用组织工程技术和其他生物材料构建肌腱的研究开展较多,但尚未应用于临床。

由于显微外科技术的进展,肌腱缝合技术已有了极大改进。实践证明,细致的缝合技巧、改进的缝合方法,以及术后早期功能锻炼活动,都给肌腱移植手术的最终效果带来了很大提高。

(8)神经移植:游离的神经移植适用于周围神经断裂后缺损的修复。在严重的周围神经损伤情况下,也可以做带蒂神经断端吻合转移术,例如在前臂电击伤,正中神经和尺神经均有严重缺损的情况下,可先将正中神经和尺神经近心断端互相吻合,6个月后,再在上臂切断尺神经近侧端,然后倒转向手部而与腕部的正中神经远侧端做神经吻合。这种神经转移术可使正中神经分布区的感觉和皮肤营养得到较好恢复。

神经断端吻合后,髓鞘很快退化,神经鞘细胞在术后第4天时仍然存在,但以后就不易与周围来自神经内膜的大量成纤维细胞相区别。这时神经近侧端轴索的有髓纤维开始伸入移植神经的间道内,有部分神经鞘细胞亦可能参与此种修复过程。不论感觉或运动神经,在移植后如口径对合良好,均可达到使轴索生长传导的目的。轴索有髓纤维的生长速度在移植神经中约为每日1~2mm,而在神经断端远侧段中则为每日3.5mm。但近年来由于显微外科技术的发展,使带血管的神经移植成为可能。带有自身血供的移植神经段为轴索的生长提供更好的再生条件,故而加快了生长速度。并证明应用这种方法移植神经后,有大量再生神经纤维出现,密度高,分布较均匀。而不带血管的神经移植,再生纤维少,密度低而分布不均匀。神经移植的来源可采用自体的腓肠神经、隐神经、耳大神经等。肢体截断后的神经亦可作为移植材料。移植神经应与修复神经口径大致相同,如所需移植的神经口径较粗,可用几条较细的神经作电缆状并成一股进行移植。在进行混合神经移植时,必须注意感觉纤维和运动纤维的正确对合,否则就会造成运动纤维长入感觉径路,影响功能的恢复。

进行神经移植的组织床,必须有良好血运,如局部有广泛瘢痕组织则术后效果常不佳。此外,缝合的技术和术后疗效有密切关系。应用显微外科技术在放大镜下进行神经束膜缝合术,或鞘膜、束膜缝合,再加上应用电极测定感觉及运动纤维的位置,可大大地提高神经移植的效果。近年来国外在临床上应用胆碱乙酰酶以区分感觉纤维和运动纤维,但所需时间较长,尚未能普遍推广。

目前,应用生物材料和组织工程技术构建的人工神经,在临床已有初步的应用。

(9)肌肉移植:过去,肌肉的游离移植在临床上是没有意义的,因为肌肉组织切下后埋入任何部位都是最终被吸收,而为结缔组织所代替。因此,只能作为带蒂的肌肉瓣或连同它的肌腱一端进行转移术,这在整形外科或矫形外科领域中早被广泛应用于临床。近年来应用背阔肌或腹直肌肌肉皮瓣带蒂转移再造乳房,收到较好效果。但通过血管和运动神经吻合,将肌肉做游离移植则是应用显微外科技术后才成为可能。这种肌肉移植的目的是在使某些局部肌肉瘫痪部位进行功能重建,例如应用胸大肌或背阔肌移植,对重建前臂缺血性挛缩后的手指屈曲功能丧失以及面瘫治疗等可有较好的疗效。但到目前为止,这类肌肉移植最后的肌力恢复,还未能达到非常满意的程度,一些技术和移植生理学的问题,有待今后继续研究解决。

(10)大网膜移植:应用大网膜移植来修补体表部缺损畸形,是近年来组织移植学的一项新进展,由于大网膜具有丰厚的血液循环和淋巴系统,过去曾被利用来移植到心肌上以改善心肌供血不足,也曾用来修补气管、膀胱和直肠等处的瘘管。后来又进一步用来做带蒂移植引出腹腔来修补胸壁溃疡,并在大网膜上再予中厚皮片移植;或到达下肢企图引流肢体淋巴淤积,减轻水肿。近年来应用显微外科血管吻合技术,使大网膜游离移植得到成功,我们曾用来修复颅骨或头皮缺损,充填于面颊部皮下以整复半面萎缩症得到成功。文献上亦有报道用来游离移植于下肢以改善血栓闭塞性脉管炎,得到初步较好效果。但由于采取大网膜必须进行剖腹手术,常不易为病人接受,而手术后也可能带来腹腔并发症,再加上显微外科的不断发展,别的组织移植大部分可以代替了大网膜组织移植,因而近几年来应用就较前减少很多。故此,应特别强调施行大网膜移植的适应证,不可滥用。

除自体大网膜外,异体大网膜的实验研究也已开始,但还未成熟地应用于临床。

(11)肠段组织移植:肠管是人体重要的器官之一。作为它一部分的肠段组织,现已成为修复食管缺损的最理想材料。通过将肠系膜动静脉和颈部适当动静脉的直接吻合,肠段组织就可以游离地移植于颈部来修复颈段食管缺损或狭窄,或用来修复咽下部瘢痕狭窄。将一段较长的空肠在近侧端带蒂上移,而在远侧端做肠系膜血管与颈部血管的吻接,可以防止肠段远端发生坏死。这个手术已成为目前治疗全食管缺损或狭窄的最好方法。此外,通过内镜手术，将结肠用于再造阴道，也成为常用术式之一。

四、组织代用品的应用

除活体组织移植外，近年来，非生物性物质已随科学的发展而日益广泛应用于人体。金属物质如黄金、白金、不锈钢，早已被应用埋植于体内而保持它的稳定性。近年来，稀有金属如钛、钒（钴、铬、钼合金）亦被广泛应用，或制成骨板、骨钉，或拉成丝、织成网，用来固定骨折或修复缺陷畸形。陶瓷被制成人工关节，植入人体。这些金属或非金属物质已证明具有可靠的临床疗效。目前，金属镁、锌等也进一步被应用于骨固定和骨修复，呈现了较好的前景。

但近20年来发展最快、最有前途的是高分子聚合材料，诸如尼龙、涤纶、丙烯酸酯、聚乙烯、聚四氟乙烯、甲基丙烯酸甲酯（有机玻璃）、硅橡胶等，它们已被广泛应用于临床而证明效果优良，为体内组织所耐受。在整形外科领域，它们可制成薄板（有机玻璃或丙烯酸酯）以修补颅骨缺损；制成海绵多孔型（硅橡胶，聚乙烯醇缩甲醛）以填补体表缺陷；有的制成网状或管型（尼龙、涤纶、硅胶），如人造血管、中脑水管、人工气管等。

硅橡胶是目前在医学上应用最广的一种高分子材料，它是高黏度聚二甲硅氧烷经硫化而成。医用硅橡胶必须纯度很高，不含任何玷污物，只加有少量配合剂，如白炭黑和硫化剂。硅橡胶是无毒的，与组织有较好的相容性，并有较好的抗凝作用。人体组织对硅橡胶的耐受性超过其他材料。它有良好的耐热性，故可高压消毒或煮沸消毒，也可在模内热压成形，故可制成耳壳模型、鼻梁模型、颏成形体，及各种人工关节等硬块状成品，以便随时选用。

硅橡胶亦可制成圆形囊袋，内注以液态硅橡胶或生理盐水。这种硅橡胶囊袋有不同体积规格，可填入乳房或胸大肌下，以作乳房充填成形术。将硅橡胶制成皮肤扩张器，将它埋入缺损部位邻近皮肤下，待创口愈合后注入生理盐水于袋内，每周1次以逐步扩张皮肤面积。最后取出扩张器，将已扩张的皮肤顺利修复缺损，获得较应用游离植皮术或皮瓣移植术更好的效果。皮肤扩张器的应用发展很快，扩张方法较多，给皮瓣组织的修复重建开辟了新的途径。

人工关节系用弹性硅橡胶热模加压而成，目前已应用于手部，诸如类风湿关节炎以及因外伤等原因而造成的关节僵直，从而恢复手部一定的关节功能活动。除应用于手部关节外，还有人工大多角骨、舟骨及月骨等代用品可供移植之用。

成形型硅橡胶（包括块状、海绵状、条状及薄膜状）经大量实验研究及多年临床观察，证明无致癌作用及发生异物性肉芽肿的可能。注射型液态硅橡胶的应用有不良反应，可最终导致肉芽肿形成，目前已不使用。

羟基磷灰石是一种生物相容性较好、理化性能稳定的人工骨替代材料，但其本身无骨诱导成骨能力，故应与其他材料复合使用，如与骨形成蛋白（BMP）、胶原、纤维蛋白黏合剂等生物材料复合。

近年来，发展更为迅猛的是生物材料领域，如多类人工合成的生物骨修复材料，组织工程骨修复材料等已渐成为骨缺损的修复选择方案之一。多类生物材料合成的神经导管已开始应用于临床，特别是应用于小段神经缺损的修复，这些在本书的其他章节中加以介绍。

（李青峰　张涤生）

参考文献

［1］张涤生．整复外科基础与临床［M］．上海：上海交通大学出版社，2011.

［2］朱盛修．现代显微外科学［M］．长沙：湖南科学技术出版社，1994.

［3］McCARTHY　J G. Plastic Surgery [M]. Philadelphia: W. B. Saunders Company, 1990.

第二十五章
常见体表肿瘤和瘢痕组织

第一节　血管瘤和血管畸形

血管性病变的生物学分类的基础是血管内皮细胞是否具有异常增殖能力。血管性病变包括血管瘤和血管畸形两大类。血管瘤是一种真性的良性血管肿瘤，其血管内皮细胞具有强大的增殖能力；而血管畸形则为胚胎期血管发育过程中出现的构筑异常，其血管内皮细胞不具有异常增殖能力。单独使用“血管瘤”一词即特指“婴幼儿血管瘤”，而最常见的血管畸形则包括葡萄酒色斑、静脉畸形和动静脉畸形等三种。

一、草莓状血管瘤

草莓状血管瘤(strawberry hemangioma)是最常见的婴幼儿良性血管肿瘤，又称为婴幼儿血管瘤(infantile hemangioma，IH)。发病率在黄种人中为1%~3%，在欧美白种人中可高达10%，女性多发，约为男性的3~5倍。

【发病机制】

存在多种假说，主要有内在缺陷和外部缺陷两种假说。内在缺陷假说为一个或多个内皮细胞增殖相关的基因发生体细胞突变，导致肿瘤的形成；外部缺陷假说则包括胎盘血管内皮细胞来源假说等。免疫因素、激素水平的变化也可能参与发病。瘤体中还存在一些非内皮细胞，如周细胞、脂肪干细胞等，可能与自发消退有关。

【临床表现】

可见于全身各处，以头面部居多，表现为出生时或出生后不久，皮肤出现一个或多个针尖样红点，并迅速融合、增大和增厚，形成鲜红色包块或斑块，边界清楚，压之不褪色，表面多不平整，状如草莓。经过3~6个月的快速增生后逐渐稳定，一岁左右进入长达数年的消退期。可遗留皮肤松弛、毛细血管扩张、色素变化和纤维脂肪组织沉积等(图25-1)。病

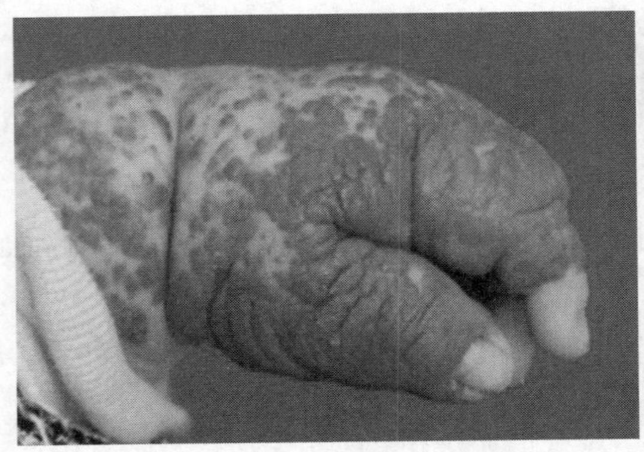

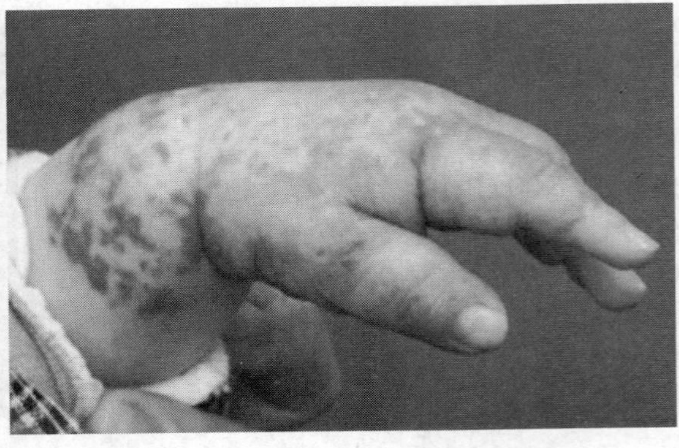

图25-1　左手草莓状血管瘤及其消退后残余皮肤质地改变和毛细血管扩张(文末有彩图)

灶体积过大，或位于上睑、外鼻、嘴唇和声门等特殊部位，可造成明显的外观缺陷和功能障碍。病灶生长过快，可能出现自发性溃疡。部分病灶完全位于皮下组织，表面皮肤正常或略呈蓝紫色。

【诊断】

根据出生后数天到数周后快速增生，半岁后生长几乎停止，一岁半左右开始自发消退等特征性的病史，以及病灶呈现的鲜红色等典型外观即可确诊。位于皮下的深部病灶可行 B 超、增强 CT 和磁共振等与其他血管性或非血管性肿块相鉴别。

【治疗】

1. 口服药物治疗　口服 β 受体拮抗药(普萘洛尔)或皮质类固醇激素可有效控制瘤体增生，主要用于体积过大、增生过快或位于重要部位的病灶(图 25-2)。

2. 瘤体内药物注射治疗　常用药物为皮质类固醇激素或博来霉素，适用于体积较小、有一定厚度的病灶。可重复注射至生长停止并开始消退。若注射过浅或误及正常组织，可能出现皮肤破溃或组织萎缩。

3. 外用药物治疗　噻吗洛尔或阿替洛尔滴眼液或凝胶等外用制剂对浅表病灶可有效控制生长，促进消退(图 25-3)。

4. 激光治疗　对于早期的小面积浅表病灶，可利用激光的选择性光热作用对血红蛋白进行破坏。首选脉冲染料激光，但其穿透深度仅为 1.5mm，因此不适合用于增厚病灶的治疗。能量过高可导致溃疡，形成瘢痕和色素变化。对于消退后残留的毛细血管扩张，可用脉冲染料激光或 1 064nmNd：YAG 激光祛除。

5. 手术治疗　对特殊部位可能引起功能障碍的病灶，如遮蔽视野的上睑病灶，影响通气的鼻部

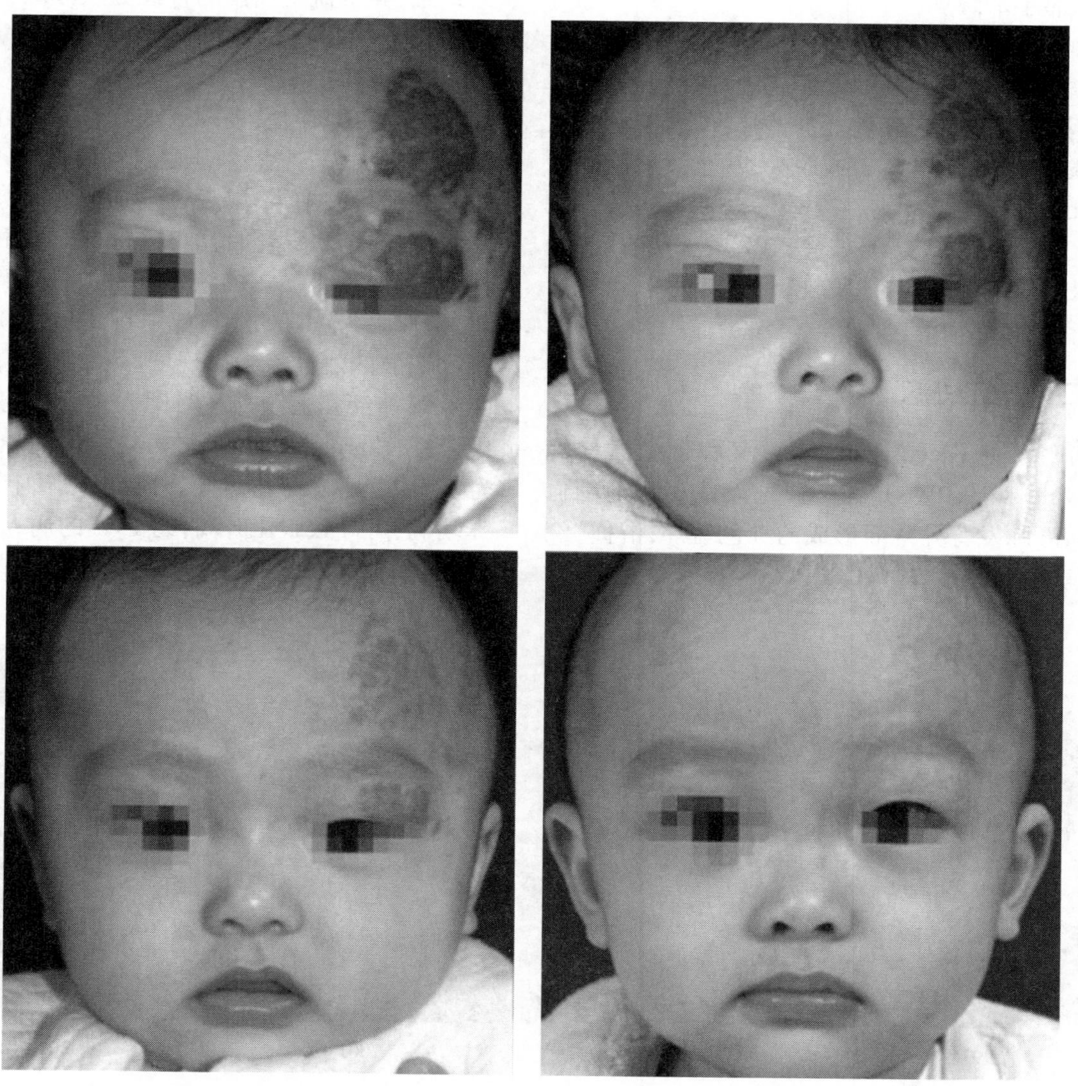

图 25-2　左额部、上睑血管瘤口服普萘洛尔治疗前后的外观改变(文末有彩图)

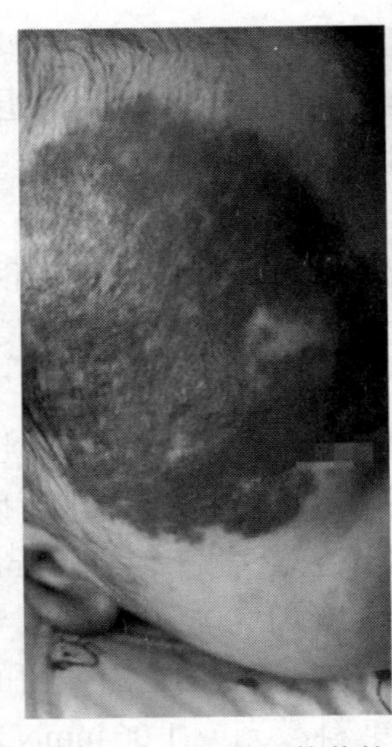
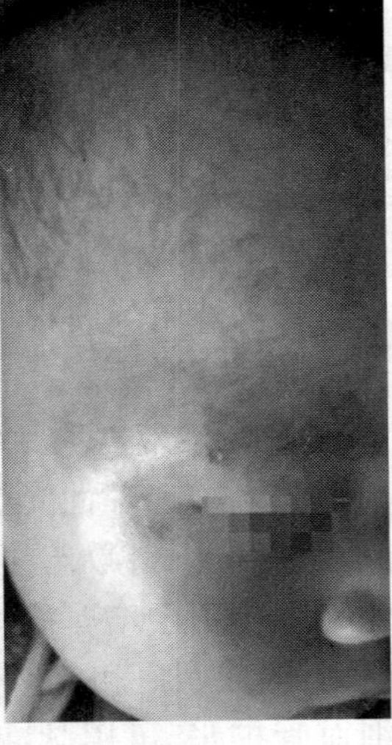

图 25-3　右额部草莓状血管瘤外涂噻吗洛尔乳膏治疗前后的外观改变（文末有彩图）

病灶以及造成进食困难的唇部病灶等，可早期进行部分或完全切除。病灶消退后遗留的明显畸形也主要依靠手术修复。

6. 放射性核素敷贴治疗　利用 ^{90}Si 或 ^{32}P 敷贴于瘤体表面，可抑制幼稚血管内皮细胞的增殖，主要用于小面积、浅表病灶的治疗，但易于形成永久性浅表瘢痕、色素沉着或脱失，甚至放射性皮炎等，现已少用。

7. 观察随访　位于非重要部位，如头皮、躯干及四肢等处的病灶，若体积较小、生长缓慢，可观察随访，待其自然消退。

二、鲜红斑痣

鲜红斑痣（nevus flammeus）又称葡萄酒样痣（port-wine stain，PWS），是一种先天性皮肤毛细血管或微静脉发育异常而形成的红色斑片，俗称“红胎记”。发病率为 0.3%，其中 83% 位于头颈部，常为单侧，至青年期可出现增厚和结节，发病无明显性别差异。

【发病机制】

主要是增厚和结节形成的机制，与治疗密切相关。病变血管的神经支配极度减少甚至缺失，血流逐渐冲击缺少神经紧张性调节的血管，即会产生病灶内血管扩张，使病变逐渐增厚。病灶内不仅存在异常扩张的血管成分，还有上皮、神经和间充质成分的错构增生，是形成结节的基础。GNAQ 基因突变在鲜红斑痣的发病中也起到关键作用。

【病理特征】

位于真皮浅层，深度为 100~1 000μm，由许多正常或扩张的成熟毛细血管组成，管径为 10~300μm，无明显血管内皮细胞增殖。随着年龄增长，毛细血管扩张也进行性增加，但数量不增多，可延及真皮深层和皮下组织，周围有排列疏松的胶原纤维，异常血管周围的神经数量亦减少，部分出现皮肤内其他成分错构样增生改变。

【临床表现】

出生时即存在，表现为淡红色至鲜红色斑，不隆起于皮肤，边界清楚，压之可褪色，与身体成比例生长。随年龄增大，颜色逐渐加深，变为紫红甚至暗红色。从 20 岁开始，即有约 65% 的病灶出现增厚，并形成大小不一的结节，严重时呈葡萄串样下垂，造成眼、鼻、口的遮蔽或歪斜（图 25-4）。位于躯干和四肢的病灶极少出现增厚和结节。病灶同时累及眼神经和上颌神经时即表现为斯德奇 - 韦伯综合征（Sturge-Weber syndrome）。眼内异常血管的存在，引起房水分泌过多，外流受阻及上巩膜静脉压增高，可导致眼压升高，约 15% 的病人出现难治性青光眼乃至因此而失明。

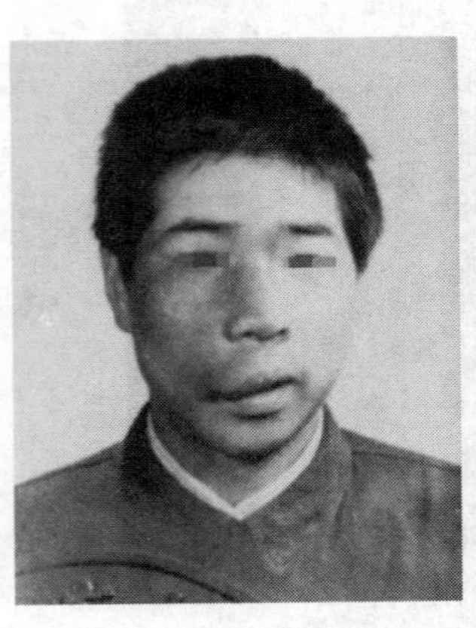

1997年

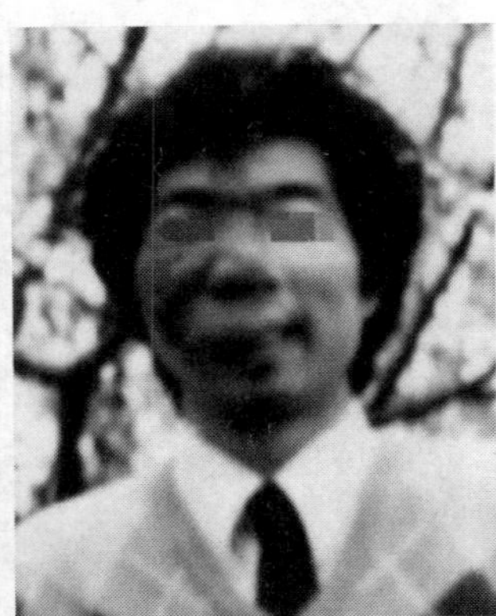

1999年

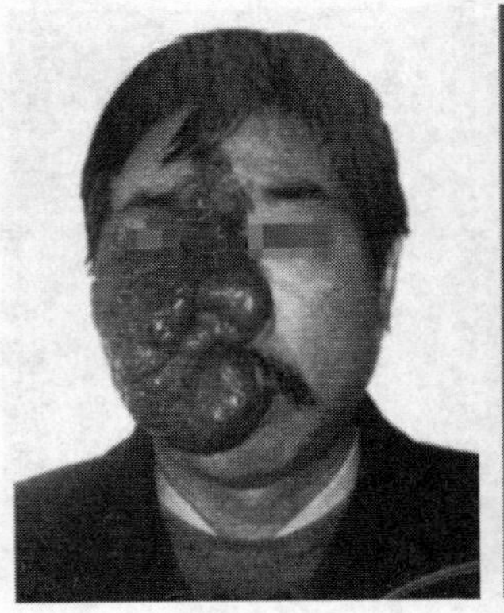

2001年

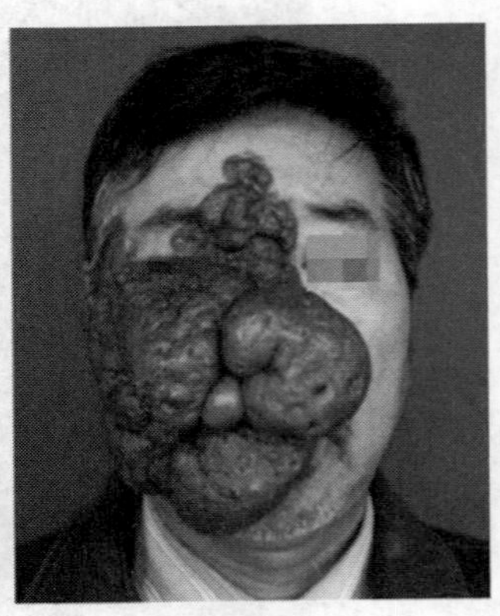

2008年

图 25-4　右面部鲜红斑痣随年龄增大，逐渐增厚并形成结节（文末有彩图）

【诊断】

通过典型外观常可确诊。早期病灶需与生理性的新生儿红斑相鉴别，后者可自行消退。也可见于多种综合征、混合型血管畸形以及其他红斑样病变的早期，应注意加以观察和鉴别。

【治疗】

1. 强脉冲光治疗　为波长 500~1 200nm 的非相干光，使用滤光片除去不需要的波长的光，可以清除较为深层的血管，适用于躯干、四肢较大面积病灶的治疗。

2. 激光治疗　激光能以血红蛋白和氧合血红蛋白作为靶色基，使其选择性地吸收光能并转化成热能，破坏内皮细胞和血管壁，代表性的激光为595nm 脉冲染料激光，接近 20% 的病人能获得病损的完全清除。

3. 光动力学治疗　是利用激光联合光敏剂高选择性地破坏扩张的毛细血管网的内皮细胞，导致管腔闭锁，红斑消退，而覆盖其上的表皮不受损伤（图 25-5）。该疗法对大多数病灶有效，可达到不同程度甚至完全的消退，且颜色消退均匀，适合于大面积病灶，治疗后需避光 2 周。

4. 手术治疗　当位于面部的局限病灶出现增厚和结节而明显影响外观和功能时，可以直接手术切除，或采用植皮和皮肤扩张术修复创面，后者又可结合预构扩张、岛状扩张及二次扩张等技术，使术后外观更趋美观（图 25-6）。

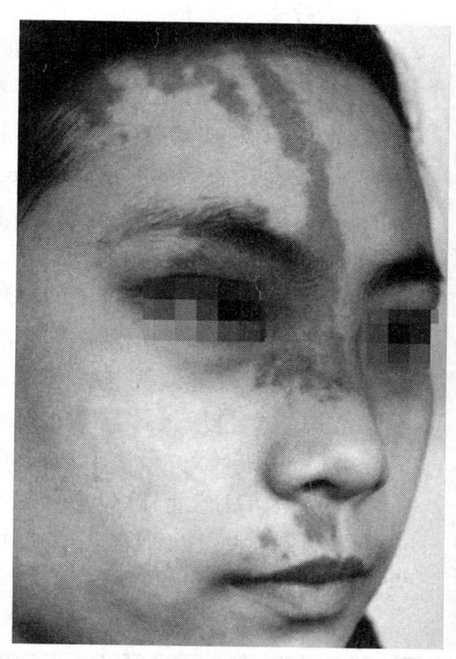

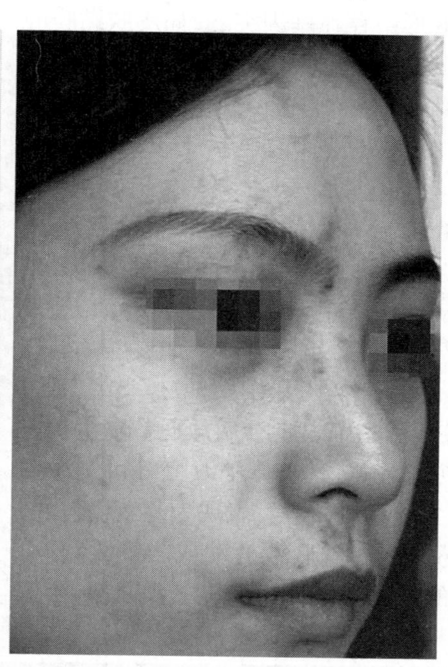

图 25-5　右额面部鲜红斑痣经光动力学治疗后大部消退（文末有彩图）

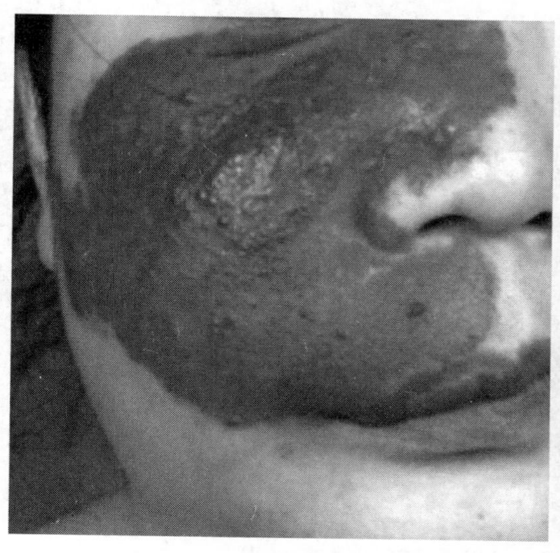

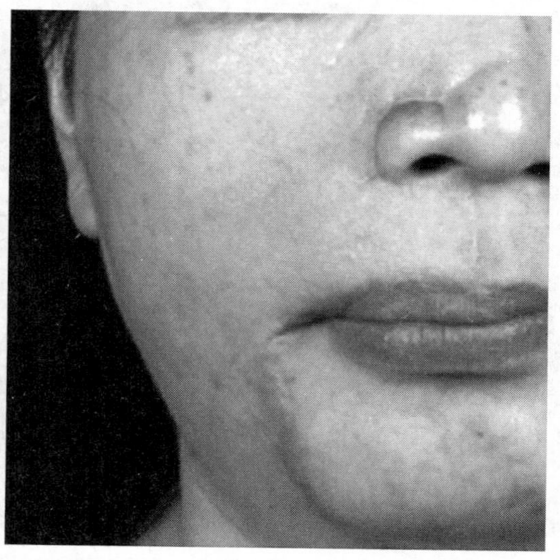

图 25-6　右面部增厚鲜红斑痣的手术切除及皮肤扩张术治疗效果（文末有彩图）

5. 其他治疗　如电烙、冷冻、放射性核素敷贴、皮肤磨削、文身以及化妆品覆盖等，但易出现色素改变和瘢痕形成，美容学效果较差，已极少应用。

三、静脉畸形

静脉畸形(venous malformation，VM)是一种先天性静脉血管系统发育畸形，为低流量血管畸形，既往亦称海绵状血管瘤。病灶由大小不等的扩张静脉窦构成，组织学上表现为海绵状的薄壁血管腔隙。

【发病机制】

散发性静脉畸形发病的分子机制仍未阐明，但家族性静脉畸形的研究近年来有所进展。在一些遗传性的血管畸形中存在基因突变，如皮肤黏膜静脉畸形、球形细胞静脉畸形、毛细血管 - 静脉畸形、角化性皮肤毛细血管静脉畸形、颅内静脉畸形等。已发现的主要相关突变基因包括 Tie2，TGF-β 及 PIK3CA 等。

【临床表现】

为先天性疾病，约 40% 发生于头、面、颈部，其中以口腔颌面部及气道内多见，不会自行消退，发病率无性别差异。可累及任何部位，如皮肤、黏膜、肌肉、脑组织、骨骼和内脏等(图 25-7)。出生时可无明显病灶，数年后逐渐显现。病灶通常随生长发育缓慢增大，创伤、体内激素分泌改变等可刺激瘤体迅速增大。大多数位置表浅，表现为蓝紫色包块，质软、有压缩感、皮温不高、无搏动或震颤，部分可扪及坚硬光滑的静脉石。如病灶位于头面部，当低头时，因为血液的充盈，体积会增大；位置深在的病灶，外观变化可不明显。

【诊断】

主要依靠病史、体征、诊断性穿刺和影像学检查。经皮穿刺时可见暗红色静脉血流出。磁共振表现具有特征性，可清晰显示病灶的范围及与重要组织结构的关系。T_1 加权相显示中等信号或低信号，T_2 加权相呈明显高信号，增强后可见病灶内程度不等的强化。病灶内纤维分隔形成的“葡萄串”样结构是典型的特征，有时可见病灶内圆形低信号静脉石，静脉石可通过 X 线片和 CT 检查予以明确。经皮瘤腔造影可良好显现病灶及其血流动力学特征，对复杂病灶的硬化治疗具有指导意义。

【治疗】

1. 栓塞硬化治疗　是目前国际上主流的治疗方法，即指通过无水乙醇、博来霉素或泡沫硬化剂(聚多卡醇、十四烷基硫酸钠)等药物损伤血管内皮细胞，造成病灶血管的纤维化闭塞，逐渐萎缩消退，可实现较好外观和功能的康复，并且复发概率较小(图 25-8)。

2. 激光治疗　适用于浅表静脉畸形，分为非侵入性激光治疗和侵入性激光凝固技术，后者又可分为血管腔内激光凝固技术和组织内激光凝固技术。常用激光包括长脉宽 1 064nmNd：YAG 激光，595nm 脉冲染料激光及 810nm 半导体激光等。

3. 手术治疗　静脉畸形由极为丰富的血窦构成，手术创伤大，出血难以控制，并易于残留和复发，或可能损伤重要组织结构，造成明显的外观畸

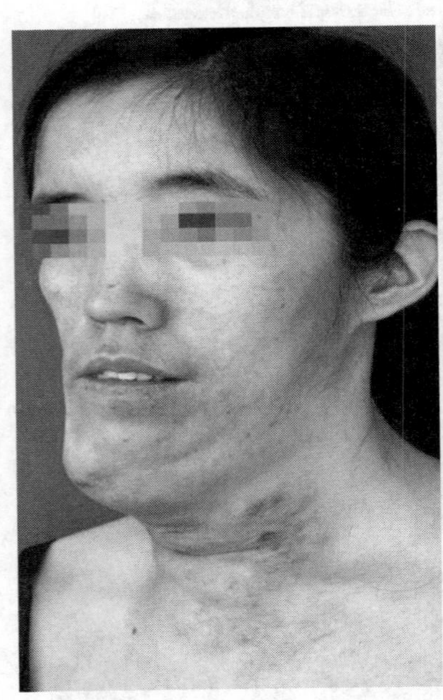

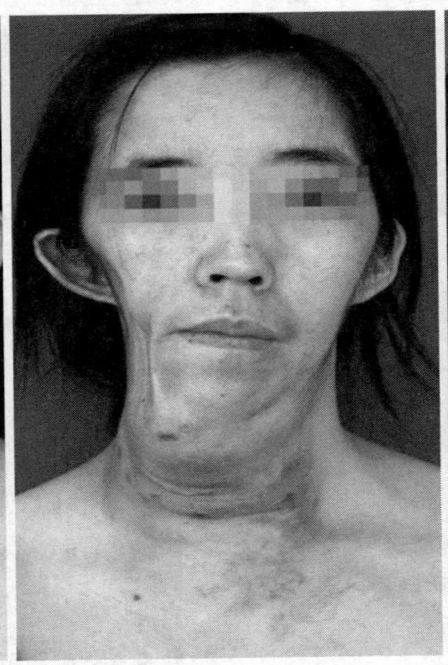

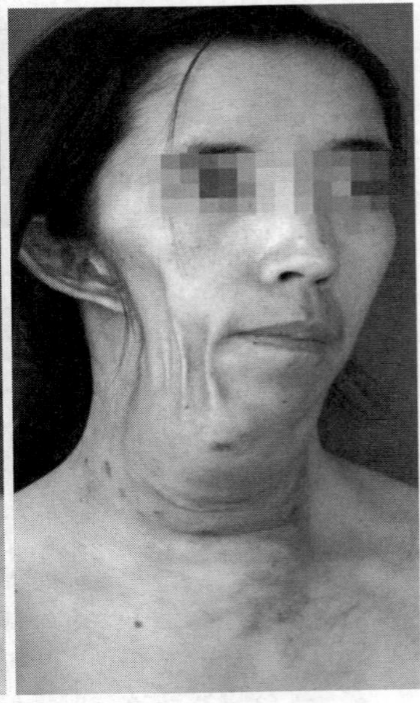

图 25-7　面颈部静脉畸形伴骨骼发育畸形(文末有彩图)

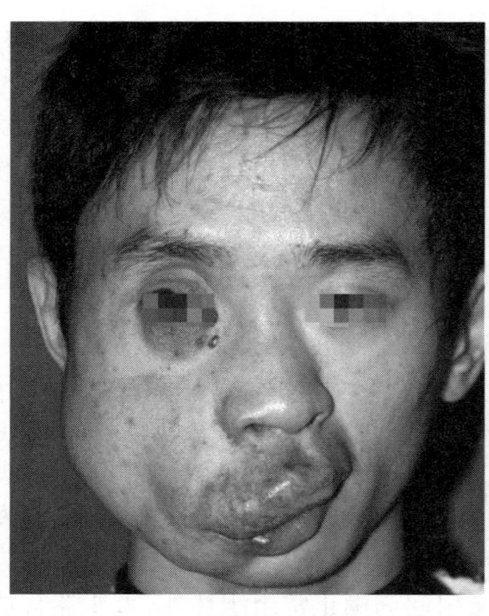
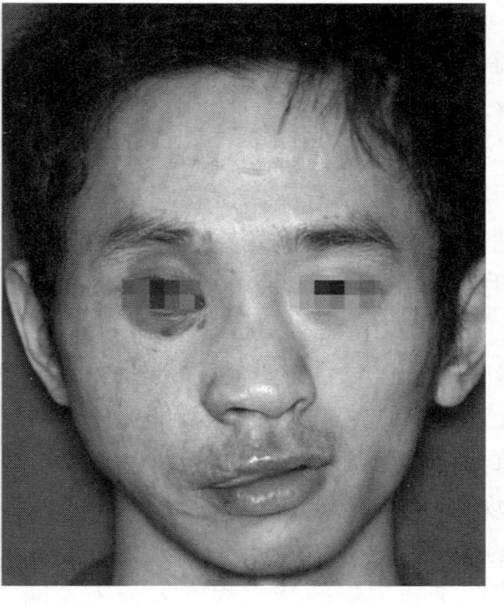

图 25-8　右面部静脉畸形的无水乙醇栓塞硬化治疗前后的外观改变（文末有彩图）

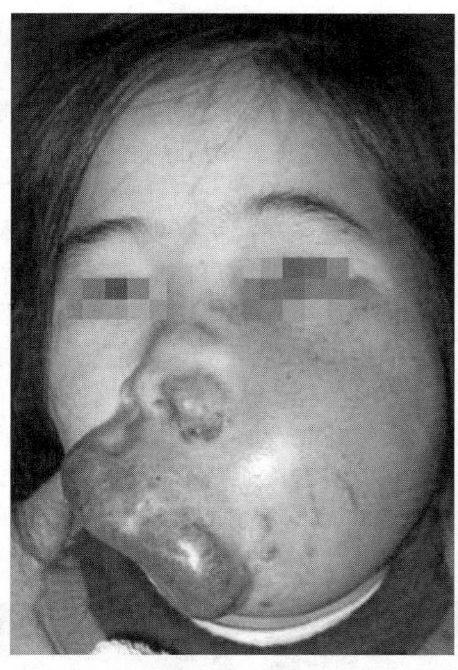
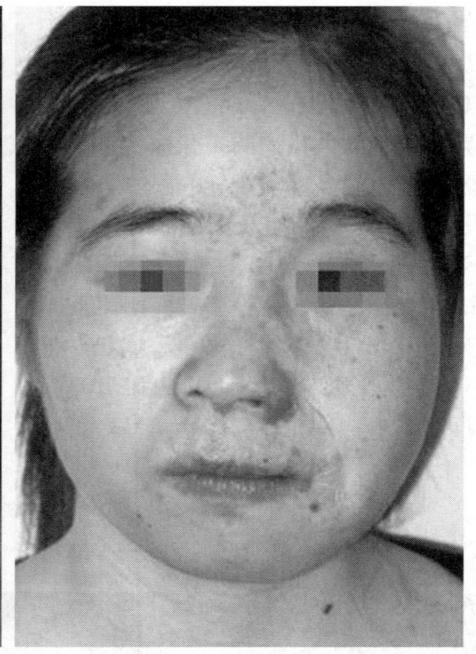

图 25-9　面颈部静脉畸形栓塞硬化治疗前后的外观改变（文末有彩图）

形或功能障碍。因此，手术不是静脉畸形首选治疗方法。对于硬化后残余的畸形如嘴唇肥大、上睑臃肿，或静脉畸形继发的骨骼畸形等，可采用手术进行外观的进一步修复（图 25-9）。

4. 电化学或射频治疗　是指将正电极或射频针头经皮插入病灶，利用电化学反应或射频产生的热量使病灶组织变性坏死，从而逐步消除病灶。但能量控制不当可能损伤正常组织，需谨慎操作。

5. 其他治疗　①口服雷帕霉素，用于严重广泛的，其他治疗难以实施的病灶，但需长达 1~2 年的用药，且难以准确预测疗效，总体有效率偏低；②弹力服加压，适用于肢体病灶，可减缓血管扩张，缓解肿胀和疼痛。

四、动静脉畸形

动静脉畸形（arteriovenous malformation，AVM）是一种先天性动脉和静脉系统发育异常而出现的血管畸形，既往亦称蔓状血管瘤。血管畸形由迂曲扩张的动脉和静脉构成，动静脉之间缺乏正常的毛细血管床而直接交错沟通，形成大量动静脉瘘，血液高速流动。

【发病机制】

尚不明确，可能由于胚胎发育过程中原始血管丛中的动静脉交通未退化所致，为血管畸形，有遗传倾向。对于罕见的家族遗传性血管畸形的研究有利于明确基因缺陷是否其发病原因。分子遗传学研究发现，毛细血管畸形合并动静脉畸形的病人存在染色体 5q 上 p120-rasGAP33 的 *RASA1* 基因的突变。原始的动静脉交通处于关闭状态，当血流动力学发生改变或外伤致局部缺血时，能促使其重新开放，这可能是病情加重的主要原因。

【临床表现】

约 50% 的病人出生时就已出现病灶，头颈部相对好发。按照疾病进展的严重程度可分为 4 期（图 25-10）。

静止期（Ⅰ期）：无症状，通常发生在出生至青春期。病灶不明显，或仅表现为皮肤红斑，但皮温高于正常。部分病灶可长期停留在静止期而不出现明显扩张。扩张期（Ⅱ期）：通常在青春期时发生，病灶开始扩张增大。典型表现为大量迂曲扩张血管构成的团块，表面红斑加深，皮温高，能触及明显的搏动，甚至震颤，可侵及深部组织。促使从Ⅰ期向Ⅱ期进展的主要因素是青春期体内激素变化、姑息性手术切除、不恰当栓塞治疗、外伤和妊娠等。破坏期(Ⅲ期)：出现自发性坏死、慢性溃疡、疼痛或出血等症状。Ⅲ期是病灶长期进展的结果，突发的大量出血可威胁生命。失代偿期（Ⅳ期）：因长期血流动力学异常，并发高排低阻性心力衰竭，严重时可致死。

【诊断】

依据临床表现和影像学检查。超声尤其是彩色多普勒可初步了解病灶的血流动力学特征。磁共振可明确病灶范围，典型的流空影有助于确认高流量血管的存在。增强 CT 可明确病灶的血管性成分及其与骨组织之间的关系。治疗前行数字减影血管造影检查十分必要，可准确评价病灶血流动力学特征，是确定治疗方案的主要依据。

【治疗】

1. 血管内介入治疗　常规的介入栓塞剂可以是液体，如 NBCA（n-butyl cyanoacrylate）或 Onyx 等，也可以是固体，如明胶海绵、PVA（polyvinyl alcohol）及弹簧圈等。因常规栓塞剂不能破坏血管内皮细胞，无法去除 AVM 病灶，复发率高，但可减少术中出血，因此主要用于手术前准备。但误栓可引起周围正常组织坏死，重要器官功能丧失（如失明）甚至心肺衰竭死亡。无水乙醇介入治疗则是一种更为彻底的治疗，能高效损伤破坏血管内皮细胞（图 25-11，图 25-12）。这些治疗必须由经验丰富的专科医师实施，以尽可能减少严重并发症。对于部分早期病灶，行病灶间质内的博来霉素注射治疗，可达到控制进展和消除病灶的效果。

2. 手术治疗　病灶局限者可完整切除病灶，直接通过局部或扩张皮瓣修复。体积较大者，为了减少术中出血，可在术前经动脉插管超选择性栓塞病灶后再予切除，切除越彻底，复发的概率越小。切除后的缺损可予局部扩张皮瓣或游离皮瓣修复。但供血动脉结扎或近端栓塞可导致侧支循环的大量开放而加重病情，且不利于后续栓塞治疗，应避免实行。而范围过大、大出血或大面积组织坏死的肢体动静脉畸形，治疗极为困难，最终可能截肢。

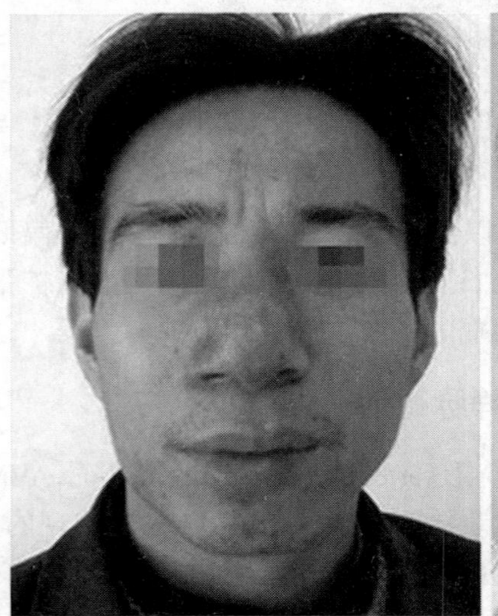
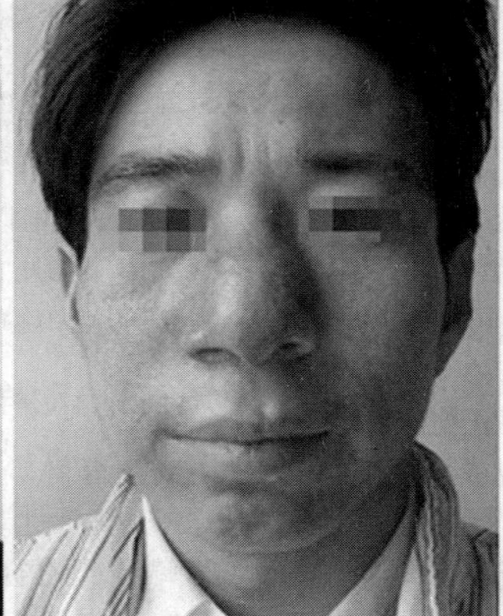
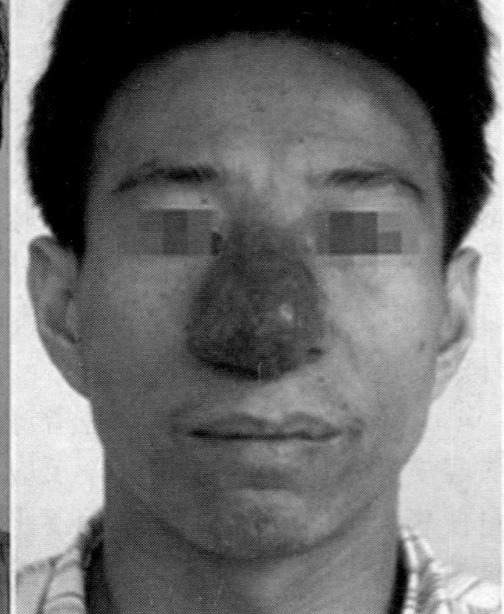

图 25-10　同一鼻部动静脉畸形患者的病情进展及分期（Ⅰ~Ⅲ期）（文末有彩图）

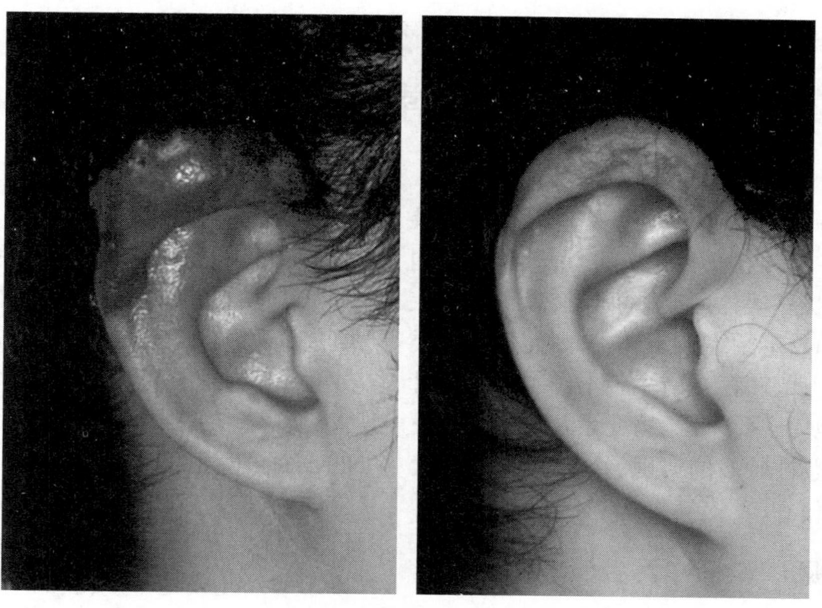

图 25-11　耳廓动静脉畸形超选择无水乙醇介入治疗前后的外观改变（文末有彩图）

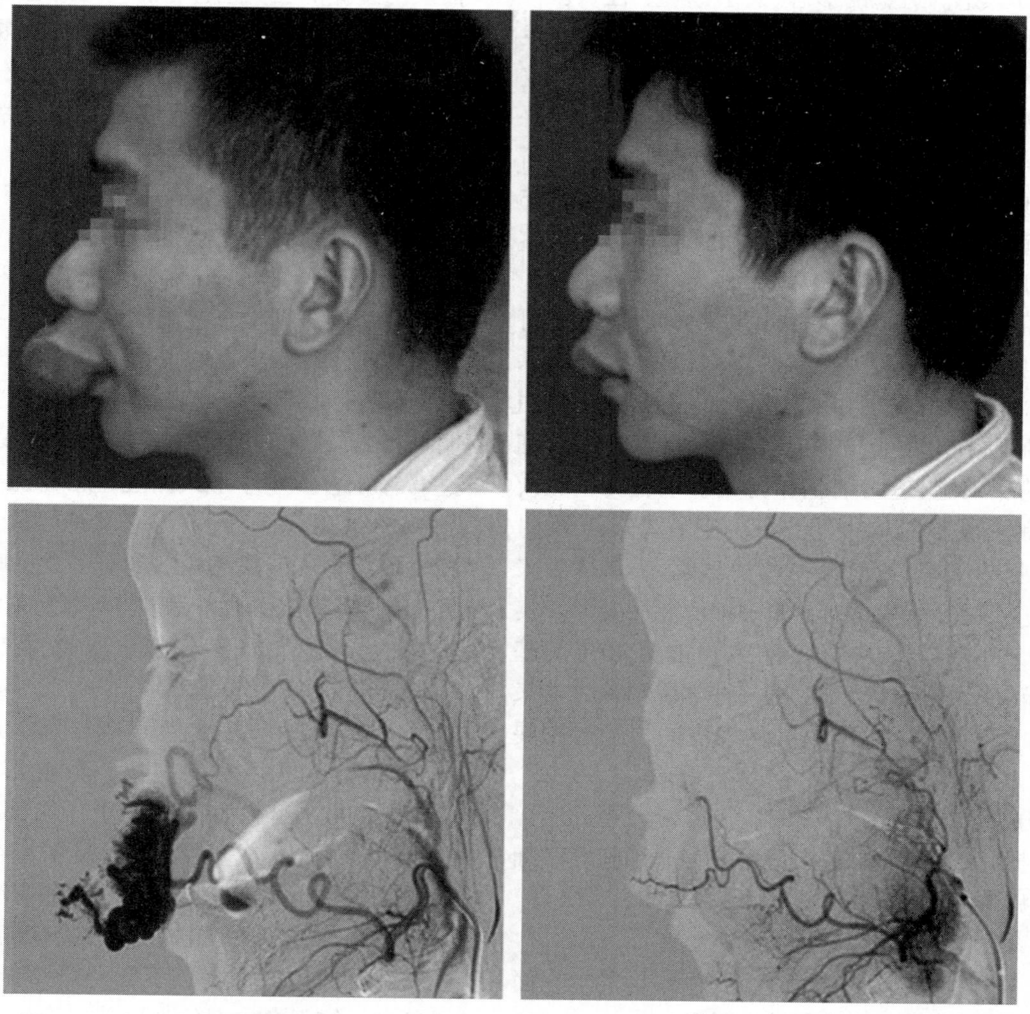

图 25-12　上唇动静脉畸形超选择无水乙醇介入治疗前后的外观和血管造影改变（文末有彩图）

（林晓曦　陈 辉）

第二节　常见体表肿瘤

体表肿瘤一般指发生于皮肤及其附属器以及皮下软组织的各种肿瘤及相关疾病。长期以来，国内外外科学、皮肤科学各种教科书或文献对该类疾病的具体定义和界定始终极不统一，因此关于该类疾病的分类、纳入范畴存在诸多版本。本书主要针对以外胚层细胞为主要来源、病变累及皮肤及皮下组织的常见良、恶性肿瘤的病理、分类、诊断及治疗进行论述和介绍。

一、色素痣

正常人体表面常存在不少斑痣或色素痣，据Bland Suffon统计，每个正常人的体表平均可以找到15~20颗痣。斑痣的形态、大小、颜色、性状多种多样，可发生在人体的各个部位，以面颈部为好发部位，少数可发生在黏膜上，如口腔内、阴唇或包皮内层，以及球睑结膜囊等处。斑痣大多属良性，恶性黑色素瘤的发生率极低，据国外文献统计仅占所有斑痣的18/(10万 ×15)(以每人体表平均有15颗痣计算)。外科医生应熟悉体表良恶性肿瘤的鉴别诊断并给予恰当的治疗。

皮肤组织可分为表皮和真皮两大层。表皮可再分为基底层、棘细胞层、颗粒层和角质层，在手掌和脚底部则在角质层和颗粒层之间还存在一透明层。基底层在真皮上方，在这层细胞中存在三种细胞，即基底细胞、透明细胞和树突状细胞。色斑或者痣细胞在皮肤结构中的分布决定了其分类，而对于痣细胞的来源，目前存在两种学说，一是认为来自于上皮细胞，系基底细胞的一种功能性变形。实验研究证明皮肤经X线照射后，可能有40%的基底细胞转变为树突状细胞；另一种学说则认为其来自神经组织；在人体胚胎期，从表皮的神经冠发展而来。

【分类】

根据其细胞形态，色素痣可分为非细胞性和细胞性斑痣两大类。

1. 非细胞性斑痣又可分成两大类

(1) 雀斑：这是一种黄褐色的斑疹，易发生在面部及其他暴露部位，一般不发生恶变。

(2) 色素斑：较雀斑为大，小块或大片出现于皮肤上，仅为色素的堆积，可从黄色、蓝灰色到淡黑色，无恶变倾向。

2. 细胞性斑痣可分为六种类型

(1) 皮内痣：最常见的一种细胞性斑痣，常累及真皮，好发于成年人，是一种局限性颗粒，表面平坦或稍高出，常有毛发生长，颜色可从正常黄褐、瓦青、淡蓝、灰黑到深黑色。多为良性痣，有时皮内痣的表面可发生角化过度，形似乳头状瘤和花边样向外增生，成片状出现于皮肤上，称疣状痣。

(2) 交界痣：交界痣累及表皮、真皮交界处，好发于婴幼儿或儿童期，表面平滑，或稍高出表面，一般均无毛发生长，大小在2~5mm之间。颜色从淡棕、棕黑、青灰到蓝黑色。常见于足掌、手掌、生殖器及阴囊等部位。这种痣有一定的恶变倾向。

(3) 混合痣：是皮内痣和交界痣的混合型，包含两个组成部分，即真皮内色素母细胞及向真皮浸润的神经鞘细胞(施万细胞)。在足跟、手掌及生殖器部位的混合痣中，大部分不高出表面，呈圆形或卵圆形，大小不规则，有的呈颗粒状，但亦可呈大片出现。色素从深黑到较黑。有一定的恶变可能。由于混合痣无标准形态，临床诊断较为困难，常需手术切除后经病理检查方能确诊。

(4) 蓝痣：临床上较少见。通常生长在臀部、足背、手背及面部，色素自棕色到蓝色。蓝痣界线显明、成圆形或卵圆状，大小约在数毫米以内，很少超过0.5cm，多以单个形式出现，很少发生恶变。

(5) 太田痣：一般是与三叉神经周围分支分布相一致的真皮层黑色素细胞增多性疾病，常见于东方人种，多为先天性。表现为棕色、灰色或青蓝色斑片，边界不清、好发于前额、眼周、颧、颊部。一般生长缓慢，不发生恶变。

(6) 巨痣：相对其他色素痣较为少见，是波及全身各部位、面积巨大的黑痣。新生儿的发生率约为1/20 000。出生时即存在于任何部位的痣面积在144cm^{2}以上，或直径超过20cm，或在肢体、躯干部的面积大于900cm^2，即可达到巨痣的诊断标准。巨痣表面高低不平、粗糙肥厚，或有疣状或结节状改变。呈棕色或深褐色不等，常见有毛发生长，状如兽皮。位于脊柱部位者可伴发脊柱裂、脑脊膜膨出等情况。有时还可能合并有局部脂肪瘤或神经纤维瘤存在。巨痣多属混合痣或皮内痣，常有恶变倾向。

【诊断】

单纯依靠临床形态诊断斑痣的类型和性质，可靠性不高，需要根据切除标本的病理检查以确诊。

【治疗】

因非细胞性斑痣与细胞性斑痣有不同的病理特征，目前的治疗手段也不同。

1. 非细胞性斑痣　太田痣、雀斑等色素斑，可通过不同波长的Q开关式激光多次做点状扫描，该治疗的主要原理是通过非特异性地打击色素颗粒，使之碎裂成较小颗粒并由巨噬细胞吞噬清除。目前临床上使用的有波长为532nm、755nm及1 064nm等类型的激光，治疗次数与色素颗粒的分布层次相关，较浅表的病灶可经过数次治疗即达到好转甚至基本消退，分布达真皮中层及以下的病灶较难得到缓解。

2. 细胞性斑痣　绝大多数的细胞性斑痣，特别是点状的皮内痣，除少数有碍外貌外，一般毋需任何治疗。但如经常有继发性感染者，应予手术切除。如已证实为交界痣，则应一次性切除，且手术最好在青春期之前进行较为妥善。尤其是对手掌、脚趾、脚跟部斑痣，不论在临床上是否已确定性质，应做早期预防性切除和病理检查。

如色素痣面积较大，不能做一次性切除缝合，或勉强做缝合后可造成附近器官如眼、鼻、口角等的歪扭，则可考虑做分次切除，再次手术间隔3~6个月。对于有一定恶变可能的色素痣，手术应以一次彻底切除为妥，必要时可使用局部皮瓣转移、植皮术或者邻近组织扩张术覆盖切除创面。

除手术方法外，还可以用二氧化碳雪或液氮的低温冷冻、三氯醋酸、激光或电解凝固等方法来烧灼一些点状的皮内痣。但应注意，上述治疗无法获得组织样本做病理检查，故须在有较可靠的临床诊断后方可施行，即便如此，仍有“挂万漏一”之虞。

二、皮肤囊肿

（一）表皮样囊肿

亦称上皮囊肿。由于各种原因造成皮肤损伤，表皮碎粒异位移植入皮下，逐步增殖发育，构成有壁囊腔而形成囊肿。囊内充满表皮角质物，成白色干酪状角化物质，并混有脱落破碎的表皮细胞。好发于趾及跖底、头部、颈部及背臀部。发现时常与皮肤损伤相隔很长时间，进程极慢。囊表面光滑，触诊时坚韧有张力，与表层皮肤略有粘连，基底有移动性，亦可有粘连固定。一般无其他临床症状，但有时可发生继发性感染。表皮样囊肿内壁为皮肤表皮复层鳞状上皮细胞完整或不完整的组织结构，由角质层到生发层依次从内向外排列，但无真皮组织层。

治疗方法是手术摘除，应包括它的部分表面皮肤组织及囊肿四周的结缔组织，不使破碎，否则术后极易复发。

（二）皮样囊肿

皮样囊肿是一种错构瘤，是由于胚胎期偏离原位的皮肤细胞原基而发生的先天性囊肿。囊壁除表皮细胞外，还可包含有毛囊、汗腺等。囊腔内含有脱落的上皮细胞、皮脂腺等粥样分泌物，并混有角化物质或胆固醇结晶，呈白色或淡黄色，有异臭味。多发生于幼儿或青春期。一般生长缓慢，体积不大，居于皮下组织中，故与表层皮肤无粘连。触诊时柔软，呈圆球状，有波动感，但有时较坚实。其基底部则常与深部组织有粘连，不易推动，还可能和下方的骨膜组织有粘连，不易推动。好发于眼眶四周、鼻根部、头枕部及口底等部位。

皮样囊肿的诊断应与皮脂腺囊肿相鉴别，后者的特点是其与表面皮肤有紧密粘连，但与深层组织不粘连。亦应与皮样囊肿相鉴别，后者常有外伤史。在鼻根部的皮样囊肿应与脑膜膨出、神经胶质瘤等相鉴别。脑膜膨出与颅腔相通，有压缩性和波动感，X线片有助于鉴别诊断。此外还应与囊性水瘤、畸形瘤或甲状舌骨囊肿相鉴别，但一般并不困难。

皮样囊肿的治疗主要是手术切除。表面皮肤只需依皮纹方向做切口，分离并不困难，但如有感染史者则有瘢痕组织与四周粘连，应一并切除之。如切除不彻底时有复发可能。如基底部与深层骨膜有粘连，亦应将该部骨膜一并切除。鼻部皮样囊肿常有窦道存在，窦道可穿经两鼻间骨缝向内上方伸展一定距离，如摘除不彻底，极易术后复发。手术切除后，如局部出现凹陷畸形，则应再做整形修复手术。

（三）皮脂腺囊肿

皮脂腺囊肿亦名粉瘤或粉刺，是由于皮肤中皮脂腺囊管开口闭塞或狭窄而引起的皮脂分泌物潴留淤积，腺体逐渐肿大而形成。位于皮肤浅层，呈圆球状，部分可突出于皮肤表面。一般体积不大，小的犹如米粒，导管口有少许黑色痂皮，即俗称的粉刺；大者可如花生米或鸡蛋状，生长缓慢。囊内充满白色粉膏状的皮脂腺分泌物和破碎的皮脂腺细胞，以及大量胆固醇结晶，有恶臭味。囊壁为上皮细胞构成，没有角化现象。皮脂腺囊肿可发生在任何年龄,但以青春发育期最易发生,好发于头面、背臀等部位,呈一个或多个柔软或较坚实的圆球体,表面常与皮肤有粘连,但基底可移动。表面皮肤上有时可查到一个开口小孔,挤压时有少许白色粉状物被挤出。囊肿可存在多年而无自觉症状。但亦易感染,化脓破溃,并易复发。皮脂腺囊肿偶见发生癌变,多数转化为基底细胞癌,少数则成为鳞癌。

皮脂腺囊肿的诊断并不困难,但需与皮样囊肿、表皮样囊肿及脂肪瘤等相鉴别。

皮脂腺囊肿的治疗为手术摘除。手术时应在与囊肿粘连的皮肤部位及其导管开口处做一梭形切口,连同囊肿一并摘除,方向应顺皮纹方向顺行。如已并发感染,与周围组织发生粘连时,手术时应彻底完整地摘除囊肿。囊肿壁薄极易破碎,最好完整摘除,如囊壁组织残留易招致复发。在感染期时应控制炎症,待炎症消除后再进行手术。通过内镜进行皮下囊肿的摘除手术,可避免出现手术切口瘢痕,是近年来开展的一项新的手术方法。

三、脂肪瘤

脂肪瘤是体表常见的一种良性肿瘤,由正常脂肪细胞集积而成,占软组织良性肿瘤的80%左右。多发生于皮下,也可发生在内脏等深部组织,如肌间隔、肌肉深层及腹膜后等部位。脂肪瘤常呈局限性,有一层极薄的结缔组织包膜,内中即为脂肪细胞。有时脂肪细胞被结缔组织间隔所分开,呈多叶状,有时可和血管瘤并发,而成为脂肪血管瘤。

脂肪瘤好发于颈、肩、背、大腿及臀部,大小不一,呈扁平团块状或分叶状。生长缓慢,多无自觉症状。有些脂肪瘤生长到一定程度后,可自行停止生长。扪诊时质地软而有弹性,有假性波动感,与表面皮肤无粘连。基底部则较广泛,有时可扪得分叶状态,但无粘连。好发于女性。极少数可为恶性,成为脂肪肉瘤。

脂肪瘤除好发于皮下组织外,还可发生于肌间隔或腹膜后等部位。深部脂肪瘤多无包膜,呈伪足状向四周蔓延浸润。

另有一种多发性脂肪瘤,常见于四肢、胸或腹部皮下,呈多个较小的圆形或卵圆形结节,较一般脂肪瘤略硬,压之有轻度疼痛,故又称为痛性脂肪瘤。此外,尚有一种对称性脂肪瘤,表现为双侧对称特点,形成弥漫性或局限性脂肪增生,发展至筋膜及肌间隙。好发于颈部,呈马鞍畸形,体积较大时,可压迫气管而引起呼吸困难。婴儿型弥漫性脂肪瘤是指含有未成熟或胚胎型脂肪细胞的脂肪瘤,应与脂肪肉瘤相鉴别。

脂肪瘤的诊断一般并无困难,但需与血管瘤、淋巴管瘤、神经纤维瘤等相鉴别。

治疗脂肪瘤的唯一有效方法是手术切除,有包膜者切除较易,无包膜者则较难与正常组织识别,不易彻底切除。近年来采用脂吸术,可在皮肤上做小切口而去除较大脂肪瘤或局部脂肪过多症,且不留显著瘢痕。无明显症状者或多发性脂肪瘤则可不予处理。

四、淋巴管瘤

淋巴管瘤是由淋巴管和结缔组织组成的一种先天性良性肿瘤,主要由淋巴管内皮细胞增生或淋巴管扩张而成。好发于全身许多部位,尤其以头、颈、腋、腹股沟区域多见。淋巴管瘤多数在幼年时期出现,但少数在出生时即被发现。

【分类】

临床上淋巴管瘤可分为毛细管型、海绵状型和囊状型三种类型,其中以海绵状淋巴管瘤最为多见。

毛细管型淋巴管瘤主要生长于皮肤真皮深层或皮下组织,由衬有内皮细胞的淋巴管扩张而成。淋巴管内充满淋巴液,在皮肤表面形成一个突出的肿块,最常见于面、颈、腋等部位。肿瘤表面无色、柔软,压迫时可使之稍缩小,常无自觉症状。

海绵状淋巴管瘤主要由迂曲、扩张的淋巴管、充满淋巴液的腔隙以及周围结缔组织构成,发生于皮肤、皮下组织、肌肉和肌间结缔组织间隙中,多出现在面部、颈部及唇舌口腔黏膜等部位,但躯干、四肢及外阴等部亦可发生。可在局部产生各种巨舌、巨唇或巨肢等畸形。肿瘤呈多房性囊腔,囊壁较厚,有淋巴液充满其间,压之有伸缩性。肿瘤表面皮肤无色,亦无明显改变,但有时可以出现透明刺泡样突出。发生于面颊及舌唇等部黏膜组织上的淋巴管瘤,表面常粗糙不平,有微黄色透明小刺泡突出。有些深部淋巴管瘤常可在正常的皮下扪及一团较硬的结缔组织块状物,触诊时似淋巴结,很易与神经纤维瘤相混淆。

囊状淋巴管瘤俗称囊状水瘤,多发生在颈部,但在腋下、胸壁、腹壁及腹股沟等处亦可发现。囊壁菲薄,被有内皮细胞,囊腔呈多房性者较多,囊腔互不连接。囊腔内含有清澈略带淡黄色的水样液体。有时在囊肿中央扪得较硬的由纤维组织形成的结节。

【症状与诊断】

淋巴管瘤一般生长缓慢，但颈部的囊状水瘤也可以在短期内迅速生长扩展，甚至压迫气管及食管，引起呼吸和吞咽困难。该肿瘤通常不引起病人的主观症状，但有时也可发生感染。肢体的淋巴管瘤可以经常发生丹毒样炎症，还可因此发生全身性发热。当多房性肿瘤发生感染时，脓液可以积聚在某一腔隙，如不能通畅引流可形成瘘管。多次炎症发作后，肿瘤组织可变得较硬。个别情况下，肿瘤可因感染硬结而逐渐停止发展。

淋巴管瘤的诊断一般并无困难，毛细管型淋巴管瘤应与毛细血管瘤相鉴别，瘤腔穿刺可以明确诊断。但有时两者可同时存在而成为淋巴血管瘤，肿瘤表面常出现红色及黄色小刺泡状突起，可作为临床诊断的依据。在病儿中，淋巴管瘤应与脂肪瘤作出区别，脂肪瘤较少见于小儿，质地亦较淋巴管瘤略硬。

【治疗】

对于局限性的淋巴管瘤，将肿瘤整块手术切除是最好的治疗方法，但在临床上这种可能性极少，大部分淋巴管瘤都呈弥漫性浸润，范围巨大而深入，使手术切除有一定的困难和局限性。例如巨舌、巨唇及巨肢等症，一般只能做部分切除以改善局部功能和外形。肢体的淋巴管瘤在手术后亦可能造成局部淋巴漏，使创口经久不愈。腹股沟和大阴唇等部位的肿瘤在手术后也可能发生同样并发症，但处理妥善，防止和控制继发性感染，创口尚有完全愈合的可能。囊状水瘤只能通过广泛手术切除才能得到根治，否则极易复发。肿瘤急性感染或全身状况不佳时不宜进行手术切除。其他治疗方法如注射硬化剂、电灼、放射治疗或同位素等，效果均不满意，应用低温冷冻法治疗局部性淋巴管瘤有一定疗效。

五、神经纤维瘤与神经纤维瘤病

神经纤维瘤是皮肤及皮下组织的一种良性肿瘤，起源于神经外膜、神经束膜或神经内膜，可发生在神经末梢或沿神经干的任何部位。可以单独发生在某部位。亦可多发于体表各个部位。当并发有全身症状时则称神经纤维瘤病，又称 von Recklinghausen 病（1882 年），是具有家族倾向史的一种先天性疾病，在出生后幼儿期即可被发现。神经纤维瘤最早出现时，常为皮肤上单独或多发性的皮下硬结性肿物，皮肤上有色素改变，其大小、颜色、质地均不一致，或仅有形状与色素斑相似的病变，男女的发病率无区别。肿块随着年龄增大，发展趋于缓慢，但在青春发育期或怀孕期可加速发展，面部、头皮及颈部的神经纤维瘤有时巨大如斗，背部及肢体的肿瘤也可扩大增生到极大范围。有时在躯干及四肢皮下可扪得散在性的无法计数的小结节，有局部压痛及感觉异常。

多发性神经纤维瘤常有四种征象：皮肤上软疣状的肿瘤增生，皮下梭形的神经瘤，丛状神经瘤及皮肤表面的色素斑。丛状神经瘤明显地出现在某一神经的分布区域，如手部正中神经，面部第五对、八第对脑神经，或上颈部神经的分布区等。当第八对脑神经波及时，可以引起单侧或双侧耳聋。如发现瘤体基底部与深层组织开始有紧密固定或快速长大，或有局部剧痛时，应怀疑恶性变的可能，恶变的发生率约为 7%。

巨大的软疣状神经纤维瘤，除本身不断增大外，还可同时向深层组织浸润，可侵入肌肉、骨骼或关节，造成严重功能障碍。软疣可生长如袋状，柔软重叠构成折缝，但无压缩性，听诊无杂音，可与血管瘤或动脉瘤相鉴别。但实质上该类肿瘤血供十分丰富，丰富的血运间接促使局部骨骼组织发育旺盛，造成骨质增生，肿瘤也可侵入骨组织。眶内肿瘤可使眼球突出，视力减退或失明。

色素沉着是神经纤维瘤的特征之一，色素可从淡棕色到深棕色不等，大小范围可以从广泛的黑斑到散在性斑块，这些全身多发性斑块被称为咖啡牛奶斑。瘤体内亦可含有色素细胞。临床上易误诊为黑色素痣。

瘤体有时由平滑色白的纤维膜包覆，切面光滑发亮，除紧密脆嫩的瘤组织外，可有胶样物质。有些肿瘤无包膜，境界不清楚，瘤组织内有许多大小不等的血管窦腔及疏松的蜂窝状组织，血供丰盛。窦腔壁无伸缩性，出血时难以控制，因此术前较难判断术中可能的出血量。

如神经纤维瘤侵犯内脏器官即可出现全身症状，如腹部疼痛、感觉神经障碍、癫痫及进行性智力迟钝，以及其他神经及骨骼方面的症状。

【诊断】

神经纤维瘤的临床诊断一般并无困难，但有时也可能与血管瘤、淋巴管瘤等相混淆。血管瘤有压缩性、色红或暗黑；淋巴管瘤表面常有透明小颗粒突出，且都无皮肤黑色素沉着。此外应与单纯的黑色素斑痣相区别。色素斑痣仅发生在皮肤上，无皮下结节及皮下组织增生。下肢的神经纤维瘤偶与象皮腿相混淆，也应予鉴别。神经纤维瘤病的诊断除了有多发性无痛结节外，还要结合咖啡牛奶斑或者听神经瘤症状以及其他全身症状才能确诊。

【治疗】

除局限性的神经纤维瘤可通过一次性手术得到根治性切除外，对范围较广泛并侵入深层组织的肿瘤以及神经纤维瘤病，目前均无有效治疗方法。手术切除能达到减轻症状、缩小肿瘤体积的目的。瘤体过大者也可考虑分期切除。该病对放射治疗无效。但患有神经纤维瘤的病人有时对手术耐受性较差，应加以注意。手术中如出血较多难以结扎止血时，可用电凝止血。微波针插入瘤体内被证明有很好的凝固瘤体及止血效果。中药止血粉对这类创面渗血有效。术前必须对出血量有充分估计并做好输血准备。

肿瘤部分切除时应估计切除量的多少。如切除过多以致造成缝合后创缘过紧，可导致创缘坏死、创口裂开等并发症。大部分肿瘤切除后可造成软组织缺损，可应用显微外科技术进行大块肌皮瓣移植修复。

术后应局部加压包扎，防止出血及肿胀，使用抗生素以预防感染。

神经纤维瘤有时可自行破溃出血，发生瘤内大出血，严重时可导致休克。肢体上巨大的肿瘤可经常发生破溃，导致感染化脓，最终可能造成截肢。

六、皮肤癌

皮肤癌是来自表皮细胞外胚叶及其附属器官的一种恶性肿瘤。临床上常见的有鳞状细胞癌和基底细胞癌。皮肤癌的发生与人种、肤色和地域有密切关系。如白色人种较深色人种的发病率为高。来自美国的资料显示，每 1 666 人中有 1 人患有皮肤鳞癌，每年有新发病例 15 万人之多。我国皮肤癌的发病率较低。天津市在 1959 年发生的 16 572 例恶性肿瘤病人中，皮肤癌占 3.28%，居各种癌症的第 8 位。上海市肿瘤研究所在 1988 年时的统计资料表明，该市除恶性黑色素细胞瘤以外的皮肤癌发病率为 1.53/10 万，居全部恶性肿瘤发病率的第 11 位。

本病多见于男性，男女比例约为 2∶1，好发于 50 岁以上老年人的裸露部位，如头、面、颈及手背等处，亦见于口腔黏膜、唇部、舌部及外阴等部位。

【病因学】

皮肤癌位于皮肤浅部，容易被发现，多与暴露部位的皮肤受外界因素刺激损害有关。

1. 日光　皮肤内的黑色素可以保护皮肤免受紫外线损伤。如果皮肤经日光长期暴晒，可因其中的紫外线侵害人体，导致细胞内 DNA 损伤，其修复能力遭破坏而致皮肤癌。

2. 过量放射线照射　在慢性皮炎的基础上，如受到过量的放射线照射，亦可使皮肤发生癌变。长期工作于有放射性的工作环境，如实验室、工厂内的工作人员，如缺乏保护措施，亦可以诱发皮肤癌症。

3. 化学物质长期接触　煤烟、沥青、煤焦油、石蜡、含有砷剂的化合物等易导致鳞癌。

4. 物理性因素　皮肤癌亦可在不稳定的萎缩性烧伤后瘢痕上出现（详见本章第三节）。慢性溃疡或窦道、慢性肉芽肿、慢性骨髓炎、上皮瘤样增生、寻常狼疮、扁平苔藓、麻风等，如经久不愈，十余年或数十年后亦可能发生癌变，烧伤后瘢痕发生癌变的平均时间为烧伤后 32 年。

5. 遗传因素　着色性干皮病是一种常见的染色体隐性遗传病，可导致青壮年时期即发生皮肤癌。

【病理改变】

鳞状细胞癌起源于皮肤表皮及其附属器，根据细胞分化程度可分为四级：

Ⅰ度鳞癌：瘤组织不超过汗腺水平，未分化鳞状细胞少于 25%，有很多角化珠，真皮内有明显的炎性反应；Ⅱ度鳞癌：癌细胞团界限不清，未分化鳞状细胞占 25%~50%，只有少数角化珠，角化珠中心多角化不全，周围炎症反应较轻；Ⅲ度鳞癌：未分化鳞状细胞占 50%~75%，大部分没有角化，无角化珠，周围炎症反应不显著；Ⅳ度鳞癌：未分化鳞状细胞占 75% 以上，核分裂象多，无细胞间桥，无角化珠。

随着未分化鳞状细胞的比例升高，肿瘤的恶性程度愈高。

基底细胞癌来源于上皮基底细胞，真皮内有边界明显的瘤细胞群，胞核较正常稍大，呈卵形或长形，胞浆少，细胞间界限不清，细胞间无间桥，因此像很多细胞核密布在一个共同浆液中，细胞核染色无显著差异。有时可见细胞多核或核深染或呈不规则星状核。瘤细胞群周围结缔组织增生，在最外层排列成栅状的栓状细胞，瘤组织周围常可见到许多幼稚纤维母细胞及成熟的纤维细胞混杂在一起，呈浸润性生长。基底细胞癌间质含有黏蛋白，在制作切片时间质收缩，使间质与肿瘤团块边缘呈裂隙状分离，这对本病的诊断有一定意义。

【临床症状】

鳞状细胞癌和基底细胞癌在症状上各有特点。

1. 鳞状细胞癌　最早表现为皮肤上结节样突起或浸润性红斑，生长及发展较快，先有从皮肤表面向外表及四周隆起的小结节。好发于30~50岁人群，好发在头颈的外围部位如颞部、耳郭、唇颊部、头皮及颈部等。四肢的皮肤癌大多为鳞癌。由于生长速度快，其中心部位迅即坏死破溃，四周向外翻出，呈菜花状；向深部侵犯较小，其基底少粘连，故可和深部组织推动。因有局部感染可导致恶臭及疼痛。上述在诊断时有特殊意义。但有时亦可以以另一种形式出现，即向深部浸润明显，形成破坏性更大的中央凹陷的溃疡，状如蝶形，和基底组织粘连，可累及下方深部组织如骨骼等。鳞癌恶性程度很高，很早发生区域性淋巴结转移，预后较差。该病亦可先由癌前病变逐渐转化而来，如皮肤角化症、黏膜白斑、慢性久不愈合的瘢痕溃疡等。

2. 基底细胞癌　起病缓慢，病变较局限，发展亦较慢，恶性程度低于鳞癌。好发于50岁以上人群，好发在头、颈的近中心部位，如眼睑内外眦、眶下区、鼻及前额部，开始时多在皮肤上出现基底较硬的斑状丘疹，或呈疣状突起，逐步破溃而形成溃疡，边缘略隆起而不规则，底部亦高低不平。以后溃疡逐渐扩大加深，进一步侵蚀骨组织，有些头皮上的基底细胞癌可破坏颅骨而侵入颅内。本病一般较少发生淋巴结区域性转移，转移率为0.1%。

【诊断】

依据临床特征及病理检查，皮肤癌的诊断一般并不困难，但应与慢性肉芽肿，特异性和非特异性溃疡，如结核性溃疡、放射性溃疡、光照性角化症等相鉴别。应及早发现一些癌前病变并及时处理，这对该病的预防有很大的意义。鳞癌和基底细胞癌各具临床特征，二者之间的鉴别较易。

【治疗】

皮肤癌发生的部位表浅，故治疗上方法较多，如手术切除、放射疗法、冷冻疗法、激光疗法，局部药物物理腐蚀疗法和化学疗法等。化学疗法适用于和其他治疗合并应用的辅助治疗及晚期姑息疗法。可依据肿瘤的部位、大小、病人的全身情况、癌肿的程度等选择应用。如发现较早，治疗较恰当，皮肤癌的预后通常较好。但如已有区域性淋巴结转移，则预后较差。

1. 手术疗法　适用于各期皮肤癌，可将肿瘤完整彻底切除。为了彻底切除癌变组织，应在距离病灶边缘至少1~2cm处切开，在基底部亦应如此。如切除标本边缘仍有癌细胞，应再次做局部切除手术，然后进行放疗。如已有深部组织被浸润者，切除应包括深筋膜层。如深筋膜、骨、软骨已有浸润者，亦应予以彻底切除。对于晚期鳞癌，有较深浸润或已发现有淋巴转移时，除广泛彻底切除局部病灶外，还需做区域性淋巴结清扫术。目前国际上针对皮肤癌最为公认的手术疗法是Mohs显微外科手术，即为手术切除、化学组织固定切片或特殊冰冻切片检测方法（水平冰冻切片和染色）以及成形修复技术的结合体。该治疗需实施者具备皮肤科学尤其是组织病理学的扎实基础，而且要熟练掌握整形美容等多领域的技术。手术前后还应考虑采用全身性化疗或区域性灌注法化疗，后者近年来在国际上较为被推崇。

癌肿切除后一般可做局部皮肤拉拢缝合，如创面过大或过深，还应按照整复外科的原则和方法，根据病变部位、创面大小、功能或外貌破损程度，采用皮瓣移植手术，行即时或晚期修复和再造。

2. 淋巴结清扫　鳞癌手术切除后，对是否进行选择性区域淋巴结清扫术（ERND）尚难以决定。如对于下唇部鳞癌，在比较预防性清扫对扪出有淋巴结组与未能扪出淋巴结组的疗效时，两组的预后无显著性差别。因此预防性清扫可能不是必需的选择，而应依据患者的年龄、癌肿的部位、浸润程度和癌细胞分化程度作出最佳决策。

3. 放射疗法　皮肤癌，特别是基底细胞癌，对放射治疗较为敏感，对鳞癌则是中度敏感。临床上早期皮肤癌的放射治疗后治愈率很高，有些文献报道达95%。但如病灶已有浸润，以及有深部组织或骨组织侵蚀者，放疗往往无效。在放射性慢性溃疡的基础上发生的癌变，或在放射治疗后又复发的癌症，放疗更不适用。

放射疗法也适用于已有或可能有淋巴转移的部位，作为手术前后的辅助治疗。

4. 化学疗法　作为治疗皮肤癌的一种全身性辅助治疗，目前以博来霉素对鳞癌疗效最好，可静脉或肌内注射。但化疗引起的全身毒副反应较大，故很少单独应用，只作为综合疗法的组成部分或作为姑息疗法。

近年来应用激光和血卟啉衍生物相结合，诊断和治疗鳞癌，取得了较好疗效。它是将光敏剂（HPD）注入人体后，借助于一定波长的激光去敏化药物，使药物产生光动力反应，达到确定肿瘤部位和消灭癌瘤的目的。

5. 物理疗法　应用电凝、电灼、冷冻或激光来烧灼癌瘤，使之坏死脱落或汽化。但该疗法只对瘤体极小、无深部组织浸润的Ⅰ期癌变有效且安全。它在明确诊断、根治癌变方面存在缺点，故不宜提倡。

6. 腐蚀疗法 应用有效浓缩的腐蚀性较强的化学药物做局部烧灼或涂抹，如5-氟尿嘧啶或博来霉素，或含有砷或汞的制剂可治疗比较小而表浅的Ⅰ期癌变，但和物理疗法一样存在着一定的缺点。

七、恶性黑色素瘤

黑色素瘤指有恶性变化的色素斑痣，但并非所有的黑色素瘤均由斑痣恶变而来，亦可自然发生。从色素痣发展为黑色素瘤，总的发生率较低。黑色素瘤在所有癌症中占1%~3%，色素多少常与恶性程度无关。创伤、慢性刺激、烧灼、外伤、感染、放射等都可引起斑痣发生恶性变化。1%~6%的病人有家族遗传史。

足跟是该病的好发部位，头颈及四肢次之。男女的发病率无明显区别，但妇女在妊娠期时肿瘤发展较快。任何年龄均可发生，但年幼病人的预后较好。发展成黑色素瘤的斑痣，多属于交界痣或混合痣，对于此种斑痣应随时注意有无变化。一般小痣如出现逐渐增大、血管扩张、色素加深、四周有炎性反应、色素向周围正常皮肤侵犯或出现卫星状小黑点等，都表示有变成恶性的可能。此外如斑痣破溃出血，经常发生感染，发痒疼痛时，亦应予以注意。黑色素瘤发生溃疡时多已至晚期，在鉴别诊断上应予注意。有时因误诊为脓肿，进行切开引流而导致广泛转移。

黑色素瘤大部分病例经淋巴管转移至区域淋巴结，小部分血供丰富的瘤可由血液转移到肺、肝、骨、脑等器官。躯干中线部位的病变应特别注意，因其淋巴转移部位可能有多个方向和部位，不易察觉。

黑色素瘤的诊断主要根据色素变化及临床症状，但有时仍有一定困难，往往临床诊断为已有恶变的斑痣，切除后经病理检查证实无恶性变化。如做活组织检查，应将整个病变做楔形整块切除送验，方为安全，而不应切取部分组织检查，更不应采用穿刺吸出法。

目前对黑色素瘤的治疗，最佳方法是手术切除，包括整块切除肿瘤及区域淋巴结的清扫。在指端或足趾者应做截肢术。该病对放射治疗不敏感，因此放疗仅能作为手术后辅助疗法，或晚期病例的姑息治疗。总体而言，黑色素瘤的外科治疗，即使包括区域淋巴结清扫，预后仍然较差。世界卫生组织和美国国家癌病研究院的调查分析显示，按照恶性黑色素瘤的分期，术后5年生存率分别为：Ⅰ期92%，Ⅱ期68%，Ⅲ期45%，Ⅳ期10%。建议的切除范围如表25-1所示。化学药物如塞替派、氮芥、环磷酰胺、羟基脲、长春新碱等有一定疗效，可作为手术前后的综合治疗。黑色素瘤的免疫疗法有较多研究，但尚未成为临床常规治疗。

表25-1 建议的黑色素瘤切除范围

肿瘤深度范围 /mm	切除边缘范围 /cm
<1	1
1~2	1~2
2~4	2
>4	2~3

（杨 军 孙 笛）

第三节 瘢痕组织

瘢痕组织（scar tissue）是人体创伤修复过程中的产物。人类在创伤后仅有少数组织器官能够以无瘢痕的形式修复再生（如肝脏，胰腺），因此从某种程度上说，没有瘢痕组织也就没有创伤的愈合，但瘢痕（scar，cicatrix）生长超过一定限度就会发生各种并发症，如外形破坏和功能障碍等。临床上最常见的瘢痕是皮肤瘢痕，可由各种皮肤创伤引起。影响其形成的因素较多，主要包括创伤的严重程度，局部张力的大小，伤口内有无异物刺激，瘢痕发生的部位，病人的种族、年龄、遗传素质以及内分泌、免疫因素等。

一、瘢痕的性质和分类

在组织受创伤后数分钟内，伤口内即有血清和纤维蛋白渗出凝集。创伤较大时，还有凝血块充填其间。受伤后3～4天，局部就有成纤维细胞出现和增殖，并有毛细血管及神经末梢再生，直到全部纤维蛋白被结缔组织所替代为止，这样就形成了瘢痕组织。在瘢痕组织形成早期,成纤维细胞增殖和毛细血管扩张是其主要征象,瘢痕组织外观上发红增厚,瘢痕表皮下出现明显的毛细血管网,部分病人会感觉有痛痒。经过一个相当长的时期(几个月至几年)瘢痕会进入比较稳定的阶段,瘢痕变软变薄,色泽变淡或转为暗褐色,痛痒消失。在增生性瘢痕和萎缩性瘢痕,随着瘢痕的成熟它会不断地收缩,可引起周围正常组织的继发性变形,往往会造成外形破坏以及功能障碍。

瘢痕的分类方法较多,临床上多根据组织学及形态的区别,将瘢痕组织分成四种类型:

1. 表浅性瘢痕　其是由于皮肤受轻度擦伤、浅Ⅱ度烧伤,或发生表浅的感染后所形成,一般仅累及表皮或真皮浅层。

临床表现:这种瘢痕除外观稍异于正常皮肤、表面粗糙或有色素变化外,一般无功能障碍,因此一般不需处理。有些表浅性瘢痕随着时间的推移可逐渐褪去而不明显。

2. 增生性瘢痕　凡损伤累及真皮深层的创伤均可能形成增生性瘢痕,如深Ⅱ度烧伤、切割伤、感染、较厚的中厚皮片供皮区等;Ⅲ度烧伤创面经邮票式植皮愈合后,在皮片四周间隙中亦常产生网状增生性瘢痕。

临床表现:增生性瘢痕的发展分为增生期、减退期及成熟期。增生期表现为局部增厚变硬,高出正常皮肤,与周围皮肤分界明显,大多不与深部组织粘连而可以推动。因充血明显瘢痕呈红色或紫红色,痛痒为主要症状。瘢痕表面被一层萎缩的上皮细胞所覆盖,底层有大量的结缔组织增生,并有炎性细胞浸润。增生期的长短因个体和瘢痕部位而异,一般6个月后开始逐渐消退,也有长达数年不退者。此时瘢痕充血改善,色泽变淡,增厚的组织变软变平,症状大部分消失。增生性瘢痕本身的收缩性较萎缩性瘢痕为小,因此发生在非功能部位的增生性瘢痕不致引起严重的功能障碍,常可等待其自然萎缩而无需手术治疗,但手背、手腕、颈部以及关节部位的较大面积增生性瘢痕,由于其坚硬厚实的特性会限制活动,对手部及关节活动功能有极大损害,时间过久还可以引起关节僵硬及畸形,因此须予以早期治疗。

3. 萎缩性瘢痕　萎缩性瘢痕是一种不稳定的瘢痕组织,又称不稳定瘢痕,其损伤累及皮肤全层及皮下脂肪,常发生于较大面积的Ⅲ度烧伤,特别是深及脂肪层的创面未经植皮,仅依靠四周边缘上皮细胞生长而使创面愈合者。小腿、足底或其他部位的慢性溃疡经久而愈合者也属于萎缩性瘢痕。

临床表现:瘢痕组织很薄而坚硬,表面平坦,局部血液循环差,呈淡红色或白色。瘢痕表层仅覆盖一层萎缩的上皮细胞,经不住外力摩擦,容易破裂造成溃疡,经久不愈,或时愈时溃,在晚期有发生癌变的可能。萎缩性瘢痕底层含有大量胶原纤维,常与肌肉、肌腱、骨骼、神经或血管粘连。这种瘢痕具有很大的收缩性,可牵拉邻近的正常组织而造成较增生性瘢痕更严重的功能障碍。

瘢痕组织可发生恶性变成为瘢痕癌,多发生于不稳定性瘢痕,尤其是瘢痕破溃产生历久不愈的溃疡时。Marjolin 首先描述这种溃疡恶性变的特点和过程,故亦称 Marjolin 溃疡。本病也可发生于下肢慢性溃疡或慢性骨髓炎窦道的瘢痕组织,在放射性溃疡的基础上发生癌变的概率更高。烧伤至癌变的间隔时间,据国内外报道有长达60年以上者,一般平均为32年左右。瘢痕癌好发于下肢,多为鳞状细胞癌,少数为基底细胞癌。一般发展缓慢,先是瘢痕破损后出现溃疡,或由小丘疹逐渐扩大破溃,在长期不愈的溃疡边缘上出现逐渐隆起,有角化增殖或乳头样增生的变化。在鳞状细胞癌中,多数为分化较完全的癌细胞,部分为角化的癌珠,由于癌细胞被基底与四周坚韧致密的瘢痕组织所包围,故一般不易发生扩散转移。有时溃疡处有癌变,但其他部分仍为慢性炎症或肉芽组织。如癌变一旦侵犯到正常组织,则扩散蔓延迅速并易发生转移。

4. 瘢痕疙瘩　瘢痕疙瘩(keloid)是皮肤的一种纤维组织肿瘤,其发生具有明显的个体差异性,有些病人具有明显的遗传背景。皮肤的多种创伤均可能导致瘢痕疙瘩的发生,包括切割伤、烧伤、文身、动物咬伤、蚊虫叮咬、穿透皮肤的注射、粉刺、异物刺激等。

临床表现:瘢痕疙瘩的临床表现差异较大,一般表现为色红、质硬、突出皮肤表面的肿块,与周围组织分界明显,局部痛和/或痒。多呈持续性生长,向四周正常皮肤侵袭扩展,有时形成蟹足样增生,故又名"蟹足肿"。随着瘢痕的扩展,其中心部位往往逐渐发生退化,变得平软而苍白,停止生长。瘢痕疙瘩在晚期有时也可自行色泽变淡,质地变软,停止扩张。大多数病例为单发,少数为多发,可在身体上多个部位同时出现。瘢痕疙瘩的表层为增厚的表皮,其下为大量胶原组织,也可因有残存的毛囊或皮脂腺而发生炎症反应,易破溃发生感染,有时形成瘘管。瘢痕疙瘩应与增生性瘢痕以及其他皮肤肿瘤加以鉴别，必要时行病理检查。增生性瘢痕有时虽然在外形上和瘢痕疙瘩相似，但前者只限于皮肤受损部位，而瘢痕疙瘩易于向正常组织扩张。此外瘢痕疙瘩有其好发部位，如下颌角、耳垂、胸前、后背、肩部及上臂等处，很少出现于正面部及腕关节、踝关节以下的手足部位。

二、瘢痕的治疗

就目前的治疗水平而言，瘢痕一旦形成尚无法完全根除，难以达到病人渴望的皮肤外观效果，因此预防瘢痕的形成十分重要。通过正确的创面处理、精细的手术操作和必要的后续治疗，可以最大程度地减少瘢痕的形成。瘢痕的治疗方法较多，需根据其性质、部位、深浅、面积大小、功能障碍等情况进行，此外还要结合病人的要求、经济能力、身体和心理状况综合进行选择。

(一) 非手术治疗

1. 压力治疗　即以弹性织物对瘢痕部位持续压迫，其可用于治疗增生性瘢痕，尤其适用于大面积增生性瘢痕，对瘢痕疙瘩也有一定疗效。其原理主要是使瘢痕组织缺血缺氧，预防瘢痕过度增生或促进已增生的瘢痕退化。在预计到可能发生增生性瘢痕时，如深Ⅱ度以上的烧伤，应尽早使用。压力治疗需要的时间较久，一般应在半年以上，另外压力要适中，过松无明显效果，过紧会影响血运，尤其对正在发育的儿童病人，可能会影响局部的发育。近年来随着3D打印技术的发展，可以打印出与瘢痕部位更为贴合的支具，能够明显提升弹力压迫的效果；另外用热塑板制造的支具配合弹力压迫效果更为明显，其优点是可以根据瘢痕的变化随时调整贴合度，使用简便而且经济。

2. 放射治疗　主要包括X射线和β射线，可用于创伤后瘢痕的预防以及增生性瘢痕和瘢痕疙瘩的治疗。电子加速器产生的β射线是临床上使用最为广泛的放射源，综合各种文献和指南，一般推荐病人年龄应在16岁以上，生物有效剂量在30Gy以内，采用大分割分次放射，宜在术后早期进行。用X射线照射时不易控制射线对深部组织及器官的影响，防护较为困难。近年发展的浅层X射线设备，操作较为方便，可以达到预防增生性瘢痕和瘢痕疙瘩复发的目的，便于在基层医院使用。另外放射性核素（如^{90}Sr）可产生β射线，其穿透的深度较浅，易于防护，且疗效明显，以前临床较多采用，但由于其副作用及放射源难以管理，目前已较少使用，但仍可作为备选方案。放射治疗时应注意其产生的局部放射性损伤，如色素改变、皮肤萎缩或破溃，同时要避开对放射敏感的组织，如腺体、眼球。

3. 化学治疗　包括注射治疗和外用药物治疗。目前用于增生性瘢痕及瘢痕疙瘩的化学药物主要是类固醇皮质激素和抗肿瘤药物，其他还包括中药、维A酸类药物、免疫调节剂、抗过敏药物等。临床常用的类固醇皮质激素有醋酸曲安奈德和复方倍他米松，将药物注射于增生性瘢痕或瘢痕疙瘩内，可使瘢痕萎缩，变平变软。一般均需要反复多次注射，间隔时间一般为1~4周。若瘢痕面积较大，反复注射需注意皮质激素的副作用，必要时减量甚至停止使用，因此大面积的病变不宜采用此法治疗。抗肿瘤药物如5-氟尿嘧啶、平阳霉素等局部注射也可以用于增生性瘢痕和瘢痕疙瘩的治疗，也有将其和皮质激素混合注射者，但抗癌药物治疗瘢痕的临床安全性尚未得到一致认可。近年来利用激光打孔加超声导入的方法，将药物导入瘢痕进行治疗，取得良好效果，其优点是药物分布均匀，适合于大面积瘢痕的治疗。

4. 激光治疗　激光种类较多，需根据瘢痕具体情况进行选择。如表浅性瘢痕以及增生性瘢痕成熟后会导致外观粗糙，微等离子（plasma）疗法对这类瘢痕的疗效较好，笔者单位应用该法治疗了大量病人。其他常用的还有超脉冲CO_2点阵激光治疗，可以改善瘢痕外观，也有研究者应用超脉冲CO_2点阵激光和光纤激光治疗处于增生期的增生性瘢痕和瘢痕疙瘩，多数需辅以放疗等其他治疗，以防止瘢痕复发。另外用于封闭血管的激光如强脉冲光、长脉宽1 064nm等，也可用于预防创面瘢痕增生，或用于增生性瘢痕和瘢痕疙瘩的辅助治疗。

5. 其他治疗　如冷冻治疗、硅胶膜外贴、离子透入等对增生性瘢痕和瘢痕疙瘩均有一定的疗效。

(二) 手术治疗

大部分表浅性的瘢痕无需手术治疗，但发生在面颈部或四肢外露部位时会影响病人容貌或造成心理负担，则可进行手术治疗。如面积较小，可进行一次性手术切除和直接缝合，面积较大者可以分次切除和缝合，但均应注意切口和皮纹的方向，必要时进行改形。大面积的表浅瘢痕一般不采取瘢痕切除游离植皮的方法，因为所植皮肤的色泽和质地往往和周围正常皮肤有明显差异。根据病情和病人的要求，有时也可以考虑扩张器治疗。

增生性瘢痕由于其坚韧厚实以及成熟后继发挛缩的特点，往往会造成挛缩畸形和功能障碍，需要手术治疗。有些虽未引起功能障碍，但如有持续的痒痛症状，或经常感染破溃，也应考虑手术治疗。一般发生在非功能部位的增生性瘢痕可在其成熟后进行手术治疗，以减少术后瘢痕再次增生的风险，但面部的增生性瘢痕导致眼睑外翻、小口畸形或鼻孔阻塞等情况时，应及早手术，以防止角膜暴露，解除进食困难，恢复呼吸通畅。手部的增生性瘢痕有时会造成功能障碍，尤其是手背大面积部的瘢痕挛缩，可引致掌指关节背屈及拇指内收等畸形，形成“爪形手”，也应较早治疗。发生于颈部和四肢关节处的大面积增生性瘢痕，往往会造成严重的畸形和功能障碍，有时在瘢痕还未成熟前就会很明显，应视具体情况尽早手术。手术的原则为切除瘢痕，充分松解，矫正畸形，必要时以皮片或皮瓣修复创面。对瘢痕面积较大、皮源缺乏的病例可只切开或部分切除瘢痕，只求松解挛缩，并用皮片修复创面。增生性瘢痕术后应评估再次瘢痕增生的风险，必要时可用放射治疗加以预防。

萎缩性瘢痕原则上应尽早切除，以解除挛缩状态，使正常组织复位后在创面上进行皮片移植。如面积很大不适宜全部切除者，可在挛缩最严重的部位进行部分切除及植皮，以促使剩余部分继续收缩而逐渐进入稳定状态。对经常有溃疡存在的部位，一般不应等待创面愈合，应及早切除。除使用游离植皮外，在遇到紧贴于骨表面的萎缩瘢痕，或在基底血运情况极差的情况下，应考虑用带蒂皮瓣移植，以防止再度破溃。带蒂皮瓣移植包括局部皮瓣转移、远位皮管移植、对侧肢体交叉皮瓣移植以及应用显微外科技术进行的皮瓣移植等。

瘢痕疙瘩的生长具有类似肿瘤的特点，单纯切除后极易复发，因此术后应配合必要的非手术治疗，如放疗、皮质激素注射等。由于瘢痕疙瘩易发生于张力较大的部位，因此减少局部的张力十分重要，笔者单位采用切除 - 放疗 - 减张缝合或外用减张装置的方法治疗了大量病例，取得较好效果。也有学者采用手术部分切除，术后激素注射的方法进行治疗。对于面积较大切除后无法直接缝合的瘢痕疙瘩，可先进行皮肤扩张（外扩张或内扩张）后切除，也有学者直接切除后行植皮治疗，但应谨慎进行，并配合非手术治疗如激素、激光、放疗等以防止供区和受区形成新的瘢痕疙瘩。

瘢痕修复的方法很多，此章不予赘述，读者可参考专业书籍。

（杨 军　高 振）

参考文献

[1] 林晓曦 . 血管瘤和血管畸形的研究进展、经验和展望 [J]. 中华整形外科杂志 , 2011, 27 (3): 161-165.

[2] 林晓曦 . 血管瘤和血管畸形的诊治进展和整形原则 [J]. 中华口腔医学杂志 , 2008, 43 (6): 333-335.

[3] MULLIKEN J B, FISHMAN S J, BURROWS P E. Vascular anomalies [J]. Curr Probl Surg, 2000, 37 (8): 517-584.

[4] NORTH P E, WANER M, BUCKMILLER L, et al. Vascular tumors of infancy and childhood: beyond capillary hemangioma [J]. Cardiovasc Pathol, 2006, 15 (6): 303-317.

[5] YU Y, FUHR J, BOYE E, et al. Mesenchymal stem cells in adipogenesis in hemangioma involution [J]. Stem Cells, 2006, 24 (6): 1605-1612.

[6] ENJOLRAS O, MULLIKEN J B. Vascular tumors and vascular malformations (new issues) [J]. Adv Dermatol, 1997, 13: 375-423.

[7] 陈晓东，林晓曦 . 婴幼儿血管瘤发病机制的研究进展 [J]. 组织工程与重建外科 , 2010, 6 (3): 175-177.

[8] 金云波，林晓曦，叶肖肖，等 . 普萘洛尔作为严重婴幼儿血管瘤一线治疗的前瞻性研究 [J]. 中华整形外科杂志 , 2011, 27 (3): 170-173.

[9] YUAN K H, LI Q, YU W L, et al. Photodynamic therapy in treatment of port wine stain birthmarks— recent progress [J]. Photodiagnosis Photodyn Ther, 2009, 6 (3-4): 189-194.

[10] TANNOUS Z, RUBEIZ N, KIBBI A G. Vascular anomalies: portwine stains and hemangiomas [J]. J Cutan Pathol, 2010, 37 (Suppl 1): 88-95.

[11] 马刚，林晓曦，金云波，等 . 葡萄酒色斑的治疗进展 [J]. 中华医学美学美容杂志 , 2007, 13 (5): 318-320.

[12] HUI C, XIAOXI L, YUNBO J, et al. Deep Infantile Hemangiomas and Early Venous Malformations: Differential Diagnosis by 3D-CT [J]. Annals of Plastic Surgery, 2010, 64 (6): 755-758.

[13] BERENGUER B, BURROWS P E, ZURAKOWSKI D, et al. Sclerotherapy of craniofacial venous malformations: Complications and results [J]. Plast Reconstr Surg, 1999, 104 (1): 1-11.

[14] KOHOUT M P, HANSEN M, PRIBAZ J J, et al. Arteriovenous malformations of the head and neck: natural history and management [J]. Plast Reconstr

Surg, 1998, 102 (3): 643-654.

[15] GARZON M C, HUANG J T, ENJOLRAS O, et al. Vascular malformations [J]. J Am Acad Dermatol, 2007, 56 (3): 353-370.

[16] YUNBO J, XIAOXI L, HUI C, et al. Auricular Arteriovenous Malformations: Potential Success of Superselective Ethanol Embolotherapy [J]. J Vasc Interv Radiol, 2009, 20 (6): 736-743.

[17] 金云波，林晓曦，李伟，等 . 动静脉畸形的栓塞治疗 [J]. 中华整形外科杂志 , 2007, 23 (2): 158-161.

[18] 金云波，林晓曦，胡晓洁，等 . DSA 下无水乙醇朝选择性血管内治疗颅面部动静脉畸形 [J]. 中华整形外科杂志 , 2009, 25 (6): 406-411.

[19] BURROWS P E, MASON K P. Percutaneous treatment of low flow vascular malformations [J]. J Vasc Interv Radiol, 2004, 15 (5): 431-445.

[20] 中华医学会整形外科分会血管瘤和脉管畸形学组 . 血管瘤和脉管畸形诊断和治疗指南 (2016 版) [J]. 组织工程与重建外科杂志 , 2016, 12 (2): 63-93.

[21] WASSEF M, BLEI F, ADAMS D, et al. Vascular Anomalies Classification: Recommendations From the International Society for the Study of Vascular Anomalies [J]. Pediatrics, 2015, 136 (1): e203-e214.

[22] International Society for the Study of Vascular Anomalies. ISSVA classification for Vascular Anomalies [2018-06-30]. http:// www. issva. org/ UserFiles/ file/ ISSVA-Classification-2018. pdf.

[23] MICHEL W, FRANCINE B, DENISE A, et al. Vascular Anomalies Classification: Recommendations From the International Society for the Study of Vascular Anomalies [J]. Pediatrics, 2015, 136 (1): 649-674.

[24] LÉAUTÉ-LABRÈZE C, HARPER J I, HOEGER P H. Infantile haemangioma [J]. Lancet, 2017, 390 (10089): 85-94.

[25] JIN Y, ZOU Y, HUA C, et al. Treatment of early-stage extracranial arteriovenous malformations with intralesional interstitial bleomycin injection: a Pilot Study [J]. Radiology, 2018, 287 (1): 194-204.

[26] YU W, YING H, CHEN Y, et al. In vivo investigation of the safety and efficacy of pulsed dye laser with two spot sizes in port-wine stain treatment: a prospective side-by-side comparison [J]. Photomed Laser Surg, 2017, 35 (9): 465-471.

[27] YING H, ZOU Y, YU W, et al. Prospective, open-label, rater-blinded and self-controlled pilot study of the treatment of proliferating superficial infantile hemangiomas with 0. 5% topical timolol cream versus 595-nm pulsed dye laser [J]. J Dermatol, 2017, 44 (6): 660-665.

[28] MA G, YU Z, LIU F, et al. Somatic GNAQ mutation in different structures of port-wine macrocheilia [J]. Br J Dermatol, 2018, 179 (5): 1109-1114.

[29] 胡丽，陈辉，林晓曦 . 静脉畸形的泡沫硬化疗法进展 [J]. 中华整形外科杂志 , 2016, (2): 155-157.

[30] 林晓曦 . 血管瘤和脉管畸形的诊疗进展与思考 [J]. 中华整形外科杂志 , 2018 (5): 327-331.

第二十六章 神经外科的特点和基本知识

第一节 神经外科的发展简史

（一）早期神经外科

神经外科在外科系统中是一门年轻的学科，虽然它从普通外科分出，独立成专科不过百余年，但是，它最基本的手术——钻洞开颅，却是外科手术中最古老的。考古学发现，新石器时期（公元前7 000—公元前2 000）出土的颅骨上，有人工钻洞的佐证。最早文字记载钻颅术可见于Hippocrates（公元前400年）的著作。中国华佗（公元2世纪）据说也会开颅，可惜被曹操杀了，使该手术在我国中医失传。

在中世纪（公元5—15世纪），由于封建愚昧和迷信玄学的影响，外科医生多由教士和理发师兼职，地位比内科医生低微。欧洲文艺复兴（公元14—16世纪）后，资本主义出现，经济和科学的发展，推动了医学的进步，为早期神经外科的诞生创造了条件。当时，普通外科医生诊治脑外伤，例如，西方公认的外科医生之父，法国Páre（1510—1590）也专长脑外伤手术。19世纪医学有三大突破，出现了麻醉、无菌消毒和脑定位技术，大大推动了外科的发展。其中对神经外科尤为重要的是脑定位技术，例如，主宰运动性语言的左大脑额下回后部的Broca区、系统性神经系统检查法等。虽然这些进步使神经外科手术范围从脑外伤扩大到脑肿瘤、脑脓肿、癫痫和脊髓压迫症，但是，由于时代的限制，早期神经外科对神经系统生理、病理缺乏足够的认知，手术成功率不高，死亡率和病残率却很高，影响其开展。

（二）现代神经外科

现代神经外科始于20世纪初期。在前人大量的工作基础上，神经系统疾病手术治疗积累了丰富的专业知识，加上各种专门技术、操作和诊断方法问世，逐步形成了独立于普通外科的神经外科知识和工作体系。代表人物公推美国的Cushing（1869—1939）和Dandy（1886—1946）。Cushing的主要贡献是成立世界上第一个神经外科，培养了大量神经外科医生，发表许多专著，提出神经外科手术操作原则：手法细腻，严格止血。开创银夹止血、电凝和缝合头皮帽状腱膜等技术。Dandy受肠穿孔X线平片显示膈下积气现象的启发，经颅骨钻洞把空气注入脑室造影，定位脑肿瘤，开创了神经系统影像学诊断的先河。精神科医生Moniz（1927）首创切开颈部颈动脉进行脑血管造影。Davidoff（1932）经腰穿蛛网膜下腔注入空气进行脑室造影（气脑造影）。Sicard和Forestier（1921）发明椎管碘酒造影术等。

由于神经外科独立成专科或在大外科内设立亚专科，促使神经外科专科的诊治质量和水平有所发展和提高。虽然在1949年前，我国有少数普外科医生或精神科医生兼作神经外科手术，但是，真正作为专科开展是在中华人民共和国成立以后：赵以成（1952）和史玉泉（1953）分别在天津和上海成立神经外科，以后王忠诚、蒋大介、薛庆成、段国升、涂通今、冯传宜等加入，他们对新中国神经外科发展作出了开创性和卓越的贡献。

（三）显微神经外科

显微神经外科是现代神经外科在20世纪60年代飞跃发展的一个里程碑。由于手术显微镜的应用，良好的放大和照明，解决了脑深部结构不能清晰显露的长期困扰，使神经外科手术疗效不仅大大提高，而且过去不能做或做不好的，现在能做或做得更好。加之CT、MRI、数字减影血管造影(DSA)相继应用于临床，取代了创伤性大的脑室或气脑造影、颈动脉切开脑血管造影，以及显微解剖研究的开展和应用，使显微神经外科手术广泛开展，疗效大大提高。新技术，新手术层出不穷，手术禁区不断地被打破，使现代神经外科迈入了一个新高度，逐渐走向成熟期。此阶段作出杰出贡献的神经外科医生有：Kurze(1957)，第一位应用手术显微镜；Donaghy(1958)，建立世界第一个显微外科研究和训练室；Yasargil，广泛成功开展显微外科手术。我国在1977年才分别在新疆、上海和北京等开展该项手术，目前显微神经外科已成为神经外科的基本手术技能。

(四) 微侵袭神经外科

微侵袭神经外科又称微创神经外科，它是现代神经外科发展史上第二个里程碑。由于CT、MRI和DSA等深入应用，数字技术广泛应用以及电子计算机和手术器械微型发展，为神经外科诊治从单纯解剖上升到解剖和功能兼顾，提供了物质基础。因此，20世纪90年代初期，微侵袭神经外科诞生了，它包括内镜神经外科、神经导航外科、锁眼神经外科、立体定向外科、放射外科、血管内介入外科、颅底外科等。显微神经外科知识、理论和技能仍是微侵袭神经外科的基础。

(五) 神经外科的范畴

神经系统包括脑、脊髓、脑神经、周围神经和自主神经，以及他们的附属结构如垂体、松果体、脑(脊)膜、颅骨、脊柱、头皮及相关的供应血管、脑脊液系统等。因此，影响这些结构、组织的先天畸形和后天病变，如创伤、炎症、肿瘤、血管病变、代谢和发育障碍、退行病变以及脑脊髓功能性病变等均是神经外科研究和诊治范畴。由于篇幅限制，本书神经外科章节仅介绍神经外科的基本内容和常见病及常用技术，其中为了避免不必要的重复，脊髓损伤、脊柱损伤、周围神经病变和损伤由其他有关专科介绍。涉及神经外科与精神科、五官科、颌面外科、头颈外科、整形外科等有关疾病以及神经外科不常见病，这里也不介绍，有兴趣的读者，可参考其他神经外科专著。

第二节 神经外科疾病的诊断程序和原则

一、病史

神经系统检查和全身体格检查：这是神经系统疾病诊断的基础，也是指导辅助检查(化验室、影像学检查)的依据。应细心询问病史，病史中应包括病人主诉、现病史、既往史、家族史等。检查包括体格检查和神经系统检查。后者包括意识、语言、记忆、情感、智能、认知、脑神经、运动系统、感觉系统、共济运动、病理反射、脑膜体征和自主神经功能等。检查过程中，既要重视阳性体征，更不要忽视阴性体征。

二、定位和定性诊断

根据上述病史询问和检查，通常可初步作出定位和定性诊断。

(一) 定位诊断

确定病变的解剖位置，如周围神经、脊髓(颈、胸、腰、骶)、脑干(延髓、脑桥、中脑和间脑)、大脑(左或右)小脑、脑神经等。

(二) 定性诊断

确定病变的原因，包括肿瘤、血管性、炎症、外伤、先天或后天获得性病变以及功能性病变等。通常起病急性者，多考虑外伤、炎症、出血，亚急性者多为肿瘤、缺血病变、慢性血肿，慢性者多为肿瘤、慢性炎症、先天或后天获得性病变等。可是，由于神经系统疾病固有的特点，定性诊断常不准确，有时不可能。因此，多需辅助诊断来修正，甚至需病理检查才能确诊。

下列试举常用的综合征，有助于诊断。

1. 上运动神经元损害综合征

(1) 常以单瘫、偏瘫、双侧瘫等形式出现。

(2) 瘫痪肢体的肌张力增高，常呈折刀式肌强直。

(3) 瘫痪肢体的腱反射亢进。

(4) 瘫痪肌肉的萎缩不明显，没有肌纤维颤动。

(5) 出现锥体束征如巴宾斯基征(Babinski sign)、查多克征(Chaddock sign)、戈登征(Gordon sign)、奥本海姆征(Oppenheim sign)等。

本综合征见于下列任何部位受损：大脑中央前回皮质内的运动神经元及其皮质下轴索所形成锥体束、内囊、大脑脚、脑桥腹侧、延髓腹侧的锥体及脊髓的皮质脊髓侧束和前束。

2. 下运动神经元损害综合征

(1)瘫痪肌限于个别少数肌肉,因此以某一动作的瘫痪为主要表现,如腕背伸不能、手指对掌不能、踝不能背屈等。

(2)瘫痪肌的肌张力明显降低,呈松弛性瘫痪。

(3)瘫痪肌的腱反射消失。

(4)有明显的肌萎缩。

(5)没有锥体束征。

本综合征见于脊髓前角内的运动神经元及其轴束受损,包括脊神经前根和周围运动神经。

3. 比弗征(Beevor sign) 病人仰卧抬头时,脐孔向上移位。常见于 T_{10} 脊髓病变。

4. 脑干征

(1)有一侧脑神经麻痹。

(2)对侧的肢体偏瘫:因脑神经麻痹都由脑干内脑神经核的损害所引起,故其麻痹都为下运动神经元性;而肢体的瘫痪都为脑干内下行运动纤维的损害,故瘫痪都在病变的对侧,且为上运动神经元性。由于脑干内有第三至第十二对脑神经核循序排列,根据病变的位置不同可有多种交叉性麻痹出现。

5. 布朗-塞卡综合征(Brown-Sequard syndrome) 脊髓病变节段以下同侧肢体中枢性瘫痪和深感觉缺失,对侧肢体痛温觉丧失。不典型表现为瘫痪重侧肢体浅感觉存在,瘫痪轻侧肢体浅感觉缺失。

6. 布伦斯综合征(Bruns syndrome) 强迫头位,发作性头痛、呕吐和眩晕,为脑室内占位病变特有表现。

7. 小脑征

(1)平衡障碍,步态不稳,鸭步蹒跚或立行不能。

(2)肢体运动出现共济失调,指鼻试验明显不稳,跟膝胫试验摇晃摆动,肢体活动失去控制。

(3)眼球出现粗大震颤。

(4)讲话构音不良。

(5)病侧肌张力明显减低,腱反射减退。

(6)闭目直立时有倒向患侧趋势,称为龙贝格征(Romberg sign),又称闭目直立试验阳性。本综合征常见于小脑半球的占位性病变。

8. 小脑脑桥角综合征

(1)患侧耳鸣,听力减退,呈神经感音性耳聋。

(2)同侧三叉神经分布区内感觉减退、角膜反射减退或消失。

(3)同侧周围性面瘫伴舌部麻木,有时味觉减退;

(4)晚期有吞咽困难,饮食呛咳,由第九、十、十一对等脑神经麻痹引起。

(5)有颅压增高表现。

(6)同侧小脑体征。多见于小脑脑桥角肿瘤。

9. 海绵窦综合征 表现为眼球各向转动麻痹,睑下垂,瞳孔大,眼球突出,眼睑或结膜充血水肿。脑神经 V_1(或 $V_{2\sim3}$)区麻木。颈内动脉海绵窦瘘(CCF)者可闻及血管杂音。

10. 库欣综合征(Cushing syndrome) 向心性肥胖、满月脸、多血质、水牛背、皮肤菲薄,可见皮下瘀斑和紫纹,并有高血压、月经紊乱、多毛、痤疮、皮肤色素沉着等。常由颅内(如垂体瘤)或颅外(如肾上腺、支气管)肿瘤引起。

11. 去大脑皮质综合征(decorticate syndrome) 双侧大脑皮质广泛损害、功能丧失,而皮质下功能仍保存。表现为无意识睁眼、闭眼或转动眼球,但眼球不能随光线或物品而转动,对外界刺激无反应。有强握、吸吮、咳嗽等反射,有无意识的吞咽活动。四肢肌张力高,双侧锥体束征阳性。上肢屈曲,下肢伸直称去皮质强直。四肢呈伸直型强直则称去大脑强直。

12. 丘脑综合征(德热里纳-鲁西综合征,Dejerine-Roussy syndrome,曾称代-罗二氏综合征) 表现为病变对侧半身感觉障碍,对侧肢体轻度瘫痪,对侧半身自发性疼痛,病侧肢体共济失调并有舞蹈样或指划动作。

13. Forbes-Albright 综合征 表现为闭经、溢乳、性功能减退。由垂体瘤(PRL 型)引起。

14. 福-肯综合征综合征(Foster-Kennedy syndrome) 病侧视神经萎缩,对侧视乳头水肿,常伴病侧失嗅。常见于鞍旁、蝶骨嵴或嗅沟肿瘤。

15. 格斯特曼综合征(Gerstmann syndrome) 主侧顶叶病损引起手指失认、失算、失写和不能左右分辨。

16. 帕里诺综合征(Parinaud syndrome) 双侧中脑顶盖受累,引起双眼垂直运动麻痹,尤以上视为著。

17. 斯德奇-韦伯综合征(Sturge-Weber syndrome) 病理特点为颜面血管痣和脑皮质血管瘤,临床表现为癫痫,对侧轻偏瘫或感觉障碍、同向偏盲、青光眼、智力障碍、性器官发育不良等。

18. 韦伯综合征(Weber syndrome) 大脑脚底病损,表现为病侧动眼神经麻痹,对侧中枢性偏瘫。

第三节 神经外科疾病的辅助诊断

辅助诊断是神经外科疾病诊断的重要组成部分,应根据病人的具体情况(病史、检查等)有选择性应用;并根据病史的具体情况,作出判断,不可盲目和滥用。常用的辅助检查有下列几种。

一、磁共振断层扫描成像(magnetic resonance imaging,MRI)

MRI 是利用磁共振成像的一种无创性检查方法。所谓磁共振指含奇数的中子或质子的原子在磁场内会自旋,当吸收外加的射频能量后,它们会共振;当射频脉冲中止时,它们会恢复到被激发前状态。这一过程所产生的信号变化可收集、处理和成像,从而显示物质的特性。由于人体有丰富的水分,故 MRI 最常用氢原子核——质子束成像。根据 MRI 的成像序列不同,可产生不同的图像。

(一)常规 MRI

主要显示脑和脊髓的形态学。常用自旋回波成像序列中 T_1 加权像(T_1WI):短 TR(重复时间 <500ms)和短 TE(回声时间 <30ms);T_2WI:长 TR(>2 000ms)和长 TE(>60ms);介于两者之间为质子密度成像(TR 500~2 000ms,TE 30~60ms)。在反转回复序列(IR)中,延长 T_1 时间(>2 000ms),可抑制水的信号,称水抑制(FLAIR)成像技术。在脉冲梯度自旋回波序列(SE)中,可测得水分子弥散,称弥散加权成像(DWI)。上述 T_1WI 和 T_2WI 用于脑脊髓解剖显影。在 T_1WI 血液和脂肪为高信号,呈白色,水为低信号,呈黑色;在 T_2WI,它们的信号则相反。正常脑灰质含水量较白质多,含脂肪较白质少,所以脑灰质在 T_1W 信号低于白质,在 T_2WI 则相反。在质子密度加权成像,灰质和白质信号强度相似。脑脊液在 T_1WI、T_2WI 分别呈低和高信号。头皮含大量脂肪组织,在所有成像序列中均呈高信号,颅骨板障也呈高信号。颅骨内板、外板、硬脑膜(包括大脑镰、小脑幕等)、乳突气房和鼻旁窦腔等呈无信号或低信号。垂体信号高于脑白质。动脉常呈无信号区,静脉可呈高信号区(血流缓慢)。DWI 可在脑梗死发生后 30 分钟内显示病灶,比 T_2WI(6~10 小时)和 CT(≥ 24 小时)均敏感。它还可与 T_1WI 和 T_2WI 一起鉴别囊性病灶与胆脂病等。

(二)功能 MRI

主要反映神经系统功能状态。由于对 MRI 硬件和软件要求高,3T 比 1.5T MRI 在成像速度、质量更好。

1. 血液氧饱和水平检测(blood oxygen level dependent,BOLD)功能 MRI(functional MRI,fMRI) 由于氧合血红蛋白是抗磁性物质,去氧血红蛋白是顺磁性物质,后者在 T_2WI 呈高信号。当功能皮质神经元兴奋,诱发局部毛细血管和引流静脉血流增加,后两者中的氧合血红蛋白水平升高和去氧血红蛋白的水平降低,可显示功能皮质(如运动皮质、语言皮质和视、听皮质)。除了上述任务性 BOLD fMRI(检测时需病人完成相应的任务以激活运动或语言皮质),近来出现无任务性或静息态 BOLD fMRI。它不需病人完成特定任务,只要病人安静不动地平卧,同样可检测出功能皮质,以及脑内其他功能网络(如默认网络、背侧注意网络、记忆网络等)的功能。

2. 弥散张量成像(diffusion tensor imaging,DTI)又称传导束成像(tractography,fiber-tracking)。由于脑白质内水分子各向异性和沿传导纤维的弥散特性,可用平面回波成像(echo-plannar imaging,EPI)技术显示白质内传导束,包括锥体束、弓状纤维、视束、视放射等。

3. 灌注成像(perfusion imaging,PWI) 静脉注射顺磁性造影剂 Gd-DTPA 后用 EPI 成像技术,可测脑组织内 Gd-DTPA 的分布、浓集情况和时间 - 浓度变化线性相关曲线,可定量测算脑白质内血流量(CBF)、血容量(CBV)、平均通过时间(MTT)等。PWI 用于诊断脑缺血和脑梗死以及判断继发于自发性蛛网膜下腔出血、脑血管痉挛、脑血管重建等预后或疗效的指标。

4. 磁敏感加权成像(susceptibility weighted imaging,SWI) 用特殊脉冲序列,提高对出血性病变的显示功能,与 CT 比,SWI 显示脑实质内出血更好;与 MRI 梯度回波序列比,SWI 更清晰地显示了弥漫性轴突伤的微出血灶;与 T_2WI 比,SWI 更好显示脑实质内的静脉畸形。海绵状血管瘤、SWI 还能显示脑内静脉系统和铁离子沉积。

5. 磁共振波谱分析(magnetic resonance spectroscopy,MRS) 一种测定活体内化合物的非损伤技术。不同于MRI成像技术,它是以化合物或单质的频率分布曲线(化学位移)来表达物质特性。它要求外加磁场均匀,非MRI成像所需的梯度磁场。它用射频激发原子核,采集信息,经处理转换成波谱,以区域百万分之一(ppm)表示水平轴共振频率。鉴于脑含 ^1H(质子)丰富,临床常用 ^1HMRS,显示N-乙酰天冬氨酸(NAA,主要存于神经元)、胆碱(choline,为细胞壁的标记物)、乳酸(lactate)和类脂(lipid)代表细胞破坏、坏死等、肌酐(creatine,为能量代谢产物,由于波谱较稳定,常作MRS的内参)等。它有单体素和多体素两种方法,随着技术发展,多体素不仅扫描快速(<3分钟)而且全脑扫描检测样本分辨率可≤ $1cm^3$,已取代单体素法。

(三) 磁共振血管造影(magnetic resonance angiography,MRA)

利用MRI特殊的流动效应来显示动脉或静脉系统,有不用造影剂和用顺磁造影剂Gd-DTPA两法,后者显示更清晰。主要显示大血管及其1~2级分支,对直径<5mm的脑动脉瘤漏诊率高。因此它多用于DSA前筛查。

二、计算机断层扫描(computed tomography,CT)

利用X线和计算机技术进行人体断层扫描成像,属一种微创性检查。CT利用不用组织有不同密度而显示它们的解剖形象。例如,水和空气呈低密度,在X线片上呈黑色,骨组织、钙化灶密度最高,呈白色。脑组织的密度介于这两者之间,其中脑灰质的密度略高于白质。平扫CT片可区别高、等和低密度区。经静脉注射造影剂的增强CT片,可显示不同的密度增强区,使病变的分辨率提高,有助于诊断。目前第五代螺旋CT,不仅扫描快速(数秒)、X线剂量低,而且分辨率高,可进行3D图像重建。除了常规CT(显示脑形态)外,还有灌注CT(pCT,显示脑的血供情况)、CT脑血管造影(CTA,CTV)等。

三、数字减影脑血管造影(digital substraction angiography,DSA)

脑血管造影技术经过动脉切开、经皮动脉穿刺到经皮穿刺导管插入法的发展,目前可选择性插入颅内任何脑动脉及其分支,以及脊髓各节段的供血动脉进行造影。摄片除正侧位片,还可根据需要加斜位片、汤氏位片等。一般应包括动脉期、毛细血管期、静脉期。由于DSA已减去非血管性组织的图像,使血管结构形态更清晰,分辨率进一步提高,而且可动态显示、3D重建和腔内成像(显示血管内或动脉瘤内形态)。因此,DSA是目前中枢神经系统血管病变诊断的金标准和技术,也是脑血管病变血管内介入的主要途径。

四、经颅多普勒声像图(transcranial Doppler sonography)

一种利用多普勒声学效应的脑动脉血流无创性检查方法。由于它经济、简便、有效、不需造影剂或同位素,已取代传统的氙133脑血流测定。可是,由于受颅骨厚度的干扰以及检查的敏感性和特异性不够,现在多普勒脑血流主要检测颅外动脉,和部分颅内主要动脉,是DSA的辅助诊断技术。

五、放射性核素扫描

放射性核素扫描可直接反映病变的病理生理学特征或代谢,是一种功能性影像诊断方法。根据所用放射性核素不同,可分单光子发射计算机断层显像(single photon emission computed tomography,SPECT)和正电子发射断层显像(positron emission tomography,PET)两种。在探测灵敏度和分辨率方面,PET优于SPECT。目前PET主要用于代谢和受体显像以及脑血流灌注显像。SPECT用于脑血流灌注显像。

1. PET/CT 正电子显像利用回旋加速器生产的正电子放射核素,注入体内产生湮没辐射的γ光子,由PET探测而成像。由于PET的时间分辨率灵敏,但空间分辨率不高,目前的PET图像与CT融合,称PET/CT。PET所用核素有 ^{18}F、^{11}C、^{15}O 和 ^{13}N 等,它们具有下列特点:①组成生命的基本元素,其本身或标记化合物的代谢过程反映人体生理、生化功能的变化;②半衰期超短,适用于快速动态检测;③湮没辐射产生的γ光子互成180°,提供良好的空间定位。临床常用的有:①葡萄糖代谢显像剂,如FDG(18氟脱氧葡萄糖),显示脑内糖代谢的分布。一般枕叶质皮质糖代谢最高,其次为颞叶、豆状核、纹状体、顶叶、额叶和海马等。皮质下结构(基底节、丘脑、内囊、胼胝体),小脑、中脑等也可显示。脑内葡萄糖代谢随年龄增加而改变,老年人比年轻人低。②氨基酸代谢显像剂,如 ^{11}C-MET(11碳甲硫氨酸)可反映肿瘤细胞的蛋白质合成情况，显示肿瘤的繁殖能力。由于低级别胶质瘤摄取葡萄糖的能力不强，甚至低于正常脑组织，应用FDG诊断有时困难。因此，^{11}C-MET单独或与FDG联合应用，能更好地显示肿瘤，对诊断和治疗更有价值。③氧代谢显像剂，如吸入$^{15}O_2$后做PET/CT，可获得脑氧代谢率（$CMRO_2$）、脑血流量（CBF）、脑氧提取率（OEF）等。④神经受体显像剂，应用不同受体，如多巴胺（DA）、乙酰胆碱、5-羟色胺（5-HT）、苯二氮䓬（BE）和阿片肽等的显像剂，研究帕金森病、癫痫、阿尔茨海默病、精神病、痴呆等。

近来，出现PET/MRI，将进一步提高PET的时空分辨率。

2. SPECT　是利用发射γ光子的放射性核素成像方法。如用锝-99m标记的化合物^{99m}Tc、^{99m}Tc_HMPAO、^{99m}Tc_ECD等测定脑血流灌注。

六、神经电生理检测（neuro-electro-physiological monitoring，NEM）

NEM包括神经肌电图、脑电图、诱发电位和脑磁图。

1. 神经肌电图　利用电子仪器记录分析神经肌肉和生物电活动，以达到诊断或判断神经肌肉疾病及其预防。主要用于下运动神经元疾病的辅助诊断。

2. 脑电图（electroencephalography，EEG）　脑神经元及其顶树突突触后电位同步综合而成脑电活动，经头皮或皮质表面放大记录而成EEG。除常规EEG，还有经电脑处理后的脑电地形图（topograpling brain mapping）远程遥测和24小时EEG，提高EEG诊断率和发现率。EEG主要用于诊断脑功能异常状态，如癫痫、炎症、昏迷和脑死亡等。也可对某些疾病的发生发展及药物治疗反应起到动态观察作用。

3. 诱发电位（evoked potentials，EP）　EP是在神经系统某个部位，人为地施加一个特定刺激而产生的。常用的有感觉性EP和运动性EP，分述如下。

（1）感觉性Ep：包括听觉诱发电位（AEP）、躯体感觉诱发电位（SEP）。前者主用于后颅窝肿瘤、脑干内病变、中枢脱髓鞘病、变性疾病、昏迷和脑死亡的诊断以及后颅窝肿瘤手术的监测。后者按刺激部位又分为：正中神经SLSEP、胫后神经SLSEP、节段性SLSEP和三叉神经SLSEP。临床主用于周围性神经疾病、脊髓病变、脑干、丘脑和大脑半球病变、昏迷及脑死亡诊断，也用于脊髓脊柱或后颅窝手术监测。

（2）运动性EP（motor evoked potential，MEP）：用电刺激或磁刺激大脑运动皮质，皮质运动神经元反复放电产生一连串下行冲动发放，沿锥体束纤维下传，通过突触联系作用于脊髓α运动神经元池，使之去极化，产生局部的兴奋性突触后电位，使支配同一靶肌的脊髓运动神经元兴奋达一阈值，产生动作电位，引起靶肌收缩，并记录到MEP反应。主要用于检查中枢运动神经通路——锥体束的功能。

4. 脑磁图（magnetoencephalography，MEG）　由于脑部神经元活动引起的α节律的脑电流会产生磁场，称脑磁场，借助一种特殊的探测器，通过头皮可监测脑磁场的时空变化，称为MEG。因此MEG是一种无创监测脑生理和病理的方法。为了提高MEG的时空分辨率，MEG和MRI的解剖图像融合，成为MSI。与目前常规应用的神经影像检查方法比较，MEG具有下列优点：①无创性检查：MEG不需用放射性或显影剂。②直接检查和监测脑功能：SPECT和PET/CT虽然也检查脑功能，但它们是通过监测脑代谢的活动和脑血流动力学变化，间接了解脑功能。MEG是记录神经元突触后放电位所产生的脑磁场变化，直接反映脑功能的变化。③反映神经元细胞内电流的变化。虽然脑电图（EEG）能以毫秒以下的时间分辨率来记录脑电活动，但它是记录细胞外电流，MEG则是记录细胞内电流。目前MEG主要用于脑功能皮质定位、癫痫灶定位、脑功能损害的判断和评估和神经精神疾病的诊断。

七、X线平片

虽然随着CT和MRI的广泛应用，X线平片在临床应用明显减少，但是它在外伤诊断方面，仍有其地位，例如头颅线形骨折、脊柱骨折和脱位，X线平片比CT要准确和简便。

八、脑脊液检查

脑脊液（cerebrospinal fluid，CSF）检查包括：①CSF常规，鉴别出血、炎症；②细菌学检查，涂片和培养；③脱落细胞检查用以诊断肿瘤；④特殊检查，包括免疫学检查，酶学检查，用于诊断肿瘤、变性疾病。CSF标本可来源于腰椎穿刺或经脑室穿刺。前者取CSF时，对有明显颅内压增高者应慎用，以免诱发脑疝。

第四节 颅内压和颅内压增高

颅内压(intracranial pressure,ICP)指在大气压环境下颅腔内的压力。ICP是动态波动的,与心搏和呼吸节律有关,更与人体生理和病理变化有关。ICP增高见于许多疾病,是致死致残的重要原因。因此,学习和掌握ICP,特别是颅内压增高的知识、理论和处理原则,具有重要的临床意义。

一、颅内压基本知识

(一) ICP解剖和生理

颅腔是由多块颅骨组成的封闭体腔,其内的小脑幕把它分隔上、下两腔,通过小脑幕裂孔相通(图26-1)。位于小脑幕上者称幕上腔,容纳左右大脑半球;位于小脑幕下者称幕下腔,容纳左右小脑半球。大脑和小脑半球间分别有大脑镰和小脑镰相间隔,分别通过大脑镰游离缘或小脑镰游离的间隙相连。颅腔经枕骨大孔与椎管相通。颅腔内有脑组织、脑脊液(CSF)和血液三大成分。由于颅腔是坚硬和封闭的腔室,其内容均属不可压缩的物质,因此,为维持颅腔内压力正常,其内容物总体积必须与颅腔的总容积相适应,不能有大幅度的变化。当某一内容体积增多,必引起其他内容体积的减少。这就是Cushing所介绍的经多次修改后的Monro-Kellie原理。一般正常ICP以侧卧位、经腰穿检测到的侧脑室内CSF的压力为代表,成人为50~180mmH$_2$O,儿童为40~95mmH$_2$O,均比侧卧时侧脑室的最高点为高。相反,在坐位时腰穿测得的ICP可达350~400mmH$_2$O,比坐位侧脑室最高点为低。这说明ICP不是单纯的CSF液静压,还有动、静脉血压及CSF分泌压等参与。而且,严格讲颅腔非密闭,除枕骨大孔外,颅底有许多脑神经和脑血管通过的孔隙,它们都受到大气压的影响,对ICP也提供一部分的压力。因此,腰穿测ICP只有相对意义,欠准确。较正确了解ICP,应该用ICP持续记录,称ICP监测。

(二) 影响ICP的因素

成人颅腔内87%为脑组织,9%为CSF,4%为血液。脑组织内细胞外间隙占脑体积的15%。因此,颅腔容量为1 500ml时,脑组织细胞内间隙为1 100ml,细胞外间隙为200ml,CSF为140ml,血液60ml。

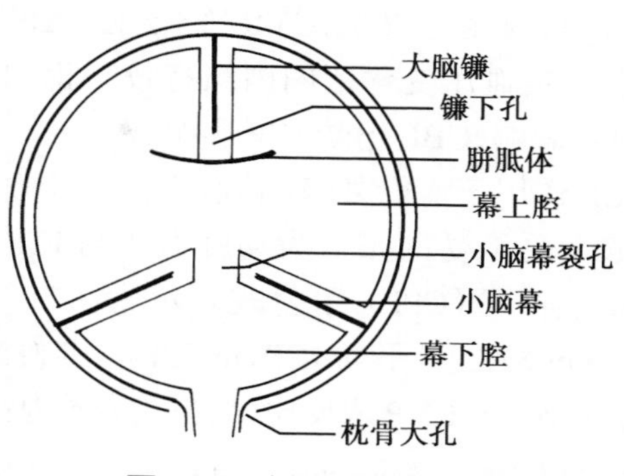

图26-1 颅腔分隔示意图

1. 脑组织　脑组织含水量占其总体积的75%~80%。因此,脑组织是影响ICP的主要因素。由于脑组织在短时间内不能被压缩而改变其体积,在各种病因作用下发生的脑水肿、脑积水、脑肿胀而体积增加时,需减少CSF和脑血流的体积,以求ICP平衡。在慢性ICP增高时,脑实质可通过脑细胞死亡、神经纤维退行性变而逐步缩减体积,以达到ICP平衡。

2. CSF　CSF主要由脑室系统(双侧脑室、第三脑室和第四脑室)内的脉络膜丛分泌,经第四脑室分别流向椎管和颅内蛛网膜下腔或脑池,椎管蛛网膜下腔的CSF最后也汇入颅内蛛网膜下腔,经大脑突面的蛛网膜颗粒吸收入静脉窦,入血循环。CSF分泌和吸收均取决于CSF的压力与血管压力差,前者为平均动脉压与ICP压力差,后者ICP与静脉压力差。正常时分泌与吸收处于相对平衡状态,其中ICP是调节平衡的关键因素:当ICP<5mmHg时,平均动脉压与ICP的压差扩大,CSF分泌增多;同时ICP与静脉压的压差缩小,CSF吸收减少,结果是颅内CSF增多,可充盈颅内空间。反之,当ICP>5mmHg时,CSF分泌减少,吸收增多,颅内CSF减少以平衡ICP。另外,在ICP增高时,一部分CSF被挤出颅腔,进入椎管,在椎管内CSF也可以被软脊膜吸收,起一定的缓冲高ICP作用。CSF流失颅腔或椎管外(如CSF漏),可引发低ICP。

3. 脑血流　为了维护脑的正常功能,必须有较恒定的脑血液供应,后者依赖自动调节机制。脑自动调节能根据脑功能和代谢活动的需求,调节脑血流的供应量。脑自动调节机制包括压力自动调节和代谢自动调节两种，它们均通过脑血管舒缩来实现。

(1) 压力自动调节：脑血管壁含平滑肌，具有收缩和舒张能力，产生调控脑血流的阻力，称脑血管阻力(CVR)，是血管口径的倒数。当动脉内压力升高，脑血管收缩，CVR 增加，使 CBF 不致增加；反之，当动脉内压力降低，CVR 降低，使 CBF 增加。这样在一定血压变化范围内维持较平稳的 CBF。除动脉压影响，CBF 还受 ICP 影响。

ICP 作用于血管外，动脉血压作用于血管内，血管壁上受承受的张力为动脉血压与 ICP 之差，称为脑灌注压(CPP)，用公式表示为：CPP = 平均动脉压(m SAP) − 平均 ICP(m ICP)。脑血流量与 CPP 成正比，与 CVP 成反比，故公式表示为：$CBF = \dfrac{mSAP - mICP}{CVP}$。ICP 变化时，同前述动脉内压变化通过 CVR 变化来缓冲，来维持正常范围的 CBF，例如 ICP 增高，脑自动调节机制使 CVR 减小；相反，ICP 降低，CVR 增大。这样使 CBF 不变或小量变化。

(2) 代谢自动调节：脑组织代谢或全身代谢可通过血气(如 CO_2,O_2 等)和细胞外液的氢离子、钾离子及腺苷等的浓度来影响脑血管的缩舒功能。例如，脑动脉血氧分压(PaO_2)降低，脑血管扩张，ICP 增高；PaO_2 增加，脑血管收缩，ICP 下降。脑动脉二氧化碳分压($PaCO_2$)的作用与 PaO_2 相反，$PaCO_2$ 增加，脑动脉扩张，ICP 增高；反之，$PaCO_2$ 降低，脑血管收缩，ICP 下降。

脑自动调节功能有一定限度，一般上限为 120mmHg，下限为 50mmHg。但是它受多种因素的影响(如神经调节、脑代谢状态、疾病等)，上限或下限可以变动。例如高血压者脑自动调节功能的上限可上调到 140~170mmHg。当脑自动调节机制失调或丧失，不仅影响脑组织血供，而且导致 ICP 变化。

4. 静脉压　由于 CSF 主要经蛛网膜颗粒吸收，进入上矢状窦。因此，当静脉压升高时(如压颈静脉)可影响 CSF 回流，导致 ICP 增高。

(三) ICP 的测定和 ICP 曲线及压力波

1. ICP 测定

(1) 开放测压法：①腰穿测压：虽然早在 1891 年 Quicke 已用，且方法简便，但是由于 ICP 的闭合性被破坏，准确性差，且反映测压时的 ICP 相对值。重要的是，在 ICP 增高者，腰穿测压具有一定危险性，应用不当会发生脑疝，危及病人生命。②侧脑室穿刺测压：虽无腰穿测压的风险，但因颅骨钻洞和穿刺脑室，使闭合颅腔开放，只测得 ICP 的相对值。

(2) 闭合测压法：采用特制装置，测压时维护颅腔的密闭性，能准确反映 ICP，而且可持续测压，是目前常用的标准方法。根据测压的部位，可分为脑室内压监测、脑实质压监测、蛛网膜下腔压监测、硬脑膜下压监测、硬脑膜外压监测和腰池压监测等。其中脑室内压监测应用最早(Lundberg，1960)，虽然需用导管穿刺脑室，具有一定创伤性，但它在所有测压术中测压最准确。ICP 很高时，它可适量放 CSF，兼有治疗作用。因此，脑室内压监测常为首选。

2. ICP 曲线和压力波　ICP 监测仪可显示 ICP 读数或 ICP 曲线。正常 ICP 为 5~15mmHg，其曲线上缘为心脏收缩期的 ICP，下缘为舒张期的 ICP，曲线宽度为 ICP 的脉压，一般平均 ICP 是舒张期 ICP 与 1/3ICP 脉压之和，相当于曲线宽度中、下 1/3 交界处的压力数。影响 ICP 曲线的因素有：呼吸、心跳、咳嗽、呕吐、吞咽以及病人头部活动等(图 26-2)。ICP 增高者可出现两个压力波：① A 波(又称平顶波或高原波)，表现突发的 ICP 升高，可高于基础波 20~100mmHg，持续≥ 5 分钟(图 26-3)。一般 A 波出现后经脑自动调节反应可缓解而消失。但反复出现 A 波，常提示 ICP 增高严重，应紧急处置。诱发 A 波出现主要与引起全身血压下降的因素有关：CSF 增加、$PaCO_2$ 升高、全身麻醉、鞘内注药或气体等。A 波出现常可引起病人头痛加剧、恶心呕吐、面色潮红、呼吸急促、脉搏细数、烦躁不安、意识障碍和抽搐等。② B 波(又称 ICP 节律振荡)，见于 ICP 正常或轻度增高者，表现在 ICP 曲线上出现阵发性高于基础波 5~10mmHg 的波，持续≥ 10 分钟(图 26-4)，常提示脑的顺应性已降低。

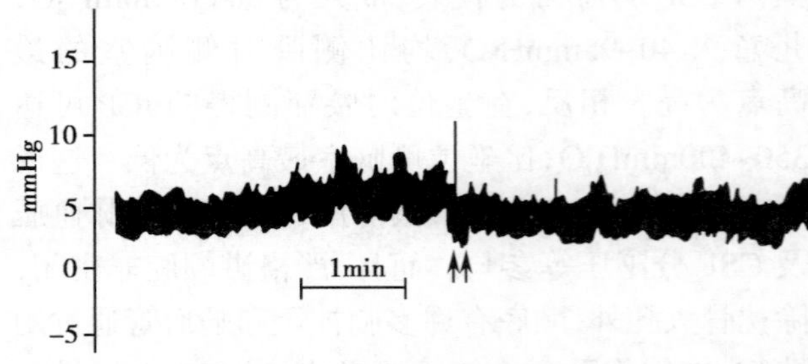

图 26-2　颅内压曲线

其上、下缘尖刺为呼吸动作引起，↑↑所示为咳嗽动作引起

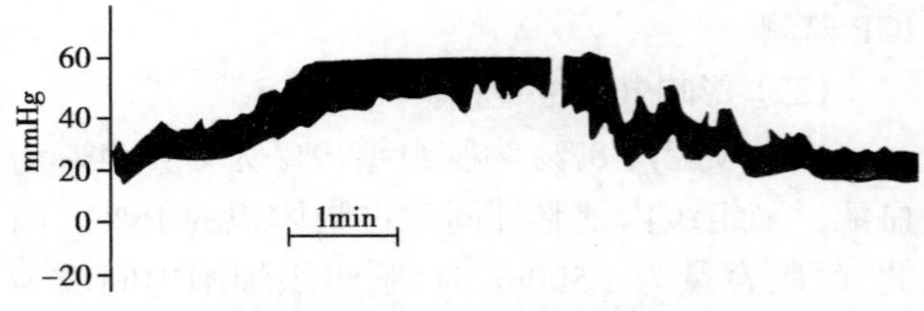

图 26-3　ICP 曲线中所见的 A 波

其中剪去 5 分钟，1mmHg=0.133kPa

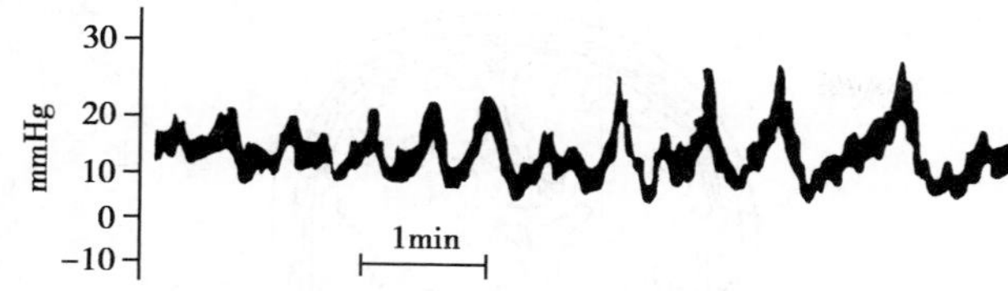

图 26-4　ICP 曲线中所见的 B 波
（1mmHg=0.133kPa）

（四）容积 - 压力关系

ICP 变化（增高或降低）是颅腔内容物变化不协调的结果。一般颅内某内容物增大初期，由于颅腔空间的自我调节机制，ICP 可不变化或变化不明显。随着该内容物体积不断增大，空间调节机制丧失，ICP 开始迅速增高。例如，颅内占位病变或脑肿胀时，作为主要颅腔空间的缓冲物——CSF，首先减少体积，被挤出颅腔。脑血容量也可减少，但伴脑血供减少的危险，故多在 ICP 增高后期才发生。继 Ayala（1929）的开创性工作后，颅内容积 - 压力关系得到了广泛和深入研究。

为解释颅内容积 - 压力关系，需先了解两个名词：顺应性（compliance）和弹性（elastance）。前者指颅内空间代偿的潜力，后者指颅内容增加的抵抗力。图 26-5 示容积 - 压力关系，在颅内容积增高初期，由于颅内容的顺应性代偿作用，如 CSF 和脑静脉血容量减少，ICP 基本不增高，保持水平线。但是，当颅内容积继续增高达某一临界点，由于失代偿，ICP 迅速增高。不同生理和病理可影响此曲线的左或右移。例如，老人由于脑萎缩，其脑顺应性增大，比年轻人更能耐受 ICP 增高，容积 - 压力曲线的水平段可右移。相反，某些脑肿瘤、脑积水和颅内血肿，早期常无 ICP 增高表现，但是发展到某一时刻，ICP 增高迅速出现，甚至可发生脑疝，危及病人生命。预测病人的代偿能力和预后，有脑室内注射 1ml 生理盐水的容积 / 压力反应（VPR）法和使基础 ICP 升高 10 倍所需的压力 / 容积指数（PVI）法。可是这些方法须向侧脑室内注入或抽吸液体，对 ICP 增高者具有一定危险性。而且，颅内顺应性变化常很快，非 VPR 或 PVI 所能预测。因此，它们缺少临床应用价值。

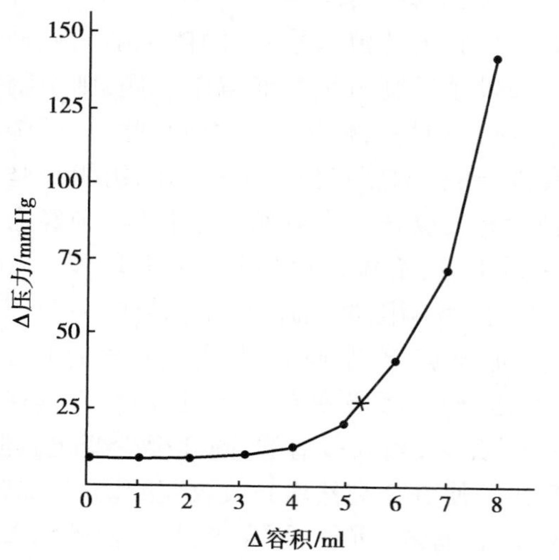

图 26-5　颅腔容积 - 压力关系曲线
（× 为临界点；1mmHg=0.133kPa）

二、颅内压增高的类型和病因

引起 ICP 增高的病因很多，可归纳为外伤性、血管性、肿瘤、炎症、代谢异常和中毒等。这些病因可引起下列两种类型的 ICP 增高。

（一）弥散性 ICP 增高

常见于脑炎、脑膜炎、广泛性脑水肿、脑积水、自发或外伤性蛛网膜下腔出血、良性 ICP 增高、重金属中毒、肝昏迷、糖尿病酮血症、尿毒症和系统病引起脑代谢营养障碍等。表现虽 ICP 增高，但颅腔间没有压力差别，病人常无神经系统障碍，对 ICP 耐受性较高，对释放 CSF 减压的反应较好，解除压力后神经功能恢复常较快和好。

（二）局灶性 ICP 增高

常见颅内占位性病变，如肿瘤、血肿（外伤或自发）、脓肿、囊肿、脑梗死等。由于占位性病灶处压力最高，向邻近递减，造成颅内各分腔的压力差，导致脑组织自压力高处向压力低处移位，引发脑疝综合征。这些病人脑自动调功能和顺应性较差，常出现神经功能障碍，释放 CSF 不仅无益，反可加重病情，压力解除后神经功能恢复较慢，有时可出现脑过度灌注综合征，诱发反应性水肿、出血等。因此，鉴别上述两种 ICP 增高，对临床诊断、治疗和预后判断具有重要意义。

三、颅内压增高的临床表现

主要有颅内压增高三联征、库欣反应和其他表现。

1. 颅内压增高三联征　包括头痛、呕吐和视乳头水肿。

（1）头痛：表现为全头或颈后、两颞和全额胀痛。晨起即痛，呈持续性，低头、用力、屏气、咳嗽时可加重。头痛剧烈时可伴呕吐，吐后或深吸气后头痛可缓解。老年人和儿童的头痛比青壮年人相对少或轻。一般头痛与 ICP 增高的程度不成正比，与颅内病变部位关系不密切。头痛的原因与三叉神经及其支配的颅内痛觉结构（如硬脑膜、静脉窦壁、硬脑膜血管和脑血管等)受到压迫或牵拉有关。

(2)呕吐:常突发,可伴或不伴恶心。可能与脑干的迷走神经核受刺激或推移有关。

(3)视乳头水肿:双侧性,但非每位病人都有,在ICP增高早期或急性ICP增高者可缺如。视乳头水肿不影响视力,但有生理盲点扩大和向心性视野缩小。慢性视乳头水肿可引起继发性视神经萎缩,导致视力减退或失明。

2. 库欣反应 包括慢呼吸、慢脉搏和高血压。常见于急性ICP增高者。一般呼吸减慢先出现,继而出现缓脉和心律不齐。血压升高常最后出现,提示ICP已超过血舒张压。发生机制可能为脑干(特别是延髓)的血管加压反应区受牵拉或压迫有关。

3. 其他 包括复视(展神经不全麻痹)、意识障碍、昏迷抽搐(大脑皮质或脑干缺血)等。儿童患者可有头围增大、骨缝裂开,颅囟扩大和膨隆、头皮静脉怒张等。

四、颅内压增高的诊断

包括临床表现、有关影像学诊断和实验室检查。ICP增高的影像学表现有:X线头颅平片或CT显示颅骨上脑回压迹增多,蛛网膜颗粒压迹扩大增深,蝶鞍扩大,前后床突吸收。更重要的是寻找引起ICP增高的病因,可借助于MRI和/或CT(见本章第三节)。

五、颅内压增高引起的继发性病变

1. 脑疝(brain hernia) 由于脑组织在颅腔内发生移位,压迫邻近重要的神经血管结构,产生明显的临床表现。脑疝不是一种疾病,它是ICP增高引起一组综合征,是ICP增高危象,不紧急处理,可危及病人生命。脑组织移位有下列特点:①由压力高处向压力低处移位;②偏向移位,由一侧向对侧通过大脑镰游离缘横向移位;③轴向移位,由上(或下)向下(或上)通过小脑幕裂孔移位。

上述移位可单独或联合发生。常见的脑疝介绍如下(图26-6)。

(1)小脑幕裂孔下疝:最常见一种脑疝。小脑幕裂孔呈半卵圆形,额枕轴为50~70mm,顶向轴为25~40mm。有中脑、动眼神经、大脑后动脉等通过。ICP增高时,颞叶的钩回、海马旁回和舌回,可通过小脑幕裂孔的游离缘向内向下移位,压迫中脑、动眼神经等引起下列表现。①病侧瞳孔先缩小后扩大、对光反应消失、眼球外展位、上眼睑下垂为动眼神经受压。②病灶对侧肢体上运动神经元瘫

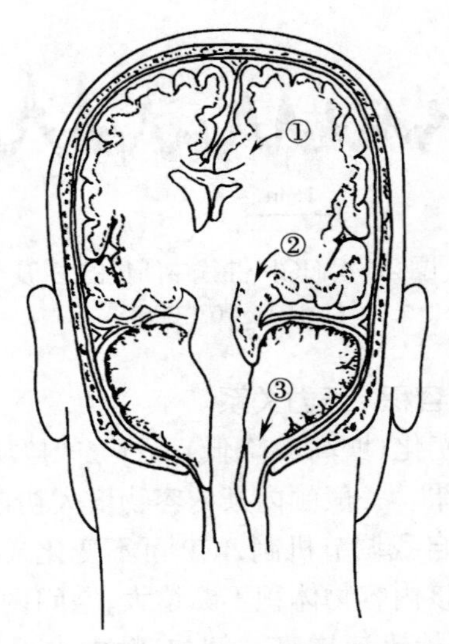

图26-6 各种脑疝示意图

①镰下疝;②小脑幕裂孔下疝;③枕骨大孔疝

痪为中脑大脑脚受压,①和②构成Weber征。③意识障碍,可轻可重,为中脑内网状结构受压或缺血,①、②和③构成小脑幕裂孔疝诊断依据。④双侧瞳孔散大,双侧肢体瘫痪,昏迷加深,为中脑内动眼神经核、锥体束等结构受损。严重者脑干的穿通动脉受挤压,发生闭塞或断裂,引起中脑内梗死或出血。双侧小脑幕裂孔疝时,脑干受到四周疝入组织压迫,形成横径缩短、前后径变长的梨形脑干。同时由于中脑导管和环池被堵,CFS通路中断,出现幕上脑积水,加速ICP增高和脑干的轴性移位。如果小脑幕裂孔狭小,脑疝组织填满裂孔的空间,可阻止脑干继续向下移位。反之,宽大的小脑幕裂孔可因小脑幕裂孔下疝引发枕骨大孔疝。

(2)枕骨大孔疝 是常见的一种脑疝。枕骨大孔前后径35mm,横径30mm,连接颅腔与椎管,有延髓、椎动脉和脊副神经等通过。ICP增高时,CSF经枕骨大孔流入椎管,两侧小脑扁桃轴性移位。如果颅后窝占位病变偏于一侧,则小脑扁桃的下移可不对称,病侧多于对侧,此时,延髓除了轴移外,还有偏侧移位。下移的脑组织在坚硬的枕骨大孔处受压。在脑组织移位时,神经血管结构受到压迫、牵拉,可出现颈项疼痛、强直(颈神经),呕吐、吞咽困难、面部麻木、异样感(第四脑室底部)、眼球震颤、平衡障碍(前庭神经核)、心动过缓、血压升高、呼吸变慢(后组脑神经或其在延髓的核)。此时,病人多清醒,瞳孔很少变化。但是,一旦出现使ICP突然增高或改变的诱因,如咳嗽、反复呕吐、挣扎、屏气、腰穿等,均可使脑疝瞬间加重,导致呼吸骤停、昏迷、抽搐,继以心脏停搏而死亡。病人睡眠时,ICP监测显示频发A波,也可导

致病人猝死。一般枕骨大孔疝发生发展均较小脑幕裂孔下疝隐蔽、不典型和凶险，应引起临床医生高度重视。

(3) 小脑幕裂孔上疝　较少见，仅见于后颅窝占位病变，经侧脑室引流 CSF 过快时而诱发。这是由于幕下的压力较幕上高，使小脑蚓部锥体的上部、小脑前叶经小脑幕裂孔向上逆行移位，进入中脑背侧的四叠体池内，压迫中脑和大脑半球深部结构，引起双侧眼睑不全下垂、双眼上视不能、瞳孔等大但光反应消失(四叠体)、意识障碍、去皮质强直和呼吸停止(脑干)。

(4) 大脑镰下疝　较少见。由于一侧大脑半球额顶区占位病变，引起大脑半球内侧面的扣带和额回经大脑镰游离缘向对侧移位，大脑前动脉及其分支被压，引起大脑半球内侧面后部软化、坏死，出现对侧下肢轻瘫、排尿障碍等。

2. 脑 - 内脏综合征　ICP 增高可通过干扰垂体 - 下丘脑的神经内分泌网络功能，引起胃肠道功能紊乱，重者可胃肠黏膜糜烂、出血、溃疡、穿孔等。也可引起心脏功能紊乱，表现为心律不齐、心动过缓等，以及肝、肾功能失调等。

3. 神经源性肺水肿　各种原因引起的 ICP 增高均可引起，特别见于颅脑外伤、自发蛛网膜下腔出血、癫痫持续状态等。主要由于交感神经系统兴奋性增高，血管收缩而阻力增大，引发左心心功能衰竭，导致肺充血和水肿。

六、颅内压增高及其继发性病变的过程

(一) 处理原则

1. 病因处理　由于 ICP 增高多有明确原因，因此应根据不同病因，采取不同方法。对于占位性病变，可手术治疗。对于外伤、炎症、缺血或缺氧以及代谢引起的脑水肿，可用非手术治疗。对脑积水，可做 CSF 分流手术等。

2. 脑疝或严重 ICP 增高　由于病人处于 ICP 增高危象，随时有危及生命，应先积极降 ICP，再酌情处理病因。

3. 神经源性肺水肿、脑 - 内脏综合征者，应标本同治，即处理颅外病变同时，要控制 ICP。

4. 根据 Monro-kellie 原理，采取相应措施。

(二) 非手术处理

1. 高渗脱水剂　包括 20% 甘露醇、10% 甘油果糖、20% 人体白蛋白、浓缩血浆、氨丁三醇(THAM)液、高渗盐水等。其中以 20% 甘露醇作用快和有效为首选，加用呋塞米(速尿)，可提高其效果。但是，肾功能不良或糖尿病者，不宜用甘露醇，可改用 10% 甘油果糖，后者作用虽较甘露醇慢，但持久。高渗脱水的机制是增加血液与脑组织间的渗透压梯度，使脑组织内的水分引流入血液，提高脑顺应性，达到降低 ICP 的目的。因此，应用高渗脱水剂时，应监测血浆渗透压。

2. 过度通气　气管插管后，通过过度通气降低 $PaCO_2$，使脑血管收缩，减少 CBF，达到 ICP 下降。约 $PaCO_2$ 下降 1mmHg，CBF 减少 2%。应控制 $PaCO_2$ 在 25~30mmHg，过低可诱发脑缺血，反而恶化 ICP 增高。

3. 类固醇激素　包括地塞米松、甲强龙、强的松等。类固醇激素本身无降 ICP 作用，但它能稳定血脑屏障的离子泵，达到预防或间接改善脑水肿作用。因此，它们应用要早，且不宜超过 7 天，以免引起激素有关副作用。

4. 巴比妥　包括硫喷妥钠、戊巴比妥钠等。通过降低脑代谢以降 ICP，可与亚低温治疗合用。由于用药后，病人处于无意识状态(巴比妥昏迷)，因此必须气管插管，在重症监护室(ICU)监测。

5. 亚低温　维持体温在 32~36℃，通过降低脑代谢和对血供需求减少，达到 ICP 下降。一般维持 3~5 天。

6. 利尿剂　包括呋塞米、氨苯蝶啶、乙酰唑胺、氯噻酮等。通过抑制肾小管远端吸收钠，使大量水经尿路排出，达到降 ICP 作用。

7. 高压氧　降 ICP 原理同过度通气。在 2~3 个大气压下吸氧，不仅使血浆内氧浓度增高，且使脑血管收缩，CBF 相对减少。因此，本法必须应用于脑自动调节功能完善的病人才可获效。

(三) 手术治疗

1. CSF 引流　有钻颅脑室穿刺放 CSF 或外引流以及 ICP 监测。紧急情况，可经眶穿刺侧脑管。

2. 颅脑外减压术　用于不能行颅内占位病变切除或 CSF 引流(或非手术处理 ICP 失败)者，可大面积切除颅骨，如单或双侧额、顶、枕和颞骨切除，根据情况选用，单纯颞肌下减压或枕下减压效果不好，现已少用。有时为增加外减压效果，可切除部分脑组织(称内减压)。不提倡减压时加小脑幕裂孔切开术，因实践证明不仅不缓解脑疝的压迫作用，因小脑幕阻止脑干轴性移位的屏障作用丧失，脑干移位反而加重。

(周良辅)

参考文献

[1] 吴孟超，吴在德．黄家驷外科学 [M]. 7 版．北京：人民卫生出版社，2008: 781-802.
[2] 周良辅．现代外科学 [M]. 上海：复旦大学出版社，2004: 3-14.
[3] BANDETTINI P A. What's new in neuroimaging methods?[J]. Ann NY Acad Sci, 2009, 1156: 260-293.

第二十七章
颅脑和脊髓的先天性畸形

第一节　颅内先天畸形

一、先天性脑积水

先天性脑积水(congenital hydrocephalus)的发病率为新生儿的0.2‰~3.5‰,约占所有神经系统先天畸形的三分之一。先天性脑积水几乎都是由脑脊液通道阻塞所致,尤其是中脑导水管和第四脑室出口部位的阻塞最常见。

【病因和分类】

其病因多样复杂,其中散在发病、宫内感染、出血和血管内疾病占绝大多数。先天性脑积水可与各种其他先天性疾患或遗传疾病并发,但病因关系尚未证实。婴幼儿脑积水的主要原因有中脑导水管狭窄或闭锁、丹迪-沃克综合征(Dandy-Walker syndrome)、小脑扁桃体下疝畸形(Chiari 畸形)、脑膜或脊膜膨出等颅脑和脊髓先天畸形因素,也可能继发于新生儿颅内感染、出血和脑外伤等。隐性遗传性X染色体基因缺失可导致脑结构异常,如导水管狭窄。其中导水管狭窄是先天性脑积水最常见的原因。

母亲妊娠期间宫内感染是重要原因之一。弓形虫感染是胎儿脑积水常见病因,该病原体感染母体后穿过胎盘到胎儿中枢神经系统,产生脑实质内的血管炎性肉芽肿和室管膜炎,血管闭塞和导水管阻塞,产生脑积水,多与妊娠3个月时弓形虫感染有关,多伴有脑组织结构缺损。柯萨奇病毒感染脑膜炎产生的蛛网膜粘连也是脑积水病因之一。病毒感染发生的先天性脑积水可伴有其他中枢神经系统缺陷和颅内钙化,但不如弓形虫感染常见。

由于上述各种原因,正常脑脊液的循环受到障碍,致使颅腔内脑脊液大量潴留,脑室或蛛网膜下腔不断扩张,脑脊液不断增多便形成了脑积水。一般将脑积水分成两类:梗阻性脑积水和交通性脑积水。梗阻性脑积水表现为梗阻近端脑室扩张,导水管梗阻导致第三脑室和双侧的侧脑室对称性扩大;第四脑室后正中孔梗阻的常见原因有枕大池囊肿和小脑扁桃体下疝,导致侧脑室、第三脑室和第四脑室均扩大。交通性脑积水则为蛛网膜粒处脑脊液吸收障碍表现为蛛网膜下腔扩大(也称:外周性脑积水或脑外积水),可伴有脑室扩大,主要原因是颅内感染和出血所致的蛛网膜粒闭塞。无论交通性或梗阻性脑积水,根据病情的发展过程,已出现颅内压增高症状,而且仍在不断地发展时,称为进行性脑积水(progressive hydrocephalus)。当颅内压增高由于某些原因处于平稳状态时,则称静止性脑积水(arrested hydrocephalus),是脑积水的代偿期。

外周性脑积水(脑外积水)表现为扩大的蛛网膜下腔,大多数发生在1岁以内的婴儿,头围增大,脑室轻度扩大或正常,病因不明,可能是交通性脑积水的早期阶段,与颅外静脉阻塞引起颅内静脉压力增高,产生蛛网膜颗粒水平的脑脊液吸收障碍有关。在CT、MRI上可见对称性蛛网膜下腔增宽、脑沟增宽和加深、脑回变窄、侧裂和纵裂增宽。外周性脑积水大多可自我代偿,为良性病程,一般到2岁左右时蛛网膜下腔恢复正常宽度,但需定期复查,如有颅压增高症状可用多次腰椎穿刺放液缓解症状。

【临床表现】

脑积水患儿颅内脑脊液(脑室和/或蛛网膜下

腔)容量增多为基本特点,其临床表现:头围增大,最大曾见90cm以上者,头颅发育快于面颅发育,易激惹,前囟扩大、闭合延迟,囟门饱满膨出张力增高,颅缝分离,头部静脉扩张充血,麦克尤恩征(MaCewen sign)阳性(叩诊颅骨呈破壶音),眼球外展困难,头颅极大的病儿常有落日征(sunset sign),双眼上视困难。可有视盘水肿,腱反射亢进,昏睡,癫痫,发热等。认识以及体力和智能发育,均较正常同龄儿童延迟。不经治疗,随年龄的增长,可逐渐出现四肢活动不灵便,下肢尤为明显,智力迟钝。

【诊断】

脑积水的诊断主要依靠CT和MRI,患儿多表现为导水管以上的脑室高度扩大,严重者皮质仅1~2mm厚。头颅X线摄影检查可见颅骨普遍变薄,颅骨骨缝分离,颅骨内板有明显的指压征。CT或MRI头颅扫描检查,梗阻性脑积水在梗阻点近端的脑室系统对称性扩大,其扩大程度与脑积水症状的严重程度相关,多以侧脑室前角和枕角扩大明显,脑回变平,脑沟变窄,脑白质普遍呈现萎缩现象。急性期脑积水有明显的脑室旁水肿表现,慢性期脑积水或静止性脑积水无室旁水肿。第三脑室扩张,其前下部尤明显,有时可压迫视交叉,出现视神经原发性萎缩。第三脑室后上方可见松果体上隐窝扩张,而压迫四叠体上丘,为双眼上视困难的主要原因之一。可伴有小脑扁桃体下疝。

对于脑外积水(蛛网膜下腔积液)特别需要与脑发育不全导致的蛛网膜下腔扩大相鉴别。脑发育不全的病儿大脑半球呈萎缩状态,脑回薄、脑沟宽,病儿前囟门无张力,多无明显的头围增大。病儿出生时宫内窒息或出生后窒息是常见病因。

【治疗】

脑积水以外科治疗为主,影像学证实脑室扩大并进行性加重,患儿有明显的颅压高症状是手术的绝对指征,但需除外由于脑缺氧导致的脑萎缩继发脑室扩大、先天或代谢性疾病、其他畸形并发症等。脑积水的内科治疗方法是利尿和减少脑脊液的分泌,药物有呋塞米和乙酰唑胺(碳酸酐酶抑制剂)等,主要适用于脑积水程度不重者。脑室-腹腔分流术是最常用的治疗方法;近十年脑室镜技术的发展,第三脑室底造瘘术的应用逐渐增多,近期疗效明显,远期疗效尚缺乏大宗病例资料的对比研究。

1. 分流术　最有效的、最常用的是侧脑室-腹腔分流术,其他分流术如脑室-颈静脉分流术、脑室-右心房分流术、腰大池-腹腔分流术等,各自有一定的选择适应证。

分流管选择不当可导致过度引流,引起低颅压、裂隙脑室(脑室过小)、硬膜下血肿、硬膜下积液。也可引流不足,病人症状无缓解或部分缓解。分流管压力无国际统一标准,各生产厂家不同,一般有高、中、低压等不同压力类型,需仔细阅读说明书。为了防止体位改变导致的虹吸现象,一些分流管加有抗虹吸装置。婴幼儿脑室重度扩大(皮质厚度<1cm),颅压高症状明显者应选择高压抗虹吸分流管。由于儿童随着年龄成长颅压不断升高,以及过度引流和引流不足问题的存在,近来还出现了体外可调压分流管,可在体外调节高、中、低等不同压力级别。

侧脑室-腹腔分流术:枕部切口一般选择中线旁开3~4cm,横窦上5~6cm,穿刺方向为同侧眉弓中点上2cm点。腹部切口采用脐上经腹直肌切口,患儿采用仰卧头侧体位,垫起肩颈部,使腹、胸、颈、枕部皮下隧道经过处在一条水平线上(图27-1)。头皮切一3cm小口,钻孔暴露硬脑膜。切开腹部皮肤,逐层分离至腹直肌后鞘,做皮下隧道埋设分流管,并扩张分离安置分流泵的皮下组织。连接分流管,并检查通畅情况,注入生理盐水,排空气泡。电灼硬脑膜后"十"字划开一个仅可容分流管粗细的小孔,仔细止血,沿标记物的预设方向穿刺脑室端分流管,将其送至额角(标准位置为室间孔前1~2cm),一般颅内长度11cm左右,检查通畅后连接分流管,连接前勿放太多脑脊液。检查腹腔端引流情况,安置头部分流管并固定好,打开腹直肌后鞘和腹膜,置入腹腔端分流管长度在40cm以上,缝合头部和腹部切口。

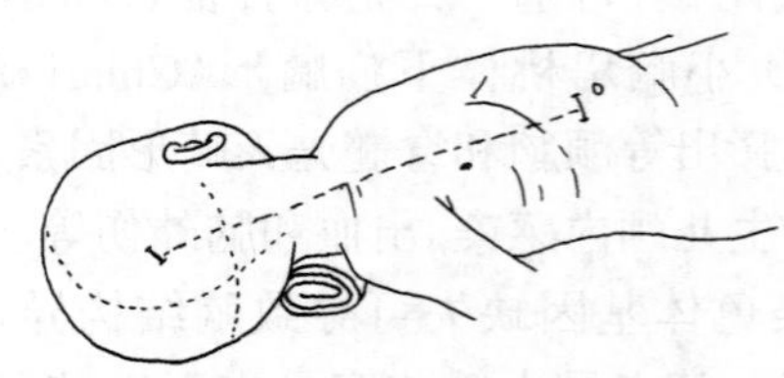

图27-1　脑室-腹腔分流术的体位和切口

分流失败可以发生在开始做手术以后的任何时间,大多是发生在术后6个月内。有些文献报道1年内有30%~39%的病人分流失败,年龄越小发生率越高,特别是小于6个月的婴儿。分流术的主要并发症有分流管堵塞,感染,过度引流,分流管断裂,腹腔囊肿,皮肤破溃,脑脊液皮下隧道形成,癫痫,硅胶过敏等。

行分流管调整术前必须有充分的证据,否则可能使情况更糟糕。在明确感染情况下,需要取出分流管,如果是伤口感染,在感染控制后在对侧再行分流术。如果脑膜炎、脑室炎明确，在拔出分流管后需行脑室外引流并脑室内注射抗生素，如万古霉素等，严重者同时静脉使用抗生素。分流管堵塞在脑室端多见，完整的分流管调整术首先是挑出腹腔端分流管，检查脑脊液引流情况，并注意裂隙处有无蛋白凝聚块，随后原切口打开头部，不要轻易拔出脑室内分流管，因为分流管可能与脉络丛、脑室壁粘连，强行拔出可导致脑室内出血危及生命。小心挑出分流泵，分开与分流泵下端连接的分流管，检查引流情况，并检查分流泵内部情况，是否透明，是否有蛋白沉积，再分开分流泵与脑室端的连接，检查脑室端引流情况，判断梗阻部位，如果脑室端不流脑脊液则需重新以新的分流管穿刺脑室，并更换分流泵，腹腔端分流管在冲洗后可用原管。如果分流泵堵塞，则只需换新的分流泵。如果明确是腹腔端堵塞，用生理盐水冲洗可去除梗阻物，也可换用新管，腹腔端需另行切口置入分流管。对于过度引流导致的硬膜下积液或慢性硬膜下血肿，可在行钻孔外引流同时暂时结扎分流管，待积液或血肿消失后换用高压泵分流管。

2. 第三脑室底造瘘术　近年来随着脑室镜的发展，第三脑室底造瘘术治疗梗阻性脑积水开展增多，具有手术简单，避免了长期放管的并发症，适于导水管梗阻，肿瘤或蛛网膜囊肿等引起的第三脑室或第四脑室梗阻，Dandy-Walker 畸形，有效率在 50% 以上。此手术不适用于交通性脑积水或脑室极大的病例。

二、先天性颅内囊肿

神经上皮囊肿是来源于神经外胚层碎片的一种神经胶质性囊肿，根据囊肿所在的部位，可分为脑室内的脉络丛囊肿、脑外的蛛网膜囊肿和特殊类型的丹迪 - 沃克综合征（Dandy-Walker syndrome）。

1. 脑室脉络丛囊肿　常见的有侧脑室三角区脉络丛囊肿、透明隔囊肿、第三脑室神经上皮囊肿等。三角区囊肿和第三脑室囊肿有完整的囊壁，囊壁根部与脉络丛相连。这些囊肿的囊壁为灰白色，质地比蛛网膜厚、韧，囊内的液体为正常的脑脊液。而透明隔囊肿只是单纯的透明隔间腔扩大，没有囊壁。脑室内囊肿多不引起临床表现，偶尔有间歇性头痛，可自行缓解。巨大的脑室内囊肿可引起梗阻性脑积水，有高颅压的临床表现。头颅 CT 和 MRI 扫描可以发现脑室局部的圆形或椭圆形扩大，有明确的边界，囊肿的密度与脑脊液相同。对于无症状的脑室内囊肿，可随访观察。巨大囊肿或有临床症状、神经功能缺失的病人，可行外科治疗。治疗方法有开颅手术切除囊肿壁和脑室镜下做囊壁造瘘。由于囊肿壁较厚，脑室分流管不能穿破囊壁，故不提倡做囊肿 - 腹腔分流术。

2. 脑外蛛网膜囊肿　脑外蛛网膜囊肿位于脑表面和硬膜之间，常见的发生部位有颞叶、外侧裂、脚间池和松果体区等。囊肿壁为外观与蛛网膜相同的膜，实际就是蛛网膜结构，其囊液为正常的脑脊液，囊壁上有静脉走行。由于囊肿内的压力高于脑组织的搏动压，造成囊肿长期对脑组织的压迫，限制了脑组织的正常发育。病儿多没有临床表现，少部分有癫痫发作。多数病儿为其他原因做头颅 CT 或 MRI 扫描发现蛛网膜囊肿，其信号与脑脊液相同。

对于无症状且囊肿 <3cm 者，可随访观察。但有部分病人在做较为剧烈的运动后，可造成囊肿破裂，形成硬膜下血肿。传统的治疗方法是开颅术，行蛛网膜囊肿壁的大部切除术。此手术方法的缺点有：手术创伤大、较大的囊腔不易消失、易复发等，手术虽然将蛛网膜囊壁切除，由于脑组织长期受压、短期内很难膨胀，原有的空间仍然被脑脊液充盈，残余的囊壁可以有充分的时间再生长。最好的治疗是囊肿 - 腹腔分流术，要使用中压非抗虹吸分流管，由于囊肿内的压力下降，脑的搏动压高于囊肿内压，受压的脑组织在数周或数月内即可膨胀到正常状态，最终将蛛网膜囊肿的脏层和壁层压在一起。囊肿 - 腹腔分流术的远期并发症主要是发生裂隙脑室综合征，表现为剧烈头痛，而脑室大小正常，需要做脑室 - 腹腔分流术或腰大池 - 腹腔分流术。尤其对于脑表面的巨大囊肿，不建议做开颅囊壁剥离术。对于脚间池和松果体区囊肿应采取开颅手术或脑室镜治疗，尽可能切除囊壁，并打通囊肿与周围脑池的通路。

3. 丹迪 - 沃克综合征　此综合征包括小脑蚓部发育不全、第四脑室囊性扩大和幕上脑积水三个病理表现。但其根本的病理改变是小脑蚓部发育不全和四脑室囊性扩大，幕上脑积水是继发性的病理改变。认识上述的病理改变，是正确治疗丹迪 - 沃克综合征的基础。1 岁以内病儿的主要表现是头颅增大和高颅压表现，很少有脑神经麻痹、小脑体征和运动障碍等表现。头颅 MRI 扫描是正确诊断丹迪 - 沃克综合征的根本方法。对于后颅窝的病变是囊肿还是单纯的脑室扩大，可做脑池造影 CT 扫描即可鉴别。由于丹迪 - 沃克综合征的病因是第四脑室囊肿，故其治疗是做囊肿 - 腹腔分流术。单纯做幕上脑室-腹腔分流术不能解决幕下的囊肿。

三、先天性脑畸形

1. 前脑无裂畸形(holoprosencephaly) 前脑无裂畸形是由于在胚胎期前脑不能正常发育成为大脑半球。根据大脑半球融合的程度,将前脑无裂畸形分为三种类型:无脑叶型、半脑叶型和脑叶型。无脑叶型是最严重的类型,表现为颅腔中线处单一的脑室,两侧额叶完全融合成一体,没有半球间的大脑纵裂结构。半脑叶型表现为在大脑半球的后部有不完全的半球间纵裂,枕叶和侧脑室的枕角结构正常。脑叶型的畸形程度最轻,双侧半球结构接近正常,有正常的脑沟,只表现有双侧额级或枕叶皮质的融合。约90%的前脑无裂畸形合并有面部畸形,一些病儿需要做面部畸形的整形手术。颅内的畸形多无特殊治疗方法,如脑室进行性扩大,可考虑做脑室-腹腔分流术,但其长远效果不明确。

2. 无脑畸形(anencephaly) 无脑畸形在头颅表现为头盖骨没有闭合,颅腔内没有大脑组织。在脊柱表现为脊柱裂,椎管内没有脊髓组织。发生的原因是由于神经管没有正常地闭合。没有特殊的治疗方法,病儿不能长期生存。

3. 脑裂畸形(schizencephaly) 是大脑皮质的畸形,表现为脑皮质结构异常、半球裂隙、脑室周围有脑组织异位等。脑裂畸形包括无脑回畸形、巨脑回畸形、脑穿通畸形等。

4. 无脑回畸形(lissencephaly) 脑表面光滑,没有脑沟回结构,常伴有胼胝体和脑干的异常,全身系统异常有先天性心脏病、肠道闭锁、多指等。无脑回病儿临床表现有小头畸形、去脑强直、运动障碍和生长障碍,易发癫痫和全身感染而死亡,无特殊治疗方法。巨脑回畸形(pachygyria)是脑回的数目少,而每个脑回肥厚,双侧大脑的脑体积呈对称性增大,脑室较小。病儿表现有头颅增大、智力障碍、发育迟缓等。无特殊治疗方法。脑穿通畸形(porencephaly)是脑皮质的局限性缺如,造成蛛网膜下腔和脑室的直接相通。常发生部位是额叶和顶叶,导致侧脑室与大脑半球蛛网膜下腔相通。脑穿通畸形的原因有先天型和后天型两种,先天性脑穿通畸形原因不明,与胚胎发育障碍有关,后天性脑穿通畸形多于外伤性脑挫裂伤有关。

第二节 颅骨先天畸形

一、颅裂和脑膜脑膨出

颅裂为先天颅骨发育异常,表现为颅缝闭合不全而遗有缺损,形成一个缺口。一般多发生在颅盖骨或颅底骨的中线,少数偏于一侧。如果从裂孔处无组织外溢,则称隐性颅裂。有颅内组织(例如:脑脊液、脑膜、脑实质)外溢则称囊性颅裂。膨出物囊内只有脑脊液者称为脑膜膨出,有脑组织者称为脑膜脑膨出。常见的颅裂部位是:枕部、鼻根部、颅顶部、额部、颞部。就其发生率来讲,颅裂及脑膜脑膨出比脊柱裂及脊膜脊髓膨出要低。常同时伴有脑积水,也可合并其他器官的畸形。如腭裂、唇裂、先天性心脏病、脊柱及手(足)指(趾)畸形等。

【病因】

目前尚不够明确,一般认为与胚胎时期神经管发育不良有关。正常在妊娠数周后,外胚叶即有神经管形成,同时中胚叶发育成骨、软骨、纤维组织、脂肪、血管等。约在胚胎第4周末时神经管已完全闭合,如神经管在闭合过程中发育不良或闭合不全时,在该处由中胚叶形成的颅骨、脑膜及蛛网膜下腔等发育发生障碍,则形成此种畸形,闭合时间越晚的部位,发生率越高。

【病理分类】

按其临床病理改变,可分三型。

1. 隐性颅裂 此型比较少见,在临床上多无症状,很少就医。仅有部分病例达到一定年龄后才出现症状。在X线检查时发现有颅骨缺损,颅缝间合不全而确诊,除了合并有皮肤瘘管及较大的脂肪瘤外,真正住院治疗的病例罕见。

2. 囊性颅裂 此类型临床上较多见,神经组织及被膜经裂孔膨出。囊膨出内容物仅为脑脊液者称为脑膜膨出;囊内容物含有脑组织者称脑膜脑膨出;膨出的脑组织中尚含有部分脑室者称脑膜脑室膨出。

3. 露脑畸形 此症罕见,常于出生后数小时内死亡。主要是颅骨大片缺损(多见于枕骨、顶骨)及发育不全的脑组织外露,没有头皮等软组织,仅有不完整的包膜。

总之,颅骨缺损的大小、形状各异,一般的裂孔均较小,膨出物内为脑脊液。如裂孔较大者,其囊内多含有脑组织。膨出之囊状物多为圆形或椭圆形,其大小相差较大。

【临床表现】

隐性颅裂多无明显症状及体征,少数病例可能有相应的局部及神经、脑的受损表现。仅将囊性颅裂之临床表现分述如下:

1. 局部症状 一般多为圆形或椭圆形的囊性膨出包块,如位于鼻根部多为扁平状包块,其大小各异,大者近似儿头,小者直径可几厘米,有的生后即较大,有的逐渐长大。包块表面为皮肤组织,厚薄程度相差悬殊,个别者可薄而透明甚至破溃漏脑脊液而发生反复感染,导致化脓性脑膜炎。厚者软组织丰满,触之软而有弹性感,有的表面似有瘢痕状而较硬。其基底部可为细的蒂状或为广阔基底。有的可触及骨缺损的边缘。囊性包块一般较软而有弹性,触压时可有波动感及颅压增高,当患儿哭闹时包块增大而张力增高。单纯脑膜膨出者包块透光试验阳性,在脑膜脑膨出时有可能见到膨出的脑组织阴影。

2. 神经系统症状 轻者无明显神经系统症状,重者与发生的部位及受损的程度有关,可表现智力低下、抽搐及不同程度的瘫痪、腱反射亢进、病理反射。如发生在鼻根部时,可一侧或双侧嗅觉丧失。如膨出突入眶内,可有第二、三、四、六对脑神经及第五对脑神经的第一支受累。如发生在枕部的脑膜脑膨出,可有皮质性的视觉障碍及小脑受损的表现。

3. 邻近器官的受压表现 膨出发生在不同部位,可有头形的不同改变。膨出位于鼻根部者,常引起颜面畸形,鼻根扁宽,眼距加大,眶腔变小,有时眼睛呈三角形,双眼球被挤向外侧,可累及泪腺致泪囊炎。突入鼻腔可影响呼吸或侧卧时才呼吸通畅。膨出突入眶内时,可致眼球突出及移位。枕部巨大膨出,由于长期侧卧位导致头的前后径明显加大而成舟状头。包块局部可有毛发异常或色素沉着。

【诊断】

根据病史及临床表现,肿物的部位、性质、外观,透光试验阳性,一般作出正确诊断。颅平 X 片可发现裂孔大小、范围。CT 表现:可显示颅骨缺损及由此向外膨出具有脑脊液同样密度的囊性肿物,如合并脑膜脑膨出则可见与脑同样密度的表现,可见脑室的大小、移位、变形等。MRI 表现:可见颅骨缺损及由此膨出的脑脊液、脑组织、脑血管及硬脑膜组织信号的肿物,可见颅内其他结构的改变及畸形的表现。

【治疗】

单纯颅裂一般无须特殊治疗,当合并脑膜、脑膨出者一般均需手术治疗。手术时间最好在出生后 6~12 个月为宜,囊壁菲薄欲破或者已破裂有脑脊液溢出而无感染者。手术目的是切除膨出囊,还纳膨出的脑组织等内容物,修补不同层次的裂孔。如颅骨裂口不大,一般可不作颅骨裂孔修补。较大的裂孔或颅底裂口应行颅骨修补。其材料可应用局部的硬脑膜、钛板、骨水泥等修补材料。合并有脑积水的病儿应同期做脑室 - 腹腔分流术。

颅顶部的脑膜脑膨出修补时,可选择直线或梭形切口,切除范围应适度,防止缝合后张力过大,不好愈合。沿切口直达囊壁,分离至囊颈及裂孔处,切开囊壁,探查囊内容物,无脑组织膨出且裂孔小,可行荷包缝合结扎,切除多余的膨出囊,再逐层重叠加固缝合。如有少量脑组织,应分离后还纳颅内,余同前操作即可。鼻根部、眶部、鼻咽部脑膜脑膨出修补时,应行双额冠状开颅,切开硬脑膜,结扎前部矢状窦并切断,掀起额叶即可发现膨出囊颈部,如膨出少量脑组织,分离后还纳颅内。如膨出脑组织较多时,可分离后电凝切断。裂孔小者利用翻转硬膜修补即可。如裂孔较大,可用事先准备好的材料,成形后修补,再用硬膜重叠后加固修补,逐层关颅。

正常掌握手术适应证及操作规程,可相对减少并发症。其主要并发症为伤口感染、脑积水、手术局部皮肤坏死、伤口脑脊液漏等。另外一个特殊并发症是术后脑积水,一般发生在脑膜脑膨出修补术后数周内,一旦术后继发脑积水,要及时行脑室 - 腹腔分流术。

【预后】

单纯的脑膜脑膨出,经过手术治疗后,一般效果较好,可降低死亡率,降低脑积水的发生率,减少或缓解神经系统的损害症状,而脑膜脑室膨出,脑膜脑膨出,一般均合并有神经功能障碍及智能低下和其他部位畸形,预后差。手术不能解决其他畸形及改善智力。

二、狭颅症

狭颅症(craniostenosis)也称颅缝早闭,是婴幼儿在一岁内发生一条或多条颅缝的早期闭合,从而影响脑和颅骨的正常发育,出现各种头颅畸形和颅压高的症状。新生儿发病率为 0.6‰。

【病因】

本病的病因不明。出生时就存在的颅缝骨化称为原发性狭颅症，继发于身体其他疾病的颅缝早期骨化称为继发性狭颅症，如伴随过度使用甲状腺激素替代治疗的克汀病病人出现的早期颅缝骨化。

【临床表现】

婴儿出生后脑发育非常快，一般到 1 岁半到 2 岁时颅缝逐渐完全闭合。当颅骨和脑的发育不同步，不协调时，如颅缝的早期骨化闭合，就限制了脑组织的发育，而出现各种临床症状，主要表现为：

1. 头颅畸形　某一颅缝的早期骨化，造成与骨缝垂直方向的颅骨成长不全，而顺骨缝方向的其他颅缝周围的颅骨代偿性过度生长。根据闭合的颅缝不同，出现各种不同形状的头颅畸形。少部分病人同时有颌面骨骨缝的早期闭合，导致面部发育畸形。

(1) 舟状头畸形：头颅向两侧发展受阻，表现为头颅的前后径增长，而横径缩短，一般为矢状缝早期闭合。

(2) 短头畸形：头颅前后发展受阻呈扁头畸形，主要表现为颅腔的前后径缩短，横径代偿性增长，额骨后缩，多由冠状缝早期闭合造成。

(3) 尖头畸形：额骨扁平、后缩，颅腔穹窿顶部凸起，多见于冠状缝伴其他颅缝的多条颅缝早闭。

(4) 斜头畸形：由一侧冠状缝早期骨化所致，表现为一侧额骨扁平，两侧不对称。

(5) 三角头畸形：因额缝早期闭合所致，额骨呈三角形。

(6) 人字缝早期闭合少见，表现为枕部扁平。

2. 颅内压增高　颅缝早期骨化闭合，颅腔的容积变小不能适应脑组织生长发育的需要，而产生颅压高，颅腔越小，颅压高就越明显。X 线片检查不仅可见骨缝的闭合，还可见颅骨内板指压痕，提示有颅内高压。一般认为矢状缝和额缝早期闭合的病人无颅压增高，因矢状缝早闭头呈舟状，前后径增大，其头围和颅腔容积不小于正常人。

3. 眼部症状　眼球突出、视力下降和视神经萎缩，常见于冠状缝早闭的病人，这主要是因为颅压高和眼眶发育异常所致。另有合并面部畸形的病人可有眼距的改变及斜眼等。

4. 精神障碍　脑组织发育受阻，受压和慢性颅内压增高均可产生精神障碍，特别是额叶发育受限者更易出现。

【诊断与鉴别诊断】

本病多在婴儿出生时或出生后一月内，通过观察头颅形态即可做出诊断，在骨化的骨缝处可能摸到骨化隆起的骨嵴，X 线片可显示骨缝的闭合和邻近骨边缘的硬化，同时可出现颅骨内板的指压痕。头颅 CT 和 MRI 扫描可明确颅内是否合并有其他畸形。

本病主要与小头畸形相鉴别，任何原因导致的脑发育不良也可导致颅缝早闭，但称为“小头畸形”。小头畸形的头颅虽小，但形态正常，X 线片可显示无骨缝早期闭合且颅骨内板无指压痕。体位性扁平颅常常由于婴幼儿因某种原因只用同一种姿势睡眠，导致头颅某一部位扁平，通过改变姿势，多数患儿可在 1 岁以前得到纠正。

【治疗】

有颅内压增高的狭颅症的手术治疗目的是扩大颅腔，提供脑发育所需要的空间，其次是美容。对于有颅压高的患儿应尽早手术，对继发于脑发育不良导致的颅缝早闭则无手术指征。

手术时机：因小儿在 1 岁内大脑生长发育非常旺盛，因此，手术越早越好，一般认为出生后 4~6 周可实施急症手术，一定要在病儿出生 12 个月内做手术，超过此时间的治疗效果不明显。3 岁以后，大脑生长旺盛期已经结束，晚期手术的主要目的是整复颅骨或面部畸形。

手术方法是颅骨骨缝再造术，是在闭合的骨缝处咬出足够宽的骨槽(3~4cm)，以保证术后短期内新生骨不再融合；骨槽要足够长，以保证颅骨的正常生长不受限制，如咬除额缝要尽可能到眉心点，咬除双侧的冠状缝要尽可能到达颧弓处，矢状缝从前到后方的“人”字缝处。有一些病儿在术后 2~3 个月骨槽即被新生骨长满，又一次形成颅骨缝的闭合，为预防此情况，老的手术方法是在骨槽的一端缝合上硅胶条，以阻止骨槽两端的新生骨融合，现在已经基本不用此方法。手术的最大问题是术中大量的血液丢失，可应用术中血液回收 - 回输器，并及时补充体液的丢失。对于年龄较大的患儿可采用颅骨重塑术，将颅骨分块取下重新固定，以达到扩大颅腔和美容作用，效果较好但是创伤较大，术中注意控制出血，多需要术中输血。术后如再出现颅压高和 X 线片检查显示颅骨再次融合，可在术后 6 个月行二次手术。

第三节 枕骨大孔区畸形

枕骨大孔区畸形也称寰枕畸形(anomalies of atlanto-occipital region),主要是指枕骨底部及寰椎、枢椎先天发育异常。颅颈部的起源不同于颅骨,枕骨发源于脊椎,胚胎时由前5个体节形成枕骨,枕骨与寰椎、枢椎形成转动的关节,与其他脊椎的关节结构及功能都不同,因此颅颈部移行部为一特殊区域。此区域在胚胎发育过程中受内外因素影响,可形成各种畸形发育。主要包括:小脑扁桃体下疝畸形、扁平颅底、颅底凹陷、寰枕融合、寰枢椎脱位等。以上几种可以单独或几种同时发生。

一、小脑扁桃体下疝畸形

【概述】

小脑扁桃体下疝畸形(Arnold-Chiari malformation),即Chiari畸形,是小脑扁桃体下疝至椎管内,同时,延髓和部分第四脑室也可疝入椎管内。本病的发生原因尚有不同意见。有人认为脊柱裂、脊髓脊膜膨出的病人,由于脊髓固定在脊柱裂处,在生长发育过程中,脊柱和脊髓生长速度不同,脊髓不能按正常情况上移,这样造成脊髓和脑组织向下牵移,而产生小脑扁桃体下疝。在脑发育过程中,后颅窝容积小,脑组织发育过度以致部分脑组织疝出枕大孔。小脑扁桃体下疝的同时延髓也有不同程度的下移,严重者延髓可完全移到枕骨大孔外。这样就造成了延髓背侧屈曲,脑神经、颈神经受牵拉,脊髓受压变扁,疝出的脑组织与脊髓及周围结构粘连,枕大池闭塞,中脑导水管或第四脑室中孔粘连闭塞,形成梗阻性脑积水,又可加重小脑扁桃体下疝。下疝的脑组织阻塞了脊髓中央管开口处,或中央管口处形成假膜,均可导致脊髓空洞。

Chiari畸形分为以下三种病理类型,其严重程度逐渐加重。Chiari Ⅰ型:单纯的小脑扁桃体下疝进入椎管,一般不超过L_2水平,常合并有颅底畸形,但很少合并有脑积水,不合并有神经管闭合不全,多数病例合并有脊髓空洞。Chiari Ⅱ型:小脑下蚓部和脑干下部均疝入椎管内,下疝的组织可超过L_2水平,常合并有脑积水和神经管闭合不全,或合并有多种其他神经轴的畸形,如脊膜脊髓膨出。Chiari Ⅲ型:部分小脑和脑干疝入椎管内,常合并有脑积水。

【临床表现】

临床上最常见的是Chiari Ⅰ型,有50%~75%的病例合并有脊髓空洞,合并有脑积水的发生率约3%,合并颅底和颅颈关节畸形的发生率约50%以上。由于小脑扁桃体下疝,脑神经和颈神经根受压,可以引起声音嘶哑、吞咽困难、颈项部疼痛及活动受限。因延髓和脊髓上颈段受压迫可出现肢体运动障碍,偏瘫和四肢瘫,四肢感觉障碍,腱反射亢进,出现病理反射及大小便障碍。在有脊髓空洞时可出现感觉分离(即痛温觉消失,触觉正常)或双上肢肌萎缩等。因小脑受累可出现共济失调,走路不稳及眼球震颤。在脑脊液循环受阻时可出现脑积水,出现头疼、呕吐、眼底水肿的颅内压增高症状。

【诊断】

目前最好的检查手段是MRI检查,在矢状位上可以清楚地看到小脑扁桃体下疝的具体部位,有无延髓及第四脑室下疝或脑干的移位,有无脊髓空洞及脑积水等。

【治疗】

首选手术治疗枕骨大孔区减压术,其目的是解除下疝的脑组织对延髓的压迫。施行手术后一般脊髓空洞症都有所缓解。早期发现和早期手术治疗Chiari畸形是确保病儿功能恢复的关键。手术方法分为:骨性减压、膜性减压和下疝物切除三种方法,手术技术的进步是从外向内发展的。骨性减压是单纯去除做后颅窝的颅骨,膜性减压是在骨性减压的基础上做硬膜敞开或硬膜扩大修补。后颅窝开放减压术硬膜未缝合,后颅窝内容物失去了正常的硬膜解剖结构。后颅窝硬膜减张修补术是在后颅窝开放减压术的基础上,将硬膜修补缝合,虽然闭合了颅腔,但并没有从根本上解决下疝小脑扁桃体压迫延髓的问题。此两种手术方法由于失去了硬膜的支撑作用,可造成后颅窝内容物(小脑、小脑扁桃体和延髓)的进一步下疝。小脑扁桃体下疝是引起发病的根本病因,此两种手术方法没有解决这个根本性的问题。后颅窝骨性和膜性减压术对缓解因枕大孔压迫引起的临床症状有明显的效果,而对由于脊髓空洞引起的临床症状无明显或轻度改善。这就是术后病人的临床症状暂时缓解，长期则可能引起复发或进一步加重的原因之一。以上两种手术方法没有从根本上解决下疝物压迫延髓问题，下疝物切除术是根本解决 Chiari 畸形的手术，在切除了下疝物后，要做硬膜缝合。

手术做后枕正中切口，暴露枕骨鳞部及相应的颈椎棘突，咬开枕骨 3cm × 3cm 的骨窗，并咬除颈椎后弓，松解硬膜外的纤维索带，切开硬膜。可见扁桃体下疝到椎管内，小心将下疝的扁桃体切除到第四脑室正中孔。一般在下疝的脑组织与延髓间有毛细血管的增生和蛛网膜丝增生。对于儿童 Chiari 畸形合并脊髓空洞，在脊髓中央管开口处(闩部)常有一层淡黄色的薄膜(图 27-2)，用尖刀切开此膜后，有液体流出，饱满的脊髓即刻塌陷。下疝的小脑扁桃体长期压迫延髓，延髓表面有明显的毛细血管增生和蛛网膜增生、粘连，造成延髓和扁桃体之间的粘连。扁桃体压迫、阻塞脊髓中央管口的阻塞、毛细血管增生和蛛网膜增生，此三者的综合因素造成脊髓中央管口处的薄膜形成。一般将硬膜缝合，由于已经将下疝的小脑扁桃体切除，硬膜原位缝合可起到对后颅窝内容物的支撑作用，不做扩大修补以避免小脑和延髓的继发性(或继续)下疝。

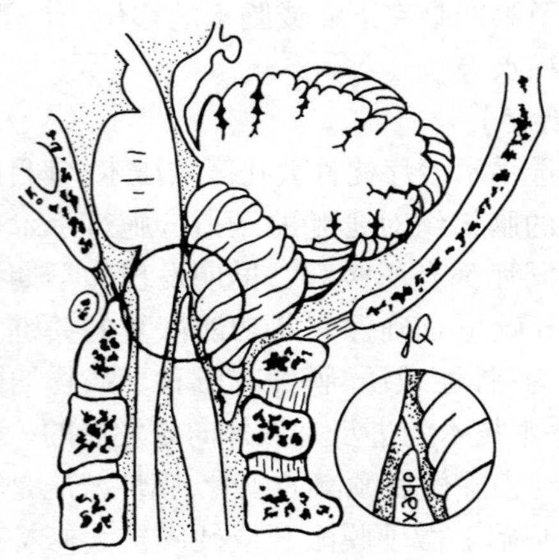

图 27-2　Chiari 畸形示意图
在闩部形成假膜，合并脊髓空洞

二、其他寰 - 枕区畸形

(一) 扁平颅底

是蝶骨体长轴与枕骨斜坡构成的颅骨基底角变大，即中颅窝与后颅窝的下降梯度变小。基底角是蝶鞍中心点和鼻根部及枕大孔前缘连线所构成的角度，正常值在新生儿为 133°，13~14 岁男孩为 142°，女孩 134°~140°，成年男性为 134°，女性为 132°。基底角度小无重要临床意义，基底角超过 145° 即为扁平颅底。现常用在 MRI 正中矢状位像，测量前颅底鞍结节平台线与斜坡连线之夹角。此种畸形单独存在时一般不出现临床症状，故无须特殊处理。

(二) 颅底陷入

又称颅底内陷，是寰枕区畸形中最常见的一种，主要是以枕骨大孔为中心的颅底骨组织内翻，寰椎向内陷入，枕骨大孔前后径缩短、齿状突高出正常水平向后压迫延髓。一般认为是先天性畸形，可是有的新生儿期没有，以后发生。因此有人认为此病是立位时薄弱的颈椎支持重的头部而造成的。颅底陷入常伴有小脑扁桃体下疝畸形，但最主要的危害是齿状突异位压迫延髓。

临床症状和畸形的程度表现不一致，多数在 18 岁以后才出现症状，病情进展缓慢，进行性加重。一般可见头颈部偏斜，面部不对称、颈短、后发际低及脊柱侧凸。常见的有颈神经根的刺激症状，出现颈项部疼痛、活动受限及强迫头位，部分病人可出现上肢麻木、疼痛、肌萎缩及腱反射减低等。晚期病人可出现颅内压增高，甚至发生枕骨大孔疝，突然呼吸停止而死亡。MRI 检查是目前最好的检查手段，在矢状位可清楚地看到寰枕区的改变：齿状突上移、小脑扁桃体下疝、颈髓受压的程度，等等，便于决定手术治疗的方法。

外科治疗方法有前路减压和后路减压两种方法，在选择上主要依据齿状突向后压迫延髓的情况和寰枢椎的稳定性而定。对于明显齿状突向后压迫延髓者，后路减压是禁忌证。应该做口腔咽部前入路行减压术。对于寰枕区稳定性差的病人，在前入路手术后还需要从后入路再行减压和枕骨颈椎植骨融合术。

(三) 寰枕融合

寰枕融合即寰椎枕化，是胚胎期枕骨和寰椎发育异常，使寰椎的一部分或全部与枕骨融合在一起。这种情况在临床上较多见。单纯寰枕融合，虽然枢椎齿状突位置也随之上升，但一般没有临床症状，无须特殊处理。如与颅底陷入等其他畸形同时存在，尤其是并发寰枢脱位出现延髓和脊髓压迫症状时，需行相应的手术治疗。

(四) 寰枢椎脱位

先天性寰枢椎脱位主要是由于枢椎齿状突发育障碍和寰椎横韧带发育不全，如有轻度外伤、头颈部活动过度、反复多次损伤，即可发生脱位。寰枢侧方关节的位置异常是寰枢稳定性的重要原因。因齿状突前方有寰椎前弓，故发生前脱位多。临床表现有颈项部疼痛、头部活动受限、头部可出现强迫头位，脊髓受压时可出现程度不同的四肢瘫痪。在寰枢脱位时可使椎动脉迂曲，发生椎基底动脉供血不全的症状。

寰枢椎脱位在X线侧位片上，寰椎前弓与枢椎齿状突前面的距离正常不超过2.5mm，儿童最大不超过4.5mm，超过此范围即是寰枢椎前脱位。正位张口拍片齿状突与寰椎两侧块之间的距离应是相等对称的，如两侧块与枢椎体关节不对称，或一侧关节间隙消失即是脱位，有时需病人取坐位，拍前屈、后仰位侧位片，可以发现有无脱位或半脱位。

治疗的目的是解除寰枢椎对脊髓的压迫，加强颈椎关节的稳定性。对于轻度的半脱位病人，一般可使用颌枕带牵引，对有先天性齿状突分离或齿状突发育不全的病人应采用颅骨牵引，一般牵引3~4个月，以后用颈托或石膏固定2~3个月。对于脱位时间久及脱位后压迫症状严重的，经牵引不能复位或中枢神经系统症状改善不明显者，需手术治疗。如压迫主要来自后方，可经后枕正中线切口入路，切除枕骨大孔后缘及寰椎后弓，减压后取自体髂骨行枕骨颈椎融合术。如压迫主要来自前方，可经颈部或口腔咽部前入路切除枕骨大孔前缘及枢椎齿状突，以后再行后枕正中切口行枕骨颈椎融合术。

第四节 脊髓脊柱畸形

一、脊髓裂

脊髓畸形多伴发有脊柱裂，是胚胎发育障碍所致。现今由于重视孕期保健和口服叶酸，脊髓畸形的发生率极低。脊髓裂是由于椎体背侧的异常突出物（纤维隔或骨嵴）贯穿脊髓，将脊髓在局部分为左右两半，其隔物的长度和脊髓两半的对称可不相同。脊髓裂的主要危害在于儿童处于快速生长期，正常时脊髓随脊柱而生长，由于隔物的限制，脊髓生长时受到牵制，从而产生相应的脊髓症状。脊髓MRI和CT椎体成型扫描是诊断的可靠方法，可明确病变的位置和范围。手术切除隔物是治疗有症状的脊髓裂病儿的最佳选择。

二、脊柱裂和脊膜脊髓膨出

脊膜膨出是指先天性脊突和椎板缺如，椎管内容物向背外侧膨出。椎体异常，向腹侧膨出者偶见。可发生在脊柱任何节段，腰骶部多见。CT和MRI显示内容物为脑脊液者称为脊膜膨出（meningocele），脊髓脊膜膨出（meningomyelocele）是指内容物含有脊髓或马尾神经结构。新生儿发病率为1‰~2‰。

大多病儿出生时脊背中线即可发现包块，大小不一，通常为圆形，表面有正常皮肤。皮肤表面可有毛发、色素沉着，部分患儿顶部皮肤菲薄，可发生破溃感染，基底宽窄不一，内容物不一，脊髓和/或神经可突入并与囊内壁粘连。哭闹时包块张力可增加。脊膜膨出的部位不同，膨出物不同，临床表现也不同，常见的腰骶部脊膜脊髓膨出病人可出现双下肢瘫、大小便功能障碍和足内翻畸形。

脊髓脊膜膨出大多数伴有脑积水，其中小部分出生时已经出现，大部分在出生6个月后出现。手术可使潜在脑积水出现且进行性加重，故术后应定期复查CT，如脑室扩大需立即行脑积水分流术。

术前需检查膨出肿块的大小、颜色、皮肤薄厚、有无破溃和感染。如有感染，除局部换药、做细菌培养外，需全身使用抗生素至感染得到控制。术前还应做神经系统评估，如观察双下肢运动和感觉有无障碍，了解大小便能否控制，测量头围，检查脊柱、髋、膝、足部有无畸形。术前需行病变处CT和MRI检查，可明确椎板缺损的部位，膨出物的种类，与椎管内外结构的关系，有无脊髓低位、脊髓栓系以及合并其他占位，如脂肪瘤、皮样囊肿等。另外应行头部CT和/或MRI检查，明确是否已经存在脑积水和其他异常，并为将来出现脑积水的病人提供比较资料。

过早手术对改善神经功能无帮助。但是生后囊壁菲薄有可能破溃者应尽早手术，已经破溃者应急诊手术，其他可延迟到1岁后手术。

手术目的是重建脊髓的正常发育环境和改善外观，防止中枢神经系统感染，对于已经存在的运动和感觉功能障碍恢复可能不大。通过显微手术方法，在电生理监测下松解脊髓和神经组织，可以切断突入囊内的无功能神经，而有功能的脊髓和神经则应尽力保护回纳。仔细分层缝合蛛网膜、硬脊膜、肌肉、皮下组织和皮肤。术中注意减少任何形式的脊髓和神经牵拉，保护好营养神经组织的血管，以避免脊髓神经损伤而加重肢体和括约肌功能障碍。

病儿取俯卧或侧卧位，采用梭行皮肤切口，锐剥离椎板，做椎板切除至正常的硬脊膜边界，以此为参照暴露膨出部位椎管内组织后，切除脂肪、多余硬脊膜，通过显微手术缝合膨出脊髓两侧蛛网膜恢复椎管内的生理结构，硬脊膜要严密缝合，重塑完整椎管，如有硬脊膜缺损，可取自体筋膜修补，并将腰骶筋膜翻转覆盖缝合来加强硬脊膜的强度，注意不要造成椎管狭窄。术后病人应采取俯卧位以减轻背部伤口张力，并防止大小便污染伤口。

合并脑积水的病人应先行脑积水分流术，再行脊膜膨出手术。对于行修补术时尚未出现脑积水的患儿应向家属交代清楚脑积水的症状，并定期复查头部 CT，一旦脑室扩大，立即行分流术。

死亡的主要原因是术后脑积水、中枢系统感染和合并 Chiari 畸形时导致的呼吸停止。大多数病人可存活并智力正常，行走、大小便情况依就诊时病情轻重不同。

（张玉琪）

参考文献

[1] 余新光，尹一恒，周定标，等．颅颈交界畸形寰枢侧方关节与寰枢稳定性的关系 [J]. 中华神经外科杂志，2011, 27 (10): 1029-1033.

[2] STEINMETZ M P, BENZEL E C. Craniovertebral junction: biomechanical considerations [J]. Neruosurgery, 2010, 66 (3Suppl): 7-12.

[3] 周定标，张远征，余新光，等．自发性寰枢椎脱位（附 155 例报告）[J]. 中华神经外科杂志，2000, 16 (5): 5-8.

[4] 张玉琪，王忠诚，马振宇，等．小脑扁桃体切除并脊髓中央管口松解术治疗合并脊髓空洞的 Chiari 畸形 [J]. 中华神经外科杂志，2004, 20 (3): 32-34.

[5] 胡文安，蒋先惠．颅脑和脊髓的先天畸形 [M]// 蒋先惠．小儿神经外科学．北京：人民卫生出版社，1994: 72-103.

[6] 李亚松，张家涌，鲍圣德，等．小儿脊髓脊膜膨出合并脑积水 14 例 [J]. 中华神经外科杂志，2010, 26 (11): 1031-1032.

[7] 陈晓东，王振宇，谢京城，等．脊髓栓系综合征手术前后尿动力学研究 [J]. 中华神经外科杂志，2010, 26 (12): 1117-1120.

[8] 方铁，徐金山，李维芳，等．儿童蛛网膜囊肿 - 腹腔分流术后继发裂隙脑室综合征的治疗 [J]. 中华神经外科杂志，2011, 27: 31-36.

[9] 乔惠，常鹏飞．术中神经电生理检测 - 神经外科的新观点 [J]. 中华神经外科杂志，2011, 27 (1): 31-36.

[10] 张玉琪，马振宇．囊肿 - 腹腔分流术治疗儿童颅内蛛网膜囊肿 [J]. 中华神经外科杂志，2000, 16 (4): 216-218.

[11] 姚红新，李佳欣，甲戈，等．侧裂蛛网膜囊肿 - 腹腔分流术后高颅压的原因和治疗 [J]. 中华医学杂志，2010, 90 (29): 2056-2058.

第二十八章
颅脑损伤

第一节 概述

颅脑损伤(craniocerebral trauma,head injury)是神经外科最常见的疾病,占各类创伤发生率的22%~42%,仅次于四肢损伤,但死亡率居各类创伤的首位,占创伤总死亡的72.2%~92.5%。近年来,随着我国现代化基础建设及机动车数量成倍的增长,颅脑损伤的发病率呈现逐年升高的趋势。由于受伤环境复杂,致伤因素多变,颅脑损伤多伤情重,并发症多,治疗困难;治疗后病人多遗留不同程度神经功能障碍,给社会和家庭带来沉重的负担。因此,对颅脑损伤应给予高度重视,积极预防和治疗。

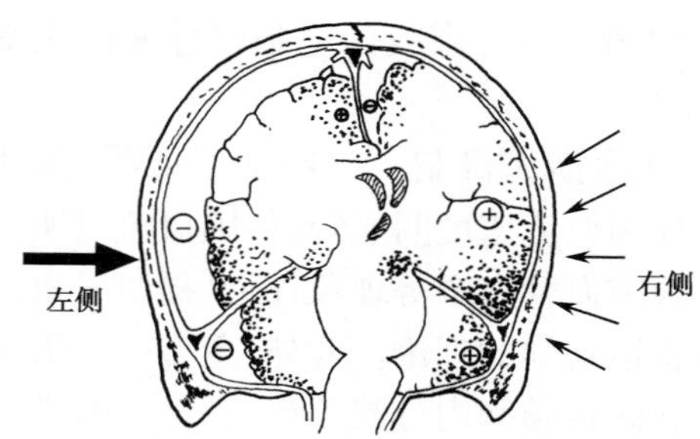

图 28-1 头部作减速运动时的脑损伤机制

粗箭头表示头部快速运动的方向,细箭头表示头部受到外界物体的突然阻止,圆圈表示减速瞬间脑局部压力的改变,黑点表示脑损伤灶

一、损伤机制

1. 生物力学损伤机制 对颅脑损伤发病机制的认识是一个逐步加深的过程。最初对颅脑损伤发病机制的认识,是以暴力的局部机械损伤为基础的,即生物力学损伤机制(图 28-1,图 28-2)。损伤作用分为惯性力损伤和接触力损伤两类,惯性力损伤又分为加速性、减速性和旋转性损伤。加速性损伤是头部在静止状态时,被一运动的物体打击,使其沿外力作用方向呈加速运动而造成的损伤;此种方式所造成的头皮、颅骨和脑损伤主要发生在受力部位,称冲击伤。减速损伤是头部在运动状态时撞于静止的物体而突然停止所引起的损伤。在惯性力的加速和/或减速的过程中,脑损伤组织受到的剪切和张力不仅发生在受力处局部,而且常常发生在受力处的相对部位,后者称对冲伤。旋转性损伤是作用力偏离颅脑惯性中心时产生颅脑旋转运动所致的脑损伤,常见有颈部受力时所发生的“挥鞭样”损伤;实际上,所有作用于颅脑的切线力,均可发生旋转性损伤。

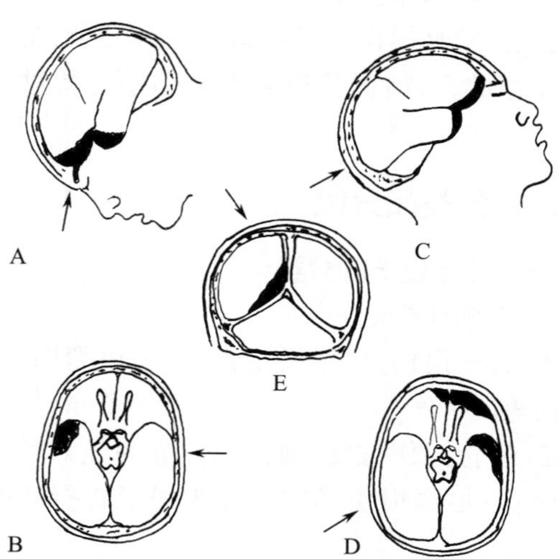

图 28-2 闭合性颅脑损伤时脑挫裂伤形成机制与好发部位

箭头表示外力作用方向和部位,黑色表示脑挫裂伤灶 A. 前额受力所致额颞叶伤灶;B. 颞部受力所致对侧颞叶伤灶;C. 枕部受力所致额颞叶伤灶;D. 颞枕部受力所致对侧额颞叶及同侧额叶伤灶;E. 顶盖部受力所致颞枕叶内侧伤灶

另外，生物力学损伤理论还认为颅脑损伤和头颅的解剖特点有关，颅骨的骨缝成年后就完全闭合，而儿童的颅骨不仅骨缝未闭合，其颅盖骨的弹性也较成人大，因此儿童和成年人虽受相同外力却导致不同颅脑损伤：儿童可发生乒乓球样骨折，而成人极罕见。颅骨的另一特征是颅盖骨内板较平滑而颅底不规则，颅底的部分骨质较薄，如眶板部位容易出现骨折和变形；脑组织在颅底面的相对运动则引起广泛的脑挫裂伤。

2. 细胞生物学损伤机制　近年来不少学者在神经细胞膜代谢研究中，发现钠泵、钙离子、自由基以及兴奋性氨基酸异常的毒害作用，故特别强调急性颅脑损伤中神经生物化学影响的重要性。继发性脑损害的重要病理标志是脑水肿，脑水肿可由细胞破裂、细胞膜上正常的钠、钾泵的失衡、正常血-脑脊液屏障的破坏、颅内血肿或脑挫裂伤的占位效应引起的颅内压升高或压迫脑静脉使回流受限等原因引起。

3. 其他损伤机制　一些学者证明，急性颅脑损伤者周围血流速度明显降低，脑血流有明显障碍以及出现脑血管痉挛等现象，故又提出了血流动力学和血管运动学的理论。此外，重型颅脑损伤常常发生心、肺、胃肠和内分泌等严重并发症，学者认为这些变化是下丘脑-垂体-靶器官的功能紊乱，导致神经体液营养障碍的结果，即所谓下丘脑-垂体轴损害的理论，主张积极改善自主神经功能，以提高其治愈率和降低死亡率。

总之，颅脑损伤的发病机制十分复杂，是多种因素并存的，目前仍然还有不少问题有待进一步探讨。

二、分类和分级

（一）颅脑损伤的分类

1. 按解剖层次分类

（1）头皮损伤：包括头皮血肿、头皮裂伤、头皮撕脱伤等。

（2）颅骨损伤：根据损伤部位分为颅盖骨折和颅底骨折；根据损伤形式又分为线形骨折和凹陷骨折。

（3）颅内血肿：包括硬膜外血肿、硬膜下血肿、脑内血肿、脑室内出血等。

（4）脑损伤：包括脑震荡、弥散性轴索损伤、脑挫裂伤、脑干损伤等。

（5）神经损伤：如视神经、面听神经损伤后组脑神经损伤等。

（6）脑血管损伤：如外伤性动脉瘤、颈内动脉海绵窦瘘等。

2. 按伤后头皮、硬脑膜是否完整，受损的颅骨、脑组织是否与外界相通分类

（1）开放性损伤。

（2）闭合性损伤。

3. 按病理分类

（1）原发性颅脑损伤：①脑震荡；②弥散性轴索损伤；③脑挫裂伤；④脑内血肿。

（2）继发性颅脑损伤：①局灶性：脑水肿、脑灌注压下降、脑疝、外伤性癫痫、颅内感染等；②全身性：体循环压下降（创伤性休克）、缺氧、高碳酸血症、高血糖等。

4. 按病程时间分类

（1）急性：1~3天。

（2）亚急性：3天~3周。

（3）慢性：超过3周。

（二）颅脑损伤的分级

分级的目的是便于制定诊疗常规、评价疗效和预后，并可对伤情进行鉴定等。

1. 按格拉斯哥昏迷评分（Glasgow coma score，GCS）分级（详见本章第六节）　意识障碍处于15~13分，未超过半小时者为轻型；12~9分，未超过6小时者为中型；8~3分，超过6小时者为重型（有人将5分以下列为特重型）。

2. 按伤情轻重分级

（1）轻型（Ⅰ级）：主要指单纯脑震荡，有或无颅骨骨折，昏迷未超过30分钟，仅有轻度头痛、头晕等自觉症状，神经系统和脑脊液检查无明显改变。

（2）中型（Ⅱ级）：主要指轻度脑挫裂伤或颅内小血肿，有或无颅骨骨折及蛛网膜下腔出血，无脑受压征，昏迷未超过6小时，有轻度的神经系统阳性体征或有轻度生命体征改变；

（3）重型（Ⅲ级）：主要指广泛颅骨骨折，广泛脑挫裂伤，脑干损伤或颅内血肿；昏迷超过6小时，或意识障碍呈进行性加重，或出现再昏迷；有明显的神经系统阳性体征或明显生命体征改变。在重型中又可分出特重型。

（4）特重型（Ⅳ级）：指原发性脑损伤特别严重，伤后立即深昏迷，呈去大脑强直状态，或伴有其他部位脏器损伤、休克等情况；或已有晚期脑疝表现，包括双侧瞳孔散大、生命体征严重紊乱，或呼吸已近停止等。

第二节 头皮损伤

一、头皮血肿

头皮血肿(scalp hematoma)多因钝器所致,按血肿出现于头皮内的具体层次(图 28-3)可分为皮下血肿(subcutaneous hematoma)、帽状腱膜下血肿(subgaleal hematoma)和骨膜下血肿(subperiosteal hematoma)三种。皮下血肿一般体积小,有时因血肿伴有周围组织肿胀隆起,触诊较硬,而血肿中央部分触诊较软,有凹陷感,易误认为伴有凹陷颅骨骨折。头颅 X 线摄片(特别是颅骨损伤处的切线位)和 CT 可作鉴别。发生帽状腱膜下血肿时,因该层组织疏松,出血易于弥散而可蔓延至整个头部,在小儿及体弱者有时可导致休克或贫血。骨膜下血肿的特点是易发生于婴幼儿,局限于某一颅骨范围之内,以骨缝为界,常见于颅骨和骨膜剥离性损伤之后,如产伤等。

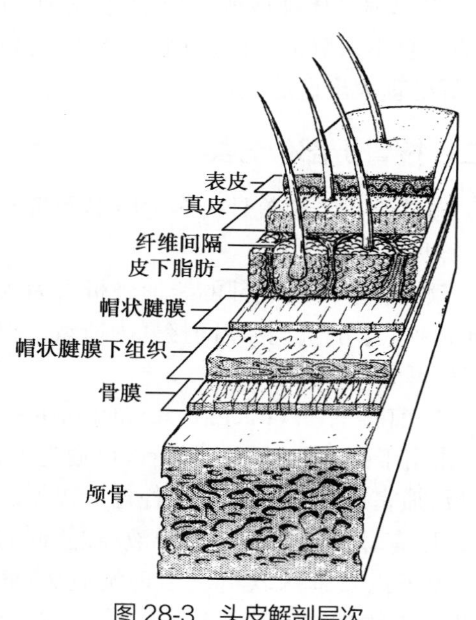

图 28-3 头皮解剖层次

较小的头皮血肿在 1~2 周可自行吸收,巨大的血肿可能需 4~6 周甚至更长时间才能吸收。头皮血肿除非较大,一般皆可待其自行吸收。血肿巨大且长时间不吸收者,因为常伴有未液化的血凝块,单纯的穿刺抽吸效果不好,可在严密消毒下进行引流,并注意预防感染;处理头皮血肿时,要着重于考虑颅骨损伤甚至脑损伤的可能。

二、头皮裂伤

头皮裂伤(scalp laceration)可由锐器或钝器伤所致。由于头皮血管丰富,出血较多,可引起失血性休克。发现头皮裂伤,初步检查如能排除开放性颅脑损伤和不稳定性凹陷骨折时,应先压迫止血,将头皮创缘出血处紧压于颅骨,一般可达到减少出血的目的。清创前将伤口周围 2~5cm 以内头发剃去。因伤口内往往混有头发、泥沙等异物,需用大量灭菌生理盐水、过氧化氢溶液彻底冲洗,然后在无菌条件下仔细检查伤口,彻底清除伤口内异物及严重污染和坏死组织,然后行帽状腱膜和皮肤两层或全层缝合。对头皮裂伤本身除按照压迫止血、清创缝合原则外,尚应注意:①须检查伤口深处有无骨折或碎片,如果发现有脑脊液或脑组织外溢,须按开放性脑损伤处理;②头皮血供丰富,其清创一期缝合的时限一般允许放宽至 24 小时。

第三节 颅骨损伤

颅骨骨折(fracture of skull)指颅骨受暴力作用所致颅骨结构改变。颅骨骨折的存在提示伤者受暴力较重,有统计表明,发生颅骨骨折的外伤病人,合并脑损伤概率高于无颅骨骨折病人数百倍;尽管颅骨骨折的伤者不一定都合并严重的脑损伤,而没有颅骨骨折的伤者,有可能存在严重的脑损伤。颅骨骨折按骨折部位分为:①颅盖骨折(fracture of skull vault);②颅底骨折(fracture of skull base)。按骨折形态分为:①线形骨折(linear fracture);②凹陷骨折(depressed facture)。按骨折是否与外界相通,分为:①开放性颅骨骨折(open fracture of skull);②闭合性颅骨骨折(closed fracture of skull)。开放性骨折和累及鼻旁窦等气窦的颅底骨折，有可能并发颅内感染或骨髓炎。

一、按骨折形态分类

1. 线形骨折　颅盖部线形骨折的发生率最高，依靠颅骨X线和CT（骨窗位）能确诊。骨折呈线形，可有分支。线形骨折的发生，表明致伤外力在作用瞬间使颅骨的变形超过了其应变范围。单纯线形骨折本身不需要特殊处理，但应警惕是否合并脑损伤和颅内血肿，因为在颅骨发生形变时，尤其在骨折线通过脑膜血管沟或静脉窦所在部位时，有出现硬脑膜外血肿的危险。骨折线通过气窦且伴有硬脑膜撕裂时，为开放性颅脑损伤，可导致颅内积气和脑脊液漏，要注意预防颅内感染。

2. 凹陷骨折　多发生于额、颞、顶骨等颅盖部，可为单纯的内板骨折凹陷，但多数为内外板同时凹入，骨折周围为不规则环形骨折线。成人凹陷骨折多为粉碎骨折；婴幼儿颅骨较韧有弹性，可出现乒乓球凹陷样骨折（depressed 'ping-pong' fracture）。骨折部位的切线位X线片，可显示骨折陷入颅内的深度。CT扫描不仅能显示骨折情况，还可了解有无合并脑损伤（图28-4、图28-5）。

手术治疗的适应证有：①合并脑损伤、颅内血肿或大面积的骨折片塌陷导致颅内压增高有形成脑疝征象，应行急诊开颅去骨瓣减压手术；②凹陷骨折片嵌入脑重要功能区，引起神经功能障碍或可能引起癫痫者，宜早做手术整复；③开放性凹陷骨折，其与颅外相通的碎骨片易导致感染，须全部清除，硬脑膜破裂应予缝合或修补；④美容方面的要求，如发迹线外明显的外形异常。

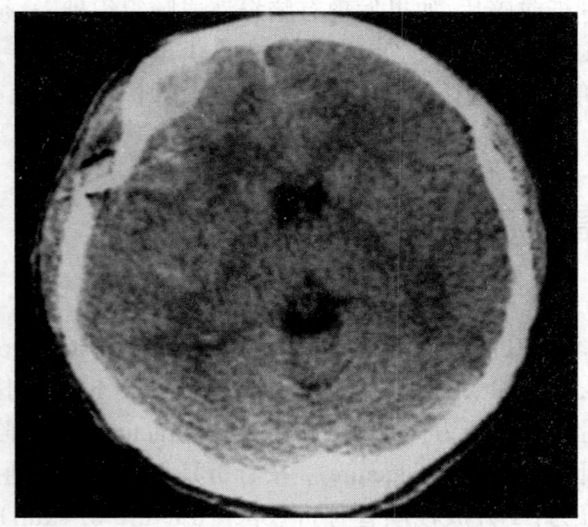

图28-4　CT平扫显示颅骨凹陷骨折及其下方的脑挫裂伤

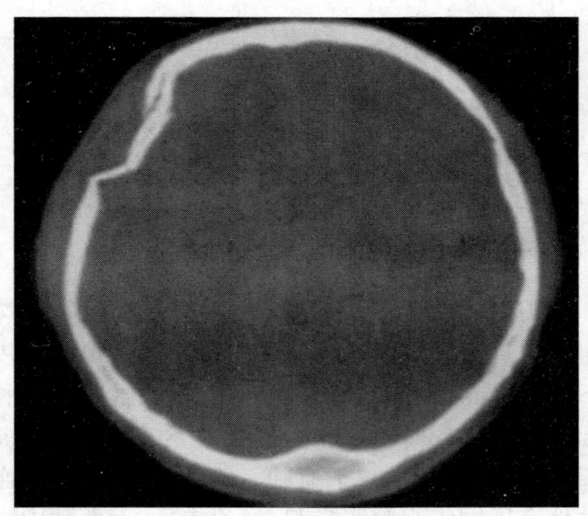

图28-5　CT骨窗显示额骨W形凹陷骨折

暂不采取手术的有：①陷入深度不超过0.5cm，颅骨碎片尖端未刺入脑组织，或不在脑功能区，无神经系统症状及体征者；②位于静脉窦处的凹陷骨折，如未引起神经体征或颅内压增高，即使陷入较深，一般也暂不采取手术；必须手术时，术前和术中都需做好处理大出血的准备。

二、按骨折部位分类

1. 颅盖骨折　颅盖骨折多为线形骨折或凹陷骨折。详见前述。

2. 颅底骨折　颅底部的线形骨折可为颅盖骨折延伸到颅底，可由直接或间接暴力所致。根据其发生部位可分为：

(1) 颅前窝骨折（fracture of anterior fossa）：多为外力作用于额、面部所致，骨折线可通过眶骨、蝶窦、筛板、筛窦或视神经管等。若骨折线累及眶骨和筛板，可有鼻出血或伴有脑脊液鼻漏，同时眼睑及结合膜下以及眶内软组织出现淤血斑（熊猫眼征）。若筛板或视神经管骨折，可合并嗅神经或视神经损伤，导致嗅觉或视力减退或丧失。

(2) 颅中窝骨折（fracture of middle fossa）：多为外力作用于颞部或耳后部所致。骨折累及蝶骨，可有鼻出血或合并脑脊液鼻漏（cerebrospinal rhinorrhea），脑脊液经蝶窦由鼻孔流出。也可损伤颈内动脉海绵窦段而发生颈内动脉-海绵窦瘘，表现为搏动性突眼，额眶部可听到吹风样血管杂音。若颅底破裂孔或颈内动脉管处的破裂，可发生致命性的鼻出血。若骨折线通过颞骨岩部时，可损伤面神经及听神经，导致周围性面瘫及听力下降或丧失；若脑膜、骨膜及鼓膜均破裂时，则出现脑脊液耳漏

(cerebrospinal otorrhea),脑脊液经中耳由外耳道流出;若鼓膜完整,脑脊液则经咽鼓管流到鼻咽部,形成脑脊液耳鼻漏(cerebrospinal oto-rhinorrhea),须注意与脑脊液鼻漏相鉴别。

(3)颅后窝骨折(fracture of posterior fossa):骨折线通过颞骨岩部后外侧时,多在伤后 1~2 日出现耳后淤血斑(Battle sign);骨折线通过枕骨基底部,可在伤后数小时出现枕部肿胀及皮下淤血斑;枕骨大孔或岩尖后缘附近的骨折可合并后组脑神经的损伤,出现吞咽困难、发声嘶哑、伸舌偏斜等症状。

颅底骨折的诊断及定位主要依靠上述临床表现来确定。对脑脊液漏有疑问时,可收集流出液定量检测葡萄糖来确定。有脑脊液漏存在时,实际属于开放性脑损伤。普通 X 线片可显示颅内积气,但仅 30%~50% 能显示骨折线;CT 检查不但对眼眶及视神经管骨折的诊断有帮助,还可了解有无脑损伤。颅底骨折本身无须特别治疗,着重于观察有无脑损伤及处理脑脊液漏、脑神经损伤等合并伤。合并脑脊液漏时,须预防颅内感染,不可堵塞或冲洗耳道或鼻腔,取头高卧位,避免大力咳嗽、打喷嚏和擤鼻涕等可能使鼻腔或副鼻旁窦内液气体反流颅内的机会,可给予预防性抗生素。绝大多数漏口会在伤后 1~2 周内自行愈合。如超过 1 个月仍未停止漏液,可考虑行手术修补硬脑膜,以封闭瘘口。对于伤后视力减退,疑为碎骨片挫伤或血肿压迫视神经者,应争取早期行使神经减压术。

第四节 脑 损 伤

脑损伤的分类在第一节已有阐述,本节主要从原发性和继发性脑损伤以及闭合性和开放性脑损伤两方面来说明脑损伤的机制及临床。

一、原发性脑损伤和继发性脑损伤

原发性脑损伤(primary brain injury)是指致伤因素直接作用于颅脑所产生的创伤性病理改变,即暴力作用于头部时立即发生的脑损伤,是致伤暴力作用于颅脑时瞬间改变的直接结果。原发性脑损伤的病理改变包括:脑震荡(concussion of brain)、弥散性轴索损伤(diffuse axonal injury)、脑挫裂伤(cerebral contusion and laceration)等。因脑干和下丘脑有其独特的部位和重要功能,损伤后出现相应的临床表现,故在分类上常将它们在原发性脑损伤中独立列出为:原发性脑干损伤(primary brain stem injury)及原发性下丘脑损伤(primary hypothalamus injury)。

继发性脑损伤(secondary brain injury)是指致伤因素作用过后,发生于脑部或全身的病理改变所导致的脑病理和生化改变。它们往往在受伤一段时间后出现,是致伤因素的间接结果,是可能给予医疗处置的,及时适当的医疗处置可能减轻或防止这类病理改变。继发性脑损伤主要包括脑水肿(brain edema),脑血流灌注压下降(decrease of cerebral perfusion pressure),脑疝(brain hernia)以及全身性的缺氧、低血压、高碳酸血症、高血糖等。

(一)原发性脑损伤

1. 脑震荡 脑震荡是原发性脑损伤中最轻的一种,是颅脑损伤后即刻发生短暂的脑功能障碍及近事遗忘;无肉眼可见的神经病理改变,显微镜下可见神经组织结构紊乱。其发生机制尚有争议,一般认为是脑干网状结构受到损害而引起意识障碍,表现为神志不清或完全昏迷,常为数秒或数分钟,一般不超过半小时。清醒后对受伤发生的时间、地点和伤前的情景都不能记忆,但对伤前较久远的事情尚能记忆,称之为逆行性遗忘(retrograde amnesia)。病人可有头痛、头晕、疲劳、乏力、畏光、耳鸣、心悸、恶心、呕吐、厌食、失眠、注意力不集中、反应迟钝、思维能力差、血管神经中枢紊乱和自主神经失调等方面的不同症状,短期内可自行好转。神经系统检查可无阳性体征,脑脊液检查无异常,CT 检查颅内无异常发现。治疗以休息调理为主,减少对病人的不良刺激,减轻思想压力,消除病人对脑震荡的顾虑和恐惧心理。另外,可针对病人自主神经功能紊乱给予镇静、补充维生素等治疗。

2. 弥散性轴索损伤 是颅脑受外力后脑组织扭曲变形,脑内产生剪切或牵拉,造成脑白质广泛的轴索损伤。病变可分布于大脑半球、胼胝体、小脑或脑干。显微镜下所见为轴突断裂的结构改变,可与脑挫裂伤合并存在。主要表现为受伤当时立即出现的昏迷，大多数病人昏迷时间较长，部分病人可有中间清醒期；若病变累及脑干则有瞳孔改变，表现为一侧或双侧瞳孔散大，瞳孔对光反应消失或同向凝视等。CT扫描可见大脑皮质与髓质交界处、胼胝体、脑干、内囊区域或第三脑室周围有多个点状或小片状出血灶，并可出现弥漫性脑肿胀、蛛网膜下腔出血（subarachnoid hemorrhage）；损伤后期可见脑实质萎缩，大脑、脑干、小脑局限性低密度病灶。MRI检查较为敏感，对无出血性病灶者，可发现胼胝体和白质的异常信号。

3. 脑挫裂伤　脑挫裂伤是脑挫伤和脑裂伤的统称，脑挫伤指脑组织遭受破坏较轻，仅在脑实质发生点状出血而软脑膜尚完整；脑裂伤指软脑膜、血管和脑组织同时碎裂，并伴有蛛网膜下腔出血；出血可局限于脑挫伤局部脑池，也可弥散于数个脑池之中。脑挫伤和脑裂伤常同时出现，临床上又不易区别，故常合称脑挫裂伤。好发于着力点部位的直接损伤和对冲部位的对冲伤，以额极、颞极及脑底面多见。小者如点状出血，大者可呈紫红色片状。显微镜下，伤灶中央为血块，周围是碎裂或坏死的皮质组织以及星芒状出血。脑挫裂伤继发的脑水肿和伴发颅内血肿更具有临床意义，前者通常属于血管源性水肿，可于伤后早期发生，一般3~7天内发展到高峰，在此期间易发生颅内压增高甚至脑疝。伤灶日后可形成瘢痕、囊肿或脑膜之间的粘连，成为外伤性癫痫（traumatic epilepsy）的原因之一。如蛛网膜与软脑膜粘连，影响脑脊液吸收，可形成外伤性脑积水（traumatic hydrocephalus）。广泛的脑挫裂伤可在数周以后形成外伤性脑萎缩（traumatic brain atrophy）。在临床上有时难以鉴别脑挫裂伤和弥散性轴索损伤。

临床上表现为：①意识障碍：受伤当时立即出现。意识障碍的程度和持续时间与脑挫裂伤的部位、程度、范围直接相关，意识障碍大多数在半小时以上，重症者可长期持续昏迷。少数范围局限的脑挫裂伤，可不出现早期意识障碍。②头痛与恶心呕吐：与颅内压升高、自主神经功能紊乱和外伤性蛛网膜下腔出血等有关，蛛网膜下腔出血可出现脑膜刺激征。③局灶症状与体征：受伤当时立即出现与病灶相应的神经功能障碍或体征，如运动区损伤出现锥体束征、肢体抽搐或偏瘫，语言中枢受损则出现失语等。④瞳孔改变：严重的脑挫裂伤可继发严重脑水肿和伴发颅内血肿，导致颅内压升高甚至出现小脑幕切迹疝，而致动眼神经麻痹，具体表现为一侧或双侧瞳孔散大、对光反应消失，意识障碍加重；典型者可有库欣综合征表现，即心率减慢、呼吸变慢和血压升高（二慢一高）等表现。

影像学检查：目前主要以CT扫描为主要手段，必要时辅以MRI扫描。CT已普遍成为颅脑损伤首选的检查方法，CT检查不仅可了解脑挫裂伤的具体部位、范围及周围水肿的程度，有无合并颅骨骨折及颅内血肿形成、外伤性蛛网膜下腔出血及其范围，外伤后早期脑肿胀，脑室、脑池及其受压移位情况等。

4. 原发性脑干损伤　是指暴力作用于头部时直接造成的脑干损伤，不同于因颅内血肿、脑挫裂伤、脑水肿等引起的颅内压升高，继而脑疝所致的继发性脑干损伤。单独的原发性脑干损伤较少见，常与脑挫裂伤、弥散性轴索损伤并存。病理变化可有脑干神经组织结构紊乱、轴突断裂、挫伤或出血等，随着病情的进展，在原发性脑干损伤的基础上又增加继发性损害，如水肿、出血，预后更为严峻。

临床上主要表现：①受伤当时立即出现昏迷，昏迷程度较深，持续时间较长。其昏迷原因与脑干网状结构受损导致上行激活系统功能障碍有关。②由于脑神经以及脑干内脑神经核团的损伤，可出现瞳孔大小、形状多变，对光反应消失；两眼球上、下同向运动障碍或水平同向运动障碍。③肌张力增高，出现中枢性瘫痪等锥体束征，也可出现去皮质强直等。④若伤及延髓时，则出现严重的呼吸、循环功能紊乱，表现为呼吸、血压、心率出现不同程度的改变。影像学检查方面因颅后窝骨质使CT扫描出现伪影，有时会影响CT对原发性脑干损伤小的病变的显示，但多数病例通过临床体征结合CT影像学资料不难作出诊断，必要时可辅以MRI检查。

5. 原发性下丘脑损伤　下丘脑是皮质下自主神经中枢，支配交感神经和副交感神经的活动。下丘脑还有许多神经核团参与体温、生物节律、情绪及内分泌的调节；下丘脑经垂体柄与垂体相连，构成机体最为重要的内分泌网络。原发性下丘脑损伤常伴有其他部位的脑挫裂伤，主要表现为受伤早期的意识或睡眠障碍、体温异常、尿崩、水与电解质紊乱、消化道出血或急性肺水肿等。这些临床表现如出现在伤后一段时间，则为继发性下丘脑损伤所致。

（二）继发性脑损伤

可分为局灶性损伤和全身性损伤。

1. 局灶性损伤主要包括创伤性脑水肿、脑血流灌注压下降、颅内压增高所致的脑移位和脑疝、外伤性癫痫及颅内感染等。

创伤性脑水肿是脑损伤后最主要的继发病理生理改变，其病理改变是过多的水分积聚在脑细胞内或细胞外间隙，引起脑体积增大和重量增加。临床上不论是局限性或广泛性脑损伤，均可引起不同程度的脑水肿。创伤性脑水肿的主要结果是引起和加重颅内压增高，甚至引起脑移位和脑疝，是导致死亡和致残的主要原因之一。因而近年来创伤性脑水肿的发生机制和临床救治的研究一直是神经外科研究领域中一个活跃的领域。创伤性脑水肿可分为四型：①血管源性脑水肿；②细胞毒性脑水肿；③渗压性脑水肿；④间质性脑水肿。

脑灌注压是平均动脉压与颅内压之差，由于颅内压的增高和外伤后体循环动脉压的下降，导致脑灌注压的降低而致脑缺氧；这又可加剧脑水肿和颅内压增高，从而进入脑水肿恶性循环。

脑水肿和颅内血肿等各种原因引起的颅内压增高，可导致脑分腔内压力的不平衡，从而使脑组织在不同的分腔中产生移位形成脑疝。各种类型的脑疝详见第 26 章第 5 节。

外伤性癫痫可分为早期和晚期两类：早期外伤性癫痫是伤后 1 周内发生，此类病人约 1/3~1/2 的临床发作发生于第 1 个 24 小时内。病人年龄组成中以儿童较多，临床表现类型多为抽搐大发作；晚期外伤性癫痫的致病高危因素有：颅骨凹陷骨折、脑内血肿、持续意识障碍(>24 小时)、曾有早期外伤性癫痫发作史等。在不同的年龄组中，成人主要的高危因素是局灶性脑损伤，而儿童的高危因素是早期外伤性癫痫的后遗症。

颅内感染可发生于开放性颅脑损伤或各种医疗操作之后，如颅内压监护探头安放，脑脊液外引流等。表现形式可为脑膜炎、脑脓肿、硬脑膜下或硬脑膜外积脓等。

2. 全身性继发性损伤主要有体循环压下降(创伤性休克)、缺氧、高碳酸血症和高血糖等。

二、闭合性脑损伤和开放性脑损伤

按伤后脑组织与外界是否相通，分为开放性脑损伤(open brain injury)和闭合性脑损伤(closed brain injury)两类。前者多由锐器或火器直接造成，皆同时伴有头皮裂伤、颅骨骨折和硬脑膜破裂，并有脑脊液漏(cerebrospinal fluid leak，CSF leak)；后者为头部接触较钝物体或间接暴力所致，可有头皮、颅骨损伤，但硬脑膜完整，无脑脊液漏。

(一) 闭合性脑损伤

造成闭合性脑损伤的机制甚为复杂，可简单概括为由两种作用力所造成。①接触力：物体与头部直接碰撞，由于冲击、凹陷骨折或颅骨的急速内凹和弹回，而导致局部脑损伤；②惯性力：来源于受伤瞬间头部的减速或加速运动，使脑在颅内急速移位，与颅底摩擦以及受大脑镰、小脑幕的剪切，而导致多处或弥散性损伤。通常将第一次外力直接作用的一侧脑损伤称为冲击伤(blast injury)，其对侧造成的脑损伤称为对冲性损伤(contrecoup injury)。例如跌倒时枕部着地，枕叶的脑损伤为冲击伤，而同时引起的额极、颞极的脑损伤则属对冲伤(图 28-2)。

(二) 开放性脑损伤

1. 非火器所致开放性脑损伤　由利器所致开放性脑损伤，脑挫裂伤或血肿，主要由接触力所致，其脑挫裂伤和血肿常局限于着力点部位；由钝器伤所致者，除着力点的开放性脑损伤外，尚可有因惯性力所致的对冲性脑挫裂伤和血肿存在。创伤局部往往掺杂有大量异物，如头发、布片、泥沙、玻璃碎片和碎骨片等，清创时如未能彻底清除，可合并颅骨或颅内感染。开放性脑损伤由于脑脊液及坏死液化脑组织从伤口溢出，或脑组织由硬脑膜和颅骨缺损处向外膨出，因此，在一定程度上缓和了颅内压增高；但大部分合并凹陷骨折的开放性脑损伤，因骨折片彼此相嵌重叠和硬脑膜裂口较小，其颅内压增高趋势与闭合性脑损伤者无异。开放性脑损伤若发生于皮质功能区或其邻近部位时，局灶症状和体征远较闭合性脑损伤者明显，癫痫的发生率也较高。CT 检查有助于了解颅骨骨折、碎骨片和异物的分布，更有助于对脑损伤的判定。

2. 火器所致开放性脑损伤　除具有非火器所致开放性脑损伤的特点外，尚有弹片或弹头所形成伤道的特点。碎骨片通常位于伤道的近侧端，呈放射状分布，弹片或弹头如未穿出颅外，常在伤道的远端。根据损伤方式、创口位置、局灶症状和体征，以及颅骨 X 线摄片所见骨折碎片和异物分布情况，可大致推测伤道部位和类型。弹道的类型有切线伤、贯通伤、非贯通伤、颅内反弹伤等。CT 检查对诊断和治疗有很大帮助，可了解伤道、脑挫裂伤的部位和范围，了解颅骨骨折、碎骨片和异物的分布，以及有无颅内血肿和脑脓肿等其他并发症发生等。

第五节 外伤性颅内血肿

外力打击头部,除有伤后即刻发生的原发性脑损伤如脑震荡、脑挫裂伤表现外,还可因同时有颅骨骨折损伤脑膜动脉、静脉窦,或因同时有颅内血管的损伤出血而形成外伤性颅内血肿(traumatic intracranial hematoma),其临床表现可能来得较晚,常须与继发性脑损伤如脑水肿作鉴别。根据大宗病例统计,外伤性颅内血肿在颅脑损伤中占8%~10%,其严重性在于可引起颅内压增高而导致脑疝。早期及时处理能很大程度减少死亡和残疾。外伤性颅内血肿大多与其他原发性脑损伤同时存在,亦可单独发生。外伤性颅内血肿按发生部位可分为硬脑膜外血肿(epidural hematoma)、硬脑膜下血肿(subdural hematoma)、脑内血肿(intracerebral hematoma)和脑室内出血与血肿(intraventricular hemorrhage and hematoma)。按血肿症状出现的时间可分为三型:72 小时以内者为急性,3 日以后到 3 周以内为亚急性,超过 3 周为慢性。

一、硬脑膜外血肿

硬脑膜外血肿的形成与颅骨损伤有密切关系,骨折或颅骨的短暂变形,撕破位于骨沟内的硬脑膜动脉或静脉窦引起出血形成血肿,或骨折处的板障出血形成血肿。血液积聚于颅骨与硬脑膜之间,在硬脑膜与颅骨分离过程中,可又撕破一些小血管,使血肿更加增大。由于颅盖部的硬脑膜与颅骨附着较疏松,易于分离;颅底部硬脑膜与颅骨附着较紧,所以硬膜外血肿一般多见于颅盖部。引起颅内压增高与脑疝所需的出血量,可因出血速度、代偿功能、损伤的轻重等而异;一般成人幕上达 20ml 以上,幕下达 10ml 以上时,即有可能引起颅内压增高的表现。出血来源以脑膜中动脉最常见,其主干或前支的出血速度快,可在 6~12 小时或更短时间内出现症状;少数由静脉窦或板障出血形成的血肿出现症状可较迟,可表现为亚急性或慢性型。血肿最常发生于颞区,多数为单个血肿,少数可为多个,位于一侧或两侧大脑半球,或位于小脑幕上下。

【临床表现与诊断】

1. 外伤史 颅盖部,特别是颞部的直接暴力损伤,局部有头皮裂伤或血肿,颅骨 X 线摄片发现骨折线跨过脑膜中动脉血管沟;或后枕部受伤,有软组织肿胀、皮下淤血,颅骨 X 线摄片发现骨折线跨过横窦;均应高度重视有硬脑膜外血肿的可能。

2. 意识障碍 硬脑膜外血肿的病人典型的意识障碍的特征为:昏迷→清醒→再昏迷。伤后出现的第一次昏迷是由于脑震荡或脑挫裂伤所造成,由于此类病人原发性脑损伤多较轻,昏迷时间较短,一般在 30 分钟以内;随着血肿量逐渐增加,血肿造成颅内高压形成脑疝而引起再次昏迷;如果血肿的形成不是太迅速,则在最初的昏迷与再次昏迷之间会有一段意识清楚时间,称为中间清醒期(lucid interval)。中间清醒期持续时间大多为数小时或稍长,超过 24 小时者甚少。硬脑膜外血肿的意识障碍类型还有其他两种:①如果原发性脑损伤较重,或血肿形成较迅速,则中间清醒期可极短或见不到中间清醒期;此种情况下,可能有意识好转期,未及清醒却又加重;也可表现为持续的进行性加重的意识障碍。②少数血肿是在无脑震荡、脑挫裂伤或脑挫裂伤甚为局限的情况下发生,伤后早期无意识障碍表现,只在血肿增大后引起颅内高压形成脑疝时才出现意识障碍。但大多数此类伤员在进入昏迷之前,已先有头痛、呕吐、烦躁不安或淡漠、嗜睡、定向不准、遗尿等表现,此时已足以提示脑疝的发生。

3. 瞳孔改变 小脑幕切迹疝早期,患侧动眼神经因牵扯受到刺激,患侧瞳孔可先缩小,对光反应迟钝;随着动眼神经和中脑的受压加重,该侧瞳孔旋即表现进行性扩大、对光反应消失、上睑下垂以及对侧瞳孔亦随之扩大。应区别于单纯颅前窝骨折所致的原发性动眼神经损伤,其瞳孔散大在受伤当时已出现,无进行性恶化表现。与视神经受损的瞳孔散大鉴别为,后者有间接对光反应存在,无眼球运动障碍或上睑下垂。

4. 锥体束征 早期出现的一侧肢体肌力减退,如无进行性加重表现,可能是脑挫裂伤的局灶体征;如果是稍晚出现或早期出现伴有进行性加重,则应考虑为血肿引起脑疝或血肿压迫运动区所致。去皮质强直为脑疝晚期表现。

5. 生命体征 常为进行性的血压升高、心率减慢和体温升高。由于颞区的血肿大都先经历小脑幕切迹疝，然后合并枕骨大孔疝，故严重的呼吸循环障碍常在经过一段时间的意识障碍和瞳孔改变后才发生；额区或枕区的血肿则可不经历小脑幕切迹疝而直接发生枕骨大孔疝，可表现为一旦有了意识障碍，瞳孔变化和呼吸骤停几乎是同时发生。

CT 检查：若发现颅骨内板与脑表面之间有双凸镜形或弓形密度增高影（有时也可为新月形），可有助于确诊。CT 检查还可明确定位、计算出血量、了解脑室受压及中线结构移位以及脑挫裂伤、脑水肿、多个或多种血肿并存等情况（图 28-6）。

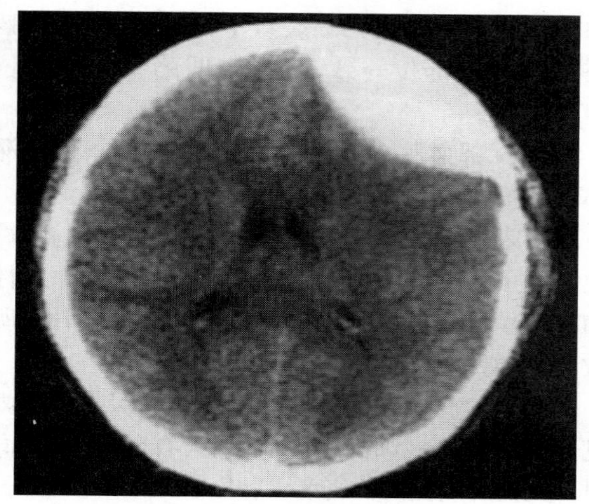

图 28-6 CT 平扫显示右额硬膜外血肿，颅板下双凸镜形高密度影；同侧额角受压，中线偏移

二、硬脑膜下血肿

硬脑膜下血肿是指出血积聚于硬脑膜下腔。是颅内血肿中最常见者，常呈多发或与别种血肿合并存在。

（一）急性硬脑膜下血肿（acute subdural hematoma）

急性硬脑膜下血肿根据其是否伴有脑挫裂伤而分为复合性血肿和单纯性血肿。复合性血肿较多见，出血来源可为脑挫裂伤所致的脑皮质动脉或静脉破裂，也可由脑内血肿穿破脑皮质流到硬脑膜下腔。此类血肿大多由对冲性脑挫裂伤所致，好发于额极、颞极及其底面，如摔倒时枕部着地所致对冲性损伤。单纯性血肿较少见，常为桥静脉损伤所致，此类血肿可不伴有脑挫裂伤，血肿较广泛地覆盖于大脑半球表面。

【临床表现与诊断】

由于多数有脑挫裂伤及继发的脑水肿同时存在，故病情一般多较重。如脑挫裂伤较重或血肿形成速度较快，则脑挫裂伤的昏迷和血肿所致脑疝的昏迷相重叠，表现为意识障碍进行性加深，无中间清醒期或意识好转期表现。颅内压增高与脑疝的其他征象也多在 1~3 天内进行性加重，单凭临床表现难以与脑挫裂伤或其他急性颅内血肿相区别。如脑挫裂伤相对较轻，血肿形成速度较慢，则可有意识好转期存在，其颅内压增高与脑疝的征象可在受伤 72 小时以后出现，属于亚急性型，此类血肿与脑挫裂伤的继发性脑水肿很难从临床表现上鉴别。少数不伴有脑挫裂伤的单纯性硬脑膜下血肿，其意识障碍过程可与硬脑膜外血肿相似，有中间清醒期，唯因其为桥静脉出血，中间清醒期可能较长。

CT 检查：颅骨内板与脑表面之间出现高密度、等密度或混合密度的新月形或半月形影（有时也可为双凸形），可有助于确诊（图 28-7）。其他参阅硬脑膜外血肿的 CT 检查。

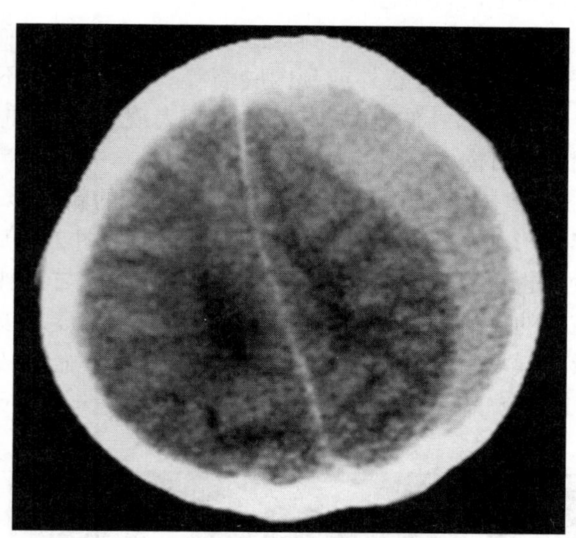

图 28-7 CT 显示硬膜下血肿，大范围新月形高密度影覆盖一侧大脑半球

（二）慢性硬膜下血肿（chronic subdural hematoma）

可能为相对独立于颅脑损伤之外的疾病，其出血来源和发病机制尚不完全清楚。好发于 50 岁以上老人，仅有轻微头部外伤或没有外伤史，有的病人本身尚患有血管性或出血性疾病。血肿可发生于一侧或双侧，大多覆盖于额顶部大脑表面，介于硬脑膜和蛛网膜之间，形成完整包膜。血肿增大缓慢，一般在 2~3 周后，由于脑的直接受压和颅内压增高两种原因出现临床症状。关于出血原因，可能与老年性脑萎缩后颅内空间相对增大有关，遇到轻

微惯性力作用时，脑与颅骨产生相对运动，使进入上矢状窦的桥静脉撕裂出血，血液积聚于硬脑膜下腔，引起硬脑膜内层炎性反应形成包膜，新生包膜产生组织活化物进入血肿腔，使局部纤维蛋白溶解过多，纤维蛋白降解产物升高，后者的抗血凝作用，使血肿腔内失去凝血功能，导致包膜新生的毛细血管不断出血及血浆渗出，从而使血肿再扩大。慢性压迫使脑供血不全和脑萎缩更加显著，造成此类病人的颅内压增高程度与血肿大小不成比例。早期包膜较薄，如及时做血肿引流，受压脑叶易于复位而痊愈；久后，包膜可增厚、钙化或骨化。

【临床表现与诊断】

1. 慢性颅内压增高症状如头痛、恶心、呕吐和视盘水肿等。

2. 血肿压迫所致的局灶症状和体征如轻偏瘫、失语和局限性癫痫等。

3. 脑萎缩、脑供血不全症状如智力障碍、精神失常和记忆力减退等。

本病易误诊为神经官能症、老年性痴呆、高血压脑病、脑血管意外或颅内肿瘤等。中老年人，不论有无头部外伤史，如有上述临床表现时，均应想到本病可能。

CT 检查：如发现颅骨内板下低密度的新月形、半月形或双凸镜形影像，可有助于确诊（图 28-8）；少数也可呈现高密度、等密度或混杂密度，与血肿腔内的凝血机制以及病程有关，还可见到脑萎缩以及包膜增厚与钙化等。其他参阅硬脑膜外血肿的 CT 检查。

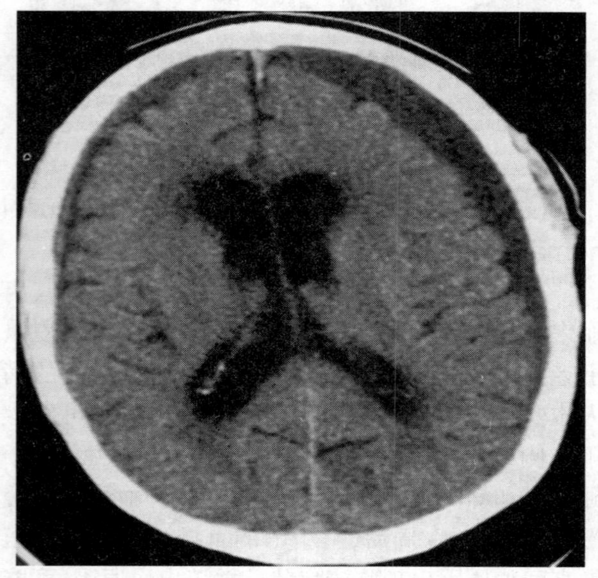

图 28-8　CT 显示两侧慢性硬膜下血肿，双额颞新月形低密度影；并见脑沟加宽、脑室变大（脑萎缩）

慢性硬膜下积液：与慢性硬膜下血肿类似，其发病机制尚不明确，据认为与外伤后蛛网膜损伤以及局部脑脊液循环不良有关。临床表现与慢性硬脑膜下血肿类似，一些病例可与慢性硬脑膜下血肿相转变。部分病例可自行消散，少数病例积液可为进行性增加，需手术治疗。手术方法以积液引流为主。

三、脑内血肿

脑内血肿（intracerebral hematoma）有两种类型：

1. 浅部血肿的出血均来自脑挫裂伤灶，血肿位于伤灶附近或伤灶裂口中，部位多数与脑挫裂伤的好发部位一致，少数与凹陷骨折的部位相当；

2. 深部血肿多见于老年人，血肿位于白质深部，脑的表面可无明显挫伤。

临床表现以进行性意识障碍加重为主，与急性硬脑膜下血肿甚相似。其意识障碍过程受原发性脑损伤程度和血肿形成的速度影响；由凹陷骨折所致者，可能有中间清醒期。

CT 检查：在脑挫裂伤灶附近或脑深部白质内见到圆形或不规则高密度血肿影，有助于确诊，同时可见血肿周围的低密度水肿区。

四、脑室内出血与血肿

外伤性脑室内出血（traumatic intraventricular hemorrhage）多见于脑室邻近的脑内血肿破入脑室，或外伤时脑室瞬间扩张所形成的负压，使室管膜下静脉破裂出血。出血量小者，因有脑脊液的稀释作用，血液常不凝固；出血量大者可形成血肿。病情常较复杂严重，除了有原发性脑损伤、脑水肿及颅内其他血肿的临床表现外，脑室内血肿可因堵塞脑脊液循环通路发生脑积水，引起急性颅内压增高，使意识障碍加重；脑室受血液刺激可引起高热等反应，一般缺乏局灶症状或体征。CT 检查如发现脑室扩大，脑室内有高密度凝血块影或血液和脑脊液混合等中等密度影，有助于确诊。

五、迟发性外伤性颅内血肿

迟发性外伤性颅内血肿（delayed traumatic intra-cranial hematoma）是指伤后首次 CT 检查时无血肿，而在以后的 CT 检查中发现了血肿，或在原无血肿的部位发现了新的血肿，此种现象可见于各种外伤性颅内血肿。形成机制可能是外伤当时血管受损，但尚未全层破裂，因而CT检查未见出血；伤后由于损伤所致的局部二氧化碳蓄积、酶的副产物释放以及脑血管痉挛等因素，使得原已不健全的血管壁发生破裂而出血，形成迟发性血肿。

临床表现为伤后经历了一段病情稳定期后，出现进行性意识障碍加重等颅内压增高的表现。确诊须依靠多次CT检查的对比。迟发性血肿常见于伤后24小时内，而6小时内的发生率较高，24小时后较少。

第六节 颅脑损伤伤情的判断和监测

一、一般项目观察

动态的病情观察是颅脑损伤救治工作中的重点。从动态的病情观察过程中能够及时发现病情的变化，为及时正确的诊断和治疗提供临床依据。在众多的临床体征观察项目中，以动态观察意识状态的变化最为重要。

（一）意识状态

在颅脑损伤中，引起意识障碍的原因主要包括脑干损伤、脑皮质或弥散性轴索损伤或丘脑、下丘脑损伤等。意识障碍的程度在一定程度上可视为脑损伤的轻重；意识障碍出现的早晚和有无继续加重，可作为判定原发性和继发性脑损伤，尤其是有无脑疝形成的重要依据。意识观察既重要又不易掌握；对意识障碍程度的分级，迄今有多种分类方法应用于临床，现介绍其中两种：

1. 传统的分类法分为意识清楚、意识模糊、浅昏迷、昏迷和深昏迷五级。意识模糊为最轻或最早出现的意识障碍，因而也是最需要关注的。在此阶段对外界反应能力降低，语言与合作能力减低，但尚未完全丧失，可有淡漠、迟钝、嗜睡、语言错乱、定向障碍（不能辨别时间、地点、人物）、躁动、谵妄和遗尿等表现；意识模糊与浅昏迷的区别仅在于前者尚保存呼之能应或呼之能睁眼这种最低限度的合作。浅昏迷指对语言已完全无反应、对痛觉尚敏感的意识障碍阶段，痛刺激（如压眶）时，能做简单的防御动作，或能表现皱眉睁眼。昏迷指痛觉反应已甚迟钝、随意动作已完全丧失的意识障碍阶段，可有鼾声、尿潴留等表现，瞳孔对光反应与角膜反射尚存在。深昏迷时对痛刺激的反应完全丧失，双瞳孔散大，对光反应与角膜反射均消失，各深浅反射消失，可有生命体征紊乱。由于病因和个体的差别，意识障碍的变化规律不尽相同，上述分级方法的各阶段之间不是截然分明，而且每一阶段本身还有程度上的不等。在实际应用时除了要指出意识障碍的阶段以外，还须对语言、痛觉、反射等加以具体描写，以资比较，例如"意识模糊，嗜睡，唤之能睁眼，仅能回答简单问题，无错乱"。

2. 格拉斯哥昏迷评分（Glasgow coma score，GCS）因其简明易行，已广泛应用于临床。从睁眼、语言和运动三个方面分别制定评分标准，以三者的积分表示意识障碍程度。最高为15分，表示意识清楚；8分以下为昏迷，最低为3分（表28-1）。

表28-1 格拉斯哥昏迷评分

睁眼反应	计分	语言反应	计分	运动反应	计分
能自行睁眼	4	能对答，定向*准确	5	能按吩咐完成动作	6
呼之能睁眼	3	能对答，定向有误	4	刺痛能定位，手举向疼痛部位	5
刺痛能睁眼	2	言语混乱，不能对答	3	刺痛时肢体回缩	4
不能睁眼	1	能发音，无语言	2	刺痛时双上肢过度屈曲	3
		不能发音	1	刺痛时四肢过度伸展	2
				刺痛时肢体无运动	1

注：*定向指对地点、时间和事物的识别能力

观察期间病人出现剧烈头痛或烦躁不安症状，可能为颅内压增高或脑疝预兆；原为意识清楚的病人发生睡眠中遗尿，应视为已有意识障碍；病人躁动时，脉率未见相应增快，可能已有脑疝存在；意识障碍的病人由能够自行改变卧位或能够

在呕吐时自行改变头位到不能变动，为病情加重表现。

(二) 瞳孔

瞳孔变化可因动眼神经、视神经以及脑干等部位的损伤引起；另外，应用某些药物或剧痛、惊骇时也会影响瞳孔改变。小脑幕切迹疝发生时，由于颞叶内侧的沟回压迫动眼神经，在动眼神经受到此压迫刺激时，一般患侧瞳孔有短暂的瞳孔缩小，随后，动眼神经由于持续被压迫而麻痹，出现瞳孔逐渐散大，直接、间接对光反应迟钝或消失。瞳孔变化出现的迟早、是否有意识障碍同时加剧等，可将脑疝区别于因颅底骨折产生的原发性动眼神经损伤；有无间接对光反应和上睑下垂等可区别视神经损伤和动眼神经损伤。

(三) 其他神经系统体征

其他的脑神经功能变化，如展神经等的异常表现，对一些颅脑损伤中的病情也可有一定意义。肢体的感觉和运动障碍、病理反射，对判断颅内压增高所致的脑疝发生和发展情况也有一定意义。脑挫裂伤引起的偏瘫等局灶体征，在受伤当时已经出现，一般不再继续加重；颅内血肿或脑水肿引起者，则在伤后逐渐出现，若同时还有意识障碍进行性加重表现，则应考虑小脑幕切迹疝。典型的小脑幕切迹疝，临床表现是同侧动眼神经麻痹伴对侧肢体偏瘫，对侧肢体病理反射阳性；但有时可出现假定位体征，即同侧动眼神经麻痹伴同侧的肢体瘫痪和病理反射阳性。

(四) 生命体征

生命体征紊乱为脑干和或下丘脑受损征象。受伤早期出现的呼吸、循环改变，常为原发性脑干损伤所致；伤后与意识障碍和瞳孔变化同时出现的进行性心率减慢和血压升高，为小脑幕切迹疝所致；枕骨大孔疝可未经明显的意识障碍和瞳孔变化阶段而突然发生呼吸停止。持续高热可能是下丘脑损伤。开放性脑损伤的早期可因出血性休克而有血压、脉搏改变。脑损伤时可因颅内压增高等原因而引起某些心电图异常改变，如窦性心动过缓、期前收缩、室性心动过速及T波低平等。

(五) 其他

中心静脉压、尿量和尿相对密度（比重）、电解质和酸碱平衡等是颅脑损伤病人的急性期监测须关注的项目。它们对病人整体状态和其他重要观察指标有重要影响。如中心静脉压可部分地反映病人的循环容量，而对血压、脉搏的监测值有较准确的估计。尿量和尿比重对判断原发性下丘脑损伤有重要价值。监测和保持内环境稳定不仅在抢救治疗上有积极意义，也是纠正和防治各种并发症的前提。

二、特殊监测

(一) CT、MR 等影像学检查

CT 检查对于颅脑损伤病人，有以下目的：

1. 有利于早期发现迟发性血肿。

2. 了解脑水肿范围和血肿体积有无扩大、脑室有无受压以及中线结构有无移位等重要情况，有利于及时处理。

3. 有助于非手术治疗过程中的疗效确定或术后的疗效确定，便于及时改变治疗方案。

4. 了解血肿的吸收、脑水肿的消散以及后期有无脑积水、脑萎缩等改变发生。

5. 对弥散性轴索损伤和外伤后脑缺血性改变的诊断。

MRI 检查较 CT 费时，仅用于病情较复杂、病人情况较稳定，常规 MRI 的弥散加权（DWI）有助早期发现脑缺血；敏感加权（SW）有助发现弥散性轴突伤；功能性磁共振成像（fMRI）和 DTI 有助预后判断和评估。

(二) 颅内压监测

用于一部分重度脑损伤有意识障碍的伤员，有以下目的：

1. 指导治疗　对脑挫裂伤合并脑水肿，可较早发现颅内压增高，及时采取措施，将颅内压控制在一定程度以内。据统计颅内压在 530mmH_2O 以下时，压力高低与治疗结果无明显相关性，若达到或超过此一压力时，则病死率显著升高。

2. 手术指征的参考　颅内压呈进行性升高表现，提示有颅内血肿可能，或非手术治疗不能控制的脑水肿，必要时可能需手术治疗；颅内压稳定在 270mmH_2O（20mmHg）以下时，提示暂无需手术治疗。

3. 判断预后　经各种积极治疗后颅内压仍持续在 530mmH_2O 或更高，提示预后极差。

(三) 脑电生理监测

脑电图（electroencephalogram，EEG）和脑干诱发电位（evoked potential of brain stem）可分别反映脑皮质、脑干、皮质下和皮质等不同部位的功能情况，对确定受损部位、判断病情严重程度和预后等有帮助。

（四）脑血流量（cerebral blood flow，CBF）监测

核素法监测脑血流量较为烦琐，临床较少应用；经颅多普勒超声描记法（transcranial Doppler ultrasonography，TCD）使用较简便，可反映颅内大血管的一些血流情况，有一定临床意义。

（五）颈内静脉血氧饱和度（internal jugular venous oxygen saturation，$SjvO_2$）监测/脑组织氧饱和度（brain tissue oxygen saturation）监测

可间接地反映脑组织氧代谢情况，对意识障碍病人的治疗监测和预后判断有一定意义。

第七节　颅脑损伤急性期处理

一、急症处理要求

（一）轻型

格拉斯哥昏迷评分 13~15 分，意识障碍不超过半小时。

1. 密切观察 24 小时或更长时间。

2. 观察意识、瞳孔、生命体征及神经系统体征的变化。

3. 颅骨 X 线片，必要时应行头颅 CT 检查。

4. 对症处理。

5. 向家属说明有迟发性颅内血肿及其他病情变化的可能。

（二）中型

格拉斯哥昏迷评分 9~12 分，意识障碍不超过 6 小时。

1. 一般须首先行头颅 CT 检查，若无原发脑损伤和颅内血肿，须密切观察 48~72 小时以上。

2. 观察意识、瞳孔、生命体征及神经系统体征的变化。

3. 对症处理。

4. 病情变化时，复查头部 CT，做好随时手术的准备。

（三）重型

格拉斯哥昏迷评分 3~8 分，意识障碍超过 6 小时。

1. 须在重症监护病房（ICU）进行密切的神经外科监测和抢救。

2. 观察意识、瞳孔、生命体征及神经系统体征的变化。

3. 保证呼吸道通畅，维持良好的周围循环和脑灌注压以及内环境稳定。

4. 有手术指征者尽早手术；已有脑疝时，先予以 20% 甘露醇溶液 250ml 及呋塞米 40mg 静脉推注，立即手术。

5. 进行颅内压、中心静脉压、电解质和酸碱平衡、脑电生理以及其他特殊监测，需要时复查头部 CT。

6. 积极处理高热、躁动、癫痫等，有颅内压增高表现者，给予脱水治疗。

7. 注重昏迷的治疗与护理，营养支持，防治相关并发症。

二、昏迷病人的护理与治疗

长期昏迷多因较重的原发性脑损伤和/或严重的继发性脑损伤所致。昏迷期间如能防止各种并发症，保持内环境稳定，则相当一部分病人可望取得较好的预后。

（一）呼吸道

保持呼吸道通畅，是各种创伤救治的首要和必需。在现场急救和运送过程中须注意清除呼吸道分泌物，呕吐时将头转向一侧以免误吸，深昏迷者必须抬起下颌，或置入口咽或鼻咽通气道，防止舌根后坠阻碍呼吸。对躁动和意识障碍病人，必要时积极进行插管或气管切开，这不仅有助于保持呼吸道通畅，还有助于减少因躁动所致的颅内压增高。在呼吸治疗中，需及时清除呼吸道分泌物，保持吸入空气的湿度和温度，注意消毒隔离与无菌操作，定期做呼吸道分泌物细菌培养和药敏试验等措施，是防治呼吸道感染的关键。

（二）头位与体位

头部升高 15°~30° 有利于脑部静脉回流，对脑水肿的治疗有帮助。为预防压疮，必须定时翻身，以免骨突出部位（如臀部、髂嵴和枕部）的皮肤持续受压缺血。

（三）营养

营养障碍能降低机体的免疫力和修复功能，也

易于发生或加剧并发症。可联合使用肠内和肠外营养，以维持创伤后需要；在肠道功能基本恢复后，即可采用全肠道内营养逐步代替肠外营养，通过鼻饲或经皮胃造瘘管(PEG)给予每日所需营养。总热量和蛋白质，成人每日约 8 400kJ(2 000kcal)和 10g 氮的供应即可，有高热、感染、肌张力增高或癫痫时，须酌情增加。定时测量体重和肌丰满度，监测氮平衡、血浆白蛋白、血糖、电解质等生化指标，以及淋巴细胞计数等免疫学检查，以便及时调整热量和各种营养成分的供应。

(四) 尿潴留

长期留置导尿管是引起泌尿系感染的主要原因。必须导尿时，严格执行无菌操作，密切监测尿细菌学变化，并尽早拔除导尿管，留置时间不宜超过 3~5 天；经常检查尿常规、尿细菌培养及药敏试验。需要长期导尿者，可考虑行膀胱造瘘术，以减轻泌尿系感染。

(五) 促苏醒

关键在于早期防治脑水肿和及时解除颅内压增高，并避免缺氧、高热、癫痫、感染等不良因素对脑组织的进一步危害；病情稳定后如仍未清醒，可酌情选用神经营养药、高压氧舱、理疗、中医、针灸等治疗，对一部分病人的苏醒可能有帮助。

三、脑水肿的治疗

(一) 脱水疗法

适用于脑挫裂伤及其脑水肿所致的颅内压增高。常用的药物为甘露醇、甘油果糖、呋塞米及白蛋白等。用法为：① 20% 甘露醇溶液按每次 0.5~1g/kg(成人每次 250ml)静脉快速滴注，于 15~30 分钟内滴完，依病情轻重每 6、8 或 12 小时重复 1 次。② 20% 甘露醇溶液与呋塞米联合应用，可增强疗效，成人 20% 甘露醇溶液 125~250ml，每 8~12 小时 1 次；呋塞米用 20~60mg，静脉注射或肌内注射，每 8~12 小时 1 次，两者可同时或交替使用。③甘油果糖也是渗透性利尿药，与甘露醇不同之处在于其既有脱水作用，又能进入脑组织改善脑循环，增加局部血流量，且不会引起肾脏损害，成人用量甘油果糖溶液 250ml，静脉滴注，每 8~12 小时 1 次。④白蛋白与呋塞米联合应用，可保持正常血容量，不引起血液浓缩。成人用量白蛋白 10g/d，静脉滴注；呋塞米用 20~60mg，静脉注射或肌内注射，每 8~12 小时 1 次；遇急性颅内压增高已有脑疝征象时，必须在积极准备手术或其他抢救同时，立即用 20% 甘露醇溶液 250ml 静脉推注，同时静脉推注呋塞米 40mg。

在脱水治疗脑水肿的过程中，须注意补充液体与电解质，记录每日(或每小时)出入量，保持每 8 小时内出入量平衡，维持良好的周围循环和脑灌注压，并随时监测中心静脉压、血电解质、血细胞比容、血浆渗透压、酸碱平衡及肾功能等。应用甘露醇时，注意其副作用，如可能出现肾小管损害而致肾功能损伤，并要注意其一过性的血容量增加可能使原有隐匿型心脏病病人发生心力衰竭。

(二) 激素

糖皮质激素曾广泛应用于重型颅脑损伤病人；但国外多次临床大宗随机双盲前瞻性研究(一级证据)发现，糖皮质激素并不能改善重型颅脑损伤病人的预后，却会相反造成一些副作用，如影响营养代谢、免疫和引起消化道出血等。因此，治疗重型颅脑外伤不应使用糖皮质激素。

(三) 钙拮抗药

脑损伤早期使用钙拮抗药能减轻脑水肿，现已广泛应用。其作用机制主要是防止 Ca^{2+} 大量进入神经细胞造成细胞膜受损，同时防止因损伤而出现的血管痉挛；另外，还可减少氧自由基的生成，减轻脑水肿。

(四) 其他

包括巴比妥类药物治疗、亚低温治疗和氧自由基清除剂的使用。巴比妥类药物能降低脑细胞代谢、抑制氧自由基的产生而治疗脑水肿。亚低温治疗一直有争论，其治疗作用是通过以下机制达到的：降低脑细胞耗能和耗氧；减轻乳酸在脑组织中的堆积；同时还可减少内源性毒性产物，如兴奋性氨基酸等对脑组织的继发损害。氧自由基清除剂能阻断脑损伤后氧自由基介导的脂质过氧化反应，减轻脑损伤后的继发性损伤。对中、重度颅脑外伤和开放伤，使用抗癫痫剂可预防伤后早期(7~10 天)癫痫，对晚期癫痫没有预防作用。病人一旦发生癫痫，则按癫痫治疗用药。

四、手术治疗

(一) 开放性脑损伤

手术原则是尽早行清创缝合术，使之成为闭合性脑损伤。清创缝合应争取在伤后 6 小时内进行；在应用抗生素的前提下，72 小时内尚可行清创一期缝合。术前须仔细检查创口，分析颅骨 X 线片与 CT 片，充分了解骨折、碎骨片及异物分布情况、骨折与大静脉窦的关系、脑挫裂伤及颅内血肿等；火器伤者还需了解伤道方向、途径、范围及其内的血肿、异物等情况。清创由浅而深，逐层进行，彻底清除碎骨片、头发等异物，吸出脑内或伤道内的凝血块及碎裂的脑组织，彻底止血。碎骨片最易引起感染而形成外伤性脑脓肿，故必须彻底清除；为避免增加脑损伤，对位置较深或分散存在的金属异物可暂不取出。应争取缝合或修复硬脑膜，以减少颅内感染和癫痫发生率。硬脑膜外可放置引流。其他的手术治疗原则上与闭合性脑损伤相同。术后常规注射破伤风抗毒素。

（二）闭合性脑损伤

闭合性脑损伤的手术主要目的是针对颅内血肿或重度脑挫裂伤合并脑水肿引起的颅内压增高和脑疝，其次为颅内血肿引起的局灶性脑损害。

由于 CT 检查在临床诊断和观察中广泛应用，已改变了以往的血肿即是手术指征的观点。一部分颅内血肿病人，在有严格观察及特检监测的条件下，应用脱水等非手术治疗，可取得良好疗效。

颅内血肿可暂不手术的指征为：①无意识障碍或颅内压增高症状，或虽有意识障碍或颅内压增高症状，但已见明显减轻好转；②无局灶性脑损害体征，且 CT 检查所见血肿不大（一般幕上者 <40ml，幕下者 <10ml），中线结构无明显移位（移位 <0.5cm），也无脑室或脑池明显受压情况；③颅内压监测压力 <270mmH_2O。上述病人在采用脱水等治疗的同时，须严密观察，必要时复查头部 CT。并做好随时手术的准备，一旦有手术指征，尽早手术治疗。

颅内血肿的手术指征为：①意识障碍程度逐渐恶化；②颅内压的监测压力在 270mmH_2O 以上，并呈进行性升高；③有局灶性脑损害体征；④尚无明显意识障碍或颅内压增高症状，但 CT 检查血肿较大（幕上者 >40ml，幕下者 >10ml），或血肿虽不大但中线结构移位明显（移位 >1cm）、脑室或脑池受压明显者；⑤在非手术治疗过程中病情恶化者。颞叶血肿因易导致小脑幕切迹疝，手术指征应放宽；硬脑膜外血肿因不易吸收，也应放宽手术指征。

重度脑挫裂伤合并脑水肿的手术指征为：①意识障碍进行性加重或已有一侧瞳孔散大的脑疝表现；② CT 检查发现中线结构明显移位、脑室明显受压；③在脱水等治疗过程中病情恶化者。

凡有手术指征者皆应及时手术，以便尽早地去除颅内压增高的病因和解除脑受压。已经出现一侧瞳孔散大的小脑幕切迹疝征象时，更应力争在 30 分钟或最迟 1 小时以内将血肿清除或去骨瓣减压。

常用的手术方式有：

1. 开颅血肿清除术　术前经 CT 检查血肿部位明确者，可直接开颅清除血肿。对硬脑膜外血肿，骨瓣应大于血肿范围，以便止血和清除血肿。遇到脑膜中动脉主干出血，止血有困难时，可向颅中窝寻找棘孔，用小棉球将棘孔填塞而止血。术前已有明显脑疝征象或 CT 检查中线结构有明显移位者，尽管血肿清除后当时脑未膨起，也应将硬脑膜敞开或减张缝合并去骨瓣减压，以减轻术后脑水肿引起的颅内压增高。对硬脑膜下血肿，在打开硬脑膜后，可在脑压板的协助下用生理盐水冲洗将血块冲出，由于硬脑膜下血肿常合并脑挫裂伤和脑水肿，所以清除血肿后，也进行硬脑膜同样处理并去骨瓣减压。对脑内血肿，因多合并脑挫裂伤与脑水肿，穿刺或切开皮质达血肿腔清除血肿，一般也可对硬脑膜行同样处理并去骨瓣减压。

2. 去骨瓣减压术　用于重度脑挫裂伤合并脑水肿有手术指征时，做大骨板开颅术，硬脑膜敞开或减张缝合，并不再将骨瓣复位关颅，而使得在水肿期的脑组织可经骨窗处突出，达到降低颅内压的效果；手术同时还可清除挫裂坏死及血循环不良的脑组织，作为内减压术。对于病情较重的广泛性脑挫裂伤或脑疝晚期已有严重脑水肿存在者，可考虑行两侧去骨瓣减压术。大骨瓣减压范围未定论，但通常骨瓣面积至少达 15cm × 15cm，颞骨应咬达颧弓以下。虽然澳大利亚前瞻性研究认为大骨瓣减压对广泛去轴突伤无效，但是由于它在研究方法有缺陷，目前尚未得到大家公认。

3. 脑室引流术　脑室内出血或血肿如合并脑室扩大，或即使脑室未明显扩大，但为监测脑室内压及引流脑脊液，应行脑室引流术。脑室内主要为未凝固的血液时，可行颅骨钻孔穿刺脑室置管引流；如主要为血凝块时，则行开颅术切开皮质进入脑室清除血肿后置管引流。

4. 钻孔引流术　对慢性硬脑膜下血肿和慢性硬脑膜下积液，主要采取颅骨钻孔，切开硬脑膜到达血肿腔，置管冲洗清除血性液体至较清亮。一般行单孔引流术，也有行双孔引流术。术后引流48~72小时，或至引流液为较清亮的脑脊液为止。病人取头低卧位，并给予较大量的生理盐水和等渗溶液静滴，以促使原受压脑组织膨起复位，消除无效腔。

第八节 常见颅脑损伤并发症、合并损伤和后遗症的处理

一、并发症的处理

(一) 高热(hyperpyrexia)

常见原因为脑干或下丘脑损伤以及呼吸道、泌尿系或颅内感染等。高热造成脑组织相对性缺氧，加重脑的损害，必须采取积极降温措施。常用物理降温方法有控温毯，控温床，冰帽或头、颈、腋窝、腹股沟等处放置冰袋等。如物理降温无效或引起寒战时，需采用亚低温疗法，为保证降温有效，常辅以冬眠药、肌松药。

(二) 躁动(restlessness)

观察期间的病人突然变得躁动不安，常为意识恶化的预兆，提示有颅内血肿或脑水肿可能；意识模糊的病人出现躁动，可能为疼痛、颅内压增高、尿潴留、体位或环境不适等原因引起，须先寻找原因做相应的处理，排除以上各种可能后，才考虑给予镇静药。对使用镇静药的病人，须加强其他监测和呼吸道保护，如颅内压监测和气管内插管等。

(三) 蛛网膜下腔出血(subarachnoid hemorrhage)

脑挫裂伤病人常合并蛛网膜下腔出血，可有剧烈头疼、发热及颈强直等表现。CT检查能够提供诊断依据。为减轻症状可给予解热镇痛药作为对症治疗，同时使用钙拮抗药，以防治由于含氧血红蛋白所致的脑血管痉挛。伤后伤情趋于稳定、颅内压增高得到缓解后，可慎重做腰椎穿刺，放出适量血性脑脊液，每日或隔日重复，直至脑脊液清亮为止。受伤早期有颅内血肿、脑挫裂伤、脑水肿或颅内压增高有可能发生脑疝时，禁忌做腰椎穿刺，以免促使脑疝形成或加重脑疝。

(四) 外伤性癫痫(traumatic epilepsy)

外伤性癫痫是颅脑损伤后常见的并发症之一，任何部位脑损伤都可发生癫痫，但以中央回附近及海马等处损伤者发生率较高。早期(伤后1个月以内)癫痫发作的原因常是颅骨凹陷骨折、蛛网膜下腔出血、颅内血肿和脑挫裂伤等；晚期癫痫(伤后1个月以上)发作主要由脑瘢痕、脑萎缩、脑内囊肿、蛛网膜炎、感染及异物等引起。预防性应用抗癫痫药仍存在争论，但对于严重开放性损伤特别是累及中央区，伴有早期癫痫发作者；或伤情较重，有阳性神经体征，脑电图有癫痫样放电者应使用药物预防发作。常用预防药物有苯妥英钠、丙戊酸钠、卡马西平等。在伤后早期应用，伤后7~10天，如无癫痫发作，则可停用。如有癫痫发作，应继续服用抗癫痫药1~2年，癫痫不发作，应在医生指导下逐渐减量后才能停药。突然中断服药，常是癫痫发作的诱因。脑电图尚有棘波、棘慢波或阵发性慢波存在时，不能减量或停药。

(五) 消化道出血(digestive tract hemorrhage)

为下丘脑或脑干损伤引起，因应激性溃疡所致，大量使用糖皮质激素也可诱发。其治疗原则和方法与一般上消化道出血基本相同。

(六) 尿崩(diabetes insipidus)

为下丘脑受损所致，尿量每日>4 000ml，尿相对密度(比重)<1.005。可给予垂体后叶素2.5~5U皮下注射，记录每小时尿量，如超过200ml/h时，追加一次用药。也可采用去氨加压素(弥凝，Minirin)口服或滴鼻剂。较长时间不愈者，肌内注射鞣酸加压素油剂(长效尿崩停)或应用鼻吸入制剂(DDAVP)。尿量增多期间，须注意监测电解质，补充钾(一般按每1 000ml尿量补充1g氯化钾)和钠等，同时对镁离子等的丢失情况也不应忽视，定时检测血电解质。昏迷病人须根据每小时尿量来调整静脉或管饲的补充量。

(七) 急性神经源性肺水肿(acute neurogenic pulmonary edema)

可见于下丘脑或脑干损伤。主要表现为呼吸困难、咳血性泡沫样痰、肺部满布水泡音；血气分析显示PaO_2降低和$PaCO_2$升高。病人应取头胸稍高位，双下肢下垂，以减少回心血量；气管切开，保持呼吸道通畅，吸入经过水封瓶内95%乙醇的40%~60%浓度氧气，以消除泡沫；最好用呼吸机辅

助呼吸，行呼气末正压通气（PEEP）；并给予脱水、激素、强心等药物，以增加心排血量、改善肺循环和减轻肺水肿。

二、合并损伤的处理

（一）脑脊液漏（CSF leak）

外伤性脑脊液漏常见的是鼻漏及耳漏，系颅前窝及颅中窝骨折累及鼻旁窦并撕破窦黏膜或颅底的硬脑膜及蛛网膜，使颅内外相通所致的一种内开放伤，脑脊液经鼻旁窦破口由鼻腔、外耳道或咽腔流出。脑脊液漏最初多是血性脑脊液，数日后颜色渐变淡。有气体进入颅内时出现颅内积气，甚至张力性气颅。也常伴脑神经或脑损伤。颅前窝眶板骨折同时刺破或撕破眼球及其软组织，可发生脑脊液从眼眶流出，称之为眼部脑脊液漏，颅后窝骨折时脑脊液也可从咽后壁漏出。脑脊液漏病人的症状主要以低颅压综合征为主，但少数伴发张力性气颅者可为颅内压增高的临床表现。

外伤性脑脊液漏依靠临床表现多可明确诊断，有时CT能清楚地显示颅底骨折线，同时可见鼻旁窦内积液。治疗上病人应取半卧位或头高位，使头部保持在不流脑脊液的位置。同时应用抗生素预防感染，保持鼻腔及外耳道清洁，不能冲洗鼻腔或外耳道，也不能以棉球填塞。经3~4周大多数病人能够自愈。也可使用腰大池引流术，持续引流5~7天，大部分病人可得到治愈。持续引流一般不应超过10天，否则应考虑进行开颅漏口修补手术。漏口修补术的术前定位至关重要。术中可用硬脑膜修补材料或用生物胶粘合。

（二）脑神经损伤（injury of cranial nerve）

是指颅脑损伤时直接或间接导致脑神经损伤。损伤部位不同、程度不一，所造成的脑神经损伤可分为部分或完全性损伤，单个或多个脑神经损伤。常见的脑神经损伤为嗅神经、动眼神经、视神经和面神经。脑神经损伤最多见的原因是颅底骨折，不同脑神经损伤可出现不同的症状，因此，根据病人的症状、影像学检查和电生理检查可确诊。

脑神经损伤多采用药物治疗，仅少数需手术治疗。对视神经损伤应争取早期诊断和早期治疗，以尽可能地挽救视力。对于因颅底骨折压迫而导致的脑神经不完全损伤的病人可考虑手术治疗，手术的主要目的是对相应脑神经出颅的骨孔减压，也有少数可行离断神经吻合术。

（三）脑血管损伤

脑血管损伤多伴发于颅底骨折，如颈动脉海绵窦瘘（carotid cavernous fistula），即为颈内动脉海绵窦段损伤，形成动静脉瘘，其典型的临床表现是搏动性突眼，伴海绵窦综合征。治疗方法目前以介入治疗为主：经动脉置入球囊、弹簧钢栓、电解可脱性弹簧圈等材料，使动静脉瘘口闭塞而治愈。

三、后遗症的处理

（一）脑外伤后遗症（sequela of cerebral trauma）

颅脑外伤后，不少病人可遗留一些神经方面或精神方面的障碍，统称为脑外伤后遗症。症状的发生及严重程度与脑外伤的程度有时有一定关系，一般以血管舒缩障碍（自主神经功能失衡）、神经衰弱及癔症样症状为多见。确诊脑外伤后遗症必须持慎重态度，并认真排除脑损伤后器质性病变与产生同样症状的其他疾病，如：①外伤后慢性颅内血肿、硬脑膜下积液、外伤性脑积水；②外伤后低颅内压引起的头痛；③血管性或神经性偏头痛；④颅脑损伤后精神障碍；⑤一些全身性疾病的病人，如高血压、动脉硬化等产生的一些与脑外伤后遗症相似的症状。

治疗上应以心理治疗为主，辅以药物及物理治疗。

（二）颅骨缺损（skull defects）

有时为了暂时缓和颅内高压或在开放性颅脑损伤的清创术中去除大块颅骨（去骨瓣减压术），导致颅骨缺损。若发生在颞部和枕下时，因有厚实的肌肉保护，一般不会引起不良反应；但如果发生在颅盖部，则将引起下列两种极端的情况。

1. 脑膨出（encephalocele） 脑膨出常发生在去骨瓣减压术后，因硬脑膜敞开，加上导致颅内压增高的原因未能及早解除，如：①脑水肿、脑组织软化、血块残留、继发感染及蛛网膜粘连等；②脑组织向颅骨缺损处移动导致脑膨出，在膨出的肿块中有时含有变性脑组织、大量脑脊液，有的还含有扩大变形和向着颅骨缺损处移位的脑室；③局部的头皮亦随其膨隆而变薄。这种情况形成以后，如果还合并有脑脊液循环障碍，不能使用局部穿刺放液，一般需重新切开彻底清理颅内坏死脑组织或囊肿，尽可能修补硬脑膜和颅骨缺损；必要时可先行脑脊液分流术。

2. 颅骨缺损综合征（syndrome of skull defects）

病人站立时缺损部位向颅内陷入，头低位时缺损部位又向外膨出。临床表现为头昏、头痛、怕声音、怕震动、注意力不集中、易疲劳、焦虑、忧郁等，缺损边缘疼痛及不能忍受的脑搏动。治疗上可以行颅骨修补术。目前常用修补材料主要有金属材料（包括钽钛合金板、不锈钢丝网等）。颅骨修补术主要是加强局部的保护作用，消除病人的恐惧心理，改善容貌等。对自觉症状只能获得有限的改善，而不能解决器质性后遗症，如肢体活动障碍、失语、外伤性癫痫等。

四、颅脑损伤的康复治疗

颅脑损伤病人由于受伤环境复杂，致伤因素多变导致伤情重，并发症多，死亡率高；即便病人幸存下来，也往往遗留不同程度神经功能障碍。因此，在颅脑损伤病人受伤早期就应开始积极进行神经康复治疗，促进功能康复和改善预后。

1. 高压氧治疗　高压氧疗法是指在高于常压（一个标准大气压）的条件下吸入高浓度氧从而治疗多种疾病的方法。高压氧治疗能提高血氧分压，增加血氧含量，迅速改善脑缺氧状况，增强脑缺血的代偿反应；同时，能改善脑的微循环和有氧代谢，促进侧支循环形成，有利于新的轴突联系，改善脑功能。颅脑损伤病人一旦生命体征平稳且排除高压氧治疗的禁忌证，应尽快进行高压氧治疗。一般主张伤后1个月内开始高压氧治疗，经足疗程治疗可有效减轻病人肢体瘫痪的程度，促进昏迷病人早日苏醒和减少并发症的发生。

2. 肢体功能康复　病人伤后昏迷状态下需早期定时变换体位，保持关节处于功能位，防止关节挛缩；患肢每天需进行全方位的被动运动。当病人神志清醒但仍卧床时需每天进行各肢体的主动运动。运动可促进肢体血液循环，维持关节韧带的活动度，减轻肌肉痉挛，减少静脉血栓的发生。同时，还可采取针灸、推拿按摩和物理治疗的方式改善病人的肢体运动功能。

3. 语言功能的康复　脑外伤易造成语言中枢损伤而引起失语，一旦发现失语，应尽早开始语言康复训练。据不同类型失语，采用针对性语言康复训练恢复病人对语言的认知、分辨、记忆和理解能力。语言康复训练宜采用生动简洁方式、循序渐进、注意树立病人的信心、不断予以鼓励；每次训练时间不宜过长，以免病人疲劳和产生抵触情绪。

4. 心理康复　颅脑损伤病人伤后因外形改变，言语、肢体功能障碍致生活不便、社会交往能力明显受限，常出现抑郁、焦虑等情绪反应，易出现悲观厌世的思想。心理康复的目的在于帮助病人克服不良的心理反应，培养病人对社会生活的适应性，促进身心的康复。

五、颅脑损伤预后评估

由于神经系统的特殊性，颅脑损伤后可遗留有不同程度的残缺。颅脑损伤后残缺评定标准有许多，目前国际上在神经外科领域里应用较广泛的是格拉斯哥预后评分（Glasgow outcome scale，GOS）（表28-2）。

表28-2　格拉斯哥预后评分

预后情况	含义
良好	可恢复既往工作，但工作能力可能下降，可能存在轻微的神经或心理损伤
中等残障	不能恢复既往工作，但可生活自理
严重残障	日常生活不能自理，需要被照料
持续性植物状态	无语言或精神活动，虽然可能有自发性睁眼
死亡	

（朱贤立　赵洪洋）

参考文献

[1] ANDRIESSEN T M, JACOBS B, VOS P E. Clinical characteristics and pathophysiological mechanisms of focal and diffuse traumatic brain injury [J]. J Cell Mol Med, 2010, 14 (10): 2381-2392.

[2] ARONOWSKI J, ZHAO X. Molecular pathophysiology of cerebral hemorrhage: secondary brain injury [J]. Stroke, 2011, 42 (6): 1781-1786.

[3] ENNIS K M, BROPHY G M. Management of intracranial hypertension: focus on pharmacologic strategies [J]. AACN Adv Crit Care, 2011, 22 (3): 177-182.

[4] FARAHVAR A, HUANG J H, PAPADAKOS P J. Intracranial monitoring in traumatic brain injury [J]. Curr Opin Anaesthesiol, 2011, 24 (2): 209-213.
[5] GEAN A D, FISCHBEIN N J. Head trauma [J]. Neuroimaging Clin N Am, 2010, 20 (4): 527-556.
[6] KAKAR V, NAGARIA J, JOHN KIRKPATRICK P. The current status of decompressive craniectomy [J]. Br J Neurosurg, 2009, 23 (2): 147-157.
[7] PADAYACHY L C, FIGAJI A A, BULLOCK M R. Intracranial pressure monitoring for traumatic brain injury in the modern era [J]. Childs Nerv Syst, 2010, 26 (4): 441-452.
[8] RISDALL J E, MENON D K. Traumatic brain injury [J]. Philos Trans R Soc Lond B Biol Sci, 2011, 366 (1562): 241-250.
[9] ROGERS S J, BROWNE A L, VIDOVICH M, et al. Defining meaningful outcomes after decompressive craniectomy for traumatic brain injury: existing challenges and future targets [J]. Brain Inj, 2011, 25 (7-8): 651-663.
[10] TIMMONS S D, ULLMAN J S, EISENBERG H M. Craniectomy in diffuse traumatic brain injury [J]. N Engl J Med, 2011, 365 (4): 373-376.
[11] XIONG Y, MAHMOOD A, CHOPP M. Neurorestorative treatments for traumatic brain injury [J]. Discov Med, 2010, 10 (54): 434-442.

第二十九章
颅内和椎管内感染

第一节 颅内和椎管内细菌性感染

颅内和椎管内细菌性感染多为血源性，少数系由邻近感染灶直接蔓延或继发于外科手术。虽然近来诊疗水平不断提高，但仍有不少病人未能及时得到诊断和治疗，以致发生不可逆的神经系统损害，甚至死亡。早期发现、迅速而有效的治疗不仅可挽救病人的生命，且能最大限度地恢复神经功能。对感染疾患进行积极治疗，是防止其向颅内和椎管内播散的关键。

一、颅骨骨髓炎

直接感染最常见，如开放性颅骨骨折、开颅术或颅骨牵引术后感染，也可来自邻近感染灶（如鼻窦炎、中耳炎、头皮感染等）和血源性感染（如脓毒症、身体其他部位的化脓性感染）。病理形态可分为破坏性和增殖性。增殖性骨髓炎的病理改变以局部骨质增生为主，乃由于慢性炎症刺激骨膜之故。在感染的急性期，病变区有渗出性改变，骨髓腔内有渗出液和炎性细胞浸润。进入慢性期后，渗出性改变渐由修复性改变所替代，病变区出现成纤维细胞和成骨细胞，形成肉芽肿和致密坚硬的新骨。颅骨骨髓炎的蔓延途径有二：一是沿板障血管、通过血栓性静脉炎向四周扩大；另一是先引起邻近硬脑膜的血栓性静脉炎或头皮感染，然后再经导静脉蔓延到颅骨。前一种蔓延灶与原发病灶相连接。后一种蔓延灶可与原发灶相隔离，形成多发灶性的颅骨骨髓炎。金黄色葡萄球菌是最常见的致病菌。

在急性期病人有头痛和发热，可轻可重，因人而异。但大多病人有病灶局部头皮红、肿、热、痛等炎症反应。慢性期有两种类型：①头皮下脓肿或自行穿破，或经切开排脓，形成慢性脓窦，有时有死骨排出；②头皮未穿破，有局部颅骨增厚。发病2周后，头颅X线摄片可见局部颅骨不规则虫蚀状破坏，中心有游离死骨。弥散型者见单个或多个广泛骨破坏，形如地图，周围伴有增殖性改变及死骨形成。

急性期先用抗生素控制感染，待病变局限或局部蜂窝织炎消退后再采用外科手术治疗。如头皮下积脓，应及时切开排脓。病变转入慢性期，应及时进行彻底的手术治疗。如延误手术，则有使感染向颅内扩散，造成硬脑膜外、硬脑膜下或脑内脓肿之可能。手术方法是彻底切除病变颅骨，将感染的颅骨和有感染性血栓形成的板障静脉全部切除，不要遗漏与原发灶不相连接的继发灶，如无硬脑膜下脓肿则严禁切开硬脑膜。手术切口不一定要引流，视感染的急性程度而定。术后根据细菌的药物敏感度选用抗生素，在急性感染征象消退后，至少还应用4~6周，以减少骨髓炎不愈或复发的可能。小的颅骨缺损可不必处理，大的颅骨缺损（直径大于3cm）如需修补，应在骨髓炎治愈1年以后手术。

颅骨结核很少见，多继发于身体其他结核病灶，好发于幼儿。开始头部形成包块，轻度疼痛，以后形成脓肿，但不红不痛，穿刺可得稀薄的脓液，溃破后瘘管经久不愈。颅骨X线摄片可见边界清楚的穿凿性骨破坏，周边有带状增生区。可有死骨形成。感染局限者应在全身抗结核治疗配合下行病灶清除术。

颅骨真菌性肉芽肿多为放线菌或酵母菌，少数为球孢子菌所引起。病程进展缓慢，肉芽肿软化溃破后形成多个瘘管，流出的脓液中可找到真菌。常见于全身抵抗力减弱者。颅骨X线摄片可见骨质破坏与增生、死骨形成，但无骨膜反应。采用手术、抗生素和碘化钾等综合疗法。

二、硬脑膜外脓肿

硬脑膜外脓肿（epidural abscess）是由邻近感染灶，如鼻窦炎、中耳炎、乳突炎直接蔓延到硬脑膜外间隙或继发于外伤、手术引起的局部颅骨骨髓炎。早期病人常有发热、头痛等主诉。当脓肿增大达一定体积，可引起颅内压增高症状，并可有意识障碍。炎症还可扩散入硬脑膜下和脑内，产生化脓性脑膜炎、硬脑膜下脓肿、脑脓肿或化脓性静脉窦血栓形成等。

临床病史、头颅和鼻窦X线摄片有助于本病的诊断。头CT检查显示颅骨内板下有边界模糊或清楚的梭形低密度区，可出现液平面(产气菌感染)；增强后病灶内凸的硬膜显著强化，呈致密弧形带。位于中线的脓肿，冠状CT可见上矢状窦与颅骨内板分离，伴静脉窦内血栓形成。头MRI的T_1加权像显示病灶的信号介于脑组织和脑脊液的信号之间，T_2加权像则示病灶的信号高于脑组织，内移的硬脑膜在T_1和T_2加权像上均呈低信号。应与硬脑膜外血肿鉴别。

治疗包括全身应用抗生素和开颅清除脓肿，术后伤口置放引流物数天。抗生素应用方法同颅骨骨髓炎。

三、硬脑膜下脓肿和积脓（subdural abscess）

与硬脑膜外脓肿相同，本病常继发于鼻窦炎或中耳炎，致病菌以链球菌多见。较少来源于头皮感染、开放性颅脑外伤、开颅术后感染、海绵窦化脓性血栓形成、颅内血肿感染和未根治的脑膜炎等，致病菌以葡萄球菌为主。脓液在硬脑膜下腔可局限或弥散分布，前者称硬脑膜下脓肿，后者为硬脑膜下积脓。约半数病人的脓液广布一侧大脑半球凸面，余下半数局限于大脑某叶凸面或大脑纵裂以及位于颅后窝。

【临床表现和诊断】

本病多见于男性，常有原发感染病史，如鼻窦炎、中耳炎或头皮感染。早期病人出现头痛、发热、嗜睡、颈强直。常有局灶型癫痫发作和其他局灶性神经症状，如轻偏瘫、失语。大脑纵裂积脓常引起对侧下肢单瘫。可伴有颅压增高综合征。多数病人在发病数小时或数天内迅速恶化。

脑CT、核素脑扫描和脑MRI是诊断本病的主要方法，尤以CT更准确、方便。脑CT典型表现为脑表面新月形病灶，CT值为10~14HU。同侧脑室受压或移位。增强扫描见近脑皮质处有弧形密度增高。但CT不能发现等密度的脓肿。脑MRI在T_1加权像显示硬膜下病灶的信号低于脑实质，但高于脑脊液；T_2加权像上则信号高于脑实质而略低于脑脊液。邻近脑皮质显示脑水肿。本病应与化脓性脑膜炎和脑脓肿鉴别。

【治疗】

应在大剂量抗生素全身应用配合下紧急手术。有多个钻洞、小骨瓣或大骨瓣开颅术等方法，不论采用哪种方法，均应彻底清除脓液，与脑皮质粘连的包膜不勉强切除，注意保护蛛网膜，以防感染扩散。术后放置引流物数天。抗生素应用同颅骨骨髓炎。同时注意对原发感染灶的处理，以防本病复发。

四、脑脓肿

【病因】

健康脑组织对细菌有一定抗御能力，实验证明把致病菌接种于脑内，很难造成脑脓肿（brain abscess）。外伤、梗死引起的脑组织坏死，以及术后残留无效腔等则有利于脑脓肿的形成。因此，脑脓肿大多继发于颅外感染，少数因开放性颅脑外伤或开颅术后感染所致。根据感染来源可分为：

1. 直接来自邻近感染灶的脑脓肿　其中以慢性化脓性中耳炎或乳突炎并发表皮样瘤引起者最常见，称耳源性脑脓肿，2/3发生于同侧颞叶，1/3在同侧小脑半球，大多为单发脓肿，但也可以是多房性的。额窦或筛窦炎可引起同侧额叶突面或底面的脓肿，称鼻源性脑脓肿。蝶窦炎可引起鞍内或颞叶脓肿。头皮疖痈，颅骨骨髓炎等也可直接蔓延至颅内形成脑脓肿。这些脓肿大多发生在原发感染灶同侧，少数在对侧。耳源性脑脓肿的发生率一度占脑脓肿的首位，近来随着人民生活水平的提高和对中耳炎防治的普及，其发生率已退居在血源性脑脓肿之后。

2. 血源性脑脓肿　多因脓毒血症或远处感染灶经血行播散到脑内而形成。如原发感染灶为胸部化脓性疾患（如脓胸、肺脓肿、支气管扩张症等）称为肺源性脑脓肿；因心脏疾患（细菌性心内膜炎、先天性心脏病等）引起者称为心源性脑脓肿。此外，皮肤疖痈、骨髓炎、牙周脓肿、膈下脓肿、胆道感染、盆腔感染等均可成为感染源。此类脓肿常为多发，分布于大脑中动脉供应区，以额、顶叶多见，少数可发生于丘脑、脑干等部位。

3. 外伤性脑脓肿　在开放性颅脑外伤中，因异物或碎骨片进入颅内带入细菌，或因颅底骨折伤及鼻窦、鼓室盖，细菌从骨折裂缝侵入。由非金属异物所致的脑脓肿多发生在外伤后早期，金属异物所致者，则多在晚期，有长达38年后发病的报道。脓肿部位多位于伤道或异物所在处。

4. 医源性脑脓肿　因颅脑手术感染所引起，如发生于开颅术、经蝶(或筛)窦手术、立体导向术后感染。

5. 隐源性脑脓肿　感染源不明，可能因原发病灶很轻微，已于短期内自愈或经抗生素等药物治愈，但细菌经血行已潜伏于脑内，一旦病人抵抗力减弱，潜伏的细菌就繁殖而致脑脓肿。因此，此类脑脓肿多为血源性，其病原体毒力低或机体抵抗力较强，急性化脓性炎症期不显著，病程长，诊断较困难。

【流行病学】

缺少流行病学报告。临床资料显示，随着诊疗水平提高，细菌性脑脓肿发生率显著减少，但是获得性免疫障碍引起的真菌性脑脓肿有增多趋势。美国1991年报告基于人口的脑脓肿发生率为1.3/10万，男女比为3∶1，5~9岁和>60岁最常见。

【病理】

1. 致病菌　随感染来源而异，常见的有：链球菌、葡萄球菌、肺炎链球菌、大肠埃希杆菌、变形杆菌和铜绿假单胞菌(绿脓杆菌)等，也可为混合性感染。耳源性脓肿多属链球菌或变形杆菌为主的混合感染；鼻源性脑脓肿以链球菌和肺炎链球菌为多见；血源性脑脓肿取决于其原发病灶的致病菌，胸部感染多属混合性感染；外伤性脑脓肿多为金黄色葡萄球菌感染。不同种类的细菌产生不同性质的脓液，如链球菌感染产生黄白色稀薄的脓，金黄色葡萄球菌为黄色黏稠状脓，变形杆菌为灰白色、较稀薄，有恶臭的脓，铜绿假单胞菌为绿色有腥臭的脓，大肠埃希杆菌为有粪便样恶臭的脓。脓液应及时做细菌涂片固紫染色、普通和厌氧细菌培养及药敏试验。有时脓液细菌培养阴性，此乃由于已应用过大量抗生素或脓液长时间暴露在空气后再培养，也可由于未做厌氧菌培养。厌氧菌性脑脓肿的发生率日益增多，其中以链球菌居多，其次为杆菌和其他球菌。除开放性颅脑外伤引起的脑脓肿外，大多数厌氧菌脑脓肿继发于慢性化脓性病灶，如中耳炎和胸腔化脓性病变等。结核杆菌、诺卡菌真菌(如放射菌、隐球菌)、阿米巴原虫及肺吸虫等偶也可引起脑脓肿，特别是发生于免疫机制障碍者。

2. 细菌侵入颅内的途径　随病因而异。耳源性脑脓肿的细菌主要入侵途径是经邻近的骨结构(如鼓室盖)直接蔓延至硬脑膜、蛛网膜、血管、血管周围间隙，从而进入脑实质，形成脓肿；在少数病例，并有血栓性静脉炎时，感染性栓子可经静脉窦逆行或经导静脉(或动脉)传入脑，引起远隔部位如顶、枕、额叶、小脑蚓部或原发病灶对侧的脑脓肿。鼻源性脑脓肿是因感染侵蚀鼻窦壁引起邻近的硬脑膜炎或硬脑膜外(或下)脓肿，进而炎症扩散入脑实质及其血管，形成脑脓肿。血源性脑脓肿细菌侵入脑实质的途径有：①经动脉血循环，多见于脓毒血症和胸腔内感染及细菌性心内膜炎，细菌或感染性栓子经动脉血循环到达脑内，先天性心脏病因有动静脉短路，大量静脉血不经肺过滤，直接进入左心，使细菌或感染栓子直达脑内，而且由于青紫型心脏病者常伴有红细胞增多症，血液黏度增加，易形成栓子造成脑栓塞，引起脑梗死，脑组织缺血缺氧、坏死，从而有利于细菌繁殖而形成脑脓肿；②经静脉血循环，见于头面部感染、颅骨骨髓炎、牙周脓肿等，细菌可经面静脉与颅内的吻合支或板障静脉、导静脉等侵入颅内；③经椎管内静脉丛，肝、胆、膈下脓肿、泌尿系感染和盆腔感染，可经脊柱周围静脉丛与椎管内之静脉吻合进入椎管内静脉，再经椎静脉逆行入颅内；④外伤性脑脓肿因硬脑膜破损，异物侵入颅内将细菌带入。

3. 病变的演变过程　病菌侵入脑内，一般经下述三个阶段形成脓肿。

(1) 急性化脓性脑炎或脑膜脑炎期：由于病灶部位小血管的脓毒性静脉炎或化脓性栓塞，使局部脑组织软化、坏死，继而出现多个小的液化区，病灶周围血管扩张，伴炎症细胞浸润和脑水肿。

(2) 化脓期：随着液化区扩大和融合而成脓腔，其中有少量脓液，周围有一薄层不规则的炎性肉芽组织，邻近脑组织有胶质细胞增生和水肿带。

(3) 包膜形成期：脓腔外周的肉芽组织因血管周围结缔组织与神经胶质细胞增生逐步形成包膜，其外周脑水肿逐渐减轻。脓肿包膜形成的快慢不一，取决于机体对炎症防卫能力和病菌的毒力等。

一般感染后10~14天包膜初步形成,4~8周包膜趋于完善。但少数病人因其抵抗力差或病菌的毒力强大,脑部化脓性病灶长期不能局限,感染范围不断扩大,脑水肿严重,除形成多灶性少量积脓外,无包膜形成,称为暴发性脑脓肿,这是脑脓肿的一种特殊类型,预后多不良。另外,在脓肿不同部位,包膜形成也不一致,在近脑皮质处,因血管丰富,包膜形成较厚;在白质深处包膜则薄而脆,因此脑脓肿易向脑室破溃。脑脓肿大小不一,可单房或多房。在脑脓肿周围常伴有局部的浆液性脑膜炎或蛛网膜炎,有时合并化脓性脑膜炎、硬脑膜外(或下)脓肿,增加鉴别诊断的困难。

【临床表现】

1. 全身症状　多数病人有近期感染或慢性中耳炎急性发作史,伴发脑膜脑炎者可有畏寒、发热、头痛、呕吐、意识障碍(嗜睡、谵妄或昏迷)、脑膜刺激征等。周围血象呈现白细胞增高,中性多核白细胞比例增高,血沉加快等。此时神经系统并无定位体征。一般不超过2~3周,上述症状逐渐消退。隐源性脑脓肿可无这些症状。

2. 颅压增高症状　颅压增高虽然在急性脑膜脑炎期可出现,但是大多数病人于脓肿形成后才逐渐表现出来。表现为头痛好转后又出现,且呈持续性,阵发性加重,剧烈时伴呕吐、缓脉、血压升高等。半数病人有视盘(视乳头)水肿。严重病人可有意识障碍。上述诸症状可与脑膜脑炎期的表现相互交错,也可于后者症状缓解后再出现。

3. 脑部定位征　神经系统定位体征因脓肿所在部位而异。颞叶脓肿可出现欣快、健忘等精神症状,对侧同侧偏盲,轻偏瘫,感觉性或命名性失语(优势半球)等,也可无任何定位征。小脑脓肿的头痛多在枕部并向颈部或前额放射,眼底视盘水肿多见,向患侧注视时出现粗大的眼球震颤,还常有一侧肢体共济失调、肌张力降低、肌腱反射下降、强迫性头位和脑膜刺激征等,晚期可出现后组脑神经麻痹。额叶脓肿常有表情淡漠、记忆力减退、个性改变等精神症状,亦可伴有对侧肢体局灶性癫痫或全身大发作,偏瘫和运动性失语(优势半球)等。若鼻窦前壁呈现局部红肿、压痛,则提示原发感染灶可能即在此处。顶叶脓肿以感觉障碍为主,如浅感觉减退、皮质感觉丧失、空间定向障碍;优势半球受损可有自体不识症、失读、失写、计算不能等。丘脑脓肿可表现偏瘫、偏身感觉障碍和偏盲,少数有命名性失语,也可无任何定位体征。

4. 并发症　脑脓肿可发生两种危象。

(1)脑疝形成:颞叶脓肿易发生颞叶沟回疝,小脑脓肿则常引起小脑扁桃体疝,而且脓肿所引起的脑疝较脑瘤者发展更加迅速。有时以脑疝为首发症状而掩盖其他定位征象。

(2)脓肿破裂而引起急性脑膜脑炎、脑室管膜炎:当脓肿接近脑室或脑表面,因用力、咳嗽、腰椎穿刺、脑室造影、不恰当的脓肿穿刺等,使脓肿突然溃破,引起化脓性脑膜脑炎或脑室管膜炎并发症。常表现为突然高热、头痛、昏迷、脑膜刺激征、角弓反张、癫痫等。其脑脊液可呈脓性,颇似急性化脓性脑膜炎,但其病情更凶险,且多有局灶性神经系统体征。

【诊断】

头颅超声波检查、脑电图检查和核素脑扫描由于缺乏特异性和敏感性,现已少应用。这里介绍常用的方法有:

1. 头颅X线平片　可发现乳突、鼻窦和颞骨岩部炎性病变、金属异物、外伤性气颅、颅内压增高和钙化松果体侧移等。

2. 腰椎穿刺和脑脊液检查　在脑膜脑炎期颅内压多为正常或稍增高,脑脊液中白细胞可达数千以上,以中性多形核为主,蛋白相应增高,糖降低。脓肿形成后,颅压即显著增高,脑脊液中的白细胞可正常或略增高(多在100×10^6/L),糖正常或略低。但若化脓性脑膜炎与脑脓肿并存,则脑脊液的变化对诊断意义不大。而且,腰椎穿刺如操作不当会诱发脑疝。因此当临床上怀疑到脑脓肿时,腰椎穿刺要慎重。在操作时勿放脑脊液,只能取少量脑脊液送检。

3. 脑CT检查　是诊断脑脓肿的主要方法,适用于各种部位的脑脓肿(图29-1)。由于脑CT检查方便、有效,可准确显示脓肿的大小、部位和数目,故已成为诊断脑脓肿的首选和重要方法。脑脓肿的典型CT表现为:边界清楚或不清楚的低密度灶(10~15HU),静脉注射造影剂后,脓肿周边呈均匀环状高密度增强(30HU),脓肿中央密度始终不变,脓肿附近脑组织可有低密度水肿带,脑室系统可受压、推移等。如脓肿接近脑室,可引起脑室室管膜增强征。少数脑脓肿的增强环不均匀,或呈结节状。可是,脑CT显示的环征并非脑脓肿特有,也可见于胶质母细胞瘤、转移癌、囊性胶质细胞瘤、脑梗死和脑内血肿等,应注意鉴别。一般脑脓肿的CT值有一定范围,环均匀,可有多发病灶和室管膜增强，以及常有感染病史等，还是容易与其他病变区别。在脑炎晚期，CT也可显示增强环征，此乃由于脑炎时血-脑屏障改变，血管周围炎性细胞浸润和新生血管形成等所致，因此脑炎的环征与脑脓肿包膜的环征在本质上不同。如何区分这两种环征？除结合临床发病时间外，可采用延迟CT检查法，即在静脉注射造影剂30分钟后再扫描，脑炎原来低密度中央区也变成高密度，但脓肿中央区始终密度不变。由于皮质类固醇有抑制炎症反应和成纤维增生及新生血管形成之作用，乃致影响脑脓肿环的形成，因此，对可疑病人应停用激素后重复脑CT检查。

4. 脑MRI检查　优于CT，不仅可诊断和鉴别诊断，且可作疗效评估指标。常规序列（T_1WI，T_2WI）可显示脑脓肿特征表现，在急性化脓性脑炎，T_1WI为不规则略低信号区，T_2WI呈高信号伴病灶中央略低信号，有明显占位效应。T_1WI增强病灶显示不规则强化。脓肿形成后，T_1WI脓肿为边界清楚、低信号区，增强后呈环状增强带，病灶中央不强化。T_2WI则为等到中度高信号或高信号区，周围水肿带呈明显高信号（图29-2）。可是MRI常规序列难与囊性或坏死性肿瘤鉴别。可用弥散加权（DW）或近似弥散系数（ADC）或分割各向异性（FA）成像技术，鉴别脑脓肿与非脓肿性病变。另外，ADC和FA尚可作为评估疗效（如脓肿穿刺）的疗效（图29-3）。

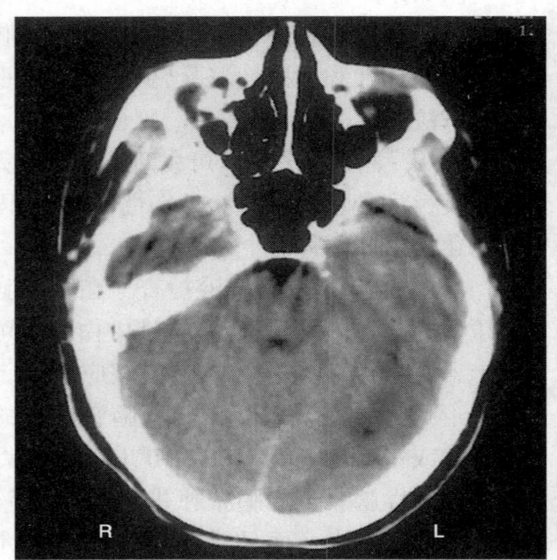

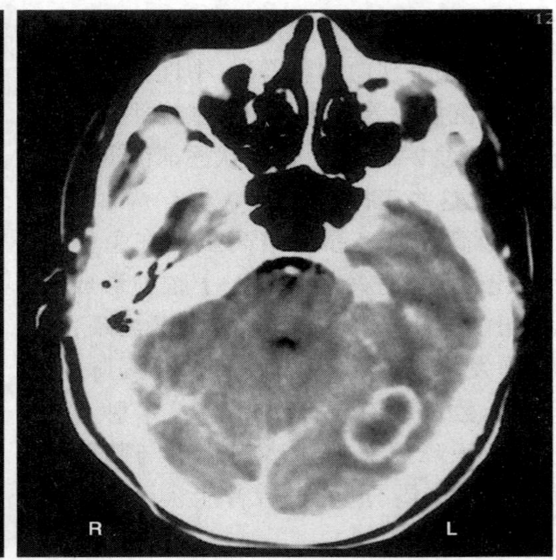

图29-1　左颞枕部脑脓肿的CT表现（平扫与增强）

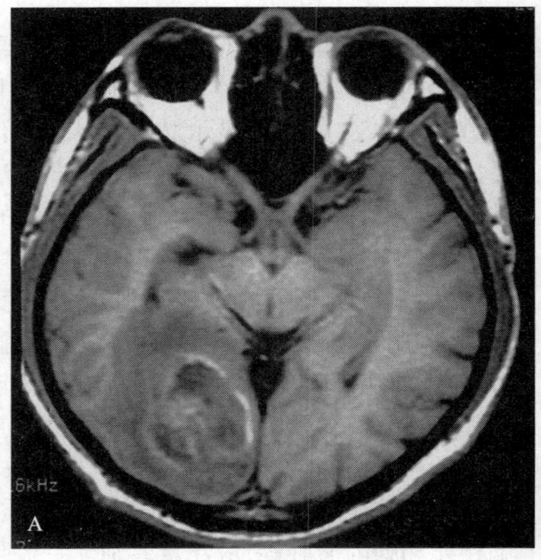

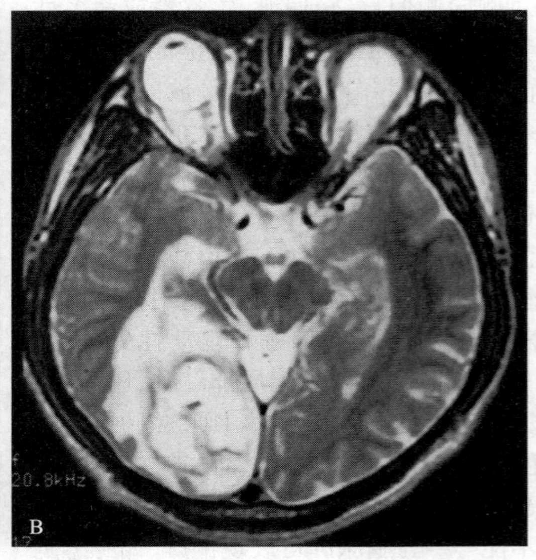

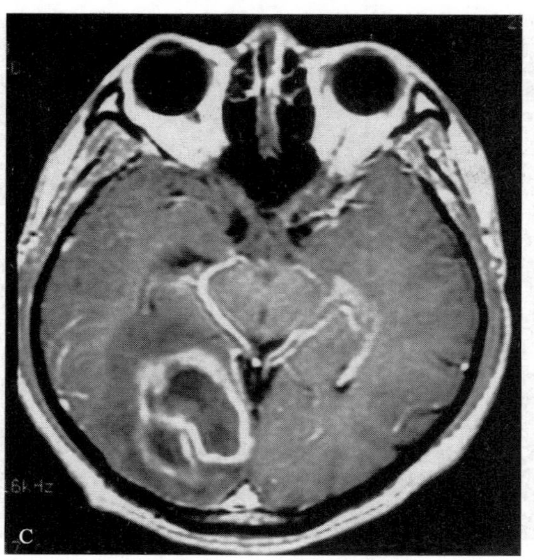

图 29-2 脑胶肿的 MRI 图像

A. T_1 加权像；B. T_2 加权像；C. 增加扫描

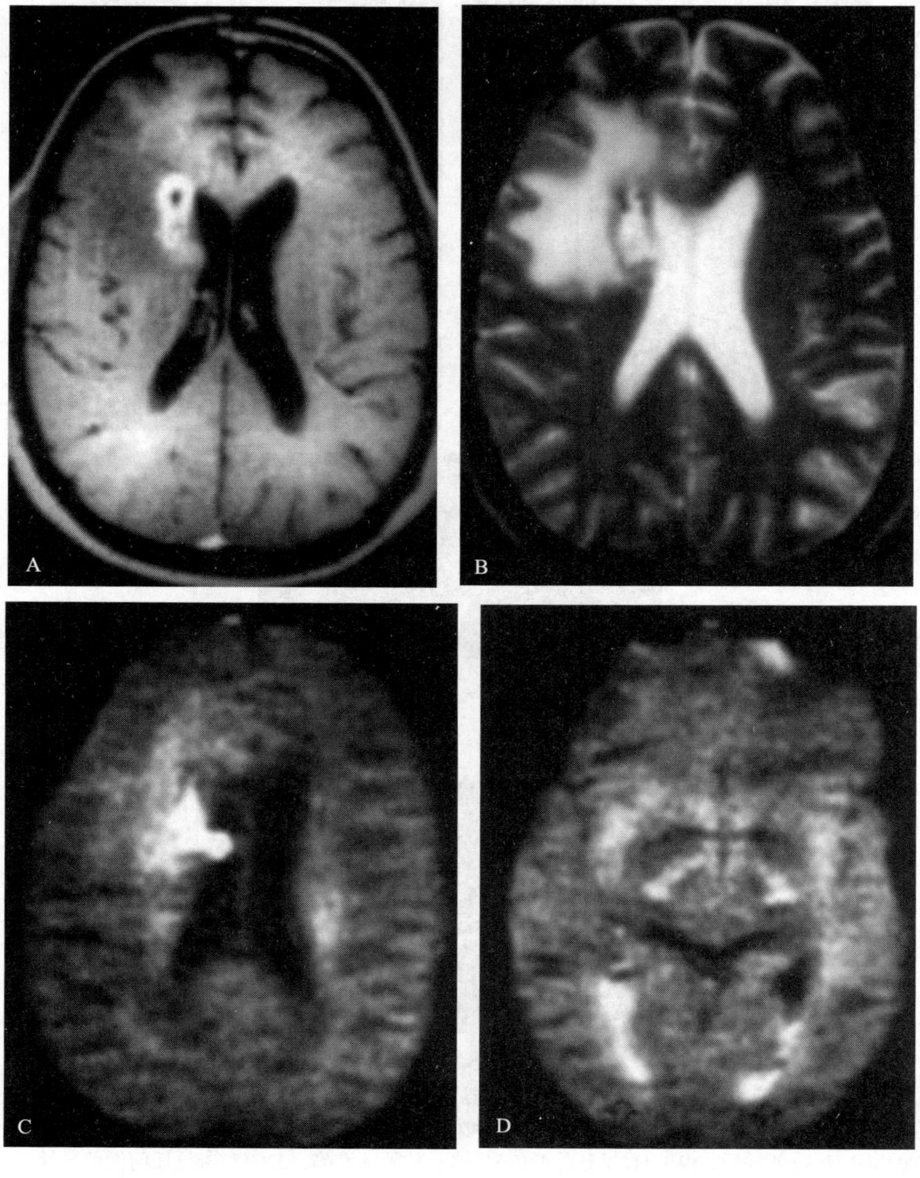

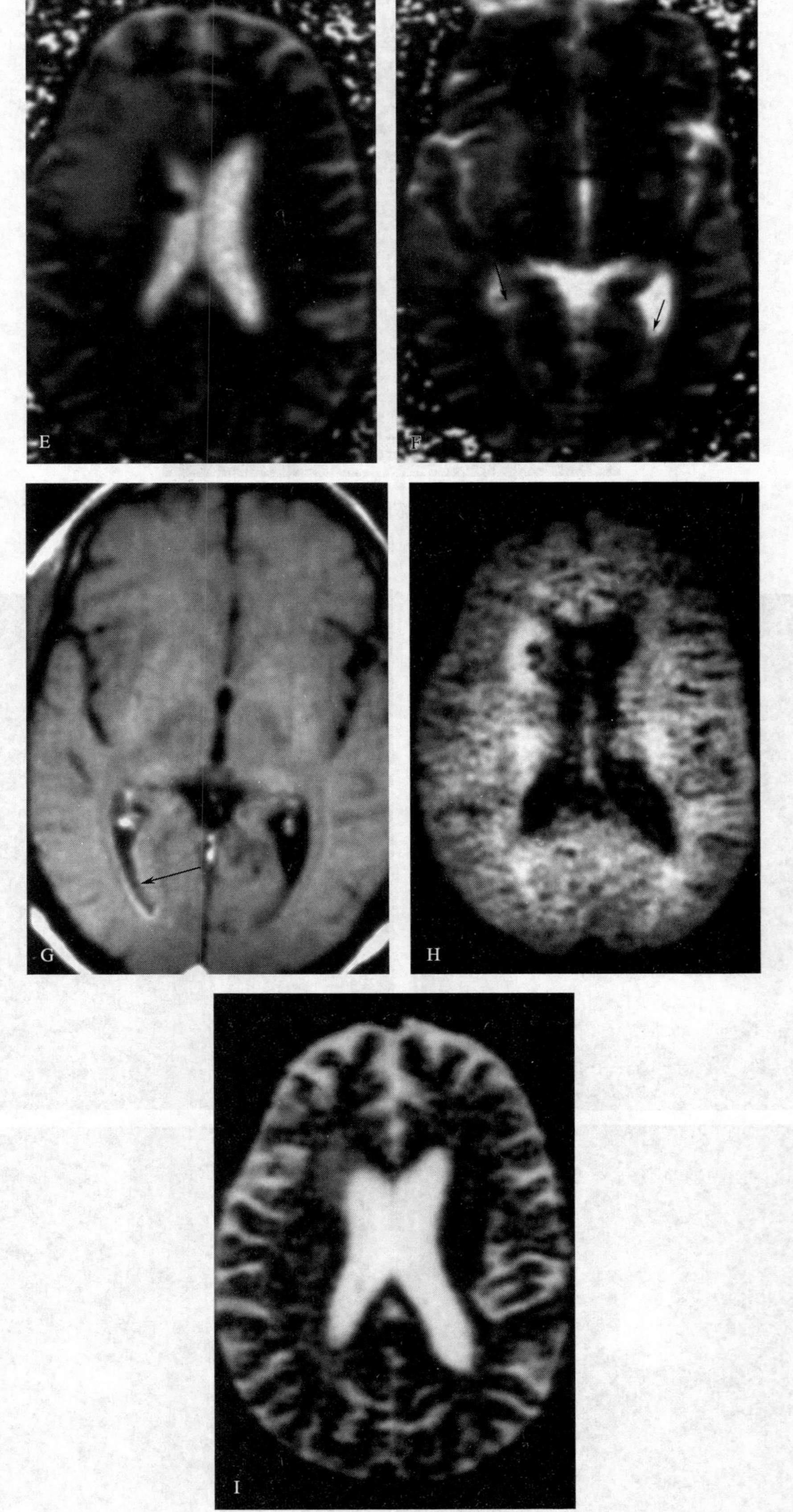

图 29-3 脑 MRI

增强 T_1WI(A)示右侧室前角后壁脓肿,T_2WI(B)示病灶为高信号区伴周边不规则水肿带,DWI 示脓肿腔高信号(C),双侧室枕角也高信号(D),ADC(E,F)见脓肿腔和枕角(黑箭)均低信号。增强 T_1WI(G)见右枕角壁强化(黑箭),提示脑室炎。治疗 4 周后,DWI(H)见脓肿低信号,提示脓肿壁塌陷,ADC(I)未见任何低信号灶

5. 钻孔穿刺 具有诊断和治疗的双重价值，适用于采取上述各检查方法后还不能确诊的病例，而又怀疑脑脓肿者。在无上述检查设备的单位，临床上高度怀疑脑脓肿者，可在脓肿好发部位钻孔穿刺。

【鉴别诊断】

1. 化脓性脑膜炎 一般化脓性脑膜炎体温较高、中毒症状和脑膜刺激征较明显，多无定位体征，脑脊液呈化脓性炎症改变等，不难与脑脓肿鉴别。但若脑脓肿与化脓性脑膜炎相伴随，则临床上两者难以严格区别，可采用头 CT 和头 MRI 加以鉴别。

2. 耳源性脑积水 多因中耳感染、乳突炎和横窦血栓形成所致。其特点为颅内压增高而缺少定位体征，病程较长。可采用头 CT 和头 MRI 检查来与小脑脓肿区分；以及 MRV 协作诊断或小心行腰椎穿刺，压迫病灶侧颈静脉，如不引起脑脊液压力增高，则提示该侧横窦阻塞（Tobey-Ayer 试验）。本病经药物抗炎、脱水治疗多能缓解。

3. 化脓性迷路炎 为中耳炎的并发症，可出现眼颤、共济失调和强迫头位等，颇似小脑脓肿。但其头痛较轻，而眩晕较重，眼底视盘无水肿，也没有病理征和颈部抵抗，经药物治疗 2~3 周后多能好转。

4. 脑瘤 一般根据病史、CT 和 MRI 可鉴别，有时须手术才能确诊。

【治疗】

在化脓性脑膜脑炎时选用有效的抗生素和脱水剂治疗，常可避免脓肿形成。

抗生素是治疗脑脓肿的一项重要措施，由于血 - 脑屏障的存在，抗生素在脑组织和脑脊液中的浓度比血中要低。因此应用抗生素要注意：①用药要及时，剂量要足，一旦诊断为化脓性脑膜炎或脑脓肿，应立即全身给药，在某些情况下（如固紫染色阴性细菌感染），为提高抗生素在脑脊液中浓度，可从鞘内（或脑室内）与静脉同时给药；②开始选用抗生素时要考虑到混合性细菌感染的可能，抗菌谱要全面，通常选用青霉素和氯霉素，以后可根据细菌培养和药敏结果，再改用相应的抗生素；③持续用药时间要够长，必须完全控制感染，等脑脊液正常后方可停药，以免复发。在脑脓肿术后应用抗生素，不应少于 2~4 周。一般抗生素用法：青霉素钠盐或钾盐 500 万 ~1 000 万 U/d，分 2~4 次静脉滴注；氯霉素 50mg/（kg·d），分 2~3 次静脉给药；氨苄西林 150~200mg/（kg·d），分 2~4 次静脉滴注；阿米卡星 200~400mg/d，分 2 次肌内或静脉给药；庆大霉素 3mg/（kg·d），分 2~3 次静滴；头孢噻肟钠 0.5~1.5g/ 次，每日 4 次，肌内或静脉给药；头孢曲松钠 1~2g/ 次，每日 1 次或分 2 次，静脉给药；羧苄西米 300~500mg/（kg·d），分 2~4 次静脉给药；万古霉素 1~2g/d，分 2 次静脉滴注；利福平 1 200mg/d，分 2 次口服；甲硝唑 500mg/ 次，8 小时 1 次静脉滴注。常用鞘内注射抗生素：庆大霉素 1 万 ~2 万 U/ 次，每天 1~2 次；阿米卡星（amikacin）5~10mg/ 次，每日 1 次；多黏菌素 1 万 ~5 万 U/ 次，每日 1 次。用药前应明确该药批号能否鞘内注射，并用生理盐水把药稀释，注射时要缓慢，使药液逐渐在脑脊液中弥散，并根据病人反应调整针尖位置和注射速度，以减少药液对神经组织的毒性和刺激。

一旦脑脓肿形成，就不能单独用药物治疗，还必须采用手术。对包膜尚未完善形成的脓肿早期、多发性小脓肿、基底核等深部脑脓肿或病人年老体弱不能耐受手术者，可先采用内科治疗，但必须密切随访，定期行神经系统检查和脑 CT 复查。

关于手术时机，有两种意见，一种主张一旦确诊为脑脓肿即应手术，另一种主张用抗生素治疗 1~2 周，待包膜形成完善后手术。多数人偏向后一种意见，但当病情恶化时，则应立即手术。手术方法有：

1. 颅脑穿刺抽脓术 该法简便安全，既可诊断又可治疗，适用于各种部位的脓肿，特别对位于脑功能区或深部脓肿（如丘脑、基底核）或老年体弱、婴儿、先天性心脏病及病情危重不能耐受开颅手术者适用。而且穿刺失败后，仍可改用其他方法。因此，随着 CT、MRI 的应用，穿刺法常作为首选的治疗方法，甚至用于多发性脑脓肿。对深部脓肿（如丘脑脓肿）采用立体定向技术或脑内镜技术，可提高穿刺的准确性。但其缺点是疗程较长，对厚壁脓肿、脓腔内有异物者不适用。穿刺抽脓时，应根据脓肿部位，选最近脓肿而又不在脑功能区或大血管部位钻洞。穿刺入脓腔后，应保持针尖在脓腔中央，把脓液尽量抽吸出来，并反复、小心地用生理盐水冲洗脓腔，防止脓液污染术野。最后向脓腔内注入含抗生素的硫酸钡混悬液做脓腔造影，以便以后摄头颅正侧位片随访和作为再穿刺的标志，也可不做脓腔造影，单纯注入抗生素，而用脑 CT 随访来指导穿刺。临床症状、体征的消失，脓腔造影或 CT 显示脓肿缩小（一般直径 <1cm）、皱缩，则说明脓腔已闭合，可停止穿刺。但临床还应定期随访半年至 1 年。也可用 MRI 的 ADC 和 FA 动态观察，判断疗效（图 29-3）。

2. 脑脓肿切除术 经穿刺抽脓失败者、多房性脓肿、小脑脓肿或脓腔内有异物者均应行脓肿切除术,对脓肿溃破者也应紧急开颅切除脓肿,并清洗脑室内积脓。术时应注意防止脓液污染伤口。本法治疗彻底,颅内减压满意,但它要求一定的医疗技术和条件。可见,上述两法各有利弊,应根据病人情况合理选用。一般而论,手术方法与术后癫痫发生率、脓肿复发率及神经系统并发症之间并无显著关系。不论采用什么方法,最重要的是及时诊断和治疗,在脑干尚未发生不可逆的继发性损伤以前清除病变,解除脑受压,并配合应用适当的抗生素、脱水治疗,注意营养和水、电解质平衡。

【预后与预防】

脑脓肿的病死率和病残率仍较高,大组病例报道的病死率为20%~60%。自从脑CT应用以后,由于诊治水平的提高,病死率有所下降,但仍在14%上下。上海华山医院神经外科25年收治321例脑脓肿,手术死亡率从17.8%下降到3%。但必须指出,脑脓肿的各种疗法都有程度不等的后遗症,如偏瘫、癫痫、视野缺损、失语、精神意识改变、脑积水等。因此,对脑脓肿来说,重要的问题在于预防和早期诊疗,尤应重视对中耳炎、肺部化脓性感染及其他原发病灶的根治,以期防患于未然。影响疗效和预后的因素有:①诊治是否及时,晚期病人常因脑干受压或脓肿破溃而导致死亡;②致病菌的毒力,特别是厌氧链球菌引起的脑脓肿发生率和病死率均较高,可能与其破坏脑组织的毒力有关;③心源性、肺源性和多发脑脓肿预后差;④婴幼儿病人预后较成人差。

五、脊柱骨髓炎

化脓性细菌、结核杆菌(引起Pott病)和真菌(特别是放线菌、芽生菌)等均可引起。大多为血源性感染,脊柱手术引起者极少见。在化脓菌中,以金黄色葡萄球菌和大肠埃希菌最常见。当脊柱骨髓炎(spinal osteomyelitis)伴有硬脊膜外脓肿或因椎体塌陷或骨质增生导致脊柱畸形和椎管狭窄,压迫脊髓、脊神经及其血管时,才需神经外科处理。

常见的主诉为背痛,伴局部压痛和肌紧张。多数有发热和周围血白细胞增多、血沉增快等。

脊柱侧位片和断层摄片有助于发现本病(图29-4),可见相连的几个椎体破坏、塌陷,椎间盘也受累(这是与转移癌不同点,后者椎间盘不受累)。由于骨髓炎的放射图像异常要比其病理变化慢2~8周,因此有时需要重复摄片才能发现病变。周围血中碱性磷酸酶升高。如伴有脊髓受压症状,应结合病史、神经学检查和X线检查追究其原因。从脊髓CT、MRI和脊柱断层片可估计椎管有否狭窄及其狭窄程度。椎管狭窄常由椎体压缩或后突畸形所致。椎管不狭窄而有脊髓受压症状,则可能为硬脊膜外脓肿或肉芽肿形成。

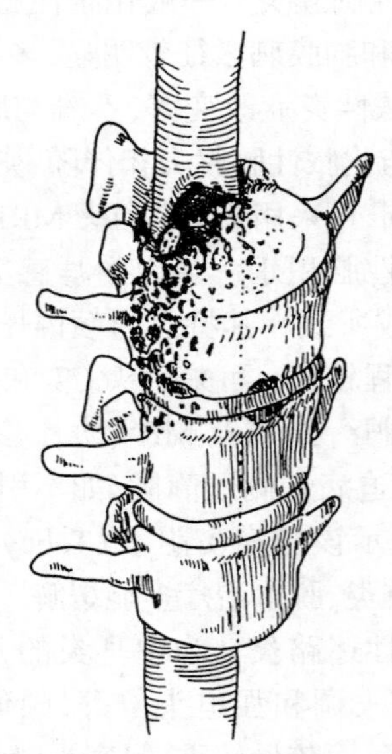

图29-4 脊柱骨髓炎

相连的几个椎体破坏、塌陷,椎间盘也受累

胸段椎体是骨髓炎的好发部位,如有脊髓进行性受压的症状,应行肋横突切除术。颈椎骨髓炎伴进行性颈髓受压征时,经前入路手术是最理想的方法。对腰段椎体骨髓炎伴后突畸形造成脊髓受压,可采用腹膜后清除病灶手术。如存在脊柱不稳定,术后应较长期石膏固定制动。在急性感染征象消退后,抗生素仍需持续应用数月。

多数结核性脊柱炎,即使伴轻度脊髓受压,也不需外科手术,在抗结核药物、休息等综合治疗措施下可缓解。但应定期行神经系统随访检查。

脊柱骨髓炎有时出现不伴脊髓受压的脊髓症状,如截瘫等,此乃炎症引起脊髓血管血栓形成,导致脊髓缺血,手术治疗对这类病人无益。所以应注意与脊柱骨髓炎伴有脊髓受压者相鉴别,后者常需外科手术。

六、硬脊膜外脓肿

硬脊膜外脓肿(spinal epidural labscess)为常见的椎管内感染,感染栓子由邻近(如椎旁、纵隔、后腹膜间隙)或远处的感染灶(皮肤、尿路等),经血行进到硬脊膜外脂肪,其次为脊椎化脓性骨髓炎、尾骶瘘管等附近组织的感染灶直接或沿淋巴管蔓延入硬脊膜外间隙。脊髓手术、外伤或腰椎穿刺虽可为病因,但少见。常见病菌为金黄色葡萄球菌、白色葡萄球菌、链球菌、假单胞菌、伤寒杆菌等,也偶为真菌,如放线菌、芽生菌等。

脊髓的硬脊膜与椎骨骨膜之间为硬脊膜外间隙,其内充满脂肪组织和静脉丛。此间隙主要存在于脊髓背侧,在腹侧则硬脊膜与骨膜紧密相连,故硬脊膜外脓肿多位于脊髓背侧(图 29-5)。在第 7 颈椎以下,硬脊膜外间隙逐渐变宽,至第 4~8 胸椎处硬脊膜外间隙达 0.5~0.7cm,自第 9 胸椎至第 2 腰椎,间隙又渐狭小,因此硬脊膜外脓肿好发于下颈椎至上、中胸椎段。

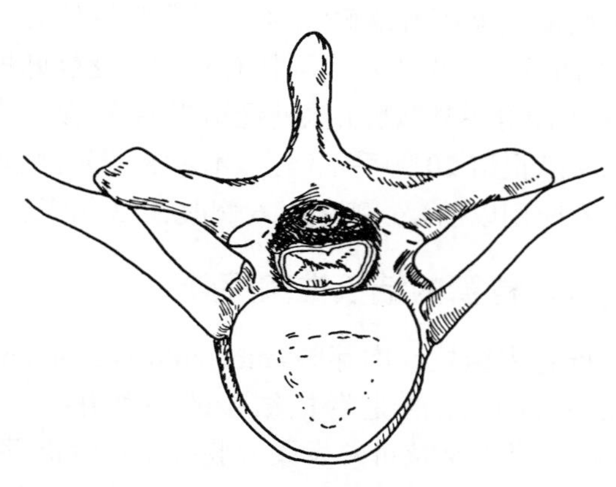

图 29-5 位于脊髓背侧的硬脊膜外脓肿

病菌侵入硬脊膜外间隙后,在富于脂肪和静脉丛组织的间隙内形成疏松结缔组织炎,并扩散、发展为脓肿。脓肿可累及几个脊椎节段。以后由于脓液逐渐被吸收,同时结缔组织增生而最终形成肉芽组织。脓肿除直接压迫脊髓外,还可引起血管内炎性血栓形成,使脊髓的血供发生障碍,最后引起脊髓软化,造成不可逆性损害。根据炎症的病理形态,硬脊膜外脓肿可分为:①急性型:全部为脓液;②亚急性型:脓液与肉芽组织并存;③慢性型:以炎性肉芽组织为主。临床上以亚急性型和慢性型多见,急性型少见。根据发病时间长短也可分为急性型(<7 天),亚急性型(1~4 周)和慢性型(>1 个月)。但与上述的病理形态分类并不完全一致,有时病程虽短,却以肉芽组织为主,反之,有时病程较长,却有脓液存在。

临床上首先表现为全身感染征象,如发热、畏寒,周围血白细胞增多,血沉加快;慢性型病人可无发热等症状。但是所有各型的病人均有局限性腰背痛、棘突压痛或叩击痛、神经根痛、脊柱运动受限制。上述表现持续数天(急性型和亚急性型平均为 7 天)至数周或数月(慢性型)不等,接着就出现脊髓压迫症。初期表现为痉挛性瘫痪,如肢体麻木、运动或感觉障碍、腱反射亢进、病理反射阳性和大小便障碍等。经数小时或数天即发展为松弛性瘫痪,表现为运动、感觉、腱反射和病理反射全部消失。

约 1/4 病人的 X 线片上可见脊椎化脓性骨髓炎改变。椎管碘油造影和脊髓 CT 检查表现硬脊膜外占位征象,可明确病变节段和范围。对病变位于胸腰段者,做腰穿时必须慎重,以免感染扩散入鞘内,此时可经枕大池检查。硬脊膜外脓肿应与下列疾病鉴别:

1. 急性脊髓炎　常无原发感染病史,体检无局限性棘突叩击或压痛,腰背痛也不明显。一般在发病后 3 天内病变以下肢体即发生完全瘫痪,脊髓蛛网膜下腔没有阻塞。

2. 脊柱转移癌　常可找到原发癌肿,如肺、乳腺、前列腺或消化道等癌肿;X 线摄片可见到手风琴样椎体压缩和破坏。

3. 蛛网膜炎　一般起病缓慢,症状时轻时重,感觉障碍分布常不规则,且不能以某一节段损害来解释其全部症状;椎管造影时碘油流动缓慢、分散,呈不规则的点滴状、条状或片状阴影,碘油受阻端的边缘不整齐。

4. 椎管内肿瘤　常无感染史,必要时可做椎管碘油造影或脊髓 CT 或 MRI 检查,以及手术探查来区别之。

5. 脊柱结核　有肺结核或身体其他部位结核病史,腰背痛和低热症状历时较长,脊柱可有后突畸形,X 线片可见骨质破坏和椎旁冷脓肿阴影等有助鉴别。

处理本病的关键同脑脓肿,在于早期诊断和及时治疗,在脊髓发生不可逆损伤以前即应紧急手术减压和排脓。手术切除的椎板要足够和充分,清除脓液和肉芽组织,以达到减压和防止感染扩散的目的,并送脓液做细菌涂片,需氧和厌氧细菌培养。手术切口的处理有三种:①切口不缝合,填以纱条;②部分缝合切口,留置引流物;③全部缝合切口,以望达到一期愈合。对手术切口干净,未受严重污染者,可用含庆大霉素生理盐水反复冲洗后,一期将全部切口缝合以缩短病程;如切口肌层内已有脓液或术时脓液污染伤口,即不应缝合切口或仅部分缝合。上述各种情况下,均应术前、术后全身应用强有力的广谱抗生素,待细菌培养和药敏结果出来后,再酌情更改抗生素。术后全身用抗生素不应短于 2~4 周。本病的病死率较高，在抗生素应用以前为 30%~90%，近来有所下降，但仍在 18% 左右。预后取决于：①诊疗及时与否，如不施行手术，大部分病人最终并发肺炎、压疮、尿路感染等而致死；②脊髓受压程度越重，术后恢复的可能性也越小；③痉挛性截瘫的疗效较松弛性者为好。

七、硬脊膜下脓肿

硬脊膜下脓肿(spinal subdural abscess)很少见，大多数继发于腰背部中线的先天性皮肤窦道(或藏毛窦)感染，极少数为血源性感染。腰背部局限痛和神经根痛可有可无。随着感染蔓延，可引起脑膜炎、压迫脊髓或马尾神经，产生相应临床表现。脑脊液中白细胞及蛋白质增高，糖降低较为明显，奎肯施泰特试验(Queckenstedt test)呈部分性或全部梗阻。运动、感觉和膀胱、直肠障碍较硬脊膜外脓肿出现早且严重。

腰背部中线皮肤窦道可与脊柱裂、脊髓裂伴发。其窦道壁由皮肤组织构成，瘘口仅为小的皮肤凹陷，其内可有皮脂样分泌物，有时甚至有脑脊液渗出。瘘口四周常有异常毛发、色素沉着或毛细血管瘤样病变。瘘管可穿通棘突椎板或硬脊膜。有时在皮下可触及由表皮样瘤或皮样囊肿构成的肿块或纤维条索。当上述病例一旦伴有感染和脊髓压迫征象，应考虑本病，并应紧急行椎管造影或 CT、MRI 和手术切除椎板、清除脓肿。椎板切除范围应包括病变全长，硬脊膜切开减压，并放置外引流物数天。缝合肌层和皮肤。全身应用抗生素同硬脊膜外脓肿。

八、脊髓内脓肿

脊髓内脓肿(intramedullary abscess)很少见，约 40 000 例尸体解剖中发现 1 例。好发青少年和男性。胸髓易受累。文献报告 55 例中，42 例为单发脓肿，其余为多发性脓肿。病原菌以葡萄球菌多见，其后依次为链球菌、放线菌、肺炎球菌、革兰氏阴性菌，可混合感染或培养未发现细菌。原发病灶可来自呼吸道感染、心脏瓣膜病、泌尿生殖系统感染、皮肤和软组织感染以及脊柱骨髓炎等。也可见于脊髓穿透伤。少数病人找不到原发感染灶。细菌经血循环、淋巴系统(从咽后腔隙、纵隔、腹腔，沿脊神经与脊髓蛛网膜下腔和血管周围间隙沟通)或直接种植在脊髓上。

【临床表现】

有急性、亚急性和慢性三种病程。根据脓肿所在部位，可引起各种神经症状和体征。急性和亚急性者可有发热和横贯性脊髓炎表现，颈背痛、尿失禁、病变节段以下的感觉和运动丧失，开始为单瘫，很快发展成截瘫或四肢瘫。慢性者的表现似脊髓肿瘤，缺少全身感染症状。

椎管脑脊液检查仅表现炎症变化，对诊断帮助不大。椎管造影可见部分或完全性阻塞、脊髓增粗。MRI 有诊断价值。

一旦疑似本病，即应紧急手术切除椎板，切开硬脊膜，用细针穿刺脊髓抽出脓液，并酌情沿脊髓背侧切开脊髓，以求达到充分引流和减压；反复用含抗生素的生理盐水冲洗术野后，缝合硬脊膜和肌层及皮肤。术后抗生素应用同硬脊膜外脓肿，并同时用皮质类固醇减轻水肿。术后要较长时间随访，以防复发。由于本病不伴有脊髓广泛静脉梗死(如见于硬脊膜外脓肿)，因此经适当治疗，预后常较好。文献报道 20 例手术病人，术后 5 例死亡(均在抗生素应用以前)，6 例痊愈，6 例改善，3 例无变化。

九、椎管内结核性肉芽肿

椎管内结核性肉芽肿(tuberculosis granulomas of the spinal canal)是脊柱结核的一种并发症，约 1/10~1/5 脊柱结核可并发硬脊膜外结核性肉芽肿，单纯椎管内结核性肉芽肿极少见。以青年好发，多见于胸椎，约占 60%，其余依次为颈、胸椎交界，胸、腰椎交界和腰椎。

结核杆菌经血行或淋巴侵入脊柱，引起脊柱破坏和硬脊膜外冷脓肿或结核性肉芽肿。脓肿也可直接从椎体或间接由椎旁经椎间孔进入椎管腔，压迫脊髓。少数由于病灶愈合过程中新骨压迫脊髓和神经根。结核性肉芽肿和干酪样病变也可侵入硬脊膜本身，引起结核性硬脊膜炎，增厚的硬脊膜又加剧对脊髓的压迫。胸椎上段的结核性脓肿较腰椎者易引起脊髓压迫症，此乃因为前者椎管较狭窄，脓肿多局限于病灶附近，而后者的脓肿常沿腰大肌向下方流动。脊髓受压初期，除脊髓本身神经组织受压外，还因动静脉血循环障碍，加重脊髓缺血和水肿，最后导致脊髓不可逆性损害。

临床表现常有病灶双侧根性痛，如枕部痛、颈痛、肩和上肢痛(颈椎)；肋间神经痛或束带样感觉(胸椎)；下肢神经痛(腰椎)；并出现相应的脊髓压迫症和棘突压痛或叩击痛、椎旁肌痉挛等。全身可有慢性感染症状，如低热、消瘦、盗汗、血沉加快等。此外还有下述特点：身体其他处常有活动性结核病灶；病程一般较短，多在 3 个月以内。因此，根据病史、临床表现和X线片(脊柱结核变化)不难作出诊断。必要时做椎管造影、脊髓CT或MRI检查。

治疗方面除对脊髓受压本身采取椎板减压、清除结核肉芽肿外,还应包括全身抗结核治疗、增强营养和防治因脊髓受压产生截瘫后的各种并发症。

(周良辅)

第二节 颅内寄生虫性感染

颅内寄生虫性感染是全身寄生虫病的一部分,但它可能引起颅内占位性病变和颅内压增高,除内科治疗外,常需外科手术。本节介绍常见的脑寄生虫病如脑囊尾蚴病(俗称囊虫病)、脑血吸虫病、脑型肺吸虫病及脑棘球蚴病。

一、脑囊尾蚴病

脑囊尾蚴病(cerebral cysticercosis)为猪带绦虫的幼虫寄生脑部所致,多发于我国东北、西北、华北及河南、内蒙古等地,在亚、欧、美洲,除因宗教信仰不食猪肉的地区外,均有散发流行。

【病理】

囊尾蚴病者是由于猪带绦虫的虫卵通过自体感染或异体感染的途径而得病,虫卵在胃或肠受消化液作用,六钩蚴脱囊而出,穿过胃或肠壁通过血液循环播散,可于皮下组织、肌肉及脑部引起广泛病损。经2个月而发育成囊虫。脑囊虫病的发生率颇高,占囊虫病病人的60%~80%。脑部病变以大脑皮质最多见,软脑膜、脑室、脑池及椎管内亦可侵及。囊虫呈圆形或椭圆形、乳白透明囊泡,内含微黄色液体和头节。囊尾蚴于脑实质内引起局限性炎症,急性期为水肿、坏死,慢性期为萎缩、机化,形成纤维结节性包囊。囊虫寄生于脑室或浮游于脑脊液中,引起局部室管膜炎及瘢痕,产生脑室变形及阻塞性脑积水。囊虫的毒素刺激亦可致脑脊液分泌增加,使脑积水和颅内压增高更严重。囊虫的寿命自数年至数十年不等,死后形成钙化灶。

【临床表现】

本病进展缓慢,潜伏期为3个月左右,病程5~20年。临床症状可表现为癫痫、脑膜炎、颅内压增高症、精神异常及痴呆,个别病例因侵犯脊髓而表现为截瘫、感觉障碍及大小便潴留等。从外科角度出发,其临床表现可按囊尾蚴主要侵犯部位不同分为三型,但三型可不同程度地合并存在。

1. 大脑实质型 约有80%发生癫痫,近半数为大发作。可伴轻偏瘫、感觉异常、锥体束征阳性等局灶症状。不少病例出现智力减退、迟钝、淡漠等精神症状,其中少数发展成痴呆。本病的急性阶段或囊尾蚴阻塞脑脊液循环时,可产生颅内压增高,出现剧烈的头痛、呕吐、视力、听力减退及视盘水肿。

2. 脑室型 由于脑脊液循环受阻,引起阻塞性脑积水,产生阵发性头痛和呕吐,如囊尾蚴位于第四脑室,尚可出现强迫性头位及颈强直。视盘水肿出现较晚,水肿程度较轻。

3. 脑池及蛛网膜下腔型 由于颅底脑池慢性炎症和粘连及阻塞,产生交通性脑积水和颅内压增高。引起头痛、呕吐、颈强直等,同时伴有不同的脑神经损害症状。

【诊断】

在流行地区或有不洁饮食史者,凡具有癫痫、颅内压增高、精神症状等三大症状,应考虑本病。如还伴有皮下结节和肠绦虫病史,则诊断基本成立。皮下结节的确诊需依靠活检,临床上应与多发性神经纤维瘤、多发性皮脂囊肿及风湿结节相鉴别。辅助检查中则以影像学检查和免疫学检查最有价值。

头颅平片大多正常,偶可见到囊尾蚴钙化影。CT阳性率可达90%以上,其急性期表现:①散在低密度影,主要位于白质,不被强化;②局限性低密度影,有明显的中心强化;③囊状病变,可环形强化。慢性期则表现:①大小不一钙化,见于60%~70%的病例,周围无水肿;②囊肿在脑实质内,单发或多发;③脑积水,约见于50%的病例,可见不对称的脑室扩大(室间孔阻塞),小脑幕上脑室对称扩大(中脑水管或第四脑室阻塞),颅底脑池型囊尾蚴病则呈现交通性脑积水;④结节,直径3~5mm,呈等密度或高密度影。脑MRI除能像CT一样反映脑实质病变外(图29-6),因囊尾蚴蛋白量高而有别于脑脊液,可于扩大的第四脑室内区别出囊尾蚴包块。

【治疗】

1. 病原治疗驱虫治疗必须在严密监护下进行,且需除外眼囊尾蚴病(虫体引起失明)。目前常

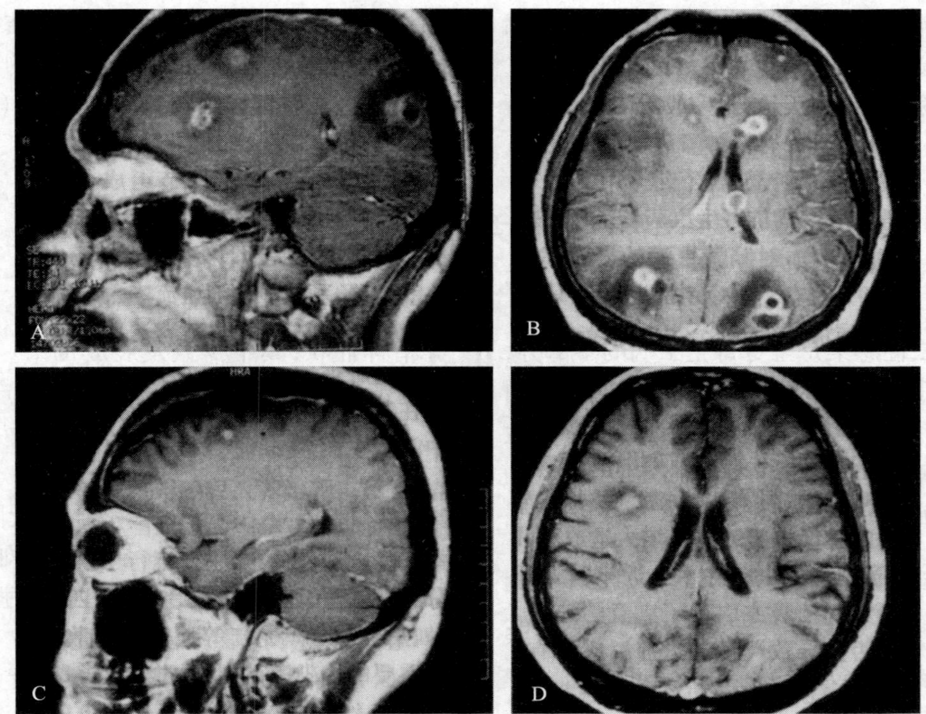

图 29-6 脑囊尾蚴病治疗前后 MRI 图像

A、B. 为治疗前图像，可见病灶周围有明显水肿带，囊壁呈高信号，其内可见结节状高信号头节；C、D. 为经吡喹酮治疗后的图像，可见水肿消失，病灶缩小

用药物有：

（1）吡喹酮：总剂量按 180mg/kg 计算，3~4 天分次口服。一般 2~3 个疗程，疗程间隔 3~4 个月。在驱虫治疗过程中，可因虫体的变性、坏死加重颅内压增高症状或癫痫，故在治疗中宜辅用脱水利尿药和抗癫痫药物。服用糖皮质激素可减轻脑水肿和缓解过敏性炎症反应。有精神障碍或痴呆者因药物有诱发精神异常的作用，慎用。

（2）阿苯达唑：18mg/（kg·d），10 天 1 个疗程，视病情可重复 2~3 个疗程。

2. 手术治疗当颅内压增高引起视力恶化或意识障碍时，应做单侧或双侧颞肌下减压术，伴有脑积水者首先做脑室引流或分流术。脑室囊尾蚴病，尤其是单发性者，开颅摘除效果最佳，游离于脑室内的囊尾蚴可以整个取出，术中注意勿将囊壁损坏，以免囊液刺激或绦虫头遗留颅内引起复发。脑池及蛛网膜下腔型囊尾蚴病，大多位于颅底，且为多发，实际上不能用手术全部切除，可根据病情摘除较大的和可触及的囊尾蚴。对交通性脑积水可做分流手术以缓解颅压增高。

二、脑血吸虫病

脑血吸虫病（cerebral schistosomiasis）在血吸虫病病人中的发生率为 0~5.1%。血吸虫病主要分布于亚洲、非洲、南美和中东。我国主要分布于长江中下游、长江三角洲以及四川、云南两省。它为血吸虫病的异位损害，是虫卵沉积于脑内所致。虫卵抵达脑组织的途径，一般认为系通过体循环以栓子方式进入脑组织，但亦可能通过脊椎静脉系抵达脑部，或颅内静脉窦中有成虫寄生，虫卵直接排入脑内。

【病理】

病人接触钉螺体内发育出的尾蚴，一般存在疫区江河水中。人们下水作业或游泳时，尾蚴经皮肤进入人体，最后进入肝内发育为成虫，成虫不断产生虫卵，引起肝脏病变。虫卵进入脑内引起四种病理变化。

1. 脑膜病变的病变区附近的硬脑膜粗糙增厚，硬脑膜与蛛网膜粘连，软脑膜增厚失去透明性，沿软脑膜血管有乳白色炎性渗出物或出现细小颗粒结节。

2. 软脑膜下皮质内、灰质白质交接处及白质内均可出现淡黄色或乳白色小结节，此乃虫卵沉积及周围组织反应所形成的虫卵结节，亦称为假结核结节。假结核结节由浆细胞、多核巨细胞、嗜酸性粒细胞及纤维组织构成，中心常有干酪样坏死，有时发生钙化。结节可分散存在，直径 2~4mm，也可密集成串，形成巨大肉芽肿。

3. 脑水肿发生于假结核结节及肉芽肿周围，甚至整个半球。病损以顶叶最多，次为颞叶、枕叶，少数可见于小脑。

4. 虫卵亦可引起脑血管栓塞，引起脑组织出血、软化及胶质增生。

【临床表现】

分急性型和慢性型两类，多见于年轻人。急性型在感染6个月左右发病。

1. 急性脑血吸虫病　因大量尾蚴进入人体，旺盛发育至成虫，并大量产卵，其代谢产物及虫卵刺激引起过敏性、中毒性反应，出现全身毒性症状及脑水肿。症状类似急性脑膜脑炎，如昏迷抽搐、脑膜刺激征、大小便失禁及瘫痪。此外，还可见高热、咳嗽、荨麻疹、腹痛、腹泻、肝脾大等急性血吸虫病症状。

2. 慢性脑血吸虫病　于感染后半年至数年缓慢发病，主要系虫卵肉芽肿所引起，按主要症状可分为癫痫型、脑瘤型、卒中型及脊髓压迫症型。癫痫型最多见，以局限性癫痫发作为多，常自身体某部如口唇、上肢或下肢开始，继之扩展至同侧上下肢或全身抽搐，可不伴有颅压增高症；脑瘤型为血吸虫肉芽肿及脑水肿引起，除头痛、呕吐及视盘水肿外，往往伴有局灶症状，如局限性癫痫、偏瘫、失语等，临床症状与脑瘤极相似，手术前常诊断为脑瘤；卒中型为脑血管急性虫卵栓塞所引致，发病急骤，出现偏瘫、失语及意识障碍；脊髓压迫症型则为脊髓异位寄生所致。

【诊断】

1. 有疫水接触史。

2. 早期曾有发热、咳嗽、荨麻疹、腹泻及肝脾大，血液中白细胞和嗜酸性粒细胞增多，并有神经系症状体征。

3. 确诊有赖于虫卵的检出，粪便虫卵检出率不高，晚期病人因肠黏膜增厚和纤维化，粪便检出虫卵的阳性率很低，因此常考虑做乙状结肠和直肠黏膜活检。

4. 免疫学试验及脑脊液化验可指示血吸虫病感染，有辅助诊断价值。

5. 脑CT和MRI检查能显示病变部位、数量及侵占范围，但难以与胶质瘤、脑部感染性疾病绝对鉴别。某些病例只能通过手术证实。

【治疗】

1. 病原治疗　以药物治疗为主，如吡喹酮，成人60mg/kg，儿童<30kg者总剂量70mg/kg，2天为一疗程，分4~6次口服。

2. 手术治疗　适应证：①虫卵结节形成巨大肉芽肿，引起明显颅压增高；②脑部炎性水肿反应造成急性颅压增高，脑脊液循环通路受阻或出现脑疝；③虽有血吸虫病病史，但对脑部占位病变不能明确为脑瘤还是血吸虫病肉芽肿，必须进行手术探查。假结核结节内含有大量虫卵，用压片检查即能在术中明确诊断。脑型血吸虫病的预后良好，应用广谱驱虫药吡喹酮治疗后，症状消除，癫痫发作停止或减少，可保持原有劳动力。

三、脑型并殖吸虫病

脑型并殖吸虫病（cerebral paragonimiasis）（又称肺吸虫病）是由于并殖吸虫成虫在体内移行，侵入脑内，破坏脑组织并形成肉芽肿所致。本病主要流行于日本、中国、朝鲜半岛、东南亚、非洲和美洲一些地方。我国东北、华东、台湾等散发。以青少年多见。

【病理】

病人因进食含有并殖吸虫活囊蚴的石蟹、蟛蜞或蝲蛄而感染，囊蚴在小肠孵化为幼虫，幼虫穿过肠壁等组织于肺内发育为成虫。成虫大多寄生于肺，但可于体内移行，经颅底破裂孔沿颈内动脉进入颅内，于脑部形成三种病灶：①虫体在脑内爬行时，直接破坏脑组织；②虫体产生的代谢产物引起脑组织的过敏性、中毒性反应；③排出的虫卵大量堆积引起的异物反应。病损常局限于一侧半球，有时虫体亦可经脑室或胼胝体进入另侧半球。

随着成虫爬行的通道及病期不同，可出现早期的浸润性病变，组织破坏出血，虫体停留较久或虫卵沉积较多处则出现肉芽肿、囊肿或脓肿。成虫离去或死亡较久，则局部脑组织出现纤维性萎缩性改变及钙化。

【临床表现】

本病大多伴有肺部病变，若早期的并殖吸虫病症状不明显，易被忽略。脑部症状平均在肺部症状后10个月出现，主要表现为头痛，其次为癫痫，占80%，视觉障碍占61%，偏瘫占41%，眼底视盘水肿占12%。按临床表现特征，可分为：

1. 扩张型　常先出现头痛、呕吐、精神迟钝、视盘水肿等颅内压增高症状。

2. 脑膜脑炎型　表现为畏寒、发热、全身不适及头痛、颈强直等脑膜刺激征，继而可出现癫痫、轻偏瘫等局灶症状。

3. 萎缩型　急性期的炎症症状和颅压增高症都不明显，主要表现为智力减退、精神症状及癫痫发作。

【诊断】

1. 流行病史居住于流行地区，吃过醉蟹或未煮熟的蝲蛄、石蟹。

2. 有慢性咳嗽、胸痛、咯铁锈色痰史，尤其于痰中找到并殖吸虫卵。

3. 神经系统症状。

4. 免疫试验并殖吸虫补体结合试验、酶联免疫吸附试验对诊断疑难病例有重要意义，阳性率达98%~100%。

5. 神经放射学检查如CT和MRI，可确定病变部位；可发现病灶或萎缩病变，亦有占位与萎缩同时存在。

【治疗】

1. 病原治疗　以吡喹酮、硫氯酚为佳，但脑型并殖吸虫不如肺型敏感，往往3~4个疗程后，于脑部仍可发现活成虫。因此，脑部病变宜施行较彻底的手术治疗，防止成虫继续引起神经组织损伤。

2. 手术治疗

(1)适应证：①病变属扩张型者；②病变局限于一处，定位明确，能完全切除者；③临床表现说明成虫仍然生存，如脑脊液中找到虫卵，反复有脑炎脑膜炎样症状发作者。

(2)手术禁忌证：①急性脑膜脑炎阶段，不宜手术；②萎缩性病变，无颅内压增高者。

术后应以全身并殖吸虫病变是否治愈，决定是否继续药物治疗。

四、脑棘球蚴病

脑棘球蚴病(brain echinococcosis)又称脑包虫病，是狗绦虫(细粒棘球绦虫)的幼虫(称棘球蚴或包虫)侵入脑部形成囊肿所致。散发于我国西北、内蒙古等牧区。世界各大洲的牧区均有此病发生。

【病理】

狗绦虫寄生于狗、羊的小肠内，虫卵随粪便排出，污染蔬菜和饮水，人若与狗、羊经常接触，可能误食虫卵。儿童玩弄狗时最易吞食虫卵，故发生率较高。虫卵于人体十二指肠孵化成蚴虫(六钩蚴)，后者穿入门静脉，主要停留于肝内，少数到达肺、脑、肾等组织，数月后发育成棘球蚴(包虫囊肿)。脑包虫囊好发于额顶部，包虫囊为微白色半透明包膜，厚2~3mm，其中充满无色透明囊液，容量可达数百毫升。囊肿壁内层为生发层，有繁殖能力。囊肿壁外层为生发层的分泌物组成，呈半透明粉皮状。包虫死亡后，囊液变混浊，囊壁可发生钙化。包虫囊壁四周的脑组织有胶质增生，形成胶质性假囊壁，这层假囊壁与包虫囊极少粘连，手术时很易分离。

【临床表现】

脑棘球蚴病的临床表现主要为颅内压增高与癫痫发作，病程常缓慢发展，囊肿发展至较大时出现头痛、恶心、呕吐、视力减退和视盘水肿。依囊肿所在部位产生局灶症状如局限性癫痫、轻偏瘫、失语、偏身感觉障碍等。脑棘球蚴病以单发为多，但亦可多发，少数病例病变广泛发展，可累及侧脑室及颅骨内壁，出现颅骨隆凸。脑棘球蚴病可同时伴有肝、肺及其他部位棘球蚴病，出现相应症状。

【诊断】

1. 流行病史牧区，有与狗、羊密切接触史。

2. 临床症状以慢性颅压增高和癫痫为特征。

3. 实验室血象可见嗜酸性粒细胞增多，以囊液作抗原进行皮内试验，阳性率80%~95%，但可出现假阳性。补体结合试验及间接血凝试验阳性有助于诊断。

4. 影像学CT和MRI可显示颅内有囊肿性病变。

【治疗】

1. 手术治疗　为本病首选疗法，小心分离后完整摘除包虫囊，注意勿将囊壁弄破，以免囊液外溢引起过敏的反应及使囊内头节种植，造成复发。为保证手术成功，术前定位要精确，手术切口和骨窗要足够宽大。硬膜张力高时要用脱水剂处理，切忌用脑针穿刺探查或抽吸囊液减压。分离囊壁时必须轻柔小心，必要时可用飘浮法切除脑部包虫囊，即将病人头位放低，用洗疮器轻轻插入囊壁四周深部，冲注大量生理盐水，可将包虫囊飘浮起来，完整滚出手术野。近年报道，以过氧化氢溶液或病人自身新鲜血清代替甲醛溶液注入囊内，可杀死包虫原头节，为手术治疗开辟了新的途径。万一在手术时囊液污染伤口，可用过氧化氢溶液处理伤口。

2. 药物治疗　近年试用阿苯达唑治疗本病，取得一定疗效，可做手术前、后辅助用药，减少复发，提高疗效。阿苯达唑剂量10~40mg/(kg·d)，分两次服，30天为1个疗程，可视病情连续治疗数个疗程。治疗中应随访肝、肾功能与骨髓，孕妇忌用。

(周良辅)

参考文献

[1] 于佶,周良辅.颅内细菌性感染.现代神经外科学[M].上海:复旦大学出版社,上海医科大学出版社,2004:297-315.

[2] CAREY M E. Infections of the spine and spinal cord.// Youman. Neurological Surgery [M]. 4th ed. Philadelphia: Saunders, 1996: 3270-3303.

[3] 陈澍,翁心华.颅内和椎管内寄生虫病.现代神经外科学[M].上海:复旦大学出版社,上海医科大学出版社,2004: 341-350.

[4] RAPPAPORT Z H, VAJDA J. Intracranial abscess: Current Concepts in management [J]. Neurosurg Quaterl, 2002, 12 (3): 238-250.

[5] FERTIKH D, KREJZA J, CUNQUEIRO A, et al. Discrimination of capsular stage brain abscesses from necrotic or cystic neoplasms using diffusion-weighlied MRI [J]. J Neurosurg, 2007, 106 (1): 76-81.

[6] NATH K, RAMOLA M, HUSAIN M, et al. Assessment of therapeutic response in patients with brain abscess using diffusion tensor imaging [J]. World Neurosurg, 2010, 73 (1): 63-68.

第三十章 颅脑与脊髓肿瘤

第一节 概 述

颅脑与脊髓肿瘤有来源颅脑和椎管内结构的，以及来源于它们之外的肿瘤，前者称之为原发性，后者为继发性。原发性颅脑与脊髓肿瘤的年发病率一般颅内在 4~10/10 万，脊髓在 0.9~2.5/10 万。近年来，随着诊断技术的提高和人均寿命延长，脑、脊髓肿瘤的发病率有上升趋势。上海市区基于医院临床流行病学调查显示（图 30-1），每十万人口男、女性颅脑与脊髓肿瘤发病率从 1983 年的 3.8/10 万、2.9/10 万分别上升到 2008 年的 5.7/10 万和 6.45/10 万，分别增加 1.5 和 2.2 倍。

【分类】

早期，脑脊髓肿瘤的分类较混乱。Virchow（1821—1902）提出胶质瘤的概念。Cohnheim 与 Ribbert 提出脑瘤与胚胎残留有关。Bailey 与 Cushing（1926）和 Kernohan（1949）分别对中枢神经系统肿瘤和神经外胚叶肿瘤进行了分类。1978 年以来，WHO 在多国专家合作基础上，先后发表了多个版本的中枢神经系统肿瘤分类。以下为 2007 年 WHO 对中枢神经系统肿瘤的分类（表 30-1）。

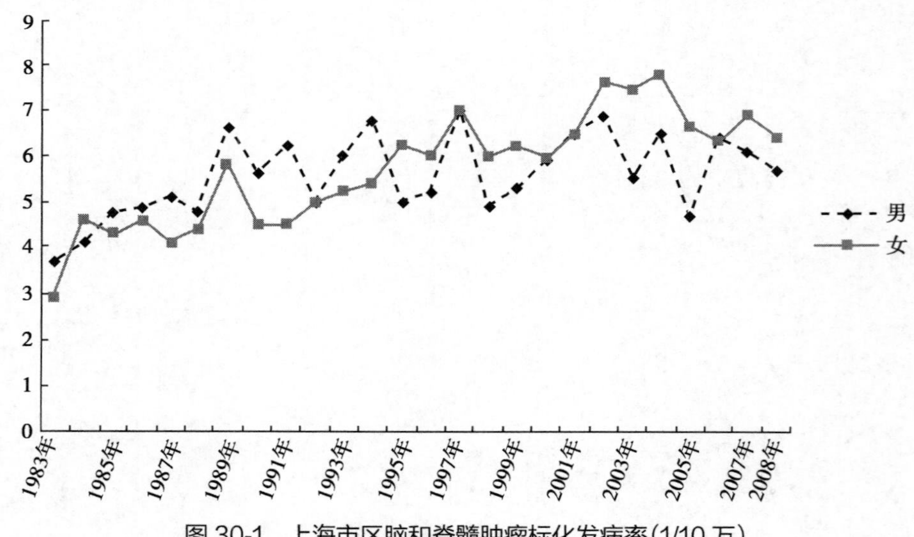

图 30-1 上海市区脑和脊髓肿瘤标化发病率（1/10 万）

表 30-1　2007 年 WHO 对神经系统肿瘤的分类与分级

名称	ICD-O 编码	WHO 分级
神经上皮组织肿瘤 tumours of neuroepithelial tissue		
星形细胞肿瘤 astrocytic tumours		
毛细胞型星形细胞瘤 pilocytic astrocytoma	9421/1	Ⅰ
毛细胞黏液样型星形细胞瘤 pilomyxoid astrocytoma	9425/3	Ⅱ
室管膜下巨细胞型星形细胞瘤 subependymal giant cell astrocytoma	9384/1	Ⅰ
多形性黄色性星形细胞瘤 pleomorphic xanthoastrocytoma	9424/3	Ⅱ / Ⅲ
弥漫性星形细胞瘤 diffuse astrocytoma	9400/3	Ⅱ
纤维型 fibrillary	9420/3	Ⅱ
肥胖细胞型 gemistocytic	9411/3	Ⅱ
原浆型 protoplasmic	9401/3	Ⅱ
间变性星形细胞瘤 anaplastic astrocytoma	9410/3	Ⅲ
胶质母细胞瘤 gliosarcoma	9440/3	Ⅳ
巨细胞胶质母细胞瘤 giant cell glioblastoma	9441/3	Ⅳ
胶质肉瘤 gliosarcoma	9442/3	Ⅳ
脑胶质瘤病 gliomatosis cerebri	9381/3	
少突胶质肿瘤 oligodendroglial tumours		
少突胶质瘤 oligodendroglioma	9450/3	Ⅱ
间变性少突胶质瘤 anaplastic oligodendroglioma	9451/3	Ⅲ
少突星形细胞肿瘤 oligoastrocytic tumours		
少突星形细胞瘤 oligoastrocytoma	9382/3	Ⅱ
间变性少突星形细胞瘤 anaplastic oligoastrocytoma	9382/3	Ⅲ
室管膜肿瘤 ependymal tumours		
室管膜下室管膜瘤 subependymoma	9383/1	Ⅰ
黏液乳突型室管膜瘤 myxopapillary ependymoma	9394/1	Ⅰ
室管膜瘤 ependymoma	9391/3	Ⅱ
细胞型 cellular	9391/3	Ⅱ
乳突型 papillary	9393/3	Ⅱ
透明细胞型 clear cell	9391/3	Ⅱ
伸展细胞型 tanycytic	9391/3	Ⅱ
间变性室管膜瘤 anaplastic ependymoma	9392/3	Ⅲ
脉络丛肿瘤 choroid plexus tumours		
脉络丛乳突瘤 choroid plexus papilloma	9390/0	Ⅰ
不典型脉络丛乳突瘤 atypical choroid plexus papilloma	9390/1	Ⅱ
脉络丛癌 choroid plexus carcinoma	9390/3	Ⅲ
其他神经上皮肿瘤 other neuroepithelial tumours		
星形母细胞瘤 astroblastoma	9430/3	Ⅲ
第三脑室的脊索样胶质瘤 chordoid glioma of the third ventricle	9444/1	Ⅱ
血管中心型胶质瘤 angiocentric glioma	9431/1	Ⅰ

续表

名称	ICD-O 编码	WHO 分级
神经元和混合性神经元胶质肿瘤 neuronal and mixed neuronal-glial tumours		
小脑发育不良性神经节细胞瘤（Lhermitte-Duclos）Dysplastic gangliocytoma of cerebellum（Lhermitte-Duclos）	9493/0	
婴儿多纤维型星形细胞瘤/神经节胶质细胞瘤 desmoplastic infantile astrocytoma/ganglioglioma	9412/1	Ⅰ
胚胎发育不良性神经上皮瘤 desmoplastic infantile astrocytoma/gangliogliomazz	9413/0	Ⅰ
神经节细胞瘤 gangliocytoma	9492/0	Ⅰ
神经节细胞胶质瘤 ganglioglioma	9505/1	Ⅰ
间变性节细胞质瘤 anaplastic ganglioglioma	9505/3	Ⅲ
中枢神经细胞瘤 central neurocytoma	9506/1	Ⅱ
脑室外神经细胞瘤 extraventricular neurocytoma	9506/1	Ⅱ
小脑脂肪神经细胞瘤 cerebellar liponeurocytoma	9506/1	Ⅱ
乳头状胶质神经元肿瘤 papillary glioneuronal tumour	9509/1	Ⅰ
第四脑室形成菊形团的胶质神经元肿瘤 rosette-forming glioneuronal tumour of the fourth ventricle	9509/1	Ⅰ
副神经节瘤 paraganglioma	8680/1	Ⅰ
松果体区肿瘤 tumours of the pineal region		
松果体细胞肿瘤 pineocytoma	9361/1	Ⅰ
中间分化的松果体实质肿瘤 pineal parenchymal tumour of intermediate differentiation	9362/3	Ⅱ / Ⅲ
松果体母细胞瘤 pineoblastoma	9395/3	Ⅳ
松果体区乳头状肿瘤 papillary tumour of the pineal region	9395/3	Ⅲ
胚胎性肿瘤 embryonal tumours		
髓母细胞瘤 medulloblastoma	9470/3	Ⅳ
促纤维增生性 desmoplastic/nodular medulloblastoma	9471/3	
伴广泛结节的髓母细胞瘤 medulloblastoma with extensive nodularity	9471/3	
间变性髓母细胞瘤 anaplastic medulloblastoma	9474/3	
大细胞型髓母细胞瘤 large cell medulloblastoma	9474/3	
中枢神经系统原始神经外胚层瘤 CNS primitive neuroectodermal tumour	9473/3	Ⅳ
中枢神经系统神经母细胞瘤 CNS neuroblastoma	9500/3	Ⅳ
中枢神经系统神经节细胞神经母细胞瘤 CNS ganglioneuroblastoma	9490/3	Ⅳ
髓上皮瘤 medulloepithelioma	9501/3	Ⅳ
室管膜母细胞瘤 ependymoblastoma	9392/3	Ⅳ
不典型畸胎样 / 横纹肌样瘤 atypical teratoid/rhabdoid tumour	9508/3	Ⅳ
脑神经和脊神经肿瘤 tumours of cranial and paraspinal nerves		
神经鞘瘤（施万细胞瘤，神经膜瘤）neurilemmoma（schwannoma，neurinoma）	9560/0	Ⅰ
细胞型 cellular	9560/0	Ⅰ
丛状型 plexiform	9560/0	Ⅰ
黑色素型 melanotic	9560/0	Ⅰ
神经纤维瘤 neurofibroma	9540/0	Ⅰ
丛状型 plexiform		
神经束膜瘤 perineurioma	9571/0	Ⅰ

续表

名称	ICD-O 编码	WHO 分级
恶性神经束膜瘤 malignant perineurioma	9571/3	Ⅱ/Ⅲ
恶性周围神经鞘膜瘤 malignant peripheral nerve sheath tumour（MPNST）		Ⅲ
上皮样型 epithelioid MPNST	9540/3	
伴有间叶分化型 MPNST with mesenchymal differentiation	9540/3	
黑色素型 melanotic MPNST	9540/3	
伴腺性分化的 MPNNST MPNST with glandular differentiation	9540/3	
脑膜肿瘤 tumours of the meninges		
脑膜上皮细胞肿瘤 tumours of meningothelial cells	9530/0	
脑膜瘤 meningioma	9531/0	Ⅰ
脑膜上皮型 meningothelial	9532/0	
纤维（纤维母细胞）型 fibrous（fibroblastic）	9537/0	
过渡（混合）型 transitional（mixed）	9533/0	
沙砾型 psammomatous	9534/0	
血管瘤型 angiomatous	9530/0	
微囊型 microcystic	9530/0	
分泌型 secretory	9530/0	
淋巴浆细胞丰富型 lymphoplasmacyte-rich	9530/0	
化生型 metaplastic	9538/1	
脊索样型脑膜瘤 chordoid	9538/1	Ⅱ
透明细胞型脑膜瘤 clear cell	9539/1	Ⅱ
不典型脑膜瘤 atypical	9538/3	Ⅱ
乳头状脑膜瘤 papillary	9538/3	Ⅲ
横纹肌样型脑膜瘤 rhabdoid	9530/3	Ⅲ
间变型（恶性）脑膜瘤 anaplastic（malignant）	9530/3	Ⅲ
间叶性肿瘤 mesenchymal tumours		
脂肪瘤 lipoma	8850/0	Ⅰ
血管脂肪瘤 angiolipoma	8861/0	Ⅰ
冬眠瘤 hibernoma	8880/0	Ⅰ
脂肪肉瘤 liposarcoma	8850/3	Ⅳ
孤立性纤维性肿瘤 solitary fibrous tumour	8815/0	Ⅰ
纤维肉瘤 fibrosarcoma	8810/3	Ⅳ
恶性纤维组织细胞瘤 malignant fibrous histiocytoma	8830/3	Ⅳ
平滑肌瘤 leiomyoma	8890/0	Ⅰ
平滑肌肉瘤 leiomyosarcoma	8890/3	Ⅳ
横纹肌瘤 rhabdomyoma	8900/0	Ⅰ
横纹肌肉瘤 rhabdomyosarcoma	8900/3	Ⅳ
软骨瘤 chondroma	9220/0	Ⅰ
软骨肉瘤 chondrosarcoma	9220/3	Ⅳ
骨瘤 osteoma	9180/0	Ⅰ
骨肉瘤 osteosarcoma	9180/3	Ⅳ

续表

名称	ICD-O 编码	WHO 分级
骨软骨瘤 osteochondroma	9210/0	Ⅰ
血管瘤 haemangioma	9120/0	Ⅰ
上皮样血管内皮瘤 epithelioid haemangioendothelioma	9133/1	Ⅱ
血管外皮瘤 haemangiopericytoma	9150/1	Ⅱ
间变性血管外皮瘤 anaplastic haemangiopercytoma	9150/3	Ⅲ
血管肉瘤 angiosarcoma	9120/3	Ⅳ
卡波西肉瘤 Kaposi sarcoma	9140/3	Ⅳ
尤因肉瘤 /PNET Ewing sarcoma/PNET	9164/3	Ⅳ
原发性黑色素细胞性病变 primary melanocytic lesions		
弥漫性黑色素细胞增生 diffuse melanocytosis	8728/0	Ⅰ
黑色素细胞瘤 melanocytoma	8728/1	Ⅰ
恶性黑色素瘤 malignant melanoma	8720/3	Ⅲ
脑膜黑色素瘤病 meningeal melanomatosis	8728/3	Ⅲ
其他脑膜肿瘤 other neoplasms related to the meninges		
血管母细胞瘤 haemangioblastoma	8161/1	Ⅰ
淋巴和造血组织肿瘤 lymphomas and haematopoietic neoplasm		
恶性淋巴瘤　malignant lymphoma	9590/3	Ⅳ
浆细胞瘤 plasmacytoma	9731/3	Ⅳ
粒细胞肉瘤 granulocytic sarcoma	9930/3	Ⅳ
胚生殖细胞肿瘤 germ cell tumours		
生殖细胞瘤 germinoma	9064/3	Ⅳ
胚胎癌 embryonal carcinoma	9070/3	Ⅳ
卵黄囊瘤 yolk sac tumour	9071/3	Ⅳ
绒癌 choriocarcinoma	9100/3	Ⅳ
畸胎瘤 teratoma	9080/1	Ⅰ
成熟型 mature	9080/0	Ⅳ
未成熟型 immature	9080/3	Ⅲ
伴有恶变的畸胎瘤 teratoma with malignant transformation	9084/3	Ⅲ
混合性生殖细胞肿瘤 mixed germ cell tumors	9085/3	Ⅳ
鞍区肿瘤 tumours of the sellar region		
颅咽管瘤 craniopharyngioma	9350/1	Ⅰ
造釉细胞瘤型 adamantinomatous	9351/1	Ⅰ
乳头状型 papillary	9352/1	Ⅰ
颗粒细胞瘤 granular cell tumour	9582/0	Ⅰ
神经垂体细胞瘤 pituicytoma	9432/1	Ⅰ
腺垂体梭形细胞嗜酸细胞瘤 spindle cell the adenohypophysis	8291/0	Ⅰ
转移性肿瘤 metastatic tumours		

1. ICD-O 为国际疾病(肿瘤)分类(International Classification of Diseases for Oncology)的简称。分子代表肿瘤编号,分母 /0 代表良性肿瘤,/1 代表低度或不肯定恶性或临界恶性,/2 为原位恶性肿瘤,/3 为恶性肿瘤;

2. WHO(世界卫生组织)Ⅰ级代表良性,Ⅱ级低度或临界恶性,Ⅲ级恶性,Ⅳ级高度恶性;

3. 在 1993 年 WHO 神经系统分类中有垂体瘤,但在 2000 年分类中却删去

【病因】

至今未完全明确。有下列几种可能病因。

1. 遗传因素 虽然绝大多数脑瘤以散发发病，但是大量研究显示，1%~5% 的脑瘤有多种遗传性因素并具有家族性，如斑痣性错构瘤（phakomatosis）。常见的有：①神经纤维瘤病（NF），Ⅰ型为多发性神经纤维瘤病（von Recklinhausen disease），Ⅱ型为具有双侧听神经瘤和 / 或其他神经系肿瘤。两型均可有先天畸形（如大头畸形、脊柱侧弯畸形、蝶骨小翼和眶板缺失等），或中枢神经系统其他肿瘤，如脑膜瘤、毛细胞型星形细胞瘤等。②胶质瘤，多数没有遗传性，少数有。如神经纤维瘤病Ⅱ型、结节性硬化、加德纳综合征（Gardner syndrome）、特科特综合征（Turcot syndrome）及利 - 弗劳梅尼综合征（Li-Fraumeni syndrome）。③血管网状细胞瘤。约 1/5 血管网状细胞瘤伴有全身其他脏器的血管性肿瘤，如视网膜血管网状细胞瘤、肾脏或胰腺的血管瘤等。此类血管网状细胞瘤又称为 von Hippel-Lindau 病（VHL），具有家族史。

2. 生物因素——病毒 已发现腺病毒、乳多泡病毒、猴空泡病毒、肉毒病毒、Oncorna 病毒等可诱发脑瘤，但主要见于动物。目前尚未获得病毒引起人脑肿瘤的直接证据。

3. 物理因素

(1) 放射线：已证实。1974 年 Modan 随访了 11 000 名因头癣接受放射治疗的儿童，脑膜瘤的发病率较对照组自然情况下增加 4 倍，且多数伴有放疗后头皮改变及脱发。此后有作者指出放疗后脑膜瘤的发生时间与放射剂量相关，放射剂量越高，发生时间越短。放疗也可引起胶质瘤、海绵状血管瘤等。

(2) 外伤：文献报道在头颅外伤的局部骨折或瘢痕处出现脑膜瘤的生长，甚至在脑膜瘤中找出铁丝，认为局部异物或瘢痕对正常脑膜或脑组织长期刺激可导致肿瘤的生长。流行病学调查头颅外伤病人中，脑瘤的发生率并未有明显提高。因此，损伤对中枢神经系统的致瘤性有待进一步明确。

4. 化学因素 多种化学物品可诱发动物脑瘤，如甲基胆蒽、多环烃类（PCH）与烷化剂等。氯代乙烯是目前认为最可能引起人脑肿瘤的化学制剂。从 8 个流行病学研究调查来看，从事氯代乙烯生产的工人脑瘤发病率要稍高。

5. 先天因素 在胚胎发育过程中有些细胞或组织可停止生长而遗留于神经系统内。这些残留的组织尚有分化的潜能，并可发展成为肿瘤。常见的先天性肿瘤有颅咽管瘤、脊索瘤、上皮样及皮样囊肿、畸胎瘤等。

【病理生理】

颅内肿瘤可生长于脑外、脑内、脑室内或在蛛网膜下腔等。肿瘤本身和瘤周水肿等常推移、压迫或破坏脑组织。因此，肿瘤所产生的临床症状取决于肿瘤的部位、肿瘤的生长方式及肿瘤的生长速度。由于脑组织、脑血管及脑脊液在一定时间内可通过代偿机制维持正常的颅内压，因此相同体积的肿瘤生长迅速的较生长缓慢的更易出现颅高压症状。一般肿瘤生长速度受到下列因素影响：①出血，见血供丰富的肿瘤；②坏死，因瘤细胞生长过快，血供不应求所致；③囊变，常继发于坏死、出血；④间变，由低级别肿瘤向高级别演变。良性肿瘤多有包膜，呈膨胀性生长；恶性者呈浸润型生长，无包膜。脑瘤复发大多数在原位，但可发生颅内播散，少有颅外转移。

【免疫生物学】

过去认为脑组织是免疫豁免器官，现经研究证明大部分脑有免疫功能。脑内不仅有功能类似巨噬细胞的小胶质细胞，而且有 T 淋巴细胞，特别是病变时，后者可经血 - 脑屏障入脑。这不仅解释中枢神经系统自身免疫病（如多发硬化），而且为脑瘤的免疫治疗提供了科学依据。但是，迄今脑胶质瘤的免疫治疗不理想，其中重要原因之一是脑肿瘤细胞的免疫逃逸机制：①肿瘤微环境诱导 T 细胞功能障碍，这与 B7 家族负性共刺激分子有关。②瘤细胞分泌细胞因子如 TGF-β、IL-10 等，抑制机体的免疫反应。③瘤细胞下调其表面组织相容性复合体（MHC）等分子的表达，从而削弱其免疫原性。因此，寻找脑瘤的特异性抗原，攻克肿瘤的免疫逃逸是脑瘤免疫治疗的方向。

【脑肿瘤的分子生物学特性】

原发脑瘤的发生发展是一个多步骤过程，涉及抑癌基因的失活和原癌基因的激活和过度表达，也有细胞周期调节的变化，信号通路的异常等。目前，根据肿瘤基因表达的情况将原发性多形性胶母细胞瘤（GBM）分为四个亚型：①经典型（classical）：具有高增殖活性的特征。此型对经典放疗反应好。②间叶型（mesenchymal）：与间叶组织及血管生成有关。此型对强放化疗有效，并可能对抑制 Ras、PI3K 或者血管生成的药物反应好。③神经型（neural）：基因表达与正常神经组织的特征性基因表达很相似。肿瘤对周围组织侵袭性较低。④原神经型（proneural）：基因激活似神经元的分化过程。该型病人年纪轻，以血小板源性生长因子受体 α（PDGFR-α）

和IDH1/IDH2变异为特征，与继发GBM有相同的基因表达，提示继发GBM可能属此型的亚型。该型对抑制HIF、PI3K或PDGFR-α的药物有很好的反应。虽然对强放化疗几乎无反应，但预后可能好于其他三型（图30-2）。

目前，对原发性与继发性的多形性胶母细胞瘤在分子水平改变的区别已取得了较为一致的看法。原发性多形性胶母细胞瘤分子生物学改变以EGFR的扩增与过量表达为主，而继发性胶母细胞瘤则以*p53*的突变为主要表现。原发性胶母细胞瘤中*p16*的突变发生率是继发性的2倍。在较少见的巨细胞胶母细胞瘤中75%以上有*p53*的突变，而EGFR、CDK4的扩增及*p16*的丢失或突变极少发生，因此有作者认为此类胶质瘤在发生上与继发性胶母细胞瘤相似。

除了星形细胞胶质瘤之外，在其他中枢神经系统肿瘤中亦有基因异常改变的发现。研究发现在少枝胶质瘤中有1p和19q等位基因的丢失，而在儿童室管膜瘤中有位于6q上的基因片段的丢失。以往研究表明，在约50%的髓母细胞瘤中存在17p13的丢失。然而最近认为，*p53*并非髓母细胞瘤的特异性基因改变，目前已更为精确的定位于17p13.2-13.3，这一区域并不包括*p53*基因，而在这一区域中的HIC-1与OVCA1基因的丢失可能于髓母细胞瘤的发生有着密切的关系。

【肿瘤干细胞】

近来发现在胶母和髓母细胞瘤中，存在很少量具有自我更新和分化能力的细胞，它们有神经干细胞一样的标志物，它们对目前各种治疗方法如放疗、化疗、免疫治疗均不敏感或具有抵抗或逃逸能力。这种细胞的发现无疑为脑瘤的发生发展、脑瘤的治疗和复发防治提供了新方向。

【临床表现】

颅内肿瘤的临床表现可归纳为颅内压增高症状与局灶症状两大类，两者可先后或同时出现，或仅有其一。

1. 颅内压增高症状　颅内压增高主要表现为头痛、呕吐与视盘水肿“三主征”，库欣现象和其他表现。详见第二十六章第四节。

2. 局灶症状　脑肿瘤所引起的神经系统局部症状因部位而异。

（1）额叶肿瘤：额叶功能主要有随意运动、语言表达及精神活动三方面。刺激性病变产生癫痫，破坏性则引起肢体瘫痪、失语和精神症状。

（2）顶叶肿瘤：主要引起中枢性感觉障碍。

（3）颞叶肿瘤：可产生颞叶癫痫、视幻觉、视野缺损，主侧半球者出现感觉性失语。

（4）枕叶肿瘤：主要表现为视觉障碍。刺激性

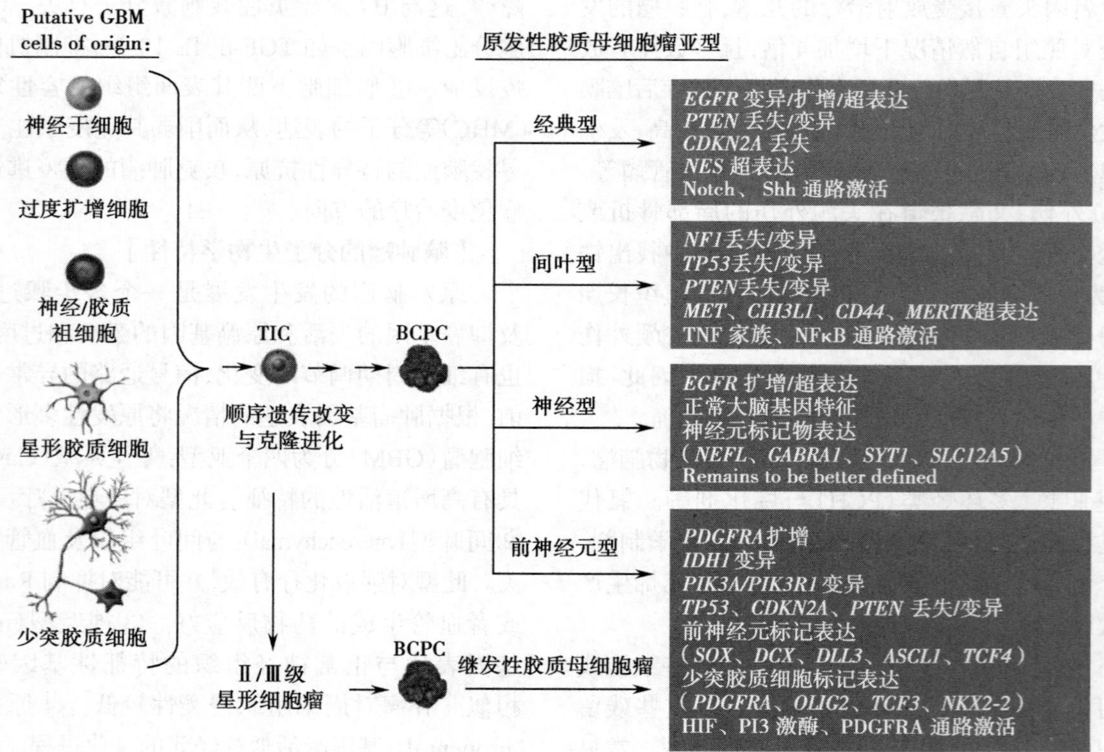

图30-2　胶质母细胞瘤的亚型分类（文末有彩图）

病灶引起视幻觉，表现颜色或精神性视觉障碍。破坏性病变产生对侧同向偏盲，象限性偏盲。

(5) 岛叶肿瘤：主要表现为内脏方面的神经系统症状，似颞叶肿瘤表现。

(6) 基底节肿瘤：主要表现为运动减少，表情僵硬。

(7) 丘脑肿瘤：局灶症状少，累及内囊可引起“三偏”综合征。

(8) 松果体区肿瘤：主要有：帕里诺综合征 (Parinaud syndrome)，双眼上视不能，可伴有双眼下视不能。和四叠体下丘受压出现听觉障碍。

(9) 脑干肿瘤：表现为交叉性麻痹，即病侧的脑神经麻痹和对侧的肢体偏瘫。如中脑肿瘤位于底部者出现韦伯综合征 (Weber syndrome)。

(10) 小脑肿瘤：小脑半球肿瘤主要表现为患侧肢体共济失调。小脑蚓部肿瘤表现为躯干性共济失调，早期出现脑积水。

(11) 脑桥小脑角肿瘤：主要表现为眩晕，患侧耳鸣，进行性听力减退，患侧三叉神经、面神经部分麻痹，眼球震颤及患侧小脑体征。

(12) 鞍区肿瘤：典型表现为内分泌失调伴视力视野改变。

(13) 鞍旁 (海绵窦) 肿瘤：主要影响第三、四、五、六对脑神经功能障碍。

【诊断与鉴别诊断】

中枢神经系统肿瘤的诊断应包括定位与定性两部分。病人的临床病史、症状与体征是定位与定性的基础，结合有关辅助检查，可做出诊断。详见第二十六章第三节。

以下几种疾病易与颅内肿瘤相混淆。①特发性癫痫。癫痫为脑肿瘤的常见症状之一，但特发性癫痫起病早，无明显局灶性体征，也没有颅内压增高症状，病程长而保持稳定等都可以与脑肿瘤相区别。必要时 CT、MRI 等有助诊断。②脑血管病。脑血管意外在临床上常有偏瘫、失语等神经系统症状。但部分病人有高血压、糖尿病等病史。老年脑肿瘤病人因颅内空间大，症状呈波动性，有的类似短暂性脑缺血发作 (TIA)，常需行神经影像学检查加以鉴别。③慢性硬膜下血肿。有颅内压增高症状，可引起偏瘫及意识障碍。多见于老年病人，发病前数周常有头部外伤史。CT 可助鉴别。④视神经乳头炎。常误认为视盘水肿而作为颅内高压的证据。视神经乳头炎的充血要比视盘水肿明显，乳头隆起在 2 个屈光度以内，早期有视力减退。而视盘水肿一般隆起较多，早期视力无影响。⑤脑寄生虫病。可见于多种寄生虫病。病人有颅高压症状与癫痫发作。一般均有与感染源接触史。影像学上有时可见病灶为多发。血清及脑脊液的特殊补体结合试验，皮肤反应试验在囊虫及肺吸虫病中可为阳性。若有皮下结节可作活检亦可明确诊断。⑥良性颅内压增高。又称假脑瘤，病人只有颅内压增高而无其他局灶症状。CSF 检查属正常。病程发展缓慢，放 CSF 后常明显好转。可在半年至 1 年后自愈，但可复发。本病可见于静脉窦血栓形成，炎症或外伤后蛛网膜粘连，药物反应及某些内源或外源性毒素影响。有时需行 CT 或 MRI 来加以确诊。

【治疗】

绝大多数中枢神经系统肿瘤的治疗以手术为主，曾经认为手术是唯一的治疗方法。随着肿瘤综合性研究取得了重大的进展，放射、化学、免疫等疗法不断取得成效。目前，对大部分中枢神经系统肿瘤，综合治疗是较为合适的治疗方案。

1. 手术治疗　是脑脊髓肿瘤最基本的治疗方法。手术治疗的目的为切除肿瘤、降低颅内压、并明确诊断。凡生长于可以通过手术摘除的部位的肿瘤，均应首先考虑手术治疗。对出现意识障碍、脑疝症状的病例，手术应作为紧急措施。手术应在保留功能的前提下全切除肿瘤。肿瘤全切除者预后明显优于部分或次全切除肿瘤者。不能全切者可采用肿瘤活检、部分切除加减压术，如颅骨减压术、脑脊液引流术、或分流术，以达到缓解颅内压，并为放射治疗、化学治疗等创造条件。

2. 放射治疗和放射外科治疗　放射治疗适用于低或高度恶性胶质瘤、垂体瘤、生殖细胞瘤、脊索瘤、原始神经外胚层肿瘤及转移瘤等。目前常用直线加速器及 ^{60}Co 治疗机，加用适形、调强技术，可减少射线对正常组织的损害，增加靶灶的疗效。放射外科请参见第三十四章第四节。放射性核素内放射治疗适用于囊性颅咽管瘤，侵袭性垂体瘤等颅内肿瘤，常用的放射性核素为 ^{32}P、^{198}Au 与 ^{90}Y 等。

3. 化学治疗　脑肿瘤的化学治疗必须建立在对脑肿瘤手术切除的基础上。术后残余肿瘤越少，化疗效果越显著，因此化疗是恶性脑肿瘤手术治疗的必要补充。近来，发现一些基因标志可预测或判断肿瘤细胞对化疗的耐药或敏感，有助指导临床工作，如少突胶质瘤染色体 1p 和 19q 缺失，星形细胞肿瘤染色体 9p 和 10q 缺失，以及胶母或间变型星形细胞瘤 MGMT (甲基鸟嘌呤 DNA 甲基转移酶) 表达阴性者，对化疗敏感。

常用的化疗药物有以下几种。

(1)替莫唑胺(temozolomide):属于烷化类广谱的抗肿瘤药物。经国际多中心前瞻性随机对照研究(Ⅰ级证据)证实外科手术后替莫唑胺与放疗同步;再继以6个疗程单药较单独放疗可显著延长GBM病人的生存期,2年由10.9%提高到26.5%,3年由4.4%提高到16%,4年由3%提高到12.1%,5年由1.9%提高到9.8%。现在标准用法为,与放疗同步时口服TMZ 75mg/m^2。放疗后4周,TMZ以150mg/m^{2}连续用药5天,28天为一疗程,共6个疗程。无条件用TMZ者可用其他烷化剂。

(2)亚硝脲类:烷化剂,较易通过血-脑屏障,包括卡莫司汀(BCNU),洛莫司汀(CCNU),司莫司汀(MeCCNU),尼莫司汀(ACNU),PCNU,streptozotocin,chlorozotocin与clomesome等。对许多中枢神经系统肿瘤有一定杀伤作用。

(3)其他:丙卡巴肼(PCB)、顺铂、羟基脲(HU)、长春新碱(VCR)、依托泊苷(VP16)、替尼泊苷(VM26)、环磷酰胺(CTX)等可酌情选用。

4. 免疫治疗 过去认为脑是免疫豁免器官,现已证实脑仅是免疫原低下的器官,脑的小胶质细胞具有巨噬细胞功能,能递呈抗原,表达HLA Ⅱ类分子和免疫共刺激分子等;脑外T淋巴细胞可经血-脑屏障入脑。动物研究发现,标记的树突细胞可从脑内迁移至颈淋巴结。由于脑瘤具免疫逃逸特性,加之脑组织低下的免疫应答功能,促使脑瘤在脑内肆无忌惮地发展。因此,寻找脑瘤(如胶质瘤)的特异性抗原,阐明其经抗原提呈细胞(APC)呈递,特异性激活肿瘤特异性CD4$^+$和CD8$^+$T淋巴细胞以及B细胞的机制,从根本上激活病人免疫功能,去除肿瘤发生导致免疫抑制状态,同时结合手术、放化疗手段,可能是免疫治疗的方向。过去曾用过、已证实无效的免疫方法有:卡介苗、淋巴因子、干扰素、免疫核糖核酸等。近来国内外开展树突状细胞(DC)疫苗,用不同抗原致敏,在动物实验取得较好疗效。目前复旦大学华山医院开展人脑胶质瘤干细胞样抗原致敏DC疫苗Ⅰ期临床实验,初步结果表明该疫苗安全可行,联合化疗能延长病人的生存期。

5. 光动力治疗 荧光素、伊红、四环素、吖啶橙和卟啉化合物(porphyrin compound)等光敏物质可被恶性肿瘤细胞吸收并积贮于胞质的线粒体内。在光的照射下,含有光敏物质的瘤细胞因发生光物理或光化学反应而失去活力或死亡,从而达到治疗目的,称为光动力治疗(photodynamic therapy,PDT)。但多数光敏物质不能透过血-脑屏障,妨碍了PDT在脑瘤的应用。近年发现醋酸及硫酸处理过的血卟啉衍生物(HPD),可通过血-脑屏障,进入瘤细胞内,但它的分子量较大,易于蛋白质结合,仍容易被排斥在血-脑屏障之外,使其疗效受到影响。另一种光敏物质碱性蕊香红(rhodamine 123)是一种嗜脂性带阳电荷的染料,最易被活的瘤细胞所摄取。由于嗜脂性使它易过血浆中的疏水屏障(hydrophobic barrier)及细胞线粒体膜、实验发现它可留在胶质瘤细胞内达24小时以上,在人的成纤维细胞内只留不到4小时。因此,注射后4~12小时内用氩激光照射可取得较好疗效,但仍待大样本前瞻随机对照研究验证。

6. 热能治疗 热能对胶质瘤有杀伤作用,可增强胶质瘤对放射线的敏感性,并使得有抗射线能力的S期细胞对放射线敏感。同样,热能可增强化疗药物对胶质瘤的杀伤作用。在热能的作用下,化疗药物的杀伤肿瘤细胞的剂量最大可降低到50%。Popovic发现当肿瘤与周围正常组织间存在一定时间的热梯度后,肿瘤可出现明显退缩现象。热能治疗的方法有局部加温与系统加温。采用微波、超声波、热传导或射频电流等新加温技术,肿瘤局部温度加至45~50℃,而周围脑组织温度较低,达到杀伤肿瘤的目的。系统加温的方法有融蜡浸泡,电热毯,电炉,热水浴,或采用充热气的宇航服等,将体温有效控制在42℃。由于胶质瘤细胞内无氧代谢的增加,瘤内乳酸积聚较多,pH值低,从而导致胶质瘤细胞与正常脑组织对热能的敏感性不同。由于热能治疗后可产生较严重的脑水肿,因此热能治疗前必须行充分的瘤区减压,热能治疗时建议行颅内压监护。目前,越来越多的作者相信热能治疗作为一种重要的辅助手段,与放疗、化疗及免疫治疗合用,可达到增强治疗效果的作用,但热能治疗在中枢神经系统肿瘤中的应用有待于进一步探索。

7. 基因治疗 近二十余年来,随着对胶质瘤分子机制研究的不断深入和对基因治疗失败的总结,使人们认识到由于脑胶质瘤的发生发展是多基因、多步骤演变的结果,单基因单靶点治疗难以抑制或杀灭肿瘤,寻找多基因多靶点的联合治疗可能是出路。目前研究中常用的胶质瘤分子外科治疗策略有:①转入药物敏感基因,又称自杀基因治疗,如HSV-tk基因、CD基因等;②增强肿瘤免疫源性,如引入B7分子;③增强免疫细胞的抗癌活性,如插入细胞因子基因IL-2、IL-4、INF-g等;④阻止癌基因的表达,如反义寡核苷酸技术的运用;⑤导入野生型抑癌基因,如转染野生型*p53*基因;⑥保护骨髓干细胞免受化疗毒性,如将骨髓干细胞导入耐药基因(MDR-1);⑦肿瘤分子靶向治疗。分子靶向治疗是建立在对基因、受体认识的基础上发展起来的新的治疗方法。针对肿瘤的特异性分子靶点设计肿瘤治疗方案,具有治疗性强、疗效显著、基本不损伤正常组织的优点。

8. 对症治疗　颅内肿瘤的对症治疗包括在对肿瘤综合治疗前后的降低颅内压、控制癫痫发作等治疗。目前常用的脱水剂有20%甘露醇、甘油果糖、呋塞米、20%(或25%)的人血清白蛋白等。对肿瘤病人,在20%甘露醇或甘油果糖中加入激素如(地塞米松)可使降压作用加强。一般每8小时脱水一次,对严重高颅压及脑水肿病人,每日脱水次数可增加至5~6次。选用甘露醇或甘油果糖与呋塞米和白蛋白交替使用。甘露醇与甘油果糖应快速静脉给药,因此常需建立通畅的静脉通道,如深静脉留置管。甘露醇有肾毒性,老年病人不宜应用时间过长。此外,各种利尿药如噻嗪类、地高辛、乙酰唑胺等亦可适当选用。在应用脱水剂时应注意体液内水电解质的改变,及时调整。对于有癫痫发作的病人应采用抗癫痫药物,定期行抗癫痫药物的血浓度测定,并留意其副作用。对鞍区肿瘤有激素水平低下的病人应采用激素替代疗法,可选用泼尼松、甲泼尼龙、地塞米松、氢化考的松、醋酸考的松等治疗。术后怀疑可能有血管痉挛的病人,宜及早使用扩血管药物,如尼莫地平。

(张　荣　周良辅)

参考文献

[1] 史玉泉. 颅脑与脊髓肿瘤：概述 [M]. // 吴孟超, 吴在德. 黄家驷外科学. 7版. 北京：人民卫生出版社, 2008: 868-878.

[2] 上海市疾病预防控制中心. 2008年上海市区恶性肿瘤发病率 [J]. 肿瘤, 2011, 31 (10): 964.

[3] LOUIS D N, OHGAKI H, WIESTLER O D, et al. The 2007 WHO classification of tumours of the central nervous system [J]. Acta Neuropathol, 2007, 114 (2): 97-109.

[4] VAN MEIR E G, HADJIPANAYIS L G, NORDEN A D, et al. Exciting new advances in neuro-oncology: the avenue to a cure for malignant glioma [J]. CA Cander J Clin, 2010, 60 (3): 166-193.

[5] CHENEVERT T L, MEYER C R, MOFFAT B A, et al. Diffusion MRI: a new strategy for assessment of cancer therapeutic efficacy [J]. Mol Imaging, 2002, 1 (4): 336-343.

[6] STUPP R, MASON W P, VAN DEN BENT M J, et al. Radiotherapy plus concomitant and adjuvant temozolomide for glioblastoma [J]. New Engl J Med, 2005, 352 (10): 987-996.

[7] REARDON D A, ZALUTSKY M R, BIGNER D D. Antitenascin-C monoclonal antibody radioimmunotherapy for malignant glioma patients [J]. Expert Rev Anticancer Ther, 2007, 7 (5): 675-687.

[8] NAKADA M, NAKADA S, DEMUTH T, et al. Molecular targets of glioma invasion [J]. Cell Mol Life Sci, 2007, 64 (4): 458-478.

[9] STUPP R, HEGI M E. Methylguanine methyltransferase testing in glioblastoma: when and how?[J]. J Clin Oncol, 2007, 25 (12): 1459-1460.

[10] CHINOT O L, BARRIE M, FUENTES S, et al. Correlation between O^6-methylguanine-DNA methyltransferase and survival in inoperable newly diagnosed glioblastoma patients treated with neoadjuvant temozolomide [J]. J Clin Oncol, 2007, 25 (12): 1470-1475.

[11] YAMANAKA R, ITOH K. Peptide-based immunotherapeutic approaches to glioma: a review [J]. Expert Opin Biol Ther, 2007, 7 (5): 645-649.

第二节　颅骨肿瘤及颅骨类肿瘤

颅骨肿瘤(tumours of the skull)较少见,原发于颅骨的肿瘤约占所有骨肿瘤的0.8%,常见的有以下几种：

一、颅骨良性肿瘤

1. 骨瘤(osteoma)　是颅骨最常见的肿瘤,占天津医科大学总医院142例颅骨肿瘤的36.6%,肿瘤可以从内板或外板向外缓慢生长,从外板长出者较常见。由于骨化类型不同,骨瘤可分为致密型和疏松型两种。致密型骨瘤来源于膜成骨的外板,内板多保持完整。疏松型骨瘤起源于板障,板障内含较多的纤维组织,有时亦含有脂肪性骨髓或红骨髓。病人多为青壮年,女性多于男性,常位于颅顶骨、鼻窦及乳突区。颅顶骨的骨瘤常从外板长出,表现为缓慢生长的局限性骨隆起,触之坚硬不活动,起病以无意发现无痛性肿物或偶有疼痛不适外无其他症状。从内板长出者大都没有症状,但如肿瘤巨大可影响颅内容积造成颅内压增高,如向眶内生长可造成眼球突出,并压迫眶内结构而出现相应的症状,局限于额窦、筛窦内的骨瘤,除头痛外并易引起鼻窦感染,巨大骨瘤造成颅面部畸形,影响美容。X线平片上,致密型骨瘤为圆形边界清楚、局限性高密度影,内部结构均匀一致,疏松型骨瘤内部疏松,根据钙化或骨化程度不同表现各异,内部密度不均匀。致密型骨瘤CT显示为与正常骨质相连的高密度圆形肿物,边缘整齐锐利,局部皮肤或软组织向外推移,疏松型骨瘤CT显示内部不均匀。致密型骨瘤在MRI的T_1WI和T_2WI,均呈边缘光滑的低信号或无信号灶,与骨皮质连续无间隔。对巨大骨瘤产生压迫症状者,应手术切除瘤体达到减压目的,骨瘤影响外观者只需将骨瘤隆起部分削平,手术切除骨瘤效果良好,如术后颅骨缺损大,可行颅骨成形术。

2. 颅骨表皮样囊肿和皮样囊肿(epidermoid and dermoid cyst) 前者又称胆脂瘤,占颅骨肿瘤的6.3%,中青年人多见,平均发病年龄36.3岁。是由异位于颅骨内的上皮组织发展而成,肿瘤起源于板障,向各方向呈膨胀性生长,囊肿外壁为胶原纤维包膜,里层为鳞状上皮细胞,囊内为脱落的皮肤细胞,皮样囊肿内还有毛发和皮脂腺分泌物。病变常位于中线或其邻近部位,生长缓慢,可造成局部骨隆起,长期生长亦可侵蚀颅骨的内外板,造成颅骨缺损,常无其他症状。颅骨X线片显示局限性溶骨性改变,病变为低密度,边缘清楚,其边缘骨密度增高。CT扫描能清楚地描绘骨缺损及其范围,囊肿内容与脑组织相比呈低密度,不被强化。磁共振T_1WI呈低信号,T_2WI呈高信号。手术全切除效果好。

3. 颅骨软骨瘤(chondroma) 占颅骨肿瘤的4.2%,起源于软骨,常见于颅底骨软骨结合部,故多位于鼻窦、蝶窦、筛窦、枕骨软骨结合部。好发于20~40岁者,肿瘤生长缓慢,向邻近的颅内扩展。蝶枕部者常因肿瘤伸展到鞍旁或脑桥小脑角,引起相应脑神经麻痹的症状与体征。X线检查在颅底好发部位有一边缘清楚低密度病变区,伴有点状钙化,瘤内密度不均匀。CT扫描为边界清楚的骨破坏病变,肿块多呈分叶状,伴有散在钙化,少数病例可有轻度强化。1%~2%的良性骨软骨瘤可发展成骨软骨肉瘤,特别是马富奇综合征(Maffucci syndrome,多发性内生性软骨瘤及多发性皮下血管瘤)病人更多。肿瘤快速生长常预示恶化。手术应力争全切除,但因其位于颅底,与周围神经、血管等重要结构关系密切,只能做到次全切除或部分切除,但常能使脑神经等结构得到减压,从而改善症状。

4. 颅骨骨纤维瘤(osteofibroma) 占颅骨肿瘤的21%,形成于颅骨板障内,引起颅骨局部隆起。病理形态与纤维瘤相似,但瘤内有骨小梁。好发于颅底前部,特别是眶顶与额、筛、蝶窦附近,将眼球向外侧与前方推移。肿瘤生长缓慢,长大后影响美容。X线片可见界线清楚的蛋壳样肿块影,瘤体呈低密度,可有不规则钙化,CT可见边缘清楚的骨缺损,周围骨质增生硬化,或呈高密度肿块,其中可见低密度囊变区。手术切除效果良好,巨大者可部分切除修补颅骨,达到美容目的。

5. 颅骨血管瘤(hemangioma) 占颅骨肿瘤的3.5%~7%,为先天性。有两种类型:海绵状血管瘤较为常见,多位于额、顶骨。另一型为毛细血管瘤,罕见。肿瘤对骨有破坏性。临床上常无症状。X线片表现为圆的蜂窝状密度减低区,典型病变出现在板障,为低密度区,但其中有骨小梁存在,边缘清楚,有硬化边缘,外板带有侵蚀而内板多保持完整。CT提高窗位扫描显示病变为不均匀低密度区,内外板变薄,使颅骨呈梭形改变,其中有骨增生,多无强化。术中可见蓝色圆形肿物位于骨膜下,全切除可治愈,亦可行放射治疗,3周内给予30Gy照射。

6. 脊索瘤(chordoma) 源于胚胎期残留在斜坡和脊柱(骶尾部)的脊索(notochord)组织。组织学上是良性肿瘤,缓慢生长。本病以30~40岁年轻人多见,随着肿瘤的长大,颅中窝或颅后窝底被破坏,常包括蝶骨翼和岩骨尖,或因蝶骨翼破坏使眶上裂扩大,肿瘤进一步长大可破坏斜坡,脑神经麻痹特别是后组脑神经受累是最常见的症状和体征,有时于鼻咽部可见软组织肿块。X线平片特别是侧位片常可发现鼻咽部有软组织阴影,鞍背、斜坡骨破坏,1/3病例可见肿瘤内钙化,CT扫描可精确定位,并了解其范围,表现为边缘不规则的骨破坏但边界尚清楚,软组织瘤块与周围脑组织为等密度,约60%斜坡部脊索瘤有瘤内弥漫性或点状钙化,但强化程度比脑膜瘤或转移瘤差。磁共振扫描对定位及确定硬脑膜外侵犯有价值,在中线矢状扫描可了解其精确解剖范围、脑干受压移位程度。脊索瘤应力争手术全切除，但因与周围脑神经、脑干等关系密切，难以做到全切除，保守性手术不能治愈。经口入路可达斜坡下 1/3，经蝶窦手术可达上斜坡。广泛切除肿瘤可使脑干减压，但脑神经损害症状常不能改善，减压性手术可延长病人生存期，但必然复发。术后放疗要精心设计，照射时尽可能避开脑干，放疗前应有病理学诊断，通常 6 周内给予 55~60Gy。斜坡区脊索瘤的 5 年生存率为 20%。

二、颅骨恶性肿瘤

1. 颅骨软骨肉瘤（chondrosarcoma） 为成人较少见的长于颅底的恶性肿瘤，多由良性软骨瘤恶变而成，病史较长，疼痛，肿物隆起为主要症状，常位于鞍区、鞍旁、颞骨岩部或邻近小脑脑桥角区、额筛区、颅前窝底，大组病例报道骨软骨肉瘤病人 12% 有马富奇综合征（Maffucci syndrome）。X 线片显示为不规则的骨破坏区，边缘不清，50% 病例在骨破坏区边缘有点状钙化。CT 扫描：肿瘤长自颅底，为边缘不清的骨破坏伴有肿块，为高密度，但 60% 病例的瘤块中有钙化。强化后肿瘤为不规则的不均匀强化。治疗应争取手术广泛切除，术后可辅以放疗，特别是切除不完全者。手术及放疗 5 年肿瘤控制率为 60%，系统化疗无效。

2. 颅骨纤维肉瘤（fibrosarcoma） 来源于骨膜，头皮或硬脑膜。好发于青壮年，为快速生长的肿物，可侵入颅内引起颅压增高及局部症状。早期 X 线表现为局限肿块，骨外板变薄；晚期为全层颅骨大片溶骨性破坏，边缘不规则。手术很难根治，术后辅以高剂量放疗，6~7 周内给予 60~70Gy 照射，化疗无效，5 年生存率为 30%。

3. 颅骨转移瘤（metastatic tumours of skull） 最常见的颅骨转移瘤来自乳腺、肺和前列腺的癌肿，亦可来自甲状腺癌、胃癌、子宫颈癌。颅骨转移瘤不仅见于癌肿的晚期，亦可见于原发癌尚不明显而先出现颅骨转移灶。颅骨转移瘤可见于颅骨的任何部位，不仅在颅盖骨，亦可在颅底，特别在鞍背易于受累，可误认为是颅压增高引起的鞍背脱钙。临床上为颅骨上出现半球形较软的肿块。各种肿瘤的颅骨转移有相似的 X 线表现，或为成骨型或为溶骨型。溶骨型表现为骨吸收和破坏，原发癌多为肺、子宫、肾、甲状腺的癌肿和恶性黑色素瘤，成骨型表现为骨硬化和增厚，是恶性瘤细胞浸润的反应，原发癌多来自乳腺、前列腺和胃肠道。溶骨性颅骨转移瘤的 X 线征为多发或单发的大小不等的边缘不清的低密度区。大的病灶因颅骨全层破坏故为低密度，小的病灶常局限于板障，应与骨髓瘤鉴别，成骨型为多发性病灶，其周边骨密度轻度增高，少数病例可同时有溶骨型低密度病灶共存。CT 扫描比 X 线片灵敏度高，一组报道颅骨转移瘤 60% 可经 X 线片诊断，而 85% 能被 CT 显示，增宽骨窗可使诊断率更为提高，增强扫描可发现硬脑膜外、头皮下或颅内有无转移，这些病变均能被强化。放射性核素扫描比 CT 更敏感。但无特异性，假阳性率高，缺乏解剖学定位。在治疗上首先应治疗原发癌，一般可给全身化疗和局部对症治疗，使用放疗可缓解脑神经受压引起的疼痛，一般于两周内给 30Gy，单发病灶手术切除辅以放疗和化疗可延长生存期。

4. 颅骨骨髓瘤（myeloma） 本病男性明显多于女性，一般出现于 40~60 岁者，最常见的症状是局部疼痛和体重下降，病理性骨折和可触及的肿块，70% 病人有贫血，血小板减少，血中淋巴细胞比例相对增高，同时有高血钙，球蛋白过多症和本周蛋白尿（Bence Jones proteinuria），确诊依赖于病变组织的活检或骨髓穿刺。颅骨常受累，常为多发，本病晚期每一骨均有肿瘤。颅骨像显示为多发性低密度区，全颅骨受累无周边骨硬化，病变大小和低密度程度不一。单个病灶可放射治疗，在 5 周内给 50Gy；多发性者主要行化疗，美法仑（melphalan）和激素是最常用的药物，可使中间生存期达 2 年以上。

三、颅骨类肿瘤疾病

临床上习惯于把颅骨类肿瘤疾病亦归入颅骨肿瘤范畴，最常见的有：

1. 颅骨纤维异常增生症（fibrous dysplasia of the skull） 常见，约占颅骨肿瘤的 12%，它是正常骨组织被异常增生的纤维组织所替代的一种疾病，可以累及颅骨及多种骨结构。病因不明，目前多认为是因胚胎发育缺陷导致原始间叶组织发育异常，骨髓内纤维组织异常增生所致。本病大多发生于儿童及青年期，男性多于女性。好发于扁骨，颅骨的任何部位均可累及，依次为蝶骨、额、顶、枕骨。当病变累及额眶、颞顶骨时，颅骨明显增厚，一般向颅外突出。颅前窝及眶部受累较多见，出现面部不对称隆起畸形，眼眶容量缩小，眼球突出，眶间距增宽，局部有或无压痛，病变常仅累及单侧，鞍区受累可出现性早熟，视神经孔受累可造成视力减退甚至失明，当病变发生在鼻旁窦或颞骨时，常表现为乳突突起及由于外耳道或中耳狭窄而导致听力下降及传导性耳聋。本病因其骨组织及软组织所占比例不同而表现为囊性、等密度或毛玻璃样改变，故颅骨X线平片表现为囊肿型、硬化型及混合型三种。在颅盖部病变早期多为囊肿型，呈孤立囊性变，与周围骨组织边界不清，囊内有斑点状钙化与骨质硬化。颅骨板变薄，以外板为著，很少穿破外板，板障增宽，呈圆形或椭圆形。在颅底或疾病晚期多为硬化型，病变呈硬化性改变，骨密度大，呈膨胀性病损，累及颅骨全层，颅骨增厚，常出现畸形，引起面容改变，多见于颅前窝底及蝶骨。混合型多见于颅骨穹窿部，同时具有囊肿型和硬化型改变。CT可通过调整窗宽观察骨质变化，其分辨率远较X线颅骨平片高，又可显示病变的边界、范围以及周围结构的毗邻关系，MRI检查T_1WI呈低信号，T_2WI强度不均匀，可轻度增高。本病预后良好，很少恶变，由于成人的病变较稳定，一般不需特殊治疗；青少年时期病变发展快，累及视神经孔或面部畸形时可考虑手术，可行眶板切除和/或视神经孔扩大减压术，面部畸形严重者可凿除或磨除突起部分达到整容目的，本病放疗无效。

2. 颅骨嗜酸细胞肉芽肿（eosinophilic granuloma of skull） 较为常见，约占颅骨肿瘤的9%。本病是一种原因不明的可侵犯全身的溶骨性疾病，可单发或多发，前者居多，单发病灶以颅骨最多见，额骨居多，其次为顶骨和枕骨。本病发病年龄均较轻，大多为儿童或青年。男性多见，小病灶可无症状，病变穿破颅骨侵犯软组织，可形成逐渐扩大的头皮下肿块，常伴有局部疼痛，呈间歇性，多不严重，触之较硬有压痛，少数有波动感。可有低热、乏力、食欲不振等全身症状。颅骨平片显示圆形或椭圆形骨破坏透亮区，边界清楚，呈分叶状或不规则，颅骨内外板或板障均可破坏，骨破坏一般外板甚于内板，无骨膜反应，病灶内可见残留小骨片，其密度不如死骨密度高。CT可见到病灶内脂质小点和外面的肉芽组织，按病理演变过程和影像学（X线和CT）的各种表现将本病分成四期：

（1）早期：病变局限于板障内，吸收破坏板障形成小囊状透亮区，边缘清楚，此期病人多无症状。

（2）进展期：病变增大呈轻度膨胀性破坏，使一侧骨瓣（多为外板）部分或全部破坏，肉芽组织突出，造成邻近软组织肿块或肿胀。

（3）痊愈期：肉芽组织吸收，软组织肿块或肿胀消除，疼痛消失，往往留下边缘清楚或光滑的颅骨缺损，达到临床痊愈。

（4）修复期：病变初期颅骨破坏边缘大部分出现轻度硬化，部分病例边缘由清楚变得模糊，然后先内板后外板向心性地直接骨修复，骨破坏区逐渐缩小，一般内板已修复闭合，外板仍在修复或刚开始修复，形成蝶状外观，板障逐渐恢复正常，外板修复初期中央部分较薄，呈浅凹陷，以后修复正常。实验室检查血白细胞数增高，嗜酸性粒细胞增多，血沉加快。穿刺抽吸病灶内组织进行活检，如发现嗜酸性粒细胞浸润即可明确诊断。

本病是良性病变，有自行消退的可能。为明确诊断，加速病变痊愈，可考虑手术切除病灶。本病对放射治疗敏感有效，有作者向病灶内注射泼尼松龙也取得良好疗效。外周血嗜酸性粒细胞计数与肿块消失呈正相关，故可作为判断预后与复发的指标。

参考文献

[1] 杨树源，只达石. 神经外科学[M]. 北京：人民卫生出版社，2008: 782-799.

（杨树源）

第三节 神经上皮组织的肿瘤

主要是神经胶质细胞和神经元细胞来源的肿瘤，前者又称胶质瘤。神经上皮组织肿瘤大多数为恶性，少数为良性。其分类见本章第一节。

一、低级别胶质瘤和少突胶质细胞瘤

低级别胶质瘤（low-grade glioma，LGG）包括

星形细胞瘤、少突胶质细胞瘤和混合的少突星形细胞瘤。LGG约占原发性颅内肿瘤的10%。病人就诊中位年龄为37岁，介于10~66岁。男性多见于女性。患有Ⅰ型或Ⅱ型神经纤维瘤病的病人，其患LGG的风险增加，特别是视神经通路上的肿瘤。LGG可发生于视神经、小脑、下丘脑、脑干和大脑半球。少突胶质细胞瘤在青年人群中发病部位主要在额叶(40%)、顶叶(30%)和颞叶(20%)。少突胶质细胞瘤在成人LGG中占10%，在儿童LGG中占5%。不多见的LGG包括神经细胞瘤和神经节细胞胶质瘤以及毛细胞型星形细胞瘤(pilocytic astrocytoma)，后者只在青少年中发现，MRI特征表现为：有增强结节的囊肿，主要见于小脑(图30-3)。次之为视神经、丘脑和大脑半球。一旦肿瘤病灶可以完全被切除，这类疾病是可以治愈。在LGG肿瘤中，因组织多样性，难以一概而论它们的治疗方式和预后。但是总体而言，LGG生长缓慢，可以治疗或观察。然而，LGG的主要的风险是有转变成高级别胶质瘤的倾向，而且一旦转变为高级别胶质瘤，预后就取决于新的病理类型。

【临床表现】

癫痫是LGG病人最常见的症状。在许多研究中，60%~80%为首发症状，头痛不多见。大部分病人神经系统功能良好；卡诺夫斯凯计分(Kanofsky performance score，KPS)在90~100分。大部分癫痫为局限性发作而非全身性发作，最普遍的具有代表性的症状为局部病灶所致的感觉或者运动缺失。从首发症状出现到确诊的中位时间为6~17个月。小脑毛细胞型星形细胞瘤常表现为共济失调、头痛和恶心。

【影像学检查】

LGG在CT上的表现为低密度病灶，有时候呈囊性病灶。在CT增强扫描中，病灶可能有强化。少突胶质细胞瘤常表现为低密度或者等密度病灶，

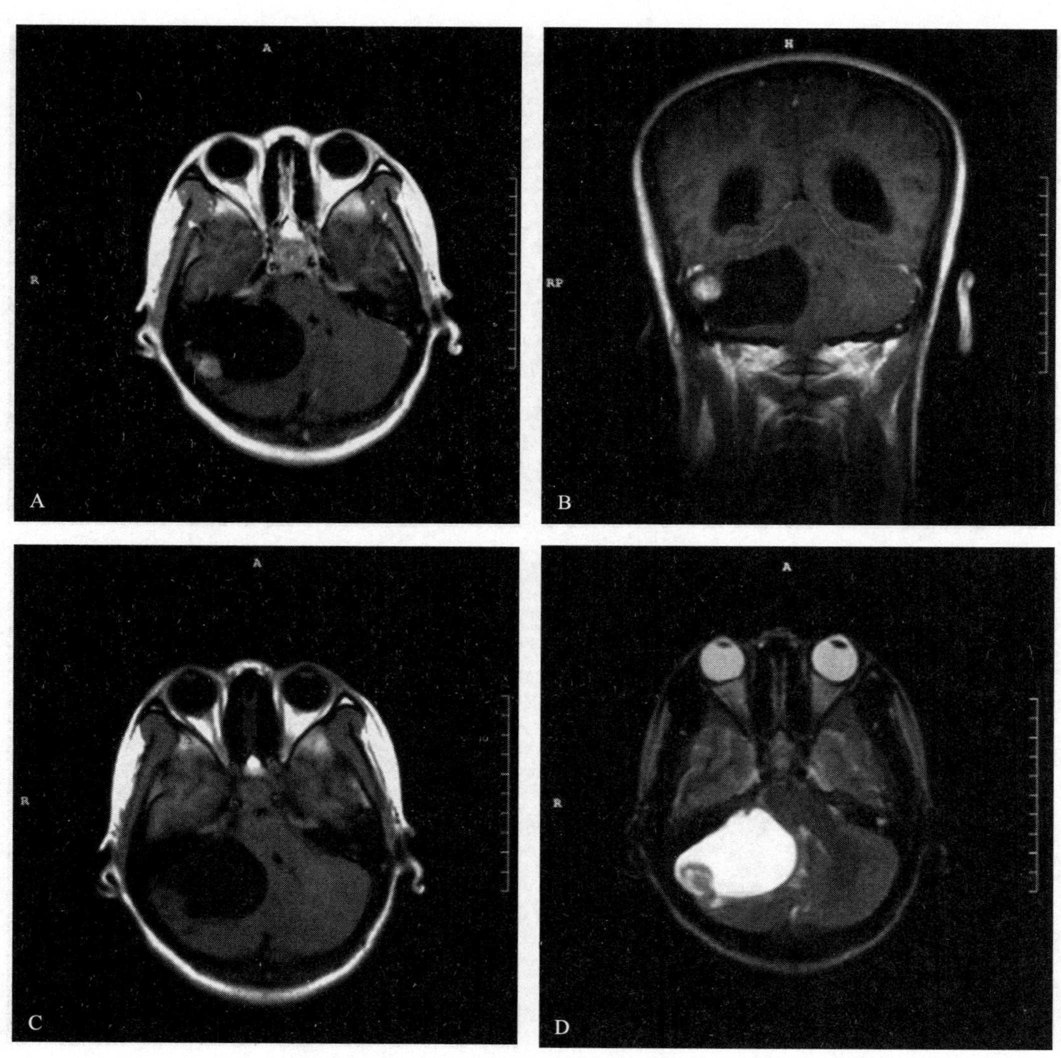

图30-3　MRI示小脑毛细胞型星形细胞瘤

A，B. 增强MRI表现；C. T_1加权像；D. T_2加权像

经常看到钙化(图 30-4),伴有不同程度的强化。在MRI 上,星形细胞瘤和少突胶质细胞瘤的表现相似。两者都表现为 T_1WI 低信号或等信号、T_2WI 或 FLAIR 高信号。增强 MRI 中,病灶增强表现各异。少突胶质细胞瘤的钙化灶在 T_2 加权成像上表现为流空信号。

【预后】

LGG 的病人预后要好于恶性胶质瘤病人的预后,但半数以上病人仍因瘤致死。据报道,LGG 病人中位生存期 5 年到 10 年。影响 LGG 的预后因素有:①肿瘤的组织学,随着肿瘤内少突胶质细胞与星形细胞比例的上升,生存期增加。中位生存期少突胶质细胞瘤为 9.8 年,星形细胞瘤为 4.7 年。②年龄,小于 40 岁的病人的中位生存期为 10.8 年,大于 40 岁的病人中位生存期为 8.1 年。③癫痫发作在确诊前 6 个月或以上,预后好。④肿瘤大小和手术切除程度,全切除可能提高生存期,而体积大的肿瘤可能具有较快的生长率导致术后肿瘤复发的概率高。

【治疗】

由于缺少前瞻性的随机试验,目前还没有统一的治疗方法,唯一一致认可的干预措施是获得肿瘤组织学诊断。可供选择的治疗策略:观察、单纯活检、手术切除、放疗、化疗和这些方法的联合运用。影响治疗策略选择的因素有病人确诊时的年龄、神经功能缺失、肿瘤部位、肿瘤可切除的程度和肿瘤的组织学类型。儿童的毛细胞星形细胞瘤是 LGG 中唯一无治疗争议的疾病,通过手术全切除可治愈。

1. 手术　目前,越来越多的证据表明,通过手术减少肿瘤体积,能有效地延长肿瘤的进展时间和减少向高级别胶质瘤转变的可能性。术后残瘤小于 10cm³ 病人中 15% 复发,其肿瘤进展的中位时间为 50 个月,大于 10cm³ 病人中 46% 复发,中位时间为 30 个月。经修正年龄、KPS、肿瘤部位和组

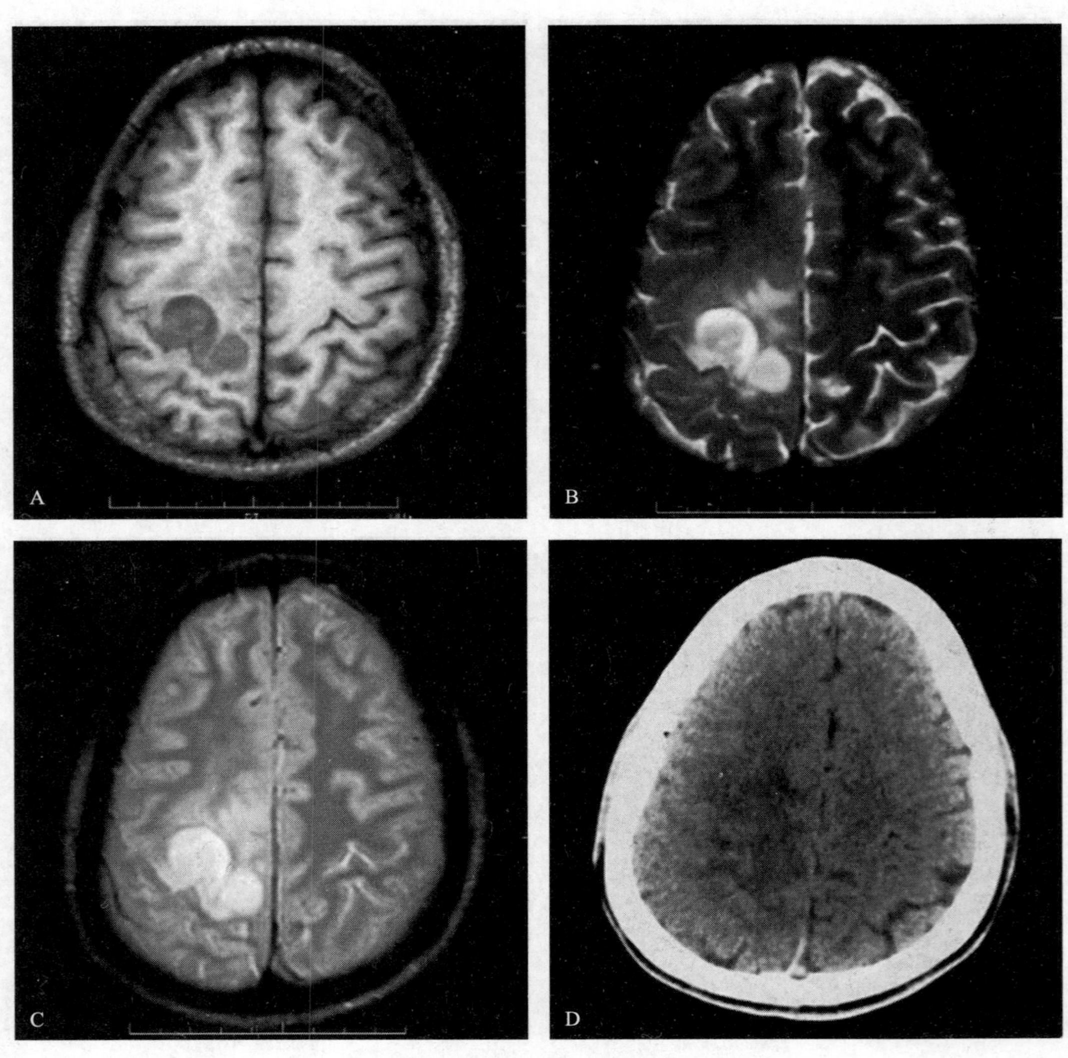

图 30-4　右额顶星形细胞瘤 MRI 表现

A. T_1WI;B. T_2WI;C. 质子加权像;D. CT 增强扫描

织学等因素的影响后，手术切除程度仍然是一个有意义的评估总生存期和无进展生存期（PFS）的因素。此外，切除程度与术后神经功能缺失没有关系。这些数据有力的说明，尽可能进行最大程度安全切除肿瘤是有必要的。大多数研究报道，行近全切除（这个近全切除由术后即刻 MRI 证实）的病人 5 年生存率达 80% 或以上。

手术时机有争议。有些研究认为与 MRI 随访观察相比，及早手术并没有获得更多的利益。但是，延缓手术可能具有一些潜在风险，如向高级别肿瘤转变、肿瘤增长到不可切除的程度或更大肿瘤增加年老病人的手术风险。LGG 的恶性转变十分普遍。研究证明，13%~86% 的 LGG 复发为高级别胶质瘤。导致高级别复发的因素仍然未知，可能与年龄和复发时间有关，确诊时的年龄与肿瘤恶性转变的时间长度呈相反的关系。45 岁以上的 LGG 病人的肿瘤行为表现类似高级别胶质瘤。

2. 放疗（RT） 1975 年前的研究报道称，RT 对 LGG 病人起到了积极的作用。然而这些研究往往都没有对肿瘤的组织学、肿瘤部位和病人年龄进行分类分层分析。欧洲癌症研究与治疗组织（EORTC）近来进行了一个前瞻性的Ⅲ期临床试验，随机把病人分成随访观察组、单纯 RT 组。RT 组的中位 PFS 为 5.3 年，而随访观察组只有 3.4 年（$P<0.000\,1$）。但是两组的总生存期相似（7.4 年和 7.2 年）。2/3 的观察组病人最终接受放射治疗。因此，观察和延缓的 RT 是正当合适的，没有影响总生存时间。有些研究表明，对于大于 50 岁只行活检的年老病人，RT 是有益的。研究中，活检术后 RT 的病人人群 3 年生存率为 50%，而只进行活检无术后 RT 的病人人群仅为 25%。

两个前瞻性随机临床试验中，比较了活检术后 RT 的病人，低剂量（45~50Gy）和高剂量（59.4~64Gy）RT 在无进展生存期和总生存期上，两者没有差别。并发现，肿瘤体积是一个能预测预后的因素，以及 RT 剂量的增加伴随着毒副作用的增加。因此，癫痫控制良好的神经系统功能完好的病人可以随访观察，直到临床上或者影像学有证据表明肿瘤进展时才处理。而癫痫控制不佳或者有严重神经系统功能损害（如认知障碍）或疑向高级别恶变病人，需要立即处理。RT 治疗时应用较低剂量。

3. 化疗 化疗的作用还没有被很好地评估。长期以来，细胞毒性药物疗效差。其原因可能是肿瘤细胞增殖率较低及不活跃的特性、肿瘤基因不稳定性和血 - 脑屏障的完整性。随机对照研究证实以下的化疗药无效：洛莫西汀（CCNU）、丙卡巴肼、新长春碱（PCV 方案）等。

替莫唑胺（TMZ）对恶性胶质瘤有疗效，使人们产生将其应用于 LGG 中的兴趣。一些研究表明，LGG 病人在 RT 后仍进展，用替莫唑胺有疗效：47%~67% 的肿瘤会缩小（>25%），中位无进展生存期为 10~22 个月。几项小的研究术后初期应用 TMZ，肿瘤对 TMZ 的反应率（包括微小反应）在 31%~61%，肿瘤进展的中位时间为 31~36 个月。这些结果非常可喜，因此欧洲癌症研究与治疗组织（EORTC）启动了一个Ⅲ期随机临床试验，将 LGG 病人随机分组进行 RT 或 TMZ 化疗。这个研究目前还在进行中。

染色体 1p/19q 缺失的 LGG 对化疗敏感。提示它们是少突胶质细胞系。这种少突胶质细胞瘤特有的化疗敏感性最早是在少突星形细胞瘤的病人中发现的。少突胶质细胞瘤占所有原发性颅内肿瘤的 5%~20%，发病年龄在 40~60 岁之间有个峰值。发病部位主要在额叶、顶叶和颞叶。组织学上，低级别的少突胶质细胞瘤比高级别的少突胶质细胞瘤多见。

与所有弥漫性胶质瘤一样，少突星形细胞瘤弥漫性的浸润脑组织。组织学上，肿瘤细胞呈高度增殖状态。细胞形态上，低级别的少突星形细胞瘤的细胞可能缺失特征性的“荷包蛋”形态。高级别者有间变性特征：高细胞密度、有丝分裂像、核异型、微血管增生和坏死。目前还没有少突星形细胞瘤的特征性免疫组化标记。神经细胞瘤、室管膜瘤或毛细胞型星形细胞瘤偶然类似少突星形细胞瘤。目前还没有确切的标准：在一个星形细胞瘤组织中需要有多少少突胶质细胞成分才能被鉴定为少突星形细胞瘤。一些研究要求至少 25% 的少突胶质细胞成分，但是这也存在样本误差。染色体 1p/19q 的缺失是少突胶质细胞瘤的特征。1p/19q 的联合缺失在 61%~89% 的少突星形细胞瘤出现。但在间变性少突星形细胞瘤中，只有 14%~20% 能鉴定出来。1p/19q 杂合性缺失（1p/19q LOH）是一种平衡易位。少突星形细胞瘤经常出现其他的染色体缺失，特别是 9p 杂合性缺失或者 *CDKN24* 基因的缺失。

在 MRI 或者 CT 上，大多数少突星形细胞瘤会出现特征性的强化。1p/19q 联合缺失肿瘤的增强模式可能会有一定程度上的差异：与多形胶质母细胞瘤或没有 1p/19q 缺失的少突星形细胞瘤表现的环状强化及坏死相比，它有更多的斑点和均质强化（图 30-5）。

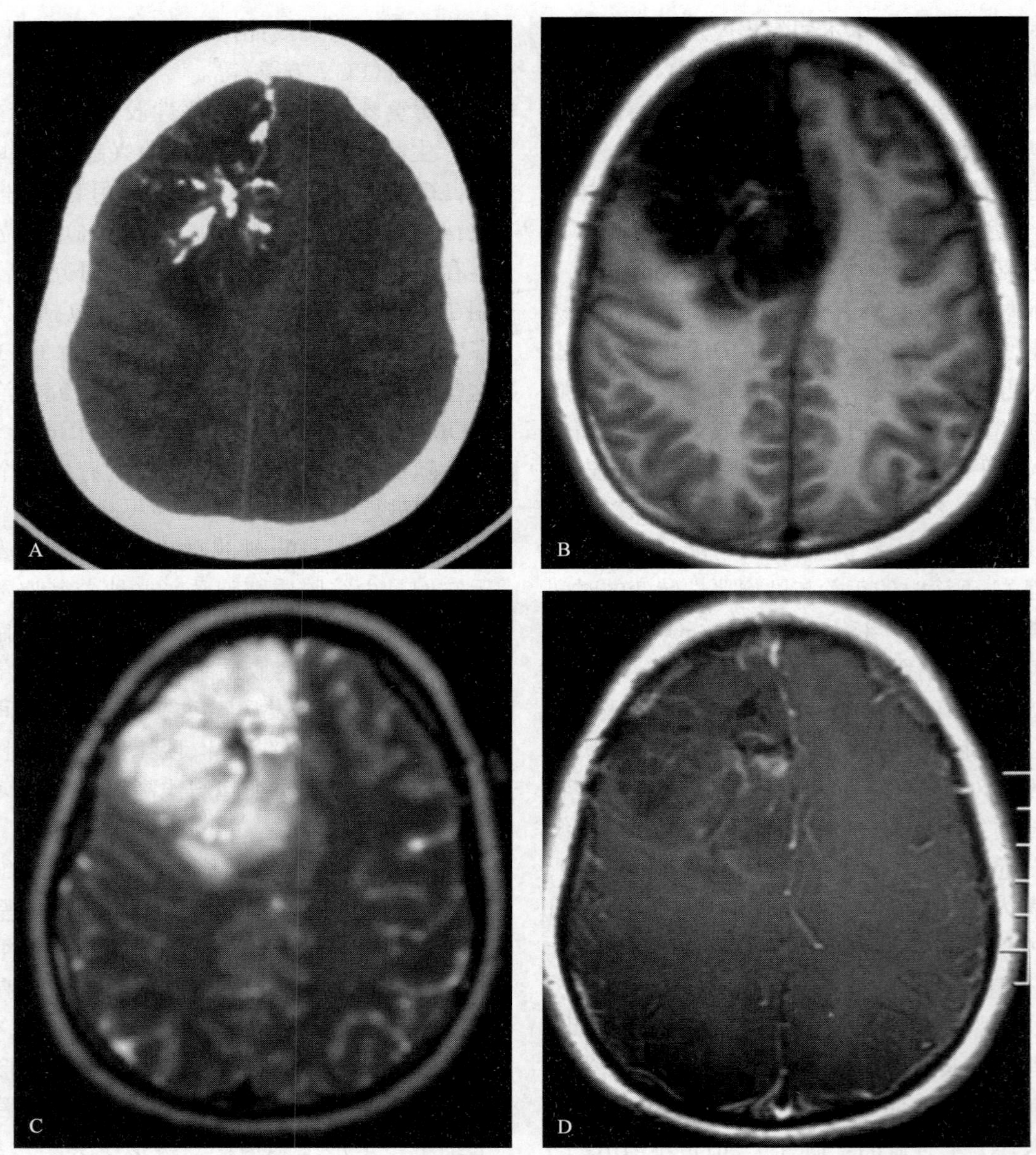

图 30-5　右额少突胶质瘤 CT 平扫和 MRI 表现

A. CT 平扫；B. T_1WI；C. T_2WI；D. 增强扫描

对于少突胶质细胞瘤，有无 1p/19q 的联合缺失是一个十分重要的预后因素。1p/19q 的联合缺失与肿瘤不活跃行为及对放化疗更加敏感相关。无 1p/19q 联合缺失的少突星形细胞瘤病人的总生存期平均为 2~3 年，而有 1p/19q 联合缺失中位生存期为 6~7 年。

目前还没有专门的研究评价 RT 在少突星形细胞瘤病人中的作用，但基于恶性胶质瘤研究成果，少突星形细胞瘤的 RT 仍使用传统剂量 60Gy，30-30 分割。一些试验报道，术后 RT 能使病人获益。另一些试验报道，只有神经功能缺失或者只进行活检的少突星形细胞瘤病人才能从 RT 中获益。1p/19q 联合缺失的少突星形细胞瘤病人的结局优于没有 1p/19q 联合缺失的少突星形细胞瘤病人。与高级别星形细胞瘤相比，少突星形细胞瘤病人对化疗具有更高的敏感性。初始探索了 PCV 化疗方案，最近的试验则主要集中在替莫唑胺的使用。少突星形细胞瘤对化疗的高敏感性的原因仍未明确。有迹象表明，少突星形细胞瘤表达较少的 O^6-甲基鸟嘌呤 -DNA 甲基转移酶（MGMT），1p/19q 联合缺失的少突星形细胞瘤与星形细胞瘤相比，MGMT 表达可能更是如此。MGMT 启动子甲基化在 80%~90% 的 1p/19q 联合缺失的少突星形细胞瘤肿瘤中发现，而仅在 50% 的胶质母细胞瘤中发现。

目前有两个大规模随机试验研究对象为初始

诊断为少突星形细胞瘤的病人。两个试验都探讨RT+/-PCV方案的运用；其中一个试验把PCV方案作为新辅助化疗（即RT前化疗），而另一个试验把PCV放在RT之后进行。这两个试验都表明了化疗能延长肿瘤无进展生存期，但不能延长总生存期。在两个试验中，单纯接受RT的病人在肿瘤进展期通常都接受PCV方案化疗。进一步分析发现，肿瘤1p/19q联合缺失的病人情况是最好的。因此，这些研究主要探索化疗的应用时机，其结论是对原始病灶化疗和病灶复发后再化疗，效果似乎相似。但是PCV方案具有很强烈的毒副作用，目前很大程度上已经被替莫唑胺所取代，因为替莫唑胺能被病人良好地耐受。

二、高级别胶质瘤

高级别胶质瘤（high-grade glioma，HGG）包括多形胶质母细胞瘤（glioblastoma multiforme，GBM）和间变星形细胞瘤（anaplastic astrocytoma，AA）、间变少突星形细胞瘤等，前两者是成人脑肿瘤中最常见的肿瘤。虽然GBM只占成人恶性肿瘤的1%，但他的死亡率占恶性肿瘤总死亡率的2%。GBM病人平均发病年龄为54岁，AA的平均发病年龄为45岁，这两种疾病的男女比例相似，男性略高于女性。白种人的发病率是黑种人的两倍。GBM最多见于颞叶，AA最多见于额叶。中位生存期：AA为3~5年，GBM为6~24个月。

1. 病理　GBM和AA都具有丰富细胞和侵袭性。AA的增殖指数小于GBM。GBM与AA的主要区别在于GBM病理上能见到坏死和/或血管增生。在GBM中有一类肿瘤叫做巨细胞型胶质母细胞瘤。它不仅具有GBM的特征，而且在网状蛋白网中找到多核巨细胞。巨细胞型胶质母细胞瘤一般是原发形成的，年轻的病人中多见。胶质肉瘤具有GBM病理特征和存在高密度的纺锤形细胞。胶质肉瘤跟胶质母细胞瘤在预后和治疗上相同。

2. 神经影像学　CT表现为低密度，水肿明显。在MRI上GBM和AA的表现十分相似，都表现病灶强化及病灶周围明显的占位效应。T_1WI、T_2WI异质信号。大约95%的GBM明显强化，AA明显强化的频率则稍低（图30-6，图30-7）。GBM具有沿着白质区域生长传播（特别是沿着胼胝体）到对侧大脑半球的强烈趋势，即所谓的“蝴蝶征”。

【治疗】

1. 手术　手术能明确诊断，减轻神经系统症状和延长病人生存期。多个前瞻性多中心临床研究证实新诊断恶性胶质瘤病人进行开颅手术，肿瘤全切和近全切除者较部分切除或活检者生存期延长，后续的放化疗效果更好些。活检术对神经系统症状的改善没有任何作用。

2. 放射治疗　手术后要常规进行放射治疗，通常也需行化疗。标准的治疗计划为外照射RT：剂量1.8~2.0Gy/次，每周5次，共6周，总剂量为60Gy。年老病人（>70岁）中，手术+RT联合治疗的生存期要长于单纯进行手术治疗，但是预后仍然很差。故有学者建议减少RT的剂量和持续时间（45Gy/25分割）。在少数临床试验中，对情况很差的年老病人，运用更少剂量更短时间的RT(30Gy/10分割）能够达到迅速缓解病情，效果可与时间延长的方案媲美。

3. 化疗　长期以来，对于恶性胶质瘤的病人，化疗总是在RT完成以后进行的。最近的研究提出新的处理方案如下：对于新诊断的GBM的病人，标准治疗方案为手术+术后同步放化疗+6个疗程的替莫唑胺辅助化疗。一个前瞻随机试验对573例新诊断的GBM病人，术后进行RT/TMZ［75mg/（m^2·d）］+RT后6个疗程的TMZ［每个疗程150~200mg/（m^2·d），每周5天，每个疗程4周］。病人平均生存期为14.6个月，而单纯术后RT的病人平均生存期为12.1个月。2年生存率前者为26.5%，后者为10.4%，5年生存期前者为9.8%，后者为1.9%。而且，在联合放化疗的病人中，治疗所带来的毒性副作用也最小。另外，发现MGMT的启动子甲基化及酶活性下降的病人具有显著的生存优势。在同样的RT+TMZ方案中，MGMT启动子甲基化（+）的病人的平均生存期为21.7个月，而MGMT启动子甲基化（-）的病人只有15.3个月（P=0.007）。虽然MGMT启动子甲基化（+）的病人能从TMZ治疗中获得最多的利益，但对于MGMT启动子甲基化（-）的病人而言，仍没有确切的可供选择的治疗策略能使他们获得最大的益处。虽然这些研究对象只包括GBM病人，但这种联合治疗方案已经在AA病人中广泛应用。近来，临床Ⅱ期研究显示，标准术后Rt+TMZ如再加上他仑帕奈（telampanel）和Poly-ICLC或者加上西仑吉肽（cilengitide）比单纯Rt+TMZ疗效还要好：中位生存期分别为19.6个月与14.6个月，1年为81%与61%，2年为37%与27%，2年内可减少37%的死亡风险（P<0.001）。

对于复发的恶性胶质瘤病人，一系列治疗措施在探索中。再次手术切除病灶可减小肿瘤体积，

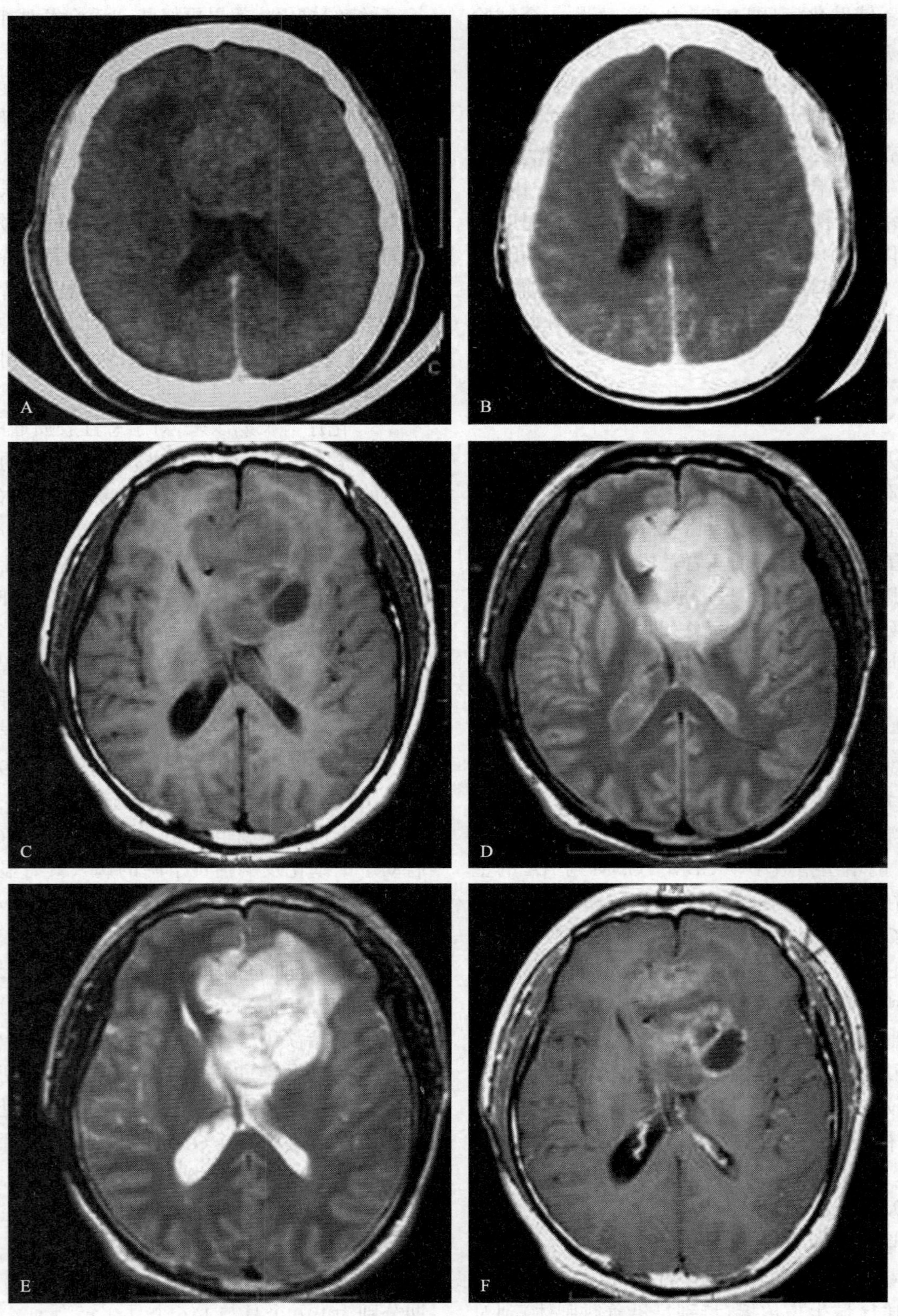

图 30-6 胼胝体间变性星形细胞瘤 CT 和 MRI 表现

A. CT 平扫;B. CT 增强扫描;C. T_1WI;D. 质子加权;E. T_2WI; F. MRI 增强

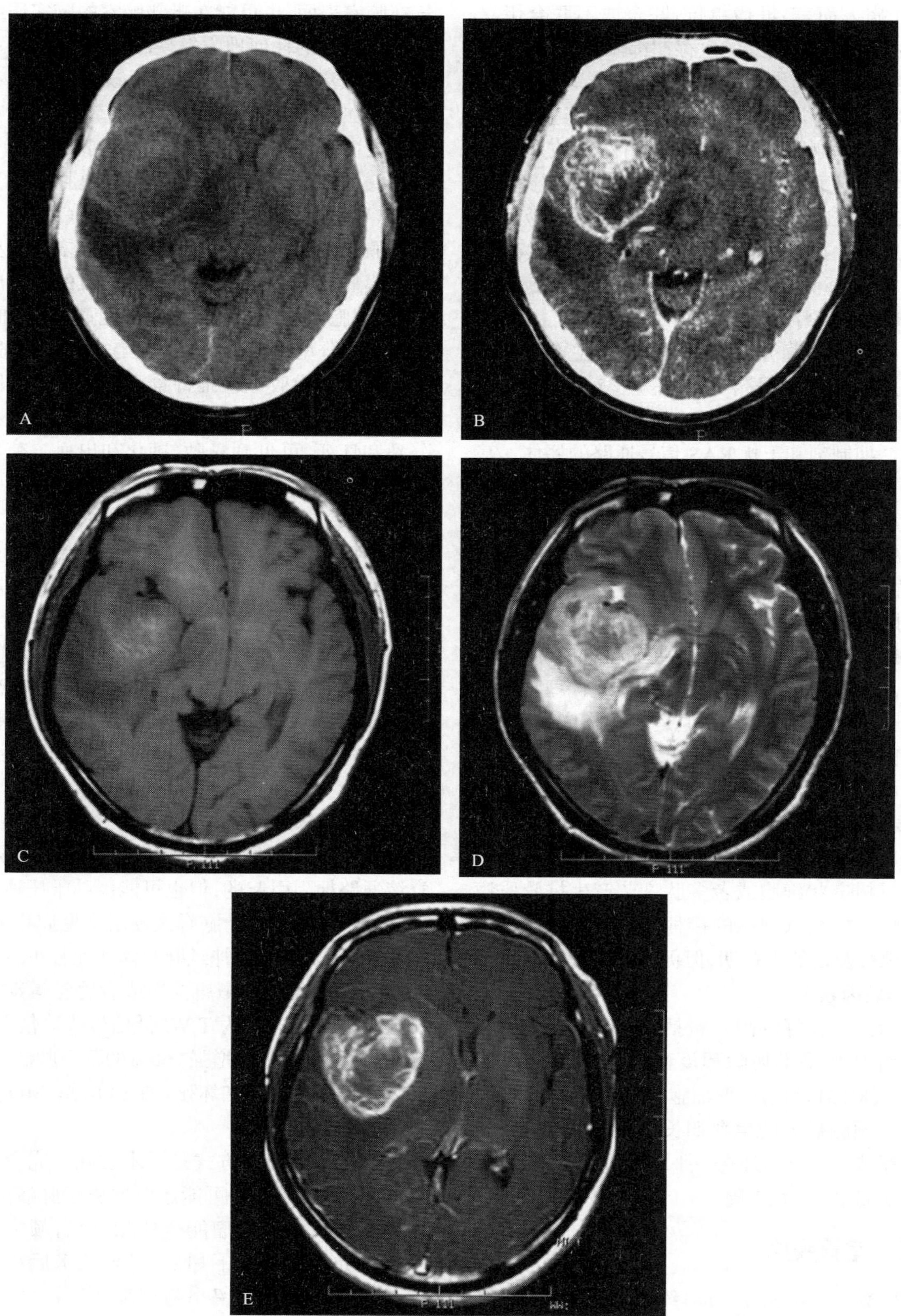

图 30-7　右额颞岛 GBM CT 和 MRI 表现

A. CT 平扫；B. CT 增强扫描；C. MRI T_1WI；D. MRI T_2WI；E. MRI 增强

改善神经系统症状，和确诊肿瘤复发而非放射性坏死。从随机临床试验初步得到的数据表明：对于复发 GBM 病人而言，贝伐单抗（联合或不联合伊立替康）的运用与否，病人的生存期都没有发生改变。抗血管生成治疗与细胞毒性药物联合治疗，可能有效。最新的对于复发 GBM 的研究报道：当联合使用贝伐单抗（一种合成的单克隆抗体，靶位点为血管内皮生长因子（VEGF）和伊立替康时，从影像学上分析，复发 GBM 有很高的反应率（60%）。病人 6 个月无进展生存（PFS）能达到 30% 和平均生存期长达 9 个月，都优于原先单独运用标准的细胞毒性药物化疗方案的疗效。

4. 恶性胶质瘤分子生物学研究　主要集中在肿瘤细胞生长的信号传导通路上。对复发 GBM 的研究主要聚焦于对 EGFR 抑制剂、mTOR 抑制剂、PKC 抑制剂和干扰 RAS 信号通路的评估。基因治疗对恶性胶质瘤还没有被证实是一种可行性的治疗策略。通过转染单纯疱疹病毒激酶基因，能使胶质瘤细胞易受到更昔洛韦介导的杀伤作用的影响。在临床前期的试验中，这种方法有一定效果，但在早期临床试验中，疗效不确切。细胞毒病毒疗法可能是另一种治疗方法。呼吸道肠道病毒（一种能导致上呼吸道感染的病毒）在胶质瘤模型中，表现出杀死肿瘤细胞的作用，但是早期临床试验中，未能证实有效。

5. 免疫治疗　是一种新型的治疗胶质瘤策略，主要是通过使用处理过的肿瘤抗原，此肿瘤抗原往往来自病人自身的肿瘤。免疫治疗的原理一般是通过树突状细胞或者多肽疫苗产生抗胶质瘤抗体反应。树突状细胞的接种可能增加肿瘤对化疗的敏感性及延长生存期，但仍需循证医学验证。

【预后因素】

提示预后良好的因素包括：确诊年龄 <50 岁、KPS 评分高和手术切除程度高（仅行活检者差）。高增殖率（MIB1）预示星形细胞瘤病人不佳的预后，但其不能预测病人的生存期长短。复发恶性胶质瘤的生存结局十分不理想。平均无进展生存 GBM 的只有 9 周，AA 为 13 周。

三、室管膜瘤

室管膜瘤（ependymoma）约占颅脑和脊髓内肿瘤的 5%（成人）和 10%（儿童）；在小于 5 岁的儿童中，室管膜瘤是最常见的肿瘤。男性病人比例稍高。室管膜瘤的发病率呈双峰型，大高峰在 5 岁，小高峰在 35 岁。

【病理学】

室管膜瘤是起源于室管膜细胞的肿瘤，一般生长在脑室表面，也可能在毗邻脑室的脑实质组织或者沿着椎管的任何地方发现。超过 60% 的室管膜瘤在后颅窝和第四脑室底部发现。幕上的室管膜瘤一般在脑实质组织内而不在脑室系统中，额叶和顶叶最多见。室管膜瘤能沿着蛛网膜下腔扩展，并在脑脊液中发现肿瘤细胞。室管膜肿瘤分为室管膜瘤（WHO Ⅱ级）、间变性室管膜瘤（WHO Ⅲ级），室管膜下室管膜瘤（WHO Ⅰ级）和黏液乳头状型室管膜瘤（WHO Ⅰ级）。WHO Ⅱ级的室管膜瘤又分为：细胞型，乳头状型，透明细胞型，伸展细胞型，但这些亚分型对预后和治疗没有意义。一般而言，室管膜瘤由在胶原纤维背景中形态一致的肿瘤细胞组成。典型的室管膜瘤在光镜下很少见到细胞分裂和坏死，可见到囊肿、钙化和出血。菊形团是瘤内上皮细胞最常见的特征性表现；有时候在血管周围形成一片嗜酸性的伊红区域。间变性室管膜瘤有些特征类似 GBM，如核异形、活跃的有丝分裂像、内皮细胞增殖和坏死。间变性室管膜瘤在幕上多见。

室管膜瘤存在一些基因异常已有报道，但没有特异性。如 22 号染色体的缺失，见于 16%~60% 的肿瘤。特别是在脊髓室管膜瘤。其他基因改变有 6 号染色体缺失、X 染色体缺失以及 1q 和 9q 的增加。

【临床表现】

取决于肿瘤所在的部位。最常见的症状是脑脊液通路梗阻引起的，但也可能由脑干压迫或者局部脑组织浸润所致。脑脊液梗阻常见症状为头痛，恶心，呕吐。低位脑神经麻痹体征比较少见。幕上的肿瘤主要表现为癫痫发作或者感觉运动神经功能缺失。MRI 表现为 T_1WI 低信号或等信号，T_2WI 高信号，可增强或无增强。60% 的幕下肿瘤有钙化，80% 的肿瘤有囊变和坏死（图 30-8，图 30-9）。

【治疗】

最基本的治疗方式是手术切除。完全切除肿瘤能延长生存期，但可能还要取决于肿瘤的部位。大多数幕上室管膜瘤能全切除，而后颅窝的肿瘤手术时如切除小脑下蚓部，可导致术后小脑缄默症，经膜帆入路，保留小脑蚓部，术后不发生缄默症。术后需要 RT。最理想的总剂量为 45Gy，每天 1.6~1.8Gy。照射范围有争议。全神经轴的 RT 方案受到挑战。因为 15% 的室管膜瘤因复发而种植在软脑膜上，因此 RT 应该对准肿瘤床而非整个神

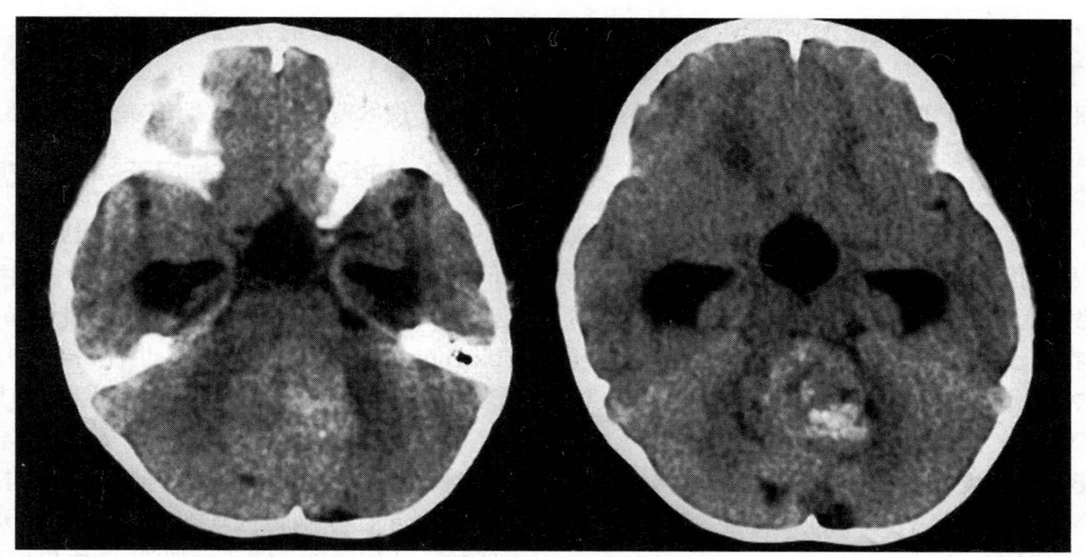

图 30-8 室管膜瘤 CT 表现(平扫)

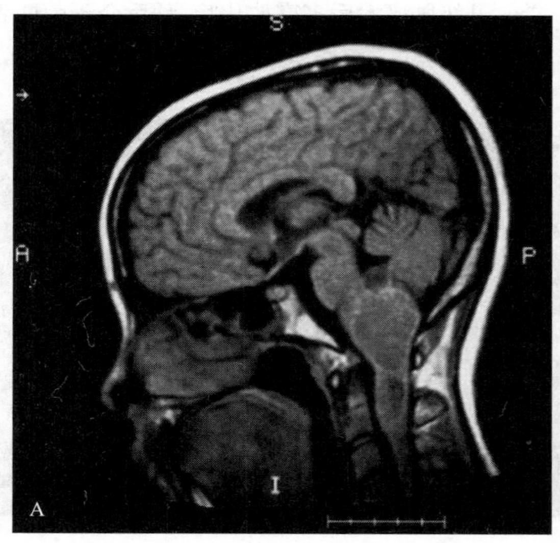

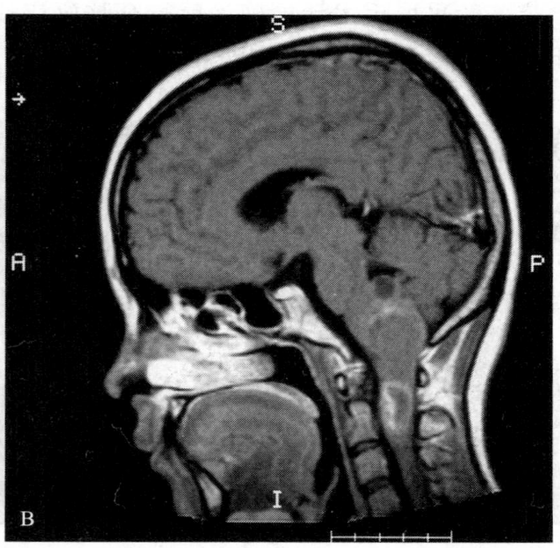

图 30-9 室管膜瘤 MRI
A. 增强前 T_1W;B. 增强后

经轴,除非脊髓 MRI 和脑脊液细胞学(为了病情分期需要,所有病人均应行这两项检查)证实肿瘤通过脑脊液播散。文献报道显示,接受局灶 RT 的病人比接受脑脊髓 RT 的病人,其认知功能可得到更好的保护。

与胶质瘤一样,原发性室管膜瘤也抵抗化疗。目前新辅助化疗并没有起到延长生存的作用,所以化疗在室管膜瘤的治疗策略上不占重要地位。在复发室管膜瘤中,化疗可能起到作用。据一些调查报道,铂类药物的有效敏感率达 65%。一些研究也表明 TMZ 和依托泊苷可能有效。

【预后】

总体预后不乐观。据报道,5 年生存率在 40%~80%,5 年无进展生存率仅为 25%~50%。小于 5 岁的病人预后更差。幕上的室管膜瘤预后要好于后颅窝的室管膜瘤。再者,第四脑室外侧孔的肿瘤比第四脑室中央的肿瘤预后更差。最重要的预后因素是手术切除程度。病理分级和预后的关系仍不确定。在一系列研究中,术后生存率与肿瘤病理是否为间变性没有联系,虽然绝大多数试验证明瘤内坏死、细胞有丝分裂活跃、内皮细胞增殖预示着更差的预后。其他提示预后差的因素有 erb-B2 受体上调、低 GFAP 表达和二倍体 DNA 的存在。

四、脑胶质瘤病

脑胶质瘤病(gliomatosis cerebri,GC)又称为弥漫性脑胶质瘤病,病变累及至少两个以上脑叶,瘤细胞多种类型，多见间变星形细胞，少见少突胶质细胞。本病形成的机制不明，可能同时存在着肿瘤多中心起源和肿瘤弥漫播散性生长两种机制。GC较少见，约为星形细胞瘤的1%。

【临床表现】

GC大多呈进展性，病程数周或数月，偶可达数年。首发症状以头痛和癫痫为常见。此外，行为异常、人格改变等可以是本病的早期表现。以后颅内高压症状与多部位的局灶症状常进行性发展，出现偏瘫、共济失调、偏身感觉障碍、言语障碍、复视、视物模糊等。

【影像学表现】

本病CT和MR表现除病灶范围弥散外，无其他特异性(图30-10)。

【治疗】

治疗一般采取手术活检确诊后行全脑放疗。但对于部位浅较孤立的大范围病灶可先行肿瘤切除，以达到减压目的，然后行放疗和化疗。

【预后】

GC预后差，平均生存期不超过1年。

五、神经元肿瘤与神经元-神经胶质肿瘤

神经元肿瘤与神经元-神经胶质肿瘤(neuronal tumour and neuronal-glial tumour)少见，占脑瘤<1%。包括WHO Ⅰ级的小脑发育不良性神经节细胞瘤(Lhermitte-Duclos disease)、婴儿促纤维增生型星形细胞/节细胞瘤、脑胎发育不良神经上皮瘤、神经节细胞瘤、节细胞胶质瘤、副神经节瘤、乳头状胶质瘤等，Ⅱ级的中央神经细胞瘤(central neurocytoma)、小脑脂肪神经细胞瘤等和Ⅲ级间变节细胞瘤。Ⅰ级肿瘤只需手术切除，对放化疗不敏感，预后较好。Ⅲ级间变节细胞瘤术后应放、化疗，预后差。Ⅱ级肿瘤术后多需放化疗，预后介于前两者之间(图30-11)。

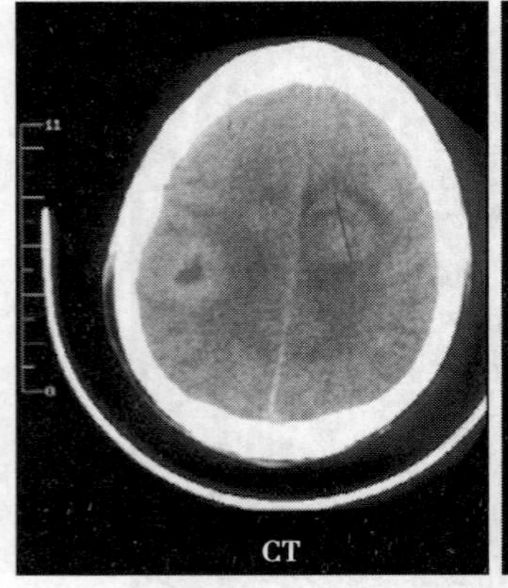

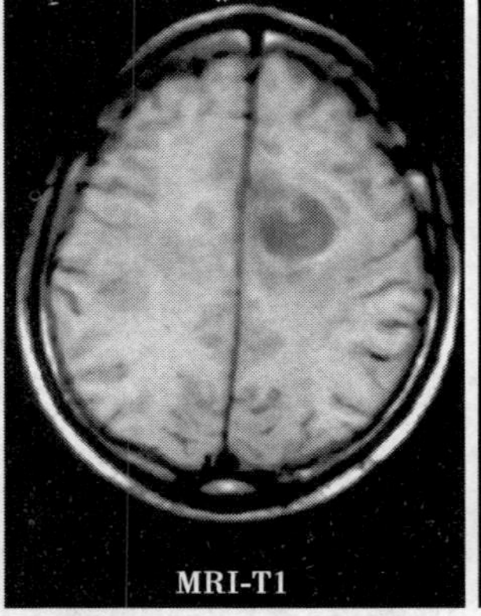

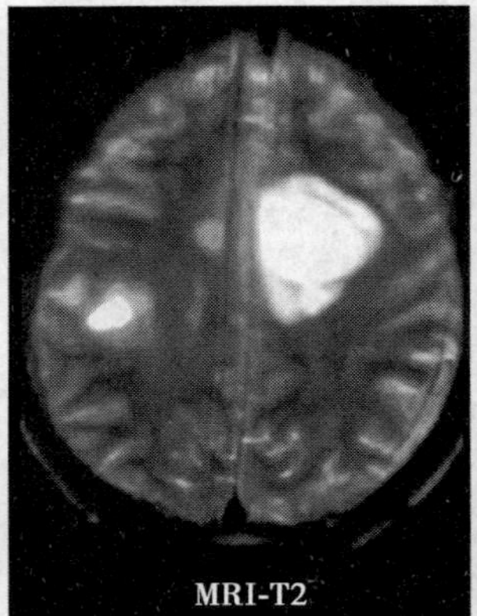

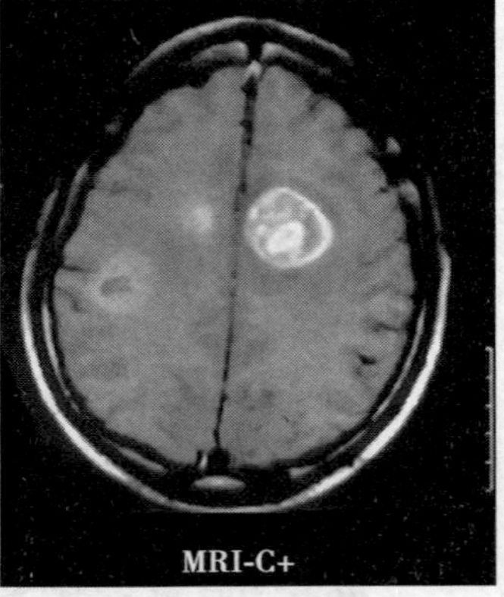

图30-10 脑胶质瘤病CT与MRI表现

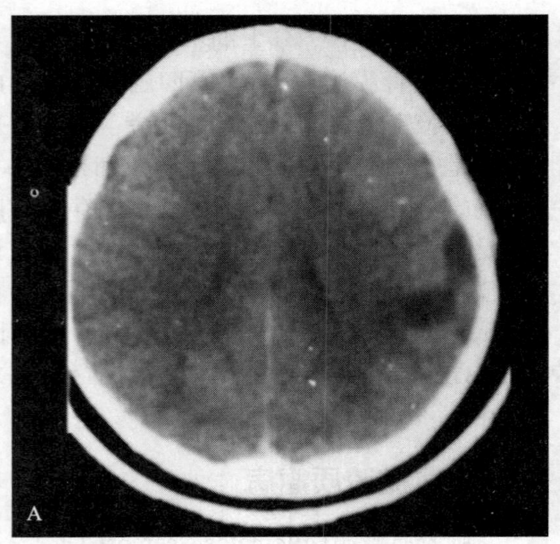

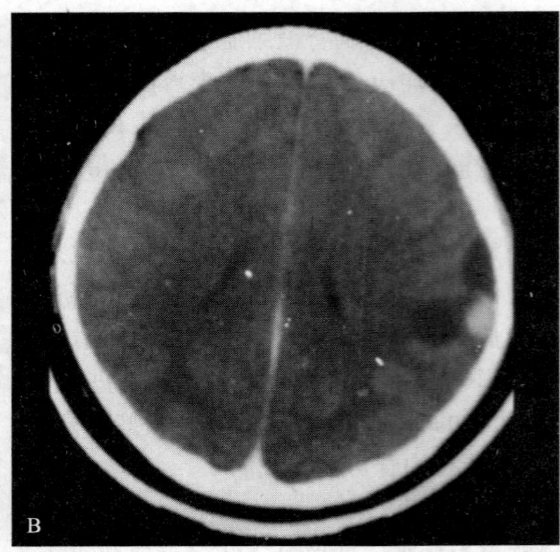

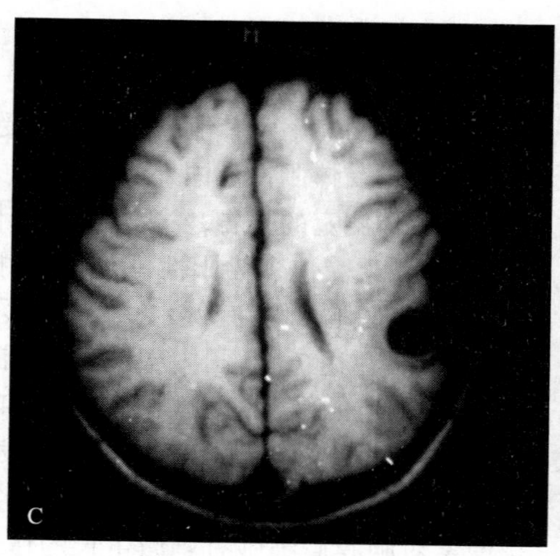

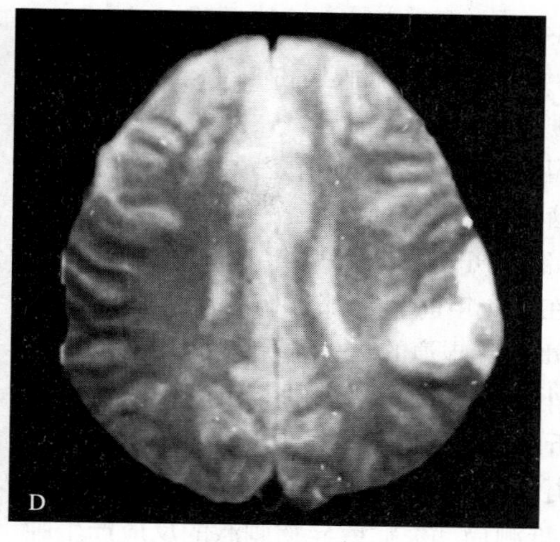

图 30-11　神经节胶质瘤 CT 与 MRI 表现

A. CT 平扫；B. CT 增强；C. MRI T_1WI；D. MRI T_2WI

（张 荣　周良辅）

参考文献

[1] 史玉泉 . 神经上皮组织的肿瘤 [M]. // 吴孟超，吴在德 . 黄家驷外科学 . 7 版 . 北京：人民卫生出版社，2008: 882-894.

[2] 张荣，史玉泉 . 神经上皮组织来源的肿瘤及其分类 [M]. // 周良辅 . 现代神经外科学 . 上海：复旦大学出版社，2004: 375-428.

[3] NOLAN C, DEANGELIS L M. Primary neoplasms of the central nervous system in adults in Hong WK etal (eds) Holland-Frei Cancer Medicine [M]. 8th ed. Shelton: People's Medical Publishing House-USA, 2010: 881-898.

第四节　颅内脑膜瘤

脑膜瘤（meningioma）是仅次于胶质瘤的原发性颅内肿瘤。早在 1614 年瑞士医师 Felix Plater 首先报道过 1 例脑膜瘤的临床病例。1774 年法国 Antoine Louis 报道一组硬脑膜真菌样肿瘤，以后提出许多不同的命名，直到 1922 年 Cushing 定名为脑膜瘤并被学者广泛接受，一直应用此名称至今。

【发病率】

流行病学研究表明脑膜瘤的年发病率为 2/10 万人至 13/10 万人口。大组病例报道脑膜瘤占颅内肿瘤的 13%~30%，仅次于脑胶质瘤。国内 23 大组 52 633 例颅内肿瘤中，脑膜瘤占 15.3%，尸检占 1.4%。

【年龄及性别】

脑膜瘤以成年人居多，多发生在 40~70 岁，高峰年龄为 45 岁 ~50 岁，儿童及 20 岁以下者占 1.5%，儿童常为恶性。

脑膜瘤以女性多见，男女之比为 1∶1.5~2，某些特殊部位如蝶骨嵴脑膜瘤女性病人更多，女性病人平均发病年龄比男性早 10 岁，在 65 岁以上的老年人性别差异则不显著。恶性脑膜瘤以男性居多。

【部位分布】

大多数脑膜瘤位于大脑凸面常在矢状窦旁、镰旁及大脑凸面、其次为嗅沟、蝶骨嵴、鞍结节、岩骨斜坡部、天幕及后颅凹等部位。非典型及间变型脑膜瘤常位于镰旁及大脑凸面的外侧。根据国内外大宗病例报告，颅内各部位脑膜瘤分布如下：矢状窦旁及大脑镰旁脑膜瘤最多见，占脑膜瘤的 23%~28%，大脑凸面脑膜瘤占 12%~18%，蝶骨嵴部占 13%~19%，颅后窝占 6%~12%，鞍结节占 7%~10%，嗅沟占 4%~10%，天幕占 2%~3%，窦汇占 2%~4%，颅中窝底及三叉神经节区占 2%~5%，侧脑室内占1%~2%，枕大孔区占2%~3%，眶内及视神经鞘占1%~3%，多发性脑膜瘤占1.5%。

【病因】

脑膜瘤的病因至今尚不清楚，某些因素可能诱发或促进脑膜瘤的发生或生长。

1. 头部外伤　早在1614年Felix Plater报道1例脑膜瘤在3~4年前有头部外伤的历史。Cushing和Eisenhardt收集报道的259例颅内脑膜瘤，其中93例有头部外伤史，24例局部肿胀、伤疤或发生肿瘤部位有骨折。以后的研究亦发现部分脑膜瘤病人有头部外伤史，脑膜瘤发生在骨折、脑膜瘢痕或颅内异物的部位，推测局部炎症或异物刺激的反应产生肿瘤，但在一组2 953例头部外伤病人平均10年的长期随访观察，并未发现脑膜瘤的发生率增高。

2. 放射损伤　部分脑膜瘤病人接受过低剂量或高剂量的放疗。有报道在11 000例儿童因头癣接受低剂量的放疗治疗，随访12~33年，脑膜瘤的发生率为0.4/10 000，比非放疗者高出4倍，以后文献有不少报道。在头颈部高剂量放疗后脑膜瘤发生率明显增加，特别是年轻人，更易发生多发性脑膜瘤或不典型、恶性脑膜瘤。资料（The childhood cancer survivor study 2006）显示高剂量放射后，脑膜瘤的发生率比未行放射组高9.94倍，中位潜伏期为17年。另外一组2 169例淋巴母细胞性白血病病人脑膜瘤发生率为14%，估计潜伏期为20.6年。最近报道一组10例年轻病人因髓母细胞瘤行放疗后发生脑膜瘤，且均为恶性脑膜瘤，他们分析可能因放射线引起22号染色体长臂基因突变，激活癌基因和失活抑癌基因发生改变而产生脑膜瘤，但这仅是初步的了解，且绝大多数脑膜瘤病人并无放射线接触史。

3. 性激素及其受体　性激素对脑膜瘤的发生、发展可能有一定关系，流行病学及临床资料表明，脑膜瘤病人女性多于男性，蝶骨嵴脑膜瘤女性病人比男性多4~5倍，女性病人在妊娠期症状加重分娩后减轻。另外，乳腺癌病人脑膜瘤的发生率亦高于一般人群，这提示脑膜瘤的发生与女性激素有密切关系。近年来的研究证实脑膜瘤存在雌激素受体（ER）、孕激素受体（PR）及雄激素受体（AR），而孕激素受体阳性率及其值高于雌激素受体，60%脑膜瘤催乳素受体阳性。国外综合11组556例脑膜瘤激素受体测定的报告，发现雌激素受体阳性率很低，而孕激素受体多为阳性，用单克隆抗体技术检测，发现脑膜瘤51%有低水平的ER受体活性，而PR受体活性达76%，国内报道两组脑膜瘤ER及PR受体测定的结果，发现雌激素受体的阳性率为22.5%，孕激素受体阳性率为68%，并发现PR受体与脑膜瘤周围水肿有密切关系。体外实验亦发现孕激素对脑膜瘤细胞有刺激生长的作用。有报告（Claus 2005）良性脑膜瘤孕酮（PR）受体阳性率为94%，而恶性脑膜瘤为40%，动物实验：每天给PR抑制剂米非司酮（miferistone，RU486），10mg/kg 3个月后人工种植的裸鼠的脑膜瘤仅增大25%。而未用药的对照组肿瘤增大154%，显示PR抑制剂有抑制脑膜瘤的功效。这些激素受体在脑膜瘤的发生过程中起的作用还不清楚，尚需进一步研究。

4. 细胞遗传学和分子生物学研究表明，75%的脑膜瘤为亚二倍体，其核型变化以22号染色体单体最多见，可达72%，而22号染色体上可能有抑癌基因存在。大多数脑膜瘤为散发性，并无脑瘤的家族史。50%散发性脑膜瘤在22q染色体上有NF2等基因突变或丢失。报告还有其他染色体丢失（1p、6q、10、14q和18q）和获得（1q、6q、12q、15q、17q和20q）。利用限制性片段长度多态性技术测定（restriction fragments length polymorphism，RFLP）染色体丢失的片段在22号染色体MS位和22qter之间，由于22号染色体丢失，失去了抑癌基因，这样当细胞发育拷贝及转录时无此基因，激活癌基因使细胞无控制地生长。但脑膜瘤的确切病因还不清楚，还需从分子生物学角度进行深入的研究。

【分类】

世界卫生组织（WHO 2007）的新分类将脑膜瘤分为三级（表30-2）。

表30-2　WHO（2007）脑膜瘤分类分级

复发率低及生长不活跃的脑膜瘤	
脑膜内皮型脑膜瘤（meningothelial meningioma）	WHO Ⅰ级
纤维型（纤维母细胞型）脑膜瘤［fibrous（fibroblastic）meningioma］	WHO Ⅰ级
过渡型（混合型）脑膜瘤［trausitional（mixed）meningioma］	WHO Ⅰ级
砂粒型脑膜瘤（psammomatous meningioma）	WHO Ⅰ级
血管瘤样型脑膜瘤（angiomatous meningioma）	WHO Ⅰ级

续表

复发率低及生长不活跃的脑膜瘤	
微囊型脑膜瘤（microcystic meningioma）	WHO Ⅰ级
分泌型脑膜瘤（secretory meningioma）	WHO Ⅰ级
富含淋巴浆细胞型脑膜瘤（lymphoplasmacyte-rich meningioma）	WHO Ⅰ级
化生型脑膜瘤（metaplastic meningioma）	WHO Ⅰ级
复发率高及侵袭性脑膜瘤	
非典型性脑膜瘤（atypical meningioma）	WHO Ⅱ级
透明细胞型脑膜瘤（颅内）（clear cell meningioma）	WHO Ⅱ级
脊索样型脑膜瘤（chordoid meningioma）	WHO Ⅱ级
横纹肌样型脑膜瘤（Rhabdoid meningioma）	WHO Ⅲ级
乳头状型脑膜瘤（papilliary meningioma）	WHO Ⅲ级
间变型（恶性）脑膜瘤［anaplastic（malignant）meningioma］	WHO Ⅲ级

【病理】

脑膜瘤是中胚层肿瘤，原发于脑膜。硬脑膜是由两层组成，外层叫固有层是由骨膜构成，内层为边缘细胞层与蛛网膜紧密相连，蛛网膜亦由两层构成，外层称为帽状细胞层，由疏松的成纤维细胞网组成，与其下的软脑膜相连，蛛网膜向硬脑膜内伸进很多突起称为蛛网膜绒毛，这些绒毛大多集中在大静脉壁中和静脉窦的分叉静脉的各处，以及在神经根向外通过椎间孔的硬膜和蛛网膜交界处。在上矢状窦和横窦的两侧，绒毛扩张增大称为蛛网膜粒，这些细胞在镜下可呈漩涡状排列及钙化的砂粒小体，这些改变正是脑膜瘤的基本结构。脑膜瘤起源于蛛网膜绒毛或蛛网膜粒中的帽状细胞，因此颅内蛛网膜粒及蛛网膜绒毛分布区如硬膜静脉窦旁、蝶骨嵴、嗅沟、鞍结节、斜坡上部、第三～十二对脑神经出颅处，均为脑膜瘤的好发部位。目前认为脑膜内皮细胞占优势的脑膜瘤起源于蛛网膜帽状细胞，以纤维细胞占优势的脑膜瘤起源于软脑膜的纤维间质，而脑室内的脑膜瘤起源于脉络膜内残存的蛛网膜细胞。

脑膜瘤多呈球形或结节状，与硬脑膜紧密粘连，而在大脑镰或天幕生长者可呈哑铃形生长，肿瘤能侵犯硬脑膜及侵入静脉窦，长到颅骨至颅骨外组织，肿瘤多数较硬，呈灰红色，多有完整的包膜，表面常有迂曲血管，脑膜瘤的软硬取决于肿瘤大小、血管、纤维、脂肪、退变及钙化情况，脑膜内皮型比成纤维细胞型软，血管型及恶性者更软，易破碎。扁平型脑膜瘤（en plaque）常位于颅底如蝶骨嵴，斜坡及小脑幕等部位，肿瘤呈扁平状如地毯样生长，与硬脑膜有广泛粘连，表面呈颗粒样或绒毛状，与周围脑组织界线清楚。脑室内脑膜瘤呈结节状，与脉络丛粘连。一般脑膜瘤在脑外生长，与周围脑组织界线清楚，脑组织受压回缩，严重时能造成脑损害、坏死、囊性变等。肿瘤周围有不同程度的水肿，但水肿程度与肿瘤大小无明显相关。少数肿瘤边界不清，包膜不完整，呈浸润性生长，常在瘤外有小团瘤细胞，沿血管向外扩散，有时可脱离瘤体。45%~70% 的脑膜瘤有囊性变，囊可在瘤内，亦可在肿瘤周边，囊内为高蛋白液体，以幕上肿瘤及儿童多见，60% 囊性脑膜瘤出现在 16 岁以前，1 岁以内的脑膜瘤一半为囊性。8% 的囊性脑膜瘤是恶性的，12% 的囊性肿瘤是血管母细胞型，囊性脑膜瘤术后复发率高。1%~6% 的脑膜瘤为多发，数目大小不等，可在肿瘤邻近或同侧，但亦可在远离部位，有 CT 及 MRI 检查后发现多发者占 6%~9%，儿童中占 11%，在神经纤维瘤病 2 型合并脑膜瘤者 20% 为多发性，而生长于脑膜的多发性脑膜瘤称为脑膜瘤病（meningiomatosis）。

脑膜瘤可在颅内转移，亦有向颅外转移的报道，后者十分罕见，收集文献仅有 56 例。颅外转移 56% 至肺，其次为肝、骨等，脑膜瘤良性者亦可发生转移。脑膜瘤亦可原发生长于皮肤及皮下组织。脑膜瘤可与神经纤维瘤病 2 型或垂体瘤并存，还可与乳腺癌、女性生殖系统肿瘤并存。

镜下特点：脑膜瘤无单一的病理性标记物，旋涡状和砂粒体是多数肿瘤的特点。根据主要组成细胞可分为：

1. 脑膜内皮型脑膜瘤又称合体细胞型脑膜瘤，（脑膜瘤的 53%~63%）。

2. 纤维型脑膜瘤（占脑膜瘤的 6.6%~27%）。

3. 过渡型。

4. 沙粒型脑膜瘤。

5. 血管型。

6. 微囊型脑膜瘤。

7. 分泌型脑膜瘤。

8. 富含淋巴细胞质细胞型脑膜瘤。

9. 化生型脑膜瘤。

上述9型均为良性脑膜瘤，归入WHO(2007年)Ⅰ级脑膜瘤。

10. 脊索瘤样型脑膜瘤　脑膜瘤内包含有组织上相似于脊索瘤样成分，具有嗜酸性小梁，在黏液背景上有空泡细胞，这种脊索样区域含典型的脑膜瘤细胞，慢性炎症细胞浸润也较明显，此类肿瘤复发率高，WHO Ⅱ级。

11. 透明细胞型脑膜瘤　少见，脑膜瘤包括有一多角形透明细胞，胞质富含糖原，其胞质PAS为阳性，此肿瘤好发于脑桥小脑角和马尾，某些此类肿瘤，特别是颅内的透明细胞脑膜瘤有侵袭型，WHO Ⅱ级。

12. 非典型脑膜瘤　各型脑膜瘤核分裂增加或符合以下3个以上条件者即可诊断，包括：细胞数目增加，小细胞具有浓的细胞核，胞质比增高，核仁明显，无脑膜瘤特有的典型细胞排列方式或呈片状生长，局灶性坏死。核分裂活性增加即每10个高倍视野($0.16mm^2$)有4个以上有丝核分裂，上述标准与高复发率相关，非典型脑膜瘤有高MIB-1标记指数，属WHO Ⅲ级。

13. 乳头状脑膜瘤　是罕见的脑膜瘤亚型，在部分肿瘤区出现血管周围假乳头状排列，常出现在儿童，75%的病例有脑侵犯，55%术后复发，20%出现转移，侵袭性较强，属WHO Ⅲ级。

14. 横纹肌样脑膜瘤　不多见，肿瘤中包括片状或广泛的横纹肌样细胞，瘤细胞呈圆形核偏心，核仁明显，胞质中有明显的嗜酸性包涵体样物，包括漩涡状终丝。横纹肌样细胞相似于其他部位的这类肿瘤(如肾脏)，横纹肌样细胞也可仅出现于复发时，大多数横纹肌样脑膜瘤仅有局灶性横纹肌样改变，缺乏其他组织学上恶性表现，此类肿瘤的生物学行为尚不好决定(WHO Ⅲ级)。

15. 间变型(恶性)脑膜瘤　其组织学上恶性程度远甚于不典型脑膜瘤，包括明显的恶性细胞学改变，相似于肉瘤、癌或黑色素瘤，或有高度核分裂指数，或每10个高倍视野($0.16mm^2$)有多个有丝分裂。属WHO Ⅲ级，中位生存期不超过2年。

超微结构：脑膜内皮型及过渡型脑膜瘤有着共同的超微结构特征，电镜下见到瘤细胞有很多的细长胞质突起，相邻细胞间形成错综复杂的嵌合，在相邻细胞膜(质膜)间可见桥粒或半桥粒，细胞内可见大量中丝，有的呈束状排列，有的呈漩涡状排列，细胞器被挤到成团微丝的周围，在细胞质中数量不等的线粒体、粗面内质网、核糖体及溶酶体，有的线粒体嵴呈管泡状，这与脑膜瘤雌激素受体阳性相吻合；胞核呈圆形或椭圆形，有的有畸形，有假包涵体形成，核内常染色体及核仁明显，核小体较常出现。纤维型电镜下见瘤细胞呈梭形，有发达的粗面内质网，核呈椭圆形或长形，常染色体及核仁明显，细胞间有胶原纤维，有的细胞较密集，细胞间可见连接。

免疫组化检查：上皮膜性抗原(EMA)80%为阳性，酸性胶质纤维蛋白(GFAP)为阴性，波形蛋白(vimentin)染色为阳性，抗Leu-7为阴性而神经鞘膜瘤为阳性。

【临床表现】

颅内脑膜瘤的临床表现依赖于生长部位和生长速度，各部位脑膜瘤有不同的临床特点，但多数肿瘤呈缓慢生长，病程常在1~2年以上，其症状及体征主要是由肿瘤对邻近脑组织及脑神经的压迫而引起。癫痫是最常见的症状，50%脑膜瘤病人有癫痫发作，局限性癫痫是中部矢状窦旁肿瘤最常见的症状，大发作常见于额叶、颞叶、枕叶等部位的肿瘤。在儿童常表现为颅内压增高。脑膜瘤可引起矢状窦等颅内大静脉窦的阻塞，这是因为肿瘤直接压迫或侵入静脉窦内所致。虽然静脉窦部分甚至完全阻塞，但病人可无症状，但矢状窦后部阻塞常出现头痛、眼底水肿等颅内压增高的症状。大约有5%脑膜瘤在CT扫描时发现有出血，多呈卒中型发作，出血常在脑实质或瘤内(占43%)，或蛛网膜下腔出血(34%)，这些出血的脑膜瘤多位于矢状窦旁或脑室内，常为恶性或血管瘤型脑膜瘤，脑膜瘤出血应紧急手术治疗，这种情况下手术死亡率常增高。

脑动脉栓塞亦可继发于脑膜瘤病人，大的蝶骨嵴脑膜瘤引起脑疝，压迫大脑后动脉引起脑梗死，少数情况下位于大脑凸面或蝶骨嵴脑膜瘤病人出现暂时性脑缺血发作。

【辅助检查】

1. X线颅骨摄片　异常率可达36%~77.5%，除可出现颅内压增高X线征外，尚可发现有骨质增生、骨破坏、脑膜中动脉压迹增宽或棘孔扩大、肿瘤钙化等。

2. 脑血管造影　脑血管造影除可根据脑血管的变形、移位进行定位外，当出现肿瘤染色，除能描绘出肿瘤轮廓精确定位外，并可作出脑膜瘤的诊断。脑血管造影可对肿瘤的血液供应与颅内大血管及静脉窦的关系，以及大静脉窦通畅情况提供重要信息，对制定手术计划、决定手术入路有重要价值。

3. 脑 CT 扫描　平扫时典型表现为在脑组织外可见等密度或较高密度边界清楚的病灶，肿瘤以广基底与硬脑膜、颅骨相连，可有部分钙化，常呈点状、星状或不规则形，增强后呈均匀一致强化，边界更为清楚锐利，60%~75% 的肿瘤周围有低密度水肿带。大型肿瘤常有中线结构移位等占位效应及颅骨增生、破坏等骨改变。有 15% 的肿瘤中出现低密度坏死或囊性变，有时可见到高密度的肿瘤内出血。扁平型脑膜瘤于强化后可清楚显示病变。肿瘤边界不清，瘤周水肿明显，肿瘤呈蘑菇状突向脑组织，不均匀强化，均为恶性脑膜瘤的表现。

4. 磁共振成像（MRI）检查　多数脑膜瘤在 T_1 加权像信号与脑灰质值相似，二者信号对比度不明显，易漏诊及误诊，在 T_2 加权像或质子密度成像呈等信号或较高信号强度或为混杂信号，并可看到肿瘤向内压迫脑皮质，使皮质成弓形移位的皮质扣压征，在其周围常有一低信号边缘，系脑脊液裂缝，有些系受压的硬脑膜，静脉囊或移位的动脉分支或包绕肿瘤血管的流空现象，在瘤体外发现线状无信号的血管流空现象是 MR 诊断脑膜瘤的重要依据，另外，可见到占位效应及肿瘤周围水肿，T_2WI 能清楚显示水肿范围，强化后能改进脑膜瘤的可辨性，在 T_1WI 上呈明显均匀一致的强化。对扁平型脑膜瘤亦能很好地显示，在肿瘤强化时与肿瘤相连接的硬脑膜亦可被强化，如同鼠尾状称鼠尾征。鼠尾征的出现有利于脑膜瘤的诊断（图 30-12）。

对肿瘤钙化，颅骨增生或骨破坏等不如 CT 灵敏，但 MRI 可多方向扫描，对肿瘤大小判断精确，与肿瘤周围结构如脑干等重要部位，脑神经、血管等的辨认优于 CT。另外，在颅后窝不出现伪影，因此，对颅后窝及颅底脑膜瘤的诊断亦优于 CT。

5. 正电子发射扫描（PET）　可用于评价肿瘤有无复发及恶性程度，其异常率早于出现影像学改变之前，非肿瘤复发其氟去氧葡萄糖（FDG）平均代谢率为 1.9mg/（dl·min），肿瘤复发时 FDG 平均代谢率为 4.5mg/（dl·min）。

【诊断】

本病成人多见，其临床特点是缓慢发病，病程较长。对长期头痛、成人出现癫痫发作、精神改变、颅骨局限性包块、眼底视盘水肿病人，应想到本病的可能性，结合颅骨平片及其他影像学检查不难作出正确诊断。

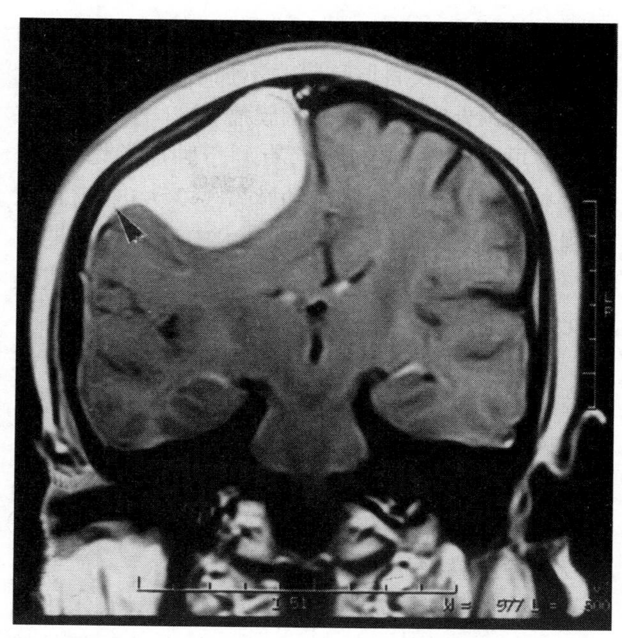

图 30-12　脑膜瘤 Gd-DTPA 强化后，箭头指示为鼠尾征

【鉴别诊断】

不同部位脑膜瘤需与所在部位其他肿瘤相鉴别。

1. 幕上脑膜瘤需与胶质瘤、转移瘤相鉴别　一般胶质瘤及转移瘤病程短，症状进展快，在 CT 上胶质瘤位于脑实质内，边界不清，多呈较高密度或混杂密度，可有囊，强化后有明显增强，肿瘤多不规则，薄厚不均。转移瘤多在皮质及皮质下，呈类圆形的等或低密度，也可为较高密度或囊性肿块，强化后呈均匀一致或环状增强，有时可见多发转移灶。

2. 与听神经瘤相鉴别　小脑脑桥角脑膜瘤为该部位仅次于听神经瘤的常见肿瘤，但脑膜瘤听力障碍不明显，且多不是首发症状，无内听道骨破坏，CT 与 MRI 显示肿瘤与岩骨附着区较听神经瘤宽等。

3. 与垂体瘤相鉴别　鞍结节区脑膜瘤易与垂体瘤相混淆，一般前者内分泌障碍少见且轻微，蝶鞍常不扩大，鞍结节部可有骨增生，CT 或 MRI 扫描或蝶鞍摄片均有助于区分两种肿瘤。

【治疗】

1. 手术治疗　脑膜瘤为脑实质外肿瘤，92% 为良性，因此治疗以手术为主，为达到根治的目的，原则上应争取完全切除肿瘤及受其侵犯的硬脑膜及颅骨。但不同部位脑膜瘤手术所能达到的结果不尽相同，应根据肿瘤所在部位、大小，病人年龄、身体条件而制定不同的手术方案，对位于凸面、嗅沟、矢状窦旁、矢状窦前部、蝶骨嵴中外侧、一些天幕及颅后窝脑膜瘤应争取全切除,但对蝶骨嵴内侧,矢状窦后部及斜坡脑膜瘤不强求全切除。

对有颈外动脉供血的脑膜瘤,人工栓塞这些供血血管可减少手术中出血,有利于肿瘤的切除,外科手术应在人工栓塞供血动脉后1~2天内进行,以免侧支循环出现而达不到减少术中出血的预期目的。但人工栓塞有栓子反流至颈内动脉而造成脑梗死的危险。

对术前有颅压增高或广泛瘤周水肿或位于鞍结节或鞍旁的肿瘤,术前24~48小时应开始激素治疗。

目前各大组报道手术死亡率为4%~7%,但高龄及手术困难部位的肿瘤(如斜坡部或蝶骨嵴内侧)或复发性脑膜瘤死亡率仍高。

手术并发症:某些血运丰富的脑膜瘤,术中出血、失血常是困扰神经外科医师和麻醉医师的难题,术前人工栓塞供应血管,术中应用超声吸引器、激光手术刀可能有所帮助。常见的并发症有术后颅内出血及血肿形成、伤口感染、脑神经损伤、脑功能障碍等并发症。一组257例脑膜瘤术后6%发生伤口感染,术后出血占3%,暂时性神经功能障碍占9%,持续神经功能障碍占2%,脑脊液漏2%,肺炎2%。

脑膜瘤术后复发问题:脑膜瘤术后改善的症状与体征又复恶化称为临床复发,从影像学检查可证实肿瘤复发,影响肿瘤复发的因素很多,手术切除程度和肿瘤恶性程度是术后复发的关键因素,Simpson对肿瘤切除程度和复发进行了深入研究,并制定出手术切除程度的分级标准。Simpson 1级:肿瘤肉眼全切除,其周围硬脑膜及颅骨也一并切除;2级:肿瘤肉眼全切除,相应部位硬脑膜及颅骨电灼;3级:肿瘤肉眼全切除,但相应部位硬脑膜及颅骨未处理;4级:有部分肿瘤残留;5级:仅做减压术。Kinjo等又提出0级切除概念,即肿瘤在I级切除的基础上与肿瘤附着的硬脑膜应切除至2cm以上。

Simpson 1级手术5年复发率为9%,2级为19%,3级29%,4级为44%。Royer(2007)报告1 250例脑膜瘤全切除病例5年复发率为7%,10年为20%~24%,15年为24%~34%,309例次切全除脑膜瘤,5年局部复发率为37%~47%,10年为55%~62%,15年为70%~91%,20年为74%。另外,脑膜瘤组织类型与术后复发亦有密切关系。

2. 辅助治疗

(1)放射治疗:当脑膜瘤部分切除,不典型或恶性脑膜瘤应行放射治疗预防复发。放射治疗包括直线加速器,γ刀(γ-knife GKS)、射波刀(Cyberknife)等。总结2001—2007年文献(Hlla等2007)报告SRS治疗1 507例脑膜瘤的结果,中位随访期为35~94.8个月,5年FPS为87%~98.5%(8组材料中6组在93%以上),并发症出现率为2.5%~13%。另有文献报告1 604例脑膜瘤SRS治疗,随访29~103个月,5年无进展生存率(PFS)为86.2%~100%。

SRS治疗后易出现脑水肿、脑神经损伤、癫痫等,常见于矢状窦旁等凸面脑膜瘤,发生率从5%~24.7%不等,有报告照射后平均随访4个月时瘤周水肿出现为24.7%,约1/4于2.5个月(1.5~48个月)出现头疼、癫痫、肢体力弱等症状,使用激素治疗有效。水肿产生的原因可能与桥静脉和/或矢状窦阻塞有关,肿瘤周围放射剂量大于15Gy、肿瘤大于3cm(或容积>4cm)或术前已有水肿易产生脑水肿。SRS适用于肿瘤小于3~3.5cm的肿瘤,当肿瘤大于3.5cm时可选用其他立体定向放射治疗设备。

(2)激素治疗:脑膜瘤生长与激素相关,因此已有用激素治疗复发的脑膜瘤的规模试验,口服孕酮拮抗剂甲地孕酮(megestrol acetate,Megace),孕酮受体拮抗剂米非司酮(Mifepristone,Ru486)治疗不可切除的脑膜瘤。SWOG Ⅱ期试验对21例脑膜瘤口服抗雌激素药他莫昔芬(Tamoxifen)治疗,有报道使用甲羟孕酮(medroxyprogesterone)治疗脑膜瘤,肿瘤缩小,使用孕酮受体拮抗药米非司酮(Ru486)治疗脑膜瘤已开始试用于临床,部分病人有一定疗效,但确切疗效有待进一步观察及研究。

(3)生物治疗和化疗:重组干扰素α可抑制脑膜瘤细胞的生长,羟基脲(hydroxyurea)一种口服抗肿瘤药可抑制脑膜瘤细胞使其凋亡,钙通道拮抗剂对脑膜细胞生长有抑制作用,可与其他化疗药联合应用,生长抑素拮抗剂,已及PDGF B链反义寡核苷酸对体外及体内脑膜瘤生长有明显的抑制作用。α-2B白细胞介素可调节STAT转录因子明显抑制脑膜细胞的生长,对脑膜瘤有潜在的治疗效果,这些方法均在临床研究中。

【预后】

脑膜瘤多数为良性,如能根治预后好,术后多数生存质量良好,能恢复工作及正常生活。但位于蝶骨嵴内侧、斜坡等手术困难部位者预后差,手术死亡率高,手术后遗症多,生存质量差。脑膜瘤术后复发率在13%~40%,即或是Simpson脑膜瘤1

级手术根治的病人，经10~20年的长期随访，仍有较高的复发率，因此对术后病人应定期行CT随访，Fewings等(2000)对46例手术切除的脑膜瘤经10年以上随访，发现PR阳性者术后复发率为13.5%而PR阴性者94%复发。一组报告581例颅内脑膜瘤。良性占81%，全切除后5年复发率为12%，不典型脑膜瘤占15%，全切除后5年41%复发，其中位生存期为1.5年，5年后68%死亡。张道宝等(2010)报告经病理证实的恶性脑膜瘤46例，术后随访到41例，复发时间从4个月~8年，Simpon1级切除者复发间隔时间为6.5年，2级切除为3年，3级切除为1.5年，Ⅳ级切除2月复发，已有9例死于肿瘤复发。

【不同部位脑膜瘤的特点】

1. 矢状窦和大脑镰旁脑膜瘤　最多见，占脑膜瘤的23%~28%，矢状窦旁脑膜瘤发生于蛛网膜粒，在脑表可看到，向外下方生长，一般不侵入脑组织，但40%~50%侵犯矢状窦，25%为两侧性并常与大脑镰粘连。大脑镰旁脑膜瘤从大脑镰或下矢状窦长出，在脑表面看不到，故不引起颅骨变化。约半数为双侧侵犯，早期常无症状，习惯上将矢状窦旁脑膜瘤分为前部、中部及后部三部分，从鸡冠到冠状缝为前1/3，占矢状窦旁脑膜瘤的33%，多年头痛是主要症状，有慢性进行性加重的人格变化，痴呆、木僵、情感冷漠，偶有出现共济失调及震颤或尿失禁，25%~50%病人可出现癫痫，多为大发作，就诊时肿瘤常为大型肿瘤。从冠状缝到人字缝处为矢状窦中1/3部，50%矢状窦旁脑膜瘤发生在此段，80%的病例出现对侧局限性癫痫发作，可为运动性亦可为感觉性癫痫发作，以后出现对侧半身力弱，下肢远端重，上肢轻。从人字缝到窦汇为后1/3，20%的肿瘤位于此段。病人常有头痛及颅内压增高，大的肿瘤可出现视野缺损，癫痫不常见。利用脑血管造影或磁共振血管造影(MRA)术前了解矢状窦通畅情况，对制定手术方案十分重要。

此区肿瘤多数能做到手术全切除，对肿瘤侵入矢状窦前部或窦已完全闭塞，可连同窦一并切除以期根治，对窦通畅者特别是位于中后段的肿瘤可行肿瘤切除及受累窦修补或重建术，手术中应尽量避免损伤皮质导入矢状窦的大静脉，特别是中央沟静脉，损伤此静脉可引起脑肿胀或除病侧上肢外其他三肢体的瘫痪。Sughrue(2011)报告135例矢状窦旁和大脑镰旁脑膜瘤，平均随访7.6年(1.7~18.6年)。74例上矢状窦未受侵犯，71例肿瘤全切除，随访中5例复发，次全切除3例，1例复发。61例上矢状窦有肿瘤浸润，其中6例窦已完全闭塞，5例切除肿瘤时连同窦一并切除，随访中肿瘤未复发，1例次全切除肿瘤后行放疗肿瘤未复发。其他55例上矢状窦受肿瘤侵犯，其中33例行肿瘤全切除，随访中1例复发，次全切除肿瘤22例，2例复发，作者认为在WHO Ⅰ级的矢状窦旁和大脑镰旁脑膜瘤全切除及近全切除肿瘤在肿瘤控制率上并无差别。

2. 凸面脑膜瘤　占脑膜瘤的12%~18%。此区肿瘤70%位于冠状缝下近矢状窦处、翼点附近及中央沟前皮质外，主要由脑膜中动脉供血，颞浅动脉、枕动脉参与大型肿瘤供血，位于冠状缝前者出现性格改变，智力减退及尿失禁。位于冠状缝后者常出现对侧肢体局限性运动性癫痫发作，肌力减退及锥体束征。位于顶叶凸面出现对侧肢体局限性感觉性癫痫发作及皮质感觉障碍。颞叶凸面除癫痫发作外尚可出现对侧面肌瘫痪(中枢性)及上肢力弱，偶有对侧偏盲者。

此区肿瘤多能手术根治，Alresma TE等(2011)报告100例凸面脑膜瘤。95例为良性，5例为非典型脑膜瘤，91例为Simpson 1级切除，9例为Simpson 3级切除，无手术中死亡。平均术后随访7.2年。4例复发(2例为Simpson 1级切除，2例为3级)，即1级切除复发率为2.2%。3级切除22.2%(P=0.0034)。Marokoff AP等(2008)报告163例凸面脑膜瘤行外科手术治疗，无手术死亡，手术并发症为9.4%，包括出现新的神经功能障碍、感染、癫痫、颅内血肿、深静脉血栓形成等。163例中良性者占88.3%，非典型性占9.8%，间变性脑膜瘤1.8%。手术后良性脑膜瘤5年复发率为1.8%，非典型性27.2%，间变性脑膜瘤50%。全组5年生存率为90%，复发率4.7%，5年无复发生存率85%，进一步分析，良性脑膜瘤无复发5年生存率90.5%，非典型和恶性脑膜瘤为56.8%。

3. 蝶骨嵴脑膜瘤　占脑膜瘤的13%~19%，Cushing将此区脑膜瘤按其所在部位分为外侧部(大翼部)、中部(小翼部)及内侧部(床突部)。其临床表现不同，内侧肿瘤生长于前床突或蝶骨内侧，多年视力减退为主要症状，因视神经受压出现单眼视力减退或丧失，视交叉受压则出现视野缺损。可出现单眼疼痛，受压侧发生视神经萎缩，但因颅压增高而出现对侧眼底视盘水肿[福-肯综合征(Foster-Kennedy syndrome)]；另外，能出现第Ⅲ、Ⅳ、Ⅵ脑神经麻痹。此区肿瘤还可呈扁平型生长，并能侵犯海绵窦引起眼静脉充血，眼球突出，单眼视力下降及第Ⅲ、Ⅳ、Ⅵ脑神经麻痹等，以第Ⅲ脑神经麻痹最多见，三叉神经第1支亦可受累。生长于蝶骨嵴中、外侧的脑膜瘤在外侧裂间生长，挤压额叶及颞叶，头痛及颅压增高常见，可出现癫痫、失语、对侧肢体力弱、锥体束征等，肿瘤基底常有一内生骨疣，而扁平型脑膜瘤易引起明显的骨质增生，因而影响眼眶的容积，亦可挤压脑神经及海绵窦，外侧肿瘤并能引起颞部隆起。此区脑膜瘤女性明显多于男性，可达4~5∶1。X线平片蝶骨或眶顶骨增生明显，其血供来自颈内动脉海绵窦段和眼动脉的分支，肿瘤常与颈内动脉粘连或将其包绕，中、外侧肿瘤常使大脑中动脉向上向后移位。

蝶骨嵴中外侧脑膜瘤常可做到全切除，增厚的颅骨甚至眶顶及受累的硬脑膜也应力争切除，至少也应电灼处理硬脑膜及颅骨，以减少肿瘤复发的可能性；内侧型者常难做到全切除，手术死亡率高，后遗症多；对肿瘤包绕颈内动脉者可先行颅内外血管重建手术，然后争取全切除肿瘤；对手术未能全切除者术后可辅以放疗。手术后5年复发率为12%，10年为39.5%。Nakamura等(2006)报告256例蝶骨嵴脑膜瘤。其中108例位于蝶骨嵴内侧，女性占75%，男性占25%，平均年龄55.6岁，将其分为两组，第一组海绵窦未受累者39例，海绵窦受累者69例为第二组，Ⅰ组中71.8%肿瘤包绕颈内动脉，Ⅱ组为91.3%，全组肿瘤全切除者36例，92.3%为Ⅰ组病人，Ⅱ组仅占14.5%，Ⅰ组脑神经均完好保存，而2组中为行肿瘤全切除而有3例牺牲第Ⅱ、Ⅴ等脑神经，手术并发症为：术后皮下积液和脑积水(6.5%)，硬膜下水瘤(5.6%)，术后大脑中动脉供血区梗死(3.7%)，术后出血(2.8%)。术后平均随访期为70.04个月(6.57年)，影像学显示肿瘤复发率第一组7.7%，第二组为27.5%。

蝶骨嵴脑膜瘤有时呈扁平型生长，肿瘤沿全蝶骨生长，侵犯眼眶、眶内，Mirone等(2004)报告71例此区扁平型脑膜瘤，平均年龄52.7岁，62例女性，9例男性，临床表现为突眼者占85.9%，视力障碍占57.7%，眼运动障碍占12.7%，手术全切除者83%，平均随访76.8个月。在肿瘤全切除组5%复发，肿瘤次全切除组肿瘤复发率为25%，平均复发时间为43.3个月。

4. 嗅沟脑膜瘤　占脑膜瘤的4%~10%，肿瘤从筛板长出，接近筛板和蝶骨平台交界处，肿瘤两侧可不对称，15%的肿瘤可侵入筛窦，其临床表现为精神症状，常有欣快感，注意力不集中，单侧或双侧嗅觉丧失，因肿瘤多较大而出现颅压升高，肿瘤向后生长压迫视神经、视交叉出现视力、视野改变。30%的病人有癫痫大发作。

为了全切除肿瘤，必要时可连同矢状窦前部一并切除，Nakamura(2007)报告82例嗅沟脑膜瘤，经额外侧入路，91.2%的病人可做到肿瘤全切除，经双额93.5%的肿瘤全切除，手术死亡4例占4.9%(均为经双额入路手术者)，平均随访63.4个月，复发率为4.9%。国内一组报道40例嗅沟脑膜瘤，全切除率为95%，无手术死亡，17例术后出现精神症状，3例出现脑脊液漏。

5. 鞍结节脑膜瘤　占脑膜瘤的7%~10%，从鞍结节长出，在视交叉的前方或其下方，使视神经、视交叉抬高向后移位，主要症状为单眼或双眼视力减退及双颞侧偏盲及视神经萎缩，常无眼底视盘水肿、嗅觉及精神障碍，以此可与嗅沟脑膜瘤相鉴别，部分病人可出现内分泌紊乱，蝶鞍常不扩大。颈动脉造影52%出现肿瘤染色，50%由眼动脉及筛动脉供血，脑膜中动脉供血占20%，大脑前动脉供血占16%。

手术应争取全切除，Nakamura(2006)报告72例鞍结节脑膜瘤，经额外侧手术切除肿瘤后，视力立即改善者占77.8%，但双额入路手术后视力改善者占46.2%，平均随访45.3个月(3.8年)肿瘤复发率占2.8%。国内一组报道123例鞍结节脑膜瘤，全切除82例，近全切除18例，部分切除22例，活检1例，死亡10例，其中丘脑下部损伤占6例，颈内动脉及大脑前动脉损伤各1例，心肌梗死1例，术后颅内血肿1例。术后68%视力进步。随访48例，随访9个月~10年，44例恢复原工作，2例生活不能自理，2例因其他原因死亡。

6. 脑室内脑膜瘤　占脑膜瘤的1%~2%，儿童多于成人，肿瘤常发生于侧脑室三角区的脉络丛。头痛、人格变化、视力障碍常见，就诊时72%的病人有对侧同侧偏盲，62%对侧肢体力弱，38%有精神症状，34%出现共济失调，24%有对侧肢体感觉障碍，优势半球侧脑室内脑膜瘤半数病人可出现失语。肿瘤由颈内动脉和大脑后动脉及脉络丛动脉供血。第四脑室内脑膜瘤从第四脑室室内脉络丛长出，主要症状为头痛、呕吐、眼底视盘水肿等颅内压增高表现，并可查到水平相眼球震颤及出现共济失调，或因脑桥受压出现轻偏瘫。主要由小脑后下动脉供血。脑室内脑膜瘤手术全切除率高，但位于优势半球侧后遗症较多。王军等(2010)报告35例脑室内脑膜瘤，30例位于一侧侧脑室，2例位于双侧侧脑室，一侧位于侧脑室及第三脑室，1例位于第三脑室，30 例手术全切除肿瘤，4 例近全切除，1 例大部分切除，行放射治疗，随访中 1 例复发。

7. 小脑脑桥角脑膜瘤　小脑脑桥角脑膜瘤占颅后窝脑膜瘤的 30%~52%，占小脑脑桥角肿瘤的 3%~12%，发自岩骨后部内听道附近。因此常出现听力减退、耳鸣、眩晕、面部麻木或疼痛，头痛亦常见，并可查到面肌力弱、眼球震颤、耳聋，对侧肢体力弱及锥体束征。肿瘤供血主要来自颈动脉虹吸段的分支和脑膜中动脉分支或咽升动脉，偏后的肿瘤由枕动脉和椎动脉脑膜支供血，当血管造影显示明显的脑膜动脉向肿瘤供血时有利于脑膜瘤的诊断，以此与听神经瘤相鉴别。头颅平片常见岩尖部骨破坏，常无内听道扩大，CT 扫描肿瘤与岩骨接触的基底宽阔，约有 25% 可显示钙化。

手术切除时应尽力避免损伤脑神经，脑干诱发电位监护有助于防止脑神经及脑干损伤，有时肿瘤供血丰富与脑神经粘连紧密，影响全切除率。与岩骨附着的后颅凹脑膜瘤常围绕内所道生长，造成面神经及听神经功能障碍，Von（2010）报告 19 例围绕内听道生长的脑膜瘤，主要症状有听力丧失、耳鸣、三叉神经症状，面神经麻痹等，很似听神经瘤，手术切除肿瘤后平均随访 29 个月，88% 的病人面神经功能正常，92% 听力正常。

8. 小脑天幕脑膜瘤　占脑膜瘤的 2%~3%，占颅后窝脑膜瘤的 21%~30%，肿瘤可向天幕上方亦可向天幕下方生长，引起小脑和脑干受压的症状和体征，同时还可以引起枕叶或颞叶受压出现癫痫、幻视、视野缺损或颅内压增高等症状，如果上丘受压还可产生如松果体区肿瘤一样的帕力诺综合征（主要为两眼上视困难、双瞳孔光反应迟钝或消失）。位于天幕缘的肿瘤由颈内动脉脑膜垂体干的天幕支供血，并可能有胼周动脉参与供血，这些脑膜支正常时多不显影，但当向脑膜瘤供血时则扩张，能清楚显影。肿瘤常将小脑上动脉推向下方，大脑后动脉推向上方，大脑内静脉及大脑大静脉被肿瘤压向下方。肿瘤沿天幕裂孔生长时常向天幕上下生长，其周围有 Labbe 静脉、大脑中静脉和基底静脉。

肿瘤位于天幕前方者可经颞部入路手术切除，位于后外侧者可经颞顶部入路手术，位于后部可经枕下入路切除肿瘤，脑神经功能障碍常是术后的主要并发症，术中利用脑干诱发电位等进行监护，可减少和防止此类并发症的出现。一组报道 61 例天幕脑膜瘤，肿瘤位于天幕后外侧者占 42.6%，前外侧者占 22.9%，后内侧者占 13.1%，天幕游离缘者占 11.4%，在幕本身者占 9.8%，手术死亡率为 9.8%，术后并发症为 34%，7% 长期留残，多为脑神经损害，随访 61.9% 良好，26.2% 恢复中等，11.9% 差。与岩骨附着的后颅凹脑膜瘤常围绕内所道生长，造成面神经及听神经功能障碍。

9. 岩斜区脑膜瘤　少见，占颅后窝脑膜瘤的 3%~10%，肿瘤发自蝶枕部软骨结合部，斜坡宽度为 3cm，其两侧为第Ⅲ～Ⅻ对脑神经，其后方为脑干及基底动脉，基底动脉可分出小分支向肿瘤供血，症状多呈缓慢进展，病程常达 2~3 年，头痛、步态不稳、听力下降、眩晕、吞咽困难、饮水呛咳等是常见的症状，眼底视盘水肿常见。面部痛觉减退，共济失调，听力减退，面肌麻痹，软腭运动障碍，单瘫或轻偏瘫是常见的体征。脑神经麻痹、小脑体征、锥体束征和脑积水是斜坡脑膜瘤的特点，应与脑桥胶质瘤、斜坡脊索瘤、听神经瘤或脱髓鞘疾病相鉴别。

目前多采用改良翼点入路、远外侧入路、经天幕或幕上下联合入路手术，手术困难，常难以做到全切除，手术死亡率较高，术后脑神经麻痹，轻偏瘫等后遗症较多。Natarajan 等（2007）报告 150 例岩斜区脑膜瘤，本组肿瘤平均 3.44cm 大小（0.79~8.38cm），2.5cm 以上者占 89%。肿瘤全切除者占 32%，次全切除者占 43%，部分切除者占 25%，未能全切除者术后行放射治疗。手术并发症为 22%，其中出现新脑神经损伤或原脑神经症状加重者占 20%，其他有脑梗死、脑积水、脑脊液漏、颅内出血、伤口感染者均少见，无手术死亡。本组 90% 随访在 3 年以上，66% 在 7 年以上，27% 在 11 年以上，平均随访 101.6 个月。在肿瘤全切除者中有 4% 肿瘤复发，在肿瘤次全切除者中，5% 肿瘤进展；全切除肿瘤组无复发生存率 3 年为 100%，7 年为 93.7%，12 年为 85%；无进展生存率 3 年为 96%，7 年为 86.8%，12 年为 79.5%，肿瘤复发平均时间为 72 个月。在术后生存者 132 例中，72% 能正常工作或者已退休，正常生活，14% 因残疾能做部分工作和自理日常生活，2% 重残需人护理。日常活动评分（KPS）术前为 78 ± 11，术后为 76 ± 11，至随访末期达 84 ± 9。术后后遗症主要为复视，听力丧失，平衡障碍，脑神经 V1、V2 麻痹等。作者认为近全切除肿瘤辅以放疗可使病人长期生存，并维持良好生活质量，不能过度追求肿瘤全切除而增加手术死亡率及后遗症。

10. 枕大孔区脑膜瘤　较少见。但是枕大孔区最常见的肿瘤，占 25%~31%，常位于颅颈交界的腹侧（前部）和腹外侧，肿瘤向颅后窝及椎管方向生长,压迫小脑、延髓与脊髓上部,并影响脑脊液循环或血液供应。最常见的症状是枕后和颈部疼痛,颈活动时疼痛加重,以后出现肢体麻木及痛觉减退,以手和上臂为重,麻木肢体常有力弱,上肢比下肢重,并有锥体束征。还可出现步态不稳、共济失调、眼球震颤等小脑症状,以后可出现吞咽困难、声音嘶哑及膀胱功能障碍,25% 的病例有副神经麻痹而致胸锁乳突肌及斜方肌力弱,病人常有颅内压增高的症状与体征。

枕大孔区脑膜瘤诊断困难,即或有 CT 也易遗漏,因 CT 扫描头颅常扫不到颅颈交界部病变,但 MRI 能多面扫描,特别是矢状或冠状扫描能很好地显示肿瘤及邻近结构关系,手术切除常能取得良好结果,多数能做到全切除。吴震等(2009)报告 114 例枕大孔区脑膜瘤,男性 46 例,女性 68 例。平均年龄 52.3 岁。枕颈部疼痛 92 例,头晕 48 例,吞咽困难 42 例,声音嘶哑或构音困难 30 例,步态不稳 36 例,偏身感觉障碍及肢体无力 45 例。肿瘤位于枕大孔正腹侧型 24 例,腹外侧型 80 例,背外科侧型 10 例。肿瘤全切除者 86%,近全或大部切除者 14%,随访 93 例,平均随访 90.3 个月,1 例肿瘤复发,63.4% 正常生活,30.1% 轻度功能障碍,6.5% 重度功能障碍。术后一过性后组脑神经障碍为术后主要并发症,可达 8%~55.6%,以呼吸及吞咽功能障碍为主,其次为脑脊液漏,发生率可达 16%~20%,本组 ICU 监护 2.1 天。12 例曾行呼吸机辅助呼吸,术后吞咽困难 63 例,33 例行气管切开。术后血肿 3 例,3 例脑脊液漏,9 例脑积水,死亡 3 例,2 例植物生存。

(杨树源)

参考文献

[1] 雪亮,杨树源.脑膜瘤性激素受体表达、表皮生长因子受体表达及相关性研究 [J]. 中国肿瘤临床, 1999, 26 (增刊): 1-4.

[2] 徐广明,杨树源,刘杰文.脑膜瘤血小板源生长因子及受体表达与脑膜瘤增殖活性及凋亡研究 [J]. 中华神经外科杂志, 2001, 17 (1): 17-20.

[3] 王军,王运杰,欧绍武,等.脑室内脑膜瘤的分布及显微手术治疗 [J]. 中华神经外科杂志, 2010, 26 (8): 709-711.

[4] BOWERS C A, ALTAY T, COULDWELL W T. Surgical decision-making strategies in tuberculum sellae meningioma resection [J]. Neurosurg Focus, 2011, 30 (5): E1.

[5] CAI R, BARNETT G H, NOVAK E, et al. Principal risk of peritumoral edema after stereotactic radiosurgery for intracranial meningioma is tumor-brain contact interface area [J]. Neur 0surg, 2010, 66 (3): 513-522.

[6] CHOY W, KIM W, NAGASAWA D, et al. The molecular genetics and tumor pathogenesis of meningiomas and the future direction of meningioma treatments [J]. Neurosurg Focus, 2011, 30 (5): E6.

[7] HASEGAWA T, KIDA Y, YOSHIMOTO M, et al. Gamma knife surgery for convexity, parasagittal, and falcine meningiomas [J]. J Neurosurg, 2011, 114 (5): 1392-1398.

[8] KONDZIOKA D, MADHOK R, LUNSFORD L D, et al. Stereotactic radiosurgery for convexity meningiomas [J]. J Neurosurg, 2009, 111 (3): 458-463.

[9] LIU J K, CHRISTIANO L D, PATEL S K, et al. Surgical nuances for removal of olfactory groove meningiomas using the endoscopic endonasal transcribriform approach [J]. Neurosurg Focus, 2011, 30 (5): E3.

[10] MIRONE G, CHIBBARO S, SCHIABELLO L, et al. En plaque sphenoid wing meningiomas: recurrence factors and surgical strategy in a series of 71 patients [J]. Neurosurgery, 2009, 65 (6 suppl): 108-109.

[11] Nanda A, Javalkar V, Banerjee A D. Petroclival meningiomas: study on outcome, complications and recurrence rates [J]. J Neurosurg, 2011, 114 (5): 1268-1277.

[12] OHBA S, KOBAYASHI M, HONGUCHI T, et al. Long-term surgical outcome and biological prognostic factors in patients with skull base meningiomas [J]. J Neurosurg, 2011, 114 (5): 1278-1287.

[13] PFISTERER W K, NIEMAN R A, SCHECK A C, et al. Using ex vivo proton magnetic resonance spectroscopy to reval associations between biochemical and biogical features of meningiomas [J]. Neurosurg Focus 2010, 28 (1): E12.

[14] PHAM M H, ZADA G, MOSICH G M, et al. Molecular gentics of meningiomas: a systematic review of the current literature and potential bassis for future treatment paradigms [J]. Neurosurg Focus, 2011, 30 (5): E7.

[15] PIROTTE B J, BROTCHI J, DEWITTE O, et al. Management of anterolateral foramen meningiomas: surgergical vs conservative decision making [J]. Neurosurgery, 2010, 67 (Suppl 3): ons58-ons70.

[16] ROCHE P, LUBRANO V, NOUDEL R, et al. Decision

making for the surgical approach of posterior petrous bone meningiomas [J]. Neurosurg Focus, 2011, 30 (5): E14.

[17] SANAI N, SUGHRUE M E, SHANGARI G, et al. Risk profile associated with convexity meningioma resection in the modern neurosurgical era [J]. J Neurosurg, 2010, 112 (5): 913-919.

[18] SUGHRUE M E, SANAI N, SHANGARI G, et al. Outcome and survival following primary and repeat surgery for World Health Organization grade Ⅲ meningiomas [J]. J Neurosurg, 2010, 113 (2): 202-209.

[19] SUGHRUE M E, RUTKOWSKI M J, SHANGARI G, et al. Results with judicious modern neurosurgical management of parasagittal and falcine meningiomas [J]. J Neurosurg, 2011, 114 (3): 731-737.

[20] YANG S Y, XU G M. Expression of PDGF and its receptor as well as their relationship to proliferating activity and apoptosis of meningiomas in human meningioma [J]. J Clin Neurosci, 2000, 8 (suppl 1): 49-53.

[21] WILLIAMS B J, YEN C P, STARKE R M, et al. Gamma knife surgery for parasellar meningiomas: long-term results including complications, predicative factor, and progression-free survival [J]. J Neurosurg, 2011, 114 (6): 1571-1577.

[22] ZADA G, PAGNINI P G, YU C, et al. Long-term outcomes and patterns of tumor progression after gamma knife radiosurgery for benign meningiomas [J]. Neurosurgery, 2010, 67 (2): 322-329.

第五节　听神经瘤

1777 年 Sandifort 首先描述听神经瘤（acoustic neurinoma），Leveque Lasource（1810）第一次描述其临床及病理改变，Bell（1830）和 Cruveilhier（1835-1842）全面地报道听神经瘤的临床表现和病理改变。1894 年 Charles Balane 首先为一病人成功地切除了听神经瘤，虽然术后病人发生面瘫，并因角膜溃疡而摘除患侧眼球，但病人获得长期生存。1906 年 Cushing 连续切除 13 例听神经瘤，手术死亡率为 7.7%。直至 20 世纪初，听神经瘤切除的手术死亡率在 10%，近年来由于神经耳科学、神经影像学的飞速发展和显微神经外科技术的发展和广泛应用，使听神经瘤的手术死亡率大大下降，在听神经瘤全切除后保留面神经功能及有效听力方面取得了很大的进步，充分反映出半个世纪以来神经外科的进展。

【发病率】

根据大宗人口的流行病学调查，听神经瘤的年发生率为 0.7~1.15/10 万人。

听神经瘤是常见的颅内肿瘤之一，占颅内肿瘤的 7%~10%，国内 12 大组报道占颅内肿瘤的 5%~15.1%，平均为 9.4%，占脑桥小脑角区肿瘤的 71%~90%。本病以 35~50 岁之间最多见，20 岁以下少见。本病女性病人多于男性。

【病因】

听神经瘤的病因尚不清楚，90% 病例为单发和散发，4% 为神经纤维瘤病 2 型（NF_2），5% 为多发。大量的研究发现 NF_2 基因作为肿瘤抑制因子，整合在散发型施万细胞瘤的形成过程中，在大约 60% 的施万细胞瘤中，可以发现 NF_2 基因及其编码的 merlin 蛋白（一种神经鞘蛋白）的失活。通过蛋白印迹法及免疫组化方法显示，merlin 蛋白的表达缺失在施万细胞瘤中似乎是一种普遍存在的现象，提示 merlin 的去功能化是施万细胞瘤生成的关键步骤。

【病理】

1. 发生部位及生长趋势　因听神经瘤发生于听神经鞘膜的神经膜细胞［又称施万（Schwann）细胞］故定名为听神经神经膜细胞瘤（acoustic schwannoma）。听神经瘤起源于前庭神经特别是前庭上神经的 Schwann 细胞，但少数可起源于耳蜗神经。在胚胎时期听神经是由听神经节发生的，听神经节细胞为双极细胞，一极向耳泡生长，到达耳蜗及前庭，其神经纤维有髓鞘；另一极向脑干生长，构成听神经的颅内段，在到达脑干时前庭支先于耳蜗支，因此来自脑干的神经胶质沿前庭支向外生长，最后与鞘膜细胞相遇恰好在内耳孔处。

肿瘤呈圆形或卵圆形，瘤表面多呈结节状，有完整的包膜，瘤质较硬，部分肿瘤可有囊性变，含有黄色囊液，肿瘤多由小脑前下动脉、脑桥动脉、小脑后下动脉供血，静脉引流经岩静脉回岩上窦。肿瘤先在内听道内生长，增大后压迫内听道内的耳蜗神经、面神经及内听动脉，并压迫内听道骨质使其扩大，然后肿瘤突出内耳孔向颅内小脑脑桥角区生长，随着肿瘤的不断长大，向前压迫三叉神经，向内生长可压迫脑干、小脑，向下生长压迫第九、十、十一、十二等后组脑神经。肿瘤可经天幕裂孔伸展至幕上。大型肿瘤生长使脑脊液循环受阻，引起脑室内积水及颅压增高，并易在肿瘤的背侧造成脑脊液积聚形成囊肿。

2. 组织学检查 镜下神经鞘膜瘤有两型细胞结构，即Antoni A型和Antoni B型。Antoni A型为致密型，细胞呈梭形或束状排列，细胞核大呈卵圆或棒状，染色质较深，核仁细小不明显，胞质较多、淡染，一般不产生胶原纤维，细胞排列紧密呈栅状或漩涡状。Antoni B型为网状型，瘤细胞结构稀疏呈网状，细胞稀少呈多角形，胞质边界不清，细胞核为圆形或卵圆形，核内染色质中等量，胞质有粉红色蜂窝状基质，可有核异态，一般无栅栏状排列，血管丰富，常有血管变化而出现坏死、出血或囊变，偶见钙化灶。在不同肿瘤中两种类型的细胞比例不尽相同，网状型可伴有致密型成分，Antoni认为B型肿瘤是A型肿瘤退变的一个时期，在实验性神经鞘瘤的组织培养中，所有B型瘤都有囊变、退化的区域。少数肿瘤组织学上有恶性变的特点，如肿瘤细胞排列密集、分化差，胞核大小不等，染色质深、核分裂增多等。

电镜检查Antoni A型细胞呈梭形，有十分细长的胞质突起，突起彼此紧密平行镶嵌，胞体与胞质突起外周有完整的外板包绕，细胞质内可有核糖体、粗面内质网、线粒体及溶酶体等，数量不等，除瘤细胞外可见胶原纤维，长间距胶原纤维及无髓鞘神经纤维，但数量不多。Antoni B型细胞呈不规则形或星形，无细长胞质突起，细胞外有外板包绕，细胞内有较多的脂滴、空泡及溶酶体，也可见线粒体及粗面内质网，核为圆形或不规则形，细胞间有较多的空隙。

【临床表现】

单耳听力下降是听神经瘤最常见的症状，听力下降多呈进行性，病人首先注意到语言鉴别能力下降，患耳在接听电话时发现字辨别困难，当肿瘤不断长大时听力下降日趋严重，最后因压迫耳蜗神经或其血运，出现患耳耳聋，听力减退常有数年历史，但亦可突然发生，这是由于肿瘤压迫血管影响耳蜗神经血供所致。89%~98%听神经瘤病人以听力减退为首发症状。另一常见的症状是耳鸣，可在听力减退之前或在其发展过程中出现，呈高音性，如蝉鸣或笛音，呈间断性或持续性，57%~90%的病人有耳鸣症状。小型听神经瘤病人常仅表现为听力减退及耳鸣，很少有其他症状，此时有不少病人到耳科就医。虽然听神经瘤来自前庭神经，但前庭症状常出现得晚且轻微，最常见的症状是体态不稳，特别是突然改变体位时更加明显，40%~50%的病人主诉眩晕，出现多较晚，肿瘤长大可压迫面神经，但早期并不显示面肌瘫痪，在面肌电图上可显示异常，听神经瘤引起的面肌麻痹常为轻度到中度，表现为周围性面神经麻痹，有时亦可出现面肌抽搐（痉挛），但少见，肿瘤继续长大经内耳孔突入颅内在小脑脑桥角区生长时，则出现明显的神经症状与体征，肿瘤向前生长压迫三叉神经，首先引起同侧角膜反射减退或消失，或同侧面部麻木及痛觉减退，说明此时肿瘤已长至中等大小或为大型肿瘤，有报道大于4cm的肿瘤，53%的病人出现角膜反射消失或患侧面部感觉减退。肿瘤向下方生长压迫第九、十、十一、十二等后组脑神经而出现吞咽困难，声音嘶哑，饮水呛咳、舌肌萎缩等，但舌下神经受累者少见，肿瘤压迫邻近小脑或其脚（臂）则出现水平相眼球震颤、步态蹒跚，同侧共济失调等小脑损害的症状与体征，脑桥受压则出现对侧锥体束征或感觉障碍等长传导束受累的症状。大型肿瘤可妨碍脑脊液循环通路，引起颅压增高及脑室内积水，出现头痛、呕吐、视盘水肿等。国内报道14%的听神经瘤有视盘水肿，但头痛亦可较早期出现。有28%病人有耳部疼痛或压迫感。22%病人因展神经麻痹而出现复视，48%病人出现眩晕症状，多不伴有恶心、呕吐，仅少数病人出现呕吐而误诊为梅尼埃（Ménière）病。

所谓脑桥小脑角综合征是指一侧第七、八对脑神经受累（可包括第V对脑神经），同侧小脑损害以及脑干（脑桥）受压、移位引起对侧锥体束等长传导束损害的综合征，晚期还可出现颅内压增高。此多为大型听神经瘤引起，当然此区其他肿瘤如脑膜瘤等亦可引起此综合征。

大部分听神经瘤均有上述临床过程，但有1/3的病例症状并不典型，听力障碍缓慢进展病人未察觉，甚至直到完全耳聋后才知晓，耳鸣很轻微或短暂，或听力减退过程有停顿或好转，或突然出现耳聋。内听道内或小的听神经瘤听力测定可完全正常。因肿瘤大小与病人的临床症状、体征、预后、术后面神经和听力保留的可能性有着直接关系，临床医师把听神经瘤人为的分为小型、中型及大型三型。小型是指肿瘤突出内听道口在1.5cm以内者，中型是肿瘤直径在1.5~3cm者，直径大于3cm者为大型肿瘤。但亦有人将直径2cm以下者定为小型肿瘤，2~4cm为中型，4cm以上者为大型。

【辅助检查】

1. 神经耳科学检查

（1）听觉检查

1）纯音听阈测定（pure tone threshold）：是最基

本的听力测验，利用听力计测定各种频率的气、骨导阈值。气、骨导阈值之差可表明为传导性还是感音性耳聋，95% 的听神经瘤病人的纯音听阈测定表现异常，小听神经瘤的典型表现为高频听力丧失，这是因为传导高频音的神经纤维位于耳蜗神经的外侧，受压时最先受累，其听力丧失为感音性耳聋。

2）语言识别率（speech discrimination，SD）：用唱片或录音带播放一系列词组令病人重复，看他能重复多少，如用 50 个词可正确重复 45 个即为 90%，10 个则为 20%，因为语言信号的传递需较多的神经纤维及其功能的完整性，听神经瘤病人语言识别率有不同程度的降低，与纯音听阈改变可不成比例，可能出现纯音阈接近正常而 SD 很低。

(2) 前庭功能测定（冷热试验，caloric test）：利用冷、热水刺激诱发眼球震颤、眩晕及恶心等现象，亦可用直流电刺激前庭神经来做试验，若用眼球震颤电描记则更为精确，可以发现肉眼不能观测到的眼球震颤，87%~95% 的听神经瘤病人患侧前庭功能反应消失，57%~89% 的小型听神经瘤病人前庭功能减退或消失。

(3) 脑干听觉诱发电位（brainstem auditory evoked potential，BAEP）：又称听觉脑干反应（auditory brain stem response，ABR），是在适当的短声刺激后 10 毫秒内从头皮下记录的一系列低波幅电位，叠加 1 000 次得到 ABR 曲线，典型的 ABR 为具有 7 个波的波形，潜伏期及波间期。根据波形，潜伏期及波间期判断是否正常。Ⅰ波起自耳蜗神经，Ⅱ波源于听神经的颅内段或耳蜗神经核（下脑桥），Ⅲ波起于上橄榄核，Ⅳ波源于外侧丘索核（脑桥中部），Ⅴ波源于下丘脑（中脑），Ⅵ波、Ⅶ波变异很大，无法用做临床分析。听神经瘤常表现为Ⅰ波后的其他波出现异常或消失及Ⅰ~Ⅲ、Ⅰ~Ⅴ波间潜伏期延长，Ⅰ~Ⅲ波间潜伏期延长可出现于小的肿瘤，也是听神经瘤最常见的特征性改变，大型听神经瘤除Ⅰ波保存外其他各波消失，并因肿瘤压迫脑干致其移位，因而对侧耳的 ABR 亦有异常，常表现为Ⅲ~Ⅴ波间潜伏期延长。文献报道听神经瘤 ABR 的异常率为 72%~100%，小型肿瘤亦可达 91%。有报道（1991）内听道内小听神经瘤 14 例中 2 例 ABR 消失，11 例Ⅰ~Ⅲ或Ⅰ~Ⅴ波间潜伏期延长。

2. 面神经功能检查　House 等（1985）提出面神经功能的分级标准，为临床医师广泛应用。

1 级：正常，各部位面肌功能正常。

2 级：轻度功能障碍。安静时面肌对称，张力好，仔细观察眼睑闭合差，轻微用力眼闭合完全，笑时有口角轻度不对称。

3 级：中度功能障碍。安静时面肌基本对称，前额活动力弱，用力后可使闭合不全的眼闭合完全，示齿时口角有轻度不对称。

4 级：较重功能障碍，安静时面肌尚对称，但额纹消失，眼睑闭合不全，口角不对称。

5 级：严重功能障碍，安静时面肌即不对称，额纹消失，眼睑闭合不全，口角可轻微活动。

6 级：完全麻痹，患侧面肌不能运动。

3. 影像学检查

(1) 颅骨平片及岩骨体层扫描：因听神经瘤从内听道内生长，因此早期即可引起内听道的改变，听神经瘤病人显示内听道异常者占 70.5%~87.6%，主要改变为内听道扩大，两侧不对称，内听道轮廓不匀称及内听道壁的骨侵蚀等。一般认为患侧内听道比健侧扩大 2mm 以上即有诊断意义。70%~90% 听神经瘤病人均有异常改变，即使小型肿瘤，50%~70% 亦可有异常改变。

(2) CT 扫描：与 X 线片不同，CT 可以直接观察到肿瘤的形态、大小、密度，高分辨率薄层 CT 扫描可以显示突出内听道口 1.5cm 以上的小型肿瘤。听神经瘤多为圆形或卵圆形较低密度病灶，边界清楚，与内听道紧密相连，部分肿瘤与小脑比为等密度，少数呈较高密度，改变骨窗后可清楚显示呈漏斗形扩大的内听道（图 30-13）。

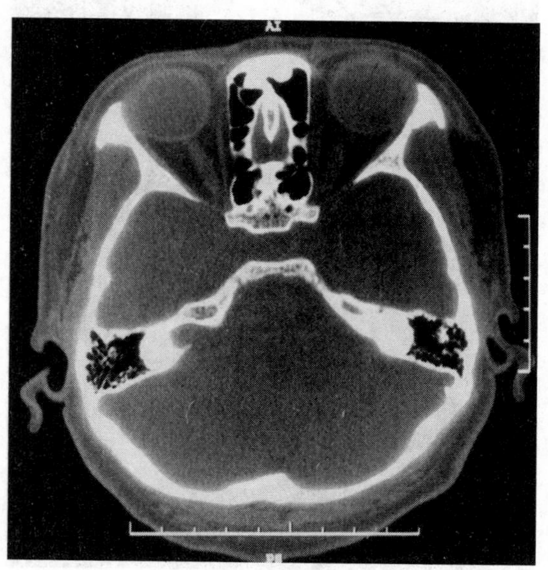

图 30-13　CT 显示右侧内听道扩大

大型肿瘤并见到第四脑室受压向对侧移位及

脑室扩大等，部分肿瘤有囊性变的低密度区，增强扫描多呈均匀强化，少数瘤中有大小不等的低密度区，代表肿瘤内有坏死及囊性变，偶见肿瘤内出血并可见瘤壁环状强化，由于肿瘤可阻塞小脑脑桥角池的脑脊液循环，在肿瘤后方可有脑脊液聚积形成的低密度区。CT诊断听神经瘤的阳性率为54%~87%，肿瘤的大小是能否被CT检出的关键，颅后窝伪影也影响检出率，随着CT的更新换代，1.5cm以上的肿瘤检出无困难，对小型肿瘤特别是位于内听道的小肿瘤检查仍有困难，其检出率为50%~68%。

(3)磁共振成像(MRI)检查：MRI除能诊断大型肿瘤及其与周围结构的关系外，还可早期发现位于内听道内小的肿瘤，为听神经瘤诊断的首选方法，诊断可靠性接近100%，无假阳性者。听神经瘤在T_1加权像上64%与周围脑组织比呈均匀一致的略低信号，36%呈等信号，T_2加权像上呈高信号，有囊性变者T_1加权像呈明显低信号，T_2加权像呈明显高信号，少数实体性听神经瘤T_1加权像可呈高信号，T_2加权像呈低信号，大型肿瘤在T_2加权像可看到肿瘤周围水肿，小的内听道内肿瘤在SE 1 500/50序列中显示最清楚，因为这样不会将脑脊液转换为白色，但可使内听道内肿瘤变白而清晰可见，增强扫描后肿瘤能被强化(图30-14)，62%为均匀强化，13%为非均匀强化，25%为混杂强化及有囊性变。

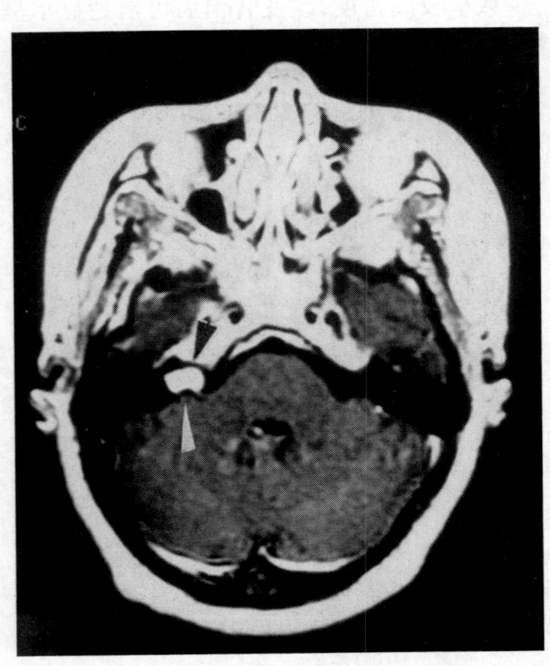

图30-14 MRI Gd-DTPA强化片
箭头△所指为右侧小听神经瘤

【诊断】

有典型的脑桥小脑角综合征及内听道扩大即可确诊，但此时肿瘤已相当大了，为提高治疗效果，提高术后生存质量，应力争早期诊断、早期治疗，因病人首发症状为听力减退和耳聋来医院看病，因此神经外科医师应与耳科医师密切合作，在单耳听力障碍病人中筛选听神经瘤病人，对单耳听力下降、耳鸣、眩晕病人应行纯音听阈测定，听觉脑干反应等神经耳科检查及必要的影像学检查来明确诊断，对CT检查阴性疑为小听神经瘤的病人，可行MRI及增强MRI来明确诊断。

【鉴别诊断】

应与小脑脑桥角部位其他肿瘤相鉴别：

1. 脑膜瘤　为小脑脑桥角区仅次于听神经瘤的常见肿瘤，常无听力障碍，或出现晚、内听道不扩大，但岩骨常有骨破坏，CT扫描常呈较高密度并呈均匀一致增强，肿瘤基底与岩骨接触面比听神经瘤宽。MRI多为高信号，Gd-DTPA扫描增强程度不如听神经瘤明显。

2. 表皮样囊肿　病人多较年轻，首发症状常为三叉神经痛，早期无耳蜗及前庭神经症状，CT扫描肿瘤为低密度，注射对比剂后无强化。MRI T_1加权像可为边缘锐利的低信号，也可呈高信号，T_2加权像为高信号，信号不均匀，与听神经瘤不同，易于分辨。

3. 脑干或小脑半球胶质瘤　病程短，早期即出现脑干或小脑损害的症状与体征，小脑胶质瘤常有颅内压增高的症状，X线检查无内听道扩大，CT或MRI可明确诊断。

4. 听神经瘤引起的听力下降、耳聋、眩晕等需与梅尼埃病、迷路炎及药物对听神经的损害相鉴别，上述各疾患在神经耳科学检查时都是耳蜗病变，而听神经瘤是蜗后病变，内听道摄片、CT或MRI等影像学检查有助于鉴别诊断。

【治疗】

听神经瘤为良性肿瘤，全切除后可获痊愈，目前切除听神经瘤可经颅后窝枕下内听道，经迷路、经颅中窝等不同入路切除听神经瘤，多数情况下能做到肿瘤全切除，各大组报道手术死亡率多在0~3%，手术死亡与肿瘤大小有直接关系，Symon(1989)报道392例听神经瘤切除手术，全组手术死亡率为1.4%，肿瘤直径<1.5cm以下者无手术死亡，肿瘤直径在1.5~3cm者为3.45%，直径>3cm者为4.76%。计颖等(2011)报告大型听神经瘤116例：全切107例，次全切7例，大部分切除2例。术中面神经保留 87.07%。近期并发症：一过性声音嘶哑，饮水呛咳 16 例，单纯耳郭疱疹 20 例；远期并发症：听力丧失 83 例，面瘫 23 例。孟伟等(2010) 报告大型听神经瘤 133 例，肿瘤全切 126 例占 95%，次全切 5%，无手术死亡。面神经解剖保留 92%。利用显微外科技术，在无选择的病例中面神经解剖保存率为 71%~97%，但面神经功能保留者占其中的 95% 左右，而大型肿瘤为 64%~74%，术前面神经功能 5、6 级者，虽然面神经解剖保留，但其功能恢复常十分困难，对面神经损伤者，肿瘤切除后术中可行面神经端端吻合，缺损长者可行神经移植，有困难者可行颅外面 - 舌下神经或面 - 副神经吻合术，颅外面神经重建应在肿瘤切除术后 2~3 个月后施行，吻合成功多在 1 年后见效。

近 20 多年来由于诊断技术及显微外科技术的进步，对听神经瘤的治疗提出保留听力的问题，对位于内听道内或肿瘤突入小脑脑桥角小于 1.5~2cm 者，术前纯音听阈好于 50%，语言识别率高于 50% 者，听力有可能保留。一般认为有用听力其纯音听阈应好于 50dB，语言识别率应高于 50%，有作者强调有用听力其纯音听阈不低于 30dB，语言识别率应在 70% 以上，可见耳蜗神经虽解剖保留而术后能保持有用听力者仅为其中的 1/3~1/2。这是因为术中耳蜗神经的牵拉、剥离、电灼小的出血、高速磨钻的振荡和致热等因素，使耳蜗神经或其髓鞘损伤或影响其血液供应，或因术中破坏了迷路，术中虽解剖保留耳蜗神经，但其功能丧失而致耳聋。另外，术后保留有用听力的病人中，部分病例于术后半年至 1 年听力恶化甚至失听，这是由于术后内听道内瘢痕或粘连所致。为了避免术中损伤耳蜗神经，术中应用耳蜗电位图、耳蜗血流量测定或脑干诱发电位等对耳蜗神经功能进行监测，有助于减少耳蜗神经的损伤，如术中 ABER 中的 V 波一直完好，Samii (1997) 总结 1 000 例听神经瘤手术结果如下：在 1 000 例手术中 93% 行肿瘤全切除术，面神经解剖保存率为 93%，耳蜗神经解剖保留者占 68%，有用听力者占 39.5%。Maio 等(2011) 报告 192 例听神经瘤，肿瘤平均 3.6cm(3.0~5.0cm)。术前病人 Sanna-Fukushima 听力为 A 级，术后 36.4% 听力保存。Sameshima 等(2010) 报告小于 1.5cm 的听神经瘤手术治疗结果，43 例经中颅入路切除肿瘤，82 例经乙状窦后入路手术。中颅凹入路手术，听神经保留率为 76.7%，而乙状窦后入路为 73.2% (P=0.902 4)中颅凹入路术后常有暂时性面肌力弱，8~12 个月后多恢复良好，中颅凹入路平均手术时间 7.45 小时失血 280.5ml。而乙状窦后入路平均手术时间 5.2 小时，失血 80.8ml，暂时性颞叶水肿中颅凹入路有 6 例而乙状窦后入路无。作者认为小型听神经瘤，术后一年评价在听力和面神经保留上疗效接近，但从其他方面乙状窦后入路优于中颅凹入路。并发症脑脊液漏中颅凹组 4.7%，乙状窦后入路为 6.1%. 显微外科切除听神经瘤的主要并发症为术后脑脊液漏，其发生率在 7%~12% 之间，主要因为乳突气房开放之故，故术中封闭好气房对预防术后脑脊液漏或脑膜炎十分重要。另外，术后可发生颅内血肿、脑桥梗死等并发症。

对高龄，有严重心、肾、肺疾病为手术禁忌者，两侧听神经瘤至少使一侧能保持有用听力者，复发的听神经瘤，或病人拒绝手术者，或经过选择的中、小型听神经瘤，可行立体定位放射外科治疗，如 GKS 治疗。首先由瑞典 Karolinska 研究所报道 GKS 照射后 4 年以上的长期随访，肿瘤控制率在 86%，无照射后死亡者，照射后可出现暂时性面神经或三叉神经功能障碍，以后都完全恢复。Myrseth 等(2009) 报告 91 例 25mm 以下听神经瘤，63 例行 GKS 治疗，28 例行手术治疗。术后随访 2 年，手术组 13 例，术前听力为 Gardner-Robertson A 或 B 级，但术后均无有用听力，GKS 治疗组 60 例中 25 例保留有用听力，17 例(68%)随访 2 年后仍保持有用听力，作者认为小型肿瘤听神经瘤在面神经和听觉功能保存上 GKS 优于手术。Sughrue(2010) 报告 204 例 40 岁以下年轻人的听神经瘤治疗经验，68% 肿瘤 <3cm，其中 129 例行放射外科治疗，75 例大型肿瘤行外科手术治疗。中位随访 10.2 年。76% 病人面神经功能保留完好，68% 小型肿瘤听力保留，主要并发症包括三叉或其他脑神经受损，脑脊液漏，化学性脑膜炎，步态不稳，小脑功能障碍等。大型肿瘤并发症多于小型肿瘤。随访 10 年肿瘤控制率放射外科为 82%，手术为 89%。听力保留 10 年时，放射外科为 93%，面神经功能保留 100%，外科分别为 68% 和 76%。

【预后】

听神经瘤为良性肿瘤，全切除后可获痊愈，小听神经瘤术后面神经功能多能保存，部分病人能保留有用听力，大大提高了生活质量，使病人能返回原工作岗位。大型肿瘤有时全切除困难，手术死亡率及后遗症增多，面神经及耳蜗神经功能多不能保留。肿瘤不完全切除可造成肿瘤复发。可行肿瘤大部切除辅以放疗，既可控制肿瘤又可保持完好生活质量。

双侧听神经瘤（bilateral acoustic neurinoma）较少见，占听神经瘤的4%，国内报道占听神经瘤的3%~5.1%。本病不同于单侧听神经瘤，是一种常染色体显性遗传性疾病，是神经纤维瘤病的中枢型，1987年美国国立卫生研究院（NIH）定名为神经纤维瘤病Ⅱ型——NF_2。NF_2少见，其年发病率为1/10万~1/5万人，其基因缺失位点在22染色体长臂，主要表现为双侧听神经瘤，常一侧大一侧较小，亦有报道听神经瘤切除后数年对侧又长出一个，NF_2听神经瘤常为分叶状，包膜不如单个肿瘤完好。听力障碍为主要症状，可为单侧或双侧，耳鸣常见，其他尚有眩晕不稳等症状，尚可有三叉神经，后组脑神经、小脑、脑干受累的症状与体征，或颅内压增高的症状。国内（1995）报道44例NF_2，22例合并有皮肤神经纤维瘤，1/3合并有颅内脑膜瘤，12%合并有皮肤咖啡牛奶色素斑（café au lait spots）。CT扫描可见到两侧内听道扩大和两侧小脑脑桥角区肿瘤影像，强化后肿瘤被增强。MRI更为精确定位，CT或MRI检查可发现颅内合并的其他肿瘤，如脑膜瘤等。

根据美国NIH（1988）的NF_2诊断标准应是：

1. 两侧第八对脑神经瘤，经CT或者MRI证实。

2. 直系亲属（父母、同胞或子女）中有两侧听神经瘤或单侧听神经瘤或下列五项中有两项者，即患有神经纤维瘤、脑膜瘤、胶质瘤、神经鞘膜瘤（schwannoma）或青少年晶状体后囊下混浊（juvenile posterior subcapsular lenticular opacity）。鉴别诊断上主要应与神经纤维瘤病Ⅰ型（von Recklinghausen disease，NF1）相区别，其鉴别要点见表30-3。

表30-3 NF_1与NF_2的鉴别要点

项目	NF_1	NF_2
发生率	1∶4 000~1∶2 500	1∶100 000~1∶50 000
遗传学	常染色体显性遗传、突变率及外显率均高	常染色体显性遗传、突变率不详，外显率高
基因异常位点	17q1、2	22q12
1.5cm以上的咖啡牛奶色素斑6块以上	75%	0
虹膜错构瘤（iris nevi）或Lisch结节	95%	0
前庭神经鞘膜瘤	与普通人发病率没区别	几乎100%
发病年龄	10岁前	20~40岁
合并颅内其他肿瘤	视神经胶质瘤、错构瘤、星形细胞瘤	脑膜瘤、神经鞘瘤

双侧听神经瘤手术治疗困难，如术前听力已丧失，应力争全切除肿瘤而保留面神经功能，但因肿瘤包膜常不完整，与面神经粘连，有时常难保存，需做面神经重建手术。对术前有有用听力的肿瘤，切除肿瘤时应争取为病人保留一侧耳有有用听力，因此，必要时为了保存听力而残留一部分肿瘤或其包膜。

GKS能控制肿瘤生长及保存面神经和耳蜗神经功能，是适用于双侧听神经瘤中的中、小型肿瘤病人。本病预后与治疗情况有关。因肿瘤常难两侧完全切除，术后残留肿瘤可复发。常因双耳聋而致残，面神经瘫而影响生活质量。

（杨树源）

参考文献

[1] 计颖，牛朝涛，凌士营，等.大型听神经瘤常见并发症及其防治[J].中华神经医学杂志，2011，10(7)：693-696.

[2] 孟伟，漆松涛，欧阳辉，等.面神经在大型听神经瘤中的分布变化规律[J].中华神经外科杂志，2010，26(3)：239-242.

[3] 赵学明，药天乐，万大海，等.面神经电生理监测在大型听神经瘤术中的应用[J].中华神经外科杂志，2011，27(9)：917-920.

[4] DI MAIO S, MALEBRANCHE A D, WESTERBERG B. Hearing preservation after microsurgical resection of large vestibular schwannomas [J]. Neurosurgery, 2011, 68 (3): 632-640.

[5] MYRSETH E, MELLER P, PEDERSEN P, et al. Vestibular schwannoma: surgery or Gamma knife radiosurgery? A prospective, nonrandomized study [J]. Neurosurgery, 2009, 64 (4): 654-663.

[6] SAMESHIMA T, FUKUSHIMA T, MCELVEEN J T, et al. Critical assessment of operative approaches for hearing preservation in small acoustic neuroma surgery: retrosigmoid Vs middle fossa approach [J]. Neurosurgery, 2010, 67 (3): 640-645.

[7] SAMII D, CARDULA M. Management of 1 000 vestibular schwannomas (acoustic neruomas): The facial nerve preservation and restitution of function [J]. Neurosurgery, 1997, 40 (4): 684-695.
[8] SAMII M, MATTHIES C. Management of 1 000 vestibular schwannomas (acoustic neuromas): hearing function in 1 000 tumor reactions [J]. Neurosurgery, 1997, 40 (2): 248-262.
[9] SAMPATH P, RINI D, LONG D M, et al. Microanatomical variation in the cerebellopontine angle associated with vestibular schwannoma s (acoustic neuromas): a retrospective study of 1006 consecutive cases [J]. J Neurosurg, 2000, 92 (1): 70-78.
[10] SUGHRUE M E, KAUR R, RUTKOWSKI M J, et al. A critical evaluation of vestibular schwannoma surgery for patients younger than 40 years of age [J]. Neurosurgery, 2010, 67 (6): 1646-1654.
[11] TAMURA M, CARRON R, TOMO S, et al. Hearing preservation after gamma knife radiosurgery for vestibular schwannomas presenting with high-level hearing [J]. Neurosurgery, 2009, 64 (2): 289-296.

第六节 鞍区肿瘤

一、垂体腺瘤

(一)概述

【垂体的发生和解剖】

垂体(hypophysis,pituitary gland)由腺垂体(adenohypophysis,亦称垂体前叶,anterior pituitary)和神经垂体(neurohypophysis,亦称垂体后叶,posterior pituitary)两部分构成,腺垂体由外胚层的拉特克囊(Rathke's pouch)分化而来,神经垂体来自前脑底部的神经外胚层。妊娠第3周,口凹顶部靠近口咽膜处的外胚层向上突出,形成一个薄壁小囊,称为拉特克囊,该囊伸向前脑底部,与前脑底向腹侧突出形成的垂体漏斗相结合,两者接触后拉特克囊的远端变细,形成一个细管,称为颅咽管(craniopharyngeal duct)。妊娠5周时拉特克囊的两侧上外侧部同时向外上方伸展,在垂体漏斗前方融合,成为腺垂体的结节部。通常于妊娠第6周,颅咽管消失,拉特克囊不再与原始口凹相连。妊娠3个月时,拉特克囊远端的细胞消失,而近端的细胞在拉特克囊与垂体漏斗相附着处开始增生。囊前壁的细胞增殖较快,分化为腺垂体的远侧部,后壁细胞增殖较慢,形成中间部。妊娠3个月末,垂体的大体形态基本形成,此时,垂体漏斗延长,垂体向下被包埋入蝶鞍,神经垂体分化成为神经部和漏斗。妊娠8周时,结缔组织和血管长入垂体前叶,建立垂体的血液供应系统。

1. 垂体的位置和形态 脑垂体呈卵圆形,位于蝶鞍内,约1.2cm×1.0cm×0.5cm大小,平均重量为750mg(男350~700mg,女450~900mg)。女性妊娠时呈现生理性肥大。腺垂体(垂体前叶)占整个垂体体积的80%,它可分为远侧部、中间部和结节部。神经垂体(垂体后叶)由神经部和漏斗组成,漏斗上部连于正中隆起,下部为漏斗,腺垂体的结节部包绕漏斗,共同构成垂体柄,垂体借垂体柄与第三脑室底和侧壁的下丘脑有密切的联系。垂体的位置形态及组成见图30-15~图30-17。

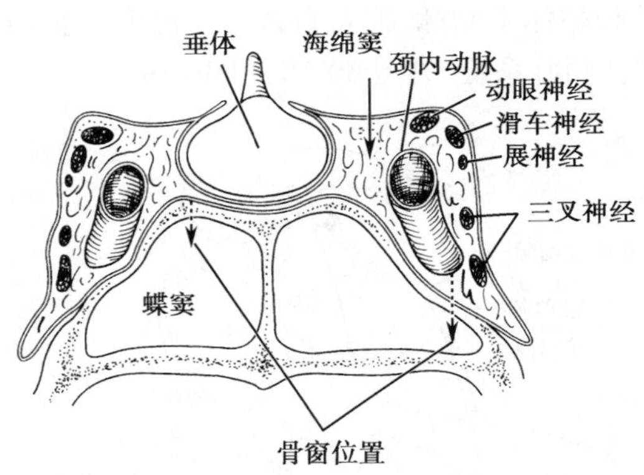

图30-15 蝶鞍、海绵窦、蝶窦冠状位示意图

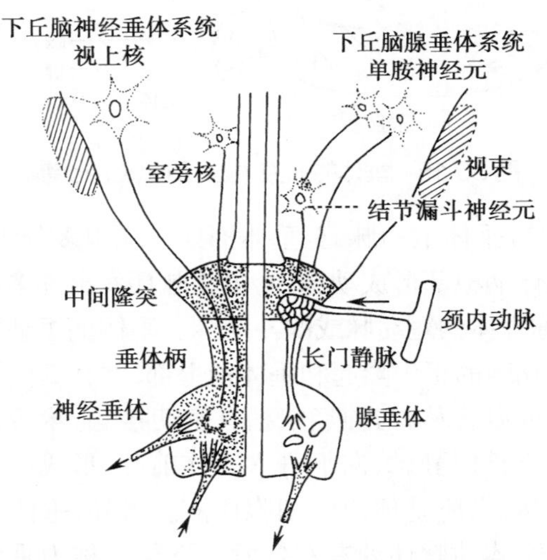

图30-16 下丘脑-垂体轴的冠状位示意图

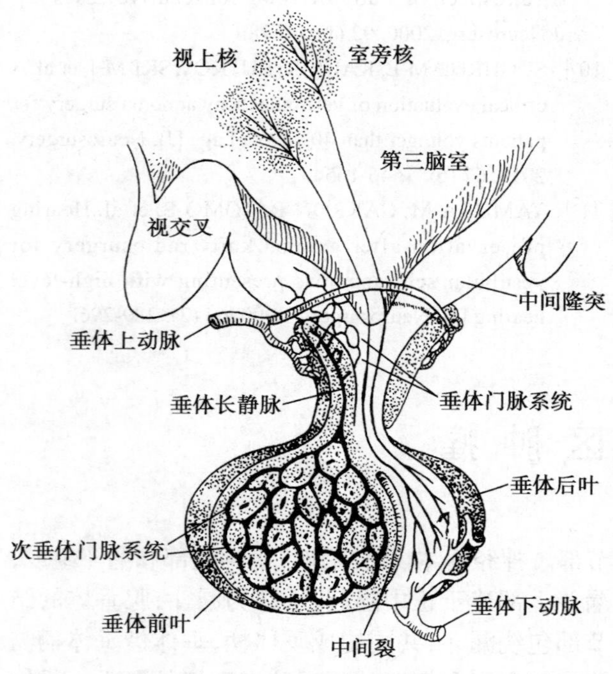

图 30-17 下丘脑 - 垂体矢状位示意图

2. 垂体血液供应 垂体血液供应来自垂体上动脉和垂体下动脉，都发自颈内动脉海绵窦段，组成垂体门脉系统，见图 30-18、图 30-19。

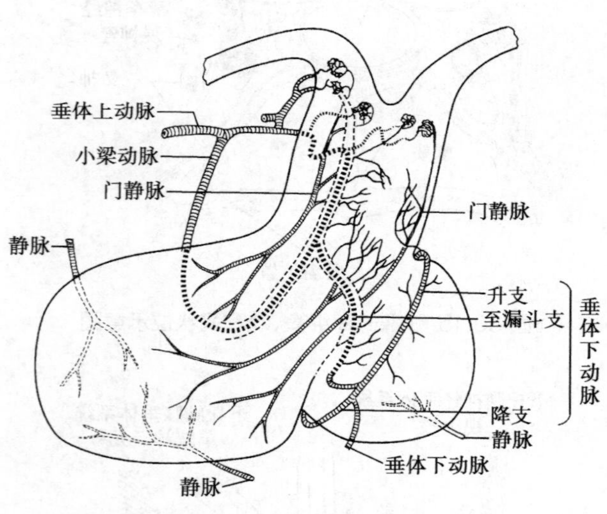

图 30-18 垂体的血液供应（仿 xuereb 等）

(1) 垂体上动脉：至垂体柄处分成很多分支，围绕垂体柄根部形成动脉环，由动脉环发出许多小分支，称垂体柄短动脉或漏斗动脉。垂体柄短动脉进入下丘脑的正中隆起和垂体柄上部，并在其内形成第 1 微血管丛，与神经末梢有密切接触，然后汇集成数支长门静脉，向下进入垂体前叶，形成第 2 微血管丛，供应垂体前叶细胞血液。另外，垂体上动脉自垂体动脉环处左右各发一下行支称为垂体柄长动脉，进入垂体前叶微血管丛，亦有部分分支返

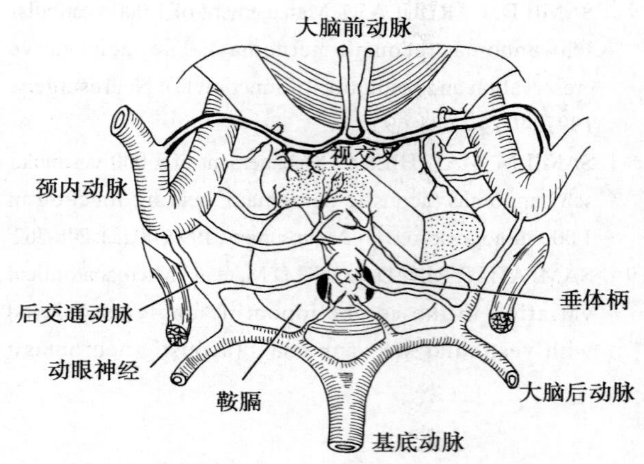

图 30-19 垂体柄和视交叉的血液供应

回参与上部微血管丛。

(2) 垂体下动脉：主要分布神经垂体，在其内形成微血管丛，排成小叶状，便于下丘脑垂体神经末梢的内分泌激素进入血液内，部分血管再汇集成多支短门静脉，进入垂体前叶的微血管丛。

(3) 静脉：垂体前叶、后叶的微血管丛汇集数个输出静脉再形成垂体侧静脉和漏斗静脉，将垂体的血液引流至海绵窦中，于是垂体前叶和后叶分泌的多种激素进入体循环的血液中。垂体两侧为海绵窦，垂体前有前海绵间窦，较大；后有后海绵间窦，较小。实际上垂体前、下、后面都与海绵窦联系，合称为环窦。大的海绵间窦称基底窦，向后至基底斜坡，与两侧海绵窦相连，汇至两侧岩上窦和岩下窦，然后到乙状窦。

3. 垂体的毗邻结构

(1) 蝶鞍：蝶鞍前界为鞍结节，后界为鞍背，前外为前床突，后外为后床突。蝶鞍形态因人而异，正常人多为椭圆形，少数为圆形或扁圆形。蝶鞍正常前后径 7~16mm，深径 7~14mm，宽径 9~19mm，体积为 346~1 337mm^3。鞍底骨质通常超过 1mm 厚者占 60%。有的可至 3mm。

(2) 鞍膈：垂体窝为硬脑膜所覆盖，是颅底硬脑膜的延续。鞍膈是颅底硬脑膜的反褶，在蝶鞍上方，前后床突之间，鞍膈中央较薄，有 2~3mm 直径的鞍膈开口，有的可大至直径 5mm，垂体柄通过其中。蛛网膜和软脑膜环绕垂体柄，通常不进入鞍内，其间形成视交叉池。

(3) 海绵窦：垂体两侧为海绵窦，前起眶上裂，后达岩骨尖水平，海绵窦长约 2cm，颈内动脉在海绵窦内行长 1~3cm。海绵前间窦大于海绵后间窦，形成环窦。海绵窦外侧壁有第三、第四、第五对第一支和第六对脑神经。

(4)视交叉：视交叉距垂体鞍膈上方约 10mm，与鞍膈之间形成视交叉池。视交叉为扁平形态，宽约 12mm、长 8mm、厚 4mm，在第三脑室前下部，与水平面形成 45° 倾斜面。视交叉上有终板、前连合，后为垂体柄、灰结节、乳头体和动眼神经，下为鞍膈和垂体。视交叉的位置变异较多，约 79% 在鞍膈中央上方，为视交叉正常型；12% 在鞍结节上方，为视交叉前置；9% 在鞍背上方，称视交叉后置。视交叉与垂体的位置关系见图 30-20。视交叉上面的血液供应来自大脑前动脉的分支，下面的血供来自垂体上动脉的分支，侧面血供来自颈内动脉分支。

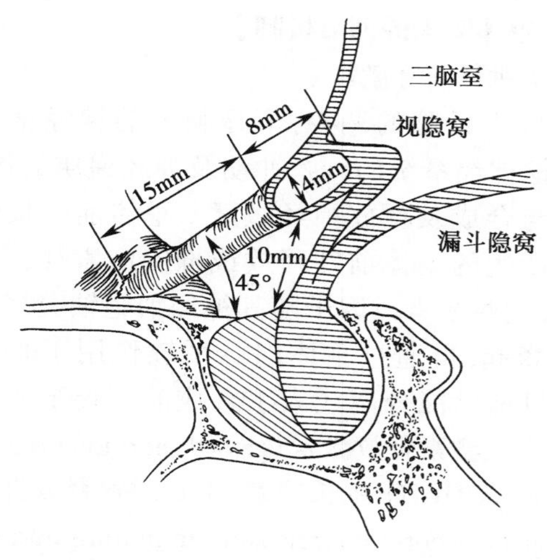

图 30-20 视交叉与垂体和第三脑室的关系

(5)视神经：视神经从视神经孔到视交叉约 15mm 长，视神经管长约 5mm，动眼神经在视神经的内下方行走。有的变异为视神经管缺损，视神经直接暴露在颅前窝，亦可直接突向蝶窦内，该部仅有一层蝶窦黏膜覆盖。

(6)蝶窦：蝶窦在蝶鞍前方和下部，蝶窦自 3~4 岁时开始气化，一般至 12 岁时向后扩大。蝶窦平均长 22mm、宽 20mm、高 20mm，总容积 8 800mm^3。蝶窦呈全鞍型为 86%，鞍前型为 11%，呈甲壳型者为 3%。

【垂体的组织学和生理功能】

1. 腺垂体　腺垂体即垂体前叶，它由腺细胞成索团样排列或围成小滤泡，传统上根据光学显微镜下垂体腺细胞质对苏木精 - 伊红染色的不同，将腺细胞分为嗜酸性细胞（约占前叶细胞总数的 35%）、嗜碱性细胞（约占 15%）和嫌色细胞（约占 50%）。近些年来，由于内分泌激素测定的进步、电子显微镜下观察超微结构和染色方法的改进，以及特异性免疫组织化学（免疫组化）染色在病理上的广泛应用，可以根据细胞分泌激素的不同将垂体腺细胞分为生长激素（growth hormone，GH）细胞（约占 50%）、泌乳素（prolactin，PRL）细胞（占 15%~25%）、促肾上腺皮质激素（adrenocorticotropic hormone，ACTH）细胞（约占 20%），促甲状腺素（thyroid stimulating hormone，TSH）细胞（约占 5%），黄体生成素（luteinizing hormone，LH）细胞和促卵泡激素（follicle stimulating hormone，FSH）细胞（约占 10%），以及大嗜酸性细胞（oncocyte）。嗜酸性细胞可以是 GH 细胞、PRL 细胞和大嗜酸性细胞；嗜碱性细胞可包括 ACTH 细胞、TSH 细胞、FSH 细胞和 LH 细胞；而嫌色细胞则可包括 GH 细胞、PRL 细胞、TSH 细胞、LH 细胞和 FS H 细胞等。垂体前叶可以分为中央黏液区和两侧翼三个部分，不同种垂体细胞在垂体内的分布特点不同：GH 细胞多位于侧翼的前部，PRL 细胞多位于侧翼的后部，TSH 细胞多位于中央黏液区的前部，ACTH 细胞则多位于中央黏液区的中部，靠近后叶（图 30-21）。

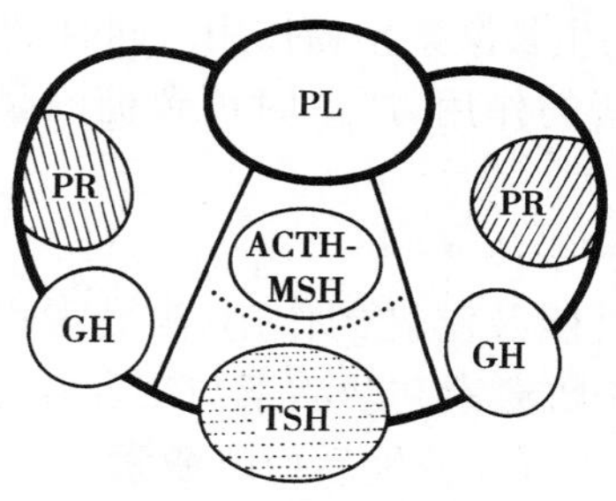

图 30-21 各类型垂体细胞在垂体内分布示意图

2. 神经垂体　神经垂体即垂体后叶，主要由来自下丘脑视上核、室旁核神经细胞发出至垂体的下丘脑垂体束和散在的神经胶质细胞组成，其间有窦状的毛细血管。

3. 垂体分泌的激素及其性质　腺垂体分泌六种具有明显生理活性的激素，即生长激素（GH）、泌乳素（PRL）、促肾上腺皮质激素（ACTH）、促甲状腺素（TSH）、卵泡刺激素（FSH）、黄体生成素（LH）。促黑素细胞刺激素（melanocyte stimulating hormone，MSH）在人类为 ACTH 及 β 促脂素（β-lipotropin，β-LPH）分子中的一个片段。垂体激素中的 ACTH 和 β-LPH 属肽类激素，分别由 39 个和 91 个氨基酸构成；GH 和 PRL 属蛋白质激素，分别由 191 个和 199 个氨基酸构成；TSH、LH 和 FSH 为糖蛋白激素，后者分子结构上各具 α 及 β 亚单位。

神经垂体无分泌功能，但贮存由下丘脑视上核和室旁核团神经细胞所分泌的抗利尿激素（antidiuresis hormone，ADH)，内含升压素(vasopresin)和催产素(oxytocin)，均为由9个氨基酸构成的小肽类激素。沿无髓神经纤维构成的下丘脑垂体束，经垂体漏斗输送并贮存于神经垂体。

4. 垂体激素的作用

(1)生长激素

1)促生长作用：生长激素(GH)是对机体生长起关键作用的重要因素。在生长激素的作用下，肝脏、肾脏、肌肉等脏器和组织可以产生生长素介质(生长介素，somatomedin，SOM；又称生长调节素)，生长激素对软骨等结构的促生长作用即是通过生长介素实现的。目前已分离出的生长介素有胰岛素样生长因子(insulin-like growth factor，IGF)Ⅰ、Ⅱ(IGF-Ⅰ，IGF-Ⅱ)。

2)对代谢的作用：生长介素促进蛋白质的合成，增强钠、钾、钙、磷、硫等元素的摄取与利用，同时，通过抑制糖的消耗，加速脂肪分解，使能量来源由糖代谢向脂肪代谢转移，有利于机体的生长与修复。但过量生长激素者抑制糖的利用，使血糖升高，出现所谓的生长激素生糖作用。同时，生长激素有拮抗胰岛素的作用，严重时可致糖耐量异常和糖尿病。

(2)泌乳素

1)对乳腺及泌乳的作用：泌乳素引起并维持泌乳。由于雌激素和孕激素与泌乳素竞争乳腺细胞的受体，所以在分娩后血雌激素(estrin)、孕激素(progestogen)水平大大下降，泌乳素才发挥始动和维持泌乳的作用。

2)对卵巢的作用：泌乳素可直接影响黄体的功能，维持其细胞膜的完整和膜上LH受体数量，促进脂蛋白进入细胞形成孕酮(progesterone)，并降低孕酮的分解。

(3)促甲状腺素：TSH是调节甲状腺功能的主要激素，其作用于碘代谢的所有环节：促进甲状球蛋白(thyroglobulin)的水解和三碘甲腺原氨酸(triiodothyronine，T_3)、甲状腺素(thyroxin，T_4)的释放；增强碘泵的活性；促进碘的活化与酪氨酸(tyrosine)的碘化。TSH还可使甲状腺细胞增生，腺体增大。

(4)促肾上腺皮质激素：ACTH刺激糖皮质激素的分泌，促进肾上腺皮质束状带与网状带的发育和生长。糖皮质激素(glucocorticoid)的基础分泌和应激状态下的分泌均受ACTH的控制，去腺垂体后，束状带与网状带均萎缩，糖皮质激素分泌停止。另外，ACTH对肾上腺盐皮质激素(mineralocorticoid)的调节也起一定的作用。

(5)促性腺激素(gonadotropic hormone)：在女性，FSH和LH作用于卵巢，调节雌激素、孕激素的分泌，影响排卵和月经。而在男性，促性腺激素主要作用于睾丸，调节睾酮(testrone)的分泌及生精过程。

(6)神经垂体激素：升压素对正常血压调节没有重要意义，仅在失血条件下有一定作用。升压素的抗利尿作用十分明显，其机制在于激活肾小集合管管周膜上的腺苷酸环化酶，促进水分子的重吸收。催产素具有刺激乳腺和子宫收缩的双重作用，以刺激乳腺为主，使乳腺腺泡周围的肌上皮细胞收缩，将乳汁挤入乳腺导管系统。

【垂体激素的调节机制】

1. 垂体前叶激素

(1)下丘脑的调控：下丘脑中的神经细胞接受中枢神经系统的传入冲动及神经递质的作用，并参与合成及释放神经激素。垂体前叶接受下丘脑产生的垂体前叶释放或抑制激素(因子)的调节，这些激素或因子随其神经细胞轴突终止于正中隆起，再通过垂体门脉系统作用于垂体前叶。目前已能分离或人工合成的下丘脑激素有5种：生长激素释放激素(growth hormone releasing hormone，GHRH)、生长抑素(生长激素释放抑制激素)(growth hormone releasing inhibiting hormone，GHIH或somatostatin，SMS)、促甲状腺素释放激素(throtropin releasing hormone，TRH)、促肾上腺皮质激素释放激素(corticotrophin releasing hormone，CRH)和促性腺激素释放激素(gonadotropin releasing hormone，GnRH)。尚未能提纯及合成的激素或因子有：泌乳素释放因子(prolactin releasing factor，PRF)、泌乳素释放抑制因子(prolactin release inhibiting factor，PRIF)，可能存在的促黑激素释放因子(melanocyte stimulating hormone releasing factor，MRF)及促黑激素释放抑制因子(Melanocyte stimulating hormonerelease inhibiting factor，MIF)。以上激素分别对垂体前叶产生相应的影响，同时也受垂体激素及其靶腺激素的反馈影响。

(2)靶腺的反馈作用：TSH、ACTH、FSH和LH均有各自的靶腺，分别形成下丘脑-垂体-甲状腺轴、下丘脑-垂体-肾上腺轴、下丘脑-垂体-性腺轴，在中枢神经系统的影响下，下丘脑垂体靶腺轴形成调节及反馈作用和负反馈作用。

(3)其他调节作用：生长激素的分泌受睡眠和代谢等因素的影响，深睡眠及低血糖、高血氨基酸、脂肪酸均引起生长激素升高。ACTH的分泌有明显的昼夜节律，午夜最低，觉醒起床前进入高峰。生长激素（GH）、泌乳素（PRL）、ACTH在机体应激的状态下均明显升高。

2. 神经垂体激素　ADH合成和释放既受中枢神经影响，又受神经递质的直接作用，还受血浆渗透压的影响，血浆渗透压增高主要作用于第三脑室附近的渗透压感受器使ADH释放增加。血容量减少时，可兴奋左心房及大静脉内的容量感受器；在精神刺激、创伤应激状态时，可兴奋中枢神经使ADH增加；糖皮质激素、甲状腺素及胰岛素缺少时均可使ADH分泌增加。

（二）垂体腺瘤总论

垂体腺瘤（pituitary adenoma）是常见的良性肿瘤，人群发病率一般为1/10万，有的报道高达7/10万。其年发生率女性为70/100万人，男性为28/100万人。垂体腺瘤的发生率在颅内肿瘤中仅次于脑胶质瘤和脑膜瘤，约占颅内肿瘤的10%，但在尸检中发现率为20%~30%，近年来有增多的趋势。垂体腺瘤主要从以下几方面危害人体：①垂体激素过量分泌，引起一系列的代谢紊乱和脏器损害；②肿瘤压迫使其他垂体激素低下，引起相应靶腺的功能低下；③压迫鞍区结构，如视交叉、视神经、海绵窦、脑底动脉、下丘脑、第三脑室，甚至累及额叶、颞叶、脑干等，导致相应功能的严重障碍。20世纪70年代以来，随着分子生物学、遗传病学、垂体瘤病因学、内分泌学、病理学、放射学、神经眼科学、显微外科学的发展，对垂体腺瘤的基础和临床研究有了许多新的、突破性进展，从而加深了对本病的认识，提高了诊断和治疗水平。

【病因和发病机制】

垂体腺瘤的发生及发展过程目前仍不十分清楚，一些重要的研究进展提示与以下因素有关：

1. 垂体学说-垂体基因突变理论

（1）研究表明绝大多数垂体腺瘤为垂体细胞的单克隆起源。

（2）癌基因

1）在对垂体PRL瘤研究中发现，部分PRL瘤中有Pit-1（垂体特异性转录因子）mRNA的高水平异常表达。

2）Gs蛋白在跨膜信号传递中很关键，有研究证实约40%的垂体GH腺瘤存在*Gsα*突变为癌基因*Gsp*，导致*Gs*蛋白α亚单位上的GTP酶水解活性丧失，使得GH分泌不能正常终止；Ras基因编码蛋白（P21）也与GTP酶水解活性有关，其点突变可见于侵袭性PRL腺瘤。

3）蛋白激酶C（protein kinase C，PKC）在跨膜信号传递中起关键作用，PKC基因的点突变导致酶的功能变化，因PKC调控细胞外基质成分基因的表达，这些基因产物包括肿瘤浸润生长所需的蛋白酶和胶原酶，与垂体腺瘤的侵袭生长相关。

4）成纤维细胞生长因子（FGF）、血管内皮细胞生长因子（VEGF）、hst、PTTG（垂体瘤转化基因）、碱性成纤维细胞生长因子（bFGF）等基因可诱发垂体腺瘤血管生成，故与肿瘤的侵袭性相关。另外，上述大多数癌基因及其编码蛋白均与细胞的增殖分化有关。

（3）抑癌基因失活

1）视网膜母细胞瘤基因（Rb基因）编码蛋白是细胞周期抑制蛋白。人垂体腺瘤细胞中存在Rb基因的杂合性缺失（LOH）及Rb基因第20~24外显子突变。

2）P16可调控细胞周期和抑制肿瘤生长。研究发现垂体腺瘤细胞的P16 mRNA及蛋白水平明显低于正常垂体细胞。

3）多发性内分泌腺瘤Ⅰ型（MEN-1）的相关基因位于11q13区，为具有突变倾向的抑癌基因，20%的散发垂体腺瘤细胞中存在11号染色体缺失。

（4）内源性甲状旁腺素相关蛋白（PTHrp）可通过旁分泌或自分泌作用促进垂体腺瘤的生长。编码该肽类的基因既非癌基因又非抑癌基因，在浸润性垂体GH瘤中发现有PTHrp高表达，利用反义PTHrpRNA抑制PTHrp mRNA的表达，使得垂体腺瘤细胞的生长得到抑制。

2. 下丘脑学说—垂体细胞增殖理论　研究发现下丘脑激素如GHRH等的异常分泌可诱导正常垂体细胞增殖；其中的慢性增殖即为垂体增生（pituitary hyperplasia），快速增殖的异质垂体细胞可能形成垂体腺瘤。其他诸如环境因素（如放疗、雌激素）；靶器官激素失衡（卵巢、甲状腺和肾上腺功能衰竭）等。

新近，这两个理论逐渐合为一体，认为垂体腺瘤发生可分为两个阶段：启动阶段与促进阶段。前者指垂体细胞基因发生突变，后者指突变的细胞克隆在垂体外促进因素，主要是下丘脑激素的作用下增殖分化为垂体腺瘤。

【病理与分类】

1. 大体形态　在大体形态上，垂体腺瘤可分为微腺瘤（microadenoma，直径<1.0cm）和大腺瘤（macroadenoma，直径≥1.0cm）和巨腺瘤（giant adenoma，直径≥3.0cm）。术中所见正常垂体为橘

红色，质韧。而腺瘤常为紫红色，质软，有的呈烂泥状。当有变性时，瘤组织可呈灰白色。有的伴瘤组织坏死、出血或囊性变。

2. 光镜结合尸检　垂体腺瘤有边界，但无包膜。大的腺瘤部分以垂体的硬脑膜为包膜。部分垂体腺瘤向邻近的正常垂体组织浸润生长，有报道50%的ACTH微腺瘤呈浸润性生长，泌乳素腺瘤浸润性生长者也较多见。瘤组织不同于垂体前叶组织：一般，瘤细胞的特点为，细胞形态较一致，细胞丧失正常的短索状排列，细胞的基膜也发生变化。瘤细胞可呈圆形、立方形或多角形，细胞的大小差异可很大。

3. 细胞形态（免疫组化和电镜）和功能（临床表现）相结合的分类　传统上根据苏木精 - 伊红染色将垂体腺瘤分为嗜酸性腺瘤，嗜碱性腺瘤，嫌色性腺瘤和混合性腺瘤，这种分类未将形态和功能相结合，不能反映腺瘤的性质。近年来，由于内分泌激素测定的进步和电子显微镜下观察超微结构以及染色方法的改进，已形成形态（组织化学和电镜）和功能（临床表现）相结合的垂体腺瘤的新分类。

(1) 泌乳素细胞腺瘤（prolactinoma，prolactin secreting adenoma，PRL腺瘤）：占40%~60%。临床表现女性为溢乳 - 闭经综合征（Forbis-Albright syndrome），男性为阳痿，性功能减退等。血浆中PRL水平升高。瘤细胞多为嫌色性，呈乳头状排列，瘤内可有小钙化灶。少数瘤细胞为嗜酸性。在电镜下，分泌颗粒多少不等。大多数瘤细胞内分泌颗粒较少，体积较小，120~300nm；体积较大的，最大长径达1 200nm，形状不规则，可为圆形、卵圆形、短杆状、泪滴状。电子密度大而均匀，在核旁高尔基（Golgi）体附近与粗面内质网一起形成泌乳素小体。少数分泌颗粒可在胞膜外，为分泌颗粒错位胞溢。用免疫组化染色呈PRL阳性。

(2) 生长激素细胞腺瘤（somatotrophic pituitary adenoma，growth hormone secreting adenoma，GH腺瘤）：占20%~30%。临床主要表现为肢端肥大症或巨人症，血浆中GH水平升高，并引起全身代谢紊乱。在HE染色中，瘤细胞可呈强或弱嗜酸性，橘黄G染色(+)，PAS(–)。在电镜下，根据细胞分泌颗粒的多少分为浓密颗粒型和稀疏颗粒型，前者颗粒直径大小多为200~350nm，后者颗粒直径多为100~250nm。免疫组化染色可见胞质内呈GH阳性，染色的深浅与胞质内颗粒多少成正比。

(3) 促肾上腺皮质激素细胞腺瘤（ACTH，secreting adenoma，Cushing disease，ACTH腺瘤，库欣病）：占5%~15%，临床表现为皮质醇增多综合征（库欣综合征），可引起全身脂肪、蛋白质代谢和电解质紊乱。微腺瘤体埋在垂体前叶中后部，有的腺瘤伴有ACTH细胞增生（结节性，弥漫性，多数为混合性）。瘤细胞可为嗜碱性或嫌色性。PAS染色(+)，橘黄G染色(–)，红素染色(–)。瘤细胞常呈筛网状排列。在电镜下，细胞内分泌颗粒多少不等，直径150~450nm，电子密度极不均匀，深浅不等，或有中心空泡，核旁有成束平行排列的微纤维积聚，可伴Crooke透明变性细胞。免疫组化染色，细胞呈ACTH阳性。

(4) 促甲状腺素细胞腺瘤（thyrostimulating hormone secreting adenoma，TSH腺瘤）：此瘤罕见，不足1%。血浆中TSH、升高。临床表现为甲状腺功能亢进（甲亢）或甲状腺功能减退（甲减）。瘤细胞较小，PAS(+)。在电镜下瘤细胞颗粒小而圆、直径为50~150nm，密度不均匀。胞质中散在平行排列的微小管。用免疫组化染色呈TSH阳性。

(5) 促性腺激素腺瘤（follicle stimulating hormone and luteinizing hormone secreting adenoma，GnH或FSH/LH腺瘤）：很罕见。血中性激素升高，临床上性功能失调，如阳痿、性欲减退等。很少单独存在，常与其他激素细胞并存如PRL细胞。分泌颗粒圆而小，直径150~250nm。用免疫组化染色示LH和FSH阳性。

(6) 多分泌功能细胞腺瘤（poly hormone secreting adenoma）：在临床上腺瘤内含有两种或两种以上的分泌激素细胞。有多种内分泌功能失调症状的混合症候。最常见的是GH+PRL；此外，还有GH+ACTH、PRL+ACTH、PRL+LH或FSH，GH+ACTH+TSH。这些细胞可用免疫组化染色法显示。

(7) 无分泌功能细胞腺瘤（non secreting or non-functioning pituitary adenoma）：占垂体腺瘤的20%~35%。本瘤可包括大嗜酸性细胞腺瘤（oncocytoma）和未分化细胞瘤，后者又称零细胞腺瘤（null cell adenoma）。胞质较丰富，染色较淡，无特殊染色颗粒。瘤细胞围绕血管及间质呈乳头状排列，有的可见腺样分化，或弥散生长，胞核圆，染色质丰富。瘤内微血管或血窦较丰富，易发生出血。若用免疫组化染色，肿瘤内可含GH、PRL或GnH细胞，所测激素多为糖蛋白类激素，为α亚单位，部分亚单位激素因无生物活性而无临床症状。

(8) 恶性垂体腺瘤（pituitary carcinoma，垂体腺癌）：很罕见，尚无一致看法，有的把瘤细胞有明显异形性、易见到核分裂，并侵及邻近脑组织或颅内转移者，视为恶性垂体腺瘤，仅见垂体腺瘤细胞内有异形性，而无远处转移，不能诊断为腺癌。

【临床表现】

垂体中的各种内分泌细胞可产生相应的内分泌细胞腺瘤，引起内分泌功能紊乱，在早期微腺瘤阶段即可出现内分泌功能亢进征象。随着腺瘤的长大和发展，可压迫、侵蚀垂体组织及垂体、蝶鞍周围结构，产生内分泌功能减低，出现视功能障碍及其他脑神经和脑症状。垂体腺瘤的症状及产生原因参见图 30-22 和图 30-23。

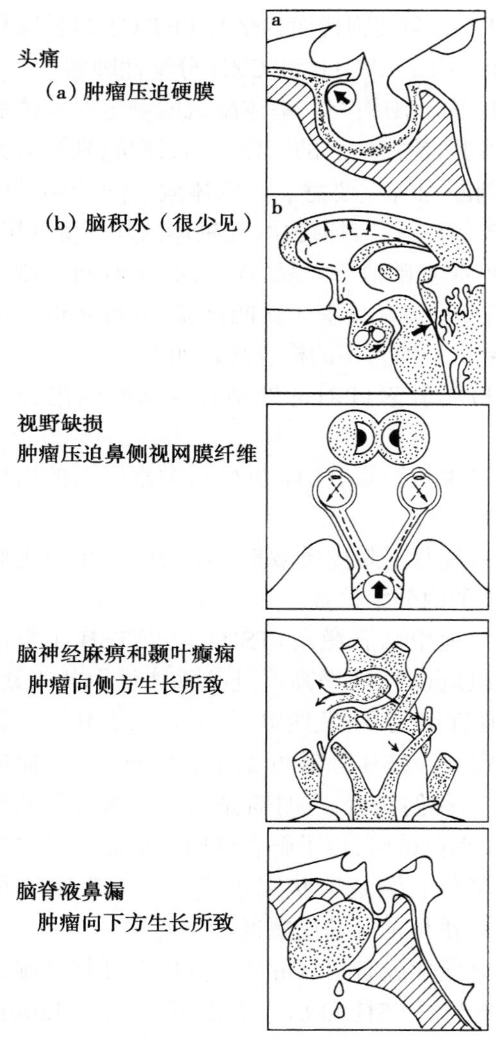

头痛
(a) 肿瘤压迫硬膜
a
(b) 脑积水（很少见）
b
视野缺损
肿瘤压迫鼻侧视网膜纤维
脑神经麻痹和颞叶癫痫
肿瘤向侧方生长所致
脑脊液鼻漏
肿瘤向下方生长所致

图 30-22 垂体腺瘤的几种症状及产生的原因

1. 头痛 早期约 2/3 病人有头痛，主要位于眶后、前额和双颞部，程度轻，间歇性发作，多系肿瘤直接刺激或鞍内压增高，引起垂体硬脑膜囊及鞍膈受压所致。当肿瘤突破鞍膈，鞍内压降低，疼痛则可减轻或消失。晚期头痛可因肿瘤向鞍旁发展侵及颅底硬脑膜及血管和压迫三叉神经而引起。少数巨大腺瘤向鞍上发展突入第三脑室，造成室间孔或中脑水管梗阻，出现脑积水导致颅内压增高，此时头痛较剧。肿瘤坏死、出血，瘤内压力急剧增高时，亦会引起剧烈头痛。瘤壁破裂致垂体卒中性蛛网膜下腔出血者表现为突发剧烈头痛，并伴其他神经系统症状。

2. 视力视野障碍 在垂体腺瘤尚未压迫视神经视交叉前，多无视力视野障碍，但个别微腺瘤病例可出现视力减退，双颞侧视野缺损或偏盲(hemianopsia)，这可能与高灌注状态的微腺瘤通过它与视交叉共同的供应血管“盗取”或干扰视交叉的正常血供所致。随着肿瘤长大，60%~80% 的肿瘤向上压迫视通路的不同部位，而致不同视功能障碍，典型者多为双颞侧偏盲。根据视通路纤维排列特点，典型的视野缺损为颞上象限先受累，初呈束状缺损后连成片，先红色视野，后影响白色视野。随着肿瘤增大，典型者依次出现颞下、鼻上、鼻下象限受累，以致全盲。如肿瘤偏向一侧，出现单眼偏盲或全盲。图 30-23 所示为垂体腺瘤压迫视通路的几种类型和典型表现。少数视交叉前置者，肿瘤向鞍后上方发展，累及第三脑室，亦可无视力视野障碍。视力障碍多系晚期视神经萎缩所致。

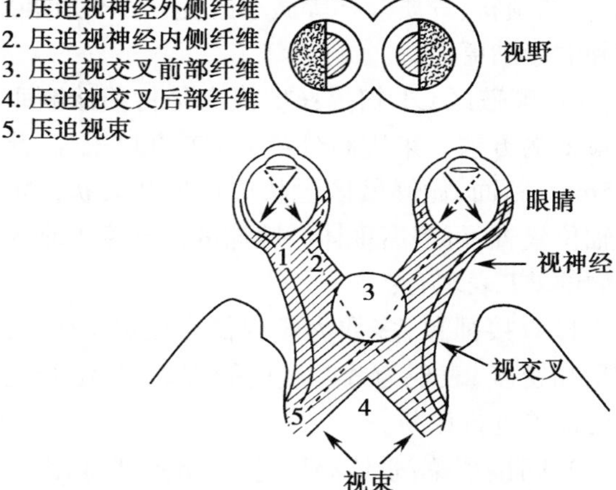

图 30-23 最常见的视野障碍为双颞侧偏盲，是由于肿瘤从下方向上生长，压迫视交叉的后部所致

3. 其他损害 如肿瘤向后上发展压迫垂体柄和下丘脑，可出现下丘脑功能障碍，表现为低血压，体温调节紊乱，水、电解质紊乱，心脏及呼吸节律紊乱和意识障碍等晚期肿瘤表现，因垂体腺瘤导致尿崩症(diabetes insipidus)者较为罕见；肿瘤累及第三脑室、室间孔、中脑水管，可致颅内压增高；肿瘤向前方伸展至额叶，可引起精神症状、癫痫及嗅觉障碍；肿瘤向侧方侵袭海绵窦，可发生第三、第四、

第六对脑神经以及第五对脑神经第一支麻痹；侵入鞍旁，突向颅中窝可引起颞叶癫痫；肿瘤向后长入脚间池、斜坡，压迫脑干，脑干受压可以引起瞳孔、肌张力和呼吸的改变，可出现肢体偏瘫和交叉性麻痹，甚至昏迷等；向下突入蝶窦、鼻腔和鼻咽部，可出现鼻出血，脑脊液漏，并发颅内感染。

4. 垂体功能性腺瘤的表现详见各种垂体腺瘤内容。

【辅助检查】

1. 影像学检查

(1) 颅骨 X 线平片：对诊断垂体腺瘤十分重要。正常蝶鞍前后径为 7~16mm，深径 7~14mm，宽径 9~19mm，体积为 346~1 337mm^3。很小的微腺瘤蝶鞍可正常，大腺瘤大多呈球形扩大，鞍底下移，变薄，有的倾斜呈双底。后床突、鞍背骨质吸收变薄、竖起、后移或破坏，甚至后床突片状游离，晚期可累及鞍结节，前床突上抬。生长激素腺瘤有的鞍底骨质增厚，蝶鞍呈方凹形。蝶窦气化呈全鞍型者(86%)、鞍前型者(11%)和甲介型(3%)，后者经蝶手术难度大。

(2) 蝶鞍多轨迹断层像：避免了颅底骨质重叠影像，蝶窦形态及其鞍膈变异等情况比平片更清晰。可发现鞍底有局部骨质吸收、变薄、囊泡状膨出、鞍底倾斜、骨质破坏等微小改变，对早期诊断鞍内肿瘤帮助更大。

(3) 蝶鞍区 CT 扫描：CT 检查是目前诊断垂体瘤重要的方法。采用高分辨力 CT 直接增强，薄层(1.5mm)断面，做蝶鞍区冠状位扫描和矢状位重建及轴位检查，可提高垂体微腺瘤的发现率。垂体微腺瘤的 CT 表现有：

1) 直接征象：多数为鞍内低密度区 >3mm，少数呈高密度，表现为等密度的微腺瘤，需结合间接占位征象进行诊断。

2) 间接征象：垂体高度超过 7mm；鞍膈饱满或膨隆，不对称；垂体柄移位，偏离中线 >2mm 意义更大；神经垂体受压消失；鞍底倾斜，一侧骨质吸收变薄或破坏。垂体大腺瘤多为高密度影，占据整个鞍内。向鞍上发展的肿瘤边界清楚而规则，少数呈分叶状，有的肿瘤内有低密度区，为肿瘤内软化灶、坏死或囊性变。少数垂体瘤卒中，瘤内可见出血灶。

(4) 磁共振影像(MRI)：MRI 为目前最有价值的垂体腺瘤影像学诊断方法，对垂体瘤的早期诊断有很大帮助，对微腺瘤的发现率高于 CT 扫描，对大腺瘤可以全面了解其向鞍上和鞍外发展方向，对垂体腺瘤的鉴别诊断和手术方式的选择及指导手术治疗都有重要意义。MRI(1.5Tesla)增强薄层断层扫描，对 <5mm 微腺瘤发现率为 50%~60%。采用增强动态 MRI 可提高微腺瘤的发现率，但要了解蝶鞍区骨质的改变，不如 CT 和 X 线片。

(5) 碘溶液脑池造影：目前较少使用，但对鉴别空泡蝶鞍和蛛网膜囊肿以及脑脊液鼻漏检查有一定意义。

(6) 脑血管造影：借以排除动脉瘤及了解肿瘤与周围血管的关系。经皮股静脉岩下窦导管法，采集血标本测定 ACTH 浓度可帮助诊断 ACTH 微腺瘤，位于垂体腺内的左侧或右侧。

(7) 其他部位放射学检查：如胸、腹部 X 线片，CT、MRI，和细胞代谢的全身 PET/CT 以排除异位 GH 和 GHRH、ACTH 和 CRH 分泌性肿瘤。

2. 内分泌检查 垂体激素的测定对垂体瘤的早期诊断，治疗前后的变化，疗效评价，随诊观察和预后判断均有重要意义。垂体激素的分泌呈脉冲性释放，有昼夜节律变化，受机体内外环境的影响，因此单次基础值不可靠，应多次、多时间点测定激素水平，并做有关垂体功能试验，方可获得较可靠的结果。目前常用的检查简述如下。

(1) 泌乳素(PRL)：见泌乳素腺瘤的内分泌学检查。

(2) 生长激素(GH)：见生长激素腺瘤的内分泌学检查。

(3) 促肾上腺皮质激素(ACTH)：见促肾上腺皮质素瘤的内分泌检查。

(4) 促甲状腺激素(TSH)：血浆 TSH 正常值为 5~10μIU/ml，TSH 增高可见于垂体促甲状腺素瘤、下丘脑性甲亢、原发性甲低、甲状腺炎和甲状腺肿瘤等病例。TSH 减低可见于垂体肿瘤，炎症或脓肿，手术和创伤后，有时需做促甲状腺素释放激素(TRH)兴奋试验，以了解垂体储备功能。肌注 TSH 5~10 单位后测定甲状腺素或甲状腺吸碘率可增高，提示垂体前叶功能减退。

(5) 促性腺激素(GnRH)：垂体前叶促性腺细胞合成与分泌 FSH 和 LH。FSH 正常值为 120μg/L，LH 为 40μg/L。垂体促性腺素瘤时，FSH/LH 水平增高。垂体功能低下时，FSH 和 LH 低，需同时测定睾酮和雌激素及其他激素协助诊断；另外，可做阴道黏膜涂片或精子计数帮助诊断。

(6) 促黑素细胞激素(MSH)：正常人血浆 MSH 水平为 20~110pg/ml，MSH 增高可见于垂体功能减低病人，增生型皮质醇增多症。促肾上腺皮质素瘤所致皮质醇增多症中 MSH 减低。

(7) 靶腺细胞分泌功能：如果垂体腺瘤长期压迫垂体组织，或垂体卒中，手术创伤，垂体瘤放疗致垂体功能不足，甲状腺、肾上腺、性腺等靶腺等可发生功能减低。甲状腺蛋白结合碘、甲状腺素、17-酮、17-羟、尿游离皮质醇（urinary free cortisol，UFC）均低下，睾酮、雌激素低下，精子数目减少；阴道涂片，雌激素低于正常。

【诊断与鉴别诊断】

1. 诊断　垂体腺瘤的诊断主要依据不同类型腺瘤的临床表现，视功能障碍及其他脑神经和脑损害，以及内分泌检查和影像学检查，典型的病例不难作出垂体腺瘤的分类诊断。但对早期的微腺瘤，临床症状不明显，神经症状轻微，内分泌学检查不典型，又无影像学发现的病例，则诊断不易，即使单有临床表现或神经症状，或内分泌学或影像学改变，或四种均有改变的，亦不一定是垂体腺瘤。故需全面了解病情，根据多方面检查所获资料，综合分析，作出诊断和鉴别诊断，确定是否有肿瘤，是否垂体腺瘤，并对肿瘤部位、性质、大小、发展方向和累及垂体周围重要结构的程度等都应仔细研究，以便选择治疗方案，制定治疗措施。

2. 鉴别诊断　需鉴别的肿瘤病变有颅咽管瘤（craniopharyngioma）、脑膜瘤、脊索瘤、异位松果体瘤、三叉神经鞘瘤、视神经胶质瘤等；非肿瘤病变应考虑空蝶鞍综合征（empty sella syndrome）、垂体脓肿（abscess of pituitary）、拉特克囊肿、颅内动脉瘤可引起内分泌和视功能障碍的交通性脑积水，以及可引起视力视野障碍的高血压动脉硬化、糖尿病、视网膜病变等和造成内分泌异常低下或亢进的生理或病理性原因，具体可参见其他各相关各章节。

【治疗】

垂体腺瘤是一种既有占位效应，又具垂体-靶腺激素分泌功能的疾病。理想的治疗目的是消除肿瘤，纠正内分泌紊乱，改善神经功能，减少并发症，降低肿瘤的复发。垂体腺瘤的治疗目前以手术治疗为主，辅以放射治疗和/或药物治疗。在制定治疗方案时要综合考虑肿瘤大小、性质、生长方位、侵袭性与否、与周围重结构的关系、具备的手术条件以及术者的经验，并要强调个体化的综合治疗。

1. 手术治疗　垂体腺瘤的手术方式主要包括经颅入路（transcranial approach）和经蝶窦入路（transsphenoidal approach），见图 30-24。随着经蝶显微外科切除垂体腺瘤术式的普及，它已广为国内外神经外科医师所采用。但对那些向鞍旁发展，或累及颅中窝的垂体瘤，依然需开颅手术。

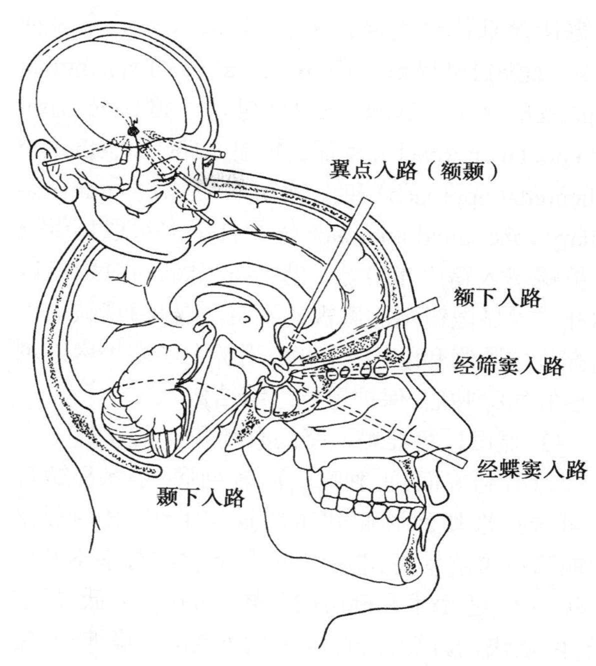

图 30-24　蝶鞍和鞍上池入路

术前的冠状位核磁成像对于判断颈内动脉的位置非常重要，还可以判断经蝶窦入路手术的效果，后者是绝大多数垂体腺瘤手术的入路。当垂体腺瘤明显向两侧生长时，经额颞侧入路是最常采用的

(1) 经颅垂体瘤切除术：包括经额叶、经颞叶和经蝶骨翼前外侧入路。

1) 经额叶入路（transfrontal approach）：包括经纵裂入路，手术适应证主要是较晚期的巨大垂体腺瘤且向鞍上发展，有视功能障碍者。该入路可直视下切除肿瘤，对视交叉减压较充分。对鞍内底部或蝶窦内的肿瘤难以切除的肿瘤可行二期经蝶入路切除。对视交叉前置或微腺瘤病例因显露不佳而不宜采用经额入路。

2) 经颞叶入路（transtemporal approach）：用于切除向鞍旁发展的肿瘤，但对鞍内和视交叉后上方的肿瘤显露不满意，多为经蝶窦入路或经蝶骨翼入路所取代，已较少采用。

3) 经蝶骨翼前外侧入路（transanterolateral route of sphenoidal wing）：适于向鞍旁和海绵窦、视交叉后上方侵入的垂体腺瘤。术中经视交叉前、视神经旁、视交叉颈内动脉之间的解剖间隙，可较好地显露并切除位于视交叉下方、后方及后上方的肿瘤。术中应处理好颅底静脉，避免损伤视神经、视交叉，颈内动脉、后交通动脉、脉络膜上动脉和供应垂体瘤、下丘脑的小动脉，以免引起不良后果和严重并发症。

(2) 经蝶窦垂体腺瘤切除术（transsphenoidal adenomaectomy）：自 Schloffer（1907 年）采用经鼻

蝶窦切除垂体瘤切除以来，经蝶窦入路已有多种变异，如经口鼻蝶窦入路（transoral nasal sphenoidal approach），经鼻（单侧或双侧）蝶窦入路（transnasal sphenoidal approach），经筛窦蝶窦入路（transethmoid sphenoidal approach）和上颌窦蝶窦入路（transmaxillary sphenoidal approach）。目前大多采取显微镜单鼻蝶窦入路手术方法。近年来内镜的应用可以弥补手术显微镜不能侧视的不足，它可窥视鞍内不同方位的肿瘤和结构，并可采用扩大经蝶手术以利于更好切除肿瘤，保护重要组织结构。

(3) 显微外科经蝶入路的有利和不利方面

1) 有利方面：①肿瘤切除较彻底，手术显微镜下可选择性切除肿瘤和瘤周垂体组织；②内分泌功能治愈缓解率高；③视力视野治愈改善率不低于经颅手术；④手术和麻醉时间短；⑤并发症低，反应轻，恢复快；⑥避开开颅手术时对额叶，嗅神经，视神经的损伤；⑦死亡率低。

2) 不利方面：①经蝶入路手术经过口唇和鼻腔黏膜，属于污染性手术，潜在性的感染机会大于开颅手术；②不能直视巨大腺瘤的鞍上发展部分以及附近的视神经、血管和下丘脑等结构；③难以彻底切除向鞍上发展的质地韧、硬的大腺瘤；④无法完全切除明显发展至颅前窝、颅中窝和斜坡后的腺瘤部分；⑤蝶鞍正常或鞍隔孔狭窄（<1cm）的病例，难以经此切除鞍上肿瘤。

(4) 经蝶窦入路手术的适应证和禁忌证

1) 手术适应证：①各种类型的垂体微腺瘤；②各种类型的垂体大腺瘤；③各种类型的垂体巨腺瘤（最大径 >3.0cm，瘤体主要向鞍上或鞍后上伸展，轻度向鞍上前方及轻度向鞍上两侧者；对于晚期巨腺瘤侵入海绵窦甚至侵入颅中窝者亦可首次行一期扩大经蝶窦做部分或大部切除，以改善视力，为二期开颅手术作准备）；④视交叉前置者；⑤肿瘤向蝶窦生长、向后下生长侵入鞍背、斜坡者；⑥有脑脊液鼻漏（cerebrospinal rhinorrhea）者。

2) 手术禁忌证：有鼻部感染、蝶窦炎（sphenoidal sinusitis）、鼻中隔手术史（相对）；垂体巨大腺瘤明显向侧方、向额叶底、向鞍背后方发展者（相对）；有凝血机制障碍或其他严重疾病者。

(5) 经蝶窦入路的手术前准备：①检查鼻腔，术前 3 天应用抗生素液滴鼻，清洁口腔，术前 1 天剪鼻毛；②术前 3 天全身应用抗生素；③应用糖皮质激素和 / 或甲状腺素。

(6) 经单鼻蝶入路的手术要点：平卧头高脚低约 20° 倾斜，头略过伸位，以便手术显微镜垂直对准鞍内。采用气管内插管全麻；插管固定在左侧口角处，以免阻挡手术进路和操作。手术操作要点：①根据病变及术者习惯选择一侧鼻孔，清洁鼻腔，应用手术显微镜下明确蝶窦开口位置。②切口，取鼻中隔软硬骨交界位置横行切开一侧鼻中隔黏膜。③分离，分离双侧鼻中隔黏膜，继而向后分离至蝶窦腹侧壁黏膜。④切除鼻中隔，严格循中线置入鼻黏膜牵开器，撑开，推开或切除鼻中隔软骨，切除骨性中隔，显露蝶窦腹侧壁及其标志中线的蝶骨嵴和犁骨，暴露蝶窦开口。⑤蝶窦前壁开骨窗，用骨凿或磨钻和 Kerrison 钳做蝶窦腹壁开骨窗，进入蝶窦腔，切除蝶窦分隔，清除蝶窦黏膜。⑥确认鞍底，如有可疑可在具有影像增强 X 线透视或术中导航监护下确认鞍底位置及中线，使牵开器对准鞍底方向，于鞍底前下部做鞍底开窗。⑦穿刺及切开，探查鞍内硬脑膜张力，用细长针向鞍内穿刺抽吸，确认无动脉性血后做 X 形或 + 形切开垂体硬脑膜，即达垂体。⑧切除肿瘤，如为垂体微腺瘤，可见正常垂体为橘红色，较坚韧结实，后叶呈灰红色，质软。根据术中定位，可“井”字形或放射形切开垂体，探查切除微腺瘤。肿瘤无包膜，瘤组织呈灰白色鱼肉样或胶胨状，血运丰富的瘤组织呈紫红色烂肉样，易与垂体组织区别，但有时 2~3mm 大小的微腺瘤血染后难以辨认，易被吸引器误吸，以致无法获得病理标本。⑨如有脑脊液漏或渗血，可取自体皮下脂肪、筋膜和或生物胶填塞漏口，鞍内、蝶窦腔内可不必做鞍底成形，这样既能很好地防漏止血，又能减少瘢痕，有利于术后近期影像学（脂肪的 CT 密度值为 100 左右）或（脂肪组织在 MRI 上 T_1、T_2 均为高信号）观察，易与残留或复发肿瘤区分。⑩手术结束，最后撤除牵开器，鼻腔内用凡士林纱条填塞，以利止血和黏膜愈合。

(7)神经内镜辅助治疗垂体腺瘤手术中的要点：随着内镜在各种手术中的广泛应用，在经鼻蝶垂体腺瘤切除手术中也开展了应用神经内镜。分为单纯使用神经内镜和内镜辅助显微镜手术。使用神经内镜进行手术与使用手术显微镜进行手术是完全不同的两种手术方式。神经内镜下垂体腺瘤手术为二维动态图像，可以多角度显示手术视野，适合位于鞍内较小的垂体腺瘤。手术显微镜下为三维立体直视，垂体腺瘤手术适合于绝大多数垂体腺瘤。

神经内镜切除垂体腺瘤的过程：病人仰卧位，全麻后沿中鼻甲和鼻中隔之间的鼻道寻找蝶窦开口，或入鼻腔直接切开一侧蝶窦腹侧壁黏膜，找到蝶窦开口。用高速气磨钻结合扩大蝶窦开口，磨除或者用 Kerrison 切除骨性鼻中隔后下部，打开蝶窦前壁骨窗，直径约 2cm；切除蝶窦内分隔，暴露鞍底。根据 MRI 显示的鞍底大小和位置，选择合适的位置磨开鞍底，开窗直径 1~1.5cm。切开硬脑膜，暴露肿瘤后，分块切除肿瘤。对于大腺瘤，随着肿瘤的切除，选用 30° 内镜探查鞍上肿瘤，继续切除残余肿瘤。肿瘤切除后，止血纱布填充肿瘤残腔止血，用可吸收性明胶海绵，生物蛋白或用自体筋膜，中鼻黏膜等填塞鞍底。

(8) 扩大经蝶垂体腺瘤切除手术：对于呈不规则生长或呈侵袭性生长的垂体腺瘤者可采用扩大的经蝶手术切除。采用经典经口 - 鼻 - 蝶窦入路，但分离鼻中隔黏膜范围应比常规分离范围大一些。置入鼻中隔牵开器，去除后半鼻中隔软骨。打开蝶窦腹侧壁，显露鞍底。首先，按照常规方法打开鞍底及硬脑膜，切除蝶窦内、鞍内及向鞍上发展的肿瘤。然后，根据肿瘤位置调整牵开器方向：①肿瘤向前方及额叶底部生长时，应将牵开器的中心部分对准鞍结节方向。高速磨钻磨除鞍结节部分骨质，必要时磨开筛窦后壁及蝶骨平台。切开其下方硬脑膜，继续切除向额叶底部生长的肿瘤组织。切除这部分肿瘤时往往伴有脑脊液漏，因此一定要严格修补硬脑膜及鞍底，并行腰蛛网膜下腔引流，防止术后脑脊液漏。②肿瘤向侧方生长包绕海绵窦并突入颞叶底部时，应将牵开器的中心部分指向所包绕的海绵窦方向。电动磨钻磨除海绵窦腹侧骨质。细针穿刺海绵窦，如无新鲜血液流出，则纵行切开前内侧海绵窦的腹侧壁，并向中心部“T”形横向切开硬脑膜，与原硬脑膜切开部分相连。小心仔细切除海绵窦内部分肿瘤，并可绕海绵窦切除海绵窦外侧颞叶底部的肿瘤。如果海绵窦内出血，用可吸收性明胶海绵压迫止血。③肿瘤向后方斜坡方向发展时，应将牵开器的中心部分指向斜坡方向。此时，斜坡部分骨质往往已经被肿瘤破坏。根据影像学资料所示，去除斜坡内肿瘤前方的骨质，切开表面硬脑膜后，继续切除肿瘤。如果术前即判断术中可能出现脑脊液漏时，手术前置蛛网膜下腔引流管备术后引流脑脊液用。

(9) 神经导航在经蝶或者经额垂体腺瘤手术中的应用：神经导航（neuronavigation）是将病人的术前影像资料与术中病变的实际位置，通过高性能计算机紧密地连接在一起，术中能实时准确显示手术部位和病灶的三维空间位置关系，并显示术野周围结构，可以在术中及时调整手术的方向，引导术者直接准确切除病灶。由于具备术中实时导航定位功能，不仅提高了病灶的切除率，还将损伤降低到最低限度。在经蝶手术切除垂体瘤中，应用神经导航技术，可以精确定位两侧海绵窦和颈内动脉等重要结构的位置，消除了手术入路的偏差，有助于防止上述结构的损伤，能够避免传统手术方式带来的并发症。同时结合应用高速磨钻，使得传统经蝶手术方式中相对困难的甲介型蝶窦病人也可以安全可靠地在较短时间内完成经蝶手术切除肿瘤。在垂体瘤的手术中经常会遇见蝶窦内多重分割等复杂结构，微腺瘤鞍底小或鞍底平坦，没有突入蝶窦腔而难以确定鞍结节、鞍底或斜坡区域等特点，而神经导航准确的指示蝶鞍底的位置，然后在骨凿或磨钻或 Kerrison 钳切除鞍底骨质。

神经导航的优越性在于经鼻蝶入路显露范围小，解剖结构复杂，术区附近有颈内动脉、视神经等重要结构，术中一旦偏离将会导致严重的并发症，导致颈内动脉或视神经损伤。因此准确的定位经蝶手术各个解剖位置是手术成功的关键。因经鼻蝶入路手术路径上的解剖标志大多为骨性结构，位置固定，导航下容易辨认和定位，术中不发生移动，导航误差小。

1) 神经导航应用于经蝶入路手术中有以下优点：①明确中线位置；②准确定位蝶窦前壁；③协助定位蝶窦开口，明确蝶窦前壁操作窗；④定位鞍结节、斜坡、颈内动脉，确定鞍底手术操作窗；⑤定位当前手术所处的三维空间位置；⑥定位颈内动脉、视神经、海绵窦等重要结构的位置，术中予以回避和保护。

2) 神经导航的局限性：神经导航在经鼻蝶入路手术中的主要作用是定位入路，在具体指导瘤体切除的过程中与其他颅内肿瘤的导航手术一样，存在一定的局限性。在经鼻蝶入路切除肿瘤时，随着肿瘤的切除，鞍隔下陷，肿瘤的大小、位置、形态都将出现明显的变化，如完全根据导航的数据指导手术，会出现较大的偏差，甚至损伤一些重要结构，应予注意。同时还应强调的是，神经导航只是神经外科手术的辅助工具，导航下手术可更加完美，其他如术中 MRI，微探头的血管超声可监测肿瘤的位置以及术中切除肿瘤程度，并且对防止血管损伤有一定意义。但这些都不能替代术者娴熟的解剖学知识和精湛的显微外科技术。

(10) 术后注意事项：①术毕因鼻咽部仍有渗血，故需病人清醒拔管，以免过早拔管后发生误吸。②密切观察生命体征及神经系统变化，及时发现和处理可能的并发症。③注意垂体功能低下，适当补充激素类药。④密切观察尿崩症及水、电解质紊乱，及时纠正。一般口服卡马西平或氢氯噻嗪治疗，数天即能纠正。必要时可用去氨加压素(弥凝)、ADH、DDAVP 药物。⑤鉴于该手术为可能污染的手术，故为防止颅内及切口感染，术后预防性使用抗生素。⑥术后第 3 天拔鼻腔填塞纱条。⑦注意脑脊液鼻漏，如出现则需严格卧床，必要时可行腰蛛网膜下腔引流或行脑脊液漏修补术。

(11)手术结果和疗效：垂体腺瘤手术治愈缓解率在 60%~90%，大腺瘤为 50%~70%，不如微腺瘤。对侵袭性大腺瘤则很难彻底切除，只能改善症状，难以根治。肿瘤切除程度与疗效关系密切，影响肿瘤切除程度的因素除肿瘤大小、病理类型、质地软硬程度、是否侵袭性等诸多因素外，肿瘤切除的方式也很重要。微腺瘤多埋藏于垂体腺内，不易显露，故术中应先探查垂体表面，当未发现肿瘤时，再按一定的顺序切开垂体探查。有些情况下单纯选择性切除微腺瘤疗效不够理想，且易于复发。北京协和医院对 ACTH 腺瘤和 GH 腺瘤的瘤周垂体组织进行了病理学研究，结果表明 30% 左右的瘤周垂体组织中有瘤细胞团，即微小腺瘤。基于垂体腺瘤无包膜，腺瘤细胞可长入瘤周垂体组织，有的腺瘤周围存在激素分泌性细胞增生等，在病理研究结果和临床大宗病例观察的基础上提出：对术前无明显垂体功能低下，局限于鞍内或轻度向鞍上发展的腺瘤，手术时还应大部分切除或次全切除瘤周垂体组织(前者主要适合于青少年和要求生育的成年人，后者可适用已生育的成年人)，不但可提高疗效，且对术后垂体功能无明显影响；多数病人症状能缓解，对不缓解或复发者，可再次经蝶窦手术，行全垂体切除，可辅以药物、放疗(伽马刀、X 刀、直线加速器等)。

泌乳素瘤、生长激素瘤、促肾上腺皮质素瘤和垂体无内分泌功能腺瘤的疗效详见垂体腺瘤各论。

(12)垂体腺瘤的手术并发症和手术死亡率：手术并发症主要有术后鞍内血肿、如鞍隔破损可导致蛛网膜下腔出血、鼻出血(假性动脉瘤破裂出血)、脑脊液鼻漏、脑膜炎、垂体功能低下(hypopituitarism)、尿崩症(绝大多数为一过性)、水和电解质紊乱、眼肌麻痹、鼻中隔穿孔、下丘脑功能紊乱等。对并发症应提高认识，引起重视，究其原因，有效防治，多能转危为安，以进一步提高疗效。

20 世纪初经颅垂体腺瘤手术死亡率在 10% 以上。据一个大宗的国际多中心临床资料报道，近 20 余年来由于现代经蝶窦显微外科(transsphenoidal microneurosurgery)技术的开展，经蝶窦手术的手术死亡率已经下降至 0.4%~2%。北京协和医院经蝶窦手术治疗的 3 000 余例垂体腺瘤中，垂体微腺瘤的手术死亡率为零，大腺瘤的手术死亡率为 0.34%。严格掌握手术适应证，提高手术技巧，严密观察病情变化，积极防治并发症，是降低手术死亡率的关键。

2. 放射治疗　普通放射治疗适用于不宜手术或手术后可能复发的垂体腺瘤，尤其是复发率高的侵袭性垂体腺瘤(invasive pituitary adenoma)，以及原发腺癌或转移瘤病例。一般来说，放射治疗有一定效果，实质性较有囊变者敏感。可以控制肿瘤发展，有时使肿瘤缩小，使视力视野有所改进，但很难根治。年老体弱不适于手术，或手术切除不彻底者可以采用普通放射治疗，主要为直线加速器。多数学者主张总剂量在 40~50Gy 为宜，总剂量 >50Gy，每次剂量 >2Gy，既不能提高疗效，还会增加放疗并发症。放疗效果各家报道不一，其肿瘤控制率约 75%，5 年治愈率在 50% 左右。

立体定向放射外科(stereotactic radiosurgery)始于 20 世纪 50 年代，为影像定向下放射治疗，可以大剂量、精确照射病变部位，目前主要为 γ 刀和 X 刀，为垂体瘤治疗提供另一种放疗手段。多应用于术后肿瘤残留(尤其是位于海绵窦的病例)或复发的肿瘤，肿瘤距离视神经和视交叉 3~5mm，无视功能障碍者。目前立体定向放射外科对垂体腺瘤规范化治疗后长期随访的报道不多。国内外报道垂体腺瘤生长控制率在 93%~98%，但内分泌治愈率要差得多，约为 50%。一组 58 例垂体腺瘤，随访 26 个月，其肿瘤生长控制率为 94%。GH 和 ACTH 达到正常的分别为 67% 和 50%。另一组平均随访 35 个月的 98 例中，内分泌功能降至正常的为 29%。鉴于这种技术，对大剂量射线过于聚照，无论是作为垂体腺瘤手术后的辅助治疗，要高度重视，抑或作为首选治疗则尤应十分慎重。必须严格掌握适应证，规范治疗计划，选择有效的治疗剂量，密切观察疗效和并发症。对病人的临床表现、视功能、内分泌学检查、影像学检查进行长期随访观察十分重要，以期更好地发挥放射外科治疗垂体腺的优越性。

总之，放疗并非完全无创，它的副作用轻重不一，急性期可出现脱发；后期(数月、数年)可能出现视神经、视交叉损害，血管损害性脑卒中，脑坏死，垂体功能低下；晚期较大垂体瘤压迫视神经，引起严重视功能障碍时，放射治疗有可能使仅有的一点视力丧失。此外，个别可出现放射性脑病（radiation encephalopathy）。

3. 药物治疗　药物治疗包括溴隐亭（bromocriptine）治疗泌乳素瘤、生长激素瘤和促肾上腺皮质素瘤；生长抑素或雌激素治疗生长激素瘤；赛庚啶、氨鲁米特、美替拉酮、依托米酯等治疗肾上腺皮质素瘤。无功能腺瘤及垂体功能低下者，采用各种激素替代治疗。

【预后】

垂体腺瘤手术治愈缓解率在 60%~90%，但复发率较高，各家报道不一，不同类型腺瘤的复发率有很大差异。复发者如能及时诊断和手术或放疗，其有效率仍可在 80% 以上。通常将术后 6 个月作为判断疗效及复发的时间界限。如术后内分泌功能恢复到正常，6 个月后又增高者认为复发。如 3~6 个月内症状和内分泌功能不缓解可辅以放疗或药物治疗。

垂体腺瘤的复发与以下因素有关：①手术切除不彻底，肿瘤组织残留；②肿瘤侵袭性生长，累及硬脑膜、海绵窦或骨组织；③多发性垂体微腺瘤；④垂体细胞增生。可分为结节性和弥漫性增生，垂体细胞增生可能是瘤细胞前期，或是受下丘脑影响而形成，目前其发生机制尚不清楚。

强调对垂体腺瘤病人应在术后 1 个月、3 个月、半年、1 年，以后每年进行定期的、长期的随诊十分必要。随诊内容包括临床表现、神经眼科学、影像学、特别是内分泌学检查，有利于确切地判断疗效，及时发现和治疗腺瘤复发和有关并发症。

（三）垂体腺瘤各论

1. 垂体泌乳素瘤　垂体泌乳素瘤是激素分泌性垂体腺瘤中最常见的一种，占 40%~60%，多见于 20~30 岁的青年，女性显著多于男性。泌乳素瘤也是导致高泌乳素血症的诸多因素中最重要一种，女性高泌乳素血症的病人中 35.7% 为垂体泌乳素瘤，而男性泌乳素瘤病人在男性高泌乳素血症病人中所占比例高达 58.4%。

【临床表现】

女性垂体泌乳素瘤的典型临床表现主要以泌乳素（PRL）增高、雌激素减少所致的闭经、溢乳、不孕为临床特征，又称 Forbis-Albright 综合征。重者乏力、嗜睡、头痛、性功能减退、精神异常、毛发脱落、骨质密度增加、肥胖。据统计 1/3 的不孕病人为高泌乳素血症所致，其中泌乳素瘤占 39.7%~44%，泌乳素瘤未经治疗能自行排卵者仅 9%。有的泌乳素微腺瘤病人妊娠后无明显变化，并能顺利分娩，有的则发生急剧变化，在妊娠期垂体生理性增大的同时，肿瘤长大，鞍内压力上升，出现压迫症状甚至垂体卒中。男性病人少见，表现为性欲减退、阳痿、乳房发育、溢乳、胡须稀少，重者生殖器萎缩，精子少、活性低、不育。与女性病人较不同的一点是男性病人多因占位效应引发症状就诊，就诊时肿瘤往往已经体积巨大，是垂体腺瘤治疗的一个难点。男性病人因此肿瘤引起女性变者很少见。该病症于较大儿童可引起青春期延迟。

【诊断】

泌乳素瘤诊断的主要依据是临床表现、影像学所见和血浆 PRL 水平升高。临床上 PRL 的正常最大值女性为 30μg/L，男性为 20μg/L，PRL>100μg/L 多为垂体腺瘤所致，如 PRL>300μg/L 则泌乳素瘤较肯定。血清 PRL 水平易受药物性、病理性、生理性、特发性等多种因素影响，故 PRL 的单次测定往往不可靠，应多次检查，并应当加以鉴别。当 PRL 水平在 30~100μg/L 之间时，应考虑到的有关影响因素，包括某些激素（如 GH、TRH、GnRH 等）、某些抗高血压药、鸦片、氯丙嗪等；病理因素如下丘脑垂体柄损伤（创伤、出血、肿瘤、炎症）影响泌乳素释放抑制因子（PRIF）以及甲状腺功能低下、多囊卵巢综合征、肝硬化、慢性肾衰竭等引起高泌乳素血症；生理因素包括妊娠、吮乳、睡眠、运动和性交等；此外，某些特发性病例也可存在高泌乳素血症。对于无功能垂体大腺瘤、生长激素瘤、促肾上腺皮质素腺瘤，病人血清 PRL 在 30~100μg/L 时，不能轻易诊断为泌乳素瘤或混合腺瘤。TRH、氯丙嗪、精氨酸等刺激试验，左旋多巴、溴隐亭等抑制试验可用以帮助诊断。

【治疗】

（1）定期观察由于高泌乳素血症对机体的影响，与促肾上腺皮质素瘤和生长激素瘤引起相应激素分泌过多造成的严重危害相比较为轻微，而且泌乳素微腺瘤发展甚慢，约有 10% 的微腺瘤可以自行缓解，故对于无明显症状、不要求生育的微腺瘤病人，可以暂予观察，定期随诊。

（2）药物治疗可在以下情况应用：①肿瘤对药物敏感，可单一药物治疗，终身服药。②诱导妊娠或者治疗妊娠期泌乳素腺瘤增大。③术后 PRL 持续不降或复发。目前多巴胺激动药已广泛用于泌乳素瘤的治疗，其中应用最为广泛的是半合成麦角胺生物碱溴隐亭。溴隐亭能刺激垂体细胞多巴胺受体，降低血中 PRL，恢复病人月经和排卵受孕，抑制病理性溢乳，并能使泌乳素瘤缩小。大部分泌乳素瘤病人服用溴隐亭后血PRL可以恢复正常或接近正常。服药后达到肿瘤最大程度缩小可能需3~12个月。Vance统计13组286例病人服用溴隐亭后，血PRL正常率为64%~100%，溢乳减少率为57%~100%，月经和排卵恢复率为57%~100%。60%~70%的肿瘤可缩小。对于部分有生育要求，又不愿手术的青年女性病人，可试行溴隐亭治疗，有相当比例病人月经来潮、妊娠、生育。有观察2 000例妊娠期前后服用溴隐亭并不增加流产、异位妊娠、绒毛膜癌、先天畸形等的危险性。溴隐亭虽可有效降低血PRL，但溴隐亭一般无法根治泌乳素瘤，停药可出现复发和肿瘤继续增大。服药后，肿瘤纤维组织增生，肿瘤缩小，质地变韧，与正常垂体组织难以区分，使手术难度增加。术前服用溴隐亭对泌乳素瘤手术全切除率及手术疗效的影响目前还不确定。北京协和医院最近以病例对照研究的方式对术前溴隐亭在泌乳素瘤经蝶窦显微手术疗效的影响进行了观察，发现在手术医师成熟的手术技巧的前提下，术前溴隐亭治疗对手术疗效无明显影响。卡麦角林是一种多巴胺D2受体选择性激动药，与溴隐亭相比，因为D1受体激动引起不适症状明显减少，半衰期长，可5~7天服药一次，药量少，并且肿瘤治疗有效率高，目前已在欧美地区广泛使用。

(3) 手术治疗仍然是垂体泌乳素瘤的主要手段，对于PRL大腺瘤首选经蝶窦手术切除治疗，以改善症状，解除肿瘤的占位效应。下列情况也可不服或停服溴隐亭，而可选择手术治疗：①有生育要求，但不愿终身服药，或不能耐受药物的不良反应，或经济上无法承受，而要求手术者；②肿瘤对药物不敏感；③腺瘤中等大小，为避免妊娠期肿瘤增大，应于妊娠前手术；④有垂体卒中，必须手术治疗；⑤肿瘤进行性增大。手术切除垂体泌乳素瘤，血浆PRL水平降至正常，即30μg/L，为生物学治愈。一般术后PRL降至正常水平者可达33%~90%，大腺瘤为0~53%，月经恢复率为68%~72%。术后血PRL高于150μg/L可能为肿瘤残余或复发，亦可能为垂体柄损伤所致，但一般不超过100μg/L。同时要结合临床及CT、MRI等影像学检查综合判断。

(4) 放疗适用于对药物及手术治疗无效的病人，作为复杂泌乳素腺瘤综合治疗的一种选择。

【预后】

影响疗效的主要因素是术前PRL水平和肿瘤大小，是否侵袭性生长与疗效呈负相关，切除方式和外科医师的经验也是影响疗效的因素。泌乳素瘤术后5年复发率较高，为10%~50%，大腺瘤0~91%。Serri和Hardy的一组病例复发率为40%。北京协和医院泌乳素瘤的复发率为7%。泌乳素瘤经蝶窦手术的死亡率低于1%。北京协和医院187例泌乳素瘤手术无死亡。一般而论，微腺瘤的累积并发症为2%，大腺瘤为14%。

2. 垂体生长激素瘤　垂体生长激素瘤在激素分泌性垂体腺瘤中占20%~30%，就诊年龄多在30~50岁，由于肿瘤分泌生长激素（GH）过多，导致肢端肥大症，在青春期骨骺未融合前起病者表现为巨人症，少数病人于青春期起病，到成年后仍继续发展，表现为肢端肥大症（acromegaly）和巨人症（giantism）。

【临床表现】

垂体生长激素瘤的特点是生长缓慢。早期微小腺瘤，病人形体变化很小或不明显，常被忽视。随着肿瘤长大，GH分泌增加，典型的临床表现才逐渐明显。

(1) 软组织增生可导致肢端肥大表现为头颅面容宽大，眉弓凸起，颧骨高，下颌突出延长，鼻肥大，唇增厚，手足肥厚宽大，指趾变粗，频繁更换较大号鞋，多汗等现象。同时可有软组织及骨关节增生、内脏肥大、甲状腺肿大等，高血压、心脏肥大也是常见的表现。

(2) 呼吸道改变舌、咽、喉及呼吸道管壁增生可致睡眠呼吸暂停综合征、气道狭窄、肺功能受损，病人语言不清，声音低沉，发生呼吸道感染时的病残率和病死率也明显增加。

(3) 代谢改变GH对胰岛素有对抗作用，并影响胰岛素对葡萄糖的反应，故可导致糖耐量异常、糖尿病；因其使甘油三酯酶和脂蛋白的活性降低，而出现高甘油三酯血症；GH增高使肠道对钙的重吸收增加，使肾小管对磷的重吸收增加，致使血钙、磷增高，尿钙增高等。

晚期病人由于正常垂体受压出现垂体低功表现，其中性腺功能受损表现最早最明显。垂体生长激素瘤病人死亡较早，50%病人死于50岁以前，89%于60岁之前死亡。死因以心、脑血管和呼吸道并发症，垂体功能衰竭多见。

【内分泌学检查】

GH的正常值为<2μg/L。疑诊垂体生长激素瘤时，应检测GH基础值和葡萄糖抑制试验。血GH易受情绪、睡眠、体力活动、低血糖和应激状态等因素的影响，在禁食12小时后，休息情况下GH

正常值为 <2μg/L。约 90% 的生长激素瘤病人 GH 基础值高于 10μg/L，GH 水平在 5~10μg/L 可见于生长激素瘤病人，亦可见于少数正常人，葡萄糖抑制试验可资鉴别：正常人口服 100g 葡萄糖后 2 小时 GH 低于正常值，3~4 小时后回升，生长激素瘤病人则呈不能抑制表现。血浆胰岛素样生长因子（IGF-I）浓度测定可反映 24 小时 GH 的分泌情况和生长激素瘤的活动性。如 GH 的 TRH 兴奋试验、胰岛素低血糖兴奋试验结果 GH 不升高，表明 GH 储备能力不足。生长介素 C 的测定对于生长激素瘤的诊断和治疗后随诊有一定的帮助。

【诊断】

根据病人典型临床表现，结合内分泌及影像学检查，即可作出生长激素瘤的诊断。高 GH 血症病人中，99% 以上源于垂体生长激素瘤，由分泌性下丘脑肿瘤（分泌 GHRH）和异位 GH 分泌的肿瘤所致者不足 1%。GHRH 分泌过多可分为同源性和异源性，同源性既可在垂体，也可在下丘脑，如神经节细胞瘤；异源性生长素释放激素肿瘤可见于支气管类癌、小细胞肺癌、胰腺和胃肠道肿瘤、肾上腺肿瘤等。如肢端肥大症病人血 GHRH 升高，则应排除下丘脑肿瘤和异位性肿瘤。正常人 GHRH<100ng/L，异源性肢端肥大病人 GHRH 可达每升数微克。对此，全身 CT 或 MRI 检查是需要的，但有时仍然难以发现异源性病灶。

【治疗及预后】

经蝶窦切除术是治疗生长激素瘤的首选治疗手段。由于肢端肥大症病人咽喉组织肥厚，环状软骨狭窄，吸入全麻时常遇到气管内插管困难。对于有明显呼吸暂停综合征、上呼吸道狭窄症状、气管内插管失败的病人，可以先行气管切开，然后全麻手术，以确保手术和术后安全。

术后血 GH 基础值 ≤ 2μg/L，IGF-I 回复正常为生物学治愈。GH 大于 10μg/L 说明病情仍在活动。文献报道生长激素瘤术后生物学治愈率为 53%~88%，其中微腺瘤可达 80%~90%，大腺瘤为 50%~70%。术前血 GH 水平与手术疗效呈负相关。腺瘤局限于鞍内或轻度向鞍上发展者疗效好，侵袭性肿瘤疗效较差。

生长激素瘤的手术并发症低，文献报道为 5%~9%，手术死亡率国际报道在 0.9%。北京协和医院的手术并发症和手术死亡率分别为 3.5% 和 0.4%。

对于肿瘤较大，手术切除不完全者，或手术后 3~6 个月的血 GH 仍大于 10μg/L、症状不缓解者，可行再次手术或放疗或药物治疗，以控制肿瘤发展。另外，在肿瘤晚期，合并有糖尿病、心肾功能不佳，或年老体弱不能耐受手术者，可采用放射治疗或药物治疗。

放疗多作为生长激素腺瘤的辅助治疗手段，当肿瘤与视交叉之间距离小于 5mm 时，放疗应慎重选择。

生长激素瘤药物治疗疗效欠满意。溴隐亭对生长激素瘤亦可减轻症状，药量要比泌乳素瘤所用的大数倍，而疗效差得多，停药后肿瘤可迅速增大，一般仅用于手术和放疗效果不满意的病人作姑息性治疗。生长抑素（somatostatin，SMS）的作用相当于 GHIH，可促使血 GH 降至正常，但 SMS 半衰期短、停药后血 GH 升高等特点限制其临床应用。生长抑素激动药 SMS 201-995（奥曲肽，octreotide），及其长效类似物 somatuline 目前作为临床上最常用的控制生长激素的药物，但此类药物需要长期服药，一旦停药后，生长激素分泌会迅速升高。药物有促进胆囊结石形成的副作用，因此在服药期间需要定期复查胆囊超声。停药后肿瘤亦长大。

生长激素瘤术后复发率为 0~13%，应强调术后定期随诊观察临床表现，进行内分泌学及影像学检查。术后 2 周内的血 GH 浓度能预测较远期的疗效，术后 6 个月可作为判断疗效和复发的时间界限，如术后内分泌恢复正常，6 个月后又增高可认为复发，如术后 3~6 个月内分泌功能不缓解可行放疗或药物治疗。

3. 库欣病　库欣病（Cushing disease）是由于垂体促肾上腺皮质素瘤或 ACTH 细胞增生，分泌过多的 ACTH，引起肾上腺皮质增生，产生皮质醇增多症，导致的一系列物质代谢紊乱和病理变化，临床表现为库欣综合征，属于垂体源性库欣综合征。库欣病在激素分泌性垂体腺瘤中占 5%~10%，是一种耗竭性疾病，极少自行缓解，若不及时治疗，病死率高。多为青壮年，女性多于男性。

库欣综合征（皮质醇增多综合征，Cushing syndrome）可分为 ACTH 依赖性和非 ACTH 依赖性两大类。ACTH 依赖性库欣综合征多数是垂体源性促肾上腺皮质素瘤和 ACTH 细胞增生，少数为异源性 ACTH 分泌肿瘤（如燕麦细胞肺癌、支气管类癌、胰岛细胞腺样癌、嗜铬细胞瘤、卵巢癌、前列腺癌、胸腺瘤等），还有非常罕见的分泌促肾上腺皮质素释放激素（CRH）的肿瘤（如鞍区神经节细胞瘤）及异位 CRH 性库欣综合征（如前列腺癌转移至正中隆起）。非 ACTH 依赖性库欣综合征主要是肾上腺腺瘤和肾上腺腺癌；另外，还有较长期大剂量皮质激素治疗某些疾病所致的医源性库欣综合征；酒精性类库欣综合征是长期多量饮酒造成肝脏损害，影响皮质醇分解代谢所致。

【临床表现】

病人主要表现为：

(1) 代谢异常：脂肪代谢紊乱和分布异常引起的向心性肥胖，满月脸、水牛背、锁骨上脂肪垫；蛋白质代谢分解代谢高于合成代谢导致皮肤菲薄，结缔组织减少，毛细血管扩张，皮肤出现紫纹，毛细血管脆性增加，易出现皮下瘀斑，肌萎缩，切口不易愈合、易感染。并可引起骨质疏松，可发生病理性骨折。

(2) 糖代谢异常产生胰岛素拮抗：可以导致糖耐量减低(75%)和糖尿病(8%~10%)。

(3) 水、电解质代谢紊乱：主要表现为低血钾、低血氯、高钠血症，水、钠潴留可致高血压，严重水、电解质代谢紊乱可致低钾性碱中毒。

(4) 性功能异常：过多皮质醇抑制垂体促性腺激素，女性病人有性欲减退、月经稀少、不规则或闭经、溢乳、不孕；男性病人性欲减退、阳痿、精子减少、睾丸萎缩。

(5) 继发的肾上腺皮质分泌雄激素增加：可导致痤疮(多见于面部和胸背部)、女性汗毛增多、长胡须、喉结增大。

(6) 少数病人精神异常：以忧郁症多见。

青春期前发病者由于过量皮质醇抑制 GH 分泌，会严重影响生长发育。皮质醇增多可导致血管粥样硬化，血管平滑肌及内皮细胞增殖，故晚期库欣病病人常并发心血管、脑血管疾病，多因心脑血管疾病、呼吸系统疾病及感染性疾病而死亡。ACTH 腺瘤亦会产生压迫症状。

【内分泌学检查】

内分泌学检查对库欣综合征及其病因的诊断和鉴别诊断尤为重要，对疑诊 ACTH 腺瘤的病人可测定血浆 ACTH，正常值为 <46pg/ml，上午 8~10 时 ACTH 平均值为 22pg/ml，晚 10~11 时为 9.6pg/ml。ACTH 很不稳定，进入血浆后很快分解，含量甚微。故可测血浆皮质醇(正常值为 20~30μg/dl)和尿游离皮质醇(UFC)(正常值为 20~80μg/24h)，24 小时尿游离皮质醇检查结果最为可靠，如 24 小时 UFC 高于 100μg 有诊断意义。小剂量、大剂量地塞米松抑制试验是最重要的鉴别方法；双侧岩下窦取血法是一种有创的确诊性检测手段。特别是对于那些影像学上不能定位、普通内分泌技术鉴别病因困难的库欣综合征病人的诊断及鉴别诊断有着重大的临床诊断意义。当基础中枢与外周 ACTH 比值(IPS：P) ≥ 2：1，或 CRH 刺激试验后(IPS：P) ≥ 3：1 提示垂体源性 ACTH 分泌过多，若比值降低则通常是异位 ACTH 分泌。此外，甲吡酮试验、CRH 试验对库欣病的诊断有一定帮助。

【影像学检查】

因 ACTH 腺瘤中 80% 左右为微腺瘤，增强 CT 蝶鞍区薄层断层的微腺瘤发现率仅 30%，MRI 增强薄层断层的发现率为 50%~60%。故 CT 或 MRI 阴性，并不能排除 ACTH 微腺瘤的存在。对于临床表现和内分泌学检查诊断为库欣病的病人，当普通平扫和增强 MRI 未发现垂体腺瘤时，采用动态 MRI 可以提高垂体腺瘤的发现率。

【诊断和鉴别诊断】

垂体 ACTH 腺瘤的检查应分两步：首先应明确是否存在库欣综合征，其次应明确是否为垂体源性，即库欣病。各种检查指标的诊断和鉴别诊断意义如表 30-4。

表 30-4 库欣综合征病源鉴别试验结果

	皮质醇		血浆 ACTH	地塞米松抑制试验		甲吡酮试验	CRH 试验
	血/尿	节律		小剂量	大剂量		
单纯肥胖	正常	正常	正常	大多抑制	抑制	血浆 11-去氧皮质醇增加	ACTH 轻度增高
垂体性	增高	消失	正常或中度增高	不抑制或部分抑制	大多抑制	血浆 11-去氧皮质醇增加(2 倍于尿 17-羟皮质类固醇)	增高
异源性	增高	消失	增高	不抑制	不抑制	无变化	不增高
肾上腺性	增高	消失	降低	不抑制	不抑制	减低	不增高

【治疗和预后】

库欣病首选经蝶窦显微外科切除垂体ACTH腺瘤，可达到治愈肿瘤而不造成永久性内分泌功能低下。切除肿瘤的同时，大部及次全切除瘤周垂体可以显著提高疗效，而对垂体及靶腺功能无明显影响。对在手术探查时未发现病变的库欣病，可考虑做垂体次全切除，而不主张轻易做全垂体切除，以免造成全垂体功能低下而需长期激素替代治疗等诸多问题。ACTH腺瘤的治愈标准为24小时UFC低于220.8nmol(80μg)，临床症状基本消失。文献报道库欣病的手术总治愈率在74%~84%。北京协和医院ACTH腺瘤总的治愈缓解率为91.7%，ACTH细胞增生为72%。ACTH微腺瘤的治愈缓解率为91.8%，大腺瘤为93.2%。肿瘤加瘤周垂体组织次全切除的治愈缓解率为95.9%，瘤周垂体大部切除为86.7%，单纯肿瘤选择性切除为80%。垂体ACTH腺瘤经蝶窦手术并发症较低，Wilson报道为9.3%，北京协和医院一组116例并发症为6%。手术死亡率低，一般在1%以下，Wilson资料为0.9%。北京协和医院300余例库欣病手术无死亡。多数病人皮质醇于术后一周左右迅速下降至正常或正常以下，后者可一度出现皮质醇低下的症状，其功能恢复多需3~12个月。对肾上腺皮质功能低下者，应予激素补充治疗。术后1周内的皮质醇水平与术后3~6个月的水平相一致。

放射治疗的有效率为40%~50%，儿童(可达80%)优于成年人(15%~20%)，目前多用于垂体或肾上腺术后的辅助治疗。

药物治疗效果不理想，可分为作用于肾上腺和中枢神经两类药物。作用于肾上腺的药物，通过抑制皮质醇的合成降低血浆皮质醇，如氨鲁米特、甲吡酮等。作用于中枢下丘脑的药物可以减少ACTH的分泌，包括5-羟色胺拮抗药赛庚啶、溴隐亭等。以上药物可对部分敏感病例起到暂时缓解症状作用；因有副作用，不宜长期服药，故仅可试用于手术后和放疗后效果不佳者和衰弱病人的手术前准备与放疗延迟期的辅助治疗。

垂体ACTH腺瘤术后复发率在6%~25%。对于未缓解或复发的病例，经检查仍属垂体源性者，可首选再次经蝶窦垂体探查，行全垂体切除，常能收到良好的效果。亦可根据具体情况选择垂体放疗、肾上腺切除或药物治疗。

【纳尔逊综合征】

纳尔逊综合征(Nelson syndrome)是库欣病行双侧肾上腺切除术后继发的综合征。有10%~30%，甚至50%的病人在术后数月至10余年可被发现有垂体ACTH腺瘤或原垂体ACTH腺瘤增大。由于双侧肾上腺切除后，缺乏皮质醇对下丘脑CRH的负反馈作用，CRH过多，长期刺激原来存在的垂体ACTH腺瘤或ACTH细胞增生，使其逐渐增大而出现症状。临床表现为ACTH过多所致的皮肤、黏膜黑色素沉着，在肢体皮肤皱褶处更明显；肿瘤压迫引起垂体功能低下；易侵入海绵窦而产生脑神经麻痹，有的可向颅内其他部位生长或颅外转移，但极少见。病人的ACTH水平高达220~2 200pmol/L(1 000~10 000pg/ml)，甚至更高。但并非与肿瘤大小和增大速度成正比。经蝶窦或经颅手术切除垂体ACTH腺瘤可改善症状，术后辅以放射治疗，同时需长期服用糖皮质激素，以调整对下丘脑CRH的负反馈作用。

鉴于库欣病的经蝶窦或经颅手术治疗效果显著，故一旦库欣病诊断明确，即应考虑首选神经外科手术治疗为宜。若仅单纯切除肾上腺，虽可缓解皮质醇增多的症状体征，但日后由于负反馈作用，使垂体ACTH腺瘤易呈侵袭性生长，这将增加手术难度，术后易复发，预后不良。

4. 垂体无分泌功能腺瘤　垂体无分泌功能腺瘤占垂体腺瘤的20%~35%。免疫组化染色和电镜形态学研究，肿瘤细胞内尚可见到分泌颗粒，可发现FSH、LH、TSH、LHα亚单位、LHβ亚单位、FSHβ亚单位等，多为糖蛋白类激素及其无生物活性的游离亚单位。在细胞培养研究中，采用特殊的寡核苷酸cDNAs杂交技术，结果证实瘤细胞可合成糖蛋白激素，主要是促性腺激素和/或其亚单位。故有人推测垂体无功能性腺瘤可能是糖蛋白激素肿瘤，由于肿瘤内具有分泌功能的肿瘤细胞数量很少，且多分泌无生物活性的糖蛋白激素游离亚单位，激素在细胞内降解，激素释放障碍等多种因素，使得血中的活性激素水平不高。因缺乏血浆激素水平而无垂体激素分泌亢进表现，故临床症状尤其是早期临床症状多不显著。

【临床表现】

垂体无分泌功能腺瘤生长缓慢，肿瘤较小时不产生内分泌症状，确诊时往往肿瘤已较大，故临床上无分泌功能腺瘤以大腺瘤常见。表现为头痛、视功能障碍和其他脑神经受损等肿瘤压迫、侵袭症状。肿瘤增大，压迫正常垂体组织，严重时可表现为垂体功能低下，一般以性腺功能低下最为常见，其次为甲状腺功能低下、肾上腺功能低下，巨大和/或晚期无分泌功能腺瘤病人可出现全垂体功能低下。

【内分泌学检查】

内分泌学检查一般正常，肿瘤压迫正常垂体组织，导致垂体功能低下时可致相应血浆激素水平下降，大腺瘤压迫垂体柄可以导致轻度高泌乳素血症(泌乳素低于100μg/L)。无分泌功能腺瘤多数可以分泌α亚单位及FSHβ亚单位，故病人血中亚单位含量可以增高，但这对无分泌功能腺瘤并无特异性诊断意义。一般认为，术前、术后动态观察α亚单位的变化，对于判定疗效和复发有一定意义。TRH刺激试验对诊断无分泌功能腺瘤有一定帮助。正常人注射TRH后，对促性腺激素无反应，而有40%的无分泌功能腺瘤的血浆促性腺激素和/或其游离亚单位水平升高，这是因为该腺瘤的细胞膜上存在TRH受体的缘故。

【诊断和鉴别诊断】

对于不明原因的头痛、肥胖、视力下降，应考虑无分泌功能腺瘤的可能，进行CT、MRI等影像学检查，常可获得阳性发现，诊断早期病变。全面的内分泌学检查是必要的，这一方面有助于评估病人术前的内分泌功能，发现垂体功能低下。另一方面对于激素分泌功能腺瘤与无分泌功能腺瘤的鉴别诊断也有重要的意义。

【治疗】

无分泌功能腺瘤手术适应证的掌握应从肿瘤的大小和病人症状两方面综合考虑：对于大腺瘤，有明显头痛、视功能障碍、垂体功能低下的病人，均应手术治疗；对于偶然发现无症状的无分泌功能微腺瘤，采取手术治疗抑或是随诊观察，应根据具体情况慎重考虑。

手术以经蝶窦入路为首选，有些巨大腺瘤经蝶窦手术也可取得满意效果。无分泌功能腺瘤术后病人症状多有不同程度的改善。北京协和医院166例垂体巨大无分泌功能腺瘤经蝶窦手术切除的肿瘤全切除率为87.9%，视力恢复率为86.8%，视野恢复改善率为72.9%，仅1例(1.5%)术后两周死于心血管意外。

由于无分泌功能腺瘤多为大腺瘤或巨大腺瘤，常伴有硬脑膜侵犯及骨质破坏，即使手术显微镜下肿瘤全切除，术后影像学检查证实肿瘤无残留及复发，仍难以达到组织学治愈，因此，为提高和巩固疗效，防止或减少复发，多主张术后放射治疗。鉴于术后早期放疗会造成视功能恢复停顿，甚至进一步恶化，而一般视功能多数于术后6个月恢复到最佳水平，6个月后变化甚微，故笔者主张对于术后仍有视力、视野障碍者，应待手术6个月后考虑是否行放疗，如影像学检查提示无肿瘤征象，则可进一步观察。无视功能障碍者，可术后早期放疗，亦可更长时间观察随诊，MRI检查尤为重要。

无分泌功能腺瘤经蝶窦手术后的复发率一般在6%~22%。肿瘤的侵袭性生长是影响预后最重要因素，侵袭性生长的无分泌功能腺瘤复发率为38%，而非侵袭性生长者仅为15%。目前认为肿瘤组织高表达Ki67与肿瘤侵袭性相关，世界卫生组织分类提出垂体腺瘤表达Ki67大于3%，大量表达P53可定义为非典型垂体腺瘤，多侵袭性生长，术后易复发。

5. 垂体卒中　多数学者认为，绝大部分垂体卒中(pituitary apoplexy)是在垂体腺瘤基础上，瘤内出血或缺血性梗死，致使瘤体增大而引起一系列诸如头痛、视力障碍、眼肌麻痹和意识障碍等临床表现。可发生于任何年龄，男性略多于女性。偶可见于垂体微腺瘤病例。卒中多发生于垂体生长激素瘤、无分泌功能腺瘤和泌乳素瘤，而促肾上腺皮质素瘤和垂体腺癌较少发生。

据统计，垂体腺瘤瘤内出血的发生率约是其他类型颅内肿瘤的5.4倍。其发生与下列因素有关：①垂体微血管网多，形成不规则血窦，血窦壁菲薄易破裂出血；②肿瘤内新生血管发育不完善，快速增长的肿瘤组织超过了血液供应范围；③肿瘤体积增大直接挤压垂体柄及其伴行的血管，引起肿瘤的血液供应不足。临床上少数病人有明确的诱因，如颅内压力或血压变化、凝血机制障碍、服药(如溴隐亭)、放疗等。

【临床表现】

垂体卒中的临床表现多样，主要为急性压迫症状和垂体功能低下表现。因肿瘤骤然增大或形成血肿压迫使周围硬脑膜张力增高，可出现头痛头晕、恶心呕吐；蛛网膜下腔出血引起的脑膜刺激征；以及视路、下丘脑、脑干、海绵窦等受压表现，偶可见到颈内动脉受压而出现偏瘫、癫痫等。垂体卒中往往使原已存在的下丘脑-垂体-靶腺轴功能低下进一步加重，甚至骤然加剧为全垂体功能低下危象而危及生命，故治疗时应给予足够的重视；个别情况下，垂体卒中也可使一些内分泌亢进的垂体腺瘤病例的激素水平下降，甚至降至正常，达到自愈。根据垂体卒中后对周围结构的影响和病情缓急及严重程度将病人分为四种类型，以指导治疗和判断预后。

(1)暴发性垂体卒中(Ⅰ型)指出血迅猛，出血量大，直接影响下丘脑。此时，病人均伴有脑水肿及明显颅内压增高，出血后3小时内可出现明显视力视野障碍，意识障碍进行性加重，直至昏迷甚至死亡。

(2)急性垂体卒中(Ⅱ型)指出血比较迅猛，出血量较大，已累及周围结构，但未影响下丘脑，也无明显脑水肿及颅压增高。临床表现为头痛、视力视野障碍、眼肌麻痹或意识障碍，在出血后24小时内达到高峰。在观察治疗期间症状和体征无继续加重倾向，但占位效应明确。

(3)亚急性垂体卒中(Ⅲ型)出血较缓慢，出血量小，对周围组织结构影响较轻。可有头痛，视力视野障碍或眼肌麻痹，使原有垂体腺瘤症状轻度加重，无脑膜刺激征及意识障碍，常被病人忽略。

(4)慢性垂体卒中(Ⅳ型)出血量小，无周围组织结构受压表现，临床上除原有垂体腺瘤的表现外，无任何其他症状，往往是CT、MRI检查或手术时才发现。

垂体卒中早期的CT扫描显示出血的高密度影或坏死的低密度影，有时可见蛛网膜下腔出血和或颅内血肿征象。

【诊断和鉴别诊断】

垂体卒中病人的诊断标准是：

(1)病程中有突然头痛、恶心、呕吐和/或视力视野障碍、眼肌麻痹和意识障碍的病史。

(2)CT或MRI检查显示垂体肿瘤并有出血和/或梗死。

(3)术中见肿瘤内有出血、坏死。

已知患有垂体腺瘤的病人如果突然头痛、视力视野障碍、眼肌麻痹和意识障碍，不难作出垂体卒中的诊断。但大部分病人发生垂体卒中时并不知道已经患有垂体腺瘤，故应与一般蛛网膜下腔出血、颅内感染、脑血管病、球后视神经炎、动脉炎、眼肌麻痹性偏头痛、垂体转移癌和其他鞍区肿瘤等疾病相鉴别。

【治疗】

首先应根据病人情况补充激素，如肾上腺皮质激素和甲状腺素，大剂量补充激素不但能治疗垂体功能低下严重的病例，有的还有助于改善视功能。同时及时治疗尿崩和水、电解质紊乱。上述治疗的同时，应考虑是否需行手术治疗。手术治疗的目的是切除肿瘤及清除血肿，以减轻对下丘脑及视神经、视交叉的压迫，促进垂体功能恢复。一般对于Ⅰ型和Ⅱ型病人，应尽早手术；对Ⅲ型和Ⅳ型病人，如已有视力、视野障碍，应及时手术治疗；如无视力视野障碍，应严密观察，可择期手术或在定期随访的基础上采用保守疗法。在此期间，如果占位压迫效应明确或分泌性腺瘤激素水平持续增高，也应考虑手术治疗。

一般经蝶窦入路即可达到良好的治疗目的。对于蝶窦气化不良和同时合并颅内血肿者，则采用经额或翼点入路(pterion approach)。术后并发症与一般垂体腺瘤术后并发症相似。术后死亡率在近几年已得到明显改善，在2%~3%。

(任祖渊)

二、颅咽管瘤

颅咽管瘤(craniopharyngioma)是从胚胎期颅咽管残余组织发生的良性先天性肿瘤，约占颅内肿瘤的4%；但在儿童中却是最常见的先天性肿瘤，占鞍区肿瘤的首位。目前其确切的发生机制尚不清楚，多数学者认为颅咽管瘤起源于垂体结节部的残余鳞状上皮细胞。

【病理】

大体上，肿瘤表面光滑或呈结节状生长，有包膜，边界较为清楚。镜下见反应性胶质增生带存在于肿瘤周围，与上皮细胞层、结缔组织层合在一起，构成肿瘤包膜结构；位于肿瘤和周围正常脑组织之间的胶质增生带厚薄不均，其厚度从几百微米到几毫米。囊性肿瘤的内容物多为坏死、液化的上皮碎屑，含大量的胆固醇结晶，呈绿色液状，有时稠如机油状。肿瘤组织学可以分为釉质上皮型和鳞状上皮型，儿童病人中几乎均为前者，而成年病人中两种类型各占一半。根据颅咽管瘤与鞍膈、脑室的关系等，将颅咽管瘤归纳为：

Ⅰ级：肿瘤完全位于鞍内或鞍膈下方；

Ⅱ级：肿瘤位于鞍上池，同时鞍内有或没有肿瘤；

Ⅲ级：肿瘤侵入第三脑室的下半部；

Ⅳ级：肿瘤侵入第三脑室的上半部；

Ⅴ级：肿瘤顶部达到透明隔或进入侧脑室。

【临床表现】

颅咽管瘤生长缓慢，因其所在部位和发展方向，会引起一系列的神经系统和内分泌症状体征，其中视功能障碍最为常见。

1. 下丘脑-垂体轴损害症状可出现体温偏低、嗜睡、尿崩症，以及弗勒赫利希综合征(又称肥胖生殖无能综合征)。约有10%的病例以尿崩症为初发症状，系由于视上核、室旁核、下丘脑、神经垂体受累，导致抗利尿激素产生减少所致。下丘脑和/或垂体柄损害，阻断了泌乳素释放抑制因子的分泌，可发生闭经和溢乳。肿瘤压迫垂体前叶组织引起垂体功能低下，使生长激素、促性腺激素和促甲状腺素分泌不足，而出现生长发育障碍，骨骼生长迟缓甚至停止，至青春期常有性器官发育障碍，无第二性征。可表现为身材矮小，虽已到成年，体形仍如儿童，称之为生长激素缺乏性侏儒症（又称垂体性侏儒症）；还有全身乏力倦怠，少动，食欲减退，性欲减退、皮肤苍白细腻，基础代谢率低下等表现；男性阳痿，女性月经失调或停经。

2. 视功能及其他脑神经功能障碍肿瘤向鞍上生长常直接压迫视神经、视交叉和视束，有 70%~80% 的病人出现视力视野障碍，如双颞侧偏盲、视野缺损或左右不对称的视野缩小。有时因肿瘤向后外侧发展累及视束而出现同侧偏盲。由于颅压增高造成视乳头水肿，日久出现继发性视神经萎缩而导致失明者并不少见。幼儿及儿童病人因表达能力有限，其视功能障碍往往容易被忽视，只有在出现平常走路时易误撞目标，视物、阅读时不停眨眼或歪头费力去看等异常情况，才被发现有视力障碍。此外，向鞍旁生长的肿瘤还可累及海绵窦，导致相应的第三、第四、第五对脑神经症状。

3. 颅压增高症状早期可无颅压增高，当肿瘤向鞍上发展累及第三脑室前半部，使室间孔闭塞，导致脑积水而引起颅压增高。约有 80% 的病人表现为头痛、恶心呕吐、视盘水肿以及外展神经麻痹等，晚期病人可出现嗜睡甚至昏迷。此类情况在成年病人或垂体腺瘤病人中很少见。

【辅助检查】

1. 影像学检查

(1) 头颅 X 线平片：鞍区钙化是颅咽管瘤的常见表现，一般年幼病人多见（73%），成年病人较少见（36%）。钙化可呈云絮状、点片状或团块状等。随肿瘤增大，蝶鞍可呈浅碟形扩大或被破坏。有时，还可见到颅压增高征象，以儿童病人多见。

(2) 颅脑 CT 扫描：囊性颅咽管瘤在 CT 上可显示为鞍上区低密度影，边界清楚，呈圆形、卵圆形或分叶状。实质性肿瘤的 CT 扫描表现为均匀的密度增高影，并可见散在的点片状钙化影；囊性肿瘤囊壁的蛋壳样钙化影是诊断囊性颅咽管瘤的主要依据之一。增强扫描时，实质性肿瘤呈均匀增强，而囊性肿瘤沿囊壁呈环形强化。

(3) 颅脑 MRI：颅咽管瘤的 T_1 加权像可呈低信号、等信号、高信号或混杂信号，这取决于肿瘤本身的内容物，T_2 加权像多呈高信号。MRI 对肿瘤形态、生长方向及其与周围毗邻关系的显示较为清晰，但是不利于显示钙化和骨质破坏。

(4) 脑血管造影：从脑血管造影上可以看到肿瘤向鞍上发展的间接征象，包括：在正位像上，大脑前动脉水平段抬高，颈内动脉向外侧方移位；侧位像上，虹吸段张开；有时也可看到因脑积水引起的血管移位征象。肿瘤本身的供血血管非常细小，通常难以显示清楚和加以区别。

2. 内分泌学检查术前测定垂体及其相关靶腺功能，大多数病例存在不同程度垂体 - 靶腺轴类型的垂体功能低下。如术前即存在肾上腺皮质功能低下和甲状腺功能低下，则预示术中、术后有可能出现较严重的低功能危象，应予重视并做好防范。

3. 视功能检查包括视力视野检查及眼底检查。通常有不同程度的视力下降和视野缺损，发生颅内高压时可发现相应的眼底改变。

【诊断和鉴别诊断】

小儿颅咽管瘤诊断相对较为容易，发现其鞍区占位并伴有尿崩、发育迟缓，全身乏力、视力视野改变以及颅内压增高等症状体征时，即可确诊。成年病人的诊断有时较为困难，因为成人的颅咽管瘤多为实质性，有时鞍内生长的颅咽管瘤难以与垂体腺瘤相鉴别，需手术取出病理组织检查后，才能确诊。

【治疗】

1. 手术治疗　对于肿瘤侵袭范围较小或者侵袭范围仅局限于第三脑室底的漏斗部和灰结节处的病例，应首选显微外科手术治疗，颅咽管瘤全切除治愈率较高。而当肿瘤较为巨大且与颈内动脉、视神经、垂体柄、下丘脑等周围组织结构紧密粘连时，即使勉强切除，效果也不一定满意，甚至有可能出现严重的视路 - 间脑 - 额叶水平的不可逆性损害并发症，危及生命。对于下丘脑症状严重，已有意识障碍，卧床不起，术前估计不能耐受开颅手术的病例，可选择较为保守的治疗方法，如囊腔穿刺引流或使用立体定向的方法穿刺和引流肿瘤的囊腔，以缓解肿瘤局部压迫，降低颅内压，同时可以向瘤腔内注入有 β 射线放射性的同位素进行内照射，或向瘤腔内注入化疗药物。对处于Ⅲ、Ⅳ、Ⅴ级的颅咽管瘤，可考虑选择经额下入路、翼点入路、终板入路、经胼胝体或经皮质侧脑室入路以及联合入路等。对于Ⅰ、Ⅱ级颅咽管瘤常常选用经蝶窦手术。选择手术入路的原则是通过对肿瘤周围毗邻组织结构干扰最小，换取最大限度显露，手术中尽量避免损伤下丘脑是手术成功的关键。文献报道颅咽管瘤的全切除率为38%,次全切除率为53%。

2. 放射治疗 根据病情使用分次普通放射治疗或立体定向放射外科治疗。放射治疗可以延缓肿瘤复发的时间,增加生存期。据统计,手术+放疗组的存活率高于单纯手术组。

(任祖渊)

参考文献

[1] 尹昭炎,王维钧,姜节良,等.经蝶窦显微外科治疗脑垂体区肿瘤(100例疗效分析)[J].中华医学杂志,1983,63(9):532-535.

[2] 王维均,尹昭炎,任祖渊,等.经额开颅及经鼻显微手术治疗垂体腺瘤的比较[J].中华神经外科杂志,1985,1(2):17-20.

[3] 任祖渊,王维钧,尹昭炎,等.经蝶窦显微外科切除垂体ACTH腺瘤治疗Cushing病[J].中华神经外科杂志,1989,5(1):3-7,80.

[4] 任祖渊,陶蔚,苏长保,等.垂体TSH细胞腺瘤所致中枢性甲亢的诊断和处理[J].中华神经外科杂志,2004,20(2):56-59.

[5] 任祖渊,杨义,苏长保,等.垂体腺瘤侵袭性与海绵窦颈内动脉的关系和手术疗效[J].中国医学科学院学报,2005,27(1):13-17.

[6] MORTINI P, LOSA M, BARZAGHI R, et al. Results of transsphenoidal surgery in a large series of patients with pituitary adenoma [J]. Neurosurgery, 2005, 56 (6): 1222-1233.

[7] GIUSTINA A, BRONSTEIN M D, CASANUEVA F F, et al. Current management practice for acromegaly: an international survey [J]. Pituitary, 2011, 14 (2): 125-133.

[8] CHEN L, WHITE W L, SPETZLER R F, et al. A prospective study of nonfunctioning pituitary adenomas: presentation, management, and clinical outcome [J]. J Neurooncol, 2011, 102 (1): 129-138.

[9] ROTENBERG B, TAM S, RYU W H, et al. Microscopic versus endoscopic pituitary surgery: a systematic review [J]. Laryngoscope, 2010, 120 (7): 1292-1297.

第七节 脑血管性肿瘤

中枢神经系统疾病分类中血管肿瘤较难界定,本节介绍的血管母细胞瘤、血管外皮瘤和血管内皮瘤,它们在2007年WHO中枢神经系统肿瘤分类中归属在与脑膜有关或间叶组织肿瘤中。

一、血管母细胞瘤

中枢神经系统血管母细胞瘤(hemangioblastoma, HB),又称毛细血管性血管母细胞瘤(capillary hemangioblastoma)、毛细血管性血管内皮瘤(capillary hemangioendothelioma)、血管网状细胞瘤(angioreticuloma)等。WHO(2007)中枢神经系统肿瘤分类中为Ⅰ级良性肿瘤。

按有无家族史,HB分为散发性和家族遗传性两种,后者表现为Von Hippel-Lindau病(VHL);按病灶类型,HB可分为囊性和实质性。

【流行病学】

HB好发于天幕下,其中以小脑最多见,其次为脑干,也可发生于脊髓和幕上。国外报道HB占整个颅内肿瘤的0.99%~4.7%,国内黄文清统计HB占颅内肿瘤的0.9%~3.5%,平均2.2%;占小脑肿瘤的第三位,仅次于髓母细胞瘤和星形细胞瘤。发病率男性较女性多见,男:女为1.8:1,各年龄组均可发病。囊性血管母细胞瘤多见于小脑半球,实质性血管母细胞瘤多位于脑干、脊髓及小脑蚓部等中线位置。

HB呈家族性发病者,称为Lindau病,若合并视网膜血管病及内脏发育异常或肿瘤,称为Von Hippel-Lindau(VHL)病。5%~38%的中枢神经系统血管母细胞瘤伴有VHL病,而48%~72%的VHL病伴有中枢神经系统血管母细胞瘤。

【病理学】

病理巨检,肿瘤有实质性和囊性两种,囊肿体积可大大超过肿瘤实质部分,囊液呈黄色或清亮液体,巨大囊肿可将瘤实质部分推向囊肿一侧,称其为附壁瘤结节。肿瘤结节呈鲜红或紫红色,质地柔韧、血供丰富,周围可见粗大供血动脉和扩张引流静脉。

光镜下肿瘤由丰富毛细血管网及基质细胞(stromal cell)两种结构组成;血管管壁由单层扁平内皮细胞围成,细胞质淡染,核呈短梭形;基质细胞位于血管之间，体积较大，核不规则，染色质粗而深染，细胞质富含类脂质、呈空泡状或泡沫样。大多 HB 无异型性，个别病例偶见单个核瘤巨细胞和核异型细胞，未见核分裂，提示为良性肿瘤。细胞增生指数 MIB-1 为 0~2%（图 30-25）。

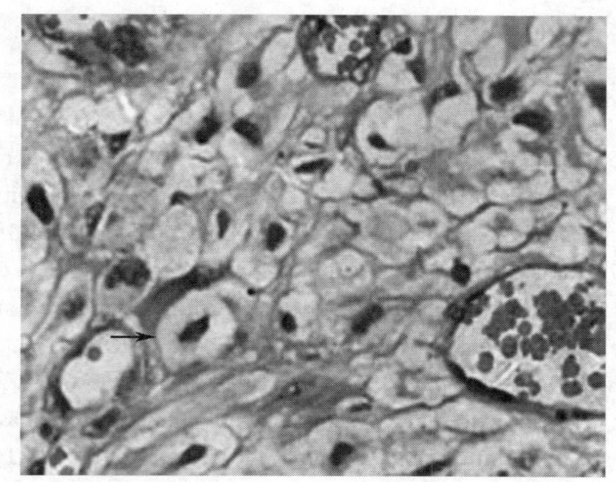

图 30-25 HB 的典型光镜下病理表现
丰富的毛细血管网之间充满多形性基质细胞，胞浆呈泡沫样，箭头示：基质细胞（HE × 400）（文末有彩图）

电镜观察可见 HB 血管内皮细胞呈扁平形，较幼稚，细胞核较大，染色淡，胞质内可见到 Weibel-Palade 小体。周细胞位于内皮细胞外侧，靠近血管腔，细胞体积较内皮细胞小，核呈卵圆形，细胞质较少，胞体周围有一层完整基底膜包绕。基质细胞呈椭圆形，表面不规则，细胞核大，染色浅，细胞质中有丰富的脂滴，未见到怀布尔 - 帕拉德小体（Weibel-Palade body，W-P 小体）（图 30-26，图 30-27）。

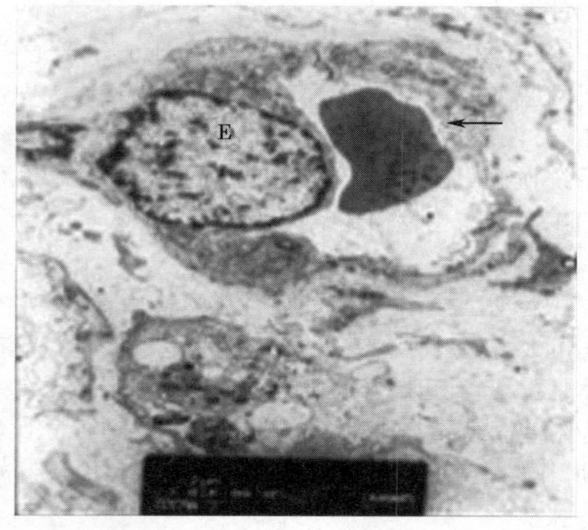

图 30-26 透射电镜，HB 中的血管内皮细胞较幼稚，细胞核色淡饱满
E：幼稚的内皮细胞，箭头示 W-P 小体，标尺示 2 μm

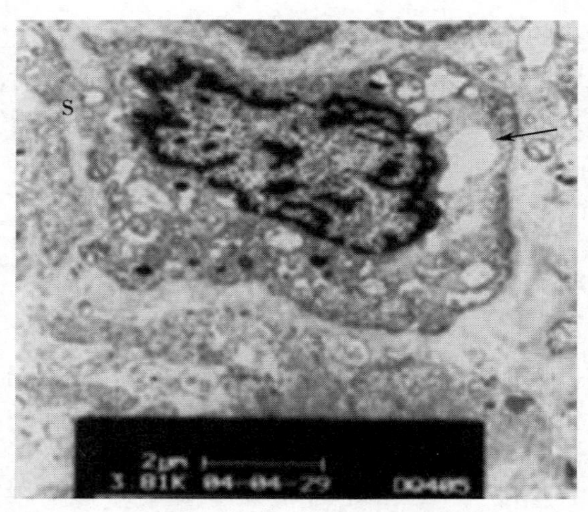

图 30-27 透射电镜，HB 基质细胞的细胞核较大，细胞浆中有丰富的脂滴
S：基质细胞，箭头示脂滴，标尺示 2 μm

从 1926 年 Lindau 首先描述小脑血管母细胞瘤至今，尽管经过努力，但 HB 组织学起源仍有争议，2007 年 WHO 将其归为与脑膜有关肿瘤。

【发病机制】

目前研究较多的是 VHL 基因。人类 VHL 基因定位于 3P25-26 区，含 3 个外显子和 2 个内含子，由 854 个脱氧核苷酸组成短开放性阅读框架。该基因具有典型肿瘤抑制基因特点，其编码的野生型 VHL 蛋白（wt-pVHL）能阻断 EloginC 与 Elogin B、Cullin2 结合形成复合物，这个复合物有泛素连接酶活性，可以增加缺氧诱导因子 1α（HIF-1α）在正常氧浓度下的稳定性；一旦瘤变细胞中 VHL 双等位基因失活而使 wt-pVHL 的表达缺乏，必将使 EloginC-EloginB-Cullin2 复合物增多，从而增加 HIF-1α 的稳定性，使下游靶基因如 EPO、VEGF、c-myc、c-fos 等在正常氧浓度下过度表达，导致瘤细胞增殖。根据 Knudson 等的二次突变假说，有学者提出 VHL 基因由于各种先天性和 / 或后天性的原因而失活，是家族性和散发性血管母细胞瘤共同的始动因素，瘤变细胞中 VHL 双等位基因的失活导致与细胞生长密切相关的基因 VEGF、EPO、c-myc、c-fos 等表达失控，进而导致瘤细胞增殖，瘤变组织高度血管化及囊性变等，最终导致 HB 的病理形成。但另一方面，SebsebeLemeta 等用比较基因组杂交方法研究了 22 例 HB 肿瘤标本，发现只有 2 例存在 3 号染色体缺失，而有 5 例存在染色体 6q 缺失；Crossey 等分析来自 VHL 病人的 24 对血 / 肿瘤组织 DNA 样本，发现存在 3p 等位基因缺失者 9 例，另有 4 例存在 5p21、13q、17q 的缺失，说明除 VHL 基因外，其他基因改变可能也与 HB 的发生有关。

约 20% 的 HB 病人有红细胞增高症，肿瘤切除或放疗后红细胞计数可恢复正常，肿瘤复发又出现红细胞增多，因此推测促红细胞生成素（erythropoietin，EPO）可能与 HB 发病有关。Vortmeyer 等用显微切割、Western Blot、RT-PCR 以及免疫组化方法检测 6 例 HB 标本，也发现在肿瘤新生血管周围有很明显 EPO 和 EPO-R 表达。

近年研究提示位于血管网之间基质细胞似乎才是 HB 唯一肿瘤实质部分，而血管网可能是由基质细胞分泌产生的细胞因子诱导产生。Vortmeyer 等运用显微分离技术，将 HB 的基质细胞与血管成分分开进行检测，发现 VHL 基因突变只发生在基质细胞中，而血管成分中未发现 VHL 基因的异常。Wizigmann 等研究证实，HB 的基质细胞内含有大量 VEGF121 mRNA、VEGF165 mRNA 及少量的 VEGF189 mRNA；而在血管内皮细胞中则不能探测到相应 VEGF mRNA 存在，却有丰富 VEGF 受体 flt-1 和 KDR/flk-1 表达。复旦大学附属华山医院研究发 HB 中基质细胞具有向外分泌 VEGF 及 EPO 的能力。

【影像学检查】

CT 平扫，HB 囊性区域为较均匀的低密度灶，由于囊液含有蛋白质和可能伴出血，故其密度略高于脑脊液，CT 值为 10~20HU，低密度区病灶的边缘常见一等密度或稍低密度的附壁结节(图 30-28)。HB 实质性区域 CT 平扫为等密度或低等混合密度，大多为圆形、类圆形，边界锐利，轮廓光滑，病灶周围无水肿带，少数有轻度水肿带(图 30-29)。肿瘤较大时，可致第四脑室闭塞，继而发生阻塞性脑积水。增强 CT 扫描，囊变区域多数囊壁无强化、CT 值上升 15~20HU，病灶外常有一根或数根较粗大蛇形血管伸入病灶。

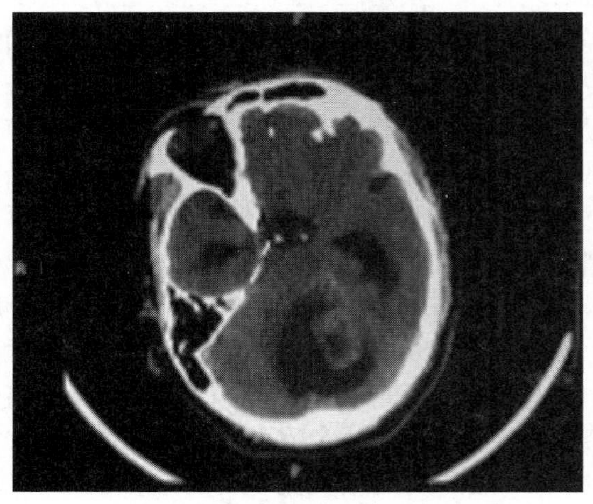

图 30-28 囊性 HB CT 平扫的典型表现
囊变区为较均匀的低密度灶，密度略高于脑脊液

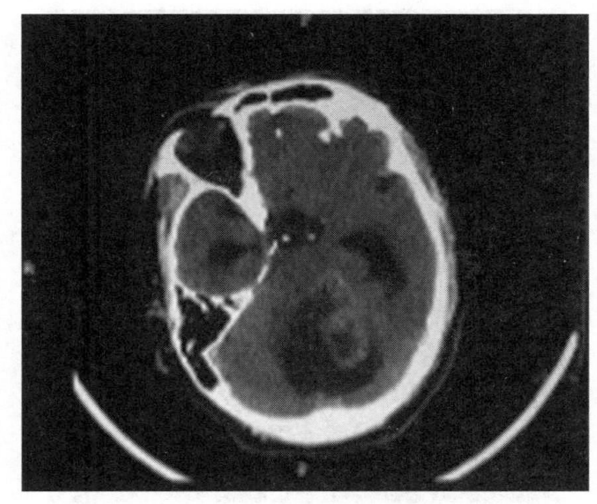

图 30-29 HB 实质性部分 CT 平扫
为等密度或低等混合密度，病灶为圆形、类圆形，边界锐利，轮廓光滑，大多数病灶周围无水肿带

MRI 扫描，HB 囊性区域，T_1WI 呈低信号，T_2WI 呈高信号，壁结节 T_1WI 为等信号，T_2WI 为稍高信号；实质性区域 T_1WI 呈等信号，中央有坏死者可呈等低混合信号，T_2WI 为高信号；增强时实质性区域强化明显，典型者出现大囊伴小附壁瘤结节的表现(图 30-30)。实质性 HB 的典型增强 MRI 表现，呈类圆形，边界锐利，强化明显，中央伴坏死和微囊变，肿瘤周围可见蚓状流空的肿瘤供血动脉，瘤周无水肿带(图 30-31)。实质性 HB 伴瘤内囊变时，增强 MRI 表现为明显的环形强化，病灶周围或肿块内可见迂曲血管影(图 30-32)。多发病灶可为囊性、实质性或两者兼有，表现如前(图 30-33)。

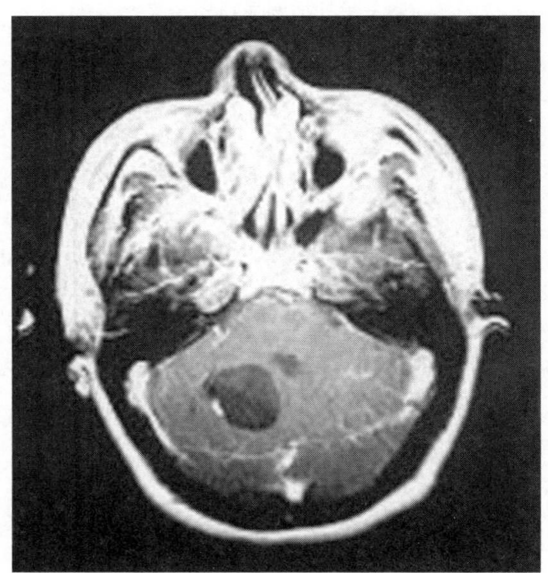

图 30-30 囊性 HB 的典型增强 MRI 表现
大囊腔、小结节，结节明显强化而囊壁不强化

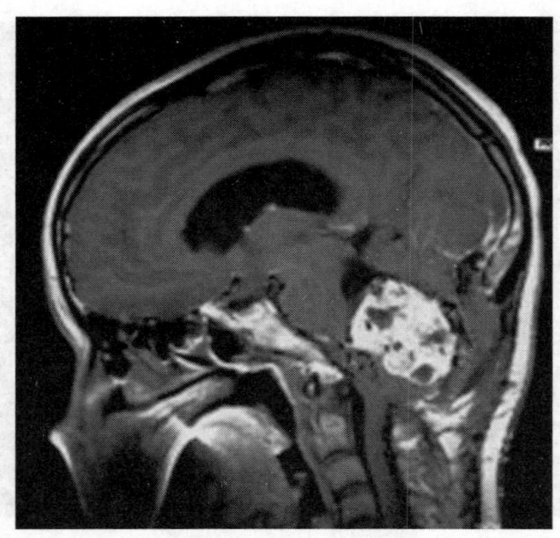

图 30-31 实质性 HB 的典型增强 MRI 表现
呈类圆形,边界锐利,强化明显,中央伴坏死和微囊变,肿瘤周围可见蚓状流空的肿瘤供血动脉,瘤周无水肿带

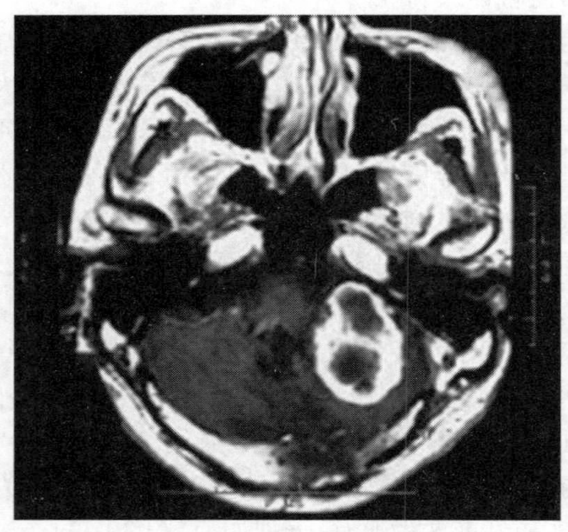

图 30-32 实质性 HB 伴瘤内囊变
呈环形明显强化

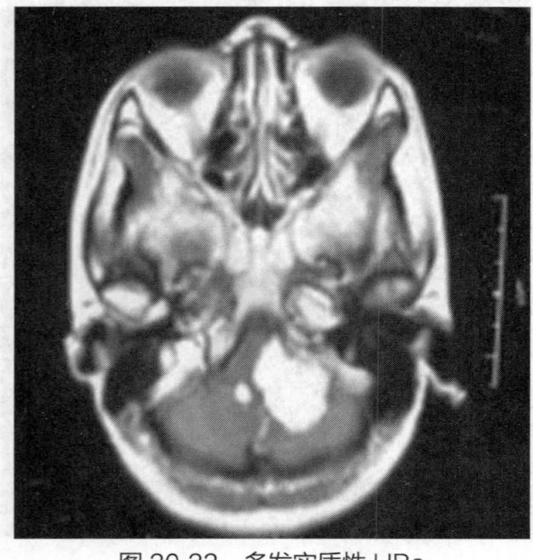

图 30-33 多发实质性 HBs
术中证实这两个实质性瘤结节不相连

实质性 HB 的血管造影的典型表现为由成簇的细小动脉与毛细血管充盈形成肿瘤染色,有时可见动静脉分流伴静脉早现,发生于颅后窝者可见小脑后下动脉向外、下移位为特征。

【临床表现】

HB 病程长短不等,从数周到数年不等,多数缓慢起病。病人常有缓慢进行性颅内压升高,伴一侧小脑功能障碍,如头痛、共济失调、恶心、呕吐、眩晕、眼球震颤等,如合并梗阻性脑积水者症状可迅速加剧。少数病人有后组脑神经麻痹及锥体束征;少数病人因瘤内出血或发生蛛网膜下腔出血而突然发病。发生于脊髓或幕上者,症状取决于肿瘤所在的部位和占位效应情况。

伴有 VHL 病的 HB 病人除存在中枢神经系统血管母细胞瘤,还可能有视网膜血管瘤、肾脏囊肿、肾脏透明细胞癌、肾上腺嗜铬细胞瘤、胰腺囊肿等内脏病变。Conway JE 等报道了 40 例中枢神经系统血管母细胞瘤,伴有 VHL 综合征者占 38%;与散发性 HB 相比,伴有 VHL 病者发病年龄更轻,更容易出现中枢神经系统多发病灶及复发;因此对于 HB 病人常规进行眼底检查和腹部 B 超筛查很有必要。

【诊断】

除非合并有 VHL 病,血管母细胞瘤缺少特征性临床表现,因此 CT、MRI 是目前本病主要诊断方式,其中 MRI 检查尤为重要;DSA 检查可显示本病特征性血供和肿瘤染色,可作为本病与其他病变如脑膜瘤、转移瘤、AVM 等的鉴别诊断依据,并且可以在术前行肿瘤供血动脉栓塞,有利于手术切除肿瘤,目前仍被继续应用。

大囊腔、小结节,结节在 CT 及 MRI 增强扫描时均有明显强化而囊壁不强化,是囊性 HB 的主要特征,须与下列疾病区别:①毛细胞型星形细胞瘤:好发于青少年,边界不清,常伴钙化,增强后扫描强化不明显;②蛛网膜囊肿:为脑外占位,密度低,增强后病灶不强化;③表皮样囊肿:多位于小脑脑桥角区,密度低于脑脊液,增强后病灶有时可见轻微囊壁强化;④脑脓肿:常伴有感染史,且脓肿壁可见环状强化,水肿较明显。

实质性 HB 应与单发转移瘤、脑膜瘤、室管膜瘤、恶性淋巴瘤及听神经瘤区别:①转移瘤,位置表浅,多呈类圆形,瘤周水肿多见;②脑膜瘤,为脑外肿瘤,极少发生囊变,多数可见“脑膜尾征”;③室管膜瘤一般瘤周无蚓状流空的肿瘤供血动脉,增强时强化程度不及 HB 明显;④恶性淋巴瘤一般边界不清楚,浸润性生长,不呈类圆形;⑤听神经瘤,

MRI 增强扫描有特征性的“鼠尾征”表现，CT 骨窗位可见内听道扩大。

【治疗】

手术切除病灶仍是 HB 主要治疗方式。如囊性 HB 的囊壁在影像学上无或轻微增强者，提示囊壁大多为神经胶质构成，手术切除附壁结节即可；囊壁在影像学上明显强化者提示肿瘤原为实质性，囊腔为坏死、囊变所致，手术必须沿囊壁全切除病灶。

一般瘤结节呈粉红色，突出囊壁内表面，容易识别，少数瘤结节嵌在囊壁内，表面因纤维蛋白沉积，使其颜色与附近囊壁相似，或瘤结节小于 1cm，增加瘤结节识别和摘除的困难。此时应结合 MRI 所见仔细在囊壁内层寻找或借助术中 B 超探查（图 30-34），多能发现瘤结节。日本学者 Utsuki 等报道用 5- 氨基 -γ- 酮戊酸术中荧光可以帮助寻找血管母细胞瘤的瘤周囊壁上的肿瘤细胞，避免肿瘤残留和复发。

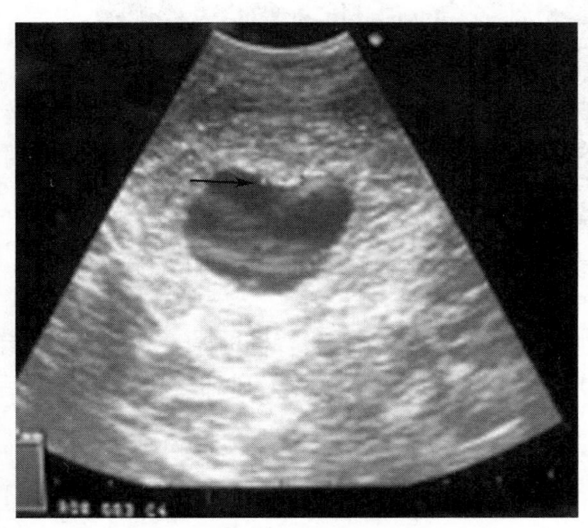

图 30-34 图 30-30 中囊性 HB 的术中 B 超表现，箭头示小于 1cm 的附壁瘤结节

实质性 HB 血供极为丰富，手术困难；特别是脑干背侧巨大型（肿瘤直径 >4cm）HB 周围。手术切除技巧主要有：①术前仔细阅读影像学资料，明确血运情况及肿瘤供血动脉、引流静脉与周围脑组织关系。②保证足够手术野，不必强求小骨窗，切口应较该区域同体积的其他肿瘤略大，硬膜切口亦超出肿瘤边缘 2cm 左右，充分利用脑池枕大池、小脑脑桥角池等引流脑脊液以增大肿瘤显露。③先处理供瘤动脉，尽量紧贴肿瘤进行。未弄清动脉供血及走行时切忌盲目电凝。④宜整块切除，分块切除易引起致死性大出血。⑤控制手术进程。如肿瘤与脑干（特别是延髓区）黏连紧密不强求全切。⑥为减少术中出血，除可用术中控制性降压外，亦可采用术前 DSA 介入栓塞肿瘤供血动脉的方法；此外术前栓塞以及术中亚低温麻醉、控制性降压也有助于控制术中出血或保护周围重要结构。如果病人伴严重脑积水、颅高压，术前有必要先行侧脑室穿刺引流术，置管引流，以缓解症状并有利于防止术中脑膨出（图 30-35）。

此外脊髓实质性血管母细胞瘤的手术也很有挑战性，术中一个主要困难就是如何从那些供应正常脊髓的血管中鉴别出供应肿瘤的血管。美国加利福尼亚大学神经外科 Clark 等学者在肿瘤边缘用动脉瘤夹临时性动脉阻断结合神经电生理监护技术从那些供应正常脊髓的血管中鉴别出供应肿瘤的血管。如果临时性动脉阻断 4 分钟后在诱发电位上没有改变，作者就认为这根动脉没有供应脊髓的重要区域，从而在肿瘤表面将它切断。结果 5 例病人中，2 例改善，3 例稳定，没有加重的病例。平均随访 19 周（1~246 周），这 5 例用采用临时性动脉阻断技术的病人术前脊髓功能 McCormick 分级中位值是Ⅱ级，术后改善为Ⅰ级，而那些术中未采用外科临时性动脉阻断技术的病人术后脊髓功能不变，仍是 McCormick Ⅱ级（$P = 0.35$）。

对于一次手术不能全部切除的颅内多发 HB，肿瘤直径 3cm 以内，或者病人体质较弱不能耐受手术者，可用伽马刀治疗控制肿瘤进展。复旦大学附属华山医院王恩敏等报道伽马刀治疗 HB 17 例，共 29 个肿瘤，肿瘤直径平均 1.6cm，周边剂量为 16.0~20.0Gy，伽马刀对 HB 的局部控制率：1 年为 92%、2 年为 88%、3 年为 80%、4 年为 75%，但长期疗效尚不肯定。

对于 VHL 病，外科手术或者放疗不能解决中枢神经系统或眼底、内脏的所有病灶，并阻止其复发。目前用抗血管生成的药物治疗已成研究的热点，但结果尚不满意。Niemela 等报道用 IFN-alpha-2a 治疗 4 名病人（包括 15 个中枢神经系统血管母细胞瘤、3 个眼底血管瘤、14 个肾脏囊肿、2 个胰腺囊肿），随访 21 个月，结果没有出现新的病灶，但并不能明显缩小中枢神经系统血管母细胞瘤体积，也不能阻止内脏囊肿生长。

【预后】

手术治疗可靠有效，肿瘤全部切除可治愈本病。华山医院丁兴华统计 1974 年 5 月至 2003 年 12 月收治的 312 例中枢神经系统血管母细胞瘤病人临床资料，肿瘤全切率达 87.6%，术后症状改善率

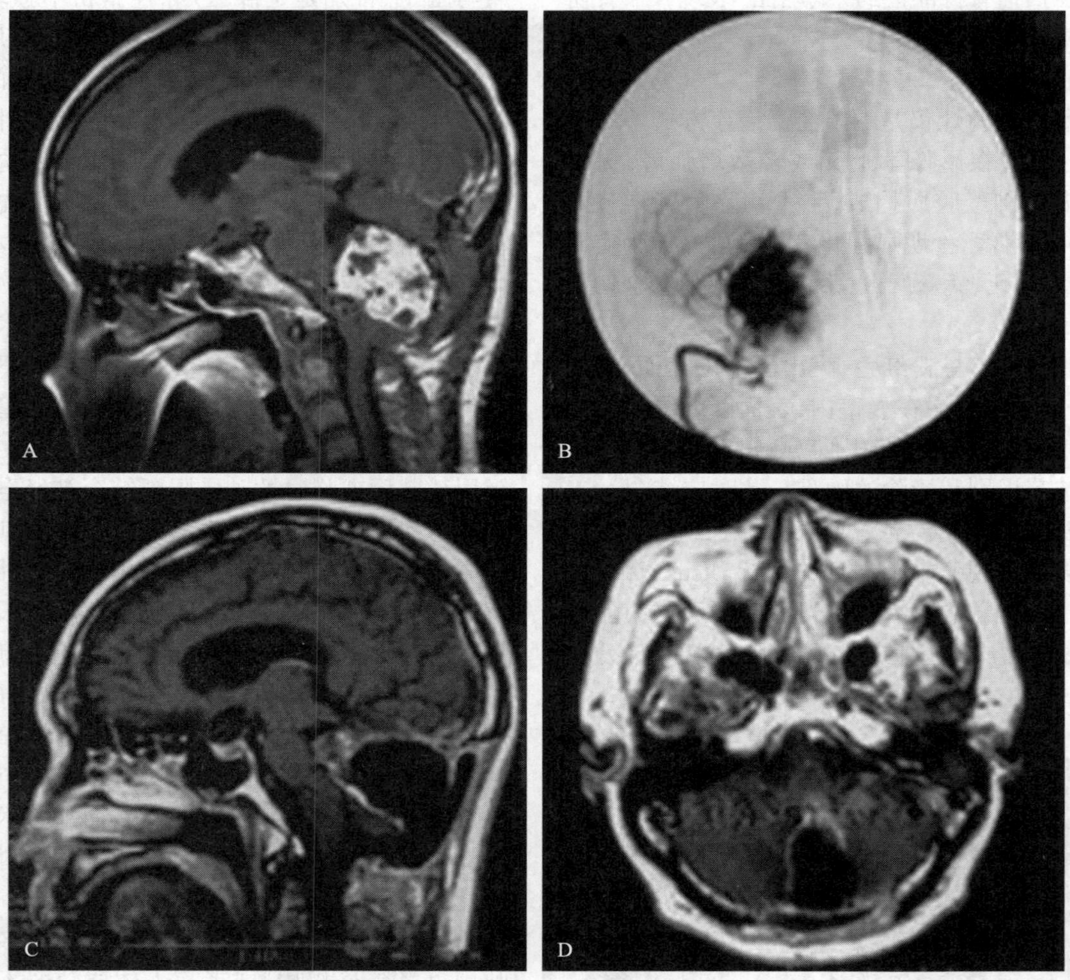

图 30-35 实质性 HB 的典型 MRI 表现(A),DSA 表现(B),术后 MRI 矢状位(C)和水平位(D)

83.9%,手术死亡率 6.2%,长期随访 KPS 大于 80 分者占 85.9%。分组统计发现散发、囊性血管母细胞瘤的手术疗效比较满意,而实质性、家族性、多发性 HB 特别是位于脑干、脊髓时治疗仍较困难;家族性 HB,即 VHL 病,因累及脏器多,易复发,预后较散发性差。

参考文献

[1] 丁兴华,周良辅,杜固宏.中枢神经系统血管母细胞瘤 312 例临床分析及长期随访 [J]. 中华神经外科杂志, 2005, 21 (2) : 83-87.

[2] CLARK A J, LU D C, RICHARDSON R M, et al. Surgical technique of temporary arterial occlusion in the operative managementof spinal hemangioblastomas [J]. World Neurosurg, 2010, 74 (1) : 200-205.

[3] CHEN S F, SANFORD C A, SUN J J, et al. VHL and PTEN loss coordinate to promote mouse liver vascularLesions [J]. Angiogenesis, 2010, 13 (1): 59-69.

[4] CONWAY J E, CHOU D, CLATTERBUCK R E, et al. Hemangioblastomas of the central nervous system in von Hippel-Lindau syndrome and sporadic disease [J]. Neurosurg, 2001, 48 (1): 55-63.

[5] DING X H, ZHOU L F, TAN Y Z. Histological and Histogenetic investigations of intracranial hemangioblastomas [J]. Surg Neurol, 2007, 67 (3) : 239-245.

[6] UTSUKI S, OKA H, SATO K, et al. Fluorescence diagnosis of tumor cells in hemangioblastomacysts with 5-aminolevulinic acid [J]. J Neurosurg, 2010, 112 (1): 130-132.

二、血管外皮细胞瘤

血管外皮细胞瘤(hemangiopericytoma,HPC)可发生于身体各部位软组织中,以四肢和腹膜后、鼻咽部较多见。发生于颅内的血管外皮瘤是中枢神经系统少见肿瘤,起源于脑膜间质血管外皮细胞。通常发生于大脑凸面、小脑幕、硬膜静脉窦及颅底。

1928 年 Bailey 等首次报道 HPC,当时认为其为血管母细胞型脑膜瘤。1938 年 Cushing 和 Eisenhardt 将血管母细胞型脑膜瘤分为 3 个亚型,其中第三型毛细血管母细胞瘤即为现在的血管母细胞瘤(Lindau 瘤),是 von Hippel-Lindau 综合征的一部分;第二型为前者与合体细胞的混合体;第一型被称为血管母细胞型脑膜瘤的血管外皮细胞型,就是现在的血管外皮细胞瘤。1942 年 Stout 和 Murray 报道发生于外周软组织的 HPC 并首次将其命名为血管外皮细胞瘤。1954 年 Begg 和 Garret 首次报道原发于颅内的 HPC。自那时起就一直有关于颅内 HPC 是脑膜瘤的亚型还是外周 HPC 的中枢形式的争论。由于 HPC 与脑膜瘤有许多方面相似:大体形态、好发部位、附着脑膜、血供丰富等,在光镜下都具有外皮细胞增殖,因此既往有学者将 HPC 归属于脑膜瘤的一种形式,称血管母细胞型脑膜瘤。近年来经肿瘤组织化学研究和电镜观察,证实颅内 HPC 与其他部位 HPC 完全相同,与脑膜瘤在组织学、超微结构、免疫组化特性、生物学特性以及在治疗、预后等方面均不同。1993 年 WHO 神经系统肿瘤分类中将 HPC 从脑膜瘤中划分出来,定义为脑膜间质来源肿瘤,2007 年 WHO 进一步定义 HPC 为Ⅰ级,间变 HPC 为Ⅲ级,具有侵袭性,常侵犯周边脑组织,易于局部复发和颅外转移。本病无家族史。

【病理表现】

1. 镜下表现　血管外皮细胞瘤附于或邻近于硬脑膜,大体形态上类似脑膜瘤,即肿瘤有明显边界,常有薄包膜或假包膜。但与脑膜瘤不同,其起源于脑膜间质的毛细血管 Zimmerman 细胞而非蛛网膜细胞,缺乏脑膜瘤的组织学特征(螺旋状排列和沙砾体)。Zimmerman 细胞是紧贴毛细血管网状纤维排列的梭形细胞,它实际不是脑膜细胞,而是变异的平滑肌细胞,具有多向分化的潜能。光镜下 HPC 以梭形的外皮细胞增生及“鹿角状”血管为特点。多见 HPC 细胞围绕在血管周围,血管直径介于毛细血管及窦腔之间。短梭形瘤细胞呈片状或束状密集排列,核有异形性,可见核分裂相,部分病例可见局灶性坏死囊变,出血,细胞质增多或退行性变。以前多数学者认为血管外皮瘤有良、恶性之分且无明确的界限,只能依据临床情况,结合组织学改变来判断哪种可能性较大,若瘤细胞丰富、细胞核大且有异型性、染色质粗糙、核仁较明显、核分裂较多者,切除后容易复发或转移,应视为恶性。

电镜检查 HPC 的细胞异于脑膜瘤细胞,少合体细胞或细胞间的连接,缺乏细胞器,细胞有许多延长的胞质突起。有数量不等的微丝,不同于平滑肌细胞。常有胞饮泡,但桥粒发育不良。多基底层将肿瘤外皮细胞与邻近的上皮细胞分离,可有数量不等的胶原和基膜物质。细胞间虽有平滑肌样特征,但不表达 α 平滑肌肌动蛋白,有别于颈静脉球瘤。

2. 免疫组化　免疫组织化学法提示瘤内可见大量 CD34 及 SMA 标记阳性的“鹿角样”血管裂隙形成。瘤细胞的 EMA 标记阴性,Vim 标记阳性。有学者认为在病理学上 HPC 有必要和孤立性纤维瘤(solitary fibrous tumor,SFT)和血管瘤性脑脊膜瘤相鉴别。根据 2007 年 WHO 对 CNS 肿瘤的分类,孤立性纤维瘤和 HPC 同属于脑膜间质来源的肿瘤,由于孤立性纤维瘤组织学上具有细胞增生区域及鹿角状血管,故易误诊为 HPC。而相对于 HPC 而言,孤立性纤维瘤有良性的组织行为学表现和较好的预后,这直接决定了两种肿瘤的治疗方法的不同。通过免疫组化的方法可鉴别孤立性纤维瘤、HPC 和血管瘤性脑脊膜瘤。孤立性纤维瘤一般为 CD34 和 bcl-2 强阳性,网硬蛋白(reticulin fibers)着色稀疏粗糙;HPC 一般为 CD34 和 bcl-2 阴性或弱阳性,但有着色精细的网硬蛋白;脑膜瘤 EMA 强阳性而孤立性纤维瘤和 HPC 均为阴性,另外脑膜瘤网硬蛋白着色稀疏粗糙。

【临床特点】

发生率中枢神经系统 HPC 发病率低,约占中枢神经系统肿瘤的 0.29%~1%,占脑膜肿瘤的 2%~4%,占颅内肿瘤不到 0.5%。可以发生于各个年龄段,多见于青壮年,平均年龄为 40~45 岁,但新生儿也见报道。文献报道男性发病率略高于女性。1993—1999 年华山医院神经外科收治 26 例 HPC,其中男、女比例为 1.89∶1,平均年龄 40 岁(14~71 岁)。1999—2009 年华山医院神经外科收治 106 例 HPC,其中男、女比例为 1.1∶1,30~50 岁的病人占 59.5%,平均年龄(43.6 ± 23.07)岁(12~77 岁)。可见男性青壮年略多见,这与脑膜瘤多发于女性不同。

好发部位由于 HPC 多发生于脑膜毛细血管,

其好发于颅底、矢状窦或大脑镰旁、小脑幕等硬脑膜或静脉窦附近。椎管内者少见。来源于脊椎者主要在颈段，腰段少见，硬膜外者多见，硬膜内和硬膜内外者少见，约 22% 的病例有椎旁肿块。华山医院神经外科收治的 106 例 HPC 中好发的四个部位依次为：矢状窦旁镰旁(25%)，天幕(19.8%)，前中颅底(18.9%)，大脑凸面(11%)。

临床表现：HPC 多为单发，但其平均首诊时间早于脑膜瘤，病程从数月到数年不等，华山医院神经外科收治的 106 例 HPC 从出现症状到就诊的病程为 3 天~20 年，平均病程 18 个月。临床症状来自于肿瘤生长对周围组织的压迫。颅内的 HPC 多以头痛就诊，恶心、呕吐等颅内高压症状也较常见。临床表现因肿瘤位置和大小而异，位于额顶颞叶的肿瘤可表现为头痛，肌力下降，癫痫等；位于枕叶及鞍区的肿瘤可表现为视野缺损，眼睑下垂，视力下降等；位于幕下的肿瘤可表现为走路不稳，后组脑神经症状；位于椎管内的肿瘤可有感觉异常，大小便障碍等表现。

【影像学表现】

1. CT　HPC 的 CT 表现为高密度或混杂密度，与周围组织有边界，增强后病变略高密度区明显强化，其内可见条索状更高密度明显强化血管影，低密度部分无强化。除鞍区病变外其余病变周围均有轻到中度片状水肿区。缺少瘤内钙化，可有瘤周骨质的破坏，而脑膜瘤则可存在瘤内钙化，瘤周骨质多有增生。HPC 为高度恶性肿瘤，其邻近骨质常有侵蚀性破坏，这是区别于脑膜瘤的较为特征的征象之一，而肿瘤内钙化是脑膜瘤的特征之一，HPC 很少出现瘤内钙化。

2. MRI　肿瘤大多呈分叶状，T_1WI 呈等信号，T_2WI 呈等信号或等高信号，信号大多不均匀，增强扫描肿瘤多为明显的不均匀强化。硬膜尾征多发生在病程较长的 HPC 病例中。肿瘤内血管流空信号较多见，表明肿瘤供血丰富，而肿瘤病人病程较短，可以解释产生坏死囊变的原因不是供血血管少，而是由于肿瘤生长迅速导致肿瘤内局部的血供不足。当病灶位于矢状窦镰旁或天幕时，MRV 提示静脉窦多受累狭窄或闭塞。

3. DSA　肿瘤血管丰富，动脉期可见团状、排列紊乱、粗细不均的病理血管，部分并伴有局限性扩张，呈血管团样改变，类似血管畸形，静脉期有肿瘤染色，肿瘤中央囊变液化区呈无血管区，颈外动脉可参与供血。根据华山医院收治的 3 例颅内 HPC 的 DSA 资料提示：第 1 例病例肿瘤血供来自颈外动脉及枕动脉，咽升动脉分支，部分来自颈内动脉脑膜垂体干；第 2 例病例肿瘤血供来自双侧颈外动脉及枕动脉，双侧甲状颈干及双侧椎动脉脑膜支；第 3 例病例见大片不规则肿瘤血管及不均匀肿瘤染色区，血供来自颈内动脉的脉络膜前动脉，脑膜垂体干及脑膜中动脉，基底动脉脑膜支。

4. MRS 和 PET　尽管 HPC 在 CT 及 MRI 上有其一定特点，但仅凭 CT 或 MRI 无法很好诊断该肿瘤。Ignas 等认为在 MRS 上 HPC 的肌苷值比脑膜瘤高，藉此可鉴别二者。Lutz 等发现，在 PET 影像上 HPC 对 C-11 甲硫氨酸的摄取率高达 6 倍，对葡萄糖的利用率反而极低，相比而言脑膜瘤的摄取率为 3.2~3.9 倍，且对葡萄糖利用率增高，藉此可和脑膜瘤鉴别。

【诊断】

由于 HPC 的临床和影像学表现缺乏特征性，术前多误诊为脑膜瘤，位于鞍区、小脑脑桥角、椎管内的肿瘤则误诊为垂体瘤或神经鞘瘤。因此，对于中年男性拟诊脑膜瘤者，如病程较短(数月)，CT/MRI 显示病灶血供丰富，或者 DSA 发现不寻常血供等表现，应想到 HPC 可能。HPC 与脑膜瘤相比有如下特点：①病程短，明显短于脑膜瘤的平均病程；②肿瘤血供较后者更丰富，常出现出血、坏死、液化及囊变，很少见到钙化；③在增强检查中 HPC 的强化程度及强化持续的时间均超过脑膜瘤，肿瘤实质 MRI 增强效应显著且多为不均匀性强化，而后者多均匀强化；④尾征较后者少见，“硬膜尾征”少见也是反映了 HPC 生长迅速的特点，由于肿瘤生长时间较短，对硬膜的侵袭或刺激还没有达到使“硬膜尾征”显现的程度，而脑膜瘤“硬膜尾征”多见则与该肿瘤生长时间较长，长期对硬膜的侵袭与刺激有关；⑤肿瘤组织以窄基底与硬膜相连者略多，而后者则多为宽基底；⑥肿瘤组织具有明显的侵袭性，常破坏周围邻近的骨质，呈溶骨性破坏，而后者则多为成骨性破坏；⑦肿瘤往往跨叶生长；⑧肿瘤组织内偶尔可见到流空血管，DSA 显示肿瘤血管丰富，呈血管团样改变，静脉期有肿瘤染色；⑨可以发生颅内甚至颅外转移。但是 HPC 的确诊仍必须依靠病理和免疫组织化学检查。

【治疗】

1. 手术治疗外科手术、常规放疗和放射外科是本病的主要治疗方法。虽然血管外皮瘤生长相对较慢，可是手术切除伴或不伴其他治疗，肿瘤仍容易复发和转移，且平均生存时间为 7 年。因此尽可能全切或扩大切除病灶是本病治疗的目的。有文献报道对于术中全切肿瘤和次全切除的病例，5 年局部无瘤复发率为 84% 和 38%。

手术时应注意：①由于相当一部分肿瘤为颈内、外动脉系统双重供血，肿瘤血供异常丰富，呈血窦样，术中止血困难。另外，对于位于颅底的肿瘤手术全切除有一定的难度，在与颅底神经血管紧密粘连时不能强行分离，以免造成永久性的神经功能缺失或病人死亡。②术前进行主要供血血管的选择性栓塞有助于手术安全。③虽然术中常可发现肿瘤附着于硬膜，不侵犯皮质和白质，但在显微镜下常见肿瘤有外生性小结节浸润如脑组织内，因此应在显微镜下对瘤脑界面做活检。④手术过程中应尽量按 simpson 1 级标准完全切除肿瘤和受累的硬膜、颅骨。颅内 HPC 尽管少见颅骨浸润，但是颅骨过度骨化提示肿瘤侵犯。对于颅底肿瘤必须尽可能用磨钻磨除侵犯的颅骨，以达到全切除的目的。华山医院神经外科收治的 106 例 HPC 中全切肿瘤 84 例，次全切除 22 例。术中多见肿瘤灰红色，质地韧，包膜完整，与脑组织的蛛网膜界面尚存，基底多位于矢状窦及大脑镰、天幕或颅底硬膜，供血血管来自硬膜及邻近的皮质，位于侧脑室的肿瘤血供来自侧脑室内。术中见邻近静脉窦的 48 例病例中有 22 例肿瘤侵入静脉窦内(45.8%)。13 例出现瘤周骨质破坏，其中 1 例因肿瘤破坏前颅底骨质而长入眶内。术中出血量 200~7 000ml（中值 800ml，P2.5=285ml，P97.5=5 530ml)。影响全切主要原因包括：①肿瘤包裹重要血管、神经或与脑干粘连紧密；②广泛颅底浸润，如浸润进入筛窦、蝶窦或静脉窦内；③术中出血量大；④术前诊断未能考虑到 HPC。所以，当临床怀疑为 HPC 时，建议行 MRV 及全脑 DSA 检查，并在术前行血管栓塞治疗将有助于肿瘤切除。但也有作者认为 HPC 还可寄生于软脑膜血管，故选择性栓塞硬膜供血血管以减少术中出血的效果不如脑膜瘤明显。

2. 放疗单纯手术常难以治愈 HPC，特别是术后残留、复发或常规放疗无效者，具有高复发率(50%~75%)和转移率。肿瘤复发常位于原发部位，间变性 HPC 复发时间缩短。尽管肿瘤全切多只能延长复发时间，全切与非全切肿瘤分别平均为 78 个月与 47 个月，但 Younis 等发现 HPC 病人较恶性脑膜瘤病人生存期长。Shroder 等复习文献报道平均术后复发时间为 50 个月；Guthrie 报道平均首次术后复发时间为 47 个月；术后 1 年，5 年，10 年，15 年的复发率为 15%，65%，76%，87%。因复发第二、第三、第四次手术的时间间隔分别为 38、35 和 17 个月，再次手术的效果也差于首次手术。华山医院报道的 1993—1999 年收治 26 例 HPC 中 5 例为术后复发病例，其中 4 例首次手术后未放疗，首次复发时间为 13 个月 ~10 年，并可多次复发。1999—2009 年收治的 106 例 HPC 中 3 例直接死于术后并发症。53 例随访病例的平均生存时间为 98 个月，5 年生存率为 70.6%，其中 41 例术后放疗病例的 5 年生存率为 74.1%，12 例术后未放疗病例的 5 年生存率为 57.8%。因此，无论病灶是否全切，术后均应放疗，特别是肿瘤位于小脑幕和后颅窝者。对于复发病例，手术治疗也为首选，而放疗可作为术后复发、小型 HPC 的辅助治疗。由于本病病灶边界清楚，放射外科(SR)也适用于本病治疗。

手术结合术后放疗与单纯手术相比 10 年无局部复发存活率，前者为 78.0%，后者为 20.5%。当放射总剂量 ≥ 50Gy 时能获得更好的局部防治。当肿瘤体积 $<8cm^3$ 运用在 50% 等剂量线 >15Gy 的立体定向放射治疗对控制颅内复发和转移有效。对于发生颅外转移的病例，姑息性放疗应为首选。放疗剂量低于治疗原发病灶的剂量。姑息性放疗能获得很好的局部控制，并能改善病人的生活质量。

HPC 是少数可以远处转移至中枢神经系统外的原发颅内肿瘤之一。HPC 的远处转移约占 25%。按转移发生率依次为骨、肺和肝，但亦可见于其他脏器。首次手术后应行胸部 CT 检查，如有骨痛应做骨扫描。Guthrie 报道首次远处转移时间为 99 个月。随时间延长远处转移率也增加，有报道 5、10、15 年远处转移分别为 13%、33%、和 64%。HPC 恶性进展的机制尚不清楚。在许多肿瘤中发现 p53 基因突变是恶性进展的重要因素。P53 蛋白聚集伴高增殖性可能是检测 HPC 恶性进展的有效指标。Guthrie 强调首次手术病灶彻底切除并加以放疗以减慢复发，延长生存期。而手术不彻底及延迟放疗均可导致病灶恶性进展。化疗对本病疗效尚不肯定。

【预后】

影响预后的因素：①单一治疗还是综合治疗；②肿瘤切除程度；③常规放疗剂量，推荐剂量 54~57Gy(Ebersold，1996)；④组织病理学特性：有争论，但大组报道预后与病灶性质有关，高级别和间变性肿瘤（伴有坏死，每高倍镜视野超过 5 个分裂象，以及伴有下列 2 个或以上者：出血、中至重度不典型细胞、中至重度细胞构成）预后差，而婴儿血管外皮细胞瘤组织学上可并存间变和坏死，但预后良好，这与成人完全不同；⑤复发和 / 或残留。

参考文献

[1] 张颉，杜固宏. 中枢神经系统血管外皮细胞瘤 106 例临床分析 [J]. 中华神经外科杂志，2010, 26 (10): 935-937.

[2] 周良辅. 现代神经外科学 [M]. 上海：复旦大学出版社，上海医科大学出版社，2001.

[3] DU G H, ZHOU L F, LI S Q, et al. Management of hemangiopericytomas in the central nervous system [J]. Chin Med J (Engl), 2001, 114 (8): 795-798.

[4] ECKER R D, MARSH W R, POLLOCK B E, et al. Hemangiopericytoma in the central nervous system: treatment, pathological features, and long-term follow up in 38 patients [J]. J Neurosurg, 2003, 98 (6): 1182-1187.

[5] HAYASHI Y, UCHIYAMA N, HYASHI Y, et al. A reevaluation of the primary diagnosis of hemangiopericytoma and the clinical importance of differential diagnosis from solitary fibrous tumor of the central nervous system [J]. Clin Neurol Neurosurg, 2009, 111 (1): 34-38.

三、血管内皮细胞瘤

血管内皮细胞瘤（hemangioendothelioma）是一种罕见血管性肿瘤，其组织学表现和生物学行为介于良性血管瘤与恶性血管肉瘤之间，有 3 个不同的亚组：①上皮样血管内皮瘤；②梭形细胞瘤；③恶性血管内乳头状血管内皮瘤，又称 Dabska 瘤。血管内皮细胞瘤可以发生在肺、肝、骨骼、软组织、心脏和淋巴结等全身任何部位，颅内血管内皮细胞瘤则非常罕见。CT 和 MRI 检查是主要用于诊断的方法，可测量瘤体大小，并作为治疗前后效果评估的依据。

【组织学】

肿瘤大体上呈白色或红褐色，后者形似形成血栓的静脉或痔。肿瘤不附着硬膜，可钙化。肿瘤血管结构保留，管腔内可为瘤细胞及碎片堵塞，这在恶性血管内乳头状血管内皮瘤更为显著。显微镜下，上皮样血管内皮瘤由沿黏液基质排列的上皮样或梭形细胞组成。一些细胞成束或短股，并有火焰样嗜酸性细胞浸润。多见坏死凝固，有丝分裂少见。

【诊断和鉴别诊断】

血管内皮细胞瘤需通过病理活检确诊，CD34、CD31 及第Ⅷ因子相关抗原染色可为阳性，同时应行血生化检查，包括血小板计数、凝血功能等。其鉴别诊断应包括所有颅内血管源性的病变，如间变性血管内皮瘤病，后者见于病毒感染免疫缺陷或其他免疫抑制病人。

【临床表现】

血管内皮细胞瘤主要表现为占位性症状，还可有全身系统症状，且生长迅速。部分发生在颅底的血管内皮细胞瘤可形成动静脉瘘，引起生命危险。另外，血管内皮细胞还可并发溶血性贫血、血小板减少症、凝血功能障碍即卡萨巴赫 - 梅里特综合征（Kasabach-Merritt syndrome）。

【治疗】

主要包括手术治疗和放射治疗。

（毛 颖）

参考文献

[1] CHEN T C, GONZALEZ-GOMEZ I, GILLES F H. Pediatric intracranial hemangioendotheliomas: case report [J]. Neurosurgery, 1997, 40 (2): 410-414.

[2] 周良辅. 现代神经外科学 [M]. 上海：复旦大学出版社，2004: 492-497.

第八节 颅内生殖细胞肿瘤

颅内生殖细胞肿瘤（intracranial germ cell tumours，GCTs）系指发源于胚生殖细胞的肿瘤，较为少见，但是松果体区最常见的肿瘤之一。在1947年Fridmann即提出所谓松果体瘤与精原细胞有相类似的组织学特点，应改称为生殖细胞肿瘤。按世界卫生组织（WHO）2007年的肿瘤分类，中枢神经系统生殖细胞肿瘤可分类为生殖细胞瘤（germinoma，GCT）和除生殖细胞瘤以外的非生殖细胞的生殖细胞肿瘤（NGGCTs），见表30-5。

表30-5 WHO（2007）颅内生殖细胞肿瘤分类

生殖细胞瘤（GCT）
非生殖细胞的生殖细胞肿瘤（NGGCTs）
胚胎瘤
内皮窦瘤（卵黄囊瘤）
绒毛膜癌
畸胎瘤
良性畸胎瘤
成熟
未成熟
畸胎瘤恶性转化
混合型生殖细胞肿瘤

【发病率】

颅内生殖细胞肿瘤较为少见。在欧美文献中生殖细胞肿瘤占颅内原发肿瘤的0.3%~0.6%，占儿童颅内肿瘤的3%~5%，成人颅内肿瘤的0.9%~1%。但在日本等亚洲国家报道占颅内肿瘤的2%~9%，占儿童颅内肿瘤的9%~15%。我国报道占颅内肿瘤的1.05%~1.93%，在儿童颅内肿瘤中占3.7%。

颅内生殖细胞肿瘤中以生殖细胞瘤最为常见，约占生殖细胞肿瘤的2/3，其次为畸胎瘤。Jennings（1985）综合分析389例颅内生殖细胞肿瘤，生殖细胞瘤占65%，畸胎瘤占18%，恶性畸胎瘤占5%。北京天坛医院报道经手术及病理证实的320例生殖细胞肿瘤中，生殖细胞瘤占59%，畸胎瘤占40%。

【年龄及性别分布】

颅内生殖细胞肿瘤以青少年多见。90%的病例在20岁以下，发病高峰期在11~20岁，占65%。出生到10岁占25%，21~30岁者占8%，30岁以上占2%。我国报道年龄从2~61岁，平均发病年龄为19.8岁，生殖细胞瘤的平均年龄为16岁，绒癌为3岁，混合性生殖细胞瘤为13岁。

生殖细胞肿瘤男性多见，男女之比为2.24∶1，位于松果体区的生殖细胞肿瘤男性占绝大多数（75%），而位于鞍上的生殖细胞肿瘤以女性占优势，可达75.8%。

【病因】

颅内生殖细胞肿瘤的确切病因尚不清楚，但促性腺激素与肿瘤的发生、发展有密切关系。该类肿瘤源于胚胎发生的最初几周内退化的原始生殖细胞，其生物学特性与起源于性腺的生殖细胞肿瘤亦大致相似，提示二者皆为起源于同类组织来源的不同类型肿瘤。

从遗传学上发现克兰费尔特综合征（Klinefelter syndrome，睾丸萎缩、男子乳房发育、宦官样体形、血促性腺激素升高），同时有颅内生殖细胞肿瘤的危险性大，这些人有染色体排位异常和47XXY遗传型（genotype），易患纵隔生殖细胞肿瘤和乳腺癌，这些病人有超数X染色体。在唐氏综合征（先天性愚型，21三体综合征）病人除有睾丸生殖细胞肿瘤外，也易有颅内生殖细胞肿瘤。

对颅内生殖细胞肿瘤DNA指数（DNA index）的分析发现，所有成熟或不成熟的畸胎瘤均为二倍体（diploid）或近二倍体（near diploid）。松果体区的内皮窦癌为非整倍体（aneuploidy），和颅外生殖细胞瘤一样，在1号染色体有超数X染色体（常在1q21 1qter区增数），在12号染色体亦常有数目和结构的异常，有染色体12p复制（等臂染色体12p，isochromosome 12p），此亦在80%睾丸和纵隔生殖细胞肿瘤发生，这些均被荧光原位杂交（fluoresence in situ hybridization）所证实。但这种等臂染色体12p仅出现在少数颅内生殖细胞肿瘤病例中。总结上述研究：在先天性或婴幼儿发病的畸胎瘤和内皮窦瘤是外观形象正常的12号染色体和二倍体，在性成熟期或成熟后发病者12号染色体过度表现和染色体核型（karyotypes）为非整倍体，这类病人的肿瘤包含有原始生殖细胞样的成分或是混合性组织类型。

有关颅内生殖细胞肿瘤的分子生物学研究主要局限在 *TP53* 肿瘤抑制基因及 *cDKN2A* 基因，有报道用单链构型多态性（single strand conformation polymorphism analysis，SSPA）法检测 *TP53* 基因突变 7 例，生殖细胞瘤中发现 1 例有突变，5 例内皮窦瘤中有 3 例，这是体细胞上一个或一个以上密码子的遗传错义型（missense type）。主要或邻近于热点密码子 156、157 和 273。但亦有报道（1995）检测 7 例生殖细胞肿瘤，5 例成熟和不成熟畸胎瘤，2 例胚胎癌并未发现 TP53 基因突变，因此颅内生殖细胞肿瘤有关 TP53 基因突变尚需进一步证实。

【肿瘤所在部位】

生殖细胞肿瘤多位于中线部位，80% 以上位于松果体区，其次为鞍上区，其他如脑室内、基底节、丘脑、小脑半球、脑干等均可发生。文献报道 48%~62% 的颅内生殖细胞肿瘤位于松果体区，30%~37% 位于鞍上区，6% 两处都有。我国报道的 320 例颅内生殖细胞肿瘤，其中生殖细胞瘤 189 例（59.06%），位于松果体区者 117 例，鞍上者 47 例；畸胎瘤 130 例（40.62%），其中松果体区畸胎瘤 65 例，其他部位畸胎瘤 65 例。其他生殖细胞肿瘤的部位是：丘脑部位 8 例，大脑半球与基底各 5 例，第四脑室内 4 例，脑室内 4 例，侧脑室、小脑蚓部及斜坡区各 1 例。

【病理】

颅内生殖细胞肿瘤最常见于松果体区，以往称之为松果体瘤而生长于鞍上的生殖细胞肿瘤被称为异位松果体瘤。但从肿瘤的组织发生、生物学特性、临床特点来看，其与松果体细胞来源的肿瘤有明显的不同，近年来已将二者严格加以区分。

原始生殖细胞经分化形成不同类型的生殖细胞肿瘤如下：

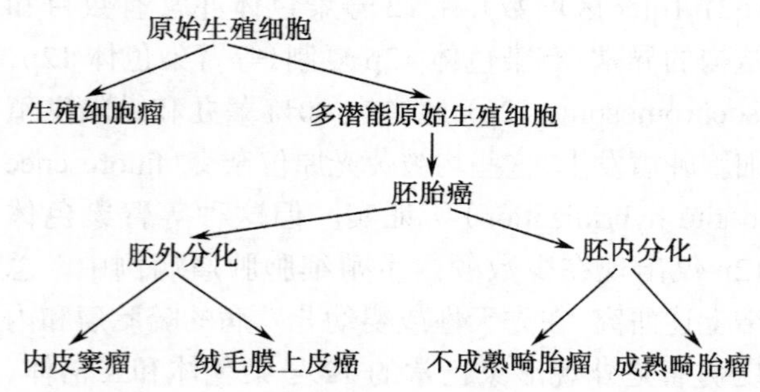

1. 生殖细胞瘤　是最多见的生殖细胞肿瘤，亦是松果体区最多见的肿瘤。肿瘤为高度恶性，浸润性生长，并可沿脑脊液循环播散种植，亦有发生神经系统外转移及沿脑室 - 腹腔分流管种植到腹腔的报道。肿瘤为实体性，外观呈灰红色，与周围脑组织边界不清，可有小局限性囊变，有的部分软，有的部分韧，明显的坏死和出血少见，肿瘤常以直接蔓延的形式向周围组织内生长，肿瘤向后生长可侵入四叠体，中脑水管受压可产生脑积水，肿瘤向前生长可占据第三脑室后部。镜下肿瘤由大小两种细胞组成，大型细胞相似于原始生殖细胞，有大的囊泡状核，明显的核仁，胞质富有糖原。小型细胞为淋巴细胞。肿瘤细胞核分裂象常见。部分病例在肿瘤组织中可见到由朗汉斯巨细胞及类上皮细胞组成的肉芽肿，类似于结核结节，但无干酪样坏死。免疫组化染色生殖细胞瘤在胞质及细胞膜表面有胎盘碱性磷酸酶（placental alkaline phosphatase，PLAP）标记，但可与炎症性疾病相混淆，少数生殖细胞瘤可显示胞质有细胞角蛋白（cytokeratin，CK）的斑点状标记。如生殖细胞瘤包含有合体滋养层巨细胞，则胞质免疫组化染色 β 绒毛膜促性腺激素（β human chorionic gonadotropin，β-HCG），人胎盘催乳素（human placental lactogen，HPL）和细胞角蛋白为阳性。生殖细胞瘤的电镜检查类似于卵巢的无性细胞瘤和睾丸的精原细胞瘤，肿瘤细胞含有一个或多个大而圆的轻度嗜锇酸颗粒的核仁，胞质含有少量粗面内质网，大量核蛋白体、糖原颗粒及少量高尔基复合体，可见少量线粒体、中心粒及微管结构、形态变异的粗面内质网，此肿瘤的变异结构在卵巢无性细胞瘤、卵母细胞瘤亦可见到，超微结构可显示细胞间可见到紧密连接、缝隙连接及桥粒结构，小细胞成分为淋巴细胞，并可区别出浆细胞、多形核细胞及巨噬细胞。

2. 畸胎瘤（teratoma）　仅次于生殖细胞瘤，多位于松果体区，为颅内畸胎瘤好发部位。肿瘤成分包括 2~3 个胚层。大体观肿瘤有完整包膜，边界清楚，表面光滑，呈圆形、卵圆形或分叶状。可部分与脑组织粘连，肿瘤切面有多数大小不等的囊腔及实体瘤块，囊内容有如水样、黏液样或脂样物质，有骨、软骨或毛发混杂其间，少数可见牙齿样结构。

（1）成熟畸胎瘤：成熟畸胎瘤包括所有人体三个胚层的结构，它相似于正常组织结构，无核分裂或少见，外胚层最常见的是皮肤、脑和脉络丛。中胚层包括软骨、骨、脂肪和肌肉（包括平滑肌和横纹肌）。囊状排列的呼吸或消化器官的上皮常是内胚层结构的特点。并可有胰腺、肝脏组织等。

(2) 未成熟畸胎瘤：与成熟畸胎瘤不同之处在于其肿瘤各胚层成分有未完全分化的相似胎儿或婴儿样组织，细胞增生及核分裂十分活跃。其生存期比成熟性畸胎瘤明显差。

(3) 伴有恶性转化性畸胎瘤：此为畸胎瘤添加有躯体常见癌肿的恶性成分，最常见的是横纹肌肉瘤（rhabdomyosarcoma）或未分化的肉瘤，少见的鳞状细胞癌（squamous cell carcinoma）或肠型腺癌（enteric type adenocarcinoma），在免疫组化的研究除畸胎瘤成分的抗原外，还有躯体有关肿瘤标记物的阳性表达。

3. 内皮窦瘤（endodermal sinus tumor or Yolk sac tumor） 内皮窦瘤是侵袭性肿瘤，是胚外结构中多潜能神经干细胞（toti or pluri potent stem cells）分化的产物，以胚胎中胚层及卵黄囊内皮层异常发育为主要特征，故又称之为卵黄囊瘤（yolk sac tumor），肿瘤质地坚韧，常有出血及坏死灶，肿瘤可有广泛的局部侵犯，可有广泛的蛛网膜下腔播散，并可循脑室 - 腹腔分流管种植至腹腔。显微镜下其特点是有 Schiller Duval 小体，是血管被不成熟的上皮包绕所形成，肿瘤内有散在分布的许多小囊，有扁平细胞或柱状细胞形成的绒毛，可见黏蛋白分泌上皮及黏液纤维细胞原基质，肿瘤中可混有其他生殖细胞肿瘤的成分。由于细胞的不同排列，病理学上将其分为网状型（reticular pattern）、多囊卵黄型（poly vesicular vitelline pattern），对含有肠道和肝样组织的称之为肝样变异型（hepatoid variant）。免疫组化染色在细胞内和细胞外透明小滴含有甲胎蛋白和 α_1 抗胰蛋白酶（α_1 antitrypsin）。电镜检查：内皮窦瘤细胞核大，核仁突出，呈卵圆形有切迹，细染色质，细胞呈长方形不规则，表面有大量绒毛，粗面内质网突出，线粒体大，可见溶酶体，但高尔基复合体不明显，扩张的粗面内质网及胞外基质中可见大量电子密度物质。

4. 绒毛膜癌（choriocarcinoma） 颅内绒毛膜癌罕见，亦为多潜能神经干细胞分化而发生，是向胚外滋养层分化而成的，诊断要求证实由细胞滋养层（cytotrophoblast）和合体滋养层细胞组成。后者占大部分，含多个多形性染色质密集深染的核，可位于细胞周边或呈结样群集，有一大的嗜酸性或嗜双色胞质，常有广泛的出血、坏死，形成大片出血湖。包括有恶性不成熟的细胞，核分裂常见，也可包括有其他生殖细胞肿瘤成分。合体滋养层细胞的胞质免疫组化标记呈 β-HCG 和 HPL 阳性是其特点。

【临床表现】

本病的病程取决于肿瘤生长部位、体积大小及肿瘤性质，一般病程较短，10 天至 25 年。平均为 6 个月左右，3 个月以内占 1/3。

因为生殖细胞肿瘤以位于松果体区最为常见，其次是位于鞍上区者，由于顶盖受累产生两眼向上注视不能和集合不能，即帕里诺综合征（Parinaud syndrome）。肿瘤在第三脑室后部压迫或阻塞中脑水管上口，则引起梗阻性脑积水，出现颅压增高的症状与体征，如头痛、呕吐、视盘水肿、视力减退、展神经麻痹等，在婴幼儿并可出现头颅增大，前囟膨出、张力增高等。肿瘤压迫下丘及内侧膝状体则出现耳鸣、听力下降，但其阳性率并不高。向下压迫小脑蚓部可出现眼球震颤、躯干共济失调、Romberg 征阳性等小脑症状与体征。当肿瘤沿脑室液播散至丘脑下部可引起丘脑下部的症状，主要表现为尿崩症。性早熟也是松果体区生殖细胞肿瘤的特点，特别是在男性儿童，目前认为性早熟的原因主要是松果体或下丘脑损害使褪黑素（melatonin）对促性腺激素的抑制减少；另外，肿瘤合体滋养层也能分泌绒毛膜促性腺激素刺激产生睾酮，特别是在男孩更是如此。再有，在少见的情况下，肿瘤分泌 HCG 使细胞色素 P450 芳香酶催化 C19 类固醇成为雌激素，影响女孩的性早熟。

鞍上生殖细胞肿瘤占颅内生殖细胞肿瘤的第二位，以往称之为异位松果体瘤（ectopic pinealoma），因肿瘤形态为生殖细胞肿瘤，因此归入生殖细胞肿瘤范围，其他为位于基底核部位的生殖细胞肿瘤亦是如此。北京天坛医院（1958—1994）报道 189 例颅内生殖细胞肿瘤，其中位于鞍上者 47 例（24.8%），文献报道为 20%~75%。此区肿瘤仍以儿童为主，最小 6 岁，平均 11.2 岁。此区生殖细胞肿瘤以女性为主，在 43 例鞍上生殖细胞肿瘤中女性 31 例，男性 16 例，男女之比为 2∶1。本病一般病程较长，由于肿瘤位于鞍上区易引起视神经或视交叉受压，出现视力减退，甚至失明、视野缺损，并可出现原发性或继发性视神经萎缩。尿崩症常是早期出现的症状，绝大多数病人均出现，此系下丘脑 - 垂体轴损害所致，并可出现垂体功能不足，发育迟缓，少见情况下亦可出现性早熟。多数病人出现垂体功能低下。

【辅助检查】

1. 神经影像学检查 CT 平扫生殖细胞肿瘤为位于松果体区或鞍上区的边缘整齐类圆形高、等密度肿块，可见小的低密度囊变坏死区和单发或多发、结节状或斑块状钙化。松果体钙化被肿瘤包埋，畸胎瘤为不规则形状或类圆形，边界清楚的内有脂肪及钙化混杂密度肿块。增强扫描后生殖细胞瘤多呈均匀一致强化，少数为不均或厚环状强化，畸胎瘤以不均一强化多见（图 30-36，图 30-37）。MRI 显示在 T_1WI 成像为低或等信号肿物，T_2WI 为高信号，注射增强剂后肿瘤则强化。此类肿瘤常有钙化及囊变成分。生殖细胞瘤常为均匀一致强化，而畸胎瘤则为非均匀一致强化，另外，因畸胎瘤包含有软骨、骨、牙齿等，因此从影像学可作出诊断，MRI 优于 CT，因它可看清肿瘤与周围结构的解剖关系。

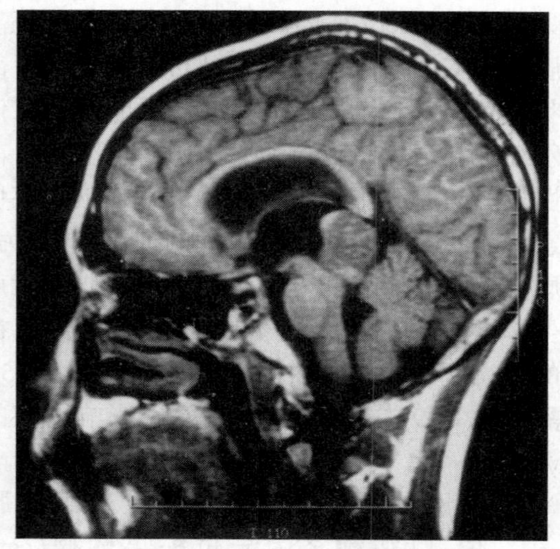

图 30-36　MRI 显示松果体区生殖细胞瘤

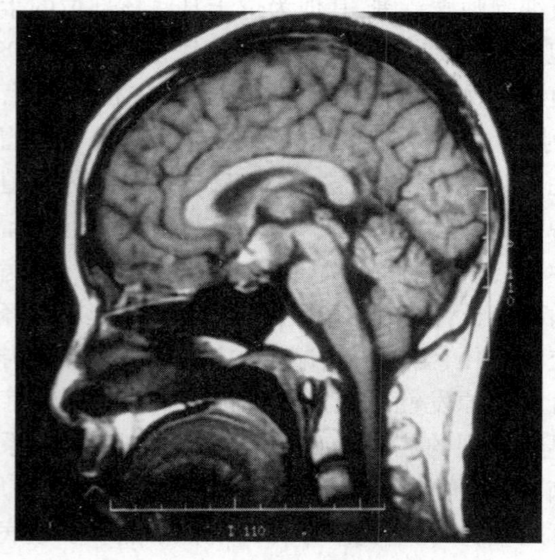

图 30-37　MRI 显示鞍上区生殖细胞瘤

2. 肿瘤标记物（tumor markers）　利用放射免疫等技术能证实生殖细胞肿瘤有生物蛋白标记物存在，阳性有助于肿瘤的诊断。因此术前检测血清和/或脑脊液中肿瘤蛋白标记物，帮助诊断和监测或评价术后或其他治疗疗效的手段。最常应用的标记物是 α- 甲胎蛋白（alpha foetoprotien，AFP）。AFP 正常情况下被卵黄囊（yolk sac）内胚层、胎儿肝细胞和胚胎肠上皮细胞合成分泌，当出生后被抑制。当有肝脏或生殖细胞肿瘤存在时，此蛋白在血清重新出现，在中枢神经系统仅内皮窦瘤、胚胎癌和混合性生殖细胞肿瘤，特别是含有肠型结构畸胎时出现。β- 人绒毛膜促性腺激素（beta human chorionic gonadotropin，β-HCG）是合体滋养层巨细胞分泌的糖蛋白，它出现在妊娠期和绒毛膜癌病人，在第三脑室后部或鞍上区占位病人血清或 CSF 中 β-HCG 阳性，则应考虑含有合体滋养层成分的生殖细胞肿瘤存在。而生殖细胞瘤（germinoma）罕有包含合体滋养层细胞者，此时病人血清或 CSF 仅有 β-HCG 轻度增高。如果血清和 CSF 中 AFP、β-HCG 均增高，常见于生殖细胞肿瘤，特别是胚胎癌。胎盘碱性磷酸酯酶（placental alkaline phosphatase，PLAP）是原始生殖细胞和合体滋养层产生的一种细胞表面糖蛋白，胚生殖细胞瘤和其他生殖细胞肿瘤常有 PLAP 的表达。目前对疑为生殖细胞肿瘤的颅内占位病变，通过肿瘤标记物的检测，可作为对颅内生殖细胞肿瘤生物学行为（特别的侵袭程度）判断的参考指标，如果颅内生殖细胞肿瘤的肿瘤标记物为阴性，说明此肿瘤内无卵黄囊和合体滋养层成分。AFP 可用来监测肿瘤扩散和对治疗效果反应的参考指标，如治疗成功，能使原已升高的 AFP 降至正常水，随访中其水平又复升高则说明肿瘤复发（表 30-6）。

表 30-6　生殖细胞肿瘤的肿瘤标记物

肿瘤类型	肿瘤标记物			
	β-HCG	AFP	PLAP	C-kit
生殖细胞瘤	–	–	+/–	+
内皮窦瘤	–	+	+/–	–
绒癌	+	–	+/–	–
胚胎瘤	–	–	+	–
混合型生殖细胞瘤	+/–	+/–	+/–	+/–
成熟畸胎瘤	–	–	–	–
未成熟畸胎瘤	+/–	+/–	–	+/–

【诊断】

位于第三脑室后部松果体区或鞍上区肿瘤的青少年病人有阳性肿瘤标记物，则应考虑本病的诊断。

【鉴别诊断】

生殖细胞肿瘤仅占松果体区肿瘤的50%左右，需与此区其他肿瘤相区别，如松果体细胞瘤、胶质瘤、脑膜瘤等。位于鞍上区肿瘤主要应与颅咽管瘤相区别，一般颅咽管瘤常有大的囊腔及明显的钙化，通过神经影像学检查和肿瘤标记物检查有助于鉴别诊断。最终确诊应做立体定向或导航下行病理检查来确定诊断。

【治疗】

1. 手术治疗　颅内生殖细胞肿瘤多位于颅内深层部位，其邻近为重要结构及神经、血管，因此手术死亡率及致残率均高，随着现代神经影像学及麻醉学、显微外科、超声吸引器、激光刀技术、立体定向术、神经内镜（neuroendoscopy）、神经导航（neuronavigation）等新技术在临床上广泛应用，以及对松果体区、鞍上区的显微解剖的深入研究，此区的手术死亡率及致残率在不断降低。另外，从临床实际观察结果发现，如内皮窦瘤、胚胎癌等这些高侵袭性肿瘤，保守治疗增加了肿瘤转移的概率。生殖细胞肿瘤总的播散率是10%~22%，而绒毛膜癌和内皮窦瘤可达40%，多数循脑脊液转移至脑室系统、脊髓或软脑膜，偶有转移至颅外者。有鉴于此，对生殖细胞肿瘤的手术治疗逐渐增多，且手术可直接获取到肿瘤标本作出病理学诊断。边界清楚分化良好的畸胎瘤等手术全切可获得很好的疗效，不能全部切除者亦可部分或大部切除肿瘤，解除脑内积水，争取时间进行放疗或化疗。术中使用神经内镜能辅助完成显微镜下难以发现的死角及大脑大静脉、中脑水管口等重要结构；神经导航技术的应用，特别是术中实时导航（real time navigation）更为精确，均大大提高了手术的安全性。

对松果体区生殖细胞肿瘤的手术治疗有两类，一类是经脑室内入路：包括经额部侧脑室第三脑室入路手术（Etopob法）、顶枕部经胼胝体入路（Brunner Dandy法）及经侧脑室三角区入路（van Wagenen法）；另一类是不经脑室系统的手术入路：包括枕部经小脑幕入路（Poppen手术）和幕下小脑上入路（Krause手术）。目前国内外医师应用后两种手术最多。各种手术有其优缺点，术者应根据神经影像学检查所提示肿瘤部位，合理选择手术入路。在肿瘤切除过程中应直接看清大脑大静脉和大脑内静脉的走行及其与肿瘤的关系，术中应避免损伤这些血管。

鞍上生殖细胞肿瘤因肿瘤质地较硬，且与视丘下部关系密切，手术切除有较大难度，视神经及视交叉减压常不充分，术后尿崩症多加重。国内报道手术死亡率为7.1%，所幸多数此类病人对放化疗较敏感，但前提是应肯定肿瘤的病理性质。故手术常用于部分或大部切除肿瘤，使视神经、视交叉得到减压，明确病理性质、解除脑脊液循环梗阻。

目前文献报道（Herrmann 1992，Laborde 1992，Youmans 1996）生殖细胞肿瘤的手术死亡率、致废率均在3%~5%。我国罗世祺报道180例颅内生殖细胞肿瘤手术死亡率为8.89%，但近10年的病例手术死亡率降至3.1%。

为了缓解颅压增高，为进一步放化疗或直接手术做准备行脑室腹腔分流手术（ventriculoperiteal Shunt）是必要而常用的手术。但对恶性度高的肿瘤，瘤细胞有可能经分流术种植于腹腔。对年老体弱或多发病变不适于直接手术者，为了明确病理学性质，可在立体定向或神经导航技术指引下行活检手术以明确诊断，确定下一步治疗方案。

手术并发症主要有颅内出血、大血管等重要结构损伤等。颅内出血可因脑组织塌陷致使桥静脉断裂产生硬脑膜下血肿，亦可在瘤腔内出血，特别是有大脑大静脉、大脑内静脉损伤者更易造成瘤床内出血和脑水肿。坐位手术时可产生空气栓塞、低血压等并发症。

对根治性手术切除颅内生殖细胞肿瘤一直存在争议，有认为：因多数此类肿瘤对放疗敏感，因此无必要冒险去做根治性手术，外科手术的目的是在术中能取足够量的标本，作出正确病理学诊断。

根据美国SEER，CRTRUS，NCDB三个肿瘤数据库的资料（Villano 2008）在1467例颅内生殖细胞瘤中行手术治疗者占41.8%~45.3%，但82.3%的畸胎瘤和73.8%的混合性均行外科治疗，手术治疗GCTs的2年生存率为80.7%~87.8%，5年生存率为78.4%~81.7%。

2. 放射治疗　对位于松果体区和鞍上区的疑为生殖细胞肿瘤者，先给小剂量放疗（通常为200cGy共10次），以观察肿瘤对放疗的反应，如肿瘤缩小，可作出生殖细胞瘤的诊断，然后继续放疗，如小剂量放疗无反应则为NGGCTs或其他肿瘤。除成熟的畸胎瘤外，大多数生殖细胞肿瘤对放疗敏感，一旦病理诊断明确后常以放疗作为首选治疗方法，一些病人对低剂量（2 000cGy）即有良好反应，即症状减轻，影像学上证实肿瘤缩小。生殖细胞瘤单独放疗，5年生存率>90%，10年为86%（Echevarria 2008）。有诸多因素如肿瘤性质、部位（松果体区、鞍上区等），年龄（儿童或成人）等，影响放疗方案的选择。但另一方面，各种治疗方案（肿瘤区局部照射、全脑照射、全脑室系统照射、神经轴照射等）的选择等迄今又尚无统一的标准。目前常用的是预防性全脑照射或全脑室系统照射2 500cGy至3 000cGy，在松果体区给予追加照射使总剂量达到5 000cGy到5 500cGy，如病人的CSF细胞学检查阳性，MRI证实有肿瘤脊髓种植者应行脑及脊髓照射。有报道生殖细胞肿瘤在软脊膜易有转移，此类肿瘤如无预防性脊髓照射，肿瘤种植率是10%~20%。儿童的放疗比成人复杂，预防脑和脊髓照射后的晚期损伤十分重要。对1岁以内的儿童应用成人剂量的50%，5岁时用75%，8岁以后可考虑使用成人剂量。Kleihues和Cavenee（2000）报道多数生殖细胞肿瘤特别是生殖细胞瘤最适于放疗，单独放疗5年生存率达65%~95%。近年来认为放疗（包括X刀和γ刀）的疗效与外科疗效相等或优于外科手术，但迄今尚无大组病例报道。

如同其他部位放疗，可出现不同反应及并发症（可参阅本章第十节颅内转移瘤）以外，放疗后常见的有认知功能及智力障碍等，尚可影响丘脑下部——垂体轴功能障碍，出现垂体功能低下和丘脑下部功能不足，其与放疗剂量有一定关系，并需行激素替代治疗。

3. 化学治疗　多数生殖细胞肿瘤对化疗药物敏感。一般认为当病理诊断明确后，在放疗前先行化疗可改善症状，控制复发，并可减少放疗的剂量，亦可用于放疗失败后的病人。Allen报道化疗8例病人，半数对化疗反应良好，无症状进展期为18个月。单独使用环磷酰胺（cyclophosphamide），顺铂（cisplatinum），长春新碱（vincristine），博来霉素（bleomycin）和放线菌素D（actinomycin D），均可有效的控制生殖细胞肿瘤，联合用药更为有效。北京天坛医院对松果体区生殖细胞肿瘤化疗推荐用顺铂+氨甲蝶呤+长春新碱+平阳霉素，给药过程中行血药浓度监测，神经影像学检查表明所有病人（包括手术或放疗后复发者）肿瘤均有明显缩小，甚至完全消失。这表明化疗是生殖细胞肿瘤综合治疗的重要组成部分，不仅可用于病人的初次治疗，对经手术或放疗后复发的病人，亦可作为首选疗法。但对其可靠性及长期疗效尚有待进一步观察。美国肿瘤数据库的资料单用化疗5年生存率为66.7%，而其他治疗为84.2%，故不推荐单用化疗，而与放疗联合应用，可减少放射剂量。有鉴于常规放疗的远期严重并发症，日本儿童脑肿瘤研究组提出在以顺铂为主的化疗基础上减少常规放疗剂量，采用小剂量放疗（24Gy）行瘤床、全脑室照射，其疗效与常规放疗无差异，而大大降低了放疗的并发症，Kanamoic2010报告20例生殖细胞瘤，先给4疗程顺铂化疗后全脑室放疗21.6~25.5Gy，瘤床给30Gy放疗，随访3年无进展生存率为89.5%，生存率为100%。

【预后】

组织类型是决定预后的单一因素，成熟畸胎瘤全切除后可治愈。生殖细胞瘤对放疗很敏感，全神经轴放疗后1年生存率可达85%，添加化疗可能高疗效减少放射剂量，如肿瘤中包含有合体滋养层成分或血或CSF中-HCT增高则对放疗反应差，生存期短。最恶性的卵黄囊瘤（内皮窦瘤）、胚胎瘤、绒癌预后差。

根据美国SEER.CBTRUS、NCDB三个肿瘤登记数据库的统计，1 467例颅内生殖细胞肿瘤中位于松果体区的2年生存率为79.4%~88.4%，5年生存率为73.7%~82.5%。所有生殖细胞肿瘤的放疗后2年生存率为82.2%~90.8%，5年生存率为78.2%~85.3%。而未行放疗二年生存率为66.1%~82.2%，5年生存率为51.0%~75.0%，其中生殖细胞瘤放疗后5年生存率为83.6%，而未行放疗者为45.3%，行外科手术治疗者2年生存率为80.7%~87.8%，5年生存率为78.4%~81.7%，化疗二年生存率为82.6%，5年为76.7%。

成熟畸胎瘤全切除后预后较好，5年生存率可达63%~78%，术后并不需其他进一步的辅助治疗。其他生殖细胞肿瘤均为恶性，其中绒毛膜癌最差。肿瘤所在部位，累及范围也和预后有关，如侵犯下丘脑，扩散至第三脑室，有脊髓软脑膜和蛛网膜下腔、腹腔或颅外转移者预后不佳。

（杨树源）

参考文献

[1] 罗世祺. 颅内生殖细胞瘤.// 杨树源主编. 神经外科学 [M]. 北京：人民卫生出版社，2008, 744-751.

[2] 罗世祺. 颅内生殖细胞瘤 [M]. 北京：科学技术出版社，2006.

[3] ECHEVARRIA M E, FANGUSARO J, GOLDMAN S. Pediatric central nervous system germ cell tumors: a review [J]. Oncologist, 2008, 13 (6): 690-699.

[4] GOODWIN T L, SAINANI K, FISHER P G. Incidence patterns of central nervous system germ cell tumors: a SEER study [J]. J Pediatr Hematol Oncol, 2009, 31 (8): 541-544.

[5] KHATUA S, DHAIL G, O'NEIL S, et al. Treatment of primary CNS germinomatous germ cell tumors with chemotherapy prior to reduced dose whole ventricular and local irradiation [J]. Pediatr Blood Cancer, 2010, 55 (1): 42-46.

[6] LEE D, SUH Y. Histologically confirmed intracranial germ cell tumors: an analysis of 62 patients in a single institute [J]. Virchows Arch, 2010, 457 (3): 347-357.

[7] VILLANO J L, PROPP J M, PORTER K R, et al. Malignant pineal germ-cell tumors: an analysis of cases from three registries [J]. Neuro Oncol, 2008, 10 (2): 121-130.

[8] VILLANO J L, VIRK I Y, RAMIREZ V, et al. Descriptive epidemiology of central nervous system germ cell tumors: nonpineal analysis [J]. Neuro Oncol, 2010, 12 (3): 257-264.

[9] SONODA Y, KUMABE T, SUGIYAMA S, et al. Germ cell tumors in the basal ganglia: problems of early diagnosis and treatment [J]. J Neurosurg Pediatr, 2008, 2 (2): 118-124.

第九节　颅内其他肿瘤

包括胚胎发育来源的，如颅内上皮样及皮样瘤（epidermoidoma and dermoidoma）、脂肪瘤（lipoma）；比较少见或无法归类的肿瘤，如间叶、非脑膜来源的黑色素瘤、黏液囊肿、黑色素瘤（melanoma）、颈静脉球瘤、原发性颅内肉瘤（primary intracranial sarcoma）、蛛网膜囊肿等。

一、颅内上皮样瘤（囊肿）及皮样瘤（囊肿）

中枢神经系统的上皮样瘤及皮样瘤是起源于异位的胚胎上皮细胞，这种胚胎细胞是在胚胎发育的 3~5 周时，正当神经管脱离外胚叶而闭合时遗留在神经管内的。由于它所埋藏的部位不同决定了肿瘤发生的不同部位，可发生于颅内亦可发生于椎管内，因其在影像学检查中多呈囊性形态，通常又称为上皮样囊肿或皮样囊肿。生物学行为一般良好。这里将重点介绍颅内的上皮样瘤（囊肿）与皮样瘤（囊肿），关于椎管内的上皮样瘤与皮样瘤请参见本章的第十二节脊髓肿瘤。

（一）上皮样瘤

又称表皮样囊肿、胆脂瘤、珍珠瘤，占颅内肿瘤的 1.2%~2.6%。可见于任何年龄，以 20~50 岁多见，男、女性别发生率无大差异。可位于颅骨板障内、硬脑膜外、硬脑膜下、蛛网膜下腔、脑实质内及脑室内等处。按其起始部位又可分为小脑脑桥角、鞍区、小脑、大脑半球、脑室内等，其中，小脑脑桥角、鞍区、颅中窝底是好发部位。由于其生物学特性，它可不局限于一处，常从起始部呈指状突出深入邻近脑池、脑沟、脑室，甚至穿入脑实质而沿神经血管生长，因此有时可广泛地从颅后窝生长到颅中、颅前窝。

【病理特征】

肉眼观为白色的肿块，囊壁薄而透明，其中为不均匀带油腻的豆渣样物，时有胆固醇晶状小圆粒状如珍珠嵌于其内。由于含有多量胆固醇晶体，具有特殊的光泽，透过薄而透明的瘤壁显示特征性的珍珠光泽外貌，故又被称为珍珠瘤。偶尔因继发感染而呈黄绿色或棕褐色黏稠物体，有异味。瘤与邻近脑组织的界线清楚，血供稀少。但由于瘤壁很薄，且常广泛伸入各个角落及脑的沟裂之内，深部瘤壁常与一较大的动脉紧粘，使瘤的全切除不易做到。显微镜下可见瘤壁是由复层鳞形上皮细胞所组成，附着于一薄层纤维结缔组织之上。上皮层面向瘤腔，表面有很多角化细胞，它的不断脱落形成了瘤的内容物，并使瘤不断增长。偶尔见钙盐沉积。极少数上皮细胞可发生间变，形成鳞状细胞癌。

【临床表现】

病程可长达数年至数十年，肿瘤多较大，可累及前中颅窝或中后颅窝，但神经压迫及高颅压症状相对较轻，且只代表瘤最集中的部位，给诊断及定位带来困难。自从CT及MRI的广泛应用以来。本病的诊断过程已缩短至平均约4~5年。近年来有不少病例都是在一次偶然的神经影像学检查中被发现的。按其主要生长部位，分述如下：

1. 小脑脑桥角上皮样囊肿　症状以三叉神经痛为多见，常累及三叉神经第2、3支。部分病例出现患侧面肌抽搐、耳鸣、耳聋等症状。检查可发现患侧面部感觉减退、患侧听力下降，少数病人有小脑体征或高颅内压表现。

2. 鞍区和鞍旁上皮样囊肿　临床症状以视力障碍为主，因肿瘤累及视神经、视交叉所致，可有视物模糊、双颞侧偏盲或同向偏盲。垂体功能检查一般无异常，少数脑积水、多饮多尿、女性月经紊乱等。

3. 中颅窝型上皮样囊肿　临床上以三叉神经及面神经受累症状为主，患侧嚼肌萎缩乏力，面部感觉减退，角膜反射迟钝或消失，张口时口角歪斜，有时有部分性眼运动神经麻痹。

4. 大脑半球型上皮样囊肿　主要表现为局限性癫痫发作，对侧肢体的肌力减退，反射增高。

5. 脑室型上皮样囊肿　症状很模糊，常以单纯颅内压增高为主要表现。晚期由于脑积水的加重可有嗜睡、智力减退、行走困难等。

【影像学】

1. CT　表现为类圆形或不规则、均匀低密度区，CT值接近于脑脊液。少数是均匀高密度，可能与囊肿壁和角化脱屑物钙化或囊肿内出血或蛋白质内容增高有关。一般不增强。囊壁增强者可能恶性变。

2. MRI　表现为T_1W低信号，T_2W高信号，DW（弥散加权）高信号，周围无水肿，注射造影剂后无增强。

【诊断与鉴别诊断】

由于本病症状和特征出现缓慢且轻微，临床诊断比较困难。注意下列情况有助诊断：

1. 中青年人出现阵发性面痛或面肌痉挛，应考虑小脑脑桥角胆脂瘤。

2. 中青年人有小脑脑桥角征群，病程进展缓慢，前庭和耳蜗功能良好，亦应考虑本病。

3. 进行性视力减退、视神经萎缩，应排除鞍区上皮样囊肿。

4. 原因不明的反复多次脑膜炎样发作，应怀疑本病存在。

上述情况均需作有关影像学检查以核实之。在鉴别诊断方面，应与慢性蛛网膜炎、神经官能症、脑膜结核、良性颅内压增高等鉴别。虽然本病症状模糊，但仔细检查总有若干轻微体征。对小脑脑桥角上皮样囊肿应与原发三叉神经痛、面肌痉挛、听神经瘤、蛛网膜囊肿等鉴别。鞍区上皮样囊肿应与垂体瘤、颅咽管瘤、蛛网膜囊肿等鉴别。

【治疗】

主要以手术治疗。术中注意吸尽囊内容物，原则上对囊肿壁应争取完全切除，以防肿瘤复发，但是当囊壁与血管神经紧密粘连时可不勉强分离，以免造成损伤。因肿瘤的包膜很薄，常与深部重要血管及神经有粘连，故多数未能作全切除。只能将瘤的内容物作彻底清除，瘤壁作次全或部分切除。在清除内容物时，必须注意保护周围组织，勿使囊内容物污染周围正常组织，以减少术后脑膜炎的发生机会。即便不全切除也可获得长期缓解。有术后达10年以上不复发的病例报道。手术死亡率≤3%，常见并发症有脑神经功能障碍（大多是暂时性）、无菌性脑膜炎等。

（二）皮样瘤

又称为皮样囊肿，与上皮样瘤（囊肿）类似，仅瘤壁结构与瘤内容物不同而已。本病少见，占颅内肿瘤的0.1%~0.2%，为上皮样囊肿发病率的1/10。发病年龄段上皮样囊肿轻，半数为青少年，无性别差异。

【病理特征】

与上皮样瘤（囊肿）的主要区别在于囊壁较厚，除有复层鳞状上皮外，还有真皮层；内容皮肤附件如汗腺、皮脂腺、毛囊等结构。好发颅内中线位置，如后颅窝、小脑蚓部、垂体、脑桥等。病灶相应的头皮上，有时可见到皮肤窦道，呈条索状，通过颅骨上的小孔与颅内皮样瘤相连，并不时有油脂样物质排出。

【临床表现与放射学检查】

与上皮样瘤（囊肿）相似，因肿瘤好发于中线结构处，阻塞脑脊液通路，常以颅内压增高为主要代表症状；另外部分病人有反复发作的脑膜炎史，故症状及神经功能障碍加重较上皮样囊肿为快，诊断时如发现有相应皮肤窦道者则很有意义。当皮肤窦道有阻塞时可导致炎症发生，并通过颅骨上小孔引起颅内感染，甚至脑脓肿。

【治疗】

同上皮样瘤(囊肿)，尽可能手术切除囊内容物及囊壁。有皮肤窦道者亦应作一并切除，手术效果良好。

二、颅内脂肪瘤

颅内脂肪瘤少见。它可发生于大脑底部、大脑侧裂、脑干、小脑、各脑神经的根部、椎管内、侧脑室的脉络膜、中脑的背侧及胼胝体等，以胼胝体为好发部位。瘤的体积一般较小，只有数毫米直径，但亦可长得很大，涉及很多区域。例如胼胝体的脂肪瘤常涉及透明隔，并沿第三脑室壁伸至颅底，直达视上核。两旁可突入侧脑室前角并完全占满之。关于颅内脂肪瘤的起源还没有统一的认识，文献报告与残存的神经外胚层组织发育障碍有关，属良性肿瘤。无年龄限制，好发于年轻人。

【病理特征】

脂肪瘤是由成熟的脂肪组织所构成，含有很多动脉和静脉分布于结缔组织间质之内。钙化很常见，都分布于瘤的周围及邻近的脑组织内。肿瘤呈长期慢性膨胀生长，推压周围组织，有时可形成假包膜。

【临床表现】

主要与累及的部位有关，常见为头痛、抽搐、智力障碍等，少数有轻偏瘫、脑积水征、性格改变及肥胖，累及神经根时尚可出现疼痛。也可完全没有症状而在尸检时，或因别的原因做头部影像学检查时偶然发现。临床诊断很困难，常需凭 X 线、CT、MRI 等检查来决定。CT 扫描中脂肪瘤表现为均匀的低度密区，其 CT 值在 −50~−25HU 之间，低于脑脊液很多，但比空气略高，且病灶无强化。MRI 脂肪瘤在 T_1 加权与 T_2 加权像中均白色强信号，信号高于脑脊液。但在 T_2 加权像中稍带灰色，仍比脑白质要白得多。增强扫描病灶本身一般无强化，但有时可见周边包膜强化。可伴有胼胝体的先天缺失，使侧脑室的背缘成角，第三脑室向上升高，第三脑室顶部有肿瘤压迹等。脂肪瘤影像学诊断一般较易，须注意与颅内其他富含脂肪的肿瘤相鉴别，如颅咽管瘤，表皮样瘤(囊肿)等。

【治疗】

颅内脂肪瘤如散发于大脑半球者且无症状者，一般不需手术，如有症状可给予对症处理，如抽搐可给予抗癫痫药物以缓解症状。除非肿瘤体积较大，压迫症状明显或者累及重要的结构，此时需行手术切除。手术目的是减轻神经受压，不主张全切除。由于肿瘤常与神经血管粘连紧，过多切除易伤及这些结构，对有阻塞性脑积水者则可作脑脊液分流术。本病预后良好，文献显示肿瘤生长缓慢，即便不予切除瘤体亦未见短期明显增大者。

三、颅内黑色素瘤

颅内原发黑色素瘤起源于脑和脊髓的软脑(脊)膜上的黑色素细胞。最多见于延髓腹侧及脊髓上颈段的脑(脊)膜上。有时亦见于脑桥及大脑脚处、脑室的室管膜及脉络丛上。本瘤常伴有多发的带毛的黑色素痣或无黑色素痣而只有皮肤上的色斑，统称为神经皮肤黑色素病。个别报道伴有颜面部的太田痣(nevus of Ota)。后者指脸部皮肤、巩膜、眼结膜上的不规则黑素斑，分布于三叉神经的支配区域。颅内黑色素瘤临床少见，生物学行为极差，恶性程度高，2007 年 WHO 分类为Ⅳ级。

【病理特征】

黑色素痣下的皮下组织，相邻的颅骨膜、颅骨、脑膜均可被染成黑色。肿瘤可呈片状或堆砌成巢状或结节状或广泛而弥散地分布于脑(脊)膜上。瘤细胞呈多形性，但亦可呈梭形、卵圆形、多角形或圆形，含有深染的细胞核。胞质内含较多黑色素颗粒。核分裂像多(图 32-36)。块状生长的黑色素瘤常有出血及坏死灶。

【临床表现】

与发病部位有关，多为部分性或全身性癫痫发作、精神障碍、硬脑膜下出血、颅内出血及脑神经损害。凡有皮肤上带有长毛黑痣的病人，出现上述症状时，应考虑到本病。CT 扫描可见有增强明显的肿块及其所引起的周围出血坏死性改变和周边水肿。MRI 可见 T_1W 高信号，T_2W 低信号占位灶，肿瘤内常有出血(T_1W 和 T_2W 均有高信号)。肿瘤可增强或不增强。可伴坏死囊变。瘤周水肿明显。

【治疗】

颅内黑色素瘤恶性程度较高，一旦确诊应尽早争取手术切除。术后辅以放射或化学治疗。预后差，术后复发率高。

四、胶样囊肿

胶样囊肿(colloid cyst)又称为黏液囊肿、

室管膜囊肿、脉络膜囊肿、室间孔囊肿或旁突体囊肿,是一种少见的颅内病变,占颅内肿瘤的0.14%~2%。一般在第三脑室前部、侧脑室、透明隔、胼胝体前部。其为一充满黏稠如胶冻样液体的囊肿。最早 Wallman 于 1858 年在 1 例尸检病例中首先发现此瘤。Dandy 于 1929 年报道手术切除此瘤 1 例,最多见于 20~40 岁年龄组,无明显性别差异。

【病理特征】

胶样囊肿呈球形或卵圆形,光滑。囊肿壁为薄层纤维组织所组成,由单层或多层带有或不带有纤毛的柱状或矩状上皮细胞所覆盖,对酸性 Schiff 染色呈阳性反应。带纤毛与不带纤毛细胞的比例各部位不同。囊内含黄绿色胶冻状物质,是囊壁室管膜柱状细胞分泌的黏稠液体,部分可有钙化与出血。囊肿内的凝胶样物质为 PAS 阳性并沉积有无组织结构的物质,有时可见坏死的白细胞或胆固醇结晶或两者都有。在电镜下上皮细胞覆盖层有两种形式:①带纤毛不带纤毛的细胞形成微绒毛状;②较密集的细胞其内浆网有空泡,提示细胞具有分泌功能。本囊肿的发生有四种学说:①来源于脉络膜上皮细胞;②来源于室管膜细胞;③来源于旁突体(paraphysis);④起源于内胚层细胞而非神经上皮细胞。其中以第三种学说认可的人较多。旁突体是胚胎发育过程中在第三脑室顶壁上的一个凹陷,在两栖类动物中此结构具有分泌作用。但在人类的胚胎 100mm 时这一结构即开始退化并完全失去功能。由于胶样囊肿多数位于旁突体部位故最容易被想到是它的发育异常所引起。

【临床表现】

突然摔跌,可以经常发作,也可以偶然发生。癫痫发作约见于 20% 的病人中。由于长期脑积水病人可出现智力障碍甚至痴呆。儿童大多数症状为头痛、恶心、呕吐、视盘水肿和复视。尽管胶样囊肿病理上为良性,但如果不及时诊断和治疗,可能导致急性脑积水而突然死亡,文献报道该病有一定的猝死率可能与此有关。

【影像学检查】

CT 平扫囊肿呈圆形或卵圆形,边缘锐利,位于鞍上、三脑室前部孟氏孔附近,病灶呈均质高密度(45~75HU)。

【影像学检查】

CT 平扫囊肿呈圆形或卵圆形,边缘锐利,位于鞍上、三脑室前部孟氏孔附近,病灶呈均质高密度(45~75HU)周围脑实质包绕,极少数囊肿中心呈低密度。部分由于囊肿壁屑状分泌物、含铁血黄素及 CT 上看不到的微小钙化而呈混合高密度。MRI 上,胶样囊肿信号表现变化很大,最常见的表现是 T_1 高信号、T_2 低信号,囊肿内可见无信号钙化斑。胶样囊肿实质无强化,边缘可见囊壁强化。阻塞双侧孟氏孔导致侧脑室扩大。

【诊断与鉴别诊断】

第三脑室胶样囊肿发病部位特殊,CT 及 MRI 检查较容易诊断,但应与其他长入第三脑室的脑内肿瘤鉴别,如中央神经细胞瘤、第三脑室室管膜瘤、垂体腺瘤、脊索瘤、基底动脉环(Willis 环)附近动脉瘤等鉴别。中央神经细胞瘤来源于透明隔,与透明隔以宽基底相连,MRI 呈 T_1 及 T_2 稍高信号肿块,可不均匀,形态不规则,增强后可显著强化,部分有钙化及囊变。室管膜瘤 MRI 表现为形态不规则,信号不均匀肿块,伴有瘤内出血坏死或囊变钙化,增强呈不均匀强化。鞍上的胶样囊肿需与鞍区肿瘤鉴别,如垂体腺瘤自蝶鞍内向上生长均匀强化并伴垂体功能障碍。颅咽管瘤可呈囊性肿块,多有钙化,强化可见肿瘤结节。

【治疗】

以往主张早期行囊肿切除,胶样囊肿一旦明确诊断,即应尽早手术治疗。单纯分流手术虽可解决脑积水,但无法解除囊肿对周边组织的压迫,目前已较少单独采用。

五、颈静脉球瘤

颈静脉球瘤(jugulare glomus tumor)来源于胚胎神经嵴组织的化学感受器细胞,又称为化学感受器瘤,是副神经节瘤(肾上腺外嗜铬细胞瘤)较为少见的亚型之一。根据肿瘤来源不同,颈静脉球瘤主要可分为两种,起源于颈静脉球的肿瘤称为颈静脉球瘤(发生于颈静脉窝感受器小体),而起源于鼓室副神经节的则称为鼓室体瘤(发生于鼓室内沿舌咽神经鼓室支或迷走神经耳支走行处的血管外膜小体)。颈静脉球是位于颈静脉顶端外膜上的一层厚 0.25~0.5mm 的特殊组织,由上皮样细胞及较多血管,多数为较粗的毛细血管所组成。其神经分布很丰富,主要来自舌咽神经的鼓室支。它的血供来自颈外动脉的分支咽升动脉。该组织有时在舌咽神经鼓室支的周围、中耳的鼓室内、迷走神经结状神经节的附近也可见到。它的结构与颈动脉球很相似,故命名为颈静脉球。颈静脉球瘤主要发生于耳蜗内,但有时也可见于颈静脉孔附近,甚至广泛侵入颅内。由于形态上它与颈动脉球瘤相似，因此也有人称它为中耳的颈动脉球瘤。解剖学研究发现，位于颞骨的副神经节数量和部位均有较大变异，大多沿舌咽神经的鼓室支(Jacobson 神经)，岩小神经和迷走神经的耳支(Arnold 神经)分布，或位于颈静脉球外膜及鼓室管内。附于上述结构的副神经节多位于颈静脉窝内或邻近结构(如乳突管，面神经管及茎乳孔等)。起源于上述部位的副神经节瘤均涉及颈静脉孔区，很难鉴别其确切起源，故颈静脉球瘤泛指涉及颅底颈静脉孔区的副神经节瘤。颈静脉球瘤是神经外科领域最常见的副神经节瘤类型。病人以女性多见，因肿瘤破坏耳蜗导致的的耳聋及耳道出血为最常见首发症状，故病人多数先去耳科就诊。若未能及时确诊，晚期病人后肿瘤广泛侵入颅内，引起神经系统症状，此时再至神经外科就诊，则大大增加了手术的难度。

【临床表现】

肿瘤大多生长缓慢，个别生长迅速，甚至引起远处转移。一般认为肿瘤局限于耳蜗者比较良性，已侵入颅内者则较恶性并具有较大的破坏性。常见的症状包括耳鸣，听力下降，面瘫，眩晕，颈静脉孔区综合征，后破裂髁综合征，霍纳综合征(Horner syndrome)等。1%~3% 的颈静脉球瘤病人有神经分泌功能，其血浆中儿茶酚胺及其代谢产物水平明显增高，可出现心悸，多汗，阵发性难治性高血压等临床表现。根据肿瘤所在部位的不同可以分为三型。

1. 中耳型　主要表现为耳鸣、多为搏动性，传导性耳聋、耳道出血，有时也可有患侧面肌减弱等症状。耳科检查可见鼓膜充血膨隆，外耳道可见紫红色结节，甚至出血。

2. 颅内型(或颈静脉孔型)　肿瘤位于颈静脉孔处并广泛向颅内入侵。主要表现为患侧的第七~第十二对脑神经麻痹的症状，有呃逆、发音困难、患侧肢体共济失调及颅内压增高的症状，很像晚期的小脑脑桥角肿瘤。有时在病变区听诊可闻血管性杂音。

3. 混合型肿瘤　起源于中耳，后穿越乳突或邻近颞骨而侵入颅内。其主要表现为上述两型的复合。

【肿瘤分级】

分级目的是区分不同阶段肿瘤，利于治疗方案设计和疗效比较。常用的有 Glasscock-Jackson 分级(1990)。

Ⅰ型：肿瘤局限于颈静脉球、中耳和乳突。

Ⅱ型：肿瘤侵入内耳道及颅内瘤。

Ⅲ型：肿瘤侵及岩尖及颅内。

Ⅳ型：肿瘤及岩斜区或颞下窝、颅内。

【影像学】

CT 平扫可见颈静脉孔区等或略高密度占位，可累及岩前，颈动脉管、中耳、小脑脑桥角、中颅窝或颅外间隙。增强后病灶呈均匀强化。骨窗位示颈动脉孔区及邻近部位骨质破坏。MRI 的 T_1WI 为等信号，T_2WI 为略高信号，T_1WI 和 T_2WI 可见点状流空信号，特别在增强 T_1WI 上出现“黑白相间现象”(salt-and-paper appearance)为其特征表现。CTA、MRA 可显示肿瘤供血动脉，MRV 可显示受累颈内静脉。对上述检查显示不清楚者，可用 DSA 了解供血和回流静脉。

【诊断】

根据病史、症状、临床体征，结合现代影像学技术，临床诊断这类肿瘤并不困难。切忌活检，以防病灶大出血。鉴别诊断需排除涉及颈静脉孔的以下疾病：①神经鞘瘤；②脑膜瘤；③骨源性肿瘤；④胆脂瘤；⑤慢性乳突炎；⑥转移性肿瘤等。

【治疗】

手术全切肿瘤为治疗首选方案，介入栓塞可以作为术前辅助手段，对于无症状小肿瘤、因全身性疾病不宜手术或术后残留病灶可采用放疗或放射外科治疗。化疗效果不确切。

【预后】

肿瘤全切后复发率低，由于肿瘤生长缓慢，即使大部切除缓解症状后，病人预后也较好。术后后组脑神经损伤、椎动脉缺血以及脑脊液漏并发颅内感染往往是导致术后严重致残甚至致死的主要原因。

六、颅内原发肉瘤

中枢神经系统肉瘤较少见，占颅内肿瘤的 1%~2%，根据它们的起源，可分为：①来源于脑，脑膜和脑神经的肉瘤；②原发颅骨肉瘤；③转移性肉瘤。本节仅介绍部分的内容来源于脑和脑膜的肉瘤又称颅内原发肉瘤(primary intracranial sarcomas)，来源于颅内间叶，如硬脑膜，软脑膜和蛛网膜、颅内血管和脉络丛。主要分为以下几种类型。

(一) 原发性脑和脑膜肉瘤

临床少见，多见于儿童。按照肿瘤恶性程度从低到高，可分为纤维肉瘤，梭形细胞肉瘤和多形态细胞肉瘤。按照现代病例标准，以往诊断的纤维肉瘤现在统称为恶性纤维组织细胞瘤。本肿瘤可表现不同组织形态，曾命名为血管肉瘤、手滑肌肉瘤、前软骨肉瘤、间叶前软骨肉瘤和尤因肉瘤等。细胞基因研究显示脑部平滑肌肉瘤有单体性染色体。临床表现同一般恶性肿瘤，病程短，呈进展性，临床症状和体征取决于肿瘤所在的部位。CT 和 MRI 表现与胶母细胞瘤相似。治疗以手术切除为主，术后辅以放化疗，疗效较差。

(二) 脑膜肉瘤

虽然脑膜瘤很少恶性变，但可从良性形态部分或完全变成肉瘤，与原发性脑膜肉瘤较难鉴别。外科手术切除和术后常规放疗是主要的治疗方法，但疗效欠佳。对术后残留或复发病人可行放射外科治疗。

(三) 脂肪肉瘤

极为罕见，文献仅见个案报道。有 4 个月或 10 岁病例，肿瘤位颅内或硬脑膜下。华山医院病组曾见 1 例 40 岁女性，瘤位于左侧额叶，经手术切除后存活 28 个月。此瘤来源与脂肪瘤同。CT 和 MR 缺乏典型表现，手术和术后放疗是主要手段。预后不良。

七、颅内蛛网膜囊肿

蛛网膜囊肿(arachnoid cyst)是脑脊液被包围在蛛网膜所形成的袋状结构。分为以下两种类型：①先天性：为最常见的蛛网膜囊肿，系在胚胎愈发过程中，由脱落于蛛网膜下腔的蛛网膜小块发展而成，或因蛛网膜发育异常所致。其囊肿腔与总的蛛网膜下腔完全隔开，相互不通，成为一真正闭合的囊肿，个别病例的囊肿腔通过一个不易察觉的小孔与蛛网膜下腔相交通。②继发性，常由于颅内炎症或颅脑外伤或手术引起，炎症渗出和创伤出血后广泛粘连是其形成主要原因，这类囊肿腔与总的蛛网膜下腔有狭窄的通道相连，囊腔实际上是蛛网膜下腔的局部扩大，或称蛛网膜下囊肿。

【临床表现】

本症临床表现与其他颅内占位性病变相似，症状发生与蛛网膜囊肿的大小和位置有关。但总体来说病程进展缓慢，可长期处于相对稳定状态。大脑外侧裂及凸面囊肿局部压迫可产生癫痫、轻度运动及感觉障碍，鞍区囊肿可引起视力视野改变，阻塞脑脊液循环引起脑积水及颅内压增高，婴幼儿病人可有头围增大或颅骨不对称畸形，继发性蛛网膜囊肿常有损伤史或颅内感染史。

【治疗】

蛛网膜囊肿合并囊肿内或硬膜下血肿，或导致急性颅内压增高，应急诊手术。如出现局限性神经功能障碍，如运动或视力障碍、癫痫反复发作，也应酌情手术。对无症状蛛网膜囊肿可随访观察，一旦出现相应症状，影像学显示，占位效应，则应手术。手术方法有多种，包括囊肿全切除或部分切除、囊肿脑池或脑室引流、囊肿腹腔分流、囊肿造瘘开窗术等。

(赵曜 周良辅)

参考文献

[1] 史玉泉. 颅内其他肿瘤 [M]// 吴孟超, 吴在德. 黄家驷外科学. 7 版, 北京: 人民卫生出版社, 2008: 922-931.

[2] 鲍伟民, 杨德泰. 囊肿与瘤样病变 [M]// 周良辅. 现代神经外科学. 上海: 复旦大学出版社, 2004: 477-491.

[3] OKTAR N, TIHAN T, KELES G E. Melanocytic tumors [M]// Berger M S, PRADOS M D. Textbook of Neuro-oncology. Philadephia: Elsevier Saunders, 2005: 287-293.

第十节 颅内转移瘤

颅内转移瘤(intracranial metastatic tumours)系指颅外身体其他部位的癌肿转移至颅内结构的肿瘤，其可经不同途径转移至脑、颅底结构、颅骨、软脑膜、脑神经、脑血管、静脉窦等不同部位。

一、脑转移瘤

【发病率】

在 1898 年 Bucholz 首先报告脑转移瘤(metastatic

brain tumours)，但脑转移瘤的确切发生率尚难确定，统计资料认为脑转移瘤占颅内肿瘤的10%左右，国内大宗材料统计占颅内肿瘤的4.67%~12%，癌症死亡病例的尸解材料证实50%的病人均有脑转移，由于近代神经影像学的进步及尸解材料证实脑转移瘤的发生率在不断增高，目前统计20%~40%的癌瘤病人发生脑转移瘤，美国2009年、2011年统计每年有170 000~200 000原发性脑肿瘤，而有100 000~170 000脑转移瘤的病例，由于磁共振检查能发现很小的脑转移瘤和医学的不断进步，癌肿病人的生存期延长，脑转移瘤的发病率仍会不断增加。据美国、冰岛、芬兰流行病学调查材料(2008)脑转移瘤的年发生率为8.3~11/10万人口。

【性别与年龄】

性别分布与原发癌有关，如占脑转移瘤一半以上的肺癌男性多见，而乳腺癌为女性肿瘤。总的统计男性多于女性，男、女之比为1.5∶1。

Serizawa(2008)报告从1998—2005年治疗的2 390例脑转移瘤中原发癌为肺癌者1 572例(65.78%)，来自胃肠道者316例，乳癌者211例，肾癌113例，其他肿瘤159例。在我国男性以来自肺和消化道癌肿脑转移多见(71.6%)，女性以来自乳腺、生殖系统癌肿脑转移多见(55.7%)，国内一组577例颅内转移瘤(杨树源2008)，占颅内肿瘤的11.9%，来自肺癌转移者占68.8%，消化道肿瘤占5.2%，肾癌转移者占2.25%，乳癌占1.21%，原发癌未明确者占18.5%，多发转移瘤占53.2%。我院统计脑转移瘤的最小年龄为6岁，最大79岁，以40~60岁最为多见。

【病理】

1. 原发癌肿部位　脑转移瘤病理与原发癌肿病理改变相一致，但仍有5%~11%脑转移瘤病人在手术时甚至术后若干时期仍未能发现原发病灶。美国Memorial Sloan-Kettering癌症中心1993年报告各种癌症病人发生脑转移的比例如下：在123 360例癌肿尸解中24%有脑转移，43 560例结肠和直肠癌中72%有脑转移，48 620例肺癌尸解发现34%有脑转移，13 440例乳癌脑转移占30%，46 230泌尿系统癌肿中占23%，1 360例黑色素瘤中占16%，白血病占6%。Serizawa(2008)报告从1998—2005年治疗的2 390例脑转移瘤中原发癌为肺癌者1 572例(65.78%)，来自胃肠道者316例，乳癌者211例，肾癌113例，其他肿瘤159例。在我国男性以来自肺和消化道癌肿脑转移多见(71.6%)，女性以来自乳腺、生殖系统癌肿脑转移多见(55.7%)，据统计在成人脑转移瘤最常来源于肺、乳腺，依次为胃肠道、泌尿系统癌肿和恶性黑色素瘤。在年轻病人中以肉瘤(骨肉瘤、横纹肌肉瘤、尤因肉瘤)脑转移或源于身体其他部位的生殖细胞瘤脑转移多见。

2. 转移途径　恶性肿瘤转移至颅内主要通过以下3种途径：

(1)血源性扩散：血源性扩散是脑转移瘤最常见的途径，癌细胞进入血流后首先进到肺，在肺形成转移瘤，部分癌细胞通过毛细血管进入肺循环入左心再进入颅内，故肺癌易于发生脑转移。血源扩散的脑转移瘤以大脑中动脉供血区最多见，但亦可在椎动脉供血区，脑转移瘤常位于脑灰、白质交界处，二个脑血管供血的交界区，即分水岭区。因这些区域皮层小动脉管径变细瘤栓易于停留于此发生脑转移瘤。另外脑转移瘤癌瘤细胞也可能经椎静脉丛逆行进入颅内，特别是位于腹腔、盆腔的肿瘤经腹腔静脉进入椎静脉丛(Batson静脉丛)入颅。

(2)经淋巴扩散：癌细胞可经淋巴循环沿脑神经周围的淋巴间隙进入脑脊液循环，进入颅内扩散，消化系统肿瘤易经淋巴系统转移至颅内。

(3)直接侵入颅内：鼻咽癌、视网膜母细胞瘤、耳癌、颅骨的恶性肿瘤可直接侵入颅内产生颅内转移。

癌细胞转移至脑如何发展成脑转移瘤的确切机制尚不清楚，但这些癌细胞能释放破坏脑组织的酶，如溶酶体水解酶(lysosomal hydrolase)、胶原溶解酶(collagenolytic enzymes)等。

脑转移瘤可为单发，亦可是多发的，并可转移至软脑膜上，从尸解材料发现脑转移瘤多发者占75%，临床上用CT检查半数以上的病例为多发，但MR检查仅19%为单发，75%黑色素瘤为多发，结肠癌、乳腺癌、肺癌等脑转移也多为多发。孤立性脑转移瘤是指颅脑肿瘤经病理证实为转移瘤，但经各种检查尚未发现颅外原发病灶者。

因脑转移瘤多位于大脑中动脉供血区故以额、顶叶最多见，80%~85%位于大脑半球，10%~15%在小脑，3%~5%在脑干，但盆腔肿瘤易向后颅凹转移，可占后颅凹脑转移瘤的50%。

脑转移瘤通常呈球形，与周围脑组织边界清楚，但电镜下呈浸润性生长，血运多不丰富，在瘤周有一水肿带，脑水肿范围与肿瘤大小常不成比例，大的肿瘤呈扁平形沿神经纤维生长，中心常有坏死和脓样囊液，肿瘤切面呈灰红色，结节状，其病理与原发癌一致。

【临床表现】

由于脑转移瘤生长快，病程一般均短，如肿瘤内有出血则进展更快，呈卒中样发病，很像脑血管病，多发病灶则症状重，病程短，神经损害体征进展快，90% 以上病例病程在一年以内，很少有超过一年者。如同其他颅内占位病变一样，脑转移瘤除引起脑和脑神经受损引起的局限性症状与体征外，并引起颅内压增高，产生颅内压增高的症状与体征，如头痛、恶心、呕吐等症状。头痛是脑转移瘤最常见的症状，90% 的病人有头痛，头痛在清晨加重，白天减轻，幕下或多发性脑转移瘤更为突出，但头痛并无定位意义，25% 的病人有视盘水肿，并有视力减退，15% 伴有外展神经麻痹，常为双侧性，肢体力弱，行为或精神改变，共济失调，脑神经麻痹出现得较晚，很少是首发症状，10%~15% 的病人有癫痫发作，在多发脑转移瘤病人最常见。局限性肢体力弱常认为是定位的精确体征，但脑转移瘤位于顶叶的比额叶多见，突然出现的神经症状与体征常预示肿瘤内有出血，恶性黑色素瘤、绒毛膜上皮癌、肺癌、肾细胞癌、胃肠道和睾丸癌肿等发生脑转移易引起出血。80% 黑色素瘤脑转移在影像学上显示有出血，但临床上并无出血症状。肿瘤或肿瘤栓子阻塞或压迫脑血管可引起脑梗死产生相应的症状与体征。

位于不同部位的脑转移瘤则出现相应部位脑损害的症状与体征，并有身体其他部位癌肿的相应症状。

【辅助检查】

1. 血液检查　一半以上病人血沉加快，伴有贫血。

2. 神经影像学检查　CT 和 MRI 是颅内转移瘤诊断最有效和最常用的检查方法，其优点是无创、准确、快捷。可对转移瘤部位、大小、单发或多发精确定位，除平扫外强化是不可少的，可发现 5~10mm 的小病灶，MR 比 CT 更敏感，脑转移瘤常有瘤周水肿，瘤周水肿常十分严重，并可显示肿瘤的占位效应，脑积水等改变。MR 所显示脑转移瘤常位于脑灰白质交界处，边界较清楚，小的瘤结节及明显的血管源性脑水肿。Runge 认为高剂量钆增强扫描 0.2mmol/kg 或 0.3mmol/kg 体重注射比常规 0.1mmol/kg 更易发现小病灶和多发病灶(图 30-38，图 30-39)。

为了对原发癌肿的寻找及了解，必要的胸片、CT 扫描、内脏 B 超、SPECT、PET-CT 等检查是不可缺少的。

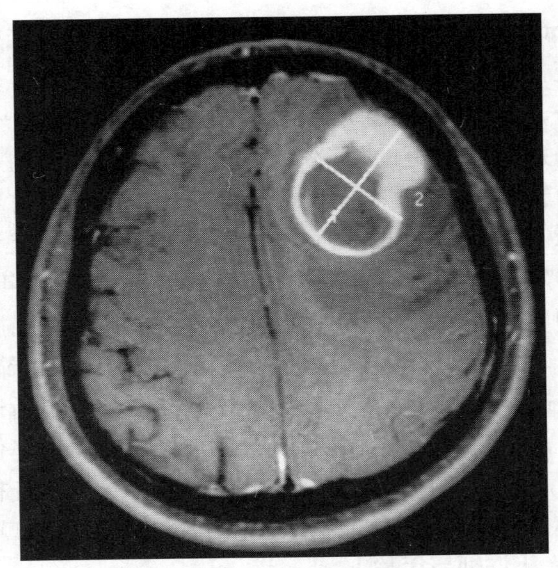

图 30-38　额叶单发转移瘤

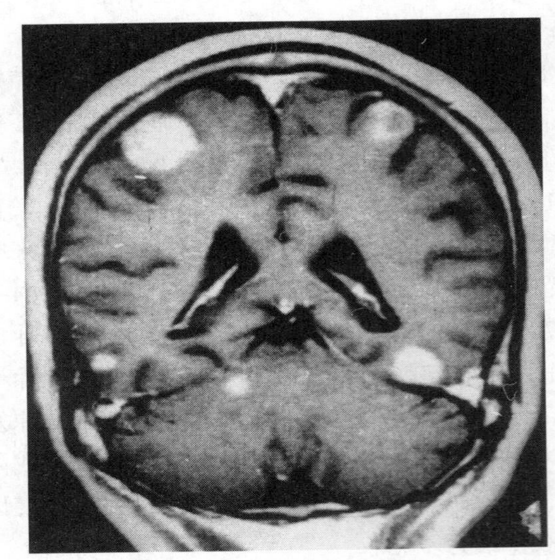

图 30-39　脑多发性转移瘤

【诊断】

癌肿病人出现任何神经系统症状与体征都应想到颅内转移瘤的可能性，从而进行必要的检查。对无癌肿的 40 岁以上的病人，病情进展较快，病程较短，颅内压增高明显，局限体征明显，一般情况较差者也应考虑本病，进而行 CT 或 MRI 检查可明确诊断。并应进行相应的检查查找原发病灶。

【鉴别诊断】

1. 颅内原发性肿瘤　颅内原发性肿瘤特别是恶性胶质瘤需与脑转移瘤相鉴别。恶性胶质瘤病人病程较短，症状与体征发展快，但一般均为单发，无身体其他部位癌肿存在。

2. 脑血管病　脑转移瘤如有出血，病情突然恶化，迅速发展，表现如颅内出血，但脑转移瘤卒中病人，在病情恶化前多已有神经损害的症状与体征及颅内压增高的症状，CT或MR、脑血管造影等可明确诊断。另外身体其他部位有原发癌肿病灶。

3. 脑脓肿　有的脑脓肿脓腔不规则，周围伴有严重水肿或多发脓肿易于与脑转移瘤相混淆，有的脑转移瘤在瘤腔中抽出脓样液体，可误诊为脑脓肿。但其脓样液无臭味，培养无细菌生长，脑脓肿一般有炎症过程或原发感染灶，而脑转移瘤有原发癌肿存在。

【治疗】

由于诊疗技术的不断进步，癌肿病人的生存期有所延长，对脑转移瘤的治疗直接关系到病人的生存期和生活质量。脑转移瘤的治疗目的是缓解病人的症状，延长生存期，改善生存质量。在制定治疗方案时有很多因素影响着治疗效果，如原发癌肿的部位，恶性程度，控制情况，身体其他部位是否还有其他转移病灶，病人一般健康情况（Karnofsky performance status，KPS），颅内转移瘤的部位，是否适于手术切除，脑转移瘤是单发还是多发性等等。

目前常用的治疗方法是：

1. 糖皮质激素治疗　糖皮质激素对所有脑转移瘤都适合（有糖尿病的病人不适合），因它可明显的减轻瘤周脑水肿，故可快速缓解症状。常用地塞米松16mg/d，静脉分4次滴注，口服剂量是4mg，每6小时一次，用后70%~80%病人症状与体征明显好转。如上述剂量疗效不理想还可加大用药剂量。类固醇激素治疗在第一次用药后6~12小时即见疗效，3~7天最有效。用药几周后当症状稳定后可逐渐减量，约有10%的病人不能耐受大剂量激素治疗需减少剂量。糖皮质激素治疗的毒副作用是腹胀，激素性肌病、震颤、失眠、精神症状等。据统计单独用激素治疗，脑转移瘤的中位生存期是2个月。

2. 放射治疗

（1）全脑放射治疗（whole-brain radiation therapy，WBRT）是治疗脑转移瘤的主要手段，经WBRT后75%的病人临床症状改善，特别适合于治疗多发性脑转移瘤和影像上不显示的微小转移瘤病人，经治疗后15%的病人生存期超过1年，5%~10%达2年（Posner 1992）。但不同病理类型肿瘤对放射治疗的敏感性不同而疗效不同，淋巴瘤、睾丸恶性肿瘤、乳腺癌等对放疗敏感，而黑色素瘤、非小细胞肺癌、肾细胞癌和结肠癌脑转移则对放射治疗不敏感，因此应有活检病理材料才可行WBRT。目前尚无统一的全脑治疗方案可遵循，因脑转移瘤病人的生存期较短，因此常用短疗程足够剂量的全脑放疗。一个多中心放射治疗研究组的研究（Mintz 2007）认为，给予2 000cGy到5 000cGy的总剂量对病人神经体征及生存期的影响并无统计学上的差异，目前常用的WBRT方案是300cGy每天一次共10天，或2 000cGy分5次照射，总剂量为3 000cGy到5 000cGy。WBRT对大的肿瘤只能对其外部瘤肿起杀伤作用，而肿瘤中心缺氧细胞对离子辐射有抵抗力，影响疗效。目前尚无瘤细胞对放疗敏感的检测手段。使用nitromitazoles等药物可增加乏氧细胞对放射治疗的敏感性，以提高疗效，但毒副作用大应慎重使用，但对非小细胞肺癌脑转移行WBRT加用放疗增效能剂莫特沙芬钆（metexafin）较单独WBRT在改善神经功能上效果更好，乳癌脑转移行WBRT时加用放疗增效剂efaproxiral可延长病人生存期一倍。多中心研究组的结果（The cancer care Ontario practice guidlines 2007）显示WBRT可使脑转移瘤的中位生存期增加3.5~6.3个月，WBRT加用SRS可延长病人中位生存期为6.5个月。

放射治疗的并发症：放疗的早期有暂时性症状或体征加重，故放射治疗期间维持激素治疗是十分必要的，其有缩小放疗并发症的效果。在放疗开始最初几天内病人会出现恶心、呕吐、头痛、发热和脱发，这些症状较为常见，这些急性反应可能与脑血管自动调节紊乱和毛细血管通透性增加有关，偶可出现放疗引起的腮腺炎或味觉丧失等。有报告在生存期超过一年以上行WBRT后可引起弥漫性白质脑病（diffuse leukoencephalopathy），有11%的病人于照射后出现痴呆、共济失调、尿失禁等症状，磁共振检查显示脑皮质萎缩和白质高信号改变，生存期超过两年者50%可出现痴呆等严重并发症，因此有建议对估计病人生存期可能超过一年的病人每日照射剂量减少至250cGy以下，延长放疗时间，这样可减少此类并发症。

（2）立体定向放射外科治疗：近年来报告立体定向放射外科（stereotactic radiosurgery）对各种脑转移瘤无论是单发的还是多发的都有效，其放射源是^{60}Co，直线加速器或质子源照射可大剂量照射于靶区杀死瘤细胞而靶周放射剂量很低。放射外科可改善症状，较好的控制肿瘤而副作用小，其优点是非侵袭性，不需住院，其主要缺点是造成放射性脑坏死。由于粒子辐射造成毛细血管通透性改变，致使病灶周围产生神经源性水肿或脑血流量减少。放射外科的疗效与肿瘤的容积有关。以3~4cm^{3}以内的肿瘤疗效最好。Adler(1992)报告33例不同来源的脑转移瘤经放射外科治疗后行神经影像学检查，29%病人肿瘤消失，50%肿瘤缩小，12%稳定，其余5例增大，这5例经活检证实为脑组织坏死。Alexander(1995)回顾分析248例用放射外科和WBRT治疗脑转移瘤的病人，平均中位生存期为9.4个月，一年肿瘤局部控制率为85%，2年为65%，影响肿瘤局部控制率的原因是复发性肿瘤，位于幕下的肿瘤和肿瘤体积大于3cm^{3}以上者。Niranjan(2000年)认为多数脑转移瘤边界清楚，因此能集中剂量照射肿瘤，较优于外科加WBRT治疗。随着各种放射外科设备的不断改进，目前使用放射外科治疗脑转移瘤的病例与日俱增，有认为γ刀治疗脑转移瘤的疗效比x刀(linear accelerator, LINAC)好。Serizawa(2008)使用γ刀治疗脑转移瘤2 390例，放疗后中位生存期为7.7个月，经多元分析与预后不良的相关因素是：原发病灶治疗情况，男性和KPS评分低等。Swinson(2008)报告立体定向放射科治疗各种病理类型的脑转移瘤619例，1 569个转移瘤，中位生存期为7.9个月，一年生存者36%，两年为14%。女性、较年轻、KPS>80、转移瘤较少，原发癌控制好者生存期长。Frazier(2010)报告γ刀治疗237例脑转移瘤，其中34.2%为非小细胞肺癌，13.9%为乳癌转移，治疗后中位生存期为8.5月，脑转移瘤为1个，2~3个，4个以上中位生存期分别为8.5个月，9.4个月和6.7个月。年龄>65岁生存期为7.8个月，小于65岁为9个月。KPS<70中位生存期为2.9个月，KPS ≥ 70则为10个月。即使对放疗有抵抗的肿瘤，如黑色素瘤SRS后局部肿瘤控制率可达97%，神经功能障碍改善率为53%，中位生存期从2.3个月提高到9个月，Serizawa(2009)报告治疗10 163个脑转移瘤行SRS治疗，认为影响疗效最重要的因素是肿瘤的容积量，当肿瘤容积为≤ 1ml时，一年肿瘤控制率为99.5%，肿瘤容积量为(<1ml, ≥ 4ml)时，一年肿瘤控制率为92.6%，(<4ml, ≥ 10ml)时为87.3%，>10ml时为65.5%。如全脑放疗后再用立体放射外科治疗可增加局部肿瘤控制率，一年为92%，两年为80%，而单用SRS一年为71%，两年为52%(Serizawa 2009)。

从2000—2006年12篇报告SRS治疗脑转移瘤3 647例，肿瘤控制率为80%~95%，中位生存期为8~15个月(Serizawa 2009)。

3. 外科治疗　由于神经外科麻醉、神经影像学和手术技术及设备的不断进步，使神经外科手术治疗脑转移瘤的疗效有所改进，手术适应证也在不断改进和放宽。原则上脑转移瘤病人原发癌肿已处于晚期，或身体其他部位有多发转移灶者或病人处于恶病质身体十分衰弱者都是手术的禁忌证，有人也将颅内多发转移瘤视为手术禁忌证，相反当原发癌肿已得到有效控制的脑转移瘤病人，治疗的好坏就直接关系到病人的生存期和生存质量了。单发性脑转移瘤在手术可接近区应全切除肿瘤然后行WBRT，这样可降低肿瘤复发率或延长复发时间。两个前瞻性研究报告进一步证实上述结果。Patchell(1998年)报告手术治疗46例脑转移瘤手术全切除，另外49例手术切除肿瘤后随之行WBRT，在随访中肿瘤原位复发者手术组为46%，手术加WBRT组为10%(P<0.001)，其他部位复发手术组为70%，手术加WBRT组为18%(P<0.001)，神经功能恶化手术组为44%，手术加WBRT组为14%(P=0.003)，但二组生存期无统计学差异。Patchell报告46例脑转移瘤，外科手术加WBRT总剂量为3 600cGy，每日300cGy，共12天，其生存期为10个月，而单独行放疗者仅为3.75个月。Vecht(1993年)报告一组颅外病变稳定的63例单发脑转移瘤，外科手术加WBRT生存10个月，单独放疗为6个月，二组放疗方法相同，每日200cGy分二次给予，共2周。从几个临床随机对照研究(Mintz 2007)证实单发脑转移瘤、KPS>70个月，手术加WBRT优于单独WBRT，前者中位生存期为9.2~10个月，肿瘤复发率为20%，而WBRT中位生存期为5~6个月，肿瘤原位复发占52%(P=0.01)。基于上述研究结果，对原发癌肿已得到控制，身体一般情况尚好的单发性脑转移瘤推荐外科切除肿瘤后行WBRT，但单发性脑转移瘤仅占脑转移瘤的1/3左右，在这1/3病例中，因肿瘤位于重要功能区或原发癌肿未能控制等因素，因此仅一半此类单发脑转移瘤能行手术切除肿瘤。

对脑多发性脑转移瘤病人，原则上不适于外科手术治疗，Bindal(1993)报告切除多发性脑转移瘤加WBRT，中位生存期为14个月，但Hazuka(1993)报告18例多发性脑转移瘤手术后中位生存期仅为5个月，且有较高的手术死亡率及后遗症，因此目前多数人推荐多发性脑转移应行WBRT，手术仅限于切除大的脑转移瘤危及病人生命者，或对病人预计能生存3个月以上为提高放疗疗效切除大的肿瘤,减少其容积使放疗更为有效。

4. 化学治疗 虽然早在1965年Wilson和Garza首先用化疗治疗脑转移瘤,但对化疗的疗效尚难肯定,特别是多数化疗药物不能透过血-脑屏障。近年来的研究认为化疗的优点在于:①对某些转移瘤化疗是有效的;②化学治疗既可治疗脑转移瘤,又可同时治疗原发癌肿;③采取必要手段使血-脑屏障开放,可使化疗药物较好的透过血-脑屏障。恶性生殖细胞瘤、小细胞肺癌、乳癌等对化疗疗效尚好,有报告小细胞肺癌脑转移使用化疗药物治疗后56%的病人临床症状好转,第一次治疗后3周检查CT也可显示肿瘤缩小,同样在34例乳癌脑转移病人中化疗后52%症状改善。中位生存期达13.1个月。近年来采用新型烷化剂替莫唑胺(temozolomide)治疗脑转移瘤日渐增多,认为其与放疗结合应用对脑转移瘤有一定效果,特别是对非小细肺癌、乳癌转移有一定疗效(Trudeou 2006, Kourousis 2009)。

5. 脑转移瘤的复发与治疗 对治疗后残留的或复发的或又出现新的转移瘤都归入此类,外科和WBRT仍有31%~48%的脑转移瘤在治疗后不太长时间内复发,这是一个十分棘手的问题。目前可供选择的治疗方法有再次手术、外照射、立体定向放射外科或化学治疗。外科手术切除大的肿瘤可起到改善症状延长生存期的效果,其中位生存期可达6个月。Young,Kaye等认为对原发肿瘤已得到控制,KPS>60分,肿瘤对放疗不敏感者,肿瘤位于非功能区者可考虑再次手术切除肿瘤。Bindal治疗48例,经外科及WBRT后复发的脑转移瘤病人,再次手术切除肿瘤,无手术死亡率,中位生存期为11.5个月。对身体一般状况较好,原癌对放疗敏感者再次行放射治疗仍有效。

【预后】

脑转移瘤预后不佳,未经治疗的病人中位生存期为4周,多因颅内压增高脑疝死亡。早期诊断脑转移,有效控制原发癌肿,外科手术加WBRT、放射外科、化疗可改善症状,延长生存期。

二、软脑膜转移癌

软脑膜转移癌(leptomeningeal metastases)有许多名称,如癌性脑膜炎(carcinomatous meningitis)、脑膜癌病(meningeal careinomatosis)和脑膜炎性癌病(meningitis carcinomatosa),1870年Eberth首先从病理上报告本病,并称之为脑膜内皮瘤(endothelioma)1902年Siefert使用脑膜炎性癌病的名词,2年后Dufour首先在脑脊液中发现恶性癌细胞。

【病理】

软脑膜转移癌是中枢神经系统(CNS)以外身体其他部位的恶性肿瘤,广泛多发种植到软脑膜的特殊疾病。从尸解材料证实占癌肿尸解材料的4%~15%,最易转移到软脑膜的癌肿是乳癌、肺癌、黑色素瘤和非霍奇金淋巴瘤(non-Hodgkin lymphoma)。接近5%的乳癌,23%的黑色素瘤,11%~25%小细胞肺癌转移至软脑膜。由于医学的进步原发癌肿病人生存期的延长,软脑膜转移癌的发生率也在增高,例如急性淋巴性白血病由于化疗药物的有效性在不断提高,软脑膜癌转移癌的数目在急剧增加,有报告50%恶性淋巴性白血病儿童在治疗过程中发展为软脑膜转移癌,但当中枢神经系统预防性放射治疗后发生软脑膜转移癌的病例急剧下降。

【转移来源及播散途径】

已从病理上证实原发癌肿可通过不同途径转移至软脑膜。最可能是经血行播散,癌细胞至脉络丛或脑膜,并可通过硬脑膜、脑实质扩散至软脑膜。癌细胞亦可经脑神经孔、椎间孔癌细胞沿着血管周围或脑神经周围淋巴至软脑膜。当癌细胞侵犯脑膜,癌细胞沿脑脊液(CSF)循环种植到蛛网膜下隙。癌细胞进一步侵入基底池、外侧裂池和马尾。因这些区域CSF循环慢,沉降在这些区域的癌细胞生长增殖。癌细胞亦可侵犯CNS血管周围间隙(Virchow Robin space)产生血管周围肿瘤套袖(perivascular tumor cuffing)。另外在脑表面也可出现多灶性互不连接的条索状或结节状瘤块。

【临床表现】

本病的特点是沿神经轴出现的多灶性症状与体征,与脑转移瘤不同点是神经体征比症状多且散在,很难归纳为某一脑区的病变。其主要症状是:

1. 大脑半球病变的症状与体征 病人常有头痛、嗜睡、精神错乱、行为改变、步行困难、癫痫和脑膜征,能与脑实质内受累的症状与体征同时出现,但概率较低。脑基底软脑膜受累者可产生交通性脑积水和颅内压(ICP)增高的症状与体征,如头痛、恶心、呕吐、眼底水肿等。

2. 脊髓和神经根受累的症状与体征 脊髓和神经根均可受累产生相应的症状与体征,如肢体无力、神经根病(radiculopathy)、反射改变和括约肌功能障碍。

3. 脑神经受累的症状与体征 常在脊髓受累之后,在疾病进展过程中94%病人可出现不同脑神经受累的症状与体征，如眼肌麻痹、面肌力弱、面部感觉改变、听力下降等。脑神经或脊髓神经根的症状可能是在蛛网膜下隙癌肿压迫或浸润神经所致。

在软脑膜转移癌的病程中，老的症状与体征在加重，同时又出现新的症状与体征，这也是本病的另一临床特点。

【诊断】

由于本病较少见，无特定的临床表现，诊断困难。临床上应排除其他病因引起的这些症状与体征。

1. 神经影像学检查　是诊断本病的重要手段，强化 CT 或 MRI 能显示软脑膜呈线形或结节状强化且较广泛，如皮层表面也出现强化的结节对本病的诊断十分有利，但并不常见(图 30-40，图 30-41)。MRI 强化优于 CT 强化，脊髓 MRI 强化优于 CT 脊髓造影，在椎管内软脑膜上有小结节状改变或软脑膜上覆盖一层为糖纸样(sugar coating)强化灶。但 MRI 或 CT 也可出现假阳性结果，另外检查阴性并不能除外本病。

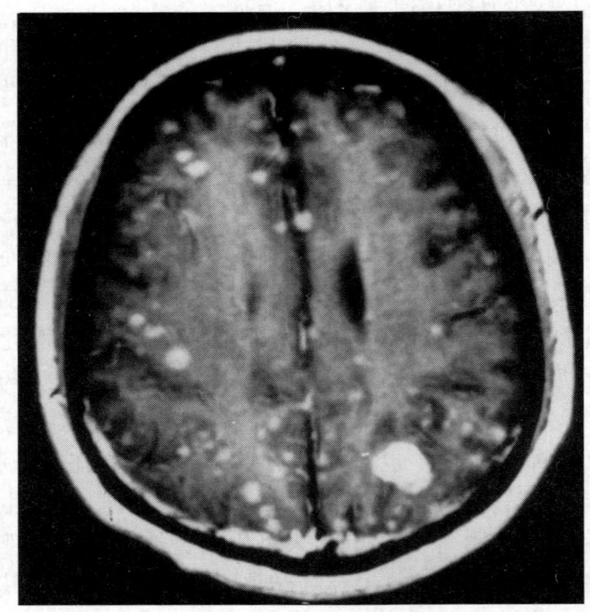

图 30-40　软脑膜转移癌，MRI 强化显示脑表面有多发小瘤灶，脑膜区有部分强化

2. 脑脊液检查　CSF 是确诊本病的重要手段，如 CSF 中发现恶性肿瘤细胞则可确诊本病，阳性细胞学检查在软脑膜转移癌多见，而脑转移瘤病人 CSF 中发现恶性细胞概率低。一次性检查 CSF 发现癌细胞的概率低，需多次检查，每次取 20ml 送检则阳性率高，第一次 CSF 检查出现癌细胞的阳性率为 55% 而第三次以后可达 90% 以上。另外获取 CSF 的部位与阳性率亦有关，当腰穿检查阴性时，部分病例可在脑室液或脑池 CSF 中发现癌细胞，最终的确诊可行软脑膜活检来确定。多数病人 CSF 中蛋白含量增加，50% 以上的病例 CSF 中白细胞增多，典型的是淋巴细胞增多。1/3 病人 CSF 中糖下降，CSF 中一些生化标记物亦有利于诊断。如 β 葡萄糖醛酸脂酶(β-glucuronidase)，癌胚抗原(carcinoembryonic antigen，CEA)、乳酸脱氢酶(lactate hydrogenase，LDH) 和 β_2 微球蛋白(β_2 microglobulin)等。β 葡萄糖醛酸脂酶在黑色素瘤、乳瘤、肺癌软脑膜转移癌时常增高，但在真菌或结核性脑膜炎时也增高，当软脑膜转移癌治疗有效时，其标记物水平下降至基线水平，当复发时又再次升高。血清 CEA 水平升高提示身体有癌肿存在而 CSF 中 CEA 水平升高指示有软脑膜转移癌。LDH 在感染病人升高，但在黑色素瘤、乳癌、肺癌有软脑膜转移者亦升高。β 微球蛋白升高常见于血源性癌肿有软脑膜转移的病例。

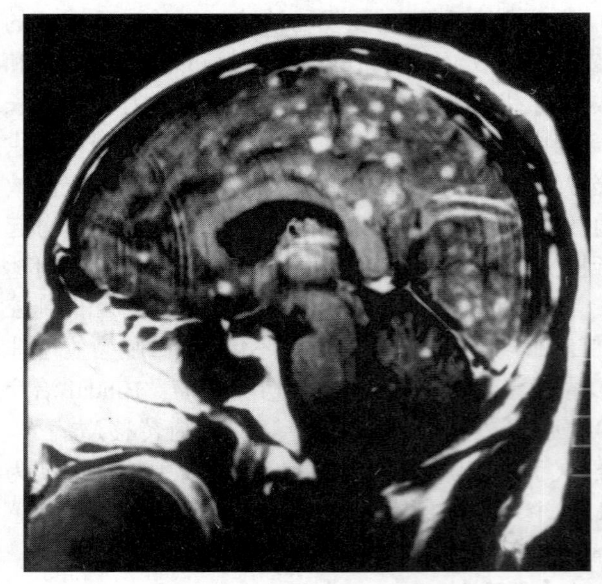

图 30-41　软脑膜转移癌矢状位 MRI 扫描片

3. 新的诊断方法是用单克隆抗体直接检测肿瘤原，其是十分敏感和有特异性的检查方法。

Freilich(1995) 对 137 例癌瘤病人其临床症状疑有软脑膜转移癌的病人进行分析，最后 77 例有软脑膜转移瘤，在确诊病例中 31% 靠临床表现和影像学检查而诊断，而未行 CSF 检查。故他认为影像学检查是最基本的诊断方法。

【治疗】

由于本病在中枢神经系统是多灶性损害，理想的治疗必须针对全神经轴，治疗的目的是改进或稳定神经功能状态和延长病人的生存期，改进生存质量。二种治疗方法可供选择即放疗和化疗，通常在最主要症状相应脑区或肿块区给予放疗，广泛区域的放疗可引起骨髓抑制。化疗是针对CNS的，常通过腰穿鞘内注药或使用Ommaya囊定期向脑室内注药，约50%的病例经化疗后症状稳定或改进。经Ommaya囊脑室内注药优于鞘内给药，因脑室内给药时椎管内蛛网膜下隙药物浓度低，病人不适感最轻。常用的化疗药是氨甲蝶呤（methotrexate，MTX）、阿糖胞苷（cytarabine）和塞替派（thiotepa）。MTX的剂量是7mg/m^{2}体表面积，每周2次，给5~8周为一疗程，然后每周一次逐步到每月一次维持治疗。MTX和塞替哌对伴有实体肿瘤病人也有一定疗效。阿糖胞苷主要用于来源于血液系统的软脑膜转移癌病人。CSF内化疗是全身系统高剂量化疗的一种改进，特别是对血液恶性肿瘤系统化疗后又恶化的病人是一种选择。在CSF内化疗前应先进行CSF循环放射性核素检查判断其有无梗阻，如有梗阻则CSF内化疗药过多过久的停留于此区易造成中毒性损害，此时应用放射治疗照射梗阻区纠正CSF循环梗阻后再用药。有报告当CSF循环经纠正后再行化疗其生存期为13个月，而未纠正者为7个月。这类病人应定期行腰穿检查分析治疗反应。一些新的化疗和免疫治疗的研究正在进行，有望能使本病的治疗结果有所改进。

【预后】

本病预后不佳，未经治疗的病人中位生存期是4~6周，放疗和化疗能缓解和稳定症状，其中位生存期是4~6个月。

三、颅骨和颅底转移瘤

【原发瘤部位】

颅骨和颅底转移瘤（skull and skull base metastases）是全身癌肿的并发症，常源于乳癌、肺和前列腺癌。颅骨转移瘤可能是唯一的特征而原发癌尚未发现。颅底肿物常见鼻咽癌或头颈部恶性转移所致。

【临床表现】

头痛或颅骨局部疼痛是转移瘤的主要症状，颅底肿瘤压迫或浸润可造成脑静脉窦阻塞或血栓形成，头痛也可能与ICP增高有关。颅底转移瘤的定位可循脑神经麻痹而发现，临床上可出现五组综合征。

1. 眶部综合征　受累眼眶上有进行性疼痛，视力模糊和复视，检查发现患眼眼球突出和眼外肌麻痹，三叉神经第一支分布区麻木和眶周肿胀。

2. 鞍旁或海绵窦综合征　此类病人常有严重的单侧额部头痛和复视，有一侧或双侧动眼神经和外展神经麻痹，三叉神经第一支分布区麻木，有可能出现视盘水肿。

3. 中颅凹综合征　又称Gasserian ganglion syndrome，在三叉神经第2、3支分布区出现头痛，麻木或感觉异常。头痛不常见。感觉障碍常在其他症状出现前几周或几个月前出现，因外展神经麻痹出现复视（图30-42，图30-43）。

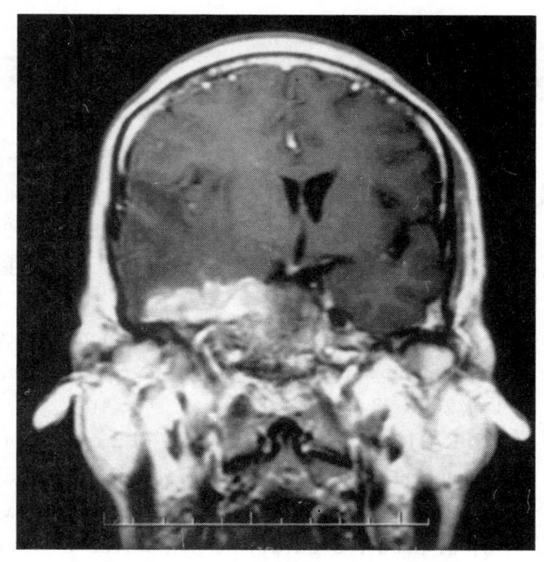

图30-42　MRI显示右侧颅底转移癌

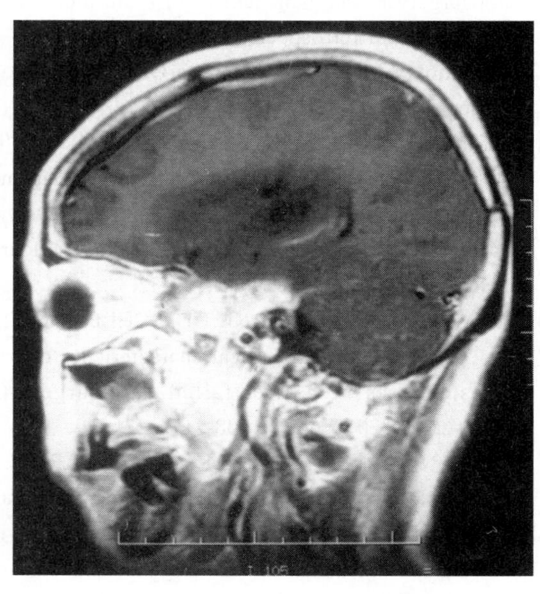

图30-43　MRI显示颅底转移癌，矢状位扫描片

4. 颈静脉孔综合征 可产生声音嘶哑和吞咽困难和耳后疼痛，检查时可发现舌咽、迷走和副神经功能障碍。

5. 枕骨髁综合征 常出现单侧严重的枕部疼痛，可因颈部屈曲而加重，同时伴有颈强直和构音困难(dysarthria)，检查发现有颈强直，疼痛在枕区，和单侧舌下神经麻痹等。

【诊断】

主要依靠颅底的强化MRI来进行，可清楚见到海绵窦和各种脑神经，并能发现颅底异常的软组织异常。如MRI扫描阴性则需要高分辨率CT对颅底进行扫描，在一些病例可发现MRI未能发现的小的骨破坏，如影像学检查阴性则行腰穿及CSF细胞学检查以除外软脑膜转移癌。必要时可手术或穿刺进行活检。

【治疗】

对颅盖或颅底转移瘤常选用放射治疗，常使用300cGy每天一次治疗3周，总剂量为3 600cGy。放疗应在发病1个月内治疗为好。

如原发癌未发现或稳定者可考虑外科手术切除颅底的转移瘤，部分切除肿瘤也可缓解神经症状，并使放疗或其他治疗更有效。

（杨树源）

参考文献

[1] 杨辉，吕胜青．颅内转移瘤最新治疗进展和策略[J]. 中国现代神经疾病杂志，2010, 10 (5): 524-527.

[2] 杨树源，只达石．神经外科学[M]. 北京：人民卫生出版社，2008: 659.

[3] A I-SHAMG G, SAWAYA R. Management of brain metastases: the indispensable role of surgery [J]. J Neuro-Oncol, 2009, 92 (3): 275-282.

[4] AMMIRATI M, COBBS C S, LINSKY M E, et al. The role of retreatment in the management of recurrent progressive brain metastases: a systematic review and evidence-based clinical practice guideline [J]. J Neuro-Oncol, 2010, 96 (1): 85-96.

[5] FRAZIER J L, BATRA S, KAPOR S, et al. Stereotactic radiosurgery in the management of brain metastases: an institutional retrospective analyses of survival [J]. International Journal of Radiation Oncology, Biology, Physics, 2010, 76 (5): 1486-1492.

[6] GASPAR L E, MEHTA M P, PATCHELL R A, et al. The role of whole brain radiation therapy in the management of newly diagnosed brain metastases: a systematic review and evidence-based clinical practice guideline [J]. Journal of Neuro-Oncology, 2010, 96 (1): 17-32.

[7] JAGANNATHAN J, BOURNE T D, SCHLESINGER D, et al. Clinical and pathological characteristics of brain metastasis resected after failed radiosurgery [J]. Neurosurgery, 2010, 66 (1): 208-217.

[8] KALKANIS S N, KONDZIOLKA D, GASPAR L E, et al. The role of surgical resection in the management of newly diagnosed brain metastases: a systematic review and evidence-based clinical practice guideline [J]. Journal of Neuro-Oncology, 2010, 96 (1): 33-43.

[9] KOUROUSSIS C, VAMVAKIS N, VARDAKIS N, et al. Continuous administration of daily low-dose temozolomide in pretreated patients with advanced non-small cell lung cancer: a phase Ⅱ study [J]. Oncology, 2009, 76 (2): 112-117.

[10] LINSKEY M E, ANDREWS D W, ASLER A L, et al. The role of stereotactic radiosurgery in the management of newly diagnosed brain metastases: a systematic review and evidence-based clinical practice guideline [J]. Journal of Neuro-Oncology, 2010, 96 (1): 69-70.

[11] MEHTA M P, PALEOLOGOS N A, MIKKELSEN T, et al. The role of chemotherapy in the management of newly diagnosed brain metastases: a systematic review and evidence-based clinical practice guideline [J]. Journal of Neuro-Oncology, 2010, 96 (1): 71-83.

[12] MINTZ A, PERRY J, SPITHEFF K, et al. Management of single brain metastasis: a practice guideline [J]. Current Oncology, 2007, 14 (4): 131-143.

[13] NCCN (National comprehensive cancer network) guidelines version 2011. Central nervous system cancers [EB/OL]. [2019-11-20]. https://www. nccn. org/clinicaltrails/physician. html.

[14] PATILL C, PRICOLA K, GORG S K, et al. Whole brain radiation therapy (WBRT) alone and radiosurgery for the treatment of brain metastases [J]. Cochrane Database Syst Rev, 2010, 16 (6): CD0062121.

[15] Radiosurgery practice guideline initiative stereotactic radiosurgery for patients with metastatic brain tumors. Radiosurgery practice guideline report[EB/OL] (2008). [2019-11-20]. http://www. IRSA. org/guidelines. html.

[16] SERIZAWA T, YAMAMOTO M. NAGANO O, et al. Gama knife surgery for metastatic brain tumors [J]. J Neurosurg, 2008, 109 (suppl): 118-121.

[17] SERIZAWA T. Radiosurgery for metastatic brain

tumors [J]. International Journal of Clinical Oncology, 2009, 14 (4): 289-298.

[18] SHAW E, SCOTT C, SOUHAMI L. et al. Update of radiation therapy oncology group (RTOG) protocol 9005: Single dose radiosurgical treatment of recurrent brain tumors [J]. International Journal of Radiation Oncology, Biology, Physics, 1998, 42 (1): 196.

[19] SUH J H. Stereotactic radiosurgery for the management of brain metastases [J]. N Engl J Med, 2010, 362 (12): 1119-1127.

[20] TRUDEAU M E, CRUMP M, CHARPENTIER D, et al. Temozolomide in metastatic breast cancer (MBC): a phase Ⅱ trail of the National Cancer Institute of Canada-clinical trails group (NCIC-CTG)[J]. Annals of Oncology, 2006, 17 (6): 952-956.

第十一节 脑干肿瘤

脑干肿瘤（brain stem tumor）约占颅内肿瘤的 1.5%~2.5%（成人）和 10%~20%（儿童），病理类型以神经上皮肿瘤为主，其他有血管母细胞瘤（hemangioblastoma）、海绵状血管瘤（cavernous hemangioma）、转移瘤（metastatic neoplasm）、淋巴瘤（lymphoma）等。本节主要讨论神经上皮肿瘤，其他少见肿瘤见有关章节。

脑干神经上皮肿瘤又称脑干胶质瘤，过去被认为是不治之症，预后差，存活期不超过 1.5 年。近来，随着诊治水平的提高，病人不仅生存期延长，甚至部分病人可长期生存。

【临床表现】

1. 一般表现　2/3 病人在 20 岁前发病，特别是 0~9 岁。成人好发 30~49 岁，无性别差异，病程（出现症状到诊断）可短（数周）可长（数月），取决于肿瘤恶性程度和所在部位。常见表现：①头痛或头晕，可伴恶心呕吐；②步态异常：因肢体无力或失衡所致。

2. 局灶表现　取决于肿瘤所在部位，典型表现为交叉性瘫痪——一侧脑神经麻痹（常提示肿瘤原发部位）和对侧肢体瘫痪。由于肿瘤生长常呈浸润性，须仔细寻找最早出现的核性或周围性脑神经麻痹症状，因为它们最有定位价值。

（1）中脑肿瘤（midbrain tumor）

1）中脑顶盖：可出现四叠体上丘（Parinaud）征或仅有颅压增高征（中央导水管受阻）。

2）中脑被盖和大脑脚：出现大脑脚（Weber）征、肢体共济失调（红核）。

（2）桥脑肿瘤（pontine tumor）：复视、眩晕、共济失调为常见症状，常见第五～第八对脑神经麻痹，一侧或双侧肢体无力。

（3）延髓肿瘤（medulla oblongata tumor）：呕吐、咳嗽、声哑为常见症状，可发现第九～第十二对脑神经麻痹，伴有肢体无力、心率增快、出汗、呃逆等。肿瘤发展可引发病人突昏厥、痫样发作或猝死，也可阻塞第四脑室引起颅内压增高。

【影像学表现】

虽然 CT 可显示肿瘤钙化特征性改变，但由于 CT 分辨率低，在后颅窝易发生伪迹而受干扰，因此，脑干胶质瘤诊断和鉴别诊断主要依靠 MRI。MRI 能清晰显示肿瘤所在部位、形态、大小、生长方式和方向。一般脑干胶质瘤在 T_1WI 为低或等信号，T_2WI 为高信号。低级别胶质瘤多不增强，高级别胶质瘤可均匀或不均匀增强，边界不清楚，伴水肿。肿瘤阻塞脑脊液通路，可引起阻塞性脑积水。PET 可显示肿瘤高代谢，特别是高级别胶质瘤，但是少数星形细胞瘤在早期呈低代谢。部分肿瘤可有囊性变。磁共振波谱（MRS）胆碱 /N- 乙酰天冬氨酸（NAA）比值 >1.5~2。

【肿瘤分型】

根据生长方式，脑干胶质瘤可分为：

1. 弥漫型(图 30-44)　占脑干胶质瘤 50%~85%，好发脑桥，呈进展性，浸润生长，预后差。部分肿瘤可发生蛛网膜下腔播散。

2. 局灶型（图 30-45）　占脑干胶质瘤 5%~25%。

3. 外生型（图 30-46）　占脑干胶质瘤 10%~20%。肿瘤突出脑干，可长向第四脑室或小脑脑桥角或枕大孔。

4. 颈延髓型　较少见。肿瘤虽累及颈髓和延髓，但局限，生长缓慢。1 型可为低或高级别胶质瘤。2 型和 3 型好发中脑和延髓，多为低级别胶质瘤，生长缓慢。2 型、3 型和 4 型均可手术切除，预后较好。

【组织学】

由于缺少活检组织学检查，限制脑干胶质瘤的显微镜研究。从有限资料分析，一组 71 例小儿弥漫型活检中，星形细胞瘤Ⅰ级 14%、Ⅱ级 75%、

Ⅲ级10%、Ⅳ级1%(Selvapandian 1999)。成人弥漫型则以Ⅳ级多见。非弥漫型活检75%为低级别胶质瘤,包括星形细胞瘤(astrocytoma)、节胶质瘤(ganglioglioma),10%~15%为Ⅱ级。分子生物学分析见染色体17p、10杂合子丢失,p53突变。

【诊断与鉴别诊断】

根据历史、体征和影像学不难作出脑干胶质瘤的诊断。但是,应与下列疾病鉴别。

1. 脑干炎症　常为病毒性,发病前可有病毒感染史。临床表现似胶质瘤,MRI表现似低级别胶质瘤。病程良性,数周后可自愈。MRS和PET有助鉴别。

2. 脑干海绵状血管瘤　没有脑干胶质瘤的交叉性瘫痪表现,发病后症状和体征可有缓解,非进展性。MRI可鉴别。

3. 脑干动静脉畸形　表现脑干自发性出血,MRI可见流空现象。必要时DSA可鉴别。

4. 多发硬化　少见儿童。MRI显示实质性、边界清楚病灶,常多发,缺少占位效应。

【治疗与预后】

脑干胶质瘤的治疗主要有手术、放疗(放射外科)和化疗。手术适应证有:

1. 局灶型、外生型和颈延髓型可切除肿瘤,明确诊断。

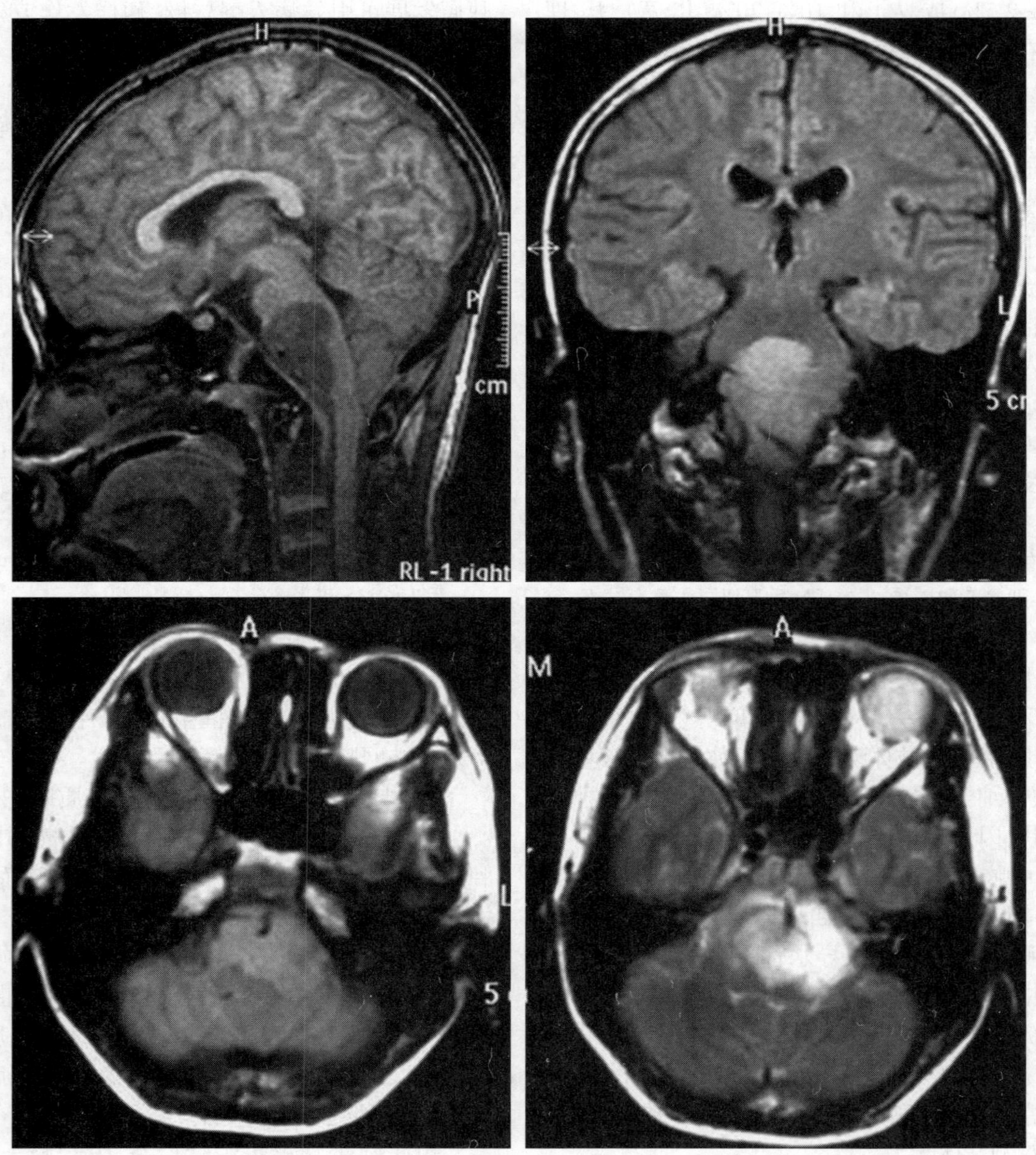

图30-44　弥漫性桥脑脑干胶质瘤MRI表现

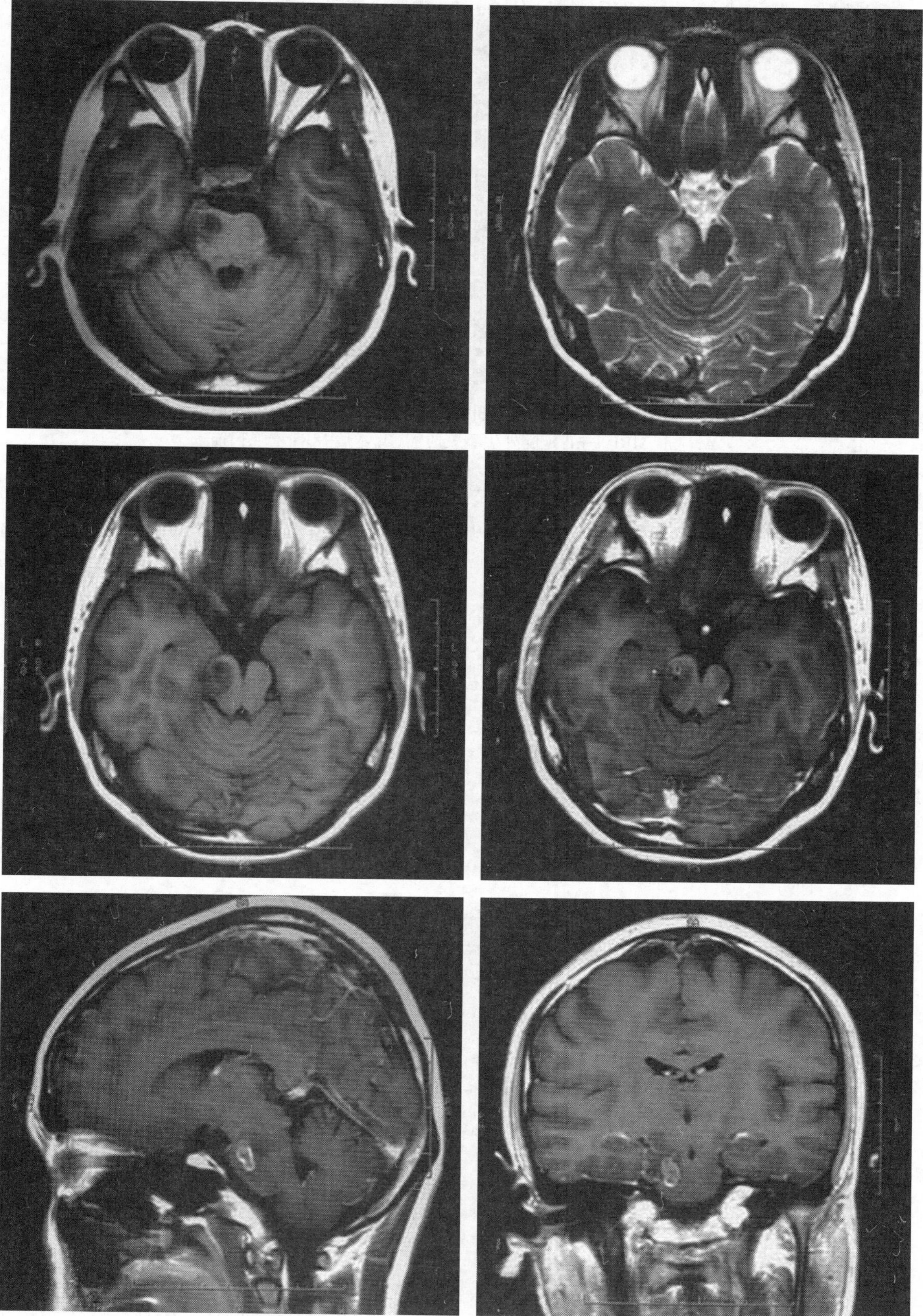

图 30-45 中脑局灶性脑干胶质瘤 MRI 表现

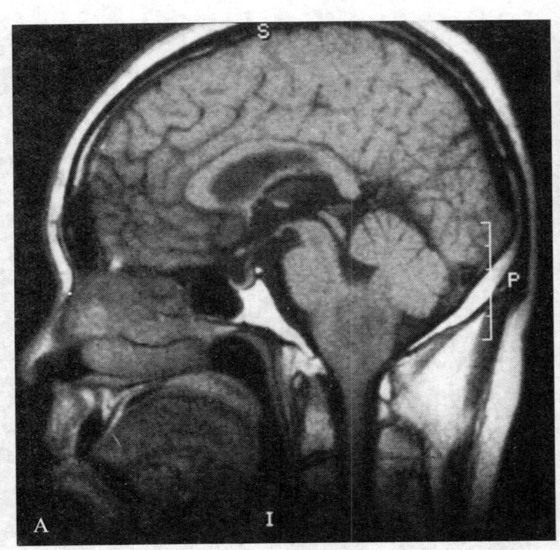

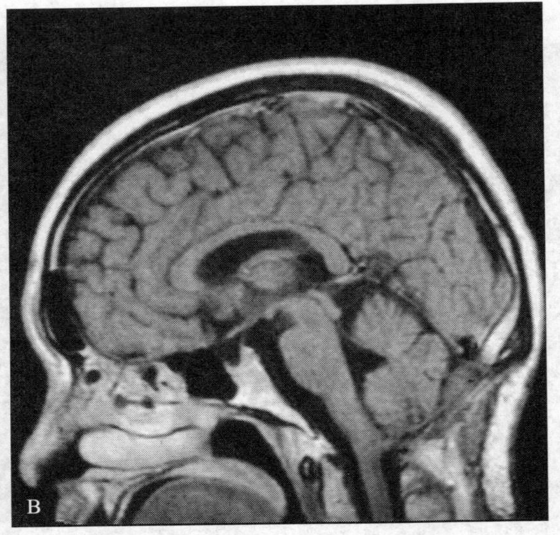

图 30-46 毛细胞星形细胞瘤病例

A. 术前 MRI 平扫：延髓外生型胶质瘤；B. 术后 MRI 增强扫描

2. 阻塞性脑积水，可行分流术。

3. 诊断不明，可行活检。

放疗用于恶性胶质瘤，总剂量 55Gy，按 1.7Gy/d 分割。可作为术后辅助或单独首选治疗。但是，年龄 <4 岁的病人不宜放疗。放射外科用于局灶型或术后复发者，化疗对脑干胶质瘤无确切疗效，可尝试替莫唑胺等。

由于小儿中脑顶盖胶质瘤多为毛细胞型（pilocytic astrocytoma）或低级别胶质瘤（low grade glioma），生长缓慢，预后好。对引起阻塞性脑积水者，仅需脑脊液分流术。术后放化疗仅用于低级别胶质瘤。合并神经纤维瘤病 I 型者，脑部占位可低级别胶质瘤或非瘤性错构瘤，后者在 MRI T_2W 虽高信号而曾命名待定光亮物（unidentified bright objects，UBOs），可位于小脑、脑干、基底节。它可增强，具有占位效应，它可增大、缩小或消失。背外侧外生型者可低或高级别胶质瘤，也可毛细胞型，手术可明确诊断，前两者术后酌情放化疗，后者即使不全切除，预后良好，仅需随访，一旦复发或有进展，方考虑放化疗。桥脑胶质瘤多为弥漫型，呈浸润性生长，放化疗仅能缓解其生长，预后不良。延颈髓胶质瘤多局限性生长，可手术切除，预后良好。

（朱 巍 周良辅）

参考文献

[1] KAUFMAN B. Brainstem gliomas [M]//BERGER M S, PRADOS M D (eds). Textbook of Neuro-oncology. Philadephia: Elesrier Saunders, 2005: 627-634.

[2] 周良辅. 现代神经外科学 [M]. 上海：复旦大学出版社，2004: 492-497.

第十二节 脊髓肿瘤

【概述】

按病理解剖讲，只有生长于脊髓本身的新生物属于脊髓瘤，但临床常将生长于椎管内的各种肿瘤统称为脊髓瘤（tumor of spinal cord），这包括从脊髓、硬脊膜、神经根、血管、骨及脂肪等组织生长的肿瘤及从身体其他部位转移至脊髓的转移瘤，故也泛称为椎管内肿瘤（intra spinal channel tumours），根据国内外文献报道，脊髓瘤每年每 10 万人口的发病率为 2.5~10 人，在 1 组 3 500 例尸检中发现 151 例脊髓瘤，占 0.43%。占神经系统疾病住院病人的 2.5%，为神经系统肿瘤的 4.5%~10%，与脑瘤的发病率相比较，约为脑瘤发病率的 1/12。国内报道为 1/10.7~1/5，脊髓、神经根和硬脊膜的总体积与脑的总体积之比为 1∶8，这样二者发生肿瘤的机会却很接近。脊髓肿瘤可发生在任何年龄，国内报道从 1~71 岁，但以 20~50 岁者最多见，占脊髓瘤病人 65% 以上。一般先天性肿瘤多发生在青少年，而脊膜瘤可见于高龄病人。脊髓瘤在男性较为多些，按人口发病率计算男女之比为 1.25~1.5∶1。但脊膜瘤女性病人占优势，男女之比为 1∶5。而先天性肿瘤以男性儿童占优势。

【病理及分类】

表 30-7 列举国内 7 个大组报道 1 093 例脊髓瘤及国外文献报道 4 885 例脊髓瘤的病理分类。

表 30-7　脊髓瘤的病理分类[例，(%)]

肿瘤名称	国内 7 组综合资料（n=1 093）	国外文献综合资料（n=4 885）
神经鞘瘤	510（46.7）	1 129（23.1）
脊膜瘤	141（12.9）	1 088（22.4）
星形细胞瘤	70（6.4）	644（13.2）
室管膜瘤	43（3.9）	126（2.5）
转移瘤	76（7）	294（6）
肉瘤	37（3.4）	399（8.2）
血管瘤	66（6）	318（6.5）
其他	150（13.7）	887（18.1）

从表 30-7 中可看出脊髓瘤以良性肿瘤神经鞘瘤和脊膜瘤最多见，占脊髓肿瘤的 45.4%~59.7%。天津医科大学总医院报道 402 例椎管内肿瘤，以脊膜瘤最常见，占 33.8%，神经鞘瘤为第二位占 32.2%，与国外文献相一致。

除按病理分类外，脊髓瘤可按肿瘤与硬脊膜、脊髓的关系而分类为硬脊膜外、髓外硬膜内、髓内三大类：肿瘤位于硬脊膜外者称为硬脊膜外肿瘤，综合国内 6 组报道 1 291 例脊髓瘤，硬脊膜外肿瘤占 20.7%，国外报道占 16.6%~28%；肿瘤位于硬膜内脊髓外者为髓外硬脊膜内肿瘤，占脊髓瘤的 62.9%，国外报道为 53%；肿瘤生长于脊髓内者称髓内肿瘤，占椎管内肿瘤的 16.4%，国外报道占 11%~26.4%。

另外，脊髓瘤还可按其位于脊髓节段而分为颈段、胸段、腰骶段及马尾部脊髓肿瘤。脊髓肿瘤可生长于脊髓任何节段和马尾神经，以胸段最多见，国内报道脊髓瘤位于颈段脊髓者占 24.1%，胸段者占 54.5%，腰骶段及马尾部者占 21.4%、成人脊髓的平均长度为 45cm，胸段脊髓占脊髓全长的 58%，颈段占 23%，腰骶段及圆锥占 19%。因此，脊髓瘤在各脊髓节段的分布也大致符合这个比例。

【病理生理】

脊髓是中枢神经系统传入和传出的通路，其内部有上行和下行的神经纤维和神经细胞群，并构成各种脊髓反射的中心，故其功能十分重要。和颅骨一样，椎管为骨性结构，椎管内容积是一定的，除少数神经鞘瘤可沿椎间孔长至椎管外，其他肿瘤均在椎管内生长。椎管平均长度为 70cm，而脊髓平均长度为 45cm；脊髓横径及前后径亦较椎管小，脊髓仅占椎管横断面面积的 2/3，但椎管在胸段最窄；另外，在颈段及腰段等可因先天或后天因素形成的狭窄，使椎管与脊髓间的空隙减少，当有肿瘤生长时可早期出现症状。当椎管内髓外肿瘤压迫造成脊髓移位时，由于前后神经根及齿状韧带对脊髓的固定作用，使其移位受到限制，因神经根的固定作用，脊髓向后方移位的范围比向前移位的范围小，髓外肿瘤可挤压脊髓向对侧移位，并将其挤压至对侧的硬脊膜及骨壁上造成损害。脊髓受压后局部被逐渐破坏，使其产生缺血、缺氧直至变性、坏死；另外，在脊髓移位时由于受到神经根及齿状韧带的拴系作用，在其附着脊髓部位及其内部结构受到力的作用，造成脊髓局部和内部相应结构的损害。生长于脊髓内部的肿瘤呈扩张性或浸润性生长，直接破坏其邻近的神经细胞、神经纤维及髓鞘，使神经纤维退变，神经细胞坏死，并在肿瘤周围有胶质细胞增生，造成脊髓功能严重障碍，此种神经细胞坏死造成的脊髓功能障碍是不可逆的。

62 条根动脉由椎间孔进入椎管内仅 6~8 条向脊髓供血，前根动脉组成脊髓前动脉供应脊髓前 2/3 的血液，上颈髓的供血是由来自颅内椎动脉降支，进入椎前动脉，并常有发自 C_6 的根动脉向颈段脊髓供血，而胸段脊髓供血主要来自 T_7 根动脉，再下段脊髓的供血主要来自 T_7 到 L_2 之间进入脊髓的一支 Adamkiewicz 动脉供血。这些动脉分成升支及降支，升降支吻合构成脊前动脉网。由小脑后下动脉的脊支或自椎动脉在延髓侧面发出的分支沿脊髓后外侧沟下行构成脊后动脉网，供应脊髓后 1/3 的血液，因此不难看出脊髓胸段供血较差，当脊髓特别是脊髓腹侧受压或手术时易影响脊前动脉供血，可产生该段脊髓缺血，甚至造成脊髓软化，有时脊髓缺血、坏死区与肿瘤有一定距离，而不在同一脊髓节段。

随着肿瘤在椎管内不断长大，不同程度地阻塞了脊髓蛛网膜下腔，在肿瘤平面以下出现蛛网膜下腔部分或完全梗阻，此时腰椎穿刺在此平面以下的蛛网膜下腔的压力不随呼吸而波动，奎肯施泰特（Queckenstedt）试验（简称奎氏试验）呈部分或完全性梗阻。由于肿瘤周围的血-脑屏障破坏，脑脊液蛋白含量增高，低位椎管内梗阻脑脊液蛋白增高更为明显。另外，由于肿瘤的压迫，脑脊液蛋白含量增高、出血等因素可造成脊髓蛛网膜炎性改变及粘连，进一步加重脊髓功能障碍。

【临床表现】

临床症状的产生，是由于肿瘤进行性压迫脊髓及其神经根所致。因脊髓肿瘤良性者居多，故多数病人病程较长，在几个月或 1 年以上，但快速生长的肿瘤或血管性肿瘤发生出血可急剧发病，因肿瘤生长速度和所在部位不同，其临床表现各异，但在脊髓受压平面以下产生一些共有的症状与体征，按脊髓受压的进程可分为三个阶段。

1. 脊髓受压进程的三个阶段

(1) 神经根刺激期：早期神经根受到肿瘤的刺激或压迫，产生剧烈的根性疼痛，神经鞘瘤或邻近神经根的脊膜瘤常出现沿一侧神经根分布区的放射性疼痛，这种疼痛多呈阵发性，每次发作时间短暂，从数秒到数分钟不等，常反复发作，咳嗽、喷嚏、用力排便时因静脉压增高致椎管内压力增高，可诱发疼痛发作或使其加重，疼痛多在夜间，多呈刺痛、灼痛或绞痛，在相应皮节有感觉过敏。髓内肿瘤侵犯脊髓丘脑束时可能出现传导束性疼痛或感觉异常，表现为肢体麻木、烧灼、蚁走感、寒冷或痒感等，这种感觉异常可远离病变部位，如颈髓肿瘤有下肢的主观感觉异常。硬脊膜外恶性肿瘤表现为局部的脊柱疼痛。上述根性疼痛由于部位明确而固定，对肿瘤的定位有很大参考价值。

(2) 脊髓部分受压期：由于瘤体不断增大，进一步压迫脊髓及神经根造成其功能障碍，如脊髓一侧受压则出现半脊髓横断综合征[布朗-塞卡尔综合征（Brown-Séquard syndrome）]，表现为患侧病变以下的肢体无力或瘫痪，呈上运动神经元损害，腱反射亢进，出现病理反射，同侧深感觉消失，病变对侧 1~2 皮节以下痛温觉减退或消失，这是髓外肿瘤的特征。若肿瘤位于脊髓的前方或后方居中，则表现为病变平面以下两侧基本对称的感觉和运动障碍，此时肢体瘫痪为不完全性截瘫。

(3) 脊髓麻痹期：由脊髓半横断或不全性瘫痪继续发展，最终演变为完全性瘫痪，病变以下深、浅感觉丧失，肢体完全瘫痪伴有伸肌或屈肌痉挛，大小便功能障碍及自主神经功能障碍。

2. 不同脊髓节段肿瘤的特征性表现

(1) 上颈髓段肿瘤：有颈部及枕后部疼痛，病人常取强迫头位，因膈肌及肋间肌麻痹而出现呼吸困难，并有四肢上运动神经元瘫痪和高位感觉障碍，当病人屈颈时肢体特别是两上肢有触电样刺痛，称为莱尔米特（Lhermitte）征，肿瘤接近枕大孔时可出现颅内压增高或眼底视盘（视乳头）水肿。

(2) 下颈髓段（颈膨大，C_5~T_1）肿瘤：引起上肢弛缓性瘫痪（下运动神经元损害）和下肢的痉挛性瘫痪（上运动神经元损害），常出现霍纳（Horner）综合征。此节段髓外肿瘤压迫出现肢体瘫痪的顺序：先是病侧上肢、依次为病侧下肢，对侧下肢，最后才是对侧上肢。由于膈神经未受累，病人腹式呼吸完好。上肢可出现感觉障碍或根性疼痛，并出现感觉平面。颈段脊髓瘤都可引起膀胱、直肠括约肌功能障碍。

(3) 胸髓肿瘤：当出现根性疼痛时易与肋间神经痛相混淆，右季肋部疼痛可误诊为胆囊炎、胆石症，下腹部疼痛可误诊为阑尾炎等急腹症。上肢不受累，两下肢无力或瘫痪，肿瘤相应平面以下的感觉障碍及括约肌功能障碍，因感觉减退或消失，病人常诉躯体有束带感。

(4) 腰膨大区（L_1~S_2）肿瘤：两下肢呈弛缓性瘫痪和感觉障碍，同时下肢可有根性疼痛，腱反射消失及膀胱、直肠括约肌功能障碍。

(5) 圆锥部（S_3~S_5）肿瘤：其特点是膀胱、直肠括约肌功能障碍明显，性功能减退或丧失。感觉障碍仅限于两臀部、会阴、肛门及生殖器周围（鞍状感觉障碍），下肢运动的神经支配在圆锥以上的脊髓，因此下肢无运动障碍或很轻微，但圆锥肿瘤常使周围的马尾神经受累，故可能有左右不对称的不同程度的下肢下运动神经元瘫痪，或下肢某些肌群的瘫痪及感觉障碍，也可有显著的根性疼痛。

(6) 马尾部肿瘤：疼痛为最常见的早期症状，一般表现为腰骶部疼痛或坐骨神经痛，任何增加椎管内压力的因素均可使疼痛加重，此时其他临床表现常不明显，以后出现下肢软瘫和感觉障碍，感觉及运动障碍可先从一侧开始，逐渐波及到对侧，括约肌功能障碍明显，有时为首发症状，早期因括约肌痉挛而排尿不畅，以后括约肌松弛引起大小便失禁。

3. 不同部位脊髓瘤的特点

(1) 髓外硬脊膜内肿瘤：为最常见的脊髓瘤，占53%~62.9%。以神经鞘瘤及脊膜瘤多见，前者占脊髓瘤的23.1%~46.7%，后者占12.9%~22.4%。其次，为血管瘤、表皮样囊肿、脂肪瘤、神经胶质瘤及转移瘤等。根性疼痛出现早且明显，常由一侧开始，可出现半脊髓横断综合征，有时因肿瘤压迫脊髓移位，使健侧压抵于骨壁上，出现病侧的痛温觉障碍，肿瘤对侧的运动和深感觉障碍。由于皮质脊髓束、脊髓丘脑束在脊髓的排列顺序从外向内为骶、腰、胸、颈，因此当脊髓外肿瘤压迫脊髓时，最先累及脊髓表面的长传导束，所产生的运动和感觉障碍是从下肢向上肢发展直达病变水平(上升型麻痹)，括约肌症状出现较晚，但蛛网膜下腔梗阻出现较早，脑脊液蛋白含量常增高明显，腰穿放液后可使症状与体征加重。

(2) 硬脊膜外肿瘤：以转移瘤等恶性肿瘤多见，此外尚有脊膜瘤、神经鞘瘤、骨瘤、脊索瘤、表皮样囊肿、血管瘤、脂肪瘤、淋巴瘤、肉瘤等。早期可出现剧烈疼痛，疼痛可在肿瘤部位或呈根性分布，后者常为两侧对称性，疼痛可先于神经功能障碍前几小时、几周甚至几个月，因此处肿瘤恶性者居多，故多数病人病程短、进展快、短期内即出现感觉障碍及截瘫，有时运动障碍先于感觉障碍，症状及体征常呈对称性。

(3) 髓内肿瘤：占脊髓瘤的11%~26%，以室管膜瘤及星形细胞瘤最多见。成人的髓内肿瘤中室管膜瘤占56%，星形细胞瘤占29%；但在儿童髓内肿瘤发生率高占35%，以星形细胞瘤较多占48%~81%，室管膜瘤占35.5%。其他尚有脂肪瘤、表皮样囊肿、皮样囊肿、畸胎瘤、血管瘤、肉瘤、转移瘤、神经节细胞瘤等。肿瘤在髓内呈浸润性缓慢生长，症状呈进行性加重，由于肿瘤从中心向外生长，故首先压迫深部长传导束，感觉障碍及运动麻痹是从病灶水平向下肢远端发展(下降型麻痹)，并出现节段性感觉障碍或感觉分离的体征，即病灶平面以下痛温觉消失而触觉保存，因为骶部痛温觉纤维在外侧，故会阴、肛门区痛温觉不受累，因此马鞍区感觉回避是髓内肿瘤的特征。膀胱及直肠括约肌功能障碍出现较早，椎管内梗阻较髓外肿瘤发展得慢，病程较短，脑脊液蛋白含量增高不如髓外肿瘤明显。

【辅助检查】

1. 腰椎穿刺检查　脑脊液有助于鉴别诊断，且可为早期诊断提供线索。脊髓瘤引起椎管内蛛网膜下腔梗阻后，梗阻平面以下的脑脊液蛋白增加，即或是部分梗阻，亦有不同程度的增加，一般肿瘤部位愈低蛋白含量愈高，可达几g/L到10g/L(数百mg%至1g%以上)，脑脊液常呈淡黄色，在体外可自凝，细胞数多不增加，称为Froin征。

2. 脊柱X线检查　常规脊柱摄片应包括相应节段脊柱正侧位及斜位片。因成人脊髓较脊柱短，因此脊髓节段与相应脊柱节段不在同一水平，在摄脊柱X线片时应注意此差异。自颈髓下段起比相应颈椎高一个椎骨，上中胸髓较相应椎骨高2个椎骨，下胸髓高出3个椎骨，腰髓位于$T_{10\sim12}$之间，骶髓位于第1腰椎水平。26%~40%的脊髓肿瘤病人有脊柱X线异常表现，主要异常有：①椎管扩大，椎体后缘受压凹陷及骨质吸收、变薄，椎弓根间距增宽等(图30-47)。②椎间孔扩大：从神经根生长的神经鞘瘤可见到椎间孔扩大及骨质破坏，在斜位片上可很好显示，甚至能显示伸出椎间孔呈哑铃形生长的肿瘤阴影。③肿瘤内钙化：肿瘤内钙化对诊断脊髓瘤很有价值，但少见，发生率为3%~8%。常发生钙化的脊髓瘤有脊膜瘤，多为大小不等的斑点状钙化；其他如畸胎瘤、血管母细胞瘤亦可产生钙化。④椎体及其附件的骨破坏：转移瘤等可有椎体及其附件的骨破坏，但椎间隙多不受累。

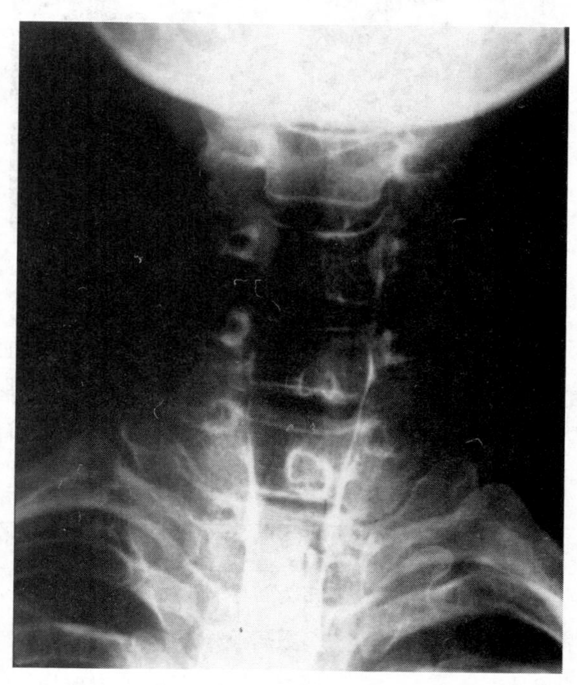

图30-47　颈椎X线片显示椎弓根间距增宽

3. 磁共振扫描(MRI)　MRI无创、方便、准确，能直接看清脊髓、蛛网膜下腔及肿瘤等。MR矢状或冠状扫描可清楚地显示肿瘤及其位置，在髓内或髓外。而轴位扫描对决定肿瘤位于髓内或髓外更可靠。髓内肿瘤 T_1 加权像显示脊髓增粗，肿瘤内可有囊性变，肿瘤与脊髓界线不清，用顺磁造影剂钆喷酸葡胺（Gd-DTPA）强化，肿瘤有不同程度强化。髓外硬脊膜内肿瘤在 MR 矢状、冠状或轴位 T_1 加权像上肿瘤呈低信号，T_2 加权像上呈高信号，见到脊髓受压移位情况，肿瘤与脊髓之间有清楚的分界（图 30-48）。MR 对诊断硬脊膜外转移瘤敏感，因转移瘤多伴有明显的组织水肿，故肿瘤呈长 T_1 与长 T_2 信号，并可看到椎骨转移灶，但椎间隙不受累，矢状面 T_1 加权扫描蛛网膜下腔变窄及脊髓受压。

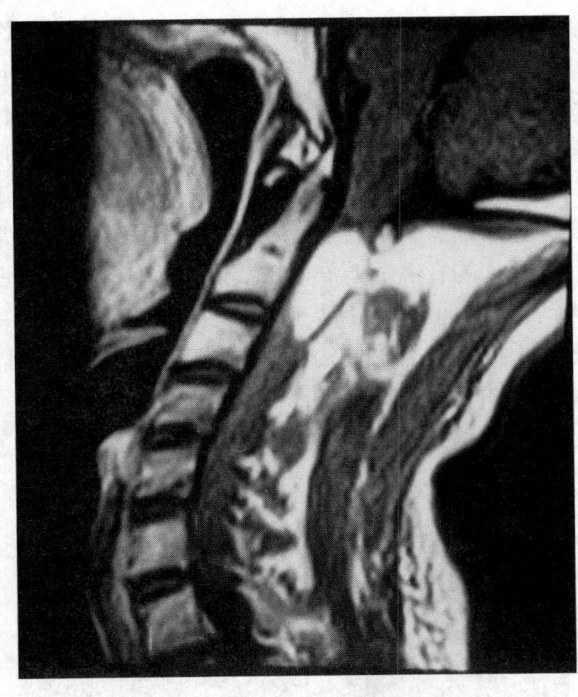

图 30-48　颈段神经鞘瘤

4. 脊髓动脉造影　对诊断脊髓血管畸形及血管母细胞瘤有决定性意义，血管母细胞瘤可见到肿瘤染色，供血动脉和引流静脉（图 30-49），对其他脊髓瘤诊断应用不方便。

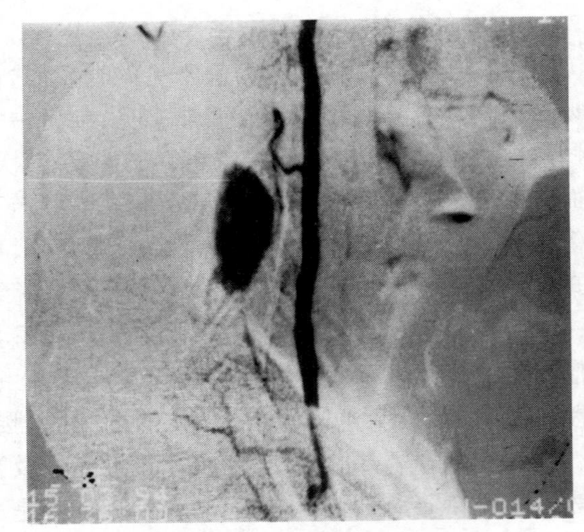

图 30-49　脊髓血管造影显示血管母细胞瘤呈均匀一致染色的瘤结节，并可见到供养动脉

【诊断】

脊髓瘤的诊断需要解决三个问题：

1. 是否是因脊髓瘤引起的脊髓压迫症　脊髓瘤病人起病缓慢，且进行性加重，病程多数在几个月到 1、2 年，长者可达数年，但亦可突然发病，几天内出现明显的症状与体征，当病人出现根性疼痛、随后出现脊髓长传导束症状，以后出现括约肌症状时就应想到脊髓瘤的可能，进行必要的辅助检查。在询问病史时应详细询问临床症状出现的先后次序，如根痛的部位，运动、感觉障碍是从下向上发展还是从上向下发展，括约肌功能障碍出现的早晚等，查体时应反复检查确定感觉障碍平面，这些对肿瘤的定位诊断均有很大帮助。

2. 肿瘤的定位诊断　即确定脊髓瘤所在的脊髓节段（平面），位于硬脊膜外还是硬脊膜内。硬脊膜内脊髓瘤并应区分肿瘤位于髓内还是髓外。根据病史、查体及神经影像学检查，可以明确脊髓瘤所在的节段（平面）和在髓外或髓内。参见表 30-8。

表 30-8　髓外和髓内脊髓瘤的鉴别要点

临床特点	硬脊膜外肿瘤	髓外硬膜内肿瘤	髓内肿瘤
常见病理类型	多为转移瘤	神经鞘瘤，脊膜瘤	室管膜瘤，星形细胞瘤
病程	多数病程短，发展快	长，常为几个月到 1 年，缓慢进展	相对较短
自发性疼痛	明显，常为双侧，可为根痛，或局部背痛	为一侧根性痛，早期出现，位于神经分部区，有定位价值	较少见，为烧灼感，定位不明确
感觉减退或消失	为双侧对称性，从远端向上发展	由下肢远端向上发展，无感觉分离现象	呈节段性感觉障碍或感觉分离，感觉障碍由病变部向下发展，可有会阴区回避现象

续表

临床特点	硬脊膜外肿瘤	髓外硬膜内肿瘤	髓内肿瘤
运动障碍	出现早，为双侧性，可先于感觉障碍	锥体束征出现较早且明显	锥体束征出现晚，且不明显，肿瘤节段肌肉可出现肌肉萎缩等下运动神经元损害征
脊髓半横断综合征	少，多为双侧症状	多见，且典型，病变多从一侧开始	少，症状多为双侧性
膀胱直肠功能障碍	晚于感觉运动障碍	出现较晚	较早出现
营养改变	不明显	不明显	明显
脑脊液蛋白	多不增加	明显增加	增高不明显
奎氏试验	梗阻较轻	梗阻出现早且明显	出现较晚且轻
腰穿后反应	无明显变化	腰穿放脑脊液后使症状与体征加重	无明显变化
脊柱压痛	病变局部有压痛	无	无
脊柱骨质改变	可有骨破坏	椎管扩大，椎间根间距增宽，椎间孔扩大	少见
脊髓造影特点	造影中断呈梳状或齿状充盈缺损，椎管内蛛网膜下腔变窄	呈偏心小杯口状充盈缺损，脊髓受压移位，蛛网膜下腔病侧增宽	脊髓呈梭状增粗或呈中心型大杯口状充盈缺损，两侧蛛网膜下腔变窄
CT 扫描	硬膜外肿块可被强化，脊髓造影 CT 扫描可见硬膜囊受压	可见到椎间孔扩大或骨破坏，或伸至椎管外的肿块，脊髓造影 CT 扫描可显示肿瘤及脊髓受压情况，病侧蛛网膜下腔扩大	脊髓造影 CT 扫描可见脊髓局限性增粗，蛛网膜下腔变窄，室管膜瘤可见中央管周围强化
MRI	能显示硬膜外转移病灶，及硬膜囊受压情况	T_1 加权肿瘤呈低信号，T_2 为高信号，肿瘤与脊髓边界清楚，脊髓受压、移位	T_1 加权像脊髓增粗，瘤内常有囊性变，肿瘤与脊髓界线不清，但肿瘤能被 Gd-DTPA 强化

3. 定性诊断　脊髓瘤的定性诊断主要靠病理检查，但术前根据病史、查体及影像学检查也能对肿瘤性质进行推测。如硬脊膜外肿瘤多为恶性转移瘤，髓内肿瘤成人以室管膜瘤多见，儿童以星形细胞瘤多见，髓外硬脊膜下肿瘤以神经鞘瘤、脊膜瘤多见。在椎间孔内外生长的哑铃形肿瘤可确诊为神经鞘瘤。

【鉴别诊断】

脊髓瘤早期应与下列疾病进行鉴别：

1. 急腹症　胸段髓外硬膜内肿瘤引起的根痛需与胸膜炎、心绞痛、胆石症、肾结石等相鉴别。但这些疾病均无脊髓功能障碍的症状与体征，细致地询问病史及详细的神经系统检查有助于鉴别诊断。

2. 脊髓蛛网膜炎　一般有感染和发热的历史，病程较慢而有反复，常无整齐的感觉平面，脑脊液中细胞数及蛋白含量均增加，尤其是蛋白含量增加更明显，脊柱无骨质改变，脊髓造影造影剂常呈分散点滴状。

3. 脊髓空洞症　应与髓内肿瘤相鉴别，二者均有节段性感觉障碍及感觉分离，但脊髓空洞症病程很长，进展缓慢，奎氏试验无梗阻，脑脊液化验多属正常。MRI 于矢状或冠状扫描 T_1 加权像上可显示脊髓空洞，并常有小脑扁桃体下疝。

4. 椎间盘脱出症　表现为一侧下肢坐骨神经痛，常反复发作，多有外伤史，脊柱片有椎间隙变窄，脊髓造影为硬脊膜外位于椎间隙处的充盈缺损，MRI 于矢状位片上可清楚显示脱出之椎间盘。

5. 脊柱关节病　为老年病人，以颈椎关节病最多见，因向椎管腹侧生长的骨赘及椎间盘压迫脊髓，或因小关节增生、椎间孔狭窄、神经根袖粘连造成根痛及感觉、运动障碍很似脊髓瘤，但本病为老年病，病程长，感觉障碍平面多不规则，脊柱平片有骨质增生及椎间隙变窄，MRI 可明确诊断。

6. 其他　尚应与脊柱结核、脊柱肿瘤等其他原因引起的脊髓压迫症以及急性横贯性脊髓炎等神经内科疾病相鉴别。前二者均有骨破坏，可经脊柱X线片、MRI来鉴别；而急性脊髓炎起病前有发热周身不适等全身症状，起病急骤，迅速恶化，脑脊液中白细胞及蛋白含量有不同程度增加，但奎氏试验常无梗阻。

【治疗】

手术切除肿瘤是脊髓瘤最有效的治疗方法，良性肿瘤全切除后可获痊愈，因此应力争早期全切除肿瘤，多能获得满意的脊髓功能恢复，但术后功能恢复与脊髓受压程度和时间长短有密切关系，脊髓受压时间愈长，程度愈严重，则术后功能恢复愈差，但亦有截瘫1年，切除脊膜瘤后仍有良好功能恢复者，因此谋求完全的脊髓功能恢复应争取早期诊断早期手术。对伸展至椎管外的哑铃形神经鞘瘤可一次或分期手术切除椎管外肿瘤。

髓内肿瘤治疗仍有一定困难，近年来采用显微外科技术、激光刀、超声吸引器等现代新技术，肿瘤全切除率及疗效有很大的提高，室管膜瘤及较局限的星形细胞瘤有可能做到肉眼全切除，而不更多的加重脊髓功能破坏，对于分界不清范围较广泛的髓内肿瘤，可切除部分肿瘤或瘤囊缓解脊髓压迫，来改善脊髓功能。硬脊膜外肿瘤多为恶性，范围常较广泛，手术不能根治，但椎板截除及大部分肿瘤切除减压，可缓解脊髓受压。

室管膜瘤、恶性胶质瘤、硬脊膜外转移瘤、从颅内种植于脊髓的室管膜瘤、髓母细胞瘤、松果体瘤、生殖细胞肿瘤等对放射治疗敏感，手术切除肿瘤及减压后辅以放疗有助于提高生存质量，延长生存期，推迟肿瘤复发时间：一般认为脊髓对X线的耐受性比脑低10%~15%，因此在行脊髓放疗时，颈、腰段照射剂量为50Gy，在5周内分25次照射是安全有效的，但胸段脊髓放疗剂量应减少10%。

化学治疗疗效不肯定，有报道用于复发性髓内肿瘤者。

【预后】

脊髓瘤以良性居多，良性肿瘤全切除后可获痊愈，脊髓功能多能获得满意的恢复。天津医科大学总医院报道402例脊髓瘤手术治疗，手术死亡率为1.5%，随访中84.4%恢复劳动力。髓内肿瘤全部或部分切除后辅以放疗可长期生存。杨树源等报告(2009)174例脊髓髓内肿瘤，手术全切除率为69%，次全切率为17%，部分切除率为13.2%，随访69个月后70.2%病人临床症状与体征改善，19.5%无变化，4%恶化，6.3%死亡。McGirt报告(2008)164例儿童脊髓髓内肿瘤，手术后随访1~8年(平均4年)，术后神经功能障碍改进，65%仍有不同程度的神经功能障碍，一般运动功能障碍比感觉及括约肌功能障碍恢复的要早。Constantini报告(2000)164例儿童脊髓髓内肿瘤，肿瘤全切除率为76.8%，次全切除率为20.1%，术后3个月时与手术前体征相比60.4%无变化，15.8%改善，23.8%恶化，长期随访低级别肿瘤5年无进展生存率为78%，而高级别肿瘤为30%，而肿瘤部分切除者预后差，作者认为低级别肿瘤应全切除肿瘤，病人能长期生存和有较好的生存质量，其疗效优于部分切除肿瘤辅以放疗的效果。恶性肿瘤、硬脊膜外转移瘤则预后不佳。

【常见脊髓瘤的特点】

1. 神经鞘瘤(neurinoma) 是最常见的脊髓肿瘤，占脊髓瘤的23.1%~46.1%，可发生在任一节段，但以颈胸段多见。病变大都位于硬脊膜下髓外，占69.9%；其次是硬脊膜外，占28.9%，其中半数肿瘤由硬脊膜内伸到硬脊膜外，半数整个在硬脊膜外；软脊膜下神经鞘瘤仅见1.2%。有19.2%的肿瘤呈哑铃形，由椎管内经椎间孔长到椎管外(图30-50)。肿瘤大都位于脊髓一侧(偏前或偏后)，尤多见于脊神经后根，占5/7，仅少数位于脊髓的正前方、正后方。病人年龄介于1~80岁间，平均40.3岁。临床表现为典型的脊髓压迫症。由于肿瘤由脊神经根长出，早期根刺激症状比较恒定。在X线摄片中1/6可见良性椎管内肿瘤的表现，椎间孔扩大有定位与定性的意义。手术治疗几乎都能全切除而基本上不会损伤正常神经组织。突出椎间孔的肿瘤可同时切除。全切除后不复发，术后功能恢复良好。李储中报告(2010)336例椎管内神经鞘瘤，全切除420例，近全切除16例，出院时症状好转310例，无变化21例，加重16例，无手术死亡。

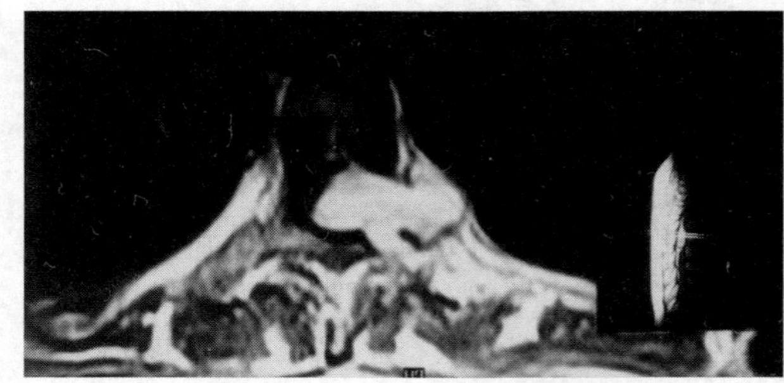

图30-50 神经鞘瘤经椎间孔长至左侧椎管外

2. 脊膜瘤(spinal meningioma) 是常见的脊髓肿瘤，占脊髓瘤的12.9%~33.8%，发生率约为颅内脑膜瘤的1/4。年龄分布30~56岁，介于3~88岁间，平均50.4岁。女性多见于男性，男女之比为1∶1.62。脊膜瘤很少为多发性。常位于脊髓的背外侧，占52%；其次是腹外侧，占24.6%；背侧与腹侧各占8.9%和3.9%；10.6%跨越数处。病理类型：内皮型56%，纤维型28%，砂粒型15%，其他类型8%；恶性6%（Stoof等，1964）。临床表现为典型的脊髓压迫症，根痛的发生率低于神经鞘瘤。X线摄片在1/5的病人中可见局部骨质改变，偶见肿瘤钙化，MRI强化显示基底较宽，与硬脊膜粘连（图30-51）。手术切除是唯一的治疗方法。由于肿瘤边界完整，可全切除。与肿瘤附着的脊膜也需一并切除。手术效果良好。脊膜瘤虽属良性，少数有复发的可能。桂松柏报告（2010）97例脊膜瘤，肿瘤全切除85例，次全切除8例，大部切除4例，术后症状好转86例，无变化8例，恶化13例。

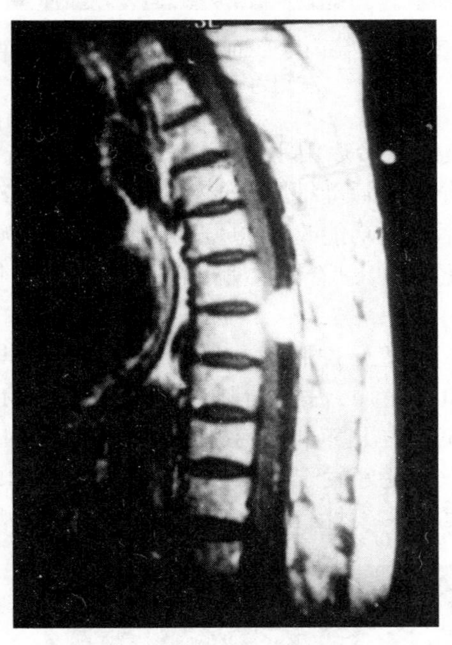

图30-51 脊膜瘤MRI强化后显示肿瘤强化，基底较宽与硬脊膜粘连

3. 室管膜瘤（ependymoma） 是常见的髓内肿瘤，占脊髓髓内肿瘤的34.1%~65%。病变的好发节段中12%~43.8%位于马尾，这是由于终丝内的脑室终末池中集中有大量室管膜细胞之故。肿瘤的组织学形态分布情况是：乳头型31.7%，细胞型54.9%，上皮型4.9%，混合型8.5%。肿瘤的恶性程度为：Ⅰ级63.9%，Ⅱ级33.1%，Ⅲ级30%。大多数室管膜瘤较长，布及3~5个脊椎节段，但有长达10个脊椎节段者。最常见于30~49岁。终丝型的发病年龄比脊髓型小10年。男女的发生率大致相等。MRI显示室管膜瘤呈均匀一致强化，边界清楚，常有囊腔或合并有脊髓空洞（图30-52）。病人的平均病程是：Ⅰ级56个月，Ⅱ级33个月。主要症状的发生频数为：疼痛69.2%，肢体瘫痪8.9%，感觉麻痹12.4%，括约肌障碍4.7%。室管膜瘤质软，边缘较清楚，适于手术切除；特别是终丝型肿瘤与四周马尾神经根常无粘着，可能完全切除。肿瘤对放疗敏感，术后可辅以放疗。Halvorsen（2010）报告86例脊髓室管膜瘤外科治疗经验，手术全切除占71%，次全切除29%，五年生存率为97%，10年为91%，平均随访82个月，75%病人能独立生活。杨树源报告(2009)85例脊髓室管膜瘤，手术全切除占92.9%，次全切除5.95%，部分切除1.2%。平均随访69月72.9%症状改进，24.7%无变化，恶化。2%，死亡1.2%。王贵怀报告（2010）210例脊髓髓内室管膜瘤，肿瘤全切除者占92.8%，随访3个月到9年，神经功能改善占73%，无变化占11%，加重16%，术后复发5例。

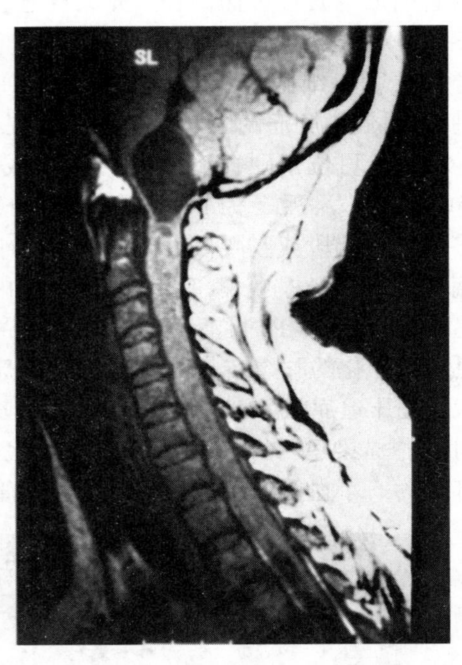

图30-52 髓内室管膜瘤，强化后肿瘤呈均匀一致强化，肿瘤上极有一囊肿，下极有脊髓空洞存在

4. 星形细胞瘤（astrocytoma） 是第二常见的脊髓髓内肿瘤，占脊髓髓内肿瘤的26.8%，是儿童最常见的髓内肿瘤。肿瘤的恶性程度为：Ⅰ级52.3%，Ⅱ级24.4%，Ⅲ级7.4%，Ⅳ级5.9%；儿童良性肿瘤的发生率高，此点与脑部星形细胞瘤相反。病人的病程取决于肿瘤的恶性程度，）Ⅰ~Ⅳ级的病程分别平均为39个月、29个月、7个月、4个月。MRI呈不均匀强化，边界常不清（图30-53）。主要症状的发生频数为：疼痛57.6%，肢体瘫痪29.4%，感觉麻痹10.6%，括约肌障碍2.4%。疼痛虽最常见，但并不剧烈，位于肿瘤节段。病人可有头痛，少

数颈段星形细胞瘤病人有视盘（视神经乳头）水肿。由于肿瘤常呈浸润性生长，手术较难将其完全切除；所以手术后宜辅以放疗。术后生存期取决于肿瘤的恶性程度：Ⅰ~Ⅳ级的平均生存期分别为101个月、44个月、16个月、12个月，有Ⅰ级肿瘤术后生存31年者，儿童低度恶性星形细胞瘤，手术切除后可长期存活。杨树源报告62例星形细胞瘤手术后平均随访69个月，9.67%复发，Ⅰ~Ⅱ级者术后66.1%改进，19.6%无变化，10.7%恶化，3.6%死亡。王贵怀报告（2010）59例脊髓星形细胞瘤，全切除8例，次全切除26例，部分切除14例，活检11例，随访3个月~2年，术后短期神经功能功能改善32例，无变化23例，加重4例，复发13例。

5. 脊髓血管性肿瘤　脊髓的血管性肿瘤有先天性血管畸形与真性肿瘤两种。先天性血管畸形见第三十一章第五节。

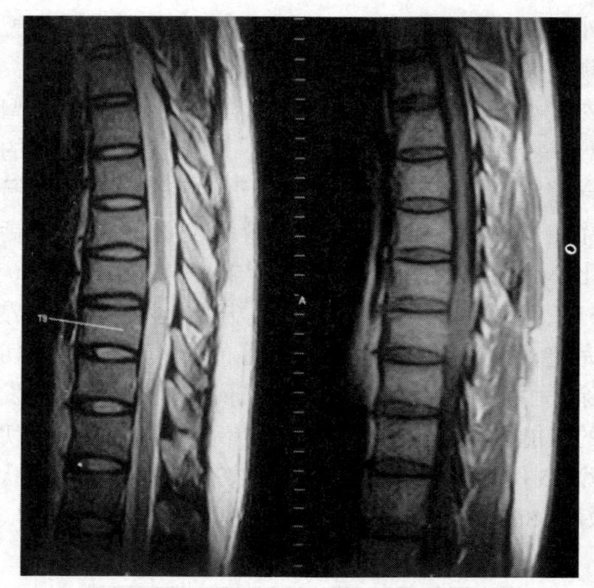

图30-53　髓内星形细胞瘤，右侧为T_1WI成像，左侧为T_2WI成像

脊髓血管母细胞瘤（hemangioblastoma）：是较少见肿瘤，占髓内肿瘤的10.6%，年轻人多见，好发于30岁左右，可位于硬脊膜外、硬脊膜下或髓内，可为单发或多发，后者为Lindau病的部分表现。病变多位于颈胸段或胸腰段。脊髓血管母细胞瘤髓外病变多沿神经根生长，有完整边界；髓内病变的边界可不清晰。MRI可清楚显示肿瘤边界，强化后可见均匀强化的肿瘤结节（图30-54）。临床表现为一般脊髓压迫症状。该肿瘤血供丰富，脊髓动脉造影可见肿瘤染色（见图30-49）。磁共振检查：瘤实体部分为一小血管巢伴有粗大的引流血管和较大的囊腔。治疗用手术切除。贾文清报告（2010）38例脊髓血管母细胞瘤37例全切除，1例次全切除，术后运动功能改善30例，6例无变化，2例加重。杨树源报告9例脊髓血管母细胞瘤，随访5年病人良好。

6. 脊髓异位肿瘤　包括表皮样囊肿与皮样囊肿和畸胎瘤，占脊髓肿瘤的5%~10%（McCarty等，1959），占儿童神经系肿瘤的3%（Ingraham等1946）。病变好发于腰骶段，约2/3位于第12胸椎以下，可为多发性，1/3位于髓内。病人的年龄分布

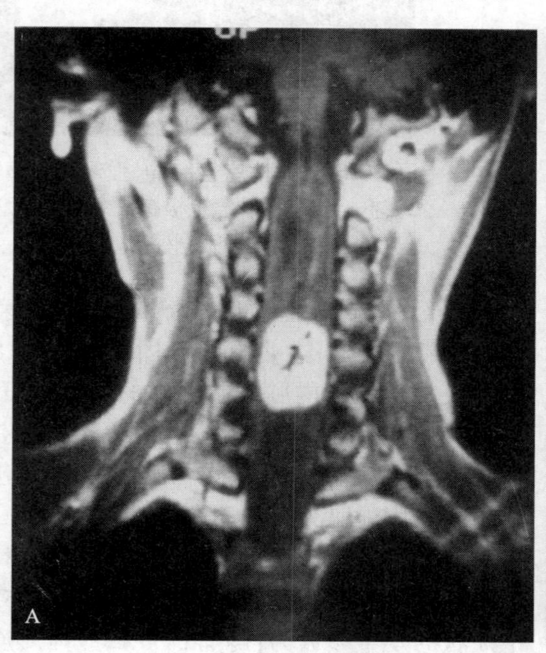

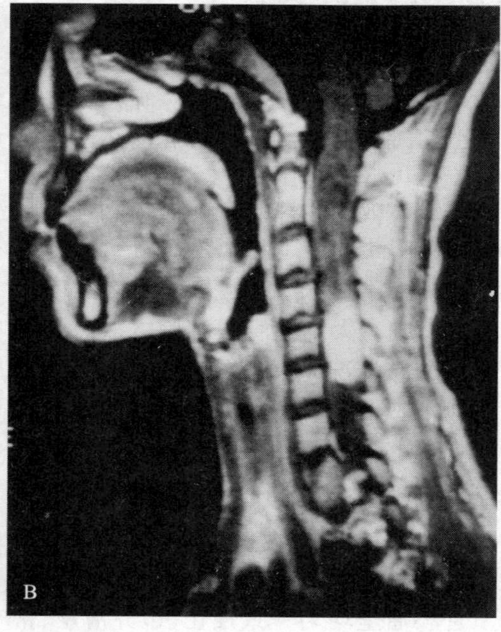

图30-54　脊髓血管母细胞瘤强化后显示均匀一致强化的肿瘤结节

A. 冠状位；B. 侧位

10~30 岁。在这三种肿瘤中，畸胎瘤生长最快，皮样囊肿次之，表皮样囊肿最慢，病程长短与生长速度一致。由于病变好发于脊髓下段，所以症状以下背痛、下肢肌肉萎缩与瘫痪、排便障碍为多见。皮脂样物质流入蛛网膜下腔后可导致化学性蛛网膜炎。若病人长期仅有足部肌肉麻痹和萎缩，可误诊为骨科疾患。表皮样与皮样囊肿可伴有皮肤畸形（皮肤瘘）与脊柱裂。X 线片摄片还可见椎管扩大。治疗用手术切除肿瘤。表皮样与皮样囊肿可残留部分囊壁不予切除，以避免损伤神经组织，肿瘤可长期不复发。

7. 脊髓脂肪瘤　占硬膜下脊髓肿瘤的 1%~14.6%。好发于颈、胸段，有报道侵及脊髓全长者（Baker 等，1938）。病变常位于脊髓的背侧中线，其次是背外侧，外侧与腹侧少见。病变多在软脊膜下，与神经组织无清楚的分界，染色的瘤结节，并可见到供养动脉也可位于硬脊膜下髓外或硬脊膜外。男女之比为 5∶4。起病隐袭。常有外伤、怀孕、劳累等诱因。病程较长，超过 3 年者占 3/5。症状为进行性肢体无力至瘫痪，10% 的病人有缓解期。15% 的病人伴有其他先天畸形。13% 有脊柱侧凸。髓外病变可用手术全切除。软脊膜下类型的肿瘤有条索状瘤组织侵入脊髓内，与神经组织混杂，这部分瘤组织手术切除困难，近年应用显微激光技术，使肿瘤有可能被大部切除，使临床症状与体征缓解，较长期（33~61 个月）随访无症状加重。因此，对脂肪瘤的治疗原则是行椎板减压和肿瘤大部切除术，使脊髓得到减压，亦能使病人症状得到长期改善，不必强求全切边界不清的肿瘤，而加重脊髓损伤。杨树源治疗 9 例。全切除 1 例，大部切除 2 例，部分切除 6 例，随访 5 年后 7 例改进，2 例无改变。

（杨树源）

参考文献

[1] 杨树源，洪国良．椎管内肿瘤 403 例报告 [J]. 中华神经外科杂志，2000, 16 (3): 162-164.

[2] 杨树源，洪国良．脊髓髓内肿瘤的外科治疗 [J]. 中华神经外科杂志，1999, 15 (5): 275-277.

[3] 朴明学，王贵怀，杨俊，等．脊髓髓内星形细胞瘤的显微外科治疗 [J]. 中国微侵袭神经外科杂志，2010, 15 (3): 106-108.

[4] 朴明学，杨俊，王贵怀，等．脊髓海绵状血管瘤的显微外科治疗 [J]. 中国微侵袭神经外科杂志，2010, 15 (3): 112-114.

[5] 贾文清，杨俊，王贵怀，等．脊髓血管母细胞瘤的显微手术治疗 [J]. 中国微侵袭神经外科杂志，2010, 15 (3): 115-117.

[6] 王贵怀，杨俊，王忠诚，等．脊髓髓内室管膜瘤的外科治疗策略与疗效分析 [J]. 中国微侵袭神经外科杂志，2010, 15 (3): 99-102.

[7] 李储忠，桂松柏，朴明学，等．椎管内神经鞘瘤的手术治疗 [J]. 中国微侵袭杂志，2010, 15 (3): 103-105.

[8] 桂松柏，李储忠，朴明学，等．脊膜瘤的显微手术治疗 [J]. 中国微侵袭杂志，2010, 15 (3): 109-111.

[9] CONSTANTINI S, MILLER D C, ALLEN J C, et al. Radical excision of intramedullary spinal cord tumors: surgical morbidity and long term follow up evaluation in 164 children and young adults [J]. J Neurosurg Spine, 2000, 93 (2): 183-193.

[10] SHUYUAN Y, XINYU Y, GUOLIANG H. Surgical treatment of one hundred seventy-four intramedullary spinal cord tumors [J]. Spine, 2009, 34 (24): 2705-2710.

[11] HALVORSEN C M, KOLSTAD F, HALD J. Long-term outcome after resection of intraspinal ependymomas: report of 86 consecutive cases [J]. Neurosurgery, 2010, 67 (6): 1622-1631.

[12] MCGIRT M J, CHAICHANA K L, ATIBA A, et al. Resection of intramedullary spinal cord tumors in children: assessment of long-term motor and sensory deficits [J]. J Neurosurg Pediatrics, 2008, 1 (1): 63-67.

第三十一章
脑及脊髓血管性疾病

第一节 颅内动脉瘤

颅内动脉瘤（intracranial aneurysm）是指脑血管壁异常所致的局部脑血管扩大形成的脑血管瘤样突起，动脉瘤可以引起局部压迫症状，其破裂常引起蛛网膜下腔出血（SAH）。自 1927 年脑血管造影术应用以来，对该病的认识逐渐深入。近 30 年来，随着现代影像学的发展，特别是数字减影血管造影（DSA）和 CT 血管造影（CTA）的出现，使动脉瘤的诊断水平大大提高，许多病人在瘤体未破裂以前得到诊断。显微外科技术的应用，使本病手术死亡率从以往的 20% 下降到 1%~2%。血管内栓塞技术的出现，提供了颅内动脉瘤非开颅治疗方法。根据大量尸检资料统计，颅内动脉瘤约占尸检总数的 1%。本病可发生于任何年龄，动脉瘤破裂出血的病人多发生在 40~60 岁，较脑动静脉畸形的病人大 15~20 岁。颅内动脉瘤多发生在脑底动脉，临床上常把颈内动脉及其分支动脉瘤称前循环动脉瘤，约占 80%，包括颈内动脉第 1、2 段，大脑前动脉，前交通动脉，大脑中动脉及后交通动脉。椎 - 基底动脉及其分支的动脉瘤称后循环动脉瘤，约占 20%，包括椎动脉、基底动脉和大脑后动脉动脉瘤。在儿童组男女之比为 3∶2，在成人组（20~49 岁）男女之比约 1∶1，在老年组 >50 岁男女比例约 2∶3。

根据颅内动脉瘤的好发部位，依次为：颈内动脉约占 35%，前交通动脉占 30%，大脑中动脉占 15%，基底动脉占 10%，椎动脉占 5%，其他部位占 5%。约 20% 左右动脉瘤为多发，最多为 9 个动脉瘤。已有报道，在先天性动脉瘤的家族中，有多人发病，并可见于同代或上下两代及旁系亲属中。

【病因】

关于颅内动脉瘤的病因尚未完全清楚，但是，脑动脉管壁上的先天缺陷、动脉粥样硬化、高血压和高血流的冲击，与动脉瘤的形成有明显关系。在大鼠动脉瘤模型实验中，提高血压、增加脑血流量、削弱血管壁的肌层和外膜，均可诱发动脉瘤的形成。根据不同病因，可把动脉瘤分为四种：

1. 先天性动脉瘤　主要由于动脉管壁的薄弱所致，多呈囊状，占全部动脉瘤的 80%~90%。

2. 动脉粥样硬化性动脉瘤　由于动脉管壁上的粥样斑块及动脉中层的胶原纤维的透明变性，使管壁削弱，动脉常呈梭形或呈念珠状，约占动脉瘤总数的 10%~18%。

3. 感染性动脉瘤或真菌性动脉瘤（mycotic aneurysm）　由于感染性栓子停留在脑动脉内所产生的血管壁破坏，瘤体多较小或呈念珠状，约占动脉瘤总数的 2%。

4. 外伤性动脉瘤　开放性颅脑损伤后，动脉被穿入颅内的异物弹片、碎骨片刺伤，或闭合性颅脑损伤后，脑动脉过度移动、变形、挤压、剪力等作用损伤所致，约占总数的 0.5%。因管壁遭受部分损伤，特别是内弹力层和中膜损伤，形成由内膜和外膜组成的囊状或梭形动脉瘤，称为真性动脉瘤（true aneurysm）。因破损累及血管壁全层，血液从血管壁上的小破口外溢形成与血管相通的小血肿，血肿周边部分逐渐机化而形成的动脉瘤，称为假性动脉瘤（false aneurysm）。也有真性动脉瘤破裂后，在破裂口处形成假性动脉瘤。由于血管内膜损伤，血液进入内膜和内弹力膜之间的间隙，将内膜从内弹力膜上剥离，引起血管狭窄或阻塞，称为夹层动脉瘤（dissecting aneurysm）。

【病理】

颅内动脉瘤的形态很不一致，很微小的动脉瘤一般在脑血管造影片上显示不出来，甚至手术时亦不易看到，需借助放大镜或手术显微镜才能看清，称微动脉瘤。大的动脉瘤宛如肿瘤，可引起颅内占位病变表现。动脉瘤按直径大小分为四型：≤ 0.5cm 者为小型，0.6~1.5cm 为中型，1.6~2.5cm 为大型，>2.5cm 者称巨大型。动脉瘤破裂出血以中型及小型动脉瘤最多，巨大型动脉瘤反而少见破裂。

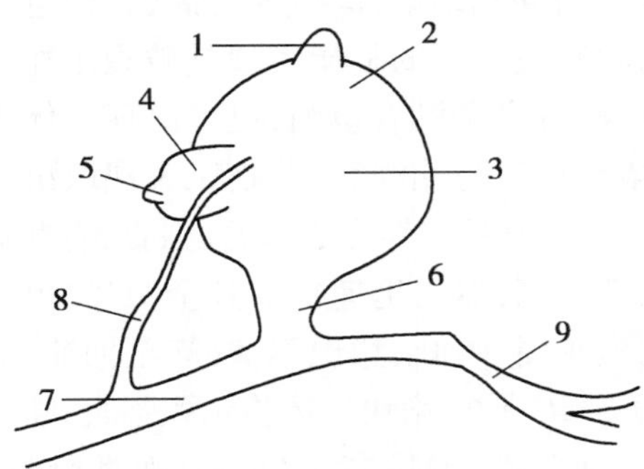

图 31-1 囊状动脉瘤模式图

1. 小突起(bleb)；2. 顶(dome)或底(fundus)；3. 囊(sac)；4. 分叶(lobe)；5. 小阜(caruncle)；6. 颈(neck)；7. 载瘤动脉(parent artery)；8. 迷走动脉(aberrant artery)；9. 痉挛处

根据动脉瘤形态分为 5 类。

1. 粟粒状动脉瘤（miliary aneurysm） 小如粟粒，直径一般不超过 0.5cm，见于感染性或高血压动脉硬化的病人，多发，分布于动脉末梢的小分支上。

2. 囊状动脉瘤（saccular aneurysm） 如浆果大小，直径一般在 1.5cm 以下，管壁的先天薄弱为其主要病因，常发生于较大动脉分叉处。瘤壁可以很光滑，亦可有多处外突呈多叶状，似葫芦形，圆球形或腊肠形。动脉瘤与载瘤动脉相连之处称瘤颈（neck），与瘤颈相对的部分称瘤顶（fundus or dome），瘤颈与瘤底之间称瘤体（图 31-1）。

瘤顶是动脉瘤最薄弱部位，易发生退行性变，是受血流冲击的部位，多在此处破裂出血。小的动脉瘤一般都突入蛛网膜下腔，偶尔可压迫相邻的脑神经，部分瘤壁可与蛛网膜或脑表面粘着，大的动脉瘤则多埋在脑组织内，似一占位病变，压迫相邻神经结构或血管，大的动脉瘤腔内常有机化的或未完全机化的凝血块紧贴于内壁，有些伴有钙化，因此，反而不易出血。瘤颈长而细者使瘤体呈灯笼样悬挂于动脉的一侧，颈宽而短者使动脉瘤呈锥状突出于动脉壁的一侧。通常，从脑血管造影中所见到的动脉瘤，只表示造影剂充填瘤腔的大小，不能显示动脉瘤的整体。多数动脉瘤腔内含有不同程度的层状机化凝血块，有时血凝块可阻止造影剂进入瘤腔，使动脉瘤在血管造影时不能显示。

3. 假性动脉瘤 多为外伤引起，常见于鞍旁紧靠颈内动脉主干或分出动脉处，瘤壁没有动脉壁成分，故称假性动脉瘤。

4. 梭形动脉瘤 在脑动脉粥样硬化的基础上形成，见于较大的动脉主干，如基底动脉、颈内动脉、大脑中动脉等。管径增粗如梭形，伴有血管扭曲、扩张及粗细不等。

5. 夹层动脉瘤 也称壁间动脉瘤，有两类：①动脉瘤位于管壁的内弹力层与中层之间；②动脉瘤位于管壁的中层与外膜之间。由于动脉壁的分离使动脉原有管腔闭塞，造成脑缺血症状，临床上容易误诊为颈动脉血栓形成。

动脉瘤腔内膜多不光滑，伴有凝血块，较大的囊腔有机化或未完全机化的凝血块紧贴于内壁，有些甚至钙化，在显微镜下动脉瘤的特征是瘤壁内缺乏中膜的肌层。载瘤动脉的中膜在瘤颈处中断，内层下的弹力板变性、断裂，失去连续结构，内膜为一层或增厚的内皮细胞，它紧贴于外层的结缔组织和肉芽组织斑上，这种情况多见于较大的动脉瘤，瘤颈有不同程度的动脉硬化性退行性变，如内弹力层的变性和破碎，内膜下的结缔组织增生和动脉粥样硬化类脂质沉积。在出血后不久的瘤壁内，尚可见到有含铁血黄素的吞噬细胞、淋巴细胞浸润和纤维组织增生性改变。扫描电镜下动脉瘤壁疏散排列，内皮细胞层表面连接尚好，内弹力层断裂，厚薄不均或缺如，多无肌层，被纤维增生代替，中层的平滑肌终止于瘤颈。

【病理生理】

先天性颅内动脉瘤的发展有 4 种可能：①动脉瘤自行血栓形成而闭塞；②动脉瘤不扩大也不缩小，处于静止状态；③动脉瘤逐渐扩大；④动脉瘤破裂出血。其中以后两种特别是最后一种更为常见。根据动脉瘤位置不同，可引起蛛网膜下腔出血或脑内血肿，出血引起的颅内压增高成为一种对抗出血的因素，因颅内压增高降低脑灌注压使出血减少。加上血液的凝结和组织自身修复，可使出血暂时停止。以后，由于纤维蛋白酶的作用，使封闭出血点上的凝血块溶解而出现再次出血。复发出血最多见于初次出血后几天至 14 天。进入脑脊液的血液成分，经过分解释放血管活性因子如5-羟色胺、儿茶酚胺类物质、前列腺素F等引起脑血管痉挛(vasospasm)。蛛网膜下腔出血后，血液中释放一种具有强烈收缩血管的肽类物质，称血管内皮素，在脑血管痉挛中起重要作用。血管痉挛首先发生于出血局部，逐渐扩展至全脑。由于动脉痉挛，脑供血明显减少，引起脑缺血性损害，甚至可导致脑血栓形成。这一继发性脑动脉痉挛所造成的损害及影响，可超过动脉瘤出血本身。病人可出现深昏迷、严重神经功能障碍、甚至去皮质状态。同时，由于缺血引起广泛脑水肿，加重了颅内压增高。脑动脉痉挛一般发生于出血的第3天以后，可持续达10~15天，以后可自行缓解，脑血管造影见颅内主要血管明显变细，或显影不良。在动脉痉挛期中，外来的干扰如手术、感染、中毒等都可能加重痉挛的程度，这也是对有血管痉挛的病人施行动脉瘤夹闭手术效果差的原因。出血的后期，由于蛛网膜下腔及脑室内的血液被吸收及机化，蛛网膜明显增厚并与脑表面发生粘连、部分蛛网膜粒被堵塞，脑脊液吸收障碍，形成交通性脑积水，此时，病人出现智能减退、小便失禁、步态不稳等症状。

【临床表现】

有动脉瘤未破的病人绝大多数没有症状。少数可出现局部症状，这主要取决于动脉瘤所在的解剖部位，动脉瘤的大小、形态和瘤体扩张的方向。

颈内-后交通动脉瘤常见症状是动眼神经麻痹(图31-2)；扩张向内侧压迫视神经和视交叉则引起视力减退、视神经萎缩和视野缺损。

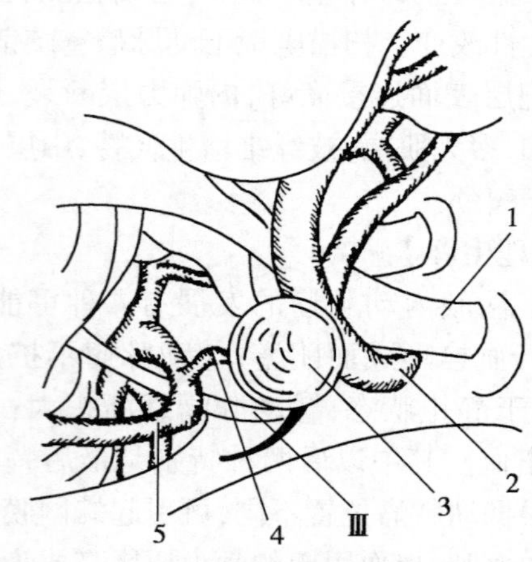

图31-2　后交通动脉瘤瘤体压迫动眼神经

1.视神经；2.颈内动脉；3.动脉瘤；4.后交通动脉；5.大脑后动脉；Ⅲ.动眼神经

前交通动脉瘤的瘤体常和丘脑下部相邻并和丘脑下部动脉的关系密切。较大的动脉瘤可直接压迫邻近结构如视交叉和垂体而产生相应症状。海绵窦段颈内动脉动脉瘤，可出现眼睑下垂、眼球活动受限、瞳孔对光反应消失及眼球突出等症状。大脑前动脉瘤：由于瘤体可压迫视神经或视交叉，出现病侧视野中心暗点或鼻侧偏盲，较大肿瘤可致病侧视力完全消失。大脑后动脉近段动脉瘤常引起动眼神经麻痹，远段位于颞叶内侧的可引起视野改变或压迫脑干而产生相应的表现。椎动脉动脉瘤：根据其部位不同可产生小脑、延髓及三叉神经等症状。大脑中动脉动脉瘤位于外侧裂内，较大的可有偏瘫、失语、视野缺损和抽搐等症状。有些病人可单纯表现为间断性额部、颞部及无明确部位的头痛，可以因劳累、情绪改变而诱发，休息后缓解，这些症状都无定位意义。

动脉瘤最主要的临床表现是破裂出血。病人突然发病，可完全没有诱因，也可出现于体力劳动中、情绪激动时与饮酒后，其临床表现取决于出血程度，少量出血只有轻度头痛、颈强直，有些病人可先有局部头痛，然后迅速扩散到全头痛，也可开始出现剧烈头痛、呕吐、意识不清，甚至抽搐、大量出汗，血压升高、脉搏增快。体检示颈强直、凯尔尼格(Kernig)征阳性，腰椎穿刺(腰穿)血性脑脊液，眼底可见视网膜前出血。随着出血停止，病人症状逐渐减轻，症状体征好转。有些病人3~4天后由于脑动脉痉挛表现出表情淡漠、意识障碍加深、瘫痪等。也可由于再次出血使已经消失后稳定的症状再次出现或加重，甚至出现新的体征。复发出血一般要比上一次出血更为严重，危险性亦相应增加。

【动脉瘤的分级】

为了便于估计预后、比较治疗效果、方便选择手术病例及决定手术时机，把动脉瘤进行分级。目前临床采用的动脉瘤分级是以病人的头痛症状和意识水平为指标进行分级。最初是由Botterell等人在1956年提出，在1968年Hunt和Hess对其修改并被广泛接受，分级见表31-1。

表31-1　Hunt和Hess动脉瘤分级

分级	表现
0级	未破裂动脉瘤
1级	无症状或只有轻微头痛和颈强直
2级	中度或严重头痛、颈强直，除脑神经麻痹外，无神经系统功能缺失
3级	嗜睡、意识模糊或轻度局灶性神经系统体征
4级	昏睡、中度或严重偏瘫，或有早期去大脑强直和自主神经系统症状
5级	深昏迷、去大脑强直或濒死状

1966年Nishioka对Botterell动脉瘤分级也进行了修改，该分级与Hunt和Hess不同，其分级见表31-2。

表31-2 Nishioka对Botterell动脉瘤分级

分级	表现
1级	无症状级，出血后症状完全恢复
2级	轻微发病级，病人有头痛，神志清楚，反应正常，没有神经功能缺失
3级	中度发病级，①病人嗜睡、头痛、颈强直，但没有半球神经功能缺失；②病人神志清楚，但有半球神经功能缺失
4级	严重发病级，①病人有严重意识障碍，但没有主要的神经功能缺失；②病人嗜睡、反应迟钝、有半球神经功能缺失；③病人有偏瘫失语、智力障碍
5级	濒死期，去大脑强直、对任何刺激无反应

【诊断】

中年以上以自发性蛛网膜下腔出血为表现的病人，应首先怀疑有颅内动脉瘤。神经系统检查如发现有动眼神经和展神经部分麻痹、视野改变、眼底见有玻璃体膜下出血的痕迹等，则动脉瘤的可能性更大。但是，尚要除外其他病因引起的蛛网膜下腔出血，包括：①外伤性出血；②高血压动脉硬化性出血；③脑动静脉畸形性出血；④原发性和继发性肿瘤出血；⑤血液病如白血病、再生障碍性贫血、血小板减少性紫癜、红细胞增多症等引起的出血；⑥脊髓蛛网膜下腔出血等。对怀疑动脉瘤蛛网膜下腔出血者，应避免腰穿检查，以免诱发动脉瘤破裂再次出血。全脑血管造影对诊断和治疗有决定性意义，是诊断颅内动脉瘤的金标准。

头颅CT检查：动脉瘤好发部位的鞍区或基底池出现高密度圆形或类圆形影，增强扫描为均匀一致的强化，周边无水肿。结合临床可诊断为动脉瘤。此外，蛛网膜下腔出血可见脑池、脑沟密度增高，大量出血则形成脑池高密度铸型和出血后脑脊液吸收障碍引起的脑积水。对DSA阴性的蛛网膜下腔出血病人，可能原因是血栓性动脉瘤或载瘤动脉痉挛，血管造影难以充盈显影。而CT可以根据血液聚集较多的部位，来初步判断出动脉瘤所在大概部位。近十年，CTA的广泛应用，有逐渐取代脑血管造影的趋势。CTA检查具有简便、快速、无创、价廉等优点，特别适合病情紧急的病人，根据目前的临床资料显示，其动脉瘤的检出率不比DSA检出率低。DSA检查和CTA检查相结合，可大大提高动脉瘤的检出率。

磁共振（MRI）检查：对于较大的动脉瘤，如大于1cm的动脉瘤，由于快速流空效应，T_1和T_2加权像上可显示无信号的瘤体。如果动脉瘤内有血栓形成占据整个或部分瘤腔，血栓含有高铁血红蛋白（MHb），在T_1和T_2加权像上均呈高信号，含铁血黄素沉积在动脉瘤壁上时呈环状低信号"镶边"，巨大动脉瘤常呈混合信号，如血流涡流因流空效应呈无信号，钙化呈无信号，血栓为高信号，含铁血黄素为低信号。

【治疗】

分为手术治疗、非手术治疗和血管内栓塞治疗。

1. 非手术治疗　适用于：①动脉瘤出血手术前、后病人；②年老体弱和有严重器质性疾病不能胜任手术者；③级别在Ⅳ级以上者、因动脉瘤本身的原因（如形态、位置和大小等）不能手术者。其目的是防止出血后再次破裂出血、血管痉挛引起脑缺血和脑梗死、脑水肿以及其他全身并发症。动脉瘤性蛛网膜下腔出血的不同时间的并发症如表31-3所示。

表31-3 动脉瘤出血后并发症

出血后时间	主要并发症
0~3天	脑水肿、脑疝、再出血、急性脑积水、心功能异常、肺水肿
4~14天	脑血管痉挛、再出血、低血容量、低钠血症、亚急性脑积水、肺炎
>15天	慢性脑积水、肺炎、肺栓塞、再出血、脑血管痉挛、水、电解质紊乱

非手术治疗包括：

（1）卧床休息，保持病人安静，如需要可给予镇静药。

（2）适当降低血压，以降低脑灌注压。

（3）保持大便通畅，防止因便秘而用力解便。

（4）预防再发性出血：给予抗纤溶酶药，如氨甲环酸（止血环酸）（transamic acid）、氨甲苯酸（止血芳酸）（PAMBA）、氨基己酸（EACA）等，抑制体内纤维蛋白溶解的生成，从而阻止或延迟血凝块的溶解。

（5）有脑水肿、颅内高压者应给高渗脱水药，如20%甘露醇溶液，并用地塞米松以消除水肿。

（6）预防血管痉挛：给钙拮抗药治疗，如尼莫地平和尼卡地平等。

2. 手术治疗　动脉瘤手术治疗的目的是防止其发生出血或再出血。因此，考虑手术治疗的基础必须基于手术治疗目的是否能达到，并且其危险性要远低于出血和再出血的危险性。目前认为，动脉瘤非手术治疗病死率为75%。由于显微外科技术的应用、手术时机的选择、控制性低血压麻醉的应用，动脉瘤的直接手术成功率已大为提高，Ⅰ~Ⅱ级病人手术死亡率已下降到1%~2%。

手术治疗方法有直接手术和间接手术两种。

(1)直接手术：指开颅直接处理动脉瘤，有下列方法。

1)瘤颈夹闭术：这是最为合理的方法，因为它隔绝了动脉瘤与载瘤动脉的血液沟通，并且保持载瘤血管的畅通。目前，有按动脉瘤不同形态和大小设计的动脉瘤夹，使用方便、安全、可靠。对瘤颈宽大的动脉瘤宜顺着载瘤血管轴向置夹。夹闭术的关键要将瘤颈完全夹闭，而不能将载瘤动脉或远端动脉夹闭。近十年，许多新技术应用于动脉瘤手术，例如：术中荧光造影和术中微血管多普勒探测技术，以判断瘤体是否夹闭完全和载瘤血管是否通畅。特别是微血管多普勒探查，具有简便、快捷、准确的特点，是今后动脉瘤手术中的重要辅助技术。

2)动脉瘤孤立术：在动脉瘤的近端和远端将载瘤动脉夹闭，使动脉瘤孤立于血液之外，由于此方法阻断了载瘤动脉的正常血液循环，故仅适用于某些侧支循环良好部位的动脉瘤，如颈内动脉近端、大脑前动脉远端和某些位于动脉末梢的动脉瘤。

3)动脉瘤加固术：动脉瘤瘤颈宽大、无瘤颈或有些梭形动脉瘤，既不能做孤立手术，又无法夹闭瘤颈时，可行瘤体加固术。用以加固的材料有自体筋膜、细纱布条和硅胶片等，包裹在动脉瘤周围，也可用止血海绵和肌肉片包裹动脉瘤或用甲基丙烯酸甲酯(methyl methacrylate)、聚乙烯聚偏氯乙烯(polyvinyl polyvinylidene chloride)、环氧树脂(epoxy resin)等聚合胶涂抹包绕动脉瘤壁上，可迅速凝固以达到加固的目的。对于动脉瘤颈宽大和梭形动脉可行血管内干预治疗。

(2)动脉瘤间接手术：动脉瘤间接手术是根据交叉循环情况，将动脉瘤侧颈总动脉或颈内动脉分期结扎，使其远端血压下降，从而减少瘤壁所承受的压力和进入瘤腔的血液流速，使瘤腔缩小或发生血栓形成，继之机化或闭塞。结扎前需做颈内动脉压迫试验，又称Matas试验。此试验是测定当一侧颈内动脉被阻断后，该侧大脑半球能否从侧支循环获得足够的供血，其方法是头取正位，用手指紧压拟予结扎的颈总动脉，直至血流完全阻断，同侧颞浅动脉搏动消失，如阻断达30分钟而无任何不良反应，如对侧肢体肌力减弱、对侧半身感觉减退、语言困难、甚至意识改变等，则可认为侧支循环良好，可将该动脉分次结扎或逐渐夹闭而不至于引起脑缺血症状，但本试验并非绝对可靠。可用压迫或暂时结扎颈内动脉行对侧颈动脉造影，观察前交通动脉；行椎动脉造影，观察结扎侧后交通动脉与颈内动脉之间的循环情况，如代偿循环显示良好，结扎颈内动脉时不会产生大脑半球缺血现象。

3. 血管内栓塞术　目前，血管内栓塞颅内动脉瘤技术已经广泛应用，它是在X线透视监视下，把微导管送入动脉瘤腔内或载瘤动脉部位并充盈可脱性球囊，也可通过微导管注入微弹簧圈的方法闭塞动脉瘤。闭塞动脉瘤的材料有可脱性球囊和微弹簧圈。理想的栓塞技术应是把动脉瘤腔完全闭塞并保持载瘤动脉畅通。用于血管内栓塞的动脉瘤主要是手术难度大，而经血管微导管较易达到颅内血管处的动脉瘤，如基底动脉末端、基底动脉干、眼动脉、颈内动脉海绵窦段。血管内栓塞动脉瘤的关键在于可脱性球囊或微导管能否到达动脉瘤腔内，这主要与动脉瘤的大小、形态、载瘤动脉血管的管径、走行、是否成角和血流方向有关。如基底动脉末端、眼动脉和前交通动脉瘤微导管较易达到，而后交通支、小脑后下动脉动脉瘤则较难栓塞。微弹簧圈材料柔软，不损伤动脉瘤壁，栓塞过程中既不增加动脉瘤腔内的压力，又可按瘤腔内压力的大小、形态成形，同时金属异物又有诱发血栓形成的作用，故可将瘤腔完全闭塞，在动脉瘤腔内不产生移动现象，操作简单、安全、可靠。用血管内栓塞动脉瘤方法，不能使动脉瘤体积明显缩小，因此，术后不能解除动脉瘤体的压迫症状。

(王忠诚)

第二节　脑血管畸形

脑血管畸形是脑部血管发育异常所形成的畸形血管团。已往将其称为脑血管瘤，但脑血管瘤并非真正意义上的新生物性肿瘤。临床上可以看到的有五种类型的脑血管畸形：①脑动静脉畸形；②海绵状血管瘤；③斯德奇-韦伯综合征(Sturge-Weber syndrome)；④毛细血管扩张症；⑤静脉性血管畸形。临床上多见前 3 种血管畸形。

一、脑动静脉畸形

脑动静脉畸形(arteriovenous malformation, AVM)是最常见的脑血管畸形,在脑血管造影片上可见供血动脉、畸形血管团和引流静脉,此三部分组成了一个完整的 AVM,如造影片未见此类型表现则不能称为 AVM。此病发病年龄多见于 10~40 岁青年,平均发病年龄 25 岁左右;男性多于女性,男∶女约 1.6∶1。AVM 病人常以颅内出血或癫痫为首发症状。

【病理】

在外观上,畸形团大小不等,一般 5cm 左右,小者 1~2cm,大者可占据大脑半球的一半。AVM 形态各异,畸形血管团可呈曲张扭结、瘤状扩张或树枝丛生状(图 31-3)。

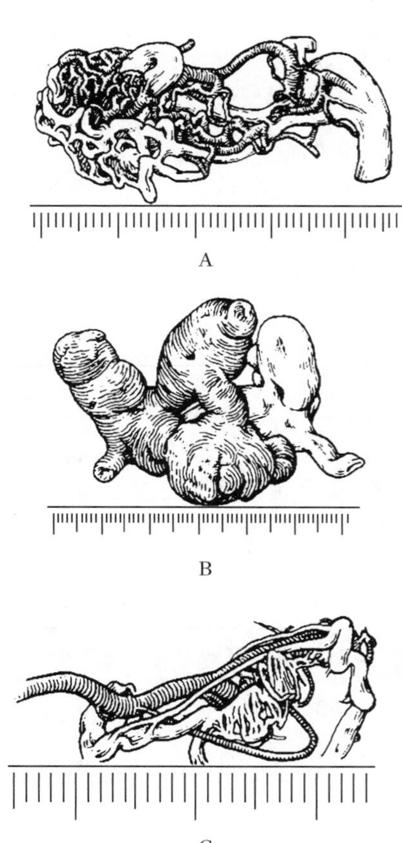

图 31-3 脑 AVM 的形态

A. 曲张型:动脉与静脉均扩张、扭曲在一起;B. 瘤型:动、静脉扩张如瘤状;C. 帚型:动、静脉不很扭曲,但发出短直分支相互沟通

AVM 常位于灰质皮质下,多呈圆锥状分布,基底部面向脑表面,尖端指向脑室,可与脑室内血管相通。畸形血管粗细不等,引流静脉端的血管多粗大。畸形血管间混有脑组织,由于畸形血管常有小的出血,可见含铁血黄素所致的黄染。脑表面的血管可有钙化。畸形团周围脑组织常有萎缩,在病灶与正常脑组织间有异常的胶质增生带。畸形血管表面的软脑膜和蛛网膜增厚、发白。

在显微镜下,可见无数扩张的血管,有的为动脉型,有的为静脉型。血管内膜增厚突向管腔,管腔内可见血栓。有的管腔呈囊状扩张。管壁厚薄不一,可有透明变性,一些血管壁缺乏肌层或弹力层,有的仅为一层内皮细胞,故薄壁血管易破裂出血。畸形血管团的特点是正常血管、异常血管混杂在一起。血管间的脑组织由于长期缺氧,引起胶质细胞增生和神经细胞的退行性变。

AVM 的供血动脉和引流静脉的数量常为 1~3 支,其血管直径较正常血管粗。供血动脉的来源和静脉引流的方向依病灶部位而定。供血动脉多来自大脑中动脉分支,其次为大脑前动脉,或两者的分支共同供血;可以是表面的动脉,也可以是脑深部的动脉;有小部分 AVM 的供血动脉上可合并存在动脉瘤。引流静脉多通过脑皮质浅静脉汇入上矢状窦,或通过深部静脉汇入大脑大静脉。

AVM 引起的继发性病变:①畸形血管破裂出血,主要为蛛网膜下腔出血和颅内出血;②由于动脉血通过畸形血管直接进入静脉,病灶周围脑组织血流被“盗入”病灶,这种盗血现象导致病灶周围脑组织缺血、缺氧,脑组织发生继发性萎缩。

分布和大小:按 AVM 在脑部的位置分深、浅两型。位于大脑凸面为浅部 AVM,多为较大型的 AVM;位于大脑内侧面、大脑底面、侧裂区、侧脑室周围及小脑为深部 AVM,多为较小的病灶。幕上 AVM 发生率约 90%,幕下约为 10%,以额叶和顶叶为 AVM 最常见的部位。

一般将 AVM 的大小分为 3 型:畸形团直径 <3cm 为小型 AVM;直径 3~6cm 为中型 AVM;直径 >6cm 为大型 AVM。此分型便于临床资料的统计学处理。

【病理生理】

AVM 的供血动脉在解剖和功能上均不正常。供血动脉普遍扩张,管壁缺乏正常的肌层或弹力层;对血流和血压的改变失去正常的自动调节功能。由于畸形血管的盗血现象,病灶周围的正常脑组织长期处于低血流量、低氧状态,其血管的自动调节功能也有一定程度的损害。当阻断病灶的主要供血动脉后常导致近端血管管腔压力增加、血管扩张,原先从畸形团流过的血改向流入周围脑组织，使该区域血供的灌注压上升、血流量增加，Spetzler称此现象为脑"正常灌注压突破"（normal perfusion pressure breakthrough，NBBP）。当病灶被切除或供血动脉栓塞后，可发生这一现象，表现为病灶周围的脑组织急性肿胀、渗出，甚至广泛出血。凡较大型AVM、高血流量的AVM，或临床有明显的脑缺血表现的AVM，在手术切除病灶或栓塞供血动脉后，极可能发生此种危象。

畸形血管团系统为低压状态，分流血管越大，则压力越低。由于畸形团的低压，周围正常动脉压力的血液多通过畸形血管病灶回流至静脉系统，导致该区域内脑组织的慢性缺血、缺氧。此现象称为AVM盗血。在手术切除病灶时，如在处理供血动脉前先电凝阻断了回流静脉，或血管内栓塞了回流静脉，畸形团血管管腔内压力急剧升高，可导致畸形团血管破裂。AVM引起的脑血流动力学改变与AVM的大小有很大关系。小型AVM组成的血管少且相对较细，引流静脉多为1根，故畸形血管管腔压力轻度降低，盗血现象不明显，临床上脑缺血症状少见；同样由于管腔内压力下降不明显，畸形血管壁薄，易受高压血流的冲击而破裂出血。大型AVM由较多粗大的血管组成，引流静脉大而粗，可有2~3支，因此畸形团血管管腔压力低，盗血严重，临床上有明显脑缺血表现，少有出血。

AVM可有慢性增大表现，可随正常脑的发育而增大。在增大过程中，病灶挤压周围脑组织，而不是破坏周围脑组织。因此，如病灶占据非功能区，完整切除病灶可不对周围脑组织功能造成损害。AVM增大的另一个原因是潜在的血管扩张、充血，形成新的供血动脉和引流静脉。此种情况可发生在经血管内治疗栓塞了一部分畸形血管团后，可形成新的侧支循环畸形团。也有作者发现栓塞大部分畸形团后，残存的畸形血管团由于血栓的形成而逐渐消失。

【自然史】

国外一组160例未经任何治疗的AVM病人统计发现，平均随访23.7年，每年的病死率为1%，每年的病死率和病残率综合为2.7%，每年的再出血率为4%（Ondra，1990）。首次出血后的病死率约10%，发生两次出血者的病死率上升为20%。幕下AVM出血后的病死率更高，首次出血后的病死率为67%。由此可看出，AVM出血是导致病人死亡和致残的重要因素，其危险性随出血次数的增加而增大。故对表现症状的AVM应采取积极的治疗态度。

【分级】

为便于AVM临床资料的统计分析、各种治疗方法疗效的判定，根据AVM的大小、部位、供血动脉和引流静脉等综合因素，目前国际上比较公认的有两种AVM分级法：Spetzler-Martin分级法和史玉泉分级法。

Spetzler-Martin根据AVM邻近区脑功能状况、引流静脉方式和畸形团的大小，将AVM分为5级(表31-4)。分级得分=AVM大小+邻近区脑功能+引流静脉方式。此分级的特点是各种因素的定量化：Ⅰ级=1分，Ⅱ级=2分，Ⅲ级=3分，Ⅳ级=4分，Ⅴ级=5分。

表31-4 Spetzler-Martin脑AVM分级法

因素	得分
AVM大小	
小型（<3cm）	1
中型（3~6cm）	2
大型（>6cm）	3
邻近区脑功能	
非功能区	0
功能区	1
引流静脉方式	
浅引流	0
深引流	1

根据此分级法，笔者对100例手术后AVM进行评价，其结果见表31-5。级别越高，术后效果越差，Ⅰ~Ⅱ级术后病残率为2.3%，Ⅲ~Ⅴ级术后病残率明显升高，达23.2%。

表31-5 Spetzler-Martin脑AVM分级法手术疗效

级别	例数/例	轻残/%	重残/%	死亡/%
Ⅰ	23	0	0	0
Ⅱ	21	1(5)	0	0
Ⅲ	25	3(12)	1(4)	0
Ⅳ	15	3(20)	1(7)	0
Ⅴ	16	3(19)	2(12)	0
合计	100	10(10)	4(4)	0

史玉泉制定了AVM 4级分级法（表31-6），同样做了100例AVM术后疗效判定（表31-7）。Ⅰ~Ⅱ级术后病残率4.6%；Ⅲ~Ⅳ级术后病残率为28.6%，病死率为2.9%。

表 31-6 史玉泉 AVM 的分级标准表

因素	Ⅰ级	Ⅱ级	Ⅲ级	Ⅳ级
大小	小型,直径 <2.5cm	中型,直径 2.5~5.0cm	大型,直径在 5.0~7.5cm	巨型,直径 >7.5cm
部位及深浅	浅表,位于“哑区”	浅表,位于功能区	脑深部(包括大脑纵裂、基底核、胼胝体、脑底面等) 大脑后动脉或大脑前、中动脉的深支,椎基底动脉分支	涉及脑干或脑深部的重要结构
供血动脉	单根大脑中动脉或大脑前动脉的表浅分支	多根大脑前或大脑中动脉的浅表支或其单根深支	深静脉或深、浅静脉都参与	大脑前、中、后动脉都参与供血
引流静脉	单根、表浅,增粗不显著	多根、表浅,但有巨大静脉瘤形成		深静脉增粗曲张呈瘤状

表 31-7 史玉泉 AVM 分级法手术后疗效

级别	例数/例	轻残/%	重残/%	死亡/%
Ⅰ	19	0	0	0
Ⅱ	46	3(16.7)	0	0
Ⅲ	35	8(22.9)	2(5.7)	1(2.9)
Ⅳ	0	0	0	0
合计	100	11(11.0)	2(2.0)	0

上述两种 AVM 分级法各有优缺点,Spetzler-Martin 分级法将各种 AVM 因素数字化,便于临床级别的判定,但未考虑 AVM 供血动脉因素。史玉泉分级法虽考虑到供血动脉因素,但由于各种因素未予定量化,临床判定 AVM 级别较困难。总体上看,AVM 级别越高,手术危险性越大,疗效也越差。

【临床表现】

产生临床症状的重要原因是 AVM 血管破裂出血和盗血现象导致的脑缺血。小型 AVM 或血流动力学改变不明显的 AVM 可不表现出症状。AVM 最常见表现有颅内出血、癫痫、头痛和神经功能障碍。

1. 颅内出血　根据北京天坛医院 800 例 AVM 的统计,以颅内出血为首发症状的病例占 75%,其中大多数为颅内出血,小部分为蛛网膜下腔出血,或颅内出血合并蛛网膜下腔出血,也有少数病例为脑室出血或硬脑膜下出血。出血的发生与 AVM 的大小和引流静脉情况有直接关系,与供血动脉无明显关系。AVM 越小,出血危险性越高;单根引流静脉或引流静脉狭窄的 AVM 出血危险性高,多根引流静脉的 AVM 出血危险性低。病人常在用力或情绪激动情况下突然发病,先有短暂的剧烈头痛,很快出现恶心、呕吐、颈强直或昏迷等症状。如存在颅内出血,可有偏瘫或抽搐。一般情况下病人经卧床休息和内科对症处理 1 周以后,病情逐渐稳定、症状消退,可能遗留轻的神经功能障碍。如出血量多、血肿较大,病人恢复时间长,可遗留较严重的神经功能障碍。部分病人(约 14%)病情危重有脑疝症状,需做急诊手术清除颅内血肿。颅内出血后另一个表现是颅内压增高,幕上出血多为血肿和脑水肿所致;幕下出血多为中脑导水管或第四脑室受压造成梗阻性脑积水所致。此两种情况是产生脑疝的原因。从总体上讲,AVM 颅内出血所致的临床表现较动脉瘤破裂出血相对较轻。

2. 癫痫　约有 15% 的病人有癫痫发作,发作形式依病灶部位可有运动性、感觉性和精神运动性。大多数病人(约 70%)表现为癫痫大发作,小部分为小发作或精神运动性发作。癫痫发作的原因有:①病灶周围脑组织缺氧导致神经元功能障碍;②病灶对周围脑组织神经元的直接刺激;③出血。发作间歇期不规律,从数周、数月到数年不等。每次发作前病人可有不同的先兆症状。

3. 头痛　除去颅内出血造成的剧烈头痛外,约 20% 的病人在发病前有长期头痛史。头痛性质多表现为阵发性非典型性偏头痛,少部分病人偏头痛与病灶在同侧,多数病人头痛侧与病灶侧无明显关系。头痛发生原因可能系硬脑膜上三叉神经受刺激所致。病人在未确诊 AVM 前,经服药和休息后多能有缓解。

4. 进行性神经功能障碍　除去颅内出血造成的运动和感觉障碍外,约 7% 的病人有进行性运动或感觉障碍,依病灶部位可有不同的表现。多为一侧肢体的进行性肌力弱,伴有不同程度的感觉障碍;也可仅表现为单侧肢体麻木和浅感觉减退。部分病人伴有癫痫发作。造成神经功能障碍的原因有:①病灶位于功能区或邻近功能区;②盗血导致脑组织长期缺血、缺氧、脑组织萎缩;③出血引起的脑损害和脑受压。

5. 其他症状　由于严重盗血现象导致脑组织广泛性萎缩、变性和脑发育障碍,可表现为智力障碍和精神症状。由于异常血流造成的颅内血管杂音,多见于有颈外动脉供血的大型表浅 AVM。枕叶或颞叶 AVM 可有偏盲。海绵窦引流的 AVM 可有眼球突出。其他可有耳鸣、复视、视力下降或语言障碍。

【诊断】

青年人发生自发性颅内出血时应首先考虑为 AVM;对表现为长期癫痫、长期头痛伴有不同程度神经功能障碍的青年人,也应考虑 AVM 的可能。辅助检查可做头颅 CT 和 MRI,确定 AVM 的诊断应依据脑血管造影所见的病理改变。经颅多普勒检查可对 AVM 的血流动力学改变作出适当估计。

1. 血管造影　在有数字减影血管造影的条件下应做全脑血管造影,对明确畸形血管团供血动脉和引流静脉情况有很大帮助。造影可显示供血动脉、不规则染色的畸形血管团和引流静脉。除明确上述血管形态学改变外,在连续摄片条件下应注意血流动力学改变。动脉到静脉循环的时间短,说明病灶为低阻高血流,盗血现象严重。还可见供血动脉或畸形血管团血管有无动脉瘤,以及引流静脉系统的异常。出血后的小型 AVM 由于畸形血管被破坏可不显影。

2. 头颅 CT 扫描　非增强扫描可见病灶为略高密度或等密度影像,较小的 AVM 可无异常发现。增强扫描病灶呈典型的边缘清晰但不规则、密度混杂的改变,有时可见粗大的引流静脉。无出血的 AVM 不表现占位效应。伴发颅内出血的 AVM 影像特点被血肿掩盖,在血肿吸收后病灶多呈低密度的囊腔。病灶周围脑组织有不同程度的萎缩。CT 扫描对 AVM 的诊断最大帮助在于定位。

3. 头颅 MRI　除能更清楚地显示畸形血管团外,更重要的在于明确病灶与周围脑重要结构的关系,以指导手术切除。畸形血管团在 MRI 上的特征性表现为血管流空,病灶呈低信号或无信号,也可见病灶内有血栓形成。

4. 经颅多普勒超声(TCD)　为无创伤性的 AVM 血流动力学检查方法。可得到脑底动脉环、大脑中动脉、大脑前动脉、大脑后动脉等较大血管的血液流速和流向的信息,对判定 AVM 治疗前后的血流动力学改变有一定帮助。

【鉴别诊断】

经过脑血管造影,确定供血动脉、畸形血管团和引流静脉,可确定 AVM 的诊断,尚需注意与下列疾病鉴别。

1. 脑海绵状血管瘤　多见于中年女性。病灶由扩张的海绵状薄壁血管组成,呈分叶状。CT 扫描多呈稍高密度、边界清楚的病灶,可有钙化;增强扫描病灶呈均匀性增强。MRI 病灶为 T_1 等信号、T_2 高信号、边界清楚的占位,病灶周边有含铁血黄素沉着是 MRI 的典型表现。在脑血管造影片上病灶静脉期轻度染色,看不到明确的供血动脉、畸形血管团和引流静脉。

2. 烟雾病(moyamoya 病)　为颈内动脉远端狭窄、大脑中动脉和大脑前动脉的近端狭窄、闭塞,导致颅底部形成丰富的形态异常的侧支循环血管网。在脑血管造影片上见大脑中动脉和大脑前动脉失去正常形态,被异常血管网取代,血管纤细,没有早期出现的引流静脉。

3. 血供丰富的胶质瘤　CT 及 MRI 示病灶有占位效应,脑血管造影片上病灶染色不规则,无畸形血管及早期出现的引流静脉。临床症状发展快。

4. 血供丰富的脑膜瘤　CT 片上病灶边界清、增强明显,有占位效应,病灶周围脑组织有明显水肿,邻近的颅骨有改变。脑血管造影见血管呈弧形包绕病灶。

【治疗】

目前治疗 AVM 的方法主要有:①内科治疗;②手术治疗;③血管内栓塞治疗;④放射治疗。AVM 的治疗目标是必须经脑血管造影证实畸形血管团完全消失且对病人有很小的危险性。对于不同级别的 AVM,单纯依靠一种治疗方法很难达到此要求,尤其对大型 AVM 综合性治疗才能达到最佳治疗效果。

1. 内科治疗　对于 AVM 急性出血期(无手术指征)、未出血无手术指征或适合于其他治疗的病人,可对症给予内科处理。急性出血者应予降颅压、止血、抗癫痫、通大便并严格卧床等综合措施,使病人安全度过出血危险期后再给予其他治疗。平时注意勿使情绪激动、避免重体力劳动、长期有规律地服抗癫痫药。

2. 血管内栓塞治疗　一般来讲,所有颅内 AVM 均是血管内栓塞治疗的适应证,尤其对于脑深部、重要功能区、高血流量或大型 AVM,栓塞术是首先考虑的治疗方法。其优点有:①对一部分能通过栓塞而达到治愈的病例避免了手术;②即使不能完全栓塞畸形血管团,由于闭塞了主要供血动脉和大部分畸形血管团,使 AVM 范围缩小、血流减少、缓慢、盗血现象减轻,有利于手术切除或放射治疗,使一部分传统认为不能手术的病例变为能够手术;③并发症和危险性较手术小。

通过栓塞能达到治愈的病例主要是有 1~2 支供血动脉的小、中型 AVM,病灶越小,栓塞后畸形血管团消失越完全。一般认为AVM完全消失或畸形血管团缩小95%以上可能治愈，栓塞范围大于50%时，有可能防止致命的出血。栓塞范围大于70%的AVM有逐渐闭合的趋势，小于70%者残存的畸形血管团随时间延长几无继续缩小的趋势，甚至扩大。扩大的原因为大的供血动脉栓塞后，小的、潜在的血管扩张形成新的供血动脉、畸形血管团和引流静脉。通过栓塞术，能使10%以下的病例达到治愈。对只能做到部分栓塞的病例，应在病灶缩小，血流减少、缓慢后及时给予手术或放疗。目前常用的栓塞材料有Onyx胶、NBCA胶、弹簧圈、球囊和手术用丝线线段。

3. 手术治疗　病灶全切除并降低术后病残率和病死率是手术切除AVM的目标。应重视显微手术的操作。对于简单型的AVM（Spetzler-Martin Ⅰ、Ⅱ级）病人，手术切除效果好且危险性低；对于复杂型的AVM（大型、脑深部、重要功能区、高血流量，或Ⅲ级以上）病人，在单纯手术治疗上仍很困难，对此应做术前栓塞治疗。目前公认术前栓塞有利于手术切除，其优点有：①减少术中病灶出血，病灶分离容易且对周围正常脑组织损伤小；②预防单纯手术中、术后发生脑正常灌注压突破危象。一般栓塞后最佳手术时机为最后一次栓塞后1~2周，此时血栓形成完全且有机化。

AVM手术切除方式有：①全切除术；②部分切除并残存病灶电凝烧灼术；③供血动脉结扎。病灶全切除是手术医师应追求的目标。对于切除困难的病灶，在部分切除病灶后应尽量给予残存的病灶电凝烧灼，以利畸形血管团缩小和血栓形成。对不能切除的病灶，做病灶供血动脉结扎是姑息性方法，目的在于减少畸形血管团供血，防止畸形血管破裂并改善周围正常脑组织的供血。

手术切除病灶应注意：①手术切口要足够大，术野暴露要充分；②显微镜下操作；③切除病灶时要适当降低血压；④首先结扎供血动脉，这时畸形血管团会缩小，沿病灶周围胶质增生带分离病灶，避免在分离过程中进入畸形血管团而引起难以控制的出血；⑤最后处理引流静脉；⑥在切除病灶过程中随时严格止血，如在切除病灶后再予止血，此时脑灌注压上升，出血多，止血困难。手术效果与是否使用显微镜有很大关系，直视下手术死亡率6.2%，显微镜下手术死亡率1.6%。

4. 放射治疗　放射外科（radiosurgery）是治疗AVM较新的方法，主要包括伽马刀、直线加速器和X刀。其治疗适应证为：病灶直径小于3cm、病灶位于手术不能达到的部位、手术或栓塞后残存的病灶以及病人不愿接受手术或栓塞的病例。一般照射剂量20~35Gy，也有人认为25Gy为最佳剂量，小于此剂量，照射后AVM闭塞所需时间延长。放疗的效果与病灶大小有直接关系，病灶越小，照射后畸形血管团闭塞所需时间短，闭塞程度完全。

二、海绵状血管瘤

海绵状血管瘤（cavernous angioma，or cavernoma）是指由众多薄壁血管组成的海绵状异常血管团，它并非真正肿瘤。此病占中枢神经系统血管畸形的5%~13%，本病多发者占18.7%，有家族史者占6%。且以40~50岁成人多见。

【病理】

海绵状血管瘤的实质是畸形血管团。外观为紫红色，剖面呈海绵状或蜂窝状。其血管壁由单层内皮细胞组成，缺少肌层和弹力层，管腔内充满血液，可有新鲜或陈旧血栓；异常血管间为疏松纤维结缔组织，其间无脑实质组织。

海绵状血管瘤可发生在脑外（如中颅窝或海绵窦）和脑实质内。病变灶常位于硬脑膜外颅中窝底，占70%~80%，少部分位于脑内。国外报道脑内病灶最常见。脑内病变常有自发性反复少量出血的倾向，瘤内有含铁血黄素沉积和钙化点。

【临床表现】

因病灶侵犯部位不同而有不同的症状。病变位于脑内，病人可有癫痫发作。病变还可反复出血，而使症状加重或增多，病灶较大时可有高颅压症状。病人多有头痛、偏瘫甚至昏迷。

【诊断】

对有癫痫和反复头痛的病人，应高度怀疑此病的可能。MRI检查具有诊断意义。

头颅CT扫描：脑内病变多显示为边界清楚的不均匀高密度区，常有钙化斑，注射对比剂不增强。

头颅MRI：对脑内病灶诊断价值大。病灶在T_1WI像上为高信号，T_2WI像上也是高信号，注射对比剂后病灶可有轻度增强。病灶周围有环形含铁血黄素信号带是脑内型海绵状血管瘤的特点。

对于MRI诊断明确的病人一般无须做脑血管造影。脑血管造影多表现为无特征的乏血管病变，在动脉相很少能见到供血动脉和病理血管；在静脉相或窦相可见病灶部分染色。海绵状血管瘤为富含血管的病变，在脑血管造影上不显影的原因可能为：①供血动脉太细或已有血栓形成；②病灶内血管床太大，血流缓慢使造影剂被稀释。因此，晚期静脉相有密集的静脉池和局部病灶染色是此病的两大特征。

【鉴别诊断】

本病极易误诊为脑膜瘤，脑膜瘤在血管造影动脉期可有染色，可见供血动脉，有硬脑膜血管和头皮血管增多、扩张；在X线平片上多显示病灶周围骨质增生。随着对CT及MRI海绵状血管瘤影像学认识的提高，术前正确诊断率已由早先的20%~30%提高到现在的90%以上。

【治疗】

手术切除病灶是根本的治疗方法。脑外海绵状血管瘤（如中颅窝底或海绵窦部位）应采用整体切除方法。造成癫痫、神经功能缺损和反复出血的脑内型病灶应手术切除，尤其是儿童和脑干内的海绵状血管瘤。无症状的海绵状血管瘤可定期观察。应用神经导航技术切除损伤小，术后可望减少癫痫发作。

（王忠诚）

第三节　颈动脉海绵窦瘘

颈动脉海绵窦瘘（carotid cavernous fistula，CCF）是指海绵窦内的颈内动脉或其分支与静脉同时破裂，形成动、静脉沟通，动脉血经破裂口流入静脉内。血管内栓塞治疗目前已作为CCF的首选方法，特别是可脱球囊技术，其治疗的安全性和疗效的可靠性得到世界公认，治愈率达85%~98%，复发率为1.3%~9%。

【解剖学】

海绵窦位于蝶鞍两侧，由许多来自不同方向的引流静脉所组成，其内有颈内动脉和第3~6对脑神经通过。

1. 海绵窦的静脉　传统观点认为海绵窦是由纤维隔分隔的大的静脉腔，颈内动脉直接从静脉腔内穿过。随着显微外科的发展，现在认识到海绵窦是由管径不同的静脉组成的静脉丛，颈内动脉从静脉间通过（图31-4）。汇入海绵窦的静脉有眼上静脉、眼下静脉、蝶顶窦、外侧裂静脉和基底静脉；主要的引流静脉窦是岩上窦、岩下窦和基底丛。两侧海绵窦在垂体前方及后方有静脉相互沟通，称为海绵间窦（环窦），此与病人能出现病灶对侧眼部症状有关系。

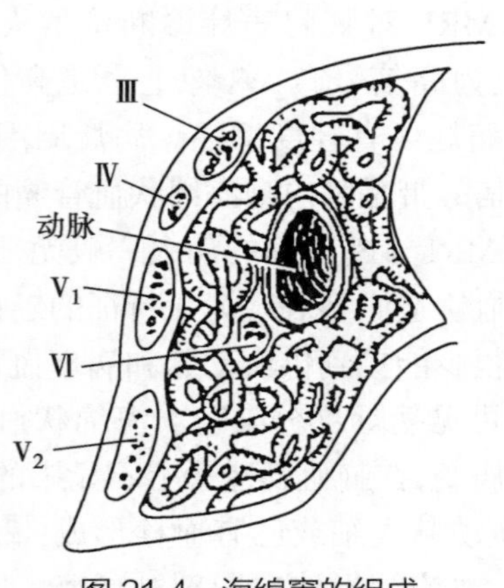

图31-4　海绵窦的组成

2. 海绵窦段颈内动脉　颈内动脉从颅底的破裂孔入颅后即进入海绵窦，先向上走行为后升段；急转向前为水平段，此段长约2cm，然后在前床突内侧转向上为前升段；再穿出海绵窦的顶部进入硬脑膜内（图31-5）。颈内动脉在进入海绵窦后逐渐变细并发出分支，在进入海绵窦和穿出海绵窦两处有狭窄且被硬脑膜固定。

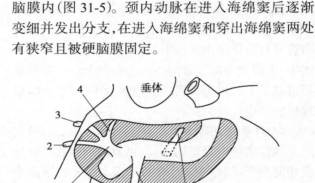

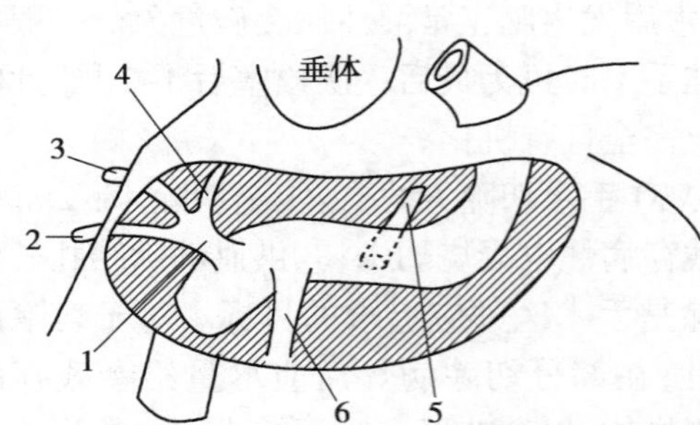

图31-5　颈内动脉海绵窦段分支

1. 脑膜垂体干；2. 小脑幕动脉；3. 脑膜背侧动脉；4. 垂体下动脉；5. 包膜动脉；6. 海绵窦下动脉

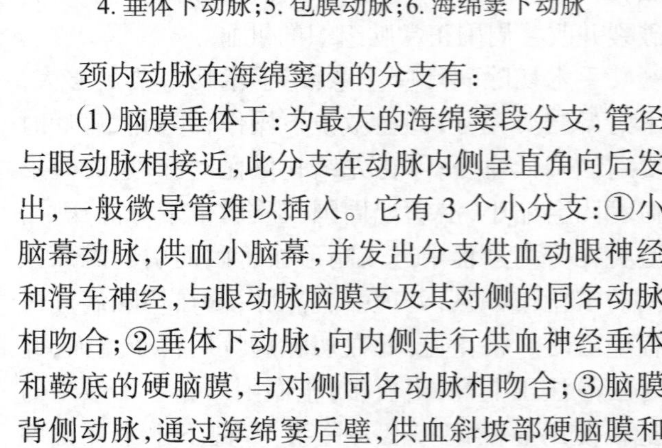

颈内动脉在海绵窦内的分支有：

（1）脑膜垂体干：为最大的海绵窦段分支，管径与眼动脉相接近，此分支在动脉内侧呈直角向后发出，一般微导管难以插入。它有3个小分支：①小脑幕动脉，供血小脑幕，并发出分支供血动眼神经和滑车神经，与眼动脉脑膜支及其对侧的同名动脉相吻合；②垂体下动脉，向内侧走行供血神经垂体和鞍底的硬脑膜，与对侧同名动脉相吻合；③脑膜背侧动脉，通过海绵窦后壁，供血斜坡部硬脑膜和展神经，与对侧同名动脉相吻合。

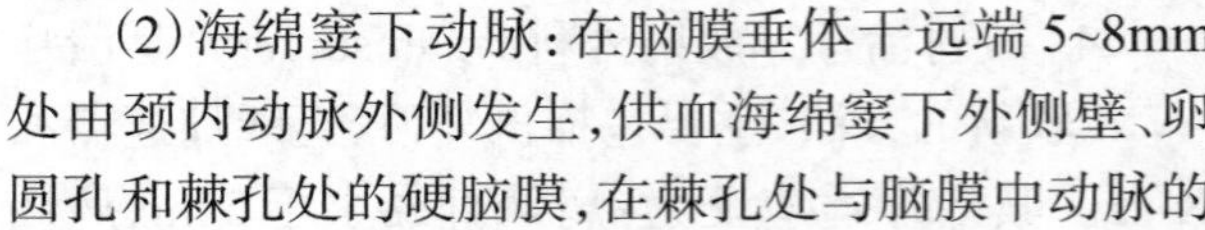

（2）海绵窦下动脉：在脑膜垂体干远端5~8mm处由颈内动脉外侧发生，供血海绵窦下外侧壁、卵圆孔和棘孔处的硬脑膜，在棘孔处与脑膜中动脉的

分支相吻合。

(3)包膜动脉(McConnell 动脉):在海绵窦下动脉的远端 5mm 处从颈内动脉内侧发出,供血垂体前叶和蝶鞍前部的硬脑膜。

特别注意约 10% 眼动脉在颈内动脉尚未穿出海绵窦前发出。

CCF 瘘口形式 Parkinson 将瘘口分为两型:

Ⅰ型:颈内动脉主干破裂,瘘口处于高血流状态;

Ⅱ型:颈内动脉的分支破裂,瘘口处于低血流状态(图 31-6)。

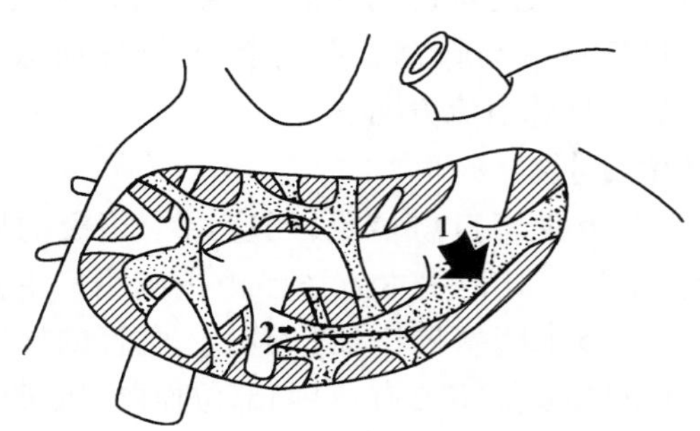

图 31-6 Parkinson CCF 瘘口分类

1. 颈内动脉破裂口;2. 颈内动脉分支破裂口

【分类和病因】

按发病原因将 CCF 分为外伤性 CCF 和自发性 CCF。根据北京天坛医院血管内栓塞治疗 150 例 CCF 的统计,外伤性 CCF 占 89%,自发性 CCF 占 11%。

外伤性 CCF 常见病因有:①颅底骨折,骨折片刺破动脉和静脉,或骨折线直接撕破血管,这是最常见原因;②异物贯通伤,常为子弹伤;③医源性损伤,为颅脑手术操作不慎所致;④头部外伤,动脉壁受强烈血流冲击破裂,或动脉壁受到局限性损伤,经过一段时间后破裂出血。由于颈内动脉在海绵窦的入口和出口处被硬脑膜牢牢固定,故颅脑外伤时易受影响而破裂。

自发性 CCF 病因有:①先天性动脉病变;②动脉粥样硬化;③动脉瘤;④动脉炎症;⑤硬脑膜 AVM 破裂。

按照瘘口的类型,CCF 可以分为:①海绵窦段的颈内动脉与海绵窦直接相通,称为直接性颈动脉海绵窦瘘,处于高血流状态,多由外伤引起;②颈内动脉的硬脑膜支与海绵窦相通;③颈外动脉分支与海绵窦相通;④颈内动脉和颈外动脉的分支都与海绵窦相通。后三者也称为“间接性颈动脉海绵窦瘘”,多为自发产生,在病理上属于硬脑膜动静脉瘘,相对于直接颈动脉海绵窦瘘来说处于低血流状态。这种分类方法对治疗有指导意义。

【病理生理】

CCF 主要引起盗血现象和引流静脉压力升高,由此产生一系列临床症状和体征。

1. 盗血现象 由于瘘口静脉处于低压状态,颈内动脉的血液大部分经瘘口直接进入海绵窦内的静脉,从而造成患侧大脑半球和眼的视网膜供血不足。这些结构的缺血、缺氧影响了大脑的功能和视力。颈内动脉主干破裂较其分支破裂盗血现象严重。由于患侧大脑半球血流灌注压下降、供血不足,增加了对侧颈动脉和椎动脉供血的负担。

2. 海绵窦静脉压力升高 流入海绵窦动脉血液可经不同的静脉引流(图 31-7)。①前方引流:血液可经眼上静脉→面静脉→颈内静脉引流,造成眶内静脉怒张,球结膜充血、水肿和突眼;②下方引流:血流经岩上窦、岩下窦、基底静脉丛→横窦、乙状窦→颈内静脉引流,一般在耳后或枕部可听到血管杂音;③上方引流:血液经蝶顶窦→侧裂静脉→上吻合静脉→矢状窦引流,易产生高颅压、头痛和蛛网膜下腔出血;④后方引流:血液经基底静脉→大脑大静脉→直窦引流;⑤对侧引流:血液经海绵间窦→对侧眼上静脉引流,造成对侧眼部症状和体征;⑥混合性引流:血液经上述两个或两个以上的通路引流。由于上述静脉直接接受动脉血流的冲击,造成静脉压升高、静脉增粗、不同程度颅内压升高。静脉压的急剧升高可能使血管破裂。

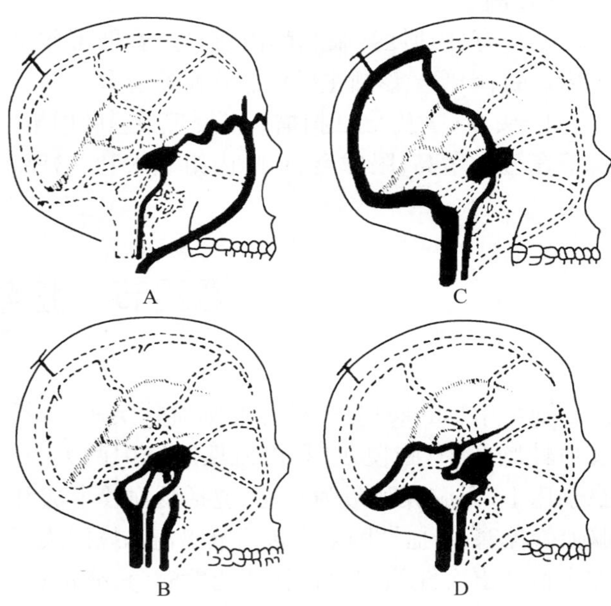

图 31-7 颈动脉海绵窦瘘的血液引流

A. 前方引流;B. 下方引流;C. 上方引流;D. 后方引流

【临床表现】

CCF 所引起的临床表现与瘘口大小不同所造

成的血流动力学改变有关，其特征性表现为搏动性突眼和颅内血管杂音。

1. 眼部症状和体征　眼球明显突出，且随脉搏而搏动。眼结膜充血、水肿，严重时眼睑外翻，闭合困难，由此可引起暴露性角膜损伤。由于第Ⅲ、Ⅳ、Ⅵ对脑神经经受扩张静脉压迫可出现眼球活动障碍，伴复视。眼上静脉引流是造成上述表现的原因。

2. 视力下降　原因有：①瘘口盗血造成眼动脉缺血；②球后组织水肿和扩张的眼静脉压迫视神经，引起视神经萎缩；③角膜损伤；④巩膜静脉回流困难引起眼压升高，导致青光眼；⑤眼底出血。

3. 颅内血管杂音　常可在眼球、眶周、额部、颞部和耳后听到颅内机器轰鸣样血管杂音，其强度在心缩期更明显。病人自己多能听到颅内杂音，严重的血管杂音可造成病人精神高度紧张、入睡困难。压迫患侧颈动脉可使杂音减弱或消失，因此杂音的听诊对诊断CCF是非常重要的手段。

4. 头痛　表现为眼周或眼球后痛，早期头痛较为严重，可能系急性硬脑膜或血管壁扩张、牵拉所致或由于三叉神经眼支受牵拉所致。到后期，由于血管的慢性调节所适应或三叉神经眼支的麻痹而头痛减轻。青光眼也是造成头痛的原因之一。

5. 出血　少数病人可有致命性鼻出血或蛛网膜下腔出血。

【诊断】

病人有搏动性突眼和颅内血管杂音即可作出临床诊断，影像学诊断主要依靠脑血管造影。

1. 头颅CT及MRI扫描　可发现眼静脉增粗，海绵窦显影增高，眼球突出，眶内组织水肿、增厚。对于外伤性CCF可发现鞍区骨折、血肿、颅眶骨折、脑挫裂伤等。

2. 脑血管造影　是最重要的检查手段，尤其是数字减影血管造影，不仅能确定CCF的诊断，更能为CCF的血管内栓塞治疗提供全面的信息。通过脑血管造影可明确下列情况：①瘘口部位、大小、双侧或单侧；瘘口大小一般为1~5mm，平均3mm；②瘘口血流动力学，颈内动脉主干破裂呈高血流状态，分支破裂血流相对缓慢；③脑循环代偿，造影时压迫患侧颈动脉可显示对侧及后循环的供血情况，以了解前、后交通动脉的功能；④盗血，患侧颈动脉造影，瘘口远端动脉充盈不完全；⑤颈外动脉供血的情况；⑥静脉引流方向。

【治疗】

CCF极少有自愈情况，均应给予积极的血管内栓塞治疗。其他手术方法已极少应用。主要应用可脱球囊来闭塞瘘口(图31-8)。血管内栓塞治疗CCF的并发症主要有：穿刺部位血肿、脑神经麻痹、海绵窦内假性动脉瘤形成、球囊意外脱落栓塞了颈内动脉远端血管，以及栓塞后患侧大脑半球过度灌注。

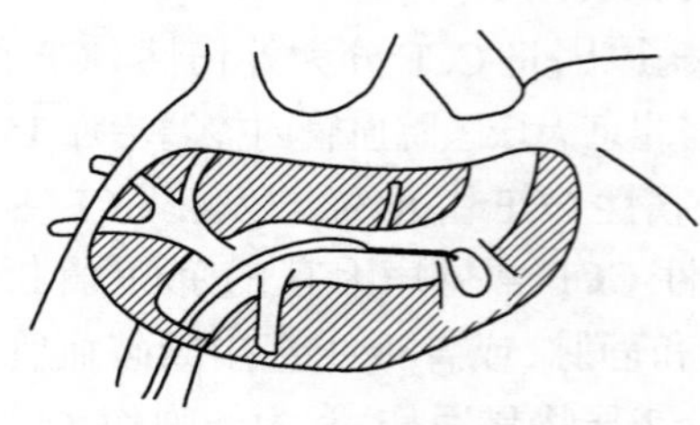

图31-8　可脱球囊阻塞瘘口

（王忠诚）

第四节　脑卒中的外科治疗

脑卒中(stroke)是一种急性脑血管疾病，包括缺血性脑卒中(脑梗死)和出血性脑卒中两大类。在临床上，以脑梗死最为常见，包括脑血栓形成和脑血管栓塞；出血性脑卒中包括脑出血和蛛网膜下腔出血。出血性脑卒中较脑梗死发病急、病情重、病死率高。由于头颅CT扫描的普及应用，可以对此两种疾病做到早期诊断，为临床进行早期治疗提供了可靠保证。目前治疗缺血性脑卒中的方法有：血管内溶栓、颈动脉内膜剥脱术、颅外-颅内血管吻合术、急性血栓摘除术和放置颈动脉支架。治疗出血性脑卒中的方法有：开颅脑内血肿清除术和立体定向血肿碎吸术。对于脑出血的治疗，选择合适的病例和手术时机，病人可望得到较好的预后。

一、出血性脑卒中

自发性颅内出血(简称脑出血)是指非外伤性脑实质内出血，其中约80%以上为大脑半球内出血，其余为幕下的小脑出血和脑桥出血。引起脑出血最常见原因为高血压，其出血部位为壳核、丘脑和脑桥；非高血压原因的出血部位常为脑叶皮质下白质和小脑。出血性脑卒中明显少于缺血性脑卒中，其比例约 1.5∶10（Castel，1990），主要见于 50 岁以上有慢性高血压病史的人，男性多于女性。

【病因】

引起脑出血的病因可分为原发性与继发性。

原发性：由于慢性高血压引起的脑血管病变，继而破裂出血。

继发性：颅内动脉瘤破裂、脑 AVM 破裂、白血病、脑肿瘤出血、机体凝血机制异常、颅内感染、抗凝治疗引起的出血等。明确脑出血的病因，是治疗脑出血的重要前提。继发性病因可通过各种检查方法予以证实，这里主要讲述高血压性脑出血。

高血压性脑出血的病因是由于慢性高血压导致脑的小动脉病变、形成微动脉瘤，微动脉瘤破裂导致颅内出血。微动脉瘤的大小 0.2~1mm，主要发生在基底核区和脑桥的动脉。慢性高血压引起脑动脉组织学变化有两种：①动脉壁由于纤维蛋白沉积而明显增厚，为纤维透明变性；②动脉壁变薄，形成微动脉瘤。一般豆纹动脉和脑桥的穿支动脉比同样大小的皮层动脉管壁薄，且它们系垂直从大脑中动脉或基底动脉主干发出，因此易随血压升高而血管内压升高。在基底核区，微动脉瘤主要位于壳核、苍白球和丘脑，很少位于尾状核、内囊或皮质下白质。由于以上这些解剖学的变化，决定了高血压性脑出血多位于壳核、丘脑和脑桥；而非高血压脑出血多见于皮质下白质和小脑。

【病理生理】

一般将颅内出血直径大于 3cm、脑干内出血直径大于 1.5cm 称为血肿。当出血较为急剧时，血肿引起明显的占位效应，血肿周围脑组织被破坏，出血可破入脑室引起脑脊液循环阻塞，因而引起颅内压急剧升高，常致病人死亡，这种出血无论手术与否，病人预后极差。如出血缓慢，经积极手术清除血肿，病人预后较好。

大脑半球的出血部位为：壳核、丘脑和皮质下白质（图 31-9），小脑出血部位主要在齿状核，脑桥出血部位为中央部。颅内出血通过撕开白质纤维束而扩散，可撕破室管膜进入脑室。出血部位的脑组织受到直接破坏产生不可逆性损害。出血增多形成血肿，周围脑组织受挤压而移位，可形成脑疝。脑干也可受挤压而移位，产生脑干损害；丘脑出血可直接向脑干上部扩散而影响其功能。高血压性脑出血多伴有脑室内出血，与病人预后有极大关系：双侧侧脑室出血、一侧侧脑室出血合并第三脑室出血，病人呈深度昏迷或有严重脑干功能障碍，预后极差；如只有一侧侧脑室出血（为血液而不是血凝块），病人意识障碍较轻，预后较好。

脑实质出血后局部脑血流（rCBF）可有下降，主要由于血肿的占位效应而产生的颅压增高，超过了脑的自动容量调节功能，引起血肿周围脑水肿区的 rCBF 下降。由于脑灌注压下降和脑组织本身的弹性抵抗作用，出血可自行停止，一般在 10~20 分钟内血肿达最大直径。但在出血后 6 小时内，如有剧烈咳嗽、紧张等造成血压增高，可再次引起血肿突然增大。高颅压一般在出血后 2~3 周后恢复正常。

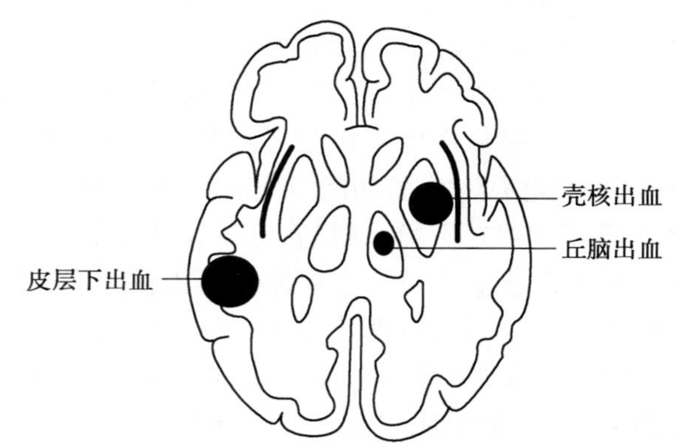

图 31-9　高血压内出血的常见部位

脑出血引起的组织学改变：血肿周围脑实质坏死、血管周围出血和水肿。引起这些改变的原因除去血肿直接破坏外，血肿的血浆成分释放并向周围脑组织浸润（特别是过氧化酶的活力增高），但这种生化作用只局限于血肿周围脑组织。

【临床表现】

由于 CT 的普及，脑出血的诊断几乎全部依靠 CT 所见，而不是临床的症状和体征。但是，最初的临床表现对估计病人的预后和选择治疗方法上仍非常重要。发病前数小时多有先兆症状：头痛、头昏、呕吐、嗜睡或精神过度兴奋、多语等。绝大多数病人是在清醒活动时发生脑出血。一旦出血，病人的主要表现为急剧发展的昏迷状态。各部位出血的临床症状和体征有如下述。

1. 壳核出血　出血后血肿向内压迫或侵及内囊，病人有对侧偏瘫和偏身感觉障碍。特征性表现为头部和双眼向病灶侧转动、凝视，但无视野缺损。如出血不多，可无偏瘫，只表现对侧感觉障碍：半身感觉减退、实体觉丧失、位置觉丧失、象限盲等。壳核出血易出现颞叶钩回疝和动眼神经麻痹。如出血向外囊方向扩展，病人临床表现不明显，意识障碍也较轻。

2. 脑皮质下出血　因病灶部位不同而有不同的表现。如出血较多，占位效应影响内囊可有偏瘫和半身感觉障碍。如病灶在优势半球可有失语。如出血在枕叶或顶枕区，可有偏盲。额叶出血可有强握及吮吸反射、意志消沉、大小便失禁等。总之，此类型出血的局灶性表现与大脑半球不同区域的占位病变相同。

3. 丘脑出血　除有不同程度的对侧偏瘫外，感觉障碍程度较重，且为双侧性障碍。由于出血常向丘脑底部和中脑扩展，眼部症状和体征较突出：眼球向病灶对侧（偏瘫侧）凝视、患侧瞳孔缩小、双眼球内聚或眼球分离等。可有下丘脑损害的表现：高热、昏迷、高血糖、高氮质血症等。

4. 小脑出血　出血多位于小脑齿状核附近，为小脑上动脉供血区。血肿可向对侧半球或第四脑室扩散。起病时小脑功能障碍症状突出：枕部痛、呕吐、眩晕、站立不稳、颈强直等。昏迷发展快，可突然呼吸停止而死亡。主要原因是占位效应间接使脑干受压、移位，急性枕骨大孔疝形成和延髓受压而致病人快速死亡。眼体征有瞳孔缩小、对光反应消失，有眼球震颤，双眼偏向病灶对侧。

5. 脑桥出血　发病后很快进入深度昏迷，出现双侧针尖样瞳孔，可有对光反应，眼球固定。四肢瘫伴双侧肢体病理征阳性，病人呈去大脑强直状态。病人有高热及周期性呼吸。

根据脑出血后的临床表现，将病情轻重分为四级（1981 年全国标准）：

Ⅰ级：神志清楚至浅昏睡，不完全偏瘫。

Ⅱ级：浅昏迷至中度昏迷，完全性偏瘫。

Ⅲ级：中度昏迷，完全性偏瘫，病灶侧瞳孔散大。

Ⅳ级：深昏迷，完全性偏瘫或去大脑强直，双侧瞳孔散大，有明显生命体征改变。

此分级对是否进行手术治疗有一定指导意义。

【诊断】

病人有慢性高血压史，突发昏迷和偏瘫，应考虑为脑出血。应尽快做头颅 CT 扫描以排除脑梗死的诊断，此两类疾病临床表现相似，但早期处理原则不同。CT 扫描可确定血肿的大小和部位，由于血液中血红蛋白的作用，血肿在 CT 上呈高密度影像。在出血后 6 小时，血肿周围可出现低密度环，增强扫描可见增强现象，此由于血管自动调节功能障碍或血 - 脑屏障损害的缘故。不再出血的血肿会逐渐吸收、缩小，每天约 0.65ml，血肿完全吸收一般需 1 个月以上的时间。头颅 MRI 检查对小脑和脑桥的出血诊断有一定帮助，可清晰显示颅后窝内的解剖关系。脑血管造影已不是必须的检查手段，对于非高血压脑出血或小脑、脑叶皮质下出血，待病情平稳后可做脑血管造影检查，以除外动脉瘤或 AVM 等。

【治疗】

对于所有脑出血病人，均应给予积极的内科处理。保持呼吸道通畅，必要时做气管切开；应用甘露醇降低颅压；伴有高血压者应用钙拮抗药适当降低血压，但不应过度降低；糖皮质激素对防止脑水肿有一定作用；补充液体和电解质，维持水、电解质平衡；控制高热。

手术治疗：一般根据病人年龄、意识状况、颅内压情况、血肿大小和部位等因素来考虑是否手术治疗。凡是大血肿应考虑积极手术治疗；大脑半球内血肿直径大于 4~5cm 以上，应考虑手术治疗；小脑血肿直径大于 3cm 应考虑手术治疗。老龄病人的手术应慎重。病人有原发性脑干损伤，手术无积极意义，由于其他部位血肿占位效应而影响到脑干，手术清除血肿后脑干功能可望恢复，但手术必须及时。

1. 手术适应证和禁忌证　手术适用格拉斯哥昏迷评分（Glasgow coma scale，GCS）6~12 分，血肿部位浅，脑水肿和中线移位明显，神经系统功能损害进展，早期脑疝，小脑血肿 ≥ 15ml 和大脑半球血肿 ≥ 30ml 者。内侧型脑内血肿或出血破入脑室者，手术效果不佳；年龄过大，GCS ≤ 5，心、肺、肝、肾功能严重不全，亦不宜外科治疗。手术目的是清除血肿，解除脑压迫，降低病死率，减少植物性生存。

怀疑动脉瘤或 AVM 者，术前应行脑血管造影检查，未行造影直接开颅清除血肿时，不要轻易切除 AVM，以防大出血。因肿瘤卒中，清除血肿时后应再切除肿瘤并送病理检查。

2. 手术方法

（1）持续脑室引流，其目的为降低颅内压。

（2）开颅血肿清除术：对壳核、脑叶皮质下和小脑出血，常做开颅直视下血肿清除术；皮质切口尽量小，以免加重脑损伤；吸除血肿时要避免吸除血肿周围正常脑组织而引起再出血。在脑出血 7 小时内手术，脑水肿不严重，可不做减压术；否则在清除血肿后应做减压术。血肿残腔内可放置引流 24 小时。

（3）钻孔或立体定向血肿碎吸术：在紧急情况下可单纯做颅骨钻孔，用粗穿刺针穿刺抽吸血肿，可作为开颅前的准备工作。目前有用立体定向技术将螺旋针刺入血肿，粉碎血凝块后吸出，也可注入尿激酶后抽吸血肿。

二、缺血性脑卒中

缺血性脑卒中（cerebral ischemic stroke）是指由于脑的供血动脉（颈动脉和椎动脉）狭窄或闭塞、脑供血不足导致的脑区域坏死的总称。有4种类型的脑缺血：①短暂性脑缺血发作（transient ischemic attack，TIA）；②可逆性神经功能障碍（reversible ischemic neurological deficit，RIND）；③进展性卒中（stroke in evolution，SIE；或progressive stroke，PS）；④完全性卒中（complete stroke，CS）。TIA无脑梗死存在，而RIND、SIE和CS有不同程度的脑梗死存在。

【病理生理】

脑是高耗氧组织，脑重占全身体重的2%，而脑耗氧占全身的20%，脑血流占心排血量的15%。脑由颈动脉和椎动脉双重供血，一侧颈内动脉通过血量为350ml/min，双侧颈内动脉供血占全脑的85%；一侧椎动脉通过血量为100ml/min，双侧椎动脉供血占全脑的15%。一侧大脑中动脉每分钟有75~125ml血液通过，一侧颞浅动脉或枕动脉每分钟有150ml血液通过。脑血液循环停止30秒，脑代谢即有异常改变；停止60秒，神经元功能丧失；停止4~8分钟，有不可逆性脑梗死。

正常情况下脑皮质局部血流量（rCBF）为（50±10）ml/（100g·min）。如rCBF下降至15ml/（100g·min）时脑皮质诱发电位和脑电波消失，此时神经细胞结构无破坏，功能丧失，如能恢复脑血流则神经细胞能恢复正常功能。如rCBF降至10ml/（100g·min）以下，神经细胞膜的Na^+-K^+-ATP泵衰竭，Na^+内流造成细胞死亡。因此，rCBF处于18~20ml/（100g·min）之间，神经细胞保持结构完整但无功能，此状态可长期存在，增加rCBF后细胞功能即可恢复正常。

从解剖结构上，当一条大的脑动脉闭塞时，其供血区的脑组织发生缺血，缺血区的周围部分可被邻近脑动脉的吻合支供血，称为半暗区（penumbra）；在缺血区的中心部完全无供血而发生组织坏死，形成梗死灶（图31-10）。半暗区内的rCBF一般处于10~20ml/（100g·min），神经细胞仍然存活但无功能，如能通过内科和外科治疗方法增加rCBF，则处于休眠状态的神经细胞功能可望得到恢复。此为发生脑梗死后早期内科治疗和后期外科治疗的理论根据。

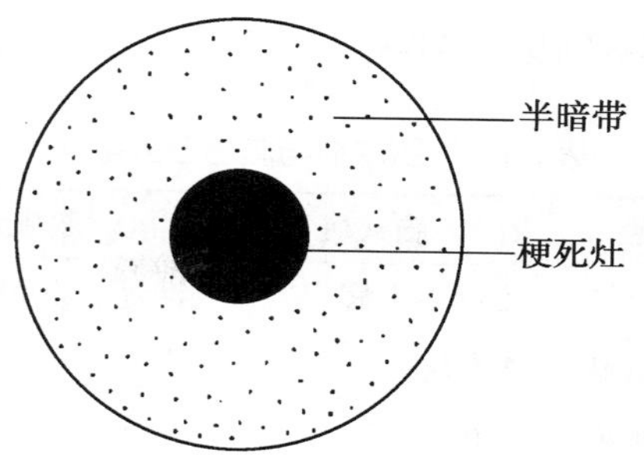

图31-10 脑缺血区示意图

发生脑梗死后不应在早期去除血管梗死而恢复正常血流，因为在脑梗死后早期恢复正常血流可引起再灌注性脑损害，从而加重原有脑梗死损害。引起再灌注性脑损害原因复杂，主要与反应性脑充血、出血及氧自由基的损害作用有关。

【病因】

从缺血的影响范围可将脑缺血分为局限性脑缺血和弥漫性脑缺血。局限性脑缺血的病因有：①大脑中动脉栓塞，栓子来源于颅外体循环；②颅外颈内动脉或椎动脉狭窄、闭塞或血栓形成；③脑动脉痉挛。弥漫性脑缺血的病因有：①心搏骤停；②低血压；③贫血；④低血糖等。

【临床表现】

不同类型的脑缺血，其临床表现也各异。

1. 短暂性脑缺血发作（TIA） 主要表现为局限性神经功能障碍，多无意识障碍，持续时间不超过24小时，症状自行缓解，不遗留神经系统阳性体征。TIA可反复发作，间歇时间无规律。①颈动脉性TIA：突发的对侧肢体麻木、力弱、感觉障碍、单眼黑矇，如在优势半球可有失语；②椎动脉性TIA：突发眩晕、复视、双眼黑矇、共济障碍、构音及吞咽困难，可有同向偏盲，每次发作轻瘫的部位不恒定，常伴有枕部头痛。

2. 可逆性神经功能障碍（RIND） 发病似卒中，临床表现与TIA相似，但神经功能障碍时间超过24小时，一般在1周左右恢复正常。头颅CT或MR扫描可发现脑内有小梗死灶。

3. 进展性卒中（SIE） 神经功能障碍逐渐发展，呈阶梯样加重，需6小时以上病情发展达高峰。主要原因为颈内动脉和大脑中动脉闭塞。

4. 完全性卒中（CS） 突然出现中度以上的局限性神经功能障碍，病情发展在6小时内达到高峰，以后神经功能障碍长期存在，很少恢复。主要表现有偏瘫、偏盲、失语、感觉障碍，常有意识障碍。

【诊断】

脑缺血发病初期的临床表现与脑出血有相似

之处，其鉴别见表31-8。

表31-8 脑缺血与脑出血的鉴别

表现	脑缺血	脑出血
发病状态	安静下发病	活动时发病
头痛、呕吐	多数无	有
病情进展	缓慢	迅速
意识障碍	无或轻	较严重
脑脊液	无血	血性
头颅CT	无或低密度改变	高密度
头颅MRI	T_1为低密度，T_2为高密度	T_1及T_2皆为高密度

1. 头颅CT及MR扫描　发病初期头颅CT扫描的重要性在于排除脑出血，但在脑梗死的早期CT无异常发现，起病24~28小时后梗死区呈明显低密度改变，无占位效应。而MRI在发病后4小时即可诊断。根据低密度区的部位可初步判定为哪条动脉闭塞。

2. 脑血管造影　最好做经股动脉插管的全脑血管造影，造影范围应包括颅外段的动脉。经造影可明确脑血管的病变部位和性质，显示脑动脉狭窄、闭塞或扭曲部位和程度。造影摄片时应将颈动脉分叉部包含在内。狭窄的(%)=(1−N/D)×100%，N是狭窄最严重处的线性管径，D是颈动脉球远端正常管径。对怀疑有颈动脉粥样硬化的病人，颈总动脉插管不应过深，同时注射造影剂的压力要适中，以免使粥样硬化斑块脱落而造成意外脑梗死。

3. 经颅多普勒检查(TCD)　为无创伤性检查脑血流动力学改变的方法，根据血流的流速和方向，可判定脑血管有无狭窄和闭塞。

【治疗】

对发病初期的脑缺血病人应给予积极的内科治疗，目的在于阻止脑缺血的进一步发展、减轻脑损害。待病情稳定后，选择合适的病例给予外科治疗，以达到增加缺血区脑血流的目的。

1. 内科治疗　绝对卧床休息，保持病人情绪安静。维持血压在正常水平或稍高于正常，以保证脑灌注压。昏迷病人保持呼吸道通畅。有高颅压表现者给予甘露醇等降颅压。给予低分子右旋糖酐以扩容和降低血液黏度。补充液体和电解质，维持水、电解质平衡。根据情况给予抗凝治疗；口服双嘧达莫、肠溶阿司匹林，或静滴尿激酶、链激酶、蛇毒抗栓酶等，但应注意抗凝治疗有引起脑出血的危险。高压氧治疗对脑缺血病人有极大好处，可明显增加缺血区的脑血氧并改善脑功能。

2. 外科治疗　针对不同的病因选择不同的外科治疗方法。

(1)血管内溶栓治疗：经股动脉将导管置于栓塞血管的近端，持续、缓慢地注入尿激酶、蛇毒抗栓酶或其他溶血栓药物。此治疗方法对早期血栓性梗死有作用，对非血栓性梗死无治疗意义。

(2)颈动脉内膜切除术(carotid endarterectomy)：适用于颈总动脉或颅外段颈内动脉内膜增厚、狭窄的病人，适应证为：内腔狭窄超过50%，或有溃疡性粥样硬化斑块者，病变范围应不超过下颌角。内膜切除后可直接缝合动脉壁，如估计缝合后有动脉狭窄，可用自体大隐静脉做移植修补。对于急性颈动脉血栓形成的病人，可在急诊下做颈动脉血栓内膜切除术。

(3)颅外-颅内动脉吻合术(extracranial-intracranial arterial anastomosis)：适用于颅内动脉狭窄或闭塞的病人。适应证：脑梗死发病3周后，遗留有轻到中度的神经功能障碍。术后病变区的脑血流可望增加，但很难预料神经功能障碍能否改善。如为颅内段颈内动脉阻塞，可用颞浅动脉与大脑中动脉的分支进行吻合；如为椎-基底动脉阻塞，可用枕动脉与小脑后下动脉、小脑上动脉或大脑后动脉进行吻合，视具体情况而定。目前的吻合通畅率在90%以上。

(4)颅外-颅内血管搭桥术(EC/IC bypass)：适用于颅外段供血动脉完全闭塞的病人。用人工血管或自体动脉、静脉作为桥血管；根据闭塞部位选择不同的供血动脉；颞浅动脉主干、颈总动脉、锁骨下动脉或椎动脉；受血动脉可选择：床突上段颈内动脉、大脑中动脉、小脑后下动脉和椎动脉等。此手术方法也可作为颅外-颅内血管直接吻合的代替手术；由于颅外血管的原因无法与颅内血管直接吻合。可做搭桥吻合。此种手术操作复杂，容易失效。

(5)大脑中动脉栓子摘除术：大脑中动脉急性闭塞后需6~8小时才能形成脑梗死灶，因此，手术适应证应严格控制在动脉闭塞6小时之内，超过此时限手术效果不佳，且可引起再灌注性脑损伤，有并发出血性脑梗死的危险。手术方法是在直视下切开动脉，取出栓子，缝合动脉。

(6)贴敷术(synangiosis)：是将颞肌直接贴在大脑表面，颞肌上的血管与脑表面血管能形成吻合，称为颞肌-脑贴敷术(encephalo-myo-synangiosis)。另一方法是将含有头皮血管的帽状腱膜与敞开的硬脑膜缝合，使头皮血管与脑表面血管形成吻合，称为腱膜-脑-贴敷术(encephalo-duro-synangiosis)。

此类手术和大网膜颅内移植术对烟雾病似有疗效，术后造影可证实颅外、颅内有血管吻合。操作较大网膜颅内移植简单。

（王忠诚）

第五节 脊髓血管畸形

脊髓血管畸形是指脊髓血管先天发育异常形成的血管病变，它不包括脊髓血管母细胞瘤（血管网状细胞瘤）等血管性肿瘤。脊髓血管畸形占脊髓肿瘤的3%~4%，近年来由于超选择性脊髓血管造影术的广泛应用，病例报告有增多的趋势。硬脊膜动静脉瘘（AVF）90%以上为男性，发病在40岁以上；而硬脊膜下血管畸形男女有相似的发病率，10~30岁为发病高峰。

【分类和病理】

通过对大量脊髓血管畸形的血管造影影像学分析。根据畸形部位和病变性质分类为：①硬脊膜AVF；②髓周AVF；③髓内动静脉畸形（AVM）。

1. 硬脊膜AVF（图31-11） 病变位于脊神经根附近背侧硬脊膜内，好发于胸下段和腰段水平的硬脊膜。病变处硬脊膜增厚，硬脊膜动脉和静脉之间有瘘口，硬脊膜内静脉明显增粗，病变处血流速度缓慢。血液通过髓静脉反向髓周静脉丛引流，使髓周静脉压力增高，血管扩张、扭曲和增长，髓内的小静脉也扩张。由于脊髓引流静脉压力升高、血流缓慢，长期改变导致脊髓病。由于硬脊膜静脉和髓周静脉压力增高，造成椎管内静脉高压。

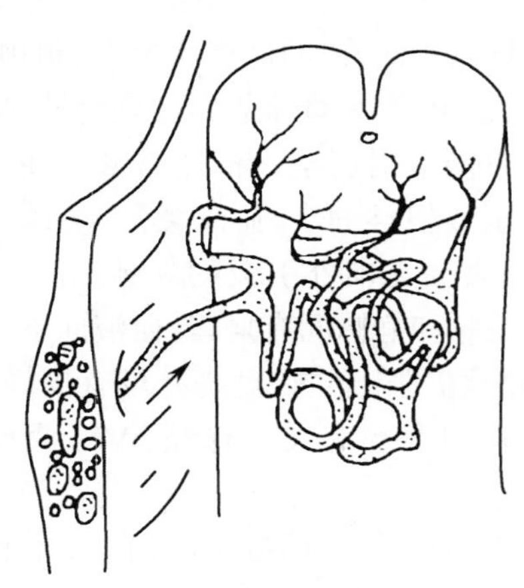

图31-11 硬脊膜AVF

↑示静脉引流方向，髓周静脉丛扩张、迂曲

2. 髓周AVF（图31-12） 在髓周正常动脉系统和静脉系统之间有瘘口，动脉和静脉之间无异常血管团。血液向下方引流，引流静脉扩张、扭曲、盘绕，静脉压力升高，但引流途径正常。瘘口大小不等，大的瘘口引起较严重的盗血，脊髓呈缺血状态。

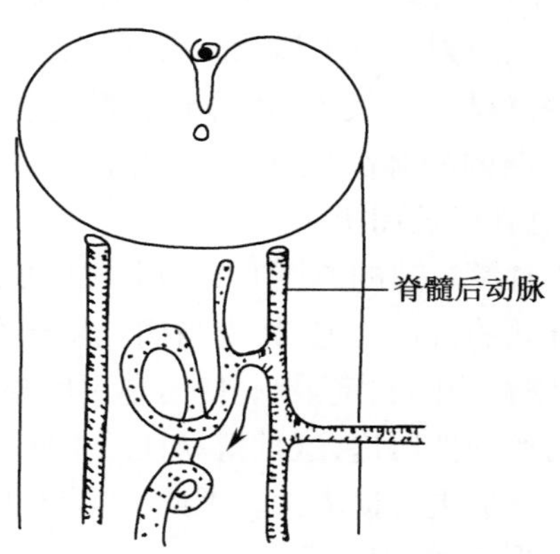

图31-12 髓周AVF

↑示引流方向

3. 脊髓内AVM（图31-13） 由供血动脉、畸形血管团和引流静脉三部分组成，在动、静脉之间有动静脉短路。供血动脉由1~2支髓动脉组成，动脉增粗，可形成囊状动脉瘤。引流静脉向上、下两个方向引流。脊髓AVM好发于颈和上胸段脊髓。畸形血管团可以呈团块状，又称为成熟性AVM，AVM可位于髓内或脊髓表面，由小的扭曲血管构成球状血管丛，畸形血管团内不含有脊髓实质组织，其边界清楚，典型的成熟性AVM位于脊髓腹侧，由脊髓前动脉供血；AVM也可呈弥漫状，又称幼稚型AVM，较前者少见，病灶较大，可占据数个脊髓节段，畸形血管散在充满整个脊髓，血管间有脊髓实质，病灶的供血动脉也较前者多。

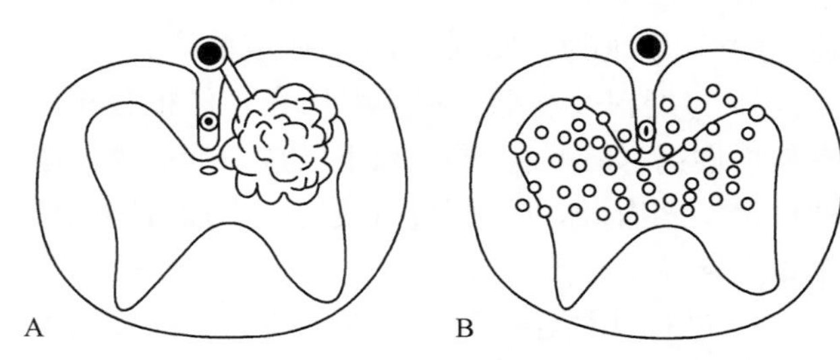

图31-13 脊髓内AVM

A. 球型AVM；B. 幼稚型AVM

【病理生理】

脊髓血管畸形主要引起四个方面的病理生理改变:盗血、静脉高压、脊髓压迫和出血。

脊髓血管畸形大多含有动、静脉短路或瘘,形成动、静脉间的直接分流,对正常脊髓供血减少,产生盗血作用。盗血程度与短路的多少和瘘口的大小有关。长期、较严重的盗血使脊髓相应节段产生缺血性损害;同时,动脉血进入引流静脉,引起静脉高压。小的动、静脉短路或瘘引起的血流动力学改变轻,脊髓缺血损害不严重。大的动、静脉短路除引起明显的血流动力学改变外,是造成畸形血管易破裂的主要因素。由于静脉压力增高,病灶附近节段的脊髓静脉血流缓慢,可导致脊髓进行性软化。为适应长期的静脉高压,引流静脉代偿性扩张、管壁增厚、血管增长和扭曲。

产生脊髓压迫的原因有:①膨胀的畸形血管团本身对脊髓的直接压迫,特别当病灶位于脊髓表面时,由于硬脊膜的固定限制,使压迫更明显;②畸形血管团的搏动性压迫,这种搏动性压迫较畸形血管团体积性压迫更具损害性。因此,治疗有压迫占位效应的畸形血管团时,不应单纯做椎板减压,而应进一步切断联系畸形血管团与脊髓间的齿状韧带。缓和脊髓受压后呈进行性萎缩和退行性变进展。

脊髓血管畸形引起临床症状的原因是畸形血管破裂出血。由于畸形血管管壁薄、引流静脉压力高,特别是如并发动脉瘤或静脉瘤时,如有突然的动脉血压增高或静脉回流受阻的因素,则畸形血管极易破裂出血。出血可发生于脊髓蛛网膜下腔内或脊髓内。当出血形成血肿时,造成对脊髓的直接压迫和破坏,进一步加重了脊髓损害。

【临床表现】

脊髓血管畸形的临床表现与病变的病理特点有关:急性发病多由于畸形血管出血或主要动脉栓塞所致,也可因损伤、妊娠、发热或体力劳动而使病情急骤恶化,慢性发病者呈进行性加重,与脊髓受压、缺血有关,神经根缺血、受压则产生相应表现。一般在慢性期表现为疼痛、跛行和括约肌功能障碍,急性期表现为突发剧痛、四肢瘫或截瘫。

1. 神经根性疼痛　在病变所在神经根分布区有放射性痛,如颈、背、腰或双下肢放射痛。体位改变可诱发疼痛,休息后可自行缓解。疼痛可影响两个以上神经根分布区。

2. 进行性神经根和脊髓功能障碍　表现为不同部位、不同程度的运动、感觉和括约肌功能障碍:肌力弱、间歇性跛行、感觉减退或消失、大小便失禁等。典型症状为间歇性跛行,病人在行走一段距离后感力弱、疼痛,休息后症状消失,再行走一段距离后症状反复。其原因为畸形血管盗血现象使脊髓慢性缺血,当运动时血液重新分布,多积聚在骨骼肌,则脊髓缺血加重而产生症状。

3. 急性出血　突然出现剧烈神经根性疼痛、四肢瘫或截瘫,血液可逆流入颅,产生头痛、呕吐或抽搐,可有意识障碍。当形成血肿后,对脊髓的直接破坏或压迫,使脊髓功能迅速丧失。

4. 合并其他畸形　常合并脊柱畸形、病变相应节段的背部皮肤血管瘤(痣)、颅内血管畸形、动脉瘤、肝或肾血管瘤等。

不同性质的病变其临床表现有一定差异。硬脊膜AVF绝大多数为老年男性,缓慢起病,有神经根性疼痛、进行性力弱和感觉丧失,由于病变主要在下段脊髓,故病人多有下肢症状,极少表现出上肢症状,常由于体位改变或活动时症状加重。硬脊膜内AVF或AVM起病年龄较轻,一般不超过40岁,约半数病人起病缓慢,另半数病人为急性起病,由于病灶多位于上段脊髓,故病人有上肢症状,幼稚型AVM由于血流动力学改变明显,可在相应病变节段的背部听到血管杂音。

【诊断】

对缓慢出现的神经根性疼痛、间歇性跛行、四肢进行性力弱、背部血管瘤(痣),应怀疑脊髓血管畸形,做有关辅助检查以确定诊断。对急性起病或原有症状突然加重,如剧烈神经根性疼痛和急性脊髓功能丧失,应怀疑椎管内有出血,腰穿发现血性脑脊液有助于诊断。

1. 脊髓血管造影　是确诊的唯一方法。通过股动脉插管做双侧椎动脉、甲状颈干、肋颈干、肋间动脉、腰动脉和髂内动脉造影。硬脊膜AVF可见血液经瘘口向上引流至一根迂曲、扩张的静脉,供血动脉一至数根且细小,血流缓慢,瘘口位于椎间孔处,脊髓表面无向外引流的静脉。髓周AVF为脊髓表面动脉和静脉间有瘘口,血液向下方静脉引流,引流静脉扩张、迂曲、盘绕并可有瘤样扩张,血流速度与瘘口大小有关。脊髓AVM为局灶畸形血管团染色。

2. 脊髓MRI　对明确AVM的大小和部位有极大帮助。此外,可以鉴别脊髓血管造影所见供血丰富的占位性肿瘤,脊髓血管畸形除急性出血形成血肿外,一般不表现明显的占位效应。

3. 脊髓血管CTA检查　可清晰地显示脊髓血管和病变血管团。

【治疗】

目前外科治疗脊髓血管畸形的方法有：血管内栓塞术、病灶切除术、供血动脉结扎术和椎板切除减压术。由于血管内栓塞术水平的提高和广泛应用，目前越来越多的血管畸形病人可通过血管内栓塞术而达到治愈目的。对于急性出血的病例应该行急诊减压、清除血肿，防止脊髓因为血肿压迫变性、坏死，以利于进一步处理。

1. 血管内栓塞术　一般讲，脊髓血管畸形均是血管内栓塞术的适应证，尤其对于硬脊膜和脊髓周AVF病人是首选治疗方法，对于无法进行栓塞的病例可选择其他治疗方法。应根据病变供血动脉、瘘口和畸形血管团的情况选择不同的栓塞材料，球囊和微弹簧圈可将供血动脉和瘘口栓塞。微导管进入血管畸形团后可以用Onyx或Glubran胶栓塞畸形血管团，在微导管到位并不非常满意的情况下可以用丝线段和lvalon微粒，它们依血流趋向性可进入畸形血管团内将其栓塞。对要进行栓塞的动脉要仔细分析，以栓塞后不造成脊髓缺血为目的。由于脊髓后动脉为双根血管，故经脊髓后动脉进行栓塞是较安全的途径。NBCA栓塞后的抗凝治疗是减少静脉性缺血症状的关键。

2. 病灶切除术　对脊髓血管病变切除一定要在显微镜下操作。对于畸形血管呈长条状位于脊髓背侧，可予完整切除。对于脊髓内成熟型AVM，病变范围局限，也可手术切除。

3. 供血动脉结扎术　对于栓塞失败或病灶无法切除的畸形血管病变，例如位于脊髓腹侧的AVM，可切除相应供血动脉处的椎板，在靠近病灶处结扎供血动脉，减轻盗血，改善症状。但由于病灶存在，侧支供血可使症状复发。

4. 椎板切除减压术　只适用于急性出血形成血肿，有脊髓压迫的病例。

（王忠诚）

参考文献

[1] 王忠诚，杨俊．800例颅内动静脉畸形的外科治疗[J]. 中华神经外科杂志，1992 (3): 158-160.

[2] 王忠诚，于春江，赵继宗，等．蛛网膜下腔出血793例临床分析[J]. 中华神经外科杂志，1993 (1): 1-4.

[3] 王忠诚，李溪光，刘旭光．颅内动脉瘤520例手术治疗的临床分析[J]. 中华神经外科杂志，1985.

[4] SHI Y Q, CHEN X C. A proposed scheme for grading intracranial arteriovenous malformations [J]. J Neurosurg, 1986, 65 (4): 486-489.

[5] SPETZLER R F, MARTIN N A. A proposed grading system for arteriovenous malformations [J]. J Neurosurg, 1986, 65 (4): 476-483.

[6] 诸葛启钏，陈建伟，杨运俊，等．3D-CTA在急性破裂颅内动脉瘤诊断和治疗中的应用[J]. 中华神经外科杂志，2007, 23 (6): 403-406.

[7] 舒航，李昭杰，陈光忠，等．3D-CTA容积重建在诊断颅内动脉瘤中的临床应用研究[J]. 中华神经外科杂志，2007, 23 (6): 411-413.

[8] 惠品晶，张世明，刘曼，等．微血管多普勒超声在颅内动脉瘤手术中的应用[J]. 中华神经外科杂志，2007, 23 (11): 804-807.

第三十二章
癫痫的外科治疗

癫痫(epilepsy)是许多脑病的共有症状,不同于惊厥,具有自发性、反复性、发作性与阵发性四个特点。因此,单独一次发病不能诊断为癫痫,必须反复发作两次以上才可认为癫痫。有癫痫发作但脑部未能查到有结构上或代谢上异常者称为特发性癫痫(ideopathic epilepsy)。这类病例常与遗传因素有较密切关系。另外,由于脑部各种病变所引起的癫痫称为症状性癫痫(symptomatic epilepsy)。不论是特发性癫痫还是症状癫痫,都是由于大脑神经元过度放电所导致的暂时性中枢神经功能失常,表现为运动、感觉、意识、行为、自主神经功能等不同程度的障碍。这是神经系统疾病中的多发病及常见情况。一直受到广大神经病学及神经外科学工作者们的高度关注。近年来,由于对癫痫诊断方法的不断改进,对癫痫病人自然史的了解不断深入,新抗癫痫药品种的不断产生及给药方法上的不断改进,使癫痫的内科治疗有了长足的进展。但尽管如此,仍然有1/4~1/3的病例被列入"药物难治性癫痫"之列。这就给外科治疗癫痫的可能性留下了广阔的空间。本章将重点介绍癫痫的外科治疗,但由于近年来各家对癫痫的研究非常广泛深入,新的理论与新的概念层出不穷,尽管当前外科治疗均强调"微侵袭"技术,毕竟还会留下或多或少的手术创伤痕迹。为此,对每一例癫痫病人在决定采用外科治疗之前,必须权衡轻重利弊,慎重考虑。有关癫痫的基本知识及最新研究进展将对外科医师在选择病例与制定手术方案具有较大的帮助。故在这里不得不先简要地介绍一下有关癫痫研究进展的概况。

【病因】

癫痫的病因可分为脑内原因与脑外原因两类。属于脑内原因的有:

1. 先天性畸形　如染色体畸变、先天性脑积水、小头畸形、胼胝体发育不全、脑发育不全、脑皮质移位症等。

2. 颅脑损伤　围生期颅脑损伤、各种暴力所导致的颅脑损伤,包括颅骨凹陷骨折、硬脑膜撕裂、脑挫裂伤、损伤后脑软化或脑胶质增生等。

3. 脑部感染　由于各种病毒性、细菌性、寄生虫性脑部感染所引起的脑膜脑炎、脑坏死、脑肉芽肿等。

4. 脑血管病变　脑动脉硬化、脑动静脉畸形、脑出血、脑血管栓塞、脑梗死、脑缺血等。

5. 脑肿瘤　生长于幕上的各种肿瘤,特别是位于额、颞、顶叶的脑膜瘤、胶质瘤、转移瘤等。

6. 脑变性疾病　如弥漫性白质脑病、阿尔茨海默(Alzheimer)病等。

7. 脑缺血、缺氧及各种神经毒素中毒　包括一氧化碳、士的宁、食物中毒、尿中毒、妊娠期高血压疾病等。

8. 各种原因引起的脑水肿。

属于非脑部原因的有:

1. 物理因素,如高温、高原环境。
2. 低血糖性癫痫。
3. 其他如血管、神经及循环中断等。

【发病机制】

癫痫发作的基本原理是脑内出现兴奋性过高的神经元群,能突然过度地重复放电,形成高幅的暴发性放电区,称为产痫灶(epileptogenic focus)。在发作间歇期产痫灶犹如是"一簇火种",不断地发出单位放电,在适当的条件下在头皮上或脑皮质的表面用脑电图记录仪可以记录到尖波或棘波,这是临床上诊断癫痫的金标准。在特定的情况下产痫灶的活动突然活跃起来,其放电量大幅度增加,并向周围扩散，引起邻近神经元的同步放电，并沿着一定的神经通路传向远处，于是引起由许多神经元参与的过度同步放电，这就是一次痫性发作(epileptic seizure)。这一过程称为“点燃”(kindling)。痫灶可为单发或多发，部位最多见于脑皮质下的神经核团如海马、杏仁核；脑皮质如海马旁回、沟回、扣带回、梨状回；以及脑干的网状结构等。发自多发痫灶或脑干网状结构的痫性发作，多为全身性，又称为全面性发作。对于痫灶的生物学特性，历年来有很多研究并取得了不少进展。其中涉及神经系统的内在性质，兴奋、抑制两过程的平衡失调，发作的起点，神经冲动的同步化，发作的传播途径及其终止等。

(一) 神经系统的内在性质

神经系统中信息的传递主要依靠神经细胞的电活动来完成。存在于神经元膜上有许多离子通道，其开启或关闭可使不同的离子进入或排出于细胞外。这些通道有的受电压控制，有的受化学物质控制。神经系统中的许多递质就是控制这些通道的化学物质。例如 γ- 氨基丁酸(GABA)是神经系统中的一种抑制性神经递质，在脑内含量较高。它由大脑皮质和海马区的中间神经元所合成并释放。在突触间隙或突触后神经元内降解。神经元突触后膜上有 GABA-A 受体，如 GABA 与其结合可使细胞膜离子通道对 Cl^- 离子开放，大量 Cl^- 内流入细胞，引起细胞膜的超极化，产生抑制性突触后电位(inhibitory postsynaptic potentials，IPSP)，能抑制神经元的过度同步化放电，抑制谷氨酸脱羧酶(GAD)的活性，阻止了神经冲动的传导。另外，在神经元突触前膜上有 GABA-B 受体，若 GABA 与这些受体结合，即可使 GABA 过早地被降解，从而使神经兴奋性递质被激活。这可引起钾通道开放，大量钾离子外流，同时 Ca^{2+} 过量内流，引起细胞内 Ca^{2+} 的超载，使突触后膜去极化，产生兴奋性突触后电位(excitatory postsynaptic potentials，EPSP)。此电位又激发许多其他通道开放，从而启动了更广泛的放电而引发神经冲动。有许多类似的情况可引起细胞内钙离子的超载，外伤、炎症、缺血、神经元坏死、胶质细胞增生等都属之，故有这些情况时都可能会引起癫痫综合征。

中枢神经元的放电冲动有较大的个体差异。许多研究证明这是由于遗传基因所决定的。除此以外，尚有一些其他基因与癫痫的发病有关。其中讨论较多的有 *c-fos* 基因及多种决定脑皮质在移位过程中的基因。分述于下：

c-fos 基因：最初此基因被认为与细胞分裂有关，因此被列为原癌基因之一。近年来的研究表明此基因与细胞分化、功能调节的关系更为密切，因而普遍受到重视。它的核苷酸序列已被完全测定，在人类染色体上的位置亦确定于 14q21-23 片段上。C-fos 编码蛋白 FOS 是一种核蛋白，它与另一种核蛋白 JUN 结合成的复合物被认为与细胞的分裂、分化及功能调节有关。许多研究表明 c-fos mRNA 和 FOS 蛋白在神经系统中的表达程度与癫痫发作时突触活动程度关系密切，因此目前 c-fos 已被用来作癫痫灶的定位、追踪癫痫发作时传播途径、评价抗癫痫药的疗效、研究脑灰质异位在隐源性癫痫中发生机制等，其作用甚至超过了传统的 2- 脱氧葡萄糖(2-DOG)放射自显影。

近年来 MRI 广泛应用于癫痫病例，发现了不少脑皮质畸形引起的癫痫综合征，使过去认为病因不明的隐源性癫痫得以重新认识。发现的脑皮质畸形有：无脑回、巨脑回、带状皮质异位、结节性皮质移位、皮质发育不良、微脑回、多脑回、脑裂畸形和小头畸形等。引起脑皮质畸形的原因主要为神经元迁移障碍、神经元分化障碍及先天性脑损伤等，其中前两者都由遗传基因所决定。引起神经元迁移障碍的基因多为 X 连锁遗传。已经知道的有：双皮质综合征，突变基因位于 Xq22.3-23；双侧脑室周围异常结节(BPNH)，是引起癫痫发作最重要的神经元迁移障碍病之一。其基因位于 Xq-28，称为 *filamen 1* 基因(*fln1*)，编码一种与肌动蛋白相结合的蛋白质，与凝血和血管发育及非神经细胞如巨噬细胞迁移有关。无脑回畸形的基因 LISL，位于 Xq22，它编码一种微管相关蛋白，能影响神经元的迁移活动。另外，还有 *dcx* 基因，编码的蛋白质名双皮质素(doublecortin)，在神经元的培养基中发现它能通过对微管蛋白的排列调控神经元的迁移。

引起神经元分化障碍综合征有：快乐木偶综合征(Angelman syndrome)，其临床主要特征为癫痫发作、语言障碍、智能发育障碍、共济失调、活动过度等，伴有颌突、宽牙列等面貌特征。癫痫发作多为肌强直型和不典型失神发作。EEG 为慢波和棘波发放。神经元分化基因 *BETA2/NeuroD* 的缺失与本综合征有关。此基因定位于 15q11-13 片段上，有多种变型。是正常齿状回形成所必需的。

综上所述，可见神经系统内各种不同的神经元，随其分化、发育的不同，具有对癫痫的易感性。外界的各种刺激如声、光、温度；病人自身的感受如情绪、疲劳、紧张、惊骇；体内代谢及内分泌紊乱；神经递质及其受体的变异；酗酒、缺睡、女性的月经周期紊乱，以及各种伤病所引起的脑部损害，如缺血、缺氧、水肿、炎症、压迫等都可成为癫痫的诱发因素。这是神经组织内在性质所决定的，具有较大的个体差异。

（二）兴奋与抑制过程的平衡

神经元对来自各方面的传入冲动主要是用其神经突起末梢处释放微量化学物质来反应的。这些微量化学物质称为神经递质。通过作用于神经突触处的不同受体产生确如其分的作用。简单地说，这就是神经细胞的兴奋与抑制过程。如果这一过程得不到平衡，就会发生神经系统功能上的紊乱。癫痫的发生就是一个例子。目前已经知道神经系统中各种递质已超过 40 种以上。其中除乙酰胆碱、单胺类递质、氨基酸外，尚有 30 余种分子量较小的肽类物质，使神经功能的平衡十分复杂。这里只能限于与癫痫发病有关的资料做扼要介绍。

1. 单胺类递质系统　包括去甲肾上腺素能系、5- 羟色胺能系（5-HT）及多巴胺能系。这些递质在不同的神经元内合成，在其神经末梢处释放，作用于神经突触上的相应受体，起到易化或抑制突触的功能。在遗传性癫痫易感鼠（genetically epilepsy-prone rats，GEPRs）的声源性癫痫模型中做药理实验，发现任何药物或生理活动，凡能增加去甲肾上腺素能和 / 或 5-HT 能突触活动的，都能使 GEPR 的声源性发作受到抑制；反之，则使发作增强。类似的实验对多巴胺能递质也取得相同的结果，只是没有像去甲肾上腺素能实验那么恒定。这一结果提示，脑内单胺类递质的缺乏，将使癫痫发作易化，而它的增多将使癫痫发作受到抑制。

2. 氨基酸类系统　有兴奋性氨基酸（excitatory amino acid，EAA）与抑制性氨基酸（inhibitory amino acid，IAA）两类。

（1）兴奋性氨基酸：主要以谷氨酸（glutamic acid，Glu）与天冬氨酸（aspartic acid，Asp）为代表。两者的化学结构十分相似，都为酸性氨基酸，广泛分布于所有哺乳类动物的中枢神经系统（CNS）中，参与 CNS 中许多代谢功能，并为抑制性递质 GABA 的前质。由于它为大分子物质，受到血 - 脑屏障的阻碍，不能从血液中进入大多数脑区，也不能经血液清除，需通过钠离子高亲和系统迅速从脑外液中清除，从而终止其在兴奋性突触中的作用。作为递质，它的主要影响通路为听神经、小脑颗粒细胞和爬行纤维、海马前额通路和 Schaeffer 侧支、海马至外侧隔核的传出纤维、大脑皮质至纹状体和丘脑的传出纤维。将 Glu（和 Asp）注射到 CNS 的任何区域，可引起神经元的放电活动。Glu 的这一作用主要是通过它与代谢性谷氨酸受体（mGluRs）偶联，发挥了其调节细胞膜上的离子通道和酶的活性双重作用而达成的。Glu 还是一种神经毒素，大量的神经毒素作用可致神经元损害，甚至死亡，也可导致癫痫发病。众所周知，红藻氨酸（海人藻酸；kainic acid，KA）是一种 Glu 型神经毒，它比 Glu 毒更强些，被用来作实验性癫痫的经典方法。

（2）抑制性氨基酸：Laird 等（1976）提出有四种氨基酸对 GEPRs 的声源性癫痫发作具有抑制作用。他们是 γ- 氨基丁酸（GABA）、牛磺酸（taurine）、甘氨酸（glucine）、氨基异丁酸（aminoisobutyric acid），并具有剂量依赖关系。将这些氨基酸注射到 GEPRs 鼠脑四叠体的下丘内，可提高该动物的抗电休克时的惊厥阈值。但对正常动物则无此作用，提示这些递质具有抑制癫痫发作的作用。另有学者报道在这类动物的下丘内含有较多的 GABA 神经元，其中谷氨酸脱羧酶（glutamic acid decarboxylase，GAD）阳性神经元的增多更为明显。并提出这些额外增加的 GABA 神经元可以抵消 GAD 阳性神经元的兴奋作用。这些研究都表明 GABA 神经元及其他抑制性氨基酸在癫痫发作中起抑制性调节作用。

3. 神经肽 Y（neuropeptide Y，NPY）　这是哺乳类动物神经系统中含量最多的肽类之一。主要分布于大脑皮质、海马、下丘脑及脑干等处，以海马内含量最高。NPY 的主要生物学特性为：①为摄食行为中枢的兴奋剂；②兴奋大脑皮质；③调节下丘脑 - 垂体的连接通路、心脑功能、情绪及自主神经功能；④与学习、记忆过程有关。NPY 的受体有 5 种，分别为 Y1~Y5，都为球蛋白的偶联受体。其中 Y1 受体主要分布于大脑皮质、丘脑及杏仁核；Y2 受体分布于海马、黑质外侧、丘脑、下丘脑及脑干，以海马区密度最高；Y3 受体分布于脑干，特别是孤束核；其余两种 Y 受体的分布尚不很明确。与癫痫有关的 Y2 受体能与 NPY 结合，抑制 N 型 Ca^{2+} 通道，降低细胞内钙水平，使神经细胞膜超极化，产生 IPSP 而抑制神经元的过度同步化放电。同时抑制神经末梢的 Glu 释放，两者都起到了癫痫的抑制作用。另外，将 NPY 注入大鼠的脑室内，发现它能抑制大鼠电惊厥发作，也能阻止大鼠中 KA 的癫痫诱发作用。这些实验结果充分说明了 NPY 能通过与突触前的 Y2 受体结合，起到癫痫的抑制作用。

（三）发作的起点

既往认为伴有 3Hz 棘 - 慢波的失神发作均起

自丘脑中线核群。然而在猫或猴的运动前区皮质上施用番木鳖可导致同样的脑电和行为变化。对猫的额叶皮质涂以低浓度青霉素可以产生 3Hz 棘 - 慢波,而注射入丘脑则不能诱发。棘 - 慢波的记录也是皮质早于丘脑;双侧同步活动显然系通过胼胝体。广泛的棘-慢波究竟为异常丘脑推动正常皮质,还是正常丘脑推动异常皮质,尚无定论。

(四) 痫性发作的传布

发作的范围决定于其他部位的抑制能力。痫性活动可能仅牵涉一个区域的大脑皮质而不再扩散,引起临床上的单纯部分性发作。它偶然在皮质突触环内长期运转,造成持续性部分性癫痫。在前中央回或后中央回,皮质神经元群可能通过电野感应,将兴奋过程传至邻近神经元群。如此缓慢地局部扩散,造成杰克逊癫痫(Jackson epilepsy)。起源于颞叶内侧面或额叶眶部的痫性活动在边缘系统中播散时,则表现为复杂部分性发作。动物实验提示继发性全面性发作的传播牵涉丘脑和基底核。基底核以下的通路经过同侧的黑质网状部,然后在延髓中广泛交叉。黑质的病损,或将 GABA 注射入黑质,可以中断发作。特发性癫痫开始即发生脑干网状结构间的联系紊乱,意识首先丧失。强直阵挛发作通过丘脑弥散系统向各处扩散。失神发作传至丘脑网状结构即被抑制。

(五) 痫性发作的停止

发作终止与神经元的能源消耗无关,而主要由与各梯层的抑制作用,包括痫灶周围抑制性神经细胞的活动,胶质细胞对兴奋性物质的回收,以及皮质外抑制机构的参与。后者包括尾状核和小脑,刺激这些部位可以制止痫灶的放电。此外,在发作时脑部释放一些物质,包括 β- 内啡肽、腺苷、肌苷、次黄嘌呤、缩胆囊素等。这些内生物质已被发现有抑制发作的作用。

【分类】

首先必须分清癫痫病与癫痫发作之间的区别。癫痫病是指有癫痫发作的疾病或综合征;而癫痫发作则是一种临床症状。癫痫病有各种不同的灶部位、病因、发作特征、发病年龄等。癫痫发作则有不同的脑功能失常而表现出不同的发作形式。不同的脑电活动改变及不同的治疗反应等。为了分清这两者之间的区别,国际抗癫痫联盟(International League Against Epilepsy,ILAE)特于 1981 年及 1985 年分别制定了两个不同的分类,现分别介绍于下。

ILAE(1981)癫痫发作的分类:

(一) 部分发作

临床和脑电图(EEG)表现均显示神经病理活动起源于大脑半球的某一局部。又可分为:

1. 简单部分发作　没有意识障碍,EEG 显示癫痫放电局限于对侧大脑半球的相应区域。包括:①局限性运动症状为主者;②杰克逊(Jackson)运动扩展性发作;③旋转性发作;④姿势性癫痫发作;⑤发声性癫痫发作等。

2. 表现为体感性或特殊感觉性症状者　包括:①体感性癫痫发作;②视觉性癫痫发作;③听觉性癫痫发作;④嗅觉性癫痫发作;⑤味觉性癫痫发作;⑥眩晕性癫痫发作。

3. 表现为自主神经症状者　如上腹部不适、气往上冲、心悸、肠鸣、恶心呕吐、皮肤鸡皮疙瘩、瞳孔放大等。

4. 精神症状为主者　如语言重复、强迫思维、似曾相识、情绪波动,喜怒无常等。

(二) 复杂部分发作

又称精神运动性发作。有意识障碍,EEG 显示有一侧或双侧不同步的局灶性异常电活动。又分为:

1. 先有简单部分发作,继而出现意识障碍。包括:①仅有意识障碍;②除意识障碍外还伴有自动症(automatism),病人有重复的机械性活动如搓手、抚摸衣服、解结衣扣、开抽屉、搬动桌椅,或做出惊险的动作、外出游走、登高、攀屋、乘车、上船、与人厮打等,醒来后对发作中的所作所为不能记忆。

2. 先有意识障碍,然后出现部分发作,伴或不伴半自动症。

(三) 部分发作扩展为全身发作

可表现为强直发作、阵挛发作、强直阵挛性发作。EEG 表现为迅速扩展的异常电活动。又可分为:

1. 简单部分发作,继而全身扩散。

2. 复杂部分发作,继而全身扩散。

3. 简单部分发作发展为复杂部分发作,然后继发地向全身扩散。

(四) 全身发作

发作一开始就有双侧同时受累的表现,意识障碍首先出现。EEG 表现为双侧同步的异常放电。又可分为:

1. 失神发作　病人有短暂的意识丧失,包括:①典型的失神发作:又称癫痫小发作。病人突然出现意识或动作停止,历时仅数秒钟至半分钟许即醒来,对发作经过记忆不清。EEG 示双侧对称的 3Hz 棘 - 圆复合波;②不典型的失神发作:发作出现较为缓慢，历时较长。EEG示双侧不对称的电位活动，伴有不正常的背景活动。

2. 肌阵挛发作　为短暂快速的肌收缩，可局限于面部、肢体、躯干或个别肌群，也可遍及全身。清晨醒来或晚间将入睡时发作较多。EEG示多棘-圆波或棘-圆复合波。

3. 强直发作　出现肢体伸直，头向后仰，躯体呈角弓反张，伴两眼上翻或偏向一侧及自主神经系症状，如苍白、出汗、潮红、瞳孔放大等。EEG示低幅快活动或10Hz波，频率随发作逐步下降，波幅逐步增高。

4. 强直阵挛发作（GTCS）　又称癫痫大发作，为全身肌强直及肌阵挛的交替性发作。

5. 癫痫失张力发作　部分或全身肌肉突然张力消失，导致病人跌倒。EEG常为多棘慢波或低电位快活动。

（五）未能归类的发作

由于资料不足或表现不典型等原因，难以归入上述分类的发作。常见于新生儿中的一些发作。

ILAE（1985）年的癫痫和癫痫综合征的分类：

（一）与部位有关系的（局灶性、部分性）癫痫

1. 特发性癫痫　①良性儿童癫痫伴中央-颞叶棘波；②儿童癫痫伴枕区阵发性放电。

2. 症状性癫痫　包括额叶、辅助运动区、扣带回区、额极区、运动区、颞叶、顶叶、枕叶的癫痫。

（二）全身型癫痫

1. 特发性癫痫

（1）良性家族性新生儿惊厥：发生于出生后2~3天的新生儿，为全身性肌抽搐，有或无呼吸暂停。EEG示中央区周期性θ波。约10%~20%在进入儿童期后有GTCS，但预后良好。本病为常染色体显性遗传，基因为BFNC1，定位于20q13.3。另有基因为BFNC2，定位于8q24。

（2）良性新生儿惊厥：发生于出生后5天以后的婴儿，有频繁的肌阵挛性发作或呼吸暂停性发作。EEG示交替性出现的尖波和δ波。为常染色体显性遗传，基因定位于19q。

（3）婴儿良性肌阵挛性癫痫：发生于出生后1~2年的婴儿，有短促的全身性肌阵挛。EEG示阵发性棘-慢波。都有家族史。进入青少年期时可有GTCS发作。

（4）儿童期失神性癫痫（children absence epilepsy，CAE）：又称pykolepsy，见于2~12岁儿童，女孩较多，有突然意识丧失，两眼凝视，活动停止，数秒钟后恢复。EEG示双侧同步对称的2.5Hz棘波或多棘波，背景活动正常。基因与8q24有关。

（5）青春期失神性癫痫（juvenile absence epilepsy，JAE）：多见于7~17岁青少年。常伴GTCS发作，甚至两者同时发作。EEG示4Hz棘-慢波。本病与谷氨酸受体基因*GRIK1*相关联的等位基因有关。

（6）青春期肌阵挛性癫痫（juvenile myoclonic epilepsy，JME）：又称冲动性小发作，多见于3~12岁儿童，表现为短促不规则性肌阵挛、强直阵挛发作，以下肢为主，大多出现于睡醒后不久。EEG示弥漫的3~6Hz阵发性棘波、多棘慢波。基因定位于6p21.3，也有定位于15q14及8q24者。

（7）早晨觉醒时全身强直阵挛发作（GTCS）：多见于11~20岁间的青少年。多在早晨醒来后或晚间休息时发作。幼年曾有良性婴儿肌阵挛性癫痫、儿童期失神（CAE）或JME，可能这四种病为同一基因在不同年龄期的不同表现。

2. 特发性或症状性癫痫　包括特发性与症状性均可产生的，或迄今未判明病因的综合征。

（1）West综合征：又名婴儿痉挛（infantile spasm，IS），发生于1岁以下婴儿，多数为症状性，在发病前已有脑发育不全或发育迟缓迹象。约有40%为特发性，发病前并无异常。发作时表现为颈及背肌痉挛，头向前冲，上身前屈，双上肢向前作抱合状，称行礼状（salaam）惊厥。每次发作约10~15秒，常连续发作数十次，以睡前醒后最为密集。EEG示弥漫性高电位，不规则慢活动，杂以棘波或尖波。这种发作在3~4岁时可望停发。但症状性者和治疗无效的特发性病例，渐显智能发育迟缓，半数以上病例将转化为不典型失神发作、GTCS、或精神运动性发作。

（2）Lennox-Gastaut综合征（LGS）：见于1~6岁儿童。发作呈多形式。可为强直、失张力、肌阵挛或非典型失神发作，引起患儿跌倒。EEG示不规则1~2Hz棘慢复合波，背景活动亦不正常。患儿多数有智力发育障碍，预后不良。

（3）肌阵挛跌倒性癫痫发作：多见于2~5岁儿童，男孩居多。常有家族史。发作呈多形式，有肌阵挛与下肢的突然失张力同发，使患儿突然跌倒。EEG示较多θ波和不规则棘-慢波与多棘-慢波。

（4）肌阵挛失神性癫痫：常发生于7岁以前儿童，男孩为多，发作形式和EEG表现同儿童期失神癫痫。但肌阵挛和强直成分比较突出。

3. 症状性癫痫

（1）无特异性病因的肌阵挛性脑病的早期：发病在出生后3个月内，有肌阵挛发作和强直发作，并有智能发育障碍。预后不良。

(2)有特异性病因的癫痫：系统性疾病中有癫痫者都归入此类。如脑部感染、结核、寄生虫、肿瘤、血管性疾病、脑损伤、脑先天畸形等。

(三)未能确定为局灶性还是全面性的癫痫

具有局灶性和全面性双重的癫痫：

1. 新生儿发作　发作比较隐蔽，只有眼球偏斜、瞬目、吸吮、咂嘴、蹬足等动作，以及呼吸中断。肢体强直性伸直，游走不定的肌阵挛发作。

2. 婴儿期严重肌阵挛性癫痫　发生于出生后的第1年内，开始出现于发热时有阵挛，渐发作增多，并出现发育迟缓、锥体束征、共济失调等。EEG示广泛棘波、多棘-慢波、以及闪光抽搐反应。预后不良。

3. 慢波睡眠期中连续性棘波活动及癫痫　又称慢波睡眠期的电波性癫痫持续状态(continuous spike wave discharge during slow wave sleep，CSWS)综合征，多见于3~10岁儿童，夜间发作为多。EEG示广泛棘-慢波发放。在慢波睡眠期的放电指数≥85%。患儿常有智能减退，表现为语言困难、记忆力差、注意力不能集中、易发怒，有时出现攻击行为。智商测定低于正常水平。本征多数为良性自限性。至15岁前后发作会自动消失。EEG亦趋好转，减退的智能亦可能部分逆转。

4. 获得性癫痫性失语症(Landau-Kleffner综合征)　好发于青少年期。发作呈部分性或全面性，最特殊的表现为语言、听觉功能丧失，伴多动、易激动、烦躁、行为异常等。病程可长达数月至数年。有些病人在慢波睡眠期也有棘-慢波发放，但没有那么持续。预后好，多能自愈。

(四)几种特殊的癫痫综合征

1. 无全身性或局灶性特征的癫痫　包括GTCS中临床和EEG不能确切分类者，如许多睡眠中发生的GTCS发作。

2. 与处境有关的发作

(1)热惊厥：基因分析提示为多基因遗传模式，有染色体18q13.3及19p13.3连锁的证据。

(2)其他场合下的发作：与紧张、内分泌紊乱、酗酒、缺睡眠等有直接关联者。

(3)孤独：为显然没有诱因的癫痫事件。

(4)特殊诱发方式的癫痫：又称反射性癫痫，可因声、光、热、情绪、音乐等诱发。

(5)儿童慢性进行性部分癫痫持续状态：发病在2~10岁间。先为部分性运动性发作，部位不固定，并在睡眠时持续发作。以后逐渐出现运动障碍并不断加重，伴有智能减退。EEG示除有局部放电外，背景有弥散性不规则慢活动。

【各类癫痫简介】

在临床工作中经常可以见到局灶性癫痫，尽管在脑电图上可以见到不规则的放电，但却找不到病因；而在全身型癫痫中，尽管EEG中没有明确的局灶性放电，但可找到明确的病因，如脑炎、脑损伤等反常现象。为此临床医生喜欢以发病的年龄不同来了解癫痫。现将不同年龄时期的癫痫类型做一概要介绍，以便外科医师了解癫痫的全貌，便于选择手术对象。

1. 婴儿儿童期(0~10岁)癫痫　在此时期大脑的发育未成熟，脑神经元的兴奋阈较低，极易发生异常放电导致发作。如发作频繁可使大脑发育障碍，脑内正常神经元的数目减少，脑重量不足，造成智力发展延迟及癫痫的发生频率增多。在这时期儿童癫痫的发生有以下几种形式。

(1)婴儿性痉挛(infantile spasm)：又称闪电状痉挛(lightening spasm)、行礼状痉挛(salaam spasm)、West综合征。常发生于6个月时的婴儿，可因脑发生过程中的异常、围生期中的脑缺氧性损害、产前伤害、初生儿期感染、脑膜脑炎、苯丙酮尿症、结节性硬化症等引起。约有1/3的病儿病因不明，属特发性。病儿的主要表现为头颈及躯体的突然前屈，两臂外伸。如患儿已能坐立，则此种发作常引起向前跌倒。发作历时短暂，但较频繁。脑电图上可见有高度节律紊乱伴有较多的棘波发放。对脑的发育有较大影响。本发作于3~4岁时可自行停发而代之以其他类型的发作形式。用大剂量ACTH常有良好的反应，硝西泮或氯硝西泮亦可控制这类发作。近年来有人提出在婴儿性痉挛中做脑CT或MRI检查时可见到有脑皮质的异常情况，对于这种病例，如药物治疗无效，可建议手术治疗，切除脑皮质的异常区。

(2)变异性癫痫小发作(petit mal variant)：又称Lennox-Gastaut综合征，发生于1岁以后的幼儿较多。上述婴儿性痉挛如迁延不愈，常可转变为本综合征。表现为突然的行礼状发作，坠跌及不典型的失神，随以各种自动症，如喃喃自语、吞咽动作或手的短暂摆动等。脑电图上可见每秒1.5~2次的棘-圆复合波。智力发育可受障碍。安定类药物可控制发作，皮质固醇类药物亦有效。治愈后仍可有复发。近年有人主张对药物难治的病例建议做胼胝体切开术。

(3)肌阵挛性癫痫发作：多见于3岁以上的儿

童，表现为全身或部分肌阵挛发作，伴有跌倒。脑电图上很像癫痫小发作，有反复发生的不典型的棘-慢波或多个棘-慢复合波，频率自1.5~5Hz不等。安定类药物对控制发作有效。

(4)典型癫痫小发作(petit mal)：见于3岁以上儿童，15岁以后渐少见。具有常染色体显性遗传的特征。表现为短时间的意识丧失，伴有极少量的运动症状，如脸及眼睑的节律性抽动，可能有尿失禁。发作历时短暂，但很频繁，瞬即意识恢复。病孩自觉如入梦境。脑电图上可见典型的3Hz棘-慢复合波，于过度呼吸时更易见到。本症预后较佳，到青春期发作常自动好转。起病较迟者(10岁以上)则50%将转变为大发作，治疗可用乙琥胺、丙戊酸钠或三甲双酮，均可控制发作，但前者毒性较小，可作首选药物。

(5)儿童慢性部分性癫痫持续状态：多见于5岁左右的儿童。首次发作前常先有感染或炎症病史，约40%发生于首次发作前1个月左右，另60%则发生于发病前的6个月以内。这种病儿应警惕为Rasmussen综合征。病人的主要表现有不全偏瘫，以一侧上肢为主；智力障碍见于部分性癫痫持续发作。有的病人亦可表现为全身性癫痫持续状态或复杂部分发作。但像Lennox-Gastaut综合征中的点头坠跌发作(drop attack)则极为罕见。从手术所取得的脑组织标本病理学检查，可见脑皮质与白质内有广泛的淋巴细胞浸润，特别多见于血管周围。另外，可见有胶质细胞及小胶质细胞增生。EEG最多见的为双侧不对称的慢波活动。约1/3的病例可见有两侧大脑半球独立的痫性放电，约半数有双侧同步放电。CT脑扫描示一侧大脑半球有广泛的萎缩性改变，侧裂宽大及侧脑室扩大，特别以颞角为主。对侧半球也可有轻度的萎缩，可能是病侧病变所引起的逆行性改变的结果。MRI可显示病侧半球的脑皮质胶质增生。正电子发射体层扫描(PET)检查可见局灶性的氟脱氧葡萄糖(FDG)低代谢区，其中杂以小灶性代谢增高灶，可能代表产痫灶的位置。用六甲基丙烯胺肟(HMPAO)所取得的单光子发射体层扫描(SPECT)图像可见有脑的低灌注区，基本上与PET所见的低代谢区相符。本症抗癫痫药治疗效果不理想，抗生素与激素的应用，反应亦很不一致。故认为如发作频繁应列为难治性癫痫手术治疗的一个对象。

2. 青春期(11~20岁)癫痫　特发性癫痫大发作，又名全身性强直阵挛发作(idiopathic generalized tonic clonic seizures，iGTCS)，多见于10岁左右的大儿童及青少年。表现为没有先兆的抽搐。先为一阵全身性肌肉强直性收缩，伴有喉头尖声鸣叫，意识丧失，病人倒地，血压升高，瞳孔放大，面色潮红，呼吸暂停。此阶段维持约10~20秒钟，即着肌肉逐步松弛；又约5~10秒钟，出现肢体伸屈交替的阵挛，并有发绀、流泪、出汗、竖毛肌收缩、喉头唾液分泌增加等。由于肌肉阵挛使分泌物呈泡沫样喷出。小便自动溺出。突然阵挛终止，全身肌肉再度松弛、心搏变慢，瞳孔恢复正常，出现对光反应。接着肌肉又恢复张力，并出现腱反射，皮肤反射也恢复正常，发作中出现的双侧Babinski征消失。如发作历时短暂，于数分钟内即清醒。如发作历时较长则病人常转入睡眠状态，需数小时甚至数十小时才能清醒。醒后感全身疲惫乏力、头痛、精神错乱或行为失常，称为癫痫后精神症。一般于休息后均能较快恢复，但记忆恢复较为缓慢。EEG上可出现多次弥漫的多棘-慢波，开始频率为10Hz，逐渐减慢为8Hz。由于病人出现全身抽搐，大量肌电活动覆盖了所有脑电活动。在发作终止时脑电活动出现一休止期，波幅变平，历时数十秒钟，以后再恢复到发作前状态。治疗用苯巴比妥及苯妥英钠，或丙戊酸钠、卡马西平等亦均可有效。

3. 成年期(20岁以上成人)癫痫　又称晚发性癫痫。大多脑部有器质性病变，故属症状性癫痫。但经详细的检查约有27%~36%的病例查不到病因。已知的病因有肿瘤、损伤、产伤、血管性疾病、感染、寄生虫病、变性病、酒精中毒等。发作的形式以各种部分(局限)性感觉、运动，或精神运动型发作为多见。

(1)部分性(局限型)癫痫：以某一部位的主观感受如针刺、发麻、痉挛等感觉为起始，称为“先兆”，然后沿着中枢神经的传导通路扩散，产生半身扩延性(Jackson型)癫痫。发作历时数分钟至半小时，突然自行停止。发作后肢体常有暂时性瘫痪，称为托德瘫痪(Todd paralysis)。如发作扩延至全脑，引起全身性抽搐，很像前述的癫痫大发作。若是病人意识丧失称为部分性发作向全身性扩散。EEG可记录到局限性棘波或尖波发放，但没有每秒3次的棘-慢波。部分性癫痫根据首发症状可分为感觉性、感觉运动性、运动性、旋转性姿势性、语言抑制性、内脏性及精神运动型发作。

(2)内脏性癫痫：又称边缘系统癫痫。发作时表现为内脏功能紊乱，如腹部不适、心悸、多汗、胃纳不佳、恶心呕吐、呼吸急促、小便失禁、瞳孔改变等。病灶部位在岛叶或颞叶的内侧部边缘系统内。

(3) 精神运动型癫痫：发作先有味、嗅或视幻觉，随以精神错乱或出现自动症。病人在无意识状态下做各种活动，如游走、驾车、脱衣、搬动桌椅、无理取闹，甚至打人毁物。发作历时数分钟至数小时不等，醒后对发作中的情况完全遗忘。EEG 活动主要为 4~6Hz 的棘尖或棘慢复合波，局限于一侧颞叶、额颞叶、侧裂的前部。在慢性病例中亦可见于双侧。这种脑电活动在间歇期从头皮上常记录不到，需要用特殊方法如蝶骨电极、鼻咽部电极、或脑深部电极等才能记录到。采用各种诱发手段，包括声、光刺激，过度换气致剂注射等有助于取得较满意的记录。只有在多次记录中得到相同的结果时，才有诊断价值。另外，还应做 CT 脑扫描及脑血管造影来排除或确定可能伴同的脑部病变。治疗应采用手术切除产痫灶。这是部分性癫痫中最适宜做手术的情况之一。可做病侧颞前叶切除，或选择性海马、杏仁核切除，疗效均较满意。

(4) 外伤性癫痫：头部外伤后出现癫痫有早期的与晚期的两种。早期癫痫大多发生于伤后一周之内，最早可于伤后数小时就发病，儿童较为多见。晚发癫痫较多见于成人，发生于下列情况：①头部火器伤，约 42.1% 可发生癫痫；②急性脑内血肿，约 31% 将有晚发癫痫；③有早期癫痫发作者 25% 将有晚发癫痫；④有凹陷性颅骨骨折者 15% 将有晚发癫痫。此外，硬脑膜破裂及有局灶性神经功能障碍的病人，均可有较高的晚发癫痫发生率，出现癫痫的时间多数是在伤后 1 年左右，有 25% 甚至可延迟至伤后 4 年以上。发作的类型 40% 为部分性癫痫，25% 为精神运动型癫痫。EEG 上以广泛的高幅慢波活动为主，正常脑电频率受抑制，有的病例可见到局灶性棘波灶，提示产痫灶的部位。对于外伤性癫痫，应重在预防。开放性颅脑损伤病例应力争早期做彻底的清创术。虽然目前尚缺乏统计学上的证据，但在急性期做彻底的清创术后至少可使伤后颅内其他并发症减少到最小限度，理论上应有预防癫痫的作用。外伤后预防性应用抗癫痫药，目前意见不统一，不能作为常规。对于产痫灶较确定的病例，可手术切除产痫灶。

(5) 反射性癫痫：癫痫可因不同的原因所激发，称为反射性癫痫。常见的有：

1) 光敏性癫痫：多见于儿童，强光、从暗处突然到达亮处、活动的光源如电视光源较静止的光源更容易诱发癫痫。发作的形式以失神小发作或肌阵挛发作较多，但也有表现为不典型的大发作者。

2) 阅读性癫痫：于阅读相当时间后发作。先有下颌关节出现摩擦声或颤动感，阅读就不能集中，下颌的颤动越来越明显，终于引起全身性大发作。诊断凭阅读时出现脑电图改变来证实之。

3) 动作性癫痫：发作出现于一突然的动作之后，下肢较多于上肢，在站立的状态下突然开步，步行时突然要求加快速度，或从步行突然转为跑步时均较易引起发作。

4) 听觉性癫痫：突然的声响、惊吓都会引起发作，声响的频率具有高度的选择性。有的听到教堂的钟声要发病，有的听到音乐要发病，有时还伴有情感上的反应，引起悲、愁、喜、乐的表情。

5) 其他：报道的反射性癫痫种类繁多，有的看到某些特殊物品如别针会引起发作，有的单纯触觉可引起发作。另有报道眼球活动时、闭眼、啼泣、笑、咳嗽等时可引起发作。

【诊断】

(一) 诊断原则

1. 诊断癫痫是一个严肃的问题，因一旦诊断确立，病人即需长期治疗和随访，还可能为此影响病人的生活和工作，因此必须认真对待。凡有疑问之处应尽可能进行核实，不可仓促从事。

2. 病史采集及临床神经系统及体格检查仍然是首要的，不可随便废弃。对于发作前的先兆、发作过程、肢体抽搐、怪异行为和精神失常等情况务求记录详尽。许多情况病人已不能回忆，可向家属或目睹者了解。另外，家属尚可提供病人幼年病史及家庭史。临床检查除神经系统体征外，还须注意皮肤色斑、皮下结节、心脏情况及外伤情况等，以便结合病史综合分析。

3. 癫痫是一临床诊断，必须结合临床资料，不能单凭一个检验报告确定诊断。如检验报告和临床诊断不符，应偏重临床，或再重复检查，或寻求其他检验方法。

(二) 电生理检查

脑电图(EEG)无疑能提供最大的诊断信息。EEG 中有特殊的尖波活动，呈阵发性出现，可作为确诊癫痫的依据，而且凭此特征可作为与癔症发作相鉴别。做 EEG 描记前，抗癫痫药应停服 3 天以上。记录应重复多次，只有多次重复记录到的痫样活动，在诊断上才具有说服力。各种诱发方法如声、光刺激、过度换气、药物诱发等，在必要时都可使用。如得不到有力的证据而临床表现又很像癫痫者，可采用特殊技术描记，如蝶骨电极、眼后电极、脑深部电极等。动态录像遥控 EEG 描记(CCTV/EEG)、睡眠 EEG 描记等对诊断亦都有一定帮助。

脑血管造影可用来排除脑部的器质性病变之用。

脑电地形图检查无疑使癫痫的诊断又大大提高一步。这是一种无损伤的检查技术，通过将脑电信号放大后输入至电子计算机进行处理，使脑电信号转换成能够定量的脑波图像，然后用数字或假彩色来标记不同脑电活动的区域，构成一幅有不同色彩所组合的脑电地形图。此种图像直观、醒目，能较为客观地反映出大脑的功能状况。一般将脑波的频率分为δ、θ、α_1、α_2、β_1及β_2等6段，以红紫色作为最高频带区，青蓝色为最低频带区。结合电压的正负、相互关系等，能对癫痫灶的来源、原发或继发、局灶性或弥散性、单侧或双侧等作出较正确的判断，从而提高癫痫的定性及定位诊断，为选择治疗提供依据。

（三）神经放射成像检查

1. 脑CT扫描图像　对癫痫的诊断有帮助。最易被CT所显示的为脑内异常钙化及脑内出血，均表现为高密度改变。另外，脑部水肿或变性病变亦能表现出不同程度的CT密度减低区。静脉注射造影剂后则可使血供较丰富的病灶如某些肿瘤、脑血管畸形等清楚地显示出来。有血-脑屏障被损害的情况时，如局限性炎症、肉芽肿、某些脑寄生虫病、损伤性病变，亦可从增强CT中被显示出来，因此，CT对诊断症状性癫痫具有较大的价值。但CT对脑部的微小病变如胶质增生、颞叶内侧硬化（MTS）等不敏感；同时，CT不能做多层面的三维图像，为其主要缺点。

2. 脑磁共振成像（MRI）检查　比CT检查要敏感。在癫痫病人做MRI时必须遵循严格的操作规程。检查的重点在寻找脑部好发的异常病灶及脑皮质异常区（zone of cortical abnormality，ZCA），多见于颞叶内侧部及大脑凸面皮质。检查一般采用自旋回波（SE）序列，先做正中及两侧的旁正中矢状图像。从此图像上确定颞叶内侧面的沟回、海马结构、杏仁核及海马旁回（又称海马回）的解剖位置。以这些结构为重点，每3mm做脑冠状面图像。可采用T_2W图像，以利于显示颞叶内侧面可能出现的高信号病灶。从脑冠状层面中再定出脑轴位层面的图像。在颞叶癫痫中用上述方法做MRI，颞叶内侧硬化灶（MTS）的检出率可达65%（图32-1）。阳性标准为：①一侧颞叶前叶萎缩；②两侧脑室颞角不对称，病侧略有扩大；③海马结构的头、体或尾部有萎缩；④在海马结构内有信号增强区。除MTS外，可见异常组织病变者约占15%~20%，位于颞叶最多，其次为额叶。发生学上病变如错构瘤、脑皮质局灶性发育不良、结节性硬化、多小脑回症亦常可见到。用Gd-DTPA做增强MRI，除非疑有肿瘤病变，一般在癫痫病例检查中并不能提供更多的信息。

3. 磁共振波谱（MRS）分析　MRS可用来测定脑内多种微量代谢物，如肌酸（Cr）、胆碱（Cho）、γ-氨基丁酸（GABA）、谷酰酸（Glu）、谷氨酰胺（Gln）、乳酸（Lac）、N-酰门冬氨酸（NAA）、葡萄糖（G）、乙醇（ethanol）及酮体（K）等。可采用^{1}H（氢）、^{31}P（磷）、^{11}C（碳）、^{19}F（氟）、^{23}Na（钠）原子为基的MRS做分析。以^{1}H及^{31}P用得最多。通常在MRS曲线上可检出上述微量物质不同波峰的幅度。在癫痫病人中由于发作引起神经元的损害，可使NAA下降，由于灶处有胶质增生，可使Cho与Cr增加。在癫痫病人的脑MRI成像中尚未见到有明显的改变时，^{1}H-MRS检查在海马、杏仁核、海马旁回及梨状回等处已可测到NAA下降及Cho与Cr增高。因此，^{1}H-MRS可用来作为癫痫的诊断。常用的指标为NAA下降，NAA/（Cho+Cr）比值明显减少。

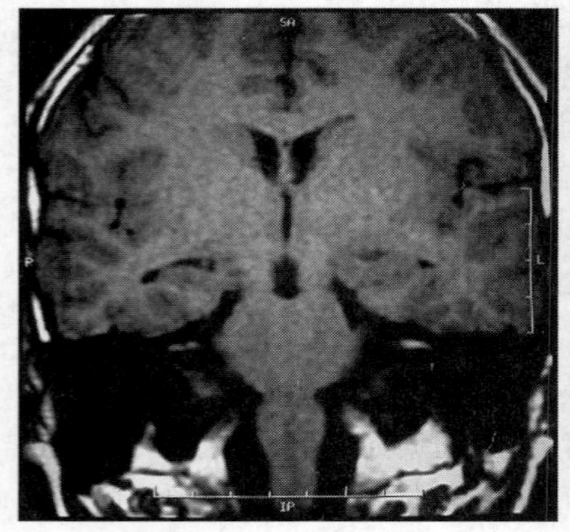

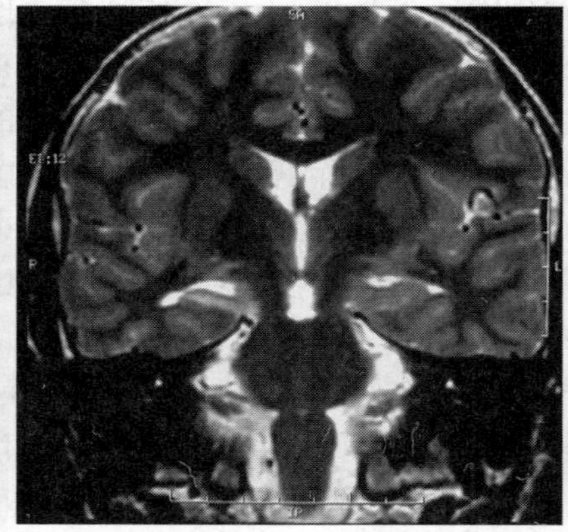

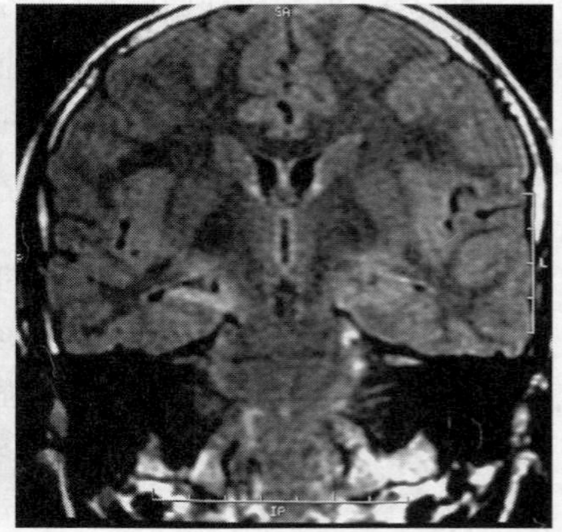

图32-1　颞叶癫痫的MRI

右侧的MTS，海马体积缩小，内部结构显示不清，在T_2及FLAIR序列上信号增高

其敏感性与特异性均高于脑 MRI（图 32-2）。用 ^{31}P-MRS 则可对磷酸单酯（PME）、磷酸二酯（PDE）、磷酸肌酸（PCr）、无机磷（Pi）、三磷腺苷（ATPα、β、γ）的三个峰和 pH 在癫痫病灶中也都有改变，因此，^{31}P-MRS 也可用以诊断癫痫病、病灶定位及评估抗癫痫药的疗效。

（四）正电子发射体层扫描（PET）

近年来正电子发射体层扫描对癫痫的临床诊断研究较多。静脉注射氟 18 标记的氟脱氧葡萄糖（fluorodeoxy-glucose，FDG）后的 PET 图像中可显示出脑部的代谢状况，在部分性癫痫的发作间期中 FDG/PET 显示有小范围的脑低代谢区。在全面性癫痫发作间期中 FDG/PET 显示有大面积或跨越多叶的脑低代谢区。图像的分布及形态足以提示灶的定位及痫性发作的类型(图 32-3，图 32-4)。另外，采用其他核素尚可测验多种有关癫痫的脑功能。例如用氧 15（$^{15}O_2$）可以从 O_2/PET 图像中估计出脑的各部血流量、脑的氧提取率；用氮 13 标记的 NH_3 可以测定出中枢神经系统中硝西泮受体的分布情况；用碳 11（^{11}C）标记的奋乃静及 ^{11}C 标记的卡芬太尼（carfentanil）则可测定脑内阿片受体、苯妥英钠受体及丙戊酸钠受体的分布情况。因此，PET 已成为当前诊断及研究癫痫最有力的、亦最具前景的手段。

（五）单光子发射体层扫描（single photon emission computed tomography，SPECT）

SPECT 是检测脑部血液灌注量的新方法。由于癫痫病人脑的产灶区常有结构上或功能上的异常，可导致脑部灌注量的减少，其意义相当于 PET 图像中的 FDG 的代谢减低，故此检查可用于辅助 PET 检查，但不能完全替代 PET。检查需采用核素标记物，分动态检测与静态检测两种。动态法用氙 -133 吸入，按其廓清的速度来估计脑各区的灌注量。所摄到的 SPECT 图像正常与异常的分辨力较差，只能用于儿童，不适用于成人。静态法用的核素标记化合物有碘 -123 安非他命（IMP）、

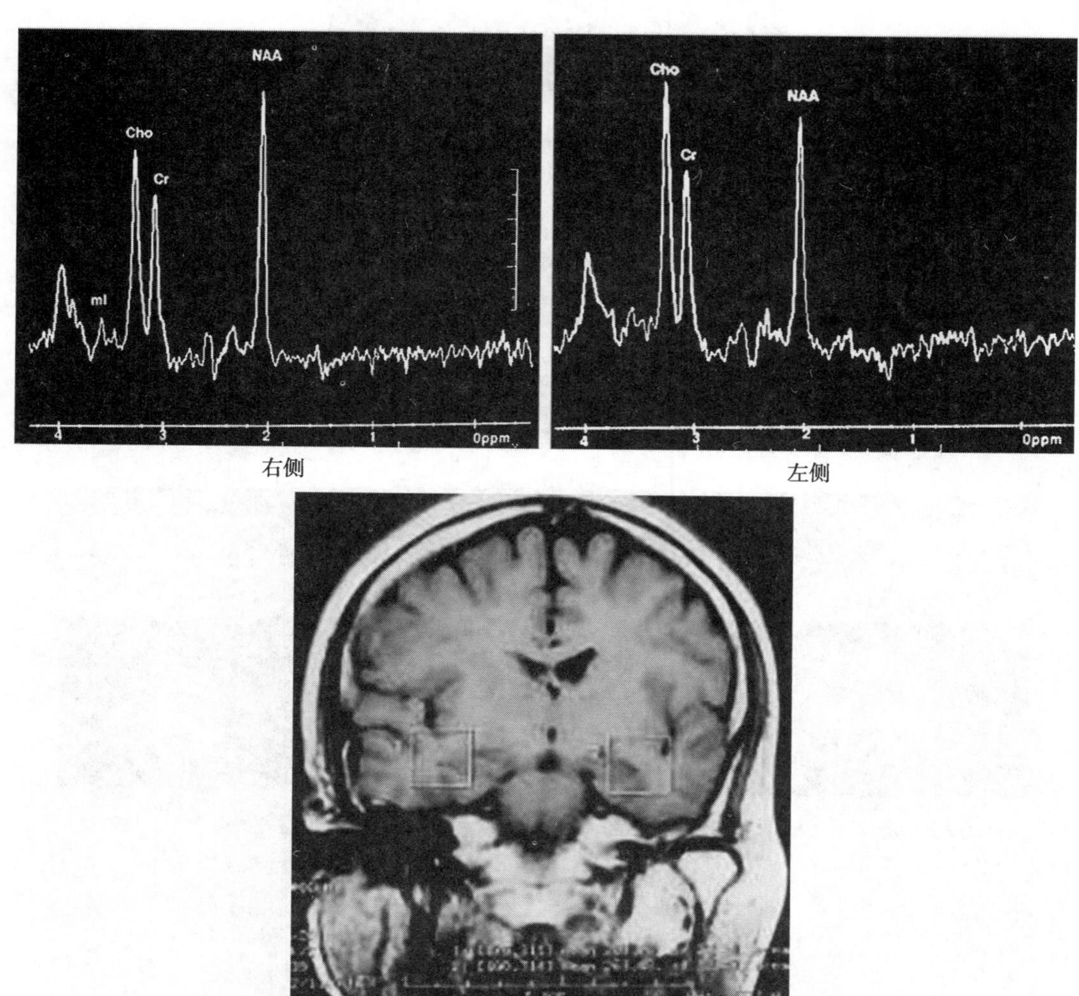

图 32-2　1 例颞叶癫痫的 MRS 分析
左侧颞叶内侧 NAA/（Cho+Cr）比值下降

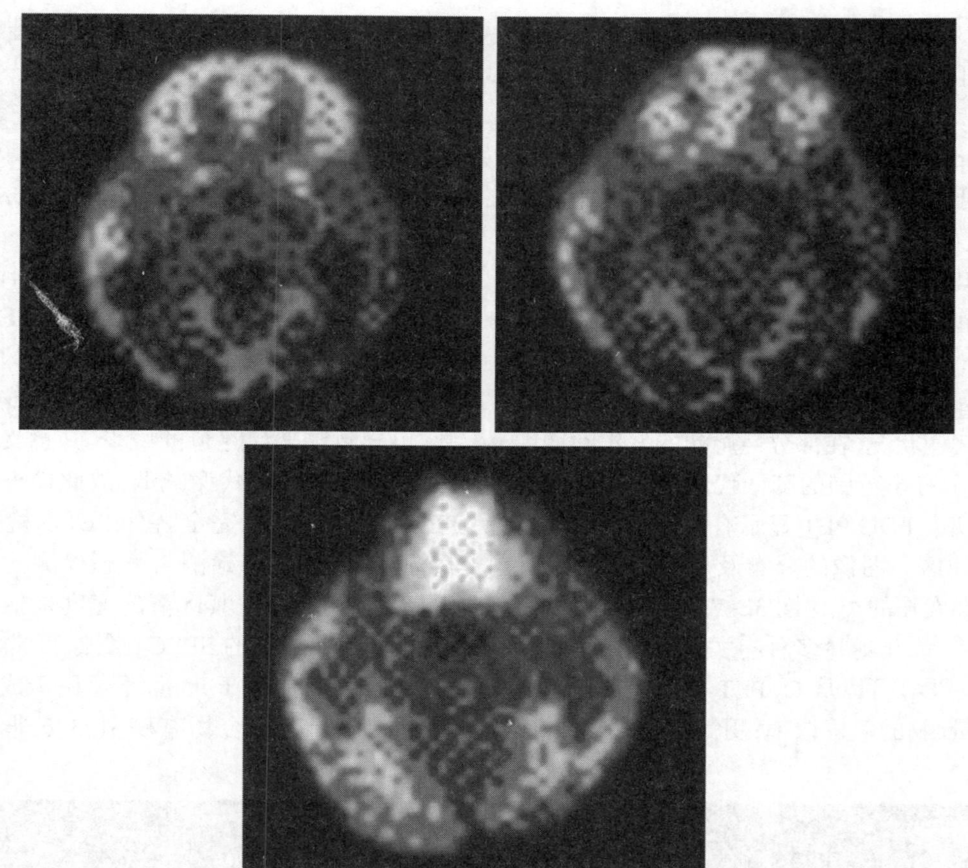

图 32-3　癫痫发作间期的 PET(文末有彩图)
左侧颞叶 FDG 代谢减低区

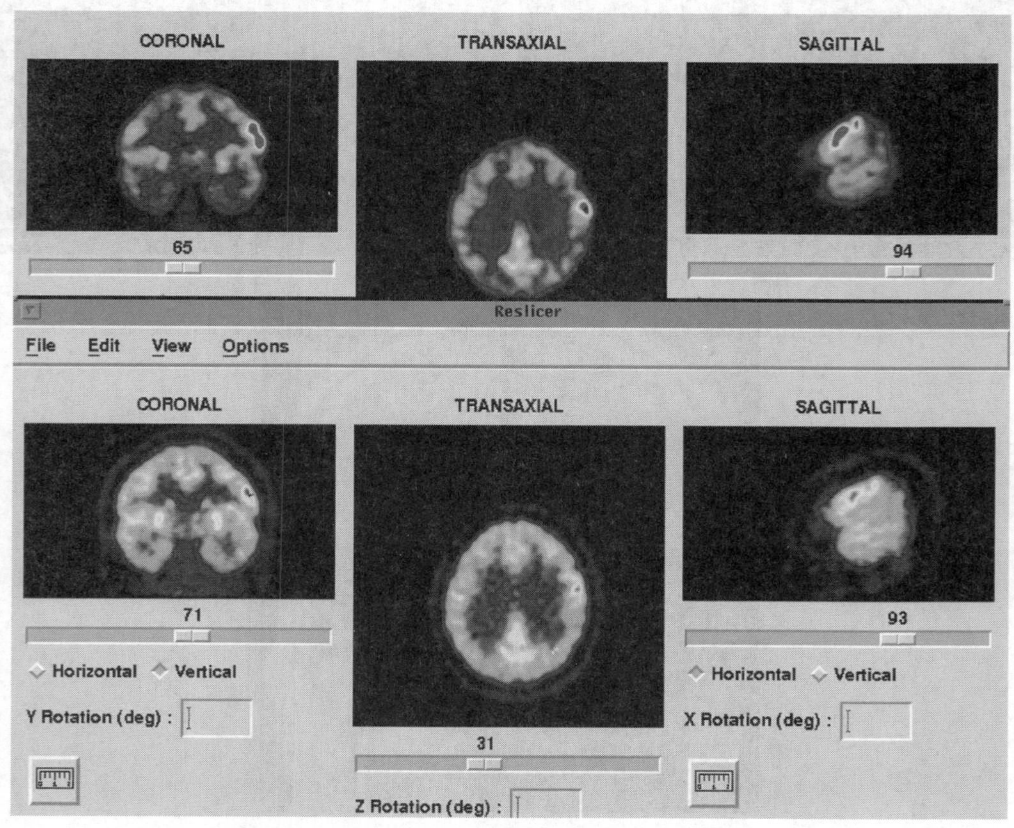

图 32-4　癫痫刚发作后的 PET 图像(文末有彩图)
左侧脑皮质局限性 FDG 代谢增高区

^{123}I-trimethyl-hydroxy-iodobenzyl propenediamine（HIPDM）、^{99m}Tc 标记的 hexa-methyl-propylene-amine oxime（HMPAO）等。所记录到的 SPECT 图像用假彩色来表示血灌注量的多少。一般以淡黄或浅咖啡色代表高灌注区，深褐色为正常灌注区，蓝色为轻度低灌注区，紫色为重度低灌注区。在静脉注射示踪剂后 2 小时内脑内常保留有较高的核素浓度，故可有较宽裕的时间来摄取到较清楚的 SPECT 图像。有颞叶内侧部癫痫灶的病例，在发作前期、发作期及发作后期的 SPECT 图像中发现有低灌注区的分别为 48%，97%，71%。说明对癫痫的诊断具有较大的符合率（图 32-5）。

（六）脑微透析技术（microdialysis）

此技术用于测量活体细胞外液（ECF）中的小分子物质的浓度。用一半透明薄膜构成的小管，插入脑内 10~30mm。用灌注液缓慢注入（1~3μl/min）。待灌注液与 ECF 达到平衡后（约需 30 分钟），从管中取液样作分析。从样液可以测定乳酸、丙酮酸、葡萄糖、次黄嘌呤及各种神经递质，如谷氨酸（Glu）、天冬氨酸（Asp）、GABA 等。由于癫痫发作与此类物质有明显关系，故微透析技术能提供较多的临床及实验室信息，如：① Glu 能在癫痫发作前 1.5 分钟至发作后 16.5 分钟持续增高达正常时的 6 倍，健侧脑 ECF 亦有升高，可达正常的 3 倍；② GABA 在发作后 1.5~4.5 分钟才升高，健侧比患侧升高更多。由于癫痫灶代谢的特点，用本技术可对影像学所提供的可疑灶进行筛选而达到更正确的地步。本技术为非无损伤性诊断法，引起的副作用很小，不致影响病人的生活质量。但须与 MRI、PET、SPECT 等技术联合应用，当可取得更为满意的效果。

（七）鉴别诊断

一过性大脑功能失常并非都因神经元性放电所致，其他疾病亦可发生，需注意加以鉴别。

1. 晕厥　为脑部全面性血流灌注不足所致。有短暂意识障碍，偶然伴发两上肢的短促阵挛，需要和各种失神发作鉴别。血管迷走性晕厥前，大多有情感刺激或疼痛刺激史。静脉回流减少性晕厥，多在持久站立、脱水、出血或排尿、咳嗽时出现。直立性低血压晕厥都在突然立起时发生。心源性晕厥多见于用力或奔跑时。晕厥在发生前一般先有头昏、胸闷、黑蒙症状，不似失神发作的突然发生，意识和体力恢复也远较缓慢。

2. 脑短暂缺血发作（TIA）　为脑局部血流灌

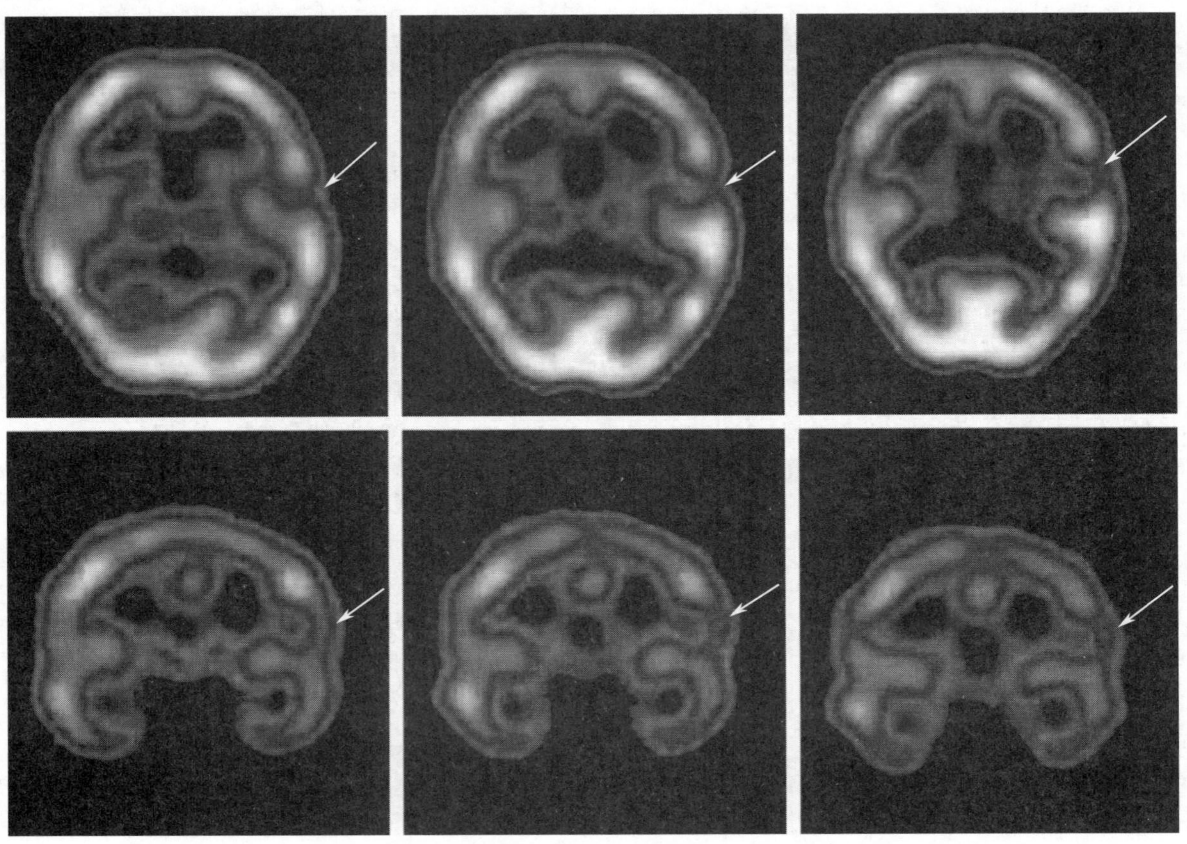

图 32-5　癫痫发作间期的 SPECT 图像（文末有彩图）
左侧颞叶血流灌注量下降（箭头所示处）

注不足所致的功能失常,仅有功能抑制现象。如果有跌倒发作,仅见于中、老年病人,并有明显脑血管疾病症象,可与癫痫发作区别。

3. 偏头痛　症状过程缓慢,发作间并无脑电图上局灶异常。偏头痛和癫痫偶可并存。

4. 假性发作(pseudoseizure)　为心源性发作。若癫痫病人同时有之,则存在诊断困难,约 20% 的难治性癫痫属于此类。发作常为心情紧张或暗示所致,运动症状在全身抽搐中并不同步、对称。但确切诊断常需做电视监视下 EEG 描记。

(八) 病因诊断

对于症状性癫痫,应从全身代谢疾病和脑部疾病来考虑引发癫痫的病因。

1. 代谢性疾病中常见的障碍

(1) 低血糖症:发作时间都在空腹或强烈运动后。一般先有心悸、头昏、出汗、烦躁等症状,偶然有行为异常。有此类病史者要测定空腹血糖。

(2) 低钙血症:对于有手足搐搦、脂肪痢或甲状腺手术史,以及在体检中发现佝偻病畸形的病人,需测定血钙、血磷。

(3) 血卟啉症:有腹痛、呕吐、腹泻和周围神经病变伴发癫痫者,宜做尿液或血液检查。

2. 脑部疾病　病史(产伤史、高热惊厥史、脑膜炎史、外伤史、卒中史等)和发病年龄可以提供一些依据。体检中若发现颅内占位病变的定位体征和视盘水肿,脑动静脉畸形中的颅内杂音,猪囊尾蚴病(俗称囊虫病)的皮下结节等,均可给病因诊断提供有力的线索。病因未明者,常需做进一步检查,如 CT、MRI、脑血管造影等。

【治疗】

(一) 药物治疗

癫痫的治疗主要依靠抗癫痫药。近几年来由于新抗癫痫药的不断生产,用药过程中检测药物血浓度,使癫痫的药物治疗取得了很大的进展。需要用手术来治疗病例数相应减少。有关癫痫药物治疗中的药物选择、单药治疗、合并用药、药物剂量、用药期限、药物更换、减药或停药标准等问题,不拟在此详述。读者可参考神经病学专业参考书。这里仅将当前常用的抗癫痫药列表简要说明之(表 32-1),以供药物选择时的参考。

表 32-1　抗癫痫药(AEDs)的特性一览表

药名	治疗作用	常用剂量	有效浓度	毒副作用	与其他 AEDs 的交叉作用
苯妥英钠(PHT)	GTCS 部分性癫痫	300~400mg/d	10~20μg/ml	共济失调、齿龈增生、毛发增多、淋巴结肿大、骨质疏松、精神错乱	与 CBZ、PB 合用使各药血浓度共同降低;与 VPA 共用使游离成分增加,血药浓度测定失效
卡马西平(CBZ,carbamazepine)	GTCS 部分性癫痫	600~1 200mg/d	4~12μg/ml	共济失调、头昏、复视、眩晕、骨髓抑制、GI 刺激征、皮炎、中毒性肝炎	同上
丙戊酸钠(VPA,sod.valproate)	失神发作、不典型失神发作、肌阵挛、部分性癫痫	750~1 250mg/d	50~100μg/ml	共济失调、震颤、嗜睡、骨髓抑制、GI 刺激征、脱发、高胺尿症、中毒性肝病	同上
苯巴比妥(PB,phenobarbital)	GTCS 部分性癫痫	60~120mg/d	15~30μg/ml	嗜睡、共济失调、精神错乱、头晕、性欲减退	
扑米酮(primidone)	GTCS 部分性癫痫	750~1 000mg/d	2~10μg/ml	同上	
甲琥胺(methsuximide)	失神发作 不典型失神发作	600~1 200mg/d	10~30μg/ml	共济失调、嗜睡、GI 刺激征、皮疹、骨髓抑制	
乙琥胺(ethosuximide)	失神发作 不典型失神发作	750~1 250mg/d	40~100μg/ml	同上	

续表

药名	治疗作用	常用剂量	有效浓度	毒副作用	与其他 AEDs 的交叉作用
非尔氨酯（felbamate）	部分癫痫继发扩展及全身 L-G 综合征	3 600mg/d	—	嗜睡、头痛、头昏	
氯硝西泮（clonazepam）	失神发作、不典型失神发作、肌阵挛	1~12mg/d	5~70ng/ml	共济失调、嗜睡、胃口不开	
三甲双酮（trimethadione）	失神发作 非典型失神发作	900~2 100mg/d	700ng/ml	嗜睡、皮疹、视力模糊、骨髓抑制、肾炎、肝炎	
拉莫三嗪（lamotrigine）	部分发作	300~500mg/d	—	头痛头昏、恶心、共济失调、皮疹、复视	
加巴喷丁（gabapentin）	部分发作	900~1 200mg/d 可增至 2g/d	—	头昏、嗜睡、共济失调	
氨己烯酸（VGB，vigabatrin）	复杂部分性发作、全身性发作	1.5~3.0g/d	—	嗜睡、疲乏、头痛、惹眩晕、体重增加	
奥卡西平（OCZ，oxcarbazepine）	与 CBZ 同	300~900mg/d	—	同 CBZ	
氯巴占（clobazam）	单纯及复杂部分性癫痫、伴或不伴继发全身性发作	30~80mg/d	—	镇静作用、嗜睡、精神症状头痛、头昏	
托吡酯（TPM，topiramate）	单纯部分性发作、复杂部分性发作	200~400mg/d 最高可达 1 000mg/d	—	嗜睡、头晕、头痛、恶心、运动迟缓、共济失调、认知力差、疲劳、眼震、震颤	
司替戊醇（SP，stiripentol）	难治性部分发作、GTCS	600~2 400mg/d	—	GI 刺激征、恶心、呕吐	与 PHT 合用可增加 PHT 血浓度 25%、与 VPA 合用使血浓度下降 11%
噻加宾（tiagabine，TGB）	复杂部分性发作、GTCS、肌阵挛性失神发作	7.5~15mg/d	—	头痛、嗜睡、意识模糊、共济失调、情绪波动、精神错乱、异常思维、咽炎、皮疹	与 VPA 合用可使血浓度下降 10%~20%，与 PHT、CBZ 合用血浓度无影响

（二）手术治疗

尽管药物治疗癫痫取得较大的进展，但仍有一部分病人由于对药物过敏、个体差异、抗药性及长期用药后的毒副作用等，使药物治疗难以为继。对于这些难治病人，如条件合适，用手术治疗不失为癫痫治疗中的一个补充。过去由于手术具有一定的危险性，使它在癫痫的治疗上受到了限制。近年来随着显微外科技术的进步，脑部手术不再是一危险的治疗，因此在癫痫的治疗中应恢复其固有的地位，特别对那些难治的癫痫病例，应当提倡早治，以免引起脑功能的无谓损害。

1. 癫痫外科治疗的理论依据　前已提及癫痫是由于病人脑内有一些神经元容易受激惹而自发放电。这种神经细胞称为癫痫的起步神经元。它的放电能激发邻近的二级神经元继发放电。后又激发更多的远处正常神经元同步放电。当放电量达到致痫阈值时，即引起一次癫痫爆发。由此可见癫痫的起源是由于起步神经元的“点燃”；而“点燃”通过脑的解剖途径扩散。如能通过手术破坏或损毁起步神经元或用外科方法阻断其传播通路，当可大量减少放电神经元的数目，从而消除、减少或阻断癫痫的发作。另外，实验证明脑有癫痫的易化区与癫痫的抑制区，如能采用手术方法减弱易化区的活动能力，或强化抑制区的作用力度，当可使癫痫的发生受到抑制而减少甚至停发。又有发现起步神经元对于低温较其他神经元为敏感。采用外科方法使产灶局部降温，可使起步神经元的活动降低，从而达到抑制癫痫的效果。根据以上情况，用于癫痫的外科方法可有：①切除产痫灶；②阻断癫痫性发放的传导通路；③切除或损毁脑内已知的癫痫易化区，或刺激癫痫的抑制区；④脑的局部选择性降温，以降低起步神经元的活性。以上策略组成了癫痫外科治疗的主要探索途径。

2. 手术适应证及禁忌证

(1)适应证

1)癫痫发作严重且频繁，经充分的药物治疗，仍不能控制发作使病人不能正常工作或生活者。

2)部分性癫痫，经反复多次 EEG 描记，证明脑部确有一局限的产痫灶，部位比较恒定且位于手术可能达到的位置；切除此灶后估计不致造成严重残疾者。

3)脑部发现有器质性病变，可以手术切除者。

4)对于某些顽固性癫痫，虽然没有恒定的产痫灶，但破坏或阻断癫痫的传播路径，可使其发作减轻、减少或变得容易控制，也可列为手术适应证。

(2)禁忌证：有下列情况时不适宜手术治疗。

1)病人年龄幼小，所患的为良性发作，药物治疗效果良好者。

2)有明显与癫痫发作无关的精神症状，如抑郁症、精神分裂症、偏执狂等。

3)病人智商测定在 60 以下，术后效果估计不佳，也不应推荐作手术治疗。

3. 手术时间的选择

(1)决定手术以前应对癫痫的发作有相当时间的观察，肯定其发作已经定型，自发缓解的可能很少。对外伤性癫痫，一般约需有 5 年以上的时间观察。对于其他部分性癫痫，亦须有 2~3 年的时间观察，以便病人、家属及医师有充分时间酝酿并作出抉择。

(2)病人的年龄不是决定手术的重要因素，任何年龄都可手术。但年龄过小，大脑尚未发育成熟，癫痫发作亦未定型，手术应暂缓考虑。有些发作类型，如婴儿痉挛症若药物治疗无效，且发作频繁，CT 及 MRI 中可见有脑皮质内异常区，为减轻发作对脑发育的恶性影响，可考虑尽早手术治疗。年龄过大，脑部已有明显退行性改变，手术疗效较差，亦应慎重考虑。一般认为最合适的年龄为 15~40 岁。

(3)癫痫手术很少有迫不及待者，但当病人的发作有严重危及他人或自身安全时，或癫痫已引起病人的智力明显减退或失能情况时，可以提早考虑手术。

4. 手术方式的选择

(1)脑皮质切除术：只适用于脑皮质上有明确产痫灶的病人。手术中要求做脑皮质电刺激，以了解脑皮质上的功能区域及脑皮质电图，借以决定产痫灶的部位及范围。手术的效果与产痫灶切除得是否完全有密切关系。本手术安全性高，在一组报道共 820 例，手术死亡率 0.2%。据加拿大 Montreal 神经病研究院截至 1974 年共 1 267 例手术病例的长期随访疗效报道，36% 癫痫停发，28% 发作显著减少，36% 癫痫发作中度减少，没有恶化或死亡。

(2)颞前叶切除术：适用于颞叶癫痫，其产痫灶限于一侧颞叶者。手术前要求至少有三次以上 EEG 支持此诊断者。手术需将患侧颞叶前端约 6~7cm 切除，颞叶内侧的沟回、海马、杏仁核均需切除(图 32-6)。手术疗效取决于这些颞叶内侧面的结构切除是否完全。据 Jensen(1975)报道的共 2 282 例颞前叶切除术的结果，手术死亡率 0.79%，在近 10 年来已做到没有死亡。并发症很少，并越来越不严重。术后约 2/3 的病例癫痫停发，半数原来有精神失常的病例，术后转为正常或明显进步。

(3)选择性海马、杏仁核切除术：是近年来新开创的治疗颞叶癫痫的手术，手术只切除颞叶内侧面的海马、杏仁核及部分脑皮质，保留颞叶外侧面的大块皮质。手术是在显微外科技术下进行的。采用翼点入路，分裂大脑外侧裂，在颞叶的内侧面切除约长 4cm、宽 1.5cm、厚 2cm 的一块脑组织，包括整个杏仁核及海马旁回的大部分(图 32-7)。1982 年 Wieser 及 Yasargil 报道做此手术 27 例，22 例癫痫停发，3 例不变，没有加重者。本手术的另一优点是术后神经心理学测定证实有半数以上病例智力有进步，因此认为此手术比颞前叶切除术有更大的优点。目前国内已有不少单位开展此类手术。

(4)大脑半球切除术及大脑半球次全切除术：适用于因围生期脑缺氧性病损所引起的婴儿脑性偏瘫伴有严重癫痫发作的儿童。术前必须肯定病变主要只限于一侧大脑半球，另一侧大脑半球不仅较正常，且已部分代偿了病侧半球的功能。手术将患侧大脑半球的皮质切除，保留基底核及丘脑。本手术对顽固性癫痫发作的控制效果最好，病孩暴躁性格亦可有好转，但偏瘫及智力改善则不明显。由于大脑半球切除术后的病人，在术后长期随访过程中，发现有慢性硬脑膜下出血的情况，故目前都趋向于做大脑半球次全切除术来代替。两者对癫痫的疗效则大致相同。

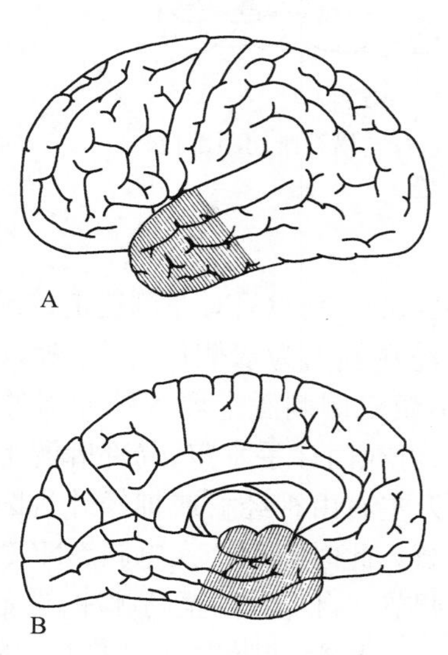

图 32-6　颞前叶切除术的范围
A. 外侧面；B. 内侧面

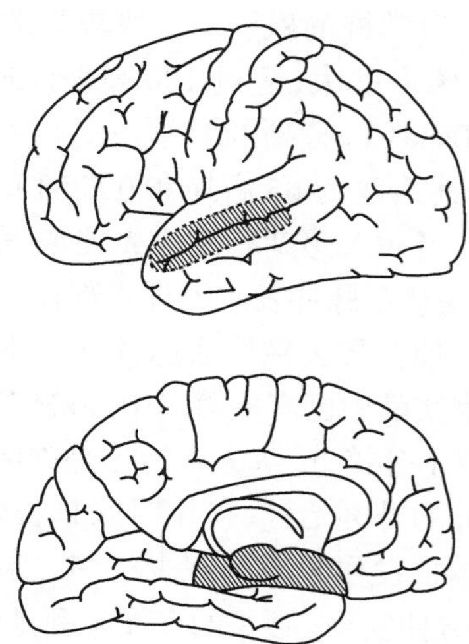

图 32-7　选择性杏仁核海马切除术的范围

（5）大脑联合切断术：大脑联合纤维包括胼胝体、海马联合、穹窿、前联合和丘脑的中间块等，被认为是癫痫放电从一侧大脑半球传播至对侧的重要通路。切断这些纤维，使两半球被割裂开来，能阻断癫痫不再扩散，这样继发性放电神经元的数量可大为减少，发作相应减轻。原来难治性的癫痫变得可治；原来为全身发作的癫痫，被转化为部分发作。因此，本手术常用以治疗全身性难治性癫痫。开始时要求手术切断所有的联合纤维，这样做手术的反应较大，且常产生裂脑综合征，后经改进只做胼胝体的前 3/5~2/3 就已足够。切割胼胝体应完全在脑室外进行。不可切入脑室，以免引起术后室管膜炎（图 32-8）。手术可采用显微外科技术进行。从目前所报道的一些病例的术后效果来看，手术死亡率为 0，术后疗效优良者约占 70%。没有加重或恶化。

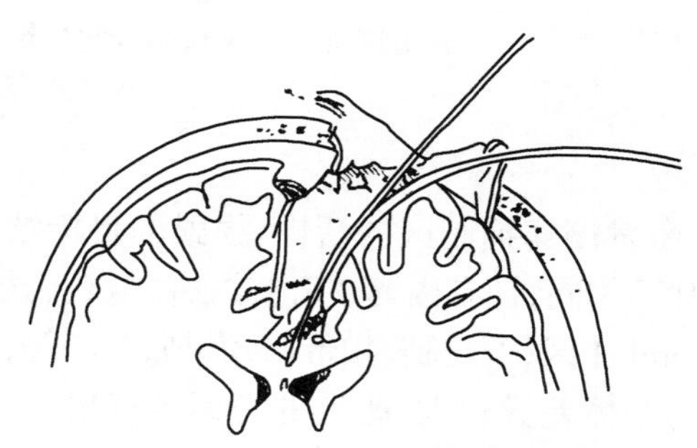

图 32-8　胼胝体切开术示意

（6）多点软脑膜下横切术（MST）：是 Morcell 等人（1989）所推荐的治疗产痫灶位于脑功能区皮质的癫痫新方法。其技术特点是选择性地切断位于痫灶周围脑皮质内短而水平走向的联系纤维。这种纤维对痫性放电的扩散具有关键性作用，但与脑皮质功能性损害关系不大。切断这类纤维后可使脑皮质电图中的痫性放电消失，而脑皮质功能得以保留不变。由于这些纤维的跨度都在 5mm 之内，故必须每隔 5mm 做一切割。在脑回的边缘做一小穿刺切口，用特制的切割小刀与脑回表面呈平行方向插入，深 5mm，再轻轻拉出小刀。这样进行多点切割，直至脑皮质电上的痫波发放消失为止（图 32-9）。

75 例文献报道的 MST 治疗脑皮质功能区的癫痫（包括 Broca 区 5 例，Wernick 区 20 例，Landao-Kleffner 综合征 4 例，中央前回 23 例，中央后回 23 例）的结果，癫痫停发者 55%，发作极少者 11%，发作减少 90% 以上者 16%，进步不明显者 18%。无手术死亡率。术后语言、运动、感觉功能都保持正常，仅有 6 例有小的脑静脉性出血，引起短暂的神经功能障碍，另一例脑梗死及 1 例脑皮质下出血有较持久的轻微神经功能障碍。目前认为 MST 还可扩大应用于一些不能根治的继发性癫痫病人。

（7）癫痫的立体定向手术：癫痫的立体定向手术目的在于：①破坏产痫灶；②阻断癫痫的传播途

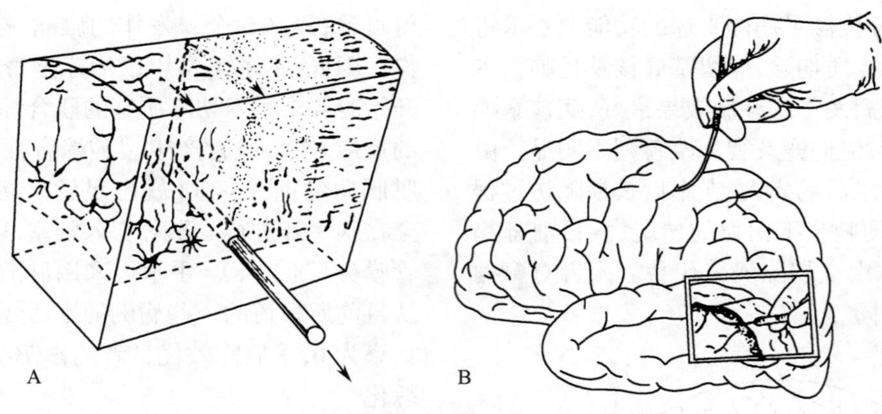

图 32-9 多点软脑膜下横切术（MST）示意图

A. 脑皮质Ⅰ～Ⅴ层脑细胞构筑；示软脑膜下神经纤维走行与横纤维切断部位；
B. 左半球运动区作 MST 手术示意

经；③激发癫痫抑制区的活性，损毁的目标结构各术者都不相同，计有内囊、苍白球、杏仁核、壳核、丘脑、Forel H 区、下丘脑、扣带回、海马、穹窿等，由于人脑的个体差异较大，靶点的坐标各有出入，加上定向仪的误差，疗效评定的标准不够统一，致治疗效果报道出入较大。因此，尽管这类手术已进行了20 余年，尚未完全摆脱摸索及试验的阶段。可能今后在较准确的 CT 及 MRI 定位的帮助下，本手术能得到更多的进展。

(8) 小脑电刺激术：手术的机制主要是利用体内自身的癫痫抑制原理。小脑浦肯野细胞的放电能抑制癫痫神经元的放电。因此在小脑表面放置刺激电极，间断用直流电刺激小脑，可使癫痫得以控制。本手术仅有个别作者报道了少量病例，尚有待更多的试验及实际应用来加以验证。

(9) 迷走神经刺激术（vagus nerve stimulation，VNS）：该治疗的作用机制尚不清楚，但自 20 世纪 90 年代以来在美国已很盛行，并有较多报道认为是难治性癫痫，特别是单纯部分性癫痫的较好的辅助疗法。用以刺激迷走神经的装置是一种高科技数码产品，现已制成像心脏起搏器一样的可以埋入人体锁骨下窝皮下的装置，称为神经数码假体（cyberonics neurocybernetic prosthesis，NCP），为一种脉冲发生器，又称迷走神经刺激器（vagus nerve stimulator，VNS）。其外形像钟表那样大小的圆盘状结构，直径 55mm，厚度 13.5mm。外壳为钛合金密封，有一小块氯化亚硫酰锂电池供应能量。启动后该电池可工作 3~5 年。电耗完后需再换新的装置。与该机配套的双极电线为一对白金丝电极，尾端隔离合并，可插入脉冲发生器的插孔内；头端裸露可绕于左侧迷走神经主干上，用硅橡胶薄膜固定（图 32-10）。刺激只对左侧迷走神经施放。由于迷走神经在颅内为双侧供应，一般只做左侧已足够，从不做双侧刺激。埋入脉冲器的手术比较简单安全，可在门诊手术室，局部麻醉下完成。术后 10~20 天左右由神经科或神经外科医师做启动和调节步骤。此时需用个人电脑、NCP 数码程序软件进行调节。自低脉冲至高脉冲，选定最适合病人的强度。一般脉冲强度高疗效好，强度低疗效差。启动后病人会感到喉音嘶哑，但以后会逐渐减轻。在此期间内，病人歌唱会感到困难，同时尚有咳嗽。本治疗装置除埋入部件外，还配备有两块由病人自己可以掌握的磁铁。一块较大的为马蹄形磁铁，其磁场强度大，超过 100 高斯[Gauss（GS）；1GS=10-4Tesla（T，特斯拉）]；另一块为长条形较小的磁铁，其强度为 65 高斯（0.006 5T），供病人在需要使用。当病人感到有发作先兆或发作刚起步时，可将此块移至脉冲发生器埋入部位，留置片刻，可使发作顿挫。移去磁块后脉冲又照常发放。自1993 年以来文献中已有多篇多中心协作研究报道，其基本观点十分接近，认为本治疗是难治性部分性癫痫的较好的补充治疗，使用时间越长效果越好；随访时间越长发作频率的减少越多。治疗的并发症少，手术方便安全。唯一的存在问题是代价昂贵。

根据 196 例使用本治疗的病人自我疗效评估得到下列统计：①发作完全消失者接近于零；②发作频率减少 50% 以上者为 20%；③发作频率减少在 50% 以下者为 55%；④发作频率无减少者为 25%。

从以上两项统计来看本治疗的价格 / 疗效比尚显得过高一些。随着高科技的不断发展，本疗法有望能继续改进提高。

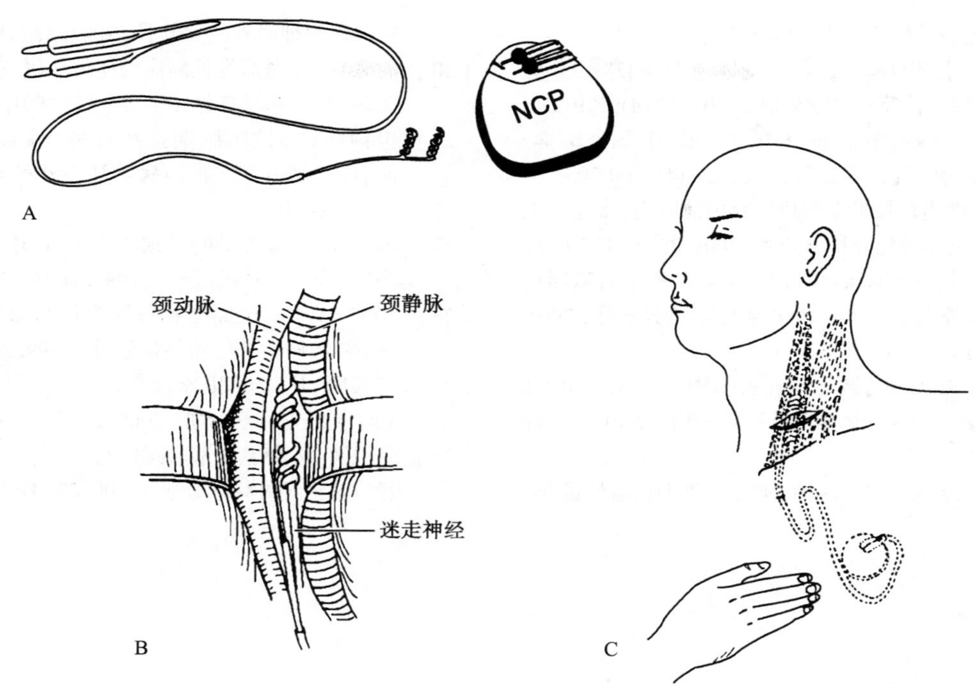

图 32-10 迷走神经电刺激术所用的神经数码假体(NCP)、电极及装置埋入部位
A. NCP300 型装置及其附带的电极;B. 电极缠绕迷走神经主干上;C. NCP 装置及电极埋入体内示意图

(10)脑冷冻技术:癫痫神经元对低温较为敏感,在低温下癫痫神经元的放电停止,利用这一特点,有少数作者报道用 5~10℃冷水灌洗脑部,使脑温下降至 21~28℃,历时 20~40 分钟,可使癫痫停发。复温后癫痫可继续不发作达较长时间。本手术目前尚在试验阶段,还须做大量实验性研究来加以肯定和 / 或提高其疗效。

(史玉泉)

参考文献

[1] WOLF P. Advances in Epileptology [M]. NY: Raven Press, 1987.

[2] MORRIS G, PALLAGI J. The vagus nerve stimulation group, Medical College of Wisconsin: Long-term follow-up on 454 patients with epilepsy receiving vagus nerve stimulation [J]. Epilepsia, 1998, 39 (suppl 6): 93.

[3] RISINGER M W, ENGEL J, VAN NESS P C, et al. Ictal localization of temporal lobe seizures with scalp/sphenoidal recordings [J]. Neurology, 1989, 39 (10): 1288-1293.

[4] DAILEY J W, REIGEL C E, MISHRA P K, et al. Neurobiology of seizure predisposition in the genetically epilepsy-prone rat [J]. Epilepsy Research, 1989, 3 (1): 3-17.

[5] DICHTER M A. The epilepsies and convulsive disorders [M]. //ISSELBACHER K J, ed. Principles of Internal Medicine. 13th ed. NY: Raven Press, 1994: 2223-2233.

[6] ENGEL J, Jr. Surgical Treatment of Epilepsy [M]. 2nd ed. NY: Raven Press, 1994.

[7] PATWARDHAN R V, STONG B, BEBIN E M, et al. Efficacy of vagal nerve stimulation with medically refractory epilepsy [J]. Neurosurgery, 2000, 47 (6): 1353-1358.

[8] UTHMAN B M, WILDER B J, PENRY J K, et al. Treatment of epilepsy by stimulation of the vagus nerve [J]. Neurology, 1993, 43 (7): 1338-1345.

[9] HANDFORTH A, DEGIORGIO C M, SCHACHTER S C, et al. Vagus nerve stimulation therapy for partial onset seizures: A randomized active-control trial [J]. Neurology, 1998, 51 (1): 48-55.

[10] 徐家立 . 癫痫与免疫及其研究进展 [J]. 国外医学 : 神经病学神经外科学分册 , 2000, 27 (4): 185-187.

[11] 沈鼎烈 . 癫痫治疗的十大误区 [J]. 中国神经精神疾病杂志 , 2002, 28 (1): 72-73.

[12] 邵晓秋 . 获得性癫痫性失语症 (Landau-Kleiffner syndrome) [J]. 中国神经精神疾病杂志 , 2002, 28 (1): 79-81.

[13] 潘秧福 . 癫痫诊断中几种脑电图诱发试验的评估 [J].

中国神经精神疾病杂志, 2002, 28 (1): 70-71.
[14] 王天俊. 外周型苯二氮草类受体与癫痫 [J]. 国外医学: 神经病学神经外科学分册, 2001, 28 (4): 229-232.
[15] 刘爱军. c-fos 在癫痫研究中的应用 [J]. 国外医学: 神经病学神经外科学分册, 2001, 28 (4): 300-303.
[16] 胡志刚. 微透析技术在癫痫研究中的应用 [J]. 国外医学: 神经病学神经外科学分册, 2001, 28 (3): 177-179.
[17] 刘世全. 脑皮质畸形和线粒体病性癫痫的基因机制 [J]. 国外医学: 神经病学神经外科学分册, 2001, 28 (3): 214-216.
[18] 邱炳辉. 磁共振谱波在癫痫疾病中的临床应用 [J]. 国外医学: 神经病学神经外科学分册, 2001, 28 (2): 118-121.
[19] 金善. 神经肽 Y 与癫痫的研究进展 [J]. 国外医学: 神经病学神经外科学分册, 2001, 28 (1): 35-37.
[20] 温兆春. 儿童原发性癫痫的遗传学研究进展 [J]. 国外医学: 神经病学神经外科学分册, 2001, 28 (1): 41-43.
[21] 包颖颖. 慢波睡眠期持续性棘 - 慢波的癫痫综合征 [J]. 国外医学: 神经病学神经外科学分册, 2001, 29 (1): 44-46.
[22] 冯亚波. 抗癫痫药物的致癫痫作用 [J]. 国外医学: 神经病学神经外科学分册, 1999, 26 (4): 167-171.
[23] 江文, 高华. 代谢型谷氨酸受体与癫痫 [J]. 国外医学: 神经病学神经外科学分册, 1999, 26 (1) 26-28.
[24] 王唤明. bcl-2 基因家族与癫痫 [J]. 国外医学: 神经病学神经外科学分册, 2000, 27 (3): 129-132.
[25] 张卫清. γ- 氨基丁酸转运体与癫痫 [J]. 国外医学: 神经病学神经外科学分册, 2000, 27 (4): 182-184.

第三十三章
功能神经外科

第一节　脑神经疾病

一、三叉神经痛

三叉神经痛(trigeminal neuralgia, TN)是一种面部三叉神经分布区出现的反复发作的短暂阵发性剧痛，又称痛性抽搐。据国内统计，本病发病率为182/10万人，为神经性疼痛疾患中最常见者。三叉神经痛多于中年后起病，男性多于女性，疼痛常位于单侧，右侧多见，双侧者少见。疼痛发作以该三叉神经第二、三支分布区最为常见，单纯第一支痛者较为少见。

【病因】

过去在临床上通常将三叉神经痛分为原发性和继发性两种。

继发性三叉神经痛通常由侵犯三叉神经感觉根的颅内某些器质性疾病，如位于小脑脑桥角和颅中窝的某些肿瘤、血管畸形、动脉瘤、蛛网膜炎等所致；异常抬高的岩骨嵴、圆孔或卵圆孔的狭窄等骨质发育异常，也可成为致病因素；此外，三叉神经炎症、多发性硬化、脑干或丘脑内某些器质性病变，也可导致本病发生。

原发性三叉神经痛指经各种检查未能发现致病因者。对于这类疼痛的原因，20世纪60年代Gardner、Jannetta等提出了血管压迫三叉神经感觉根的假设，即三叉神经感觉根进入脑桥段的神经膜特别薄弱，如遇血管长期压迫，可以发生脱髓鞘变，从而造成脱髓鞘的局部相邻神经纤维之间产生生物电流“短路”。轻微的触觉刺激转变为传入冲动进入中枢，中枢的传出冲动可经“短路”变为传入冲动，如此往返积累，达到痛觉神经元的“阈值”而引起疼痛发作。在病理检查中，通过电镜观察到神经感觉根脱髓鞘现象。后来大量临床实践观察，也证实近90%的原发三叉神经痛病人在其小脑脑桥角三叉神经感觉根入脑桥段存在异常血管的压迫，而移开这些异常压迫的血管后，疼痛立即或逐渐得到缓解或消除。可是通过手术探查发现，有近5%的三叉神经痛病人无任何阳性发现，因此，原发性三叉神经痛的病因尚未完全阐明。

【临床表现】

疼痛是本病的最突出表现。疼痛发作常无先兆，为骤然闪电样发作，性质犹如刀割、烧灼、针刺或电击样，历时1~2分钟后骤然停止。发作期过后，发作间期完全无痛，一如常人，可达数月至数年。随着病程加长，发作频率增加，疼痛程度加重，发作间期缩短甚至终日发作。疼痛发作时病人十分痛苦，有的突然木呆而不敢多动，常以手掌紧按面部或用力揉搓，长此造成病人面部皮肤粗糙、增厚，眉毛脱落、稀少。三叉神经痛的疼痛部位仅限于三叉神经分布区，最常见的是第二、三支分布区内，其次是单纯第二支或第三支。多为单侧，双侧者极少见。初时疼痛常仅在某一支分布区内，以后可逐渐扩散。半数以上病人可有疼痛触发点，称之为扳机点，常位于上唇、鼻翼、口角、门犬齿、上腭、颊黏膜等处，轻微触动即可引起疼痛发作。此外，面部的机械刺激，如谈话、进食、洗脸、刷牙或风吹等也可引起发作，以至病人对自己的行动极为小心，甚至畏惧进食、洗脸、漱口等，使面容污垢，身体营养不良。三叉神经痛病人在疼痛发作时常可出现流泪、流涎、面部抽动等伴随症状。原发性三叉神经痛病人虽疼痛剧烈，但神经系统检查却无阳性发现。少数病人久病后疼痛区呈现感觉减退，这可能与以往经过多种保守治疗有关，如针灸、敷药、理疗、药物局部封闭等。

【诊断与鉴别诊断】

因面部疼痛来医院就诊者约 60% 是三叉神经痛，根据病史、发作部位、性质及触发点，检查有无神经系统异常，一般易于确诊，但需与其他面部疼痛相鉴别。

1. 舌咽神经痛疼 痛性质与三叉神经痛相同，易与三叉神经第三支痛相混。舌咽神经痛部位在一侧舌根、软腭、扁桃体和咽部，少数表现为耳部疼痛，但多在耳深部或耳后。如以 4% 可卡因喷涂于咽部，疼痛消失即可确诊。此外，部分舌咽神经痛可伴发三叉神经痛，需正确辨认。

2. 中间神经痛 表现为一侧外耳道，乳突部灼痛，局部常有带状疱疹，此外，还可见到周围性面瘫，味觉及听力下降。本病疼痛发作持续时间较长，重者可向面部、舌外缘、咽部及颈部放射。

3. 蝶腭神经痛 疼痛发作时鼻黏膜充血、阻塞，流泪，疼痛限于颜面下部，可向颈、肩、上肢放射。做蝶腭神经节麻醉（用 4% 可卡因棉片填入中鼻甲后端上方）即可缓解疼痛。

4. 继发性三叉神经痛

(1) 小脑脑桥角肿瘤、三叉神经节区肿瘤：以胆脂瘤、听神经瘤、脑膜瘤多见；也见于口腔癌及鼻咽癌。这些肿瘤早期可能仅出现三叉神经痛，随肿瘤增大，疼痛范围常超过三叉神经分布区，并可出现第五、第七、第八、第九对等脑神经受损的表现。对于三叉神经痛伴有以上脑神经损害的病人，应高度怀疑肿瘤，及时行 CT 或 MRI 等检查，以便早日确诊和治疗。

(2) 带状疱疹后神经痛：好发于三叉神经第一支区域，呈持续性灼痛，可在疱疹消退后数日、数月乃至数年后发生。疼痛区皮肤可有白斑、感觉障碍。对此类病人应详细询问病史，作出明确诊断，否则，如误诊为原发性三叉神经痛，用显微血管减压术或神经切断术治疗均无效。

此外，三叉神经痛尚需与牙疾以及青光眼、偏头痛、颞颌关节炎、多发性硬化、颅底蛛网膜炎以及神经损伤后三叉神经痛等面部疼痛鉴别。有的病人被误诊为牙痛而进行拔牙治疗。

【治疗】

1. 保守治疗 以药物治疗为主。目前应用最广泛、最有效的药物是卡马西平（carbamazepine、Tegretol）。据统计，早期可使 70% 的病人完全止痛，20% 的病人缓解。但长期服用此药，可出现嗜睡、眩晕、消化障碍等副作用。用法：初服 0.1g，每日 2 次。无效时增加药量及服用次数，但每日不能超过 1.2g。有效后，应将药量减少至最低有效剂量。此外，治疗三叉神经痛的药物尚有：苯妥英钠（dilantin）、七叶莲片等，但疗效都不如卡马西平。如药物无效或服药后不良反应过重而无法继续服药者，可考虑手术治疗。

2. 手术治疗 除外继发性三叉神经痛后，可选用适宜的手术方法进行治疗。

(1) 三叉神经及三叉神经节封闭术：常用的封闭药物为无水乙醇，近年来也有学者提议应用甘油，认为后者的疗效较好，且能保留触觉。周围支封闭操作简单、安全，但疗效不能持久。三叉神经节封闭术疗效较持久，但操作较周围支封闭术难，可引起如神经性角膜炎等并发症。

(2) 三叉神经节后根经皮射频热凝治疗：在 X 线透视下或在 CT 定向下，将射频针电极经皮插入三叉神经节，通电加热至 70~75℃，维持 60 秒，可选择性破坏传导痛觉的无髓鞘 A-δ 及 C 纤维，而传导触觉的有髓鞘 A-α 和 A-β 纤维可不受影响，疗效可达 90% 以上；但复发率高，达 10%~20%，有的作者报道复发率高达 80%。复发后再次电凝通常有效。本法适用于不能或拒绝开颅手术病人，也适用于术后复发者及口腔、鼻咽癌致面部疼痛者。

(3) 经颅后窝入路后根切断术：又称 Dandy 手术。在小脑脑桥角暴露三叉神经后根，将其后下 2/3~3/4 切断。该手术可部分保留面部触觉，不易损伤运动根，复发率低于 5%。对怀疑颅后窝有病变者、在实施血管减压术中未发现血管压迫神经根者以及术后复发者，均可采用此手术。

(4) 三叉神经感觉根显微血管减压术（microvascular decompression，MVD）：因该手术由 Jannetta 首先提出（1967），故又称 Jannetta 手术。本手术根据三叉神经痛的主要病因是后根脑桥入口段受到邻近血管的压迫，导致神经脱髓鞘，引发疼痛的理论，采用颅后窝入路，发现压迫神经根的血管后，将其游离，然后填入 Teflon 纤维团，使血管和神经永远分离。压迫神经根的血管最常见的是小脑上动脉，其次是小脑前下动脉或椎动脉，有时也可见多支动脉压迫。本手术最大的优点是可以保留三叉神经功能，手术近期有效率为 95% 左右，远期复发率最高可达 30%。如复发可行后根切断术。目前一般认为，MVD 手术可作为治疗原发性三叉神经痛的首选手术治疗方法。近年有作者报道，采用内镜手术实施血管减压，可对手术野更仔细观察，并进一步减少手术损伤。

3. 立体定向放射治疗　本法利用伽马刀精确破坏三叉神经后根，每次放射剂量为70~90Gy，其有效率超过90%，其中完全止痛可达50%左右。本法安全有效，近年来报道逐渐增加，但长期有效率还有待进一步随访。

二、面神经疾病

（一）面肌抽搐

面肌抽搐（facial tic）又名面肌痉挛（hemifacial spasm，HFS），表现为面神经支配的肌肉发作性反复性不随意性收缩。本病多在成年后起病，30~40岁之间发病者最多，病人性别无明显差异，发作大多位于单侧，双侧者仅占0.5%。

【病因】

过去将本病分为原发性和继发性两种。继发性面肌抽搐指病因已明确者，如某些小脑脑桥角肿瘤（多为胆脂瘤）累及面神经炎可引起本病，约占HFS的0.8%。有报道显示，与肿瘤有关的面肌抽搐多数合并血管压迫面神经根部。对于原发性面肌抽搐的发病机制，目前认为与原发性三叉神经痛一样，与面神经根出脑干段受异常血管压迫有关。近些年来大量的临床实践也表明，一旦将血管对神经根的压迫解除，面肌抽搐可立即或逐渐停止。

【临床表现】

面肌抽搐大多数限于一侧，常先发生于下眼睑，之后范围逐步扩大，1~2年后可波及口角、面部其他肌肉甚至颈阔肌。发作前多无先兆，发作时表现为肌肉快速频繁的抽动，每次发作数秒钟至数分钟，在间歇期如常人。发作可由面部的自主运动和咀嚼、瞬目或随意的表情动作所诱发，并可因情绪激动、紧张、劳累或阅读时间过长等因素加重，而休息或情绪稳定时症状减轻。发作严重者可终日抽搐不停，甚至睡眠中也可抽搐。有些病人可因眼睑强直性收缩导致睑裂变小，个别病人甚至面部肌肉也呈强直性收缩而致口角持续歪斜向病侧。本病呈慢性病程，可迁延多年。个别面肌抽搐病人可伴发三叉神经痛（约占面肌抽搐病人的0.8%）。两种症状各自发作，相互之间无明显关联。此外，某些病人还可伴有患侧耳鸣、听力下降等。神经系统检查：原发性面肌抽搐病人一般无明显阳性特征，少数病人可因曾采用过针刺、封闭或射频热凝术等治疗而显示面肌不全瘫痪。肌电图检查：受累肌肉可显示有高频率的节律性运动单位放电（50~100次/min）。

【诊断与鉴别诊断】

本病根据典型病史及观察面肌抽动情况常可作出临床诊断，但在诊断过程中应注意与以下疾病鉴别。

1. 面神经麻痹后面肌抽搐　面神经损伤或面神经炎引起的面神经麻痹，恢复不完全时可产生面肌抽搐。这种面肌抽搐常伴有瘫痪肌的挛缩或连带运动（如张口时眼睛不自主闭合），在进行自主运动如露齿时，抽搐侧的面肌并不收缩，而健侧面肌收缩正常，口角歪向健侧。

2. 癔症性眼睑痉挛（Meige综合征）　表现为双侧眼睑痉挛，面肌张力障碍性不自主运动如挤眼皱眉、噘嘴缩唇、吐舌等。多见于中老年女性，精神刺激时加重，安静时减轻，睡眠时消失。

3. 习惯性面部抽动　常见于儿童及青壮年，为短暂的强迫性面肌运动，呈双侧性，肌电图检查出现的肌收缩与自主运动时所产生的一样。

【治疗】

对于原发性面肌痉挛，药物难以控制其发作。过去曾采用种种破坏性的方法造成面肌部分瘫痪来治疗本病，如乙醇封闭、经皮穿刺面神经射频热凝术、面神经分支或主干大部切断术等。近年来随着原发性面肌抽搐病因的明确，面神经根显微血管减压术的应用越来越多。对于高龄不适于手术者或不愿接受手术者，采用A型肉毒毒素（type A botulinum toxin）封闭也有一定疗效。

1. 面神经根显微血管减压术（MVD）　此种手术方法为Gardner（1962）和Jannetta（1970）首先提出。手术自颅后窝入路，暴露患侧小脑脑桥角，在面神经根出脑干区（root exit zoon，REZ）寻找压迫血管，确认后将其游离，使血管和神经分开，并在血管和脑干之间垫入Teflon纤维团，尽量使纤维团不接触面神经REZ，以免造成新的压迫。术后90%以上的病人痉挛可以缓解，有报道症状消失率可达97%。其中半数病人痉挛立即停止，另一部分病人在1周~6个月以内逐渐停止，极少数病人术后一年症状才消失。长期随访的复发率约在20%~30%。复发的病人可再次手术。本手术的主要并发症是术侧听力下降。随着手术技术的改进和采用术中电生理监护，目前该并发症发生率约为2%。面神经根显微血管减压术已成为治疗面肌抽搐的首选方法。

2. A型肉毒毒素封闭治疗　此法目前也常采

用，尤其适用于眼睑痉挛者。用A型肉毒毒素注射至面神经的分支，造成部分面肌瘫痪，但不影响整体面部活动。一次注射可维持3~4个月，复发后可以再行封闭，但达不到根治目的。

（二）面神经瘫痪

面神经瘫痪（facial paralysis）可因损害部位不同而分为周围性及中枢性两型。前者病损位于面神经核及面神经；后者位于面神经核以上至大脑中枢之间的皮质延髓束。本文介绍能采用手术治疗的面瘫，即周围性面瘫。

【病因】

1. 颅内肿瘤直接压迫或手术损伤　小脑脑桥角及颅底肿瘤如听神经瘤、脑膜瘤、脊索瘤等，可造成面神经受压而致面瘫，切除该处肿瘤时损伤面神经也为面瘫常见病因，其中以听神经瘤手术较常见。

2. 外伤性面神经瘫痪　颅脑损伤伴面神经损伤的发生率约为3%。常见原因是颅中窝岩骨部及乳头部的骨折，该部约有50%的纵行骨折和25%的横行骨折伴发面神经损伤，特别是与岩锥长轴平行的纵行骨折，面神经最易遭受牵扯、挫伤或骨折片压折而致面神经瘫痪，亦可由于面部刀刃伤直接损伤面神经而致面瘫。

3. 面神经管内病变　面神经炎、中耳炎、乳突炎、迷路炎及颞骨化脓性炎症等均可并发周围性面瘫。在根治中耳炎、乳突炎等时，可造成面神经损伤导致面瘫。

【临床表现】

周围性面瘫病人多表现为病侧鼻唇沟平坦，口角下坠，前额皱纹消失，眼裂扩大，下眼睑轻度外翻，泪液外溢，表情肌瘫痪，在笑或做露齿动作时，口角下坠及面部歪斜更为明显。在做鼓颊或吹哨动作时，病侧口唇不能闭合。闭目时，眼睑不能闭合而眼球转向上方，露出下面的巩膜。进食时，食物常嵌于病侧齿颊间隙，并有漏饭及流涎。周围性面瘫不仅影响面容，而且可引发患侧结膜炎、角膜炎、角膜溃疡，甚至导致失明。

外伤性周围性面瘫可分为早发性和迟发性两种，前者在损伤后立即出现面瘫，后者常于伤后5~7天出现面瘫，通常为不完全损伤后神经水肿所致，预后较好。面神经损伤的程度可根据伤后瘫痪的早迟和程度、电兴奋和肌电图的检查加以判定。

【治疗】

1. 内科治疗　对面神经损伤或其附近炎症引起的周围性面瘫的治疗，如尚存在恢复的可能性，早期处理以非手术治疗为主，可采用地塞米松及适量脱水以减轻创伤反应及局部水肿，如病侧闭眼不全，为保护角膜，防止结膜炎，可使用眼罩、眼膏或滴眼液等。

2. 手术治疗

(1) 手术治疗适应证：①面神经离断者；②不能确定面神经完全损伤，但此后有周围性面瘫，经内科治疗及随访无恢复迹象者；③面神经炎后面瘫，经随访无功能恢复，测定面神经传导速度及面肌肌电图检查均无反应及电位活动者。手术时机最好选择在发生面瘫后3个月内施行。

(2) 手术方法：应根据面瘫发病机制不同而采用不同的手术方法。

1) 直接重建：①在小脑脑桥角手术中面神经离断者，可直接将神经断端缝合，如缝合困难，可借助于纤维蛋白胶将神经断端黏合在一起。面神经缺损较长者，应做神经移植。一般用耳大神经、腓肠神经等作为移植材料。②内听道内或面神经管内面神经损伤者，可做直接吻合，如缺损较长，则取神经移植。此法适用于经颞硬脑膜外或经迷路切除肿瘤后所致的面瘫、颅骨骨折造成的面神经损伤以及面神经炎后面神经管内神经已纤维化的面瘫病人。③茎乳孔附近的面神经损伤可做颞内—颞外神经移植。④岩骨次全切除和腮腺全切除后应力争一期重建面神经。切除肿瘤前应将神经前侧端游离保留，待肿瘤切除后再与远侧分支做神经移植。⑤颞外面神经损伤，可直接吻合，缺损较长者也可做神经移植。

2) 间接重建：直接重建有困难者，可行间接重建手术。①舌下神经-面神经吻合：可采用舌下神经主干或降支与面神经远端吻合。因为舌下神经与面神经的中枢部分有协同作用，所以这种吻合的效果优于其他神经（副神经、舌咽神经或膈神经）与面神经的吻合效果。②面神经交叉移植：即用正常侧面神经的不太重要的分支中枢端与病侧面神经较重要的分支的周围端通过神经移植重建。其效果不如直接重建，也不如舌下神经-面神经吻合，但可适用于直接重建失败或不能直接重建者。

3) 整形手术：无法实行直接、间接面神经功能重建或手术失败者，可行成形术。

三、舌咽神经痛

舌咽神经痛（glossopharyngeal neuralgia，GPN）

是一种在舌咽部及耳深部出现的反复发作的阵发性剧痛,通常发生在40岁以后,男女发生率无明显差别。疼痛大多发生于左侧,双侧疼痛者仅占2%。

【病因】

大多数舌咽神经痛是原发性舌咽神经痛。Jennetta认为,其发病机制与原发性三叉神经痛相似。继发性舌咽神经痛的病因有:舌咽神经根周围的各种肿瘤、动脉瘤、蛛网膜炎、局部感染、茎突过长、舌咽神经颅外段的损伤、颈内动脉颅外端闭塞和颈外动脉狭窄致颈静脉孔附近的舌咽神经发生缺血性变化形成假性突触等。

【临床表现】

舌咽神经分布区的阵发性剧痛为本病的突出表现。发作情况与三叉神经痛相似,多无先兆,骤然发作,疼痛犹如刀割或针刺样,持续数秒或数十秒,突然停止。发作期过后,常有自然间歇期。病初,间歇期可长达数月或数年,而后越发越频,严重者终日发作不止。疼痛多单侧发作。发作区常位于中耳、扁桃体、咽和舌根,也可仅限于某一处,如仅感中耳或舌根疼痛。疼痛常向邻近区域放射,如颞、乳突、面部、舌侧等处。少数病人具有疼痛触发点,多位于舌根、扁桃体或咽部,故常在做张口、伸舌、谈笑、进食、打呵欠或咳嗽等动作时诱发疼痛。病人做这些动作时极其小心,唯恐触发疼痛。在严重发作期,病人有时可伴有咳嗽、喉痉挛以及同侧唾液增多等。约12%的病人伴有心律不齐、昏厥、心搏暂停等迷走神经功能亢进表现,约25%的病人可同时有患侧三叉神经痛,有的病人还可伴有喉上神经痛等。

【诊断与鉴别诊断】

根据疼痛发作的特点和部位,不难作出本病的临床诊断。有疑问时可用4%可卡因涂布咽部,如疼痛缓解,对确诊本病则无异议。据统计,可卡因试验的正确率为89.6%,结果阴性者,如临床症状典型,不能除外本病的诊断。

原发性舌咽神经痛需与以下疼痛进行鉴别:

1. 三叉神经痛　三叉神经第三支痛易与舌咽神经痛混淆。但两者疼痛部位及触发点不同。必要时可做可卡因试验或用普鲁卡因局部封闭三叉神经第三支,予以鉴别。

2. 喉上神经痛　喉上神经乃迷走神经的分支。该神经疼痛可单独存在,也可与舌咽神经痛伴发。疼痛发作常起自一侧的喉部,该处常有显著压痛,如在该区行局麻,往往疼痛暂获缓解,可以鉴别。

3. 中间神经痛　为一侧耳部剧痛,发作时间较长,常伴外耳道或耳郭疱疹,有时可引起周围性面瘫。个别不典型者仅表现为耳痛,与单纯表现为耳痛的舌咽神经痛不易区别。有人认为,对这种病人行手术治疗时除切断舌咽神经根外,还需同时切断中间神经根,以确保治疗效果。

4. 继发性舌咽神经痛　疼痛常为持续性,有阵发性加重,无触发点。检查中可见患侧有某种舌咽神经功能障碍(如舌咽部感觉和舌后部味觉减退、咽反射迟钝、软腭运动无力等)或其他阳性神经体征,以及有局部病变发现,必要时可做特殊辅助检查,如头部CT或MRI扫描等。

【治疗】

1. 药物治疗　同三叉神经痛。

2. 经皮穿刺舌咽神经射频热凝术　1977年报道,应用定向穿刺和射频热凝技术破坏位于颈静脉孔处的舌咽神经和迷走神经治疗舌咽神经痛。在患侧口角外2.5cm处进针,进针过程中用摄颅骨侧位片及颅底片的方法,引导电极针进入颈静脉孔,继用0.1~0.3V的脉冲电流刺激以精确定位,待病人在刺激后出现咽痛、耳痛、咳嗽等,说明已命中神经,接通射频电流,逐渐加温热凝破坏神经。本术在热凝破坏神经中感觉纤维的同时,不可避免地会破坏运动纤维,术后会引起声带麻痹,故本术不适合于原发性舌咽神经痛,仅适用于已造成声带麻痹的头颈部恶性肿瘤所引起的继发性舌咽神经痛病人。

3. 颅内舌咽神经根切断术　自颅后窝入路,在小脑脑桥角下方显露舌咽神经和迷走神经根丝,切断舌咽神经根丝的同时,进一步切断迷走神经上部的1~2根丝,这有助于提高手术效果。据统计,术后立即止痛者达90%,复发率不高,极少数术后复发者可行第2次手术。舌咽神经切断后有同侧舌后1/3味觉丧失,软腭、扁桃体区及舌根部麻木,轻度软腭下垂,短暂性吞咽困难,给病人造成的痛苦不大。

4. 舌咽神经根显微血管减压术　在手术显微镜下,可看到椎动脉或小脑后下动脉跨越并压迫舌咽及迷走神经根丝,将血管分离开,在血管与神经之间垫入Teflon绵将二者隔开。手术中病人有时可产生心血管反应,如持续或暂时的高血压等。有人主张手术时先将舌咽神经与迷走神经之间增厚粘连的蛛网膜切开,再做上述分离术,可减少术中心血管反应。与切断术相比,该手术术中心血管反应较多,术后复发率不详。

四、痉挛性斜颈

痉挛性斜颈(spasmodic torticollis)是指颈部肌肉呈阵发性不自主收缩,使头、颈部多动并呈各种倾斜或旋转姿势。本病几乎不发生在儿童,多在30~40岁起病,男女差别不大。

【病因】

本症的病因尚不明确,有中枢性及周围性两种推测。中枢性病因可能是额顶部皮质萎缩(Karte等,1981)、中脑被盖部损害(Foez)或因由间质核到丘脑系统(hassler)或基底核等处病变(cassirer,foester,firnforsch)所引起。也有人认为与基底节神经递质活动障碍有关。Treckmann(1981)根据Jennetta理论,认为周围性病因可能是微血管对副神经的压迫,即副神经受血管长期压迫产生局部脱髓鞘变,使离心和向心纤维之间产生生物电短路,致异常冲动积累而产生头部肌肉收缩,但目前未被公认。

【临床表现】

痉挛性斜颈的临床表现可以分成4种型别。

1. 旋转型　头绕身体纵轴向一侧做痉挛性或阵挛性旋转,最常见。根据头与纵轴有无倾斜,可以分为3种亚型:水平旋转、后仰旋转和前屈旋转。根据肌肉收缩的情况,又可分为痉挛和阵挛两种。前者病人头部持久强直地旋向一侧;后者则呈频频来回旋动。

2. 后仰型　头部痉挛性或阵挛性后仰,面部朝天。

3. 前屈型　头部向胸前做痉挛性或阵挛性前屈。

4. 侧挛型　头部偏离纵轴向左或右侧转,重症病人的耳、颞部可与肩膀逼近或贴紧,并常伴同侧肩膀上抬现象。

【诊断与鉴别诊断】

根据病人发作情况较易确诊,但应与以下疾病鉴别。

1. 癔症性斜颈　有致病的精神因素,发作突然,头部及颈部活动变化多端,无一定规律,经暗示后,症状可随情绪稳定而缓解。

2. 继发性肌张力障碍　有些脑部病变可引起肌张力障碍,肌痉挛范围可分布于全身或局限于某个部位,局限于颈部时即称为继发性痉挛性斜颈。脑部病变的病因包括:围生期脑损伤、胆红素脑病、肝豆状核变性、脑炎、脑肿瘤、基底节区脑出血以及中毒等。

【治疗】

1. 药物治疗　包括多巴胺类药、多巴胺受体激动药、多巴胺受体拮抗药、短时多巴胺排除剂、抗胆碱药、GABA能药等。用肉毒杆菌素注射痉挛受累肌肉,有一定疗效,但一般只能维持3~6个月。

2. 手术治疗

(1)颈神经前根、副神经根切断术(又称Foester-Dandy手术):在显微镜下切断$C_{1\sim3}$神经前根,并在椎动脉水平段平面切断副神经根。术后效果不满意者,可进一步在颈部切除病侧副神经支。据报道,70%左右的病人术后有改善,但1/3病人丧失头的自主旋转能力;1/3病人有咽下困难。

(2)选择性颈肌及神经切断术:陈信康(1981)提出,不同类型痉挛性斜颈的头部姿势是各相关肌肉收缩构成的,而不是颈部全部肌肉参与的结果。手术治疗只需针对这些主要肌肉,没有必要切断双侧颈神经根和副神经根,以避免不必要的并发症。并提出,对旋转型斜颈可仅切除旋转同侧的头夹肌和对侧的副神经;对后仰性斜颈,用手术切除左右部分斜方肌、头夹肌、头及颈半棘肌;对前屈型斜颈,可切断双侧副神经;对侧弯型斜颈,则做头弯向侧的头夹肌、肩胛提肌,个别病人如有同侧胸锁乳突肌的痉挛,也可加做副神经切断术。

(3)选择性周围神经切断术:此法主要切断颈神经根后支,切断的范围依据痉挛肌群多寡选择。其理由是所有颈后肌群全由$C_{1\sim7}$的神经后支支配。如果病情需要,可以一直切到C_7。该手术方法对旋转型斜颈有一定疗效。

(4)副神经根显微血管减压术:打开枕大孔及上颈段椎管,在手术显微镜下观察双侧副神经根周围有无血管对其压迫,通常压迫神经的血管是椎动脉、小脑后下动脉或脊髓后动脉,确认后切断该处齿状韧带,在神经与压迫血管之间垫入teflon绵,使之隔开。手术近期有一定效果,长期疗效尚待观察。

(5)脑深部刺激(deep brain stimulation,DBS):近年来有以丘脑底核(STN)或苍白球内侧(GPi)为靶点,采用DBS治疗痉挛性斜颈的报道,并取得了一定的疗效。因病例数较少,随访时间短,其刺激靶点和远期疗效还有待于进一步研究和随访。

(左焕琮)

参考文献

[1] JANNETTA P J. Arterial compression of the trigeminal nerve at the pons in patients with trigeminal neuralgia [J]. J Neurosurg 1967, 26 (Suppl): 159-162.

[2] SHAKUR S F, BHANSALI A, MIAN AY, et al. Neurosurgical treatment of trigeminal neuralgia [J]. Dis Mon, 2011, 57 (10): 570-582.

[3] LIU J K, APFELBAUM R I. Treatment of trigeminal neuralgia [J]. Neurosurg Clin N Am, 2004, 15 (3): 319-334.

[4] 左焕琮，陈国强，袁越，等. 显微血管减压术治疗面肌痉挛 20 年回顾 (附 4260 例报告)[J]. 中华神经外科杂志，2006, 22(11): 684-687.

[5] HONGYAN H, GUOQIANG C, HUANCONG Z. Microsurgical treatment for 55 patients with hemifacial spasm due to cerebellopontine angle tumors [J]. Neurosurg Rev, 2010 (33), 335-340.

[6] FERROLI P, FIORAVANTI A, SCHIARITI M, et al. Microvascular decompression for glossopharyngeal neuralgia: a long-term retrospectic review of the Milan-Bologna experience in 31 consecutive cases [J]. Acta Neurochir (Wien), 2009, 151 (10): 1245-1250.

[7] OSTREM J L, RACINE C A, GLASS G A, et al. Subthalamic nucleus deep brain stimulation in primary cervical dystonia [J]. Neurology, 2011, 76 (10): 870-878.

[8] CACCIOLA F, FARAH J O, ELDRIDGE P R, et al. Bilateral deep brain stimulation for cervical dystonia: long-term outcome in a series of 10 patients [J]. Neurosurgery, 2010, 67 (4): 957-963.

第二节 帕金森病的外科治疗

帕金森病（Parkinson disease，PD）是运动障碍性疾病的代表，该疾病的药物与外科治疗均在不断发展。最初的外科治疗始于 1930 年 Pollock 和 Davis 等采用的脊髓后根切断术治疗，但效果甚微。随着科学技术及临床神经科学知识的进展，PD 外科治疗方法的演进大致经历了三个阶段：①基底节核团毁损术；②脑深部刺激术；③神经细胞移植与基因治疗。

一、核团毁损术

（一）历史

1947 年 Spiegel 和 Wyeis 采用立体定向技术治疗 6 例 PD 病人，4 例有效。1954-1958 年 Hassler、Riechert、Cooper 和 Brown 先后采用立体定向丘脑切开术治疗 PD，结果显示丘脑切开术（thalamotomy）较苍白球切开术（pallidotomy）对震颤控制效果更好。其后外科实践表明，VL 亚核 Vim 的毁损术控制震颤有效率可达 90%。1968 年左旋多巴问世使外科治疗进入低谷；至 20 世纪 70 年代后期由于左旋多巴的时效性及副作用增多，外科治疗再次为人们所接受。1985 年 Laitmen 等重新主张以苍白球作为治疗 PD 的靶点，1992 年报道苍白球腹后部毁损术（PVP）能缓解 PD 所有症状，有效率达 80%~91%，从而使 PD 的外科治疗进入新时期。

（二）治疗机制

纹状体接受来自黑质的多巴胺能神经元的冲动及来自运动区或运动前区皮质的冲动，并通过直接和间接两条途径投射到 Gpi，Gpi 经丘脑再投射至皮质构成神经环路。PD 病人由于黑质神经元变性，多巴胺分泌不足，使来自黑质的兴奋性纤维失去控制，导致丘脑底核（STN）和 Gpi 过度兴奋，产生 PD 的运动功能障碍症状。苍白球毁损术的机制就是阻断苍白球的传入纤维，而丘脑毁损术的机制是阻断苍白球传出纤维进而消除或改进运动障碍症状。

（三）靶点定位与毁损方法的进展

靶点准确的定位直接影响手术疗效和减少并发症。随着影像学技术的进步，传统的空气或空气 + 碘水混合脑室造影定位几乎不被采用。CT 定位虽方便但图像欠清晰；MRI 定位影像清晰，可显示内囊和某些核团，但不可避免存在图像畸变与漂移。近年为提高靶点解剖定位的方法有：

1. 选用高磁场 MRI。

2. 用图像融合法　定位时将 MRI 图像定位相

结合。

3. 坐标定位与MRI图像定位相结合。

4. MRI定位或CT定位辅助微电极导向技术；结合电生理记录资料定位。

5. 国内目前大多数医院使用微电极电生理记录系统，利用其记录不同细胞放电信号，对Vim核毁损术病人要确认丘脑背侧核、腹侧核及腹后侧核边界，确认运动诱发细胞及震颤细胞。对PVP病人，需确认苍白球外侧部上界（Gpe）、髓板、苍白球内侧部细胞（Gpi）及其下界，确认运动诱发细胞及震颤细胞，找到视觉诱发信号。

6. 靶点毁损前常规进行射频电极刺激，通常使用RGF-3CF型，射频电极直径1.1mm，尖端裸露2mm，毁损前采用100~200Hz、0.2ms脉冲刺激诱发运动和感觉。靶点毁损区域安全阈值为≥0.7mA诱发运动，≥1.0mA诱发感觉；综合微电极记录和射频电极刺激结果，确定最后毁损靶点坐标。对毁损灶制作目前认为最可靠和理想的方法为温控射频热凝法，而不主张使用机械法、化学法、高频电灼法、超声波聚焦法、伽马刀及X刀等。

（四）疗效及并发症

1. PVP短期疗效　PVP效果比较全面，近期疗效令人鼓舞，Lang总结11家报道，单侧PVP后3个月或6个月结果，采用UPDRS评分在“关”状态下运动评分提高26%，生活活动能力提高28%；“开”状态下运动评分提高4%，生活能力提高25%。在“开”状态下异动症改善最明显。Alkhani等统计1 735例单侧PVP治疗后6个月结果，“关”状态下运动评分改善40.6%，对侧肢体异动症改善73.5%，对僵直有明显效果，震颤评分改善55%~79%，对言语、姿势、步态和步僵无明显效果。

2. PVP长期随访效果　目前对PVP长期随访资料不多。Alkhani统计文献报道，单侧PVP治疗后12个月，发现“关”状态下运动评分改善45.3%，震颤评分改善62%~95%，步态评分改善54%~63%。Eskandas等报道PVP后2年，“关”状态下运动评分和生活运动评分均明显高于术前，异动症和震颤较术前减轻，“开”时间延长。术后2年对侧肢体异动症和震颤效果仍然存在，但对运动缓慢效果消失，仅少数步态及姿势暂时改善。Baron对单侧PVP后随访4年发现术后3~4年UPDRS评分恢复到术前，但生活质量仍有提高。

3. PVP副作用及并发症　PVP后可有轻度认知改变，25%~30%的病人有行为方面改变。脑出血和脑梗死是PVP最严重并发症，可导致病人严重残疾或死亡。毁损灶累及内囊可发生偏瘫和吞咽困难，累及视束可发生视野缺损。永久性并发症发生率5%~14%，死亡率0~8%，主要为术后脑内出血所致。

4. 双侧PVP　大多数PVP病人都需要进行双侧手术，双侧PVP对震颤、僵直和异动症等效果较单侧佳。双侧PVP可发生构音障碍、声音嘶哑、流涎、吞咽困难、姿势平衡困难、易跌跤及认知障碍等并发症，发生率比单侧PVP明显增高，尤其同期双侧PVP手术高达25%~30%。因此，对双侧PVP手术适应证应从严掌握，如确有必要也应分期施行。

5. 丘脑Vim核毁损术疗效　Vim核毁损术对震颤效果明显，术后2年和10年震颤完全消失率分别为82%~90%和57%。8%的病人有明显而持久的并发症，手术死亡率小于0.3%。丘脑毁损术对运动不能和运动迟缓及有同侧肢体震颤症状的疗效较差。双侧丘脑毁损术引起严重语言障碍、吞咽困难、平衡障碍等并发症高达20%~25%，一般不予采用。

6. 二次手术适应证　大多数PD病人存在双侧肢体症状，需二次手术。但术后言语障碍、假性延髓性麻痹和智能低下发生率较高，因此要严格掌握手术适应证。目前一般认为对侧手术适应证包括：①一侧手术效果良好，术后震颤、强直基本消失或缓解，疗效保持12个月以上，无任何明显并发症；②对侧手术时间需间隔12个月以上；③年龄在70岁以下；④无自主神经症状或严重精神症状，病情在Ⅲ级或Ⅳ级。

二、脑深部电刺激

1987年Benabid等发表了长期电刺激丘脑Vim核成功控制PD震颤的首篇报道，GPi及STN、DBS报道分别始于1992年及1993年。由于脑深部电刺激（deep brain stimulation，DBS）具有以往手术治疗PD所不具备的许多优点，因而进展较为迅速，我国1998年开展第一例DBS治疗PD。

（一）适应证及禁忌证

DBS适应证包括PD诊断明确，左旋多巴试验有效，药物疗效不理想或出现药物不良反应者。对于类帕金森病（如夏-德综合征，Shy-Drager syndrome）进行核上性麻痹、橄榄体脑桥小脑萎缩（OPCA）等，由于DBS疗效差而属禁忌。

（二）靶点选择

依据症状不同选择靶点也不同。

1. PD以震颤为主者，原发性震颤、意向性震颤等选用 Vim，包括舞蹈症病人亦选用 Vim。

2. 以异动症、肌僵直和运动缓慢为主要症状者，可选用 GPi，目前绝大多数选用 STN。伴"开-关"现象则选择 GPi/STN（双侧）。

3. 以运动缓慢为主者，不伴有震颤，刺激靶点选 GPi/STN（双侧），伴震颤者选用 STN。

4. 复杂的不自主运动，刺激靶点选 Vim/GPi。

（三）可能机制

高频电刺激引起靶区神经元的去极化导致相关通路的可逆性失活，是 DBS 治疗 PD 等运动障碍性疾病的可能机制。

（四）疗效及并发症

1. Vim DBS 对对侧肢体震颤空置率可达 85%，双侧 Vim DBS 对头部震颤和语言震颤也有较好的效果。并发症较低，构音障碍发生率为 28%，平衡障碍为 2%。目前仅应用于少数的以震颤为主的 PD 病人和特发性震颤病人。

2. GPi DBS，双侧 GPi DBS 后"关"状态下 LPDRS 运动评分提高 40%~50%，但刺激后 12 个月也发现效果下降，服药量增加及异动症加重。对运动不能和步态改善各家报道不一。

3. STN DBS 对震颤和强直效果较好，其次为运动迟缓和运动不能，对步态、姿势和平衡也有效。有报道术后 3~6 个月 GPi DBS 对异动症疗效优于 STN DBS，6 个月后则相反。双侧 STN DBS 并发症也很低，因此目前 91% 的病人选用 STN，对双侧症状者目前推荐同期双侧 STN DBS 或一侧毁损术加另一侧 DBS。1999 年 Moro 报道随访 16.3 个月发现症状持续改善，"开""关"状态下运动评分均提高，也有个别报道术后 5 年效果稳定。副作用有启动时短暂麻木、诱发异动症、闭眼、言语失调等，改变刺激参数和口服药物剂量可改善。

（五）毁损术和 DBS 优点比较

大宗病例对毁损术的长期随访表明疗效有降低现象。而 DBS 近期、中期疗效尚属稳定，如出现刺激耐受现象可通过调整刺激参数以提高疗效。但如同疼痛的长期 DBS 疗效有所降低或需更换电极提高疗效一样，PD 的 DBS 远期疗效尚需大宗病例长期随访加以肯定。

毁损术中脑出血或脑梗死的并发症常发生在靶点，这可能与射频热凝有关；DBS 因无需射频热凝相对而言并发症较少。DBS 引起副作用一般是不可逆的，不存在毁损术中由于毁损灶过大或靶点偏离造成的并发症。双侧毁损术并发症较高于 DBS，无论分期还是同期并发症均较少，这是 DBS 最大的优点。此外，DBS 所花费用昂贵，6~10 年需更换脉冲发生器，尚有颅内感染、电极折断以及电极移位的并发症，刺激器也需良好的自我管理，这些也是国内难以普及及使用的原因。总之，DBS 作为一项良好的治疗 PD 的新技术，为国内外神经内外科医生所接受，相信随着临床实践进一步深入，将有较广泛的应用前景。

三、神经组织移植及基因治疗

神经移植始于 1982 年 Backlund 所进行的肾上腺髓质脑内移植治疗 PD。1985 年作者开始了胚胎脑移植治疗 PD 及其后的符合胚脑移植治疗 PD 的外科手术。10 余年来国内外的临床实践表明，神经移植只能获得近期疗效，要想使其成为有效的治疗手段，除伦理学障碍外，困扰神经移植治疗迅速发展的关键问题在于移植物的存活及能否分化成多巴胺神经元等许多技术性问题。

近年来，多巴胺能神经通路重建以及神经干细胞治疗 PD 的动物实验，均为冲破传统的束路学治疗观点而提出的新方法、新思路、功能重建性移植治疗 PD 成为许多学者所关注的研究热点。以猴自体施万细胞作为建"桥"移植物质，对洹河猴 PD 模型施行内侧前脑束-纹状体"桥"移植重建多巴胺通路研究取得有价值的实验结果。

近年对神经干细胞的研究更为神经移植展现了新的曙光。干细胞移植治疗帕金森病的基础研究和临床探索，预示了一个令人鼓舞的崭新领域。然而，在真正将这种方法用于临床治疗帕金森病人的治疗之前，还有很多工作要做。首先，要选择合适的供体细胞。

胚胎干细胞的优势在于具备无限增殖与分化的能力，但是存在着伦理学、来源缺乏等问题；理论上，神经干细胞毋庸置疑在治疗中枢神经系统疾病中具有绝对的优势，但也存在着取材困难、培养、纯化等问题；间充质干细胞取材方便、来源广泛、免疫原性弱等方面优于神经干细胞，但是目前掌握的研究资料不多，尚无充分的证据说明它是更理想的种子细胞。其次，选择合适的移植方案以保证临床收益最大。需要考虑的因素包括移植细胞的保存方式、移植数量、靶点选择、免疫抑制剂的应用等。再次，证明这些移植细胞的安全性。避免移植的干细胞形成畸胎瘤。另外，干细胞来源的多巴胺能神经元移植后能否存活、恢复纹状体的神经支配、移植干细胞的远期疗效等还有待进一步证明。

在神经干细胞的移植研究中发现，神经干细

胞确能在移植区产生一定的功能性再生作用。为提高神经干细胞定向分化为神经元，研究者的移植策略定位于神经干细胞细胞系的选择及神经干细胞定向诱导分化条件的研究上。研究对不同的神经干细胞进行特定的处理，以期使经修饰的干细胞能大量定向分化为多巴胺神经元，试图为替代性移植转变为真正的功能重建移植提供实用的依据。相信这将是一个艰巨的过程。神经干细胞进入临床还将面临以下问题：①神经干细胞库的建立、原始未分化状态的保持、掌握体内 / 外分化的调控机制与条件；②神经干细胞移植中可能遇到的免疫排斥问题；③移植后神经干细胞的功能评价。目前国内外研究的成果已使神经科学工作者产生浓厚的兴趣。将中枢神经干细胞移植入受损的脑组织，不仅可以补充替代受损的神经元，还可以将外源性基因介入神经组织，使其在体内有效地表达。相信随着人们对人脑神经干细胞研究的深入，应用干细胞移植治疗 PD 将有美好的前景。

PD 基因治疗尚未成熟，PD 的致病基因分离仍未成功，只能根据发病机制中的某些外围因素确定目的基因，主要是一些与多巴胺合成有关的酶基因，因而不可能进行真正的基因治疗。选择神经营养因子基因为目的的基因治疗，也只是一种替代治疗。将合成多巴胺有关的酶基因与能延缓多巴胺能神经元变性的生物活性物质基因联合转染，从不同角度纠正 PD 的病理缺陷，可能是一项值得深入研究的尝试。

（江澄川）

参考文献

[1] 邹声泉 . 外科学 - 前沿与争论 [M]. 北京 : 人民卫生出版社 , 2003: 308-312.

[2] 李海斌 , 石炳毅 . 帕金森病的干细胞治疗进展 [J]. 中国组织工程研究与临床康复 , 2009, 13 (1): 173-177.

[3] PETERSON D A. Stem cells in brain plasticity and repair [J]. Curr Opin Pharmacol, 2002, 2 (1): 34-42.

[4] ZHAO M, MOMMA S, DELFANI K, et al. Evidence for neurogenesis in the adult mammalian substantia nigra [J]. Proc Natl Acad Sci USA, 2003, 100 (13): 7925-7930.

[5] FRIELINGSDORF H, SCHWARZ K, BRUNDIN P, et al. No evidence for new dopaminergic neurons in the adult mammalian substantia nigra [J]. Proc Natl Acad Sci U S A, 2004, 101 (27): 10177-10182.

[6] CRIGLER L, ROBEY R C, ASAWACHAICHARN A, et al. Human mesenchymal stem cell subpopulations express a variety of neuro-regulatory molecules and promote neuronal cell survival and neuritogenesis [J]. Exp Neurol, 2006, 198 (1): 54-64.

[7] MARIES E, KORDOWER J H, CHU Y, et al. Focal not widespread grafts induce novel dyskinetic behavior in parkinsonian rats [J]. Neurobiol Dis, 2006, 21 (1): 165-180.

[8] MCLEOD M, HONG M, MUKHIDA K, et al. Erythropoietin and GDNF enhance ventral mesencephalic fiber outgrowth and capillary proliferation following neural transplantation in a rodent model of Parkinson's disease [J]. Eur J Neurosci, 2006, 24 (2): 361-370.

[9] SHAN X, CHI L, BISHOP M, et al. Enhanced de novo neurogenesis and dopaminergic neurogenesis in the substantia nigra of 1-methyl-4-phenyl-1, 2, 3, 6-tetrahydropyridine-induced Parkinson's disease-like mice [J]. Stem Cells, 2006, 24 (5): 1280-1287.

[10] KITAYAMA T, ONITSUKA Y, SONG L, et al. Assessing an eating disorder induced by 6-OHDA and the possibility of nerve regeneration therapy by transplantation of neural progenitor cells in rats [J]. Nihon Shinkei Seishin Yakurigaku Zasshi, 2007, 27 (3): 109-116.

第三十四章 微创神经外科的相关技术

第一节 神经导航外科

一、神经导航外科的起源与发展

中枢神经系统是人体中最复杂,最重要的组织结构。对中枢神经系统结构进行三维(3D)定位,在错综复杂的神经血管结构中准确地寻找和切除病灶,而不损伤这些结构,一直是神经外科医生面临的挑战。

1. 脑表面结构的定位　考古学家发现,在新石器时期(公元前7000—公元前2000)出土的人类颅骨上,有一些奇怪的孔。用现代放射衍射技术证实,它们是用工具凿出来的,并非风化所致。因此可推测,人类的祖先在与自然斗争中,就掌握了在颅骨上凿洞——最简单的开颅技术,来治疗颅内疾患。公元前2600年的古埃及纸莎草文稿和中国黄帝内经素问中,有钻颅治病的记载。古希腊伟大的医生Hippocrates(公元前460—公元前370)在其不朽的著作中,记载脑和脊髓手术的病例。我国的华佗(145—208)不仅专长中医外科和发明了"麻沸汤"(比西医麻醉早一千多年),而且会开颅治病。公元14—16世纪,文艺复兴后资本主义在欧洲出现。当时外科医生出身于传教士或剃头匠,除了开展创伤外科和普通外科外,一些外科医生还会做些简单的开颅手术,治疗脑外伤。由于受时代限制,早期的外科医生只能根据受伤的着力点进行开颅。以后,通过尸体解剖的研究,根据头皮或颅骨表面的隆起和沟缝等解剖结构标志可进行脑表面结构的定位。例如,Broca(1860)发现了主管说话的运动语言区,Horseley(1857—1916)发表了专著,描述脑沟回与其上颅骨的关系。由于早期外科医生只能粗略地定出脑表面的一些沟回,为了避免定位误差(以厘米计)以及照明差和手术工具粗大等原因,往往要做很大的皮肤切口和骨窗。对脑深部结构则无法定位,在脑实质内手术非常困难。

2. 有框架导航外科——脑深部结构的定位　有框架导航外科又称立体定向外科,它是用一个能固定在头颅上的金属支架,附有刻度,通过X线摄片、CT或MRI扫描可定出颅内靶点的位置,并用坐标数表达。1906年英国Horsley和Clarke研制出立体定向仪,用于动物实验研究。1947年美国Spiegel和Wycis发明了人类的立体定向仪,并利用脑室造影术定位,毁损脑深部结构以治疗精神病。以后,相继出现了Leksell、Reichert等定向仪,我国蒋大介在1960年研制中国自己的定向仪,并成功应用于病人。由于早期有框架导航外科应用脑室或气脑造影和X线摄片技术,不仅定位欠准确,而且具有相当的创伤性,二十世纪六七十年代后,由于CT和MRI技术的广泛应用,大大提高了有框架导航外科的准确性和安全性,使有框架导航外科重新焕发青春。但是,有框架导航外科装置具有以下难以克服的缺点,限制它的应用:①定位和导向装置笨重,缺少灵活性;②框架装置引起病人不舒服;③定位和导向非实时、非直觉且计算方法烦琐复杂;④不适用于儿童或颅骨较薄者;⑤由于定位架影响气管插管,对需全身麻醉者须先行气管插管,再戴定位架,这样将增加麻醉和手术时间,而且不能做功能MRI检查。基于本身的局限,目前有框架导航外科主要用于治疗锥体外系疾病如帕金森病、恶痛、精神病、癫痫、垂体破坏、异物摘出、活检和放置深电极。

3. 无框架导航外科——脑脊髓全方位定位　无框架导航外科又称影像导航外科或神经导航外科。20世纪80年代后期，下列一些科技发展，为无框架导航外科的诞生奠定了基础：①高分辨、3D神经影像技术的发展和应用，如CT和MRI不仅扫描时间缩短，而且能薄分层成像和3D重建；②3D数字转化器的问世，能把图像信息准确传送给电脑；③高速、大容量电脑或工作站的应用，保证导航外科在短时间内处理大量数据和图像资料。1985年Kwoh等应用工业用机器人PUMA在CT定位下进行脑病手术，但因机器人太笨重，使用有限。1986年Roberts（美国）、Schlondroff（德国）和Watannabe（日本）先后研制出各种无框架导航系统。经历10余年的发展，导航系统由关节臂定位系统发展为主动或被动红外线定位装置；手术显微镜导航由单纯定位发展到动态定位和导航。我国上海、北京、广州和天津先后在1997年引进神经导航设备，开展临床应用和研究。近几年，国产神经导航设备已获国家批准上市。由于导航外科把现代神经影像诊断技术、立体定向外科和显微外科技术，通过高性能计算机结合起来，能准确、动态和近实时地显示神经系统解剖结构和病灶的3D空间位置及其比邻关系。因此，它与有框架导航外科相比，具有以下的优点：①术前手术方案的设计；②术中近实时3D空间定位；③显示术野周围的结构；④指出目前手术位置与靶灶的3D空间关系；⑤术中实时调整手术入路；⑥显示入路可能遇到的重要结构；⑦显示病灶切除范围。通过改进扫描和注册技术，无框架导航系统的定位误差已经可与有框架系统媲美（<1~3mm）（图34-1）。无框架导航不仅克服了有框架导航的缺点，而且大大扩大了手术范围，现在它应用于颅内各种占位性病变，如脑肿瘤、囊肿和脓肿、血肿、血管畸形、硬脑膜动静脉瘘、颅底肿瘤以及癫痫，先天或后天畸形，鼻窦和鼻旁窦、脊柱和脊髓病变等。

现在，无框架导航外科已成为微侵袭神经外科的重要组成。神经导航技术与显微神经外科、锁孔外科、内镜神经外科和颅底外科结合，改变了现代神经外科虽有先进的影像诊断手段和微侵袭外科技术，却在手术方案设计、病灶定位和切除等方面凭主观和经验的落后局面，使现代神经外科手术更趋于微创、精确、安全和有效。无框架导航技术也应用于医学其他学科，如颌面外科、耳鼻咽喉科、放射外科和常规普通放射治疗。后者应用导航定位技术后，已发展为适形放射治疗和3D调强放射治疗。

二、神经导航系统的组成与工作原理

虽然后各种型号导航系统，但是它们的组成和工作原理却是基本相同的。

1. 工作站和软件功能　由于神经导航系统需要处理并显示大量的图像资料和数据，工作站内存要大于64兆字节，硬盘空间大，运算速度快，可靠性高，并具有高清晰度显示屏或触摸屏。以便存储并处理图像资料，进行三维重建，在术中帮助定位、

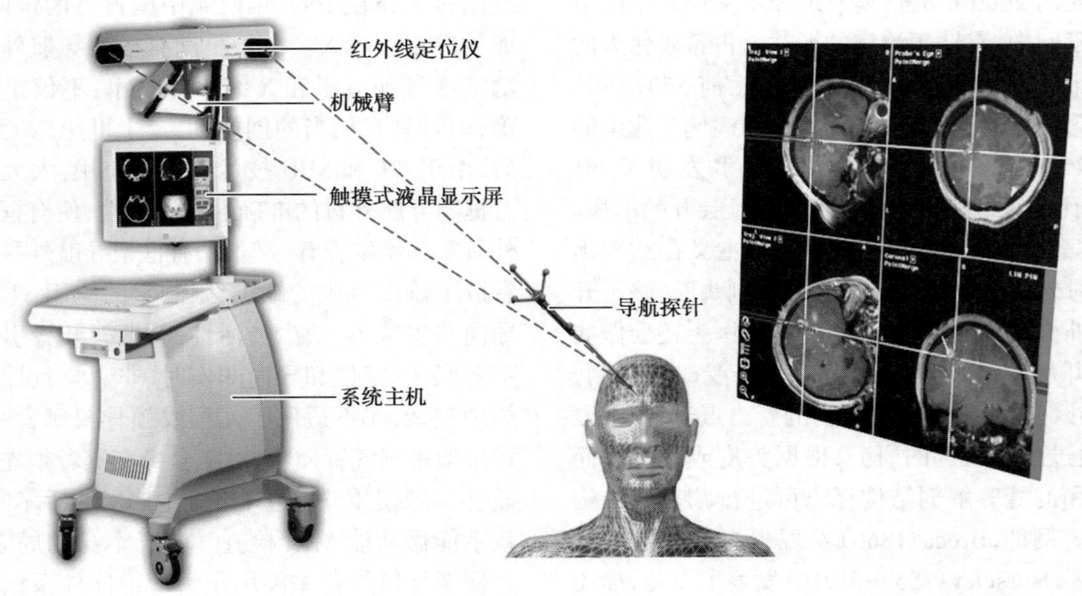

图34-1　无框架神经导航系统

辅助手术。

2. 定位装置 包括定位工具和三维数字转换器；定位装置的功能是对术者所持的定位探针或工具进行跟踪，并显示尖端的位置和运动轨迹。导航要求的定位装置必须能提供连续、快速的定位图像。最初使用的是关节臂定位装置，由于结构笨重、不能安装在手术器械上，并且不能直接对解剖结构进行跟踪，现在已很少使用。超声、电磁、激光定位技术尚不成熟。目前最常用的是红外线定位装置。

(1) 主动红外线定位装置：包括定位工具(探针、器械)、发射红外线的二极管、红外线接收器。装在定位工具上的二极管发射的红外线被红外线接收器接收后，探针的空间位置即可被计算机确认并显示在屏幕上。当把二极管安装在导航参考环上时，由于参考环固定在头架上，体位变化时，红外线动态跟踪技术能够保证导航定位的准确性。主动红外线定位装置虽然使用起来方便灵活，仍有一定缺点，在二极管与接收器之间不能有障碍物，而且二极管发出的红外线在一定角度内才能被接收。

(2) 被动红外线定位装置：定位工具上安装几个可以反射红外线的小球，当它移动时，其反射的红外线被接收器测得，工作站处理后，便可在屏幕上显示出定位工具的空间位置，由于不需要连接电线，操作更加灵活方便。

(3) 手术显微镜定位装置：把二极管安装在手术显微镜上，通过激光测量镜片焦点的长度来确定显微镜的位置，显微镜的焦点就成为探针的尖端，可在屏幕上显示出定位工具的空间位置并动态跟踪。它的缺点是使用不方便和显露术野范围有限。

3. 定位标志 定位标志在病人身上和影像资料上都可以看到，导航系统正是通过两者的联系来达到导航的目的。标志分为三种：皮肤标志、解剖标志和固定标志，皮肤标志是一种含造影剂的塑料制品，术前贴在皮肤上，使用方便、无创，由于皮肤有一定活动性，定位有一些误差，它适用于准确性要求不高的手术。解剖标志包括外耳道、耳屏、鼻根，眼外眦等体表标志，也有上述缺点。固定标志没有皮肤标志会移动的缺点，定位准确，由于它固定在颅骨或上颌，病人有不适感。

三、神经导航手术的操作流程与适应证

1. 神经导航手术操作流程 常规神经导航手术的工作流程主要有以下几个步骤：

(1) 坐标的放置：目前最常用的是在病人的头皮表面粘贴皮肤坐标。

(2) 导航影像的采集：需进行特定导航序列的CT或MRI扫描。

(3) 导航影像的三维重建：将载入导航工作站的影像数据通过医学影像三维重建技术转换成直观的、三维的人体组织器官图像。

(4) 导航坐标的术前注册：即通过导航定位装置，将病人的三维影像空间、颅脑结构空间和手术设备的物理空间配准起来。

(5) 病灶的体表定位及手术切口的设计：通过导航探针指示，将病灶的体表投影在病人的头皮表面标记出来，并据此设计相应的手术切口。

(6) 术中导航：在手术进程中根据术者的需要，随时可用导航探针或导航显微镜等对需要切除的病灶和需要保护的重要结构进行定位以指导手术(图 34-2)。

2. 神经导航手术适应证

(1) 颅内占位性病变手术：特别是颅脑深部体积较小的病变、功能区附近的病变以及肉眼下与正常脑组织无法分辨的病变，其中以脑胶质瘤为典型代表。此外，侵犯周围重要血管神经结构的颅底肿瘤以及脑干、丘脑、中线部位的深部病变也适用神经导航手术。

(2) 经鼻 - 蝶垂体瘤手术：特别是功能性垂体微腺瘤，侵犯周围重要结构的巨大侵袭性垂体瘤，或由于蝶窦气化不佳、二次手术导致术中容易迷失方向的病例。

(3) 脑血管畸形手术：尤其是高血流量病灶、功能区病灶以及微小病灶等。

(4) 功能神经外科手术：如难治性癫痫手术，还可用于深部脑刺激术(deep brain stimulation，DBS)治疗帕金森病、扭转痉挛或特发性震颤等运动障碍疾病。

(5) 辅助神经内镜手术：如深部肿瘤的内镜手术、脑室内手术、三脑室造瘘术及蛛网膜囊肿手术等。

(6) 颅内病灶的穿刺活检术：在导航下可以动态观察穿刺的进程，设计多条穿刺轨迹，多靶点取样。

(7) 脊柱与脊髓手术：如椎弓根钉植入术、脊髓肿瘤手术及椎管减压手术等。

(8) 放射治疗及放射外科：如与伽马刀(gamma knife)和射波刀(cyber knife)等技术结合。

(9) 医学教学与手术模拟演示。

四、功能神经导航

功能神经导航(functional neuronavigation)是

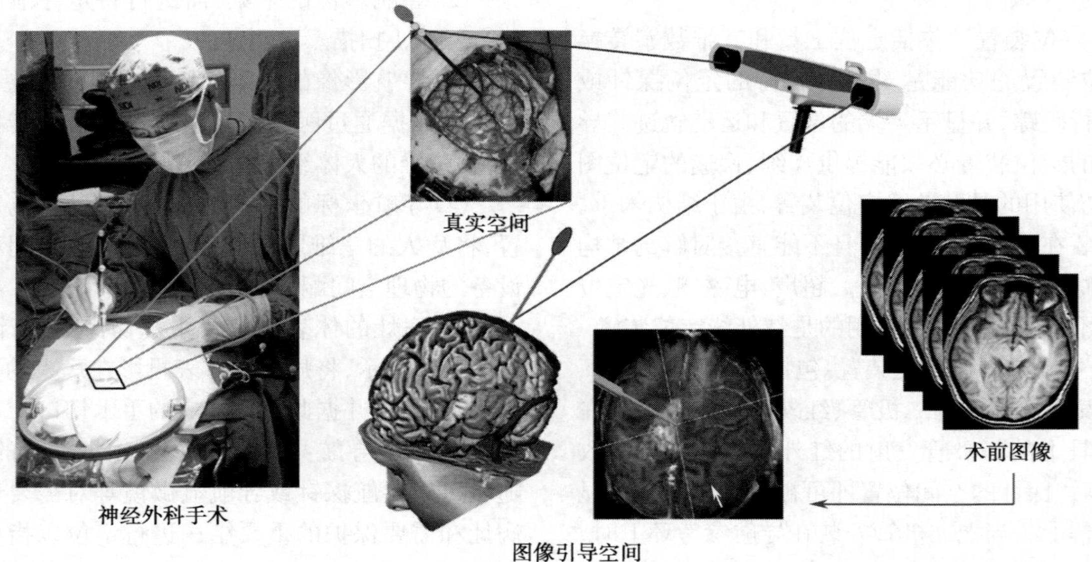

图 34-2 神经导航手术的操作流程图(文末有彩图)

利用多图像融合技术,把显示肿瘤的解剖图像、显示功能皮质和皮质下神经传导束图像三者融合一起,结合导航定位技术,实现既要全切病灶,又要保存脑功能(功能皮质和皮质下传导束)的目标。功能神经导航有助于保护病人术后肢体活动、语言、视觉等不受影响。

1. 脑功能成像 一些特殊的神经影像技术,例如血氧饱和水平检测(blood oxygen level dependent,BOLD)技术,可以显示脑皮质功能区,由日本科学家小川诚二(Seiji Ogawa)于 1990 年首先提出。BOLD 以血红蛋白为内源性造影剂,通过皮质功能区神经元激活时局部组织微循环血氧饱和水平变化实现成像。目前 BOLD 技术已经可以较准确地定位脑皮质运动区(皮质第一运动区、运动前区和辅助运动区)、感觉区、语言区(感觉性和运动性)及视觉区等重要脑功能区。大脑的功能区与其所支配的靶器官之间、功能区之间均有神经传导束连接。神经传导束与功能皮质一样难以凭手术者肉眼分辨,手术时容易误伤。Basser 和 Pierpaoli 于 1996 年首先报道一种神经传导束显像技术——弥散张量成像术(diffusion tensor imaging,DTI)为皮质下神经传导束成像开启了大门。最新的实验和临床研究证实,DTI 技术依据脑白质纤维内水分子弥散运动的各向异性成像,可以实现皮质下神经功能传导通路(例如,锥体束、视辐射、听辐射、语言辐射等白质纤维束)的 3D 示踪成像(tractography),显示其形态、结构和传导方向。

2. 功能神经导航手术理念的提出 功能神经导航手术基本原理是(图 34-3):①分别采用常规 MRI 重建颅脑结构模型,BOLD 定位脑功能皮质,DTI 显示皮质下神经传导束。②应用基于刚体配准的多模式医学影像融合技术,将上述脑结构与功能影像高精度融合。③应用融合后的影像与神经导航结合,不可见的脑功能结构变成可视,并投影在外科手术野,引导颅脑手术进程。在明确病灶边界的同时精确定位邻近神经功能结构,有助于提高病变切除率,避免神经功能损伤。

3. 功能神经导航手术的临床应用 以最常见的中枢神经系统肿瘤——脑胶质瘤(占所有脑肿瘤的 36%,恶性脑瘤的 81%)为例,由于肿瘤往往与正常脑组织之间没有肉眼可辨的边界。所以,尽管显微外科手术技术在不断进步,但仅有 60% 左右的脑胶质瘤可以达到影像学意义上的全切除。尤其是功能区脑胶质瘤,欲达“最大程度安全切除肿瘤”之手术策略尤为困难。由于存在个体差异和受病变所致的脑皮质功能重组或塑形(reorganization and plasticity),此时利用传统解剖学标志来定位皮质功能分布已不可靠。BOLD 技术可以精确描绘运动、语言和视觉等多种高级神经功能区在脑皮质的个体化分布图,因此被应用于功能神经导航手术。同样,应用多影像融合技术将 DTI 神经传导束影像与 MRI 脑结构影像融合,可清晰显示病灶与神经功能传导通路的毗邻关系。基于 DTI 的功能神经导航有助于邻近锥体束、视辐射或语言辐射的脑肿瘤切除率提高,并使得上述重要神经功能传导通路的术中保护在影像学上得到定量依据(图 34-3)。目前已有 Ib 级循证医学证据证实功能神经导航手术可以提高运动区脑胶质瘤手术切除率,降低术后致残率,延长病人术后生存时间,改善生活质量。

五、神经导航术中的脑移位问题

常规神经导航技术所面临一大技术难题——脑移位(brain shift)。由于常规导航用病人的术前影像资料。而脑组织非刚性体,实际手术中因组织生物力学属性、重力作用、颅内压变化、脑脊液流失、手术操作以及麻醉状态等因素,常发生脑移位,也称漂移(drift)。资料显示:开颅后硬脑膜移位(2.80 ± 2.48) mm,脑皮质移位为(5.14 ± 4.05) mm,肿瘤移位为(3.53 ± 3.67) mm,其中尤以大脑半球手术为剧。脑移位误差导致用术前影像的神经导航定位精度下降,干扰手术的精确性和安全性。因此,研究纠正脑移位误差的新技术已成为当前神经导航外科领域的热点。

目前纠正脑移位的技术有:①微导管法:在打开硬脑膜前后,在导航指引下,在肿瘤四周植入硅胶管(直径 1.5mm)。以后不论脑移位如何,均以硅胶管构成的"栅栏"为边界切除肿瘤。对多发海绵状血管瘤,先在导航定位下对受脑移位影响较小的近中线或深部病灶表面植入微导管。在切除浅表病灶后,虽然发生脑移位,但微导管与深部病灶之间的位置不会发生变化,可循导管找到和切除肿瘤。此法简便、实用,但欠精确。②模型校正法:有物理、数学和统计模型三种,用非刚体配准法建立脑计算模型纠正或补偿脑移位。但是迄今模型校正精确率欠满意,操作费时,尚难在临床推广。③术中成像技术:它是目前较成熟、可靠的脑移位

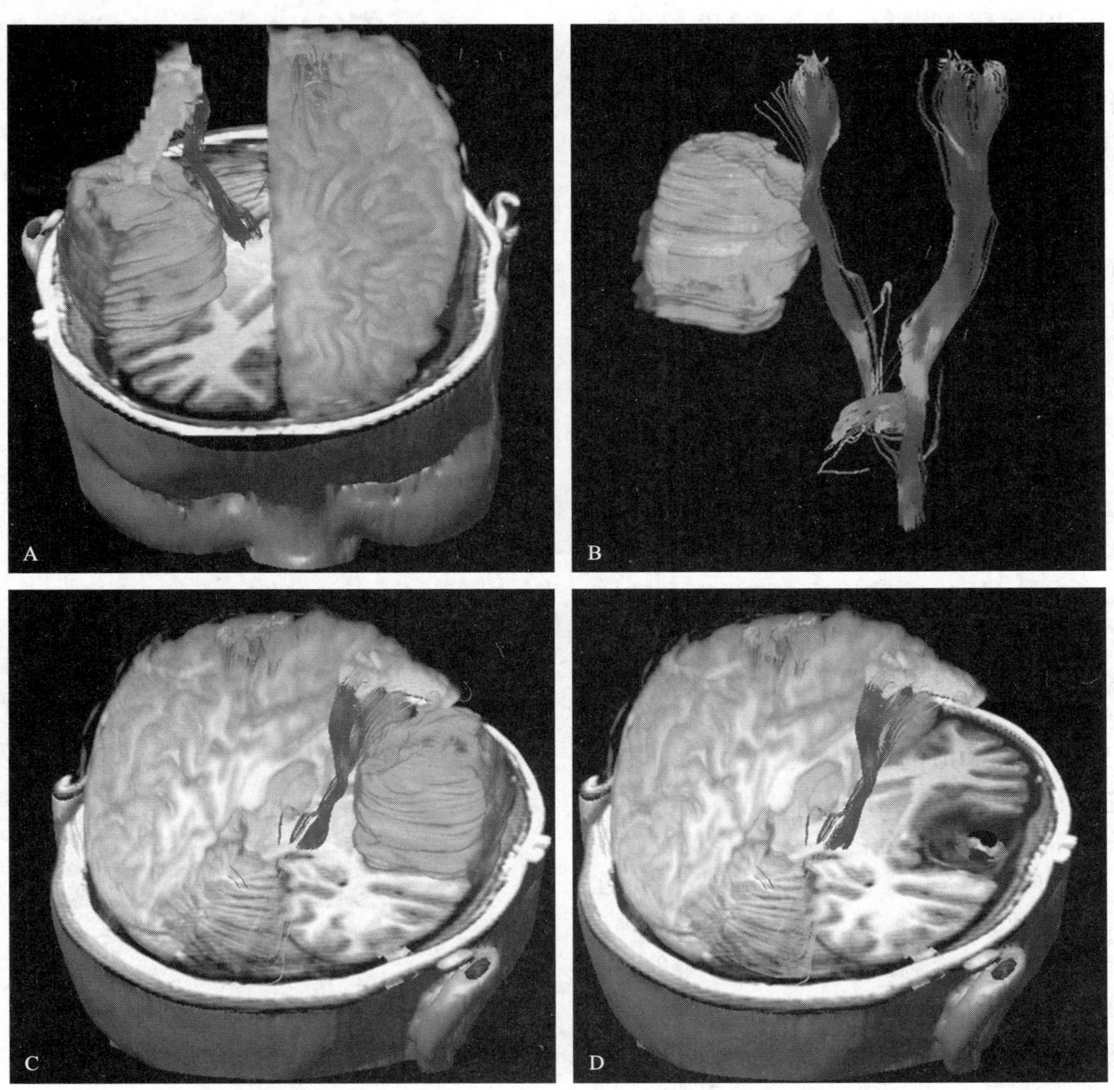

图 34-3 功能神经导航手术切除运动区脑胶质瘤(文末有彩图)

A-C. 术前 3D 重建的病例个体化颅脑数字模型,绿色为肿瘤;黄色为运动皮质;蓝色为皮质下运动传导通路——锥体束;D. 术后图像,显示肿瘤全切除,运动皮质及皮质下锥体束完好保存

校正技术，包括CT、超声和MRI等成像技术。虽然近来经不断改进，CT已具有良好的分辨能力，特别对骨质，但是其对软组织的分辨仍不如MRI。而且CT具有放射线，对病人与医生的身体有一定伤害。术中超声技术近来发展很快，可2D和3D成像，但其分辨力仍不如CT或MRI，而且超声的穿透能力与分辨力呈反比，即分辨力提高，穿透力则下降。由于上述不足，术中CT和术中超声的应用受到限制。因此，目前应用前景最好的是术中磁共振成像技术。

六、术中磁共振实时影像导航

术中磁共振（intraoperative magnetic resonance imaging，iMRI）导航指术前、术中和术后均可进行MRI扫描，采集图像和处理图像，而且可进行真正实时影像导航手术，它是神经导航外科向更高层次的发展。

1. iMRI导航的设备　开放式MR的出现，使术中"实时"（real-time）成像成为可能。iMR设备和技术经历了三个阶段：①垂直双平面超导磁体（double doughnut）设计，例如美国哈佛大学Black 1997年报道的美国通用电气医疗Signa SP™/i 0.5T MR。手术在MR诊断室内进行，固定的磁体间隙可容纳一名术者接近术野两侧并操作。②水平双平面或C型永磁体设计，例如日本日立医疗的AIRIS™-II 0.3T MR和德国西门子医疗的Magnetom™ Open 0.2T MR。术中成像时需通过手术床的旋转或轨道移动，将病人由手术区域移入MR诊断室。上述两种技术是把手术室搬入MRI室。③真正意义上进入手术室的MR系统，磁体和扫描的基础设计均有创新。例如：PoleStar™ N-20 0.15T MR（图34-4）采用垂直双平面永磁体，具有超低场强、移动灵活、可安置于常规神经外科手术室等优点。1.5T或3.0T超高场强超导磁体利用空中轨道专利技术也可在手术室内自由移动（图34-5）。第三代iMRI的共同特点是无需移动病人，就可进行术中实时成像，引导医生从任意角度实施手术操作，将微侵袭神经外科引入一个全新的阶段。

2. iMRI在神经外科手术中的应用　在神经外科手术中，尤其是脑胶质瘤、垂体瘤、功能神经外科以及脑内定向穿刺活检手术，iMRI导航得到了广泛应用。iMRI具有下列优点：①为神经导航提供实时影像，纠正脑组织变形和脑移位误差。②提高肿瘤切除率。③防治重要结构和神经功能缺失。④为立体定向穿刺、活检、植入等手术提供实时引导和精确定位。⑤术中发现某些隐匿或早期并发症，如脑缺血及出血等。高场强iMRI以其高效实时，时空分辨力高以及脑功能与代谢成像等技术优势，为神经导航外科的发展开辟了一片崭新天地，同时也激发了人们对于技术进步的更多期待：① iMRI设备的不断完善，包括高场强、高梯度性能、高线圈密度、多通道信号采集和高性能计算机等；②创建以iMRI为中心的数字一体化神经外科手术中心（图34-5），交互融合多种微侵袭新技术，使手术创伤更小，疗效更好。

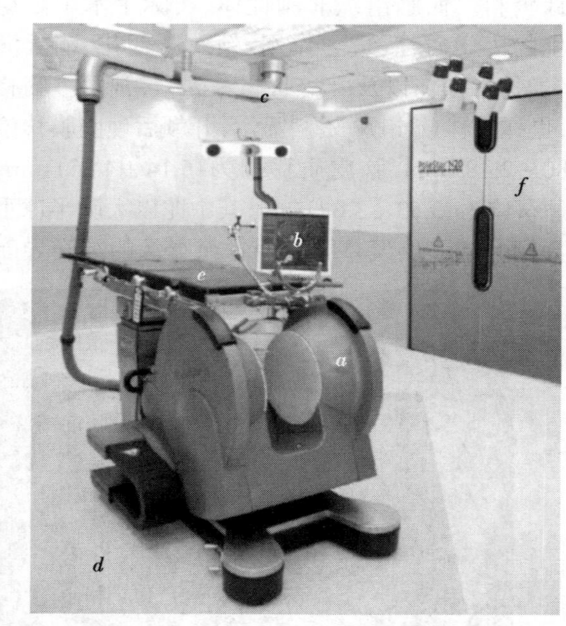

图34-4　0.15T PoleStar™ N-20 iMRI系统（文末有彩图）
在标准手术室内，PoleStar™ N-20低场强开放式iMRI可以安置于手术床（头部）下方，隔离射频干扰。*a*. 永磁体；*b*. 计算机工作站；*c*. 用于神经导航追踪定位的发光二极管照相机；*d*. 地面绿色线圈为高斯线区域；*e*. MR兼容手术床；*f*. MR设备磁屏蔽储存室

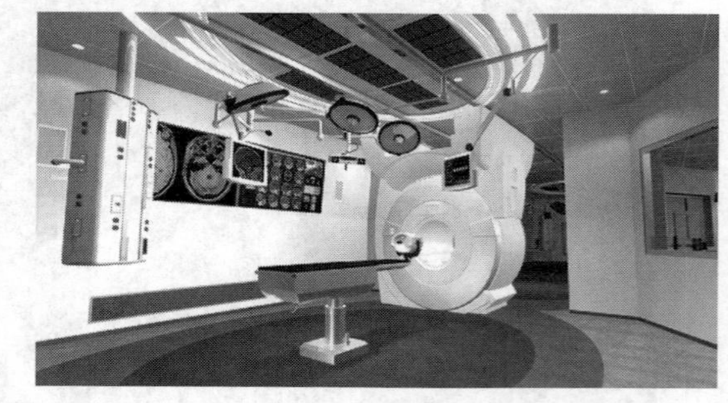

图34-5　集成3.0T iMRI系统的数字一体化神经外科手术中心

七、神经导航外科的未来

1. 人与工具　经10余年发展，神经导航外科在设备和技术等方面取得很大进步，并被广泛应

用。自1977年我国引进神经导航系统以来，现在国内拥有神经导航系统已逾百台，拥有iMRI 3台，其中华山医院神经外科现拥有进口和国产神经导航系统6台，iMRI 2台。先进的导航系统的应用，无疑将大大推动我国微侵袭神经外科的发展，造福于广大病人。但是必须清醒地认识到导航系统仅是个手术工具，它必须由人使用才能发挥其用途。后者的智慧和"三基"（基础理论、基础知识和基础技能），特别是显微外科技术是保证导航外科成功的关键。必须看到显微神经外科在我国尚未普及，质量还有待提高。因此，在推广和应用导航外科之时，更要加大力度普及和提高显微神经外科。

任何先进的设备和仪器不可能十全十美，均有其优点和缺点。现代的导航系统也不例外，存在其固有的缺点和不足，影响了其准确性，故在使用时应有充分认识，以求最大程度发挥其优点，最大限度地减少或避免其负面影响。因此，面对21世纪现代医学，各种高精度诊断和治疗仪器和设备层出不穷，我们应清醒认识到"人"与"物"的正确关系的重要性，强调"三基"是学术上可持续发展的根本。

2. 发展趋势　导航系统的计算机和软件方面。

(1) 快速处理系统的开发和应用：个人计算机性能的提高有可能取代目前应用的工作站，使导航系统不仅体积大大缩小或可携带，医疗成本也望降低。

(2) 高分辨立体监视屏的开发：将有利于对脑深部复杂结构的3D显示。

(3) 硬、软件开发：使导航系统应用更趋简便、设备的高度自动化和智能化，可自动注册和校正偏差。

(4) 多图像融合：多种医学影像自动融合不仅为外科医生提供更多的选择和讯息，使导航外科更安全、有效，而且具有下列优点：①不仅提供病灶解剖准确定位，而且提供病灶周边皮质功能区（fMRI）白质传导束（DTI）和肿瘤细胞侵袭范围（MRS）讯息；②提供脑血供（弥散MRI）、脑代谢（PET）和早期脑缺血（灌注MRI）讯息；③提供脑血管3D图像（MRA、MRV），有利动脉瘤颈夹闭，避免载瘤动脉和重要穿通支受损；④使低磁场iMRI具有高磁场iMRI的功能，即利用术前诊断用的高磁场MRI图像与低磁场术中MRI图像融合，不仅可提高病灶解剖定位图像质量，可做高磁场术中MRI的操作，而且大大节省手术时间和费用；⑤个体化、最佳手术方案和入路设计，术前模拟演示。

(5) 虚拟仿真（VR）技术的开发和应用：VR使神经外科医生在术前可演示手术每个操作步骤和可能遇到问题以及可能处理对策。这将大大提高对每个病人个体手术方案设计的质量，使导航外科手术更个体化、更安全和有效。同时，此技术的应用不仅将利于青年神经外科医生的培养，也利有经验神经外科医生术前对复杂手术的复习和准备（图34-6）。

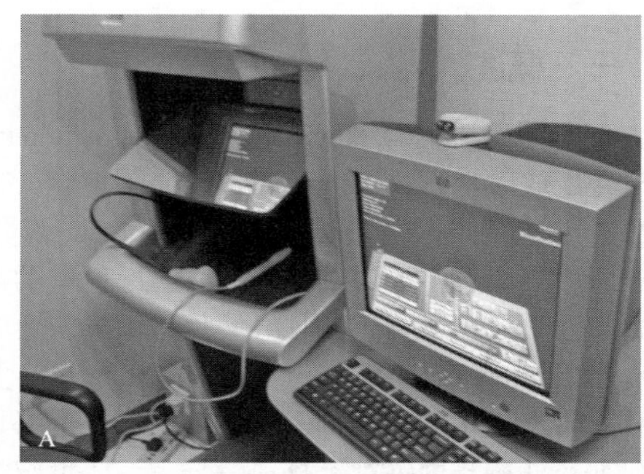

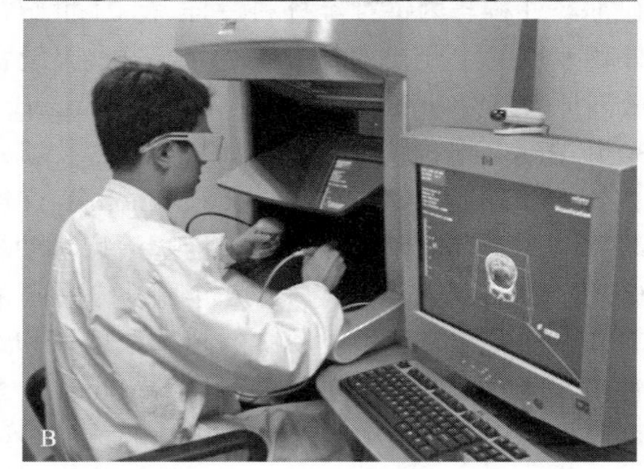

图34-6　虚拟仿真工作台

A. 可多图像融合（CT、MRI、CTA、MRA等），呈2D或3D显示；B. 利用操控手柄和数字笔等工具，操作者可进入虚拟仿真手术环境，进行手术操作

(6) 脑移位的自动纠正：通过研究和开发脑移位纠正软件（适用于不同体位、不同手术入路、不同骨窗大小等情况），有望纠正此误差，提高导航外科的准确性和安全性。

(7) iMRI硬件的优化：随磁体制造工艺的发展，有可能既保证获取高质量图像，又能提供宽敞的空间，不仅利于病人各种体位的摆放，而且便于不间断外科手术操作。iMRI将向小型化、高分辨发展，使导航外科真正达到术中实时定位和导航。

(8) 机器人和遥控外科（telesurgery）：近来已有应用机器人或机械手臂操纵手术显微镜、磨钻、牵拉器、电极、内镜等，不会发生人手震颤、抖动或手术者体力及情绪等影响。在不久将来，机器人在外科医生控制下进行一些高精度手术——遥控外科，可能成为现实。

（吴劲松　周良辅）

第二节 介入神经外科

一、概述

介入神经外科学(interventional neurosurgery)属于介入放射学(interventional radiology)范畴,也称血管内神经外科学(endovascular neurosurgery)。由于所用的导管主要为3F以下的微导管,有的甚至微细到1.2F(0.40mm),因此,又称为微导管血管内治疗(endovascular therapy by microcatheter)。它同显微神经外科、功能性神经外科、放射神经外科、锁孔神经外科与内镜神经外科一样,是21世纪神经外科发展的主要技术与方向之一。这些又统称为微创神经外科(minimally invasive neurosurgery)。1930年Brook报导应用肌肉组织"放风筝"填塞颈内动脉海绵窦瘘,1964年Luessenhop等首次从动脉内注入有金属芯的硅胶球栓塞治疗脑动静脉畸形。20世纪60年代末、70年代初,法国的Djindjian首先开展了颈外动脉的超选择造影和选择性脊髓血管造影。1971年苏联Serbinenko首创可脱性球囊导管治疗外伤性颈动脉海绵窦瘘,1975年Debrun在此基础上又对球囊技术进行改进,应用同轴导管(coaxial catheter),使球囊更加容易解脱。1976年美国Kerber创用可漏性球囊导管(calibrated-leak balloon catheter),注入氰基丙烯酸异丁酯栓塞治疗脑动静脉畸形。20世纪80年代以来,法国和美国相继研制出Magic系列微导管和Tracker微导管,使神经外科血管内治疗取得了突破性进展,法国Picard、Merland、Moret和Lasjaunias,美国Debrun、Vinurla、Berenstein和Fox,苏联Serbinenko、Romodanov等在脑动静脉畸形、颅内动脉瘤、Galen静脉瘤、硬脑膜动静脉瘘、颈动脉海绵窦瘘与脊髓血管畸形治疗方面均积累了丰富的经验。1991年美籍意大利学者Guglielmi等研制成电解铂金微弹簧圈,用于治疗颅内动脉瘤、颈动脉海绵窦瘘取得满意疗效。20世纪90年代Taxi、Murayama报道了一种新型血管内非黏附液体栓塞材料ONYX,治疗颅内外多种血管病已取得可喜成果。

我国神经外科血管内治疗主要是神经外科医师在医学影像科的大力支持和配合下开展起来的,1979年2月广州军区武汉总医院马廉亭等将准介入技术"放风筝"应用于战伤所致颅底高位颈内动静脉瘘的治疗,1983年9月又首先在国内应用弹簧圈经血管内栓塞治疗外伤性颈动脉海绵窦瘘获得成功。1986年以来解放军总医院、广州军区武汉总医院、天坛医院相继在国内开展了微导管血管内治疗工作,1993年9月成立了中华神经外科学会领导下的第一个专业学组——神经外科血管内治疗学组,并先后召开了多次全国性学术交流会。此外,1991—2010年凌锋、马廉亭先后分别主编出版了《介入神经放射学》《神经外科血管内治疗学》(2010年科学出版社再版改为《脑脊髓血管病血管内治疗学》)《介入神经放射影像学》《微侵袭神经外科学》《脑血管疾病血管内治疗学及图谱》与《创伤性假性动脉瘤与动静脉瘘》等专著。推动了我国神经外科血管内治疗工作的开展。目前,神经外科血管内治疗已成为脑血管疾病主要治疗方法之一。我国介入神经外科治疗已在国内三级以上医院开展。同时,我国也研制成部分血管内栓塞材料,如HEMA(1995)、微弹簧圈(2010)。

二、介入神经外科应用器材

(一) 介入神经外科所用的导管

1. 介入神经外科所用的导管除常用的导管鞘、造影导管、导引导管等外,还有特殊的微导管和治疗材料。

2. 微导管与微导丝

(1) 主要用于栓塞颅内动脉瘤的微导管,也可以用于脑动静脉畸形,硬脑、脊膜动静脉瘘,颈动脉海绵窦瘘(用微弹簧圈栓塞时),椎动静脉瘘,Galen静脉瘤,静脉窦血栓形成,脑动脉血栓形成等。如Echelon-10微导管,总长165cm,近端坚硬部分2.1F×130cm,中段柔软部分2.1F×30cm,末段柔软部分1.7F×5cm。导管末端及其后方3cm处各有一金环示标(图34-7),并配有直径0.25~0.45mm(0.010~0.018in)的微导丝。目前常用的微导管及微导丝见表34-1。

表 34-1 微导管与微导丝匹配对照表

微导管	内径 /in	导丝尺寸 /in	尾端 / 末端外径(F)
Prowler-10	0.015 0	0.012	2.3/1.8
Prowler-14	0.017 0	0.014	2.3/1.8
RapidTransit	0.021 0	0.014	3/2.3
Prowler-Plus	0.021 0	0.014	3/2.3
Rebar-14	0.016 0	0.014	1.9
Rebar-18	0.021 0	0.018	2.3
Nautica	0.018 0	0.016	2.8/2.2
Echelon-10	0.017 0	0.014	1.7
Echelon-14	0.017 0	0.014	1.9
Excelsior-SL10	0.016 5	0.014	2.4/1.7
Track-Excel-14	0.017 0	0.014	2.4/1.9
Excelsior-1018	0.019 0	0.014/0.016	2.6/2.0
Renegade18	0.021 0	0.014	3/2.6
Portal	0.021 0	0.014	2.4

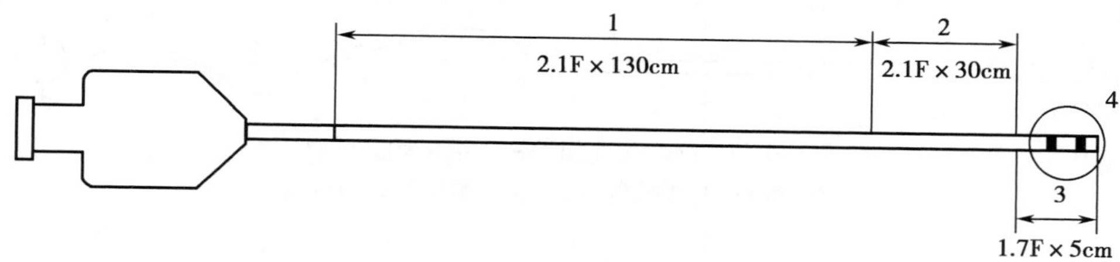

图 34-7 Echelon-10 微导管

1. 坚硬部分；2. 柔软部分中段；3. 柔软部分末端；4. 外镶两个金环标记

(2)用于治疗脑动静脉畸形的 Marathon 微导管、Sonic 微导管：其导管近端较硬，远端逐渐趋于柔软，外层有亲水涂层，对末梢的、迂曲和纤细的血管插管非常理想。Marathon 微导管全长 165cm，远端柔软部分长 25cm，末端管腔有 1.5F 和 1.2F 两种(图 34-8)。近年来为适应新型液体栓塞材料 ONYX 胶的应用，为避免因注射 ONYX 胶反流过度(>2cm)致微导管不能拔出而将全管留于体内，BALT 公司专门生产了 Sonic 微导管，与 ONYX 胶相兼容。Sonic 微导管具有亲水性的外层，导管近段较硬，远段趋于柔软，导管不透射线，远段有 3 个示标，其中末端有 1 个示标，其后方 2cm 有第二个示标，第一、二个示标间为导管柔软部；其后第三个示标为软硬结合部(图 34-9)。只要 ONYX 胶反流不超过微导管第三个示标，使用中等程度的牵引力即可使 Sonic 导管的末端分离，从而避免了将整个微导管留在病人动脉内。

(3)用于可脱性球囊的 Magic-BDPE(TE)微导管：前段 1.8F、长 10cm，末端有一装球囊阀的聚乙烯(polyethylene，PE)或聚四氟乙烯(teflon，TE)管，长 5mm/ 直径 0.3mm，以备安装可脱性球囊(图 34-10)。

(4)用于暂时阻断血流的有 Magic B1、B2、B3，即 Magic-STD 末端分别带有不可解脱的 BALT 1、2、3 号球囊(图 34-11)。

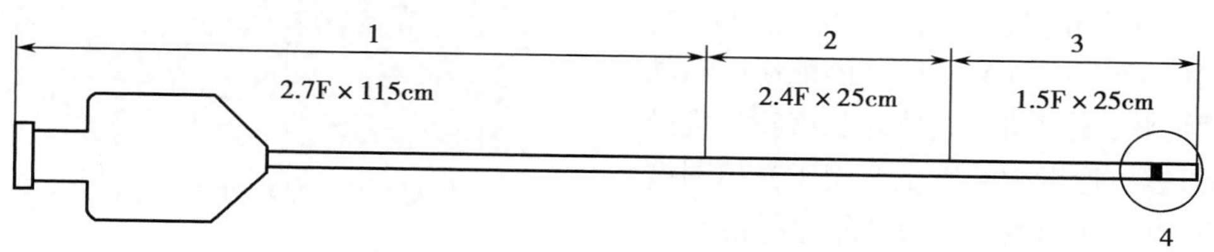

图 34-8 Marathon 微导管

1. 坚硬部分；2. 柔软部分；3. 非常柔软部分；4. 金环标记

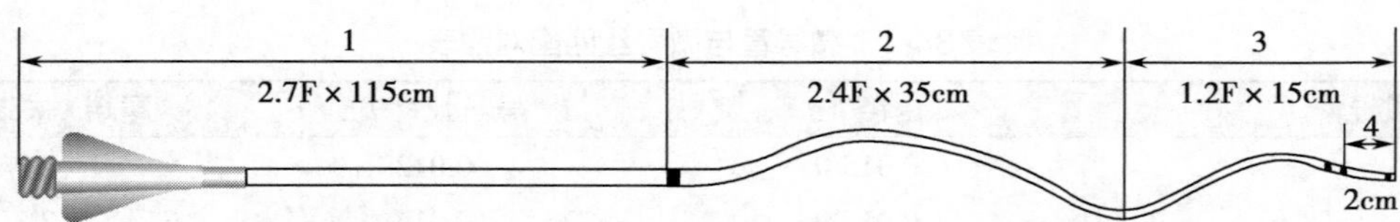

图 34-9 Sonic 微导管

1. 坚硬部分;2. 柔软部分;3. 非常柔软部分;4. 外镶三个金环标记

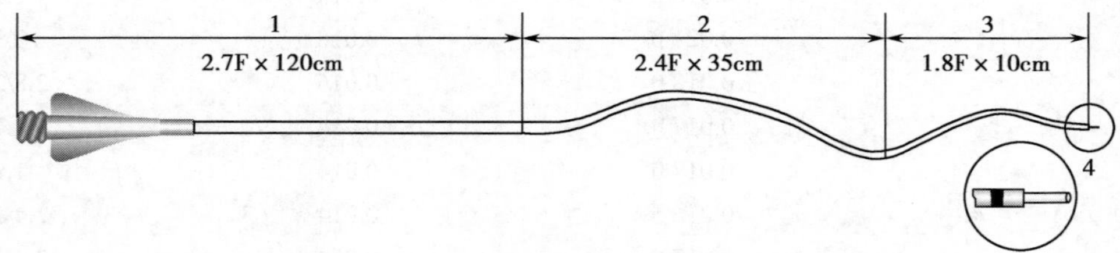

图 34-10 Magic-BDTE 单腔可脱性球囊微导管

1. 坚硬部分;2. 柔软部分;3. 非常柔软部分;4. 装球囊阀的聚乙烯管

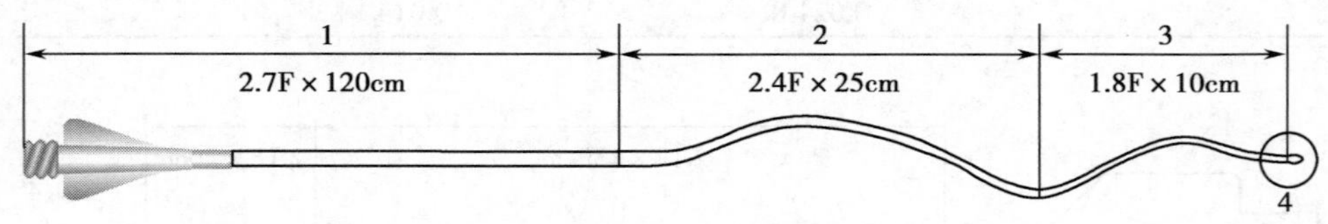

图 34-11 Magic-1.8FSP 末端带闭塞球囊

1. 坚硬部分;2. 柔软部分;3. 非常柔软部分;4. 球囊

(二) 介入神经外科应用的治疗材料

1. 电解铂金微弹簧圈 电解铂金微弹簧圈1991 年由意大利学者 Guglielmi 等研制成功,称为 Guglielmi Detachable Coil,简称 GDC,由美国波士顿科技有限公司(Boston Scientific Corporation)所属 Target Therapeutics 生产,有 10 和 18 两种型号,通过 Tracker-10 和 Tracker-18 微导管输送,亦可与 Echelon-10、14 微导管、Excelsior-10、18 微导管和 Rebar-10、14 微导管相兼容。

目前已经有公司生产出了解脱更快捷的电解铂金微弹簧圈。将微弹簧圈焊接在输送导丝上装入导入鞘内,将导入鞘与微导管尾端连接即可将微弹簧圈输送到位,解脱也更为方便,只需将输送钢丝末端插入专用的直流电解脱器 V-Grip(图 34-12)3 秒钟即可解脱。微弹簧圈又分三维立体(3D)微弹簧圈和螺旋形微弹簧圈两种规格,螺旋形微弹簧圈又有柔软型和普通型两种规格(图 34-13,表 34-2)。其中三维立体(3D)微弹簧圈能适应动脉瘤的各种不同形状,主要用于充填动脉瘤腔形成最初的网篮框架;螺旋形微弹簧圈主要用于充填网篮框架间的空隙,以便达到致密填塞动脉瘤的目的。

表 34-2 铂金微弹簧圈系列规格

	3D 微弹簧圈		螺旋形微弹簧圈			
			柔软型		普通型	
系统尺寸	10	18	10	18	10	18
微弹簧圈直径 /mm	2~10	4~20	2~4	2~6	5~10	5~20
微弹簧圈长度 /cm	4~26	10~50	2~10	4~15	15~30	20~30

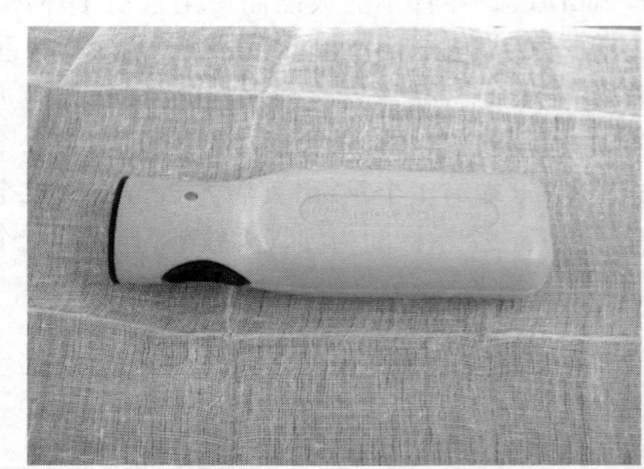

图 34-12 V-Grip 解脱器(文末有彩图)

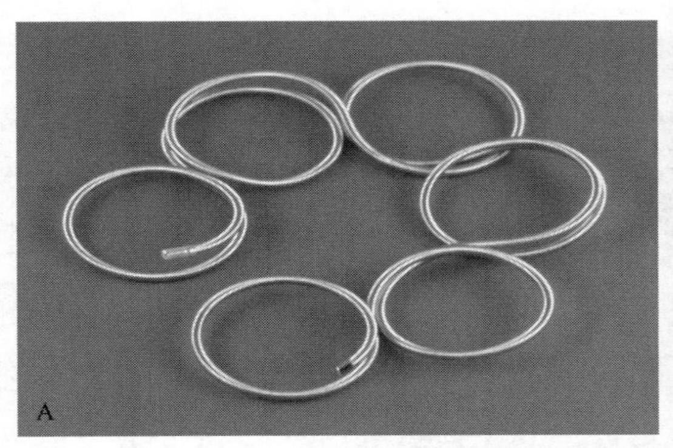

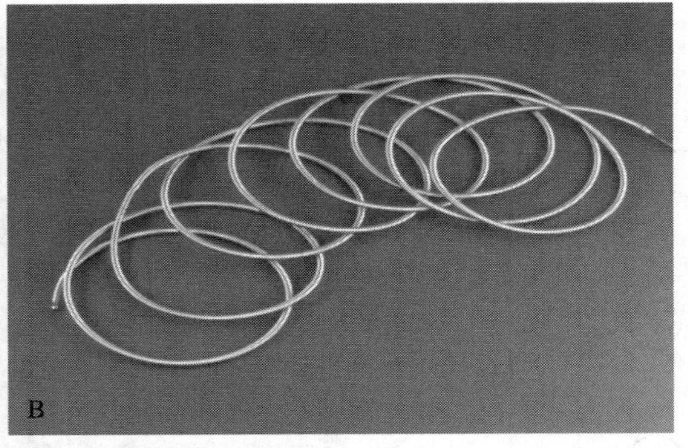

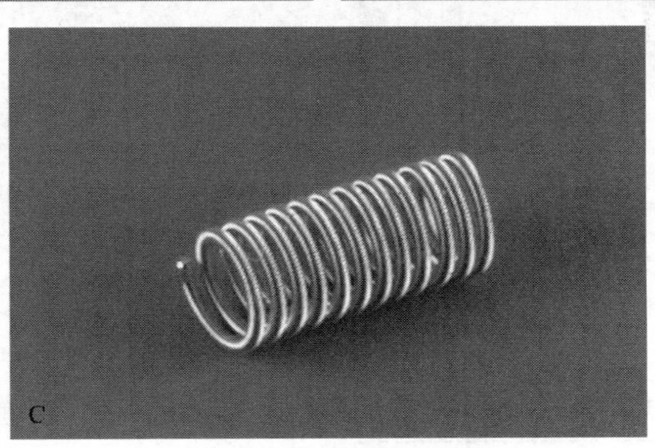

图 34-13 微弹簧圈的构形

A. 3D 微弹簧圈；B. 大直径螺旋形微弹簧圈；C. 小直径螺旋形微弹簧圈

2. 液体栓塞剂

(1) α- 氰基丙烯酸正丁酯：α- 氰基丙烯酸正丁酯(简称 NBCA 或 Grubra)，是目前最常用的液体栓塞材料，是一种高分子化合物，具有快速粘结特性，在血液中可瞬间聚合。在盐水中聚合需 15~40 秒，而在 5% 葡萄糖中却不发生聚合，在血液中主要和血浆中游离的 OH^- 根离子发生迅速的聚合而凝集，当 α- 氰基丙烯酸正丁酯与超液化碘油按不同的比例混合稀释后，因浓度发生变化，在畸形血管团内的聚合凝固时间相应的延长。主要用于颅内动静脉畸形的栓塞治疗，目前常用浓度为 10%~27%，浓度大于 30% 则有粘管可能，根据动静脉畸形血流速度选择浓度，采用直接注射或“三明治”技术注射。

(2) ONYX 胶：ONYX 胶是一种全新的液态栓塞剂，它是乙烯 - 乙烯醇共聚物(ethylene yinyl alcohol copolymer，EVOH)、二甲基亚砜(dimethyl sulfoxide，DMSO)及钽粉微粒按一定比例配成的混悬液。ONYX 胶的工作原理：EVOH 为非水溶性，但可溶于 DMSO 中，当与血液接触时 DMSO 快速弥撒到血液中，EVOH 则沉淀析出呈海绵状团块，成为永久性栓塞物而起到栓塞作用。自 1999 年开始应用于临床以来，国内外许多学者利用它进行了多种疾病的试验性治疗，包括动静脉畸形、硬脑膜动静脉瘘、动脉瘤、颈动脉海绵窦瘘等。法国 Moret 教授认为 ONYX 胶的出现是脑动静脉畸形治疗的里程碑式的突破。和 NBCA 液体栓塞剂比较，ONYX 胶是非黏附性栓塞剂，栓塞后畸形血管团比较松软，容易剥离等优点。但 ONYX 胶也存在一些不足：①价格较昂贵；② ONYX 胶中的溶剂 DMSO 有一定的潜在血管毒性，ONYX 液体栓塞剂具有一定的腐蚀性，可使普通导管变形或损坏，所以必须配套使用特殊的微导管，如 Rebar 或 Marathon 微导管；③ ONYX 胶的使用对于操作医师的要求也较高，必须要经过培训后才能够使用 ONYX；④ ONYX 胶虽为非黏附性栓塞剂，但在注射时如其反流超过微导管末端 2cm，则微导管不能拔出，不得已需将全管留于体内，固定在股动脉穿刺处。这些都限制了 ONYX 胶的应用。目前 BALT 公司专门生产了 Sonic 微导管，与 ONYX 胶相兼容，当微导管末端黏附在血管内病灶内时，使用中等程度的牵引力即可使 Sonic 导管的末端分离，从而避免了将整个导管留在病人动脉内的风险。

3. 球囊 为硅胶制成，规格、型号见图 34-14、表 34-3。

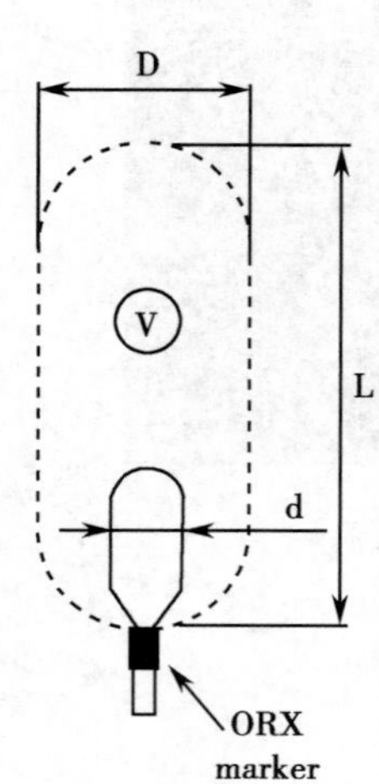

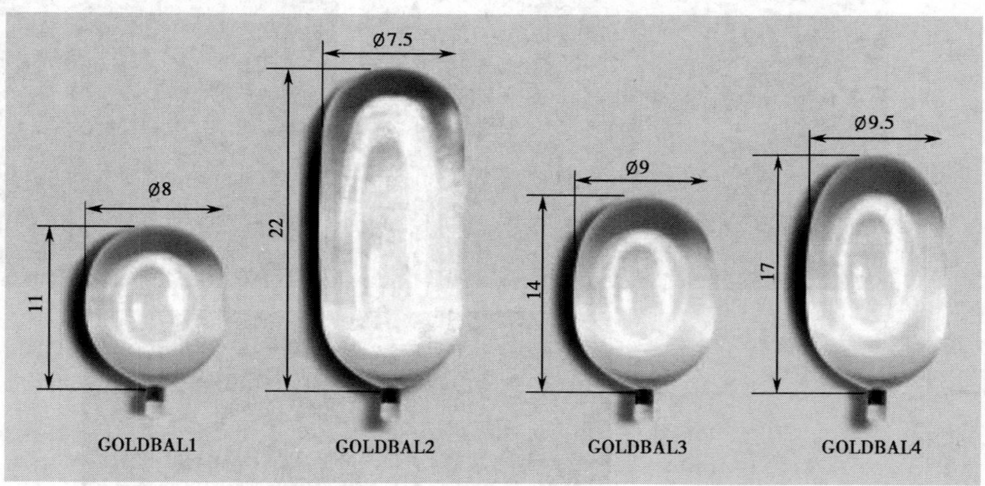

图 34-14 金球囊(gold balloon)

表 34-3 金球囊规格表

型号	最大容积(V)/ml	充盈体积(D×L)/mm	排空后直径(d)/mm	导引导管(F)	
				Mm/in	ID mm×OD
GOLDBAL1	0.3	8×11	1.5	1.5(0.059″)	1.5×6F
GOLDBAL2	0.8	7.5×22	1.5	1.5(0.059″)	1.5×6F
GOLDBAL3	0.7	9×14	1.7	2.0(0.079″)	2.0×8F
GOLDBAL4	1.0	9.5×17	1.8	2.0(0.079″)	2.0×8F
GOLDBAL5	3.0	12×30	2.0	2.4(0.094″)	2.4×9F

4. 微粒(particle)

(1)栓塞微球:栓塞微球(embosphere microspheres)是具有非聚集性、圆形的永久性栓塞材料,可用于脑膜瘤的术前栓塞,也可用于 DAVF、脑 AVM、脊髓 AVM、SDAVF 的栓塞。有 40~120μm、100~300μm、300~500μm、500~ 700μm、700~900μm、900~1 200μm 等多种不同直径的微粒,供选择使用。应用时在含有 2ml 的微球液体内加入 10~20 倍的非离子造影剂(300mgI/ml),用 1ml 注射器抽吸,缓慢以脉冲或间断经微导管推入,并不断晃动注射器,以使微球混合均匀。

(2)真丝线段(silk line):为广州军区武汉总医院神经外科马廉亭、吴佐泉研制,线段为 3-0、5-0 手术用真丝线制成,长度可剪成 0.5cm、1.0cm、1.5cm、2.0cm、2.5cm、3.0cm、4.0cm 等不同规格。国产自制,价格便宜,适用于硬脑膜、硬脊膜动静脉瘘,脑动静脉畸形和头颈、颌面、肝、肾等动静脉畸形的栓塞治疗。

(3)PVA 栓塞微粒:系永久性栓塞剂,生物相溶性好,膨胀系数高,可用于血供丰富的肿瘤或血管畸形的栓塞。规格为 50~280μm。

5. 支架 Charles Dotter 于 1964 年首先应用于治疗粥样硬化血管狭窄性疾病。其作用是使狭窄的血管管腔恢复原来的形态,对抗血管弹性回缩,使撕脱的血管内膜和血管壁夹层得以贴附。

(1)颅内宽颈、夹层及梭形动脉瘤血管内成形支架

1)LEO 支架:这类支架可以压缩成很小直径,装在导管或套管内,送达靶血管部位释放,依靠本身金属弹力张开至原预定直径,支撑在血管内。LEO 支架(图 34-15)是用镍钛合金丝制成的富有弹性的网状管形结构,纵、径向柔顺性好,易置入弯曲狭窄的血管,使正常动脉与病变部位支架之间的过渡区平滑,由于镍钛合金丝很细,4 周之内支架即可内皮化。同时 LEO 支架有两根不透 X 线的铂金丝,确保了整个支架长度的可视性。主要用于宽颈动脉瘤、夹层与梭形动脉瘤的成形治疗,其规格见表 34-4。

2)Enterprise 支架:该支架也是目前常用的一种颅内自膨式支架(图 34-16),其具有闭环设计的编织结构,顺应性和支撑性好。喇叭口形的末端可保证获得良好的贴壁效果,支架的近端和远端各有 4 个不透射线的标记,增加了支架的可视性,主要用于宽颈动脉瘤、夹层与梭形动脉瘤的成形治疗,其规格见表 34-5。

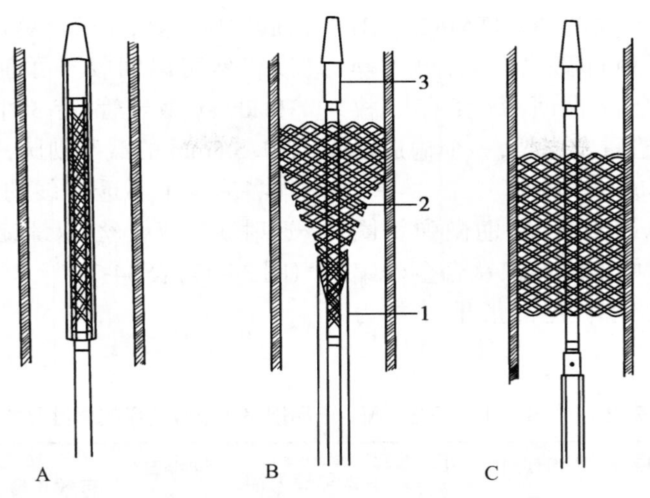

图 34-15 LED 支架

A. 支架释放前;B. 支架释放中:1.Vasco 导管,2. 半释放的支架,3. 支架输送导丝;C. 支架释放后

表 34-4 LEO 支架标准范围

型号	动脉直径 /mm	长度 /mm	网眼尺寸(F)	输送导管(F)	导丝直径 /in
LEO2.5 × 12	2.5 ± 0.3~0.5	12 ± 1	2.1	Vasco+21 2.4	0.021
LEO3.5 × 18	3.5 ± 0.5~0.7	18 ± 1	2.4	Vasco+21 2.4	0.021
LEO4.5 × 25	4.5 ± 0.5	25 ± 2	3.0	Vasco+25 3.0	0.021
LEO5.5 × 30	5.5 ± 0.5	30 ± 2	3.5	Vasco+28 3.3	0.028
LEO6.5 × 40	6.5 ± 0.5	40 ± 2	4.0	Vasco+35 3.8	0.035
LEO7.5 × 50	7.5 ± 0.5	50 ± 2	5.0	Vasco+35 3.8	0.035

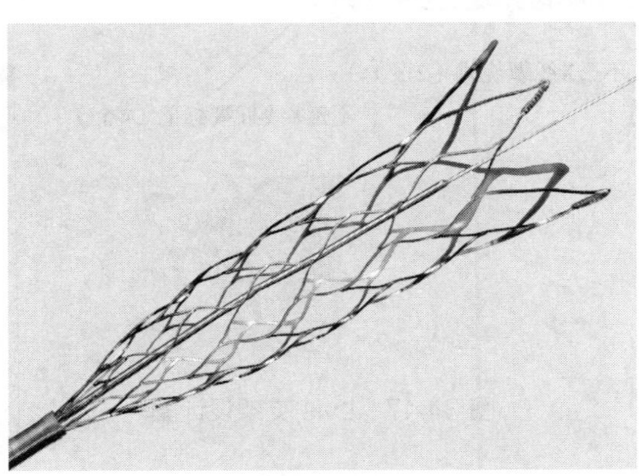

图 34-16 Enterprise 支架

表 34-5 Enterprise 支架标准范围

支架直径 /mm	支架长度 /mm	动脉直径 /mm	输送导管(F)	导丝直径 /in
4.5	14	2.5~4	Prowler Select Plus 23F	0.021
4.5	22	2.5~4	Prowler Select Plus 2.3F	0.021
4.5	28	2.5~4	Prowler Select Plus 2.3F	0.021
4.5	37	2.5~4	Prowler Select Plus 2.3F	0.021

3）Solitaire 支架：eV3 公司的 SOLITAIRE™AB 神经血管重塑装置是一种自膨式支架，单人操作时可以完全展开和全部收回，每套有一枚 SOLITAIRE™AB 神经血管重塑支架，一个输送器鞘和一个解脱推送导丝组成（表 34-6）。

4）Microvention 的 Lvis 支架：辅助微弹簧圈栓塞术的新一代支架，由单根圆形镍钛合金丝编织而成，复合式、闭合网孔设计、尾部张开、支撑力强、顺应性好，贴壁性更好，可控式、释放 80% 的长度仍然可以回收。可通过 0.017 或 0.021 英寸的 Headway 微导管，有 3 种直径的支架可用于直径 2.0~5.5mm 的载瘤动脉，网孔直径 1mm，支架远近端各有 4 个不透 X 线的示标，支架纵轴向还有不透射线的双纹丝、双螺旋状设计，使支架全长可视（图 34-17，表 34-7）。

表 34-6　SOLITAIRE™AB：产品规格和推荐适用的导丝尺寸

型号	描述 直径 × 长度 /mm × mm	推荐应用的血管尺寸 /mm		最小微导管内径		推送导丝长度 /cm	有效长度 /mm	总长度 /mm	不透射线标记	
		Min	Max	/mm	/in				远端	近端
SAB-4-15	04 × 15	3.0	4.0	0.5	0.021	180	15	26	3	1
SAB-4-20	04 × 20	3.0	4.0	0.5	0.021	180	20	314	3	1
SAB-6-20	06 × 20	5.0	6.0	0.7	0.027	180	20	31	4	1
SAB-6-30	06 × 20	5.0	6.0	0.7	0.027	180	30	42	4	1

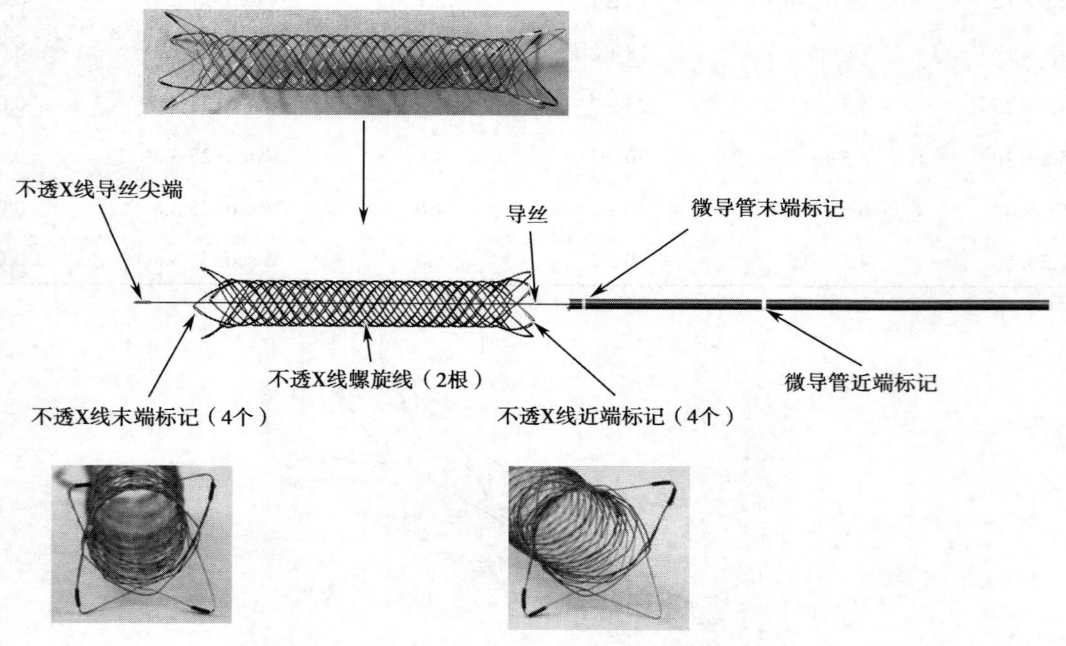

图 34-17　Lvis 支架设计图

表 34-7　LVIS 支架规格表

产品编码	推荐血管直径 /mm	完全打开直径 /mm	总长度 / 工作长度 /mm	总长度 / 工作长度 /mm	总长度 / 工作长度 /mm	总长度 / 工作长度 /mm
			2.0mm 外径	2.5mm 外径	3.0mm 外径	3.5mm 外径
212517-CAS	2.0~3.5	3.5	24/18	23/17	21/15	15/9
212525-CAS	2.0~3.5	3.5	32/26	31/25	28/22	20/14
			3.0mm 外径	3.5mm 外径	4.0mm 外径	4.5mm 外径

续表

产品编码	推荐血管直径 /mm	完全打开直径 /mm	总长度 / 工作长度 /mm	总长度 / 工作长度 /mm	总长度 / 工作长度 /mm	总长度 / 工作长度 /mm
			2.0mm 外径	2.5mm 外径	3.0mm 外径	3.5mm 外径
213015-CAS	3.0~4.5	4.5	21/15	20/14	18/12	15/9
213025-CAS	3.0~4.5	4.5	31/25	29/23	27/21	20/14
213041-CAS	3.0~4.5	4.5	47/41	44/38	40/34	30/24
			4.0mm 外径	4.5mm 外径	5.5mm 外径	
214035-CAS	4.0~5.5	5.5	41/35	38/32	20/14	
214049-CAS	4.0~5.5	5.5	55/49	49/43	25/19	

5）覆膜支架：在编织的网状支架上覆盖一层聚醚性聚氨酯高分子膜或聚四氟乙烯膜，规格有直径2.5mm、3.5mm、4.5mm、5.5mm，长度10mm、12mm、18mm、20mm，采用球扩式或自膨式，支架两端各有2个可视标记，主要适用于不含穿支血管的颈内、椎-基底动脉动脉瘤、假性动脉瘤、夹层、梭形动脉瘤，颈、椎-基底动脉动静脉瘘。

6）局部密网血流转向支架：根据计算机仿真技术设计的中间段密网、两端段稀疏编织成喇叭口状的自膨式网管结构（图34-18），其规格直径有2mm、3mm、4mm、5mm、6mm，长度10mm、15mm、20mm、25mm、30mm，其中间密网分别为4mm、6mm、8mm、10mm。主要用于颅内动脉瘤的治疗，使用时，使中间段密网正好覆盖动脉瘤颈开口，利用密网改变瘤腔内血流动力学（消除涡流）使瘤内血栓形成而治愈动脉瘤，又不影响穿支动脉的血流。

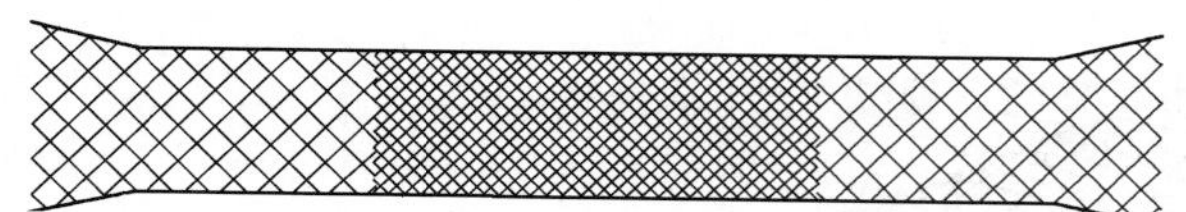

图34-18　局部密网支架（血流转向支架）示意图

（2）颅内动脉狭窄血管内成形支架

1）Wingspan支架：Boston公司生产的Wingspan支架开创了脑缺血性疾病介入治疗的新局面，其包括支架和与之相配的Gateway球囊（图34-19）。Gateway球囊的导管表面附有亲水涂层，表面光滑，球囊与头端过渡平滑，穿越病变能力卓越，球囊具有柔软和半顺应性，能保证缓慢预扩张（图34-20）。支架两端各4个锥形铂金标志显影，其具有自膨、柔软网格构架、径向支撑力适度等特点，贴壁性好，能尽可能柔和地压迫血管，在减少球囊扩张后弹性回缩的同时提供可控支架扩张。

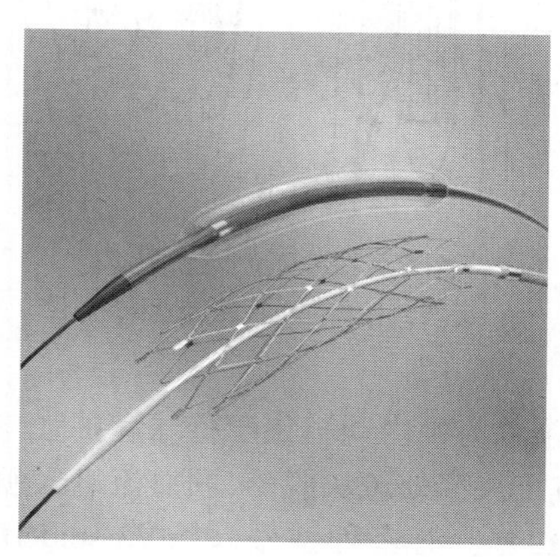

图34-19　Wingspan支架（下）和与之相配的Gateway球囊（上）（文末有彩图）

2）颈、椎-基底动脉狭窄血管内成形支架：这类支架多为球囊扩张式支架，主要以Palmaz支架和Strecker支架为代表。Palmaz支架为一不锈钢丝编织的管型网眼状支架（图34-21A、B），置入时不需要特殊导管，只需将支架缠绕在球囊导管的球囊位置送至病变处，扩张球囊，支架即展开。其优点是径向支撑力强，内皮化快，不透X线；缺点为刚性强，不易通过扭曲的血管。Strecker支架是由钽丝编织而成的管形金属网状管形结构，单根钽丝直径为0.1~0.15mm（图34-22）。优点是在透视下显示清楚，利于定位；支架的纵向及径向柔顺性很好，可用于蛇形迂曲的血管及动脉分叉部，不易形成血栓，不妨碍MRI随访观察，缺点是在外力作用下可能塌陷。

6. 颈内动脉血管内支架成形血栓保护器　主

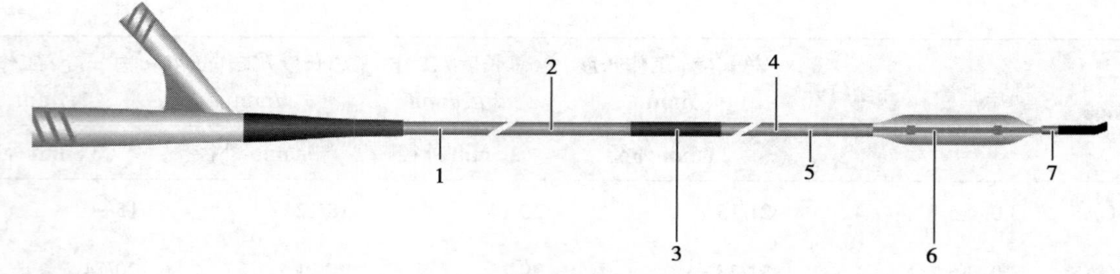

图 34-20 Gateway 球囊

1. 低剖面 3.2F 近端输送杆；2. 近端输送杆标记；3. 可调柔韧度 PushCoil™；4. 锥形渐变 2.4F 远端输送杆；5. Bioslide™ 亲水涂层；6.LEAP®/SoftLEAP™ 半顺应性球囊，XTRA™ 涂层和激光镶嵌标记；7. 激光粘合 TrakTip™ 头端

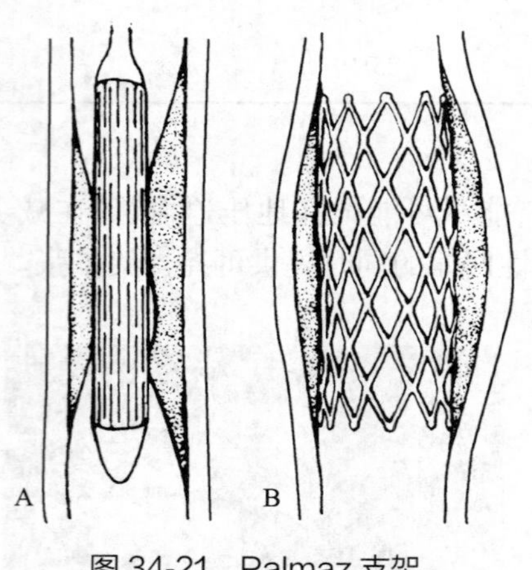

图 34-21 Palmaz 支架

A. 支架到位释放前；B. 支架释放后

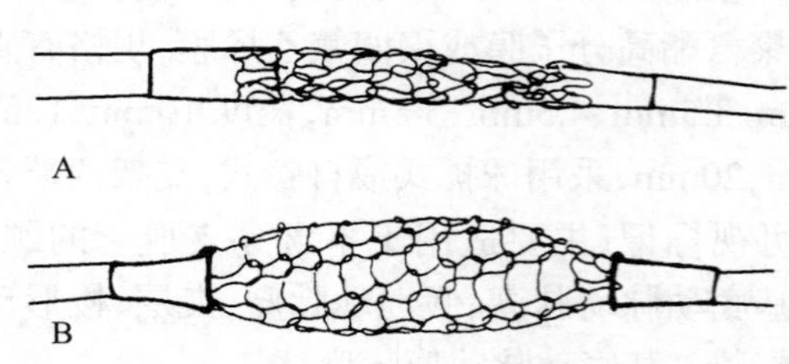

图 34-22 Strecker 支架

A. 支架到位扩张前；B. 支架扩张后

要用于颈总与颈内动脉狭窄行球囊扩张与支架成形时，防止狭窄处斑块脱落，顺血流进入颅内血管引起脑栓塞。有多种型号，以 eV3 spiderFX 血栓保护器为例。eV3 spiderFX 血栓保护器由下列组件构成：①捕获血栓滤网，前端为软尖镍钛滤网，焊接在一长 190cm（或可切换 320/190cm）聚四氟乙烯涂层、0.014 英寸的不锈钢丝上。血栓保护器有肝素涂层，直径 3mm、4mm、5mm、6mm 及 7mm（图 34-23A、表 34-8）。②装在专用既可输送、释放、又可回收血栓保护器 spiderFX 导管内（图 34-23B）。选择血管保护器输送、释放及回收导管匹配尺寸参考（表 34-9）。

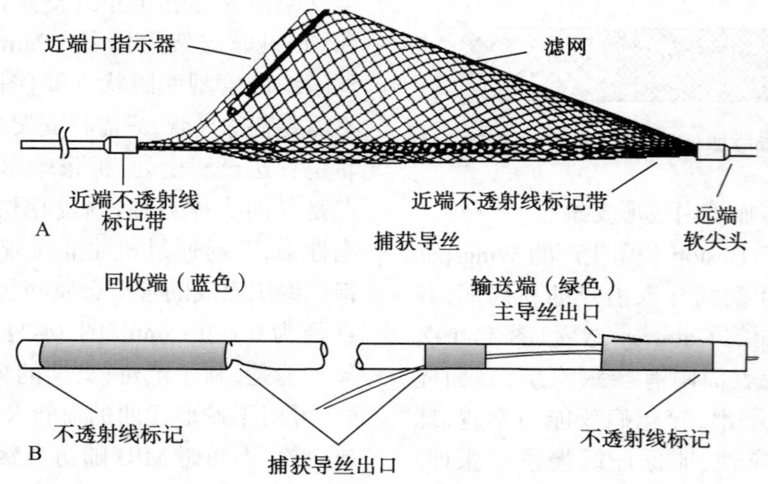

图 34-23 血栓保护器及回收导管

A. 血栓保护器；B. 保护器释放与回收导管

表 34-8　SPIDERFX 血栓保护器装置规格

SpiderFX					
血栓保护器滤网直径 /mm	3.0	4.0	5.0	6.0	7.0
捕获导丝长度 RX/cm	190	190	190	190	190
捕获导丝长度 OTW/RX/cm	320/190	320/190	320/190	320/190	320/190
导丝直径 /(in/mm)	0.014/0.36	0.014/0.36	0.014/0.36	0.014/0.36	0.014/0.36
导丝远端尖软头线圈长度 /cm	1.2	1.2	1.2	1.2	1.2
SpiderFX 导管 - 输送端(绿色)					
额定直径 /(in/mm)	0.040/1.02	0.040/1.02	0.040/1.02	0.040/1.02	0.040/1.02
功能长度(cm)	140	140	140	140	140
SpiderFX 导管 - 回收端(蓝色)					
直径 /Fr	4.2	4.2	4.2	4.2	4.2
功能长度 /cm	140	140	140	140	140
导管总长 /cm	180	180	180	180	180

表 34-9　选择血栓保护器输送、释放与回收导管匹配尺寸

靶血管大小(mm)	血栓保护器直径(mm)	主导丝大小(in)	输送、释放与回收导管最小直径(in)
2.0~3.0	3.0	0.014~0.018	0.066
3.1~4.0	4.0	0.014~0.018	0.066
4.1~5.0	5.0	0.014~0.018	0.066
4.5~6.0	6.0	0.014~0.018	0.066
5.5~7.0	7.0	0.014~0.018	0.066

7. 颅内动脉取栓装置　美国 Merci 取栓装置系镍钛记忆合金制造，在取栓过程中需将导引管尾端球囊充盈，阻断颅内血流，否则无法避免血栓碎块脱落致远端动脉栓塞，且大血块难以回收到收集管(图 34-24A)；我国设计的颅内动脉网状取栓装置，在取栓时无需阻断颅内血流，由于有网篮保护，在取栓时可防止血栓碎块脱落致远端动脉栓塞(图 34-24B)。

8. "血管内止血带"　为广州军区武汉总医院马廉亭创用的具有原创自主知识产权的产品。

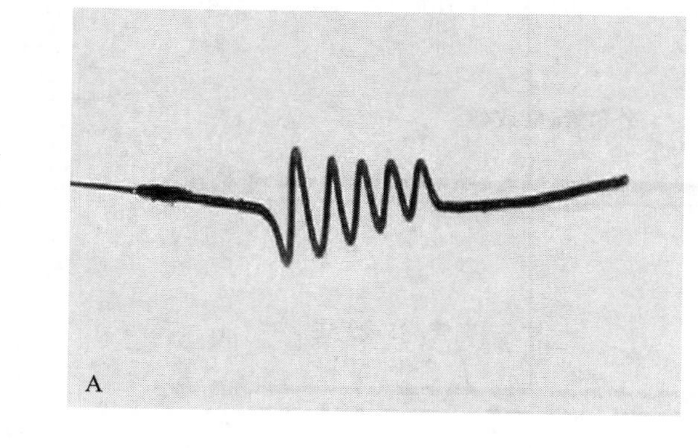

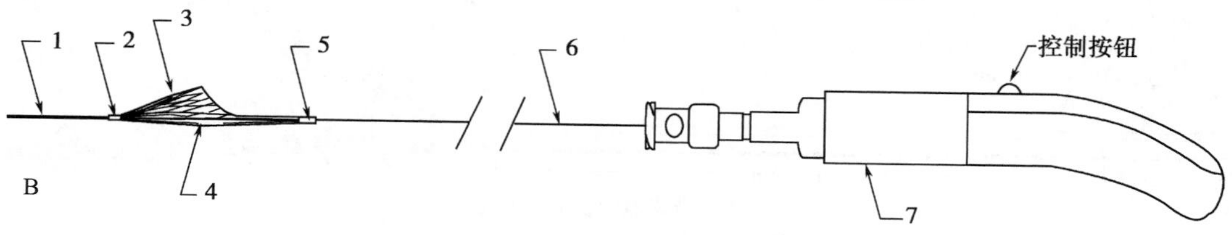

图 34-24　颅内动脉取栓装置

A. Merci 取栓装置；B. 颅内动脉机械取栓装置示意图

1987年与郑玉明、陈庄洪率先在国际上应用于抢救邻近颈部及躯干大血管损伤并于1989年在中华外科杂志报道，至今共用此技术成功抢救34例病人，无死亡及并发症。现已设计并制成制式产品，命名为“血管内止血带”。

其结构包括：6F导管鞘（外鞘、内鞘）、短导丝及带球囊内鞘（图34-25）。

三、介入神经外科的技术、种类和适应证

介入神经外科血管内治疗技术主要有以下15种。

1. 单纯微弹簧圈栓塞术（microcoil embolization technique） 在电视透视路径图（roadmap）指引与微导丝导引下将微导管送入动脉瘤内，达瘤腔中部，而后选择与动脉瘤大小适宜的微弹簧圈送入瘤腔，使其在瘤腔内盘绕成形，并稳定紧贴动脉瘤壁、解脱、再继续送入逐渐小于首个弹簧圈直径的微弹簧圈，直至将动脉瘤致密填塞，造影见瘤颈无残留、瘤腔无造影剂进入的治疗技术。也可用于少数颈、椎-基动静脉瘘、脊髓髓周动静脉瘘、Galen静脉瘤等治疗。

2. 支架成形宽颈动脉瘤栓塞术（stent-assisted coiling technique） 为防止宽颈动脉瘤单纯用微弹簧圈栓塞时，微弹簧圈脱入载瘤动脉引起血栓形成带来的并发症，在行宽颈动脉瘤栓塞时，先在电视透视与路径图指引下，选择与载瘤动脉直径、长度相当的网状支架送入载瘤动脉的动脉瘤颈开口部，将支架部分释放，而后再送入微导管到动脉瘤腔内再释放支架（或先将支架完全释放，再经支架网孔送入微导管到动脉瘤腔内），经微导管送入与动脉瘤直径相当的微弹簧圈，直至将动脉瘤腔与颈完全致密填塞的治疗技术。

3. 球囊成形宽颈动脉瘤栓塞术（remodeling technique） 为防止宽颈动脉瘤单纯用微弹簧圈栓塞时，微弹簧圈脱入载瘤动脉引起血栓形成并发症，在行宽颈动脉瘤栓塞时，先在电视透视与路径图指引下，在载瘤动脉的动脉瘤开口处预置一成形球囊，而后再将微导管送入动脉瘤腔。在送入微弹簧圈前，先用180mg/ml非离子造影剂将成形球囊充盈，阻断载瘤动脉血流同时暂时封闭动脉瘤颈开口。再经微导管送入与动脉瘤直径相当的微弹簧圈，待其在动脉瘤内稳定成形后，将球囊内造影剂抽出，恢复载瘤动脉血流，观察送入动脉瘤内的微弹簧圈在瘤内成形是否稳定，如稳定即可解脱。再次充盈球囊，阻断载瘤动脉血流并复盖动脉瘤颈口，继续送入第二、三个或更多微弹簧圈，直到将动脉瘤致密填塞，造影确定治疗满意后，撤出动脉瘤内微导管与载瘤动脉内球囊导管。

4. 双微导管动脉瘤栓塞术（dual or multiple microcatheter technique） 为防止宽颈动脉瘤用微弹簧圈栓塞时，微弹簧圈脱入载瘤动脉引起血栓形成的并发症。在用微弹簧圈栓塞宽颈动脉瘤时，在电视透视与路径图指引下，可在动脉瘤内放入两根微导管，先从第一根微导管送入与动脉瘤直径相当的一个三维微弹簧圈，见其在动脉瘤内稳定成形后，不解脱，再从第二根微导管送入第二个微弹簧圈并解脱，直至将动脉瘤致密填塞，造影满意后，最后解脱第一根微导管内的微弹簧圈，但有时微弹簧圈仍有可能脱入载瘤动脉，目前应用较少，多为支架成形术取代。

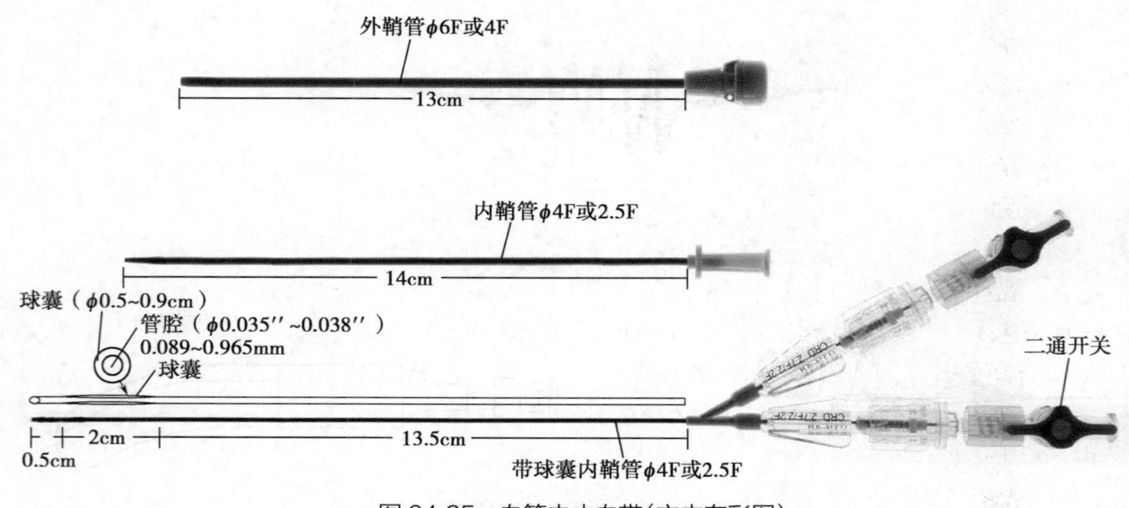

图34-25 血管内止血带（文末有彩图）

5. 覆膜支架血管成形术(stent-assisted angioplasty technique) 在没有穿支血管部位的动脉瘤或可以避开覆盖穿支血管的动脉瘤,治疗时可选用合适的覆膜支架,在电视透视与路径图指引下,将覆膜支架放置在动脉瘤开口,将载瘤动脉与动脉瘤隔绝而治疗动脉瘤的一种方法。也可用于颈、椎-基底动脉动静脉瘘、假性动脉瘤、夹层动脉瘤、梭形动脉瘤的治疗。

6. 局部密网血流转向支架动脉瘤颈成形术(flow-diverter stent for endovascular treatment of intracranial aneurysm) 选择直径与载瘤动脉直径相当的局部密网血流转向支架,在电视透视与路径图指引下将其送入载瘤动脉,使支架密网部分正好覆盖在动脉瘤颈开口部位,利用密网改变血流动力学的原理,使动脉瘤内血栓形成继而机化而治愈动脉瘤的新技术,也可用于颈、椎-基底动脉假性动脉瘤、夹层动脉瘤与梭形动脉瘤的治疗。

7. 液体栓塞剂(Grubra 或 NBCA 胶)栓塞术(liquid materials embolization technique) 在电视透视与路径图指引下将微导管(Marathon、Magic 或 Echelon)送入病灶内,造影证实病灶为终末供血,无穿支供血或没有危险吻合血管存在时,计算好病变血流速度、时间(从供血动脉→引流静脉显影时间),选择好 Grubra 或 NBCA 胶的浓度(不超过 27%、30%),采用"三明治"或直接注射技术向病灶内注射,直到将病灶大部或完全栓塞的一种技术,适合于脑动静脉畸形与硬脑膜动静脉瘘的栓塞治疗,也可用于硬脊膜动静脉瘘、脊髓血管畸形、髓周动静脉瘘、Galen 静脉瘤的栓塞治疗。

8. ONYX 胶栓塞术(ONYX embolization technique) 在电视透视与路径图指引下将微导管(Marathon、Sonic)送入病灶内,按注射 ONYX 胶的特殊要求配置并连接好注射器与相匹配的微导管,而后注射 18%ONYX 胶,注射速度为 0.16ml/min,让 ONYX 胶慢慢在病灶内向前弥散,切忌反流,如反流超过距微导管前端 2cm 时,则会导致微导管不能拔出而不得不将微导管留于体内,将微导管末端固定在股动脉穿刺部。近来有用法国 Balt 公司设计的 Sonic 微导管作为专用注射微导管,可在反流 >2cm 时把微导管从第三个视标拉断而避免全管留于体内。适用于脑动静脉畸形,硬脑、脊膜动静脉瘘,脊髓血管畸形,髓周动静脉瘘,Galen 静脉瘤的治疗。

9. 固体栓塞材料栓塞术(solid embolic materials embolization technique) 是将固体栓塞材料(直径 150~500μm)经微导管注入到病灶内,将其栓塞的一种技术,对高血流脑动脉畸形,可先注入线段,改变其血流,待其血流缓慢后再注入 Grubra 或 NBCA 胶,也可用于脊髓血管畸形,颈外动脉外伤性鼻出血,颌面、口腔内大出血的栓塞治疗。

10. 可脱球囊栓塞术(detachable balloon embolization technique) 在电视透视与路径图指引下,将带可脱球囊的 Magic-BD 或同轴微导管,经颈动脉瘘口送入海绵窦腔内,用 180mgI/ml 的非离子造影剂充盈球囊,将海绵窦腔与颈内动脉瘘口闭塞,解脱球囊后,造影检查瘘口是否完全闭塞,如仍未闭可放入多个球囊,直至将瘘完全闭塞的一种治疗技术,也可用于椎动静脉瘘或需闭塞载瘤动脉治疗的动脉瘤、假性动脉瘤、夹层动脉瘤与梭形动脉瘤。

11. 超选择动脉内溶栓术(superselective intracranial intra-arterial thrombolysis technique) 在电视透视与路径图指引下,将微导管(Echelon 或 Marathon)送到颅内血管血栓形成部位,先将微导丝缓慢轻柔送出微导管超过血栓部位到达其前端,可重复二、三次操作捣碎血栓,而后在导丝导引下将微导管送过血栓部位,也可重复此操作便于捣碎血栓,经微导管造影了解血栓形成前方脑血管情况,而后将微导管退至血栓内或血栓形成近心端血管内,开始溶栓的一种治疗方法,可用尿激酶或 r-tpA 溶栓药,稀释后用 1ml 注射器脉冲式推注,待造影证实形成血栓的血管开通满意后结束手术,如血栓形成部位血管有狭窄,必要时继续行支架成形术。

12. 颈、椎-基底及颅内动脉狭窄支架成形术(stent-assisted angioplasty for intracranial artery stenosis) 颈、椎-基底及颅内动脉狭窄导致脑供血不足引起神经功能损害时,可在电视透视与路径图指引下,先用适宜球囊对动脉狭窄处进行扩张,而后将与狭窄动脉直径适宜的支架送至狭窄部位,释放支架,让狭窄动脉扩张成形的一种治疗技术。对颈总、内动脉狭窄行支架成形时,在对狭窄部位球囊扩张后,先放入防止血栓、瘢块脱落导致颅内动脉栓塞的血栓保护器,而后再放入支架成形。

13. 脑动脉血栓形成机械取栓术(mechanical embolus removal in cerebral ischemia) 这是目前国内外新开展的一种新技术,此技术的应用拓宽了治疗脑血栓的时间窗(3 小时→ 8 小时),缩短了血管再通的时间(1~2 小时→ 0.5 小时),扩大了治疗脑动脉血栓形成的适应证(对禁忌用溶栓药的病人),提高了脑血栓治疗的效果。

在电视透视与路径图指引下，先将导引管送入病变动脉（颈内或椎动脉），再送入血栓回收管，而后再将机械取栓装置微导管送入血栓形成动脉的血栓前方 5mm，最后经微导管送入与血栓形成动脉直径相当的机械取栓装置，待其出微导管并自膨张开后，确定其在动脉内位置正好可网捕血栓时，即将机械取栓装置与微导管一起向下撤回至收集管内，再一起撤至体外的一种技术，完成取栓后行造影，了解血栓部位血管开通情况，必要时再辅以动脉内超选择溶栓，满意后结束手术。

14. 脑静脉及静脉窦血栓形成超选择静脉窦内碎栓及溶栓治疗（superseletive artery thromblysis therapy for intracranial venous sinus thromb embolization） 对脑静脉及静脉窦血栓形成病人有严重颅内压增高、昏迷、癫痫持续状态和有静脉高压性颅内出血者，应设法尽快开通颅内静脉窦这一回流通道，以降低颅内压、脑静脉压，减轻脑水肿，防治脑出血，行超选择静脉窦内碎栓及溶栓治疗的一种技术。

15. 脊髓静脉高压综合征血管内治疗术（endovascular therapy for venous hypertensive myleopathy） 因左肾静脉狭窄或膜样形成引起脊髓静脉高压综合征可行左肾静脉扩张、支架成形术，在电视透视与路径图指引下，经股静脉穿刺插入导引管到下腔静脉→左肾静脉，用球囊扩张狭窄后，再置入支架成形，也适用于奇、半奇、副奇、腰横静脉狭窄或膜样成形所致脊髓高压综合征的治疗。

四、介入神经外科的临床应用

近 20 年来，血管内治疗技术发展较快，在神经外科领域内取得了突破性进展。目前，国内三级医院多已开展了这方面的工作。适于介入神经外科治疗的疾病有：①脑血管疾病，包括脑动静脉畸形、脑动脉瘤、Galen 静脉瘤、硬脑膜动静脉瘘、颈动脉海绵窦瘘、椎动静脉瘘、颅内静脉窦及脑动脉血栓形成与脑栓塞等；②脑肿瘤，包括脑恶性胶质瘤的化疗、脑膜瘤的术前栓塞；③脊髓血管疾病，包括脊髓动静脉畸形、髓周动静脉瘘、硬脊膜动静脉瘘、脊髓静脉高压综合征与科布综合征（Cobb syndrome）等。

（一）脑动静脉畸形的血管内栓塞治疗

【适应证】

主要适用于脑重要功能区和深部不能手术的 AVM。随着导管技术与栓塞材料的进步，对能手术的一些小型 AVM 也可进行血管内治疗。

【诊断】

治疗前应行选择性全脑血管造影，弄清病变的大小、部位、供血动脉、引流静脉及盗血情况，还要通过微导管行高超选择性脑动静脉畸形团造影，对病变的血管结构进行分析，分清畸形血管团的供血方式是终末供血或穿支供血，是否伴有直接的动静脉瘘、动脉瘤或静脉瘤及动静脉循环时间等，为选择栓塞治疗的适应证、栓塞材料、胶的浓度及注射方法提供参考。

【治疗】

治疗时微导管必须超选择插到畸形血管团的病灶内，避开供应正常脑组织的穿支动脉。以往主要应用的栓塞材料为 Grubra 胶、NBCA 胶，国内也有先用真丝线段栓塞部分高血流病变，再用 Grubra 胶、NBCA 胶合并应用进行栓塞治疗，近来国内外有用非黏附性液体栓塞剂 ONYX 胶进行栓塞治疗的报道。如 AVM 伴有动脉瘤或动静脉瘘，应首先栓塞这些病灶，因这些病变最易发生出血。部分脑 AVM 可单独采用栓塞，经一次或多次栓塞治愈，每次仅栓塞 2~3 支供血动脉，间隔 3 个月再次栓塞治疗；多数复杂的脑 AVM 需联合手术或伽马刀方能治愈。对高血流病变栓塞时，应采用控制性低血压，必要时术后持续控制性低血压 2~3 天以防出血、过度灌注综合征发生。

【并发症】

主要并发症有出血、过度灌注综合征和导管断（黏）于血管内等。

（二）脑动脉瘤的血管内栓塞治疗

随着介入治疗材料的进步、经验技术的积累和我国医保制度的改革，目前我国采用血管内治疗技术治疗脑动脉瘤已成为主要方法之一，尤其对未破裂无症状的脑动脉瘤，血管内栓塞治疗成为首选方法。

【适应证】

①手术探查夹闭失败；②病人全身情况差，不能耐受麻醉或手术；③动脉瘤破裂出血后，一般情况差，手术危险性大；④因动脉瘤解剖部位特殊、不能手术，如海绵窦段动脉瘤；或解剖位置深、又在重要功能区，如基底动脉主干及分叉部动脉瘤；⑤某些特殊的动脉瘤，如瘤颈宽、瘤壁厚、动脉硬化，巨大动脉瘤，复杂动脉瘤，手术夹闭后又增大的动脉瘤；⑥病人不愿接受手术者；⑦未破裂且无症状的脑动脉瘤。

【治疗】

既往应用可脱性球囊来栓塞颅内动脉瘤，但其成功率不高。近二十年来研制成电解铂金微弹簧圈，用于治疗颅内动脉瘤，有较大优越性。也可在动脉瘤破裂出血的急性期行栓塞治疗，如此既可闭塞治愈动脉瘤，又可防止再出血，但仍有部分形态不规则动脉瘤或巨大动脉瘤，栓塞不致密或瘤颈残留，致动脉瘤再增大，破裂出血，为此近年来开展了支架辅助瘤颈成形微弹簧圈栓塞治疗脑动脉瘤提高了其闭塞率，局部密网血流转向支架治疗脑动脉瘤正在进行临床试验。此外，亦应对动脉瘤出血后的脑血管痉挛予以高度重视并积极处理，如出血破入脑室者，行持续脑室外引流，出血后脑池内积血者采用持续腰椎穿刺或蛛网膜下腔置管引流，放出血性脑脊液，有利防治脑血管痉挛、降低颅内压力并预防脑积水、提高治愈率。对颅内梭形动脉瘤与夹层动脉瘤可采用支架置入膨大的动脉内，而后在支架外充填微弹簧圈治疗。对颅内巨大动脉瘤血管内栓塞后，其原有神经受压症状、颅内压增高是否会解除，这是人们共同关心的问题，广州军区武汉总医院的经验证实这些症状会随着时间的延长，动脉瘤内血栓形成、机化、吸收，动脉瘤体积逐渐缩小而消失。

【并发症】

主要并发症有栓塞中动脉瘤破裂出血，误栓塞载瘤动脉，颈动脉内粥样斑块、巨大动脉瘤内附壁血栓脱落，颅内迁移发生继发性脑栓塞等。

(三) Galen 静脉瘤的血管内治疗

Galen 静脉瘤是一种少见的脑动静脉畸形，较多见于儿童，特别是婴幼儿，但也偶见于成人。其特点是有一支或多支正常脑动脉与 Galen 静脉沟通，使该静脉呈继发性球形扩大。本病既非真正的动脉瘤，又非脑动静脉畸形，而是一个动静脉瘘。

【临床表现】

扩大的 Galen 静脉压迫中脑导水管引起阻塞性脑积水，病变大量盗血经短路回流入心脏，使右心扩大、导致充血性心力衰竭，少数可有蛛网膜下腔出血或抽搐。

【治疗】

治疗时将微导管送至其供血动脉，注入 Grubra 胶、NBCA 胶、ONYX 胶或配合微弹簧圈来栓塞供血动脉，或用可脱性球囊来堵塞瘘口治疗 Galen 静脉瘤。不能栓塞扩大的静脉瘤腔，因它还接纳正常脑深部静脉的回流，更不能栓塞回流的直窦或大脑镰窦，因这样会导致 Galen 静脉瘤破裂大出血。

【并发症】

主要并发症有过度灌注综合征、静脉窦栓塞致静脉瘤破裂出血等。

(四) 硬脑膜动静脉瘘的血管内栓塞治疗

主要病变在硬脑膜及其附属物——大脑镰、小脑幕的一种复杂血管性病变，供血动脉通过瘘口直接与颅内静脉窦沟通，是自发性蛛网膜下腔出血的原因之一，其供血动脉来自颈内、外动脉和椎基底动脉的多个分支。可发生于硬脑膜的任何部位，尤其多见于海绵窦、横窦、乙状窦部位，发生率占颅内血管畸形的 10%~15%。多见于成年人，往往两侧对称性发病。

【病因】

病因可有先天和后天两种。其诱因多见于创伤、神经外科手术、周围静脉炎、静脉窦炎、硬脑膜窦的慢性闭塞等，窦的局部血栓形成与炎症是硬脑膜动静脉瘘发生的解剖基础。

【临床表现】

临床症状复杂，主要有颅内杂音、头痛、蛛网膜下腔出血、癫痫、耳鸣、视力减退、精神症状、突眼等。

【诊断】

诊断靠选择性全脑血管造影，尤其不能忘记颈外动脉造影，甚至锁骨下动脉的分支甲状颈干、肋颈干血管造影。通过造影了解瘘的主要供血动脉、瘘的部位和类型，有无颈外动脉与颈内动脉或椎基底动脉之间的“危险吻合”(dangerous anastomosis)。瘘的部位不同，供血动脉也不同，一般都有颈外动脉与颈内动脉共同参与供血，有的病变简单，而有的病变相当复杂，几乎颈内、外动脉的全部分支均向瘘供血。根据瘘口所处的解剖部位不同而分为海绵窦型、侧窦型、矢状窦型与复杂型等。

【治疗】

治疗主要应用微粒、真丝线段、ONYX 胶、Grubra 胶或 NBCA 胶超选择栓塞供血的颈外动脉在硬脑膜上的小瘘口。栓塞时应严防栓塞剂反流入颈内动脉并注意避开危险吻合，防止栓塞剂进入颅内造成误栓塞。对海绵窦型也可经股或颈内静脉入路行岩上、下窦插管至海绵窦内送入微弹簧圈合并 Grubra 胶行瘘口栓塞，或经股静脉→腔静脉→颈外静脉→面静脉→眼上静脉插管或直接经眼上静脉穿刺插管、切开插管用 Grubra 胶或 NBCA 胶或送入微弹簧圈行瘘口与海绵窦栓塞；对侧窦型也可经股静脉入路行侧窦插管送入弹簧圈或在侧窦上钻孔，切开侧窦送入可脱性球囊行侧窦栓塞治疗；对上矢状窦型也可经股静脉入路行上矢状窦插管送入微弹簧圈或在上矢状窦上钻孔、切开上矢状窦送入可脱性球囊行上矢状窦栓塞治疗。有些复杂病例还需配合手术，如横窦孤立术，或配合伽马刀治疗。

【并发症】

主要并发症为误栓塞与术后疼痛等。

(五) 外伤性颈动脉海绵窦瘘的血管内治疗

因颅底骨折致海绵窦段颈内动脉或其分支损伤并与海绵窦之间形成异常的动静脉沟通，颈内动脉的血直接注入海绵窦内所形成的一种动静脉瘘。

【治疗】

治疗原则为：闭塞瘘口，保持颈内动脉通畅，改善脑部循环，消除眼部症状。栓塞材料首选可脱球囊；首选经股动脉或颈动脉入路的可脱性球囊治疗，此法既能堵住瘘口，又多能保持颈内动脉通畅，符合治疗原则。对不能保持颈内动脉通畅，且需要闭塞患侧颈内动脉方能治愈者，判断能否闭塞颈内动脉的金标准是降血压情况下的患侧颈内动脉闭塞试验及颅内动脉交叉造影，了解前后交通动脉情况，只有病人能耐受闭塞试验、造影证实前后交通动脉循环良好时，方允许闭塞颈内动脉。对动脉入路失败者，可采用经眼上静脉入路行栓塞治疗。近来对瘘口小，球囊不能进入瘘口，又不允许闭塞颈内动脉的病人，也有应用微弹簧圈栓塞瘘或用覆膜支架覆盖瘘口治疗的报道。治疗多择期进行，如遇下列情况应急诊处理：①大出血和鼻出血；②因盗血后继发缺血性卒中；③发生蛛网膜下腔出血；④异常静脉引流到皮质静脉，增加了脑出血和静脉高压的机会；⑤进行性视力恶化，有导致失明的危险者。

【并发症】

主要并发症有栓塞后球囊因泄漏、破裂、移位致瘘再通；闭塞颈内动脉者有可能发生迟发性脑缺血；球囊泄漏过快，瘘内血栓形成不全而遗留假性动脉瘤。

(六) 颅内静脉及静脉窦血栓形成的超选择窦内碎栓及溶栓治疗

脑静脉及静脉窦血栓形成(cerebral venous and dural sinus thrombosis CVT & DST)是包括皮层浅静脉、大脑深静脉及静脉窦血栓形成的一种病理过程。19 世纪由 Ribes 首先报道，临床少见。

【病因】

脑静脉、静脉窦血栓形成后，脑血液回流障碍可引起颅内压增高，继而引起脑缺血，导致脑水肿，大面积静脉高压性脑出血及双侧脑梗死。脑静脉及静脉窦血栓形成发生与血液高凝状态有关，导致血液高凝状态与蛋白 C、蛋白 S、抗凝血酶Ⅲ及血浆纤维蛋白溶酶原不平衡或功能缺陷有关。常见于感染、年轻女性、产褥期，口服避孕药，应用雌激素、孕酮治疗者有 8% 发病，40% 为特发。

【临床表现】

头痛见于 80% 病人，恶心、呕吐、视觉改变、视盘水肿占 50%，精神错乱、焦躁和其他精神改变占 25%，50%~75% 有神经系统局灶体征。

血栓形成部位及扩展程度不同，临床表现不同。

1. 上矢状窦或横窦血栓形成，最常见颅内压增高，如血栓扩展至皮层静脉可出现局灶性体征、癫痫、双侧病灶是上矢状窦血栓形成的晚期典型表现。

2. 横窦血栓形成，表现耳痛、耳溢液、颈部压痛、潜在感染的乳突炎、外耳炎、淋巴结肿大。

3. 海绵窦血栓形成，表现为眼睑、球结膜水肿、眼球后疼痛、突眼、第三、第四、第六对脑神经、第五对脑神经第一支和第二支麻痹。

4. 脑深静脉血栓形成，表现为无动性缄默、昏迷、去大脑强直，少数病例表现为记忆力障碍或轻度意识模糊。

5. 单纯皮层静脉血栓形成而无静脉窦受累，可出现卒中样表现。

6. 小脑静脉血栓形成，临床少见，但通常是致死性的。

【诊断】

1. CT/CTA　20% 病例在 CT 平扫时可见到三角征(或 S 征)、束带征，二者分别对应皮层静脉或静脉窦呈高密度，是上矢状窦血栓形成的典型表现，也可在上矢状窦或横窦部位看到血栓高密度信号。CTA 可见到上矢状窦、横窦有造影剂充盈缺损。

2. MRI/MRV　可看到血栓、水肿与出血梗死，常见于上矢状窦、横窦、直窦、Galen 静脉血栓形成，少见于海绵窦及皮层静脉血栓形成，但应结合临床症状，注意静脉窦缺如或发育不全等假阳性。

3. DSA　是诊断脑静脉及静脉窦血栓形成的金标准，造影时一定要延长到静脉窦显影，典型表现为部分或全部静脉窦在静脉期不显影，皮层静脉血栓时见皮层静脉突然中断，周围可见扩张的侧支循环，且造影时颅内循环变慢。

【治疗】

主要针对潜在病因、继发的颅内压增高以及因脑水肿或脑梗死而导致的癫痫或神经系统局灶体征的治疗。

1. 控制潜在病因　控制感染，保持呼吸道通畅、循环稳定以及支持治疗。

2. 降低颅内压 脱水药应用，脑室外引流、腰穿、巴比妥镇静，对无法控制的颅内压增高者可行去骨瓣减压，维持脑灌注压。

3. 抗癫痫治疗，应用抗癫痫药物。

4. 抗凝治疗

(1)应用肝素，使 ATPP 延长为正常时间的 2~2.5 倍。

(2)病情稳定后，改为华法林口服使 INR 维持在 2~3 之间，持续 6 个月。

5. 全身溶栓治疗，应用尿激酶，r-tpA 溶栓。

6. 颅内静脉窦超选择碎栓、溶栓治疗。

其方法是在电视透视下，经股(或颈)静脉插入 6F 导管鞘，将 6F 导引管插入右(或左)侧颈内静脉，再经导引管插入微导管，在微导丝引导下继续插入乙状窦—横窦—窦汇—上矢状窦(或对侧横窦—乙状窦)，将微导丝与微导管在窦内血栓形成部位来回送入、退出进行碎栓，而后将微导管送入上矢状窦前 1/3 段，退出微导丝，经微导管造影，(注射器压力 50-100PSI/cm^2，注射剂量 1ml/s，总剂量 3~5ml)，了解静脉窦血栓情况。而后经微导管用 1ml 注射器缓慢、脉冲式注入溶栓药(尿激酶每 20 万单位或 r-tpA 10mg 加生理盐水 25ml，1 小时内注完。而后在 260cm 微导丝支撑下，拔出导引管与导管鞘，将微导管留置在静脉窦内，将微导管固定腹股沟部，接微量泵，每天持续泵入溶栓药(尿激酶 20 万单位 +0.9% 生理盐水 96ml、4ml/h 或 r-tpA 20mg+0.9% 生理盐水 96ml、4ml/h)，持续 24 小时泵入，维持 3~5 天，配合抗凝与抗血小板治疗。

【预后】

早期死亡率 30%~80%，其预后不良因素有昏迷、高龄、年幼、深静脉与小脑静脉血栓形成、恶病质、败血症与严重颅内压增高者，近来死亡率已降至 20% 以下，10% 遗留癫痫，复发率 10%~15%，多见于有易栓倾向的易栓症病人。

(七) 颈、椎 - 基底动脉及脑动脉狭窄的支架成形治疗

缺血性脑血管病(ischemic cerebral vascular diseases，ICVD)，又称缺血性脑卒中或中风。是颈动脉系统或椎基底动脉系统病变引起脑部局灶性血液循环障碍所导致的急性或亚急性脑组织缺血、缺氧而产生的脑功能缺失症状，包括颈动脉、椎动脉、基底动脉及脑动脉狭窄。

【分类】

缺血性脑血管疾病按其发病进程分为两类：

1. 急性缺血性脑血管病 包括短暂性脑缺血发作、脑血栓形成、脑栓塞、急性动脉内膜夹层形成。

2. 慢性缺血性脑血管病 包括脑动脉硬化、脑动脉炎致动脉狭窄、脑动脉夹层形成。

【临床表现】

1. 先兆症状有突发 ①意识和精神状态的改变；②运动功能障碍；③感觉障碍；④头痛、头晕；⑤自主神经功能障碍。

有上述先兆症状，提示中老年人有发生脑缺血的可能，应尽量让病人保持安静，及时对症治疗，并尽快送医院诊治。

2. 主要临床表现

(1)颅内压增高。

(2)局灶症状：①眩晕；②偏瘫；③失语。

(3)意识障碍。

(4)瞳孔变化。

(5)其他器官功能障碍：消化道应激性出血、神经源性肺水肿等。

(6)去大脑皮质状态。

【诊断】

1. 根据详细询问获得的病史，认真的全身体格检查与系统的神经系统检查，结合神经系统定位诊断知识，进行初步定位与定性诊断。

2. 结合实验检查，可做出病变部位的初步定位诊断与可能的病因诊断。

3. 超声多普勒(TCD)与彩色经颅多普勒(TCI)超声检查。

4. CT 及 CTA CT 可了解颅内脑实质、脑室、蛛网膜下腔情况，有无缺血、出血、有无中线结构移位，CTA 可初步了解颅内血管病变情况。

5. MRI 与 MRA 尤其是 DWI、PWI 可诊断早期脑缺血。

6. 脑血管造影 DSA 尤其是 3D-DSA 是脑血管疾病诊断的金标准，也是缺血性脑血管疾病诊断的金标准。

【治疗】

脑梗死的治疗目标是尽快恢复脑血液循环、救治缺血半暗区，减轻继发性神经元损伤，改善神经功能缺损程度，除一般治疗，如控制血压，降低颅内压，抗凝治疗，主要是溶栓治疗。除常规溶栓方法外，主要是超选择动脉内溶栓与机械取栓治疗及支架成形治疗。

1. 颈动脉狭窄血管内支架成形术

(1)适应证

1)症状性严重狭窄，其程度 >70%，颈动脉内

膜切除(CEA)手术难以达到者。

2)症状性严重狭窄,全身情况差的病人。

3)症状性严重狭窄,具备下列某一条件者:①合并远端血管病变,需介入治疗者;②放疗后引起的狭窄;③ CEA 手术后再狭窄;④拒绝 CEA 手术者;⑤动脉夹层引起的狭窄;⑥肌纤维不良性狭窄;⑦ Tarayasu 动脉炎引起的狭窄。

4)严重狭窄合并对侧颈动脉闭塞。

5)急性脑梗死病人溶栓时发现的严重狭窄。

6)假性动脉瘤。

7)无症状的闭塞前期严重狭窄,狭窄程度>90% 并符合 1)~3)的适应证。

(2)相对禁忌证

1)任何程度的无症状狭窄,不包括符合适应证 4)~6)的病人。

2)症状性狭窄伴有颅内血管畸形。

3)亚急性期脑梗死。

4)血管造影禁忌。

(3)绝对禁忌证

1)血管造影发现血管腔内有新鲜血栓块。

2)无法通过血管内途径安全到达狭窄部位。

(4)术前准备

1)术前诊断及评估:①颈动脉超声检查,为无创,对动脉狭窄程度及血流的测定有较高准确性;② CTA 及 MRA;③ DSA 全脑血管造影,可明确狭窄部位、程度和血管迂曲情况,判断是否适合作支架血管成形,并评估颅内血流代偿情况;④脑血流评价:SPECT、XeCT、CT 灌注成像、MRI 灌注成像等;⑤心、肺和其主要系统、器官的功能评价。

2)术前用药:①术前 3~5 天口服抗血小板药物,阿司匹林 300mg,口服、1 次 /d,氯吡格雷 75mg,口服、1 次 /d;②术前一天尼莫同 50ml,5ml/h 微量泵注入;③低分子右旋糖酐 500ml,术前一天静脉滴注;④阿托品 0.5mg 皮下注射,术前半小时,预防术中发生血管神经迷走反射。

(5)操作方法

1)股动脉穿刺置鞘后,将 6F(或 7F)造影导管送至颈总动脉。先行血管造影确定病灶的确切部位及导管头的位置。颈动脉分叉部的观察要采用正侧位和或 30°~45° 前斜位或 3D-DSA 造影。由于颈内动脉位于颈外动脉的后外侧,前斜位和侧位是观察颈动脉分叉的最佳位置。但对于高度狭窄的病例,多方位投照是非常必要的。

2)测量狭窄的程度和长度,并标出狭窄部位的骨性标记。

3)通过造影导管将 260cm 的交换导丝插入颈外动脉。撤除造影导管,沿交换导丝将 6F 或 7F 导引导管放置在颈总动脉。

4)脑血栓保护器的置入,在放置脑保护器前,先作好路径图(road map)。在路径图监视下将保护器经导引管通过血管狭窄部位,放置于狭窄上方 4cm 处,而后将保护器打开。选择动脉内保护器直径应与动脉内径相当。

5)预扩张:对于狭窄严重(血管腔直径小于 2mm),支架直接通过有困难者,可选用直径为 3.5~4.5mm 的球囊进行预扩张。预扩张前给予阿托品 0.5mg,皮下注射或静脉注射,以预防反射性心动过缓或心脏停搏;球囊预扩张时,球囊的充盈时间不要超过 30 秒。

6)支架的选择:球囊扩张式支架,其自膨性差,可因支架坍塌导致动脉再狭窄。自膨胀式支架,具有良好的自膨胀性和可塑性,内膜易于形成,现已广泛应用于临床。但自膨式支架在释放后会有一定程度缩短,这可能影响到支架的准确放置,而球囊扩张式支架放置的位置则比自膨式准确,是比较理想的支架。

通常选择的支架应比靶血管最大径大 1~2mm 或以病灶近端血管内径为标准,支架径与管径的比值为(1.0~1.1):1,一般 ICA 在 5~6mm,CCA 在 8~10mm;如果需放置多个支架时,后一支架的直径要大于前一支架的直径,支架之间的重叠以 20% 为宜。支架的长度以能将病灶完全覆盖为宜,一般超过狭窄部位远近两端各 1cm。

7)放置支架:①沿血栓保护器的微导丝输送支架,在路径图监视下将支架送到狭窄血管段适当位置;②支架位置满意后,固定支架的推送杆,缓慢撤除支架的外套管释放支架;③血管造影,了解支架放置的位置、解除狭窄的程度以及血管狭窄段和远侧段的血流情况;④后扩张:如未行预扩张,支架放置后狭窄血管扩张程度低于 60%,可用球囊再次扩张狭窄部位,球囊充盈时间每次 30 秒;⑤造影证实支架放置满意后,撤出扩张球囊、收回血栓保护器;⑥导引导管造影,观察脑血供情况,排除脑栓塞事件。

8)注意事项:①目前多主张预扩张时一步到位,避免支架放置后再扩张;②在球囊扩张之前,给予阿托品 0.5~1.0mg 皮下注射,以防止发生副交感神经过度兴奋所致心动过缓;③操作中切忌反复扩张球囊,减少碎屑脱落造成远端血管栓塞;④整个放置支架的操作过程中,需严密监测病人的神经功能状况及心率、血压，必要时给予升压药或者硝酸甘油以保持血压的平衡；⑤支架的准确释放是手术成功的关键。

(6)术中和术后并发症及其处理

CAS术中和术后都可能出现心律失常、血压下降、急性脑缺血、血管痉挛、血栓形成、斑块脱落、颅内出血及术后再狭窄等并发症。有研究表明，CAS的并发症主要发生在术中和术后24小时内。

1）支架移位：在释放支架前要反复观察，直到支架处最理想位置后展开；要选择适当大小和型号的支架。

2）缺血性卒中：CAS时，对于一侧颈内动脉闭塞且另一侧颈内动脉高度狭窄的病人，术中由于球囊扩张暂时阻断颈内动脉血流，可能会导致急性脑缺血；因此，应缩短球囊扩张时间。此外，CAS的每一个步骤都有产生栓子的可能，特别是在置入支架或球囊扩张时，易诱发血栓或斑块碎屑脱落造成动脉远端栓塞。MRI显示发生率接近30%，卒中发生率为3%。术中肝素化、支架置入或球囊扩张前给予尿激酶可减少血栓并发症的发生。而采用脑血栓保护器则可使CAS更安全。万一发生血栓形成，可行血管内溶栓治疗。

3）血管痉挛：支架放置过程中会出现血管痉挛，一般会在导引导丝撤除后缓解，术中注射罂粟碱(30mg溶于30ml生理盐水，一次注射2~3ml)也可获得理想结果。对于顽固性血管痉挛，可用低压血管成形球囊(<3atm)行血管成形术，效果多较满意。

4）血管破裂：选择适当直径的支架，一般不超过狭窄段近端的1.5倍。一旦出现破裂，立即采用球囊将破裂处动脉闭塞，有条件作外科治疗。

5）心动过缓和低血压：由于操作时对颈动脉窦(球)刺激或损伤所致。在手术前应用阿托品。在手术中或手术后出现，可应用升压和加快心率等对症治疗。

6)脑再灌注出血：一侧颈动脉严重狭窄且脑侧支循环不佳的病人，在颈动脉支架成形术后，有可能发生再灌注出血。术中、术后控制血压为主要的预防措施。

7）血管再狭窄：再狭窄是当前CAS研究的重要课题。解决的问题主要集中在两个方面，一是强调术中尽可能减轻对血管的损伤和术后早期抗凝治疗，减少治疗部位血栓、纤维蛋白的附着以及术后局部放射抑制内膜增生等。二是改进支架材质，减少局部刺激，其中药物涂层支架是值得研究的方向，一种是抗凝药膜，另一种是抗纤维内膜增生药膜，后者效果可能更好。

(7)术后处理和随访

1）术后肝素化24小时，但目前无证据显示其有益或者有害。

2）术后应用阿司匹林(300mg/d，长期）和氯吡格雷(75mg/d，4~12周)。

3）术后继续应用尼莫同，1mg(5ml)/h，持续24小时静脉泵注维持，或应用盐酸法苏地尔30mg，加入生理盐水100ml，1小时内静脉滴入，每12小时一次，防治血管痉挛。

4）手术后1~2个月行颈动脉超声检查，6个月时复查DSA。以后定期随访。

2. 椎、基底动脉狭窄支架成形术　椎、基底动脉的支架成形术的适应证选择和操作原则基本同颈动脉支架成形术。不同之处主要有以下几个方面：

(1)入路的选择：颈动脉支架的放置多经股动脉入路，个别情况需经患侧颈总动脉入路。而对椎、基底动脉支架放置术，椎动脉起始部的解剖对入路的选择有较大的影响。无名动脉迂曲或椎动脉与锁骨下动脉之间的角度较锐时，从股动脉入路放置支架比较困难，可采用经腋动脉入路、肱动脉或桡动脉的入路，但肱动脉和桡动脉容易痉挛致永久性损伤，一般情况下不提倡首先选用。

(2)病变部位对支架放置术的影响：颅外段颈内动脉的病变部位对支架放置术的影响不大，对椎动脉而言，起始段的狭窄支架放置较远段更为安全，效果也好，出现椎动脉夹层的机会较小，而椎、基底动脉汇合处的支架放置最容易出现夹层、急性栓塞或血管破裂。

3. 颅内动脉狭窄血管内支架成形术

(1)颅内动脉狭窄的分类：颅内动脉狭窄的发病年龄比颅外段动脉狭窄性疾病轻，由于其易于出现脑梗死，TIA的发作相对较少，如以TIA起病的病例常在数月内发展为脑梗死，故而颅内动脉狭窄具有较高的致残率和死亡率。依据脑血管造影的影像学特征，Mori等对颅内动脉粥样硬化狭窄性疾病分为三类，并以此为基础判定血管成形术成功的可能性。分类如下：

A型：狭窄段短（小于5mm)；中心性狭窄或中度偏心性狭窄；无闭塞。

B型：狭窄段呈管状(5~10mm)；重度偏心性狭窄；中度成角。

C型：弥漫性（大于10mm)；重度成角；近端血管非常迂曲。

A、B、C 型血管成形术的成功率分别为 92%，86% 和 33%。1 年后的再狭窄率分别为 0%、33% 和 100%。

(2) 颅内动脉的支架置入术：如前所述，单纯球囊成形术的急性并发症有成形血管的再回缩，血管夹层，急性闭塞，血管破裂等。支架的放置可防止血管回缩，在一定程度上也可减少医源性血管夹层的发生。由于颅内动脉迂曲、管腔纤细，周围缺乏支撑及承担重要部位血液供应等因素，要求颅内动脉支架具有很好的柔顺性、管径细、且具有自膨胀性、支撑性和可透视性等。近几年随着材料科学的发展，各种新型支架系统的出现包括 Boston 公司的自膨胀专用支架（Wingspan 支架）和我国自主研制的首个颅内专用支架系统（Apollo 支架），具有更好的柔顺性、更小的金属覆盖面、更强的径向支撑力，使颅内支架放置术的成功有了很大提高。

1) 术前准备和用药：颅内支架放置术前准备、用药同颈、椎、基底动脉支架置入术。前循环动脉狭窄的支架放置可在局麻或全麻下进行；而椎、基底动脉狭窄和脑动脉狭窄支架置入术则需在全麻下实施，因为球囊暂时闭塞基底动脉会导致病人意识丧失和呼吸暂停。

2) 手术操作

A. 导管鞘和导引导管的放置同颈、椎、基底动脉支架置入术。在"路径图"的监视下，通过相应的微导丝导引，将微导管通过狭窄部位。将微导丝交换为 300cm 的交替导丝。交替导丝的头端要足够远以保证对支架的支撑力。通常情况下，大脑中动脉的狭窄，交替导丝的头端要放置在 M2 段；颅内段颈内动脉狭窄，交替导丝要放置在 M1 段；基底动脉狭窄，交替导丝要放在 P2 段，撤出微导管。

B. 如选用自膨式支架则需预扩张者，预扩球囊的直径要小于狭窄附近的正常血管以减少内膜的损伤。选用球囊扩张式支架时不进行预扩张即可放置支架，若支架无法通过狭窄部则需预扩张。所选支架的直径也小于狭窄附近的正常血管，支架的长度要超过狭窄部位两端各 2mm。沿导引导丝将支架放置在狭窄部位，释放支架，撤除球囊，行脑血管造影了解成形是否满意，留置导丝 10~30 分钟并行 TCD 检查。一切良好后撤出导丝，留置动脉鞘。

3) 注意事项：①术中肝素化，ACT 维持在 250~300 秒之间；②操作中扩张球囊的充盈应小量（从 3~5 个大气压逐渐增加到 7~8 个大气压）、多次（2~3 次）、缓慢；③术中 TCD 和 EEG 监测；④前循环支架术后肝素自然中和，后循环支架术后肝素维持 48 小时（APTT 在 60~90 秒之间），术后继续服用抗血小板药物；⑤术中、术后需严密监测病人血压，适当降低血压以防止发生过度灌注。

4) 并发症及其处理

A. 血管破裂：为最严重的并发症。应选择适当直径的支架，充盈扩张球囊应遵循小量、多次、缓慢的原则，动脉发育不良的血管狭窄不适于作支架成形术。

B. 血栓再形成：多由于血小板在支架上和被损伤的内膜上沉积所致，可予抗凝与抗血小板药物预防。万一发生血栓形成，可行血管内溶栓治疗。

C. 穿支动脉闭塞：可能与支架置入后覆盖穿支动脉有关，术前需充分评价。

D. 脑过度灌注出血：术中、术后控制血压为主要的预防措施，并可适当予脑保护剂。

E. 血管再狭窄：抗凝治疗防止血栓形成，尽可能减轻对血管的损伤，药物涂层支架是值得研究的方向。

（八）颅内动脉夹层与夹层动脉瘤的支架成形治疗

颅内动脉夹层与夹层动脉瘤传统称之为壁间动脉瘤或动脉壁剥离（arterial dissection），根据病变发生在动脉壁三层的不同层次而分为：

1. 颅内动脉夹层（cerebral artery dissection） 病变发生在内膜与中膜之间，形成内膜下血肿（图 34-26）。

2. 颅内动脉夹层动脉瘤（dissecting aneurysm） 病变发生在中膜内或中膜与外膜之间（图 34-27）。

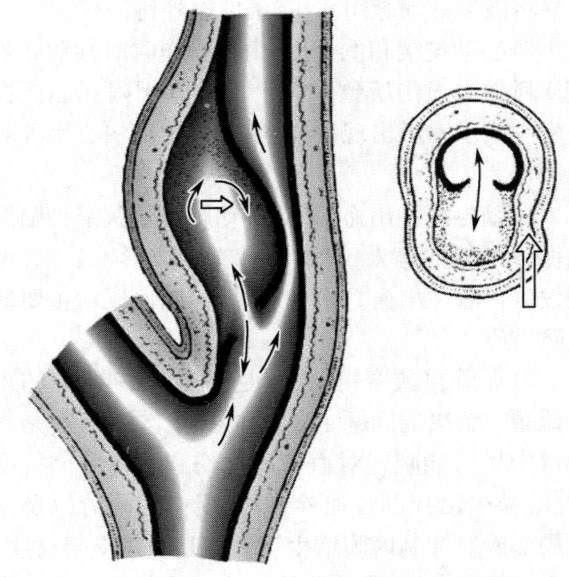

图 34-26 颅内动脉夹层（↑示内膜下夹层）

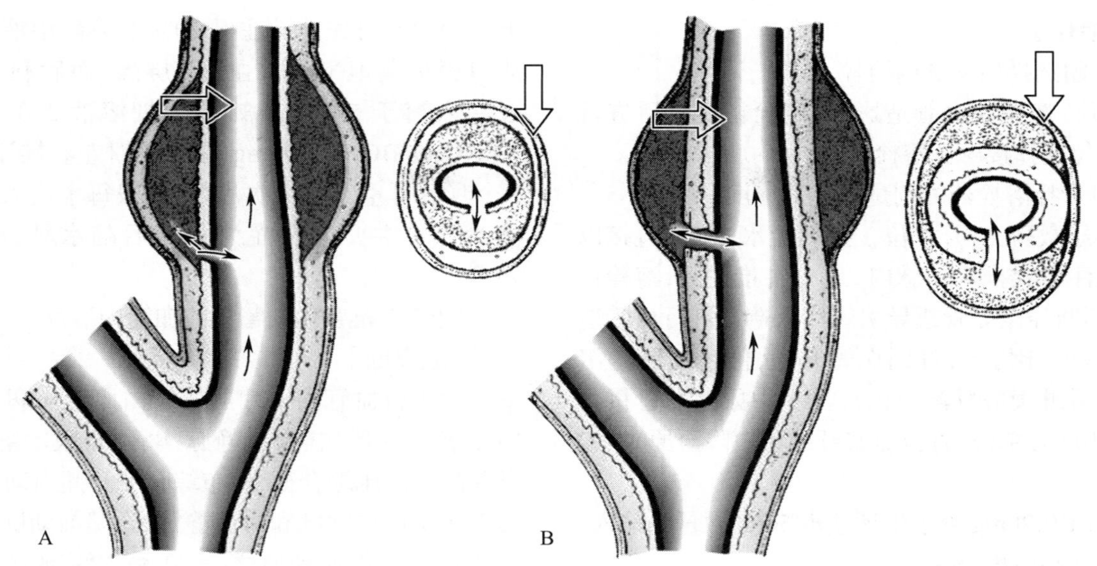

图 34-27 夹层动脉瘤
A.⇧示中膜内夹层动脉瘤；B. ↑示外膜下夹层动脉瘤

【病因】

外伤是其主要原因，也可见于遗传性结缔组织病，埃勒斯 - 当洛综合征（Enlers-Danlos syndrome）Ⅳ型，马方综合征（Marfan syndrome），常染色体显性多囊肾，成骨不全Ⅰ型，肌纤维发育不良者约15%~20%可发生颅内与颈部动脉夹层，双侧颈内动脉同时发病者占50%。其发病机制是由于动脉内膜撕裂，使血液在动脉压力的作用下进入动脉壁夹层中形成。由于颅内动脉的肌层和外膜厚度只有颅外动脉的2/3，且外弹力膜发育不全，滋养血管少，可导致外膜下发生夹层。

【临床表现】

临床表现呈多样性，主要与出血及缺血相关。可发生蛛网膜下腔出血或脑内血肿，表现为头痛，也可有局限性神经功能缺失或脑神经损害症状，也有的表现为脑缺血，脑干缺血表现为瓦伦贝格综合征（Wallenberg syndrome）、共济失调、偏头痛和意识障碍、颈痛、颈强直、突发耳鸣等。也可有急性缺血表现，严重偏头痛、脑缺血症状数天后发生卒中，2周内反复发作霍纳综合征。

【诊断】

除根据临床表现外，主要靠影像学确诊。

1. CT（CTA） CT可见蛛网膜下腔出血，颅内血肿，CTA可明确病变血管部位及形态。

2. MRI/MRA 亚急性期 T_1、T_2 相动脉夹层表现为新月形壁间高信号，只能提示诊断，不能作为诊断的金标准，但可作为随访参考。

3. DSA 是诊断的金标准，主要表现为不规则管腔合并近端狭窄、梭形扩张，近端和 / 或远端血管狭窄呈串珠样或线样征，双腔征，不规则扇形狭窄，静脉期造影剂滞留。

【治疗】

主要是外科治疗，无论是夹层和夹层动脉瘤均以血管内治疗为主，行血管内支架成形，使狭窄的血管腔恢复正常，对夹层动脉瘤行支架成形恢复血管真腔，消除血管假腔，对夹层膨大严重者还可在支架外填入微弹簧圈协助修复血管壁。目前行外科直接手术已非常少。除血管内治疗外，内科主要是抗血小板治疗，对急性卒中是否溶栓治疗存在争议。从理论上讲，溶栓可引起血管壁出血加重。

【预后】

有SAH和影像表现为串珠样改变的夹层动脉瘤、再出血和病情反复者如不积极治疗，则预后不良。单纯夹层形成，无严重缺血症状者，约50%夹层内形成机化血肿，随着时间的延长可转成良性血管结构而治愈。

（九）脑血栓形成、脑栓塞的超选择动脉内溶栓及机械取栓治疗

【适应证】

主要适用于急性期，发病4小时内并有临床症状者。将导管超选插入颈内动脉或椎动脉，而后慢慢推注尿激酶或r-tpA抗栓酶，并间断行血管造影观察溶栓效果，对椎基底动脉血栓形成超过治疗时间窗者，甚至超过24小时者，仍可争取溶栓治疗，对血栓形成超过4小时或不适于用药物溶栓者可采用机械取栓治疗。

【治疗】

1. 超选择性动脉内溶栓术

(1)行选择性血管造影,确定栓塞血管后进行动脉内超选择接触性溶栓治疗。

(2)选择溶栓药的剂量及注射速度

1)尿激酶10万单位+生理盐水20ml,直接以脉冲推注方式推入动脉内,20分钟推注完,溶栓过程中,不断经微导管或导引管注入造影剂行血管造影,了解溶栓情况,直到血管开通,停止动脉内溶栓。术后继续静脉溶栓治疗。术中尿激酶总量可达75~100万单位,直至血浆纤维蛋白降至原来1/2为止。

2)r-tPA20mg溶于生理盐水50ml微量泵输入,25ml/h,2小时内输完。

(3)术后注意事项

1)立即行头颅CT检查,了解脑梗死及脑水肿情况,并注意有无出血。

2)高血压的处理,使血压维持在180/105mmHg以下。

3)维持血糖在正常水平。

4)抗凝治疗,维持全身肝素化1~2天,或非急性病人口服抗血小板药物:阿司匹林100mg/d,氯吡格雷75mg/d。

5)神经保护剂的应用。

6)术后并发脑出血的处理,停用溶栓剂、中和抗凝药物,急查PT、APTT、血小板、[凝血]因子Ⅰ等,严密观察病情变化,并作头颅CT,如血肿较大有发生脑疝危险者应行手术治疗。

2. 机械取栓治疗　将颅内动脉机械取栓装置经6F导引管在电视透视与路径图指引下,放入血栓形成血管内,使其超过血栓前方,开放取栓装置,将取栓装置回收入收集管内将取栓装置与血栓一起回撤至导引管内,再撤至体外。

(十) 脑膜瘤的术前栓塞

主要适用于有颈外动脉供血且血供丰富的脑膜瘤,如颅前窝、颅中窝、蝶骨嵴等部位脑膜瘤。术前栓塞可大大减少肿瘤的血液供应,减少术中出血,有利于手术操作,降低手术死亡和残疾率。栓塞时,把导管(最好用微导管)插入供血的颈外动脉分支,用1ml注射器间断脉冲式推注明胶海绵微粒,严防反流入颈内动脉,并注意避开颈外动脉与颈内、椎、基底动脉间的危险吻合,以防并发症的发生。栓塞后1周内手术。

(十一) 恶性脑胶质瘤的超选择颅内动脉内化疗

把微导管超选择插入颈内动脉的眼动脉以上。治疗时可先静脉注射20%甘露醇溶液250ml或口服尼莫地平开放血-脑屏障,而后利用微量泵注入溶于5%或10%葡萄糖溶液250ml内的ACNU或BCNU 100mg,在1小时左右推注完毕。1个月后可重复第2次治疗,一般每个病人需2~3次治疗。主要并发症为化疗后脑水肿、动脉闭塞等。

(十二) 椎管内血管病的血管内治疗

【适应证】

适于行血管内治疗的椎管内血管疾病包括髓内动静脉畸形、髓周动静脉瘘、硬脊膜动静脉瘘、脊髓静脉高压综合征、科布综合征。髓内动静脉畸形有多支供血动脉和引流静脉,脊髓前动脉(ASA)为常见主要供血动脉之一,在髓内深部有一个或两个孤立的畸形血管团;髓周动静脉瘘是脊髓前、后动脉与静脉之间的直接交通;硬脊膜动静脉瘘是硬脊膜动静脉之间存在的微小瘘口,供血动脉一至数支,静脉反向引流至脊髓表面的正常静脉,使其扩张致脊髓静脉高压;Cobb综合征是涉及脊髓、椎体及其周围软组织的复杂血管病变;椎旁静脉系统异常,如左肾静脉、奇静脉、半奇静脉、副半奇静脉、腰静脉及髂静脉狭窄或闭塞,致其向腔静脉回流不畅,也可导致脊髓静脉高压。

【诊断】

选择性脊髓血管造影可明确诊断,通过造影了解供血动脉、畸形血管团或瘘口是否伴动脉瘤、动静脉瘘,血流速度、循环时间等,为选择栓塞材料、胶的浓度与注射速度和方法提供参考依据。

【治疗】

把造影导管或微导管选择插入病变的供血动脉行血管内栓塞。

1. 对髓内动静脉畸形栓塞,以直径100μm以上的固体微粒较为安全,也可应用Grubra胶、NBCA胶,栓塞时不一定追求达到解剖学治愈,对脊髓前动脉供血的AVM,尤其是通过腰膨大动脉(Adamkiewicz artery)供血者,栓塞时更应慎重。

2. 对硬脊膜动静脉瘘,采用超选择插管到瘘供血动脉,用Grubra胶、NBCA胶栓塞治疗;如供血动脉太细或弯曲度大无法行血管内治疗时,可考虑手术治疗。

3. 对髓周动静脉瘘仅闭塞瘘口,保留供血动脉和引流静脉,可用Marathon微导管插入瘘口部位,瘘口小者用微粒栓塞,而瘘口大者用微弹簧圈堵塞瘘口。

4. 脊髓静脉高压综合征因椎旁静脉系统异常

所致脊髓静脉压综合征，可采用股静脉入路，将6F导引导管插到下腔静脉，再选择插入左肾、奇、半奇、副奇或腰横静脉，或再用微导管插入左肾静脉、奇静脉、半奇静脉、副奇静脉、腰静脉、肾静脉等对其狭窄或膜样闭塞进行扩张治疗或在狭窄部位置入支架成形治疗。对脊髓静脉综合征治疗后，应给予抗凝、抗血小板治疗，以防增粗、迂曲、扩张且动脉化的脊髓表面正常引流静脉血栓形成，影响脊髓正常血液回流。

【并发症】

栓塞时，注意保留脊髓前动脉通畅，以防误栓脊髓前动脉而导致的不良后果。

（马廉亭　杨 铭）

参考文献

[1] 凌锋，李铁林．介入神经放射影像学[M]. 北京：人民卫生出版社，1996: 381-356.

[2] 马廉亭．微侵袭神经外科学[M]. 北京：人民军医出版社，1999: 342-381.

[3] 马廉亭．脑血管疾病血管内治疗学及图谱[M]. 郑州：河南科学技术出版社，2002: 61-78.

[4] Kliot H R W M. 尤曼斯神经外科学：脑血管病与癫痫[M]. 王任直，译．5版．北京：人民卫生出版社，2009: 281-1311, 1368-1373.

[5] 马廉亭，杨铭．脑脊髓血管病血管内治疗学[M]. 2版．北京：科学出版社，2010: 56-293.

[6] TAKI W, YONEKAWA Y, IWATA H, et al. A new liquid material for embolization of arteriovenous malformation [J]. AJNR, 1990, 11 (1): 163-168.

[7] LERY D I. Embolization of wide necked anterior communicating artery aneurysm: technical note [J]. Neurosurgery, 1997, 41 (4): 979.

[8] JAHAN R, MURAYAMA Y, DUCKWILER G, et al. Embolization of arteriovenous malformations with Onyx: Clinic pathological experience in the patients [J]. Neurosurgery, 2001, 48 (5): 984-997.

[9] 吴中学，孙永权，王忠诚，等．国产电解可脱性微弹簧圈的初步临床应用[J]. 中华神经外科杂志，2000, 16 (1): 35-37.

[10] 马廉亭．外伤性颈动脉海绵窦瘘诊治的整体策略[J]. 中国临床神经外科杂志，2006, 11 (11): 641-642.

[11] 马廉亭，龚杰，樊光辉，等．脊髓静脉高压综合征的诊断治疗策略与方法[J]. 中华神经外科杂志，2010, 26 (11): 1007-1009.

第三节　神经内镜原理及其临床应用

临床上应用于神经系统疾病诊断与治疗的内镜统称为神经内镜或脑窥镜，它包括各种脑室镜、脑镜和脊髓镜。早在20世纪初就出现了神经内镜，但一直难以推广。近年来，随着神经外科不断向微创伤手术方向发展，神经内镜突破了原有的应用范围，并作为一种新的手术方法逐渐被推广。

一、神经内镜简介

（一）神经内镜历史

1910年芝加哥泌尿外科医师Espinass使用膀胱镜直视下烧灼双侧的脑室脉络丛治疗交通性脑积水。1922年Dandy使用内镜做第三脑室底穿通术治疗梗阻性脑积水，并首次将他的内镜命名为脑室镜。此后，Mixter、Putnam、Scarff等人陆续报道了各种脑室镜，但因当时脑室镜管径粗、照明差，手术死亡率高，因此一直难以推广应用。20世纪60年代，光导纤维镜出现后便有了外径小、亮度高的纤维脑室镜，主要用来观察枕大池、鞍上池、小脑脑桥角池及脑室的解剖。1980年Shelden研制了一种切除脑深部肿瘤的内镜，称之为脑肿瘤切除镜；1980年，Griffith总结各种内镜的颅内手术，提出内镜神经外科学的概念。1988年Auer进一步扩大了神经内镜的应用范围，明确地指出神经内镜手术的适应证为：①脑室内囊肿、囊性肿瘤囊液排空；②脑室内肿瘤活检；③慢性硬膜下血肿清除术；④脑内血肿清除术；⑤脑室镜检查术。此后，内镜与立体定向术相结合便出现了内镜立体定向术;内镜与立体定向术、激光相结合便出现了激光内镜立体定向术。内镜手术的突出优点是创伤小,因此,在此基础上又诞生了微小创伤神经外科学。目前,神经内镜已被广泛地用于脑积水、颅内肿瘤、颅内血肿、脊髓空洞症的诊断与治疗,受到越来越多的神经外科医师的青睐。

(二) 神经内镜原理与构造

目前世界上使用的神经内镜主要由美国、德国和日本生产,包括硬质内镜和纤维内镜两种。

1. 硬质内镜　硬质内镜长度一般为 20~30cm,外径多不超过 8mm,它具有照明道、冲洗道、吸引道、视道和工作道。视道和照明道内有光导纤维通过,前者用于直接窥视或连接电视摄像系统供手术操作、屏幕显示和录像用;后者接高亮度冷光源(多为氙灯冷光源)供照明用。冲洗、吸引道分别供冲洗和吸引用,以保证术野和镜头清晰。工作道一般尽可能宽大,直径在 2mm 左右,供引入各种显微器械如活检钳、显微剪刀、单极或双极电凝探针进行各种手术操作(肿瘤活检、切除以及止血)。硬质内镜视角有 0°、30°、60°、70°、110° 等多种,不同视角的内镜用途各异。硬质内镜常配有筒状外套管(亦称外鞘、导向管),供导入内镜和在脑实质中为内镜提供操作空间用。本文笔者等研制的脑窥镜外径 10mm,长 20mm,与国外生产的内镜相比具有以下特点:一是工作道宽大,呈半圆形,最大径达 96mm,为国外同类产品工作道内径的 4~6 倍,能保证直视取瘤切实可行;二是冲洗和吸引通过单一通道进行,操作方便;三是除筒状外套管外,尚有远端可如伞状展开的外套管,它能在脑实质中为内镜提供一个直径为 2~3cm 的操作空间。此外,我们还研制了一种特殊配件,能将内镜固定于颅骨骨孔边缘上,安全可靠,使用方便。该镜可用来切除脑深部实体性肿瘤,并可根据需要做近距离放疗或化疗,克服了国外神经内镜只能活检、不能切除脑深部实体性肿瘤的局限性。

2. 纤维内镜　纤维内镜又称柔软内镜、可屈性内镜,它与硬质内镜相比,较细而长,最长可达 1m,外径 2~4mm,最小者仅 0.75mm,相当于血管镜,配有扩张性球囊可做血管成形术或良性中脑导水管狭窄扩张术。和硬质内镜一样,纤维内镜亦有视道、照明道,因其外径小,工作道和冲洗吸引道常合而为一。纤维内镜除镜体柔软可屈外,头端还可根据需要做成角侧偏,最大视角达 160°。

(三) 神经内镜手术器械和辅助设备

与内镜配套使用的显微手术器械有活检钳、取瘤钳、剪刀、剥离子、双极或单极电凝探针等。这些器械细而长,能通过内镜的工作道进行操作,因而其外径必须小于内镜工作道的内径。与硬质内镜相匹配的显微器械必须是硬质器械,其有效操作空间有限。笔者等所研制的内镜器械除直型硬质器械外,尚有头端侧弯的弯型硬质器械,后者能通过相对宽大的内镜工作道在脑深部较大范围内进行操作。用于纤维内镜的显微器械为柔软可屈的软质器械。

进行内镜手术除内镜手术器械外,还需要一些辅助设备,这些辅助设备有:

1. 立体定向仪　立体定向仪可根据 CT、MRI 提供的影像学资料作出准确的病灶定位,同时为内镜提供可靠的固定装置。常用的定向仪有 Leksell 定向仪、BRW 定向仪、Ramai 定向仪等。

2. B 型超声仪　B 型超声仪主要用于术中病灶定位和导向,常用 B 超探头为 7.5MHz 的弧形探头,直径为 1~1.2cm。

3. 多普勒超声仪　用来探测靶点和穿刺途中的血管。20MHz 高分辨率多普勒超声仪可以探及直径为 0.1mm 的小血管。在多普勒超声仪的监视下可以比较安全地对血供丰富的肿瘤进行活检和切除,能够避免损伤血管所造成的严重后果。常用超声探针有 3 种,外径分别为 1、2、3mm。

4. 超声吸引器　用来清除不能吸除的血凝块和切除质地较硬的肿瘤,但需要特殊细长的管芯。目前尚未普及应用。

5. 激光　用来止血和汽化肿瘤。常用激光为 Nd:YAG 激光,直径 600μm,波长 1.06μm。

6. 电视摄像系统　包括彩色电视接收机、摄像机,能将镜下操作显示在电视屏幕上,可术中录像。

7. 冷光源　供照明用。内镜冷光源常需高功率冷光源,为 150W 或 300W 氙灯光源。

二、神经内镜的临床应用

(一) 脑积水内镜治疗

绝大多数脑积水可以通过脑室腹腔分流术或脑室心房分流术而得到满意的治疗,但还有一小部分脑积水则疗效欠佳。神经内镜主要用来治疗一些分流失败或复杂性脑积水,其适应证为:①良性中脑导水管梗阻引起的脑积水;②脑脊液分泌过剩引起的交通性脑积水;③某些脑脊液分流失败的脑积水；④多房性脑积水。

神经内镜手术治疗脑积水的方法可分为三类：①病因治疗，如内镜中脑水管扩张术；②减少脑脊液形成，如内镜侧脑室脉络丛烧灼术；③脑脊液分流术，分颅内分流和颅外分流两种。颅内分流术指第三脑室造瘘术，它是通过内镜来穿通第三脑室底，恢复产生脑脊液的脑室系统和吸收脑脊液的蛛网膜下隙之间的通连，从而达到治疗脑积水的目的。在颅外分流术中，内镜的作用一是在内镜直视下放置脑室分流管，可以避免脉络丛阻塞分流管，必要时可以将分流管放入第三脑室；二是将多房性脑积水变成单房脑积水以利分流。因脑脊液感染引起脑室隔室化的脑积水，合并脑室囊肿的脑积水以及因 Monro 孔堵塞引起的脑积水称为多房性脑积水。这类脑积水的治疗做单纯脑脊液分流术常难奏效，须用内镜来打通各积水腔之间的间隔或穿通囊肿壁或透明隔，将多房性脑积水变成单房脑积水，再做脑脊液分流术。

脑积水的内镜手术多采用全身麻醉，辅以立体定向仪或术中 B 型超声仪，可防止因术中找不到解剖标志，无法定向造成的手术失败。一般采用额部钻孔，病人取仰卧位，有时头稍向钻孔部位的对侧转（多向左转）。确定钻孔部位的方法有：①在瞳孔水平的矢状线与冠状缝的交点上；②在成人眉弓上 9.5cm 旁开中线 2.5cm。额部钻孔既可以用于侧脑室手术又可用于第三脑室手术。此外，可采用俯卧位，在顶部钻孔。钻孔后电灼切开硬脑膜，置入内镜。为防止脑室塌陷，保持视野清晰，术中用 37℃温盐水或林格液以 10~15mmHg 的压力持续冲入。中脑水管梗阻扩张术多采用带有扩张球囊的小管径（直径 0.75mm）纤维内镜来扩张中脑水管，扩张后的中脑水管直径为 1~2mm，长 15~20mm。脉络丛烧灼术有单极或双极电凝探针烧灼和激光烧灼两种。一般选择脉络丛比较发达的部位如脉络球进行烧灼。为防止出血，只烧灼脉络丛表面并不时移动电凝探针，避免粘连。激光烧灼脉络丛术后反应轻，常用 Nd：YAG 激光纤维来烧灼，功率为 7~10W。做第三脑室造瘘术时一般在第三脑室底的中线上，漏斗隐窝后方切开第三脑室底，开口约 4mm 即可，避免损伤基底动脉等重要血管。对于多房性脑积水可用激光纤维来切开囊壁或穿通透明隔，使多房变为单房，以利分流。曾有人巧妙地利用“盐水火把”来打通多房脑积水各积水腔之间的间隔。其方法是在纤维内镜的工作道内插入一根带有金属导线的导管，再向导管内以一定的压力注入生理盐水，然后给金属导线通电，这样在导线的远端因射频放电而形成一“盐水火把”，它可以切割组织和凝固小血管。当导管随内镜在脑室内移动时就可以打通各积水腔之间的间隔。最后拔去内镜，常规放置脑室分流管做脑室腹腔分流术。术后处理与常规开颅手术相同。

（二）颅内肿瘤内镜治疗

颅内肿瘤的内镜手术常需与立体定向术相结合，它包括肿瘤活检和肿瘤切除两种。内镜立体定向活检克服了常规定向活检的盲目性，能选择无血管区活检以减少出血，即使出血也能及时发现而加以止血（电灼止血、激光止血）；同时，在直视下有选择性地多处活检能保证足够的标本量，从而提高了活检的阳性率。对诊断明确的恶性肿瘤可同时行局部放疗或化疗。血供丰富的肿瘤常规定向活检易出血，危险性大，在术中超声多普勒的监视下直视活检可以避开血管，减少出血。

内镜肿瘤切除术具有准确安全、创伤小的优点。内镜与立体定向术相结合能准确地定位并直线到达病灶；可以避开皮质功能区、大血管来选择最佳手术入路，必要时可以舍近求远，以减少神经功能损伤，降低术后伤残率。对于深部病灶来说，内镜手术不需切开大片脑皮质，不必用力牵拉正常脑组织即可到达肿瘤，与常规手术相比，手术创伤已降到最低限度。病人术后恢复快，并发症少，生存质量高。

颅内肿瘤内镜手术的适应证：①脑室内囊肿、脑室内或脑室周围肿瘤的活检与切除；②脑深部肿瘤的活检及边界清楚微小肿瘤的切除。

脑肿瘤内镜手术采用全身麻醉，根据 CT 或 MRI 的三维重建图像或定位扫描图像确定钻孔部位。对于较小病灶，选择能避开功能区的最近入路；对于较大病灶，如呈椭圆状，采用能直视病变全程的最长路径。手术体位的选择必须使钻孔部位处于水平。额部钻孔采取仰卧位，头抬高 30°；颞部钻孔采用侧卧位；枕部或顶部钻孔采用俯卧位。钻孔直径为 1~2cm。钻孔后切开硬膜，用双极电凝电灼硬膜缘。术中病灶定位即确定内镜的插入方向和插入深度有两种方法：一是 CT 或 MRI 立体定向术定位，即根据 CT 或 MRI 定位扫描图像确定靶点（区），计算靶点坐标；二是 B 型超声扫描定位，即钻孔后置入 B 超探头，显示病灶部位、大小，计算从脑表面到达病灶的距离并固定好到达病灶方向。在置入内镜前先用脑针穿刺靶点，穿刺成功后拔除脑针，直接插入内镜；若内镜管径较大（大于 8mm），可先用脑扩张器扩开脑组织后再插入内镜。术中固定内镜的方法有：①用特制配件将内镜固定在Yasargil、Codman或Mizuho的脑自动牵开器上，此法有待改进。最近笔者等研制了一种配件将内镜固定于颅骨骨缘上，方便可靠。②将内镜固定在立体定向仪上。镜下操作可以通过直接窥视目镜进行，亦可以通过观看电视屏幕进行。在脑室内操作时须用林格液或生理盐水以10~15mmHg的压力持续冲入，并用负压吸引不断将液体吸出，保证术野和镜头清晰。对于脑室内囊肿或囊性肿瘤先穿刺囊壁，放出囊液后再切除囊壁和肿瘤结节。对脑室内实体性肿瘤尽可能切除肿瘤，恢复脑脊液循环的通畅后，按肿瘤性质的不同予以局部给药、放疗或化疗。在脑室内或较大囊腔内操作时硬质内镜的操作空间有限，无法对较大范围进行操作，近年有两种方法扩大内镜的操作空间：一是联合应用硬质内镜和纤维内镜进行操作，后者前端可以根据需要屈曲和侧偏，用来进一步探查切除前者不能到达的病变组织；二是借助有较大视角的硬质内镜，利用头端配有成角系统的激光纤维进行操作，此时镜体可以作不同角度的旋转，这样通过较小的皮质切口对深部较大范围的肿瘤进行活检和切除，手术创伤小。脑实质内实体性肿瘤不能为内镜提供一个操作空间，内镜手术切除较为困难，只是到了近两年才有报道。目前有两种方法可以在脑实质内为内镜提供操作空间：一是在置入内镜之前通过立体定向术向病灶部位置入一个比内镜外径大的导向管，由导向管提供操作空间。此法由Otsuki倡导，他曾用该方法成功地切除了直径3cm的丘脑海绵状血管瘤，手术未引起新的神经功能缺失，原有的凝视障碍也得到改善。

（三）颅内血肿内镜治疗

内镜可以用来清除任何形式的颅内血肿。内镜下清除血肿具有简单、直视、能止血、创伤小、手术时间短等优点。易发生脑疝的急性外伤性血肿和后颅窝血肿的外科治疗常需争分夺秒，内镜能在局部麻醉下快速吸除血肿，挽救病人生命，这是常规开颅手术难以胜任的。多房性慢性硬膜下血肿常规钻孔冲洗引流往往疗效不佳，多须开颅手术。内镜可以彻底清除血肿，避免开颅手术。在高血压脑出血的外科治疗方面，内镜手术亦显示其创伤小、并发症少、术后生存质量高等优点。Auer曾就自发性颅内血肿的内镜手术治疗和常规内科治疗的疗效作了随机对照研究，结果表明内镜手术组具有明显的低死亡率和低致残率。血肿少于50ml组有较好的神经功能恢复；血肿大于50ml组则有较高的生存率；壳核血肿组亦有术后较高的生存质量和更多的生存机会。

手术在基础麻醉加局部麻醉下进行，若病人无法配合或是小儿则须在全身麻醉下进行。体位视血肿部位而定，一般使钻孔部位处于水平位，术中血肿定位依靠B型超声或简易CT。慢性硬膜下血肿常用纤维内镜清除，脑内血肿则大多用硬质内镜清除。液态血肿较易吸除，血块可用取瘤钳粉碎后吸除，血肿壁上的出血用双极电凝或激光凝固止血。一般不必勉强完全清除血肿。血肿腔内留置硅胶管引流2~3天。如有较硬的难以清除的血块残留时，可以经引流管注入尿激酶溶化血块。术后处理与开颅血肿清除术相同。

（四）脊髓疾病内镜治疗

神经内镜在20世纪80年代末应用于脊柱外科，随着内镜器械的不断改进与影像定位技术的发展，包括各种管状牵开器、YESS（Yeung Endoscopic Spine System）的应用、术中导航、立体定向技术的发展，它在脊柱外科的应用越来越广泛。经皮内镜下椎间盘切除、脊柱内固定术、锥旁脓肿引流、胸交感神经节切除术等手术的报道也日益增多。但内镜应用于脊柱外科尚有一些不足：所有器械都从细长管腔通过，操作困难；手术路径缺乏明确解剖标志，常需结合术中导航技术；术中出血难控制；胸腔镜、腹腔镜应用时内脏的损伤等。这些缺点使脊柱内镜的应用受到限制，与传统手术相比，其疗效并没有大幅度的提升，因此，严格掌握其适应证，不能盲目应用。

（五）其他

①纤维内镜可观察到椎动脉、颈内动脉和颈总动脉狭窄，可用内镜本身的可扩张性球囊做血管成形术。在动脉瘤夹闭过程中，将纤维内镜插入载瘤动脉，观察动脉内壁，了解在夹闭过程中有无血栓脱落。②切除听神经鞘瘤时，用内镜检查内听道内有无肿瘤残留；经蝶入路或经额下入路切除鞍内肿瘤时，用内镜检查鞍内有无肿瘤残留。③在尸体上用内镜来观察硬膜下腔、脑室、脑池的局部解剖。④用内镜来放置神经保护器做三叉神经微血管减压术治疗三叉神经痛。此外，还有人采用内镜经胸作交感神经激光切断术治疗多汗症，以及采用内镜治疗先天性脑膜膨出等。从不同角度扩大了内镜在神经外科中的应用范围。

随着内镜辅助显微外科手术（endoscope-assisted

microneurosurgery，EAM）的出现，相关的“锁孔”技术广泛开展，神经外科内镜辅助显微外科技术的运用涉及神经外科更多领域，包括诸如前、中、后颅底肿瘤切除、动脉瘤夹闭术以及神经血管减压术等。

纵观神经内镜近年临床应用现状，其发展趋势可能包括以下几个方面：①内镜成像质量取决于摄像机设备技术，目前内镜摄像机由原来的单晶片发展为三晶片（3 CCD），分辨率达到800线以上。同时随着脑室镜工艺技术的改进，以第三脑室造瘘为主的脑室内手术将以脑室镜手术为发展主流。②立体内镜（stereoendoscopy）可以提供三维视觉影像，另有头戴式液晶显示器，方便了术者在内镜下操作各种特殊手术器械。③内镜辅助显微外科技术是将神经内镜技术与传统显微技术进行结合运用，目的是获得更大限度的功能保留和更好的手术切除效果。其发展前景非常乐观。④神经内镜与立体定向技术结合应用，且与交互式无框架计算机辅助立体定向（神经导航）的结合运用技术为主要发展方向，使手术更精确，手术时间更短。机器人（6 axis stereotacic robot）的应用预示该技术具有无限的发展潜力。⑤可靠的止血方法是该技术得以继续发展的关键因素，内镜激光立体导向（endoscopic laser stereotaxis，ELS）技术是指将Nd：YAG激光设备与立体定向神经内镜结合运用，在内镜监视下控制术中出血，其效果明显优于电凝止血方法，保证了手术安全性。⑥微电子机械系统的开发和应用，如纤细探针能区别不同组织的生化、生理和病理参数，微电子机械系统刀具小而锋利，使用方便且灵活。随着数码技术的飞速发展，神经外科在不久的将来将能更上一层楼，令人瞩目。

（江澄川）

第四节　脑立体定向手术及放射外科

一、脑立体定向手术

脑立体定向手术（stereotactic surgery）亦称导向手术，是利用定向仪将某种手术器械如脑针、电极、切割刀等通过颅骨钻孔，放到脑深部的某结构中进行操作，达到治疗疾病或进行生理检查的目的。这种手术包括两个步骤：第一步是定位术，定出脑深部待手术结构（靶点）在空间的坐标位置；第二步是导向术，将操作器械放到靶点进行操作。脑部操作方法有多种，如高频电灼、冷冻、注入化学物质、安置放射性物质、进行电生理检查等。此手术用以治疗锥体外系疾病、恶痛、某些精神病、癫痫等，还可用以破坏垂体、摘除脑内异物、脑深部活检、放置深部电极等。

（一）手术的基本方法

定向仪的结构包括三部分：定位器、导向器和操作器。定位器是一个能固定在头颅上的金属支架，附有刻度，通过X线摄片、CT或MRI可定出靶点的位置，用坐标读数表达。导向器是一个能握持操作器的支架，安装在定向器上，可按不同方向与深浅，将操作器插到靶点。操作器按手术目的可为电极、脑针、切割刀等。

定向手术的具体操作方法有多种。根据几何原理，定位术和导向术可采用不同的坐标系。定位术以采用直角坐标居多，导向术则以球坐标较方便。有代表性的定向仪有5种（图34-28~图34-31），各型特点如表34-10所示。现将具体操作方法介绍如下：

表34-10　几种常用定向仪的特点一览

	定位术		导向术	
	坐标系	方法	坐标系	方法
Spiegel-Wycis型	直角	计算法	直角	计算法
Leksell型	直角	计算法	球面	球心法
Reichert-Mundinger型	直角	计算法	球面	模型法
Gillingham型	柱面	中心射线法	柱面	中心射线法
McCaul-Fairman型	球面	中心射线法	球面	中心射线法

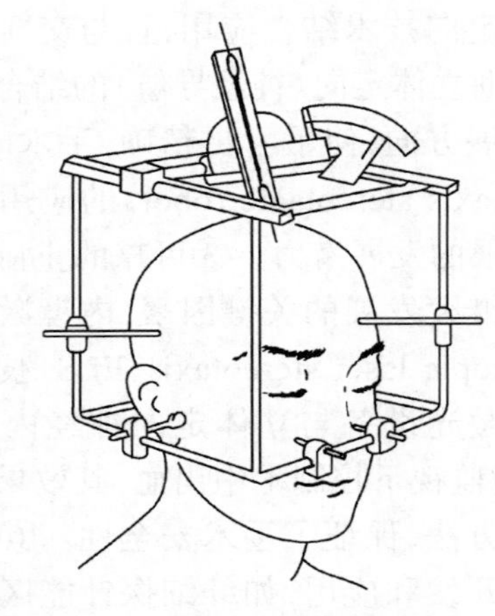
图 34-28 Spiegel-Wycis 型定向器

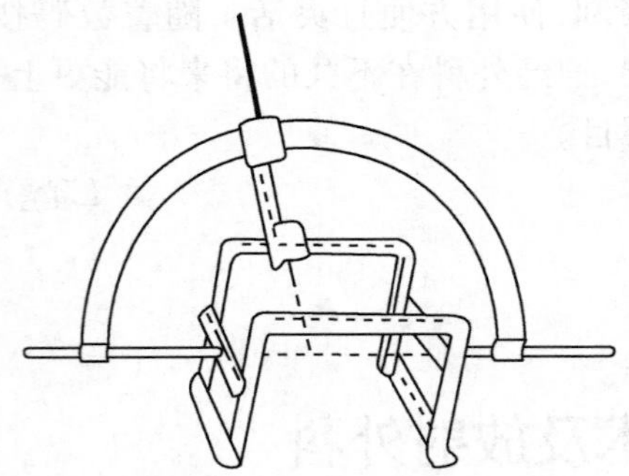
图 34-29 Leksell 型定向器

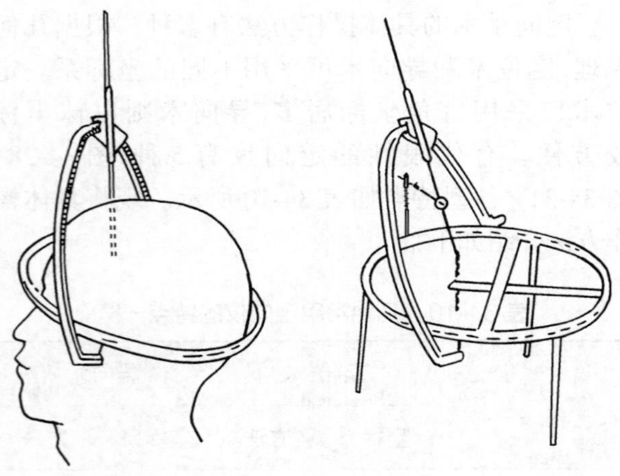
图 34-30 Reichert-Mundinger 型定向器

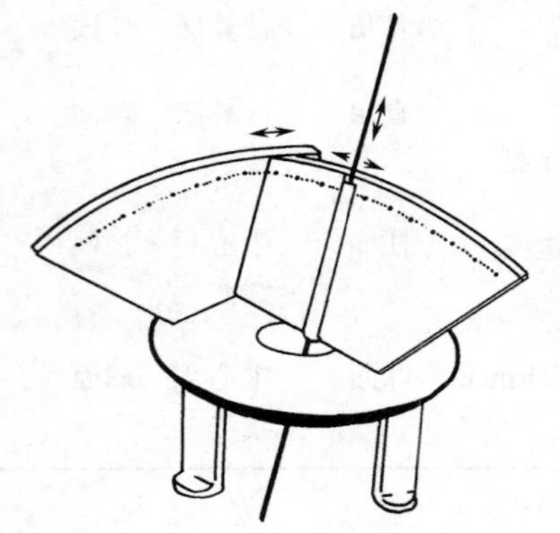
图 34-31 McCaul-Fairman 型定向器

1. 颅脑定位术

(1) 普通定位术：将定位架安装在病人头部，摄头颅 X 线片或脑造影，在 X 线摄片上找出靶点，确定靶点相对于定位架的坐标。由于在通常的 X 线摄片中影像有放大和变形，所以从片上直接量出的靶点坐标必须加以校正，校正方法有四种。

1) 计算法：根据影像变形的几何特点进行数学推算。推算过程较繁，近年用电子计算机辅助计算，操作大为简便。

2) 模型法：使用此法时需有一个与定位架相同的模型，通过 X 线摄片上靶点与坐标架的位置关系，在模型架上确定靶点的模拟位置。

3) 远距离摄片法：如将 X 线球管与摄片间的距离增大到 3~4m，则在中心 X 线四周 6cm 的范围内射线接近平行。这时摄得的 X 线片，在此范围内的变形将不显著，可从摄片上直接量出坐标读数，不必进行校正。

4) 中心射线法：定位架两侧各有一个可以同步移动的中心射线标志，能在摄片上显出。操作时移动标志，使二者在摄片上的影像重合，并再重叠在靶点上（三点共线，此线即中心射线）。这时靶点就在中心射线标志的连线上。此法在 X 线电视下使用较为方便。

(2) CT、MRI 脑立体定位术：用 CT、MRI 定位时，需有能在 CT 与 MRI 定位图像上显影的参考标志。常用的一种参考标志呈正方 N 形（图 34-32）。定位方法归纳起来有两种。

1) 计算法：根据靶点和参考标志截点在 CT、MRI 图像上的位置，经数学推算，求出靶点的坐标。使用此方法时，定位架可以任意的方位进行扫描，不要求与 CT、MRI 机保持特定位置。

2) 测量法：用此法时，定位架 *X*、*Y* 平面需与 CT、MR 扫描面平行。靶点的坐标可从 CT、MRI 图像直接测得。

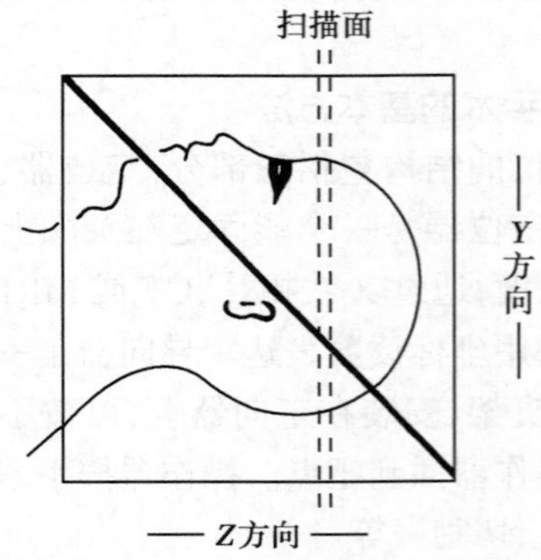

图 34-32 用于 CT、MRI 定位的 N 形定位板

2. 颅脑导向术　就是确定从颅骨钻孔到靶点的穿刺方向和深度，并具体将操作器送到靶点。导向术也有四种方法。

(1) 计算法：是根据靶点的坐标和颅骨钻孔的坐标，用几何公式计算穿刺时的两个倾角和穿刺深度。

(2) 模型法：用此法时需要一个定位器模型、一个颅骨钻孔模型和一个靶点模型。根据颅骨钻孔和靶点的坐标，将后两模型安装在定位器模型上，从而实体地给出导向的方向和穿刺深度。

(3) 球心法：导向器是一半圆弧，用附件将圆弧的圆心放到靶点坐标上。通过改变圆弧倾角和操作器在弧上的位置，可用任一方向穿刺靶点。

(4) 心射线法：中心射线通过靶点或颅骨钻孔时，在 X 线摄片上可直接量得由颅骨钻孔到达靶点的倾角，但穿刺深度有误差，可在荧屏下操作，随时予以纠正。

3. 靶点与参考点　如果靶点能在 X 线摄片上直接显影（如金属异物），则只要摄取平片就能满足要求。如靶点不能在摄片上直接显影（如苍白球），就需要用造影术（气脑、气脑室、脑血管等造影）显示出靶点本身或其邻近的某个特定结构（称为参考点），再根据人脑的标准切面图谱，找出靶点与参考点之间的位置关系，来确定靶点的位置。常用的参考点有前、后联合。由于标准切面图谱与个别人脑之间存在个体差异，所以根据图谱定位可能引起误差。近年根据前后联合距离与丘脑高度，用电脑作图像纠正，能减少部分误差。

4. 定位的核对　为防止脑操作时由误差造成不良后果，手术时可进行一些检查，以核对定位是否准确。方法有：

(1) 将脑操作器放到靶点后，摄头颅正、侧位片，观察操作器位置是否正确；

(2) 根据电刺激试验产生的反应（如运动、感觉等）、深部脑电图记录的自发和诱发电活动、电阻抗测定，来判断电极位置；

(3) 用局部机械压迫、麻醉剂注射、高频电加热（在 44~49℃范围内）、冷冻（0~20℃）等，暂时阻滞局部脑功能，根据阻滞后的反应，了解操作器的位置；

(4) 分次扩大损毁区的大小，随时观察手术效果，调整损毁区的位置与范围。

5. 脑损毁灶制造术　脑部损毁灶的制法有：

(1) 直流电解：用正极，电流小于 5mA，电解时间小于 30 秒。

(2) 机械切割。

(3) 酒精制剂注射。

(4) 高频电烙：以 2MHz 为最常用，电烙温度以 60℃为佳。

(5) 冷冻：温度为 −40℃时，结冰区直径 6mm，−50℃时为 8mm；−100℃时为 12mm。

(6) β 粒子照射：^{90}Yt 和 ^{109}Pd 最为适用。

(7) 伽马射线照射：中心最大剂量约需 140Gy 以上。

（二）锥体外系疾病的定向手术治疗

锥体外系疾病之采用定向手术治疗者，主要有帕金森病（震颤麻痹症），其他各种运动增多症虽也可采用，但疗效尚待提高。

1. 帕金森病　在此病所表现的各种症状中，肌强直与震颤的手术效果较好，其他症状的效果较差。为解除肌强直，需损毁苍白球导出通路。此通路由苍白球内侧核经豆状襻和豆状束，到达丘脑腹外核的前下部，再到达大脑皮质 6 区。为消除震颤，需损毁来自小脑的上行通路。此通路发自对侧小脑，经结合臂和丘脑臂，到达丘脑腹外核的后部，再到达大脑皮质 4 区。这两个通路都经过丘脑下方的福雷尔（Forel）区，从下方向上进入丘脑腹外核，这里就是治疗帕金森病的靶区。损毁灶的具体选择有四处，即福雷尔区、腹外核下部、腹外核上部和苍白球内侧部，其具体位置如表 34-11 所示。

手术对肌强直的改善率在 80% 左右，上肢的疗效比下肢好；对震颤的改善率在 70% 左右，上肢的疗效比下肢好。对动作缓慢与减少，80% 有改善但程度较小。少数病人（2%~19%）言语功能有改善，但不少病人（30%）在术后反出现言语障碍。少数病人智能有所改善。中线症状及自主神经功能障碍疗效差。

表 34-11　治疗震颤麻痹的靶区位置

	离中线（*X*）	前后位置（*Z*）	上下位置（*Y*）
福雷尔区	6.5mm	后联合前方 11mm	联合间线平面
腹外核下部	13.0mm	后联合前方 11mm	联合间线上方 3mm
腹外核上部	13.5mm	前后联合中点	联合间线上方 9mm
苍白球内侧部	20mm	前联合后方 5mm	联合间线下方 3mm

手术并发症的产生，是由于手术同时破坏了损毁灶的固有功能之故，计有：

(1) 言语障碍：见于 8%~13% 的病人。表现为音量减小、构音障碍和失语症。多发生于优势半球单侧手术或双侧手术。

(2) 精神活动障碍：见于 7%~8% 的病人，但多属暂时性。在术后近期，大多数病人的智商都降低。优势半球手术后，计数、计算、词汇、造句等抽象功能影响较多；非优势半球手术后，构图、造形等空间形象功能影响较多。双侧腹外侧核的内侧部分损毁后，可出现失眠。

(3) 其他运动障碍：在术后近期，病人往往不使用手术对侧的肢体。有 13% 的病人术后出现平衡障碍，表现为向手术侧倾倒或对侧肢体共济失调。

2. 运动增多症　发病机制不明。目前主要也是采用定向手术损毁丘脑腹外核等进行治疗，但疗效不如帕金森病。

(1) 扭转痉挛症：手术方法不一，损毁灶可在苍白球或丘脑，包括丘脑腹外侧核的后半、腹后核的前半与中央中核的外 1/3。手术有效率为 42%~77%。躯干症状严重的病人需做双侧手术。症状改善往往并不在术后立即出现。有 1/3 的病人在术后 6 个月内仍继续好转。复发者可再次手术扩大损毁灶。

(2) 指划舞蹈症：损毁灶在丘脑腹外核、苍白球内侧核、福雷尔区。有 66%~78% 的病人症状在术后有好转。由于大多数病人有广泛的脑损害，不同病人的损害范围不同，治疗效果不易取得一致。

(3) 亨廷顿病（Huntington 舞蹈症）：此症为一损害范围广泛的变性疾病，临床症状多样，一般不适于手术治疗。但如病人舞蹈动作特别严重，而其他症状（特别是智能减退）较轻，也可施行手术，对舞蹈动作进行症状性治疗。损毁灶在丘脑或福雷尔区。

(4) 颤搐症：此症往往能自行好转。如果症状持续不好，可进行手术。损毁灶在苍白球或丘脑腹外侧核。

(5) 肌阵挛：肌阵挛严重，无智能减退，其他神经症状发展缓慢的病人，可考虑手术治疗。损毁灶选在丘脑腹外核后部及福雷尔区。有时一侧手术能改善两侧症状；如一侧手术后，手术侧肢体又出现阵挛，需行另一侧手术。

(6) 痉挛性斜颈：靶区选在腹外核的内侧部分及福雷尔区。有 2/3 的病人可获较好效果。在术后近期症状改善不多，往往在数月后才逐渐改善。

（三）癫痫的定向手术治疗

癫痫的致病机制较为复杂，目前尚未完全明了。用定向手术进行治疗的机制是多方面的，计有：损毁致癫痫灶、阻断癫痫冲动的传导通路、减少可兴奋的神经元的数量、提高与癫痫发作有关的组织的兴奋阈及增强癫痫抑制组织活性（参见第三十二章）。

（四）顽固性疼痛的立体定向手术治疗

用定向手术治疗顽固性疼痛，有损毁法与电刺激法两种。损毁法的原理是阻断痛觉的传导通路。电刺激法的原理是改变痛觉的调制机制（特别是兴奋脑啡肽系结构）。此外，精神外科手术也可用于疼痛的治疗，其原理是改变病人对痛觉的感知和对疼痛的耐受能力。

（五）定向精神外科

自 20 世纪 60 年代以来，精神外科开始采用小区域损毁性手术，代替过去的大范围白质切断术，以减轻后遗的精神功能障碍。精神外科定向手术只能控制个别的精神症状，并非病因治疗。脑部的损毁区集中在边缘系统。具体的损毁区有扣带束前部、尾状核下白质（未名区与未名前区）、丘脑背内核与板内核、内囊前支、杏仁核、下丘脑后内部与隔区等处。不同的精神症状需用不同的毁损灶进行治疗。大致的规律有：双侧杏仁核损毁术对攻击行为较有效。损毁杏仁核的内侧部分效果较好，损毁灶直径需在 10mm 以上。双侧扣带束切断术对焦虑、神经症与情绪障碍效果较好。双侧尾状核下白质切开对抑郁有效。丘脑背内核损毁对精神分裂症的幻觉和错觉有效。单侧或双侧丘脑板内核损毁对焦虑、攻击行为、恐惧症有效。内囊前支损毁对焦虑与强迫症有效。下丘脑后内部与隔区损毁对攻击行为有效。对于复杂的慢性精神症与神经症，可同时损毁多个靶结构。严重的攻击强迫行为可用扣带束、尾状核下区和杏仁核损毁进行治疗，效果较好。各靶结构的位置综合如下表（表 34-12）。

（六）脑深部电刺激

脑深部电刺激（deep brain stimulation，DBS）是近些年来用于治疗功能神经外科疾病的一项新技术。最初在使用高频电刺激（100~180 次 /s）监测损毁灶的制作范围时发现，持续的高频电刺激能使帕金森病病人的症状改善。进一步的实验与临床研究证实了 DBS 的治疗作用。20 世纪 90 年代中后期以后，DBS 已作为一种成熟的新技术用于治疗帕金森病、原发性震颤等疾病，近来又有应用 DBS

治疗痉挛性斜颈、癫痫、强迫症等的报道。

表 34-12 治疗精神病的靶区位置

靶区	前后位置(Z)	上下位置(Y)	离中线(X)
杏仁核	松果体前方15~20mm 前联合后方13mm	颞角尖上方2~3mm 前联合下方10mm	离中线15~20mm
扣带束	侧脑室前极的后方10~25mm	离侧脑室顶5~6mm 离皮质35mm	离中线5~10mm
未名区	鞍结节前方5mm 第三脑室前5mm	前床突茎部上方10mm 眼眶上方11mm	离中线10~15mm
未名前区	鞍结节至侧脑室前角端	侧脑室前角下方	邻接额内表面皮质
内囊前支	室间孔稍前方	室间孔上方7mm至下方5mm	离中线≥16mm
下丘脑后内部	前后联合的联线中点	前后联合的联线下方2~4mm	三脑室侧壁外侧2mm

DBS装置包括电极、连接导线和刺激器三部分。手术时通过立体定向技术将电极头端插至所选定的靶点内,电极的尾端通过连接导线与埋藏于上胸部皮下的刺激器相连。使用特制的程序控制器,可在体表对刺激器的电压、频率、波形等进行调节,以达到满意的效果。病人则使用遥控开关随意开启或关闭刺激器。

由于DBS手术不需要在脑内制作永久性损毁灶,故在治疗靶点的选择上较传统的定向损毁手术具有更多的余地,且可同期进行双侧丘脑、苍白球或丘脑底核的电刺激术。同时,刺激参数可在术后任意调节,因此,DBS的疗效应该优于传统的损毁手术,且并发症较低。缺点是整套装置价格较高,限制其普及使用(参见第三十二章癫痫的VNS治疗)。

(七) 非功能性疾病的定向手术

随着CT、MR定向术的使用,手术的适应范围已从功能性疾病扩大到非功能性疾病。目前广泛应用于临床的有:

1. 颅内病灶的活检。

2. 囊性病变的定向穿刺及药物注射,如第三脑室胶样囊肿,蛛网膜囊肿以及其他先天性或外伤性囊肿,脑脓肿,寄生虫性囊肿等。

3. 脑内血肿定向排空,多用于因高血压或其他原因所致的脑内血肿。配合使用血肿清除器和尿激酶,可以完全或大部分清除血肿。

4. 脑肿瘤内放射治疗　囊性肿瘤在吸除囊液后,注入胶体核素;实质性肿瘤内放置固态核素。

5. 定向激光手术　配合脑内镜,对深部肿瘤、AVM等行激光凝固及气化。

二、放射外科

放射外科又称立体定向放射外科(stereotactic radiosurgery,SRS)的概念最早由Leksell提出。20世纪50-60年代间,Leksell曾采用立体定向高能X线对运动障碍性疾病病人进行了治疗,开创了立体定向放射外科的先河。但由于采用的X线放射能量太低,这种技术未能在临床推广使用。直到1967年,Leksell领导的研究小组成功地研制出世界上第一台伽马刀(gamma kinfe)。1975年,第二代的伽马刀又在瑞典Karolinska医院落成。1984年,改进后的第三代伽马刀在阿根廷安装使用。此后,在世界范围内,近300台伽马刀进入临床使用。到2009年年底已累计治疗550 312例病人,效果满意。

(一) 伽马刀

1. 伽马刀的基本原理　伽马刀实际上是一种三维立体高能聚焦的多束伽马射线治疗装置。它含有192~201个钴源,安装时的总剂量大约2.22×10^{14} Bq(贝可)[6 000Ci(居里)]。当内外准直器对接时,201束伽马射线通过准直孔同时射向半圆形头盔的中心点,位于该点的组织(靶点)在短时间内可接受多束高能伽马射线照射,而周围正常结构则受影响甚少,从而达到治疗目的。显然,伽马刀放射外科治疗与外科开颅手术有着根本的区别,同时,与传统的放射治疗也有着原则的差异。后者是通过肿瘤组织和正常脑组织对放射线的敏感度的不同,用反复多次小剂量的照射达到治疗目的;伽马刀则是在高精度三维立体定位情况下,一次性大剂量将病灶摧毁。

2. 伽马刀治疗的优点和局限性

(1)优点

1)没有手术创伤,无麻醉意外、大出血、感染等并发症。尤其适合于年老、体弱、有重要脏器疾病不能耐受手术者。

2)治疗精确,安全可靠,对病灶周围正常组织损伤较小。

3)省时简便,病人痛苦较小。

4)不影响术前的工作能力,可迅速重返工作岗位。

5)治疗一次性完成。

(2)局限性

1)一般来说,病灶平均直径最好小于3cm。

2)治疗作用的出现有一定的潜伏期。

3)治疗后短期内病灶体积变化不大。

3. 伽马刀治疗后靶点组织的放射生物学改变 动物实验和尸检发现,脑组织在接受200Gy一次性大剂量照射后,将顺序出现一系列病理改变,根据不同时期病理变化的特点,可人为地分为三个阶段。

早期:伽马刀治疗后第3~4周可以观察到,靶区内组织自照射中心开始出现明显坏死,有急性退行性炎性反应。此期又称坏死期。

中期:吞噬细胞清除坏死碎片,胶质瘢痕开始形成。坏死区周围有圆形细胞增生和巨细胞聚集。病灶边缘伴有慢性炎症反应,新生毛细血管形成和血管内充血。此期又称吸收期,大约持续1年以上。

晚期:永久性胶质瘢痕形成。

4. 伽马刀手术过程 伽马刀手术治疗过程包括定位头架安装、定位扫描、剂量计划和治疗四个部分。

(1)定位头架安装:病人术前无须剃头,仅行头发头皮清洗消毒。除年幼或不合作病人外,绝大多数在局麻下通过特制金属螺钉,将Leksell定位头架固定于颅骨上。

(2)定位扫描:根据病变性质,可分别选用CT、MRI和血管造影等方法进行定位扫描。一般采用1~3mm层厚无间隔连续扫描。从所得的层面中精确定出病灶的大小和形态,计算出靶点的三维坐标。

(3)剂量计划:分别将头型测量数据、矩阵中心位置、剂量矩阵范围、伽马射线照射角度、等剂量曲线选择、等剂量中心坐标值及其剂量平衡、准直器型号和中心剂量等参数输入计算机,通过Leksell gammaplan剂量计划系统反复调整计算后,绘制出三维等剂量曲线,并与颅内病灶边缘形态相重合。剂量计划完成后,计算机将根据上述参数算出每一等中心点的照射时间。

(4)治疗:依据剂量计划结果,选择相应的准直器头盔,分别调整各等中心照射点的坐标,将病人头部固定于准直器头盔内,设定所需照射时间,启动治疗开关,整个治疗过程即可自动完成。

5. 伽马刀的临床应用

(1)颅内动静脉畸形(AVM):颅内AVM是伽马刀治疗的良好的适应证。到2009年年底,全世界已有61 122例AVM病人接受了伽马刀治疗。总的效果是令人满意的,其中治疗后2年,AVM的完全闭塞率可达80%左右,3年后可达90%以上。完全闭塞后的AVM颅内出血几率明显减少,癫痫症状的缓解率也在50%以上。伽马刀尤其适合治疗位于脑深部、中线及重要功能区的AVM。但对较大的AVM,需配合其他治疗方法。此外,和未经治疗的AVM一样,治疗后未完全闭塞的AVM仍然每年有2%~4%的自然出血率,因此,在完全闭塞前,仍需对这类病人严密随访观察。

(2)听神经瘤:听神经瘤是伽马刀治疗的良好适应证之一。截今为止,已有51 265例听神经瘤病人接受了伽马刀治疗。影像学随访显示,约有60%以上肿瘤体积缩小,另有30%左右体积不变。肿瘤的局部控制率达90%以上。面神经、三叉神经的永久性损害发生率大都在10%以内。由于肿瘤侵及蛛网膜下腔,引起脑脊液蛋白含量增加,因此,有1%~4%病人出现交通性或不完全梗阻性脑积水,需行脑脊液分流手术。小于1.5cm的听神经瘤,伽马刀治疗后,患侧听力的保留率约在50%。

(3)转移瘤:伽马刀对各种类型的颅内转移瘤均有良好的局部控制率。目前已有203 791例颅内转移瘤病人接受了伽马刀治疗。尤其是对颅内多发及位于深部或功能区的转移病灶,伽马刀治疗明显优于其他治疗方法,可延长生存期,提高生存质量,肿瘤的局部控制率在90%以上。但需指出,由于伽马刀仅仅为局部治疗,因此,它不能预防新的转移灶的出现。同时,对于已经转移而影像学上尚不能显示的未治的微小病灶,也没有控制作用。为此,有人主张对于多发转移瘤病人,在接受伽马刀治疗后,再行补充剂量的全脑放疗。

(4)脑膜瘤:大多数脑膜瘤首选手术治疗。但对于部位深在,或位于功能区、术后残留、术后复发或因全身情况差不能接受开颅手术的病人,伽马刀不失为一种良好的治疗方法。迄今为止,已有71 047例脑膜瘤病人接受了伽马刀治疗。肿瘤的局部控制率在80%~90%。

(5)其他颅内外肿瘤:颅内常见的其他肿瘤,如垂体瘤、颅咽管瘤、松果体区肿瘤、颈静脉球瘤、软骨肉瘤、血管母细胞瘤、海绵窦海绵状血管瘤、脉络膜乳头状瘤、神经鞘瘤、部分胶质瘤等,若边界清楚,肿瘤直径在一定范围内,可以选用伽马刀治疗。颅外肿瘤,如复发鼻咽癌、鼻咽纤维血管瘤、视神经胶质瘤、视网膜黑色素瘤、视网膜母细胞瘤、球后肿瘤以及鼻窦内肿瘤等，部分也可采用伽马刀治疗。

(6)在功能神经外科中的应用：CT、MRI、PET、SPECT 等先进的影像技术问世后，不少学者正致力于伽马刀在功能神经外科中的应用。根据目前文献报道，结合笔者的实践体会，伽马刀可以用于治疗三叉神经痛、顽痛、帕金森病、症状性癫痫以及严重的焦虑症和强迫症等，初步的临床结果令人鼓舞。但因时间尚短，远期疗效尚待进一步观察。

* 本节中病例治疗统计数字为国际 Leksell Gamma knife Society 所提供。

(二) X 线刀

X 线刀是近三十年来新发展起来的一种治疗设备，最早由 Betti 和 Colombo 于 1982 年分别在法国和意大利改良成功并进入临床使用。商业化专用的 X 线刀于 1992 年开始批量生产并在临床推广应用。由于直线加速器主要释放 X 线，功能上又能达到立体定向放射外科的治疗要求，故称之为 X 线刀。

X 线刀主要由改良的直线加速器、可调式治疗床、立体定向仪、剂量计划系统以及计算机控制系统等组成。改良的直线加速器支架可沿其支撑轴旋转。准直器垂直安装于支架头端，可根据需要选择不同大小的口径。可调式治疗床除了可按定位要求将病灶固定于治疗位置外，还能进行水平的旋转。剂量计划系统计算机可根据病灶位置与形态，完成三维立体剂量计算，输出剂量的可靠性以及运行的安全保证则由控制系统完成。

按照设计要求，当治疗半径固定后，从准直器发出的 X 线总是与加速器支架的支撑轴以及病灶位置(靶点)重合于一点上，这一焦点称等中心点。于是，治疗时无论支架及治疗床怎样旋转，射线轨迹怎样变化，射线总是交汇于靶点区域，使该部位在短时间内接受大剂量聚焦照射，而周围组织可因放射剂量的锐减而免遭损害。

近年来，X 线刀已用于治疗中小直径的脑动静脉畸形及颅内良恶性肿瘤。综合文献报道，X 线刀治疗 AVM 两年后平均闭塞率为 65% 左右，对脑膜瘤的局部控制率达 92%，对脑转移瘤的控制率达 83.5%。X 线刀通常作为恶性胶质瘤全脑放疗后或复发肿瘤有效的局部治疗手段，可明显延长这类病人的中位生存期。此外，X 线刀除了完成定向放射外科治疗外，其直线加速器也可用于普通放射治疗，目前 X 线刀也用于全身肿瘤的治疗。

(三) 粒子束刀

粒子束刀早在 1954 年即开始用于垂体去势以治疗乳腺癌转移的病人。经过 50 多年的改进，这种治疗方法无论从设备或技术上均有了较大的发展。但由于设备本身造价昂贵，限制了其推广使用。至今，在全世界范围内，也仅有几家医院开展这项技术。

1. 基本原理　粒子束刀是利用同步加速器或回旋加速器所产生的带电重粒子射线束(如氦离子、氕核、氘核等)对颅内病灶进行立体定向放射外科治疗。其治疗原理主要基于重粒子射线的两种基本特性。

(1) Bragg 重粒子射线峰效应：带电重粒子射线在穿过组织时，很少释放能量。但当其穿透到一定深度并逐渐停止运动时，会突然释放几乎全部能量，使该部位组织一次性接受大剂量照射，而周围组织因放射剂量锐减而免受损伤。这种现象用坐标图表示即为一突然上升并迅速下降的峰波，由 Bragg(1904)首先发现，因而称为 Bragg 峰效应。目前大多数带电重粒子放射外科技术均利用这一原理。

(2)平坦粒子束照射：和其他射线一样，粒子束射线能穿透受照组织。如果改变入射角度，并使每一束射线在病灶部位形成交叉，则此焦点上可积聚较高的放射剂量，而其通路上的组织因剂量极低而影响甚少。这一原理与伽马刀、X 线刀的原理基本一致。

与伽马刀、X 线刀相比，粒子束刀的治疗过程要复杂得多。除了确保大型加速器的安全运行外，每次治疗前尚需对输出剂量率等重要参数进行测试和调整。对于形态不规则或容积较大的病灶，同样采用多中心照射，但需特制专用粒子束塑形裂隙，以使剂量分布形态与病灶相同。为了控制带电粒子束的穿透深度和 Bragg 峰的宽度，需要使用一定厚度的区域模拟吸收装置、组织相同性补偿装置以及峰宽推进器等结构。治疗计划完成后，首先要进行模拟测试，确定无误后才能进行治疗。对于较为复杂的病例，粒子束刀治疗需要数日才能完成。

2. 临床应用　由于粒子束射线特有的 Bragg 峰值效应，对周围结构影响甚小，因此，粒子束射线常用于垂体腺瘤、垂体去势手术以及 AVM 的治疗。文献报道，有 2 000 多例 AVM 病人、超过 2 500 例各种类型的垂体腺瘤、1 500 多例需垂体去势病人接受了带电粒子束放射外科治疗。从随访结果看，小型 AVM 3 年后完全闭塞率为 90%~95%，中型为 80%~85%，大型为 60%~70%。肢端肥大症病人治疗后1年，约70%病人血中生长激素(GH)明显下降，3年后绝大多数GH水平降至正常范围并能长期稳定。库欣病病人治疗后，有90%左右激素水平可降至正常或接近正常水平。纳尔逊综合征病人治疗后，约96%肿瘤局部生长得到控制，激素水平均有不同程度降低，但恢复至正常水平者并不多。催乳素腺瘤可采用Bragg峰效应以及平坦粒子束聚焦两种方法进行治疗。有65%左右病人1年后激素水平可降至正常，另有20%~30%病人激素水平明显下降，总有效率可达85%~95%。

(潘 力)

第五节 锁孔手术

锁孔手术(keyhole)是基于经锁孔可以窥视全室的原理，依托术者丰富的神经解剖学知识、熟练的神经内镜和手术显微镜下显微外科操作技巧，针对每一个病人，综合术前多种影像学信息，规划个体化手术方案，采用合理的微小切口，循多种组织腔隙来完成手术操作。

1971年，Wilson第一个使用"锁孔外科"这一名词。他认为手术显微镜使我们不仅能看清楚狭小和深在的术野，而且可以操作。由于当时显微外科费神耗时，小骨窗开颅和关颅可以节约时间。可见，Wilson主张锁孔外科是为了省时，而不是现在锁孔外科的真正含义。锁孔外科并非仅指小骨窗手术，它应包括术前术后精心地诊断和处理，个体化手术方案设计，以求用微创来获得起码与标准显微神经外科手术一样的疗效。20世纪90年代末期，德国Axel Perneczky在内镜辅助显微神经外科手术(endoscope assisted microneurosurgery，EAM)基础上完善了"锁孔"手术新理念。他根据术前影像学提供的解剖资料设计个体化骨窗位置和手术入路，原则是尽量选择最安全便捷的手术入路，避免暴露和牵拉重要的神经血管组织。"锁孔"，顾名思义，其骨窗一般直径为2~2.5cm，按照面积计算公式$S=\pi R^2$，其骨窗面积相对于直径为8cm骨窗来说要小约10~16倍，这就意味着较小的硬脑膜切口和脑组织暴露面积，不但可将手术时间缩短10分钟至2小时不等，更重要的是可以避免对脑组织、脑神经和脑血管的牵拉，减少了手术并发症诸如出血、脑脊液漏、感染和神经功能损害的发生机会，与传统开颅手术相比，锁孔手术瘢痕细微，不损害颅面部美观。

锁孔手术的优点在于：①开颅损伤小，操作简便，手术时间短，伤口愈合快；②切口合理和美观，切口多设计在毛发内，且不影响皮肤的血供营养和神经支配；③充分利用自然解剖间隙或病理性腔隙作为手术通道，可以减少对浅表脑组织的暴露和牵拉，甚至零牵拉；④到达靶点路径最短或最优；⑤手术显微镜技术不断完善，改善了组织深部照明和景深。内镜辅助技术的引入，弥补了显微镜直视术野盲区的缺陷；⑥显微外科器械与操作技术的日趋完善，减少了深部神经和血管的医源性损伤，且充分处理病灶，达到预期目标。

一、锁孔手术入路

精确设计和个体规划以锁孔原则为基础的暴露局限的入路，不仅可以有效处理体积较小、症状轻微的颅内病变，也可借助多种显微外科新技术(例如管状长柄显微手术器械和神经内镜辅助等)完成位于理想部位的大型颅内病变的手术。脑外肿瘤(extra-axial tumor)起源于软脑膜外，从颅骨、硬脑膜、蛛网膜或神经鞘膜层开始生长，多占据颅底脑池或脑室内。由于存在潜在的解剖间隙，因此脑外肿瘤比脑内肿瘤(intra-axial tumor)更适合锁孔手术。例如，脑膜瘤、神经鞘瘤、颅咽管瘤、垂体瘤、表皮样囊肿和皮样囊肿等。颅底脑动脉瘤也同样可适用。常用的经颅锁孔手术方法包括：①枕下乙状窦后锁孔入路；②眶上锁孔入路；③颞下锁孔入路；④颞部锁孔入路；⑤半球间锁孔入路；⑥经皮质-脑室锁孔入路。

1. 枕下乙状窦后锁孔入路　传统的枕下乙状窦后入路符合锁孔手术理念。采用该入路可以理想地完成桥小脑角池手术。该入路向上可以经天幕裂孔和扩大的麦克囊至幕上，向下可以抵颈静脉孔区。可以切除神经鞘瘤、脑膜瘤，也可以完成面神经或三叉神经的微血管减压手术。适当的颅压控制技术、合理体位、脑脊液释放、借助重力作用以及神经内镜辅助技术，可以在完全"零牵拉"情况下完成手术操作。

2. 眶上锁孔入路　眶上锁孔入路是目前鞍区

手术中应用较多的锁孔入路，其特点是利用眉毛来掩饰皮肤切口，并在眶缘上方作一大小约 $2.5cm^2$ 的骨窗，基本达到传统的经额下入路相似的深部结构显露。该入路能良好显露视交叉池和双侧颈动脉池：从第一间隙可以暴露视交叉池内偏对侧大部分结构、对侧颈动脉池的内侧面和同侧颈动脉池的外侧面，是最重要的手术操作通道。从第二间隙可显露紧贴鞍背的垂体柄，脚间池内主要解剖结构视鞍背高度而定。当该入路需要继续向鞍上暴露时，需将额骨瓣连同眉弓和部分眶顶一起游离。结合内镜辅助技术（EAM）能够显露垂体窝、鞍膈和脚间池内的各主要解剖结构。EAM 还可以增加对视交叉池术侧部分、术侧颈动脉池内侧面、视交叉腹侧面、双侧动眼神经及其毗邻的大脑后动脉 P1、P2 段、小脑上动脉、基底动脉分叉等结构的显露。眶上锁孔入路主要适用于涉及鞍前、鞍上和鞍后区域的垂体瘤、颅咽管瘤、脑膜瘤和动脉瘤手术。

3. 颞下锁孔入路　颞下锁孔入路皮肤切口位于耳屏前，自颧弓向上延发线约 5cm，颞骨鳞部颧弓上方做一直径 2.5cm 的圆形骨窗，基本达到传统的经颞下入路相似的深部结构显露。通过释放脑脊液，松弛颞叶，该入路可以到达鞍背、岩斜区、小脑幕游离缘以及海绵窦外侧壁等区域，显露三叉神经半月节、颈内动脉后间隙、大脑脚侧方、脑桥前池、动眼神经、滑车神经、颈内动脉床突上段、基底动脉分叉、后交通动脉、大脑后动脉 P1-P2 段以及等结构。颞下锁孔入路主要适用于涉及上述区域的神经鞘瘤、脑膜瘤和动脉瘤手术。

4. 颞部锁孔入路　颞部锁孔入路主要用于岛叶 - 基底节区自发性脑出血的血肿清除手术。皮肤切口和骨窗部位依据血肿腔的位置而异，操作步骤与颞下锁孔入路相似。硬脑膜 Y 形切开后，显露颞叶上、中回的皮质。此时可以在颞上回皮质造瘘，或者颞上沟（优势半球侧）切开，抵达岛叶表面。进一步切开岛叶皮质，即可见血肿涌出，排空血肿的过程中解剖空间不断扩大，无需牵拉脑组织。

5. 半球间锁孔入路　半球间锁孔入路多在额部进行，顶部和枕部也可采用。以额部为例，弧形皮肤切口位于冠状缝前后发迹内，跨矢状窦做一直径 3cm 的圆形骨窗。借助体位所致的重力作用，让手术侧大脑半球与大脑镰自然分离。循纵裂间隙可以抵达胼胝体和鞍上池。切开胼胝体可以进入侧脑室，经胼胝体 - 穹窿间等入路还可以安全进入三脑室。半球间锁孔入路主要适用于涉及鞍上区、侧脑室体部和三脑室的垂体瘤、颅咽管瘤和动脉瘤手术。

6. 经皮质 - 脑室锁孔入路　骨瓣中心旁开中线约 2.5~3cm，骨孔后界至冠状缝。额叶皮质造瘘后可以进入侧脑室内，然后在显微镜下或内镜辅助视野下切除脑室内肿瘤。通过室间孔或脉络膜裂还可以安全深入至三脑室。

我们应当认识到，上述多种锁孔手术入路均基于术前影像学信息的精确个体规划，并非定式，需灵活运用。

二、锁孔手术的发展

1. 内镜辅助锁孔手术　是指锁孔手术在显微镜和神经内镜协同操作下完成，是目前内镜辅助显微神经外科（EAM）技术应用的典型代表。由于早期神经外科手术器械制作技术比较粗糙，严重妨碍了神经外科治疗技术的发展。一个多世纪以来，神经外科工作者不断地找寻有效而且能尽量减少手术牵拉导致的并发症的外科新技术。近 20 年来，现代影像学技术发展迅速，不但可以做到非常精确的定位诊断，而且可以提供个体颅内解剖结构差异的详细资料，为手术入路的选择提供参考。同时与诊断技术一起发展的有与显微外科技术相关的显微镜技术和显微外科手术器械等。但是显微外科手术中，由于手术显微镜提供的视野存有死角，为了获得足够的显微镜光线照明和满意的术野暴露，常常需要牵拉局部脑组织，结果可能引起局部脑组织压力增高，脑血流减少，最后因局部脑组织缺血梗死导致神经功能损害，同样，脑神经及蛛网膜下腔血管的牵拉也会损害神经功能。锁孔手术暴露范围精确但局限，手术显微镜下的视野死角可能更广。而内镜具有各种视角，不用牵拉脑组织即可显示显微镜无法窥视的深部结构，如动脉瘤的术野背侧面及其邻近血管走行等，同时可以增加局部照明，对近距离物体的细节表现尤为清晰。最新的神经内镜技术对于整个锁孔手术策略的影响是巨大的。内镜与显微外科技术两者相辅相成，用于锁孔手术，可以尽量避免牵拉性神经损害，显著提高手术的安全性和有效性。

2. 导航锁孔与虚拟技术　当代神经影像技术发展迅猛，例如 CT 可以重建高分辨率的颅骨三维模型，高场强的 MR 可以提供脑结构影像、功能影像以及代谢影像，空间分辨率可达 1mm。借助多模式医学影像融合技术、立体三维可视化技术以及虚拟现实技术，手术者可以在计算机平台上，通过人机交互设备和触觉反馈装置，对包含病人个体化信息的数字化颅脑疾病模型,实施仿真手术。通过手术预演,为个体病例选择一个综合各种不同入路优势的最佳锁孔入路。虚拟现实的术前计划完全不触及病人身体,却可以逼真地模拟各种手术操作,不仅可在术前、术中指导手术,而且也适用于医学生教学以及青年外科医生的临床技能培训。

3. 与微电子机械系统等联合应用 由于锁孔术野狭小,常规手术器械不适用,除现已开发应用的锁孔动脉瘤夹钳、刀、剪、剥离子外,微电子机械系统的开发和应用,将使锁孔外科更趋于小型化。

(吴劲松 周良辅)

参考文献

[1] 凌锋,李铁林. 介入神经放射影像学 [M]. 北京:人民卫生出版社, 1996: 381-356.

[2] 马廉亭. 微侵袭神经外科学 [M]. 北京:人民军医出版社, 1999: 342-381.

[3] 马廉亭. 脑血管疾病血管内治疗学及图谱 [M]. 郑州:河南科学技术出版社, 2002: 61-78.

[4] Kliot H R W M. 尤曼斯神经外科学:脑血管病与癫痫 [M]. 王任直,译. 5 版. 北京:人民卫生出版社, 2009: 281-1311, 1368-1373.

[5] 马廉亭,杨铭. 脑脊髓血管病血管内治疗学 [M]. 2 版. 北京:科学出版社, 2010: 56-293.

[6] TAKI W, YONEKAWA Y, IWATA H, et al. A new liquid material for embolization of arteriovenous malformation [J]. AJNR, 1990, 11 (1): 163-168.

[7] LERY D I. Embolization of wide necked anterior communicating artery aneurysm: technical note [J]. Neurosurgery, 1997, 41 (4): 979-982.

[8] JAHAN R, MURAYAMA Y, DUCKWILER G, et al. Embolization of arteriovenous malformations with Onyx: Clinic pathological experience in the patients [J]. Neurosurgery, 2001, 48 (5): 984-997.

[9] 吴中学,孙永权,王忠诚,等. 国产电解可脱性微弹簧圈的初步临床应用 [J]. 中华神经外科杂志, 2000, 16 (1): 35-37.

[10] 马廉亭. 外伤性颈动脉海绵窦瘘诊治的整体策略 [J]. 中国临床神经外科杂志, 2006, 11 (11): 641-642.

[11] 马廉亭,龚杰,樊光辉,等. 脊髓静脉高压综合征的诊断治疗策略与方法 [J]. 中华神经外科杂志, 2010, 26 (11): 1007-1009.

[12] 周良辅. 神经导航外科学 [M]. 上海:上海科技教育出版社, 2008.

[13] 陈国强,郑佳平,刘海生,等. 软性神经内镜在神经外科手术中的应用 [J]. 中华神经外科杂志, 2007, 23 (3): 169-171.

[14] 师蔚,王睿智. 神经内镜技术在神经外科应用的过去、现在和未来 [J]. 中华神经医学杂志. 2009, 8 (4): 425-427.

[15] 周良辅,安庆祝. 现代神经外科学 [M]. 上海:上海医科大学出版社, 2001.

[16] WU J S, ZHOU L F, TANG W J, et al. Clinical evaluation and follow-up outcome of diffusion tensor imaging-based functional neuronavigation: a prospective, controlled study in patients with gliomas involving pyramidal tracts [J]. Neurosurgery, 2007, 61 (5): 935-948.

[17] LI M H, LI Y D, TAN H Q, et al. Treatment of distal internal carotid artery aneurysm with the willis covered stent: a prospective pilot study [J]. Radiology, 2009, 253 (2): 470-477.

[18] LI M H, LI Y D, TAN H Q, et al. Contrast-free MRA at 3. 0 T for the detection of intracranial aneurysms [J]. Neurology, 2011, 77 (7): 667-676.

[19] GANGEMI M, MAIURI F, NADDEO M, et al. Endoscopic third ventriculostomy in idiopathic normal pressure hydrocephalus: an Italian multicenter study [J]. Neurosurgery, 2008; 63 (1): 62-67.

[20] GANGEMI M, MAIURI F, BUONAMASSA S, et al. Endoscopic third ventriculostomy in idiopathic normal pressure hydrocephalus [J]. Neurosurgery, 2004, 55 (1): 129-134.

[21] WEYERBROCK A, MAINPRIZE T, RUTKA JT. Endoscopic fenestration of a symptomatic cavum septum pellucidum: technical case report [J]. Neurosurgery, 2006, 59 (4 suppl 2): ONSE491.

[22] JOHN K, O'DOWD. Minimally invasive spinal surgery [J]. Current orthopaedics, 2007, 21 (6): 442-450.

[23] PERNECZKY A, MÜLLER-FORELL W, VAN LINDERT E. Fries G (eds) Keyhole concept in neurosurgery [M]. Stuttgart·New York: Thieme, 1999: 3-55.

第三十五章
颅颌面部畸形、损伤和疾病

第一节 颅颌面部应用解剖

(一) 头皮

头皮覆盖头颅骨,由五层组织组成:皮肤、皮下组织、枕额肌和帽状腱膜、腱膜下结缔组织以及颅骨膜。前三层紧密相连,较为致密,厚达5~6mm,统称为头皮,有丰富的血管和淋巴管组织以及汗腺、皮脂腺等上皮结构。除额部外,头皮有毛发覆盖。头皮毛发的毛囊多深居于皮下组织中,毛发斜向生长,其方向在不同部位各不相同。手术时采用压迫或在切口两侧作连续性缝扎,切开后应用血管钳或头皮夹钳夹创缘可减少出血。头皮感染固有纤维间隔,容易局限,但一旦积液压迫神经,疼痛剧烈。腱膜下疏松结缔组织位于帽状腱膜与颅骨骨膜之间,较为疏松,供应颅骨骨膜的血管及连结皮下浅静脉与颅内静脉窦的导静脉在此层走行,一旦形成血肿与感染容易扩散,头皮撕脱伤常发生在此层。颅骨骨膜覆盖于颅骨板外层,颅骨如失去大片骨膜保护,将逐渐坏死形成死骨。

头皮的血液供应十分丰富,有5对主要动脉,2对来自颈内动脉的眶上动脉和额动脉,3对来自颈外动脉的颞浅动脉、耳后动脉和枕动脉。在皮下组织层从周围向顶部汇集,并跨越中线相互吻合成网。头皮的静脉大致伴随动脉而行,汇入颈外静脉。眶上静脉及额静脉在内眦部吻合并与面静脉的内眦支汇合,一部分则与颅内静脉及眼静脉交通而汇入海绵窦及矢状窦,与颈内静脉相通。头皮的淋巴系统在枕后区向下归入枕淋巴结,颞侧及顶侧归入耳前及耳后淋巴结,额部及额顶部则归入颌下淋巴结。

(二) 颅骨

颅骨为膜状骨,由额骨、枕骨和其间的顶骨组成。颅骨厚度随性别、年龄而有差异,以顶骨结节部为最厚,最宜作颅骨移植供区。

颅骨全层由外板、板障和内板组成。动脉供血通过脑膜动脉分支和头皮的穿支动脉到达板障层,其静脉血经4对板障静脉分别汇入眶上静脉、蝶顶窦和横窦。颅骨外板常可用作骨移植,修复颅骨或面骨的缺损。

(三) 眼眶

眼眶为两个四棱锥状骨腔,位于颅面正中垂直线两侧,左右对称,眶口向前向外朝向面部,眶尖向后和颅腔相通。眼眶分为上、下、内、外四壁,上壁、下壁又称眶顶和眶底。眼眶由额骨、蝶骨、颧骨、上颌骨、腭骨、筛骨和泪骨组成。眼眶的前面为眼睑,眶内有眼球及其他组织。眶上壁的特殊结构有泪腺窝、滑车凹、视神经孔。眶内壁大致呈长方形,由上颌骨额突、泪骨、筛骨纸板、蝶骨体的侧部构成,其前方有泪囊窝、泪囊、泪前嵴和泪后嵴,其下方接鼻泪管;眶内壁相当薄,因此眼眶外伤时眶内壁容易发生骨折。眶底似三角形,外侧前部最低,由上颌骨的眶面、颧骨的眶面、腭骨的眶突构成。眶下缘由上颌骨与颧骨构成,各占一半。眶下壁有眶下沟经过,最后变成眶下管,约在眶下缘下方4mm处开口,成为眶下孔,眶下神经和眶下动脉通过此孔。眶下壁的下方为上颌窦,两者间的骨壁很薄,是眼眶骨折最常见的部位。

(四) 鼻旁窦

额窦,位于额骨后面,眼眶前上方,出生时为隐窝，大约25岁左右额窦发育正常。额窦形状不规则，左右不对称，两窦之间有中隔分开。前壁为额骨外板，后壁很薄，以脑膜和大脑额回相隔。额窦经鼻额管与鼻腔相通，开口于中鼻道的半月裂孔。

上颌窦，为锥体形空腔，在眼眶下面，位于上颌骨内，底为鼻外侧壁的一部分，尖端在颧骨下方，上颌窦开口于中鼻道。上颌窦的上壁由上颌骨的眶面形成，是眼眶疝出骨折的最常见部位，并可损伤眶下神经。

筛窦，位于眶内侧，由筛骨、腭骨、蝶骨、上颌骨和泪骨组成。筛窦上方为颅前窝的脑膜和额回，前方为额窦，后方为蝶窦，下方为鼻腔，外方为眶及泪囊窝。筛窦内共有8~10个筛房，可分成前、中、后三族，彼此不相通，分别开口于中鼻道和上鼻道内。当眼眶骨折时，此处容易爆裂，从而使眼眶内容物嵌顿和疝入到筛窦内。

蝶窦，位于蝶骨体内，蝶窦的上方为垂体和视神经，两者间的骨壁相当薄，甚至缺如。蝶窦下方为后鼻孔，前方为筛窦。蝶窦开口于上鼻道最高处。

（五）上颌骨

上颌骨为左右对称的不规则骨块，位于面中部。其额突与颧突分别与额骨及颧骨相接连。其腭突自上颌体向内水平突出，与对侧相接连形成鼻腔底和硬腭的大部。上颌骨的下方为牙槽突，形成马蹄形的齿槽骨弓。上颌骨的血运丰富，来自上颌齿槽动脉、眶下动脉、腭降动脉及蝶腭动脉等。静脉和神经与此伴行。

（六）鼻唇腭部

1. 上唇　上唇外形较丰满，常突出于下唇的前方。上唇中央部有人中，人中两侧边缘的堤状隆起称人中嵴。上唇皮肤部与黏膜部交界处称为唇红缘。唇红缘正中有小结节突出，称上唇结节（或称唇珠）。从此点先向左右升高与人中嵴相遇于弓嵴，然后逐渐降低成弧线形延伸，终于口角，构成一个优美的弓状曲线，称唇弓。构成口唇的主要肌肉是口轮匝肌，有闭合口唇的作用，受面神经支配。上唇主要动脉来自颌外动脉的上唇动脉支，介于黏膜及肌肉层间的结缔组织中。静脉位于肌肉层外方。

2. 外鼻部　外鼻形似直立锥体，其后方通于鼻窝，前方突出构成鼻梁，下端终于鼻尖及两侧鼻翼。底部有两个鼻孔，中间为小柱所分隔，内部则有鼻中隔位于中央部分而隔为两个鼻腔。外鼻的骨架由鼻骨及鼻软骨所构成。鼻软骨包括鼻侧软骨、大翼软骨、小翼软骨、种子软骨及中隔软骨。大翼软骨为构成鼻尖及鼻翼形态的主要软骨，可分为两个部分，即外脚及内脚。鼻部的血液供应极为丰富，以由前唇动脉为其主要动脉。静脉则汇入面前静脉，再经眼静脉而与海绵窦相沟通。

3. 上腭　上腭的骨组织由上颌骨的一部分、前颌骨及腭骨构成。上颌骨组成了硬腭骨组织的3/4，其后端1/4则为腭骨的横板。前颌骨较小，只构成切牙的牙槽骨部分。上颌骨及腭骨交界处大概在成人的第2~3磨牙之间，其间有腭大孔，有腭大动脉、静脉及神经（来自蝶腭神经节）穿出。这条血管神经索是供硬腭部软组织黏骨膜瓣的主要组织。硬腭骨组织的口腔表面有一层紧密而不易分离的软组织，包括口腔黏膜、黏膜下组织及骨膜，总称黏骨膜瓣。蝶骨的翼突垂直地紧贴于腭骨的后方。翼突有内外两板。外板为翼外肌及翼内肌的起点，内板则构成咽侧壁的一部分，内板的最下端伸长为翼钩，向外后方突出，翼颌韧带起于此端。在翼钩的前侧部，则有腭帆张肌的肌腱绕过。上腭后方在腭骨后的部分称软腭。软腭的前端极少肌肉组织，有作为软腭肌肉共同起点的腭腱膜紧接附着于腭骨后缘上。腭腱膜两侧接受腭帆张肌的部分肌腱，并与咽壁黏膜筋膜间的腱膜相连合。软腭具有灵敏的功能活动能力，用来控制咽部、口腔、鼻腔的开闭，与吞咽及发音具有密切关系。组成软腭的肌肉主要有成对的腭帆张肌、腭帆提肌、腭垂肌、舌腭肌及咽腭肌。上腭的生理功能主要有两种：一是分隔口腔与鼻腔，二是借助软腭的正常肌肉活动，来控制咽部、口腔、鼻腔的闭合程度，对吞咽及发音（特别是发音）有极密切的关系。

（七）下颌骨

下颌骨呈弓形，位于面下部，由一个体部、两个升支部以及喙突和髁突组成。下颌体的上缘为牙槽突。牙槽突的内外壁是坚硬的致密骨，其中以颊侧骨壁较厚。下颌体前正中有稍向前突的颏隆凸。下颌升支的后缘近下颌角处有茎突下颌韧带附着。下颌支内面中央，有下颌孔，为下颌管的开口。下齿槽神经及血管经此孔进入下颌管。下颌升支的上端后方为髁突，前方则为喙突，其间为下颌切迹。髁突为下颌骨主要的生长中心，与颞骨的下颌关节窝组成颞下颌关节。喙突扁平，颞肌腱附着于此。在下颌角的内外面分别有翼内肌及咀嚼肌附着。下颌骨的血运较上颌骨稍差，主要由下齿槽动脉供应。

（穆雄铮）

第二节　颅颌面部先天性畸形

一、先天性唇裂与腭裂

唇裂和腭裂是发病率较高的一种先天性畸形。唇裂患儿不但在外貌上存在缺陷,还带来了各种程度的功能障碍。腭裂患儿则在饮食、吞咽、呼吸、颌骨发育以及发音等方面,都有严重的功能障碍。唇腭裂的发病率,平均在千分之一左右。唇腭裂的发病原因迄今尚未彻底明了。通常认为与营养缺乏(维生素缺乏),孕妇怀孕早期前3个月中生理上或情绪上的紧张,风疹病毒感染,摄入酒精,环境因素,以及遗传等多因素有关。

通常认为上唇和腭的胚胎发育异常与唇腭裂的发生关系密切。在胚胎发生的3~12周时,原口周围的突起,如球状突、额鼻突、上颌突、下颌突等受某些因素的干扰而停止发育,或这些突起的融合发生障碍,即可发生唇裂、腭裂或其他面裂畸形。

(一) 唇裂和腭裂的分类和临床表现

唇裂分为三类,即单侧完全、不完全、隐裂;双侧完全、不完全、隐裂、混合型;正中完全、不完全、隐裂。在单侧唇裂中,左侧较右侧为多见,男性者多于女性。单侧唇裂通常合并有同侧鼻翼、鼻底及鼻小柱的畸形,鼻翼常呈扁平塌陷状态,同侧的上颌骨发育不全,鼻中隔亦常有弯曲及歪斜,鼻尖及鼻小柱亦斜向裂侧。双侧唇裂的特点是前唇裂隙明显,前颌部通常向前方突出,上唇中央的皮肤常有组织缺少,唇红扁薄,鼻小柱短小或几乎辨认不清,鼻尖则因两侧鼻翼平坦而显得低陷,为前唇所超越,同时前唇组织常与前颌骨粘连,而无唇龈沟,且前唇组织中无口轮匝肌纤维存在,前颌部的骨组织中常含有牙槽胚胎3~4个。

腭裂分为四类,即软腭裂,软硬腭裂,单侧完全性腭裂,双侧完全性腭裂。软硬腭裂常同时有单侧不完全性唇裂,切牙部的牙槽嵴完整无缺;单侧完全性腭裂自腭垂起裂开,直抵切牙孔,斜向外侧,在侧切牙部位与前颌骨分开;双侧完全性腭裂常与双侧完全性唇裂同时存在,裂隙在侧切牙部位斜向两外侧,鼻中隔游离的孤立在中央,这是最严重的一种腭裂畸形。在这四类腭裂中,以第三类最为常见(表35-1)。

表35-1　唇裂及腭裂的分类和畸形特点

分类		畸形特点
唇裂	隐性唇裂	皮肤黏膜连续,唇缘弓不齐,患侧人中嵴缺失
	不完全性唇裂	裂隙至白唇,存在完整的鼻槛
	完全性唇裂	裂隙直通至鼻底
腭裂	软腭裂	包括腭垂裂、整个软腭裂开或者隐性软腭裂
	不完全性腭裂	表现为切牙孔之后的部分硬腭及软腭裂开,可见部分犁骨
	完全性腭裂	表现为自腭垂至硬腭、牙槽嵴完全裂开

注:对于双侧病变的患儿可予以分别描述,如双侧唇裂(右侧完全性、左侧不完全性)

(二) 唇裂和腭裂的综合治疗

唇腭裂的治疗不仅需要采用手术方法来修复组织裂隙,更重要的是进行系列的综合治疗,应该由儿科、整形、口腔、耳鼻喉、心理学以及语音病理学等多学科专家共同参与对唇腭裂病人的综合治疗,其治疗原则如下:①手术前向唇腭裂患儿父母介绍有关该疾病的基本知识,指导喂养,可进行简单的口腔正畸治疗;② 3~6个月进行唇裂手术修复;1.5~2岁术进行腭裂手术修复;③手术后语音效果的观察和语音治疗(语音训练),如患儿5岁时语音效果仍差者,可考虑行咽后壁瓣成形术,或进行正畸治疗;④颌骨及面部继发畸形的治疗,如牙槽突植骨最好在患儿9~11岁尖牙萌出之前进行;鼻唇畸形患者需多次整复才能达到相对满意的最终效果;还可能产生严重的面中部后缩畸形,需行手术(如Le Fort I型截骨)矫正。

先天性腭裂手术修复后,一般都需要进行语音训练来使病孩的发音得到逐步改善而恢复正常。如能在2岁左右进行腭裂修复手术,这时孩童尚在学语阶段,则术后在家庭的良好配合下,病孩常能获得正确发音的能力。测验腭咽闭合可用鼓气测验法、吹气测验法等测定病理语音的严重程度。语音训练分两个阶段进行。第一个阶段主要是练习软腭、咽部及唇舌等的肌肉活动，一般短时间（1~3周）就可完成。第二阶段较长，从练习单字音开始，直到能完全掌握正确发音谈话为止。

腭裂的口腔正畸工作，大致可分两个阶段进行。第一个阶段在婴儿出生后即开始，以达到预防或矫正畸形的目的；第二阶段是在幼儿4~6岁时，这时腭裂的修补手术虽已经结束，但牙槽及上颌骨仍有畸形时，仍应给予矫正。正畸治疗应该愈早开始愈好，俾能在幼儿6~12个月前完成初步治疗。因为在这个阶段内，这部分组织的生长力旺盛，组织柔软易于顺应矫正力量。当婴儿初次就诊时就取上腭模型，然后就模型进行治疗设计。如牙槽突有塌陷存在，则在进行手术治疗前必须先进行矫正。此外，矫正工作及手术治疗还应配合进行，互相辅助。手术后继续用矫正器不但可以引导牙槽段复位，而且也可以将它们保持在正常腭弓上直待进行植骨手术。

牙槽植骨手术的目的在于增加上颌骨的稳定性，重建牙槽弓的完整性，预防牙弓进一步横向缩窄，建立可以使裂隙侧牙齿萌出的牙槽嵴；改善裂隙鼻翼基底高度，改善鼻部及唇部外形；关闭口鼻腔前庭瘘，改善口腔卫生。从外形方面来讲，植骨手术可以补充骨组织缺损，使唇颊的外形得到充分支持，增加了面部的丰满程度。植骨应在混合牙列期进行，大约相当于9~12岁尖牙萌出前，在此时植骨，大部分尖牙可正常萌出，并可以通过正畸方法移动尖牙关闭裂隙，对上颌骨生长发育干扰较小。通常取自体的髂骨骨松质作为供骨，植骨片可用覆盖、楔状或碎骨块填塞等方式来进行。

颌骨继发畸形包括上颌骨长度、宽度及高度的异常，下颌骨真性、假性前突或短小。这些继发畸形经积极的正畸治疗后，到16~18岁时，可行正颌外科治疗。临床详细检查病人并作头影测量，明确诊断，采用不同的手术方法矫治颌骨畸形。常用的手术方法有Le Fort I型截骨术、下颌升支垂直截骨术、下颌升支矢状劈开术、水平截骨颏成形术等。

（三）唇裂和腭裂的手术治疗方法

唇裂和腭裂畸形均需手术治疗，以恢复其外形和功能。唇裂的修复主要是恢复外形，而腭裂的治疗则以恢复功能为主，特别是发音功能。3~6个月进行唇裂手术修复，通常选用旋转推进法（Millard法）。1.5~2岁进行腭裂手术修复，最常用的是传统的Langenbeck双蒂黏骨膜瓣腭成形术和二瓣后推腭成形术等。手术前必须确定婴儿是在一个体重增加的过程中，血常规及血红蛋白必须在正常范围内。血红蛋白在100g/L以下者，宁可推迟手术。白细胞如超过12×10^6/L时，应查明原因并给予适当处理，待恢复正常后再进行手术。出凝血时间应属正常，胸腺应已退化。如未退化，宁可推迟手术，或手术前3天注射泼尼松做准备。手术前1周开始用汤匙喂养婴儿或幼儿，以使他们习惯于这种进食方法，便利于术后的喂饲。小儿手术应选择全身麻醉，以插管为好。手术体位应抬高双肩，使头部轻度后仰，这样既有利于手术操作，又可以防止术中血液积聚在鼻咽腔内而吸入肺部。

1. 单侧唇裂修复手术　唇裂修复手术的目的在于恢复唇部的解剖形态及位置以利于正常的发育，故此必须注意两侧唇组织的密切对合，同时矫正鼻畸形。以旋转推进瓣方法（Millard法）为最常用，其修复必须包括鼻翼、上唇和齿槽黏膜的修复，手术过程包括定点，切开皮肤、肌肉、黏膜，分离口轮匝肌，裂隙两侧的肌肉复位缝合，皮肤和黏膜缝合等（图35-1）。

2. 双侧唇裂修复手术　双侧唇裂修复方法设计目前存在着两种不同的原则。一种是将前唇部充作上唇的中央部分（图35-2）；另一种是将两侧唇组织的一部分移到中央前唇部的下方，以增加上唇中央的长度。目前多数主张采用前一种原则进行修复，其长远效果较好；后一原则修复双侧唇裂的结果，常有上唇过长过紧的缺点，只适用于前唇发育不佳，唇组织过小的病例中。但无论哪一种方法，最重要的是将裂隙两侧的肌肉复位后于中线处拉拢缝合，俾其日后能有良好的口唇功能，如吹奏、鼓唇等。

3. 腭裂修复手术　手术目的不仅在于修补上腭裂隙，而且更重要的是使手术后能具备正常发音的条件，使得软腭部有足够的长度和正常的肌肉活动，软腭的后缘及腭垂须能与咽后壁肌肉组织协同收缩而接触，构成腭咽闭合。临床上以Bardach法（二瓣法）腭裂修复术法较为常用，包括两侧减张切口，剥离黏骨膜组织瓣，凿断翼钩，切开腭裂边缘，剪断腭腱膜，最后予以缝合等步骤（图35-3）。该手术不论对完全或不完全、单侧或双侧的腭裂均能适用，且可在一次手术中完成，但手术后软腭通常很短。为改善腭咽闭合功能，也可选用软腭部作Z改形的Furlow法（图35-4）以延长软腭。此法术中应保证软腭肌肉的复位和良好对合。

4. 唇裂术后上唇和鼻畸形修复手术　第一次唇裂修复手术后如出现比较严重的缺陷，往往需要

Millard Ⅰ

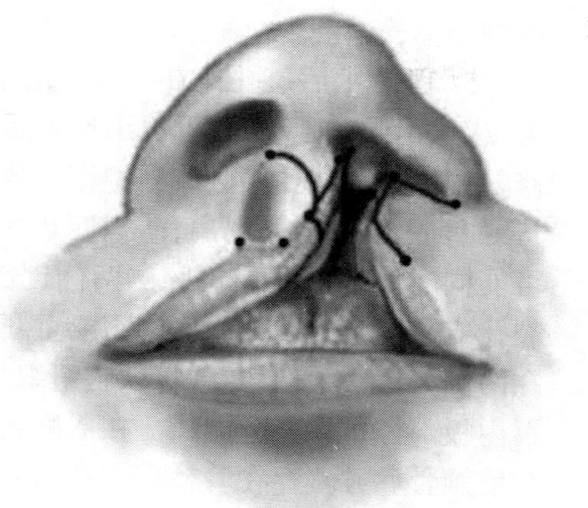

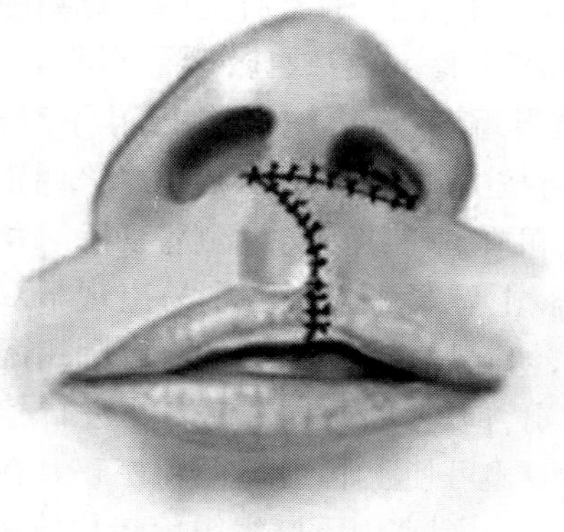

Millard Ⅱ

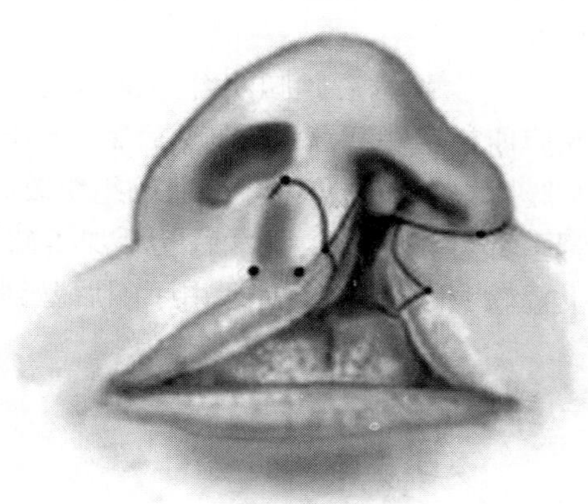

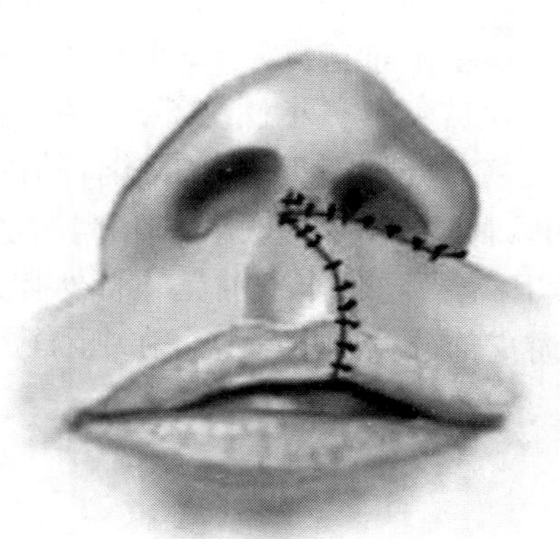

图 35-1　Millard 法旋转推进手术

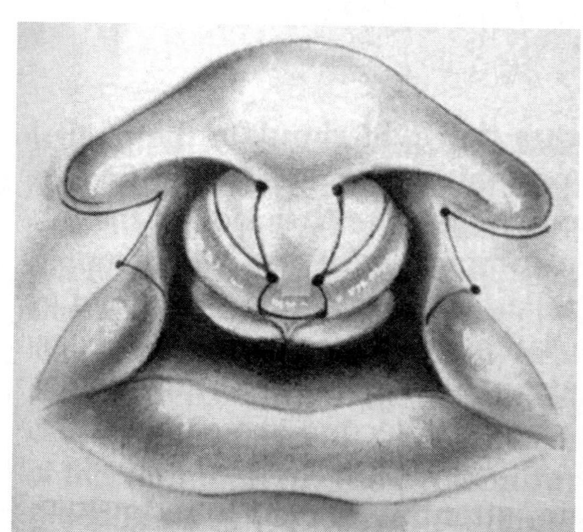

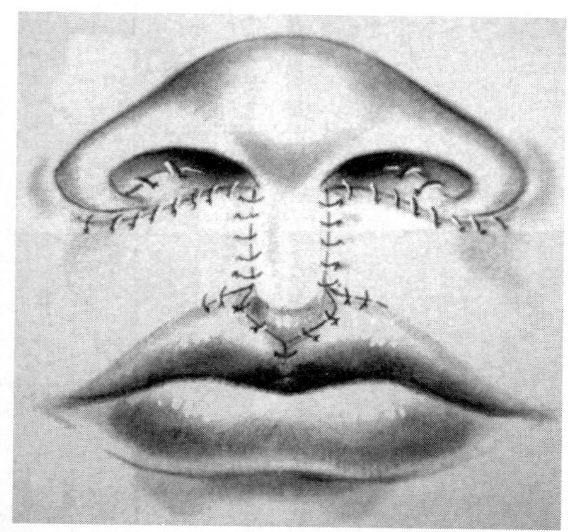

图 35-2　双侧唇裂修补法

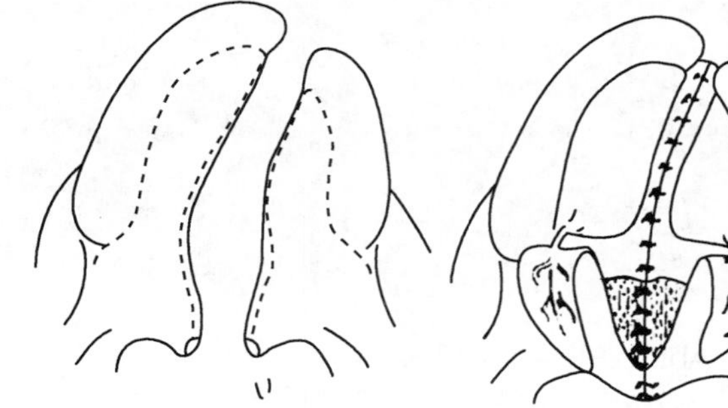

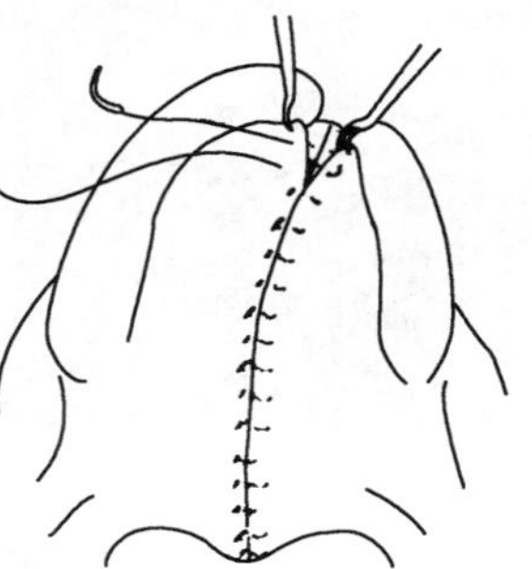

图 35-3　Bardach 法（二瓣法）腭裂修复术示意图

重新做第二次手术修正，通常有上唇和鼻翼的继发畸形，如唇红缘不整齐、有缺口，唇弓不明显，上唇紧张平坦，鼻翼塌陷，鼻小柱歪斜，鼻孔不对称等。简单的错位可按 Z 改形、V-Y 改形手术来纠正。唇弓不明显者，可在唇红缘上方两侧各切除三角形皮肤组织一块。上唇紧张平坦特别易出现于双侧唇裂修复术后，切除过多唇组织所致，可利用配制托牙将上唇推出，但此法须先在唇沟处进行植皮以加深牙槽嵴后才可使上唇组织得到松解。在上唇组织过于紧张时，则宜用下唇组织旋转移植法修复（Abbé 法）（图 35-5）。唇裂修复后如仍存在鼻翼畸形时，可进行二期手术矫正，可于鼻小柱及鼻孔边缘作蝶状切开，在鼻尖及鼻小柱上部，将两侧鼻翼软骨内脚分开，暴露并切断裂侧大翼软骨的内脚，然后将切断的软骨提高到与健侧内脚相同的水平，用丝线做缝合固定。同时作患侧鼻软骨外脚大部分游离，并将游离部分分别悬吊缝合在中隔软骨和内侧侧鼻软骨上。

5. 腭裂术后瘘孔修补手术　由于腭裂过分宽大，或手术中松弛不足，可以出现术后的上腭瘘孔。修复方法是在裂孔两侧或一侧作松弛性切开，然后将黏骨膜瓣作充分剥离，暴露足够的创面。应尽可能同时修补鼻侧及口腔侧两侧创面。有较大的裂孔或几乎全部裂开的病例需要重新修复，这时应在两侧再作松弛性切开，将软腭组织与上颌结节及翼内板部位重作充分剥离。在双侧唇腭裂病例中，在前颌骨后方常存在着较大裂孔通入鼻腔，这种瘘孔可以在修复腭裂时同时进行修补，或在以后再做手术。

6. 腭裂术后腭咽闭合不良修复手术　咽后壁黏膜肌瓣移植手术，是在咽后壁上形成包括黏膜、黏膜下组织和部分咽上缩肌的组织瓣，使与软腭的腭垂部分相缝合。手术后既增加了软腭的长度和上提软腭的后部，而且还由于咽后壁创口的直接缝

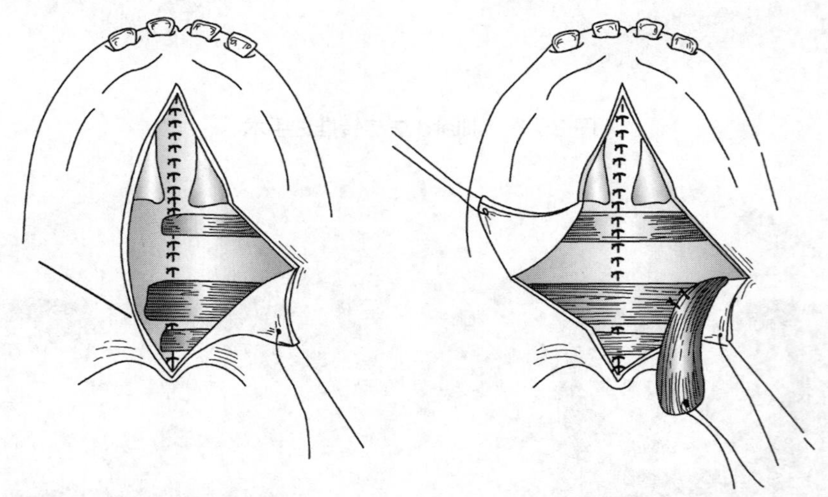

图 35-4　Furlow 法腭裂修复术示意图

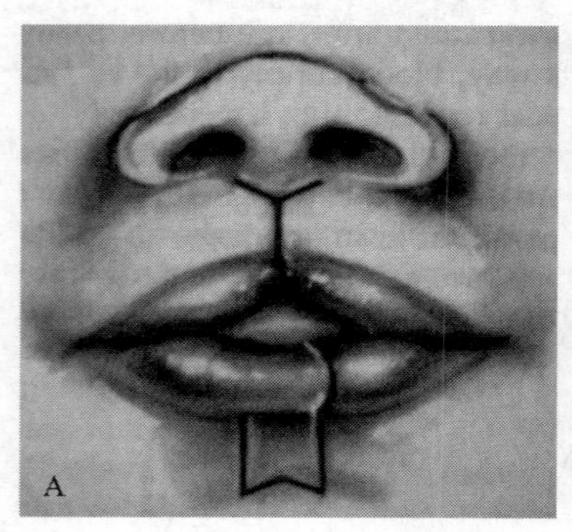

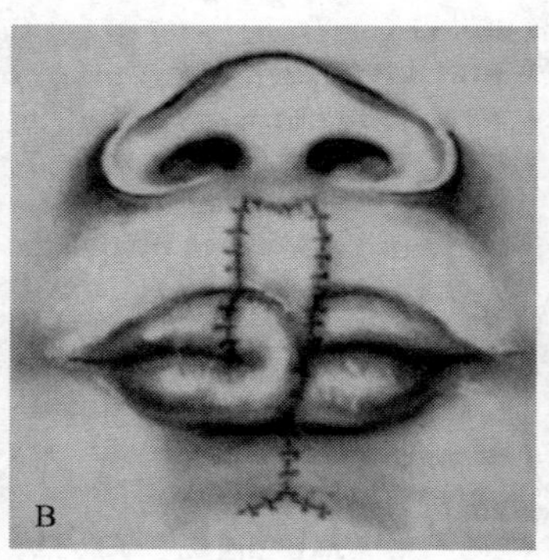

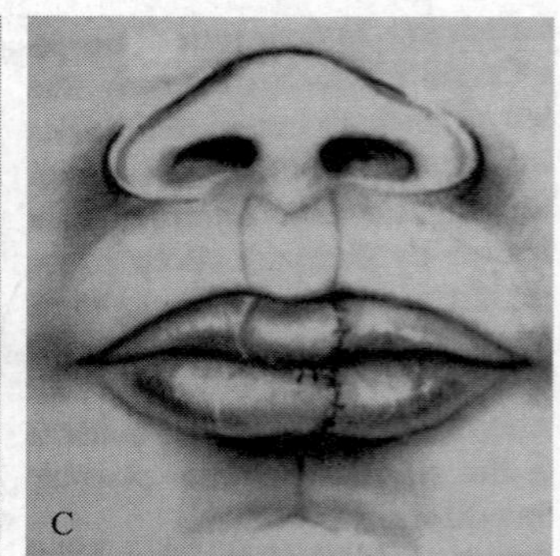

图 35-5　Abbé 法修复上唇过紧

A. 术前设计；B. 下唇瓣带蒂修复上唇；C. 术后 2 周断蒂

合加上咽腔中央被咽后壁瓣分隔，使咽腔缩小，产生了极近乎正常的“腭咽闭合”。手术后再进行语音矫正训练，能使病孩获得正确发音的能力。手术适应于下述情况：①腭裂已经修复，但软腭过短，腭咽闭合不全者；②先天性软腭组织短小或腭垂缺失；③软腭缝合后形成很多瘢痕组织，或因损伤运动神经而造成软腭瘫痪，不能作正常功能活动时；④软腭裂孔无法用其他方法闭合时。咽后壁瓣的宽度对手术成功极为重要，如太狭小就不能得到完善的“腭咽闭合”，如太宽则可造成鼻咽腔狭窄或闭塞，引起呼吸困难或无鼻音的发音等缺点。

腭咽肌瓣转移手术，是将两侧扁桃体后拉（包括腭咽肌在内），切断其下端及侧方后向中间转移而与咽后壁上的一片翻转的组织瓣缝合，以形成一个具有动力的括约肌装置。术后发音效果普遍良好。

（穆雄铮）

二、先天性颅面畸形

先天性颅面畸形可由多种病因引起，通常有严重的颅面部外形异常和相应的功能障碍。一些严重颅面畸形跨越多个解剖部位和专科领域，用常规的手术方法较难矫治，如颅缝早闭症、眶距增宽症、各种颅面裂隙畸形、颅面短小和发育不良综合征等。20 世纪 60 年代后期法国 Tessier 医生将颅骨和面部的骨骼进行广泛和多处凿断，并进行重新排列，以恢复它们的正常功能和外形，并提出两条有关颅面部手术的重要理论，第一是颅骨及面部骨骼可以被大块地截断和游离后，重新进行排列和固定，而不致发生坏死；第二是两个眼球和它周围的眶骨骨架可以在较大范围内向上下左右移动后重新排列固位，而不致影响视力。由于此类复杂颅面矫治手术大多以颅内外联合径路手术作为标志，从而诞生了颅面外科这一新的外科学分支。

（一）颅缝早闭（颅狭症，craniosynostosis）

指出生时或出生后 3~4 个月头颅的某条或多条颅缝过早闭合，导致头颅外形异常，头围变小，或慢性颅内压增高，智力发育受限等。临床上如果早作诊断，并早期进行手术，可以解除颅内高压，有利于大脑的正常发育。

颅缝早闭症是一类出生时或出生后早期即发生的生理性颅缝过早闭合的疾病。遗传和基因突变是颅缝早闭症的主要病因。颅缝早闭症的发病率约为 1/2 500~1/2 000。

【症状和诊断】

颅缝早闭症的主要特点是一条或多条颅缝发生过早的融合而出现颅盖畸形和颅内压的改变。颅盖畸形遵循 Virchow 定律，与早闭颅缝成垂直面的颅腔缩短和与正常颅缝成平行面的颅腔拉长。舟状头畸形（scaphocephaly）、三角头畸形（trigonocephaly）的头颅异常在胎期超声图像可以确诊。斜头畸形（plagiocephaly）有两种，与单侧冠状缝骨性融合相关的额面不对称畸形为真性斜头，与斜颈及胎儿体位相关者为假性斜头。短头畸形（brachycephaly）在眶上区及额部发生后缩、扁平乃至内陷，多伴发颅内压增高症。尖头畸形（oxycephaly 或 acrocephaly）、后枕扁平畸形（craniosynostosis of lambdoid suture）临床上比较少见。

1. 产前检查　胎儿超声检查可以对胎儿颅缝作形态方面分析，间接作出是否有颅缝早闭症，或综合征性颅缝早闭症。羊水内基因突变研究有助于颅缝早闭症的诊断，并可预测疾病预后的意义。三维超声仪可以目测病理性颅缝和囟门，在发现畸形和测量方面更为精确。

2. 影像学检查　头颅骨骼畸形的影像学特征较为明显，有助于诊断和鉴别诊断。X 线头颅正位、侧位、斜位摄片可见闭合颅缝的致密骨影，也可见慢性颅内高压的弥散性指状压迫影迹。头颅断层计算机辅助扫描（CT）以及基于 Dicom 3.0 数据格式的三维头颅 CT 重建可以追踪到一根或多根骨性融合的颅缝，有利于明确诊断（图 35-6）。

3. 临床症状　包括头颅畸形、颅内压增高、眼部问题、智力障碍、面中部相关问题、上呼吸道问题等。

（1）头颅畸形：几乎全部病婴在出生时已经出现头面部畸形，继而由影像检查来确认临床诊断是否正确，或排外错误的颅缝早闭症诊断。通常头颅畸形的形状与发生早闭的颅缝相关，可以发生在一条颅缝，也可发生在多条颅缝，并出现相应的头颅外形异常（图 35-7），如斜头、短头、舟状头等。

（2）颅内压增高：任何一种类型的颅缝早闭症均有发生颅内高压的危险。可以确定的是，颅内高压的发生率和早闭颅缝的多少成正比；同时颅内高压发生率随着病人年龄的增长而增高。眼底变化、颅骨板的病变和颅内高压之间并无很明显的相关性。在被确诊的颅内高压病童中，85% 眼底正常，35% 有颅骨指压切迹的 X 线表现。颅内高压和神经心理状态的关系比较密切，颅内高压儿童的生长

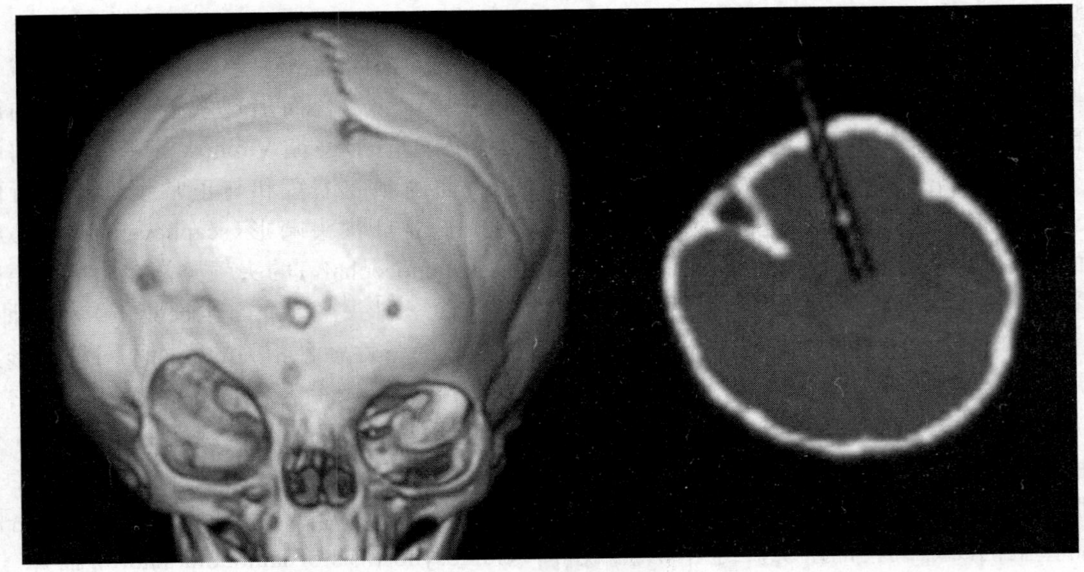

图 35-6 单侧冠状缝早闭所致斜头畸形的三维 CT 片

系数和智商都明显低于正常儿童。

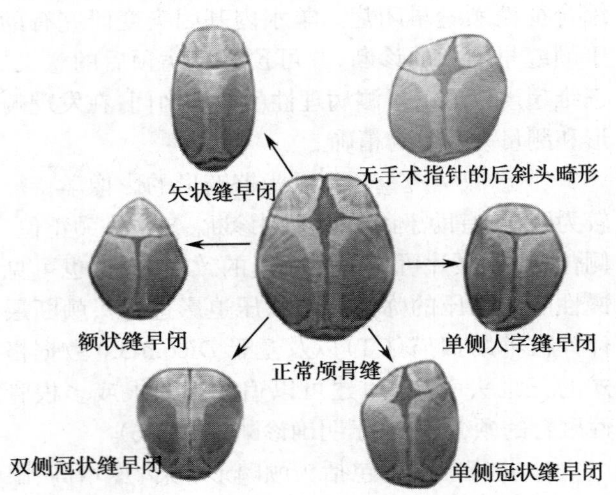

图 35-7 与颅缝早闭相关的头颅畸形

(3) 眼部问题：可发生眼眶变小、突眼，或伴发散光以及散光所造成的弱视、斜视。未及时矫治颅内压增高，可以发现眼底视盘水肿，并进而发生视神经萎缩。

(4) 智力障碍：通常颅内压正常患儿的智力障碍发生率为 25.8%，而颅内高压（>15mmHg）病儿智力障碍却高达 49%（$P<0.000\ 1$）。患儿年龄越大，智力障碍越严重，这个规律适用于各种类型的颅缝早闭症。一般测定智力程度的方法为 Brunet-Lezine 试验（童龄为 1~2.5 岁）、Brunet-Lezine 量表（2.5~3 岁）、新智力量表（>3 岁）。对语言障碍病童，可以采用 Wechster 儿童智力表做智力应答测定。

(5) 其他：由于颅底骨缝的早闭，可以发生上颌骨不良发育，及继发的上呼吸道受阻，临床上表现为睡眠呼吸暂停综合征。综合征型颅缝早闭症可以在身体的躯干、手指、足趾发生骨粘连和并指(趾)等畸形。

【分类】

颅缝早闭症根据头颅畸形的严重程度分为单纯颅缝早闭症和综合征型颅缝早闭症。

1. 单纯颅缝早闭　是指较少的颅缝发生早闭、对脑发育影响较小的颅缝早闭症，如舟状头畸形、斜头畸形、三角头畸形等。综合征型颅缝早闭症，是指多条颅缝发生早闭，并伴有颅骨畸形以外其他部位畸形的颅缝早闭，如短头畸形、三叶头畸形、Crouzon 综合征、Apert 综合征等，有潜在的脑发育障碍倾向。

2. 综合征型颅缝早闭症　以克鲁宗综合征（Crouzon syndrome）较为典型。其临床表现为短头、眼球突出、上颌骨后缩并可导致呼吸困难。颅内压增高发生率可高达 68.6%。阿佩尔综合征（Apert syndrome），除有上述类似症状外，还可出现并指(趾)等畸形。

【治疗（手术及非手术）】

1. 治疗选择及设计

(1) 手术年龄和治疗计划：非综合征型颅缝早闭症，在明确诊断后，建议在 1 岁内做头颅塑形重建，如斜头、短头、三角头等畸形；舟状头畸形建议在 2 岁以后进行头颅塑形重建。

综合征型颅缝早闭症在 6~12 个月即可以做额眶前移和颅骨塑形术。如出现严重阻塞性睡眠呼吸暂停症者，可以在尽早做简易的中面部牵引前移。如伴发 Chiari 征等脑室受压症状，可以做后颅

(枕部)的牵引扩张或截骨扩大手术。学龄期(6~8岁)有中面部发育障碍者和突眼者,建议做Le Fort Ⅲ截骨加牵引成骨术。也可采用自体脂肪注射眶下缘以改善部分突眼症状。8~10岁可以进行牙科正畸治疗,矫正上牙列狭窄和不齐,同时为未来的正颌手术,如上颌骨前移或下颌骨后退做牙列术前准备。如存在阻塞性睡眠呼吸暂停症者,可以考虑做咽腔成形手术,或增加血氧饱和度的保守治疗。

患者青春发育期(15岁)以后,如果已经做过额眶前移和颅骨塑形者,可以考虑做中面部截骨前移,即Le Fort Ⅲ型截骨前移术;如果已经在学龄期前做过额眶前移、颅骨塑形、中面部牵引成骨术等,但还存在较为明显的反颌,可以做正颌手术,即Le Fort Ⅰ型截骨前移手术,或者同时行Le Fort Ⅰ型截骨前移和双侧下颌骨升支矢状截骨后退术;如已经做过上述手术,但仍有轻度突眼、中面部凹陷、鹰鼻畸形等症状者,可以做梨状孔周围充填术(自体骨、人工材料等)、自体脂肪充填术、鼻成形术等。

(2)手术原则:对于有明确的、有潜在影响脑发育和颅面部功能症状的颅缝早闭症,需要手术干预,如综合征型颅缝早闭症、短头或塔头畸形等。有潜在压迫额叶大脑发育的风险,建议尽早手术,如三角头畸形。牵引成骨和弹簧牵引是创伤较少的手术治疗。弹簧牵引可用于改善舟状头、斜头、三角头畸形等;牵引成骨(distraction osteogenesis,DO)目前被广泛应用于综合征型颅缝早闭症的颅底和中面部前移等。

全颅改造和扩大颅腔是头颅畸形手术治疗的主要目的。手术能够使颅底和颅盖扩大,以保证大脑无阻碍,并保持头颅的良好外形。

非手术治疗如头冒固定支具可以作为辅助治疗或轻度畸形者用。使用较多的颅型支具材质,有硅胶类和硬海绵类;外形方面可以分为开放式、全密闭型、充气式等。

(3)术前设计:可以应用基于Dicom 3.0数据资料的手术设计和术后评估软件,如Mimics、Proplan、Dophin等,其功能有测量、设计、预演手术截骨结果。应用三维打印(rapid prototyping & manufacturing)技术,可以得到畸形头颅的等比例模型,模拟真实的手术过程。

2. 手术方法

(1)颅骨塑形重建:针对不同的头颅畸形,可以选用不同的手术方法。Marchac法(双侧额颅截骨术)颅骨塑形重建可以用于前颅部的额眶前移、额颅塑形、扩大前颅底(图35-8),如斜头畸形、短头畸形、三角头畸形等。

Posnick法可以用于矫治三角头畸形,并改善眶距过窄和额部狭小。Rougerie手术法可以用于舟状头畸形的重建(图35-9)。

(2)中面部截骨前移手术:可用于治疗综合征型颅缝早闭症的中面部发育不良。常用的Le Fort Ⅲ型截骨前移术可以用于中面部整块前移(图35-10),其截骨线包括颅额部、中面部、颧骨颧弓等。此术式也可和额眶截骨前移联合应用,称为颅面联合前移术(Monoboloc)。在6~8岁的儿童可以行Le Fort Ⅲ型截骨及牵引成骨技术,既可以改善因上颌骨发育不良导致的呼吸障碍,同时可以改善因反颌所致的突眼和凹面畸形(图35-11)。

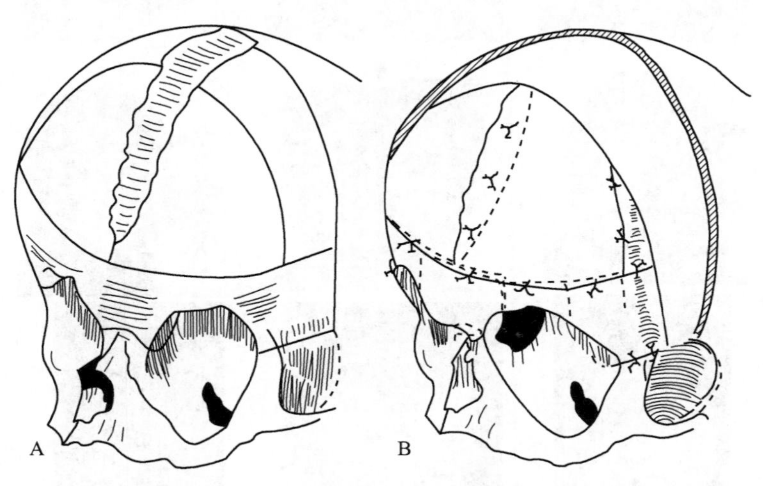

图35-8 双侧额眶部的截骨成形术

A. 手术设计图;B. 术后额眶前移固定后

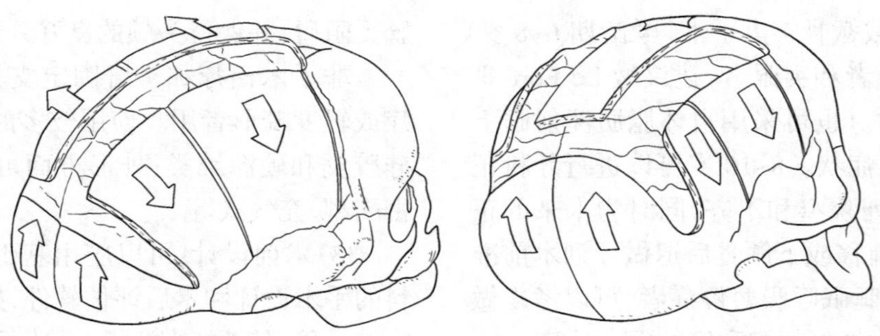

图 35-9 舟状头畸形的颅骨重建

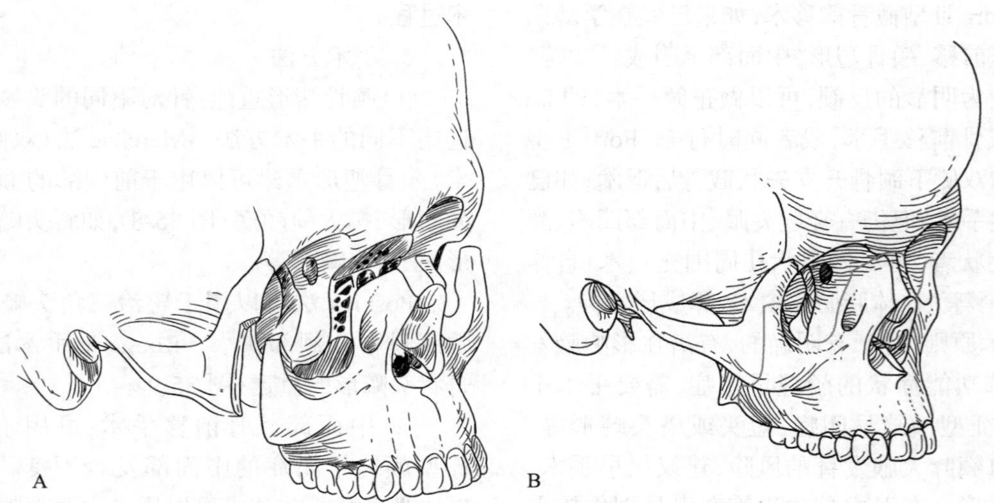

图 35-10 Le Fort Ⅲ型截骨前移术

A. 截骨线设计；B. 上颌骨前移后

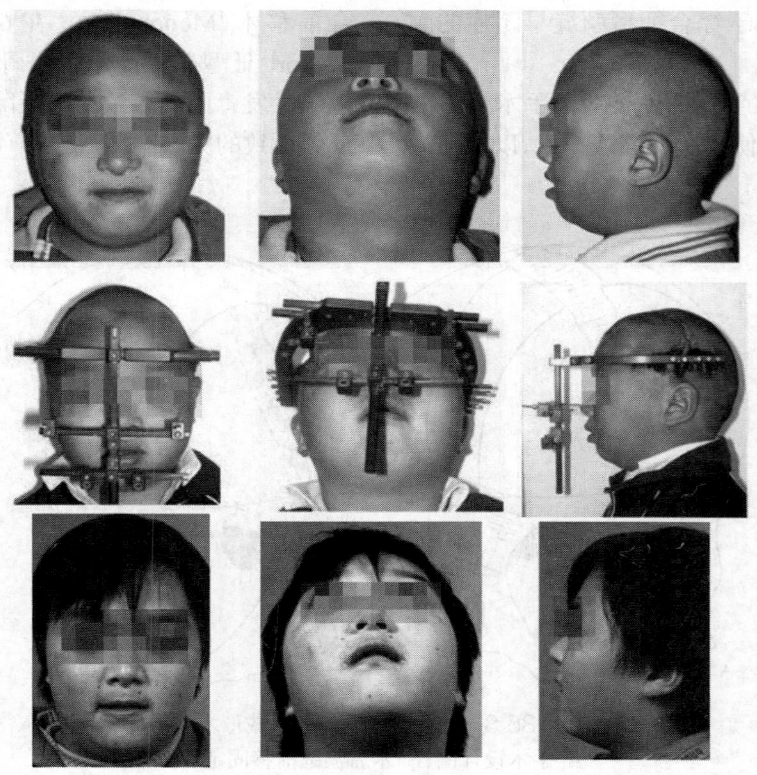

图 35-11 病例 Le Fort Ⅲ型截骨 + 外置式中面部牵引成骨技术（文末有彩图）

【围术期注意事项】

1. 术前检查 手术前做常规检查如心肝肺肾等功能检查,均应在正常范围内。一般需准备术中输血,术前可准备婴幼儿做额眶前移和额颅成形手术,可以准备 200~400ml 的全血或成分血。学龄期如行中面部牵引成骨术,可以准备 400~600ml 的全血或成分血。青春期或成人行 Le Fort Ⅲ行截骨前移手术者,可以准备 1 000~1 200ml 全血或成分血。

术前需做相关的影像检查,包括头颅 X 线片、全头颅 CT 平扫和三维成形片。对于综合征型颅缝早闭症,还需要做全身相关畸形的影像学检查,如四肢、手足、胸廓等。头面部照片资料是必不可少的,通常照相包括 6 个方向:正位、抬头位、左斜侧位、左正侧位、右斜侧位、右正侧位。石膏牙模对 Le Fort Ⅲ截骨前移术十分重要。术前可以将石膏上下牙模固定在牙咬合架,在石膏模型上进行截骨模拟。

2. 麻醉选择及监护准备 通常选用经鼻咽腔插管的全身麻醉。

【并发症及预防】

1. 死亡 死亡率 0.31%~0.37% 不等。死亡原因可为心血管异常、脑血管异常、脑水肿、颅内血肿、呼吸道阻塞(如窒息)等。

2. 脑脊液漏 可因手术中撕破硬脑膜或脑膜修补不善而产生脑脊液漏。此种情况在 Monobloc 手术中发生率较高。额眶面前移后在颅底部出现筛板断开,筛窦开放,鼻黏膜因鼻根前移破裂且有较大缺损,一般很难缝合修补。脑脊液漏的发生率在 1.5%~3.2% 不等。一般来说,对于持续不愈的脑脊液漏应保持鼻腔通畅,不予堵塞,以防止逆行感染而导致颅内感染;必要时应进行硬脑膜修补术。

3. 颅内血肿形成 有些病人因有脑血管畸形,或因手术中凿骨而形成颅内血肿。手术中轻柔的操作和手术者的默契配合可防止此并发症。

4. 感染 硬膜外脓肿和死骨形成(以额眶带为主)偶有发生。这可能与手术方法和手术的熟练程度有较大的关系。

5. 失明或视力减退 此种并发症并不多见,但一旦发生则较难恢复。多数发生在眼球突出明显,甚至眼球突出于眼眶之外者。另外也可发生于手术不慎而损伤视神经者。

6. 血肿或血清肿 由于术中止血不彻底或术后引流不畅,会形成局部血肿或血清肿。有些深部血肿或血清肿不易吸收,可形成局部的继发感染,影响移植骨的成活。一旦发现血肿或血清肿可行局部穿刺抽出。

7. 其他并发症 可有上睑下垂、斜视、眼眶不齐、移植的鼻骨外露、角膜擦伤、呼吸道不畅等并发症。眼部的上述畸形待截骨手术完成以后 1~2 个月请眼科医师会诊解决。颌间结扎期间呼吸道不畅者可置鼻通气导管,阻塞严重者可行气管切开术。

8. 克鲁宗和阿佩尔综合征矫治术 由于这两种畸形主要表现为突眼和面中部的凹陷,手术治疗的基本原则是进行 Le Fort Ⅲ型的截骨前移术,将整个面中部上颌骨架向前移位,必要时需同时前移前额眉部、眶外侧、颧弓,以及上颌骨结节,在前移后的骨间隙行植骨,截骨两端则用坚固内固定术使骨块保持在新的位置上的稳定。

(二) 眶距增宽症(orbital hypertelorism)

眶距增宽症是一种两侧眼眶间距离较正常人为宽的先天性颅面畸形。正常成年人的眶间距约为 30mm(一般说来,西方人的眶距较东方人为窄)。过去被认为是一种独立的颅面部畸形,现已证明两眼眶间距离的增加只是一种症状,它可以出现在许多类型的颅面畸形中,如 Tessier 0-14 号、10 号、11 号、12 号、13 号、14 号颅面裂都可以产生眶距增宽。有五种可能的病因:①中面部或颅面部原发性发育不良;②单侧颅面裂;③颅面部正中裂或鼻裂;④额鼻部的鼻筛型脑膜膨出或额窦肥大;⑤颅缝早闭症。颅面外伤后也可引起眶距增宽症,但多为单侧或不对称者。本畸形的发生和颅缝骨化无关,故未见大脑发育畸形,智力发育正常。

【诊断】

由于临床症状显著,故诊断较易。X 线摄片可见眶内壁间距较正常增大,筛窦扩张,有时向下方脱垂超过正常的额鼻缝。重度的内眦赘皮可与轻型的眶距增宽症相混淆,应予鉴别诊断。眼眶骨性间距(IOD,X 线头颅后前位片上测得)的宽度随种族、年龄、性别而有不同。正常婴儿出生时,平均距离约为 16mm,以后随年龄增长逐步增加。女性至 13 岁,男性至 21 岁左右,眶间距离基本恒定而不再改变。东方人种的眶间距(IOD)较西方人为宽。西方人女性正常值是 25mm,男性则约 28mm。东方人的眶间距(IOD)较西方人稍宽,对眶间距离略宽的心理耐受性较西方人为大,眶间距在 25~29mm 者均可视为在正常范围内。眶距增宽症严重程度据 Tessier 的分类有 3 型。

Ⅰ度:轻度眶距增宽症,IOD 在 30~34mm 之间。

Ⅱ度:中度眶距增宽症,IOD 在 35~39mm 之间。

Ⅲ度：重度眶距增宽症，IOD>40mm，或IOD虽在35~39mm之间而伴有眼球横轴歪斜或高低不平者。

【治疗原则】

5~6岁时进行手术为最佳时机。轻度畸形，有时并非真性眶距增宽，而属于遗传性或创伤性内眦角畸形，如内眦赘皮所致。在东方人，如鼻梁过于平塌，亦会呈现有轻度眶距增宽的症状，一般无须进行眶距截骨手术，只要纠正内眦畸形或填高鼻梁即可得到矫正或改善。在中度眶距增宽症中，并不存在眼球真性移位和偏斜，但患者面部呈现较宽大，X线摄片显示眼眶外形正常，眶间距未见缩小，眼眶亦没有侧向异位，一般只须采用颅外径路手术，如O形或U形截骨手术即可得到矫正或改善；但如存在有筛板脱垂，则亦需采用颅内径路进行截骨矫治手术。Ⅲ度（严重）的眶距增宽症，两侧眼眶存在真性侧偏异位，造成两侧外眦角和外耳道口距离缩短，成金鱼状脸型。这时患者视力可以发生偏视，有不能集中视物及斜视等视力障碍，此属于真性眶距增宽症，必须采用颅内-外联合径路的眶周矢状截骨术以彻底松开和游离眶缘骨架，截除眶间多余骨块后，眶架在新的位置重新固定。

1. U形截骨术　本术式适用于Ⅱ度眶距增宽症，且筛板位置较高，以及无脑膜膨出的病例。横颅冠状切口，在眶内侧壁、外侧壁、眶下缘和眶底进行截骨，截下骨块呈U形，同时截除中央部过宽的鼻根部及筛窦组织，将眶下部向中央靠拢，结扎固定，并在留剩的两侧骨间隙中进行植骨。U形手术大约可以缩短IOD距离约1cm左右。

2. 颅内外联合径路术　适用于Ⅲ度眶距增宽症。横颅冠状切口入路，基本手术操作步骤是前额开窗、前额眶上骨桥制备、眼眶截断并向中央靠拢及植骨等步骤。在开颅行眶顶截骨时，保护脑组织和精细的脑膜修补是手术成功的关键之一。术中可通过过度换气以降低颅内压，以有利于良好暴露颅前窝诸结构，包括鸡冠、筛板及蝶骨嵴。如有硬脑膜破裂，则应细致地进行修补。通过前颅凹将大脑额叶抬起，以暴露鸡冠和嗅窝，然后在中隔两侧，将部分额骨、整个筛窦、以及上颌骨额突凿断和切除，再从各个方向，在两侧分别将整个眼眶凿断后，向中央部拉拢，用不锈钢丝结扎固定，使眶距恢复正常最后进行鼻梁部植骨术，并将前额骨板放回原位结扎固定（图35-12）。如果眼眶偏斜下旋，同时有腭部高拱者可以行中央劈裂手术（图35-13、图35-14）。

【并发症及预防】

1. 颅内压增高　是术中及手术后应特别注意的问题。防止脑水肿和颅内压增高的关键是在术中尽量减少对脑组织的牵扯和避免压迫。这包括适当地降低颅内压、与神经外科医生的密切配合以保护好脑组织，以及在硬脑膜表面良好的止血。

2. 脑脊液鼻漏　手术中由于颅底筛板被凿断，致和下方鼻腔相通，可导致发生暂时性脑脊液鼻漏，也可能成为术后的感染途径，引致产生脑膜炎等严重并发症。颅前窝底部，术后不应作闭合式缝合以利引流。

3. 眼球及视力　术中，由于不经意地碰触眼球，或眼角膜暴露，可使角膜受到损伤，导致术后发生角膜溃疡，长期不愈时可形成角膜浑浊和白斑，导致视力障碍。术中可放置眼球保护器或做暂时性的上下睑缘缝合。伴有各类斜视者，可待眶距矫治后请眼科医生继续治疗。

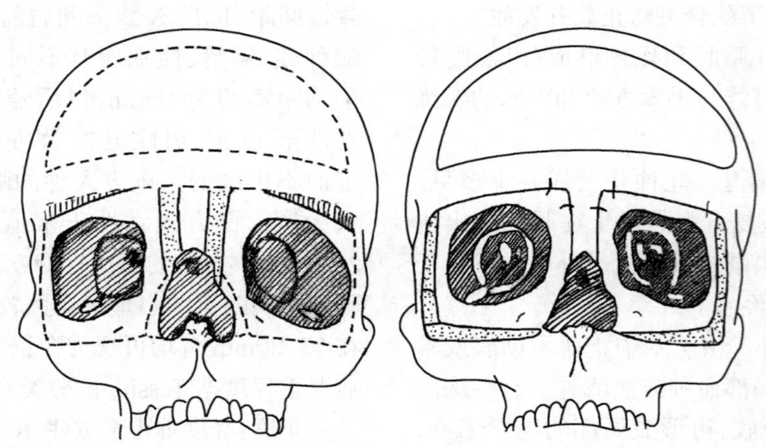

图35-12　眶距增宽症手术矫正示意图

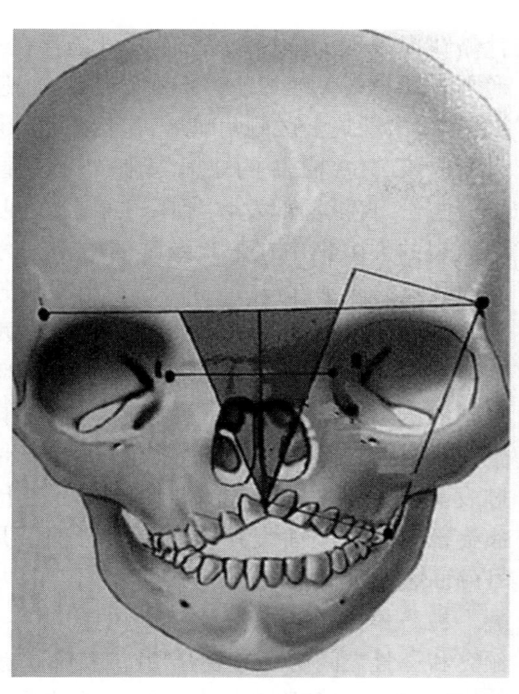

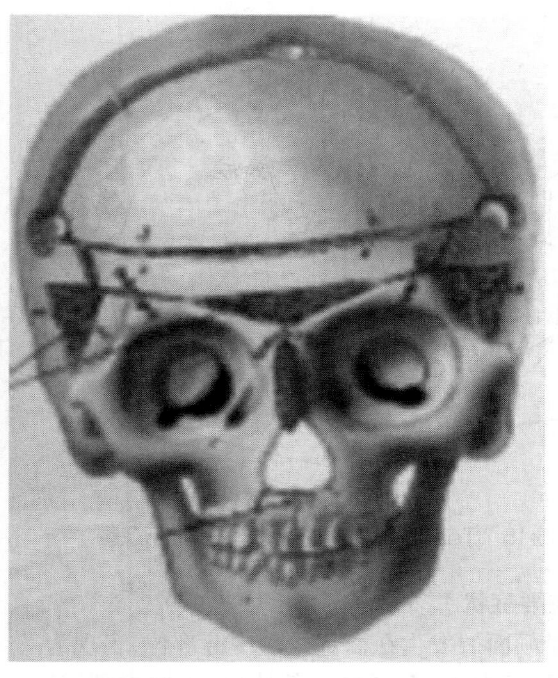

图 35-13 眶距增宽症中央劈裂式手术矫正示意图

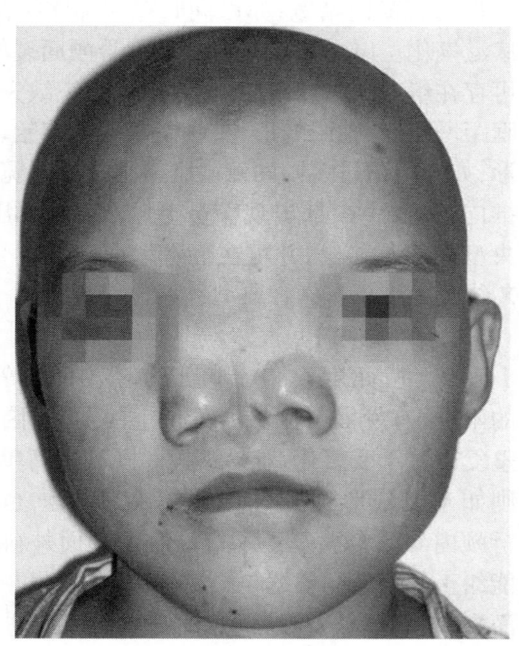

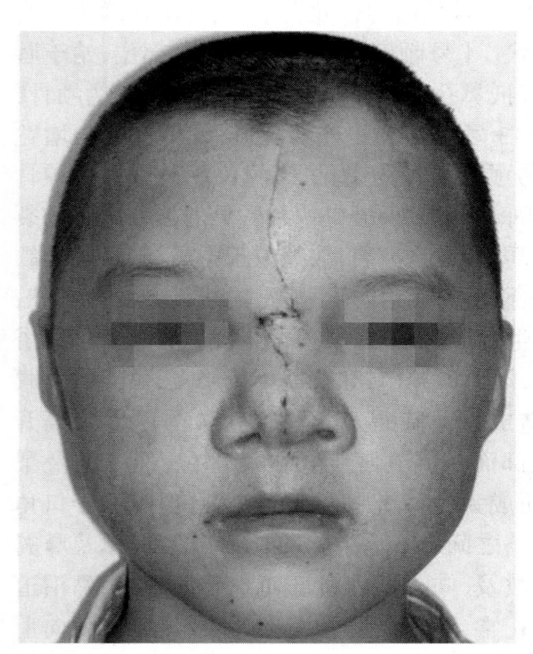

图 35-14 眶距增宽症病例

4. 手术后护理 术后应进入监护病房(ICU)观察1周。应有一组经过专业培训的护士担任特别护理，随时进行眼、鼻、口腔清洁，鉴别有无脑脊液从鼻孔中流出，防止感染和压疮形成。

(三) 颅面裂隙畸形

临床上，可以看到涉及颅面部的多种先天性裂隙畸形，包括波及颅前窝、前额骨及眶骨的畸形。为此 Tessier(1974—1976)提出了颅面裂分类法，其依据是他本人多年来累积的大量病例和临床实践。

【分类】

Tessier 将颅面部裂隙畸形从0到14号依时针转动方向(顺及逆)从上唇、鼻、上颌骨、眶缘、眼睑及眉，以及前额部而展开。再以眼眶为基点标志，若裂隙位于上眼睑的头颅方向，则畸形属颅骨型；如向面部展开则属面型而成面裂型。但若畸形具有双向性，同时向颅部展现，则可形成颅面复合型裂隙，如0号-14号、1号-13号、2号-12号等(图 35-15)。

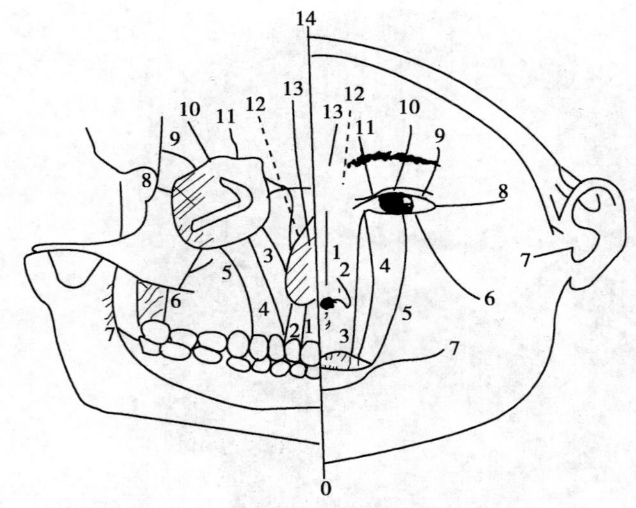

图 35-15 Tessier 颅面部裂隙畸形分类示意图

【主要症状】

0 号颅面裂发生在面部及颅中缝部位，表现为上唇下唇正中裂、上唇唇红部缺口、正中唇裂、鼻裂、鼻梁宽阔平坦、鼻中隔肥厚等；如眼眶亦被侵犯，并和 14 号颅面裂合并发生，则可出现眶距增宽症的症状。1 号颅面裂多出现在唇弓部位，始于唇弓，可直抵鼻孔部；可通过鼻内、眉内而直达颅骨，形成和 13 号颅面裂相连的畸形，如单侧眶距增宽症。2 号颅面裂极为少见，裂隙位于鼻骨和上颌骨额突之间。3 号颅面裂是一种常见的波及眼眶的裂隙畸形，可称为眶鼻裂，裂隙位于中鼻、侧鼻及上颌突的联合部，内眦角向下移位，内眦韧带发育不佳，眼球发生变形，下睑缘缺损，出现眼睑闭合不全，俗称兔眼，泪道口异位，如长期不予修复，可导致角膜白斑，造成视力障碍，甚至失明。4 号颅面裂离开旁中央部而扩展到眶下孔内侧部位，但不波及梨状孔，而成为一种口眶裂或面斜裂，裂隙位于口角与人中嵴之间，向上侧方延伸到颊部，但鼻及鼻翼并未被波及，向上抵内眦部而止于下眼睑，鼻泪道及泪囊正常，但泪点恰处于裂隙中，牙槽裂隙向上达上颌窦，并穿过眶下孔、下缘及眶底部；裂隙如过大，眼球内容物可陷入此裂隙中而进入上颌窦。5 号颅面裂的裂隙位于眶下孔外侧，较为少见，裂隙开始于唇部口角内侧，斜向面颊部直到下眼睑的中外 1/3，牙槽骨的裂隙和变形发生在尖牙和前磨牙间，经上颌骨而达眶下缘的中 1/3，在眶下孔的外侧进入眶底部。6 号、7 号、8 号常同时发生，成为特雷彻·柯林斯综合征（Treacher-Collins syndrome），颅面裂常无外耳畸形，但听力不佳则发生较多，呈现轻度眼外角倾斜症状（反蒙古型倾斜），眼睑缺损位于外 1/3 部位，有闭眼不全；眶下缘可摸到切迹；骨骼缺损表现为颧弓缺失，但颧骨仍存在；下颌畸形则表现为鸟嘴畸形。9 号颅面裂开始，眶上半球被累及，出现眶上区侧角畸形，包括眶上缘和眶顶，致造成该部位外 2/3 的缺损，上睑外 1/3、眉毛被分裂为两份，直抵颞部发际，临床上特别少见。10 号颅面裂的裂隙集中在上睑及眶的中 1/3，可和 4 号颅面裂隙的伸延部连成一片，缺损出现在上睑中央部分，直抵眶顶及额骨。可在此部位出现额眶脑膜 - 脑膨出，严重者同时形成眶距增宽症；有时可发生眼眶的侧下方旋转移位。11 号裂隙通常不单独发生，裂隙从眼睑内侧 1/3 部位，越过眉毛及前额，穿过发际的内 1/3 部位，向下方展开，而在上颌骨的额突部和 3 号颅面裂并合。12 号颅面裂是面部 2 号颅面裂的延伸性畸形，裂隙可将眉毛的内侧端割裂。在鼻根部，裂隙通过上颌骨的前额突，或在前额突和鼻骨之间向下方裂开，并波及筛窦迷路使它的横径增宽，导致眶距增宽。13 号颅面裂是面部 1 号颅面裂的颅部的向上扩展，它从筛板开始，嗅沟、筛板均有横向增宽；亦可同时存在筛窦扩张，额窦广泛气化。14 号颅面裂和面部 0 号颅面裂相接连，可存在组织缺失或组织过多，如为组织缺失则可见眶距增宽症、独眼畸形、头颅发育不全畸胎、猴头畸形；如为组织过多则两侧眼眶常被中央增宽的颅缝推向外侧，中央部出现额鼻型脑膜 - 脑膨出，或中央型额部脑膨出，并可在额骨上出现大块骨缺损，X 线片上可见有额骨典型性不含气现象。

【治疗原则】

从治疗角度看，由于畸形有轻、中、重等程度上的不同，有颅面各区域的部位上的差异，因而手术整复方法千变万化，难易不等。既有用简单整形原则如 V-Y 成形、植骨等可以解决的问题，也有需进行颅内外联合整复手术等高难度颅面外科技术才能纠正的畸形。依据 Tessier 分类法，9 号 ~14 号颅面裂，畸形已波及颅部，这时矫治手术已进入采用颅内和颅内外联合径路进行整复，见前述。0 号 -8 号颅面裂的手术治疗变化各异，从年龄看，如畸形程度不太严重，无危害婴儿生命体征，或严重功能影响者，手术矫治可以略为推迟。从手术内容看，早期修复一般仅限于软组织的修补和复位，以使幼儿及家属得到心理上的宽慰和满足。较轻的颅面裂可在婴儿 1 岁以内进行，范围较大而有严重畸形者则可推迟到 1~2 岁进行软组织修复手术。手术应着重于裂隙组织的解剖学复位。裂隙边缘常有先天性瘢痕组织存在，手术时需将它切除干净。裂隙缘切开后按层次和部位准确复位，分层仔细缝合，这样可以防止缝合部位出现凹陷。手术经常出现局部组织的量和长度不足的问题，这时应充分游离周围软组织，并设计多个Z形切开和交错缝合来得到组织的良好复位和缝合。举例如下：

0号颅面裂轻度者称谓鼻裂畸形，手术进路可选鼻尖V-Y成形、鸟形切口等，如无鼻小柱皮肤的短缺，建议选用鼻前庭切口，瘢痕较为隐蔽；可将分开的鼻大翼软骨脚分离，重新选择一个鼻尖高点后拉拢缝合。0号颅面裂中度者是以软组织畸形为主的鼻中部裂开，但裂隙较为明显，可伴有鼻小柱皮肤的短缺、严重鞍鼻或宽鼻畸形等，手术原则以植骨为宜，形成带有鼻小柱形状的"L"形自体骨移植（髂骨或肋骨）；儿童到发育完成还需二期手术。

3号颅面裂轻度者可作V-Y推进、鼻唇沟转移瓣、上睑缘转移瓣等修复。中度软组织裂与颅面骨裂同时存在者，可有一侧鼻部分缺失，应设计多个Z改形，亦可设计一个局部组织瓣修复。或将四周软组织作广泛分离直达上颌骨及颧弓部位，这样可以获得软组织充分的松解，以使缺损得以修复。如眶底存在骨缺损可进行植骨。口鼻腔的衬里组织可来自鼻底或鼻中隔黏膜。如泪道系统已被破坏，必要时可进行彻底切除。内眦韧带常有发育不全，或位置过低，复位较困难，必要时可做两则贯穿性复位固定。修复眼球暴露极为重要，以防止角膜溃疡而导致失明，从这点来看早期手术实属必要。也可分次进行手术，先期修复眦裂和鼻翼裂，如用内侧上睑带蒂皮瓣转移至内眦下部，以修复内眦裂隙，并下降鼻翼缘；二期手术时用鼻唇沟皮瓣或鼻背皮瓣修复鼻翼缺损。骨缺损者宜在患者成年以后进行骨充填，以重建美观的外形。

6号、7号、8号颅面复合裂隙为常见的特雷彻·柯林斯综合征，除眼眶下缘，外眦的成形外，还应作下颌骨的截骨整形术，下睑缘发育不良最好用上睑皮瓣以外眦为蒂转移修复（Z形皮瓣）。眶颧部骨缺损的修复通常是在颧骨缺损区植入分层加叠的肋骨片。下颌短缩畸形，轻度者可作下颌体部植骨、颏部植骨或截骨前移。严重病例可做下颌骨矢状纵劈术（图35-16）。

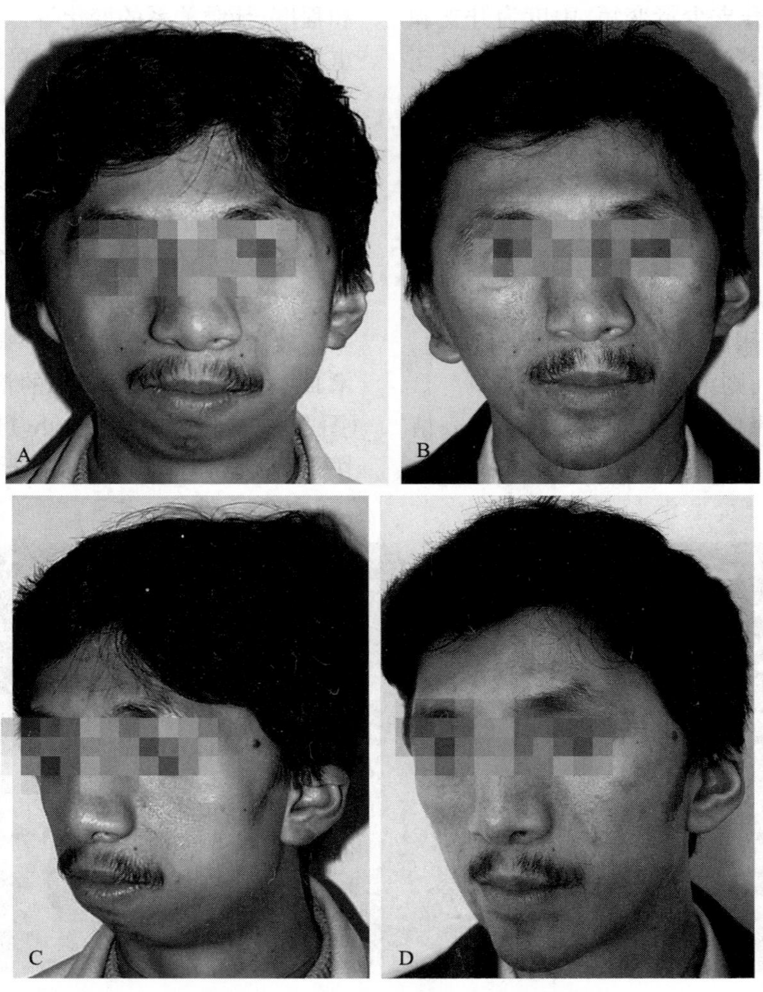

图35-16 特雷彻·柯林斯综合征手术治疗比较

A、B. 正位手术前后比较；C、D. 斜侧位手术前后比较

(四) 颅面短小畸形(craniofacial microsomia)

颅面短小畸形是对一组颅面骨发育不足或过小畸形的广义统称,它涉及由第一、二鳃弓分化而来的骨骼、软组织、神经肌肉系统,单侧(85%~95%)多见。其特征为颅部或面部的左右不协调、上下不对称、前后不一致,给人以歪斜、扭曲、不平衡的直观印象。

发病原因不明,可能与胎儿在子宫内的发育受阻有关,主要涉及第一和第二鳃弓的发育,如胎儿局部的血供不良、血肿和某些药物。发生时间为胎儿1~7月内。

【临床表现】

主要症状为以耳、上颌、下颌为中心的骨骼、肌肉及其他软组织的发育不良,并可累及颅底、颞骨、颧骨和乳突、颞下颌关节、上颌骨、下颌骨等。

1. 骨骼畸形　下颌升支的发育不良和短小最为常见,严重者可有下颌升支的缺损和颞颌关节髁突的缺损。下颌颏部偏向患侧,相对来说下颌体部较为正常。按下颌升支缺损的多少,可将下颌畸形分为三度,即轻度为升支少量变短,中度为升支和髁状短小而扁平或有喙突的缺失,重度为下颌升支很小甚至缺失。上颌骨发育不良表现为垂直高度变短,磨牙萌出延迟。由于上颌骨和下颌骨在患侧均显短小,使得咬合平面向患侧抬高,同时上颌窦及患侧梨状孔抬高,但眼眶水平并未改变。严重的病例可累及患侧的颞骨乳突、颧骨颧弓,表现为乳突气房减少,茎突缺失,颧突消失而显扁平,患侧外眦部塌陷或眶变小。眼眶的改变主要是纵轴变短,如额骨同时发育不足,则可出现小眼眶畸形。

2. 肌肉畸形　患侧肌肉发育较差,包括表情肌和咀嚼肌,但与进行性单侧面萎缩症(Romberg综合征)比较,其肌肉的萎缩并不很明显,有时仅为局部的凹陷。

3. 外耳畸形　轻度者表现为贝状耳、卷曲耳等,外耳郭稍变小。中度为半耳畸形或残耳畸形(残留耳垂及部分软骨)。重度为无耳畸形。中、重度的小耳畸形多无外耳道,听骨链不发育仅有骨导听力。

4. 其他畸形　多数中、重度的颅面短小畸形伴有部分或全部的面神经发育不良,可为颊支或下颌缘支,也可累及眼支或额支。一般很少出现皮肤的异常,有时伴有面横裂者可有口角裂或口角皮赘等。有些还伴有心脏、肺、肾、胃肠道等畸形。

【治疗】

手术矫治的着目的是如何使颅面骨结构协调和平衡,对颜面外形来说,对称是为美。治疗时可依据健侧的外形,重塑患侧骨、软组织、外耳的形态。

X线头颅定位测量、CT或三维CT影像重建,可以发现骨结构异常的位置、面部中线的歪斜方向和程度、牙颌关系的变化等。手术方法视畸形的严重程度而定。较轻度畸形,可选用凹陷侧的单纯植骨手术。较严重不对称畸形可选用患侧的上颌骨或下颌骨截骨和植骨手术。如果上下颌骨同时受累,并存在𬌗平面倾斜者,建议选用上颌骨Le Fort I型截骨,同时行双侧下颌骨升支矢状截骨手术,整体调整上下颌骨关系。术前的纸样模拟手术、石膏模拟手术、电脑模拟手术等对达成精确而完美的手术效果有很大帮助。近年来,下颌骨牵拉成骨技术日益完善,在颅面短小的治疗中获得极大效果(图35-17),此法由McCarthy(1992)首先应用,先行切开下颌骨角部的骨皮质,安装口外或口内式的骨

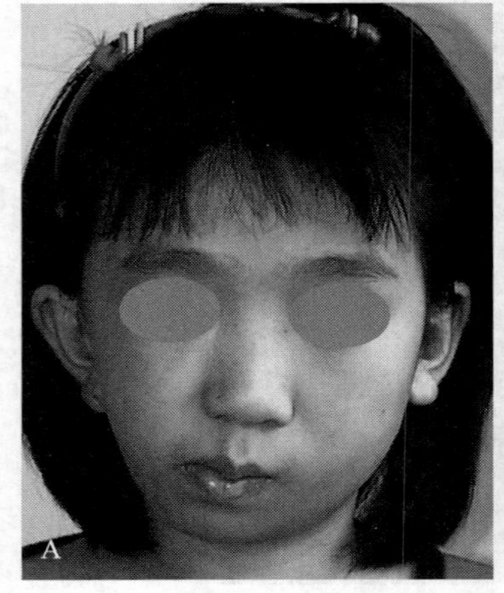

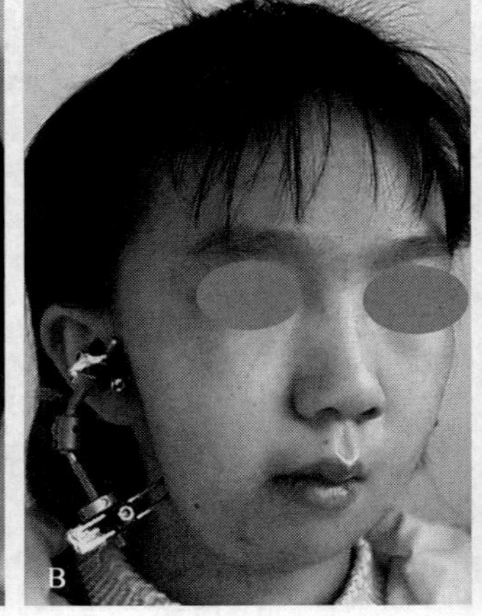

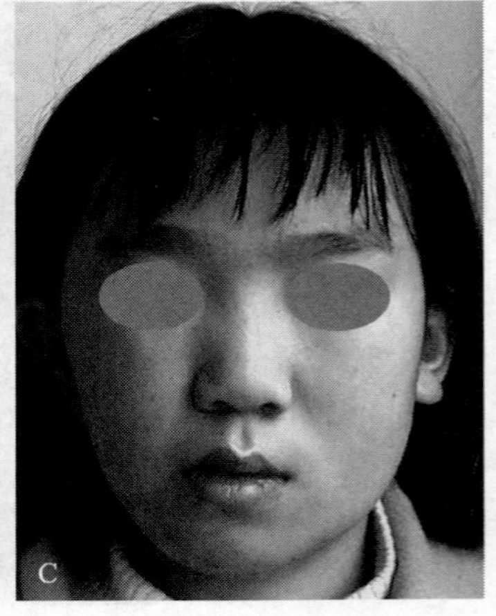

图35-17　下颌骨延长成骨治疗颅面短小畸形

A. 半侧颅面短小畸形术前正面;B. 外置式骨牵拉器行下颌骨延长中;C. 术后3个月

牵拉器，1 周后每天延长牵拉器 1mm，皮质切开处可形成新骨，下颌骨被逐步延长，直至达到所需要的长度，然后再固定 6~8 周。

外耳畸形按严重程度不同，可选用不同的手术方法。对小耳畸形，6~8 岁后考虑耳郭重建，此时肋软骨已较丰富，肋软骨联合处可提供足够的软骨作为耳郭支架。耳郭重建需分期进行，首先埋植软骨支架，半年至一年后翻起软骨支架耳后植皮，最后进行耳垂转位等修复手术。一般健耳听力正常，不考虑耳道成形术。某些需要行耳道重建术的病例，则应在耳郭重建术后进行，以免耳道重建术后瘢痕形成影响耳郭重建。

软组织的整复手术主要目的是改善面部外形。根据病情的需要，常用的手术方法有口裂修复术、局部的软组织充填术（真皮、脂肪、肌肉）、游离组织瓣移植充填术等。对一些轻度的病例，也可用人工复合材料进行局部充填。

（穆雄铮）

三、牙颌畸形

牙颌畸形是口腔颌面部常见疾病。据统计，我国错殆畸形的患病率约 50%，其中估计 10% 是严重的骨源性的牙颌畸形，需手术矫治。牙颌畸形不仅影响咀嚼、吞咽和发音，而且造成容貌畸形。有的还伴有心理障碍。

牙颌畸形的手术矫治虽然已有百余年的历史，但发展为一个成熟分支学科——正颌外科仅 40 余年历史。在我国自 20 世纪 70 年代应用正颌外科矫治牙颌畸形成功论文发表后，由于这种矫治手术能取得功能和美容统一的良好临床效果，正颌外科很快推广。20 世纪 80 年代后，正颌外科成为口腔颌面外科中发展最快的领域之一，也是我国整复外科和美容外科中一个新的发展。

【正颌外科特点】

现代正颌外科与以往截骨整复颌骨畸形不同，具有以下特点：

1. 口腔颌面外科和口腔正畸科的密切结合　正颌外科不仅应用外科手术矫治畸形的颌骨，而且必须应用口腔正畸学科矫治原理和技术同时矫正牙齿的错殆畸形。如通过 X 线头影测量技术分析畸形机制，作出正确诊断和制定手术方案；共同研究设计为手术需要的固定器、定位殆板；由口腔正畸科医师辅助进行的术前或术后正畸等。

2. 正颌外科的生物学基础　国内外研究证实颌骨和牙槽骨的血供和一般长骨不同，血流不仅是离心的，也有向心的，即在正常情况下，颌骨和牙槽骨不仅接受来自骨内离心的血流，同时也接受来自周围软组织的向心的血流，彼此形成丰富的相互交通的血管丛（图 35-18）。因此，颌骨血供具有多源性特点。这一研究成果成为现代正颌外科生物学基础。临床证明上下颌骨和牙槽骨只要一侧的黏骨膜与之相连，就可使该骨成活并正常愈合。相连的黏骨膜就是骨块的血供营养蒂。正颌外科就是利用血供营养蒂的软组织有一定的弹性和可移动性，才能使完全截开可活动的牙 - 骨块由一个解剖位置移动到另一个解剖位置来矫正各种牙颌畸形。因此，正颌外科的实质是牙 - 骨复合组织的带蒂的移位移植。

3. 正颌外科的手术模拟和预测　正颌外科截骨矫正牙颌畸形的精确度以毫米计算。为此，术前必须进行手术模拟和术后面形的预测，其手段有：①术前 X 线头影测量作出正确的诊断；②通过 X 线头影剪裁拼对试验对术后面形进行预测；③通过安装在殆架上的上、下颌骨石膏模型，进行模拟手术，确定截骨部位，牙 - 骨块移动方向、距离和需要增减的骨量，以达到精确无误。因此，正颌外

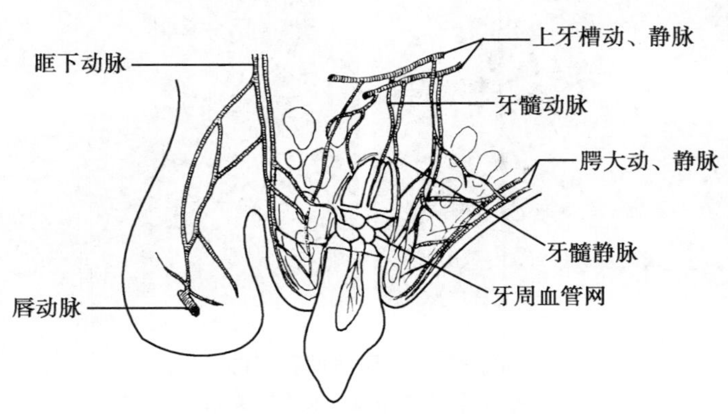

图 35-18　牙槽骨、牙髓和周围黏骨膜血管联系模式图

科的特点之三是:X线头影测量+头影剪裁拼对+石膏模型外科=模拟手术+术后面形预测。现已制成三维X线头影术前诊断、手术模拟和术后预测系统。

4. 正颌外科是医学科学和美学的结合 牙颌畸形病人求治的主要目的是改变其畸形的容貌。正颌外科不同于传统的美容外科,它可以大范围大幅度地调整和矫正颜面骨结构,引起覆盖在骨表面的颜面软组织结构的巨大变化,从而改建或重建一个人的容貌。因此,正颌外科医生不仅应具备良好的医学知识和精湛的手术技巧,而且还要求具有容貌美学的知识和修养,掌握美貌人群颅面结构的规律,各结构的正常值和比例,遵循容貌美学原则去创造容貌美。

【临床表现】

牙颌畸形是由遗传和生长发育因素所致的上下颌骨发育不足或发育过度,造成面颌骨三维空间结构比例不协调。一般发展缓慢,在儿童时期不明显。到青春发育期,随着骨骼的发育增快而症状明显,表现为各种错殆畸形,严重者影响咀嚼、发音。最主要的症状是容貌畸形,有的还伴有心理障碍。笔者应用Minnesota多相人格测验(MMPI)和中国医学科学院心理研究所的中国常模分析法,对正颌外科病人和对照组的配对测试,发现牙颌畸形男性病人的Pa(偏执)和Sc(精神分裂)分值偏高,是$0.025<P<0.05$。女性病人的D(抑郁)分值偏高,是$0.025<P<0.05$。说明男性牙颌畸形病人有偏执和分裂样人格。女性病人有抑郁个性偏移。了解牙颌畸形病人的心理障碍对正颌外科术前诊断、手术适应证的选择和疗效十分重要。常见的牙颌畸形有:

1. 下颌前突畸形 下颌骨前后方向发育过长使下颌呈前突状。面下1/3显得过宽。颏唇区明显畸形,颏唇沟变浅或消失。由于突出的下颌,使面中部显得凹陷,下颌角常过钝。前牙反殆,不能自然闭嘴,后牙常为近中错殆或伴有反殆。下颌前突畸形在牙颌畸形中是最常见的一类,约占30%。

2. 下颌偏斜畸形 是最常见的颜面不对称畸形,约占各类牙颌畸形中的20%。主要表现为两侧下颌骨发育不对称,颏中线偏向健侧。X线片可见一侧下颌支长度明显增加,特别是髁突颈部。前牙反殆,中线偏斜,患侧后牙常为近中殆,健侧后牙常为反殆。此外,也可由单侧髁突发育不全,单侧颌骨肥大所致的下颌偏斜畸形(图35-19)。

3. 下颌后缩畸形 下颌后缩畸形通常是指下颌骨前后方向发育不足和小颌畸形。表现为面下1/3突度不足,垂直距离缩短,由于下颌后缩,相对地显得上颌前突的外貌,其面型特征似所谓鸟形脸。过短的颏颈距离使颏下区软组织隆起。前牙呈深覆殆、深覆盖,以致开唇露齿,后牙呈远中殆关系。

4. 上颌前突畸形 上颌前突畸形是东方人群中常见的牙殆畸形之一,约占18%。主要症状为上颌骨前后方向发育过度,尤其以上颌牙槽突为最多见。上颌前突造成上唇部位突度增加。双唇不能自然闭拢,呈开唇露齿。微笑时牙龈暴露过多。上颌前牙过于唇倾造成深覆殆、深覆盖或开殆关系。由于上唇前突,颏部显得相对后缩。

5. 上颌后缩畸形 主要症状为上颌前后方向发育不足,使上唇部位不丰满或瘪塌。鼻旁区和眶下区呈扁平凹陷状,给人以无牙合的印象,使人感到较实际年龄显得苍老。因上颌后缩造成前牙反

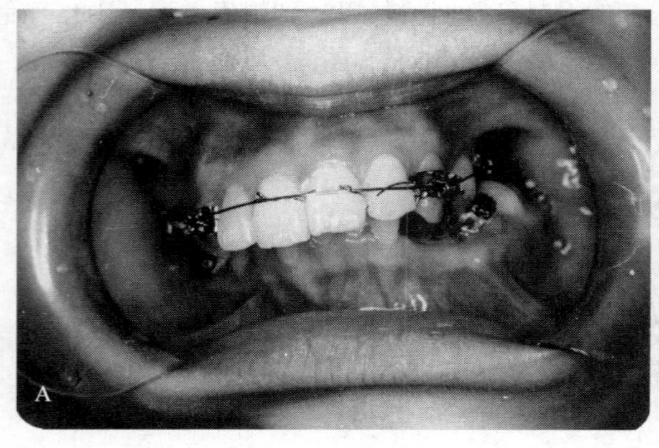

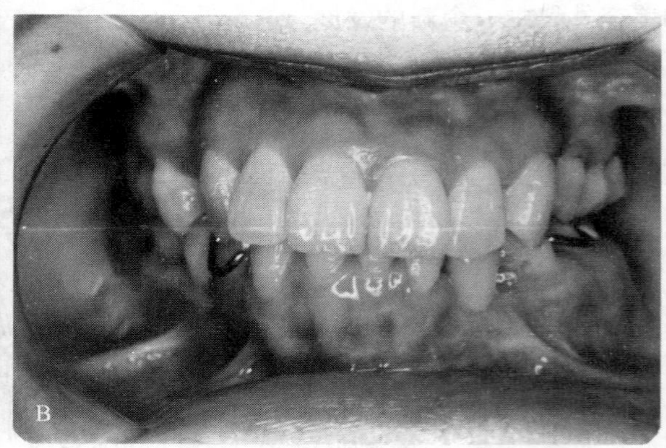

图35-19 下颌偏斜畸形
A. 术前殆关系;B. 术后殆关系

殆，影响切割运动和发音。而下颌相对显得前突，常误诊为下颌前突畸形。先天性唇腭裂病人继发上颌骨发育不足，也是常见上颌后缩的临床病例。

6. 双突颌畸形　主要症状是上下颌前牙明显唇倾。开唇露齿、闭口困难或根本无法闭合。牙齿暴露太多造成牙龈炎症，牙齿松动。由于上下牙齿唇倾，使上下唇红外翻，唇红部显得过厚过凸，双颌的前突相对显得颏部后缩，颏唇沟消失。上下前牙可有深覆殆或开殆关系。

7. 开殆畸形　主要症状是上下前牙无接触。不能做前牙切割运动并影响发音。开殆病人上下唇不能自然闭合呈开唇露齿。微笑时牙龈暴露过多。从正面和侧面观，病人面上、中 1/3 的比例是协调的，而面下 1/3 过长，鼻底宽度变窄破坏和谐的面容。明显的开殆畸形常有继发性舌习惯，从而进一步加剧畸形的程度。

【诊断】

牙颌畸形的诊断，在详细了解病史、家族史、颌面部和牙颌系统检查后作出属哪一类牙颌畸形虽然并不困难，但这还不够。最主要的应该对畸形作出机制分析从而确定畸形的部位，即定性和定量诊断。这种诊断的手段是应用定位的 X 线头影测量分析技术。通过这种测量可对以下 6 个关系作出判断：①上颌骨对颅底；②下颌骨对颅底；③下颌骨对上颌骨；④上颌牙对上颌；⑤下颌牙对下颌；⑥上颌牙对下颌牙(图 35-20)。由此可以分析出牙颌畸形的性质和部位，然后进一步测出各点、线之间的距离、角度和比例关系并与正常值比较，便可作出定量诊断。最常用的测量标志和关系有：

1. SNA 角　由蝶鞍中心、鼻根点及上牙槽座点所构成的角，代表上颌骨对颅底关系是前突还是后缩，均值为 82.4°。角度越大、越前突；角度越小则越后缩。

2. SNB 角　蝶鞍中心、鼻根点及下牙槽座点所构成的角，代表下颌骨对颅底关系是前突还是后缩。均值为 80.1°。角度越大，越前突；角度越小则越后缩。

3. ANB 角　上牙槽座点、鼻根点与下牙槽座点构成的角，代表上下颌角之间前后位置关系。均值为 2.8°。角度越大，牙覆盖越大；负值则为反合关系。

4. $\underline{1}$ -NA 角　上中切牙长轴与鼻根点 - 上牙槽座点连线(NA)的交角，代表上中切牙与上颌骨关系和牙倾斜度，均值为 22.8°。角度越大，上中切牙越唇倾；反之则腭倾。

5. $\overline{1}$ -NB 角　下中切牙长轴与鼻根点 - 下牙槽座点连线的交角，代表下中切牙与下颌骨关系和牙倾斜度，均值为 30.3°。角度越大，下中切牙越唇倾；反之则唇倾。

6. $\underline{1}$ - $\overline{1}$ 角　上下中切牙角，上中切牙长轴与下中切牙长轴的交角，代表上下中切牙关系和突度，均值为 125°。角度越小，突度越大。

此外，X 线头影侧位片上还可以测量软组织的关系，如鼻唇角、颏唇角、面型角等，对牙颌畸形的诊断也很重要。

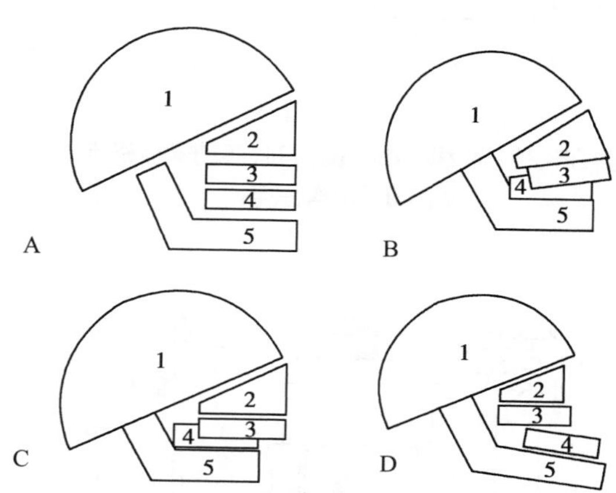

图 35-20　X 线头影测量分析技术示意

A. 正常殆关系；B. 深覆盖、覆殆关系，上颌前突畸形；C. 深覆盖、覆殆关系，下颌后缩畸形；D. 反殆关系，上颌后缩、下颌前突畸形　1. 头颅；2. 上颌；3. 上牙；4. 下牙；5. 下颌

【手术原则】

1. 术前准备　在作出正确诊断后，应严格选择手术适应证，包括心理障碍因素在内。有的为了手术骨块移动时排除殆干扰，需要做术前正畸治疗。手术方案确定后应做以下准备：

(1) 预测术后面形分析：即 X 线头影剪裁拼对试验。此方法是用描图纸描绘带有软组织侧貌的 X 线头影图。将图迹上的上颌骨和下颌骨剪裁下来做模板，然后进行移动拼对，直到上下颌骨位置和殆关系正常为止。再根据软硬组织比例即可描绘出预测的术后面形轮廓，如此反复试验，直到满意为止(图 35-21)。

(2) 模型外科：即手术模拟试验。将病人上下颌的石膏模型固定在咬殆架上。参照 X 线头影测量数据和裁拼对试验的部位，在上下颌石膏模型上截开移动拼对。模拟手术截骨，直至上下颌骨、牙弓建立良好的功能殆关系。至此上下颌骨石膏模型上的截开线即为手术时的截骨线，并可得知骨块移动方向和距离(图 35-22)。

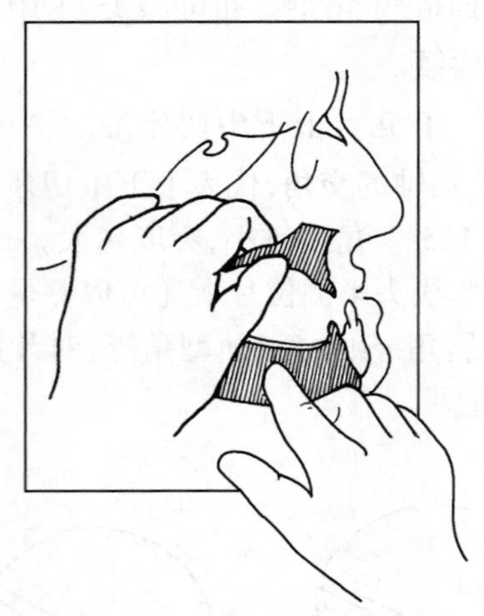

图 35-21 X 线头影剪裁拼对，移动模板确定术后牙颌正常关系

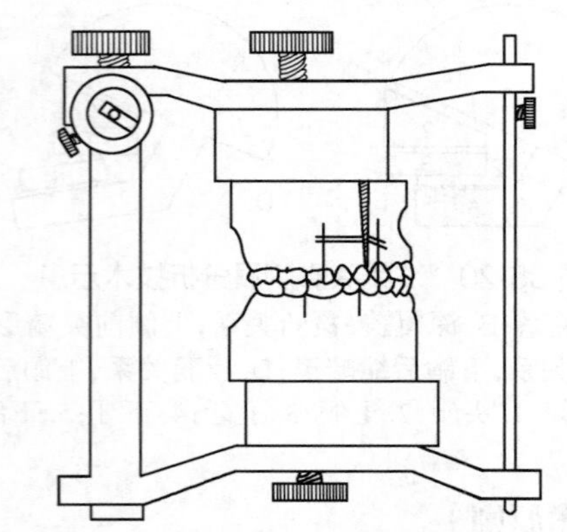

图 35-22 上下颌的石膏模型固定在殆架上，进行模型外科

(3)定位殆板和颌间固位器的制作：为了使截开的上下颌骨块按预测的位置准确到位，必须在术前按照石膏模型已恢复良好功能的殆关系制作有上下合殆印的塑料定位殆板，以便在手术中将截开的牙-骨块就位于殆板上。颌间固定器可采用多带环式直接黏合附件，使术后可做上下颌间结扎固定，以利骨块愈合。

2. 常用手术方法 一般均在经鼻插管全麻下手术。手术应在口腔内切口使面部皮肤不留瘢痕。正颌手术须用特别的各种口内手术拉钩和光导纤维照明装置、各种精细骨钻和骨锯。常用的手术方法如下。

(1)Le Fort Ⅰ型截骨术：Le Fort Ⅰ型截骨术是矫正上颌畸形常用术式。现代 Le Fort Ⅰ型截骨术的概念是按 Le Fort Ⅰ型骨折线截开，并使上颌骨折断降下(Le Fort Ⅰ down fracture procedure)。然后整体移动上颌骨，矫正其前后、垂直以及水平方向的畸形。同时也可于上颌骨的鼻侧面将其分割成若干块，改变上颌牙弓的宽度和殆平面的弧度，从而矫正上、下牙弓的不协调。

(2)上颌前部截骨术：上颌前部截骨术适用于矫正上颌前突畸形，无论是前后方向过长或垂直方向过高均可。一般是从唇侧切开进路将$\underline{3|3}$牙骨块截开折断下降，但必须使腭侧黏骨膜与骨块相连才能保证成活。

(3)下颌升支矢状劈开截骨术：此手术是将下颌升支矢状劈开，内侧板与下颌体相连称远心骨段，外侧板与髁突、喙突相连称近心骨段。近心骨段可向前、向后及旋转移动，以矫正下颌后缩、前突或偏斜畸形。有广泛的适应证。

(4)下颌升支垂直截骨术：此手术是在下颌孔后方自下颌切迹到下颌骨角前全层垂直截开，形成近心和远心两个骨段。一般适合矫正下颌前突畸形。

(5)下颌前部根尖下截骨术：此手术是指在根尖下骨质做水平截骨，一般在$\overline{3|3}$区骨段；然后做垂直截骨，使之相连形成$\overline{3|3}$牙骨块使之活动，适合矫正下颌前部牙槽骨和牙弓的畸形。

(6)颏水平截骨术：此手术从口内切口进路，将颏部水平截开，并使骨段舌侧软组织不分离。然后可做上下、前后、左右或旋转移动，来矫正各种颏部畸形。

【术后护理和并发症的防治】

1. 维持呼吸道通畅 现代正颌外科常是上、下颌同期手术。几种术式一次完成。手术野不仅限于口腔，也常涉及鼻腔。术后分泌物、血液及组织水肿均可堵塞呼吸道，颌间结扎者尤然。在具备完善装备及良好训练的医护人员的监护室的条件下，可术后立即颌间结扎，否则可推迟到手术后第2天进行。手术后在病人完全清醒后可拔除气管内插管。要保留鼻导管，既可保持呼吸道通畅，又可防止鼻黏膜水肿。必须随时吸出口腔内及鼻导管内的分泌物和血液，确保其畅通。床旁应备紧急气管切开包，以防万一。

2. 呕吐 术中和术后吞咽血液超过 100ml 刺激胃部，常可刺激胃部，引起呕吐。在病人尚未清醒时出现呕吐是非常危险的。误吸可造成呼吸道梗阻甚至窒息死亡。因此，在手术结束时应放置鼻胃管吸净全部胃内积血和内容物，术后有渗血者应保留鼻胃管及时吸出。

3. 牙-骨块坏死或骨段不愈合　主要是预防。截骨必须遵循颌骨血供规律，越小的骨块其营养蒂也越小，也就越容易发生骨坏死或不愈合。截骨时应尽量减小创伤。保护营养蒂的黏骨膜与骨块不分离。截骨移动的骨块应有良好的固定，一旦发生骨坏死则将造成更大的牙颌畸形。此外，术后出血、感染等都应按外科原则处置。

随着我国人民物质生活和精神生活不断提高，人们对求美的要求也会越来越高。可以预料牙颌畸形就诊病人仍将增多，它将给正颌外科医师带来更高的要求。

（张震康）

四、进行性单侧颜面萎缩症

进行性单侧颜面萎缩症是目前病因尚不明确的进行性皮肤、皮下组织、肌肉萎缩并可累及同侧骨骼结构的疾病。

1846 年由 Romberg 首先报道，故又称之为 Romberg 病。主要的发病因素有：①感染，如猩红热、白喉、麻疹、结核、丹毒等全身或局部感染可诱发此病；②创伤，这类患者中多有局部外伤史；③三叉神经末梢神经炎，该病发病初期可伴有同侧三叉神经痛，且病变范围常与同侧三叉神经得分布一致；④交感神经兴奋，此类患者常伴有一系列交感神经兴奋症状，如竖毛肌（又称立毛肌）的变化、出汗异常、半侧瞳孔大、同侧头痛等。此外，也有人认为与中枢神经系统疾病及家族遗传性有关。

此病多发于女性，可占 2/3 以上。多发于一侧，以左侧多见。发病年龄多在 10~20 岁左右。发病时患者年龄较小者，多累及同侧骨骼结构；年龄较大时发病者，则主要累及半侧颜面软组织。其主要临床症状表现为单侧颜面软组织缓慢进行性萎缩。开始时多在前额、颊部、下颌区出现不规则色素斑块，皮肤显得干燥，不出汗，逐渐变薄，有的呈瘢痕样，皮下组织及肌肉亦逐渐萎缩。严重者可累及同侧头颅、眶周及眶内容物，患侧鼻翼、上唇、耳郭、舌体、上腭及同侧肢体等。这种进行性萎缩的改变随着患者年龄的增大而逐渐停止。一般认为其发病过程在 1~2 年。

目前，临床上尚无可有效控制该病进展的方法。一般待患者年逾 20 岁，病变停止进展后行整复外科治疗。

临床上，对那些病情较轻、畸形不太严重者可行皮下真皮脂肪瓣植入，矫正局部凹陷畸形，恢复局部软组织的厚度和外形轮廓；对软组织尚有一定厚度者，也可行骨膜下植入具有良好组织相容性的生物材料修复。但对畸形程度严重且累及多个骨骼结构者，则矫治需多次手术。如图 35-23 所示病例，患者系右侧进行性单侧颜面萎缩且因其发病年龄较早，同侧上下颌骨、颅骨等多个骨结构亦呈显重度发育短小异常，因此该患者的畸形矫治不仅涉及软组织，而且首先需矫治骨骼畸形。第 1 次手术行 Le Fort Ⅰ型截骨术，右侧升支牵引成骨术，水平截骨颏成形术，半年后 2 次手术行游离肩胛瓣移植修复。从而使患者的颜面对称性基本恢复，达到较为理想的矫治效果。此外，该患者还需进一步矫治其右侧鼻翼畸形及上唇畸形。

（王 兴）

五、咬肌下颌角良性肥大

咬肌下颌角良性肥大是东方人群中较为常见的颜面畸形。其病因尚不清楚。但有关的发病因素有：咀嚼习惯的异常，牙齿丧失，偏侧咀嚼，安氏Ⅱ类错𬌗，颞下颌关节疾患以及某些心理障碍。Becker 认为该病是由于异常的口颌系统功能导致的畸形。

这类患者常呈“风”字形、“用”字形面型。面下 1/3 明显宽大。从侧方看患者下颌角常向后向下突出，有的伴有面下 1/3 短小。大多为双侧发病，少数为单侧。双侧者亦常见左右不对称。多数患者无明显不适。少数患者主诉咀嚼时局部疼痛或伴有不同程度开口受限。病史中有的患有伴有夜磨牙，紧咬牙习惯。有的情绪易波动伴有局部肌肉痉挛等。

临床检查可见下颌角上方咬肌部位光滑、非结节状、柔软，然而固定于下颌骨之上的咬肌明显肥厚。其覆盖皮肤色泽正常、可移动。当患者紧咬牙关时可触及皮下坚硬而不移动的肌肉团块。触诊时亦可触及下颌角部位的骨性外突，许多患者的病史可达几年或十几年。血液学检查常无异常。病理检查为正常的肌肉组织。因此常规活检并无必要。临床诊断常可由口内外触诊而做出。

头颅正位 X 线片常可显示双侧下颌角部的外突程度，双侧的不对称亦可清楚显示。曲面体层片不仅显示双侧升支及下颌角部形态，而且亦可显示下齿槽神经血管的走行，可为手术设计提供有益的参考。CT 检查则可更精确地显示咬肌的厚度、两

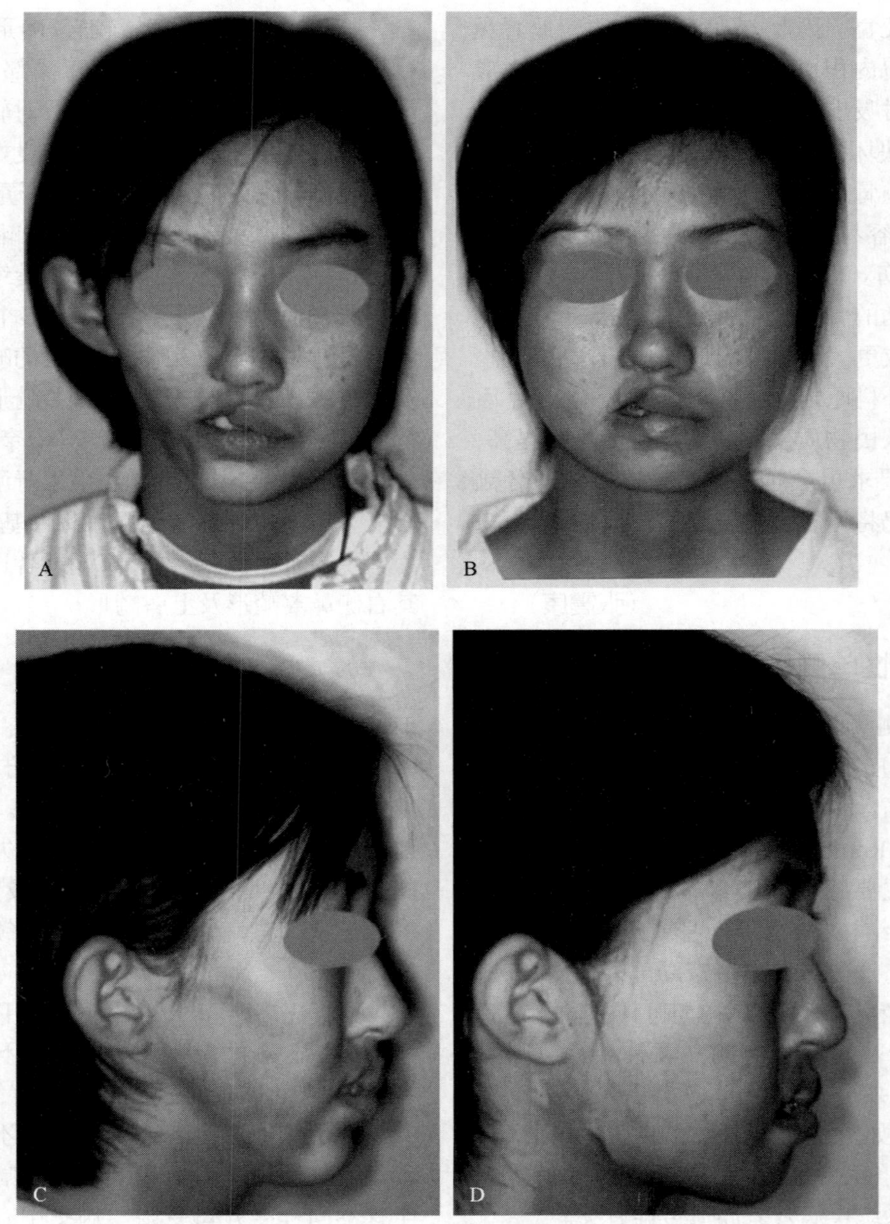

图 35-23 右侧颜面萎缩

A、B. 正位手术前后；C、D. 侧位手术前后

侧的差异、有无其他病变以及下颌骨的其他异常。

下颌角咬肌良性肥大常常需要与一些容易累及这一部位的病变相鉴别。如腮腺肿瘤、腮腺结石、腮腺炎、血管瘤、淋巴管瘤、潴留囊肿、旋毛虫病、放线菌病、嗜伊红肉芽肿等。

这类畸形的矫治以手术治疗为主。近年来也有人使用灭活肉毒杆菌毒素局部注射治疗咬肌肥大。常用的矫治下颌角肥大的手术方法为口内进路的三角形下颌角去骨术及咬肌部分切除术。该手术适用于重度的下颌角咬肌良性肥大畸形患者(图 35-24，图 35-25)。但对中轻度患者有改变原本正常的下颌侧方形态的缺点。近年来作者在原下颌升支矢状劈开截骨术的基础上加以改进应用于中轻度咬肌下颌角良性肥大畸形的矫正收到良好效果(图 35-25，图 35-26)，其优点是保留了口内切口的优点，避免了皮肤瘢痕和损伤面神经下颌缘支，同时操作相对安全简便，不需特殊摆动锯仅用骨钻亦可完成。

此类患者大多为单纯的咬肌下颌角良性肥大畸形，并不伴有其他功能障碍，其矫治目的主要是为了容貌美。此类患者的另一个特点是常伴有颏的短小或偏斜，因此，在矫正咬肌下颌角良性肥大的同时，常辅助以水平截骨颏加高术、颏偏斜矫正术。此类患者矫治的另一个问题是部分患者属于短面综合征。这类患者尽管有类似的咬肌下颌角良性肥大的症状，也可能患者以此为主要求治目的，但医生应予仔细检查评价并给予明确诊断。因为短面综合征的治疗是更为复杂的工作。应按正颌外科的程序处理或结合正颌外科与正畸治疗才可收到满意效果。而咬肌下颌角良性肥大的矫治只能作为辅助手术加以应用。

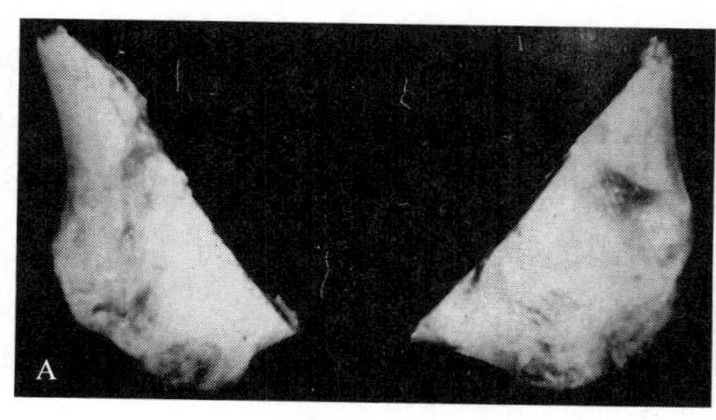
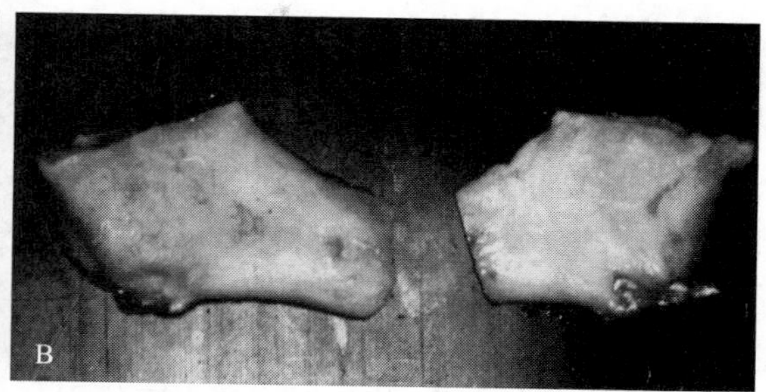

图 35-24　咬肌下颌角良性肥大矫治的两种截骨方式
A. 三角形；B. 矢状劈开

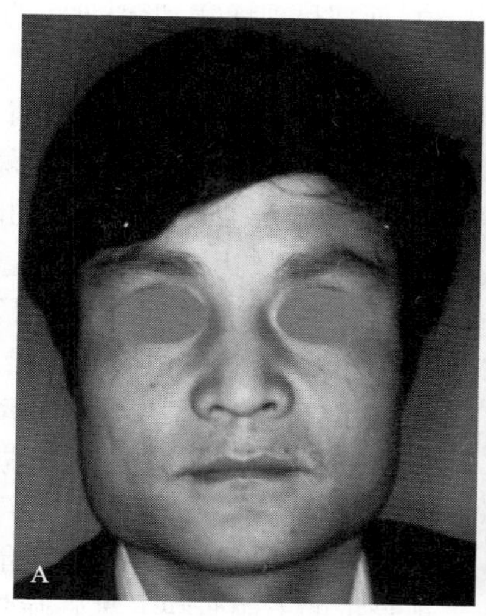
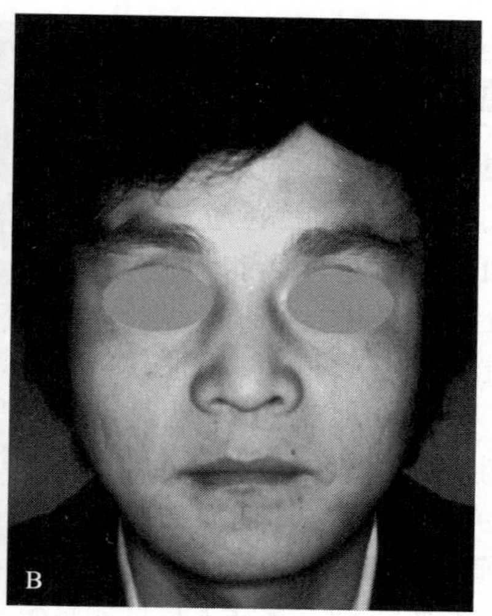

图 35-25　下颌角咬肌肥大三角形截骨法手术前后
A. 术前；B. 术后

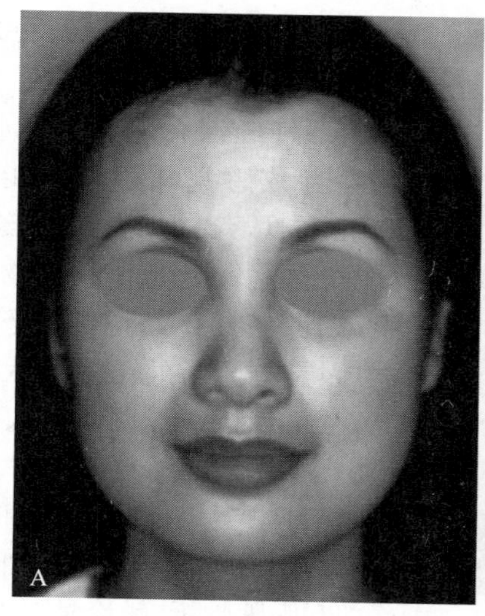
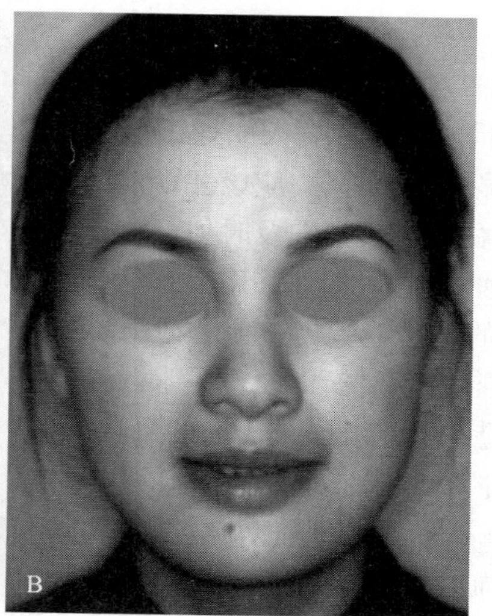

图 35-26　下颌角咬肌肥大矢状劈开截骨法手术前后
A. 术前；B. 术后

（王 兴）

第三节 颅颌面部外伤

颅颌面部外伤病人的治疗旨在恢复受损的颅面部功能、容貌以及防止一系列的并发症，其中包括牙殆、视力的恢复和感染的治疗。通过创伤早期骨折的准确稳定的复位、软组织的修复可以达到上述目的。钝挫伤等低速损伤较少造成组织缺少，修复时只需重新恢复错位的组织。火器伤、枪伤等高速损伤常造成组织的缺失，修复时需要人工代用品的植入才能重建损伤部位。随着医学影像、手术固定和修复方法的发展，修复效果将会更加令人满意。

一、早期（急症）颅面外伤

【损伤后的早期评估和急救】

所有损伤病人必须进行彻底检查和评估并对损伤作出诊断。如合并严重的腹部、胸腔、脑或四肢损伤，必须先于面部损伤进行处理。

面部损伤可能累及呼吸道，急救的第一步即保持呼吸道通畅。严重的脑部损伤将明显增加呼吸道梗阻的危险性，必须进行气管插管。另一方面，对于神志清醒的病人来说，即使面部损伤很严重，但很少需要插管或气管切开。如有颈部损伤，应佩戴颈部支架以制动。同时，嘱病人尽可能直坐以帮助他们咳痰和保持正常呼吸。呼吸功能和神志的持续监护可以随时提醒医护人员，掌握病情变化。

外伤后的面部往往给人很严重的印象，但面部损伤很少导致严重的出血。病人如处于休克状态而又没有体外明显的出血部位，应该怀疑是否存在如肝、脾破裂之类的内部出血并及时加以检查。少数有面部严重出血的情况，局部采用浸有肾上腺素的纱布加以压迫的方法能起到止血的效果。如果不行，就应及时进行移位骨折的复位手术。最好的方法是采用血管造影并结扎破裂出血的血管，本法具有针对性，同时又能起到诊断和治疗的作用，尤其适用于颈外动脉、甲状舌骨前动脉、上颌动脉和颞浅动脉破裂出血的处理，当然它需要得到有经验的放射科医生的协助。

【临床评估】

遭受损伤的机制和病人的年龄可以提示损伤的程度和轻重。枪伤及其他军事性外伤往往造成组织的缺少和坏死，必须进行常规的清创后才能考虑再造重塑的方法；一些低速损伤，往往只导致组织的错位而非缺少。由于婴儿和儿童的面部骨骼较为柔软，相对说来很少发生骨折，而且与头颅相比，婴幼儿面部显得较小，故以颅部较易受到损害。

【症状和诊断】

中面部的骨折常会累及上颌骨，使之向后移位，面部呈现增宽，形似盘状的容貌，侧位观面中部凹陷。

面部遭受急性损伤的病人通常感到的是不舒服而非疼痛。受伤部位在最初两天会有肿胀产生，并且掩盖了其下方骨骼的畸形。鼻中隔和鼻-上颌骨的创伤引起的鼻道阻塞必须仔细检查是否存在血肿，如有血肿则需要紧急切开引流。如果存在上、下颌骨移位会导致错殆，此处的骨折还可能引起口腔内撕裂或牙齿松动。中面部的骨折常会累及上颌骨，使之向后移位，面部呈现增宽，形似盘状的容貌，侧位观中面部凹陷。通过移动牙齿和相连的上颌骨并触诊可能的骨折部位可以发现骨折的上颌骨块。鼻眶筛骨的粉碎性损伤则会引起鼻梁的塌陷，如同时有内眦向前外侧的偏移则出现内眦间距的增大。移动牙齿和相连的上颌骨并触诊可能的骨折部位，可以发现骨折的上颌骨块。

面部神经通行于骨缝和骨小孔之间。神经损伤会导致感觉和运动功能的紊乱和丧失，表现为麻木、耳聋、虚弱、眼球震颤、复视和视力丧失。眶底损伤会引起眶内容物嵌入骨折处并限制了眼球肌内的运动，造成的复视使其不能向上仰视，原因是下直肌处于强直状态无法松弛。同样情况，颧弓骨折造成颞肌嵌入则产生牙关紧闭的症状。

颅面骨三大窦腔的存在和其周围的气道可以允许空气渗入软组织。这种外伤性气肿尤其见于中面部和眼眶骨折，触诊时膨出的组织呈现松脆的质感。眶内容物有时会突入上颌窦和筛窦，引起眼球内陷。损伤早期的组织肿胀和气肿可掩盖这一症状。眼球的位置可通过垂直位俯视病人面部加以确定。所有眼部损伤的病人都应该进行眼科专科的检查来判断眼球损伤的程度。

颅底骨折可导致脑脊液外漏。病人会感到鼻腔内有持续性的滴水和头痛，体位改为垂直坐位时症状加剧。脑脊液外漏还有可能积聚在中耳，或者造成病人失聪，或者流入外耳道。

颅面部损伤的病人，如果未经早期治疗，1个多月以后，损伤处的肿胀会自然消退，但会遗留下明显的瘢痕，且有骨折端的不愈合或错位愈合。由此造成的继发畸形的矫正远较一期治疗时为困难，原因是后期瘢痕的收缩加重了原先的错位组织和骨块错位愈合所致的畸形。但也应注意如早期处理不理想，可以使原先的畸形更加难以处理。

【处理前的检查】

通过系统的体格检查和X线平片可取得治疗单纯骨折的足够资料，如华特位摄片用以检查颧骨和上颌窦腔。对于复合性骨折，尤其是累及眼眶或因早期误诊和处理不当导致的继发性畸形，则应选用CT和磁共振等影像诊断技术，其中，矢状扫描对检查额窦后壁骨折至为重要，冠状位切面扫描对眼眶骨折的诊断效果良好，CT扫描三维影像重建技术可显示出骨块缺损和错位的立体形态，这些都能较精确地显示骨折的部位、大小、错位组织的量和体积等。磁共振影像能极好地显示软组织情况，对于诊断检查脑组织及神经损伤有极大帮助。偶尔可以运用其他的检查方法如Metrisemide扫描用于确诊脑脊液渗漏部位、血管造影以诊治广泛性出血或其他血管并发症，如颈动脉海绵状瘘。神经传导检查在神经损伤时可用来鉴别神经离断伤和神经机能性萎缩。

【早期治疗】

早期修复可在受到创伤后的几周内进行。手术中应充分暴露以帮助骨骼支架准确、稳定的复位和固定。手术应评定和恢复牙齿咬合关系，恢复颅面部的高、宽和前突形态。较明显的骨骼缺损需行一期植骨。软组织需仔细修复，如神经、肌肉和韧带(内眦韧带)等。骨骼固定后需行骨膜和软组织的复位缝合。手术步骤如下：

1. 暴露　冠状切口是颅面部如颅顶、鼻筛骨、颧骨和眼眶上部区域等最好的暴露径路，可使骨折端在骨膜的包裹下彻底游离；在分离额顶部皮瓣的过程中，切忌在双侧颞部损伤面神经额支。下眼睑切口是位于睫毛下2mm处的经皮切口，可达眶下缘及眶底，如需探查眶底，可切开位于眶下缘以下2mm处的骨膜，并在骨膜下继续朝上分离再向后便可达眶底。口腔内牙龈缘上方1.5cm处的上齿槽切口可以暴露上颌骨和颧骨骨折。口内切口可以暴露下颌骨的体部、联合部和升支部。此外，还可选择眉毛外侧切口以部分暴露额颧骨缝。位于颞部发际内的小切口通过深筋膜下径路可达单纯颧骨骨折处，一个刀刺样小切口可用来重新固定移位的内眦韧带。

2. 固定　无移位的稳定性骨折一般不需要固定。有些骨折如经过复位后成为稳定性骨折也无需固定，例如眼眶颧骨骨折，以及那些位于额颧骨缝处的未致粉碎和分离的骨折。必须充分意识到骨块之间肌肉相互牵拉的作用(如咀嚼肌的作用)，它可使一些稳定度较小的骨折有再次发生移位的可能性。外固定支架除了用来稳定鼻部骨折外，很少被用于面部其他骨折外伤。

目前大都采用内固定法来固定已复位的不稳定性骨折。其中钢丝、钛(钢)板和螺丝钉是常用的材料。钢丝能有效地锁固骨块使其达到几何平面上的稳定，但却很难在三维平面上彻底稳固碎骨块。而大小各异的钢板和螺丝钉对三维平面上的稳定度则大大优于钢丝，且操作时简便快捷。

上下颌骨间结扎可用于处理与牙齿有联系的骨块骨折时咬合关系的纠正。颌骨骨折中如未运用骨内固定，则颌间结扎在复位中可起到有效地固定牙𬌗关系的作用。而对于牙齿缺失的病人，则采用牢固的内固定以保持复位的稳定性。

3. 植骨　植骨的最佳时机是骨质缺损的即期修复。在颅面损伤的治疗中，骨质缺损的一期植骨是需较早采取的必须步骤，它可以对骨折的固定起到辅助作用。植骨以自体骨为好。供骨可选颅骨外板、肋骨和髂骨。颅骨的皮质部较厚，不易被吸收，而且供区往往就在术区以内，是较理想的供骨材料，但操作时应该轻柔。

二、颅颌面部软组织损伤

(一)颜面软组织早期损伤

软组织的缺损和坏死在外伤中经常可见，整复手术的第一步是通过对坏死组织的清创和对残余的有血供的错位组织进行解剖学复位来确定所致损伤的范围和程度。由于创缘组织的成活率有时很难判断，所以可能需要进行多次清创。另外，创口不可避免的污染要求采取清创、引流和抗生素等联合步骤以防止感染的发展。骨折的复位也因为骨质损伤较重和软组织及骨质的缺失等原因而变得比较困难。在进行最终的整复之前，必要的外固定可作为一项暂时的处理措施。

局部损伤所致创面常常比较严重，这使最简便易行的局部邻近皮瓣的修复方法受到影响。严重而广泛的创面缺损最好的办法是运用远位带血管的游离组织瓣移植修复，这需要在损伤区域内进行血管吻合。对这类整复手术的时机目前尚有争议。有人主张在考虑整复前，原先的损伤创面必须完全愈合，它的缺点在于愈合后产生的瘢痕将严重妨碍二期整复手术。作者倾向于，只要局部的肿胀能消退到能基本确定软组织缺损的范围就可以着手进行整复手术。皮瓣的选择取决于缺损组织的特点，有时为了同时修复外表及内面衬里，可选择有血供的带骨块的复合游离皮瓣。良好的游离皮瓣移植也为可能的游离骨块移植提供成活的组织环境。

（二）颅面部皮肤撕脱伤

头皮撕脱伤多见于青年女性，发辫被卷入高速转动的机器所致。撕脱的头皮可局限于一侧或整个头皮，包括额部皮肤连同上眼睑、耳郭、内眦韧带及面侧部皮肤一并撕脱。撕脱头皮呈完全游离或有蒂部与头部相连。通常撕脱的平面在帽状腱膜下的疏松结缔组织层。严重者颅骨膜可合并撕脱，以至颅骨裸露。受伤当时常伴有大量出血。由于疼痛、失血，易发生休克。伤后如未能得到及时妥善处理，可造成创面感染、慢性溃疡、颅骨坏死、骨髓炎，甚至颅内感染。如创面愈合缓慢常致严重瘢痕挛缩，造成上睑外翻及其畸形，以及遗留永久性秃发畸形，病人痛苦不堪。

早期急救治疗包括抗休克、抗感染及创面闭合。一般情况下应争取在伤后12小时以内进行清创及治疗，创口常可得到一期愈合。创面的闭合可采用下列不同的方法。

1. 部分性头皮撕脱　撕脱的头皮有蒂部与头部相连，若无严重挫伤，可观察皮瓣远端血运情况，予以修剪，直到边缘出血鲜红、旺盛为止，然而将撕脱的头皮缝回原处。由于头皮血运丰富，撕脱的头皮可望成活。术后如有部分坏死，待界限清楚后再作切除，植皮。

2. 完全性头皮撕脱　撕脱的头皮呈完全游离，失去血供，虽经清创，如简单地将头皮缝回原处进行回植，绝大多数将发生坏死而失败。因这种撕脱的头皮通常已受挤压、撕裂等损害，而且这种包括坚韧的帽状腱膜在内的全层头皮，在游离移植后往往不可能成活。结果整块头皮坏死发黑，导致创面继发感染，在术后10d左右发生干性坏死，最后并发严重感染。可将头皮剪去帽状腱膜及皮下组织，保留毛囊作为一种全厚皮片来移植，但因这种皮片仍然过厚，不易成活。即使有部分成活，以后毛囊也难于全部复生。近年来，应用显微外科技术回植全头皮撕脱获得成功，其关键在于直接吻合或移植血管吻合多条头皮的动静脉，保证全头皮处于良好的血液灌注状态（图35-27）。

如颅骨膜尚完整保留，可在骨膜上面进行自体大张中厚皮片游离移植。已脱落的部分耳轮，加无严重挤压伤，于清洗后试行缝回原位，可望成活。如全部或大部耳壳撕下，可将皮肤剥除，暂将耳轮软骨埋入腹壁下脂肪内，以供后期外耳修复之用。在早期清创时，往往忽略了外耳道软组织损伤的修复，以致造成外耳道伤的错位愈合，形成瘢痕性外耳道狭窄甚至完全闭塞，发生听力障碍，晚期修整困难，且效果也不好。为此，遇有上述情况时，应同时重视外耳道伤口的正确复位。如果当时无法做外耳道伤口缝合，亦可用一大小合适、质地较硬的橡皮管，小心地插入受伤的外耳道内，同时清除其中积血，这样既便于伤口对合，又有利于引流。橡皮管每2~3天取出清洗后重新插入。为了防止伤口愈合后的瘢痕挛缩，橡皮管可继续放置1~2个月。被撕脱的眉毛，可考虑将其下方脂肪组织修除后再植之。

3. 颅骨膜合并撕脱　因裸露的颅骨面血运贫脊，直接用皮片覆盖，难以生长。可选择局部头皮皮瓣转位和显微外科血管吻合头皮再植处理。局部头皮皮瓣转位适用于范围不大的头皮撕脱病例。在缺损区邻近设计旋转或移位皮瓣，移转后覆盖裸露的颅骨面，皮瓣供区用皮片修复。

三、颅颌面骨骨折和缺损

颅颌面部由于骨块的形状不规则，结构精细而复杂，外伤复位不易。其骨折形态可表现为无错位的线样骨折，凹陷骨折或粉碎性骨折。

（一）额筛部骨折

人的两个额窦从儿童后期开始发育，由额鼻导管向上扩展而成。通常男性的额窦较大于女性，但个体间形态和大小差异较大，偶尔也有额窦缺如的报道。额窦很容易在直接处伤下受损，车祸中造

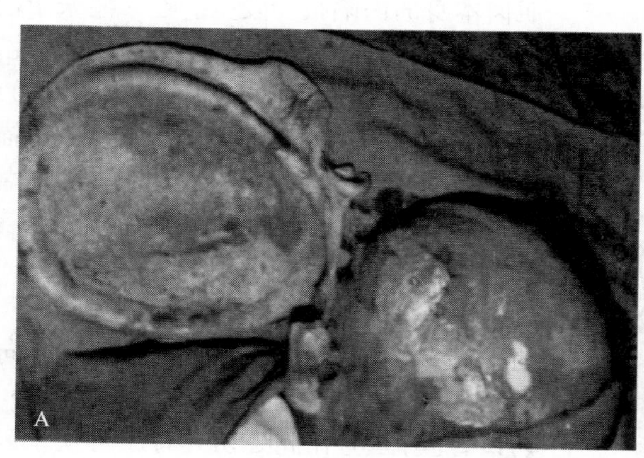
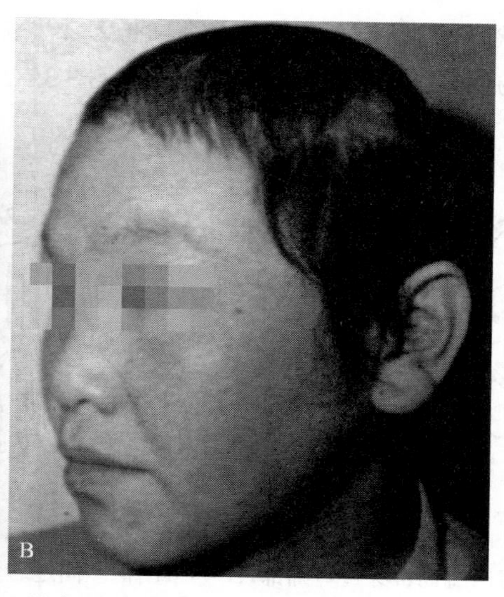

图 35-27 应用显微外科技术全头皮回植(程开祥医师提供)
A. 全头皮撕脱急诊处理;B. 显微吻合全头皮回植后 3 个月

成的头部前冲损伤尤为如此。额窦骨折的常见并发症是感染,包括软脑膜感染和形成黏液漏。额窦损伤有否累及后壁和额鼻导管是决定处理与否的关键。

闭合性额窦骨折如果仅累及前壁且无错位,可暂时观察;但如果骨折造成错位已导致继发畸形,则需行切开复位和固定。

所有开放性骨折都需要仔细的清创。如有严重的污染,可考虑行额窦填塞。填塞额窦时必须去除所有的黏膜,磨平窦壁并在鼻额导管中嵌入骨片,或用一片小的颅骨膜片或额筋膜瓣覆盖于鼻额管的开放部位便可起到防水渗入的作用。如果窦腔后壁受损,则必须行探查和修复术。后壁受损常常同时伴有前壁骨折。但单纯性的后壁骨折也可发生且预后较差,因为单纯性后壁骨折常会合并有广泛性的颅底骨折、硬脑膜撕裂及脑脊液渗漏,而继发严重的后期感染。额窦损伤也常伴有额鼻导管损伤,术前 CT 扫描可提示这一损伤的可能性。此外,术中在鼻腔内滴入可卡因液后向额窦腔内灌注荧光液,可得到确诊。如荧光液没有流入鼻腔,则提示鼻额导管已阻塞。可行窦腔填塞和导管去除。

也可选用额窦颅腔化手术:双侧头皮冠状切口,如果额部有较大的软组织撕裂,则可直接从伤口处进入,无需再行冠状切口。额颅显露后,在接近额窦上缘处行开颅术,于硬脑膜外层进行分离直至能移动额骨破裂骨块为止。分离时如果损伤硬脑膜,必须用颅骨膜或阔筋膜加以修补。额窦颅腔化的处理应包括打开窦腔,去除窦腔后壁及其黏膜,用气动钻磨平窦腔前壁的内面并把骨片嵌入额鼻导管。再设计一片额筋膜瓣盖住管口把它封住。最后,当窦腔前壁的缺损都被修补后,再把额骨块原位覆盖。由于去除窦腔后所形成的无效腔将很快会被充满脑脊液的脑膜所充填,故称为额窦颅腔化。

(二) 眼眶、鼻筛、颧骨骨折

由于眼眶部是由多块精致的面部骨块所组成,故外伤后的眼眶部畸形不仅会损伤单纯意义上的眼眶,同时也会累及眼眶的周围结构,如颞骨、颧骨、鼻骨、筛骨和上颌骨等。检查时很难区别眼眶及眶周结构的畸形界限,因而诊断时虽可列出眼眶和眶周某些结构的各种畸形,但在设计手术方案和进行复位治疗时却应视为一个整体。

1. 鼻筛骨骨折　常导致一种特异性的畸形。正面观时,整个鼻子比原先短且鼻部向前上翘起,类似“猪鼻”的形态。同时双侧内眦韧带受损常常造成内眦间距增宽。侧面观时,鼻梁显得平塌,鼻尖反而更加向前上翘起。急性时可有局部肿胀,青紫淤血和手术性气肿往往比较明显。

治疗的要点是恢复正常的内眦间距、鼻梁、鼻子的长度以及眼眶容量。鼻骨、筛骨骨折通常是粉碎性骨折,需要采用植骨加以修复。

内眦韧带重新恢复准确的位置,需用钢丝穿过鼻筛底部,并牢固地固定两侧的内眦韧带。手术暴露采取冠状切口,分离额部皮瓣后确认骨折的程度,再行复位。用小型或微型钢板加以牢固固定。对内眦的复位应予特别注意。通常将与内眦韧相连的断离骨折块进行复位并用钢板加以固定即可改善症状。如果骨块太小或内眦韧带没有与碎骨块相连的话，则必须行内眦韧带固定术（图 35-28）。

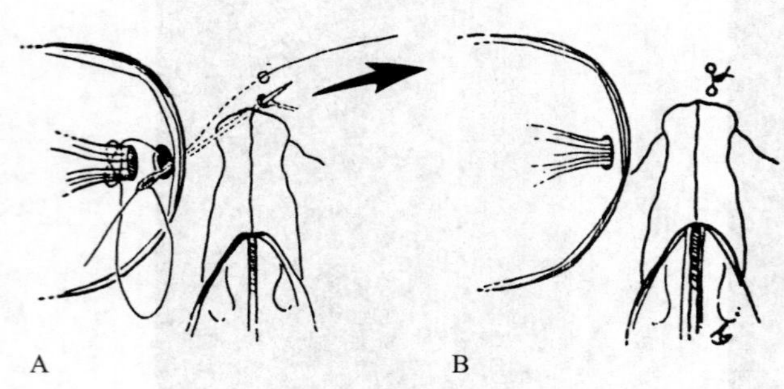

图 35-28 内眦韧带固定法

A. 将内眦韧带穿过鼻筛部；B. 韧带用钢丝固定后

眼眶内侧壁由很薄的一层骨片构成，故一旦碎裂就很难复位，通常在这一位置必须用植骨来重新建立内侧壁并维持眶容量。如不植骨将可造成眼球内陷。鼻骨如果受到严重损伤招致粉碎性骨折并且有骨片丢失，则必须进行一期植骨术以恢复鼻骨外形。如一期手术未能使鼻骨外形得到恢复，周围的软组织将产生包囊样压迫，引起继发挛缩和鼻骨塌陷，将对二期矫正造成极大困难。故一期手术时应选用断层颅骨片移植以达到早期修复的目的。

2. 眶尖部骨折 眶尖由蝶骨构成，神经、血管在此穿入眼眶支配眼球的视力、感觉、运动和血运。眶尖部骨折较少见，但一旦发生将会造成严重后果。蝶骨内的视神经管中有视神经穿过。蝶骨大翼与小翼之间构成的眶上裂隙中有第三、第四、第五和第六对脑神经的眼球支一起穿出。如在出生时因产伤等眼已失明，则很难有恢复的可能。在眶上裂综合征中，视力可能会有恢复，但要数月的时间。骨折的复位和即期神经减压在一般情况下似乎没有什么效果，但在一些选择性病例中仍可考虑实施。此外，也可运用一些类固醇激素，可以减少水肿和起到神经血管束减压作用。

3. 眶底骨折 可单独发生，也可与其他面部骨折合并存在。

（1）疝出型骨折：单纯性眶底骨折常常属于一种疝出型骨折，即对眼部的钝性创伤造成眶部内侧下方的外突骨折，常由高速运行的网球或强力拳击所致。眶底骨折往往先于眼球破裂，可视作是一项保护性机制。明显的眶内容物移位而引起眼球凹陷，在初期肿胀消退后即可出现，以此可作为手术的指征。在眶周脂肪垫之间，纤维隔移位牵拉下直肌会导致复视，尤其在眼球上视时复视更为明显。肌肉本身的内陷很少发生。在一些未予治疗的病例中复视反而在数周后会自行消失。因此，决定手术与否最好取决于阳性体征（如眼球内陷）或者 CT 检查揭示有否明显缺损。冠状位 CT 扫描将是最好的辅助检查。复视的出现如不伴随显著的缺损则在数周之内暂行观察，如数周后复视没有自行消失，则再考虑手术。

探查眶底可选择位于下睑睫毛下 2mm 处的下睑缘切口为进路。切开皮肤后可向下分离直至眶下缘的眶隔前缘。在眶下缘下 2mm 处切口骨膜，因为在此处切开骨膜可便于以后的骨膜缝合。然后在骨膜下平面分离眶底至后部，这样就可暴露骨折区域。此时，可把眶内容物轻轻向后推以回纳入眼眶，随之复位骨折端。如骨折端不稳定，则行颅骨植骨。此处的断层颅骨移植可分两类。一类是对周边稳定的小面积骨质缺损可采用削取的移植骨片加以修补，借助骨锯可取得一块带完整骨膜的骨片。这类移植骨片较易切取，也较易弯曲塑形，供区无明显缺损，而且植入的骨片覆盖有完整的骨膜，也为其上面的眶内容物提供一较光滑的接触面。另一类是较大的眶底缺损，需要戴取颅骨外板较大的移植骨块来进行范围较大的眶底再造。各种人工骨替代材料也可用为眶底充填物。分离眶底的一个重要步骤是尽可能向眶内深部分离以达到硬质骨缘。不充分做到这一点将造成移植骨的错位，眼球内陷更为严重以及眼球向下方旋转或造成斜视（图 35-29）。

（2）复合型骨折：任何中面、上部的骨折都可能累及眼眶骨折。这些骨折处理必须包括恢复正常的眶内容量以防止发生眼球内陷。而要做到这一点，则需对主要的骨折块进行复位，并在必要时采用上述植骨的方法。出现复合型骨折时应对可能引起的眼眶损伤有足够的重视，如一旦有指征，则有必要进行探查术。

4. 眼眶及眶周的复杂畸形 眼眶及其邻近结构外伤后可以发生以眼眶为中心，上自额颅部（包括额窦、颞骨），下及整个上颌骨的中面部复杂畸形。眶顶部的骨折常累及额底颅骨、眉弓及额窦，为受冲击力最大的一类外伤，可伴有外伤性癫痫、视力丧失或减弱、嗅觉丧失等，也可出现颅骨缺损及智力异常等外形和功能的异常。眶底壁及眶下缘的骨折多伴发上颌骨和上颌窦、颧上颌突

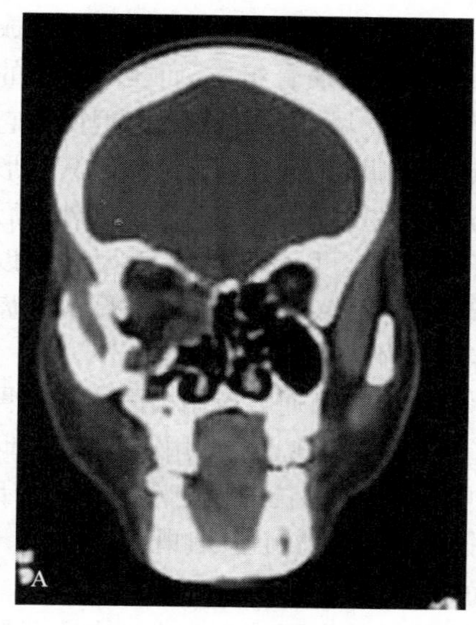
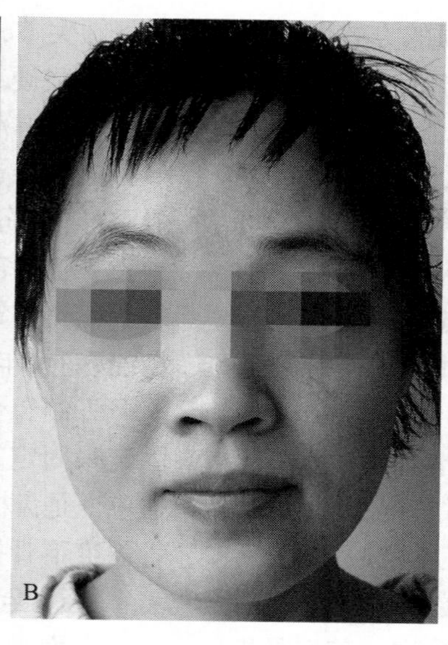
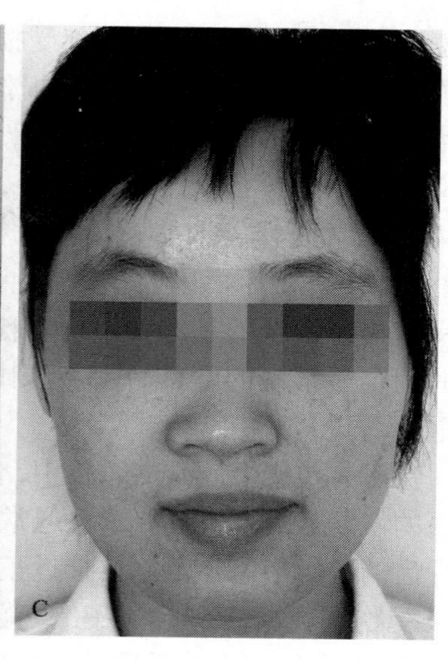

图 35-29 眶底疝出骨折的 CT 片和手术前后照片
A. 右侧眶底破裂的 CT 冠状面影像;B. 术前正位;C. 术后正位

的骨折,因而出现复视、眼球内陷、眶下神经损伤、上颌骨错位后缩、牙殆关系紊乱(部分反殆或开殆)等;另一方面,上颌骨的 Le Fort Ⅰ型、Le Fort Ⅱ型和Ⅲ型骨折多伴有眶下壁的骨折畸形。眶外下缘的骨折,如伴颧骨、上颌突的骨折,可形成典型的颧突(malar)骨折,即颧 - 上颌突的外移和下陷,此种畸形极为多见。眶内、外壁的外伤可累及其相邻的颅面骨块,外形方面的异常主要是内外眦的移位和松脱、局部塌陷,伴发的其他骨折有:鼻筛骨的错位和塌陷、颞骨凹陷、颧弓凹陷性骨折致颞下颌关节受压、颧部的错位突起等。除 X 线片、CT 片外,眶及眶周复杂畸形的诊断尚应选择相应的有关检查,如磁共振、脑电图、眼底检查、呼吸道阻力测定、牙殆检查、牙体活力测定等。

5. 颧骨损伤 面颊部突起(颧突)在正常面容中占有重要地位,这一部位的错位或缺损将导致明显的面部畸形。也正是由于其具有前突的特征,在撞击中就很容易遭到损伤。颧骨构成眶壁外侧下方部分和眶壁外侧的 Whitnall 结节——此结节是眼球上悬韧带的外侧附着点。这一结构的破坏会导致上悬韧带外侧部分的下移,从而改变眼球的水平角度。眼裂外眦部是位于此结节前方的一个相对独立的结构,可能不会因眼球的移动而发生移位,但有时也未必如此。不管怎样,患侧眼裂的上悬韧带的向下移位将引起眼球垂直方向的错位。眶下神经走行于靠近颧颌缝的眶底部,故极易受到损伤,引起上唇和牙齿的感觉麻木。外伤所致的颧弓塌陷可使喙状突或者颞肌紧锁,导致牙关紧闭。在极少的情况下,损伤的眼眶颧骨联合体可挤入眶内引起眶内压升高,眼睛疼痛甚至失明。这种"嵌入性"骨折需要进行即刻复位。

大部分眼眶颧骨部的骨折均由低速钝挫伤所致,故很少会有粉碎性骨折。其中大部分病人只需进行骨折部复位而无需固定,就能获得满意的效果;但必须注意的是复位后咀嚼肌的牵拉会使骨折端重新移位。如果这一区域存在任何粉碎性或不稳定性骨折,则应该在暴露直视下采取精确的复位和固定。手术的径路可采用下睑、眉或颊部黏膜切口等。如果颧上颌严重损伤伴颧弓的粉碎性骨折,应采用双侧冠状切口径路,有时还需要移植骨片来进行修复,其治疗原则应根据损伤的机制及矢状面 CT 摄片的结果来决定,其中以眶内外侧壁受损为阳性指标。

(三) 上颌骨骨折

上颌骨构成人体面部骨骼的主要部分。这一区域的骨折损伤一般为双侧性,且骨折水平可各不相同,临床上采用 LeFort 分类法(图 35-30)。高速强力性损伤可致粉碎性骨折和骨块缺失,给手术中解剖复位带来困难,并使骨骼的稳定性受到破坏。而低速轻型损伤仅能造成大块骨折,且没有骨块缺失,故处理相对地比较容易。

从症状上看,中面部骨折的病人由于中面部骨骼向后移位而使病人呈现"盘状面容"。外界暴力使中面部向后推移,相应的受力也使两侧眼眶颧骨部的骨折块被推向外侧,增加了面部的横径,面部侧位则呈凹陷状。上述中面部受损的方式常常使上颌骨在 Le Fort Ⅰ型水平遭到损伤。摇动与骨折块相连的牙齿可同时移动中面部骨骼。

治疗原则包括恢复气道通畅，纠正咬合关系和重获正常面容。术前各项摄片检查、对骨折类型的评估、配取牙模以及周密的治疗计划都是取得良好治疗效果的基本要素。粗糙的复位以及错误的固定所带来的不良后果甚至比没有治疗还要严重。

在所有包括上颌骨的骨折中，准确的正常咬合关系的恢复是最基本的要求。通常情况下，根据病人牙齿的分布形态再翻制出接近正常的咬合牙模。如果受伤病人的下颌骨完好，上颌骨又是整块骨折的话，正常的咬合关系比较容易确定。首先是进行颌间结扎。切开口腔黏膜上方的口腔前庭，分离至 Le Fort Ⅰ型水平位置的骨折部分。在骨折区域充分暴露的情况下，采用钢丝或咬合板进行颌间结扎。如果骨折的位置较高，常常会合并眼眶颧骨骨折，这时，术区的暴露需采取冠状切口和下眼睑切口较佳。

一旦咬合关系得到恢复，骨折区域得到暴露，便可进行骨折块的复位和固定。手术处理时，原则上是把不稳定的骨折块复位于稳定的支点上，把小片骨折块复位于大片骨折块上，并根据骨折块的几何形状选择多点加以准确固定。中面部骨骼如因损伤造成骨片缺失或粉碎性骨折，则应行早期植骨术。最理想的材料是取自体颅骨的内板骨片，也可选择肋骨和髂骨。

(四) 下颌骨骨折

下颌骨不同于其他面部骨块之处在于，借助于颞下颌关节，它可以上下左右移动。下颌骨在成年人是由坚硬、很厚的皮质骨组成，而在缺牙齿的老年人会变得薄而脆。尽管下颌骨较硬，但由于它向前突出的特点使其很易受到损伤。另外，其外形近似弓形，损伤时往往发生二处以上骨折。外伤后下颌骨骨折的部位、稳定度、粉碎程度、移动情况以及软组织覆盖等应予明确，以及与之相关联的牙齿的情况、病人年龄、受伤机制等。

下颌骨骨折的处理，通常应用牢固的下颌骨内固定来固定复位的下颌骨。也可用颌间结扎，但其适应证是齿槽骨折和无移位的稳定骨折。单侧下颌骨髁突下骨折无须结扎，软食饮食既可。

(五) 全颅颌面部多发骨折

全面部性骨折是指面部 2/3 以上的颅面骨发生多处骨折。这类损伤需要大量的检查，因为这种骨折破坏了原来颅面骨骼特定固有的解剖标志，对复位、重建和固定造成很大困难。这类较严重损伤的治疗必须以前述原理和技术方法为原则。最主要的问题是确定面部、颅底与咬合之间的相互关系，使它们重新恢复正常。术前应有完善的治疗计划，包括收集病人家庭的有关情况(如像片等)，请牙科医生协助治疗，以及必要的影像学检查和准备用作参考的牙模。

在进行骨折复位，必须有充分的暴露，以使所有骨折部位得到显露。复位的原则是必须从对有把握准确复位的骨块开始着手，再到相对不能确定的骨块。即，较大的骨折块应用来作为定点，使其周围较小的骨折块与之相复位，从而形成较大的骨折块复合体。而较大的骨折块复合体彼此相互间的定位就相对容易些。在颅底和咬合关系确定的情

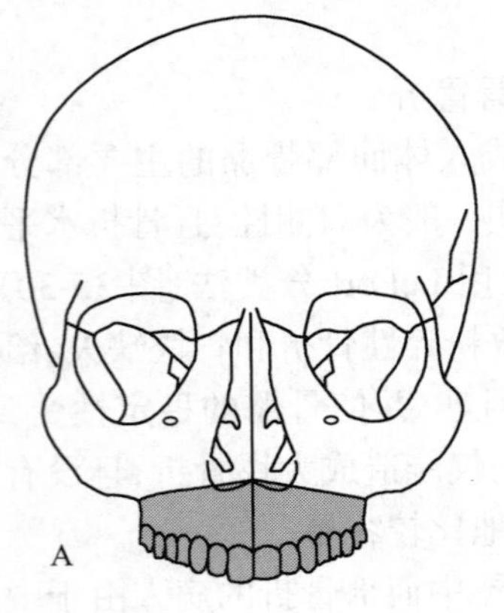

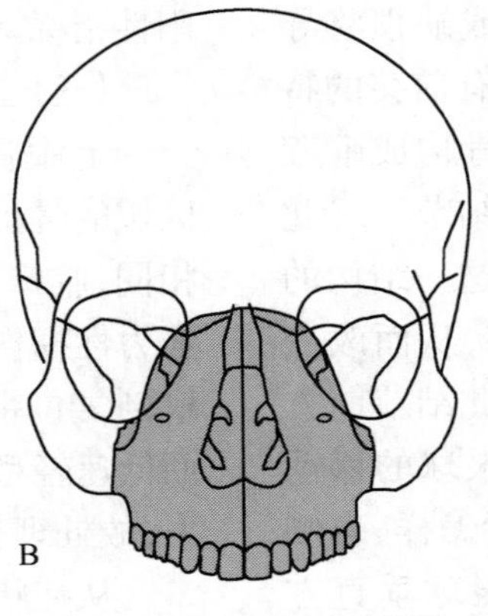

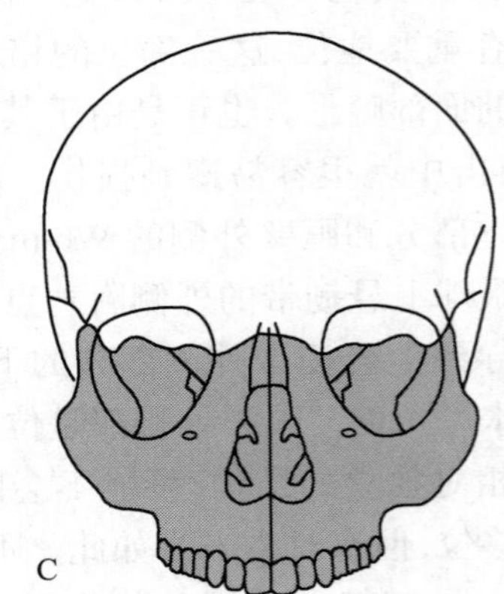

图 35-30 LeFort 分类法

A. Ⅰ型；B. Ⅱ型；C. Ⅲ型

况下,面部骨架可得以重建。比较理想的方法是,首先必须使下颌骨或者上颌骨得到复位,形成良好的咬合关系以提供重建面部所需的框架。下颌骨复位时必须特别注意保证下颌骨髁突重新置于颞下颌关节窝内,因为它很容易移位以致造成不准确的复位。本节所述及的髁突下骨折如果是作为并发症之一出现的话,则即便是一侧存在,也须进行固定。

（六）颅颌面外伤晚期继发畸形

由于外伤早期对颅面部畸形未予治疗,或早期处理不当,导致颅面结构的错位、塌陷,以及颅面部外形和功能的异常。时间上,一般是指外伤6个月后的颅面部畸形。应了解外伤发生的时间、外力作用的方向和大小、颅面部受伤的位置、当时是否有昏迷、执行救护的医院、当时抢救的过程和治疗经过、是否有并发症和后遗症(如复视、脑脊液漏和癫痫等)以及恢复后出现的主要颅面部畸形和功能障碍等。选择必要的检查,如视力、视野、突眼度、嗅觉、脑干诱发电位、牙髓活力等检查。诊断依据主要是头颅X片(正侧位、华特氏位)、头颅CT扫描及三维CT成像等。

晚期修复的原则是,将错位愈合后的结缔组织疤痕等牵拉组织彻底松解,然后进行错位骨块的截开复位、眼眶内容物的彻底回纳,最后将骨块良好对合并进行植骨与内固定。

1. 手术径路　①头颅冠状切口暴露范围广泛,手术后瘢痕隐蔽,不易察觉,是颅面部外伤继发畸形的最佳手术入路。操作时只要注意不损伤面神经眼支,一般不会有较严重的并发症。②下睑缘切口能良好显露眶下缘和眶底部,瘢痕不明显,但应注意避免造成下睑外翻。也可做下结膜切口进路的眶底植骨。③口内切口于口腔内上唇颊沟切开黏膜,可直达眶下缘。同样,下颌骨折也可取下唇颊沟切口。④局部切口,对畸形区域皮肤有明显瘢痕的病例,可直接切除和修整瘢痕,并由此入路进行手术。但手术时应注意仔细保护切缘的皮肤,术毕皮缘应严密对合。

2. 植骨和固定　①供骨:为恢复颅面部正常的外形和功能,需大量的骨移植。自体骨移植,有一定的骨吸收,故以颅骨外板为首选,其次为髂骨和肋骨(肋骨吸收达30%~50%)。也可用生物性人工材料替代骨移植,目前常用的有羟基磷灰石类人工骨、同种异体脱矿骨、聚四氟乙烯惰性材料等,近来纳米骨、组织工程化骨等的研究展示了良好的临床应用前景,有望在骨移植方面产生新的突破;②颌间结扎术:对涉及上颌骨错位的整复,术后需进行颌间结扎。一般选用唇弓法(arch bar)和正畸带环法(orthodontic bands);③骨间固定:骨间固定可有三种方法,即骨折断端间钢丝结扎固定、钛合金微型钢板骨折断端间固定以及颅面骨外固定。

（穆雄铮）

第四节　口腔颌面部肿瘤

口腔颌面部肿瘤是头颈肿瘤的重要组成部分,和全身其他部位肿瘤既有共同之处,又有自身特点。其中最常见的恶性肿瘤是口腔癌,而牙源性肿瘤和唾液腺肿瘤是最具有特色的两大类肿瘤。

一、口腔癌

口腔癌是发生于口腔黏膜组织的鳞状上皮癌,包括牙龈癌、舌癌、颊黏膜癌、腭癌及口底癌。严格意义上说,唇癌应单列一类,但在临床上未将其严格区分,而将其归入口腔癌中。

【发病情况】

就世界范围而言,如将口咽癌与口腔癌合并一起统计,口腔癌约占全身恶性肿瘤的2%~3%,位于第6位,印度、斯里兰卡等国家为口腔癌的高发区,约占全身恶性肿瘤的1/3,发病率居首位。

口腔癌多发生于中老年人,半数以上的患者为65岁以上的老年人群。40岁以上的患者占90%,确诊时的平均年龄为65岁。国内统计,40~60岁为发病高峰,但近年临床观察发现,30岁以下年轻患者的比例有所增高。

在性别构成上,男性口腔癌的发病率是女性的2~3倍,但女性发病有明显增加的趋势,可能与女性的吸烟和饮酒习惯有所增长以及更多地参加原本为男性所从事的体力劳动职业有关。

【病因】

除了与全身恶性肿瘤共同的致癌因素外,以下几方面是较为明确的与口腔癌发病密切相关的局部因素:

1. 吸烟　烟草含有苯花、N-亚硝基哌啶等致癌物质。重度吸烟者(每天20支以上)口腔癌的发生率为非吸烟者的5~6倍。咀嚼烟草比吸烟导致口腔癌的危害更大。

2. 饮酒　酒中夹杂亚硝胺类化合物、真菌毒素等危害物,其在人体的代谢产物乙醛,是肯定的致癌物。过量饮酒使癌症的发病和死亡率增加,饮酒和吸烟具有协同致癌作用,既吸烟又嗜酒者口腔癌发生的可能性增加30倍。

3. 咀嚼槟榔　槟榔所含的槟榔碱可被亚硝化而形成致癌性亚硝酸化合物。我国具有咀嚼槟榔习惯的湖南、海南以及台湾地区,口腔癌的发病率明显高于其他地区。

4. 局部不良刺激　口腔卫生不良,尖锐的残根残冠刺激,不良修复体等,均可刺激局部黏膜,增加癌变的发生率。

口腔癌可由黏膜的癌前病变恶变而来,其中包括黏膜红斑、白斑、扁平苔藓、乳头状瘤等(图35-31)。

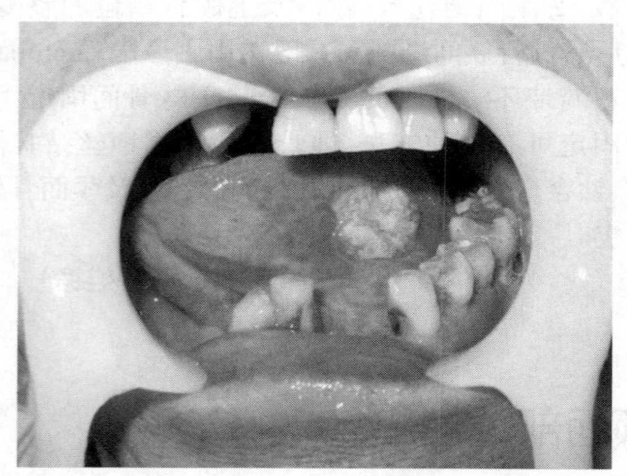

图35-31　由白斑恶变而来的舌鳞癌(文末有彩图)

【生长、扩散和转移】

1. 原发癌的局部生长和扩散　口腔癌初起表现为表浅性病变,不断增殖生长累及邻近的组织结构。不同部位的癌瘤由于其局部解剖关系而各有其特点。

上颌牙龈癌多向外侧侵犯,累及龈颊沟、颊及唇等,向深部浸润破坏牙槽突,使牙齿松动、脱落,进而进入上颌窦。向内扩散至腭,向后扩散可深至颞下凹。下颌牙龈癌向颊或唇侧扩散,并沿骨膜向深部浸润,破坏牙槽突及下颌骨,下颌神经管常受侵犯,并可沿下颌管蔓延。特别是老年人牙齿脱落后,牙槽骨吸收,牙龈缘与下颌神经管的距离缩短,更容易受累。病变向后进展,可累及舌腭弓、颞下凹。向舌侧进展,累及口底。

舌癌浸润性较强,常波及舌肌。舌侧缘癌常向舌腭弓扩展。舌腹癌多直接向口底扩展,容易累及下颌骨骨膜而固定。舌尖部癌多为局限性外突生长。舌癌晚期可累及对侧舌肌,甚至累及全舌。

口底癌向内进展侵入舌肌及舌下面,向前累及舌侧牙龈及下颌骨,向下直接侵入舌下腺或进而穿过肌层侵入颌下区。晚期,肿瘤与颌下转移淋巴结融合,形成团块,固定于下颌骨的内面。

唇癌大多在良性病变的基础上发生,为长期不愈的白斑,皲裂,乳头状瘤等,主要向外生长而较少向深部组织浸润,但晚期可累及唇的全层。

硬腭癌一般发展较慢,常侵犯腭部骨质,引起腭穿孔。向上蔓延可至鼻腔及上颌窦,向两侧发展可侵蚀牙龈,导致牙齿松动或脱落。软腭癌主要浸润邻近组织的咽部及翼腭凹,引起吞咽疼痛及张口受限。

颊黏膜癌常与白斑或扁平苔藓伴发。向深部侵及颊肌,甚至波及皮肤,向后波及软腭及翼下颌韧带,向上下蔓延到牙龈及颌骨。

2. 淋巴结和远处转移　颈淋巴结的转移率与肿瘤所在部位、生长方式、分化程度,大小及浸润深度有关。舌癌及口底癌转移率较高,硬腭癌、牙龈癌、唇癌尚局限于硬腭部、附着龈及唇红黏膜时,转移率较低。外突型、疣状型口腔癌较少发生转移,而溃疡型或浸润性癌瘤浸润较深,转移率高。

颈部淋巴结转移部位与原发癌的部位密切相关,口腔前部癌多转移至颏下及颌下淋巴结,舌尖癌可直达颈中深淋巴结,口腔后部癌常首先到达颈上深淋巴结,进而扩展到颈中深或全颈淋巴结。

口腔癌较少发生远处转移,转移部位主要在肺,一般见于口咽后部及晚期癌瘤。

【临床表现】

口腔癌表现为黏膜溃疡或肿块,临床上分为3型:外突型、疣状型及溃疡型。外突型以外生肿块为主,浸润较轻。疣状型外观似多发疣,表面不规则,呈角刺状,很少形成溃疡,浸润较少。溃疡型最常见,浸润性基底及周围发硬,边缘隆起呈堤状,表面呈菜花状,中心可见坏死组织。溃疡早期一般无自发痛,因此不能引起患者充分注意,但在碰到溃疡时可有疼痛。如果癌瘤发展,侵犯神经或有继发感染时,可有自发性疼痛。

舌部癌性溃疡因舌运动受刺激,常有疼痛,后期更加严重。癌瘤侵犯相应组织时,引起该组织器官的功能障碍,当侵犯牙龈及牙槽骨时,引起牙齿松动,脱落;累及舌肌,使舌运动障碍,影响说话、进食及吞咽;累及上颌窦后,可有患侧鼻堵、鼻出血;波及咀嚼肌,引起张口受限。

颈部淋巴结受累时表现为淋巴结肿大,质地变硬,癌瘤突破淋巴结被膜时,与周围组织粘连,活动度变差。

【诊断及鉴别诊断】

掌握口腔黏膜鳞癌癌性溃疡的特点,作出口腔癌的临床诊断常不困难,确诊需依赖于活检病理。

以下几点在临床诊断时需引起注意:①牙龈癌患者都需要作X线检查,早期就可以在X线片上表现为牙槽骨质破坏,继而累及颌骨,一般肿瘤的实际破坏程度较X线片所示广泛。上颌牙龈癌破坏骨质时,除表现牙槽突骨质缺损外,常见上颌窦底部骨质破坏。②部分肿瘤表面有坏死,如果取材表浅,常不能查见肿瘤组织,应在肿瘤边缘部并包括部分正常组织做活检。③检查口底时应将舌拉向健侧,充分暴露口底,以免遗漏呈裂隙状的早期癌性溃疡。④腭癌做CT检查时,应做冠状扫描,通过骨窗可清楚显示有无腭骨破坏。⑤疣状癌活检时常表现为鳞状上皮增生,过度角化,合并慢性炎症。采取活组织必须在肿瘤和正常组织交界处深取,才能查到癌组织浸润。

早期牙龈癌需与牙周炎鉴别,晚期上颌牙龈癌需与原发性上颌窦癌鉴别。舌癌需与创伤性溃疡、叶状乳头炎、结核性溃疡等鉴别。唇癌需与慢性红斑狼疮鉴别,颊癌需与扁平苔藓鉴别。

【治疗】

口腔癌临床分期不同,治疗方案也有区别。早期(Ⅰ、Ⅱ期)口腔癌无论采用手术治疗还是联合治疗,都能取得较好效果。但晚期(Ⅲ、Ⅳ期)口腔癌常需通过综合治疗来提高疗效。

1. 手术治疗和术式选择　口腔癌最有效的治疗手段仍是手术切除,特别是对放疗、化疗不敏感或中度敏感的口腔癌。由于多数口腔癌容易发生颈淋巴结转移,口腔癌的手术治疗应包括原发灶的扩大切除和颈部淋巴结及淋巴穿行组织的处理。在选择手术方式时,需要综合考虑口腔癌的发生部位、分化程度、原发灶大小、颈淋巴结状态。对于已经发生颈淋巴结转移的口腔癌,必须实施治疗性颈淋巴清扫术。对于临床检查未发现淋巴结转移的口腔癌(即 cN_0),若原发癌转移率较低,可暂不行颈淋巴清扫术,予以密切观察随访。若原发癌转移风险较高,如舌癌、口底癌、后颊癌等,则应行选择性颈淋巴清扫术。术式包括功能性颈清术、择区性颈清扫术等改良术式,以尽量减少功能损害和术后并发症。

2. 肿瘤切除术后缺损的功能性修复　口腔颌面部的组织器官不仅涉及诸多重要功能,而且涉及面容美观。肿瘤切除术后的组织缺损对患者的功能及面容均造成严重影响。显微外科及种植外科的开展,为术后缺损的功能性重建创造了有利条件,软组织缺损,包括舌再造、颊部的洞穿性缺损的修复,可用前臂皮瓣等血管化组织瓣获得满意的修复。上下颌骨的缺损也可通过血管化复合腓骨瓣、髂骨瓣得以重建,在重建的颌骨上,植入种植体进行义齿修复,可以达到既恢复咀嚼功能,又恢复面形,即真正意义上的颌骨功能性重建,明显提高患者的生活质量。

3. 口腔癌的综合序列治疗　对于较晚期的口腔癌,多数主张综合治疗。综合治疗应强调合理有序,而不是多种治疗方法的简单叠加或拼凑。包括手术为主、放疗为主或化疗为主的综合序列治疗方案,其中以手术为主的综合序列治疗最为常用,通常包括术前化疗、手术治疗和术后放疗。术前诱导化疗的主要作用是缩小肿瘤体积,减小手术切除范围,减轻功能损伤或使原本不能切除的巨大肿瘤有可能得以切除。术后放疗的目的是降低术后局部复发率,一般在手术结束后6周内给予60Gy的放疗剂量。

【预防】

1. 一般预防　为病因学预防,消除或减少可能致癌的因素,防止恶性肿瘤的发生,包括改变生活方式,如戒除烟酒,健康饮食。清除口腔内的不良刺激物,如残根、残冠、不良义齿和锐利的牙齿边缘。及时处理白斑、红斑、皲裂、老年角化病、乳头状瘤等癌前病变。

2. 二级预防　指恶性肿瘤一旦发生,如何在其早期阶段发现,予以及时治疗,即早发现、早诊断、早治疗。口腔部位表浅、暴露,相对于其他部位,口腔癌易于早期发现。定期进行口腔检查,配合行之有效的早期癌筛查手段,可提高早期诊断率。

【预后】

近20多年来,随着功能性外科的广泛开展,口腔癌患者术后生存质量明显提高。然而,患者的5

年生存率仍然徘徊在60%，其重要原因是相当多的患者确诊和治疗时处于中晚期，失去了治疗的最佳时期。

二、牙源性囊肿和肿瘤

在牙齿的发育过程中，可有一些发育异常的上皮组织如牙板及其剩余遗留在颌骨组织内，逐渐发育成囊肿或肿瘤。根尖感染的肉芽肿等组织也可继发成根尖囊肿。这些牙源性囊肿和肿瘤成为口腔颌面部肿瘤的重要组成部分，在诊断和处理上均有其特点。

牙源性囊肿和肿瘤的种类颇多，组织学类型较为复杂，其中最为常见的是根端囊肿、牙源性角化囊性瘤及成釉细胞瘤。

（一）根端囊肿

根端囊肿是最常见的颌骨囊肿，是由于根端肉芽肿性炎症刺激引起牙周膜内的上皮残余增生所致。增生的上皮团中央发生变性和液化，逐渐形成囊肿。

【临床表现与诊断】

多见于成年人，20~29岁的病例居多，上前牙和下磨牙为好发部位。患部可见末期龋、残根或牙冠已变色的死髓牙。囊肿呈膨胀性生长，长到一定程度时唇颊侧骨壁变薄，触诊有乒乓球样感或羊皮纸样感，面颊部可有程度不等的变形。囊肿较大时常波及邻近器官，如上颌囊肿突入上颌窦。邻近牙受压，发生移位或松动。

诊断的主要依据是病变部有病灶牙存在，X线片显示根尖区圆形或卵圆形透射区，边缘整齐，周围可呈现清晰的白色骨质反应线。病灶牙的根尖位于其中，根周牙周膜及硬骨板影消失。

【治疗】

采用囊肿刮治术。如果牙根长度的1/2有牙槽骨支持，可考虑保留患牙，但要作根管治疗及根尖切除。如为残根或牙槽骨支持很少，则需拔除患牙。

（二）牙源性角化囊性瘤

牙源性角化囊性瘤以往称牙源性角化囊肿，是最具有特色的口腔颜面部囊性病变之一。因其局部浸润性强，术后易于复发，生物学行为颇似真性肿瘤，WHO组织学分类中将其命名为“牙源性角化囊性瘤”，来源于牙板上皮剩余或Serres上皮岛。

【临床表现及诊断】

多见于青壮年，好发于下颌角部及上颌结节。临床常见的症状有：颜面部肿胀，常沿颌骨长轴扩展，因此，颌骨膨胀不如成釉细胞瘤明显。常伴有继发感染，有时可引起间隙感染，出现口内瘘或颊瘘，张口受限，拔牙处不愈合。拔牙后或切开感染的囊肿时可有皮脂样角化物流出。

囊肿可单发，也可多发，多者可达5个或6个，上下左右四个象限均可发生。多发性者如伴有皮肤基底细胞痣或癌、分叉肋、脊柱畸形、脑膜钙化等，则称为“痣样基底细胞癌综合征”。

根据病史及临床表现，局部感染及术后复发史有助于诊断。穿刺可见黄白色角化物混杂在囊液中。

X线片显示为圆形或椭圆形透亮阴影，呈单房性或多房性，沿长轴扩展，有时边缘不整齐（图35-32）。

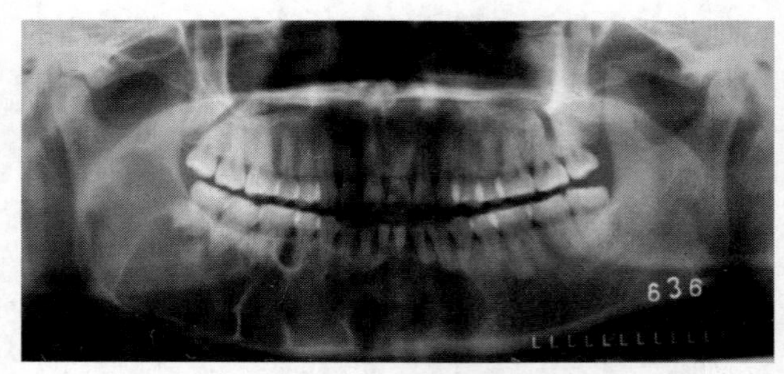

图35-32 牙源性角化囊性瘤的X线表现

【治疗】

应采用外科手术摘除，行囊肿刮治术。该肿瘤刮治术后复发率较高，与以下因素有关：①有的病人为多发，或在纤维组织囊壁内有子囊，复发可能是手术残留的子囊，也可能是新的囊肿，而不是真正的囊肿复发。②角化囊性瘤的衬里上皮薄而脆，特别是大型肿瘤，不像根端囊肿那么容易完整刮出，术后残留的衬里成为复发的根源。有时为了保存邻近的健康牙或神经，剜出不彻底而致复发。囊肿的边界呈贝壳状时，难以完整刮出，复发率高于边界光滑者。骨板穿孔进入软组织时也易复发。因此，手术刮除要求更彻底。在刮除囊壁后可用苯酚或硝酸银等腐蚀剂涂抹骨腔，或用冷冻疗法，以消灭子囊，防止复发，必要时可以在囊肿外周切除部分骨质。体积较大，有可能造成病理性骨折者，可以采用成形性囊肿切开术，即所谓“开窗术”。自口内打开囊腔后，切除部分黏膜及囊壁，将黏膜与囊壁缝合，使囊腔与口腔相通，引流自如。由于没有囊液聚集，消除了压力，囊腔可自行缩小、变浅，以后再采用手术将剩余的囊壁摘除。此法创伤小，但疗程较长。病变范围过大或多次复发的角化囊性瘤，可考虑将颌骨连同病变组织一起切除，立即植骨。

（三）成釉细胞瘤

成釉细胞瘤是颌骨中心性上皮性肿瘤，约占牙源性肿瘤的 60%，是最常见的牙源性肿瘤。可能来源于牙源性上皮或牙源性上皮剩余。

【临床表现及诊断】

本病生长缓慢，早期无任何不适，病变发展成面部不对称时，才引起注意。病期数周至数十年不等。病变在下颌骨多向唇颊侧发展，造成面部畸形。触诊肿物表面光滑，体积较大时因骨质变薄而有乒乓球样或羊皮纸样感。表面黏膜光滑，牙齿常被压迫移位、松动或脱落。瘤体可巨大，但很少产生神经压迫症状以及吞咽、语言或呼吸功能障碍，极少数病例可发生病理性骨折。

X 线片上常表现为多房性囊性阴影，单房者较少。因其有局部侵蚀性，囊壁边缘常不整齐，呈半月形切迹，囊内的牙根尖可见截根状吸收(图 35-33)。

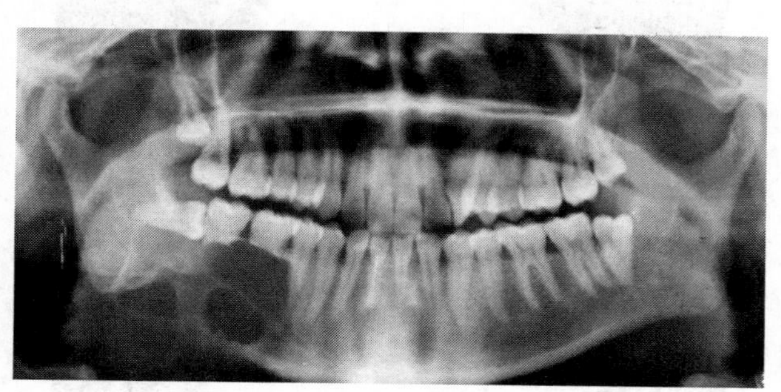

图 35-33　成釉细胞瘤的 X 线表现

【治疗】

主要为外科手术治疗，常用的手术方式如下。

1. 刮治术　将肿瘤从骨壁剥离，可保留患者面容及咀嚼功能，手术简单，适用于单囊性的病变。上颌骨范围不大的成釉细胞瘤多采取刮治术。术后应严密随访，如骨腔未见缩小，甚至扩大，或在缩小后又有扩大趋势，应考虑复发。

2. 下颌骨方块切除术　切除被肿瘤侵犯破坏的牙槽突及下颌骨体上部或升支前缘，保留下颌骨体下部及升支后缘，下颌骨的完整性得以保留。适用于病变范围不大、下颌骨下缘及升支后缘骨质未受侵蚀的病例。

3. 截骨植骨术　多房性、体积巨大以及复发性的下颌骨成釉细胞瘤，一般需做长度不等的下颌骨切除术，同期进行植骨术。缺损较短者，可选用髂骨移植，缺损较长者多采用腓骨瓣修复，有条件时宜采用血管化骨瓣修复。

4. 部分或全上颌骨切除　适用于范围较大的多囊性上颌骨成釉细胞瘤。

随着显微外科和种植技术的进步和发展，颌骨切除术后的缺损可采取功能性重建，即在移植修复的颌骨上植入种植体，进行种植修复，以恢复咀嚼功能。下颌骨体高度不足时，可采用折叠式植骨或垂直向牵引成骨以恢复下颌骨高度。

三、唾液腺肿瘤

肿瘤是唾液腺组织中最常见的疾病，其中绝大多数系上皮性肿瘤，间叶组织来源的肿瘤较少见。唾液腺上皮性肿瘤的病理类型十分复杂，不同类型的肿瘤在临床表现、影像学表现、治疗和预后等方面均不相同。

【发病情况】

唾液腺肿瘤的发病率在不同国家之间有明显差异，文献报告为(0.15~1.6)/10 万人口。国内 7 所口腔医学院校口腔病理教研室统计口腔颌面部肿瘤 69 902 例，其中唾液腺上皮性肿瘤 23 010 例，占 32.9%。

在唾液腺的不同解剖部位中，腮腺肿瘤的发生率最高，约占 80%。下颌下腺肿瘤占 10%，舌下腺肿瘤占 1%，小涎腺肿瘤占 9%。在不同部位的腺体中，良、恶性肿瘤的比例也不一样。腮腺肿瘤中，良性肿瘤占大多数(约 75%)，恶性肿瘤只占少数(约 25%)；下颌下腺肿瘤中，良恶性肿瘤的比例比较接近，分别占 55% 和 45%；舌下腺肿瘤中，恶性肿瘤的比例高达 90%，良性肿瘤只占极少数(10%)；小涎腺肿瘤中，恶性肿瘤(约占 60%)亦多于良性肿瘤(40%)。不同组织类型的肿瘤在各个部位的唾液腺中发生的相对比例也不一样。沃辛瘤(Warthin tumor)、嗜酸性腺瘤几乎仅发生于腮腺，多形性低度恶性腺癌多见于腭腺，磨牙后区腺源性肿瘤以黏液表皮样癌最为常见。舌下腺肿瘤很少见，但一旦发生，很可能是腺样囊性癌。

多发性唾液腺肿瘤时有所见，部位以腮腺为最常见，包括双侧腮腺肿瘤、同侧腮腺多灶性肿瘤，以及双侧腮腺肿瘤伴同侧腮腺多灶性肿瘤。病理类型以沃辛瘤为多。

任何年龄均可发生唾液腺肿瘤，成人唾液腺肿瘤良性多于恶性，但儿童唾液腺肿瘤恶性多于良性。有些唾液腺肿瘤有明显的性别差异，多形性腺瘤和黏液表皮样癌女性多于男性，而沃辛瘤男性明显多于女性。

【临床表现】

不同部位的唾液腺肿瘤有其共同的临床特点。良性肿瘤多为生长缓慢的无痛性肿块,常系无意中发现,活动,无粘连,无功能障碍,表面光滑或呈结节状。恶性肿瘤多有疼痛症状,生长较快,呈浸润性生长,与周围组织有粘连,甚至浸润神经组织导致神经功能障碍。但有些低度恶性肿瘤在早期也可呈良性表现,且病程较长,易与良性肿瘤相混淆。

不同部位的唾液腺肿瘤又有其各自的临床特点。腮腺肿瘤 80% 以上位于腮腺浅叶,表现为耳垂下、耳前区或腮腺后下部的肿块。良性肿瘤即使体积巨大,也不出现面瘫症状。恶性肿瘤则可出现不同程度的面瘫症状,有的以面瘫为主诉就诊,经医生检查始发现腮腺肿瘤。侵犯咬肌时常致张口受限。少数病例出现颈部淋巴结肿大。腮腺深叶肿瘤突向咽侧时,可表现为咽侧膨隆或软腭肿胀。偶有肿瘤发生于副腮腺者,表现为颊部肿块,多位于颧弓或颧突下方。

下颌下腺肿瘤表现为颌下三角区肿块,良性肿瘤除肿块外,常无任何自觉症状。恶性肿瘤侵犯舌神经时出现舌痛及舌麻木,舌下神经受累时出现舌运动受限,伸舌时歪向患侧,也可出现舌肌萎缩及舌肌震颤。肿瘤侵及下颌骨骨膜时,与下颌骨体融合一体而不能活动。侵及皮肤者,呈板样硬。部分肿瘤出现颈淋巴结肿大。

舌下腺肿瘤由于位置关系,不易为患者所察觉。部分病例无任何自觉症状,医生作常规检查时方被发现;或因舌下肿块妨碍义齿戴入时才被患者所注意。但有部分病例,患者自觉一侧舌痛或舌麻木,或舌运动受限,影响说话及吞咽。触诊检查可及舌下腺硬性肿块,有时与下颌骨舌侧骨膜相粘连而不活动,口底黏膜常完整。

小唾液腺肿瘤以腭部为最常见,一般发生于一侧硬腭后部及软腭交界区,而不发生于中线及硬腭前部,因此处不含腭腺。恶性肿瘤,特别是腺样囊性癌,可伴有疼痛或灼痛感。顺腭大神经向上累及眶下神经,除上腭麻木外,常伴患侧眶下区或上唇麻木。当肿瘤侵及翼肌时,常致张口受限。良性肿瘤对腭骨及牙槽骨产生压迫性吸收,恶性肿瘤对骨质呈侵蚀性破坏。

【诊断】

1. 临床诊断　通过详细询问病史,了解患者的年龄、病期、症状,结合患者的性别以及肿瘤的部位,并通过望诊、触诊等细致的临床检查,常可初步诊断肿瘤的性质。

2. 影像学诊断　腮腺和下颌下腺肿瘤禁忌做活检,以免发生瘤细胞种植。影像学检查有助于术前诊断。B 超对于腮腺和下颌下腺病变较实用,可以判断有无占位性病变以及肿瘤的大小,并估计大致的性质。当临床上腮腺良性肥大、腮腺炎性肿块等与腮腺肿瘤难以区分时,可首先做 B 超检查。CT 检查对肿瘤的定位十分有益,可确定肿瘤的部位以及与周围组织,包括重要血管之间的关系,特别适用于腮腺深叶肿瘤,尤其是与咽旁肿瘤难以区分者,以及范围非常广泛的肿瘤(图 35-34)。^{99m}Tc 核素显像对于沃辛瘤有很高的诊断价值,表现为肿瘤区 ^{99m}Tc 浓聚,即所谓“热结节”。磁共振显像可获得横断、矢状及冠状图像,对范围广泛的肿瘤可考虑应用。

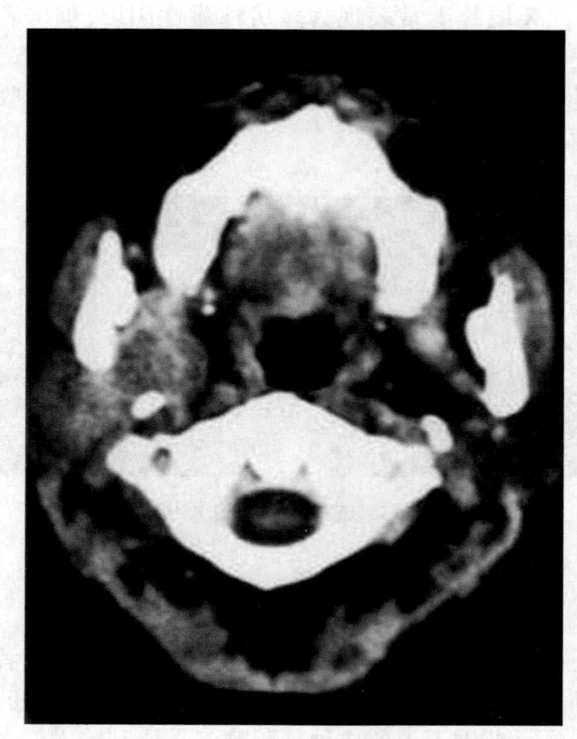

图 35-34　腮腺深叶肿瘤的 CT 表现

3. 细针吸活检　定性诊断的准确率较高,一些炎性肿块,临床上不易确定是否肿瘤,细针吸活检常可结合临床作出明确诊断,从而避免不必要的手术。细针吸活检有其局限性,因针吸组织是肿物的某一点,获取组织很少,少量组织的涂片难以概括肿瘤全貌。唾液腺肿瘤的组织学表现非常复杂,有时难以作出明确的组织学分类,而只能确定良恶性。因此,作细胞学诊断时,一定要强调经验的积累,并结合临床综合考虑。

4. 组织病理诊断及分类　唾液腺肿瘤的确切

诊断常依赖于石蜡切片诊断。肿瘤的组织学分类繁多,共有 10 类良性肿瘤,24 类恶性肿瘤。根据肿瘤的生物学行为,大致上可将唾液腺恶性肿瘤分为 3 类:①高度恶性肿瘤:包括低分化黏液表皮样癌、腺样囊性癌、涎腺导管癌、非特异性腺癌、鳞状细胞癌、肌上皮癌及未分化癌。这类肿瘤颈淋巴结或远处转移率较高,术后易于复发,患者预后较差。②低度恶性肿瘤:包括腺泡细胞癌、高分化黏液表皮样癌、多形性低度恶性腺癌、上皮 - 肌上皮癌等。这类肿瘤颈淋巴结及远处转移率较低,虽可出现术后复发,但患者预后相对较佳。③中度恶性肿瘤:包括基底细胞腺癌、乳头状囊腺癌、癌在多形性腺瘤中等,其生物学行为及患者预后介于上述两者之间。

【治疗】

唾液腺肿瘤的治疗以手术为主,即使是良性肿瘤,包膜也可不完整,采用单纯肿瘤切除即剜除术,常有复发,故手术原则应从包膜外正常组织进行,同时切除部分或整个腺体。位于腮腺后下部的沃辛瘤和浅叶的直径 2cm 以内的其他良性肿瘤,可作肿瘤及其周围 0.5~1cm 以上的部分腮腺切除术,该术式既可根治肿瘤,又可减轻面神经损伤和面部凹陷畸形,降低味觉出汗综合征的发生率,保留部分腮腺功能。腮腺浅叶体积较大的多形性腺瘤,作肿瘤及腮腺浅叶切除、面神经解剖术。位于腮腺深叶的肿瘤,需同时摘除腮腺深叶。腮腺沃辛瘤的发生与胚胎期淋巴结的发育有关,术中应将淋巴结较多的腮腺后下部以及胸锁乳突肌前缘的淋巴结一并清除。颌下腺肿瘤一般需与颌下腺一并切除,但对位于后外极的良性肿瘤也可考虑行部分颌下腺切除术以保留部分颌下腺的功能。腮腺肿瘤除高度恶性肿瘤以外,如果肿瘤与面神经无粘连,应尽可能保留面神经,并尽量减少机械性损伤。如果与面神经有轻度粘连,但尚可分离,也应尽量保留,术后加用 ^{125}I 放射性粒子组织间植入或外照射放射治疗。如果术前已有面瘫,或手术中发现面神经穿过瘤体,或为高度恶性肿瘤,应牺牲面神经,然后作面神经修复。一般来说,唾液腺恶性肿瘤的颈淋巴结转移率不高,约在 15% 左右。因此,当临床上出现肿大淋巴结,并怀疑有转移者,做治疗性颈淋巴清扫术;临床上无肿大淋巴结,即 cN_0 患者,原则上不做选择性颈淋巴清扫术。但对高度恶性肿瘤患者可以考虑选择性颈淋巴清扫术。

唾液腺恶性肿瘤对放射线不敏感,单纯放疗很难达到根治。但对某些病例,放射治疗可以明显降低术后复发率,这些病例包括:腺样囊性癌,其他高度恶性肿瘤,手术切除不彻底、有肿瘤残存者,肿瘤与面神经紧贴、分离后保留面神经者。腺上皮恶性肿瘤对 ^{125}I 放射性粒子较为敏感,对儿童唾液腺恶性肿瘤以及体积巨大的晚期复发性恶性肿瘤可以获得较好的治疗效果。

唾液腺恶性肿瘤有可能发生远处转移,特别是腺样囊性癌及唾液腺导管癌,远处转移率在 40% 左右。因此,术后还需配合化学药物治疗以预防转移,但目前尚未发现非常有效的化疗药物。

【预后】

唾液腺良性肿瘤中,腮腺沃辛瘤如能在术中清除相关淋巴结,同侧腮腺出现新的肿瘤的概率很低。多形性腺瘤的复发率在一般的医疗机构为低于 5%,在医生经验丰富的医疗机构为低于 2%。复发性多形性腺瘤的术后再发率明显增高。唾液腺恶性肿瘤的近期生存率较高,但远期生存率进行性下降,术后随访观察的时间应在 10 年以上。

(俞光岩)

第五节 口腔颌面部感染

口腔颌面部感染是微生物侵犯口腔颌面部组织,并在其中生长繁殖,机体对入侵微生物及其代谢物作出非特异性或特异性免疫应答,造成细胞、组织的形态、结构改变及功能障碍的病理现象。

口腔颌面部感染与其他部位感染具有共性,但因口腔内有牙齿存在,牙源性感染成为口腔颌面部感染的主要来源。

口腔颌面部感染因其感染来源、性质、部位不同,临床表现及治疗各不相同,其中最常见的是迟牙冠周炎及口腔颌面部间隙感染。

一、迟牙冠周炎

迟牙冠周炎是指迟牙(第三磨牙)萌出不全或阻生时,牙冠周围软组织发生的炎症。临床上以下颌迟牙冠周炎多见。

【病因】

人类在进化过程中,随着食物种类的变化,咀嚼器官发生退化,颌骨长度与牙列所需长度产生不协调,下颌第三磨牙萌出位置不足,导致不同程度的阻生,牙冠部分或全部为龈瓣覆盖,龈瓣与牙冠之间形成较深的盲袋,食物及细菌易嵌塞于盲袋内。当全身抵抗力下降,局部细菌毒力增强时,可引起冠周炎的急性发作。

【临床表现】

多见于18~30岁迟牙萌出期的青年人。常以急性炎症形式出现,初期患者自觉患侧磨牙后区胀痛不适,进食、咀嚼、吞咽、开口运动时疼痛加重。进一步发展,出现自发性跳痛或沿耳颞神经分布区放射性痛。炎症侵及咀嚼肌时引起咀嚼肌放射性痉挛而出现不同程度张口受限,甚至牙关紧闭。

患者常可伴有全身症状,包括不同程度的畏寒、发热、全身不适、食欲减退及大便秘结,白细胞总数稍有增高,中性粒细胞比例上升。

慢性迟牙冠周炎多无明显症状,仅局部有轻度压痛、不适。

口腔局部检查,多数患者可见迟牙萌出不全,迟牙周围的软组织及牙龈发红,不同程度肿胀。龈瓣边缘糜烂,触痛明显,龈袋内可挤压出脓液。炎症严重者,肿胀波及舌腭弓和咽侧壁,伴有明显的张口困难。待化脓性炎症局限后,可形成冠周脓肿,有时可自行溃破。患侧颌下淋巴结常有肿胀、压痛。

迟牙冠周炎可直接蔓延或由淋巴道扩散,引起颌周组织感染。

1. 向磨牙后区扩散,形成骨膜下脓肿,脓肿向外穿破,在咬肌前缘与颊肌后缘间的薄弱处发生皮下脓肿,穿破皮肤可形成面颊瘘。

2. 沿下颌骨外斜线向前扩散,在相当于下颌第一磨牙颊侧黏膜转折处的骨膜下形成脓肿或破溃成瘘。

3. 沿下颌支内外侧向后扩散,引起翼下颌间隙或咬肌间隙感染。亦可引起颊间隙、下颌下间隙、口底间隙、咽旁间隙感染或扁桃体周围脓肿。

【诊断】

根据病史、临床症状及检查所见可以作出诊断,用探针可触及未萌出或阻生的迟牙牙冠,X线片可显示未完全萌出或阻生牙的生长方向、位置、牙根形态及牙周情况。

合并面颊瘘或下颌第一磨牙颊侧瘘时,可误诊为第一磨牙的炎症所致,应注意鉴别。亦有将磨牙后区恶性肿瘤误诊为迟牙冠周炎者。

【治疗】

炎性期的治疗原则为消炎、镇痛、切开引流及增强全身抵抗力。当炎症转为慢性期后,应尽早拔除不可能萌出的阻生牙,以消除感染源。

1. 局部冲洗用生理盐水、1%~3%过氧化氢溶液,1∶5 000高锰酸钾溶液、0.1%氯己定(洗必泰)液反复冲洗龈袋,至流出液清亮为止,以彻底清除龈袋内食物碎屑、坏死组织及脓液,擦干局部,用探针蘸2%碘甘油或少量碘酚液导入龈袋内,每日1~3次,并用氯己定等含漱剂漱口。

2. 切开引流　如龈瓣附近形成脓肿,应及时切开,并置引流条。

3. 全身疗法　根据局部炎症及全身反应程度和有无并发症,选择抗菌药物及全身支持疗法。

4. 龈瓣切除　急性炎症消退后,有足够萌出位置且牙位正常的迟牙,可切除迟牙冠周龈瓣,以消除盲袋。

5. 阻生迟牙拆除　下颌迟牙牙位不正,无足够萌出位置;相对的上颌第三迟牙位置不正或已拔除者,为避免冠周炎复发,应尽早予以拔除。

二、口腔颌面部间隙感染

口腔颌面部间隙感染是指发生在颌骨、肌肉、筋膜、皮肤之间的疏松结缔组织的急性化脓性炎症,炎症弥散者称为蜂窝织炎,局限者称为脓肿。

根据解剖结构和临床感染出现的部位,可分为咬肌间隙、翼下颌间隙、颞下间隙、颞间隙、下颌下间隙、咽旁间隙、颊间隙及口底间隙感染等。

【病因】

口腔颌面部间隙感染均为继发性感染,多为牙源性或腺源性感染扩散所致,损伤性、医源性及血源性感染少见。常为需氧菌和厌氧菌引起的混合感染,亦可为葡萄球菌、链球菌等引起的化脓性感染或厌氧菌等引起的腐败坏死性感染。

【临床表现】

1. 发病之初常有原发病的病史,如迟牙冠周炎、急性根尖炎、牙槽脓肿、唾液腺炎等。

2. 当感染累及潜在筋膜间隙内结构时,表现为蜂窝织炎,炎症区局部组织红肿,压痛,皮肤发硬发紧。结缔组织变性坏死后,则可形成脓肿。表浅的脓肿,可在皮肤、黏膜表面见到红肿,扪之压痛、变软或波动感。但深部脓肿,常因被肌肉或筋膜所隔,扪之发硬而无波动感。

3. 化脓性炎症可局限于一个间隙内,也可波及相邻的几个间隙,形成弥漫性蜂窝织炎或脓肿,甚至沿神经、血管束扩散,引起海绵窦血栓性静脉炎、脑脓肿、败血症、纵隔障炎等严重并发症。

4. 全身症状常较明显,有发冷发热、头痛、脉搏快、恶心呕吐、全身不适、食欲减退、白细胞计数增高、血沉加快、局部淋巴结肿大等。严重而病程较长者可出现水、电解质和酸碱平衡失调。亦可出现感染性休克,表现为反应低下、脉快而弱、血压骤降、体温上升或反而下降,出现谵妄或昏迷。

【诊断】

口腔颌面部间隙感染有时发病急、进展快,可引起致命性并发症,故应及时作出诊断,采取恰当处理。

通过仔细询问病史,根据临床症状、体征,分析感染来源,运用颌面部解剖知识,再结合各项化验、影像学、穿刺等检查结果,对口腔颌面部间隙感染不难作出正确诊断。

咬肌间隙脓肿形成时,由于被强大的咬肌和筋膜所覆盖,所以扪不到波动,当有明显的可凹性水肿时,应作穿刺检查来确定诊断。

经过抗感染治疗或脓肿切开引流后,如临床症状仍无好转而肿胀继续加重时,应排除恶性肿瘤继发感染的可能。

【治疗】

口腔颌面部间隙感染的治疗包括全身治疗和局部治疗两大方面。

1. 全身治疗　包括针对局部炎症区或全身继发感染病原微生物的病因治疗以及因感染所致的高热治疗及全身代谢、水、电解质平衡紊乱的纠正和支持疗法。

(1)对症处理及支持疗法:急性期病员应适当休息,加强营养,进食易消化、富含维生素B、维生素C的食物;病情严重及进食困难者行静脉输液;有明显贫血者,可考虑多次小量新鲜血或血浆输注;定期给予丙种球蛋白、胎盘球蛋白以增加抗体,有高热者采取物理降温或给予解热药物。纠正水、电解质代谢和酸碱平衡失调。严重感染时,在应用足量有效的抗菌药物的同时,可考虑应用肾上腺皮质激素如氢化可的松或地塞米松。出现中毒性休克、病情严重者,可采用冬眠疗法降温,以减轻机体对炎症因子的过度反应。但对伴有心血管疾病、血容量不足、肺功能不全者需慎用。

(2)抗菌药物的应用:较重的深部感染和全身感染时应给予抗菌药物。药物种类最好根据细菌培养结果来确定。在无细菌培养结果时,可根据感染来源、临床表现、脓液性状和脓液涂片检查等估计病原菌的种类来选择抗菌药物,并宜选择抗菌谱较广的药物,以后按照治疗效果、病情演变及细菌培养与药敏试验结果考虑调整。对全身性感染的抗菌药物剂量宜大,疗程也较长,一般在体温下降、临床症状好转、局部病灶控制后1~2周停药,以防感染反复。

2. 局部治疗　急性炎症期应避免对炎症区的不良刺激,如口腔内及颌周间隙的炎症应减少说话、咀嚼等运动,进软食或流质饮食;面部疖、痈,切忌挤压、抓搔,以免感染扩散。并根据炎症不同阶段给予局部处理。

(1)外敷药物:脓肿形成前,可用如意金黄散、鱼石脂软膏、六合丹等外敷药,可起到消肿、止痛的作用。

(2)脓肿切开引流:已经形成脓肿或脓肿已溃破但引流不畅者,应及时切开引流或扩大引流。炎症区肿胀局限、皮肤发红、发亮、压痛明显、有波动感为脓肿形成的指征。深部脓肿穿刺抽出脓液者,应立即切开引流。对局部炎症明显、病情发展迅速而全身有中毒症状的病例,如腐败坏死性蜂窝织炎,虽无典型脓肿形成,亦宜早期切开引流,以利于炎症区毒性物质、坏死组织、气体的排出,达到减轻局部及全身症状、阻止炎症继续扩散的目的。

切开引流的切口尽量选择低于脓肿的部位,以利脓液自然引流;同时要考虑外形及美观,尽量使瘢痕位于隐蔽处。多发性脓肿,应打开脓腔间隔,以利坏死组织及脓液溢出。切开排脓后,应放置引流,深在部位的脓肿以橡皮管或硅胶管引流为好。腐败坏死性口底蜂窝织炎,因系广泛的组织凝固性坏死,根据浸润范围作广泛多个切口,并用1%~3%过氧化氢溶液冲洗脓腔,敞开创口,建立多个引流口。面部疖、痈的切开引流需十分慎重,不恰当的切开引流可致感染扩散,发生海绵窦血栓性静脉炎及败血症。只有在疖的中央皮肤出现黄色脓点,有多发性脓肿而皮肤难以穿破时,才考虑保守性切开。

(3)病灶的处理:口腔颌面部感染绝大多数系牙源性感染扩散而来,当急性炎症好转或脓肿切开引流术后,应进行病灶牙拔除。若张口受限,麻醉可用口外途径施行。颌周间隙感染继发的边缘性颌骨骨髓炎,采用刮治。中央性颌骨骨髓炎需行死骨切除或死骨块分离后的摘除术。

(俞光岩)

第三十六章 颈部疾病

颈部（广义）上界为下颌骨下缘、下颌角、乳突和枕外隆凸连线，下界为胸骨柄上缘、锁骨、肩峰至第7颈椎棘突的连线，以斜方肌前缘为界，前为颈部（狭义），后为项部。颈正中部为喉和气管颈段，明显的标志为甲状软骨和环状软骨。在成人，环状软骨的下缘在第6~7颈椎体水平，其下方的气管起始部甚表浅，是气管切开的适当部位。喉和气管起始部的两侧有甲状腺左、右叶。气管后方为食管颈段，两侧的气管食管沟内有喉返神经通过。

颈侧方，胸锁乳突肌的深面有颈总动脉、颈内静脉和迷走神经，动脉在内侧，静脉在外侧，神经在二者的深面。动脉、静脉和神经包裹于颈血管鞘内。颈总动脉在甲状软骨上缘的水平分为颈内动脉和颈外动脉。胸锁乳突肌后缘中段有颈丛神经的分支，该肌后缘上中1/3分界点有副神经穿出，清扫颈淋巴结或行颈淋巴结活检时应避免其损伤，损伤后能引起斜方肌瘫痪。

在胸锁乳突肌的深面外侧有前斜角肌，在其和胸锁乳突肌之间有锁骨下静脉和膈神经，后者在前斜角肌肌膜下垂直下行。在前斜角肌的深面有锁骨下动脉和臂丛。左侧，胸导管经颈血管鞘深面向前向外，进入颈内静脉和左锁骨下静脉交接处，即颈静脉角附近。右侧，右淋巴导管进入右颈内静脉和右锁骨下静脉交接处。

颈部淋巴结可分为7个区域（图36-1）：

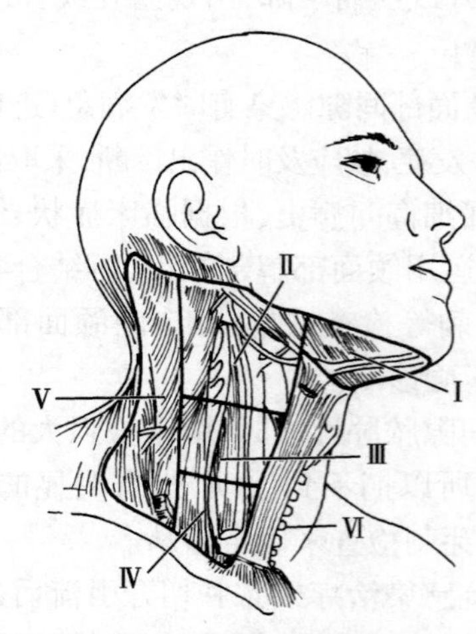

图36-1　颈部淋巴结分区

Ⅰ区：颏下、颌下淋巴结，上以下颌骨为界，下以二腹肌前腹为界；

Ⅱ区：颈上淋巴结，上以二腹肌后腹为界，下以舌骨为界；

Ⅲ区：颈中淋巴结，上自舌骨起，下至环甲膜；

Ⅳ区：颈下淋巴结，上自环甲膜水平，下至锁骨；

Ⅴ区：颈后三角淋巴结，后面以斜方肌前缘为界，前面以胸锁乳突肌后缘为界，下以锁骨为界；

Ⅵ区：颈前区淋巴结，上自舌骨，下至胸骨上窝、颈血管鞘内侧；

Ⅶ区：胸骨上窝下方淋巴结，位于上纵隔。

第一节　颈部损伤

颈部损伤（neck injuries）比四肢、腹部等损伤少见，可分为闭合性和开放性两种。

闭合性损伤多见于拳击、勒缢伤，除可引起血肿和皮下气肿外，往往有意识消失、脉搏缓慢、血压下降，同时可出现声门痉挛，后者系颈动脉窦受刺激，引起脑部反射性血液循环障碍的结果。

开放性损伤平时少见，可见于交通事故、生产事故和意外事故。战时较多见，可见于刀伤、弹伤；在弹伤中其死亡率仅次于腹部、颅脑弹伤而居第3位。诊断穿透伤时，颈阔肌和胸锁乳突肌是有用的解剖界限，未穿入颈阔肌者为浅表伤；胸锁乳突肌前方损伤可致大血管、气道及消化道损伤。胸锁乳突肌后方损伤不大可能造成上述结构损伤。分析伤情时可将颈部分成3个区域(图36-2)：Ⅰ区自胸骨凹至环状软骨，该区有大血管，且暴露困难，损伤时死亡率最高；Ⅱ区位于颈中部，从环状软骨至下颌骨角，该区损伤通常症状明显，但较易控制出血；Ⅲ区自下颌骨至颅底，该区的暴露，特别是颈动脉远端的暴露和处理会有困难。位于Ⅱ区的损伤，往往直接至手术室处理；位于Ⅰ、Ⅲ区的损伤，术前常需做动脉造影。

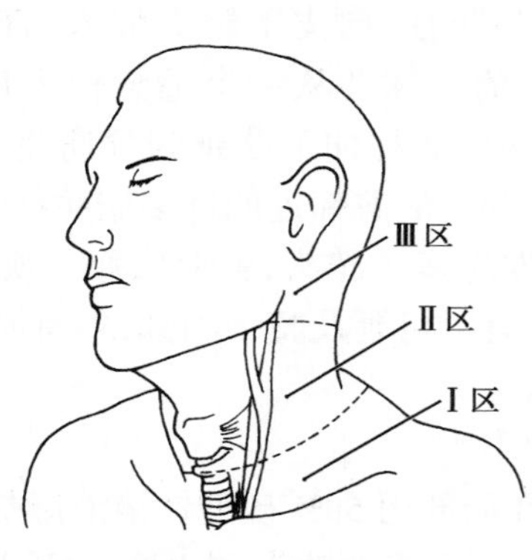

图36-2 颈部分区

颈部损伤的急救处理，首先是保持呼吸道通畅，其次是控制大出血。手术探查指征：有明显的血管、气道或消化道损伤症状者。包括有明显的出血、巨大血肿、颈动脉搏动消失、声音嘶哑、失声、皮下积气、吞咽困难以及并非头部损伤而致的神志改变等均为探查的指征。

探查方法：目标是探查颈部重要结构有无损伤，而不是探查创口本身。一侧颈部损伤，可沿胸锁乳突肌前缘作斜切口，可暴露所有颈部重要结构。伤口到达颈血管鞘或颈中线者，需追踪到伤道终端。若需作两侧探查，可作改良领形切口，两侧沿胸锁乳突肌向上延长，可充分暴露两侧颈部结构。高度怀疑气道、消化道损伤者，术中内镜检查十分有用，从内、外同时检查食管或气管，能可靠地确定有无损伤。

现将颈部器官或组织的损伤简述如下：

一、颈部动脉损伤

颈动脉损伤(carotid injury)病人可因大出血和休克而很快死亡，有时可因进行性的颈部肿胀和血肿导致气道阻塞。此外，神经症状包括Horner综合征致第九、十、十一和十二对脑神经功能障碍，引起轻度偏瘫或半身不遂，使诊断更加困难。如同时损伤颈部大静脉，则以后可形成动静脉瘘。

颈部动脉损伤中以颈总动脉损伤最为常见。紧急处理可在锁骨上方作颈总动脉缝合术或间置血管架桥术修复。颈外动脉损伤可直接予以结扎。此外，颈外动脉可作为移植物修复颈动脉分叉处的颈内动脉损伤。如局部修复有困难时，可采用大隐静脉或头静脉间置修复。术后保持适当的脑灌注，充分供氧，保证气道通畅，给予足量抗生素5~7天。

二、颈部静脉损伤

颈部大静脉损伤可引起严重出血，但主要危险是发生空气栓塞。尤其是颈根部的静脉，其壁与颈筋膜粘连，损伤后静脉腔不易塌陷，使空气进入静脉，加之病人恐惧、呼吸急促，使大量空气进入心脏，致心脏搏动停止，病人死亡。

大静脉出血的紧急处理是暂时用手指或绷带压迫。手术时应将病人的头、颈、躯干上部降低，并予以加压呼吸。一般可在静脉损伤处的上下予以结扎，不致发生严重后果。但对颈内静脉损伤仍应作静脉修补、对端吻合或血管移植。发生严重的空气栓塞时，立即试行右心室穿刺，或自颈内静脉置入导管，吸出空气，有时能挽救病人的生命。

三、胸导管损伤

发生于左锁骨上方的刺伤或手术时，可见伤口有乳白色液体溢出，24小时内可达1 000ml以上，可致病人脱水和消耗。若于损伤或手术当时发现，则应结扎胸导管的断端。

四、喉和气管损伤

喉和气管损伤(laryngo-tracheal injury)可发生呼吸困难，伤口中有空气和泡沫性血液喷出。如有血液吸入喉或气管伤口内，则发生窒息，应尽快吸出气管内的血液。闭合性喉气管损伤，通常经CT、直接喉镜及气管镜检查得出诊断。

气管损伤(tracheal injury)应予以清创及一期缝合。简单的气管撕裂伤可直接缝合，若有气管组织损失，只要不超过两个气管环，可予游离气管后直接吻合。若超过两个气管环，则需作气管造口或复杂的重建手术。喉损伤往往难以处理，因其涉及声带功能，应予仔细修复。

五、咽和食管损伤

咽和食管损伤(pharyngo-esophageal injury)时，可自伤口流出唾液和食物，有时在颈部发生皮下气肿。若能早期诊断食管损伤，通常能一期修补，应充分游离食管，仔细去除坏死组织，然后行一层或两层缝合，局部应置引流。当食管组织损失太多，不能行一期修补时，应行颈部食管造口，待创伤愈合、康复后作食管重建。如诊断延迟超过 12 小时，则需行食管转流及引流。因此在处理颈部外伤时，应强调十分仔细地排除食管损伤，有任何阳性表现时，需做手术探查。

六、颈部神经损伤

颈部损伤时，副神经、迷走神经、喉返神经、膈神经、颈交感神经节链和臂丛神经较易受损伤，也可发生于颈部探查手术时误伤神经。手术应详细记录脑神经、声带和周围神经的功能，颈部探查时，注意避免损伤迷走神经、喉返神经及下颌神经。多数神经损伤不易作一期修复，当神经断端整齐、无严重合并伤时，神经损伤可作一期修复。

(武正炎)

第二节 颈部急性化脓性感染

一、急性化脓性淋巴结炎

本病多继发于牙根或扁桃体的炎性病灶。淋巴结肿大，有疼痛和压痛，局部红肿。严重者可形成脓肿，伴有全身感染症状。

【治疗】

及时处理原发病灶。局部热敷，给予抗菌药物。脓肿形成后切开引流。

二、颈深部化脓性蜂窝织炎

本病为颈筋膜下的感染，多继发于扁桃体周围脓肿。感染在颈筋膜下沿着颈部大血管向下扩散，可引起化脓性纵隔炎和颈内静脉的化脓性血栓形成。全身感染症状明显，有寒战、高热。

【治疗】

应早期行切开引流，给予大量抗菌药物。

三、项痈

项部皮肤厚，具有由毛囊底部起始、为真皮细胞包围的脂肪柱，向皮下组织伸入，直至筋膜为止。因此，葡萄球菌从一个毛囊侵入后，只能沿阻力较弱的脂肪柱向下蔓延到颈筋膜，再沿颈筋膜向四周扩散，沿着邻近的许多脂肪柱上升，侵入毛囊群而发生多个脓头，就形成痈。项痈(nuchal carbuncle)有时可延及整个项部，伴有剧痛和全身感染症状。

【治疗】

早期在局部用 50% 硫酸镁溶液湿敷。如已有大量组织坏死和多个脓头，应即行切开引流。一般行十字或双十字形切开，长达正常皮肤边缘，深达筋膜。切开后要将皮瓣向四周分离外翻，并切除所有坏死组织，然后用 3% 过氧化氢溶液或漂白粉硼酸溶液湿敷，给予大量抗菌药物。如有糖尿病，应予以胰岛素和饮食控制。

(武正炎)

第三节 颈淋巴结结核

颈淋巴结结核(tuberculosis of cervical lymph nodes)多见于儿童和青年人，30 岁以上的比较少见。结核分枝杆菌多由口腔(龋齿)或扁桃体侵入。少数继发于肺或支气管的结核病变。

【临床表现】

病变的淋巴结常多个出现在颈的一侧或两侧，

一般位于颌下以及胸锁乳突肌的后、前缘或深面。初期,肿大的淋巴结相互分离、可移动、无疼痛。渐即发生淋巴结周围炎,淋巴结相互粘连,融合成团,与皮肤和周围组织粘连。晚期,淋巴结经干酪样变、液化而成寒性脓肿;继之破溃,形成不易愈合的窦道或溃疡,排出混有豆渣样碎屑的稀薄脓液。窦道口或溃疡面具有暗红色、潜行的皮肤边缘和苍白的肉芽组织。临床上常有不同阶段的淋巴结病变同时存在。病人多无明显的全身症状,无高热。已破溃的淋巴结容易继发感染,引起急性炎症。

颈淋巴结结核的诊断有困难时,可穿刺或切除一个或数个淋巴结做病理检查。

【治疗】

全身治疗为合理营养,给予抗结核药物。局部治疗可根据下列原则:

少数较大的、没有液化的、尚可移动的病变淋巴结,可予以手术切除,并缝合切口。这是既简单、收效又快的疗法。

对已液化的淋巴结,如果表面的皮肤尚完整,可行穿刺吸脓,吸尽脓液,注入10%链霉素溶液或5%异烟肼溶液至液化的淋巴结腔内冲洗,并留适量于脓腔内,每周两次。

如果淋巴结已溃破而形成窦道或溃疡,但没有严重的继发感染,可施行刮除术,细心地将结核病变组织全部刮除。伤口不加缝合,局部用链霉素或异烟肼溶液换药,常有良好的效果。

(武正炎)

第四节 颈部肿块

【病理分类】

临床上多见。按病理性质可分为:

1. 炎症　急性、慢性淋巴结炎,淋巴结结核,软组织化脓性感染等。

2. 肿瘤

(1)原发性肿瘤:良性的有甲状腺腺瘤、血管瘤、颈动脉体瘤等;恶性的有甲状腺癌、恶性淋巴瘤(包括非霍奇金淋巴瘤和霍奇金病)等;

(2)转移性癌:原发病灶多在口腔、鼻咽部、甲状腺、肺、纵隔、乳房、胃肠道、胰腺等处。

3. 先天性畸形　甲状腺舌管囊肿、胸腺咽管囊肿、囊状淋巴管瘤、颏下皮样囊肿等。

【诊断】

发现颈部肿块并不困难,但明确肿块的性质有时不易。要作出正确诊断需根据肿块的部位,结合病史和临床检查资料进行分析。在诊断中,要注意下列几点:

1. 病史　注意病人的年龄、肿块发生时间、发展速度和全身症状等。先天性畸形多发生在10岁以下的小儿,病程长,可多年无明显变化。恶性肿瘤病程短,常仅数周或数月,病变呈进行性发展。急性炎性肿块病程很短,常仅数日,伴有发热等全身感染症状。

2. 局部检查　注意肿块的部位、形状、大小、硬度、活动度、表面光滑度和有无压痛、搏动或震颤等。炎性肿块多有不同程度的压痛。囊肿质软,加压后体积可缩小。动脉瘤有膨胀性搏动,听诊时有与心脏收缩同时期的杂音。甲状腺肿块多可随吞咽上下移动。

3. 全身检查　颈部肿块有不少是全身疾病在颈部的表现。怀疑为转移性肿瘤时,要详细检查甲状腺、鼻咽部、口腔以及胸部、腹部;特别在锁骨上三角有硬的肿块时,应考虑是否为肺、胃肠道、胰腺或乳房恶性肿瘤的转移。颈部有多发性肿块时,应检查腋窝、腹股沟、右下腹(肠系膜)等处的淋巴结和肝、脾,以排除恶性淋巴瘤的可能。

4. 化验和X线检查　血象或骨髓象的检查对恶性淋巴瘤或慢性淋巴细胞白血病的诊断有帮助。胸部X线片可发现肺结核、肺癌、纵隔肿瘤等。需要时应行胃肠道钡餐检查。

通过病史询问、局部和全身检查,一般可作出颈部肿块的诊断。根据颈部分区(图36-3)按各区的脏器、组织考虑诊断(表36-1)。明确肿大淋巴结的性质有时有困难。虽然明确肿大淋巴结的性质常需依赖穿刺或切除一个或数个淋巴结作病理检查,但根据肿大淋巴结的不同部位和不同硬度,也可初步作出诊断。口腔和唇肿瘤可转移至Ⅰ~Ⅲ区淋巴结。舌肿瘤转移可出现跳跃式,转移至Ⅲ、Ⅳ区,而无Ⅰ、Ⅱ区转移。鼻咽部肿瘤可转移至Ⅱ~Ⅴ区淋巴结。咽下部、颈段食管和甲状腺肿瘤常侵犯气管旁淋巴结,并可扩展至上纵隔(Ⅶ区)淋巴结。

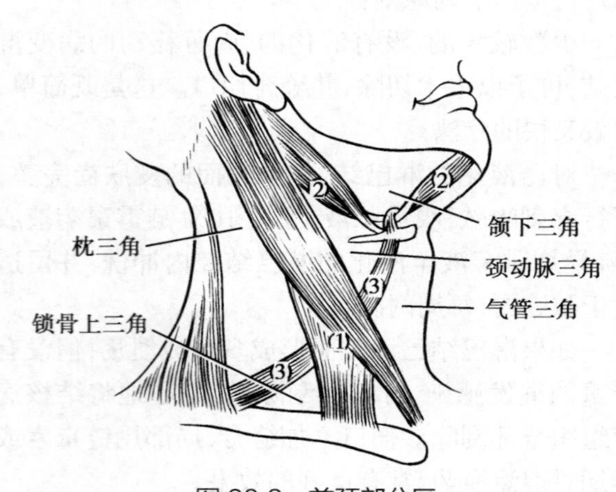

图 36-3 前颈部分区

1. 胸锁乳突肌；2. 二腹肌；3. 肩胛舌骨肌

表 36-1 颈部不同区域肿块的常见疾病

部位	常见疾病	部位	常见疾病
颌下三角	颌下腺炎、颏下皮样囊肿	枕三角	霍奇金病、纤维瘤、脂肪瘤
气管三角	甲状腺舌管囊肿、各种甲状腺疾病	锁骨上三角	转移性肿瘤
颈动脉三角	胸腺咽管囊肿、淋巴管瘤、颈动脉体瘤	腮腺区	腮腺炎、腮腺混合瘤或癌

一、颏下皮样囊肿

颏下皮样囊肿（submental dermoid cyst）是由胎生初期第一鳃裂的外胚叶组织遗留在皮下组织中而发生。囊肿多位于颈部中线，在舌骨与下颌骨之间，并与舌骨或下颌骨粘连。和其他部位的皮样囊肿一样，往往在青春期前已出现。一般有胡桃大；有时很大，可突入口腔中。囊壁组织似皮肤，具有毛囊、皮脂腺和汗腺。内容物呈粥状，常含有毛发。

鉴别诊断上易与其他先天性颈囊肿作区别。颏下皮样囊肿发生在颈部中线任何部位，且绝大多数位于舌骨上方，甲状腺舌管囊肿或胸腺咽管囊肿都位于舌骨下方。用手指压迫皮样囊肿，能较长时间留有形状的改变。

【治疗】

须将囊肿完全切除，以免复发。

二、甲状腺舌管囊肿

甲状腺舌管囊肿（thyroglossal duct cysts）是一种先天性囊肿，源于甲状舌管的残余上皮。当胎儿发育至第3周时，在原口腔底部发生甲状腺舌管，下行至颈部，其下端以后发育成甲状腺。胎儿发育至第5周时，甲状腺舌管即退化，其口腔端残留为舌根部的盲孔。如果甲状腺舌管退化不全，遂在颈部中线上形成先天性囊肿（图 36-4）。

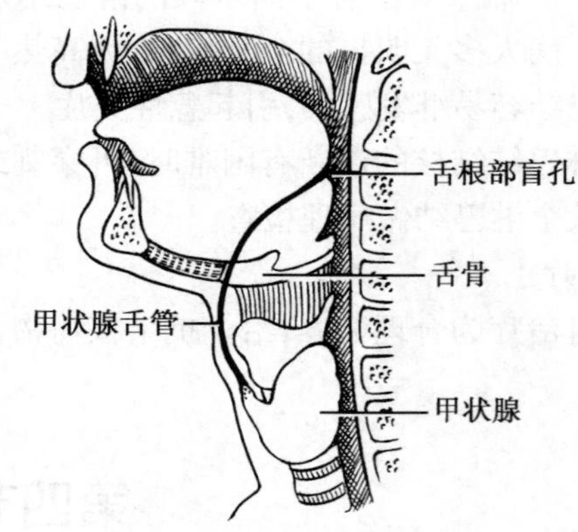

图 36-4 甲状腺舌管的解剖途径

婴儿时期，甲状腺舌管囊肿为在颈部中线，多数在舌骨下、球形、无痛性的肿物。囊肿一般不大，吞咽或伸舌时随之向上移动。在青春期，由于囊内分泌物的潴留或受感染，常自行破溃而形成瘘管。瘘管多直行向上，紧贴舌骨前后或穿过舌骨，长短不等，直达舌根部的盲孔；可用探针或注入造影剂后X线摄片以确定其长度。瘘管的分泌物似唾液，如果分泌不多，瘘口可暂愈合；分泌多时，瘘口又可自行溃破。囊肿和瘘管壁覆有柱状或鳞状上皮，常含淋巴结样组织。

【治疗】

应将囊肿或瘘管全部切除。如果瘘管在舌骨后或穿过舌骨上行，则须将舌骨中段连同切除（Sistrunk 手术），直抵舌盲孔。手术时注入亚甲蓝溶液，可指引切除瘘管的方向和范围。

三、胸腺咽管囊肿

胎儿发育至第3周时，在原始咽的两侧发生胸腺咽管，下行至颈胸部，其下部发生胸腺，其余部分渐即退化。如胸腺咽管退化不全，遂为颈侧部先天性囊肿的起源（图 36-5）。胸腺咽管囊肿（cyst of thymolpharyngeal duct）又名第二鳃裂囊肿（second branchial cleft cysts）。

婴儿时期，胸腺咽管囊肿位于颈侧部、胸锁乳突肌的前方或深面，颈部中 1/3 处，为球形、无痛的肿物。囊肿的大小不定，体积很大的可扩展至对侧，

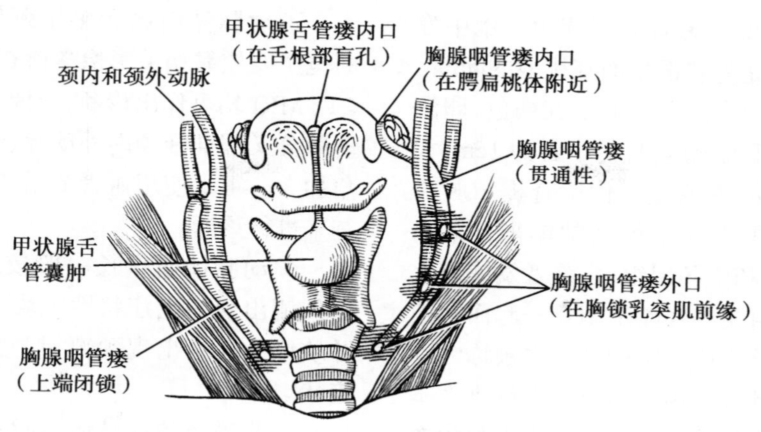

图 36-5　先天性颈囊肿和颈瘘

并阻碍呼吸或吞咽。在青春期，囊肿常自行溃破而形成瘘管。瘘管外口都位于胸锁乳突肌的前缘。瘘管靠近颈部大血管上行，长短不等；长者可经颈内和颈外动脉之间（颈总动脉分叉处），在二腹肌深面上行，开口于腭扁桃体附近。此处的瘘管内口不易发现。瘘管狭窄弯曲，不易用探针探测；瘘管造影可确定其行径和长度。瘘管的分泌物颇似唾液；如果分泌不多，瘘管外口可暂愈合，但不久又自行溃破。囊肿和瘘管壁覆有柱状或鳞状上皮，含淋巴结样组织。

【治疗】

应将囊肿或瘘管全部切除。手术时注入亚甲蓝溶液，可指引切除瘘管的方向和范围。在囊肿或瘘口部做一横切口，切开浅筋膜和颈阔肌，沿胸锁乳突肌前缘向上分离，至颈总动脉分叉处以上。沿瘘管向咽壁分离，注意勿损伤颈内外动脉、静脉及舌下、迷走神经。当分离至咽壁时，由麻醉师以右手示指伸入咽部，顶起患侧扁桃体窝，术者触及指尖后，可了解分离的深度和方向，在靠近咽壁处切断结扎瘘管，残端消毒，逐层缝合颈部组织。

四、颈部囊状淋巴管瘤

淋巴管瘤（lymphangioma）又名先天性囊状水瘤，为一种多房性囊肿。囊壁甚薄，覆有内皮细胞，内容物系透明、微黄色的淋巴。按组织学表现可分为毛细淋巴管瘤、海绵状淋巴管瘤和囊状淋巴管瘤，同一肿块也可存在三种亚型。

常见于婴儿的颈侧部，在胸锁乳突肌的外侧、锁骨上方，一般多位于皮下组织内，为柔软、有波动感、透光的肿物。其界限常不清楚，不易被压缩，亦无疼痛。筋膜下的囊状淋巴管瘤可扩展至纵隔，因而引起气管等受压现象。穿刺吸液常能确定诊断。

【治疗】

小而表浅的囊状淋巴管瘤易于切除；由于囊壁甚薄，操作要轻柔，使之全部切除，否则不但常致复发，且能引起淋巴漏和继发感染。

大的、深部的囊状淋巴管瘤，多有指状突起沿着筋膜间隙伸延至肌和大血管、神经、重要器官之间，不易达到全部切除，因此应首选注射疗法。以往局部注射硬化剂多无效果。近年报道应用一种来源于化脓性链球菌低毒力菌株的硬化剂 picibanil（OK432），配成 1KE（临床单位）/10ml 生理盐水溶液，穿刺抽出囊液后，等量注入囊腔内，一次注射量以不超过 2KE 为限，2~4 周后追加注射 1~2 次，有效率（囊瘤完全消失或显著缩小）可达 90%。picibanil 可能对淋巴管瘤内皮细胞有溶解作用，或能抑制其生长，是一种安全有效的治疗方式。若注射疗法失败，可手术切除囊肿的大部分后，用 1% 碘酊涂擦残留的囊肿内壁，以期破坏囊腔内皮细胞，然后放置引流，缝合切口，并作加压包扎。

（武正炎）

第五节　颈动脉体瘤

颈动脉体瘤（carotid body tumor）是化学感受器瘤（chemodectoma），位于颈总动脉分叉后内侧的外鞘内，发病率不高。Marchard 于 1891 年首次报道，病因不明，通常继发于慢性阻塞性肺疾病，常见于高海拔地区，约20%的患者有家族史。术中发生大出血和术后卒中是外科医生面临挑战的问题。

颈动脉体瘤血运丰富，大体上呈红褐色，卵圆形或者圆形，有薄层纤维包裹，直径小者为1cm，大者可至10cm以上。相关免疫组化检查提示肿瘤均来自神经嵴细胞，胚胎学上颈动脉体来自第三鳃弓的神经嵴外胚层和中胚层组织，前者发展成化学感受器细胞，并与自主神经嵴细胞在一起而常被称为副神经嵴细胞，该细胞引起的肿瘤也被称为副神经嵴细胞瘤，其中部分发展为富血管和纤维性基质，以支持和滋养化学感受细胞。组织学上分为血管型、实质型和混合型三种，多由上皮样细胞组成瘤细胞，丰富的毛细血管间质将其围绕成巢状。颈动脉体瘤的血运来自颈外动脉，其回流通过咽静脉和咽喉静脉。舌咽神经出颅后分为小支支配颈动脉体。血浆 CO_2 张力、血温和pH改变时影响心排血量、心率和血压。而术中机械刺激可致血压下降、心率减慢。

相关文献报道，发生颈动脉体瘤的平均年龄为55岁，男女比例为1∶1.9，右侧占57%，左侧占25%，双侧占18%。颈动脉体瘤恶性概率相对低，女性发病率高于男性。瘤体位于颈动脉三角部，即在舌骨水平、胸锁乳突肌前缘深面的颈动脉分叉部（图36-6）。表现为卵圆形的肿块，左右常可推动，上下不能推动，表面常光滑，质地中等偏软，可触及动脉搏动，多为传导性，大者可有膨胀性搏动和连续性杂音，颈动脉体瘤良、恶程度病理检查上难以界定，临床上多根据瘤体生物学行为判断，组织学表现较少运用。

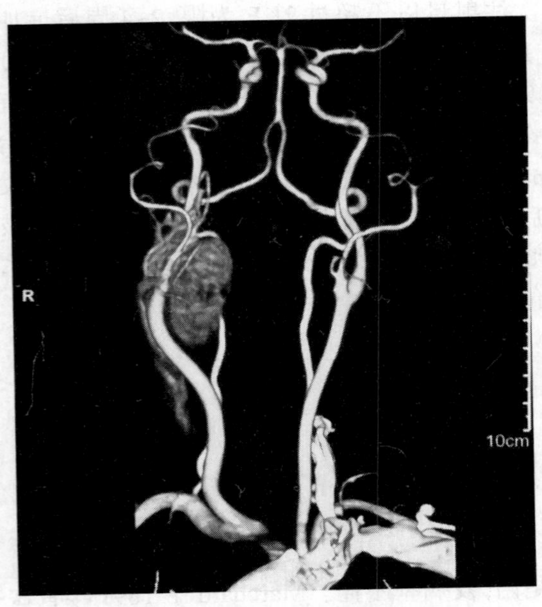

图36-6　颈动脉体瘤的CT特征

颈动脉体瘤患者多于颈部体检时发现，其诊断也主要依靠相关影像学检查。临床上使用超声、CT、MRI均可作出诊断，影像学特征为瘤体常在颈动脉分叉部推开颈内外动脉、使得颈动脉分叉的夹角加大。很少使用血管造影，穿刺活检等侵入性检查来进行诊断。

颈动脉体瘤生长一般较缓慢，主要症状为颈部外侧出现的无症状性肿块，部分伴有血管杂音，肿块增大时会出现颈部相关血管、神经、气道压迫症状。

主要需与颈动脉瘤、神经源性肿瘤、肿大的淋巴结、腮裂囊肿和鼻咽癌转移灶等鉴别。

由于颈动脉体瘤与颈动脉及其分叉部紧密粘连，瘤体长大后可致颈内动脉狭窄或闭塞，且其中约4.3%为恶性，手术治疗是颈动脉体瘤的首选治疗方式。

手术时应保持颈总动脉和颈内动脉的完整性和大脑充分的供血，术前需要详细评估瘤体与颈部血管的对应关系，以及相应的颅神经检查。

最常用的治疗方式是瘤体切除术，即将其自颈动脉分叉处加以完整切除而不损伤颈动脉系统（图36-7）。由于瘤体供血特别丰富，术中出血风险大，可考虑术前准备自体失血回输，因瘤体与迷走神经、喉上神经、交感神经和舌下神经的解剖位置紧密相关，术中操作务必仔细，约半数病人可做瘤体切除而保证颈动脉的完整无损，切除困难时，可将颈外动脉连同瘤体一同切除（图36-8A）。如果需要同时切除一段颈总动脉或颈内动脉，则有两种方法：①全身部分肝素化后，在颈总动脉和颈内动脉内置转流管，以避免在分离和切除过程中引起同侧大脑严重缺血或者脑血栓形成，切除瘤体及其累及的部分颈内动脉后，可酌情做血管补片或对端吻合（图36-8B）以及血管移植术，或者颈外动脉替代颈内动脉（图36-8C），或间置血管吻合术（图36-8D）。②在分离瘤体后，先以自体大隐静脉或者人工血管与颈总动脉做端-端吻合，其次做移植静脉与颈内动脉的对端吻合，最后完整切除瘤体。此法使颈动脉阻断时间缩短为一个吻合口的时间，约10分钟（阻断过程中可使用颅外彩色多普勒监测脑血流）。当瘤体巨大，贴近颅底时，则可在钳夹远侧瘤体、切断瘤体后，在断面上分离出颈内动脉，使之与移植血管完成吻合，再将残存的两块瘤体从容地完整切除（图36-9）。对瘤体巨大的病例，术前经颈动脉栓塞瘤体营养血管的方法可使瘤体缩小后再手术，但须注意由栓塞导致的严重并发症。

颈动脉体瘤切除术有较高的术后并发症和术后脑卒中风险，另外由于牵拉引起的颅神经麻痹也是常见并发症，但此类牵拉伤多能自行恢复，Shamblin 将与颈总、颈外和颈内动脉有关的区域分别称为第一、二、三区。我们认为在分离第二、三区，特别是当瘤体贴近颅底时，可损伤面神经下颌支、舌咽、迷走(主干和喉上分支)和舌下神经。分离第一区时可涉及迷走神经主干和交感神经。故术中除需首先考虑到大出血外，尚需注意采用防止脑缺血的措施，如采用内转流管、头部降温、全身适当降温、阻断颈动脉时的采用控制性降压以及预防上述神经的损伤。

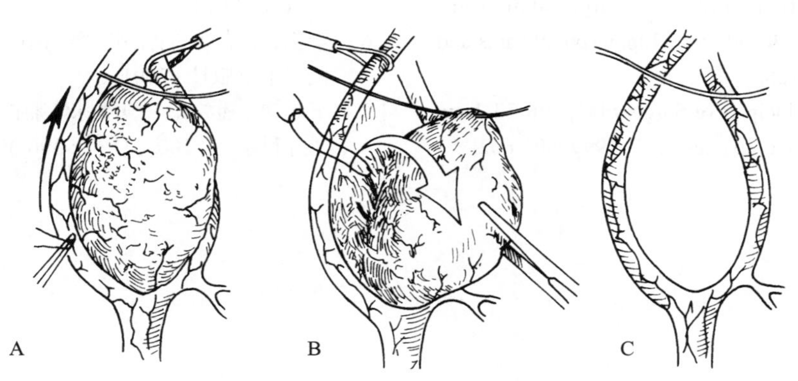

图 36-7 颈动脉体瘤切除术

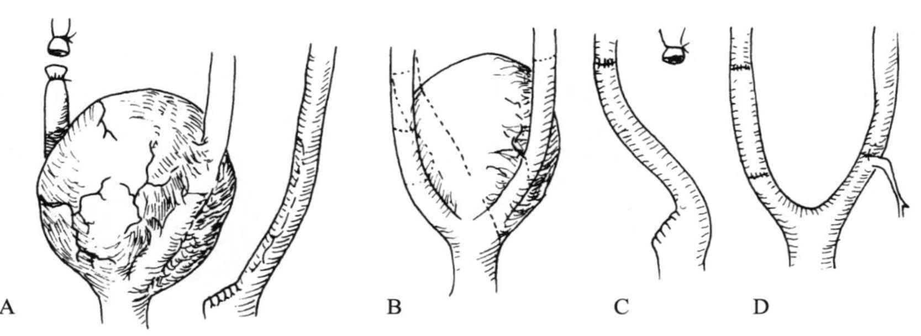

图 36-8 瘤体切除血管移植吻合术

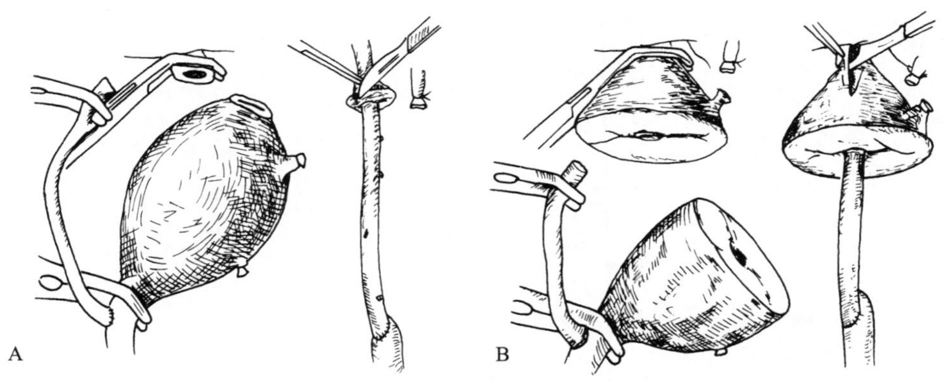

图 36-9 移植血管吻合后切除瘤体

（舒 畅 郭媛媛）

参考文献

[1] TOWNSEND C M. Sabiston Textbook of Surgery [M]. 16th Ed. Philadeiphia: WB. Saunders Company, 2002: 321-322, 533-536.

[2] CALHOUN K H. Head and Neck Surgery-Otolaryngology [M]. 3rd Ed. Philadelphia: Lippincott Willams and Wilkins, 2001: 718-728.

[3] SCHWARTZ S I. Principles of Surgery [M]. 7th Ed. New York: McGraw-Hill Companies, INC, 1999: 601-602.

[4] CRONENWETT J L, JOHNSTON K W. Rutherford's Vacular Surgury [M]. 7th Ed. London: Saunders, 2013.

[5] 王果，李振东．小儿外科手术学 [M]. 北京：人民卫生出版社，2010.

[6] 李正，王慧贞，吉士俊．实用小儿外科学 [M]. 北京：人民卫生出版社，2001.

[7] 王忠镐，潘松龄．颈动脉体瘤的外科治疗 [J]. 中国普通外科杂志，2002, 11 (7): 396-398.

第三十七章
甲状腺疾病

第一节　解剖生理概要

(一) 甲状腺的形态位置

甲状腺呈棕红色，质地柔软，成人腺体重约25~30g，为人体最大的内分泌腺。甲状腺位于颈前部，气管、食管两侧，甲状软骨下方，多呈H形，分左、右两侧叶，于气管前以峡部相连，少数人峡部缺如。甲状腺峡部位于第2~4气管软骨环，两侧叶位于喉与气管两侧，下极可至第6气管软骨环。部分甲状腺从峡部向上伸出一个细长的锥状叶，可及舌骨体处。

甲状腺被颈筋膜包被，外层为气管前筋膜的一部分，内层为甲状腺固有被膜，包裹甲状腺表面，并随血管和神经深入腺实质将腺体分为大小不等的小叶，每一小叶内有20~40个滤泡。外层被膜在甲状腺内侧面与固有膜相连，两侧形成悬韧带（Berry韧带）包绕并固定甲状腺于气管和环状软骨上，因此，吞咽时，甲状腺可随气管上下移动，临床用于鉴别肿块是否来源于甲状腺。两层被膜之间隙内有疏松结缔组织、血管及甲状旁腺（甲状腺下旁腺也可能位于外层被膜以外），为外科手术解剖路径（图37-1）。

(二) 甲状腺的毗邻

甲状旁腺位于甲状腺腺叶背侧，为内分泌腺之一，数目不定，多为4个，一般上下极处各1对。甲状旁腺腺体呈圆形或卵圆形，每个重约30~50mg；黄褐色，质软。上甲状旁腺位置较恒定，多位于甲状腺侧叶上、中部分交界处的后方，游离结扎甲状腺上动脉后支时应注意鉴别保护，以免误伤。将甲状腺上极游离并向内侧牵拉时，可见腺体包膜下方一处含有脂肪的区域，上甲状旁腺最常位于该脂肪区域；下甲状旁腺多位于侧叶下1/3的后方，也被少许脂肪组织包绕，下甲状旁腺的位置更加易变，要注意与脂肪组织鉴别。上、下甲状旁腺均由来自其外侧方向的甲状腺下动脉单枝终末动脉供血。在甲状腺手术时，贴近甲状腺包膜离断甲状腺下动脉，可避免损伤甲状旁腺血供。上甲状旁腺也可能存在来自甲状腺上动脉的分支供血（图37-2）。

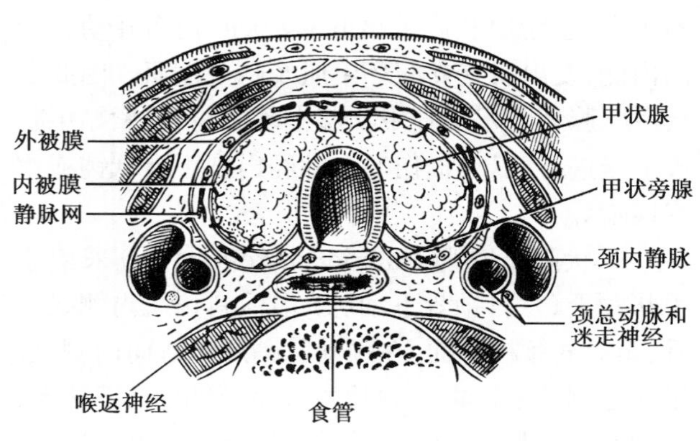

图37-1　甲状腺横切面观

甲状腺侧叶后内侧邻近喉与气管、咽与食管以及在气管食管沟间行走的喉返神经；其后外侧与颈动脉鞘（内含颈总动脉、颈内静脉和迷走神经）及颈交感干相邻。甲状腺肿大时，如向后内侧压迫喉与气管，可出现呼吸、吞咽困难或声音嘶哑；如向后外方压迫颈交感干，可出现Horner综合征，即瞳孔缩小、眼裂变窄、上睑下垂及眼球内陷等。

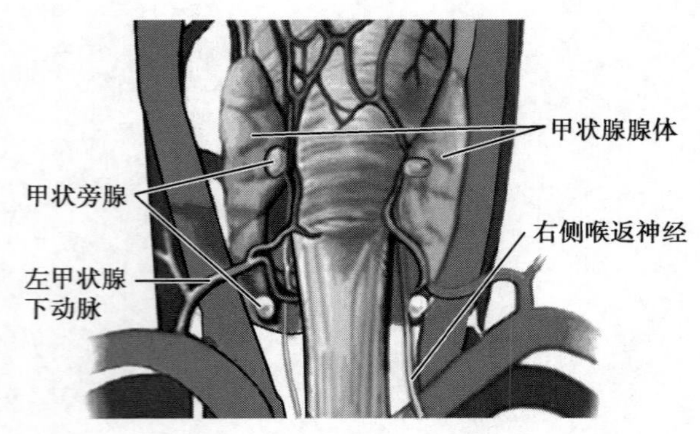

图 37-2 甲状腺背面观

(三) 甲状腺的血管、神经、淋巴系统

甲状腺的动脉主要有甲状腺上动脉和甲状腺下动脉，其间有吻合支。有时还出现不对称的甲状腺最下动脉（arteria thyroidea ima），起自主动脉弓或头臂干。

甲状腺上动脉（superior thyroid artery）是颈外动脉的第一支，与喉上神经外支伴行向前下方，至甲状腺侧叶上端附近分为前、后两支。前支沿甲状腺侧叶前缘下行，分布于侧叶前面；后支沿侧叶后缘下行。甲状腺上动脉发出喉上动脉，穿甲状舌骨膜入喉。喉上神经是迷走神经的分支，沿咽侧壁下行，于舌骨大角处分为内、外两支。内支与喉上动脉伴行穿甲状舌骨膜入喉，分布于声门裂以上的喉黏膜及会厌和舌根等处；外支伴甲状腺上动脉行向前下方，在距甲状腺上极 0.5~1.0cm 处离开动脉弯向内侧，发出肌支支配环甲肌及咽下缩肌。因此在行甲状腺切除术结扎甲状腺上动脉时，应紧贴甲状腺上极进行，以免损伤喉上神经出现声音低钝或饮水误呛等。

甲状腺下动脉（inferior thyroid artery）来源于甲状颈干（发自锁骨下动脉），沿前斜角肌内侧缘上升，至第 6 颈椎平面，在颈动脉鞘后面弯向内侧，近甲状腺侧叶下极进入侧叶的后面，发出上、下两支，分别与甲状腺上动脉吻合，分布于甲状腺、甲状旁腺、气管和食管等处。甲状腺下动脉与行走于两侧气管食管沟内的喉返神经关系密切，行甲状腺切除术结扎甲状腺下动脉时，应沿气管由甲状腺下极开始游离显露手术区域的喉返神经，以免损伤而致声音嘶哑，此神经直径约 1~3mm，白色，有光泽，一般不难鉴别（图 37-3）。

甲状腺丰富的毛细血管网汇成甲状腺的上、中、下静脉。甲状腺上静脉（superior thyroid vein）与同名动脉伴行，注入颈内静脉；甲状腺中静脉（middle thyroid vein）由甲状腺侧叶中部发出，短而粗，经颈总动脉的前方注入颈内静脉，此静脉时有缺如；甲状腺下静脉（inferior thyroid vein）数目不定，由甲状腺下缘，经气管前下行，注入无名静脉和头臂静脉（图 37-4）。

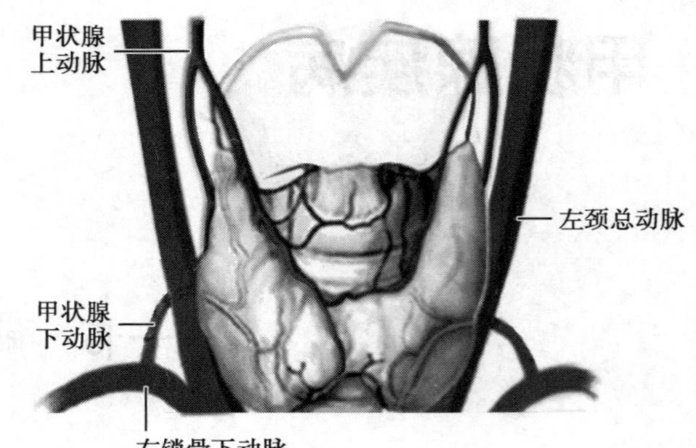

图 37-3 甲状腺的动脉

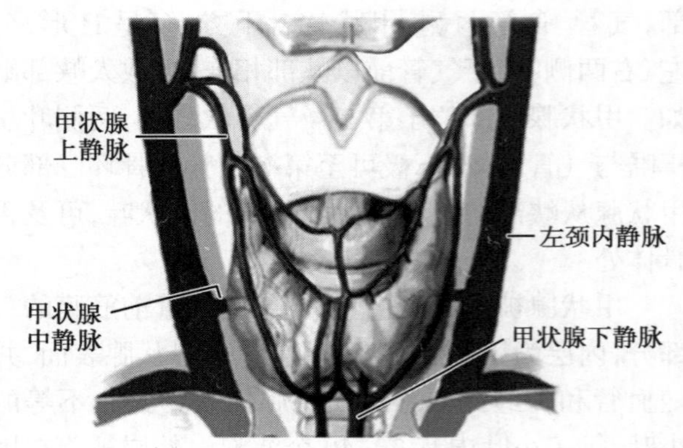

图 37-4 甲状腺的静脉

甲状腺组织有着丰富的淋巴管，行于叶间结缔组织内，常围绕着其伴行动脉，并且与腺被膜的淋巴管网交通，汇合流入沿颈内静脉排列的颈深淋巴结。气管前、甲状腺峡部上方和气管旁、喉返神经周围的淋巴结也收集来自甲状腺的淋巴液。淋巴管离开甲状腺后，最终注入胸导管和右淋巴导管。

来自颈中和颈下交感神经节的纤维，在甲状腺上、下动脉周围形成网状，到达甲状腺体内。

(四) 甲状腺的生理功能

甲状腺的主要功能是由无机碘化物合成甲状腺素。通常体内不缺乏制造甲状腺素的原料酪氨酸，碘则需从食物中获取。

甲状腺的功能状态受下丘脑 - 垂体 - 甲状腺轴的调节。腺垂体所分泌的促甲状腺激素(TSH)加速甲状腺激素的分泌并促甲状腺滤泡壁细胞摄取血液中的无机碘,加速甲状腺激素的生物合成。TSH 的分泌还受血液中甲状腺激素水平的负反馈调节,当甲状腺激素分泌过多,或给予大量甲状腺激素时,TSH 的分泌抑制;反之,在手术切除甲状腺后,TSH 的分泌增加。这种反馈作用维持了下丘脑 - 腺垂体 - 甲状腺之间生理上的动态平衡(图 37-5)。

甲状腺激素在体内有广泛的生理作用,其中最主要的是促进组织氧化及产热作用;此外,对人体的生长发育、神经系统与心血管系统的功能状态以及蛋白质、糖、脂肪、水及电解质等的代谢也起着一定的调节或促进作用。

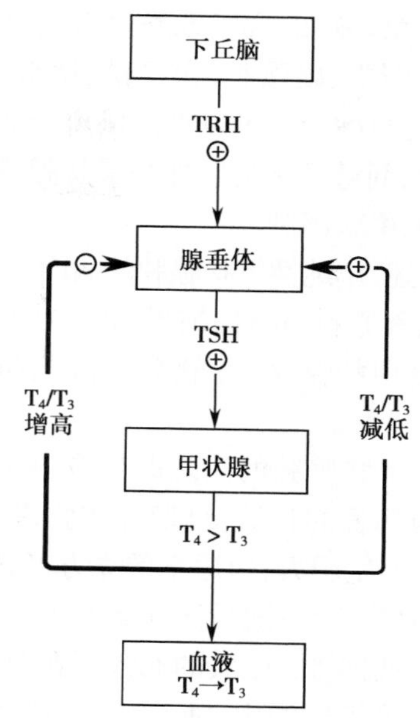

图 37-5 调节甲状腺激素分泌的反馈系统
TRH:促甲状腺激素释放激素;TSH:促甲状腺激素;
+ 表示促进;– 表示抑制

(吴亚群)

第二节 单纯性甲状腺肿

单纯性甲状腺肿(simple goiter)是由于甲状腺素合成不足或需求激增,体内甲状腺素水平降低,促使垂体过多分泌促甲状腺激素,导致甲状腺代偿性肿大,呈弥漫性或结节性改变。通常情况下,甲状腺功能正常。可呈地方性分布,常为食物或饮水中含碘不足所致;多见于离海较远的高原山区及多雨的丘陵地带,亦可散发分布。

我国古代医家称单纯性甲状腺肿为“瘿瘤”,瘿与“婴”同,是缠绕的意思,即在颈绕喉也。隋朝巢元方早已指出,瘿瘤的发生与地区的水质有关;所著的《诸病源候论》说:“诸山水黑土中,出泉流者,不可久居,常食令人作瘿病……”明代李时珍著《本草纲目》中归纳海产植物(海藻、海带、昆布等)均主治瘿瘤,这些药物都富含碘。

【病因】

碘是人体生长发育必需的微量元素之一,是合成甲状腺素的主要原料,碘缺乏或过多都可引起甲状腺功能的紊乱。碘缺乏是单纯性甲状腺肿的主要病因,当人体内碘缺乏时,为维持甲状腺的正常功能,就必须增强甲状腺的摄碘能力,通过神经体液途径刺激垂体分泌大量的促甲状腺激素,继而促进甲状腺上皮细胞增生,甲状腺呈代偿性肿大,这种肿大实际上是甲状腺功能不足的表现。另外,长期过多的碘摄入,也可致甲状腺肿的发生,称为高碘性甲状腺肿。目前我国的甲状腺肿既有缺碘性的,也有高碘性的,由于碘盐的使用,缺碘性的甲状腺肿发生率显著降低。

在青春期、妊娠期、哺乳期或应激状态,机体代谢旺盛,对甲状腺激素的生理需求量激增,致甲状腺素相对不足,长时间促甲状腺素的大量分泌,可诱发或加重甲状腺肿大。由于这种对促甲状腺激素分泌的刺激是一过性的,所以甲状腺肿大的程度不如碘缺乏引起的显著。

家族性甲状腺肿存在隐性遗传的先天性酶缺陷,如过氧化物酶、脱碘酶或蛋白水解酶的缺乏,或者甲状腺球蛋白基因外显子 10 的点突变引起的甲状腺球蛋白合成障碍;钠 - 碘同向转运体(NIS)基因突变致甲状腺不能浓聚碘,都能引起甲状腺素合成与分泌障碍,从而导致甲状腺肿大。此外,某些物质可以影响甲状腺激素合成与分泌过程,引起血中甲状腺激素减少,使甲状腺代偿性肿大。常见的致甲状腺肿食物有十字花科植物、木薯、核桃、卷心菜、黄豆、白菜、萝卜、含钙或氟过多的饮水等。某些药物如硫脲类、磺胺类、保泰松、秋水仙碱、对氨基水杨酸、过氯酸钾等可以抑制碘离子的浓集或有机化；服用大剂量碘化物可抑制甲状腺激素合成和释放，亦可致甲状腺肿。

综合上述，单纯性甲状腺肿的病因可分为三类：①甲状腺激素原料（碘）的缺乏；②甲状腺激素需要量的激增；③甲状腺激素生物合成和分泌的障碍。

【病理】

单纯性甲状腺肿的病理改变取决于原发病的严重程度与病程的长短，早期腺体弥漫性肿大，滤泡上皮细胞增生肥大，由原来的立方形转变成高柱状，间质内血管增生；随后滤泡高度扩张，充满大量胶质，上皮呈扁平状，胀大的滤泡可融合成小囊，可见小叶间纤维组织增生；随着缺碘时间的延长，过度增生或过度复原的区域逐渐扩大，融合形成不可逆的单个或多个结节，结节周围有不甚完整的纤维包膜；后期由于血液循环不良，部分结节可继发坏死、液化、变性而形成囊性变或囊肿，也可以发生纤维组织增生，形成瘢痕、钙盐沉积，甚至骨化。

【临床表现】

单纯性甲状腺肿女性发病率较男性高，一般发生在青春期、妊娠期、哺乳期，在流行地区常出现于入学儿童，越是重病区发病越早，甚至可见于新生儿。

单纯性甲状腺肿早期多无明显症状，常在体检中或被他人发现甲状腺肿大，一般无功能上的改变，甲状腺肿大程度不一，形状亦不同，有时可见肿大甲状腺呈蝴蝶状或马鞍状，双侧对称，质地均匀而柔软，肿大明显时可有颈部压迫感。

结节性甲状腺肿（nodular goiter）是指结节性、非均匀性增大的甲状腺腺体。最初可表现为腺体增大，后期可出现不对称性结节。肿块随吞咽上下移动，质地不均匀，局部无血管杂音及震颤。囊性变结节可以在咳嗽、屏气时并发囊内出血，结节在短期内增大，有时伴颈部隐痛不适。随着肿块的生长，可出现邻近组织器官的压迫症状：

(1) 气管受压：临床比较常见，症状严重程度与甲状腺大小、质地及病程相关。肿大的腺体压迫气管，使之移位或弯曲、狭窄，发生呼吸困难；在颈过伸或仰卧位时，呼吸困难加重，致病人不能平卧；长时间受压后气管软骨环软化。

(2) 食管受压：少见，巨大甲状腺肿或胸骨后甲状腺肿的病人，由于肿大的甲状腺使气管受压移位，将气管推向一侧，使气管与食管的前后平行重叠关系发生改变，压迫食管，引起吞咽梗阻感。

(3) 神经受压：多为一侧喉返神经受压，引起声带麻痹，声音嘶哑。如压迫颈部交感神经节链，同侧瞳孔变大，严重者可引起霍纳（Horner）综合征（眼球下陷、瞳孔变小、眼睑下垂）。

(4) 压迫颈深部大静脉：可导致头颈部及上肢的血液回流困难。此种情况多见于胸廓入口处较大的甲状腺肿，尤其是胸骨后甲状腺肿，致胸廓入口处狭窄，影响头、颈和上肢的静脉回流，当病人上臂举起时这种阻塞表现加重（Pemberton 征），可有头晕，甚至晕厥发生；上腔静脉受压可引起上腔静脉综合征，使单侧面部、头部或上肢水肿。

【诊断和鉴别诊断】

根据地方性流行和吞咽时肿块随喉和气管上下移动的特征，诊断并不困难。单纯性甲状腺肿早期可以没有症状，后期出现邻近器官组织受压迫症状；位于甲状腺峡部的结节可误诊为甲状舌骨囊肿；胸骨后或胸内甲状腺肿须与纵隔肿瘤鉴别。结节性甲状腺肿还应与甲状腺癌相鉴别。

实验室检查：单纯性甲状腺肿病人甲状腺功能在早期多属正常，缺碘性病人血浆中无机碘浓度降低；尿碘排泄量减少；T_4 降低，TSH 较正常值略高。甲状腺球蛋白抗体（TGAb）、甲状腺微粒体抗体（TMAb）测定，有助于鉴别慢性淋巴细胞性甲状腺炎。

影像学检查：所有甲状腺结节都应行 B 超检查，以了解甲状腺大小、鉴别甲状腺囊肿与实质性肿瘤，并了解颈部淋巴结状况。

核素扫描主要了解甲状腺的功能状况以及异位甲状腺的定位，“热”结节的存在不能排除甲状腺癌；而“冷”结节也不能确诊为恶性病变。

颈胸部 X 线摄片有助于了解气管移位、狭窄、有无气管软化，并可发现胸内甲状腺肿。

CT 扫描不仅可以了解甲状腺肿与周围组织器官的解剖关系，还可了解病变范围。

一般将细针穿刺细胞学检查（FNA）列为甲状腺肿大和甲状腺结节的初筛检查，尤其临床怀疑恶变时。

【治疗原则】

1. 青春期或妊娠期的生理性甲状腺肿，常是甲状腺素需求量激增的结果，多呈一过性，可多食含碘丰富的食物；如实验室检查发现甲状腺功能低下，可给予小剂量的左甲状腺素（L-T_4），根据甲状腺功能情况调整用量及用药时间，以抑制腺垂体促甲状腺激素的分泌，缓解甲状腺的增生与肿大，可有良好疗效。一般不主张手术治疗。

2. 地方性甲状腺肿病人应给予碘剂治疗，补碘盐，伴甲减的病人予左甲状腺素（L-T_4）治疗。

3. 结节性甲状腺肿产生明显的压迫症状、继发甲亢、怀疑恶变应采取手术治疗。手术方式需根据不同病情、甲状腺的大小来决定。多需施行甲状腺大部切除术或全甲状腺切除术。

【手术适应证】

1. 巨大甲状腺肿压迫周围组织器官引起症状者；
2. 胸骨后甲状腺肿；
3. 怀疑恶变者；
4. 继发甲状腺功能亢进者。

（吴亚群）

第三节　甲状腺功能亢进的外科治疗

【病因与分类】

甲状腺功能亢进症（hyperthyroidism）又称甲状腺毒症，是一种临床综合征，是由多种病因导致甲状腺功能增强，分泌过量的甲状腺激素，作用于全身组织，机体对其产生生理、生化上的反应，以神经、循环及消化等系统兴奋性增高、代谢亢进为主要表现的一组疾病的总称。临床根据引起甲状腺功能亢进症的病因将甲亢分为：原发性甲亢（primary hyperthyroidism）又称毒性弥漫性甲状腺肿（diffuse toxic goiter）、Graves 病（GD）或 Basedow 病；结节性甲状腺肿伴甲亢（nodular toxic goiter）；高功能腺瘤（hyperfunction thyroid adenoma）。

虽然三者都有甲状腺激素水平增高引发的临床症状和许多相同的实验室检查结果，但其发病原因、治疗方法不尽相同。此外，还有甲状腺癌伴甲亢；甲状腺炎伴发的甲亢，包括桥本甲状腺炎（Hashimotoxicosis）、亚急性甲状腺炎；人为因素所致的甲状腺激素摄入过多或异位甲状腺分泌过多甲状腺激素也可出现甲亢症状。

在各种甲亢中，以 GD 最为常见，约占全部甲亢的 85%~90%，可发生于任何年龄，以女性为主。表现为弥漫性甲状腺肿大，呈对称性，常伴有眼球突出，又称突眼性甲状腺肿（exophthalmic goiter）；有时伴有胫前黏液水肿。本病除高代谢症群、眼征及甲状腺肿大等典型表现外，女性病人还可表现有月经周期和月经量的改变。低钾性周期性瘫痪多见于青年男性病人，原因不明。

一般认为 GD 是自身免疫性疾病，也是一个多基因疾病。感染、应激等可能激发 GD。神经精神创伤也是诱发因素。

结节性甲状腺肿伴甲亢少见，属继发性甲亢，在结节性甲状腺肿基础上发生的甲亢，大多病程较长，逐渐出现甲状腺功能亢进症状，年龄多在 40 岁以上，腺体肿大呈结节性，多不对称，无突眼和胫前黏液水肿，容易发生心肌损害。

高功能腺瘤，又称 Plummer 病、毒性腺瘤（toxic adenoma）等，少见，是继发性甲亢的特殊类型，见于腺体内单个或多个自主性高功能结节产生大量甲状腺激素，与毒性结节性甲状腺肿不同的是腺瘤以外的甲状腺组织是正常的或呈萎缩性改变，无突眼和胫前黏液水肿。

原发性甲亢的病因迄今尚未完全阐明。病因研究证明本病是在遗传基础上，因感染、精神创伤等应激因素而诱发，属于抑制性 T 淋巴细胞功能缺陷所导致的一种器官特异性自身免疫病。许多研究采用不同的测定方法，发现在 95% 的甲亢病人血液中有几种与促甲状腺激素类似的物质，都能促使动物和人甲状腺释放甲状腺激素，而其作用缓慢而持久。它们都属于 G 类的特异性免疫球蛋白（IgG），并不来自腺垂体，而来自病人的淋巴细胞。它们统称为 TSH 受体抗体（TSH-receptor antibodies，TRAb），包括两类：一类称为甲状腺刺激抗体（thyroid stimulating antibody，TSAb），或称甲状腺刺激免疫球蛋白（thyroid stimulating immunoglobulin，TSI），这些物质都能与甲状腺滤泡壁细胞膜上的促甲状腺激素受体相结合，从而激活细胞膜上的腺苷酸环化酶，引起甲状腺激素的合成和分泌增加，但不受 T_3、T_4 反馈抑制，因而使 T_3、T_4 持续增加，导致甲状腺功能亢进。未治的原发性甲亢病人 TSAb 阳性率达 95% 以上。另一类称为甲状腺刺激阻断抗体（TSH-binding antibody，TSBAb），或称 TSH 结合抑制免疫球蛋白（TSH-binding inhibitor immunoglobulin，TBII），能抑制 TSH 与其受体结合，阻断 TSH 的作用，从而使甲状腺功能下降。这两类 TRAb 活性和比率的失调情况下，导致甲状腺的功能亢进。因此，原发性甲亢是一种自身免疫性疾病;产生此种自身抗体的抗原(属 HLA DR3 抗原),就是甲状腺滤泡壁细胞膜上的促甲状腺激素受体。

至于继发性甲亢和高功能腺瘤的发病原因,也未完全明确。病人血液中 TSH 受体、抗体等的浓度不高。其发病机制是结节内的滤泡群不受促甲状腺激素的调节,自主分泌大量 T_3/T_4 激素,导致机体出现甲亢表现,与此同时,腺垂体分泌促甲状腺激素受到抑制,反而导致结节周围的甲状腺组织功能被抑制而呈萎缩状态。

【病理】

GD 病病人的基本病理改变表现为甲状腺实质肥大和增殖,以滤泡增生为主要特征,滤泡壁细胞呈高柱状,并向滤泡腔内形成乳头状突起。滤泡间质有淋巴细胞浸润和淋巴滤泡形成或出现淋巴组织生发中心,反映该病免疫学方面的改变。经碘治疗后,滤泡上皮增生受到限制,上皮呈低立方或扁平状。毒性结节性甲状腺肿的组织并非都呈增生现象,只是部分增生。

【临床表现】

GD 多见于女性,男女之比为 1∶4~1∶6 左右,各年龄组均可发病,原发性甲亢发病年龄多在 20~40 岁;继发性甲亢和高功能腺瘤的病人,年龄较高,多在 40 岁以上。起病一般缓慢,精神刺激、妊娠等因素可诱发或加重甲亢。不同病人的临床表现、病情轻重有较大的差异。典型病人的症状、体征包括高代谢综合征、甲状腺肿大、突眼。老年和小儿病人表现常不典型,老年病人心血管症状及肌病症状较明显,儿童甲亢表现为生长及骨骼成熟增快。部分病人只有高代谢症状,其他症状不明显。

1. 甲状腺　原发性甲亢病人的甲状腺多呈弥漫性、对称性肿大,肿大的程度与甲亢症状轻重无明显关系,一般不引起压迫症状。随吞咽动作上下移动,质软,在甲状腺两叶上下极外侧可扪及震颤或听诊时有血管杂音。结节性甲状腺肿的病人两叶腺体不对称或呈结节状肿大,质地可以中等硬度,也可以坚硬不平。极少数甲状腺位于胸骨后前纵隔内,需用放射性核素或 CT 检查确定。

2. 自主神经系统　原发性甲亢病人多有交感神经兴奋,表现为紧张多虑、多言多语、失眠、焦躁易怒,思想不集中,记忆力减退,重者有幻觉、多疑,多见于年轻女性病人。老年病人可表现为寡言、抑郁、神情淡漠伴焦虑,更有部分病人以精神症状为首发,可有手、眼睑和(或)舌震颤,腱反射亢进。大多病人怕热,易出汗,皮肤温暖潮湿,疲乏无力,体重减轻,低热等。

3. 眼征　GD 病病人多有单侧或双侧眼球突出,其发生的确切机制不明,可能与自身免疫有关。

4. 心血管系统　由于甲状腺激素分泌过多,交感神经过度兴奋,心肌收缩有力,病人可有心悸、胸闷、气促,脉压增大,窦性心动过速,严重者可发生心律失常或甲亢性心脏病,心律失常以期前收缩、心房纤颤较常见。

5. 甲亢肌病　甲亢伴发肌肉病变有时为甲亢的首发症状,易致误诊。可表现为周期性瘫痪、眼肌麻痹及重症肌无力等。急性发病者起病迅速,表现为肢体无力,吞咽困难,严重者出现呼吸困难,甚至呼吸衰竭。慢性肌病起病较缓,表现为进行性肌无力及肌萎缩。男性明显多于女性。肌病的严重程度多与甲亢的严重程度成正比,随着甲亢病情的缓解,肌病可逐渐好转。甲亢合并周期性瘫痪多表现为低钾血症,心电图可见低钾改变,可能与甲状腺素的合成及释放过多有关。甲亢合并重症肌无力以眼肌、面部肌肉及吞咽肌为主时,表现为眼睑下垂、复视、眼外肌活动受限、咀嚼无力、吞咽困难、四肢无力,如呼吸肌受累可见呼吸困难。明确诊断后,给予抗甲亢药物及对症处理可很快缓解。

6. 其他症状还包括:内分泌紊乱(停经、阳痿、男子乳腺发育)、胫前黏液性水肿。

由于甲亢病人多伴有心悸、胸闷、怕热、烦躁、心率快、幻觉、抑郁等,应与神经症或精神病相鉴别。

【诊断】

典型病例诊断多无困难,早期病例或甲状腺肿大不明显,无突眼的甲亢要辅助甲状腺功能检查以明确诊断。

甲状腺功能测定对诊断有肯定价值。在诊断有困难时,可进行促甲状腺激素释放激素(TRH)兴奋试验,如果为阴性,也就是在静脉注射 TRH 后,促甲状腺激素不增高(垂体分泌受抑制),则更有诊断意义。

1. 血清总三碘甲状腺原氨酸(TT_3)、总甲状腺素(TT_4)测定:其水平的升高提示甲亢。甲亢早期往往 T_3 上升较早较快,而 T_4 上升较缓,故测定 TT_3 较 TT_4 更为敏感。

2. 血清游离甲状腺原氨酸(FT_3)、游离甲状腺激素(FT_4)测定:由于 FT_3、FT_4 不受甲状腺结合蛋白(TBG)的影响,更能真实反映甲状腺功能状态,其诊断价值优于 TT_3、TT_4。

3. 甲亢病人由于甲状腺激素分泌过多,反馈抑制 TSH 的分泌。故 TSH 值明显降低。高敏感测定技术能更早的发现甲亢，当超敏检测 TSH（uTSH）<0.5mU/L 提示甲亢，TSH 水平的降低为诊断的金标准。如甲亢病人 FT_3、FT_4 增高，但 TSH 正常或升高，应考虑自主的 TSH 分泌增加，多见于 TSH 垂体瘤。

4. 基础代谢　GD 病人基础代谢率增高明显，其程度与临床症状的严重程度平行，按基础代谢率的不同可将甲亢分成轻、中、重三度，增高 20%~30% 为轻度甲亢；30%~60% 为中度；60% 以上为重度。基础代谢率在清晨、空腹、安静卧床状态下测定，常用公式：基础代谢率（%）=（脉率 + 脉压）-111。因基础代谢率受诸多因素影响，不作为常规诊断依据，可于术前作为手术风险评估依据之一。

5. 甲状腺摄碘率的测定　现较少运用。正常甲状腺具有选择性摄取和浓聚碘的功能，且摄取碘的速度和数量与甲状腺功能状态相关。正常状态下，甲状腺摄 ^{131}I 率随时间的延长而逐渐升高，24 小时达高峰。

①各次摄 ^{131}I 率高于正常值上限；②摄 ^{131}I 率高峰前移（即最高摄 ^{131}I 率出现在 24 小时前）；③ 2 小时与 24 小时摄 ^{131}I 率之比大于 0.8 或 4 小时与 24 小时之比大于 0.85。凡符合① + ②或① + ③两项指标者提示为甲亢，其诊断甲状腺功能亢进症的符合率为 90% 以上。

6. 超声检查　彩色多普勒超声检查可见病人甲状腺弥漫或结节性肿大，血流丰富、腺体内血流速度明显加快。

甲亢的诊断还包括病因诊断，应结合临床表现、实验室检查及影像学资料明确病因，以指导治疗。需要注意的是，甲状腺的大小与甲状腺功能亢进的程度不一定成正比，并非甲状腺体积越大者甲状腺功能亢进程度越高；而且甲状腺摄取 ^{131}I 率的高低与甲状腺功能亢进的程度也不一定成正比，并非 ^{131}I 摄取率越高，甲状腺功能亢进越严重。

【治疗】

目前尚无针对病因的治疗方法，三种甲亢基本的治疗方法为抗甲亢的药物治疗、手术治疗及放射性碘治疗。最终目的都是减少甲状腺激素的水平，缓解高代谢状态。三种方法各有其特定的适应证、禁忌证和优缺点。治疗的选择取决于病人的年龄、性别、甲亢的病因、病情的轻重、有无其他并发症或伴发病等，综合医师的经验和病人的意愿，指导治疗方案制订。

1. 一般治疗　病人适当休息，给予足够热量和营养，避免进食含碘的药物；有心力衰竭者应改善心功能；精神紧张、烦躁失眠者给予镇静剂；突眼明显者应配戴眼罩或加强眼部护理。

2. 抗甲状腺药物治疗　有效率约 50%，药物治疗安全、方便，适应证广，但因其疗效较慢、疗程长，停药后容易复发、对外周血象和肝功能的影响等因素，病人依从性较差。

抗甲状腺药物的作用机制：①抑制甲状腺过氧化物酶活性，抑制碘化物形成活性碘，继而影响酪氨酸残基的碘化；②抑制酪氨酸的偶联；③抑制甲状腺内抗甲状腺抗体的产生，减轻腺体的炎症反应；④丙硫氧嘧啶（PTU）还可以通过抑制脱碘酶减少外周组织中 T_4 向 T_3 的转化。⑤抑制免疫球蛋白的生成，降低血液中长效甲状腺刺激素的水平。

常用的药物分为两大类：①硫脲类：甲硫氧嘧啶（MTU）和丙硫氧嘧啶（PTU）；②咪唑类：甲巯咪唑（赛治或甲巯咪唑，MMI）及卡比马唑（甲亢平，CMZ）。

适应证：①病情轻、甲状腺较小的原发性甲亢；②年龄在 25 岁以下的儿童或青少年；③妊娠甲亢或伴有严重的心、肝、肾等脏器功能障碍不能耐受手术者；④甲状腺次全切除术后甲亢复发者；⑤术前准备；⑥作为 ^{131}I 治疗前后的辅助治疗。

甲状腺肿大明显、胸骨后甲状腺肿或血液系统疾病者慎用上述药物，因为可以引起或加重腺体的压迫症状或白细胞减少症。

用法：治疗分为三个阶段：初治期、减量期及维持期，总疗程达 1.5~2 年左右。初治时 PTU 每日 200~450mg，甲巯咪唑或卡比马唑每日 20~40mg，分次口服。至甲亢症状缓解或 T_3、T_4、基础代谢率恢复正常时即可开始减量，每 2~4 周减量一次，然后以最小剂量维持。如果治疗中突眼恶化、白细胞显著减少或发生中毒性肝炎则药物要酌情减量或停药。

妊娠期甲亢治疗目标是尽可能的应用小剂量的抗甲亢药物保持甲状腺功能正常。此时更多选用丙硫氧嘧啶，因其与蛋白结合率高，较少通过胎盘，是妊娠期和哺乳妇女首选药物。妊娠甲状腺功能亢进症的病人应该每 4~6 周进行随访。在妊娠后期检测甲状腺刺激免疫球蛋白滴度可以预计新生儿发生甲状腺功能减退症的可能性。

停用抗甲亢药物之后，病人应在停药之后的 3~4 个月内每 4~6 周复查甲状腺功能一次。

β- 受体阻滞剂能迅速减轻心动过速、心悸，用于缓解甲亢症状或术前准备，一般不作为甲亢的长期和单独用药。普萘洛尔(propranolol)每次10~20mg,每6~8h/次,使心率控制在70~80次/min,如服药后症状改善不明显者剂量可增至40mg/次。

3. 放射性碘治疗 放射性碘治疗应用半衰期为8日的 ^{131}I。功能亢进的甲状腺能摄取70%~80%进入体内的 ^{131}I,并集中地储积在腺体内功能最亢进的部分。^{131}I 于腺体内放出β射线,破坏邻近甲状腺组织细胞,射线的有效射程为2mm,仅损伤甲状腺局部而不累及周边组织,从而减少甲状腺素的合成与分泌,同时还能减少腺体内淋巴细胞、抗甲状腺抗体的产生,达到治疗效果。因对其副作用如癌症的发生、白血病、甲状腺癌、甲状腺功能减退的顾虑而慎用于青少年及妊娠、哺乳期妇女。^{131}I 治疗的优点是:用极小的量即可达到良好的疗效。根据国内资料,78%的病例可获得完全缓解。

^{131}I 的治疗剂量应根据甲状腺大小、病情轻重、甲亢病因、病人年龄、基础代谢率等因素来综合确定。

适应证:①年龄在40岁以上的中度甲亢;②手术后甲亢复发者;③对抗甲状腺药物过敏、疗效甚微或不能耐受手术者。

禁忌证:①轻度甲亢;②妊娠、哺乳期甲亢;③年龄在20岁以下者;④甲状腺无摄碘能力者。此外,有活动Graves眼病的病人应避免或延期使用 ^{131}I 治疗。

80%以上的病人用单一剂量的 ^{131}I 治疗后,甲状腺功能亢进症可治愈。生育期妇女至少在治疗6个月以后才可以怀孕。

永久性甲状腺功能减退是 ^{131}I 治疗的主要并发症,甲状腺功能减退通常出现于治疗后的6~12个月内,但任何时间都有可能发生。因此,甲状腺功能正常的病人也必须至少每年随访一次。甲状腺素替代治疗的目标是维持游离 T_4 和TSH水平正常。

4. 外科手术治疗 见效快、疗效确切,并发症少,术后甲亢的复发率较药物治疗低,甲减的发生率较放射性碘治疗低。此外,手术还能提供组织学诊断。经充分的术前准备,多能取得满意的疗效。据统计,手术治愈率达90%~95%,复发率4%~5%,手术死亡率1%以下。对于甲状腺明显肿大的原发性甲亢和毒性结节性甲状腺肿、高功能腺瘤仍为最主要、最有效的治疗方法。对甲亢合并有心脏病者,为防止心功能的进一步损害,手术治疗更是势在必行。

甲状腺炎包括亚急性甲状腺炎、慢性淋巴细胞性甲状腺炎引发的甲亢,属继发性甲亢之列。此类甲亢通常不需手术介入,内科治疗多能奏效。手术可能引发甲状腺功能减退或其他副损伤。外科治疗多用于肿块过大,致邻近器官压迫症状或不能排除恶性变时。近年来,由于临床医师对本病认识的提高以及细针穿刺细胞学检查的广泛运用,不必要的手术介入已较少发生。

目前甲亢的主要手术方式有三种:①全甲状腺切除术;②甲状腺大部切除术(次全切除术);③一侧腺叶全切除、对侧腺叶大部切除。

早在20世纪60年代国外就有人开始用全甲状腺切除来治疗甲亢,因为可以减轻突眼,能同时切除并发的微小癌,术后血清TRAb降低或恢复正常,避免甲亢复发;术后激素替代治疗可维持正常的甲状腺功能。统计发现并发症发生率并不比甲状腺次全切除术高。

甲状腺次全切除术仍是目前国内标准手术方式,它能使90%~95%的病人获得痊愈。无论选择何种术式,均有可能出现甲状腺功能减退,且手术有一定的并发症,故应严格掌握手术适应证。

外科手术适应证:

(1)结节性毒性甲状腺肿或毒性甲状腺瘤;

(2)弥漫性毒性甲状腺肿,不能耐受药物治疗或腺体肿大明显,有压迫症状,或胸骨后甲状腺肿,尤其是TRAb水平较高者;

(3)有恶性变倾向者;

(4)药物或放射性碘剂治疗后多次复发或疗效不佳者;

(5)妊娠早中期合并甲亢,不适宜药物治疗者。

禁忌证:

(1)青少年病人;

(2)症状较轻,腺体肿大不明显者;

(3)老年病人或有严重器质性疾病不能耐受手术治疗者;

(4)恶性突眼者。

术前检查:

(1)测定每日的基础代谢率,至少3天,了解甲亢程度,选择手术时机;

(2)喉镜检查了解声带功能;

(3)颈部摄片了解气管有无移位或受压,还可了解甲状腺的下界是否延伸入胸骨后;必要时行颈部CT检查;

(4)气管软化试验了解气管有无软化变性,判定术中、术后气管塌陷的可能性;

(5)心电图或心脏超声检查,了解有无心律失常或心力衰竭。

术前准备：甲状腺功能亢进病人在基础代谢率增高的情况下手术，风险很大，而且并发症多，术前充分而完善的准备是手术成功的关键。

(1) 精神过度紧张或烦躁失眠者，应给予镇静剂和安眠药；

(2) 有心力衰竭者，应给予洋地黄制剂改善心功能；

(3) 麻醉前一般不用阿托品，可以用苯巴比妥和/或东莨菪碱或由麻醉医师酌情用药。

(4) 药物降低基础代谢率：①甲亢症状明显者，可先用抗甲状腺药物2~4个月，待甲亢症状得到基本控制后即改口服碘剂1~2周，再进行手术。②碘剂的应用：碘是治疗甲状腺疾病最早的药物，由于大剂量的碘剂抑制甲状腺球蛋白的分解，逐渐地抑制了甲状腺激素的释放，减少血液循环中甲状腺素的浓度，从而显著缓解临床症状，术后亦不会因甲状腺素突然急剧下降造成体内重要器官功能紊乱，从而避免术后发生严重并发症——甲状腺危象。自1923年Plummer提倡用碘剂做术前准备后，甲状腺功能亢进的手术死亡率由10%左右降至1%以下。此外，碘剂尚有抗促甲状腺素的作用，使甲状腺内的血流减少，腺体缩小变硬，以利于手术操作。但因碘剂仅抑制甲状腺素的分解而并不抑制其合成，停药后极易复发，且因储存于甲状腺内的甲状腺素大量释放，致临床症状反弹。因此，碘剂通常仅作为甲亢病人手术治疗前的术前准备用药，以减少术后并发症，并能显著减少术中出血，而不单独用作甲亢的治疗用药，且不能长时间使用。常用的碘制剂为卢戈液（含碘5%，碘化钾10%），每日3次，每次3滴，以后每日每次递增1滴至16滴为止，维持此量待基础代谢率降至+20%以下，体重增加，睡眠好转，脉率降至每分钟90次以下，即应进行手术。部分病人对碘剂不敏感或不耐受，可以加用抗甲状腺药物，因后者可以使甲状腺充血、肿大，所以停药后还要口服碘剂1周左右，始能手术。使用碘剂前应仔细询问有无碘过敏史。③对常规应用碘剂或合用抗甲状腺药物不能耐受或无效者，可单用普萘洛尔或与碘剂合用做术前准备。

术后继续口服β受体阻滞剂4~7日；继续口服碘剂并逐日减量，视病人甲状腺功能情况停药。

手术要点：切除腺体的范围视甲亢程度及腺体大小而定，目前对残留腺体量尚无明确定义，一般认为切除腺体的80%~90%，并同时切除峡部及锥状叶，每侧残留腺体保留6~8g（$1.06g/cm^3$）的腺体为宜。有研究者报道，甲状腺全切除术后的甲亢复发率最低，因此是治疗严重甲亢病最有效的方法。甲状腺全切除术还可以稳定眼病症状，这可能和手术去除大量刺激性抗原组织有关。

手术并发症：

(1) 甲亢术后出血、神经损伤、甲状旁腺损伤等并发症的发生及预防与其他甲状腺手术无明显差异，须特别注意的是甲状腺危象的发生。

甲状腺危象是甲状腺功能亢进症术后最严重的并发症，多发生在术后12~36小时内。病人在某些应激因素作用下，病情突然恶化，脉率快速而弱、出现高热、烦躁不安、大汗淋漓、恶心、呕吐、心房颤动、休克、谵妄、昏迷等全身代谢功能严重紊乱，并可能危及生命，如抢救不及时，死亡率极高。因此，必须避免诱因，注意先兆，早期发现，及时治疗，以最大限度地降低死亡率。

发病机制迄今尚未确定。以往认为，甲状腺危象是手术时过度挤压甲状腺组织，促使大量甲状腺激素突然进入血液中的结果。但甲亢病人服甲状腺激素后一般不引起危象；危象病人血液中甲状腺激素的水平不一定高，因此不能简单地认为甲状腺危象是单纯由于甲状腺激素在血液中过多所致。近年来认为：甲状腺危象与垂体-肾上腺皮质轴应激反应减弱有关。甲亢时肾上腺皮质激素的合成、分泌和分解代谢加速，久之使肾上腺皮质功能减退，而手术创伤的应激即诱发危象。术前做好充分准备，待甲状腺功能、基础代谢率接近正常、循环系统情况改善后始行手术；手术操作要轻柔；术中、术后可补充适量的糖皮质激素；术后继续给予碘剂，都是预防甲状腺危象的重要措施。

如临床怀疑甲状腺功能亢进症危象者，应立即开始治疗。包括提供支持措施、处理诱因以及对症的药物：①给予镇静剂；②静脉输入大量葡萄糖溶液，同时给予大量糖皮质激素；③抑制甲状腺激素从甲状腺释放，口服复方碘溶液，首剂为3~5ml，紧急时给予1~2g碘化钠加入等渗盐水中静脉滴注；④抑制甲状腺激素生物合成的药物（丙硫氧嘧啶或甲巯咪唑）；⑤给予β受体阻滞剂或抗交感神经药；⑥冰袋降温、氧气吸入，以减轻组织的缺氧。

(2) 术后恶性突眼：原发性甲亢手术后，轻度突眼一般在1年内可逐渐好转；但在少数病例，眼球突出不但不减退，竟更恶化。病人流泪，畏光，眼内灼痛；部分眼球肌由于水肿、肥厚发生运动障碍，乃引起复视。由于眼睑肿胀，不能盖住角膜，以致角膜干燥受损，发生溃疡，又由于视神经受到牵拉，逐渐引起视神经萎缩，甚至造成失明。

治疗：①保护眼睛，戴黑眼镜，用 0.5% 醋酸可的松溶液滴眼；每晚睡前用抗生素眼膏敷眼，并用胶布闭合眼睑，以避免角膜的过度暴露。②给予大量泼尼松，每日 100~120mg，分 3~4 次口服；见效后逐渐减少剂量。③口服左甲状腺素片或皮下注射奥曲肽，亦有良效。④可辅以球后或垂体的深度 X 线照射。⑤如果上述治疗均无效，可考虑施行双侧眼眶减压术。

甲亢术后复发问题：甲亢术后复发原因较复杂，有作者认为甲状腺下动脉主干未结扎、甲状腺腺体残留过多是复发的主要原因，但甲状腺下动脉主干是否结扎与术后是否复发无必然的联系，而即使按常规保留腺体、结扎甲状腺下动脉主干，复发时再手术也可见到再生的肿大腺体，因此，各种使腺体再生的因素应是甲亢术后复发的根本原因。如个体差异、内分泌因素等。甲状腺大部切除术通常保留 6~8g 甲状腺组织；而对术前甲亢症状较重者，应视情况少保留一些甲状腺腺体，以免术后复发；甲亢术后的功能低下多为一过性的，即使需要甲状腺素替代治疗，其危险性也大大小于复发再手术。

甲状腺切除术后，应该保证对病人的术后随访，手术后大约 1~2 个月评价甲状腺功能。术后甲状腺功能正常的病人也应每年随访一次，用血清 TSH 水平判断甲状腺功能是否正常。

（吴亚群）

第四节　甲状腺疾病的手术治疗

甲状腺疾病为普外科临床常见病，可分为肿瘤性、功能性、炎性等，无论其为哪一种性质，临床表现最多见的是甲状腺的结节与甲状腺的肿大。并非所有甲状腺结节都须外科干预，应避免过分放宽手术适应证，进行不必要的手术干预，造成对病人的生理、心理创伤。

因颈部解剖较复杂，甲状腺周围血管神经丰富，与口咽部、食管、气管、颈部血管等组织关系密切，恶性肿瘤易侵及包膜并向邻近组织浸润性生长，常致手术切除困难，术中可能伤及以上组织器官，甚至发生严重并发症，手术有较大的风险，手术医师术前应有充分的认识与准备，切不可认为甲状腺手术为简单的小手术而掉以轻心。各类甲状腺疾病的术前准备，围术期及术后处理各有特点，手术切除范围、手术指征各不相同。

【手术适应证】

甲状腺结节多为良性病变，包括甲状腺肿和甲状腺腺瘤。但对于所有病人均应考虑到恶性病变的可能。手术决策前应对临床资料进行仔细分析，充分评估相关风险。

甲状腺结节的手术指征：在 B 超广泛用于甲状腺检查以来，亚临床的甲状腺结节十分常见，尤其是多发的、数毫米大小的低回声或无回声结节，临床常不能触及。一般认为，对于甲状腺结节，均应充分评估，如无恶性征象，可在与病人充分沟通的情况下，定期进行临床随访观察，不需手术或药物治疗。以下情况可考虑手术治疗

1. 临床怀疑恶变者；

2. 甲状腺肿明显肿大，出现气管、食管、神经压迫症状，影响外观；

3. 内科治疗无效或不能耐受药物治疗的甲状腺功能亢进；

4. 胸骨后甲状腺肿等。

良性甲状腺疾病需手术者，手术时应尽可能保留正常腺体组织。

如术前临床、影像学、细胞学检查提示恶性病变或术中快速切片发现癌变，则按甲状腺癌处理。

【术前检查】

1. B 超　B 超是甲状腺影像学检查的首选方法。对所有临床怀疑和其他影像学检查发现的甲状腺结节均应行颈部超声检查，除甲状腺外，还应包括颈淋巴结状况。这对决定甲状腺癌手术中是否进行颈淋巴结清扫具有指导性意义。

2. 测定甲状腺功能　有甲状腺功能增高的病例须用抗甲亢药物或碘剂控制，使术前基础代谢增加少于 20% 方可进行手术。

3. 细针穿刺细胞学检查（FNA）　争取在术前了解肿块性质。准确取材的前提下，有经验的细胞病理学医师对良恶性疾病的鉴别可达到 90% 左右的诊断符合率。

4. 喉镜检查　了解声带功能。需要注意，一侧喉返神经麻痹，可以在呼吸或发声时没有明显的临床症状，但喉镜可发现喉返神经麻痹所致的声带

功能改变。

5. 心电图检查　心血管系统功能状况检查。

6. 颈、胸部X线片　了解有无气管受压；有胸骨后甲状腺肿时，应确定甲状腺肿在胸骨后的范围；肿瘤病人可行CT检查了解肿块与周围组织器官的关系及颈部淋巴结情况。

7. 气管软化试验　有严重压迫气管症状时，可在X线透视下检查气管壁有否软化：让病人闭口捏鼻，用力呼气以增加气管内压力、用力吸气以降低气管内压力。如果气管软骨环有软化，则在呼气时软化的气管段扩张，在吸气时软化的气管段缩窄。此检查能预告病人术后有无窒息的危险。

【术前准备】

一般对甲状腺良性疾病不须特殊术前准备；结节较大者，可术前留置胃管，用于术中食管的识别，避免损伤。

甲状腺切除术手术原则和主要步骤：

1. 甲状腺切除术多在气管内麻醉下进行，以保证手术中呼吸道通畅。

2. 胸骨上切迹上两横指处做领状切口（Kocher切口），切口长度视甲状腺大小而定，通常达两侧胸锁乳突前缘的切口即已满足手术要求；横断或经颈中线分开舌骨下肌群，进入甲状腺外层被膜和固有膜间的间隙，即可分离出甲状腺腺体。甲状腺手术解剖应在固有膜与外层被膜之间隙内进行，固有膜以下的解剖常因伤及腺体，术中出血，术野不清而影响操作。尤其是甲亢病人，腺体血流丰富，损伤腺体可引发难以控制的大出血，致手术困难甚至难以完成。在甲状腺癌手术时，应注意不要残留锥叶腺体。

3. 探查病变，决定手术切除范围。

4. 游离甲状腺　游离结扎上极血管，甲状腺上动脉于甲状腺上极分为前、后2支，后支接近喉上神经外侧支，结扎上动脉时应靠近上极腺体，分别结扎前后支，避免大块钳夹结扎，以免误伤喉上神经。

分别结扎、切断甲状腺中静脉和甲状腺下静脉。甲状腺中静脉管壁菲薄，结扎时动作应轻柔，避免撕脱；甲状腺下静脉从下极穿出，注入无名静脉，通常1~2支，也可能分为数支，应分别逐一结扎，注意勿使其滑脱，缩进胸腔，可能造成难以经颈部切口控制的出血或气体栓塞。

甲状腺下动脉起自锁骨下动脉甲状颈干，分支进入甲状腺叶的背面。喉返神经在腺叶背面中下1/3处与甲状腺下动脉的分支交叉，支配喉肌运动，行甲状腺全切术或中央组淋巴结清扫时应游离显露术野喉返神经，以避免损伤，尤其应注意喉返神经入喉处。甲状腺下动脉的结扎应靠近甲状腺背面腺体，这样不但可避免损伤喉返神经，且使甲状腺下动脉的分支仍与喉部、气管、咽部、食管的动脉分支相互保持着吻合，不致影响切除后甲状腺腺体残留部分和甲状旁腺的血液供应。

在甲状腺下极游离或行中央组淋巴结清扫时，应逐一结扎细小血管、淋巴管，以防淋巴漏。并注意勿损伤胸膜顶，造成气胸。

切除甲状腺后，检查手术创面无出血及明显渗血，切口两侧置通畅引流24~48小时，以便及时引流出渗血、渗液。颈部的空间小，少量的积血即可压迫气管，造成窒息。

施行甲状腺切除术时必须做到三点：①严格止血；②保护甲状旁腺；③避免损伤喉返神经。轻柔的操作和熟悉甲状腺的局部解剖，是达到良好手术效果的重要因素。

【术中注意事项】

1. 肉眼所见和甲状腺触诊颈前肿块的大小往往并非甲状腺病变的实际大小，肿瘤向后方或下方生长，在颈前触诊可能只触及肿瘤的前方或上极，而致对肿瘤的大小判断错误，因此，外科医师除应熟悉甲状腺的局部解剖外，选择恰当的影像学技术，完善术前检查，充分评估肿瘤与周围组织及邻近器官的关系，是保证手术顺利进行的重要步骤。

2. 手术要求既要注意病人的美观，也要注意两侧腺体的探查，不能一味追求小切口而遗留病灶。术中充分显露双侧甲状腺腺体，仔细探查可能存在的多发病灶。

3. 甲状腺单侧腺体内的实质性，即使临床诊断为良性病变，目前多主张行患侧腺叶全切或近全切加峡部切除术，而不宜行单纯肿块摘除术，如此可减少再次手术的风险和并发症。

4. 甲状腺再次手术　甲状腺再次手术并发症发生率明显高于初次手术，因此再次手术对甲状腺外科医师是不容忽视的问题。由于舌骨下肌群与前次手术野的粘连，解剖关系改变，常致手术进入困难，分离中可能进入残留甲状腺组织而引发出血，损伤邻近组织器官，如喉返神经、甲状旁腺、气管、食管等。为避免严重并发症的发生，应严格掌握再次手术适应证，尤其对已有一侧喉返神经麻痹、甲状旁腺功能低下的病人。

国内大部分甲状腺近期再次手术是因将甲状腺癌误诊为甲状腺良性疾病，因切除范围不够而再次手术。提高术前诊断的准确性是降低再次手术率、提高治愈率、减少并发症的关键所在。随着超声高频探头的应用,彩色B超对甲状腺肿瘤的诊断准确率显著提高,实质性肿块中出现的砂粒样钙化点常强烈提示恶性肿瘤的可能。此外,术前细针穿刺细胞学检查也是提高诊断率,减少近期再次手术最简便易行的方法,应予以提倡。结合临床体检、彩色B超、FNA等综合分析,术前鉴别诊断甲状腺的良恶性肿瘤已成为可能。

5. 胸骨后甲状腺肿　胸骨后甲状腺肿是指甲状腺肿体积约50%以上位于胸骨上缘以下或甲状腺肿下极低于胸骨上切迹下3cm或以远。甲状腺组织位于颈前两层筋膜之间,当甲状腺肿大时,在肿瘤自身的重力和胸腔内负压的双重作用下,逐渐坠入胸腔。肿块有蒂、条索或韧带与颈部甲状腺相连。在锁骨、胸骨后可达主动脉弓平面甚至以下,最常见于结节性甲状腺肿及甲状腺癌。异位甲状腺肿也可发生于胸骨后。有时肿大的甲状腺在锁骨上下呈葫芦状改变,术前可以触及颈部的肿块而忽略了与之相连的胸骨后的结节。手术中盲目提拉、强行分离肿瘤可能导致胸膜破裂,引发血气胸;也可能撕裂甲状腺下极血管,致纵隔血肿;如损伤锁骨下血管可引发不易控制的大出血甚至致命的空气栓塞。术前体检应注意能否触及肿瘤下极,如病人做吞咽运动,甲状腺抬高时仍不能触及下极,则应考虑到胸骨后甲状腺肿的可能。遇此类病人术前应行影像学检查,如颈、胸部X线检查、甲状腺B超、核素扫描等,以进一步了解肿瘤的大小、位置及与周围组织的关系,为手术方案的制订提供依据。如为囊性肿块或癌肿囊性变,术中吸出部分囊液,缩小肿块,将便于游离,减少并发症的可能;实质性肿块可用粗针粗线悬吊数针,渐次提起,直至下极游离,多数情况下经颈部切口能将肿瘤切除,而不必开胸手术。术中切忌强行牵拉分离,以免损伤锁骨下血管与胸膜。少数情况下须行正中劈开胸骨后,游离肿块并切除。如术后麻醉清醒,拔除气管导管后,病人发生胸闷、呼吸困难、口唇发绀、血氧饱和度下降等情况时,应考虑到胸膜损伤的可能,结合体检及床边X线检查,可明确诊断,及时行闭式胸腔引流。

【手术并发症的预防与处理】

1. 血管损伤　甲状腺及其周围血管丰富,甲状腺表面血管呈网状分布,甲状腺功能亢进或巨大甲状腺肿时,表面血管充盈,管壁菲薄,分离过程中极易破裂出血,常规的钳夹止血往往使破裂口扩大而难以奏效,可用纱布球或纱布块压迫出血处,综合使用缝合、能量器械等止血。此外,肿瘤沿颈动脉后方生长,可将颈动脉向前顶起,术中应当注意,避免损伤;颈前肌肉组织深面管状结构离断前应探查正常颈血管解剖部位有无颈总动脉、颈静脉的存在;如在正常部位触不到颈动脉的搏动,应警惕颈动脉因肿瘤生长而移位的可能,不可轻易将其离断,而应尽可能将其与肿瘤分离并保留;如分离确实困难,可考虑离断后血管重建。如肿瘤、肿大的颈淋巴结与血管粘连紧密或包绕血管生长,则应充分评估手术范围及根治性切除的利弊;如必须切除部分血管,则应考虑行血管重建术。如肿瘤生长时间长,血管腔在肿块的生长过程中逐渐受压,慢性缺血,虽最终导致血流中断,但因对侧大脑动脉环血供逐渐代偿,临床可无明显脑血供障碍表现;术中若须离断,两断端应妥善结扎,以防滑脱,切不可因管腔内无血流而麻痹大意。巨大肿瘤术前行颈部血管重建,有助于了解颈部血管与肿瘤的关系。术毕缝合切口前应仔细检查血管断端结扎是否牢靠;创面有无渗血。

2. 术后出血　术中止血不彻底,甲状腺动脉或较粗静脉的结扎线结脱落,以及残留腺体切面严重渗血,是造成术后出血的常见原因。一般在术后24~48小时内,病人颈部迅速肿大、紧张,呼吸困难,甚至发生窒息。因此,术后应常规地将拆线所需的无菌器械置于病床旁,必要时应及时拆除缝线,敞开切口,去除血肿,解除颈部压迫,并送入手术室止血处理。

3. 神经损伤

(1)喉上神经损伤:常被忽视。甲状腺上动脉及其伴行静脉远离甲状腺上极连同周围组织一起结扎,就有可能将喉上神经的外支结扎在内,引起环甲肌麻痹,以致病人的声带松弛、声调降低;损伤喉上神经的内支,由于喉黏膜的感觉丧失,病人失去喉部的反射性咳嗽,进食时,特别在饮水时,可引起误咽。上动脉结扎应靠近上极,前后支分别结扎离断。

(2)喉返神经损伤:喉返神经分前、后支,前支支配声带的内收肌,后支支配外展肌。前支损伤引起内收肌麻痹,声带固定于外展位;后支的损伤引起外展肌麻痹,声带内收。两侧喉返神经的损伤,可能导致声门狭窄,造成严重的呼吸困难,甚至窒息。全甲状腺切除术喉返神经损伤发生率约为3%~4%,再次手术喉返神经损伤的发生率在2.8%~20%。暂时性声音嘶哑发生率大约为10%。

喉返神经切断或结扎，将引起永久性麻痹，其发生率约为 1%。手术时最易损伤喉返神经的部位，是在甲状腺体背面，自喉返神经与甲状腺下动脉分支交叉处到甲状软骨下缘、喉返神经进入喉内的一段。喉返神经麻痹多由于术中直接的损伤，切断、结扎、挫夹、牵拉或能量器械热损伤所致。一侧喉返神经前支损伤所致的声带外展，引起声音嘶哑，渐可由健侧声带过度向患侧内收而有所代偿；两侧后支损伤所致的两侧声带内收，发生严重呼吸困难，多需行气管切开。如为术中组织游离过程中喉返神经受牵拉或术后血肿、水肿压迫所致，常能在短期内恢复；某些病人术后 2、3 天 ~1 周左右出现声音嘶哑并逐渐加重，可能是因为术中组织游离，喉返神经与周围粘连所致，声音亦多能在术后 3~6 个月间恢复正常，不须手术治疗。术中充分显露喉返神经可避免其损伤，近年来，喉返神经和喉返神经术中检测技术的推广使用，可以有效地帮助手术医生术中寻找和保护神经，减少相关并发症。

4. 甲状旁腺损伤　手术时意外切除甲状旁腺、分离时挫伤或电刀烫伤、血供受损等都可以引起甲状旁腺功能的不足，导致术后发生低钙血症，以致手足抽搐。一过性低钙血症发生率约为 5.4%~14%，1 年以上持久性低钙血症发生率约为 0.5%~2.2%。

手术后的低钙表现可发生于术后 72 小时前后，多为一过性，轻者仅有面部或手足麻木感，可伴有心前区重压感；重者发生面肌及手足抽搐，每日可发作数次，每次数分钟，甚至数小时。严重病例还伴有喉和膈肌痉挛，可引起窒息而致死亡。血钙多降至 2.0mmol/L 以下，在严重病例可降至 1.3~1.5mmol/L。大多数病人于术后 4~5 天内症状逐渐减轻，血钙恢复正常。永久性低钙血症的发生率并不高，但一旦发生，处理较为困难，严重影响病人生活质量，所以应当重视手术中甲状旁腺的识别与保护。

以下措施可减少甲状旁腺损伤，防止低钙血症的发生：

(1) 术中保留健侧甲状腺后包膜；如肿瘤侵及后包膜，须行腺叶全切除术时，应仔细辨认每一个甲状旁腺，将其从包膜上游离，尽量完整保留血供。对无法保留血供的甲状旁腺，可将其取出，切成碎片植入胸锁乳突肌内。正常甲状旁腺肉眼观常难以鉴别，术中甲状旁腺负显像技术，使淋巴结染色，可帮助与甲状旁腺鉴别。术中冷冻切片、组织洗脱液甲状旁腺激素检测等技术有助于术中确认甲状旁腺。

(2) 甲状旁腺血供的保留亦很重要，甲状旁腺的血供主要来自于甲状腺下动脉分支及其周围组织，应紧靠甲状腺腺体行精细被膜解剖，尽量保留甲状旁腺血供。合理使用超声能量器械、双极电凝等，有助于保护甲状旁腺血供。

(3) 中央组淋巴结清扫时，注意保留下甲状旁腺及其血供；必要时需仔细检查切除的中央区组织，发现意外切除的甲状旁腺，应及时行自体移植。

低钙血症的治疗：症状轻微者口服钙剂即可控制，发生手足抽搐者应静脉、口服补钙同时进行。并给予维生素 D_3 以促进钙自肠道吸收和钙在组织中蓄积，活性维生素 D 能更强地增加钙的吸收。

5. 气管损伤　甲状腺恶性肿瘤与气管固定最为常见，但多能与之剥离。当肿瘤侵犯气管时，在剥离中应尽量避免气管环状软骨的损伤，较大范围的气管环软骨缺损常需终身气管造口，病人生活质量低下，其痛苦可能尚大于带瘤生存。术前应与病人充分沟通，了解病人意图，争取其配合，制订其最能接受的手术方案。对病史较长、肿块较大、较硬的甲状腺疾病病人，应考虑到气管软化的可能性，手术后拔除麻醉套管前，一定要做好气管套管再插入的准备，以免术后麻醉清醒拔除气管套管后气管塌陷，病人窒息，危及生命。可请麻醉师将气管套管拔至声门处，观察数分钟，如病人呼吸顺畅，无嘴唇发绀，在自主呼吸无须给氧的情况下，氧饱和度 95% 以上，可将气管套管拔除，再观察 5~10 分钟，无意外情况，方可送回病房或苏醒室。

6. 食管损伤　食管位于气管后方、脊柱左前，为肌性管道，无被膜，且无纵行的肌肉组织，管壁较薄。熟悉解剖、细致操作，多能避免食管的损伤。甲状腺肿瘤可向后方生长与食管及咽侧壁粘连，游离肿瘤，尤其是左侧甲状腺肿瘤切除后，应仔细检查有无咽侧壁、梨状隐窝、食管的损伤，以免遗漏损伤，致术后咽瘘、食管瘘、纵隔感染等严重并发症。术前怀疑肿瘤向后生长或有食管压迫征，如吞咽梗阻感时，最好先行食管吞钡、食管镜或 CT 检查，了解肿块与周围组织的关系，术前置胃管，作为标志，以免损伤咽壁、食管。

7. 呼吸道梗阻、窒息　术后保持病人呼吸道通畅尤为重要，术中气管内插管、手术创伤可能致喉头水肿；术后引流不畅血肿压迫气管；气管内痰液堵塞等均可导致呼吸困难，甚至窒息，危及生命。术中轻柔操作、术后保持引流管通畅；置备床头吸引器、气管切开器械以备紧急使用。

8. 甲状腺功能减退 多因甲状腺组织切除过多所引起,也可能由于残留腺体的血液供应不足所致。临床上出现轻重不等的黏液性水肿症状,表现为皮肤和皮下组织水肿,面部尤甚,按之不留凹痕,且较干燥;毛发疏落。病人常感疲乏,性情淡漠,智力较迟钝,动作缓慢,性欲减退;此外,脉率慢、体温低、基础代谢率降低。治疗:给予 L-T_4,根据甲状腺功能检测结果调整药量。

甲状腺外科的新动向:随着时代的进步,甲状腺外科领域近年来发展了一些新的手术技术。通过更准确的术前、术中定位和一些新技术的运用,一些传统手术可采用更小的皮肤切口完成,也可选用远离颈部的切口。

腔镜辅助甲状腺微创手术(MVAT)采用 1.5~2cm 的颈部小切口,将内镜镜头置入切口内部,在自动拉钩和特殊器械的辅助下实施手术,多用于良性病变的腺叶切除术,也有用于小的 DTC 甚至甲状腺全切除术。

完全腔镜下甲状腺手术不是真正意义上的微创手术,而是一种美容手术。避开颈部切口,经胸乳、经腋窝或经口径路,持续灌注 CO_2(压力控制在 6mmHg),或采用灌注 CO_2 与悬吊牵引相结合制造操作空间,然后放置腔镜及器械,应用超声刀在颈前肌群深面操作,施行甲状腺手术。

经过适当训练后,该技术手术并发症率的发生率和传统手术方式相近。既往有颈、胸部手术史、甲状腺较大、胸骨后甲状腺肿、肿瘤过大以及伴有颈淋巴结转移者不宜考虑此手术方式。

韩国的 Kang 等施行了机器人辅助无充气下的经腋窝入路甲状腺手术。在腋窝区做一 5~6cm 切口,在胸肌前方建立皮下通道,经胸锁乳突肌的胸骨头和锁骨头之间,进入颈前带状肌深部。另在前胸部做一 1cm 切口,从上述切口置入自动拉钩和机器人进行操作。这种技术已被应用在甲状腺良、恶性疾病手术中。

甲状腺微创手术的目的是希望能将组织创伤减少到最小、达到最佳治疗效果、最利于机体功能的恢复,这些技术的适应证和安全性还须以传统甲状腺手术为参照谨慎制定。

(吴亚群)

第五节 甲状腺炎

甲状腺炎(thyroiditis)在临床上并不少见,包括一组炎症性及非炎症性疾病。病因多种多样,预后也各不相同,主要包括急性化脓性甲状腺炎、亚急性甲状腺炎、慢性淋巴细胞性甲状腺炎、硬化性甲状腺炎以及其他少见的甲状腺炎症性疾病。

临床上最常见的是慢性淋巴细胞性甲状腺炎,其次为亚急性甲状腺炎,而硬化性甲状腺炎和急性化脓性甲状腺炎极为少见。

(一) 急性化脓性甲状腺炎

急性化脓性甲状腺炎(acute suppurative thyroiditis)是甲状腺的非特异性化脓性感染,多因口腔或颈部感染直接累及甲状腺或全身感染血行播散所致。由于手术、穿刺或外伤引起的急性化脓性甲状腺炎罕见。致病菌为葡萄球菌,链球菌等。

急性化脓性甲状腺炎常急性起病,甲状腺肿大,压痛明显、可有发热、咽喉疼痛、吞咽困难等,偶有声带麻痹和区域性交感神经损害表现,绝大多数局部皮温增高,形成脓肿可有波动感。本病在儿童可反复发作。

实验室检查血白细胞计数增高或正常;甲状腺功能检查一般正常,偶有 T_3、T_4 降低;甲状腺扫描呈现局部或整个腺体实质损害;甲状腺超声、细针穿刺细胞学检查(FNAB)是诊断本病的有效手段。

对反复发作的病人应在感染控制 6~8 周后行食管钡餐检查,仔细观察有无梨状窝瘘管的存在。如发现梨状窝底部有 2~3cm 纤细管道经外侧向前下方延伸即可确诊,并针对病因治疗,以杜绝复发。

治疗:保持呼吸道通畅至关重要。脓肿可破入气管、食管、颈部蜂窝组织、纵隔等处,也可因脓肿压迫气管而致死。所以一旦发现脓肿,应立即切开引流。

急性期给予抗感染治疗,采用包括抑制厌氧菌在内的广谱抗生素或根据细菌培养结果选用敏感的抗生素。对于咽喉肿痛明显、吞咽困难者可给予雾化吸入以减轻症状。

急性期过后对证实有梨状窝瘘存在者应行瘘管切除术及部分甲状腺切除术。若钡餐未发现瘘管或瘘管非常纤细者,应随访观察,其瘘管可能会在炎症反应后自然闭合，使复发率降低。

该病对于甲状腺功能通常没有远期影响。

（二）亚急性甲状腺炎

亚急性甲状腺炎（subacute thyroiditis）又称 De Quervain 甲状腺炎，1904 年 De Quervain 首先报告，是一种自限性、非化脓性炎性疾病，其临床表现多样，病程几周或几个月，活动期后可自行缓解，但有复发倾向。

大多数学者认为本病与病毒感染或自身免疫有关，常继发于上呼吸道感染，但确切病因尚不明。表现为甲状腺结节、局部疼痛以及发热等，疼痛可波及耳、枕部，可有压痛；严重病例伴有发热。局部淋巴结一般不肿大，甲状腺压迫症状罕见

实验室检查：白细胞计数正常或稍高，血沉明显加快；甲状腺扫描显示示踪剂分布不规则及减低，腺体受累区聚碘能力弱，摄 ^{131}I 率降低或缺如，而蛋白结合碘浓度正常或升高，TSH 降低。

本病诊断一般无困难，上呼吸道感染后甲状腺肿大、疼痛和触痛，可伴有甲亢症状。FNA 如能发现特征性的上皮样异物巨细胞可以作出诊断。本病是一种自限性疾病，预后良好。多数病人在数周或数月内可自行缓解。其中约有不到 10% 的可发展成永久性的甲减，需长期甲状腺素替代治疗。

急性期的治疗主要是针对缓解疼痛改善症状。泼尼松治疗有明显疗效，能很快缓解疼痛。泼尼松每日 20~60mg，分次口服持续 2~4 周，起效后应逐步减药，以防停药反跳，全程 2 月左右。部分复发病例，继续用药仍然有效；伴有甲状腺功能低下时，同时给予甲状腺制剂。抗菌药物无效。

（三）慢性淋巴细胞性甲状腺炎

慢性淋巴细胞性甲状腺炎（chronic lymphocytic thyroiditis）由日本人桥本于 1912 年首先作了较完整的描述，故又称为桥本甲状腺炎（Hashimoto's thyroiditis），是一种较常见的自身免疫引起甲状腺细胞破坏疾病，也是成人甲状腺功能低下的主要原因。多见于中年女性，病程长，发病缓慢，病人自觉症状不多，甲状腺弥漫性肿大，不一定对称，表面光滑，质地硬而有弹性；中后期可呈结节状，质地坚硬，与周围组织无粘连；疼痛极少见。甲状腺肿大可能压迫气管、食管，致不同程度的呼吸困难、吞咽困难。颈部淋巴结常伴肿大。早期可有甲亢表现，后期约 50% 伴甲状腺功能低下。95% 以上慢性淋巴细胞性甲状腺炎病人的血清中 TPO-Ab 为阳性；50%~80% 的病人 TgAb 呈阳性。因此，测定血清中 TPO-Ab 和 TgAb 可对桥本甲状腺炎作出免疫学诊断。尤其是 TPO-Ab 对诊断桥本甲状腺炎最有价值。实验室检查常见血清中 TPO-Ab 或 TgAb 阳性或升高；表现为甲亢者 FT_3、FT_4 升高，摄 ^{131}I 率降低。

FNA 是诊断本病最主要的检查手段。经 FNA 明确诊断，可避免不必要的手术治疗。表现为核异形腺上皮细胞者应与甲状腺分化癌及甲状腺淋巴瘤相鉴别。

慢性淋巴细胞性甲状腺炎没有特异性治疗方法，多不需要治疗，可随访观察。发生甲减时，可用左甲状腺素（L-T_4），治疗宜从小剂量开始，依个体情况调整剂量。治疗期间监测 T_3、T_4、TSH，避免过量用药。少数需手术者应严格掌握适应证，手术治疗仅用于肿块压迫喉返神经致声音嘶哑、呼吸困难及怀疑伴发恶性病变者。术后需用左甲状腺素维持治疗。

（四）慢性侵袭性纤维性甲状腺炎

慢性侵袭性纤维性甲状腺炎（chronic invasive fibrous thyroiditis）1896 年 由 Riedel 首先报道，也称为 Riedel 甲状腺炎（Riedel struma）。病因不清，是一种临床上极为罕见的甲状腺疾病，以侵袭性纤维化取代正常甲状腺组织并突破被膜进入邻近组织为特征。主要临床表现为甲状腺无痛性肿块，质地坚硬如木样，也有木样甲状腺炎之称。本病可引起气管、食管、神经压迫症状，多需手术治疗。

临床常表现为甲状腺无痛性肿块，病程 2 个月 ~5 年不等。大部分病人主要由邻近器官受压迫引起诸如呼吸困难、吞咽困难、声音嘶哑等而被重视。颈部区域淋巴结不肿大。甲状腺功能通常不受影响。

本病诊断有一定困难，常被误诊为甲状腺癌（特别是甲状腺未分化癌）、甲状腺瘤、桥本甲状腺炎、亚急性甲状腺炎等，确诊需手术活检或空芯针活组织检查（CNB）。急性气管和食管梗阻需要手术缓解症状。这种少见病的外科治疗尚无共识，一般认为仅需将引起梗阻的局部腺体切除即可。手术应当由有经验的医师施行。

糖皮质激素治疗可能减轻甲状腺肿大的程度，但不能终止纤维化过程。病变导致甲状腺功能减低者，考虑给予左甲状腺素（L-T_4）替代治疗。

（吴亚群）

第六节 甲状腺癌

甲状腺癌是世界范围内发病率增长最快的恶性肿瘤。其发病率增长与超声检查技术的进步和广泛应用使得以前检查不出的早期甲状腺肿瘤得以检出有关。甲状腺癌主要见于青年人和中年人，女性病人是男性的2~4倍。依病理学类型分为乳头状甲状腺癌(papillary thyroid carcinoma，PTC)、滤泡状甲状腺癌(follicular thyroid carcinoma，FTC)、髓样甲状腺癌(medullary thyroid carcinoma，MTC)和未分化型甲状腺癌(anaplastic thyroid carcinoma ATC)。

在所有甲状腺癌中，约90%~95%起源于滤泡细胞，被称为分化型甲状腺癌(differentiated thyroid carcinoma，DTC)，包括PTC、FTC以及Hürthle细胞癌；MTC占甲状腺癌的6%，其中约20%~30%有家族史，包括多发性内分泌肿瘤(MEN Ⅱ型)；ATC是一种侵袭性极高的肿瘤，占甲状腺癌的不到1%。PTC约占全部甲状腺癌的90%以上，10年生存率约95%；FTC约占5%，10年生存率约85%；MTC的10年生存率约为41%；ATC平均生存期2~12个月，5年生存率低于5%。直径小于1cm的乳头状癌，称为微小乳头状癌，大都因为其他原因体格检查或因良性甲状腺病手术时被意外发现，多数微小乳头状癌发展变化缓慢，但也有少数生物学行为较差的微小乳头状癌，早期即可发生颈淋巴结转移，甚至出现远处转移。

甲状腺癌的发生受环境、遗传和激素、放射线等多因素的影响。碘与甲状腺癌的关系目前仍缺乏充足证据。FTC的发生可能与食物中碘含量不足有关；在碘缺乏地区进行预防性碘干预治疗后，PTC比例增高，ATC比例下降。放射线与PTC的联系最为密切，是唯一较肯定的致甲状腺癌的因素，尤其在青少年期，且随甲状腺接受放射线剂量的增加而增加。遗传因素与甲状腺癌的发生也有一定关系。

临床表现和诊断：甲状腺癌通常无特异性临床症状，表现为甲状腺单发或多发结节。通过病史及临床体格检查鉴别良恶性肿瘤是困难的。如出现肿块迅速增大、固定、与周围组织粘连，颈淋巴结肿大，声带麻痹等症状时，常提示肿瘤侵袭性生长，应高度怀疑恶性结节。有头颈部放射史、家族性甲状腺癌史者应警惕。实验室检查：无特异性实验室检查项目，术前甲状腺球蛋白(Tg)值不能作为甲状腺癌的诊断依据，仅作为甲状腺全切术后复发的监测。

超声：超声是评估甲状腺结节的重要方法，所有甲状腺结节都应行超声检查。其快捷、方便、无放射、无创伤、重复性好的优点使它成为临床首选。可帮助了解肿瘤的大小、单发或多发、根据肿块的回声判断肿瘤是实质性还是囊性以及其内有无微钙化灶等。由于肿瘤存在多中心性和易于发生淋巴结转移的特点，疑诊甲状腺癌病人的术前超声检查应当包括全部腺体和中央区以及颈侧区淋巴结。出现同侧淋巴结肿大常提示甲状腺癌的可能。

X线检查：颈、胸部的X线正侧位平片、CT、MRI均可用于颈部肿块的诊断，临床最常用的是颈、胸部CT检查，可见肿块的钙化影；气管有无受压移位、有无狭窄、狭窄程度；前纵隔有无肿物、肺部有无原发或转移病灶；透视下Valsalva试验了解有无气管软化。

核素扫描：可帮助了解肿瘤的功能状况。需要注意的是，绝大多数甲状腺冷结节为良性疾病，而热结节亦不能完全排除恶性疾病，诊断意义不大，无助于良恶性肿瘤的鉴别，一般少用。

CT、MRI等检查可用于明确肿瘤的范围及与周围组织器官的关系，气管受压程度、淋巴结转移状况等，以帮助手术方式的制定。

所有甲状腺癌术前均应行喉镜检查，以了解声带功能状况。

细针穿刺细胞学检查(FNA)：FNA是甲状腺结节或可疑淋巴结术前诊断的重要方法。FNA可提供细胞病理学诊断依据，用以鉴别结节的性质，提高甲状腺恶性疾病在手术中所占的比例，降低对某些良性甲状腺疾病不必要的手术干预。临床不能触及的结节在B超引导下穿刺可提高诊断准确率。肿大的颈淋巴结也可以用FNA检查，大约25%PTC的病人可触及颈部肿大淋巴结，甚至先于甲状腺结节出现。正确诊断取决于取材的准确及细胞病理学家的经验。

影响甲状腺癌预后的因素除病理分型外，还包括年龄、肿瘤的大小、浸润范围、分化程度、有无转移和治疗方式等。年龄是DTC最重要的预后因素。按TNM分期，55岁以下的DTC即使有远处转移，也分在Ⅱ期，而所有未分化均为Ⅳ期(表37-1)。

表37-1 分化型甲状腺癌TNM分期

《AJCC癌症分期手册》第8版（AJCC Cancer Staging Manual, 8th ed）
T:原发肿瘤
所有的分级可再分为:(a)孤立性肿瘤,(b)多灶性肿瘤(其中最大者决定分级)
T_x:原发肿瘤不能评估
T_0:没有原发肿瘤证据
T_1:肿瘤最大径≤2cm且在甲状腺内
T_{1a}:肿瘤最大径≤1cm且在甲状腺内
T_{1b}:1cm<肿瘤最大径,≤2cm且在甲状腺内
T_2:2cm<肿瘤最大径,≤4cm且在甲状腺内
T_3:肿瘤最大径>4cm,且在甲状腺内,或任何肿瘤伴甲状腺外浸润
T_{3a}:肿瘤最大直径>4cm,局限在甲状腺腺体内的肿瘤
T_{3b}:任何大小的肿瘤伴有明显侵袭带状肌的腺外侵袭
T_4:肿瘤无论大小,侵犯超出带状肌
T_{4a}:浸润皮下软组织、喉、气管、食管、喉返神经
T_{4b}:肿瘤浸润椎前筋膜或包绕颈动脉或纵隔血管
N:区域淋巴结:区域淋巴结包括颈中央区、颈侧区、纵隔上淋巴结
N_x:区域淋巴结不能评估
N_0:无证据表明存在区域淋巴结转移
N_{0a}:发现1个或多个经细胞学或组织学证实为良性的淋巴结
N_{0b}:无放射学或临床证据表明存在区域淋巴结转移
N_1:区域淋巴结转移
N_{1a}:中央区转移或纵隔上淋巴结,包括单侧或双侧转移
N_{1b}:侧区淋巴结转移,包括单侧或双侧转移
M:远处转移
M_0:无远处转移
M_1:有远处转移
分期:
(1)<55岁
Ⅰ期任何T任何N M_0
Ⅱ期任何T任何N M_1
(2)≥55岁
Ⅰ期 $T_{1\sim2}N_0M_0$
Ⅱ期 $T_{1\sim2}N_1M_0$, $T_{3a/3b}$任何NM_0
Ⅲ期 T_{4a}任何NM_0
Ⅳ期 T_{4b}任何N任何M,任何T任何N M_1

注:AJCC,美国癌症联合会

【DTC的治疗】

大多数DTC病人通过手术治疗，TSH抑制治疗以及^{131}I放射治疗等综合治疗均能取得相当理想的疗效。外科手术是主要方法。手术目的是切除所有颈部肿瘤组织，包括甲状腺和所累及的颈部淋巴结。手术通常行患侧腺叶加峡部切除，或全甲状腺切除；对颈淋巴结的处理方式应结合肿瘤分期、风险因素等进行综合评估；应采用个体化的手术方式，尽可能保留发声、吞咽和甲状旁腺功能，提高生活质量。

1. 手术治疗原则　甲状腺癌中90%以上为DTC，是预后相对良好的肿瘤，外科治疗的目的不仅仅是去除病灶，挽救生命，病人的生活质量问题也应在医师的考虑之中。行全甲状腺切除术应尽量保留甲状旁腺并避免喉返神经损伤。

由于术前、术中无法明确评估其预后状况，无法对复发或转移的风险作出准确的判断，因此，手术切除范围始终存在争议。焦点是如何既能提高病人的生存率，又不致降低生活质量。术前应对DTC病人的危险因素进行评价。即使有远处转移，只要无手术禁忌证，仍可作甲状腺及颈部转移灶切除，术后^{131}I治疗对于转移灶有良好的控制作用。

2. 原发灶的处理

(1)肿瘤较小者(T分级为T_1、T_2)，病变多局限于单侧腺叶，可行患侧腺叶及峡部切除。对于部分有高危因素的病人，也可行全甲状腺切除。这些高危因素包括：多灶癌、淋巴结转移、远处转移、家族史、幼年电离辐射接触史等。一些考虑术后有必要行核素治疗的病例，也应行全甲状腺切除。

(2)肿瘤较大(T_3病变)或已侵犯甲状腺被膜外肌肉，建议行全甲状腺切除。对于一些已经侵犯被膜外组织的病灶，其本身可能不大，可以行患侧腺叶及峡部切除，同时切除受侵犯的被膜外组织。具体手术方案需权衡获益和风险。

(3)病变已经侵犯周围结构器官(T_4)，一般建议全甲状腺切除。必要时，在切除甲状腺的同时需要切除受累的部分结构器官，如部分喉(甚至全喉)、部分气管、下咽和部分食管等，并需要准备一定的修复方案。对于不可手术切除的病变，需要多学科协作，仔细评估病情，重点考虑病人能否从手术中获益，必要时行姑息性的减瘤治疗。

3. 颈淋巴结清扫　颈淋巴结转移是影响DTC预后的重要因素。术前临床及影像学检查未发现颈淋巴结肿大者，可考虑行预防性单侧或双侧中央组(Ⅵ区)淋巴结清扫。中央组淋巴结清扫范围上从舌骨、下达胸腺、外至颈动脉鞘内缘，包括气管周围、食管旁及喉前淋巴结。一般不作预防性颈侧淋巴结清扫，尤其对低危组病人。随访中，发现淋巴结肿大再行颈侧淋巴结清扫术，通常不影响预后。术前、术中发现侧方颈淋巴结转移者应行双侧中央组淋巴结清扫＋改良性患侧颈淋巴结清扫术（Ⅱ～Ⅴ区），范围上到二腹肌，下到锁骨上，内侧为颈动脉鞘内缘，外界到斜方肌前缘。保留颈内静脉、胸锁乳突肌和副神经。手术应遵循“大块切除”（enblock resection）的原则，完整清除颈血管鞘内的淋巴脂肪组织，避免淋巴结摘除术。如发现Ⅶ组淋巴结转移则需视情况行劈开胸骨清扫术。传统的颈淋巴结清扫创伤大，影响病人的生活质量，临床现已少用。

颈淋巴结分区（图 37-6，图 37-7）：

Ⅰ：颏下、颌下淋巴结，上以下颌骨为界，下以二腹肌前腹为界；

Ⅱ：颈上淋巴结，上以二腹肌后腹为界，下以舌骨为界；

Ⅲ：颈中淋巴结，上自舌骨起，下至环甲膜；

Ⅳ：颈下淋巴结，上自环甲膜水平，下至锁骨；

Ⅴ：颈后三角淋巴结，后面以斜方肌前缘为界，前面以胸锁乳突肌后缘为界，下以锁骨为界；

Ⅵ：颈前区淋巴结，上自舌骨，下至胸骨上窝、外至颈血管鞘内侧；

Ⅶ：胸骨上窝下方至上纵隔淋巴结。

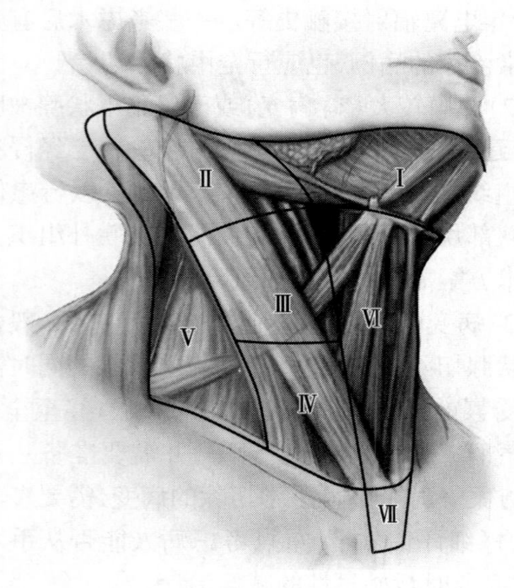

图 37-6 颈部淋巴结分区

4. 内分泌治疗 DTC 是内分泌依赖性肿瘤，甲状腺素除可治疗因甲状腺切除术后的功能减退，还可抑制腺垂体促甲状腺素（TSH）的分泌、从而抑制甲状腺组织的增生及癌组织的生长，是 DTC 术后常规的辅助治疗以及晚期病人的姑息性治疗手段。可使 DTC 复发率和死亡率明显下降。

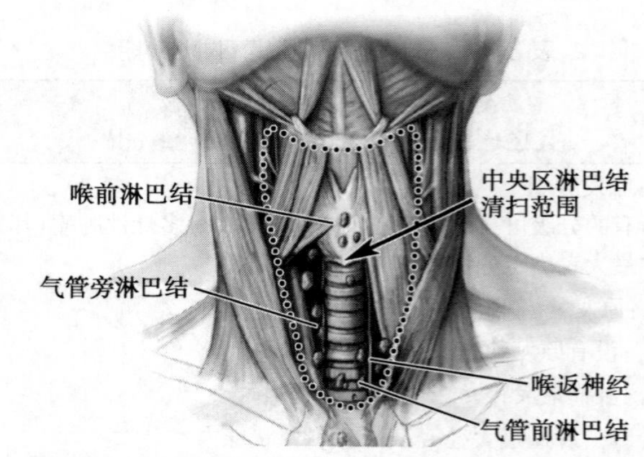

图 37-7 中央区颈淋巴结清扫范围（文末有彩图）

左甲状腺素（levothyroxine，L-T_4）是治疗 DTC 的主要用药，根据甲状腺功能状况调整用量并长期用药，一般 1.5~2.5μg/（kg·d），清晨空腹服用，老年人酌情减量。TSH 抑制水平与 DTC 的复发、转移率相关。低危病人所用剂量应维持 TSH 水平略低于正常值低限；对高危病人应使血 TSH 水平维持在低于 0.1mU/mL，T_3、T_4 正常范围。3~4 周复查甲状腺功能，调整 L-T_4 用量。应避免药物性甲状腺功能亢进的发生。患有心脏疾病者及老年病人需注意心动过速的预防；绝经后妇女注意补钙，对于转移性癌需要使用大剂量左甲状腺素者，常规补充足量的钙（1 200mg/d）和维生素 D（1 000U/d）；通常左甲状腺素的应用不会影响妊娠，但可能需要调整用量。

5. 放射性 ^{131}I 治疗 ^{131}I 治疗是 DTC 术后重要的治疗方法之一，分为 2 类。

清甲：去除术后残留的甲状腺组织

清灶：清除手术无法切除的肿瘤组织和转移灶

摄碘是甲状腺组织特有的功能，但甲状腺癌组织的摄碘功能不强，为了增强病灶的聚碘能力，最有效的方法是行全甲状腺切除后，以大剂量 TSH 促发肿瘤摄碘率增高，能浓聚足量的 ^{131}I。^{131}I 发射的 β 射线可有效破坏病灶，形成纤维化或钙化，达到治疗目的。

^{131}I 治疗适用于肿块浸润性生长和肿瘤残留及经病检证实有颈淋巴结转移者，也适用于有摄碘功能的远处转移灶。术后 2~12 周开始治疗。在 ^{131}I 治疗以前，低碘饮食至少 2~3 周，并停用左

甲状腺素4~6周以提高TSH水平，刺激残留灶、转移灶的最大摄碘率，从而达到最大的治疗作用（TSH>30mU/L时，碘治疗最合适）。对于老年病人、不能耐受甲减以及停用左甲状腺素后TSH无法达标者，可在 ^{131}I 治疗前2日使用重组人TSH（rhTSH）（该药在大陆地区尚未注册上市）。

妊娠、哺乳期禁行 ^{131}I 治疗。

甲状腺切除、左甲状腺素抑制疗法及 ^{131}I 治疗对大多数DTC病人治疗已足够。局部复发病变如条件允许应切除。如不能切除，可采用外放射治疗，以控制瘤体生长。化疗效果不好，通常不考虑应用。

术后血Tg的检测和全身 ^{131}I 扫描可用于发现复发或转移病灶。血清Tg可在接受甲状腺素治疗时测定，并应同时检测TgAb。

DTC复发风险度分层：

低危组：无局部和远处转移；所有可见肿瘤均已切除；邻近组织无侵犯；非侵袭性组织学类型；^{131}I 治疗后第一次扫描无甲状腺床外的摄碘灶；少量淋巴结转移。

中危组：术后病检发现瘤周有软组织侵犯；有较多颈淋巴结转移；^{131}I 治疗后第一次扫描有甲状腺床外的摄碘灶；肿瘤为侵袭性组织学类型（如高细胞、靴钉样、柱状细胞癌、血管侵犯等）。

高危组：肉眼可见的肿瘤侵犯；存在不能完全切除的肿瘤；有颈部淋巴结转移或甲状腺床外有摄碘灶；有远处转移；术后检查Tg浓度超标；有甲状腺癌家族史。

低危组20年死亡率约为1%，高危组20年死亡率约为30%~40%。

【MTC的治疗】

MTC是源于甲状腺滤泡旁细胞即C细胞的恶性肿瘤，属中度恶性。C细胞为分泌降钙素的神经内分泌细胞，因肿瘤产生5-羟色胺和降钙素，病人可有腹泻，心悸、面部潮红和低钙血症症状。除合并内分泌综合征者外，一般临床表现与其他甲状腺癌相似，有时以远处转移为首发症状。降钙素水平升高是MTC的重要标志，甲状腺肿块合并降钙素升高可以诊断MTC。MTC倾向于早期颈部淋巴结转移，微小癌也可以伴发转移，并可沿血道转移至肝、肺、脑等组织器官，偶尔也见于颈部以外的软组织和骨髓。在甲状腺切除和颈淋巴结清扫术后，如病人仍有高降钙素血症则应考虑有隐匿性转移灶的存在。对直径<1.0cm的单侧MTC，行甲状腺全切除 ± 中央组淋巴结清扫。对病变广泛或中央组淋巴结转移的病人行甲状腺全切加中央组淋巴结清扫加患侧颈淋巴结清扫术；如果术前发现远处转移，则手术范围不必过大，以减少喉返神经和甲状旁腺损伤的风险。如果MTC是在腺叶切除术后明确诊断，则需按初诊MTC的手术范围要求再次手术。有家族史者，应注意MEN Ⅱ型的可能。MTC病人术后也应补充左甲状腺素，维持TSH在正常范围内。术后降钙素、癌胚抗原（CEA）的监测对复发有重要参考价值，可定期复查。

【ATC的治疗】

ATC多见于老年人，发展迅速，约50%早期即有颈淋巴结转移或周围组织侵犯，恶性程度高，预后极差，平均存活3~6个月，1年存活率5%~15%。

临床表现为吞咽困难，颈部疼痛，生长迅速且伴有疼痛的颈部肿块。疾病恶化进展迅速，很快可发展到气管梗阻和周围组织受累。病人多有PTC。所有的ATC均为 T_4 期肿瘤。肿瘤侵犯气管和喉返神经导致窒息或广泛远处转移是主要的死亡原因。

小的局限于甲状腺内或易切除的肿瘤，可考虑行全甲状腺切除，但不能延长生存期。手术意义不大，主要是为解除呼吸道梗阻。发生气道压迫症状可考虑置入气管内支架或气管切开。

ATC多不能浓缩碘或表达Tg，故 ^{131}I 治疗、TSH抑制治疗无效。

外放射治疗，可能延迟局部再发、预防气道梗阻。对ATC有效的细胞毒类药物包括蒽环类、铂类及紫杉类，联合化疗（多柔比星 + 顺铂，即ADM+DDP方案）或单药均可试用。

靶向药物如小分子多靶点酪氨酸激酶抑制剂（TKI）索拉非尼（sorafenib）显示了一定疗效，给ATC的治疗带来希望。

（吴亚群）

第三十八章
甲状旁腺疾病

甲状旁腺是人体重要的内分泌腺体之一，其分泌的甲状旁腺激素（parathyroid hormone，PTH）主要作用于骨、小肠和肾，调节和保持血清钙水平。本章就原发性甲状旁腺功能亢进（primary hyperparathyroidism）、继发性甲状旁腺功能亢进（secondary hyperparathyroidism）、第三型甲状旁腺功能亢进（tertiary hyperparathyroidism）等疾病，从外科临床诊断和治疗的角度予以叙述。

【甲状旁腺的胚胎发生、解剖和生理概要】

甲状旁腺胚胎发生是在人胚发育第5周时，第三咽囊的背翼上皮分化成甲状旁腺组织，腹翼则发育为胸腺。第6周时，胸腺向尾侧向中移动，把甲状旁腺组织带动下移，发育为下一对甲状旁腺；上甲状旁腺是从第四咽囊的背翼上皮发生而来，本来在下甲状旁腺之下，因胸腺下降运动，第四咽囊发生的甲状旁腺反而成为上甲状旁腺。

甲状旁腺的解剖部位，上甲状旁腺相对固定，通常位于甲状腺上极后面或靠近环状软骨，极个别异位者位于食管和甲状腺之间，亦可位于颈动脉鞘内。下甲状旁腺由于下降运动，位置就比较不恒定，可以位于下降过程中的任何部位，甚至下降到前上纵隔，和/或胸腺组织混在一起，这是临床上下甲状旁腺病变容易有异位的胚胎学根据，但绝大多数还是位于甲状腺下极后面，2%左右的可位于甲状腺内。

甲状旁腺正常情况下为左右上下两对共4枚，据瑞典Akerstrom分析研究503个病理解剖标本，3%的只有3个甲状旁腺，84%的有4个，13%的超过4个，第5个甲状旁腺可位于胸腺内或颈动脉鞘内。正常腺体大小约为6mm长，3~4mm宽，厚度约为0.2~2mm，每个重量约35mg。上甲状旁腺位置比较固定，双侧对称，80%位于喉返神经和甲状腺下动脉交叉上方1cm处，周径2cm的区域内，紧贴甲状腺包膜。2%可高位于甲状腺上极的包膜处，4%则低于甲状腺下动脉，极少数位于食管后或咽后，有0.2%位于甲状腺内。下甲状旁腺的分布约44%靠近甲状腺下端、外下或后缘，26%沿甲状腺韧带直到胸腺上端，2%位于胸腺，极少数可位于胸骨后前上纵隔。甲状旁腺的血液供应来自甲状腺下动脉，也有来自甲状腺上下动脉的吻合支。甲状旁腺功能亢进时供应的血管明显扩张，尤以腺瘤血供丰富，供应的动脉和回流的静脉易于辨认。

甲状旁腺分泌的激素为甲状旁腺激素，是由84个氨基酸组成的直链多肽类激素，分子量为9 500，具有调节和保持正常血清钙水平在2.1~2.55mmol/L（9~10.5mg/dl）的作用，主要作用部位为骨、肾和小肠。①促进破骨活动，使钙和磷酸盐从骨中释出，正常情况下又有促进骨形成作用，即在PTH过高浓度下，可使破骨细胞活动超过成骨细胞，而在适当浓度下，成骨细胞活性超过破骨细胞导致骨形成超过骨吸收，这都是在反馈机制下得到自动调节的。②作用于肾近曲小管，抑制磷盐的再吸收，PTH正常时可通过调节Na^{+}-Ca^{2+}交换活性而减少尿钙排泄，促进肾小管对钙的吸收作用。PTH还直接抑制磷酸盐在肾小管的回收而加速其排泄。③在小肠PTH的作用为间接性促进肠道的钙吸收，是PTH刺激肾近曲小管细胞羟化酶活性，使低活性的1,25α羟胆骨化醇转化为高活性的1,25α羟胆骨化醇的结果。PTH的正常分泌有昼夜节律性，PTH在夜间20点及凌晨4点有两个宽高峰，白天则血中浓度保持平稳。正常PTH分泌的调节主要受血清钙浓度调节。

第一节　原发性甲状旁腺功能亢进症

原发性甲状旁腺功能亢进症是由于甲状旁腺发生增生、腺瘤或腺癌，分泌大量甲状旁腺激素进入血液循环中，作用于骨、肾和小肠，从而引起高钙血症、低磷血症等一系列钙磷代谢紊乱，临床称为原发性甲状旁腺功能亢进症，简称甲状旁腺功能亢进。本病系散发，人种不同发病率不一样，白种人发病率相当高，有报告为1‰，欧洲的报告有高达25/10万~51/10万。停经后妇女发病率更高，为常见病。而黄种人发病率很低，无统计数字，但肯定为少见病，我国和日本相同。本病男女发病率有显著差别，白人男：女为1∶4，我国文献男：女为1∶3。

由于甲状旁腺增生及肿瘤产生和分泌大量PTH，经血流分布全身，可致PTH的靶器官反应增加，导致血浆和细胞外液内离子钙增加，开始仅有轻度高钙血症（2.7~2.8mmol/L），随着上述病变的发展，可出现持续性高钙血症、高血清PTH，导致肾小管对磷再吸收降低、尿磷排出增多和血磷降低，出现低血磷、高尿磷、血浆钙磷比值显著增大。病人血中白蛋白和钙离子的结合力也下降，骨骼脱钙逐渐加重，PTH可促使25-羟胆骨化醇转变，致活性减少而出现维生素D缺乏的症候。骨骼可出现骨质疏松、骨软化、囊状纤维骨炎，有的则出现棕色瘤。

【病理】

原发性甲状旁腺功能亢进的病理表现可分为三类。

1. 甲状旁腺增生　通常是4个腺体都有增生，但增生的程度可以不一，以致4个腺体大小不一，也有仅一两个腺体增生显著，外科手术时只发现肿大者摘除，余留的腺体以后甚至若干年后又因增生显著而临床出现甲状旁腺功能亢进，需再次手术治疗者，所幸这种现象究属少数。增生应是整个腺体都有增生，腺瘤则正常甲状旁腺组织有萎缩，但在临床乃致病理科检查往往很难鉴别，术后长期追随观察有利于确诊。增生的病例约占原发性甲状旁腺功能亢进的12%~14%。

2. 腺瘤　甲状旁腺腺瘤分为三种。

（1）主细胞腺瘤：甲状旁腺主细胞有两种类型，明细胞数量较多，富含糖原，核暗而较大，胞质清晰，高尔基复合体小，内质网稀疏含颗粒少。暗细胞为另一主细胞，核较小而暗，含糖原少，高尔基复合体和内质网显著，有许多分泌颗粒，腺瘤细胞主要为暗细胞。多数的腺瘤是主细胞腺瘤。

（2）嗜酸细胞腺瘤：细胞核小而致密，胞浆呈颗粒状，颗粒大小相似，一般较大，不含糖原。HE染色为嗜酸性，少数甲状旁腺腺瘤属此类型，也有主细胞、嗜酸细胞混合型。

（3）透明细胞腺瘤：青春期后才出现，为大而多角形细胞，胞浆内有空泡，也可分泌甲状旁腺激素，但临床这种腺瘤很少见。

国内外病理科除非做研究工作，一般对手术摘除的腺瘤只报告腺瘤，不进行分类，临床上这些分类也未发现其临床表现异同。腺瘤的病例最常见，约占原发性甲状旁腺功能亢进的85%。

3. 腺癌　甲状旁腺腺癌则有典型的镜下恶性表现，细胞大小欠规则，有很多核分裂象、核染色深，以及侵犯周围组织等。可有淋巴结转移和远处转移，如骨、肺、肝等，均可明确诊断。腺癌也有分泌甲状旁腺激素的功能而引起甲状旁腺功能亢进，但有的情况下仅表现为生长活跃的腺瘤，只是在摘除以后局部复发及淋巴结转移时才证实为癌，作者曾经有此经验。

甲状旁腺癌的发现率据日本文献平均为2.1%，我国约为3%，日本资料男女比为1∶1.2，平均年龄46.6岁，血钙一般比增生和腺瘤所致的甲状旁腺功能亢进为高，平均可达3.74mmol/L（15.0mg/dl），1/3的病人体检可触及肿瘤，这是和一般甲状旁腺功能亢进不同之点，个别也有无症状的早期病例。

【临床表现】

早期病人可无临床表现，我国病人中晚期居多，可因PTH的作用致骨脱钙和泌尿系结石以及高钙血症等引起明显的临床症状，可分全身和局部两部分，以全身为主。

1. 全身有关系统的表现

（1）神经精神肌系统：轻的可表现有抑郁和焦虑，晚期严重者可以引起精神失常。因骨骼严重脱钙、病理性骨折、疼痛，个别病人有厌世的想法，也可出现逆行性健忘、嗜睡、嗅觉丧失等神经系症状，在急性高钙血症危象时甚至可出现昏迷，均属罕见。

肌系统：病人常易有疲乏感，肌腱反射迟钝、大腿肌无力，肌电图表现为短时限、低波幅，肌活检主要为第Ⅱ类肌纤维萎缩，还可出现肌痛。

(2) 消化道：文献中提到甲状旁腺功能亢进高钙血症溃疡病发病率高，可能和血清钙离子浓度高引起促胃液素增多有关，也有认为与 PTH 直接刺激胃酸分泌增多有关，有报告急性胰腺炎发病率也增高，有多种说法，尚无定论。

(3) 关节及软组织：本病有 20%~30% 合并软骨钙化症，可能和钙盐沉着有关，易发生假性痛风，关节痛、钙化性肌腱炎也时有发生。血钙高于 3.74mmol/L（15mg/dl），可以有胃、肺、心脏的钙化灶，也可有肾钙化，可导致肾衰竭。钙盐沉积于眼角膜，表现为一种带状角膜病（band keratopathy），呈 3 点到 9 点横条状，系磷酸钙沉着所致，可用裂隙灯检查发现。

(4) 泌尿系结石及肾衰竭：由于高钙血症，大量钙离子通过肾不能再吸收而排到尿内，出现高尿钙，其结果钙易和磷酸根、草酸根结合成钙盐结石，沉积于肾盂、输尿管内。根据我国的资料，长江以南本病病人泌尿系结石发病率比长江以北为高。肾结石的后果可致肾衰竭；钙盐在肾实质内大量沉着，亦可引起肾衰竭。肾结石后果还可致高血压，甲状旁腺功能亢进术后，高血压仍比正常人高，也和肾功能有关。

(5) 骨骼系统：由于 PTH 的破骨作用，钙和磷酸盐不断从骨中释出，破骨活动相应增加，临床除出现骨疼痛、骨质疏松，骨可出现畸形，在承重的骨骼尤甚，可以出现病理性骨折、身高缩短。北京协和医院有两例均缩短达 30cm 之多。个别病人可出现棕色瘤。典型的骨改变 X 线所见为颅骨内外板影消失，颅骨颗粒样脱钙呈毛玻璃样，指骨骨膜下钙吸收和骨纤维囊性变等，这些都是病程偏晚的表现。

2. 局部表现　甲状旁腺增生病变，局部是无表现的。体积较大的腺瘤，个别的可以因位置关系，如位于气管食管沟之间，吞咽食物时有轻微下咽障碍感，是很罕见的局部症状。有个别的腺瘤发生包膜内出血者，可以有局部刺激和疼痛感；有的为甲状旁腺癌侵犯喉返神经可以因一侧声带麻痹而出现发声嘶哑。据北京协和医院的经验，约有 4% 的病人可在甲状腺下极胸锁骨上沿、胸锁乳突肌下内侧触及孤立的小结节，是下甲状旁腺下降时异位所致，个别的为囊腺瘤，囊液内 PTH 含量很高。这种情况下，结合全身表现，已考虑为本病时，不宜做穿刺活检，以免穿刺道有肿瘤细胞种植，应做整个肿瘤摘除并送病理证实。癌转移到同侧颈淋巴结，可以有该处淋巴结肿大。

【诊断与鉴别诊断】

诊断可分为定性诊断（实验室诊断）和定位诊断。

1. 实验室诊断

(1) 血清钙的测定：测定血清钙，应取病人空腹时的周围静脉血中的血清钙值，由于血清钙值常有波动，一般至少测 3 次才可肯定。能测血清游离钙更好，血清钙正常值为 9~10mg%，病人常在 10.8mg% 以上，游离钙值正常为 0.28mmol/L [(1.18 ± 0.05) mg/dl]。据作者 200 多例经验，95.4% 的病人血清钙值超过正常值，不一定是百分之百，故要结合甲状旁腺激素测定和定位诊断。

(2) PTH 测定：是诊断甲状旁腺功能亢进的可靠方法，取病人周围静脉血测定。实验室诊断方法要结合定位诊断更为可靠。

甲状旁腺激素的测定现通用免疫法，其灵敏度和特异性均高，结合钙离子的浓度测定，对诊断甲状旁腺功能亢进最为可靠。

(3) 测甲状旁腺回流静脉血 PTH 值：可以达到定性定位的目的。方法为经股静脉插管管尖上升到左、右颈内静脉分段取血，并把管尖抽退到左右无名静脉、锁骨下静脉、上腔静脉抽血测 PTH 值，好处是可以定位，可以区别是甲状旁腺增生还是肿瘤，单发还是多发，异位的大致部位等。由于血标本来自肿瘤直接回流的静脉，肿瘤部位的回流静脉血中 PTH 含量远高于周围静脉血中 PTH 的含量。但本法的缺点是操作复杂，有创伤，X 线下曝光时间多，费用也高。20 世纪 90 年代后，建立了 ^{99m}Tc 甲氧基异丁异腈法（techetium 99m sestamibi，^{99m}TcMIBI）的定位方法，上述分段取血法已基本不用。

2. 影像诊断即定位诊断。

(1) B 超诊断：国外病例由于发病率高，血钙测定病例多，发现早、病灶小，B 超诊断发现的阳性率较低，增生病变更不易发现。我国病人诊断发现偏晚，肿瘤一般较大，对位于颈部的甲状旁腺病变发现率高，但由于是少见病，不少医院 B 超医师不熟悉。北京协和医院 B 超室应用 Doppler 彩超，颈部甲状旁腺腺瘤特异性为 96%，正确率为 95%，高于一般 B 超检查，且有利于鉴别腺瘤和腺癌，前者多数血流明显增加，呈弥漫或局限性分布，而腺癌则血运不丰富。

(2) CT 扫描：其优点为一般医院均有此设备，无创性，其准确性也是和甲状旁腺肿瘤大小有关。直径小于 1cm 的不易发现。比 B 超法优越的方面为对于异位甲状旁腺腺瘤，如位于胸骨后、锁骨后的腺瘤的发现有帮助，而 B 超因有骨的阻挡不能发现。最好用静脉注射影像增强剂，采取特殊体位，使甲状旁腺腺瘤易与周围组织分辨。本法可在 B 超检查阴性，而定性诊断为阳性时采用。

(3) 核素诊断：^{99m}TcMIBI 法检测效果满意，北京协和医院应用结果准确率达 95%。国外因病人肿瘤小，发现早，阳性率在 80%~90%。对于颈部的甲状旁腺腺瘤可以 B 超定位取代，以节省病人费用，但对异位的或纵隔病变定位，则本法十分有用。

(4)磁共振成像：其优点是腔隙的分辨比 CT 好，一般略小于 1cm 直径的腺瘤不易漏诊。但由于国内病例发现偏晚，绝大多数病例甲状旁腺腺瘤均大于 1cm 直径。

3. 鉴别诊断 主要是和临床上有高钙血症病人的鉴别诊断。下列病人可以有高钙血症：①恶性肿瘤有骨转移；②肿瘤产生或分泌某些物质有 PTH 样作用，即所谓假性甲状旁腺功能亢进；③有的肿瘤可产生骨钙移动性物质如前列腺素、破骨细胞活性素等，可致血钙升高；④引起高钙血症的其他因素如维生素 D 中毒、类肉瘤、肾上腺皮质功能衰竭等，也有乳癌骨转移时应用雌或雄激素等，均属少见或罕见。

【手术治疗】

本病的治疗和其他很多疾病一样，治疗的原则是除去病因。具体的治疗是根据不同病因，采取不同的方法，当然以手术疗法为主，亦有长期观察的。手术有传统的和现代微创的手术等，分述如下：

1. 甲状旁腺增生 原发性甲状旁腺增生和继发性甲状旁腺增生有所不同，见后述。原发性甲状旁腺增生所致的甲状旁腺功能亢进，其原因是甲状旁腺增生，临床上常常不是 4 个旁腺都有增生，有时仅有 3 个增生，增生腺体的大小也往往不一致，增生的甲状旁腺也偶有异位的，个别的可以在前上纵隔内。

原发性甲状旁腺增生，原则上都要用外科手术治疗，手术的方法可在气管内插管、全身麻醉下进行。麻醉药物的采用，各医院不一，国外有用异氟烷、氟烷或甲氧烷者。北京协和医院除个别病例外，均采用颈丛麻醉，用利多卡因阻滞一侧，另一侧则用 0.5% 利多卡因局部浸润，优点为不需全麻，节省费用，安全，效好。一侧浸润是为了避免双侧颈丛麻醉可能发生双侧喉返神经麻痹、声带关闭不能呼吸的问题。手术要点：

(1) 病人体位：和甲状腺次全切除相同，由于本病不少病人骨质疏松严重，搬动病人和摆颈部体位时要多人合作，避免颈椎损伤并累及颈部脊髓。采用横弧形切口，一般 4~8cm 即可。

(2) 探查要点：如为增生病例，要全面探查双侧颈部，一般先探查术者所站侧，当解剖到达甲状腺平面时，先显露甲状腺中静脉予以结扎切断，然后游离出甲状腺下静脉，结扎切断，牵拉甲状腺下、中部，检查甲状旁腺的“热区”，即甲状腺下动脉进入甲状腺内并和喉返神经交叉的直径 2~3cm 的范围。双侧均如此探查，当发现有甲状旁腺增生长大者，先不做切除，待 4 个甲状旁腺全部找到后，再决定做次全切除术。要注意喉返神经，勿使损伤。

增生的甲状旁腺有时只有 3 个，有两种可能，即一为先天性只有 3 个甲状旁腺，另一可能为异位，如位于颈动脉鞘内，个别的位于胸骨后纵隔内等，术前定位尽可能做得全面，以便指导手术，有的不可避免要进行再次手术。有的病例手术取下的甲状旁腺可放在液氮冷冻保存器内，如手术后甲状旁腺功能长期低下，可以做自身前臂肌内移植。增生甲状旁腺的切除后保留量以 60mg 为宜，至于留一侧或两侧，各家有所习惯，并不强调一律。

2. 甲状旁腺腺瘤 甲状旁腺腺瘤的外科治疗是手术摘除，国内外绝大多数医院均用此方法。由于本病多为单个腺瘤，双侧各有 1 个腺瘤的很少，Wang 在 20 世纪 80 年代报告为 4%，北京协和医院在 20 世纪 90 年代的经验为 1%，加上应用 ^{90m}TcMIBI 阳性率高，现基本上都做单侧探查，即肿瘤侧探查。国际国内不少医院仍主张双侧探查，以防遗漏，这是各有根据，各有经验，难易亦不宜统一。肿瘤查到后，习惯上同侧另一个也要探查，以证实已经萎缩，如有肿大，则要考虑系增生病变，对侧还应探查，这是共循的原则。至于摘下的腺瘤是否应做冷冻切片证实这是经验问题，经验少最好送冷冻切片，以便确定，但如解剖部位确切，术者经验丰富，切下的病变有把握是腺瘤也可不做冷冻切片。本病在我国是少见病，一般术中切下的组织、腺体等以送冷冻切片为宜。

有一种异位甲状旁腺腺瘤需要提及的是甲状腺内的甲状旁腺腺瘤，用 B 超或 ^{99m}TcMIBI 由于影像重叠而不能发现，文献报道术中超声有所助益，但如何排除是甲状腺结节？作者认为先摘下送病理冷冻切片可解决此问题。文献报道甲状腺内甲状旁腺瘤可以有2%的发生率，北京协和医院200多例中仅遇1例。

多发性甲状旁腺腺瘤有两种情况，一种是同时左右侧各有1个腺瘤术前定位可以发现，可做双侧探查，切除腺瘤，临床上有时不易和增生鉴别，当由病理检查来确认，有时病理也难确认。另一种情况为先后发生，即摘除一个腺瘤后，若干年后又发生1个新的腺瘤，同侧或对侧，间隔长的可以十多年，诊断和处理则原则相同。

3. 甲状旁腺腺癌　甲状旁腺腺癌的发生率文献报道为2%~4%不等，本病有几个特点，一为手术中的表现和腺瘤类似，病理切片报告为生长活跃的腺瘤，术后血钙下降到正常以下，2~3年后又出现甲状旁腺功能亢进，手术探查发现为同侧颈淋巴结转移性甲状旁腺癌，这种属罕见病例。另一特点为手术时发现肿瘤有粘连，生长不规则，包膜不完整，个别的病例，术前已有声嘶，是侵犯喉返神经的结果，但局部淋巴结未发现肿大，此种病例是否即需做颈部根治术，值得讨论。北京协和医院有多例是术后多年发现术后颈淋巴结转移，出现高钙血症，做改良型颈淋巴结清扫术，获得长期良好效果；个别病例出现远处转移，如肺和胃转移，处理困难，化疗药物不敏感。作者有1例双侧肺转移，一侧仅一个转移灶，因出现甲状旁腺功能亢进高钙血症危象，分期开胸手术，切除了转移灶，解决了高钙血症危象，但仍有高钙血症，术后生存1年。这种个别病例，似应采用微创手术，如酒精注射（见后）于肺内转移灶，免去二次开胸手术，可能延长生存期。甲状旁腺增生或肿瘤手术后要较长期补钙，因术后会由于骨吸收钙而引起低钙血症，称“骨饥饿”。低钙血症可引起抽搐，故术后第1天即需补钙，抽搐频而重者应静脉内滴注葡萄糖酸钙，2~4g，轻者可口服乳酸钙、碳酸钙等每日3次，每次3~4g，一般需要半年左右。

【有关问题的处理】

1. 高钙血症危象　由于原发性甲状旁腺功能亢进症在我国为散发的少见病，20世纪80年代诊治的病人，几乎都属晚期，病人出现高钙血症危象者较多，当血钙水平达到3.8mmol/L（15.2mg/dl）以上时，临床可出现高钙血症危象，表现为高热、脱水，血钙更高时可出现休克、昏迷等。高钙血症可致多尿、脱水，导致肾衰竭，尤以已有肾结石者易发生，如抢救不及时可导致死亡。

高钙血症危象时的处理方法：

(1) 首先要大量输液，并复查血钙水平，要输生理盐水，因为钠的廓清和钙的廓清是平行的，输液量一般为4~6L/d，争取血钙水平降到3.8mmol/L（15.2mg/dl）以下。由于加用利尿药物，大量尿排出时钾离子、镁离子亦会大量排出，应在输液成分中补充，24小时最好每4~6小时测1次血钙、镁、钠、钾。

(2) 给予利尿药物如呋塞米或依他尼酸，呋塞米每2~4小时40mg经输液管静脉内推注，呋塞米尚可抑制肾小管回吸收钙，待血钙下降到3mmol（13mg/dl）后，可改为40~60mg/24h。依他尼酸开始时每2~4小时50mg，静脉内推注，血钙下降后，可减少到50~200mg/24h，此后输液量可下降为3L/d，每日至少测1次血清电解质。

(3) 上述治疗时要监测中心静脉压，注意勿输液过快而引起右心衰竭、肺水肿，又要保持足够的尿量，争取在24小时内使血钙下降0.5~1.5mmol/L（2~6mg/dl）。

(4) 如病人有心脏病应用洋地黄者，应请心内科医师会诊，改用他药，因高钙血症可使病人对洋地黄毒性敏感。

(5) 磷酸盐的应用。磷酸盐理论上可抗高钙血症。临床应用中性磷酸盐或磷酸钾，每日2~4g，分3次经口服用。磷酸盐现只用于甲状旁腺癌已有广泛转移时引起的高钙血症，不宜长期应用。服药期间应定期测血清钙、肌酐、24小时尿中磷总量等。

(6) 降钙素（calcitonin）的应用，理论上可抗高钙血症，使血钙下降，因价格比较昂贵，不是每个高钙血症危象病人都应用。应用的剂量可以根据临床症状、血钙水平，应用400U到大剂量10 000U/24h不等，应用后血钙下降，手术容易安排，一般经验，2日后即可手术。

总之，高钙血症危象经上述处理，手术安全性很大，作者多例经上述方法术前准备，取得了满意效果，这些病人均是良性腺瘤。另1例为肺转移高钙血症危象，上述方法准备后亦成功地切除了肺转移灶，延长了生命。

2. 妊娠妇女、老年人原发性甲状旁腺功能亢进的处理原则

(1) 妊娠妇女原发性甲状旁腺功能亢进，临床罕见，但这种情况比较严重，因为钙离子易于通过胎盘，使胎儿易从母血中获得钙以供胎儿骨生长发育的需要；而甲状旁腺激素，亦可通过胎盘进入胎儿体内，故妊娠妇女患甲状旁腺功能亢进可致胎儿

高钙血症，易致胎儿骨质疏松、抑制胎儿甲状旁腺发育、出生后出现甲状旁腺功能减低，严重影响新生儿健康。而妊娠妇女本身因为甲状旁腺功能亢进加速失钙而易发生严重骨质疏松以致病理性骨折，故妊娠妇女一旦确诊患有原发性甲状旁腺功能亢进，应尽早行甲状旁腺瘤摘除，现在的微创手术在颈丛或局麻下手术安全可靠，也不会影响胎儿。至于是否终止妊娠，要根据具体情况，多方面考虑决定，目前，尚缺乏这方面经验。

(2) 老年人甲状旁腺功能亢进：老年人甲状旁腺功能亢进的发病率，在西方国家白种人之间不仅不低，有报告 40 岁以后发病率仍是高的，40~60 岁最高，60~70 岁亦不低。老年人原发性甲状旁腺功能亢进的特点为骨质疏松，在临床特别容易表现出来，骨质脱钙、骨质增生、骨刺等常同时存在，易误诊为老年性关节炎，这种情况下多做几次血钙测定即可定性，绝大多数也是腺瘤，并无在老年人甲状旁腺癌发病率高的现象。老年人甲状旁腺功能亢进一旦确诊，国外报道如较轻的可以密切随诊，我国的条件下，应尽早手术治疗。

3. 无症状甲状旁腺功能亢进的处理　原发性甲状旁腺功能亢进症在白种人是常见病，在早期可以无症状，Landgren 等对，1 组 5 202 例年龄为 55~75 岁妇女，做血钙和血清 PTH 的普查，发现 109 例(2.1%)的病人为无症状甲状旁腺功能亢进。临床虽云“无症状”，但详细询问，不少病人有精神方面的表现，如易感疲乏、易激动、性欲缺乏、情绪兴趣低下等。骨密度检查普遍下降，为全身性，以脊柱、髋部显著，常有血压升高等。对这种病人的处理有两种意见，一为定期连续随诊，观察其发展情况，一是主张放宽手术指征。老年妇女由于雌激素缺乏，甲状旁腺激素对于骨的作用缺乏雌激素的拮抗作用，故 iPTH 测定即使不是很高，骨质的改变可以很显著，故一旦确诊，也应及早手术。因为延迟手术，则骨骼可产生不可逆的改变，影响功能和体形，且可后遗骨骼疼痛。手术创伤及反应不大，对病人负担不大。我国尚无这种报道，但随着我国各方面的发展，采用血钙普查，相信会发现早期病人，及时处理。

【微创外科手术的应用】

21 世纪是微创外科时代，甲状旁腺腺瘤的治疗，已经于 20 世纪末开展了微创外科手术，获得了良好的效果。随着科技的进步发展，甲状旁腺的腺瘤微创外科不仅会普及，且可能包括增生病变等，现简单介绍如下。

1. 甲状旁腺腺瘤酒精注射坏死疗法　酒精注射甲状旁腺腺瘤，使之凝固坏死达到治疗甲状旁腺功能亢进的目的，日本在多年前已有报告，美国 Mayo-Clinic 的 Herman 等报告 1987~1998 年 36 例局部酒精注射治疗甲状旁腺腺瘤，适应证归纳文献意见为：①年老，有不能耐受手术的情况，如冠心病等；②甲状旁腺功能亢进再次手术，技术上有难度，或双侧腺瘤，手术时单侧探查手术，有遗漏病变等；③腺瘤定位肯定，B 超下可以定位；④病人自愿选用此法。酒精注射坏死疗法操作简易，B 超定位下，利多卡因局麻，用 2ml 注射器，25 号细针头，用 95% 或纯酒精直接注入腺瘤，在 B 超下可见酒精在腺瘤内的分布，可多方位向腺瘤内注入酒精，争取一次达到腺瘤全部坏死。Herman 报道的一组小腺瘤中，酒精用量平均为 0.6ml，一般不超过 1ml。本法的缺点为可以发生暂时性喉返神经麻痹，腺瘤坏死不完全，边缘部仍有残留腺瘤组织，可以过几个月后再次注射。用 Doppler 超声定位，可见血运丰富的腺瘤，定位更准确，注射完成即可发现血运消失。本法只用于颈部的腺瘤，纵隔内不能进针注射。

2. 微创小切口甲状旁腺腺瘤摘除术　美国 John's Hopkins 大学 Udelsman 等报告 100 例在术前定位的腺瘤同侧，沿胸锁乳突肌前缘做小斜切口，长度不超过 4cm，逐层切开，直接达到腺瘤处摘除腺瘤。法国文献报道了为双侧病变双侧小切口，长度仅为 2cm，这种手术好处为创伤小，局麻或一侧颈丛麻醉下即可进行。作者也有多例经验，切口一般 3cm 长，手术时间不超过 40 分钟，出血平均 20ml，以下甲状旁腺腺瘤此法最好。这种手术在美国有的作为门诊手术，术后观察一下，当日或过夜即可出院。女病人可以术后戴项链，遮掩瘢痕，有的瘢痕小而淡者就不用戴项链，本术式可以满足女病人美容的要求。

3. 腹腔镜技术切除甲状旁腺腺瘤　1998 年意大利的 Miccoli 等人报道了 39 例原发性甲状旁腺功能亢进病人，在腹腔镜技术下切除了甲状旁腺腺瘤，这一经验值得学习。这一组病例为 13 个月内 65 个总病例数中选择出来的，应用腹腔镜技术的指征为：①术前 B 超为单个腺瘤；②没有结节性甲状腺肿；③以前颈部没有做过手术。术前的腺瘤定位也用 ^{99m}TcMIBI，术中不充 CO_2 气，以避免皮下气肿及气栓。39 例全部成功，术后 PTH 全部降为正常。

这种手术在国外先进的医院已列为日间手术，

国内已经开展。本法的优点可因进镜部位在肿瘤侧的锁骨下皮下进入，术后颈部无瘢痕，很受病人尤其女性病人欢迎。

至于位于前上纵隔的异位甲状旁腺腺瘤，传统要在全麻下剖胸骨寻找病灶，现应用 ^{99m}TcMIBI 定位后，用微型腹腔镜或胸腔镜摘除腺瘤，创伤小而手术时间短，是 21 世纪将会普及的好方法。

【预后】

1. 取决于病理性质，增生和腺瘤预后均好，但理论上增生可以因切除部分不足或以后继续增生又发生甲状旁腺功能亢进。腺瘤亦有多年后又长一个腺瘤，需再次手术，技术上应无问题。个别情况第一次手术病理报告为腺瘤，但生长活跃，以后发现同侧颈淋巴结转移，临床出现甲状旁腺功能亢进，实际是甲状旁腺癌，需再手术做颈淋巴结清扫手术。

2. 甲状旁腺腺癌预后一般也较好，只要肯定诊断后，颈部淋巴结手术清扫尽量彻底，如再出现颈淋巴结转移、临床出现甲状旁腺功能亢进症状，血钙、血清 PTH 增高者，可以再手术，有远处转移者，则预后不佳。

3. 原发性甲状旁腺功能亢进病人高血压发生率高于对照人群组，摘除了甲状旁腺瘤，术后长期血压仍不下降，需用药物控制，原因尚不肯定，可能和肾功能有关。这一现象国内外均有报道。

4. 国内病人由于多属晚期，骨的改变尤其如由于脊柱骨压缩身高的下降、髋关节因脱钙过度而致的股骨颈骨折、关节畸形、脱位等，即便甲状旁腺肿瘤摘除后，这些畸形仍难恢复，且可以有永久性的功能障碍和活动时疼痛等，故本病的关键是要早发现、早诊断、早手术，以避免这些后遗症。家族性原发性甲状旁腺功能亢进而非多发性内分泌腺病很罕见，诊断处理相同，此处不再叙述。

（朱 预 胡 亚）

第二节 继发性甲状旁腺功能亢进症

继发性甲状旁腺功能亢进（secondary hyperparathyroidism）是由于慢性肾衰、血液透析 3 年及 3 年以上的病人，因肾小管再吸收钙离子能力下降，致血钙离子值也下降，血磷因排泄受阻，引起血磷上升，钙磷代谢紊乱，低钙血症反馈性长期刺激甲状旁腺，使甲状旁腺增生，分泌更多的 PTH，临床出现继发性甲状旁腺功能亢进。肾衰病人众多，继发性甲状旁腺功能亢进病例也很多，但一般认为，以肾科治疗为主，仅 5% 的病人需行外科手术，因均为增生病例，可行甲状旁腺大部切除或颈部甲状旁腺全切除加自身甲状旁腺前臂肌内移植。日本在手术指征方面略宽，约 8% 的病人行手术治疗，效果良好。

【病因与病理】

1. 肾功能障碍或肾衰竭时，血钙经肾小管再吸收能力降低而下降，而血磷因肾衰竭而排泄受阻，血磷升高，血钙也必须降低，以维持恒定溶解酸的解离常数的负对数（PK）。另一病因病理机制为肾衰竭时 1,25-（OH）维生素 D_3 不能活化为 1,25-$(OH)_2D_3$，因此胃肠吸收钙的能力降低，维生素 D_3 也影响甲状旁腺分泌，当维生素 D_3 缺乏时，可导致甲状旁腺功能亢进，分泌 PTH 增加，这些因素都可导致低钙血症，较长期的结果，低钙血症刺激甲状旁腺分泌，促使甲状旁腺增生，临床引起甲状旁腺继发性功能亢进症。

2. 继发性甲状旁腺功能亢进症的病理表现理论上均为增生，但临床上有其特点：

(1) 不一定 4 个旁腺均同时增生，有的只有 1 个增生，如腺瘤样，其他几个仍如正常大小，这种现象罕见，但临床可遇。病理报告为腺瘤时应请病理科做特殊检查，以证实是增生而非腺瘤，病人要持续随诊，因为过一定时间，可能另 1 个或 2 个腺体又肿大，出现继发性甲状旁腺功能亢进的临床表现。

(2) 4 个腺体增生肿大的程度不一样，往往有大有小，差异很大，这是容易理解的，也不影响外科治疗。

(3) 增生也可分为弥漫性增生和结节性增生，结节性增生常显示增生活跃，结节性增生是进展性的，有较强的活力来调节 PTH 分泌。

(4) 所有弥漫性增生是多克隆的，而结节性增生均是单克隆的。继发性甲状旁腺功能亢进一开始呈弥漫性、多克隆性，以后结节内细胞转化为单克隆性的迅速增长，也说明了慢性肾衰竭病人 3 年以后继发性甲状旁腺功能亢进发生率高而症状重，需手术的百分比升高的理由。

【临床表现】

继发性甲状旁腺功能亢进症的临床表现，首先是因长期肾衰竭所致，病人表现为严重或较严重贫血所致的面色苍白，低蛋白血症引起的眼皮、下肢水肿等，此处不再赘述。其他临床表现或症状可分述如下，病人之间有差异。

1. 骨关节症状

(1)疼痛：是最多见的临床症状，约半数以上病人有骨关节疼痛，好发部位为下背部、髋部以及小腿，通常并不重，但在突然改变姿势或承受压力时，骨关节疼痛加重。其他部分骨关节如肩、膝、踝、腕关节亦可发生，常和负重有关。

(2)骨骼畸形：由于骨有囊性纤维性骨炎和骨软化，可以因此而演化为脊柱侧弯、驼背、身高减低、骨盆变形，严重的亦可产生假性骨折、干骺端松动畸形等，和原发性甲状旁腺功能亢进所致的相同。

(3)其他：偶见棕色瘤，这是骨细微骨折出血所致，好发生于眼眶部位。长期透析者的骨骼可产生淀粉样变、股骨头无菌性坏死等。

2. 皮肤、软组织、肌病变

(1)皮肤病变：皮肤瘙痒、痒疹较常见，可能因皮肤中钙含量升高所致。有报告血中 PTH 升高，可使皮肤肥大细胞释放组胺引起瘙痒。长期透析及进行性贫血可致皮肤、肌坏死。全身血管广泛钙化称钙过敏综合征(calciphylaxis syndrone)，很少见，初期皮肤呈网状青斑、紫红色痛结或痂皮，类似皮肤血管炎。

(2)广泛软组织钙化和肌病变：临床少见，如发生多位于肩、肘皮肤关节周围，有红、肿、热、痛症状，称假痛风。肌萎缩、无力、疲劳，下肢较上肢明显。

3. 血管病变　有的病例可以发生肢体的进展性缺血性坏疽，是继发性甲状旁腺功能亢进的严重并发症，长期透析的病人中可以见到。此是血管严重钙化、硬化、内膜肥厚使血管管腔变窄，继发动脉血栓形成所致，有统计血液透析超过 3.5 年者，其发病率为 1.5%，其原因是综合的。

4. 其他　有神经症状，辨识力降低，脑电图改变等。当血中 PTH 升高急剧者，可致白细胞减少，以及心肌功能障碍等。

【诊断】

1. 实验室诊断　血钙的升高常不如原发性甲状旁腺功能亢进显著，超过 60% 的病人血清钙超过 2.5mmol/L(10.5mg/dl)。PTH 的测定和原发性甲状旁腺功能亢进相近，继发性病例血中 PTH 值至少高于正常值 3~4 倍。

2. 定位诊断　B 超、CT、^{99m}TcMIBI 等都可应用，但继发性甲状旁腺功能亢进甲状旁腺增大往往不如原发性甲状旁腺功能亢进病变明显，核素检查阳性率较低，首选 B 超及 CT。

【治疗】

继发性甲状旁腺功能亢进的治疗，由于多种原因，如症状较轻，肾衰严重，而病人及家属均不愿外科手术处理等，我国的病人外科治疗者，远不如日本为多，目前国内较常用的治疗方法如下：

1. 药物治疗　多数病人可用药物治疗，严格的限磷饮食、用磷的中和剂和口服钙，也可从静脉小量长期注入 1,25- 双羟胆骨化醇(1,25-dihydroxycholecalcib；通用名骨化三醇；商品名罗钙全)。每次血液透析时用，可从小剂量开始，要长期应用，一般要用 12~24 个月。在使用 6 个月后，可使原血清钙浓度下降(32 ± 7)%，12~24 个月后下降(32 ± 6)%，是否继续应用，视病人临床情况及血钙水平而定，此法可以断断续续应用。骨化三醇可以口服，但价格比静脉注射者要贵，故常需服骨化三醇者，不如择期手术，做甲状旁腺的次全切除为好。大多数病人应用药物治疗，维持相应血清钙、磷浓度，用维生素 D 治疗减少或减轻骨病。禁食高磷食物，并服用磷胶合剂如氢氧化铝，但要定期测血磷浓度，注意铝过多吸收会引起中毒，血铝浓度勿超过 100mg/L。

2. 手术治疗

(1)手术适应证：慢性肾衰竭继发性甲状旁腺功能亢进，有严重瘙痒、骨痛、广泛的软组织钙化，血清钙磷乘积持续大于 70，以及血清钙大于 2.75mmol/L 者，应考虑行甲状旁腺次全切除或全切除，前臂肌内自身移植。定位诊断 B 超、cT、^{99m}TcMIBI 发现甲状旁腺明显肿大者，不一定 4 个腺体全部肿大，有 2 个肿大者，亦宜将肿大的甲状旁腺摘除，并探查其余几个，决定下步如何处理。手术对 PTH 值大于 3 000pg/ml、血清碱性磷酸酶(AKP)明显增高者效果明显。慢性肾衰竭病人需行手术治疗者和病程有关，透析低于 2 年者，需手术者约为 4.5%，而超过 10 年者约为 15.9%。

(2)手术方法：可在一侧颈丛，一侧局麻下做双侧甲状旁腺探查，待 4 个腺体情况明了后决定手术方法，可采取：①如果 2 个腺瘤样增生，摘除之，其他 2 个稍大于正常者可保留不动；②如 4 个均出现大小不同的增生，可摘除双侧上甲状旁腺，下甲状旁腺可做1个全摘除，另1个大部或部分摘除，残留部分应大于正常甲状旁腺2倍，选用方法可根据术者的经验，不必一律，原则上是切除大部，保留部分以维持甲状旁腺功能；③甲状旁腺4个腺体全部摘除，同台同时将甲状旁腺60mg切成1mm^{2}大小的薄片，10~14片，局麻下在准备好的病人前臂，做甲状旁腺自身肌内移植。可在移植部位夹2个小钛夹做定位标记，以便如移植过多，以后又出现甲状旁腺功能亢进时，易于手术做部分移植腺体的摘除。医院最好有液氮保存设备以贮存多余的甲状旁腺组织，如第1次自身移植失败或功能长期低下，可以再做自体移植。

手术治疗继发性甲状旁腺功能亢进的好处为不仅治疗了甲状旁腺功能亢进，对病人因肾衰竭所致的症状、伤口愈合、延长生存时间等均有好处。

(3)病人情况差，有继发性甲状旁腺功能亢进，B超定位肯定有甲状旁腺肿大，可用无水纯酒精或95%酒精注射，使甲状旁腺坏死，见前原发性甲状旁腺功能亢进微创外科段。本法的优点为简单易行、微创，但临床一般不宜首先应用，其缺点为如4个旁腺均增大，注射酒精，使之坏死的程度不易掌握，分次注射也不理想。此外，尚有注射酒精量不好掌握，少则破坏不足，多则破坏过多，且易有喉返神经受损伤的问题，这方面的经验有待积累。

(朱 预 胡 亚)

第三节 自律性肾性甲状旁腺功能亢进

本病为肾衰竭病人经透析治疗后进行肾移植，肾移植成功后仍出现的甲状旁腺功能亢进。本来慢性肾病经透析治疗后出现了继发性甲状旁腺功能亢进，肾移植后，理论上甲状旁腺的继发性亢进过度分泌甲状旁腺激素，应属可逆。肾移植后，除去了诱因，甲状旁腺功能应逐渐恢复正常，但当有的病例过度增生，已呈自律性过度分泌，故文献称这种甲状旁腺功能亢进为第三型甲状旁腺功能亢进(tertiary hyperparathyroidism)，是很少的。一般移植术后6个月以上仍持续有PTH升高、高钙血症，而再观察数月仍无进步者属此。国内尚乏外科处理的经验，文献亦乏报告，尚待积累经验。如肾移植后病人情况良好，有第三型甲状旁腺功能亢进，择例手术观察效果，亦是可以的，唯这种病人因肾移植而应用抗排斥药，手术切口易感染问题要有所考虑。

(朱 预 胡 亚)

参考文献

[1] DILLAVOU E D, JENOFF J S, INTENZO C M, et al. The utility of sestamibi scanning in the operative management of patients with primary hyperparathyroidism [J]. J Am Coll Sury, 2000, 190 (5): 526-531.

[2] BILEZIKIAN J B. Primary hyperparathyroidism: When to observe and when to operate [J]. Endocrinol Metabo Clin North Am, 2000, 29 (3): 465-478.

[3] EIGELBERGER M S, CLARK O H. Surgical approach to primary hyper parathyroinism [J]. Endocrinol Metab Clin Norh Am, 2000, 29 (3): 479-502.

[4] 朱预，管珩，孟迅吾，等．甲状旁腺腺癌单侧探查的经验 [J]. 中华外科杂志，1993, 31 (10): 605-608.

[5] CUMHUR A, CHEAH W K, PHILIP H G, et al. Can localization studies be used to direct focused parathyroid operations [J]. Surgery, 2001, 129 (6): 720-729.

[6] INABNET W B, FULLA Y, RICHARD B, et al. Unilateral neck exploration under local anesthesia: The approach of choice for asymptomatic primary hyperparathyroidism [J]. Surgery, 1999, 126 (6): 1004-1010.

[7] MICCOLI P, BENDINELLI C, VIGNALI E, et al. Endoscopic parathyroidectomy: Report of an initial experience [J]. Surgery, 1998, 124 (6): 1077-1080.

[8] YOSHIDA T, NAGAHAMA T, MARAYAMA M, et al. Thorocospopically managed parathyroid adenoma in the upper anterior mediastinum [J]. Surgical laporoscopy, 2001, 11 (6): 358-388.

[9] PAOKMAN K S, SEMEURE M T. Indicatione for parathyroidectomy and extent of treatment for patients with secondary hyperparathyroidism [J]. Surg Clin North

Am, 1995, 75 (3): 462-482.

[10] CHOU F F, CHEN J B, LEE C H, et al. Muscle force and bone mineral density after parathyroidectomy and subcutanes antotransplantation for secondary hyperparathyroidism [J]. World J surg, 1993, 23 (5): 452-457.

[11] VESTERGAARD P, THOMSEN S S. Medical treatment of primary, secondary, and tertiary hyperparathyroidism [J]. Curr Drug Saf, 2011, 6 (2): 108-113.

[12] LIEBERMAN S M, VOUYIOUKLIS M, ELANGOVAN S, et al. Image of the month. Tertiary hyperparathyroidism after parathyroidectomy with autotransplantation [J]. Arch Surg, 2011, 146 (7): 879-880.

第三十九章
乳腺疾病

成年女性的乳房在胸大肌浅面，向前隆起，上缘起自第 2 肋间，下缘达第 6 肋间，内侧近胸骨缘，外侧达腋前线，腺体有向腋窝角状突出称乳腺尾部。乳头位于乳房的中心，由乳晕包围。除乳晕周围外，整个乳腺周围有一层脂肪组织包围，乳腺连同脂肪组织又位于浅筋膜内，浅筋膜分成前后两叶将其包裹，前层与皮肤紧密相连，深层则大部附于胸肌筋膜的浅面，在乳腺基底与胸肌筋膜间有一潜在间隙。乳腺腺叶、腺小叶间都有纤维组织包围，这些纤维组织上连浅筋膜浅层，下连浅筋膜深层，在腺叶间形成垂直纤维束，称乳房悬韧带，又称库珀韧带，使乳腺保持一定位置（图 39-1）。

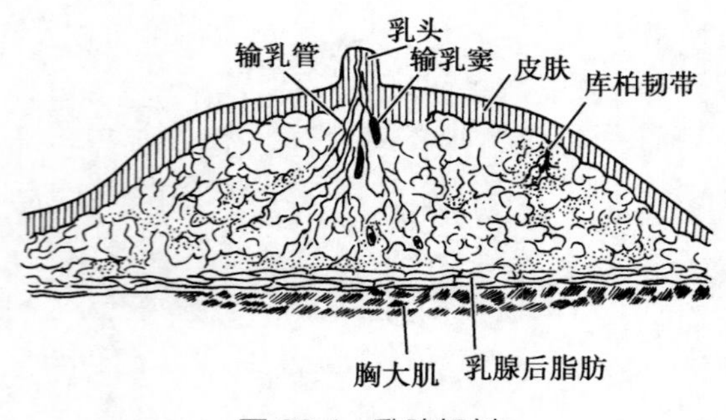

图 39-1　乳腺解剖

每侧乳房有 15~20 个腺叶，每个腺叶又分为若干腺小叶，每一腺小叶由 10~100 个腺泡组成，停经后腺叶数目明显减少。腺泡与小导管相连，若干小导管集合成小叶间管，各小叶间管集合成输乳管，最后集中开口于乳头。

乳腺本身的淋巴引流非常丰富，腺体内淋巴管起自小叶周围，围绕小叶和输乳管壁形成淋巴网，乳头、乳晕和相邻皮肤以及腺叶中部的淋巴管汇集于乳晕下淋巴网，大部分腺体内淋巴管都汇集到胸大肌筋膜表面，形成深筋膜淋巴丛。

乳房的淋巴输出途径有：

1. 腋窝途径　约 75% 的乳腺淋巴回流沿胸大肌外缘汇向腋窝淋巴结，又可分成：胸小肌外侧缘以下为下群，胸小肌后方为中群，胸小肌内侧缘以上为上群，由腋淋巴结可再向上达锁骨下淋巴结。有少量淋巴管可沿胸大、小肌间淋巴结（Rotter 淋巴结）直达锁骨下淋巴结。

2. 内乳途径　25% 的淋巴回流可沿肋间隙到内乳淋巴结，内乳淋巴结分布在第 1~6 肋间隙乳内动静脉周围，以第 1~3 肋间隙较多见。

3. 乳房深部淋巴管可沿腹直肌鞘及镰状韧带到肝。

4. 乳房皮肤淋巴网可沿皮下淋巴管到对侧乳房、腋窝及两侧腹股沟淋巴结（图 39-2）。

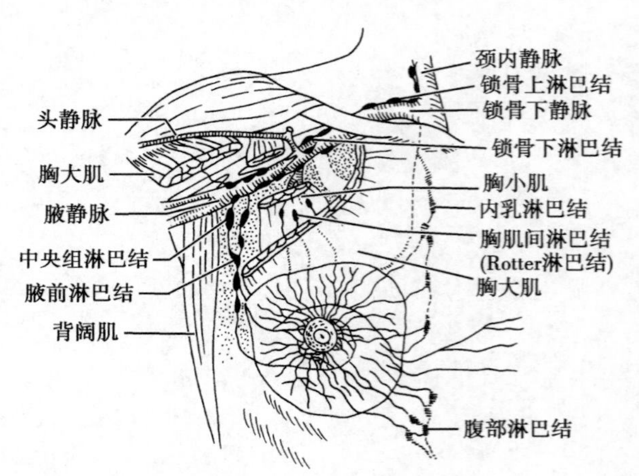

图 39-2　乳腺淋巴引流

正常乳腺的发育是受腺垂体、卵巢、肾上腺皮质内分泌的影响。垂体可产生促性腺激素直接影响乳房，青春期后卵巢开始周期性分泌雌激素及孕激素作用于乳腺，形成周期性的增生与复归的变化。绝经期后体内的雌激素主要来自肾上腺及饮食中的脂肪，但影响逐渐减弱，腺体随之退化。妊娠期由于胎盘分泌的雌激素使小叶增生，乳管伸长。分娩后由于腺垂体分泌的催乳素的作用使腺泡分泌乳汁。哺乳期后乳腺组织复旧，但不能恢复到原有状态。

第一节　乳腺炎症性疾病

一、急性乳腺炎

急性乳腺炎（acute mastitis）大多数发生在产后哺乳期的最初 3~4 周内，尤以初产妇为多见。致病菌大多为金黄色葡萄球菌，少数为链球菌。

【病因与病理】

急性乳腺炎的感染途径有：①致病菌直接侵入乳管，上行到腺小叶。腺小叶中如有乳汁潴留，使得细菌容易在局部繁殖，继而扩散到乳腺实质。金黄色葡萄球菌常常引起乳腺脓肿，感染可沿乳腺纤维间隔蔓延，形成多房性的脓肿。②致病菌直接由乳头表面的破损、皲裂侵入，沿淋巴管蔓延到腺叶或小叶间的脂肪、纤维组织，引起蜂窝织炎。金黄色葡萄球菌常常引起深部脓肿，而链球菌感染往往引起弥漫性蜂窝织炎。

【临床症状】

起病时常有高热、寒战等全身中毒症状，患侧乳房体积增大，局部变硬，皮肤发红，有压痛及搏动性疼痛。如果短期内局部变软，说明已有脓肿形成，需要切开引流。患侧的腋淋巴结常有肿大，白细胞计数常增高。

脓肿的临床表现与其位置的深浅有关，位置浅时，早期有局部红肿、隆起，而深部脓肿早期时局部表现常不明显，以局部疼痛和全身性症状为主。脓肿可以单个或多个，可以先后或同时形成；有时自行破溃或经乳头排出，亦可以侵入乳腺后间隙中的疏松组织，形成乳腺后脓肿（图 39-3）。

【治疗】

早期乳腺炎时患侧乳腺应停止哺乳，同时用吸乳器吸出乳汁，用乳罩托起乳房，局部用热敷或鱼石脂油膏外敷，全身应用抗生素，或抗生素局部注射在炎症病灶四周。已有脓肿形成时，则应及时切开引流。深部脓肿如果波动感不明显，可先用超声波定位，并用针头穿刺证实后再行引流。手术切口可循乳管方向做放射状切口，避免乳管损伤而引起乳瘘，如果有数个脓腔，则应分开脓腔间的间隔，充分引流，必要时做几个切口。深部脓肿或乳腺后脓肿，可以在乳腺下皱褶处做弧形切口，在乳腺后间隙与胸肌筋膜间分离，直达脓腔。此种切口便于引流，不易损伤乳管。

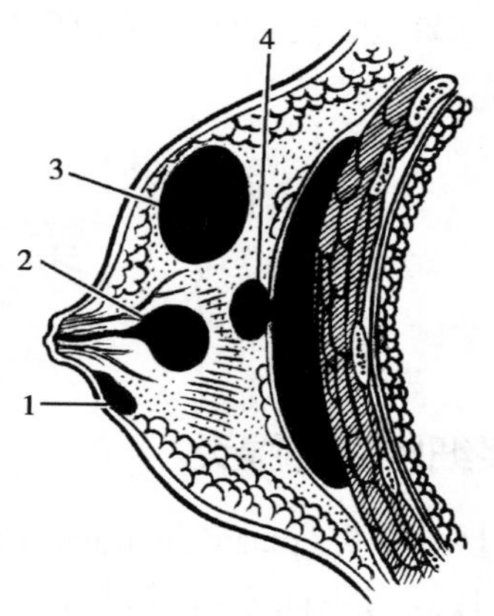

图 39-3　乳房脓肿的位置

1. 乳晕部脓肿；2. 乳管内脓肿；3. 乳房内脓肿；4. 乳房后脓肿

【预防】

乳腺炎的预防较治疗为重要。在哺乳前期及哺乳期要保持两侧乳头的清洁，如果有乳头内缩者，应将乳头轻轻挤出后清洗干净。在哺乳前后可用 3% 硼酸水洗净乳头。养成定时哺乳的习惯，每次哺乳后将乳汁吸净，不能吸净时可用手按摩挤出或用吸乳器吸出。如果乳头已有破损或皲裂时，应暂停哺乳，用吸乳器吸出乳汁，待伤口愈合后再行哺乳。

二、乳腺结核

【病因】

大都是继发于肺或肠系膜淋巴结结核的血源性播散的结果，或是由于邻近的结核病灶（肋骨、胸骨、胸膜或腋淋巴结等）经淋巴管逆行播散或直接蔓延而引起。

【临床表现】

常见于 20~40 岁的妇女，病程缓慢。初期时乳房内有一个或数个结节，无疼痛或触痛，与周围组织分界不清，常有皮肤粘连，同侧腋淋巴结可以肿大。临床无发热。肿块软化后形成冷脓肿；可向皮肤穿出形成瘘管或窦道，排出有干酪样碎屑的稀薄脓液，少数病人的肿块经纤维化而变成硬块，使乳房外形改变和乳头内陷，与乳腺癌不易鉴别。

【诊断】

早期乳腺结核（breast tuberculosis）的诊断较困难，常需经活检明确。在形成溃疡、窦道后，诊断则并不困难。瘘管口或溃疡呈浅蓝红色，皮肤边缘有色泽较苍白的肉芽组织。镜检可见到有坏死组织，有时可以找到结核分枝杆菌。

【治疗】

注意休息，增加营养，全身性应用抗结核病药物治疗。如病变较局限时，可切除患处病灶。一般应避免切除乳房，如果病灶较大时，才可做全乳房切除术。

三、乳腺脂肪坏死

乳腺脂肪坏死（breast fat necrosis）大多发生在脂肪丰富、肥大、下垂型乳腺，常有局部外伤史。

【症状】

起病常较急，突然出现乳房坚硬肿块，与皮肤粘连，可有压痛与乳腺癌很难鉴别。但腋淋巴结常不肿大。一般很少有继续增大，X线摄片检查时可见有皮肤凹陷、肿块阴影，边界不清，有毛刺状，并可见有微细钙化点等，也不易与乳腺癌相鉴别。

【治疗】

切除活检是首选的治疗方法。切除的坏死组织切面呈白色。镜检在早期时可见脂肪细胞结构模糊，广泛坏死时可见慢性炎症反应，病变中心有异物巨细胞和淋巴细胞浸润，周围有巨噬细胞和新生结缔组织包围。

（沈镇宙）

第二节 乳腺良性病变

一、浆细胞性乳腺炎

浆细胞性乳腺炎（plasma cellular mastitis）在发展的不同阶段还有不同命名，如乳腺导管扩张症、粉刺性乳腺炎、化学性乳腺炎等。病因是由于乳晕下导管有阻塞，引起导管扩张，管壁上皮萎缩，管内积聚的类脂质及上皮细胞碎屑腐蚀管壁后，在管壁周围的脂肪组织内见有片状的浆细胞浸润。

本病常见于绝经前后，病程较长，可反复发作。早期可有一侧或双侧乳头浆液性排液，有时在乳头或乳晕下形成边界不清的小结节。病变发展时局部可出现红、肿、痛等症状，并在乳晕周围或乳腺实质出现肿块，亦可出现皮肤粘连、乳头回缩、局部水肿以及腋淋巴结肿大等征象，易误诊为乳腺癌。有时肿块逐步软化形成脓肿，穿破后形成经久不愈合的瘘管。

在乳头排液时可以做手术切除扩张的导管。局部炎症明显时应用抗生素治疗，避免切开引流。脓肿形成后常自行穿破，形成瘘管，可经久不愈。此时应做手术治疗，切除瘘管及其周围乳腺组织。

二、乳腺囊性增生病

乳腺囊性增生病（breast cystic hyperplasia）是妇女中常见的乳腺疾病。本病的命名学很混乱，又名小叶增生、乳腺结构不良症、纤维囊性病等，以往曾称为慢性囊性乳腺炎，实际上本病无炎症性改变，因而不宜应用。本病的特点是乳腺组成成分的增生，在结构、数量及组织形态上表现出异常，故称为乳腺囊性增生病或乳腺结构不良症。

【病因和病理】

本病常见于30~50岁的妇女，与卵巢功能失调有关。月经周期内乳腺受体内激素的改变而有周期性的变化，当体内激素比例失去平衡，雌激素水平升高与黄体素比例失调或分泌节律不正常，使乳腺增生后复旧不全，引起乳腺组织增生。

标本切面呈黄白色，质韧，无包膜。切面有时见有很多散在的小囊，实际上是囊状扩张的大小导管，囊壁大多光滑，内有黄绿色或棕色黏稠液体。有时有黄白色乳酪样的物质自乳管口溢出。如为弥漫性囊性病，则称Schimmelbusch病。单个张力较大的青色囊肿称蓝顶囊肿。

【临床表现】

常有一侧或两侧乳房胀痛，轻者如针刺样，可累及肩部、上肢或胸背部。一般在月经来潮前明显，月经来潮后疼痛减轻或消失。检查时在乳房内有散在的圆形结节，大小不等，质韧，有时有触痛。结节与周围乳腺组织的界限不清，不与皮肤或胸肌粘连，有时表现为边界不清的增厚区。病灶位于乳房外上方较多，也可影响到整个乳房。少数病人可有乳头溢液，常为棕色、浆液性或血性液体。病程有时很长，但停经后症状常自动消失或减轻。

【治疗】

囊性增生病绝大部分可以用非手术治疗，用乳罩托起乳房，中药疏肝理气及调和冲任等方法可缓解疼痛。月经前期疼痛明显时，可在月经来潮前服用甲睾酮，每日 3 次，每次 5mg；亦可口服黄体酮，每日 5~10mg，在月经前服 7~10 天。对病灶局限于乳房一部分，月经后仍有明显肿块等症状者也可应用手术治疗。

囊性增生病与乳腺癌的关系尚不明确。流行病学研究提示囊性增生病病人以后发生乳腺癌的机会为正常人群的 2~4 倍。非增生性疾病，不增加危险性者有腺病、纤维变性、囊性病、导管扩张、乳腺炎、纤维腺瘤、轻度小叶增生；单纯增生性病变，增加 1.5~2 倍危险性；有中度或高度增生，乳头状瘤伴纤维血管核心不典型增生，增加 4~5 倍的危险性。小叶或导管的不典型增生，囊性增生病本身是否会恶变与其导管上皮增生程度有关。单纯性的囊性增生病很少有恶变，如果伴有上皮不典型增生，特别是重度者，则恶变的可能性增加。

三、乳腺导管内乳头状瘤

乳腺导管内乳头状瘤（breast intraductal papilloma）多见于 40~45 岁经产妇，主要症状是乳头溢血性或浆液血性液体，而无疼痛。75% 的病变在乳晕下的输乳管内，由于乳头状瘤小而软，因而临床检查时常不易触及，有时则可在乳晕下方触及小结节，无皮肤粘连。轻压乳晕区或挤压乳头时，有血性排液，可以帮助定位。发生于小导管的乳头状瘤常位于乳腺的边缘部位，常是多发性的，亦称为乳头状瘤病。管内乳头状瘤的体积常很小，肉眼可见导管内壁有带蒂的米粒或绿豆大小的乳头状结节突入管腔，富于薄壁血管，极易出血。位于中、小导管的乳头状瘤常伴有小叶增生，切面呈半透明颗粒状，黄白相间，有时与癌不易区别。位于输乳管的乳头状瘤很少发生恶变，中小导管的乳头状瘤有恶变的可能。乳头状瘤应做手术切除，对输乳管的乳头状瘤如能摸到肿块，则定位较容易。如未扪及结节，则可沿乳晕部顺时针方向按压，明确出血的乳管开口后，用细钢丝插入该乳管，沿钢丝方向做放射状切口，或沿乳晕做弧形切口，然后将该导管及其周围乳腺组织切除。小导管乳头状瘤常是多发性，有恶变倾向，应考虑做局部广泛切除，必要时行单纯乳房切除。近年应用乳腺纤维导管镜，有助于术前诊断及术时定位。

四、乳腺纤维腺瘤、巨纤维腺瘤

纤维腺瘤（fibroadenoma）、巨纤维腺瘤（giant fibroadenoma）及分叶状肿瘤（phylloides tumor）同属乳腺纤维上皮型肿瘤。乳腺纤维腺瘤是青少年女性中常见的肿瘤，发病年龄以 20~30 岁最多。临床上大多是单发的，但 15%~20% 的病人可以多发。纤维腺瘤的发生与体内雌激素水平增高有关，肿瘤很少发生于月经来潮前及绝经后。纤维腺瘤的大小不一，大都呈卵圆形，有时为分叶状，表面光滑，实质，有弹性，与周围组织分界清楚，不与皮肤或胸肌粘连，容易推动，活动度大。腋淋巴结常无肿大。纤维腺瘤生长缓慢，可以数年没有变化，但在妊娠、哺乳期或绝经前期可以突然迅速增长。纤维腺瘤直径超过 7cm 以上者称巨纤维腺瘤。纤维腺瘤很少发生恶变，但巨纤维腺瘤可恶变成为分叶状肿瘤。纤维腺瘤虽是良性肿瘤，但还是应该手术切除，以防止其继续生长，并可明确诊断。肿瘤较小而应用局麻注射后常使肿瘤不易扪及，因此最好在肋间神经阻滞下进行手术。肿块位于乳房下方时，可做乳房下皱褶处弧形切口。多发性肿瘤或反复发生者术后可以用男性激素或中草药治疗。经妊娠或哺乳后很少再发生。巨纤维腺瘤的治疗同纤维腺瘤。

五、乳腺分叶状肿瘤

本病与纤维腺瘤、巨纤维腺瘤同属乳腺纤维上皮型肿瘤，以往文献上将巨纤维腺瘤及分叶状肿瘤分别命名为良性分叶状囊肉瘤及恶性分叶状囊肉瘤，这样使命名较为混乱。复旦大学附属肿瘤医院将此类肿瘤的良性者称巨纤维腺瘤，而分叶状囊肉瘤专指恶性而言，近年来世界卫生组织（WHO）又将此类肿瘤统一命名为分叶状肿瘤。分叶状肿瘤的发病年龄为 21~70 岁，病程较长，生长缓慢，瘤体有时很大，边界清楚，呈结节分叶状，质地韧如橡皮，部分区域可以呈囊性。表面皮肤有时由于瘤体张力大而菲薄，呈光滑水肿状，有时表面有静脉曲张，很少有淋巴结转移，淋巴结转移率约为 4%~5%。病理切片根据间质细胞的不典型程度、核分裂数等将肿瘤分为高度分化、中度分化及分化差三类。治疗方法主要是手术切除。由于淋巴结转移少，手术范围可以做局部广泛切除，肿瘤较大者可做单纯乳房连同胸大肌筋膜切除。如有肿大淋巴结者，则可予一并切除，预后与手术方式及肿瘤分化程度有关。局部切除的复发率较高，复发后再做彻底切除仍可获得较好的效果；中度及高度恶性肿瘤易有血道转移，化疗及放疗的效果尚难评价。

（沈镇宙）

第三节 乳腺恶性肿瘤

一、乳腺癌

乳腺癌（breast cancer）是女性中常见的恶性肿瘤，世界上乳腺癌的发病率及死亡率有明显的地区差异。欧美国家高于亚非拉国家。在我国京、津、沪及沿海一些大城市的发病率较高，上海市的发病率居全国之首。2005 年上海市女性乳腺癌发病率为 60.1/10 万，标化发病率为 37.7/10 万，为全部恶性肿瘤中的 6.3%，占女性恶性肿瘤中的 16%，是女性恶性肿瘤中的第 1 位。

【病因】

我国乳腺癌高发年龄为 40~60 岁，绝经期前后的妇女。病因尚未完全明了，但与下列因素有关：①内分泌因素。已证实雌激素中雌醇与雌二醇对乳腺癌的发病有明显关系；黄体酮可刺激肿瘤的生长，但亦可抑制垂体促性腺激素，因而被认为既有致癌又有抑癌的作用。催乳素在乳腺癌的发病过程中有促进作用。临床上月经初潮早于 12 岁，停经迟于 55 岁者的发病率较高；第 1 胎足月生产年龄迟于 35 岁者发病率明显高于初产在 20 岁以前者；未婚、未育者的发病率高于已婚、已育者。②饮食与肥胖影响组织内脂溶性雌激素的浓度，流行病学研究脂肪的摄取与乳腺癌的发病率之间有明显的正相关，尤其在绝经后的妇女。③直系家属中有绝经前乳腺癌家属，其姐妹及女儿发生乳腺癌的机会较正常人群高 3~8 倍，有绝经后乳腺癌者其直系亲属发生乳腺癌机会较正常人高 1~3 倍。有 BRCA 基因突变者其直系亲属患乳腺癌机会有 70%，且发生于 50 岁之前，常伴有卵巢癌。良性乳腺肿瘤病人发病机会亦较正常人群高。④其他如放射线照射等与乳腺癌的发病亦有关。

【临床表现】

乳腺癌最常见的第一个症状是乳腺内无痛性肿块，大多是病人自己在无意中发现的。10%~15% 的肿块可能伴有疼痛，肿块发生于乳房外上象限较多，肿块质地较硬，边界不清，逐步增大，如肿块侵犯乳房悬韧带（连接腺体与皮肤间的纤维束）使之收缩，常引起肿块表面皮肤出现内陷（图 39-4），即称为酒窝征。肿块侵犯乳头使之收缩可引起乳头凹陷。肿块继续增大，与皮肤广泛粘连，皮肤可因淋巴的滞留而引起水肿，由于皮肤毛囊与皮下组织粘连较紧密，在皮肤水肿时毛囊处即形成很多点状小孔，使皮肤呈橘皮状（图 39-5）。癌细胞沿皮下淋巴网广泛扩散到乳房及其周围皮肤，形成小结节，称为卫星结节。晚期时肿瘤可以浸润胸肌及胸壁，而呈固定，乳房亦因肿块的浸润收缩而变形。肿瘤广泛浸润皮肤后融合成暗红色，弥漫成片，甚至可蔓延到背部及对侧胸部皮肤，形成盔甲样，可引起呼吸困难。皮肤破溃，形成溃疡，常有恶臭，容易出血，或向外生长形成菜花样肿瘤。

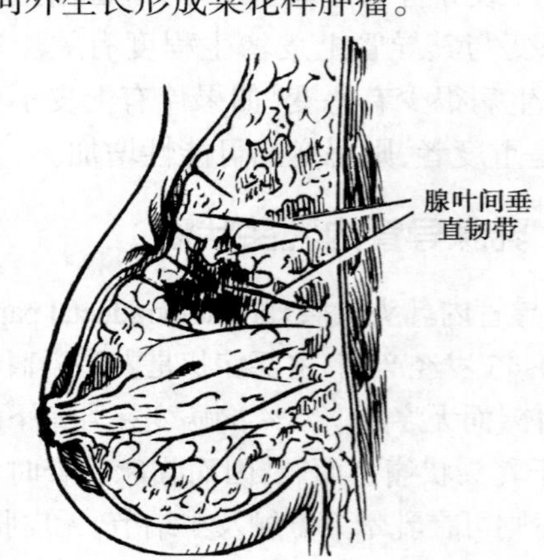

图 39-4 乳癌早期征象
肿块处皮肤凹陷

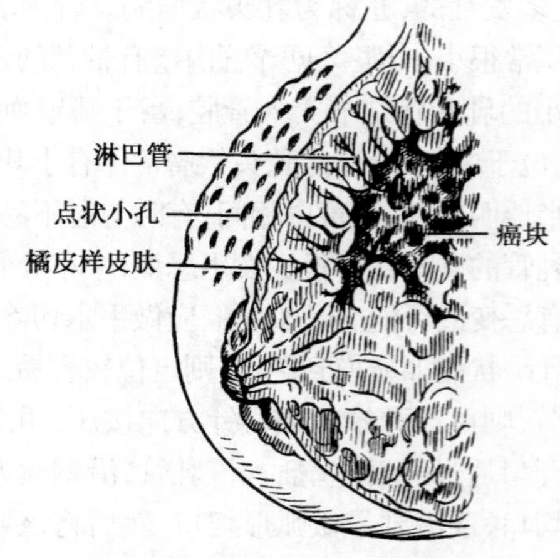

图 39-5 乳癌乳房皮肤水肿

有 5%~10% 病人的第一症状是乳头溢液、乳头糜烂或乳头回缩。少数病人在原发灶被发现前已有腋淋巴结转移或其他全身性的血道转移。癌细胞可沿淋巴管自原发灶转移到同侧腋下淋巴结，堵塞主要淋巴管后可使上臂淋巴回流障碍而引起上肢水肿。肿大淋巴结压迫腋静脉可引起上肢青紫色肿胀。臂丛神经受侵或被肿大淋巴结压迫可引起手臂及肩部酸痛。

锁骨上淋巴结转移可继发于腋淋巴结转移之后或直接自原发灶转移造成。一旦锁骨上淋巴结转移，则癌细胞有可能经胸导管或右侧颈部淋巴管进而侵入静脉，引起血道转移。癌细胞亦可以直接侵犯静脉引起远处转移，常见的有骨、肺、肝等处。骨转移中最常见是脊柱、骨盆及股骨，可引起疼痛或行走障碍，肺转移可引起咳嗽、痰血、胸腔积液；肝转移可引起肝大、黄疸等。有 10% 的病人可能有脑转移。

【乳腺癌的分期】

恶性肿瘤局部发展累及的范围与区域性及远处转移的程度对治疗及治愈率、生存率有直接的影响，治疗前进行准确及合理的临床分期对设计治疗计划及其治疗效果可作出正确的评价。乳腺癌的分期仍以国际 TNM 分期为主，国际抗癌联盟（Union for International Cancer Control，UICC）与美国癌症联合会（American Joint Committee on Cancer，AJCC）于 2002 年在《临床肿瘤学杂志》（*Journal of Clinical Oncology*，*JCO*）联合发布的分期已被广泛应用。

T：原发肿瘤累及范围

T_x：原发灶无法确定（治疗前已被切除）

T_0：原发癌未扪及

T_{is}：原位癌（导管内癌，小叶原位癌，乳头 Paget 病）

T_1：原发病灶最大径 <2cm

T_{1mic}：微小浸润性癌，最大径≤ 0.1cm

T_{1a}：0.1cm< 肿瘤最大径≤ 0.5cm

T_{1b}：0.5cm< 肿瘤最大径≤ 1.0cm

T_{1c}：1.0cm< 肿瘤最大径≤ 2.0cm

T_2：2.0cm< 肿瘤最大径≤ 5.0cm

T_3：肿瘤最大径 >5.0cm

T_4：肿瘤不论大小，直接侵犯胸壁或皮肤（胸壁包括肋骨、肋间肌及前锯肌）

T_{4a}：肿瘤直接侵犯胸壁

T_{4b}：肿瘤侵犯乳房皮肤，引起皮肤水肿（包括橘皮样变），破溃，卫星结节

T_{4c}：T_{4a} 与 T_{4b} 并存

T_{4d}：炎性乳腺癌

N：区域淋巴结

N_x：区域淋巴结无法估计（例如曾经切除）

N_0：区域淋巴结无转移

N_1：区域淋巴结肿大，可以活动

N_2：区域淋巴结相互融合，或与其他组织固定

N_3：同侧锁骨上及内乳淋巴结有肿大

M：远处转移

M_x：不能肯定有无远处转移

M_0：无远处转移

M_1：有远处转移（包括锁骨上淋巴结转移）

注：①乳头 Paget 病如乳房内扪及肿瘤者按肿瘤的大小分类；②胸壁侵犯指肿瘤侵犯肋骨、肋间肌及前锯肌，不包括胸肌的侵犯；③锁骨上淋巴结转移以往被视为 N_3，1997 时列入 M_1，但单纯锁骨上淋巴结转移者的预后不同于其他内脏部位的转移，因而 2002 年时又将其列为 N_3；④内乳淋巴结在术前常不易扪及。

【临床分期】

根据上列不同的 T、N、M 作出临床分期如下

0 期　$T_{is}N_0M_0$

Ⅰ期　$T_1N_0M_0$

ⅡA 期　$T_0N_1M_0$
$T_1N_1M_0$
T_2N_0M0

ⅡB 期　$T_2N_1M_0$
$T_3N_0M_0$

ⅢA 期　$T_0N_2M_0$
$T_1N_2M_0$
$T_2N_2M_0$
$T_3N_{1,2}M_0$

ⅢB 期　$T_4\ N_{1\sim2}M_0$

ⅢC 期　任何 TN_3M_0

Ⅳ期　任何 T 任何 NM_1

【病理分型】

1. 乳腺癌的分级　WHO（2003 版）推荐的分级标准：①腺管形成的多少：>75% 为 1 分；10%~75% 为 2 分；<10% 为 3 分。②核的多形性，核小、规则、形态一致为 1 分，细胞核中度异型性为 2 分；核异型性显著为 3 分。③核分裂象的计数，按照 Scarff-Bloom-Richardson 的分级标准修改：0~5/10HPF 为 1 分；6~10/10HPF 为 2 分；≥ 1/10HPF 为 3 分；三项得分 3~5 分为 1 级（分化好）；6~7 分为 2 级（中分化）；

8~9 分为 3 级(分化差)。

2. 病理类型

(1) 浸润性导管癌(非特殊型)及其亚型:占浸润性癌的大部分,肿瘤呈巢状、条索样或小梁状排列。有时肿瘤中合并其他类型成分 >50%,则称为混合型癌。

(2) 浸润性小叶癌:占浸润性乳腺癌的 5%~15%,瘤细胞较小,具黏附性,其雌激素及孕激素受体常为阳性。

(3) 小管癌:占乳腺癌的 2%~7%,瘤细胞排列呈不规则小管状,管壁由单层上皮细胞组成,缺乏肌上皮。

(4) 浸润性筛状癌:占乳腺癌的 0.8%~3.5%,肿瘤细胞有低到中度异型,核分裂罕见,间质有明显纤维结缔组织反应。腋淋巴结转移率 <15%,预后较好。

(5) 髓样癌:肿瘤常有明显边界,细胞密集片状分布,常有显著的淋巴细胞浸润,腋淋巴结转移率约 10%,预后较好。

(6) 黏液癌及分泌黏液的癌:间质内有大量黏液,雌激素受体(ER)大都阳性。

(7) 神经内分泌癌:有 50% 的肿瘤细胞有神经内分泌标记,包括实体型神经内分泌癌、非典型类癌、小细胞癌和大细胞神经内分泌癌。

(8) 浸润性乳头状癌:癌实质有纤维腺管、囊样或乳头状结构,边界较清,乳头纤细或较粗,部分区域呈实性生长,细胞胞质呈碱性。

(9) 浸润性微乳头状癌:占浸润性癌的 2%,该肿瘤具有小乳头状结构,预后较差。

(10) 化生性癌:有纯上皮化生和上皮间叶混合性化生,包括鳞癌细胞癌、梭形细胞癌、腺鳞癌等,上皮间叶化生性癌常为多形性。

(11) 炎性乳腺癌:常为浸润性导管癌,上皮内有淋巴管扩张及癌栓。

(12) 其他常见类型:如顶泌汗腺癌、富脂质癌,富糖原的富脂质癌。

(13) 乳腺间叶源性恶性肿瘤

1) 血管肉瘤:占乳腺恶性肿瘤的 0.05%,肿瘤表面呈暗红色或灰红色,高度恶性者可见出血、坏死出血囊腔。肿瘤可向小叶内浸润,亦可向周围脂肪组织浸润。

2) 脂肪肉瘤:多为分叶状肿瘤,有脂肪肉瘤样分化。

3) 其他间叶源性肿瘤:如横纹肌肉瘤、骨肉瘤等较少见。

(14) 其他乳腺恶性肿瘤

1) 乳头 Paget 病:发生于乳头的表面,其深部乳腺组织内常能找到原位癌或浸润性癌,本病的本质是腺癌,可能起自深部乳腺大导管的壶腹部,迁移到表皮。

2) 恶性淋巴瘤:相对罕见,为结外性淋巴瘤,除乳腺和区域淋巴结外,不存在其他部位的病变。

(15) 乳腺癌前期病变

小叶病变包括:①平坦上皮不典型增生;②导管不典型增生;③导管原位癌,是一种肿瘤性导管内病变,有上皮增生,伴有轻到重度细胞异型,按照细胞核的非典型性、有无坏死及核分裂象的多少,将导管原位癌分成低、中、高三个级别。

(16) 分叶状肿瘤:是乳腺纤维上皮型肿瘤,占乳腺肿瘤的 1%。根据细胞分化程度、核分裂象、间质细胞的多形性等分为良性、交界性、恶性。此类肿瘤淋巴结转移少见,交界性及恶性分叶状肿瘤以手术治疗为主,手术不当可有局部复发。

【临床检查和诊断】

乳腺是浅表的器官,易于发现,体格检查时病人取坐位或卧位,应脱去上衣,以便作双侧比较。

1. 视诊应仔细检查观察　①双侧乳房是否对称、大小、形状,有无块状物隆起或表面静脉扩张。②乳头位置及有无改变,乳房肿块引起乳头抬高,常是良性肿瘤的表现;如伴乳头或局部皮肤凹陷则以恶性可能大。此外,观察乳头有无脱屑、糜烂、湿疹样改变。③乳房皮肤的改变,有无红肿、水肿、橘皮征、凹陷、酒窝征以及静脉扩张等。检查时嘱病人两手高举过头,如有凹陷可能更明显。

2. 扪诊　由于月经来潮前乳腺组织常肿胀,因而最好在月经来潮后进行检查。乳腺组织的质地与哺乳有关,未经哺乳的乳腺质地如橡皮状,较均匀;曾哺乳过的乳腺常可能触及小结节状腺体组织;停经后乳腺组织萎缩,乳房可被脂肪组织代替,扪诊时呈柔软,均质感。

一般平卧时较易检查,并与坐位时检查作比较。平卧时,肩部略抬高,检查外半侧时应将患侧上肢上举过头,让乳腺组织平坦于胸壁;检查内半侧时手可置于身旁,检查时用手指掌面平坦而轻柔地进行扪诊,不能用手抓捏,以免将正常乳腺组织误认为肿块。应先检查健侧,再检查患侧乳房。检查时应有顺序地扪诊乳腺的各个象限及向腋窝突出的乳腺尾部。再检查乳头部有无异常以及有无液体排出。检查动作要轻柔,以防止挤压而引起癌细胞的播散。最后检查腋窝、锁骨下、锁骨上区有无肿大淋巴结。

检查乳房肿块时要注意：

(1)肿块的部位，50%以上的乳腺肿瘤发生在乳腺的外上方。

(2)肿块的形状、质地、光滑度、有无包膜与活动度，肿块是单个还是多个。

(3)肿瘤与皮肤有无粘连，可用手托起乳房，有粘连时局部皮肤常随肿瘤移动，或用两手指轻轻夹住肿瘤两侧稍提起，观察皮肤与肿瘤是否有粘连。

(4)肿瘤与胸肌筋膜或胸肌有无粘连。病人先下垂双手，使胸肌松弛，检查肿瘤的活动度。然后嘱两手用力叉腰挺胸，使胸肌收缩，做同样检查，比较肿瘤的活动度。如果胸肌收缩时活动度减低，说明肿瘤与胸肌筋膜或胸肌有粘连。

(5)有乳头排液时应注意排液的性质、色泽。如未明确扪及乳房内肿块者，应在乳晕旁按顺时针方向仔细检查有无结节扪及或检查时有无乳头排液。排液应做涂片细胞学检查。

(6)检查腋淋巴结，检查者的右手前臂托着病人的右前臂，让其右手轻松地放在检查者的前臂上，这样腋窝可以完全松弛。然而检查者用左手检查病人右侧腋部，可以扪及腋窝的最高位淋巴结，然后自上而下检查胸大肌缘及肩胛下区的淋巴结。同法检查对侧腋淋巴结，如果扪及肿大淋巴结时要注意其大小、数目、质地、活动度以及与周围组织粘连等情况。

(7)检查锁骨上淋巴结，注意胸锁乳突肌外侧缘及颈后三角有无肿大淋巴结。

3. 其他辅助检查方法　与病理检查比较，临床检查有一定的误差，即使有丰富临床经验的医师对原发灶检查的正确率也只有约70%~80%。临床检查腋窝淋巴结约有30%假阴性和30%~40%假阳性，故尚需其他辅助诊断方法配合，以提高诊断的正确率。常用的辅助诊断方法有：

(1)乳腺X线摄片检查：常用的为钼靶X线摄片，适用于观察软组织的结构。恶性肿瘤的图像呈形态不规则、分叶和毛刺状的阴影，其密度较一般腺体的密度为高，肿块周围有透明晕，肿块的大小常较临床触及的为小。30%的恶性病灶表现为成堆的细砂粒样小钙化点。此外，位于乳晕下的肿块引起乳头内陷在X线片上可表现为漏斗征。X线片的其他表现有结构扭曲、导管阴影增粗增多、血管影增粗、局灶性不对称、皮肤增厚等。

X线的评价（常用的BI-RADs评价标准）：

0级　需要其他影像学检查进一步评估或与以往摄片比较。

1级（阴性）：无异常发现。

2级（良性）：包括有钙化的纤维腺病、分泌性钙化、乳腺内淋巴结、有手术史的结构扭曲等。

3级（可能良性，需短期随访）：恶性可能 <2%。

4级：可疑异常需要考虑必要时活检，再分成4a、4b、4c。4a包括需活检，但恶性可能较低的病变；4b：中度恶性可能；4c更进一步怀疑为恶性，但未到达5级那么典型。

5级：高度怀疑恶性可能，检出恶性可能 ≥ 95%，如形态不规则呈星芒状，边缘高密度肿块，线状和段状分布细小棒状和分枝状钙化。

6级：已活检证实为恶性，未进行治疗，目的是评价活检后影像学改变或监测手术前新辅助化疗的影像学改变。

X线检查也可用作乳腺癌高发人群中的普查，能发现早期病灶。早期病变常表现为成堆细砂粒样钙化点或小结节状，临床一般未能扪及肿块，可在定位下活检以明确诊断。

(2)B型超声波检查：可以显示乳腺的各层结构、肿块的形态及其质地。恶性肿瘤的形态不规则，回声不均匀，而良性肿瘤常呈均匀实质改变。复旦大学附属肿瘤医院应用超声波诊断乳腺恶性肿瘤的正确率达87%。超声波检查对判断肿瘤是实质性还是囊性较X线摄片为好，但对肿瘤直径在1cm以下时的鉴别能力较差。

超声的不足之处是对 <10mm 的肿块判断良性或恶性的分辨率较差，如X线上的钙化及毛刺等在超声检查时不易检出，此外检查耗时较长。

近年来乳腺三维成像、超声造影以及超声定位下微创手术的应用，使超声诊断水平不断提高。

(3)乳腺磁共振检查：无X线损伤，并较乳腺X线摄片更能明确乳腺内的结构，有助于发现其他影像所不能发现的多灶性病变，评价肿瘤与胸壁、胸肌的关系，在制定外科治疗计划前特别保乳治疗前，或在新辅助化疗前后作为评估治疗效果。

(4)脱落细胞学检查及空芯针活检：如有乳头排液，可将液体做涂片检查，有乳头糜烂或湿疹样改变时，可做印片细胞学检查。在肿块性质不能明确时，可用7号细针穿刺肿块，抽吸组织液做涂片细胞学检查，其正确率可达85%左右。但对直径小于1cm的肿块，检查成功率较小。然而细胞学检查不能代替组织学类型，对诊断有一定的局限性。近年应用空芯针活检（core needle biopsy）应用较粗的包括内针芯及外套管的活检针，依靠外套管的锋利边缘，获得肿瘤组织，术前可以明确肿瘤性质及做各种预后指标的检测。

(5) 乳腺导管内视镜检查：适应证为临床上自发性乳头血性或浆液性溢血病人，乳腺导管内癌的镜下典型表现为不规则隆起新生物，并有大量絮状或网状坏死组织或出血，检查时可与涂片细胞学检查相结合，二者可以互补，提高正确率。

(6) 切除活组织病理检查：是最可靠的方法，是其他检查方法不能代替的。做活检时应将肿块完整切除，并最好在肋间神经阻滞麻醉或硬脊膜外麻醉下进行，避免局麻下手术，以减少肿瘤的播散。如果证实为恶性肿瘤，应根据检查情况进行恰当的局部及全身治疗。

【治疗】

乳腺癌的治疗方法有手术、放疗、化疗、内分泌以及靶向治疗等，但需根据肿瘤的不同特性选择合理的综合治疗。早期乳腺癌主要的治疗方式是以手术为主，术后予以必要的放疗、化疗以及内分泌治疗等的综合措施；对中、晚期的乳腺癌，可采用术前新辅助化疗，对晚期病人手术可以作为配合全身性治疗的一个组成部分。

(一) 治疗原则

按照临床病期及肿瘤部位，各期乳腺癌治疗方法的选择大致如下：

1. 早期乳腺癌　指临床Ⅰ、Ⅱ期的能手术治疗的乳腺癌，以手术治疗为主，手术方式可采用改良根治术、根治术或保留乳房的手术方式。病灶位于内侧或中央者必要时需同时处理内乳淋巴结，术后根据病人的年龄、病灶部位、淋巴结有无转移以及激素受体等决定是否需要辅助治疗。

2. 局部晚期乳腺癌　指临床ⅡB，ⅢA及部分ⅢB期病例，此类病例以往单纯手术治疗的效果欠佳，目前采用术前新辅助化疗，使肿瘤降期以后再决定手术的方式，如术前化疗后肿瘤退缩不明显，必要时可给予放射治疗，手术后应继续予以必要的辅助治疗。

3. 晚期　指临床部分ⅢB及Ⅳ期病例应以化疗及内分泌治疗为主，而手术及放疗可作为综合治疗的一部分。

(二) 手术治疗

自从1890年Halsted建立了乳腺癌根治术以来，该术式一直被认为是治疗乳腺癌的经典术式。1948年Handley在根治术的同时做第2肋间内乳淋巴结的活检，证实内乳淋巴结也是乳腺癌转移的第一站淋巴结，从而开展了各种清除内乳淋巴结的扩大根治术。以后又有作者将手术范围扩大到锁骨上及前纵隔淋巴结，但此类手术因增加了并发症而疗效无提高而被弃用。1948年Patey描述改良性根治术，即全乳切除同时切除胸小肌及腋内容物，保留胸大肌；Auchincloss及Madden进一步改良了术式，即同时保留胸大、小肌。很多回顾性研究，此二种手术与传统的根治术相比，在局部控制率及生存率均无差别。1970年以后较多采用的是保留胸肌的改良根治术。1980年以后由于对乳腺癌生物学行为的进一步了解，同时从大量的资料中看到，虽然手术范围不断地扩大，但治疗后的疗效无明显提高，手术治疗后的失败原因主要是肿瘤细胞的血道转移，即使一期病例中术后仍有10%~15%的病人因血道转移而失败，因而认为乳腺癌自发病起即是一个全身性疾病。同时由于目前所发现的病人的病期较以往为早，淋巴结转移率较以往低，并且术后辅助化疗及内分泌治疗的应用，放射治疗设备的改善，放射技术的改进，如目前应用的超高压直线加速器及三维立体定位适形放疗等治疗方法，使病灶部位可达到恰当的剂量，因而近年来保留乳腺的手术得到了逐步的推广应用。

以往对乳腺癌的手术治疗，不论采用何种手术方式仍需常规做腋淋巴结的清除，目的是防止区域淋巴结的复发，同时根据淋巴结的病理检查决定术后辅助治疗的应用及判断预后。然而各期乳腺癌的淋巴结转移率平均为40%~50%，而一期病例的转移率为20%~30%，因而如常规的淋巴结清除可使50%~60%的病人接受了不必要的手术，同时增加了术后的并发症如上肢水肿、淋巴积液及功能障碍等。实际上肿瘤向区域淋巴结转移时总是有一个或几个淋巴结首先接受癌细胞的转移，称之为前哨淋巴结(sentinel lymph node)，该淋巴结如有转移时表明腋淋巴结已有癌转移，该淋巴结阴性时，那么其他淋巴结有转移的可能性甚小。因此，近年来对前哨淋巴结活检的临床应用渐趋成熟，如该淋巴结病理证实有转移时则进一步做腋淋巴结清扫，如无转移时则可不必施行淋巴结清扫术。

乳腺癌的手术指征为临床0、Ⅰ、Ⅱ及部分Ⅲ期病，无其他内科禁忌证者。

手术禁忌证：有以下情况不适合手术治疗：①乳房皮肤有广泛水肿，范围超过乳房面积的一半以上；②肿块与胸壁固定；③腋淋巴结显著肿大且与深部组织紧密粘连；④病人上肢水肿或有明显肩部胀痛；⑤乳房及周围皮肤有卫星结节；⑥锁骨上淋巴结转移；⑦炎性乳腺癌；⑧已有远处转移；⑨一般情况较差或年老体弱不适宜手术治疗，有重要脏器严重疾病。

手术方式：乳腺癌的手术方式很多，手术范围可自局部切除及合并应用放射治疗直到扩大根治手术，但是没有一种固定的手术方式适合各种不同情况的乳腺癌。对手术方式的选择应结合具体的医疗条件来全面考虑，如手术医师的习惯，放射治疗和化疗的条件，病人的年龄、病期、肿瘤的部位等具体情况，以及病人对外形的要求。

(1)乳腺癌根治术及扩大根治术：是传统的手术方式，一般可在全身麻醉或高位硬膜外麻醉下进行。切口可根据重量部位选用横切口（Stewart 切口）和纵切口（Halsted-Meyer 切口），目前常用横切口，使术后外形较好，且易于二期整形术。皮肤切除范围在肿瘤外 4~5cm。剥离范围内侧到胸骨缘，外侧达腋中线，上方达胸锁关节水平，下方达肋缘，尽量剥除皮肤下脂肪组织（图 39-6）。切断胸大、小肌的附着点，保留胸大肌的锁骨份，可用以保护腋血管及神经，仔细解剖腋窝及锁骨下区，清除所有脂肪及淋巴组织，保留胸长、胸背神经，使术后上肢高举及向后动作不受障碍。最后将乳房连同其周围的脂肪组织、胸大肌、胸小肌、腋下和锁骨下淋巴结及脂肪组织一并切除，皮肤不能缝合或缝合时张力较大者，予以植皮。在腋下另做小切口，置负压吸引 48~72 小时，以减少积液，使皮片紧贴于创面。

Handley（1948）在根治术的同时做第 2 肋间内乳淋巴结的活检。国内李月云等（1955）报道根治术时内乳淋巴结活检的阳性率为 19.3%（23/119），证实内乳淋巴结与腋下淋巴结同样是乳腺癌的第一站转移的淋巴结。复旦大学附属肿瘤医院在 1 242 例乳腺癌扩大根治术病例中，腋下淋巴结转移率为 51%，内乳淋巴结转移率为 17.7%。肿瘤位于乳房外侧者内乳淋巴结转移率为 12.9%，位于内侧及乳房中央者为 22.5%。因而开展了根治术的同时清除内乳淋巴结称为扩大根治术，手术时保留胸膜。切除第 2~4 软骨，将内乳血管及其周围淋巴脂肪组织连同乳房、胸肌及腋淋巴脂肪组织整块切除。在第Ⅱ、Ⅲ期病人的 5 年及 10 年生存率较根治术有提高。目前由于发现时的病期较早，术前、后应用辅助治疗有较好的疗效，因而扩大根治术已很少应用，但对病灶位于内侧及中央时该手术方式还是可以考虑应用的（图 39-7）。

(2)乳腺癌改良根治术：手术的特点是保留胸肌，但尽量剥离腋窝及胸肌间淋巴结，方法有：①保留胸大、小肌的改良根治Ⅰ式（Auchincloss 手术）；②仅保留胸大肌的改良根治Ⅱ式（Patey 手术），Ⅱ式手术的腋淋巴结清扫范围可达腋上群。手术切口大都采用横切口，皮瓣分离时保留薄层脂肪。术后可有较好的功能及外形，便于需要时做乳房重建手术。此方式适合于微小癌及临床第Ⅰ、Ⅱ期乳腺癌。然而，临床已有明显淋巴结转移的病人建议采用改良根治Ⅱ式。

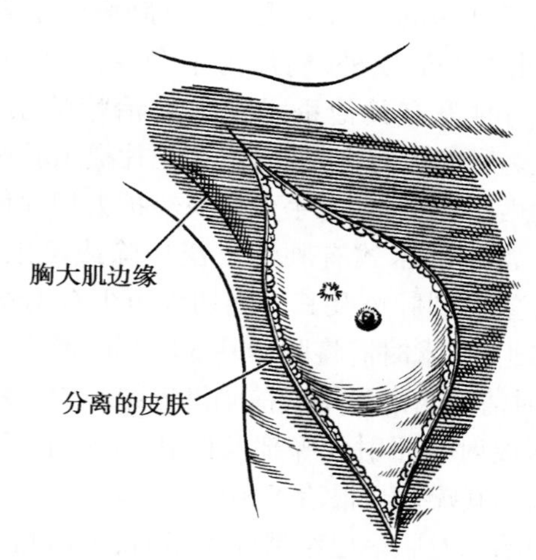

图 39-6　乳癌根治切除术切口

影线表示乳房周围皮肤自下面的脂肪组织分离的范围

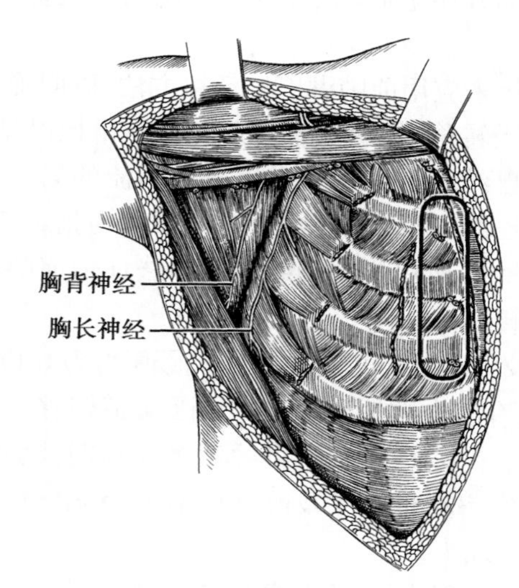

图 39-7　乳癌根治切除术完毕情况

黑线区为扩大根治切除术时胸壁切除的范围

(3)单纯乳房切除：仅切除乳腺组织、乳头、部分皮肤和胸大肌筋膜。术中放射线照射锁骨上、腋部及内乳区淋巴结，此方法适用于非浸润性癌、微小癌、湿疹样癌限于乳头者，亦可用于年老体弱不适合根治手术或因肿瘤较大或有溃破、出血者配合放射治疗。

(4)保留乳房的手术方法：近年来由于对乳腺癌生物学特性的进一步了解，手术后失败的原因主要是癌细胞的血道扩散，因而即使扩大手术切除范围也不能减少血道扩散。保乳手术目的是通过手术及放疗达到与根治术相同的疗效，同时要求乳房的复发率低，并有良好的外形及功能。自1972年起国际上有六组临床随机分组的研究比较对早期乳腺癌采用肿瘤局部切除，腋淋巴结清除，术后应用放射治疗与乳房根治切除术的效果相似。

保留乳房的手术指征主要是肿瘤位于乳腺周围，距乳头2cm以外，病灶为单个性，直径不大于4cm。同时没有其他手术及放射治疗的禁忌证。禁忌证为乳房内有多发病灶，钼靶片提示乳房内有弥漫的微小钙化，如果手术切缘经扩大切除仍为阳性者。常用的术式有肿瘤广泛切除或象限切除。术时希望做到肿瘤及其周围切缘至少有1cm的正常乳腺组织，术时需将肿瘤基底的胸肌筋膜一并切除，同时清除腋淋巴结或前哨淋巴结活检。术后用超高压放射线照射乳腺部及内乳、锁骨上区，在恰当的病例其疗效与根治术相仿。

根治术及腋淋巴结清除手术后，手术侧上肢的功能常受到一定的障碍，同时上肢常因淋巴回流受阻而引起肿胀。术后应用负压吸引，防止腋窝积液，术后早期开始上肢功能锻炼，可使功能恢复，减少肿胀。

近年来应用前哨淋巴结活检方法，以明确腋淋巴结有无转移，如阴性者可避免做腋淋巴结清除。前哨淋巴结是从原发灶向淋巴结引流的第一个或数个淋巴结，可以用蓝染料或核素作为指示剂，术时应用冷冻切片或免疫组织化学法评估前哨淋巴结有无转移。

手术死亡率较低，国内外报道约为0.175%~3.0%。治疗失败原因中2/3是因血道转移，1/3为局部复发。复旦大学附属肿瘤医院各期乳腺癌的局部复发率在根治术及改良根治术为9%，扩大根治术为3%。

手术治疗的预后主要与年龄、绝经与否、有无妊娠、哺乳以及病理类型以及激素受体、Her-2检测结果等有关，但主要影响预后的因素为手术时的病期及淋巴结有无转移。复旦大学附属肿瘤医院根治性手术的10年生存率在Ⅰ期病例为85%~88%，Ⅱ期为65%~70%，Ⅲ期为35%~45%，淋巴结有转移者为40%~50%，无转移者为80%~90%。

(三) 放射治疗

与手术相似，也是局部治疗的方法。放射治疗以往常用于乳腺癌根治手术前、后作为综合治疗的一部分，近年来已成为与早期病例的保乳切除组合成为一种主要的治疗手段。

1. 保乳手术后的放射治疗　导管原位癌做保乳手术后，根据Van Nuys分级有中等复发风险者术后放疗可降低局部复发率。对早期浸润性癌在保乳手术后做放射治疗亦有前瞻性研究，无论腋淋巴结阳性或阴性的病人术后放射治疗都降低了2/3的局部复发率，提高保乳成功率。靶区包括整个乳房、腋尾部，同时做内乳及锁骨上区照射。

2. 乳房切除术后放疗　常用于根治术或改良根治术后有原发肿瘤≥5cm，或腋淋巴结转移≥4个需做放疗，对1~3个淋巴结转移是否需照射尚有争议。照射部位包括胸壁、锁骨上及内乳区淋巴结。亦有用于肿瘤位于乳房中央或内侧而无腋淋巴结转移的病例，也有报道术后照射锁骨上及内乳区。如病灶位于乳房外侧而无腋淋巴结转移者，一般不需术后照射。放射设备可以用^{60}Co或直线加速器，照射野必须正确，一般剂量为50Gy(5 000cky)/5周，保乳手术时可瘤床再照射10Gy(1 000cky)。术后放疗可以减少局部及区域淋巴结的复发，但不改变病人的生存率。

3. 术前放疗　主要用于第Ⅲ期病例或病灶较大、有皮肤水肿者。照射使局部肿瘤缩小，水肿消退，可以提高手术切除率。术前放疗可降低癌细胞的活力，减少术后局部复发及血道播散，提高生存率。一般采用乳腺两侧切线野，照射剂量为40Gy/4周，照射结束后2~4周手术。如放射后无手术指征则可以做根治性治疗，局部照射剂量可追加到60Gy以上。炎性乳腺癌可用放射治疗配合化疗。

4. 复发肿瘤的放射治疗　对手术野内复发结节或锁骨上淋巴结转移，放射治疗常可取得较好的效果。局限性骨转移灶应用放射治疗的效果也较好，可以减轻疼痛，少数骨转移病灶可以钙化。脑转移时可用全脑放射减轻症状。

(四) 化学治疗

在实体瘤中乳腺癌应用化疗的疗效较好，目前常用的化疗药物有烷化剂类药物环磷酰胺(CTX)；抗代谢类药物如氟尿嘧啶(5-Fu)、甲氨蝶呤(MTX)、吉西他滨(gemcitabine)、卡培他滨；蒽环类药物如多柔比星(ADM)、表柔比星(Epi-ADM)；植物类药物如长春新碱(VCR)、异长春新碱(vinorelbine)以及近年常用的紫杉醇类药物如紫杉醇(paclitaxel)、多西他赛(docetaxel)，其他如丝裂霉素、顺铂等。

1. 乳腺癌术后辅助化疗　乳腺癌是容易有血道转移的疾病，局部治疗失败的原因主要是癌细胞的血道播散。术后辅助化疗的目的是杀灭术时已存在的亚临床型的转移灶，及减少因手术操作而引起的肿瘤播散。手术后病理检查时淋巴结有转移的病人术后有70%~80%可能发生远处转移，而淋巴结无转移者亦有20%~30%因远处转移而使治疗失效。术后辅助化疗的目的是杀灭术时已存在的亚临床型的转移灶，减少因手术操作而引起的肿瘤播散。术后化疗的优点：①肿瘤切除后，残留的癌细胞负荷较小，易被抗癌物杀灭。②肿瘤负荷小，倍增时间短，增殖比例大，对抗癌药物较敏感。一般都采用多药联合治疗的方案，常用的方案有环磷酰胺、甲氨蝶呤、氟尿嘧啶三药联合方案（CMF方案）及环磷酰胺、多柔比星（或表柔比星）、氟尿嘧啶方案（CAF或CEF方案），以及近年来应用紫杉醇及长春瑞滨（诺维本）等为主的联合方案。术后化疗对绝经期前已有淋巴结转移的病灶能提高生存率，对绝经后病人的疗效提高不如绝经前病人显著。术后化疗应在术后1个月内开始应用，每次用药希望能达到规定剂量的85%以上，低于规定量的65%以下时效果较差。用药周期为6~8疗程，长期应用并不提高疗效，同时对机体的免疫功能亦有一定的损害。

2. 术前化疗　又称新辅助化疗，目的是使原发灶及区域淋巴结转移灶缩小使肿瘤降期，以提高手术切除率或保乳手术率。同时癌细胞的活力受到抑制，减少远处转移且对循环血液中的癌细胞及亚临床型转移灶也有一定的杀灭作用。新辅助化疗也可了解肿瘤对化疗的敏感性。新辅助化疗是对局部晚期乳腺癌在术前应用化疗，由于不同于术后化疗故又称新辅助化疗，常用于局部晚期肿瘤亦即ⅡB、ⅢA、ⅢB期肿瘤。新辅助化疗常用方案有CEF、AC-P（紫杉醇）等。术前化疗的疗程为2~6个疗程。新辅助化疗的远期生存率与辅助化疗相似，但如果新辅助化疗后病理检查无癌细胞残留者的远期生存率明显提高。

3. 联合化疗　晚期或复发性乳腺癌一般都采用联合化疗，最早应用CMF方案，目前应用以蒽环类或紫杉类药物为主的联合方案，或蒽环类联合紫杉类的方案，如CAF、AC、EC、TAC等方案，二线方案有XT（卡培他滨、紫杉醇）、GT（吉西他滨、紫杉醇）等方案。对激素受体测定阳性病人也可予以内分泌治疗。

（五）内分泌治疗

1894年Beatson应用卵巢切除治疗晚期乳腺癌取得一定的疗效后，内分泌治疗已作为乳腺癌的一种有效治疗方法。以往根据病人的年龄、月经情况、手术与复发间隔期、转移部位等因素来选用内分泌治疗，其有效率约为30%~35%。20世纪70年代以来，应用甾体激素受体的检测可以更正确地判断应用内分泌治疗的效果。

1. 内分泌治疗的机制　乳腺细胞内有一种能与雌激素相结合的蛋白质，称为雌激素受体（ER）。细胞恶变后，这种雌激素受体可以继续保留，亦可以丢失。如仍保留时，细胞的生长和分裂仍受体内的内分泌控制，这种细胞称为激素依赖性细胞；如受体丢失，细胞就不再受内分泌控制，称为激素非依赖性细胞或自主细胞。雌激素对细胞的作用是通过与细胞质内的雌激素受体的结合，形成雌激素与受体复合物，转向核内而作用于染色体，导致基因转录并形成新的蛋白质，其中包括黄体酮受体。黄体酮受体（PR）是雌激素作用的最终产物，黄体酮受体的存在也说明雌激素受体确有其活力。雌激素受体测定阳性的病例应用内分泌治疗的有效率约为50%~60%，如果黄体酮受体亦为阳性者，有效率可高达70%~80%，雌激素受体测定阴性的病例内分泌治疗有效率仅为5%~8%。

雌激素受体及黄体酮受体的测定可用以预测内分泌治疗的疗效和制订治疗方案。手术后受体测定阳性的病例预后较阴性者为好，此类病例如淋巴结无转移者，则术后不必用辅助治疗或可用内分泌治疗。在晚期或复发病例中如激素受体测定阳性的病例可以选用内分泌治疗，而阴性的病例应用内分泌治疗的效果较差，应以化疗为主。

2. 内分泌治疗的方法　有切除内分泌腺体及应用内分泌药物治疗两种。

（1）切除内分泌腺体：最常用的方法是双侧卵巢切除或用放射线照射卵巢两种方法，对绝经前雌激素受体测定阳性的病人常有较好的效果，尤其对骨、软组织及淋巴结转移的效果较好，对肝、脑等部位转移则基本无效。此外，晚期男性乳腺癌病例应用双侧睾丸切除也有较好的效果。

卵巢切除作为手术后的辅助治疗，一般用于绝经前，雌激素受体测定阳性，有较广泛的淋巴结转移且复发风险较高的病人，手术后应用预防性卵巢切除可以推迟复发，但对生存期的延长并不明显。

（2）内分泌药物治疗

1）抗雌激素类药物：目前最常用的内分泌药物是他莫昔芬，其作用机制是与雌激素竞争细胞内的雌激素受体，阻断雌激素进入肿瘤细胞，阻断核内雌激素生成基因的转录，从而抑制癌细胞的生长。对雌激素受体测定阳性病例的有效率为55%~60%，而阴性者的有效率<8%。一般剂量为

每日20~40mg口服,其毒性反应较少,常见为肝功能障碍,视力模糊,少数病人应用后有子宫内膜增厚,长期应用者发生子宫内膜癌的机会增多,因而应用过程中应定期做超声波检查。对绝经后,软组织、淋巴结及肺转移的效果较好。

他莫昔芬用于手术后作为辅助治疗,对雌激素受体阳性病例可预防复发及减少对侧乳腺发生第二个原发癌的机会,不论绝经前或绝经后病人均可获益。目前标准应用时期为5年。

其他抗雌激素药物如枸橼酸托瑞米芬(法乐通),结构式与他莫昔芬相似,二者不良反应亦相似。氟维司琼是新的雌激素受体拮抗剂,结构式与雌激素相似,降低体外癌细胞中雌激素受体水平,非竞争性地与雌激素受体结合,而没有类雌激素作用。

2)芳香化酶抑制剂:绝经后妇女体内雌激素来自肾上腺皮质分泌的胆脂醇及食物中的胆固醇经芳香化酶的作用转化而成,芳香化酶抑制剂可以阻断绝经后妇女体内雌激素的合成,因而主要用于绝经后病人。第一代的芳香化酶抑制剂为甾体类的氨鲁米特,在应用的同时有抑制肾上腺的作用,需同时服用氢化可的松,以抑制垂体的负反馈作用。目前常用的为第三代芳香化酶抑制剂,有非甾体类的阿那曲唑(anastrozole),每日1次,每次1mg;及来曲唑(letrozole),每日1次,每次2.5mg口服;及甾体类的芳香化酶抑制剂乙烯美坦(exemestane),每日1次,每次25mg口服。芳香化酶抑制剂的不良反应不大,常见如恶心、潮热等,长期应用可引起骨关节酸痛,骨质疏松。对激素受体阳性,以及有骨、软组织、淋巴等部位转移的病人效果较好。第三代芳香化酶抑制剂应用于早期乳腺癌术后辅助治疗,多项临床试验已证实其疗效优于他莫昔芬,应用方法有:①起始应用,即开始就用第三代芳香化酶抑制剂5年;②转换应用,应用2~3年他莫昔芬后转换应用第三代芳香化酶抑制剂共5年;③延长应用,应用5年他莫昔芬后再用3~5年芳香化酶抑制剂。第①、②种方法目前已有多个较大临床试验证实第三代芳香化酶抑制剂疗效优于他莫昔芬,第③种方法尚无肯定的结论。

第三代芳香化酶抑制剂应用中尚需解决的问题有绝经前病人可否与卵巢抑制剂合用,三种不同药物的疗效是否相同以及最恰当的应用时间。

(3)黄体酮类:如甲地孕酮、甲黄体酮、甲羟孕酮等对激素受体阳性的病例有一定的疗效,有效率约为10%~15%,主要用于绝经后的妇女,不良反应有阴道排液、皮疹、水钠潴留等。

(4)垂体促生殖激素释放素类似物(LHRHa):诺雷得(zoladex),其作用为抑制垂体促生殖腺激素的释放,因而在绝经前妇女应用后可起到类似卵巢切除的作用,多数病人应用后可以停经,但停用后月经可以恢复,用法为每月1次,3.6mg肌内注射。

(5)雄激素:如丙酸睾酮,可用于绝经前病例,对骨转移有一定的疗效,常用剂量每周肌注2~3次,每次50~100mg,总量4~6g,副作用常有男性化症状、水钠潴留、高钙血症等。女性激素如己烯雌酚等已较少应用,对老年病例,长期应用他莫昔芬失效者可以试用。

(六)靶向治疗

通过对肿瘤细胞发展过程中特有的靶点,进行干预,特异性地抑制肿瘤细胞而减少对正常细胞的毒性作用。目前可以通过多个靶点同时作用于肿瘤细胞,包括细胞增殖,细胞凋亡、信号转导通路及新生血管形成等,其中以信号转导通路的EGFR通路为常用。常用于乳腺癌的靶向治疗药物有针对EGFR通路的药物。

1. 曲妥珠单抗(赫塞汀,herceptin) 有15%~25%的乳腺癌有Her-2基因(表皮生长因子受体基因)的高表达,如用免疫组织化学法检测(IHC法)Her-2蛋白有高表达或用荧光原位杂交法(FISH)检测Her-2基因阳性者可用曲妥珠单抗治疗。曲妥珠单抗是人源化的重组抗Her-2的单克隆抗体,其本身有抗肿瘤作用,与化疗药同时应用还能增强常规化疗药物的抗肿瘤作用,适用于Her-2有高表达的转移性乳腺癌。对Her-2有过表达乳腺癌作为术后辅助治疗应用1年,可减少46%~52%复发的相对危险性,死亡危险性减少33%的效果。曲妥珠单抗也用于Her-2阳性局部晚期乳腺癌的新辅助治疗。

2. 拉帕替尼(lapatinib) 是一种同时抑制Her-1及Her-2的小分子酪氨酸激酶抑制剂,可直接进入细胞内阻断表皮生长因子受体的磷酸激酶活性,可用于曲妥珠单抗耐药者或与曲妥珠单抗联合应用。拉帕替尼能通过血-脑屏障,因而对乳腺癌脑转移可能有效。

3. 其他的抗Her-2基因单抗 如帕妥珠单抗(pertuzumab)等,以及抗血管生长的单抗如贝伐珠单抗(bavacizumab)等尚在临床研究中。

二、男性乳腺癌

男性乳腺癌约占乳腺癌病例中1%,上海复旦大学附属肿瘤医院报道占乳腺癌中 1.29%。发病年龄大多在 50~60 岁，略高于女性乳腺癌。病因尚未完全明了，但与睾丸功能减退或发育不全，长期应用外源性雌激素以及肝功能失常有关。病理类型与女性病例相似，但男性乳腺无小叶腺泡发育，因而病理中无小叶癌。

男性乳腺癌的主要症状是乳房内肿块，可发生在乳晕下或乳晕周围，质硬。由于男性乳房较小，因而肿瘤容易早期侵犯皮肤及胸肌，淋巴结转移的发生亦较早。男性乳房肿块同时伴乳头排液或溢血者常为恶性病变的征象。治疗应早期手术，术后生存率与女性乳腺癌相似，但有淋巴结转移者其术后 5 年生存率较差，约为 30%~40%。晚期病例采用双侧睾丸切除术及其他内分泌药物如他莫昔芬等治疗常有一定的姑息作用，其效果较女性卵巢切除为佳。

三、湿疹样乳腺癌

湿疹样乳腺癌是一种特殊类型的乳腺癌，又称 Paget 病。其组织来源可能起自乳头下方大导管内的癌细胞，向上侵犯乳头，向下沿导管侵犯乳腺实质。

早期时常为一侧乳头瘙痒、变红，继而变为粗糙、增厚、糜烂，局部有痂皮、脱屑或渗出物，病变可逐步累及乳晕皮肤。初起时乳房内常无肿块，病变进展后乳房内出现块状物。组织学特点是乳头表皮内有腺体较大，胞浆丰富、核大的 Paget 细胞，乳头部乳管内可见有导管内癌细胞（图 39-8）。

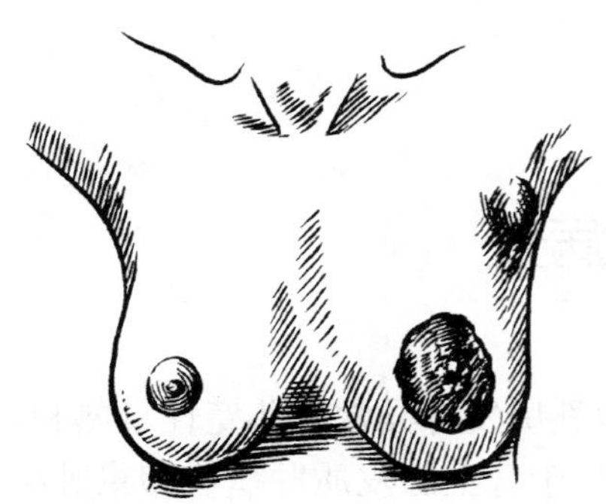

图 39-8 湿疹样乳癌
腋窝淋巴结已有转移

典型的 Paget 病诊断并不困难，在早期时不易与乳头湿疹相鉴别。乳头湿疹病程较短，病灶边界不清，周围皮肤亦有炎症改变。必要时做乳头糜烂部涂片或活组织检查，可以明确诊断。

Paget 病如病变限于乳头而乳房内未扪及肿块时是属于特殊型乳腺癌，临床分期属于原位癌，做单纯乳房切除即可达到根治，乳晕受累时应做改良根治术，如临床腋淋巴结不大者可做乳房切除及前哨淋巴结活检。乳房内已有明确肿块时，其治疗方法及预后与一般乳腺癌相似。

四、双侧乳腺癌

双侧乳腺癌指双侧乳腺同时或先后出现的原发性乳腺癌，发病率约为乳腺癌中 5%~7%。双侧同时发生的乳腺癌的诊断标准为：①双侧肿块大小相似，均无区域淋巴结的转移；②双侧均未经治疗；③双侧均能手术，无皮下淋巴管的浸润。此外，双侧病灶均在外上方，也可作为诊断标准之一。双侧非同时发生的乳腺癌平均间隔为 5~7 年，但以第一侧治疗后的 3 年内为多。其诊断标准为：①第一侧癌诊断肯定，并已经治疗；②第一侧术后至少 2 年无复发；③无其他部位远处转移。双侧的病理基本类型不一样，可作为双侧原发癌的诊断标准，但还有些临床特点可以帮助鉴别第二侧是否为原发癌还是转移癌（表 39-1）。

双侧乳腺癌的治疗与单侧乳腺癌相似，明确诊断后及时手术，预后与肿瘤的病期有关。

表 39-1 原发癌和转移癌的区别

	原发癌	转移癌		原发癌	转移癌
组织起源	乳腺组织中	乳腺周围脂肪组织中	肿瘤数目	单个	多个
肿瘤位置	外上方较多	内侧或乳腺尾部	病理检查	癌周有原位癌或不典型增生区	无
生长方式	浸润性、边界不清	膨胀性、边界清楚	肿瘤分化	较第一侧好或相似	较第一侧差

五、妊娠及哺乳期乳腺癌

乳腺癌发生在妊娠或哺乳期者约占乳腺癌中 1%~3%。妊娠及哺乳期由于体内激素水平的改变、乳腺组织增生、充血、免疫功能降低，使肿瘤发展较快，不易早期发现，因而其预后亦较差。

妊娠及哺乳期乳腺癌的处理关系到病员和胎儿的生命，是否需要终止妊娠应根据妊娠时间及肿瘤的病期而定。早期妊娠宜先终止妊娠，中期妊娠应根据肿瘤情况决定，妊娠后期应及时处理肿瘤，待其自然分娩。许多报道在妊娠后期如先处理妊娠常可因此而延误治疗，使生存率降低，哺乳期乳腺癌应先终止哺乳。

治疗应采用综合治疗，部分病人需做术前新辅助治疗，以后再做手术，术后应根据病情决定是否需继续应用化疗及补充放疗，预防性去势能否提高生存率尚有争论。

淋巴结无转移病例的预后与一般乳腺癌相似，但有转移者则预后较差。

有报道乳腺癌手术后再妊娠时其预后反而较好。实际上能再妊娠者大多是预后较好的病人。术后再妊娠在无淋巴结转移的病例手术后至少间隔 3 年，有淋巴结转移者术后再妊娠时间应至少间隔 5 年。

六、隐性乳腺癌

隐性乳腺癌是指乳房内未发现原发肿瘤而以腋淋巴结转移或其他部位远处转移为首发症状的乳腺癌，约占乳腺癌中 0.3%~0.5%。原发病灶常很小，往往位于乳腺外上方或其尾部，临床不易察觉。腋淋巴结的病理检查、激素受体测定及乳腺摄片以及磁共振检查有助于明确诊断。病理切片检查提示淋巴结转移癌来自乳腺的可能时，如无远处转移，即使乳腺内未扪及肿块亦可按照乳腺癌治疗或做腋淋巴结手术后，观察乳房有无病灶，并及时处理。术后标本可先行 X 线摄片常可提示病灶部位，在该处做病理检查可能发现原发病灶，预后与一般乳腺癌相似。但由于已有腋淋巴结转移，手术前后应行综合治疗。

七、炎性乳腺癌

炎性乳腺癌常有乳房皮肤红肿、局部温度增高、水肿、肿块边界不清，腋淋巴结常有肿大，有时与晚期乳腺癌伴皮肤炎症难以鉴别，病理显示皮下淋巴管内有癌栓。此类肿瘤生长迅速，发展快，恶性程度高，预后差。治疗主要用化疗及放疗，如 Her-2 检查阳性的可合用靶向治疗，一般不做手术治疗。

八、乳腺恶性淋巴瘤

乳腺原发恶性淋巴瘤属于结外型淋巴瘤，较少见。发病年龄常较轻，表现为一侧或双侧乳房内一个或多个散在的活动性肿块，边界清楚，质韧，与皮肤无粘连，有时伴浅表淋巴结或肝脾肿大。临床检查不易确诊，常需活检才能明确。治疗与其他部位恶性淋巴瘤相同，手术可作为配合化疗、放疗时的应用。

九、乳腺间叶组织肉瘤

乳腺间叶组织肉瘤较少见，性质与身体其他部位的间叶组织肉瘤相似，其中以恶性纤维组织细胞瘤较多见。此外，还有血管肉瘤、黏液脂肪肉瘤等。症状常为无痛性肿块，圆形或椭圆形，可呈结节分叶状，边界清，质硬，与皮肤无粘连，淋巴结转移少见。

治疗应采用手术切除，术后必要时辅助化疗及放疗。失败原因常为血道转移，局部切除不彻底时可有局部复发。

（沈镇宙）

第四节　其他乳腺病变

一、先天性发育异常

自胚胎第 6 周起，在腹侧两旁自腋窝到腹股沟线（乳线）上由外胚层的上皮组织形成 6~8 对乳头状的局部隆起，称为乳头始基。正常情况下，除胸前一对外，其他均于出生前退化，如不退化即形成多余乳头或乳房。多乳头或多乳房常见于胸前正常乳腺的内下方或乳房外上方近腋窝处，亦称副乳腺。男、女均可有，女性多见，常有遗传性。在经期、妊娠或哺乳期可引起副乳腺处胀痛，甚至有乳汁分泌，副乳腺亦可发生肿瘤。乳腺完全缺如（amastia）或无乳头（athelia）是很少见的。

其他乳房发育异常有儿童性早熟和乳腺增生肥大，可见于肾上腺皮质肿瘤或卵巢肿瘤，还有巨大的处女型乳腺肥大症等。

二、男性乳房发育症

男性乳房发育症（gynecomastia）是一侧或两侧乳房呈女性样发育、肥大，常见于青年期或成人。病人常有一侧或两侧的乳腺肥大或乳晕下盘状块物。开始时常发生于乳晕下，块物质韧如橡胶样，边界不清，有时有压痛或疼痛，一般很少恶变。

男性乳房发育症大多属于生理性或由于体内激素不平衡所致。单侧者与内分泌功能障碍无关，而双侧性时常与睾丸功能不正常有关，如腮腺炎后睾丸萎缩、外伤性睾丸萎缩、睾丸或肾上腺皮质肿瘤等。肝硬化、肝炎或B族维生素缺乏使体内雌激素量相对增多，引起乳房发育，同样在长期服用雌激素后也可引起乳房发育。长期应用异烟肼、螺内酯、洋地黄后亦可导致乳房发育。

男性乳腺由于没有腺小叶，因而乳房发育在病理上仅显示乳管增生和囊状扩大，有纤维组织及脂肪组织增生，无腺泡生长。

男性乳腺发育一般不需治疗，症状明显时可以服用甲睾酮等治疗。如果经久不消，可以手术切除。术时可做环乳晕的弧形切口，保留乳头。老年病人需与恶性肿瘤相鉴别。

（沈镇宙）

第五节 乳房重建与修复

手术治疗是乳腺癌的重要治疗手段，近年来由于对乳腺癌生物学行为的深入了解，乳腺癌的治疗理念逐步从解剖学的概念转向强调生物学意义的改变，从让病人接受最大限度的治疗，转为让病人接受最小而有效的治疗，同时由于综合治疗的开展，使治疗效果不断提高。此外，现代的医学模式也重视治疗的社会-心理模式，治疗方式也更人性化。由于早期诊断的开展，部分病人有机会保留乳房，同时在接受乳房切除或因保乳术后影响乳房外形时也可以采用乳房重建或乳房修复的手术。

乳房重建技术发展至今已有30余年的历史，开始时大多采用植入物，到目前有采用自体组织重建以及组织扩张器联合植入物的方法，而重建的时间也可以分为即刻重建和延期重建两大类。即刻重建在一次麻醉过程中同时完成乳房切除及重建。延迟重建指在乳房切除术后数月或数年后进行重建，可以根据病人的自行要求，组织量的需要等决定。重建的方法有自体组织的重建、植入物的乳房重建以及两者联合应用。

重建方法的选择往往需要考虑多种因素如乳房的体积、外形、是否有并发症、供区情况、辅助治疗的选择，以及病人本人的意愿，整形外科医师及护理团队亦是重要的因素。

一、植入物乳房重建

乳腺癌术后乳房的重建与修复，对于恢复术后外形，改善生活质量起重要作用，部分病人可以应用植入物乳房重建的方法，手术时间较短，术后恢复快，创伤较小，但植入物乳房重建需有两个条件：①与根治术相比，以往需切除大面积正常皮肤，但在植入物乳房重建时需保留较多的皮肤及软组织，便于覆盖植入物以保持正常的外形和轮廓。②近年来由于植入物的不断改进，植入物的材料、结构、外形均可适用于不同的情况，有类似于解剖型的假体，使外观更趋于自然。植入物的乳房重建方法包括：①即刻植入标准或可调节的假体；②放置扩张器，使局部外形达到与健侧相仿时，更换永久植入物；③自体组织结合植入物的乳房重建。

【禁忌证】

植入物重建的绝对禁忌证是乳房切除术后，皮肤、软组织无法覆盖植入物，以及胸壁存在感染性病灶。植入物重建的相对禁忌证：乳腺癌术后皮瓣较薄且容易缺血，因而植入物的禁忌证为：①曾患结缔组织病变及硬皮病；②较长期的抽烟史；③胸壁曾经接受放疗或乳房手术后曾行放疗，放疗后不仅组织扩张困难，发生感染机会较多，造成扩张器或植入物暴露，也增加移位风险；④术后拟行放疗者发生并发症机会增加如包囊挛缩、乳房变形，因而有些作者认为需要术后放疗者不宜行植入物重建，有些作者认为放疗可在更换永久性假体后进行。

【重建时机】

有即刻重建与延迟重建两种。以往由于植入物材料的限制及乳房手术方式的局限大都采用延迟重建。此外，需要放疗的病人可先置入扩张器，以后再更换永久性假体，以减少放疗导致重建的并发症。目前较多采用的即刻重建，不仅有可靠的安全性，且病人术后仍能具有较好的外形而减少心理创伤。术后即刻重建并不增加肿瘤复发的风险，亦不影响局部或区域如有复发时的早期发现。

植入物的种类有盐水囊假体及硅胶假体两大类。目前以硅胶假体应用较多，外形及轮廓自然，迄今为止尚无证据显示硅胶假体可引起自体免疫疾病或神经系统疾病，假体往往采用毛面材料，可减少在体内的移位及包囊挛缩的发生率。

【植入物重建的主要技术】

1. 乳房切除与假体置入一次完成 适用于乳房较小,无明显下垂,同时病人不愿意接受再次更换永久性假体的病人。术中假体应置于胸大肌后,将肋缘附着点离断,并将前锯肌部分肌束分离,假体置入后再缝合肌肉,使假体表面有肌肉覆盖,以防止表皮出现缺血或坏死时假体暴露。术后应严密观察乳房表面皮瓣有无缺血、坏死,如有应尽早切除坏死部分,以免感染和假体暴露。

2. 置入组织扩张器后再更换永久性假体 使术后美观度更有保障,尤其在全乳切除术后皮肤切除较多或乳房有下垂时,有利于重建后有较好的外形。扩张器有一根导管连接一个活瓣,并有一个注射泵埋植于稍远离扩张器的皮下。扩张器一般置于胸大肌与前锯肌构成的囊袋下方。术时扩张器内先注射一定量的生理盐水,2 周后待伤口愈合后即可开始扩张,一般每周向注射泵内注水60~100ml,总量可超过对侧乳房。扩张的目的是使覆盖的皮肤、肌肉更加松弛,并助于塑造局部下垂的外形,扩张周期约 3~6 个月,如需放疗一般建议在放疗前更换永久假体。

3. 植入物联合自体组织 背阔肌肌皮瓣联合植入物最为常用。由于乳腺手术时已显露腋窝,术时要很好保留肩胛下血管及胸背神经。背阔肌范围较大且薄适合于假体的覆盖,背部切口可以为横梭形,愈合后瘢痕不明显,假体置于背阔肌与胸大肌之间。

【假体植入并发症】

一般较低,包括感染、血肿、血清肿、皮瓣坏死、假体暴露等,假体如暴露或发生感染后应将其取出,在 3~6 个月后可另行放置植入物。其他并发症有植入物移位、泄漏、包囊挛缩和植入物的表面皱缩。包囊挛缩必要时需将包囊切除,松解后重新植入假体;植入物表面皱缩一般是由于盐水囊假体植入后,表面皮肤较薄及皮下的组织缺失所致。

【植入物重建的优缺点】

1. 优点 手术比较简单,学习时间较短,没有供区的瘢痕,术后恢复亦较快,且植入物表面覆盖原先的胸壁乳房皮肤,因而颜色、质地较为正常和自然,目前为较多的整形外科医师及病人所接受。

2. 缺点 主要是置入扩张器过程引起胸壁不适,需每周注入盐水,扩张后更换假体,同时植入的外形不够自然,与对侧乳房的对称度有一定差别。

二、自体组织的乳房重建

利用病人自体组织进行乳房重建,优点是重建后乳房自然,外形可塑性好,双侧对称性好,并可随年龄、体重改变而有所变化。缺点是手术时间延长,对手术医师的技术要求高,有一定的并发症风险,如积液、皮瓣坏死等,术后恢复时间亦较长。自体组织常取自腹部和背部,亦有用臀部或大腿的游离皮瓣。

1. 背阔肌肌皮瓣 以背阔肌肌皮瓣(latissimus dorsi musculocutaneous flap,LDMF)进行乳房重建是以往常用的方法,近年来逐渐为假体植入及下腹供区皮瓣(TRAM)所替代,但如病人较瘦小,下腹脂肪较薄或以往接受过腹部手术,下腹壁血管已受损伤的病人仍可用背阔肌肌皮瓣。但如曾行胸廓手术或导致肩胛下血管及胸背神经损伤则为手术的禁忌证。由于背阔肌皮瓣较薄常需同时应用植入物,术时可将胸大肌掀起,植入物置入胸大肌后方,连同背阔肌同时覆盖植入物,将假体完全覆盖。术时取皮瓣时,仅用背阔肌,不必将表面的浅筋膜及脂肪同时带上,可以减少血清肿及背部外形受损。

扩大背阔肌肌皮瓣适用于乳房中等或较小者或不适合 TRAM 者,术时取瓣时连同背阔肌表面及邻近的脂肪组织,包括胸背筋膜以下肩胛、肩胛旁及椎体旁脂肪组织,以提供足够的组织量。

背阔肌肌皮瓣乳房重建常与根治术手术一期完成,术时背部取皮瓣,在解剖腋窝或做腋部淋巴结清扫时注意保护肩胛下血管及胸背动脉,取瓣时注意处理该血管的穿支,以预防术后血肿。胸背神经支配背阔肌,术时可以予以保留,减少切断神经后的肌肉萎缩,然而神经保留后有时可出现肌肉不自主的收缩。取瓣后可在腋窝上方行皮下隧道将皮瓣送到缺损区,然后予以塑形。

2. 下腹部供区皮瓣 下腹部皮瓣有足够的组织量和皮肤,因而用于乳房重建,可不必联合使用假体,而重建的乳房外形、大小、质地均可非常接近健侧,因而目前已成为常用的方式。下腹部皮瓣包括带蒂的 TRAM(transverse rectus abdominus musculocutaneous flap)和游离皮瓣两大类。

(1)带蒂的 TRAM 皮瓣:该皮瓣血供的来源是腹壁上血管,该血管上起自内乳血管,经肋弓后缘进入腹直肌,在脐孔水平下方发出穿支,进入下腹部皮瓣，并与腹直肌内的腹壁下动脉有交通，因而带蒂的 TRAM 与腹直肌附着，血供恒定，术后血供良好，因此成为乳腺外科及整形外科医师常用重建的方式。

病例选择：有长期高血压、糖尿病、自身免疫性疾病、长期吸烟、过度肥胖及以往有腹部手术史者慎用，有耻骨上横行剖宫产者对皮瓣血供一般没有影响，此外年老体弱者亦不宜应用，术前应充分了解病人既往史。

带蒂 TRAM 可分为单蒂和双蒂，单蒂的血供量较少，单蒂血供仅能支持同侧及对侧少量的皮瓣血供。双蒂则用于组织量较大的延期重建或双侧乳房重建。

腹壁上血管进入下腹皮瓣的穿支大都从脐孔下方发出，分为外侧排及内侧排，接近脐孔的穿支较为粗大。带蒂 TRAM 取瓣时，常予以保留腹直肌前鞘，也就是显露穿支后，在其旁切开前鞘，保留部分腹直肌肌束，以减少局部创伤。腹直肌前鞘可以直接缝合，腹壁下血管可解剖到髂外血管处，如腹壁上血管有损伤时或皮瓣转移后肌蒂有扭曲造成回流不佳时可选择血管吻合。

一般常用对侧肌肉蒂做修复，亦可以用同侧肌肉蒂，但不论用同侧还是对侧肌肉蒂，均有可能存在过度扭转而影响血供，因而要设法减少其他导致血管蒂扭曲的因素。在内乳血管移行为腹壁上血管时，其位置在肋弓后方剑突外侧，较靠近内侧，将腹直肌后方提起时，可摸到该血管的搏动，可沿该血管保留部分腹直肌，使肌肉蒂变窄，可避免静脉受压，并减少剑突表面的隆起。腹直肌肌皮瓣由上腹达到胸前时的隧道不能过窄。

乳房重建的塑形在即刻重建病人中较为方便，在保留皮肤的全乳切除后乳房的皮瓣形成袋状，非常便于重建乳房外形。对于延期重建的病人，塑形需根据乳房的宽度、下皱襞的位置、下垂度、隆起高度等，同时皮瓣的放置方向需考虑乳房的下垂感而设计。

保留腹直肌前鞘的取瓣术后，前鞘可直接缝合，一般可不必放置补片，在缺损的下半部可与腹内斜肌一并缝合，如缺损范围较大，可以应用局部补片。

带蒂 TRAM 乳房重建术后主要并发症：一是皮瓣血供不佳，由于肌肉血管蒂较长，且皮瓣送向胸壁时易有扭曲，影响局部的血液循环及静脉回流，易出现皮瓣坏死、脂肪液化、局部硬结等，引起乳房的变形。局部液化可以抽吸，皮瓣坏死必要时需将坏死部分切除，缺损以后再修复。二是供区并发症，如腹壁切口延迟愈合，腹壁薄弱、膨出形成腹壁疝。术中注意腹直肌前鞘的缝合技术，必要时放置补片，术后保护腹壁避免频繁的便秘、咳嗽、负重等。持续腹壁疼痛可先行保守治疗，必要时手术松解挛缩瘢痕或切除神经残端。

(2) 下腹部游离皮瓣：带蒂的 TRAM 皮瓣对供区的损伤较大，因而下腹游离皮瓣（如游离横行腹直肌皮瓣、腹壁下深血管穿支皮瓣）在有显微外科技术手段的医疗单位逐步应用。下腹部游离皮瓣的血供主要通过腹壁下深血管或腹壁下浅血管与受区血管吻合，经腹直肌内穿支血管，供应皮瓣的血供，其血供更为直接，吻合通畅情况下，皮瓣的血供更为可靠。然而，腹壁下血管穿过腹直肌后穿支分为外侧排及内侧排，穿支的口径及变异较多，术中需仔细解剖，作出评估并确定游离皮瓣类型。游离皮瓣主要目的是减少供区手术创伤和并发症。

常用的腹部自体皮瓣重建术式中，游离横行腹直肌皮瓣（F-TRAM）、保留肌肉的游离 TRAM（MS-TRAM）和腹壁下深血管穿支皮瓣（DIEP）最为常用，而腹壁下浅动脉皮瓣（SIEA）由于其血管解剖不恒定，因而较少应用。

受区血管较多选用内乳血管，主要因血管位置较恒定，便于术者进行显微外科的操作。此外近年来由于前哨淋巴结活检的普遍应用，因而不再显露肩胛下血管。内乳动脉的位置更接近心脏，灌注更直接有效，内乳血管与腹壁下血管的口径也较为匹配，少数内乳血管较细者则可改用肩胛下血管。

确定应用游离皮瓣重建时，术前应对病人作评估，影像学检查，术中对穿支解剖的发现，各种皮瓣的利弊综合考虑。如果病人肥胖，有吸烟史，需要较多组织量，或术后需要放疗者，则大都会建议运用保留肌肉的游离 TRAM，其他情况下均可考虑应用 DIEP。在解剖过程中如发现腹壁下浅血管的直径较粗达 1.5mm 时亦可应用 SIEA 皮瓣。穿支中有明显的静脉及有搏动的动脉，有 1~2 支即可，选择邻近的穿支，不过度损伤肌肉。如穿支不理想，那就要多找几个穿支，可同时切取附着的少量前鞘和肌肉，确保穿支血供。

自体组织重建乳房前需告知病人，术后根据美容要求可能对再造乳房做修整或对侧乳房的改型，以达到最佳的美容及外形，同时可择期再做乳头、乳晕的重建。当然，随着手术医师的经验积累，对侧乳房的改型可与患侧乳房重建同时进行。

乳房重建并不增加局部复发率，也不延迟辅助治疗的应用。

三、Ⅰ、Ⅱ期乳腺癌保乳手术中的重建

多个临床研究已证实早期乳腺癌应用保乳手术治疗的效果与全乳切除可达到同样的无病生存率和总生存率。保乳手术通常采用肿瘤广泛切除，区段切除或象限切除，以保证切缘有足够的安全范围，因而术后乳房局部腺体缺失，乳头、乳晕复合体的移位、牵拉以致乳房外形的改变，特别在放疗后可加重乳房外观变形，25%~30% 的乳房外形欠佳。一般如肿瘤在乳房内侧，乳腺组织切除 5% 以上，外侧切除 15% 以上可能造成术后外形的改变。如何避免及修复这些缺损所造成的改变，近年来乳腺外科医师在借鉴乳房整形外科的技巧后，创立了肿瘤整形手术方法（onco-plastic surgery），术前先评估手术切除范围，确保达到足够的切除距离所造成缺损的面积，设计修补的技术，以改善术后乳房的外形，通过这些手术技术，最大限度改善术后外形。

保乳术中整形的技术包括：

1. 倒 T 形乳房成形术（图 39-9） 适用于乳房体积较大，下垂的乳房，而肿瘤位于乳房下方者最合适。术时将肿瘤、乳房下方的腺体、皮肤整块切除，确保足够的切缘。乳晕周围去表皮后，提升乳房，并达到缩乳的目的，由于乳头、乳晕的血供来自乳房上蒂，因而对巨乳或下垂的乳房更有成形的效果。此外，成形后还便于术后放疗。

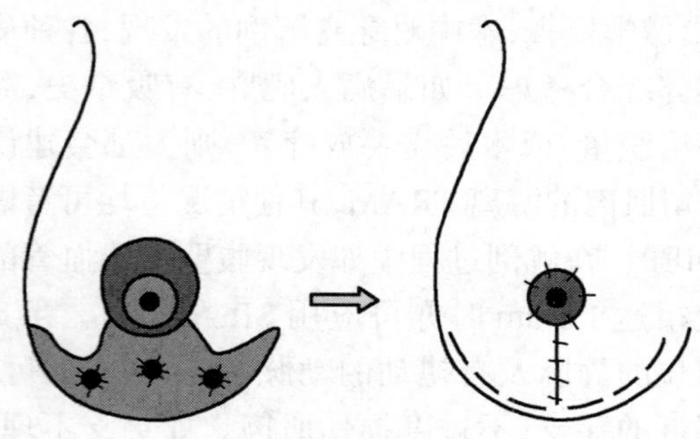

图 39-9 倒 T 形乳房成形

2. 垂直 J 形整复（图 39-10） 是倒 T 形成形术的一种改变，适用于肿瘤位于乳房下方而偏向一侧的病人，切除肿瘤表面皮肤及乳晕周围去表皮化后，潜行分离腺体瓣，术时要考虑乳晕周围去表皮，术后乳房有向上或向内上提升。

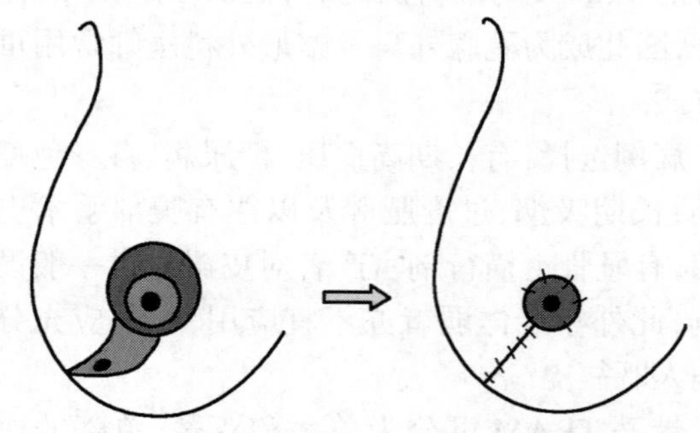

图 39-10 垂直 J 形乳房成形术

3. 环乳晕切口（图 39-11） 当乳房有轻度下垂，而肿瘤位于乳晕周围，可以用乳晕周围的去表皮切口，使乳头向上提升，同时将肿瘤整块切除，皮瓣下方较为广泛的潜行分离，使腺体移位，充填缺损部位。如肿瘤接近表面，则需切除其表面覆盖皮肤。

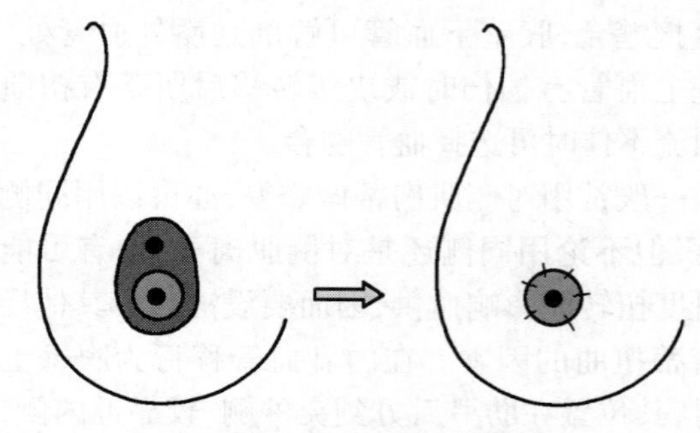

图 39-11 环乳晕乳房成形术

4. 下蒂法乳房成形术（图 39-12） 皮瓣设计类似倒 T 形乳房成形术，适用于肿瘤位于环乳晕上方，或中央深部的病人。乳头、乳晕的血供源自乳房下方的腺体及皮肤蒂，上移后可充填肿瘤广泛切除后缺损。

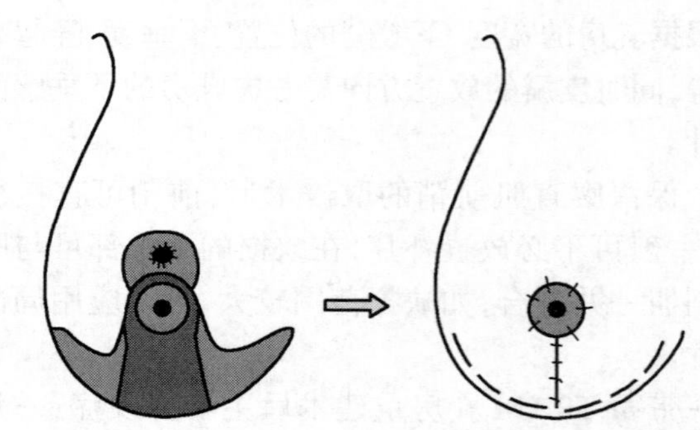

图 39-12 下蒂法乳房成形术

5. 外侧乳房成形术（图 39-13） 适用于肿瘤位于乳房外侧的保乳手术后。切口设计原则是乳

房外侧腺体及肿块的广泛切除。切除的腺体呈金字塔形，底部向乳头方尖端向乳房外侧，乳晕周围同样去表皮化，使乳头、乳晕复合体向上移位。如同时需做腋窝处理时，切口可延伸向腋窝部。

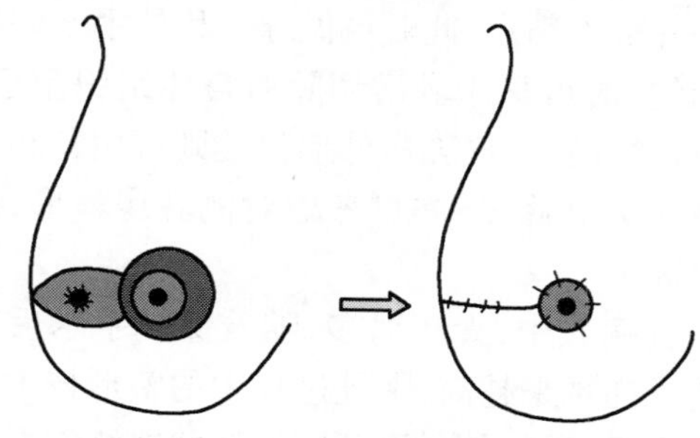

图 39-13 外侧乳房成形术

6. Omega 乳房成形术（图 39-14） 肿瘤位于乳房内上方，近乳晕部的肿块可采用该切口，以减少术后切口的暴露。采用该切口，可以整块切除肿瘤，表面皮肤及腺体，不需潜形分离腺体，可提升乳头、乳晕复合体及将乳房上提，但术时该切口瘢痕较长。

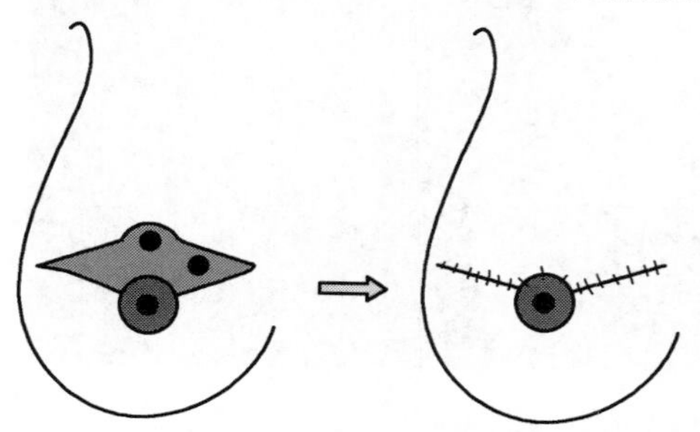

图 39-14 Omega 乳房成形术

7. 乳房下皱褶成形术（图 39-15） 肿瘤位于或接近下皱褶时，可沿乳房下皱褶设计半月形切口，便于肿瘤的整块切除，可重塑乳房下皱褶，缝合后切口较隐蔽。

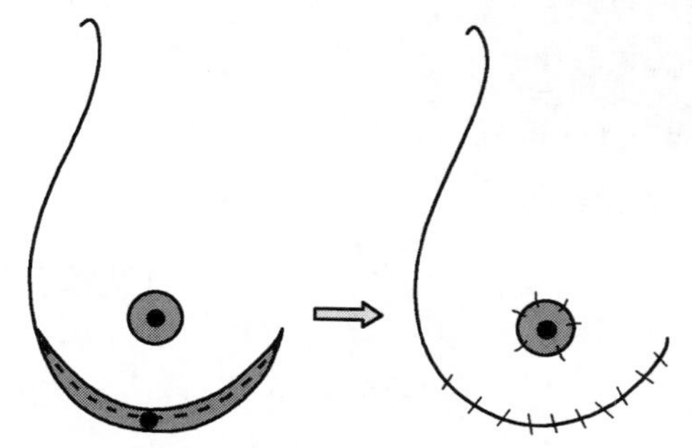

图 39-15 乳腺下皱褶成形术

8. 内侧乳房成形术（图 39-16） 肿瘤位于乳房内侧时，可参照外侧成形术，但乳晕周围去表皮化面积不要太大，以免乳晕过度的向外牵拉。如乳腺组织切除范围大，可引起外观缺陷，必要时可将下方腺体向内上移位，填补缺损。

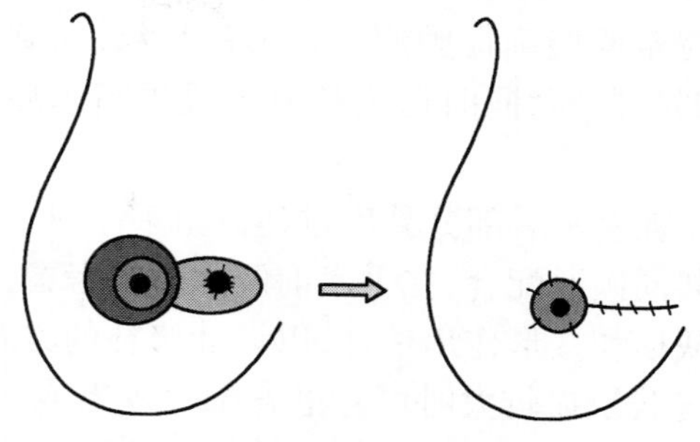

图 39-16 内侧乳房成形术

9. 乳房中央部肿瘤保乳成形术（图 39-17） 肿瘤位于乳头、乳晕下方，或距乳头较近约 2cm 内时，一般采用全乳切除联合即刻乳房重建，但亦有作者采用切除乳头、乳晕复合体的方法。如切除乳头、乳晕时可以有三种方法：①沿乳晕切口，将其下方肿块与乳腺组织一并切除；②沿乳晕外侧做梭形切口，将肿瘤连同周围组织整块切除；③乳房较大且有下垂者做倒 T 形乳房成形术。

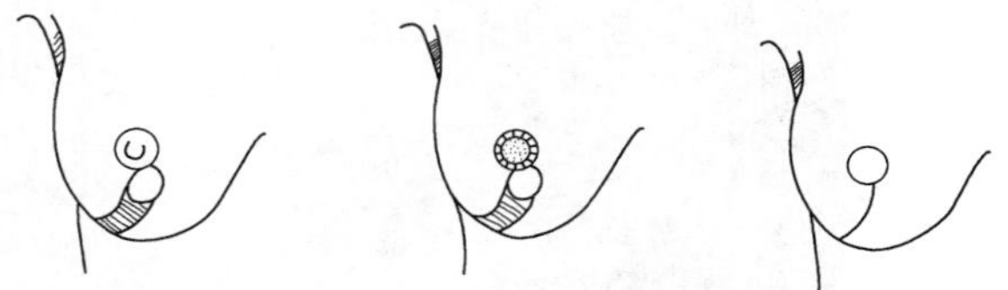

图 39-17 乳房中央部肿瘤保乳成形术

四、保乳术后乳房缺损的修复

保乳术在恰当的病例，如乳腺的量较多，术中做适当成形，可使术后的改变并不明显。但如果缺失面积较大，术后易引起外形的改变而使双侧乳房不对称，此种情况下除可用邻近的腺体皮瓣外，还可应用远处的皮瓣或肌皮瓣作修复。最常用的有背阔肌肌皮瓣或肌瓣修复。由于肩胛下血管，胸背血管蒂较长，因而适用于修复乳房任何部位的缺损。部分病人在腋清扫后，肩胛下及胸背血管均已暴露，便于获取皮瓣并获得可靠的血供，同时皮瓣血运良好，乳头亦不造成移位，但由于背部皮肤的色泽、质地与胸壁皮肤有一定差异，因而局部外观色泽可能有所差异。

胸背动脉穿支皮瓣（thoracodorsal artery perforator flap，TDAP）是常用的皮瓣，该血管的位置较恒定，大都在腋皱褶下 8cm，肩胛骨下角外侧约 3cm 处（图 39-18）。该穿支供血皮瓣较广，直径可达 20~25cm，血供好，能满足不同面积缺损，同时该穿支蒂较长，穿支中位长度可达12cm，皮瓣蒂的转移较为方便，可修复乳房外侧、中部的缺损。应用该皮瓣希望能确保肿瘤有足够的切缘，达到满意的局部控制率，同时运用整复手段提高术后的美观度。

保乳手术后部分乳房重建需由多学科团队和病人共同沟通配合，在手术前及术时需考虑：①对乳房缺损和变形作出估计，以设计修补的方式，如表面皮肤缺损较大时可考虑背阔肌皮瓣或TDAP皮瓣修复，如乳腺切除范围大或需全乳切除时可以做即刻或延期重建。②正确估计切除范围，术前检查及术时估计是否肿瘤周围有原位癌区域，切缘有无肿瘤以及是否有多灶性病变。经术前化疗后肿瘤达到保乳水平，但术中不能确定切缘是否安全时，乳房重建可以延迟进行。③重建的时间，在术时如切缘不能确保无残留时，可等待石蜡切片后再做修复手术，一般在保乳术后两周或放疗前进行。④重建后的两侧对称性，尤其在手术、放疗结束后，对乳房外形不满意，此时再做腺体移位手术并发症较高，必要时可采用乳房切除后自体组织重建，如乳头对称性尚可，仅乳房外形欠佳则可用背阔肌肌皮瓣或TDAP修复，亦可考虑对侧乳房整形，达到基本对称。

保乳病人中，青年居多，随着保乳手术后对外形的要求亦越来越高，保乳过程中的整形技术亦越来越受重视，乳腺外科医师应了解并熟练掌握这些实用的手术方式。

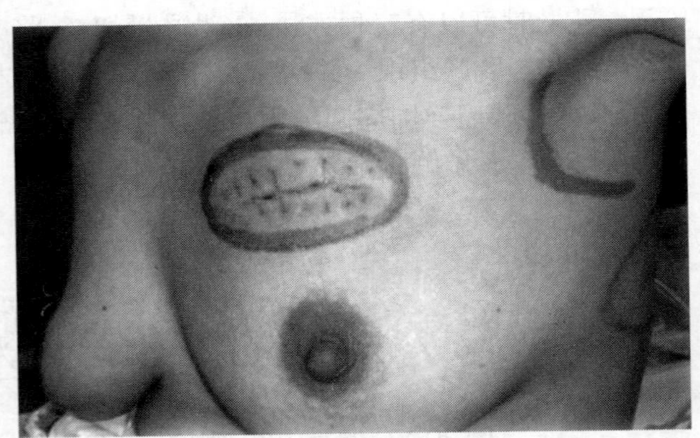
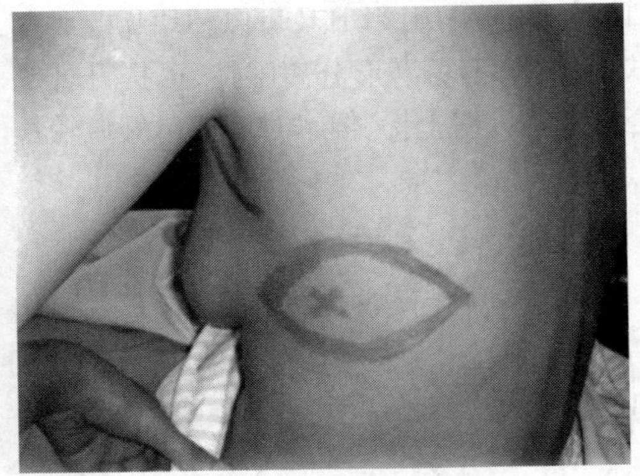
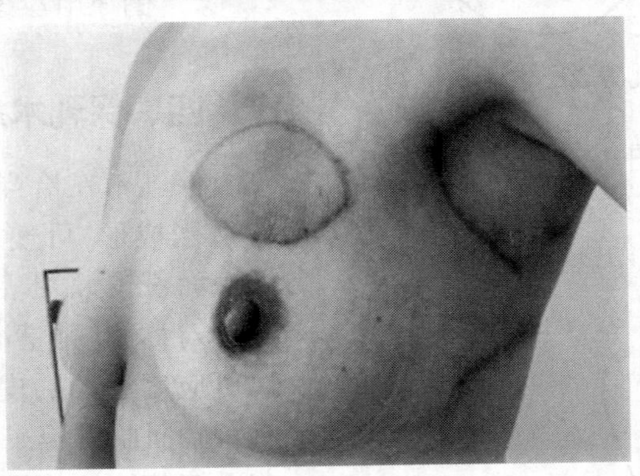

图39-18 胸背动脉穿支皮瓣（文末有彩图）

（沈镇宙）

第四十章
周围动脉疾病

第一节 血管损伤

严重的创伤通常伴有血管损伤(vascular trauma),严重的血管损伤若延误诊治或处理不当通常会导致严重后果。病人可因失血过多而失去生命,或引起相关组织器官缺血,重者可致死或致残。

身体各部位血管损伤中以四肢血管损伤为多见,其次为颈、骨盆、胸和腹部。其中动脉损伤多于静脉损伤,且其危害往往较静脉损伤更大。血管损伤在战时常见,其所致的出血是战时死亡的主要原因。在和平时期随着工农业和交通事业的迅猛发展,由工伤事故和车祸造成的血管损伤也呈逐年上升趋势。近几十年来,随着腔内血管外科的发展,各种经皮血管穿刺、置管造影、球囊扩张、支架植入、血栓抽吸等操作大量增加,由此所造成的医源性血管损伤也呈快速增长趋势。

一、发展简史

Galen 在二世纪最早提出血管损伤后应结扎血管来止血的理论,但直至 16 世纪一名法国军医才将该理论应用于实践,之后近 400 年的时间内均采用血管结扎的方法来控制出血。直到 19 世纪末 20 世纪初才开始尝试以维持器官功能为目的的血管吻合方法。1902 年,Carrel 等发明了著名的血管三定点吻合法,奠定了肢体小血管吻合和移植技术基础。1907 年,Lexer 等成功实施了动脉吻合、静脉移植术。血管损伤修复技术及理念在 20 世纪多次战争中迅速发展,主要动脉损伤所致截肢率大大降低。随着腔内血管外科蓬勃发展,许多血管损伤特别是病情危重、解剖困难者当前大多可采用腔内介入方式进行诊断和治疗,降低了手术风险,也进一步提高了血管损伤治疗效果。

二、病因和分类

任何外来暴力侵袭血管,均可引起开放性或闭合性的血管损伤。造成血管损伤的原因很多,通常按照致病因素分为直接损伤和间接损伤两大类。

直接损伤包括锐性损伤和钝性损伤两类。锐性损伤是由尖锐武器或物件引起,如刀伤、刺伤、枪弹伤、手术及血管腔内操作等医源性损伤等,多导致血管部分撕裂或完全断裂。由刺刀、铁片、玻璃、枪弹等物件引起的损伤均有皮肤的伤口或伤道,因此又称为开放性或穿透性血管损伤。这类损伤通常较局限,大多不伴其他组织、器官的损伤。但高速弹药伤还可引起周围组织的破坏,导致血管内膜损伤,因此高速弹药伤除了可致血管损伤大出血外还可能造成血管内血栓形成。随着腔内血管外科的发展,医源性血管损伤所占比例越来越大,在欧洲许多国家可占到血管损伤的 40% 以上。钝性损伤是由于钝性暴力的撞击,如重物挤压、高处坠落、车辆冲击、骨折断端压迫及绷带缩窄等引起。钝性损伤多无皮肤表面伤口,因此又称为闭合性血管损伤。钝性损伤通常导致血管内膜挫伤,从外观上看血管完整无异常或仅见小面积瘀紫,其后果却是形成血栓和血管阻塞。钝性损伤常合并其他组织或器官的损伤,如骨折、关节脱位或神经挫伤、撕裂伤等;如为严重车祸则可能合并颅脑、胸、腹部等器官的损伤。血管钝性损伤早期易被忽视,特别是合并骨折或关节脱位时,关节肿胀和功能障碍构成了主要的临床表现，掩盖了血管损伤的征象，延误诊治后可能导致肢体缺血坏死截肢，需引起高度重视(图 40-1)。

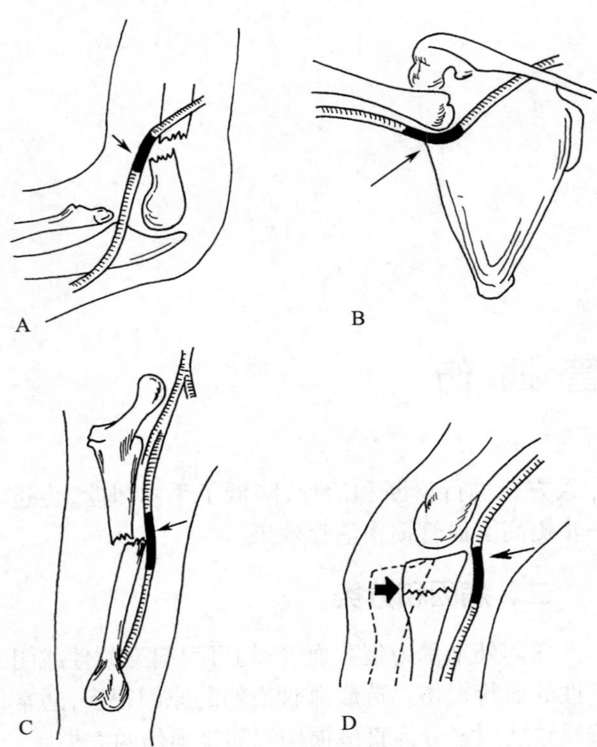

图 40-1 骨折与脱位引起的血管损伤

A. 肱骨髁上骨折合并肱动脉挫伤；B. 肩关节脱位合并腋动脉损伤；C. 股骨骨折合并股浅动脉挫伤；D. 膝关节脱位或胫骨骨折合并腘动脉挫伤

间接损伤包括创伤造成的动脉强烈持续的痉挛；关节过度的伸展、严重扭曲或过度牵拉引起的血管损伤，主要为血管撕裂伤；快速活动中突然减速造成的血管减速伤等。血管减速伤的典型代表为降主动脉减速伤(deceleration injury)，高速行驶的汽车迎面相撞或突然刹车时，驾驶员上胸部撞击于方向盘上而降速，左锁骨下动脉因其根部有动脉韧带固定而与身体同时降速，但其下方降主动脉却受高速惯性作用向前运动，严重者可导致主动脉断裂致死，轻者可发生内膜撕裂，形成局限性夹层(图 40-2)。

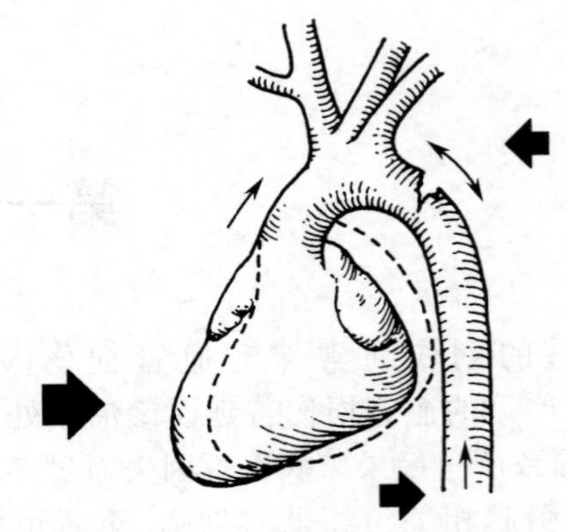

图 40-2 前胸暴力传导，降主动脉损伤示意图

三、病理类型

1. 血管内膜挫伤或断裂 根据钝性暴力大小差异可出现不同程度的血管壁损伤。轻度者出现局限性内膜挫伤，逐步伴发血栓形成；中度和重度者可出现内膜撕裂、壁间血肿和内膜中膜断裂。断裂的内膜可卷入管腔引起血管栓塞或血栓形成，从而造成远端组织的缺血(图 40-3)。

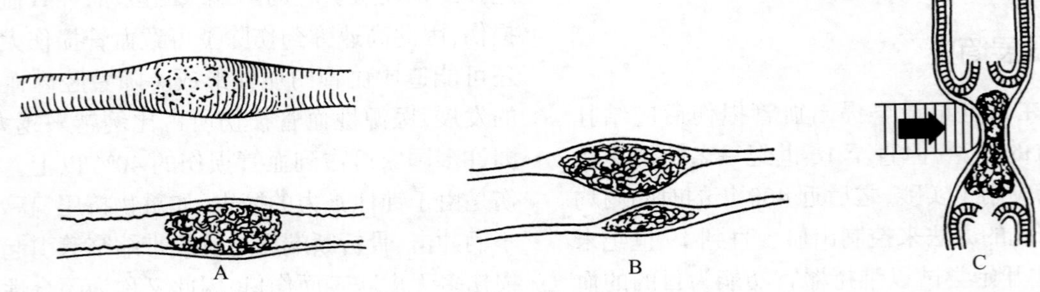

图 40-3 血管内膜挫伤

A. 内膜血栓形成；B. 壁层血肿；C. 内膜卷曲，血栓形成

2. 血管部分断裂 如血管壁的切割、撕裂或穿孔等，多为锐性或医源性损伤造成。部分断裂可呈纵行、横行或斜行断裂，血管壁的弹性回缩使断裂部不断拉开、扩大，导致不易止血。因此，血管部分断裂的特征即为伤口发生持续或反复的出血。

3. 血管完全断裂 小血管完全断裂后其两断端常退缩于软组织中，可因血管断端环形肌层的收缩，断端向内卷曲，形成血栓或血凝块使出血停止。由于远端血管床血流减少或中断，可造成远端组织急性缺血或血液回流障碍。大血管的完全断裂常导致失血性休克和死亡。

4. 血管痉挛　多发生于动脉，长时间血管痉挛会导致血栓形成，血流中断，也可造成远端组织的缺血，严重者可出现肢体坏死。

5. 血管受压　多因骨折、脱位、血肿、异物等引起，血管严重受压可导致血流完全受阻，血管壁也可能应压迫受到损伤，导致血栓形成，亦可引起远端缺血或回流障碍。

6. 损伤性动脉瘤　当动脉切伤或撕裂伤形成周围血肿时，动脉血流与血肿相互连通，血流通过动脉裂口循环进出血肿内腔，血肿周围可形成纤维结缔组织包绕，便形成损伤性动脉瘤，也称假性动脉瘤，一般需 6~8 周形成。

7. 损伤性动静脉瘘　当邻近的动静脉同时受到损伤时，动脉血液向低压的静脉腔流去，形成损伤性动静脉瘘。有时损伤性动脉瘤和损伤性动静脉瘘可合并发生(图 40-4)。

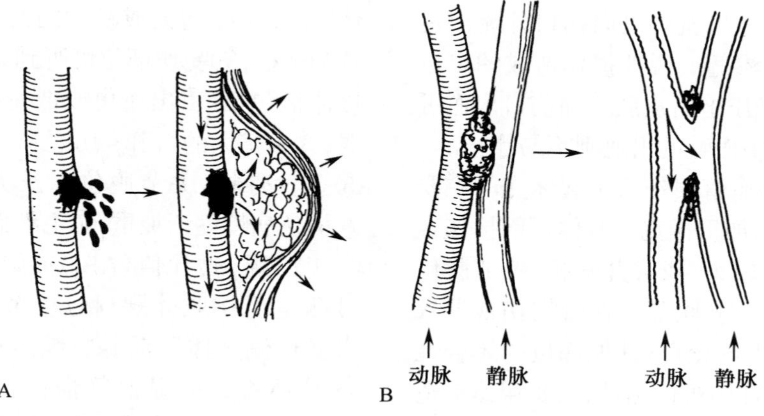

图 40-4　损伤性动脉瘤(A)及损伤性动静脉瘘(B)

四、病理生理

1. 节段性或弥漫性血管痉挛　是血管受到损伤引起的一种防御性反应，可造成远侧肢体的缺血，一般损伤后 1~2 小时可缓解，若持续痉挛时间过长，常提示伴有血管内膜的挫伤，需及时处理，处理不当或不及时可造成远端肢体坏死。

2. 血栓形成　当血管内膜受到挫伤或严重受压时会导致血管内血栓形成。当肢体受到广泛性挤压挫伤时，血小板的黏稠性和粘附活力增加，血液处于高凝状态，易使血栓蔓延阻塞周围侧支循环的血管，加重远端的缺血。

3. 侧支循环的建立　血管损伤造成动脉阻塞后可导致该动脉供血区域的组织缺血，但该区域是否会缺血坏死还与该区域是否有足够的侧支循环有关。不同部位的动脉结扎后其所造成的组织坏死的概率是不一样的(表 40-1)。血管损伤血流被阻断后远端血管床压力降低，可促使侧支循环的建立和开放。但周围侧支血管建立的范围和数量因人而异，也与被损伤血管的位置、数量以及损伤范围和性质有关。锐性损伤的范围一般较为局限，对侧支血管的建立影响较小；但钝性损伤通常会导致血栓的形成和蔓延，会影响侧支循环的建立，从而加重缺血。

4. 当邻近的大、中型动静脉同时发生损伤形成动静脉瘘时，动脉血流进入静脉，大量异常回流，加重心脏负荷，最终发生心脏扩大和心力衰竭，严重者可致死。其出现的时间及严重程度与受累血管大小和分流量有密切关系。

表 40-1　结扎各动脉后远端肢体坏死率

部位	结扎动脉	坏死率 /%
颈	颈总动脉	30.0
	锁骨下动味	28.6
骨盆	髂总动脉	53.8
	髂外动脉	46.7
上肢	腋动脉	43.2
	肱深动脉以上	56.0
	肱深动脉以下	25.0
下肢	股总动脉	80.0
	股浅动脉	54.8
	腘动脉	72.5

五、临床表现

血管损伤后主要表现为出血、休克、血栓形成和肢体缺血坏死几个方面，通过病史和体格检查绝大多数都能早期诊断，但有少部分病人血管损伤后早期并无明显的症状和体征，如血管内膜挫伤，若医务人员意识不足，可能到血栓形成引起组织坏死后才被察觉。

1. 出血　是血管损伤，特别是动脉损伤后最常见的临床表现。急速的搏动性鲜红色出血是动脉出血；持续、暗红色出血是静脉出血。出血量与损伤血管的大小和损伤类型有关。由血块堵塞伤口或血管断端收缩，可使血管临时止血，但在搬运或检查时可再发出血。出血可以向伤口外流出也可以向周围组织间隙渗透。锐性损伤造成的出血往往皮肤伤口较小，经压迫后皮肤表面伤口出血可自行停止，但深部大、中血管的出血则不易停止。

2. 休克　出血是血管损伤后引起休克的主要原因，创伤和疼痛可以加重休克。肢体血管损伤合并休克多提示出血量较大，或合并骨折、关节脱位和其他胸、腹部损伤。胸、腹部大血管损伤常导致失血性休克，大多数当场死亡；其他部位的闭合性损伤导致的出血也往往因难以估计，而延误诊治造成休克甚至死亡。

3. 血肿或搏动性肿块　血管损伤后血液流入周围组织间隙形成血肿。血肿呈膨胀性或搏动性，搏动性血肿提示血肿与动脉破口交通。血肿可出现局部红、肿、热、痛等炎性表现，有时被误诊为脓肿切开，导致灾难性后果。血肿还可能造成局部压迫症状，压迫神经可导致麻木和功能障碍；压迫静脉则可造成静脉回流障碍，若静脉血栓形成后未确诊就直接行血肿清除术，外在压迫解除后，静脉内血栓可能发生脱落，导致肺栓塞。

4. 震颤和杂音　动脉血通过损伤部位进入血肿可产生涡流，听诊时可闻及收缩期杂音，触诊时可扪及震颤。动脉损伤处狭窄时也可听到杂音，损伤性动静脉瘘形成后也可闻及连续性杂音。

5. 组织缺血表现　当肢体动脉损伤如完全断裂、血栓形成、压迫闭塞后，可导致肢体远端缺血，表现为典型或不典型的“5p”征，即疼痛(pain)、感觉异常(paresthesia)、麻痹(paralysis)、无脉(pulselessness)和苍白(pallor)。

六、检查和诊断

典型的血管损伤通过询问病史和体格检查一般诊断并不困难。对于不同性质损伤问诊的侧重点也应有所不同。锐性损伤需明确锐性物体长度、损伤部位、方向及深度，以推测是否有伤及血管的可能；钝性损伤则需了解钝性暴力作用的部位和程度；对于合并骨折及关节脱位的病人也应重点考虑有无血管损伤可能。对于生命体征平稳者应尽快明确诊断后及时处理；对于休克、生命体征不稳定的病人应在积极抗休克的同时尽早手术。

1. 体格检查　首先检查病人生命体征，包括神志、血压、心率和呼吸。对于多部位创伤的病人，先检查头部、胸部和腹部，然后再检查四肢。血管损伤的体征包括直接体征和间接体征。直接体征包括：①搏动性、喷射性出血或大量出血；②失血性休克；③不断增大或跳动的血肿；④急性缺血的症状和体征；⑤受伤部位可听到杂音或扪及震颤。间接体征包括：①出血史或低血压史；②肢端脉搏减弱；③未扩大的血肿；④主要血管解剖位置的损伤；⑤多发骨折、关节脱位以及大面积软组织损伤；⑥损伤病情逐渐加重；⑦毛细血管充盈时间延长。

2. 踝 / 肱比值(ABI)或腕 / 肱比值(WBI)　通过测定受伤肢体踝(腕)关节远端动脉收缩压和未受伤侧肢体肱动脉收缩压得出。若 ABI(WBI) $\geqslant 1$，体查无明显血管损伤，可暂时观察，若 ABI(WBI) <0.9，则应考虑动脉损伤可能。

3. X 线片检查　可了解是否合并骨折、关节脱位以及异物；胸片对怀疑有胸腔内血管损伤的病人有一定的诊断价值，如上纵隔影增宽、主动脉结消失、气管右偏者提示可能合并主动脉损伤。

4. 多普勒超声检查　优点在于无创且使用方便，可在床旁反复检查。可显示血管影像，初步评估血管损伤情况，通常是血管损伤首选检查。由于该检查具有一定的主观性，因此对检查人员的技术要求较高。但随着多普勒血管造影、彩色多普勒能量技术、三维成像等新技术的发展，也使超声诊断水平得到进一步提高。

5. CT 和 MRI 检查　CT 对评估多部位损伤有一定优势，不仅可以显示血管损伤还能发现骨折、脑挫伤等情况。MRI 检查对确定损伤动脉血流障碍与否有很大帮助，但 MRI 检查所需时间较长，限制了其在损伤中的应用。螺旋CT血管成像(CTA)和磁共振血管成像(MRA)的应用使血管无损伤检查的手段更加完美。

6. 动脉造影　是诊断血管损伤的金标准，可显示血管狭窄、缺损、中断或造影剂外溢等血管损伤的表现。但动脉造影需要大型设备且属于有创检查，搬动时会增加出血风险和延迟手术时间，因此应严格掌握指征。动脉造影的总体原则是：

(1) 生命体征平稳、血管损伤临床征象模糊以及显露困难的血管损伤。

(2) 血管损伤诊断明确，但需造影明确其损伤部位和范围。

七、治疗

首先应处理危及生命的合并性损伤。有呼吸困难的应立即气管切开插管，施行人工机械呼吸。创伤性或出血性休克时应及时止血和输血补液。

1. 急救止血　常用方法为消毒纱布填塞后，绷带固定加压包扎，如紧急情况下无消毒设备，可用手指压迫动脉近端暂时控制出血，如压迫颈根部、腋部或股三角区以控制颈动脉、腋动脉或股总动脉远端的出血在急诊室检查伤口时，如有明显的动脉出血，可用带消毒手套的指尖端压迫动脉破口，或用无创血管钳钳夹出血动脉，然后转病人到手术室。用止血带压迫包扎上臂或大腿止血法有增加静脉出血及引起肢体远端缺血的可能，较少用，除非在紧急情况下运送或转院时作暂时应用，但应用时间不可超过 1~2 小时。胸、腹部血管损伤出血者要立即手术治疗。

2. 手术处理　原则上诊断一经确立，应尽早采取手术治疗。肢体血管损伤一般最好在 4~6 小时内手术，时间过晚将发生血栓蔓延及远端肢体严重缺血坏死。动物实验及临床实践发现，股动脉断裂性损伤者在 6 小时内手术恢复血流者，手术效果为 90% 良好；12 小时手术恢复血流者，50% 效果良好，而在 24 小时恢复血流者，效果仅 20% 良好，多数肢体发生严重缺血及功能障碍，有的需要截肢。此外，早期手术操作较易，延期手术因组织粘连，增加了手术难度及感染机会。

(1) 手术指征：①病史中曾有伤口搏动性出血；②膨胀性或搏动性血肿；③伤口部位有明显杂音；④伤肢远端有缺血表现；⑤伤口靠近主干动脉，如在颈、腋、肘、股及腘部，而动脉造影显示有动脉损伤；⑥内出血伴休克，胸、腹部穿刺证实有内出血。

(2) 手术方法：①血管结扎术，适用于非主干血管，结扎后不产生远端组织坏死，如单根前臂的尺、桡动脉，下肢的胫前、胫后或腓动脉，以及颈外动脉及髂内动脉等；②血管侧面修补术，适用于血管侧面整齐的切伤或刺伤，血管壁的损伤不大于周径的 25%；③血管补片移植术，适用于血管侧面修补后将产生管腔狭窄者，血管壁的损伤不大于周径的 50%，一般用伤口就近自体小静脉，纵行切开管腔，制作补片；④血管端端吻合术，适用于血管断裂后较为整齐的伤口，或清创后两断端距离不超过 2cm 者；⑤血管移植术，如缺损过大不能作对端吻合者，可用自体或人造血管做移植，通常自体大隐静脉为首选移植物；⑥解剖外旁路移植术，适用于较大范围的血管缺失、创面污染严重无法在原位重建者（图 40-5）。

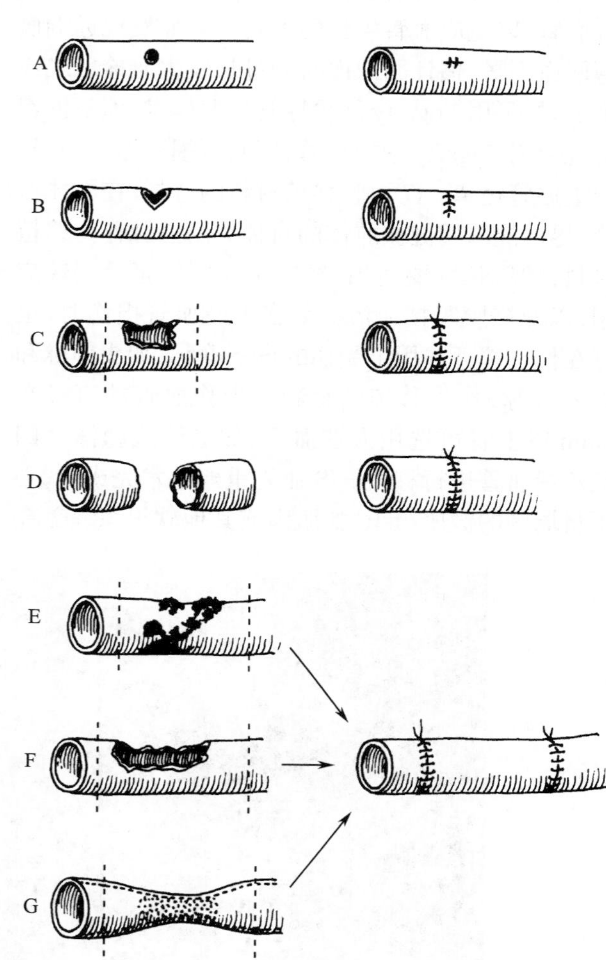

图 40-5　血管损伤的手术方法

A、B. 侧面修补法；C、D. 端端吻合法；
E. 壁层血肿；F. 严重撕裂伤；G. 内膜挫伤行血管移植术

(3) 术中的技术要求：①合适的切口部位，良好的显露，以充分游离损伤血管的上、下端，控制血流。②彻底清创，防止感染。③彻底切除血管挫伤部分，防止术后血栓形成。特别要注意内膜挫伤而外膜保持正常的血管。多余的血管断端外膜也应切除。④克服肢体血管痉挛，防止吻合口狭窄。用蚊式血管钳插入血管断端进行扩张，有助于克服平滑肌痉挛。⑤用精细的无损伤血管器械和适当粗细的无损伤缝针进行血管操作，以防血管内膜损伤。根据血管口径大小，选用合适大小的聚丙烯单丝缝线及缝针连续缝合修复血管，术中可用肝素溶液（每 100ml 生理盐水内含 10mg 肝素）冲洗血管断端，或向远端血管注入 20~30ml，以减少发生血栓的机会。缝合血管壁时，一定要注意适当的缝针间距及血管断端的边距，一般在 1~2mm 之内，务必使吻合口内膜光滑、整齐。小血管直径在 4mm 以下者，可采用间断缝合法，以减少吻合口狭窄的机会。在儿童血管损伤时，也必须采用间断缝合法吻合血管，以适应血管生长的需要。⑥如发现远端血管回血不畅，估计因缺血时间过长发生血栓形成或蔓延时，可用 Fogarty 取栓导管作取栓术，但不推荐常规使用 Fogarty 取栓导管，因其可损伤血管内膜，加重血管痉挛。⑦血管移植材料的选择：在肢体血管，尽可能采用健侧肢体的自体大隐静脉作为移植材料，切取长度要适当，经冲洗加压扩张后倒转应用，以免瓣膜阻挡血流。如在上肢血管损伤时，也可在伤口邻近选用未受伤的皮下静脉（如头静脉和贵要静脉）作为移植的材料。损伤血管的直径在 6mm 以上者可选用人造血管，如涤纶或膨体聚四氟乙烯血管进行移植。⑧血管重建手术完成后，必须将周围的健康组织，如肌肉或其他软组织缝盖在血管修复或吻合口的周围，并置放引流管，防止积液，促进重建血管的愈合。⑨主干静脉同时损伤者，也应行静脉修补或重建术。

3. 血管腔内治疗　腔内手术较传统外科手术具有许多优势：①无需全身麻醉；②创伤小、出血少；③传统手术处理大血管时需阻断血管两端，放松时可能导致缺血再灌注损伤，但腔内手术可无需阻断血管；④对于解剖困难或传统手术难以到达的部位，采用腔内手术优势巨大。

血管损伤的腔内手术主要包括血管栓塞和腔内覆膜支架置入两种方式。血管栓塞适用于分支血管或非重要血管主干的出血，栓塞材料一般选用弹簧圈或明胶海绵；腔内覆膜支架主要应用于一些解剖困难的部位如降主动脉、锁骨下动脉、腹主动脉、下肢动脉等，另外对于损伤性动静脉瘘及损伤性假性动脉瘤的疗效也比较确定（图 40-6）。

此外绝不可忽视合并伤的正确处理。骨折应作固定，关节脱位需要整复，神经损伤尽可能行一期修复。颅脑、胸腹部的严重损伤应首先处理。

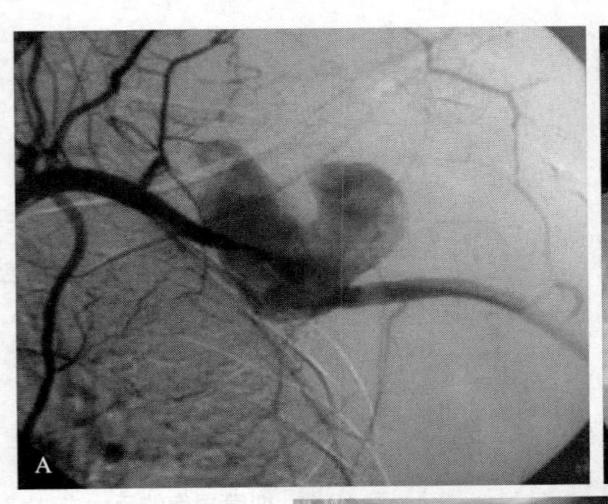

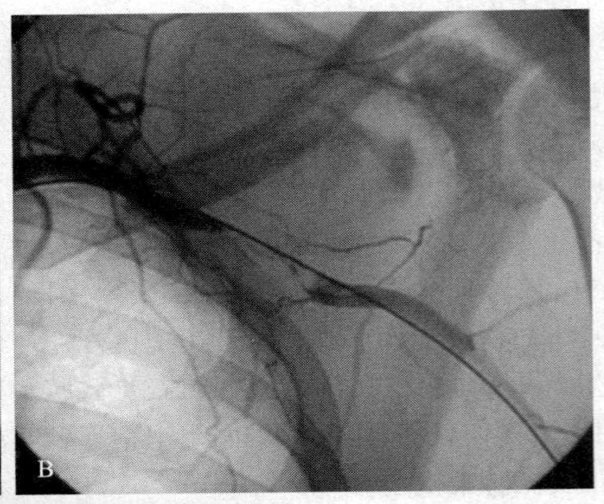

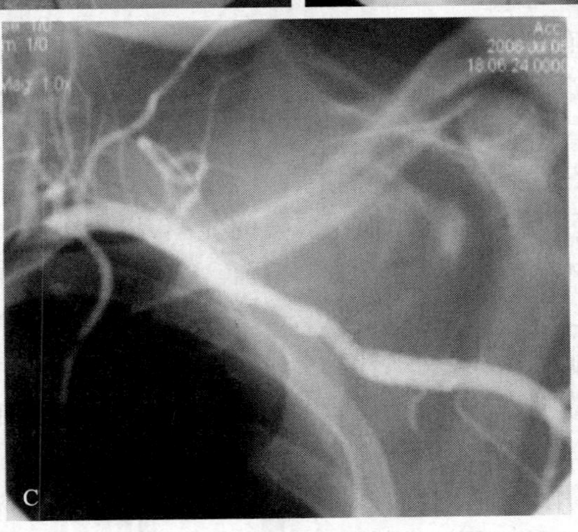

图 40-6　左锁骨下动脉损伤的微创治疗

A. 左锁骨下动脉损伤后假性动脉瘤形成；B. 术中导丝通过病变部位，建立通道；
C. 覆膜支架腔内置入修复左锁骨下动脉
（图片由中南大学湘雅二医院血管外科提供）

4. 术后处理 首先应注意病人的全身情况，特别是有合并伤者，严密观察重要的生命指标，包括神志、呼吸、脉搏、血压及每小时尿量。有异常时，及时作出相应的处理。

术后24小时内需密切观察患肢的血液循环，每小时记录1次，包括远端肢体动脉搏动、皮肤温度及颜色、皮肤感觉及肌活动，以及毛细血管充盈时间。若植入覆膜支架口径较小，为预防覆膜支架内血栓形成，还需给予适当的抗凝治疗。如血液循环在短时间内很快变坏，缺血现象再次出现，应考虑到血管修复或重建术的失败或发生血栓的可能，需及时手术探查。

肢体发生严重肿胀的原因主要是肢体软组织广泛的挫伤以及静脉、淋巴液回流不畅，应及时作肢体两侧深筋膜纵形切开减压术，以解除组织间隙张力，改善肢体血液循环。减张伤口用生理盐水纱布覆盖保护。

术后可静脉注射低分子右旋糖酐降低血液黏度；酌情给予抗血小板以至抗凝药物。

5. 主要动脉损伤的处理

(1) 颈动脉损伤：颈部创伤最易损伤血管，颈动脉损伤在颈部外伤中发生率为9%，可导致病人发生失血性休克以及颅内缺血。在解剖学上可将颈部分为三个区域，每个区域发生损伤时处理方式不一样(图40-7)。第一区：环状软骨和锁骨、胸骨切迹之间；第二区：环状软骨和下颌角之间；第三区：下颌角与颅底之间。第二区颈动脉损伤后解剖相对简单，行胸锁乳突肌内侧切口即可；第三区近颅底区域损伤后颈内动脉远端往往难以直接控制，可通过打开下颌骨或使下颌骨半脱位的方法显露该区域，也可使用Fogarty球囊导管控制血流，条件许可还可从股动脉导入球囊控制出血；第一区近心端损伤后直接从颈部切口也难以控制近心端颈总动脉，往往需做胸骨切开或高位胸部切口，创伤较大，因此该部位血管损伤可优先考虑使用球囊控制近端出血后再进行手术探查。

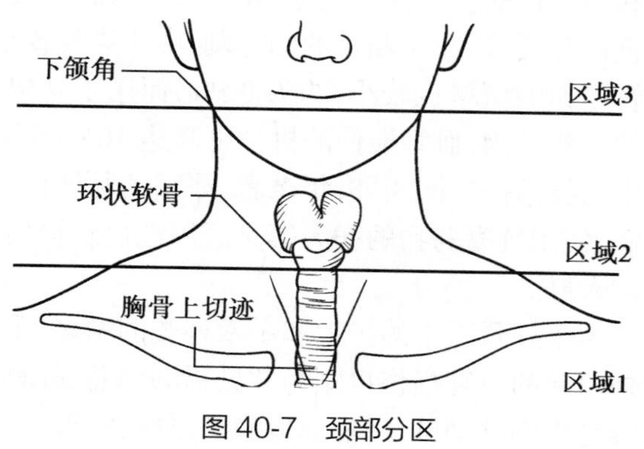

图40-7 颈部分区

颈动脉损伤后，术者应尽快决定是保守治疗还是行结扎、修复或是临时转流手术。对于轻微的内膜损伤和小的假性动脉瘤可予以抗凝治疗并密切观察。颈外动脉损伤结扎后通常不会导致严重后果，但一侧颈内动脉结扎后死亡率可高达45%，因此除已昏迷，颈动脉腔内无流向颅内血流者以及颅底损伤严重不能重建者，均应保留颈内动脉。颈动脉锐性损伤通常可以直接修复；枪弹伤、严重的钝性损伤通常需重建颈动脉，重建颈内动脉可使用大隐静脉或PTFE人工血管，且两者的通畅性在该处没有大的差异，另外也可使用颈外动脉转位替代颈内动脉。而重建颈总动脉时，PTFE人工血管优于大隐静脉。

(2) 椎动脉损伤：椎动脉损伤比较少见，其锐性损伤常见于枪伤和刺伤，钝性损伤常见于横突孔的骨折。大部分椎动脉损伤都合并颈椎、脊髓及其他血管的损伤。单纯的椎动脉损伤很少危及生命，临床出血症状不明显者可暂时保守治疗并严密观察；对于持续出血、假性动脉瘤或动静脉瘘形成者应考虑手术治疗。对侧椎动脉完好者，损伤侧椎动脉可予以栓塞或结扎，多不会导致神经系统损害。近端椎动脉(V1段)在颈根部容易显露和阻断，但远端椎动脉(V2、V3、V4段)显露确十分困难，因此椎动脉损伤一般仅在腔内手术失败或严重活动性出血时才采用开放手术来止血。

(3) 胸主动脉损伤：胸部创伤造成大血管损伤后，大多数病人在事故现场或到达医院时已死亡。锐性损伤多见于刀枪伤，钝性损伤多见于高处坠落或车祸等造成的减速伤，其中车祸占主动脉钝性损伤的80%左右。锐性损伤诊断多不困难且生命体征多不平稳，需紧急开胸手术；但部分钝性主动脉损伤的病人初期仅表现为主动脉局限性夹层或壁间血肿，到达医院时生命体征尚平稳，血红蛋白处于正常范围，容易延误诊断，带来灾难性后果。当病人具有以下表现时，应高度注意是否有胸腔大血管损伤：①高速交通事故或高处坠落；②多处肋骨骨折；③明显的胸骨或胸椎骨折；④肩胛下的摩擦音；⑤胸部疼痛；⑥呼吸困难；⑦低血压或休克；⑧双上肢血压脉搏不一致；⑨血胸。升主动脉损伤需开胸手术，小的撕裂伤多可经手指压迫或侧壁钳钳夹止血后直接缝合。严重且广泛的损伤需钳夹近远端主动脉来控制出血，增加了脊髓缺血截瘫的风险，因此修复过程中可采用向远端灌注的方法维持脊髓血运。钝性主动脉损伤最常发生于主动脉弓降部，覆膜支架腔内修复术是其首选治疗方案；

主动脉弓部的损伤既往多采用传统开放手术，但随着腔内技术的进步，许多有经验的医疗中心也采用全腔内手术或杂交手术来治疗弓部的损伤。

(4) 腹主动脉和主要内脏动脉损伤：腹主动脉钝性损伤非常少见，腹部穿透伤是造成腹主动脉损伤的最常见原因。腹主动脉分为肾上和肾下两区，肾动脉以下至髂动脉分叉为肾下区，肾动脉以上至腹腔干动脉为肾上区。肾下区腹主动脉损伤处理相对容易，主要方式有：①开腹行主动脉直接缝合修复或补片成形，必要时可行人工血管置换；②覆膜支架腔内修复术：多用于局限性夹层、假性动脉瘤和损伤性动静脉瘘；③杂交手术：在 DSA 下自股动脉导入球囊控制出血后再开腹修复腹主动脉。肾上区的损伤常合并腹腔干、肠系膜上及肾动脉的损伤，处理难度较大，死亡率极高，应尽量同期修补或重建。

腹腔干动脉及其分支血管损伤后若肠系膜上动脉血供良好可考虑直接结扎。肠系膜上动脉起始部到结肠中动脉这部分发生损伤应尽量予以修复，否则极易造成小肠大面积坏死，死亡率极高，当病人病情不稳定不能一期修复时，可在损伤血管内放置转流管，待病情改善后再行修复。肾动脉锐性损伤多于术中发现，可直接缝合修补或行大隐静脉移植；肾动脉钝性损伤多造成内膜破坏血栓形成，应在 12 小时内恢复其血运，否则将造成肾功能不可逆性损伤，对于部分内膜撕裂、局限性夹层形成者可采用腔内支架植入修复。

(5) 上肢动脉损伤：腋动脉为锁骨下动脉的延续，由于肩部侧支循环丰富，其损伤大多不会造成严重的上肢缺血。对于一些高龄、心肺功能较差等手术条件不好的病人，可以考虑保守治疗并密切观察患肢血运。笔者所在中心于 2009—2016 年收治了 7 例拄拐致腋动脉损伤的病人，其中 3 例为急性缺血，4 例为慢性缺血，仅 1 例年轻病人于入院后 1 天即行手术治疗；其余 6 例由于高龄、全身情况不佳，与家属沟通后其选择抗凝、扩血管、改善循环等对症支持治疗，这 6 例病人均恢复良好，后期未再行手术治疗。

单一的桡动脉或尺动脉损伤通常不需修复，结扎或栓塞均可。但病人其中一条以前受过损伤或已被结扎，或掌弓动脉不完整时，必须予以修复。桡动脉、尺动脉同时损伤时应优先修复尺动脉。

(6) 下肢动脉损伤：髂动脉钝性损伤少见，多为锐性损伤，损伤后死亡率可达 24%~40%，合并主动脉或髂静脉损伤时，死亡率超过 50%。髂总动脉和髂外动脉损伤应尽快修复，髂内动脉损伤若无法修复可予以结扎。

股总动脉、股浅动脉、股深动脉以及腘动脉损伤后应予以修复，否则会导致下肢缺血，严重者有截肢可能。膝下单支血管的闭塞性损伤很少引起肢体缺血，因此膝下单支血管损伤出血或假性动脉瘤形成时多可直接结扎或栓塞。但胫腓干或膝下两支血管同时损伤时，则需予以修复。

6. 静脉损伤的处理　静脉损伤的有效处理也十分重要。静脉损伤后可继发血栓形成、进而蔓延及脱落导致肺栓塞；严重的静脉回流障碍可引起股青肿，不仅可引起肢体坏疽，也危及生命。慢性期可有肢体肿胀、皮肤溃疡、色素沉着及功能障碍等静脉血栓形成后综合征。静脉与动脉伴行，二者同时损伤者占 22%~63%，单纯静脉损伤者也达 15%~20%，其中较常见者为股、腘、髂静脉和腔静脉损伤。多数为锐性损伤，造成静脉壁撕裂或完全断裂。除了非主干性静脉可以作结扎处理外，主干静脉及腔静脉损伤均应作静脉重建术。手术的方法与动脉相仿，但是由于静脉压力低于动脉，血流相对缓慢，缝合或吻合后发生血栓和狭窄的机会较动脉为多，故手术技术要求高，缝合材料要求更精细，内膜需要对合整齐、光滑。静脉移植材料仍以自体大隐静脉为好，但其口径过细，可用 2 根或 3 根大隐静脉纵形剖开，再组合缝制成一根较大管腔的静脉（composite graft）进行移植。在腔静脉则可用带有外支持环的人工血管进行移植，以利于防止外压。

7. 医源性血管损伤的处理　随着现代介入放射学的发展，用于各种诊断和治疗目的的经皮血管穿刺插管操作得以广泛应用，但其也成为医源性血管损伤的主要原因。作为血管穿刺的主要通路，股动、静脉和肱动、静脉是血管损伤的最常见部位。常见的血管损伤类型有局部出血、血肿、内膜挫伤、假性动脉瘤、夹层动脉瘤、动静脉瘘、血栓形成、栓塞和血管破裂。发生血管损伤的概率同插入装置的直径有关。用于诊断目的的穿刺，由于导管较细，血管损伤的概率也较小，约为 0.5%，而用于支架置入的血管穿刺，血管损伤的机会可高达 10%。除了医生的技术操作问题外，年老者、严重动脉硬化、糖尿病、使用抗凝药物的病人等是医源性血管损伤的易发人群。

由于外科手术的扩大和手术种类的增多，手术意外引起的血管损伤也颇为常见，如肝胆胰外科手术容易损伤肝动脉、门静脉以及肠系膜血管。前路的下段腰椎手术则可致主动脉和腔静脉及其分叉处的损伤。而腘窝部血管损伤则大多在各种膝关节成形术、关节镜检查时发生。

目前医源性血管损伤占和平时期血管损伤中的20%以上。血管损伤一经诊断明确，应及时手术探查。手术方法有取除血肿或异物，修补血管裂口，切除损伤血管作对端吻合或血管移植术。在后期可作假性动脉瘤或动静脉瘘修复术，对慢性动脉阻塞可作旁路移植术。治疗较为常见的由穿刺、插管、介入等所引起的急性医源性股动脉以至锁骨下假性动脉瘤，可用超声探头压迫法，至瘘管内血流消失并维持10分钟，常行之有效。如用小剂量凝血酶在超声引导下进行注射，则可望得到更快的疗效。

八、预后

诊断治疗得当时，血管损伤的治疗效果相对满意，少数病人可出现危及生命的并发症，如严重脑缺血及胸、腹部大量失血和肢体功能障碍及截肢。

（舒 畅 邱 剑 汪忠镐）

参考文献

[1] 吴阶平，裘法祖．黄家驷外科学 [M]．7 版．北京：人民卫生出版社，2008.

[2] 汪忠镐，黄业广，杜永华，等．周围血管损伤 67 例诊治分析 [J]．中国实用外科杂志，1987, 7 (11): 571.

[3] 刘正军，汪忠镐．医源性假性动脉瘤的诊治 [J]．中华外科杂志，1998, 36 (2) : 91-92.

[4] 汪忠镐，李鸣，谷涌泉，等．主动脉减速伤的外科治疗：附 12 例报告 [J]．腹部外科，2004, 17 (2): 81-83.

[5] 汪忠镐．汪忠镐血管外科学 [M]．杭州：浙江科学技术出版社，2010.

[6] 陈忠，王盛，等译．血管和腔内血管外科学 [M]．5 版．北京:北京大学医学出版社，2016.

[7] SCHODEF M, PROKOP M, LAMMER J. Traumatic injuries: imaging and intervention of large arterial trauma [J]. Eur Radiol, 2002, 12 (7): 1617-1631.

[8] GULOGLU R, BILSEL Y, ALIS H, et al. Traumatic subclavian and axillary vessel injuries [J]. International J Angiology, 1999.

[9] ASENSIO JA, SOTO SN, FOMO W, et al. Abdominal vascular injuries: the trauma surgeon's challenge [J]. Surg Today, 2001, 31 (11): 949-957.

[10] QINGGEN X, CHANG S, JIAN Q, et al. Long-term follow-up of seven patients with crutch-induced upper limb ischemia [J]. Int J Clin Exp Med, 2018, 11 (6) : 6351-6357.

第二节 动静脉瘘

动静脉瘘（arteriovenous fistula）是动静脉之间不经过毛细血管床的一种异常交通，以四肢为多见也见于各内脏器官。分为先天性和后天性两种。

一、先天性动静脉瘘

先天性动静脉瘘（congenial arteriovenous fistula，CAVF）目前认为是先天性血管畸形的一种类型，属于高流量型动静脉畸形。是胚胎演变过程中发育异常，形成范围不同和数量不等的动静脉之间的短路或交通。CAVF通常由供应动脉、瘤巢（动静脉间异常血管团）、引流静脉三部分组成。它常在出生后就有，尽管多数在后期发病，其瘘口多细小而广泛，病变常可累及几种组织，如皮肤、皮下组织、肌肉、骨骼以至内脏器官，其体积可从米粒大小至如巨臀、巨肩、巨腰、巨肢样的大型病变，导致明显的血流动力学改变，严重者可致心力衰竭。

先天性动静脉瘘常位于肢体，尤以下肢为多见，累及内脏及颅内者较少见。先天性动静脉瘘分型方法很多，临床上常将其分三种类型：

1. 弥漫性血管滋长　病变常位于一个肢体，以下肢多见。上肢病变可延伸到肩胸，下肢病变可伸展到腰臀部。表浅静脉广泛扩张，常表现为肢体外侧静脉曲张，有人称之为反大隐静脉曲张，也可形成海绵状血管瘤。主干动脉增粗和供血增加，局部体表温度升高，由于深层组织以至骨骼存在广泛的动、静脉吻合支，血流量增加，血氧饱和度增高，使患肢增粗、增长。病人感到肢体沉重、肿胀和疼痛，两侧肢体的长度不等，导致步态异常，骨盆倾斜，脊柱弯曲，常伴有葡萄酒色斑，此谓凯替综合征（Klippel-Trenaunay syndrome）或血管骨肥大综合征（an-giosteohypertrophy syndrome）。瘘口多或瘘口较大者，局部可出现杂音和震颤。静脉曲张严重而时间长久者，可出现淤血性营养变化，包括色素沉着、湿疹和溃疡。动静脉瘘事实上也是一种窃血现象，病变远侧可发生缺血性变化，趾（指）端发冷，甚至出现溃疡或坏疽。广泛而细小的动、静脉异常交通，可使周围血管阻力降低、心排出量增加。

2. 局限性动静脉异常扩张　一般发生在前臂、手和足，也可发生在身体任何部位。局部出现肿胀或伴有海绵状血管瘤或团状静脉曲张，有时出现搏动，听诊时有机器样杂音。局部皮肤温度升高。此型属于低血流动力学病变。除局部隆起、胀痛、发热和搏动等表现外，多无其他不适。病变弥漫时形成巨大的肿块，可伴有搏动，临床表现为巨舌、巨颊（图 40-8）、巨头、巨肩、巨肢、巨手（图 40-9）、巨腰（图 40-10）、巨臀等。

3. 内脏器官的 CAVF（图 40-11）　因部位不同而产生相应的症状，如肝和胃肠道动静脉瘘时可出现消化道出血、肺部动静脉瘘发生咯血和盆腔病变时发生阴道出血等。

根据解剖形态学也可将动静脉瘘分为三型：

Ⅰ型：周围动静脉干之间存在横轴方向交通支，与临床分型局限型相对应。

Ⅱ型：周围动静脉干之间存在横轴方向众多细小交通支，常累及局部软组织和骨骼，与临床分型的弥漫型相对应，是临床上最常见的类型。

Ⅲ型：局限性纵轴方向的动静脉瘘，即周围动脉血液完全不经过毛细血管，直接由瘘口进入静脉，多见于脑部。

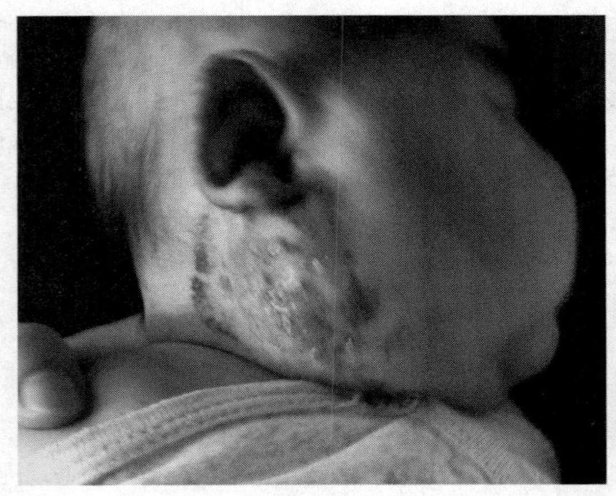
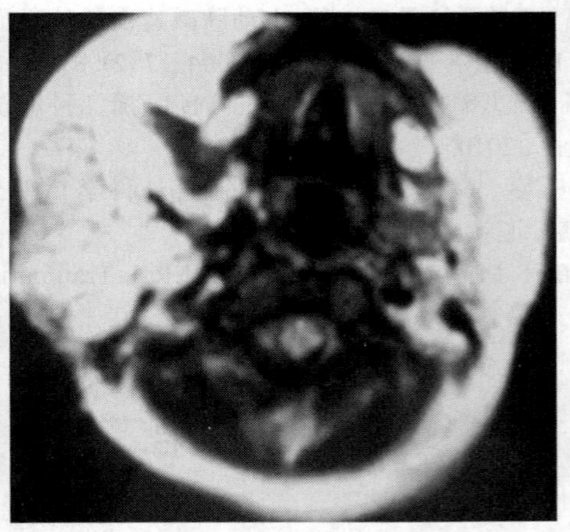

图 40-8　小儿脸部海绵状血管瘤，从右图可见病变的深度可观

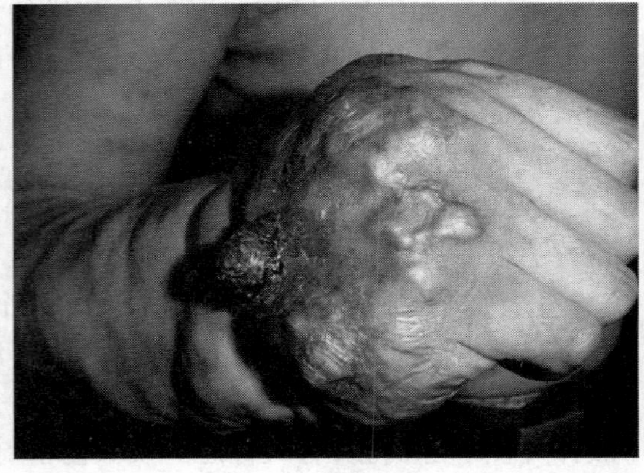
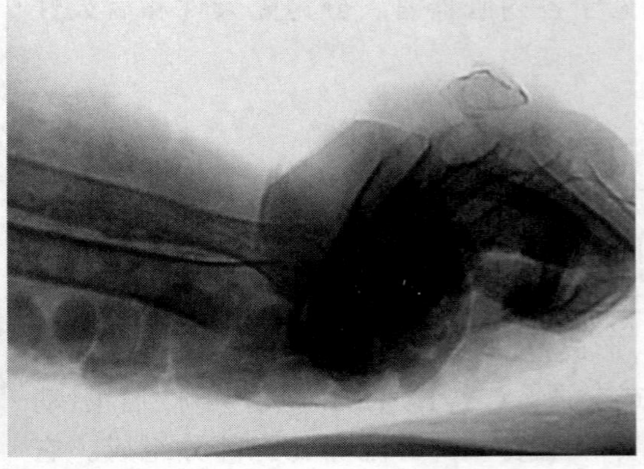

图 40-9　右上肢先天性动静脉异常，属巨手

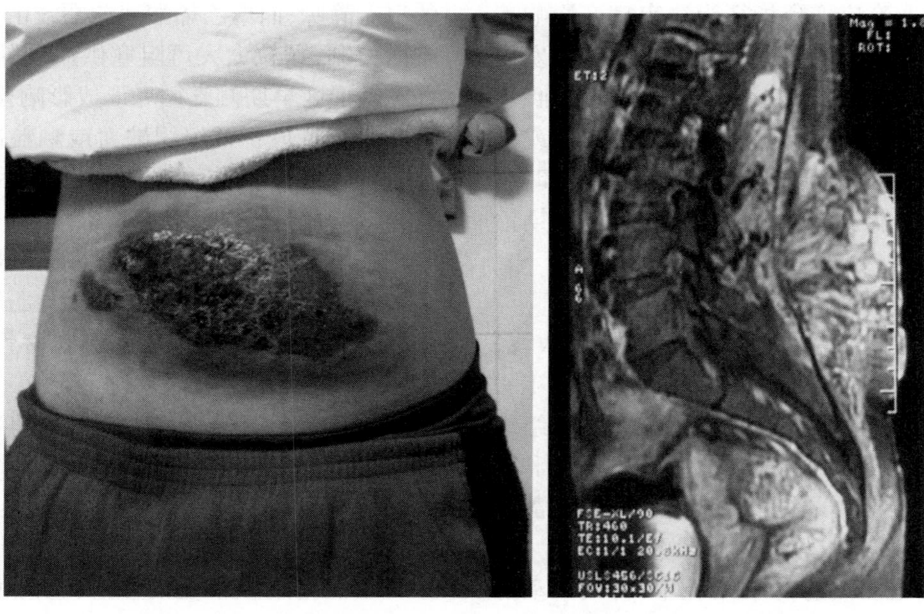

图 40-10 背部动静脉异常，右图为 MRI 显示的大置异常血管（侧位）

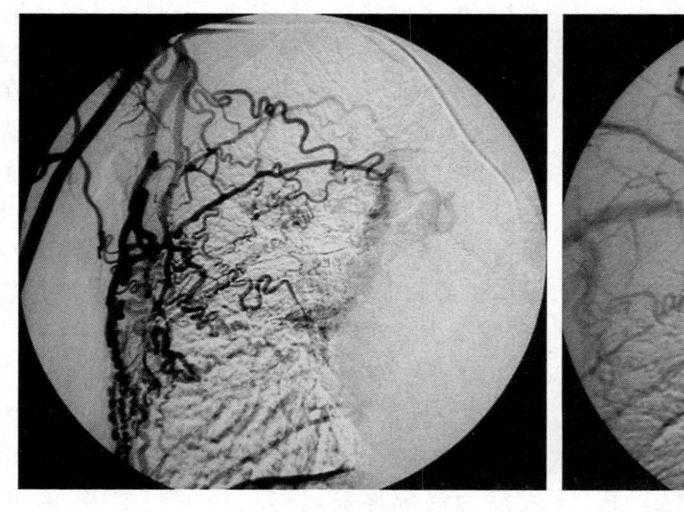

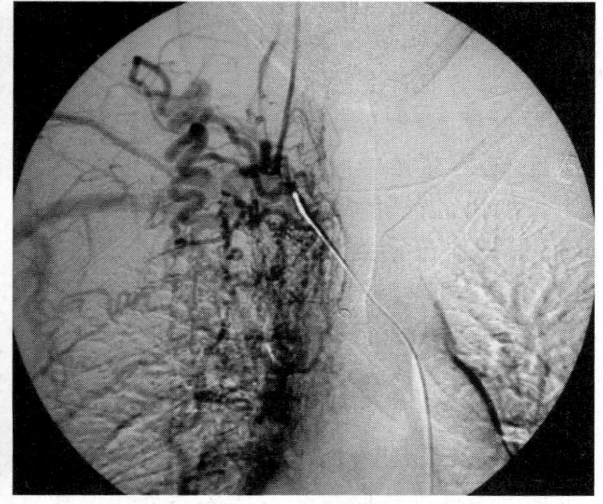

图 40-11 动脉造影显示胸内大置动静脉瘘分别来自腋动脉和胸主动脉

【检查和诊断】

1. 诊断主要依据临床表现和相关辅助检查，诊断并不困难，但易与其他类型的血管畸形混淆；

2. 静脉测压和血氧分析 病变部的静脉压和静脉血氧常升高；

3. 瘘口较大者常有血小板计数下降，PT、APTT 时间延长，纤维蛋白原含量下降；

4. X 线片 严重者可显示骨组织增生及骨质破坏；

5. 多普勒超声 最常用的无创检查方法，可显示局部病变情况、显示血流通路情况以及标记瘘口位置；

6. 增强 CT 和 MRI 可显示病变部位明确其与周围组织关系，显示动静脉之间的异常交通；

7. 血管造影 诊断该病的金标准，可显示该病的部位和范围，为病变的评估和手术提供帮助。

【治疗】

1. 保守治疗 对于一些弥漫性的病变一般不易根治，且容易复发。不少学者在治疗该病的长期过程中，以手术或栓塞治疗开始，几经努力，却以截肢告终。故在采用任何治疗前均须慎重考虑到先天性动静脉瘘病变广泛而瘘口细小难以完全治愈。肢体先天性动静脉瘘的主要症状大多是由于静脉高压引起，因此穿循序减压弹力袜通常有一定的疗效。手术或介入治疗干预指征为浅表病变影响美观，动静脉瘘伴有明显症状或发展趋势，或并发皮肤、黏膜或内脏器官的出血，肢体或器官的缺血、感染，久治不愈的肢体溃疡，肢体长度明显不等或心功能不全或静脉高压导致的疼痛等，且在治疗时要充分考虑术后可能引起的并发症及是否需分期治疗问题。

2. 手术治疗

(1) 动静脉瘘切除术：如病变比较局限而表浅，应尽可能予以全部切除。对于范围广泛，如侵犯一组肌群外，尚累及附近的肌腱、骨骼和周围软组织者，可作选择性切除。术中应保护主要的神经和动静脉主干，以维持肢体的循环和功能。需作动静脉主干切除术时必须施以相应的血管重建术。

(2) 瘘周围主要动脉分支结扎术：可减少动静脉间分流，以缓解临床表现。

(3) 对于 Klippel-Trenaimay 综合征，包括动脉、静脉和淋巴病变，则以“病变切除、节流开源”为治疗原则，后者指增加回流静脉的方法，如扩张阻塞或狭窄了的股、腘静脉。股深静脉扩大成形和患侧向健侧的大隐静脉耻骨上转流术。

(4) 姑息性手术：对处于发育中的病例可采用骨骺钉固定术，以减慢患肢骨骼生长或刺激骨骺使健肢生长加快，以缓解肢体长度不等。当动静脉瘘弥漫、呈高血流动力学状态，涉及一个肢体或指(趾)，并同时伴有难以控制的感染、溃疡、出血、坏死或心力衰竭时，则要考虑作截肢或截趾(指)术。

3. 腔内治疗

(1) 介入栓塞：近年来，经导管动脉介入栓塞术已逐渐成为先天性动静脉瘘的首选治疗方法。其治疗目的是在毛细血管前或毛细血管水平减少异常动静脉分流，减少 CAVF 体积以缓解病人症状，或于后期手术切除时减少术中出血。通常的做法是先经皮穿刺股动脉，在 DSA 下将导管送至病变附近造影，明确病变位置、范围，了解其滋养动脉和引流静脉，然后使用微导管超选至动静脉瘘附近的主要分支或滋养动脉，再注射造影剂证实它流向病变而不进入主干血管后向瘤巢内注入栓塞剂，使部分动静脉瘘得以闭塞。

栓塞的关键在于选择与病灶形态及血流动力学相匹配的栓塞剂。目前常用的的栓塞剂有固态和液态两种。固态栓塞剂主要包括弹簧圈和聚乙烯醇泡沫颗粒(PVA)等，弹簧圈由于难以进入动静脉之间异常沟通的血管，因此大多仅用来栓塞粗大的引流静脉；而聚乙烯醇泡沫颗粒由于其颗粒大小难以控制，颗粒太大可阻塞供血动脉近中段，致动静脉畸形区早期侧支循环形成影响栓塞效果，颗粒太小又可造成正常组织缺血或颗粒进入回流静脉导致肺动脉栓塞，且颗粒栓塞血管后会逐渐再通，其异常的血管团并没有真正破坏，因此固态栓塞剂并不适合作为初选治疗。液态栓塞剂包括氰基丙烯酸丁酯(NBCA)、无水酒精以及乙烯乙烯醇共聚物(ONYX)等。无水酒精由于破坏性大，使用后并发症较多，目前许多医疗中心已停止使用；NBCA 已被证实具有较好的栓塞效果，但其栓塞病灶的精准性和安全性难以把控；ONYX 比 NBCA 更能进入病灶丰富的沟通支，栓塞效果更为理想，但远期疗效还需进一步验证。

在栓塞过程中还需注意：①应避免直接栓塞其供应动脉近端，尽管栓塞后即时造影结果良好，但由于瘤巢未处理，后期会开放许多新的侧支，病人症状有时还会比术前加重；且其供应动脉近端栓塞后，再次行介入治疗将非常困难；②瘤巢的处理是重点，一般微导管到瘤巢后才开始注射栓塞剂，若微导管难以到达瘤巢，解剖条件许可时可在透视下直接经皮穿刺，推造影剂确认到达瘤巢且造影剂无溢出时再推栓塞剂进行瘤巢的栓塞；③若血流速度过快且引流静脉粗大者，栓塞剂可迅速经引流静脉进入肺动脉，造成肺栓塞，此时可先用弹簧圈栓塞引流静脉降低流速后再行栓塞；④若病变范围广泛，需考虑分次治疗。

随着栓塞材料的发展和技术经验的积累，CAVF 栓塞的效果较过去有了提高，但其并发症有时仍难避免，严重者可致死致残。最常见的并发症为局部疼痛、发热、白细胞增多，但更需注意的是栓塞剂直接进入主要动脉主干或逆流入动脉造成组织坏死，包括体表皮肤坏死、肢端坏死等；栓塞剂渗出或栓塞后组织张力较高时可导致神经损伤；栓塞剂进入肺动脉可导致肺动脉栓塞。

(2) 对于瘘口较大的 CAVF 如肺动脉动静脉瘘还可以采用封堵器封堵瘘口。

4. 硬化治疗　对于 CAVF 的硬化治疗笔者推荐在 B 超或 DSA 引导下进行，以鱼肝油酸钠、医用无水酒精或专用微粒体向动静脉瘘所在组织或瘘内作少量多次注射，常可达到缓解症状的效果。对于一些巨大 CAVF，则可考虑在应用此法使病变缩小后行手术切除。

5. 联合治疗　复杂的 CAVF 直接手术常难

以切除干净、出血较多，且复发率较高；而单纯的介入栓塞和硬化治疗对一些复杂的 CAVF 治疗效果有限。联合治疗可结合两者优点，能更有效的控制甚至治愈病变。汪忠镐院士曾有 1 例巨颊巨颈（弥漫性 CAVF）的病人，就诊时病人的口裂已被推移到右耳以下，经部分切除和历时近半年每 2~3 天 1 次的无水酒精注射后，其口裂完全移回原位。

值得注意的是，对此病施行过于积极和求全的治疗常反而导致肢体缺血、皮肤坏死甚至截肢或死亡；因此对于复杂、巨大的 CAVF 进行部分或分期的治疗是可接受的。

二、后天性动静脉瘘

由于外伤或其他非先天性原因造成的动静脉之间的异常交通称为后天性动静脉瘘。最常见者由穿透性损伤引起，如枪弹伤、铁屑伤和刀刺伤，创伤可使处在同一血管鞘内的动、静脉同时受到损伤。少数病例也可由钝性伤所致，如骨折断端或肾挫伤时同时损及相应的动、静脉。尚有医源性损伤，如经股动脉穿刺或插管后，或肾切除后由肾门部大块结扎引起的肾动静脉瘘。恶性肿瘤侵及血管可致相应血管的动静脉瘘，如绒毛膜癌侵犯盆腔可致盆腔内动静脉瘘。

根据大宗报道，战伤或平时损伤中后天性动静脉瘘均约占血管损伤中的 7%，其中下肢占多数，其次为颈部。发生在主动脉与下腔静脉、肝动脉与门静脉、肾动静脉和髂内动静脉者则较少见。特定部位血管损伤与动静脉瘘发生率及临床表现如表 40-2 所示。

表 40-2　特定部位血管损伤与动静脉瘘发生率及临床表现

受损动脉	血管损伤概率 /%	动静脉瘘 /%	临床表现
颈动脉	3.2~11	4~27	搏动性包块、震颤、杂音、血管栓塞或神经系统症状（缺血性）、颈静脉扩张
锁骨下 / 腋动脉	3~5.3	4.1~23	搏动性包块、震颤、杂音、静脉扩张、神经系统症状障碍、脉搏减弱或消失
椎动脉	0.7~7.4	2~7	搏动性包块、杂音、搏动性耳鸣、神经系统症状（少见）
肱动脉	8~23	8.3~9	搏动性包块、震颤、杂音、静脉扩张、上肢肿胀、脉搏减弱或消失
尺、桡动脉	4.5~17	3~4	搏动性包块、震颤、杂音、栓塞、脉搏减弱或消失
髂动脉	3~7	0.4~1.4	心功能衰竭、下肢水肿、下肢缺血、脉搏减弱或消失
股动脉	9~68	12~30	搏动性包块、杂音、下肢肿胀、下肢缺血、脉搏减弱或消失
腘动脉	3~43	5~16	搏动性包块、震颤、杂音、下肢肿胀、静脉淤滞性溃疡、神经障碍、下肢缺血、脉搏减弱或消失
胫、腓动脉	1.3~18	2~35	搏动性包块、震颤、杂音、下肢肿胀、神经障碍、脉搏减弱或消失

后天性动静脉瘘分为四型：

（1）洞口型：瘘处在受伤动静脉之间，使之直接交通。

（2）管状型：在动静脉之间以管道相通。

（3）囊瘤型：瘘本身或在其静脉或动脉侧有动脉瘤样扩张（图 40-12）。

（4）窦状型：由恶性肿瘤或组织挫伤等引起的呈多发性瘘管样动静脉间的交通，有时在形态上与先天性动静脉瘘难以区别。

【病理和临床表现】

后天性动静脉瘘可在受伤后立即出现，或在位于动、静脉裂口间的血块被溶解后再出现。前者称为急性动静脉瘘，较为少见。多数在慢性期才被发现。

慢性后天性动静脉瘘的临床表现因瘘口大小、部位和发病时间而异。发生在肢体的较大的动静脉瘘，能产生不同程度的局部和全身影响。在局部方面，由于高压的动脉血通过瘘向低压的静脉分流，致瘘所在部位产生明显的持续震颤，听诊时有机器样杂音，在心脏收缩期增强。瘘口越大，杂音越响亮，震颤也越明显。瘘远侧的动脉搏动大多减弱甚至消失。

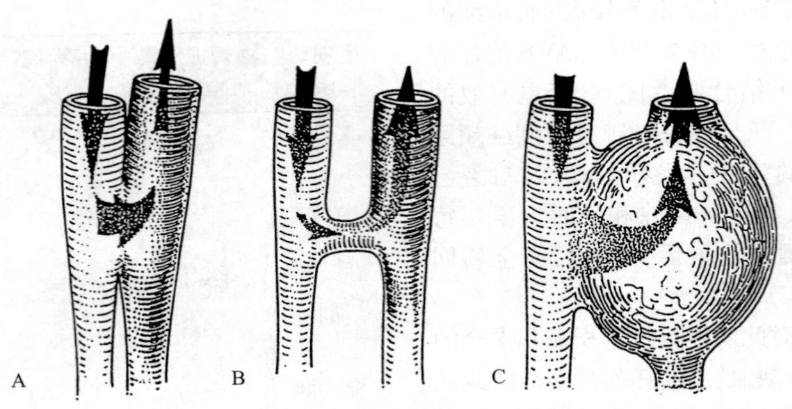

图 40-12　后天性动静脉瘘的几种类型

动脉血分流入静脉后引起静脉高压，浅静脉随之扩张。瘘远侧足或手因动脉供血减少、静脉淤血而发生营养性变化，甚至因缺血而并发趾或指坏死。在动静脉瘘近侧皮肤温度升高，远侧离瘘较远部位皮温降低。因大量动脉血直接经瘘进入静脉，回心血量增加，可导致心力衰竭。心脏扩大和心力衰竭的程度则与瘘口大小、部位以及发病时间长短密切相关。瘘的直径越粗、位置越接近心脏，也越早出现心力衰竭。

【检查和诊断】

1. 病史　有外伤或肿瘤病史，发现有搏动性肿物、伴震颤和连续性血管杂音时要考虑此病；

2. 指压瘘口试验(Branham 征)　压迫瘘口完全阻断动静脉瘘可使心率立即减慢、脉压增大，称为指压瘘口试验阳性。其机制是中断分流后周围血管阻力增加，动脉压上升，血压升高，使颈动脉窦和大血管压力感受器受到兴奋和刺激，反射性地使心率变慢。

3. 静脉压和静脉血氧含量测定　病变部位静脉压力升高伴静脉血含氧量升高；

4. 彩色多普勒超声　对后天性动静脉瘘诊断价值较高，可观察到动脉血经瘘口向静脉分流，瘘口近端动脉血流量增加，远端血流量减少；

5. CTA 和 MRA　可明确显示病变的部位和范围，以及周围组织受累情况；

6. 动脉造影　是最可靠的诊断方法。造影时见静脉早期即显影，并伴有丰富的侧支血管；瘘口近侧的动脉变粗且可扭曲，远侧动脉显影明显减少以至消失。动脉造影术不但可以明确诊断，还能了解瘘口的部位、数目以及周围血管的病变程度。

【治疗】

后天性动静脉瘘往往难以自行愈合，诊断明确者建议早期干预，以免出现全身和局部循环障碍。有报道在 B 超引导下压迫动静脉瘘使瘘口发生闭合，但该方法仅适合动静脉之间瘘管较长者，且成功率仅为 0~30%，因此目前绝大多数医疗中心还是使用外科手术和腔内介入的方法来治疗。治疗目标为关闭瘘口、恢复正常的血流动力学和维持血管的连续性。

1. 外科手术　外科手术主要分为瘘口关闭和血管重建两类。需根据不同部位、不同病理类型制定相应的治疗方案。

(1) 动静脉瘘闭合术：包括动脉结扎术和动静脉瘘上、下端结扎(四头结扎)和瘘切除术。主干动脉结扎术可导致远侧肢体血液供应障碍，甚至缺血性坏死和截肢，现只在特殊情况下才采用：①颅底或骨盆部动静脉瘘，由于远侧动、静脉难以显露，在必须治疗时，只能冒险作动脉结扎术，以减少分流景；②伴有心力衰竭、心内膜炎而手术高危者。

动静脉瘘四头结扎术的适应证仅在肘或膝以下分支的动静脉瘘，病程较长且有丰富侧支循环形成者，四头结扎术应尽量靠近动静脉瘘口处，结扎后最好将动静脉瘘切除，以减少复发的机会。在上述情况下施行四头结扎术，较少影响远侧肢体的血液供应。在肢端的动静脉瘘则可直接采用病变切除术。

(2) 血管重建术：对于主干动、静脉均应尽量修复：①切开动脉或静脉，在管腔内修补瘘口后，再缝合相应血管上的切口；②病变切除后施血管对端吻合或血管移植术；③当瘘呈窦状时，应根据病因考虑是否可以和值得作病变切除，但一般均较困难。

2. 腔内治疗　近年来随着血管腔内技术的进步，腔内手术已成为治疗后天性动静脉瘘的一种重要治疗方式。其相对于传统手术具有创伤小、恢复快等优势，特别是能够处理一些解剖困难或传统手术难以到达的病变。

(1)覆膜支架腔内封闭瘘口:适用于大中型血管,如主动脉与腔静脉间,锁骨下、颈、髂、股动静脉间的病变。图 40-13 为 1 例外伤后颈内动静脉瘘的病人,先尝试开放手术治疗,但由于病变位于颅底,手术十分困难,立即改用覆膜支架腔内封闭瘘口,取得了较好的结果。但腔内覆膜支架治疗动静脉瘘目前还缺乏大样本的临床报道,远期疗效需进一步观察。

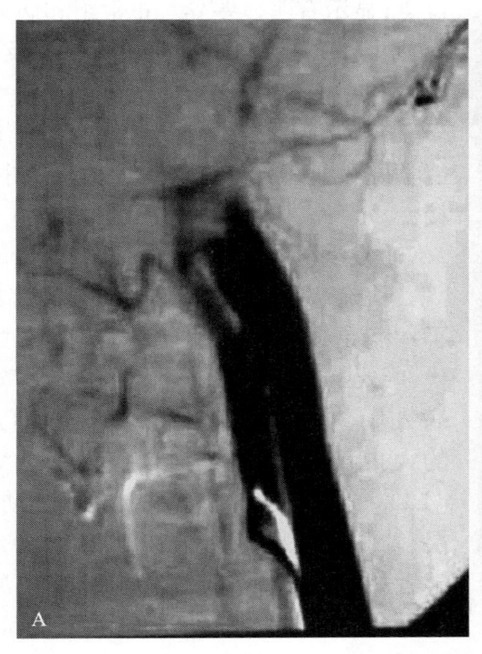

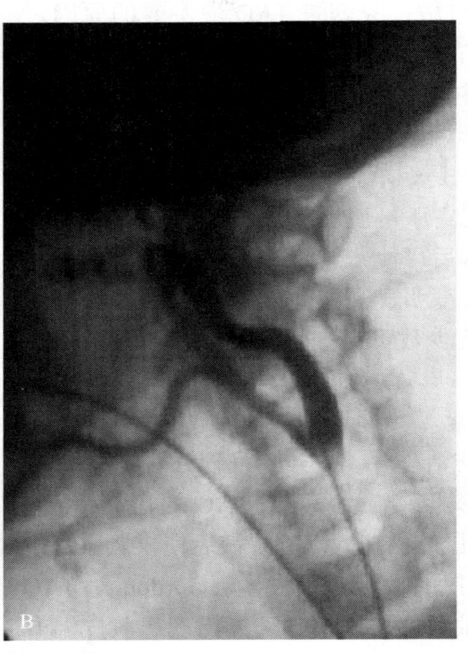

图 40-13 动静脉瘘造影及治疗

A. 颈内动静脉瘘,使颈内动脉不向脑供血,其血流经颈内静脉向心回流;B. 以腔内带膜支架人工血管封闭瘘口后,脑供血得到恢复

(2)经导管栓塞术:可用来治疗颅脑、内脏和四肢的非主干动脉或侧支循环良好预计栓塞后不会造成严重缺血的后天性动静脉瘘。其成功的关键在于封闭所有供应瘘口的动脉。对于一些窦状或弥漫型病变,开放手术往往出血量很大,经导管栓塞或术中栓塞作为治疗或部分治疗(栓塞后再行切除)是可行的。

(舒 畅 邱 剑 汪忠镐)

参考文献

[1] 汪忠镐 . 先天性动静脉瘘的外科治疗[J]. 中华外科杂志 , 1987, 25 (9): 508-509.

[2] 戚悠飞 , 肖占祥 , 等 . 高流速先天性血管畸形腔内治疗 3 例[J]. 中国血管外科杂志 , 2019, 11 (1) : 28-60.

第三节 血栓闭塞性脉管炎

血栓闭塞性脉管炎(thromboangitis obliterans,TAO)是一种以肢体中、小动脉为主、常累及静脉的炎症性闭塞性疾病,绝大多数发生于下肢,少数累及上肢,脑血管、眼血管、冠脉及内脏血管也偶见发病。Buerger 于 1904—1924 年经过对 500 多例病人和 11 条肢体血管标本为基础 20 年的潜心研究,提出了此种不同于动脉硬化的闭塞性疾病,先有炎症后有血栓,命名为 TAO,又称为 Buerger 病,也曾被称为 von Winiwarter 病。早年认为本病在犹太人中多见,曾有“犹太病”和“希伯来病”,以后又有

“俄国病”“斯拉夫病”之称。在我国，早在两千年前的《黄帝内经》中就有记载，属于中医的“脱疽”范畴。

【病因或发病因素】

1. 烟草过敏　吸烟是TAO最主要的原因之一，有吸烟史的TAO病人高达93%~94%，且TAO病情进展与主动吸烟高度相关。Silbert报道了在严格监视下禁烟10年100例病人，无1例复发，认为本病的发生是烟草蛋白过敏反应致血管变态反应的结果。尼古丁可使皮肤血管收缩、血流减慢甚至中断。吸烟后可使儿茶酚胺、肾上腺素和去甲肾上腺素的血浓度明显升高、血黏度增加和血小板的聚集增强。极少数不吸烟病人的发病可用被动吸烟来解释。

2. 性激素　女性激素对血管壁有保护作用和对本病有防治作用。Magic发现在去势的雄兔体内植入卵巢后不发生类似TAO的血管病变。Friedander在鼠体内注入烟草浸液后使雄鼠血管发生病变、而雌鼠的血管却不发生。Gordon对TAO病人用卵泡激素后发现不少病人出现患肢皮温升高、疼痛消失和溃疡愈合。1960年之前，TAO鲜少有女性患病，而近年来，女性病人比例已逐步升高至9.8%~23%，或许与年轻女性吸烟人数上升有关。

3. 寒冷刺激　寒冷刺激除直接引起血管收缩甚至痉挛外，可使自主神经功能紊乱和对寒冷敏感，长期、反复受寒冷刺激可使血管活性物质增多、血管内膜增生，甚至导致毛细血管闭塞。统计我国几组TAO共5 653例中有明显寒冷刺激史者占22%~89.7%。TAO在寒冷地区多见，但在温热带地区也可见到。我国及东南亚地区的发病率也曾较高，甚至在中东及热带地区也有发生。可能与湿度和机体对寒冷的反应程度有关。

4. 营养不良　实验证明营养不良的动物更易遭受烟草对血管壁的损害和引起肢端坏死。该病病人生活条件较差者居多。Reinis报道，在第二次世界大战时期及其后几年中，既生活艰苦又精神紧张，本病在欧洲的发病率明显提高，此后随着生活条件的明显改善而又下降。Razdan等报道125例病人中90%生活贫困。近年来，随着我国的人民生活条件的改善，TAO的发病已明显减少。

5. 血管损伤　本病多发生在膝和踝关节附近，二者屈伸活动频繁，可能使血管壁受挤压而损伤。日本人多喜屈膝伸踝盘坐可能与该病发病率较高有关。

6. 遗传因素　已有不少关于父子、兄弟和叔侄先后发病的报道。国外曾有学者用免疫法检测3例病人家族和兄弟二人患病家族的白细胞相容抗原(HLA)。发现后者家族中有HLA-A11和HLA-BW22。国内学者对70例病人检测了27个HLA的位点，显示有明显差异。正常组和病人组的阳性率分别是HLA-A2，7.8%和24%，以及HLA-B12为20%和0，提示TAO与遗传有关。

7. 其他因素　包括血液高凝学说、肾上腺功能学说和细菌与真菌感染学说等，仅被少数学者所接受。

【发病机制】

从确认吸烟是TAO的重要发病原因起，就有了本病是自身免疫性疾病的观点。20世纪60年代，Pokony发现在32例伴有游走性静脉炎的TAO病人中，有31例存在抗动脉抗体(AAA)。日本的大内和石川报道TAO病人的AAA阳性率为44.3%~56%；三岛报道AAA在病变动脉的内膜、中层、外膜的检出率分别为81.8%，100%和0。欧美学者如Suolen等应用外周血液中胶原-抗胶原免疫复合物和刺激淋巴细胞转化为指标进行研究，证实了TAO的血管病变属于Ⅲ型胶原反应性疾病。在我国，早在1980年开始，王嘉桔、段志泉、郑萍等分别对本病进行了系统的免疫学研究，结果与国外学者一致，即免疫反应的阳性率在病变活动期多有显著性升高。

在体液免疫方面，发现病人组的IgG和IgA均明显高于对照组，而IgM则无明显差异。病人组循环免疫复合物(CIC)明显高于对照组。病人血清中AAA阳性率为39.4%，活动期和稳定期阳性率分别是61%和29.4%，而对照组仅为4%。在补体成分上，发现以C3和C9降低最为明显。

在细胞免疫方面，发现淋巴细胞功能在TAO病人中明显降低，表现在$T3^+$、$T4^+$和$T8^+$百分率显著降低，其中以$T8^+$降低最为显著，从而导致了$T4^+/T8^+$比值相对增高。TAO病人红细跑免疫功能处于低下状态、中性粒细胞吞噬功能增强。$T4^+/T8^+$比值增大，减弱了抑制B淋巴细胞产生抗体的作用：$T4^+$细胞功能相对亢进，参与TAO血管病变急性期或活动期淋巴细胞浸润和浅静脉炎发作。抗原和抗体结合形成CIC并沉积于靶动脉壁上，为导致TAO发病重要环节。红细胞免疫功能低下也有助于CIC致病效应。CIC还可激活补体，产生过敏毒素，促使淋巴性炎性细胞浸润，释放溶酶体酶，加重对血管内皮的损伤，引起动脉痉挛和狭窄。补体活化后可使病人血液处于高凝状态，血小板聚集功能增强，为继发性血栓形成提供了条件。中性粒细胞功能亢进，超氧化物歧化酶活力降低及氧自由基大量产生在发病机制中也发挥作用。另外，病人血液中的儿茶酚胺、多巴胺、肾上腺素和去甲肾上腺素均可有不同程度升高，使交感神经功能亢进而致血管痉挛。在TAO的中晚期，血管痉挛是加重肢体缺血的重要因素。上述变化互为因果，最终形成了节段性局限性血栓性全动脉炎。

【病理变化】

1. 发病部位　TAO基本是肢体血管疾病，尤其在下肢腘以远动脉多见，常先形成单侧、后双侧肢体发病。1973年，有学者根据动脉造影观察下肢病变频度是足底动脉88.2%，足背动脉83.8%，腓动脉60.0%，胫后动脉77.3%，胫前动脉78.6%，膝动脉34.6%，股浅动脉17.3%，股深动脉10.7%。上肢可与下肢同时或相继受累，也可后于下肢发病，但单独发病者仅占10%~15%。上肢病变多见于前臂和手部动脉。

TAO发生于内脏血管者少见。由Buerger于1924年首次报道肠系膜型TAO；1957年唐之曦首次报道肠型TAO。Spatz于1939年首次报道脑型TAO；许家驹于1964年在国内首次报道了1例；段志泉等在1 500例TAO中遇到5例，均以临床和CT为诊断依据。发生在冠状动脉、腹腔动脉、肾小动脉、肺叶动脉、胃动脉、精索和睾丸动脉个案均有报道。

2. 病理特点　动脉病变多从踝关节或腕关节开始，逐渐向近心或远心端呈跳跃式发展形成节段性闭塞。病变长短不一，节段间血管常正常。动脉病变自内膜炎至增生、狭窄和血栓性闭塞。血栓初为红色和棕褐色，机化后呈白色，与血管壁紧密粘连，形成全动脉炎。伴行静脉也常受累，病变与动脉有相似。血管周围纤维组织增生，并常包围神经，致管壁交感和/或周围神经变性。动脉严重狭窄和阻塞后，患肢肌萎缩、皮肤变薄、骨质疏松、趾甲变性、肢端出现缺血性溃疡和坏疽。

3. 病程　TAO分为急、慢性两期。

(1)急性期：动脉内膜有炎症反应，淋巴细胞和少量中性白细胞浸润，以及肉芽肿反应和巨细胞生成，与新鲜血栓融为一体，尚可见所谓的微小脓肿。血栓在内膜炎症、增生和狭窄的基础上形成。血栓内有巨噬细胞、可溶性纤维蛋白和活化的间质细胞。病变初期，内弹力层结构正常，但中层和外膜有炎症细胞生成。随后，发生中层纤维变性和弹力板破坏等变化。

(2)慢性期：动脉炎症消退，血栓机化，动脉呈纤维性闭塞。随之有血栓再通现象。动脉与血栓粘连紧缩，弹力板呈波纹状增厚和断裂。动脉外周广泛纤维化，神经受压、变性。

不论是在哪一病理阶段，内弹力层和血管壁的结构都是正常。这是TAO区别于动脉粥样硬化和其他系统性血管炎的特点。

4. 免疫病理变化　除早期血管有变态反应特征性变化外，还有特异性免疫病理变化。Gulati等在病变的血管壁上发现抗人IgG、IgM、IgA和抗C3抗体的存在。郑萍、王嘉桔和段志泉等也发现了血管壁上有抗免疫球蛋白荧光染色的抗体存在，在电镜下观察到免疫复合团块样影像。

【临床表现】

肢体缺血在国外多采用Fontaine和Rutherford分级，而在我国则多采用三期分类法，而第三期又分为三级。

Ⅰ期(局部缺血期)：肢体末梢畏寒、发凉、麻木、不适，气温低时尤甚。病人行走一定距离后，跖底或小腿肌酸胀、疼痛而被迫止步，休息片刻后又能再走同样距离，此为间歇性跛行。这段行走距离称为跛行距离。肢端末梢动脉搏动减弱或消失。

Ⅱ期(营养障碍期)：Ⅰ期的跛行加重，距离缩短，至静息时有剧痛，称为静息痛，它是局部严重缺血甚或是濒于坏疽的信号。严重的慢性缺血引起营养障碍，表现在皮肤变薄、皮下脂肪减少和汗毛稀疏，肌肤萎缩。

Ⅲ期(组织坏死期)：常从足趾开始小面积坏疽，如无感染，多呈干性坏疽。大面积的深层坏疽和/或伴有感染的坏疽多为湿性坏疽。坏疽易合并感染，而感染又加重坏疽，严重者产生全身中毒反应。病人剧痛难忍，常抱足呻吟，夜不能寐，食欲下降，机体耗损，精神惶惑，甚而出现癔症性精神病。此期又按坏疽的平面分为三级：一级坏疽局限于指、趾，二级坏疽超越趾跖关节或指掌关节，三级病变达踝关节或腕关节。

TAO和其他一些自身免疫性疾病一样，病变活动有周期性的特点。

病变活动期：①肢体缺血量进行或突然加重，组织濒于坏疽，溃疡和坏疽范围扩大，静息痛加剧；②伴游走性静脉炎发作，表现为静脉疼痛.条索样硬化和皮肤色素沉着；③如病变靠近体表，如足背动脉、胫后动脉和桡、尺动脉附近，则局部常有炎症反应；④血管无创检查多发现有高位闭塞和肢体血流量减少，血液高凝和免疫学检查阳性率高。

病情稳定期：肢体缺血趋于好转或明显好转，表现为溃疡缩小或愈合，坏疽分界明显，疼痛缓解和消失，抗寒能力增强，皮温升高，皮色改善。跛行距离延长。血流动力学和免疫检测均有明显改善和呈阴性。

【诊断】

1. 实验室检查　TAO缺乏特异性的实验室检查以供诊断。常见的临床免疫学指标如RF、ANA、ANCAs、补体水平等在TAO病人中常为阴性。CRP、ESR常为阴性或仅轻度增高。因此，实验室检查结果主要用于排除其他结缔组织疾病及高凝状态。

2. 血流动力学　无创检查如Doppler，节段性动脉测压、踝/肱指数等，对判定动脉闭塞的平面，了解侧支血管情况和组织缺血程度均有帮助。

3. 诊断标准　TAO尚无公认的诊断标准，它的临床诊断需建立在排除其他可能疾病的基础上。除临床表现、实验室检查外，有以下指标：①绝大多数发病于20~45岁；②绝大多数是男性吸烟者；③常有游走性静脉炎；④主要侵犯肢体中小动脉，股浅、腘动脉及以下发病者近90%；⑤动脉造影多显示节段性闭塞，两段间可基本正常，侧支动脉形态似树根样；⑥排除动脉硬化闭塞症、自身免疫性疾病、高凝状态、糖尿病足等其他动脉闭塞性疾病；⑦如获血管标本，可见TAO的特有病理改变。

【鉴别诊断】

动脉硬化、大动脉炎、糖尿病、雷诺综合征、腘动脉压迫综合征等可引起肢体缺血的疾病。乌脚病则为我国台湾省及西南沿海地区所特有的疾病，由饮水中砷和某荧光物质过多所致，从幼年到老年都可发病，女性病例占1/3。年轻人症状似TAO，老年人则似ASO。变应性血管炎是一组以侵犯细小动、静脉和毛细血管为主的疾病，诸如过敏性血管炎(多由药物引起)。尚要除外结缔组织病性血管炎、结节性血管炎、坏死性血管炎和结节性动脉周围炎等。

【治疗】

TAO的治疗比较困难，原因是动脉闭塞多发生在肢体远端，血液流出道满意者少见，可行血管重建手术者不多，而且常有周期性恶化的特点。故治疗严重缺血病人非短时间能奏效。

治疗本病的原则是控制病变活动，以药物为主和争取血管重建类手术以改善肢体血液循环。坚持Buerger运动法进行肢体锻炼和适当的步行活动也很重要。均应严格遵守绝对忌烟、防寒保暖、避免外伤和坚持治疗四项基本原则。

1. 控制疾病活动是治疗的关键。

(1)在病变活动期给予肾上腺皮质激素。国内最常用的是倍他米松1mg，每日3次，3天后逐渐减量，共服15天。它有助于调整$T4^+/T8^+$比值，影响AAA和IC的形成。也可同时口服双氯芬酸50mg和昆明山海棠500ng，每日3次，持续至活动期表现消失。

(2)不少中药具有调整机体免疫功能的作用，如黄芪、党参和甘草等。

(3)血液高凝状态是病变活动期的另一特点，因而用降低血液黏稠度和高凝状态等方法以求促进循环和防止血栓形成。常用的药物有尿激酶、链激酶、巴曲酶、精制蝮蛇抗栓酶和1t-PA等溶栓制剂，以及肝素、华法林等供选择。最常用的方法是尿激酶10万~20万U静脉滴注，每日1次，7~10天为一疗程；肝素钠7 250U或低分子肝素钠1支，皮下注射，每日1~2次。

(4)基于TAO活动期补体介导免疫复合物溶解能力(CMSC)与C_3含量量正相关性降低，而CMSC的作用又需要通过C_3来完成，故考虑用增加补体，特别是增加旁路途径补体成分的方法来增强CMSC的作用，对抑制疾病的活动有所帮助。TAO活动期超氧化物歧化酶(SOD)的含量降低，补充SOD制剂也有助于动脉病变的好转。

2. 以药物改善肢体血液循环、缓解缺血症状是目前治疗TAO的主要方法。

治疗此病的中西药物颇多，如以扩张血管为主的双嘧达莫、烟酸、罂粟碱、西洛他唑、倍他洛克和前列腺素类药物(如前列地尔和口服的贝前列素钠)等，以抑制血小板聚集为主的阿司匹林、抵克立得、维脑路通和低分子右旋糖酐等；以活血化瘀为主的复方丹参、脉络宁、川芎嗪等；以及有溶解微血栓作用的尿激酶、蝮蛇抗栓酶及巴曲酶等。

治疗时，可选取一、两种方法进行联合应用(巴曲酶要求单独用药)。对于溶栓药物，由于其有溶解微血栓、降低血黏度和改善微循环的作用，主张小剂量应用，以10天为一个疗程，间断用2~3个疗程。同时按辨证施治的原则配合中医中药治疗，根据中医对疾病的分型选用合适的验方和组方。

3. 干细胞移植治疗缺血为目前涌现的有效新法，在多数病例有不同程度疗效。

4. 疼痛治疗　缺血严重的静息痛是病人难以忍受的痛苦，对疼痛的治疗有赖于血液循环的改善。对于严重的甲沟炎和甲下积脓者应适时拔甲，对于坏疽痂下化脓和感染性坏疽应予引流。但有不少病人需用止痛药和其他止痛方法，它们包括口服和肌注镇痛剂、硬膜外麻醉等，但硬膜外留管时间不宜超过3~4天。对于顽固性剧烈疼痛，可考虑行Smithwick末梢神经压榨术，即在局麻下在小腿下1/3和踝关节处，根据疼痛部位压榨腓深、腓浅、胫或腓肠神经。疼痛医学的出现，对此病的治疗有一定作用。对于合并剧烈疼痛且无法重建血运的病人，交感神经阻滞技术、脊髓电刺激等缓解疼痛的技术也对部分TAO病人有一定的帮助。

5. 手术治疗

(1) 腰交感神经节切除术：可以缓解血管痉挛。促进侧支血管形成、改善肢体血液循环和增强皮肤的抗寒能力。近年来在胸腔镜下施行此术的应用逐渐增多。施行此手术应遵循以下三原则：

1) 手术指征：此术用于病情早期或侧支血管基本形成和病情趋于改善的病人。如缺血区没有形成可供扩张的血管，术后不仅不能获得更多的血液，反而因闭塞近端动脉的扩张而加重远侧肢体缺血，甚至会引起所谓反常性坏疽。术前以腰交感神经节阻滞法估计疗效是可行之法。

2) 注意对侧肢体发生坏疽：手术侧肢体血流增加有可能因窃血机制使对侧肢体血供减少。实验证明，70%的对侧肢体血容量会减少27%，故在手术前应考虑到此种可能性。

3) 切除神经要适当：一般切除第2、3、4节腰交感神经链。如果动脉高位闭塞，尚需切除第1节，但对侧的第1腰交感神经节必须保留以免引起性功能障碍

(2) 血管重建手术是治疗TAO的有效方法，但必须有合适的流出道。

1) 动脉直接手术：适于有满意流出道的病人。术式有：①血栓内膜剥脱术：由于TAO是全动脉炎病变，层次不清，剥脱困难，仅在局限性短段阻塞时采用；②动脉旁路移植术仅在主-髂和股-腘动脉阻塞时采用。前者可选用8mm直径的人工血管作旁路移植术。后者多用自体静脉作原位或倒置后作股-腘动脉旁路移植术，也可用人工血管。股-腘动脉闭塞者，除旁路移植术外，可采用原位大隐静脉作股-腘、胫前、胫后或腓动脉或足背动脉旁路术。尽管手术困难，但仍有较大的成功机会。如果流出道动脉太细，可同时与伴行静脉吻合，以扩大流出道。这样不仅有助于手术的成功，而且也会使局部静脉氧饱和度提高和有利于缺氧症状的改善；③股深动脉血栓内膜切除和补片成形术。对股-腘动脉以远动脉均有阻塞而不能施架桥的病例，常有改善肢体血液循环的作用。

2) 血管腔内治疗：相较于传统开放手术，经皮穿刺动脉腔内成形术（PTA）具有创伤小，风险低，手术可重复性佳等优势，为包括TAO在内的膝下动脉病变，尤其是严重下肢缺血需挽救肢体者，提供了一种可行的血管重建的方法。由于TAO多侵袭膝下中小动脉，通常缺乏理想的闭塞病变远端流出道，且受累动脉管径细、血流慢，球囊扩张术后血管壁弹性回缩、血管痉挛、内膜增生等容易造成动脉血栓形成、再狭窄和闭塞，难以取得令人满意的远期通畅率。因此应当严格把握TAO病人行PTA的指征。PTA仅适用于存在严重下肢缺血（临床表现为慢性缺血性静息痛、溃疡、坏疽，Rutherford4~6级，Fontaine Ⅲ、Ⅳ级）的病人，而不推荐用于仅有轻微间歇性跛行、患肢麻木等不适感的病人。应尽量选择存在合理流出道的病例，确保PTA术后造影膝下3根主要动脉（胫前动脉、胫后动脉、腓动脉）中至少有一根重建动脉血流直达足部。对缺乏合理流出道的病例如3根动脉均闭塞，则可先试行置管溶栓，待溶栓后造影明确存在远端流出道后再行PTA术。

近年来，有应用SilverHawk定向斑块旋切术成功治疗2例腘动脉闭塞的TAO病人的病例报道，取得了令人满意的短期效果，但尚需更大规模的研究来证实这一方法的有效性；内膜下成形术，即应用导管导丝从闭塞动脉内膜下成袢推进后返回真腔，再行球囊扩张以形成一个通畅的内膜下空间以恢复血流，已被证实为一项成功的保肢手术，但其对于TAO的疗效仍不确切。

3) 大网膜移植术：Goldsmith于1967年首先用大网膜丰富的血管网来改善肢体的血液循环，此法适用于药物治疗无效及不能作其他血管重建手术的病人。术式有：带蒂大网膜移植和游离大网膜移植术。由于此术式创伤较大，并发症较多，目前已基本被淘汰。

4) 静脉动脉化：1979年，Johansen研究了分期动静脉转流术在重建缺血肢体血液循环中的作用。1984年后，孙建民等经临床研究证实，难以实现经静脉将动脉血灌入微循环的目的。

5) 干细胞移植：见动脉硬化性下肢缺血节。

6. 足溃疡和坏疽的处理　缺血性溃疡和坏疽的处理比较困难，且处理是否恰当会直接影响到治疗效果。对甲沟炎和甲下感染应尽早拔甲。对趾

间溃疡应将有关趾分隔，以防渗液侵蚀邻趾。对干性坏疽，不宜包扎，可任其干燥。对大面积坏疽，如有痂下感染或已是湿性坏疽，可适度清创，切除坏死组织，注意引流通畅，但应注意避免过度清创以致溃疡扩大。全身和局部应用抗生素。

对于感染已控制，血液循环已显著改善和分界清楚的坏疽指、趾，可将其脱落或采用相对高位截除，争取一期愈合。过早截趾或指又强行缝合，常导致残端坏疽、感染和伤口裂开。

对于顽固性溃疡的治疗，除有待于血供改善外，应特别加强局部处理和用药，如前列腺素E软膏、表皮生长因子等均有促进血管新生和肉芽生长的作用。干细胞移植在改善缺血和促进某些溃疡上有所作用。

7. 截肢 TAO的截肢率平均在6%，且截肢的平面较高。三级坏疽者小腿截肢常难避免，对二级坏疽的处理却很困难。如在坏疽切除和创口愈合后患足仍有大部分功能，原则上仍不截肢。对于剧痛难忍，经济承受能力差和将来残足功能不大的病人，片面强调不截肢的观点难以令人认同，但对病人作高位截肢的决定需持慎重态度。

对截肢平面的选择，要视坏疽平面而定。有条件者可根据踝/肱指数、经皮氧分压测定、荧光素皮肤血管造影或红外线热象图来决定。如坏疽和炎症浸润不超过踝关节，截肢平面皮温不低于对侧肢体相应部位3~4℃，且局部皮肤和肌弹性较好，估计切口能愈合和承受假肢的压力，就可考虑作膝下截肢。Doppler特别是Duplex超声血流检查有助于判断截肢平面是否可能愈合，是否能保住足跟对功能有着明显影响。

TAO的截肢要求：不用止血带，简化皮肌瓣设计，尽量减少对血液循环的破坏，减少缝合层次，一般不放引流，膝关节需伸直固定。

【预后】

TAO病人的生命预后良好，但肢体预后较差。据欧美、亚洲包括我国在内的大量病例统计，治疗后远期效果不佳和复发者占33%~60%，其原因可能与血管病变本身处于末梢、肢体缺血没有得到根本改善、对活动期和恶化病人没有及时诊断和治疗有关。如能得到良好的治疗，10~20年后效果良好和不复发者还是比较多的。

（舒 畅 王 沫 汪忠镐）

参考文献

[1] 吴孟超，吴在德．黄家驷外科学[M]．7版．北京：人民卫生出版社，2008.

[2] 比尔德，盖恩斯，洛夫特，血管和腔内血管外科学[M]．陈忠，王盛，译．5版．北京：北京大学医学出版社，2016: 235-236.

[3] YUAN L, LI Z, BAO J, et al. Endovascular SilverHawk directional atherectomy for thromboangiitis obliterans with occlusion of the popliteal artery [J]. Ann Vasular Surg, 2014, 28 (4) : 1037.

[4] 徐欣，杨珏，陈斌，等．血栓闭塞性脉管炎的腔内治疗[J]．中华普通外科杂志，2009, 24 (6) : 463-465.

第四节 下肢动脉硬化性闭塞症

下肢动脉硬化性闭塞症（arteriosclerosis）是由于外周动脉粥样硬化导致动脉狭窄、闭塞从而引起不同程度的下肢缺血的一种慢性进展性疾病。它是一种全身性动脉硬化病变在下肢动脉的表现。多发生于50岁以上。流行病学研究推断全球已有超过2亿人罹患外周动脉疾病（peripheral arterial disease，PAD），且这一患病率在过去10年增长了25%。下肢动脉硬化性闭塞症被认为是冠心病的等危症，即使是无症状的病人也伴有心血管事件发生率的明显升高，对健康及生活质量影响严重。引起动脉硬化性下肢缺血最常见的为股浅动脉阻塞，其次是主髂动脉阻塞和腘-胫动脉阻塞，男性病人多于女性。

【病因】

本症与高脂血症密切相关。低密度脂蛋白促进动脉硬化的发生，在发病时，胆固醇酯化酶的活性可显著增加。高血压、高脂血症和免疫复合体均可损伤动脉内膜，继而产生脂蛋白浸润、血小板黏附和释放、血管平滑肌细胞增殖、脂质沉积等病变。高龄、糖尿病、高血压、吸烟、肥胖、炎症、慢性肾功能不全及高同型半胱氨酸血症等为动脉硬化的危险因素。诚然，下肢动脉粥样硬化除上述原因外，尚有血流动力学因素。

【病理解剖】

病变虽涉及全身动脉，但常累及股浅动脉、主髂动脉、股-腘动脉，甚至波及小腿动脉。起病初期，动脉内膜层发生斑纹状或块状隆起并逐步增大而互相融合，形成动脉粥样斑块，含有胆固醇和其他类脂质、成纤维细胞、平滑肌细胞、钙质等。由于硬化斑块逐渐向管腔突出，使之形成不同程度狭窄。斑块发生溃疡或出血后可导致远侧动脉栓塞和血栓形成，最终可使管腔阻塞。动脉中层的弹力纤维亦可发生退行性变，使管壁变薄，并逐渐失去弹性，甚至继发动脉瘤，其内常形成附壁血栓。动脉外膜可有纤维化和淋巴细胞浸润。组织发生缺血性病变的程度随病变发展的速度、部位、范围和侧支循环建立的情况而异。

动脉硬化性肢体病变与血栓闭塞性脉管炎的不同在于前者多累及大、中动脉；后者则多发生于中、小动脉，在外膜层中有成纤维细胞的大量增生，滋养血管的内膜显著增生，动脉中层平滑肌正常，无钙质沉积；内膜层虽明显增生，但无斑块。前者管腔中的血栓多呈不规则的半月形，极少有细胞浸润；后者的血栓中常有大量细胞浸润。

【临床表现】

如栓塞性病变发展缓慢，便有可能建立有效的侧支循环，临床症状可不明显；反之，早期就可出现典型的临床表现。最早出现的症状为间歇性跛行。病变发生在主-髂动脉者，疼痛常分布于下腰、臀、髋或大腿后侧部位，有臀部间歇性跛行性疼痛之称，可伴有阳痿。病变位于股-腘动脉者，疼痛发生于小腿肌或肢端。缺血严重时，在休息状态下也有疼痛，称静息痛，晚间尤甚，严重影响病人的睡眠和日常生活。此外，还有患肢乏力、麻木、怕冷、灼痛等症状。股、腘、胫后或足背动脉搏动可减弱或消失，肢端皮肤苍白。到病变后期，出现组织营养障碍性病变，如足趾冰冷、发绀、趾甲增厚、变形、溃疡或坏疽等，已叙述于血栓闭塞性脉管炎节。因组织坏疽而引起感染者，可出现全身中毒症状。

【检查和诊断】

本症为全身性病变，需对各器官进行仔细检查。

1. 一般检查　包括血压、血糖和血脂测定，如胆固醇、甘油三酯、中性脂肪、脂蛋白电泳、载脂蛋白等；肝肾功能、电解质、C-反应蛋白（CRP）、红细胞沉降率（ESR 等；心电图、心肺功能和眼底检查等。年龄 <50 岁或急性非正常血栓形成病人应考虑行血栓相关检查（蛋白 C、蛋白 S 等）和同型半胱氨酸的检查。

2. 特殊检查

(1) 各种无创性检测方法：包括节段性肢体血压测定、踝/肱比值（ABI）、趾肱指数（TBI）、多普勒超声血流检查、光电或容积体积描记测定等。此外，经皮氧分压和激光多普勒检查，可提示肢端微循环的供血情况。

(2) X 线摄片：在腹部和患肢摄取 X 线片，有时可见病变动脉段有不规则钙化斑块（图 40-14A）；患肢末端有骨质疏松等退行性变化。

(3) 造影剂增强 CT（CTA）和磁共振血管造影（MRA）：为获取外周动脉疾病详细血管造影图像的无创性检查手段，对需要行开放或腔内血管重建手术病人的术前评估提供信息。

(4) 导管动脉造影：外周血管疾病诊断的“金标准”。能确切显示病变的部位、范围、程度、侧支和病变远侧动脉主干或流出道的情况（图 40-14B），对手术适应证和手术方法的选择均有重要意义。但因为有创且费用较高，已逐渐被非侵入性检查替代而较少单独用于诊断，仅在计划同时性腔内治疗的病人使用。

【鉴别诊断】

1. 血栓闭塞性脉管炎　一般于中、青年时期发病，常有吸烟史，多伴有下肢游走性浅静脉炎。X 线摄片无动脉钙化。病人多无高血压和冠心病史，血脂多不升高。

2. 雷诺综合征　好发于青年女性。常因寒冷或情绪变化激发手指皮肤色泽的典型改变，多为双侧对称性。少数病人可在下肢或四肢发病，在非发作期时，患指（趾）颜色正常。

3. 大动脉炎　好发于青年女性，主要为发生于主动脉和其分支部的狭窄或闭塞。多伴发颈动脉或肾动脉或锁骨下动脉病变；但可有因主-髂-股动脉病变引起下肢缺血者。

【治疗】

下肢动脉硬化性闭塞症是一种较为复杂的疾病，其治疗策略的制定需结合病人症状（有无症状、间歇性跛行还是慢性肢体重度缺血）、病变的部位和形态（主-髂动脉、股-腘动脉、膝下动脉、狭窄或闭塞，局限或弥漫、是否伴有严重钙化）以及全身

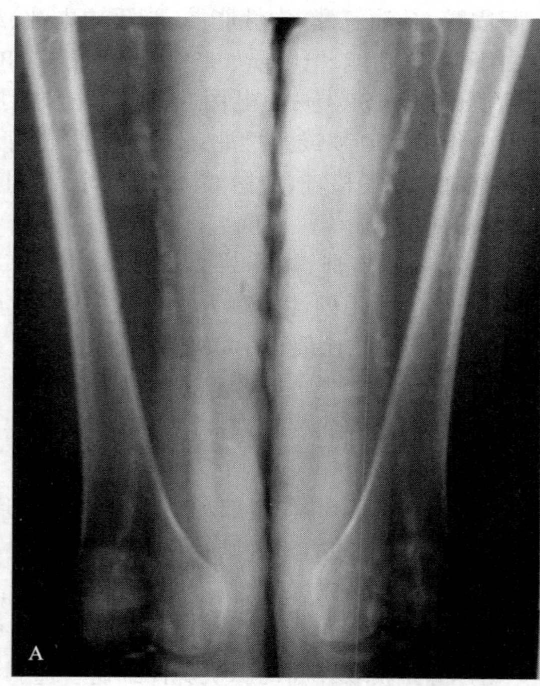

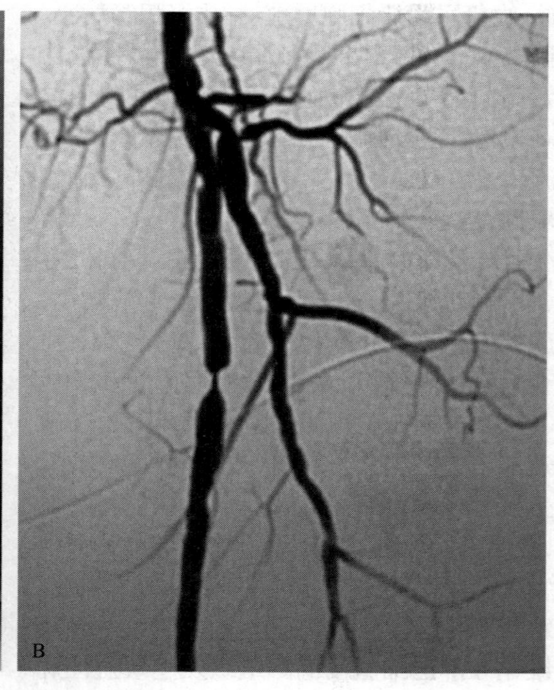

图 40-14　动脉硬化性闭塞症检查

A. X 线平片，显示沿着两侧股浅动脉和左侧股深动脉行径均可见明显的钙化影，且在动脉腔内；B. 左股部动脉造影所见：股浅动脉有明显的局限性狭窄，股深动脉开口有轻度狭窄

情况进行综合考虑，以求达到改善肢体状况，提高生活质量的治疗目的。

1. 非手术治疗　动脉硬化是全身性疾病，诊断为下肢动脉硬化性闭塞症的病人是发生心血管意外事件的极高危人群。非手术治疗应当包括识别并治疗下肢动脉硬化闭塞症病人的危险因素（如吸烟、高血压、高血脂、糖尿病等）、运动及药物治疗。其目的主要在于降低心血管事件的发病率和死亡率。

(1)饮食：肥胖者要减轻体重，限制脂肪摄入量，食物以低脂低糖为主，多吃富有维生素和不饱和植物性脂肪的饮食，如豆类、水果、蔬菜等；少吃高胆固醇食物。

(2)运动和戒烟：适当的体育活动可恢复精神疲劳，调节紧张情绪，促进脂肪代谢。要量力有计划地多做各项运动或锻炼，如步行、慢跑等。指导下的锻炼方案适用于所有间歇性跛行病人，能有效提高跛行距离，同时显著降低心血管疾病的风险。

(3)药物：常用者为他汀类降血脂、抗血小板、前列腺素制剂和血管扩张剂，如脉通、山楂冲剂、非诺贝特、曲洛他唑、肠溶阿司匹林、双嘧达莫、妥拉唑啉、烟酸和前列腺素 E、前列腺素同类物 ilomedin 或伊洛前列素（iloprost）、5- 羟色胺血管受体 S2，选择性抑制剂必来循宁、萘呋胺等。其中，西洛他唑被推荐作为治疗间歇性跛行的一线药物。

2. 腔内治疗　下肢动脉硬化闭塞症的治疗已进入了血管腔内修复的时代。相较于传统开放手术（如血管旁路移植），腔内治疗具有创伤小，恢复快，并发症发生率和死亡率较低的优势。血管腔内治疗包括经皮血管腔内成形术（PTA），支架植入术，导管溶栓术，Silverhawk 斑块旋切术，激光血管成形术等。由腹股沟入路的经皮血管腔内球囊扩张成形术 / 支架植入术已成为了治疗外周动脉疾病的首选方法。

泛大西洋协作组织（TASC）根据外周动脉疾病的病变节段和严重程度进行分类，并对不同病变给予推荐的治疗方案。对于主 - 髂动脉病变者，TASC A~C 级病变推荐首选腔内治疗，TASC D 级病变合并严重的内科疾病或存在其他手术禁忌时也可选择腔内治疗，但应在有经验的医疗中心完成。球囊扩张 + 常规支架植入是主 - 髂动脉病变的一线治疗。对于股 - 腘动脉病变，TASC A~C 级病变推荐首选腔内治疗，TASC D 级病变合并严重的内科疾病或存在其他手术禁忌时也可选择腔内治疗，但应在有经验的医疗中心完成。球囊扩张是治疗股 - 腘动脉病变最常用的方法，支架植入术可作为球囊扩张效果不满意或失败后的补救治疗方法。对于腘动脉以下病变，保肢是治疗的主要目的，球囊扩张是首选的治疗方法，不推荐常规支架植入。激光成型和斑块切除也可作为股腘动脉和腘动脉以下病变的腔内治疗选择。然而腔内治疗也有其难以避免的近、远期并发症，例如导管导丝通过病变血管段导致管壁破裂出血、支架植入术后支架断裂，支架再狭窄/闭塞的发生率也居高不下，且再狭窄/闭塞使得后续处理变得更为棘手。

3. 开放手术

(1) 动脉内膜剥脱术：适用于主髂动脉短段病变者。随着腔内技术的发展，该术式已很少单独使用，多作为动脉旁路术的辅助，以构建良好的吻合口。

(2) 血管旁路移植术：采用自体大隐静脉或各类人工血管于阻塞段的近、远侧之间做搭桥转流。在血管腔内技术发展前，该术式是治疗下肢动脉硬化闭塞的首选手术方式。

对于主-髂动脉闭塞病变者，腹主-股或髂动脉旁路手术(图 40-15)是主-髂动脉弥漫性病变(TASC D 级)的推荐术式。对年龄大、全身情况不佳者，可选用相对较为安全的解剖外旁路手术，包括腋-股动脉旁路手术和股-股动脉旁路术。术后 5 年通畅率，腹主-股总动脉(常加股深动脉成形术)旁路术后可达 80%，解剖外旁路手术为 30%~50%。

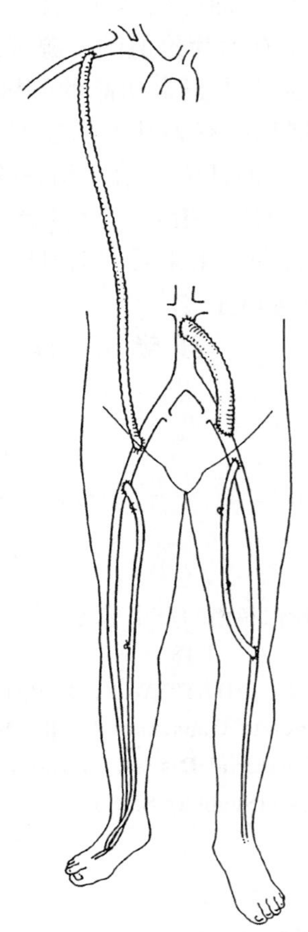

图 40-15 常见的转流术式

(主-髂、股-腘、股-足背、腋-股)

股-腘动脉病变者，尤其是长短股浅病变(>25cm)病人，无高危手术风险，自体大隐静脉良好者推荐采用自体大隐静脉作旁路转流术。自体大隐静脉旁路远期通畅率优于人工血管旁路。手术方法有两种，其一是将大隐静脉段倒置后在阻塞段近、远侧搭桥转流；其二是大隐静脉处于原位，以瓣膜切开器将瓣膜逐一破坏，并将有关属支加以结扎，最后将其近、远端分别与阻塞段的近、远侧动脉作端侧吻合，后者称为大隐静脉原位移植术。

其他手术方式尚有：①股总动脉-腘动脉(膝上或膝下)旁路移植术；②股总动脉-小腿动脉(胫前动脉或胫后动脉或腓动脉)或足背动脉旁路移植术；③股总动脉-腘动脉，膝上或膝下-小腿动脉(胫前动脉或胫后动脉或腓动脉)或足背动脉旁路移植术，此种手术方法称为序贯式(sequential)动脉旁路移植术；④腘动脉-小腿动脉(胫前动脉或胫后动脉或腓动脉)旁路移植术；⑤腘动脉-足背动脉旁路移植术；⑥小腿动脉(胫前动脉或胫后动脉或腓动脉)-足背动脉旁路移植术。凡架桥的远侧吻合口在足部者称为远位架桥术(distal bypass)。

(3) 其他：带蒂或游离大网膜移植术：少数病人经动脉造影证明膝下 3 根分支，即胫前、胫后和腓动脉均闭塞，也就是说没有远侧流出道，这些肢体不可能施行动脉重建术。在这种情况下，可自腹腔内切取沿网膜动、静脉经过裁剪而延伸了的大网膜瓣吻合在患肢的股或腘动、静脉上，然后将此富有血供的网膜(生物瓣)在肢体筋膜下自近侧至远侧埋置，直至足部，称为大网膜游离移植术(图 40-16)；或将血供丰富的大网膜酌情保留左或右侧胃网膜动、静脉，沿其血管走行施行裁剪和延伸，自腹腔穿出，如上法将网膜埋置于患肢筋膜下，自近侧至远侧，直至足部，称为大网膜带蒂移植术。此法对缓解疼痛效果明显，亦有助于溃疡的愈合，但因创伤大且并发症多目前已基本被淘汰。

腰交感神经切除术：适用于动脉主干广泛性闭塞，无法施行旁路转流术者。切除同侧 2、3、4 腰交感神经节和神经链，可解除血管痉挛和促进侧支循环形成，能取得近期效果。以药物注射到上述神经节能起到同样的作用，称为化学性腰交感神经切除术。详见本章第三节血栓闭塞性脉管炎。

远侧静脉动脉化：此术在国内动脉对动脉的血管重建等手术或介入术开展不多时获广泛应用，目前已很少应用。随着腔内技术的发展，已有学者开始尝试将这一传统术式再创新，通过腔内技术实现下肢静脉动脉化，但远期疗效如何仍有待考验。

4. 治疗性血管新生(therapeutic angiogenesis) 即通过局部注射促血管生成因子或移植能产生多

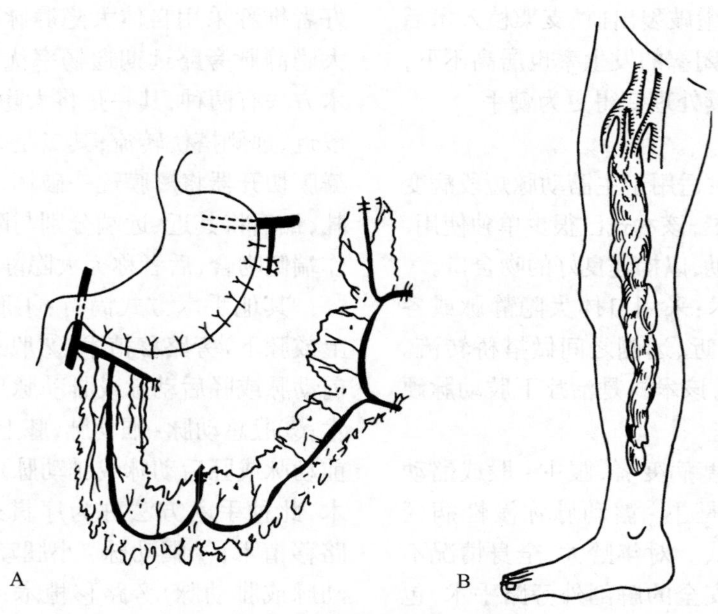

图 40-16 游离血管蒂大网膜移植术

A. 大网膜裁剪示意图；B. 胃网膜右动脉与股动脉吻合，其静脉与大隐静脉吻合。裁剪后的大网膜经皮下隧道铺至内踝附近

种血管生成因子的多能细胞以刺激血管新生，从而治疗下肢缺血性疾病。临床上主要有两种方法：

(1) 自体干细胞移植：仅限于下肢远端动脉流出道差、无法进行下肢动脉搭桥或腔内治疗的病人，或者由于年老体弱或伴发其他疾病不能接受手术的病人。方法分为局部肌内注射和经下肢动脉导管注射两种，在笔者治疗的 300 多例病人中 87% 达到了不同程度缓解病情的疗效。

(2) 基因治疗：即应用基因工程和细胞生物学技术，将一些具有治疗价值的外源基因导入体内，通过修复、补充失去正常功能的基因及其表达产物，和 / 或抑制某些有害基因的过度表达，从而达到治疗目的。目前认为与治疗相关的生长和转录因子有 VEGF、HGF、HIF-1α、FGF 等。但就目前已有的临床Ⅱ，Ⅲ期结果来看，其长期临床疗效和远期安全性尚未得到证实。

（舒 畅 王 沫 汪忠镐）

参考文献

[1] 吴孟超，吴在德．黄家驷外科学[M]．7 版．北京：人民卫生出版社，2008.

[2] 比尔德，盖恩斯，洛夫特．血管和腔内血管外科学[M]陈忠，王盛，译．5 版．北京：北京大学医学出版社，2016: 49-78.

[3] 中华医学会外科学分会血管外科学组．下肢动脉硬化闭塞症诊治指南[J]. 中华普通外科学文献（电子版），2016, 10 (1) : 1-18.

[4] NORGREN L, HIATT W R, DORMANDY J A, et al. Inter-Society Consensus for the Management of Peripheral Arterial Disease (TASC Ⅱ) [J]. J Vasc Surg, 2007, 45 (Suppl S): S5-S67.

第五节 颈动脉硬化症

两根颈动脉和两根椎动脉为脑供血的基础，当其中 1~4 根的血管阻塞和狭窄时均可引起严重的脑供血不全。在欧美国家，由颈动脉分叉部动脉硬化所致的所谓颅外阻塞性脑血管病相当普遍，部分则由椎动脉开口处动脉硬化所引起。1995 年，Mattos 报道美国一所社区医院治疗的病例就达 2 243 例之多。随着国人生活水平的迅速提高、饮食习惯与结构的不断改进，我国由动脉硬化引起的颅外阻塞性脑血管病的发病率也在不断升高。

颈动脉“carotid”一词来源于希腊文，意为昏迷、茫然或进入深睡眠状态（stupefy）。公元 100 年时，Ephesus 称此动脉为 carotid，是因为压迫此动脉时可使受压者发生麻痹和昏睡（stupor）。基于同样理由，法国的 Pare 称其为睡眠动脉（sleepy arteries or soporales）。1793 年 Hebenstreit 为颈动脉出血病人做了颈动脉结扎术，1805 年 Cooper 为治疗颈动脉瘤也做过颈动脉结扎。1868 年，Pilz 收集了 600 名颈动脉结扎病例，其死亡率达 43%。

1855—1881 年 Gull 等分别叙述了由颅外主要供血动脉病变引起的大脑缺血。1905 年，Chiari 描述了由颈动脉溃疡性斑块及其碎片引起的脑卒中。1914 年，Nunt 提出大脑性跛行（cerebral claudication）这一概念。1915 年，Johnson 收集了经颈动脉造影证实的颈动脉血栓形成 101 例。同年和 3 年后，Fisher 两次强调了颈动脉病与脑供血不全的关系，他观察到病人颈动脉分叉部病变严重。而其远端动脉却完全正常，并预言总有一天血管外科会打开治疗此病之门，但当时大多数医生仍认为脑卒中主要是由颅内病变所致。1938 年，北京协和医院的 Chao 报道了以动脉结扎法治愈由颈动脉硬化引起的发作性短暂脑缺血（TIAs）。直至 1953 年，Eastcott 首次成功地完成颈动脉内膜斑块切除术（carotid endarterectomy，CEA），接着此术获广泛的开展。从 20 世纪 70 年代开始，它已成为治疗本病的标准而最常用的手术。我国汪忠镐于 1983 年首先在国内行此术治疗本病获得成功。从 20 世纪末起，以腔内疗法治疗本病得到了极大的发展，构成了治疗此病的又一个里程碑。

椎动脉在本病发病中也起到重要作用。1960 年，Contorni 报道了锁骨下动脉窃血综合征；1963 年，Powers 以椎动脉血栓内膜切除术治疗由椎动脉病变引起的短暂性脑缺血；1965 年，Blackmore 报道了无名动脉窃血综合征。1985 年，报道了椎动脉重建的技术。

【发病机制】

近年来由于血管造影、数字减影动脉造影（DSA）、磁共振成像（MRI）和 CT 扫描的广泛应用，使人们认识到许多既往诊断为颅内脑血管病的疾病实际上是由颅外阻塞性血管病所引起。特别是近年来注意到短暂性脑缺血发作（transient ischemic attacks，TIAs）、可逆性缺血性神经缺损（reversible ischemic neurologic deficit，RND）不仅常与颅外阻塞性脑血管病有关，而且又常是脑卒中的警告或先兆。TIAs 指 24 小时内可恢复的脑神经缺损，但多在数分钟、数小时内恢复；RIND 是指在 1~3 天内恢复的脑神经缺损，前者明显较后者为多。据国外统计脑卒中病人有 1/3~2/3 既往有 TIAs 的发作；而有过 TIAs 发作者在 1~5 年内至少有 1/3 ~2/3 的病人有可能发生脑栓塞。因此，积极预防 TAs 的发作在临床上具有重要意义。

从病理生理角度来看，当脑部任何一个部分的局部脑血流（rCBF）降低到能直接影响脑细胞功能代谢之时，临床上就会出现症状。如能在神经细胞发生不可逆性损害以前，脑血流障碍得以纠正或代偿，则脑部局限性功能障碍便成为可逆性，伴随的临床症状也成了一过性的。

引起 TIAs 的病因概括起来可分为栓塞性和非栓塞性两大类。非栓塞性者多数与动脉粥样硬化等血管本身病变引起的动脉管腔狭窄或阻塞有关。动脉粥样硬化在颈动脉系统的颅外部分主要见于：颈内动脉起始部，也即颈总动脉分叉部，病变常局限在分叉上下 1~2cm。当狭窄超过血管管径 80%，残存血管直径窄于 2mm 时才出现症状，这主要由于其远端脑血流降低而出现低血流现象，特别是在侧支情况欠佳或颅底动脉环（Willis 环）发育不全或功能障碍时，更易产生症状，在低血压和 / 或心排出量减少时更易发病。但引起 TIAs 更常见的原因属栓塞性病变（图 40-17），从而引起其远端动脉即大脑中动脉或其分支的栓塞。当栓子小，也即微栓塞时，引起 TIAs：当栓子大时则引起脑卒中。这是该病的发病机制，若不予及时治疗，常发展为进展性卒中（stroke in evolution，progressive stroke）和完全性卒中（complete stroke），后二者则有不可逆性脑梗死的存在。

如动脉粥样硬化病变在锁骨下动脉开口近侧时，可出现椎动脉血逆流，此时按左右侧不同而分别称为锁骨下动脉窃血综合征或头臂干窃血综合征（图 40-18，图 40-19）。该动脉也可通过狭窄或阻塞或微栓塞性病变的脱落影响其远端（小脑）动脉供血，从而引起椎基底动脉供血不全。由于动脉粥样硬化经常是多发性的，故可同时存在数处病变，也可同时存在颅外和颅内阻塞性血管病变。

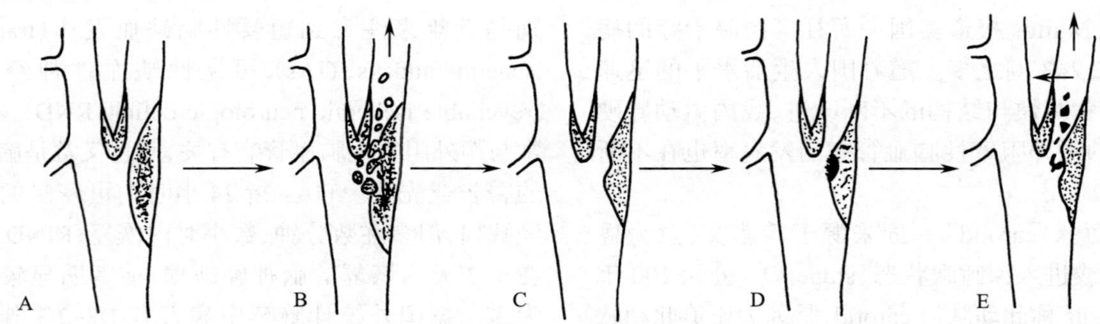

图 40-17 颈动脉源颅外阻塞性脑血管病的发病机制示意

由于动脉内膜增生的不断加重，在内膜下发生变性、坏死、出血和血肿(A)，导致增生的内膜斑块破裂(B)，而在病变的动脉内壁引起溃疡(C)，脱落的碎片则可引起脑栓塞，在粗糙或溃疡的内膜面上易引起血小板聚集，可再引起附壁血栓的形成(D)，此种血栓碎片或附壁血小板栓子等随时有脱落(E)的危险

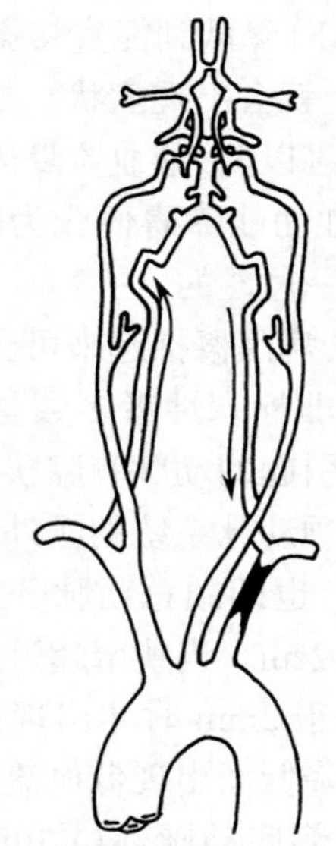
图 40-18 锁骨下动脉窃血综合征

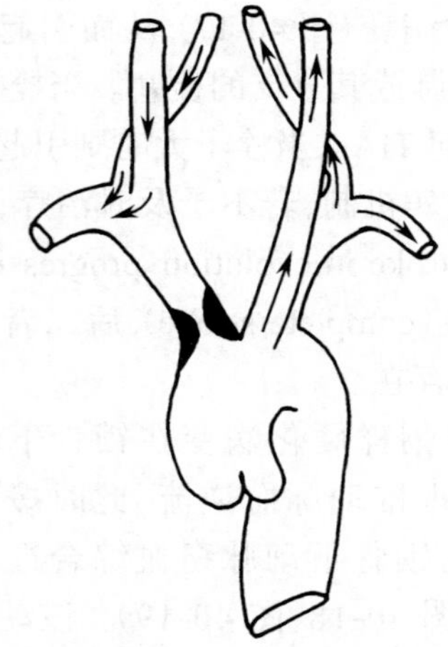
图 40-19 头臂干窃血综合征

【临床表现】

颅外阻塞性脑血管病最常见的临床表现是TIAs和RIND。如果由于颈内动脉起始部或近端动脉粥样硬化引起不全阻塞者，临床上有两组常见症状：①一过性单眼黑朦(transient monocular blindness，TMB)；②一过性大脑半球症状(transient hemisphere attack，THA)。Fisher认为栓子来源于颈内动脉起始部动脉粥样硬化狭窄和/或溃疡所引起的动脉至动脉的栓子；如栓子很小，可很快通过颈内动脉分支、眼动脉直至阻塞视网膜小动脉，表现为一过性黑朦，典型病人常叙述为眼内有过帘幕，从上而下或自下而上地展开，用检眼镜可以看到胆固醇性发光体，即所谓Hollenhorst斑块。如果栓子较大，影响颅内较大动脉分支则可出现大脑半球症状，其特点是刻板式的和可以反复发作的、一过性的以对侧偏瘫或单瘫为主的临床表现。颈动脉分叉部常可听到收缩期血管杂音。

锁骨下动脉窃血综合征病人常可在锁骨下窝闻及血管性收缩期杂音，病侧上肢血压降低，桡动脉搏动减弱或难以扪及，可伴有椎基底动脉供血不全或颈动脉供血不全症状。无名动脉窃血综合征常同时具有大脑半球和椎基底动脉供血不全的症状。

【诊断】

根据临床表现结合辅助检查结果诊断不难成立。首次评估颈动脉病变多采用多普勒超声。它具有无创伤、易实施和低成本的优势，但受超声医师个人经验和熟练程度影响较大。超声对颅外颈动脉病变的狭窄程度、斑块性质和颈动脉管腔血流动力学均有较好的评估。2003年，依据NASCET测量方法，制订了颈动脉狭窄程度的诊断标准。Gray-Weale分类法根据有无回声将斑块分为无回声型(Ⅰ型)，大部分无回声型(Ⅱ型)，大部分有回声型(Ⅲ型)和全部有回声型(Ⅳ型)。稳定斑块表现为强回声、等回声斑块，而低回声、等低回声、不均质回声型则提示存在斑块内出血、内膜表面粗糙、溃疡等易损斑块(Vulnerable Plaque)的特征,此类斑块容易脱落而增加脑血管缺血事件的发生。但常规超声对斑块成分的进一步认识,尤其是对斑块病变发展的动态认识是有限的。

CTA 已越来越广泛的应用于颈动脉疾病的诊断。CTA 可以对颈动脉进行全局性解剖成像(扫描事件短,层面更薄,意味着更少的伪影),可以清晰显示血管壁的情况和钙化斑块的累及范围、形态与大小。三维重建可以从不同角度多方位显示颈动脉病变,给予临床医师更直观的判断。但缺陷在于严重的颈动脉钙化对其狭窄程度的评估带来困难。MRA 对颈动脉狭窄程度评估的敏感性和特异性均较高。由于其优秀的组织分辨率和空间分辨率,MRA 对斑块内炎症,新生血管,纤维帽的厚度等均能进行分析,能预测斑块的破裂、栓子脱落,能为临床提供可靠的诊断及治疗根据。DSA 是公认的检查血管病变的“金标准”,但在高质量无创性成像时代的今天,有创的 DSA 检查已渐无用武之地。但是,当超声与 CTA/MRA 结果存在较大差异而无法明确诊断是,仍可行 DSA 造影。

在诊断时要除外以下疾病:Takayasu 病、肌纤维发育不良症、颈动脉瘤和颈动脉扭曲等。

【治疗】

一旦颅外阻塞性脑血管病诊断明确,进一步的问题是究竟选择什么治疗方法。对于所有症状性颈动脉狭窄的病人,均应给予最佳药物治疗(best medical therapy,BMT),包括:①控制血压(血压 <140/90mmHg 或糖尿病病人血压 <130/80mmHg);②控制血糖以及防止其他糖尿病并发症;③他汀类药物治疗;④戒烟、避免大量酒精摄入;⑤锻炼身体、控制体重,低盐低脂饮食;⑥抗血小板治疗:推荐低剂量阿司匹林(81~325mg/d)的应用,双重抗血小板治疗(阿司匹林+氯吡格雷)可能会增加围手术期出血的风险。

手术治疗包括颈动脉内膜斑块切除术(carotid endarterectomy,CEA)和颈动脉支架置入术(carotid artery stenting,CAS)。是否需要 BMT 之外的手术干预,何种手术方式可令病人获益最大,已有大量的循证指南的经验给出了以下推荐:①症状性颈动脉狭窄 <50%,无症状性颈动脉狭窄 <60%,应予以 BMT 而不推荐手术干预;②症状性颈动脉狭窄 >50% 者,CEA 优于 CAS。在有 CEA 禁忌的情况下可考虑 CAS,狭窄程度愈严重,手术指征愈强烈;③症状性颈动脉狭窄 >50% 者,但 CEA 手术风险较高者,CAS 优于 BMT,狭窄程度愈严重,手术指征愈强烈;④对于发生了 TIAs 或卒中的颈动脉狭窄病人,应于发病 2 周内开展手术。过去认为对于急性卒中的病人应推迟手术至卒中发生 4~6 周之后,而现在,研究表明微小卒中已复原的病人,早期 CEA 与延期手术的手术风险相近,而早期 CEA 获益最大,可预防更多卒中的发生;⑤对于手术风险高而没有症状的颈动脉狭窄病人,手术干预效果是否优于 BMT 尚不明确;⑥手术不适于颈内动脉慢性完全闭塞和/或重度残疾的病人。

总体而言,颈动脉狭窄的治疗策略选择取决于充分的术前评估。评估内容包括:病人特征(年龄、性别、有无症状及功能状态、预期寿命、心肺基础条件等)及疾病特征(狭窄程度、范围,斑块特征、稳定性,是否伴有对侧颈动脉闭塞,颅内血管代偿情况如何等)。此外,术者所在医院的专科水平和个人经验也应纳入考量,以期给病人选择最佳的个体化治疗方案。

【手术方法】

1. 颈动脉内膜斑块切除术(CEA) 为治疗颈动脉狭窄的“金标准”术式。麻醉方式多主张采用全麻,以便在术中控制血压平稳或使其略高,以在术中使脑组织得到充分的供血。局麻则对病人配合度要求较高。由于术中需阻断术侧颈动脉而带来一个术中如何保护患侧大脑的问题。常用的方法是在阻断近侧颈动脉后测定反向压力(stump pressure or back pressure),如收缩压在 50mmHg 以上者被认为可以在完全阻断颈动脉后直接手术,否则便需在内或外转流管维持颈动脉血流的前提下进行手术。也有人主张常规应用转流管进行手术。常用的转流管有 Javid shunt、Argyle shunt 和带双球囊的 Inahara shunt。有人主张术中以脑电图监护,当发生改变时立即应用转流管,则称为选择性转流。考虑到转流管的使用可增加手术时长及感染概率,且转流本身也可能促使斑块脱落而形成脑栓塞,众多手术娴熟的医生会在颈动脉阻断 25~30 分钟内完成 CEA 而不必采用转流管。

经胸锁乳突肌前缘或以颈动脉分叉部为中心的下颌骨下弧形斜切口利于显露分叉部,操作时需避免损伤迷走神经、舌下神经和面神经下颌支。肝素化后,阻断颈总动脉及其分支,如需要则于切开颈总动脉后首先插好转流管,然后以内膜剥离器将通常 2~3cm 长的增厚动脉内膜管型切除(图 40-20),需特别注意必须将远侧残留的增厚内膜切尽,否则应采取钉式缝合法将远侧内膜固定在管壁上,以防在血运恢复后形成内膜瓣剥离阻塞动脉或导致血栓形成。冲洗颈动脉内的斑块碎片、缝合动脉,直接原位连续缝合动脉早期应用较广泛,但证据表明，常规补片缝合，即在直接切开缝合的基础上加上人工或自体的血管补片，使管腔扩大，能有效降低围手术期卒中、血栓形成和再狭窄的发生率，因而常规补片缝合为部分医生首选的方法。另有“外翻式”内膜剥脱术，即横断颈内动脉起始部，外翻剥脱粥样斑块后重新对接缝合血管。该术式尤其适用于颈内动脉开口狭窄，颈内动脉扭曲的病人。缝合完毕后，首先恢复颈外动脉血流，使可能残存的碎片被冲入颈外动脉而不进入颈内动脉。

椎动脉起始部的血栓内膜切除术可经锁骨上切口显露锁骨下动脉途径施行操作。对于主动脉弓及其分支的其他阻塞性病变，目前多不开胸，而是通过颈动脉 - 锁骨下动脉、颈动脉 - 颈动脉、腋动脉 - 腋动脉以至股动脉 - 腋动脉等胸外血管旁路移植术进行治疗，以提高手术的安全性。

2. 颈动脉支架植入术（carotid artery stenting, CAS） 因难以避免动脉硬化碎片脱落而需用远端保护装置，虽使费用提高，安全性也相应提高，能有效降低围手术期卒中的风险。但在操作过程中仍不能完全避免硬化碎片的脱落。CAS 的绝对禁忌证为颈内动脉完全闭塞或明显的血栓形成（血管形成致病人术中栓塞性卒中风险较高）和活动性感染（可引起支架感染）。相对禁忌证为高龄（对中心随机对照实验结果表明对于 65~70 岁及以上病人，CAS 发生不良事件的风险反而高于 CEA），严重的钙化斑块及颈动脉扭曲及无法放置脑保护装置（图 40-21）。

股动脉是 CAS 最常用的入路。入路建立后全身肝素化。导管导丝配合选入颈总动脉，跟进长鞘，首先行颈动脉造影以明确诊断及病变部位。然后远端保护装置通过狭窄段后，0.014 导丝通过病变段，

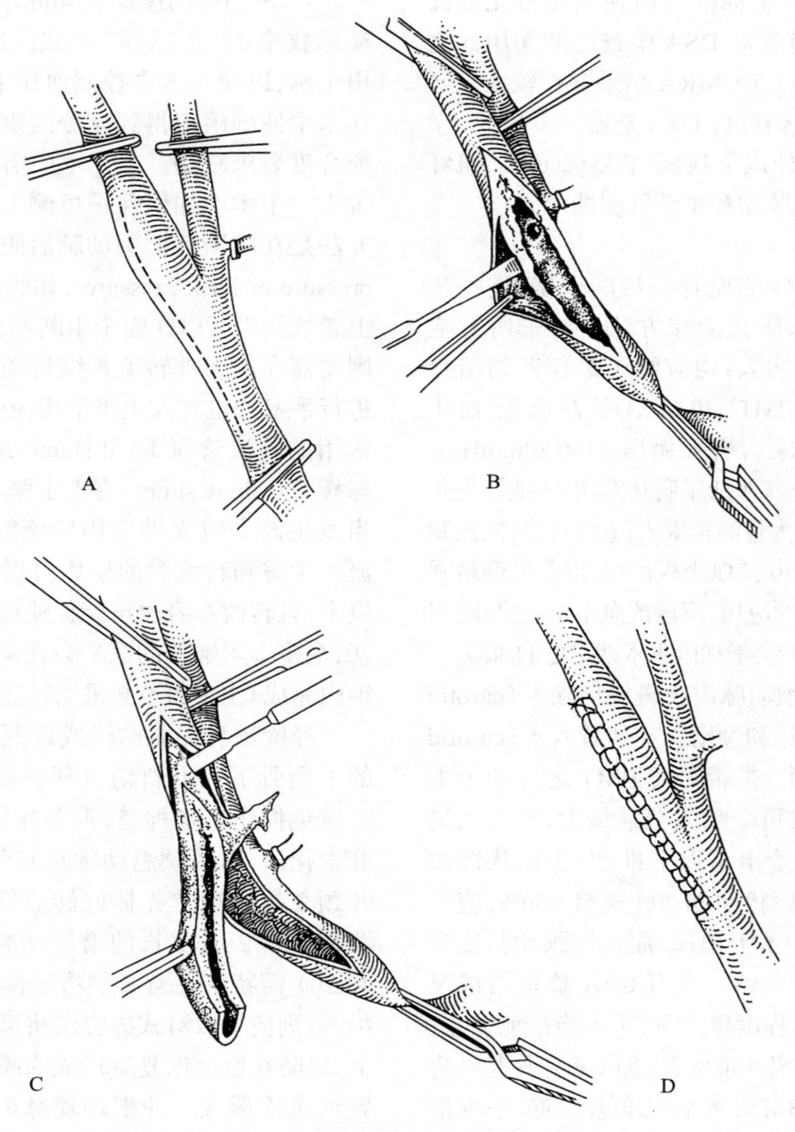

图 40-20 颈动脉血栓内膜切除示意

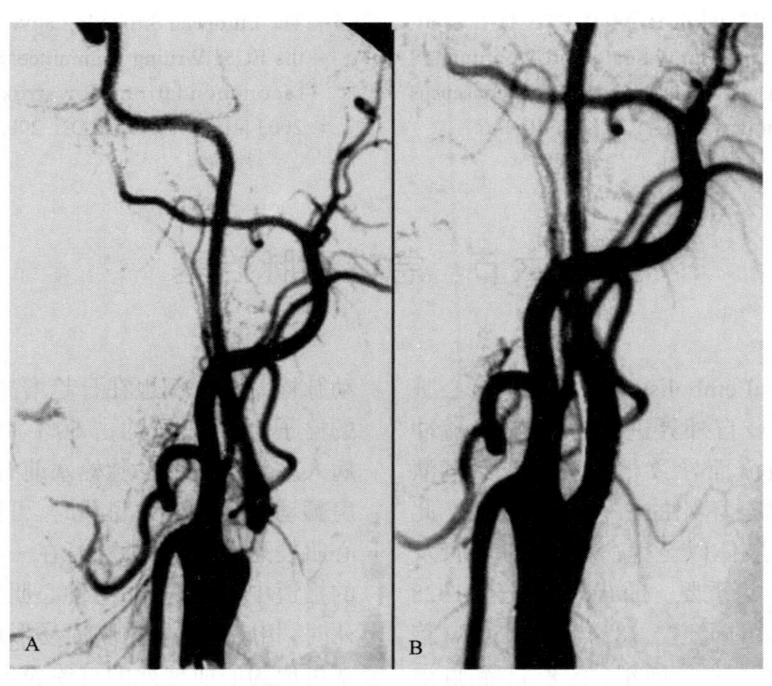

图 40-21 颈动脉狭窄的检查和治疗

A. 颈内动脉明显狭窄；B. 经扩展和支架植入术后所见

对于严重狭窄者，支架释放前以 3mm 球囊预扩病变段，支架释放后需后扩以确保支架和血管壁贴合良好。但不宜过度后扩，一定程度的残余狭窄是允许的。再次行动脉造影，回收远端保护装置。CAS 围手术期推荐阿司匹林 + 氯吡格雷双重抗血小板治疗，应于手术前至少 4 天开始，术后维持至少 1 个月。

【术后并发症】

术后最严重的并发症是永久性和暂时性脑卒中，常与术中发生栓子脱落、脑缺血、转流不当或颈内动脉血栓形成和血压不稳定有关。Robertson 认为当发现视网膜动脉压力明显降低时应疑有血栓形成，需立即手术探查。当发现栓子进人大脑中动脉时应立即施行取栓术或颞浅 - 大脑中动脉旁路手术，以尽快恢复脑病区血运。Kwaan 认为在成功的颈动脉血栓内膜切除术后发生脑卒中的病例，应在 1 小时内手术探查，并报道 3 名探查病例，均见术侧颈内动脉血栓形成，经取栓术后 2 例立即恢复，1 例于 1 周内恢复。CEA 常见的并发症有颅神经的损伤及伤口并发症，CAS 的常见并发症有支架内血栓形成，支架断裂及术后再狭窄等。

【预后】

Callow 的 1 000 例手术经验中，症状缓解率为 85%，复发颈动脉狭窄者为 3.1%。Walter 对 1966—1975 年的 46 例颈动脉内膜斑块切除和 32 例保守治疗病例的 10 年随访结果作了比较，明确显示了手术治疗的预后，无论在存活率和生活质量上均较保守治疗为好，而且在死亡病例中死于脑血管病者较保守组明显为少。

综上所述，在颅外血管动脉硬化性脑血管病中，以颈动脉分叉部的动脉粥样硬化病变最为常见，典型的 TIAs 和 RIND 诊断不难，而用以治疗此病的颈动脉内膜斑块切除术对于有经验的医生说来是安全和有效的。目前的努力方向是如何大幅度地提高早期诊断率和对有手术指征者及早施行有效的手术，或行经皮经腔血管内扩张和支架治疗。

（舒 畅 王 沫 汪忠镐）

参考文献

[1] 吴孟超，吴在德 . 黄家驷外科学 . 7 版 . 北京：人民卫生出版社，2008.

[2] 比尔德，盖恩斯，洛夫特 . 血管和腔内血管外科学 [M] 陈忠，王盛，译 . 5 版 . 北京：北京大学医学出版社，2016: 171-204.

[3] NAYLOR A R. Time is brain [J] .Surgeon, 2007, 5 (1): 23-30.

[4] GRANT E G, BENSON C B, MONETA G L et al. Carotid artery stenosis: gray-scale and Doppler US diagnosis-society of radiologists in ultrasound consensus conference [J]. Radiology, 2003, 229 (2): 340-346.

[5] The European Stroke Initiative Executive Committee and the EUSI Writing Committee. European stroke initiative recommendations for stroke management update 2003 [J]. Cerebrovasc Dis, 2003, 16 (4): 311-337.

第六节 急性动脉栓塞

动脉栓塞(arterial embolism)系指栓子自心脏或近侧动脉壁脱落,或自外界进入动脉,被血流冲向远侧,阻塞动脉血流而导致相应肢体或器官灌注突然减少,缺血以至坏死的一种病理过程。此病起病急骤,发病后肢体以至生命均受到威胁,及早诊断和正确治疗至为重要。Harvey 首先在 1628 年做了有关动脉阻塞的报道。1854 年 Virchow 首先引用 enbolus(栓塞)这一词汇,它来自希腊语 embolos。Sabanyer 首先在 1895 年施行动脉栓子切除术,但直至 1911 年才由 Lahey 取得手术成功。1916 年出现抗凝药物肝素,1936 年应用于临床,使外科医生拥有一种预防血管手术后血栓形成的方法。1963 年 Fogarty 首先采用球囊导管经股动脉作腹主动脉和髂动脉栓子切除术,明显简化了急性动脉栓塞的手术治疗方法,并明显提高了手术疗效。我国汪忠镐分别自 1969 年和 1974 年起使用自制球囊导管和 Fogarty 动脉取栓导管取栓,使治疗急性动脉栓塞的救肢率自 37% 提高到 90% 以上,其中发病 6 小时内取栓者均获成功。

【病因】

动脉栓塞的栓子可由血栓、动脉硬化斑块、细菌性纤维素凝集物、空气、肿瘤组织、异物(如弹片)、折断的导丝、导管、羊水和脂肪等组成,但以左心房血栓最为常见。血栓来源有下列几方面:

1. 心源性 为血栓最常见的来源,据 Darling1967 年的报道占 86%~91%。1980 年,复旦大学附属中山医院报道 27 例中,心源性占 81.5%。1984 年,北京协和医院报道 77 例中,心源性占 91%。其中最常见导致栓塞的病因是心房颤动。风湿性心脏病所致的二尖瓣病变曾是心源性栓子的常见原因。在二尖瓣狭窄时,左心房内血流滞缓,伴心房颤动时尤甚,加上心内膜的风湿病变,血小板更易与心房壁黏附、聚集和形成血栓。在应用洋地黄或利尿剂时,血液浓缩,黏稠度增加,纤维蛋白浓度升高,也促使血栓形成。近年来,心源性栓子的病因学已发生改变,随着动脉硬化病人的增多,由冠心病造成动脉栓塞的比例也在日趋增高,由其并发症所产生的栓子已占首位,约占 60%~70%。其中 2/3~3/4 的病人在发生肢体动脉栓塞前有心房颤动的发生,心房颤动和房颤转为窦律时,可促使栓子脱落。急性心肌梗死是次要的原因,在一组 400 例的动脉栓塞的报道中,20% 是由急性心肌梗死引起。在心机梗死时,相应部位心内膜面易形成血栓。有时动脉栓塞可成为心肌梗死的首要表现。然而,有左房附壁血栓的病人中,仅 5% 的病人有可能出现动脉阻塞;而风湿性心脏病所致的二尖瓣狭窄、心房颤动约占 30%~40%。有作者注意到急性下肢缺血的病人在 3~28 天(平均 14 天)前有心脏病发作,而动脉阻塞的病人中有 64% 有心电图改变。心电图的改变预示着病人有较高的并发症和死亡率。此外,细菌性心内膜炎病人二尖瓣或主动脉瓣上的赘生物脱落、心房黏液瘤碎片脱落也可以成为动脉栓塞的原因。

2. 血管源性 即栓子来源于血管本身。动脉瘤、动脉硬化、动脉壁炎症或创伤时,在病变部常有血栓形成,血栓或斑块或碎片脱落时便形成栓塞。对于主动脉弓部及降主动脉存在广泛动脉粥样硬化的病人,动脉壁硬化斑块和附壁血栓脱落可致远端动脉栓塞,其临床表现与心源性栓塞类似。此外,当右心房压力超过左心房时,静脉系统血栓可经未闭的卵圆孔而到达体循环形成动脉栓塞,称为反常栓塞。对于同时合并有下肢深静脉血栓的年轻病人,出现急性下肢动脉缺血时应考虑到反常栓塞的可能。

3. 医源性 随着心脏血管手术和介入治疗的广泛开展,医源性因素也成为动脉栓塞的一个重要原因。Sharma 报道 45% 动脉粥样硬化斑块脱落的栓子是由医源性引起的,其中大多数发生在动脉造影或介入治疗的部位,如髂、股或腘动脉。人工心脏瓣膜血栓可发生的动脉栓塞,由于换瓣病人寿命的不断延长,尽管有长期抗凝治疗的条件,病人仍面临外周动脉栓塞的危险,特别是行二尖瓣和主动脉人工机械瓣置换的病人。Cooley 对存活 6 年以上的 1 550 例换瓣病人作了随访,动脉栓塞发病率达 15.5%。二尖瓣置换术较主动脉瓣置换术引起更高的动脉栓塞率，分别为 17% 和 11.5%。术后抗凝不当或中断是人工瓣膜置换后发生栓塞的重要原因。主动脉瘤切除、人工血管移植术、腔内移植物植入术，尤其是在血管扩张和支架置放过程中动脉粥样斑块可被挤碎而形成"栓雨"。

4. 羊水栓塞和脂肪栓塞　则分别见于产科和创伤外科。

5. 原因不明　有 5%~10% 的病人经仔细检查仍不能明确血栓的来源，称为隐秘性血栓。随着影像技术的提高，隐秘性血栓的诊断会逐渐减少。在北京协和医院 77 例中，原因不明者 5 例(6.5%)。

【病理解剖和病理生理】

1. 栓塞动脉的变化　动脉分叉部管径突然变窄，解剖上呈鞍状，因此栓子几乎总是停留在动脉分叉和分支开口处或动脉狭窄所在。在动脉栓塞发生在下肢者常占 90% 以上，其中以股总动脉和腘动脉发病率最高。上肢动脉栓塞发生于肱动脉最常见。无论栓子的来源及组织结构如何，急性动脉栓塞的自然病程一般取决于栓塞的部位，管腔阻塞的程度，继发血栓的范围以及侧支循环的多少。发生栓塞后，动脉管腔呈部分或完全性阻塞，其远端及侧支动脉发生痉挛，通过交感神经舒缩中枢引起反射性远端血管及其邻近侧支动脉强烈痉挛，使患肢缺血更为严重。痉挛程度愈剧，缺血愈重。动脉本身的滋养血管也可发生痉挛造成动脉壁血供障碍，血管内皮细胞从而受到损伤，内弹力层可增厚、断裂，内膜下层水肿、退行性变，血小板、纤维蛋白黏附于动脉内膜上，从而促使继发性血栓形成。此种血栓与动脉内膜粘连常较紧密，摘除时容易损伤内膜，故易导致术后血栓再形成。栓塞近端动脉的继发性血栓则由于血流滞缓，正常的轴流发生紊乱，血液中有形成分沉积，血液发生凝固而形成血栓。因此这种血栓与动脉内膜粘连较松，较易摘除。继发性血栓常发生于栓塞后 8~12 小时。伴行静脉也可继发血栓形成，一旦发生静脉血栓，提示肢体发生更为严重的循环障碍，预后不佳。

2. 受累肢体的变化　由组织缺氧所致。周围神经对缺氧最敏感，其次是肌组织。因而疼痛和麻木为肢体动脉栓塞的最早临床表现，至感觉消失时，组织很可能已发生坏死。肌坏死时释出肌酸磷酸激酶(CPK)和溶菌酶(lysozyme)等物质会加剧组织坏死。厌氧代谢引起组织酸中毒和细胞钠泵障碍，使细胞外钾浓度升高。一般在组织缺血后 4~8 小时就可发生坏死，但可因栓塞部位、受累动脉痉挛程度、形成继发性血栓的范围和侧支循环状况而异，后者是最重要的因素。故少数病例发病后由缺血所致的功能障碍可以很明显，但可不发生坏死或坏疽。笔者见到发生肢体动脉和肠系膜上动脉栓塞数月，而肢体和肠道仍在明显缺血状态下勉强成活的病人。

3. 心血管系统和全身影响　多数病人有心血管系统疾病，在动脉栓塞后常更为恶化。一般而言，栓塞动脉管径越大，阻塞越明显，对心脏的影响也越大。严重者可致血压下降、休克、重度心律失常以至心脏骤停。这与组织的再灌注损伤和机体缺血坏死产生的毒素吸收入血，导致的心肌毒性有关。

【临床表现】

动脉栓塞的肢体常有特征性的所谓 5P 征：疼痛(pain)、无脉(pulessess)、苍白(pallor)、麻木(paresthesia)和运动障碍(paralysis)。早期诊断应强调前 3 个 P。

1. 疼痛　绝大多数病人的主要症状是患肢剧烈疼痛。疼痛部位开始在栓塞处，以后逐渐向远处延伸。随栓子的移动，疼痛部位可以改变，如腹主动脉骑跨栓塞开始常有剧烈腹痛，然后很快转为双下肢痛，而腹痛消失。患肢活动时疼痛加剧。疼痛的主要原因是组织缺血，但栓塞部疼痛则与局部，即近侧动脉压力骤增和血管突然被扩张有关。此种疼痛远较组织缺血引起的疼痛为轻，常不构成主诉。小腿压痛、肌肉紧张等为动脉栓塞的晚期表现，提示已存在严重的肌肉缺血或坏死，而这种坏死通常是不可逆的。

2. 动脉搏动消失或减弱　栓塞部位动脉可触及条索感和压痛，栓塞以远动脉搏动消失。偶尔栓塞不完全，部分血流仍可通过栓塞部，因而远端动脉有减弱了动脉搏动。此时，栓塞近侧动脉可出现弹跳状强搏动，或称为水冲脉，此并非好征兆。当动脉痉挛严重或形成继发性血栓时，栓塞近端的动脉搏动也可减弱。

3. 苍白、厥冷　皮肤色泽反映了患肢的血供情况。发病初期，由于组织缺血，皮肤乳头层下静脉丛血液排空而可呈蜡样苍白，肢体周径缩小，浅表静脉萎瘪。皮肤厥冷，肢端尤甚。皮温可降低 3~4℃。之后血管平滑肌的缺氧导致毛细血管扩张，皮肤呈花斑样改变，指压后变白。若此时仍未能恢复血流，则出现毛细血管破裂，使皮肤呈蓝色，提示缺血改变已不可逆。

4. 麻木、运动障碍　患肢远端呈袜套状感觉丧失区，由周围神经缺血所致，其近端有感觉减退区，再近端可有感觉过敏区。感觉减退区平面低于动脉栓塞平面。患肢尚可有针刺样感觉。肌力减弱，甚至麻痹，出现不同程度的手足下垂时提示有桡神经或腓总神经缺血性损伤。有感觉消失和麻痹时，常表示已经，或者将要出现肌坏死。在少数病人，发病后首先出现的症状是患肢麻木。

【诊断】

有器质性心脏病、动脉硬化，尤其是有心房颤动或急性心梗，或有动脉栓塞病史者，如突然发生肢体剧烈疼痛、肢端苍白和无脉，急性动脉栓塞诊断基本成立。皮肤温度降低平面比栓塞平面要低。感觉和运动障碍出现较前三者晚，因此，等待后二者的出现才作出诊断的做法是不合适的。完整的血管外科专科体格检查十分重要。临床上根据四肢动脉触诊不难判断栓塞部位：如有双下肢剧烈疼痛，腹主动脉远端（相当于脐部）及双股动脉不能触及搏动，则腹主动脉骑跨栓塞可能性很大；如腹主动脉搏动良好，则双髂动脉栓塞可能性很大；在一侧下肢剧痛、肢端无脉病人，当股动脉搏动不可触及时，常为同侧髂动脉栓塞；当髂动脉搏动好时常为股动脉栓塞。上肢病变可依此类推。是否合并有心房颤动、腘动脉瘤等疾病也可从体格检查中获取一定信息。辅助检查方面，超声多普勒血流仪可更准确地判断动脉栓塞部位。动脉病变远侧节段性动脉收缩压明显降低，以至测不到；血流波幅明显低平。但此法难以明确栓塞远端动脉通畅度、侧支循环状况、有否继发血栓形成和有否动脉硬化性病变；而CTA、MRA和DSA的应用可了解上述情况。急性动脉栓塞病人高龄居多，合并心血管疾病者常见，部分病人肢体动脉栓塞是其静止性心肌梗死的首发临床表现，因此取栓前，行心电图、心肌酶谱和超声心动图检查十分必要。

【鉴别诊断】

急性动脉栓塞鉴别诊断十分重要，因为下肢缺血症状往往急而重，需急诊手术处理。对于病情和手术时机、手术方式误判将给病人带来高昂的住院费用和较差预后：截肢甚至死亡。需要与急性动脉栓塞鉴别常见疾病有：

1. 动脉内原位血栓形成　是急性下肢缺血常见病因。常有动脉硬化为基础，为狭窄或闭塞的动脉基础上继发性血栓形成。通常有间歇性跛行的病史，患肢已建立了一定的侧支循环，因而缺血症状可相对较轻。随着腔内技术在下肢缺血疾病中应用的推广，血管移植物内血栓形成也越来越多见。血液高凝状态可导致自发性的动脉血栓形成，此类病人既往多有静脉血栓病史，或已知存在易栓倾向。同时也要考虑到恶性肿瘤可致动静脉系统血栓形成，此类病人往往预后较差。

2. 急性髂-股静脉血栓形成　可以是股青肿（phlegmasia cerulea dolens），会有广泛动脉痉挛、血液滞缓、脉弱或无脉，偶尔可与动脉栓塞相混淆。但该病病人患肢肿胀、色泽发紫、感觉正常、浅静脉充盈等与动脉栓塞病例迥然不同，且缺血多可在12~24小时后改善，动脉搏动恢复。若病情不断加剧则仍可导致患肢坏疽，但呈湿性。

3. 动脉痉挛　常由外伤或手术刺激或过度吸烟所致，交感神经阻滞或使用扩血管药物常有效；麦角中毒者也因动脉痉挛而有急性动脉缺血的表现，有相关服药史，以硝普钠治疗有效。

4. 腘动脉陷迫综合征（popliteal artery entrapment syndrome）。

5. 动脉压迫性病变　如急剧增大的动脉瘤、肿瘤或髁上骨折断端等压迫动脉也可引起肢端急性缺血。

6. 血栓闭塞性脉管炎。

7. 肢体动脉急慢性损伤，尤其是动脉内膜损伤者等。

8. 主动脉夹层　部分主动脉夹层累及下肢动脉，由于真腔受压，可出现严重的急性下肢缺血，此类病人多伴有急性夹层典型表现，即胸背部疼痛。全主动脉CTA可进行鉴别。

【治疗】

治疗的早晚与肢体的存活密切相关。发病6小时以内治疗者，肢体存活率可达95%；12小时以内者存活率约为80%；而12~48小时者存活率约为60%。因此，一旦诊断明确应立即进行治疗。动脉栓塞常伴有心血管疾病，发生此病后又加重了心血管系统的紊乱，重者可并发心力衰竭以至心脏停搏，故治疗原则是既要解除肢体急性缺血，又要兼治原发疾病和避免由再灌注损伤引起的血流动力学和代谢变化。完整的治疗程序是迅速确立动脉栓塞诊断、明确栓子来源，尽早地全身抗凝、去除血栓和治疗原发性病变。

目前治疗急性动脉栓塞的主要方法有三种，分别是溶栓治疗、经皮穿刺导管介入性血栓切除和手术血栓切除术。治疗方法的选择很大程度上取决于患肢缺血的严重程度。因此对以急性下肢缺血症状前来就诊的病人进行快速的症状分类实属必要。这有助于正确治疗策略的制定，也将影响到此类病人的整体预后（表40-3）。

表 40-3 急性肢体缺血的临床分类

分类	描述	感觉缺失	肌无力	多普勒超声血流信号	
				动脉	静脉
Ⅰ可存活的	没有受到即刻威胁	无	无	可探测到	可探测到
Ⅱa 临界危险	及时处理可存活	足趾正常或减退	无	无	可探测到
Ⅱb 非常危险	立即血管再通可存活	不局限于足趾，伴有静息痛	轻 - 中度	无	可探测到
Ⅲ不可逆性坏死	大量组织缺失和永久性神经损伤不可避免截肢	广泛感觉缺失	重度，瘫痪	无	无

其中Ⅰ类下肢缺血通常可继续观察，仅需药物抗凝治疗，必要时手术。Ⅱa 类下肢缺血一般无须急诊处理，但需严密监测病情变化，给予积极的对症支持处理，限期手术是必要的。手术方式的选择可参考病程长短：对于症状持续小于 2 周者腔内治疗或许更有效；若症状持续超过 2 周者建议开放手术。Ⅱb 类下肢缺血已存在感觉和运动功能障碍，需急诊手术取栓血管重建。Ⅲ类下肢缺血行血管手术恢复血流已无意义，在积极对症支持处理、维持生命体征平稳的前提下应尽早截肢。

1. 非手术治疗　适用于所有明确诊断的急性下肢动脉栓塞病人的初始治疗。

(1) 对症支持处理　包括留置静脉通路，静脉输液、吸氧、镇痛等。对于合并心血管疾病的病人，改善心肺功能是必要的。还应当警惕急性肾功能不全的发生。

(2) 肢体局部处理：患肢置于低于心脏平面的位置，一般下垂 15° 左右，以利于动脉血液流入肢体。室温保持在 27℃左右。局部不可用热敷，以免组织代谢增高，加重缺氧。局部冷敷可引起血管收缩，减少血供，并无好处。

(3) 抗凝治疗：动脉栓塞后应用肝素抗凝，有助于防止栓塞部远、近心端继发血栓形成，防止心房附壁血栓的再生或发展，以及深静脉继发性血栓形成。低分子肝素抗凝安全而可靠，但对于需硬膜外麻醉下手术病人，普通肝素半衰期短，使用更方便，但需检测 APTT。在急性期应采用全身肝素化 3~5 天，随后用口服抗凝剂维持 3~6 个月。

(4) 解除血管痉挛的治疗：0.1% 普鲁卡因静脉滴注，罂粟碱、妥拉苏林或前列腺素 E 直接注入栓塞的动脉腔内或静脉滴注。

2. 手术治疗——栓子和血栓切除术　由于取栓导管的广泛应用和手术技术的改进，明显地简化了手术方法，且手术常可在局麻下施行，使其禁忌证缩小到最大限度。对于因心源性或其他来源栓塞脱落引起的急性下肢动脉栓塞，动脉切开+Fogarty 球囊导管取栓仍是首选的治疗方法。当用取栓导管取栓时，原则上均可采用局麻。但估计手术困难或有可能行血管旁路移植时，可考虑用硬脊膜外阻滞麻醉或全麻。

取栓导管的工作原理：Fogarty 导管有 2~7F 共 6 种型号，球囊容量自 0.25~2.5ml，待取栓导管头端插入动脉穿过血栓后，注入适量肝素盐水，充起球囊，充起后球囊直径 4~14mm。导管配有合适的内芯，在取栓时有助于克服阻力。在调节球囊压力的同时缓缓牵引导管，栓子和血栓常可同时被摘除（图 40-22）。以反复操作数次为佳。有新型取栓球囊导管，可专取粘连栓子及专用于移植血管取栓。

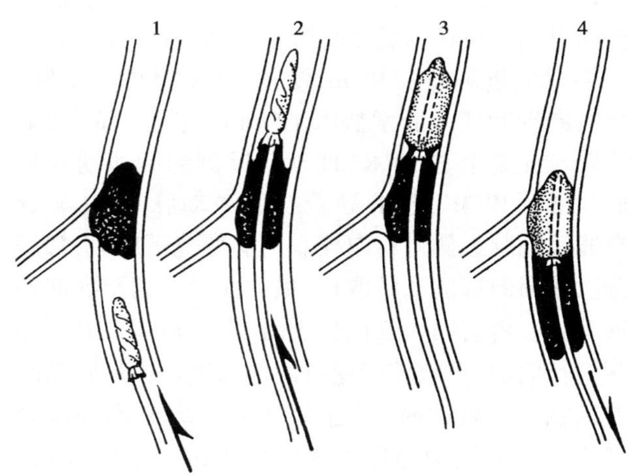

图 40-22　球囊导管（自制）取栓示意

上肢动脉取栓法：无论栓塞发生在锁骨下动脉、腋动脉、肱动脉、桡动脉或尺动脉，均取肘窝部 s 形切口，在肱二头肌内侧分离肱动脉，要避免损伤贵要静脉、肘正中静脉和正中神经。显露桡、尺动脉起始部时需切断肱二头肌腱膜。待肱、桡、尺动脉游离后以套带绕过，给予周身肝素化（1mg/kg）。阻断血运，在肱动脉前壁作横或纵切口。如栓塞在其近侧，则以 4F 取栓导管向近侧动脉插入，必须注意在有阻力并感觉越过此阻碍时再注入肝素盐水 0.75ml 以充起球囊，在随时调节球囊内压力的前提下轻轻牵引导管，而不是强力“拉出”或“钓出”充起的导管，栓子、血栓多随之被摘除，但常需重复操作数次至近侧动脉有活跃的搏动性喷血为度。牵引导管时如遇阻力时不应强拉。而应吸出球囊内部分肝素盐水，使之略缩小后再缓缓牵引，以免过度损伤血管内皮层、球囊破裂或导管折断。然后以3F取栓导管分别插入桡动脉和尺动脉约20cm，以同法取出继发性血栓，并以冲洗导管向远侧动脉内注入肝素盐水约20~40ml。栓子的尾端呈光滑钝圆或鼠尾状并获明显的逆行血流为取栓成功的标志。以6-0无创血管缝线缝合切口。当经肱动脉取栓不能完全清除栓子、血栓时，则可在腕部取桡或尺动脉另作切口进行会师式取栓术。

下肢动脉取栓法：无论是髂、股、腘或胫、腓动脉栓塞或下肢动脉栓塞伴远位动脉血栓形成，均采用上股部纵切口。避免损伤大隐静脉，在缝匠肌内侧显露股总、股浅和股深动脉，分别以血管牵引带绕过，此时应特别注意勿伤及内侧的股静脉和外侧的股神经。肝素化后，阻断上述三动脉，在股总动脉前壁作纵（或横）切口。横切口更易缝合且不易造成血管狭窄。但有很多血管病中心多采用纵切口，因为纵切口更易延长，便于行动脉内膜剥脱；必要时纵切口可作为后续转流术的吻合口。以5F或6F导管向近侧插入30cm，使其前端进入腹主动脉，然后向导管注入肝素盐水1.5ml以充起球囊，如前法轻柔地施行取栓术，直至获近侧动脉搏动性喷血。然后以3F或4F导管自股深动脉和4F导管自股浅动脉远侧进行取栓。当病变范围广时，常需分次逐渐向远侧动脉取栓，最后使导管插至踝部附近动脉。若需插入其他分支时，常需再插入另一导管进行取栓，至获较佳逆行回血为度。当远侧动脉的通畅性有疑问时，可行术中动脉造影，经冲洗导管快速向远侧动脉推入优维显20ml，至注射将完毕时摄片。如见膝下分支仍有阻塞时或当取栓导管只能抵达腘窝时，可在膝下内侧作纵切口，显露腘动脉及其三分支，以便分别自阻塞动脉取栓（图40-23）。仅在很少数情况下，需显露足背或胫后动脉进行逆行取栓或会师式取栓。后二者均采用3F以至2F取栓导管。但一般说来，当动脉本身无明显病变时仅作股部切口大多可成功。当需作远侧辅助切口时常需考虑患肢动脉已有动脉粥样硬化或其他病变，单纯取栓术常不易成功，故需做好血栓内膜切除和血管移植术的准备和实践。对有杂交手术室的单位，在DSA下指引取栓可获得更佳效果。

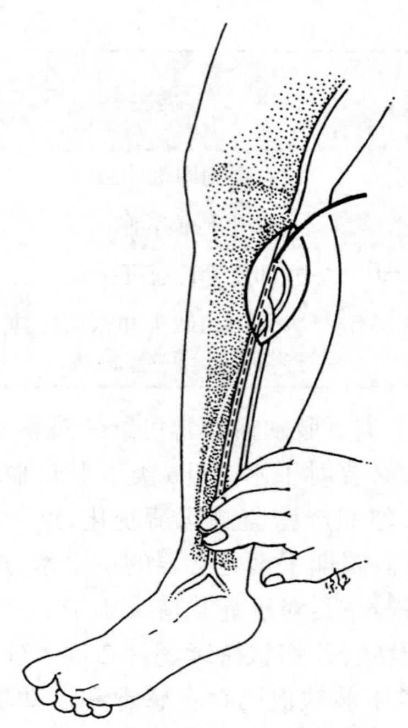

图40-23 当经股动脉取栓困难时，自腘动脉径路取栓示意

腹主动脉骑跨栓塞取栓术：同时作双股部切口，显露双股动脉。全身肝素化后首先经右股动脉切口取栓。以5F或6F导管向近侧插入约30~40cm，使其头端在克服一定阻力后进入腹主动脉，向球囊内注入1.5~2ml肝素盐水后徐徐向下撤管，栓子和血栓常随之被摘除。必要时可反复操作数次，直至获近侧动脉搏动性喷血。此时阻断右股总动脉，按同法经左股总动脉行取栓术，至获左股动脉搏动性喷血。然后检查右侧以明确仍有搏动性喷血，如此时发现右侧喷血不多，则提示在左侧取栓时，部分栓子脱落至右侧，应重复在右侧再取栓。直至两侧股动脉近侧均有搏动性喷血后，再按下肢动脉取栓法行股、腘动脉及其分支取栓术（图40-24）。

无论动脉栓塞发生在何处，若术中发现伴行静脉血栓形成时均提示病变已较晚期，手术成功的希望较小。此时应先行静脉取栓术，如能成功，取栓后向远心侧静脉内注入肝素盐水，阻断而不缝合静脉切口。然后行动脉取栓术，成功后，开放静脉切口远心侧阻断钳，放血100~300ml，以排出代谢产物。在严重病例，经静脉回流的血液最好首先经过血滤器或人工肾机，以使代谢产物得以清除，避免心脏意外和形成代谢性肌源性肾病，此时在远侧动脉内需灌入大量肝素盐水，使之自静脉切口溢出，以利于排出残存于静脉内血栓和积存的为数可观的代谢产物和氧自由基。最后先后缝合动脉和静

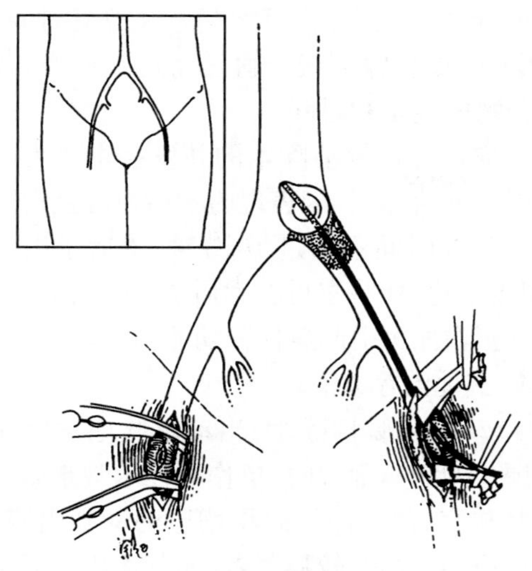

图 40-24　腹主动脉骑跨栓经右股动脉取栓后，自左侧取栓示意

脉切口，恢复血流。此时要特别注意心律失常的发生，积极给予碱性药物与利尿剂。对合并有静脉血栓形成的病人一定警惕肺栓塞可能。

球囊导管取栓术的优缺点：用此法取栓，上肢动脉常规取肘部切口，下肢取股部切口，简化了操作，且可在局麻下手术，即或是腹主动脉骑跨栓塞或髂总动脉栓塞也不必经腹或腹膜外途径，明显提高了手术的安全性，减少术中出血量，缩短手术时间，减少手术损伤和并发症。在某些高危病人，若必要，可床旁进行手术。术前、术中和术后均可应用抗凝治疗，以防继发血栓形成。

球囊导管取栓法的并发症：如可损伤动脉内膜甚至穿破动脉；被球囊过度扩张了的动脉可发生管壁薄弱，后期有形成动脉瘤的可能；当部分内膜被摘除时，远侧内膜断面可被血流冲击而翻转，形成夹层和血管狭窄或血栓形成。因而取栓时球囊不宜过大，用力不应过猛；当导管粗而血管细时，有可能将栓子推向动脉远端，从而加重肢体缺血，因此取栓后以行术中血管造影确定效果为佳。若造影提示远端血管仍有残留栓子，此时应取远侧辅助切口进行取栓，或留置溶栓导管，输注溶栓药物以溶解血栓（减少暴露腘动脉的必要）。在操作过程中，球囊可能破裂，导管可能折断。

【术后处理】

全身处理：由于多数病人伴有器质性心脏病，常并发心力衰竭，有时甚至在心肌梗死时发病，因此与有关科室医师协作处理病人的周身情况至为重要。对发病时间较长的大或较大的动脉栓塞病例，取栓完毕恢复循环后，大量缺氧代谢产物突然大量回流，常导致重度酸中毒、高血钾、低血压、休克。肾衰竭、心律不齐以至心脏骤停，酷似在缓解肢体挤压综合征后引起的结果。因此术后需监护心、肺、肾功能，密切观察动脉血气、电解质、肝肾功能和尿量。预防代谢性肌肾综合征需酌情给予缓冲液，如碳酸氢钠或乳酸钠及利尿、强心或抗心律失常剂。此外，严重肢体缺血病例术后可发生肌红蛋白尿症，应使尿碱化以防发生肾衰竭。再者，栓塞可再发，当伴发颈动脉栓塞时，引起失语、偏瘫，生命危险甚大。死亡病例常发生在术后 3 天内，因而术后的严密观察和积极治疗尤其重要。当病人发生急性动脉栓塞后，心房内常残存附壁血栓，超声心动图很易证明其存在，此乃取栓术后易发生再栓塞的原因。北京协和医院 1984 年报道 77 例急性动脉栓塞中，术后 2 年内发生再栓塞者 26 侧（33.8%），其中经尸检 3 例，均发现有心房附壁血栓。因而术后必须注重病因治疗。应请心内科、心外科协助会诊，针对病因制定后续治疗方案。有心房纤颤者，术后应及时争取心律转复及抗凝治疗，以防心房附壁血栓再形成或扩展。有瓣膜病者，有条件时应于换瓣术同时完全摘除心房附壁血栓。

局部处理：取栓术后观察患肢疼痛麻木情况，功能障碍是否缓解；观察动脉供血和静脉回流情况；观察患肢皮温、静脉充盈时间、毛细血管充盈情况和患肢周径和患肢运动及感觉功能。必要时以彩超或 Doppler 仪观察管径和血流；测节段性动脉收缩压。远侧动脉搏动恢复为手术成功的指标。但由于常伴动脉痉挛，可使血液循环恢复较慢。动脉搏动有时需在术后数小时以至 1~2 天后才恢复。当并发患肢动脉硬化时，有时搏动不能恢复，而仅转为“暖足”。

如术后症状不缓解，体征不改善，或缓解后复又加剧，分别提示取栓不成功或发生再栓塞或有继发血栓形成，应力求明确失败原因，再次探查。当先发现患肢近侧动脉有水冲脉，然后发生阻塞时，常提示患肢小动脉病变未解除，可能需同时切开远端动脉联合取栓。有条件时进行术中动脉造影以至保留导管，并由此进行持续小剂量滴入溶栓剂。

术后患肢明显肿胀时应首先想到缺血后再灌注损伤，然后才是回流静脉血栓形成，此时很易发生筋膜室综合征，尤其是胫前间隙综合征，表现为小腿前外侧骤然疼痛、肿胀、明显触痛、肤色呈紫红，腓总神经麻痹时表现为足下垂、第 1 趾间感觉障碍。应立即作筋膜切开减压术。应强调术后对患肢的频繁体格检查，一旦怀疑筋膜室综合征就应行筋膜切开减压术。

3. 腔内治疗

(1) 导管接触性溶栓(catheter-directed thrombolysis, CDT):系统溶栓对急性下肢动脉栓塞的治疗效果有限,经皮穿刺动脉内置管溶栓即导管接触性溶栓,是微创而有效的治疗方法。尤其适用于发病2周之内,症状分类为I或IIa类的病人。对于年老体弱不能耐受开放手术的病人也提供了治疗选择。活动性出血是CDT的绝对禁忌证。是否选择CDT需要综合考虑溶栓与出血风险的获益。有三种药物可用于CDT:链激酶、尿激酶、组织型纤溶酶原激活物(t-PA)。

手术方法:通常采用Seldinger技术逆穿对侧股总动脉,穿刺成功后置入5F短鞘,行诊断性动脉造影,明确双髂动脉是否通畅。全身肝素化后,导管导丝配合翻山至患侧髂动脉,造影以明确栓塞部位。泥鳅导丝引导下穿过栓塞部位,远端造影确认导管在真腔内,更换溶栓导管。术中脉冲式推注尿激酶20万~40万单位。术后经导管持续泵入尿激酶及肝素药物。注意监测凝血功能指标,使APTT达到对照值的1.5~2倍。溶栓后1~2天再次造影明确治疗效果。

导管接触性溶栓的并发症:出血是最主要的并发症。腹股沟穿刺部位少量渗血较为常见。术后应注意穿刺部位绝对制动,可通过直接压迫或更换一个较大的导管鞘来处理。联合机械血栓清除装置的使用能快速清除血栓,减少溶栓药物使用的时间和剂量,从而减少出血的风险。远端动脉栓塞也是较为常见的并发症,可予以持续溶栓,少数需调整溶栓导管位置至更远段以继续溶栓。

(2) 经皮机械血栓清除术(percutaneous mechanical thrombectomy, PMT):具有创伤小、出血并发症少,能快速恢复血流的优势,尤其是对存在溶栓禁忌的病人,单独使用PMT清除血栓以恢复下肢灌注不失为一种可行的治疗方法。

现以Angiojet血栓抽吸装置为例,简单介绍其工作原理:抽吸导管由生理盐水喷射腔和抽吸腔两部分组成,以高速喷射的生理盐水击碎血栓。根据流体力学(伯努利原理)于导管尖端形成负压区将血栓吸出,并在导管内部将其击碎,随水流至废液袋内。部分型号导管除抽吸功能外,还具有喷洒溶栓药物的治疗,将PMT与CDT很好的结合在一起。PMT受限于直径和工作原理,通常应用于腘动脉及以上动脉栓塞。通过PMT快速清除大块血栓以提高血栓清除效率,从而缩短患肢缺血时间,后持续CDT以处理膝下残余血栓及远端栓塞,降低了溶栓药物的剂量和时间。

经皮机械血栓清除术的并发症主要为破坏红细胞引起的溶血,临床表现为术后血红蛋白尿。一般控制吸栓时间不超过10分钟,术后予以碱化尿液、积极水化,症状多可在术后24小时消失。应警惕血红蛋白尿可引起急性肾功能损伤。

4. 其他治疗方法

(1) 动脉内膜切除术:当动脉栓塞发生在动脉粥样硬化的动脉部位时,单作取栓术常难以充分矫正动脉狭窄,此时需同时将增厚的动脉内膜切除。此法只适用于病变较局限者,尤其适用于股深动脉起始部的动脉粥样硬化性狭窄。行股深动脉开口部内膜切除时,即或股浅动脉阻塞不能解决,仍常能达到“暖足”或保留肢体的目的。因为即或是动脉硬化较晚期的病人,股深动脉远侧常依然无恙。如股深动脉起始部内膜切除术后发现局部狭窄时,可用自体静脉或人工血管行补片移植术,此为股深动脉成形术。

(2) 血管架桥移植术:经上述处理仍不能解决动脉阻塞时,只要阻塞远端有通畅动脉,便可行相应的腹主动脉-股动脉或腋-股或股-股动脉血管移植术以解决髂动脉阻塞;以髂-股、股-腘、股-胫或腓动脉血管移植以解决股、腘动脉阻塞。膝关节以上者,可用人工血管;过膝关节者则用自体静脉为宜。

(3) 截肢或取栓加截肢术:当病人来院时肢体已经坏疽,Rutherford缺血症状分类为Ⅲ类时,待坏疽与健康组织间的界限明确后行截肢或截趾术。但当病人已有湿性坏疽,或虽无坏疽平面形成,而肢体缺血已导致周身情况恶化而威胁生命时,也应及时截肢。有时即或已为病人作了较高位的截肢,但因残端仍缺血而不能愈合。对于需急诊截肢的病人,可术中于截肢平面股浅动脉向近端送入Fogarty球囊导管取栓,以期增加残端血供,从而促进残端愈合。

【预后】

由栓塞动脉供血的肢体或器官的预后取决于手术距发病的时间和处理是否得当:KISS(keep it simple and safe)原则,即“选取治疗方法时既要简单、又要安全”,在该病的治疗上似乎显得特别合适;动脉栓塞病人的预后取决于其原发病。

(舒 畅 王 沫 汪忠镐)

参考文献

[1] 吴孟超，吴在德．黄家驷外科学[M]．7 版．北京：人民卫生出版社，2008, 1195-1202.

[2] ANTON N. SIDAWY, BRUCE A PERLER. Rutherford's vascular surgery and endovascular therapy [M]. 9th ed. USA: ELSEVIER, 2019.

[3] 中华医学会外科学分会血管外科学组．下肢动脉硬化闭塞症诊治指南[J]．中华普通外科学文献（电子版），2016, 10 (1) : 1-18.

[4] HASKAL Z J. Mechanical thrombectomy devices for the treatment of acute peripheral arterial occlusions [J]. Rev Cardiovasc Med, 2002, 3 (Suppl. 2) : S45-52.

[5] RUTHERFORD R B, BAKER J D, ERNST C, et al. Recommended standards for reports dealing with lower extremity ischemia: Revised version [J]. Journal of Vascular Surgery, 1997, 26 (3) : 517-538.

第七节　周围动脉瘤

一、概述

动脉瘤（aneurysm）是由于动脉壁遭到破坏或结构本身异常而形成的一种梭状、囊状、哑铃状或多发性扩张或夹层性病变。它可发生在动脉系统任何部位，如颈动脉、锁骨下动脉、腋动脉、肱动脉、股动脉及腘动脉等，其中以股动脉及腘动脉瘤居多。瘤壁由内膜、中膜和外膜构成者为真性动脉瘤（true aneurysm），男性多见（30∶1），而部分瘤壁由纤维组织构成者则称为假性动脉瘤（pseudoaneurysm，false aneurysm），形态上呈弥漫性扩张者称梭形动脉瘤，局限性球形扩张者称囊状动脉瘤，有内膜撕裂（tear）形成夹层者称夹层动脉瘤（dissecting aneurysm）。

【病因】

1. 动脉硬化　多发生于老年人，由于多量脂质及纤维素沉积于动脉壁，使内膜、内膜下层、中层组织发生退行性变，加上钙质沉着便形成动脉硬化斑块，使中膜层弹力纤维遭到破坏，遂难以承受正常压力，从而发生真性动脉瘤。动脉硬化虽呈弥漫性，但却在某些部位更为严重，因而这类动脉瘤可为多发性和双侧性，有时在瘤壁上形成子瘤则更易破裂，也常可伴有胸主动脉瘤和腹主动脉瘤。在西方国家动脉硬化者占 90% 以上。

2. 损伤　动脉损伤破裂后在其周围组织形成局限性搏动性血肿，以后逐渐被增生的纤维组织所包围，从而形成假性动脉瘤，瘤内常有附壁血栓。

3. 感染　在心内膜炎或脓毒症时，耐药性的葡萄球菌或沙门菌族等均可经血液循环侵袭动脉壁层，以致产生感染性动脉瘤。邻近动脉部位的严重感染或脓肿也可直接侵犯动脉而形成动脉瘤。感染所致者多为假性动脉瘤。

4. 先天性动脉中层缺陷　如 Marfan 综合征和 Ehlers-Danlos 综合征，前者与胶原弹力组织代谢缺陷有关，并伴有躯体多种畸形，如蜘蛛状细长指（趾）、胸廓畸形和晶状体半脱位等；后者与胶原形成异常有关，伴有组织脆性增加而易于裂开，关节伸展度过大及皮肤十分松弛等。

5. 医源性　人工血管移植于人体动脉后，少数病例因为吻合口感染或缝线断裂、张力强度减弱，从而形成吻合口假性动脉瘤。动脉穿刺和施行腔内治疗时，如施压不够等原因也可引起损伤性动脉瘤。

6. 梅毒　主要侵犯升主动脉及主动脉弓，无名动脉及颈总动脉也可累及。最初由梅毒螺旋体侵袭动脉壁层发生动脉炎，使肌层纤维和弹力纤维变性，而后产生囊状或梭形动脉瘤。我国在 20 世纪四五十年代颇为常见，现已罕见。

7. 其他　大动脉炎常形成动脉狭窄，但约有 6% 的病例形成动脉瘤。白塞综合征虽以皮肤、黏膜病变为主，但也可侵犯血管系统，形成多发性的假性动脉瘤，并易发生破裂出血。

【临床表现和诊断】

1. 膨胀性搏动性肿物　动脉瘤最典型的临床

表现。肿物表面光滑，触诊时具有膨胀性而非传导性搏动，可伴震颤和收缩期杂音。当压迫病变近侧动脉时可使肿物缩小，搏动震颤及杂音均可明显减轻或消失。

2. 局部疼痛　若瘤体逐渐增大，病人感到局部胀痛或跳痛、压迫周围神经及静脉，也可有患肢麻木或放射痛，并可伴有肢体肿胀。

3. 肢端缺血　瘤体内的附壁血栓或动脉硬化斑块可因肢体活动及长期的血流冲击而发生碎裂和脱落，形成远端动脉栓塞。患肢出现缺血性疼痛、皮肤苍白、动脉搏动减弱或消失，趾端可出现溃疡或坏死。巨大的瘤体（如腋动脉瘤）对动脉本身的压迫也可引起肢端缺血，神经也可受压。

4. 瘤体破裂　根据 Laplace 定律，动脉壁所承受的压力与动脉的直径成正比，故一旦动脉瘤形成，就有不断扩张、增大的危险，因而最终难免突然破裂、出血，严重者出现休克，危及生命。

根据周围动脉瘤的特点，一般诊断并不困难。当动脉瘤伴周围组织炎症时搏动可减弱以至消失，应注意勿误诊为脓肿而作穿刺和引流术。X 线摄片（动脉瘤壁钙化）、超声显像、增强 CT 和磁共振及动脉造影均有助于疑难病例的诊断。

【治疗】

开放手术为治疗动脉瘤的有效方法，腔内手术也可用于部分动脉瘤的治疗。

1. 手术适应证　已确诊为动脉瘤，尤其是：①迅速增大有破裂危险或已破裂者；②合并感染产生剧痛者；③远侧肢体出现严重循环障碍者；④动脉瘤压迫周围神经或器官并影响其功能者。

2. 手术禁忌证　①病人同时有严重的心、脑、肾疾患，其预后比动脉瘤更为恶劣者；②病人全身状况差，不能耐受手术者。

3. 手术方法　必须根据具体情况，如动脉瘤大小、部位、局部解剖、侧支循环状况及有无感染并发症而定。方法有：①囊状动脉瘤：切除及动脉侧壁修补或补片移植，移植材料可取自体静脉，必要时将其剖开裁制成补片；②动脉瘤切除和其近、远端动脉结扎术，在分支动脉手术时可考虑应用；③动脉瘤切除及动脉端端吻合术，适于动脉缺损在 2cm 以下者；④动脉瘤切除及自体大隐静脉或人工血管原位或旁路移植术；⑤假性动脉瘤破口较小者，可局部修补或采用血管腔内覆膜支架封堵术；⑥锁骨下动脉瘤、髂动脉瘤等，或伴夹层的病例可考虑置放覆膜支架隔绝瘤体。

二、颈动脉瘤

颈动脉瘤较为少见，仅占周围动脉瘤的 2%，但它较其他部位的动脉瘤处理更为困难，潜在危险更大，无论是发生破裂大出血或脑动脉栓塞引起脑卒中，预后均差。在我国发生颈动脉瘤的主要原因为外伤和动脉硬化，其他少见原因有感染、先天性病变（如 Marfan 综合征、Ehlers-Danlos 综合征）、大动脉炎及动脉中层囊性变或坏死。用以治疗颈动脉硬化闭塞症的颈动脉内膜剥脱术，由于削弱了动脉壁的抗压能力，也偶见损伤性假性动脉瘤的发生。颈部接受放疗的肿瘤病人也可发生颈动脉瘤。

颈动脉瘤发生的部位常见在颈动脉分叉处，也可在颈内及颈总动脉。颈外动脉极少发生。一般为单发，动脉硬化性病变者可为双侧性，与其他部位动脉瘤相关性不强。一般认为，颈动脉真性动脉瘤直径定义为超过颈总动脉直径的 150% 或颈内动脉直径的 200%。

临床表现主要是颈部无痛性搏动性包块，约占 90% 以上。当瘤体逐渐长大，可伴局部胀痛，压迫周围神经（如迷走、舌咽、舌下和交感神经）时可出现声音嘶哑、吞咽困难、舌无力及 Horner 综合征。由于瘤腔内常有附壁血栓形成，血栓脱落时可发生脑栓塞，轻者引起一过性脑缺血症状，如头晕头痛、失语晕厥、共济失调、黑朦、视力模糊及轻度偏瘫，重者可致偏瘫和死亡。颈动脉瘤周围并无坚韧的肌肉和筋膜保护，故常可发生破裂，尤其是感染性动脉瘤。鲜血可自鼻、喉及耳内涌出，导致呼吸道阻塞，常因来不及抢救而死亡。如不治疗，在发病 3~5 年内约 70% 病人可因瘤体破裂或脑栓塞而死亡。应争取及早治疗。

诊断颈动脉瘤一般比较容易，除颈部有膨胀性搏动性肿块外，约半数病例可闻及收缩期杂音，少数病例可触及震颤，压迫颈根部动脉时上述体征减弱或消失。有时在咽部可见到搏动性肿物。当瘤体内有多量血栓或周围炎症反应出现纤维性变化时，肿物便较固定，搏动可不明显，此时必须与肿大的淋巴结、颈动脉体瘤、鳃裂囊肿及转移性肿瘤等相鉴别。

在老年女性常因动脉硬化而致无名动脉、颈总动脉或锁骨下动脉向上延伸及弯曲，颈部也可出现搏动性肿物，常见于右锁骨上区，此非动脉瘤，应注意鉴别。颈动脉分叉处本来就略膨大，应与颈动脉瘤相鉴别，并定时随诊。

超声是颈动脉瘤首选的辅助诊断方法，但位于颈内动脉靠近颅底部位的颈内动脉瘤超声诊断较困难。CTA 或 MRI 有助于进一步的诊断。如颈动脉瘤有较多附壁血栓时，动脉造影只显示管腔而不显示动脉瘤形态（图 40-25），同时造影检查可能导致血栓通过导致脑梗的风险，目前不作为主要的诊断方法。此时应进行超声、CTA 或 MR 评估。

治疗颈动脉瘤的方法有切除瘤体、重建动脉血流。如为囊状动脉瘤切除便有可能在动脉裂口侧面施修补术或补片移植术。假性动脉瘤在切开瘤体后也常可施行类似手术。动脉硬化性动脉瘤的上、下端动脉常发生扭曲及延长，瘤体切除后两断端有可能被拉拢而作端端吻合术（图 40-26A）。动脉缺损过长时可作自体大隐静脉或人造血管移植术。颈内动脉瘤切除后，也可用正常的颈外动脉，将其近端和颈内动脉远端作端端吻合术（图 40-26B）。如不能用上述方法，颈总、颈内动脉瘤的切除推荐图 40-27 所示的方法。巨大涉及颅底的梭形动脉瘤则推荐图 40-28 所示的方法。颈动脉瘤累及颈内动脉远心端时，解剖并控制瘤体远心端血流比较困难，可考虑采用切断二腹肌、切断胸锁乳突肌的乳突附着点、使下颌骨半脱位、球囊阻断颈动脉远心端血流的方法。

脑细胞对缺氧非常敏感，如在手术时阻断颈动脉血流超过 6~8 分钟，便有可能产生同侧大脑半球细胞缺氧，以至出现脑神经功能障碍。为了提高手术的安全性，在术前及术中必须做好保护大脑的安全措施。术前可用手指压迫病变侧颈动脉根部（Matas 试验），每日 3~4 次，开始时每次 5 分钟，以后每次逐渐增加压迫时间，在压迫至 20~30 分钟无脑缺血症状时施行手术为妥。此措施旨在通过 Willis 环增加自健侧到患侧脑部的侧支循环。术中较理想的脑保护措施是用颈动脉转流管做颈动脉暂时性转流术，可酌情而用。

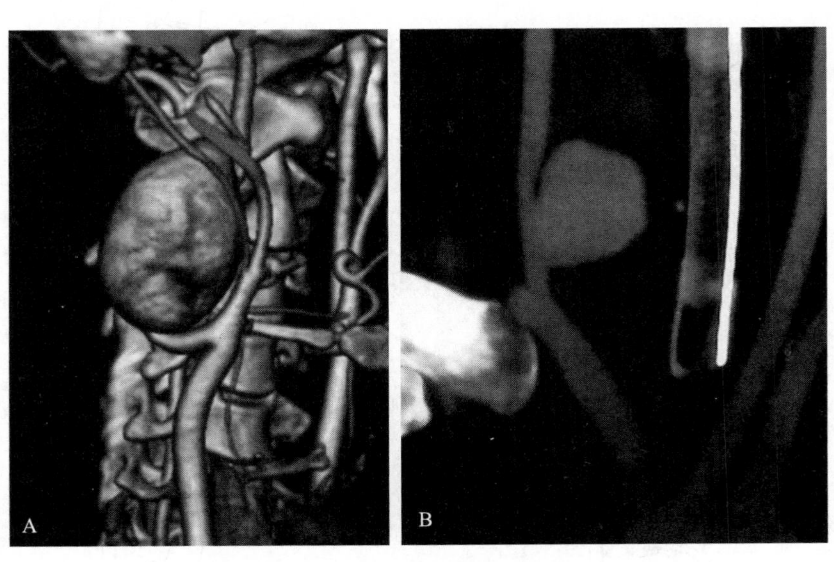

图 40-25 颈内和颈总动脉瘤
A. 颈内动脉瘤；B. 颈总动脉瘤

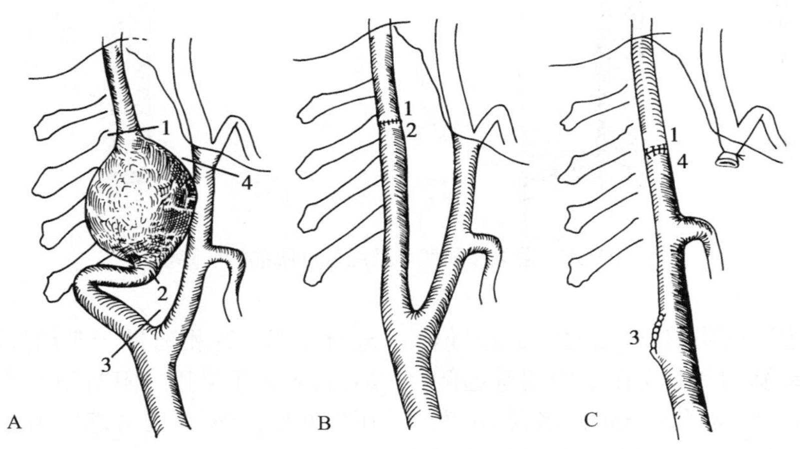

图 40-26 颈内动脉瘤的切除和两种重建方法示意

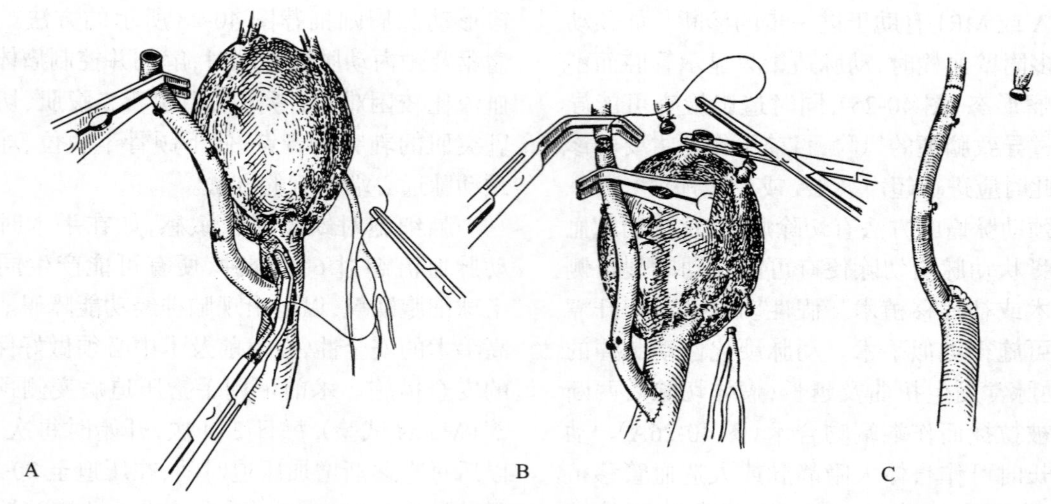

图 40-27　首先重建颈动脉血运，然后切除瘤体示意

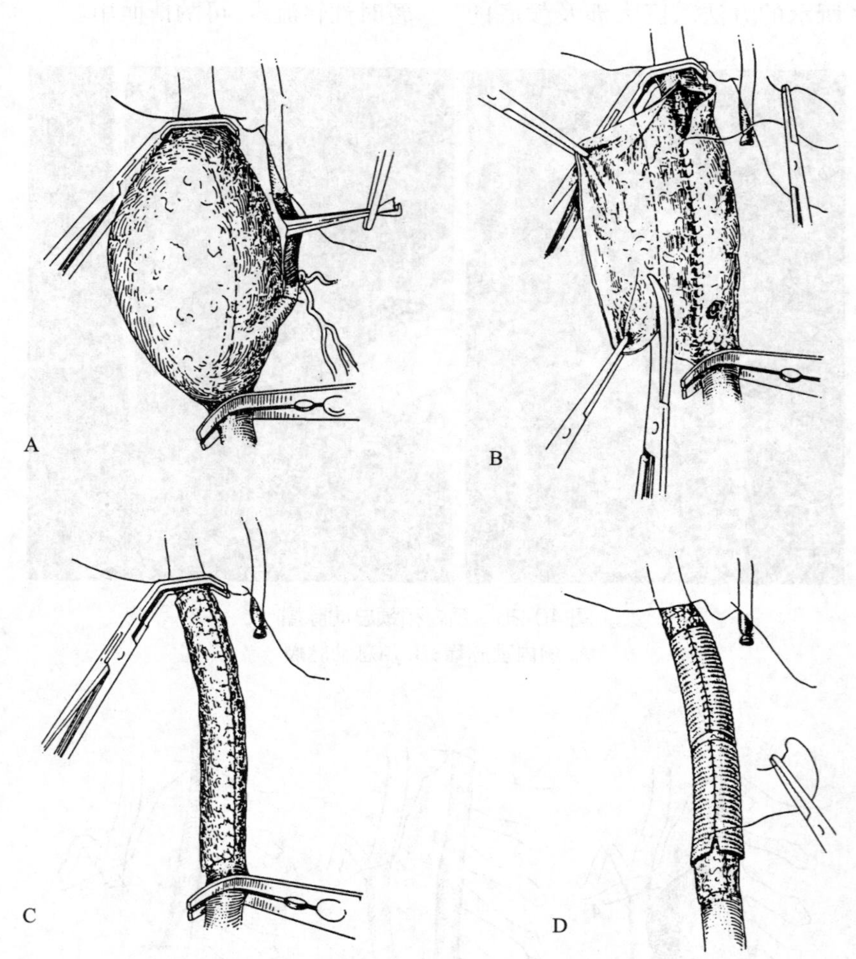

图 40-28　巨大梭形和涉及颅底动脉瘤的切除法

如术前脑血管造影证明前、后交通支良好(包括压迫患侧时的颈动脉造影)，或在术中测量远侧颈内动脉的逆行压力，如超过 55mmHg 者，提示患侧脑半球有足够的侧支循环，可不用上述转流管而进行手术。冰帽有助于头部降温，有益无害，简便易行，可常规采用。阻断颈动脉时不仅要避免低血压的发生，有时尚要考虑采用控制性高血压。低温麻醉降低脑细胞代谢，增加脑对缺氧的耐受力，但

由于操作复杂也易发生并发症，现已很少采用。术中用经颅超声多普勒监测也是有效方法。有报道术后脑梗死的发生率约 10%，术后脑神经损伤的并发症发生率可达到 20%；有经验的医师施行颈动脉瘤切除术的效果良好，但预后与所治的病变和原发病因有关。

腔内技术治疗颈动脉瘤能避免复杂的手术步骤，降低神经损伤的风险。腔内治疗方法很多，如裸支架结合弹簧圈的封堵术、覆膜支架隔绝术、球囊阻断结合超声引导下的凝血酶注射术等。多项研究分析，腔内治疗的围手术期并发症明显优于开放手术，同时其中远期并发症与开放手术未见明显差异。

三、锁骨下动脉瘤

锁骨下动脉瘤较少见。病因主要是外伤和动脉硬化，少数是感染和动脉中层坏死。胸廓出口综合征者动脉狭窄后血流加速，长期冲击致使局部血管壁薄弱、扩张，可导致锁骨下动脉瘤。近年来，医源性损伤导致锁骨下动脉假性动脉瘤增长迅速，主要由于各种插管误伤，透析病人锁骨下动脉置管拔出后未能良好压迫止血等。

锁骨下动脉瘤病人可无症状，多见于锁骨上方，此时在锁骨上窝呈搏动性肿物，右侧多于左侧。如压迫周围臂丛神经可出现上肢麻木和疼痛。动脉瘤附壁血栓脱落可引起上肢动脉栓塞，病人可有指端缺血现象，但上肢血管侧支循环比较丰富，出现严重缺血表现者较少见。椎动脉受累可有一过性脑缺血（transient ischemia attack）发生。锁骨下动脉第一部分的动脉瘤位置较深，位于胸内，不易触及搏动（图 40-29）。超声、MRI、动脉造影有助于诊断。有时伴动脉硬化的锁骨下动脉或无名动脉出现伸长、迂曲和曲张，易被误认为锁骨下动脉瘤，必须予以鉴别，此征常见于中老年女性。

由于锁骨下动脉瘤前方有锁骨阻挡及与周围的臂丛神经紧密相关，所以手术切口的选择和显露十分重要。对于较小的动脉瘤可采用锁骨上横切口或向锁骨下延长的 S 形切口，必要时切断锁骨，显露病变上、下端锁骨下动脉。对于较大而有粘连的锁骨下动脉瘤则另外采用第 3 肋前切口或胸骨正中至第 2 或第 3 肋间的横切口。牵开胸骨或肋间在良好的显露下，可控制锁骨下动脉近端血流，使操作安全方便。动脉瘤切除后可作自体大隐静脉或人工血管移植术。如果动脉瘤与周围组织神经粘连紧密，可作动脉瘤旷置，其两端动脉行旁路移植术。

覆膜支架腔内治疗技术避免了复杂的手术切口，近年使用较多，主要用于治疗假性动脉瘤和偏心性的囊状动脉瘤，动脉弥漫性扩张的真性动脉瘤不宜采用腔内治疗。腔内治疗可导致分支动脉栓塞，或分支动脉反流导致术后内漏。必要时可考虑弹簧圈栓塞瘤体累及的同侧椎动脉。

四、股动脉瘤

股动脉瘤为最多见的周围动脉瘤，好发于股总动脉。假性动脉瘤较常见，常与前期的血管腔内治疗、股动脉穿刺、血管吻合等治疗相关，多为医源性；真性动脉瘤较少见，多见于老年病人，与吸烟、高血压关系密切，主要由于动脉退行性改变导致，约 50% 合并其他部位动脉瘤。

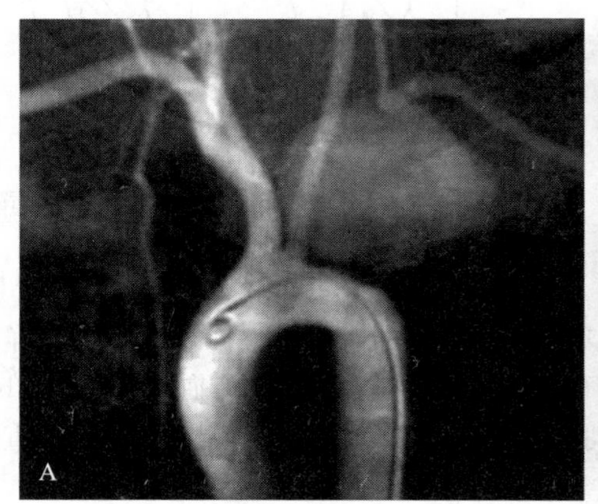

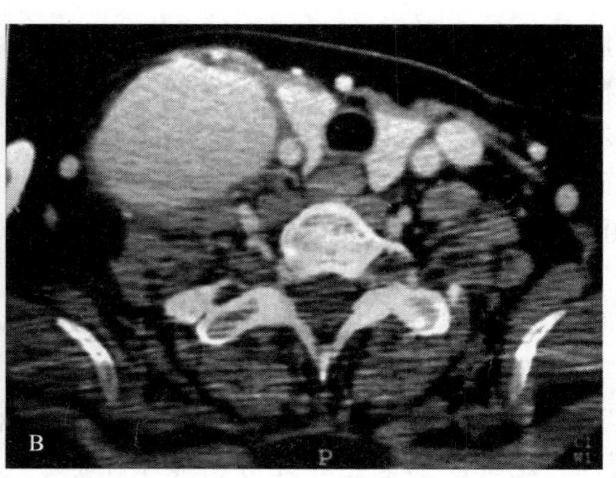

图 40-29　锁骨下动脉瘤

A. 动脉造影示胸内（锁骨下动脉的第一段）锁骨下动脉巨大动脉瘤；
B. CTA 示锁骨下动脉第三段动脉瘤，居于右侧锁骨上窝

临床上表现为发生在股三角区的光滑和膨胀性搏动性肿物，瘤内血栓脱落可发生动脉栓塞，出现肢体缺血现象。40% 真性动脉瘤无明显症状。因为股动脉瘤周围有肌及筋膜的保护，破裂出血约占 4%，较少见。超声诊断的准确性高达 95%，必要时可采用 CTA、MRI 及动脉造影辅助确诊，同时还可检查其他动脉是否合并存在动脉瘤。

有症状的股动脉瘤 / 假性动脉瘤均应该及时治疗；无症状的股动脉真性动脉瘤，一般认为直径 >2.5cm 也应该积极治疗。

股动脉瘤的治疗：真性瘤适于手术切除重建。术中必须注意，阻断病变两端动脉尚不足以充分止血，因尚有股深动脉，需游离阻断或在切开瘤体时以球囊导管插入其开口充起球囊加以止血，否则术中会大出血。手术治疗股动脉瘤的效果颇为满意，因为自股部切口显露股动脉满意，控制股动脉血流的安全时间较长，作自体大隐静脉或人工血管移植术的远期通畅率较高。如果动脉瘤大，与周围组织有严重粘连者，可在髂部控制近侧动脉血流后，再阻断远侧动脉，切开动脉瘤，取出血栓，并在瘤腔内行血管重建术。假性动脉瘤的治疗需根据具体情况选择合适的治疗方法：由股动脉穿刺等引起的医源性假性动脉瘤可以采用超声引导下的压迫疗法或超声引导下经皮穿刺瘤腔内注射小剂量凝血酶进行治疗；严重时可行手术修复。股部活动性大，在股深动脉水平及其上、下的股动脉瘤，覆膜支架可能阻断股深动脉的开口，因此股动脉瘤不宜采用覆膜支架治疗。

五、腘动脉瘤

腘动脉瘤在周围动脉瘤中也较为常见，约占 70%。少数病人于外伤、感染、先天性发育等因素相关，原发性腘动脉瘤病因尚不完全清楚，通常认为与动脉硬化、血管损伤相关。有研究统计，腘动脉瘤有 50% 累及双侧，约 30%~50% 合并腹主动脉瘤。

腘动脉瘤因位置深而不易被察觉。多数病人由于膝关节不断活动可使腘动脉瘤内附壁血栓松散脱落，产生胫前、胫后或腓动脉栓塞而呈现下肢跛行、静息痛、足趾溃疡甚至坏死等明显缺血症状而就医。少数动脉瘤较大，压迫周围神经及静脉出现小腿疼痛及肢体肿胀。腘动脉瘤有腘窝内周围组织保护，发生破裂出血者甚为少见。由于腘动脉有较高的下肢缺血的发生率，应予以高度警惕。

诊断上要和腘窝部囊肿等疾患相鉴别。如远端动脉发生血栓栓塞出现肢体缺血时，也要和血栓闭塞性脉管炎或动脉硬化性闭塞症相鉴别。体格检查在腘动脉瘤的诊断中误诊率较高；超声、CTA 及动脉造影均有助于明确诊断。

手术治疗目前仍以动脉瘤切除、腘动脉重建术为主。可作膝部内侧纵切口或自膝后作 S 形切口，充分暴露腘动脉上、下端。如果因周围组织粘连严重显露腘动脉有困难时，可先用止血带自大腿根部阻断血流，再切开动脉瘤，取除瘤内血栓，在动脉瘤腔内找到动脉进出口，以此为指引，然后再将其上、下端加以游离，充分控制血流后，松开大腿止血带，将动脉瘤切除后作自体大隐静脉移植术。如果动脉瘤与周围静脉及神经紧密粘连时，可不必强求切除动脉瘤，可以作旷置瘤体的动脉旁路移植术（图 40-30）。手术效果多较好，近期疗效达 80%。少数病人由于动脉移植手术失败或肢端动脉栓塞、闭塞或坏疽而需行小腿或足部截肢术。

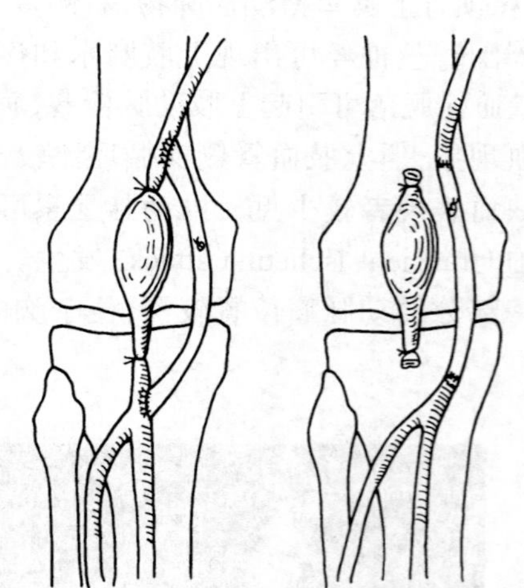

图 40-30　腘动脉瘤的旷置式切除和重建法

采用 Gore Viabahn 覆膜支架的腔内治疗技术近年开始使用。有研究认为，对于解剖条件具有良好锚定区，无明显抗血小板禁忌的病人，其腔内治疗的中远期通畅率与开放手术重建无明显差别。

（舒 畅　王 暾　汪忠镐）

参考文献

[1] 吴孟超，吴在德．黄家驷外科学[M].7版．北京：人民卫生出版社，2008.

[2] M. ANTONELLO, P. FRIGATTI, P. BATTOCCHIO, et al. Open repair versus endovascular treatment for asymptomatic popliteal artery aneurysm: results of a prospective randomized study [J]. J Vasc Surg, 2005, 42 (2) : 185-193.

[3] LEAKE AE, AVGERINOS ED, CHAER Ra, et al. Contemporary outcomes of open and endovascular popliteal artery aneurysm repair [J]. J Vasc Surg, 2016, 63 (1) : 70-76.

[4] FANKHAUSER G T, STONE W M, FOWL R J, et al. Surgical and medical management of extracranial carotid artery aneurysms [J]. J Vasc Surg, 2015, 61: 389-393.

第八节　雷诺综合征

雷诺综合征（Raynaud' s syndrome，RS）系由寒冷或情绪因素诱发的一种以双手皮肤发作性苍白、发绀、潮红、皮温减低为特征的病理生理改变；此征由手指小动脉、细小动脉的发作性痉挛所引起，多见于年轻女性，好发于双手和手指，也可涉及双足和足趾。

与RS相关的疾病如表40-4。

表40-4　与雷诺综合征相关的疾病

1. 结缔组织疾病	振动引起的疾病
硬皮病	5. 药物诱发的血管痉挛
红斑性狼疮	β受体阻滞剂
类风湿性关节炎	麦角
皮肌炎	可卡因
多发性肌炎	安非他命
大动脉炎	长春碱
过敏性血管炎	博来霉素
干燥综合征	避孕药
2. 动脉阻塞性疾病	6. 恶性肿瘤
动脉硬化闭塞症	多发性骨髓瘤
血栓闭塞性脉管炎	白血病
动脉栓塞	星形细胞瘤
胸廓出口综合征	7. 感染
3. 神经损伤	细小病毒
腕管综合征	乙/丙肝抗原血症
尺神经受压症	(hepatitis B and C antigenemia)
冷损伤	8. 其他
创伤性神经损伤	冷球蛋白血症
4. 职业损伤	巨球蛋白血症
小鱼际锤打综合征	冷凝集素症
(hypothenar hammer syndrome)	氯乙烯病

【病因】

RS根据病因分为雷诺病（Raynaud's disease，RD）和雷诺现象（Raynaud's phenomenon，RP）。RD由原发性血管疾病导致，较常见，无血管形态结构改变，病情较轻；RP继发于其他疾病，如硬皮病、类风湿性关节炎等，常合并血管狭窄，导致血管对低温诱导的血管痉挛（cold-induced vasospasm）阈值降低，可导致指端溃疡、坏疽等严重后果。RS的发病机制尚不完全清楚，认为是血管、神经、体液免疫等多因素导致。

1. 血管因素　血管内皮细胞（vascular endothelial cells，vEC）合成大量促血管舒张和收缩的物质，如经典的血管内皮源性一氧化氮合酶（eNOS），合成NO，通过NO-sGC-cGMP信号通路促进血管舒张的生理机制。该途径中的一个或多个因素受损均可能导致手指动脉对血管收缩刺激的过度反应，导致血管痉挛，其在RS、硬皮病中已被发现。vEC合成的内皮素-1（endothelin-1）、血管紧张肽（angiotensin）等能促进血管收缩，其异常表达或功能紊乱均可能导致RS，但机制尚不明确。

2. 神经因素　神经兴奋病人多属交感神经兴奋类型，中枢神经多属紊乱状态，血管运动神经中枢很不稳定。交感神经异常兴奋已构成了小动脉对寒冷刺激敏感的基础。

近年，周围血管肾上腺素受体活性在RS发病机制中的作用受到关注。交感神经在低温和紧张刺激下释放去甲肾上腺素等神经递质，作用于α受体，使血管平滑肌细胞（vSMC）收缩；低温可增加

α2 受体与去甲肾上腺素的亲和力，促进血管收缩。目前认为 RS 中肾上腺素 α 受体敏感性升高，导致在寒冷环境中被过度激活，导致血管收缩，肾上腺素受体拮抗剂也被视为可能的治疗途径。

3. 体液因素　多种的循环体液因素均被认为可能与 RS 发病关系密切，包括激素、基因、血小板活性、纤维蛋白溶解等，但相关性尚不清楚。RS 好发于女性病人，尤其在月经初潮和绝经期更加频繁和严重；雌激素能增加 α2 受体的表达，但更直接的相关性还有待研究。约 1/4 的 RS 病人的直系亲属患有 RS，但目前研究难以区分遗传学与环境因素各自在其中的作用，基因测序目前没有发现直接相关的等位基因。

4. 其他　寒冷刺激病人对寒冷刺激特别敏感，畏寒是病人的首要主诉。此病的发病率在寒冷地区较高。吸烟、饮酒与 RS 目前仍不明确。振动导致的 RS 最早在 1918 年被发现，目前认为大量与振动相关的职业人员均为 RS 患病的高危人群。长期的振动可导致动脉壁损伤、内膜 / 中膜增生，振动还可导致交感神经兴奋性增高，最终导致血管痉挛。由于长期振动导致的血管阻塞，此类 RS 病人预后较差。多种药物与 RS 发病相关。有研究发现，使用 β 受体阻滞剂的高血压病人 40% 合并有 RS。长春碱、博来霉素、安非他命、可卡因、麦角等均能导致显著的血管痉挛。

继发性 RS 与众多导致动脉狭窄的疾病相关，其在低温或其他刺激中更出现血管闭塞，常见的包括慢性血栓栓塞性疾病、多种恶性肿瘤等（见表 40-4）。

【病理生理】

RS 的确切发病机制目前尚不完全清楚。有研究发现血小板和花生四烯酸代谢产物相互作用可能是局部血管血流及其反应性的主要调节机制。而在 RS 血中抗血纤维蛋白酶（α2-antiplasmin）降低，产生高血纤维蛋白血症而形成高血黏状态，亦成为其发病原因之一。

由 RS 引起的典型皮肤颜色变化是指端苍白、青紫和潮红。首先是双手和手指的苍白，系由指动脉、指小动脉的痉挛所致，此时毛细血管和乳头下血管丛血流量明显减少，直至血流停滞引起毛细血管的缺氧麻痹，肤色便转为发绀。当寒冷刺激解除，指动脉痉挛得以恢复，血管呈一过性缺血后扩张，肤色便转为潮红。此后肤色转为正常。动脉造影证实，在苍白区不仅仅有末梢动脉痉挛，且桡动脉、尺动脉和骨间动脉也有痉挛改变。在发绀期间动、静脉之间的吻合支广泛开放，进一步导致末梢皮肤缺血。在寒冷刺激下，手指血管可处于极度痉挛状态，以微循环显微镜可观察到甲皱毛细血管稀少、短小和血流停滞等改变。在温暖季节病人不易发病，但在 18~20℃时便可诱发。RS 病人的血液黏度和红细胞凝集均有增高。即或在原发性 RS 病人，由于指动脉长期和频繁的痉挛发作，桡动脉内膜可增厚、管腔可狭窄以至阻塞，从而可产生指尖溃疡。

【临床表现】

其临床特点是在寒冷刺激和精神紧张时，手指皮肤出现典型的发作性苍白、发绀、潮红性改变。当手指苍白和发绀时，指端伴麻木、刺痛、发凉和感觉迟钝。转为潮红时皮温升高，可伴有轻度烧灼样胀痛。肤色正常时症状消失。但不少病人可没有上述典型的肤色规律性变化。有典型的三种肤色表现者占 65%，两种肤色改变者占 22%，一种肤色改变者（苍白或发绀）占 13%。因此不能仅根据典型的肤色改变来诊断 RS。RS 肤色变化尚还有其他特点：①可先从小指开始，其顺序多为第 4、第 5、第 3 和第 2 手指，拇指因血流丰富，只有在病情严重时才出现肤色改变；②从手指的末节开始，逐渐向全指和手掌扩展，但很少超过掌面；③多发生在手指，且呈对称性。在 Johnston 报道的 43 例中，有 17% 的病人在发病后 6~24 年出现手指皮肤硬化症（sclerodactylia），表现为皮肤变薄、紧缩、硬韧伴关节失灵或僵硬，以至静息痛和指端溃疡。RS 病人常伴有中枢神经失调现象，易于兴奋和情绪激动、多疑、郁闷、伤感、失眠、多梦、痛无定处和浑身不适等神经综合征。

【诊断】

对所有 RS 病人均需仔细询问病史，检查时注意有胶原性疾病的症状和体征，尤其是关节炎、关节痛、肌痛、皮疹、脱发和指端皮肤硬化。发生在年轻女性的，由寒冷和情绪因素引起的发作性、对称性、间歇性指端颜色皮肤变化，基本可诊为 RS。注意有无吞咽困难、黄色瘤、毛细血管扩张、指端肿胀、手指紧缩和口咽、会阴溃疡，以除外硬皮病和贝赫切特综合征。询问有无心绞痛、心肌梗死、一过性脑缺血（TIA）病史，查有无周围动脉搏动减弱或消失，以除外大动脉炎，有无血管杂音和动脉硬化表现。腕管综合征病人容易治愈，更需加以除外。冷损伤、反复创伤（如捶击综合征）、药物经动脉注射引起周围动脉阻塞、药物诱发（如麦角中毒）和环境因素（如重金属和氯乙烯）以及有无颈肋和锁骨异常也须加以注意。

无创血管诊断方法较多。可用不同方法实施冷水试验，一般让病人双手浸入4℃冷水1分钟后看是否诱发皮肤变化，阳性率约为75%。局部降温试验是在室温20℃时测手指皮肤温度后，将双手没入4℃冷水中2分钟观察皮肤温度恢复时间，超过25分钟者为阳性。图40-31显示了肢端温度与血压的关系：随着温度的降低，正常人血压仅轻度降低，而患痉挛和阻塞型RS病人的动脉压在降温到一定程度时血压突然降低。微循环检查可见RS病人发作时甲皱毛细血管襻明显减少，管径细、管襻短、血流慢以至淤滞。

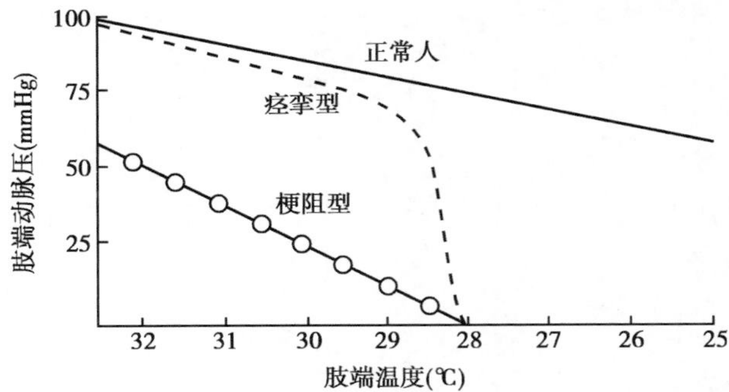

图40-31　温度降低后的肢端血压改变曲线

节段性血压测定技术是将测压的袖带至于上臂、肘部、腕部水平，收缩压右10mmHg的差异需考虑上肢近心端动脉狭窄性疾病；手指收缩压能精确测定各手指近端指动脉收缩压，指动脉收缩压差异较大，一般认为手指间收缩压差异大于15mmHg或绝对值小于70mmHg要考虑手指缺血；超声技术发展迅速，Duplex超声，尤其是能量多普勒超声能清晰探测手指动脉形态和血流，有助于RS的诊断。手指体积描计法(digital plethysmographic waveforms)能区分阻塞性和痉挛性RS，阻塞性RS的波形平顿，痉挛性RS波形正常或出现高尖波(peaked pulse)；甲皱毛细血管的显微镜观察末梢血管形态也有助学RS诊断。

动脉造影可在冷刺激前后作，称为冷性血流动力学血管造影(cryodynamic angiopraphy)，如造影发现指动脉痉挛时，可在动脉内注射妥拉唑啉后看指动脉痉挛是否缓解。造影结果常可显示指动脉管腔细小，晚期指动脉内膜粗糙、管腔狭窄并阻塞，但掌弓血管及其近端血管常无病变。动脉造影可除外胸廓出口综合征(图40-32)。选择性腋动脉造影在雷诺综合征的典型表现是动脉血流明显缓慢，掌弓和指动脉纤细和不能完全显影。一位52岁女性病人的双手有典型的临床表现，右手症状更为严重。选择性腋动脉造影见前向性血流明显缓慢；改用远侧肱动脉造影。左手动脉造影见血管已较少，注射造影剂时病人已叫痛；浸入4℃冷水后再造影时发现指动脉已几乎缺如，病人呼痛不可忍受(图40-33)。右手在动脉造影时见血流稀少，但在经动脉注射罂粟碱后，血运显有改善(图40-34)，疼痛立即消失达3小时之久。

实验室检查包括血尿常规、心电图、超声心动图、血沉、抗核抗体(ANA)、类风湿因子、抗链"O"、C反应蛋白、Schirmer试验，X线胸片和双手摄片、肢体体积描记检查、肢体节段性动脉压测定、手指冷刺激试验。必要时作食管钡餐、钡灌肠、皮肤及肌血管活检，肌电图、神经传导速度检查。应与手足发绀症、网状青斑、红斑性肢痛症加以鉴别。

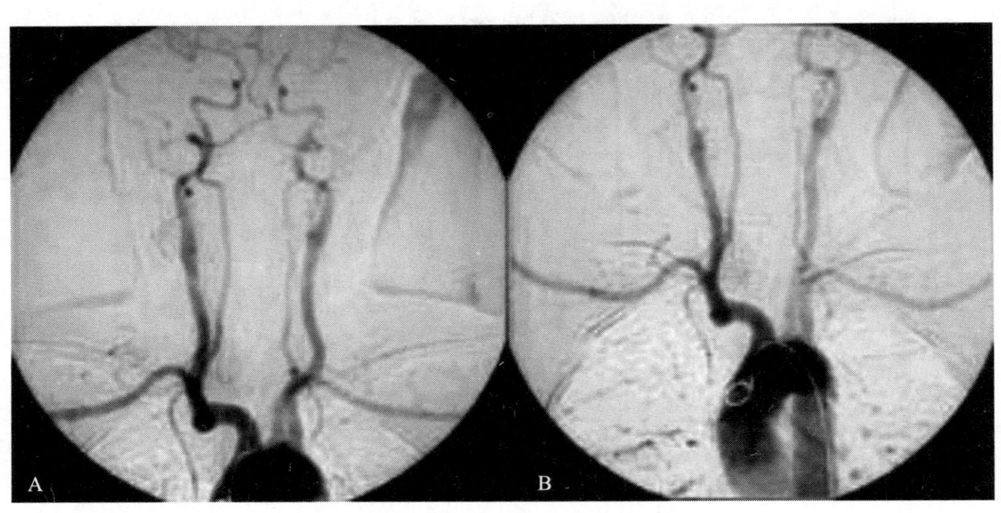

图40-32　锁骨下动脉造影
A. 双上臂正常位；B. 上举位，但未发现胸廓出口综合征

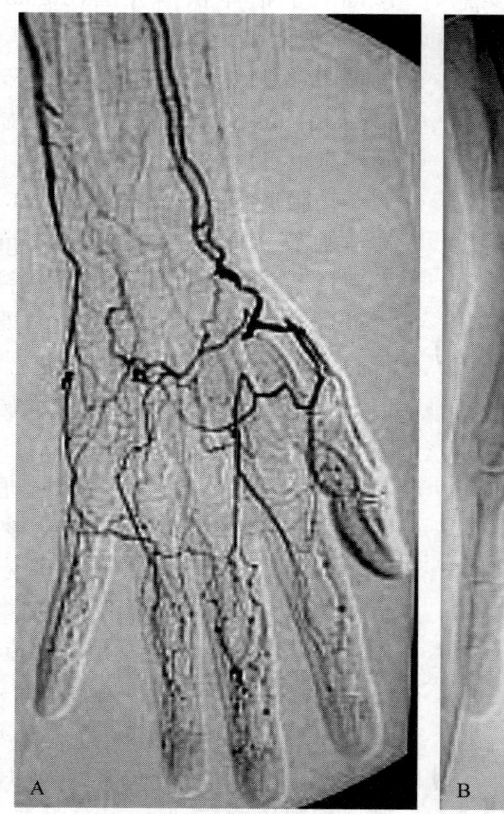
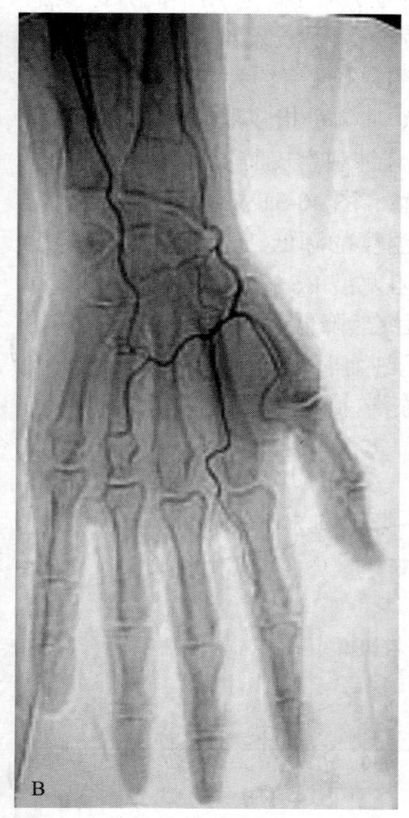

图 40-33 左手动脉造影
A. 左手动脉造影，血管已较少；B. 浸入 4℃冷水后造影，发现指动脉几乎缺如

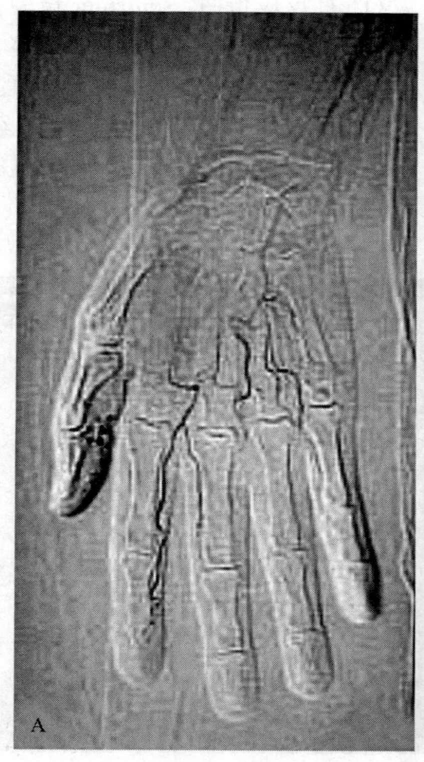
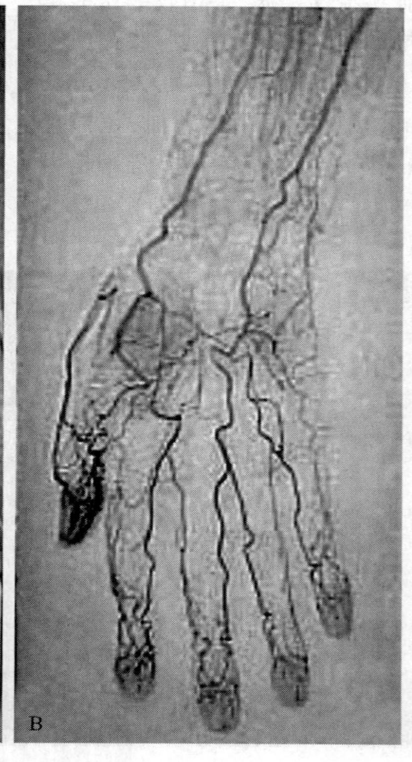

图 40-34 动脉造影
A. 所见血流稀少；B. 经动脉注射罂粟碱后，血运显有改善

【治疗】

RS 的治疗方法较多，主要分为非药物治疗、药物治疗和手术治疗三种；原发性和继发性 RS 的病情差异较大。因而针对病人的症状、血管痉挛发作频率、潜在疾病、血管缺血导致溃疡、坏疽等的风险的茶饮，制定个体化治疗方案很重要。

首先要尽量发现原发病变，予以积极治疗；对神经质病人加以劝慰，解除其思想负担，给予谷维素、溴剂或地西泮、利眠宁等调整中枢神经或精神，避免情绪激动和创伤；御寒保暖，戴手套，避免接触冰冷物体；避免导致血管痉挛的相关物质的接触，如尼古丁等；有明显职业原因的病人，应调换工作或职业。经上述措施，约 10% 的病人可以得到自然缓解，约 40%~60% 的病人经过治疗，病情可好转。

1. 药物治疗对于 RS 病人除针对原发性疾病的治疗外，为缓解血管痉挛性发作常需采用药物治疗。多数病人需要在寒冷的冬季采取药物治疗，主要目的是减少发作频率和病人症状。原发性和继发性病变均可采用药物治疗，但继发性病变通常合并血管狭窄，药物治疗效果较差。目前临床可用于治疗 RS 的药物种类繁多，针对病人病情选择合适的药物非常重要。

(1) α 肾上腺素阻滞剂：可阻断交感神经节后 α1 受体，抑制血管收缩，如哌唑嗪是目前治疗 RS 副作用小的有效药物，给药 1 周内发作次数可减少 50%。

(2) β 受体兴奋剂：可松弛血管平滑肌，改善皮温，常用奥西那林和特布他林。

(3) 肾上腺素能阻断药：如利血平和胍乙啶，可影响肾上腺素能神经递质的摄取、存储和释放，从而阻断交感神经末梢冲动的传导，使周围血管扩张。但易导致体位性低血压，应用受到限制。

(4) 钙离子通道阻断剂：可松弛血管平滑肌和减轻动脉血管痉挛，在血管扩张的同时有周围血管阻力降低和血流增加，对本病治疗有效的药物主要有硝苯地平和地尔硫䓬。

(5) 前列腺素及其类似物：为血管扩张药物，常用于治疗继发于血管阻塞的严重肢体缺血。伊洛前列素、贝前列素钠等均为前列腺素类似物，可缓解 RS 症状，减少发作频率和时长，对溃疡愈合也有治疗作用。

(6) 周围血管扩张剂：通过松弛血管平滑肌，增加血流量，治疗 RS。常用罂粟碱和抗栓丸等。

(7) 其他：磷酸二酯酶抑制剂能增加 cGMP，促进 cGMP 依赖性的血管扩张；内皮素抑制剂；自身活性物质，如前列环素和 5- 羟色胺受体抑制剂丝胺缩酮、卡托普利等；2% 硝酸甘油油膏局部外涂，常可扩张周围血管，解除血管痉挛，改善指（趾）温度和血运，从而改善症状。

2. 手术治疗　约有 80% 的病人经过内科治疗可以缓解。若内科治疗无效，可采取手术治疗。目前手术方法包括：肉毒素注射、交感神经组织、胸腔镜下胸交感神经节切除术、指（趾）神经末梢切除术、脊髓神经刺激；局部清创术或者指骨切除术可用于部分对于手指溃疡、坏疽病人。胸交感神经节切除术可以使 40%~60% 的病人症状得到缓解，但其复发率较高，往往于术后 2~5 年复发，对于继发性 RS 病人效果不佳。故认为其适应证为：①病程在 3 年以上者；②症状严重而影响正常工作生活者；③长期内科治疗无效者；④经免疫学检查证明无免疫学异常者。腰交感神经节切除术对于少见的累及下肢的严重 RS 病人效果较好。指（趾）神经末梢切除术取得了较好的效果，其方法是切除指动脉的外膜及其交感神经纤维，以中断交感神经的旁路支配。肉毒素注射于手指血管神经束周围的组织间隙中，可达到化学性交感神经节切除作用。脊髓神经刺激可使血管扩张，缓解症状。

（舒 畅　王 暾　汪忠镐）

参考文献

[1] HERRICK A L. The pathogenesis, diagnosis and treatment of Raynaud Phenomenon [J]. Nat Rev Rheumatol, 2012, 8 (8): 469-479.

[2] ENNIS H, HUGHES M, ANDERSON M E, et al. Calcium channel blockers for primary Raynaud's phenomenon [J]. Cochrane Database Syst Rev, 2016, 2 (2): CD002069.

[3] LANDRY G. Current medical and surgical management of Raynaud's syndrome [J]. J Vasc Surg, 2013, 57 (6): 1710-1716.

[4] ANTON N. SIDAWY, BRUCE A. Rutherford's vascular surgery and endovascular therapy [M]. 9th ed. USA: ELSEVIER, 2019.

[5] 汪忠镐，李建新，俞恒锡，等. 雷诺综合征的血管造影诊断[J]. 中国普通外科杂志，2005, 14 (6) : 555-565.

索引

E

F

G

H

J

K

L

M

N

P

Q

R

S

T

W

X

Y

Z

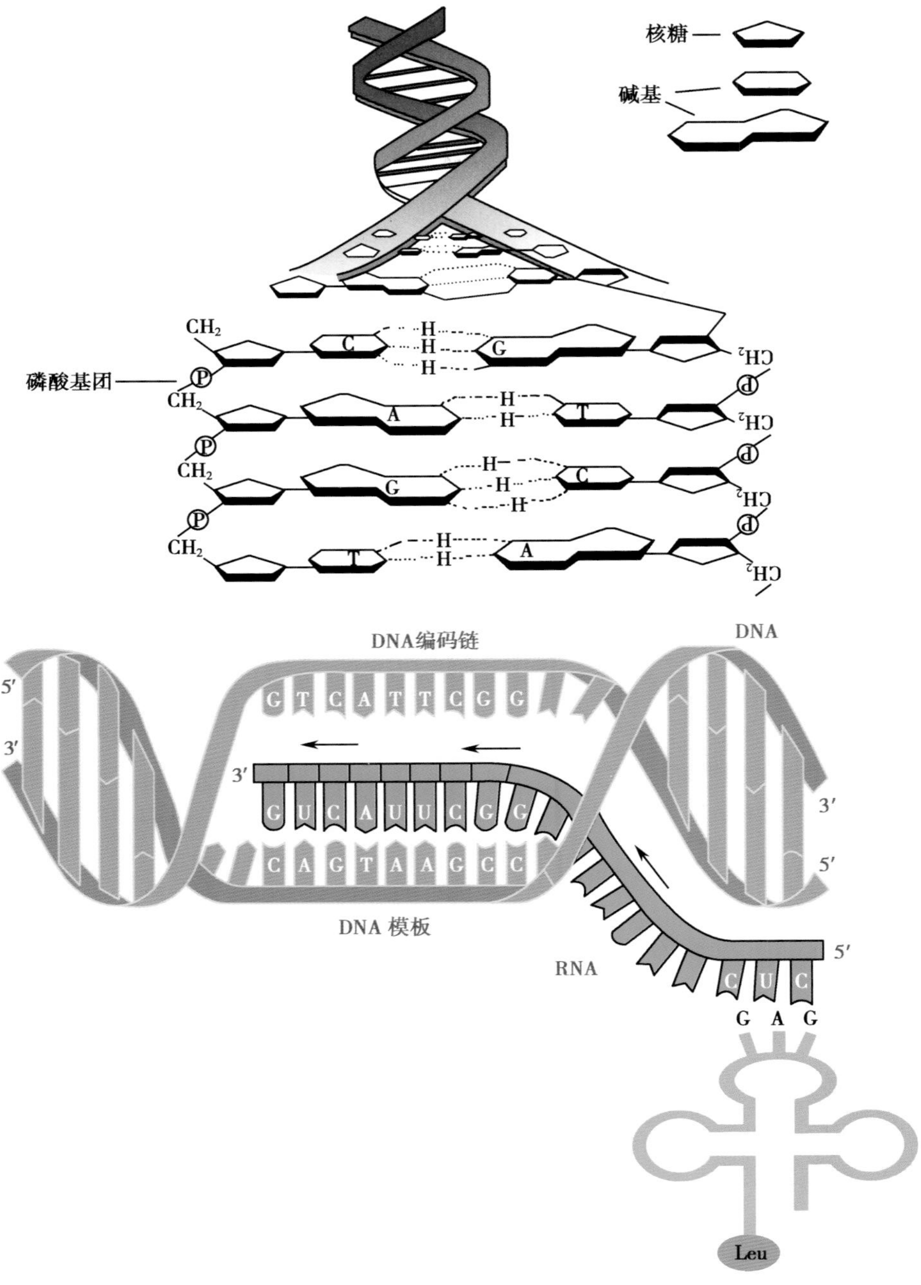

图 4-1　DNA 双螺旋结构和遗传信息的传递

上面一组图案显示含四种碱基的序列[鸟嘌呤(G)、腺嘌呤(A)、胸腺嘧啶(T)和胞嘧啶(C)]，决定遗传信息的特异性。碱基从糖—磷酸骨架面向内侧，与相对链上的碱基互补配对(虚线表示)。下面较大的一组图案显示，转录产生了与双螺旋中的一条 DNA 链互补的核酸拷贝[信息 RNA(mRNA)]。下面较小的一组图案显示，mRNA 离开细胞核，与细胞质中的核酸体联系，翻译成蛋白质。特异的转运 RNA(tRNA)沿 mRNA，按含有三个碱基的遗传密码子，排列相应的氨基酸，使核酸序列转变成蛋白质序列

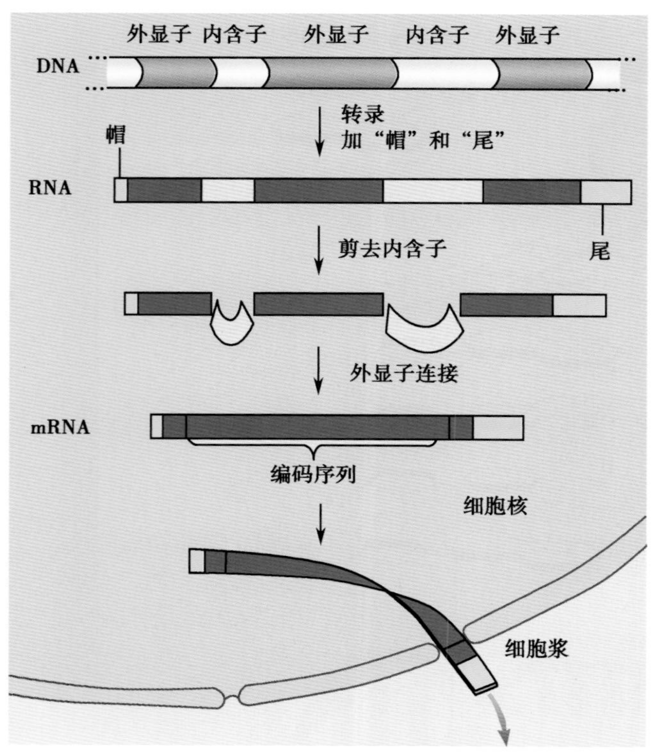

图 4-2 高等生物的基因结构和基因表达

可转录成 RNA 的 DNA 序列总称为基因,包括外显子(可表达序列)和内含子(间插序列)。内含子总以核苷酸序列 GT 开始,AG 结束。最后一个外显子的富含 AT 序列形成 RNA 转录物末端加工信号。紧邻转录起始部位存在构成启动子和包括 TATA 盒的调控序列。增强子序列处在距基因远近不等的位置

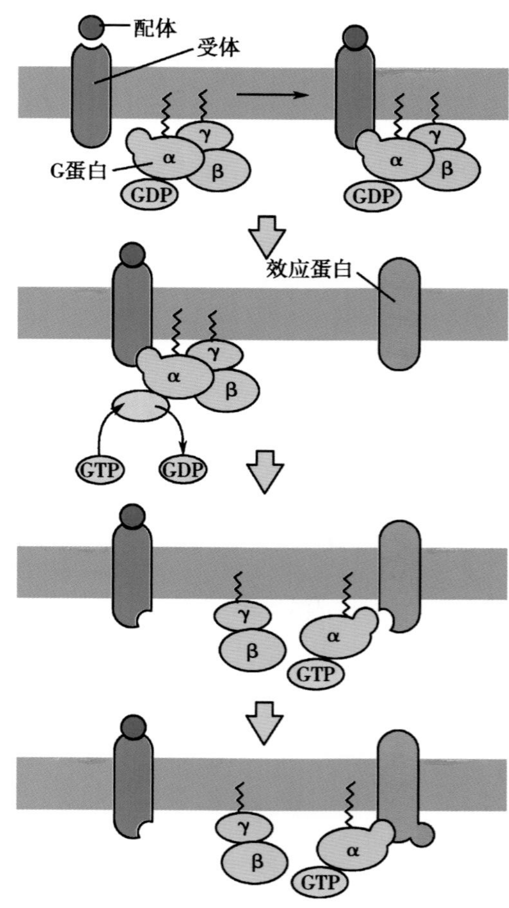

图 4-3 参与受体信号转导的标准 G 蛋白由三个亚单位组成:α、β 和 γ

α 亚单位与鸟苷酸二磷酸(GDP)结合,当与受体相互作用被激活后,交换 GDP 为 GTP,从而使 G 蛋白活化,具有刺激效应分子的能力

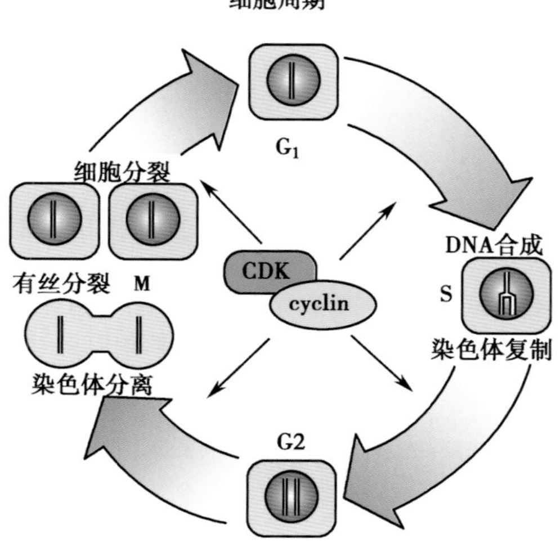

图 4-4 通过与细胞周期素蛋白的联系和磷化不同时相关键的蛋白质,细胞周期素依赖性激酶(Cdk)调节细胞增殖周期事件

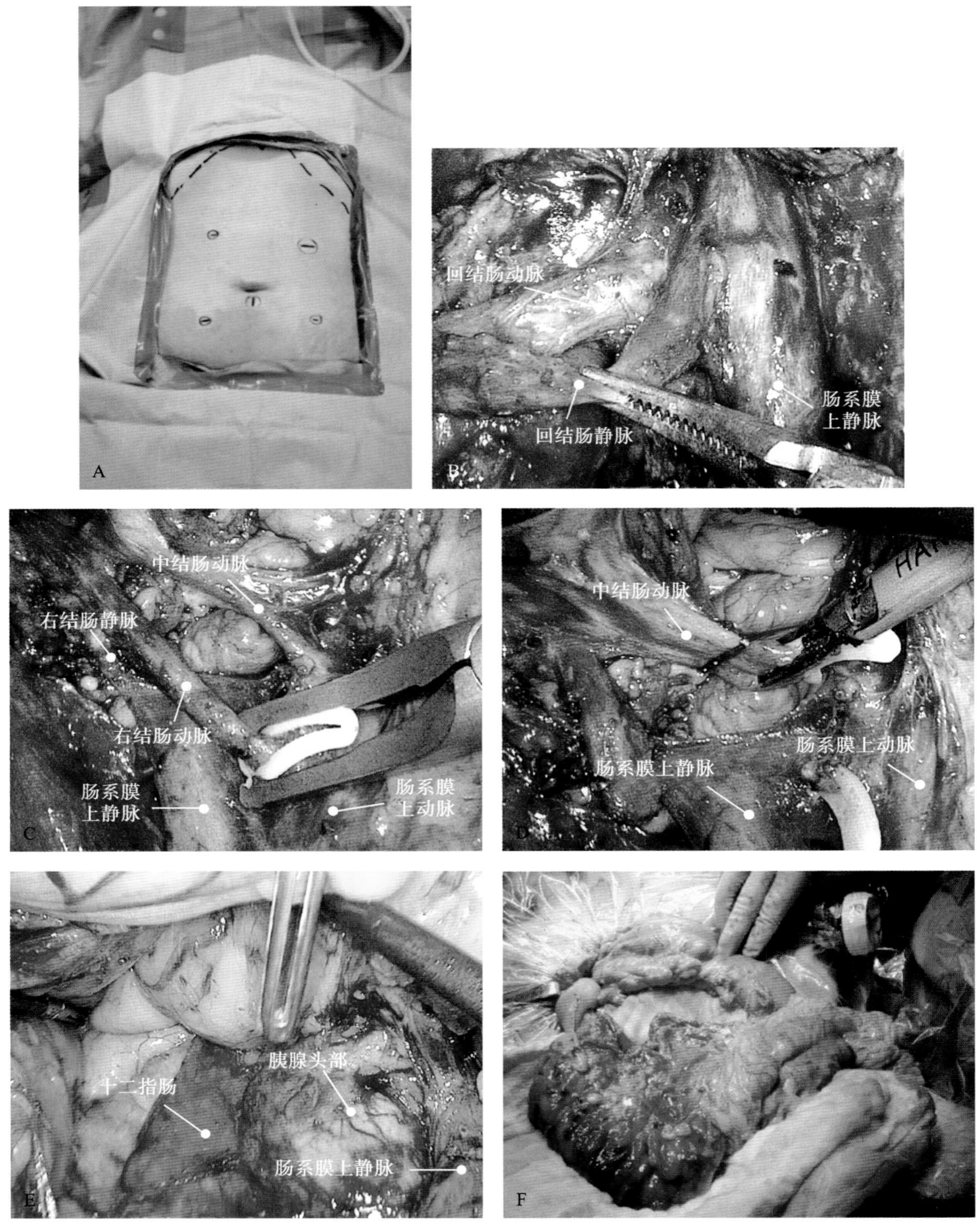

图 11-8　腹腔镜右半结肠切除术

A. 戳孔安置；B. 分离切扎回结肠血管；C. 分离切扎右结肠血管；D. 分离切扎结肠中血管；E. 游离右半结肠；F. 小切口辅助下体外切除右半结肠

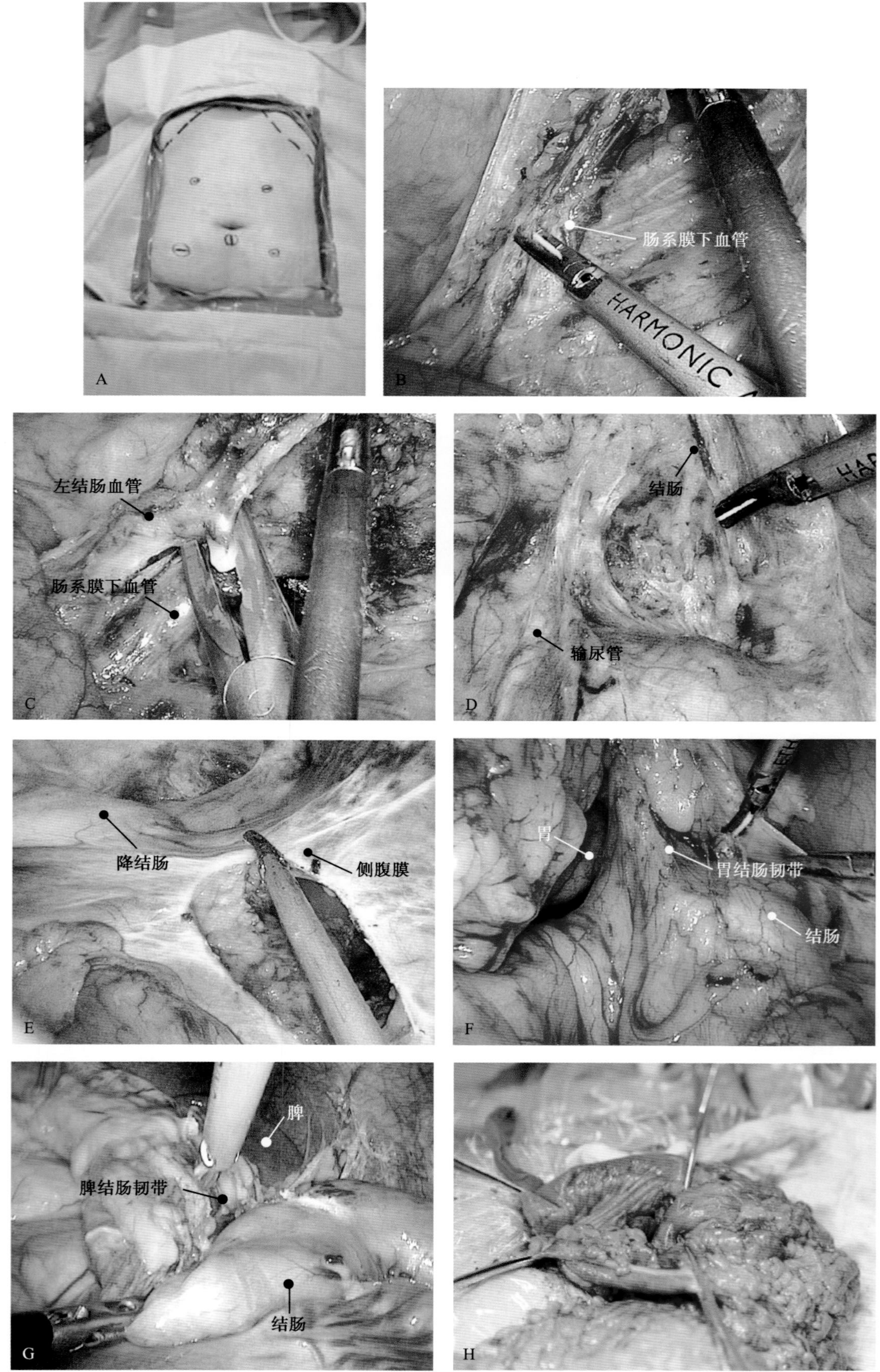

图 11-9　腹腔镜左半结肠切除术

A. 手术戳孔选择；B. 清扫肠系膜下血管根部淋巴结；C. 处理乙状结肠血管和左结肠血管；D. 游离左半结肠系膜；E. 分离左侧侧腹膜；F. 分离左胃结肠韧带；G. 分离膈结肠韧带和脾结肠韧带；H. 切除左半结肠

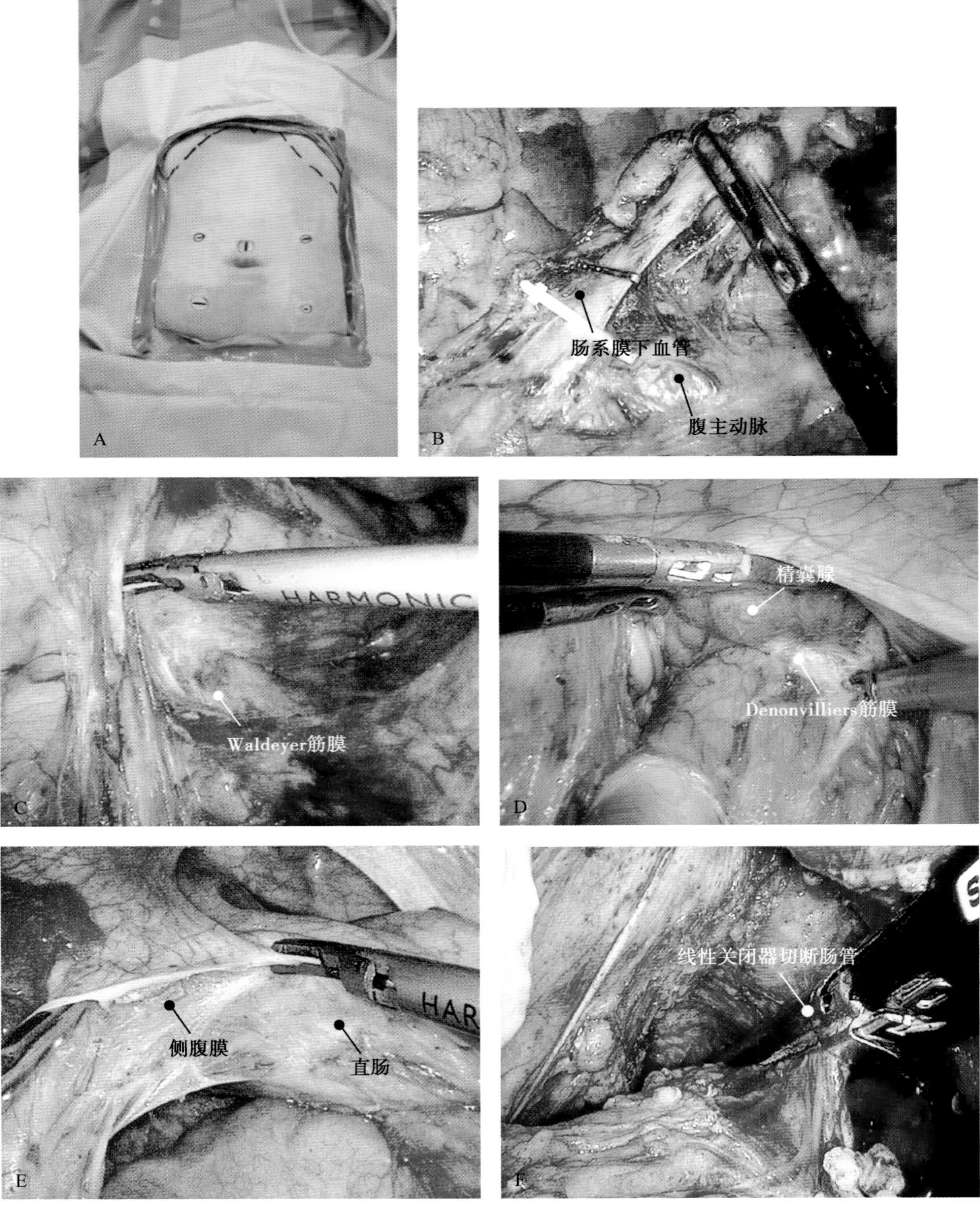

图 11-10 腹腔镜直肠前切除术

A. 戳孔安置；B. 处理肠系膜下血管；C. 游离直肠后壁；D. 游离直肠前壁；E. 游离直肠侧壁；F. 腔内线型关闭器切断直肠

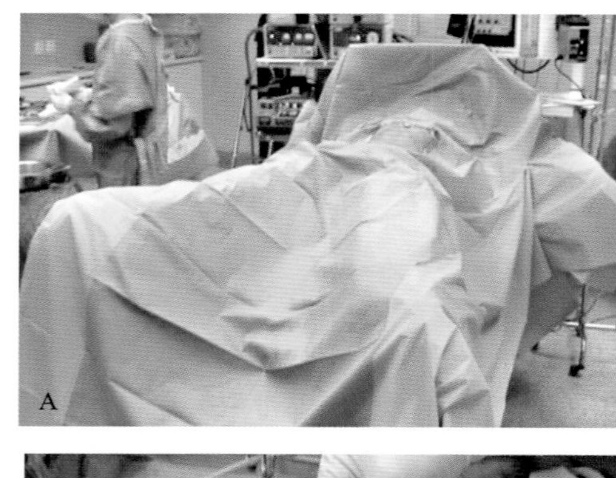
A

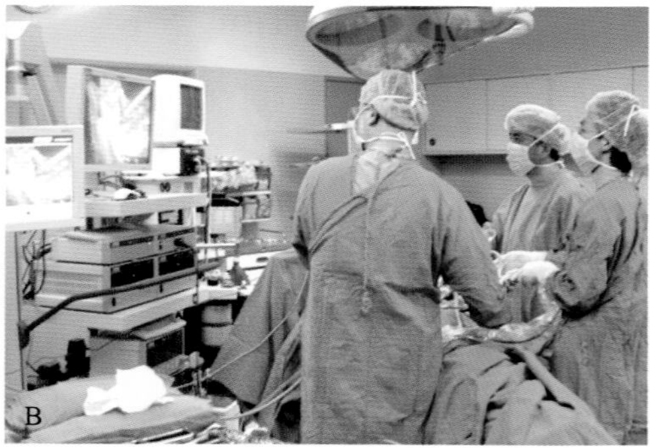
B

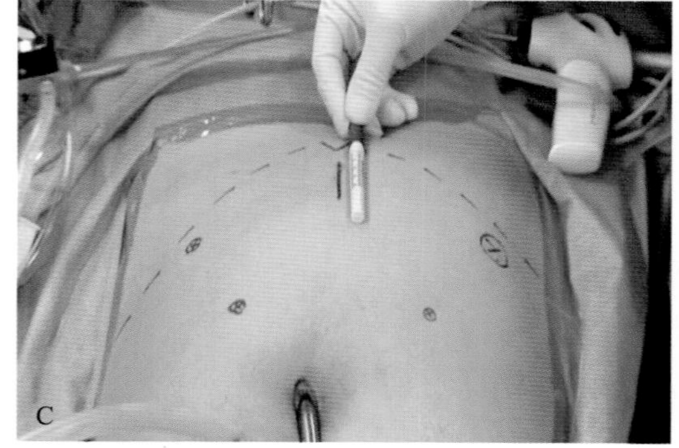
C

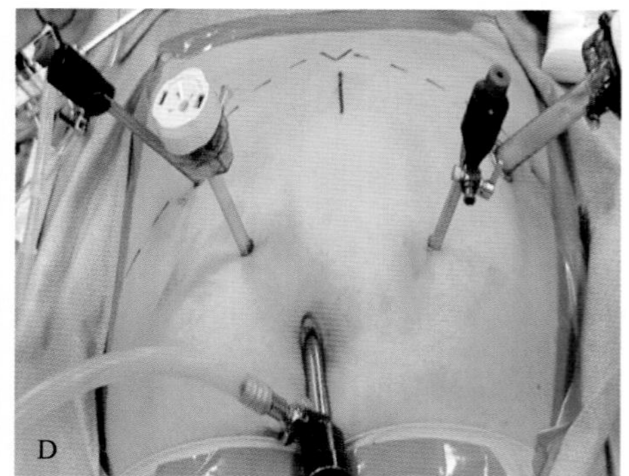
D

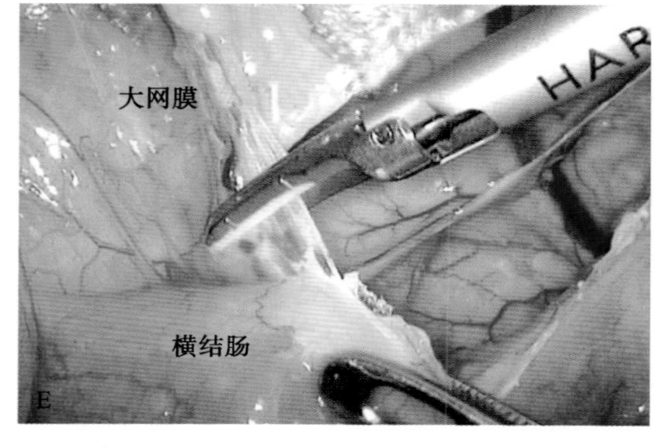
大网膜
横结肠
E

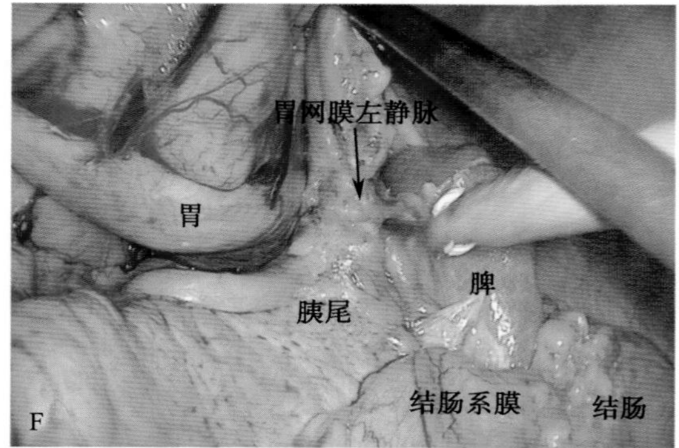
胃网膜左静脉
胃
胰尾
脾
结肠系膜
结肠
F

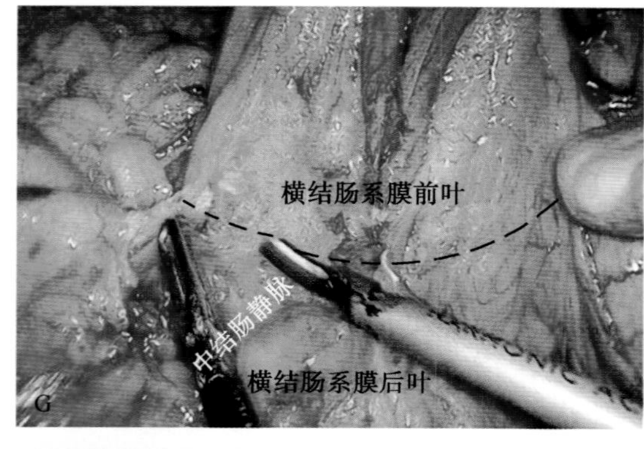
横结肠系膜前叶
中结肠静脉
横结肠系膜后叶
G

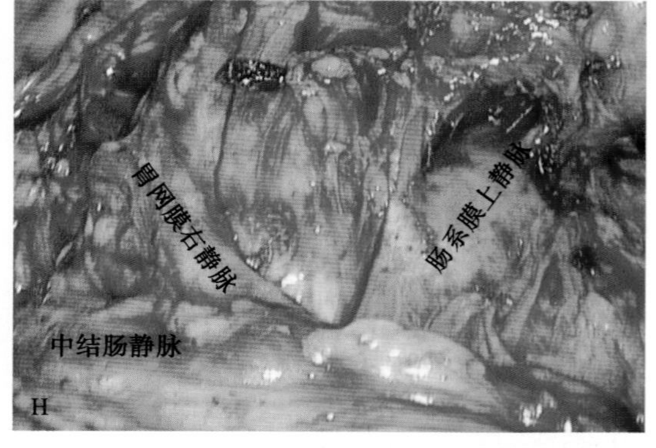
胃网膜右静脉
肠系膜上静脉
中结肠静脉
H

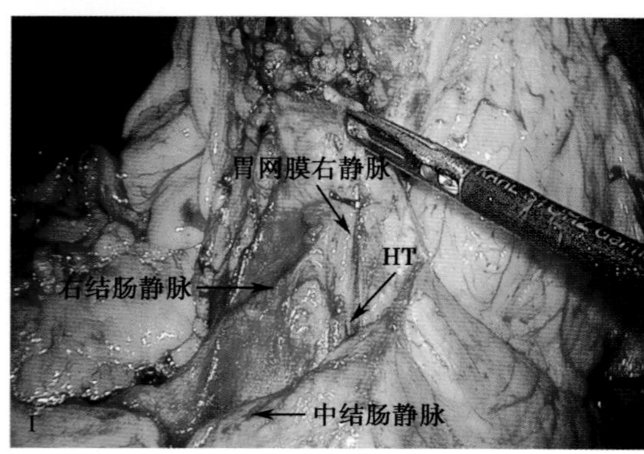
胃网膜右静脉
HT
右结肠静脉
中结肠静脉
I

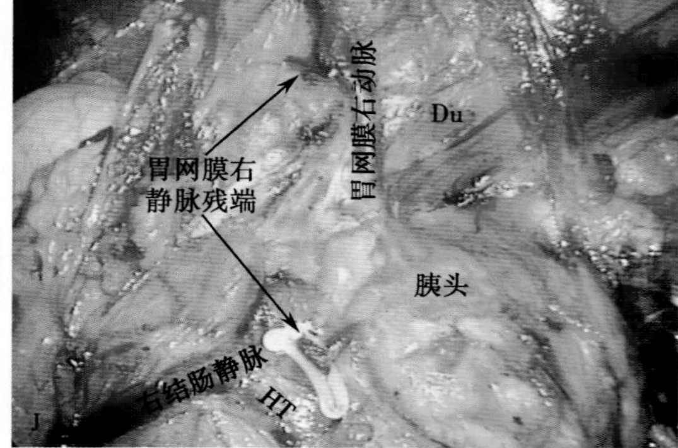
胃网膜右动脉
Du
胃网膜右
静脉残端
胰头
右结肠静脉
HT
J

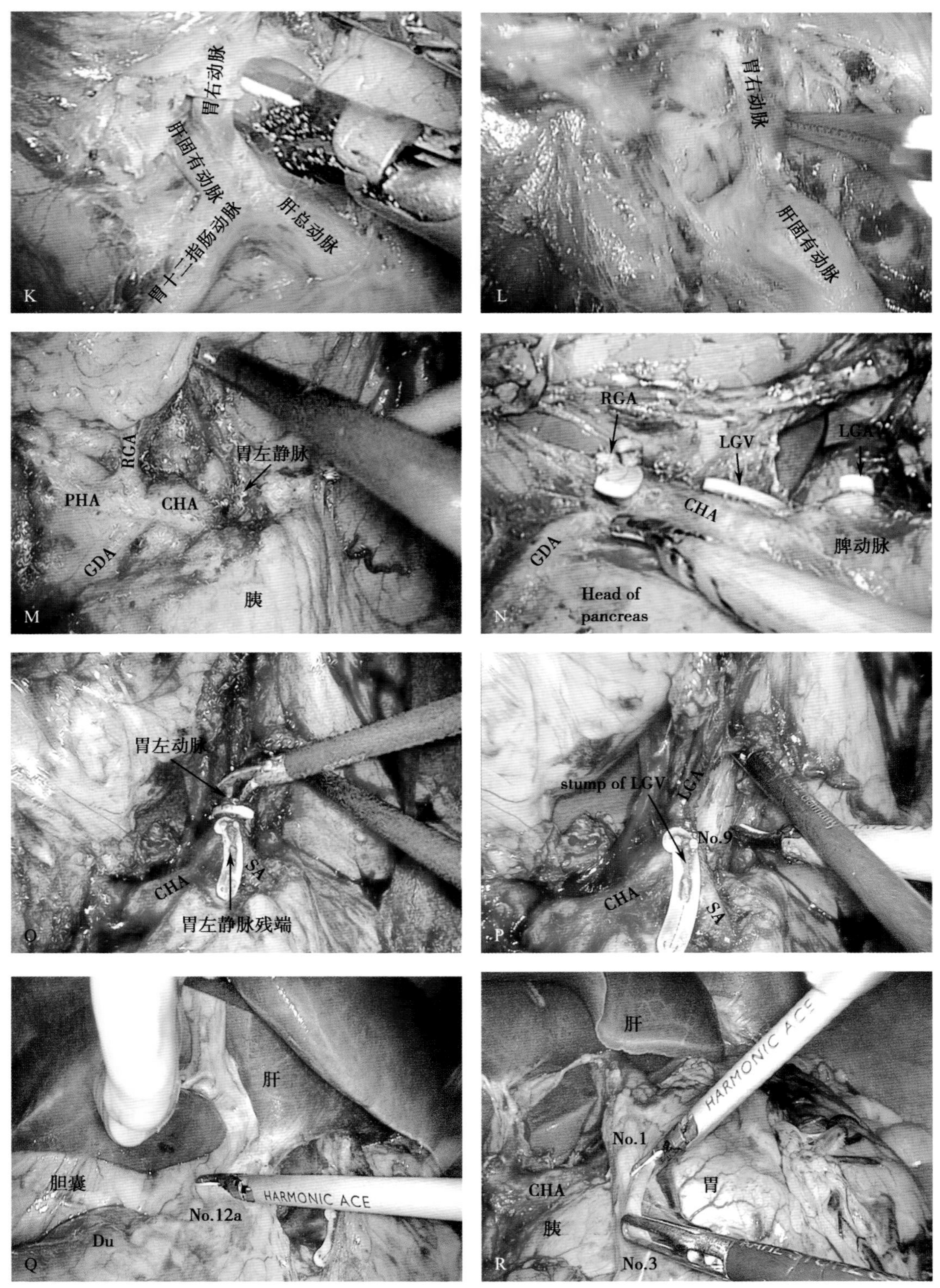

图 11-11 腹腔镜下进展期胃癌手术的操作步骤与要点

A. 病人体位图；B. 术者站位；C. 套管布局图；D. 套管布局；E. 自横结肠中部偏左剥离大网膜；F. 胃网膜左血管处理；G. 剥离横结肠系膜前叶；H. 第 14v 组淋巴结清扫；I. 胃网膜右静脉处理图；J. 胃网膜右动脉处理；K. 胃十二指肠动脉与肝总动脉、肝固有动脉三分叉处；L. 处理胃右动脉；M. 胰腺上缘淋巴结处理图；N. 清扫第 8a,11p,9,7 组淋巴结；O. 胃左动脉处理；P. 第 9 组淋巴结清扫；Q. 第 12 组淋巴结清扫；R. 第 1 组淋巴结清扫

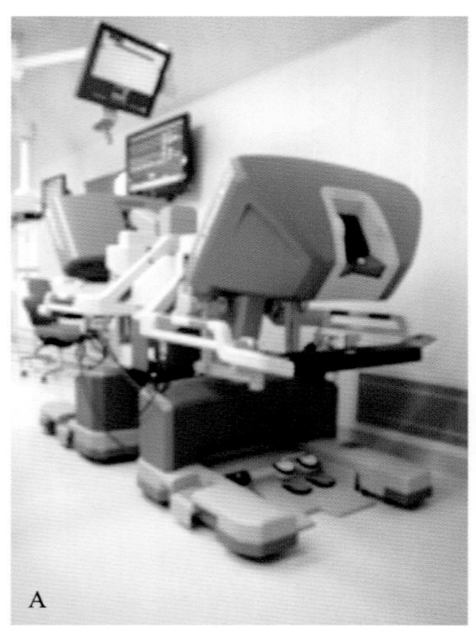
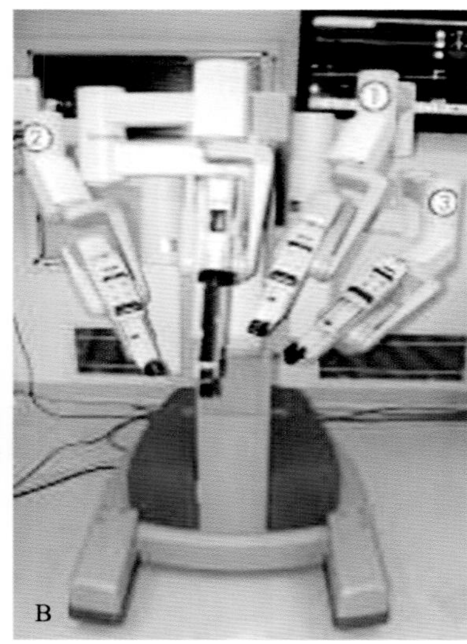
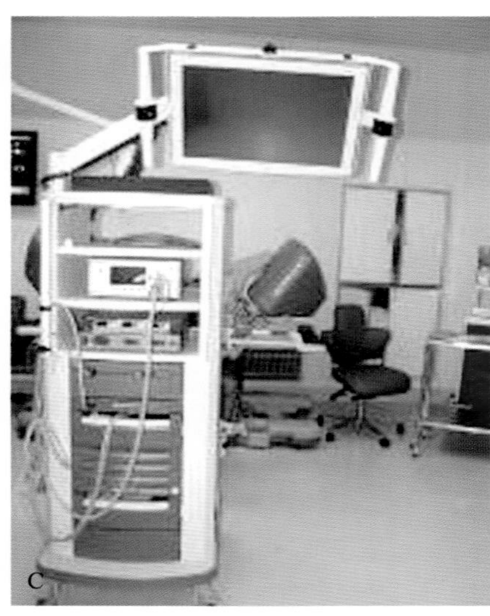

图 11-12　双操控台 da Vinci SI 机器人手术系统
A. 控制台；B. 床旁机械臂车；C. 视频系统

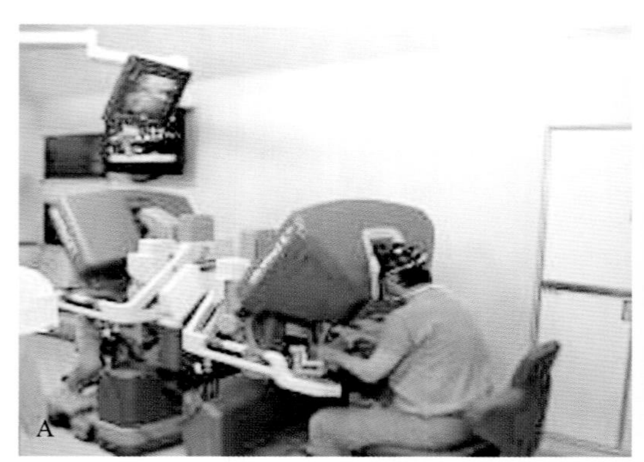
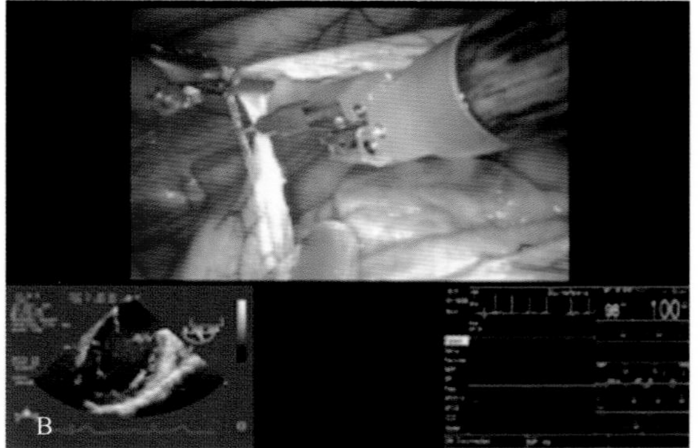

图 11-13　术者于控制台前遥控微创机械完成机器人微创心脏手术
A. 术者的工作状态；B. 术者所见的三维视野及超声、生命体征信号

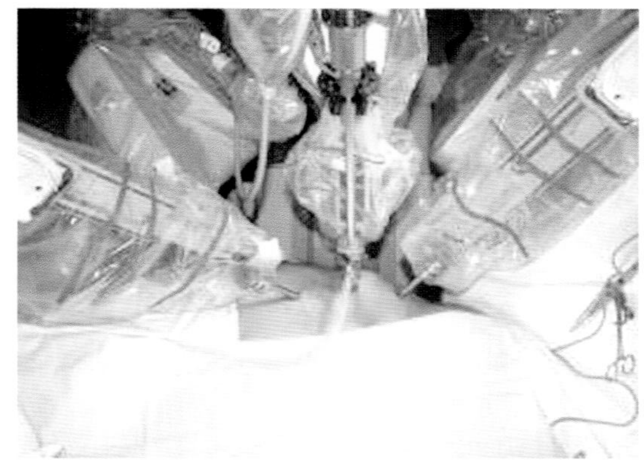

图 11-14　机器人乳内动脉游离时胸壁
打孔及机械臂插入位置

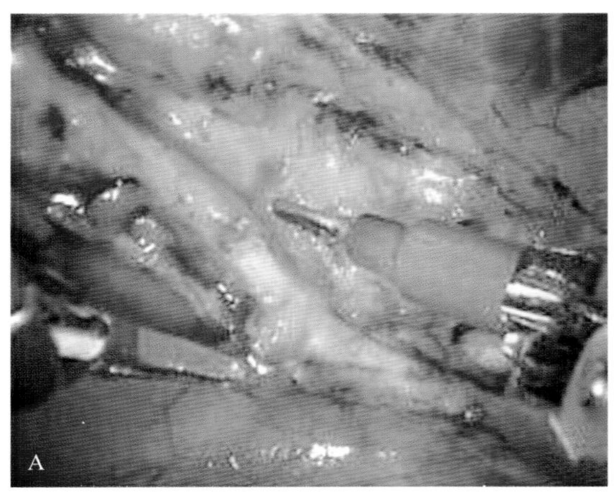

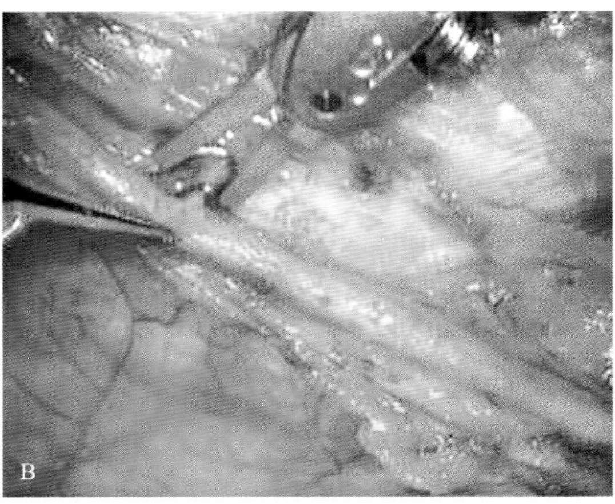

图 11-15　机器人乳内动脉游离
A. 骨骼化法游离左侧乳内动脉；B. 钛夹夹闭粗大闭侧支

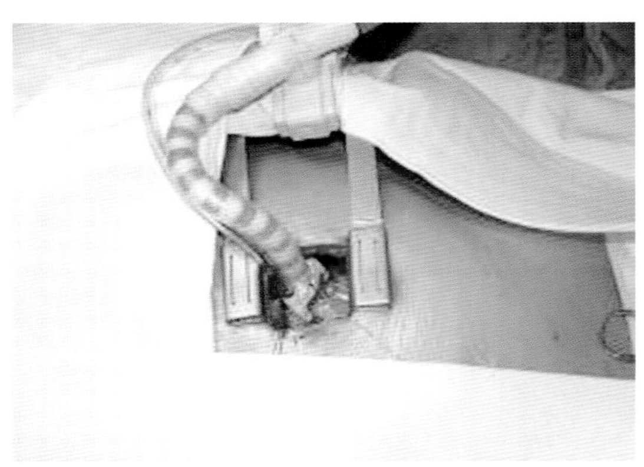

图 11-16　IMA 游离完毕后的 MINICAB 术

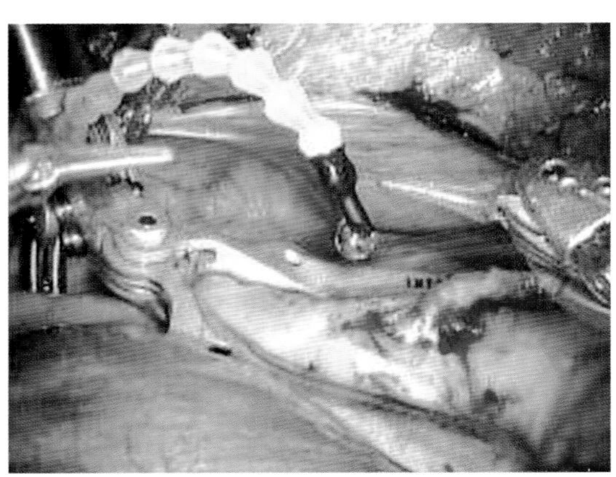

图 11-17　全机器人、非体外循环下冠状动脉旁路移植术（off-pump TECAB）

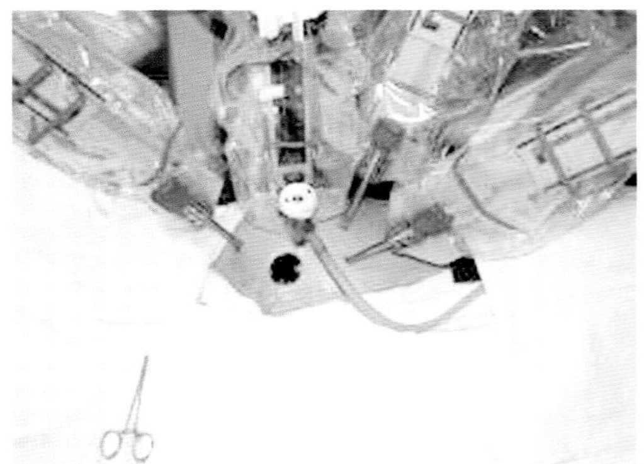

图 11-18　机器人二尖瓣手术时胸壁打孔及机械臂插入位置

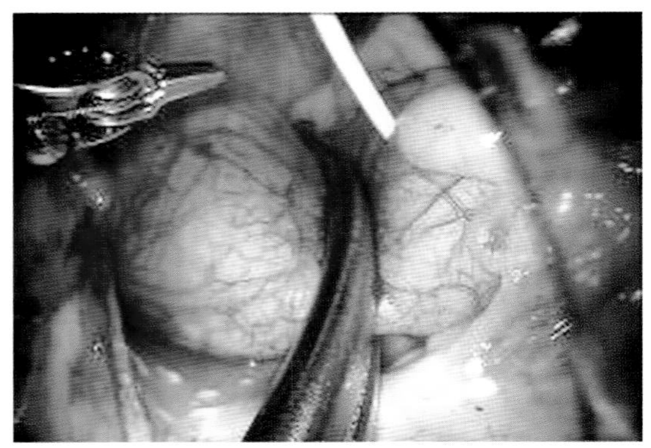

图 11-19　升主动脉阻断及灌注心脏停搏液

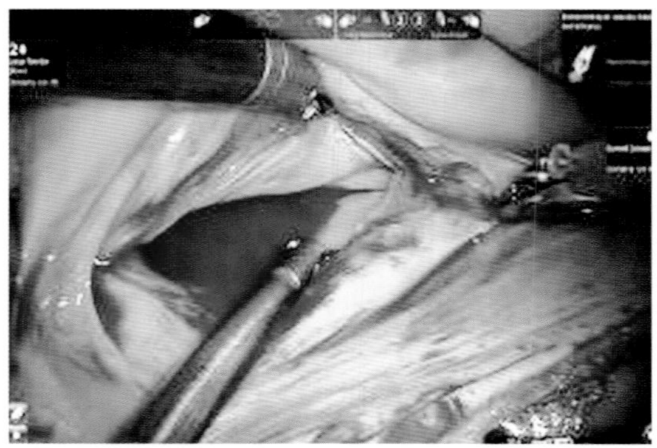

图 11-20 经房间沟、肺静脉前进入左心房

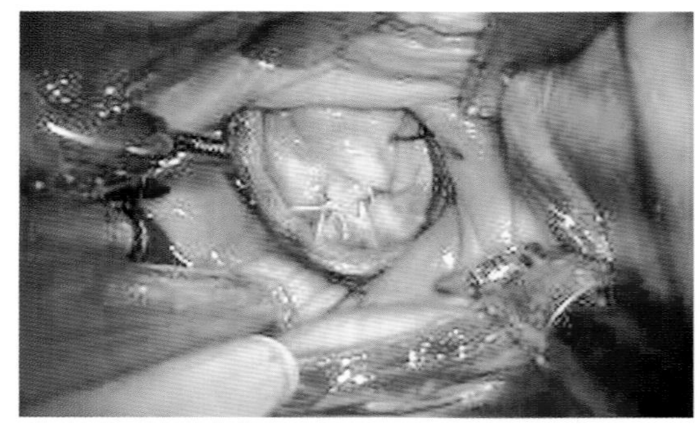

图 11-21 机器人二尖瓣成形术

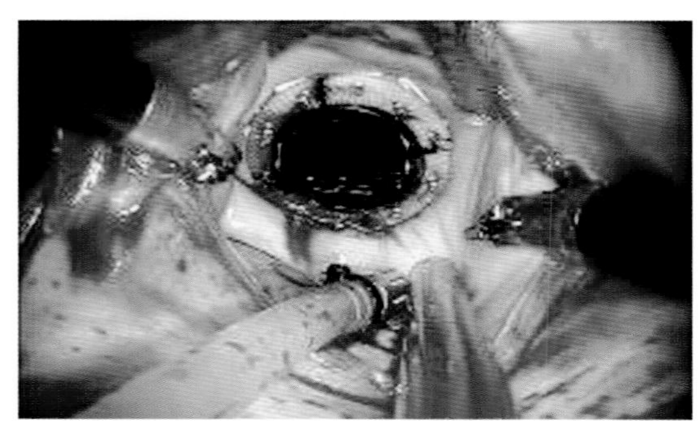

图 11-22 机器人二尖瓣置换术

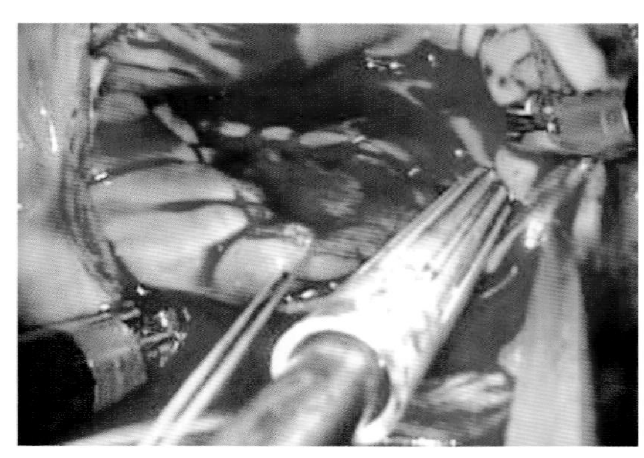

图 11-23 机器人房间隔缺损修补术

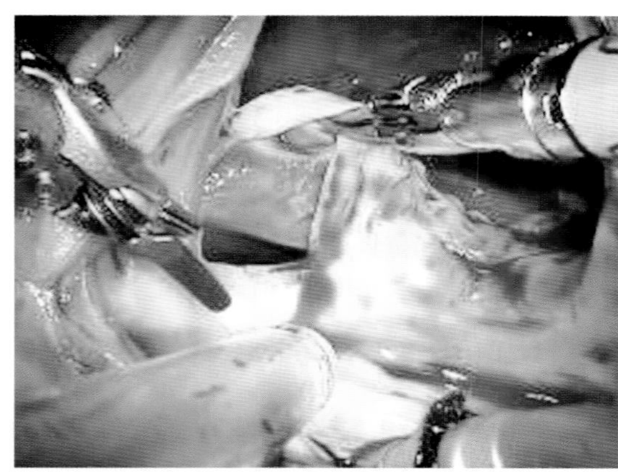

图 11-24 机器人室间隔缺损修补术

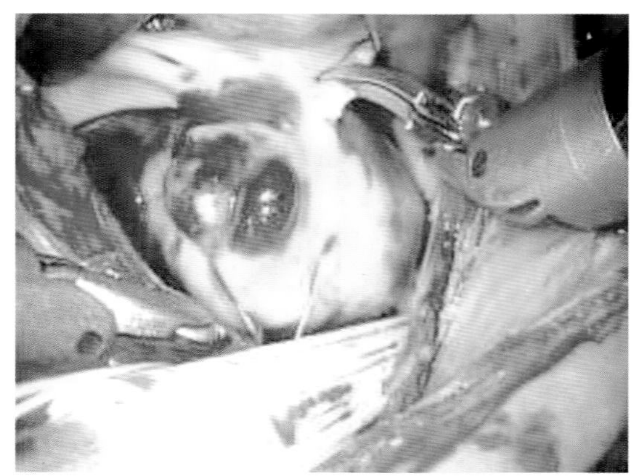

图 11-25 机器人左心房黏液瘤切除

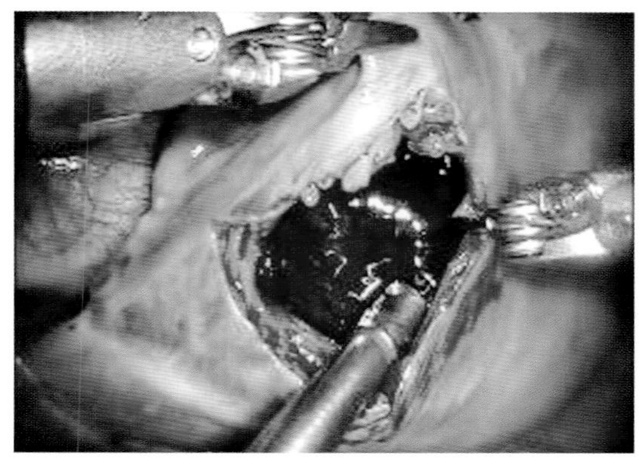

图 11-26 机器人右心房黏液瘤切除

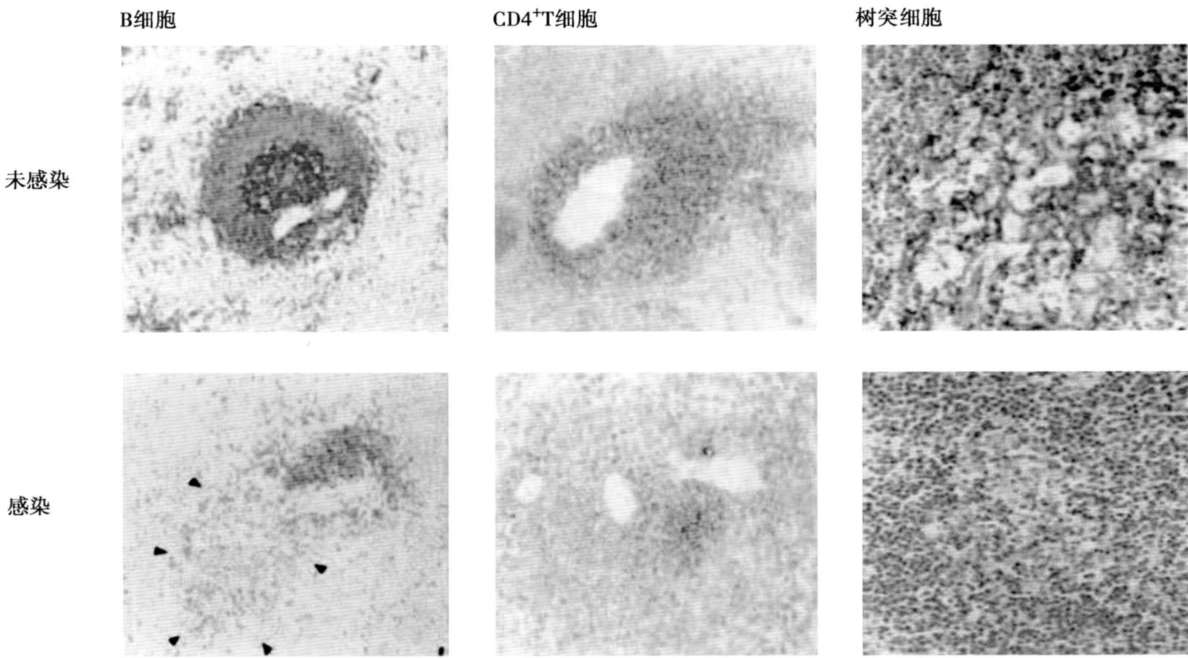

图 20-4　全身性感染免疫效应细胞减少

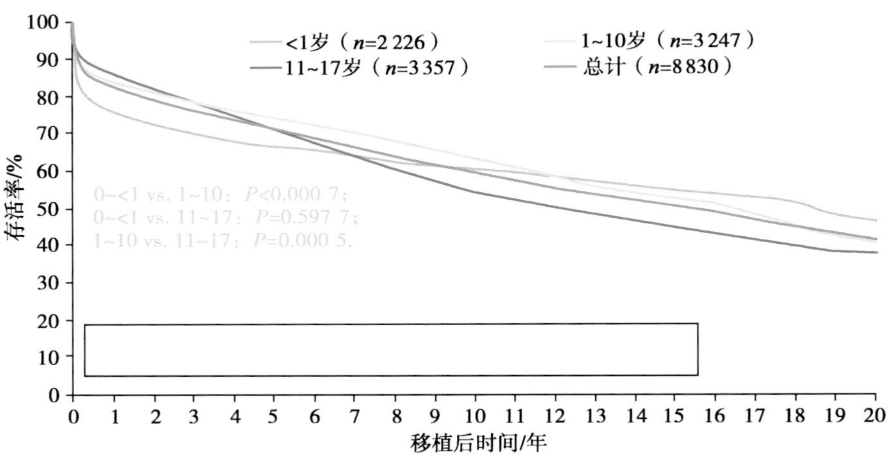

图 22-20　世界小儿心脏移植存活率

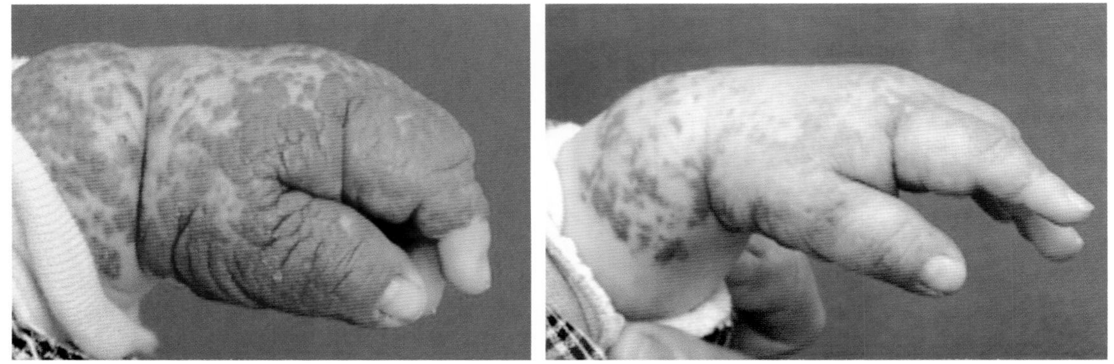

图 25-1　左手草莓状血管瘤及其消退后残余皮肤质地改变和毛细血管扩张

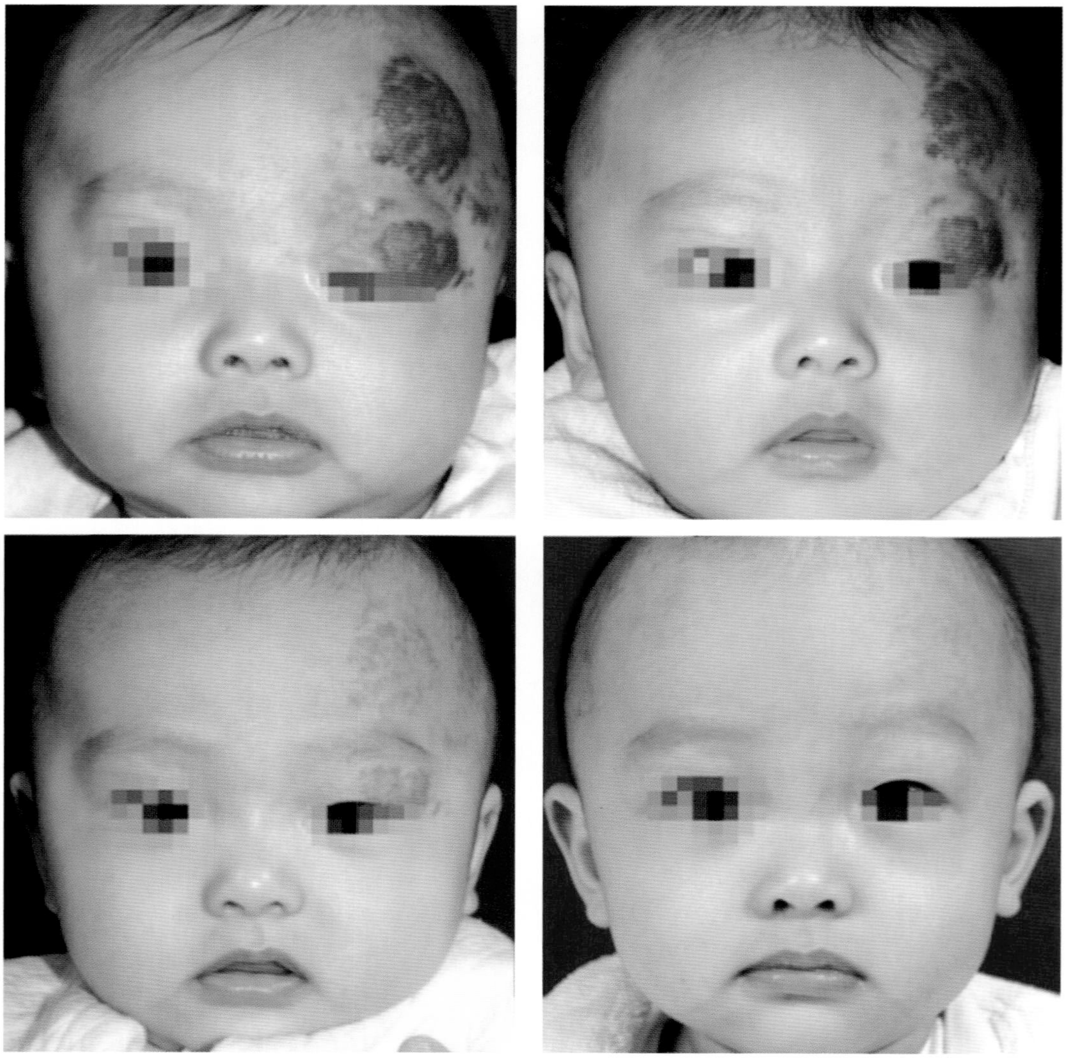

图 25-2　左额部、上睑血管瘤口服普萘洛尔治疗前后的外观改变

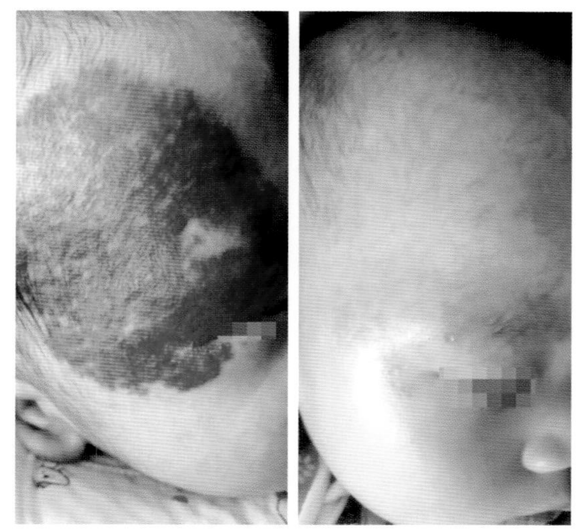

图 25-3　右额部草莓状血管瘤外涂噻吗洛尔乳膏治疗前后的外观改变

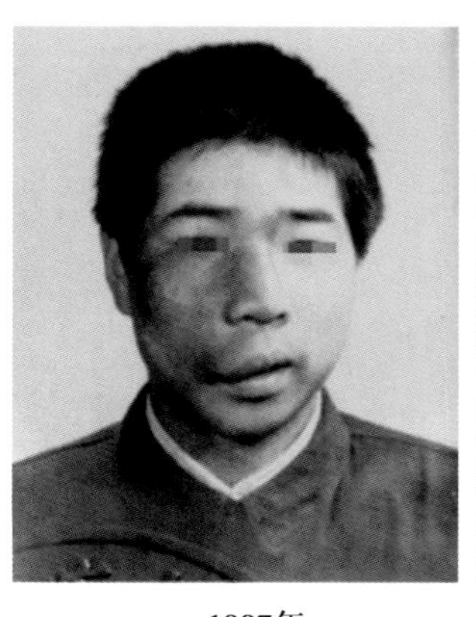
1997年

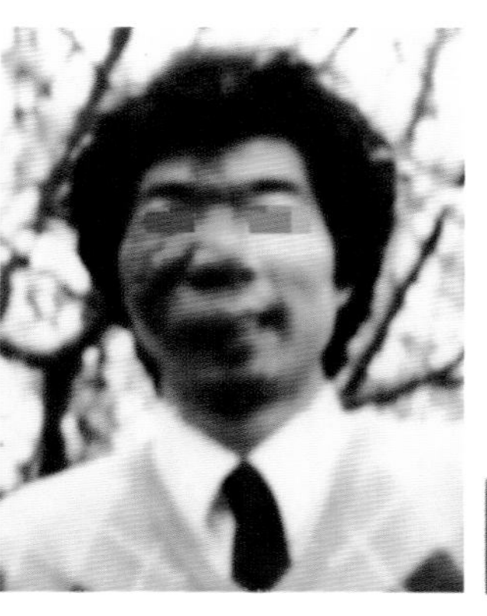
1999年

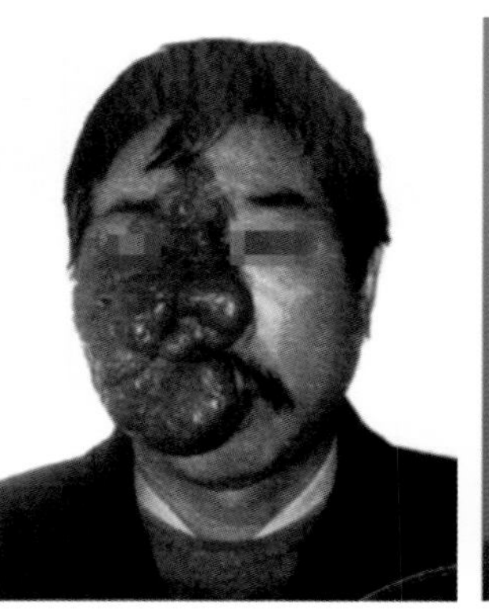
2001年

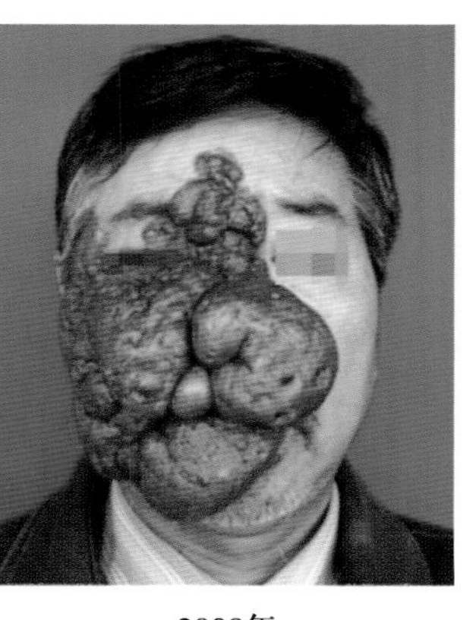
2008年

图 25-4 右面部鲜红斑痣随年龄增大，逐渐增厚并形成结节

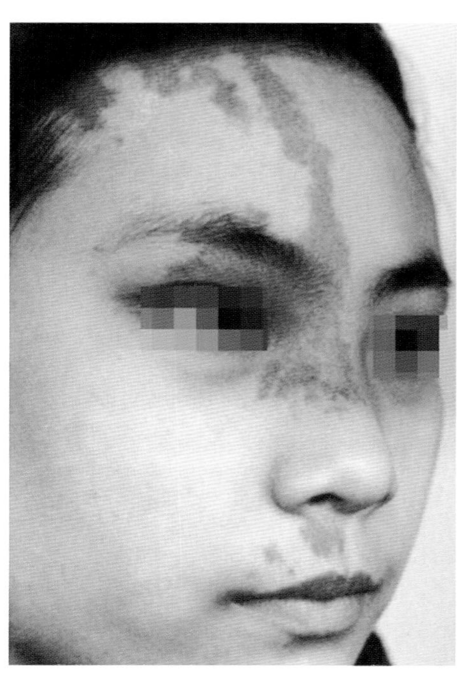

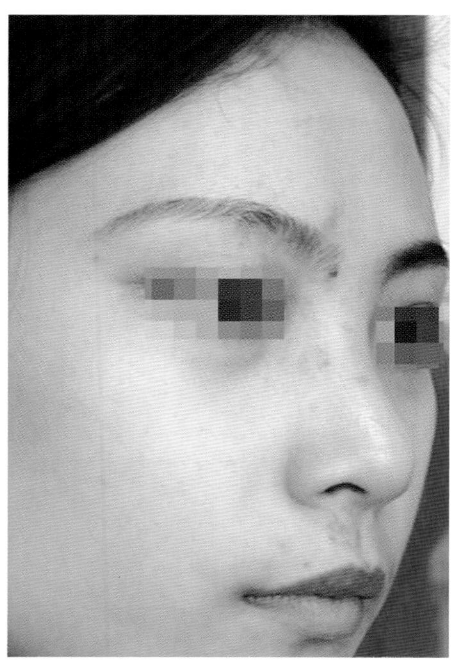

图 25-5 右额面部鲜红斑痣经光动力学治疗后大部消退

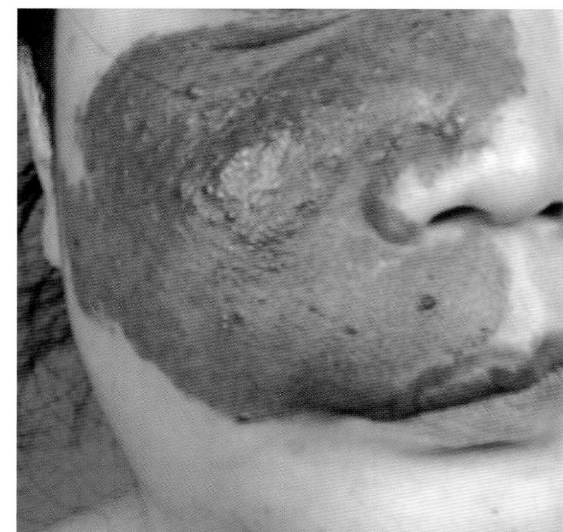

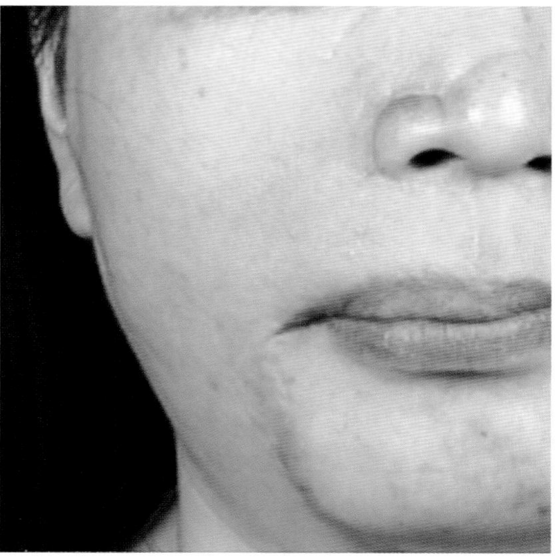

图 25-6 右面部增厚鲜红斑痣的手术切除及皮肤扩张术治疗效果

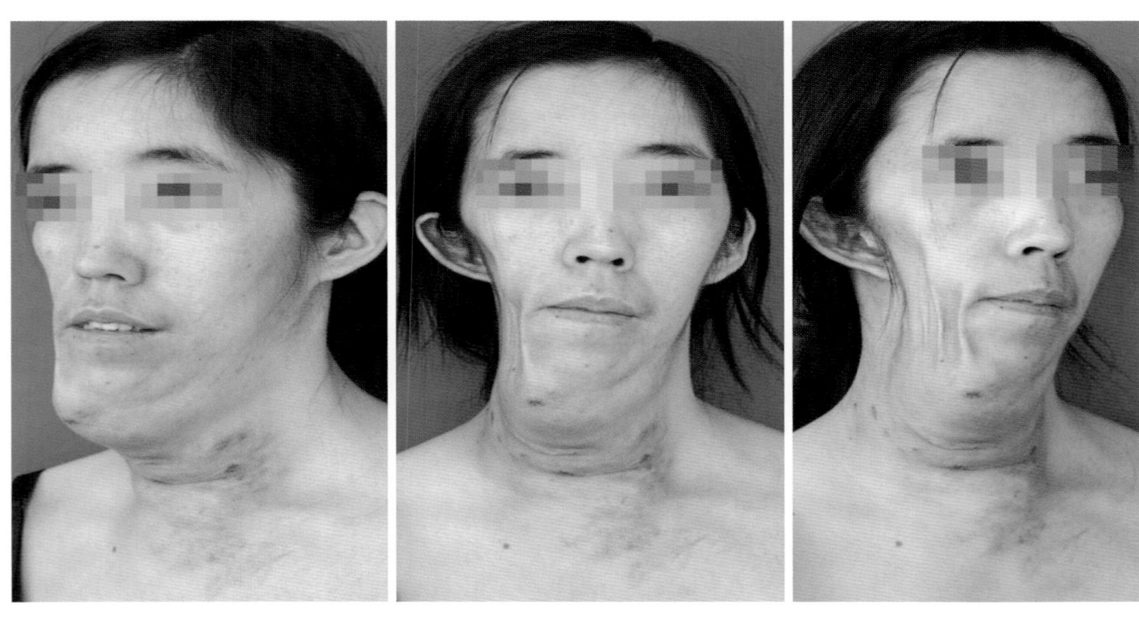

图 25-7　面颈部静脉畸形伴骨骼发育畸形

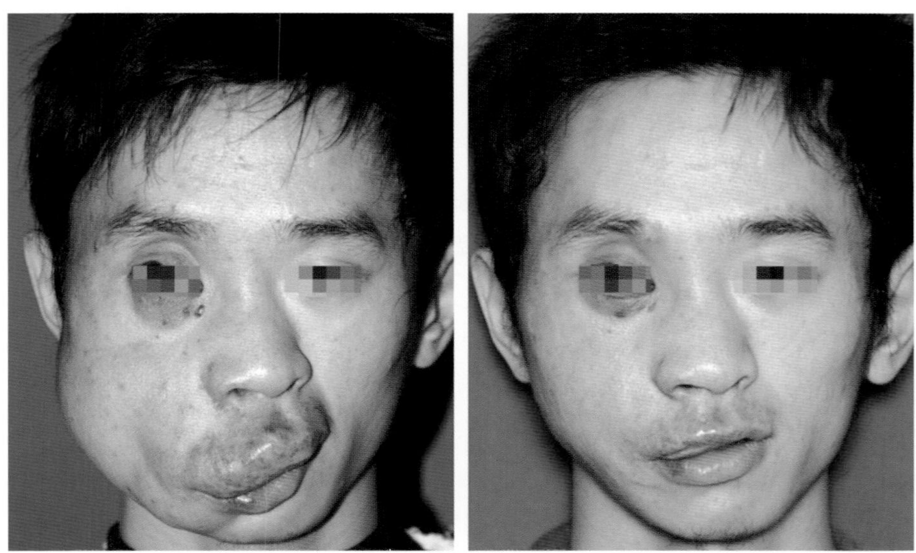

图 25-8　右面部静脉畸形的无水乙醇栓塞硬化治疗前后的外观改变

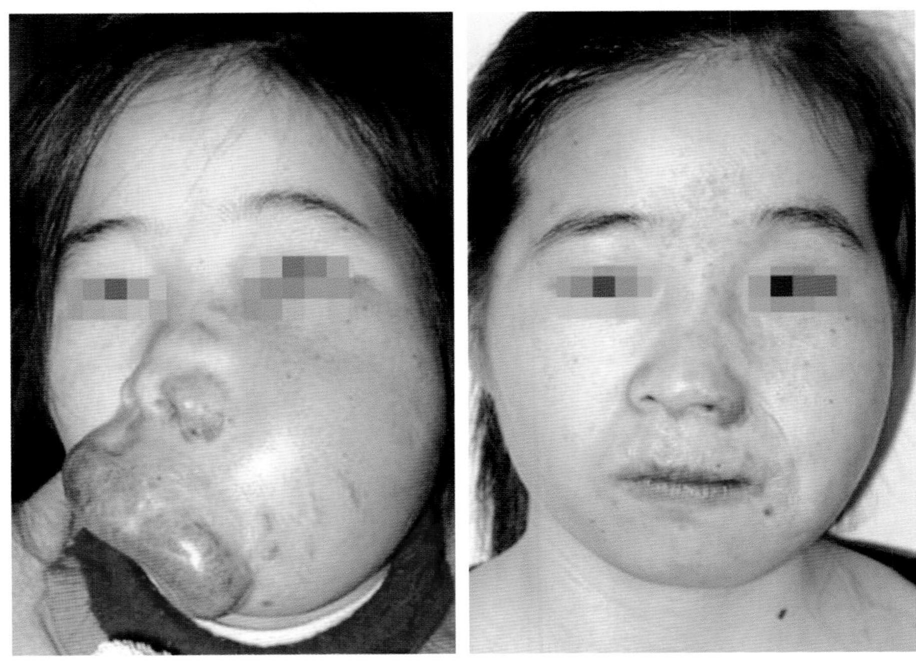

图 25-9　面颈部静脉畸形栓塞硬化治疗前后的外观改变

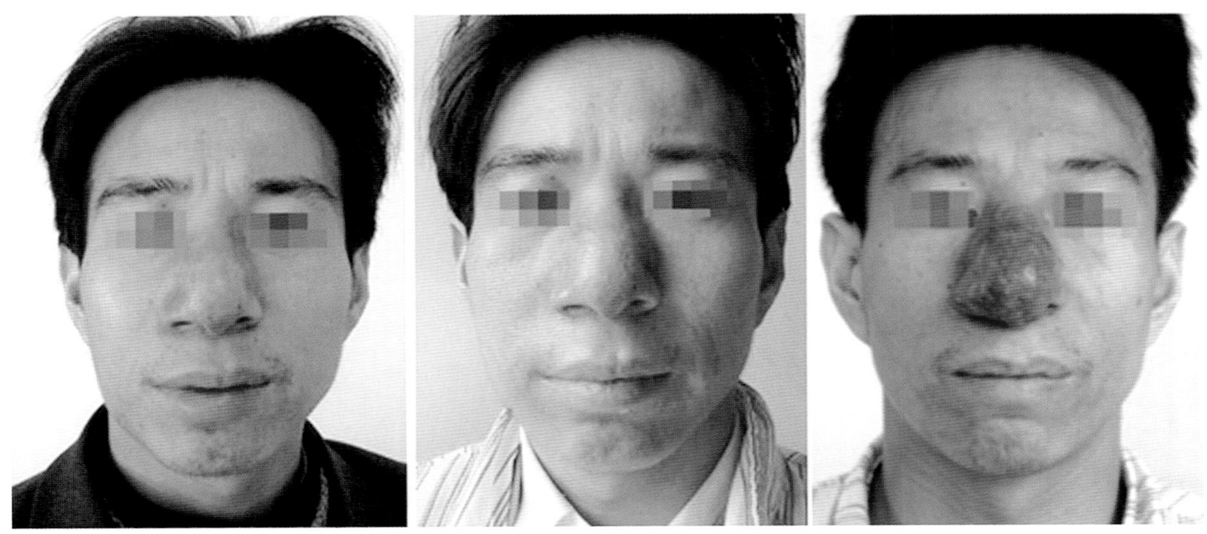

图 25-10　同一鼻部动静脉畸形患者的病情进展及分期（Ⅰ～Ⅲ期）

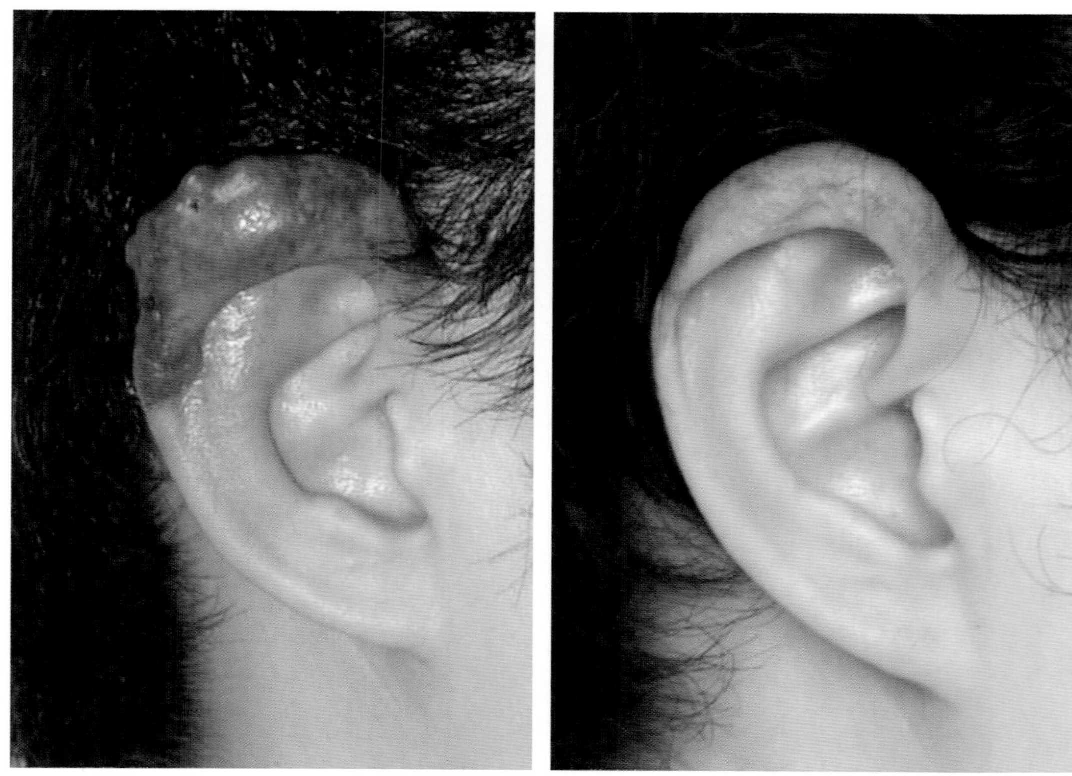

图 25-11　耳廓动静脉畸形超选择无水乙醇介入治疗前后的外观改变

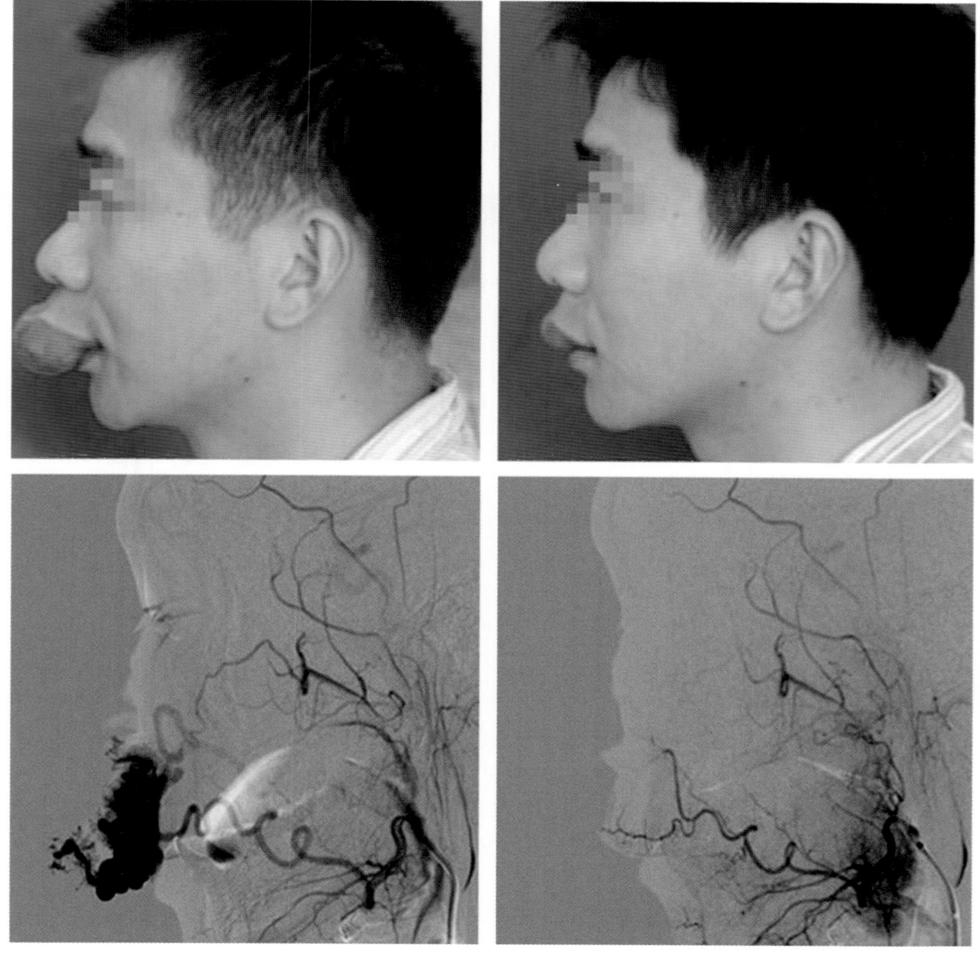

图 25-12　上唇动静脉畸形超选择无水乙醇介入治疗前后的外观和血管造影改变

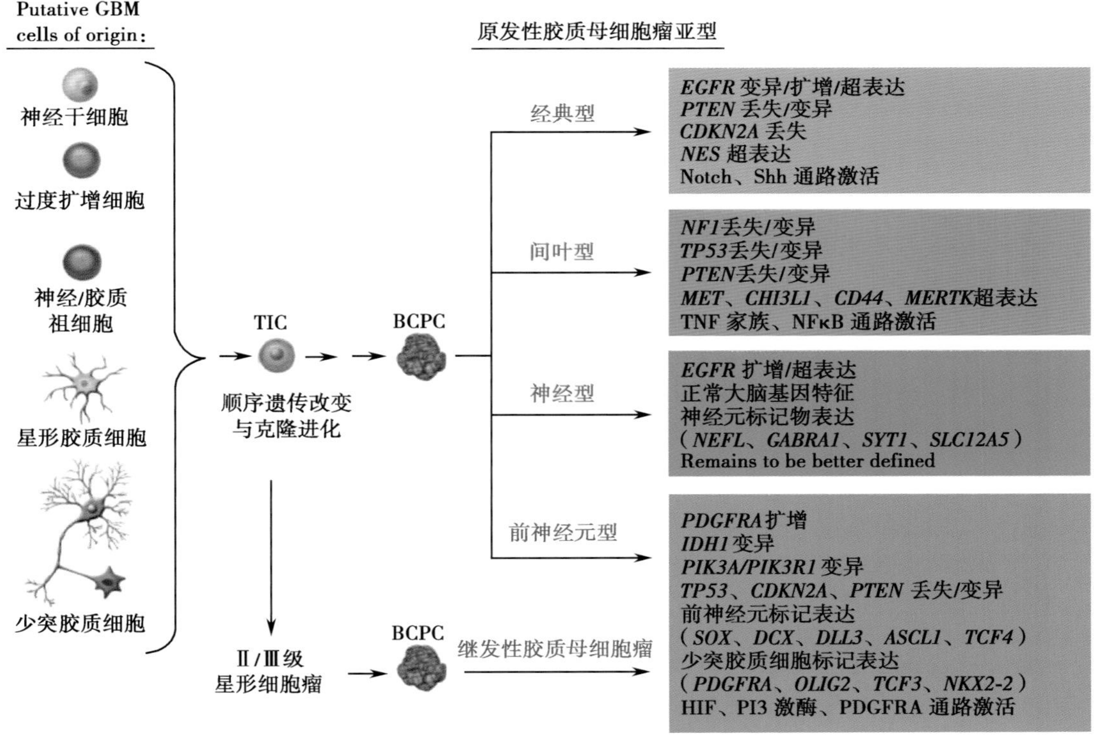

图 30-2 胶质母细胞瘤的亚型分类

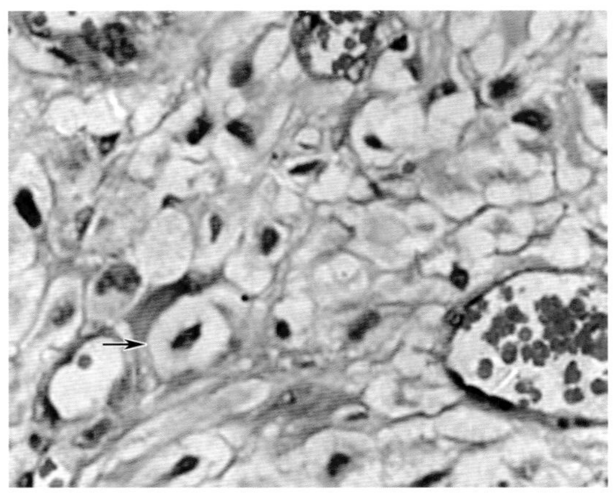

图 30-25 HB 的典型光镜下病理表现

丰富的毛细血管网之间充满多形性基质细胞，胞浆呈泡沫样，箭头示：基质细胞（HE×400）

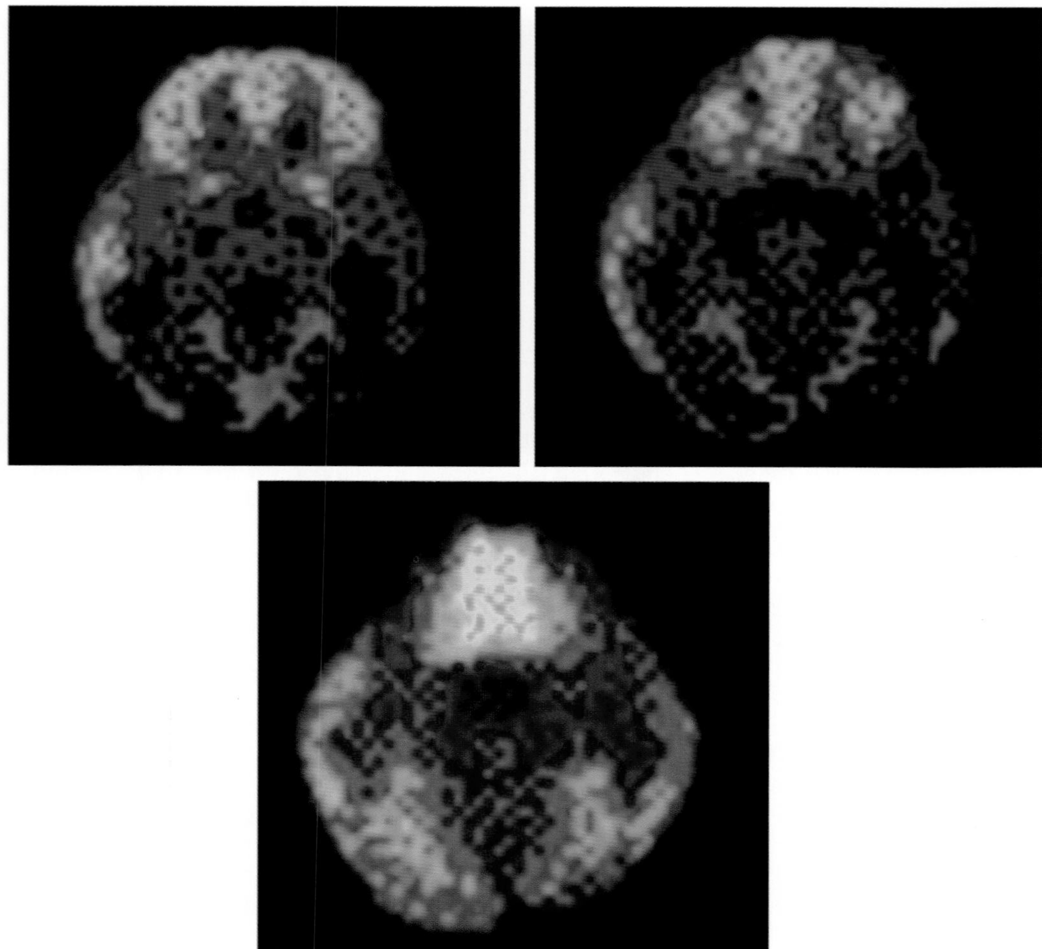

图 32-3　癫痫发作间期的 PET
左侧颞叶 FDG 代谢减低区

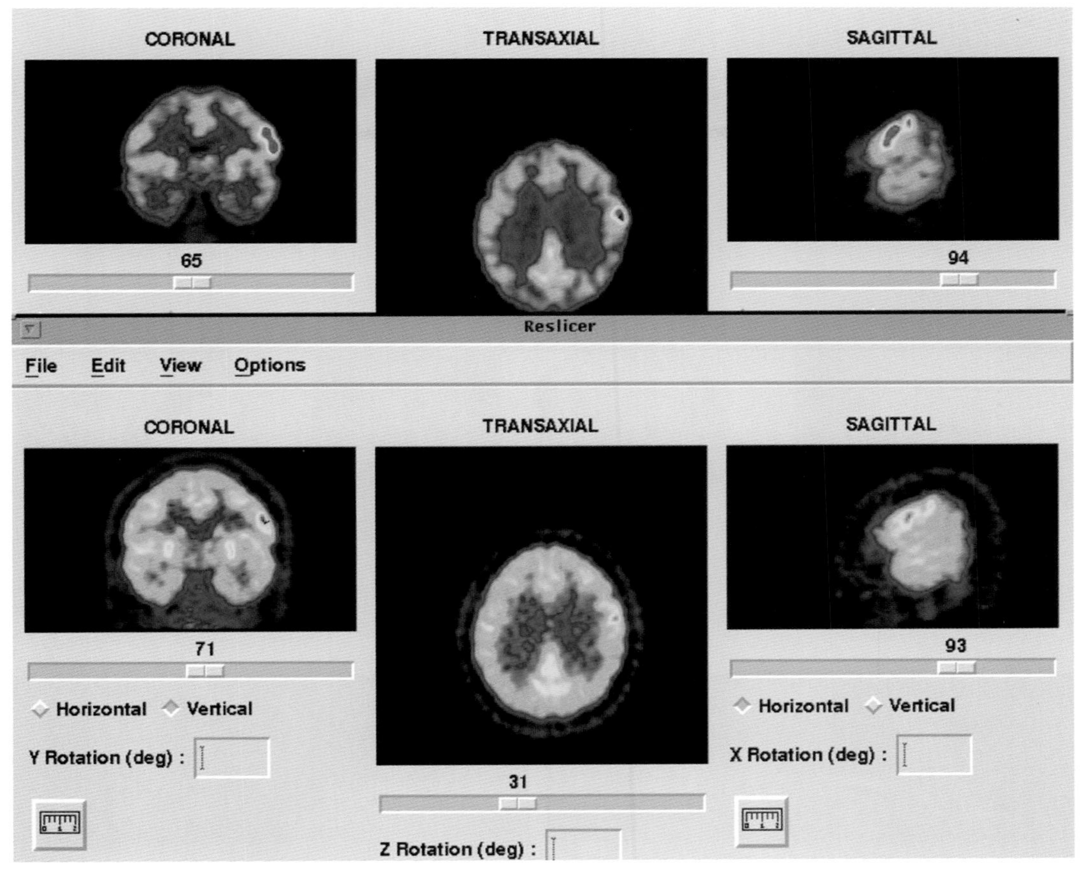

图 32-4 癫痫刚发作后的 PET 图像
左侧脑皮质局限性 FDG 代谢增高区

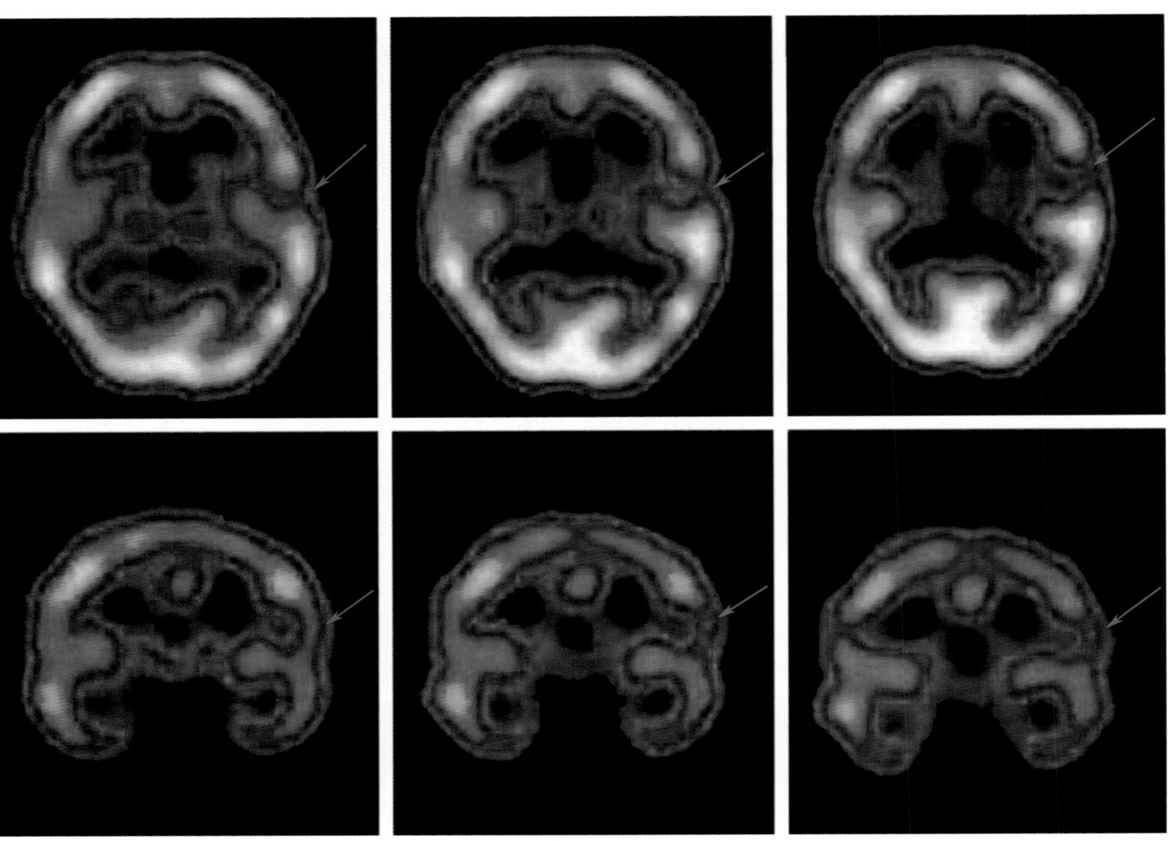

图 32-5 癫痫发作间期的 SPECT 图像
左侧颞叶血流灌注量下降(箭头所示处)

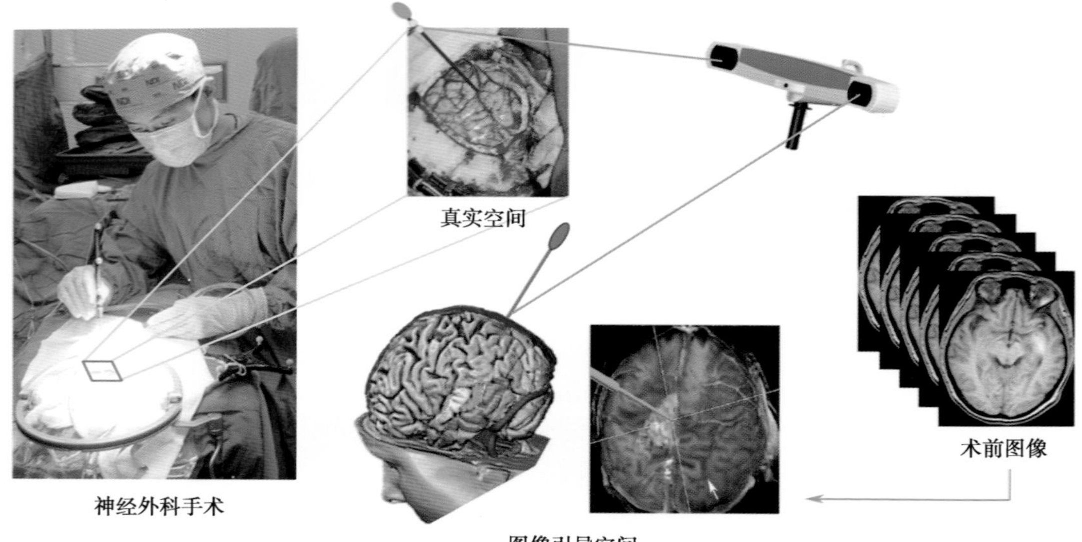

图 34-2　神经导航手术的操作流程图

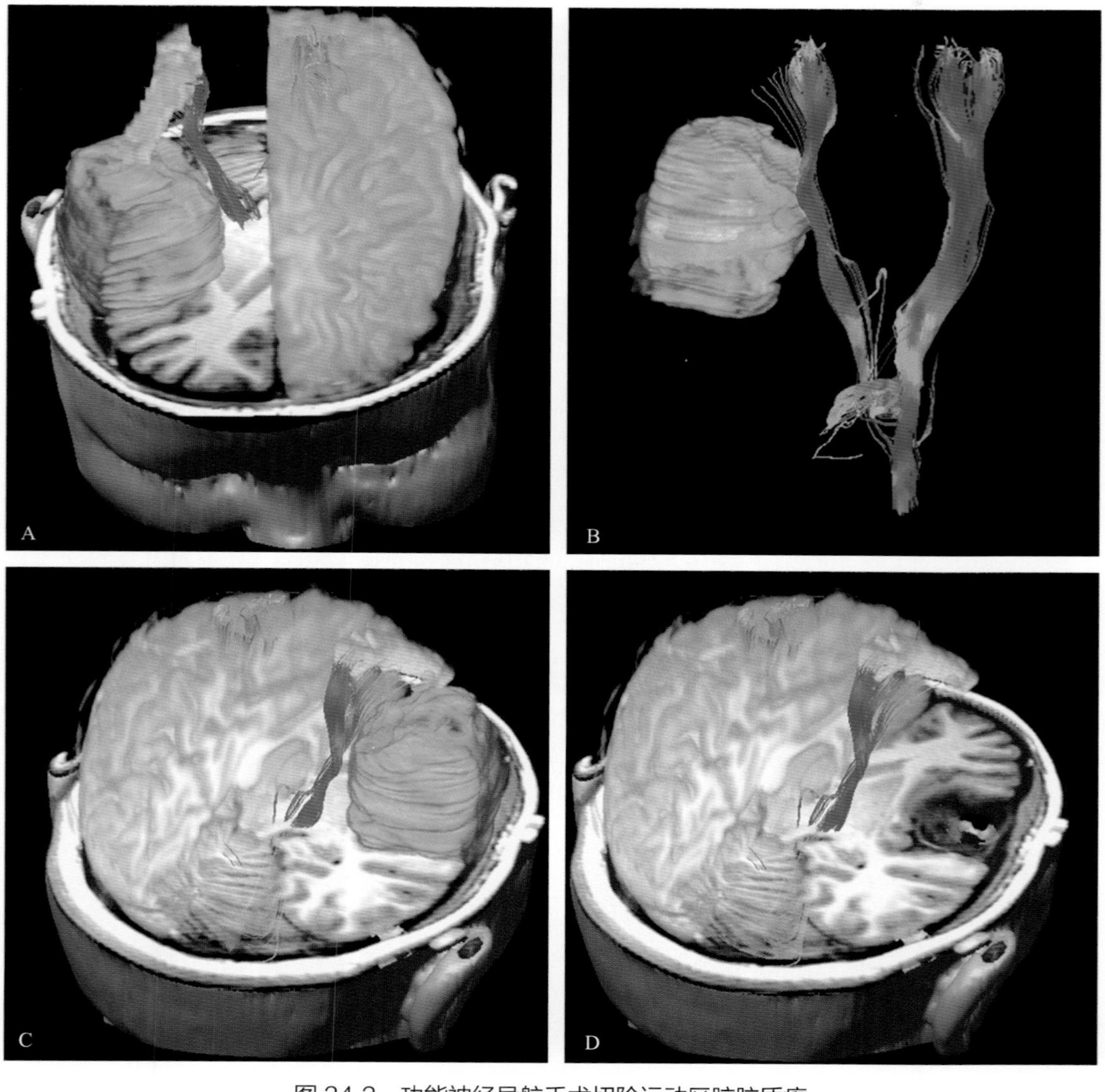

图 34-3　功能神经导航手术切除运动区脑胶质瘤

A-C. 术前 3D 重建的病例个体化颅脑数字模型，绿色为肿瘤；黄色为运动皮质；蓝色为皮质下运动传导通路——锥体束；D. 术后图像，显示肿瘤全切除，运动皮质及皮质下锥体束完好保存

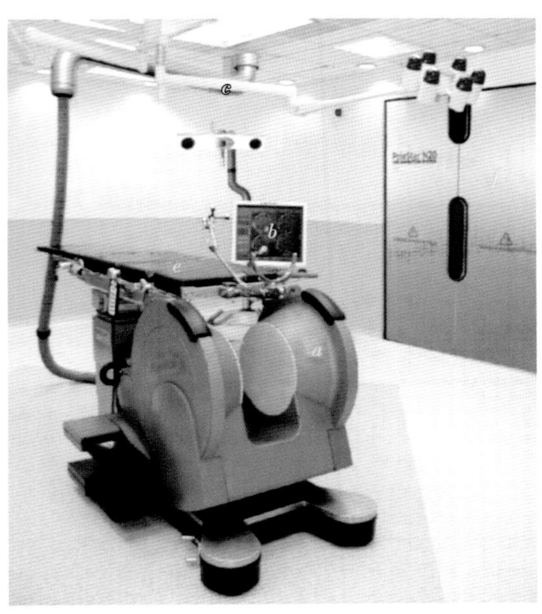

图 34-4　0.15T PoleStar™ N-20 iMRI 系统

在标准手术室内，PoleStar™ N-20 低场强开放式 iMRI 可以安置于手术床(头部)下方，隔离射频干扰。*a*. 永磁体；*b*. 计算机工作站；*c*. 用于神经导航追踪定位的发光二极管照相机；*d*. 地面绿色线圈为高斯线区域；*e*. MR 兼容手术床；*f*. MR 设备磁屏蔽储存室

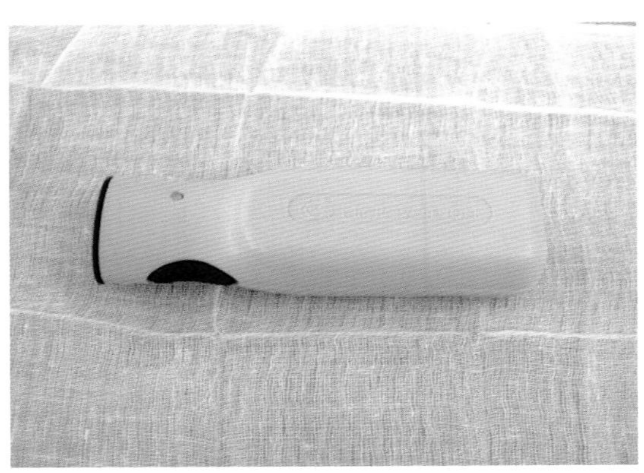

图 34-12　V-Grip 解脱器

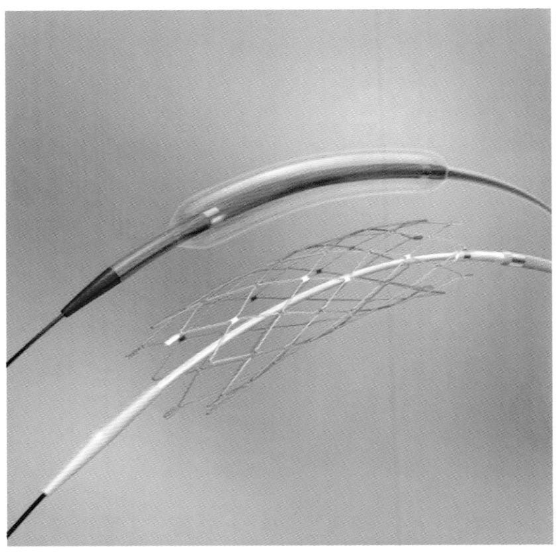

图 34-19　Wingspan 支架(下)和与之相配的 Gateway 球囊(上)

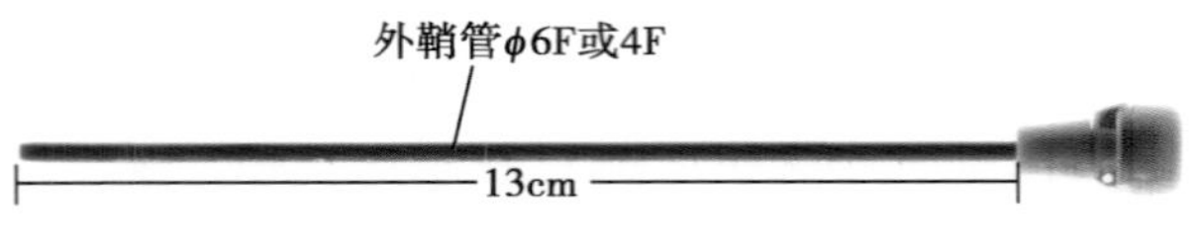

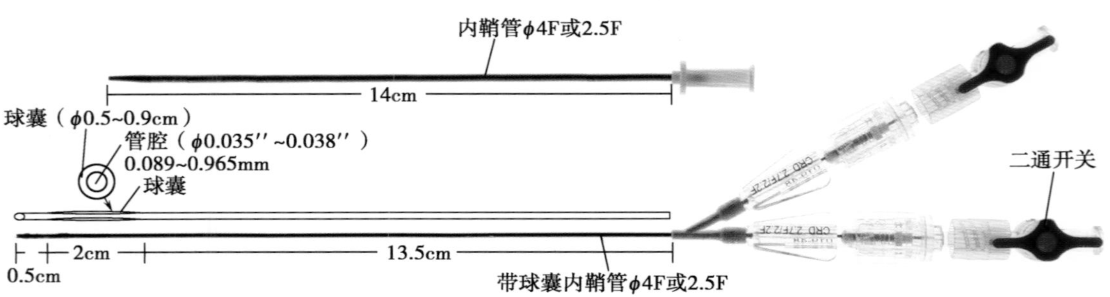

图 34-25 血管内止血带

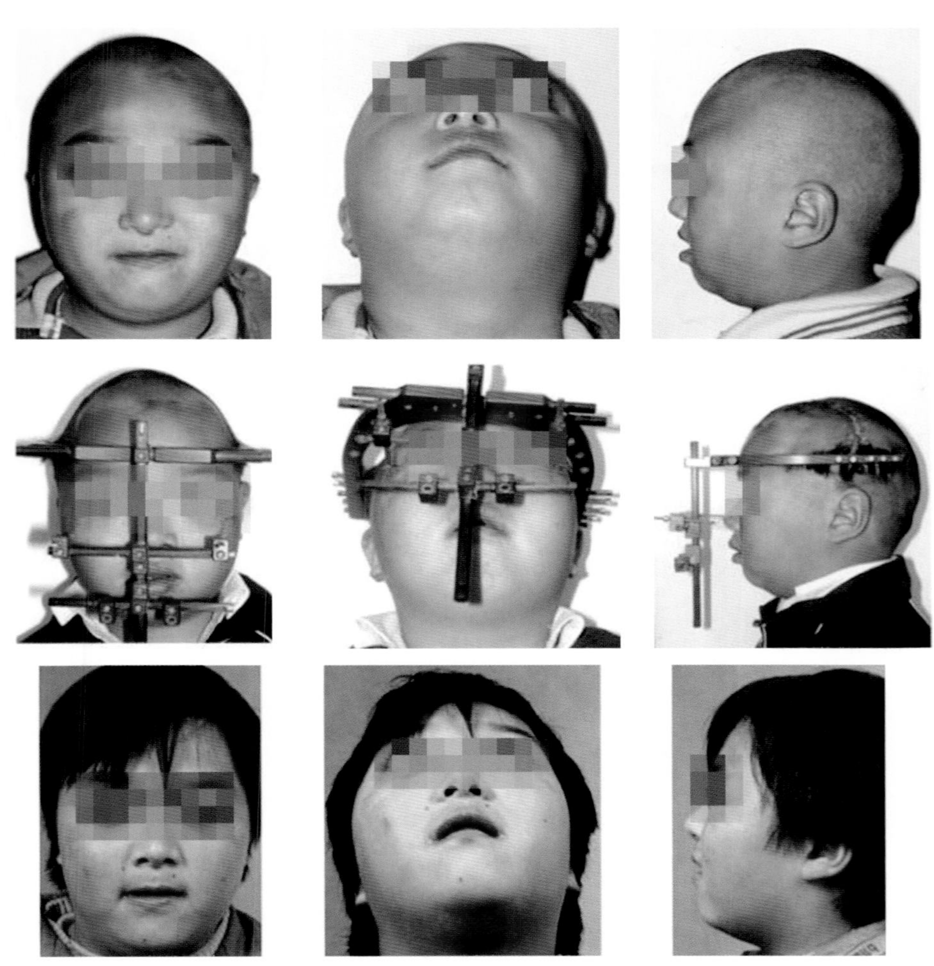

图 35-11 病例 Le Fort Ⅲ型截骨 + 外置式中面部牵引成骨技术

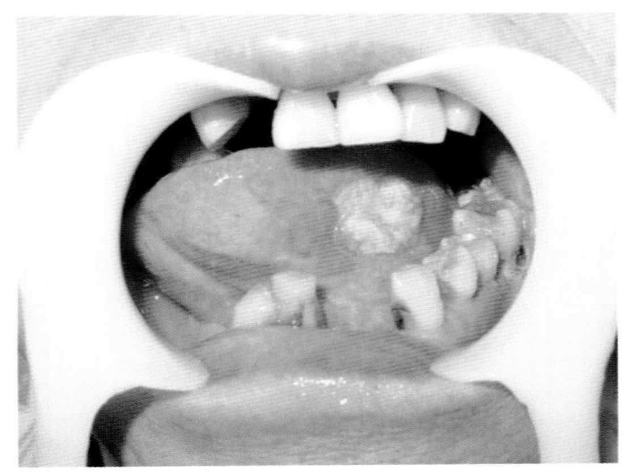
图 35-31　由白斑恶变而来的舌鳞癌

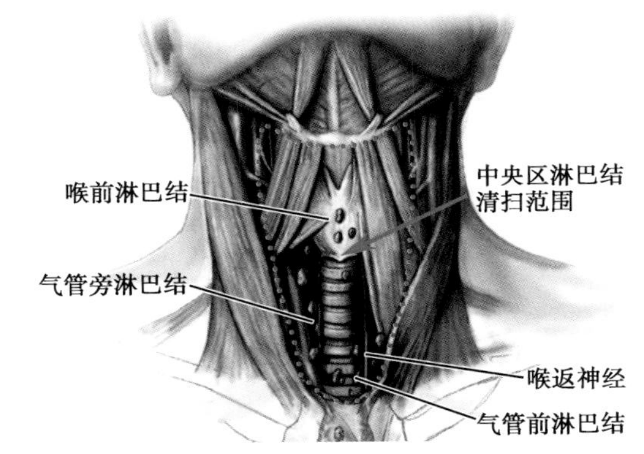

图 37-7　中央区颈淋巴结清扫范围

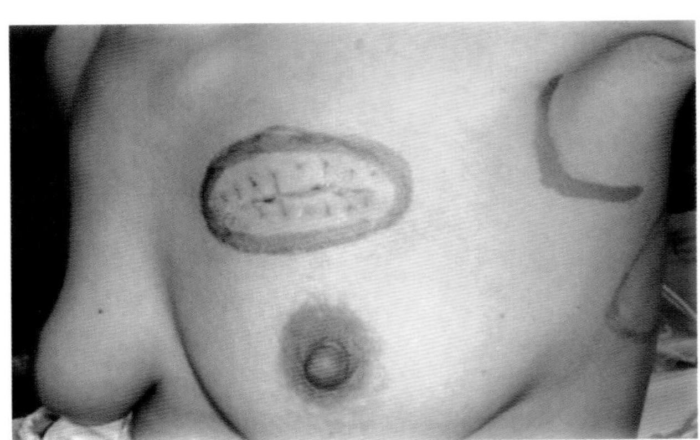

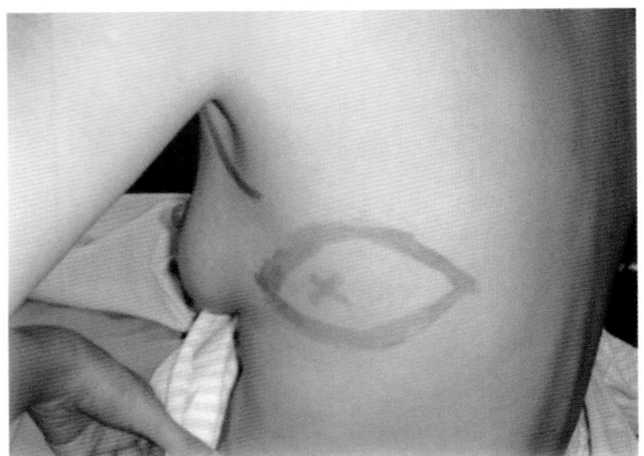

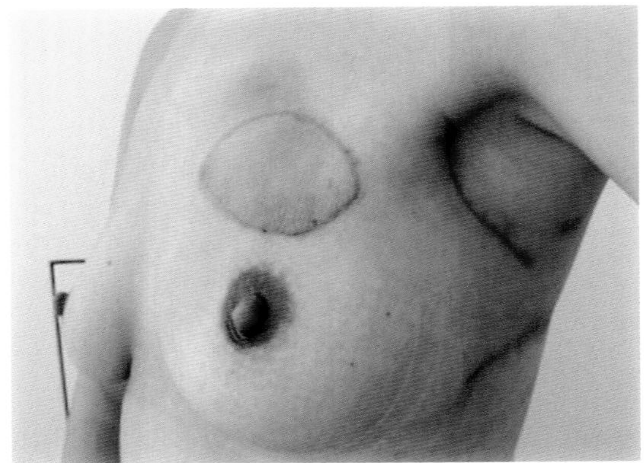
图 39-18　胸背动脉穿支皮瓣